成人心脏外科学

CARDIAC SURGERY IN THE ADULT

第4版

人民卫生出版社

敬告

本书的作者、译者及出版者已尽力使书中的知识符合出版当时国内普遍接受的标准。但医学在不断地发展，随着科学研究的不断探索，各种诊断分析程序和临床治疗方案以及药物使用方法都在不断更新。强烈建议读者在使用本书涉及的诊疗仪器或药物时，认真研读使用说明，尤其对于新的产品更应如此。出版者拒绝对因参照本书任何内容而直接或间接导致的事故与损失负责。

需要特别声明的是，本书中提及的一些产品名称（包括注册的专利产品）仅仅是叙述的需要，并不代表作者推荐或倾向于使用这些产品；而对于那些未提及的产品，也仅仅是因为限于篇幅不能一一列举。

本着忠实于原著的精神，译者在翻译时尽量不对原著内容做删节。然而由于著者所在国与我国的国情不同，因此一些问题的处理原则与方法，尤其是涉及宗教信仰、民族政策、伦理道德或法律法规时，仅供读者了解，不能作为法律依据。读者在遇到实际问题时应根据国内相关法律法规和医疗标准进行适当处理。

成人心脏外科学

CARDIAC SURGERY IN THE ADULT

第 4 版

主　编　Laurence H. Cohn, MD
主　译　郑　哲
主　审　胡盛寿
副主译　吉冰洋　王古岩　王　欣　凤　玮　杨克明
　　　　孙晓刚　张士举
译　者（按姓氏笔画排序）

王　维	王　德	王越夫	尹朝华	孔　博
田　川	史　艺	朱　贤	刘文超	刘重洋
闫　鹏	许政曦	孙　骋	孙燕华	芮　璐
严　华	苏文君	杜俊喆	李　方	李　琦
李汉美	杨立猛	杨丽静	张　岩	张　恒
张昌伟	陆海松	林　野	林　深	金　蕾
周　纯	周　荟	周伯颐	赵振华	段福建
侯剑峰	饶辰飞	姜　睿	贾　爱	顾大川
徐　飞	徐　晋	高　伟	高　爽	崔勇丽
富　强	解衍博	廖中凯	樊红光	

人民卫生出版社

图书在版编目（CIP）数据

成人心脏外科学/（美）柯恩（Cohn, L. H.）主编；郑哲译.
—北京：人民卫生出版社，2016
ISBN 978-7-117-21887-0

Ⅰ.①成… Ⅱ.①柯…②郑… Ⅲ.①心脏外科学
Ⅳ.①R654

中国版本图书馆 CIP 数据核字（2015）第 310435 号

| 人卫社官网 | www.pmph.com | 出版物查询，在线购书 |
| 人卫医学网 | www.ipmph.com | 医学考试辅导，医学数据库服务，医学教育资源，大众健康资讯 |

图字：01-2012-5165

成人心脏外科学

主　　译：郑　哲
出版发行：人民卫生出版社（中继线 010-59780011）
地　　址：北京市朝阳区潘家园南里 19 号
邮　　编：100021
E-mail：pmph @ pmph.com
购书热线：010-59787592　010-59787584　010-65264830
印　　刷：北京人卫印刷厂
经　　销：新华书店
开　　本：889×1194　1/16　　印张：74
字　　数：3325 千字
版　　次：2016 年 4 月第 1 版　2016 年 4 月第 1 版第 1 次印刷
标准书号：ISBN 978-7-117-21887-0/R·21888
定　　价：498.00 元

编者名录

Michael A. Acker, MD
Professor, Department of Surgery, University of Pennsylvania School of Medicine, Philadelphia, Pennsylvania
Ischemic Mitral Regurgitation

Arvind K. Agnihotri, MD
Assistant Professor, Department of Surgery, Harvard Medical School, Boston, Massachusetts
Surgical Treatment of Complications of Acute Myocardial Infarction

Cary W. Akins, MD
Clinical Professor of Surgery, Department of Surgery, Harvard Medical School, Boston, Massachusetts
Myocardial Revascularization with Carotid Artery Disease

Jeremiah G. Allen, MD
Resident, Department of Surgery, Johns Hopkins Hospital, Baltimore, Maryland
Heart Transplantation

Robert H. Anderson, MD
Professor Emeritus, Institute of Child Health, University College, London, United Kingdom
Surgical Anatomy of the Heart

Mark P. Anstadt, MD
Associate Professor, Department of Surgery, Wright State University, Dayton, Ohio
Cardiopulmonary Resuscitation

Sary Aranki, MD
Associate Professor of Surgery, Harvard Medical School, Boston, Massachusetts
Mitral Valve Replacement

Pavan Atluri, MD
Assistant Professor of Surgery. Division of Cardiovascular Surgery, Department of Surgery, University of Pennsylvania, Philadelphia, Pennsylvania
Ischemic Mitral Regurgitation

Frank A. Baciewicz, Jr., MD
Professor of Cardiothoracic Surgery, Wayne State University, Detroit, Michigan
History of Cardiac Surgery

William A. Baumgartner, MD
Vincent L. Gott Professor, Division of Cardiac Surgery, Johns Hopkins Hospital, Baltimore, Maryland
Heart Transplantation

Joseph E. Bavaria, MD
Professor of Surgery, Department of Surgery, Hospital of the University of Pennsylvania, Philadelphia, Pennsylvania
Ascending Aortic Aneurysms

Shanda H. Blackmon, MD, MPH
Assistant Professor, Department of Surgery, Weill Cornell Medical College, Houston, Texas
Cardiac Neoplasms

Steven F. Bolling, MD
Professor of Cardiac Surgery, University of Michigan, Ann Arbor, Michigan
Nontransplant Surgical Options for Heart Failure

John Bozinovski, MD
Attending Cardiac Surgeon, Royal Jubilee Hospital, Victoria, BC, Canada
Extent II Thoracoabdominal Aortic Aneurysm Repair (DVD)

R. Morton Bolman, III, MD
Professor of Surgery, Harvard Medical School, Brigham and Women's Hospital, Boston, Massachusetts
Deep Hypothermic Circulatory Arrest

Morgan L. Brown, MD, PhD
Chief Resident, Department of Anesthesiology and Pain Medicine, University of Alberta, Edmonton, Alberta, Canada
Indications for Revascularization

Redmond P. Burke, MD
Professor of Pediatric Cardiac Surgery, Florida International University, Miami, Florida
Surgery for Adult Congenital Heart Disease

John G. Byrne, MD
William S. Stoney Professor of Cardiac Surgery, Vanderbilt Medical Center, Nashville, Tennessee
Reoperative Valve Surgery

Richard P. Cambria, MD
Professor of Surgery, Harvard Medical School, Boston, Massachusetts
Myocardial Revascularization with Carotid Artery Disease

Frederick Y. Chen, MD, PhD
Associate Professor of Surgery, Brigham and Women's Hospital, Harvard Medical School, Boston, Massachusetts
Computed Tomography of the Adult Cardiac Surgery Patient: Principles and Applications; Mitral Valve Repair

Albert T. Cheung, MD
Department of Anesthesiology and Critical Care, Hospital of the University of Pennsylvania, Philadelphia, Pennsylvania
Cardiac Anesthesia

W. Randolph Chitwood, Jr., MD, FRCS (Eng)
Professor of Cardiovascular Sciences, East Carolina University, Greenville, North Carolina
Minimally Invasive and Robotic Mitral Valve Surgery

George T. Christakis, MD, FRCS(C)
Professor of Surgery, University of Toronto, Toronto, Ontario, Canada
Bioprosthetic Aortic Valve Replacement: Stented Pericardial and Porcine Valves

Lawrence H. Cohn, MD
Virginia and James Hubbard Professor of Cardiac Surgery, Division of Cardiac Surgery, Harvard Medical School, Brigham and Women's Hospital, Boston, Massachusetts
Surgical Anatomy of the Heart; Minimally Invasive Aortic Valve Surgery; Mitral Valve Repair

William E. Cohn, MD
Associate Professor of Surgery, Transplant & Assist Devices Cardiothoracic Surgery, Baylor College of Medicine, Houston, Texas
Total Artificial Heart

John V. Conte, MD
Professor, Cardiac Surgery, Johns Hopkins University, Baltimore, Maryland
Heart Transplantation

Joseph S. Coselli, MD
Professor and Cullen Foundation Endowed Chair, Division of Cardiothoracic Surgery, Michael E. DeBakey Department of Surgery, Baylor College of Medicine, Houston, Texas
Descending and Thoracoabdominal Aortic Aneurysms

John M. Craig, MD
Chief Resident, Division of Cardiac Surgery, Massachusetts General Hospital, Boston, Massachusetts
Pericardial Disease

Willard M. Daggett, Jr., MD
Professor of Surgery Emeritus, Department of Surgery, Harvard Medical School, Boston, Massachusetts
Surgical Treatment of Complications of Acute Myocardial Infarction

Ralph J. Damiano, Jr., MD
Professor of Surgery, Department of Surgery, Washington University School of Medicine, St. Louis, Missouri
Surgery for Atrial Fibrillation

Tirone E. David, MD
Professor of Surgery, University of Toronto, Toronto, Ontario, Canada
Aortic Valve Repair and Aortic Valve-Sparing Operations; Surgical Treatment of Aortic Valve Endocarditis

William J. DeBois, MBA, CCP
Director, Cardiothoracic Surgery-Perioperative Services, Weill Cornell Medical College, New York, New York
Transfusion Therapy and Blood Conservation

Nimesh D. Desai, MD, PhD
Assistant Professor of Surgery, Department of Surgery, Hospital of the University of Pennsylvania, Philadelphia, Pennsylvania
Ascending Aortic Aneurysms

Verdi J. DiSesa, MD, MBA
Professor of Surgery, Temple University School of Medicine, Philadelphia, Pennsylvania
Valvular and Ischemic Heart Disease

Robert E. Eckart, DO
Director, Cardiac Arrhythmia Service, Department of Medicine, San Antonio Military Medical Center, San Antonio, Texas
Interventional Therapy for Atrial and Ventricular Arrhythmias

Fred H. Edwards, MD
Professor of Surgery, University of Florida, Jacksonville, Florida
Assessment of Cardiac Operations to Improve Performance

Samuel Edwards, MD
Clinical Fellow in Medicine, Beth Israel Deaconess Medical Center, Boston, Massachusetts
Pathophysiology of Aortic Valve Disease

Andrew W. El Bardissi, MD, MPH
Clinical Fellow of Surgery, Department of Surgery, Harvard Medical School, Brigham and Women's Hospital, Boston, Massachusetts
Deep Hypothermic Circulatory Arrest

Ann M. Emery, RN
Minneapolis, Minnesota
Aortic Valve Replacement with a Mechanical Cardiac Valve Prosthesis

Robert W. Emery, MD
Medical Director, Cardiovascular Surgery, St. Joseph's Hospital, St. Paul, Minnesota
Aortic Valve Replacement with a Mechanical Cardiac Valve Prosthesis

Maurice Enriquez-Sarano, MD
Professor, Mayo Clinic College of Medicine, Rochester, Minnesota
Principle and Practice of Echocardiography in Cardiac Surgery

Laurence M. Epstein, MD
Chief, Arrhythmia Service, Associate Professor of Medicine, Brigham and Women's Hospital, Harvard Medical School, Boston, Massachusetts
Interventional Therapy for Atrial and Ventricular Arrhythmias

Volkmar Falk, MD, PhD
Professor of Medicine Cardiovascular Surgery, University Hospital, Zurich, Switzerland
Minimally Invasive Myocardial Revascularization

James I. Fann, MD
Associate Professor of Cardiothoracic Surgery, Stanford University, Stanford, California
Pathophysiology of Mitral Valve Disease

Robert Saeid Farivar, MD, PhD
Assistant Professor, Cardiothoracic Surgery, University of Iowa, Iowa City, Iowa
Cardiac Surgical Physiology

Victor A. Ferraris, MD, PhD
Tyler Gill Professor of Surgery, Department of Surgery, University of Kentucky, Lexington, Kentucky
Assessment of Cardiac Operations to Improve Performance

O. Howard Frazier, MD
Professor of Surgery, Baylor College of Medicine and University of Texas Health Science Center, Houston, Texas
Total Artificial Heart

Robert P. Gallegos, MD, PhD
Cardiac Surgeon, Department of Cardiac Surgery, Brigham and Women's Hospital, Boston, Massachusetts
Mitral Valve Replacement

Isaac George, MD
Instructor in Surgery, Division of Cardiothoracic Surgery, Columbia University College of Physicians and Surgeons, New York Presbyterian Hospital, Columbia University Medical Center, New York, New York
Myocardial Revascularization after Acute Myocardial Infarction

A. Marc Gillinov, MD
Staff Cardiac Surgeon, Thoracic and Cardiovascular Surgery, Cleveland Clinic, Cleveland, Ohio
Pathophysiology of Aortic Valve Disease; Surgical Treatment of Mitral Valve Endocarditis

Donald D. Glower, MD
Professor of Surgery, Duke University Medical Center, Durham, North Carolina
Left Ventricular Aneurysm

G. V. Gonzalez-Stawinski, MD
Department of Thoracic and Cardiovascular Surgery, Cleveland Clinic, Cleveland, Ohio
Coronary Artery Reoperations

Joseph H. Gorman, III, MD
Professor of Surgery, University of Pennsylvania, Philadelphia, Pennsylvania
Ischemic Mitral Regurgitation

Robert C. Gorman, MD
Professor of Surgery, University of Pennsylvania, Philadelphia, Pennsylvania
Ischemic Mitral Regurgitation

Danielle Gottlieb, MD
Tissue Engineering for Cardiac Valve Surgery

Roberta A. Gottlieb, MD
Professor and Frederick G. Henry Chair in the Life Sciences, Biology Department, San Diego State University, San Diego, California
Myocardial Protection

Kevin L. Greason, MD
Assistant Professor, Division of Cardiovascular Surgery, Mayo Clinic, Rochester, Minnesota
Myocardial Revascularization with Cardiopulmonary Bypass

James P. Greelish, MD
Assistant Professor of Cardiac Surgery, Vanderbilt University, Nashville, Tennessee
Reoperative Valve Surgery

Igor D. Gregoric, MD
Associate Chief, Transplant Services; Director, Mechanical Circulatory Support; Clinical Associate Professor of Surgery; Department of Cardiothoracic and Vascular Surgery, Texas Heart Institute at St. Luke's Episcopal Hospital; The University of Texas Health and Science Center Houston and The University of MD Anderson Cancer Center, Houston, Texas
Total Artificial Heart

Randall B. Griepp, MD
Professor and Chairman Emeritus, Department of Cardiothoracic Surgery, Mount Sinai School of Medicine, New York, New York
Aneurysms of the Aortic Arch

Bartley P. Griffith, MD
Professor of Cardiac Surgery, University of Maryland, Baltimore, Maryland
Immunobiology of Heart and Heart-Lung Transplantation

Gary L. Grunkemeier, MD
Director, Medical Data Research Center, Providence Health & Services, Portland, Oregon
Statistical Treatment of Surgical Outcome Data

Tomas Gudbjartsson, MD, PhD
Professor of Surgery, Landspitali University Hospital, Department of Cardiothoracic Surgery, Faculty of Medicine, University of Iceland, Reykjavik, Iceland
Mitral Valve Replacement

Michael E. Halkos, MD
Assistant Professor of Cardiothoracic Surgery, Emory University School of Medicine, Atlanta, Georgia
Myocardial Revascularization without Cardiopulmonary Bypass

John W. Hammon, MD
Professor Emeritus of Surgery, Department of Cardiothoracic Surgery, Wake Forest University School of Medicine, Winston-Salem, North Carolina
Extracorporeal Circulation

Michael H. Hines, MD
Professor of Pediatric Surgery, Division of Cardiovascular Surgery, University of Texas Medical School at Houston, Houston, Texas
Extracorporeal Circulation

David M. Holzhey, MD
Consultant, Cardiac Surgery, University of Leipzig, Leipzig, Germany
Minimally Invasive Myocardial Revascularization

Jan Hommerding, RN, CNP
Heart Care Intervention NP, Heart Care, St. Joseph's Hospital, St. Paul, Minnesota
Aortic Valve Replacement with a Mechanical Cardiac Valve Prosthesis

Keith A. Horvath, MD
Director, Cardiothoracic Surgery Research Program, Chief, Cardiothoracic Surgery, National Heart, Lung and Blood Institute, National Institutes of Health, Bethesda, Maryland
Transmyocardial Laser Revascularization and Extravascular Angiogenetic Techniques to Increase Myocardial Blood Flow

Lynn C. Huffman, MD
Thoracic Resident, Cardiac Surgery, University of Michigan, Ann Arbor, Michigan
Nontransplant Surgical Options for Heart Failure

Joseph Huh, MD
Associate Professor of Cardiothoracic Surgery, Baylor College of Medicine, Houston, Texas
Descending and Thoracoabdominal Aortic Aneurysms

John S. Ikonomidis, MD, PhD, FRCS(C)
Horace G. Smithy Professor and Chief, Division of Cardiothoracic Surgery, Medical University of South Carolina, Charleston, South Carolina
Trauma to the Great Vessels

Neil B. Ingels, Jr., PhD
Consulting Professor, Cardiothoracic Surgery, Stanford University Medical Center Stanford, California
Pathophysiology of Mitral Valve Disease

O. Wayne Isom, MD
The Terry Allen Kramer Professor, Cardiothoracic Surgery, New York Presbyterian-Weill Cornell Medical Center, New York, New York
Transfusion Therapy and Blood Conservation

M. Salik Jahania, MD
Associate Professor of Surgery, Department of Surgery, Wayne State University School of Medicine, Detroit, Michigan
Myocardial Protection

Stuart W. Jamieson MD, FRCS
Endowed Chair and Distinguished Professor, Chief of Cardiovascular and Thoracic Surgery, Cardiovascular and Thoracic Surgery, University of California, San Diego, San Diego, California
Pulmonary Embolism and Pulmonary Thromboendarterectomy

Craig M. Jarrett, MD
Clinical Fellow in Surgery, Department of Surgery, Massachusetts General Hospital, Boston, Massachusetts
Pathophysiology of Aortic Valve Disease

Ruyun Jin, MD, MCR
Biostatistician, Medical Data Research Center, Providence Health & Services, Portland, Oregon
Statistical Treatment of Surgical Outcome Data

David L. Joyce, MD
Chief Resident, Cardiothoracic Surgery, Stanford University, Palo Alto, California
Lung Transplantation and Heart-Lung Transplantation

Zain I. Khalpey, MD, PhD, MRCS(Eng)
Cardiothoracic Surgery Fellow, Cardiac Surgery, Brigham and Women's Hospital, Harvard Medical School, Boston, Massachusetts
Postoperative Care of Cardiac Surgery Patients

Edward H. Kincaid, MD
Associate Professor of Cardiothoracic Surgery, Wake Forest University School of Medicine, Winston Salem, North Carolina
Aortic Valve Replacement with a Stentless Bioprosthetic Valve: Porcine or Pericardial

Neal D. Kon, MD
Howard Holt Bradshaw Professor and Chair, Cardiothoracic Surgery, Wake Forest School of Medicine, Winston-Salem, North Carolina
Aortic Valve Replacement with a Stentless Bioprosthetic Valve: Porcine or Pericardial

Karl H. Krieger, MD
Professor and Vice Chairman Philip Geier Professor of Cardiothoracic Surgery, CT Surgery, New York Presbyterian Hospital Cornell, New York, New York
Transfusion Therapy and Blood Conservation

Irving L. Kron, MD
S. Hurt Watts Professor and Chairman, Department of Surgery, University of Virginia Health System, Charlottesville, Virginia
Aortic Dissection

Jeremy D. Kukafka, MD
Assistant Professor, Anesthesiology and Critical Care, University of Pennsylvania School of Medicine, Philadelphia, Pennsylvania
Cardiac Anesthesia

Kanako K. Kumamaru, MD
Research Fellow, Radiology, Brigham and Women's Hospital, Boston, Massachusetts
Computed Tomography of the Adult Cardiac Surgery Patient: Principles and Applications

Leonard Y. Lee, MD
Associate Professor of Clinical Cardiothoracic Surgery, Department of Cardiothoracic Surgery, Weill Cornell Medical College of Cornell University, New York, New York
Transfusion Therapy and Blood Conservation

Eric J. Lehr, MD, PhD
Co-Director of Minimally Invasive and Robotic Cardiac Surgery, Director of Cardiac Surgery Research and Education, Swedish Medical Center, Seattle, Washington
Minimally Invasive and Robotic Mitral Valve Surgery

Scott A. LeMaire, MD
Professor and Director of Research, Division of Cardiothoracic Surgery, Michael E. DeBakey Department of Surgery, Baylor College of Medicine; Texas Heart Institute at St. Luke's Episcopal Hospital, Houston, Texas
Descending and Thoracoabdominal Aortic Aneurysms

Jerrold H. Levy, MD
Professor of Anesthesiology, Deputy Chair for Research, Co-Director Cardiothoracic Anesthesiology, Cardiothoracic Anesthesiology and Critical Care, Emory University School of Medicine, Atlanta, Georgia
Cardiac Surgical Pharmacology

James E. Lowe, MD
Professor of Surgery, Division of Cardiovascular and Thoracic Surgery, Duke University School of Medicine, Durham, North Carolina
Cardiopulmonary Resuscitation; Left Ventricular Aneurysm

Bruce W. Lytle, MD
Professor of Surgery, Department of Thoracic and Cardiovascular Surgery, Heart and Vascular Institute, Cleveland Clinic, Cleveland, Ohio
Coronary Artery Reoperations

Michael J. Mack, MD
Medical Director, Cardiovascular Surgery, Baylor Health Care System, Dallas, Texas
Percutaneous Catheter-Based Mitral Valve Repair

Michael M. Madani, MD
Professor of Cardiovascular and Thoracic Surgery, University of California–San Diego, San Diego, California
Pulmonary Embolism and Pulmonary Thromboendarterectomy

Joren C. Madsen, MD, DPhil
Professor of Surgery, Massachusetts General Hospital, Boston, Massachusetts
Surgical Treatment of Complications of Acute Myocardial Infarction

Hari R. Mallidi, MD
Assistant Professor, Department of Cardiothoracic Surgery, Stanford University, Stanford, California
Lung Transplantation and Heart-Lung Transplantation

Manu N. Mathur, MD
Consultant, Cardiothoracic Surgeon, Cardiothoracic Surgery, Royal North Shore Hospital, Sydney, Australia
Aneurysms of the Aortic Arch

John E. Mayer, Jr., MD
Professor of Surgery, Harvard Medical School, Boston, Massachusetts
Tissue Engineering for Cardiac Valve Surgery

Edwin C. McGee, Jr., MD
Associate Professor of Surgery, Northwestern University's Feinberg
　　School of Medicine, Chicago, Illinois
Temporary Mechanical Circulatory Support

Spencer J. Melby, MD
Assistant Professor, Division of Cardiothoracic Surgery, University of
　　Alabama at Birmingham, Birmingham, Alabama
Surgery for Atrial Fibrillation

Philippe Menasché, MD, PhD
Assistance Publique-Hôpitaux de Paris, Hôpital Européen Georges
　　Pompidou, Department of Cardiovascular Surgery, Université
　　Paris Descartes, Paris, France
Stem Cell–Induced Regeneration of Myocardium

Robert M. Mentzer, Jr., MD
Professor, Cardiothoracic Surgery and Physiology, Wayne State
　　University School of Medicine, Detroit, Michigan
Myocardial Protection

Carlos M. Mery, MD, MPH
Cardiothoracic Surgery Fellow, Division of Thoracic and
　　Cardiovascular Surgery
University of Virginia, Charlottesville, Virginia
Aortic Dissection

Hector I. Michelena, MD
Assistant Professor, Division of Cardiovascular Diseases, Mayo
　　Clinic, Rochester, Minnesota
Echocardiography in Cardiac Surgery

Tomislav Mihaljevic, MD
Chief of Staff, Chair of Heart and Vascular Institute, Cleveland
　　Clinic Abu Dhabi, United Arab Emirates
Pathophysiology of Aortic Valve Disease

Michael R. Mill, MD
Professor and Chief, Cardiothoracic Surgery, University of North
　　Carolina at Chapel Hill, Chapel Hill, North Carolina
Surgical Anatomy of the Heart

D. Craig Miller, MD
Thelma and Henry Doelger Professor, Cardiovascular Surgery,
　　Stanford University Medical Center, Stanford, California
Pathophysiology of Mitral Valve Disease

R. Scott Mitchell, MD
Professor, Cardiothoracic Surgery, Stanford University School of
　　Medicine, Stanford, California
Endovascular Therapy for the Treatment of Thoracic Aortic Disease

Nader Moazami, MD
Attending Surgeon, Cardiothoracic Surgery, Minneapolis Heart
　　Institute, Minneapolis, Minnesota
Temporary Mechanical Circulatory Support

Susan D. Moffatt-Bruce, MD, PhD
Associate Professor, Surgery, Ohio State University, Columbus, Ohio
Endovascular Therapy for the Treatment of Thoracic Aortic Disease

Friedrich W. Mohr, MD, PhD
Professor and Chief of the Department of Cardiac Surgery and
　　Medical Director of the Heart Center Leipzig, Department of
　　Cardiac Surgery, Heart Center Leipzig, University of Leipzig,
　　Leipzig, Germany
Minimally Invasive Myocardial Revascularization

Yoshifumi Naka, MD, PhD
Associate Professor of Surgery, Columbia University College of
　　Physicians and Surgeons, New York, New York
Long-term Mechanical Circulatory Support

Vuyisile T. Nkomo, MD, MPH
Assistant Professor, Cardiovascular Diseases and Internal Medicine,
　　Mayo Clinic, Rochester, Minnesota
Echocardiography in Cardiac Surgery

Robert A. Oakes, MD
Resident, Department of Surgery, Division of Cardiac Surgery,
　　Brigham and Women's Hospital, Boston, Massachusetts
Deep Hypothermic Circulatory Arrest

Patrick T. O'Gara, MD
Professor, Medicine, Harvard Medical School, Boston,
　　Massachusetts
Preoperative Evaluation for Cardiac Surgery

Robert F. Padera, Jr. MD, PhD
Assistant Professor, Pathology, Harvard Medical School, Boston,
　　Massachusetts
Cardiovascular Pathology

Steven M. Parnis, BS
Assistant Director, Center for Cardiac Support, Cardiovascular
　　Sugery Research
Texas Heart Institute, Houston, Texas
Total Artificial Heart

Gosta B. Pettersson, MD, PhD
Vice Chair, Department of Thoracic and Cardiovascular Surgery,
　　Cleveland Clinic, Cleveland, Ohio
Surgical Treatment of Mitral Valve Endocarditis

Karin Przyklenk, PhD
Director and Professor, Cardiovascular Research Institute, Wayne
　　State University School of Medicine, Detroit, Michigan
Myocardial Protection

John D. Puskas, MD
Chief Cardiac Surgery, Associate Chief Cardiothoracic Surgery,
　　Cardiothoracic Surgery Emory University Midtown, Atlanta,
　　Georgia
Myocardial Revascularization without Cardiopulmonary Bypass

Goya Raikar, MD
Medical Director Oklahoma Heart Hospital, Cardiovascular Surgery,
　　Oklahoma Heart Physicians, Oklahoma City, Oklahoma
Aortic Valve Replacement with a Mechanical Cardiac Valve Prosthesis

James G. Ramsay, MD
Professor, Chief of Service, Anesthesiology/Critical Care, Emory
　　University, Atlanta, Georgia
Cardiac Surgical Pharmacology

Ardawan J Rastan, MD, PhD
Associate Professor, Department of Cardiac Surgery, University of
　　Leipzig, Leipzig, Germany
Minimally Invasive Myocardial Revascularization

James D. Rawn, MD
Director, Cardiac Surgery Intensive Care Unit, Brigham and
　　Women's Hospital, Boston, Massachusetts
Postoperative Care of Cardiac Surgery Patients

Michael J. Reardon, MD
Professor, Cardiovascular Surgery, The Methodist Hospital,
Houston, Texas
Cardiac Neoplasms

T. Brett Reece, MD
Assistant Professor, Department of Surgery, Division of
Cardiothoracic Surgery, University of Colorado, Aurora,
Colorado
Aortic Dissection

Robert C. Robbins, MD
Professor, Cardiothoracic Surgery–Adult Cardiac Surgery, Chair,
Department of Cardiothoracic Surgery , Director, Stanford
Cardiovascular Institute, Stanford University School of Medicine,
Stanford, California
Lung Transplantation and Heart-Lung Transplantation

Evelio Rodriguez, MD
Associate Professor, Cardiovascular Sciences and Pediatrics, East
Carolina Heart Institute at East Carolina University, Greenville,
North Carolina
Minimally Invasive and Robotic Mitral Valve Surgery

Jean Marie Ruddy, MD
Resident, Department of General Surgery, Medical University of
South Carolina, Charleston, South Carolina
Trauma to the Great Vessels

Christian T. Ruff, MD, MPH
Instructor of Medicine, Associate Physician, Cardiovascular
Division, Department of Medicine, Harvard Medical
School and Brigham and Women's Hospital, Boston,
Massachusetts
Preoperative Evaluation for Cardiac Surgery

Frank J. Rybicki, MD, PhD
Director, Applied Imaging Science Lab and Associate Professor,
Department of Radiology, Brigham and Women's
Hospital and Harvard Medical School, Boston,
Massachusetts
*Computed Tomography of the Adult Cardiac Surgery Patient: Principles
and Applications*

Edward B. Savage, MD
Clinical Associate Professor of Surgery, Florida International
University, Miami, Florida
Cardiac Surgical Physiology

Joseph E. Savino, MD
Professor of Anesthesiology and Critical Care, Department of
Anesthesiology and Critical Care, University of Pennsylvania
School of Medicine, Philadelphia, Pennsylvania
Cardiac Anesthesia

Hartzell V. Schaff, MD
Stuart W. Harrington Professor of Surgery, Department of Surgery,
Mayo Clinic, Rochester, Minnesota
Multiple Valve Disease

Jan D. Schmitto, MD, PhD
Cardiothoracic Surgeon, Department of Cardiac, Thoracic,
Transplantation and Vascular Surgery, Hannover Medical School,
Hannover, Germany
Postoperative Care of Cardiac Surgery Patients

Frederick J. Schoen, MD, PhD
Professor of Pathology and Health Sciences and Technology, Harvard
Medical School, Executive Vice Chairman, Department of
Pathology, Brigham and Women's Hospital, Director, Cardiac
Pathology, Brigham and Women's Hospital, Boston, Massachusetts
Cardiovascular Pathology

Ashish S. Shah, MD
Assistant Professor of Surgery, Surgical Director, Lung
Transplantation, Johns Hopkins Cardiac Surgery, Baltimore,
Maryland
Heart Transplantation

David M. Shahian, MD
Professor of Surgery, Harvard Medical School, Boston, Massachusetts
Assessment of Cardiac Operations to Improve Performance

Ahmad Y. Sheikh, MD
Clinical Fellow, Cardiothoracic Surgery, Stanford University,
Stanford, California
Lung Transplantation and Heart-Lung Transplantation

Prem S. Shekar MD, FRCSE
Assistant Professor of Surgery, Harvard Medical School, Boston,
Massachusetts
Minimally Invasive Aortic Valve Surgery

Richard J. Shemin, MD
Robert and Kelly Day Chair of Cardiothoracic Surgery, Department
of Surgery, David Geffen School of Medicine at UCLA, Los
Angeles, California
Tricuspid Valve Disease

Tarang Sheth, MD, FRCPC
Director of Cardiac MR and CT, Diagnostic Imaging, Trillium
Health Centre, Mississauga, Ontario, Canada
*Computed Tomography of the Adult Cardiac Surgery Patient:
Principles and Applications*

David Spielvogel, MD
Professor, Department of Surgery, Division of Cardiothoracic
Surgery, New York Medical College, Valhalla, New York
Aneurysms of the Aortic Arch

Henry M. Spotnitz, MD
George H. Humphreys, II, Professor of Surgery, Department of
Surgery, Columbia University Medical Center, New York,
New York
Surgical Implantation of Pacemakers and Automatic Defibrillators

Sotiris C. Stamou, MD, PhD
Assistant Professor of Surgery, Thoracic and Cardiovascular Surgery,
Spectrum Health, Grand Rapids, Michigan
Surgical Treatment of Mitral Valve Endocarditis

Paul Stelzer, MD
Professor of Cardiothoracic Surgery, Mount Sinai Medical Center,
New York, New York
Stentless Aortic Valve Replacement: Autograft/Homograft

Larry W. Stephenson, MD
Ford Webber Professor of Surgery and Chief, Division of
Cardiothoracic Surgery, Wayne State University School of
Medicine, Specialist-in-Chief, Cardiothoracic Surgery, Detroit
Medical Center, Detroit, Michigan
History of Cardiac Surgery

Thoralf M. Sundt III, MD
Professor, Surgery, Harvard Medical School, Chief of Cardiac
  Surgery, Massachusetts General Hospital, Boston, Massachusetts
*Indications for Revascularization; Myocardial Revascularization with
  Cardiopulmonary Bypass*

Rakesh M. Suri, MD, DPhil
Associate Professor of Cardiovascular Surgery, Mayo Clinic,
  Rochester, Minnesota
Multiple Valve Disease

Lars G. Svensson, MD, PhD
Director Aorta Center; Marfan and CTD Clinic; Director Quality
  and Process, Improvement; Professor of Surgery, Department
  of Thoracic and Cardiovascular Surgery, Cleveland Clinic,
  Cleveland, Ohio
Percutaneous Treatment of Aortic Valve Disease

Hiroo Takayama, MD
Assistant Professor of Surgery, Columbia University, New York,
  New York
Long-term Mechanical Circulatory Support

Kenichi A. Tanaka, MD
Associate Professor, Department of Anesthesiology, Emory
  University, Atlanta, Georgia
Cardiac Surgical Pharmacology

Robin Varghese, MD
Instructor, Cardiothoracic Surgery, Mount Sinai Medical Center,
  New York, New York
Stentless Aortic Valve Replacement: Autograft/Homograft

William J. Vernick, MD
Assistant Professor, Department of Anesthesia and Critical Care,
  Hospital of the University of Pennsylvania, Philadelphia,
  Pennsylvania
Cardiac Anesthesia

Jennifer D. Walker, MD
Assistant Professor of Surgery, Surgery, Harvard Medical School,
  Boston, Massachusetts
Pericardial Disease

Scott A. Weldon, MA, CMI
Medical Illustration, Division of Cardiothoracic Surgery, Baylor
  College of Medicine, Houston, Texas
*Extent II Thoracoabdominal Aortic
  Aneurysm Repair (DVD)*

James T. Willerson, MD
President and Medical Director, Cardiology, Texas Heart Institute at
  St. Luke's Episcopal Hospital, Houston, Texas
Myocardial Revascularization with Percutaneous Devices

Mathew Williams, MD
Assistant Professor of Surgery and Medicine, Columbia University,
  New York, New York
Myocardial Revascularization after Acute Myocardial Infarction

James M. Wilson, MD
Director of Cardiology Education, Texas Heart Institute at
  St. Luke's Episcopal Hospital, Houston, Texas
Myocardial Revascularization with Percutaneous Devices

Berhane Worku, MD
Research Fellow, Cardiothoracic Surgery, Columbia University,
  New York, New York
Long-term Mechanical Circulatory Support

Bobby Yanagawa, MD, PhD
Division of Cardiac and Vascular Surgery, Schulich Heart Program,
  Sunnybrook Health Sciences Centre, Toronto, Ontario,
  Canada
*Bioprosthetic Aortic Valve Replacement: Stented Pericardial and
  Porcine Valves*

Yifu Zhou, MD
Staff Scientist, Cardiothoracic Surgery Research Program, National
  Heart, Lung and Blood Institute, National Institutes of Health,
  Bethesda, Maryland
*Transmyocardial Laser Revascularization and Extravascular
  Angiogenetic Techniques to Increase Myocardial Blood Flow*

中文版序

《成人心脏外科学》（第4版）汇集了心脏领域最前沿的学术成果和全世界知名心脏病专家最新的治疗经验；而且其涉及领域较广，针对成人获得性、感染性、先天性、创伤性心脏疾病都进行了详细的论述，另外，在成人心脏病患者围手术期管理领域也进行了深入地探讨。我相信这本书对于每一位从事心脏外科工作的医生来说都是有着特殊价值的工具，不仅可以帮助我们针对不同患者选择最有效的治疗手段，更可以使我们了解如何应用先进技术进行临床实践。

《成人心脏外科学》（第4版）得以问世凝聚了各位参与成员的心血，在这里我要感谢 McGraw Hill 为本书出版作出贡献的各位成员，尤其是 Brian Belval 先生。另外，我要感谢在 Brigham and Women 医院心外科工作的执行助理 Ann Maloney 和全世界知名的心脏专家们，他们在百忙之中抽出时间为我们提供了不同领域最前沿、最权威的信息。

《成人心脏外科学》（第4版）中文版是本书问世以来的第一个外文译本，充分说明心脏外科学在中国的迅速发展。我曾经走访过中国的20多座城市，给我留下深刻印象的不仅仅是中国的美丽风景和悠久历史，还有中国心脏外科学同仁治疗获得性和先天性心脏疾病时展现出的专业性。在过去的30年中，中国心脏外科获得的进步是显著的，如今在中国已经涌现出一批全球领先的心脏外科中心。

在此我感到十分荣幸可以将《成人心脏外科学》（第4版）中文版献给最具天资的中国医生。

Lawrence H. Cohn, MD

哈佛医学院

Brigham and Women 医院

译者序

随着社会的不断发展，心血管疾病已经成为导致国人死亡的最主要原因之一，在对国民健康构成重大威胁的同时，也造成巨大的社会经济损失。所幸，针对于心血管疾病，涌现诸多行之有效的治疗手段与技术，使得医生面对复杂心脏疾患不再束手无策，显著改善了心血管疾病患者的预后。

我国心血管外科在近年呈现快速的增长趋势，同时，心血管麻醉技术、体外循环技术、心脏手术后康复等相关领域的快速发展，共同促进了心血管外科的发展。但我国心血管外科整体水平与国际先进水平相比仍有一定差距，尚缺乏准确、权威、前沿的参考书籍，这也是我们此次翻译第 4 版《成人心脏外科学》的最初契机。

该系列书籍最早由 L. Henry Edmunds Jr. 主编，历经三版，现已成为心外科医师的必备参考书籍。Dr. Lawence Cohn 作为第 2 版的共同主编、第 3 版主编，为此书的出版做出了大量卓越的贡献，使此书始终位于学科理论与技术发展的前沿。第 4 版《成人心脏外科学》汇集和展示了当今世界最优秀的心血管外科专家的最新经验和最新知识，该书的问世，将在帮助业内同仁理解最新诊治理念、掌握最佳诊治技术和诊治手段等方面，发挥巨大的作用。第 4 版《成人心脏外科学》涵盖了心血管外科不用领域的几乎全部内容，从疾病的流行病学资料、发病机制、临床表现、治疗方法、预后判断等内容都做了详细的论述，相信在该译本的帮助下，我国医生可以从中汲取到提升自身以及提升我国心血管外科发展的力量。

在此，我要对参加该书翻译工作的心血管外科医生、麻醉科医生、体外循环科医生表示感谢，是他们的严谨认真和不懈努力铸就了该译本的出现。

因为自身水平的限制，译本中难免出现错漏和不恰当之处，望广大同仁及时指正。

国家心血管病中心　阜外医院

郑　哲　胡盛寿

原著前言

非常荣幸能够为此书撰写前言。该系列书籍最早由 L. Henry Edmunds Jr. 主编，历经三版，现已成为心外科医师的必备参考书籍。Dr. Cohn 作为第 2 版的共同主编、第 3 版主编，为此书的出版做出了大量卓越的贡献，使此书始终位于学科理论与技术发展的前沿。相信此版面世后，众多心外科医师将会有类似的感受。

这是因为 Dr. Cohn 秉承的理念为"信息发布的即时性"及"涵盖心血管外科发展的历史、现状及未来"，这均是很有价值的观点。

第 4 版《成人心脏外科学》无疑将坚实地继承这一传统。本书共 70 章，几乎涵盖了心脏外科所能涉及的所有领域。编者也皆是心脏外科领域的顶级专家。如读者未能找到某一专题，则该领域极可能尚属空白。

在此必须提及的是 Dr. Cohn 在多年前刚刚开始编撰此书时的长远决定：填补既有的参考书籍与当前学科前沿的鸿沟。他领导并个人资助将第 3 版《成人心脏外科学》作为 CTS 网站的免费下载学习材料，为众多无法及时获得亟需知识的外科医师提供了宝贵的学习材料。我们对 Dr. Cohn 的人文与博爱精神表示感谢。

《成人心脏外科学》的迅速更新缩小了信息爆炸时代的参考书籍的滞后性：第 3 版发布于 2007 年，第 4 版在 2011 年末即面世。这也与读者对最新的理念和知识的需求相符。在此，让我们为此本与时俱进、指导学科发展的重要书籍的发行做出努力的 Brigham and Women Hospital 的勤勉工作人员、McGraw-Hill 出版社，尤其是主编 Dr. Cohn 表示最深的敬意！

Thomas B. Ferguson, MD
Professor Emeritus of Cardiothoracic Surgery
华盛顿大学医学院
于圣路易斯，密苏里州

原 著 序

第4版《成人心脏外科学》汇集和展示了当今世界最优秀的心血管外科专家的最新经验和最新知识，其主题包括成人获得性、先天性、感染性及创伤性心脏疾病的外科诊治，同时涵盖了患者的围手术期处理等重要环节。

审视2007年出版的第3版内容，不难发现，近年来在心血管外科的诸多领域又涌现出了较多新观点、新理念、新方法。我相信，第4版《成人心脏外科学》的问世，将在帮助业内同仁理解最新诊治理念、掌握最佳诊治技术和诊治手段等方面，发挥巨大的作用。此外，编者们对描述各种获得性心脏病手术技术的章节进行了全面更新，并着重强调了传统心血管外科治疗手段的重要性。

我要将第4版《成人心脏外科学》献给外科生涯中教育、指导过我的老师们。在日趋向高精尖方向发展的心血管外科领域，我要强调上级指导老师这一角色的重要性，他们在外科住院医师、年轻研究者的培养和训练中发挥着极为重要的作用。在医学院学习期间，Dr Norman Shumway 曾鼓励我成为一名心外科医生，并给我指明了方向。我在国家心脏病研究所学习期间，Dr Andrew Gleen Morrow 及其搭档 Dr Eugene Braunwald 教育我如何成为一名有良好学术思维的心外科医生。当我开始正式的外科手术训练时，加利福尼亚大学的 Dr J Englebert Dunphy 给予了我大量细致的指导。当我进入波士顿 Brigham and Women 医院以后，我又荣幸地获得了在享有盛名的 Dr Franis D Moore 手下工作的机会。此外，我所敬重的朋友、同事 Dr John J Collins Jr. ，给了我第一份也是迄今为止我唯一的工作——心外科医生，我们已经一起共事30多年，打造出了全国最为优秀的心血管外科团队之一。我的另一个年代更近的指导老师是 Dr John A Mannick，他是世界心血管外科领域的杰出领导者之一。潜移默化中，这些学界前辈对我的职业生涯产生了深远影响。因此，没有高瞻远瞩的前辈们的指引，我们绝不可能在心血管外科领域达到至臻至善的艺术境界。

在此，我还想对为本书的编纂出版作出贡献的人们说声谢谢。首先，感谢 L Henry Hank Edmunds 博士最初关于编写《成人心脏外科学》的学术灵感及其对我本人实施该计划的信任。感谢为本书出版付出辛勤汗水的 McGraw Hill 公司员工们，特别是 Brian Belval 先生。此外，我非常感激我在 Brigham and Women's Hospital 心外科的行政助理 Ann Maloney，她在本书编排过程中事无巨细的提供了完善的后勤保障，这对于本书的成功出版至关重要。特别感谢 Dr Thomas Ferguson，这位心脏外科领域的先驱和领袖、美国心胸外科两大学术机构的主席，为第4版《成人心脏外科学》题写了精彩的前言。

最为重要的是，我要深深感谢本书各章节的编者，他们大多是当今世界最为忙碌的临床医生，感谢他们为使本书极具时效性的成为一本高质量的著作而花费的心血和时间。

最后，感谢我的家人，Roberta、Leslie、Jennifer、Stephen、Carly 以及 Rachel，感谢他们在我组织编写第4版《成人心脏外科学》的过程中，赋予我无限的支持、耐心和爱。

Lawrence H. Cohn， 医学博士
于马萨诸塞州波士顿市

目　　录

第一部分

基　　础

第 1 章　心脏外科历史 …………………… 2

第 2 章　心脏外科解剖 …………………… 17

第 3 章　心脏外科生理 …………………… 35

第 4 章　心脏外科药理 …………………… 55

第 5 章　心血管病理 …………………… 76

第 6 章　成人心脏外科患者的计算机断层扫描：原则和应用 …………………… 119

第 7 章　心脏手术的评价和质量促进 …………………… 140

第 8 章　外科结果数据的统计学处理 …………………… 160

第二部分

围手术期／术中管理

第 9 章　心脏外科的术前评估 …………………… 170

第 10 章　心脏麻醉 …………………… 179

第 11 章　心脏外科的超声心动检查 …………………… 202

第 12 章　体外循环 …………………… 227

第 13 章　输血治疗与血液保护 …………………… 266

第 14 章　深低温停循环 …………………… 275

第 15 章　心肌保护 …………………… 285

第 16 章　心脏外科患者的术后监护 …………………… 304

第 17 章　心肺复苏 …………………… 320

第 18 章　短期机械循环支持 …………………… 333

第三部分

缺血性心脏病

第 19 章　再血管化指征 …………………… 350

第 20 章　经皮心肌再血管化 …………………… 365

第 21 章　体外循环下心肌再血管化 …………………… 380

第 22 章　非体外循环下心肌再血管化 …………………… 399

第 23 章　合并颈动脉疾病的心肌再血管化 …………………… 414

第 24 章　急性心肌梗死后心肌再血管化 …………………… 425

第 25 章　微创心肌再血管化 …………………… 440

第 26 章　冠状动脉再次手术 …………………… 452

第 27 章　激光心肌血运重建和增加心肌血流的促血管生成技术 …………………… 467

第 28 章　急性心梗并发症的外科治疗：心梗后室间隔穿孔和游离壁破裂 …………………… 481

第 29 章　缺血性二尖瓣反流 …………………… 502

第 30 章　左室室壁瘤 …………………… 517

第四部分 A

心脏瓣膜疾病（主动脉）

第 31 章　主动脉瓣膜病病理生理 …………… 532

第 32 章　主动脉瓣机械瓣置换术 …………… 544

第 33 章　主动脉瓣生物瓣置换术：支架
心包瓣膜和猪瓣 ……………… 557

第 34 章　无支架主动脉瓣置换术：自体
瓣和同种瓣 ……………… 579

第 35 章　无支架主动脉瓣置换术：猪瓣和
心包瓣膜 ……………… 595

第 36 章　主动脉瓣修复和保留主动脉瓣手术 …… 605

第 37 章　主动脉瓣心内膜炎的外科治疗 ……… 616

第 38 章　微创主动脉瓣手术 …………… 622

第 39 章　经皮治疗主动脉瓣膜疾病 ………… 628

第四部分 B

心脏瓣膜疾病（二尖瓣）

第 40 章　二尖瓣疾病病理生理 …………… 636

第 41 章　二尖瓣修复 …………… 664

第 42 章　二尖瓣置换 …………… 681

第 43 章　二尖瓣心内膜炎的外科治疗 ………… 707

第 44 章　微创和机器人辅助二尖瓣手术 …… 715

第 45 章　经皮二尖瓣修复 …………… 737

第四部分 C

心脏瓣膜疾病（其他）

第 46 章　三尖瓣疾病 …………… 746

第 47 章　联合瓣膜病变 …………… 760

第 48 章　瓣膜病合并缺血性心脏病 …………… 780

第 49 章　再次瓣膜手术 …………… 794

第五部分

大血管疾病

第 50 章　主动脉夹层 …………… 808

第 51 章　升主动脉瘤 …………… 832

第 52 章　主动脉弓部动脉瘤 …………… 852

第 53 章　胸降主动脉和胸腹主动脉瘤 ………… 875

第 54 章　胸主动脉疾病的腔内治疗 ………… 895

第 55 章　肺动脉栓塞和肺动脉内膜
剥脱 …………… 903

第 56 章　大血管创伤 …………… 917

第六部分

心律不齐的外科处理

第 57 章　房性和室性心律失常的介入
　　　　　治疗 ·················· 934
第 58 章　房颤的外科治疗 ············· 946
第 59 章　外科途径植入起搏器和自动
　　　　　除颤器 ················· 956

第七部分

其他心脏手术

第 60 章　成人先天性心脏病的外科治疗 ······ 986
第 61 章　心包疾病 ················· 994
第 62 章　心脏肿瘤 ················· 1008

第八部分

移植与心脏支持

第 63 章　心脏移植和心肺移植免疫学 ······· 1038
第 64 章　心脏移植 ················· 1053
第 65 章　肺移植和心肺移植 ··········· 1077
第 66 章　长期机械循环支持 ··········· 1097
第 67 章　全人工心脏 ··············· 1112
第 68 章　心力衰竭的其他外科治疗选择 ······ 1119
第 69 章　心脏瓣膜外科的组织工程 ········ 1126
第 70 章　干细胞诱导的心肌再生 ········· 1133

索引 ······························ 1145

第一部分

基　础

第1章

心脏外科历史

Larry W. Stephenson,
Frank A. Baciewicz Jr.

几个世纪以来，由于科学技术的限制，外科学进展缓慢。直到19世纪中期，乙醚和氯仿才被应用于全身麻醉，这使得外科手术成为可能，同时也激发了医生们对心脏外伤手术治疗的兴趣。在欧洲，人们建立动物实验尝试治疗心脏外伤，随后便诞生了历史上了第一例心外伤修补手术。

心脏外伤

1893年7月10日，芝加哥外科医生 Daniel Hale Williams（图 1-1）成功地为一例心脏刺伤的24岁男性患者进行了手术。当时患者的刀伤刚好沿着胸骨左缘刺入心脏，最初，Williams 仅仅认为是浅表损伤，直到夜间患者持续出血、诉疼痛并出现明显的休克症状，Williams 随即打开了患者的胸腔，当他缝合了胸廓内引起失血的动静脉后发现心包也被穿透，同时在心脏表面留有一长约2.5mm的伤口。

伤口位于右室表面，当时没有出血，因此 Williams 并没有对心脏进行缝合，而只是缝合了心包，Williams 四年后报道了这一病例[1]。这次手术常常被认为是有史以来第一例涉及心脏外伤成功的手术，当时 Williams 的手术被认为是十分大胆冒失的。尽管 Williams 并没有缝合心脏表面的伤口，但这次手术还是获得了赞扬。

几年后，两名外科医生真正的缝合了心脏伤口，但患者并没有因此幸存下来。德国法兰克福外科医生 Ludwig Rehn（图 1-2）被认为第一次成功地进行了心脏修补手术[2]。那是 1896年9月7日，一名22岁男性患者被刺伤心脏，当警察发现他时，他盖着冰冷的外套，衣服上浸满血液，面色苍白倒在地上，呼吸短促，脉搏不规律。9月9日，患者病情持续恶化，Rehn 医生这样记录道：

脉搏微弱，心脏浊音界增大，呼吸76次/分，白天病情进一步恶化，诊断性穿刺抽出暗红色血液，患者处于濒死状态。诊断：进行性血胸。由于胸膜腔内大量积血，我决定经左侧第

四肋间进入胸腔。术中见胸廓内动脉完好。心包破口处持续出血，扩大心包破口，暴露心脏，清除积血及血块，发现右室表面1.5cm 裂口，随即用手指压迫裂口止血。

我决定缝合心脏伤口，使用小肠针和丝线，在舒张期打结。在缝第三针时出血量明显减少，出血得到控制。脉搏逐渐平稳，冲洗胸膜腔，放置胸腔、心包腔碘仿纱条引流，闭合切口。术后患者心率、呼吸频率降低，脉搏平稳。

今天患者痊愈，他看上去很好，心跳正常，我不允许他进行剧烈的运动。这次手术证明了心脏修补的可行性。我希望这能推动开展更多的关于心脏手术的研究，它将挽救更多生命。

此后的10年间，他完成了124例心脏修补手术，死亡率仅60%，这在当时是一个壮举[3]。

Luther Hill 医生是第一位完成心脏外伤修补术的美国人，患者是一名13岁心脏多发刺伤的男孩[4]。当地一名医生到达时，男孩已经严重休克，这位医生回忆道：当时 Luther Hill 医生正在阿拉巴马州蒙哥马利的一个医学会议上作关于心脏外伤修补内容的报告，在征得患儿父母的同意后，就通知了 Hill 医生。Hill 医生在午夜时分和其他6名医生一同赶到。手术就在男孩破旧家里的餐桌上就行，手术灯是从邻居家借来的两盏煤油灯。一名医生负责用氯仿进行麻醉。患儿因为左室的外伤造成了心脏压塞，Hill 医生用肠线心脏伤口上缝合了两针，尽管患儿术后早期恢复十分艰难，但是男孩还是顺利康复了。这个男孩叫 Henry Myrick，后来移居到芝加哥，1942年在他53岁的时候，他再次被刺伤心脏，并且非常接近原来的伤口，但是这一次 Henry 没有幸运地活下来。

另一个心脏外伤治疗的里程碑发生在第二次世界大战期间，Dwight Harken，一位随军外科医生，从纵隔内取出134块弹片，其中55例患者的弹片位于心包，13例位于心腔，并且无一死亡[5]。很难想象，这类择期（或限期）手术是在没有备血、漂浮导管和生命体征监护的情况下进行的，并且加压输血是通过向玻璃瓶中注入空气完成的。

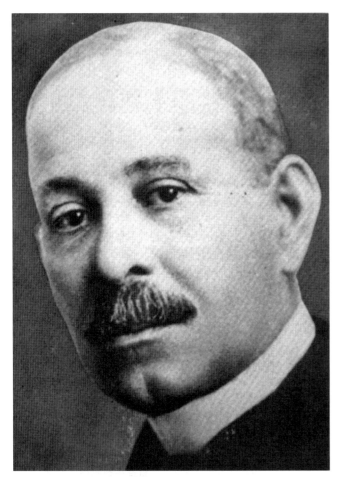

图 1-1　Daniel Hale Williams，芝加哥外科医生，成功地为一例累及心包及心脏的患者进行了手术

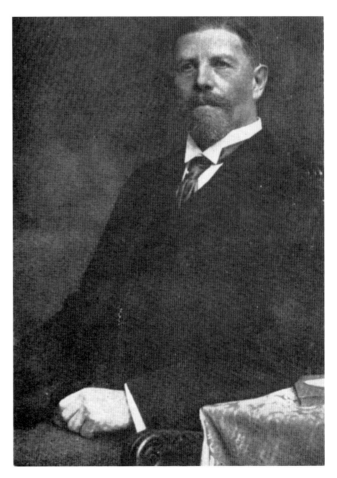

图 1-2　Ludwig Rehn，德国法兰克福外科医生，成功地完成了第一例心脏外伤修补手术

肺动脉栓塞的外科治疗

第一例肺动脉切开取栓术是 Martin Kirschner 在 1924 年报道的[6]。1937 年，John Gibbon 在世界范围内调查了 142 例接受肺动脉切开取栓术的患者，仅有 9 名患者存活下来[7]。这一令人沮丧的结果激励了 Gibbon 着手研究维持术中循环的氧合器。Sharp 在 1962 年完成了第一例体外循环下的肺动脉切开取栓术[8]。

心包外科

Rehn[9] 和 Sauerbruch[10] 分别报道了第一例心包切除手术，但是这并未使缩窄性心包炎的外科治疗获得长足进步。现在一部分心包剥脱术是在体外循环下进行的，有些情况甚至会切除膈神经后面的心包。

右心导管

尽管严格来讲心导管不属于心脏外科，但作为一项有创操作也常常用于心脏外科手术中。Werner Forssmann 在自己身上完成了第一次心导管检查并在 Klrinische Wochenshrift 杂志上报道了这一结果[11]。也因此，在 1956 年，Forssmann 与 Andre

F. Cournand 及 Dickenson W. Richard 共享了诺贝尔生理学与医学奖。Jr. His 曾于 1929 年在论文中写道：某些人经常反对常规进行导管监测，但使用其他方法监测更像是在浪费时间，通过静脉进入右心的导管正是我在寻找的一种与众不同的，更安全的心内监测方法。

在 Forssmann 的报道中，X 线片显示了导管处于他的心腔。此后 Forssmann 第一次在临床中利用中心静脉导管对一名因弥漫性腹膜炎而休克的患者进行了监测。Forssmann 在他的文章中指出：我希望导管为代谢和心血管生理研究提供一种新的方法。

1951 年 Forssmann 在他的一次演讲中提到了他研究初期所面临的巨大阻力[12]。当他要求利用心导管继续生理学研究时得到的回答却是"右心导管虽然对研究循环生理有利，但对医院无利。"他的超前想法在当时看来非常疯狂，以至于不能进入临床应用。Klein 在 Forssmann 首次报道的一年后利用 Fick 的方法利用心导管进行了心排出量的测定[13]。1930 年，Forssmann 利用心血管造影描述了他的实验[14]。直到 20 世纪 40 年代 Cournand 才使这项新技术得到进一步的应用。

体外循环出现前的瓣膜外科

Theodore Tuffier 在 1912 年 7 月 13 日首先尝试扩张狭窄的瓣膜[15]。Theodore 触及狭窄的主动脉瓣，通过挤压使主动脉凹陷来扩张瓣膜，这个患者顺利康复了，但仍有较多人对此手术提出质疑。Russell Brock 在 20 世纪四十年代晚期尝试使用器械经患者头臂干扩大钙化的主动脉瓣[16]，他的尝试结果并不理想，于是他放弃了这种方法。在接下来的几年里，Brock[17]、Bailey 和同事们[18]尝试各种扩张器和各种各样的方法来扩张患者狭窄的主动脉瓣，但由于可能损伤邻近的二尖瓣使得这些方法的死亡率很高。

Elliott Cutler 在实验室里进行了两年关于二尖瓣切开手术研究。他于 1923 年 5 月 20 日第一次成功地为患者实施了瓣膜切开术[19]。不幸的是，由于这种方法所引起的瓣膜反流，反流后续的患者大多数都死亡了，于是他放弃了这种术式。

Charles Baiey 在 1949 年题为《二尖瓣狭窄的外科治疗》的文章中写道：1929 年至 1945 年间再没有关于二尖瓣狭窄的外科尝试。我和 Dwight Harken 医生、Horace Smithy 医生近期对二尖瓣狭窄的治疗进行了进一步尝试。迄今为止，我们已经为 5 例患者进行了手术。他后来随访了 5 例患者，有 4 例患者死亡，仅 1 例患者长期生存[20]。

Baiey 成功后很短的时间内，即 1945 年 6 月 16 日，Dwight Harken 医生在波士顿成功地完成了他的第一例二尖瓣切开术[21]。

Thomas Holmes Seller 于 1947 年 12 月 4 日第一次完成了肺动脉瓣切开术[22]。

Charles Hufnagel 自 1952 年 9 月连续报道了 23 例主动脉瓣关闭不全的手术[23]。在最初的 10 例患者中，有 4 例死亡，在后面的 13 例患者中有 2 例死亡。Hufnagel 的球笼瓣用多点固定环将人工瓣固定在降主动脉上。这是治疗主动脉关闭不全的唯一手术治疗方法，直至体外循环和能够缝合在主动脉瓣环的人工瓣的出现。

体外循环出现前的先心病外科

1937 年 3 月 6 日，John Streider 在麻省总医院第一次成功阻断了未闭的动脉导管，这标志着先天性心脏病外科治疗的开端，这名患者因败血症在术后第四天死亡。尸检发现菌栓从肺动脉一直延至肺动脉瓣[24]。1938 年 8 月 16 日，Robert Gross 在波士顿儿童医院为一名活动后气喘 7 岁的女孩实施了手术，他结扎了患儿的动脉导管，患儿顺利出院了[25]。

1944 年 Gross 医生报告了阻断动脉导管的新技术——改良的动脉导管手术。第二种被攻克的先心病是主动脉缩窄。1944 年 10 月 19 日，Clarence Crafoord 医生在瑞典的斯德哥尔摩成功地为一名 12 岁的男孩切除了缩窄的主动脉[26]。12 天后，他又为一名 27 岁的患者实施了同样的手术。Gross 医生在 1945 年 6 月 28 日为一名 5 岁的男孩也实施了这一手术，不幸的是，在他切除缩窄重新吻合后患儿出现心搏骤停而死亡[27]。一周后，Gross 医生又为一名 12 岁的女孩进行了手术，这次手术非常成功。然而由于第二次世界大战的原因，Gross 医生并不知道 Crafoord 医生在几个月前已经成功地完成了这一手术。

1945 年，Gross 医生报告了第一例手术治疗血管环导致气管狭窄的病例[28]。在后来的 5 年里，他又治疗了 40 多例这种患者。

著名的 B-T 分流手术也是在 1945 年首次完成的。首例患者是一名 15 个月大的女婴，她因严重肺动脉狭窄临床诊断法

洛氏四联症[29]。患儿在 8 月龄时进食后出现发绀。心脏病专家 Helen Taussig 医生连续观察了患儿 3 个月，在这段时间里患儿的发绀持续加重，体重明显减轻。1944 年 11 月 29 日，Alfred Blalock 医生在约翰霍普金斯大学为这名患儿实施了手术。它将患儿的左锁骨下动脉与左肺动脉做端侧吻合。术后患儿的病情有了翻天覆地的变化，并在术后 2 个月出院了。在接下来的 3 个月内 Blalock 医生又成功的治愈了 2 名患者。

至此，在 7 年中，有三种先天性心血管畸形实现了外科治疗，分别是动脉导管未闭，主动脉缩窄和血管环。但是对心外科影响最大的还应是 B-T 分流术，因为 B-T 分流术着眼于心脏的病理生理，缓解了复杂心脏畸形的症状。

接下来被攻克的是左冠状动脉异常起源于肺动脉。这一手术在 1946 年 7 月 22 日由 Gunnar Biorck 和 Clarence Crafoord[30]完成。他们结扎了异常的冠状动脉，患者术后顺利康复。

Muller[31]在 1951 年报告了肺静脉异位引流的外科治疗，但是手术仅着眼于部分畸形。在 50 年代末，Gott、Varco、Lillehei 和 Cooley 各自报道了治疗肺静脉畸形引流的手术经验。

Gross 的另一个开拓性手术是在 1948 年 5 月 22 日通过手术闭合主肺动脉窗[32]。Cooley 及其同事[33]首先报道在体外循环下矫治这一畸形，这使得这一手术的难度及危险性明显降低。

1958 年 Glenn[34]在美国首先报道了腔静脉肺动脉吻合术也就是 Glenn 手术。一些俄罗斯科学家在 50 年代也做了类似的研究。1957 年 1 月 3 日，一位名叫 Gala-nkin[35]的俄罗斯外科医生为一位 16 岁的法洛氏四联症患者实施了腔静脉肺动脉吻合术。术后患儿的活动量和发绀症状明显减轻。

体外循环的发展

人工心肺机的发展使得纠正心内畸形成为可能。实现体外循环一方面需要了解循环生理、掌握抗凝方法、具备人工泵血装置还需要实现气体交换。

人工心肺机的关键是抗凝问题。肝素是在 1915 年由一名在约翰斯霍普金斯大学生理学家 William Howell 实验室里工作的医学生 Jay Mclean 发现的[36]。

John Gibbon 对于人工心肺机的发展做出了他人不能比拟的重大贡献。

在 Gibbon 对于人工心肺机长达 20 年的研究中，工作足迹遍及麻省总医院、宾夕法尼亚大学和托马斯杰斐逊大学。1937 年 Gibbon 首次成功演示了利用人工心肺机维持生命，同时自身心肺能够恢复功能的实验。不幸的是，只有三例动物在肺动脉阻断进行转流后自体心肺完全恢复功能，但也在术后的几小时内死亡[37]。Gibbon 的研究因第二次世界大战而中断，后来他在费城的托马斯杰斐逊大学重新开展了研究工作（表 1-1）。

Forest Dodrill 的小组和通用公司联手设计的机械血液泵（mechanical blood pump）成功应用在一名 41 岁的男性患者身上（图 1-3）。这台设备代替左室工作了 50 分钟以保证有充足的时间进行二尖瓣成形，患者的自体肺脏负责进行气体交换。此第一例在人体进行的左心转流手术是在 1952 年 7 月 3 日成功完成的。接下来 Dodrill 使用机械泵进行了单心室、双心室和心肺转流的实验。尽管 Dodrill 的小组在动物实验中已经可

以使用氧合器进行完全的心肺转流[53]，但他们还是认为对于他们的第一例患者左心转流更为可行。

1952 年 10 月 21 日，Dodrill 的小组使用他们研制的设备在直视下为一名先天性肺动脉瓣狭窄的 16 岁男孩施行了肺动脉瓣成形术，这是第一例成功利用右心转流的手术[44]。1952 年 7 月至 1954 年 12 月间，Dodrill 使用 Dodrill-GM 转流机为大约 13 例患者进行了心脏或胸主动脉的手术，其中至少 5 例存活[54]。尽管在动物实验中使用了氧合器。但 Dodrill 一直没有将氧合器应用于临床，直到 1955 年。

低温是另一种能够实现心脏停搏进行心内手术的方法[91~93]。

1952 年 9 月 2 日，John Lewis 利用低温方法为一名 5 岁的女孩进行了房缺修补术[43]。

心肺机应用于临床后，全身低温显得有些过时，因此在心脏手术中很少使用。这使得在 20 世纪 60 年代，1 岁以下患儿心肺转流手术的结果并不令人满意。1967 年，日本京都的 Hikasa 领导的小组[55]发表文章重新介绍了深低温用于心脏手术，并提出使用心肺机进行复温。他们的方法是将体表温度下降到 20℃，使循环停止 15~75 分钟进行心脏手术，再用心肺转流进行复温。与此同时，其他的研究小组还报道了在深低温停循环下进行婴儿心脏手术并且用心肺转流机进行降温或复温。后来这项技术被应用于主动脉弓动脉瘤的切除手术中。

第二次世界大战以后，John Gibbon 继续他的研究。并得到了 IBM 董事长 Thomas Watson 的帮助，6 名 IBM 的工程师帮助他制造了一台类似他早期使用的机器，新机器装备了旋转垂直圆筒肺（rotating vertical cylinder oxygenator）和改良的 De-Bakey 转子泵（rotary pump），Gibbon 为一例因先心病心衰的 15 月大的女婴进行了手术。这名患儿术前诊断为房间隔缺损，但在手术中并没有发现房缺。患儿死亡后尸检发现了粗大的动脉导管。1953 年 5 月 6 日，Gibbon 为一名 18 岁的女性患者使用 Gibbon-IBM 心肺机成功闭合房间隔缺损。患者顺利康复并在几个月后通过心导管检查证实了缺损已经闭合[56]。不幸的是，Gibbon 后来的两例使用心肺机进行心脏手术的患者并没有存活。失败令 Gibbon 医生十分沮丧，他宣布在没有解决问题之前暂停使用心肺机 1 年。

在此期间，C. Walton Lillehei 的小组在明尼苏达大学研究了一项名叫交叉循环的技术[57]。通过这项技术，可以利用一只实验狗在短时间内为另一只实验狗的心脏停搏手术提供循环支持。在心脏模拟手术完成后，再中断两只实验狗间的循环并恢复自身循环。

1954 年 3 月 26 日，Lillehei 的小组[57]在明尼苏达大学使用交叉循环这一技术为一名 12 个月大的室间隔缺损患儿进行了手术（图 1-4）。无论是父母或亲戚，只要血型一致就可与患儿的循环进行连接。Lillehei 的首例患儿术后早期恢复顺利，但在术后第 11 天因急性气管支气管炎死亡。尸检发现室缺已闭合，并确认呼吸道感染是导致死亡的原因。2 周后，又有 2 例患者在 3 天内通过相同的技术闭合了室间隔缺损。

1955 年，Lillehei 的小组[58]报道了 32 名患者，其中包括室间隔缺损、法洛氏四联症和房室间隔缺损。1955 年 5 月，Lillehei 的小组为体外循环的血泵（blood pump）加上了由 Dewall 医生和 Lillehei 研制的鼓泡肺（bubble oxygenator），交叉循环技术至此不再使用。在 1954 年到 1959 年间，共使用交叉循环完成了 45 例手术。尽管交叉循环临床使用的时间很短，但它是心外科发展中的重要跳板。

与此同时，145 公里外的梅奥医学中心（Mayo Clinic），John W Kirklin 及其同事们在 1955 年 3 月 5 日进行了一次心脏手术[49]。他们所使用的心肺机在 Gibbon-IBM 心肺机的基础上进行了进一步改进。Kirklin 记录道[59]：

我们探访了对机械泵和氧合器（pump oxygenators）有经验的学者，包括 Gibbon 医生在费城的实验室，底特律的 Forest Dodrill 医生及其他人，Gibbon 的泵氧合器是由 IBM 公司设计制造的，它看起来很像一台计算机。Dodrill 医生的心肺机是由通用公司设计制造的，他看起来更像是汽车发动机。我们回来后讨论并决定尝试寻求 Mayo clinic 帮助制造一台类似 Gibbon 但略有不同的泵氧合器。我们已经有了一些经验，因为我们早在 1953 就和 David Donald 一起使用较简单的血泵和鼓泡肺进行过动物实验。现在要制造一台 Mayo-Gibbon 泵氧合器继续实验的工作。

很多人对实验的进展并不乐观。美国心脏病协会和美国国家卫生研究院停止了所有关于心肺机的资助项目，因为他们认为这是生理上不可能逾越的问题。David Donald 和我在 1 年半里进行了一系列的实验研究，在这段时间里 Mayo Clinic 的工程实验室研发了基于 Gibbon 模式的泵氧合器。

1954 年冬到 1955 年，10 例进行心肺转流的实验狗有 9 例存活下来。由于出色的团队配合和权威的小儿心脏病专家 Jim DuShane 的指导，我们最初选择了 8 例患者进行心内修补。但由于 2 例患儿复杂的心内畸形，我们暂缓了手术，但还是计划手术治疗。我们决定即使前 7 例患者术后均死亡，我们仍然会完成第 8 例患者的手术。这些计划是基于已掌握的知识和梅奥医学中心（Mayo Clinic）管理层的支持。紧接着，我们计划再回到实验室，利用 6~12 个月的时间解决泵氧合器在 I 期临床试验中出现的问题……我们在 1955 年 3 月的一个周四实施了第一例手术。

Kirklin 继续记录道[59]：最初的 8 例患者中有 4 例存活，但是来自临床工作的压力妨碍了我们原本计划的实验室研究。现在，Walt Lillehei 和我还在进行各自的研究，只是侧重不同。

1956 年底，全世界很多大学的研究小组都开展了心内直视手术的研究。目前，估计全世界每年要使用人工心肺机进行超过一百万例的心脏手术。绝大多数情况下，手术的死亡率已非常低，有些手术的死亡率已经接近 1%。现在很少会想起在 20 世纪 50 年代勇敢先驱们的巨大贡献才使这一切成为可能。

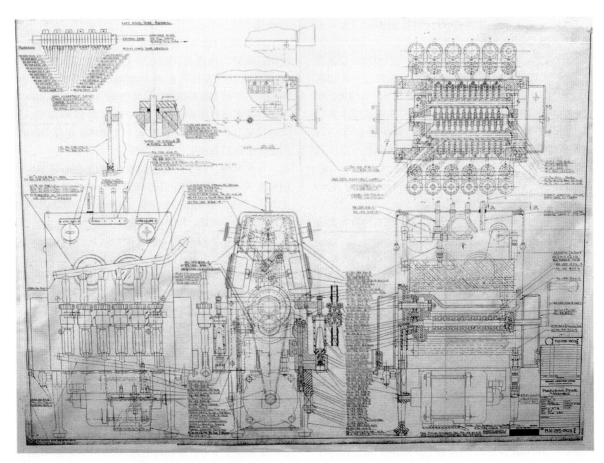

图1-3 通用公司工程师们设计的 Dodrill-GM 人工心脏蓝图（Calvin Hughes 提供）

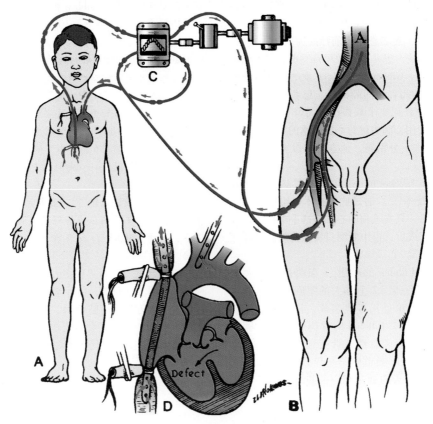

图1-4 通过可控交叉循环进行体外循环心脏直视手术的方法介绍。（A）患者动静脉插管位置；（B）供体动脉、静脉（股静脉或大隐静脉）插管位置；（C）Sigma 机械泵准确控制供体和患者间的血液交换；（D）患者心脏示意图，显示在心脏转流期间分别从上下腔静脉插入腔静脉导管引流静脉血，动脉血从供体循环经过左锁骨下动脉插管进入患者的动脉

表 1-1　是与非：心脏手术的临床发展历程，1951-1955

1951	4 月 6 日：Clarence Dennis 在明尼苏达大学使用心肺机（heart-lung machine）为一名 5 岁的女孩修补了卵圆孔未闭或异常的房室通道，但患儿没有能顺利停机[38]。 5 月 31 日：Dennis 尝试用心肺机为一名 2 岁大的女孩修补房间隔缺损，患儿在术中因为大量气体栓塞死亡。
1951	8 月 7 日：Achille Mario Digliottizai 在意大利都灵大学使用它自己设计的心肺机在并行循环下（流量在 1L/min，共 20 分钟）代替右心切除了巨大纵隔肿瘤[40]。他从右腋动静脉插管。患者术后康复。这是第一次临床成功使用心肺机，但是并没有作为常规在心脏手术中使用。
1952	2 月（1952 年或 1953 年 John Gibbon；见条目——1953 年 2 月） 3 月：John Gibbon 使用他的心肺机行右心转流，与此同时，外科医生 Frank Allbritten 在宾夕法尼亚医院计划去除心血管造影提示的巨大血栓或黏液瘤[41]。术中没有发现任何肿物，患者停机后很短的时间里因心力衰竭死亡。
1952	7 月 3 日：Dodrill 使用 Dodrill-GMR 心肺机进行左心转流修复二尖瓣[42]。患者术后康复，这是人类第一次成功使用机械泵完全代替左心室。 9 月 2 日：John Lewis 在明尼苏达大学直视下为一名 5 岁女孩进行了房间隔缺损修补术。患儿术后康复。这是第一例在不使用心肺机的情况下，使用全身低温成功进行的心脏手术。后来 Dodrill 又使用全身低温技术修补房间隔缺损和切开肺动脉瓣。到 1954 年，Lewis 报告了 11 例使用全身低温技术进行房间隔缺损修补的患者，其中有 2 例死亡[43]。他还在 1954 年的早期使用这种技术进行了 2 例室间隔缺损修补术，但 2 例患者均在术后死亡。 10 月 21 日：Dodrill 使用 Dodrill-GMR 心肺机转流右心和肺动脉进行肺动脉瓣切开术[44]。术后患者顺利出院。 尽管 William Mustard 医生 1964 年在多伦多描述一种大动脉转位的外科矫正方法的早期结果并不理想，但是这种方法在此后的很多年都是大动脉转位外科治疗的常用的术式。1952 年，他使用机械泵和离体的猴肺进行气体交换为 7 名患儿尝试矫治大动脉转位，但当时没有一例成功[45]。
1953	2 月（或 1953 年）：Gibbon 在费城杰斐逊医院手术闭合房间隔缺损，患者在术中死亡。术中并未发现房间隔缺损，尸检发现患者存在粗大的动脉导管[46]。 5 月 6 日：Gibbon 使用他的心肺机为一名因房间隔缺损心衰的 18 岁女性患者进行了房间隔修补术[46]，患者术后顺利康复，她也成为第一例使用心肺机进行心内手术的患者 7 月：Gibbon 使用心肺机为两名 5 岁的女孩手术闭合房间隔缺损，2 名患儿均在术后死亡。他宣布在没有更多实验结果来解决关于心肺机的问题之前暂停在杰斐逊医学院使用心肺机。这很可能是他使用心肺机进行的最后的手术。
1954	3 月 26 日：C. Walton Lillehei 和同事们在明尼苏达大学通过被称为可控交叉循环的支持循环技术为一名 15 个月大的男孩直视下闭合了室间隔缺损。和患儿相同血型的成年人（通常是父母）起着心肺机一样的作用，他的股动脉和股静脉通过管道和泵与患儿的循环系统相连。在修补患儿心脏的同时，成年人的心肺起着支持循环和氧气交换的作用。他的第一例患者在术后 11 天死于肺炎，但是后来的 6 例患者术后全部存活[47]。在 1954 年 3 月到 1955 年底的这段时间里，Lillehei 在交叉循环技术淘汰之前共完成了 45 例手术。尽管交叉循环结束的使用时间很短，但它是心脏直视手术发展过程中的重要里程碑。 7 月：Clarence Crafoord 和同事们在瑞典斯德哥尔摩卡罗林斯卡研究所使用自己研发的心肺机同时使用全身低温（患者最初浸泡在充满冰水的浴盆中）为一名 40 岁的女性患者[48]切除了巨大的心房黏液瘤。患者术后痊愈。
1955	3 月 22 日：John Kirklin 在梅奥医学中心通过历时 2 年的实验室研究将心肺机在 Gibbon 心肺机的基础上进行了改进，成功地为一名 5 岁的患儿闭合了室间隔缺损。到 1955 年底，他共 8 例各种类型的室间隔缺损患儿进行了手术，其中 4 例康复。这是心肺机诞生以来第一次成功治疗多名患儿[49]。 5 月 13 日：Lillehei 和他的小组开始使用他们研发的心肺机矫正心内畸形。至 1956 年 5 月，他们共完成了 80 例患者的矫治手术[47]。他们最初仅用心肺机和可控交叉循环治疗风险较低的患者，待技术成熟后又治疗了高风险的患者。在 1955 年 3 月的开始阶段，他们还尝试过在手术中使用其他技术进行气体交换，比如犬肺（canine lung），但并没有获得满意的结果[47]。 Dodrill 从 1952 年开始使用通用公司的机械泵进行心脏手术，同时让患者的自体肺进行气体交换。1955 年初，他开始尝试使用自己团队研制的氧合器为两名患者进行室间隔缺损修补，但均告失败。当年 12 月 1 日，他使用自己研发的心肺机为一名 3 岁患有室间隔缺损的女孩进行了手术，术后患儿顺利康复。1956 年 5 月，在美国胸外科学会年会上，他报道了使用自己研发的心肺机为 5 例室间隔缺损和 1 例法洛氏四联症患儿进行了手术，并且全部至少在术后的 48 小时内存活[50]。3 例患者顺利出院，其中包括那名法洛氏四联症的患者。 6 月 30 日：Clarence Dennis 离开明尼苏达大学来到纽约州立大学使用自己开发的心肺机为一名房间隔缺损的患儿进行了手术[51]

续表

| Mustard 使用机械泵和猴肺进行气体交换成功地为一名 9 月龄的法洛氏四联症患儿进行了室间隔缺损修补和肺动脉瓣扩张手术[52]。他并没有记载这例手术的具体时期，只是记录为 7 号患者。不幸的是，1951 年至 1955 年底使用机械泵和猴肺进行先天性心脏病手术的 1~6 号和 8~15 号患者术后都没有存活下来，同样的还有 1952 年使用相同转流方法的 7 例大动脉转位患儿（见条目——1952 年） |

注：这份时间表并不全面但基本涵盖了历史上机械泵被用做循环支持的大多数事件

体外生命支持

体外生命支持是体外循环的延续。受最初技术因素的限制，在一次手术中体外循环只能使用 6 小时，60 年代膜式氧合器的发明为长时间体外循环支持提供了可能。Donald Hill 和他的同事们在 1972 年治疗了一名 24 岁的患者，他在钝挫伤后发展为休克肺[60]。这位患者通过股静脉和股动脉插管，使用心肺机结合膜式氧合器支持了 75 小时，患者起死回生。Hill 的第二例患者在体外生命支持下度过了 5 天后康复。这些结果使得美国国立卫生研究院确定资助一项随机试验可以证实该技术可有效地用于治疗成人呼吸衰竭。这项研究从 1972 年持续到 1975 年，显示体外生命支持（9.5%）与接受常规通气治疗（8.3%）的患者在生存率上没有明显差异[61]。由于这一结果，越来越多的美国中心放弃之前的尝试，转而使用体外生命支持（ECSLS），又称体外膜式氧合器（ECMO）。

在成人实验中的一位参与者决定在新生儿身上尝试。新生儿呼吸衰竭的通常原因都是异常的产后血液分流又称为持续胎儿循环综合征（PFC）。这是种短暂可逆的现象。在 1976 年，Bartlett 和他的同事们在密歇根大学第一次成功的使用体外生命支持治疗了一名新生儿。世界各地已经有超过 8000 名新生儿患者接受过体外生命支持，生存率为 82%（来源于欧洲生命科学家组织的登记信息）。

心肌保护

Melrose 与他的同事们[62]在 1955 年发表了第一个实验性研究报告，描述了钾盐诱发的心脏停搏。含血心脏停搏液被用于在心肌缺血发作早期保持心肌能量储备。不幸的是，Melrose 的方法被发现有心肌毒性，也因此在接下来的数年内心脏停搏

技术没有得到广泛应用。

Gay、Ebert[63]与 Tyres 的小组[64]证实了较低的钾浓度用于心脏停搏是安全的。Kirsch 的小组[65]、Bretschneider 的小组[66]和 Hearse 的小组[67]的研究证实了加入其他成分对于心脏停搏的有效性，并重新燃起对这一技术的兴趣。Gay 和 Ebert 在 1973 年证实钾诱导的心脏停搏时心肌耗氧量较室颤显著降低[63]。同时他们也指出，早期心脏外科使用的 Melrose 溶液存在的问题可能在于其高渗透性导致的心肌损害而不是较高的钾离子浓度。

1978 年 Follette 及其同事发表的论文重新提出含血心脏停搏液技术[68]。在实验和临床研究中，他们证实了低温、间歇灌注含血停搏液较常温、连续冠状动脉灌注和/或低温、间歇灌注不含停搏液的血液能够提供更好的心肌保护，目前最佳的心肌停搏液配方仍然存有争议，新配方、储备方法、最佳温度仍在改进。

体外循环的时代先天性心脏病外科的发展

无论 Lillehei 小组的交叉循环技术还是 Kirklin 小组的人工心肺机，都标志着心脏外科体外循环时代的来临，这两个团队开创了多种常见先天性心脏病心内修补的方法。伴随人工心肺机的发展，姑息性手术虽不能解决解剖畸形，但在改善循环生理上也得到了较大的发展。这些姑息手术包括被 Potts 小组[69]以及 Waterston[70]改良的锁骨下动脉至肺动脉的 Blalock-Taussig 分流术[28]和 Blalock-Hanlon 房间隔造瘘术[71]，以及 Galankin-Glenn 上腔静脉-右肺动脉分流术[34,35]。

由于体外循环技术安全性的稳步提高，外科医生可以为越来越年幼的患者治疗越来越多的复杂心脏病。在体外循环出现以后发展出来的治疗先天性心脏病的里程碑式的手术列于表 1-2。

表 1-2 使用体外循环或交叉循环技术第一次成功完成的心内修补手术

病名	年份	参考文献	备注
房间隔缺损	1953	Gibbon[56]	1953 年 5 月 6 日
室间隔缺损	1954	Lillehei 等[57]	交叉循环
完全性房室通道	1954	Lillehei 等[58]	交叉循环
法洛氏四联症	1954	Lillehei 等[57]	交叉循环
法洛氏四联症	1955	Kirklin[49]	体外循环（CBP）
完全性肺静脉异位引流	1956	Burrough 和 Kirklin[72]	
先天性 Valsava 窦瘤	1956	Mcgoon 等[73]	
先天性主动脉瓣狭窄	1956	Ellis 和 Kirklin[74]	第一次直视下矫治

续表

病名	年份	参考文献	备注
主肺动脉窗	1957	Cooley 等[75]	第一次体外循环下修补
右室双出口	1957	Kirklin 等[76]	临时设计矫治
矫正型大动脉转位	1957	Anderson 等[77]	
大动脉转位：心房调转	1959	Senning[78]	生理矫治
冠状动静脉瘘	1959	Swan 等[79]	
三尖瓣下移畸形	1964	Hardy 等[80]	修复房化三尖瓣
法洛氏四联症合并肺动脉闭锁	1966	Ross 和 Somerville[81]	使用同种异体主动脉
永存动脉干	1967	Mcgoon 等[82]	使用同种异主动脉
三尖瓣闭锁	1968	Fontan 和 Baudet[83]	生理矫治
单心室	1970	Horiuchi 等[84]	
主动脉瓣下狭窄	1975	Konno 等[85]	
大动脉转位：心房调转	1975	Jatene 等[86]	解剖矫治
左心发育不良综合征	1983	Norwood 等[87]	两期手术
小儿心脏移植	1985	Bailey 等[88]	

体外循环时代的心脏瓣膜手术

直视下的心脏瓣膜成形及置换术的发展与人工心肺机的发展密不可分。第一次成功的主动脉瓣置换术是在主动脉冠状动脉开口以下的位置完成的。手术由 Dwight Harken 医生的小组实施[89]，使用的瓣膜为球笼瓣（caged-ball）。Harken 医生在 1960 年的报告中描绘的多种主动脉瓣置换技术与现今的技术很相似。

同年，Starr 和 Edwards[90] 成功置换了由他们自己设计的二尖瓣球笼瓣。

到 1967 年，近 2000 例患者接受了 Starr-Edwards 瓣膜置换术，球笼瓣被确定为评价其他瓣膜的衡量标准。

1964 年，Starr 的小组报道了 13 例多瓣膜替换术[91]。其中一例患者在 1963 年 2 月 21 日置换了主动脉瓣，二尖瓣和三尖瓣。而 Cartwright 的小组在 1963 年 11 月 1 日首次成功的应用他们开发的球笼瓣同时置换了主动瓣和二尖瓣[92]。Knott-Craig[93] 在梅奥医学中心为一例类癌患者成功的置换了全部的四个心脏瓣膜。

1961 年，Andrew Morrow 和 Edwin Brockenbrough[94] 报道了通过切除部分肥厚的室间隔治疗特发性肥厚性主动脉瓣下狭窄。他们称之为主动瓣下心室肌切除术。这归功于伦敦的 William Cleland 和 H. H. Bentall，他们在手术中意外的遇到了相同的情况，在切除了一小块心室肌后，术后患者的状况得到了改善，但他们没有再进一步报道术后的血流动力学变化。尽管一些二尖瓣前叶收缩前向运动（SAM 征）的患者需要进行低瓣架的二尖瓣置换术，但是主动脉瓣下心室肌切除术开始成为某些心脏畸形的标准外科治疗方法。

同种主动脉瓣置换术由多伦多的 Heimbecker 小组首次应用于临床，一例患者进行二尖瓣置换，另一例进行主动脉瓣置换[95]。这两例患者的生存期很短，一位患者术后一天死亡，另一位在术后一个月死亡。Donald Ross 第一次成功使用同种主动脉瓣膜置换原主动脉瓣[96]，他采用的是由 Carlos Duran 和 Alfred Gunning 在牛津实验室里开发的冠状动脉开口下方移植的技术。

1967 年 Ross 首次报告了应用自体肺动脉瓣更换主动脉瓣的手术技术，这项技术被推荐用于需要行主动脉瓣置换的年幼患者[97]。同种主动脉瓣或肺动脉瓣移植到肺动脉瓣位，而将自体肺动脉瓣移植到主动脉瓣位。

其他用于制作瓣膜的自体材料包括心包，阔筋膜和硬脑膜。20 世纪六十年代，Binet 和他的同事们开始尝试和发展组织瓣膜[98]。1964 年，Duran 和 Gunning 在英国使用异种猪主动脉瓣为一例患者置换了主动脉瓣。用甲醛固定的异种移植物的早期结果很好[98]，但是若干年后，这些瓣膜开始会因为组织退变和钙化而失去功能[99]。Carpentier 的小组对用戊二醛固定的异种猪瓣膜产生兴趣，他们将瓣膜固定在支架上制成了生物瓣。后来，Carpentier-Edwards 猪瓣膜和 Hancock 以及 Angell-Shiley 生物瓣膜受到广泛欢迎并使用在很多患者身上[100,101]。

随着体外循环技术的发展，瓣膜手术得以在直视下进行，瓣膜成形技术也第一次用于二尖瓣关闭不全的矫正。Wooler[102]、Reed[103] 和 Kay[104] 及他们的小组描述了二尖瓣瓣环成形术的具体步骤。随后，Carpentier 和 Duran 进一步研发了瓣膜成形环，在 20 世纪七十年代，很少有人从事瓣膜成形工作，后来随着技术的进步，在随后的数年里瓣膜成形技术才逐步试用于临床。Carpentier 在这个领域确立了分析瓣膜病理的重要性，描述了瓣膜修复的关键技术，报道了良好的早期结果以及远期的随访，特别是使用了成形环的患者[105]。

从 1966 年到 1968 年，感染性心内膜炎在底特律的静脉药瘾者间小规模暴发流行，患者大多死于革兰氏阴性细菌（通常是铜绿假单胞菌）感染的三尖瓣膜心内膜炎。此时，长期应用抗生素结合三尖瓣膜置换使得死亡率高达 100%。从 1970 年开始，Arbulu 给 55 患者进行了手术；其中 53 例患者切除三尖瓣但没有行三尖瓣置换术[106,107]。25 年后，这组患者的实际生存率为 61%。

冠状动脉外科

选择性冠状动脉造影由 Sones 和 Shirey 在克利夫兰医学中心最先报道，并在 1962 年发表了一篇名为《Cine Coronary Arteriography》（电影冠状动脉血管造影）的经典文章[108]。他们使用导管直接在冠状动脉窦注射造影剂。这项技术对冠状动脉栓塞再血管化有着重大促进意义。

从 1960 年到 1967 年，只有冠状动脉旁路移植的个案报道。这些全部是独立的个案病例，由于不确定原因，因此没有可重复性，并没有使冠状动脉手术得到改进。Robert H. Goetz 医生首次实施并明确记载了第一例成功的人体冠状动脉旁路手术，这例手术是 1960 年 5 月 2 日在纽约 Van Etten 医院进行的[109]。患者是一位 38 岁有严重的症状的男性。Goetz 采用非缝合技术连接右侧乳内动脉到右侧冠状动脉，他在 17 秒内使用空心金属管连接这两条动脉。术后第 14 天，患者血管造影证实右侧乳内动脉与冠状动脉连接通畅。这例患者在术后一年内未出现症状，此后患者再次出现心绞痛，并最终在 1961 年 6 月 23 日死于心肌梗死。尽管此前 Goetz 成功进行了多次动物实验，但还是受到了外科同事们的严厉批评，从此他也再未在人体上尝试其他的冠脉。

另一个例子是 1964 年 11 月 23 日进行的自体隐静脉旁路移植术，当时一名 42 岁男性患者计划行动脉内膜剥脱术[110]。但由于其病变累及整个分叉，事先计划的内膜剥脱术因使用静脉补片加宽的方案过于危险而放弃。Garrett、Dennis 和 Debakey，直到 1973 年才报道这一案例。这例患者术后存活，并且造影显示静脉血管通畅。

Shumaker 证实了 Longmire 完成了第一例乳内动脉-冠状动脉的吻合术[111]。"几乎肯定加州大学主席 Longmire 和他的同事 Jack Cannon 进行了首次乳内动脉与冠脉分支的吻合"。

以上引自 Shumaker 与 Longmire 在 1990 的个人信件，这已经是这一事件发生后的第 32 年了。

早在 1952 年，著名苏联外科医生 Vladimir Demikhov 吻合了狗的乳内动脉与左冠状动脉[112]。1967 年，冷战高峰期间，一位苏联列宁格勒外科医生 V. I Kolessov，在美国外科杂志上报道了其采用乳内动脉与冠状动脉的吻合方法治疗六例缺血性心绞痛患者的经验[113]。第一例患者是在 1964 年完成的。手术采用左侧胸廓切口，当时并没有使用体外循环也没有在术前进行冠状动脉造影。第二年，Green 的小组[114]、Bailey 以及 Hirose[115] 分别报道了乳内动脉作为冠状动脉旁路移植血管的临床结果。

克利夫兰医学中心的 Rene Favalaro 使用隐静脉作为旁路材料治疗冠状动脉栓塞[116]。Favalaro 在 1968 的文章中重点描述了 15 例患者，这 15 例患者是 180 例接受 Vineberg 手术患者中的一部分，他们均为右冠状动脉近端栓塞。隐静脉被移植到升主动脉和右冠状动脉梗阻远端的位置上。右冠状动脉被切断并与隐静脉行端端吻合。Favalaro 记录这一手术是因为使用心包片重建冠状动脉的结果不尽如人意。在论文的附录中，他增加了 55 例患者，其中 52 例是右冠状动脉节段性栓塞，另外 3 例为回旋支病变。

尽管 Favalaro、Kolessov、Green 的小组、Bailey 和 Hirose 对冠状动脉旁路移植术所做的贡献都十分宝贵，但应该说目前可论证的冠脉旁路移植术始于 1969 年。当时 W. Dudley Johnson 及其同事 Milwaukee 报道了他们自 1967 年 2 月以来为 301 例冠状动脉疾病的患者实施了各种手术治疗[117]。报道中，他们提供了 19 个月内直接进行冠状动脉手术的结果。具体内容显示：

经过初期的两次成功补片移植后，静脉旁路技术成为唯一方法。由于早期的结果十分令人鼓舞，在去年夏天时静脉移植技术可以扩展到用于冠状动脉的全部主要分支。当静脉吻合至左侧的冠状动脉时，旁路血管自主动脉跨越肺动脉后达到目标动脉；在右侧时，旁路血管同样吻合至主动脉上并走行于房室沟内。这种方法几乎对动脉血管没有限制。静脉能够缝合到前降支远端，甚至是后面的边缘支。目前超过 40% 的患者可以在任意两条动脉上移植两根静脉旁路。

Johnson 继续说：我们的经验表明有五点技术对手术至关重要。第一，不要限制旁路血管在大血管近端的吻合位置…。第二，不要使用病变的动脉，静脉旁路可制备成足够必要的长度吻合至远端的正常动脉上。第三，做端侧吻合。第四，要保持术野干净、静止。为保证细小血管的吻合成功，不能在移动或有出血的血管上操作。第五，不要让血细胞比容降到 35% 以下。

在讨论 Johnson 医生的论文时，Frank Spencer 医生评论道：我要衷心祝贺 Johnson 医生。我们今天获知了心脏外科的一个里程碑。因为在很多年里，病理学家、心内科医生和很多外科医生都认为类型繁多的冠状动脉病变仅有 5% ~7% 的患者能够完成直接吻合。如果 Johnson 医生这个激动人心的数据可靠并且旁路血管可以长时间保持通畅，那么对于冠状动脉疾病进行手术治疗的可行性就应该有全新的认识了[117]。

在早期，乳内动脉与冠状动脉的吻合并不像静脉旁路那么流行，但是，由于 Green，Loop，Grondin 及其他人的坚持不懈，乳内动脉旁路因其长期高通畅率最终被认为是旁路血管的又一选择[118]。

Denton Cooley 和同事们在缺血性心脏病的外科治疗上有两点重要贡献[119]。在 1956 年，随着体外循环的应用，他们首次修补了因急性心肌梗死导致的室间隔穿孔。这例患者最初恢复正常但在手术 6 周后死于并发症。同时，Cooley 的小组报道了第一次在体外循环下进行的左心室室壁瘤切除术[120]。

心律失常的外科治疗

杜克大学 Cobb 小组首次成功的对心律失常进行了外科治疗[121]。一位 32 岁渔民因阵发性房性心动过速而引起心力衰竭。1968 年 5 月 2 日，经心表标测后，Cobb 在体外循环下沿右心耳基底部到右心房的右缘做了一个 5 ~6 厘米切口，这个切口将心房和心室间的传导通路切断。随后的心外膜标测显示该通路消除。手术六周后，患者心脏缩小、肺野清晰。最终这个患者回到工作岗位。

早在一年前，梅奥医学中心的 Dwight McGoon 医生为一例伴有 WPW 型预激综合征的患者修补了房间隔缺损[122]。手术中，Birchell 医生先标测了心外膜并定位了位于右房室沟的旁路，他在这一位置注射利多卡因，δ 波随即就消失了。不幸的是，几小时后旁路的传导又再次出现。这可能是第一次尝试外科方法治疗预激综合征。由于从外科治疗预激综合征中获得了经验，目前超过 95% 的顽固性患者可以通过非外科方法成功治愈。

澳大利亚悉尼的 Ross 小组[123]和密苏里圣路易斯的 Cox 小组[124]，使用冷冻方法治疗房室结折返型心动过速。此后，James L. Cox 经过多年的实验研究，发明了治疗心房颤动的迷宫手术[125]。随着他对这项技术不断改良，目前无论通过外科手术还是使用导管，Cox 迷宫术已经与其他技术一起成为全世界治疗心房颤动的标准方法。

Guiraudon 和同事们在巴黎报道了他们通过心室心内膜和心肌环形切除术治疗恶性室性心律失常的结果。一年后的 1979 年，Josephson 的小组描述了一个治疗恶性室性心律失常更有效的方法。在心内膜标测之后，切除导致心律失常的心内膜起搏点。尽管 Guiraudon 的方法可以切断心律失常的起源，但切口影响了正常心肌的血管化，从而导致较高的死亡率。由于心内膜切除术更安全也更有效，因此其成为所有治疗缺血性室性心动过速方法的基础。

受到好友死于室性心律失常的激励，Mirowski 医生在 1969 年的三个月内发明了除颤器的原形。1980 年，Mirowski 和同事们在约翰霍普金斯描述了 3 例成功植入他们研制的心肌刺激器的病例。

起搏器

1952 年，Paul Zoll 描述了通过胸壁应用持续时间为 2 毫秒的电击以 25～60 次/分钟的频率逐渐增加强度刺激心室直到其响应的现象。但是，在刺激停止 25 分钟后患者死亡，尽管后来的许多患者得以顺利康复[129]。后续的进展发生在 20 世纪 50 年代，Lillehei 和同事们报道了一系列的患者，他们都在心脏手术后安装了体外起搏器[130]。心脏外科促进了起搏器的发展，这是因为许多心内修补手术会引起心脏传导阻滞。Zoll 的起搏器与 Lillehei 小组的起搏器的主要区别在于 Zoll 将电极放置在胸部上，而 Lillehei 的小组则在手术中将电极直接固定在心脏上。Lillehei 的小组使用相对较小的外部起搏器和较低的电流去刺激心脏。这使得患者更容易接受并获得更好的起搏效果。那些因手术导致传导阻滞的患者的存活率得到明显提高。

在此期间，全植入式起搏器取得了进展。Elmquist 和 Senning 发明了一种足够小的起搏器电池，可以放在上腹部的口袋里，并通过电极连接到心脏上[131]。1958 年他们将这种起搏器植入一名房室传导阻滞的患者身上。在植入前，患者一天内有 20～30 次的心脏停搏。他们的第一次尝试，起搏器仅工作了 8 小时。另一位患者的尝试则取得了较好的效果，这名患者一直存活到 2002 年 1 月，并且在这期间更换了数个起搏器。Chardack 的小组由于发展了全植入式起搏器而闻名于世[132]。1961 年他们报道了 15 例植入起搏

器的患者的结果。

早期植入式起搏器为频率固定非同步起搏器，非同步的设备发出的脉冲不依赖于心脏节律。在过去的 40 年里，起搏器领域取得了巨大的进步。据不完全统计，大约有 500 000 名美国人依靠起搏器生活，并且在美国每年有超过 100 000 名患者需要安装永久起搏器。

心脏、心肺和肺移植

1905 年，Alexis Carrel 和 Charles Guthrie 在芝加哥大学期间报道了心脏和肺移植[133]。一只较小的狗的心脏被移植到一只较大狗的脖子上，同时将小狗的肺动脉与大狗的颈静脉远端连接，主动脉与颈动脉连接。由于动物未行抗凝，导致血液在移植的心腔内凝固，使得循环在建立 2 小时后停止。

1950 年，Vladimir Demikhov 在俄罗斯报道了超出 20 例不同方法的心脏移植[134]。介绍了多种不同的心肺移植技术。他甚至在人工心肺机出现前在一只狗身上进行了原位心脏移植。他将供体心脏放置在受体心脏之上，然后通过连接一系列的管道，将受体心脏的血液引入供体心脏，直到供体心脏功能恢复再切除受体原有心脏。他的一只实验狗在术后第六日就能爬克林姆林台阶，但是不久后死于排异反应。

Richard Lower 和 Norman Shumway 开创了今天广泛应用的心脏移植技术[135]。英格兰的 Brock[136]和俄罗斯的 Demokhov[112]最早提出要保留受体的左心房袖和包括部分房间隔的右心房[137]。但是直到 1960 年 Shumway 和 Lower 发表文章报道这项技术后，这项技术才广为人知。

第一个尝试人体心脏移植的是密西西比大学的 Hardy 小组[138]。由于当时没有人类心脏供体而使用了一只大黑猩猩的心脏作为供体。但是，由于超急性排斥反应，使得供体心脏不能支持循环。

第一次人-人的心脏移植出现在 1967 年 12 月 3 日的南非开普敦[139]。Christiaan Barnard 医生带领的外科小组，将一名心电图显示 5 分钟无活动的已经证实死亡的捐献者心脏移植到一名反复出现心肌梗死、心脏严重损伤的 54 岁男性体内。第二例人-人心脏移植是 Adrian Kantrowitz 在纽约布鲁克林于首次心脏移植后的三天即 1967 年 12 月 6 日进行的，患者是一名儿童，Kantrowitz 医生的这名患者在最初的 24 小时内死于出血并发症[140]。Barnard 的患者，Lewis Washkansky，死于术后第 18 天。尸检发现心脏正常，也没有证据表明存在慢性肝淤血，而是出现了双肺肺炎，这很可能是因为免疫抑制剂所导致的严重骨髓抑制。

1968 年 1 月 2 日，第一例心脏移植患者死亡的 12 天后，Barnard 为 Phillip Blaiberg 进行了第二例心脏移植手术[142]。Blaiberg 术后顺利出院，并在接受移植的几个月内成了名人。Blaiberg 的手术成功表明心脏移植是治疗终末期心脏病患者的一种选择。在 Barnard 第一例心脏移植手术后的一年里，世界各地的心脏外科医生又陆续完成了 99 例心脏移植手术。但到 1968 年底，由于排斥反应导致的高死亡率，大多数外科小组都放弃心脏移植。Shumway、Lower、Barnard 以及少数人继续进行临床和实验室研究。经过努力，他们发明了更好的免疫抑制剂，逐渐建立了如今的心脏移植。

心肺联合移植的临床试验是由 Reitz 的小组于 1981 年在斯坦福大学开始的[143]。他们的第一位患者接受了环孢素和硫唑嘌呤的联合治疗。患者在出院时状态良好，移植后健康生存时间超过 5 年。

现在的心脏移植、心肺联合移植和肺移植的成功得益于 1970 年瑞士巴塞尔 Sandoz 实验室发现了环孢素。1980 年 12 月，环孢素被引进到斯坦福用于心脏移植，虽然排异反应和感染的发生率并没有降低，但由于使用了环孢素，使这两个心脏移植的主要并发症明显减轻。环孢素的有效性刺激了 20 世纪 80 年代中期美国开展众多新计划。

第一例人类肺移植是由 Hardy 和他的同事们在密西西比大学于 1964 年 6 月 11 日完成的[144]。这例患者在术后第 17 日死亡。1971 年，比利时医生 Fritz Derom 为一例矽肺患者行肺移植手术，术后患者活了十个月[145]。

然而大多数人认为，肺移植最终获得成功归功于 Joel Cooper 领导的多伦多小组。他们的成功基于实验室研究和发现环孢素。1978 年在一例气管吻合口裂开的患者死亡后，该小组用环孢素代替了可的松并且用带蒂的大网膜包裹气管吻合口。他们也制定了综合的术前准备方案，提高受者的健康程度和营养状态。1986 年，Cooper 和同伴们报告了他们最初成功的两例患者。这两例患者术后恢复了正常的生活，并分别存活了 14 个月和 26 个月[146]。

心脏辅助和人造心脏

1963 年，Kantrowitz 的小组首次报道了三例患者使用主动脉内球囊反搏（IABP）[147]。3 例患者均为心源性休克，并在使用球囊反搏期间得到改善。其中一人好转出院。

1963 年，Liotta 和同事们报道了一例由主动脉瓣狭窄而接受瓣膜置换手术的 42 岁男性患者在术后次日清晨出现心脏停搏[148]。这例患者在复苏后出现了严重的心室衰竭，随即接受了人工胸主动脉循环泵支持，患者的肺水肿随之改善，但是他还是在循环泵连续工作 4 天后死亡。1966 年，这一小组为另一名不能终止体外循环的患者安装了新的胸主动脉循环泵，以维持循环。但这位患者最终在循环泵撤除之前死亡[149]。同年后期，该小组为一名女性患者使用了左心辅助装置（LVAD），该患者在进行双瓣置换后不脱离体外循环[150]。在辅助循环 10 天后，这名患者顺利停机并康复，她可能是第一例顺利停机而出院的患者。

人类第一次应用全人工心脏是 Cooley 和同事们将它作为移植的过渡装置[151]。他们为一名不能脱离体外循环的患者植入了全人工心脏。在人工心脏支持循环 64 小时后，完成了心脏移植手术，但是这例患者在移植后 32 小时死于假单胞菌肺炎。几乎在同一时间同一地点不同的外科小组，报道了最初的两例成功过渡到移植的患者。1984 年 9 月 5 日，在旧金山，Donald Hill 为一位心源性休克患者植入了 Pierce-Donachy 左心辅助装置[152]。这名患者在两天后成功的接受移植手术并顺利出院。宾夕法尼亚大学的 Pierce 与 Donzchy 改进了 Hill 使用的辅助装置。1984 年 9 月 7 日，Phillip Oyer 和同事们在斯坦福大学为一位心源性休克患者植入了电动式 Novacor 左心辅助装置。这名患者移植手术成功，生存时间超过 3 年[153]。斯坦福的小组使用的这种装置是由 Perr Portner 发明的。

第一次永久全人工心脏（Jarvik-7）的植入是由 DeVries 和同事们在 1982 年犹他大学完成的[154]。到 1985 年，他们已经为四名患者植入了 Jarvik 永久全人工心脏，并且其中一名患者在术后存活了 620 天。Kolff 和同事们为这个最初的临床经验做了大量的工作。

胸主动脉外科

Alexis Carrel 为 20 世纪一项伟大的心外科技术做出了巨大贡献——缝合和血管移植技术。尽管 Carrel 最初在法国里昂研究血管吻合方法，但他与 Charles Guthrie 在芝加哥的工作才真正引导了血管、心脏和移植外科的重大进展。在很短的时间，这些研究者完善了血管吻合、动脉调转以及使用新鲜和冰冻两种移植技术进行静脉段移植。离开芝加哥之后，Carrel 继续扩展他在血管和器官移植领域的工作并且在 1912 年获得诺贝尔奖。有趣的是，Carrel 的工作并没有得到直接的临床应用。

Rudolph Matas 是临床血管手术的先驱，他在有效抗凝药物、抗生素以及血管替代物出现之前就开展了临床血管手术的工作。Matas 在 1888 ~ 1940 年间完成了 620 例血管手术。其中仅 101 例是试图修复动脉的，而且大多数涉及血管的结扎。Matas 开展了 3 例众所周知的不同类型的动脉瘤内缝合术，其中最先进的技术是从血管内部使用一个橡皮管作为支架重建血管壁。

血管外科在二战期间获得了阶段性的进步，医生们发现对身受外伤的士兵进行血管修复的结果明显好于传统经典的血管结扎手术。另外，Crafoord 和 Gross 在主动脉缩窄领域的成功治疗对于动脉重建手术是一个重大的推进。

Shumaker 在 1984 年报道了一例降主动脉瘤切除伴主动脉再吻合术。在 1950 年 Swan 和同事使用同种主动脉重建修复了一个复杂的动脉瘤性狭窄。Gross 报道了一系列使用同种移植物移植的类似病案。在 1951 年，DuBost 和同事们在巴黎切除腹主动脉的动脉瘤并实施了同种移植物的移植。

1953 年，Henry Bahnson 在美国约翰霍普金斯大学成功为八位患者切除主动脉的瘤囊状动脉瘤。在同一年，DeBakey 和 Cooley 报道了一例 46 岁男性降主动脉巨大动脉瘤切除并行同种动脉移植的病例，动脉瘤最大直径为 20cm，替换同种动脉长度约 15cm。

在朝鲜战争期间，同种动脉移植和自体静脉移植被用于伤员血管损伤的修复，该技术使总的截肢率降低到 11.1%，而有报道显示二战期间伤员的截肢率为 49.6%。虽然今天自体静脉仍是外周血管移植的第一选择，但在 1952 年 Arthur Voorhees 在哥伦比亚大学研制出人造血管移植物，自此同种动脉移植的使用逐渐被人造血管移植物所取代。另外，Voorhees 和同事们发展了聚乙烯塑料管替换病变动脉段。

1955 年 DeBakey 和同事们报道了采用积极的手术切除方式治疗主动脉夹层的 6 例病例，该手术代表了主动脉外科的另一项重大进步。由于急性主动脉夹层手术死亡率很高，Myron Wheat Jr 进而提出药物治疗此疾病。

在 50 年代后期，Houston 组织包括 Michael DeBakey、Denton Cooley、StanleyCrawford 几位专家和他们的助理们，有

组织开展了升主动脉、降主动脉和胸腹主动脉切除和移植物置换手术。体外循环被使用于升主动脉切除术。截瘫成为胸主动脉切除术的主要并发症。1957 年，Houston 组织第一次尝试在体外循环下切除主动脉弓并替换主动脉弓。更有趣的是 1955 年 6 月 24 日，Cooley 和同事们应用伟大的创造力，在没有使用体外循环的情况下，为一位 49 岁患者切除大型主动脉弓动脉瘤并且包含一部分降主动脉。首先缝合从升主动脉到远端的降主动脉的临时替代通路，并在临时通路上缝合两个临时套管吻合到左右颈总动脉，然后动脉瘤被切除后放置永久移植物。

1968 年，Bentall 和 DeBono 提出了升主动脉替换和主动脉瓣替换伴冠状动脉口再吻合的设想，并且描绘了该复合移植技术。Cooley 和 DeBakey 在 1956 年首先替换了冠状动脉开口以上升主动脉。1963 年，Starr 和同事们也报道了替换冠状动脉开口以上的升主动脉和主动脉瓣病例。Bentall 和 DeBono 将人工瓣膜置入移植管并使用了 Wheat 技术进行冠脉移植。

自 90 年代早期，支架也已经开始用于治疗降主动脉和腹主动脉瘤，且发展非常迅速。

总结

现今社会，获得性心脏病对人类健康仍造成巨大的威胁，在这样的客观现实下，成人心脏外科的历史将被续写，心脏外科技术也必将得到进一步的发展。在引入体外循环的早期，成人心脏外科发展迅速，但仅局限于某些方面。现在成百上千的医生、科学家和工程师努力开展更新更安全的手术方法、新的瓣膜、新的血管重建技术、新的生物材料、新的心脏替代品、新的生命支持系统、新的控制心律失常和心室受损后重塑的方法。这些研究和发展需要生物和医学、化学和药学、工程和计算机技术等基础学科的支持。心脏外科的历史仅仅是一个序幕，外科医生用手书写了并且正在书写着一个更加光明的，辉煌的未来。

参考文献

1. Williams DH: Stab wound of the heart, pericardium—Suture of the pericardium—Recovery—Patient alive three years afterward. *Med Rec* 1897; 1.
2. Rehn L: On penetrating cardiac injuries and cardiac suturing. *Arch Klin Chir* 1897; 55:315.
3. Rehn L: Zur chirurgie des herzens und des herzbeutels. *Arch Klin Chir* 1907; 83:723. quoted from Beck CS: Wounds of the heart: the technic of suture. *Arch Surg* 1926; 13:212.
4. Hill LL: A report of a case of successful suturing of the heart, and table of thirty seven other cases of suturing by different operators with various terminations, and the conclusions drawn. *Med Rec* 1902; 2:846.
5. Harken DE: Foreign bodies in and in relation to the thoracic blood vessels and heart: I. Techniques for approaching and removing foreign bodies from the chambers of the heart. *Surg Gynecol Obstet* 1946; 83:117.
6. Kirschner M: Ein durch die Trendelenburgische operation geheiter fall von embolie der art. pulmonalis. *Arch Klin Chir* 1924; 133:312.
7. Gibbon JH: Artificial maintenance of circulation during experimental occlusion of pulmonary artery. *Arch Surg* 1937; 34:1105.
8. Sharp EH: Pulmonary embolectomy: successful removal of a massive pulmonary embolus with the support of cardiopulmonary bypass. Case report. *Ann Surg* 1962; 156:1.
9. Rehn I: Zur experimentellen pathologie des herzbeutels. *Verh Dtsch Ges Chir* 1913; 42:339.
10. Sauerbruch R: *Die Chirurgie der Brustorgane,* Vol. II. Berlin, 1925.
11. Forssmann W: Catheterization of the right heart. *Klin Wochenshr* 1929; 8:2085.
12. Forssmann W: 21 jahre herzkatheterung, rueckblick and ausschau. *Verh Dtsch Ges Kreislaufforschung* 1951; 17:1.
13. Klein O: Zur bestimmung des zirkulatorischen minutenvoumnens beim menschen nach dem fisckschen prinzip. *Meunsch Med Wochenschr* 1930; 77:1311.
14. Forssmann W: Ueber kontrastdarstellung der hoehlen des lebenden rechten herzens und der lungenschlagader. *Muensch Med Wochenschr* 1931; 78:489.
15. Tuffier T: Etat actuel de la chirurgie intrathoracique. *Trans Int Congr Med 1913* (London, 1914), 7; *Surgery* 1914; 2:249.
16. Brock RC: The arterial route to the aortic and pulmonary valves: the mitral route to the aortic valves. *Guys Hosp Rep* 1950; 99:236.
17. Brock, Sir Russell: Aortic subvalvular stenosis: surgical treatment. *Guys Hosp Rep* 1957; 106:221.
18. Bailey CP, Bolton HE, Nichols HT, et al: Commissurotomy for rheumatic aortic stenosis. *Circulation* 1954; 9:22.
19. Cutler EC, Levine SA: Cardiotomy and valvulotomy for mitral stenosis. *Boston Med Surg J* 1923; 188:1023.
20. Bailey CP: The surgical treatment of mitral stenosis. *Dis Chest* 1949; 15:377.
21. Naef AP: *The Story of Thoracic Surgery.* New York, Hogrefe & Huber, 1990.
22. Sellers TH: Surgery of pulmonary stenosis: a case in which the pulmonary valve was successfully divided. *Lancet* 1948; 1:988.
23. Hufnagel CA, Harvey WP, Rabil PJ, et al: Surgical correction of aortic insufficiency. *Surgery* 195435:673.
24. Graybiel A, Strieder JW, Boyer NH: An attempt to obliterate the patent ductus in a patient with subacute endarteritis. *Am Heart J* 1938; 15:621.
25. Gross RE, Hubbard JH: Surgical ligation of a patent ductus arteriosus: report of first successful case. *JAMA* 1939; 112:729.
26. Craoford C, Nylin G: Congenital coarctation of the aorta and its surgical treatment. *J Thorac Cardiovasc Surg* 1945; 14:347.
27. Gross RE: Surgical correction for coarctation of the aorta. *Surgery* 1945; 18:673.
28. Gross RE: Surgical relief for tracheal obstruction from a vascular ring. *NEJM* 1945; 233:586.
29. Blalock A, Taussig HB: The surgical treatment of malformations of the heart in which there is pulmonary stenosis or pulmonary atresia. *JAMA* 1945; 128:189.
30. Biorck G, Craoford C: Arteriovenous aneurysm on the pulmonary artery simulating patent ductus arteriosus botalli. *Thorax* 1947; 2:65.
31. Muller WH Jr: The surgical treatment of the transposition of the pulmonary veins. *Ann Surg* 1951; 134:683.
32. Gross RE: Surgical closure of an aortic septal defect. *Circulation* 1952; 5:858.
33. Cooley DA, McNamara DR, Latson JR: Aorticopulmonary septal defect: diagnosis and surgical treatment. *Surgery* 1957; 42:101.
34. Glenn WWL: Circulatory bypass of the right side of the hearts: IV. Shunt between superior vena cava and distal right pulmonary artery—report of clinical application. *NEJM* 1958; 259:117.
35. Galankin NK: Proposition and technique of cavo-pulmonary anastomosis. *Exp Biol (Russia)* 1957; 5:33.
36. Johnson SL: *The History of Cardiac Surgery, 1896–1955.* Baltimore, Johns Hopkins Press, 1970.
37. Gibbon JH Jr: Artificial maintenance of circulation during experimental occlusion of the pulmonary artery. *Arch Surg* 1937; 34:1105.
38. Dennis C, Spreng DS, Nelson GE, et al: Development of a pump oxygenator to replace the heart and lungs: an apparatus applicable to human patients, and application to one case. *Ann Surg* 1951; 134:709.
39. Miller CW: *King of Hearts: The True Story of the Maverick Who Pioneered Open Heart Surgery.* New York, Random House, 2000.
40. Digliotti AM: Clinical use of the artificial circulation with a note on intra-arterial transfusion. *Bull Johns Hopkins Hosp* 1952; 90:131.
41. Schumaker HB Jr: *A Dream of the Heart.* Santa Barbara, CA, Fithian Press, 1999.
42. Dodrill FD, Hill E, Gerisch RA: Temporary mechanical substitute for the left ventricle in man. *JAMA* 1952; 150:642.
43. Lewis FJ, Taufic M: Closure of atrial septal defects with the aid of hypothermia: experimental accomplishments and the report of one successful case. *Surgery* 1953; 33:52.
44. Dodrill FD, Hill E, Gerisch RA, Johnson A: Pulmonary valvuloplasty under direct vision using the mechanical heart for a complete bypass of the right heart in a patient with congenital pulmonary stenosis. *J Thorac Surg* 1953; 25:584.

45. Mustard WT, Chute AL, Keith JD, et al: A surgical approach to transposition of the great vessels with extracorporeal circuit. *Surgery* 1953; 6:39.

46. Romaine-Davis A: *John Gibbon and His Heart-Lung Machine.* Philadelphia, University of Pennsylvania Press, 1991.

47. Lillehei CW: Overview: Section III: Cardiopulmonary bypass and myocardial protection, in Stephenson LW, Ruggiero R (eds): *Heart Surgery Classics.* Boston, Adams Publishing Group, 1994; p 121.

48. Radegram K: The early history of open-heart surgery in Stockholm. *J Cardiac Surg* 2003; 18:564.

49. Kirklin JW, DuShane JW, Patrick RT, et al: Intracardiac surgery with the aid of a mechanical pump-oxygenator system (Gibbon type): report of eight cases. *Mayo Clin Proc* 1955; 30:201.

50. Dodrill FD, Marshall N, Nyboer J, et al: The use of the heart-lung apparatus in human cardiac surgery. *J Thorac Surg* 1957; 1:60.

51. Acierno LJ: *The History of Cardiology.* New York, Parthenon, 1994.

52. Mustard WT, Thomson JA: Clinical experience with the artificial heart lung preparation. *Can Med Assoc J* 1957; 76:265.

53. Dodrill FD, Hill E, Gerisch RA: Some physiologic aspects of the artificial heart problem. *J Thorac Surg* 1952; 24:134.

54. Stephenson LW: Forest Dewey Dodrill—Heart surgery pioneer, part II. *J Cardiac Surg* 2002; 17:247.

55. Hikasa Y, Shirotani H, Satomura K, et al: Open-heart surgery in infants with the aid of hypothermic anesthesia. *Arch Jpn Chir* 1967; 36:495.

56. Gibbon JH Jr: Application of a mechanical heart and lung apparatus to cardiac surgery. *Minn Med* 1954; 37:171.

57. Lillehei CW, Cohen M, Warden HE, et al: The results of direct vision closure of ventricular septal defects in eight patients by means of controlled cross circulation. *Surg Gynecol Obstet* 1955; 101:446.

58. Lillehei CW, Cohen M, Warden HE, et al: The direct vision intracardiac correction of congenital anomalies by controlled cross circulation. *Surgery* 1955; 38:11.

59. Kirklin JW: The middle 1950s and C. Walton Lillehei. *J Thorac Cardiovasc Surg* 1989; 98:822.

60. Hill JD, O'Brien TG, Murray JJ, et al: Prolonged extracorporeal oxygenation for acute posttraumatic respiratory failure (shock-lung syndrome): use of the Bramston membrane lung. *NEJM* 1972; 286:629.

61. Zapol WM, Snider MT, Hill JD, et al: Extracorporeal membrane oxygenation in severe acute respiratory failure: a randomized, prospective study. *JAMA* 1979; 242:2193.

62. Melrose DG, Dreyer B, Bentall MB, Baker JBE: Elective cardiac arrest. *Lancet* 1955; 2:21.

63. Gay WA Jr, Ebert PA: Functional, metabolic, and morphologic effects of potassium-induced cardioplegia. *Surgery* 1973; 74:284.

64. Tyers GFO, Todd GJ, Niebauer IM, et al: The mechanism of myocardial damage following potassium-induced (Melrose) cardioplegia. *Surgery* 1978; 78:45.

65. Kirsch U, Rodewald G, Kalmar P: Induced ischemic arrest. *J Thorac Cardiovasc Surg* 1972; 63:121.

66. Bretschneider HJ, Hubner G, Knoll D, et al: Myocardial resistance and tolerance to ischemia: physiological and biochemical basis. *J Cardiovasc Surg* 1975; 16:241.

67. Hearse DJ, Stewart DA, Braimbridge MV, et al: Cellular protection during myocardial ischemia. *Circulation* 1976; 16:241.

68. Follette DM, Mulder DG, Maloney JV, Buckberg GD: Advantages of blood cardioplegia over continuous coronary perfusion or intermittent ischemia. *J Thorac Cardiovasc Surg* 1978; 76:604.

69. Potts WJ, Smith S, Gibson S: Anastomosis of the aorta to a pulmonary artery. *JAMA* 1946; 132:627.

70. Waterston DJ: Treatment of Fallot's tetralogy in children under one year of age. *Rozhl Chir* 1962; 41:181.

71. Blalock A, Hanlon CR: The surgical treatment of complete transposition of the aorta and the pulmonary artery. *Surg Gynecol Obstet* 1950; 90:1.

72. Burroughs JT, Kirklin JW: Complete correction of total anomalous pulmonary venous correction: report of three cases. *Mayo Clin Proc* 1956; 31:182.

73. McGoon DC, Edwards JE, Kirklin JW: Surgical treatment of ruptured aneurysm of aortic sinus. *Ann Surg* 1958; 147:387.

74. Ellis FH Jr, Kirklin JW: Congenital valvular aortic stenosis: anatomic findings and surgical techniques. *J Thorac Cardiovasc Surg* 1962; 43:199.

75. Cooley DA, McNamara DG, Jatson JR: Aortico-pulmonary septal defect: diagnosis and surgical treatment. *Surgery* 1957; 42:101.

76. Kirklin JW, Harp RA, McGoon DC: Surgical treatment of origin of both vessels from right ventricle including cases of pulmonary stenosis. *J Thorac Cardiovasc Surg* 1964; 48:1026.

77. Anderson RC, Lillihei CW, Jester RG: Corrected transposition of the great vessels of the heart. *Pediatrics* 1957; 20:626.

78. Senning A: Surgical correction of transposition of the great vessels. *Surgery* 1959; 45:966.

79. Swan H, Wilson JH, Woodwork G, Blount SE: Surgical obliteration of a coronary artery fistula to the right ventricle. *Arch Surg* 1959; 79:820.

80. Hardy KL, May IA, Webster CA, Kimball KG: Ebstein's anomaly: a functional concept and successful definitive repair. *J Thorac Cardiovasc Surg* 1964; 48:927.

81. Ross DN, Somerville J: Correction of pulmonary atresia with a homograft aortic valve. *Lancet* 1966; 2:1446.

82. McGoon DC, Rastelli GC, Ongley PA: An operation for the correction of truncus arteriosus. *JAMA* 1968; 205:59.

83. Fontan F, Baudet E: Surgical repair of tricuspid atresia. *Thorax* 1971; 26:240.

84. Horiuchi T, Abe T, Okada Y, et al: Feasibility of total correction for single ventricle: a report of total correction in a six-year-old girl. *Jpn J Thorac Surg* 1970; 23:434 (in Japanese).

85. Konno S, Iami Y, Iida Y, et al: A new method for prosthetic valve replacement in congenital aortic stenosis associated with hypoplasia of the aortic valve ring. *J Thorac Cardiovasc Surg* 1975; 70:909.

86. Jatene AD, Fontes VF, Paulista PP, et al: Anatomic correction of transposition of the great vessel. *J Thorac Cardiovasc Surg* 1976; 72:364.

87. Norwood WI, Lang P, Hansen DD: Physiologic repair of aortic atresia-hypoplastic left heart syndrome. *NEJM* 1983; 308:23.

88. Bailey LL, Gundry SR, Razzouk AJ, et al: Bless the babies: one hundred fifteen late survivors of heart transplantation during the first year of life. *J Thorac Cardiovasc Surg* 1993; 105:805.

89. Harken DE, Soroff HS, Taylor WJ, et al: Partial and complete pros-theses in aortic insufficiency. *J Thorac Cardiovasc Surg* 1960; 40:744.

90. Starr A, Edwards ML: Mitral replacement: clinical experience with a ball-valve prosthesis. *Ann Surg* 1961; 154:726.

91. Starr A, Edwards LM, McCord CW, et al: Multiple valve replacement. *Circulation* 1964; 29:30.

92. Cartwright RS, Giacobine JW, Ratan RS, et al: Combined aortic and mitral valve replacement. *J Thorac Cardiovasc Surg* 1963; 45:35.

93. Knott-Craig CJ, Schaff HV, Mullany CJ, et al: Carcinoid disease of the heart: surgical management of ten patients. *J Thorac Cardiovasc Surg* 1992; 104:475.

94. Morrow AG, Brockenbrough EC: Surgical treatment of idiopathic hypertrophic subaortic stenosis: technic and hemodynamic results of subaortic ventriculomyotomy. *Ann Surg* 1961; 154:181.

95. Heimbecker RO, Baird RJ, Lajos RJ, et al: Homograft replacement of the human valve: a preliminary report. *Can Med Assoc J* 1962; 86:805.

96. Ross DN: Homograft replacement of the aortic valve. *Lancet* 1962; 2:487.

97. Ross DN: Replacement of aortic and mitral valves with a pulmonary autograft. *Lancet* 1967; 2:956.

98. Binet JP, Carpentier A, Langlois J, et al: Implantation de valves heterogenes dans le traitement des cardiopathies aortiques. *C R Acad Sci Paris* 1965; 261:5733.

99. Binet JP, Planche C, Weiss M: Heterograft replacement of the aortic valve, in Ionescu MI, Ross DN, Wooler GH (eds): *Biological Tissue in Heart Valve Replacement.* London, Butterworth, 1971; p 409.

100. Carpentier A: Principles of tissue valve transplantation, in Ionescu MI, Ross DN, Wooler GH (eds): *Biological Tissue in Heart Valve Replacement.* London, Butterworth, 1971; p 49.

101. Kaiser GA, Hancock WD, Lukban SB, Litwak RS: Clinical use of a new design stented xenograft heart valve prosthesis. *Surg Forum* 1969; 20:137.

102. Wooler GH, Nixon PG, Grimshaw VA, et al: Experiences with the repair of the mitral valve in mitral incompetence. *Thorax* 1962; 17:49.

103. Reed GE, Tice DA, Clause RH: A symmetric, exaggerated mitral annuloplasty: repair of mitral insufficiency with hemodynamic predictability. *J Thorac Cardiovasc Surg* 1965; 49:752.

104. Kay JH, Zubiate T, Mendez MA, et al: Mitral valve repair for significant mitral insufficiency. *Am Heart J* 1978; 96:243.

105. Carpentier A: Cardiac valve surgery: the French correction. *J Thorac Cardiovasc Surg* 1983; 86:23.

106. Arbulu A, Thoms NW, Chiscano A, Wilson RF: Total tricuspid valvulectomy without replacement in the treatment of *Pseudomonas* endocarditis. *Surg Forum* 1971; 22:162.

107. Arbulu A, Holmes RJ, Asfaw I: Surgical treatment of intractable right-sided infective endocarditis in drug addicts: 25 years' experience. *J Heart Valve Dis* 1993;2:129.

108. Sones FM, Shirey EK: Cine coronary arteriography. *Mod Concepts Cardiovasc Dis.* 1962;31:735.

109. Konstantinov IE: Robert H. Goetz: The surgeon who performed the first successful clinical coronary artery bypass operation. *Ann Thorac Surg* 2000;69:1966.

110. Garrett EH, Dennis EW, DeBakey ME: Aortocoronary bypass with saphenous vein grafts: seven-year follow-up. *JAMA* 1973; 223:792.

111. Shumaker HB Jr: *The Evolution of Cardiac Surgery.* Indianapolis, Indiana University Press, 1992.

112. Demikhov VP: *Experimental Transplantation of Vital Organs.* Authorized translation from the Russian by Basil Haigh. New York, Consultants Bureau, 1962.

113. Kolessov VI: Mammary artery–coronary artery anastomosis as a method of treatment for angina pectoris. *J Thorac Cardiovasc Surg* 1967; 54:535.

114. Green GE, Stertzer SH, Reppert EH: Coronary arterial bypass grafts. *Ann Thorac Surg* 1968; 5:443.

115. Bailey CP, Hirose T: Successful internal mammary–coronary arterial anastomosis using a minivascular suturing technic. *Int Surg* 1968; 49:416.

116. Favaloro RG: Saphenous vein autograft replacement of severe segmental coronary artery occlusion. *Ann Thorac Surg* 1968; 5:334.

117. Johnson WD, Flemma RJ, Lepley D Jr, Ellison EH: Extended treatment of severe coronary artery disease: a total surgical approach. *Ann Surg* 1969; 171:460.

118. Loop FD, Lytle BW, Cosgrove DM, et al: Influence of the internal-mammary-artery graft on 10-year survival and other cardiac events. *NEJM* 1986; 314:1.

119. Cooley DA, Belmonte BA, Zeis LB, Schnur S: Surgical repair of ruptured interventricular septum following acute myocardial infarction. *Surgery* 1957; 41:930.

120. Cooley DA, Henly WS, Amad KH, Chapman DW: Ventricular aneurysm following myocardial infarction: results of surgical treatment. *Ann Surg* 1959; 150:595.

121. Cobb FR, Blumenshein SD, Sealy WC, et al: Successful surgery interruption of the bundle of Kent in a patient with Wolff-Parkinson-White syndrome. *Circulation* 1968; 38:1018.

122. Cox JL: Arrhythmia surgery, in Stephenson LW, Ruggiero R (eds): *Heart Surgery Classics.* Boston, Adams, 1994; p 258.

123. Ross DL, Johnson DC, Denniss AR, et al: Curative surgery for atrioventricular junctional (AV node) reentrant tachycardia. *J Am Coll Cardiol* 1985; 6:1383.

124. Cox JL, Holman WL, Cain ME: Cryosurgical treatment of atrioventricular node reentrant tachycardia. *Circulation* 1987; 76:1329.

125. Cox JL: The surgical treatment of atrial fibrillation, IV surgical technique. *J Thorac Cardiovasc Surg* 1991; 101:584.

126. Guiraudon G, Fontaine G, Frank R, et al: Encircling endocardial ventriculotomy: a new surgical treatment for life-threatening ventricular tachycardias resistant to medical treatment following myocardial infarction. *Ann Thorac Surg* 1978; 26:438.

127. Josephson ME, Harken AH, Horowitz LN: Endocardial excision: A new surgical technique for the treatment of recurrent ventricular tachycardia. *Circulation* 1979; 60:1430.

128. Mirowski M, Reid PR, Mower MM, et al: Termination of malignant ventricular arrhythmias with an implanted automatic defibrillator in human beings. *NEJM* 1980; 303:322.

129. Zoll PM: Resuscitation of the heart in ventricular standstill by external electrical stimulation. *NEJM* 1952; 247:768.

130. Lillehei CW, Gott VL, Hodges PC Jr, et al: Transistor pacemaker for treatment of complete atrioventricular dissociation. *JAMA* 1960; 172:2006.

131. Elmquist R, Senning A: Implantable pacemaker for the heart, in Smyth CN (ed): *Medical Electronics: Proceedings of the Second International Conference on Medical Electronics, Paris, June, 1959.* London, Iliffe & Sons, 1960.

132. Chardack WM, Gage AA, Greatbatch W: Correction of complete heart block by a self-contained and subcutaneously implanted pacemaker: clinical experience with 15 patients. *J Thorac Cardiovasc Surg* 1961; 42:814.

133. Carrel A, Guthrie CC: The transplantation of vein and organs. *Am J Med* 1905; 10:101.

134. Demikhov VP: Experimental transplantation of an additional heart in the dog. *Bull Exp Biol Med (Russia)* 1950; 1:241.

135. Lower RR, Shumway NE: Studies on orthotopic homotransplantation of the canine heart. *Surg Forum* 1960; 11:18.

136. Brock R: Heart excision and replacement. *Guys Hosp Rep* 1959; 108:285.

137. Spencer F: Intellectual creativity in thoracic surgeons. *J Thorac Cardiovasc Surg* 1983; 86:172.

138. Hardy JD, Chavez CM, Hurrus FD, et al: Heart transplantation in man and report of a case. *JAMA* 1964; 188:1132.

139. Barnard CN: A human cardiac transplant: an interim report of a successful operation performed at Groote Schuur Hospital, Cape Town. *South Afr Med J* 1967; 41:1271.

140. Kantrowitz A: Heart, heart-lung and lung transplantation, in Stephenson LW, Ruggiero R (eds): *Heart Surgery Classics.* Boston, Adams, 1994; p 314.

141. Thomson G: Provisional report on the autopsy of LW. *South Afr Med J* 1967; 41:1277.

142. Ruggiero R: Commentary on Barnard CN: a human cardiac transplant: An interim report of a successful operation performed at Groote Schuur Hospital, Cape Town. *South Afr Med J* 1967; 41:1271; In Stephenson LW, Ruggiero R (eds): *Heart Surgery Classics.* Boston, Adams, 1994; p 327.

143. Reitz BA, Wallwork JL, Hunt SA, et al: Heart-lung transplantation: Successful therapy for patients with pulmonary vascular disease. *NEJM* 1982; 306:557.

144. Hardy JD, Webb WR, Dalton ML Jr, Walker GR Jr: Lung homotransplantation in man: report of the initial case. *JAMA* 1963; 286:1065.

145. Derom F, Barbier F, Ringoir S, et al: Ten-month survival after lung homotransplantation in man. *J Thorac Cardiovasc Surg* 1971; 61:835.

146. Cooper JD, Ginsberg RJ, Goldberg M, et al: Unilateral lung transplantation for pulmonary fibrosis. *NEJM* 1986; 314:1140.

147. Kantrowitz A, Tjonneland S, Freed PS, et al: Initial clinical experience with intra-aortic balloon pumping in cardiogenic shock. *JAMA* 1968; 203:135.

148. Liotta D, Hall W, Henly WS, et al: Prolonged assisted circulation during and after cardiac or aortic surgery: prolonged partial left ventricular bypass by means of intracorporeal circulation. *Am J Cardiol* 1963;1 2:399.

149. Shumaker HB Jr: *The Evolution of Cardiac Surgery.* Bloomington, University Press, 1992.

150. DeBakey ME: Left ventricular heart assist devices, in Stephenson LW, Ruggiero R (eds): *Heart Surgery Classics.* Boston, Adams, 1994.

151. Cooley DA, Liotta D, Hallman GL, et al: Orthotopic cardiac prosthesis for two-staged cardiac replacement. *Am J Cardiol* 1969; 24:723.

152. Hill JD, Farrar DJ, Hershon JJ, et al: Use of a prosthetic ventricle as a bridge to cardiac transplantation for postinfarction cardiogenic shock. *NEJM* 1986; 314:626.

153. Starnes VA, Ayer PE, Portner PM, et al: Isolated left ventricular assist as bridge to cardiac transplantation. *J Thorac Cardiovasc Surg* 1988; 96:62.

154. DeVries WC, Anderson JL, Joyce LD, et al: Clinical use of total artificial heart. *NEJM* 1984; 310:273.

155. Edwards WS, Edwards PD: *Alexis Carrel: Visionary Surgeon.* Springfield, IL, Charles C Thomas, 1974.

156. Acierno LJ: *The History of Cardiology.* New York, Parthenon, 1994.

157. DeBakey ME, Simeone FA: Battle injuries of the arteries in World War II. *Am J Surg* 1946; 123:534.

158. Shumaker HB: Surgical cure of innominate aneurysm: report of a case with comments on the applicability of surgical measures. *Surgery* 1947; 22:739.

159. Swan HC, Maaske M, Johnson M, Grover R: Arterial homografts: II. Resection of thoracic aneurysm using a stored human arterial transplant. *Arch Surg* 1950; 61:732.

160. Gross RE: Treatment of certain aortic coarctations by homologous grafts: a report of nineteen cases. *Ann Surg* 1951; 134:753.

161. DuBost C, Allary M, Oeconomos N: Resection of an aneurysm of the abdominal aorta: reestablishment of the continuity by a preserved human arterial graft, with results after five months. *Arch Surg* 1952; 62:405.

162. Bahnson HT: Definitive treatment of saccular aneurysms of the aorta with excision of sac and aortic suture. *Surg Gynecol Obstet* 1953; 96:383.

163. DeBakey ME, Cooley DA: Successful resection of aneurysm of thoracic aorta and replacement by graft. *JAMA* 1953; 152:673.

164. Hughes CW: Acute vascular trauma in Korean War casualties. *Surg Gynecol Obstet* 1954; 99:91.

165. Voorhees AB Jr, Janetzky A III, Blakemore AH: The use of tubes constructed from Vinyon-N cloth in bridging defects. *Ann Surg* 1952; 135:332.

166. DeBakey ME, Cooley DA, Creech O Jr: Surgical consideration of dissecting aneurysm of the aorta. *Ann Surg* 1955; 142:586.

167. Wheat MW Jr, Palmer RF, Bartley TD, Seelman RC: Treatment of dissecting aneurysms of the aorta without surgery. *J Thorac Cardiovasc Surg* 1965; 50:364.

168. Cooley DA, DeBakey ME: Resection of entire ascending aorta in fusiform aneurysm using cardiac bypass. *JAMA* 1956; 162:1158.

169. DeBakey ME, Creech O Jr, Morris GC Jr: Aneurysm of the thoracoabdominal aorta involving the celiac superior mesenteric, and renal arteries: report of four cases treated by resection and homo-graft replacement. *Ann Surg* 1956; 144:549.

170. DeBakey ME, Crawford ES, Cooley DA, Morris GC Jr: Successful resection of fusiform aneurysm of aortic arch with replacement by homograft. *Surg Gynecol Obstet* 1957; 105:657.

171. Cooley DA, Mahaffey DE, DeBakey ME: Total excision of the aortic arch for aneurysm. *Surg Gynecol Obstet* 1955; 101;667.

172. Bentall H, De Bono A: A technique for complete replacement of the ascending aorta. *Thorax* 1968; 23:338.

173. Starr A, Edwards WL, McCord MD, et al: Aortic replacement. *Circulation* 1963; 27:779.

174. Wheat MW Jr, Wilson JR, Bartley TD: Successful replacement of the entire ascending aorta and aortic valve. *JAMA* 1964; 188:717.

175. Miller C: Stent-grafts: avoiding major aortic surgery, in Stephenson LW, (ed): *State of the Heart: The Practical Guide to Your Heart and Heart Surgery* Fort Lauderdale, Write Stuff, 1999; p 230.

176. Parodi JC, Palmaz JC, Barone HD: Transfemoral intraluminal graft implantation for abdominal aortic aneurysms. *Ann Vasc Surg* 1991; 5:491.

高 伟 译

第 2 章

心脏外科解剖

Michael R. Mill，Robert
H. Anderson，Lawrence
H. Cohn

全面透彻的心脏解剖知识是心脏外科医生成功手术的前提条件。本章旨在描述心脏的正常解剖、位置和毗邻关系，介绍不同手术中暴露心脏的外科切口，详细探讨各个心腔、瓣膜、冠状动脉及静脉还有不可见但非常重要的传导系统。

概述

■ 心脏位置及毗邻

心脏的外形呈三面锥体，位于中纵隔内（图 2-1）。从心

尖观察可见心室的三个缘（图 2-2），分别是锐缘和钝缘，锐缘在下方，是胸肋面与膈面之间的锐角；钝缘在上方，比较圆钝。后方的缘没有解剖学命名，但转折中也较圆钝。

心脏 1/3 位于中线右侧，2/3 位于左侧，心脏的长轴自左上腹指向右肩，短轴相当于房室沟平面，方向接近垂直但稍倾斜（图 2-1）。

心脏前方由胸骨和第三、四、五肋软骨遮盖，侧面与两肺毗邻，后方紧靠肺门。右肺遮盖心脏的右侧直至中线。左肺没有到达中线而止于其心切迹处。心脏的下方是宽阔的膈面，后方毗邻食管、气管分叉和延伸至肺的支气管。心脏经受钝性打击时，胸骨在心脏前方提供刚性保护，同时肺脏可以起到缓冲作用。

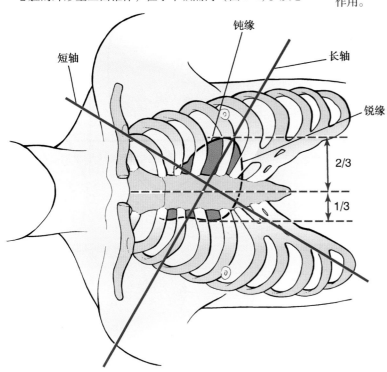

图 2-1 患者仰卧位时心脏位于中纵隔，心脏的长轴与室间隔平行，心脏短轴在房室瓣平面与长轴垂直

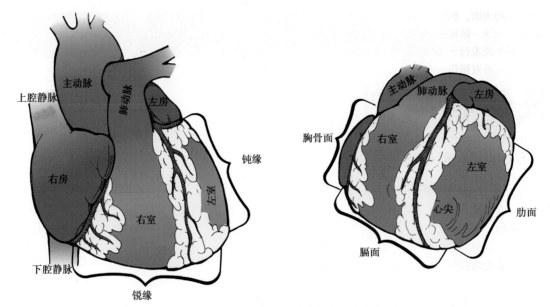

图 2-2 左图中显示患者仰卧位时心脏的面和缘，右图中是从心尖方向观察

■ 心包及心包返折

心脏位于心包内，同时心包延续至大血管根部和膈肌。心包可以看作是一个扎口的袋子，心尖首先进到袋子中。靠近心脏的内层直接覆盖在心脏表面，构成脏层心包，脏层心包包绕整个心脏，并且向上延续至大血管壁几厘米后形成返折。外层形成壁层心包，它在脏层心包外面形成致密的纤维囊袋。两层浆膜间为心包腔，其内有少量起润滑作用的浆液。心包腔内有两个隐窝。一个是横窦，横窦前方为主动脉和肺动脉的后壁，后方为后房间沟。另一个是斜窦，位于左心房的后方，肺静脉和下腔静脉之间，心包在此处返折后形成一盲袋。

■ 纵隔内神经与心脏的位置关系

迷走神经和膈神经在纵隔内下行时与心脏关系密切（图 2-3）。它们自胸腔上口进入胸腔，在胸腔上口处，膈

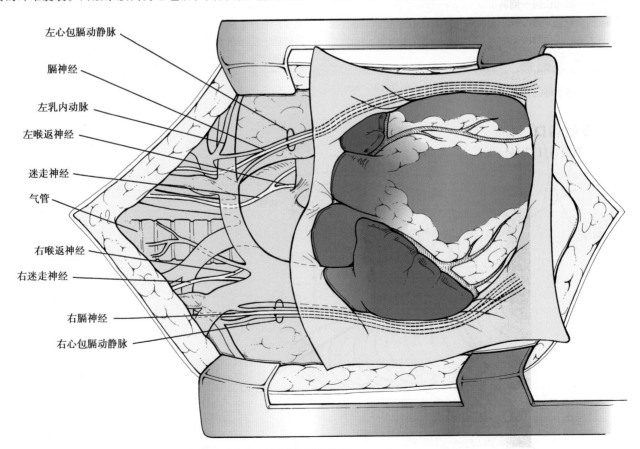

图 2-3 通过胸骨正中切口显示心脏与迷走神经和膈神经的关系

神经位于前斜角肌的表面，胸廓内动脉（乳内动脉）的后方。行冠状动脉搭桥术在这一区域解剖游离胸廓内动脉时，容易损伤膈神经。右侧膈神经走行于上腔静脉外侧，在体外循环静脉插管分离上腔静脉时易被损伤。右膈神经在肺门前方下降，至右侧膈肌表面返折，并发出分支支配膈肌。在左侧上腔静脉出现时，左膈神经位于其外侧，并在肺门前方经过最终分布至膈肌表面。迷走神经沿颈动脉走形，在膈神经的后方进入胸廓。在右侧，迷走神经发出右侧喉返神经绕过右锁骨下动脉后上行出胸腔。右侧迷走神经则在肺门后方继续走行，发出右肺丛后自食管裂孔出胸腔。在左侧，迷走神经跨过主动脉弓的同时发出喉返神经。喉返神经在绕过动脉韧带后沿支气管食管间沟上行。迷走神经继续在肺门后方走行，发出肺丛，然后在食管的前方伴随食管出胸腔。纤细的锁骨下袢自星状神经节发出，位置临近锁骨下动脉，支配眼睛和头部，分流手术中如过多的游离锁骨下动脉可能会受到损伤，引起 Horner 综合征。

外科切口

■ 胸骨正中切口

心脏及主动脉弓手术最常用的入路是胸骨正中切口。皮肤切口从胸骨上窝至剑突。切开皮下组织及胸骨前筋膜即可显露胸骨骨膜。沿中线劈开胸骨放入胸骨撑开器，分开残余胸腺至头臂静脉。当用细丝线或血管夹处理完连接两侧残余胸腺的胸腺静脉后即可清楚的暴露出中线上的无血管区域。在遇到婴儿或儿童患者时可切除任何一侧胸腺甚至双侧全部切除以暴露术野或减少对外管道的压迫。切除任何一侧胸腺时过度的牵拉可能都会损伤膈神经。正中切开心包暴露心脏。通过这一切口可完成心腔内和心表的各种手术，还包括近段主动脉，主肺动脉和左右肺动脉的手术。向上延长切口至颈部沿右侧胸锁乳突肌的前缘切开可进一步暴露主动脉弓及其分支，进行这些部位的操作。经第三肋间垂直胸骨正中切口切开可很好的暴露降主动脉近段。

■ 胸前双侧切口（Clamshell Incision）

胸前双侧切口（Clamshell Incision）是暴露胸腔和心脏的

另一个切口选择。可根据手术需要决定这一切口是通过第四肋间还是第五肋间。确定合适的肋间后在双侧乳房下切开，通过胸大肌进入两侧胸腔。横断胸骨前，预先切断并结扎左右胸廓内动脉的两端。用电刀打开胸骨后的胸膜返折即可完全暴露两侧的胸腔和整个纵隔，两侧分别放置胸骨撑开器显露术野。Morse 和 Haight 牵开器尤其适合这种这种切口，心包从前方切开进行心内操作，必要时可方便地进行体外循环的常规插管。由于这种切口可以很好的暴露两侧胸膜顶，因此常用于双肺移植和心肺联合移植。若采用第四肋间切口，还可暴露升主动脉、主动脉弓和降主动脉。

■ 前外侧切口

心脏的右侧可通过右前外侧切口显露。患者取仰卧位，在右肩下垫肩枕将右侧胸部抬高 30 度。必要时，前外侧切口可以跨过正中线横断胸骨。向后拨开肺脏，在右侧膈神经和肺门的前方切开心包显露左心房和右心房。前外侧切口可作为三尖瓣、二尖瓣和右冠状动脉的手术径路，并可经升主动脉、上下腔静脉插管，而主动脉阻断、心肌灌注和心脏排气则相对困难。尽管如此，这一切口特别适用于 Blalock-Hanlon 房间隔造口术和经胸骨正中切口已行瓣膜置换的患者。左前外侧切口的用途和右侧一样，可用于单独的回旋支旁路移植术或从左侧显露二尖瓣。

■ 后外侧切口

左后外侧切口可用于显露主动脉弓的远端和降主动脉。但体外循环必须经股动静脉插管。这一切口的略微变化可用于心脏的微创手术。诸如部分胸骨切开，胸骨旁切口和胸廓小切口。

心脏和大血管的关系

了解心脏各腔室的位置和大血管与心脏轮廓间的关系可以更好的理解心脏的外科解剖。房室连接所形成的平面是接近垂直的斜面。若平行切除房室连接处上方的心房和大血管即可观察到这一平面（图 2-4）。三尖瓣和肺动脉瓣被横窦所形成的

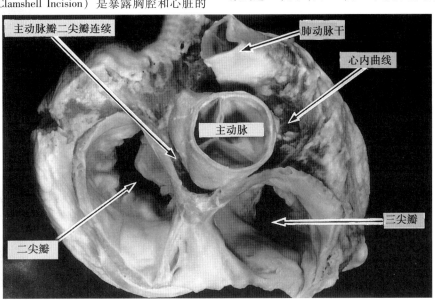

图 2-4　从心房侧观察心脏短轴切面可见心脏各瓣膜的位置关系

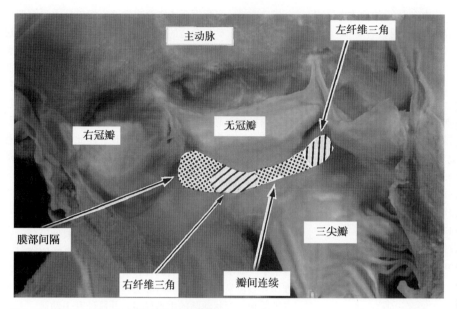

图2-5 从左室流出道观察心脏纤维骨骼

（图中标注：主动脉、左纤维三角、无冠瓣、右冠瓣、膜部间隔、右纤维三角、瓣间连续、三尖瓣）

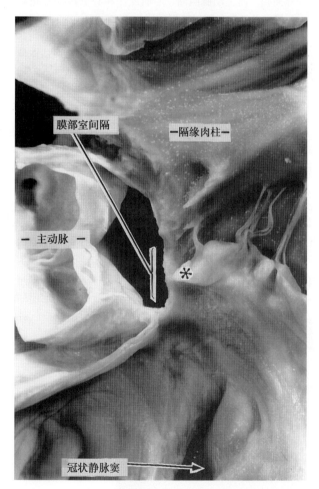

图2-6 去掉主动脉瓣右冠窦后显示三尖瓣隔瓣将膜部室间隔分为房室部和室间部

（图中标注：膜部室间隔、隔缘肉柱、主动脉、冠状静脉窦、*）

仔细研究心脏短轴平面，就能发现很多心脏解剖的关键问题。首先，心房位于相应心室的右侧。其次，右心房室腔位于左心房室腔的前方。它们之间的室间隔是倾斜的。第三，鉴于主动脉瓣所在的位置，其余心脏各心腔相邻。通过短轴切面还可以了解很多心脏解剖的重要特征。主动脉瓣的位置使二尖瓣和三尖瓣在室间隔上毗邻。由于三尖瓣在室间隔上的附着的位置较二尖瓣更靠近心尖，一部分间隔位于右心房和左心室之间而形成肌性的房室隔。中央纤维体位于肌性房室隔的前上方，主动脉瓣、二尖瓣和三尖瓣在此处汇合。中央纤维体是心脏骨架的重要组成部分，它由右侧纤维三角和膜部室间隔组成。右侧纤维三角是主动脉瓣和三尖瓣相延续的右侧部分增厚形成的。膜部间隔位于左室流出道和右侧心腔之间（图2-5），被附着于其上的三尖瓣隔瓣分为两部分（图2-6），即在右房和左室之间的房室部和在心室之间的室间部。移除主动脉瓣无冠瓣就可以显示出左室流出道相对于其他心腔位置的重要性。主动脉瓣下的区域将二尖瓣口与室间隔分开。这一特点决定了传导束和二尖瓣瓣叶及其腱索的位置（图2-7）。

右心房和三尖瓣

■ 右心耳、固有心房和静脉窦部

右心房有三个基本组成部分：右心耳、固有心房和静脉窦部（图2-8）。从外观上看右心房被分为心耳和收集全身静脉回流静脉窦部，两者以界沟为界，在心内对应的部分为界嵴。右心耳呈钝三角形在界沟处与静脉窦部宽阔连接，同固有心房也有广泛的连接。固有心房为光滑的心肌，一直延续到三尖瓣瓣叶。右心房最重要的形态学特征是从右心耳延续至整个房室连接部的梳状肌。这些肌肉从终嵴呈一定角度发出，平行走形。右心房静脉窦部位于界沟和房间沟之间，接受上下腔静脉和冠状静脉窦的血液。

■ 窦房结

窦房结位于界沟的前上方，呈纺锤形，通常位于上腔静脉和心房的交界处的右侧或外侧（图2-10）。约有10%的窦房结呈马蹄形位于上腔静脉右房连接处[1]。

窦房结的血供来源于窦房结动脉，其中55%的窦房结动脉起源于右冠状动脉，其余的起自左旋支。无论窦房结动脉从何处起源，它通常在心房肌内沿着房间沟的前方朝向上腔静脉心房连接处走行。在上腔静脉心房连接处，窦房结动脉的走行时常变异，其可从连接处的前方和后方或少有的从前后方包绕连接处进入窦房结。在少数情况下，窦房结动脉还可从右冠状动脉的远端向上发出，跨越心耳的外侧。这些区域在标准的右房切口时有损伤的风险。窦房结动脉还有可能由左旋支的远端向上发出，跨过整个左房顶，在经左房顶切口显露二尖瓣时可

心内曲线分开。相反，二尖瓣和主动脉瓣由瓣叶间的纤维紧密相连。主动脉瓣位于正中位置上，在三尖瓣和肺动脉瓣之间。确切地说，主动脉瓣叶和三尖瓣叶通过中央纤维体存在纤维延续。

能会受到损伤。因此，无论是右房还是左房切口都应警惕窦房结动脉的解剖变异。以我们的经验，这些变异可以通过术中全面探查确定，并且调整切口位置。

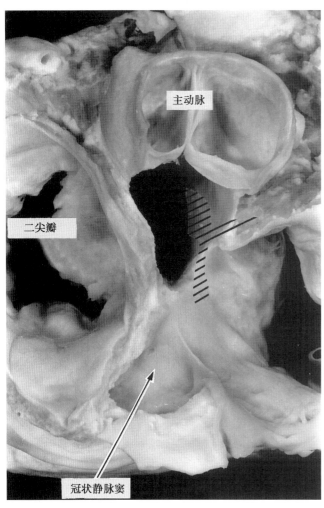

图 2-7　去掉主动脉无冠窦后（与图 2-4、图 2-6 比较）显示传导束的位置以及与二尖瓣和室间隔的关系

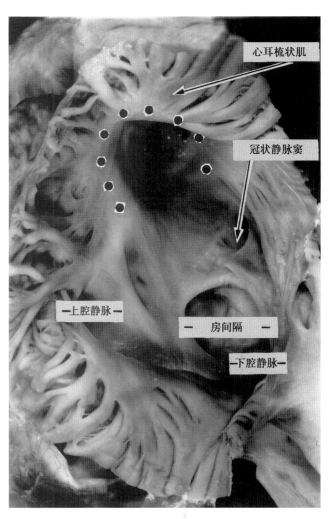

图 2-8　从术者角度观察右房，可见梳状肌排列于心耳，光滑的固有心房（圆圈处）围绕着三尖瓣口，上下腔静脉和冠状静脉窦参与组成静脉窦部。注意已闭合的卵圆孔，这部分才是真正的房间隔（见图 2-11）

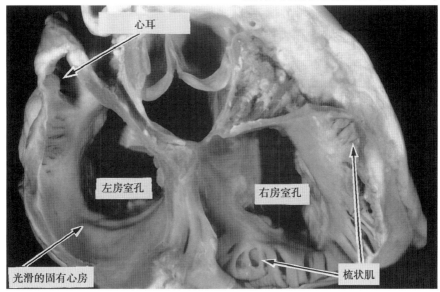

图 2-9　心脏短轴切面显示（与图 2-4 比较），显示梳状肌延伸至三尖瓣周围，在左心房，梳状肌仅局限在管状的左心耳内，二尖瓣周围光滑的固有心房与肺静脉延续组成左心房

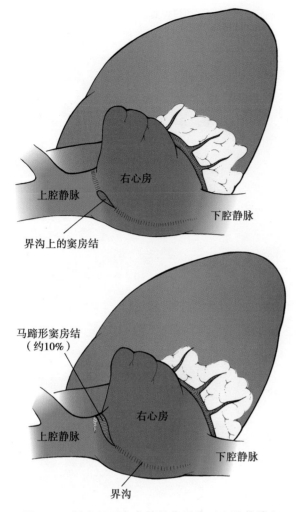

图 2-10 图中显示窦房结的位置位于上腔静脉和心房的交界处，它通常位于交界的右侧（外侧），但可能呈马蹄形跨过交界的前方

■ 房间隔

界沟前方沿心耳方向的切口是右心房的常用切口。通过这一切口可以发现界沟是界嵴的心外标志。界嵴呈弧形在上腔静脉开口的前外方经过并与所谓的第二房间隔延续，也就是卵圆窝的上缘支。当通过这一切口观察右心房，可以看到三尖瓣和腔静脉间宽阔的间隔面。间隔面包括卵圆窝和冠状静脉窦开口，但间隔面并不是真正的房间隔，左右心房腔真正的间隔是卵圆窝[2,3]（图 2-11）。卵圆窝的上缘支也就是第二房间隔在右房静脉窦部和左房右肺静脉间广泛折叠。下缘支直接延续至所谓的静脉窦部间隔，将下腔静脉开口与冠状静脉窦分隔开（图 2-12）。

冠状静脉窦周围的区域右房壁是右房和左室间的肌性间隔，移去冠状静脉窦的顶部，可以看到房室沟在这一区域向前走形。卵圆窝前缘只有很少的一部分参与构成房间隔，而大部分覆盖于主动脉根部。因此，在卵圆窝有限的边界以外切开只会穿透心脏，而不是经房间隔进入左房。

■ 房室隔、房室结和 Koch 三角

除窦房结外，房室结是另一个有外科意义的解剖区域。房室结位于 Koch 三角内，Koch 三角由 Todaro 腱，三尖瓣隔瓣和冠状静脉窦开口围成（图 2-13）。其中 Todaro 腱是下腔静脉瓣（Eustachian valve）与冠状静脉窦瓣（Thebesian valve）所汇合组成的纤维结构。由于 Koch 三角内有重要的房室传导系统，因此手术中要避免损伤 Koch 三角。房室束（希氏束）直接穿过 Koch 三角的顶角后进入室间隔（图 2-14）。避免房性心律失常的关键是要避免损伤窦房结、房室结及其供应血管。尽管避免损伤突出肌束内平行走行的心房肌对保护传导系统有意义，但并不必要刻意保护无法确定的特化的心房传导组织。

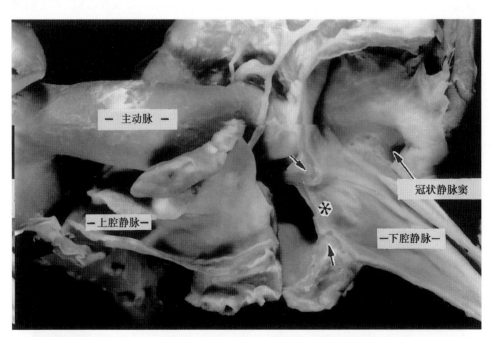

图 2-11 通过卵圆窝（星号）中部横断，显示继发隔，卵圆窝的边缘由折叠的心房壁构成

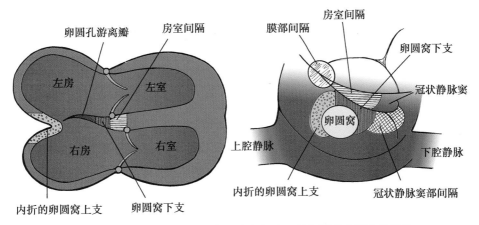

图 2-12　图中显示房间隔的构成，左右心房之间真正的间隔是卵圆窝的部分

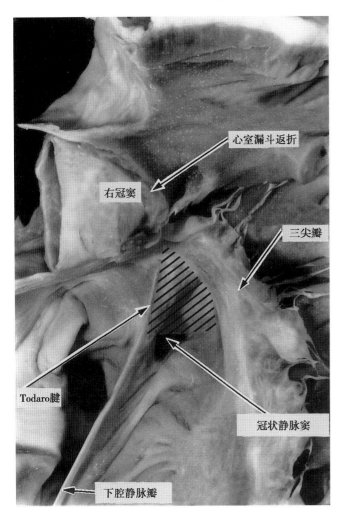

图 2-13　去掉肺动脉圆锥显示 Koch 三角的位置（阴影区域）

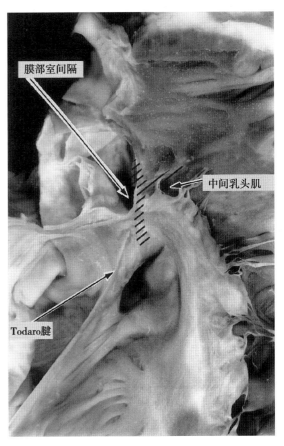

图 2-14　对图 2-13 进一步解剖显示 Koch 三角的顶角到膈侧乳头肌以标记出房室传导束的位置

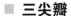

三尖瓣

右心房的固有心房汇合于三尖瓣。三尖瓣的三个瓣叶依据其解剖位置分为隔瓣、前瓣和后瓣。瓣叶在三个突出区域汇合，其周围即所谓的交界。瓣叶通过从乳头肌发出的扇形腱索固定于瓣间的交界，前隔交界由隔乳头肌支持，三尖瓣主要的

两个瓣叶从前乳头肌向前方和隔侧延伸。三尖瓣后瓣不易确定。前后交界由前乳头肌支持，但通常可能没有特化的后乳头肌支持后隔交界。因此，三尖瓣后瓣可认为是附属瓣。三尖瓣没有非常确定的纤维环。取而代之的是房室沟或多或少的在固有心房向三尖瓣的返折，心房肌和心室肌由房室沟内仅有的纤维脂肪组织分开。三尖瓣附着的整个右室游离壁通常被走行在

房室沟内的右冠状动脉所包绕。

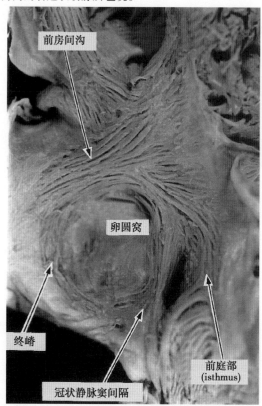

图 2-15 仔细去除右心房心内膜可见心房肌纤维在突出的肌束中有规则的排列,其内存在传导束。传导束并没有在结间的心房肌内绝缘走行

左心房和二尖瓣

■ 左心耳、固有心房和静脉窦

与右心房相同,左心房也有心耳、固有心房和静脉窦这三个基本组成部分(图2-16)。与右心房不同是左心房的静脉窦部要比左心耳大得多,并只有一个狭窄的连接相连,没有明确的沟或嵴。左右心房的心耳与固有心房之间还有一个显著的区别即:右心耳内的梳状肌延续至整个固有心房的游离壁,而左心耳只与固有心房有限的连接,其内的梳状肌仅存在于心耳内(图2-8)。固有心房的大部在二尖瓣后瓣汇合,并固定二尖瓣后瓣,同时与由肺静脉汇合而形成的光滑的心房壁相连。

由于左房位于心脏的后方且受到四条肺静脉的限制,导致这一心腔不易显露。外科医生通常通过以下几种入路显露。最常用的是在右肺静脉前的平行房间沟的切口。这一切口平行房间沟在上下腔静脉下方可以很好的显露左房。另一个是左房顶切口。如果降主动脉向左前方牵拉,就可暴露出左右心耳间宽阔的凹陷。通过这一凹陷在两侧上肺静脉间切开可以直接进入左心房。在做左房顶切口时应注意窦房结动脉的位置,因为窦房结动脉可能发自左旋支并穿过左房顶。还有就是通过右房切开房间隔进入左房。

当显露出左心房的前面时,可以看到很小的一个左心耳开口,从主刀的角度观察其位于二尖瓣开口的左侧。肺静脉大部通常位于术野的下方,二尖瓣口的前庭部是主要的手术野,间隔面位于前方,而真正的心房间隔相对靠下(图2-17)。

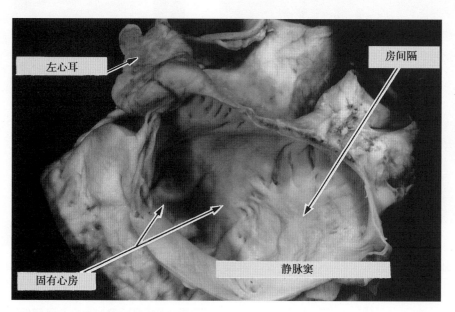

图 2-16 与右心房相同,左心房也有心耳、固有心房和静脉窦,其与右心房通过房间隔分开

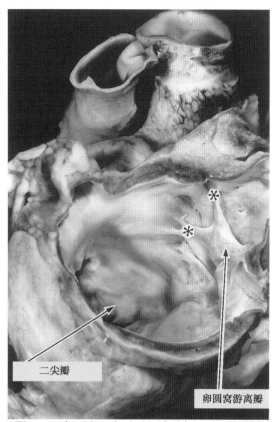

图 2-17　打开左心房后可以看到房间隔上的活瓣结构，它通过两支附着于内折的房间沟

■ 二尖瓣

　　二尖瓣由位于左室前外侧和后内侧的两组凸出的乳头肌支持。二尖瓣的两个瓣叶在外观上明显不同（图 2-18），主动脉叶（前叶）很窄，略呈方形，约占二尖瓣口周长的三分之一。前叶与主动脉瓣有纤维延续，并且由于其位置并非严格的在前方或上方，因此前叶称为主动脉叶更为恰当。后叶较短，但是其约占二尖瓣口周长的三分之二。由于后叶附着于房室交界区的周围，其更准确命名应为壁叶而不是通常所称的后叶。当瓣膜关闭时，壁叶分为数个亚区分别与主动脉叶对合。尽管通常认为在壁叶上有三个亚区，但实际上其有 5～6 个扇形亚区。

　　与三尖瓣不同，二尖瓣有相当致密的纤维环支撑，尽管纤维环呈片状而不是条索状。瓣环由纤维三角向外周延续，纤维三角是主动脉瓣叶与二尖瓣叶间纤维延续的增厚区域（见图 2-6）。瓣环与右纤维三角及中央纤维体的连接部位内有房室结及希氏束，是容易损伤的区域（见图 2-7）。二尖瓣主动脉叶的中间部分与主动脉瓣的无冠瓣及左瓣的交界相连，通过这一区域做心房壁的切口，可以进入主动脉瓣下流出道并且在行主动脉瓣置换时可以经过此处扩大主动脉瓣环（图 2-19）。冠状动脉左旋支走行于壁叶的左半部分，而冠状静脉窦走行于壁瓣的右半部分（图 2-20）。这些结构可能在行二尖瓣成形或置换时因过度切开或过深的进针而损伤。当冠状动脉呈左旋支优势型时，整个壁叶由左旋支紧密包绕（图 2-21）。

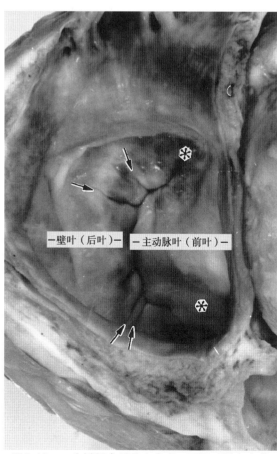

图 2-18　二尖瓣闭合后的左房观，可见后瓣上有数条裂缝，而前瓣在瓣环上有限的伸展

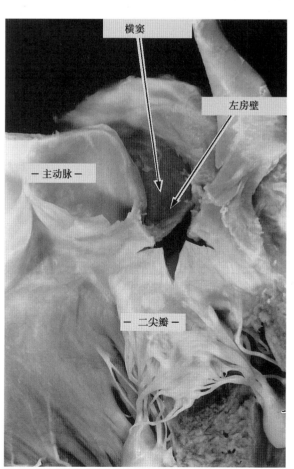

图 2-19　图中在一正常心脏上模拟了切开主动脉瓣-二尖瓣纤维延续以扩大瓣下流出道的开口直径

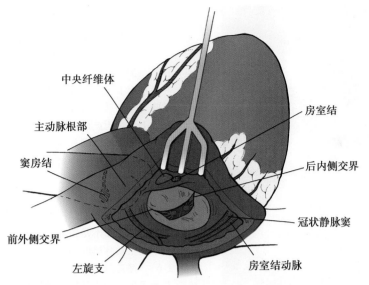

图 2-20　图中显示切开左房后二尖瓣周围的毗邻关系

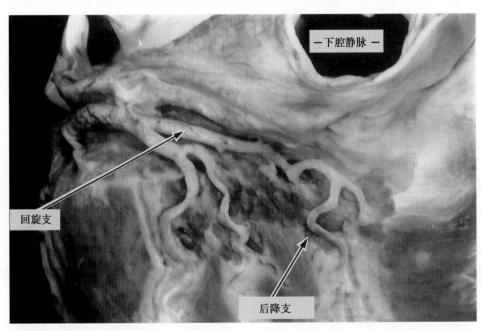

图 2-21　图中显示在左房室沟内的优势左旋支

右心室和肺动脉瓣

■ 流入道和小梁部

从形态学上理解左、右心室最好是将心室分成三个不同的部分，即：流入道、小梁部及流出道。这样划分可以较传统的将右心室分为窦部和圆锥部更有利。右室流入道环绕三尖瓣环及其腱索，鉴别三尖瓣的一个重要特征是隔瓣的直接附着。小梁部延伸至心尖，这里心室壁非常薄，容易被心导管和起搏器电极刺穿。

■ 流出道和肺动脉瓣

右室流出道由圆锥组成，圆锥是支撑肺动脉瓣叶的环状肌性结构。由于肺动脉瓣是半月形瓣叶，导致肺动脉瓣没有传统观念上的环形瓣环附着。肺动脉瓣以半月形跨过心肌与动脉的连接区并附着其上（图 2-22）。因此，肺动脉瓣有三个在解剖位置上不同的瓣环，而不是一个。最上方肺动脉干的窦管交接，此处是瓣叶附着的远端水平即交界水平。第二个环位于心室-动脉连接部。第三个环位于漏斗部三个瓣叶基部的附着水平。如果没有这三个环使肺动脉瓣叶附着其上，就不可能完成肺动脉瓣的开放和关闭。事实上，由于半月瓣的附着，血流动力学的心室-动脉连接部自窦管交接开始延伸（第一个环），穿过解剖学心室-动脉连接部（第二个环），下行至第三个环再返回每个瓣叶（图 2-23）。

■ 室上嵴和肺动脉圆锥

鉴别右室的一个特征是一条突出的肌束即室上嵴，它将三尖瓣和肺动脉瓣分开（图 2-24）。实际上，这一肌束在肺动脉瓣下圆锥的前方支撑肺动脉瓣。换句话说，它是心内曲线的一

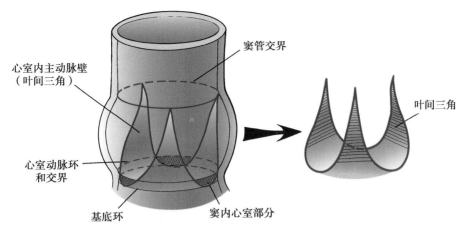

图 2-22　半月瓣没有传统观念的瓣环，是由三个环形结构组成：（1）窦管交接；（2）心肌动脉交界；（3）心室基底环

部分。经室上嵴的切口可能会横断室间隔或损伤右冠状动脉。尽管这部分通常被认为是室间隔的流出道部分，但是事实上去除整个肺动脉瓣下圆锥包括心室圆锥返折后并不会进入左室腔。这是由于肺动脉瓣和主动脉瓣分别由左右心室不同的流出道心肌所支撑，并且在主动脉壁和肺动脉干之间有广泛的外部组织（图 2-25），同时肺动脉瓣和主动脉瓣在各自心室的附着平面也有显著的区别。这一特征使在 Ross 手术中可以切下整个肺动脉瓣，

包括附着于肺动脉圆锥的肺动脉瓣基底，而不会形成室间隔缺损。当去除右心室圆锥时可以显示出隔缘肉柱间的室上嵴（图 2-26）。隔缘肉柱是一条突出的肌肉柱，向上分为前支和后支。前支向上进入肺动脉圆锥支撑肺动脉瓣，后支在室间隔下部向后延伸至右室流入道，并发出隔侧乳头肌。隔缘肉柱的体部进入心尖并分成许多小肌束，其中的两条较粗，一条成为前乳头肌，另外一条跨过心室腔成为调节束（图 2-27）。

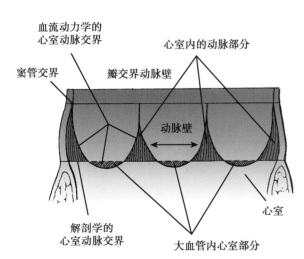

图 2-23　血流动力学的心室-动脉连接部从窦管交界穿过解剖学心室-动脉连接部到基底环并返回瓣叶（见图 2-22）。这成为心室在每个瓣窦内作为大血管的一部分，同时瓣叶间由动脉构成的叶间三角也成为心室的一部分

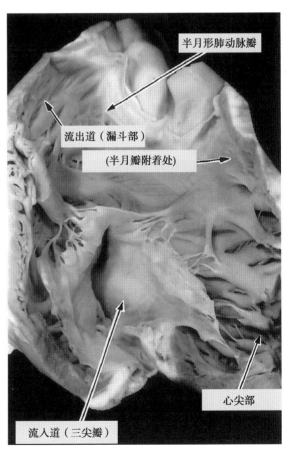

图 2-24　在解剖位置打开右室后可见右室由三部分组成。半月形的肺动脉瓣由室上嵴支撑

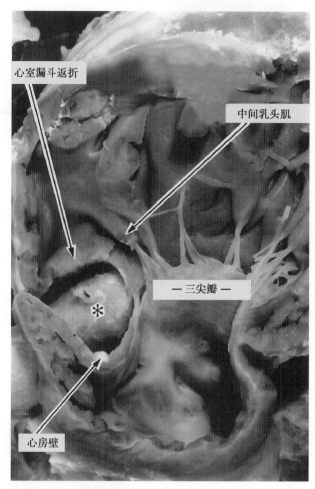

心室漏斗返折

中间乳头肌

三尖瓣

心房壁

图 2-25　从术者方向观察，大部分室上嵴由相对于右冠窦（星号）的独立的肺动脉瓣下圆锥组成

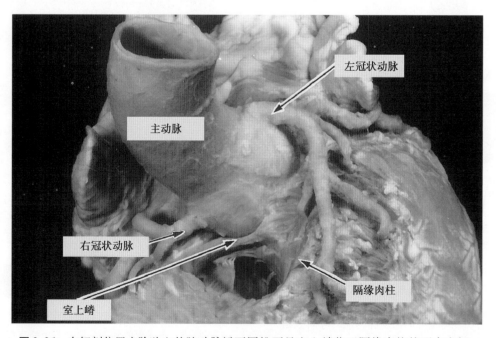

左冠状动脉

主动脉

右冠状动脉

室上嵴

隔缘肉柱

图 2-26　在解剖位置去除独立的肺动脉瓣下圆锥可见室上嵴位于隔缘肉柱的两支之间，以及起自主动脉的冠状动脉

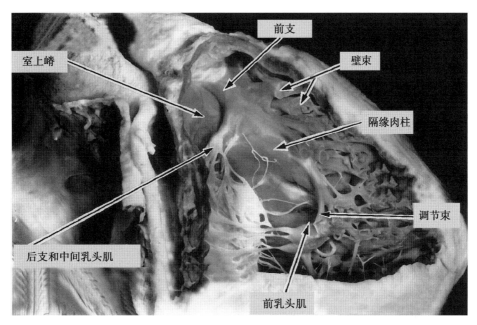

图 2-27　在解剖位置切开右心室可见室上嵴、隔缘肉柱、前乳头肌以及隔缘肉柱的关系

左心室和主动脉瓣

■ 流入道和小梁部

　　与右室相同，左心室也可以分为三个部分。流入道环绕二尖瓣，并以二尖瓣及其腱索为界。两组乳头肌分别位于前外侧和后内侧，并且位置很近。由于主动脉瓣作为流出道的一部分远离室间隔，因此二尖瓣叶并不直接附着于室间隔上。左室小梁部延伸至心尖，此处心肌菲薄。左室肌小梁较右室肌小梁细。这些特征有助于在心室造影时从形态学上鉴别（图 2-28）。

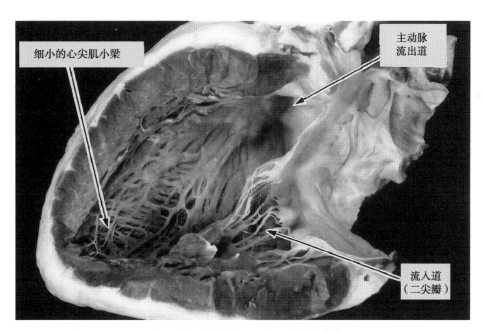

图 2-28　切开左心室显示心室的组成部分和心尖肌小梁的特点

■ 流出道

　　流出道由肌性和纤维部分组成并且支撑主动脉瓣。这点不同于右室圆锥全部由心肌组成。左室流出道的室间隔部分流出道尽管主要由心肌构成，但也包括膜部室间隔。流出道的后四分之一由广泛的纤维帘组成，延续自心骨骼的纤维帘穿过二尖瓣主动脉叶（前叶）并且在主动脉瓣二尖瓣延续部分支撑，主动脉瓣（见图 2-5）。流出道的外侧四分之一也是肌性结构由心内弧线的外侧缘组成，其外为横窦。左束支进入左心室流

出道后在膜部室间隔的后方走行并立即进入主动脉瓣右冠瓣和无冠瓣交界的下方，在室间隔内下行很短一段距离后，左束支分成前支、隔支和后支。

主动脉瓣

主动脉瓣也是半月瓣，这点在形态学上与肺动脉瓣类似，同样不是单一瓣环。由于主动脉位于中央位置，与心脏的各个心腔和瓣膜毗邻（图 2-4）。对这些毗邻关系的深入了解有助于理解主动脉瓣的病理和很多先天性心脏病。

主动脉瓣由三个半月形瓣叶组成。与肺动脉瓣相同，瓣叶以弧形跨过心室动脉交界，因此每一个瓣叶既附着在主动脉上也在左心室内（图 2-29）。在每个瓣叶后方主动脉壁由内外凸起而形成 Valsalva 窦。瓣叶闭合时沿对合缘向中心对合，并且在每一瓣叶的中心有一增厚的结节称为 Arantius 结节。瓣叶外周连接于交界，瓣叶的对合缘很薄，且常常有小孔。心室收缩时，瓣叶向上打开离开主动脉中心，心室舒张时被动闭合。在瓣叶形态正常时，主动脉瓣对合缘闭合后，主动脉内形成柱状血流，防止反流回心室。三个主动脉窦中的两个发出冠状动脉，因此分为右冠窦、左冠窦和无冠窦。

依次观察每个瓣叶的附着缘，可以清楚地了解主动脉瓣与其周围结构的关系。从后方开始观察，无冠窦与左冠窦的交界与二尖瓣主动脉瓣延续部位相连，瓣下纤维帘在交界的下方（图 2-29）。在交界的右侧，无冠窦在左室流出道后憩室的上方，此处后冠窦与右房壁相邻。由无冠瓣附着的最低点向上至右无交界，附着缘直接位于包含房室结的房间隔上方，而右无交界则直接位于房室束和膜部室间隔的上方（图 2-30）。右冠瓣的附着缘在上升与左冠瓣形成交界前向下穿过中央纤维体。紧靠左右交界之下，主动脉壁形成瓣下流出道的最上部分。通过这一区域的切口可进入到主动脉与肺动脉干之间的间隙（图 2-30）。左冠瓣和右冠瓣沿此交界下行附着于构成左室流出道的心肌上。正常心脏的这一区域只有很少一部分是真正的流出道间隔，这是由于肺动脉瓣和主动脉瓣分别由各自的心肌袖支撑。因此，尽管左右心室流出道的构成部分相对，但在主动脉

瓣下的切口只能进入右室漏斗部的下方。左冠瓣的外侧部分从面对交界处下降至左冠窦基底部，此处成为主动脉瓣唯一与其他心腔无关的部分。

了解主动脉瓣的解剖和其与周围结构毗邻关系对顺利完成主动脉瓣置换至关重要，特别是需要扩大主动脉瓣根部时。Konno-Rastan 主动脉心室成形术涉及切开和扩大主动脉瓣下的前方区域[4,5]，这一手术的切口是在前方沿主动脉长轴至左右交界。在前面，切口穿过了漏斗部的基底。主动脉瓣和肺动脉瓣在附着部位上的差异使得这一切口不会损伤到肺动脉瓣（图 2-31）。在后面，切口通过室上嵴的中部的大部分进入左室流出道。用补片修补造成的室间隔缺损时，应使主动脉流出道足够大以能够置入较大的主动脉人工瓣。第二个补片用于修补右室流出道上的缺损。

另外一个扩大主动脉流出道的选择是将主动脉瓣二尖瓣延续部位切开。Manouguian 手术（图 2-19）弧形切开主动脉，向后方延续至左无交界继续向下直至二尖瓣主动脉叶（二尖瓣前叶），偶可切开二尖瓣主动脉叶[6]，并用补片修补向后方扩大时的切口。当左室流出道充分发育后，在做这一切口时就不会进入其他心腔，除了有时需切开左房顶。扩大主动脉根部的 Nicks 手术需要切开无冠窦中部进入主动脉瓣下帘还有可能延伸至二尖瓣主动脉叶[7]，这一切口也可切开左房顶。在使用这些技术时，需认真修补任何左房内的人为缺损。

如前所述，由于主动脉瓣环和肺动脉瓣环的附着平面不同，支持瓣膜的肌肉特征也不同，因此在 Ross 手术中可以切下肺动脉瓣置入主动脉瓣位[8,9]。这一手术可与 Konno-Rastan 主动脉心室成形术结合应用，用自体瓣治疗儿童左室流出道狭窄，自体瓣既可生长又避免了抗凝。

准确的理解左室流出道的解剖对治疗主动脉瓣心内膜炎也有重要意义[10,11]。由于主动脉瓣的中央位置，其与其他瓣膜心腔位置相邻（图 2-4），当脓肿形成时可以导致主动脉与四个心腔中的任何一个形成瘘。因此患者除通常表现出的败血症、体循环栓塞外，还可以表现出左心衰竭，左向右分流和完全性房室传导阻滞。

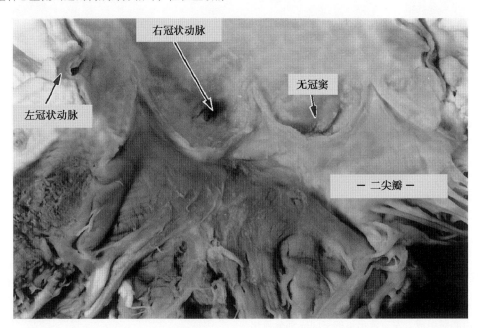

图 2-29 从解剖位置观察，去除主动脉瓣叶后，显示半月瓣的连接部，注意与二尖瓣的关系（图 2-5）

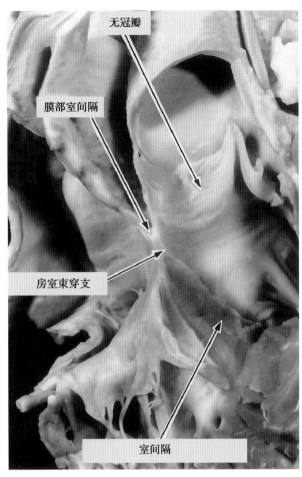

图 2-30　从解剖位置观察，去掉右冠窦和部分左冠窦显示右冠瓣与无冠瓣之间的纤维三角

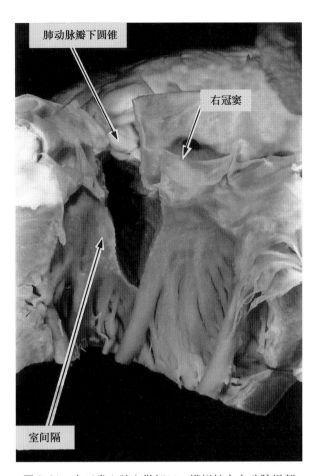

图 2-31　在正常心脏上做切口，模拟扩大主动脉根部的 Konno-Rastan 手术

冠状动脉[12~14]

左右冠状动脉起自其对应的主动脉瓣的后方（图 2-26）。尽管解剖变异较大，冠状动脉开口通常位于 Valsalva 窦上方三分之一处。由于主动脉瓣平面的角度，左冠状动脉的开口较右冠状动脉开口靠后靠上。冠状动脉分成三个部分，前降支和左旋支起自一共干，此外为右冠状动脉。冠状动脉为左优势型还是右优势型取决于后降支的来源，而不是哪一支冠状动脉灌注了大部分心肌。在正常人群中，右优势型占到 80%～90%，左优势型男性略多于女性。

左主干

左主干从左冠窦向前下方发出，走行于肺动脉和左心耳的左侧（图 2-32）。通常 10～20mm，也可达 40mm。1% 患者左主干可缺如，两条分支可在 Valsalva 窦分别开口。左主干分为两条分支即前降支和左旋支，它们的直径基本相同。

前降支

前降支或称前室间支由左主干直接延续，在前室间沟内向前下方走行至心尖（图 2-33）。其分支包括对角支、间隔支和右室支。对角支一般为 2～6 支，走行于左室的前外侧壁，并供应这部分心肌。第一对角支通常最大，并可能从左主干直接发出（以前称为中间支）。间隔支垂直走行进入室间隔，通常有 3～5 条间隔支。第一支最粗，通常相对于第一对角支发出。冠状动脉造影时，垂直走行的间隔支是确定前降支的解剖标志。间隔支为室间隔的前三分之二供血。右室支并非常规出现，为右心室的前面供血。约有 4% 的心脏前降支近段分成两支大小相近的血管下行与前室间沟。少数情况下，前室间支包绕左室心尖部供应后室间沟的远端。极少的情况下，前降支延续至后室间沟的全长并取代后降支。

左旋支

左旋支起自左主干，与前降支几乎成直角，走行于左房室沟内，约有 85%～95% 的患者左旋支终止于左室钝缘附近（图 2-34），10%～15% 的患者左旋支继续走行于房室沟内至心脏后十字交叉发出后降支（左优势型，见图 2-21）。左旋支最初的分支是钝缘支，供应左室外侧壁的心肌，包括后乳头肌。其余的分支为左心房供血，其中 40%～50% 供应窦房结。当左旋支发出后降支时，则供应房室结。

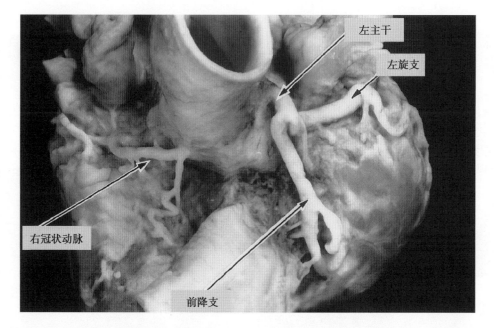

图 2-32 左冠状动脉在分支成左旋支和前降支前为较短的左主干，注意细小的右冠状动脉，图中左旋支为优势动脉（图 2-21）

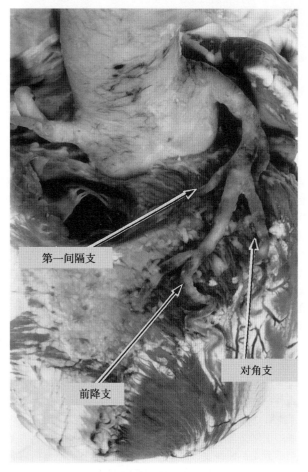

图 2-33 前降支的重要分支是第一室间隔支和第一对角支

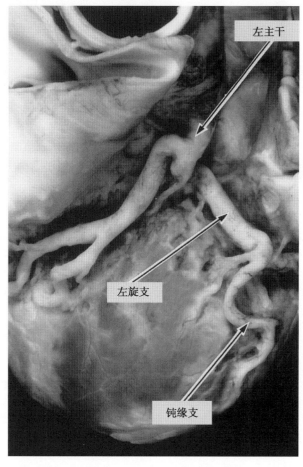

图 2-34 在解剖位置观察左旋支的重要分支

■ 右冠状动脉

右冠状动脉起自主动脉前外侧壁，自右房室沟内下降，在右室锐缘转至心脏后方（图 2-35）。85%～90% 的右冠状动脉于后十字交叉形成 "U" 形转折，并成为后降支和后外侧支。50%～60% 的冠状动脉自右冠状动脉近端发出分支供应窦房结。右冠状动脉在 "U" 形转折的中部发出分支供应房室结（右优势型）。后降支走行于后室间沟内，弯曲延伸至心尖部，并且垂直发出后间隔支，供应室间隔的后三分之一。

右后外侧支发出数目不定的分支供应左室后侧壁，左室后下部心肌的血管分布变异很大，可能来自右冠状动脉和（或）左旋支。右冠状动脉在后十字交叉分叉之前发出锐缘支，供应右室游离壁。10%～20% 的锐缘支穿过右室膈面到达室间隔的远端。右冠状动脉通过室间隔支为前降支提供重要的侧支循环。此外，圆锥支起自右冠状动脉的近端，走行于右室圆锥的基底部，并且可能与前降支形成侧支循环。Kugel 动脉是右冠状动脉近端与回旋支形成交通，并发出分支，走行于房间隔下部至十字交叉结构，为房室结提供侧支循环[15]。

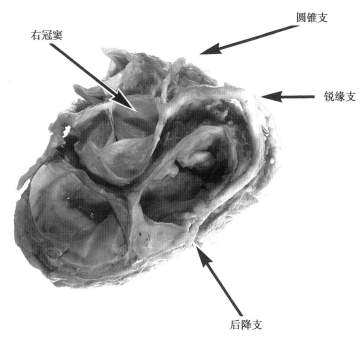

图 2-35　图中显示右冠状动脉与周围结构的关系及其分支

冠状静脉[14]

冠状静脉有复杂的网络引流冠状循环。冠状静脉和冠状动脉间有广泛的吻合支，并且由于冠状静脉缺乏静脉瓣，因此可以在术中通过逆灌进行心肌保护。冠状静脉可以分成三个系统即冠状静脉窦及其属支、心前静脉和心最小静脉。

■ 冠状静脉窦及其属支

冠状静脉窦主要引流左心室和 85% 的冠状静脉血流。其位于后房室沟并与 Koch 三角的后界相隔（图 2-36），其开口有新月形的冠状静脉瓣。有命名的冠状静脉属支包括前室间静脉，其与前降支平行走行，在左主干分叉处左行至房室沟内并

改称心大静脉。它与左房斜静脉（Marshall 静脉）在左房后缘汇合成为冠状静脉窦前接受钝缘和左心室后壁的血液。后室间静脉或称心中静脉，起自心尖，平行于后降支至后十字交叉，既可直接开口于右心房，又可在冠状静脉窦开口前汇入冠状静脉窦。心小静脉走行于右房室沟内。

■ 心前静脉

心前静脉走行于右心室表面至右房室沟，在此处，心前静脉可直接进入右心房或与心小静脉汇合。其沿右房室沟下行绕过锐缘直接进入右房或在冠状静脉窦近端开口。

■ 心最小静脉

心最小静脉是直接开口于心腔的小静脉分支，主要分布于右心房和右心室。

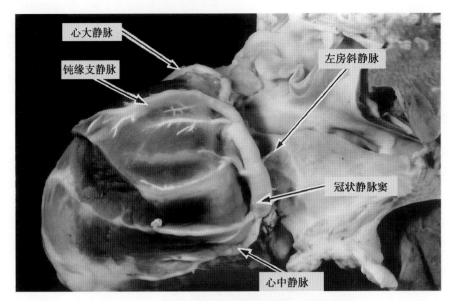

图 2-36 冠状静脉窦位于心脏的膈面，从解剖位置观察显示冠状静脉的属支，需要注意的是，当左房斜静脉汇入心大静脉后才形成冠状静脉窦

参考文献

1. Anderson KR, Ho SY, Anderson RH: The location and vascular supply of the sinus node in the human heart. *Br Heart J* 1979; 41:28.
2. Wilcox BR, Anderson RH: *Surgical Anatomy of the Heart.* New York, Raven Press, 1985.
3. Sweeney LJ, Rosenquist GC: The normal anatomy of the atrial septum in the human heart. *Am Heart J* 1979; 98:194.
4. Konno S, Imai Y, Iida Y, et al: A new method for prosthetic valve replacement in congenital aortic stenosis associated with hypoplasia of the aortic valve ring. *J Thorac Cardiovasc Surg* 1975; 70:909.
5. Rastan H, Koncz J: Aortoventriculoplasty: a new technique for the treatment of left ventricular outflow tract obstruction. *J Thorac Cardiovasc Surg* 1976; 71:920.
6. Manouguian S, Seybold-Epting W: Patch enlargement of the aortic valve ring by extending the aortic incision into the anterior mitral leaflet: new operative technique. *J Thorac Cardiovasc Surg* 1979; 78:402.
7. Nicks R, Cartmill T, Berstein L: Hypoplasia of the aortic root. *Thorax* 1970; 25:339.
8. Ross DN: Replacement of aortic and mitral valve with a pulmonary autograft. *Lancet* 1967; 2:956.
9. Oury JH, Angell WW, Eddy AC, Cleveland JC: Pulmonary autograft: past, present, and future. *J Heart Valve Dis* 1993; 2:365.
10. Wilcox BR, Murray GF, Starek PJK: The long-term outlook for valve replacement in active endocarditis. *J Thorac Cardiovasc Surg* 1977; 74:860.
11. Frantz PT, Murray GF, Wilcox BR: Surgical management of left ventricular-aortic discontinuity complicating bacterial endocarditis. *Ann Thorac Surg* 1980; 29:1.
12. Anderson RH, Becker AE: *Cardiac Anatomy.* London, Churchill Livingstone, 1980.
13. Kirklin JW, Barratt-Boyes BG: Anatomy, dimensions, and terminology, in Kirklin JW, Barratt-Boyes BG (eds): *Cardiac Surgery,* 2nd ed. New York, Churchill Livingstone, 1993; p 3.
14. Schlant RC, Silverman ME: Anatomy of the heart, in Hurst JW, Logue RB, Rachley CE, et al (eds): *The Heart,* 6th ed. New York, McGraw-Hill, 1986; p 16.
15. Kugel MA: Anatomical studies on the coronary arteries and their branches: 1. Arteria anastomotica auricularis magna. *Am Heart J* 1927; 3:260.

高伟 郑哲 译

第3章

心脏外科生理

Edward B. Savage

Robert Saeid Farivar

简介

心脏外科是基础动态生理学最常见的急性应用范畴。电机械活动及其相关的基本生理学概念、心脏负荷状态、收缩力情况等均可影响心脏手术的成功与否。了解这些基本概念对维持或恢复患者的正常生理功能是非常重要的。本章的目的就是列出常用的心脏生理学的基础知识，用以衡量、评价病理过程以及对其进行治疗。

细胞成分和细胞活化

心脏持续搏动建立在其组成细胞的专有特征的基础上，窦房结起搏细胞自动去极化引起动作电位标志着一个心动周期的开始。这种电活动传至心房肌细胞并随传导系统到达心室肌细胞。细胞的活动依赖于细胞膜和细胞质，诱导和维持离子流，从而引发和传导电活动。心肌细胞的活动由动作电位触发，动作电位是一循环活动，它由细胞膜电位的迅速变化引起并最终回到静息电位。这个过程取决于细胞膜的选择透过性和离子通道蛋白。心肌细胞动作电位的特点首先是快通道（钠离子通道）介导的迅速去极化，然后是慢通道（钙离子通道）介导的平台期。心肌细胞动作电位（图3-3）。

肌纤维膜

心脏细胞由细胞膜（质膜或具体于心肌细胞叫做肌纤维膜）包裹。肌纤维膜的结构成分促成电信号在心脏的产生及传导以完成兴奋收缩耦联。肌纤维膜还可调节细胞的兴奋、收缩，以及神经或化学刺激后的细胞代谢变化。

磷脂双分子层

肌纤维膜是一种能分隔细胞内液和细胞外液的磷脂双分子层。肌纤维膜仅两个分子厚度，由磷脂和胆固醇组成，脂质和疏水性分子隔在细胞膜内，而亲水性分子位于细胞膜外（图3-1）。

磷脂双分子层是一个流动的屏障，离子不能自由穿透。O_2，CO_2脂溶性小分子容易自由透过细胞膜。水分子虽然不是脂溶性，但分子量小，也能自由透过细胞膜（或膜上的孔径）。其他稍大的分子（Na^+，Cl^-，K^+，Ca^{2+}）则不能自由通过，需借助于离子通道转运[1,2]。

肌纤维膜上专门的离子转运系统由贯穿脂质双分子层或在其表面的跨膜蛋白组成。这些蛋白有三种不同的离子转运方式：①经过跨膜通道的扩散，这些通道多为电压门控通道或化学门控通道；②通过细胞膜上的结合位点进行离子交换；③逆浓度梯度主动转运。

肌纤维膜上的其他蛋白一般作为受体，用于神经或化学途径来调控细胞程序。

离子通道

大多数电压门控通道包含四个二级亚基，这四个亚基围环绕结合在一起，中间形成对离子通透的孔道，离子可通过"孔道"穿过细胞（图3-2）。

每个通道均有较强的选择性，只允许大小和电荷均与通道匹配的离子通过，通过通道蛋白中电压敏感或受体结合区段的构象改变而改变离子通道的激活状态。很多通道亦有失活状态。

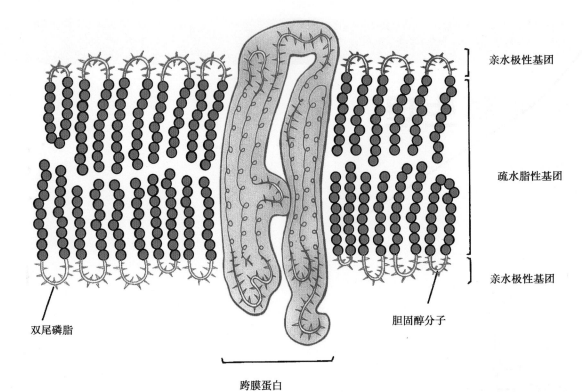

图 3-1　肌纤维膜是一个磷脂双分子层，磷脂和胆固醇形成纤维膜的亲水端，亲水端朝向细胞质或细胞外液。跨膜蛋白和离子通道相似，由六个跨膜的 α 螺旋结构围绕一个中心通道形成

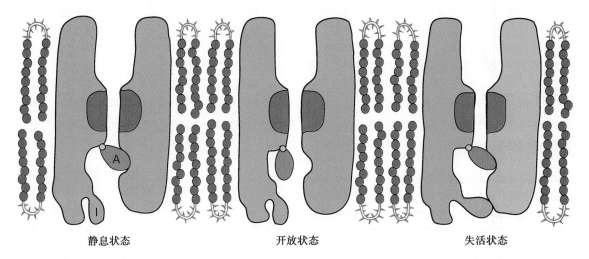

图 3-2　钠泵内的结构是有规则的。图中阴影部分是选择性过滤器。A 代表开放和关闭的闸门。静息时，失活门开放，激活门关闭。当膜电位从 −80mV 上升到 −60mV 时，激活门开放，钠离子可穿过通道。然后在几毫秒之内，闸门迅速关闭。一旦细胞复极化，离子通道回到静息状态

钠泵

　　钠泵存在于大多数电刺激易兴奋骨骼肌和神经元中。能量依赖性泵和其他一些离子形成细胞膜内外钠离子的高浓度梯度（细胞外 142mmol/L，细胞内 10mmol/L）和高电梯度（细胞外 −70mV，细胞内 −90mV），两种梯度均能影响钠离子流，这种被动的汇流称为内向电流。钠离子穿过细胞膜内流开始去极化（降低电梯度），当膜电位上升到 −70mV ~ −50mV 时，钠离子通道开放。钠离子迅速内流，细胞膜除极，经过一固有延时，钠通道达到某一相同电压时迅速关闭，因而钠离子通道开放只有几毫秒。这些开放关闭都很迅速的通道称为快通道。当膜电位回到静息电位时，钠离子通道关闭[4,5]。

钙泵

　　钙泵主要分两种。膜电位上升到 −60 ~ −50mV 时，T（transient）-钙通道开放，然后迅速关闭，T-钙通道的开放对早期去极化很重要，特别是在心房起搏细胞中尤为重要。第二种主要通道为 L（long-lasting）-钙通道，属于慢通道，允许钙离子内流，参与缓慢去极化过程，故而发挥延时作用。膜电

位至少上升到 – 30 ～ – 20mV 时，该通道才开放。一旦开放，长时间内流的钙离子流（图 3-3）即可以维持动作电位。

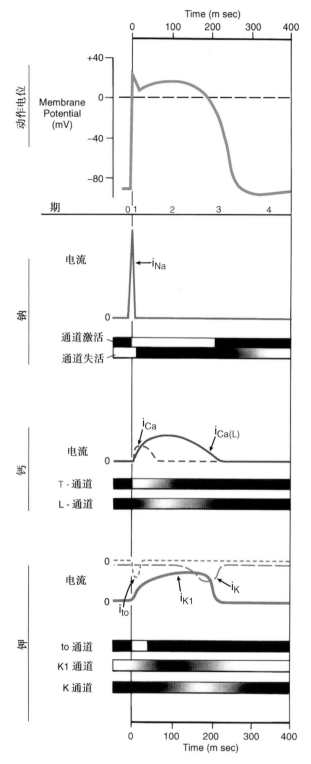

图 3-3　如图是一个典型的心肌细胞动作电位和离子流动情况。内向电流（去极化）是一个主动过程，而外向电流（复极化）是被动的。水平横杠代表离子通道的开放状态（白色代表开放；黑色代表关闭；灰色代表部分开放）。以钠离子通道为例，图中激活门和失活门都已描迹出来（Ca 即钙离子，i 即离子流，K 即钾离子，Na 即钠离子）

细胞质内的钙离子启动使兴奋收缩耦联。β 受体受刺激，诱导离子通道构象发生改变，钙离子内流，细胞内钙离子浓度增加，从而使肌纤维收缩。这种反应随着乙酰胆碱和腺苷受体的激活而衰减[6,7]。

钾离子通道

多种钾离子通道包括电压门控通道和配体门控通道存在于心肌细胞中。三种钾离子电压门控通道延迟整流钾电流，使得细胞膜复极化（图 3-3）[8]。

目前，许多钾离子配体门控通道的种类已经被区分开来。乙酰胆碱和腺苷受体通道是时间依赖性的，使起搏细胞和结细胞超极化，从而延迟自动去极化。当细胞内钙离子浓度较高时，钙离子活化的钾离子通道开放，还能增强延时整流电流，从而导致动作电位的早期终止。普通肌细胞中，ATP 敏感的钾离子通道是关闭的，但在饥饿肌细胞中，ATP 已被耗尽，钾离子通道则开放，导致细胞超极化，从而延缓去极化和细胞收缩。

■ 能量依赖式离子泵

ATP 依赖式钠-钾泵

钠-钾泵每分解一分子 ATP，可以逆浓度梯度地将 3 个 Na^+ 移至细胞外，同时将 2 个 K^+ 移至细胞内。因为有单纯的外向电流（三个 Na^+ 外流，两个 K^+ 内流），钠-钾泵能产生 10mV 的静息膜电位。泵的活性很大程度上取决于钠离子的结合位点。钠- 钾 ATP 酶对 ATP 有很高的亲和力，所以即使 ATP 水平下降，钠-钾泵可以正常行使功能。

ATP 依赖式钙泵

ATP 依赖式钙泵逆浓度梯度将钙离子转运至细胞外。形成单纯的外向电子流，但是电流量很小，因为大部分的外向电流被钠-钾泵形成的内向电流抵消。质蛋白和钙调节蛋白可以和钙离子结合，因此使细胞内钙离子浓度升高促进钙泵活动[9,10]。

■ 离子交换

钠-钙交换

多种能穿过细胞膜的蛋白质利用电化学梯度的势能促进离子交换，使钠离子内流。每次钠-钙交换可以使三个钠离子流入细胞，一个钙离子流出细胞，最终将一个正电荷带入细胞内。这种钠-钙交换对细胞膜两侧的钠、钙浓度以及膜电位是敏感的。如果细胞外钠离子浓度降低，促使细胞内钙离子外流的力量就减小，导致细胞内钙离子浓度增加（收缩力增强）。因此血钠减低可以增强心肌收缩力。如果细胞内钠离子浓度增加，细胞内外钠离子浓度梯度降低，钠钙交换的能力下降，甚至逆转，就像局部缺血时，出现钠内流转换为钙内流。钠- 钙交换机制的转运速度是 ATP 依赖式钙泵的 30 倍，是转运细胞内钙离子的主要途径[7]。

钠-氢交换

钠-氢交换使一个氢离子内流，同时一个钠离子外流，而维持电中性，这个泵可以预防细胞内酸化。酸化作用（例如在心肌缺血时）会增加泵对氢离子的亲和力，促进氢离子的移动，保证细胞内的 pH 值，但钠离子浓度会升高。钠离子浓度的升高触发钠-钙泵的逆向启动，将钙离子转运至细胞内。这可能就是缺血再灌注时细胞损伤或死亡的机制。

■ 细胞内的交换途径

为了同时激活肌细胞中的纤维，单个细胞的电活动必须快

速均衡地传导至细胞的各部分。这种激活需要 T-管，肌膜下池，和肌质网中的肌小管共同完成。

横管（T-管）

肌细胞由肌节组成。每两个肌节在 Z 线处相连，形成肌原纤维。肌膜向内凹陷并向心肌细胞深部延伸形成 T-管（图 3-4）。

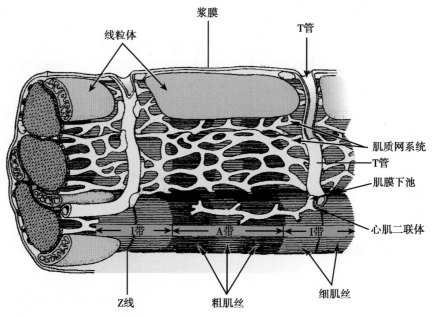

图 3-4　心肌细胞的解剖结构

这些 T-管位于 Z 线附近，垂直于肌节，扩展收缩蛋白附近的细胞外空间。T 管里有钙通道，这些钙通道和肌膜下池里的足肌蛋白关系密切。

肌质网

肌质网是细胞膜包裹细胞质交织而成的网状结构，包绕在肌原纤维周围。肌质网的主要作用是 Ca^{2+} 突然释放入胞内后，刺激收缩蛋白发生兴奋-收缩耦联。细胞质内 Ca^{2+} 浓度升高以后，钙泵将胞质中的 Ca^{2+} 回收入肌质网，胞质中 Ca^{2+} 浓度降低，肌肉舒张。肌膜下池和肌小管网是肌质网调节这一过程的两个重要组成部分。

肌膜下池在细胞膜和 T-管的附近。足肌蛋白存在于肌质网的细胞膜中，延伸走行于肌膜下池和 T 管的包膜之间。足肌蛋白上的 Ca^{2+} 通道开放，大量 Ca^{2+} 从肌膜下池释放。这种经钙通道内流的 Ca^{2+} 触发肌质网释放 Ca^{2+} 的过程称为钙触发钙释放。Ca^{2+} 从肌膜下池释放 Ca^{2+} 的量和触发程度是相关的。随后钙通道关闭，ATP-依赖式钙泵将胞质中的 Ca^{2+} 回收入肌质网[1,10]。纵行肌质网包绕在肌节周围，是肌质网的一部分。

心肌细胞肌质网对钙离子转运的调节主要通过钙泵完成。钙调节蛋白通过磷酸化激活胞质内的泵。当可利用的 ATP 减少时，钙泵的功能也会下降。受磷蛋白可通过钙泵抑制钙离子的转运速率。当受磷蛋白被环-磷酸腺苷或者钙调蛋白激酶磷酸化时，该过程可发生逆转。这个原理与 β-受体调节有很大关系，β-受体激活时，环-磷酸腺苷水平升高。受磷蛋白磷酸

化后，钙泵敏感性增加，对钙离子的转运速率提高，有利于从胞质中吸收钙离子以及心肌的舒张。受磷蛋白的磷酸化并不影响肌膜上的钙泵活动，可以维持钙离子在细胞内（钙离子从细胞穿过肌纤维膜进入肌质网以增加肌质网内的钙离子浓度）。这样钙离子内流增加，心肌收缩力增强[7,10]。受磷蛋白磷酸化对于细胞内钙离子的意义，即可以刺激钙离子的摄取，以防止钙超载。

在这种离子内环境中，维持细胞内 pH 值的稳定是非常重要的。细胞内的 pH 值调节是非常复杂的，本书无法一一赘述，此处简单介绍几点重要的细节。细胞内 pH 值降低时，肌质网释放的钙离子减少，同时肌丝对钙离子的反应性也降低。pH 值升高时，则完全相反。但这项观察的临床相关性不能过分强调。

心脏的电活动

■ 正常心搏节律

静息膜电位

心肌细胞的状态与电化学梯度密切相关。静息时（舒张期），心肌细胞膜处于极化状态。肌纤维膜两侧的电势主要由膜两侧的 K^+ 浓度差决定。这个浓度差又是由钠-钾泵决定的。但是，一旦钠-钾泵关闭，这个稳态就由电势力和化学力的平

衡决定。肌纤维膜对部分离子是不可通透的，对部分离子是可通透的，还有一部分则是选择性透过，各种可自由穿过细胞膜的渗透性离子形成的这种稳态称为吉布斯-唐南平衡（Gibbs-Donnan equilibrium）[11]。肌纤维膜能阻止阴离子的扩散（例如，蛋白质和磷酸酯）。静息时，细胞膜上大多数钾通道是开放的，所以细胞膜对 K^+ 有较高的通透性，但对 Na^+ 通透性则较低。由钠-钾泵形成的浓度梯度差促进 K^+ 透过细胞膜外流。外流的阳离子和细胞内阴离子的负电性增加正好平衡。吉布斯-唐南平衡认为，细胞内的负电性可以延缓 K^+ 外流回到原来水平。细胞内 K^+ 浓度在 135mmol 左右，细胞外为 4mmol 左右，这样维持静息膜电位在 −94mV。实际上，因为有 Na^+、Ca^{2+} 等其他离子的参与，真正的膜电位大概在 −90mV。但是 K^+ 仍然是维持静息膜电位的主要离子[12]。

动作电位

动作电位可以体现细胞对内在或外在刺激的应答。心房心室细胞和特殊的传导束中最典型的快反应动作电位在图 3-3 已列出。当膜电位降低到接近 −65mV 时，快钠通道开放。通道开放只有几毫秒，这段时间内失活阀门是关闭的。细胞内外较高的钠离子浓度梯度促进钠离子快速内流，使细胞除极化成轻微正性电位，即动作电位的 0 期。一过性外向电流则是 1 期早期复极化的主要外向电流，随后该通道迅速关闭。2 期平台期保持一个中性或略带正电性的水平，主要由 L 型钙通道的 Ca^{2+} 内流维持。此外，参与平台期的离子流还有 i_{k1}。随着时间的推移，L 型钙通道关闭，延迟整流钾流进一步增加，形成 3 期（快速复极末期）。3 期复极化开始后，外向的 i_{k1} 电流逐渐增大，使复极化增快，直至复极化完成回到静息电位。4 期静息期主要由 i_{k1} 维持。

不应期

由失活状态变为重新开放（3 期复极化）之前，钠通道不会再次对去极化刺激产生反应。因此，在这段时间内，无论多强的刺激也不能使细胞再次兴奋，这段时间称为绝对不应期。3 期快速复极化的早期，部分细胞膜已完全复极化，部分钠通道已经复活，这段时间内，大于原来阈强度的刺激强度可以使细胞兴奋，这段时间称为相对不应期。加快失活通道复活的药物则能缩短绝对不应期和相对不应期。

自动去极化

慢反应细胞（如窦房结细胞，房室结细胞）和快反应细胞动作电位的区别（图 3-5）。

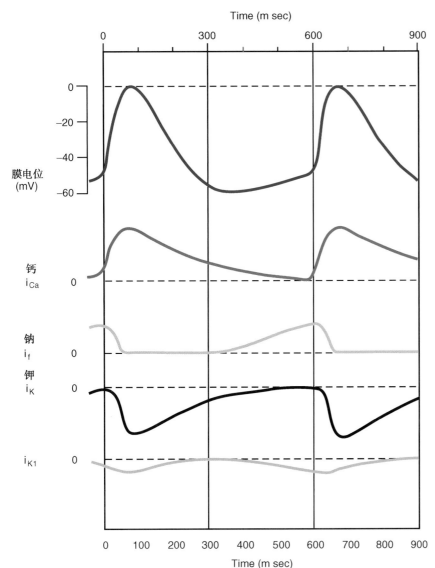

图 3-5　窦房结细胞自动去极化膜电位和离子流的变化。内向电流（去极化）是主动的，外向电流（复极化）是被动的（Ca 即钙离子，K 即钾离子，Na 即钠离子）

由于没有快钠通道，0 期去极化幅度较小。由于没有快速内流的钠离子流，所以 1 期是缺失的。另外，由于缺乏持续内流的钠离子和钙离子，2 期平台期同样缺失。与肌细胞相对稳定的静息膜电位不同，慢反应细胞从 3 期快速复极化末期迅速恢复到 4 期静息期，接着进行下一次去极化。4 期静息期的缓慢去极化称为舒张期去极化，或者起搏点电位膜电位的持续去极化最终使膜电位接近阈电位。这种舒张期去极化电位就是心肌起搏细胞自律性的生理基础。舒张期去极化由以下几个协调的步骤组成：①舒张早期（4 期）钾离子外流减少；②持续缓慢的钙离子内流；③舒张期不断增加的钠离子内流。其中，钠离子内流在结节细胞和传导束中占优势。舒张期去极化的程度决定起搏细胞动作电位产生的速率，是决定心率的主要因素。在所有心肌细胞中，去极化速率最快的是窦房结，动作电位频率在每分钟 70 ~ 80 次。房室结速率稍慢，每分钟 40 ~ 60 次。心室肌细胞最慢，30 ~ 40 次每分钟。一旦起搏细胞开始去极化并向周围扩散，其他心肌细胞也开始相继去极化。改变舒张期去极化的斜率则可以改变心率（如，乙酰胆碱可以减少斜率减慢心率，β-受体激动剂可以增加斜率，增快心率）。如果斜率不变，超极化（更多负极静息电位）或者提高阈电位会增加去极化到阈值的时间，也能减慢心率。

动作电位的传导

相邻肌细胞之间通过细胞尾部的嵌入式圆盘连接在一起。这些圆盘通过缝隙连接，可以促进分子电荷从一个细胞转移到另一个细胞。这些缝隙组成了一种蛋白，即连接蛋白。ATP-依赖式激酶和环磷酸腺苷激酶可以增强缝隙的通透性。所以如果 ATP 水平降低，缝隙连接则会关闭，从而减少细胞的电机械活动。当部分心肌受损时，它可以局限细胞死亡的范围，这个作用是非常重要的。当环磷酸腺苷对肾上腺素刺激增强时，动作电位传导速度也会加快。

窦房结细胞自动去极化后，动作电位就会传到整个心脏，专门的传导通路会促进这一传导过程。心房的窦房结和房室结细胞间有三条传导束。动作电位经过窦房结细胞后，继续向前传导，穿过希氏束直到左右心室的浦肯野纤维网。这种快速传导使心房心肌细胞能同步收缩（在 60 ~ 90 毫秒）。房室结传导延迟 120 ~ 140 毫秒可以使心房肌细胞在心室肌细胞开始收缩前完成收缩。房室结传导较慢，是因为一部分缝隙连接和升高的动作电位使得细胞内部阻力相对增高。

■ 异常心律

异常起搏点

正常情况下，窦房结细胞首先自动去极化，然后随着这个起搏点，心脏搏动，自律性降低。如果窦房结细胞被迷走神经活动或者药物（如乙酰胆碱）干扰，速率减慢，那么心房内、房室结内或者浦肯野纤维系统内的起搏细胞就可能替代它。异常起搏点偶发的自动去极化会产生和心室心房不同步的期前收缩，也称为早搏。这种期前收缩通常不会影响心脏的正常搏动。

折返型心律失常是最常见的危险心律之一。通常情况下，动作电位使所有心房肌和心室肌细胞在很短时间内去极化，因此，所有的肌细胞很难在同一时间接受其他刺激。折返型心律失常就是由一个动作电位在心内形成环形通路的传播。只有当动作电位传导的某一方向被阻断时（短暂或持久的），这种折返才会发生。此外，细胞重新进入有效不应期的时间肯定短于环内传导时间。比如，一部分已经去极化的心肌细胞在动作电位没有完全传导至心房心室之前就已经复极化，动作电位就会继续传导到这些复极化的细胞，使其再次去极化。只有相对长的传导通路和相对短的复极化时间同时存在，这种情况才会发生（图 3-6）。

图 3-6 三种诱发动作电位折返或环形传导的情况。黑色部分表示细胞难以传导动作电位。正常情况下，动作电位传导到心房心室，所有肌细胞完全去极化，不会存在复极化细胞，传导不会停止。A. 当心肌收缩速度减慢或传导通路变长时；B. 动作电位就会碰到已经复极化的肌细胞，形成环形传导。当不应期缩短时也会出现类似的情况；C. 心肌复极化增快，导致动作电位的折返传导

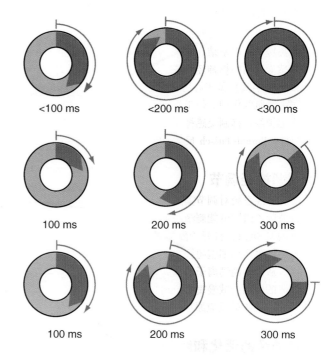

A. 正常

<100 ms　　<200 ms　　<300 ms

B. 传导减慢或路径增长

100 ms　　200 ms　　300 ms

C. 不应期缩短

100 ms　　200 ms　　300 ms

临床上，这些情况都会出现。局部缺血影响钠-钾泵功能，静息电位时间延长，动作电位的传导减慢。高血钾使静息膜电位降低，提高兴奋性，使钠-钾泵失活，减慢动作电位的传导。心房的扩张也会使传导通路变长。肾上腺素可以缩短不应期。

有一种特殊的折返心律叫预激综合征，在房室特殊传导组织以外，还有一些普通工作心肌组成的肌束连接在心房心室之间。这种附属通道可以在心房心室之间形成一个环形回路。传导单向通过房室结，附属通路形成一个环，环内传导时间大于房室结复极化时间，就导致室上性心动过速。在特定条件下，由于附属通道没有固有延迟和房室结复极化时间，这种房性心动过速可以以 1∶1 的速率下传，使得心室率也快，达 300 次/秒。

细胞调节功能

■ 受体和第二信使的分类

很多受体与心血管功能密切相关。包括 G 蛋白（鸟苷酸结合蛋白）耦联受体、酶联受体、离子通道联合受体以及核受体。其他配体如 NO 则直接结合在细胞内的靶点上[15]。其中，G 蛋白耦联受体最为重要。配体和细胞内的第二信使、蛋白激酶、K^+ 电压门控通道等结合使其激活[16]。最重要的第二信使是环磷酸腺苷，它传送信息并刺激交感神经。环磷酸腺苷在腺苷酸环化酶的作用下由 ATP 产生，在磷酸二酯酶的作用下分解成 AMP。交感神经兴奋对环磷酸腺苷的生成有促进作用，而副交感神经兴奋则抑制其作用。另一种第二信使环磷酸鸟苷的产生是类似的，在鸟苷酸环化酶的作用下对 NO 和心钠肽产生应答，在磷酸二酯酶的作用下分解，和环磷酸腺苷抗衡[17]。这些第二信使向细胞内的酶如蛋白激酶等发出信号使其活化。

■ 心脏的神经分布（神经支配）

交感纤维由第四第五胸椎发出。副交感神经来源于迷走神经，并和窦房结、房室结、心房、血管神经相连。位于心房心室的牵张感受器向中枢神经系统反馈信息。利钠肽（即临床上提到的 B 型利钠肽）位于心房肌细胞内，它有利于尿钠排泄，还有舒张平滑肌的作用。位于心室下壁和后壁的牵张感受器能刺激副交感神经，抑制交感神经的活动，从而使心动减缓，传导减慢（von Bezold-Jarisch 反射）[18]。

■ 副交感神经调节

副交感神经系统对调节窦房结的活动非常重要。副交感神经末梢释放的乙酰胆碱能刺激心脏的毒蕈碱受体。活化的受体刺激细胞内 G-蛋白，打开乙酰胆碱门控的钾离子通道。钾离子外流增加使窦房结细胞超极化。毒蕈碱受体还抑制环磷酸腺苷的活性，从而抑制钙离子通道的开放。钙离子内流的减少和钾离子外流的增加会减慢窦房结细胞舒张期的自动去极化（图 3-5）。窦房结细胞的反应原理同上[1]。

■ 交感神经的活化和阻断

交感神经或肾上腺素能受体影响心率、心肌收缩力、传导速率和自律性，在外周血管，它还影响平滑肌细胞的收缩和舒张。α 受体使血管收缩。β 受体则分为两种，$β_1$ 受体主要支配心脏，$β_2$ 受体主导外周血管的舒张。肌纤维膜每个单元内 β 受体的数量（受体密度）因刺激的变化而有相应的改变。受体的活性也受周围环境和各种刺激的影响。体外循环和局部缺血使 β 受体反应下调。酸中毒会使 β 受体敏感性下降。这一点非常重要，因为围手术期酸中毒会降低心肌收缩力，全身血管张力及对正性肌力药的反应。

β 肾上腺素受体与腺苷酸环化酶结合产生反应（图 3-7）。

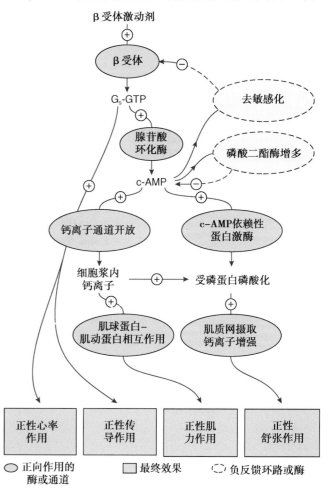

图 3-7　肾上腺素通过激动 β 受体上的 β 兴奋剂引起肌细胞的瀑布效应。如图所示，环磷酸腺苷的增加可以通过两种途径抑制这个效应，从而延缓肾上腺素的持续过度刺激（cyclic AMP = 环磷酸腺苷；Gs = 刺激性 G 蛋白；GTP = 三磷酸鸟苷；SR = 肌质网）

当受体位点被肾上腺素激动剂占据时，刺激性 G 蛋白形成并和三磷酸鸟苷结合。这种活化的 G 蛋白-三磷酸鸟苷复合物增强腺苷酸环化酶的活性，促使 ATP 形成环磷酸腺苷。G 蛋白-三磷酸鸟苷复合物和环磷酸腺苷可以促进钙离子通道的开放。在 $β_1$ 受体的刺激下，钙离子通道开放，胞质内 Ca^{2+} 增多，引发了一系列生理反应：①心率加快，传导性增加，心肌收缩力增强。动作电位时长缩短，缩短心肌收缩时间；②正性传导作用，加快房室结的传导；③正性肌力，增加肌质网钙泵的活性（钙离子摄取增多），促进心室充盈；④正性舒张作用[20]。

当接受重复刺激时，两种负反馈系统对 β 兴奋剂的反应性降低。环磷酸腺苷的增加可以增加 β 受体的磷酸化，从而抑制其对刺激的反应；增加磷酸二酯酶的活性，从而降解环磷酸腺苷。酸中毒会抑制交感系统兴奋的中间步骤，抑制收缩力。

肾上腺素受体的活动度谱是很多干预治疗的基础；可以维持围手术期的心脏功能，有效降低心肌梗死的死亡率，对充血性心力衰竭的治疗也有效果。这种对兴奋剂和抑制剂的选择适用于临床（表 3-1）。

表 3-1　肾上腺素能兴奋剂和拮抗剂相关的选择活性及临床功效

	药物	α	β₁	β₂	临床功效
兴奋剂	肾上腺素	Y	Y	Y	低心排血量，低血压
	去甲肾上腺素	Y	Y		低血压
	去氧肾上腺素	Y			低血压
	多巴酚丁胺		Y		低心排血量
	多巴胺	Y	Y		低心排血量，低血压
	异丙肾上腺素		Y	Y	心率慢，低心排血量，肺动脉高压
拮抗剂（β 阻滞剂）	美托洛尔		Y		心动过速，高血压，心肌梗死，心绞痛
	阿替洛尔		Y		心动过速，高血压，心肌梗死，心绞痛
	艾司洛尔		Y		心动过速，高血压，心肌梗死，心绞痛
	卡维洛尔	Y（α₁）	Y	Y	充血性心力衰竭

β 阻滞剂使心肌兴奋性、节律性、传导性和收缩性降低，减少心肌氧耗。β 阻滞剂可以上调肌纤维膜受体功能，所以如果 β 阻滞剂突然中止，肌纤维膜受体对肾上腺素的敏感性会增加，成为一种潜在的危险情况。

磷酸二酯酶的抑制作用

胞质里环磷酸腺苷的作用非常重要。环磷酸腺苷的水平随着的 β 受体的活化而升高，乙酰胆碱刺激毒蕈碱受体和腺苷受体产生的抑制性 G 蛋白则会降低环磷酸腺苷水平。图 3-7 提到，对环磷酸腺苷增多的负反馈就是磷酸二酯酶的增多，从而降解环磷酸腺苷。磷酸二酯酶抑制剂（氨力农，米力农）可以抑制环磷酸腺苷的降解，增加其细胞内浓度。它们和 β 激动剂有协同作用。由于它们不刺激产生 G 蛋白-三磷酸鸟苷复合物，因此对钙离子通道的激活作用也较小，对 β 肾上腺素刺激引起的正性变时性和传导性也较小。

腺苷受体

腺苷受体分为四种，分别与兴奋性或抑制性 G 蛋白或各种激酶相关。腺苷 A₁ 受体的激活可以抑制环磷酸腺苷的产生，抑制慢钙通道的开放，打开腺苷激活敏感的钾离子通道（K_ATP）。这样导致超级化，延迟房室结的传导，减慢心室对房性心动过速的反应[1,22]。腺苷预处理在心肌缺血期间对心脏是有益的，可以抑制心肌缺血和再灌注损伤引起的炎性反应[22]。

其他血流动力学的调整

血管紧张素 II 可以收缩血管，减慢肾脏的排泄，是肾素-血管紧张素-醛固酮系统的最终效应分子。肾素由肾小球旁器分泌，将由肝脏产生的血管紧张素原转化为血管紧张素 I。血管紧张素 I 在血管紧张素转换酶（ACE 或激肽酶 II）的作用下转变为血管紧张素 II，这个反应主要发生在肺中。血管紧张素 II 的主要作用：①收缩血管，增加血管系统的阻力；②刺激肾上腺皮质分泌醛固酮，增加容量和心排出量。血管紧张素 II 通过这两种机制调节血压。血管紧张素 II 受体抑制剂（ARBs）直接抑制血管紧张素 II 的 IA 亚型受体。

内皮素有多重作用。当和 ET-A 受体结合时，可以收缩血管，增强血管平滑肌收缩和增殖。当和 ET-B 受体结合时，可以刺激释放 NO 和前列环素，介导血管的舒张[23]。

缓激肽和其受体结合，可以介导血管的舒张。精氨酸加压素可促进肾脏对水的重吸收，并且可以收缩血管。脑钠肽则有舒张心房，利尿和扩张小动脉的作用。低浓度的 NO 可以舒张血管，有正性肌力作用。

心肌细胞的收缩

分子水平（肌节）

肌细胞的一个收缩单元称肌节（图 3-4）。肌节直接在 Z 线处头尾相连形成肌原纤维。肌细胞由很多肌原纤维平行排列而成。肌节侧面（图 3-8）。

肌动蛋白在 Z 线处聚合形成细肌丝。肌球蛋白聚合形成粗肌丝。每个肌球蛋白分子呈杆状，杆的一段有两个球形的头。肌球蛋白的杆状部分由两条重链的尾部相互缠绕形成。球形的肌球蛋白的头是 ATP 酶，是肌动蛋白的结合部位。肌动蛋白结合到肌球蛋白的头部激活肌球蛋白 ATP 酶，使其水解 ATP。然后肌球蛋白构象发生改变，拉动肌丝（图 3-8B）。

有两种蛋白调节肌动蛋白和肌球蛋白之间的相互作用：肌钙蛋白和原肌球蛋白。肌钙蛋白（图 3-8A 中的 T）由三部分组成：Tn-C 钙离子结合位点，；Tn-T 连接肌钙蛋白和原肌球蛋白；Tn-I 在原肌球蛋白的作用下促进肌动蛋白和肌球蛋白的分离。与肌钙蛋白有关的是原肌球蛋白，纤维蛋白由两条链相互缠绕组成，这两条链位于肌动蛋白丝状物相互缠绕形成的槽内。当钙离子缺乏时，Tn-I 紧紧束缚于肌动蛋白上。钙离子与 Tn-C 结合后，Tn-I 与肌动蛋白分离，原肌球蛋白移动，显露肌动蛋白上肌球蛋白的结合位点，从而使肌动蛋白和肌球蛋白的桥接形成。Tn-C 有许多调节位点，和磷酸化有关，激

素和其他刺激可以改变其敏感性和压力生成的强度。酸中毒时质子结合到 Tn-I，会通过别构影响影响心肌收缩力，减低钙离子结合位点的亲和力[25]。

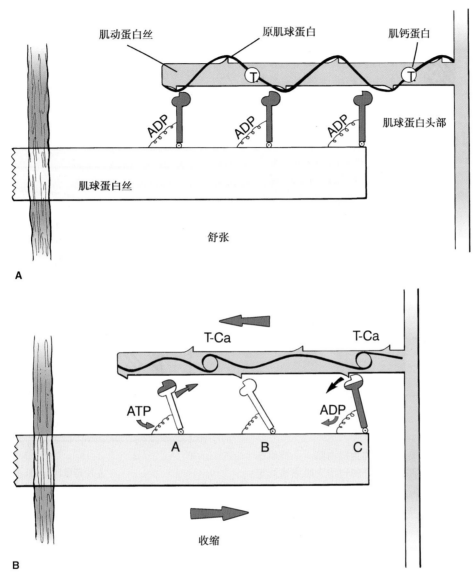

图 3-8 肌动蛋白和肌球蛋白的相互作用将化学能量转变为机械能。舒张期，肌动蛋白纤维上的活性位点被原肌球蛋白覆盖。当钙离子和肌钙蛋白结合后，原肌球蛋白离开肌动蛋白的活性位点，使活化的肌球蛋白头部和肌动蛋白结合（图中纯黑色标记的垂直部分）并顺着纤维方向滑动。这个过程中肌球蛋白的头部是断开的。ATP 水解向肌球蛋白 ATP 酶提供能量使其头部再次连接。收缩期，C. 代表正在断开；B. 代表已断开；A. 代表正在连接

在舒张期，Ca^{2+} 很难和 Tn-C 结合，而且肌球蛋白上与肌钙蛋白结合的位点也已关闭。去极化使细胞外 Ca^{2+} 内流，随后的钙触发和钙释放进一步增加细胞内 Ca^{2+} 水平（从舒张期的 10^{-7} 到收缩期的 10^{-5}）。这样便有足够的 Ca^{2+} 结合到 Tn-C，改变肌钙蛋白分子的构象，去除肌钙蛋白-原肌球蛋白 I 的抑制作用，使肌动蛋白-肌球蛋白桥接形成（图 3-8A）。横桥刺激肌球蛋白 ATP 酶，启动肌球蛋白构象改变，Z 线缩短（图 3-8B）。ADP 和 P_i 被释放出来。ATP 结合到肌球蛋白头部，使其从肌动蛋白上分离，然后肌球蛋白头部重新对线，为下一次收缩做准备。直到 Ca^{2+} 进入肌质网，细胞质

内 Ca^{2+} 浓度降低，肌肉收缩停止，这一周期结束。

心肌收缩力主要由肌动蛋白结合位点的暴露程度决定。这又取决于肌球蛋白和 Ca^{2+} 的亲和力以及 Ca^{2+} 的有效浓度。初始 Ca^{2+} 水平随着环磷酸腺苷、兴奋性或抑制性 G 蛋白、乙酰胆碱的水平而变化；Ca^{2+} 触发的强度则决定了细胞质内 Ca^{2+} 从肌质网释放的量。细胞溶质摄取 Ca^{2+} 的速度会被环磷酸腺苷改变（图 3-7）。环磷酸腺苷能够使部分肌钙蛋白磷酸化，促进 Ca^{2+} 释放，促使肌动蛋白肌球蛋白复合物的分离[7,26]。

细胞骨架

细胞骨架基本包括由肌动蛋白组成的微丝、由肌间线蛋白组成的中间纤维和微管蛋白组成的微管[27]。细胞骨架能够维持细胞解剖结构、传导张力并连接相邻的肌细胞。细胞骨架在细胞内信号传导中也发挥重要作用，心肌细胞通过筋膜和细胞桥粒被机械地连在闰盘上[28]。肌节的张力通过肌动蛋白微丝传送到闰盘上的筋膜。相邻细胞的中间纤维通过细胞桥粒相连。

肌节初长度对收缩力的影响

心肌细胞收缩力和肌节静息长度有关（Frank-Starling 定律）。静息肌节长度在 2 ~ 2.4mm 时，细胞收缩力最强。这个长度是肌球蛋白和肌动蛋白重叠的最佳长度，横桥数量最多。两者重叠变少时，肌节长度增加，收缩力减低。因为肌丝重叠部分减少而引起的心肌收缩力减低一般在临床上是不会发生的，因为心肌细胞静息长度很少超过 2.2 ~ 2.4mm。一旦到达这个长度，一种并联的弹性因子会阻止肌节一步伸长。心脏扩大主要是由于肌纤维的滑脱而不是肌节的拉长。心肌细胞拉长可以增加肌钙蛋白 C 对 Ca^{2+} 的敏感性，从而增强心肌收缩力。这种长度依赖性对 Ca^{2+} 的敏感性是心室 Starling 曲线上升支的重要组成部分。

泵

微观架构

每个肌细胞被结缔组织框架包绕，称为肌内膜。一群肌细胞则由肌束膜连接起来。整个肌肉由肌外膜包绕。肌束被固定在心脏纤维支架的基底部。肌束以重叠模式螺旋围绕。

宏观架构

心室的几何形状取决于其功能。左室由于要承受较高的压力，因此呈圆锥形，出口和入口相邻，位于椎体的底部。在收缩期，受心脏同轴收缩和室壁增厚率的影响，心腔容量减少，其中增厚率的影响较大。右室围绕左室，室腔呈月牙形，进出口分别位于两端。当右室游离壁向室间隔反方向同轴收缩时，室腔容量减少。

力学

临床量化的生理学参数

心外科医生可以从多个方面评价心功能。临床上，我们可以直接测量主动脉压、肺动脉压、肺毛细血管楔压和中心静脉压。心排出量可以通过热稀释法或者在血氧饱和度的基础上估算。其他的一些参数可以通过这些直观的测量计算出来，但是由于受到肺循环和体循环阻力以及心室做功等因素的影响，计算的结果可能会有一些偏差。射血分数（心搏出量除以舒张末期容量）可以通过超声心动图和造影评估，但是会受到心室负荷、心率和心肌收缩力的影响。尽管这些指标的测量在临床工

作中非常有效，但是都不能直接代表心肌收缩力。

Frank-Starling 定律

在一定的生理限度下，心脏作为输血的泵装置向组织泵血，舒张期回心的血容量越多，收缩期心脏泵出的血也就越多。正常情况下，心脏将心室内的血完全泵出，静脉压不增高。正常心脏中，心室容量增多时，心肌收缩力也会随之增强。这种肌节长度随着心肌收缩力的变化而变化的关系就叫做 Frank-Starling 定律。左室的变化曲线（图 3-9）。图 3-9 还描述了正常浓度肾上腺素刺激和高浓度肾上腺素刺激的曲线。同样的静息状态下，肾上腺素刺激会增强收缩力，这种刺激是一种正性肌力作用。

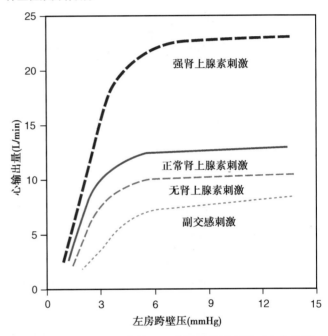

图 3-9 左室 starling 曲线，四种神经体液刺激对左室的影响见曲线变化

前负荷：舒张期扩张性和顺应性

前负荷是静息时肌细胞伸展到功能性长度所承受的负荷量。因为心室腔的容量决定静息时细胞的收缩强度，所以前负荷是影响心脏收缩的重要因素，心肌初长度对心肌收缩力有重要影响。临床上较难评估心室容量，常用压力代替，所以常用心室充盈压反映前负荷。心室舒张末期容积和心室舒张末期压力在一定范围内有良好的相关性。图 3-11 描述了几种压力容积关系曲线。舒张末期容积增加时，心脏收缩增强，舒张末期压力也会相应增加。心室容积的变化率除以压力的变化率就是心室的顺应性和扩张性。心室的稳定性则和顺应性正好相反，是心室压力的变化率除以容积变化率。

很多因素都会影响舒张期压力-容积曲线。心肌纤维化、心肌肥厚和心功能衰竭都会使心脏变得僵硬（图 3-11C 和图 3-11E）。纤维化的心脏中，由于心肌细胞间胶原网络增多，而使得心脏顺应性下降。心肌肥厚时，心脏中非收缩成分的硬化以及心脏舒张受损与心肌顺应性下降密切相关。心脏舒张是一个主动的消耗能量的过程，儿茶酚胺可以加快心脏舒张，但

是当局部心肌缺血、甲状腺功能减退、慢性心力衰竭时，舒张功能下降。图 3-11 的压力-容量环体现了病理情况下舒张期扩张性改变的重要性。

后负荷

后负荷是肌肉收缩时对抗其收缩时的张力。简单地说，心脏后负荷就是心室射血时所要对抗的压力。后负荷越大，心脏射血时的消耗则更大。除了通过压力的变化为射血提供势能，收缩的左室还需要克服升主动脉扩张的顺应性将血泵到体循环

中。血液流动需要的能量相对较小（势能远大于动能）。抵抗力，即压力变化除以心排出量，能够反映心脏传递给血流的势能。为了准确描述心室射血阻力，血管循环系统的顺应性和动能也要考虑在内，即血管系统的阻抗（一般称为主动脉阻力）。顺应性能反映心室系统的容量和射血能力，当心室系统顺应性很强时，压力约等于阻力。当顺应性减低时（比如动脉硬化），压力小于阻力[29]。当压力和阻力的相互关系发生变化时，重搏切迹，收缩末期压力，主动脉瓣的启闭，主动脉压力等均发生一系列变化（图 3-10）。

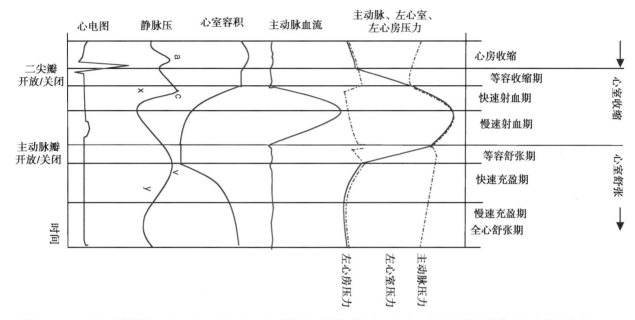

图 3-10　一个心动周期中，左心房、左心室、主动脉压、体循环压力、血流、左室容积以及体表心电图的变化

心动周期

图 3-10 列出了一个心动周期的多种参数。按照惯例，舒张末期早于心室的电机械活动的开始，是一个心动周期的起始。心脏收缩时，二尖瓣关闭，室腔内压力迅速升高，直到主动脉瓣开放。心脏开始射血，室腔压力继续增高，直到心室容积减少时，压力开始回落。射血停止后，主动脉瓣关闭，室腔内压力迅速下降直到二尖瓣开放（等容舒张期）。一旦二尖瓣开放，心室迅速充盈，然后随着心室腔内压的增高，充盈减慢，心室扩张早于心房收缩（舒张充盈期）。心室舒张末期，心房收缩完成。心房收缩是在全身静脉压的基础上给心室一个前负荷。

准确理解静脉压的变化对于诊断一些病理过程非常重要。右房压较容易监测，肺毛细血管楔压能间接反映左房压。"a"波对应的是心室舒张末期，心房收缩使心室充盈。"c"波反映收缩期心室压力升高将房室瓣推向心房的压力。"x"下降是心房舒张，心室排空后房室瓣下移造成的。"v"波反映房室瓣开放前，心房压力的不断升高。"y"反映房室瓣开放后心房迅速排空。这些特征性的波形改变被用于诊断和区别收缩和限制过程，本书其他章节也会提到。左方"v"波凸出提示二尖瓣反流。

心室压力-容量关系

心功能可以通过一个心动周期中心室内压力和容积描述

（图 3-11）。

在这种关系下，可以衍生很多方法来评估心功能。压力-容量曲线由 Frank-Starling 关系演变而来：舒张末期心肌长度决定心室收缩承受的压力和收缩功能。图 3-11A 右下角代表舒张末期。压力容量环相继等容收缩（上升到右上角）；然后射血（移动到左上角，即收缩末期［ES］）；等容舒张期（左下角底部）再次充盈（右下角）。评估心室功能的数据来自于收缩末期压力容量环左上角的点和舒张末期右下角的点。压力容量环内部的区域则代表心室的做功。

收缩性

心肌收缩性是在特定前后负荷和特定心率情况下心肌固有的收缩力。换言之，心肌收缩性与前后负荷以及心率无关。理论上讲，固有心肌收缩特性保持不变时，前负荷增加，心排出量和每搏量都增加，后负荷增加，心排出量和每搏量减低，心率加快时（假定舒张期仍可使心室完全充盈），每搏量不变而心排出量增加。虽然心肌本身的收缩特性会影响心排出量，但在临床上很难监测。作为研究，可以通过收缩末期压力容量关系（ESPVR）将心脏收缩性量化。收缩性可以通过图 3-12 上的直线斜率（E_{ES}）和横坐标容量（V_0）的截矩表现出来。保持后负荷和心率不变，前负荷因腔静脉阻塞而暂时减少时，压力容量环会发生一系列改变，环面积减小并向左移动。收缩末期递增的压力容量点被线性化导出 ESPVR。在临床收缩压范

46 第一部分 基 础

围内（80～120mmHg），收缩末期压力容量线主要是直线。左室变力状态增加时，E_{ES} 增加，V_0 有时候减低。相反，左室变力状态减低时，E_{ES} 减低，有时 V_0 增加（图 3-12）。类似 ES-PVR 描述心室收缩功能，舒张末期压力容量曲线（EDPVR，图 3-12）用来描述舒张期心室顺应性（正好和 ESPVR 相反）。

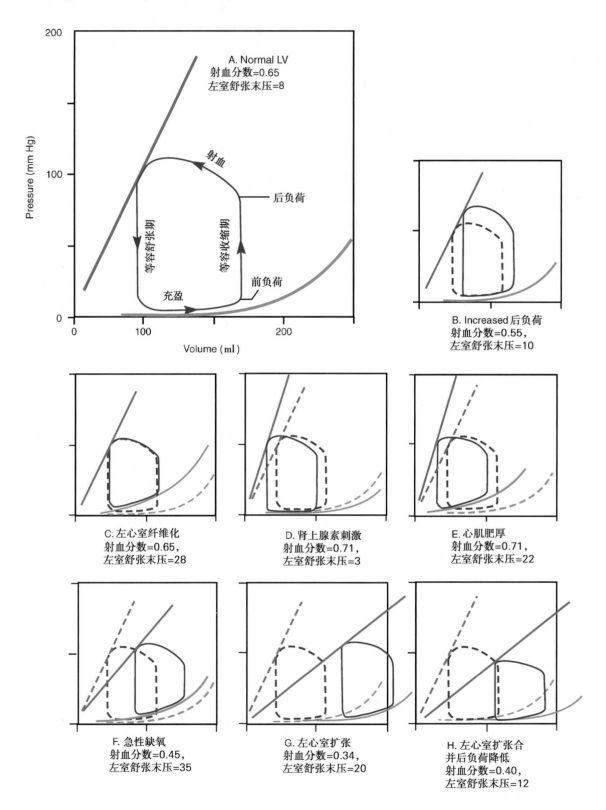

图 3-11 各种生理或病理情况下左室压力容量曲线如图。每个环底部的黑色曲线代表舒张期压力容量关系，环左上面的黑色直线代表收缩末期压力容量关系。每个环的每搏量都被设定为 75ml。除了图 B（后负荷增加，收缩压 140mmHg）和 H（后负荷减低，收缩压 90mmHg），其他所有的主动脉收缩压均为 115mmHg

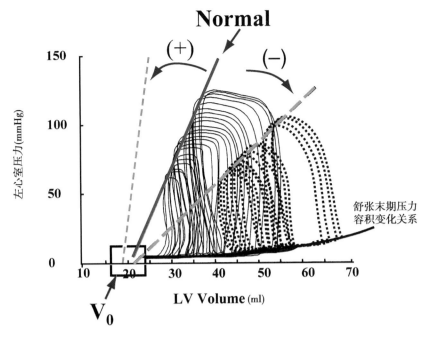

图 3-12　正常左室容量环如实线所示，30 分钟缺血再灌注后如虚线所示。收缩末期压力容量曲线上的每个点是通过线性回归分析出来的。心腔僵硬的舒张末期压力容量关系是通过描迹舒张末期环的指数曲线得来的。图中横坐标上截图即容量 V_0。负性肌力作用使 ESPVR 斜率降低，正性肌力作用使 ESPVR 斜率升高。值得注意的是，这几种情况下 V_0 的变化并不大。有些情况下，负性肌力作用会使斜率降低，V_0 增加

EDPVR 受心肌细胞钙离子摄取、心肌收缩蛋白的分解、细胞骨架、心室壁厚度和心包的影响。

压力容量环可以用来分析不同的生理状况。后负荷增加（图 3-11B）时，收缩末期压力容量环会轻度升高并右移。如果要保持心搏量不变，舒张末容积则需要升高。因此，即使收缩力不变，射血分数也会轻微下降。图 3-11C 显示了心脏扩大、心肌纤维化、心包填塞时心室顺应性减低的情况。在收缩功能不变的情况下（E_{ES} 和 V_0 不变），若要维持每搏量和射血分数就必须提高舒张末期压力。肾上腺素能刺激的正性肌力作用（E_{ES} 升高）和肌肉松弛（EDPVR 减低）作用（图 3-11）使压力容量环左移，可以保持每搏量不变，而且增加心排出量。肥大心脏的舒张顺应性会下降，而收缩顺应性增加（图 3-11E、3-11D）。为了保持其每搏量，则需舒张末压升高，而舒张末容积相对减少，致使压力容量环左移，心排出量增加。但肥大心脏的每搏量增加是有限的。急性心肌缺血（图 3-11F）时会减低舒张顺应性（增加 EDPVR）和心肌收缩力。为了保证每搏量，压力容量环需向上移动，与临床观察到的急性心肌缺血的心排出量减少，左室压升高是一致的。对于慢性充血性心衰心脏扩大的患者（图 3-11G），压力容量环也是右移的，而且可以观察到舒张期压力容量环（EDPVR）斜率轻微改变。由于顺应性的改变，舒张末期压力并不会明显增加，但是为了维持每搏量，压力容量环就必须上移。和前文心肌纤维化过程对比，长期心衰后负荷下降（图 3-11G）的影响如图 3-11H。但 ESPVR、EDPVR 和每搏量都没有变化。但压力容量环左移，心室舒张度，舒张末压力和射血分数都会下降。正性肌力药会使 ESPVR 曲线左移，心室扩张程度减小，每搏量和射血分数增加。但这都是理想化的结果，临床上并不可能完全一致。尽管这些因素之间存在这样那样的相互作用，但这种理论对于临床干预还是很有帮助的。

另一个观察收缩力的指标受其他参数影响较小，叫前负荷补充搏出功（PRSW）。搏出功是压力容量环的一部分。压力容量环中，腔静脉受阻时，搏出功和舒张末容积呈相关性（图

3-13）[30]。

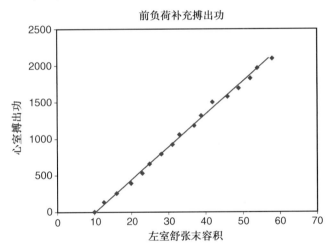

图 3-13　前负荷补充搏出功的假定曲线图

线性关系的斜率可以用来测量收缩力，不受前负荷和后负荷的影响。PRSW 关系能反映左室收缩和舒张期所有情况[31]。

收缩力的临床指标

从前面的讨论可以看出，收缩力的程度是可以评估的，但是和血压不同，不能通过具体数据描述。ESPVR 和 PRSW 是独立的描述心室的指标，可以精确测出收缩力的变化。ESPVE 和 PRSW 应用于临床的最大困难就是较难测出心室容积，并且要通过降低前负荷得出压力容量曲线。目前已经找到更好的测量心肌收缩力的指标。

心室壁的压力

左心室是一个正压的形状不规则的腔室。左室收缩时，室壁压力不断增加对抗后负荷，将血泵出。室内压力和心室的形状决定室壁收缩情况。用一个圆柱体的模型模拟左室，可以测量室腔大小和室壁厚度对收缩力的影响。这个模型中管周压力

以来氏定律为基础：

$$\sigma \propto \frac{\mathrm{P}r}{w}$$

σ代表室壁压力（≈张力），P是跨壁压，r为圆周半径，w是室壁厚度，这个公式有很重要的临床意义。维持室壁张力消耗能量的过程。血液中唯一能几乎完全被心肌细胞摄取的便是氧气，室壁张力很大程度上决定了心脏的耗氧量。在某种情况下，心脏通过改变室壁张力来代偿缺氧的情况。如果室内收缩压慢性增高（主动脉瓣狭窄或者高血压），心脏会通过心室肥大或室壁增厚代偿性地降低心室壁张力。但是，舒张末压力也会随之增高（图3-11E）。

另一种情况就是，心脏虽然通过代偿机制调整室壁张力和心肌氧耗之间的关系，但仍然因某些原因发生心脏的扩大。为了弥补这种收缩性衰竭，心脏代偿性扩大。舒张期心室扩张会相应地增高室壁压和氧耗。心排出量增加的功能会受限，临床上容易出现症状。

能量学

化学原料

供给心脏的能量绝大部分来自于氧化磷酸化，无氧代谢酶的缺乏限制了无氧代谢。心肌的主要能量来源是碳水化合物和游离脂肪酸。在有足够氧的情况下，这些成分开始合成ATP。60%到70%的ATP被心肌细胞收缩消耗，10%～15%用于维持细胞膜内外的离子浓度梯度，剩下的则用于线粒体对钙离子的摄取和释放，糖元的分解和再生以及甘油三酯的合成。

心脏在有氧状态下对化学能源的利用是非常灵活的。禁食状态时，心脏供给的70%来自于脂质。足量的脂肪酸会抑制心肌对糖的利用[32]。高碳水化合物餐后，血糖和胰岛素水平升高，游离脂肪酸下降，糖几乎是能量代谢的主要来源。运动时，乳酸水平升高，抑制游离脂肪酸和碳水化合物的摄取，可以负责70%的心肌代谢。

无论是哪种能量来源，氧都是综合利用所必需的。缺氧时，有两种提供ATP的途径，糖酵解和磷酸盐的转换，游离脂肪酸和糖酵解的产物则不能被代谢掉。1mol糖无氧酵解只能产生2mol ATP，但有氧代谢能产生38mol ATP，因此糖酵解效率很低。磷酸肌酸中储存的磷酸盐可以将ADP转化成ATP，但生成的ATP数量非常有限。

ADP的利用率是决定氧化磷酸化能力的主要因素。缺血缺氧时，ATP分解成ADP，随后分解成AMP、腺苷和肌苷。缺血心肌中，核苷酶的主要成分ATP、腺苷、肌苷、次黄嘌呤等会缺失。如果有氧供恢复，ATP可以通过肌苷、次黄嘌呤、次黄嘌呤核苷酸等途径部分恢复。但仍需要从头合成，完全恢复正常水平的ATP可能需要几小时甚至几天。心肌缺血时，糖酵解虽然效率较低，但成了提供ATP的主要途径，这也导致体内乳酸增高，乳酸和无机磷酸盐的升高导致了酸中毒。酸中毒通过抑制糖酵解途径中的限速酶：6-磷酸果糖激酶[34]。多余的质子则与钙离子结合位点竞争，妨碍心肌的收缩和舒张。即便这样，糖酵解产生的ATP也是可以维持细胞存活的。葡萄糖，胰岛素和钾离子参与糖酵解，并且在心肌缺血损伤后这种参与可能是大有裨益的[35]。

氧耗的决定性因素

因为心肌需要的所有能量几乎都来源于有氧代谢，所以氧耗率（MVO2）即可表示心肌代谢率：

$$MVO_2 = \frac{CaO_2 - CvO_2}{CBF} \Big/ Mass$$

MVO_2指氧耗率，CaO_2指100ml氧合血中的氧容量，CvO_2是冠状静脉血的氧合量，CBF代表每分钟冠脉血流量。因为大部分能量被用于心肌收缩，所以氧耗率的变化直接影响心脏循环和做功。能量的利用会随着心脏做功的增加而增加。

心脏每分钟的做功由心率，每搏量和射血压力决定。任何一个因素变化，心肌氧耗都会改变；但是每分做功并不直接决定氧耗率。直接决定心肌氧耗的是每个心动周期的心室壁压力。事实上，在等容收缩期，心脏消耗的能量并没有以动能的形式传递给血液[36]在等容收缩期心室射血的氧耗只占20%～30%。简单地说，主要决定心脏氧耗的是心室射血的压力。后负荷增加比射血量增多需要消耗更多的能量。当心脏扩大，舒张期容量增多时，心肌射血氧耗率也会增加。

心脏效率将氧耗率和心脏做功联系起来。因此，心脏效率=work/MVO2。心脏效率根据做功方式的不同在5%到40%之间变化[37~40]。等容收缩期，氧耗主要用于拉伸心肌细胞扩展心室容量，所以心脏效率减低。心肌变力状态虽然没有被列入方程，但对心脏效率也有重要的影响。心室扩张会减低心脏效率，因为心室腔扩大，室壁的压力和射血量都出现减少。

心脏手术后，相对于心脏做功而言，心肌氧耗的增加更为明显，因此心脏效率一般会降低。基础代谢的增加、兴奋收缩过程中氧耗的增加和线粒体水平ATP较少产出都会产生额外的氧耗。

正确理解室壁张力及其和氧需的关系在心脏外科中是必要的。过高的系统动脉压力也就需要更高的能量消耗。主动脉内球囊反搏可以通过降低后负荷和提高冠脉血流来改变能量平衡。升主动脉开放或心衰时，心室扩张，室壁压力超过心肌层运输氧的能力。

心衰时，每搏量减少，要维持心排出量不变，只有加快心率，但这样就增加了心室壁压力增高的时间，同时舒张期缩短，进一步破坏了氧的供需平衡。

代谢需求的功能反应

代谢需求的反应一般会引起三个明显反应，其中两个是急性短期反应，一个是长期反应。

急性生理反应

这些反应包括对血流动力学和代谢需求变化的生理适应。总体来说，这些反应都受前负荷和后负荷变化引起的舒张末期容积变化的影响。逐次心搏对舒张末期容积变化的反应在维持心搏出量稳定方面是非常重要的。

生化功能的改变

随着收缩和舒张的变化，心肌代谢也在发生变化。这些变化是根据肌细胞内钙离子流动而变的[42]。钙离子浓度取决于穿过肌质网的钙离子流。钙离子流又由肌质网内钙离子量和能穿过质膜的钙离子量决定。ATP 水平的降低抑制钙离子的摄取和释放。肌球蛋白的磷酸化酶可以加快横桥运转的速度，而肌钙蛋白I的磷酸化可以促进肌肉松弛[43]。酸中毒通过抑制钙泵、离子通道和离子交换等可以抑制心肌的收缩和舒张[44]。

■ 基因表达的改变

代谢需求的慢性改变会激起增殖反应，从而导致基因表达的改变。这些改变包括肌球蛋白和肌动蛋白形态的变化以及细胞膜上离子通道和离子泵数量的变化。

冠脉血流

■ 正常冠脉血流

人静息状态下的冠脉血流量约为 1ml 每分钟每克心肌。这些血流首先穿过心外膜，然后渗透入小动脉和毛细血管丛到达心肌。冠脉血流的阻力主要来自于穿通动脉（20 ~ 120μm）。因为心肌细胞代谢很旺盛，所以毛细血管的密度也非常高，几乎每个肌细胞都有一个毛细血管供应，静息时，相邻毛细血管间距约为 17μm。心内膜下心肌中毛细血管的密度远高于心外膜组织中的密度。当心肌氧需增加时，心肌血流可以增加到平时的三到四倍。这要靠阻力血管的舒张和扩张更多的毛细血管来完成。更多毛细血管开放后，毛细血管间距减少，输送氧和营养物质穿过细胞的距离相应减少。

通过流量探头的监测可以发现，冠脉血流灌注左室是阶段性的，舒张期血流量大于收缩期[45]。冠脉的这种灌注模式是随着左室的收缩和舒张呈周期性变化，收缩期时，左室压迫动脉和心肌内微血管。左室收缩时对血管的压力是有梯度的，心内膜下压力大于或者和心室腔内压力相当，心外膜下压力则较低。通过对收缩期透壁血流的测量发现，心外膜下血管优先得到灌注，心内膜下血管则易出现灌注不足。到收缩末期时，血流又反向留到心外膜表面血管[46]。因此，心内膜下心肌主要在舒张期得到血液供应，而心外膜下心肌在舒张期和收缩期都能得到供应。为了让内层心肌得到充足的灌注，心内膜下血管密度要高于心外膜下[47]。当心肌灌注减少时，心内膜下心肌出现功能障碍，组织损伤或坏死的风险更高。这和以下几点有关：①收缩期压力大；②舒张期血流储备少；③室壁压力和节段收缩的氧需较大。如果舒张末期压力上升到 25、30 或者 35mmHg，舒张期心内膜下血管也会和收缩期一样收缩。远端冠脉压力在达到 40mmHg 以上时，心外膜下血管便可以启动血流的自动调节。但要使心内膜下血流能自动调节，远端冠脉压力必须下降至平均远端冠脉压 60 ~ 70mmHg。低于这个水平时，心内膜下血管储存的血流就会被耗尽，并且随着末梢冠脉压力的下降，末梢血流也会直线下降。在室壁厚度增加，收缩或舒张期室壁张力增加等病理过程中，心内膜下心肌灌注更容易受累。主动脉瓣反流时，由于主动脉舒张压降低，心室内舒张压和收缩压升高，心内膜下灌注更易受影响[45,47]。

与左冠状动脉血流的周期性变化不同的是，右冠脉血流在整个心动周期中基本不变。这种稳定的血流与右室壁较低的张力和右室较低的血管外压力有关。

■ 冠脉血流的控制

冠脉血流量与心脏的代谢需求密切相关。在正常情况下，心肌组织会摄取冠脉血携氧量的近 70%，接近生理最大值。所以继续增加氧供的唯一途径是增加冠脉血流量。为了使效率最高，局部冠脉存在精确的动脉舒张和动脉收缩调控机制，包括：①代谢性血管舒张系统；②神经调控系统；③血管内皮[49]。血流量每时每刻都受冠脉阻力血管的调节，包括小动脉和毛细血管前括约肌。

当局部血流不足时，代谢性血管舒张系统会迅速作出反应来满足代谢的需要。主要的介质就是肌细胞产生的腺苷。当氧供不能维持 ADP 快速脱磷酸化成为 ATP 时，腺苷就随之产生，然后通过激活 A$_2$ 受体刺激小动脉平滑肌细胞。一旦心肌层有足够的氧供时，腺苷的生成又会减少。因此，腺苷是氧供和氧需的偶联剂。其他影响冠脉血流的局部血管扩张剂有 CO_2，乳酸和组胺等。

交感神经系统通过 α 受体和 β 受体发挥作用。大的传导血管的直接神经支配较多，而小的阻力血管的直接神经支配则较少。阻力血管平滑肌细胞上的交感受体会对体液内的儿茶酚胺产生应答。血管上的 α 受体相对于 β 受体占优势地位，所以当交感神经末梢释放去甲肾上腺素时，血管发生收缩效应。

冠状动脉血流的内膜依赖性调节是一种血管舒张因子与收缩因子共同维持的动态平衡。血管舒张因子包括精氨酸在内皮 NO 合酶作用下合成的 NO 和内皮释放的腺苷。最主要的血管收缩因子是内皮细胞生成的收缩肽内皮素-1。其他血管收缩因子包括血管紧张素Ⅱ以及超氧自由基[50]。NO 是在可溶性因子（乙酰胆碱，腺苷和 ATP）和机械信号（剪切力和增加管腔内冠脉血流的二级动脉压力）的作用下由冠脉血管内皮细胞产生的，它可以影响冠状动脉的局部调节。当内皮细胞完整时，交感神经释放的乙酰胆碱和 NO 共同作用，使血管舒张。如果血管内皮不完整，乙酰胆碱则通过直接刺激血管平滑肌细胞收缩血管。NO 能有效抑制血小板聚集和中性粒细胞功能，这对缺血再灌注和体外循环过程中的抗炎反应是非常有意义的。

内皮素-1 明确作用于平滑肌细胞上的内皮素受体 ET$_A$，使平滑肌收缩。内皮素-1 能抵消内生的腺苷、NO 及前列环素（PGI$_2$）产生的血管舒张作用。当出现缺血缺氧等应激条件时，内皮素-1 可以一种旁分泌方式由血管内皮迅速合成。内皮素-1 的半衰期只有 4 ~ 7 分钟，但比腺苷（8 ~ 12 秒）和 NO（几毫秒）要长。另外，ET-1 和 ET$_A$ 受体的结合可以延长其半衰期。人的冠状动脉上有丰富的内皮素-1 结合位点，表明内皮素-1 在调节冠脉血流中发挥着重要作用[51]。而且，心肌缺血再灌注和外科手术后，内皮素-1 水平会增高。

正常情况下，血管舒张系统对阻力血管是起主要作用的。比如交感神经兴奋时，虽然去甲肾上腺素的释放能直接收缩血管，但兴奋引起的代谢活动增加可以间接通过代谢系统舒张冠状动脉[52~54]。

冠脉血流量也由灌注压决定。但是，灌注压超过一定限度时，冠脉流量则维持不变。这就是冠脉自动调节阻力以适应冠脉血流的变化。灌注压力在 60 ~ 120mmHg 时，自动调节作用正常发挥。如果冠脉末梢因为狭窄或低血压而产生灌注压减低时，血管扩张作用就会受到影响，冠脉血流也会减少，这和灌注压力成线性相关。因为左室心内膜下血流储备较少，因此该部位的冠脉舒张也最容易达到最大的程度，进而也最容易发生灌注不足。

冠状动脉狭窄对血流动力学的影响

外科手术主要通过改变较大的灌注血管来治疗冠状动脉粥样硬化性心脏病。狭窄程度对血流动力学的影响主要由泊肃叶定律决定，这个定律描述了粘性流体在水平圆管中做层流运动时受到的阻力：

$$Q \equiv \frac{\pi\,(\Delta P)}{8\eta} \cdot \frac{r^4}{l}$$

$$R \equiv \frac{(\Delta P)}{Q} \equiv \frac{8\eta}{\pi} \cdot \frac{l}{r^4}$$

Q 代表流量，ΔP 为压强差，η 为黏滞系数，r 代表半径，l 则是长度。血管阻力和半径的四次方成反比，和管长成正比（表3-2）。因此，血管直径稍变一点，血管阻力的变化就十分显著。正常情况下，灌注血管足够大时，内径减少50%，对血流动力学几乎没有影响。内径减少60%时，血流动力学略受影响。当狭窄程度大于60%以后，轻微的增长就会明显影响冠脉血流。80%狭窄的血管阻力是60%狭窄血管的16倍。血管狭窄程度到90%时，其阻力是60%狭窄程度的256倍[55]。此外，同一血管连续狭窄，血管阻力是递增的。另一个影响血管阻力的因素是湍流。狭窄病变可以将层流转变为湍流[56]。层流时，压力的下降和流量 Q 成比例，湍流时，压力的下降和流量 Q^2 成比例。基于这些原因，冠脉狭窄的患者狭窄程度轻微增加，临床症状则明显加重。

表3-2 基于泊肃叶原理探究狭窄长度和程度对血流阻力的影响

直径1cm 的血管的狭窄百分比	半径 cm	不同长度的不同阻力		
		0.25cm	1cm	2cm
0	0.5	1	4	8
50	0.25	16	64	128
60	0.2	39	156	313
70	0.15	123	494	988
80	0.1	625	2500	5000
90	0.05	10000	40000	80000
80%狭窄比60%狭窄的阻力增加倍数				16
90%狭窄比60%狭窄的阻力增加倍数				256

0.25cm 长的相关血管从狭窄0%到狭窄100%看血流量的对比意义

另外，冠脉粥样硬化还会影响正常血管的功能机制。粥样硬化的血管内皮经常受损，导致血管收缩机制相对来说强于血管扩张机制；以至于血管对收缩刺激的反应性增强，而舒张功能受损[57]。

狭窄程度小于60%时，血流只有轻微改变。这是由于阻力血管末梢会向容量血管提供血流补偿。当血流阻力增加时，近端血管阻力增加而末梢阻力减少，血流量并未改变。当血流储备减少时，由于末梢血管收缩，任何引起氧耗增加的刺激（心动过速，高血压或运动量增大）都会导致心肌缺血[49]。

在人类，冠状动脉为末梢血管，除了病理情况下，它的主要分支间较少有侧支循环。当冠脉突然阻塞时，虽然在细小血管有一些侧支循环，但这些流量不足以维持细胞的正常功能。侧支循环流量在接下来的8~24小时内逐渐增加，到完全闭塞的第三天能达到初始流量的两倍。侧支循环在大概一个月后完全形成，基本恢复对缺血区域存活心肌的血液供应。缺血预处理或缓慢加重的冠脉狭窄还可以锻炼已存在的侧支循环增加其功能。这些侧支循环对预防冠脉阻塞引起的心肌缺血有很重要的意义[58]。

内皮功能障碍

上文提到，NO、腺苷和内皮素-1 都是由内皮组织合成和释放的[59,60]。缺血再灌注、高血压、糖尿病和高胆固醇血症都会减少 NO 的生成，内皮素-1 相对高表达，引起血管收缩。心肌短暂缺血再灌注后，NO 生成减少，阻力血管的舒张储备则降低，从而血流量减少，这样形成一个恶性循环。一些冠脉搭桥术后的患者，也会出现冠脉血管 NO 生成受损的现象。

内皮有利于阻止血源性炎性细胞（白细胞或血小板）间的相互作用，从而抑制炎性反应。炎性瀑布一般在败血症、缺血再灌注和体外循环时容易发生。正常情况下，内皮细胞通过释放腺苷和 NO 阻止中性粒细胞和血小板的作用。内皮细胞的损害会降低其对中性粒细胞黏附的阻碍作用，以致中性粒细胞易于黏附在内皮表面损害内皮，然后释放氧自由基和蛋白酶。这样就进一步放大炎性反应，减少腺苷和 NO 的释放，而腺苷和 NO 可以抑制炎性细胞的相互作用。激活的中性粒细胞的产物会对其他组织产生作用，尤其是心脏，增加其血管通透性，减少血流，提供细胞坏死和凋亡的环境[61]。

刺激心脏炎性反应的介质包括细胞因子（IL-1，IL-6，IL-8）、补体成分（C3a，C5a，膜攻击复合物）、氧自由基和凝血酶。这些因子都可以上调炎性细胞（CD11a/CD18）和内皮组织中黏性分子的表达。体外循环中细胞因子和补体成分的释放会系统地刺激血管内皮，从而导致炎性反应[62]。腺苷和 NO 已经被用于治疗减轻体外循环中的炎性反应，减轻缺血再灌注损伤及内皮损伤[63,64]。

心肌的结果

灌注不足：心肌梗死，心肌顿抑和心肌冬眠

当氧供减少时，心肌收缩力会迅速降低（在8~10次心搏

内），这在心肌缺血时非常明显，当恢复灌注后则会迅速逆转。当外部冠脉血流显著减少时，细胞自动调节会启动，来代偿血流的减少。细胞 ATP 水平的降低使细胞腺嘌呤核苷酸的生成明显减少，如果冠脉血流持续降低，嘌呤核苷酸会进一步减少，和心肌细胞内钙离子一起导致细胞凋亡和坏死。心肌内钙离子水平的增加引发氧化磷酸化解耦联，形成恶性循环[65]。如果心肌细胞在细胞器发生不可逆损伤之前得到再灌注，就会逐渐恢复正常。由于嘌呤核苷酸需要再合成，心肌细胞 ATP 需要几天的时间恢复到正常水平，在这段时间，心肌收缩功能受损。这种损伤和收缩蛋白的可逆性损伤相关，因此收缩蛋白对细胞内钙离子水平的反应性也会降低。虽然每次心搏钙离子释放几乎不变，但收缩的效果大大地减低，1～2 周后，心肌细胞慢慢恢复。这种有功能但是功能失调的细胞叫做顿抑细胞[66~68]。

长期慢性灌注不足时，心肌细胞的氧供减少，但是基本可以维持心肌细胞最基本的代谢。这种慢性灌注不足会导致长期心肌收缩功能下降，称为心肌冬眠。心肌冬眠和兴奋收缩耦联过程中钙离子量的减少有关，因此每次心搏时，胞质内钙离子浓度不足以支持心脏产生有效收缩。组织学检验显示，心内膜下组织收缩蛋白、肌质网出现缺失的同时其他亚细胞结构也发生变化[69,70]。恢复灌注后，冬眠心肌可迅速恢复正常，收缩功能也不受影响，但完全恢复可能要延迟几个月[66,71~73]。这对心室功能低下但心肌细胞正常的患者非常有意义[74]。

缺血心肌再灌注会导致更严重的心肌受损，而不是迅速恢复。缺血再灌注损伤的病因是多重的。再灌注区域受损内皮抑制白细胞的功能降低，同时氧自由基也会释放出来。ATP 依赖性 Na^+-K^+ 泵功能的紊乱会导致细胞水肿、细胞膜破坏，以至扰乱细胞容积的调节。减少再灌注损伤和不良后遗症的方法有：灭活和消耗白细胞，抑制内皮细胞的激活，清除氧自由基，避免再灌注时钙离子浓度的降低和逆转再灌注的高渗透性[75,76]。腺苷和小剂量 NO 能有效地保护心脏，减弱中性粒细胞介导的损伤、心肌梗死和细胞凋亡[77]。

缺血再灌注代谢的变化是一个复杂的过程，这个适应机制在氧供暂时减低的情况下保证了心肌细胞的存活。当出现短期冠脉梗塞时（5 分钟以内）这些适应机制就会启动，这样冠脉梗塞的远期后遗症将大大地降低。这个现象称为缺血预适应或缺血预处理。一般冠脉梗塞会导致 40% 左右的心肌细胞坏死，而经过短时间缺血预处理的部位发生冠脉梗塞时，细胞坏死率会降到 10% 左右[75,78,79]。

心衰的生理功能

定义和分类

心衰就是指心脏的射血功能已不能满足全身组织器官的代谢需求。引起心衰的原因可能是舒张功能下降或收缩功能下降或两者共同作用。左心室大面积的急性或慢性心肌梗死导致心脏收缩功能降低。收缩功能的急性下降则影响心室的搏出量（图 3-11F）。心梗恢复后，心室扩大会降低心室收缩功能。心肌病则是所有心肌受累，心脏收缩功能下降。长期瓣膜关闭不

全会影响心室结构和细胞功能，从而导致心衰。所有这些例子中，均会发生左心室的扩大，左室压力容量环右移（图 3-11G）。这些情况下，舒张期压力容量环没有大的变化。但是，整体收缩功能减低，甚至不能满足其静息时的需求[80,81]。

舒张功能衰竭可以不伴有收缩功能受损，衰竭的原因可能是心肌纤维化、心脏扩大或者是外部约束影响心脏舒张，比如心包填塞等[82]。左室心肌硬度增加，舒张期压力容量环上移（图 3-11C、图 3-11E）。左室心肌硬度增加最常见的原因就是慢性高血压病合并后期的左室肥厚和舒张期僵硬度增加（与心肌细胞肥大和左室纤维增生密切相关）[83,84]。

从这些例子可以看出，虽然某一过程是主导因素，但大多数心衰患者的心脏收缩和舒张功能都会受损。

心衰早期心脏和全身生理改变

机体启动的适应性代偿反应是否会导致心衰取决于不断进展的心脏病理过程的程度。当心脏功能急性恶化，心排出量减少时，神经体液反射会尽量维持心排出量和血压。心脏和外周血管交感肾上腺素系统的活动可以收缩血管，加快心率和增强心肌收缩力。在这个过程中，会产生很多介质，包括去甲肾上腺素、血管紧张素 II、血管加压素、B 型脑钠肽和内皮素。这些介质既能提高肾的保水保钠功能，增加血容量，又能引起血管收缩，维持血压。醛固酮分泌增加，有保钠保水作用。肾上腺素系统和肾素-血管紧张素系统协调作用能够影响前负荷、后负荷和心肌收缩力，从而改变心排出量和每搏量。心室收缩功能逐渐下降到过程中，心脏逐渐出现代偿性的扩大，通过 Frank-Starling 机制尚可以维持每搏量，但是射血功能会受到影响，如图 3-11G 所示，左室压力容量环右移，舒张末期容量增加。除了心脏扩大之外，心肌梗死还会引起心脏几何学急性变化，梗死灶附近左室壁变薄，左心腔变大。随着左室增大，心房利钠肽分泌会增多，进而发挥排水利钠，抑制肾素血管紧张素系统和醛固酮系统活性的作用[85~89]。

慢性心衰时心脏和全身系统的不良后果

急性期反应最初对心脏是有益的，但长期心衰患者则产生不良反应（图 3-14）。

心衰晚期，肾脏尽量保钠，对心房利钠肽和脑钠肽的反应性降低[86]。循环中较高的儿茶酚胺水平持续刺激 β 肾上腺素受体，使其反应性降低，产生脱敏现象[19]。

心肌细胞肥大、肌节增长引起左心室扩大，同时，肌原纤维的滑脱进一步加剧心室的扩大。随着心脏不断扩大，心脏收缩时氧耗也逐渐增加，另外，心室重构使得心肌纤维化不断加重。

血管紧张素和醛固酮刺激胶原蛋白的生成和成纤维细胞的增生，使得非梗死区心肌间质组织增加而心肌组织减少[90]。有证据证明醛固酮会增加心衰患者的发病率和死亡率[91]。心肌纤维化会增加心室舒张期的硬度，限制舒张期充盈，增加舒张末压力。心肌纤维化和心室腔扩大引起的折返性心律失常是造成晚期心衰患者死亡的常见原因[92]。因此，心衰就是一个左室不断扩张和重构的恶性循环，也是一心心功能不断下降的过程。

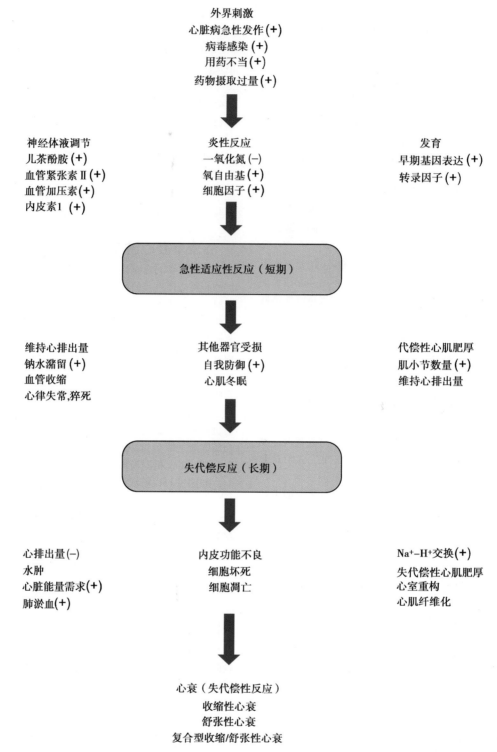

图 3-14 刺激（病原学）所致的心衰急性代偿反应和慢性失代偿反应的病理生理学表现。
（＋）表示良性刺激；（－）表示可导致心衰刺激减少的不良因素

近十年的研究证明，内皮功能障碍，炎性因子的释放和细胞凋亡都是参与心衰发展的不良因素（图 3-14）。心衰时，NO 的利用率会降低，而促血管收缩剂如内皮素和血管紧张素 II 的产生增加[93]。心衰的同时，心脏内源性抗氧化防御机制也发生改变，并对心肌产生氧化伤害。由心衰引起的局部或全身的炎性反应所释放的炎性因子直接刺激炎性细胞释放超氧自由基，并通过增加炎性细胞和内皮细胞的相互作用引起炎性反

应。炎性因子还能直接导致心肌细胞的坏死和凋亡[94]。

心衰时，脑钠肽分泌增加。脑钠肽是一种神经激素。心室肌细胞伸长时，脑钠肽前体在酶的作用下裂解成 N-末端利钠肽原和脑钠肽。脑钠肽的生理作用包括促进尿钠排泄，血管舒张和神经体液调节。血浆脑钠肽的量是评价心衰的有效标记物[95]。除了心室肌细胞伸长，其他刺激脑钠肽分泌的因素包括心肌纤维化、心律失常、心肌缺血、内皮功能障碍和心脏扩大。

鸣谢

感谢第 2 版本章作者 Jakob Vinten-Johansen，Zhi-Qing Zhao 和 Robert A. Guyton。此版本是在前一版本的基础上修订的。

重点

● 心肌细胞的电活动是由离子流通过半透膜来维持的，其在外界刺激时可以做出不同反应。其代谢平衡由电压门控通道、能量依赖型离子泵和离子交换体来维持。电刺激使钙离子释放及肌肉同步收缩以达到细胞及细胞间的有效沟通。

● 心脏的泵血情况可以迅速反映前后负荷的变化，当然这种反映作用受内在收缩力及舒张力的影响，同时也受神经支配，旁分泌及内分泌的影响。

● 心脏可以利用各种能源物质产能，包括脂类和碳水化合物，但是心肌获得能量的限制条件主要取决于氧气的供给，当氧化磷酸化受限制时心脏功能也迅速受限。

● 当氧气供应受限时心脏会采取一系列的急性或慢性的措施以保证其持续的功能，但最终都会出现心脏的功能受限。

● 收缩力是在特定的前后负荷以及心率下，心脏固有的功能状态。收缩指数有助于理解解释病理反应，但不易于临床上的准确衡量。

● 内皮细胞在冠脉血管的自我调节方面具有重要功能，但会在外科手术过程中受到损伤。

参考文献

1. Opie LH: Fuels: carbohydrates and lipids, in Swynghedauw B, Taegtmeyer H, Ruegg JC, Carmeliet E (eds): *The Heart: Physiology and Metabolism.* New York, Raven Press, 1991; p 208.
2. Katz AM: Regulation of cardiac contraction and relaxation, in Willerson JT, Cohn JN (eds): *Cardiovascular Medicine.* New York, Churchill Livingstone, 1995; p 790.
3. Andersen OS, Koeppe RE: Molecular determinants of channel function. *Physiol Rev* 1992; 72:S89-158.
4. Catterall WA: Cellular and molecular biology of voltage-gated sodium channels. *Physiol Rev* 1992; 72:S15-48.
5. Levitan IB: Modulation of ion channels by protein phosphorylation and dephosphorylation. *Annu Rev Physiol* 1994; 56:193-212.
6. McDonald TF, Pelzer S, Trautwein, et al: Regulation and modulation of calcium channels in cardiac, skeletal, and smooth muscle cells. *Physiol Rev* 1994; 74:365-507.
7. Barry WH, Bridge JHB: Intracellular calcium homeostasis in cardiac myocytes. *Circulation* 1993; 87:1806-1815.
8. Pallotta BS, Wagoner PK: Voltage-dependent potassium channels since Hodgkin and Huxley. *Physiol Rev* 1992; 72:S49-67.
9. Horisberger JD, Lemas V, Kraehenbuhl JP, Rossier BC: Structure-function relationship of Na,K-ATPase. *Annu Rev Physiol* 1991; 53:565-584.
10. Pozzan T, Rizzuto R, Volpe P, Meldolesi J: Molecular and cellular physiology of intracellular calcium stores. *Physiol Rev* 1994; 74:595-636.
11. Kutchai HC: Ionic equalibria and resting membrane potentials, in Berne RM, Levy MV, Koeppen BM, Stanton BA (eds): *Physiology.* St. Louis, Mosby, 2004; pp 23-26.
12. Levy MN: Electrical activity of the heart, in Berne RM, Levy MV, Koeppen BM, Stanton BA (eds): *Physiology.* St. Louis, Mosby, 2004; pp 276-277.
13. Coraboeuf E, Nargeot J: Electrophysiology of human cardiac cells. *Cardiovasc Res* 1993; 27:1713-1725.
14. Naccarelli GV: Recognition and physiologic treatment of cardiac arrhythmias and conduction disturbances in Willerson JT, Cohn JN (eds): *Cardiovascular Medicine.* New York, Churchill Livingstone, 1995; p 1282.
15. Katz AM: *Physiology of the Heart,* 4th ed. Philadelphia, Lippincott Williams & Wilkins, 2006; p 217.
16. Katz AM: *Physiology of the Heart,* 4th ed. Philadelphia, Lippincott Williams & Wilkins, 2006; p 220.
17. Katz AM: *Physiology of the Heart,* 4th ed. Philadelphia, Lippincott Williams & Wilkins, 2006; p 227.
18. Katz AM: *Physiology of the Heart,* 4th ed. Philadelphia, Lippincott Williams & Wilkins, 2006; p 538.
19. Homcy CJ, Vatner ST, Vatner DE: Beta-adrenergic receptor regulation in the heart in pathophysiologic states: abnormal adrenergic responsiveness in cardiac disease. *Annu Rev Physiol* 1991; 53:137-159.
20. Feldman AM: Classification of positive inotropic agents. *J Am Coll Cardiol* 1993; 22:1223-1227.
21. Honerjager P: Pharmacology of bipyridine phosphodiesterase III inhibitors. *Am Heart J* 1991; 1939-1944.
22. Vinten-Johansen J, Zhao Z, Corvera JS, et al: Adenosine in myocardial protection in on-pump and off-pump cardiac surgery. *Ann Thorac Surg* 2003; 75:S691-699.
23. Hynynen MM, Khalil RA: The vascular endothelin system in hypertension. Recent patents and discoveries. *Recent Pat Cardiovasc Drug Discov* 2006; 1:95-108.
24. Katz AM: *Physiology of the Heart,* 4th ed. Philadelphia, Lippincott Williams & Wilkins, 2006; p 241.
25. Parsons B, Szczesna D, Zhao J, et al: The effect of pH on the Ca2+ affinity of the Ca+2 regulatory sites of skeletal and cardiac troponin C in skinned muscle fibres. *J Muscle Res Cell Motil* 1997; 18:599-609.
26. Ebashi S: Excitation-contraction coupling and the mechanism of muscle contraction. *Annu Rev Physiol* 1991; 53:1-16.
27. Katz AM: *Physiology of the Heart,* 4th ed. Philadelphia, Lippincott Williams & Wilkins, 2006; p 128.
28. Perriard JC, Hirschy A, Ehler E: Dilated cardiomyopathy: a disease of the intercalated disc? *Trends Cardiovasc Med* 2003; 13:30-38.
29. Briand M, Dumesnil JG, Kadem L, et al: Reduced systemic arterial compliance impacts significantly on left ventricular afterload and function in aortic stenosis: implications for diagnosis and treatment. *J Am Coll Cardiol* 2005; 46:291-298.
30. Glower DD, Spratt JA, Snow ND, et al: Linearity of the Frank-Starling relationship in the intact heart: the concept of preload recruitable stroke work. *Circulation* 1985; 71:994-1009.
31. Feneley MP, Skelton TN, Kisslo KB, et al: Comparison of preload recruitable stroke work, end-systolic pressure-volume and dP/dtmax-end-diastolic volume relations as indexes of left ventricular contractile performance in patients undergoing routine cardiac catheterization. *J Amer Coll Cardiol* 1992; 19:1522-1530.
32. Katz AM: *Physiology of the Heart,* 4th ed. Philadelphia, Lippincott Williams & Wilkins, 2006; p 74.
33. Taegtmeyer H: Myocardial metabolism, in Willerson JT, Cohn JN (eds): *Cardiovascular Medicine.* New York, Churchill Livingstone, 1995; p 752.
34. Hollidge-Horvat MG, Parolin ML, Wong D, Jones NL, Heigenhauser GJ: Effect of induced metabolic acidosis on human skeletal muscle metabolism during exercise. *Am J Physiol* 1999; 277:E647-658.
35. Apstein CS: The benefits of glucose-insulin-potassium for acute myocardial infarction (and some concerns). *J Am Coll Cardiol* 2003; 42:792-795.
36. Indolfi C, Ross J: The role of heart rate in myocardial ischemia and infarction: implications of myocardial perfusion-contraction matching. *Prog Cardiovasc Dis* 1993; 36:61-74.
37. Carden DL, Young JA, Granger DN: Pulmonary microvascular injury after intestinal ischemia-reperfusion: role of P-selectin. *J Appl Physiol* 1993; 75:2529-2534.
38. Luscinskas FW, Brock AF, Arnaout MA, Gimbrone MA: Endothelial-leukocyte adhesion molecule-1-dependent and leukocyte (CD11/CD18)-dependent mechanisms contribute to polymorphonuclear leukocyte adhesion to cytokine-activated human vascular endothelium. *J Immunol* 1989; 142:2257-2263.
39. Li J, Bukoski RD: Endothelium-dependent relaxation of hypertensive resistance arteries is not impaired under all conditions. *Circ Res* 1993; 72:290-296.
40. Johnston WE, Robertie PG, Dudas LM, Kon ND, Vinten-Johansen J: Heart rate-right ventricular stroke volume relation with myocardial revascularization. *Ann Thorac Surg* 1991; 52:797-804.
41. Katz AM: *Physiology of the Heart,* 4th ed. Philadelphia, Lippincott Williams & Wilkins, 2006; p 282.
42. Katz AM: *Physiology of the Heart,* 4th ed. Philadelphia, Lippincott Williams & Wilkins, 2006; p 297.
43. Katz AM: *Physiology of the Heart,* 4th ed. Philadelphia, Lippincott Williams & Wilkins, 2006; p 302.

44. Katz AM: *Physiology of the Heart,* 4th ed. Philadelphia, Lippincott Williams & Wilkins, 2006; p 304.

45. Beyar R: Myocardial mechanics and coronary flow dynamics, in Sideman S, Beyar R (eds): *Interactive Phenomena in the Cardiac System.* New York, Plenum Press, 1993; p 125.

46. Yamada H, Yoneyama F, Satoh K, et al: Comparison of the effects of the novel vasodilator FK409 with those of nitroglycerin in isolated coronary artery of the dog. *Br J Pharmacol* 1991; 103:1713-178.

47. Vinten-Johansen J, Weiss HR: Regional O_2 consumption in canine left ventricular myocardium in experimental acute aortic valvular insufficiency. *Cardiovasc Res* 1981; 15:305-312.

48. Guyton RA, McClenathan JH, Newman GE, Michaelis LL: Significance of subendocardial S-T segment elevation caused by coronary stenosis in the dog. Epicardial S-T segment depression, local ischemia and subsequent necrosis. *Am J Cardiol* 1977; 40:373-380.

49. Bradley AJ, Alpert JS: Coronary flow reserve. *Am Heart J* 1991; 1116-1128.

50. Stewart DJ, Pohl U, Bassenge E: Free radicals inhibit endothelium-dependent dilation in the coronary resistance bed. *Am J Physiol Heart Circ Physiol* 1988; 255:H765-H769.

51. Hou M, Chen Y, Traverse JH, Li Y, Barsoum M, Bache RJ: ET-A receptor activity restrains coronary blood flow in the failing heart. *J Cardiovasc Pharmacol* 2004; 43:764-769.

52. Umans JG, Levi R: Nitric oxide in the regulation of blood flow and arterial pressure. *Annu Rev Physiol* 1995; 57:771-790.

53. Gross SS, Wolin MS: Nitric oxide: pathophysiological mechanisms [review]. *Annu Rev Physiol* 1995; 57:737-769.

54. Highsmith RF, Blackburn K, Schmidt DJ: Endothelin and calcium dynamics in vascular smooth muscle. *Annu Rev Physiol* 1992; 54:257-277.

55. Katritsis D, Choi MJ, Webb-Peploe MM. Assessment of the hemodynamic significance of coronary artery stenosis: theoretical considerations and clinical measurements. *Prog Cardiovasc Dis* 1991; 34:69-88.

56. Levy MN: Hemodynamics, in Berne RM, Levy MV, Koeppen BM, Stanton BA (eds): *Physiology.* St. Louis, Mosby, 2004; pp 341-354.

57. Cohn PF: Mechanisms of myocardial ischemia. *Am J Cardiol* 1992; 70:14G-18G.

58. Charney R, Cohen M: The role of the coronary collateral circulation in limiting myocardial ischemia and infarct size. *Am Heart J* 1993; 126:937-945.

59. Meredith IT, Anderson TJ, Uehata A, et al: Role of endothelium in ischemic coronary syndromes. *Am J Cardiol* 1993; 72:27C-32C.

60. Harrison DG: Endothelial dysfunction in the coronary microcirculation: a new clinical entity or an experimental finding? [editorial; comment]. *J Clin Invest* 1993; 91:1-2.

61. Jordan JE, Zhao Z-Q, Vinten-Johansen J: The role of neutrophils in myocardial ischemia-reperfusion injury. *Cardiovasc Res* 1999; 43:860-878.

62. Boyle EM, Pohlman TH, Johnson MC, Verrier ED: Endothelial cell injury in cardiovascular surgery: the systemic inflammatory response. *Ann Thorac Surg* 1997; 63:277-284.

63. Vinten-Johansen J, Thourani VH, Ronson RS, et al: Broad spectrum cardioprotection with adenosine. *Ann Thorac Surg* 1999; 68:1942-1948.

64. Vinten-Johansen J, Sato H, Zhao Z-Q: The role of nitric oxide and NO-donor agents in myocardial protection from surgical ischemic-reperfusion injury. *Int J Cardiol* 1995; 50:273-281.

65. Katz AM: *Physiology of the Heart,* 4th ed. Philadelphia, Lippincott Williams & Wilkins, 2006; p 73.

66. Marban E: Myocardial stunning and hibernation: the physiology behind the colloquialisms [review]. *Circulation* 1991; 83:681-688.

67. Kusuoka H, Marban E: Cellular mechanisms of myocardial stunning [review]. *Annu Rev Physiol* 1992; 54:243-256.

68. Ross J: Left ventricular function after coronary artery reperfusion. *Am J Cardiol* 1993; 72:91G-97G.

69. Flemeng W, Suy R, Schwarz F, et al: Ultrastructural correlates of left ventricular contraction abnormalities in patients with chronic ischemic heart disease: determinants of reversible segmental asynergy postrevascularization surgery. *Am Heart J* 1981; 102:846-857.

70. Borgers M, Thoné F, Wouters L, et al: Structural correlates of regional myocardial dysfunction in patients with critical coronary artery stenosis: chronic hibernation? *Cardiovasc Pathol* 1993; 2:237-245.

71. Vanoverschelde JL, Melin JA, Depré C, et al: Time-course of functional recovery of hibernating myocardium after coronary revascularization. *Circulation* 1994; 90(Suppl):I-378.

72. Ross J: Myocardial perfusion-contraction matching implications for coronary heart disease and hibernation. *Circulation* 1991; 83:1076-1083.

73. Guth BD, Schulz R, Heusch G: Time course and mechanisms of contractile dysfunction during acute myocardial ischemia. *Circulation* 1993; 87:IV35-42.

74. Wijns W, Vatner SF, Camici PG: Hibernating myocardium. *NEJM* 1998; 339:173-181.

75. Granger DN, Korthuis RJ: Physiologic mechanisms of postischemic tissue injury. *Annu Rev Physiol* 1995; 57:311-332.

76. Vinten-Johansen J, Thourani VH: Myocardial protection: an overview. *J Extra Corpor Technol* 2000; 32:38-48.

77. Vinten-Johansen J, Zhao Z-Q, Sato H: Reduction in surgical ischemic-reperfusion injury with adenosine and nitric oxide therapy. *Ann Thorac Surg* 1995; 60:852-857.

78. Kloner RA, Yellon D: Does ischemic preconditioning occur in patients? *J Am Coll Cardiol* 1994; 24:1133-1142.

79. Carroll R, Yellon DM: Myocardial adaptation to ischemia—the preconditioning phenomenon. *Int J Cardiol* 1999; 68:S93-101.

80. Gaasch WH: Diagnosis and treatment of heart failure based on left ventricular systolic or diastolic dysfunction. *JAMA* 1994; 271:1276-1280.

81. Goldsmith SR, Dick C: Differentiating systolic from diastolic heart failure: pathophysiologic and therapeutic considerations. *Am J Med* 1993; 95:645-655.

82. Kass DA, Bronzwaer JG, Paulus WJ: What mechanisms underlie diastolic dysfunction in heart failure? *Circ Res* 2004; 94:1533-1542.

83. Litwin SE, Grossman W: Diastolic dysfunctions a cause of heart failure. *J Am Coll Cardiol* 1993; 22:49A-55A.

84. Bonow RO, Udelson JE: Left ventricular diastolic dysfunction as a cause of congestive heart failure. Mechanisms and management. *Ann Intern Med* 1992; 117:502-510.

85. Brandt RR, Wright RS, Redfield, Burnett JC: Atrial natriuretic in heart failure. *J Am Coll Cardiol* 1993; 22:86A-92A.

86. Floras JS: Clinical aspects of sympathetic activation and parasympathetic withdrawal in heart failure. *J Am Coll Cardiol* 1993; 22:72A-84A.

87. Pfeffer MA: Left ventricular remodeling after acute myocardial infarction. *Annu Rev Med* 1995; 46:455-466.

88. Komuro I, Yazaki I: Control of cardiac gene expression by mechanical stress. *Annu Rev Physiol* 1993; 55:55-75.

89. Schwartz K, Chassagne C, Boheler K: The molecular biology of heart failure. *J Am Coll Cardiol* 1993; 22:30A-33A.

90. Pfeffer JM, Fischer TA, Pfeffer MA: Angiotensin-converting enzyme inhibition and ventricular remodeling after myocardial infarction. *Annu Rev Physiol* 1995; 57:805-826.

91. Nolan PE: Integrating traditional and emerging treatment options in heart failure. *Am J Health Syst Pharm* 2004;61(Suppl 2):S14-22.

92. Weber KT, Brilla CG: Pathological hypertrophy and cardiac interstitium. Fibrosis and rennin-angiotensin-aldosterone system. *Circulation* 1991; 83:1849-1865.

93. Treasure CB, Alexander RW: The dysfunctional endothelium in heart failure. *J Am Coll Cardiol* 1993; 22:129A-134A.

94. Zhao Z-Q, Velez DA, Wang N-P, et al: Progressively developed myocardial apoptotic cell death during late phase of reperfusion. *Apoptosis* 2001; 6:279-290.

95. Gallagher MJ, McCullough PA: The emerging role of natriuretic peptides in the diagnosis and treatment of decompensated heart failure. *Curr Heart Fail Rep* 2004; 1:129-135.

周 纯 吉冰洋 译

第 4 章

心脏外科药理

Jerrold H. Levy, *Kenichi A. Tanaka*, *James G. Ramsay*

简介

与心脏手术相关的临床药理学是患者管理的重要组成部分，围手术期患者会接受很多影响心血管功能和肺功能的药物。本章总结了与心脏手术、血流动力学、呼吸功能不全及凝血功能改变等相关的常用药物。对于心血管药物来说，共同的药理学效应都是基于细胞外离子内流。

如图4-1所示，一些基本的亚细胞/分子水平通路在心血管药理学中非常重要。心肌细胞的动作电位是跨细胞膜离子流的反映，尤其是 Na^+，K^+ 和 $Ca^{2+[1,2]}$。许多用来控制心率和心律的药物都是通过改变 Na^+（如利多卡因 [lidocaine] 和普鲁卡因胺 [procainamide]）、K^+（如胺碘酮 [amiodarone]、伊布利特 [ibutilide] 和索他洛尔 [sotalol]）或 Ca^{2+}（如地尔硫䓬 [diltiazem]）电流来起作用的。钙对心肌收缩力起支配作用[3,4]。

心肌收缩是肌动蛋白和肌球蛋白相互作用的体现，此过程将三磷酸腺苷（adenosine triphosphate，ATP）水解产生的化学能转变成动能。心肌细胞肌动蛋白和肌球蛋白的相互作用受到原肌球蛋白的抑制。这种抑制又受到细胞内 Ca^{2+} 的"去抑制"。在血管平滑肌细胞中情况与此类似，肌动蛋白和肌球蛋白的相互作用（导致血管收缩）受到钙调蛋白的调节，而此过程需要 Ca^{2+} 作为辅因子。因此细胞内钙在心肌和血管平滑肌细胞都起着"肌紧张"的作用。

围手术期使用的许多药物都可以改变细胞内钙离子的水平[3,4]。

具有 β 受体激动作用的儿茶酚胺类（例如去甲肾上腺素 [norepinephrine]、肾上腺素 [epinephrine] 和多巴酚丁胺 [dobutamine]）通过环磷酸腺苷（cyclic adenosine monophos-phate，cAMP）调节心肌细胞内钙水平（图4-2）。β 受体激动剂与细胞表面的受体结合，受体通过激活型跨膜 GTP 结合蛋白与细胞内的腺苷酸环化酶（adenylate cyclase，AC）偶联。这导致 cAMP 的合成增加，然后 cAMP 作为第二信使引起一系列细胞内反应，从而导致收缩期细胞内钙水平升高。不太为人所知的是，仅有 α 受体激动效应的药物通过另外的机制也可能增加细胞内 Ca^{2+} 水平[5,6]。α 肾上腺素能药物正性肌力作用的基础可能是激活磷脂酶 C，以催化磷脂酰肌醇水解成二酰甘油和三磷酸肌醇（图4-2），但该通路仍处于研究之中。这两种化合物都能增加肌丝对钙离子的敏感性，而三磷酸肌醇则刺激钙离子从细胞内贮存点肌质网中释放出来。关于 α 受体激动剂正性肌力效应的机制和对心肌收缩力的影响，目前仍有一些争议，但是这种机制在血管平滑肌中的重要性得到了普遍的认同，α 受体激动剂能够刺激细胞内钙增加，从而显著提高血管平滑肌的张力。然而，血管平滑肌细胞内的钙也受环核苷酸的控制[7,8]。与心肌细胞中相反，在血管平滑肌中，环磷酸腺苷刺激钙被吸收到细胞内贮存点，从而降低其利用度。因此，能够刺激环磷酸腺苷合成（β 受体激动剂）或抑制其分解（磷酸二酯酶抑制剂，phosphodiesterase inhibitors）的药物都可以导致血管扩张。另外，环磷酸鸟苷（cyclic guanosine monophos-phate，cGMP）也可以增加细胞内钙的储存，降低钙调节肌动蛋白和肌球蛋白相互作用的能力。一些常用的药物通过 cGMP 起作用。例如，一氧化氮（nitric oxide，NO）可以刺激鸟苷酸环化酶，增加 cGMP 的水平。硝酸甘油（nitroglycerin）和硝普钠（sodium nitroprusside）之类的药物代谢产生一氧化氮，从而产生该效应。K^+ 和 Ca^{2+} 离子流的"对话"也可以导致血管扩张。ATP 水平降低、酸中毒、组织中乳酸水平升高可以增加 ATP 敏感的 K^+ 通道的通透性，进一步导致了细胞膜的超极化，从而抑制 Ca^{2+} 进入细胞内，导致血管张力下降。

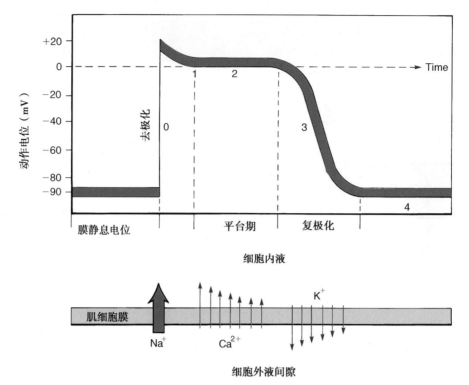

图 4-1　心脏离子流和动作电位。静息细胞膜电位主要是细胞间/细胞内钾离子梯度的反映。4 期细胞膜的除极引起快钠通道超射（overshoot）（0 期），其后恢复到平台期（2 期），由钙离子内流维持，然后由钾离子外流引起复极（3 期）

图 4-1 至图 4-3 简要地总结了心脏药理学的各种药物作用通路，同时也表明了本章所讨论的药物在临床应用上存在困难的主要原因。控制心率、心律、收缩力及血管张力的药物的作用机制是相互联系的。例如，β 肾上腺素受体激动剂不仅能提高细胞内钙水平，增加心肌收缩力，同时也能改变 K⁺ 电流，从而产生心动过速。儿茶酚胺不但有 β 肾上腺素受体激动作用，有变力和变时作用，同时还有 α 受体激动作用，引起血管平滑肌细胞内钙增加从而导致血管收缩。磷酸二酯酶抑制剂不仅通过增加心肌 cAMP 水平而提高心肌收缩力，还可能引起血管内 cAMP 增加从而导致血管过度扩张。多种机制的相互作用意味着心脏外科药理学中选择药物的副作用和主要治疗效应同等重要。

抗心律失常药物

心律失常在心脏手术期间很常见。稳定的心律需要在心肌细胞在空间和时间上以协调的方式除极和复极，当这种协调被扰乱时，就可能出现心律失常。心律失常的机制可以分为以下几类：冲动形成异常、冲动传导异常或两者兼有[9,10]。冲动形成异常可由自律性增加（正常情况下没有起搏活性的组织自动除极）引起，或由动作电位 3 期或 4 期的除极后异常传导的触发活动引起。冲动传导异常经常涉及折返现象，即缺血或受损心肌中的单向传导阻滞，而从正常组织中的替代路径进行逆行激动，因而在一条环路中循环除极。从上述简要的概括中可以看出，降低异位灶的传导速度，使正常起搏细胞控制心率，或者延长动作电位时程（从而延长不应期）以阻止冲动传导到折返环，这些途径都能够抑制心律失常。

Vaughan Williams 对抗心律失常药的分类进行了修订和适当的修改[11,12]，尽管后来出现了更具逻辑性的描述特定通道阻滞特性的分类方案[13]，但本文的讨论仍然按照 Vaughan Williams 系统的四种主要分类进行。在此分类中，Ⅰ 类药物是具有局部麻醉性质的钠通道阻滞剂，Ⅱ 类药物为 β 受体阻滞剂，Ⅲ 类药物可以延长动作电位时程，Ⅳ 类药物为钙通道阻滞剂。因为胺碘酮在治疗室上性和室性心律失常方面有广泛应用，并且已代替了许多以前使用的药物，所以将对其进行详细讨论。考虑到静脉用胺碘酮的药效和高级心脏生命支持（Advanced Cardiac Life Support，ACLS）指南对它的推荐，心脏手术中使用的很多过时的其他药物将只进行简要讨论。

Ⅰ 类药物

虽然每种 Ⅰ 类药物都具有钠通道阻滞的作用，但它们仍可以按照电生理学差异分成亚类。在某种程度上，这些区别基于药物与钠通道相互作用的动力学的不同[14,15]。Ⅰ 类药物最易与开放（动作电位 0 期，图 4-1）或失活（2 期）的钠通道结合。与钠通道解离的过程发生在静息（4 期）状态，如果药物解离的时间常数与舒张间期（对应于 4 期）相比是长的，那么药物将在通道中积累并达到稳态，从而减慢正常组织的传导。这种情况见于 Ⅰ a（如普鲁卡因胺 [procainamide]、奎尼丁 [quinidine] 和丙吡胺 [disopyramide]）和 Ⅰ c 类（如恩卡尼 [encainide]、氟卡尼 [flecainide] 和普罗帕酮 [propafenone]）药物。而与此相反，Ⅰ b 类药物（如利多卡因和美西律 [mexiletine]）与钠通道解离的时间常数短，不会在通道中积累，对传导速度的影响很小。但是由于缺血的心肌除极状态更持久，导致药物在通道中积聚，从而减慢　　受损心肌的传导。

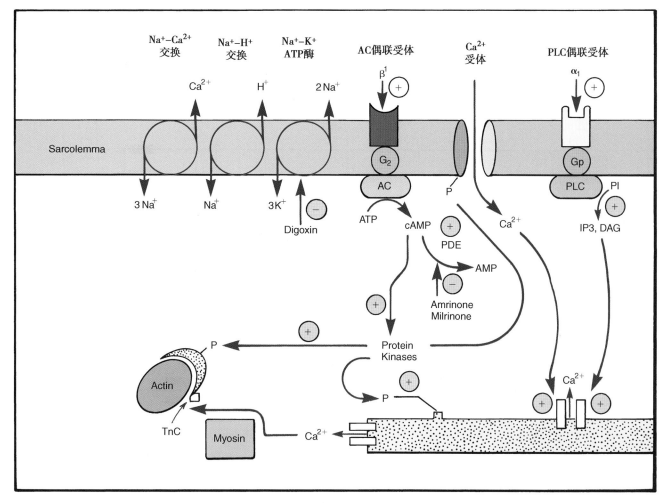

图 4-2　心脏收缩性的调节因子。心肌收缩性是肌动蛋白和肌球蛋白相互作用的表现，并因钙结合到肌钙蛋白 C（troponin C，TnC）上而得到促进。细胞内钙水平受直接跨膜离子流、环磷酸腺苷以及由磷脂酶（phospholipase C，PLC）作用而产生的三磷酸肌醇（inositoltriphosphate，IP₃）和二酰甘油（diacylglycerol，DAG）的控制。环磷酸腺苷的合成由腺苷酸环化酶（AC）催化，AC 则由 β 受体激动剂结合到受体上而激活；环磷酸腺苷的分解由磷酸二酯酶（phosphodiesterase，PDE）催化，后者受到氨力农（amrinone）和米力农（milrinone）的抑制。PLC 的活性由 α 肾上腺素受体激动剂与受体结合而激活

普鲁卡因胺是一种有多种电生理学效应的 Ia 类药物[16]，然而，低血压和降低心排血量的副作用限制了它的使用[17,18]。负荷剂量为 20 ~ 30mg/min，达到 17mg/kg 后，以每小时 20 ~ 80mg/kg 静脉输注。由于普鲁卡因胺延长动作电位时程，增宽的 QRS 波常常提示潜在的药物过量。普鲁卡因胺的消除包括肝脏代谢：通过乙酰化形成一种具有抗心律失常作用和毒性副作用的代谢产物，然后通过肾脏清除这种代谢产物。因此有严重肝脏或肾脏疾病的患者输注速度应位于输注速度范围的下限。

Ⅰb 类药物包括最广为人知的抗心律失常药利多卡因。如前所述，利多卡因几乎不影响正常组织的传导速度，但它可降低缺血心肌的传导速度[14,15]。其他的电生理学效应包括缩短动作电位时程，但是有效不应期占动作电位时程的比例增加得很少。这些电生理学效应对于抑制心律失常的确切作用并不清楚。利多卡因对心房组织没有显著的影响，而且最近的心血管急救指南不推荐使用利多卡因对电击抵抗性室速/室颤（shockresistantventricular tachycardia/fibrillation，VT/VF）进行治疗[19]。利多卡因初始单次剂量 1 ~ 1.5mg/kg 给药后，血浆

药物浓度迅速下降，这是因为药物再分布到肌肉、脂肪等组织中。单次剂量后以每分钟 20 ~ 50mg/kg 持续输注可以保持利多卡因的有效血浆浓度。药物的代谢途径是通过肝脏产生有活性的代谢产物，再经过肾脏清除。因此，患有肝脏或肾脏疾病的患者用药需减量大约 50%。主要的毒性作用都与中枢神经系统有关，利多卡因过量可能导致困倦、意识水平下降，剂量非常高时可能引起癫痫发作。负性肌力或低血压效应较绝大部分抗心律失常药物少见。围手术期可能用到的其他 Ⅰb 类药物包括口服的妥卡尼和美西律，它们的作用与利多卡因类似[15]。

Ⅰc 类药物包括氟卡尼、恩卡尼和普罗帕酮，都显著降低传导速度[20,21]。关于莫雷西嗪（moricizine）的心律失常抑制试验（CAST）[20,21] 显示，虽然室性心律失常得到抑制，但恩卡尼和氟卡尼组与安慰剂相比，猝死的发生率明显升高，因而这些药物没有广泛应用。普罗帕酮在美国有口服制剂，而在欧洲使用静脉注射制剂。成人通常的口服用量是每 8 小时 150 ~ 300mg。它有 β 受体阻滞作用（导致负性肌力作用），也有钠

通道阻滞作用，能够延长 PR、QRS 和 QT 间期，可用来治疗房性和室性心律失常[15]。

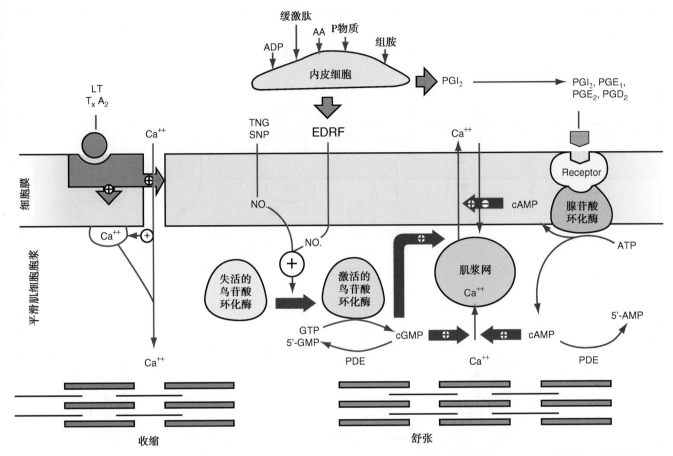

图 4-3　血管张力的调节因子。环磷酸腺苷和环磷酸鸟苷增加血管平滑肌细胞内贮存点摄取钙，引起血管扩张。环磷酸鸟苷的合成是由鸟苷酸环化酶催化的，这种酶由一氧化氮（NO）激活，而 NO 则由硝酸甘油（NTG）和硝普钠（SNP）产生。过度的血管扩张往往是其他内生性介质的反映，如前列腺素（PGI₂，PGE₁，PGE₂ 及 PGD₂）和血栓烷 A₂（TxA₂）。花生四烯酸（AA）、缓激肽、组织胺和 P 物质等介质都可以刺激内皮细胞源性血管舒张因子（EDRF）的释放，EDRF 即等同于 NO

■ II 类药物

β 受体阻滞剂是另一类重要的抗心律失常药（在 Vaughan Williams 分类中被称为 II 类药物）。但是，由于 β 受体阻滞剂是抗心律失常药，同时也是抗高血压药，因此将在本章的其他地方进行讨论，下面将讨论 Vaughan Williams 分类中的 III 类药物：溴苄铵（bretylium）、胺碘酮和索他洛尔。这些药物都有很多复杂的离子通道阻滞效应，然而最重要的可能是钾通道阻滞作用[22]。因为心肌细胞钾离子外流形成复极化，所以 III 类药物的一个重要的电生理学效应就是延长动作电位[23]。

■ III 类药物

伊布利特、多非利特（dofetilide）、索他洛尔和溴苄铵都是 III 类药物。静脉用伊布利特和口服的多非利特都已被批准治疗心房颤动（atrial fibrillation，房颤），但有导致尖端扭转性室性心动过速（torsades de pointes）的风险[24,25]。索他洛尔是一种非选择性的 β 受体阻滞剂，同时有钾通道阻滞作用[26]。在美国，以前有索他洛尔口服制剂，现在也可静脉用药。批准的适应证是致死性室性心律失常，但它对于房性心律失常也有效。溴苄铵现在已不再使用，而且美国心脏协会最新的心血管

急救指南也不再推荐此药[19]。

■ IV 类药物

钙通道阻滞剂（Vaughan Williams 分类中的 IV 类药物）维拉帕米（verapamil）和地尔硫䓬都是抗心律失常药。在窦房结和房室结组织中，钙通道对 0 期除极有重要作用，而钙通道阻滞可以延长房室结的不应期[27,28]。

这可以解释维拉帕米和地尔硫䓬治疗室上性心律失常的有效性，也同样可以解释为何这些药物都是负性肌力药物。维拉帕米和地尔硫䓬都可以有效降低心室对心房颤动、心房扑动和阵发性室上性心动过速的反应，有助于转为窦性心律[29~31]。维拉帕米的负性肌力作用比地尔硫䓬更强，因此它很少用于室上性心律失常。地尔硫䓬静脉剂量为 0.25mg/kg，15 分钟后若效果不佳可给予 0.35mg/kg。负荷剂量后输注剂量为 5~15mg/h。尽管静脉地尔硫䓬对控制心率有效，但已被静脉胺碘酮替代进行室上性心动过速（supraventricular tachycardia，SVT）的临床治疗和预防（参见"胺碘酮"）。

■ 其他药物

用 Vaughan Williams 分类法对抗心律失常药进行分类的

难点之一就是并非所有药物都能并入这个系统。地高辛（digoxin）、腺苷（adenosine）和镁（magnesium）就是三个例子，这几种药物在围手术期都有重要作用。

地高辛抑制 Na^+-K^+ 泵（Na^+-K^+-ATPase pump），导致细胞内 K^+ 浓度降低，静息膜电位负值降低，4 期除极斜率增加，降低传导速度。然而这些直接作用通常被间接作用所控制，包括抑制充血性心衰的反射反应和迷走神经过敏效应[10,32]。地高辛的净效应在房室结最显著，减慢传导并延长不应期，解释了地高辛减慢心室对房颤的反应的有效性。地高辛的主要缺点是起效慢且有多种副作用，如致心律失常作用，静脉用胺碘酮和地尔硫䓬问世后，地高辛就很少用来控制急性房颤的心率。

腺苷是一种内生性核苷，电生理学效应与乙酰胆碱（acetylcholine）类似。腺苷减慢房室结传导，它的主要抗心律失常作用是终止房室结折返性心动过速[33]。治疗阵发性室上性心动过速的静脉剂量为 $100 \sim 200 \mu g/kg$。支气管痉挛等副作用很短暂，因为它的血浆半衰期非常短（$1 \sim 2$ 秒）。这种短半衰期的性质使它成为治疗折返性心律失常的理想药物，因为短暂的中断就可以完全抑制这种心律失常。

适当的酸碱状态和电解质平衡很重要，因为电解质失衡能够干扰膜电位，导致心律失常的发生，也可以通过影响 K^+ 浓度和交感张力来改变酸碱状态。对心律失常的治疗应该包括纠正酸碱和电解质失衡。此外，应考虑到补充镁剂[34]。镁缺乏在围手术期很常见，应用镁剂可以降低术后心律失常的发生率[35]。

胺碘酮

由于胺碘酮为广谱抗心律失常药物，其静脉制剂已成为心脏外科中应用最多的静脉抗心律失常药。胺碘酮最初是作为抗心绞痛药物来开发的，因为它有扩张血管包括扩张冠脉的作用[36]。胺碘酮有多种离子通道阻滞作用[10,29,36]，引起的电生理学效应也相对比较复杂，而且急性静脉给药和慢性口服给药之间也有药效的差异。急性静脉给药可以导致心率和血压下降，但是 QRS 时限和 QT 间期很少发生改变。长期给药后，可能出现明显的心动过缓和房室结及心室组织动作电位时程延长，引起 QRS 时限和 QT 间期增加[37~39]。

药物动力学

胺碘酮是一种复合的高度亲脂性的药物，口服给药物利用率多变（$35\% \sim 65\%$），而且被多种组织广泛吸收，个体间变异大，药物动力学复杂[38~40]。静脉给药后最初的输注即时半衰期很短，这代表了药物的再分布。胺碘酮真实的消除半衰期相当长，长达 $40 \sim 60$ 天。由于药物的分布容积巨大（约 60L/kg），且作用时间长，其活性代谢产物可能需要数月时间才能达到稳态的组织浓度。另外，在危及生命的心律失常中，经常通过静脉负荷来达到血浆药物水平。由于胺碘酮药物动力学和代谢产物都很复杂，测量其血浆浓度的意义也相对较小。血浆浓度大于 2.5mg/L 则有较高的中毒风险。胺碘酮的最佳剂量并无统一的标准，而且可能与治疗的具体的心律失常种类有关。另外，治疗室上性和室性心律失常的剂量要求可能不一样[37~40]。

由于这些独特的药物动力学性质，胺碘酮达到稳态血浆浓度的速度很慢。成人典型的口服给药方案包括负荷剂量 $80 \sim 1600mg/d$（分 $2 \sim 3$ 次）共 10 天，$600 \sim 800mg/d$ 共 $4 \sim 6$ 周，维持剂量为 $200 \sim 600mg/d$ 的。参考相应的研究，对于静脉给药，推荐成人急性治疗的剂量为 150mg，给药时间大于 10 分钟，随后 60mg/h 持续 6 小时，然后维持输注 30mg/h，以达到 1000mg/d 的剂量[37~40]。

电生理学

胺碘酮的电生理学作用相对较复杂，还没有完全研究清楚。胺碘酮可以产生 Vaughan Williams 分类中四种不同的药理作用。它具有使用依赖性（use-dependent）Ⅰ类作用，抑制钠内流，以及Ⅱ类作用[10]。然而，胺碘酮的抗肾上腺素受体作用与 β 受体阻滞剂不同，因为它对 β 受体阻滞剂有非竞争性及附加效应。胺碘酮抑制窦房结的自律性，从而减慢心率和传导，并增加房室结的不应期，这些性质有助于控制室上性心律失常。它的Ⅲ类作用可以延长心房和心室的不应期，增长 QTc 间期。口服胺碘酮对窦房结和房室结功能的作用在两周内达到最强，而对室性心动过速和心室不应期的作用则是逐渐出现的，大约在 10 周或更长时间后达到最强。

适应证

胺碘酮的主要适应证是室性心动过速或心室颤动[40~48]。它对治疗房性心律失常和心房颤动也有效果（参见"心房颤动"部分）。

副作用

虽然胺碘酮有许多不良反应，但这些都发生于长期口服给药，而很少与急性静脉给药有关。最严重的是肺毒性，这在围手术期急性静脉给药中还未见报道。一些病例分析报道称在手术时已使用胺碘酮的患者术后即刻出现显著心动过缓和低血压的风险升高[49,50]。而其他的病例对照研究并没有重复出上述结果[51]。预防性使用胺碘酮以防止围手术期心房颤动的安慰剂-对照试验并没有报道心血管不良反应，而心动过缓和低血压则是已知的副作用[52~56]。关于术后急性肺毒性的病例报道和病例分析也同样缺乏严格的随机对照方法学。

心律失常的药物治疗

室性快速性心律失常

静脉注射胺碘酮被批准用来快速控制反复发生的室性心动过速（室速）或心室颤动（室颤）。三个随机对照试验研究了住院时反复发生血流动力学不稳定的室速或室颤（24 小时内发生两次或以上）且对利多卡因、普鲁卡因胺和溴苄铵（在其中的两个试验中）无反应或不耐受的患者[42,44,46]。这些患者都有严重的缺血性心血管疾病，其中 25% 在入选前接受了机械通气或主动脉内球囊反搏术（intra-aortic balloon pump），10% 在入选时进行了心肺复苏。一项研究比较了三种剂量的静脉胺碘酮：525、1050 和 2100mg/d[44]。由于对复发室速使用了研究者发起的间断的开放标签胺碘酮单次剂量，三组患者实际接受的平均剂量为 742、1175 和 1921mg/d。在 1 天的研究期中，低、中、高剂量组没有室速/室颤复发的患者数量分别为 32/86（41%）、36/92（45%）和 42/92（53%），在统计学上没有显著性差异。而在随机分配到较高剂量胺碘酮组的患者中，接受 150mg 单次剂量胺碘酮补充治疗（研究者盲法的情况下）的患者数量显著减少，并且有显著的统计学意义。

Sheinman 及其同事评价了更大跨度的胺碘酮剂量（125 500mg/d 和 1000mg/d），包括通常被认为是低于治疗剂量的低剂量[46]。然而这个较强的研究设计也被研究者给予的开放标签单次胺碘酮注射的方法破坏了。但是，胺碘酮剂量和室速/室颤复发率（$P = 0.067$）之间的关系呈现了一定的相关性。调整了基线的不平衡之后，从最低到最高剂量组室速/室颤 24 小时的中位复发率分别为 1.68，0.96 和 0.48。

第三个研究对两种静脉胺碘酮剂量（125mg/d 和 1000mg/d）和溴苄铵（2500g/d）进行了比较[42]。由于使用了开放标签给药，目标胺碘酮剂量比 8:1 再次压缩到了 1.8:1。主要结果为 24 小时内中位室速/室颤复发率没有显著性差异。低剂量胺碘酮、高剂量胺碘酮和溴苄铵三组 24 小时的复发率分别为 1.68、0.48 和 0.96（$P = 0.237$）。高剂量胺碘酮和溴苄铵之间没有差异；然而，超过 50% 的患者在 16 小时内就交叉到了胺碘酮组。

这些研究未能成功提供胺碘酮有效性的确切证据，其原因可能与使用"阳性对照研究设计"、缺乏足够的统计功效、补充胺碘酮的比例高及交叉率高有关。尽管如此，这些研究仍然提供了一些证据，足以证明静脉胺碘酮（1g/d）在 24 小时内治疗室速/室颤是中等有效的。

持续性单形性室性心动过速和宽 QRS 心动过速

尽管对于任何血流动力学不稳定的持续性室速来说，最有效和快速的治疗方法是心脏电复律或除颤，而静脉抗心律失常药物可以用来终止血流动力学稳定的室速。心血管急救指南[19]已经去掉了在稳定的宽 QRS 室速中应用利多卡因和腺苷的推荐，现在称为"可接受的"，不是主要推荐（利多卡因）或不推荐（腺苷）。基于随机小样本的研究结果，静脉普鲁卡因胺和索他洛尔都是有效的[10]，胺碘酮也可以考虑使用[19]。

电击抵抗性心室颤动

心血管急救指南推荐在应用任何抗心律失常药物之前至少电击三次并应用肾上腺素或血管加压素（vasopressin）[10,19]。没有大规模的双盲对照研究证明利多卡因、溴苄铵或普鲁卡因胺对电击抵抗性室颤有效[10,19]，利多卡因和溴苄铵在这种情况下不再推荐使用[19]。最近报道了两个关于急性电击抵抗性心搏停止药物治疗有效性的研究。

胺碘酮在难治性持续性室速院外复苏中的应用（Amiodarone in the Out-of-Hospital Resuscitationof Refractory Sustained Ventricular Tachycardia，ARREST）是一个随机、双盲、安慰剂对照的研究。ARREST 研究对 504 名患者的研究结果表明 300mg 胺碘酮单次静脉给药可以显著改善三次直流电击后仍为室速或室颤的患者入院时的生存率（44% 与 34%，$P < 0.03$）[43]。尽管胺碘酮在 4~16 分钟给药时可以达到最高的入院生存率（79%），但当给药延迟后（长达 55 分钟），胺碘酮组的改善比例与安慰剂组相比并没有显著的差异。胺碘酮在给药前恢复自主循环的患者（全部研究患者的 21%）中效果最

好（入院时的生存率从安慰剂组的 41% 增加到 64%）。对于未恢复自主循环的患者，胺碘酮改善结果的作用非常小（38% 与 33%）。

Dorian 在院外心搏停止的患者中进行了一项随机试验，比较除颤结合静脉利多卡因和静脉胺碘酮的效果[48]。如果患者发生院外心室颤动且对三次电击、静脉肾上腺素或再多一次电击无效，或者初次成功除颤后复发室颤，则可纳入此研究。他们以双盲的方式随机分配为接受静脉胺碘酮加利多卡因安慰剂或静脉利多卡因加胺碘酮安慰剂。主要的终点是入院时存活的患者的比例。共有 347 名患者［平均年龄（67±14）岁］入选了本研究。医护人员被派遣去心搏停止现场与他们到达现场的平均时间间隔为（7±3）分钟，从派遣到给药之间的平均时间间隔为（25±8）分钟。使用胺碘酮治疗的 180 名患者入院时存活率为 22.8%，而利多卡因组 167 名患者的入院时存活率为 12.0%（$P = 0.009$）。在派遣到给药时间等于或少于中位时间（24 分钟）的患者中，胺碘酮组入院时的存活率为 27.7%，而利多卡因组为 15.3%（$P = 0.05$）。作者得出结论认为，与利多卡因相比，胺碘酮能够提高院外电击抵抗性室颤患者的入院时生存率。

■ 室上性心律失常

室上性心律失常是由心房或房室交界处组织引发和维持的快速性心律失常。它可能来源于心脏的一个区域单向传导阻滞而另一区域慢传导引起的折返，或来自于类似窦房结正常起搏细胞和心脏其他部位有潜在起搏细胞性质组织的自律性增强，或来源于触发激动，即一种新型的由膜电流引起的异常增强的冲动，这种膜电流可被提前激动或快速起搏激活和灭活。包括心房颤动、心房扑动、房性心动过速、房室折返性心动过速、房室结折返性心动过速等在内的室上性心律失常的药物治疗将逐步进行讨论[56~60]。因为心房颤动可能是心脏手术后最常见的心律失常，所以将对房颤进行详细讨论。

■ 心房颤动

心房颤动（房颤）是心脏手术最常见并引起住院时间延长的并发症，并导致医疗资源的使用增加[56~61]。高龄、既往房颤史和瓣膜手术是房颤最明确的危险因素。因为对已经出现的房颤进行干预使其停止有一定的难度，所以目前的研究兴趣都在预防术后房颤上。大多数研究认为预防性使用抗心律失常药物可以降低房颤发生率，减少住院时间，从而显著降低住院花费。Ⅲ类抗心律失常药物（如索他洛尔和伊布利特）也有预防效果，但是可能有导致药物诱导的多形性室性心动过速（尖端扭转性室性心动过速）的风险。包括 vernakalant 在内的有前景的静脉新药也在研究之中。由于以后会有年龄更大和病情更重的患者接受手术治疗，因此明确哪类人群将会从这类治疗中获益最大就显得尤为重要。目前在美国已有静脉索他洛尔用于预防术后房颤。

胺碘酮也是一种预防房颤的有效药物。因为口服治疗通常受到时间的限制而不可行，因此静脉胺碘酮是一个重要的选择。这种预防性治疗也可能为高危患者带来额外的收益，尤其是易于发生室性心律失常的患者（如之前存在心力衰竭的患者）。

有两个针对预防性使用胺碘酮的研究值得一提。为了明确

静脉胺碘酮是否能防止心脏手术后房颤并减少住院时间，Daoud 及其同事对 124 名患者进行术前预防用药，在择期心脏手术前口服胺碘酮（64 名患者）或安慰剂（60 名患者）至少 7 天[62]。整个治疗包括胺碘酮 600mg/d 共 7 天，随后 200mg/d 直到患者出院。术前胺碘酮的总剂量为（4.8±0.96）g，持续时间为（13±7）天。术后胺碘酮组 64 名患者中 16 人发生了房颤（25%），安慰剂组 60 名患者中 32 人发生了房颤（53%）。胺碘酮组的住院时间显著少于安慰剂组［（6.5±2.6）天与（7.9±4.3）天，P=0.04］。胺碘酮组的总住院费用也显著少于安慰剂组（$18375±$13863 与 $26491±$23837，P=0.03）。Guarnieri 及其同事将 300 名患者随机双盲分为两组，在心脏直视手术后即刻使用静脉胺碘酮（1g/d 共 2 天）或安慰剂并评价其效果[54]。这个试验的主要终点是房颤的发生率和住院时间。安慰剂组 142 人中 67 人（47%）发生房颤，胺碘酮组 158 人中 56 人（35%）发生房颤（P=0.01）。安慰剂组的住院时间为（8.2±6.2）天，胺碘酮组为（7.6±5.9）天。低剂量静脉胺碘酮对降低心脏手术后房颤发生率是安全且有效的，但并没有显著减少住院时间。

总而言之，房颤是心脏手术的常见并发症。多数病例都可以通过适当的预防性治疗而避免房颤的发生。大多数没有禁忌证的患者都应该给予 β 受体阻滞剂，而有术后房颤高危因素的患者应考虑预防性使用胺碘酮。一些研究缺乏成本效益和成本效率的资料，这可能反映了研究中缺乏高风险的患者。不适于使用 β 受体阻滞剂的患者可能不耐受索他洛尔，而胺碘酮则没有这个限制。目前还需要开展更多的研究去评价预防性治疗在非体外循环心脏手术中的作用。

正性肌力药物

心脏手术后心肌功能有部分抑制较为常见[63-65]。病因是多因素的——既往存在的疾病、修复或再血管化不完全、心肌水肿、心肌缺血后功能障碍、再灌注损伤等——而且多数是可逆的。通常可以通过提高前负荷，利用 Starling 曲线维持足够的心输出量，但由于心功能曲线一般很平坦，所以需要使用正性肌力药物来保持足够的器官灌注。

心脏收缩的分子学基础是肌动蛋白和肌球蛋白的相互作用，在此过程中化学能（以 ATP 的形式存在）转化为机械能。在松弛状态下（舒张期），肌动蛋白和肌球蛋白的相互作用被与肌动蛋白-肌球蛋白复合体连接的原肌球蛋白所抑制。收缩期开始后，Ca^{2+} 进入心肌细胞（动作电位的 1 期）。Ca^{2+} 内流将激发更大量的 Ca^{2+} 从肌质网中释放出来，Ca^{2+} 与肌钙蛋白 C 亚基的结合可以阻碍原肌球蛋白（tropomyosin）对肌动蛋白-肌球蛋白（actin-myosin）相互作用的抑制，从而有利于 ATP 水解并产生机械力。随着心肌细胞的复极和收缩期的结束，Ca^{2+} 被回吸收到肌质网中，使得原肌球蛋白再次抑制肌动蛋白和肌球蛋白的相互作用，从而使心肌收缩得到松弛。因此心肌收缩力状态受到细胞内 Ca^{2+} 的调节[66]。一种新药左西孟旦（levosimendan）目前正在美国进行临床开发，但在其他国家已经被批准应用了，这种药物可以增加心肌收缩组织对 Ca^{2+} 的敏感性[67]，而目前临床可用的正性肌力药物的作用终点只是增加细胞内 Ca^{2+} 水平。

第一种需要考虑的药物就是 Ca^{2+} 本身。总体来说，当使用与负荷无关的方法进行测量时，给予钙剂将会增加心肌的正性肌力状态，但同时也会增加血管张力（后负荷）而且损害舒张功能。此外，钙对心肌性能的影响还取决于血浆 Ca^{2+} 浓度。Ca^{2+} 在细胞功能中起着很重要的作用，而且细胞内 Ca^{2+} 浓度很大程度上受到细胞膜离子通道和细胞内细胞器的调节[68,69]。如果细胞外 Ca^{2+} 浓度是正常的，那么使用钙剂对细胞内 Ca^{2+} 水平几乎没有影响，而且对血流动力学的影响也不那么明显。另一方面，如果血浆中钙离子的浓度低，那么给予钙剂可以升高心输出量和血压[70]。另外需要明确的是，即使血浆 Ca^{2+} 水平正常，给予 Ca^{2+} 可以增加血管张力，仍然可以升高血压，但是心输出量并没有改变。这样会增加后负荷，也会损害舒张功能，这可能是 Ca^{2+} 使心脏对肾上腺素的反应变得迟钝的原因[71]。体外循环结束时常规应用 Ca^{2+} 对心输出量几乎没有影响，同时却增加体循环阻力。如果存在心肌缺血的证据，那么给予钙剂可能是有害的，因为它可以加重冠脉痉挛，同时也能进一步导致细胞损伤[72,73]。

尽管地高辛对急性期围手术期低心排血量综合征来说不是一种有效的治疗药物，但它仍然很好地阐明了细胞内 Ca^{2+} 的作用。地高辛通过抑制 Na^+，K^+-ATP 酶起作用，该酶负责细胞内 Na^+ 和细胞外 K^+ 的交换[3,4]，从而保持细胞内/细胞外 K^+ 和 Na^+ 的梯度。当它受到抑制的时候，细胞内 Na^+ 水平增加。细胞内 Na^+ 增加后形成一种化学势以驱动 Ca^{2+}/Na^+ 交换器，这种离子交换机制使细胞内 Na^+ 移出以交换进 Ca^{2+}。净效应为细胞内 Ca^{2+} 增加，从而增强心肌收缩力。

最常用的正性肌力药物是 β 受体激动剂。$β_1$ 受体是由细胞膜外表面的受体和跨膜 G 蛋白（因结合 GTP 而得名）组成的复合物的一部分，该复合物转而刺激细胞膜内表面的腺苷酸环化酶，催化形成 cAMP。心肌收缩力受到蛋白激酶 A（protein kinase A）催化的磷酸化反应的调节。这些磷酸化反应"开启"细胞膜上的 Ca^{2+} 通道，从而导致从肌质网释放并吸收更多的 Ca^{2+}[3,4]。

很多药物可以兴奋 $β_1$ 受体并产生正性肌力作用，包括肾上腺素、去甲肾上腺素、多巴胺（dopamine）、异丙肾上腺素（isoproterenol）和多巴酚丁胺等围手术期最常用的儿茶酚胺类药物。尽管它们与 $β_1$ 受体的结合存在一些差异，但是最重要的差异在于各种儿茶酚胺类对 α 和 $β_2$ 肾上腺素受体的相关效应。总体来说，外周血管的 α 受体兴奋后产生血管收缩，而 $β_2$ 受体兴奋后则导致血管舒张（参见本章其他的讨论）。以前有一段时期认为 $β_2$ 和 α 受体只存在于外周血管和其他几个器官中，而不存在于心肌中。但是，在心肌中已经发现了 α 受体，并且它还有调节心肌收缩力的效应[5,6]。这种正性肌力效应的机制可能是刺激磷脂酶 C，使磷脂酰肌醇水解成二酰甘油和肌醇三磷酸，这些复合物都增加 Ca^{2+} 从肌质网的释放并提高肌丝对 Ca^{2+} 的敏感性。也有可能 α 受体激动剂通过抑制复极时 K^+ 外流延长动作电位时程或激活 Na^+-H^+ 交换机制而增加细胞内 Ca^{2+} 水平，以提高细胞内 pH 值并增加肌丝对 Ca^{2+} 的敏感性。由于确切的机制尚不清楚，因此 α 肾上腺素受体兴奋对心肌收缩力确切的控制作用还不清楚，尽管这种作用的起效显然慢于 $β_1$ 受体兴奋。

除了 α 受体之外，$β_2$ 受体也被发现存在于心肌中[74]。在慢性心力衰竭时，$β_2$ 受体的比例（与 $β_1$ 受体相比）增加，这或许可以解释在这种情况下 $β_2$ 激动剂有效的原因。这种现象是慢性心衰中普遍观察到的 β_1 受体下调（受体密度降低）和脱敏（对受体结合不产生效应）现象的一部分[75]。有趣的是，在狗的体外循环中模型中已证明了该现象的存在[76]。在这种情况下，一类新药，磷酸二酯酶抑制剂可能有益于改善心肌收缩性。在美国药物该类的典型代表是氨力农和米力农，它们选择性地抑制心肌中降解 cAMP 的酶，从而升高 cAMP 水平，作用与 β 受体无关[3,4]。

在临床应用上，选择一种特殊的正性肌力药通常是基于它的副作用而不是其直接的正性肌力作用。在最常使用的儿茶酚胺中，去甲肾上腺素有 α 和 β_1 作用，但几乎没有 β_2 作用，它是一种正性肌力药，也是血管加压药。肾上腺素和多巴胺都是 α，β_1 和 β_2 受体的混合兴奋剂。在低剂量时它们主要是正性肌力药，而不是血管加压药，剂量较高时，其血管加压效应变得比较显著。这一点在多巴胺尤其明显，大剂量的多巴胺通过刺激去甲肾上腺素释放而产生血管加压作用[77]。多巴酚丁胺是一种选择性的 β_1 受体激动剂，与混合的 β 受体激动剂异丙肾上腺素不同。药物的选择取决于当前面临的特定的血流动力学问题。例如，一位心功能抑制并伴有明显血管扩张的患者可能需要一种同时具有正性肌力和血管收缩作用的药物，而另一位血管收缩的患者则可能从其他的药物中获益。我们推荐依照经验主义选择正性肌力药以达到所需的效果，并在药物使用中密切监测药物反应。

临床经验表明，当儿茶酚胺类药物不能产生足够的心排血量时，磷酸二酯酶抑制剂可能有效[78~80]。在美国可供使用的两种药物氨力农和米力农的血流动力学效应几乎没有差异。两种药物都能增加心肌收缩力，几乎不影响心率，而且均为血管扩张剂。它们同时扩张静脉和动脉，因此为避免明显的低血压，需要保持足够的前负荷[81,82]。使用氨力农时，药品说明书上推荐的单次剂量 0.75mg/ml 是不足以维持药物的治疗血浆浓度的，需要给予 1.5~2mg/ml 的负荷剂量[83]。对于这两种药物来说，在 15~30 分钟内给予负荷剂量可以减少低血压的发生。由于药物的再分布，给予负荷剂量后血浆药物浓度迅速下降，因此之后必须立即持续输注维持量[83,84]。因为这两种药物的半衰期长，与儿茶酚胺类（血浆半衰期为几分钟）相比，更难滴定到特定的血药浓度。

磷酸二酯酶抑制剂能够帮助双心室功能障碍的患者脱离体外循环，并可以用来治疗心脏手术后低心排综合征，在该方面米力农的作用更为明显[82,85~87]。Doolan 及其同事临床研究结果显示，米力农在帮助高危患者脱离体外循环方面的效果与安慰剂相比有显著的差异[88]。

■ 左西孟旦

左西孟旦是一种钙离子增敏剂。这种分子是哒嗪酮-二腈（pyridazinone-dinitrile）的衍生物，对 ATP 敏感的钾通道有额外的作用[67,89,90]。静脉左西孟旦被用来治疗失代偿性心力衰竭（heart failure，HF），因为该药有增加心肌收缩力，并产生抗心肌顿抑效应，并且不增加心肌细胞内钙离子浓度，也不延长心肌松弛的时间。左西孟旦也能引起冠脉和体循环血管扩张。在心衰的患者中，静脉左西孟旦可以显著减少心衰的恶化和死亡率。在大规模的随机双盲试验和较小规模的心脏手术后试验中，静脉左西孟旦也可以增加失代偿心衰患者的心输出量，并降低充盈压。另外，左西孟旦没有明显的致心律失常作用，因

而患者耐受性较好。左西孟旦除了增加肌钙蛋白对细胞内钙敏感性之外，还可以抑制磷酸二酯酶Ⅲ并开启 ATP 敏感的钾通道，因而产生血管扩张的效应。与现有的静脉正性肌力药不同，左西孟旦不增加心肌耗氧量，在服用 β 受体阻滞的患者身上也有相同的效果，而且左西孟旦不损害心室舒张功能。临床研究已经证明左西孟旦的短期血流动力学益处优于安慰剂和多巴酚丁胺。尽管缺少大规模和长期的发病率与死亡率的数据，重度低心排心衰输注左西孟旦与多巴酚丁胺（Levosimendan Infusion versus Dobutamine in Severe Low-Output Heart Failure, LIDO）的研究表明左西孟旦改善死亡率效果优于多巴酚丁胺。但目前还缺乏将左西孟旦和其他正性肌力药如米力农进行比较的临床研究，而且左西孟旦在北美还不可用。

■ 临床试验

尽管正性肌力药在心脏手术后应用很广泛，但是对围手术期各种正性肌力药进行比较的研究相当少见。1978 年，Steen 及其同事报道了多巴胺、多巴酚丁胺和肾上腺素在脱离体外循环后即刻的血流动力学效应[91]。使用多巴胺 $15\mu g/(kg \cdot min)$ 时平均心指数增加得最多。然而，需要注意的是，研究中所用的肾上腺素剂量为 $0.04\mu g/(kg \cdot min)$。在稍后的一个研究中，Salomon 及其同事比较了多巴胺和多巴酚丁胺，结论是尽管两种药对血流动力学的影响差异很小，但多巴酚丁胺的维持时间明显较长，并且本研究中所有患者在研究开始时的心功能指标都很好[92]。Fowler 及其同事也发现多巴酚丁胺和多巴胺的血流动力学效应没有显著差异，但是他们报道称使用多巴酚丁胺时冠脉血流量与心肌耗氧量更能成比例增加[93]。虽然这些研究都没有报道多巴胺和多巴酚丁胺显著增加心率的效应，但是临床经验与此不同。Sethna 及其同事的研究支持了这一点，他们发现多巴酚丁胺引起的心指数增加只来源于心率加快，而心肌含氧量维持不变[94]。Butterworth 及其同事随后也证明古老而廉价的肾上腺素可以有效地增加每搏量，但加快心率的程度却没有多巴酚丁胺那样明显[95]。最近，Feneck 及其同事比较了多巴酚丁胺和米力农，发现它们用于心脏手术后低心排量综合征同样有效[96]。这个研究是对两种药物进行对比，研究者强调说最有效的治疗方式可能是这两者的结合。磷酸二酯酶抑制剂发挥药理作用的基础是 cAMP 能有效地合成，因此结合使用一种 β_1 受体激动剂和一种磷酸二酯酶抑制剂可能比单用任何一种药物都更有效。

最终的血流动力学目标（例如心率、血压、充盈压和心排量）可能都能通过正性肌力药的作用而达到，但这并不能保证各器官都有足够的灌注，尤其是肾脏和肠系膜。到目前为止几乎没有关于心脏手术后局部灌注的研究。危重病医学文献对局部灌注（尤其是肠系膜）的研究兴趣更多，而且其中的一些研究可能与心脏手术患者的术后管理相关。两个研究表明肾上腺素可能损害内脏灌注，尤其是与去甲肾上腺素和多巴酚丁胺联合使用相比[97,98]。单用去甲肾上腺素对感染性休克患者的内脏血流量有着多样的影响[99]，然而当使用去甲肾上腺素来维持血压时，加用多巴酚丁胺可以显著地改善内脏灌注[100]。低剂量多巴胺可以改善内脏血流量，但是有证据表明较高剂量的多巴胺会损害胃部灌注[101]。尽管体外循环和脓毒症的炎症反应有相似之处，但这些基于脓毒症患者的研究与心脏手术患者的相关性尚不清楚。

血管加压药

体外循环通常以血管张力紊乱为特征。有时体外循环引起内源性儿茶酚胺增多，其他介质如 5-羟色胺（serotonin）和精氨酸加压素（arginine vasopressin，AVP）也增多，导致血管收缩。然而，体外循环常常造成内皮损伤和全身性炎症反应，引起细胞因子和炎症介质释放并导致严重的血管扩张。另外，心脏手术后血管扩张也可能因术前使用血管紧张素转化酶（angiotensin- converting enzyme，ACE）抑制剂和体外循环后使用米力农而加重。

最近有文章总结了血管扩张性休克（vasodilatory shock）的机制[102]。Ca^{2+} 通过与钙调蛋白结合进而调节血管的张力。Ca^{2+}-钙调蛋白复合物激活肌球蛋白轻链激酶，从而催化肌球蛋白磷酸化，促进它与肌动蛋白的相互作用。与此相反，细胞内的 cGMP 激活肌球蛋白磷酸酶（也是通过对肌球蛋白磷酸酶进行激酶介导的磷酸化），然后使肌球蛋白脱磷酸化，并抑制肌动蛋白和肌球蛋白的相互作用。血管扩张性休克的重要介质是由细胞因子级联反应诱导的一氧化氮（NO）。NO 激活鸟苷酸环化酶，结果导致血管张力降低。血管扩张的另一种机制可能与长时间体外循环激活了 ATP 敏感的钾（K_{ATP}）通道有关，这些通道由于细胞内 ATP 降低、氢离子或乳酸增加而激活。所有这些可能都源于与体外循环和（或）低体温相关的异常灌注。钾通道传导增加可以引起血管平滑肌细胞膜的超极化，减少 Ca^{2+} 内流，从而降低血管张力。血管扩张性休克的第三种类型与心脏手术特别相关的机制可能是血管加压素的缺乏。如前所述，体外循环经常引起血管加压素释放，这可能与体外循环结束后血管过度收缩有关。但是，几个休克实验模型观察到，当休克持续时，最初高水平的血管加压素开始下降，使得一些研究者认为血管加压素的储备是有限的，在对低血压反应结束后逐渐耗竭。

通常儿茶酚胺类药物被用来治疗休克时的血管过度扩张，常用的有去氧肾上腺素（phenylephrine）、多巴胺、肾上腺素和去甲肾上腺素[103]。尽管儿茶酚胺类同时有 α 和 β 受体激动作用，但是 $α_1$ 受体激动才产生血管收缩。如前所述，这些受体兴奋后激活磷酸酶 C，进一步水解磷脂酰肌醇 4，5-三磷酸肌醇[7]。这个过程随后产生两种第二信使，包括二酰甘油和肌醇三磷酸。这两种第二信使通过不同的机制增加细胞质的 Ca^{2+} 水平，包括促使 Ca^{2+} 从肌质网释放和潜在增加血管平滑肌细胞收缩蛋白对 Ca^{2+} 的敏感性。

介质诱导的血管扩张通常对儿茶酚胺的反应很差[103]，即使最有效的血管加压药，去甲肾上腺素也需要频繁给药才能维持血压。一些临床医生很关注去甲肾上腺素给药期间患者的肾脏、肝脏和肠系膜功能。然而，去甲肾上腺素可以改善脓毒症患者的肾功能[102~107]，并且有证据表明它可能也能改善肠系膜灌注[108]。考虑到脓毒症患者和一部分脱离体外循环患者血流动力学的相似性，上述结果经常被外推到心脏手术的患者中，但还没有经过系统性研究的证实。在一些严重的血管扩张性休克的病例中，去甲肾上腺素甚至已不足以维持体循环压力。在这种情况下，小剂量的血管加压素可能有效。Argenziano 及其同事[109]对 40 名心脏手术后发生血管扩张性休克（定义为平均动脉压低于 70mmHg 而心指数大于 2.5L/m^2 每分钟）的患者进行了研究。这组患者精氨酸加压素的水平非常低，而小剂量的血管加压素（≤0.1U/分钟）可以有效地维持血压并减少去甲肾上腺素的需要量，而且心指数没有发生显著改变。这些观察结果与早先的一个将血管加压素用于血管扩张性感染性休克患者的报道类似[110]。还有报道认为血管加压素用于治疗米力农诱导的低血压也有效[111]。在该报道中，研究者发现血管加压素可以增加尿量，据推测可能是通过收缩肾小球出球小动脉实现的。然而，血管加压素对肾脏的总效应尚不清楚。另外，关于血管加压素的另一个未解的难题是肠系膜灌注。虽然血管加压素可以有效地维持血管扩张性休克患者的血压，但需要记住的是在生理浓度下它是肠系膜血管收缩剂，而肠系膜低血压可能是脓毒症和多器官功能障碍综合征发展的因素之一。

血管扩张药

不同的药理学途径都可以产生血管扩张作用（表 4-1）。可能的治疗途径包括：①阻断 $α_1$ 肾上腺素受体、神经节传导及钙通道受体；②激活中枢 $α_2$ 肾上腺素受体或血管鸟苷酸环化酶和腺苷酸环化酶；③抑制磷酸二酯酶和血管紧张素转化酶。低浓度的腺苷也有短暂而强效的扩血管作用，但如前文所述，它主要用来抑制房室传导。氯沙坦（losartan）是一种新型的血管紧张素 II 受体拮抗剂，可以用来治疗高血压，但是目前还没有可用的静脉制剂。

表 4-1　用于治疗高血压、肺动脉高压和心力衰竭的血管扩张药

血管紧张素转化酶抑制剂
血管紧张素 II 受体拮抗剂（angiotensin II antagonists）
$α_1$ 肾上腺素受体拮抗剂（哌唑嗪［prazosin］）
$α_2$ 肾上腺素受体激动剂（可乐定［clonidine］）
内皮素（endothelin）拮抗剂
硝酸酯类（Nitrates）
一氧化氮
肼屈嗪（hydralazine）
磷酸二酯酶抑制剂（米力农，西地那非［sidenafil］）
前列环素（prostacyclin），前列腺素 E_1
钙通道阻滞剂
二氢吡啶类药物（硝苯地平［nifedipine］，尼卡地平［nicardipine］，非洛地平［felodipine］，氨氯地平［amlodipine］）

■ 腺苷酸环化酶的激活 （cAMP）

前列环素、前列腺素 E_1 和异丙肾上腺素都增加血管平滑肌内环核苷酸的合成（如腺苷-3'，5'-单磷酸和环磷酸腺苷），引起钙动员到血管平滑肌外。抑制磷酸二酯酶对环磷酸腺苷的降解也可以升高环磷酸腺苷水平[112]。血管平滑肌中环磷酸腺苷增加能促进细胞内细胞内钙的回收，从而减少血管收缩可利用的钙。增加钙吸收的净效应是产生血管平滑肌松弛和血管扩张。然而，绝大部分有 β_2 受体激动作用的儿茶酚胺类（如异丙肾上腺素）和磷酸二酯酶抑制剂都有正性肌力作用和其他副作用，包括心动过速、糖原分解和尿钾排泄[113]。前列腺素类（如前列环素和前列腺素 E_1）都有很强的抑制血小板聚集和活化的作用。有 β_2 受体激动作用的儿茶酚胺类、磷酸二酯酶抑制和前列腺素 E_1 及前列环素都可以用来扩张肺动脉高压和右心衰患者的肺循环血管（表4-1）[113]。

■ 硝酸酯类、硝基扩张血管物质及鸟苷酸环化酶的激活 （cGMP）

血管内皮通过释放一氧化氮和前列环素来调节血管舒张[114-116]。炎症介质刺激血管内皮释放大量的内皮源性舒张因子（endothelium-derived relaxing factor [EDRF]，或一氧化氮），激活鸟苷酸环化酶而产生环磷酸鸟苷[89,90]。而硝酸酯类和硝普钠直接产生一氧化氮，与血管内皮无关。硝基扩张血管物质的活性形式都是一氧化氮（NO），其中，氮原子是+2价氧化态。任何硝基扩张血管物质都必须先转化成 NO 才具有生物活性。对于硝普钠来说，这很容易实现，因为硝普钠中氮原子是+3价氧化态，一氧化氮分子与带电离子以不稳定的方式结合，使得硝普钠很容易释放出一氧化氮。硝酸甘油的氮原子以+5价氧化态存在，因此必须经过重要的代谢转化才能变成活性分子。硝酸甘油是一种选择性的冠脉扩张剂，而且与硝普钠相比不产生冠脉窃血，原因是冠状动脉内不到 $100\mu m$ 厚的小阻力血管缺少将硝酸甘油转化为活性 NO 的代谢转化通路[115,116]。长期硝酸酯类治疗可能通过不同的途径产生耐受[114-118]。硝普钠和硝酸甘油都是有效的血管扩张剂，都可以产生静脉扩张效应从而引起血流动力学不稳定的情况发生[114]。针对相对低血容量的患者，使用硝普钠时常常需要静脉补充容量。

■ 二氢吡啶类钙通道阻滞剂

二氢吡啶类钙通道阻滞剂是直接的动脉扩张剂[119]。硝苯地平是第一个二氢吡啶类钙通道阻滞剂，心脏外科中研究的静脉制剂包括氯维地平（clevidipine）、伊拉地平（isradipine）和尼卡地平。这些药物都是选择性的动脉扩张剂，对血管床容量和房室结传导没有影响，也没有负性肌力作用[120-125]。氯维地平和尼卡地平在美国都已可用，为心脏外科围手术期高血压的治疗提供了新的重要选择。而且，静脉二氢吡啶类药物也可以用来治疗围手术期（如气管插管、拔管、体外循环引起的高血压和阻断主动脉时）和术后发生的急性高血压。

■ 磷酸二酯酶抑制剂

目前使用的磷酸二酯酶抑制同时具有正性肌力和扩血管作用[126]。磷酸二酯酶抑制剂用于心室功能障碍的患者，可以增加心排量，同时降低肺动脉楔压、体循环阻力和肺循环阻力。由于它们有着独特的血管扩张机制，因此经常被用于急性肺血管收缩和右心功能障碍的患者。该类药物的多种形式目前正处于研究中。联吡啶类（如氨力农和米力农）、咪唑啉酮类（如依诺昔酮 [enoximone]）和甲基黄嘌呤类（如氨茶碱 [aminophylline]）都是使用最广泛的该类药物。罂粟碱（papaverine）是一种从阿片中分离出的苯甲基异喹啉衍生物，为非选择性磷酸二酯酶抑制和血管扩张剂，在心脏外科中常被用来扩张胸廓内动脉[126]。

■ 血管紧张素转化酶抑制剂

血管紧张素转化酶抑制剂在治疗心衰方面的应用逐渐增多，更多的患者开始接受这种药物治疗。ACE 抑制剂通过抑制肺血管和体循环血管内皮中的激肽酶而阻止血管紧张素 I 向血管紧张素 II 转化。这种酶对强效的内源性血管扩张剂缓激肽的代谢和 EDRF 的释放也有重要作用。然而关于术前给患者应用这些药物的资料几乎没有，我们在临床实践中通常在手术当天停药，因为这些药物有造成体外循环时血管过度扩张的作用。尽管 Tuman 未能发现接受 ACE 抑制剂的患者在体外循环中血压有何差异，但认为体外循环期间接触激活可以产生缓激肽，从而增强血管扩张作用；他的研究发现体外循环后需要更多的血管收缩剂维持正常血压。

■ 血管紧张素 II 受体拮抗剂

由于 ACE 抑制剂可引起咳嗽（常见）和血管性水肿（罕见）等不良反应，所以部分患者不能耐受。ACE 抑制剂抑制激肽酶 II，导致缓激肽聚集在肺和血管中，引起咳嗽和血管扩张。应用血管紧张素 II 受体拮抗剂（angiotensin II-receptor-blockers，ARBs）来代替 ACE 抑制剂，可能减少不良反应的发生，因为 ARB 类不影响激肽的代谢。在美国现有六种 ARB 类药物可用于抗高血压治疗：氯沙坦（losartan，科素亚 [Cozaar]）、缬沙坦（valsartan，代文 [Diovan]）、厄贝沙坦（irbesartan，Avapro）、坎地沙坦（candesartan，Atacand）、依普沙坦（eprosartan，Teveten）和替米沙坦（telmisartan，美卡素 [Micardis]）。慢性心衰的死亡率和自主神经系统及肾素-血管紧张素系统的激活相关，ACE 抑制剂的治疗似乎可以减慢心肌功能障碍和重构的进展。ACE 抑制剂并不能完全阻断血管紧张素 II（A-II）的生成[127]，反而可能增加心衰患者的循环 A-II 水平。尽管对 ARB 类耐受更好，但患者（>60岁，NYHA 分级 I~IV级，LVEF <40%）的全因死亡率和猝死或获得复苏的心搏骤停的数量在氯沙坦（科素亚）和卡托普利（captopril，[Capoten]）之间没有差别[128]。接受 ARB 类和 ACE 抑制剂治疗的患者都可能发生围手术期低血压，并且可能需要更多的正性肌力药支持。

心脏外科凝血系统的药理学

心脏外科用于控制凝血系统的药理学途径非常多，包括减轻凝血系统的激活、保护血小板功能和减少异体血制品输注。

预防或逆转与体外循环诱导的凝血病相关的缺陷是心脏外科减少出血和输血的药理学途径的基础。

β 肾上腺素受体阻滞剂

显而易见，给予 β 肾上腺素受体阻滞剂后所观察到的大部分作用都反映了含有 β 受体的组织对受体周围的儿茶酚胺的反应降低。因此 β 受体阻滞剂的强度取决于药物的剂量和儿茶酚胺（主要是肾上腺素和去甲肾上腺素）受体的密度。实际上，β 受体阻滞剂与儿茶酚胺之间单纯的竞争性相互作用可以在正常志愿者中得到证明，也可以在实验室离体组织研究中得到验证。虽然疾病和其他种类药物的存在会改变患者对 β 受体阻滞剂的反应，但是基本的竞争性相互作用仍然有效。成功运用 β 肾上腺素受体阻滞剂的关键在于滴定到所需产生效应的药物剂量，并且知晓药物过量所产生的效应可以通过以下途径解决：①应用一种儿茶酚胺来竞争被阻滞的受体；以及/或者②给予其他种类的药物来减轻 β 受体受到阻滞时未受对抗的自主神经系统的活性。后者的一个例子是普萘洛尔引起的心动过缓，这反映了迷走神经胆碱能机制对心脏窦房结和房室结组织的支配作用增强。过度的心动过缓可以通过给予阿托品（atropin）阻断胆碱能受体而得到缓解，因为胆碱能受体也存在于窦房结和房室结上（表 4-2）。

关于 β 肾上腺素受体的种类、分布和效应的知识是理解和预测 β 受体阻滞剂作用的基础[129]（表 4-2）。β 受体阻滞剂都是竞争性抑制剂；因此阻滞剂的强度取决于药物的剂量和儿茶酚胺（主要为肾上腺素和去甲肾上腺素）受体的密度。

β 肾上腺素受体拮抗剂（阻滞剂）包括多种药物（表 4-3），主要根据 β_1 和 β_2 受体的选择性、激动性作用的有无、膜稳定的性质、α 受体阻滞作用及各种药物动力学特征（如脂溶性、口服生物利用度和消除半衰期）来进行分类[129]。医生们必须认识到各种药物对 β_1 和 β_2 受体的选择性是相对的，不是绝对的。比如说，β_1 受体（心脏选择性）阻滞剂（如艾司洛尔 [esmolol] 或美托洛尔 [metoprolol]）引起支气管痉挛的风险可能相对低于非选择性的 β 受体阻滞剂（如普萘洛尔 [propranolol]），但是风险仍然存在。

表 4-2 β 肾上腺素受体的分布和作用

组织	受体	作用	拮抗作用
心脏			
窦房结和房室结	1	↑自律性	胆碱能受体
传导通路	1	↑传导速度	胆碱能受体
		↑自律性	胆碱能受体
肌原纤维	1	↑收缩力	—
		↑自律性	—
血管平滑肌（动脉，静脉）	2	血管扩张	α 肾上腺素受体
支气管平滑肌	2	支气管舒张	胆碱能受体
肾脏	1	↑肾素释放（肾小球旁细胞）	α_1 肾上腺素受体
肝脏	2	↑葡萄糖代谢	α_1 肾上腺素受体
		↑脂肪分解	
脂肪组织	3	↑脂肪分解	—
骨骼肌	2	↑钾吸收糖原分解	—
眼，睫状肌	2	松弛	胆碱能受体
胃肠道	2	↑运动	胆碱能受体
胆囊	2	松弛	胆碱能受体
膀胱逼尿肌	2	松弛	胆碱能受体
子宫	2	松弛	催产素
血小板	2	↓聚集	α_2 肾上腺素受体（聚集）

表4-3　β肾上腺素受体阻滞剂

通用名	商品名	剂型	β₁ 受体选择性
醋丁洛尔（acebutolol）	Spectral	口服	是
阿替洛尔（atenolol）	天诺敏（Tenormin）	静脉，口服	是
倍他洛尔（betaxolol）	卡尔伦（Kerlone）	口服	是
比索洛尔（bisoprolol）	Zebeta	口服	是
艾司洛尔	Brevibloc	静脉	是
美托洛尔	Lopressor Toprol-XL	静脉，口服	是
卡维地洛（carvedilol）*	Coreg	口服	否
卡替洛尔（carteolol）	Cartrol	口服	否
拉贝洛尔（labetalol）*	Normodyne	静脉，口服	否
纳多洛尔（nadolol）	Corgard	口服	否
喷布洛尔（penbutolol）	Levatol	口服	否
吲哚洛尔（pindolol）	心得静（Visken）	口服	否
普萘洛尔	心得安（Inderal）	静脉，口服	否
索他洛尔	Betapace	口服	否
噻吗洛尔（timolol）	Blocadren	口服	否

*α₁∶β 受体阻滞比∶卡维地洛 1∶10，拉贝洛尔 1∶3（口服）1∶7（静脉）

■ 急性心肌梗死

　　早先的临床试验表明静脉给予 β 肾上腺素受体阻滞剂在急性心肌梗死早期可以降低死亡率。在心肌梗死之后，长期口服 β 受体阻滞剂可以降低再次心肌梗死的发生率（见表4-3）[130]。

■ 室上性心动过速和室性心律失常

　　β 肾上腺素受体阻滞剂是 Vaughan Williams 分类中的 Ⅱ 类抗心律失常药物，主要阻断心脏对儿茶酚胺的反应。普萘洛尔（心得安）、艾司洛尔（Brevibloc）和醋丁洛尔（Sectral）都是此类适应证的常用药物。β 受体阻滞剂减少窦房结和房室结的自动除极，降低浦肯野纤维的自律性，延长房室结不应期，增加室颤的阈值（但不是除极的阈值），并降低依赖于儿茶酚胺的心室慢反应。胺碘酮是 Ⅲ 类药物，也具有非竞争性的 α 和 β 肾上腺素受体阻滞效应，这可能是它具有抗心律失常和抗高血压作用的原因。索他洛尔是另一种具有非选择性 β 受体阻滞作用的 Ⅲ 类抗心律失常药。有证据表明 β 受体阻滞剂也可以降低缺血组织的心肌内传导，减少心律失常的风险，程度与减少心肌缺血相当。β 肾上腺素受体阻滞剂对于控制非儿茶酚胺引起和维持的心律失常并不是特别有效[131]。

■ 高血压

　　高血压是心力衰竭和其他终末期器官损害的主要危险因素。β 受体阻滞剂和利尿剂被认为是没有并发症的 65 岁以下的高血压患者的首选药物。

　　在治疗的早期，会出现心排量降低、体循环血管阻力（SVR）升高，而平均动脉压的改变相当小。在几小时到几天内，SVR 变得正常，而且血压下降。另外，肾脏的肾小球旁器分泌肾素也受到抑制（β₁ 受体阻滞剂）。具有内在 β 受体激动性质的 β 受体阻滞剂可以使体循环血管阻力降至低于治疗前水平，这可能由血管平滑肌的 β₂ 受体激活引起。大部分 β 受体阻滞剂都是与其他药物联合使用以治疗慢性高血压。当与血管扩张药合用时，β 受体阻滞剂将会限制反射性心率加快。例如，当普萘洛尔与静脉硝普钠（一种强效的动脉扩张药）合用时，它可以防止硝普钠引起的反射性肾素释放和反射性心率加快[132]。

■ 急性夹层动脉瘤

　　治疗夹层动脉瘤的首要目标是通过降低收缩期血流的加速来降低撕裂的主动脉壁受到的压力。β 受体阻滞剂可以降低心肌收缩力和心室射血分数，同时也能抑制由控制体循环血压的血管扩张药所引起的反射性交感反应。

■ 嗜铬细胞瘤（pheochromocytoma）

　　存在儿茶酚胺分泌组织即相当于持续或间断输注去甲肾上腺素和肾上腺素的各种比例的混合物。在使用 β 受体阻滞剂之前要确保使用了足量的 α 受体阻滞剂，以防止由于血管平滑肌的 α 受体未受拮抗而出现高血压加重。

慢性心力衰竭

现在了解到，作为衰竭心脏代偿机制的自主神经系统（autonomic nervoussystem，ANS）和肾素-血管紧张素系统（renin-angiotensin system，RAS）的激活可能是心功能恶化的原因。慢性心衰的死亡率似乎与 ANS 和 RAS 的激活有关。心肌功能障碍和重构的进展可能因使用 β 受体阻滞剂和 ACE 抑制剂而减慢。卡维地洛（Coreg）是一种被 FDA 批准用来治疗心衰的 β 受体阻滞剂。它有 α_1 和非选择性 β 受体阻滞作用（$\alpha:\beta=1:10$）。重度失代偿性心衰和哮喘是其禁忌证。美国一项关于卡维地洛的回顾性分析发现，患有房颤和左心衰的患者使用卡维地洛治疗后，射血分数得到改善，死亡和因慢性心衰而住院的发生率都有降低的趋势。现在有几项关于卡维地洛、美托洛尔（Toprol）和比索洛尔（Zebeta）的临床试验正在进行。这些研究的结果可能为何种 β 受体阻滞剂在治疗特定的患者群最有效提供答案。

其他适应证

β 肾上腺素受体阻滞剂的其他临床应用列于表 4-4 中，这些应用主要是针对症状的治疗或 β 受体拮抗剂的经验性治疗。

表 4-4　β 肾上腺素受体阻滞剂的临床应用

心绞痛
急性心肌梗死（预防）
室上性心动过速
室性心律失常
高血压（通常伍用其他药物）
嗜铬细胞瘤（在已应用 α 受体阻滞剂之后）
急性夹层动脉瘤
甲状腺功能亢进
肥厚性梗阻性心肌病（Hypertrophic obstructive cardiomyopathy，特发性肥厚性主动脉瓣下狭窄 [idiopathic hypertrophic subaortic stenosis，IHSS]）
扩张性心肌病（选定的患者）
偏头痛的预防
急性惊恐发作
酒精戒断综合征
青光眼（典型的）

副作用和毒性

β 受体阻滞剂过量的毒性反应最明显和直接的征象是低血压、心动过缓、充血性心衰、房室传导减慢以及心电图 QRS 波群增宽。治疗的目的是阻滞迷走神经兴奋时被激活的胆碱能受体（如阿托品）和使用拟交感神经药物与 β 受体阻滞剂竞争 β 肾上腺素受体。哮喘和慢性阻塞性肺疾病（COPD）患者使用 β 受体阻滞剂后可能出现支气管痉

挛。β 受体阻滞剂可能升高血浆甘油三酯水平，而降低高密度脂蛋白胆固醇水平。β 受体阻滞剂掩盖糖尿病患者低血糖症状的情况非常少见。其他副作用包括精神抑郁、体力疲劳、改变睡眠模式、性功能障碍以及胃肠道症状，如消化不良、便秘和腹泻（表 4-4）。

药物相互作用

与药物动力学有关的药物相互作用包括 β 受体阻滞剂胃肠道吸收减少（如含铝的抗酸剂、考来烯胺）、生物转化增加（如苯妥英 [phenytoin]、苯巴比妥 [phenobarbital]、利福平 [rifampin] 和吸烟）以及因生物转化减少引起的生物利用度增加（如西咪替丁 [cimetidine] 和肼屈嗪）。药效学相互作用包括与钙通道阻滞剂累加降低心脏传导，以及与一些非甾体类抗炎药（nonsteroidalanti-inflammatory drugs，NSAIDs）合用时降低 β 受体阻滞剂的抗高血压效应。

利尿剂

利尿剂是直接作用于肾脏并引起尿量增多和溶质（主要是钠和其他电解质）及水净丢失的药物。利尿剂和 β 受体阻滞剂是没有并发症的 65 岁以下的高血压患者的首选药物[132]。现有的利尿剂在临床上有很多其他的用途（如青光眼和颅内压增高）。围手术期静脉使用利尿剂的主要适应证有：①少尿时增加尿量；②急性心衰或输液过多而有急性心衰风险的患者减少血管内容量；③治疗水肿。

肾功能依赖于足够的肾脏灌注以保持肾脏细胞的完整性和提供静水压以产生肾小球滤过。没有药物可以直接作用于肾小球而影响肾小球滤过率（GFR）。对于平均体格的正常成年人来说，平均 GFR 为 125 毫升/分钟，而产生的尿量大约为 1 毫升/分钟。换句话说，肾小球滤过的 99% 被重吸收了。利尿剂主要作用于肾小管的特殊节段以改变电解质（主要是钠）和水的重吸收。

肾小管重吸收钠的基本机制有两种。第一，通过钠离子的主动转运将钠从小管细胞排入小管周液体中，这反映了 Na^+，K^+-ATP 酶的作用，同时也是碳酸氢根重吸收的机制（见下文）。这种钠排出产生的电化学梯度引起钠从小管腔弥散到小管细胞中。第二，钠从小管液的肾小球滤过液中通过多种不同机制转移到小管周液中。数量上最重要的机制是由钠从小管细胞到小管周液主动排出所造成的钠电化学梯度。另外，钠与有机溶质和磷酸根离子偶联，交换氢离子从小管细胞扩散到小管腔中，以及与氯离子偶联或结合钾离子和两个氯离子（Na^+-K^+-$2Cl^-$ 共同转运）从小管液转运到小管细胞中。利尿剂可以根据药物的主要作用位点和促进尿钠排泄的主要机制进行分类（表 4-5）。

渗透性利尿剂

甘露醇（mannitol）是此类利尿剂的主要代表，其适应证主要有两类：①以 GFR 降低引起的尿量减少和肾小管液毒性物质增多为特征的急性肾衰竭的预防和早期治疗；②保留肾小管腔中的水和溶质，为其他类型的利尿剂提供作用基础，从而增强它们的作用。正常情况下，肾小球滤过液的 80% 是在近端小管中被等渗性重吸收的。甘露醇通过渗透作用限制水的重

吸收并稀释近端小管液，从而降低钠的电化学梯度并限制其重吸收，因此更多的钠被运送到肾单位的远端部位。甘露醇产生由前列腺素调节的肾血流增加，部分冲刷髓质的高渗性，这对于促进由抗利尿激素影响的远曲小管末段和集合系统重吸收水

的逆流机制具有重要意义。甘露醇通常作为体外循环的部分预充液来治疗上述适应证。甘露醇的主要毒性作用是细胞外液容量的急性扩增，从而导致心功能不全患者发生心衰（表4-5）。

表4-5　利尿剂的分类

作用位点		机制
渗透性利尿剂	近曲小管和近端小管末段，促进 Na^+ 从小管液扩散到小管细胞中	↓电化学梯度
	近端小管末段	↓Cl^- 梯度（伴随 Na^+ 扩散）
	髓袢升支粗段	↓Na^+-K^+-2Cl^- 共同转运
碳酸酐酶抑制剂	近曲小管碳酸酐酶抑制剂	↓Na^+-H^+ 交换
噻嗪类利尿剂	远曲小管	↓Na^+-Cl^- 共同转运
袢利尿剂	髓袢升支粗段	↓Na^+-K^+-2Cl^- 共同转运
保钾性利尿剂	远端小管末段和集合管	↓生电 Na^+ 进入细胞（K^+ 分泌的驱动力）

■ 袢利尿剂

　　呋塞米（furosemide，速尿）、布美他尼（bumetanide，Bumex）和依他尼酸（ethacrynic acid）是三种化学结构不同但却有相同的利尿作用机制的化合物。它们作用于髓袢升支粗段的上皮细胞，抑制 Na^+-K^+-2Cl^- 共同转运机制。峰值利尿效应远大于现有的其他种类的利尿剂。这类药物静脉使用时，起效很快且作用持续时间很短，后者反映了这些药物的药物动力学和机体对多尿的代偿性机制。这三种药物增加肾血流，但不增加 GFR，同时引起肾髓质到皮质和皮质内的血流再分布。肾血流的这些改变都是短期的，反映了利尿引起的细胞外液容量减少。次要的作用，包括呋塞米和布美他尼的碳酸酐酶抑制作用以及对近端小管和升支以远部位的作用，目前仍有争议。这三种袢利尿剂都增加肾素和前列腺素的释放，而吲哚美辛（indomethacin）则钝化该效应，抑制肾血流增加和尿钠排泄。在给予首次静脉剂量后这三种药物都在短期内快速增加静脉容量，而这种作用也可以被吲哚美辛阻断。

　　钾、镁和钙的分泌随着钠分泌的增加而相应增加。另外，远端小管分泌的可滴定酸和氨增加，造成代谢性碱中毒，这也与细胞外容量减少有关。可能发生高尿酸血症，但是几乎没有生理影响。袢利尿剂可以增加头孢噻啶（cephaloridine）的肾毒性，同时可能也包括其他头孢菌素类药物。袢利尿剂的一个少见但严重的副作用是听力损伤，这可能反映了内淋巴的电解质交换。

　　由于袢利尿剂功效强大、起效快且作用持续的时间相当短，这类药物的静脉制剂经常用来治疗前述的三种主要问题。不同患者需要的剂量差别很大。有的只需要 3～5mg 呋塞米就可以产生良好的利尿作用。而对于有些患者，强度较弱的噻嗪类利尿剂可能就已足够。

■ 噻嗪类利尿剂

　　氢氯噻嗪（hydrochlorothiazide HCTZ）是这一类利尿剂中

大部分药物的原型。尽管药物的强度有差异，但它们都通过相同的机制起作用，并有着相同的最大效应。这些药物都由小管细胞主动分泌到小管腔中，作用于远端小管的起始部，减少电中性的 Na^+-Cl^- 共同转运对钠的重吸收。它们中等的作用强度或许说明了超过 90% 的滤过钠在到达远端小管之前就已被重吸收。它们的作用在合用渗透性利尿剂（如甘露醇）后得到增强。噻嗪类利尿剂增加尿量，增加钠、氯和钾的分泌。对钾的重吸收减少反映了远端小管中尿液的流速更高（重吸收时间减少）。

　　这类利尿剂对细胞外液的成分影响最小，说明了它们中等强度的利尿效应，可能也表明当需要中等的利尿作用时这类药物有一定用处。主要的副作用包括高尿酸血症、钙分泌减少及镁丢失增多。可能出现高血糖，这反映多个因素的作用。长期使用后细胞外液容量减少，尿量也减少（也就是说，对药物的利尿作用产生了耐受）。这些药物对肾血管也有直接的作用，从而降低 GFR。

■ 碳酸酐酶抑制剂

　　乙酰唑胺（acetazolamide）是此类利尿剂中唯一可静脉使用的药物。它主要用于存在代谢性碱中毒时碱化尿液，而代谢性碱中毒是长期利尿治疗的共同结果。它作用于近曲小管，抑制小管上皮细胞刷状缘上的碳酸酐酶，然后减少碳酸氢根离子的分解（转化为 CO_2 后扩散进入小管细胞）。小管细胞胞浆中的碳酸酐酶也被抑制，结果使 CO_2 向碳酸的转化显著降低，造成氢离子的 Na^+-H^+ 交换机制也明显降低。因而近曲小管对钠和碳酸氢根的重吸收减少。然而，超过一半的碳酸氢根是在肾单位更远的节段中被重吸收的，因而这类利尿剂的功效受到了限制。

■ 保钾利尿剂

　　螺内酯（spironolactone）是醛固酮的竞争性拮抗剂。螺内酯与胞浆的醛固酮受体结合，阻止受体通过构象转化变成活性形式，从而抑制远端小管末段和集合系统合成活性转运蛋白，

因此钠的重吸收和钾的分泌都减少。

氨苯蝶啶（triamterene）和阿米洛利（amiloride）都是作用机制不依赖于盐皮质激素的保钾利尿剂。它们的排钠作用中等，引起钠和氯分泌增多，当钾浓度低时，钾分泌几乎不变或轻度增多。当钾分泌很高时，这两种药可以显著减少钠离子进入远端小管细胞，从而降低驱动钾分泌的电势能。

两种保钾利尿剂主要都是与其他利尿剂联用以减少钾丢失。它们的主要副作用是高钾血症，因此应用这种利尿剂时应适当限制钾摄入。另外已使用 ACE 抑制剂的患者应用保钾利尿剂应谨慎，因为 ACE 抑制剂降低醛固酮的合成，从而升高血钾浓度。

■ 增加尿量和减少水肿液的其他方式

输注白蛋白（5%~25% 溶液）或其他血浆容量扩充剂（如羟乙基淀粉［hetastarch］）常被用来促进水和伴随的电解质（如水肿液）渗透性地从组织进入血液循环，从而运送到肾脏进行排泄。在循环血容量减少的情况下，这种途径似乎是增加循环血容量和肾脏灌注的合理方式。这种增强利尿的方法存在局限性，这是由于白蛋白和血浆扩容剂的渗透效应是暂时的，因为它们都可以通过毛细血管膜从血液进入组织中。这样白蛋白或血浆扩容剂就倾向于将水和伴随的电解质保留在组织中（即反跳性水肿）。同样的局限性也见于渗透性利尿剂如甘露醇，它暂时地将组织中的水和伴随的电解质转移到循环血液中以便运送到肾脏，然后在肾脏中穿过肾小球并延迟近端小管液中水和相关电解质的重吸收。尽管这种机制可以增强其他利尿剂的作用，但是暂时的，因为甘露醇从血液扩散到组织中可以导致反跳性水肿。

剂量为 $1~3\mu g/(kg\cdot min)$ 的多巴胺常被用来支持肠系膜和肾脏灌注。它的血管作用是通过冠脉、肠系膜和肾血管床的血管多巴胺 1（D_1）受体介导的。通过激活腺苷酸环化酶和提高细胞内 cAMP 水平，D_1 受体兴奋剂引起血管扩张。同时多巴胺 2（D_2）受体可以拮抗 D_1 受体的兴奋。非诺多泮（Fenoldopam，Corlopam）是一种非肠道的 D_1 受体特异性的激动剂，最近已被 FDA 批准。国家联合委员会（美国国家高血压预防、检测、评估与治疗联合委员会）第 7 版报告的推荐包括了这种药物可用于高血压急症[132,133]。输注非诺多泮（$0.1~0.3\mu g/(kg\cdot min)$）可以增加 GFR、肾血流及 Na^+ 排泄。

关于多巴胺的临床试验没有发现对肾功能的改善，这可能是多巴胺的非特异性造成的。作为一种儿茶酚胺及去甲肾上腺素和肾上腺素代谢合成的前体，多巴胺对于心脏有正性肌力和变时作用。正性变力效应由 β_1 肾上腺素受体调节，通常需要的输注剂量比增加肾灌注和利尿的剂量高。然而，即使健康受试者对多巴胺也有各种各样的药物动力学反应；因此，应用"肾脏剂量"的多巴胺也许并不总是能达到期望的效应。儿茶酚胺受体和 D_2 受体的激活可以拮抗 D_1 受体兴奋的作用。现有资料并没有一致地证明非诺多泮改善肾脏功能的作用。

草药

大量的美国人服用草药来保持健康。绝大多数草药都没有明确的科学证据的支持，而且也没有受到 FDA 的严格控制[134~136]。使用草药的患者可能没有必要向医师告知这些信息[135]。对于草药和处方药物之间严重的药物相互作用的关注越来越多。一些最常用的草药和药物相互作用的总结见表 4-6。

表 4-6　常用的草药疗法

名称	常见用途	副作用/药物相互作用
红辣椒）	肌痉挛，胃肠道失调	皮肤溃疡/起疱 低温
紫雏菊	感冒时止咳，泌尿系感染	可能引起肝毒性 可能减弱类固醇和环孢素（cyclosporine）的作用
麻黄	止咳，抑菌	增强胍乙啶（guanethedine）或单胺氧化酶抑制剂（monoamine oxidase inhibitor，MAOI）的拟交感作用 与氟烷（halothane）或地高辛合用时心律失常 与催产素（oxytocin）合用时高血压
野甘菊	偏头痛，退热剂	抑制血小板，反跳性头痛，口腔溃疡，胃肠道激惹
大蒜	降脂，抗高血压，抗血栓	可能增强华法林（warfarin）的作用
姜	防止恶心，止痉挛	可能增强华法林和阿司匹林（aspirin）的作用
银杏	改善循环	可能增强华法林和阿司匹林的作用
人参	增加能量，抗氧化剂	人参滥用综合征：嗜睡，肌张力过高，水肿 可能导致使用苯乙肼（phynelzine）的患者出现躁狂 可能减弱华法林的作用 绝经后出血 乳腺疼痛

续表

名称	常见用途	副作用/药物相互作用
白毛茛	利尿，抗炎，泻药，止血剂	过量使用可能造成麻痹；促排水（非排钠性） 可能加重水肿/高血压
卡法椒	抗焦虑	增强巴比妥类和苯二氮䓬类药物的作用 增强乙醇的作用 可能增加抑郁时的自杀风险
甘草	止咳，胃溃疡	高血压，低钾血症，水肿
锯棕榈	良性前列腺增生，抗雄激素作用	与其他激素替代疗法（如 HRT）的相加作用
圣约翰草	抗抑郁，抗焦虑	可能与单胺氧化酶抑制剂相互作用 降低芬太尼（fentanyl）和昂丹司琼（ondansetron）的代谢
缬草	温和的镇静作用，抗焦虑	增强巴比妥类和苯二氮䓬类药物的作用

气道管理

气道管理对于心脏外科的患者非常重要，因为患者合并的其他情况经常会使气管内插管变得复杂。例如，一名病态肥胖且患有睡眠呼吸暂停的患者可能需要在清醒时使用纤维支气管镜插管，而一名有吸烟史且患有 COPD 的患者可能出现氧饱和度快速降低和（或）支气管痉挛。围手术期气道管理是麻醉医师的主要责任，但外科医师在麻醉医师不在场时需要参与其中，或者在出现困难时协助麻醉医师的工作。气道管理涉及设备和技术学（此处未做讨论），还需要药理学方法去克服造成气道梗阻的病理生理学难题以及便于控制和管理气道。药物将在本节末尾进行讨论。

在气道管理中可能遇到五个主要的挑战。下面简要地描述这几个问题以便于了解药物其中所起的作用。这五个挑战是：①处理气道梗阻；②防止误吸；③实施气管内插管；④保持间歇正压通气（intermittent positive-pressureventilation，IPPV）；⑤重建自主呼吸和气道保护性反射。

气道梗阻

气流梗阻可能源于异物（包括食物）进入气道，或由涉及气道结构的病理生理学过程（例如创伤和水肿）引起。麻醉状态下或昏迷的患者肌张力缺乏，正常的组织（如舌和会厌）可能坠入气道而造成梗阻。缓解这种梗阻的首要措施是摆好头和下颌，插入人工鼻腔或口腔通气道，去除引起梗阻的物体或物质（如血液、分泌物或食物颗粒）。除了用于帮助气管内插管的药物（见后文），唯一有助于改善气流的药物是氦气和氧气的混合物（氦氧混合气），它的黏度很低，可以减轻气流阻力。

误吸

上呼吸道（喉/会厌以上）是肺（气体交换）和胃肠道（液体和营养物质）共同的通道。被动的反流或主动的呕吐导致胃内容物在咽部聚集，使患者出现误吸的风险，尤其是在气道反射（如声门闭合和咳嗽）和自主躲避反应受到抑制的时候（如麻醉状态或昏迷）。颗粒物质可以阻塞气管支气管树，而酸性液体（pH < 2.5）则能损伤肺实质。发生误吸后，肺炎的发病率很高（如急性呼吸窘迫综合征），并且死亡率也非常高。术前限制饮食（禁食状态）并不能保证免除误吸的风险。同样，提前放置鼻胃管或口胃管能够减轻胃内压，但是不能保证胃内容物的完全排空。因此，在某些情况下需要同时禁食和插鼻胃管或口胃管以降低肺误吸的风险。有时，可能需要诱导清醒的患者呕吐，但这种情况很少见并且几乎从来不用催吐剂。事实上，现在已经常使用止吐药来降低气道操作和麻醉诱导时呕吐的风险。

使用降低肺误吸风险药物的目的在于减少胃内容物的量和酸度以及便于气管插管（见下文）。非颗粒性的抗酸剂（如枸橼酸钠 [sodium citrate, Bicitra]）被用来中和胃液的酸性。能减少胃酸产生的药物包括 H_2 受体阻滞剂（如西咪替丁 [Tagamet]，雷尼替丁 [ranitidine, Zantac]，法莫替丁 [famotidine, Pepcid]）和胃壁细胞 H^+-K^+ ATP 酶抑制剂（质子泵抑制剂，如奥美拉唑 [omeprazole, Prilosec]，兰索拉唑 [lansoprazole, Prevacid]，埃索美拉唑 [esomeprazole, Nexium]）。甲氧氯普胺（metoclopramide）能促进胃排空，增加胃食管括约肌张力。西沙比利（propulsid）通过促进肌间神经丛释放乙酰胆碱来增加胃肠道动力。

止吐药在术后应用得更普遍，它包括几种不同的药物：抗胆碱类（如东莨菪碱 [scopolamine] 透皮贴剂）、抗组胺类（如羟嗪 [hydroxyzine, vistaril] 和异丙嗪 [promethazine, 非那根 Pherergan]）以及抗多巴胺类（如氟哌利多 [droperidol] 和丙氯拉嗪 [prochlorperazine]）。对于年老的患者，抗多巴胺类药物可能产生锥体外系副作用。比较昂贵但有效的替代药物是抗羟色胺类药物（如昂丹司琼 [Zofran] 和多拉司琼 [Anzmet]）。

气管插管

在气管插管前使用药物有三大目的：①使喉镜检查时喉部暴露清楚；②防止喉部闭合；③便于头部和下颌的操作。

在支气管镜、喉镜或纤维支气管镜下行气管插管时，气道操作的反射性反应可以通过一些不同的方法得到抑制。局部麻醉剂（2% 或 4% 利多卡因喷剂）可用于鼻腔、口腔、咽喉部及会厌黏膜的表面麻醉。可以吸入雾化的局部麻醉药麻醉声带以下的黏膜。声门下黏膜也可以通过环状软骨膜向气管腔内注射局麻药进行麻醉。双侧喉上神经阻滞可以消除声带以上喉部机械接触或冲洗所传入的感觉。需要注意的是，黏膜表面麻醉能减轻气道反应，但这样减弱了气道的反射性保护机制，从而增加了患者从咽部误吸的几率。增加喉部可视性主要包括：使用抗胆碱能药物（如格隆溴铵［glycopyrrolate］）减少唾液和气管支气管分泌物；局部使用血管收缩药（如去氧肾上腺素）减轻黏膜水肿；通过仪器操作或者局部的血管收缩剂来减少黏膜糜烂出血。使用类固醇对于减轻气道急性炎症反应可能有一些迟发的益处，但在气管插管前一般不使用类固醇。

全身药物一般为静脉给药，能减弱咳嗽反射。静脉输注利多卡因（1～2mg/kg）能短暂地减弱咳嗽反射，但不会明显地影响自主呼吸。必须注意中枢神经系统刺激和癫痫样活动的发生，事先静脉注射小剂量巴比妥或苯二氮䓬类可以降低上述事件的风险。静脉使用阿片类药物可抑制咳嗽反射，但是所需的剂量会损害自主呼吸，甚至导致窒息。联合使用静脉阿片类和较大量的镇静剂（如神经安定镇痛剂）可以减少阿片类的用量，使患者能耐受气管插管并减轻自主呼吸时的窘迫感。对于应用静脉（如硫喷妥钠［thiopental］）或者吸入麻醉（如异氟烷［isoflurane］）实施全身麻醉的患者，小剂量的阿片类就能减弱气道反应。阿片类不仅能减弱咳嗽反射使喉部闭合，也能减轻气管插管时交感反应所导致的高血压和心动过速。

对全身麻醉的患者一般联合使用骨骼肌松弛药，这样利于头部和下颌的操作，也能防止喉部反射性闭合。当然，肌肉松弛药也可导致窒息。一般使用两种方法来保证患者的氧合。①患者清醒时面罩吸入100%的氧，即给氧去氮。然后快速给予静脉麻醉剂（如硫喷妥钠），随后给予快速起效的肌松药（如琥珀酰胆碱［succinylcholine］或罗库溴铵［rocuronium］），并压迫环状软骨（Sellick手法）。当肌肉松弛药起效后（30～90秒），使用喉镜进行气管插管，气囊充气，确定气管插管的位置。②最大限度地降低误吸的风险（假定胃排空）；当患者处于麻醉和肌肉松弛状态时，通过面罩进行间断的正压通气；在适当的时间，用喉镜进行气管插管。

正压通气时肺功能正常化

气管插管的患者在手术中常规维持全身麻醉和部分肌内松弛，这样有利于正压通气和患者耐受气管插管。在麻醉后恢复室或重症监护室，如果术后需要长时间的正压通气，则需要继续维持全麻和肌松。如果希望恢复自主呼吸和拔管，那么只用静脉镇静药去耐受气管插管即可。

气管插管机械通气的患者一般会面临三个问题：①通气顺应性差；②支气管收缩；③气体交换受损。通气顺应性差反映了胸廓和膈肌的顺应性差，或肺本身顺应性差，或两者兼有。加深麻醉和给予肌肉松弛药能够减弱肋间肌和膈肌张力，但是不能提高有些疾病（如脊柱侧凸或者肺气肿）胸腔的顺应性。

通气顺应性差可能提示肺间质水肿、肺实变、支气管阻塞（如黏膜分泌物）、支气管收缩或胸腔内物质（气胸、血胸或者肿瘤）压迫肺。处理这些问题的方法包括使用抗心衰和抗感染的药物及应用支气管镜、胸腔穿刺术等。

支气管收缩可能长期存在（如哮喘或反应性气道功能病态综合征）。由于气管插管减弱了咳嗽在清理呼气道方面的作用，气管支气管分泌物的累积更加重了这些患者的气道狭窄。对于气道正常的患者，气管插管或者其他物体对气道的机械性刺激偶尔可诱发支气管收缩。药物治疗的重点是降低支气管平滑肌张力（如 β_2 受体拟交感药物或抗胆碱能药物），减少气管支气管分泌物，减弱气管支气管树传入的感觉（如局部麻醉、较深的全身麻醉、静脉用利多卡因或阿片类）。支气管收缩的急性治疗包括下列几方面（或任意组合）：①雾化的 β_2 受体拟交感药物和（或）抗胆碱能药物；②全身静脉使用 β_2 受体拟交感药物，磷酸二酯酶抑制剂（如氨茶碱）和（或）抗胆碱能药物。

严重支气管收缩的患者，静脉给予类固醇可在一定程度上缓解支气管收缩，特别是对于既往使用类固醇有效的哮喘患者。如果吸入100%的氧，血液氧合不是支气管收缩患者的主要问题。主要问题是逐渐加重的高碳酸血症和肺实质气体残留，这样会减弱通气顺应性，并增加胸腔内压力；最后导致静脉回流减少，造成类似心包压塞的后果。

肺泡-毛细血管膜气体交换受损可能源于肺泡性肺水肿（应用利尿剂、正性肌力药及血管扩张剂治疗）、肺部灌注下降（应用强心剂和血管扩张剂治疗）或肺实变（使用抗生素治疗感染）。

恢复自主呼吸和气道保护机制

麻醉医师根据术后对患者的预期来决定合适的麻醉计划。相对健康的患者可以在手术室内拔管，这就要求患者在手术结束时能恢复自主呼吸和完整的气道反射并觉醒。对麻醉医生的挑战就是既要保证在手术期间达到足够的麻醉深度，又要使患者在手术结束时从麻醉药物如催眠药和阿片类药物中恢复并苏醒。如果没有达到这样的条件，患者将被送回麻醉后恢复室，给予额外的时间来消除药物对自主呼吸和咳嗽反射的抑制。另一种途径为使用阿片类拮抗剂（如纳洛酮［naloxone］）和苯二氮䓬类拮抗剂（如氟马西尼［flumazenil］），但是这样有可能导致患者突然觉醒、疼痛或出现未受控制的交感神经兴奋，从而产生血流动力学的紊乱。另外也可能产生复发性的呼吸抑制，因为很难准确匹配拮抗剂和剩余麻醉药的剂量。另外，临床上经常联合使用抗胆碱酯酶药（如新斯的明［neostigmine］）和抗胆碱能药物（如阿托品）来拮抗肌松药的作用，这样可以减少抗胆碱酯酶药物的胆碱能副作用。

当患者术后需要维持一定时间的机械通气时，需要追加静脉催眠药（如丙泊酚［propofol］）和阿片类（如芬太尼或吗啡［morphine］），以使患者能够耐受气管插管。这些药物有呼吸抑制等副作用，尤其是合用时。右美托咪定（dexmedetomidine, Precedex）是一种 α_2 肾上腺素受体激动剂，因为它具有镇静、镇痛和抗焦虑作用，且可以维持呼吸频率平稳。另外，心血管反应可预测，所以作为镇静剂能够帮助患者平稳脱机。它使患者感觉舒适，依从性好，并且它具有可唤醒的镇静作用。这种"可唤醒"（rousability）特性保证患者处于镇静状态，同时也能与医务人员交流。

当患者逐渐恢复完全的自主呼吸时，镇静镇痛药物可以逐渐减量，以保证患者恢复满意的氧合状态和二氧化碳清除水平，能被轻易唤醒，或至少恢复了部分气道反射功能。

与气道和肺部管理相关的药理学

心脏外科的患者经常需要在术后维持一定时间的机械通气，通常在 ICU 拔管。从手术室转运到 ICU 及患者机械通气时都需要镇静药物的辅助。一些患者因为严重的肺部疾病、基础心脏疾病和（或）围手术期并发症而需要维持机械通气。另外一些患者则需要药物来治疗支气管痉挛或气道梗阻，或在拔管后呼吸衰竭时帮助重新插管。

辅助机械通气的镇静药物

丙泊酚

心脏手术的患者使用的镇静剂与其他机械通气的患者一样。常用的药物为丙泊酚，它是一种静脉麻醉药/镇静药，通过肝脏快速消除，因而产生快速觉醒。丙泊酚不溶于水，但具有高度脂溶性，所以制备成脂质乳剂；短时间输注（小于 1～2 天）不需要关注脂质累积，但高剂量输注时需要监测甘油三酯水平，尤其是同时合用静脉内营养时。丙泊酚对血流动力学的影响主要是血管扩张，包括动脉和静脉，还有所谓的"交感张力减弱"，发生于紧张焦虑的患者使用丙泊酚镇静后。另外，临床上可见轻度的心率缓慢及心率对低血压的反应减弱，还有轻度的负性肌力作用，但不常见于临床剂量。临床常用镇静剂量为 $25～75\mu g/(kg \cdot min)$。

苯二氮䓬类

苯二氮䓬类也常用于机械通气，包括咪达唑仑（midazolam，Versed）和劳拉西泮（lorazepam，Ativan）。苯二氮䓬类没有丙泊酚的血管扩张作用，有显著的遗忘作用，但是其觉醒不可预知，作用时间经常会延长，特别是劳拉西泮。另外，相比其他镇静药，苯二氮䓬类似乎更易引起术后谵妄。尽管有这些问题，苯二氮䓬类仍可用于需要缩血管药物支持的严重低血压患者。它对心血管的直接效应非常弱，但是交感张力降低后可导致低血压。咪达唑仑连续静脉输入剂量为 $1～4mg/h$，劳拉西泮则间断输注，每 4～6 小时给予 $1～2mg$。

右美托咪定

右美托咪定是一种相对新型的镇静药，中枢性激活 α_2 肾上腺素受体。它与可乐定属同一类药，但它与 α 受体的亲和力远高于可乐定。右美托咪定最常见的血流动力学反应是低血压和心动过缓，因而限制了它的临床应用。单独使用右美托咪定即能帮助患者从手术室转运到 ICU，并维持机械通气直至脱机和拔管。使用右美托咪定最大的优点是不影响呼吸且患者能被唤醒。右美托咪定有显著的镇痛作用，这一点不同于丙泊酚或苯二氮䓬类。其负荷剂量为 $1\mu g/kg$，在 20～30 分钟内输注，维持剂量为 $0.2～0.7\mu g/(kg \cdot h)$。如果考虑到血流动力学问题可以减少负荷剂量或不用负荷剂量。

阿片类药物

在机械通气时给予镇静药，主要目的是帮助患者耐受经口腔的气管插管。除了全身不适，气道还受到持续的异物刺激。为了减弱气道反射和治疗术后疼痛，除了镇静药之外术后一般还要增加阿片类药物。在术后苏醒的早期（如第一小时），由于术中阿片类药物的残余作用，疼痛并不是我们关注的主要问题。当患者苏醒后感到疼痛时则需要加阿片类药物。对整夜或更长时间机械通气的患者，阿片类是有益的，并可能减少镇静药的用量。这种情况下常用芬太尼，部分原因是芬太尼起效迅速，而且不持续用药时消除也很快。一般用量为每小时 $1～4\mu g/kg$。另外也可以间断使用吗啡（$1～4mg$）和盐酸二氢吗啡酮（hydromorphone，Dilaudid）$0.5～1mg/1～4h$。

用于紧急气管插管的药物

濒死的患者（如心脏或呼吸骤停）紧急气管插管时一般不需要使用药物。对于清醒或有部分意识的患者，插管比较困难，因为患者容易躁动、紧闭口腔和（或）试图插管时声门闭合。所以有些患者只需要小剂量的快速起效的镇静/阿片类药物，如咪达唑仑和芬太尼；而有些患者则需要采用丙泊酚或依托咪酯（etomidate）进行麻醉诱导，可以使用或不用肌松药。如前所述，丙泊酚的缺点是扩张血管而导致低血压。使用丙泊酚时从小剂量开始逐步增加，一次 $10～20mg$，最大剂量 $1～2mg/kg$。依托咪酯对心血管没有直接作用，常用剂量为 $0.15～0.3mg/kg$。依托咪酯罕见的副作用是损害类固醇合成，输注时与危重患者肾上腺功能不全有关。另外，依托咪酯给药时很多患者可能出现不正常运动。一般来说，不主张使用肌松药，除非麻醉医生在场或有人熟知这类药物的使用和气道管理。

琥珀酰胆碱是作用最快的肌松药，30～60 秒起效，使用剂量为 $1mg/kg$。这种去极化肌松药可以引起钾释放，应避免用于高钾血症患者。琥珀酰胆碱可同时激活毒蕈碱受体和烟碱受体，增加血浆儿茶酚胺浓度，可造成不同的心律失常（通常较轻微）。临床上其替代药物为罗库溴铵，使用剂量 $0.5mg/kg$，60～90 秒内可达到完全肌松。此剂量的罗库溴铵无不良血流动力学反应。如考虑麻醉诱导及使用肌松药，需关注的问题是胃内容物误吸。在紧急情况下，为了降低误吸的风险，可以快速顺序给药，一位助手帮助压迫环状软骨（闭合食管），尽量减少手动通气直到插管完成。

治疗病理性气道（喘鸣/水肿、支气管痉挛、分泌物）的药物

容量超负荷、长期卧床或上腔静脉阻塞都能导致上呼吸道水肿。另外，气管插管或口咽部操作（如 TEE 探头）也能导致声门水肿。气管插管或气囊的压迫可以造成声门下水肿。治疗水肿造成气道狭窄的方法有：①使用氦气/氧气的混合气；②吸入消旋肾上腺素；③利尿和头高位；④短期使用地塞米松（静脉）。

氦气/氧气　氦气/氧气混合的比例为 80%：20%。氦气的密度比氮气小，通过狭窄的气道时是层流而不是湍流。如果患

表 4-7　吸入性支气管舒张药和化痰药

	药物	机制	剂量	给药频率
支气管舒张药	沙丁胺醇（albuterol）	β_2 受体激动剂	2.5mg/3ml	Q4~6h*
	左沙丁胺醇（levalbuterol）	β_2 受体激动剂	0.63~1.25mg/3ml	Q6h
	异丙托溴铵（ipratropium）	抗胆碱能	0.5mg/3ml	Q4~6h
化痰药	阿尔法链道酶（dornase alpha）	分裂 DNA	2.5mg/3cc	Q12h

* 给药可以更频繁

者不能耐受 20% 的氧浓度，也可以增加氧浓度。最有效的氦气浓度是 80%，但 40%~50% 的氦气也有一定益处。

消旋肾上腺素　消旋肾上腺素为 1% 的溶液，喷雾式面罩给予 2.5ml 就能收缩血管，减轻气道水肿。其副作用是心动过速和高血压。

利尿和地塞米松　具体的利尿剂已在前文中提到；当需要快速利尿时，通常选用袢利尿剂如呋塞米。尽管抬高头部和利尿并不能特异性地治疗气道水肿，但可以减轻上半身的水肿。地塞米松（dexamethasone）是依照"任何肿胀都可使用类固醇"原则来应用的。几乎没有证据表明糖皮质激素对这种情况有效；使用地塞米松只是为了避免其他强效类固醇静脉制剂的盐皮质激素效应。通常的剂量为 8mg，然后每 6 小时给予 4mg，共 4~8 次。

支气管舒张药和化痰药　支气管舒张药和化痰药的总结（表 4-7）。由于液体过量或左心衰，心脏手术的患者比支气管痉挛性疾病患者更易出现喘息，但是当主要的疾病开始进行治疗时（如利尿剂或正性肌力药的应用），应用吸入性支气管舒张药有助于缓解喘息症状。吸入性 β 受体激动剂、抗胆碱能药物和静脉类固醇都是可用的药物[137]，三者按照优先度排序。三种药物也可以同时使用。β 受体激动剂松弛气道平滑肌的治疗效果通常是最迅速的。在急性发作时，面罩雾化吸入药物比定量吸入剂更有效。需要注意的是慢性哮喘的控制主要使用吸入性抗炎药，但这些药物在急性发作时（如手术后）没有用处。存在顽固性分泌物时应及时考虑使用吸入性化痰药例如链道酶/DNA 酶（Pulmozyme）。N-乙酰半胱氨酸（N-acetylcysteine，Mucomyst）也是一种化痰药，但是可能导致气道激惹而不适用于急性支气管痉挛。这些药物的使用剂量见表 4-7。

参考文献

1. Lynch C III: Cellular electrophysiology of the heart, in Lynch C III (ed): *Cellular Cardiac Electrophysiology: Perioperative Considerations.* Philadelphia, Lippincott, 1994; p 1.
2. Katz AM: Cardiac ion channels. *NEJM* 1993; 328:1244.
3. Colucci WS, Wright RF, Braunwald E: New positive inotropic agents in the treatment of heart failure, part I. *NEJM* 1986; 314:290.
4. Colucci WS, Wright RF, Braunwald E: New positive inotropic agents in the treatment of heart failure, part II. *NEJM* 1986; 314:349.
5. Terzic A, Puceat M, Vassort G, Vogel SM: Cardiac alpha, adrenoreceptors: an overview. *Pharmacol Rev* 1993; 45:147.
6. Berridge MJ: Inositol lipids and calcium signaling. *Proc R Soc Lond (Biol)* 1988; 234:359.
7. Lucchesi BR: Role of calcium on excitation-coupling in cardiac and vascular smooth muscle. *Circulation* 1978; 8:IV-1.
8. Kukovertz WR, Poch G, Holzmann S: Cyclic nucleotides and relaxation of vascular smooth muscle, in Vanhoutte PM, Leusen I (eds): *Vasodilation.* New York, Raven Press, 1981; p 339.
9. Singh BN, Sarma JS: Mechanisms of action of antiarrhythmic drugs relative to the origin and perpetuation of cardiac arrhythmias. *J Cardiovasc Pharmacol Ther* 2001; 6:69.
10. Pinter A, Dorian P: Intravenous antiarrhythmic agents. *Curr Opin Cardiol* 2001; 16:17.
11. Roden DM: Antiarrhythmic drugs: from mechanisms to clinical practice. *Heart* 2000; 84:339.
12. Vaughan Williams EM: A classification of antiarrhythmic agents reassessed after a decade of new drugs. *J Clin Pharmacol* 1984; 24:129.
13. The Task Force of the Working Group on Arrhythmias of the European Society of Cardiology: The "Sicilian gambit": a new approach to the classification of antiarrhythmic drugs based on their actions on arrhythmic mechanisms. *Eur Heart J* 1991; 12:1112.
14. Hondeghem LM: Antiarrhythmic agents: modulated receptor applications. *Circulation* 1987; 75:514.
15. Zipes DP, Camm AJ, Borggrefe M, et al: ACC/AHA/ESC 2006 Guidelines for Management of Patients With Ventricular Arrhythmias and the Prevention of Sudden Cardiac Death: a report of the American College of Cardiology/American Heart Association Task Force and the European Society of Cardiology Committee for Practice Guidelines (writing committee to develop Guidelines for Management of Patients With Ventricular Arrhythmias and the Prevention of Sudden Cardiac Death): developed in collaboration with the European Heart Rhythm Association and the Heart Rhythm Society. *Circulation* 2006; 114:e385.
16. Hoffman BF, Rosen MR, Wit AL: Electrophysiology and pharmacology of cardiac arrhythmias: VII. Cardiac effects of quinidine and procainamide. *Am Heart J* 1975; 90:117.
17. Giardenia EG, Heissenbuttel RH, Bigger JT Jr: Intermittent intravenous procaine amide to treat ventricular arrhythmias: correlation of plasma concentration with effect on arrhythmia, electrocardiogram, and blood pressure. *Ann Intern Med* 1973; 78:183.
18. Stiell IG, Wells GA, Field B, et al: Advanced cardiac life support in out-of-hospital cardiac arrest. *NEJM* 2004; 351:647.
19. The 2005 American Heart Association Guidelines for Cardiopulmonary Resuscitation and Emergency Cardiovascular Care. *Circulation* 2005; 112:IV1-203.
20. Cardiac Arrhythmia Suppression Trial (CAST) Investigators: Preliminary report, effect of encainide and flecainide on mortality in a randomized trial of arrhythmia suppression after myocardial infarction. *NEJM* 1989; 321:406.
21. Echt DS, Liebson PR, Mitchell LB, et al: Mortality and morbidity in patients receiving encainide, flecainide or placebo: The Cardiac Arrhythmia Suppression Trial. *NEJM* 1991; 324:781.
22. Escande D, Henry P: Potassium channels as pharmacologic targets in cardiovascular medicine. *Eur Heart J* 1993; 14:2.
23. Singh BN: Arrhythmia control by prolonging repolarization: the concept and its potential therapeutic impact. *Eur Heart J* 1993; 14:14.
24. Kudenchuk PJ: Advanced cardiac life support antiarrhythmic drugs. *Cardiol Clin* 2002; 20:79.
25. Balser JR: Perioperative arrhythmias: incidence, risk assessment, evaluation, and management. *Card Electrophysiol Rev* 2002; 6:96.
26. Mahmarian JJ, Verani MS, Pratt CM: Hemodynamic effects of intravenous and oral sotalol. *Am J Cardiol* 1990; 65:28A.
27. Levy JH, Huraux C, Nordlander M: Treatment of perioperative hypertension, in Epstein M (ed): *Calcium Antagonists in Clinical Medicine.* Philadelphia, Hanley and Belfus, 1997; p 345.

28. Conti VR, Ware DL: Cardiac arrhythmias in cardiothoracic surgery. *Chest Surg Clin North Am* 2002; 12:439.

29. Waxman HL, Myerburg RJ, Appel R, Sung RJ: Verapamil for control of ventricular rate in paroxysmal supraventricular tachycardia and atrial fibrillation or flutter: a double-blind randomized cross-over study. *Ann Intern Med* 1981; 94:1.

30. Salerno DM, Dias VC, Kleiger RE, et al: Efficacy and safety of intravenous diltiazem for treatment of atrial fibrillation and atrial flutter: the Diltiazem-Atrial Fibrillation/Flutter Study Group. *Am J Cardiol* 1989; 63:1046.

31. Ellenbogen KA, Dias VC, Plumb VJ, et al: A placebo-controlled trial of continuous intravenous diltiazem infusion for 24-hour heart rate control during atrial fibrillation and atrial flutter: a multi-center study. *J Am Coll Cardiol* 1991; 18:891.

32. Smith TW, Antman EM, Friedman PL, et al: Digitalis glycosides: mechanisms and manifestations of toxicity, part I. *Prog Cardiovasc Dis* 1984; 26:413.

33. DiMarco JP, Sellers TD, Berne RM, et al: Adenosine: electrophysiological effects and therapeutic use for terminating paroxysmal supraventricular tachycardia. *Circulation* 1983; 68:1254.

34. Hollifield JW: Potassium and magnesium abnormalities: diuretics and arrhythmias in hypertension. *Am J Med* 1984; 77:28.

35. England MR, Gordon G, Salem M, Chernow B: Magnesium administration and dysrhythmia after cardiac surgery: a placebo-controlled, double-blind, randomized trial. *JAMA* 1992; 268:2395.

36. Singh BN, Vaughan Williams EM: The effect of amiodarone, a new antianginal drug, on cardiac muscle. *Br J Pharmacol* 1970; 39:657.

37. Connolly SJ: Evidence-based analysis of amiodarone efficacy and safety. *Circulation* 1999; 100:2025.

38. Chow MS: Intravenous amiodarone: pharmacology, pharmacokinetics, and clinical use. *Ann Pharmacother* 1996; 30:637.

39. Mitchell LB, Wyse G, Gillis AM, Duff HJ: Electropharmacology of amiodarone therapy initiation. *Circulation* 1989; 80:34.

40. Holt DW, Tucker GT, Jackson PR, Storey GCA: Amiodarone pharmacokinetics. *Am Heart J* 1983; 106:840.

41. Fogoros RN, Anderson KP, Winkle RA, et al: Amiodarone: clinical efficacy and toxicity in 96 patients with recurrent, drug-refractory arrhythmias. *Circulation* 1983; 68:88.

42. Kowey PR, Levine JH, Herre JM, et al: Randomized, double-blind comparison of intravenous amiodarone and bretylium in the treatment of patients with recurrent, hemodynamically destabilizing ventricular tachycardia or fibrillation. *Circulation* 1995; 92:3255.

43. Kudenchuk PJ, Cobb LA, Copass MK, et al: Amiodarone for resuscitation after out-of-hospital cardiac arrest due to ventricular fibrillation. *NEJM* 1999; 341:871.

44. Levine JH, Massumi A, Scheinman MM, et al: Intravenous amiodarone for recurrent sustained hypotensive ventricular tachyarrhythmias. Intravenous Amiodarone Multicenter Trial Group. *J Am Coll Cardiol* 1996; 27:67.

45. Morady F, Sauve MJ, Malone P, et al: Long-term efficacy and toxicity of high-dose amiodarone therapy for ventricular tachycardia or ventricular fibrillation. *Am J Cardiol* 1983; 52:975.

46. Scheinman MM, Levine JH, Cannom DS, et al: Dose-ranging study of intravenous amiodarone in patients with life-threatening ventricular tachyarrhythmias. *Circulation* 1995; 92:3264.

47. Scheinman MM, Winkle RA, Platia EV, et al: Intravenous amiodarone for recurrent sustained hypotensive ventricular tachyarrhythmias. *J Am Coll Cardiol* 1996; 27:67.

48. Dorian P, Cass D, Schwartz B, et al: Amiodarone as compared with lidocaine for shock-resistant ventricular fibrillation. *NEJM* 2002; 346:884.

49. Kupferschmid JP, Rosengart TK, McIntosh CL, et al: Amiodarone-induced complications after cardiac operation for obstructive hypertrophic cardiomyopathy. *Ann Thorac Surg* 1989; 48:359.

50. Rady MY, Ryan T, Starr NJ: Preoperative therapy with amiodarone and the incidence of acute organ dysfunction after cardiac surgery. *Anesth Analg* 1997; 85:489.

51. Daoud EG, Strickberger SA, Man KC, et al: Preoperative amiodarone as prophylaxis against atrial fibrillation after heart surgery. *NEJM* 1997; 337:1785.

52. Dorge H, Schoendube FA, Schoberer M, et al: Intraoperative amiodarone as prophylaxis against atrial fibrillation after coronary operations. *Ann Thorac Surg* 2000; 69:1358.

53. Giri S, White CM, Dunn AB, et al: Oral amiodarone for prevention of atrial fibrillation after open-heart surgery, the Atrial Fibrillation Suppression Trial (AFIST): a randomised, placebo-controlled trial. *Lancet* 2001; 357:830.

54. Guarnieri T, Nolan S, Gottlieb SO, et al: Intravenous amiodarone for the prevention of atrial fibrillation after open-heart surgery: The Amiodarone Reduction in Coronary Heart (ARCH) trial. *J Am Coll Cardiol* 1999; 34:343.

55. Lee SH, Chang CM, Lu MJ, et al: Intravenous amiodarone for prevention of atrial fibrillation after coronary artery bypass grafting. *Ann Thorac Surg* 2000; 70:157.

56. Carlson MD: How to manage atrial fibrillation: an update on recent clinical trials. *Cardiol Rev* 2001; 9:60.

57. Fuster V, Ryden LE, Asinger RN, et al: ACC/AHA/ESC guidelines for the management of patients with atrial fibrillation: executive summary. *Circulation* 2001; 104:2118.

58. Maisel WH, Rawn JD, Stevenson WG: Atrial fibrillation after cardiac surgery. *Ann Intern Med* 2001; 135:1061.

59. Hogue CW Jr, Hyder ML: Atrial fibrillation after cardiac operation: risks, mechanisms, and treatment. *Ann Thorac Surg* 2000; 69:300.

60. Reddy P, Richerson M, Freeman-Bosco L, et al: Cost-effectiveness of amiodarone for prophylaxis of atrial fibrillation in coronary artery bypass surgery. *Am J Health Syst Pharm* 1999; 56:2211.

61. Reiffel JA: Drug choices in the treatment of atrial fibrillation. *Am J Cardiol* 2000; 85:12D.

62. Daoud EG, Strickberger SA, Man KC, et al: Preoperative amiodarone as prophylaxis against atrial fibrillation after heart surgery. *NEJM* 1997; 337:1785.

63. Gray R, Maddahi J, Berman D, et al: Scintigraphic and hemodynamic demonstration of transient left ventricular dysfunction immediately after uncomplicated coronary artery bypass grafting. *J Thorac Cardiovasc Surg* 1979; 77:504.

64. Mangano DT: Biventricular function after myocardial revascularization in humans: deterioration and recovery patterns during the first 24 hours. *Anesthesiology* 1985; 62:571.

65. Breisblatt WM, Stein K, Wolfe CJ, et al: Acute myocardial dysfunction and recovery: a common occurrence after coronary bypass surgery. *J Am Coll Cardiol* 1990; 15:1261.

66. Fabiato A, Fabiato F: Calcium and cardiac excitation-contraction coupling. *Ann Rev Physiol* 1979; 41:473.

67. Figgitt DP, Gillies PS, Goa KL: Levosimendan. *Drugs* 2001; 61:613.

68. Doggrell SA, Brown L: Present and future pharmacotherapy for heart failure. *Exp Opin Pharmacother* 2002; 3:915.

69. Endoh M: Mechanism of action of Ca^2 sensitizers—update 2001. *Cardiovasc Drugs Ther* 2001; 15:397.

70. Drop LJ, Geffin GA, O'Keefe DD, et al: Relation between ionized calcium concentration and ventricular pump performance in the dog under hemodynamically controlled conditions. *Am J Cardiol* 1981; 47:1041.

71. Zaloga GP, Strickland RA, Butterworth JF, et al: Calcium attenuates epinephrine's β-adrenergic effects in postoperative heart surgery patients. *Circulation* 1990; 81:196.

72. Engelman RM, Hadji-Rousou I, Breyer RH, et al: Rebound vasospasm after coronary revascularization in association with calcium antagonist withdrawal. *Ann Thorac Surg* 1984; 37:469.

73. Cheung JY, Bonventre JV, Malis CD, Leaf A: Calcium and ischemic injury. *NEJM* 1986; 314:1670.

74. Del Monte F, Kaumann AJ, Poole-Wilson PA, et al: Coexistence of functioning β₁ and β₂-adrenoreceptors in single myocytes from human ventricle. *Circulation* 1993; 88:854.

75. Bristow MR, Ginsburg R, Minobe W, et al: Decreased catecholamine sensitivity and β-adrenergic receptor density in failing human hearts. *NEJM* 1982; 307:205.

76. Schwinn DA, Leone BJ, Spahn DR, et al: Desensitization of myocardial β-adrenergic receptors during cardiopulmonary bypass: evidence for early uncoupling and late down-regulation. *Circulation* 1991; 84:2559.

77. Port JD, Gilbert EM, Larabee P, et al: Neurotransmitter depletion compromises the ability of indirect acting amines to provide inotropic support in the failing human heart. *Circulation* 1990; 81:929.

78. Goenen M, Pedemonte O, Baele P, Col J: Amrinone in the management of low cardiac output after open-heart surgery. *Am J Cardiol* 1985; 56:33B.

79. Robinson RJS, Tchervenkov C: Treatment of low cardiac output after aortocoronary surgery using a combination of norepinephrine and amrinone. *J Cardiothorac Anesth* 1987; 3:229.

80. Prielipp RC, Butterworth JF 4th, Zaloga GP, et al: Effects of amrinone on cardiac index, venous oxygen saturation and venous admixture in patients recovering from cardiac surgery. *Chest* 1991; 99:820.

81. Levy JH, Bailey JM: Amrinone: its effects on vascular resistance and capacitance in human subjects. *Chest* 1994; 105:62.

82. Levy JH, Bailey JM, Deeb GM: Intravenous milrinone in cardiac surgery. *Ann Thorac Surg* 2002; 73:325.

83. Bailey JM, Levy JH, Rogers G, et al: Pharmacokinetics of amrinone during cardiac surgery. *Anesthesiology* 1991; 75:961.

84. Bailey JM, Levy JH, Kikura M, et al: Pharmacokinetics of intravenous milrinone in patients undergoing cardiac surgery. *Anesthesiology* 1994; 81:616.

85. Feneck RO: Effects of variable dose in patients with low cardiac output after cardiac surgery. European Multicenter Trial Group. *Am Heart J* 1991; 121:1995.

86. Kikura M, Levy JH, Michelsen LG, et al: The effect of milrinone on hemodynamics and left ventricular function after emergence from cardiopulmonary bypass. *Anesth Analg* 1997; 85:16.

87. Butterworth JF 4th, Hines RL, Royster RL, James RL: A pharmacokinetic and pharmacodynamic evaluation of milrinone in adults undergoing cardiac surgery. *Anesth Analg* 1995; 81:783.

88. Doolan LA, Jones EF, Kalman J, et al: A placebo-controlled trial verifying the efficacy of milrinone in weaning high-risk patients from cardiopulmonary bypass. *J Cardiothorac Vasc Anesth* 1997; 11:37.

89. Follath F, Cleland JG, Just H, et al: Efficacy and safety of intravenous levosimendan compared with dobutamine in severe low-output heart failure (the LIDO study): a randomised double-blind trial. *Lancet* 2002; 360:196.

90. Slawsky MT, Colucci WS, Gottlieb SS, et al: Acute hemodynamic and clinical effects of levosimendan in patients with severe heart failure. *Circulation* 2000; 102:2222.

91. Steen H, Tinker JH, Pluth JR, et al: Efficacy of dopamine, dobutamine, and epinephrine during emergence from cardiopulmonary bypass in man. *Circulation* 1978; 57:378.

92. Salomon NW, Plachetka JR, Copeland JG: Comparison of dopamine and dobutamine following coronary artery bypass grafting. *Ann Thorac Surg* 1981; 3:48.

93. Fowler MB, Alderman EL, Oesterle SN, et al: Dobutamine and dopamine after cardiac surgery: greater augmentation of myocardial blood flow with dobutamine. *Circulation* 1984; 70:1103.

94. Sethna DH, Gray RJ, Moffit EA, et al: Dobutamine and cardiac oxygen balance in patients following myocardial revascularization. *Anesth Analg* 1982; 61:917.

95. Butterworth JF 4th, Prielipp RC, Royster RL, et al: Dobutamine increases heart rate more than epinephrine in patients recovering from aortocoronary bypass surgery. *J Cardiothorac Vasc Anesth* 1992; 6:535.

96. Feneck RO, Sherry KM, Withington S, et al: Comparison of the hemodynamic effects of milrinone with dobutamine in patients after cardiac surgery. *J Cardiothorac Vasc Anesth* 2001; 15:306.

97. Meier-Hellmann A, Reinhart K, Bredle DL, et al: Epinephrine impairs splanchnic perfusion in septic shock. *Crit Care Med* 1997; 25:399.

98. Levy B, Bollaert PE, Charpentier C, et al: Comparison of norepinephrine and dobutamine to epinephrine for hemodynamics, lactate metabolism, and gastric tonometric variables in septic shock: a prospective, randomized study. *Intensive Care Med* 1997; 23:282.

99. Ruokonen E, Takala J, Kari A, et al: Regional blood flow and oxygen transport in septic shock. *Crit Care Med* 1993; 21:1296.

100. Meier-Hellmann A, Bredle DL, Specht M, et al: The effects of low-dose dopamine on splanchnic blood flow and oxygen utilization in patients with septic shock. *Intensive Care Med* 1997; 23:31.

101. Marik PE, Mohedin M: The contrasting effects of dopamine and norepinephrine on systemic and splanchnic oxygen utilization in hyperdynamic sepsis. *JAMA* 1994; 272:1354.

102. Landry DW, Oliver JA: The pathogenesis of vasodilatory shock. *NEJM* 2001; 345:588.

103. Levy JH: *Anaphylactic Reactions in Anesthesia and Intensive Care,* 2nd ed. Boston, Butterworth-Heinemann, 1992.

104. Desjars P, Pinaud M, Potel G, et al: A reappraisal of norepinephrine in human septic shock. *Crit Care Med* 1987; 15:134.

105. Meadows D, Edwards JD, Wilkins RG, Nightingale P: Reversal of intractable septic shock with norepinephrine therapy. *Crit Care Med* 1998; 16:663.

106. Hesselvik JF, Broden B: Low dose norepinephrine in patient with septic shock and oliguria: effects on afterload, urine flow, and oxygen transport. *Crit Care Med* 1989; 17:179.

107. Martin C, Eon B, Saux P, et al: Renal effects of norepinephrine used to treat septic shock patients. *Crit Care Med* 1990; 18:282.

108. Marik PE, Mohedin M: The contrasting effects of dopamine and norepinephrine on systemic and splanchnic oxygen utilization in hyperdynamic sepsis. *JAMA* 1994; 272:1354.

109. Argenziano M, Chen JM, Choudhri AF, et al: Management of vasodilatory shock after cardiac surgery: identification of predisposing factors and use of a novel pressor agent. *J Thorac Cardiovasc Surg* 1998; 116:973.

110. Landry DW, Levin HR, Gallant EM, et al: Vasopressin deficiency in vasodilatory septic shock. *Crit Care Med* 1997; 25:1279.

111. Gold JA, Cullinane S, Chen J, et al: Vasopressin as an alternative to norepinephrine in the treatment of milrinone-induced hypotension. *Crit Care Med* 2000; 28:249.

112. Levy JH: The ideal agent for perioperative hypertension. *Acta Anaesth Scand* 1993; 37:20.

113. Huraux C, Makita T, Montes F, Szlam F: A comparative evaluation of the effects of multiple vasodilators on human internal mammary artery. *Anesthesiology* 1998; 88:1654.

114. Harrison DG, Bates JN: The nitrovasodilators: new ideas about old drugs. *Circulation* 1993; 87:1461.

115. Anderson TJ, Meredith IT, Ganz P, et al: Nitric oxide and nitrovasodilators: similarities, differences and potential interactions. *J Am Coll Cardiol* 1994; 24:555.

116. Harrison DG, Kurz MA, Quillen JE, et al: Normal and pathophysiologic considerations of endothelial regulation of vascular tone and their relevance to nitrate therapy. *Am J Cardiol* 1992; 70:11B.

117. Munzel T, Giaid A, Kurz S, Harrison DG: Evidence for a role of endothelin 1 and protein kinase C in nitrate tolerance. *Proc Natl Acad Sci USA* 1995; 92:5244.

118. Munzel T, Sayegh H, Freeman, Harrison DG: Evidence for enhanced vascular superoxide anion production in tolerance: a novel mechanism underlying tolerance and cross-tolerance. *J Clin Invest* 1995; 95:187.

119. Fleckenstein A: Specific pharmacology of calcium in the myocardium, cardiac pacemakers and vascular smooth muscle. *Annu Rev Pharmacol* 1977; 17:149.

120. Begon C, Dartayet B, Edouard A, et al: Intravenous nicardipine for treatment of intraoperative hypertension during abdominal surgery. *J Cardiothorac Anesth* 1989; 3:707.

121. Cheung DG, Gasster JL, Neutel JM, Weber MA: Acute pharmacokinetic and hemodynamic effects of intravenous bolus dosing of nicardipine. *Am Heart J* 1990; 119:438.

122. David D, Dubois C, Loria Y: Comparison of nicardipine and sodium nitroprusside in the treatment of paroxysmal hypertension following aortocoronary bypass surgery. *J Cardiothorac Vasc Anesth* 1991; 5:357.

123. Lambert CR, Grady T, Hashimi W, et al: Hemodynamic and angiographic comparison of intravenous nitroglycerin and nicardipine mainly in subjects without coronary artery disease. *Am J Cardiol* 1993; 71:420.

124. Singh BN, Josephson MA: Clinical pharmacology, pharmacokinetics, and hemodynamic effects of nicardipine. *Am Heart J* 1990; 119:427A.

125. Leslie J, Brister N, Levy JH, et al: Treatment of postoperative hypertension after coronary artery bypass surgery: double-blind comparison of intravenous isradipine and sodium nitroprusside. *Circulation* 1994; 90:II256.

126. Huraux C, Makita T, Montes F, et al: A comparative evaluation of the effects of multiple vasodilators on human internal mammary artery. *Anesthesiology* 1998; 88:1654.

127. Dzau VJ, Sasamura H, Hein L: Heterogeneity of angiotensin synthetic pathways and receptor subtypes: physiological and pharmacological implications. *J Hypertens* 1993; 11:S13.

128. Granger CB, Ertl G, Kuch J, et al: Randomized trial of candesartan cilexetil in the treatment of patients with congestive heart failure and a history of intolerance to angiotensin-converting enzyme inhibitors. *Am Heart J* 2000; 139:609.

129. Lefkowitz RH, Hoffman BB, Taylor P: Neurotransmission: The autonomic and somatic motor nervous system, in Hardman JL, Molinoff PB, Ruddon RW, Gilman AG (eds): *The Pharmacological Basis of Therapeutics.* New York, McGraw-Hill, 1996; p 110.

130. Fleisher LA, Beckman JA, Brown KA, et al: 2009 ACCF/AHA focused update on perioperative beta blockade incorporated into the ACC/AHA 2007 guidelines on perioperative cardiovascular evaluation and care for noncardiac surgery: a report of the American college of cardiology foundation/American Heart Association task force on practice guidelines. *Circulation* 2009; 120:e169-276.

131. Antiarry review bizarre.

132. Volpe M, Tocci G: 2007 ESH/ESC Guidelines for the management of hypertension, from theory to practice: global cardiovascular risk concept. *J Hypertens* 2009; 27(Suppl 1):S3.

133. Moser M: From JNC I to JNC 7—what have we learned? *Prog Cardiovasc Dis* 2006; 48:303-315

134. 8. Eisenberg DM, Davis RB, Ettner SL, et al: Trends in alternative medicine use in the United States, 1990–1997: results of a follow-up national survey. *JAMA* 1998; 280:1569.

135. 9. Ang-Lee MK, Moss J, Yuan CS: Herbal medicines and perioperative care. *JAMA* 2001; 286:208.

136. American Society of Anesthesiologists: *What You Should Know About Your Patients' Use of Herbal Medicines.* Available at: www.asahq.org/ ProfInfo/ herb/herbbro.html.

137. National Heart Blood and Lung Institute, Expert Panel Report 3 (EPR3): *Guidelines for the Diagnosis and Management of Asthma.* http://www. nhlbi.nih.gov/guidelines/asthma/gdln.htm; 2007, pp 248-249.

金 蕾　王古岩　译

第 5 章

心血管病理

Frederick J. Schoen,
Robert F. Padera

简介

过去的数十年间，心血管外科和介入诊疗技术及设备取得长足发展，其数量和范围均呈爆炸性增长趋势，这促使心血管病理学成为心血管疾病领域研究的前沿。心血管病理学不仅通过对不同的患者个体和患者群体病理解剖的定义而规范外科和介入治疗，而且通过其诊断项目、治疗装置的研发能帮助合理选择外科或介入治疗手段，提高患者的近期和远期疗效。更重要的是，心血管病理学不仅使患者个体获益，还是现代心血管疾病基础、临床和药物研究的基石。

本章简要叙述与获得性心血管病外科和介入诊疗紧密相关的病理学内容。重点集中于病理解剖，临床-病理相关性和病理生理学机制。由于篇幅有限，部分重要内容（主动脉疾病）并没有讨论，其他内容（心室辅助和替代装置）略加描述，这些内容在本书其他章节有更加详细的描述。此外，虽然本章并没有纳入成年先天性心脏病病理学内容，但其数量快速增加，而且具有独特而重要的临床和病理问题[1,2]。

心肌对工作负荷增加的反应和心肌疾病

■ 心肌肥大

心肌肥大是心肌对负荷增加的代偿性反应（图 5-1）[3]。这种结构和功能的适应性反应几乎伴随着所有心脏疾病，而且其结果决定了临床表现。心肌肥大导致心脏质量和体积的增大，这是由于单个心肌细胞增大所致，而后者则反映了心肌细胞收缩原件（肌小节）和相关细胞成分增大。成年心肌细胞数量对应激或损伤的反应性增多的益处并没有证实。

心肌肥大的类型决定于诱因的不同（图 5-1B）。压力超负荷（如高血压病或主动脉狭窄）导向心性肥大，其特征是心室质量、厚度和厚度/心腔半径比增加，而无心室扩张。相反，容量超负荷（如主动脉或二尖瓣反流，心肌梗死或扩张性心肌病）导致的心肌肥厚则表现为心室腔的扩大，而且心室腔半径和整体质量都增加（有时称为偏心性肥大）。心肌梗死时存在局部心肌细胞坏死和丢失，心肌肥大仅发生在非梗死区域。

与心肌梗死局部改变不同，高血压、瓣膜疾病导致的压力或容量超负荷以及扩张性心肌病时，改变为整个室壁。所有的这些改变被称为心室重塑[4]。在细胞水平，压力超负荷通过肌小节并列性增加而增加心肌细胞宽度，而容量超负荷通过肌小节并列性以及串联性增加而增加细胞的宽度和长度。

心脏的这种改变早期能代偿性维持心脏功能，但是随着病变的进展和病程的延长，这些改变最终能通过各种机制导致心衰。由于血管并不能随着心肌质量的增加而增加，肥厚心肌血供相对减少，因此对缺血性打击更敏感。此外，心肌纤维组织也增加。心肌肥大时心脏发生一系列分子学变化，在病变早期这些变化能维持心功能，但在疾病晚期则与心力衰竭密切相关。例如心肌肥厚时心肌的基因表达出现改变，以致再现胚胎发生时全身增殖细胞和胎儿心肌细胞类似的蛋白质合成特征。肥大和（或）衰竭心肌可导致其他异常变化，如机械性能损伤、肾上腺素反应性降低、钙利用率下降、线粒体功能受损和微循环痉挛。心肌细胞坏死也可导致心衰。新的基于分子机制的药物正处于研究阶段[5~7]。

综上所述，心肌肥大是一个精细的平衡过程。这种适应性改变可能被潜在的结构学、功能学、和生物化学/分子学变化所代替，包括心肌配置、心肌质量增大导致的代谢增加、蛋白合成、毛细血管/心肌细胞比率降低、纤维化、微血管痉挛和收缩功能受损。心肌肥大还可以降低心脏顺应性，影响心脏舒张期充盈。另外，左心肥厚是心脏疾病死亡率、并发症发生率、尤其是猝死的独立危险因素[8]。

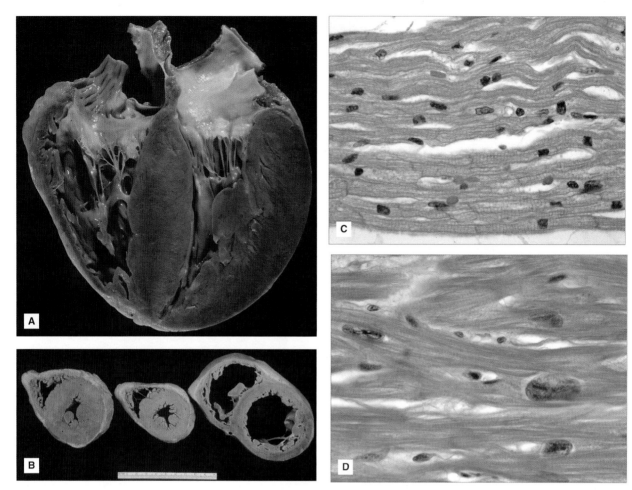

图 5-1　心肌肥厚肉眼和显微镜观特点小结。A. 主动脉狭窄导致的心肌肥厚肉眼观。左心室壁肥厚，心室腔未扩大。左心室处于心尖四腔心图像的右下方；B. 心脏横切面显示是否合并心腔扩大的左心室肥厚。与正常心脏相比，压力超负荷的心脏例如主动脉狭窄，增加心肌质量和室壁厚度，容量超负荷例如二尖瓣反流不仅肥厚而且扩张，质量增加的同时室壁厚度正常或变薄；C. 正常心肌的显微镜观；D. 心肌肥厚的显微镜观，心肌细胞变大

心衰可继发于各种类型的压力或容量超负荷导致的心脏局部或整体病变（图 5-2）。虽然某些患者左心室肥厚可以在诱因去除后逐渐缓解，但这种缓解的范围和程度是不可预测的。

此外，心衰可能在心脏手术如血运重建或瓣膜修复、置换后继续恶化（图 5-2B），而且显著的心室肌肉增加需要在术中进行更好的心肌保护。

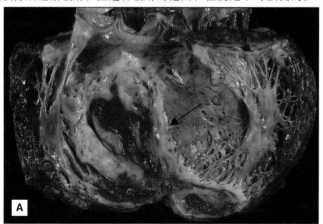
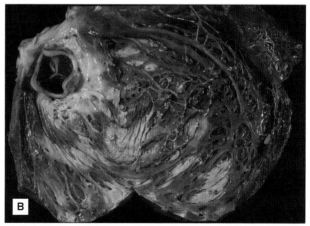

图 5-2　需要心脏移植的心衰心脏。A. 缺血性心肌病，大面积的前尖-隔壁心肌梗死（附壁血栓）；B. 先天性畸形导致二尖瓣反流生物瓣置换术后 4 年生物瓣膜

■ 心肌病

心肌病是指原发的来自于心肌细胞本身的病变。原发性心肌病是指疾病仅限于或主要限于心肌，而继发性心肌病是系统性或全身性疾病累及心肌，如淀粉样病变，血色沉着素，其他浸润性和沉积性疾病，药物和其他毒性反应，肉状瘤病，各种

自身免疫和胶原血管疾病，或者神经肌肉/神经性疾病。原发性心肌病又可以分为基因型、混合型和获得型三类，这种分类强调了最新阐明的分子和基因致病机制[9]。基因型原发性心肌病包括肥厚性心肌病、致心律失常性右室心肌病，左心致密化不全，离子通道病（长 QT 综合征和 Brugada 综合征），和某些扩张性心肌病。获得性原发性心肌病包括心肌炎（炎症性心肌病），压力和心动过速诱发及围产期心肌病。缺血性心脏病、瓣膜性心脏病和高血压性心脏病应该代替缺血性心肌病、瓣膜性心肌病和高血压性心肌病等术语，因为以上状况更多地反映了由于心血管异常而导致的心脏代偿和重塑过程。心肌病患者

心外膜冠状动脉通常没有明显的梗阻。

某些病例（如心肌炎、肉状瘤病、淀粉样变和血色沉着病）的病因可能需要对心内膜活检标本进行光学和（或）电子显微镜检查才能明确，另一些病例如致心律失常右室心肌病和肥厚性心肌病在心脏移植或尸检时具有特异性整体表现和微观特征。行心内膜活检时，活检钳插入右侧颈内静脉或股静脉，在 X 光或超声引导下通过三尖瓣到达右侧室间隔心尖部，获取1～3mm 心肌组织[10]。在绝大部分心肌疾病和移植排斥反应中，左侧和右侧心肌具有良好的相关性。

常见原发性心肌病变异（图 5-3）。

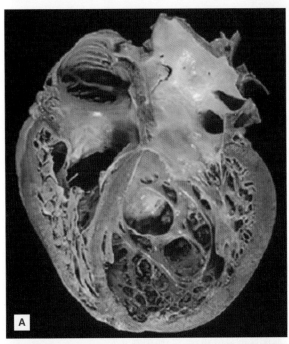

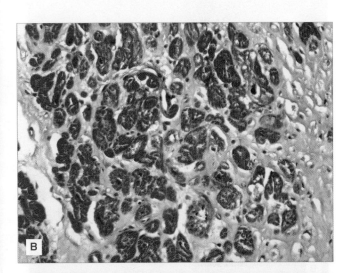

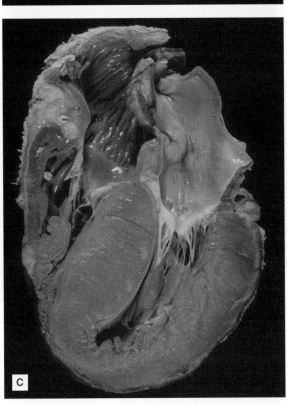

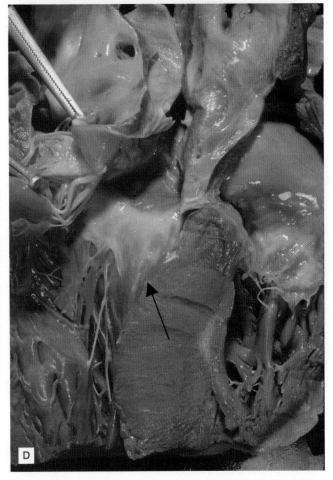

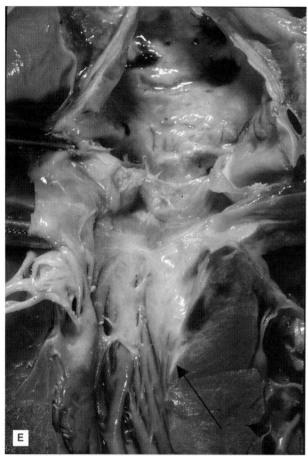

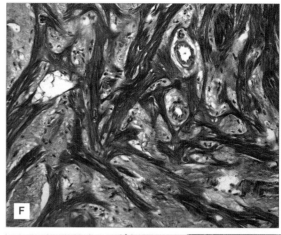

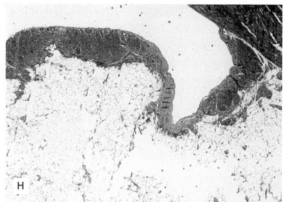

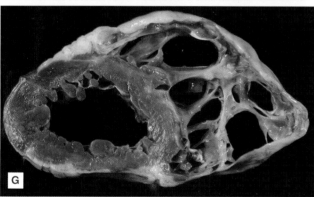

图 5-3 心肌病（A 和 B）扩张性心肌病。（A）肉眼观显示四腔扩大和肥厚；（B）显微镜观显示心肌扩张，不规则肥厚和间质纤维化。（C-F）肥厚性心肌病；（C）肉眼观显示室间隔嵌入左心室流出道；（D）二尖瓣前叶远离室间隔，显示 SAM 征导致的心内膜纤维斑块形成。图（A）和（C）中左心室在右侧，图（D）在左侧。（E）室间隔切除术后左心室流出道广泛纤维化肉眼观；（F）肥厚性心肌病显微镜观，心肌纤维排列紊乱，肥厚，心肌细胞异常以及间质纤维化；（G 和 H）致心律失常性右室心肌病。（G）肉眼观显示右心室扩张以及右心室游离壁被脂肪和纤维浸润；（H）显微镜观显示局部右心室游离壁被纤维和脂肪替代

扩张性心肌病

扩张性心肌病特征是心脏肥大，重量增加至正常心脏 2 ~ 3 倍，全部四个心腔扩张（图 5-3A）。功能学异常主要是左心室收缩功能受损。可能存在附壁血栓，多位于左心室，是血栓栓塞的主要来源。扩张性心肌病的组织学表现包括心肌肥大和间质纤维化，并不具有特异性，与缺血性或瓣膜性心脏疾病导致的衰竭心肌病变没有差异（图 5-3B）。此外，形态学严重程度与心脏功能不全或患者预后并没有相关性。文献报道约

30% ~ 50% 扩张性心肌病患者有家族史，具有遗传倾向，而且伴有染色体显性遗传者最常见，其次是常染色体隐性遗传、X-染色体嵌合和线粒体性遗传异常。变异基因多包含编码细胞骨架蛋白基因。其他的扩张性心肌病可继发于酗酒、妊娠相关的营养不良或免疫反应[12]。

肥厚性心肌病

肥厚性心肌病特征是心肌显著肥厚，不伴有心腔扩张（图 5-3C），室间隔不对称性增厚，与左室游离壁厚度比值 >1.3

（称为室间隔非对称性增厚）。某些病例基底部室间隔在二尖瓣水平显著增厚，左室流出道在收缩期狭窄，产生左室流出道梗阻。在这些病例，左室流出道和二尖瓣前叶之间连续在收缩期导致左室流出道心内膜增厚，超声表现为二尖瓣 SAM 征。肥厚性心肌病最主要镜下表现包括：①心肌细胞及细胞内收缩成分（肌丝）排列紊乱，典型病例常累及室间隔的 10%～50%；②心肌细胞极度肥大，横断面直径超过 40μm（正常 15～20μm）；③间质纤维化和替代性纤维化（图 5-3F）。

肥厚性心肌病临床病程变化多端，其潜在并发症包括：房颤伴附壁血栓形成和栓塞，二尖瓣感染性心内膜炎，难治性心衰和猝死。猝死并不少见，其风险与肥厚的程度和特异基因突变有关[13]。左心室广泛肥厚能导致心室舒张期充盈不足，进而引起每搏输出量下降。肥厚性心肌病患者可以从外科切除或化学消融部分室间隔心肌而获益[14]。终末期心衰患者伴有心脏扩大。

几乎所有的肥厚性心肌病患者都具有遗传背景[15]。有些病例为家族性，特征为常染色体显性遗传，具有不同的基因表型，其余的病例为散发性。目前，已在 11 个基因中找出数百个突变，几乎所有的基因都是编码肌原纤维蛋白，最常见的是 β 肌球蛋白重链。但肌原纤维蛋白基因突变导致肥厚性心肌病表型特征的机制并不清楚。

限制性心肌病

限制性心肌病的特征是左心室舒张充盈受损，而收缩期功能通常未受影响。任何影响左心室舒张充盈的疾病都可引起限制性心肌病（如嗜酸性心内膜心肌病，淀粉样变、血色沉着病、沉积型疾病或放射后纤维化）或类似于限制性心肌病的特征（如缩窄性心包炎或肥厚性心肌病）。限制性心肌病中，通常有双侧心房而不是心室的扩张。通过心内膜活检可以检查出其特征性表现，尤其是沉积型表现如淀粉样物沉积或 Fabry 病的沉积[16]。

致心律失常性右室心肌病

致心律失常性心肌病的特征是右心室严重的扩张和室壁的变薄，伴有广泛的脂肪浸润，心肌细胞的丢失以及代偿性心肌细胞肥厚，以及间质纤维化（图 5-3G-H）[17]。临床表现为右心衰和心律失常。心律失常多在活动后表现，而且与运动员猝死有关。右室心肌病与细胞间黏附分子基因突变有关。

冠状动脉和缺血性心脏疾病

心肌缺血是指通过冠脉血流灌注无法满足心脏代谢需求的状态，后者能影响心肌细胞氧和营养物质的输送和代谢产物的去除。心肌缺血最常见原因是由于动脉粥样硬化引起冠脉梗阻或狭窄导致的心肌灌注不足。非动脉粥样硬化性心外膜冠脉梗阻可发生于自身免疫性疾病（如系统性红斑狼疮和风湿性关节炎），进展期系统性硬化（硬皮病），血管炎（Buerger 病和 Kawasaki 病），肌纤维发育不良以及冠脉夹层、痉挛和栓塞。心肌壁内小冠脉的梗阻可以发生于糖尿病，Fabry 病和淀粉样变和心脏移植物（后述）。冠脉血流下降导致的心脏灌注减少和心肌缺血还可以发生于系统性低血压和体外循环。缺血也可以由于各种因素导致的心脏代谢增加，如运动、心动过速，甲

亢以及心室肥厚和（或）扩张。另外，心肌缺血在已贫血、缺氧和心衰等状态下会加剧。

■ 动脉粥样硬化

动脉粥样硬化是血管壁的慢性、进展性和多位点疾病，起源于血管内膜，其特征性病变是内膜增厚（主要通过血管平滑肌细胞增殖和间质增多导致）和脂肪聚集（单核巨噬细胞吞噬浸入动脉壁的脂肪）导致的粥样斑块形成[18]。动脉粥样硬化主要侵犯大的弹性动脉和大中口径动脉，尤其是血管分支和分叉处。冠状动脉粥样硬化主要累及冠脉外膜而不是心室壁内分支。大部分粥样斑块为节段性和偏心性。病变早期，斑块向外凸出以保持管腔能保持圆形（如血管外径扩大，称为血管重塑）[19]。

虽然动脉粥样硬化很少累及静脉，但静脉血管桥（如大隐静脉）血管内膜可增厚，最后发展为粥样硬化性梗阻。相反的是，动脉血管桥却很少被累及。

■ 发病机制

目前动脉粥样硬化发病机制主要集中于动脉壁内皮细胞、血管平滑肌细胞、循环单核细胞、血小板和血浆脂蛋白之间的相互作用。其中最重要的因素是各种诱因导致的内皮细胞损伤，包括长期的高脂血症、同型半胱氨酸血症、吸烟、病毒感染、局部血流动力学改变、高血压、高血糖和细胞因子作用。这些因素能导致内皮细胞表型和功能改变，称为内皮功能不全[20]。后者能导致以下结果：①由于血管舒张剂 NO 产生减少导致的血管收缩；②脂蛋白渗透性增加；③组织因子表达诱发血栓形成；④损伤诱发的黏附分子表达导致血小板和炎症细胞粘附。

从内皮下病变（脂滴）进展到粥样斑块包含以下过程：①单核细胞粘附于内皮细胞，迁移到内皮下，转变为巨噬细胞；②平滑肌细胞从中层迁移至内膜，增殖，分泌胶原和其他细胞外成分；③巨噬细胞和平滑肌细胞通过吞噬脂质，造成脂质聚集；④血管壁内脂蛋白氧化产生生物刺激如趋化因子和细胞毒素；⑤持续慢性炎症；⑥细胞坏死释放胞内脂质；⑦钙化。成熟的粥样斑块中心为脂质成分、胆固醇晶体、巨噬细胞、平滑肌细胞、泡沫细胞、淋巴细胞和坏死碎片，外周为纤维帽。

严重冠状动脉粥样硬化临床表现主要由于斑块侵犯管腔导致其进行性狭窄或斑块急性破裂导致的血栓形成。当管腔狭窄不严重时，冠脉血流可以满足静息状态下的心脏代谢，运动时需要冠脉代偿性的扩张才能满足其血流需求增加。当冠脉横截面积下降达到 75% 左右时，活动时的冠脉血流开始受限，当下降达到 90% 时，静息时的冠脉血流开始受限。但是，梗阻进展缓慢时，会有侧支循环形成以保护梗死远端缺血心肌。由于斑块下中膜破坏，粥样硬化可导致动脉瘤的发生，这通常发生于主动脉和其他大血管（斑块不容易导致梗阻）。其自然病程、形态学特征、关键致病因素和临床并发症（图 5-4 和图 5-5）。

斑块急剧变化的作用

缺血性心脏病的发生和预后并不能通过冠脉造影显示的管腔梗阻范围和程度很好的预测[21]。慢性稳定型心绞痛或无症状冠心病向急性冠脉综合征（心肌梗死、不稳定型心绞痛）

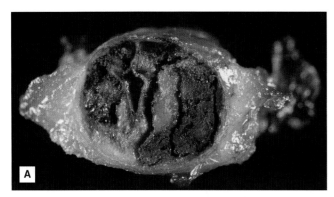

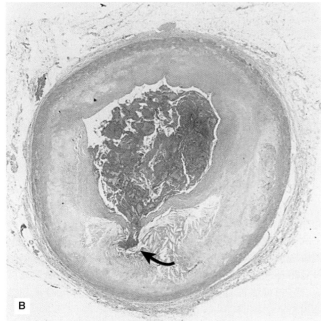

图 5-4　冠状动脉粥样硬化并发斑块急性破裂，并诱发致命性心肌梗死。(A) 肉眼观；(B) 显微镜观

的转变是由于血管动态改变，如纤维帽的破裂暴露深层斑块成分。较少情况下，斑块出现裂隙或者纤维帽溃疡形成，这会引起血流破坏，血流暴露于高凝表面，诱发血小板聚集和血栓形成[22]。

具有较高破裂可能性的斑块被称为易损斑块。包括①纤维帽较薄而且平滑肌细胞较少（胶原基质产生较少）；②含较多的巨噬细胞分泌基质金属蛋白酶（降解胶原成分导致纤维帽薄弱）；③含大量的泡沫细胞、细胞外脂质和坏死碎片。炎症可以通过改变促凝和纤溶间平衡而促进冠脉血栓形成。有研究证据显示，通过饮食调节或他汀药物降脂可以减少巨噬细胞的聚集，通过减少基质降解酶的产生增加纤维帽的厚度和强度而稳定斑块[23]。

易损斑块并不总是能导致显著的梗阻。病理学和临床研究显示在斑块突然变化导致冠脉梗阻之前，斑块仅导致轻-中度狭窄（通常无症状）。因此，鉴别出易损斑块对于治疗具有重要意义。通过 CT 等非侵入性检查评价冠脉钙化仅能预测病变范围，但无法预测斑块的稳定性。斑块相关特征可以通过血管内超声，OCT 和非侵入性分子显像等技术评价[24,25]。

激发斑块结构突然变化和斑块表面血栓形成以及治疗安全性和有效性的因素是复杂的，斑块的内在因素（如结构和组成，如前所述）和外在因素（血压、血管收缩和血小板反应）都起重要作用[26,27]。斑块破裂的可能结果包括血栓性梗阻，非梗阻性血栓形成，斑块侵蚀部位痊愈，粥样栓塞或血栓栓塞，附壁血栓机化以及堵塞斑块机化与再通。

缺血性心肌损伤

缺血性心脏疾病临床表现是各种病理状态复杂而动态的相互作用所致，包括心外膜冠脉粥样硬化性狭窄、室壁内冠脉粥样斑块破裂或血栓形成、血小板聚集、血管痉挛以及心肌对缺血反应。

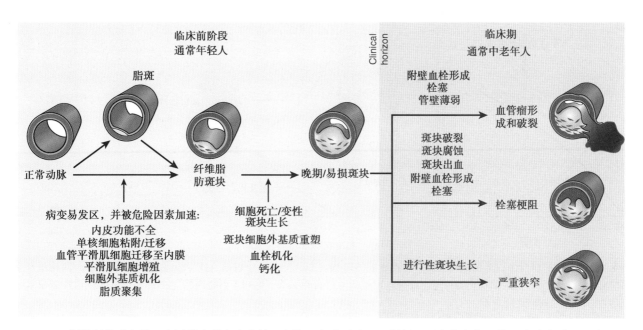

图 5-5　粥样硬化形态学、病因学和并发症小结。斑块通常进展隐匿且缓慢，可自儿童期开始而在中年或以后产生临床表现。如文中所述，病变可能从脂滴进展为纤维斑块然后出现斑块并发症导致疾病

损伤进展

心肌缺血发生后会出现一系列的心肌改变，心肌细胞改变结果取决于缺血的程度和时间（表5-1）。缺血后数秒钟，心肌细胞即由有氧代谢转变成无氧糖酵解，导致 ATP 等高能物质产生不足，而代谢产物如乳酸聚集，形成细胞内酸中毒。心肌功能对这些生化反应尤其敏感，严重缺血 2 分钟就可导致心肌细胞收缩功能全部消失。但是，心肌细胞缺血性反应并不是致命的，如果持续时间小于 20 分钟，这种损伤可以恢复。不可恢复的损伤表现为细胞膜结构的破坏，仅发生在严重缺血 20 ~ 40 分钟以后（图5-6）。由于长期缺血导致一群细胞致命性损伤能导致心肌梗死。

表5-1　心肌缺血损伤发生后关键特征出现时间

事件	发作时间
无氧代谢	数秒内
收缩力消失	<2 分钟
ATP 下降	
正常值的 50%	10 分钟
正常值的 10%	40 分钟
不可逆的细胞损伤	>1 小时
病理特征	**出现时间**
可逆损伤的超微结构变化	5 ~ 10 分钟
不可逆损伤的超微结构变化	20 ~ 40 分钟
波浪形纤维	1 ~ 3 小时
染色缺失	2 ~ 3 小时
坏死的经典组织学表现	6 ~ 12 小时
肉眼变化	12 ~ 24 小时

如果缺血没有得到及时的改善，缺血区域心肌很容易死亡，但缺血程度并不一致，该区域所有的心肌细胞受到的影响也不一致。损伤最严重的心肌细胞最先坏死，这种细胞多位于心内膜下，或者距离灌注正常区域较远的乳头肌周围。如果缺血继续进展，细胞死亡从心内膜中下层开始发散，直至心外膜下逐渐减轻，而死亡区域侧壁和边缘为风险区域。心肌梗死后 3 ~ 4 小时，约 50% 的风险区域心肌细胞坏死。透壁性心肌梗死通常需要 6 ~ 12 小时形成。治疗的关键为在不可逆变化出现之前恢复灌注，即可预防细胞死亡。因此，治疗效果决定于缺血发生和恢复灌注之间的时间[28]。

对心肌梗死后 6 小时左右死亡的患者进行心肌活检，常规的病理学检查通常不能发现可逆的缺血或坏死。但是，对于心肌梗死后 2 ~ 3 小时即死亡患者，通过 TTC 染色能发现不着色的坏死区域[29]。心肌梗死后，最早出现的镜下表现是嗜酸性浓缩，细胞核固缩，细胞成群消失，某些细胞可能被拉伸或卷曲。短时间缺血并不能导致坏死，因此通过病理学检查通常不能发现。

心肌梗死后的组织修复　心肌梗死后炎症和组织修复过程与心脏外损伤修复过程类似。以多形核细胞渗出为特征的炎症反应在梗死后 6 ~ 12 个小时开始出现，1 ~ 3 天达到高峰。之后 3 ~ 5 天，浸润细胞开始以巨噬细胞为主，后者能清除坏死碎片，同时肌成纤维细胞开始出现，后者能产生胶原，在 7 ~ 10 天时正常组织边缘开始出现新生血管。肉眼观反映了镜下变化进展过程（图5-7）。最后梗死组织被致密纤维瘢痕替代，瘢痕在 6 ~ 8 周时成熟。心肌梗死后愈合过程可能被再灌注、机械压力、性别、神经激素和其他因素所影响[30]。

虽然心肌细胞长期被认为不可再生，但越来越多的证据显示在某些特殊情况下心肌可以再生，包括在梗死心肌周围[31]。但这种再生能力是否能成为治疗靶点尚不明确。

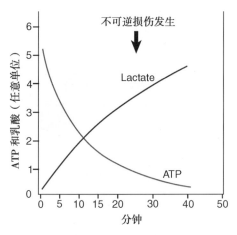

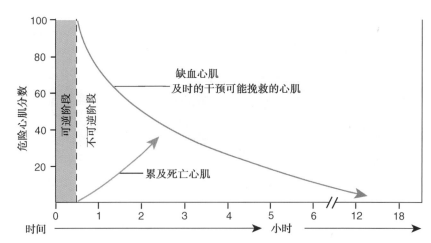

图5-6　严重心肌缺血发生后早期生化反应和坏死进展的时程。左：早期反应包括 ATP 丢失和乳酸堆积。右：即使最严重的心肌缺血发生，20 分钟内的损伤仍为可逆。此后，细胞活力进行性丢失，6 ~ 12 小时内将完全丧失。再灌注治疗越早效果越好，随着时间延迟效果逐渐变差

再灌注效应

缺血区域再灌注能改变心肌缺血性损伤过程，包括受损心肌和梗死心肌。在不可逆损伤之前再灌注可以预防梗死。之后的再灌注可以通过挽救部分可逆性缺血心肌减少梗死面积[32]。因此，存活心肌恢复正常的可能性随着缺血程度加重和持续时间延长而逐渐下降（图 5-6）。根据缺血性损伤的典型进展过程，缺血发生后，进行再灌注的治疗时间窗为 3 ~ 4 小时。

再灌注缺血时间很久的心肌可能导致出血（微血管破坏）和坏死心肌细胞出现横向嗜酸线，后者是再灌注时心肌细胞钙超载导致的细胞膜损害表现（图 5-8）。特别严重的整体心肌缺血再灌注后，左心室可能强直性收缩（石心综合征）[33]。

严重和长时间心肌缺血导致的心肌细胞损伤之后可伴随微血管损伤，心肌再灌注时导致微血管出血，肉眼和镜下均可看见（由于血管壁损伤），和（或）阻塞（由于内皮或间质水肿和（或）被聚集的血小板或中性粒细胞堵塞）。微血管堵塞可抑制损伤心肌的再灌注（无复流现象）[34]。此外，再灌注可能破坏某些有活性的缺血心肌细胞（再灌注损伤），同时还可以产生心律失常，可能继发于氧自由基和（或）钙超载导致的心肌细胞损伤。

心肌顿抑、冬眠和预处理　虽然再灌注能挽救缺血心肌，但心肌代谢和功能恢复需要时间，这种可逆的缺血性心肌功能障碍（心肌顿抑）可能在短暂缺血后持续数小时至

数天[35]。心肌顿抑可能发生在 PCI，CPB 和不稳定性心绞痛或应激之后。冠脉血流长期减少状态下部分存活心肌功能可能长期受到抑制（冬眠心肌）[36]。其特点是：①室壁运动持续异常；②心肌血流减少；③部分受影响区域心肌具有活性。如果灌注增加或者氧需减少时，冬眠心肌收缩功能可能改善。CABG 或 PCI 术后室壁活动恢复可能是这种异常被矫正后的表现。在形态学方面，长期亚致死性缺血损伤通常表现为心肌细胞空泡化，该表现在心内膜更为明显[37]。

心肌对短暂的缺血适应可以增加其对之后更严重缺血的耐受性（缺血预适应）[38]。因此，5 分钟左右的缺血后再灌注能保护心肌耐受更长时间的缺血。阐明其作用机制和通路可以为药物干预提供靶点。

■ 心肌梗死及其并发症

冠状动脉粥样硬化出现急性斑块破裂合并血栓形成通常导致透壁心肌梗死（Q 波），后者累及病变血管支配心室壁至少 1/2 心肌，通常是全层心肌。相反，心内膜下心肌梗死（非透壁性，非 Q 波）通常累及内侧 1/3 ~ 1/2 室壁，这种情况可能在阵发性低血压、全心缺血、缺氧或者透壁性心肌梗死再灌注及时等状态下出现。这一过程可以是多灶性的，通常跨过单支冠状动脉所灌注的范围向侧边延伸，尤其是冠脉弥散性狭窄而没有急性斑块破裂或血栓形成的情况。

急性心肌梗死短期死亡率已由 20 世纪 60 年代的 30% 下降到目前的 7% ~ 10%，尤其是积极接受再灌注/再血管化和药物治疗的患者。但是，其中一半患者在症状出现后 1 个小时不能到达医院接受治疗而死亡。早期死亡危险因素包括老龄、女

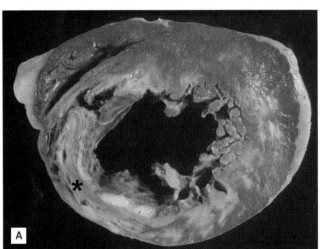

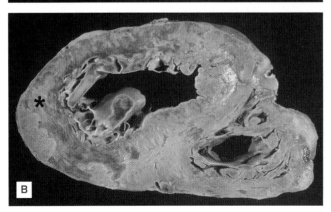

图 5-7　心肌坏死修复肉眼观（A）3 ~ 4 天；（B）大约 2 周。*为损伤区域

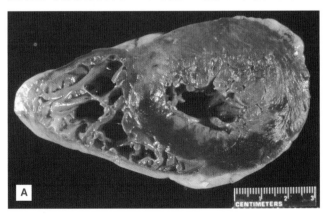

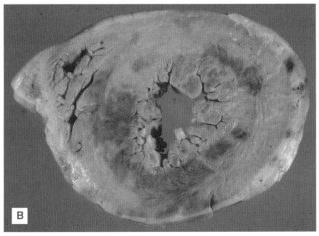

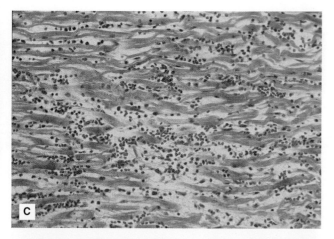

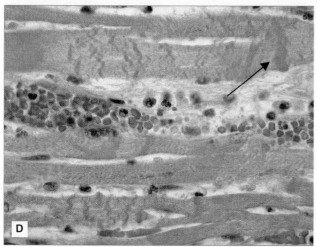

图 5-8　严重心肌缺血后再灌注。A. 前降支严重堵塞后急性前壁和间壁出现大面积致密出血性梗死，大约发作后 4 小时；B. 心内膜下环形出血性心肌坏死发生在心脏瓣膜置换术围手术期。严重心肌缺血后再灌注；C. 出血性坏死的显微镜观；D. 高倍镜显示出现收缩带。HE 染色 × 375

性、糖尿病和心肌梗死病史。长期预后的最重要影响因素是左心室功能和血管梗阻范围，以及梗阻血管是否灌注存活心肌。

心肌梗死常见重要并发症包括心室功能不全、心源性休克、心律失常、心脏破裂、梗死蔓延扩张、乳头肌功能不全、右心受累、室壁瘤、心包炎、体循环栓塞，其中心脏破裂综合征和室壁瘤（图 5-9）。心肌梗死后临床结果取决于梗死面积，部位以及透壁性。前壁透壁心肌梗死后心室局部扩张和附壁血栓风险最高，而且其临床结果较下壁-后壁心肌梗死差。相反，下壁-后壁心肌梗死更容易发生严重传导阻滞和右心受累。

心肌梗死导致心室功能不全的程度与梗死面积成正比。大面积梗死产生心源性休克和充血性心力衰竭可能性更大。没有收缩功能的瘢痕组织和顿抑或冬眠心肌也能加重整体心脏功能不全。心肌梗死后出现心源性休克提示梗死面积通常大于左心室 40%。近年，随着 IABP 和 LVAD 的应用，后者能帮助严重心肌梗死患者度过危险期，因此，心源性休克和心功能不全死亡率下降。

虽然许多心肌梗死患者出现心律失常，但传导阻滞仅仅占

很少部分，心肌梗死后的传导阻滞通常是一过性。心动过速通常起源于严重缺血或坏死心肌，这部分心肌不能传导电信号，通常是梗死边缘。没有明显梗死的缺血心肌可能因为心肌兴奋性增高直接诱发致死性心律失常。事实上，猝死患者和心肌梗死复苏患者心肌活检显示仅少部分恶性心律失常患者具有典型的急性心肌梗死。

心脏破裂综合征包括三种类型（图 5-9A~C）：①心室游离壁破裂（最常见）；②室间隔穿孔（少见），导致获得性室间隔左向右分离；③乳头肌断裂（最少见），导致急性严重的二尖瓣反流。急性游离壁破裂患者通常很快死亡，占急性透壁性心肌梗死死亡原因 8%~10%，极少数患者有手术修补机会[39]。25% 的患者平均在梗死后 4~5 天（最早 24 小时）出现破裂，最常见部位是侧游离壁。在一些发生心包粘连的病例，粘连能限制血液快速流动，使心脏破裂受到限制，进而可能导致假性室壁瘤形成，约 50% 假性室壁瘤最后发生破裂。

心梗后室间隔穿孔发生率为 1%~2%，主要分两类：①单个或多个明显局限性的边缘不齐的线性通道，使得左右心室相通（简单型）；②缺损通道呈匐行性穿行室间隔，至远侧再开口入右心室（复杂型），通常累及基底部室间隔前壁[40]。复杂型病变通道可能延伸到梗死以远的心肌，如右室游离壁。梗死后室间隔穿孔如果不手术治疗，临床预后差。

乳头肌对缺血很敏感，容易断裂，尤其是后中部乳头肌。乳头肌破裂可以发生在其他破裂综合征之后（如梗死后 1 个月）。由于腱索起源于乳头肌头部，而且保证瓣叶连续性，对乳头肌结构或功能的损害都会导致二尖瓣前后瓣叶功能异常。

孤立性右室心肌梗死罕见。约 10% 的心肌梗死患者能通过累及下室间隔梗死延伸而累及到右心室，这可能导致重要的功能障碍，如右心室衰竭，伴或不伴三尖瓣反流和心律失常。

梗死蔓延的特征是同一心肌区域有新的或复发的坏死。蔓延通常发生在第一次梗死后 2~10 天，在梗死周边的侧面和心内膜下逐渐扩张，其组织学表现比之前坏死心肌新鲜。相反，梗死扩张则是在梗死区出现不协调的变薄和扩张，通过以下组合发生：①肌束之间结合散拖，以致梗死壁心肌细胞数量减少；②心肌细胞破坏；③坏死区域组织丢失。梗死区扩张并不导致坏死心肌增多，但可促进透壁血栓的形成。局部扩张增加心室容积，后者能增加室壁应力，进而增加非梗死心肌的负荷。梗死扩张通常是后期室壁瘤形成的基础。梗死后扩张能增加死亡率和致残率，发生率约占透壁心肌梗死 30%。

室壁瘤为大面积梗死后瘢痕，并且在心室收缩期间产生矛盾运动，通常由大面积透壁梗死的心肌扩张导致（图 5-9D）[41]。虽然室壁瘤厚度可薄到 1mm，但却很少破裂，这是因为它具有致密纤维性或纤维钙化组织。在瘤壁，常见明显增生的残留心肌和修复不足的心肌以及附壁血栓。使用限制梗死面积扩大的药物，如类固醇激素和其他抗炎药可能加重梗死扩张和室壁瘤形成。

心室重塑包括坏死区和非坏死区结构改变，包括左室扩张，梗死扩张导致的室壁变薄，非梗死区域心肌代偿性增生，以及后期可能的室壁瘤形成[42]。当存活心肌功能不能维持足够的心排量或代偿的残余心肌再次经历缺血时会继发充血性心力衰竭。

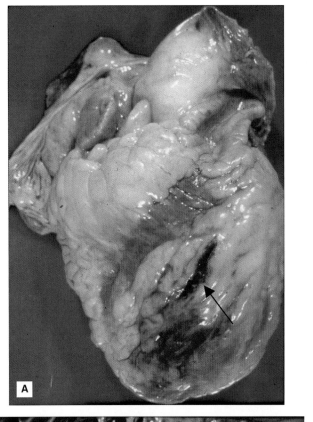

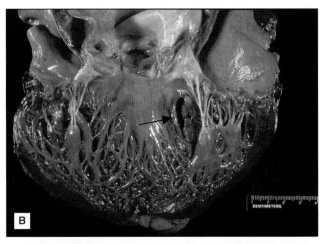

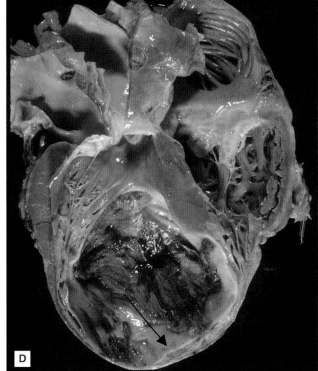

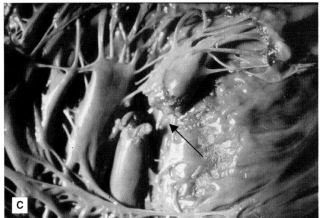

图 5-9　心脏破裂综合征和室壁瘤形成。A. 前壁破裂；B. 室间隔破裂；C. 乳头肌破裂；D. 大室壁瘤形成，薄的纤维壁以及附壁血栓

▓ 再血管化

　　急性心肌梗死早期再血管化的理由如下：①冠状动脉持续血栓性堵塞能造成透壁性心肌梗死；②冠状动脉堵塞后会经历心肌坏死高峰期，而且在 6 ～ 12 小时或稍长的时间梗死即完成（图 5-6）；③急性心肌梗死早期和晚期死亡率均与存活心肌数量密切相关；④早期的再灌注能挽救部分心肌[43]。因此，溶栓或 PCI 治疗获益的评价基于以下三个方面：①挽救心肌的数量；②左心室功能恢复的程度；③死亡率下降。临床终点事件大部分决定于症状发作与早期成功冠脉复灌之间的时间差，以及梗死血管残余狭窄程度。通过内源性溶栓引起的自发性再通有利于左心室功能恢复，但梗死后早期关键时间段内发生率低于 10%。

▓ 经皮冠状动脉介入

　　经皮冠状动脉介入（PCI）应用于稳定性心绞痛、不稳定性心绞痛和急性心肌梗死患者，它的基本原理是恢复病变冠脉循环血流，包括粥样硬化病变或血栓性沉积病变，大隐静脉桥或乳内动脉桥血管梗阻，以及移植心脏冠脉病变。

　　经皮冠状动脉成形术　经皮冠状动脉成形术（PTCA）能造成斑块在其最薄弱处分裂破碎导致局部管腔扩大以及通过对斑块的栓塞、压迫，斑块内部物质重新分布等引起血管壁机械性扩张[44]。斑块分裂至少延伸至内膜-中膜交界处，通常至中膜，伴有中膜纵向和圆周向分离，最终形成膜瓣冲击管腔。这些改变能导致局部血流异常并形成新的血栓形成表面（与自发性斑块破裂类似），继而增加急性血栓栓塞风险，其发生率可达 5%。

PTCA 长期结果受限于术后 4~6 个月进展性再狭窄，其发生率可高达 30%~50% [45]。虽然血管壁回缩和血栓机化是其重要影响因素，但主要原因是血管成形术损伤继发的大量平滑肌向内膜迁移增殖以及大量细胞外基质的合成与分泌。

冠状动脉粥样斑块切除术是通过直接切除原发或再狭窄斑块而改善血管狭窄情况。较深的切除包括内膜甚至外膜成分，但与各种急性并发症没有直接关系。通过定向或旋转切除后，动脉血管痊愈形态学变化与血管成形术类似。

支架 支架是可扩张的金属或聚合网格管道，疏通球囊扩张处血管腔，减少 PTCA 诱发的副反应 [46]。支架可保持管腔通畅，并能支持损坏血管壁，减少血流异常以及后者导致的血栓形成过程。对于管腔直径大于 3mm，慢性阻塞性病变，静脉桥血管狭窄，单纯成形术后再狭窄病变和心肌梗死患者，支架治疗效果优于单纯成形术 [47]。

支架技术经历了快速发展，包括以下阶段：①金属裸支架（BMS）；②药物洗脱支架（DES）；两者在临床均应用广泛，以及③完全可吸收/生物降解支架（RBS），目前处于临床前研究和临床试验阶段。金属裸支架是较短的管状金属网格，包括可扩张球囊和不锈钢或镍钛合金，直径为 2.5~3.5mm，长度为 1~3cm。研发重点集中于增加其可塑性和可运送性，使得其能治疗病变数量更多，变异性更大。

关键的支架并发症包括血栓形成，通常导致早期和晚期增生性再狭窄（图 5-10）。血栓性堵塞发生率为 1%~3%，通常在术后 7~10 天发生（图 5-10A），目前通过多种抗血小板药物治疗已降低其发生率，包括氯吡格雷、阿司匹林和糖蛋白 Ⅱb/Ⅲa 抑制剂。金属裸支架长期并发症主要是支架内再狭窄，术后 6 个月发生率为 50% [48]。支架内血栓形成和再狭窄病因复杂，主要与支架-组织相互反应有关，包括炎症，后者可能干扰愈合以及重新内皮化过程 [49]。内皮细胞内层破坏和血管壁牵拉能刺激血小板、纤维蛋白和白细胞粘附和聚集。支架导丝可能最终完全嵌入内皮纤维层，后者包含平滑肌细胞和胶原基质（图 5-10B）。血小板和其他炎性细胞能通过释放各种生长因子，趋化因子和炎症因子诱发血管平滑肌的迁移和增殖，增加细胞外基质的产生，使得管腔再狭窄。

DES 能有效的抑制支架内再狭窄 [50,51]。最常用的药物分别是 Cyher 支架的雷帕霉素 [52] 和 Taxus 支架的紫杉醇 [53]。雷帕霉素是一种应用于实体器官移植的免疫抑制药物，能抑制血管平滑肌增殖、迁移和生长以及细胞外基质合成。紫杉醇是应用于各种肿瘤的化疗药物，具有类似的抗血管平滑肌活性。这些药物植入于各种聚合物基质，然后进行支架涂层。

最近的研究数据显示 DES 可能增加晚期（>1 年）支架内血栓形成风险，后者能诱发心肌梗死和（或）猝死 [54]。但晚期支架内血栓形成的意义和原因目前很有争议，尚需进一步研究确定。但是动物实验和一些临床资料提示这可能与 DES 诱发的支架内皮化受抑制有关。

RBS 最终能被吸收，这样就使得异物清除更为容易，而后者是诱发血栓事件的主要原因之一。此外，接受 RBS 治疗后患者仍可以接受其他的后续治疗。RBS 并不干扰非侵入性影像诊断方法，如心脏磁共振和 CT。目前的 RBS 多处于研发或临床试验阶段。关键的挑战是平衡支架降解动力学与血管壁回缩

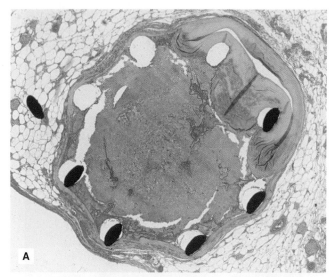

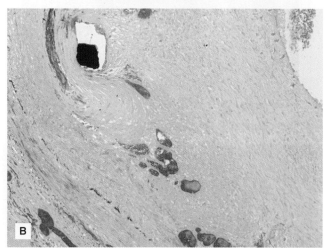

图 5-10 支架病理学。A. 血栓。HE 染色；B. 内膜增厚将支架与管腔分离

之间的关系 [55]。

冠状动脉旁路移植术

冠状动脉旁路移植术（CABG）能增加左主干病变、等同左主干病变（前降支和回旋支近端病变）三支病变（可能两支病变）、心功能不全患者生存率，也能提高其生活质量，但并不能减少其心肌梗死风险 [56]。其治疗效果的主要机制是冬眠心肌重新得到血流灌注。

CABG 住院死亡率在低危患者约 1%，不到 3% 患者发生围手术期心肌梗死。CABG 死亡独立危险因素包括急诊手术、高龄、心脏手术病史、女性、低 LVEF 值、左主干狭窄程度和狭窄血管数量。CABG 早期死亡的最常见原因是急性心力衰竭导致的低心排血量或心律失常，后者通常是由于心肌坏死，存活心肌缺血后功能不全以及低钾血症等代谢性因素导致。一般而言，围手术期心肌梗死风险与心脏扩大程度和心肌梗死病史有关。

桥血管血栓性堵塞可能在术后早期发生，通常预示着自身冠脉细小和（或）存在粥样硬化。其他原因包括桥血管夹层或者吻合口部位靶血管夹层，或者是由于桥血管长度不合适而扭曲。某些患者血栓形成仅累及桥血管远端，这提示早期血栓

形成起始于远端吻合口，大部分早期死亡病人桥血管是通畅的。

文献报道大隐静脉 10 年通畅率约 60%，堵塞原因为血栓形成，内膜进行性增厚，和（或）梗阻性粥样硬化[57]。术后 1 个月至 1 年间，桥血管狭窄通常是因为平滑肌细胞过度增殖和细胞外基质过度分泌导致的内膜增厚（与冠脉成形术和支架植入术后再狭窄原因类似）。而在术后 1 ~ 3 年间再狭窄则主要由于动脉粥样硬化导致，而且动脉粥样硬化危险因素越多则发生越早。桥血管斑块的纤维帽通常形成不良，而坏死核心较大，而且可继发营养不良性钙化沉积并延伸至管腔（图 5-11）。因此，静脉桥斑块破裂，瘤样扩张和栓塞风险高于原发性动脉粥样硬化，而且球囊扩张，支架或术中对桥血管的操作都能诱发动脉粥样硬化栓塞。

与大隐静脉相反，乳内动脉（IMA）10 年通畅率超过 90%（图 5-12）[58]。与大隐静脉相比，很多因素导致乳内动脉远期通畅率高。游离大隐静脉桥没有滋养血管和神经，有内皮损伤，中层缺血和急性腔内压力增高，乳内动脉桥通常没有动脉粥样硬化，而且外科操作较少，营养血管得到了保留并且对动脉血压有较好的适应，不需要近端吻合，而且远端吻合口为动脉-动脉。乳内动脉血管桥和靶血管管径匹配，而大隐静脉桥则不匹配，除此之外，桡动脉和胃网膜动脉偶尔也被当做桥血管使用。另外，不停跳和微创 CABG 的发展推动了桥血管和主动脉之间无缝线吻合技术的研究[59]。

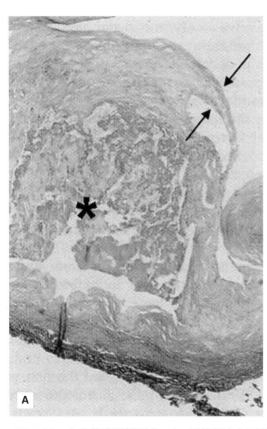

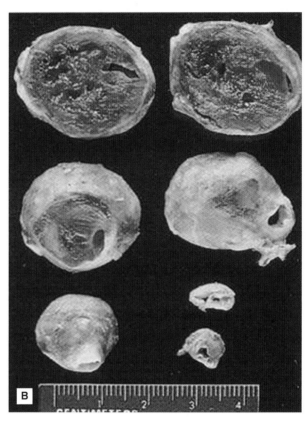

图 5-11　大隐静脉粥样硬化。A. 纤维帽在坏死核中衰减，管腔在右上方；B. 大隐静脉瘤。HE 染色（A）×100；肉眼观

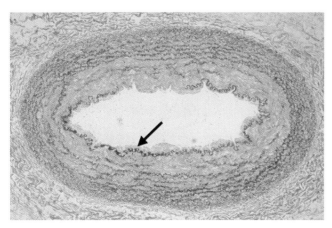

图 5-12　乳内动脉旁路移植术后 13 年，形态学接近正常，包括完整的内膜弹力层

瓣膜性心脏病

正常瓣膜结构- 功能关系

瓣膜结构的完整性以及各解剖成分协同作用是瓣膜正常行使功能的基础。房室瓣（二尖瓣和三尖瓣）成分包括瓣叶、瓣叶联合、瓣环、腱索、乳头肌，以及心房和心室肌。半月瓣（主动脉瓣和肺动脉瓣）关键结构成分包括瓣尖、瓣叶联合以及主动脉和肺动脉根部支持结构。

二尖瓣和主动脉瓣解剖结构（图 5-13）。

二尖瓣

二尖瓣由前叶和后叶组成（图 5-13A）。前叶大致呈三角

形，位置深，基底附着瓣环的 1/3。后叶虽然位置浅，但附着在瓣环 2/3，典型形态呈扇贝样。二尖瓣瓣叶具有大约相当于瓣环 2 倍面积的连接区；收缩期通过对合关闭，此时后叶大约 50% 的深度和前叶 30% 深度对合在一起。每个瓣叶各自受前后乳头肌腱索支配。二尖瓣口呈 D 形，具有扁平的前中部，由主动脉下的前侧二尖瓣叶贴附而成，该部分瓣环是纤维性的，无收缩性；二尖瓣口的后侧部为肌性，心脏收缩期时发生收缩，使瓣口面积非对称性减少。瓣叶边缘被腱索牵拉而位于或低于瓣口平面，心脏收缩时通过乳头肌收缩能进一步牵拉腱索而保证瓣叶闭合。二尖瓣后叶更为精细，其瓣环-边缘距离更短，更容易受炎症后纤维收缩和黏液变性影响。后叶从前至后被分为 P1，P2，P3 三个亚区。三尖瓣口较大，结构与二尖瓣稍有不同，其三个瓣叶较大，并且较二尖瓣叶薄。

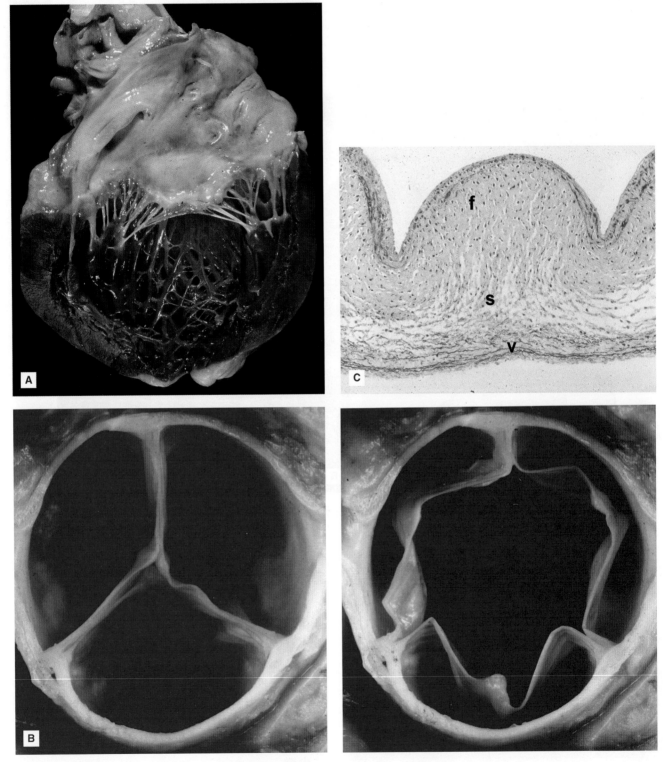

图 5-13　正常二尖瓣和主动脉瓣。A. 经左心室打开心脏，显示二尖瓣及二尖瓣装置；B. 主动脉瓣开放和关闭形态；C. 正常主动脉瓣组织学，显示分层结构，包括纤维层，松质层和心室层

主动脉瓣

虽然粗看起来主动脉瓣结构较二尖瓣简单，但主动脉瓣及瓣下装置在很多水平更复杂[60]。主动脉瓣三个瓣尖以半月瓣的形式紧贴主动脉壁，上起连接部，下至基底部（图 5-13B）。连接部大约以 120°空间展开，并占有环状冠的三个点，以代表邻近瓣尖的分隔位点。瓣尖后侧扩张形成主动脉根部囊袋，成为 Valsalva 窦，左右冠状动脉开口分别位于左右瓣尖窦口。在每一个瓣尖游离缘的中间点有一纤维性小节，称为 Arantius 小结。每个小结的侧边附着一个较薄的瓣尖的半月形部分，称为半月板弧影，但瓣膜关闭时半月形弧影限定为瓣尖对合面。发育或退行性变异时，靠近其游离缘可发生穿通或穿孔。但其直径小，而且在舒张期，弧形组织部参与分隔主动脉与心室的血液，所以不影响瓣膜功能。相反，弧形下方的瓣尖缺损不仅影响功能，而且提示原来有过感染或存在活动性感染。在主动脉瓣舒张期关闭时，瓣尖承受压力约 80mmHg。肺动脉瓣瓣尖及周围结构与主动脉瓣类似，但更为精细，而且无冠脉开口。

所有的四个瓣膜均为由非均质成分构成相同的镜下结构，由四层界限清楚的组织分层构成。以主动脉瓣为例（图 5-13C），薄层心室面内膜层朝向心室腔，主要由胶原纤维构成，含有放射状排列弹性纤维，表面覆盖内皮。弹性纤维可以使瓣叶在舒张期伸张，利用主动脉回流压力形成大面积对合，而且可以使瓣叶在开放时仅有细微表面区。海绵层位于中层，由疏松排列的胶原和丰富的蛋白多糖组成。该层对结构延伸作用不明显，但可以调适各层之间的相对运动，吸收瓣膜关闭时的震动。纤维膜主要有环绕排列的致密胶原纤维形成，其排列平行于瓣叶游离缘，能保持瓣膜结构的完整性和机械稳定性。正常的主动脉和肺动脉瓣叶很薄而几乎不含血管，能直接从表面获得血液的营养供应。相反，二尖瓣和三尖瓣在其基底部含有少量毛细血管。

瓣叶的胶原束沿着瓣叶长度方向呈波浪状排列，纤维层的胶原束朝着连接部的方向排列，也成粗略易辨的波纹，由于这些特征，当没有压力负荷时，瓣叶显得柔顺，在关闭期间，瓣叶会拉紧和变硬。在瓣叶的平面，其构筑成分的排列方向是非随机性的，这导致瓣叶在放射状方向的顺应性高于环绕方向。瓣叶的纤维网络能将舒张期瓣叶的压力传导至瓣环和主动脉壁。这使得瓣叶中央部分能最小限度下垂，保持最大限度的对合，防止血流反流。在舒张期，邻近主动脉瓣叶对合面积较大（几乎占瓣叶面积的 1/3）。对二尖瓣而言，瓣下装置如腱索和乳头肌是维持瓣膜功能的重要机制。

瓣膜细胞生物学

最新研究集中于瓣膜如何在胚胎时间形成、成熟、发挥功能、适应、维持稳态以及如何变化。了解这些相互关系能易化对瓣膜病理和疾病发病机制的理解，也有助于人工心脏瓣膜的研发以及心脏瓣膜修复和再生的新方法研究[61]。

在心脏正常发育过程中，心管经历袢后，心脏瓣膜起源自心内膜垫[62]。成组的内皮细胞受复杂的信号通路影响，改变其表型成为间质细胞并迁移到细胞外基质成为心胶质。可能受 TGF-β 和 VEGF 的调节，内皮细胞向间质细胞的转变称为转化，或者是内皮细胞-间质细胞转变。

形态形成后，胚胎瓣膜结构发生动态改变，包括早期的 ECM 和肌成纤维细胞样细胞[63]。瓣膜细胞成分和 ECM 变化贯穿了从胚胎期到出生后发育直至终生，这会导致瓣膜形态始终处于变化之中，如随着年龄增大，瓣膜硬度逐渐增强[64]。

发育成熟的主动脉瓣内含两种细胞：表浅的内皮细胞和深层的间质细胞。主动脉瓣内的内皮细胞不同于其他部位的内皮细胞[65,66]，但这种差别的意义目前尚不明确。瓣膜间质细胞具有各种成分：如成纤维细胞、平滑肌细胞和肌成纤维细胞等，这些细胞维持瓣膜细胞外基质，是瓣膜耐久性的决定因素。为了维持瓣膜的完整性和柔韧性，瓣尖和瓣叶必须不断进行生理性的重塑，包括合成、降解以及 ECM 的重组织，后者主要依赖于基质降解酶如基质金属蛋白酶。虽然瓣膜间质细胞在正常瓣膜中主要类似成纤维细胞，但它可以在外界环境刺激下激活。激活的间质细胞呈肌成纤维样细胞表型，而且介导结缔组织重塑。

瓣膜性心脏病的病理解剖

瓣膜钙化、纤维化、瓣膜融合、卷曲、穿孔、撕裂、伸长、感染、扩张或瓣膜相关支持结构先天性畸形导致的瓣膜功能障碍通常需要接受瓣膜置换或成形术治疗。瓣膜狭窄是指血流前向流动受到阻碍，是继发于瓣膜不能完全开放所引起的阻塞，几乎都是由原发性瓣尖异常和慢性疾病过程所引起。相反，瓣膜关闭不全是指瓣膜不能完全关闭而引起血液反流，可能因瓣叶本身疾病所致，也可能是由于瓣膜支持结构（如主动脉、二尖瓣环、腱索、乳头肌和心室游离壁）的损伤与破坏导致。血流反流可以表现为急性的，如腱索断裂；也可以是慢性的，多由于瓣叶瘢痕或卷缩所致。同一瓣膜可以同时存在狭窄和关闭不全两种改变。最常见的瓣膜性心脏病种类如图 5-14 和图 5-15 所示。

钙化性主动脉瓣狭窄

钙化性主动脉瓣狭窄，是需要手术治疗最常见的瓣膜病，通常是与年龄相关的钙磷沉积于正常瓣膜或者先天性二瓣化畸形瓣膜（图 5-14A，图 5-14B）[67]。正常瓣膜出现狭窄多出现在 70～90 岁，而二瓣化畸形钙化出现症状较早（一般 60～70 岁）[68]。

钙化性主动脉瓣狭窄以成堆的钙化灶为特征，最初的钙化灶始于瓣尖最大弯曲点的纤维层（附着点边缘），钙化灶从主动脉瓣线远处延伸到 Valsava 窦，进而抑制瓣叶开启。虽然瓣尖心室面通常保持平滑，但钙化灶常常延伸至心室表面（图 5-14C）。左心室多因为压力超负荷而肥厚，心绞痛、晕厥或心衰症状的出现提示心脏功能失代偿，如果不行主动脉瓣置换术则预后很差。其他并发症包括静息或介入治疗过程中血栓栓塞、溶血、感染性心内膜炎以及钙化进展至室间隔引起传导异常[69]。

传统观点认为主动脉钙化是一个退行性、营养不良性的被动过程。但最近研究显示与动脉粥样硬化过程一样，主动脉瓣内存在活动性的钙化调节过程，其机制包括炎症、脂质浸润、VIC-成骨细胞表型变化[70]，和其他类似的危险因素。这种相似性提示他汀类药物可以延缓主动脉瓣钙化进程，但这种获益没有临床试验支持[71]。

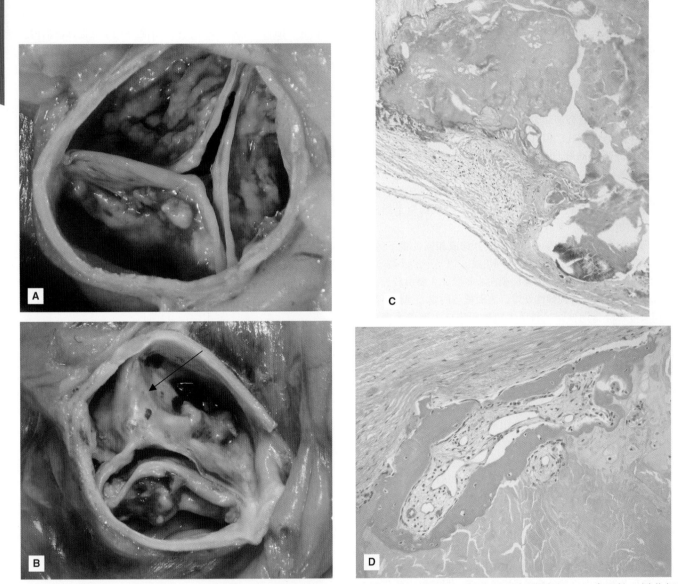

图 5-14 钙化性主动脉瓣狭窄。A. 钙化性病变导致老年人主动脉瓣狭窄，表现在瓣叶基底部出现钙化沉积；B. 先天性二瓣化钙化，较大瓣有嵴；C 和 D 钙化性主动脉瓣狭窄病变的显微镜观。C. 几乎透壁性沉积仅部分流入道未累及；D. 骨形成

先天性二瓣化畸形

　　先天性二瓣化畸形（BAV）是一种常见的先天性异常，发生率约 1%[72]。二瓣化畸形中的两个瓣叶通常不等大，较大的瓣叶通常在中线有一缝，提示瓣叶分隔不完全或者瓣叶先天性融合。较少情况下，两瓣叶等大（图 5-14B）。二瓣化畸形在出生时或早期并不出现症状，而是后期有一个加速性的钙化过程，最后形成狭窄。主动脉病理学，包括扩张和（或）夹层，通常合并 BAV。BAV 和其他瓣膜畸形超过儿童主动脉瓣狭窄 2/3，在成人约 50%。较少情况下，BAV 没有血流动力学改变，或者合并感染性心内膜炎。更罕见情况是在尸检的时候才发现 BAV 的存在。

　　最近研究证实了先前报道的家族性 BAV 和左室流出道梗阻畸形，以及它们和其他心血管畸形的关系[73]。例如，信号和转录调节因子 NOTCH-1 的突变可以导致主动脉瓣发育异常和严重钙化[74]。

二尖瓣环钙化

　　二尖瓣环钙化同样发生在高龄患者，尤其是女性。虽然通常没有症状，但钙化结节可能导致反流，这通常是由于二尖瓣环收缩或者是由于瓣叶开放时活动受限导致。钙化沉积某些情况下可侵犯至房室传导系统引起心律失常。这类患者卒中发生率高，而且钙化结节尤其是结节溃疡形成能为血栓或感染提供条件。

风湿性心脏病

　　风湿性心脏病为一类可反复发作的急性炎症性疾病，通常继发于咽部 β 溶血性链球菌感染，主要患病人群为儿童。在过去的数十年间，风湿热和风湿性心脏病发病率已经显著下降，但即使在发达国家仍没有消失。强有力的证据显示风湿热是由于对链球菌抗原的急性免疫反应，免疫反应是由于对组织抗原的交叉反应，或者是对正常组织抗原的自身免疫反应[75]。

　　慢性风湿性心脏病最常累及二尖瓣，较少累及主动脉瓣或三尖瓣。通常表现为二尖瓣狭窄[76]，慢性风湿性瓣膜病以瓣叶和腱索纤维化或纤维钙化性增厚以及交界和腱索融合为特征（图 5-15A 和图 5-15B）。狭窄是由于瓣叶和腱索纤维性增厚和交界融合，伴或不伴有继发性钙化。反流通常是由于腱索和瓣叶炎症反应后瘢痕性挛缩导致。病变组合可以导致瓣膜狭窄合并反流。虽然是急性风湿热的特征性病理表现，但 Aschoff 结节在尸检和瓣膜手术时的标本中并不常见，这反映了急性反应至功能损害之间的间期。

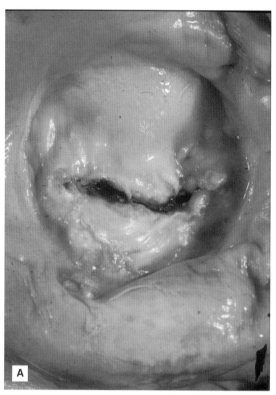

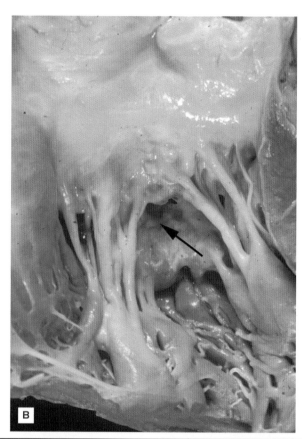

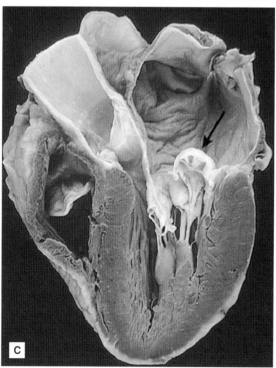

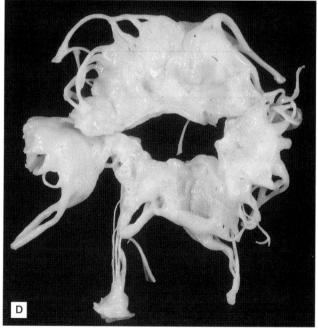

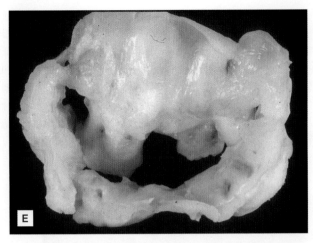

图 5-15 二尖瓣疾病病因学。A 和 B 风湿性瓣膜病变。A. 心房面观。B. 瓣下观，瓣膜病变严重，包括瓣叶弥漫性纤维化和交界融合，瓣叶边缘溃疡，瓣下结构的变形。C 和 D 二尖瓣黏液样变性。C. 后叶脱垂至左房。D. 外科术中切除标本显示瓣叶冗长。E. 二尖瓣病变与糖尿病药物 Phen-Fen 相关

二尖瓣黏液样变性（二尖瓣脱垂）

二尖瓣黏液样变性（二尖瓣脱垂）导致慢性二尖瓣孤立性反流[77]。随着影像技术的提高和社区研究的累积，二尖瓣脱垂发病率大约为 2%，其中 3% 的患者可诱发各种并发症包括：心衰、二尖瓣反流、感染性心内膜炎、卒中、血栓性栓塞、进展性心衰、猝死或房颤。二尖瓣脱垂是二尖瓣修复或置换最常见手术适应证。

在二尖瓣脱垂中，一个或两个瓣叶扩大，冗长或松软，在心室收缩时反流至左房（图 5-15C）。二尖瓣脱垂三个特征性解剖病变为：①二尖瓣叶或其他部分（最常累及后叶）线腱索间膨隆（突入），有时伴有腱索肿大、变细或腱索断裂；②瓣叶弥漫性橡皮样变厚，影响瓣膜关闭时瓣叶组织充分对合与交叠；③实质性瓣环向外扩张，其直径和周径分别扩大 3.5cm 和 11.0cm（图 5-15D）。病理性二尖瓣环增大常见于后侧瓣叶，因为前侧瓣叶被纤维组织牢固的固定于主动脉瓣末端，很难向远端伸展。黏液样变性关键的镜下改变为瓣膜纤维层的薄弱（胶原丢失）或局部结构破坏，而瓣叶结构的整体性取决于此。这种改变伴随海绵层局灶性或弥漫性增厚，是由于蛋白多糖沉积所致[78]，这些改变使得瓣叶变薄。20%～40% 的病例存在着三尖瓣结合部受累，主动脉瓣和肺动脉瓣也可受到影响。

二尖瓣脱垂还可以出现继发性改变，包括：①沿着两个瓣叶表面，局限性垫状纤维性增厚；②邻近的左心室内膜被覆层增厚，是由于牵拉脱垂瓣叶的腱索遭遇摩擦而诱发损伤的结果；③瓣叶心房面血栓形成，特别易发生于膨隆瓣叶片段后方的隐窝内；④沿着二尖瓣后侧瓣叶的基底部发生钙化；⑤腱索增粗与融合，类似于慢性风湿病的某些特点。

黏液样变性的发生机制还不清楚，但这种瓣膜异常和马方综合征具有共同特征，偶尔伴有其他结缔组织遗传疾病的发生，如 Ehlers-Danlos 综合征，提示为一类疾病。这类结缔组织遗传性疾病中，通常与 FBN-1 突变有关；最近研究提示，与 TGF-β 信号通路异常有关（类似于马方综合征主动脉异常和相关疾病）[79]。虽然超过 1%～2% 的 MVP 患者不可能有可辨认的结缔组织病变，基因关联研究已经绘制出家族性二尖瓣脱垂特定的常染色体异常，某些基因与瓣膜组织的重塑有关。

缺血性二尖瓣反流

缺血性二尖瓣反流（IMR）又称为功能性二尖瓣反流，其瓣叶结构正常，但心肌结构和功能因缺血受损害[80]。在冠心病患者中发病率约为 10%～20%，它能使心肌梗死的预后进一步恶化，降低与反流严重程度直接相关的生存率。IMR 的发病机制包括乳头肌缺血导致的收缩期腱索张力不足，纤维化，乳头肌缩短导致腱索植入心室过深等。但是单纯的乳头肌功能不全不足以导致 IMR，还需要左心室局部功能不全和扩张引起心室形态改变，进而拉低乳头肌，使得后者偏离心腔中心。目前采用手术和（或）经皮介入修复 IMR 成为研究热点之一[81]。

类癌和药物性瓣膜疾病

类癌综合征患者通常发生心肌内膜斑块样增厚，包括三尖瓣，右心室流出道和肺动脉瓣[82]，左侧心脏通常并不受累。这些病变与类癌的生物反应产物相关，此类产物包括血清素，可以诱发瓣膜内皮细胞增殖，但通过肺脏时能被灭活。

左心系统类似的瓣膜病变被报告出现在使用芬氟拉明和苯丁胺，减肥用的食欲抑制药的人群中，食欲抑制药可以影响系统性血清素代谢（图 5-15E）[83]。典型的食物-药物相关的斑块在黏液机制里出现肌成纤维样细胞增殖。类似的左侧斑块在接受二甲麦角新碱或麦角胺的偏头痛患者出现，这些血清素类似物在经过肺血管时代谢为血清素。此外，药物相关性瓣膜病还见于接受培高利特治疗的帕金森和不宁腿综合征患者，后者为麦角衍生多巴胺受体激动剂[84]。

感染性心内膜炎

感染性心内膜炎的特征是微生物入侵或侵袭心脏瓣膜、心内膜、主动脉、室壁囊瘤腔或其他血管，形成含有微生物的质脆的赘生物（图 5-16）[85]。虽然各种类型的微生物都能引起感染性心内膜炎，但绝大多数病例都是由细菌引起。

根据本病病程的轻重缓急，所感染的微生物毒力以及心脏病损的证据，感染性心内膜炎分为急性和亚急性两种。急性心内膜炎属于破坏力性感染，常累及原先正常的心脏瓣膜，致病细菌毒力强，超过 50% 的患者几天至几周内死亡。与其相比，较为惰性的病变成为亚急性心内膜炎，其细菌毒力较低，在原先受损变形的瓣膜上引起感染，感染迁延几周至几个月的病程，可能未查出而没有及时治疗。

修改的 Duke 标准，对疑似感染性心内膜炎的患者提供的一套标准化评价系统，以综合评价疑似发生感染性心内膜炎患者的预测因子。该评价系统包括血培养感染证据、心脏超声检查结果、临床特征和实验室资料[86]。以前一些重要的临床表现诸如瘀斑、指（趾）甲下出血、詹韦斑、Osler 结节和眼内的 Roth 斑（继发于视网膜微栓塞），现在由于抗生素治疗缩短临床病程，已经不常见。

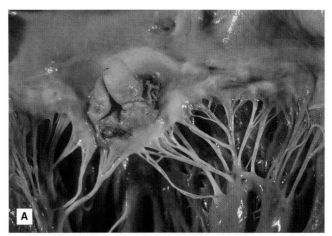

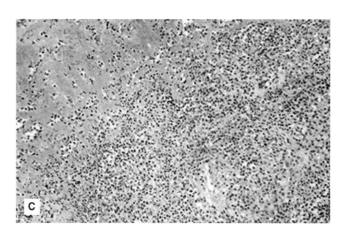

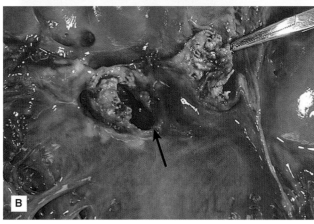

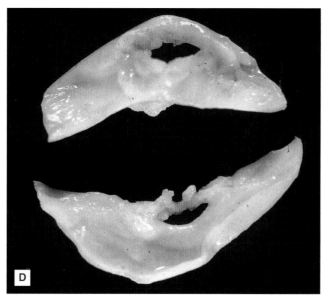

图 5-16 感染性心内膜炎。A. 二尖瓣前叶破坏；B. 先天性主动脉瓣二瓣化畸形感染性心内膜炎，大赘生物形成，导致瓣叶破坏和瓣周脓肿；C. 赘生物显微镜观显示广泛的急性炎症细胞和纤维素；D. 感染性心内膜炎痊愈，显示主动脉瓣破坏而无活动性赘生物

由纤维素、炎性细胞和微生物构成的赘生物是心内膜炎的特征。急性心内膜炎的首要病因是金黄色葡萄球菌，由其产生的瓣膜感染为坏死性、溃疡性和浸润性病变，是高度破坏性的瓣膜感染。亚急性多草绿色链球菌引起。心脏异常如风湿性心脏病、先天性心脏病（尤其是小孔径分流或瓣膜严重狭窄的心脏畸形，将产生高速血流）、二尖瓣黏液瘤样变、轻度钙化性双瓣尖性主动脉瓣、人工瓣膜及其缝合环，这些异常都有伴发心内膜炎的可能。静脉药瘾者病例中，以左侧心脏瓣膜病变为主，但右侧的瓣膜也常累及。全部心内膜炎病例中，大约有5%～20%的病例未能从血液中分离出病原菌（血培养阴性心内膜炎），其常见原因就是先前使用过抗生素或病原菌难以培养[87]。

感染性心内膜炎的并发症包括瓣膜关闭不全（或很少见的狭窄）、瓣周脓肿、化脓性心包炎和栓塞。通过恰当的抗生素治疗，赘生物随着细菌的杀灭而逐渐机化、纤维化，有时可伴有钙化。瓣膜血液反流通常是在瓣尖或瓣叶变形、

腱索断裂，或因瓣膜脓肿穿通入心室或大血管而形成渗漏的基础上发生。瓣周脓肿可能与毒力强的病原体相关，采用手术处理这种脓肿在技术上存在困难，与此相关的死亡率相当高。

瓣膜重建和修复

瓣膜重建术可用于减轻不同病因导致的二尖瓣关闭不全，也可用于改善风湿性二尖瓣狭窄，这已经发展成为一项有效的常规技术。目前美国69%的二尖瓣关闭不全手术采用修复技术[88]。某些主动脉瓣关闭不全和主动脉扩张的患者也实施修复手术，但对主动脉瓣狭窄的患者修复手术并不成功。修复手术与置换术相比主要优点在于解决了两个问题：置换体相关的并发症和长期抗凝治疗的需要。报道的其他优点包括：住院死亡率低、远期疗效好以及术后心内膜炎发生率低。图5-17和图5-18显示了各种二尖瓣修复技术的病理解剖所见，图5-19显示了主动脉狭窄外科修复困难。

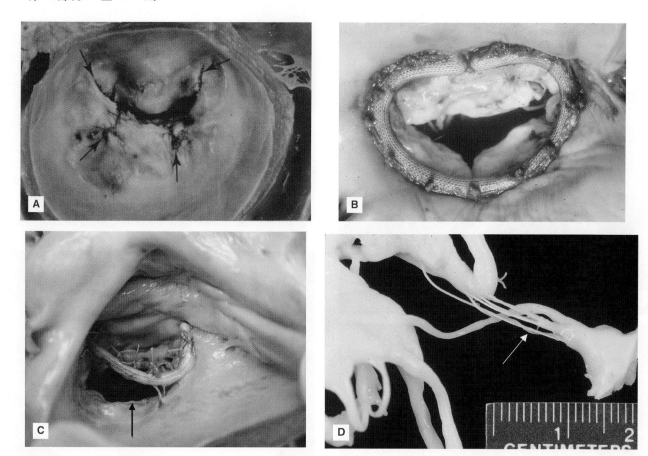

图5-17 二尖瓣疾病的外科修复。A. 二尖瓣狭窄的交界切开；B. 成型环二尖瓣成形术；C. 瓣环分流；D. ePTFE人工腱索

经皮血管内修复技术包括球囊瓣膜成形术、经皮通过冠状静脉窦置入二尖瓣环限制装置、非体外循环下行缘对缘技术修复二尖瓣关闭不全。导管血管内瓣膜修复多用于无法手术的重症瓣膜患者或者用于早期瓣膜病患者以延缓心室扩大。经皮腔内球囊扩张术已被成功用于缓解自体肺动脉瓣、二尖瓣狭窄以及右心系统生物瓣狭窄。

二尖瓣狭窄

瓣膜交界切开术可用于某些因为二尖瓣腱索和瓣叶纤维化和缩短导致瓣叶僵硬和面积不足。以下因素可影响二尖瓣交界切开术远期疗效：①左心室功能不全；②肺静脉高压，以及右心室因素包括：右心室衰竭、三尖瓣反流或两者联合；③体循环栓塞；④并发其他心脏病；⑤残余或进展的心脏瓣膜病变，包括再狭窄、残留狭窄或手术导致的反流；⑥晚期的瓣叶（尤其是连接部）钙化；⑦瓣叶下（主要是腱索）纤维改变；⑧牵拉导致的显著性反流。

经皮球囊二尖瓣成形术治疗二尖瓣狭窄已超过20年，对于合适的病人取得了十分理想的临床效果[89]。由于球囊成形术在操作时涉及融合瓣叶在交界处的分流，因此，对于具有上述危险因素的患者可能无法取得较好疗效。

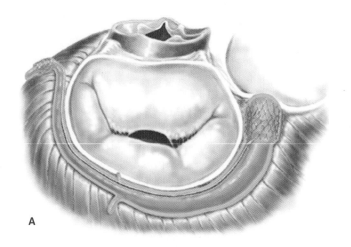

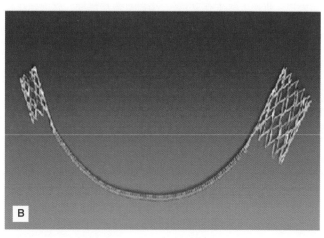

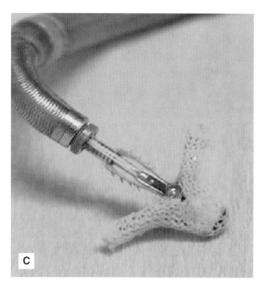

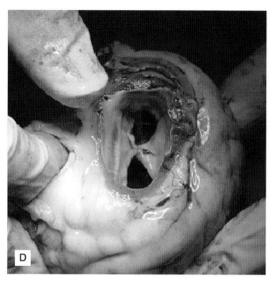

图5-18　经皮矫正二尖瓣反流。A. 通过冠状静脉窦环缩二尖瓣示意图；B. Monarc 装置包括两个锚定支架，可以通过中间的桥型连接器将瓣环缩小 25%；C 和 D. Clip 模拟缘对缘技术制造双孔二尖瓣

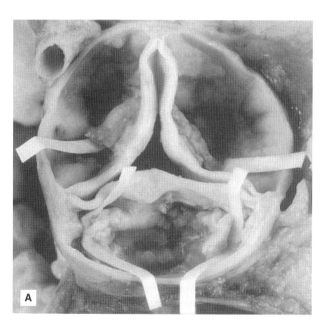

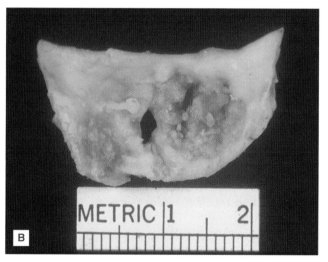

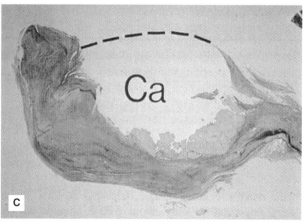

图5-19　主动脉瓣狭窄重建。A. 退行性变导致的主动脉瓣狭窄可行球囊扩张；B 和 C 主动脉瓣手术去钙化；B. 外科手术机械性去除钙化显示瓣叶穿孔；C. 去钙化后横截面低倍镜观

二尖瓣反流

瓣膜修复重建技术广泛应用于非风湿性二尖瓣反流[90~92]。引起二尖瓣反流的结构缺陷包括：①二尖瓣环扩张；②腱索延长或断裂，导致瓣叶脱垂至心房；③瓣叶肥厚和变性；④瓣叶穿孔或缺损；⑤瓣叶活动受限，因连接部在开启位置融合，以及因瓣叶收缩、腱索缩短或增厚两种情况并存所致。

剪除多余的瓣叶组织后，置入或不置入人工环以降低瓣环直径，使其与可供利用的瓣叶组织面积大小相匹配。缘对缘技术也同样被应用[93]。组织替代物如经戊二醛处理的异种或自体心包被用来修复或增大瓣叶。断裂或延长的腱索可通过腱索缩短或心包膜置换进行修复，或者是采用粗实的缝合材料置换。

二尖瓣反流的经皮介入方法正在接受评价，它试图模仿外科技术的某一部分或数部分技术环节，如环缩及缘对缘技术等[94]。但瓣叶切除和腱索修复通过导管并不容易完成，而且冠状静脉窦具有很大的变异性[95]。不同时期开发或接受临床试验的装置包括在二尖瓣瓣叶的后侧方的冠状静脉窦或/和左房置入装置（图5-18A和图15-18B）。其目的是折叠或拉紧二尖瓣后叶。其他临床前技术包括在二尖瓣的心室面缝合人工瓣环，改变温度以缩短瓣环，经皮的心室限制装置以重塑左室心态。还有一种经皮介入方法是模拟外科缘对缘技术在前后瓣叶中点钳夹两者（图5-18C和图15-18D）。

主动脉瓣狭窄

钙化性主动脉瓣狭窄患者采用球囊扩张术具有相当大的个体差异性。统计资料显示，采用该治疗手段患者获益有限，早期死亡率高而且再狭窄率高。改进在于联合部的分离、钙盐沉积破裂以及瓣尖移位和延伸（见图5-19A）。主要的并发症包括继发于栓塞的脑血管意外，瓣膜血肿所致的严重反流以及心脏穿孔导致的心包填塞。破裂的钙化小结本身就具有危险性[96]。小儿瓣尖较柔韧，这种方法应用于儿童可能会发生瓣尖延长、撕裂或撕脱。

钙化性主动脉瓣狭窄患者中，钙化沉积物可深入至瓣膜纤维层（图5-14C）。所以要靠锐性分离或通过超声波清除瓣膜部分结构，导致瓣膜完整性受损（图5-19B和图5-19C）[97]。

■ 瓣膜置换

心脏瓣膜疾病出现严重的临床症状，而不仅是单纯二尖瓣狭窄或功能障碍时，通常需要手术切除病变瓣膜，同时植入功能性的替代物。以下五个因素影响瓣膜置换术的疗效：①手术操作技术；②手术中缺血性损伤；③继发于瓣膜异常的不可逆性心肺慢性结构变化；④并发阻塞性冠状动脉疾病；⑤替代瓣膜的可靠性及其与受体的相互作用。

瓣膜类型和预后

心脏替代瓣膜有两大类：机械瓣和生物组织瓣（图5-20和表5-2）[98,99]。替代瓣膜通过顺应心内血压和血流变化而被动的发挥功能。机械瓣通常由非生理性生物材料构成，这些材料用以制作成坚硬可活动的闭合器（碳制瓣叶），装在金属骨架（钴铬合金或钛合金）上，制成Bjork-Shiley，Hall-Medtronic以及Omniscience瓣；或者将两个碳制半月盘式瓣叶装在一个碳制小室中，制成St-Jude Medical瓣、Edwards-Duromedics瓣、CarboMedics CPHV瓣或On-X瓣。碳可耐高温，具有高强度以及抗疲劳和耐磨的特性。组织瓣在结构上更类似于天然瓣膜，具有假性解剖性中央血流，并由生物材料制成。过去的10年间，组织瓣的技术和设计革新扩大了其适应证。目前80%的主动脉瓣和69%的二尖瓣置换都采用生物组织瓣[99~101]。绝大部分生物瓣膜采用猪主动脉瓣和牛心包制作，保存于稀释的戊二醛中，只有很少一部分冷冻保存的同种瓣。

STS针对单纯瓣膜手术的风险评估模型预测其整体死亡率为3.4%（主动脉瓣3.2%，二尖瓣5.7%），但具有很大的变异性[102]。死亡主要原因为出血、肺功能衰竭、低心排、伴或不伴有心肌坏死或心律失常诱发的猝死。二尖瓣植入潜在的并发症包括出血性破裂和房室沟剥离，冠状动脉回旋支缝合而导致的穿孔或缝合环内陷、左心室游离壁假性室壁瘤形成或破裂。

瓣膜置换术远期疗效的改善归因于合适的手术时机，术中心肌损伤的减少，外科技术提高以及人工瓣膜的改良。目前心脏瓣膜置换术后5年和10年生存率分别为80%和70%，手术结果取决于患者全身功能状态、术前左心室功能、左心房和左心室大小、冠状动脉病变范围和严重程度。

瓣膜相关并发症

虽然瓣膜相关早期并发症并不常见，但瓣膜相关病理改变成为后期值得注意的问题。瓣膜置换术后远期死亡的主要原因既可以是与人工瓣膜无关的心血管病变，也可以是与其有关的并发症。目前少量的随机对照研究表明，同一时期采用机械瓣或生物瓣治疗的患者，大约60%或以上在术后10年内发生瓣膜相关的重要并发症。此外，机械瓣患者远期生存率较高，但出血风险同时增高[103,104]。瓣膜相关的并发症多需要接受再次手术，约占所有瓣膜手术的10%~15%。瓣膜相关并发症最重要的有四类：血栓栓塞及其相关问题、感染、结构性功能障碍（构成替代瓣膜的生物材料的衰退或变性）和非结构性功能障碍（各种复杂的并发症以及不包含在之前所述的各种衰竭）（表5-3）[105]。

血栓栓塞性并发症 血栓栓塞性并发症是机械性瓣膜置换术后主要的死亡原因，这类患者需要长期采用华法林类药物抗凝治疗[106,107]。血栓形成可导致机械瓣闭合装置活动异常，或者发生血栓脱落（图5-21）。由于瓣尖和血流的生物学特性，生物瓣此类并发症发生率低，而且此类患者在没有房颤等特殊情况下并不需要长期抗凝治疗。但是抗凝的机械瓣患者再次血栓发生率与不接受抗凝治疗的生物瓣患者发病率类似（每年2%~4%）。长期口服抗凝治疗增加出血风险。抗凝在孕期妇女尤其难以管理[108]。血栓栓塞性并发症风险可能因为术前或术后心功能受损而增加。

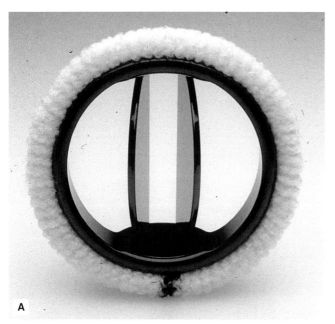

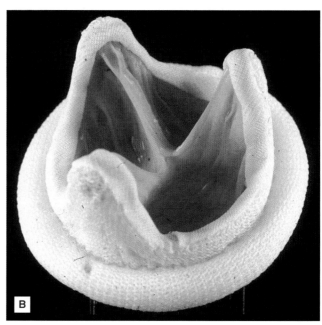

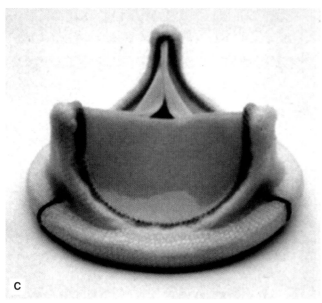

图 5-20　广泛应用的常见瓣膜。A. 双叶机械瓣；B. 猪主动脉瓣生物瓣；C. 牛心包生物瓣

表 5-2　常用瓣膜特征

瓣膜种类	模型	血流动力学	血栓形成免除性	耐久性
机械瓣				
球笼瓣	Starr-Edwards	+	+	+ + +
单叶瓣	Bjork-Shiley			
	Hall-Medtronic	+ +	+ +	+ + +
	Omnicarbon			
双叶瓣	St. Jude Medical			
	Carbomedics	+ + +	+ + +	+ + +
	Edwards-Duromedics			

续表

瓣膜种类	模型	血流动力学	血栓形成免除性	耐久性
生物瓣				
异种生物瓣	Carpentier-Edwards			
	Hancock	+ +	+ + +	+ +
	Lonescu-Shiley			
	Mitroflow			
同种瓣	冷冻人主/肺动脉瓣	+ + + +	+ + + +	+ +

表 5-3　瓣膜置换并发症

一般性	特异性
血栓形成	血栓形成
	血栓栓塞
	抗凝相关性出血
感染	人工瓣膜感染性心内膜炎
结构性失功（内源性）	瓣膜磨损
	断裂
	阀门逃脱
	瓣叶撕裂
	钙化
	连接区分离
非结构性失功（外源性）	血管翳
	瓣周漏
	不均衡
	溶血性贫血
	噪音

促进血栓形成因素的 Virchow 三联症（表面血栓形成始动因素、血液高凝状态和局部静态血流）在很大程度上用于预测血栓形成的趋势和部位[109]。例如，用笼球瓣式替代瓣膜时，在笼形骨架的顶端，在随转尾座的末端易形成血栓。蓬翻斜盘式替代瓣膜极易被血栓完全堵塞，或脱落的一些小栓子引起栓塞。二者一般起始于替代瓣膜的流出道小口的淤塞区带；蓬翻斜盘式双瓣叶替代瓣膜最易发生血栓的部位是瓣叶插入小室的铰链处（图 5-21A）。生物瓣晚期血栓形成是以形成大血栓为特征，其部位在 Valsalva 窦内（图 5-21B）。通常在常规显微镜下观察不能证明瓣尖具有因果关系的病变。任何一种类型的瓣膜置换术后，尤其在手术后早期，有些瓣膜来源的栓子被认为是起始于瓣膜缝合的穿窿缝隙。因此，无论对于何种瓣膜，术后早期都需要抗凝治疗。

使用其他非生理性人工材料的装置时，一旦其表面接触到高剪切力的血液，便发生最初的血液-表面相互作用，在其中主要是血小板沉积，而血小板功能的改变则与替代瓣膜引起的血栓栓塞密切相关。虽然应用血小板抑制药可在很大程度上使血小板结构指标恢复正常，可使植入机械瓣患者并发血栓栓塞的发生率下降，但单独应用抗血小板药物治疗，不足以预防血栓栓塞。因为血栓紧邻的植入瓣无血管组织，从而阻止了血栓组织机化过程，这样会导致血栓长时间具有脆性，容易脱落引起栓塞。由于同样的原因，显微镜下也难以判断血栓时间的长

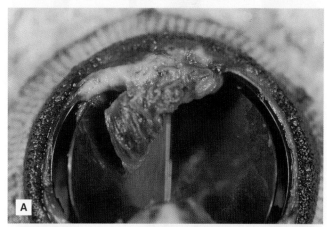

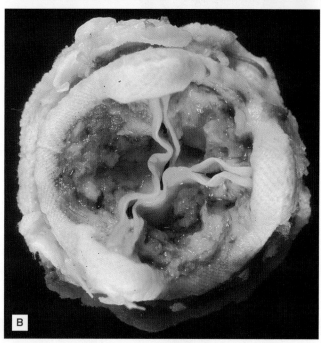

图 5-21　人工瓣膜血栓堵塞。A. 双叶瓣上血栓形成；B. 猪生物瓣，血栓在 Valsalva 窦内

短。但是，由于这个特点可使得某些患者可采用溶栓治疗[110]。

替代瓣膜心内膜炎　接受替代瓣膜置入患者中，3%～6% 发生替代瓣膜感染性心内膜炎（图 5-22）[111]。通常将其分为早期感染（术后 60 天内）和晚期感染。尽管使用了预防性针对性的抗菌药物，但早期发生替代瓣膜心内膜炎的致病菌仍然为葡萄球菌属的表皮葡萄球菌和金黄色葡萄球菌。其临床过程趋于爆发性发病，因瓣膜或瓣环结构破坏或持续的菌血症，

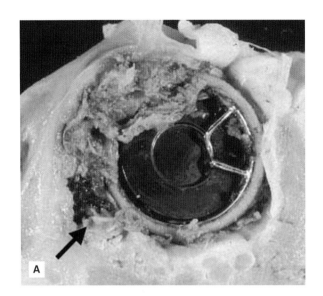

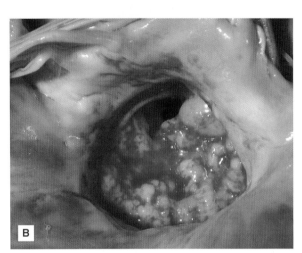

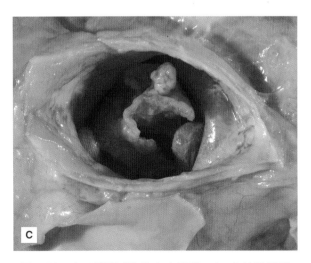

图 5-22 人工瓣膜感染性心内膜炎。A. 大的瓣周脓肿，标本来自于术后猝死患者，脓肿侵犯房室传导系统；B 和 C. 生物瓣感染性心内膜炎至流入道和流出道观察

使血流动力学状态迅速恶化。晚期感染通常毒力较弱，通常可找到感染源，最常见的原发感染源来自牙科操作、尿路感染、各种介入性治疗和内置导管。晚期感染最常见的致病菌为表皮葡萄球菌、金黄色葡萄球菌和草绿色链球菌。机械瓣和生物瓣发生率类似，而原有心内膜炎则显著增加其风险。

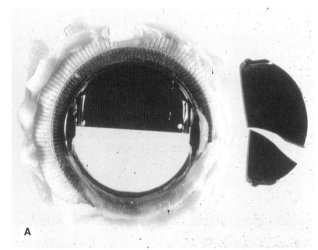

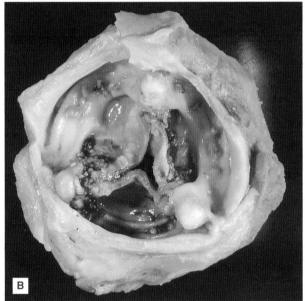

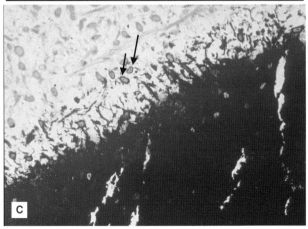

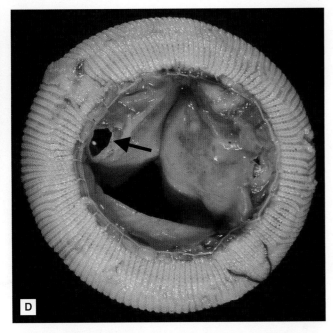

图5-23　瓣膜结构性失功。A. 瓣叶破裂。B 和 C 猪瓣组织钙化，严重狭窄。B. 肉眼观。C. 显微镜观显示钙化主要位于残存的猪瓣膜间质。D. 非钙化性瓣叶穿孔

机械瓣感染以及生物瓣某些感染局限于缝合环的替代瓣与组织的连接处，瓣周易伴发组织结构破坏（图5-22A）。这些结构破坏包括环周脓肿、潜在的瓣周漏、组织裂开、瘘管形成或传导系统损害引起心脏传导阻滞。而生物瓣感染通常仅限于瓣尖组织，有时可引起瓣尖撕裂或穿孔导致瓣膜功能不全或破坏（图5-22B 和图5-22C）。对于有较大活动性赘生物、脑栓塞或是持续瓣环脓肿的患者，需要再次外科手术。

结构性瓣膜功能障碍　因材料退化所致替代瓣膜功能障碍需要考虑再次手术，否则将引起替代瓣膜置入相关性死亡（图5-23）。瓣膜的耐受性受机械瓣和生物瓣类型及其型号不同（采用不同的材料或设计特征）影响，即使对同一型号的替代瓣膜，在不同的瓣膜位置都会有所不同。机械瓣失效常会带来灾难性后果，甚至危及患者生命，而引起生物瓣失效的退变过程常呈缓慢进程，逐渐表现出临床症状。

多数机械瓣叶的碳制结构（盘片或小室）断裂并不常见[112]，双叶瓣斜盘断裂更为少见（图5-23A）。但是，此前置入的约 86 000 例 Bjork-Shiley60- 和 70- degree Convexo-Concave 型心脏瓣膜中，迄今有一组 500 例以上的病例由于金属疲劳引起焊接的出口处支撑柱断裂，导致盘式瓣叶脱落[113]。单脚破坏在某些无症状患者中被发现[114]。相反，组织瓣膜结构性功能障碍是目前使用最广泛的生物瓣衰败的主要原因（经戊二醛处理的弹性管型结构支持的猪主动脉瓣或牛心包瓣）（图5-23B 至图5-23D）[115]。生物瓣置入后 15 年内，其中有 30% ~50% 因原发性组织瓣衰变退化而需要再次瓣膜置换。瓣尖钙化继发性裂隙是最常见的失效方式，多发生于猪主动脉瓣。

但是，对于非钙化性结构损害的认识正在加深，非钙化性结构损害是胶原纤维破坏所致，是生物替代瓣膜衰变退化的重要原因[116]。因瓣尖钙盐沉积变硬导致单纯的狭窄并不常见。钙化沉积通常局限于瓣尖组织（内源性钙化），但是外源性的钙化沉积可发生于血栓或心内膜赘生物处。年轻患者钙化速度较快，儿童与青少年患者发生钙化的过程尤其迅速。牛心包瓣主要引起与设计相关的瓣膜撕裂，钙化虽然常见，但其范围有限。心包组织的磨损是其重要的影响因素[117]。

生物瓣膜钙化的形态学及其决定因素一直在实验模型上进行广泛研究。实验过程主要是从残膜和结缔组织细胞失活的小器官入手，细胞灭活的方式迄今一直采用戊二醛处理，还与含膜型磷和含钙细胞外液发生反应。瓣膜置入体内后，其钙化病理过程主要取决于生物瓣的保存和制作工艺，包括：①表面细胞的侵蚀，包括猪主动脉瓣内皮细胞、牛心包瓣间皮细胞；②间质细胞的失活；③瓣尖微结构的锁定。

非结构性功能障碍　外因性（非结构因素）所致的并发症见图 5-24 所示。常见的瓣周漏可能无明显的临床后果，但会加重溶血或通过反流导致心衰。早期的瓣周漏可能是因为缝线松脱和置换缝合不足所致，也可能是因为缝线与病理性瓣环脱离的结果。这种病理性瓣环见于伴有瓣环损伤的心内膜炎，黏液瘤样瓣膜退行性变，或见于瓣环钙化，例如钙化性主动脉狭窄或二尖瓣瓣环钙化。晚期发生的小瓣周漏通常是在愈合期间缝线之间的缝合环发生异常的组织收缩所致，瓣周漏趋于细小，外科检查和病理学检查难以发现（图 5-24A）。

外源性因素能介导晚期瓣膜狭窄或关闭不全，包括大的二尖瓣钙化结节、室间隔肥厚、纤维组织过度增生（图 5-24B 和图 5-24C），与残留瓣膜组织的相互影响（如后叶或瓣下组织；图 5-24D），或缝线结闪开或过长以及成环（图 5-24E）。对生物瓣而言，瓣尖活动可能被支架周边的缝线限制，线结残留过长可侵蚀或穿入生物瓣尖。

同种异体/自体瓣膜移植

将主动脉瓣或肺动脉瓣（带有或不带有相关的血管管道）从一个人移植给另一个人，将获得非常理想的血流动力学，不需长期服用抗凝药，其血栓并发症的发生率低，而且瓣膜置换术后再感染所致心内膜炎的发生率低[118]。目前的同种异体瓣膜采用冷冻方法保存，保存过程中采用二甲基亚砜保护瓣膜，以防冰晶形成，将瓣膜冻存在 -196℃的液氮中，直到使用时为止。这种方法保存使瓣膜不易蜕变，经久耐用，与传统的猪生物瓣比较，其效果相同甚至更佳（10 ~ 15 年瓣膜寿命为 50% ~90%，而生物瓣为 40% ~60%）。

形态学变化小结如图 5-25 所示。冷冻保存的人同种瓣膜或管道大体表现为管道的钙化和瓣尖僵硬（图 5-25A 和 B），镜下表现为数天内正常结构分界和细胞破坏和丢失。远期取出的移植物表现为表面内皮和深部的结缔组织细胞损失，而炎症细胞则较少（图 5-25C）[119]。

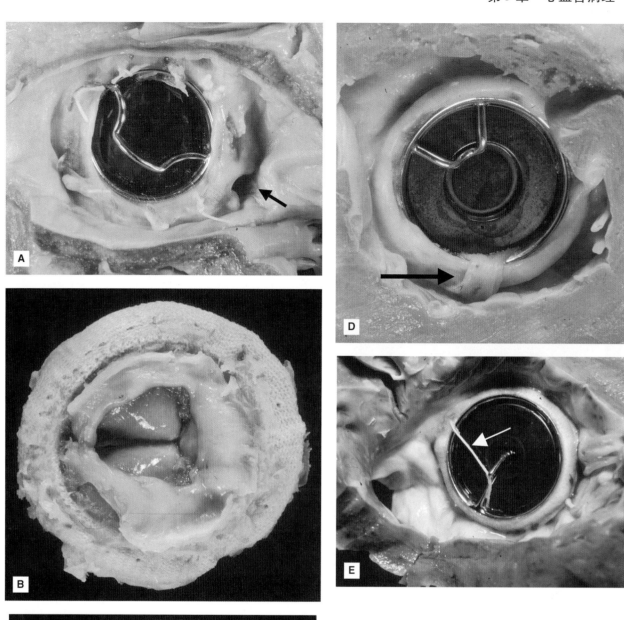

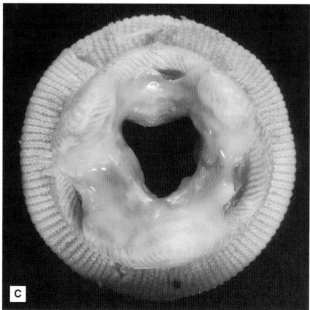

图 5-24　人工瓣膜非结构性功能异常。A. 二尖瓣瓣周漏；B. 组织过度增生覆盖生物瓣瓣口；C. 组织过度增生限制瓣叶开闭；D. 瓣下结构卡瓣；E. 缝线固定住瓣叶无法活动

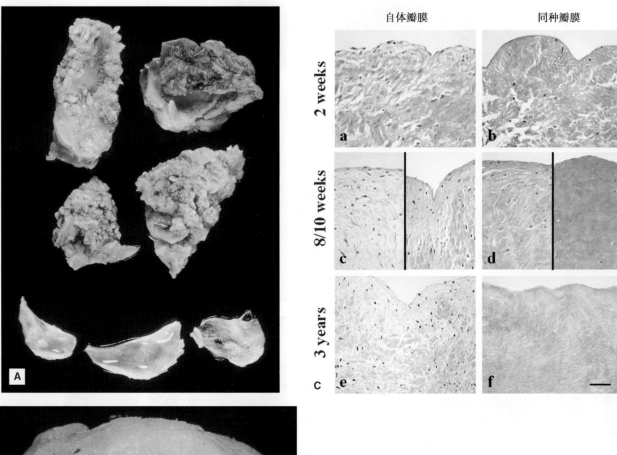

自体瓣膜　　同种瓣膜

2 weeks

a　　b

8/10 weeks

c　　d

3 years

e　　f

c

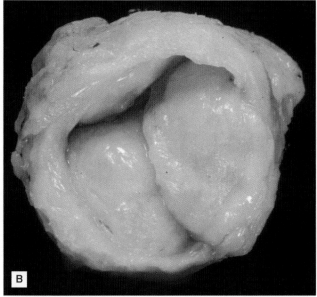

图 5-25　同种瓣和肺动脉瓣。A. 肉眼观：保存 7 年后用于儿童肺动脉狭窄的同种瓣，肺动脉壁严重钙化，但瓣叶无明显钙化；B. 肉眼观：保存 3 年后用于主动脉瓣关闭不全的同种瓣；C. 自体瓣和同种瓣形态学对比。自体瓣膜接近正常结构和细胞分布（a, c, e），相反，同种瓣（b, d, f）进行性胶原沉积和细胞丢失

肺动脉自体瓣膜移植

　　Ross 手术以其发明者 Donald Ross 命名，即将自体的肺动脉瓣移植到主动脉瓣，不仅能获得良好的血流动力学表现，而且避免抗凝治疗，降低血栓栓塞性并发症。获取的自体肺动脉瓣尖具有以下优点：①接近正常的三叶瓣结构；②接近正常的胶原构筑；③具有活性内皮和间皮细胞；④正常的血流表面波；⑤炎症细胞稀少；⑥无钙化和血栓（图 5-25）[121]。但动脉壁表现出明显的透壁性破坏（可能是由滋养血管破坏导致的围手术期缺血损伤导致），表现为瘢痕形成以及中层平滑肌细胞和弹性蛋白的丢失。早期坏死和针对主动脉壁强度/弹性丢失的愈合反应可能导致主动脉壁远期扩张[122,123]。

无支架猪主动脉瓣

无支架猪主动脉瓣包含戊二醛预处理的猪主动脉根部和无支架的瓣尖[124]。目前最常用的包括 St. Jude 公司的 SPV（St. Jude Medical Inc. St. Paul, MN）, Medtronic Freestyle（Medtronic Heart Valves, Santa Ana, CA）和 Edwards Prima（Edwards Life Science, Irvine, CA），这几种瓣膜整体设计，戊二醛固定条件和抗钙化处理略有不同。无支架瓣膜相对于有支架瓣膜的主要优势在于可以植入更大的人工瓣膜，进而可以获得更优良的血流动力学，抑制心脏重塑，提高生存率[125]。

现有证据显示无支架瓣膜的耐久性与目前的支架瓣膜类似。但植入无支架主动脉瓣后更多的主动脉壁暴露于血流，与受体接触面积更大，因而会通过连接处主动脉壁的钙化和炎症产生不良反应。无支架瓣膜血管壁部分的钙化能引起主动脉根部的硬化，所形成的钙化结节可能穿透主动脉壁，或者为血栓的形成创造条件。术中取出的无支架瓣显示出血管翳和组织退化、瓣尖钙化，但并没有主动脉壁实质性钙化[126,127]。

导管介入瓣膜置换

新的导管技术可以在狭窄的主动脉和肺动脉瓣植入可折叠的瓣膜结构，可以模仿二尖瓣反流的外科修复技术，目前正处在临床前研发和早期临床应用阶段[128,129]。目前经皮途径是导管瓣膜最常用的方法，包括对不适合外科手术的严重主动脉瓣疾病患者，对于肺动脉瓣疾病则可以避免再次手术的风险。

导管瓣膜置换采用的装置主要包括两个部分：①外部的类似支架结构；②瓣叶。这两部分组成了一个有功能的人工瓣膜。典型的设计如图 5-26 所示。支架支撑器能开放瓣环或一部分管道，可抵抗血管压力，以及球囊扩张后病变瓣环和瓣膜的回缩力，支撑瓣叶结构，为人工瓣膜或管道锚定提供通道。

经皮导管装置通常包括覆盖在可塌陷支架的生物组织，如牛、马或猪心包和牛颈静脉瓣膜。支架材料可采用自膨胀或形状记忆材料，如镍钛合金或球囊扩张材料如不锈钢、铂铱或其他合金。对球囊扩张装置而言，输送方法包括在球囊周围使可置入装置塌陷，然后将其装入导管鞘管。导管装置与冠状动脉支架置入装置相同。主动脉瓣狭窄患者通过股动脉逆行至主动脉瓣，将其锚定于钙化的主动脉瓣，并将其撑开贴住主动脉壁。当然，还可以通过心尖部小切口顺行到达主动脉瓣。对于有严重股动脉和主动脉钙化的患者而言，经心尖部植入方式则更受欢迎。这种方法对于已经行生物瓣置换但瓣膜衰败的患者而言具有重要意义，可以通过所谓的"瓣中瓣"技术治疗，即在已存在的瓣膜中间经过导管置入新的瓣膜。

目前有多种装置在主动脉和肺动脉瓣位进行不同阶段的研发和临床应用阶段。两种应用最广泛的经皮的主动脉瓣为 Edwards SAPIEN 和 CoreValve 系统[130,131]。前者包括一个球囊扩张的不锈钢支架和牛心包膜。支架体积小，放置在冠状动脉下，在支架周围装有聚合物裙样结构以减少瓣周漏。后者包括一

个自膨胀镍钛诺支架和猪心包三叶瓣，这个支架长度更长，放置于左室流出道延伸至主动脉根部。这些装置在全世界范围内已应用约 4000 例，最早的临床应用报道在 2002 年，临床试验目前仍在进行。Medtronic Melody 经皮肺动脉瓣包括球囊扩张铂铱合金支架和一段牛颈静脉瓣，它被设计应用至已经接受右心室流出道手术而管道衰败需要再次手术的先天性心脏病儿童或青少年患者。

导管支架瓣膜不断为我们提出新的挑战。目前，瓣膜支架比任何现存的经皮心脏导管和装置的体积都要大，多为 22～24Fr。另外，支架瓣膜在主动脉瓣的位置可能影响冠脉血流和二尖瓣前叶活动，并且可能影响心脏传导系功能或与对存在病变的瓣膜造成不良的影响。支架结构可能影响以后的冠脉介入操作。而且要保证支架在主动脉环或肺动脉长久固定以及支架和瓣膜组织的耐久性。

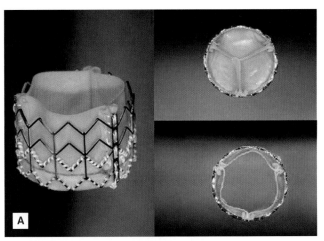

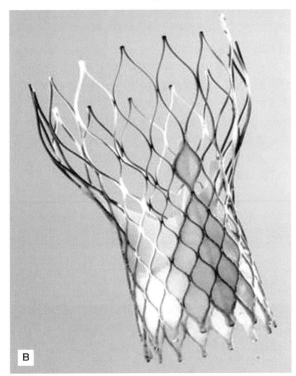

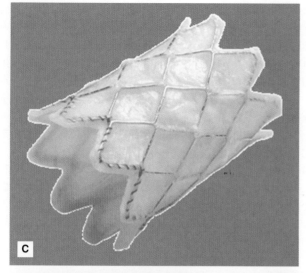

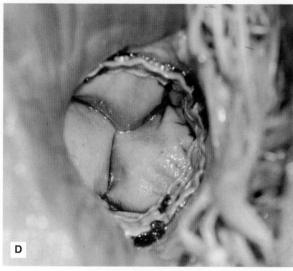

图 5-26 经皮瓣膜装置。（A）Cribier-Edwards/Sapien 瓣膜包括 3 个固定在球形可扩张支架的心包瓣叶；（B）Corevalve 系统采用猪或牛心包固定在一个可自我膨胀的 nickel-titanium 合金支架。心室部分能压迫自身瓣膜，主动脉部分能抵抗升主动脉压迫；（C）Melody 肺动脉瓣自牛颈静脉缝合于 platinum-iridium 合金支架，主要应用于儿童优势流出道的重建；（D）尸检照片，显示瓣膜膨胀和对合良好

心脏移植和心室辅助装置

心脏移植

心脏移植能为终末期心衰患者提供较高的长期生存率和生活质量[132]。其 1 年和 5 年生存率分别为 86% 和 70%[133]。最常见的心脏移植适应证为特发性心肌病和终末期缺血性心脏病（占 90%），其他包括先天性心脏病，其他心肌病以及瓣膜性心脏病。

心脏移植术中获取的受体心脏可表现出之前没有诊断出的病变[134]。最常见为嗜酸性或高反应性心肌炎，其发生率为 7% ~ 20%，特征为局灶性或弥漫性混合型炎细胞浸润，主要为嗜酸性

粒细胞，通常细胞坏死较少。事实上，所有的病例中，该心肌炎的存在意味着对心衰药物如多巴酚丁胺等有过敏反应。原发心脏疾病可能在移植后的供心复发而影响心脏功能，如淀粉样变性、结节病、巨细胞心肌炎、急性风湿性心脏炎症和 Chagas 病。

心脏移植患者根据不同医疗中心计划需要接受心内膜活检，通常在术后早期每周 1 次，术后 3 ~ 6 个月每两周 1 次，之后每年 1 ~ 4 次，病情变化时应随时检查。活检发现排斥反应通常比临床表现更早。理想的活检应包括 4 块以上的心肌组织，还需要对操作细节和可能组织假象的描述[135]。

心脏移植术后死亡原因主要是围手术期心肌缺血、感染、排斥、淋巴组织增生性病变和阻塞性血管疾病。

早期缺血性损伤

缺血性损伤可在心脏获取和植入期间发生。多个时间段尤其重要：①供体脑死亡至心脏切取的间隔时间，或许部分因素是与临终使用血管收缩药物或者是与脑死亡相关的去甲肾上腺素及细胞因子的释放有关；②供体心脏切取至实施冷藏之间的温缺血时间；③冷藏运输过程中的时间长短；④复温、血管修建和移植期间各个环节的时间长短，移植心肌肥大和冠状动脉阻塞易于促进心肌损伤，而组织降温和使用心脏麻痹性停搏则使心肌生化反应减缓，其作用是保护心肌细胞，以免发生进行性缺血性损伤。与其他短暂性心肌缺血表现一样，供体心可出现大量的坏死或心肌细胞长时间缺血导致的功能障碍或两者共存。心肌损伤可导致术后低心排综合征。

围手术期心肌缺血性损伤可在心内膜活检时发现。由于免疫抑制治疗的抗炎效应，心脏缺血性坏死的恢复过程延迟（图 5-27）。因此，在手术后的第 1 个月，甚至 6 周内，围手术期心肌坏死的修复变化可被误诊为排斥反应。后期的缺血性坏死则提示供体心脏冠脉血管病变。

排斥反应

免疫抑制方案的进步可显著降低心脏移植患者排斥反应的发生率和严重程度。超急性排斥反应罕见，其发生多是供体和受体之间血型不符，急性排斥反应术后 2 ~ 4 周也不常见。虽然急性排斥反应多在术后几个月之内发生，但排斥反应也可在术后数年内发生，这也促使移植中心在术后数年内仍然进行心内膜活检检查，只是间隔期延长。

急性排斥反应组织学特征为炎症细胞浸润，伴或不伴有心肌细胞损伤；晚期可见明显的血管损伤（图 5-28）。直至现在，ISHLT 工作方案是最常用的分级标准，而且被用来指导治疗[136]。2004 年经过修订如下：0R-无排斥（与 1990 年版相同），1R-轻度排斥（相当于 1990 年版 1A，1B，2），2R-中度排斥（相当于 1990 年版 3A），3R-重度排斥（相当于 1990 年版 3B 和 4）。1990 年版和 2004 年版比较如表 5-4 所示。

急性抗体介导排斥反应（AMR）仍是一个有争议的名称，其发生率由于各家定义不同而差异很大，其诊断多基于组织病理学检查或免疫学检测，或是临床表现。AMR 根据非特异性临床病理学表现诊断，包括：①无细胞排斥和缺血损伤的心脏功能不全；②间质水肿和内皮细胞肿胀和血管间巨噬细胞浸润的组织学表现；③C4d 表达阳性；④循环中出现抗供体抗体。AMR 常在激活患者中诊断（包括之前有移植病史，输血史，怀孕史，之前安装心室辅助装置），而且影响供体存活。AMR

对移植物冠状动脉疾病影响并不清楚。有些移植中心用血浆滤　　除法治疗 AMR。

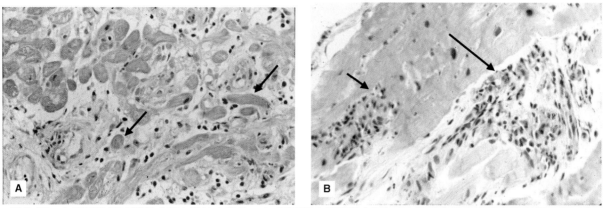

图 5-27　心肌活检显示围手术期心肌缺血损伤。A. 凝固性心肌细胞坏死；B. 围手术期心肌缺血恢复期，主要表现为间质炎症反应，与邻近的心肌细胞界限清晰，渗出细胞包括多形核白细胞、巨噬细胞、淋巴细胞和浆细胞。HE 染色，×200

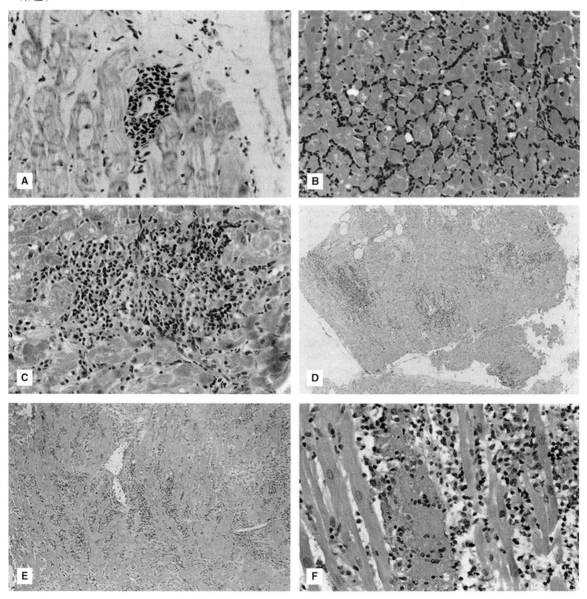

图 5-28　心脏移植排斥反应组织学特征，根据 ISHLT 2004 年标准分级。（A-C）Grade1R（轻度）局灶性血管周淋巴细胞核弥漫性间质淋巴细胞浸润，对周边心肌细胞无损伤，最多有一个病灶显示致密的淋巴细胞渗出并有心肌细胞损伤；（D）Grade2R（中度）多灶性致密淋巴细胞浸润并有心肌细胞损伤，但有未受损伤的心肌细胞；（E 和 F）Grade2R（重度）弥漫性心肌细胞损伤和多形核细胞浸润，广泛性的心肌细胞损伤，水肿和出血

表5-4　ISHLT 标准化心肌活检急性排斥反应分级：1990 版与 2004 版对比

排斥级别	组织学表现	排斥级别-1990	排斥级别-2004	临床反应
无	正常	0	0R	无变化
轻度	淋巴细胞炎症 ± 单灶性心肌细胞破坏	1A, 1B, 2	1R	无/慢性排斥方案细微调整
中度	淋巴细胞炎症 + 多灶性心肌细胞破坏	3A	2R	激素冲击 ± 慢性排斥方案调整
重度	淋巴细胞炎症 + 广泛心肌破坏 ± 血管损伤	3B, 4	3R	积极性治疗

心内膜活检中的某些发现应与排斥反应相鉴别，如淋巴细胞浸润是否局限在心内膜或延伸至心肌，是否伴有心肌细胞损伤（所谓的 Quilty 病变，临床意义未知），陈旧的活检部位，围手术期或是由于移植物血管病引起的恢复期表现。还可见到淋巴增生性病变和感染。

感染

免疫抑制治疗增加了心脏移植患者感染细菌、真菌、原虫和病毒等微生物的风险。最常见的机会性感染是巨细胞病毒（CMV）和弓形体。对原发性 CMV 感染的高危患者（供体血清学阳性，受体血清学阴性），通常采用口服更昔洛韦进行预防。病毒和寄生虫感染病例心内膜活检中，可见到多灶性淋巴细胞浸润，偶见坏死，需与排斥反应相鉴别。

移植物血管病变（移植心脏冠状动脉粥样硬化）

移植物血管病变是心脏移植术后移植物长期存活和患者长期生存主要影响因素[137]。术后 5 年，冠脉造影检查发现其发生率为 50%，而术后 3 年血管内超声检查发生率为 75%。事实上，手术后任何时间都可能发生移植心脏血管病变，但病变进展速度各异。在 Brigham and Women 医院的统计病例中，在术后 6～12 个月即发现移植物血管病变。

移植物血管病变（图 5-29）的病变过程为扩散性，最初从同种异体移植心脏的小段血管开始，最终累及心肌层和心外膜的血管，以致发生心肌梗死、心律失常、心力衰竭和猝死。虽然这种过程被称为加速性血管粥样硬化，但和经典的动脉粥样硬化性血管堵塞并不相同（表 5-5）。

受累血管呈向心性狭窄，特征是内膜增生明显，主要成分为肌成纤维细胞和平滑肌细胞，伴有胶原、基质及脂质沉积（图 5-29A 和图 5-29B）。淋巴细胞浸润可轻可重。内弹力膜通常完好无损，或仅伴有局灶性不连续断裂。血管病变引起的心肌病理变化包括：心内膜下心肌细胞空泡变性（表明亚致死量的缺血损伤）以及心肌发生凝固性坏死（表明发生梗死）。

虽然移植物血管病变发病机制并不确切，但越来越多的证据支持其血管病变是有同种异体移植物引起的迟发型免疫反应和一些非免疫性因素导致血管损伤。高脂血症、供体高龄、CMV 感染、围手术期缺血、糖尿病和高同型半胱氨酸血症被认为与其发生有关，但具体的作用机制并不清楚。对于终末期缺血性心脏疾病和特发性心肌病患者而言，其发生率和严重程度并无显著差异。

早期诊断移植心脏的血管病变目前很难做到，主要原因包括：移植心脏缺乏神经支配而对缺血不表现出临床症状；即使采用冠脉造影，早期诊断的灵敏度也非常低，常低估弥散性血管病变的范围及严重程度；受累血管全部或大部分是心壁内的细小血管。通过心肌活检可观察到慢性心肌缺血的组织学变化，如心内膜下心肌细胞发生空泡变性（图 5-29C 和图 5-29D）。由于病变弥散，很难通过 PCI 和 CABG 治疗。对绝大部分病人而言，再次移植是唯一有效的治疗方法。

移植后淋巴组织增生性疾病

移植后淋巴组织增生性疾病是一种公认的心脏移植术后并发症，是因防止发生排斥反应而长时间大剂量使用免疫抑制剂治疗而引起。多种因素可增加此并发症风险，包括移植前 EB 病毒血清滴度增高（增高 10～75 倍）、受体年轻、巨细胞病毒感染、或供受体不匹配（供体阳性，受体阴性）[138]。

淋巴组织增生性疾病可表现为传染性单核细胞增多症样的病症，或是在局部出现实性肿瘤性肿块，尤其在淋巴结外的部位（如心、肺和胃肠道）。大多数淋巴组织增生性疾病（＞90%）起源于 B 细胞系，并与 EB 病毒感染有关；但也有文献报道源自 T 细胞或 NK 细胞，甚至报道术后远期发生 EB 病毒阴性的恶性淋巴瘤。大量的证据表明，淋巴组织增生性疾病的发生是在短时间内从多克隆性 B 细胞增生（早期病变）演进为淋巴瘤（单形性淋巴组织增生性疾病）的，其发生与细胞遗传学异常有关。治疗措施主要是分步进行，先进行抗病毒治疗，然后针对淋巴瘤进行化疗。

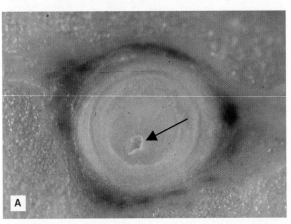

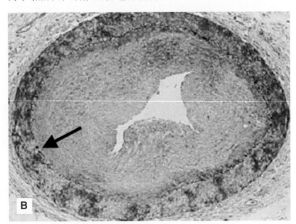

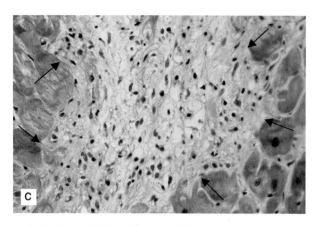

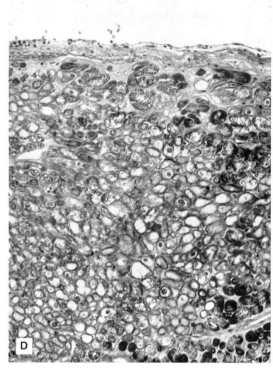

图 5-29　移植冠脉病变肉眼和显微镜观。A. 死于移植冠脉粥样硬化患者心脏横截面肉眼观，严重的向心性狭窄；B. 低倍镜下血管横截面显示严重内膜增生，整个管腔闭塞；C. 心肌微梗死提示小的透壁性动脉病变；D. 内膜下血管形成提示严重的慢性缺血

表 5-5　移植心脏冠脉粥样硬化与典型粥样硬化特征对比

移植冠脉粥样硬化	典型粥样硬化
发病快	发病慢
危险因素不确定	高血压、高血脂、吸烟等
通常隐匿/心衰，猝死	胸痛等
弥散	局限
心外膜/壁内	心外膜
向心性	偏心性
病变通常无并发症	病变通常有并发症
平滑肌细胞，巨噬细胞和淋巴细胞	平滑肌细胞，巨噬细胞和泡沫细胞
主要是免疫机制	复合刺激
治疗困难，再移植是唯一选择	各种再血管化治疗

心室辅助装置和全人工心脏

心脏移植供需矛盾持续激化（美国每年供体数量＜2300，且处于下降趋势；而需要移植的心衰患者数量为250 000～500 000，且逐渐上升）促进心室辅助装置，全人工心脏以及其他治疗方法的研发。

机械性心脏辅助装置和人工心脏传统被应用在两个领域：用于心脏术后或梗死后心源性休克患者，目的是及时恢复和改善心功能；用于等待心脏移植手术之前的过渡阶段，目的是提供血流动力学支持，直至合适供体出现。最近有资料显示，左心室辅助装置可用于终末期心衰但未进入心脏移植候选名单的患者，可提供长期支持，提高患者长期存活率和生活质量，其疗效胜过药物治疗。左心室辅助装置同样被认为是康复之桥，用于支持心衰患者逆转心室重塑，改善心脏功能，最终脱离装置。目前，有多种装置处于研发和临床应用阶段[139]。机械性装置可以完全替代心脏功能而作为心脏移植桥治疗（例如 CardioWest 全人工心脏）[140]或作为最终治疗（如 AbioCor）[141]。

心室辅助装置主要并发症包括出血、血栓形成/血栓栓塞、感染和耐久性不够（图 5-30）。虽然治疗方法改进减少了大出血的风险，但出血仍然是一重要的并发症。很多因素能造成围手术期出血，包括：①肝功能不全、营养不良和抗生素治疗导致的继发性凝血功能障碍；②体外循环引起的继发性血小板功能异常和数量减少；③手术本身对各种功能的影响。临床应用的心脏辅助装置或人工心脏与血液接触表面不易诱发血栓形成。事实上，长期置入 Jarvik-7 型人工心脏的患者绝大多数会发生血栓栓塞，因此，血栓栓塞是目前装置设计需要考虑的主要问题。血栓形成的部位主要与该处存在的裂隙和空隙有关，特别是以导致涡流的区域，例如靠近管道和其他构件连接处，以及靠近人体心脏的连接处（图 5-30A）。绝大多数搏动性辅助泵采用多聚体制作的光滑腔面的泵囊，这类泵的使用常常导致血栓栓塞性并发症。血泵的一种设计方法是采用聚氨乙酰材料作为结构成分，腔面镀以钛膜，其表面仅允许微量的血小板/纤维素沉积，形成一种具有抗血栓形成作用的假性内膜，使绝大多数应用此类装置的患者只需要使用抗血小板药物来进行抗凝治疗。最新的持续性血流心室辅助装置竭尽全力减少血栓形成，但仍需要抗凝治疗。

感染是导致长期使用心室辅助装置死亡的主要因素之一。感染可起源于装置内，或是经皮的连接线（图 5-30B）。感染易感性增高的潜在因素不仅与通常的机械装置有关，而且可起因于心脏患病时所致多系统多器官损伤，机械装置的因素是术后机械装置周围出血为感染提供了培养基，多系统和多器官功能上的因素是住院时间延长，增加了患者院内感染几率。机械装置相关的感染通常能抵抗抗生素和机体的防御系统，但对于实施心脏移植手术的患者而言，感染并不是绝对禁忌证。新的辅助装置设计主要包括以下几个方面：连接线放置地点改进表面各种连接线处于同一地点，经皮能量供应技术等，这些改进可能减少感染发生。

其他的并发症还包括溶血、手术吻合口血管瘤、钙化和装置功能不全[142]。装置失效可继发于装置内人工瓣的断裂或撕裂，即使是在应用前对瓣膜进行严格的耐力测试时也可能发生（图 5-30C），或是继发于血泵囊壁的破裂或裂伤（图 5-30D）。有证据显示安装心室辅助装置的患者容易发生同种致敏作用，这对于等待心脏移植患者而言会增加风险[143]。这些风险不仅可以增加患者死亡率，而且能使之前适合移植的患者不适合移植手术。

长期的左心室辅助装置最主要被应用于心脏移植前过渡，这是因为心脏移植的长期效果最佳。对于部分病人而言，左心室辅助装置可以显著的改善心脏功能，即使是脱机后也不需要心脏移植手术（被称为康复之桥）。左心室辅助装置已经被认为能改善心脏功能，为心肌恢复提供机会，与优化药物治疗联合将会取得更好的结果。左心室辅助装置可以降低心脏压力和容量负荷，降低心室壁张力，减少心肌细胞肥厚，改善心脏灌注和心肌慢性缺血。

应用心室辅助装置改善心脏功能的程度并不明确。终末期心衰进展过程中发生复杂的病理生理改变，其变化可以从亚细胞水平（如线粒体功能和钙代谢异常）到器官与系统水平（心室扩张、射血分数降低以及神经内分泌变化），以致出现一系列的充血性心力衰竭的症状和体征。心室辅助装置可逆转上述许多变化（逆重塑），进而增加心排出量，减少心室舒张末期容积，恢复神经内分泌激素水平，使得某些患者可以顺利脱机而不用心脏移植。当前研究的焦点是：应用辅助装置治疗促进心脏康复的机制，鉴别哪些患者可能康复，以及确定使用装置的恰当时机及治疗时间长短，关键的目标是区分出改善心脏修复能力的预测因子和新的治疗靶点[144]。

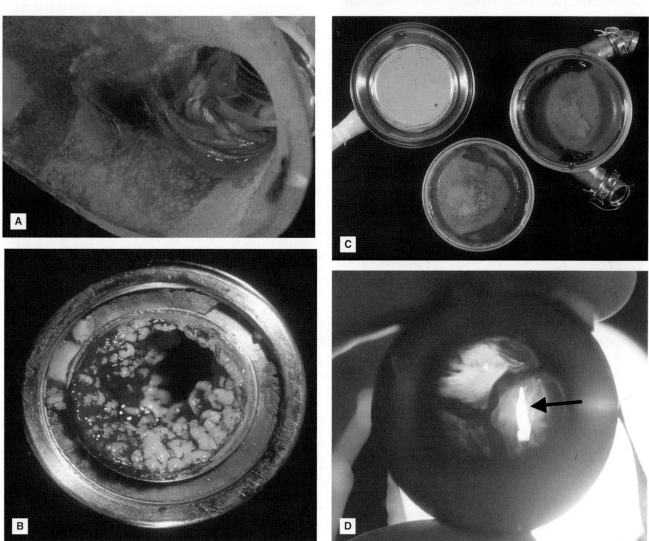

图 5-30 左心辅助装置并发症。A. 血栓沉积与泵流出道或交界处；B. 流出道真菌感染；C. 囊袋分离；D. 瓣叶穿孔。该患者不是心脏移植患者，左心辅助装置作为终末期治疗 12 个月后出现瓣叶穿孔。瓣叶被成功替换

心律失常

心律失常起因于心脏电冲动形成、传导或两者共同导致，其解剖学基础各异。许多原发性心肌病可表现出心律失常，包括基因性（如肥厚性心肌病，致心律失常性右室心肌病和离子通道病），混合性（扩张型心肌病）和获得性（例如心肌炎）。

某些继发性心肌病的主要表现即是心律失常（例如结节病）。心律失常和猝死（尤其是老年病人）一个共同常见原因是缺血性心脏疾病，伴或不伴有心肌梗死病史。各种原因导致的心肌肥厚和纤维化（如继发于瓣膜病、高血压或远程梗死）为心律失常的发生提供解剖学和功能学基础。这些潜在的过程和病理解剖能增加急性状态下致死性心律失常的发生率，如急性心肌缺血、神经体液因素的激活、电解质及其他代谢产物

异常[145]。

心律失常及其并发症的治疗包括药物、装置（例如起搏器、除颤器）和消融治疗[146]。

■ 起搏器和可植入心脏除颤器

现代心脏起搏可通过以下系统完成：①冲动发生器：包括动力和电路产生电刺激和感应正常活动；②一个或多个电绝缘导体将冲动发生器连接至心脏，在两端各含一个双极电极；③组织或血液和组织，电极和周边可兴奋心肌接触界面，这对于起搏器的正常功能至关重要。典型情况下，一层不可兴奋的纤维包裹着电极头，这种纤维组织可通过电极自身诱导或起源自各种原因引起的心肌瘢痕，这最常见于心肌梗死恢复期。电极和可兴奋心肌之间的绝缘组织决定了刺激阈值，或者说是引起心肌去极化刺激强度，这也决定了起搏器放电能量。为了减少这种厚度（进而可延长电池寿命），电极的设计有了较多的技术改进[147]，包括活跃性固定和使用慢速和局部的糖皮质激素释放等。可植入性心脏除颤器（ICD）用于对药物治疗无效以及不能采用外科或射频治疗的致命性室性心律失常，其构成部分与上述起搏器基本相同。这种装置可感知致命性的心律失常，进而通过快速起搏和（或）除颤电流终止异常电流。ICD 必须克服电极交界处纤维组织的电阻障碍才能起效。

起搏器并发症包括导线异位，血管或心脏穿孔导致血胸形成，气胸或心包填塞，导线圈套形成，感染，装置侵蚀周边组织，装置旋转，血栓和（或）栓塞，导丝折断以及装置自身功能障碍。若因为慢性感染或起搏器功能异常而需要取出起搏器，手术操作难免会造成心肌和二尖瓣损伤。类似的并发症同样发生在 ICD，此外由于 ICD 多次放电对心肌和血管的损害，包括心肌坏死、过度放电（导致不必要的休克）或感知不够（导致猝死）。对 ICD 晚期功能障碍的关注增加，这是因为特定的电学设计都会有不足，最后能导致不能终止致命性心律失常[148]。

■ 消融治疗

消融治疗包括对各种导致心律失常原因的定向直接破坏，包括致心律失常性心肌、附属通路、传导组织结构，进而控制或治愈各种类型的心律失常，如对药物治疗无效的房扑、房颤、室性心动过速和阵发性室上性心动过速[149,150]。消融治疗可作为外科手术的一部分，或者通过经皮介入完成。电生理学研究可提供各种信息，包括：①心律失常的类型；②通过电刺激终止心动过速；③评价治疗效果；④消融产生心动过速的心肌；⑤鉴别出心源性猝死的高危患者。

射频消融可使心肌产生急性凝固性坏死，进而消除心律失常起源点或通路。特征性组织学变化包括心肌条纹消失，细胞核固缩或消失，嗜伊红细胞增多和收缩带形成。新鲜病变的边缘通常伴有出血性间质水肿（图 5-31）和炎症。组织修复反应与梗死相似，早期为中心粒细胞浸润，之后是巨噬细胞吞噬坏死小体，然后肉芽组织形成，最终形成瘢痕。应用灌水冷却导管，病变可深入到心肌深部。采用其他能量方式，如冷冻、微波以及激光也同样被应用于心律失常的消融。

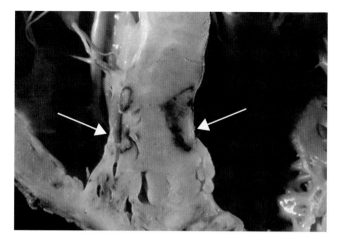

图 5-31　射频消融点

心脏肿瘤

死于恶性肿瘤患者出现心脏肿瘤发生率为 1% ~ 3%，但心脏原发肿瘤少见[151,152]。最常见的心脏肿瘤按照发生率降序排列如下：黏液瘤、脂肪瘤、乳突状弹力纤维瘤、血管瘤、纤维瘤及横纹肌瘤。其中良性肿瘤约占 80%，余下的 20% 为恶性肿瘤，包括血管肉瘤和其他类型肉瘤以及淋巴瘤。许多心脏肿瘤具有遗传学背景。

最常见的心脏肿瘤如图 5-32 所示。

■ 黏液瘤

黏液瘤是成人最常见的心脏肿瘤，约占心脏良性肿瘤的 50%。最常发生在左心房（80%），其部位靠近卵圆窝处，沿房间隔生长。偶发于右心房（15%）、心室（3% ~ 4%）或者瓣膜。肿瘤通常发生于 50 ~ 70 岁之间女性患者。散发病例多为单发，家族性病例可多发，而且发生更早。

黏液瘤大小不定，可小至不到 1cm，大至 10cm，可形成无蒂或带蒂的肿块，形状各异，可成球形，因与出血相关而使质地变硬，也可成乳头状或绒毛状，质软，半透明，外观呈黏液样，易破碎（图 5-32A）。带蒂肿块可以活动，在心脏舒张期可抵达房室瓣环，引起间歇性和体位性梗阻，甚至继发瓣叶纤维增厚性损伤。

临床症状取决于肿瘤大小和发生部位，某些病人因为其他疾病行心脏超声时才发现，而部分患者甚至因此猝死。症状通常是由于瓣膜梗阻，肺循环和体循环静脉回流梗阻，栓塞而引起。心内梗阻与二尖瓣或三尖瓣狭窄导致梗阻表现类似，表现为呼吸困难、肺水肿和右心衰。左心黏液瘤脱落碎片可引起栓塞，临床表现与感染性心内膜炎引起的并发症相似，表现为瞬时缺血性事件、卒中及皮损；而来自右心系统栓塞则表现为肺动脉高压。一组综合征如发热、红斑、体重减轻和关节痛，可能与肿瘤释放急性期反应产物白细胞介素-6 引起炎症和自身免疫反应有关。心脏超声，包括经食道超声可提供无创性检查，可明确其发生部位、附着情况和移动情况。外科摘除通常能治愈肿瘤，具有很好的短期和长期预后。术后数月或数年之间复发通常是由于肿瘤蒂部切除不完全导致。

Carney 综合征是一种多发性肿瘤综合征，属于常染色体线性遗传疾病，其特征包括心脏及皮肤黏液瘤、内分泌与神经肿瘤合并皮肤色素沉着及黏膜病损。之前被描述为 LAMB（雀斑、心房黏液瘤、皮肤黏膜黏液瘤、蓝痣），或者 NAME（痣、心房黏液瘤、皮肤黏蛋白增多、内分泌过度反应）。其发病与 PRKAR1 基因有关，后者编码 CAMP- 依赖的蛋白激酶 AR1 调节性亚单位。

组织学上，黏液瘤由星形或圆球状细胞构成，其结构成分包括类似腺体的成分或血管、内皮细胞、巨噬细胞、成熟或幼稚的平滑肌细胞以及中间形态的细胞。各种成分多少不等，细胞之间富含酸性黏多糖基质，瘤体表面覆盖以内皮细胞。长期以来关于黏液瘤是属于错构瘤还是属于机化血栓一直存在争议，但大量的证据已证明黏液瘤属于良性肿瘤。这类肿瘤被认为起源于内皮下血管形成残留细胞或是多向分化潜能间充质细胞，后者因为能分化为多种细胞系，进而导致肿瘤体内包含各种细胞成分。

其他心脏肿瘤和肿瘤样病变

心脏脂肪瘤的肿块排列并不连续，典型的脂肪瘤发生于心外膜，但也可以发生在心肌层或心包膜任何部位。绝大多数患者没有临床症状，但少部分患者可表现为心律失常、心包积液或心内梗阻或冠状动脉压迫。磁共振可识别脂肪组织，因此被用来诊断脂肪细胞之类的疾病。组织学上，脂肪瘤由成熟的脂肪细胞构成，与其他部位的脂肪瘤没有区别。房间隔发生的分散性非肿瘤性脂肪组织增生成为脂肪瘤样增生，其特征是增生脂肪组织在房间隔中堆积，不形成薄膜，可引起心律失常。组织学上包含成熟和未成熟脂肪组织和心肌细胞，与正常的脂肪瘤全部为成熟脂肪细胞相反。

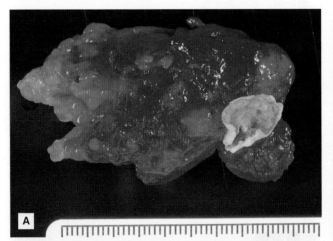

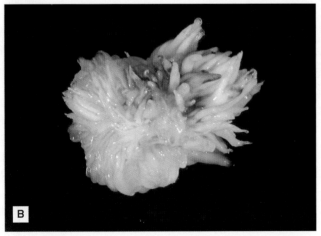

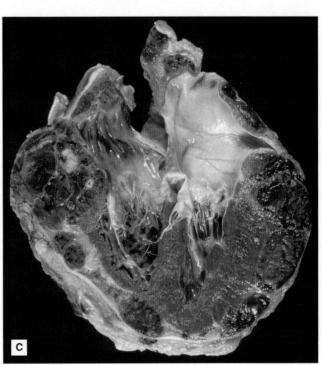

图 5-32 心脏原发肿瘤肉眼观。A. 左房黏液瘤；B. 乳头样弹性纤维瘤；C. 心包血管肉瘤

乳突状弹力纤维瘤[153] 通常为孤立性肿块，好发于心脏瓣膜表面，尤其是半月瓣的心室面和房室瓣的心房面。最常见的部位是主动脉瓣，然后是二尖瓣。其结构特点是具有头发样凸起，凸起长度为 1cm 或以上，呈现独特的海葵样丛状结构；心脏超声检查类似心脏瓣膜的疣状赘生物（图 5-32B）[154]。组织学上，组成凸起轴心的成分是致密的不规则弹力纤维，轴心外围包被的是黏液样结缔组织，凸起的表面覆盖有心内膜。可包含局灶性血小板-纤维素性血栓，成为栓塞的起源，常常导致脑血管和冠状动脉栓塞。手术切除肿瘤可以避免此类栓塞事件。虽然被归类为肿瘤，但有可能是机化性血栓，与老年患者主动脉瓣上微小的胡须状赘生物类似。

横纹肌瘤是儿童最常见的原发性心脏肿瘤[155]。肿瘤常为多发性，通常累及单侧心室肌壁。包含灰白色的心肌肿块，直径可达数厘米，肿块可突入心室或心房腔内，引起功能性堵塞。这类肿瘤具有自发性消退倾向，因此，只有对于伴有严重血流动力学障碍或伴有难治性心律失常的患者才具有外科手术指征。绝大部分的心脏横纹肌瘤发生于结节性硬化症患者，其临床特征还包括婴幼患儿抽搐、皮损（色素减退、鲨革绿斑、皮下小结）、视网膜病变和血管平滑肌脂肪瘤。这种疾病可具有家族性，为常染色体显性遗传，但大约半数属于散发性，有新的突变基因所致。组织学上心脏横纹肌瘤有特征性的"梭形细胞"构成，瘤细胞体积大，呈圆形或多边形，含有肌原纤维，富含糖原小泡，这些小泡从细胞膜到位于中央的细胞核之间的胞质中具有分布，有薄层胞质将小泡分开。

心脏纤维瘤也主要发生在儿童，可因心衰或心律失常被发现，或者偶然的机会而被意外发现，它与横纹肌肉瘤不同，表现为孤立性病变，常规胸片上可能显示有钙化[156]。纤维瘤常发生于心室，肿瘤呈白色、漩涡状结构。Gorlin 综合征（痣样基底细胞癌综合征）[157]的患者患心脏纤维瘤的风险增加，它是一种常染色体疾病，特征性表现为皮肤病变、颌骨牙源性角化囊肿和骨骼畸形。组织学上，纤维瘤由纤维母细胞和胶原纤维构成，纤维母细胞显示有轻度异型性，胶原纤维的存在于肿瘤患者的年龄相关，随着患瘤时间延长，纤维母细胞数量减少，胶原纤维增加。虽然大体观肿瘤有明显的边界，但组织学上常有肿瘤边缘浸润。肿瘤组织中还可见到钙化及弹力纤维。

血管肉瘤和横纹肌肉瘤是心脏最常见的肉瘤，与其他部位发生的肉瘤相同。它们趋于累及右心，特别是右侧房室沟（图 5-32C）。其临床病程进展速度很快，因为这类肿瘤科在局部浸润，同时伴有心腔填塞，并在早期就可转移。

最近的报道描述了显微镜下富于细胞性的特殊心脏病变，而且有必要将其与心脏原发性肿瘤以及转移癌相鉴别，这类病变有的是在送检的心内膜心肌活检组织中偶然见到[158]，或是从手术切除标本中无意被发现，病变组织可呈游离漂浮状，也可松散的附着于心脏瓣膜或心内膜上。这种病变被称为间皮性/单核细胞性附带性心脏赘生物（MICE），病变组织中见间皮细胞排列成簇团状或缎带状，夹杂有红细胞和白细胞，分布在纤维素网内。有的细胞实际上是反应性间皮细胞增生和（或）单核细胞（组织细胞）增生，而另外一些细胞现在被认为在经由心导管或手术切开心脏时吸引器头在手术部位操作过程中，将脱落的间皮组织条（可能来自心外膜）或其他组织碎片与纤维素附带植入心内后而发生。

生物材料和组织工程

生物材料是指合成材料或经过改良的生物来源材料，用以制造植入性或外置性的装置，其目的是为了增强或替代人体的结构和功能[159,160]。生物材料包括聚合物、金属、陶瓷、碳类、制备的胶原、化学处理过的动物或人体组织等，诸如经过戊二醛处理过的心脏瓣膜、心包膜以及血管。生物材料与周边的组织之间能相互作用。第一代生物材料（如早期用于瓣膜置换和用于矫形外科的金属材料）一般设计为惰性材料，其目的是为了减轻宿主对植入材料的炎性反应。直至 20 世纪 80 年代中期，第二代生物材料问世，这种材料以有利的方式与宿主相互作用（如羟磷灰石陶瓷、生物可降解性聚合物手术缝线、药物输送系统、心室辅助装置内编织的囊性表面）。随着在细胞和分子水平对材料-组织相互作用认识的进一步深入和提高，正在研发中的第三代生物材料将在分子水平刺激特异性细胞和组织反应[161,162]。

生物材料-组织相互关系有两方面机制构成，及植入体对宿主的作用和宿主对植入体的作用，它们在介导人工装置相关

并发症的发生机制中起重要作用（图 5-33）[163]。这种相互作用可产生局部和系统性结果。对心血管医疗装置所引起的并发症可归纳为六类：①血栓形成和血栓栓塞；②植入装置相关性感染；③过度增生性愈合或愈合不足；④变性、折断或其他植入生物材料失效；⑤负面的局部组织相互作用，如毒性、溶血；⑥引起装置植入部位以远的副作用，如生物材料游走或高血压。

■ 血液-表面相互作用

血栓栓塞性并发症可增加心血管植入材料患者死亡率。血栓形成可妨碍植入瓣膜、血管移植物或血泵的功能，或血栓脱落引起远处器官的栓塞。就心血管系统而言，表面血栓形成因素、血液高凝状态和局部静态血流三者单独或是合并存在，决定了特殊装置所致血栓形成的趋势及其栓子附着的部位。没有合成或改良的生物表面和正常未破坏的内皮具有一样的抗凝特性。和血管内皮被剥脱一样，异物与血液接触后会快速（数秒内）吸收大量的血浆成分，主要是蛋白、然后是血小板粘附[164]。如果静态血流存在，必定会形成肉眼可见的血栓。大量的证据表明，血小板在人工材料表面的血栓形成过程中发挥主要作用[165]。究竟生物材料何种特异性理化特性引起血栓形成并不完全清楚。

血液-表面相互作用还可活化和损耗凝血蛋白、补体产物、其他蛋白质和血小板。临床在控制心血管装置有关的血栓方面，习惯采用全身抗凝疗法，尤其倾向于使用抗凝药华法林。它能抑制凝血酶的形成，但不能抑制血小板介导的血栓形成。

在植入装置和体外循环系统中，可发生溶血（红细胞破坏），这是因为血液-表面相互作用和血液涡流所致。体外循环术导致红细胞生存时间缩短。另外，在早期模式的心脏瓣膜置换术，许多患者发生肾小管含铁血黄素沉着或胆石症，提示存在慢性溶血。植入合成血管移植物能降低血小板存活，可被抗血小板治疗缓解。同样，在植入后远期，血小板存活将大大的恢复，这可能是移植物表面被吸收蛋白钝化。

■ 组织-生物材料相互作用

合成的生物材料易引起异物反应，为一种特殊的非免疫炎症反应，主要以巨噬细胞浸润为主。对植入的固态组织的生物材料而言，可被显微组织包裹类似瘢痕形成，而且与正常组织之间有细小毛细血管网络形成。这种纤维包囊将诱发轻度慢性炎症反应，但单核/巨噬细胞与多核巨细胞持续浸润，提示合成材料对组织具有持续的刺激作用。尽管合成的生物材料-组织相互作用几乎不涉及免疫反应[168]，但某些细粉末状的材料植入可诱导产生抗体。尽管如此，因免疫反应引起临床心血管装置治疗失败仍较罕见。

■ 血管移植物，心脏瓣膜缝合袖或血管内支架愈复

人造血管、心脏瓣膜缝合袖或血管内支架的愈复，常常会在吻合口发生过度血管组织增生，这种组织称为血管翳。移植物，纤维织物和支架等心血管植入修复主要是通过邻近动脉切口边缘内皮和平滑肌细胞内向生长以及与血管和（或）心肌接触完成；因此存在内皮，这种组织称为新生内膜。内皮化还

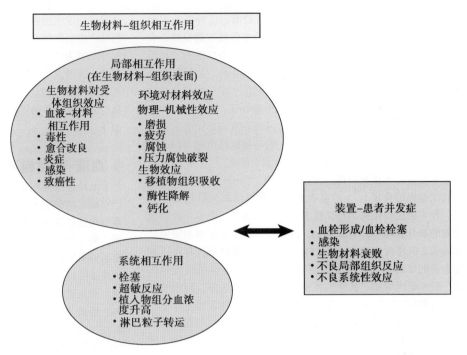

图 5-33 生物材料和组织相互作用概述，包括对受体组织局部的、远隔的和系统性效应，以及局部环境对材料和装置的物理性和生理性效应。这种相互作用成为装置并发症和功能丧失的病理生理基础

有其他两种机制存在：①编织的移植物内间隙足够大，能允许来自毛细血管的纤维血管成分内向生长，从移植物外层延伸至内层，可导致内皮细胞从吻合口迁移至管腔内层；②循环血液中功能性内皮前体细胞沉积[169]。

丰富的纤维组织在血管吻合部位形成，这是一种过度的生理性修复反应（图 5-34）。人工合成的和生物性的血管移植物因吻合口狭窄而衰败，后者是由于内膜结缔组织增生介导；人工瓣膜形成血管翳可堵塞瓣口。内膜过度增生主要由于平滑肌细胞迁移，增生和内皮细胞急性或慢性损伤后激发的细胞外基质沉积。对其起作用的因素包括：①表面血栓形成；②人工血管的内皮化缓慢或不完全性内皮化；③流经吻合口的血流紊乱；④移植血管与宿主组织交界处的机械性不匹配。

愈复不全在某些情况下也具有重要的临床意义，如瓣周漏。此外，由于细胞毒性以及紫杉醇和西罗莫司等药物引起的严重的内皮化不全可在药物洗脱支架晚期形成血栓。由于未知原因，人体并不具备将心血管移植物完全内皮化的能力，因此移植物通常并没有完全内皮化。内皮细胞通常仅覆盖吻合口周围约 10～15mm，因此可使心内植入物和移植的瓣膜缝合环区愈合，但长的血管移植物则不同。所以，除了邻近吻合处外，构成植入支架衬覆的是一层致密血小板-纤维素聚集物（假膜），长期植入后依然如此。这样的衬覆不易与移植物之下的组织粘牢，所以容易发生剥离，甚至飘动，从而引起梗阻[170]。目前研究的焦点问题就是设计出增强内皮细胞粘附的新型血管移植材料，置入材料预先种植有未经改良或基因工程化的内皮细胞，试图阻止平滑肌细胞增生，以及组织工程血管移植物[171]。

■ 感染

感染是植入装置后常见的并发症，而且是死亡的常见原因[172,173]。早期感染（术后 1～2 个月）通常是来自术中污染或早期伤口感染。但晚期感染通常是由于血源性途径引起，口腔科、胃肠道或泌尿生殖疾病的治疗过程中可诱发细菌血源性感染。在装置植入时，以及在做出诊断和治疗之前短时间内进行预防性抗生素治疗可以防止发生。

异物的存在可通过多种方式诱发感染。装置植入深部组织时会不经意的将微生物带入，进而越过预防感染的屏障。有些装置，如左心室辅助装置，需要经皮导线，为微生物的入侵提供了途径。在生物材料表面可形成由多细胞团以及自身细胞外基质构成的生物膜，它能阻碍宿主体液和细胞免疫系统发挥作用[174]。就微生物学而言，植入装置发生感染的几率与形成保护性生物膜的能力呈正相关[175]。常见的病原菌包括革兰氏阳性菌，如表皮葡萄球菌、金葡菌、粪肠球菌和草绿色链球菌；革兰阴性菌，如大肠埃希菌、铜绿假单胞菌；真菌如白色念珠菌。某些微生物，尤其是表皮葡萄球菌和白色念珠菌在没有异物时毒力很低，但却是医疗装置感染的常见病原。生物膜能抑制抗生素、炎症细胞和抗体的渗透和抗菌效应的发挥。此外，植入装置周边可能由于血管床破坏而有坏死组织形成。这样导致的后果是，必须将装置移除才能治愈感染。

■ 组织工程和心血管再生

组织工程是将生命科学与工程学两门科学的原理与方法相结合，从而开发出含有活性细胞及细胞外基质（天然的或合成的）的可植入组织[176~178]。在组织工程最常见的方法中，第一步是将细胞培养在合成的聚合物（通常是有多孔结构的可吸收聚合物）或者天然材料（如胶原或者化学处理的组织）支持物上，支持物设计成需要的几何构型，然后在体外培养成熟。细胞可以是分化成熟的细胞或是干细胞。体外培育阶段在生物反应器上完成，后者含有生长介质以及生长所需的代谢和机械特点，细胞在此增殖，并合成细胞外基质，最后形成新的组织。第二部即将此新组织植入合适的解剖部位，移植后新组织将逐渐重构，渐而逐步代替正常器官或组织的功能和结构。另一种生物反应是利用机体完成，在体吸引内源性细胞构成新的组织。组织构成的离体和在体培养和成熟关键过程包括：①细胞增殖、分类和分化；②细胞外基质的生成和组织结构构建；③支架材料的降解；④组织的重塑和生长。

在组织工程血管、心肌和心脏瓣膜的研究是目前心血管研究最活跃的领域。

组织工程血管

由于小口径合成血管容易衰败，因此小口径组织工程血管的研究非常热门[179,180]。血管细胞种植在可吸收聚合物支架，然后在体外反应器培育成熟，之后植入体内[181]。在体外培育时给予生理性搏动张力可以增加组织功能；表现为厚度增加，更好的缝线保留能力和更高的细胞和胶原密度，而且组织结构与正常血管更类似。有研究者通过构建平滑肌细胞片，然后将其植入滚动的血管基质中培育，类似于凝胶卷，将人成纤维细胞片植入外侧作为外膜，而种植内皮细胞于管腔[182]。虽然血管类似物包含有胶原和培养的牛成纤维细胞，平滑肌细胞和内皮细胞，而且经过 Dacron 补片加固，但仍无法承受体内冲击力[183]。另一种组织工程血管构建方法是利用天然形成的血管基质，在植入前可以不种植或种植细胞[184]。利用小肠黏膜下基质构建血管在狗的实验中已经被证实可以完全内皮化，而且组织结构与正常动脉类同[185]。

另一种组织工程血管采用了 Spark 硅芯棒种植理念，该理念在 1970 年即在临床应用，即通过纤维胶囊对异物反应构建胶原性管道，然后将芯棒移除形成一个组织管道[186]。但由于老年患者血供不足，所构建组织的活性和质量均不够。将硅芯棒植入大鼠、兔和狗的腹腔构建血管，然后将其植入相同的动物颈动脉，术后 4 月仍保持通畅[187]。

临床应用组织工程血管作为肺动脉段和透析连接管道已有报道[188,189]。临床应用常规的 ePTFE 血管在植入时已种植好内皮细胞[190]。

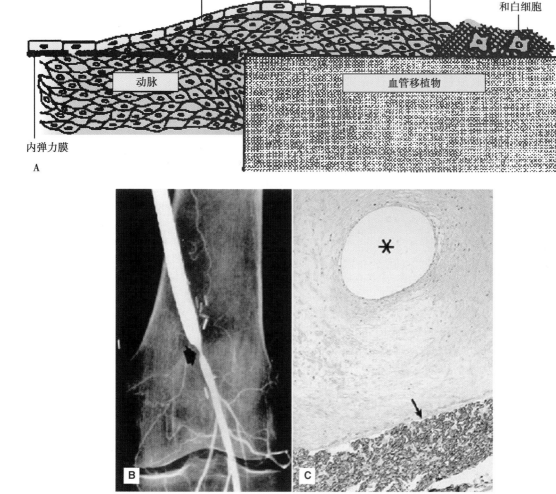

图 5-34　血管愈合。 A. 血管翳形成示意图，移植物愈合的主要模式。平滑肌细胞能从培养基侵入到邻近动脉内膜，在移植物表面增殖。薄的血管平滑肌层被增生的内皮细胞层覆盖。B 和 C 合成材料远端吻合口过度增生。B. 血管造影提示远端吻合后收缩。C. 显微镜下观察 Gore-Tex 血管内膜增生，管腔变小

心肌组织再生

传统观点认为，成人心脏主要机械超负荷、严重缺血或其他损伤导致细胞死亡的反应是肥大。通过细胞再生或增殖增加心肌细胞数量而改善心脏功能被认为不可能。但大量的研究证实，心肌细胞再生是具有可能性的且有较大的临床意义。

最近的研究证据显示在生理情况下即有心肌细胞的再生和死亡，在病理情况下，这种过程会增强，这对心脏是有丝分裂后器官的观点构成了挑战。心脏稳态由心脏里的干细胞库调节，库中的干细胞能分化为心脏组织内各种细胞成分。这些干细胞在压力和容量超负荷状态下能分化形成心肌和冠状血管，这种能力终生具备[191]。此外，成体骨髓细胞能突破骨髓本身抵达心脏分化成心肌和冠状血管形成所需要的细胞成分。通过细胞、支架和生物反应器能构建心肌组织，而且其生存、血管化和整合方面的结果令人鼓舞，但对心脏功能的改善尚不显著[192,193]。应用环形机械刺激和电刺激可以增强细胞分化和收缩力[194]。

动物实验和早期临床试验证实了以细胞为基础的心脏修复是一个潜在的治疗方法，包括：①心脏具有内源性修复潜能；②以细胞为基础的治疗如胚胎或成体心肌细胞、骨骼肌细胞或非肌性干细胞或分化细胞可注射入心肌；③通过细胞-支架-生物反应器可以构建出具有收缩能力的功能性心肌组织块[195~197]。临床试验采用的细胞来自骨骼肌和骨髓，基础研究采用多种细胞，如残留的心肌前体细胞、胚胎干细胞，然后试图与宿主心肌完成结构和功能整合。但最合适的细胞种类尚需要进一步研究，而且目前研究中发现的益处并不一定是来自移植细胞与宿主心肌之间结构和功能的整合，有可能是在注射部位炎症反应刺激血管再生，还有可能是移植的细胞分泌各种生长因子、细胞因子和其他信号分子，然后通过旁分泌机制改善血管新生和心室重塑。

组织工程瓣膜

科学技术的快速发展促使研究者试图构建一个具有活性的瓣膜，进而可以避免传统瓣膜置换并发症，而且可以适应环境的改变，可能随着患者生长而生长[198~200]。许多实验室正在开展此项工作，期望可应用至临床。组织工程瓣膜长期成功取决于瓣膜内存活细胞的能力，进而能修复瓣膜结构损伤、重塑细胞外基质，具有生长能力，达到正常的瓣膜功能。

组织工程瓣膜可通过种植自体细胞（血管壁细胞或骨髓来源间充质干细胞）与可生物降解合成聚合物，然后将其在体外培养，植入羊的肺循环后可存活5个月[201~202]。这种管道在体内可形成特化的分层结构，与正常的半月瓣类似。一项新近研究显示，利用血管壁细胞和生物可降解聚合物构建肺血管壁，可以在年幼小羔羊体内存活生长超过2年[203]。

为了免除细胞种植和培养过程，有另一种方法可供选择。即采用支架材料或去细胞化的自体生物材料（如动物或人同种瓣膜，或者羊去细胞小肠黏膜下层），但能吸引内源性循环细胞迁移至支架，然后重塑支架[204]。组织来源的支架材料必须具备预想的三维构筑，机械性能和为细胞粘附和生长提供可能的粘附/迁移位点。去细胞化的猪瓣植入人体后可发生严重的

炎症反应，很快就衰败[205]。

心脏瓣膜组织工程和再生医学从基础转化到临床具有良好的前景，同时面对很多的挑战和不确定性。关键的障碍包括合适动物模型的选择和确定，体外构建组织工程瓣膜特征的确定以及临床应用指南确定，理解、监测病人创伤修复和组织在体重塑能力变异性的策略等。

参考文献

1. Williams RG, Pearson GD, Barst RJ, et al: Report of the National Heart, Lung, and Blood Institute Working Group on research in adult congenital heart disease. *J Am Coll Cardiol* 2006; 47:701.
2. Schoen FJ, Edwards WD: Pathology of cardiovascular interventions, including endovascular therapies, revascularization, vascular replacement, cardiac assist/replacement, arrhythmia control and repaired congenital heart disease, in Silver MD, Gotlieb AI, Schoen FJ (eds): *Cardiovascular Pathology*. 3rd Ed. Philadelphia, Churchill Livingstone, 2001; p 678.
3. Schoen FJ, Mitchell RN: The heart, in Kumar V, Abbas A, Fausto N, Aster J (eds): *Robbins and Cotran Pathologic Basis of Disease*, 8th ed. Philadelphia, WB Saunders, 2010; p 529.
4. Opie LH, Commerford PJ, Gersh BJ, Pfeffer MA: Controversies in ventricular remodeling. *Lancet* 2006; 367:356.
5. Diwan A, Dorn GW 2nd: Decompensation of cardiac hypertrophy. Cellular mechanisms and novel therapeutic targets. *Physiology* 2007; 22:56.
6. Vinge LE, Raake PW, Koch WJ: Gene therapy in heart failure. *Circ Res* 2008; 102:1458.
7. Van Rooij E, Marshall WS, Olson EN: Toward microRNA-based therapeutics for heart disease. The sense in antisense. *Circ Res* 2008; 103:919.
8. Gosse P: Left ventricular hypertrophy as a predictor of cardiovascular risk. *J Hypertens Suppl* 2005; 23:S37.
9. Ashrafian H, Watkins H: Reviews of translational medicine and genomics in cardiovascular disease. New disease taxonomy and therapeutic implications of cardiomyopathies. Therapeutics based on molecular phenotype. *J Am Coll Cardiol* 2007; 49:1251.
10. Cunningham KS, Veinot JP, Butany J: An approach to endomyocardial biopsy interpretation. *J Clin Pathol* 2006; 59:121.
11. Burkett EL, Hershberger RE: Clinical and genetic issues in familial dilated cardiomyopathy. *J Am Coll Cardiol* 2005; 45:969.
12. Cooper LT Jr: Myocarditis. *NEJM* 2009; 360:1526.
13. Spirito P, Bellone P, Harris KM, et al: Magnitude of left ventricular hypertrophy predicts the risk of sudden death in hypertrophic cardiomyopathy. *NEJM* 2000; 342:1778.
14. Hess OM, Sigwart U: New treatment strageties for hypertrophic obstructive cardiomyopathy. Alcohol ablation of the septum. The new gold standard? *J Am Coll Cardiol* 2004; 44:2054.
15. Bos JM, Towbin JA, Ackerman MJ: Diagnostic, prognostic, and therapeutic implications of genetic testing for hypertrophic cardiomyopathy. *J Am Coll Cardiol* 2009; 54:201.
16. Aurigemma GP, Gaasch WH: Clinical practice. Diastolic heart failure. *NEJM* 2004; 351:1097.
17. Basso C, Corrado D, Marcus FL, et al: Arrhythmogenic right ventricular cardiomyopathy. *Lancet* 2009; 373:1289.
18. Libby P, Theroux P: Pathophysiology of coronary artery disease. *Circulation* 2005; 111:3481.
19. Schoenhagen P, Ziada KM, Vince DG, et al: Arterial remodeling and coronary artery disease. The concept of "dilated" versus "obstructive" coronary atherosclerosis. *J Am Coll Cardiol* 2001; 38:297.
20. Mitchell RN, Schoen FJ: Blood vessels, in Kumar V, Abbas A, Fausto N, Aster J (eds): *Robbins and Cotran Pathologic Basis of Disease*, 8th ed. Philadelphia, WB Saunders, 2010; p 487.
21. Naghavi M, Libby P, Falk E, et al: From vulnerable plaque to vulnerable patient. A call for new definitions and risk management strategies. Parts 1 and 2. *Circulation* 2003; 108: 1664 and 1772.
22. Fuster V, Moreno PR, Fayad ZA, et al: Atherothrombosis and high-risk plaque. Part I. evolving concepts. *J Am Coll Cardiol* 2005; 46:947.
23. Aikawa M, Libby P: The vulnerable atherosclerotic plaque. Pathogenesis and therapeutic approach. *Cardiovasc Pathol* 2004; 13:125.

24. McVeigh ER: Emerging imaging techniques. *Circ Res* 2006; 98:879.

25. Jaffer FA, Libby P, Weissleder R: Molecular and cellular imaging of atherosclerosis. Emerging applications. *J Am Coll Cardiol* 2006; 47:1328.

26. Slager CJ, Wentzel JJ, Gijsen FJ, et al: The role of shear stress in the generation of rupture-prone vulnerable plaques. *Nat Clin Pract Cardiovasc Med* 2005; 2:401.

27. Kolodgie FD, Burke AP, Farb A: The thin-cap fibroatheroma. A type of vulnerable plaque. the major precursor lesion to acute coronary syndromes. *Curr Opin Cardiol* 2001; 16:285.

28. Yellon DM, Hausenloy DJ: Myocardial reperfusion injury. *NEJM* 2007; 357:1121.

29. Vargas SO, Sampson BA, Schoen FJ: Pathologic detection of early myocardial infarction. A critical review of the evolution and usefulness of modern techniques. *Mod Pathol* 1999; 12:635.

30. Ertl G, Frantz S: Healing after myocardial infarction. *Cardiovasc Res* 2005; 66:22.

31. Beltrami AP, Urbanek K, Kajstura J, et al: Evidence that cardiac myocytes divide after myocardial infarction. *NEJM* 2001; 344:1750.

32. Faxon DP. Early reperfusion strategies after acute ST-segment elevation myocardial infarction. The importance of timing. *Nat Clin Pract Cardiovasc Med* 2005; 2:22.

33. Hutchins GM, Silverman KJ: Pathology of the stone heart syndrome. Massive myocardial contraction band necrosis and widely patent coronary arteries. *Am J Pathol* 1979; 95:745.

34. Alfayoumi F, Srinivasan V, Geller M, Gradman A: The no-reflow phenomenon. Epidemiology, pathophysiology, and therapeutic approach. *Rev Cardiovasc Med* 2005; 6:72.

35. Camici PG, Prasad SK, Rimoldi OE: Stunning, hibernation, and assessment of myocardial viability. *Circulation* 2008; 117:103.

36. Slezak J, Tribulova N, Okruhlicova L, et al: Hibernating myocardium. Pathophysiology, diagnosis, and treatment. *Can J Physiol Pharmacol* 2009; 87:252.

37. Winters GL, Schoen FJ: Graft arteriosclerosis-induced myocardial pathology in heart transplant recipients. Predictive value of endomyocardial biopsy. *J Heart Lung Transplant* 1997; 16:985.

38. Kharbanda RK, Nielsen TT, Redington AN: Translation of remote ischaemic preconditioning into clinical practice. *Lancet* 2009; 374:1557.

39. McMullan MH, Maples MD, Kilgore TL Jr, et al: Surgical experience with left ventricular free wall rupture. *Ann Thorac Surg* 2001; 71:1894.

40. Birnbaum Y, Fishbein MC, Blanche C, et al: Ventricular septal rupture after acute myocardial infarction. *NEJM* 2002; 347:1426.

41. Antunes MJ, Antunes PE: Left-ventricular aneurysms. From disease to repair. *Expert Rev Cardiovasc Ther* 2005; 3:285.

42. Cohn JN, Ferrari R, Sharpe N. Cardiac remodeling—concepts and clinical implications. a consensus paper from an international forum on cardiac remodeling. *J Am Coll Cardiol* 2000; 35:569.

43. Antman EM, Braunwald E: ST-Elevation myocardial infarction. Pathology, pathophysiological and clinical feature, in Libby P, Bonow RD, Mann DL, Zipes DD (eds): *Braunwald's Heart Disease. A Textbook of Cardiovascular Medicine*, 8th ed. Philadelphia, WB Saunders, 2008; p 1207.

44. Landau C, Lange RA, Hillis LD: Percutaneous transluminal coronary angioplasty. *NEJM* 1994; 330:981.

45. Haudenschild CC: Pathobiology of restenosis after angioplasty. *Am J Med* 1993; 94(Suppl):40.

46. Daemen J, Serruys PW: Drug-eluting stent update 2007: Part I. A survey of current and future generation drug-eluting stents: meaningful advances or more of the same? Part II: Unsettled issues. *Circulation* 2007; 116:316 and 961.

47. Agostoni P, Valgimigli M, Biondi-Zoccai GG, et al: Clinical effectiveness of bare-metal stenting compared with balloon angioplasty in total coronary occlusions: insights from a systematic overview of randomized trials in light of the drug-eluting stent era. *Am Heart J* 2006; 151:682

48. Farb A, Sangiorgi G, Carter AJ, et al: Pathology of acute and chronic coronary stenting in humans. *Circulation* 1999; 99:44.

49. Welt FG, Rogers C: Inflammation and restenosis in the stent era. *Arterioscler Thromb Vasc Biol* 2002; 22:1769.

50. Nakazawa G, Finn AV, Kolodgie FD, Virmani R: A review of current devices and a look at new technology. Drug eluting stents. *Expert Rev Med Dev* 2009; 6:33.

51. Kukreja N, Onuma Y, Daemen J, Serruys PW: The future of drug-eluting stents. *Pharmacol Res* 2008; 57:171.

52. Sousa JE, Costa MA, Sousa AG, et al: Two-year angiographic and intravascular utrasound follow-up after implantation of sirolimus-eluting stents in human coronary arteries. *Circulation* 2003; 107:381.

53. Ong AT, Serruys PW: An overview of research in drug-eluting stents. *Nat Clin Pract Cardiovasc Med* 2005; 2:647.

54. Holmes DR, Kereiakes DJ, Laskey WK, et al: Thrombosis and drug-eluting stents: an objective appraisal. *J Am Coll Cardiol* 2007; 50:109.

55. Ramcharitar S, Serruys PW: Fully biodegradable coronary stents: progress to date. *Am J Cardiovasc Drugs* 2008; 8:305

56. Opie LH, Commerford PJ, Gersh BJ: Controversies in stable coronary artery disease. *Lancet* 2006; 367:69.

57. Schachner T: Pharmacologic inhibition of vein graft neointimal hyperplasia. *J Thorac Cardiovasc Surg* 2006; 131:1065.

58. Loop FD, Lytle BW, Cosgrove DM, et al: Influence of the internal-mammary-artery graft on 10-year survival and other cardiac events. *NEJM* 1986; 314:1.

59. Falk V, Walther T, Gummert JF: Anastomotic devices for coronary artery bypass grafting. *Expert Rev Med Dev* 2005; 2:223.

60. Ho SY: Structure and anatomy of the aortic root. *Eur J Echocardiogr* 2009; 10:i3.

61. Schoen FJ: Evolving concepts of cardiac valve dynamics. The continuum of development, functional structure, pathology and tissue engineering. *Circulation* 2008; 118:1864.

62. Combs MD, Yutzey KE: Heart valve development. Regulatory networks in development and disease. *Circ Res* 2009; 105:408.

63. Aikawa E, Whittaker P, Farber M, et al: Human semilumar cardiac valve remodeling by activated cells from fetus to adult. *Circulation* 2006; 113:1344.

64. Christie GW, Barratt-Boyes BG: Age-dependent changes in the radial stretch of human aortic valve leaflets determined by biaxial testing. *Ann Thorac Surg* 1995; 60 (S1):156.

65. Davies PF, Passerini AG, Simmons GA: Aortic valve. Turning over a new leaf(let) in endothelial phenotypic heterogeneity. *Arterioscler Thromb Vasc Biol* 2004; 24:1331.

66. Simmons CA, Grant GR, Manduchi E, Davies PF: Spatial heterogeneity of endothelial phenotypes correlates with side-specific vulnerability to calcification in normal porcine aortic valves. *Circ Res* 2005; 96:792.

67. Carabello BA, Paulus WJ: Aortic stenosis. *Lancet* 2009; 363:956.

68. Roberts WC, Ko JM: Frequency by decades of unicuspid, bicuspid, and tricuspid aortic valves in adults having isolated aortic valve replacement for aortic stenosis, with or without associated aortic regurgitation. *Circulation* 2005; 111:920.

69. Otto CM, Lind BK, Kitzman DW, et al: Association of aortic-valve sclerosis with cardiovascular mortality and morbidity in the elderly. *NEJM* 1999; 341:142.

70. O'Brien KD: Pathogenesis of calcific aortic valve disease. A disease process comes of age (and a good deal more). *Arterioscler Thromb Vasc Biol* 2006; 26:1721.

71. Rajamannan NM: Calcific aortic stenosis. Lessons learned from experimental and clinical studies. *Arterioscler Thromb Vasc Biol* 2009; 29:162.

72. Fedak PW, Verma S, David TE: Clinical and pathophysiological implications of a bicuspid aortic valve. *Circulation* 2002; 106:900.

73. Cripe L, Andelfinger G, Martin LJ, et al: Bicuspid aortic valve is heritable. *J Am Coll Cardiol* 2004; 44:138.

74. Garg V, Muth AN, Ransom JF, et al: Mutations in NOTCH1 cause aortic valve disease. *Nature* 2005; 437:270.

75. Bryant PA, Robins-Browne R, Carapetis JR, Curtis N: Some of the people, some of the time. Susceptibility to acute rheumatic fever. *Circulation* 2009; 119:742.

76. Chandrashekhar Y, Westaby S, Narula J: Mitral stenosis. *Lancet* 2009; 374:1271.

77. Hayek E, Gring CN, Griffin BP: Mitral valve prolapse. *Lancet* 2005; 365:507.

78. Rabkin E, Aikawa M, Stone JR, et al: Activated interstitial myofibroblasts express catabolic enzymes and mediate matrix remodeling in myxomatous heart valves. *Circulation* 2001; 104:2525.

79. Gelb BD: Marfan's Syndrome and related disorders—more tightly connected than we thought. *NEJM* 2006; 355:841.

80. Badiwala MV, Verma S, Rao V: Surgical management of ischemic mitral regurgitation. *Circulation* 2009; 120:1287.

81. Marwick TH, Lancellotti P, Pierard L: Ischemic mitral regurgitation. Mechanisms and diagnosis. *Heart* 2009; 95:1711.

82. Fox DJ, Khattar RS: Carcinoid heart disease. Presentation, diagnosis, and management. *Heart* 2004; 90:1224.

83. Bhattacharyya S, Schapira AH, Mikhailidis DP, Davar J: Drug-induced fibrotic valvular heart disease. *Lancet* 2009; 374:577.

84. Zadikoff C, Rochon P, Lang A: Cardiac valvulopathy associated with pergolide use. *Can J Neurol Sci* 2006; 33:27.

85. Haldar SM, O'Gara PT: Infective endocarditis: diagnosis and management. *Nat Clin Pract Cardiovasc Med* 2006; 3:310.

86. Bashore TM, Cabell C, Fowler V Jr: Update on infective endocarditis. *Curr Probl Cardiol* 2006; 31:274.

87. Werner M, Andersson R, Olaison L, Hogevik H: A clinical study of culture-negative endocarditis. *Medicine* 2003; 82:263.

88. Gammie JS, Sheng S, Griffith BP, et al: Trends in mitral valve surgery in the United States: Results from the Society of Thoracic Surgeons Adult Cardiac Surgery Database. *Ann Thorac Surg* 2009; 87:1431.

89. Nobuyoshi M, Arita T, Shirai S, et al: Percutaneous balloon mitral valvuloplasty : a review. *Circulation* 2009; 119:e211.

90. Carabello BA: The current therapy for mitral regurgitation. *J Am Coll Cardiol* 2008; 52:319.

91. Enriquez-Sarano M, Akins CW, Vahanian A: Mitral regurgitation. *Lancet* 2009; 373:1382.

92. Bouma W, van der Horst IC, Wijdh-den Hamer IJ, et al: Chronic ischaemic mitral regurgitation: current treatment results and new mechanism-based surgical approaches. *Eur J Cardiothorac Surg* 2010; 37:170.

93. Kherani AR, Cheema FH, Casher J, et al: Edge-to-edge mitral valve repair. The Columbia Presbyterian experience. *Ann Thorac Surg* 2004; 78:73.

94. Mack M: Percutaneous mitral valve therapy. When? Which patients? *Curr Opin Cardiol* 2009 24:125.

95. Maselli D, Guarracino F, Chiaramonti F, et al: Percutaneous mitral annuloplasty. An anatomic study of human coronary sinus and its relation with mitral valve annulus and coronary arteries. *Circulation* 2006; 114:377.

96. Treasure CB, Schoen FJ, Treseler PA, et al: Leaflet entrapment causing acute severe aortic insufficiency during balloon aortic valvuloplasty. *Clin Cardiol* 1989; 12:405.

97. Schoen FJ, Edwards WD: Valvular heart disease. General principles and stenosis, in Silver MD, Gotlieb AI, Schoen FJ (eds): *Cardiovascular Pathology*, 3rd ed. Philadelphia, WB Saunders, 2001; p 402.

98. Huh J, Bakaeen F: Heart valve replacement: which valve for which patient? *Curr Cardiol Rep* 2006; 8:109.

99. Kidane AG, Burriesci G, Cornejo P, et al: Current developments and future prospects for heart valve replacement therapy. *J Biomed Mater Res B Appl Biomater* 2009; 88:290.

100. Brown JM, O'Brien SM, Wu C, et al: Isolated aortic valve replacement in North America comprising 108,687 patients in 10 years: changes in risks, valve types, and outcomes in the Society of Thoracic Surgeons National Database. *J Thorac Cardiovasc Surg* 2009; 137:82.

101. Gammie JS, Sheng S, Griffith BP, et al: Trends in mitral valve surgery in the United States: results from the Society of Thoracic Surgeons Adult Cardiac Surgery Database. *Ann Thorac Surg* 2009; 87:1431.

102. O'Brien SM, Shahian DM, Filardo G, et al: The Society of Thoracic Surgeons 2008 cardiac surgery risk models: Part 2—isolated valve surgery. *Ann Thorac Surg* 2009; 88:S23.

103. Hammermeister KE, Sethi GK, Henderson WG, et al: Outcomes 15 years after valve replacement with a mechanical versus a bioprosthetic valve. Final report of the Veterans Affairs randomized trial. *J Am Coll Cardiol* 2000; 36:1152.

104. Oxenham H, Bloomfield P, Wheatley DJ, et al: Twenty year comparison of a Bjork-Shiley mechanical heart valve with porcine bioprostheses. *Heart* 2003; 89:715.

105. Akins CW, Miller DC, urina MI, et al: Guidelines for reporting morality and morbidity after cardiac valve interventions. *Ann Thorac Surg* 2008; 85:1490.

106. Sun JC, Davidson MJ, Lamy A, Eikelboom JW: Antithrombotic management of patients with prosthetic heart valves: current evidence and future trends. *Lancet* 2009; 374:565.

107. Butchart EG. Antithrombotic management in patients with prosthetic valve: a comparison of American and European guidelines. *Heart* 2009; 95:430.

108. Elkayam U, Bitar F: Valvular heart disease and pregnancy. Part II: prosthetic valves. *J Am Coll Cardiol* 2005; 46:403.

109. Bennett PC, Silverman SH, Gill PS, Lip GY: Peripheral arterial disease and Virchow's triad. *Thromb Haemost* 2009; 101:1032.

110. Lengyel M, Horstkotte D, Voller H, et al: Recommendations for the management of prosthetic valve thrombosis. *J Heart Valve Dis.* 2005; 14:567.

111. Habib G, Thuny F, Avierinos JF: Prosthetic valve endocarditis: current approach and therapeutic options. *Prog Cardiovasc Dis* 2008; 50:274.

112. Odell JA, Durandt J, Shama DM, Vythilingum S: Spontaneous embolization of a St. Jude prosthetic mitral valve leaflet. *Ann Thorac Surg* 1985; 39:569.

113. Blot WJ, Ibrahim MA, Ivey TD, et al: Twenty-five–year experience with the Björk-Shiley convexoconcave heart valve. A continuing clinical concern. *Circulation* 2005; 111:2850.

114. O'Neill WW, Chandler JG, Gordon RE, et al: Radiographic detection of strut separations in Bjork-Shiley convexo-concave mitral valves. *NEJM* 1995; 333:414.

115. Schoen FJ, Levy RJ: Calcification of tissue heart valve substitutes. Progress toward understanding and prevention. *Ann Thorac Surg* 2005; 79:1072.

116. Sacks MS, Schoen FJ: Collagen fiber disruption occurs independent of calcification in clinically explanted bioprosthetic heart valves. *J Biomed Mater Res* 2002; 62:359.

117. Hilbert SL, Ferrans VJ, McAllister HA, et al: Ionescu-Shiley bovine pericardial bioprostheses. Histologic and ultrastructural studies. *Am J Pathol* 1992; 140:1195.

118. O'Brien MF, Harrocks S, Stafford EG, et al: The homograft aortic valve. A 29-year, 99.3% follow up of 1,022 valve replacements. *J Heart Valve Dis* 2001; 10:334.

119. Mitchell RN, Jonas RA, Schoen FJ: Pathology of explanted cryopreserved allograft heart valves. Comparison with aortic valves from orthotopic heart transplants. *J Thorac Cardiovasc Surg* 1998; 115:118.

120. Botha CA: The Ross operation. Utilization of the patient's own pulmonary valve as a replacement device for the diseased aortic valve. *Expert Rev Cardiovasc Ther* 2005; 3:1017.

121. Rabkin-Aikawa E, Aikawa M, Farber M, et al: Clinical pulmonary autograft valves. Pathologic evidence of adaptive remodeling in the aortic site. *J Thorac Cardiovasc Surg* 2004; 128:552.

122. Elkins RC, Thompson DM, Lane MM, et al: Ross operation: 16-year experience. *J Thoracic Cardiovasc Surg* 2008; 136:623.

123. Takkenberg JJ, Klieverik LM, Schoof PH, et al: The Ross Procedure: a systematic review and meta-analysis. *Circulation* 2009; 119:222.

124. Luciani GB, Santini F, Mazzucco A: Autografts, homografts, and xenografts: overview of stentless aortic valve surgery. *J Cardiovasc Med* 2007; 8:91.

125. Borger MA, Carson SM, Ivanov J, et al: Stentless aortic valves are hemodynamically superior to stented valves during mid-term follow-up. A large retrospective study. *Ann Thorac Surg* 2005; 80:2180.

126. Fyfe BS, Schoen FJ: Pathologic analysis of non-stented FreestyleTM aortic root bioprostheses treated with amino oleic acid (AOA). *Sem Thorac Cardiovasc Surg* 1999; 11:151.

127. Butany J, Collins MJ, Nair V, et al: Morphological findings in explanted Toronto stentless porcine valves. *Cardiovasc Pathol* 2006; 15:41.

128. Vahanian A, Alfieri OR, Al-Attar N, et al: Transcatheter valve implantation for patients with aortic stenosis: a position statement from the European Association of Cardio-Thoracic Surgery (EACTS) and the European Society of Cardiology (ESC), in collaboration with the European Association of percutaneous Cardiovascular Interventions (EAPCI). *Eur J Cardiothorac Surg* 2008; 34:1.

129. Rahimtoola SH: The year in valvular heart disease. *J Am Coll Cardol* 2009; 53:1894.

130. Zajarias A, Cribier AG: Outcomes and safety of percutaneous aortic valve replacement. *J Am Coll Cardiol* 2009; 53:1829.

131. Webb JG, Altwegg L, Boone RH, et al: Transcatheter aortic valve implantation. Impact on clinical and valve-related outcomes. *Circulation* 2009; 119:3009.

132. Hunt SA, Haddad F: The changing face of heart transplantation. *J Am Coll Cardiol* 2008; 52:587.

133. Taylor DO, Stehlik J, Edwards LB, et al: Registry of the international society for heart and lung transplantation: twenty-six official adult heart transplant report—2009. *J Heart Lung Transplant* 2009; 28:1007.

134. Winters GL, Schoen FJ: Pathology of cardiac transplantation, in Silver MD, Gotlieb AI, Schoen FJ (eds): *Cardiovascular Pathology*. 3rd ed., Philadelphia, Churchill Livingstone, 2001; p 725.

135. Stewart S, Winters GL, Fishbein MC, et al: Revision of the 1990 working formulation for the standardization of nomenclature in the diagnosis of heart rejection. *J Heart Lung Transplant* 2005; 24:1710.

136. Billingham ME, Cary NRB, Hammond ME, et al: A working formulation for the standardization of nomenclature in the diagnosis of heart and lung rejection. Heart rejection study group. *J Heart Transplant* 1990; 9:587.

137. Mitchell RN: Graft vascular disease: immune response meets the vessel wall. *Ann Rev Pathol* 2009; 4:19.

138. Nalesnik MA: The diverse pathology of post-transplant lymphoproliferative disorders. The importance of a standardized approach. *Transpl Infect Dis* 2001; 3:88.

139. Patel SM, Throckmorton AL, Untaroiu A, et al: The status of failure and reliability testing of artificial blood pumps. *ASAIO J* 2005; 51:440.

140. Copeland JG, Smith RG, Arabia FA, et al: Cardiac replacement with a total artificial heart as a bridge to transplantation. *NEJM* 2004; 351:859.

141. Samuels LE, Dowling R: Total artificial heart. Destination therapy. *Cardiol Clin* 2003; 21:115.

142. Horton SC, Khodaverdian R, Powers A, et al: Left ventricular assist device malfunction. A systematic approach to diagnosis. *J Am Coll Cardiol* 2004; 43:1574.

143. Itescu S, John R: Interactions between the recipient immune system and the left ventricular assist device surface. Immunological and clinical implications. *Ann Thorac Surg* 2003; 75:S58.

144. Felkin LE, Lara-Pezzi E, George R, et al: Expression of extracellular matrix genes during myocardial recovery from heart failure after left ventricular assist device support. *J Heart Lung Transplant* 2009; 28:117.

145. Saffitz JE: The pathology of sudden cardiac death in patients with ischemic heart disease—arrhythmology for anatomic pathologists. *Cardiovasc Pathol* 2005; 14:195.

146. Kusumoto FM, Goldschlager N: Device therapy for cardiac arrhythmias. *JAMA* 2002; 287:1848.

147. Kistler PM, Liew G, Mond HG: Long-term performance of active-fixation pacing leads. A prospective study. *Pacing Clin Electrophysiol* 2006; 29:226.

148. Steinbrook R: The controversy over Guidant's implantable defibrillators. *NEJM* 2005; 353:221.

149. Kirkpatrick JN, Burke MC, Knight BP: Postmortem analysis and retrieval of implantable pacemakers and defibrillators. *NEJM* 2006; 354:1649.

150. Myerburg RJ, Feigal DW, Lindsay BD: Life-threatening malfunction of implantable cardiac devices. *NEJM* 2006; 354:2309.

151. Sabatine MS, Colucci WS, Schoen FJ: Primary tumors of the heart, in Zipes DD, Libby P, Bonow RD, Braunwald E (eds): *Braunwald's Heart Disease. A Textbook of Cardiovascular Medicine,* 7th ed. Philadelphia, WB Saunders, 2004; p 1807.

152. Reardon MJ, Walkes JC, Benjamin R: Therapy insight: malignant primary cardiac tumors. *Nat Clin Pract Cardiovasc Med* 2006; 3:548.

153. Gowda RM, Khan IA, Nair CK, et al: Cardiac papillary fibroelastoma. A comprehensive analysis of 725 cases. *Am Heart J* 2003; 146:404.

154. Howard RA, Aldea GS, Shapira OM, et al: Papillary fibroelastoma. Increasing recognition of a surgical disease. *Ann Thorac Surg* 1999; 68:1881.

155. Isaacs H Jr: Fetal and neonatal cardiac tumors. *Pediatr Cardiol* 2004; 25:252.

156. Cho JM, Danielson GK, Puga FJ, et al: Surgical resection of ventricular cardiac fibromas. Early and late results. *Ann Thorac Surg* 2003; 76:1929.

157. Bossert T, Walther T, Vondrys D, et al: Cardiac fibroma as an inherited manifestation of nevoid basal-cell carcinoma syndrome. *Tex Heart Inst J* 2006; 33:88.

158. Lin CY, Tsai FC, Fang BR: Mesothelial/monocytic incidental cardiac excrescences of the heart. Case report and literature review. *Int J Clin Pract Suppl* 2005; 147:23.

159. Ratner BD, Hoffman S, Schoen FJ, et al: *Biomaterials Science. An Introduction to Materials in Medicine,* 2nd ed. San Diego, Academic Press, 2004.

160. Langer R, Tirrell DA: Designing materials for biology and medicine. *Nature* 2004; 428:487.

161. Hench LL, Polak JM: Third-generation biomedical materials. *Science* 2002; 295:1014.

162. Lutolf MP, Hubbell JA: Synthetic biomaterials as instructive extracellular microenvironments for morphogenesis in tissue engineering. *Nat Biotechnol* 2005; 23:47.

163. Schoen FJ: Introduction to host reactions to biomaterials and their evaluation, in Ratner BD, Hoffman AS, Schoen FJ, et al (eds): *Biomaterials Science. An Introduction to Materials in Medicine,* 2nd ed. San Diego, Academic Press, 2004; p 293.

164. Hanson SR: Blood coagulation and blood-materials interactions, in Ratner BD, Hoffman AS, Schoen FJ, Lemons JE (eds): *Biomaterials Science. An Introduction to Materials in Medicine,* 2nd ed. Orlando, Academic Press, 2004; p 332.

165. Anderson JM, Schoen FJ: Interactions of blood with artificial surfaces, in Butchart EG, Bodnar E (eds): *Current Issues in Heart Valve Disease. Thrombosis, Embolism and Bleeding.* London, ICR Publishers, 1992; p 160.

166. Anderson JM: Inflammation, wound healing and the foreign body response. Perspectives and possibilities in biomaterials science, in Ratner BD, Hoffman AS, Schoen FJ (eds): *Biomaterials Science. An Introduction to Materials in Medicine,* 2nd ed. Orlando, Academic Press, 2004; p 296.

167. Tang L, Hu W: Molecular determinants of biocompatibility. *Expert Rev Med Dev* 2005; 2:493.

168. Mitchell RN: Innate and adaptive immunity. The immune response to foreign materials. Perspectives and possibilities in biomaterials science. In. Ratner BD, Hoffman AS, Schoen FJ, Lemons JE (eds): *Biomaterials Science. An Introduction to Materials in Medicine,* 2nd ed. Orlando, Academic Press, 2004; 304.

169. Sata M: Role of circulating vascular progenitors in angiogenesis, vascular healing, and pulmonary hypertension: lessons from animal models. *Arterioscler Thromb Vasc Biol* 2006; 26:1008.

170. DiDonato RM, Danielson GK, McGoon DC, et al: Left ventricle-aortic conduits in pediatric patients. *J Thorac Cardiovasc Surg* 1984; 88:82.

171. Xue L, Greisler HP: Biomaterials in the development and future of vascular grafts. *J Vasc Surg* 2003; 37:472.

172. Darouiche RO: Treatment of infections associated with surgical implants. *NEJM* 2004; 350:1422.

173. Vinh DC, Embil JM: Device related infections: a review. *J Long Term Eff Med Implants* 2005; 15:467.

174. Conlan RM, Costerson JW: Biofilms. Survival mechanisms of clinically relevant microorganisms. *Clin Microbiol Rev* 2002; 15:167.

175. Costerson JW, Cook G, Shirtliff M, et al: Biofilms, biomaterials and device-related infections, in Ratner BD, Hoffman AS, Schoen FJ, et al (eds): *Biomaterials Science. An Introduction to Materials in Medicine,* 2nd ed. San Diego, Elsevier Academic Press, 2004; p 345.

176. Vacanti JP, Langer R: Tissue engineering. The design and fabrication of living replacement devices for surgical reconstruction and transplantation. *Lancet* 1999; 354:SI32.

177. Fuchs JR, Nasseri BA, Vacanti JP: Tissue engineering. A 21st century solution to surgical reconstruction. *Ann Thorac Surg* 2001; 72:577.

178. Rabkin E, Schoen FJ: Cardiovascular tissue engineering. *Cardiovasc Pathol* 2002; 11:305.

179. Nerem RM, Ensley AE: The tissue engineering of blood vessels and the heart. *Am J Transplant* 2004; 4:36.

180. Isenberg BC, Williams C, Tranquillo RT: Small-diameter artificial arteries engineered in vitro. *Circ Res* 2006; 98:25.

181. Gong Z, NIklason LE: Blood vessels engineered from human cells. *Trends Cardiovasc Med* 2006; 16:153.

182. L'Heureux N, Paquet S, Labbe R, et al: A completely biological tissue-engineered human blood vessel. *FASEB J* 1998; 12:447.

183. Weinberg CB, Bell E: A blood vessel model constructed from collagen and cultured vascular cells. *Science* 1986; 231:397.

184. Kaushall S, Amiel GE, Gulesarian KJ, et al: Functional small diameter neovessels using endothelial progenitor cells expanded ex-vivo. *Nature Med* 2001; 7:1035.

185. Lantz GC, Badylak SF, Hiles MC, et al: Small intestine submucosa as a vascular graft. A review. *J Invest Surg* 1993; 3:297.

186. Sparks CH: Silicone mandril method for growing reinforced autogenous femoro-popliteal artery graft in situ. *Ann Surg* 1973; 177:293.

187. Hoenig MR, Campbell GR, Rolfe BE, Campbell JH: Tissue-engineered blood vessels. Alternative to autologous grafts? *Arterioscler Thromb Vasc Biol* 2005; 25:1128.

188. Shin'oka T, Imai Y, Ikada Y: Transplantation of a tissue-engineered pulmonary artery. *NEJM* 2001; 344:532.

189. McAllister MC, Maruszewski M, Garrido SA, et al: Effectiveness of haemodialysis access with an autologous tissue-engineered vascular graft: a multicentre cohort study. *Lancet* 2009; 373:1440.

190. Meinhart JG, Deutsch M, Fischlein T, et al: Clinical autologous in vitro endothelialization of 153 infrainguinal ePTFE grafts. *Ann Thorac Surg* 2001; 71:S327.

191. Anversa P, Leri A, Kajstura J: Cardiac regeneration. *J Am Coll Cardiol* 2006; 47:1769.

192. Cohen S, Leor J: Rebuilding broken hearts. Biologists and engineers working together in the fledgling field of tissue engineering are within reach of one of their greatest goals. Constructing a living human heart patch. *Sci Am* 2004; 291:44.

193. Zimmerman WH, Didie M, Doker S, et al: Heart muscle engineering. An update on cardiac muscle replacement therapy. *Cardiovasc Res* 2006; 71:419.

194. Radisic M, Park H, Shing H, et al: Functional assembly of engineered myocardium by electrical stimulation of cardiac myocytes cultured on scaffolds. *Proc Natl Acad Sci USA* 2004; 101:18129.

195. Dimmeler S, Zeiher AM, Schneider MD: Unchain my heart. The scientific foundations of cardiac repair. *J Clin Invest* 2005; 115:572.

196. Laflamme MA, Murry CE: Regenerating the heart. *Nat Biotechnol* 2005; 23:845.

197. Fukuda K, Yuasa S: Stem cells as a source of regenerative cardiomyocytes. *Circ Res* 2006; 98:1002.

198. Mendelson KA, Schoen FJ: Heart valve tissue engineering. Concepts, approaches, progress, and challenges. *Ann Biomed Eng* 2006; 34:1799.

199. Sacks MS, Schoen FJ, Mayer JE: Bioengineering challenges for heart valve tissue engineering. *Ann Rev Biomed Engin* 2009; 11:289.

200. Schoen FJ: Heart valve tissue engineering: quo vadis? *Curr Opin Biotechnol* 2011 [Epub ahead of print].

201. Hoerstrup SP, Sodian R, Daebritz S, et al: Functional living trileaflet heart valves grown in-vitro. *Circulation* 2000; 102:III-44.

202. Rabkin E, Hoerstrup SP, Aikawa M, et al: Evolution of cell phenotype and extracellular matrix in tissue-engineered heart valves during in-vitro maturation and in-vivo remodeling. *J Heart Valve Dis* 2002; 11:1.

203. Hoerstrup SP, Cummings I, Lachat M, et al: Functional growth in tissue engineered living vascular grafts. Follow up at 100 weeks in a large animal model. *Circulation* 2006; 114:159.

204. Matheny RG, Hutchison ML, Dryden PE, et al: Porcine small intestine submucosa as a pulmonary valve leaflet substitute. *J Heart Valve Dis* 2000; 9:769.

205. Simon P, Kasimir MT, Seebacher G, et al: Early failure of the tissue engineered porcine heart valve SYNERGRAFT in pediatric patients. *Eur J Cardiothorac Surg* 2003; 23:1002.

张昌伟　译

第6章

成人心脏外科患者的计算机断层扫描：原则和应用

Frank J. Rybicki，*Tarang Sheth*，*Kanako K. Kumamaru*，*Frederick Y. Chen*

总论

过去的十年里计算机断层扫描（CT）技术的发展对心血管疾病的诊断起到了革命性的作用。如本章所述，CT 已大大地减少，甚至完全避免了诊断性动脉导管检查。随之而来的是，CT 对于心脏疾病的诊断和外科手术方案的制定起到了举足轻重的作用。

CT 的原理是由发射器发出 X 射线，再通过探测器采集透过人体的 X 射线。X 射线的发射器和探测器都安装在 CT 的环形臂上，该臂围绕患者做旋转运动。CT 捕捉跳动心脏的图像主要基于两点关键技术：首先是 CT 环形臂旋转的速度，其次是探测器的数量，探测器越多越能分辨出细微的解剖结构。非创伤性是 CT 具有的重要价值之一，甚至可以在一个心动周期内排除冠状动脉疾病（图 6-1）。然而，CT 不仅仅局限于对冠状动脉的检查，还可以评估移植血管的通畅情况、心肌的收缩状态、瓣膜的启闭功能、心室流出道以及心脏损伤。

为了理解 CT 对于临床的重要性及避免在阅片过程中产生错误，外科医生很有必要掌握 CT 的心脏成像基本原理。本章分为两部分：第一部分介绍心脏 CT 检查技术，通过理解每节的内容，外科医生能够更好的区别伪影和病理改变。第二部分回顾分析 Brigham 女子医院（BWH）无创性心血管影像研究项目中最常做的 CT 检查结果，并详尽分析其利弊。

第一部分
心脏 CT 检查的流程

简介

以冠状动脉 CT 血管造影（CTA）为例，伴随着技术的快

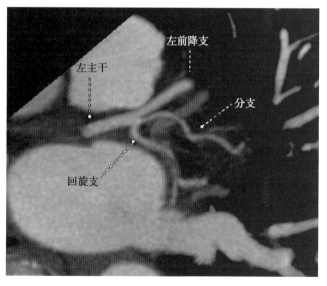

图 6-1 拟施行单纯二尖瓣置换术的一例患者，采用本章介绍的选择性 CTA 成像检查流程，显示左冠状动脉系统近端，CT 结果证实该患者冠状动脉系统正常，从而避免了动脉造影检查

速发展，心脏 CT 的主要进展集中于诊疗流程的优化。其中最主要的技术革新之一是将多项元素引入 CT 探测器系统，称之为多排螺旋 CT（MDCT），MDCT 为多层面 CT 的同义词。从每个探测器得到的数据用于重建一个轴向切面，该切面与患者的长轴（Z－轴）相垂直，探测器的宽度决定了扫描层面的厚度，从而能分辨细微的解剖结构（空间分辨力）。然而，由于环形臂旋转一次，层面较薄的扫描器覆盖 Z 轴（即头脚轴）的范围要少一些，因此在扫描层面数目相同的情况下，薄层扫描器要产生更好的空间分辨力，需要更长的扫描时间。目前 CT 最多可以拥有 320 个探头，最小的探头宽度为 0.5mm[1]，

每旋转一次，Z轴覆盖16cm（0.5mm×320）范围，因此在一个R-R间期，即可得到完整心脏图像所需要的数据。

时间分辨力

不论用何种方法，清晰的心脏图像，依赖于设备所产生的无运动伪影的图像，换言之，图像产生的速度要快于心率。由于CT成像时需要环形臂围绕患者旋转，因此CT比数字减影血管造影（DSA）慢，DSA成像相当于一次投影。如本节下面所要讨论的，当前CT速度已得到显著提高，使得心脏CT成为常规诊疗手段。

时间分辨力是衡量成像速度的指标。单光子发射源的CT扫描器其时间分辨力为CT环形臂旋转时间的一半，这是因为用于重建图像的CT数据来自于环形臂扫描一周的一半（180°），因此所有的硬件制造商都把环形臂扫描一周的时间控制在小于或等于350毫秒。以环形臂旋转的时间为例，心电图门控的心脏图像可以根据心动周期中175毫秒内所得到的数据予以重建（单层重建）。因此，重建心脏图像为175毫秒中心脏运动的平均状态，这是心电图门控下心脏CT检查的原理。假如没有心电图门控，得到的心脏图像为整个R-R周期心脏活动平均状态的重构，不具有诊断价值，例如，心率为60次/分的患者，其R-R间期为1000毫秒。

除此之外，还有其他提高时间分辨力的方法，例如采用在环形臂上装配两套相互独立的X射线发射和64排接收装置，第二台的X线发射源与第一台的X线发射源呈90°角，同样第二台检测器与第一台的检测器也呈90°角，其结果是旋转扫描180°的时间被再次缩减一半（例如从165毫秒缩减为82.5毫秒）。因时间分辨力减为一半（82.5毫秒），故双源CT获得的心脏运动图像数据也仅需82.5毫秒。另一个提高空间分辨力方法是加快患者通过扫描器的时间，CT的X射线发射与接收装置在一个R-R间期就可获得完整的心脏图像[2]。上述两种方法在技术上都各有利弊，本章不再赘述。

单源CT可以通过应用"多层切面"图像重建而改善时间分辨力，单层切面与多层切面图像重建的区别在于前者180°的图像数据来自于一次心跳，而多层切面重建则需要CT臂环绕一半而获得的多次心跳的图像数据。例如，当重建两层切面时，需两次心跳产生一个轴切面，这样减半了时间分辨力。同样，如果利用四个心动周期来重建图像（四层面重建），每次心跳只用了其中45°扫描而获得的数据，这样有效时间分辨力减少了1/4。对心率快的患者（心率大于70次/分），理论上讲可以获取高质量的空间分辨力心脏CT图像。然而，为了重建图像，需要在180°的旋转扫描中包含多次心跳，因此稳定的心律格外重要。如存在心律不齐，产生的图像质量明显降低。我们的经验是多层扫描重建适用于心率快而对图像质量要求不高，仅为临床研究的患者（例如冠状动脉搭桥术后移植血管通畅与否、心包钙化等）。在此之外，作为其他的适应证（如冠状动脉CT血管造影），对于心率超过60次/分的患者，仍然需要常规采用β受体阻滞剂以控制心率。

β受体阻滞剂控制心率

如上所述，β受体阻滞剂对于心脏CT检查尤为重要。随着时间分辨力的改善，对降低心率的依赖性也相应减少。但是所有CT扫描器的速度还远不如冠状动脉导管检查，因此对绝大多数患者来讲，只要没有服用β受体阻滞剂的禁忌，还是推荐使用β受体阻滞剂。我们的体会是，许多接受外科手术的患者在其药物治疗中都会服用β受体阻滞剂，所以都可以获得优质的图像。对于未服用β受体阻滞剂的患者，检查前可常规口服或者静脉注射美托洛尔。

ECG门控

ECG门控是指同时获得患者的心电图（ECG）和CT数据，正因为同时获得二者的信息，仅用在R-R间期中的一个时间段即可重建CT图像，各个时间段的命名方式取决于它所处在心动周期的"时限"，最常见的命名方式是依据该时限在R-R间期的位置，以R-R间期的百分比来命名。例如，将R-R间期分为20个时限（相同间隔），可以命名为0%，5%，10%……95%。舒张中期时心脏的活动是最少的（但也并非总是如此），靠近于R-R间期75%的位置，因此可以将CT曝光局限于R-R间期的这一小段时限内（该时限冠状动脉活动也最小），从而减少CT发射X线时间（患者接受的辐射也相应减少），这称之为前向性心电图门控。因为重建图像的时间间隔长度和所处的R-R间期位置是事先制定的。这种方法的不足是不能重建整个R-R间期的图像，因为没有完整获得全部的R-R间期数据，如果想要获取整个R-R间期的图像，则可以采用回顾性心电图门控，但这要增加辐射量。

对于要显示移植血管图像的患者，重要的是需要注意移植的大隐静脉（SVG）、桡动脉和乳内动脉（IMA）随心跳的周期性移位要慢于心脏本身的冠状动脉活动，所以对于这些血管多采用前向性ECG门控下在舒张中期单个重建图像就足够了（图6-2）。然而，对于此类患者关于减少辐射而获益方面可以不用过分关注，因为放射线引起恶性肿瘤的潜在时间粗略估计也要十年左右（血液肿瘤），实体肿瘤需要的时间更长。需要再次搭桥手术的患者通常由于心脏方面的原因，其预期寿命相对短于肿瘤的形成时间，因此，对于外科医生来讲，重要的是不仅要知道冠状动脉的运动会影响到CT图像的质量，而且应认识到多次、甚至反复的CT成像是可行的也是必要的。如果在一次心脏周期不能获得清晰的全段移植血管图像，最通常的办法是再选一段冠脉静态时限来扫描图像模糊的那段移植血管。在BWH，放射科医生和外科医生对每个病例都做到充分讨论，这样避免了可能发生的错误并且最大限度利用获得的图像以帮助拟定术前手术计划。

对于整个R-R间期主动脉瓣的图像，在行CT电影扫描检查时，采用回顾性ECG门控获取图像，然后按全部心动周期予以重建、并以电影的形式显示，可以评估瓣膜的功能。每个单独的图像可以很好显示主动脉瓣和主动脉根部的结构（图6-3），CT电影同样可以评价室壁运动情况。MRI是诊断整个心室或局部室壁运动异常的金标准，与磁共振（MRI）图像相比，CT的时间分辨力要差一些。然而，应该强调的是CT电影扫描不需要分散获取图像，而是通过一次屏气即可采集到全部数据（冠状动脉、瓣膜、心肌、心包），再通过简单的后期图像处理即可。

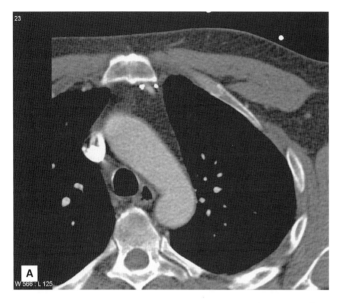

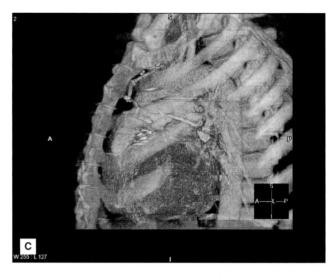

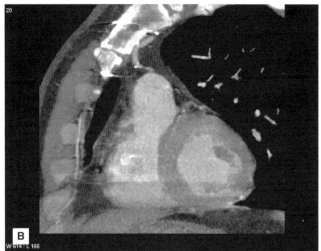

图6-2 拟行二次搭桥的患者，ECG 门控 CT 成像，舒张中期一次重建图像。该患者为左乳内动脉至前降支搭桥术后。A. 轴切面图像显示 LIMA 在两支静脉之间走行并附着于胸骨后；B. 此次采用多层面常规检查，以了解经胸骨二次开胸是否可能损伤 LIMA 桥，结果提示对于该病人需要更改切口的部位；C. 三维容量重建图像显示移植血管的走行，容积再现能显示胸腔解剖结构标志，对于辨认重要结构的空间关系十分有用

对于接受外科治疗的患者，CT 优于 MRI 之处是能够确定并量化组织钙化的情况。CT 与 MRI 禁忌证不同，CT 最常见禁忌证是肾功能不全（判断标准为肾小球滤过率或肌酐水平），而 MRI 禁忌证是安装了起搏器的患者，因此对于不能使用 MRI 检查的患者，可以选用 CT 检查。现在临床上已能够在一次心跳即可完成 CT 扫描，即一秒钟左右可获得全部的心脏影像资料[3]。除了患者接受的辐射量减少以外，注射一次造影剂可以进行多次扫描，提供更多的研究的信息（如心肌灌注显像）[4-5]，目前这主要还是由心脏 MRI、核医学来完成。

患者的辐射暴露

因为 ECG 门控技术的应用，升主动脉和心脏 CT 检查与其他部位的 CT 检查相比，患者要受到更多的辐射。尽管心脏 CT 检查的放射剂量并非本章详细讨论的范围，但必须考虑到合理化 CT 辐射量的原则。CT 检查最经常提到的危险是辐射诱发的致命性肿瘤。低辐射（由 ECG 门控 CT 检查发出的辐射量）对人类的影响的相关数据很少，所有的报道都支持上述观点，认为这是长期的潜在风险。正因为如此，可以将患者按照预期寿命分为两类，一类的预期寿命为 10～15 年或更短，另一类的预期寿命更长。对于预期寿命较短的患者，我们只需要关注

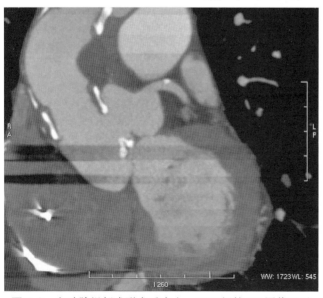

图6-3 主动脉根部成形术后病人，ECG 门控 CT 图像显示左心室和主动脉瓣。因为该病人有起搏器（右心室电极），因此禁忌 MRI 检查。可以看到主动脉根部成形满意没有并发症，主动脉瓣仅存在轻度的钙化。（电影图像提示主动脉瓣为三个瓣叶，无明显狭窄）。该图像还提示沿冠状动脉左主干的近端有小的钙化斑块，管腔无明显的狭窄

放射剂量是否会引起皮肤烧伤（这仅是任何辐射均可引起的近期并发症），X线照射引起皮肤烧伤极为少见，特别是CT检查（即便作为ECG门控研究），除非在短时间内反复照射才会引起。因此，对于这一组患者在行冠状动脉显像时不用介意辐射剂量。对于必须要考虑辐射剂量的那部分患者，应采用前向性ECG门控技术。对于需要施行CT造影的年轻患者，可以调节X射线电流来减少辐射量。根据心动周期来调节球管的电流（mA），仅在心脏舒张期行诊断性照射（高电流），心动周期的其余时间仅用低电流，由此来减少患者接受的辐射量。尽管对于大多数患者（如儿童）采用这种调节电流的方法是有用的，但是也存在潜在的不足，最突出的是采用调节电流这样的方法，球管电流降低时所获得的重建图像可能存在伪影，所以该方法的选用需要经由外科医生与放射科医生的充分讨论。

扫描参数

扫描时间是指沿病人的Z轴CT获取图像的时间，如上所述，质量优良的时间分辨率缩短了扫描时间，不仅减少了心脏搏动的影响，同时也有利于患者屏气。这对于心脏CT是非常重要的，因为与非门控技术相比，ECG门控CT不仅仅增加了对患者的辐射而且也延长了扫描时间。

在实际应用中，64排ECG门控心脏CT的扫描时间为10秒左右（头尾位、或沿Z轴扫描15cm以上），而16排CT的扫描时间20~25秒，大范围CT探测器最大的优点之一是扫描迅速（一次心跳），如果不能采用这种方法，可通过增加探测器的厚度，扩大每次旋转覆盖Z轴的范围，也可以缩短扫描的时间。例如，当患者不能屏住呼吸时，即可增加探测器的宽度（即厚度为1mm，而不是0.5mm），这样扩大了每次旋转扫描Z轴的范围，从而减少了扫描时间。但是在做心脏CT时，不能常规采取增加扫描厚度的办法，因为这样做降低了空间分辨力。总体上讲，空间分辨力是指辨析细微图像的能力，这对于冠状动脉成像是非常重要的，因为冠状动脉近端的直径大约是在3~4mm，用1mm的扫描图像替代0.5mm重建图像，势必干扰对细微结构的观察，从而影响精确的诊断。因此外科医师和放射科医生在常规讨论方案时，应充分考虑这个问题，权衡扫描时间和扫描厚度的利弊。例如，对于心肌和升主动脉的检查就不需要亚毫米的薄层扫描，因为目标器官足够大，因此，对于呼吸困难需行升主动脉CT检查的患者，可以增加扫描厚度以减少扫描时间。

用于产生CT图像的光子数量，即扫描参数称之为"mAs."，或毫安/秒和"kV"或千伏。前者代表X线球管的电流而后者代表球管的电压。对于外科医生来讲，去选择最佳电流（通常为550~700mAs，120kV），远不如理解当前心脏CT所达到的技术极限更为重要，因此要从X线CT的角度去考虑。发射器产生的光子在穿过患者或到达探测器的时候会减弱，探测器捕获的光子越多，躁点越少，图像质量越高。选择薄层扫描（0.5mm而不是1mm）意味着到达探测器的光子少，所以薄层成像会有较多噪点。这点对肥胖患者尤为重要，他们比体瘦的患者可以吸收更多的光子，对mAs和kV也有相同作用，因此肥胖患者的图像噪点更多，图像的质量更差。

如果X线产生的光子数量不受限制，简单解决办法是增加光子的数量（放射剂量），直到获得满意的图像。然而，当

X线球管在产生光子，达到最大功率时，会产生大量的热量，从而限制了光子的产生。这就是为什么对于肥胖患者采用薄层扫描会产生图像伪差的问题。对于这种情况，外科和放射科医生之间的沟通就格外重要，可以通过增加扫描的厚度或者减少扫描Z轴的范围（FOV），或同时采用这两种方法来获得理想的图像。对于限定于检查最重要的组织结构，第二种方法极为有用，减少Z轴扫描的范围意味着在X线球管达到其发热的极限前产生更多的光子。

另一方面，只要有可能，扫描Z轴的FOV应该足够大，以防病变超过扫描的头、尾两端而未被检查到。例如，ECG门控CT探查心脏和升主动脉以显示累及冠状动脉的夹层内膜，撕裂的夹层内膜可以延伸至头臂血管。通对冠状动脉的扫描，Z轴FOV的上界为隆突顶端，通常在左主干发出的上方2~3cm，下界必须完全包括心底部，必要时候甚至要覆盖一部分肝脏，以免在屏气时心脏的移位。对于移植血管的成像，扫描的上缘必须包括锁骨下动脉及双侧乳内动脉的起始部。

造影剂

除单纯评价心脏和主动脉钙化情况外，CT检查通常需要碘造影剂，在选择造影剂、尤其是决定采用单次或两次造影方法时，外科医师与放射科医师的有效沟通至关重要。单次造影系统只注射造影剂，而两次注射系统有两个储室，注射造影剂后再注射生理盐水。两次注射在临床上适合多种情况，常规应用于冠状动脉造影。造影剂和生理盐水的注射均需时间控制，以便于左心室、升主动脉、冠状动脉因注入造影剂而显影，此时右室则被生理盐水充盈。在检查过程中生理盐水的使用以及注射的时间是相当关键的，如果右心室、中心静脉有残余的造影剂（而不是生理盐水），会形成伪影，从而影响对右冠状动脉的判断。然而，如需要同时显示左、右心的患者（例如，同时评估二尖瓣和三尖瓣的情况），就不能使用生理盐水，此时可选用低密度的造影剂，以减少可能出现的伪影。

总结

技术上的进步，例如亚毫米的空间分辨力、多达320排的探头、快速旋转扫描的双源CT，使得ECG门控CT对于心脏外科异常重要。外科医师必须认识到心脏检查流程的优化能够弥补技术本身的不足。心脏的CT扫描比对身体任何部位的扫描都要复杂，因此外科医生和放射科医生之间常规、有效的讨论，可以保证患者获得最好的治疗结果。

第二部分
在心脏外科患者中的应用

冠状动脉CTA

临床上心脏CT检查最常用的适应证之一是评估冠状动脉

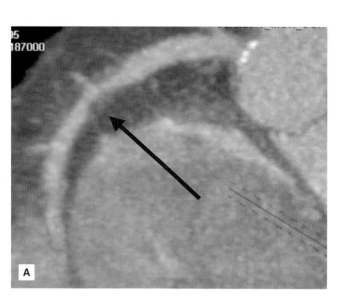

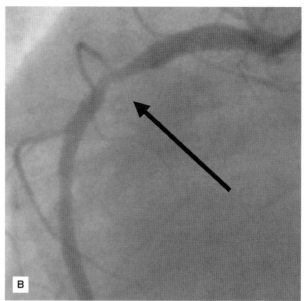

图 6-4　冠状动脉 CT 显示右冠状动脉近端 50% 的狭窄，并经传统冠状动脉造影证实。(A) 双斜位最大密度投射（层厚 4mm）显示右冠状动脉近端；(B) LAO 位常规冠状动脉造影，证实该段冠状动脉近 50% 左右狭窄（箭头）

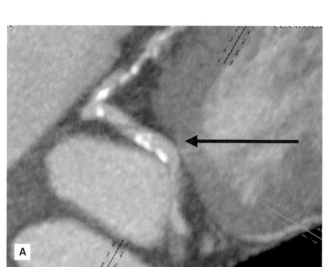

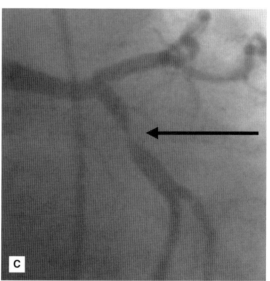

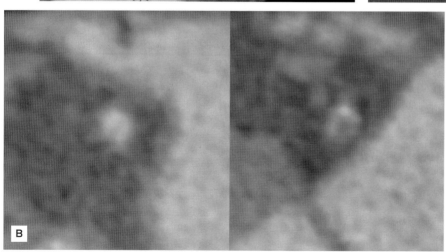

Proximal reference

Lesion

图 6-5　冠状动脉 CT 显示回旋支近端大于 50% 的狭窄，并经传统冠状动脉造影证实。回旋支近端双斜位最大密度投射（层厚 4mm）图像。A. 显示血管腔明显狭窄（箭头），存在钙化或者无钙化的斑块；(B-左）通过近端血管腔横轴多层面重建图像作为参考；(B-右）显示病变情况，该图像证实病变部位的狭窄血管腔非常细小；C. 传统冠状动脉造影，头-足位证实 LCX 近端存在 50% 以上的狭窄

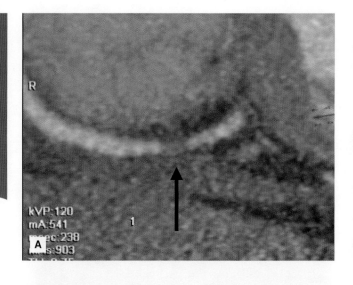

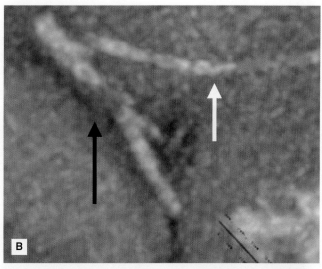

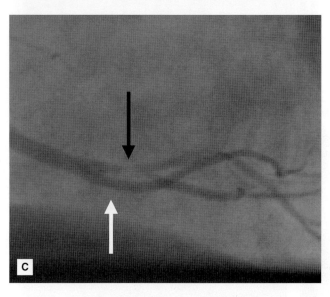

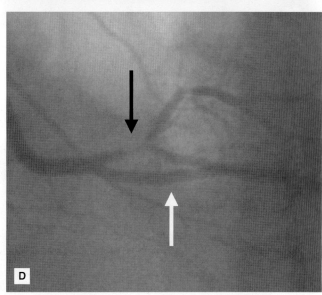

图 6-6　冠状动脉 CT 显示右冠状动脉大于 50% 的狭窄，并经传统冠状动脉造影证实。于右冠状动脉开口 90°双斜位最大密度投射（层厚 4mm）图像。A、B. 非钙化斑块的节段，未显示血管腔（黑色箭头）。显示部分 PIV（白色箭头）。传统冠状动脉造影。C. 左前斜位。D. 头-足位图像，证实 CT 所见（黑色箭头），可以看到 PIV（白色箭头）

的狭窄（图 6-4 至图 6-7）。大多数心脏 CT 的研究都出于此目的[6~19]。这些研究中，CTA 与 DSA 的比较主要以冠状动脉的节段为基础。以冠状动脉造影定量分析为准，当管腔狭窄 50% 时，定义为有意义的狭窄。CTA 的数据也可在患者层面进行分析，从而对该患者确诊或排除 CAD。迄今为止，流行病学的文献报告人群中（包括计划行 DSA 检查的患者）CAD 的发生率相对较高可能存在的偏差如下：

1. 无法评估的冠状动脉节段被视为严重狭窄；

2. 计算敏感性和特异性时，没有区分 16 排和 64 排 CT；

3. 存在不可评估的"患者"；

4. 基于"血管"层面的敏感性和特异性计算；

5. CTA 结果判读时，独立完成 CT 图像的分析的两位放射科医生资历不同。

表 6-1 总结了已发表的文献。其中具有一致性的发现是，

当使用 64 排或更高的探测器时，冠状动脉 CTA 具有很高的阴性预测价值（NPV），这些资料及笔者的经验认为，对于前期检查提示 CAD 风险为低危和中危水平的病人，如果 NPV 很高，心脏 CTA 可以排除 CAD。对于心脏外科医生来说，当治疗非冠状动脉心脏手术的病人时，CTA 更为有用，如果临床上怀疑患者冠状动脉有问题，但证据不充分，则可以通过 CTA 以排除冠心病，这样避免了患者因冠状动脉造影行股动脉穿刺及其并发症。例如，因为退行性、黏液样变性接受单纯二尖瓣置换的患者，此类患者发生冠状动脉狭窄的可能性不大，此时 CTA 就是一个理想的替代传统血管造影排除 CAD 的办法。遵照第一节介绍的 CT 流程，通常可以获得高质量的 CT 图像，借助于 CTA 即可排除冠心病的可能，这就增添了外科医生单纯适用 CTA 的信心。对于可能需要导管介入治疗的患者，则可在随访采用 DSA 检查。

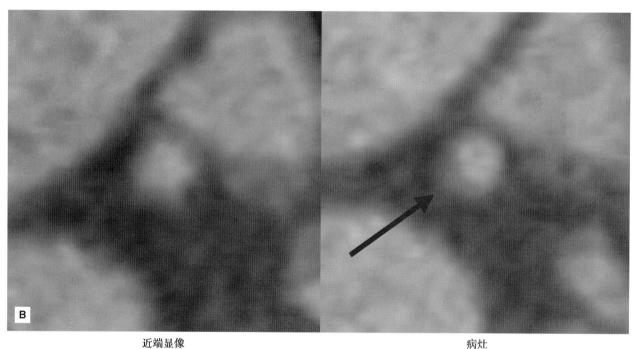

近端显像　　　　　　　　　　　　　　　　　病灶

图 6-7　冠状动脉 CT 显示前降支近端小于 50% 的狭窄。于 LAD 近端双斜位最大密度投射图像（层厚 4mm）。A. 非钙化斑块的节段，箭头所指无钙化节段，该段血管腔无明显狭窄（箭头）；（B-右）为通过病变部位血管腔横轴多层面重建图像；（B-左）为通过近端血管段的参考图像，显示狭窄的血管腔。可以看到低密度的（即非钙化）斑块，伴有血管重塑（箭头）。该病例说明 CTA 能早期发现亚临床的动脉粥样硬化病变，这种病变采用传统的冠状动脉造影可能发现不了

冠状动脉旁路移植的 CTA

在 CABG 术后，心脏 CT 可为心脏外科医师用于无创评估移植血管桥的通畅情况。早期应用 16 排 CT 的研究表明，经过后期图像处理后即确定移植血管是否通畅，其敏感度和特异度为 100%[20~23]。在临床实践中，该方法的价值在于评价 CABG 术后早期仍有临床症状，考虑移植血管阻塞的患者（图 6-8）。对于那些手术时间已久，在实行 DAS 之前不知道移植血管部位的患者，以及传统的血管造影检查也无法显示移植血管的患者，CTA 就更具价值（图 6-9）。对于计划再次行 CABG 手术的患者，CTA 对于术前手术方案的制订非常重要。

术后患者再发心绞痛可能由于移植血管桥狭窄或堵塞，以及原位冠脉血管病变的进展所致。在这种情况下，CTA 有其局限性。例如，因钛夹引起的伪影，难以排除移植血管桥的狭窄（图 6-10）。而且，这些患者的冠状动脉病变重，往往存在严重钙化，大量的钙化斑块也干扰了对多个节段冠状动脉的辨认（图 6-11），CTA 对钙化斑块的难以辨认，因此对这类患者应

采用传统的冠状动脉造影[24]。显而易见，CTA 适用于钙化少和使用金属物少的患者。

就临床研究来讲，移植血管桥的通畅率是评价不同外科技术效果的重要指标。随机对照试验表明，10% ~ 20% 的患者拒绝接受常规血管造影的方法评价通畅率，部分原因出于冠脉造影的有创性[25~27]。心脏 CT 为无创检查，能精确评估移植血管的通畅率，又避免了动脉穿刺的风险和并发症，因此为临床试验所青睐。单个医疗中心评估新的外科技术效果时，心脏 CT 也可作为术后的常规检查手段（图 6-12）。

表 6-1 冠状动脉狭窄数据总结表

作者	MDCT	研究	例数	敏感性节段	特异性节段	不可评价节段	NPV患者
Hlofman[6]	16	JAMA 2005 所有 > 1.5mm 的节段	103	95%	98%	6.4%	95%
Garcia[7]	16	JAMA 2006 所有 > 2mm 的节段	187	85%	91%	29%	87%
Turkvtan[8]	16	Acta Radiol 2008 所有 > 1.5mm 的节段	153	85%	97%	20%	94%
Hausleiter[9]	16	Eur Heart J 2007 所有 > 2mm 的节段	129	93%	87%	11%	99%
	64		114	92%	92%	7.4%	99%
Marano[10]	16	Eur Radiol 2009 所有节段	284	70%+	96%+	22%	91%
	64		66			21%	89%
Shabestari[11]	64	Am J Cardiol 2007 所有 > 1.5mm 的节段	143	92%	97%	1.2%	83%
Cademartiri[12]	64	Radiol Med 2008 所有节段	134	76%	87%	12%++	94%
Budoff[13]	64	JACC 2008 所有节段	230	84%§	90%§	n/a	99%
Miller[14]	64	NEJM 2008 所有 >1.5mm 的节段	291	75%§	93%§	1%	83%
Meijboom[15]	64	JACC 2008 所有节段	360	88%	90%	n/a*	97%
Bettencourt[16]	64	Cir ardiovasc Imaging 2009 所有节段	237	89%	97%	n/a*	99%
Gouya[17]	64	Radiology 2009 所有 > 1.5mm 的节段	114	66, 73%‖	94, 95%‖	1%	89, 100%‖
Maffei[18]	64	Radiol Med 2009 所有节段	1372	94%	95%	n/a	99%
Dewey[19]	320	Circulation 2009 所有节段	30	78%	98%	0%	100%

Eval：可评估性；NPV：阴性预测价值；Seg：血管节段；Sens：敏感性；Spec：特异性

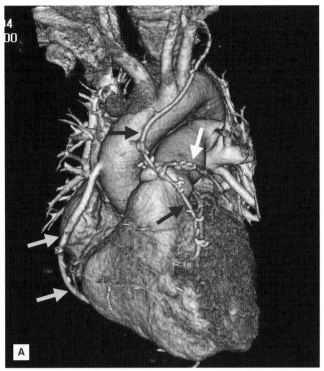

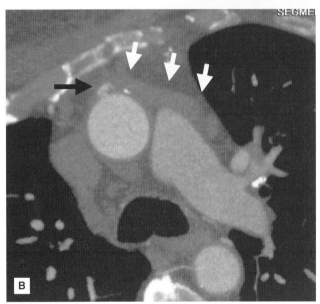 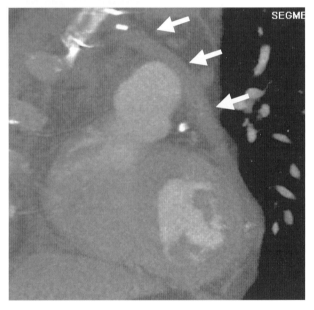

图 6-8　A. 术后心脏 CT 以评价冠状动脉移植血管的通畅性；三维容量重建图像显示通畅的移植血管，吻合于 LAD 的 LIMA（黑色箭头），T 形吻合于钝缘支的 RIMA（白色箭头），以及吻合于右冠状动脉的大隐静脉（灰色箭头）。该患者为非体外循环下接受冠状动脉旁路移植术手术第一天，因再次发作胸痛，伴有肌钙蛋白升高而行 CT 检查，心脏 CT 排除了因术后早期移植血管桥失效所引起的胸痛症状；B. 另一例对照的病人，采用斜位多层面重建图像显示吻合于回旋支的大隐静脉急性堵塞，注意残存的移植血管腔（黑色箭头），以及血栓形成的堵塞血管（白色箭头）

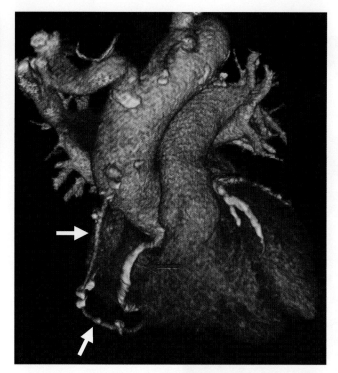

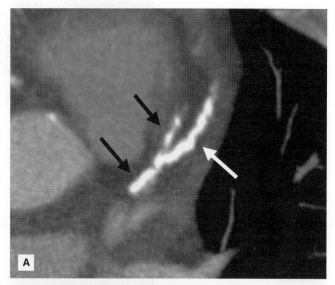

图6-9　心脏CT以评价桡动脉桥是否堵塞,该患者为术后一个月,再发心绞痛。传统的选择性冠状动脉造影不能显示吻合于右冠状动脉的桡动脉桥,在主动脉根部注入造影剂也不能显影该移植血管桥。三维容量重建图像显示桡动脉(白色箭头)至右冠状动脉(黑色箭头)的桥通畅,该体位不能显示远端吻合口情况

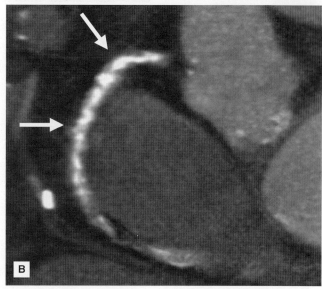

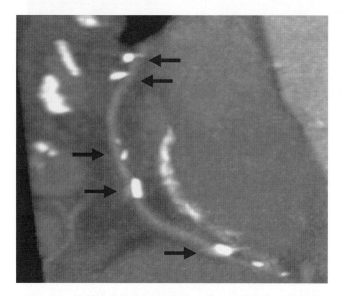

图6-10　外科钛夹的应用可影响心脏CT对移植血管桥的评价作用,双斜位最大密度投射图像(层厚10mm),显示沿着吻合于PIV的桡动脉桥所使用的多个钛夹(黑色箭头)。这些金属钛夹可以造成其附近的部分或者全部血管腔的影像模糊,从而干扰了对这些节段血管是否存在狭窄的评估。尽管CT可以通过注入造影剂以显示全部移植血管桥的通畅情况,但钛夹引起的伪影往往影响了对移植血管的全段评价,从而不能排除移植血管的狭窄

图6-11　在冠状动脉搭桥术后,心脏CT对患者自身冠状动脉情况的评估通常会受到限制,这是因为其存在大量、严重的钙化斑块。双斜位最大密度投射图像(层厚4mm)A. 显示前降支近端(黑色箭头)和大的第一对角支(白色箭头);B. 右冠状动脉近端(白色箭头),白色的区域代表高衰减图像,表示钙化形成。弥漫性的钙化病变完全遮盖了血管的管腔,无法明确判断是否存在狭窄

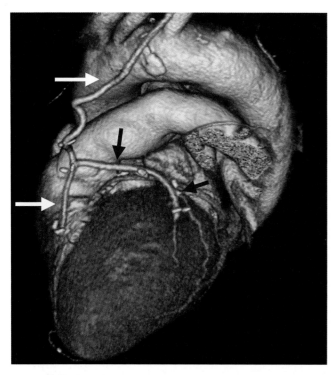

图 6-12 接受 MVST 冠状动脉搭桥术后病人的心脏 CT 图像，三维容量重建图像显示通畅的吻合于 LAD 的 LIMA（白色箭头）和 T 形移植至回旋支的桡动脉桥（黑色箭头）

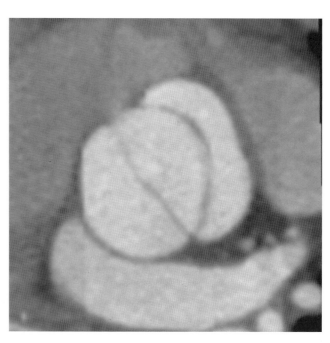

图 6-13 采用轴向斜位多平面收缩期重建的主动脉根部和主动脉瓣图像，显示二瓣化的主动脉瓣膜开放，注意主动脉壁的细微结构，排除了心脏运动而产生的伪影影响，这种伪影在常规胸部 CT 扫描可以存在。由于没有心脏收缩活动产生的伪影，以及采用高分辨率 CT 扫描（＜0.5mm），因此能够精确测量主动脉根部的大小

主动脉、主动脉根部、升主动脉、主动脉弓部及降主动脉

随着人口的老龄化，接受主动脉根部、升主动脉、主动脉弓部及降主动脉的手术病人越来越多。CT 检查用于评估胸主动脉已有多年，非 ECG 门控 CT 对于主动脉弓、降部的评价具有非常高的准确性，因为这部分主动脉不随心脏搏动而移动。然而，ECG 门控心脏 CT 进一步排除了主动脉根部及升主动脉活动的影像。毫无疑问，只要涉及胸主动脉的手术（不论是主动脉根部、主动脉弓部、升主动脉或降主动脉），都需要在术前采用 CTA 以帮助制定手术方案。ECG 门控下 CTA 的高质量高图像可以更好地显示病变，有助于手术方案的制定。例如，至今为止，CTA 仍是显示主动脉钙化病变的最好影像学检查。

如果 CTA 提示主动脉有节段性钙化，当体外循环心脏手术时就要避免在此处阻断主动脉或插管操作，以防止引起栓塞和脑卒中。因此，体外循环及心肌保护的策略可能要根据术前 CTA 的检查结果而进行相应的调整。

采用二维和三维的图像，CT 能非常准确显示主动脉根部的钙化病变（图 6-13），根据多个层面的图像不仅仅可以测量主动脉根部的大小，还可以显示主动脉瘤的部位、与瓣膜和窦管交界处的关系[28]。这些信息对于术前判断及拟定手术方案都至关重要。升主动脉瘤的患者，如果主动脉根部呈瘤样扩张，并紧邻冠状动脉的开口，手术的方案相应由简单的升主动脉修补或置换术更改为更复杂的主动脉根部成形联合冠状动脉重建术。此外，ECG 门控下获取的非运动性 CT 图像可以排除 A 型主动脉夹层（图 6-14），三维容量重建能更好显示主动脉根部的病变，例如冠状动脉异常和主动脉窦部瘤（图 6-15）。与主动脉根部瘤手术相比，术前 CT 检查对于主动脉窦部瘤的手术更为重要，其结果可能影响手术策略。

如果升主动脉瘤的直径未达到外科手术的指征，定期通过 CTA 观察主动脉瘤大小及形态学的变化极具价值。对于要接受手术的患者，三维容量成像可以为外科医师提供术前动脉瘤的大小和范围的直观图像。如前所述，术前 CTA 检查可以显示升主动脉瘤累及主动脉弓部的范围，以便于术前决定主动脉阻断的位置（图 6-16）。了解远端正常主动脉和主动脉弓受累的部位，有助于术前决定体外循环动脉插管的位置、是否需要做主动脉弓部成形、深低温停循环的应用、选择正向或逆向灌注。选择正向性脑灌注依赖于右腋动脉和无名动脉结构正常，CTA 可以很好地显示这些血管的解剖情况。手术中如遭遇未估计到的问题，可能直接影响到手术效果。而 CT 检查可以清楚显示用其他影像学检查难以发现的病理改变，为手术方案的制定起到关键性作用。

对于主动脉夹层的患者，CTA 可以帮助外科医生了解内膜剥脱的情况，尤其是 ECG 门控 CT 可以提供升主动脉夹层的相关信息（剥脱内膜向近端延伸的范围、与冠状动脉和主动脉瓣的关系），这在门控技术使用之前，常规 CT 检查是做不到的。

术前明确真腔与假腔的位置对于术前拟定治疗方案、手术程序和修补的范围极为重要。例如对于降主动脉夹层，通过增强扫描来了解各个器官的血流灌注、累及腹腔动脉、肠系膜上动脉、肠系膜下动脉及肾动脉的情况。对于不需外科手术的胸主动脉瘤患者，如降主动脉夹层病变已经稳定仅需随访观察，CTA 仍是定期复查的金标准。

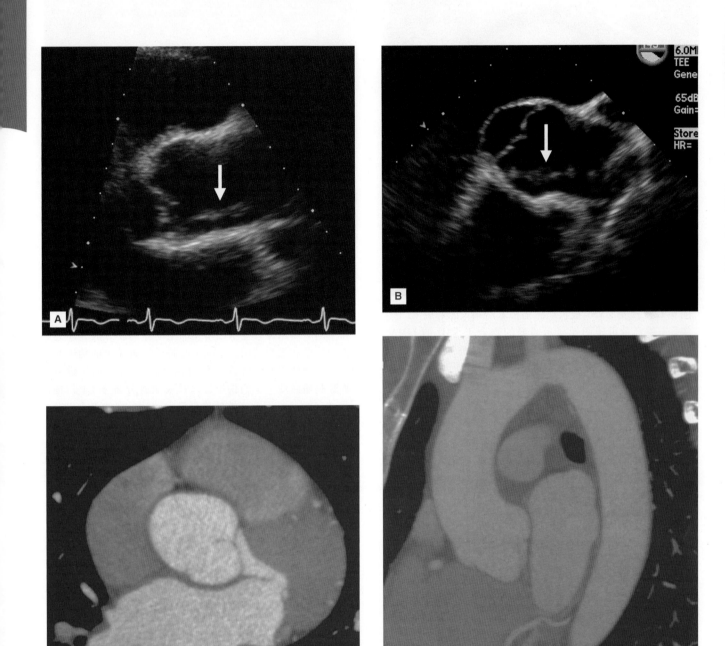

图 6-14　尽管可以采用多种检查方法评价主动脉根部的情况，但是心脏 CT 仍然是检查主动脉病变，包括排除 A 型夹层以及其分型。经胸超声心动图的胸骨旁长轴。A. 显示在无冠瓣上方的线性超声回声反射信号（白色箭头），考虑为剥脱的内膜。该患者可能存在未闭的卵圆孔（PFO），在近期发生的脑卒时的检查中偶然发现。随后施行的经食管超声心动图检查；B. 也证实了上述发现。轴位心脏 CT 扫描；C. 提供非常清晰的主动脉根部图像，排除了内膜剥脱。斜位矢状面最大密度投射图像；D. 显示主动脉根部、升主动脉结构正常，从而不需要进一步检查，超声心动图的发现为伪影所致

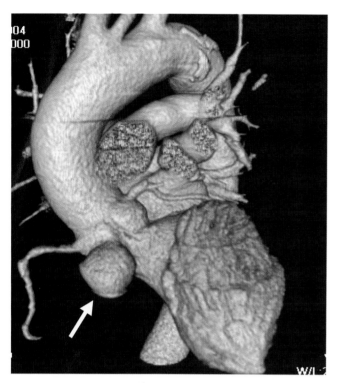

图 6-15　心脏 CT 清晰显示主动脉根部复杂病变，超声心动图检查提示主动脉根部瘤样扩张（> 4.5cm）。心脏 CT 三维容量重建图像显示源于右冠窦部的瘤样改变（白色箭头），直径约 2.6cm，主动脉根部的其余部位为正常结构

心脏肿物

心脏 MRI 横切面图像的空间分辨力高，因此对于心脏和心包肿物，是最常用的检查方法。然而，如果已知肿物侵犯到纵隔、胸壁、肺或患者存在 MRI 检查的禁忌证，则应选用 CT 检查。利用其较高的空间分辨力，CT 同样可以显示心外的胸腔结构，全面评价病变程度（图 6-17）。CT 同样适合于已经转移到心脏、肺部的恶性肿瘤患者，可以作为单独定期检查随访的方法，避免了需要采用传统的胸部 CT 和心脏 MRI 两种检查方法。CT 可用于含有脂肪组织的病变，因为病变具有特征性，表现为黑色，其密度同水一样（图 6-18）。

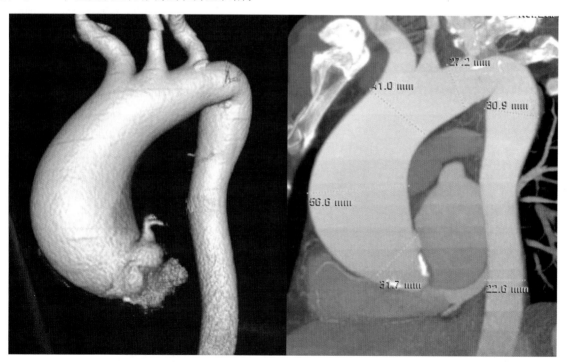

图 6-16　术前对升主动脉瘤全面评估已拟定治疗方案，左图为三维容量重建图像显示升主动脉瘤，采用斜位矢状面最大密度投射图像（层厚 20mm）以测量主动脉直径。该图像提示主动脉瘤延伸至主动脉弓。因为整个升主动脉以及主动脉弓近端都需要置换，但由于病变靠近无名动脉，因此无法阻断升主动脉的近端，为了减少手术风险，只有在主动脉弓的中段放置阻断钳

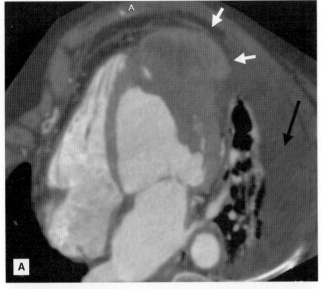

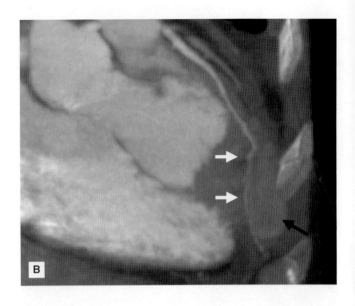

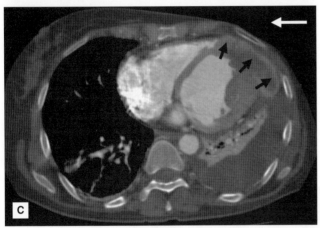

图 6-17 左心室未分化肉瘤，采用心脏 CT 检查以评估心脏本身及心脏外的侵润情况。A. 四腔多层面重建图像显示位于侧壁的心肌肿块，起源于心室中部水平，侵及双侧乳头肌底部，远达左心室心尖部。心包与大片心外膜紧密粘连（白色箭头），胸壁未受侵犯。左侧胸腔有渗出（黑色箭头）；B. 斜位矢状面最大密度投射（层厚 12mm），显示前降支通畅（黑色箭头）但在左心室心尖部的一段被肿瘤包绕，长度为 2.5cm（白色箭头）；C. 为完整的短轴位图像，显示左心室肿块未侵及胸壁（黑色箭头），可以切除肿瘤，左侧胸腔渗出积液

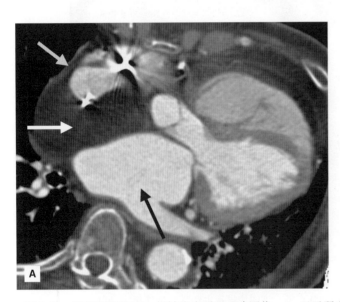

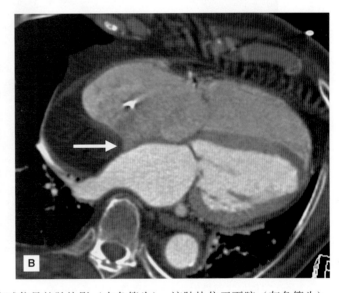

图 6-18 房间隔脂肪瘤，斜轴位多平面重建图像。A. 显示弱衰减信号的肿块影（白色箭头），该肿块位于下腔（灰色箭头）与左房之间（黑色箭头）足位图；B. 显示具有卵圆窝特征性的残留影像（白色箭头）。这种肿块没有包膜，因此具有很大的扩张性。考虑到患者有起搏器的电极，因此不能行 MRI 检查

心包成像

临床上怀疑缩窄性心包炎患者，可以采用 MRI 或 CT 来明确诊断和测量心包的厚度。与 MRI 相比，CT 能更好显示钙化病变及范围，这对于判断慢性钙化心包的厚度，确定缩窄性心包炎的诊断很有价值（图 6-19）。对于这些病例，三维成像能够显示心包功能异常的区域，是心包剥脱术前拟定手术方案的出色手段（图 6-20）。

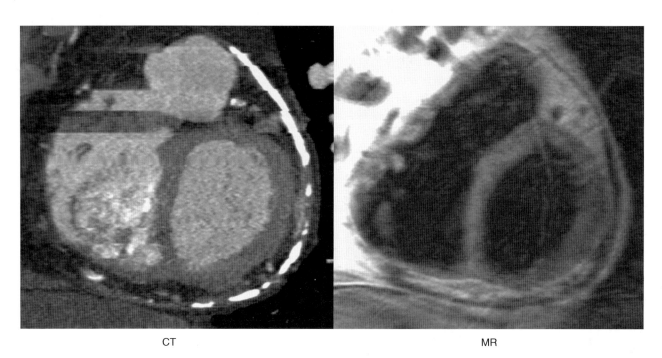

CT   MR

图 6-19　缩窄性心包炎的钙化表现，短轴多平面心脏 CT 重建图像显示左侧心包弥漫性增厚及钙化。如患者具有相应的临床症状，上述征象支持缩窄性心包炎的诊断。短轴双反向快速旋转心脏 MR 图像也同样显示心包增厚，但不能显示钙化病变

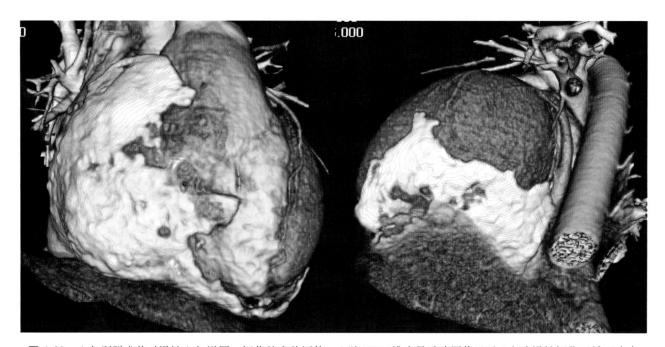

图 6-20　心包剥脱术前对慢性心包增厚、钙化的术前评估，心脏 CT 三维容量重建图像显示心包弥漫性钙化区域（白色区域），病变包括右心室流出道（RVOT），右心室、右心房以及整个心脏的下壁，并延伸至下侧壁，心脏前壁以及前侧壁的心包正常

瓣膜成像

如第一部分介绍，对于超声心动图检查怀疑瓣膜病变的患者，采用 ECG 回顾性门控技术的 CT 影像能够提供更多的信息。如前所述，用于重建的图像来自于整个心动周期获得的影像资料，经处理后以电影的形式显示，可以分析自体的、生物的或机械的主动脉瓣。最近的经验提示，CT、MRI 和 TEE（经食道超声心动图）对瓣膜面积的测定具有良好的相关性。因此如经胸超声心动图的图像资料较差或与临床判断有差异时，可用 CT 作为替代方法，来评估主动脉瓣。在主动脉瓣手术之前利用 CT 检查，以了解是否合并胸主动脉瘤或冠心病，此时只需后期处理即可得到主动脉瓣的面积，而不需再做额外的扫描，与超声心动图一样测量瓣膜面积（图 6-21）。

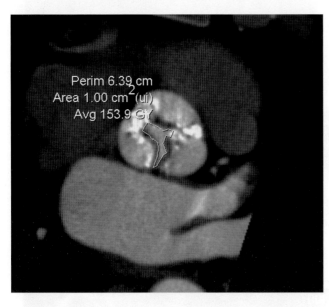

图 6-21 通过主动脉瓣平面的 CT 血管造影重建图像，显示主动脉瓣钙化和狭窄，采用几何法测量瓣口面积为 1cm²

应用 CT 扫描同样可以在术后评价人工生物瓣情况。尽管超声心动图可以测量跨瓣压差，这是评价"有效"瓣口面积的参考标准，但 CT 也可以提供有效的瓣膜形态图像，特别当超声心动图在技术上遇到问题或与临床表现有矛盾时。对于瓣膜置换术后跨瓣压差大的患者，CT 检查可以获得更多的信息而有助于临床处理（图 6-22）。对怀疑有人工生物瓣心内膜炎的患者，CT 在显示感染的瓣膜及瓣周结构方面具有重要作用（图 6-23）。

心脏 CT 对于主动脉机械瓣的分辨力也很高，而且没有伪影（图 6-24），CT 可以评价瓣膜功能、测量瓣膜开放角度、分析瓣膜功能障碍的可能原因。图 6-25 显示 CT 图像与手术取出的主动脉机械瓣标本之间的关系，该病人因人工瓣开放受限、跨瓣压高，术前 CT 检查已明确诊断为瓣膜内血栓形成。

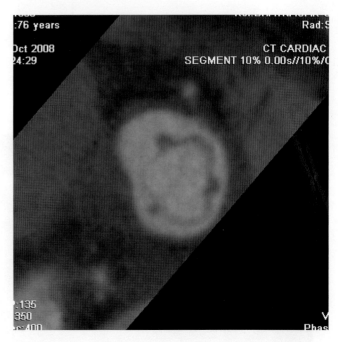

图 6-22 77 岁老年男性患者，接受 23 号 Metronic 公司 Mosaic 瓣膜置换术后。术后一年患者主诉呼吸困难，超声心动图检查提示最大压差为 78mmHg，有效开口面积为 0.9cm²，心脏 CT 显示瓣膜面积正常，为 1.7cm²，从而为外科医生及患者提供了可靠资料

术前治疗方案与外科策略

■ 再次手术

CABG 术后，移植血管仍然通畅的情况下如需再次实施心脏手术，是心脏外科领域中最为棘手的问题之一。由于术后的粘连、解剖层次不清、有可能损伤通畅的移植血管和主动脉及右心室，使得再次劈开胸骨具有很大的挑战性。若伤及吻合于前降支的仍然通畅的左侧乳内动脉，死亡率高达 50%[30,31]。心脏 CT 可以准确显示这些重要结构（即：主动脉、右心室或通畅的移植血管）与中线和胸骨的关系，以便于拟定出入路及手术方案（图 6-26）。在 BWH，所有二次手术的患者术前都要做 CTA，Z 轴扫描的范围应包括所有的移植血管及乳内动脉的整体走行。术前必须详细辨认所有重要的解剖然后针对性地拟定相应的手术方案。临床实践经验提示，每五个再次心脏手术患者中，就有一个患者因术前的 CT 检查调整了手术策略[23]。例如，当 CT 提示通畅的 LIMA 靠近中线或右心室紧贴胸骨后板，此时在开胸之前就要建立体外循环。术前要辨认通畅的移植血管近端与主动脉吻合的位置，这有助于决定术中如何处理需再移植的血管桥。再如，对移植血管桥通畅的患者行主动脉瓣置换手术，CTA 可以帮助术者在术前决定在切开主动脉前，是否必须要分离移植的血管桥。如上所述，CT 还可以帮助心脏外科医师在术前决定主动脉切口的位置。

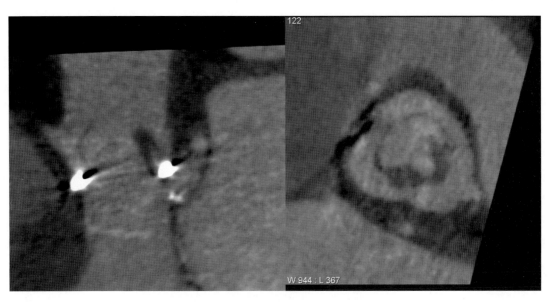

图 6-23　一例临床上怀疑生物瓣膜感染性心内膜炎的患者。左图显示起源于主动脉瓣环下的假性动脉瘤，并延伸至左心房壁附近。右图显示主动脉瓣的瓣叶呈结节状增厚，伴有赘生物

■ 小切口 CABG

　　小切口下冠状动脉搭桥手术已成为心脏直视手术以外的一种替代选择。由于切口小限制了手术视野，因此术前了解冠状动脉的解剖：如冠状动脉的直径、钙化范围、位于心肌内的节段尤为重要（图 6-27）。此外，包括纵隔结构和胸壁的三维图像可以帮助外科医师更详细了解患者的心脏和胸腔解剖情况（图 6-28）。CT 检查对于 MIDCAB[33] 和全腔镜下 CABG 尤为重要[34]。对于多支血管病变的胸部小切口冠状动脉再血管化手术，CT 检查也是极为有用的。

心脏 CT 与 MRI 的对比

　　本章的内容已显示出 CT 和 MRI 各自的优势及局限性。两种方法均能够为外科医生提供术前、术后的有效信息。尽管针对具体临床情况来选择最佳检查方法涉及技术上的特点，目前已获得部分共识。心脏 CT 对二次心脏手术的价值无可替代，因为它可以提供高质量的自体冠状动脉以及移植血管桥的图像。三维容量重建 CT 具有很高的空间分辨力，可以为再次 CABG 或小切口 CABG 术前拟定手术方案做参考。CT 对组织钙化的扫描要强于 MRI，因此 CT 能更好地显示冠状动脉、心肌、心包以及瓣膜的钙化病变。同样，当行 MRI 检查时，人工机械瓣会产生很多伪影，因此只能用 CT 来评价瓣膜功能。最后要提到的是，所有涉及主动脉的手术都需要进行术前 CT 评估。

　　MRI 的优势在于时间分辨力高、血流 - 心肌对比显影更好、具有多功能评估参数和心肌组织特异性评价技术。此外，MRI 的价值在于评价心肌功能、心肌收缩力、心肌灌注状态和心肌活力。因此 MRI 是测定双心室容积、心室功能和心肌质量的金标准。单次 MRI 的脉冲可以准确描绘出陈旧性心梗的区域、确诊心肌病变以及心脏肿瘤。利用平行成像技术可以提高 MRI 的扫描的速度，获取非常高的时间分辨力（20 ~ 30 毫秒），借此评价人工瓣膜或者自体瓣膜的功能。此外，通过计算血管截面的血流参数，可以用来精确定量分析瓣膜的反流程度。

　　MRI 较 CT 的特征性优势之一就是对患者没有辐射。如第一节所提到的，ECG 门控下心脏 CT 的辐射比 CT 检查身体任何部位的辐射都要大，所以对年轻的患者，如果没有合并复杂的疾病，考虑到今后数年或数十年可能会需要多次随访检查，如有可能，应该首选 MRI。

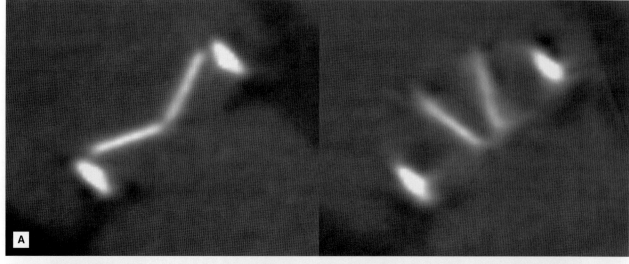

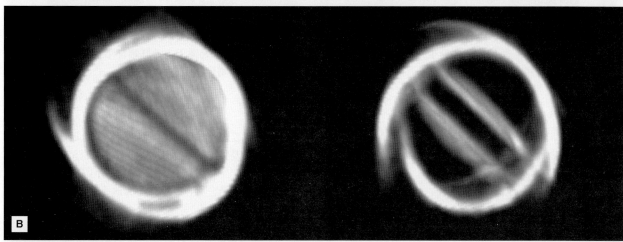

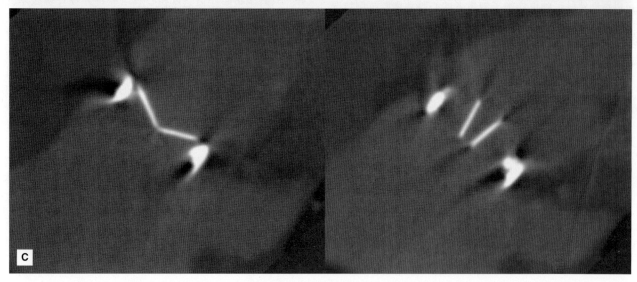

图 6-24　利用心脏 CT 评估机械瓣功能：超声心动图怀疑瓣膜功能失灵的病例，采用冠状斜位多层面重建。A. 为主动脉瓣机械瓣开放以及关闭的 CT 图像。B. 为心房纤颤患者，采用短轴斜位最大密度投射，显示主动脉瓣机械瓣开放以及关闭的 CT 图像。尽管存在心律不齐，CT 图像质量有所下降，采用优化的 ECG 编辑数据可以使图像达到符合诊断的质量。C. 采用斜位四腔多层面重建，显示二尖瓣机械瓣开放以及关闭的 CT 图像。CT 图像可包括整个心动周期，并以电影的形式连续放映，予以动态地评价瓣膜的功能。因为该项检查需要造影剂作为对比，如存在血栓或瓣周脓肿，同样可以显示出来

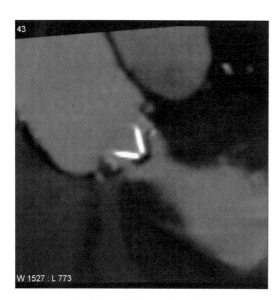
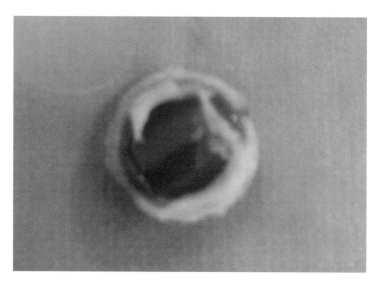

图 6-25　主动脉机械瓣置换术后病人 CT 图像，左图显示瓣膜下方限制了瓣膜开放的低密度影，怀疑为血管翳；右图为手术中取出的人工瓣膜，可以看到血栓，与术前 CT 显示的图像吻合

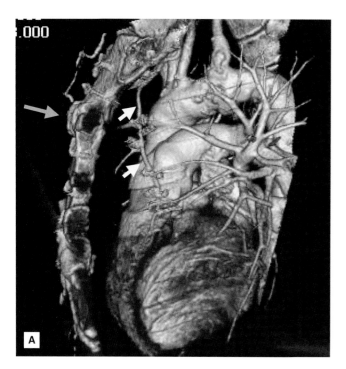
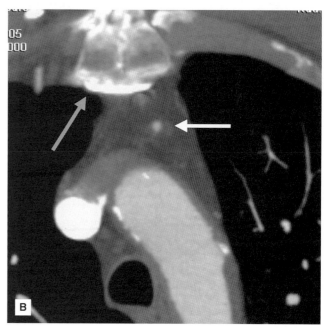

图 6-26　拟行二次冠状动脉搭桥术，左图为三维容量重建图像。A. 显示一例行 LIMA 搭桥患者。（白色箭头）为左乳内动脉至前降支的血管桥，注意乳内动脉与胸骨（灰色箭头）之间的距离，相对比较大。轴向图像。B. 清楚地显示左乳内动脉（白色箭头）位于胸骨后（灰色箭头），并且离中线有一段距离。因为再次冠状动脉旁路移植术通常还是胸骨正中切口，这个病例图像提示再次血管化搭桥手术开胸损伤乳内动脉的风险不大

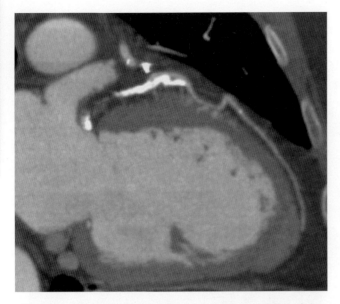

图 6-27 微创冠状动脉搭桥手术（MIDCAB）前的方案拟定，最大密度投影（层厚 6mm）双心腔图像，显示 LAD 的近端有节段性的严重钙化（黑色箭头），相当于狭窄部位，钙化病变的远端血管段没有明显的钙化，这段血管位于心肌内（白色箭头）

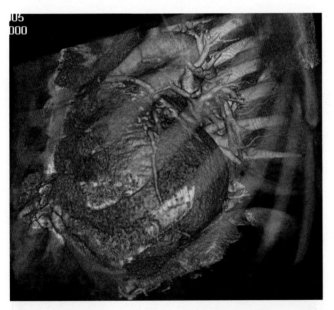

图 6-28 微创冠状动脉搭桥手术（MIDCAB）前的方案拟定，采用特殊的三维容量重建程序，显示部分胸廓结构及胸腔内的心脏和纵隔解剖，这些图像可以旋转并从不同角度放大观察。当此种技术运用于心脏 CT 时，在术前可以显现大血管的 3D 图像、胸部切口的部位以及左心室尖与胸壁之间的关系

总结

　　CT 技术的巨大进步，为心脏外科患者提供了更好的心脏影像学资料。随着最新的心脏成像技术引入临床，心脏 CT 的应用范围进一步扩大，特别是针对二次心脏手术的术前评估，CT 具有举足轻重的价值。了解影像技术的原理有助于外科医生理解心脏 CT 检查的优势和局限，从而更好地与放射科医生交流，以此，为广大的心脏外科患者选择最优质的诊疗方法。

参考文献

1. Steigner ML, et al: Narrowing the phase window width in prospectively ECG-gated single heart beat 320-detector row coronary CT angiography. *Int J Cardiovasc Imaging* 2009; 25(1):85-90.
2. Achenbach S et al: High-pitch spiral acquisition: a new scan mode for coronary CT angiography. *J Cardiovasc Comput Tomogr* 2009; 3(2):117-121.
3. Rybicki FJ et al: Initial evaluation of coronary images from 320-detector row computed tomography. *Int J Cardiovasc Imaging* 2008; 24(5):535-546.
4. George RT et al: Adenosine stress 64- and 256-row detector computed tomography angiography and perfusion imaging: a pilot study evaluating the transmural extent of perfusion abnormalities to predict atherosclerosis causing myocardial ischemia. *Circ Cardiovasc Imaging* 2009; 2(3):174-182.
5. Blankstein R et al: Cardiac myocardial perfusion imaging using dual source computed tomography. *Int J Cardiovasc Imaging* 2009; 25:209-216.
6. Hoffmann MH et al: Noninvasive coronary angiography with multislice computed tomography. *JAMA* 2005; 293(20):2471-2478.
7. Garcia MJ, Lessick J, Hoffmann MH: Accuracy of 16-row multidetector computed tomography for the assessment of coronary artery stenosis. *JAMA* 2006; 296(4):403-411.
8. Turkvatan A et al: Clinical value of 16-slice multidetector computed tomography in symptomatic patients with suspected coronary artery disease. *Acta Radiol* 2008; 49(4):400-408.
9. Hausleiter J et al: Non-invasive coronary computed tomographic angiography for patients with suspected coronary artery disease: the Coronary Angiography by Computed Tomography with the Use of a Submillimeter resolution (CACTUS) trial. *Eur Heart J* 2007; 28(24):3034-3041.
10. Marano R et al: Italian multicenter, prospective study to evaluate the negative predictive value of 16- and 64-slice MDCT imaging in patients scheduled for coronary angiography (NIMISCAD-Non Invasive Multicenter Italian Study for Coronary Artery Disease). *Eur Radiol* 2009; 19(5):1114-1123.
11. Shabestari AA et al: Diagnostic performance of 64-channel multislice computed tomography in assessment of significant coronary artery disease in symptomatic subjects. *Am J Cardiol* 2007; 99(12):1656-1661.
12. Cademartiri F et al: 64-slice computed tomography coronary angiography: diagnostic accuracy in the real world. *Radiol Med* 2008; 113(2):163-180.
13. Budoff MJ et al: Diagnostic performance of 64-multidetector row coronary computed tomographic angiography for evaluation of coronary artery stenosis in individuals without known coronary artery disease: results from the prospective multicenter ACCURACY (Assessment by Coronary Computed Tomographic Angiography of Individuals Undergoing Invasive Coronary Angiography) trial. *J Am Coll Cardiol* 2008; 52(21):1724-1732.
14. Miller JM et al: Diagnostic performance of coronary angiography by 64-row CT. *NEJM* 2008; 359(22):2324-2336.
15. Meijboom WB et al: Diagnostic accuracy of 64-slice computed tomography coronary angiography: a prospective, multicenter, multivendor study. *J Am Coll Cardiol* 2008; 52(25):2135-2144.
16. Bettencourt N et al.: Multislice computed tomography in the exclusion of coronary artery disease in patients with presurgical valve disease. *Circ Cardiovasc Imaging* 2009; 2(4):306-313.

17. Gouya H et al: Coronary artery stenosis in high-risk patients: 64-section CT and coronary angiography–prospective study and analysis of discordance. *Radiology* 2009; 252(2):377-385.

18. Maffei E et al: Diagnostic accuracy of 64-slice computed tomography coronary angiography in a large population of patients without revascularisation: registry data and review of multicentre trials. *Radiol Med* 2010; 115(3):368-384.

19. Dewey M et al: Noninvasive coronary angiography by 320-row computed tomography with lower radiation exposure and maintained diagnostic accuracy: comparison of results with cardiac catheterization in a head-to-head pilot investigation. *Circulation* 2009; 120(10):867-875.

20. Schlosser, T., et al: Noninvasive visualization of coronary artery bypass grafts using 16-detector row computed tomography. *J Am Coll Cardiol* 2004; 44(6):1224-1229.

21. Martuscelli E et al: Evaluation of venous and arterial conduit patency by 16-slice spiral computed tomography. *Circulation* 2004; 110(20): 3234-3238.

22. Chiurlia E et al: Follow-up of coronary artery bypass graft patency by multislice computed tomography. *Am J Cardio.* 2005; 95(9):1094-1097.

23. Gasparovic H et al: Three dimensional computed tomographic imaging in planning the surgical approach for redo cardiac surgery after coronary revascularization. *Eur J Cardiothorac Surg* 2005; 28(2):244-249.

24. Mollet NR, Cademartiri F: Computed tomography assessment of coronary bypass grafts: ready to replace conventional angiography? *Int J Cardiovasc Imaging* 2005; 21(4):453-454.

25. Puskas JD et al.: Off-pump vs conventional coronary artery bypass grafting: early and 1-year graft patency, cost, and quality-of-life outcomes: a randomized trial. *JAMA* 2004; 291(15):1841-1849.

26. Khan NE et al: A randomized comparison of off-pump and on-pump multivessel coronary-artery bypass surgery. *NEJM* 2004; 350(1):21-28.

27. Collins P et al: Radial artery versus saphenous vein patency randomized trial: five-year angiographic follow-up. *Circulation* 2008; 117(22):2859-2864.

28. Buckley O et al.: Imaging features of intramural hematoma of the aorta. *Int J Cardiovasc Imaging* 2010; 26(1):65-76.

29. Pouleur AC et al: Aortic valve area assessment: multidetector CT compared with cine MR imaging and transthoracic and transesophageal echocardiography. *Radiology* 2007; 244(3):745-754.

30. Elami A, Laks H, Merin G: Technique for reoperative median sternotomy in the presence of a patent left internal mammary artery graft. *J Card Surg* 1994; 9(2):123-127.

31. Steimle CN, Bolling SF: Outcome of reoperative valve surgery via right thoracotomy. *Circulation* 1996; 94(9 Suppl):II126-II128.

32. Aviram G et al: Modification of surgical planning based on cardiac multidetector computed tomography in reoperative heart surgery. *Ann Thorac Surg* 2005; 79(2):589-595.

33. Caimmi PP et al: Cardiac angio-CT scan for planning MIDCAB. *Heart Surg Forum* 2004; 7(2):E113-E116.

34. Herzog C et al: Multi-detector row CT versus coronary angiography: preoperative evaluation before totally endoscopic coronary artery bypass grafting. *Radiology* 2003; 229(1):200-208.

解衍博 郑 哲 译

第 7 章

心脏手术的评价和质量促进

Victor A. Ferraris，*Fred H. Edwards*，*David M. Shahian*

心脏手术评价概述

■ 历史回顾- 从 Hunter，Nightinggale，Codman 到 Cochrane

切勿损害患者利益应被院方视为第一要义，这看似一个莫名其妙的提法，其实制定这一原则是非常必要的，因为同类疾病的院内实际死亡率要远高于院外治疗的死亡率。

Florence Nightingale，1863

外科医生都会认为绩效提高（performance improvement）是一个基于现代医学与外科学复杂性的新概念。事实上，通过风险评估来提高临床绩效并非是一个新理念。最早对患者的治疗进行真正意义上的评估要追溯到 19 世纪中叶。Florence Nightingale 是临床结果分析的最早的倡导者之一，她吃惊地发现接受院内治疗的患者死亡率竟然还高于院外治疗[1]。她同时也注意到英国不同的医院死亡率存在巨大的差别，伦敦医院的死亡率高达 90%，而较小的郊区医院的死亡率则低的多（12% ~ 15%）。尽管英国从 17 世纪就开始记录医院死亡率，但对数据的分析还较为粗浅。Nightingale 的重要发现在于，粗死亡率并不能精确地反映临床疗效，因为入院时病情较重的患者，可能具有较高的死亡率。基于这些分析结果，Nightingale 提出了一系列简单易行的举措，包括提高卫生条件，降低人员密度，将医院迁离拥挤的市中心等。其观察和践行开创了通过风险校正实现绩效提高的先河。

早在 18 世纪，John Hunter 就已开始进行绩效提高的尝试。按照当时的标准，Hunter 并没有受过良好的教育，但是有两种品质使他得以成为当时名著一时的外科医生，以及现代外科学之父：卓越的外科技术和疾病源于解剖学异常的理念[2]。更为重要的是，他不认可对疾病抽象的假想，如"心情"或"精神"。他提倡亲自查找病因并能对疾病作出解剖学上的解释。

例如，在 18 世纪中叶，性传播疾病广泛流行，但是 Hunter 却坦言大多数声称可以治疗淋病的药物是无效的，他认为之所以许多庸医能够治愈淋病主要是因为在多数情况下淋病能够自愈。他还创造性地设计了一项临床试验，通过用面包做的药片来治疗淋病并记录治疗结果，发现几乎所有患者的症状都能得到改善。这是首个有记载的关于安慰剂效应的临床试验之一。John Hunter 的朋友和患者包括 Benjamin Franklin，Edward Jenner，Lord Byron，Casanova 和 Adam Smith，但同时也树敌甚众。显而易见，如果没有 John Hunter 所提出的对疾病解剖学的理解，疾病的疗效评价就无从发展。

Ernest Amory Codman 是一位波士顿的外科医生，也是疗效和结果分析的早期倡导者。Codman 对于疗效分析的兴趣是源于一次朋友间的赌注。他和同学 Cushing 打赌，看谁的麻醉并发症发生率最低。这个尝试不但产生了第一份术中病情记录，还为 Codman 今后对疗效记录的研究兴趣奠定了基础。事实上他还自费出版了其波士顿私人医院的临床结果报告[3]。Codman也还是倡导并发症危险因素分析的先驱。他认为多数的不良结果都被归咎于医生的过失和疏忽，而完全忽视了医院方面和医疗程序相关的诸多因素。但他的努力并没有得到同道们的认同，连他的私人医院最后也因为缺乏资助而倒闭。

到了 20 世纪中叶，临床结果评价定义又得到了新的延伸和扩展。许多在 20 世纪初主导的疾病有了越来越多的治疗手段，因此最优化治疗的选择显得尤为重要。随机对照临床试验的应用起源于 40 年代，其目的为验证临床假设。最早的随机临床试验之一是验证链霉素是否能够有效地治疗结核[4]。虽然该试验证实了链霉素治疗结核的有效性，但仍引起一系列的争议。二战后，一些临床医生倡导应用随机对照临床试验（RCTs）以发掘最佳临床治疗手段，从而提高治疗结果。其中最具代表性的人物是 Cochrane。那是一个振奋人心的时代，他倡议在英国建立全国性的卫生保健体系，但很快被二战期间历时 4 年的多次德国集中营生涯所中断。看到许多士兵死于结核病，但他并不确定何种治疗是最好的选择，究竟是肺萎陷疗法、卧床休息、补充营养或大剂量维生素治疗。他自己的一段话充分地体现出他当时的沮丧心情：

在临床治疗方案的选择上，我有充分的自由。但问题是我并不知道该用何种方法，以及何时去用。我宁愿去牺牲这些自由以换取些许相关知识（Cochrane，1971）。

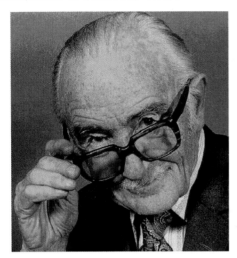

图 7-1　Cochrane 的肖像和简历

1934-1936　伦敦大学医学院医学生

1936　西班牙内战国际旅

1939-1946　英国皇家医学兵团上尉

1941　1941 年 6 月作为战犯在克利特岛服刑，先后在希腊的 Salonica 和德国的 Hildhurghausen、Elsterhorst 和 Wittenberg-am-Elbe 担任战俘医疗官

1947-1948　美国费城 Henry Phipps 研究所学习结核流行病学

1948-1960　威尔士的 Penarth 尘肺病研究室医学研究委员会成员

1960-1969　威尔士的 Cardiff 国立医学院结核与胸部疾病教授

1960-1974　威尔士的 Cardiff 流行病学研究室医学研究委员会主任

1972　出版专著《疗效和效果：对医疗服务的随想》（图解）

　　Cochrane 关于结核和其他胸部疾患最佳治疗方案的迷惑一直持续到战后，直至他开始亲身组织实施随机对照临床试验（RCTs），验证各种重要的医学假设。1987 年，就在去世的前一年，他在一篇综述性文章中如此评价一项围产期医学的随机对照试验"这是随机试验和疗效评价史上一个名副其实的里程碑"，并建议其他领域的专家效仿，从而促生了 1992 年的第一个 Cochrane 中心（英国牛津）和 1993 年 Cochrane 协作中心。如今 Cochrane 协作中心已经成为无论疾病指向还是专科指向的 RCTs 研究核心机构（http：//www. cochrane. org）。RCTs 研究地位的上升显示出通过临床结果评价提高外科治疗结果已迈出了重要的一步。

■ 成功手术的评价

绩效评价-临床结果，组织结构和诊疗流程

　　20 世纪 60 年代早期，Donabedian 建议将医疗卫生质量定义为：综合考虑患者疾病的严重程度、并发症和所接受的医疗

服务后，患者状况的改善[6]。他还进一步提出，医疗质量最好从以下三个方面进行评价：组织结构、诊疗流程和临床结果。但是直到近来，Donabedian 所提出的医院质量评价框架体系才刚刚被接受和贯彻。2000 年，美国医学院（IOM）发布的一项报告强烈抨击了美国的医疗体系，称在美国现行的医疗体系中每年死于医疗过失的人数达 50 000～90 000 人[7]。该报告开创了对医疗质量全面认知的先河。在心脏外科的历史上，医疗质量仅仅是手术死亡率的代名词（算是临床结果评价，out-come measure）。该报告的发布极大地扭转了医疗结果评价的局面，同时使得 Donabedian 提出的框架体系得以深入应用。原来仅局限于手术死亡率的评价方法转变成更加综合的分析，除手术并发症的（operative morbidity）分类外，还增加了额外的临床结果评价指标。结果评价的范畴还延伸到外科诊疗过程。诊疗过程评价要求（process measure）医生遵照合适的，通常是循证的医疗程序和体系。这些诊疗程序通常包括药物的选择，抗生素的应用时间，外科技术的选择，如乳内动脉的使用，及其他有关最佳医疗措施的治疗手段。最后是组织结构评价（structural measures），如健康信息技术的应用、硬件设备的设计，系统化的临床登记的参与，还有手术量都是日益全球标准化的医疗质量评价指标，这些都属于绩效评价（performance measures）的范畴。Birkmeyer 和同事们枚举了每种疗效评价的优点和缺点[8]。例如，组织结构评价可以用管理数据通过列表的方法，以非常低的成本展示出来，这是一个明显的优势。但另一方面，许多组织结构评价并不具有改善质量的价值。尤其在小型医院，靠增加手术量或者增加投入的改革来提高医疗绩效难以奏效。这甚至可能造成负面影响（如过度手术、收费增加、床位浪费）。诊疗流程评价通常与医疗质量息息相关，且在实践上更富有可操作性，但问题是诊疗流程评价并不一定适用于所有接受相同治疗的患者，并且它与临床结果的关联并不紧密。临床结果评价是患者最重要的终点，但是精确的临床结果评价会受到样本量的制约，而且经常会缺乏适当的风险校正。

　　以下的定义摘编自卫生组织联合认证委员会（Joint Commission on Accreditation of Healthcare Organization，JCAHO，现官方称联合委员会）：

● 绩效评价（Performance measure）：可以评价一个组织有关特定程序与结果绩效的量化实体。

● 临床结果评价（Outcome measure）：用来评价某种程序结果的指标。如手术死亡率、术后纵隔感染发生率、肾衰竭和心肌梗死等等。

● 医疗程序评价（Process measure）：专门评价导致某种特定结果的医疗程序的指标。该定义的内在含义是相信该医疗程序是增加达成某种希望结局的科学基础。比如使用乳内血管桥进行搭桥的患者的比例或搭桥术后服后 β 受体阻滞剂的患者的比例。

● 组织结构评价（Structural measure）：评价医护人员、设备、设施的数量、类别和分配是否可以提供最优医疗服务的指标。如国家数据库和手术量的登记注册数量。

　　虽然对于一个好的绩效评价体系有许多的评判标准，但是以下的标准已被广泛接受：

● 评价体系必须与医疗质量相关。

● 评价体系必须是客观的、循证的，最好是经过风险校正的。

- 在临床上，医生必须对评价体系有可控权。
- 评价体系必须定义明确，以保证其可操作性。

诸多国家机构正专门致力于绩效评价体系的严格开发和评估。读者较为熟知的是国家质量委员会（the National Quality Forum，NQF），它是一个公私合营的组织，对某种评价体系进行详尽的、循证的考察，以决定该评价体系与医患双方之间的关联性。NQF 要考虑候选指标能否进行精确的评估，可行的干预措施能够提高绩效。只有在经过了严格的检验后，NQF 认证的指标才具有高标准的全国适用性。

患者满意度

心脏手术后的许多其他观察终点，如患者满意度和健康相关的生活质量，尽管没有得到很好地评价，但在绩效评估中极其重要。达到或超过患者的预期是医方的一个主要目标。对患者反馈信息的日趋重视也反映了在老龄化人群中慢性病发病率不断增长趋势。治疗目标常常是缓解症状和提高生活质量，而非治愈疾病或延长生命。在老年患者选择是否接受心脏手术时，这一问题至关重要。一项来自英国的早期报告显示，有三分之一 70 岁以上的老年患者在接受心脏手术后并不能改观他们的残疾和健康状况[9]。许多新近的研究显示，CABG 手术可以在术后 10~15 年提高多数患者的健康相关的生活质量[10]，甚至 80 岁以上的老龄患者也可获益[11]。由于发达国家人口的

日渐老龄化，基于患者满意度的绩效评价将是未来研究的发展方向。

风险分层和并发症——"游乐场的分级管理"

风险分层和风险模型

评价心脏手术是否成功的重点是根据疾病的严重程度进行患者分类。显而易见的是，术前病情比较重的患者术后预后往往不佳。人们可以采用不同的风险校正系统来评估和校正与特定术前风险因素相关的增量风险，这些术前风险因子称谓各不同：危险因素，风险预测因子，并发症或协变量。这些将会在第 8 章中详细讨论。表 7-1 中列出了部分常用的用于对接受心脏手术患者进行风险评估的指标。表 7-1 中列出的风险分层系统在不断演进，表中的描述可能无法涵盖这些评价系统的现状与未来。例如，2009 年美国胸外科医师协会发表的比较全面深入的心脏外科手术风险模型，27 个风险模型涵盖了三个亚组（单纯 CABG，单纯瓣膜病和瓣膜病加 CABG）共 9 个终点事件[12~14]。

表 7-1　接受心脏外科手术患者的风险分层系统举例

评分系统	数据来源	分类方法	终点指标
APACHE Ⅲ	17 项生理指标及其他临床信息	入 ICU 24 小时内从 0 到 299 的整数评分	院内死亡
Pennsylvania	入院时收集的临床资料	根据 logistic 回归和 MediQual's Atlas 入院严重性评分计算的住院死亡率概率（0~1）	院内死亡和手术费用
New York	出院记录中的选择性指标	根据 logistic 回归计算的住院死亡率概率（0~1）	院内死亡
Society for Thoracic Surgeon	出院记录中的选择性指标	最初应用 Bayesian 算法进行风险区间划分（百分死亡率区间），最近改为 logistic 和 Hierarchical 回归的方法	院内死亡和并发症
EuroSCORE	出院记录中的选择性指标	根据有无重要风险因子计算的加成 logistic 回归来评分	院内死亡和术后 30 天内死亡
Veterans Administration	术后 30 天的选择性指标	应用 logistic 回归进行风险区间划分（百分死亡率区间）	院内死亡和并发症
Parsonnet	出院记录中的选择性指标	根据 14 个加权风险因子用加成倍数回归进行评分（0~158）	术后 30 天内死亡
Canadian	入心脏外科时的选择性指标	根据 6 个关键风险因子用 logistic 回归 OR 值进行评分（0~16）	院内死亡，ICU 时间和术后住院时间
Northern New England	出院记录中的选择性指标与并发症指数	根据 7 个临床变量和 1 个并发症指数用 logistic 回归系统进行手术死亡概率评分	院内死亡
Cleveland Clinic	出院记录中的选择性指标	根据 13 个风险因子进行单因素 OR 值评分（0~33）	院内死亡或术后 30 天内死亡

多数风险校正公式存在几个共同点：首先，模型中的风险因子和协变量都与特定的观察终点相关。其次，如果目的是评估医疗单位的绩效，风险因子只包括了患者术前基本资料（而不是医院、医师，或者地域特征），而可能没有与医生相关的因素（比如术中用了何种心脏停搏液）[15]。第三，要建立风险模型必须保证有足够的暴露于风险因素的样本量，同时发生不良终点的患者数量也要足够。最后，还要限定所关注终点的观察时间窗（如院内死亡率或 30 天内死亡率）。

表 7-1 中所列的病情评价系统主要是基于临床评价（如死亡风险或其他的不良临床终点），表中至少有两个评价系统（Pennsylvania 系统和 Canadian 系统）不但基于临床终点，还基于医疗资源占用情况（住院时间和费用）[16,17]。表 7-1 中所罗列的九个评价体系中，虽然绝大多数方法是针对某种特定疾病的，但 APACHE III 系统并不考虑疾病的诊断[18]。

在表 7-1 中，当每一种风险分层系统从参考人群中计算出来以后，要用另外一组患者进行验证以确保其对手术死亡和其他终点具有相当的预测效力。虽然其在风险评估中发挥较大的作用，但这些风险模型并不完美[19]，事实上存在许多无法评估或不可知的个体差异和手术差异，因此进行完全精确的术前评估并不现实。所以 Dupuis 和同事提出风险分层和风险模型只能对群体患者进行良好评价，而并不能评估个体的风险[19]。之所以风险校正的方法不能完全评估个体的临床结果，其重要原因在于用来计算风险模型的数据来源是回顾性的、观察性的，往往存在内在的选择偏倚（比如，患者接受某种治疗后达到特定的效果其实是因为临床医生在给特定的患者会选择某种治疗，这个过程就产生了选择偏倚）。在观察性的数据中，患者接受哪种治疗并不是随机的，而且，来自临床医生的偏好并不一定是基于循证医学的证据。于是也就产生了一些去尝试解决观察性数据局限性的办法，包括辅助变量（instrumentail var-iable）和倾向性评分（propensity score）[20,21]。观察性数据比较容易获得，与随机对照研究相比也更加能代表"真实世界"（real- world）的治疗。Iezzoni 在著作中对风险调整作了精妙的总结，感兴趣的读者可以读一读[22]。

理想情况下，经过风险校正后的临床结果的差异应该来源于医疗质量的差别，但其实并不然。有一项研究，在假定风险校正是理想的，并且全面掌握了较差医疗单位的信息，进行死亡率的模拟研究[23]。研究者们用了一系列的模拟模型，其中包括蒙特卡罗模拟，发现在所有合理的假设下，医疗质量不良的预测敏感度低于 20%，对不合格单位的预测误差超过 50%。不合格单位与正常单位之间的观测死亡率差异实际上来源于随机变异。Park 和同事们发现，用经典风险调整方法划分为不合格的医疗单位的医疗质量其实并不比普通单位差[24]。

合并症作为危险因素

合并症作为共同诊断，往往与主要的外科诊断并不直接相关，但却可能对手术结果产生影响，因此显得尤为重要。在未进行风险校正的情况下直接进行比较，将会对接诊合并症较重的患者医生或医疗机构非常不利。合并症在心脏病患者中非常普遍，在心梗患者中，26% 的患者合并糖尿病，30% 合并关节炎，6% 的合并慢性肺部疾患，12% 的合并消化道的问题[25]。

一般医学或外科的诊断中常采用常见的合并症指数，但在心外科风险模型中没有详细定义和应用。表 7-2 比较了 13 个常用的合并症评价指数。Charlson 指数、CIRS、ICED 和 Kaplan 指数在特定的患者群体中是有效并且可信的，但是对心脏手术患者并不适用[26]。其他 9 个没有经过充分的验证，因此实用性更差。由于合并症指数存在许多缺陷，因此并没有在心脏手术的绩效评估中得到广泛应用。

表 7-2　常用并发症指数的特点与研究人群

合并症指数	指数中的变量	计算指数的加权	最终指数评分	指数来源人群
Charlson Index	19 个并发症	根据 logistic 回归死亡率推导的每种并发症状态的相对风险	加权	癌症患者、心脏病、肺炎、择期非心脏手术、截肢者
CIRS	13 个身体系统	对每个身体系统进行 0 ~ 4 评分	加权	高龄患者、许多被送进专门机构进行监护
ICED	14 个疾病分类和 10 个功能分类	对疾病分类进行 1 ~ 5 评分；对功能分类进行 1 ~ 3 评分	将疾病评分和功能评分进行再评分得到 1 ~ 4 之间的值	髋关节置换和家庭护理患者
Kaplan Index	两个分类（血管病或非血管病）	每种分类 0 ~ 3	最危重的状态。两个 2 级可以评为 3 级	糖尿病和乳癌
BOD Index	59 个疾病	每种疾病 0 ~ 4	加权	长期家庭护理
Cornoni- Huntley In-dex	3 个分类	1 – 无共患病 2 – 听觉或视力受损 3 – 心脏病、脑卒中、或糖尿病 4 – 包括 2 和 3	1-4 级	年龄大于 75 岁的高血压人群

续表

合并症指数	指数中的变量	计算指数的加权	最终指数评分	指数来源人群
Disease count	ICD-9 中疾病数	疾病的数量	最大评分基于疾病数量	乳癌、心梗、HIV、哮喘、阑尾炎、腰痛、肺炎、糖尿病、腹部疝
DUSOI Index	所有的健康问题，根据 4 个方面来排序： 1－症状 2－并发症 3－预后 4－治疗的预后	每个健康问题 0~5 分	评分算法 0~100	初级护理患者
Hallstrom Index	10 种慢性病和 6 个心脏症状	慢性病数量和心脏症状的数量	评分 = 1.67 × 慢性病数量 × 心脏症状数量	院外室颤
Hurwitz Index	三个类别评估： 无合并症 非致残合并症 致残合并症		合并症状态	腰痛
Incalzi Index	52 种病	基于死亡 logistic 回归的相对风险	相对风险的和	老年和普通患者
Liu Index	38 种合并症	每种合并症 0~5	每种合并症评分的和	脑卒中患者
Shwartz Index	21 种合并症	来自预测医疗费用的模型相对风险	每种合并症相对风险的和	脑卒中、肺病、心脏病、前列腺癌、髋关节骨折和腰痛

引自 de Groot 及其合作者[26]

也许合并症评分系统的最大缺陷在于用来建立系统的数据不够精确。用来建立评分系统的数据来源有二：1）用于建立出院概括数据的住院数据库；2）门诊患者随访报告，包括问卷和分析图表。用于建立住院信息数据库的诊断信息往往是由不参与医疗活动的人员录入，出院编码和住院信息不准确的现象很常见[27,28]。在多数重症患者中，次要的诊断往往不被记录，此外，门诊患者的随诊的准确性很难得到重复校验，导致数据严重失真。尽管存在这些缺点，通过分析比较医生或医疗机构的临床疗效，在不进行风险调整的情况下，纵然不精确，但仍有可能甄别出接受大量老年重症患者的医生或机构。

■ 风险模型的效力

许多心脏外科手术风险模型是用于评价手术疗效（表 7-3）。

风险模型所包含的危险因素在用于评估医疗质量之前，必须先进行精确度检验。冠脉再血管化手术中，许多患者变量可作为候选预测手术死亡率的风险因素，如血清 BUN 水平、恶病质、氧供、HIV、手术量、体外循环时低血细胞比容、冠脉直径、参与手术的住院医师。表面上看来，这些变量是有效的风险因子，但实际许多变量并不是。如表 7-3 中所列的变量，所有的备选变量都要进行严格的筛选。通过回归诊断（如受试者操作曲线（ROC）和交互证实研究）表 7-1 和表 7-3 中的模型在结果预测方面表现良好，但是并不完美。从统计学的角度来看，模型中所包含的风险因子并不能解释所有手术死亡率的变异性。因此，在模型中引入新的假设变量有可能提高模型的有效性的准确性，但之后必须对新的模型和所引入的新变量用交互证实和其他的回归诊断的方法进行进一步的验证。

表 7-3　最近发表的风险变量用于预测冠脉搭桥死亡率模型

风险模型	STS	NYS	Canada	USA	Emory	VA	Australia	Can-ada	Clevel-and	Israel	Duke	NNE	Stroke	Parson-nnet
患者数	774881	174210	57187	50357	17128	13368	12712	12003	7491	4918	4835	3645	3055	2152
风险因子数	29	29	16	13	7	6	9	5	9	7	9	9	10	8	合计
年龄	×	×	×	×	×	×	×	×	×	×	×	×	×	×	13

续表

风险模型	STS	NYS	Canada	USA	Emory	VA	Australia	Can-ada	Clevel-and	Israel	Duke	NNE	Stroke	Parso-nnet	
性别	×	×	×	×	×	×		×	×		×		×		10
外科急诊	×	×		×		×	×		×		×	×	×		9
射血分数	×	×	×			×		×			×		×		9
肾衰	×	×	×	×	×						×	×		×	8
肌酐	×														
既往 CABG	×	×		×	×				×						7
NYHA 分级		×	×	×	×		×				×				6
左主干病变	×	×	×						×		×	×	×		7
病变冠脉数	×	×	×			×					×		×		7
外周血管病	×	×		×			×		×	×					6
糖尿病	×	×	×			×					×			×	6
脑血管病	×	×		×	×		×								5
术中/术后变量				×				×		×				×	4
心肌梗死	×	×	×	×	×										5
体格小大	×	×	×									×			4
术前 IABP	×						×								4
心源性休克/不稳定	×	×	×									×			4
COPD	×	×	×												3
PTCA	×	×		×											3
心绞痛	×		×				×								3
静脉硝酸盐		×					×								2
心律失常		×								×					2
心脏手术史	×		×				×								3
血流动力学不稳定	×	×											×		3
Charlson 并发症评分												×	×		2
透析依赖	×	×	×												3
瓣膜性心脏病	×														11
肺动脉高压		×											×		2
利尿剂		×					×								2
系统高血压	×								×						2
血浆白蛋白										×					1
种族	×	×													2
既往心衰史	×											×			2
心梗时间	×	×													2

续表

风险模型	STS	NYS	Canada	USA	Emory	VA	Australia	Canada	Cleveland	Israel	Duke	NNE	Stroke	Parsonnet
心指数										×				1
左室舒张末压力													×	1
CVA 时间	×	×												2
肝病				×										1
新生物/转移性疾病				×										1
室壁瘤				×										1
类固醇	×	×												2
洋地黄		×												1
溶栓治疗													×	1
动脉碳酸氢盐										×				1
升主动脉钙化													×	1

目前并不明确纳入更多的变量是否能增加回归模型的质量和预测效力，采用精简模型还是多变量的模型还存在争议。例如，美国胸外科协会（STS）的风险预测模型，如表7-1和表7-3 所示，包含了较多的变量，而多伦多的风险调整体系则只纳入 5 个预测变量（表7-3）。然而回归分析表明这两个模型比较相似，也就是说这两个模型的精确性和预测性方面表现相当。研究表明，模型中主要的预测力其实只由相对较少的几个风险因素所提供的[29,30]。另有研究发现，对风险模型的因素进行限制并无助于理解和解释所有与手术风险有关的重要因素[31]。此外，风险预测模型可以用来预测特定患者人群的总体临床结果，但是不能准确预测某个特定患者的结果，因此，还需要进一步研究以明确不同的分层模型之间风险因子存在差异的原因，确定哪个模型最适合用于质量提高与疗效评价。

有时，阴性结果研究表明，某基线变量并不是特定临床结果的危险因素，但是在解释阴性结果时更要慎重考虑[32]。许多备选风险因子由于应用不合适的样本而得出与对照组无差别的结论，但并没有得到合理的检验。例如，Burns 和同事们对43 例行择期搭桥手术的患者进行术前模板出血时间的研究[33]，发现皮肤出血时间延长的患者并术后出血量不一定增加。他们还报告了 5 例出血时间延长超过 8 分钟的患者，这少部分患者术后输血量有增加的趋势，但出血时间长的患者组与短的患者组之间没有显著性差异（$P = 0.05$）。使用该作者的数据，很有可能计算出该阴性观测值的 β 误差小于 0.5，这意味着阴性结果有 50% 的几率是假阴性结果。如此高的假阴性率的出现是较小的样本量和出血时间值的变异性所致。我们发现，在两个不同的研究中，延长的出血时间（> 10 分钟）是搭桥术后输血增加的重要多因素危险因素[34,35]。虽然出血时间作为筛选性检查的价值还存在争议，但是仅靠一个不确定的阴性试验（如 Burns 及其同事的研究）就排除出血时间，仍可能会漏掉潜在的重要危险因素。因此，在解释阴性结果的试验时，尤其是小样本的研究，要特别慎重。Freiman 及同事们在回顾了 10 余年跨度的医学文献后，也发出了类似的警告[37]，他们发现在 71 项结果为"阴性"的随机对照研究中，有 50 项因为样本量过小而掩盖了 50% 的干预治疗效果[37]。由此他们得出结论，许多因为阴性结果的临床试验而被放弃的治疗方法仍然可能是有效的。如今，与 Freiman 及其同事的早期报告相比，杂志编辑和作者们也渐渐认识到样本量、统计把握度与阴性结果的关系，尽管如此，文献报告中的阴性结果仍需审慎分析和对 II 类统计学错误的理解[38]。最后，一些风险因子尽管不能提高某个特定模型的区分度，但对某个特定的患者而言，它们仍可能是重要的疗效预测因子[39]。

心脏外科绩效评估的目标

医疗质量评价- 如何正确地应用？

心脏病医疗质量评价的价值不言而喻，但这个目标又难以捉摸，好似如何定义"色情图片"一样——虽然众所周知，但是却很难去准确地给出定义。没有一个统一的定义是目前面临的主要问题。绩效评估是心脏外科疗效评价的一种方式，达不到相应的绩效标准的医疗单位会被指责误用医疗资源。但是也有一些方面并能不用这些指数来评价，包括不恰当医疗或不平等医疗（如女性和少数民族往往接受较差的医疗待遇）。不适当的手术一般是指过度医疗，或没有提供充分的医疗服务，二者在心血管病的治疗过程中都很常见。例如，心血管的诊断性操作的应用率就存在着明显的地域差异，但这种差异与生存率或疗效提高相关性的证据明显不足。在一项研究中，45% 的德克萨斯急性心肌梗死患者接受心血管造影检查，而纽约州则只有 30%（$P < 0.001$）[40]。另外一项研究发现，行心脏手术的患者所接受的医疗服务存在较大的差异[41]，在 6 个患者来源相似的医疗机构中（退伍军人医疗管理中心），它们的择期手术、急迫手术和急诊手术所占的比较差别比较大，择期手术从 58% ~96%，急迫手术 3% ~31%，急诊手术 1% ~8% 不等[41]，术前应用 IABP 控制不稳定心绞痛的比例为 0.8% ~

10.6% 不等,差异高达 10 倍[41]。此外二尖瓣手术、颈动脉内膜剥脱术和术中输血等操作中同样存在与医生决策相关的差异[42~44]。这些差异反映出临床实践中医疗干预效果存在不确定性,医生的临床判断也存在着客观区别。

虽然医疗干预之间的主要的差异主要来源于某个方面的过度医疗[45],但近来的研究发现许多治疗手段(PTCA 或 CABG)的使用不足也是差异的来源之一[46,47]。无论是心血管病治疗的使用不足还是过度医疗,医疗资源使用的区域差异都说明急性心肌梗死(或其他的相似的疾病)的"正确"处理措施是难以严格定义的,同时对这类患者医疗质量的定义也是不完善的。心血管病治疗的地域差异只是医疗措施不确定性的范例之一。年龄、性别、种族、社区大小以及医院的特点均可影响诊断和手术,也没有证据表明这些因素就能够直接影响心脏疾病的适宜治疗[48,49]。尽管绩效评价能够评估医疗质量,但定义最佳医疗和缩小差异仍是医疗结果评价项目实施之外重要的工作内容。

提高医疗质量(专家指南)

界定某种特定疾病的"最佳治疗"并非易事,专业组织机构就转而推荐疾病的实践指南或者"建议治疗方案"[50,51]。这些实践指南已发表的证据,包括随机对照研究和风险校正后的观察性研究,同时也囊括了专业领域内的专家意见。如冠脉搭桥的实践指南就在互联网上发布后,不但专业的执业者,普通的公众也可以方便地获得。指南是基于不同文献证据支持的一系列治疗建议,指南的推荐强度一般按推荐级别进行分级并按所参照的文献证据进行划分。胸外科医师协会证据工作组和美国心脏学院/美国心脏协会实践指南工作组所应用的典型分级体系有三级:

● Ⅰ级-有证据证实和(或)一般的共识认为某种手术或治疗是有益、有用和有效的。

● Ⅱ级-有相互矛盾的证据和(或)有分歧的意见认为某种或治疗是有用或有效的。

Ⅱa 级-倾向于有用/有效的证据或意见的权重较大。

Ⅱb 级-当前的证据或共识不支持该治疗有用或有效。

● Ⅲ级-有证据证实或一般共识认为某种手术或治疗是无效的,甚至在某种情况下是有害的。

不同推荐级别所对应的证据水平从高质量的随机对照研究到专家意见分为三级:

水平 A- 数据来源于多中心随机对照研究或荟萃分析。

水平 B- 数据来源于单中心随机对照研究或非随机研究。

水平 C- 数据来源于专家共识、病例研究或者是医疗标准。

指南为外科医师提供了被广泛接受、循证的医疗准则,其最终目标就是减少实际医疗实践与标准的偏离。指南的制定是一个不断发展的过程,最佳的方案仍然存在变数。许多专业的指南中的推荐内容来源于低水平的证据,包括专家共识[52]。许多已发表的指南与当前普遍接受的标准不同[53],并且实践指南的应用存在一定阻力[54]。例如,心脏术中出血管理指南尽管已经发布,但并没有有效地减少非自体输血[55]。在临床输血与血液保护干预方面目前仍存在较大观念差异[56]。在改变医师临床实践方面,指南的有效性存在着局限性,这也是指南研究的主要困境。因此在临床指南发展过程中,最重要的方面仍然是真实世界中的贯彻应用。

功效性研究(RCTs)与有效性研究(观察性研究)

心胸外科领域有许多功效性研究。这些研究旨在独立地考察某个手术或器材是否有益于患者的临床结果。功效性研究的群体是特别挑选的包含某种共性的患者。典型的功效性研究包括随机的前瞻性临床试验(RCTs),这是在严格限定的人群中应用某种手术或器材,并与严格匹配的对照组进行结果对比。功效性研究与有效性研究有所不同[5],后者针对整个群体,并尝试找到可以达到最佳治疗的手段,可使外科医师个体在群体中取得最佳的临床结果。对大样本的患者施以某种治疗手段(如心脏瓣膜或血液保护技术)进行回顾性分析就是这方面的典型案例。风险分层可以找出结果与风险因子之间的联系,风险校正方法学的提高,如倾向性匹配(propensity matching)[57],可减少基于人群的回顾性研究的内在偏倚,但并不能完全消除观察性研究的所有混杂因素。

应用风险分层来提高患者医疗质量的合理策略是,先将回顾性研究的样本中高危亚组区分开来,然后应用 RCTs 的方法,在该亚组中检验可以提高临床疗效的干预方法。这种途径一般最终可以找到提高疗效的方法。例如,术后输血病例研究发现以下几个因素与过多输血(定义为 CABG 术后 4 个单位)显著相关:①模板出血时间;②血细胞比容;③体外循环时间;④高龄[35];基于上述回顾性有效性研究的结论,研究者假设减少 CABG 术后输血的干预手段更可能惠及出血时间延长和低红细胞容积的患者。为了验证这一假设,有人设计了一个前瞻性的临床试验,在 CABG 患者应用了两种血液保护技术,富血小板血浆回收和全血等容稀释,结果发现血液保护的干预只在高危患者可以起到减少出血和输血的作用[34]。这些研究提示许多昂贵的干预手术手段,如富血小板血浆回收在高危患者中更为有效,可以用风险分层的方法对高危患者进行限定。

结果分析的其他目标:节约开支和转变临床实践

经济因素是医疗改革的主要影响因素。美国的医药卫生开支占国民总收入的15% ~20%,并且这个比例每年以6%左右的速度在增长。因此,拨款机构也希望情况有所改变,并且有研究提出20% ~30% 医疗开支是不恰当的,参照循证医学标准,医疗不足和过度医疗的现象并存,这一结果推动了医疗改革的需求[58]。这导致了一个重大的转变,医疗开支正在渐渐变得和临床疗效同样重要,可将二者共同视为"效价",等于医疗质量除以开支。

前文提到,由于医疗实践中的变异性导致医疗开支的不合理分配。研究显示从药物发明到大多数的患者可以由此获益存在 17 年的间隔时间[59]。从外科医师的角度来讲,不能及时更新知识需要以患者的致残和死亡作为代价[60]。解决问题的办法是要通过改变医师观念,用循证的态度来开展临床工作,但做到这一点绝非易事[61]。医师如何改变才能提高临床疗效?证据显示,经典的疗效评估、病例分析(一般是以发病率和死亡率来表现)并不是经济有效的办法,也不能改变医师的实践,未必能提高医疗质量[62]。而是要用医院的、地区的和全国的医疗模式进行外部衡量，而不仅单纯考虑发病率和死亡率。一个可行的模式是医疗质量的提升要通过重视监督质量评价的内部机制和外部衡量之间的适当平衡[62]。风险调整是一个重要的内容，尤其对于后者而言。因此外科医师在做高危手术时才不会因为潜在的不良临床结果而蒙受处罚。精确的风险评估可以兼顾平衡，确保所有人都能接受。

■ 奖励高绩效者（"按质量付费"）

绩效评价被视为质量评估的基石，为了达到患者的要求，需要确定绩效评价指标并将这些措施整合入组织功能中（如医疗与患者服务的技术层面）。进行这种质量管理要遵循以下步骤：

- 特定的患者群体；
- 制定医疗程序评价指标作为该患者群体的质控模板；
- 收集医疗程序评价结果；
- 跟踪参与单位对绩效评价手段的依从性；
- 收集结果建立正常参考标准；
- 参与单位收到数据反馈并与基准点比较；
- 评估参与单位对绩效评价手段的依从性。

显而易见，这个方法的有效性主要取决于绩效评估的有效性，这一认识促生了几个专门致力于研究精确绩效评估方法的国家级组织机构，最有名的是国家质量委员会（National Quality Forum，NQF）。

在胸外科医师协会的帮助下，NQF 在制定成人心脏外科的国家标准的工作中起到核心作用，并产生了 20 个 NQF 认可的标准（表7-4）。这些标准构成了国家认可的，可以用来衡量心脏外科医疗质量的工具。在此之前，在心脏外科领域尚无与质量有关的达成共识的特定参数。NQF 成为了心脏外科的质量评价"工具箱"，政府可以用来进行质量评估，优化资源配置。

表 7-4　NQF 认证的心脏外科国家标准

1. 参加心脏外科的系统数据库。
2. CABG、瓣膜病和 CABG + 瓣膜病的外科手术量。
3. 预防性抗生素应用时间管理。
4. 预防性抗生素的选择。
5. 术前 β 受体阻滞剂的应用。
6. 应用乳内动脉。
7. 预防性抗生素的应用时间。
8. 插管时间延长（术后小于 24 小时）。
9. 胸骨切口重度感染率。
10. 脑卒中/脑血管事件发生率。
11. 术后肾功能不全。
12. 外科再次探查。
13. 出院时的抗血小板药物。
14. 出院时的 β 受体阻滞剂。
15. 出院时的降血脂治疗。

续表

16. CABG 风险校正后的手术死亡率。
17. 主动脉瓣置换（AVR）风险校正后的手术死亡率。
18. 二尖瓣置换（MVR）风险校正后的手术死亡率。
19. MVR + CABG 风险校正后的手术死亡率。
20. AVR + CABG 风险校正后的手术死亡率。

STS 数据库为表 7-4 中的绩效指标提供了基准点，NQF 指标的最简单的应用就是医疗机构直接与基准数据进行比较，进而医院管理层确定改进的目标，以期提高医疗质量，因为财政部门更愿意提供更多的资源给达到基本标准的医疗机构。

进行绩效评价还有更为复杂的方法，把医疗程序、结构和结果指标整合成一个复合的体系[63]，是近来最为重要的发展趋势。美国医学院非常推崇复合模型，他们给医疗机构提供的质量评估比单一指标更为全面，同时还将某个医院与国家标准进行相对比较。比如有可能一个医院的 CABG 死亡率较低而乳内动脉的使用率较低，这便会影响到患者的远期结果，用一个复合指标就可以涵盖这两个方面的内容。

人们普遍认为只要把质量评分与回报相挂钩就可以刺激质量的提高[64]，这个概念一般称作看业绩买单（pay-for-performance，P4P），或者叫按质付费（Value-based purchasing），许多机构支持这种做法。在私人企业中，这种绩优回报可以取得很好的结果，因此大多数人也都相信在医疗行业管理方面也应该同样适用，P4P 一般用于第三方支付。以前医疗支付主要是根据所接受患者的数量与复杂程度，但是按照 P4P 原则，一部分支付就要取决于服务的质量而不仅是数量，但是回报性支付是否刺激提高医疗服务质量仍需拭目以待。

有几种与 P4P 相关的回馈模式，但最为常见的还是锦标赛模型，该模式中没明确的赢家与输家，赢家的奖金是输家的减少的拨款额而来的。虽然该方法较为简单而被广泛应用，但是这种"拆东墙补西墙"的预算平衡模式却恰恰给那些本来需要财政支持的医疗机构造成了障碍[65]。在未来的几年内，不管应用何种模型，在外科领域绩效评价仍是大势所趋。

心脏手术的评估模式

■ 用手术死亡率评估

目前，大量的心胸外科的临床结果评估是以手术死亡率作为观察终点的，尤其对接受冠脉再血管化治疗的患者。表 7-3 中列举了对冠脉再血管化患者进行手术死亡率评估的诸多风险模型，表 7-1 和表 7-3 中列出的许多风险分层模型都可用以评估 CABG 死亡风险。因为死亡率是一个非常明确的、备受患者关注的终点，并且准确性较高。对于缺血性心脏病，表 7-3 所列的都是一些与相关风险分层系统的相关重要风险因子。在不同的系统中，手术死亡率的定义也不尽相同（有用 30 天死亡率，也有用住院死亡率），但表 7-3 中所列出的各种模型所包含的风险因素大多比较相似，有些变量几乎在所有的模型中均出现，而有些则较罕见。由于每个模型都用独立的数据组验证过，因此用任何一种风险模型进行 CABG 手术的术前评估或者进行医疗质量评价（医师或医疗机构）都具合理性。但是用

表 7-3 中的风险模型进行外科医师或医疗机构质量评价时要注意，前文已经提到，风险模型并非完美，如果评估结果明显异常，一定要结合临床进行核实。

决定是否要用一个模型来进行医疗质量评价时，需要注意分层模型的一些重要特点。Daley 总结了可以验证任何风险分层模型的一系列要点[66]。不同医师或医疗机构风险校正后死亡率的差别并不一定反映医疗程序和结构的差别[67]，这个问题值得进一步探讨。

用术后并发症和医疗资源利用

非致死性并发症占缺血性心脏病患者术后并发症总数的 95%，但是显而易见，所有的非致死性结果不尽相同。肾衰需要终生透析的患者，或者是一位严重胸骨切口感染的患者，其出院时尽管没有严重并发症，但与未发生并发症的患者相比预后结果也并不相同。STS 数据库入选的患者 85% 出院时未发生并发症。术后存活患者的并发症可以是严重的器官功能衰竭，也可以是生活轻度受限或不满意，但相关的花费却占据总花费的绝大部分。据估计，每年 CABG 手术住院开支的 40% 是用于那 10% ~ 15% 的术后出现严重并发症的患者[68]。这种统计学原则称为 Pareto 原则，即减少高风险心脏外科手术患者的术后并发症可以大大地降低医疗支出。

心脏术后非致死性并发症包含了许多信息，几个大型数据库报道了非致死性并发症和增加手术花费的风险因素。表 7-5 概括了一些导致严重术后并发症和增加医疗资源的危险因素。

表 7-5　与增加住院时间（L）相关的风险因素，增加的器官衰竭的发生率（M）或冠状动脉再血管后的增加的住院时间和器官衰竭并发症（L/M）

风险因子	STS[69]	升级后 STS[13]	Boston[148]	Albany[68]	VA[149]	Canada[17]
人口统计学						
高龄	M	M	L		M	L
术前低血红蛋白容积	M			L/M		
种族		M				
女性	M	M				L
疾病特异性诊断						
CHF	M	M	L	L/M	M	
合并瓣膜病	M	M			M	L
再次手术	M	M			M	L
左心功能不全（EF）	M	M				L
外科优先	M	M			M	L
三支病变		M	L			
术前 IABP	M	M				
心内膜炎活动期					M	
左主干病变		M				
术前房颤		M				
合并症状态						
肥胖		M	L			
肾功能不全	M	M	L	L	M	
糖尿病		M				
外周血管病	M	M		L	M	
慢性阻塞性肺病	M	M		L		
脑血管病	M	M		L/M		
高血压	M			L/M		
免疫抑制		M				

CHF：充血性心力衰竭；IABP：主动脉内球囊反搏

STS 术后并发症风险模型

许多年以来，手术死亡率是判定 CABG 手术成功的唯一标准，现在这个概念拓宽到了与 CABG 有关的整个住院治疗过程。业内一致公认，非致死性并发症在 CABG 质量评估中具有举足轻重的作用，但是许多并发症相对难以定义和追踪，要进行风险校正尤其困难，因为多数并发症的风险因素还不得而知，一些并发症的发生率较低，这也给统计分析的造成了阻碍。

Shroyer 及其同事用胸外科医师协会数据库的全国性数据验证了五个重要的 CABG 术后并发症：卒中、肾衰竭、CABG 术后 24 小时内再手术，术后机械通气大于 24 小时，纵隔感染[69]，此后他们又应用现代统计学方法进行并发症模型的修订[12-14]。2009 年，STS 并发症模型用 2002 到 2006 年的数据再次更新，同时还建立一系列特殊模型：单纯 CABG 模型、单纯瓣膜病模型、CABG + 瓣膜病模型。由于拥有最新数据和大量的患者（单纯 CABG 模型建立纳入了 774881 例患者），目前建立了最全面，最有国家代表性，记录最完整的并发症模型，相信这些模型将来在进行绩效评价中可以起到重要作用。

患者满意度作为观察终点

外科疗效中的患方评价是判断绩效的另外一种途径。但是评价患者所汇报的结果存在一定的困难，因此心胸外科医师对患者术后满意度的评价重视程度明显不高。问题是患者汇报的疗效有时主要取决于患者是什么样的人，而并不取决于患者接受的服务，比如说受过良好教育收入较高的年轻的白种人更倾向于给医疗服务做出不好的评价[70]。

许多研究专门针对评价患者满意度的工具，至少有两种工具是用来评估患者满意度的：健康调查简表（SF-36）和 San Jose 医疗组患者满意度评价[72]。目前这些患者满意度评价手段尚不能用于不同医疗服务之间的比较，主要由于用于计算这些工具的原始数据质量不高，如较低的反馈率，不合适的样本量，应用较少，没有一个合理的基准参照。但是也有证据表明，将患者的满意度信息反馈给临床医生可以提高医疗质量[73]。医疗管理机构和医院有可能用患者汇报的满意度信息开展不同医疗机构间的比较。

风险分层方法可以判断哪些患者最适合再血管化治疗，并在治疗后获得最佳的生活质量和功能状态。影响术后生活质量的危险因素包括女性[74]、合并焦虑或抑郁[75,76]、出现胸骨感染并发症[77]。有趣的是，CABG 的患者中期生活质量评估与经皮冠脉介入的结果相似[78]。一项对比性研究发现，65 岁以上和 65 以下（包括 65 岁）患者的生存质量评估（症状、心功能分级、日常活动、情感和社会功能）是相似的[79]。这项研究发现了病情的严重程度与临床指标之间的关系，术前的并发症越少，患者术后 6 个月的功能状态和生活质量就越高。相反，Rumsfeld 及同事发现，与术前的状态较好的患者相比，CABG 术前的状态相对较差的患者术后反馈的满意度改善更为显著（表 SF-36）[80]。有趣的是，作者还发现，术前较差的生活质量自我评价是 CABG 手术死亡的独立危险预测因素[81]。该发现提示我们对 CABG 术后患者满意度可能与术前并发症、手术适应证、技术复杂性和手术本身有关，但对其风险因素尚

知之甚少。到目前为止，还没有针对 CABG 患者满意度的风险预测模型。

CABG 的综合绩效评价

近来，绩效评价的范围扩展到非致死性不良事件。NQF 纳入了 5 个主要的并发症（脑卒中、再手术、延长的通气时间、肾衰、胸骨感染）作为重要观察终点建立心脏外科的绩效评价体系，其中还纳入了医疗程序评价的内容，包括乳内动脉的应用和围手术期循证药物的使用（术前 β 受体阻滞剂、出院 β 受体阻滞剂、降脂药和阿司匹林），另外加入某项注册登记系统和手术量亦被纳入质量结构性评价的内容。2005 年，STS 着手建立 CABG 质量的综合评价体系，包括了许多个 NQF 的评价指标。美国医学院和 NQF 之所以倡导医疗质量的综合评价，是因为与单项评价相比，综合评分可以提供更为全面的信息，而且，增加的终点指标可以提供更多的观测值，从而更容易将不同的医师或机构之间的差别区分开来。2007 年，STS 建立了综合绩效评价体系，包括了 4 个质量范畴（风险调整后的手术死亡、风险调整后的主要手术并发症、再血管化应用乳内动脉和 NQF 认证的药物治疗）的 11 个临床结果和诊疗流程重点[63,82]，在该框架下，结合综合评分，按照它们的绩效 99% Bayesian 概率低于、等于和高于 STS 水平分别将医疗服务提供者分为三个等级，分别给予 1、2 和 3 颗星。该综合评分方法正逐步被医疗机构所接受，也是医疗管理部门应用最多的评价 CABG 质量的系统。不仅如此，从该评分系统反馈给医疗机构的信息可以显示它们优点与不足，从而指导机构开展内部整改提高质量。

通过数据提高绩效—病例分析研究

STS 数据库和质量提高

早在 1986 年，STS 委员会成立并建立了心脏外科的国家数据库，随后美国胸外科医师协会意识到建立心脏外科的国家标准的迫切性。该委员会收集并分析数据，建立起心脏外科的国家标准。STS 数据库是一个自愿加入的数据库，目前纳入了 90% 以上的美国心脏中心，参与中心收集每位心脏外科患者详尽的信息，这些数据按季度汇总到杜克临床研究所（DCRI）。数据分析后以基准数据和风险调整后的结果报告给各参与中心，如此可以使成员单位有针对性地进行改善提高，这样可以建立整改过的质量评价和绩效提高系统。该数据库质量评估和工作量记录方面具有多项重要应用价值。

STS 数据库可以用来精确评估胸外科医师的工作负荷，正如丘吉尔所言，从来没有这么多的医生和其他的医学从业者会仰"少数人"的鼻息。这里的"少数人"指的是美国医学会/专科相对价值尺标更新委员会（American Medical Association/Specialty Society Relative Value Scale Update Commitee，RUC）的 29 位成员。RUC 提交给医疗保险和医疗救助中心的建议关系到医生服务的相对价值，从而影响到医师收入的多少。STS 数据可以监测几年来的心脏外科患者特征的变化趋势，该信息是 RUC 考量的重要内容，一般来讲与 RUC 的协议往往是基于较小规模的调查，但应用 STS 数据可以提供更加公平和有意义

的工作量分析的客观信息[83]。

STS 数据库向各中心汇报和反馈的过程可以显著地提高绩效。数据信息显示，从 1993 年到 2008 年，CABG 手术风险不断增长，但实际观测的手术死亡率却同期由 4% 以上下降到约 2%。

该数据库在国家质量标准的建立方面起着核心作用，数据库所提供的信息可以用来监测分析 NQF 所提出的如表 7-4 中所列出的执行标准，专门的 NQF 的报告可以让 STS 数据库的参与者应用国家标准来反映心脏外科的质量。不但如此，STS 还采用复合终点体系，这些复合指标可以代表所有 CABG 评价指标（结构、过程和结果指标）[13]。与单项指标评价相比，复合评分似乎是更好的绩效评价标准。

公众对医方报告卡和分级系统一直有着强烈的诉求，关于这种报告系统的优缺点将在本章的其他地方述及。值得注意的是，大多第三方拨款者介入了这些评价卡的建立过程。为了取得改进这些粗略评分系统的优先权，STS 的专家们基于来自 STS 数据库的客观信息建立了一种公平而有意义的质量评分系统[13]。

STS 数据库如今包括了大约 300 万患者的信息，成为全世界最大的心脏外科数据库。它是心脏外科珍贵的资源库，其风险评价系统也成为心脏外科公认的质量评估标准，同时它还有许多重要的实际应用价值，包括绩效评价、工作量归档、医疗机构和全国性质量控制标准制定。这些应用有助于提高医疗质量，保证整个专科在国家调整计划中得到全面展现。

管理原则与绩效评价

美国的医疗保健事业在过去的 100 年间取得了长足的进步。基因分子水平治疗疾病的时代也即将到来，此外，心脏外科已能够治疗 10 年前认为不能手术的患者。然而大家对现如今的医疗系统并不十分满意，抱怨费用太高、覆盖面窄、效率低下和忽视疗效本身。这类似二战后日本工业的混乱状态，走出二战的混乱与危机之后，日本成为效率的榜样，这种转变归功于两位设计师，美国统计学家 W. Edward Deming，另一位是罗马尼亚裔美国理论家 J. M. Juran。他们主导建立了一系列质量管理和提高效率的原则。他们的努力在日本被高度认同，每年会颁发 Deming 奖给完成高质量任务的个人。Deming 和 Juran 的著作已成为工业质量管理的经典[84,85]。

Deming 和 Juran 的质量管理有时被称为整体质量管理（TQM）。日本工业的大转折使许多组织接受并改进了 TQM 的原则，其中也包括医疗机构和医疗评估机构。表 7-6 列出了 TQM 的主要特点，在 Berwick 及其同事的书中描述了将 TQM 原理应用于医疗领域的范例[86]，他们还列举了国家医疗质量提高论证计划应用 TQM 原则来解决一系列的健康问题。全美共有 21 个的医疗机构参加了一项学习并在一个单位内的各个层面贯彻 TQM 原则的实验，在不同程度上提高了患者服务能力（患者医疗过程的改善）。

表 7-6　整体质量管理（TQM）应用于医疗保健的原理

原理	解释
医疗保健系统是一个流程系统	这个流程的目的就是向该源流程的输入端增加价值，每个在组织结构中的人就是一个或多个程序一部分。
质量缺陷源自医疗流程中所存在的问题	以前光依赖于份额、量化目标和纪律来管理是不可能提高质量的，因为这些方法的潜台词是员工存在问题，只要员工好好做，质量就能提高。其实流程中存在的问题不在于员工，质量提高重在打消员工的恐惧，打破部门间壁垒，这样组织内所有的人才能像一个团队有效率的工作。
医患关系是医疗质量最重要的部分	任何一个患者都要信赖机构，质量提高的目的就是建立稳定的、长期的、互相信赖的医患关系，目的是满足患者的需求，很明显一个医院最富竞争性的优势就是满足患者的需求，如此它才能有市场、减少开支并提高效率。
理解差异产生的原因	不了解在关键流程中所产生的差异是许多严重质量问题产生的原因，无法掌控的流程是有缺陷的，难以研究和评估的。对于某个结果，管理者必须明白随机差异与特定差异的区别。
建立新的组织结构体系	管理者是引导者而不是监工。消除客观量化目标管理方式，清除那些可能削弱员工工作荣誉感的障碍，使机构中的每一个人的劳动都能转化为优质产品。
关注最重要的个别流程	这被称作 Pareto 原则（Juran 首次应用），意思是如果有许多因素对某一个结果有贡献，其中相对少的个别因素起着主要作用，通过针对这些重要的少数因素的改进，可以达到事半功倍的效果。
提高质量可以节约开支	低医疗质量意味着高开支。医疗事故、高昂实验室检验的滥用、不必要的长时间住院，就是例证。质量控制太耗钱的说法是不正确的。
统计学与科学思维是质量的基础	管理者必须根据精确数据，用科学的方法做出决策，除了管理者外，机构中所有的成员，都要把利用科学方法来提高效率当作日常工作的一部分。

TQM 的发展和成功刺激了其他相似质量管理理念的诞生,比如 Motorola 的 6-Sigma 方法、丰田生产系统、Lean 制造原理、迪斯尼流程管理系统、改变管理系统和约束理论。这些管理模式的共同特点是:通过仔细分析产出过程和瓶颈,减少浪费和错误。只要是可行的,就经常应用统计学质量控制、强调标准化、减少产出差异,对待问题主要针对系统管理途径而不是针对个体。有些管理方法用运于医疗领域,最典型、最成功的例子是西雅图的弗吉尼亚 Mason 医疗中心。

整体质量管理是最常用于医疗领域的管理方法。TQM 源自严谨的观察。例如,术后过量输血可以增加死亡率,包括传染病、增加感染风险并增加费用。在 TQM 计划中,每一个步骤都有书面的流程图(比如 CABG 术后输血的步骤)。提高输血过程质量的合理切入点应该是针对有可能占用大量血液资源的少数高危患者。意大利经济学者 Pareto 发现,在一个复杂的过程系统中,主要的结果是由极少数的因素决定的,这个发现被叫做 Pareto 原理。Juran 是第一个将这一理论应用于美国和日本制造管理的[85]。用图表的方法来分析一个过程的结果范围在统计学中经常用到,称为 Pareto 图表。图 7-2 是血制品使用的 Pareto 图表的举例。图 7-2 表明心脏手术后,20% 的患者消耗了 80% 的血制品,通过降低这 20% 高消耗患者的输血量可以大大地节约开支,同时亦可降低并发症的发生。基于 TQM 的目的,可以采取一定的策略来降低这一部分高危患者的血制品消耗量。TQM 的工具,如数据样本策略和对照图表的应用也在此过程中起到重要作用。

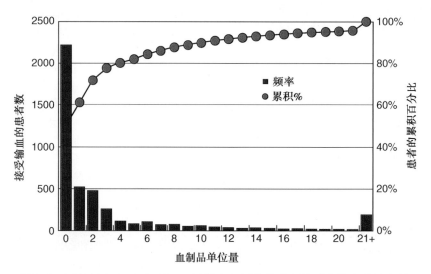

图 7-2　四年间 4457 名在 Albany 医学中心医院接受心脏手术的患者输血的 Pareto 图

■ 北新英格兰 TQM 计划

基于 TQM 的心外科质量提高最典型的代表当属北新英格兰心血管研究小组(Northern New England Cardiovascular Study Group,NNECVDSG),该小组成立于 1987 年,由临床医师、科学家和管理者自愿组成,联合推行了北新英格兰的心外科计划,其宗旨是通过系统数据收集和信息反馈来提高心血管医疗的质量。成立不久后,他们就建立并验证了一个 logistic 风险模型用来研究其成员机构中的病例混杂差异[87]。他们应用该模型分析了从 1987 年 7 月到 1989 年 8 月的 3055 例来自 Maine、New Hampshire 和 Vermont 的 5 个不同医疗中心的 CABG 手术疗效,总体未调整的 CABG 死亡率是 4.3%,但是在不同中心间却存在显著差异(3.1% 到 6.3%),甚至在病例混杂因素调整后,不同中心间(p = 0.021)和不同医师间(p = 0.025)的差异依旧显著。1990 年,NNECVDSG 发起了一项区域性的干预性措施旨在减少 CABG 绝对死亡和医院间差异[89]。该 TQM 方案的三个主要内容包括:结果数据的反馈、持续的质量提高技术训练和每个程序的监督,在后者的执行中,每个学科的督察者主要关注该医院相关学科的实际工作,这种监督机制引起了一系列的变革,包括技术方面、医疗过程、人事组织和训练、决策和医疗评估方法,在这些干预下,不同病情患者的实际死亡均下降到预期死亡率以下。

在这些里程碑式的文章之后,诸多联合机构的规模不断扩大,注册登记研究的发表为心外科患者医疗质量提高的奠定了基础。这些文献内容广泛,包括术前变量与院内和远期死亡的关联,最佳心肺灌注的路径,术后特殊并发症的防止,停跳和不停跳 CABG 技术,CABG 术后死因[90~92]。从发起后的 20 余年间,NNECVDSG 通过自发的、可靠的、协作的 TQM,至今仍然是提高心外科质量的领军者。

绩效评估的争议

■ 疗效评价的危险-风险转移

20 世纪 90 年代,在纽约和宾夕法尼亚推出了医方报告卡,研究发现医院和医师能够根据反馈信息改变其临床实践方式。风险调整后数据的发布可能激起不同的医疗机构和医师间的矛盾,抑或可导致重症患者就医困难,这一问题早已在纽约州和其他风险调整后的死亡率和费用公布于众的区域出现过。更受关注的问题是保健组织在收治患者时存在选择偏倚。Morgan 及其同事认为参与医疗保险的保健组织可以从选择轻症患者而排斥重症患者中获利[96],这种将患者分为"好患者"

和"坏患者"的风险分组是风险评估和绩效评价所不希望看到的结果，这种患者歧视损害了医疗的效率性和合理性。Omoigui 和同事在一项报告中探讨了关于在纽约州发布针对心脏外科医师的心脏外科报告卡的有效性[94]，结论是该州的外科医师不愿意接收高危患者，从而患者大量地流向克利夫兰医疗中心，这里的预期的和实际的不良结果的发生率均高于其他没有报告卡的区域。虽然这种"外流"现象受到一些来自纽约州和宾西法尼亚州研究的挑战，他们发现风险转移的概念不无道理[97~100]。随着经皮冠状动脉介入的广泛应用，相似地，有医疗结果公开的州也出现了风险转移[101~104]。很明显，在医疗结果公开的环境下，会出现风险转移现象，这会导致一部分本来可能从介入治疗中受益的患者得不到就医机会。另外的观点认为，医疗结果公开会将患者分配到更加专业的医疗服务提供者那里，这是一个良性结果[100,105]。为了消除风险转移的问题，一些人建议不报告或单独报告重症患者的治疗结果，其中一部分患者所存在的风险因素并未被表 7-3 中列出的风险模型所纳入。此外应该回顾因风险较高而被拒绝的 CABG 或 PCI 患者，确认报告卡并没有在其中起负面影响。

评估方法的有效性和可靠性

数据库的准确性

任何用于疗效评价的重要工具应该是涵盖研究所需的代表性样本的数据库。所有数据库的内在数据的准确性极为重要[106]。数据来源、关注的结果、数据收集的方法、数据内容的标准化定义、数据可靠性检查和数据收集的时间框架等等这些诸多因素都是新数据库或决定使用现有数据库之前所必须考虑的内容[106]。

来源于报销（Claims）和出入院的数据可信度要低于来自临床的数据库。因为报销数据来自账单收集，其临床精确性较差，并且由于报销的原因，数据可能被高估，外科手术的分类也不一定正确，从而可能产生一些错误和不正确的临床结果[107]。而且，报销数据往往低估合并症的影响，缺乏主要的 CABG 预后变量，如左室功能和病变血管数。Duke 心血管病数据库发现了临床数据与报销数据之间的主要偏差在于，报销数据有一多半的病例缺乏并发症信息，如充血性心力衰竭、脑血管病和心绞痛[22,108]。医疗财政管理局（Health Care Financing Administration，HCFA）就曾用报销数据来评价医保医院间的死亡率差异，经过起初艰难的风险调整[109,110]，HCFA 建立了新的检索和分析算法。尽管如此，考虑到数据库存在的问题，担心数据可能会错误地导致市内医疗机构受挫，HCFA 还是停止发布1993 年医疗保险医院死亡率报告[111]。如果用来做比对的话，数据的质量一定不允许被高估。

Logistic 回归和 Hierarchical 回归模型

Logistic 回归最常用也是最有争议的一项应用就是用于对医疗提供者作总体性描述，当然有时是官方的要求[112,113]。这种情况下，其结果往往是以报告卡的形式出版，面向大众发行。以前用来建立报告卡的统计学方法比较简单，每位外科医师在一定时期内经治患者死亡率是基于包括其他医师诊治患者的庞大数据库通过 Logistic 回归或其他多因素回归的方法计算

出来的，经过汇总后就产生了某位医师经治患者的预期死亡率，用 E 来表示，实际观测死亡则用 O 来表示，仅就死亡患者的个数来表示。如果 O/E 比值接近于 1，说明模型可以很好地预测外科医师的手术死亡，如果比值大于 1 则说明比预期死亡差，如果小于 1 则说明优于预期。一般情况下，O/E 比值往往乘以人群的未调整死亡率得到风险调整后死亡比值（risk-adjusted mortality ratio，RAMR）也称作标准化死亡比值（standardized mortality ratio，SMR）。

统计学家意识到这只是直觉上不错的方法，但通过综合患者层面的数据用 Logistic 回归给外科医师的手术水平下推论并不理想[114]。因为对医院或医师的手术死亡进行评估牵涉到多个层面，这可能改变手术死亡率，包括外科医师、医院、相关医师等。在这种情况下，简单地在不同层面间进行总结会导致错误的结论，这一点多年前就在教育界被认识到了，学生成绩可能采用不适宜的方法来评价教师的绩效。多水平或分层模型较适用于这种情形，这些模型可以作为评估涉及多个外科医师和多家医院的多层面过程的标准模型。例如，来自不同医疗提供者的样本量不尽相同。在后者的情形下，对观测死亡率的估计经常不能精确反映真实情况而只是没有观测到的预期死亡率。Hierarchical 模型减少了手术量较少的医疗提供者的观测死亡率，从而适用于不同水平的医院和外科医师的混杂样本，结果估计也更加精确而稳定。标准的 Logistic 模型并不对医院和医师的不同层面进行区分（医师内部和医师间），而这又都是结果评价的核心问题。Hierarchical 模型可以正确地区分这些差别，并且可以照顾到样本量的不同，进行多层次的比较。有项研究对用传统 logistic 模型和 Hierarchical 模型对外科医师的分析结果的差别进行对比研究，例如 Goldstein 和 Spiegelhalter 用 heirarchical 模型对纽约州的外科医师死亡率进行评价，将外科医师异常值的数量由 3 个减少到 1 个[115]。应用 heirarchical 模型的逻辑缺陷是，在减少对错误异常值的检出率的同时，也降低了检出真正异常值的敏感度，最后的折中需由医疗政策和管理决策的判定[112]。Hierarichical 模型比较复杂，不但需要较高的医疗资源还需要周密的计划和有经验的统计学家的指导。多数的研究者将它作为多层次比较的最佳模型，Hierarichical 模型被麻省和胸外科协会用来进行医疗提供者信息分析。

绩效评价的缺陷

费用和缺陷

收集风险调整数据和进行绩效提高增加了医疗系统的开支，估计每年有 20% 的医疗开支（每年 15 亿~18 亿美元）用于医疗管理[116]。logistical 方法建立风险调整系统所占用的开支最多，其他还包括风险分层进行质量评估。矛盾之处在于绩效评估的花费超出其潜在的价值，使得资助难以承受。例如，Iowa 医院预计每年需要 250 万美元来收集 MedisGroup 的数据，这些数据需由州政府授权。但这笔开支州政府拒绝授权，并认为消费者和购买者均不会使用该数据[117]。相似地，也有数据显示，质量控制的并不能明显地提高医院综合质量[118]。虽然 TQM 原则认为，（经常被 Deming 引用）能用最低成本完成一项任务（提供医疗服务）是高质量的手段，但质量控制措施很可能不但不节约开支，反而会增加费用。

最终，质量提高将会过度依赖成本投入，但启动运转费用却相当惊人。为了提高成本效率，必须要考虑到任何绩效评估过程中的节约开支的因素，将其作为一个因素纳入收集风险调整的数据和进行质量提高的总费用中。此外，由于独立的严重并发症（如卒中、透析依赖的肾衰竭、胸骨感染）花费较大，绩效评价和提高质量计划或可节约大量医疗开支。

风险调整后疗效的理解

绩效报告卡中最不容易理解的一项是对如何正确理解风险调整后或风险标准化后的疗效，这些内容都是通过对比实际观测结果与风险模型的预测结果而得出的。目前存在一种趋势，无论是公众、保险公司还是政府部门都将风险调整后死亡比率（O/E 比）和风险调整后或标准化死亡率视作评价医疗提供者绩效的终极标准。与未调整的结果相较而言，它们的确是不错的方法，但是也必须认识到其局限性。首先，所有的风险模型都只不过是现实的近似值，并不能将所有风险因素都纳入调整。如果存在某一特定患者混杂，这些模型可以用来预测患者群体的平均结果，但不能用来预测个体患者的结果。其次，即使存在完美的风险调整，某一特定医疗提供者的结果也要需要审慎解读。与相同患者在医院接受治疗的平均预期结果相比，一家医院的风险标准化或风险调整后的死亡率反映了对其相应患者群体的绩效。因为几乎所有描述性风险模型都用间断而不是直接的标准化，所以直接将一家医院的结果与其他医院的风险调整后结果对比是不合适的。小的社区医院的风险调整后的死亡率主要基于低风险人群，即使经过调整后，也不能直接与风险调整过的三级医院相比较，因为它们的患者群体在社区医院中比较少见。在这个极端的例子中，这两家医院由于没有共同类型的患者，即使经过风险调整后，也无法相互比较。

对医疗提供者进行分级-名次表和漏斗图

当医疗提供者报告卡出现在平面媒体或互联网上则会导致一个问题，多数报告卡对提供者进行分级时是以比赛名次表的形式表现的，与比赛中对队与运动员进行排名相似。表中会有人排名靠前，也有人排名靠后。一般来讲，公众不会了解心外科医师绩效表上绝大多数医师姓名之间的差距并无实际意义[119]。有限的样本量的医师和医院导致结果存在较大差别。报告称一名外科医师比另外一个好是不精确的也是有违伦理的。Spiegelhalter 曾探讨过这个问题，并提出了针对外科医师与医院结果更好的报告方法[120]——漏斗图。漏斗图是显示外科医师个体手术量（X 轴）对风险调整后的死亡率（Y 轴）的图表，并标有人群的可信区间。该图表可以方便地检出异常值（即，位于可信区间外的医疗提供者），同时也给出低手术量医疗提供者（与高手术量的相比）的风险调整后死亡率的不确定性的估计（即，增大了可信区间），这不确定性的界限（即对照界限）围绕医疗提供者的结果形成一个漏斗。这种图表为英国中心心脏审核数据库和 STS 先心病数据库报告所采用，以检出异常值。

未来的发展方向

医疗的有效性及合理性

自从美国医学院 2000 年开始报告医疗过失以来，医师和医院着力减少医疗过失并为此花费了大量资源。此后一些学者提倡医院的医疗安全是不可动摇的政策[121,122]。但 Brennan 和同事们则指出医学院将安全性从有效性中孤立出来了。有效性的定义是有证据表明可以提高质量的医疗干预，而安全性则是更加狭隘的减少意外损伤的定义[121]，作者建议重新规划医疗的目标朝向有效性的干预而不是单纯规避风险的干预。以有效性为核心的重要优势是有效性的能够客观评价。有证据表明循证的干预手段可以提高治疗效果同时减少差错（例如，出院时给心脏病患者带阿司匹林）[123]。再者，处理医疗差错问题目前还不太透明，医疗服务提供者们之所以没有增加太多的投入在医疗安全和差错管理上，是因为这种类型的投资难以估算。另一方面，医疗质量提高的努力可以看到明确的证据更容易被接受，并且可以挽救更多的生命，与此相比，医疗安全相关的干预则难以找到支持性证据[121]。

对于心血管的干预措施，实践指南可以提供循证证据[50]。我们有必要去追问这些指南在改变临床现状方面到底起了多大的作用。大多研究发现实践指南的贯彻比较困难，并且因为指南而去改变实践的行为极其罕见[54,124]。因此，专业协会着手制定适宜指南来解决这一困境。这些规范列出常见的临床场景和合理的干预措施，他们用分级的方法列出药物和器械干预的指征。例如，AHA/ACC/STS 联合工作组制订的冠状动脉再血管化适宜指南就应用了 1 ~ 10 的分级方法[125]。评分为 7 ~ 10 的患者适合行冠脉再血管化，1 ~ 3 的患者行再血管化不太适合，接受治疗也未必改善临床结果或生存率，中间评分（4 ~ 6）的患者目前不能确定是否适合行再血管化。适宜指南的目的是引导医师在做临床决策时考虑有证可循的措施，其概念还将得到进一步的深化和扩展。

决策分析、机器学习和中枢网络

建立风险模型来预测心脏外科手术的临床结果是一件费力的事情（表 7-1 和 7-3），即使模型可以精确地预测手术患者结果，它也仍有其局限性，风险模型最大的问题就是预测单个患者时结果不理想[19]，因此难以应用于床旁预测患者结果。在这方面，风险分层和疗效评估仍有很长的路要走。

临床决策需要借助患者特异性结果预测工具。冠心病的手术治疗需要经由复杂的决策，因为存在多种可选择的治疗手段及多种可能结局，并且伴随着许多可能改变手术效果的临床事件。如前所述，治疗过程存在太多的变数。这些变数可能会增加费用，导致伤害，使患者感到困惑。为指导外科医师开展循证医疗，还需借助其他条件，包括决策分析系统、人工智能、计算机强化风险建模。决策分析工具，与飞行员遇到复杂的问题时进行决策时一样，也可应用于医师决策中，以消除临床实践差别，从而在床旁提供更加精确有效的决策[126,127]。用来解决外科结果问题的决策模型类似于我们熟悉的决策树，建立一个决策树的重要部分就是要评估每一项干预可能带来的各种结局，这主要依赖于风险分层和回归模型，特别是计算机增强方法，如 Bayesian 模型，需要针对不同结果计算风险预测值。共识指南的编纂需要依托所有分散的证据，包括荟萃分析、专家意见、未发表的资料、随机试验、观察性研究。例如，Gage 等开展了一项非瓣膜性房颤患者用阿司匹林和华法林来预防脑卒中的研究[128]。他们采用荟萃分析和房颤抗栓治疗的 5 个随机对照研究来估算不经治疗的脑卒中发生率，应用华法林后脑卒中风险降低的百分率，抗凝后轻度、中度和重度颅内出血发生的百分率。根据决策树的结果，65 岁的非瓣膜病性房颤，没有并发其他脑卒中风险的患者，使用华法林而不是阿司匹林可以略微影响校正生存率，但会显著增加费用。应用决策树进行临床决策可以标准化治疗，降低治疗风险，但这些手段尚未完全成熟，要被外科医师接受尚需要进一步完善。

在过去的十年间里计算机运算能力大为增加，从而促生了全新建模领域，称为机械学习或算法模型[20,129]。经典统计学模型需要特定的假设和局限性，算法模型则更加专注于预测的精确性，而不是勉强将真实世界置入一个输入变量的参数方程组中。这种算法技术包括中枢网络、决策回归树和支持向量机器。由于这些模型所提供的预测变量与结果变量之间的关系比较难以理解，许多人将其戏称为"黑箱"[129]，尽管如此，这种模型在许多情况下可以提供非常精准的预测力，尽管其内部机制不太透明，而且机械学习技术不同于标准模型，对进入模型的预测因子数量没有限制。

早在 10 年前就有推断，人工智能的机器学习技术如中枢网络在心脏外科预测建模方面会有大的突破。然而，麻省理工学院林肯实验室的 Lippmann 和 Shahian 应用 1993 年美国胸外科医师协会数据库中 80 006 位 CABG 患者的数据来验证这一推断[31]。与经典回归模型相比，双层中枢网络并没有明显的优势，而且会低估高危患者的风险，也许将两者结合能够改善结果，然而 ROC 曲线下面积的并无显著增加。中枢网络技术的失败说明可能输入的信息出现了问题，经典模型也存在相同的问题。没有任何模型可以替代用来建模的准确的训练信息，中枢网络也不例外。很可能如果提供更加全面的预测变量，有许多变量的重要性我们可能目前还不得而知，这些机器学习技术可能会变得更加准确，这个领域在未来可能还会有更多的进展。

手术量/临床结果关系和有针对性的区域化

至少有 10 个大规模研究提出 CABG 小手术量较小的医院死亡率更高。其中有 7 项研究发现手术量低的医院或医师的手术死亡率较高，其他的 3 项研究则未发现这种关联。一般来说，与其他复杂的罕见手术（如食管切除术和胰腺切除术）相比，CABG 的手术量与结果之间的关联较弱[130,132]。美国医学院总结了手术量与手术结果之间的关系，与多数研究的结果相反，他们发现手术量或患者数之间的关系并不确切。在 STS 数据库中，许多其他的风险因子比手术而言会对手术结果产生更大的影响[133,134]。不仅如此，手术量-临床结果的关联只适用于某个手术量区间。有些个体手术量较大，但结果不好；而有的手术量不大，但结果较好。低手术量的评价主要问题在于由于样本量太少，无法在较短的时间框架内对手术绩效进行精确评价。但仍有办法提高低手术量者的绩效评价手段和提高

实际的临床结果[132]。Nallamothu 和同事提出将高危患者进行选择性区域化集中治疗，因为他们发现低危患者在高手术量和低手术量的医院里的结局无明显差异[135]。还有学者指出为 CABG 患者进行区域化的治疗安排有可能产生意想不到的不良效果，包括增加开支、患者满意度下降、所推荐的中心人满为患，边远和乡村地区外科的萎缩[136]。而且还没有明确的证据表明区域化政策就一定能达到预期的效果。Peterson 和同事回顾了 CABG 手术量与临床结果的关系[133]，发现关闭手术量小的医院并没有潜在的益处，因为相似手术量的医院之间调整后的死亡率的巨大差异已经消除了通过手术量的大小来区分这些中心的死亡率的高低，因此他们认为手术量并不是评价 CABG 手术质量的重要标志，其他的作者也在该方面得出相同的结论[137,138]。其他更为重要的程序和结构性变异才是影响 CABG 患者结果的重要因素。

人为因素研究和绩效评价

外科医生在手术中会犯错误，这些错误的原因以及对预后的影响是评价绩效的重要指标。针对人为因素的程序性分析可以用来进行绩效评估及改善结果[139]。航空公司通过模拟飞行对飞行员进行人为因素分析成功地降低了过失发生率，从而成为规避风险和修正程序的典范[140]。de Level 及同事成功地在小儿心脏外科领域引入了相同的人为因素分析[141]，他们不但应用自我评估问卷，还请人为因素分析专家观察外科医师的行为方式，这与航空公司的方式类似。研究发现在不良的外科结局中人为因素起着主导作用，更为重要的是，他们还发现在手术室里采取合适的处理方式可以间接降低手术过程中的不良事件。这些研究共同揭示了人为因素与结果的相关性，结果利弊并存。相应的修正和程序整改在未来的心脏外科的过失控制方面将会有很大的发展空间。

公开报告与医疗责任

现如今对责任与公开报告要求的呼声空前高涨，过去这种呼声主要来自消费者和保险从业者，现在美国国会等政府机构也加入。其中，联邦立法机构负责收集和发布这些信息。医疗保险和医疗补助服务中心（The centers for Medicare and Medicaid Services，CMS）明确表示在即将实施的"绩效付款体制（pay for performance）"中就要包括数据公开。

互联网提供了获取医疗信息的平台，特别在心脏外科方面。在网络中进行简单的搜索就可以看到某种手术的文献回顾、随机试验的结果、最新发现、外科医师和医院的结果报告。这些信息还会不断增加，但是对这些信息资源的审查和验证还比较少，公众对之往往是全盘接收，这些信息资源的质量控制却只有网站发布者自己控制。医疗研究和质量局（Agency for Healthcare research and Quality，AHRQ）曾尝试提醒公众批判性地看待这些网上医疗信息以减少错误信息的播散，其努力达到的效果不得而知，但互联网信息的爆炸式增长，这项工作的重要性就日益明晰。

尽管网上医疗信息存在诸多问题，但是对医疗信息公开报告的呼声并没有减少。由于已是大势所趋，美国胸外科医师协会开发了一套公开报告的格式，包括有意义的、经过审核的、完全透明的、与医生和患者都相关的临床数据。消费者协会合是权威的消费者信任组织，STS 通过与其合作，开始出版经参

与者认可的 CABG 结果数据，这种合作方式可能值得其他专业组织开展公开报告时效仿。

信息管理：电子医疗病历系统

病历是患者风险因素与结果的重要信息资源，电子病历信息系统应用日趋广泛。初步研究已证明了计算机病历管理系统在不同的临床环境下的重要作用。其中退伍军人健康医疗系统（Veteran's Health Affair Medical System）[142] 的成果尤为卓著。二十余年来，VHA 系统的医院从二流医院一跃成为广泛认可的高水平的医院[142]，这些转变部分要归功于先进的计算机电子病历系统。Iezzoni 指出电子病历系统的问题，认为难以凸显慢性疾患的重要性，而且医生在输入病历需要耗费较多时间[143]，但它在减少医疗差错，提高效率，共享医疗信息方面的优势淹没了反对的声音。

国会将会通过医改法案拨款 500 亿美元提高医疗信息技术[144]。在经济复苏计划中，奥巴马政府计划拨付 190 亿美元用以提升医生办公室内的电子病历系统。医学界专家认为电子病历系统如果广泛应用的话可以有利于降低医疗费用，提高医疗水平。虽然目前政府仍没有明示，未来的立法机构只会为医师"合理使用"的电子病历买单。新的法案还会促生"区域健康 IT 扩展中心"来协助医师在局限的办公室内应用电子病历系统。很明显大样本数据库非常有市场，尤其在医疗管理和人头补助管理方面。电子病历的发展是大势所趋。未来心胸外科医师可以通过电子病历系统进行患者结果的监测、辅助医疗决策、实时了解医疗资源的应用。电子病历系统中计算机的应用可能减少医师开医嘱时的过失。当医生的医嘱与系统中的预先设计的数据不同时，计算机医嘱输入系统（Computerized physician order entry，CPOE）会自动检查并发出提示。CPOE 已被视为医疗质量的保证，许多私人雇主组织将是否应用 CPOE 作为该医院加为他们定点医疗医院的标准。一家叫做 Leapfrog 小组的在 2001 年做了个调查发现只有 3.3% 的医院在当时应用了 CPOE 系统。在纽约州，几家大企业和医疗保险公司同意发给所有达到 CPOE 标准的医院中分发红利。与电子病历系统相关的计算机应用在将来还将进一步增长。这些新发明对医疗质量的影响目前尚不得而知，其益处仍需进一步验证。

信息技术成功应用于减少医疗差错仍有两面性，应用电子病历系统监测的革新可能减少医疗差错[145]，然而在不同的医疗情况下，增加应用商业化 CPOE 系统的应用，在一些情况下可能与以前发表的结果背向而驰，有时可能导致新的过失[146]。在计算机辅助防止医疗差错方面仍有很多工作值得去做，CPOE 在医疗实践中地位越来越重要的同时其有效性还有待进一步的验证。

总结

绩效评估和公开报告的发展，很可能带来医疗实践领域的重大革新。适当的风险校正对于临床结果分析而言非常重要，基于此，接受重症患者医院或医生才不会承担无辜的责罚。综合绩效评价由于涵盖了一系列的质量评价指标，其应用将会越来越广泛。心胸外科医师目前正处在这些活动和革新的风口浪尖，但仍有许多工作亟待完成。绩效评价的终极目标是提高医疗服务，并保证最高的专业标准。

参考文献

1. Cohen IB: Florence Nightingale. *Sci Am*1984;250:128-137.
2. Moore W: *The Knife Man: The Extraordinary Life and Times of John Hunter, Father of Modern Surgery*. New York,Broadway Books,2005.
3. Codman E: *A Study in Hospital Efficiency as Demonstrated by the Case Report of the First Five Years of a Private Hospital*. Boston, Thomas Todd Company, 1917.
4. Daniels M, Hill A: Chemotherapy of pulmonary tuberculosis in young adults.An analysis of the combinedresults of three Medical Research Council trials. *Br Med J* 1952;1:1162.
5. Cochrane A: *Effectiveness & Efficiency.Random Reflections on Health Services*. London, Royal Society of Medicine Press Limited, 1971.
6. Donabedian A, Bashshur R: *An Introduction to Quality Assurance in Health Care*. New York, Oxford University Press, 2003.
7. Kohn LT, Corrigan J, Donaldson MS, Institute of Medicine (U.S.). Committee on Quality of Health Care in America: *To Err is Human: Building a Safer Health System*. Washington, DC, National Academy Press, 2000.
8. Birkmeyer JD, Dimick JB, Birkmeyer NJ: Measuring the quality of surgical care: structure, process, or outcomes? *J Am Coll Surg* 2004;198:626-632.
9. Kallis P, Unsworth-White J, Munsch C, et al: Disability and distress following cardiac surgery in patients over 70 years of age. *Eur J Cardiothorac Surg* 1993;7:306-311; discussion 312.
10. Herlitz J, Brandrup-Wognsen G, Evander MH, et al: Quality of life 15 years after coronary artery bypass grafting. *Coron Artery Dis* 2009; 20:363-369.
11. Krane M, Bauernschmitt R, Hiebinger A, et al: Cardiac reoperation in patients aged 80 years and older. *Ann Thorac Surg* 2009;87:1379-1385.
12. O'Brien SM, Shahian DM, Filardo G, et al: The Society of Thoracic Surgeons 2008 cardiac surgery risk models: part 2–isolated valve surgery. *Ann Thorac Surg* 2009;88:S23-42.
13. Shahian DM, O'Brien SM, Filardo G, et al: The Society of Thoracic Surgeons 2008 cardiac surgery risk models: part 1–coronary artery bypass grafting surgery. *Ann Thorac Surg* 2009;88:S2-22.
14. Shahian DM, O'Brien SM, Filardo G, et al: The Society of Thoracic Surgeons 2008 cardiac surgery risk models: part 3—valve plus coronary artery bypass grafting surgery. *Ann Thorac Surg* 2009;88:S43-62.
15. Kozower BD, Ailawadi G, Jones DR, et al: Predicted risk of mortality models: surgeons need to understand limitations of the University HealthSystem Consortium models. *J Am Coll Surg* 2009;209:551-556.
16. Steen PM, Brewster AC, Bradbury RC, Estabrook E, Young JA: Predicted probabilities of hospital death as a measure of admission severity of illness. *Inquiry* 1993;30:128-141.
17. Tu JV, Jaglal SB, Naylor CD: Multicenter validation of a risk index for mortality, intensive care unit stay, and overall hospital length of stay after cardiac surgery. Steering Committee of the Provincial Adult Cardiac Care Network of Ontario. *Circulation* 1995;91:677-684.
18. Knaus WA, Wagner DP, Draper EA, et al: The APACHE III prognostic system. Risk prediction of hospital mortality for critically ill hospitalized adults. *Chest* 1991;100:1619-1636.
19. Dupuis JY: Predicting outcomes in cardiac surgery: risk stratification matters? *Curr Opin Cardiol* 2008;23:560-567.
20. Blackstone EH: Breaking down barriers: helpful breakthrough statistical methods you need to understand better. *J Thorac Cardiovasc Surg* 2001;122:430-439.
21. Koch CG, Khandwala F, Nussmeier N, Blackstone EH: Gender and outcomes after coronary artery bypass grafting: a propensity-matched comparison. *J Thorac Cardiovasc Surg* 2003;126:2032-2043.
22. Iezzoni LI: *Risk adjustment for measuring health care outcomes*, 3rd ed. Chicago, Health Administration Press, 2003.
23. Zalkind DL, Eastaugh SR: Mortality rates as an indicator of hospital quality. *Hosp Health Serv Adm* 1997;42:3-415.
24. Park RE, Brook RH, Kosecoff J, et al: Explaining variations in hospital death rates. Randomness, severity of illness, quality of care. *JAMA* 1990;264:484-490.
25. Stewart AL, Greenfield S, Hays RD, et al: Functional status and well-being of patients with chronic conditions. Results from the Medical Outcomes Study. *JAMA*1989;262:907-913.
26. de Groot V, Beckerman H, Lankhorst GJ, Bouter LM: How to measure comorbidity: a critical review of available methods. *Journal of Clinical Epidemiology* 2003;56:221-229.

27. Woodworth GF, Baird CJ, Garces-Ambrossi G, Tonascia J, Tamargo RJ: Inaccuracy of the administrative database: comparative analysis of two databases for the diagnosis and treatment of intracranial aneurysms. *Neurosurgery* 2009;65:251-256; discussion 256-257.

28. Iezzoni LI, Daley J, Heeren T, et al: Using administrative data to screen hospitals for high complication rates. *Inquiry* 2000;31:40-55.

29. Tu JV, Sykora K, Naylor CD: Assessing the outcomes of coronary artery bypass graft surgery: how many risk factors are enough? Steering Committee of the Cardiac Care Network of Ontario. *J Am Coll Cardiol* 1997;30:1317-1323.

30. Jones RH, Hannan EL, Hammermeister KE, et al: Identification of preoperative variables needed for risk adjustment of short-term mortality after coronary artery bypass graft surgery. The Working Group Panel on the Cooperative CABG Database Project. *J Am Coll Cardiol* 1996; 28:1478-1487.

31. Lippmann RP, Shahian DM: Coronary artery bypass risk prediction using neural networks. *Ann Thorac Surg* 1997;63:1635-1643.

32. Ferraris VA, Ferraris SP: Assessing the medical literature: let the buyer beware. *Ann Thorac Surg* 2003;76:4-11.

33. Burns ER, Billett HH, Frater RW, Sisto DA: The preoperative bleeding time as a predictor of postoperative hemorrhage after cardiopulmonary bypass. *J Thorac Cardiovasc Surg* 1986;92:310-312.

34. Ferraris VA, Berry WR, Klingman RR: Comparison of blood reinfusion techniques used during coronary artery bypass grafting. *Ann Thorac Surg* 1993;56:433-439; discussion 440.

35. Ferraris VA, Gildengorin V: Predictors of excessive blood use after coronary artery bypass grafting. A multivariate analysis. *J Thorac Cardiovasc Surg* 1989;98:492-497.

36. Gewirtz AS, Miller ML, Keys TF: The clinical usefulness of the preoperative bleeding time. *Arch Patho lLab Med* 1996;120:353-356.

37. Freiman JA, Chalmers TC, Smith HJ, Kuebler RR: The importance of Beta, the type II error, and sample size in the design and interpretation of the randomized controlled trial.in Bailar JC, Mosteller F (eds): *Medical Uses of Statistics.* Boston, NEJM Books, 1992; pp 357-373.

38. Ferraris VA, Ferraris SP: Risk stratification and comorbidity,in Cohn LH, Edmunds LH (eds): *Cardiac Surgery in the Adult.* New York,McGraw-Hill, 2003, pp 187-224.

39. Cook NR: Use and misuse of the receiver operating characteristic curve in risk prediction. *Circulation* 2007;115:928-935.

40. Guadagnoli E, Hauptman PJ, Ayanian JZ, et al: Variation in the use of cardiac procedures after acute myocardial infarction. *NEJM* 1995;333: 573-578.

41. Tobler HG, Sethi GK, Grover FL, et al: Variations in processes and structures of cardiac surgery practice. *Medical Care* 1995;33:OS43-58.

42. Maddux FW, Dickinson TA, Rilla D, et al: Institutional variability of intraoperative red blood cell utilization in coronary artery bypass graft surgery. *Am J Med Qual* 2009;24:403-411.

43. Magner D, Mirocha J, Gewertz BL: Regional variation in the utilization of carotid endarterectomy. *J Vasc Surg* 2009;49:893-901; discussion 901.

44. Harris KM, Pastorius CA, Duval S, et al: Practice variation among cardiovascular physicians in management of patients with mitral regurgitation. *Am J Cardiol* 2009;103:255-261.

45. Schneider EC, Leape LL, Weissman JS, et al: Racial differences in cardiac revascularization rates: does "overuse" explain higher rates among white patients? *AnnIntern Med* 2001;135:328-337.

46. Philbin EF, McCullough PA, DiSalvo TG, et al: Underuse of invasive procedures among Medicaid patients with acute myocardial infarction. *Am J Public Health* 2001;91:1082-1088.

47. Filardo G, Maggioni AP, Mura G, et al: The consequences of under-use of coronary revascularization; results of a cohort study in Northern Italy. *Eur Heart J* 2001;22:654-662.

48. Alter DA, Austin PC, Tu JV: Community factors, hospital characteristics and inter-regional outcome variations following acute myocardial infarction in Canada. *Can J Cardiol* 2005;21:247-255.

49. Sonel AF, Good CB, Mulgund J, et al: Racial variations in treatment and outcomes of black and white patients with high-risk non-ST-elevation acute coronary syndromes: insights from CRUSADE (Can Rapid Risk Stratification of Unstable Angina Patients Suppress Adverse Outcomes With Early Implementation of the ACC/AHA Guidelines?). *Circulation* 2005;111:1225-1232.

50. Ferraris VA, Ferraris SP, Saha SP, et al: Perioperative blood transfusion and blood conservation in cardiac surgery: the Society of Thoracic Surgeons and The Society of Cardiovascular Anesthesiologists clinical practice guideline. *Ann Thorac Surg* 2007;83:S27-86.

51. Eagle KA, Guyton RA, Davidoff R, et al: ACC/AHA 2004 guideline update for coronary artery bypass graft surgery: summary article. A report of the American College of Cardiology/American Heart Association Task Force on Practice Guidelines (Committee to Update the 1999 Guidelines for Coronary Artery Bypass Graft Surgery). *J Am Coll Cardiol* 2004; 44:e213-310.

52. Tricoci P, Allen JM, Kramer JM, Califf RM, Smith SC, Jr.: Scientific evidence underlying the ACC/AHA clinical practice guidelines. *JAMA* 2009;301:831-841.

53. Shaneyfelt TM, Mayo-Smith MF, Rothwangl J: Are guidelines following guidelines? The methodological quality of clinical practice guidelines in the peer-reviewed medical literature. *JAMA*1999;281: 1900-1905.

54. Enhancing the use of clinical guidelines: a social norms perspective. *J Am Coll Surg* 2006;202:826-836.

55. Goodnough LT, Despotis GJ: Establishing practice guidelines for surgical blood management. *Am J Surg* 1995;170:16S-20S.

56. Stover EP, Siegel LC, Body SC, et al: Institutional variability in red blood cell conservation practices for coronary artery bypass graft surgery. Institutions of the MultiCenter Study of Perioperative Ischemia Research Group. *J Cardiothorac Vasc Anesth* 2000;14:171-176.

57. Austin PC: The relative ability of different propensity score methods to balance measured covariates between treated and untreated subjects in observational studies. *Med Decis Making* 2009;29:661-677.

58. Barbour G: The role of outcomes data in health care reform. *Ann Thorac Surg* 1994;58:1881-1884.

59. Albanese M, Mejicano G, Xakellis G, Kokotailo P: Physician practice change I: a critical review and description of an Integrated Systems Model. *Acad Med* 2009;84:1043-1055.

60. Lenfant C: Shattuck lecture—clinical research to clinical practice—lost in translation? *NEJM* 2003;349:868-874.

61. Heffner JE: Altering physician behavior to improve clinical performance. *Top Health Inf Manage* 2001;22:1-9.

62. Anonymous: The oversight of medical care: a proposal for reform. American College of Physicians. *Ann Intern Med* 1994;120:423-431.

63. Shahian DM, Edwards FH, Ferraris VA, et al: Quality measurement in adult cardiac surgery: part 1—Conceptual framework and measure selection. *Ann Thorac Surg* 2007;83:S3-12.

64. Casale AS, Paulus RA, Selna MJ, et al: "ProvenCareSM": a provider-driven pay-for-performance program for acute episodic cardiac surgical care. *Ann Surg* 2007;246:613-621; discussion 621-613.

65. Karve AM, Ou FS, Lytle BL, Peterson ED: Potential unintended financial consequences of pay-for-performance on the quality of care for minority patients. *Am Heart J* 2008;155:571-576.

66. Daley J: Criteria by which to evaluate risk-adjusted outcomes programs in cardiac surgery. *Ann Thorac Surg* 1994;58:1827-1835.

67. Daley J: Validity of risk-adjustment methods,in Iezzoni LI (ed): *Risk Adjustment for Measuring Healthcare Outcomes.* Chicago, Health Administration Press, 1997; pp 331-363.

68. Ferraris VA, Ferraris SP: Risk factors for postoperative morbidity. *J Thorac Cardiovasc Surg* 1996;111:731-738;discussion 738-741.

69. Shroyer ALW, Coombs LP, Peterson ED, et al: The Society of Thoracic Surgeons: 30-day operative mortality and morbidity risk models. *Ann Thorac Surg* 2003;75:1856-1864; discussion 1864-1855.

70. Lee TH, Shammash JB, Ribeiro JP: Estimation of maximum oxygen uptake from clinical data: performance of the Specific Activity Scale. *Am Heart J* 1988;115:203-204.

71. Ware JE, Sherbourne CD: The MOS 36-item short-form health survey (SF-36). I. Conceptual framework and item selection. *Med Care* 1992;30:473-483.

72. Lee TH, American College of Cardiology. Private Sector Relations Committee: *Evaluating the Quality of Cardiovascular Care: a Primer.* Bethesda, MD, American College of Cardiology, 1995.

73. Cope DW, Linn LS, Leake BD, Barrett PA: Modification of residents' behavior by preceptor feedback of patient satisfaction. *J Gen Intern Med* 1986;1:394-398.

74. Peric V, Borzanovic M, Stolic R, et al: Quality of life in patients related to gender differences before and after coronary artery bypass surgery. *Interact Cardiovasc ThoracSurg* 2010; 10:232-238.

75. Lee GA: Determinants of quality of life five years after coronary artery bypass graft surgery. *Heart Lung* 2009;38:91-99.

76. Tully PJ, Baker RA, Turnbull DA, et al: Negative emotions and quality of life six months after cardiac surgery: the dominant role of depression not anxiety symptoms. *J Behav Med* 2009; 32:510-522.

77. Jideus L, Liss A, Stahle E: Patients with sternal wound infection after cardiac surgery do not improve their quality of life. *Scand Cardiovasc J* 2009;43:194-200.

78. Loponen P, Luther M, Korpilahti K, et al: HRQoL after coronary artery bypass grafting and percutaneous coronary intervention for stable angina. *Scand Cardiovasc J* 2009;43:94-99.

79. Guadagnoli E, Ayanian JZ, Cleary PD: Comparison of patient-reported outcomes after elective coronary artery bypass grafting in patients aged greater than or equal to and less than 65 years. *Am J Cardiol* 1992; 70:60-64.

80. Rumsfeld JS, Magid DJ, O'Brien M, et al.: Changes in health-related quality of life following coronary artery bypass graft surgery. *Annals of Thoracic Surgery.* 2001;72:2026-2032.

81. Rumsfeld JS, MaWhinney S, McCarthy M, et al: Health-related quality of life as a predictor of mortality following coronary artery bypass graft surgery. Participants of the Department of Veterans Affairs Cooperative Study Group on Processes, Structures, and Outcomes of Care in Cardiac Surgery. *JAMA*1999;281:1298-1303.

82. O'Brien SM, Shahian DM, DeLong ER, et al: Quality measurement in adult cardiac surgery: part 2—Statistical considerations in composite measure scoring and provider rating. *Ann Thorac Surg* 2007;83:S13-26.

83. Smith PK, Mayer JE, Jr., Kanter KR, et al: Physician payment for 2007: a description of the process by which major changes in valuation of cardiothoracic surgical procedures occurred. *Ann Thorac Surg* 2007; 83:12-20.

84. Deming WE: *Out of the Crisis.* Cambridge, MA, Massachusetts Institute of Technology Center for Advanced Engineering Study, 1986.

85. Juran JM: *A History of Managing for Quality: The Evolution, Trends, and Future Directions of Managing for Quality.* Milwaukee, WI, ASQC Quality Press, 1995.

86. Berwick DM, Godfrey AB, Roessner J, National Demonstration Project on Quality Improvement in Health Care: *Curing Health Care: New Strategies for Quality Improvement.* San Francisco, Jossey-Bass, 1990.

87. O'Connor GT, Plume SK, Olmstead EM, et al: Multivariate prediction of in-hospital mortality associated with coronary artery bypass graft surgery. Northern New England Cardiovascular Disease Study Group. *Circulation* 1992;85:2110-2118.

88. O'Connor GT, Plume SK, Olmstead EM, et al: A regional prospective study of in-hospital mortality associated with coronary artery bypass grafting. The Northern New England Cardiovascular Disease Study Group. *JAMA*1991;266:803-809.

89. O'Connor GT, Plume SK, Olmstead EM, et al: A regional intervention to improve the hospital mortality associated with coronary artery bypass graft surgery. The Northern New England Cardiovascular Disease Study Group. *JAMA*1996;275:841-846.

90. Birkmeyer NJ, Charlesworth DC, Hernandez F, et al: Obesity and risk of adverse outcomes associated with coronary artery bypass surgery. Northern New England Cardiovascular Disease Study Group. *Circulation* 1998;97:1689-1694.

91. Braxton JH, Marrin CA, McGrath PD, et al: 10-year follow-up of patients with and without mediastinitis. *Semin Thorac Cardiovasc Surg* 2004;16:70-76.

92. Hernandez F, Cohn WE, Baribeau YR, et al: In-hospital outcomes of off-pump versus on-pump coronary artery bypass procedures: a multicenter experience. *Ann Thorac Surg* 2001;72:1528-1533; discussion 1533-1524.

93. Green J, Wintfeld N: Report Cards on Cardiac-Surgeons—Assessing New-York States Approach. *NEJM* 1995;332:1229-1232.

94. Omoigui N, Annan K, Brown K, et al: Potential explanation for decreased CABG-related mortality in NewYorkState: outmigration to Ohio. *Circulation* 1994;90:93.

95. Ferraris VA: The dangers of gathering data. *J Thorac Cardiovasc Surg* 1992;104:212-213.

96. Morgan RO, Virnig BA, DeVito CA, Persily NA: The Medicare-HMO revolving door—the healthy go in and the sick go out. *NEJM* 1997;337:169-175.

97. Schneider EC, Epstein AM: Use of public performance reports: a survey of patients undergoing cardiac surgery. *JAMA* 1998;279:1638-1642.

98. Schneider EC, Epstein AM: Influence of cardiac-surgery performance reports on referral practices and access to care. A survey of cardiovascular specialists. *NEJM* 1996;335:251-256.

99. Burack JH, Impellizzeri P, Homel P, Cunningham JN, Jr: Public reporting of surgical mortality: a survey of New York State cardiothoracic surgeons. *Ann Thorac Surg* 1999;68:1195-1200; discussion 1201-1192.

100. Dranove D, Kessler D, McClellan M, Satterthwaite M: Is more information better? The effects of 'report cards' on health care providers. *JPolitical Economy* 2003;111:555-588.

101. Moscucci M, Eagle KA, Share D, et al: Public reporting and case selection for percutaneous coronary interventions: an analysis from two large multicenter percutaneous coronary interventions databases. *J Am Coll Cardiol* 2005;45:1759-1765.

102. Apolito RA, Greenberg MA, Menegus MA, et al: Impact of the New York State Cardiac Surgery and Percutaneous Coronary Intervention Reporting System on the management of patients with acute myocardial infarction complicated by cardiogenic shock. *Am Heart J* 2008;155:267-273.

103. Resnic FS, Welt FG: The public health hazards of risk avoidance associated with public reporting of risk-adjusted outcomes in coronary intervention. *J Am Coll Cardiol* 2009;53:825-830.

104. Narins CR, Dozier AM, Ling FS, Zareba W: The influence of public reporting of outcome data on medical decision making by physicians. *Arch Intern Med* 2005;165:83-87.

105. Glance LG, Dick A, Mukamel DB, et al: Are high-quality cardiac surgeons less likely to operate on high-risk patients compared to low-quality surgeons? Evidence from New York State. *Health Serv Res* 2008;43:300-312.

106. Daley J: Validity of risk-adjustment methods,in Iezzoni L (ed):*Risk Adjustment for Measuring Health Care Outcomes.* Ann Arbor, MI, Health Administration Press, 1994; p 239.

107. Shahian DM, Silverstein T, Lovett AF: Comparison of clinical and administrative data sources for hospital coronary artery bypass graft surgery report cards. *Circulation* 2007;115:1518-1527.

108. Jollis JG, Ancukiewicz M, DeLong ER: Discordance of databases designed for claims payment versus clinical information systems. Implications for outcomes research. *Ann Intern Med* 1993;119:844-850.

109. Blumberg MS: Comments on HCFA hospital death rate statistical outliers. Health Care Financing Administration. *Health Serv Res* 1987; 21:715-739.

110. Dubois RW: Hospital mortality as an indicator of quality,in Goldfield N, Nash DB (eds):*Providing Quality Care.* Philadelphia, American College of Physicians, 1989; pp 107-131.

111. Podolsky D, Beddingfield KT: America's best hospitals. *U.S. News and World Report* 1993;115:66.

112. Shahian DM, Torchiana DF, Normand SL: Implementation of a cardiac surgery report card: lessons from the Massachusetts experience. *Ann Thorac Surg* 2005;80:1146-1150.

113. Hannan EL, Kumar D, Racz M, Siu AL, Chassin MR: New York State's Cardiac Surgery Reporting System: four years later. *Ann Thorac Surg.* 1994;58:1852-1857.

114. Shahian DM, Torchiana DF, Shemin RJ, Rawn JD, Normand SL: Massachusetts cardiac surgery report card: implications of statistical methodology. *Ann Thorac Surg* 2005;80:2106-2113.

115. Goldstein H, Spiegelhalter DJ: League tables and their limitations:statistical issues in comparisons of institutional performance (with discussion). *J R Stat Soc (Series A)* 1996;159:385-443.

116. Woolhandler S, Himmelstein DU: Costs of care and administration at for-profit and other hospitals in the United States. *NEJM* 1997;336:769-774.

117. Anonymous: Iowa:Classic test of a future concept. *Medical Outcomes & Guidelines Alert* 1995:8.

118. Tu JV, Donovan LR, Lee DS, et al: Effectiveness of public report cards for improving the quality of cardiac care: the EFFECT study: a randomized trial. *JAMA* 2009;302:2330-2337.

119. Jacobs JP, Cerfolio RJ, Sade RM: The ethics of transparency: publication of cardiothoracic surgical outcomes in the lay press. *Ann Thorac Surg* 2009;87:679-686.

120. Spiegelhalter DJ: Funnel plots for comparing institutional performance. *Stat Med* 2005;24:1185-1202.

121. Brennan TA, Gawande A, Thomas E, Studdert D: Accidental deaths, saved lives, and improved quality. *NEJM* 2005;353:1405-1409.

122. Leape LL, Berwick DM: Five years after To Err Is Human: what have we learned? *JAMA*2005;293:2384-2390.

123. Kolata G: Program Coaxes Hospitals to See Treatments Under Their Noses *New York Times on the web.* New York.December 25, 2004.

124. Leape LL, Weissman JS, Schneider EC, et al: Adherence to practice guidelines: the role of specialty society guidelines. *Am Heart J* 2003;145:19-26.

125. Patel MR, Dehmer GJ, Hirshfeld JW, Smith PK, Spertus JA: ACCF/ SCAI/STS/AATS/AHA/ASNC 2009 Appropriateness Criteria for Coronary Revascularization: a report by the American College of Cardiology Foundation Appropriateness Criteria Task Force, Society for Cardiovascular Angiography and Interventions, Society of Thoracic Surgeons, American Association for Thoracic Surgery, American Heart Association, and the American Society of Nuclear Cardiology endorsed by the American Society of Echocardiography, the Heart Failure Society of America, and the Society of Cardiovascular Computed Tomography. *J Am Coll Cardiol* 2009;53:530-553.

126. Petitti D: *Meta-Analysis, Decision Analysis, and Cost-Effectiveness Analysis.* Vol 31, 2nd ed. New York, Oxford University Press, 2000.

127. Hunink MG: In search of tools to aid logical thinking and communicating about medical decision making. *Med Decis Making* 2001;21:267-277.

128. Gage BF, Cardinalli AB, Albers GW, Owens DK: Cost-effectiveness of warfarin and aspirin for prophylaxis of stroke in patients with nonvalvular atrial fibrillation. *JAMA*1995;274:1839-1845.

129. Breiman L: Statistical modeling: the two cultures. *Stat Sci* 2001;16:199-231.

130. Shahian DM: Improving cardiac surgery quality—volume, outcome, process? *JAMA* 2004;291:246-248.

131. Shahian DM, Normand SL: The volume-outcome relationship: from Luft to Leapfrog. *Ann Thorac Surg* 2003;75:1048-1058.

132. Shahian DM, Normand SL: Low-volume coronary artery bypass surgery: measuring and optimizing performance. *J Thorac Cardiovasc Surg* 2008;135:1202-1209.

133. Peterson ED, Coombs LP, DeLong ER, Haan CK, Ferguson TB: Procedural volume as a marker of quality for CABG surgery. *JAMA* 2004;291:195-201.

134. Zacharias A, Schwann TA, Riordan CJ, et al: Is hospital procedure volume a reliable marker of quality for coronary artery bypass surgery? A comparison of risk and propensity adjusted operative and midterm outcomes. *Ann Thorac Surg* 2005;79:1961-1969.

135. Nallamothu BK, Saint S, Ramsey SD, et al: The role of hospital volume in coronary artery bypass grafting: Is more always better? *J Am Coll Cardiol* 2001;38:1923-1930.

136. Nallamothu BK, Eagle KA, Ferraris VA, Sade RM: Should coronary artery bypass grafting be regionalized? *Ann Thorac Surg* 2005;80:1572-1581.

137. Rathore SS, Epstein AJ, Volpp KG, Krumholz HM: Hospital coronary artery bypass graft surgery volume and patient mortality, 1998-2000. *Ann Surg* 2004;239:110-117.

138. Hannan EL: Workshop summary,in Hewitt M, America CoQoHCi, Board NCP (eds):*Interpreting the Volume-Outcome Relationship in the Context of Health Care Quality: Workshop Summary.* Washington, DC, Institute of Medicine, 2000; p 11.

139. Carthey J: The role of structured observational research in health care. *Qual Saf Health Care* 2003;12 Suppl 2:ii13-16.

140. Richardson WC, Berwick DM, Bisgard JC, et al: The Institute of Medicine Report on Medical Errors: misunderstanding can do harm. Quality of Health Care in America Committee. 2000:E42.

141. de-Leval MR, Carthey J, Wright DJ, Farewell VT, Reason JT: Human factors and cardiac surgery: a multicenter study. *J Thorac Cardiovasc Surg* 2000;119:661-672.

142. Longman P: *Best care anywhere: why VA health care is better than yours.* Sausalito, CA, PoliPointPress,Distributed by Publishers Group West, 2007.

143. Iezzoni L: Measuring the severity of illness and case mix,in Goldfield ND (ed):*Providing Quality Care: The Challenge to Clinicians.* Philadelphia, American College of Physicians, 1989:70-105.

144. D'Avolio LW: Electronic medical records at a crossroads: impetus for change or missed opportunity? *JAMA* 2009;302:1109-1111.

145. Langdorf MI, Fox JC, Marwah RS, Montague BJ, Hart MM: Physician versus computer knowledge of potential drug interactions in the emergency department. *Acad Emerg Med* 2000;7:1321-1329.

146. Classen DC, Avery AJ, Bates DW: Evaluation and certification of computerized provider order entry systems. *J Am Med Inform Assoc* 2007;14:48-55.

147. Grunkemeier GL, Zerr KJ, Jin R: Cardiac surgery report cards:making the grade. *Ann Thorac Surg* 2001;72:1845-1848.

148. Lahey SJ, Borlase BC, Lavin PT, Levitsky S: Preoperative risk factors that predict hospital length of stay in coronary artery bypass patients > 60 years old. *Circulation* 1992;86:II181-185.

149. Hammermeister KE, Johnson R, Marshall G, Grover FL: Continuous assessment and improvement in quality of care. A model from the Department of Veterans Affairs Cardiac Surgery. *Ann Surg* 1994;219:281-290.

樊红光　郑　哲　译

第 8 章

外科结果数据的统计学处理

Ruyun Jin,
Gary L. Grunkemeier

简介

心脏外科的临床结果可以通过多种方式来评价。观察某种特定结果的变量类型决定了该用何种统计学方法进行分析。比如，一些与管理相关的结果可以通过住院费用（美元）或者住院时间（天）等连续变量来获取，而其他的结果则通过分类变量，如出院后的去向（急症监护设施、特护设施或回家）。另外一种结果是健康相关的生活质量，评价手段包括医疗结果研究（Medical Outcome Study，MOS）36 项健康调查简表（Short-Form Health Survey，SF-36）[1]，疾病影响程度[2]，以及疾病特异性生活质量评价可以换算为质量调整后的生存年（quality-adjusted life year，QALYs）[3]。经济学终点也正在被广泛应用，如费用效益比[4]。

但是，临床医师真正感兴趣的主要结果往往还是一些临床事件（往往是负性事件），如死亡、脑卒中、感染、再手术等等。从统计学上讲，我们必须区别从时间序列上完全不同的两种事件：早期事件（一个时间点）和晚期事件（时间序列上的）。两种不同的事件需采用不同的分析。我们根据分析的目标将统计学领域分为 3 大类：总体描述、比较和模型。本章将描述和介绍在各种情形下最常用的统计学方法。

事件类型

■ 早期，时间点事件

在心脏外科，早期事件指的是术后 30 天内或出院前（不论多晚）发生的临床事件。在进行资料分析时，假定每一个患者的早期结果是已知的，也就是说每例患者的观察终点可以用"是"或"否"来表示，另外，对该事件可能性的估计值可以

用发生该事件的患者数与总患者数之比来表示，这一比值常用百分比来表示。

■ 晚期，时间序列事件

晚期事件是指发生于出院后或术后 30 天后发生的临床事件。这些事件由于以下因素影响使统计学分析变得复杂化：首先，计算过程中必须考虑到事件发生的时间，例如发生在术后 6 个月与术后 6 年的死亡对分析有不同的影响。其次，在进行资料分析时，一些患者会出现晚期事件，而另一部分患者并没有出现，并且仍然存活，在未来仍有可能出现终点事件的风险。这些事件状态称为删失值（censored），意思是在最近一次随访中仍未发生所观察的终点事件。例如，在调查中一个 5 年前手术的患者目前仍然生存，因此死亡时间尚不得而知，我们只获知他部分生存时间的信息，也就是超过了 5 年，或在 5 年时被调查过了。在处理删失数据时需要用到特殊的统计学方法，简单地用晚期死亡数除以患者数来计算晚期死亡率是不合适的。死亡率在手术后的时间序列内会发生变化。如果调查者观察足够长的时间的话，晚期死亡率在任何患者群体都是 100%。

统计分析目标

统计学可以用于各种复杂事务的分析，心脏外科最常用的有：①对单个系列数据的总体描述；②将两个系列或同一系列的两组数据针对某个有差异的变量或危险因素进行对比；③构建多变量模型，可以同时考虑到多个风险因素的共同作用。

■ 总体描述

一项研究通常包括多个分组，而不是简单地列出每一个患

者的特定变量，统计学最早的应用就是用具有一个有代表性的统计数据总结整组的变量。样本均数，或平均值，及中位数（第 50 百分位数）表示了数据的集中趋势。标准差和四分位距（interquartile range）描述了单个变量的分散程度。这样的给出单个值的估计叫点估计，但只有单个估计值的描述并不精确，所以还应该给出估计值的范围。标准误（standard error，SE）是一种较为精确的估计方法。可信区间（confidence interval，CI）是一种较能客观反映原始数据的区间表示方法，可以用 SE 或其他更好的方法来计算。

■ 对比

一项观察研究经常包括几个有待评价的亚组患者，每组患者接受不同的治疗方法。除了获得各亚组的总体结果外，更重要的是对比两组数据的总体统计量。为此，我们一般计算包含两组数据的统计量，而且近似地遵循某个已知的统计学参考分布，如正态分布（钟形分布）或其他分布（卡方分布，t 分布等）。如果两组资料无区别，我们就观察从原始数据计算出的值属于参考分布的可能性。这种可能性叫 P 值，如果它小于 0.05（5%），我们说这种差别有统计学意义。这个值（0.05）虽然目前已被广泛应用，但它只是人为定义的。值得注意的是这个水平与样本样呈负相关。一个差异无论有多么小，如果样本量足够大的话，统计学上也是显出差异来（$p < 0.05$）。相反如果样本量太小的话，差异再大在统计学上也不显著。因此，差异的临床重要性远比统计学上的显著差异重要得多。

最近出现了一种称为 Bootstrap 技术的完全不同的统计学方法[5]，可以用来作比较分析，也可以用来计算 CIs，在计算机和特殊软件的辅助下表现突出。这种统计学方法无需假定数据的分布类型，只用于处数据自身的反复多次的随机抽样来产生参照分布。

■ 模型：多变量回归

针对单一因素将两组观察对象的结果进行对比分析，称为单因素分析。如果同时考虑几组数据变化中的几个作用因素，相对于单因素分析，称之为多因素分析。大多数临床研究所观察的数据，都来源于常规治疗程序，各亚组患者可能由于多个不同影响因素而产生差异。多因素回归分析在自动校正患者间潜在差异后，判断治疗因素对结果的影响，其结果是一个统计学模型，包括所有对结果有显著影响的因素，即包括被观察的治疗方法，也可能最终没有包括真正要观察的治疗方法。每一因素都配有相应系数，该系数代表该因素在模型中的权重，这一统计模型可充分认识治疗方法、结果变量及其重要风险因素的内在关系。我们可以根据患者的某些特定变量和在模型中的权重，来计算出任何患者的预期临床结果。

资料与方法

■ 临床资料

为了描述和展示在心外科文献应用较多的统计学方法，我们引用一组用 Starr-Edwards（S-E）心脏瓣膜进行二尖瓣置换

的历史数据。从 1965 年到 1994 年，Albert Starr 医生和他的团队在 Oregon Health Science University 和波特兰的 Providence St. Vincent 医疗中心给大于 20 岁的成人患者共置入了 1255 枚 S-E 二尖瓣[6]。对所有患者进行前瞻性终生随访。到 2002 年，总体随访时间达到 11，621 患者年，最长随访 37 年。（注：在本章所有图表中，我们的曲线至剩余 20 个暴露于危险因素的患者时终止，因为超过这个时间点，结果就不准确了）。表 8-1 中包括了四个选择变量（注：在真实的研究中，会有更多变量，为了展示统计学方法，本章中的数据经过筛选）。在本组中有几种型号的瓣膜，"FINAL S-E 瓣膜"指的是 6120 型瓣膜，目前正在使用。"PREVIOUS S-E 瓣膜"指的是所有其他的瓣膜，目前已停止使用。FINAL 瓣膜组的患者年龄偏大，且有更多的二次换瓣的患者，更多患者同期行 CABG。

■ 统计学软件

多数在本章中述及的统计学方法在常用的统计学软件包中已涵盖。本章中统计学分析和作图用的是 PASW 统计学软件 17（SPSS，Inc. Chicago．IL），Stata 10.1（Stata Corp.，College Station，TX），S-PLUS 6.2（Insightful Corp.，Seattle，WA），和开源程序 R2.10.0（R 统计学运算基金，Vienna，Austria，www. R-project. org）。

标准统计软件包不包含的功能是累积发病率（实际的）分析，存在竞争事件的累积发病率可在 Stata 地址输出文件 stcompet 来完成[7]。此外，Stata 11 版刚刚包括进了 stcurve 和 stcrreg 程序用来计算和比较累积曲线。

累积发病率也可以在 S-PLUS 和 R 的 cmprsk 程序下计算[8]。最后，NCSS 统计分析系统（NCSS Kaysville，UT）可以直接进行计算。

早期事件

我们用手术死亡进行早期事件的统计分析。

■ 总体描述

平均手术死亡率（点估计）是用手术死亡除以患者数，然后乘以 100%，得出百分率（P）。N 个患者的比例概率（P）的标准误等于 $(P/(1-P)/N$。如表 8-1 所示，PREVIOUS 组和 FINAL 组患者早期死亡的百分比分别为 4.6%（SE = 0.9%）和 8.1%（SE = 1.0%）。表 8-1 还包含了 95% CI，分别用两种常用方法计算得出。第一种方法比较简单（假设的），用二项分布方法来控制比率，但随着样本量的增加，可近似正态分布（钟型分布）[9]。置信区间（CI）很容易计算，为点估计加减两倍的标准误。第二种 CI 计算方法直接按二项分布（确切的）计算[10]。虽然"确切的"方法看起来比较有吸引力，但其他的方法可能会有更好的统计学特性[11]。

■ 对比

为了举例说明单因素分析，我们选用了两组瓣膜型号患者的手术死亡率。从临床上看，由于瓣膜型号似乎无意义；但是，许多有关瓣膜疗效比较的文章是从这种有疑问的对比中得

出临床结论的。两种概率的对比可应用一个 2 列、2 行的矩形表，称为 2×2 列联表。有几种方法可以用来评估该表的重要性[12]，最常用来对比矩形表 P 值的形式是 Pearson 卡方检验。这种方法有一种更加保守的应用连续校正的其他可选择形式。卡方检验的有效性需要足够的样本数（表中的单项期望值例数至少大于 5），在不具备这种条件的情况下，多需要应用 Fisher 精确检验。3 种检验均显示 FINAL 瓣膜组有明显较高的手术死亡率，即 P 值小于 0.05（表 8-1）。

表 8-1　二尖瓣临床资料及根据瓣膜类型的早期死亡率的单变量分析

	Previous	Final
临床资料		
患者数	543	712
平均年龄±标准差（岁）	53.0±10.8	60.3±11.3
女性（%）	60.6	61.8
再次换瓣（%）	4.6	6.9
同期 CABG（%）	10.1	20.2
早期死亡率		
死亡数	25	58
点估计（%）	4.6	8.1
标准误（%）	0.9	1.0
95% CI		
正态似然法	(2.8，6.4)	(6.4，10.2)
精确二项法	(3.0，6.7)	(6.2，10.4)
比较统计	P 值（双尾检验）	
Pearson 卡方	0.012	
加用连续校正	0.017	
Fisher's 精确检验	0.016	

■ 模型

Logistic 回归

上述的简单比较可见，接受 FINAL 型瓣膜者的手术死亡率显著高于 PREVIOUS 型瓣膜者。但是，接受 FINAL 瓣膜置换者年龄较大，且同时施行冠状动脉旁路移植手术或再次换瓣手术者比例较高（表 8-1）。两组瓣膜替换术中死亡率的不同是患者特点不同造成的，还是瓣膜造成的呢？多因素分析可以回答这些问题。

对于手术死亡率这样的二元结果，建立多变量模型最常选用 logistic 回归[13]。模型中，手术死亡是结果（因变量），患者特征与瓣膜类型作为潜在风险因素（自变量）。由于技术性原因，因为因变量在模型中，logistic 回归不用概率（P）直接表示死亡，而应用死亡的优势（odds）的对数值 $P/(1-P)$ 来代替。为了易于解释回归系数（B），回归系数通过指数函数转化为优势比（odds ratio，OR）。大多数统计学程序都有自动转换的功能，并且 ORs 通常表示成 exp（B），OR 值的 95% CI 可以算做该系数的正常估计值 CI（均数加减两倍 SE）的指数化形式。

逐步回归始于每个潜在风险因子的单变量检验[13]，应用一个模型用单变量来计算相关的 OR 和 P 值。如果 OR 大于 1，那么该变量就是危险因子（表示其增加危险），如果 OR 濒于 1，就是保护因子。还是以心脏瓣膜为例（表 8-2），年龄、同期 CABG 术和瓣膜型号具有统计学意义（P 值小于 0.05）这些变量加上其他与手术死亡相关的变量（通常是 $P < 0.2$）将会进入下一步的逐步回归过程。最终的模型，只有年龄和同期 CABG 术仍具有显著统计学意义（表 8-2）。在考虑了这些影响因素以后，瓣膜型号就没有统计学差异（$P = 0.515$）。通过这样的分析，FINAL 组明显增加的手术死亡看上去是人为的假象，FINAL 瓣膜明显是高龄和更多的 CABG 手术的替罪羊，高龄和同期的 CABG 手术可以增加手术死亡率，无疑模型中还要考虑其他的变量，但因为我们的数据只是以演示为目的，许多变量并没有包括进来。根据经验，10 个终点事件可以允许一个变量进入模型[14]，在我们的数据中有 83 例手术死亡，引入 8 个变量进入模型是合理的。在实际应用中，研究者往往会参考已发表的模型，根据数据情况选择更多的变量。

表 8-2　早期死亡率的单因素和多因素（logistic 回归）模型

变量	单因素		多因素			
	P 值	OR	系数	SE	P 值	OR（95% CI）
年龄	<0.001	1.05	0.045	0.012	<0.001	1.04（1.02，1.07）
同期 CABG	<0.001	3.78	1.016	0.251	<0.001	2.76（1.69，4.52）
FINAL 瓣	0.014	1.84			(0.051)	
女性	0.361	0.81				
再次换瓣	0.314	1.52				

同期 CABG 手术这样的二元变量的 OR 值（表 8-2 中是 2.76）的意思是同期行 CABG 的患者的死亡可能是没有行

CABG 术的患者 2.76 倍。这是一个点估计，区间估计是（表 8-2）1.69～4.52。当 95% CI 的下限大于 1 时（对同期 CABG 术就是

1.69），*OR* 值就显著大于 1。对于连续变量来讲，如年龄，1.04 的 OR 值的意思是年龄每增加 1 岁，手术死亡风险倍增 1.04。

风险模型的评价

区分度（Discrimination）：受试者工作曲线（Receiver Operatin Characteristic，ROC）　风险模型的区分度是指将那些发生终点事件的患者与不发生终点事件的患者区分开来的能力。一般来讲，区分度是用 c 指数来评价的，ROC 曲线下面积[15]。一般来讲，c 指数在 0.7~0.8 是可能接受的区分度，在 0.8~0.9 是优良的区分度，大于 0.9 是非常优秀的区分度[16]。

校准度（Calibration）：Hosmer-Lemeshow 检验　校准度是衡量预测值与实际值的接近程度的指标。例如，如果有 100 名患者，根据良好标准的模型有 5% 的死亡风险的话，则估计有 5 名患者会死亡。校准度是通过 Hosmer-Lemeshow（H-L）试验通过计算观察与预期终点事件的差异显著性来评价的[17]。如果 H-L 检验显著（*P* < 0.05），那么校准度就比较差。表 8-2 中的模型的 c 指数是 0.710（95% CI 0.653~0.767），H-L 检验 *P* = 0.365。结果比较理想，但是用来验证模型的数据也是用来建立模型的数据。理想情况下，应该用其他的数据或者从原始数据用 Bootstrap 重新抽样得到新的数据来验证[18]。由于 H-L 检验存在一些技术性问题[19-21]，因此下一部分我会介绍一种用 CUSUM 方法直观的、H-L 检验的连续模拟。

用模型进行风险调整后的医疗提供者对比

O/E 比　logistic 回归的预期死亡率可能用来比较两组患者风险调整后的绩效，也就是比较两组不同的外科技术和不同医疗提供者的区别。如果观察死亡（O）与预期死亡（E）的比值大于 1，模型就是低估死亡，如果 O/E 比小于 1，模型高估死亡。O/E 比的 CI 可以用正常近似值的方法计算，一般可以给出围绕终点估计的对称区间，也可以用对数转换的方法，给出更精确的不对称区间[22,23]。表 8-3 包含了心脏瓣膜样本的值，两组的 O/E 的 CIs 均包括了 1，这意味着它们的风险调整后的死亡率与模型预期的没有差别。

表 8-3　早期死亡率的观测值与预期值的比率（O/E 比）

瓣膜类型	Previous	Final
观测死亡率	25/543 = 4.6%	58/712 = 8.1%
预期死亡率	27.5/543 = 5.1%	55.5/712 = 7.8%
O/E 比	0.91	1.05
95% *CI*		
正态似然法	(0.55, 1.27)	(0.80, 1.29)
Log 转换	(0.61, 1.35)	(0.83, 1.32)
OR 值	0.90	1.05
95% *CI*	(0.60, 1.35)	(0.80, 1.38)

优势比（OR）　来对比两个组的风险调整后的绩效的另外的方法是 OR，从技术上比较合适。OR 是观察值的优势 O/（1-O）与预测值的优势 E/（1-E）的比值。OR 值为 1 指的是观察值与预测值相同，大于 1 表示观察值大于预测值，小于 1 表示观察值小于预测值。OR 的 CI 可以用近似值的方法计算，

或者更简便的方法是直接用 logistic 回归输出结果[24]。

CUSUM 技术　累加和（Cumulative sum，CUSUM）分析方法经常用来评价医疗提供者的在时间序列上的绩效。它通过描记观察事件与预测事件数的差作为手术日期的函数[25]。如果一组数据的观察死亡率与预测死亡率相同时，CUSUM 线会是一条水平线 y = 0。当 CUSUM 线低于 y = 0 线，表示观察死亡低于预测死亡。当高于 y = 0 线时，表示观察死亡高于预测死亡。换句话说，当 CUSUM 线上行时，表示实际绩效比预期的要差，当下行时，表示实际绩效要优于预期，因此 CUSUM 可以用来显示学习曲线[26]。95% 的预测限（点方法的 95% 可信区间）则说明可能随机发生偏离 y = 0 线的偏差[27]。

当 X 轴换成其他变量时，CUSUM 还可以有其他用途。当因变量是二分类变量时，很难用图表的方式来直观地表示其与连续变量（如年龄）的关系。CUSUM 就能解决这一问题[25]，用图来表示年龄与 CUSUM 的关系。这个方法还可以用来检验模型的拟合度，通过描记观察死亡与预测死亡之差的累加和作为预测死亡率的函数（图 8-1）。如果一个模型的观察死亡与预期死亡相符的话，曲线将沿 y = 0 线走行。当水平轴等于预测风险的话，CUSUM 可视为连续版的 H-L 试验，它用来显示每个 10 分位数风险 CUSUM 的差异（见图 8-1 中带阴影的垂直条带）。

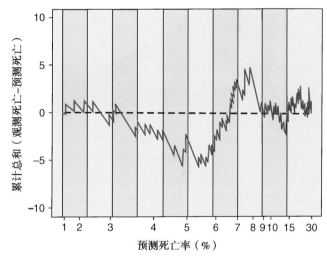

图 8-1　手术死亡的 CUSUM 图，纵坐标是表 8-2 累积观察死亡的和减去通过 logistic 回归模型算出的预测死亡。横坐标是根据患者数量做的刻度（以预测风险排序），因此它与死亡的预测风险是非线性关系。每个蓝/白条包含 10% 的患者

时间相关事件

我们应用死亡和血管栓塞事件来展示时间相关事件的分析方法。

■ 总体

生存曲线

要总结某一时间点的死亡率，百分比足以说明问题。但表达晚期某个时间段之内的生存状态时，就要求对手术后不

同时间段进行估计，即生存关系函数。它的图表就是我们所熟悉的生存曲线。最常用于估计生存曲线的方法是 Kaplan-Meier（KM）方法[28]。由于该模型不假设任何统计学分布，因此称非参数统计或无分布模式。如果一个既定系列中的所有患者都死亡，则建立的生存曲线就十分简单，就是每个时间点的生存百分率而已。KM 方法可以在全部患者死亡之前对患者生存的百分比值进行估计，前提是假设所存活者（这些患者的是否生存要经过确认）与已经死亡的患者是暴露在相同的风险之下。图 8-2 是二尖瓣患者的 KM 生存曲线，图中标出了用 greenwood 方法算出来的每 5 年生存率的 95% CI[29]。中位数生存时间可以在生存曲线经过 50% 处的生存时间计算出来（图 8-2 中的蓝线），平均生存时间可以用整条曲线的曲线下面积计算出来。如果观察不完整的话，曲线会符合某种合适的分布，如 Gompertz 分布，如此就可以推断估计没有完成的部分，或者可以用图 8-2 中（蓝色区域）所示的那样用条件均数来表示。

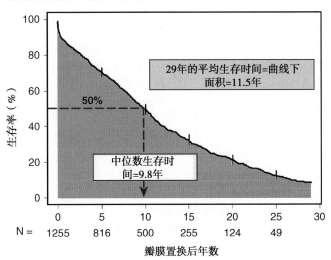

图 8-2 Kaplan-Meier 生存曲线 每个第 5 年的垂线标出了生存百分率-年龄的 95% CI。横轴下的数字代表暴露于风险的患者数

风险函数

除了生存曲线以外，还有几种其他的统计函数可以用来描述时间相关事件的分布特点。生存曲线是阐述和应用于单个患者或整个群体的最容易的方法，因为它在时间序列上综合了各种不同风险，并且可以计算出每个时间点上生存的可能性。风险函数 h（t）可看作其他函数的基础。即时风险（instantaneous hazard）是用来评价目前还没有发生终点事件的个体在每个时间点上发生事件的风险。由于技术层面的原因，即时风险很难直接计算，但是它的积分，累积风险函数则可以用 KM 估计的负对数很容易计算出来[30]，也可以用 Nelson-Aalen 方法直接计算[31]。后者的估算方法是从图 8-3 上图的两个基本曲线推导而来的[32,33]。在现代的生存分析的计数过程公式中，这两个曲线是基础。红色曲线表示在时间 t 上暴露在风险中的患者的人数，称为风险暴露进程（at-risk process）Y（t）。蓝线所代表的是时间点 t 上事件的数量，称为事件计数进程（event counting process）。当每发生一个事件，蓝线上升一个单

位。累积风险函数与蓝线相似，只不过每一个事件出现，它上升 1/Y（t）。表 8-3 下图用这种方法估算的累积风险函数和用 KM 曲线的负对数-log［S（t）］估算的结果。

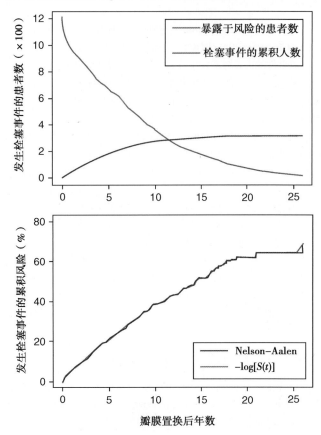

图 8-3 晚期栓塞事件的累积风险函数 上图是用 Nelson-Aalen 方法计算的累积风险函数的基本曲线。下图所示的是用两种方法所绘出的累积风险函数基本相同

线性化率

累积风险函数的一个特点是当事件风险恒定时，它会是一条直线。正是由于这一特点，在心脏外科文献中，当假设事件风险不随时间发展而变化，就用它来计算事件发生率而得名。如果风险是常数 λ，那么累积风险函数 H（t）就是术后时间 t，斜率为 λ 的线性函数：H（t）=λt。在心脏科文献中，该常数风险参数叫做线性化率。对于某一系列的患者来讲，某一个特定终点事件的最大估计发生率就是事件数除以总体随访患者年数（T）：E/T，乘以 100 转化为每 100 患者年的事件数。SE 是 E 的平方根除以 T。早期事件一般不包括进来，因为早期事件的发生率往往比术后高，这样风险恒定的假设就不成立了。图 8-4 中显示两个瓣膜组的累积风险函数非常符合风险恒定的假设，10 年后倾斜度有所下降。

表 8-4 是不同瓣膜类型的晚期血栓形成例数和晚期随访时间（在于术后 30 天的患者年）的晚期血栓事件的线性化率。正态估计算出大致 95% CI（均数加减两倍标准差）。经过几种方法的对比后，最佳的近似值的算法应该是 Cox[34,35]，用这种方法算出来的 95% CI 的上限和下限分别是 2E+1 自由度除以 2T 的卡方分布的 0.025 和 0.975 分位数。另一种常用的较好的计算 CI 的方法是似然比（likelihood-ratio）[36]。在我们的举例

中，用三种不同方法计算出来的结果很接近，只是小数点后两位不同。请注意用 Cox 和似然比计算出来的结果是围绕点估计的不对称的值，而用正态估计的方法则是对称的（Cox 法的结果与 Bayesian 分析[37]的结果比较一致）。

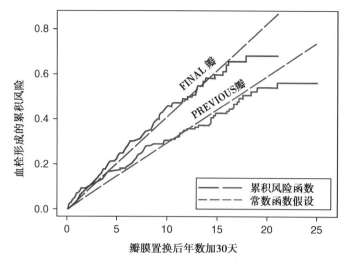

图 8-4 通过瓣膜类型分组的晚期血栓形成的累积风险函数。直线描绘的是常数函数假设。FINAL 和 PREVIOUS 瓣总随访时间分别是 4604 年和 4341 年

表 8-4 不同机械瓣类型的晚期血栓事件的线性化率的总体和单因素对比

瓣膜类型	Previous	Final	P 值（双尾检验）
总体			
晚期血栓事件数	129	191	
随访时间(患者年)	4341	4604	
线性化率			
点估计（%/年）	2.97	4.15	
标准误（%/年）	0.26	0.29	
95% CI（%/CI）			
正态似然法	(2.43, 3.48)	(3.57, 4.72)	0.003
Cox 法	(2.49, 3.52)	(3.59, 4.77)	0.003
似然比	(2.49, 3.50)	(3.58, 4.78)	0.003

■ "真实性" 分析

KM 模型除了用于死亡分析外，还常用于其他事件。图 8-5 展示了二尖瓣患者免除血栓事件的 KM 生存曲线。当 KM 模型用于非致死性血栓事件时，所估计的事件免除率是建立在实际条件不成立的前提下的，因为在某种条件下死亡率未发生。可能事实上患者在这一事件发前已经死亡。因此，KM 模型对事件免除发生率的估计要低于实际。另一种方法在统计文献中称作累积发生率（cumulative incidence）[38]，而在心脏病学文献中称为"真实性"分析，它可以提供将死亡率校正过的事件免除率[39-42]。"真实的"生存曲线的 CI 可以用 Gray 方法计算[43,44]。本组瓣膜置换者真实的血栓免除率曲线的确高于 KM

模型所描述的血栓免除曲线（图 8-5）。在这种情况下，应用 KM 方法除了会产生血栓事件可能性不真实的估计外，还会产生更多的技术性问题。在不是死于血栓的患者未来发生血栓事件的风险与那些实际上发生血栓事件的患者相同的前提下，应用 KM 方法是合理的，但是这个假设无法在数据上得到证实，可见用 KM 方法来估计血栓事件在统计学上一般认为是不合适的[45]。

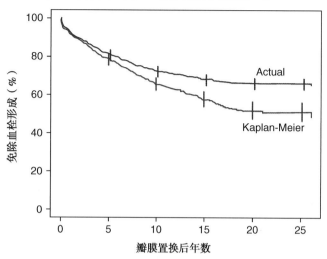

图 8-5 用 Kaplan-Meier 方法和"实际的"方法（累积事件的补充）构建的免除血栓形成事件曲线，每个第 5 年的垂线标出了免除事件百分比的 95% CI

■ 对比

最常用于对比生存曲线（或事件免除生存曲线）的统计方法应该是 Log-rank 统计[46]。图 8-6 描述了 PREVIOUS 和

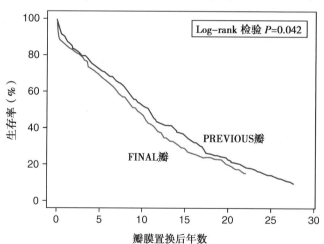

图 8-6 通过瓣膜类型分组的生存曲线，通过对包括换 FINAL 瓣的高死亡风险患者的单变量分析，PREVIOUS 瓣组的总体生存率较高

FINAL 两个瓣膜组的生存曲线，包括总体死亡、早期和晚期死亡。根据单因素分析，接受 PREVIOUS 型瓣膜者生存率较高（Log-rank 检验 P = 0.042），但这种差别主要是由早期死亡的差别所引起的。如果我们只考虑晚期死亡的话，两组的生存率就没有差异了（Log-rank 检验 P = 0.172）。

在用线性化率对迟发性血栓事件进行比较时，应用 3 种不

同的统计学检验方法都得出相同的结果,这3种方法是正态近似法、Cox 推荐的方法[34]及似然比法[47](表8-4)。

模型

Cox 回归

Logistic 回归可以对手术死亡率的简单比例进行多因素分析,与之类似,在评估多因素影响晚期死亡率方面 Cox 比例风险回归最为常用[14]。该方法假定所有风险因素的风险比(hazard ratio,HR)在时间序列上是个常数。表8-5 展示的是用它来分析瓣膜数据的晚期后存率的结果,单因素分析发现三个变量(年龄、同期 CABG 和女性)有意义,而最终的 Cox 模型则包括了5个变量(应用 FINAL 瓣和二次换瓣这两个变量在单因素分析时没有统计学意义)。这个后来的发现说明,以前先用单因素的方法挑选有统计学意义的变量进入逐步回归的方法有可能漏掉有重要的变量。

女性和应用 FINAL 瓣的 HRs 值小于1,这意味着它是保护因素而不是危险因素。在模型中的任一有统计学意义的变量(P < 0.05),不管是保护因素还是危险因素,95% CI 都不包括1。注意,单因素 log-rank 检验提示 PREVIOUS 组和 FINAL 组的生存率没有统计学差异(P = 0.172),而多因素 Cox 分析显示 FINAL 瓣可以降低死亡风险(HR = 0.85,P = 0.030),可见单因素 log-rank 分析和多因素 Cox 回归得到相反的结果。这种结果提示我们,如果两组不匹配的话,则以多因素结果为准。当两组是匹配的话,例如随机临床试验,单因素比较可能更合适。

表 8-5 晚期生存率的 Cox 回归及 Gompertz 回归多变量模型*

变量	单变量		多变量 Cox 回归		多变量 Gompertz 回归	
	P 值	HR	P 值	HR (95%CI)	P 值	HR (95%CI)
年龄	<0.001	1.04	<0.001	1.05 (1.04, 1.05)	<0.001	1.05 (1.04, 1.05)
同期 CABG	<0.001	1.65	0.052	1.23 (1.00, 1.50)	0.049	1.23 (1.00, 1.50)
FINAL 瓣膜	0.172	1.1	0.03	0.85 (0.73, 0.98)	0.03	0.85 (0.73, 0.98)
女性	0.005	0.82	0.005	0.81 (0.70, 0.94)	0.004	0.81 (0.70, 0.94)
再次换瓣	0.135	1.25	0.036	1.37 (1.02, 1.83)	0.036	1.37 (1.02, 1.83)

* Gompertz 回归的参数:尺度常数 = 5.412,形态 = 0.055

一种与 Cox 回归模型相似的模型可以用来做累积发病率和"真实的"事件免除曲线的回归分析[43]。

参数回归

前文述及非参数检验方法和非参数及半参数回归模型来描述生存数据,如 KM 曲线和 Cox 回归,这些方法并不需对生存或风险函数的分布做任何假设。另一种处理生存数据的方法是用参数方法,通过估计分布的参数特点,来从一组参数家族中选择出最合适的分布。心脏外科研究最常用的三种分布是指数分布、Weibull 分布和 Gompertz 分布。有几种函数可以用来描述生存分布,我们已经讨论了其中三种:风险函数 h(t)、累积风险函数 H(t)及生存函数 S(t)。风险函数可以看作基本函数,其他几个函数都是从之推导而来的,它代表当时未发生终点事件的患者在某一个时间点 t 发生事件的风险,累积风险函数是风险函数的算术积分,而生存函数则是负累积风险函数的指数:$S(t) = \exp[-H(t)]$。

图8-7 是三种函数的典型图线:指数分布、Weibull 分布和 Gompertz 分布,并有各自参数的选择值。第一排是风险函数 h(t),第二排是累积风险函数 H(t),第三排是生存函数 S(t)。表8-6 是这些函数相应的公式。指数函数是简化的生存时间分布,只有一个参数 λ,称为尺度参数(scale parameter),它是即时风险的线性概率。Weibull 分布则是指数分布的自然泛化,它增加了第二个参数 a,称为形态参数(shape parameter),以适应增加的风险(a > 1),或降低的风险(a < 1)。当 a = 1 时,累积风险函数降为指数分布。Weibull 分布一般用来表示衰败的时间,在心脏科文献中常用来建立人工心脏瓣膜的结构衰败模型。Gompertz 分布[48]有一个尺度参数 λ 和一个形态参数 a,它的风险函数是一个时间的指数函数,Gompertz 分布广泛用来构建生存函数,尤其在高龄组患者。图8-8 是从心脏瓣膜数据的晚期死亡信息来显示三种不同分布的拟合度,数据显示 Gompertz 分布拟合较好。

表8-6 三种常用统计学分布的风险函数、累积风险函数和生存函数公式

	指数分布	Weibull 分布	Gompertz 分布
风险函数 h(t)	λ	$a\lambda t^{a-1}$	λe^{at}
累积风险函数 H(t)	λt	ct^a	$\lambda(e^{at}-1)/a$
生存函数 S(t)	$\exp(-\lambda t)$	$\exp(-\lambda t^a)$	$\exp[\lambda(1-e^{at})/a]$
发生事件的平均时间	$1/\lambda$	$\Gamma(1+1/a)/\lambda$	$\int S(t)dt$
发生事件的中位数时间	$\log(2)/\lambda = 0.693/\lambda$	$(\log(2)/\lambda)^{1/a} = (0.693/\lambda)^{1/a}$	$\log(1+\log(2)a/\lambda)/a$

注:$\Gamma()$ 是 γ 函数。
Gompertz 分布的发生事件的平均时间无简化公式。

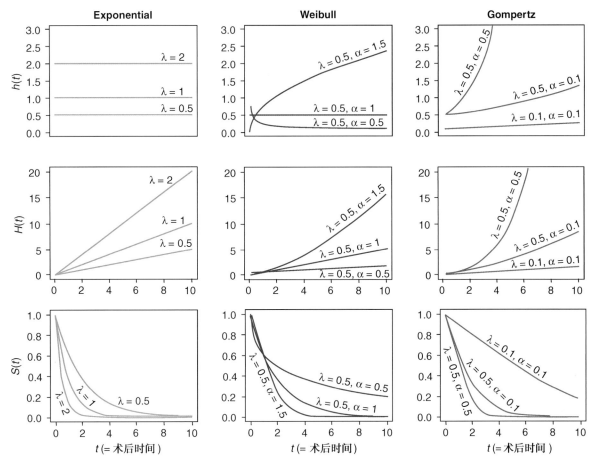

图 8-7　用指数分布、Weibull 分布和 Gompertz 分布及不同参数所展示的风险（上排）、累积风险（中排）和生存函数（下排）

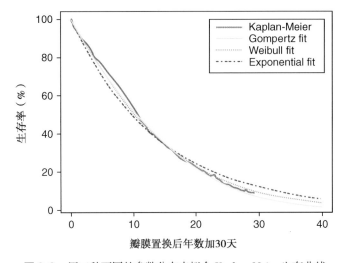

图 8-8　用三种不同的参数分布来拟合 Kaplan-Meier 生存曲线　指数分布（固定风险）拟合最差，Weibull 增加风险，拟合度较指数分布稍好。拟合最佳的是 Gompertz，风险呈指数增加

与非参和半参方法相比，参数估计的优势如下：

● 风险函数比较容易描绘，而其他的则需要许多点数据，并且需要复杂的光滑处理技术。

● 生存曲线可以延伸外推至未来时间（超过最大随访时间）。

● 可以给出中位数失败时间，而其他的只有事件免除曲线

达到 50% 才可以。

● 可以给出平均失败时间，而其他的只有事件免除曲线达到 0% 才可以。

● 结果曲线能再现可能的死亡率进程，并且曲线更光滑，更可信，并不像来自原始数据点那么随机粗糙，图形各异。

● 整个生存数据用很少几个参数来概括。

拟合参数模型的最重要的优势在于模型的理论基础可以帮助我们理解其物理过程，而不只是简单地描述它。Weibull 分布之所以被阐释为一个物理系统的衰败时间，是因为其依赖于多个部分的有机结合。因此 Weibull 分布一般用来进行衰败分析，在心脏科文献中常用来建立人工心脏瓣膜的结构衰败模型。而 Gompertz 分布一般用来构建人类死亡率模型，尤其在高龄组患者，其基本假设是："一个人对抗死亡所平均耗费的能量是这样的，在每一个无穷小的时间间期末，他所失去用以对抗解体的所耗费的能量与这个间期开始时他所拥有的能量是相同的。[49]"

这些参数分布也可以用作回归模型的基础，通常尺度参数扩展到包括诸多风险因素。对于二尖瓣数据，用 Gompertz 回归算出来的风险比与用 Cox 回归算出来的结果是一致的（表 8-5）。

结语

1. 应用哪种方法分析外科手术的结果事件取决于它们是时间点事件还是时间相关事件。

2. 单因素分析中有显著意义的因素在多变量分析中可能被推翻，因为它们可能只是其他更为重要的临床变量的假象，对不同瓣膜类型在早期和总体死亡率的分析就是这种情况。反之也可能发生，二次换瓣在总体死亡率分析中意义并不显著，而当考虑到其他因素时就有显著意义了。

3. 风险和累积风险函数描述的是即时的和累积的事件发生风险。累积风险比较容易获取，生存曲线只不过是将风险转化为出现事件的概率。

4. 线性化率为迟发事件发生率提供了一个方便的单个参数描述方式，但只适用于风险函数近似常数的情况下。

5. KM 分析作为外科术后的时间函数，用于估计生存概率。当它用于非致命性事件时，KM 模型估计的概率是假设死亡不存在。因此在"真实性"分析时所给出的事件概率是死亡率调整后的事件发生率。

6. 参数回归是分析临床远期结果的有用工具，一般来说，Gompertz 分布适用于生存分析，而 Weibull 分布则较适用于组织和结构瓣膜衰败的分析。

参考文献

1. Ware JE, Jr., Sherbourne CD: The MOS 36-item short-form health survey (SF-36). I. Conceptual framework and item selection. *Med Care* 1992; 30(6):473-483.

2. Gilson BS, Gilson JS, Bergner M, et al: The sickness impact profile. Development of an outcome measure of health care. *Am J Public Health* 1975; 65(12):1304-1310.

3. Miller TR: Valuing nonfatal quality of life losses with quality-adjusted life years: the health economist's meow. *J Forensic Econ* 2000; 13(2):145-167.

4. Hlatky MA, Boothroyd DB, Johnstone IM: Economic evaluation in long-term clinical trials. *Stat Med* 2002; 21(19):2879-2888.

5. Efron B, Tibshirani R: Bootstrap methods for standard errors, confidence intervals, and other measures of statistical accuracy. *Stat Sci* 1986; 1(1):54-75.

6. Gao G, Wu Y, Grunkemeier GL, Furnary AP, Starr A: Forty-year survival with the Starr-Edwards heart valve prosthesis. *J Heart Valve Dis* 2004; 13(1):91-96.

7. Coviello E: STCOMPET: Stata module to generate cumulative incidence in presence of competing events. http://econpapers.repec.org/software/bocbocode/s431301.htm. Accessed December 4, 2009.

8. Gray RJ: cmprsk R package http://biowww.dfci.harvard.edu/~gray/. Accessed December 4, 2009.

9. Vollset SE: Confidence intervals for a binomial proportion. *Stat Med* 1993; 12:809-824.

10. Ling RF: Just say no to binomial (and other discrete distributions) tables. *Am Statistician* 1992; 46:53-54.

11. Agresti A, Coull BA: Approximate is better than 'exact' for interval estimation of binomial proportions. *Am Statistician* 1998; 52:119-126.

12. Fleiss JL, Levin B, Paik MC: Assessing significance in a fourfold table, in Balding DJ, Cressie NA, Fisher NI (eds): *Statistical Methods for Rates and Proportions*, 3rd ed. Hoboken, Wiley, 2003; 50-63.

13. Hosmer DW, Lemeshow S: *Applied Survival Analysis*, 2nd ed. New York, Wiley, 2000.

14. Harrell FE, Jr, Lee KL, Mark DB: Multivariable prognostic models: issues in developing models, evaluating assumptions and adequacy, and measuring and reducing errors. *Stat Med* 1996; 15:361-387.

15. Hanley JA, McNeil BJ: The meaning and use of the area under a receiver operating characteristic (ROC) curve. *Radiology* 1982; 143:29-36.

16. Hosmer DW, Lemeshow S: Area under the ROC curve, in Cressie NAC, Fisher NI, Johnstone IM, et al (eds): *Applied Logistic Regression*, 2nd ed. New York, Wiley, 2000; pp 160-164.

17. Hosmer DW, Lemeshow S: A goodness-of-fit test for the multiple regression model. *Commun Stat* 1980; A10:1043-1069.

18. Harrell FE, Jr: General aspects of fitting regression models. *Regression Modeling Strategies: With Applications to Linear Models, Logistic Regression, and Survival analysis.* New York, Springer, 2001; pp 11-40.

19. Hosmer DW, Hosmer T, Cessie L, Lemeshow S: A Comparison of Goodness-of-Fit Tests for the Logistic Regression Model. *Stat Med* 1997; 16:965-980.

20. le Cessie S, van Houwelingen HC: Testing the fit of a regression model via score tests in random effects models. *Biometrics* 1995; 51(2):600-614.

21. Van Houwelingen JC, Le Cessie S: Predictive value of statistical models. *Stat Med* 1990; 9(11):1303-1325.

22. Hosmer DW, Lemeshow S: Confidence interval estimates of an index of quality performance based on logistic regression models. *Stat Med* 1995; 14(19):2161-2172.

23. Smith DW: Evaluating risk adjustment by partitioning variation in hospital mortality rates. *Stat Med* 1994; 13(10):1001-1013.

24. Grunkemeier GL, Wu Y: What are the odds? *Ann Thorac Surg* 2007; 83(4):1240-1244.

25. Royston P: The use of CUSUMs and other techniques in modelling continuous covariates in logistic regression. *Stat Med* 1992; 11(8):1115-1129.

26. Novick RJ, Fox SA, Stitt LW, et al: Assessing the learning curve in off-pump coronary artery surgery via CUSUM failure analysis. *Ann Thorac Surg* 2002; 73(1):S358-362.

27. Grunkemeier GL, Jin R, Wu Y: Cumulative sum curves and their prediction limits. *Ann Thorac Surg* 2009; 87(2):361-364.

28. Kaplan EL, Meier P: Nonparametric estimation from incomplete observations. *J Am Stat Assoc* 1958; 53:457-481.

29. Greenwood M, Jr: A report on the natural duration of cancer. *Reports on Public Health and Medical Subjects,* Vol 33. London, His Majesty's Stationery Office, 1926; pp 1-26.

30. Peterson AV, Jr: Expressing the Kaplan-Meier estimator as a function of empirical subsurvival functions. *J Am Stat Assoc* 1977; 72:854-858.

31. Aalen O: Nonparametric inference for a family of counting processes. *Ann Statist* 1978; 6(4):701-726.

32. Andersen PK, Borgan O, Gill RD, Keiding N: *Statistical Models Based on Counting Processes (Springer Series in Statistics).* New York, Springer, 1996.

33. Fleming TR, Harrington DP: *Counting Processes and Survival Analysis.* New York, Wiley, 1991.

34. Cox DR: Some simple approximate test for Poisson variates. *Biometrika* 1953; 40:354-360.

35. Grunkemeier GL, Anderson WN, Jr.: Clinical evaluation and analysis of heart valve substitutes. *J Heart Valve Dis* 1998; 7(2):163-169.

36. Kalbfleisch JD, Prentice RL: Exponential sampling illustration, in Balding DJ, Bloomfield P, Cressie NAC (eds): *The Statistical Analysis of Failure Time Data*, 2nd ed. Hoboken, Wiley, 2002; pp 62-65.

37. Martz HF, Waller RA: *Bayesian Reliability Analysis.* New York, Wiley, 1982.

38. Kalbfleisch JD, Prentice RL: Representation of competing risk failure rates, in Balding DJ, Bloomfield P, Cressie NAC (eds): *The Statistical Analysis of Failure Time Data*. 2nd ed. Hoboken, Wiley, 2002; pp 251-254.

39. Grunkemeier GL, Anderson RP, Miller DC, Starr A: Time-related analysis of nonfatal heart valve complications: cumulative incidence (actual) versus Kaplan-Meier (actuarial). *Circulation* 1997; 96(9 Suppl):II-70-75.

40. Grunkemeier GL, Jamieson WR, Miller DC, Starr A: Actuarial versus actual risk of porcine structural valve deterioration. *J Thorac Cardiovasc Surg* 1994; 108(4):709-718.

41. Miller CC, 3rd, Safi HJ, Winnerkvist A, Baldwin JC: Actual versus actuarial analysis for cardiac valve complications: the problem of competing risks. *Curr Opin Cardiol* 1999; 14(2):79-83.

42. Akins CW, Hilgenberg AD, Vlahakes GJ, et al: Late results of combined carotid and coronary surgery using actual versus actuarial methodology. *Ann Thorac Surg* 2005; 80(6):2091-2097.

43. Fine JP, Gray RJ: A proportional hazards model for the subdistribution of a competing risk. *J Am Stat Assoc* 1999; 94:496-509.

44. Gray RJ: A class of K-sample tests for comparing the cumulative incidence of a competing risk. *Ann Statist* 1988; 16(3):1141-1154.

45. Grunkemeier GL, Jin R, Eijkemans MJ, Takkenberg JJ: Actual and actuarial probabilities of competing risks: apples and lemons. *Ann Thorac Surg* 2007; 83(5):1586-1592.

46. Peto R, Pike MC, Armitage P, et al: Design and analysis of randomized clinical trials requiring prolonged observation of each patient. II. analysis and examples. *Br J Cancer* 1977; 35(1):1-39.

47. Kalbfleisch JD, Prentice RL: Comparisons of two exponemtial samples, in Balding DJ, Bloomfield P, Cressie NAC (eds): *The Statistical Analysis of Failure Time Data*, 2nd ed. Hoboken, Wiley, 2002; pp 66-68.

48. Gompertz B. On the nature of the function expressive of the law of human mortality and on the new mode of determining the value of life contingencies. *Phil Trans R Soc A* 1825; 115:513-580.

49. Johnson NL, Kotz S, Blakrishnan N: *Continuous Univariate Distributions: Volumne II,* 2nd ed. New York, Wiley, 1995.

樊红光　郑　哲　译

第二部分

围手术期/术中管理

第 9 章

心脏外科的术前评估

Christian T. Ruff,
Patrick T. O'Gara

简介

如今，伴随着临床结局的改善与外科技术的进步，心脏手术作为一种治疗手段，其适应证进一步放宽。在过去的十年里，即使老龄和高危患者比例增加，冠状动脉旁路移植术（CABG）作为世界范围内最常见的手术之一，其住院死亡率从 2.8% 下降至 1.6%（相对下降 43%）[1,2]。由内科和外科手术团队共同进行的全面术前风险评估，对减少围手术期和术后远期并发症及死亡率具有重要意义。与此同时，医生有机会了解患者及家属所期望的术后状况，并告知他们实际的情况，从而使患者及其家属在知情的条件下，从可能的治疗方案中做出适当的选择。这个章节综述了心脏内外科医师评估心脏手术患者时所必须要掌握的信息，包括患者情况、疾病本身特点、治疗用药和手术禁忌等，通过评分系统把这些信息整合起来以提供半定量的风险评估方法（表 9-1）。

风险评估

■ 患者特征及病情

年龄

随着预期寿命的延长及手术实际风险的降低，在老年群体中，心脏手术的数量持续增加。尽管围手术期死亡率在不同年龄段差别不明显，但是 1 岁孩子的死亡率高于 75 岁以上老年人[3]。80 到 90 岁患者的死亡率约为年轻患者的 2 倍（4.1% 比 2.3%），60% 以上的患者会发生至少一种非致命性的术后并发症[4,5]。最常见的并发症包括重症监护病房（ICU）机械通气时间延长、再次手术止血和肺炎等，而这些都会导致住院时间延长[5]。老龄低体重患者（BMI < 23）并

表 9-1　术前风险评估列表

患者特征和病情
年龄
性别
种族
糖尿病
肾功能
肺功能
血液系统（HIT）
房颤

外科因素
急诊手术
再次手术
既往放疗史
手术操作复杂性（CABG、瓣膜、主动脉、联合手术）
特殊技术（微创、不停跳、杂交）

药物
抗血小板药/抗凝药
β 受体阻滞剂
血管紧张素转换酶抑制剂（ACEI）或血管紧张素受体拮抗剂（ARB）
他汀类

风险评估系统
欧洲心脏手术风险评估系统（EuroSCORE）
美国胸外科医师协会评分系统（STS）
新英格兰北方心血管病研究所评分系统（Northern New England，NNE）

HIT = heparin-induced thrombocytopenia type Ⅱ，Ⅱ型肝素诱导的血小板减少症

发症发生率更高[6]。有证据表明，仅使用动脉桥血管的不停跳手术（off-pump，OP）可提高患者生存率，改善长期生存质量[7,8]。随着外科技术的逐步提高及对患者的谨慎选择，90 多岁的老年患者可安全地接受心脏手术，其术后 30 天生存率约为 95%，出院生存率可达 93%[9]。

性别

一些流行病学研究表明，女性是术后并发症和死亡的一项独立预测因素[10~12]。性别差异在传统 CABG 手术和不停跳手术中均有体现[13]。几项对 CABG 手术患者进行的大规模回顾性队列研究指出，即使校正了伴随疾病和包括 BSA 在内的混杂因素之后，女性患者的死亡率仍高于男性患者[10,11]。女性临床结局不佳的原因可能是女性冠状动脉较细小（增加吻合的难度且限制桥血管的血流），安排手术时病情存在差异（如女性在疾病的晚期才被推荐手术），以及患者对结局自我描述的差异[14]。但也有数据表明男性和女性患者心脏手术术后的生存质量没有差异[15]。

种族

尽管 CABG 术后粗略死亡率因种族不同而有很大差异，但有数据表明，在校正了患者和医院这两个因素之后，这种差异明显减小[16,17]。有研究表明在美国，黑人患者术后并发症的发生率较高，机械通气时间和住院时间较长，因出血而再次手术和术后肾衰竭的发生率也较高[18]。

糖尿病

糖尿病患者心脏手术后的临床结局明显更差[19~21]。研究表明糖尿病是 CABG 术后住院死亡的独立预测因素，越来越多的证据揭示了糖尿病的严重程度，尤其是对靶器官的损害程度，可能在危险分层中占有重要地位[22,23]。在不合并糖尿病并发症的情况下，糖尿病与非糖尿病患者相比术后死亡率没有明显差别，而不合并血管疾病和（或）肾衰竭的糖尿病患者的死亡风险明显增加[23]；尤其对胰岛素依赖的 II 型糖尿病患者，围手术期重要并发症如肾衰竭、深部胸骨切口感染的发生率增加，住院时间延长[24,25]。围手术期严格控制血糖可以降低手术的死亡率和纵隔炎的发生率[26,27]。另外，不停跳手术也可降低糖尿病患者的术后并发症发病率[28]。

肾功能

心脏手术后的患者伴有肾功能不全的情况很常见。近 1/2 的 CABG 患者会出现轻度以上肾功能不全，1/4 的患者会出现中度以上肾功能障碍[29]。术前肾功能不全的程度与手术并发症和死亡率成正相关[29~31]。肾功能不全的患者术后 30 天（OR=3.7）和术后 1 年（OR=4.6）的死亡率显著增高[32]。即使是轻度的肾功能不全（血肌酐 1.47~2.25mg/dl）也会增加患者的手术和远期死亡率以及术后透析和卒中的风险[33]。

肾保护性药物，如非诺多泮和 N-乙酰半胱氨酸，对高风险患者肾功能并无保护作用[34,35]。不停跳 CABG 术后需要肾脏替代治疗患者的比例相对较低，但仍需大规模临床研究来证实其对预后的影响[36]。

肺功能

众所周知，肺功能异常的主要病因为慢性阻塞性肺疾病（COPD），该类患者死亡率和术后并发症的发生率增加，术后并发症主要包括心律失常、再次插管、肺炎、ICU 停留时间延长及住院时间延长[37,38]。术后呼吸功能衰竭是常见的并发症之一（纽约州数据库为 14.8%），在 CABG 联合瓣膜手术时发生率高达 14.8%[39]。改善呼吸功能是术前准备的重要组成部分，主要措施包括戒烟，抗生素治疗肺炎和使用支气管扩张剂、激素治疗 COPD[40]。有证据表明高危患者加强术前呼吸肌训练可有效地预防术后肺部并发症的发生[41]。

血液系统

在心脏手术患者中最重要的血液系统问题是 II 型肝素诱导的血小板减少症（heparin-induced thrombocytopenia，HIT）。HIT 是由免疫介导的、潜在威胁生命的血栓形成并发症，以肝素-血小板因子 4（PF4）复合物的形成为特征[42]。在开始使用肝素的 5~10 天内，若患者出现不可解释的血小板减少，静脉或者动脉血栓，或者血小板绝对值未见明显降低，但血小板计数降低为基线水平的 50%，即可诊断为 HIT[42]。近期接触过肝素的患者，其 HIT 的发生时间会更早。低分子肝素（LMWH）接触史也可引起 HIT，但是发生率比普通肝素低得多[43]。尽管 HIT 抗体在术前（4.3%）和术后（22.4%）很常见，但是只有小部分抗体呈阳性的患者（6.3%）会发生血栓性事件[42]。患有 HIT 的 CABG 患者静脉桥堵塞的比例显著升高（68% 比 20%），而乳内动脉桥堵塞发生率并无显著升高[44]。

专家对于 HIT 患者的抗凝管理已逐步达成共识[42]。对于有 HIT 病史的患者，尽管在术前使用了替代性抗凝药物，但术后使用抗凝药物时仍需要十分谨慎，如果连续两天抗体检测结果是阴性，在体外循环（CPB）期间才可以选择重复使用肝素。有 HIT 病史且抗体试验为阳性的患者再次使用肝素时的风险极高，只有在血小板激活试验（如血清激素释放试验）为阴性时才可以使用。对于发生急性 HIT 的患者，如情况允许可延期手术。若必须进行手术，可使用比伐卢定作为替代药物，但是需要注意其药理特性[42]。

对于抗凝治疗过度以致紊乱的患者，很难协调血栓和出血这一矛盾。可以使用普通肝素或者是低分子量肝素（LMWH）积极预防，但不适用于需要慢性抗凝的患者[45,46]。患有抗磷脂抗体综合征的患者，由于血栓事件风险高并且影响凝血参数的因素复杂，应该予以特别注意[47,48]。

心房颤动

对于需进行 CABG 手术的患者而言，房颤病史通常不增加院内死亡率和严重并发症的发生率，但可能降低患者 5 年生存率[49]。术后房颤（post operative atrial fibrillation，POAF）可增加住院和远期死亡率，增加卒中、血流动力学紊乱、肾衰竭的发生率，延长住院时间，增加住院费用[50,51]。心脏术后心房颤动很常见，在 CABG 患者中发生率高达 40%，换瓣患者的发生率为 50%，二者联合手术后的发生率为 60%[50,52~54]。POAF 的病理生理机制为与年龄相关的心房肌退行性改变耦合炎症、心内膜腔内出血，及术前心房不应期、传导速度和跨膜电位的电生理学异常[55]。预防性治疗可以在很大程度上减少房颤的发生，因此评估 POAF 的风险是术前评估的重要组成部分。

已确定可造成 POAF 的因素有房颤病史、男性、左室射血分数（LVEF）降低、左房扩大、瓣膜手术、COPD、糖尿病、慢性肾衰竭、风湿性心脏病和停用 β 受体阻滞剂及 ACEI 类药物[50,56]。

Cochrane 数据库的一项大规模荟萃分析纳入了 58 项随机临床试验，包括 8500 多名患者，结果表明使用 β 受体阻滞剂（OR 0.35）、索他洛尔（OR 0.36）、胺碘酮（OR 0.54）和行心房起搏（OR 0.57）能显著减少术后房颤的发生[57]。总体来讲，预防性用药并不显著减少卒中的发生率（约为 24%）。另一随机临床试验的荟萃分析及经风险校正的观察性研究表明：与传统 CABG 相比，不停跳 CABG 手术可显著降低 POAF 发生率（分别为 41% 和 22%）[58]。

考虑到 β 受体阻滞剂对多数患者的安全性和有效性，指南建议在围手术期继续使用该类药物[56]。对于高风险患者可加用胺碘酮，但考虑其短期和长期的安全性应把它作为二线用药。虽然证据有限但有越来越多的研究表明加用镁、他汀类、N-3 系多不饱和脂肪酸、硝普钠和类固醇激素可使患者受益[56]。尽管预防治疗对 POAF 有效，但这是否是引起术后卒中及并发症减少的原因仍存在争议。

■ 外科因素

再次手术

传统来讲，患者接受再次心脏手术的住院死亡率比首次手术高[59~61]。其原因可能是再次手术患者的高风险特征（包括高龄、范围更广泛的血管和冠状动脉疾病、多种并发症）及更高的手术要求造成的，其中包括再次开胸、心包粘连、原位动脉搭桥和大隐静脉桥病变等[62]。

尽管存在这些因素，随着手术经验的增长和对 CABG 手术方案的改进，接受二次冠状动脉旁路移植手术患者的住院死亡率已经明显降低[62,63]。在认真进行术前风险评估和仔细实施手术管理的条件下，可以安全地进行再次手术。

既往放疗史

在心脏手术之前为治疗恶性肿瘤而接受胸部放疗的患者，术后短期和远期临床结局都更差[64,65]。胸部放疗范围与恶性肿瘤性质有关，且其危险程度随放疗范围不同呈梯度性变化。

有研究将接受心脏手术患者放疗的范围分为三个水平：大野放疗（包括霍奇金病、胸腺瘤、睾丸癌），可变野放疗（包括非霍奇金淋巴瘤和肺癌）和切线野放疗（包括乳腺癌）。研究指出大野放疗组患者从放疗到手术的间隔更长、肺功能更差、主动脉瓣反流、心脏舒张功能障碍及左主干狭窄的程度更严重[66]。三种放疗范围相比，接受大野放疗患者的院内死亡率（13%：8.6%：2.4%）和呼吸系统并发症的发生率（24%：20%：9.6%）都更高，4 年的生存率降低（64%：57%：80%）。

手术的复杂性和技术

做术前风险评估预测患病率和死亡率时需考虑心脏手术的类型（CABG、换瓣或者联合）和手术技术（体外循环手术、不停跳手术、微创手术、机器人手术或者是杂交手术）。

总体而言，换瓣手术比单纯的 CABG 术后并发症的发生率更高，CABG 联合瓣膜手术的风险最高（图 9-1）。美国胸外科医师协会全国成人心脏手术数据库（Society of Thoracic Surgeons National Adult Cardiac Surgery Database，STS NCD）收集了从 2002 年到 2006 年的数据，手术总量超过 360 万[67~69]。内容包括术后 30 天的死亡和主要院内并发症，包括卒中、肾衰竭、机械通气时间延长、深部胸骨切口感染、再次手术和死亡的发生情况。CABG 的术后死亡率是 2.3%，主要并发症（含死亡）发生率为 14.4%[67]。单纯换瓣手术的死亡率更高，为 3.4%（其中主动脉瓣置换术［AVR］为 3.2%，二尖瓣置换术［MVR］为 5.7%，二尖瓣脱垂［MVP］为 1.6%）[68]，主要并发症发病率为 18.3%（其中 AVR 17.4%，MVR 26.7%，MVP 12.7%）。CABG 联合瓣膜手术的死亡率最高，为 6.8%（AVR + CABG 5.6%，MVR + CABG 11.6%，MVP + CABG 7.4%），主要并发症发病率为 30.1%（其中 AVR + CABG 26.3%，MVR + CABG 43.2%，MVP + CABG33.5%）[69]。

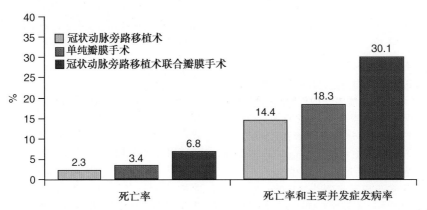

图 9-1　来自美国胸外科医师协会全国成人心脏手术数据库（STS NCD）的数据：30 天死亡率及主要并发症发病率（卒中、肾衰竭、机械通气时间延长、深部胸骨切口感染和再次手术）[67~69]

微创外科手术技术可根据手术方案及是否使用体外循环来区分。无论 CABG 还是瓣膜手术，使用其他方法来替代传统切口的手术的数量正逐步增加。微创手术的优势有早拔管、减少伤口和胸部不适感、降低伤口的感染率、减少出血及减少术后恢复时间[70]。

不停跳 CABG（OPCABG）是指在不依赖体外循环的情况下吻合血管，依靠很小的皮肤切口和稳定装置减少靶血管的移动。目前的瓣膜手术方案需要体外循环和心脏停跳。OPCABG 与传统 CABG 对比的观察研究及随机对照试验的荟萃分析表明，前者在死亡率及重要并发症发病率方面没有明显的优势[58,71]。与传统 CABG 相比，OPCABG 仅在总体上降低POAF、切口感染的发生率，减少了失血量以及心肌损伤的程度，但是没有明显降低死亡、心肌梗死（MI）和卒中的发生率[58,72,73]。但对老年人和严重主动脉钙化的患者行 OPCABG 的优势则较为明显[72]。

由于光学、仪器和灌注技术上的巨大进步，完全使用腔镜进行的机器人心脏手术已成为现实[74]。这项技术已经运用到心脏手术的诸多方面，尤其是在二尖瓣成形和完全腔镜下冠状动脉搭桥术之中。其短期临床效果理想，但仍需进行长期随访研究。

在单独特殊设计的手术室同时行经皮冠状动脉介入和微创搭桥的杂交手术得到了广泛的认可。杂交手术需要外科和介入团队的密切配合。尽管证据有限，但是杂交手术与常规 OPCABG 相比，两者患者血管造影的血管通畅率、6 个月内主要心脏不良事件（MAZE）的发生率相似，然而前者住院时间，机械通气时间更短，虽需积极的抗凝治疗但是失血量更少[75]。

用药史

接受心脏手术的患者术前通常会使用以下几种药物，包括阿司匹林、β 受体阻滞剂、ACEI 和他汀类药物。经证实术前药物治疗可以改善心脏手术患者的临床结果，然而由于对术后并发症的担忧，这些药物未被充分利用。熟悉患者的用药情况，对继续使用某种药物的潜在风险及收益进行评价是术前评估的重要内容。

■ 抗血小板治疗

阿司匹林

阿司匹林（ASA）是心脏手术患者的常规用药。术前（主要是 CABG 患者）使用 ASA 风险和收益的关系仍存在争议。几项观察性研究和病例对照研究证实了术前使用 ASA 可降低院内死亡率[76-78]。对 CABG 术后患者进行的一项大规模回顾性研究发现，使用 ASA 可使死亡率降低 66%[76]。然而，过度失血的风险限制了术前 ASA 使用。虽然在后期研究中并没有看到这一结果，但早期的研究仍然表明术前使用 ASA 增加了术后出血和输血的风险[76,77,79,80]。

关于术前 ASA 的使用，几项指南给出的建议略有差别。2007 年 ACC/AHA 指南对 2004 年的内容进行了更新。新的指南建议：对于 ST 段抬高性心肌梗死（STEMI）患者，无论行择期还是非择期性 CABG，术前都不该停用 ASA[81]。

2008 年美国胸科医师学会（ACCP）指南在急性冠脉综合征（CAD）的一级和二级预防以及 2005 年美国胸外科医师协会实践指南建议：对于病情稳定的择期 CABG 患者术前可停用 ASA，但是如果没有禁忌证在术后早期阶段应该尽早使用[82,83]。

氯吡格雷

术前使用氯吡格雷可增加术后出血、输血和再次手术的风险[84,85]。2004 年 ACC/AHA CABG 指南及 2008 年美国胸科医师学会（ACCP）关于 CAD 的一级和二级预防的指南推荐术前 5～7 天停用氯吡格雷[19,83]。这种方案对于计划择期植入支架或 ST 段抬高性心肌梗死（少于 1% 的患者需要进行 CABG 手术）的患者是合理的，但是对于非 ST 段抬高的 CAD 患者不可行，因为直到血管造影的结果出来之后才能决定选择 PCI 还是CABG。而早期使用氯吡格雷可降低支架内血栓这一致命并发症，且只有少数患者需要外科手术，并需要承担出血的风险，故仍建议早期应用此类药物。对于第三代噻吩吡啶类药物，顾忌与之相似[86,87]，普拉格雷作为其中之一已在临床使用，且经证实其抗血小板作用比氯吡格雷更强，但相应的出血风险也会增加[86]。

β 受体阻滞剂

β 受体阻滞剂是治疗缺血性心脏病和心力衰竭的基石[88,89]。已证实 β 受体阻滞剂可减少高风险患者非心脏手术的心血管事件的发生[90,91]。然而，仅有 60% 的心脏手术患者术前使用 β 受体阻滞剂，原因是担心术后出现血管麻痹及反应性呼吸道疾病的恶化[92,93]。北美的一项大规模观察性研究表明除左室射血分数极低之外（<30%），术前使用 β 受体阻滞剂可提高生存率[94]。β 受体阻滞剂还也可减少 POAF 的发生率及 POAF 持续时间（参见房颤章节）。

ACEI 类

ACEI 类药物可降低高血压和缺血性心脏病患者的死亡率及心血管事件的发生率[95]。术前是否应使用 ACEI 类药物备受争议。ACEI 和血管紧张素 Ⅱ 受体拮抗剂（ARBs）可减少POAF 的发生[50,96]。长期使用的 ACEI 突然停会引起反跳性高血压，增加缺血事件的发生[97,98]。然而，术前使用 ACEI 或者 ARBs 可导致术后血管麻痹，并增加缩血管药物的使用量[92,99]。

他汀类

术前使用他汀类药物可使死亡率降低 38%-43%[100,101]。观察研究表明他汀类药物也可降低卒中和 POAF 的发生[101]。从术前 7 天起使用他汀类药物（阿托伐他汀 40 毫克/天）能够缩短住院时间[102]。他汀类药物具有脂质依赖性，通过抗炎及多种其他途径发挥作用[103,104]。除有禁忌证之外所有接受心脏手术的患者（尤其是 CABG）都应在术前使用他汀类药物[19]。

风险评分体系

术前风险评估不仅有益于患者个体的康复，而且可作为一种定性工具，可用来比较不同外科医生、不同医疗机构之间的临床结局或用来评估新手术和方法。从大量数据中可衍生出许多危险分层评分标准和用来评估心脏手术死亡率和患病率的评分系统。术前需考虑患者和手术双重因素并评估它们预测术后并发症的能力。本节重点介绍三种应用最广泛的风险评估系统：欧洲心脏手术风险评分系统（EuroSCORE）、美国胸外科医师协会评分系统（STS）及北新英格兰评分系统（表9-2）。

表9-2　比较术前风险分层模型的危险因子

术前危险因子	EuroSCORE	STS	NNE (CABG Only)
年龄	√	√	√
性别	√	√	√
种族		√	
体重/体表面积		√	√
IABP/强心药		√	√
左室功能	√	√	√
肾脏疾病	√	√	√
周围血管疾病	√	√	√
糖尿病		√	√
神经功能障碍	√	√	√
活动性心内膜炎	√		
不稳定性心绞痛或近期心梗	√	√	√
心脏手术史	√	√	√
联合手术	√	√	
主动脉瓣受累	√	√	
瓣膜手术	√	√	
急诊手术	√	√	√

所有的这些风险评估模型具有相似的局限性。模型中所包括的术前危险因素可随时间发生巨大变化，以致在很大程度上低估或高估术后风险[105]。解释每个患者的评估结果时需十分谨慎。模型是由大量数据推衍得来，但是不包括对于个体患者的特异性风险因素，如模型中并没有纳入的术者经验以及患者术前并发症。

■ 欧洲心脏手术风险评分系统（EuroSCORE）

欧洲心脏手术风险评分系统（EuroSCORE）在1999年最先出版，是心脏手术中精准的评分系统[106]。这项评分系统对可能影响临床结局的17种风险因素（包括患者情况、心脏状况和手术相关的因素等）进行评估。包括两种有效的方法：分别为最初的 Additive 模型以及最新的 Logistic 模型[107,108]。研究指出 Additive 模型高估了低危患者的死亡率，低估了高危患者的死亡率[108~110]。Logistic 模型解决了这些问题，但是在许多风险群体中使用这种方法仍然担心会高估死亡率[108]。Logistic EuroSCORE 用于预测 CABG 联合瓣膜手术的死亡率更加准确[111]。EuroSCORE 可以在网上直接进行计算（www. euroscore. org）。

■ 美国胸外科医师协会评分系统（STS）

自从1997年起，STS 评分系统的使用人数超过200万。与 EuroSCORE 相似，也可以在网上直接计算（www. sts. org），但是计算评分时需要的数据比 EuroSCORE 更多。现已发展并修订的模型有 CABG、瓣膜手术和联合手术[67~69]。这些模型所预测的临床结局包括死亡率和多种重要并发症，包括卒中、肾衰竭、机械通气时间延长、深部胸骨切口感染和延长术后30天的住院时间。一项最全面的分析对比了19种不同的评分系统，遗憾的 STS 评分不包括在内，但是其他研究表明其与 EuroSCORE 以及其他风险评估系统具有相似的鉴别及预测能力[112,113]。

■ 北新英格兰评分系统（NNE）

北新英格兰评分系统最初在1992年出版，由美国1987至1989年所收集的数据推衍而来。最初的模型只用来预测 CABG 的死亡率，而新英格兰北方心血管病研究小组以1996到1998年的数据为基础研发了第二套评分系统，其中包括神经系统事件以及纵隔炎作为额外的终点事件。

美国心脏学会/美国心脏病协会 ACC/AHA 推荐使用这项评分系统做 CABG 术前风险评估[19,113]。这个模型与其他评分系统预测能力相近[115]。现在已经有专门的模型适用于主动脉和二尖瓣手术[116]。所有的模型都可在网上使用。

卒中和神经认知功能障碍

■ 卒中

动脉粥样硬化是多血管受累的疾病，同时患有冠状动脉和颈动脉疾病的概率为2%~14%[117,118]。对于 CABG 手术的患者，颈动脉狭窄超过50%的比例为17%~22%，颈动脉狭窄超过80%的患者占6%~12%[119,120]。卒中是心脏手术后令人担忧且极具损害性的并发症，据报道其发生率为0.8%~7%[40]。近30%的术后卒中由严重的颈动脉狭窄造成，即使无症状，患者随颈动脉狭窄的增加卒中的风险也随之增加[19,21]。其他的预测因素包括年龄、手术类型、主动脉粥样硬化程度及 CPB 持续时间（表9-3）[21,121]。

表 9-3 神经并发症危险因素

预测因子	β 系数	OR 值	95％CI
神经系统不良事件史	1.88	6.8	4.2-12.8
年龄>70 岁	1.46	4.5	1.2-7.8
术前贫血	1.22	4.2	2.8-6.6
主动脉粥样硬化	1.45	3.7	2.0-5.8
心肌缺血时间	1.12	2.8	1.8-3.2
搭桥数量	1.06	2.3	1.5-2.3
LVEF<35%	1.01	2.2	1.2-1.5
IDDM	0.9	1.5	1.3-2.5
ECC 持续时间	0.48	1.4	1.0-2.2
再次手术	0.48	1.4	0.9-2.4
急诊手术	0.46	1.2	0.7-2.0

IDDM = insulin dependent diabetes mellitus——胰岛素依赖型糖尿病；ECC：extracorporeal circulation——体外循环

由于术前有卒中病史患者的死亡率是术前没有卒中病史患者死亡率的 3 倍，且许多患者术后出现严重残疾，因此可考虑在 CABG 之前对患者进行 CABG 分阶段颈动脉血管重建[122]。目前，ACC/AHA 指南推荐（Ⅱa 级推荐；证据等级为 C）对于有症状的颈动脉狭窄及单侧或双侧颈动脉 80% 狭窄的患者可在 CABG 之前或者同时进行颈动脉内膜剥脱术（CEA）[123]。颈动脉支架是内膜剥脱术的替代方法，具有微创的优点。

对这些患者最佳的治疗方案仍有争议。一篇包括了 97 项研究共纳入 8972 名患者的系统综述，显示对 CABG 手术患者分期或同步实施 CEA，其死亡、卒中及心肌梗死的发生率高达 10% ～ 12%[124]。颈动脉内支架是内膜剥脱术的微创替代方法，但仍具有相似的风险性。这些结果表明，颈动脉内狭窄是动脉粥样硬化进展的标志，尽管进行了血管重建，但栓塞风险依然存在[117]。观察性研究表明高风险患者实施 OPCAB 可能会减少脑部并发症的发生[125～127]。全身低温可降低脑部的代谢率，对于短暂脑缺血可能具有保护作用[128,129]。ACC/AHA 指南指出，在以下高风险患者中应考虑选择性颈动脉筛查：年龄超过 65 岁、左主干狭窄、检查中出现颈动脉杂音、PVD（peripheral vascular disease，周围血管性疾病，译者注）、吸烟史、短暂性脑缺血发作或卒中史[123]。

■ 神经认知功能下降

在 CABG 术后最初的几周内进行常规的神经认知功能测试时，超过 80% 患者出现记忆、执行力、活动速度、注意力及其他认知功能的障碍[130～132]。严重程度由轻度认知障碍到严重谵妄或者丧失认知功能。有研究证实大脑微栓是潜在的原因之一[133]。术后体温升高也可增加神经认知障碍的严重程度[134]。在多数患者中认知功能障碍会逐渐好转。

结语

术前风险评估对于减少围手术期及术后远期的死亡率和并发症发病率至关重要。为优化手术期间的患者管理，需要手术方案的个体化，使用几种有效的风险评估系统将重要的患者及手术信息整合于其中，有助于做出综合判断。更重要的是，通过术前风险评估，医生有机会为患者及其家属提供现实的手术风险收益比的信息，使他们在知情的情况下为他们的健康问题做出恰当的决策。

参考文献

1. Peterson ED: Innovation and comparative-effectiveness research in cardiac surgery. *NEJM* 2009; 361(19):1897-1899.
2. Lloyd-Jones D, Adams R, Carnethon M, et al: Heart disease and stroke statistics—2009 update: A report from the American Heart Association Statistics Committee and Stroke Statistics Subcommittee. *Circulation* 2009; 119(3):480-486.
3. Conaway DG, House J, Bandt K, et al: The elderly: health status benefits and recovery of function one year after coronary artery bypass surgery. *J Am Coll Cardiol* 2003; 42(8):1421-1426.
4. Weissman C: Pulmonary complications after cardiac surgery. *Semin Cardiothorac Vasc Anesth* 2004; 8(3):185-211.
5. Barnett SD, Halpin LS, Speir AM, et al: Postoperative complications among octogenarians after cardiovascular surgery. *Ann Thorac Surg* 2003; 76(3):726-731.
6. Maurer MS, Luchsinger JA, Wellner R, Kukuy E, Edwards NM: The effect of body mass index on complications from cardiac surgery in the oldest old. *J Am Geriatr Soc* 2002; 50(6):988-994.
7. Kurlansky PA, Williams DB, Traad EA, et al: Arterial grafting results in reduced operative mortality and enhanced long-term quality of life in octogenarians. *Ann Thorac Surg* 2003; 76(2):418-426; discussion 427.
8. Matsuura K, Kobayashi J, Tagusari O, et al: Off-pump coronary artery bypass grafting using only arterial grafts in elderly patients. *Ann Thorac Surg* 2005; 80(1):144-148.
9. Bacchetta MD, Ko W, Girardi LN, et al: Outcomes of cardiac surgery in nonagenarians: a 10-year experience. *Ann Thorac Surg* 2003; 75(4):1215-1220.
10. Guru V, Fremes SE, Austin PC, Blackstone EH, Tu JV: Gender differences in outcomes after hospital discharge from coronary artery bypass grafting. *Circulation* 2006; 113(4):507-516.
11. Blankstein R, Ward RP, Arnsdorf M, et al: Female gender is an independent predictor of operative mortality after coronary artery bypass graft surgery: contemporary analysis of 31 midwestern hospitals. *Circulation* 2005; 112(9_suppl):I-323-327.
12. Toumpoulis IK, Anagnostopoulos CE, Balaram SK, et al: Assessment of independent predictors for long-term mortality between women and men after coronary artery bypass grafting: are women different from men? *J Thorac Cardiovasc Surg* 2006; 131(2):343-351.
13. Emmert MY, Salzberg SP, Seifert B, et al: Despite modern off-pump coronary artery bypass grafting women fare worse than men. *Interact Cardiovasc Thorac Surg* 2010; 10(5):737-741.
14. Vaccarino V, Lin ZQ, Kasl SV, et al: Sex differences in health status after coronary artery bypass surgery. *Circulation* 2003; 108(21):2642-2647.
15. Falcoz PE, Chocron S, Laluc F, et al: Gender analysis after elective open heart surgery: a two-year comparative study of quality of life. *Ann Thorac Surg* 2006; 81(5):1637-1643.
16. Lucas FL, Stukel TA, Morris AM, Birkmeyer JD: Race and surgical mortality in the United States. *Ann Surg* 2006; 243(2):281-286.
17. Zacharias A, Schwann TA, Riordan CJ, et al: Operative and late coronary artery bypass grafting outcomes in matched African-American versus Caucasian patients: evidence of a late survival-Medicaid association. *J Am Coll Cardiol* 2005; 46(8):1526-1535.
18. Taylor NE, O'Brien S, Edwards FH, Peterson ED, Bridges CR: Relationship between race and mortality and morbidity after valve replacement surgery. *Circulation* 2005; 111(10):1305-1312.
19. Eagle KA, Guyton RA, Davidoff R, et al: ACC/AHA 2004 guideline update for coronary artery bypass graft surgery: a report of the American College of Cardiology/American Heart Association Task Force on Practice Guidelines (Committee to Update the 1999 Guidelines for Coronary Artery Bypass Graft Surgery). *Circulation* 2004; 110(14):e340-437.

20. Mangano CM, Diamondstone LS, Ramsay JG, et al: Renal dysfunction after myocardial revascularization: risk factors, adverse outcomes, and hospital resource utilization. The Multicenter Study of Perioperative Ischemia Research Group. *Ann Intern Med* 1998; 128(3):194-203.

21. Charlesworth DC, Likosky DS, Marrin CA, et al: Development and validation of a prediction model for strokes after coronary artery bypass grafting. *Ann Thorac Surg* 2003; 76(2):436-443.

22. Clough RA, Leavitt BJ, Morton JR, et al: The effect of comorbid illness on mortality outcomes in cardiac surgery. *Arch Surg* 2002; 137(4):428-432; discussion 432-433.

23. Leavitt BJ, Sheppard L, Maloney C, et al: Effect of diabetes and associated conditions on long-term survival after coronary artery bypass graft surgery. *Circulation* 2004; 110(11 Suppl 1):II41-44.

24. Luciani N, Nasso G, Gaudino M, et al: Coronary artery bypass grafting in type II diabetic patients: a comparison between insulin-dependent and non-insulin-dependent patients at short- and mid-term follow-up. *Ann Thorac Surg* 2003; 76(4):1149-1154.

25. Kubal C, Srinivasan AK, Grayson AD, Fabri BM, Chalmers JA: Effect of risk-adjusted diabetes on mortality and morbidity after coronary artery bypass surgery. *Ann Thorac Surg* 2005; 79(5):1570-1576.

26. Furnary AP, Gao G, Grunkemeier GL, et al: Continuous insulin infusion reduces mortality in patients with diabetes undergoing coronary artery bypass grafting. *J Thorac Cardiovasc Surg* 2003; 125(5):1007-1021.

27. Furnary AP, Zerr KJ, Grunkemeier GL, Starr A: Continuous intravenous insulin infusion reduces the incidence of deep sternal wound infection in diabetic patients after cardiac surgical procedures. *Ann Thorac Surg* 1999; 67(2):352-360; discussion 360-362.

28. Srinivasan AK, Grayson AD, Fabri BM: On-pump versus off-pump coronary artery bypass grafting in diabetic patients: a propensity score analysis. *Ann Thorac Surg* 2004; 78(5):1604-1609.

29. Cooper WA, O'Brien SM, Thourani VH, et al: Impact of renal dysfunction on outcomes of coronary artery bypass surgery: results from the Society of Thoracic Surgeons National Adult Cardiac Database. *Circulation* 2006; 113(8):1063-1070.

30. Wang F, Dupuis JY, Nathan H, Williams K: An analysis of the association between preoperative renal dysfunction and outcome in cardiac surgery: estimated creatinine clearance or plasma creatinine level as measures of renal function. *Chest* 2003; 124(5):1852-1862.

31. Hillis GS, Zehr KJ, Williams AW, et al: Outcome of patients with low ejection fraction undergoing coronary artery bypass grafting: renal function and mortality after 3.8 years. *Circulation* 2006; 114(1 Suppl):I414-419.

32. Lok CE, Austin PC, Wang H, Tu JV: Impact of renal insufficiency on short- and long-term outcomes after cardiac surgery. *Am Heart J* 2004; 148(3):430-438.

33. Zakeri R, Freemantle N, Barnett V, et al: Relation between mild renal dysfunction and outcomes after coronary artery bypass grafting. *Circulation* 2005; 112(9 Suppl):I270-275.

34. Bove T, Landoni G, Calabro MG, et al: Renoprotective action of fenoldopam in high-risk patients undergoing cardiac surgery: a prospective, double-blind, randomized clinical trial. *Circulation* 2005; 111(24):3230-3235.

35. Burns KE, Chu MW, Novick RJ, et al: Perioperative N-acetylcysteine to prevent renal dysfunction in high-risk patients undergoing CABG surgery: a randomized controlled trial. *JAMA* 2005; 294(3):342-350.

36. Bucerius J, Gummert JF, Walther T, et al: On-pump versus off-pump coronary artery bypass grafting: impact on postoperative renal failure requiring renal replacement therapy. *Ann Thorac Surg* 2004; 77(4):1250-1256.

37. Cohen A, Katz M, Katz R, Hauptman E, Schachner A: Chronic obstructive pulmonary disease in patients undergoing coronary artery bypass grafting. *J Thorac Cardiovasc Surg* 1995; 109(3):574-581.

38. Fuster RG, Argudo JA, Albarova OG, et al: Prognostic value of chronic obstructive pulmonary disease in coronary artery bypass grafting. *Eur J Cardiothorac Surg* 2006; 29(2):202-209.

39. Filsoufi F, Rahmanian PB, Castillo JG, Chikwe J, Adams DH: Predictors and early and late outcomes of respiratory failure in contemporary cardiac surgery. *Chest* 2008; 133(3):713-721.

40. Weisberg AD, Weisberg EL, Wilson JM, Collard CD: Preoperative evaluation and preparation of the patient for cardiac surgery. *Med Clin North Am* 2009; 93(5):979-994.

41. Hulzebos EH, Helders PJ, Favie NJ, et al: Preoperative intensive inspiratory muscle training to prevent postoperative pulmonary complications in high-risk patients undergoing CABG surgery: a randomized clinical trial. *JAMA* 2006; 296(15):1851-1857.

42. Warkentin TE, Greinacher A, Koster A, Lincoff AM, American College of Chest Physicians: Treatment and prevention of heparin-induced thrombocytopenia: American College of Chest Physicians Evidence-Based Clinical Practice Guidelines (8th ed). *Chest* 2008; 133(6 Suppl):340S-380S.

43. Martel N, Lee J, Wells PS: Risk for heparin-induced thrombocytopenia with unfractionated and low-molecular-weight heparin thromboprophylaxis: a meta-analysis. *Blood* 2005; 106(8):2710-2715.

44. Liu JC, Lewis BE, Steen LH, et al: Patency of coronary artery bypass grafts in patients with heparin-induced thrombocytopenia. *Am J Cardiol* 2002; 89(8):979-981.

45. Clagett GP, Anderson FA, Jr, Geerts W, et al: Prevention of venous thromboembolism. *Chest* 1998; 114(5 Suppl):531S-560S.

46. Kearon C, Crowther M, Hirsh J: Management of patients with hereditary hypercoagulable disorders. *Annu Rev Med* 2000; 51:169-185.

47. Massoudy P, Cetin SM, Thielmann M, et al: Antiphospholipid syndrome in cardiac surgery: an underestimated coagulation disorder? *Eur J Cardiothorac Surg* 2005; 28(1):133-137.

48. Hogan WJ, McBane RD, Santrach PJ, et al: Antiphospholipid syndrome and perioperative hemostatic management of cardiac valvular surgery. *Mayo Clin Proc* 2000; 75(9):971-976.

49. Rogers CA, Angelini GD, Culliford LA, Capoun R, Ascione R: Coronary surgery in patients with preexisting chronic atrial fibrillation: early and midterm clinical outcome. *Ann Thorac Surg* 2006; 81(5):1676-1682.

50. Mathew JP, Fontes ML, Tudor IC, et al: A multicenter risk index for atrial fibrillation after cardiac surgery. *JAMA* 2004; 291(14):1720-1729.

51. Almassi GH, Schowalter T, Nicolosi AC, et al: Atrial fibrillation after cardiac surgery: a major morbid event? *Ann Surg* 1997; 226(4):501-511; discussion 511-513.

52. Maisel WH, Rawn JD, Stevenson WG: Atrial fibrillation after cardiac surgery. *Ann Intern Med* 2001; 135(12):1061-1073.

53. Villareal RP, Hariharan R, Liu BC, et al: Postoperative atrial fibrillation and mortality after coronary artery bypass surgery. *J Am Coll Cardiol* 2004; 43(5):742-748.

54. Creswell LL, Schuessler RB, Rosenbloom M, Cox JL: Hazards of postoperative atrial arrhythmias. *Ann Thorac Surg* 1993; 56(3):539-549.

55. Cox JL: A perspective of postoperative atrial fibrillation in cardiac operations. *Ann Thorac Surg* 1993; 56(3):405-409.

56. Echahidi N, Pibarot P, O'Hara G, Mathieu P: Mechanisms, prevention, and treatment of atrial fibrillation after cardiac surgery. *J Am Coll Cardiol* 2008; 51(8):793-801.

57. Crystal E, Garfinkle MS, Connolly SS, et al: Interventions for preventing post-operative atrial fibrillation in patients undergoing heart surgery. *Cochrane Database Syst Rev* 2004; (4):CD003611.

58. Wijeysundera DN, Beattie WS, Djaiani G, et al: Off-pump coronary artery surgery for reducing mortality and morbidity: meta-analysis of randomized and observational studies. *J Am Coll Cardiol* 2005; 46(5):872-882.

59. Edwards FH, Clark RE, Schwartz M: Coronary artery bypass grafting: The Society of Thoracic Surgeons National Database Experience. *Ann Thorac Surg* 1994; 57(1):12-19.

60. He GW, Acuff TE, Ryan WH, He YH, Mack MJ: Determinants of operative mortality in reoperative coronary artery bypass grafting. *J Thorac Cardiovasc Surg* 1995; 110(4 Pt 1):971-978.

61. Noyez L, van Eck FM: Long-term cardiac survival after reoperative coronary artery bypass grafting. *Eur J Cardiothorac Surg* 2004; 25(1):59-64.

62. Sabik III JF, Blackstone EH, Houghtaling PL, Walts PA, Lytle BW: Is reoperation still a risk factor in coronary artery bypass surgery? *Ann Thorac Surg* 2005; 80(5):1719-1727.

63. Davierwala PM, Maganti M, Yau TM: Decreasing significance of left ventricular dysfunction and reoperative surgery in predicting coronary artery bypass grafting-associated mortality: a twelve-year study. *J Thorac Cardiovasc Surg* 2003; 126(5):1335-1344.

64. Handa N, McGregor CG, Danielson GK, et al: Valvular heart operation in patients with previous mediastinal radiation therapy. *Ann Thorac Surg* 2001; 71(6):1880-1884.

65. Handa N, McGregor CG, Danielson GK, et al: Coronary artery bypass grafting in patients with previous mediastinal radiation therapy. *J Thorac Cardiovasc Surg* 1999; 117(6):1136-1142.

66. Chang ASY, Smedira NG, Chang CL, et al: Cardiac surgery after mediastinal radiation: extent of exposure influences outcome. *J Thorac Cardiovasc Surg* 2007; 133(2):404-413.e3.

67. Shahian DM, O'Brien SM, Filardo G, et al: The society of thoracic surgeons 2008 cardiac surgery risk models: Part 1—Coronary artery bypass grafting surgery. *Ann Thorac Surg* 2009; 88(1 Suppl):S2-S22.

68. O'Brien SM, Shahian DM, Filardo G, et al: The society of thoracic surgeons 2008 cardiac surgery risk models: Part 2—Isolated valve surgery. *Ann Thorac Surg* 2009; 88(1 Suppl):S23-S42.

69. Shahian DM, O'Brien SM, Filardo G, et al: The society of thoracic surgeons 2008 cardiac surgery risk models: Part 3—Valve plus coronary artery bypass grafting surgery. *Ann Thorac Surg* 2009; 88(1 Suppl):S43-S62.

70. Verma S, Fedak PW, Weisel RD, et al: Off-pump coronary artery bypass surgery: fundamentals for the clinical cardiologist. *Circulation* 2004; 109(10):1206-1211.

71. Parolari A, Alamanni F, Polvani G, et al: Meta-analysis of randomized trials comparing off-pump with on-pump coronary artery bypass graft patency. *Ann Thorac Surg* 2005; 80(6):2121-2125.

72. Sellke FW, DiMaio JM, Caplan LR, et al: Comparing on-pump and off-pump coronary artery bypass grafting: numerous studies but few conclusions. A scientific statement from the American Heart Association Council on Cardiovascular Surgery and Anesthesia in collaboration with the Interdisciplinary Working Group on Quality of Care and Outcomes Research. *Circulation* 2005; 111(21):2858-2864.

73. Puskas JD, Williams WH, Duke PG, et al: Off-pump coronary artery bypass grafting provides complete revascularization with reduced myocardial injury, transfusion requirements, and length of stay: a prospective randomized comparison of two hundred unselected patients undergoing off-pump versus conventional coronary artery bypass grafting. *J Thorac Cardiovasc Surg* 2003; 125(4):797-808.

74. Modi P, Rodriguez E, Chitwood WR, Jr: Robot-assisted cardiac surgery. *Interact Cardiovasc Thorac Surg* 2009; 9(3):500-505.

75. Reicher B, Poston RS, Mehra MR, et al: Simultaneous "hybrid" percutaneous coronary intervention and minimally invasive surgical bypass grafting: feasibility, safety, and clinical outcomes. *Am Heart J* 2008; 155(4):661-667.

76. Bybee KA, Powell BD, Valeti U, et al: Preoperative aspirin therapy is associated with improved postoperative outcomes in patients undergoing coronary artery bypass grafting. *Circulation* 2005; 112(9 Suppl):I286-292.

77. Dacey LJ, Munoz JJ, Johnson ER, et al: Effect of preoperative aspirin use on mortality in coronary artery bypass grafting patients. *Ann Thorac Surg* 2000; 70(6):1986-1990.

78. Sun JC, Crowther MA, Warkentin TE, Lamy A, Teoh KH: Should aspirin be discontinued before coronary artery bypass surgery? *Circulation* 2005; 112(7):e85-90.

79. Goldman S, Copeland J, Moritz T, et al: Starting aspirin therapy after operation. Effects on early graft patency. Department of Veterans Affairs Cooperative Study Group. *Circulation* 1991; 84(2):520-526.

80. Sethi GK, Copeland JG, Goldman S, et al: Implications of preoperative administration of aspirin in patients undergoing coronary artery bypass grafting. Department of Veterans Affairs Cooperative Study on Antiplatelet Therapy. *J Am Coll Cardiol* 1990; 15(1):15-20.

81. Antman EM, Hand M, Armstrong PW, et al: 2007 Focused Update of the ACC/AHA 2004 Guidelines for the Management of Patients with ST-Elevation Myocardial Infarction: a report of the American College of Cardiology/American Heart Association Task Force on Practice Guidelines. Developed in collaboration with the Canadian Cardiovascular Society: endorsed by the American Academy of Family Physicians: 2007 Writing Group to Review New Evidence and Update the ACC/AHA 2004 Guidelines for the Management of Patients with ST-Elevation Myocardial Infarction, writing on behalf of the 2004 Writing Committee. *Circulation* 2008; 117(2):296-329.

82. Ferraris VA, Ferraris SP, Moliterno DJ, et al: The society of thoracic surgeons practice guideline series: Aspirin and other antiplatelet agents during operative coronary revascularization (executive summary). *Ann Thorac Surg* 2005; 79(4):1454-1461.

83. Becker RC, Meade TW, Berger PB, et al: The primary and secondary prevention of coronary artery disease: American college of chest physicians evidence-based clinical practice guidelines (8th edition). *Chest* 2008; 133(6 Suppl):776S-814S.

84. Hongo RH, Ley J, Dick SE, Yee RR: The effect of clopidogrel in combination with aspirin when given before coronary artery bypass grafting. *J Am Coll Cardiol* 2002; 40(2):231-237.

85. Kapetanakis EI, Medlam DA, Petro KR, et al: Effect of clopidogrel premedication in off-pump cardiac surgery: are we forfeiting the benefits of reduced hemorrhagic sequelae? *Circulation* 2006; 113(13):1667-1674.

86. Wiviott SD, Braunwald E, McCabe CH, et al: Prasugrel versus clopidogrel in patients with acute coronary syndromes. *NEJM* 2007; 357(20):2001-2015.

87. Wallentin L, Becker RC, Budaj A, et al: Ticagrelor versus clopidogrel in patients with acute coronary syndromes. *NEJM* 2009; 361(11):1045-1057.

88. Anderson JL, Adams CD, Antman EM, et al: ACC/AHA 2007 Guidelines for the Management of Patients with Unstable Angina/non ST-Elevation Myocardial Infarction: a report of the American College of Cardiology/American Heart Association Task Force on Practice Guidelines (Writing Committee to Revise the 2002 Guidelines for the Management of Patients with Unstable Angina/Non ST-Elevation Myocardial Infarction): developed in collaboration with the American College of Emergency Physicians, the Society for Cardiovascular Angiography and Interventions, and the Society of Thoracic Surgeons: endorsed by the American Association of Cardiovascular and Pulmonary Rehabilitation and the Society for Academic Emergency Medicine. *Circulation* 2007; 116(7):e148-304.

89. Hunt SA, Abraham WT, Chin MH, et al: ACC/AHA 2005 guideline update for the diagnosis and management of chronic heart failure in the adult: a report of the American College of Cardiology/American Heart Association Task Force on Practice Guidelines (Writing Committee to Update the 2001 Guidelines for the Evaluation and Management of Heart Failure): developed in collaboration with the American College of Chest Physicians and the International Society for Heart and Lung Transplantation: endorsed by the Heart Rhythm Society. *Circulation* 2005; 112(12):e154-235.

90. Mangano DT, Layug EL, Wallace A, Tateo I: Effect of atenolol on mortality and cardiovascular morbidity after noncardiac surgery: multicenter study of perioperative ischemia research group. *NEJM* 1996; 335(23):1713-1720.

91. Boersma E, Poldermans D, Bax JJ, et al: Predictors of cardiac events after major vascular surgery: role of clinical characteristics, dobutamine echocardiography, and beta-blocker therapy. *JAMA* 2001; 285(14):1865-1873.

92. Levin MA, Lin H, Castillo JG, et al: Early on-cardiopulmonary bypass hypotension and other factors associated with vasoplegic syndrome. *Circulation* 2009; 120(17):1664-1671.

93. Gottlieb SS, McCarter RJ, Vogel RA: Effect of beta-blockade on mortality among high-risk and low-risk patients after myocardial infarction. *NEJM* 1998; 339(8):489-497.

94. Ferguson TB, Jr, Coombs LP, Peterson ED, Society of Thoracic Surgeons National Adult Cardiac Surgery Database: Preoperative beta-blocker use and mortality and morbidity following CABG surgery in North America. *JAMA* 2002; 287(17):2221-2227.

95. Garg R, Yusuf S: Overview of randomized trials of angiotensin-converting enzyme inhibitors on mortality and morbidity in patients with heart failure. Collaborative Group on ACE Inhibitor Trials. *JAMA* 1995; 273(18):1450-1456.

96. White CM, Kluger J, Lertsburapa K, Faheem O, Coleman CI: Effect of preoperative angiotensin converting enzyme inhibitor or angiotensin receptor blocker use on the frequency of atrial fibrillation after cardiac surgery: a cohort study from the atrial fibrillation suppression trials II and III. *Eur J Cardiothorac Surg* 2007; 31(5):817-820.

97. Hasija S, Makhija N, Chowdhury M, et al: Prophylactic vasopressin in patients receiving the angiotensin-converting enzyme inhibitor ramipril undergoing coronary artery bypass graft surgery. *J Cardiothorac Vasc Anesth* 2010; 24(2):230-238.

98. Konstam MA, Rousseau MF, Kronenberg MW, et al: Effects of the angiotensin converting enzyme inhibitor enalapril on the long-term progression of left ventricular dysfunction in patients with heart failure. SOLVD Investigators. *Circulation* 1992; 86(2):431-438.

99. Raja SG, Fida N: Should angiotensin converting enzyme inhibitors/angiotensin II receptor antagonists be omitted before cardiac surgery to avoid postoperative vasodilation? *Interact Cardiovasc Thorac Surg* 2008; 7(3):470-475.

100. Hindler K, Shaw AD, Samuels J, et al: Improved postoperative outcomes associated with preoperative statin therapy. *Anesthesiology* 2006; 105(6):1260-1272; quiz 1289-1290.

101. Liakopoulos OJ, Choi YH, Haldenwang PL, et al: Impact of preoperative statin therapy on adverse postoperative outcomes in patients undergoing cardiac surgery: a meta-analysis of over 30,000 patients. *Eur Heart J* 2008; 29(12):1548-1559.

102. Patti G, Chello M, Candura D, et al: Randomized trial of atorvastatin for reduction of postoperative atrial fibrillation in patients undergoing cardiac surgery: results of the ARMYDA-3 (Atorvastatin for Reduction of MYocardial Dysrhythmia After cardiac surgery) study. *Circulation* 2006; 114(14):1455-1461.

103. Ray KK, Cannon CP: The potential relevance of the multiple lipid-independent (pleiotropic) effects of statins in the management of acute coronary syndromes. *J Am Coll Cardiol* 2005; 46(8):1425-1433.

104. Le Manach Y, Coriat P, Collard CD, Riedel B: Statin therapy within the perioperative period. *Anesthesiology* 2008; 108(6):1141-1146.

105. Gao D, Grunwald GK, Rumsfeld JS, et al: Time-varying risk factors for long-term mortality after coronary artery bypass graft surgery. *Ann Thorac Surg* 2006; 81(3):793-799.

106. Nashef SA, Roques F, Michel P, et al: European system for cardiac operative risk evaluation (EuroSCORE). *Eur J Cardiothorac Surg* 1999; 16(1):9-13.

107. Roques F, Michel P, Goldstone AR, Nashef SA: The logistic EuroSCORE. *Eur Heart J* 2003; 24(9):881-882.

108. Bhatti F, Grayson AD, Grotte G, et al: The logistic EuroSCORE in cardiac surgery: how well does it predict operative risk? *Heart* 2006; 92(12): 1817-1820.

109. Zingone B, Pappalardo A, Dreas L: Logistic versus additive EuroSCORE. A comparative assessment of the two models in an independent population sample. *Eur J Cardiothorac Surg* 2004; 26(6):1134-1140.

110. Keogh BE: Logistic, additive or historical: is EuroSCORE an appropriate model for comparing individual surgeons' performance? *Heart* 2006; 92(12):1715-1716.

111. Karthik S, Srinivasan AK, Grayson AD, et al: Limitations of additive EuroSCORE for measuring risk stratified mortality in combined coronary and valve surgery. *Eur J Cardiothorac Surg* 2004; 26(2):318-322.

112. Nilsson J, Algotsson L, Hoglund P, Luhrs C, Brandt J: Early mortality in coronary bypass surgery: the EuroSCORE versus the society of thoracic surgeons risk algorithm. *Ann Thorac Surg* 2004; 77(4):1235-1239; discussion 1239-1240.

113. Granton J, Cheng D: Risk stratification models for cardiac surgery. *Semin Cardiothorac Vasc Anesth* 2008; 12(3):167-174.

114. O'Connor GT, Plume SK, Olmstead EM, et al: Multivariate prediction of in-hospital mortality associated with coronary artery bypass graft surgery. Northern New England Cardiovascular Disease Study Group. *Circulation* 1992; 85(6):2110-2118.

115. Nilsson J, Algotsson L, Hoglund P, Luhrs C, Brandt J: Comparison of 19 pre-operative risk stratification models in open-heart surgery. *Eur Heart J* 2006; 27(7):867-874.

116. Nowicki ER, Birkmeyer NJ, Weintraub RW, et al: Multivariable prediction of in-hospital mortality associated with aortic and mitral valve surgery in Northern New England. *Ann Thorac Surg* 2004; 77(6):1966-1977.

117. Guzman LA, Costa MA, Angiolillo DJ, et al: A systematic review of outcomes in patients with staged carotid artery stenting and coronary artery bypass graft surgery. *Stroke* 2008; 39(2):361-365.

118. Huh J, Wall MJ, Jr, Soltero ER: Treatment of combined coronary and carotid artery disease. *Curr Opin Cardiol* 2003; 18(6):447-453.

119. Schwartz LB, Bridgman AH, Kieffer RW, et al: Asymptomatic carotid artery stenosis and stroke in patients undergoing cardiopulmonary bypass. *J Vasc Surg* 1995; 21(1):146-153.

120. Berens ES, Kouchoukos NT, Murphy SF, Wareing TH: Preoperative carotid artery screening in elderly patients undergoing cardiac surgery. *J Vasc Surg* 1992; 15(2):313-321; discussion 322-323.

121. Boeken U, Litmathe J, Feindt P, Gams E: Neurological complications after cardiac surgery: risk factors and correlation to the surgical procedure. *Thorac Cardiovasc Surg* 2005; 53(1):33-36.

122. Dacey LJ, Likosky DS, Leavitt BJ, et al: Perioperative stroke and long-term survival after coronary bypass graft surgery. *Ann Thorac Surg* 2005; 79(2):532-536; discussion 537.

123. Eagle KA, Guyton RA, Davidoff R, et al: ACC/AHA 2004 guideline update for coronary artery bypass graft surgery: summary article: a report of the American College of Cardiology/American Heart Association Task Force on Practice Guidelines (Committee to Update the 1999 Guidelines for Coronary Artery Bypass Graft Surgery). *Circulation* 2004; 110(9): 1168-1176.

124. Naylor AR, Cuffe RL, Rothwell PM, Bell PR: A systematic review of outcomes following staged and synchronous carotid endarterectomy and coronary artery bypass. *Eur J Vasc Endovasc Surg* 2003; 25(5):380-389.

125. Zamvar V, Williams D, Hall J, et al: Assessment of neurocognitive impairment after off-pump and on-pump techniques for coronary artery bypass graft surgery: prospective randomised controlled trial. *BMJ* 2002; 325(7375):1268.

126. Sharony R, Bizekis CS, Kanchuger M, et al: Off-pump coronary artery bypass grafting reduces mortality and stroke in patients with atheromatous aortas: a case control study. *Circulation* 2003; 108(Suppl 1): II15-20.

127. Karthik S, Musleh G, Grayson AD, et al: Coronary surgery in patients with peripheral vascular disease: effect of avoiding cardiopulmonary bypass. *Ann Thorac Surg* 2004; 77(4):1245-1249.

128. Randomised trial of normothermic versus hypothermic coronary bypass surgery. The Warm Heart Investigators. *Lancet* 1994; 343(8897):559-563.

129. Martin TD, Craver JM, Gott JP, et al: Prospective, randomized trial of retrograde warm blood cardioplegia: myocardial benefit and neurologic threat. *Ann Thorac Surg* 1994; 57(2):298-302; discussion 302-304.

130. Van Dijk D, Jansen EW, Hijman R, et al: Cognitive outcome after off-pump and on-pump coronary artery bypass graft surgery: a randomized trial. *JAMA* 2002; 287(11):1405-1412.

131. van Dijk D, Keizer AM, Diephuis JC, et al: Neurocognitive dysfunction after coronary artery bypass surgery: a systematic review. *J Thorac Cardiovasc Surg* 2000; 120(4):632-639.

132. Selnes OA, McKhann GM: Neurocognitive complications after coronary artery bypass surgery. *Ann Neurol* 2005; 57(5):615-621.

133. Clark RE, Brillman J, Davis DA, et al: Microemboli during coronary artery bypass grafting. Genesis and effect on outcome. *J Thorac Cardiovasc Surg* 1995; 109(2):249-257; discussion 257-258.

134. Grocott HP, Mackensen GB, Grigore AM, et al: Postoperative hyperthermia is associated with cognitive dysfunction after coronary artery bypass graft surgery. *Stroke* 2002; 33(2):537-541.

周 荟 王古岩 译

第 10 章

心 脏 麻 醉

William J. Vernick,
Albert T. Cheung,
Jeremy D. Kukafka,
Joseph S. Savino

简介

心脏麻醉医师不但需要维持全身麻醉，还要承担重症监护和诊断的职责，以便手术顺利进行和维护重要脏器的功能。全麻的目的是在镇痛、遗忘和无意识的同时保护重要的生理机制和为手术创造满意条件。有效的全麻可以减弱机体对手术创伤和血流动力学干扰的生理反应，而且使患者能够在术后可预期的时间内恢复。为此，麻醉医师必须承担患者的重症监护医师职责：机械通气生命支持，控制循环，诊断和处理手术切皮、体温骤变、体外循环和血容量急剧改变期间可能发生的紧急情况等。心脏麻醉医师还必须掌握心脏的代偿机制和心脏解剖，以及生理改变后的心血管功能变化，从而全面了解病情，以利于外科手术。心脏手术的特点和危重心脏病患者对血流动力学变化极差的耐受能力使心脏手术的麻醉管理极具特殊性。心脏手术病人的麻醉管理还应考虑到手术方式和预期手术时间等。

术前评估

术前访视的目的是根据病情、拟行手术以及并发症制定麻醉计划。通过问诊和查阅病历了解病史。麻醉医师必须知晓患者的心血管系统状态，相关并发症和药物治疗情况，为患者安全接受手术制定麻醉计划。所有麻醉药对心脏功能、血管张力和（或）自主神经系统都有直接作用。美国麻醉医师协会（ASA）为全面评估患者病情制定了一套评分系统（表 10-1）[1]。

合并内科疾病对术中生理功能的维持和术后并发症均有影响。术中血压水平可根据术前状态进行调整。长期严重高血压的患者，如果术中血压维持在通常认为的"正常"范围，由于脑血流自身调节曲线"右移"可导致大脑灌注不足。卒中史通常表示存在脑血管病变，需要相应调整血压管理和血制品使用策略。慢性阻塞性肺病患者对支气管扩张药的反应性大小，可以指导围手术期支气管痉挛的处理。麻醉计划中还要考虑到困难插管史或药物过敏史。

表 10-1　美国麻醉医师协会，身体状态分级

1 级：正常健康患者
2 级：全身性疾病不伴有重要脏器功能障碍
3 级：全身性疾病伴有重要脏器功能障碍但尚能代偿（如糖尿病伴肾功能不全）
4 级：全身性疾病伴有重要脏器功能障碍且已失代偿（如糖尿病伴肾衰竭和酮症酸中毒）
5 级：濒死患者，预期生存时间不超过 24 小时（如糖尿病伴肾衰竭、酮症酸中毒，及梗死肠需要升压药物支持）
E#：急诊手术

#：E 写在分级后面

除了重点了解与心脏疾病相关的病史，麻醉医师还需要考虑一些影响麻醉的其他情况。例如，食管疾病可能是置入经食管超声（TEE）探头的禁忌（表 10-2）。有静脉血栓或肺栓塞病史者可考虑不用抗纤溶药物。雷诺病患者有可能出现桡动脉置管困难。

表10-2 经食管超声检查禁忌证[2]

绝对禁忌证	食管狭窄	食管憩室	食管肿瘤	近期行上消化道缝合术	食管中断
相对禁忌证	食管裂孔疝	食管炎	凝血病	食管静脉曲张	不明原因的上消化道出血

麻醉医师有责任告知患者麻醉计划和相关风险，并得到患者的知情同意。医患沟通要巧妙地做到既能充分告知患者风险又不引起过分的焦虑。书面知情同意书通常包括风险和治疗选择，以及相关情况。

非心脏手术术前评估心功能的一些检查，如负荷试验、超声心动图和心导管检查，目前仍有争议，并有一系列相关文献发表[3,4]。但对于心脏手术而言，这些检查是制定手术计划所需的常规心脏评估的一部分。虽然检查申请并不是由麻醉医师提出，但查阅结果非常重要。检查结果不仅影响到麻醉计划的制定，而且可以作为基础状态与术中经食管超声结果做对比。

询问病史和体格检查后还要了解实验室检查。术前常规检验包括血常规、电解质、血糖、肌酐和尿素氮，以及PT和APTT。其他实验室检查可根据病情选择。常规检查还包括胸片、心电图（ECG）和尿液检查。肺功能检查并不常规进行而且它在除肺移植之外的心脏手术中的作用仍有争议。除肺切除术之外，并未发现对术后肺部并发症有预测作用[5,6]。对主动脉疾病患者，如动脉瘤压迫食管或支气管以及肺动脉重要分支，麻醉医师应查阅胸部CT扫描结果。

包括大部分心血管用药在内的药物治疗应持续到术前。手术当日的口服药可用一小口水吞服。已经明确血管手术前β受体阻滞剂突然撤药可增加死亡率[7,8]，心脏手术前停用β受体阻滞剂与术后室上性心动过速发病率增加相关[9,10]。需要注意的是，术前停用降压药可引起围手术期高血压，但是不停药可出现麻醉诱导后低血压和围手术期肾脏灌注不足[11-14]，因此术前是否停用血管紧张素转化酶抑制剂仍有争议。一项回顾性队列研究发现，心脏手术前不停用降压药与近期死亡率、肾衰竭发生率的增加以及需要正性肌力药物支持相关[15]。对于接台手术且没有静脉补液的患者可停用利尿药以避免术前脱水。最后，还要注意阿片药物和苯二氮䓬类药物长期使用后的急性停药反应。

与降压药不同，多数抗凝药术前需停用。华法林通常需停药5天。机械瓣置换术后患者可用肝素过渡。口服抗血小板药氯吡格雷通常至少停药5天以使新的有功能血小板生成。使用静脉肝素治疗的不稳定心绞痛患者，术前不可不必停用。

体格检查包括身高、体重和生命体征以及对心、肺、外周血管和神经系统的检查。应重点检查能够快速发现循环功能不全的体征，如一侧或双侧脉搏减弱，下肢水肿，消瘦，颈静脉怒张或不能平卧。麻醉医师还必须要全面检查气道：Samsoon改进了Mallampati分级来预测困难气道，根据检查者可以看到的口内结构，分为四级[16,17]：

1级：软腭、咽扁桃体、腭扁桃体、悬雍垂；

2级：软腭、咽扁桃体、腭扁桃体；

3级：软腭和部分悬雍垂；

4级：无法窥见软腭。

1级和2级很少出现插管困难。3级和4级使用传统直视喉镜往往出现插管困难。其他与困难插管有关的体征包括小下颌、小口、舌肥大以及下颚前伸受限。

麻醉医师需在患者进入手术室之前做好各项准备，以便控制循环系统功能、保持气道通畅和维持生理功能平稳。急诊手术常因状况紧急而没有充足的准备时间，难以使患者对麻醉和手术有充分准备。由于心脏手术本身的复杂性，要求麻醉医师和外科医师之间必须准确沟通。手术团队所有成员之间坦率和开放的沟通是保证患者安全的重要条件。

麻醉期间生理功能的监护

由于心脏手术期间维持生命的各主要生理系统均受到影响，因此需要密切监测。监测生理功能的目的是（1）保证麻醉以后身体各保护性反射消失期间患者的安全；（2）使维持生命功能的药物或机械通气支持顺利实施；（3）诊断需要立即处理的紧急情况。例如，呼吸回路脱落，医院中心供氧故障以及气管插管误入食管或一侧支气管，可经由呼气末二氧化碳、脉氧饱和度、气道压、吸入氧浓度和听诊器监测发现。

视、触、听是麻醉医师基本的观察方法。电子监护设备的报警功能是麻醉医师的重要辅助。监测项目的选择取决于其作用、费用和风险。目前认为花费相对较少且具有较低风险/收益比的常规和基本监测项目包括脉氧饱和度、无创血压、呼气末二氧化碳波形图、体温、ECG、经胸和食管听诊器以及吸入氧浓度监测。美国麻醉医师协会（代表机构，1989）推荐以上项目作为所有需要麻醉的手术病人的基本监测，除非存在明确禁忌证（如食管手术不能使用食管听诊器）（表10-3）。其他无创和有创监测在有明确指征时选用。

监测技术地进步伴随着医疗费用的增加。选择额外监测时必须同时权衡费用和患者安全。当一项监测提供的数据不能够影响到对患者的医疗或手术处理时则不应该被选用。

■ 血压

血压是围手术期最常用的监测心血管稳定性的指标。麻醉和手术引起的血压变化如超出预期或未及时处理则可能带来危害。血压变化引起灌注压改变但不一定影响脏器的血流量。这是由于多数重要脏器对平均动脉压的改变具有血流自身调节功能，使得灌注压在一定范围内变化时血流保持不变[18]。慢性高血压病患者由于血流自身调节范围发生变化，即使血压处在"正常"范围也有可能出现脏器血流量显著下降。麻醉药物的种类和剂量均可影响到重要脏器血流量和血压的关系。例如，吸入麻醉药的血管扩张作用可剂量依赖性地干扰脑血流自身调节作用，使得脑血流量更加依赖于血压（图10-1）。

多数非心脏手术使用无创血压监测即可，心脏手术则必须使用动脉留置针直接测压，能够快速发现血压变化，监测体外循环期间的无脉性血压，便于采集动脉血样进行实验室分析。血压监测系统包括动脉内鞘管，连接压力感应换能器的连接管，连接管要求低顺应性并预充生理盐水。换能器的应变计能够将机械能（膜片在压力变化下的位移）转换成电信号，然后显示为压力波形以及数字化的收缩压、舒张压和平均压。平均动脉压由一段时间内数个脉搏波形曲线下面积计算得出。这较单纯由收缩压和舒张压计算出的平均压更为精确。

表 10-3 生理功能监测

脏器系统	ASA 标准手术室监测	心脏手术的额外监测
心血管	ECG	有创血压
	无创血压	CVP
		PAP/PAOP
		心排量
		SvO_2
		TEE
		血管超声
肺	呼出二氧化碳图形	动脉血气分析
	脉氧饱和度	麻醉气体浓度
	气道压	通气量测定
	听诊器	
	氧浓度	
神经系统		EEG
		SSEP MEP
		经颅多普勒
		CSF 压力
		脑电双频谱指数
		脑氧饱和度
代谢	体温	电解质
	尿量	酸碱平衡
		血糖
		渗透压
凝血系统		血细胞比容
		活化凝血酶时间
		aPTT，TT，肝素浓度
		血小板计数
		血小板功能
		TEG
		SvO_2，rSO_2

换能器需要在右房水平调零。任何位移只要改变了右房和换能器之间的垂直距离都会影响血压的测量结果。如果换能器位置偏低，膜片感受到的压力等于血压加上压力连接管内水柱在垂直方向上产生的静水压，由此会造成血压偏高。换能器高于右房平面时显示的压力会低于实际血压。1cm 水（血）柱产生的静水压等于 0.74mmHg。患者体位或换能器零点位置的小幅改变对动脉压的影响相对较小，但对本身数值不大的压力，比如中心静脉压、肺动脉压和肺毛细血管楔压的影响更大。

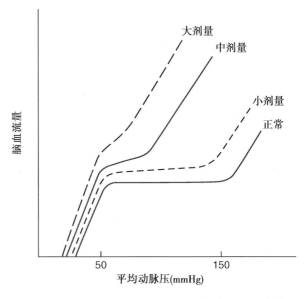

图 10-1 在清醒、非麻醉状态下，自身调节机制使得平均动脉压在 50-150mmHg 之间变化时脑血流量保持相对恒定。由于其扩血管作用，增加吸入麻醉药时可剂量依赖性地干扰脑血流自身调节机制

桡动脉是最常选用的动脉导管置管位置。常用 20G 套管针，更大的针容易引起栓塞。选择手腕的原因是手部有双重血供，在发生置管相关栓塞时也不会出现远端缺血。掌动脉弓使得桡动脉或尺动脉中的任一支发生栓塞后手部可以从另一支血管获得血供。尽管如此，远端栓塞的风险仍然存在。桡动脉更加表浅，通常容易置管。Allen's 试验可用来评估手部动脉弓的通畅与否，但对于预测桡动脉穿刺风险的意义尚不明确[19]。其他可选择的部位还有肱动脉、腋动脉和股动脉。

中心和外周动脉的压力波形并不相同。压力波形在传播过程中发生能量和动量的损失，并出现延迟，高频成分如升支切迹和重搏切迹消失，收缩压和脉压差降低，平均动脉压下降[20]。血压波形的改变是由于阻力衰减、血液粘滞度、血管内径、血管弹性以及动脉-小动脉连接处脉搏波折返的影响[21,22]。升主动脉处的压力波形受折返波的影响与足背动脉和桡动脉相比最小。

压力波形也受到监测系统的物理特性影响。当监测系统（指压力延长管，鞘管和冲洗活塞）的频率响应与压力波形的频率接近的话，会与压力波形发生共振，称为回响（ringing）[20]。监测系统固有频率 f_n 的计算公式为：

$$f_n = \frac{1}{2\pi}\sqrt{\frac{\pi D^2}{4pL \cdot C}}$$

C 是监测系统的顺应性，L 是管道长度，D 是压力延长管的内径，p 是冲洗液的密度。

为防止发生回响，监测系统的固有频率 f_n 必须大于压力波形的频率。任何使 f_n 降低的情形，如使用细长而柔软的连接管，都可能引起回响[23]。回响使收缩压升高和舒张压下降，但通常不影响平均动脉压的数值。

阻尼（damping）也是监测系统的特性，是指由于摩擦力的作用使得波峰和波谷变平缓[24]。压力延长管或鞘管打结、冲洗活塞和管道内气泡都会增加阻尼。高阻尼系统会低估收缩压和高估舒张压。需要使用长的连接管时，有意增加阻尼有助于提高动脉压力波形的保真度。

考察监测系统的回响和阻尼能确保动脉波形不失真。快速冲洗试验可简单测试测压系统的特性。打开冲洗活塞快速冲洗压力连接管后，压力波形在很小的摆动之后应该快速回到基线。在高阻尼系统中压力波形缓慢回到基线并且失去高频成分。压力波形快速回到基线并伴有持续的振荡意味着存在回响。

■ 心电图

术中 ECG 监测从最初的示波器发展到目前复杂的微处理器。ECG 信号经过数字化滤波以消除高频（60Hz）电源线、电刀、患者体动和基线漂移的影响。根据过滤后的带宽不同分为诊断、监测和滤波三种模式。诊断模式带宽最大（信号过滤最少），主要用于观察心肌缺血所致 ST 段改变。监测和滤波模式带宽依次变窄，能有效消除高频干扰和基线漂移，但发现 ST 段改变的敏感性降低，因此诊断心肌缺血的特异性也降低。ST 段异常下降（＞1mV）可由于低频信号过度过滤引起，从而误诊为心肌缺血。在高频干扰存在的情况下，滤波模式有利于发现 P 波和心脏节律的变化。

心电图是观察心脏节律、传导异常、心肌缺血和心肌梗死最敏感和实用的方法。常用 II 导联和 V_5 导联持续监测（图10-2）。这些导联能够发现冠心病患者非心脏手术时超过 90% 的心肌缺血事件[25]。

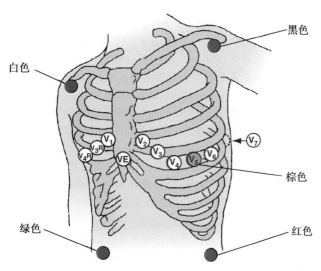

图 10-2 标准术中心电图（ECG）导联位置。通常会持续监测 II 和 V_5 导联

心电图诊断心肌缺血的标准是（1）ST 段较 J 点急性压低大于 0.1mV 60ms，（2）ST 段较 J 点急性抬高超过 0.2mV 60ms[26]（图10-3）。正常 ST 段曲线平缓地与 T 波连接。水平的 ST 段与 T 波构成锐角或 ST 段向下倾斜有可能是心内膜下心肌缺血。ST 段抬高见于透壁性心肌梗死，也可见于成人直流电（dc）复律后。术中心电图监测的主要局限是 ST-T 改变对心肌缺血缺乏特异性。心包炎、心肌炎、二尖瓣脱垂、卒中和洋地黄可引起与心肌缺血类似的 ST 段改变。

数字化信号处理器能处理大量信息，比单纯裸眼观察提高了发现心肌缺血的能力。ST 段分析仪自动测量 ST 段与预定参考平面的位移程度，能定量发现 ST 段位置的变化。要准确使

用该功能需精确定位 P-QRS-T 复合波的轨迹。操作者通过移动光标来确定参考 QRS 复合波的基线和 J 点。新的 QRS-T 复合波被叠加到参考复合波上，测量出 ST 段的垂直位移并用图形和毫伏数表示出来（图10-3）。由于自动 ST 段检测易受基线漂移的影响，并且需要理想的 PR 段和 ST 段图形，因此诊断心肌缺血通常还需要直接观察 ECG 波形进行确认。

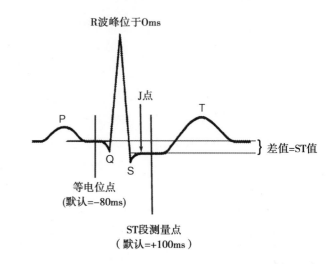

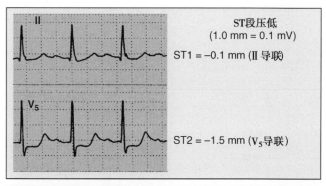

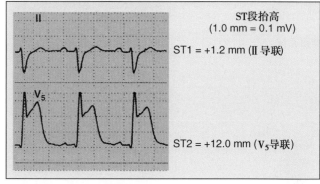

图 10-3 ECG 自动 ST 段检测可用于发现术中心肌缺血。通常诊断心肌缺血的标准是 ST 段压低大于 0.1mV 或抬高大于 0.4mV，并且持续时间大于 1 分钟。心率快时 ST 段测量点有可能位于 T 波升支上，误认为是 ST 段抬高

在心脏手术期间心律失常和传导异常很常见。心脏插管、低温、电解质紊乱、心肌再灌注、心肌缺血和机械因素如手术操作都会影响心脏动作电位的正常传导。心率由心电图上数个 RR 间期的平均值计算出。如果选择的导联电向量接近零电位点有可能无法感知 R 波。高大的 T 波或起搏器信号有可能被

误认为是 R 波使得心率数值错误地加倍。通常选择 R 波直立向上的导联监测心率。

QT 间期只能在硬拷贝上测量。正常 QT 间期不足 RR 间期的一半，但心率超过 90 次/分或小于 65 次/分时需要校正。QT 间期延长增加折返性室性心动过速的风险，可由低钾、低温和药物（如奎尼丁或普鲁卡因胺）引起。

在主动脉阻断和心脏冷停搏液灌注后监测心电图可确认心电活动消失。低温减慢动作电位传导速度，高钾降低跨膜钾离子浓度差抑制心肌去极化。在心肺转流和主动脉阻断期间，电机械活动停止意味着心肌氧耗降至最低。

全麻诱导前即开始心电图监测最有价值。相关导联的硬拷贝可作为基础值进行比较以发现心电图变化。心电图上的异常或临界改变如果在术前就有而且围手术期没有发生变化则不必过分担心。但新发的 ST-T 改变或心律及传导异常提示病情正在发生变化，需要立即引起注意。

二氧化碳波形图

二氧化碳波形图能检测气体中的二氧化碳浓度。二氧化碳波形图连续显示气道内二氧化碳分压（图 10-4）。是检测插管误入食管、窒息、呼吸回路脱落、气管导管意外脱出和呼吸道梗阻的唯一有效手段。呼出气中含有生理浓度的二氧化碳可以确认气管插管的位置正常。图形发生变化提示通气、二氧化碳生成或输送到肺部有异常。3 相斜率变陡提示呼吸道部分梗阻，包括机械原因（气管导管打折）或生理原因（支气管痉挛）。呼出气二氧化碳浓度进行性下降提示 CO_2 生成减少（如低温）、分钟通气量增加或生理死腔增大，例如肺栓塞或心排量下降。呼出气二氧化碳浓度进行性增加提示通气不足、CO_2 生成增加（如恶性高热）或输送至肺部的 CO_2 增加（如脱离体外循环期间肺血流量增加）。尽管许多机械和生理因素均可影响二氧化碳波形，但任何突然的变化都可能提示患者心血管、肺或代谢状态的急性改变。

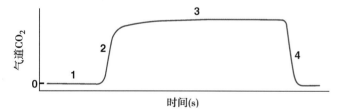

图 10-4 正常二氧化碳波形图：（1）吸入 CO_2 浓度为 0；（2）冲洗解剖死腔；（3）平台代表肺泡气 CO_2 含量；（4）吸气开始

麻醉气体监测

吸入麻醉药与静脉药不同。它们以蒸气的形式从呼吸回路给药。临床效果取决于大脑内的气体分压，脑内气体分压又与血和肺泡中的平衡。检测呼气末挥发性麻醉药的分压大约等于在肺泡和大脑中的分压。监测呼气末混合气体可提高用药的精确度避免药物过量。

麻醉气体浓度用该药蒸气分压占大气压的百分比来表示。可用很多方法测量，包括质谱法、红外光谱法、Raman 光谱法、电化学和极谱法，以及压电吸收[27]。

脉氧饱和度

脉氧饱和度广泛用于麻醉实践，患者入室后几乎立即使用，但仍缺乏文献证明能够改善预后。脉氧饱和度计可反复使用，价格低廉，无创并可持续监测血红蛋白氧饱和度和脉率。能在皮肤和血液颜色发生明显变化前发现氧合血红蛋白浓度下降[28]。主要的局限是易受电子干扰和体动时伪影的影响，低心排或灌注不足时测量失真并且只能用于搏动性血流[29]。

脉氧饱和度计利用氧合血红蛋白和脱氧血红蛋白光学吸收特性的差别测定动脉血氧合血红蛋白百分比。氧饱和度计发放波长 640 和 940 纳米（nm）的透照光线。氧合血红蛋白在红外光谱（940nm）处有较大吸光性，而脱氧血红蛋白在红光波段（640mm）吸光度最大。吸收两种波长光线的比值 R 可反映两种血红蛋白的相对含量。信号处理后可以迅速准确地显示出氧合与脱氧血红蛋白的相对比值。动脉血氧饱和度的计算以健康志愿者的 R 值为标定参考值。

使用光电容积描记法将吸收信号中的搏动性成分分离出来可以把动脉血氧饱和度与静脉分开。透照部位血容量的波峰和波谷变化相应产生了光线吸收的波动性变化，计算出的血氧饱和度不受无搏动的静脉血和软组织影响。R 值由健康志愿者得到，所以氧饱和度低于 70% 时准确度变差。运动伪影使两种波长的光线吸收都增加，并且 R 值约等于 1，由此对应的氧饱和度大约为 85%。

体温

心脏手术常需要人工变温，从而影响重要脏器的功能（图 10-5）。麻醉病人的体温会随环境发生变化。全麻时下丘脑正常的体温调节功能丧失。被动和主动热量损失可出现低体温。被动散热机制包括辐射、蒸发、对流和传导。主动散热机制包括体外循环和胸腔内倒入冰冷液体。人工低温旨在使心脏停搏、冷却心脏、降低机体氧耗。术前发热、菌血症、恶性高热或体外循环过度复温可能导致高热。不管是低体温还是发热都对患者不利，因而体温监测非常重要。

心肺转流后发生低温通常是因为复温不充分。室温低、手术巾湿冷、切口大、静脉输入冷液体会加重低体温。低温可加重心律失常和凝血病，增强麻醉药和肌松药的药效，增加血管阻力，降低氧利用度，造成术后寒战。老年患者代偿能力差更易发生寒战。虽然有证据支持心脏骤停复苏后轻度治疗性低温进行脑保护[30]，但心脏手术中到底是否需要低温目前仍有争议[31,32]。

心脏手术有常用的温度监测部位。还可以从肺动脉导管尖端或体外循环管路（通常是静脉和动脉管路）监测血温。降温或复温时血液温度最早发生变化。鼻咽和鼓膜温度反映大脑温度，与血温最接近，因为这些部位血流丰富。直肠和膀胱温度只在体温平衡时反映中心温度。食管温度常会低估中心温度，这是因为邻近气道受到通气冷却效应的影响。腋窝和腹股沟温度在术中不实用。需注意测得鼻咽温和实际大脑温度之间有可能差别很大，应注意避免脑部温度过高[33]。复温时动脉血温最高只能到 37℃ ~ 37.5℃，以防血温和脑部温度差别过大。术后体温过高与神经系统并发症相关[33]。

体温变化的程度和部位是反映循环系统完整性的重要指标。两点间持续存在温差可能是灌注异常的表现。体外循环复

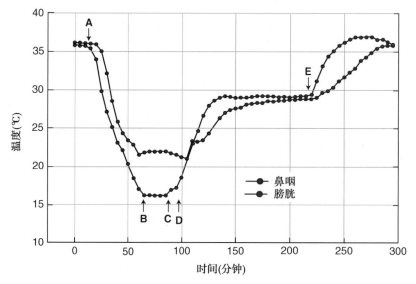

图 10-5 体外循环心脏手术人工降温和深低温停循环（DHCA）时鼻咽温（黑色）和膀胱温（蓝色）随时间的变化趋势图。标记事件：A = 人工降温开始；B = DHCA 开始；C = DHCA 结束；D = 复温至 29℃；E = 复温至正常温度

温通常伴随鼻咽温和鼓膜温的较快上升以及低灌注脏器温度的缓慢升高。鼻咽部持续低温而直肠温正常回升可能是主动脉夹层影响了脑部的灌注。

■ 心排量、中心静脉压和肺动脉压

中心静脉置管可用于给药、快速补液和测压。常用颈内静脉，置管可靠、方便从手术床头侧进行操作、气胸发生少、牵拉胸骨时不易打折。长期留置导管进行胃肠外营养时用锁骨下静脉，因为不易发生血源性感染[34]。颈内静脉置管时最主要的并发症是误穿颈动脉或锁骨下动脉。置入鞘管前需测压确认是静脉。超声引导下穿刺颈内静脉可减少对解剖结构的依赖和试穿次数[35]（图 10-6）。便携式超声的广泛使用，提高了中心静脉置管的成功率和安全性[36]。TEE 可以确认导管位于右心房或上腔静脉（SVC）。TEE 也可以确认肺动脉导管的位置[37]。

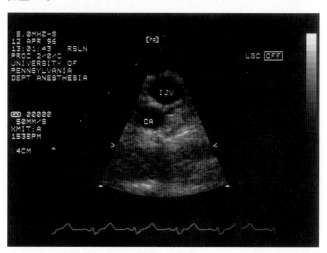

图 10-6 使用手持式超声探头的短轴二维图像显示颈内静脉（IJV）和颈动脉（CA）

中心静脉压（CVP）可以经中心静脉导管或肺动脉导管的侧孔测得。在呼气末测量可以排除胸内压的影响。CVP 波形通常由 5 个波组成。A 和 C 波表示心房收缩和右室的等容收缩期。X 降支表示右室收缩使三尖瓣下移。V 和 Y 波表示右房充盈，前者在心室收缩末期，后者在舒张早期三尖瓣开放时。

CVP 反映患者的容量负荷状态，正压通气时正常值为 6 ～ 10mmHg。但有研究显示 CVP 与循环血量并没有相关性[38-41]。CVP 值取决于心功能和回心血量之间的关系。回心血量不仅与循环系统平均充盈压（假定心脏暂时停跳整个血管系统由于血液充盈形成的压力）和心功能有关，而且受到静脉血管张力的影响。例如，全麻诱导后 CVP 下降通常表示麻醉药引起静脉血管扩张，而不是血容量急性下降。CVP 监测容量状态的敏感性受到人体代偿机制的影响，血容量的显著变化可能不引起 CVP 的改变。血容量丢失 10% 可轻易地通过静脉容量血管的自身输血代偿而不出现 CVP 的变化，血容量显著增加时由于液体积聚于内脏血管床也可以不伴有 CVP 的升高。

血管内压与跨壁压不同，使得通过 CVP 监测容量状态变得更复杂。导管测得的压力表示血管内压。跨壁压是血管内压和血管周围组织压之差。该压力是静脉回流的驱动力，而不是测得的血管内压。胸内和腹内压以及心包腔压力升高会传递到血管，使 CVP 升高但跨壁压不变，因而静脉回流不增加，预示一定程度上地容量过负荷。

除测压之外，CVP 的波形还能提供一些重要信息。当心电图难以辨别时，出现大炮 A 波可以帮助诊断节性心律（也可见于三尖瓣狭窄或右心室舒张功能不全）。心室收缩期巨大 V 波提示三尖瓣反流。X 和 Y 降支加深可见于右心容量超负荷，常同时伴有三尖瓣反流。右心室舒张功能不全时 Y 降支变得扁平。

肺动脉导管（PAC）经中心静脉插入右心，导管尖端随血流通过肺动脉瓣。PAC 可测量肺动脉压、肺毛细血管楔压、心排量和混合静脉血氧饱和度，还能计算出体循环和肺循环阻力。没有二尖瓣狭窄时，肺毛细血管楔压可表示左室的前负荷。但由于左室的大小和顺应性不同，用肺毛细血管楔压估计前负荷仍有一定局限。肺毛细血管楔压（PAOP）受心肌顺应性、通气模式和心室后负荷的影响。类似于 CVP，PAOP 也受到胸内压、腹内压和心包腔压力升高的影响。PA 或 PAOP 升高常表示心肌收缩功能异常或心肌缺血（图 10-7）。肺动脉导管衍生的血流动力学指标对于诊断心肌缺血并没有和 ECG 一样的敏感性和特异性[42]。

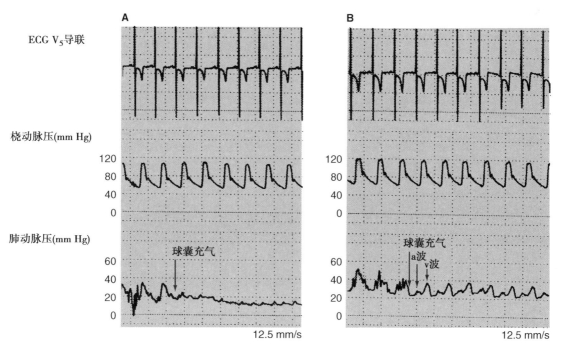

图 10-7　两个时间点的肺毛细血管楔压图形。急性心肌缺血（B）时出现 ECG 的 V_5 导联 ST 段压低，肺动脉压升高和显著的 v 波

肺动脉导管的并发症包括感染、心内膜起搏电极脱位、右心血栓或肿瘤脱落、房性和室性心律失常、肺梗死、肺动脉破裂、右心穿孔、导管打结和传导阻滞。右束支传导阻滞（RBBB）的发生率约为 3%，已有左束支传导阻滞（LBBB）的患者可出现完全性束支传导阻滞[43]。现在多数 PAC 使用肝素涂层以降低血栓的发生率[44]。长期置管可出现进行性血小板减少[45]。

多腔肺动脉导管尖端配有热敏仪可通过热稀释法测定肺流量即心排量。热稀释法测定心排量需用到指示液。用已知量的冷生理盐水经近端侧孔快速注入右房，通过检测远端血温随时间变化规律依 Stewart-Hamilton 公式可计算出心排量（CO）[46,47]：

$$CO = \frac{V(T_B - T_1)K_1K_2}{\int_0^\infty \Delta T_B(t)\,dt}$$

CO 为心排量，V 为注入盐水量，T_B 为 0 时刻血液温度，T_1 为 0 时刻注射液温度，ΔT_B（t）为 t 时刻血液温度变化值，K_1 为密度因子，K_2 为估算因子

热稀释法测量血液和冷注射液的混合程度，冷注射液被稀释的程度越大提示心排量越大。10ml 冷注射液与血流完全混合后导管尖端温度变化不大。反之，稀释程度较低提示血流量较小，冷注射液通过热敏仪时温度下降明显。计算出的心排量数值与热稀释曲线下面积成反比。静脉快速输入冷液体可使测得的心排量数值假性增加。该方法测量的是右心心排量，有心内分流时并不等于左心心排量。

使用特制的肺动脉导管可连续监测心排量。间断加热近端

侧孔邻近部位的血液，导管尖端的热敏仪测定血液温度变化。该方法无需手工注射，结果取平均值，每数分钟自动更新一次。唯一的缺点是费用较高。

通过肺动脉导管端孔采血可人工测定混合静脉血氧饱和度（$S\bar{v}O_2$），用带有光电血氧计的 PAC 可以进行持续监测。机体氧耗量正常的情况下，$S\bar{v}O_2$ 正常表示氧供充足，但不代表每个脏器都有充分灌注。心内分流、败血症或肝功能衰竭的患者即使 $S\bar{v}O_2$ 正常也不能代表组织灌注充分。心脏手术中和术后由于患者体温逐渐恢复或从麻醉中苏醒，氧耗量可发生显著变化，从而出现 $S\bar{v}O_2$ 的下降。尽管如此，$S\bar{v}O_2$ 显著下降通常提示氧供下降，如心排量下降、贫血和低氧血症。

假设氧耗量正常，可根据 $S\bar{v}O_2$ 计算出心排量。依 Fick 公式，心排量等于全身氧消耗量除以动-静脉氧含量差：

$$O_2\,delivery = CO \times CaO_2$$
$$O_2\,delivery = \bar{V}O_2 + (CO \times C\bar{V}O_2)$$
$$CO \times CaO_2 = \bar{V}O_2 + (CO \times C\bar{V}O_2)$$
$$CO(CaO_2 - C\bar{V}O_2) = \bar{V}O_2$$
$$CO = \frac{\bar{V}O_2}{CaO_2 - C\bar{V}O_2}$$

O_2 delivery—— O_2 输送

VO_2 表示氧耗量，CO 表示心排量，CaO_2 表示动脉血氧含量，CvO_2 表示混合静脉血氧含量。镇静、低体温或麻醉患者由于氧消耗量远低于假定的正常水平，因而可能高估心排量。

肺动脉导管在心脏手术中的常规使用仍有争议，但却为高危患者的治疗提供了直接有用的临床信息（图 10-8 和图 10-9）。肺动脉导管对肺动脉高压和右心功能不全的患者显示出

优越性[48]。由于 S $\bar{v}$ O$_2$ 的进行性下降可能是循环衰竭、心功能不全、活动性出血或心包填塞的早期预警，带有 S $\bar{v}$ O$_2$ 监测功能的肺动脉导管可能特别适用于重症监护室，能够早期发现病情恶化从而得到及时治疗。

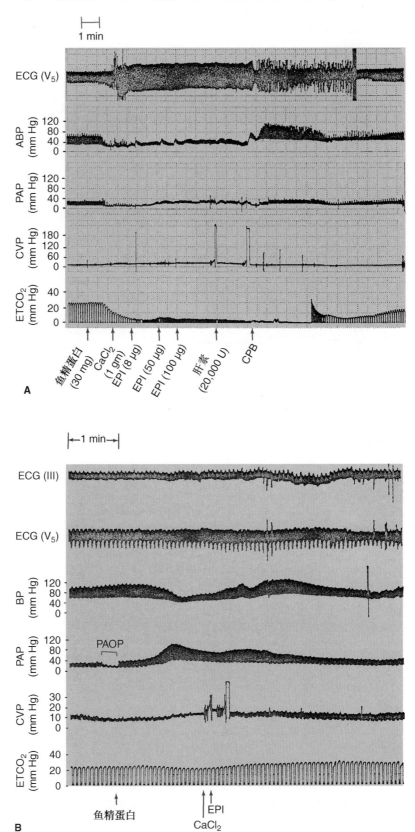

图 10-8 术中血流动力学记录显示，体外循环手术患者在逆转肝素抗凝作用时出现全身血管严重扩张。（A）和灾难性的肺血管收缩型；（B）鱼精蛋白反应。体循环血管扩张时动脉血压（ABP）和肺动脉压（PAP）平行下降。相反，肺血管收缩型反应时 PAP 和中心静脉压（CVP）升高伴有 ABP 下降。鱼精蛋白反应时呼气末二氧化碳浓度（ETCO2）下降提示通过肺部的血流减少

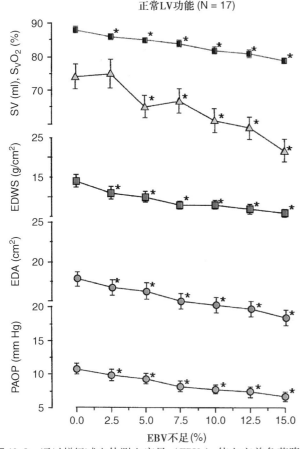

图 10-9 通过梯级减少估测血容量（EBVs）使左室前负荷降低与一系列指标的下降相关，包括混合静脉血氧饱和度（$S\bar{v}O_2$）、心脏每搏输出量（SV）、左室舒张末室壁长轴张力（EDWS）、左室舒张末心腔横断面积（EDA）和肺毛细血管楔压（PAOP）。扩张型心肌病患者在同样的 EBV 不足时 SV 和 $S\bar{v}O_2$ 下降较少。
*p<0.05 较基线水平（ANOVA 重复测量）

■ 电解质监测

体外循环期间和之后常出现电解质异常，常用 stat 实验室方法间断检测[49]。发现和治疗电解质紊乱是术中管理的重要部分。

心力衰竭常伴有钠和水的异常，不论体外循环与否手术中的血液稀释会加剧这种状况。手术应激、疼痛、低血压或非搏动性灌注刺激精氨酸加压素分泌，增加肾脏水潴留，加重低钠血症。心肺转流开始后血钠会下降 2～5mmol/L 通常无需处理。高钠血症常因过度利尿或使用高张的碳酸氢钠溶液。8.4% 的碳酸氢钠溶液的渗透压是 2000mOsm/L，是血浆的 6.9 倍。高钾的心脏停搏液进入血液循环后常会出现高钾血症。溶血、酸中毒、大量肌肉去极化或组织细胞死亡也可引起高钾血症。临床表现为 T 波高尖、QRS 波增宽、P 波消失、心脏传导阻滞和传导异常，有可能威胁生命。更高浓度的钾用作心脏停搏液抑制心肌细胞自动除极使心脏静止。由于细胞摄取钾需要胰岛素，糖尿病患者更容易发生高钾血症。肾功能不全时肾脏排钾能力下降可加重高钾血症。治疗高钾血症的首要目标是使钾离子再分布到细胞内，但钾离子最终需要经过肾脏或胃肠道排出。胰岛素和葡萄糖使钾离子转移到细胞内，可快速降低细胞外钾离子浓度。碱血症、过度通气和 β 受体激动剂也能促进钾离子再分布到细胞内，但效果尚不确切。碳酸钙和氯化钙能在细胞膜水平拮抗钾离子作用。紧急治疗高钾血症的常用静脉葡萄糖剂量是 1g/kg，每 4g 葡萄糖加入常规胰岛素 1 单位。

心脏手术也可发生低钾血症，原因有不含钾预充液血液稀释、利尿或非搏动性灌注期间交感张力提高。术前长期利尿治疗引起的钾缺失可加重术中低钾血症。使用胰岛素治疗高血糖以及频繁使用 β_2 肾上腺能受体激动剂增加细胞摄取钾离子，也会增加低钾血症的发生率。低钾血症可引起房性心律失常、室性异位搏动、诱发洋地黄中毒并且能增强肌松药作用。治疗低钾血症需缓慢地给予每剂 10mEq 的 KCl，每剂之间监测血钾浓度。

低钙血症时心肌收缩力和外周血管张力下降，并与心动过速有关[50,51]。低钙血症使 QT 间期延长、T 波倒置，但通常不会引起明显的心律失常。体外循环开始后会出现低钙血症，但不需治疗就有可能缓解。体外循环期间血浆甲状旁腺激素水平升高可部分解释这种现象[52]。体外循环引起低钙血症的原因可能是多方面的，但是血液稀释和快速输枸橼酸抗凝血是主要原因。常规给予钙盐有引起高钙血症的风险。过量钙剂可能会增加术后胰腺炎和心肌再灌注损伤[53]。

心脏手术患者常有镁缺乏，补充镁剂可降低心脏术后心律失常和其他并发症[54,55]。但是，血浆镁浓度主要是蛋白结合形式的镁浓度，而不是发挥生理功能的离子化镁，因而其临床意义尚有疑问[56]。

心脏手术的血糖控制仍有争议。多数认为严重的高血糖必须处理。研究显示高血糖能增加中风和心肌梗死非手术病人以及心脏手术病人的发病率和死亡率[57~59]。强化治疗策略的目标为控制血糖到正常水平，但现在的研究结果仍有矛盾。在一组对外科重症监护室患者的研究中，强化胰岛素治疗使血糖控制在 ≤110mg/dl 水平能降低发病率和死亡率但低血糖的发生率增加[60]。一项荟萃分析纳入了在重症监护室进行的随机化临床研究，显示强化胰岛素治疗显著增加低血糖的发生率，并没有在总体死亡率上获益[61~63]。目前的文献只集中在重症监护室患者的血糖控制。心脏手术中的血糖控制能否获益仍然不清楚。目前没有证据支持或不支持积极的血糖控制。手术应激、儿茶酚胺水平急剧变化、体温骤变、使用类固醇激素以及大量输液都会影响血糖水平。低温时胰岛素降解变慢以及胰岛素促进细胞摄取葡萄糖的能力降低（即胰岛素抵抗），这些进一步干扰了静脉胰岛素降血糖的能效。如果不充分考虑到半衰期延长以及低温时作用能效下降，有可能会给予患者更大剂量的胰岛素但即刻效果却很差。低温时代谢变慢的胰岛素会积聚在体内。复温后大量胰岛素有可能造成严重的低血糖和低钾血症。不论血糖控制策略如何，必须经常检测血糖。

■ 神经系统监测

神经系统并发症是心脏手术后仅次于心力衰竭的主要致病和致死原因，包括卒中、瘫痪、认知功能障碍、失明和外周神经损伤[64]。由于手术过程中不可能进行全面的神经系统检查，术中神经功能监测的目的是早期发现神经损伤或即将出现的神经损伤，以便及时采取干预措施避免出现神经系统永久损伤。

脑电图（EEG）

EEG 是用放置在头颅上的标准电极检测大脑自发电活动。每个电极记录的电信号放大后形成具有不同频率和振幅的连续波形图。这些数据可作为原始 EEG 输出，也可以按频率和振幅分解成不同成分以频谱图的形式显示。手术中 EEG 同基线水平相比出现变化可能意味着低灌注引起脑皮质缺血。术中 EEG 也能检测出全麻或控制性低温皮层脑电活动静止时的癫痫发作。

术中 EEG 监测可用于心脏手术存在脑灌注不足风险的时候，例如心脏手术合并颈动脉内膜剥脱术。EEG 对大脑灌注异常非常敏感，用于监测主动脉夹层手术头臂血管修复期间的脑灌注异常[65]。低温可出现程度依赖性的 EEG 减慢。低温对 EEG 活动的影响使其甚至可以代替大脑温度用来判断停循环期间人工降温是否充分[66]。麻醉药可以降低 EEG 的频率和振幅，术中使用 EEG 监测时须认识到这一点。当追加镇静催眠药或者改变吸入麻醉药浓度时，需要在 EEG 图形中做上标记，以便将麻醉药引起的 EEG 改变与神经损伤区别开来。

脑电双频指数

术中知晓罕见，全麻时的发生率大约为 0.2%[67]。高危患者的发生率可接近 1%[68,69]。心脏手术的术中知晓发生率较高[69~73]。美国麻醉医师协会发布了"实践建议"希望能减少这一现象[74]。术中知晓的后果严重，可导致包括创伤后应激障碍在内的长期心理应激。术中知晓的发生有很多原因，比如静脉麻醉药被体外循环预充液稀释，血流动力学不稳定时麻醉药减量或停用，以及体外循环过程中虽使用挥发性麻醉药但无法监测呼气末浓度。已有数种可用于监测麻醉深度的商品化设备。脑电双频指数又称 BIS 监测（Aspect Medical Systems）是其中应用最为广泛的一种。用一个电极板直接贴在头部，将额叶脑电图信号进行加工可获得一个反映患者意识水平的数值。BIS 值在 0~100 之间，40 以下表示深度无意识，40 到 60 认为可满足多数全麻要求[75]。已有数项随机化临床试验研究 BIS 监测用于预防术中知晓或减少麻醉药用量，但结果不一[67,75,76]。

近红外光谱脑氧饱和度

虽然这项技术已经存在超过 25 年[77]，但直到最近 5 到 10 年才发展起来用于无创持续监测脑氧饱和度。类似于脉氧饱和度，该装置的原理是基于氧合和脱氧血红蛋白对近红外光谱光线（NIRS）的吸收特性不同。两侧太阳穴各放置一个能发放近红外光的电极板，光线利用头颅的透照特性能穿透头部所有组织。大脑以外组织如颅骨和软组织的信号可使用空间分辨率的原理与脑和脑血管的信号区分开来。每个电极板包含两个独立的信号探测器。浅部组织（大脑以外）反射的信号由离光源较近的探测器接收，这样就可以与需要较长传播距离的深部组织（大脑）的信号区别开[78]。该方法所能够监测到的脑组织样本很小，大约只有 1ml。

脑氧饱和度仪能够持续监测检测部位的局部脑组织氧合血红蛋白百分比。因为脑内动静脉血之比为 15∶85[80]。脑氧饱和度主要反映了静脉饱和度，也就是氧供需是否平衡。目前在美国唯一获得批准使用的脑氧饱和度仪是 INVOS 4100 和 5100（Somanetics Corp，Troy MI）。

该系统的一个主要缺陷是没有建立正常参考范围。一项针对健康老年非心脏手术患者的研究中，平均基线水平是 63% ± 8%[81]。但是不同患者之间的差异度很大[82]。其他可增加患者间差异的因素还有监测部位的血红蛋白浓度和电极板位置。判断出现病理性改变的常用标准是较基线水平下降 20%。这主要是基于来自颈动脉内膜剥脱术中颈动脉闭塞后的神经病理学改变的结果[83,84]。使用者面临的另一个困境是，当起始基线脑氧饱和度水平就很低时怎么办，怎样明确这些患者是何时发生的病理性改变。据估计有 7% 的患者基线饱和度低于 50%[82]。

脑氧饱和度仪在心脏手术中最主要的应用是预测术后神经认知功能障碍，以及那些术中持续出现脑氧饱和度降低的患者住院时间延长[85~87]。有报道心脏手术期间脑氧饱和度下降和低灌注还包括一系列其他原因如贫血、低碳酸血症、颈部极度扭转、SVC 梗阻和灌注压下降[79,88,89]。还有一系列报道用于主动脉弓重建手术停循环时指导降温和顺行脑灌注（图 10-10）[90-93]。

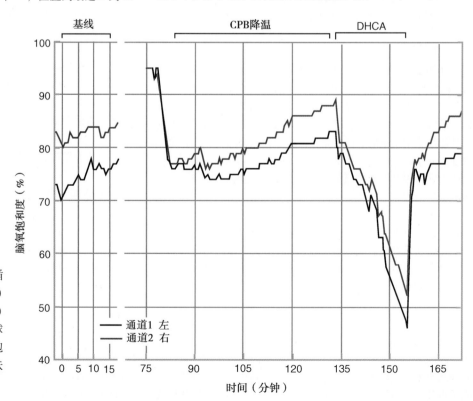

图 10-10　全麻前（基线）、体外循环降温、深低温停循环（DHCA）和重新恢复顺行脑灌注（DHCA 后）大脑左半球（通道 1）和右半球（通道 2）的氧饱和度变化。脑氧饱和度使用近红外光谱法测得，皮肤电极放置于前额两侧

虽然脑氧饱和度仪代表了一种令人振奋的监测脑灌注的工具，但敏感性和特异性不佳，采样处之外的广大区域发生的栓塞事件会妨碍其广泛应用。到目前为止只有一项随机的前瞻性研究评估使用特定治疗方案时的脑氧饱和度监测[87]。

运动和感觉诱发电位

感觉诱发电位（SSEP）和运动诱发电位（MEP）在心胸外科手术中最常见的应用是监测外科和介入方法行胸或胸腹主动脉手术期间的脊髓缺血（图 10-11）[94~96]。手术期间下肢

SSEP 或 MEP 幅度减低提示脊髓缺血，可指导实施一些干预措施，如提高动脉压、降低 CSF 压力或重建脊髓供血动脉分支，努力增加脊髓血供预防截瘫。术中 MEP 或 SSEP 监测到可逆的脊髓缺血也意味着患者有发生迟发性术后截瘫的风险。SSEP 或 MEP 幅度减低与脊髓缺血相关，但这一技术用于发现和降低脊髓缺血发生率的敏感性和特异性仍有待验证[97]。除脊髓缺血外其他因素也可引起 MEP 或 SSEP 变化[94]。

术中监测 SSEP 需要在上肢或下肢邻近外周神经的地方放置刺激电极。电刺激外周神经产生的动作电位可通过腰丛、

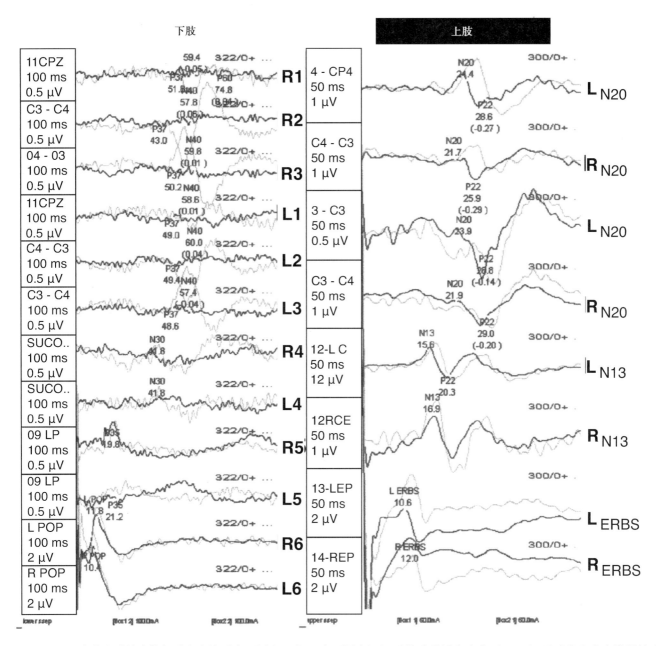

图 10-11　胸腹主动脉瘤修复手术中从下肢（图左）和上肢（图右）记录的感觉诱发电位（SSEP）显示发生术中脊髓缺血。下肢 SSEPs 是在足踝刺激胫前神经产生（图左）。上肢 SSEPs 是在手腕刺激正中神经产生（图右）。从右下肢（R）和左下肢（L）双侧记录到的来自皮层（R1，R2，R3，L1，L2，L3）和脊髓（R4，L4）的 SSEP 信号消失，同时仍然有来自腰丛（R5，L5）和腘神经（R6，L6）的 SSEP 信号，提示发生急性脊髓缺血。在这期间仍然有来自右上肢（R）和左上肢（L）、臂丛（ERBS）、颈椎（N13）和皮层（N20）的 SSEP 信号。浅灰色曲线是作为参照的基线 SSEP 信号

臂丛、脊髓、脑干、丘脑和大脑皮层被记录电极检测到。运动诱发电位（MEPs）通过电刺激皮层运动区产生肌源性动作电位并被记录下来。理论上，对于脊髓前动脉供血区域发生的脊髓缺血，监测 MEP 要比 SSEP 更敏感和特异。SSEP 的一项优势是在使用了肌松药的全麻期间相对更可靠和易于解读。虽然高浓度吸入麻醉药、硫喷妥钠或丙泊酚可抑制皮层 SEP 信号，平衡麻醉时维持吸入麻醉药浓度在 0.5MAC 可满足术中监测 SSEP 所需的条件。

脑栓塞的监测

用于评估和检测动脉栓塞风险的方法有术中 TEE、经主动脉超声和经颅多普勒（TCD）（图 10-12）。定量 TCD 检测脑血管的栓塞负荷与术中手术操作和术后神经功能缺陷相关[98]。术中 TEE 可以发现跨房间隔的心内右向左分流[99,100]，心内肿物[101,102]或心腔内残余气体[103]。推荐常规使用经主动脉超声或 TEE 评估主动脉粥样硬化程度以指导主动脉插管和放置主动脉阻断钳，以降低神经损伤的风险[104]。

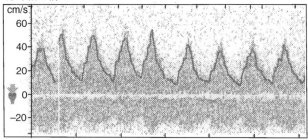

体外循环前

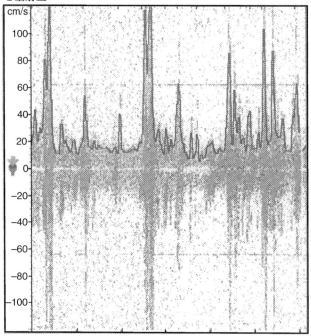

心室射血

图 10-12 使用 2-MHz 经颅多普勒超声探头测量大脑中动脉血流速度。上图呈周期性变化的血流速度是体外循环前记录的；下图记录到的不规则高速、高振幅信号表示左室射血后即刻微栓子通过大脑中动脉

麻醉药和神经肌肉阻滞药

■ 吸入麻醉药

单独使用吸入麻醉药能够满足手术所需的全部条件[105]。临床上使用的浓度单位是最低肺泡浓度，即 MAC，定义为能够使 50% 的人对疼痛刺激没有体动反应时的药物浓度。最常使用的吸入麻醉药有异氟烷、七氟烷和地氟烷。异氟烷应用较早，价格便宜但起效和苏醒较慢。地氟烷起效和苏醒快，但对呼吸道有刺激性，可引起交感反射。七氟烷不刺激气道，没有刺激性气味，心血管和呼吸道副作用很微小[107,108]。只有使用低流量（<1L/min）新鲜气体麻醉时才会出现复合物 A 的积聚，复合物 A 是七氟烷的副产物，具有潜在的肾毒性。

所有吸入麻醉药在全麻剂量都有循环抑制作用。控制呼吸时，由于吸入麻醉药对循环的影响常常限制其用量，特别是对有心血管疾病的患者。因此，心脏手术常使用低剂量的吸入麻醉药与其他麻醉药如阿片类药物联合的平衡麻醉。吸入麻醉药使血压下降的原因是直接扩张血管和抑制心肌收缩力，以及降低交感神经张力的间接结果。血压下降的程度常作为判断麻醉深度的一项指标。吸入麻醉药过量常表现为低血压、心律失常和心动过缓，如果不及时发现可能会导致循环休克。

实验室和临床研究均提示吸入麻醉药能抑制心肌收缩力（图 10-13）[109~111]。吸入麻醉药剂量依赖性地降低平均心肌最大收缩速度、平均心肌最大收缩力和 dp/dt[112~114]。异氟烷、地氟烷和七氟烷在任何左室负荷状态或交感张力下都会降低整个左室的收缩功能（图 10-14）。实验研究表明这些药物极少影响左室舒张顺应性，但对左室舒张功能有剂量依赖性的损害作用[115]。每种吸入麻醉药对心血管功能的影响取决于药物对心肌细胞收缩和舒张的选择性剂量依赖性作用、血管平滑肌张力和交感神经反射，以及疾病状况、血容量、手术刺激、温度、通气模式和酸碱平衡状态。尽管能降低心肌收缩力，1.0MAC 的异氟烷通常不引起心排量的变化，这是由于动脉扩张和保护性的压力反射，使心脏后负荷降低，心率和每搏量增加（图 10-15）[116]。

虽然伤害性刺激能提高交感神经张力而掩盖吸入麻醉药引起的循环抑制，但是休克或严重心功能不全的患者仍可能无法耐受麻醉浓度的吸入麻醉药。挥发性麻醉药对患病心肌细胞的抑制作用比对正常心肌强。

心脏病患者使用吸入麻醉药有潜在的益处。吸入麻醉药的心肌抑制和动脉扩张作用降低后负荷和心肌氧耗，有利于维持冠状动脉缺血患者的氧供需平衡。另外，吸入麻醉药具有潜在的扩张冠状动脉作用。异氟烷可抑制内皮细胞完整的犬冠状动脉的收缩[117]。但麻醉药产生的低血压可能会降低冠状动脉灌注压和血流量。

其他重要脏器的血供除了受代谢水平和自身血流调节影响，也可能受到吸入麻醉药的影响。循环系统对低血压和低心排量的正常反应是使血流重新分布到重要脏器（即脑、心和肾），皮肤、肌肉和胃肠道血流减少。吸入麻醉药非选择性的血管扩张作用会破坏这种保护性反射，循环休克时大剂量使用可加重重要脏器的低灌注。

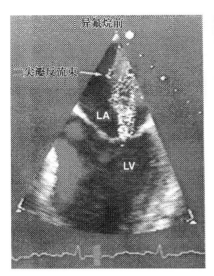
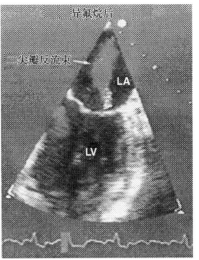

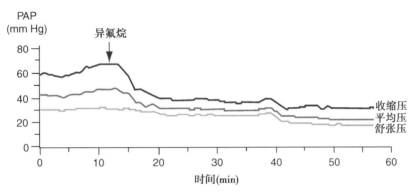

图 10-13 增加异氟烷剂量与二尖瓣反流程度和肺动脉压的关系。异氟烷降低心脏前后负荷的作用，使二尖瓣反流量从中度减少到轻度，使肺动脉压基本恢复正常

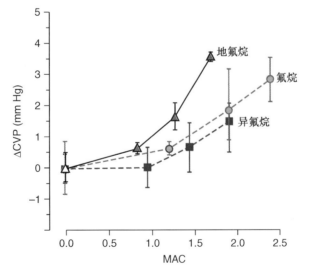

图 10-14 氟烷、异氟烷和地氟烷剂量依赖性地改变正常成人的中心静脉压水平

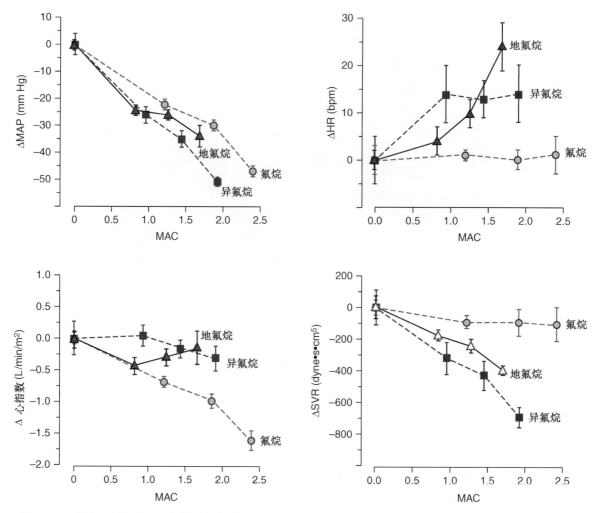

图 10-15   氟烷、异氟烷和地氟烷对正常成人平均动脉压、心率、心指数和体循环血管阻力的剂量依赖性影响。尽管异氟烷和地氟烷有心肌抑制作用，但由于能够降低左室后负荷以及提高心率，所以心排量可保持不变

总之，临床试验表明，只要仔细调整好血流动力学状态，任何吸入麻醉药都可安全的用于心血管病患者[118]。

镇静催眠药

镇静催眠药包括巴比妥类、苯二氮䓬类、依托咪酯、异丙酚和氯胺酮。可用于术前镇静，在静脉全麻诱导时使意识快速消失，作为吸入麻醉药的补充，以及用于术后早期镇静。对心血管疾病患者主要担心的是药物对循环系统的影响。镇静催眠药可直接影响心肌收缩力和血管张力，并能间接影响自主神经张力。

巴比妥类药物如硫喷妥钠或美索比妥是负性肌力药物，能剂量依赖性地降低心室的 dp/dt 和心肌收缩力-速度关系[119]，巴比妥类药物用于全麻诱导会引起血压和心排量下降。异丙酚的心脏抑制作用较巴比妥类药物小[120,121]。异丙酚引起的血压下降主要是由于动静脉扩张所致[122,123]。异丙酚的作用时间短且能滴定到所需镇静深度，因而非常适于静脉持续输注。未插管的患者使用异丙酚镇静时必须有麻醉医师在场，以防发生呼吸抑制。依托咪酯对循环功能没有影响或影响很小，可用于血流动力学不稳定患者的全麻快速诱导[124]，除非患者严重依赖于已经升高的交感神经张力。该药特别适用于病情不稳定的急诊手术患者。依托咪酯也不影响病变心肌的收缩力。[125,126]但是依托咪酯通过抑制 β-羟化酶使肾上腺皮质激素分泌减少。短期应用依托咪酯，如静脉麻醉诱导，其肾上腺抑制作用可以忽略。新近的数据显示即使单次给予诱导剂量也可能出现肾上腺皮质功能不全[127]。但对预后的影响仍需进一步研究[128]。

氯胺酮增强交感神经活性，常出现心率增快和血压升高[129]。当用于儿茶酚胺耗竭的危重患者时，直接的负性肌力作用和血管扩张作用就会表现出来[130]。氯胺酮可引起术后谵妄，特别是在没有合用其他镇静催眠药时，因而不作为常规使用。

麻醉性镇痛药

阿片类药物是心脏麻醉用药的重要组成部分，通过直接激活中枢神经系统、脊髓和外周神经阿片受体发挥镇痛作用。阿片类药物为主的麻醉优势是镇痛确切、减轻交感神经介导的心血管反射，而且最重要的是对心肌收缩力和血管张力没有直接影响。阿片类药物可由静脉、鞘内或硬膜外腔给药。虽然对心血管系统没有直接作用，但阿片类药物减弱交感张力间接对血流动力学产生影响。阿片类药物降低血浆儿茶酚胺浓度，间接对心血管产生抑制作用，尤其是危重和依赖内源性儿茶酚胺的患者（如严重低血容量或心脏压塞）。硫酸吗啡可促进组胺释放而使血压下降。

麻醉性镇痛药的问题有：由于患者个体差异，难以估计准确用量；难以预计术后呼吸抑制持续的时间；不能保证术中患者完全无意识。快速注入阿片类药物有可能引起胸壁僵硬，在全麻诱导时出现通气困难[131]。肌肉僵硬主要累及胸部和腹部肌肉，心脏麻醉大量使用时常见。肌僵可伴有肌阵挛，容易误诊为癫痫大发作。没有证据显示当通气和氧合足够时阿片类药物会诱发惊厥[132]。阿片类药物引起的肌僵可用肌松药对抗。

阿片类药物耐受是指以前使用过阿片类药物的人再次使用时药效（包括镇痛和呼吸抑制）降低。快速耐受是指之前没有使用过的人对药物快速发生耐受。药物依赖是指患者停用药物或使用拮抗剂后出现的异常状态[133]。围手术期使用吗啡或合成阿片类药物不会出现阿片类药物耐受所必须的阿片受体下调和脱敏[134]。心脏手术患者在重症监护室使用阿片类药物持续输注常发生快速耐受，需增加剂量才能达到预期效果[135]。

超短效阿片类药物（如瑞芬太尼）在心脏手术中作用独特，由于体内酯酶的水解作用在停药后作用几乎立刻就会消失[136]。瑞芬太尼能够抑制对疼痛刺激的交感激活反应[137]。术中镇痛确切，又有利于术后早期恢复自主呼吸和意识以及早拔管。瑞芬太尼还便于在胸主动脉手术中使用运动诱发电位监测脊髓运动传导通路[138]。

神经肌肉阻断剂

肌肉松弛药常用于全麻气管插管，防止患者体动，利于手术显露，减轻低温时肌颤引起的高代谢。除琥珀胆碱以外，临床上使用的肌松药大多是乙酰胆碱的非去极化竞争性拮抗剂，可在运动终板处与烟碱型乙酰胆碱受体结合。琥珀胆碱也是乙酰胆碱拮抗剂，它通过使运动终板去极化产生快速而短暂的肌松作用。

肌松药的选择要根据起效和持续时间，清除途径，心血管效应以及价格（表10-4）。新型肌松药如维库溴铵、罗库溴铵等基本没有心血管副作用，且不依赖肾脏清除。顺式阿曲库铵经 pH 值和温度依赖的 Hofmann 方式清除，不影响肝肾功能。琥珀胆碱起效最快（90 秒）但引起心率变化和血钾升高大约 0.5mmol/L，对截瘫、烧伤和挤压伤患者可引起致命的高钾血症；对敏感患者也可诱发恶性高热。潘库溴铵阻断窦房结毒蕈碱型乙酰胆碱受体使血压升高和心率加快，抗毒蕈碱作用增强交感神经活动，还能抑制儿茶酚胺的再摄取。

表 10-4　神经肌肉阻断药

药名	ED$_{95}$（mg/kg）	剂量（mg/kg）	起效时间（min）	持续时间（min）	药效 HR	BP	CO	组胺释放	肾脏清除
琥珀胆碱	0.25	1.5	1～1.5	12～15	+	+	0	+	0
D-筒箭毒碱	0.51	0.6	3～5	180～240	+	-	-	+ + +	60%
潘库溴铵	0.07	0.1	3～5	180～240	+ +	+	+	0	70%
维库溴铵	0.06	0.1	2～3	75～120	0	0	0	0	15%
顺式阿曲库铵	0.05	0.2	2～3	60～90	0	0	0	0	<5%
罗库溴铵	0.3	0.6	1～2	45～90	0	0	0	0	0
米库氯铵	0.1	0.2	2～3	40～60	0	0	0	0 +	<5%

　　BP = 动脉压；CO = 心排量；剂量 = 气管插管所需起始剂量；持续时间 = 恢复至基线水平的 95% 所需时间；ED$_{95}$ = 肌颤被抑制 95% 时的剂量；HR = 心率；组胺释放 = 药物引起的组胺释放；起效时间 = 达到气管插管条件所需时间；肾脏清除 = 依赖肾脏清除的药物百分比；（+）= 增加；（－）= 降低；（0）= 无效

全麻患者如果意识已经恢复但肌松作用未完全消除，患者会因为无法表达不适而感到痛苦。肌松药残余时过早停止机械通气支持可出现急性或延迟呼吸衰竭。即使轻度的肌松药残余作用也可造成呼吸功能不全，原因是吸气力量弱，肺活量和潮气量下降，以及无法有效地咳嗽。口咽部肌力弱可产生气道梗阻。胆碱酯酶抑制剂如新斯的明和腾喜龙降低神经肌肉接头处乙酰胆碱的降解，使运动终板处乙酰胆碱浓度升高，可以加快非去极化肌松药的恢复。胆碱酯酶抑制剂的副作用有支气管痉挛、心动过缓和流涎，同时给予抗胆碱药如阿托品或格隆溴铵可以对抗。有报道在心脏移植患者拮抗肌松药后出现严重的心动过缓，这可能与使用乙酰胆碱酯酶抑制剂后，去神经支配心脏的副交感神经活性没有相应拮抗有关。[139] 通常在肌松自发恢复到基线水平的 25% 后再给予胆碱酯酶抑制剂拮抗。常用经皮神经刺激仪来监测神经肌肉功能，刺激电极放置在手近端的尺神经部位，通过观察拇指收缩运动的力量来监测肌松程度。

局部麻醉药

局部麻醉药阻断钠通道，抑制可兴奋组织的动作电位传导。常用的局麻药有利多卡因、布比卡因和罗哌卡因。利多卡因起效迅速，但作用持续时间较短。局麻药可经黏膜表面用药、局部组织浸润、外周神经阻滞、注入硬膜外腔或蛛网膜下腔。区域阻滞可作为全麻的辅助或术后镇痛。局麻药中常加入肾上腺素延长作用时间，如果吸收入血可引起心动过速和心律失常。

局麻药吸收入血或误入血管可发生中毒。局麻药有神经和心血管毒性。神经毒性根据血药浓度轻度的有听觉和视觉障碍，严重时发生抽搐，最终引起癫痫大发作。由于大脑的血供丰富，血药浓度很低时即出现神经症状，特别是快速注射时。同样，由于药物清除迅速，神经系统症状持续时间很短。血药浓度更高时会出现中枢神经系统抑制症状，此时常伴有心血管毒性症状。

心血管毒性表现有低血压、心律失常和心肌抑制，可进展为心血管完全抑制和心电活动停止。布比卡因阻断心脏钠通道和心脏传导时的血药浓度只比出现神经毒性时高一点点[140]因此，一般认为比罗哌卡因具有更强的心脏毒性。布比卡因从钠通道的分离的速度比利多卡因慢，有可能增强其心脏毒性[140]。但有作者认为布比卡因的高心脏毒性仅仅是因为罗哌卡因的效价更低，与布比卡因的内在特性没有任何关系[141]。治疗局麻药中毒包括应用肾上腺素在内的高级心脏生命支持（ACLS），有可能需要短暂的体外循环辅助。近期报道的一种新方法是使用脂肪乳剂。虽然不知道确切的作用机制，但有许多报道静脉内应用脂肪乳剂可促进患者奇迹般地恢复[142~144]。

特殊麻醉技术

紧急气道管理

建立和开放气道是全麻诱导的基本要求，也是心肺复苏时生命支持的首要步骤。心血管病患者行气管插管保护气道和机械通气有一定的挑战性。通常在全身麻醉后进行气管插管，全麻药除了扩张血管和心脏抑制之外还可引起呼吸抑制甚至窒息。建立气道困难可导致缺氧和二氧化碳潴留，并有可能出现心血管虚脱。无保护气道或患者误吸胃内容物可引起肺炎。麻醉深度不够时气管插管可引起敏感患者心肌缺血或快速性心律失常。美国麻醉医师协会已制定了困难气道紧急处理的操作指南[145]。困难气道（如 Mallampati 4 级）通常可在纤维支气管镜引导下插管。该技术费时且需要特殊设备。局麻和适度镇静可部分消除清醒插管所致的高血压、心动过速和不适感。如面罩通气尚可，也可在患者入睡后进行纤支镜引导下插管，即使如此也有插管失败的可能。

单肺通气

侧开胸入路行心脏或主动脉手术必须使用单肺通气，即选择性使一侧肺塌陷和对侧肺通气。选择性单肺通气是微创直视冠状动脉旁路移植术（MIDCAB）术中管理的一部分。胸部小切口非体外循环下行冠状动脉血运重建术需要使左肺塌陷以便充分显露术野。单肺通气也用于胸腔镜手术、肺移植、开胸主动脉手术、右侧开胸主动脉或二尖瓣手术、闭合大的支气管胸膜瘘、胸腔内机器人手术以及危及生命的大咯血。使用双腔气管导管（图 10-16）或支气管堵塞器（图 10-17）可达到单肺通气的目的。

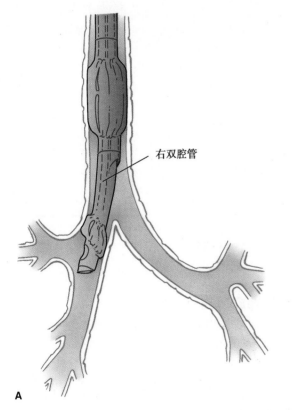

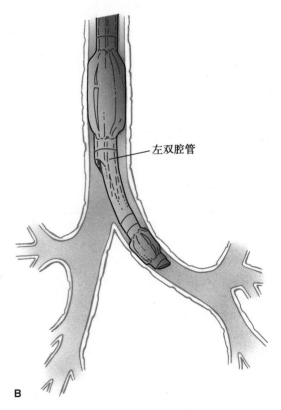

图 10-16 （A）示右侧双腔气管导管放置位置恰好使墨菲眼（Murphy's eye）正对右上肺支气管开口。右侧双腔气管导管的指征包括涉及左主支气管的手术；左肺切除术，左主支气管狭窄、受压或肿物；以及避免左肺受到来自右肺的污染（如脓肿）；（B）示左侧双腔气管导管

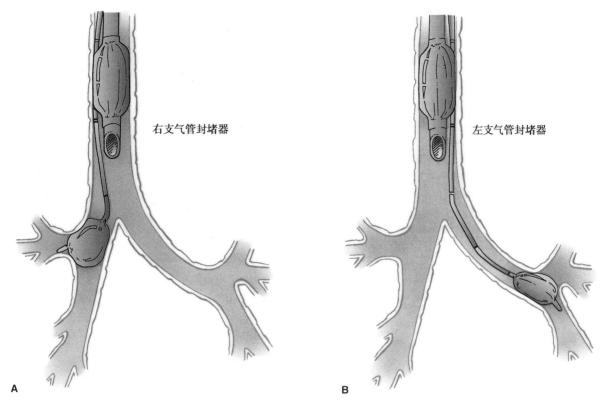

右支气管封堵器

左支气管封堵器

A　　　　　　　　　　　　　　　　　　　**B**

图 10-17　支气管封堵器能够实现单肺通气但不允许使用负压吸引或使非通气一侧肺快速塌陷。支气管封堵器的位置不如双腔气管导管稳定

导丝引导的支气管封堵器套装通常包括一个标准的气管内导管和用于堵塞支气管以及纤支镜观察的部分。导丝通到中心孔到达封堵器尖端，可在纤支镜引导下将封堵器放置到位。撤除导丝后通过中心孔吸引可使堵塞一侧肺萎陷。其他类型的封堵器还有活动性的尖端，在纤支镜引导下可置入主支气管。对于喉部较小不适用双腔气管导管或预期有困难气道的患者可选用支气管封堵器进行肺隔离。这是因为粗大的双腔管插管难度大于单腔管。而且双腔管本身的设计使其在补救性使用时难于单腔管。如果已置入的单腔管难以拔出或拔出后有危险，气管或主支气管被纵隔肿物或主动脉瘤压迫扭曲时也可选用支气管封堵器。纤支镜的常规使用降低了支气管封堵器的并发症，减少位置不佳的比例。

■ 控制腰部脑脊液压力

腰部脑脊液引流可改善胸部或胸腹主动脉手术脊髓缺血的预后[146~148]。循证医学对随机和非随机临床试验的荟萃分析，推荐应用腰部脑脊液引流作为预防胸腹主动脉术后截瘫的措施之一[149,150]。脊髓灌注压约等于平均动脉压和脑脊液压之差[151]，脑脊液引流可增加脊髓灌注压。同理，提高平均动脉压和降低中心静脉压可增强脑脊液引流的效果[151,152]。常用 Tuohy 针穿刺低位腰椎间隙置入蛛网膜下腔导管行脑脊液引流。在体外循环抗凝前进行穿刺置管安全可行[151,153]。蛛网膜下腔导管通常在术前一天晚上或全身肝素化前 1~2 小时进行。被动引流脑脊液维持术中脑脊液压力在 10~12mmHg，通常持续到术后 24~48 小时。如无脊髓缺血，封闭导管 24 小时后拔

除。有报道对胸部或胸腹主动脉术后迟发型截瘫或下肢轻瘫，急诊行脑脊液引流使压力降至 10mmHg，同时提高平均动脉压至 100mmHg 有效[151]。腰段蛛网膜下腔置管的并发症有脑膜炎、脑脊液漏、导管断裂和血肿[154~156]。颅内低压是脑脊液引流的重要并发症，并与硬膜下血肿有关[157]。持续监测脑脊液压力和控制引流液量可预防颅内低压。为降低出血风险要确保置入和拔除导管时的血小板和凝血功能均为正常。

■ 局部麻醉和镇痛

心脏术后从硬膜外或鞘内（轴索）给予局麻药和阿片类药物镇痛显著效果，较静脉阿片类药物更少发生嗜睡和呼吸抑制[158~160]，持续输注或间断注射均可。病人自控硬膜外镇痛（PCEA）可按需用药，锁定最大剂量能防止药物过量。PCEA能够根据临床需要滴定硬膜外局麻药和（或）阿片类药物的剂量。硬膜外或鞘内镇痛的临床优势是镇痛可靠、缩短机械通气时间、减轻手术应激反应以及改善肺功能。

低血压是轴索镇痛最常见的副作用，原因是局麻药阻断交感神经系统的节前血管运动传出神经使血管扩张。降低局麻药浓度可减轻。硬膜外阿片类药物全身吸收或鞘内给药累及延髓升支的时候可发生呼吸抑制。呼吸抑制不易预测而且有时为迟发反应。常见的副作用还有呕吐和瘙痒。硬膜外血肿压迫脊髓是罕见但灾难性的并发症，估计大约每 150 000 人发生 1例[162]。在置入或拔除导管时需要抗凝治疗或有凝血病的患者禁忌使用[163,164]。

硬膜外或鞘内导管常在麻醉诱导前置入。这样做理论上可

以使清醒患者主诉穿刺时的疼痛和（或）置管及给药时的感觉异常，以便确认药物起效。区域阻滞时穿刺或注药时疼痛与神经损伤有关[165,166]。在全麻诱导前进行可最大程度地延长从穿刺到肝素化间隔的时间，间隔时间最少要大于1小时。有些医疗中心在手术前一天晚上进行椎管内穿刺置管以增加安全性。

如上所述，体外循环全量肝素化的病人发生硬膜外血肿压迫脊髓并导致永久性瘫痪仍是主要风险。美国区域麻醉协会在2002年的共识声明中确认，血管手术患者椎管内麻醉后给予小剂量肝素是安全的，心脏手术全量肝素化时的安全性需要进一步研究[167]。近来有许多报道蛛网膜下腔和硬膜外麻醉在心脏手术成功应用[168~170]。这些证据加上在心脏手术患者脑脊液引流的成功应用提示，如果仔细选择病人硬膜外血肿的发生率很低。尽管如此，同传统麻醉方法比较，目前仍没有充分证据表明椎管内麻醉对心脏病人有额外的风险或者收益，因而妨碍了其在心脏手术中的广泛应用。

■ 微创心脏手术

微创心脏手术的广泛应用给心脏麻醉医师带来许多新的挑战。由于心脏和大血管显露有限，外科医师更依赖于麻醉医师对病情的评估。一些传统上由外科医师直接从术野置入的导管会改由麻醉医师经皮置入。例如经右颈内静脉置入粗静脉引流管（14-21F）将静脉血引流入体外循环管道，从右颈内静脉置入停跳液逆行灌注管（EndoPlege Sinus Catheter, Edwards Lifesciences LLC, Cardiovations）（图10-18），体外循环期间经肺动脉导管行左心吸引，经特制肺动脉导管置入心内膜起搏导线。侧切口手术通常还需要肺隔离。除了这些特殊操作，微创心脏手术还要有严密的TEE监测。TEE监测的重要性不仅是因为无法直视心脏和大血管，而且它对确认各种手术导管的放置和（或）定位有至关重要作用。使用主动脉球囊（EndoClamp Aortic Catheter, Edwards Lifesciences LLC, Cardiovations）阻断升主动脉也需要TEE引导到合适位置（图10-19）。

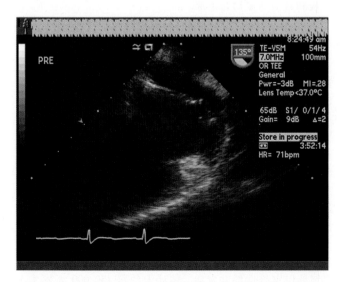

图10-18 示经皮置入的冠状静脉窦逆行灌注管（Endo-Plege Sinus Catheter, Edwards Lifesciences LLC, Cardiovations）进入右房和冠状静脉窦，由经食管超声引导

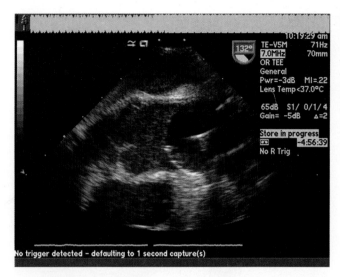

图10-19 示升主动脉近端充盈膨大的主动脉内球囊（EndoClamp Aortic Catheter, Edwards Lifesciences LLC, Cardiovations），在需切开心脏的手术中从腔内阻断主动脉，同时能够吸引主动脉根部和从冠状动脉开口顺行灌注停搏液

麻醉、手术、护理和灌注的实施

心脏手术是由外科医师、麻醉医师、灌注师和护士多科室合作共同完成。自从1999年美国医学研究所发表了人非圣贤孰能无过（*To Err is Human*）的报告，人们越来越多地关注医疗差错对卫生系统带来的影响[172]。在外科领域成立各手术小组是降低医疗差错的重要组成部分[173]。心脏麻醉医师在保障病人安全方面处应发挥领导作用，包括术前和术后的病情摘要和保障患者安全必要时"暂停"手术。

在患者进入手术室之前就应该开始麻醉准备工作。入室前后分别核对患者身份和手术名称，再次评估患者的状况，并回顾12~24小时前的病情和治疗。择期手术患者麻醉诱导前至少要禁食8小时，但这一标准目前仍有争议。除非担心药物引起呼吸抑制的风险，术前通常给予患者镇静催眠药（如苯二氮䓬类）和（或）镇痛药（如芬太尼）。

将患者护送入手术室并安置于手术床上。手术室面积最小要74平方米，以容纳患者、医务人员、手术室常规设备、血液回收机、体外循环机和其他辅助装置[174]。如果使用高科技设备如机器人手术，则要求更大的面积。连接无创监测，并在切皮前给予预防性抗生素。常用桡动脉测压。采血进行实验室检查，必要时补做血型和交叉配血试验。在全麻诱导前置入中心静脉导管，也可以在诱导后进行。常用肺动脉导管监测心排量和心室充盈压[175]。需建立较粗的静脉通路，特别是再次手术患者，因为在劈胸骨时可能发生大出血。切皮前需确认有配好的血制品随时备用。再次手术患者或置入心内除颤器有困难时需使用体外除颤器电极片。

全麻诱导常用静脉镇静催眠药、吸入挥发性麻醉药或两者联用，大多需联用阿片类药物。吸入诱导能够保持自主呼吸且药量可控，但是麻醉的兴奋期会延长，患者易出现咳嗽、体动、喉痉挛或呕吐误吸。成人通常不用吸入诱导。静脉诱导起效快，需要立刻开始呼吸支持。使用肌松药能提高肌肉松弛效果，有利于置入喉镜和气管插管。必要时使用血管活性药物处理麻醉药和交感神经张力下降的心血管效应。置入喉镜时刺激非常强烈，如果麻醉深度不够可能出现高血压、心动过速或血管迷走反射。多数成人患者可插入内径 8mm 的聚氯乙烯气管内导管。听诊双侧呼吸音确保气管导管尖端位于隆突以上。

消毒和铺单前摆好体位，双臂收拢，肩胛下方垫肩垫。易受压部位使用贴膜保护，特别要防止肱骨内侧髁间沟受压[176]。ECG 导线、管路和连接线不能从手臂下方通过。术后访视时简单地测一下末梢神经功能就可以发现外周神经损伤。

可持续或间断追加麻醉药维持麻醉，根据手术操作进程和患者生命体征滴定到合适水平。要根据患者术前的心血管功能状态、药代动力学和量效关系选择麻醉药。外科切皮时如果麻醉深度不够会出现高血压、心动过速、呼吸急促和体动。但同样的麻醉深度在没有手术刺激时又会出现心血管抑制、低血压和窒息。麻醉医师需根据监测结果调整药量。快通道技术常用低剂量和短效麻醉药，如果不仔细观察病人容易发生术中知晓。对于有药物抵抗或耐受史以及年轻患者，最好预防性给予苯二氮䓬类药物。但大剂量苯二氮䓬类药物不利于早期苏醒。

由于循环功能的变化很快，最好使用短效血管活性药物。有时需要用升压药和强心药支持来对抗麻醉药引起的血管扩张和心脏抑制。硝酸甘油调节容量血管床可以缓冲血容量的急剧变化。调整心率可使用短效心脏选择性 β 受体阻断剂和激动剂、迷走兴奋药物或变时性药物，或者直接心脏起搏。使用药物调整血流动力学状态必须考虑到药物过量的危害。术中需要临时增加麻醉药量的事件包括劈胸骨、放置胸廓牵开器、游离主动脉和插管、体外循环复温和闭合胸骨。心脏手术期间麻醉药量不足可发生术中知晓，特别是当麻醉医师把精力更多地放在如何避免麻醉药物的不良心血管反应而不是确保麻醉深度足够上。

体外循环开始时血药浓度会发生急剧变化。2L 的预充液量对表观分布容积大的脂溶性药物的血浆浓度影响可以忽略，但主要分布在血管内的药物浓度会显著降低。尽管体外循环期间血药浓度下降但麻醉深度可能不变，这是因为全身低温可以减少麻醉药的需要量、增强肌松药的药效并且增加吸入麻醉药在血中的溶解度。复温使麻醉药的需要量恢复到基线水平，有可能发生麻醉过浅。复温期间给予镇静催眠药、镇痛药和遗忘药能降低术中知晓发生率但不能保证完全避免。体外循环期间可经氧合器吹入挥发性麻醉药。但需要安装有效的废气排放系统以防止麻醉气体泄漏。

成功脱离体外循环需要手术小组各成员之间的有效沟通。类似于飞行员准备降落，麻醉医师也有一个检查清单用来确保各系统运行正常（表 10-5）。

不论怎样强调检查清单的重要性也不过分，因为成功脱离体外循环要考虑到许多方面，脱机困难时注意力很容易被某一项分散而忽略了其他可能致命的重要部分。除了确保麻醉深度足够，要仔细管理患者的血流动力学状态。此时麻醉药物引起的血管张力和心功能改变与体外循环后的全身炎症反应和心肌顿抑常相互叠加。TEE 检查用来评估心脏充盈程度、收缩力

和瓣膜功能，同时确认手术效果。偶尔会根据 TEE 结果二次体外循环和再次外科干预。鱼精蛋白中和后采动脉血检验确保肝素作用充分逆转并进行血气分析。肝素中和后仍持续出血需要进一步外科止血或给予浓缩血小板、凝血因子以及抗纤溶药物。关胸及缝皮后做好患者转运的准备。离开手术室之前需要通知重症监护室（ICU）医疗团队病人的相关情况以便做好接收准备。

表 10-5　准备脱离体外循环时的检查清单

1. 心律稳定，心房最好同步收缩

2. 起搏器和中继线备用

3. 正性肌力药物备用（如肾上腺素、多巴胺）

4. 血管扩张药物备用（如硝酸甘油、硝普钠）

5. 血管加压药物备用（如去氧肾上腺素、去甲肾上腺素）

6. 麻醉和肌松充分

7. 体温正常：鼻咽温 =37℃，直肠或膀胱温 =35℃

8. 血电解质正常：K^+，Ca^{2+}

9. 血糖正常

10. 酸碱平衡正常

11. 没有全身氧债：体外循环静脉回血氧饱和度 >70%

12. 满意的 O_2- 输送能力：血红蛋白

13. 体循环血管阻力正常

14. 压力换能器重新调零

15. ECG 调至诊断模式

16. TEE 引导排气

17. 吸净胸腔积血

18. 100% 纯氧通气和肺复张

术后即刻的麻醉处理

术后转运要持续观察患者以及血氧饱和度、血压和 ECG。从手术室到 ICU 的转运过程充满风险，手术室各工作人员仍需集中精力。转运过程中使用的监护设备通常更小、可靠性较差。通常没有二氧化碳波形图。转运中的隐性失血可因胸管没有负压吸引而不能及时被发现，早期的征象没有特异性，比如低血压、血压随呼吸起伏变化或者失血被动流入胸管。停用吸入麻醉药后如果不补充静脉麻醉药可能出现早期苏醒。但术后即刻再给镇静催眠药或镇痛药有可能因为刺激减小出现转运过程中的低血压。从机控通气转换成简易呼吸囊手控通气（如 Mapleson 系统）常发生通气不足。还需要注意患者的自主心律和临时起搏器的工作状态。

由于需要机械通气支持、治疗低体温和镇痛，麻醉常持续

到术后早期。患者突然苏醒有可能出现高血压和心动过速。拔管可能需要数小时（如出血不多、心血管功能稳定和体温回升）。回到 ICU 后通常随着主动保温出现血管扩张和皮肤血流增加。关胸常需要降低潮气量，特别是使用原位乳内动脉搭桥的时候，因为肺组织扩张有可能压迫血管蒂并牵拉吻合口。到 ICU 后需进行一系列实验室检查以快速评估重要脏器功能以便给予正确治疗。包括胸片、ECG、全血细胞和血小板计数、生化检查包括尿素氮和肌酐、血糖、凝血酶原时间和部分活化凝血酶时间以及动脉血气分析。

　　术中和术后早期实施快通道管理可缩短心脏手术后的 ICU 停留时间和住院时间[177]。大剂量麻醉性镇痛药为主的麻醉可获得足够的麻醉深度和交感神经阻滞，但需要 8 ~ 12 小时缓慢苏醒。大剂量阿片类药物麻醉时患者的恢复时间取决于所用麻醉药的作用时长。使用短效镇静催眠药（如丙泊酚）或镇痛药可缩短苏醒时间，可持续用药，根据病情控制苏醒时间。实施规范化的治疗有利于促进心脏手术患者康复，这需要麻醉医师、外科医师和重症监护室之间的相互理解和共同努力。

参考文献

1. Owens WD, Felts JA, Spitznagel EL, Jr: ASA physical status classifications: a study of consistency of ratings. *Anesthesiology* 1978; 49:239-243.
2. Kahn R, Shernan S, Konstadt S: Intraoperative echocardiography, in Kaplan J (ed): *Kaplan's Cardiac Anesthesia,* 5th ed. Philadelphia, Saunders, 2006; pp 437-488.
3. Eagle KA, Berger PB, Calkins H, et al: ACC/AHA Guideline Update for Perioperative Cardiovascular Evaluation for Noncardiac Surgery—Executive Summary. A report of the American College of Cardiology/American Heart Association Task Force on Practice Guidelines (Committee to Update the 1996 Guidelines on Perioperative Cardiovascular Evaluation for Noncardiac Surgery). *Anesth Analg* 2002; 94:1052-1064.
4. Fleisher LA, Eagle KA: Guidelines on perioperative cardiovascular evaluation: what have we learned over the past 6 years to warrant an update? *Anesth Analg* 2002; 94:1378-1379.
5. Greillier L, Thomas P, Loundou A, et al: Pulmonary function tests as a predictor of quantitative and qualitative outcomes after thoracic surgery for lung cancer. *Clin Lung Cancer* 2007; 8:554-561.
6. Smetana GW, Lawrence VA, Cornell JE: Preoperative pulmonary risk stratification for noncardiothoracic surgery: systematic review for the American College of Physicians. *Ann Intern Med* 2006; 144:581-595.
7. Hoeks SE, Scholte Op Reimer WJ, van Urk H, et al: Increase of 1-year mortality after perioperative beta-blocker withdrawal in endovascular and vascular surgery patients. *Eur J Vasc Endovasc Surg* 2007; 33:13-19.
8. Shammash JB, Trost JC, Gold JM, et al: Perioperative beta-blocker withdrawal and mortality in vascular surgical patients. *Am Heart J* 2001; 141:148-153.
9. Booth JV, Ward EE, Colgan KC, et al: Metoprolol and coronary artery bypass grafting surgery: does intraoperative metoprolol attenuate acute beta-adrenergic receptor desensitization during cardiac surgery? *Anesth Analg* 2004; 98:1224-1231, table of contents.
10. Myhre ES, Sorlie D, Aarbakke J, Hals PA, Straume B: Effects of low dose propranolol after coronary bypass surgery. *J Cardiovasc Surg* (Torino) 1984; 25:348-352.
11. Tuman KJ, McCarthy RJ, O'Connor CJ, Holm WE, Ivankovich AD: Angiotensin-converting enzyme inhibitors increase vasoconstrictor requirements after cardiopulmonary bypass. *Anesth Analg* 1995; 80:473-479.
12. Carrel T, Englberger L, Mohacsi P, Neidhart P, Schmidli J: Low systemic vascular resistance after cardiopulmonary bypass: incidence, etiology, and clinical importance. *J Card Surg* 2000; 15:347-353.
13. Argenziano M, Chen JM, Choudhri AF, et al: Management of vasodilatory shock after cardiac surgery: identification of predisposing factors and use of a novel pressor agent. *J Thorac Cardiovasc Surg* 1998; 116:973-980.
14. Arora P, Rajagopalam S, Ranjan R, et al: Preoperative use of angiotensin-converting enzyme inhibitors/angiotensin receptor blockers is associated with increased risk for acute kidney injury after cardiovascular surgery. *Clin J Am Soc Nephrol* 2008; 3:1266-1273.
15. Miceli A, Capoun R, Fino C, et al: Effects of angiotensin-converting enzyme inhibitor therapy on clinical outcome in patients undergoing coronary artery bypass grafting. *J Am Coll Cardiol* 2009; 54:1778-1784.
16. Samsoon GL, Young JR: Difficult tracheal intubation: a retrospective study. *Anaesthesia* 1987; 42:487-490.
17. Mallampati SR, Gatt SP, Gugino LD, et al: A clinical sign to predict difficult tracheal intubation: a prospective study. *Can Anaesth Soc J* 1985; 32:429-434.
18. Strandgaard S, Olesen J, Skinhoj E, Lassen NA: Autoregulation of brain circulation in severe arterial hypertension. *Br Med J* 1973; 1:507-510.
19. Cheng EY, Lauer KK, Stommel KA, Guenther NR: Evaluation of the palmar circulation by pulse oximetry. *J Clin Monit* 1989; 5:1-3.
20. Bedford RF, Shah N: Blood pressure monitoring, in Blitt CD, Hines RL (eds): *Invasive and Noninvasive Monitoring in Anesthesia and Critical Care Medicine,* 3rd ed. New York, Churchill Livingstone, 1995; p 95.
21. O'Rourke MF: Pressure and flow waves in systemic arteries and the anatomical design of the arterial system. *J Appl Physiol* 1967; 23:139-149.
22. Bruner JM, Krenis LJ, Kunsman JM, Sherman AP: Comparison of direct and indirect methods of measuring arterial blood pressure, part III. *Med Instrum* 1981; 15:182-188.
23. Boutros A, Albert S: Effect of the dynamic response of transducer-tubing system on accuracy of direct blood pressure measurement in patients. *Crit Care Med* 1983; 11:124-127.
24. Prys-Roberts C: Measurement of intravascular pressure, in Saidman LJ, Smith NT (eds): *Monitoring in Anesthesia.* New York, Churchill Livingstone, .
25. London MJ, Hollenberg M, Wong MG, et al: Intraoperative myocardial ischemia: localization by continuous 12-lead electrocardiography. *Anesthesiology* 1988; 69:232-241.
26. Mangano DT, Browner WS, Hollenberg M, et al: Association of perioperative myocardial ischemia with cardiac morbidity and mortality in men undergoing noncardiac surgery. The Study of Perioperative Ischemia Research Group. *NEJM* 1990; 323:1781-1788.
27. Philip JH, Feinstein DM, Raemer DB: Monitoring anesthetic and respiratory gases, in Blitt CD, Hines RL (eds): *Monitoring in Anesthesia and Critical Care.* New York, Churchill Livingstone, ; p 363.
28. Moller JT, Johannessen NW, Espersen K, et al: Randomized evaluation of pulse oximetry in 20,802 patients: II. Perioperative events and postoperative complications. *Anesthesiology* 1993; 78:445-453.
29. Pan PH, Gravenstein N: Intraoperative pulse oximetry: frequency and distribution of discrepant data. *J Clin Anesth* 1994; 6:491-495.
30. Bernard SA, Gray TW, Buist MD, et al: Treatment of comatose survivors of out-of-hospital cardiac arrest with induced hypothermia. *NEJM* 2002; 346:557-563.
31. Martin TD, Craver JM, Gott JP, et al: Prospective, randomized trial of retrograde warm blood cardioplegia: myocardial benefit and neurologic threat. *Ann Thorac Surg* 1994; 57:298-302; discussion 302-304.
32. Grech ED, Baines M, Steyn R, et al: Normothermic versus hypothermic coronary bypass surgery. *Lancet* 1994; 343:1155-1156.
33. Grigore AM, Murray CF, Ramakrishna H, Djaiani G: A core review of temperature regimens and neuroprotection during cardiopulmonary bypass: does rewarming rate matter? *Anesth Analg* 2009; 109:1741-1751.
34. Reed CR, Sessler CN, Glauser FL, Phelan BA: Central venous catheter infections: concepts and controversies. *Intensive Care Med* 1995; 21:177-183.
35. Troianos CA, Jobes DR, Ellison N: Ultrasound-guided cannulation of the internal jugular vein. A prospective, randomized study. *Anesth Analg* 1991; 72:823-826.
36. Randolph AG, Cook DJ, Gonzales CA, Pribble CG: Ultrasound guidance for placement of central venous catheters: a meta-analysis of the literature. *Crit Care Med* 1996; 24:2053-2058.
37. Mahmood F, Sundar S, Khabbaz K: Misplacement of a guidewire diagnosed by transesophageal echocardiography. *J Cardiothorac Vasc Anesth* 2007; 21:420-421.
38. Gelman S: Venous function and central venous pressure: a physiologic story. *Anesthesiology* 2008; 108:735-748.
39. Wiesenack C, Fiegl C, Keyser A, Prasser C, Keyl C: Assessment of fluid responsiveness in mechanically ventilated cardiac surgical patients. *Eur J Anaesthesiol* 2005; 22:658-665.
40. Rex S, Brose S, Metzelder S, et al: Prediction of fluid responsiveness in patients during cardiac surgery. *Br J Anaesth* 2004; 93:782-788.
41. Pinsky MR, Teboul JL: Assessment of indices of preload and volume responsiveness. *Curr Opin Crit Care* 2005; 11:235-239.

42. van Daele ME, Sutherland GR, Mitchell MM, et al: Do changes in pulmonary capillary wedge pressure adequately reflect myocardial ischemia during anesthesia? A correlative preoperative hemodynamic, electrocardiographic, and transesophageal echocardiographic study. *Circulation* 1990; 81:865-871.

43. Sprung CL, Elser B, Schein RM, Marcial EH, Schrager BR: Risk of right bundle-branch block and complete heart block during pulmonary artery catheterization. *Crit Care Med* 1989; 17:1-3.

44. Mangano DT: Heparin bonding and long-term protection against thrombogenesis. *NEJM* 1982; 307:894-895.

45. Kim YL, Richman KA, Marshall BE: Thrombocytopenia associated with Swan-Ganz catheterization in patients. *Anesthesiology* 1980; 53:261-262.

46. Swan HJ, Ganz W, Forrester J, et al: Catheterization of the heart in man with use of a flow-directed balloon-tipped catheter. *NEJM* 1970; 283: 447-451.

47. Kozak M, Robertson BJ, Chambers CE: Cardiac catheterization laboratory: Diagnostic and therapeutic procedures in the adult patient, in Kaplan JA (ed): *Kaplan's Cardiac Anesthesia*, 5th ed. Philadelphia, Saunders, 2006; p 299.

48. Shure D: Pulmonary-artery catheters—peace at last? *NEJM* 2006; 354: 2273-2274.

49. Cheung A, Chernow B: Perioperative electrolyte disorders, in Benumof JL, Saidman LJ (eds): *Anesthesia and Perioperative Complications*. St Louis, Mosby-Year Book, 1991; p 466.

50. Drop LJ: Ionized calcium, the heart, and hemodynamic function. *Anesth Analg* 1985; 64:432-451.

51. Bronsky B, Dubin A, Waldstein SS: Calcium and the electrocardiogram: Electrocardiographic manifestations of hypoparathyroidism. *Am J Cardiol* 1961; 7:823.

52. Robertie PG, Butterworth JFt, Royster RL, et al: Normal parathyroid hormone responses to hypocalcemia during cardiopulmonary bypass. *Anesthesiology* 1991; 75:43-48.

53. Fernandez-del Castillo C, Harringer W, Warshaw AL, et al: Risk factors for pancreatic cellular injury after cardiopulmonary bypass. *NEJM* 1991; 325:382-387.

54. Aglio LS, Stanford GG, Maddi R, et al: Hypomagnesemia is common following cardiac surgery. *J Cardiothorac Vasc Anesth* 1991; 5:201-208.

55. England MR, Gordon G, Salem M, Chernow B: Magnesium administration and dysrhythmias after cardiac surgery. A placebo-controlled, double-blind, randomized trial. *JAMA* 1992; 268:2395-2402.

56. Vyvyan HA, Mayne PN, Cutfield GR: Magnesium flux and cardiac surgery. A study of the relationship between magnesium exchange, serum magnesium levels and postoperative arrhythmias. *Anaesthesia* 1994; 49:245-249.

57. Ouattara A, Lecomte P, Le Manach Y, et al: Poor intraoperative blood glucose control is associated with a worsened hospital outcome after cardiac surgery in diabetic patients. *Anesthesiology* 2005; 103:687-694.

58. Capes SE, Hunt D, Malmberg K, Pathak P, Gerstein HC: Stress hyperglycemia and prognosis of stroke in nondiabetic and diabetic patients: a systematic overview. *Stroke* 2001; 32:2426-432.

59. Egi M, Bellomo R, Stachowski E, French CJ, Hart G: Variability of blood glucose concentration and short-term mortality in critically ill patients. *Anesthesiology* 2006; 105:244-252.

60. van den Berghe G, Wouters P, Weekers F, et al: Intensive insulin therapy in the critically ill patients. *NEJM* 2001; 345:1359-1367.

61. Griesdale DE, de Souza RJ, van Dam RM, et al: Intensive insulin therapy and mortality among critically ill patients: a meta-analysis including NICE-SUGAR study data. *CMAJ* 2009; 180:821-827.

62. Wiener RS, Wiener DC, Larson RJ: Benefits and risks of tight glucose control in critically ill adults: a meta-analysis. *JAMA* 2008; 300:933-944.

63. Finfer S, Chittock DR, Su SY, et al: Intensive versus conventional glucose control in critically ill patients. *NEJM* 2009; 360:1283-1297.

64. Floyd TF, Cheung AT, Stecker MM: Postoperative neurologic assessment and management of the cardiac surgical patient. *Semin Thorac Cardiovasc Surg* 2000; 12:337-348.

65. Bavaria JE, Brinster DR, Gorman RC, et al: Advances in the treatment of acute type A dissection: an integrated approach. *Ann Thorac Surg* 2002; 74:S1848-1852; discussion S1857-1863.

66. Stecker MM, Cheung AT, Pochettino A, et al: Deep hypothermic circulatory arrest: II. Changes in electroencephalogram and evoked potentials during rewarming. *Ann Thorac Surg* 2001; 71:22-28.

67. Sebel PS, Bowdle TA, Ghoneim MM, et al: The incidence of awareness during anesthesia: a multicenter United States study. *Anesth Analg* 2004; 99:833-839, table of contents.

68. Ranta S, Jussila J, Hynynen M: Recall of awareness during cardiac anaesthesia: influence of feedback information to the anaesthesiologist. *Acta Anaesthesiol Scand* 1996; 40:554-560.

69. Phillips AA, McLean RF, Devitt JH, Harrington EM: Recall of intraoperative events after general anaesthesia and cardiopulmonary bypass. *Can J Anaesth* 1993; 40:922-926.

70. Adams DC, Hilton HJ, Madigan JD, et al: Evidence for unconscious memory processing during elective cardiac surgery. *Circulation* 1998; 98:II289-292; discussion II292-293.

71. Gilron I, Solomon P, Plourde G: Unintentional intraoperative awareness during sufentanil anaesthesia for cardiac surgery. *Can J Anaesth* 1996; 43:295-298.

72. Goldmann L, Shah MV, Hebden MW: Memory of cardiac anaesthesia. Psychological sequelae in cardiac patients of intra-operative suggestion and operating room conversation. *Anaesthesia* 1987; 42:596-603.

73. Ranta SO, Herranen P, Hynynen M: Patients' conscious recollections from cardiac anesthesia. *J Cardiothorac Vasc Anesth* 2002; 16:426-430.

74. Practice advisory for intraoperative awareness and brain function monitoring: a report by the American Society of Anesthesiologists Task Force on Intraoperative Awareness. *Anesthesiology* 2006; 104:847-864.

75. Avidan MS, Zhang L, Burnside BA, et al: Anesthesia awareness and the bispectral index. *NEJM* 2008; 358:1097-1108.

76. Myles PS, Leslie K, McNeil J, Forbes A, Chan MT: Bispectral index monitoring to prevent awareness during anaesthesia: the B-Aware randomised controlled trial. *Lancet* 2004; 363:1757-1763.

77. Jobsis FF: Noninvasive, infrared monitoring of cerebral and myocardial oxygen sufficiency and circulatory parameters. *Science* 1977; 198:1264-1267.

78. Casati A, Spreafico E, Putzu M, Fanelli G: New technology for noninvasive brain monitoring: continuous cerebral oximetry. *Minerva Anestesiol* 2006; 72:605-625.

79. Murkin JM: Applied neuromonitoring and improving central nervous system outcomes. *Artif Organs* 2008; 32:851-855.

80. Plachky J, Hofer S, Volkmann M, et al: Regional cerebral oxygen saturation is a sensitive marker of cerebral hypoperfusion during orthotopic liver transplantation. *Anesth Analg* 2004; 99:344-349, table of contents.

81. Casati A, Fanelli G, Pietopaoli P, Proietti R, Montanini S: In a population of elderly patients undergoing elective non-cardiac surgery, cerebral oxygen desaturation is associated with prolonged length of stay. *Anesthesiology* 2003; 99:.

82. Kim MB, Ward DS, Cartwright CR, et al: Estimation of jugular venous O2 saturation from cerebral oximetry or arterial O2 saturation during isocapnic hypoxia. *J Clin Monit Comput* 2000; 16:191-199.

83. Cho H, Nemoto EM, Yonas H, Balzer J, Sclabassi RJ: Cerebral monitoring by means of oximetry and somatosensory evoked potentials during carotid endarterectomy. *J Neurosurg* 1998; 89:533-538.

84. Samra SK, Dy EA, Welch K, et al: Evaluation of a cerebral oximeter as a monitor of cerebral ischemia during carotid endarterectomy. *Anesthesiology* 2000; 93:964-970.

85. Slater JP, Guarino T, Stack J, et al: Cerebral oxygen desaturation predicts cognitive decline and longer hospital stay after cardiac surgery. *Ann Thorac Surg* 2009; 87:36-44; discussion 44-45.

86. Yao FS, Tseng CC, Ho CY, Levin SK, Illner P: Cerebral oxygen desaturation is associated with early postoperative neuropsychological dysfunction in patients undergoing cardiac surgery. *J Cardiothorac Vasc Anesth* 2004; 18:552-558.

87. Murkin JM, Adams SJ, Novick RJ, et al: Monitoring brain oxygen saturation during coronary bypass surgery: a randomized, prospective study. *Anesth Analg* 2007; 104:51-58.

88. Edmonds HL, Jr: Multi-modality neurophysiologic monitoring for cardiac surgery. *Heart Surg Forum* 2002; 5:225-228.

89. Edmonds HL, Jr, Ganzel BL, Austin EH, 3rd: Cerebral oximetry for cardiac and vascular surgery. *Semin Cardiothorac Vasc Anesth* 2004; 8: 147-166.

90. Rubio A, Hakami L, Munch F, et al: Noninvasive control of adequate cerebral oxygenation during low-flow antegrade selective cerebral perfusion on adults and infants in the aortic arch surgery. *J Card Surg* 2008; 23:474-479.

91. Cheng HW, Chang HH, Chen YJ, et al: Clinical value of application of cerebral oximetry in total replacement of the aortic arch and concomitant vessels. *Acta Anaesthesiol Taiwan* 2008; 46:178-183.

92. Tobias JD, Russo P, Russo J: Changes in near infrared spectroscopy during deep hypothermic circulatory arrest. *Ann Card Anaesth* 2009; 12:17-21.

93. Mascio CE, Myers JA, Edmonds HL, Austin EH, 3rd: Near-infrared spectroscopy as a guide for an intermittent cerebral perfusion strategy during neonatal circulatory arrest. *ASAIO J* 2009; 55:287-290.

94. Guerit JM, Witdoeckt C, Verhelst R, et al: Sensitivity, specificity, and surgical impact of somatosensory evoked potentials in descending aorta surgery. *Ann Thorac Surg* 1999; 67:1943-1946; discussion 1953-1958.

95. Jacobs MJ, Elenbaas TW, Schurink GW, Mess WH, Mochtar B: Assessment of spinal cord integrity during thoracoabdominal aortic aneurysm repair. *Ann Thorac Surg* 2002; 74:S1864-1866; discussion S1892-1898.

96. Shine TS, Harrison BA, De Ruyter ML, et al: Motor and somatosensory evoked potentials: their role in predicting spinal cord ischemia in patients undergoing thoracoabdominal aortic aneurysm repair with regional lumbar epidural cooling. *Anesthesiology* 2008; 108:580-587.

97. Keyhani K, Miller CC, 3rd, Estrera AL, et al: Analysis of motor and somatosensory evoked potentials during thoracic and thoracoabdominal aortic aneurysm repair. *J Vasc Surg* 2009; 49:36-41.

98. Clark RE, Brillman J, Davis DA, et al: Microemboli during coronary artery bypass grafting. Genesis and effect on outcome. *J Thorac Cardiovasc Surg* 1995; 109:249-257; discussion 257-258.

99. Cheung AT, Weiss SJ, Savino JS: Protamine-induced right-to-left intracardiac shunting. *Anesthesiology* 1991; 75:904-907.

100. Weiss SJ, Cheung AT, Stecker MM, et al: Fatal paradoxical cerebral embolization during bilateral knee arthroplasty. *Anesthesiology* 1996; 84:721-723.

101. Pearson AC, Labovitz AJ, Tatineni S, Gomez CR: Superiority of transesophageal echocardiography in detecting cardiac source of embolism in patients with cerebral ischemia of uncertain etiology. *J Am Coll Cardiol* 1991; 17:66-72.

102. Cheung AT, Levin SK, Weiss SJ, Acker MA, Stenach N: Intracardiac thrombus: a risk of incomplete anticoagulation for cardiac operations. *Ann Thorac Surg* 1994; 58:541-542.

103. Savino JS, Weiss SJ: Images in clinical medicine. Right atrial tumor. *NEJM* 1995; 333:1608.

104. Shann KG, Likosky DS, Murkin JM, et al: An evidence-based review of the practice of cardiopulmonary bypass in adults: a focus on neurologic injury, glycemic control, hemodilution, and the inflammatory response. *J Thorac Cardiovasc Surg* 2006; 132:283-290.

105. Longnecker DE, Cheung AT: Pharmacology of inhalational anesthetics, in Longnecker DE, Tinker JH, Morgan GE (eds): *Principles and Practices of Anesthesiology*, 2nd ed. St Louis, Mosby, 1998; p 1123.

106. Quasha AL, Eger EI, 2nd, Tinker JH: Determination and applications of MAC. *Anesthesiology* 1980; 53:315-334.

107. Varadarajan SG, An J, Novalija E, Stowe DF: Sevoflurane before or after ischemia improves contractile and metabolic function while reducing myoplasmic Ca(2+) loading in intact hearts. *Anesthesiology* 2002; 96:125-133.

108. Loeckinger A, Keller C, Lindner KH, Kleinsasser A: Pulmonary gas exchange in coronary artery surgery patients during sevoflurane and isoflurane anesthesia. *Anesth Analg* 2002; 94:1107-1112, table of contents.

109. Kikura M, Ikeda K: Comparison of effects of sevoflurane/nitrous oxide and enflurane/nitrous oxide on myocardial contractility in humans. Load-independent and noninvasive assessment with transesophageal echocardiography. *Anesthesiology* 1993; 79:235-243.

110. Pagel PS, Kampine JP, Schmeling WT, Warltier DC: Comparison of the systemic and coronary hemodynamic actions of desflurane, isoflurane, halothane, and enflurane in the chronically instrumented dog. *Anesthesiology* 1991; 74:539-551.

111. Stowe DF, Monroe SM, Marijic J, Bosnjak ZJ, Kampine JP: Comparison of halothane, enflurane, and isoflurane with nitrous oxide on contractility and oxygen supply and demand in isolated hearts. *Anesthesiology* 1991; 75:1062-1074.

112. Kemmotsu O, Hashimoto Y, Shimosato S: Inotropic effects of isoflurane on mechanics of contraction in isolated cat papillary muscles from normal and failing hearts. *Anesthesiology* 1973; 39:470-477.

113. Brown BR, Jr, Crout JR: A comparative study of the effects of five general anesthetics on myocardial contractility. I. Isometric conditions. *Anesthesiology* 1971; 34:236-245.

114. Van Trigt P, Christian CC, Fagraeus L, et al: Myocardial depression by anesthetic agents (halothane, enflurane and nitrous oxide): quantitation based on end-systolic pressure-dimension relations. *Am J Cardiol* 1984; 53:243-247.

115. Pagel PS, Kampine JP, Schmeling WT, Warltier DC: Alteration of left ventricular diastolic function by desflurane, isoflurane, and halothane in the chronically instrumented dog with autonomic nervous system blockade. *Anesthesiology* 1991; 74:1103-1114.

116. Kotrly KJ, Ebert TJ, Vucins EJ, Roerig DL, Kampine JP: Baroreceptor reflex control of heart rate during morphine sulfate, diazepam, N2O/O2 anesthesia in humans. *Anesthesiology* 1984; 61:558-563.

117. Blaise G, Sill JC, Nugent M, Van Dyke RA, Vanhoutte PM: Isoflurane causes endothelium-dependent inhibition of contractile responses of canine coronary arteries. *Anesthesiology* 1987; 67:513-517.

118. Slogoff S, Keats AS: Randomized trial of primary anesthetic agents on outcome of coronary artery bypass operations. *Anesthesiology* 1989; 70:179-188.

119. Stowe DF, Bosnjak ZJ, Kampine JP: Comparison of etomidate, ketamine, midazolam, propofol, and thiopental on function and metabolism of isolated hearts. *Anesth Analg* 1992; 74:547-558.

120. Park WK, Lynch C, 3rd: Propofol and thiopental depression of myocardial contractility. A comparative study of mechanical and electrophysiologic effects in isolated guinea pig ventricular muscle. *Anesth Analg* 1992; 74:395-405.

121. Lepage JY, Pinaud ML, Helias JH, et al: Left ventricular performance during propofol or methohexital anesthesia: isotopic and invasive cardiac monitoring. *Anesth Analg* 1991; 73:3-9.

122. Muzi M, Berens RA, Kampine JP, Ebert TJ: Venodilation contributes to propofol-mediated hypotension in humans. *Anesth Analg* 1992; 74:877-883.

123. Rouby JJ, Andreev A, Leger P, et al: Peripheral vascular effects of thiopental and propofol in humans with artificial hearts. *Anesthesiology* 1991; 75:32-42.

124. Gooding JM, Corssen G: Effect of etomidate on the cardiovascular system. *Anesth Analg* 1977; 56:717-719.

125. Riou B, Lecarpentier Y, Chemla D, Viars P: In vitro effects of etomidate on intrinsic myocardial contractility in the rat. *Anesthesiology* 1990; 72:330-340.

126. Riou B, Lecarpentier Y, Viars P: Effects of etomidate on the cardiac papillary muscle of normal hamsters and those with cardiomyopathy. *Anesthesiology* 1993; 78:83-90.

127. Vinclair M, Broux C, Faure P, et al: Duration of adrenal inhibition following a single dose of etomidate in critically ill patients. *Intensive Care Med* 2008; 34:714-719.

128. Jabre P, Combes X, Lapostolle F, et al: Etomidate versus ketamine for rapid sequence intubation in acutely ill patients: a multicentre randomised controlled trial. *Lancet* 2009; 374:293-300.

129. White PF, Way WL, Trevor AJ: Ketamine—its pharmacology and therapeutic uses. *Anesthesiology* 1982; 56:119-136.

130. Waxman K, Shoemaker WC, Lippmann M: Cardiovascular effects of anesthetic induction with ketamine. *Anesth Analg* 1980; 59:355-358.

131. Benthuysen JL, Smith NT, Sanford TJ, Head N, Dec-Silver H: Physiology of alfentanil-induced rigidity. *Anesthesiology* 1986; 64:440-446.

132. Smith NT, Benthuysen JL, Bickford RG, et al: Seizures during opioid anesthetic induction—are they opioid-induced rigidity? *Anesthesiology* 1989; 71:852-862.

133. Bailey PL, Clark NJ, Pace NL, Isern M, Stanley TH: Failure of nalbuphine to antagonize morphine: a double-blind comparison with naloxone. *Anesth Analg* 1986; 65:605-611.

134. Puttfarcken PS, Cox BM: Morphine-induced desensitization and downregulation at mu-receptors in 7315C pituitary tumor cells. *Life Sci* 1989; 45:1937-1942.

135. Shafer A, White PF, Schuttler J, Rosenthal MH: Use of a fentanyl infusion in the intensive care unit: tolerance to its anesthetic effects? *Anesthesiology* 1983; 59:245-248.

136. Egan TD, Lemmens HJ, Fiset P, et al: The pharmacokinetics of the new short-acting opioid remifentanil (GI87084B) in healthy adult male volunteers. *Anesthesiology* 1993; 79:881-892.

137. Steinlechner B, Dworschak M, Birkenberg B, et al: Low-dose remifentanil to suppress haemodynamic responses to noxious stimuli in cardiac surgery: a dose-finding study. *Br J Anaesth* 2007; 98:598-603.

138. Macdonald DB: Intraoperative motor evoked potential monitoring: overview and update. *J Clin Monit Comput* 2006; 20:347-377.

139. Backman SB, Stein RD, Ralley FE, Fox GS: Neostigmine-induced bradycardia following recent vs remote cardiac transplantation in the same patient. *Can J Anaesth* 1996; 43:394-398.

140. Clarkson CW, Hondeghem LM: Mechanism for bupivacaine depression of cardiac conduction: fast block of sodium channels during the action potential with slow recovery from block during diastole. *Anesthesiology* 1985; 62:396-405.

141. Polley LS, Columb MO, Naughton NN, Wagner DS, van de Ven CJ: Relative analgesic potencies of ropivacaine and bupivacaine for epidural analgesia in labor: implications for therapeutic indexes. *Anesthesiology* 1999; 90:944-950.

142. Litz RJ, Roessel T, Heller AR, Stehr SN: Reversal of central nervous system and cardiac toxicity after local anesthetic intoxication by lipid emulsion injection. *Anesth Analg* 2008; 106:1575-1577, table of contents.

143. Rosenblatt MA, Abel M, Fischer GW, Itzkovich CJ, Eisenkraft JB: Successful use of a 20% lipid emulsion to resuscitate a patient after a presumed bupivacaine-related cardiac arrest. *Anesthesiology* 2006; 105:217-218.

144. Litz RJ, Popp M, Stehr SN, Koch T: Successful resuscitation of a patient with ropivacaine-induced asystole after axillary plexus block using lipid infusion. *Anaesthesia* 2006; 61:800-801.

145. Practice Guidelines for Management of the Difficult Airway. A report by the American Society of Anesthesiologists Task Force on Management of the Difficult Airway. *Anesthesiology* 1993; 78:597-602.

146. Blaisdell FW, Cooley DA: The mechanism of paraplegia after temporary thoracic aortic occlusion and its relationship to spinal fluid pressure. *Surgery* 1962; 51:351-355.

147. Svensson LG, Von Ritter CM, Groeneveld HT, et al: Cross-clamping of the thoracic aorta. Influence of aortic shunts, laminectomy, papaverine, calcium channel blocker, allopurinol, and superoxide dismutase on spinal cord blood flow and paraplegia in baboons. *Ann Surg* 1986; 204:38-47.

148. Khan SN, Stansby G: Cerebrospinal fluid drainage for thoracic and thoracoabdominal aortic aneurysm surgery. *Cochrane Database Syst Rev* 2004; CD003635.

149. Cina CS, Abouzahr L, Arena GO, et al: Cerebrospinal fluid drainage to prevent paraplegia during thoracic and thoracoabdominal aortic aneurysm surgery: a systematic review and meta-analysis. *J Vasc Surg* 2004; 40:36-44.

150. Bower TC, Murray MJ, Gloviczki P, et al: Effects of thoracic aortic occlusion and cerebrospinal fluid drainage on regional spinal cord blood flow in dogs: correlation with neurologic outcome. *J Vasc Surg* 1989; 9:135-144.

151. Cheung AT, Weiss SJ, McGarvey ML, et al: Interventions for reversing delayed-onset postoperative paraplegia after thoracic aortic reconstruction. *Ann Thorac Surg* 2002; 74:413-419; discussion 420-421.

152. Etz CD, Luehr M, Kari FA, et al: Paraplegia after extensive thoracic and thoracoabdominal aortic aneurysm repair: does critical spinal cord ischemia occur postoperatively? *J Thorac Cardiovasc Surg* 2008; 135:324-330.

153. Cheung AT, Pochettino A, McGarvey ML, et al: Strategies to manage paraplegia risk after endovascular stent repair of descending thoracic aortic aneurysms. *Ann Thorac Surg* 2005; 80:1280-1288; discussion 1288-1289.

154. Cheung AT, Pochettino A, Guvakov DV, et al: Safety of lumbar drains in thoracic aortic operations performed with extracorporeal circulation. *Ann Thorac Surg* 2003; 76:1190-1196; discussion 1196-1197.

155. Wynn MM, Mell MW, Tefera G, Hoch JR, Acher CW: Complications of spinal fluid drainage in thoracoabdominal aortic aneurysm repair: a report of 486 patients treated from 1987 to 2008. *J Vasc Surg* 2009; 49: 29-34; discussion 34-35.

156. Estrera AL, Sheinbaum R, Miller CC, et al: Cerebrospinal fluid drainage during thoracic aortic repair: safety and current management. *Ann Thorac Surg* 2009; 88:9-15; discussion 15.

157. Dardik A, Perler BA, Roseborough GS, Williams GM: Subdural hematoma after thoracoabdominal aortic aneurysm repair: an underreported complication of spinal fluid drainage? *J Vasc Surg* 2002; 36:47-50.

158. Swenson JD, Hullander RM, Wingler K, Leivers D: Early extubation after cardiac surgery using combined intrathecal sufentanil and morphine. *J Cardiothorac Vasc Anesth* 1994; 8:509-514.

159. Fitzpatrick GJ, Moriarty DC: Intrathecal morphine in the management of pain following cardiac surgery. A comparison with morphine i.v. *Br J Anaesth* 1988; 60:639-644.

160. Aun C, Thomas D, St John-Jones L, et al: Intrathecal morphine in cardiac surgery. *Eur J Anaesthesiol* 1985; 2:419-426.

161. Scott NB, Turfrey DJ, Ray DA, et al: A prospective randomized study of the potential benefits of thoracic epidural anesthesia and analgesia in patients undergoing coronary artery bypass grafting. *Anesth Analg* 2001; 93:528-535.

162. Practice Guidelines for Acute Pain Management in the Perioperative Setting: an updated report by the American Society of Anesthesiologists Task Force on Acute Pain Management. *Anesthesiology* 2004; 100:1573-1581.

163. Moore R, Follette DM, Berkoff HA: Poststernotomy fractures and pain management in open cardiac surgery. *Chest* 1994; 106:1339-1342.

164. Robinson RJ, Brister S, Jones E, Quigly M: Epidural meperidine analgesia after cardiac surgery. *Can Anaesth Soc J* 1986; 33:550-555.

165. Auroy Y, Benhamou D, Bargues L, et al: Major complications of regional anesthesia in France: The SOS Regional Anesthesia Hotline Service. *Anesthesiology* 2002; 97:1274-1280.

166. Cheney FW, Domino KB, Caplan RA, Posner KL: Nerve injury associated with anesthesia: a closed claims analysis. *Anesthesiology* 1999; 90: 1062-1069.

167. Horlocker TT, Wedel DJ, Benzon H, et al: Regional anesthesia in the anticoagulated patient: defining the risks (the second ASRA Consensus Conference on Neuraxial Anesthesia and Anticoagulation). *Reg Anesth Pain Med* 2003; 28:172-197.

168. Hemmerling TM, Djaiani G, Babb P, Williams JP: The use of epidural analgesia in cardiac surgery should be encouraged. *Anesth Analg* 2006; 103:1592; author reply 1592-1593.

169. Pastor MC, Sanchez MJ, Casas MA, Mateu J, Bataller ML: Thoracic epidural analgesia in coronary artery bypass graft surgery: seven years' experience. *J Cardiothorac Vasc Anesth* 2003; 17:154-159.

170. Byhahn C, Meininger D, Kessler P: [Coronary artery bypass grafting in conscious patients: a procedure with a perspective?]. *Anaesthesist* 2008; 57:1144-1154.

171. Vandermeulen EP, Van Aken H, Vermylen J: Anticoagulants and spinal-epidural anesthesia. *Anesth Analg* 1994; 79:1165-1177.

172. Kohn LT, Corrigan JM, Donaldson MS: *To Err Is Human: Building a Safer Health System.* National Academy Press, Washington, DC, 1999.

173. Grogan EL, Stiles RA, France DJ, et al: The impact of aviation-based teamwork training on the attitudes of health-care professionals. *J Am Coll Surg* 2004; 199:843-848.

174. ACC/AHA Guidelines and Indications for Coronary Artery Bypass Graft Surgery. A report of the American College of Cardiology/American Heart Association Task Force on Assessment of Diagnostic and Therapeutic Cardiovascular Procedures (Subcommittee on Coronary Artery Bypass Graft Surgery). *Circulation* 1991; 83:1125-1173.

175. Practice Guidelines for Pulmonary Artery Catheterization. A report by the American Society of Anesthesiologists Task Force on Pulmonary Artery Catheterization. *Anesthesiology* 1993; 78:380-394.

176. Practice Advisory for the Prevention of Perioperative Peripheral Neuropathies: a report by the American Society of Anesthesiologists Task Force on Prevention of Perioperative Peripheral Neuropathies. *Anesthesiology* 2000; 92:1168-1182.

177. Ramsay JG, DeLima LG, Wynands JE, et al: Pure opioid versus opioid-volatile anesthesia for coronary artery bypass graft surgery: a prospective, randomized, double-blind study. *Anesth Analg* 1994; 78: 867-875.

陆海松　王古岩　译

第 11 章

心脏外科的超声心动检查

Maurice Enriquez-Saran,
Vuyisile T. Nkomo,
Hector I. Michelena

简介

超声心动图已经成为心脏疾病的主要影像学诊断方法，所以心脏专业人员、心脏内科医生或心脏外科医生，为了做出准确的解读，都需要对其基本原理、方法、适应证、生理指标、缺点以及预期的结果有所了解。多普勒超声心动图与所有复杂检查方式一样，其检查结果除了物理原理的影响外，还取决于操作者的经验和贝叶斯原理解释法。因此，影像的质量与报告结果的一致性都会受到临床医生的质疑。现在对多普勒超声心动图的原理进行总结，提供从基础到高级的主要常见心脏病学知识，确保超声医生与心脏外科医生的良好合作。

心脏外科医生应了解的超声心动图原理：入门

超声心动图采用高频超声（2.0~7.5MHz）描记心脏的图像，测量血流速度。了解一些超声方面的原理对于正确解读是很重要的。图像是通过超声（由换能器中的晶体产生）在心脏壁上的反射产生的。为了获得反射，超声波首先需要穿透人体组织。超声能量的穿透力在水中最强，在脂肪中一般，在空气和骨骼中最弱，因为空气与骨骼是强反射体，所以超声波在通过它们之后其能量几乎殆尽而无法进入心脏组织。因此，超声心动医生们利用声窗（在肋骨、胸骨和肺之间）如胸骨旁、心尖部、肋下、胸骨上窝、经食管或者心腔内，来确保超声波的穿透力。超声图像与摄影的原理不同，假设超声波在血液中的传播速度是一个常数，通过"扫描转换器"计算同一晶体超声发射和反射波返回的时间而计算出换能器到反射结构的距离，从而得到心脏结构的图像（如主动脉壁）。这个假设大多数情况下都是正确的，从而确保深度测量非常准确，但是侧向分辨率较低，因为强反射体会衍射超声，它不仅向原晶体衍

射，还会向毗邻的晶体反射。这样，在纵深方向观察到的一个点，会向侧方增宽（旁瓣）。临床上，超声这种侧面"加厚"的现象常常使空腔显示变小。强反射体（如钙化壁）会产生大量反射能量，在反射体与换能器间折返，这样就在双倍的深度产生伪像。M 型超声为单晶体成像，而二维（2D）超声是晶体阵列成像。2D 超声显示心脏断面，需要检查者综合各断面影像在头脑里重建心脏。新开发的三维（3D）影像能够产生一个超声圆锥，反映真实的 3D 心脏结构，但是超声波的衍射和计算机运算的问题会限制和降低影像的清晰度。希望未来能够开发出提供高分辨率的 3D 影像。

根据多普勒效应可以测量心内血流速度；即移动的目标会改变反射超声的波长。频率改变（多普勒频移）幅度与移动目标的速度成正比，而它的方向则提示移动目标的方向（朝向或远离换能器）。如果超声束的方向和移动目标方向相同，那么速度测量是非常精确的（图 11-1）。

随着超声束与探查目标移动方向间夹角的变化，测量的速度随角度的余弦下降（余弦 90 度 =0，没有信号）。因此，要想准确地测量血流速度，需尽量让超声束与血流方向平行。当不能确定两者方向是否平行时，应多切面测量以获得峰值流速（平行时的速度）。血液和组织速度可通过滤波器测量。可以使用两种多普勒形式，一种是脉冲多普勒（通过取样门测量速度），能够对测量精确定位，但对峰速的测量能力有限，另一种是连续多普勒，不能对测量定位，但能够测量较高的速度（例如计算压差）。诚然，一个小的瓣口（狭窄）能够使血液（不可压缩流体）加速（恒流，瓣口小意味速度升高）。有了速度（V），人们就可以计算压差，通常采用简化伯努力方程（压差 =$4V^2$），其中忽略了一些成分（粘滞性、惯性），但是对于一般临床要求已足够准确。应该注意的是与导管检查相比，压差由于速度与声束成角的问题可能被低估，但是由于压力恢复也可能被轻微高估。这种现象是由能量守恒原理（通过狭窄瓣口的能量守恒）引起的，当狭窄瓣口的动能（速度）

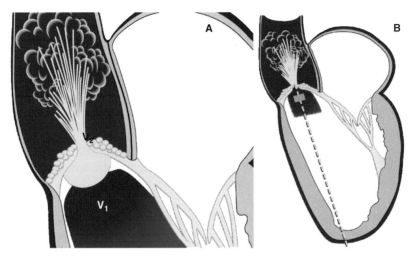

图 11-1　流经狭窄瓣口的血流多普勒测量。（A）狭窄的瓣口使近瓣口的血流形成会聚模式，通过瓣口最窄的部分（射流紧缩面）时血流加速，通过之后则扩散减速；（B）为了准确测量血流速度，超声束的方向应尽可能与血流方向平行。靠近射流处的小方框代表脉冲波多普勒的取样容积

最大时，势能（压力）最低，但是经过瓣口之后，当血液减速时，势能（压力）升高。这样，在瓣口的下游，通常是置放导管的位置，比瓣口本身位置处的势能稍高而由速度计算的压差稍低。这种现象通常意义不大，但是可能与人工瓣膜或主动脉缩窄临床上相关。彩色血流成像基于多普勒技术对流速的测量，编码黄色为朝向探头的血流，蓝色为背离探头的血流。彩色血流不测量流速，而是代表红细胞的位移。超声束与血流速度成 90 度角时，血流不能被显示（呈黑色），血流速度过高时，出现"混叠"现象，即血流达较高速度时，蓝色转变为黄色，使得高速射流呈现高速花彩外观。射流成像是彩色多普勒的主要应用。射流程度受技术、生理和物理因素的影响。例如，较低的颜色标尺可以检测较低的速度从而人为地增加了射流面积。生理上，射流程度由射流动量决定，即，流量与速度的乘积。这样，射流很小则流量一定很少，但是射流速度增高可能引起射流增大（如心室压升高即使血流不变也会使二尖瓣反流增大）。物理上，射流受到腔的容积限制，因此腔的容积大射流也强，但同时指向腔壁的射流是受限制的，与它们的流量无关。因此，在解释射流程度时应了解这些问题。

多普勒超声心动图的样式

对于大多数需要手术的成人心血管疾病，超声心动图都能提供关于心脏结构、功能以及血流动力学的必要信息，对于手术及麻醉的拟定，术中管理以及术后监护等与预后密切相关的医疗决策都具有至关重要的指导意义。但是，多种超声心动图模式对应不同的临床情况，管理团队应当了解适应证以保证超声心动图得到最恰当的应用。

■ 经胸超声心动图

经胸超声心动图（TTE）安全而且无创。为了对心脏和大血管解剖结构及功能进行精确评价，使用不同声窗并且多切面探查是至关重要的[1]，它包括几种方法：

● 标准 TTE 包括二维（2D）评估心脏的形态，M 型超声

利用脉冲和连续多普勒测量心腔大小。彩色血流成像可评估瓣膜功能和心内血流。目测射血分数常常是准确的，可以与 M 型测量相结合。连续多普勒（CWD）测量的三尖瓣反流速度，可以用来估计右心室收缩压[2]。

● 带有高级血流动力学评估的 TTE 适用于大多数瓣膜病或血流动力学异常的患者。多普勒超声心动图可以计算每搏输出量、心输出量、和心指数。通过瓣口的血流量是横截面面积（CSA，常常假设为圆型，面积 = πr^2）与流速的乘积，而每搏输出量（SV）指一个心动周期的总血流量（横截面积与总的速度，即时间速度积分的乘积 SV = CSA × TVI）。心输出量是 SV 乘以心率，心指数即心输出量与体表面积的比值。这些原理虽然都很简单，但它们其实还是有缺点的：通常在主动脉瓣口测量 SV，因为它是圆形的，而且血流曲线是平的（意思是通过瓣口的速度都相同）。在二尖瓣测量 SV 就比较困难，而在三尖瓣测量则基本不可能。如果主动脉的直径（CSA 计算开方）被低估，那么主动脉 SV 也可能被低估。连续多普勒（CWD）用简化但准确的伯努力方程（压差 = $4V^2$）测量狭窄瓣口的速度和压力阶差[3,4]。注意导管峰间压差（不推荐）不是峰值压差，而是接近平均压差。通过多普勒获得的平均压差与导管测量的结果间相关性极佳。舒张期瓣口面积越大，通过的速度衰减就越大，依此可以评估疾病的严重程度[5]。多普勒血流动力学的另一个重要的原理就是质量守恒。血液是不可压缩的，当通过狭窄的瓣口时，血流量通过增加流速保持恒定（面积越小，速度越大）。这个原理，也是 Gorlin 公式的依据，是用多普勒测量狭窄[6]和反流[7]有效面积的基础，即瓣口面积等于流量/速度。流量测量可以根据每搏血量推导，或者反流的瓣膜可以通过等速球面法（PISA）测量。在该方法中反流瓣口近端的血流会聚（即血流朝瓣口会聚）可以用彩色血流成像分析，该成像可以提供血液的速度和血流会聚的体积，能够计算流量（流量 = $2\pi r^2$ Vr，其中 r 是血流会聚的半径，Vr 是机器以混叠速度提示的血液速度）和反流量。这样，综合血流动力学评估应当提供心指数、肺动脉压力、瓣膜病变程度（反流或狭窄的瓣口面积），以及超负荷严重程度（压差或反流量）[8]。

● 带有高级心脏体积和功能的评估的 TTE 可以对心室和心

房进行个体化测量。左心室（LV）大小通常采用舒张末期和收缩末期直径。这些径线非常有用，但也存在重要的局限性，它们对 LV 扩大评价的准确性较差。女性的体型较小，LV 径线也较小，故在评价女性心腔扩大的时候，存在偏倚。美国超声心动图协会已经制定出 LV 容积的测量标准[9]。LV 容积测量的一个局限性就是由于左室小梁形成和超声旁瓣效应而造成真实容积的低估，这一点可以通过注入左心造影剂来解决。这些造影剂使得整个左室腔都能成像，而且可以准确测量 LV 容积和每搏量，操作者之间和同一操作者多次测量产生的差异较小，所以对于 LV 超负荷或 LV 扩大的患者应该推广使用[10]。在多种疾病中，评估 LV 舒张功能都是至关重要的。参考标准是通过心导管获得的 LV 充盈压，现在常规 LV 舒张功能可能通过多普勒超声获得，即通过将二尖瓣流入血流、LV 心肌速度和肺静脉流入血流整合以获得[11]。右心室体积和功能的评估大多数是定性的，有待于进一步研究。

从胸骨旁测量左心房（LA）大小可用于评价 LA 增大，但通常会低估 LA 向后方的扩大。美国超声心动图协会首选 LA 体积测量是通过从两个正交视角的面积长度方法测量的 LA 容积。这种测量简单、可重复，LV 容积与体表面积比值大于或等于 40cm/m² 则被认为是显著 LA 增大。关于右房大小的资料很有限，但容积测量是可能的[9]。

● TTE 不同呼吸相的检查用于鉴别心包疾病和限制性心肌病[12]。可以确定在心包疾病有心脏受压（压塞，缩窄）时随呼吸的流量改变。超声很容易看出心包积液，但是心包压塞的 2D 征象不太敏感。心包增厚通过超声心动图难以测量。观察到室间隔随呼吸过度移位、二尖瓣前向血流随呼气增加并随吸气减少以及三尖瓣前向血流的相反改变都有助于诊断心包受压。

● 负荷 TTE 远比负荷 TEE 常用，并且大多数用于心肌病[13,14]。可以达到几个目的。第一，对非心源性胸痛的患者，通过给予最大负荷运动（首选）或多巴酚丁胺负荷试验明确有无缺血[14]。少数情况也可使用其他负荷方法。第二，用小剂量多巴酚丁胺能够评价 LV 功能下降的患者的心肌贮备能力，如果呈双相反应（小剂量时收缩改善，大剂量时出现缺血伴收缩下降）则提示有贮备。第三，血流动力学负荷通常通过半卧脚踏车负荷超声获得连续成像[5]。在二尖瓣狭窄时尤其有用，可以定性过度增加的压差和肺动脉压力。也用于二尖瓣反流患者评估反流随负荷增加的程度[15]。

● 三维（3D）TTE 是近期新增加的技术。能够显示 3D 结构固然令人感兴趣，但是目前的产品分辨率不足于清晰显示较厚组织，加大了确定病变的难度[16]。

● 介入超声心动图：超声引导的介入。超声心动图在引导介入方面有着不可缺少的作用。最直接的是通过 TTE 引导心包穿刺，可以确保以安全途径进入心包引流积液（包括术后引流）解除压迫[17]。通过 TTE 行超声引导对于成功进行二尖瓣球囊扩张术也是必不可少的，将来随着经皮和经心尖置入非缝合人工瓣膜或经皮二尖瓣修复手术的开展，其作用会越来越大。在此方面 TEE 与 TTE 相比作用尚不确定。

■ 经食管超声心动图

由于超声经食管观察心脏，距离更近，故可使用更高频率的超声束，穿透性更强，使得图像的分辨率更高，所以 TEE 对心脏和大血管的成像质量更高。TEE 可以合并彩色、脉冲和连续多普勒进行多平面 2D 成像（图 11-2），它对于 TTE 成像

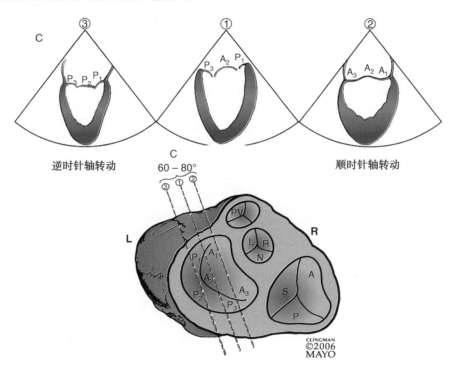

图 11-2 经食管超声心动图的二尖瓣影像。该示意图显示四腔心切面（C），和探头（杆）顺时针和逆时针旋转所观察到的二尖瓣截面。心脏为后面观，影像的层面在下部（1、2、3 号），代表上面的二维观。A1、A2、A3 代表二尖瓣前叶部分；A、S、P 代表三尖瓣的前、室间隔侧、后叶；L = 左；R = 右；L、R、N = 主动脉瓣的左、右、无冠状瓣；P1、P2、P3 = 后叶的边缘；PV = 肺动脉瓣

困难或不可行时（如手术中），或者以下需求高灵敏度检查的疾病是首选的检查，包括赘生物、脓肿、二尖瓣腱索断裂、心房内（特别是心耳部）血栓、肺静脉畸型、心房内分流、主动脉夹层，或者重度动脉粥样硬化。

与 TEE 有关的风险很少，但不意味着没有风险。在 15 个欧洲研究机构进行的多中心调查研究中，10218 例成功 TEE 中，有一例既往食管疾病的患者死亡（死亡率 0.01%）[18]。总的并发症发生率约 0.2%[18,19]，0.1% 的患者出现吞咽痛[20]。现在还没有已知的由于 TEE 的热或压力伤害造成的食管损伤，但是灌注不良、降段胸主动脉瘤、以前长期应用激素、曾行胸部放疗、大左房、以及高龄等都容易产生食管损伤。在进行 TEE 之前应仔细排除食管疾病，血压、心率、呼吸以及氧饱和度的持续心肺监测也是必要的。如果在术后早期出现气胸、胸腔积液、脓毒血症和（或）呼吸窘迫应考虑食管穿孔[21]，应立即用泛影葡胺进行造影吞咽检查。

TEE 的不足和局限包括：（1）意识镇静或麻醉对血流动力学的影响，影响心脏疾病特别是瓣膜反流的评价；（2）改变探头的位置能力受限，因此用 TEE 进行血流动力学评估的能力有限；（3）远场图像质量下降，因此左室心尖部异常最好用 TTE 检查。常规应用的多平面 TEE 探头现在能旋转 180 度，可以记录大多数影像平面。探头的标准视角包括食管中段（大约距门齿 25～30cm），食管远段（大约距门齿 30～35cm），和胃底段（大约距门齿 35～40cm），可以进行全面的心脏形态和功能评估。术中（IO）超声心动图能够发现术前未诊断的情况，证实形态发现，以及监测 LV 功能[23]和手术效果[24]。术中超声心动图检查报告中有 12%～15% 发现了未预见的情况，8%～14% 的患者手术计划因此改变（图 11-3）。5%～6% 的患者体外循环后检查结果提示可能需进行二次转机，其适应证取决于原手术适应证和不稳定的血流动力学[25,26]。因此，IO-TEE 具有很好的效价比，可以避免二次手术。IO-TEE 还可以检测体外循环后心腔内的残余气体，提示进行更彻底的排气操作[27]。TEE 可以检测到主动脉壁的粥样斑块，这些斑块如果脱落，可导致术后栓塞和卒中。根据 TEE 提示的斑块位置选择主动脉阻断位置可以减少卒中发作，但该建议还需要进一步评价。术后，IO-TEE 对血流动力学差的患者可能有帮助。探测到 LV 功能明显下降或者局部室壁活动异常可能提示缺血，特别是那些因气体栓塞导致的移植旁路狭窄。对人工瓣膜、修复的瓣膜或血管的功能障碍也应仔细讨论寻求解决方案。意外的并发症如主动脉夹层或血肿都可能需要紧急处理。最后，对于需要主动脉内球囊反搏的患者，检查主动脉可能会发现粥样斑块和漂浮碎屑，这些都可能导致血栓栓塞并发症。总之，IO-TEE 已成为术中监测必需的辅助方法[25,29,30]。

■ 超声心动图在心脏外科的应用

超声心动图可用于心脏外科的术前、术中和术后，确保手术适应证正确、核查干预的结果、诊断并发症以及评估手术的远期结果。在术前，超声心动图确定心脏病变的形态，病因和机制，还可提供血流动力学信息，确定疾病严重程度，确定提示预后不良的指标。术前的超声以 TTE 为主，记录患者在反

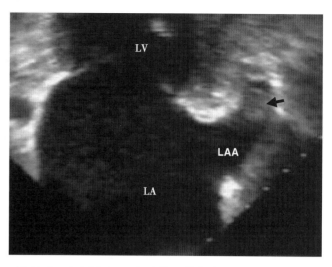

图 11-3　左心耳（LAA）血栓（箭头处）患者的经食管超声心动图。LA = 左房；LV = 左心室

映日常生活情况的普通血流动力学条件下的状态。TEE 则通常用于术中评估，检查意外情况、核查术前评估，以及在血流动力学条件得到重建时评估术后结果（及是否可能再次转机）。术后 TTE 可以检查早期并发症、评估手术的早期、长期效果和 LV 功能。

心脏外科疾病的超声心动图

超声心动图在术前、术中以及术后的诊断价值取决于心脏疾病的类型。

■ 瓣膜病

先天性瓣膜病

在手术之前，必须通过超声心动图按顺序报告瓣膜病的病因、特殊机制以及瓣膜功能障碍的类型和严重程度（如风湿病瓣膜挛缩，混合性二尖瓣疾病重度二尖瓣反流和轻度二尖瓣狭窄），还要报告可能影响预后和治疗的相关心室和心房的改变。

二尖瓣疾病　二尖瓣疾病现在主要是由退行性疾病引起的二尖瓣反流和原发性 LV 疾病引起的功能性反流，它们在临床上处理的方法差别很大。

器质性二尖瓣反流（MR）

● 术前评估病因和机制。器质性 MR 是由影响瓣叶或支持结构的疾病导致的，造成瓣膜对合不良。确定病因和机制很重要，因为这些可以决定病变瓣膜的可修复性，对改善预后很有必要[31]。TTE 通常能够发现器质性 MR 的病因（图 11-4），最常见的是二尖瓣黏液样变性伴脱垂（±连枷部分）或二尖瓣瓣叶的纤维弹性组织退化，一般与原发的连枷瓣叶或瓣环（±瓣膜）钙化有关[32]。研究者们对广泛黏液样变性与纤维弹性退化之间的区别还没有达成共识，但是超声心动图常显示它们有着明显的区别，即前者呈弥漫性瓣膜增厚和组织增生（帽状），而后者的特点是瓣叶除连枷部分外形态正常。

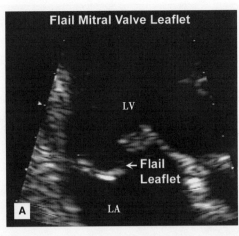 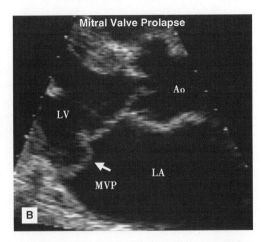

图 11-4 经胸壁超声心动图器质性二尖瓣反流形态检查举例。（A）患者后叶存在连枷段（flail leaflet），在收缩期前后叶之间存在明显空隙，后叶尖端伸入左房；（B）简单二尖瓣脱垂（或波涛样二尖瓣）显示瓣叶后部在左房活动，但是瓣叶之间没有空隙，而后叶的尖端在收缩期留在左室内 Ao = 主动脉；LA = 左房；LV = 左室；MVP = 二尖瓣脱垂

风湿性瓣膜的超声心动图特征是增厚（瓣尖明显）和瓣叶回缩，导致对合处缩短（有时缺如），瓣叶（特别是后瓣）运动能力受限。风湿性病变与狼疮、抗心磷脂抗体综合征、放射或者药物（减肥药或麦角等）所致疾病难以区分。心内膜炎可产生破坏性病变如赘生物、腱索断裂或者瓣叶穿孔等。前瓣叶裂比较罕见，在短轴上容易看出，但是较小的后瓣叶裂可能被忽视。在分析 MR 机制时，Carpentier 分类[33]根据瓣叶活动简化描述成三种基本类型——1 型，正常；2 型，过度运动；3 型，运动受限——还有就是根据解剖位置不同（靠近外部交界处的前后瓣叶从 A_1 及 P_1 开始有两个交界处和三个区）。在这些重要的和有用的分类以外，超声心动图还可提供详细的描述（例如对于心内膜炎的病因，可能是 1 型，穿孔，位于 A_2，或 2 型，腱索断裂，位于 P_3）。TTE 通常可以获得完整的病因和机制描述（在我中心占 85% ~ 90%），射流的方向往往可以支持诊断，但是仍然可能需要 TEE（图 11-5）。在手术的患者中，TEE 目前（术前或术中）应用广泛，所以记住超声解剖学对应关系很重要。在中段食管位置，探头旋转 180 度检查可以进行完整的二尖瓣解剖学检查[34]。经胃短轴检查二尖瓣比较困难，但是可以确认缺损的位置。彩色血流成像显示了血流汇集的位置和射流的起始方向，对于确定 MR 的机制非常有用。

这种完整的病因和机制分析对于每位外科医生都特别重要，这样才能从病变的角度判断瓣膜修复的可能性。没有广泛瓣环钙化的退行性病变易于修复，术后效果好[32]。

● 术前评估：瓣膜功能障碍严重程度。彩色多普勒提示存在 MR（图 11-6、11-7）[35]，但是根据美国超声心动图协会标准[8]，不能仅仅根据 LA 的反流程度来评估 MR 的严重程度，而是应当进行综合评价（图 11-8），因为反流受到 LA 壁的限制，使得测量并不可靠[36]。重度 MR 的征象分为（表 11-1）特异性的（例如连枷、大的血流汇聚，大的射流紧缩面、肺血流逆流），支持性的（例如致密射流、E 峰峰值增高，扩大的左室和左房），和定量性的（反流量大于等于 60ml，有效反流瓣口面积大于等于 $40mm^2$）。值得注意的是肺静脉血流收缩期减弱与逆流对于评价 MR 的意义不同；所有级别的 MR 都可见到减弱，对 MR 的严重程度预测价值非常低[37,38]。PV 血流逆流灵敏度较差是强调对 MR 进行定量评价的重要性的另一个原因（图 11-9）[38]。

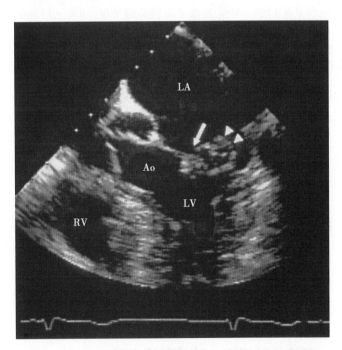

图 11-5 经食管超声心动图器质性二尖瓣反流的形态检查。患者长轴观显示后瓣叶呈连枷状。长箭头显示后叶腱索断裂。箭头显示 P_2 的连枷段。Ao = 主动脉；LA = 左房；LV = 左室；RV = 右室

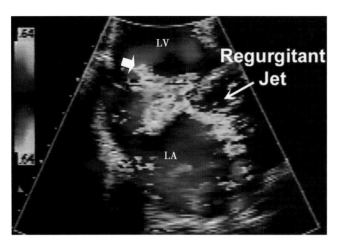

图 11-6　左心房（LA）内可见折叠成高速花彩的薄层彩色图像显示偏心血流。这种反流类型常常低估 MR 的严重程度，但是在左室（LV）内见到大的血流汇聚（大箭头）则提示重度 MR

定量方法源于 PISA，定量多普勒（图 11-10），或定量 2D（LV 容量）的定量方法在二尖瓣反流方面已经得到广泛验证[7,39,40]。重度 MR 患者大多数需要手术治疗（图 11-11），对反流的严重程度最好定量评估而不仅仅是分类（表 11-2）。MR 每年反流量都增加 5 ~ 7ml/beat[41]，因此没有立即手术的患者应当接受定期的监测。如指南所述，熟练掌握 MR 程度定量是建立高级瓣膜中心的重要环节。

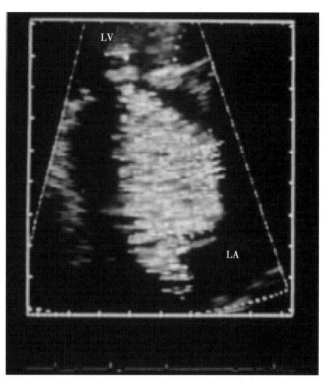

图 11-7　二尖瓣反流（MR）的中央射流显示为左房（LA）内大面积高速花彩血流。这种反流类型常常高估 MR 严重程度 LV = 左心室

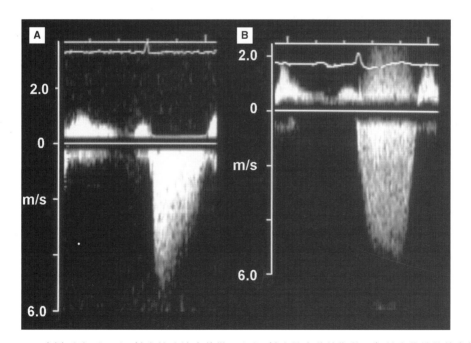

图 11-8　二尖瓣反流（MR）射流的连续多普勒。（A）射流是全收缩期的，但是在收缩的前半部达到峰值流速，提示在左房压上存在大的 V 波，导致心室和心房之间压力迅速相等。这种反流类型常见于急性 MR；（B）射流也是全收缩期的，但是在收缩中晚期达到峰值流速，没有晚期速度消失。这种反流类型常见于慢性 MR 无大 V 波的患者

表 11-1　重度瓣膜反流的定性指标

	AR	MR	TR
特异性指标	中央射流宽度≥LVOT 的 65% 射流紧缩处直径 >0.6cm	射流紧缩处直径 >0.7cm，中央射流或旋转偏心射流大量血流会聚 收缩期肺静脉逆流 连枷瓣叶或乳头肌断裂	连枷、不完全对合 中央射流面积≥10cm² 射流紧缩处直径 >0.7cm 收缩期逆流至肝静脉
支持性体征	PHT <200ms 全舒张期主动脉逆流 ≥中度 LV 增大	CWD 显示为三角形射流 E 波为主 LV 和 LA 增大	CWD 显示三角形射流 RV 增大

CWD = 连续波多普勒；LA = 左心房；LV = 左心室；LVOT = 左心室流出道；PHT = 压力减半时间；RV = 右心室

　　术前评估：预后指标。通常通过测量 LV 直径和射血分数进行 LV 评估[42]。收缩末期直径大于等于 40~45mm[43,44]，射血分数小于 60%[45,46] 提示预后差。这些指标被认为是 I 类的手术适应证，但是当患者具有上述指标时，术后结果不是最理想的[45]，因此这些指标应该被认为是立即接受手术的标识。

表 11-2　严重反流的超声标准

	AR	Organic MR	Functional MR	TR
ERO	≥0.30cm²	≥0.40cm²	≥0.20cm²	≥0.40cm²
RVol	≥60mL	≥60mL	≥30mL	≥45mL

　　LA 直径大于等于 50mm 的患者接受药物治疗或者手术治疗，发生房颤的风险都很高[47,48]。因此，出现 LA 扩张时应早期手术。肺动脉高压提示 MR 耐受不良，虽然它与预后关系尚不确定[42]。MR 的严重程度直接关系着预后[49]。虽然 MR 评估可以是定性的，但是定量可以提供更有力的预后信息[50]。在无症状的器质性全收缩期 MR 患者中[50]，接受治疗状态下有效反流面积（ERO）每增加 10mm²，死亡风险增加 18%。ERO 是超声检查中最强的预后估计指标。ERO 大于等于 40mm²，死亡风险是轻度 MR 的 5 倍，心脏事件是轻度 MR 的 8 倍，与一般人群相比，死亡率明显增加。重要的是，手术在这些无症状的患者中可以延长寿命。因此超声心动图数据对手术适应证有着重要作用。

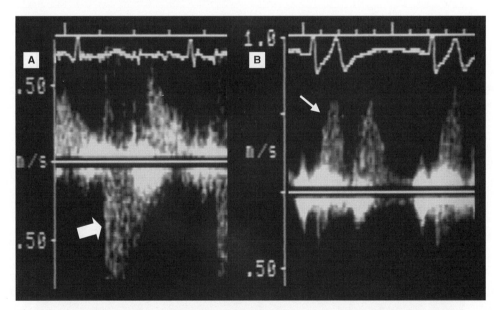

图 11-9　两种情况的二尖瓣反流的肺静脉血流脉冲波多普勒。（A）有与重度二尖瓣反流（MR）一致的收缩期逆流（收缩期负向血流-大箭头处）和左房压上的大 V 波；（B）有提示 V 波缺如的正常前向血流（收缩期正向血流-细箭头处）。收缩期肺静脉血流逆流是阳性预测值高的特异性指标，但是对重度 MR 的灵敏度低

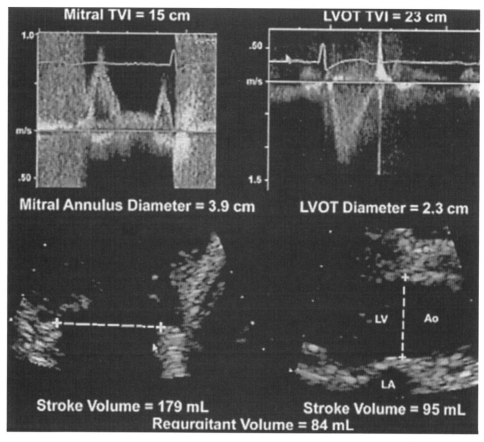

图 11-10　定量多普勒是通过测量瓣环直径来计算瓣环面积，结合脉冲多普勒的测量结果计算通过相应瓣膜的每搏输出量。图左显示二尖瓣的每搏输出量（179mL／每搏）而图右为主动脉每搏输出量（95mL／每搏）。因此，将二者的差值记为收缩期二尖瓣反流量（84mL／每搏）

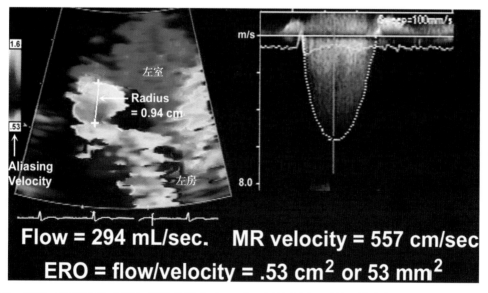

图 11-11　定量二尖瓣反流（MR）等速球面法（PISA）。图的左侧显示的是带彩色基线转换的血流汇聚区。这样可以测量血流汇聚半径（R＝0.94cm），并用混叠标尺速度（Aliasing Velocity，Vr＝53cm／s）计算反流流量（流量＝6.28×R²×Vr）为294ml 或 cc／s。图的右侧显示的是通过连续波多普勒测量的 MR 速度。流量与速度的比值就是有效反流瓣口面积，0.53cm²

● 术中评估。在体外循环之前,TEE 可以证实二尖瓣病变[32,51],也可以确定可能通过手术治疗受益的相关情况(如卵圆孔未闭、附属物或者 LA 血栓)。由于术中发现的病变程度或类型不同于术前诊断而需要改变手术策略的情况很少,所以应在术前就确定瓣膜是否可以修复[32,52],很少因为病变范围或类型改变手术策略。体外循环以后,术中 TEE 评估二尖瓣修复结果[53],以及是否需要再次转机,都取决于是否有残存的 MR。评价的时机很关键。体外循环后 TEE 进行太早,负荷条件还不合适,会错误评估残存 MR。前负荷不足和心室压力低都会减少瓣口反流从而低估残存 MR。体外循环后负荷合适状态下 TEE 对残存 MR 的评估与出院前的检查结果具有很好的相关性[54]。体外循环后还存在的 MR 要积极处理,除非程度很轻,因为开始判断可以接受的残余 MR 在远期常常需要二次手术。因此 CPB 后 IO-TEE 起着决定患者是否应再次转机再修复瓣膜或置换瓣膜的作用。前叶病变和双叶脱垂的手术处理方法都有了发展[56,57],出现了治疗效果更好的新技术。IO-TEE 对于疾病的机制和解剖位置的判断以及心肺转流(CPB)后效果评价仍然起着关键作用。

二尖瓣修复术后,修复失败的情况主要的有三种:二尖瓣病变纠正不到位,存在残存 MR(如残存脱垂),左室流出道梗阻,或者修复后的二尖瓣狭窄。重度残余 MR 已经十分罕见,但如果出现则需要立即纠正。对于修复后立即 IO-TEE 观察到的较轻的残余 MR,也就是说"不太完美的超声结果",远期二次修复 MR 的风险较大[55]。IO-TEE 必须确定引起残余 MR 的机制和解剖位置,以决定纠正策略和重新修复的必要性。左室流出道梗阻是由二尖瓣的收缩期前向运动接触 LV 间隔引起的,通常是由二尖瓣组织过多或变形,左室容积小,以及高动力性左室功能所造成[58]。二尖瓣修复后左室流出道梗阻出现的概率为 1% ~4%[59,60],表现为与收缩期运动相伴随的左室流出道血流速度增快。左室流出道梗阻一般由于二尖瓣在收缩期变形导致显著的残余 MR。有残余 MR 的患者,在再次转机之前,必须确定有无左室流出道梗阻[53]。如果梗阻仍然存在,应考虑二次 CPB 行瓣膜滑行成形术(sliding valvuloplasty),即便收缩期前向运动有随时间改善的趋势[59],而且大多数患者可以通过药物治疗改善。体外循环前通过 IO-TEE 仔细检查过度增生的组织,选择可能从特异性修复技术——如瓣环滑行成形术(sliding annuloplasty)[60,61]——中获益的患者,可以预防术后左室流出道梗阻的发生。修复导致的明显狭窄是由解剖改变(疾病、瓣叶僵硬、连接处融合,明显突起的二尖瓣瓣环钙化)以及修复过度(环太小和(或)边与边缝线太大)造成的。根据多普勒测量跨瓣压差增高,大于等于8 ~10mmHg 可以诊断。正常修复后压差(3 ~6mmHg)可以被高心排出量和心动过速舒张充盈期缩短加重。因此二次体外循环之前一定要谨慎评估,要求心输出量稳定而且给予 β 受体阻滞剂控制心动过速后再评估二尖瓣压差。

二尖瓣置换术后立即发生的常见并发症有瓣周漏和人工瓣膜机械障碍,后者由残留组织嵌入人工瓣活动的瓣叶所引起[62]。与 TTE 对比,TEE 显示的左房不在二尖瓣人工瓣的声影中,所以体外循环后应仔细检查瓣周反流,可以区别那些有临床意义的轻度瓣周[63]或瓣环内[64]反流。准确诊断后,特别是在给予鱼精蛋白后瓣周漏仍然存在时,应立即考虑再次转机。多个切面观察并评估漏的位置和严重程度可以增加简单修复的可能性,避免人工瓣完全拆除,故至关重要。缝线或瓣膜材料可能嵌入人工瓣的活动瓣叶中导致梗阻或反流,后者最为常见,梗阻或反流有时由于随心周期而嵌入情况的变化而时有时无。因此对人工瓣足够长时间的观察是很重要的,以确保其功能始终如一的正常。

● 术后评估:瓣膜效果。出院时及以后每年都要进行出院评估,我们的习惯是常常术后 3 ~6 个月再检查一次。虽然 IO-TEE 在评估瓣膜功能障碍方面非常准确,但是负荷条件改变和结构重构都可能导致瓣膜功能障碍。瓣膜修复术后 10 年 MR 再现率是 5% ~10%[55,56]。约有 2/3 的病例是由新的瓣膜病变引起的(如新的腱索断裂),而还有 1/3 是由修复不良引起的(如二叶脱垂时前叶脱垂未充分纠正)。TTE 能够提示 MR 的机制和位置,并可以指导是否需要重新修复。它还可以评估 MR 的严重程度。在修复后对 MR 进行定量评估比术前更难,所以定量技术(特别是 PISA 方法)特别重要。我们很少建议中度反流(30 ~60 毫升/次)患者重新手术。成形造成的狭窄很少见,大多见于风湿性或僵硬瓣叶,有时发生在边对边修复以后。标准修复后的轻度狭窄,与左房增大一起导致出现新的房颤[48],继而血栓形成可能导致卒中,对于这些 TEE 可以对左心耳进行准确检查。二尖瓣人工瓣新的功能障碍常常需要 TEE 检查,特别是对于瓣膜血栓形成或组织退行性改变的检查。

左心室评估。MR 经手术纠正后,前负荷随舒张末期容量减少而下降,但是收缩末期指标变化很少,所以射血分数下降平均 10%[44]。但是,该反应因人而异,LV 逆向重构可能影响远期的 LV 功能。逆向重构没有确切预测指标,因此在术后第一年需要严密监测 LV 舒张末期指标[43]。对于早期 LV 功能障碍的患者,使用药物治疗(β 受体阻滞剂,血管紧张素转换酶抑制剂)对于逆转重构的作用尚不确切,但是早期诊断可以提前干预。尽管如此,术后残余 LV 射血分数仍是一个重要的预测术后生存率的指标,应该监测。手术后早期检查结果通常是稳定的,除非显著 LV 扩张导致进一步功能障碍或者冠心病导致心肌本身恶化。

功能性二尖瓣反流 原发性 LV 改变(冠心病、心肌病、心肌炎或者一过性 LV 功能障碍)可引起结构正常的瓣膜发生功能性 MR。虽然原发病变在心肌,但是通过血管造影或超声心动图诊断的功能性 MR[66,67]对预后也会产生重要影响。然而是否对这些患者实施二尖瓣手术尚存在争议[68,69]。

● 术前评估。功能性 MR 诊断依据:(1)存在 LV 功能障碍(常见为整体的,但有时存在节段性,需要评估所有节段);(2)二尖瓣结构"正常",组织正常,或者最多有轻度退行性钙化(图 11-12)。证明二尖瓣变形导致功能性 MR 也很重要。乳头肌向心尖和后侧的移位,通过不可延长的腱索牵拉两个瓣叶,造成瓣体向心尖移位,导致对合的改变[70,71]。这种正常瓣叶的变形叫做"帐篷样改变"直接决定功能性 MR 严重程度(图 11-13)。MR 的机制通常是对合中央出现缝隙,在 LV 对瓣叶施加较低压力的等容收缩期和舒张期加重。缺血性 LV 功能障碍 MR 可能源于中间交界区,该部分受到的牵引力最强,但是与心肌梗死的瘢痕不同的是,心肌病性 MR 没有特异性的缺血表现。腱索对瓣叶的牵引力可以是不均匀的,也可以是集中在一个瓣叶[72]。在这样的情况下,观察到另外一个瓣叶(牵引较少的)在牵引多的瓣叶后面有一个"超射",不应被误认为是脱垂,且可以引起不寻常的偏心射流。因此,功能性 MR 的机制不只是常见的瓣环扩大，而是一个涉及一组瓣环和瓣叶牵引改变的复杂的过程（图 11-14）。

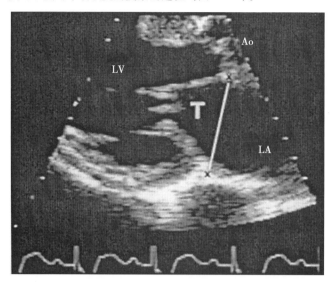

图 11-12　二维超声心动图显示功能性二尖瓣反流（MR）患者的胸骨旁长轴观。注意二尖瓣瓣叶突向左心室（LV），导致瓣叶和瓣环之间帐篷面积（T）大（带 x 的白线标记二尖瓣环），每个瓣叶具有的对合面积不够。Ao = 主动脉；LA = 左房

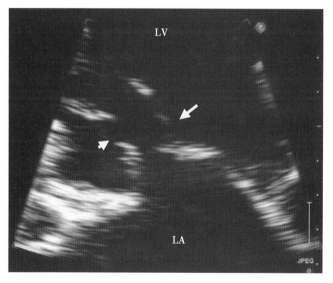

图 11-13　二维超声心动图显示功能性二尖瓣反流（MR）患者的心尖部观。该视角显示后侧乳头肌在左室（LV）内，腱索贴附于前叶（长箭头处）和后叶（短箭头处）在心室内部牵引瓣叶，引起瓣叶呈帐篷样改变。LA = 左房

MR 严重程度对于评估手术风险特别重要。位于中央的 MR 射流常常会被高估，通常提示重度 MR 的高 E 波和收缩期低静脉流量，可能类似于舒张功能改变时的频谱表现。因此，对 MR 定量评估十分重要，同时还需注意两个基本问题。第一，功能性 MR 在等容收缩期和舒张期明显，但是这时涉及的反流驱动力较少，所以它们对反流血量的贡献很小，因此用 PISA 法定量收缩中期的 MR 很重要。第二，器质性 MR 已建立了 MR 分级，但是近期数据[15,66,73]显示与预后相关的有效反流瓣口（ERO）的阈值，功能性 MR 比器质性 MR 要低。因此，

患有功能性 MR 且 ERO 大于等于 20mm² 的患者进一步确诊应考虑患有重度 MR；这种预后影响因素还有射血分数和左房容量[74]。功能性 MR 是动态的。ERO 常常在运动中增加，这可能对于功能[75]和预后[15]的评估有重要意义，但是在多巴酚丁胺负荷超声心动图中都趋于减少，使得这项检查对于功能性 MR 的评估意义不大。虽然运动中的影像检查在确定手术适应证方面的作用尚需进一步评价，但是动态 ERO 也可以随干预而下降，如血管扩张或 β 受体阻滞剂。不令人意外的是，TEE 检查所需要的镇静或麻醉也可以减少 MR，因而相比正常生活条件下低估了 MR。术前评估功能性 MR 也应关注疾病的其他部分，即 LV 重构，收缩功能障碍，以及舒张功能障碍，因为重度 LV 重构可能提示瓣膜修复效果不好[77]。

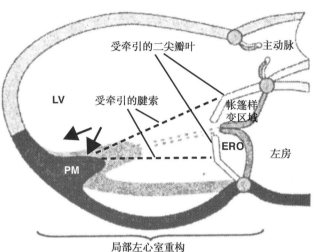

图 11-14　功能性二尖瓣反流（MR）机制示意图。浅灰色代表乳头肌（PM）腱索的正常位置（虚线），二尖瓣瓣叶显示有足够的对合面。伴随局部左心室（LV）重构，乳头肌向心尖和后部移位（深灰）并通过不可延长的腱索对瓣叶施加牵引力。对于支杆腱索（插在每个瓣叶的中部）的牵引最明显，导致二尖瓣瓣叶变形，帐篷样改变、对合减少，以及产生有效反流瓣口（ERO）

● 术中评估：在体外循环之前，确定二尖瓣瓣叶结构正常很重要，这是为了避免麻醉引起的负荷减轻而导致错误估计。如果对 MR 的程度有所怀疑，就应当在与门诊评价条件相似的负荷条件下进行评估，但这并不能取代正确的门诊评估。体外循环之后，IO-TEE 评价残余 MR。修复后，负荷下降可能导致残余功能性 MR 严重低估，因此需要调整前后负荷。尽管充分进行了术中修复判断，但是持续的 LV 重构，乳头肌错位和二尖瓣帐篷样改变的存在仍然使得功能性 MR 在手术纠正后特别容易复发[78]。正因为此，体外循环后评估很难，而且可能过度乐观；这就更强调了仔细判断残余帐篷样改变和瓣膜变形的重要性。与器质性 MR 相反，最新的亚组表明患者进行生物瓣置换与瓣膜修复的受益基本相同[79]。因而在怀疑瓣膜修复质量时，应积极考虑是否再次体外循环行瓣膜置换。

● 术后评估主要关注潜在的 MR 复发及其机制（帐篷样改变增加，瓣环缩不足）[68,78]。术后 MR 如果超过轻度则应该定量评估。除 MR 外，超声心动图还关注 LV 功能障碍的评估，其收缩期和舒张期指标，及其对 LA 和肺动脉压力的影响。推

荐积极预防 LV 的进一步重构，并应用超声心动图进行监测。

二尖瓣狭窄　二尖瓣狭窄首选用球囊瓣膜成形术治疗[80]，所以手术的作用相对有限。但是，对有些患者，手术可能比球囊瓣膜成形术为其带来更多获益。因此仔细地超声心动图检查对于区分患者情况和指导治疗具有重要作用。

● 术前评价，经典的二尖瓣狭窄（MS）几乎都是由风湿性疾病引起的，其特点是特征性的后叶不动，交界处融合瓣口面积减小，舒张期前叶发生曲棍样变形（图 11-15）。其他狭窄原因如有狼疮或抗心磷脂疾病（产生非常相似的病变）、麦角心脏病、其他医源性瓣膜病（瓣叶增厚交界处不融合）以及突出性瓣环钙化（缩小瓣口但交界处不融合）。因为球囊瓣膜成形术是最广泛采用的治疗 MS 的方法，所以解剖分析十分重要，其交界分离的效果与闭式交界分离相同（大多数情况是半交界分离）。因此，球囊瓣膜成形术不适用于：（1）二尖瓣梗阻无交界处融合；（2）二尖瓣重度钙化；（3）MS 伴两个交界处结节性钙化（分开瓣叶而不是交界处的风险高）[81]；（4）MS 伴有超过中度或以上的 MR。这些情况最好的治疗是手术行瓣膜置换。因此，MS 超声评估的基本检查是短轴观明确交界处是否融合，以及钙化的严重程度和位置[81]。另外一个决定性因素是瓣膜下结构的改变[82]。腱索过短或乳头肌直接插入瓣叶可能导致球囊瓣膜成形术效果不良，但是通过交界分离术分开交界处和乳头肌，可以取得好的效果。MS 严重程度通过两个变量评估，代表 LA 和肺循环压力超负荷的跨瓣压差和二尖瓣面积（MVA）（图 11-16）。测量的压差是平均压差（图 11-17），受狭窄的严重程度影响，并随心动过速和跨瓣血流增大（贫血、妊娠、甲亢、合并 MR 等）而增加，随心动过缓和心输出量低而降低。

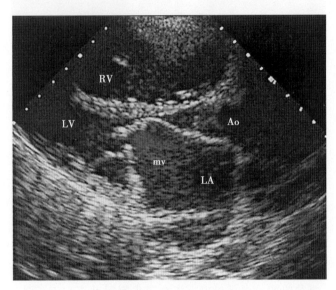

图 11-15　二尖瓣狭窄患者的胸骨旁长轴观。注意二尖瓣（mv）的前叶发生增厚和曲棍样变形，后叶突出。还要注意与增大的左房（LA）和右室（RV）对比，左室（LV）正常。Ao = 主动脉

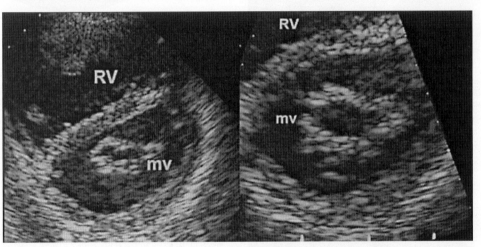

图 11-16　二尖瓣狭窄（MS）患者在交界分离术前（A）后（B）的二尖瓣（mv）面积。注意（A）中的狭窄瓣口和（B）中的大瓣口，中间交界处宽的开口。还要注意（A）中右心室（RV）增大伴肺动脉高压表现为室间隔扁平和 D 形左心室；（B）中室间隔的位置和左心室的形状都已经正常

轻度 MS 静息状态下舒张期血流平均跨瓣压差（通过连续多普勒测量）小于等于 5mmHg，中度 MS 平均跨瓣压差 5 ~ 10mmHg，重度 MS 平均跨瓣压差大于等于 10mmHg。正常的 MVA 范围在 4 ~ 6cm² 之间，而 MS 严重程度的诊断标准是：轻度 MS 小于 2.0cm²，中度 MS 小于 1.5cm²，重度 MS 小于 1.0cm²。但是，大多数接受干预的 MS 患者 MVA 在 1 ~ 1.2cm² 范围并且有症状，所以在我机构 MVA 小于 1.5cm² 被认为是重度 MS。MS 严重程度评估还涉及左房增大和肺动脉压力升高，有时可能还涉及右心增大、右心衰竭和三尖瓣反流，左室保持

正常大小但是射血分数可能有所下降。因为所有方法都有局限性，所以，对 MVA 的测量可以联合应用几种方法，这样做可以降低产生错误的风险。压力减半时间法（PHT 法）是最简单的方法，从二尖瓣频谱测量舒张早期峰值血流减速时间，利用经验公式 220/PHT 计算 MVA[83]。然而，该方法可能会因为左室或左房顺应性改变而不准确，而且舒张期较短的患者会有很大的几率测量错误[84]。其他的 MVA 测量方法有：（1）左室短轴观直接测量瓣口面积法（依赖于测量者的技术）；（2）连续方程，其中 MVA 用测量的主动脉瓣流量与二尖瓣速度的比

值计算（如果 MR 或 AR 则不准）；（3）PISA 法，用改变基线的彩色标记二尖瓣图像（由于二尖瓣呈漏斗形易发生误差，所以需要角度纠正）[85,86]。

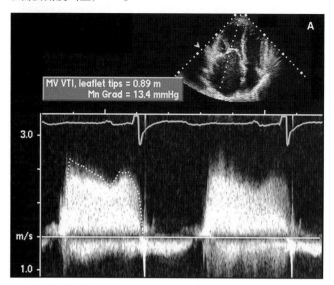

图 11-17　重度二尖瓣狭窄（MS）患者二尖瓣压力阶差的连续多普勒记录。注意峰值流速大于或等于 2m/s，平均压差大于 13mmHg。还要注意舒张早期速度下降斜率与重度 MS 一致

评估 MS 严重程度的关键是：（1）MVA 评估的方法必须组合应用，以尽可能减少潜在的误差；（2）对于压差低，但怀疑有重度 MS 的患者需要运动状态下血流动力学评估（骑车进行持续血流动力学监测）。这样，TTE 所提供的 MS 严重程度的评估，在大多数情况下可以适应治疗的需求。对考虑行球囊瓣膜成形术的患者，门诊 TEE 可以系统评估，明确是否存在左房血栓和 MR。

● 术中评估，MS 患者行二尖瓣置换术最常进行术中评估，但是对于适合行开胸二尖瓣交界分离术的患者，则需要在体外循环前提供解剖和 MR 再评估以及修复术后的评估。二尖瓣修复术后，高跨瓣压差和中度 MR 可能会导致二次体外循环。瓣膜置换术后瓣叶开放功能障碍或瓣环周围反流提示需要进一步纠治。虽然关于三尖瓣反流修复的决定应该在术前进行，但是 IO-TEE 可以允许再评估，发现少见的器质性三尖瓣病变，以及观察与修复相关的中度或重度反流的病变细节。

● 术后评估通常在出院后和术后 1 年进行评估（图 11-18）。二尖瓣狭窄是一种进展性病变，即使在瓣膜修复术后，仍然存在重度 MS 复发和瘢痕进展的可能性，二尖瓣回缩导致 MR 进展。根据二尖瓣病变的严重程度，年龄和 MR，有相当一部分患者在原干预治疗（球囊瓣膜成形术或瓣膜修复）之后的 5 ~ 10 年内需要二次手术。应仔细随访患者避免发生进行性心力衰竭和肺动脉高压。由 MS 引起的肺动脉高压只要没有发展为慢性肺动脉疾病，那么在手术后几乎都能缓解。除非存在冠心病，否则大部分左室功能障碍会随着前负荷的正常而恢复，但是左房仍然会继续增大，房颤的患者仍然存在卒中的风险。

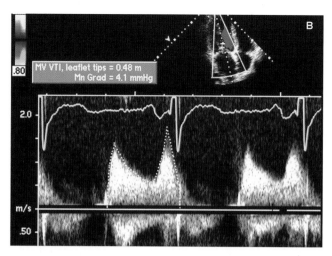

图 11-18　在图 11-16 中的同一个患者在二尖瓣交界分离术后的连续多普勒频谱。仅存在轻度的 MS，在舒张早期流速快速下降，平均跨瓣压差也与之相一致地降低

混合二尖瓣病变　混合二尖瓣病变是由风湿病导致的狭窄和反流组成的，现在这种情况在西方国家很少见，但是在发展中国家仍然很普遍。

● 术前评估可以发现风湿性瓣膜病变，如果狭窄和反流合并存在可以排除瓣膜修复的可能。最大的挑战是准确评价二尖瓣病变的严重程度。二尖瓣狭窄与反流往往都是中度的，重度瓣膜病变的标准很难建立。跨瓣压差高于单独根据 MVA 的预期结果，提示了混合瓣膜病变的严重程度。

● 术中评估显示风湿病变特点和有无术后并发症。三尖瓣反流在混合瓣膜病中很常见，而且通常需要同时处理。

● 术后评估很重要，不仅用于监测人工二尖瓣，而且用于评估左室功能。左室功能障碍是混合二尖瓣病的一种常见并发症，所以为了获得最好的效果，必须积极检测和治疗这种并发症。

主动脉瓣病变　主动脉瓣病变现在以主动脉瓣狭窄为主。主动脉瓣正常有三个半月瓣，人群中约 1% ~ 2% 为二叶瓣，但是除了半月瓣的数目以外，我们对主动脉瓣的生理尚知之甚少。

● 术前评估关注病因和机制，与二尖瓣相比，评估通常比较简单。大多数主动脉瓣狭窄（AS）都是由退行性病变引起的，与瓣叶数目无关。近期数据强调 AS 随着初始胆固醇沉积和脂类氧化具有动脉粥样硬化机制，但是二叶化的瓣膜比三个半月瓣更趋向钙化，原因尚不清楚。风湿性主动脉瓣狭窄现在很少见，其特点是交界处融合，而退行性疾病交界处是分开的。在临床上，成人 AS 的病因多种多样，难以识别，因为晚期 AS 的瓣膜都有钙化。因此，形态上 2D 超声能够识别成人 AS 合并的瓣膜钙化（图 11-19）。主动脉瓣如果没有钙化，则 AS 不太可能发生，此时的收缩期压差更可能来自瓣下或瓣上区域。在儿童，钙化是不一致的，有无钙化对于诊断 AS 不是必须的。瓣膜钙化通过超声心动图很难分析[87]，用高分辨率 CT 测量更精确[88]。钙化的体积或评分与 AS 严重程度呈非线性相关，所以两种方法对评估 AS 具有互补性[88]。

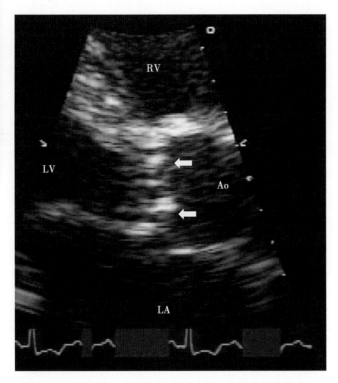

图 11-19 主动脉狭窄（AS）患者的二维超声心动图。主动脉瓣（箭头处）严重钙化（致密结节）Ao = 主动脉；LA = 左房；LV = 左室；RV = 右室

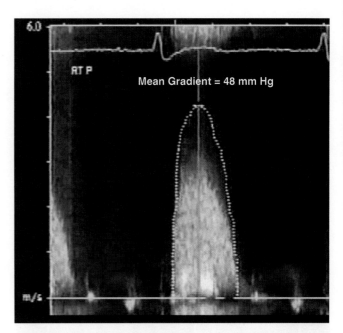

图 11-20 在一名重度主动脉瓣狭窄（AS）患者中于右侧胸骨旁声窗（RTP）获得的连续多普勒频谱。峰值流速大于 4m/s，平均跨瓣压差为 48mmHg

事实上大多数 AS 都是由钙化引起的瓣膜僵硬造成的，而不是交界处融合，这也是球囊瓣膜成形术在 AS 中缺乏疗效的原因。左室通过室壁增厚和左室质量代偿超负荷的压力，但是该代偿因人而异，没有也不能除外重度 AS。左室肥大在主动脉瓣置换术后会缓解，主动脉瓣置换是当前唯一获准的可行的 AS 治疗方式[42]。近期开发的经皮主动脉瓣置换为不能手术的患者提供了一种选择[89]，当前这种技术正处于评价中。狭窄后升主动脉扩张也很常见，但是很少需要干预。

TTE 的主要目的是对 AS 严重程度的评估。即便只有一个瓣叶能够向主动脉壁方向开放，也往往意味着这不是重度 AS，但是应当通过测量收缩期平均跨瓣压差作为压力超负荷的指标、计算主动脉瓣面积（AVA）来进一步定量评估 AS 的严重程度[6]。正常主动脉瓣开放面积是 2.5 ~ 4.5cm^2，当 AVA 小于等于 2cm^2 并伴有跨主动脉瓣的压力阶差形成时则认为存在 AS，当 AVA 小于等于 1.0cm^2（使用连续方程）且平均跨瓣压差大于等于 40mmHg（用连续多普勒速度）时则认为是重度 AS[42]。AS 的其他标准还包括峰值速度大于等于 4m/s[90,91] 和速度比值（左室流出道与主动脉瓣射流相比）小于等于 0.25[6]。实际应用中，在左室流出道梗阻的患者中，AVA 可能无法测量，速度有可能是诊断重度 AS 的唯一可用标准（图 11-21）。由于钙化是渐进性的，因而 AS 是一种渐进性的疾病，进展速度为每年增加 5 ~ 7mmHg，AVA 的减小速度为每年 0.1cm^2[92,93]。压差测量的主要缺陷在于血流方向与超声波束可能存在的夹角导致了对结果的低估，因此，系统性地多个声窗进行多普勒测量是正确评估 AS 严重程度的关键。

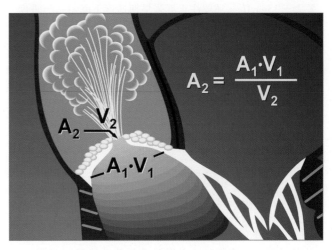

图 11-21 主动脉瓣狭窄（AS）的主动脉瓣区测量示意图。由于血液是不可压缩的，通过左室流出道（面积 A_1）和主动脉口（面积 A_2）的血流量是恒定的。因此，主动脉瓣狭窄本身表现为流速增加（$V_2 > V_1$）。流量等于面积乘以流速，主动脉瓣面积 $A_2 = (A_1 \times V_1) / V_2$

其另一个缺陷是对测量搏出量和瓣口面积所必须的左心室流出道直径的低估。这种低估导致了对瓣口面积的低估。因此，正常的左心室功能、低压力阶差和小 AVA 三者同时存在时应警惕，需要排除测量误差。然而，最近的数据表明，由于低搏出量导致的低压力阶差的重度 AS，无论 EF 是否正常，其预后均较差[94]。与此相反，重度 AS 伴低压力阶差在左室功能低下的患者中更符合逻辑[95~97]，需要鉴别的是由于射血量不够时对轻度狭窄瓣膜面积的低估。低压力阶差的重度 AS 的诊断需要进一步确诊，方法包括测量钙化结构[88]的高分辨率 CT 和（或）在低 EF 患者中增加心肌收缩力和主动脉血流量的多巴酚丁胺负荷超声心动图。后者典型的反应为重度 AS 的压力阶差增

加（图 11-22），心肌病和轻度 AS 则是 AVA 增加[95,97]。然而，对于 AS 为重度，可能在 AVR 中获益的患者，若在此项试验中缺乏收缩反应[96]，则无法具有决定性的价值[98]。

尽管经典的无症状性重度 AS 被认为是能够良好耐受的，但近期的随访数据显示了这一人群具有更高的死亡率，并指出有很大比例的患者从未被提议接受手术治疗[90]。因此，对无症状患者，根据超声心动图检查来判断是否行手术治疗存有争议。AVA 迅速减小并存在大范围钙化的无症状患者应用药物治疗临床转归较差[87,88]，应当考虑手术治疗。而那些左室功能低下的患者毫无疑问存在高风险，若 AS 为重度时应立即建议行手术治疗[99]。

● 术中评估可检查瓣膜形态，确认钙化的严重程度，并能够在体外循环建立前通过直接描记法对瓣口面积进行测量。

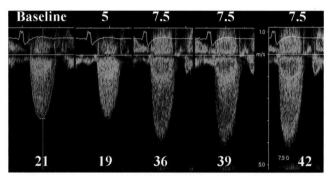

图 11-22　在一名重度主动脉瓣狭窄、低射血分数、低心输出量和低压力阶差的患者中使用连续多普勒进行的主动脉流速测量。基线（左侧频谱）平均跨瓣压差为 21mmHg，并随着多巴酚丁胺（图顶所示）剂量的增加而增加（图底所示）。达峰剂量为 7.5μg/min，所达到的平均跨瓣压差为 42mmHg

AVA 的二维测量是较为困难的，因为必须在瓣尖处获得准确的测量结果，而且术中经食管超声很难准确地测量主动脉瓣多普勒血流速度。主动脉瓣环大小的测定可能有助于选择同种异体或自体移植瓣膜的型号和大小，并且可以预防主动脉瓣环和人工瓣膜不匹配，而后者是术后死亡和并发症发生的一个原因[100,101]。此外可根据患者的体表面积对移植物大小修剪以预防不匹配发生。IO-TEE 的另一个重要目标是检查升主动脉，对患有升主动脉瘤样扩张的患者，需考虑升主动脉修复术。在接受主动脉瓣置换术治疗的重度 AS 患者中，10% 的患者在 IO-TEE 中发现非预期的重度 MR、PFO、占位或血栓而改变原手术计划。体外循环建立后，检查的具体问题为移植物功能障碍征象的缺乏和潜在的左室功能改变与功能性 MR 的迹象。在患有明显的左心室肥厚的患者中，AVR 术后可能会发生左室流出道梗阻，应通过彩色成像技术或多普勒超声进行检测，同时通过测量左室内压进行验证。瓣膜置换术同时进行室间隔部分切除术可以预防或治疗左室流出道梗阻。使用经胃底切面测量人工瓣膜压力阶差的结果可靠性不明确，并且术中多普勒超声目前无法确定是否存在患者-人工瓣膜不匹配的现象。

● 术后评估的重点在于对人工瓣膜、左心室和主动脉的评估。即使在了解患者和人工瓣膜大小的基础上，人工瓣膜的功能也不是完全可预测的，术后多普勒超声对于检测瓣膜梗阻，血栓形成，以及瓣膜不匹配具有重要作用。在有限的瓣膜不匹配的病例中[100]再次手术是治疗人工瓣膜血栓形成或血管翳形成的主要原因，这两者均表现为人工瓣膜梗阻[102]，在人工瓣膜梗阻的诊断中，应考虑到左室压力恢复后的影响。后者可能会导致（通常是轻微的）多普勒对压力阶差的高估。二维超声检查很难区分非人工瓣叶活动造成梗阻的原因。在 AS 的老年患者中很少观察到生物瓣膜的变性，但这一内容仍应包括在每年的人工瓣膜监测中。治疗 AS 进行瓣膜置换后，通常能够保持左心室功能。在两种情况下可观察到变化：第一，由于严重 AS 而导致左心室功能障碍的患者在 AVR 术后通常可表现出射血分数的改善，有时可达到正常水平[103]。即使是较小的改善也对转归具有重要的有利影响，但左心室功能障碍的持续存在需要积极的药物治疗。第二，伴随冠状动脉疾病的患者可能会表现出由于冠脉疾病导致的术后左心室功能下降，即使是在主动脉瓣膜手术成功的情况下。此类患者同样也需要进行积极的超声心动图随访，以确保获得适当的治疗[104]。术后升主动脉扩张一般会稳定下来，但极少部分患者扩张可能会进展，需要定期的超声心动图随访来发现这种情况并确定是否需要干预。

● 对患有放疗后心脏疾病的患者进行随访尤为困难[105]在这些患者中，常常有持续性影响肺部功能的术后并发症，心脏病变仅仅是这些放射损伤的一部分。这些心脏病变包括冠状动脉病变、电生理传导异常、缩窄性心包炎以及心肌纤维化等，瓣膜病变仅仅是其中的一部分。这些复杂的病变常常导致随访变得复杂。

主动脉瓣反流

● 术前评估的重点是病因和机制，因为这决定了瓣膜是否有修复的可能性[106]。西方国家中，最常见主动脉瓣反流的病因是退行性病变[107,108]，可以有轻微的钙化，但很少伴有增厚的黏液样变。AR 是因为瓣环扩大，或者瓣叶脱垂而导致。主动脉瓣二叶化是 AR 的第二个原因，由于瓣叶关闭不良，或者是最大瓣叶的脱垂而造成反流。主动脉根部疾病比马凡氏综合征或主动脉炎（如梅毒性）更常累及主动脉环扩张。风湿性 AR 的特征是瓣叶的挛缩，造成中央性反流，很少能够修复。心内膜炎当存在赘生物时可通过超声心动图识别，有时可能需要行 TEE（图 11-23）。检测到瓣膜穿孔时可以考虑行瓣膜修复，但在瓣叶钙化或挛缩时则不可修复。在瓣叶脱垂，特别是瓣膜二叶化畸形或存在发育不良的瓣叶导致的中度 AR 时（可以充分对接合处再悬吊），修复的可能性大大增加。因此，形态学评估应侧重于明确 AR 的机制。

AR 既增加左心室的容量负荷，也增加压力负荷，心室通过向心性和离心性重塑对其进行适应，直到达到后负荷匹配不佳的临界点，此时左心室收缩功能出现衰竭。通过超声对左心室大小和收缩功能进行评估是非常关键的。

推荐的方法是二维引导的 M 型超声心动图尤其是联合注射造影剂的使用，但随着频率的增加对左心室容积进行计算。中度左心室功能障碍的定义为 EF 小于或等于 50%，重度左心室功能障碍（EF≤35%）有必要行急诊手术，但术后生存率会有所降低[108]。EF 没有禁忌手术治疗的下限。即使是 EF 小于或等于 35% 的患者也可能从瓣膜置换中获益。EF 小于 55% 的患者药物治疗下的生存率较低，应强烈考虑在左心室功能障碍影响术后生存率之前进行手术治疗。明显的左心室扩大是手术的另一个指征，表现为左心室直径大于或等于 75mm（舒张末期），或大于或等于 55mm（收缩末期）[109]，或大于或

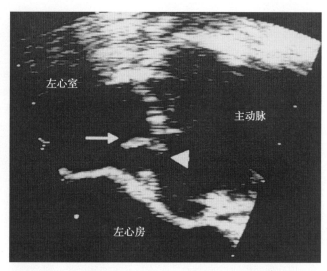

图 11-23 一名感染性心内膜炎主动脉瓣反流（AR）患者的主动脉瓣成像。长箭头表示赘生物，而箭头表示无冠瓣的一个穿孔

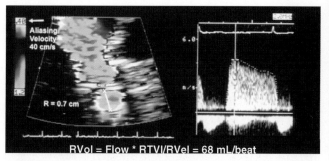

图 11-25 使用近端等速表面积法（PISA）获得的主动脉瓣反流（AR）的定量测量结果。注意彩色基线已上移。在左侧图像中，对血流汇聚的分析可以对血液反流进行测定，且在左侧图像中，AR 的速度是使用连续多普勒测得的，以计算反流量（RVol），计算公式为流量乘以反流时间-速度积分（RTVI）与反流速度（RVel）之比

等于 $25mm/m^2$（根据体表面积调整的收缩末期直径）[107]，由于体型较小，女性几乎不会达到与男性相当的绝对左心室大小[110]。这些差异导致了女性的术后转归更差，强调了根据体型大小对左心室指标进行调整的重要性[110]。左心室功能的运动负荷变化可能有意义，但对复杂变量如室壁压的监测限制了其适用范围[111]。

评估 AR 严重程度对于把握手术指征而言是至关重要的，并且应当充分结合患者的全部体征[8]。在各种定性方法中，彩色多普勒（图 11-24）能够检测出主动脉反流的存在，并提供 AR 严重程度的简单测量（图 11-25）。在胸骨旁长轴切面上最小反流直径大于或等于 0.6cm 且最细反流宽度/左心室流出道宽度之比大于或等于 65% 提示重度 AR（图 11-26），但反流长度与 AR 的严重程度是不相关的[112]。彩色多普勒在评估 AR 严重程度时存在诸多限制，仅被用做粗略估计。

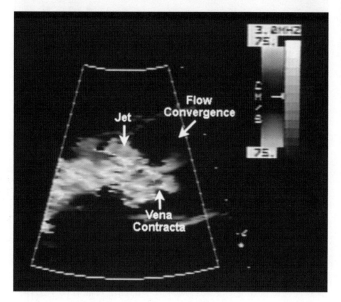

图 11-26 主动脉反流的胸骨旁切面，用于观察和测量主动脉反流的最细处（窄颈部）

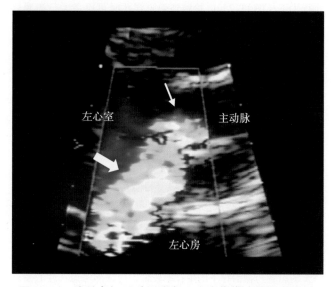

图 11-24 胸骨旁切面采用彩色血流成像模式获得的主动脉瓣反流（AR）。可明显看到血流汇聚（细箭头）和射流（粗箭头）。注意由于反流偏心性限制了射流的扩张

偏心性的射流方向可导致对 AR 的低估，而从二叶主动脉瓣的整个接合线产生的射流可能会被高估。在腹主动脉或胸主动脉降段的全舒张期逆流与重度 AR 相一致（图 11-27）。最大 AR 速度（采用 CW 多普勒测得）的下降提示重度 AR 伴较短的压力减半时间（＜200 毫秒，图 11-28）。然而，AR 速度的下降同样还受到左心室顺应性的影响，并反映了升高的左室舒张末期压力。定量 AR 评估对于患有中度或重度 AR 的患者而言是非常重要的[8]。反流量和 ERO 可以通过 PISA 法[113]、定量多普勒（二尖瓣和主动脉瓣搏出量）或左心室容量法进行计算[40]。

虽然反流量大于或等于 60ml/beat 属于重度反流的界值与 MR 相似，但由于舒张时间长于收缩时间因而同样的反流口会增加更多的容量超负荷，因此与 MR 相比，重度 AR 的 ERO 界值更小（$\geqslant 30mm^2$）。与 MR 相比，定量方法在 AR 中并不总是适用，但限制还是相对较少的，应该在临床实践中可以像 MR 一样使用[113]。

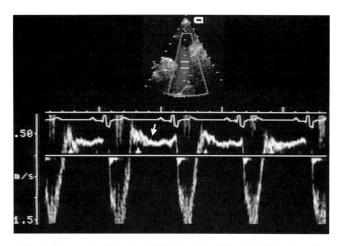

图 11-27 一名重度主动脉瓣反流患者降主动脉起始段的脉冲式多普勒记录。注意全舒张期的高速的（箭头）逆流

● 术中评估。体外循环建立前，IO-TEE 能够验证主动脉瓣的病变和主动脉动脉瘤样扩张的程度。在对 AR 的机制进行详细的评估后选定的 AR 患者中，主动脉瓣修复是瓣膜置换的一个安全替代方法[106]。通过 IO-TEE 进行 AR 机制评估与手术结果相比，准确性与可靠性均较好。某些时候，IO-TEE 可以发现既往未曾诊出的主动脉夹层或壁层血肿，且 IO-TEE 能够帮助找出能够从主动脉瓣修复术中获益的患者[114]。通过 TEE 进行 AR 定量测定较为困难，且尽管深经胃切面可能会显示 AR 血流汇聚，但此切面的图像通常比较差。彩色模式下较大范围的中央 AR 射流提示重度反流，但一个简单且更为可靠的方法是通过 TEE 法对反流最窄处宽度进行测量，即 ERO 的一个替代指标[115]。通过 TEE 进行的反流最窄处评估是可行的，对 AR 的评估已经经过了验证。

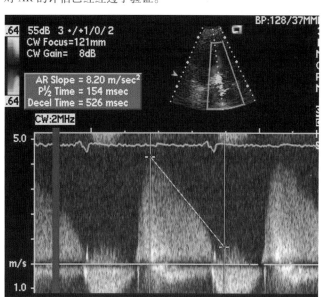

图 11-28 一名感染性心内膜炎主动脉瓣反流（AR）患者的连续多普勒记录。AR 速度在舒张期的快速下降与在图 11-25 中所观察到的具有较大差别，并与急性和重度 AR 相符，显示出了低主动脉舒张期压力与高左心室舒张末期压力之间的低舒张末期压差。154 毫秒的压力减半时间短于重度 AR 的阈值 200 毫秒

体外循环建立后，IO-TEE 可在解剖学上验证功能结果和残余 AR。由于主动脉瓣修复术还是一个进展中的技术，因此，这种早期评估很重要，并且当评估结果不令人非常满意时，应考虑进行二次手术。在 AR 的瓣膜置换术后，瓣膜与瓣环匹配不佳很少见，因为在 AR 中瓣环通常存在扩张，通常允许放入一个足够大的人工瓣膜。最近，在患有感染性心内膜炎的患者中，残余的人工瓣周漏是一个值得注意的问题，对这些患者应当积极地在适当的负荷条件下进行评估。

● 术后评估的重点是人工瓣膜或修复后瓣膜的功能。在接受了主动脉瓣同种异体移植和肺动脉瓣自体移植的患者中可能会发生自体移植的肺动脉瓣的钙化，并需要对肺动脉及流出道进行系统的检查。瓣膜修复失败最常见的是复发性脱垂，及时的诊断需要进行定期的超声心动图随访[106,116]。AR 患者较 AS 患者更年轻，而生物瓣膜或自体移植主动脉瓣置换术均具有显著的失败率（取决于患者年龄）。在存在发育不良的主动脉瓣的患者中，可能会发生晚期主动脉夹层，并且需要对主动脉进行仔细的检查，若出现进行性主动脉扩张应考虑 TEE 或计算机断层扫描（CT）。如果患者接受手术时 EF 小于 50%，则应特别关注其左心室功能。[108] 一般情况下，由于较高的术前室壁应力，主动脉瓣置换通常可以改善左心室的功能，但这一效果通常较小，需要在术后评估血管活性药治疗改善左心室功能和临床转归的必要性。

混合的主动脉瓣疾病 混合的主动脉瓣疾病通常是风湿性的，或伴有不能修复的主动脉瓣钙化。术前评估中的一个重要步骤是瓣膜疾病的严重程度评估。一个中度 AS（瓣膜面积 > 1.0cm²）和中度 AR（反流量 < 60ml）的组合可能会构成重度瓣膜疾病，且其确诊的平均压差高于其严重 AS 的平均压差。IO-TEE 和术后监测与 AS 和 AR 相似。

三尖瓣疾病 三尖瓣疾病以功能性三尖瓣反流为主。然而，导致严重三尖瓣疾病的众多病因及其发病率却常常被忽视。

三尖瓣狭窄 三尖瓣狭窄大多是风湿性的，合并二尖瓣狭窄，单纯三尖瓣狭窄很罕见。由于没有绝对的形态学标准，因此，三尖瓣狭窄很难诊断。基本的诊断步骤是当在形态学上不正常时对三尖瓣进行连续多普勒检查。平均压差大于或等于 5mmHg 对于三尖瓣而言是具有临床意义的，而下腔静脉扩张的程度反映了三尖瓣狭窄的血流动力学后果。如果术前血流动力学评估不够充分，IO-TEE 还可对三尖瓣梗阻进行检查。此类患者通常需要行三尖瓣置换术，术后超声应侧重于人工瓣膜的功能评价。其他器质性三尖瓣疾病的病因，如类癌性心脏病，一般会产生混合型三尖瓣疾病，以三尖瓣反流为主。

三尖瓣反流

● 术前评估。当瓣膜结构正常，且反流是由于瓣膜的不完整对合所导致时，称之为功能性三尖瓣反流。功能性 TR 是由于左心疾病或肺部疾病引起的肺动脉高压所导致的右心室扩张的一个常见后果，但也可由原发性右心室功能障碍或见于慢性房颤患者的原发性心房和瓣环的扩张所导致。TR 的器质性原因包括黏液样变伴或不伴腱索断裂[117]。由瓣膜运动过度引起的 TR 同样也可以由存在破坏性病变的心内膜炎、胸部钝伤伴腱索或乳头肌断裂以及心肌活检后的医源性创伤所导致。相较于病因，超声心动图能够更明

确地确定这些 TR 的机制，在那些成功修复的瓣膜手术计划中起到了至关重要的作用[117]。瓣膜运动受限的器质性 TR 包括血清素源性病变，如类癌性心脏病、减肥药物所致瓣膜病、麦角瓣膜病、较罕见的放疗后瓣膜病、或更常见的由于起搏器或除颤器导线造成的瓣叶受损（或穿孔）[118]。瓣膜增厚的程度或硬度在决定修复或是置换时具有重要的提示作用。先天性原因如 Ebstein 畸形在成年患者中并不常见，但可能会导致重度 TR，并可能会在不够精细的超声心动图检查中漏诊。

人们已越来越多地认识到三尖瓣反流是患者远期转归的一个独立预测因素，不论这种多样性心脏瓣膜病的原始病因[117,119]。认识到这一点的重要结果是对孤立性 TR 的手术治疗已越来越常见，而在左侧心脏瓣膜疾病中同时存在的 TR 不应被忽略，因为通常需要对双侧同时进行纠正，以及有必要对 TR 严重程度进行高质量的超声心动图评估，因为 TR 的临床症状常常被忽视。

TR 严重程度的评估主要使用的是：（1）右心房的射流大小（越大越严重，但采用正常的射流限值（在偏心时会低估，在高心室压时会高估）；（2）流颈宽度大于或等于 7mm 是重度 TR 的一个标志[120]，这是一个有用的指标，但受到侧向分辨力缺陷的限制；（3）肝静脉中收缩期血流逆流的存在，为重度 TR 的特异性指标，但不敏感；以及（4）使用 PISA 法进行的 TR 定量测定[121,122]。对于 TR 的定量测定，由于右侧循环系统相较于左侧循环系统压力较小，因此，重度 TR 的阈值相较于 MR 而言在 ERO 方面是相似的（≥0.40cm^2），但在反流量方面低于后者（≥45ml/beat）[122]。重度 TR 可导致右侧容量超负荷伴右心室和右心房扩大，以及右心室收缩功能障碍[117]。目前尚无评估这些变化的定量标准，但定性评估可提供有用的信息。在右心室容量超负荷时，室间隔会出现反向运动，并影响左心室功能，并最终影响运动能力。晚期病例中，下腔静脉和肝静脉扩张反映了升高的右心房压力。

● 术中评估。TR 常常会被忽视，且其评估应在门诊中于非休息状态下进行[123]。在开始建立体外循环以前进行的 IO-TEE 需要恢复前负荷条件以评估 TR。通过 TEE 进行的 TR 定量评估具有局限性，并且无法替代术前评估。对瓣环的扩张进行评估是非常重要的，因为它常常与 TR 的复发[124]，甚至与术前没有或患有轻度 TR 的患者发生重度 TR 有关。[124]。瓣环直径大于 70mm 一直被视为明显扩大[124]，但在指示三尖瓣修复的具体瓣环直径（绝对值或根据体型大小的调整值）方面尚未达成共识。手术术后应对残余 TR 进行评估，尽管不存在残余 TR 并不一定等于手术成功。持久的右心室扩大和功能障碍往往可在日后改善。在考虑行三尖瓣手术的患者中，在约 10% 的患者由于 IO-TEE 结果改变了手术计划。从成形手术更改为三尖瓣置换是很罕见的，后者被视为生存率更差的一个预测指标。

● 术后评估主要侧重于相对常见的复发性 TR。TR 的复发取决于所使用的手术技术（如无人工瓣环成形术）[125]、病灶（瓣叶牵拉或增厚）[126]、基线 TR 为重度[125,126]、IO 残留 TR 以及左心疾病肺动脉高压的持续存在。右心室扩大和功能障碍会有所改善，但常常不能完全恢复，尤其是当压力或容量超负荷持续存在时。

肺动脉瓣疾病 肺动脉瓣疾病多为先天性，但也可为获得性，如类癌性（carcinoid）心脏病（现在尤其是风湿性心脏病）和心内膜炎。

● 术前评估需要主动对肺动脉瓣进行检查，因为常规检查往往只能记录到很少的瓣膜切面，而 TEE 可能会有很大帮助。了解易于影响肺动脉瓣的疾病的知识对于将注意力集中到此瓣膜上而言是至关重要的[127]。瓣膜的形态学难以进行分析，且需要不常使用的切面，拉长瓣膜下、瓣膜和瓣膜上区，可观察到增厚、脱垂、回缩或赘生物。在形态学上，在类癌性疾病中肺动脉瓣环可能会收缩，伴固有瓣膜增厚[128]。此外，对肺动脉扩张进行评估也是非常重要的，可能会需要 TEE。血流动力学评估在一定程度上较为简单。连续多普勒可准确地评估肺动脉瓣狭窄，轻度肺动脉瓣反流在正常人中也较常见，重度肺动脉瓣反流较罕见（采用彩色多普勒超声检查）。确定重度反流较为困难，由于肺动脉与右心室压力相等，射流的范围和持续时间可能很有限，在这种情况下，反流射流的迅速减速提示有重度反流。

● 术中评估。由于肺动脉瓣狭窄最常使用球囊成形术进行治疗，手术治疗被用于反流或混合性病变。对肺动脉瓣环的测量和对瓣膜下或瓣膜上狭窄的评估对于手术管理而言是非常重要的。肺动脉瓣反流的术后评估是为了避免中度以上的残余反流，但其难度比门诊评估更大，因为无法保持恢复正常血流动力学条件。在这方面，使用彩色和连续多普勒进行检查是非常重要的。

● 术后评估的重点是评估自身修复后肺动脉瓣或人工肺动脉瓣的功能。变性、狭窄和反流可能会在日后出现，应结合使用彩色和连续多普勒进行早期诊断。右心室扩张和功能障碍在术后可能会持续存在，或由于治疗后的肺动脉瓣的功能障碍而复发[129]。

细菌性心内膜炎

尽管风湿性瓣膜病的发病率有所下降，但细菌性心内膜炎的发病率在过去一直保持未变，且有效的抗生素继续引起了相当高的死亡率和发病率。由于心内膜炎的风险在接受治疗后会出现明显下降，因此，及时的诊断和治疗是至关重要的。

● 术前评估的主要内容是并发症的诊断和评估。协助心内膜炎快速诊断的超声心动图通过显示典型赘生物的存在提供了两条主要的 Duke 诊断标准中的一条[130]。较不典型但可疑的病变是一个较弱的诊断标准。赘生物在大小或形状方面各不相同，是附着在心内膜或移植材料上的可移动肿块，并常表现为高频振荡。近期形成的赘生物是由纤维素组成的，并为低密度，但尚无明确的标准可将其与血栓相区别，尤其是当其附着在异物材料上，或来自于兰伯氏赘生物时（当较小时）[131]。因此，赘生物的诊断含有上下文的解释。TEE 在检测赘生物时优于 TTE（敏感度 95% vs 65%～80%），尤其是在人工瓣膜心内膜炎中，在这种情况下 TTE 可能会由于声影的存在而漏诊赘生物。右侧赘生物往往较左侧赘生物更大，但 TEE 并不能提高诊断准确性。

除诊断外，TTE 和 TEE 可以评估心内膜炎病灶的存在和严重程度。心内膜炎对于瓣膜和心脏组织具有破坏性，且可能会导致脓肿形成。瓣膜病变为穿孔或破裂时，通过 TTE 或 TEE 常常也难以直接观察到孔洞，但反流血流束伴瓣体中心处的血流汇聚表明穿孔的存在[58]。腱索断裂无特异性特征，除非尖端处附有赘生物。主动脉瓣脱垂可能是中央交界处或支持性接缝部破坏的结果。脓肿可能会累及心肌的任何部位，但更常累及二尖瓣和主动脉瓣之间的纤维连接。瓣环脓肿的扩大可能会导致传导异常，当脓肿在一个心腔内破裂时可导致空腔（动脉瘤）形成，最常见的为左心室，有时可导致继发破裂和瘘管形成。相较于 TTE，这些复杂病变可在 TEE 中更好地确定[132]。值得注意的是，脓腔很少出现在二尖瓣环和三尖瓣环周围，并且患有人工瓣膜感染性心内膜炎的患者更容易并发脓肿形成。在心内膜炎病例中，对所有可能的脓肿和瘘道进行全面评估是必不可少的。评估瓣膜病变的严重程度尤为困难，一旦组织出现突然损伤和缺失引发破坏性的瓣膜病变，反流就会形成并进展。因此，由于快速的压力平衡的存在（如在急性心内膜炎 AR 中，左心室舒张压可明显升高，并可早在舒张期均衡主动脉压，因此，杂音和射流都较为短暂，且能量低下），反流的临床迹象，尤其是杂音的强度和彩色射流可能并不显著。这种急性改变使得反流的定量测定，尤其是有效反流口的指标在反流严重程度的评估中变得非常重要[8]。此外，瓣膜反流可能会导致心力衰竭的快速进展，尤其是在患有急性心内膜炎 AR 的患者中，且可能会急需手术治疗。在患有 MR 或 TR 的患者中，心力衰竭可以通过药物治疗得到控制，并可能会为充分的抗生素疗法提供一定机会[133]。尽管如此，即使是在临床上稳定的心内膜炎患者中，通过常规超声心动图对病变和瓣膜反流严重程度进行监测也是必不可少的。较为罕见的情况下，赘生物增大可造成瓣膜梗阻，血栓形成则较为常见。赘生物的特征，如大小（＞10mm）及活动度大是血栓形成风险的预测因素[134]，由此也引起了关于赘生物消融干预的争议。尽管这一争议尚无定论，但在讨论中应考虑到在抗生素治疗中赘生物的快速缩小以及手术相关的血栓形成风险[134]。随着时间的推移，心内膜炎病变逐步转为慢性，赘生物愈合，留下的纤维性病灶为坚固缝合提供了可能。

● 术中评估可确认病变，评价无明显症状的病情进展，未预见的脓腔或瘘道形成的可能性，并对术前评估中可能表现为中度的反流进行重新评估。在可能需要干预性治疗的中度病变和重度病变中，仔细地检查是尤为重要的。

手术完成后，对复杂性脓肿和瘘道的手术纠正进行检查是至关重要的。此外，对所有的修复程序和人工瓣膜底座进行检查也是尤其重要的，因为近期感染的瓣膜与瓣环组织可能无法为缝合提供坚固的基础。

● 术后评估通常显示出急性左心室功能障碍是可逆的。在适当的抗生素治疗后，心内膜炎的复发较为罕见，相比发热和阳性血培养结果，超声心动图迹象的出现可能会延迟。在干预后延迟出现的无菌性瓣周反流是可能的并发症。轻度杂音可能与症状不符，通过系统的 TTE 或必要时采用 TEE 早期发现是最为重要的，从而可向患者提供适宜的治疗。由于组织脆性导致的反复人工瓣膜裂开并不少见，此类情况较难处理。

人工瓣膜

人工瓣膜需要特定的检查方法，且与早期术后评估结果的比较对于功能障碍的检测是非常关键的。

人工瓣膜的超声心动图　尽管首先考虑对瓣膜进行修复治疗，但瓣膜置换仍然是纠正重度瓣膜性疾病的主要方法。超声心动图是目前评估人工瓣膜的最好方法，但评估的准确性受到不同因素的影响。所有人工瓣膜都可在远场产生声影，因此，对一个人工瓣膜通常同时需要 TTE 和 TEE 多角度检查。在形态学上，特定的特征影响了某些机械瓣的成像。例如，在一个球笼型瓣膜中，超声在球体中的传播较在血液中慢，因此，其远端界限似乎超出了人工瓣膜底座。在双叶机械瓣中，瓣叶的放置可能会与胸壁之间存在夹角，因此导致成像不良。生物瓣膜的支架也可能会导致瓣叶无法显示。在使用多普勒检查时，限制性瓣口的存在可能会造成压力的恢复，从而高估压力阶差，尤其是在小动脉中。未发生功能障碍时，获得人工瓣膜早期和连续的血流动力学评估结果是很重要的，可作为出现功能障碍后的参考。生物瓣膜的特点在于其压差、有效瓣口面积和生理性反流。压差是使用连续多普勒从二尖瓣和三尖瓣人工瓣膜的心尖切面和主动脉人工瓣膜的多个切面进行测量的。平均压差和峰值压差是使用与天然瓣膜所使用的相同的 $4V^2$ 公式测得的。

每个类型和型号的人工瓣膜都有一个预期的压差范围，应使用这一范围指导瓣膜功能评估。有效瓣口面积（EOA）对于主动脉人工瓣膜而言是可测量的，与 AS 瓣膜面积相似，为搏出量（左心室流出道）与人工瓣膜射流速度的时间-速度积分之比。对于二尖瓣和三尖瓣人工瓣膜，瓣口面积的测量有赖于主动脉搏出量，后者在存在 AR 或人工瓣膜反流时并不准确。在正常范围外的非二尖瓣或三尖瓣人工瓣膜狭窄是通过舒张早期速度（和压差）的迅速下降所界定的。人工瓣膜的生理性反流是常见的，且在机械瓣中外观可保持不变，但生物瓣膜较罕见。生理性反流在主动脉人工瓣膜中随时可见，但由于人工瓣膜所产生的阴影，采用 TTE 较难在二尖瓣或三尖瓣人工瓣膜中发现，可能只能通过彩色 TEE 观察到。然而，生理性反流可通过连续多普勒观察到，并且通常是短暂、较弱且呈中央性的。对于在临床上和通过 TTE 检查功能正常的人工瓣膜无需进行 TEE 检查，除非怀疑存在其他病变（如主动脉扩张或动脉瘤）。

机械瓣膜功能障碍　由于 Starr-Edwards 人工瓣膜的球差异和 Bjorlt-Shiley 的瓣膜破裂已经被淘汰，因此基本上不存在重大的机械瓣膜原发故障。机械瓣膜故障的形成机制少数情况下是由于组织干预造成的，多数情况下是血栓形成或其慢性等效体征血管翳形成所导致的梗阻或瓣周漏。组织的影响通常可以早期发现，其特点主要是由于活动的瓣叶闭合不良导致的反流，但也可能表现为狭窄。人工瓣叶的活动受限可通过 TTE、TEE 或含活动测量角度的荧光透视法检测到。血流动力学功能障碍可通过多普勒检测到。流速的增加超出正常范围（且超出既往测量结果）提示升高的压力阶差和人工瓣膜梗阻。然而，在血流量增加时（妊娠、贫血、甲状腺功能亢进症、败血症），压差可能也会增加，因此，应尽可能通过使用连续方程法测量有效瓣口面积从而对狭窄进行定性[135]。瓣膜与瓣膜下流速之比大于或等于 3 提示主动脉人工瓣膜狭窄，而舒张期流速的缓慢下降提示二尖瓣或三尖瓣人工瓣膜狭窄。狭窄的人工瓣膜应与既往测量结果比较从而排除患者-人工瓣膜不匹配的可能性[101]。突发的梗阻提示急性血栓形成，而进行性梗阻则提示血管翳形成。尽管在急性血栓形成时可能通过 TEE 观察到血栓，但大多数情况下很难通过超声心动图直接判定梗阻形成的机制。血栓的位置可影响溶栓治疗的潜在疗效[137]。如果由于人工瓣膜处于三尖瓣位置或再次手术的风险较高而选择溶栓法进行治疗，对长期溶栓治疗需要每日进行超声心动图监测，并开展多次的后续测量，因为血栓复发较为常见，约半数成功治疗的患者会受此影响[138]。血管翳梗阻是机化的，且不受溶栓疗法的影响[102]。人工瓣膜血栓形成的术后复发应使用多普勒进行检测。

如果反流很重，人工瓣膜瓣周漏常常会伴有溶血和心衰，或病情的不断恶化，但并不一定伴有杂音。TTE 能够很容易地发现主动脉人工瓣膜上的高速反流，而确定反流的起源需要对人工瓣膜完整探查，以观察瓣环周围的血流（图 11-29）。声影常常会使得 TTE 无法记录到二尖瓣和三尖瓣人工瓣的彩色血流，但连续多普勒可能可以发现人工瓣膜周围的反流，从而可以采用 TEE 对反流的严重程度进行评估（图 11-30）。

生物瓣膜功能障碍　尽管血栓（极为罕见）和人工瓣周漏（罕见）也可能会发生在生物瓣膜中，但其最为常见的功能障碍原因为原发组织老化[139]。

具体的机制可能是在早期的撕裂造成的，常常在瓣架附近，或是在晚期由于瓣膜托的钙化或破裂造成的。钙化引起的瓣膜狭窄是基于标准的多普勒压差升高、有效瓣口面积缩小、持续存在的二尖瓣和三尖瓣人工瓣膜舒张末期高血流速，以及在必要时通过 TTE 或 TEE 对钙化部位直接观察来进行诊断的。低沉的杂音需要考虑瓣膜老化伴反流这一诊断，并通过彩色成像加以确诊，但由于血流多为偏心性，即便使用 TEE 其严重程度难以确定。在这种情况下，重度病变，如瓣体撕裂和较大的接近于生物瓣内反流口的血流汇聚的观察结果，则是支持诊断重度反流的重要证据。存在原发性瓣体老化时，通过血液培养和 TEE 寻找赘生物以除外人工瓣膜心内膜炎非常重要。

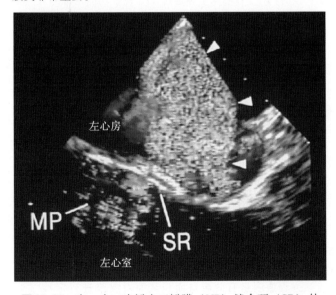

图 11-29　在一个二尖瓣人工瓣膜（MP）缝合环（SR）外的重度人工瓣膜瓣周漏（箭头）的经食管超声图像

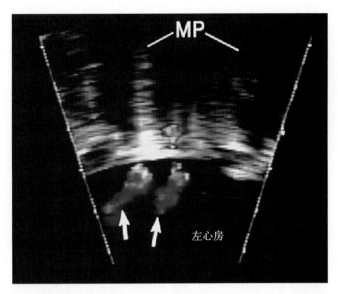

图 11-30　一个 St. jude 二尖瓣人工瓣膜（MP）的生理性反流（箭头）

■ 冠状动脉疾病

冠状动脉疾病是心脏手术最常见的适应证。除将血管内超声扫描用于近端冠状动脉节段外，超声心动图并不能对冠状动脉病变进行直接的观察，但可以观察冠状动脉疾病的结果。超声心动图对于猜测基于应力诱发缺血的可疑冠状动脉疾病、评估心肌活力、和诊断需手术干预的心肌梗死及其并发症是非常关键的[13]。

冠状动脉疾病的诊断

超声心动图使用多个断层扫描平面以评估区域室壁的运动[13]，美国超声心动图学会推荐对左心室开展 16 节段分析以进行区域室壁运动的评估。室壁厚度在收缩期增加大于等于 40% 表示左心室收缩功能正常，而低于 30% 表示收缩功能降低（运动减弱），低于 10% 为收缩功能缺失（运动消失）。心肌节段在收缩期向外运动（反向运动）常常伴有室壁变薄，而室壁瘤是永久性的室壁向外膨出伴或不伴反向运动。左心室节段的评分范围为 1~5 分，1 分 = 正常；2 分 = 运动减弱；3 分 = 运动消失；4 分 = 反向运动；5 分 = 室壁瘤，而室壁运动评分指数为评分之和除以成像检查的节段数。[13]室壁运动评分指数 1 分为正常，大于或等于 2 分并伴有心肌梗死后的患者预后较差。静息状态下的瘢痕病变（室壁运动消失、反向运动或室壁瘤和室壁变薄）是对心肌梗死和冠状动脉疾病（室壁运动异常不伴瘢痕样改变见于心肌病）的静息状态的诊断。负荷超声可通过诱发新的室壁运动异常区域而发现冠状动脉疾病。[14]负荷方式有多种，包括跑步或踏车，多巴酚丁胺、腺苷或双嘧达莫给药，极少情况下还有 TEE 心房起搏[140]。

药物或起搏负荷试验仅用于无法进行足够的运动以达到最大施力的患者。在负荷条件下，正常左心室反应为高动力状态，伴射血分数升高和左心室收缩末期内径减小；而静息态节段性室壁运动异常保持不变与冠状动脉疾病（既往心肌梗死）但不伴缺血相符。在负荷条件下，左心室收缩末期直径增加或射血分数下降提示重度冠状动脉疾病。与其他负荷方法相似，负荷超声的诊断价值并不完美，灵敏度可以接受，特异度不高。负荷超声用于诊断冠状动脉疾病的指征应根据试验前的疾病概率进行权衡，在中间概率范围内的贡献最大。负荷超声在存在胸痛的患者中具有相当大的预后价值，支持了此方法的广泛应用[141]。在评估胸痛时，负荷超声可能会发现与急性冠脉综合征相符的静息态节段性室壁运动异常，正常则通常预后良好。在无心肌梗死或缺血症状，且基线超声检查结果正常的患者中，负荷超声是安全的。在明显的急性冠脉综合征患者中，室壁运动评分指数超过或等于 1.7 分，提示高风险面积较大。在手术后，当胸痛为中度或非典型，无法权衡重复冠状动脉造影的指征时，负荷超声是最有用的方法。但对一个特定冠状动脉床的节段性异常的定位价值较差，且并不意味着某一个具体的移植血管可能会出现功能障碍。

心肌活性

当有大于等于 20% 的室壁心肌细胞缺血或梗死时，心肌收缩力会下降。静息态运动减弱或运动不能并不能排除心肌活性（心肌休眠），并且可能会随着心肌血运重建而出现改善。在患有左心室功能障碍（伴或不伴节段异常）的患者中，多巴酚丁胺负荷超声是首选的评估心肌活性的负荷方法[142]，随着多巴酚丁胺给药速度的加快，在低剂量时一个运动消失的节段其收缩功能的初步改善提示存在心肌活性，而在高剂量时出现恶化（双相反应）提示缺血。这种双相模式提示存在有活性的心肌，且血运重建后具有改善的潜力。当在多巴酚丁胺给药后观察到了持续的改善时（单相反应），常可在血运重建后出现功能的恢复，改善几乎不可能出现在瘢痕样改变或无反应心肌中。低剂量多巴酚丁胺应变率成像可能有助于检测心肌活力。

冠心病并发症

心力衰竭伴心源性休克并发急性心肌梗死是院内死亡的主要原因，由心肌梗死等可能由需要特殊干预的机制导致。超声心动图可以鉴别循环衰竭的机制以及高危 LV 功能障碍患者，尤其是射血分数显著降低或中度及以上 MR 大于或等于中度的患者[143]。

游离壁破裂　游离壁破裂是一种重要的死因。没有具有预测价值的明确患者高危破裂的超声心动图特征，但超声心动图可为有该致命并发症的患者提供早期快速诊断。在血流动力学不稳定的患者中，发现心包积液，尤其是胶样心包凝血，以及伴有心肌变薄应当怀疑游离壁破裂[144]不完全游离壁破裂导致心外膜层包裹"心外膜下室壁瘤（假性室壁瘤）"。心包积液即使压迫心脏并伴有填塞体征也不应穿刺抽液进行评价，因为这可能导致致命性的破裂，但超声引导下少量抽液确认血液存在可能有助手术决定。罕见的情况下，彩色多普勒超声检测心包腔中的血流，但不存在这种血流并不能排除破裂。心肌内血肿与先兆破裂一致。假性动脉瘤为一种包裹性破裂，边缘为有条理的血凝块，根据有往返血流的窄颈诊断，并有相当大的延迟破裂风险。检测早期游离壁破裂允许手术修复。术后，因梗死通常在大小上是有限的，因此可获得极好的长期结果。

室间隔穿孔　室间隔穿孔并发心肌梗死发生于梗死前几

周。超声显示为室间隔缺损，多切面探查非常重要，因为与下壁梗死有关的穿孔通常难以发现。与先天性缺损不同，室间隔穿孔的边缘不整齐，心梗瘢痕可能会逐步增加缺损的大小。彩色多普勒超声对于诊断很关键，能够直接观察到心室水平的左向右分流而确诊，极少需要用到 TEE。血流动力学不稳定并难以控制的情况下首选手术治疗，但术后因进行性室间隔坏死，分流可能会复发，因此应对此进行监测。也可以通过介入手段使用封堵器进行封堵，也存在术后分流复发的可能。

乳头肌断裂　与急性心肌梗死有关的 MR 可能是功能性或器质性的（比如由于乳头肌断裂导致），但两者通常均无症状，因此 MR 通常由超声发现，临床表现为血液动力学不稳定或肺水肿。乳头肌断裂可能是不完全的（一头局部分离，但其余部分与乳头肌相连）或完全的（头部从乳头肌分离，导致连枷状瓣叶）。通过 TTE 诊断形态异常，但可能必须行 TEE 检查[145]。彩色血流成像可以检测到 MR，但由于快速和重度的左房压升高，可能会低估 MR 的程度。通过超声确认乳头肌断裂后可以迅速决定手术矫治。在 IO-TEE 监测的帮助下通常可以将瓣膜修复，并且术后 MR 极少复发。

右心室心肌梗死　右心室心肌梗死极少单独发生，基本上都与左室下壁梗死同时存在。患者双肺听诊清，颈静脉压升高，可伴有低血压或休克。TTE 可以快速诊断，显示扩大的且收缩活动减弱的右心室，通常与左室下壁运动异常一同存在。彩色多普勒超声显示三尖瓣反流，伴肺动脉压正常和峰值速度减低。右房压增高可能导致卵圆孔右向左分流，临床上表现为低氧血征，通过注射右心声学造影剂帮助诊断，显示造影剂从右心房分流向左心房。TEE 对于分流的诊断有帮助，并支持行经皮卵圆孔封堵，可以得到显著的临床症状改善。右心室功能几乎可以随时间完全恢复，但可能会存在 TR，甚至可能需要手术矫治。

■ 心包、心内膜和心肌疾病

超声心动图是心包积液及其余心包疾病的首选临床检查。

心包积液

心包积液是心脏周围的无回声区，可包绕心室以及大部分右心房，只有少部分左心房壁可能被心包积液包绕。心包积液应与左侧胸腔积液区分，左侧胸腔积液显示为无回声区随后延伸至降主动脉，心包表面脂肪层显示为增厚，呈典型的粒状外观，这种表现无诊断学意义。如果心包积液量大通常具有压缩力（心脏在积液内摆动），在少量急性积液中可能会出现填塞。填塞的诊断依赖于下腔静脉内径扩张、舒张期右心房壁的内陷、呼气末右心室塌陷以及明显的二尖瓣和三尖瓣流量的呼吸相变化（时序相反）[146]。传统上大量心包积液需要手术引流，而现在主要依靠超声定位下导管引流，这在术后产生的心包积液中非常有用。位置最常见于心尖旁，很少见于肋骨下。主动脉夹层积液或心肌梗死的心包积液不得经皮引流，因为可能会并发完全破裂。外科引流的其他适应证为化脓性渗出物、心包血栓和不能安全到达的有分隔的积液。术后应当超声监测积液复发和心包缩窄[147]。

心包缩窄

当体液残留在心包中可能会发生该病变，但大部分是由于增厚和硬化的心包引起[148]。传统的结核性心包炎现在很少见，大部分缩窄性心包炎是特发性的、手术后的，很少由心包积血、化脓性心包炎、放射或心包炎性疾病所致。当心力衰竭伴下腔静脉扩张，并且左心室功能正常时，应当考虑诊断心包缩窄。心包缩窄超声心动图的特征表现为心包增厚（难以测量）、心室受累时，心包腔与心室表面粘连，两者间潜在的空间消失，表现为室间隔左移，吸气时二尖瓣和肺静脉血流峰值降低，三尖瓣血流峰值增高，呼气时舒张期左房充盈受限出现肝静脉逆流[149]，以及呼吸时上腔静脉血流稳定而不随胸腔内压变化。心包缩窄应与限制型心肌病区分，限制型心肌病与心包粘连无关，并且组织多普勒显示心肌运动速率降低（在心包缩窄中是正常的）。心包缩窄和慢性阻塞性肺疾病都会引起呼吸气流的变化，但是可以通过两者之间细微的差异来区分。因此，多普勒是术前诊断缩窄的主要依据。IO-TEE 显示增厚的心包并监测心包切除后突然的血流动力学变化。术后超声监测由于重度心包炎或不适当的心包切除可能造成的持久性缩窄体征。

心内膜心肌纤维化症

心内膜心肌纤维化症开始表现为心内膜炎伴血栓形成，其改变为组织化和纤维化造成充盈压力升高。图像显示早期闭塞的心尖内血栓形成，侵入二尖瓣后叶瓣下区域并将之包住。通常会观察到嗜酸粒细胞增多。接着发生纤维化并造成二尖瓣和三尖瓣反流。IO-TEE 可以在心内膜心肌切除术期间监测可能的瓣膜反流加重。术后压力升高，体征持续存在是较为常见的。

心肌病

当左心室功能障碍出现充血性心衰时可以确立心肌病这一诊断。可能会观察到节段性室壁运动异常，但是与冠心病不是同一概念。通过超声不能除外心肌炎。心脏移植期间 IO-TEE 可以排除供体心脏功能障碍并且监测对于常见的残余肺高压的耐受性。移植后的评价常提示心房扩大（心房连接特征）及双房电活动。随着时间的推移，心肌活检可能会造成三尖瓣腱索断裂及三尖瓣连枷样启闭活动，并需要修复三尖瓣。限制型心肌病（通过淀粉样变性举例说明），以左室和右室壁增厚、轻度瓣膜反流、心包积液和左室充盈受限为影像学特征。左室收缩期功能障碍或不可逆的舒张期功能障碍的发生导致了预后不佳。这些患者罕有经历心脏移植。肥厚型心肌病可能大部分是基底段的肥厚和梗阻。左室流出道梗阻起因于特征性间隔凸起伴二尖瓣收缩期前向运动，通过收缩晚期多普勒峰值流速加快来做出诊断。室间隔心肌切除术可通过 IO-TEE 测量待切除心肌的厚度和深度[150]。手术成功的标志是术中评价消除了左室流出道梗阻和二尖瓣反流，并且不存在医源性的室间隔缺损。心室中部和心尖肥厚型心肌病虽然有复杂的心腔内血流显像但仍容易被漏诊，不过幸好这类患者很少需要手术。

■ 主动脉疾病

整个胸主动脉可由 TTE 和 TEE 结合显像[151]。但 TEE 提供了主动脉的完整及细节性的成像，如果有疑似主动脉疾病时，应首选 TEE。

主动脉夹层

尽管观察视角受限，但是 TTE 还是可以诊断主动脉夹层，并成为患者进行 TEE 检查的诊断依据，当诊断不够明确时，需要进行 TEE。在诊断主动脉夹层时，TTE 的灵敏度低于 TEE，灵敏度分别为 79%、99%；并且当怀疑是主动脉夹层时，针对阴性的 TTE 应该进行 TEE[152]。当观察到波动的内膜片时，应该将主动脉夹层与动脉中常见的伪影相区分，尤其是采用多普勒血流影像诊断时。在近心端，应当确定主动脉夹层的范围，是否累及冠状窦、有无主动脉瓣脱垂，以及是否存在 AR 及 AR 的严重程度，但是不能延迟 A 型主动脉夹层手术的进行。夹层累及冠状动脉口（尤其是右侧）时，可能导致心肌梗死，但是即便是使用 TEE 也很难确诊。心包积液可能会引起心包填塞，尤其是出现危急的主动脉破裂时，应进行紧急手术。使用 IO-TEE 有助于确定胸主动脉残余夹层的范围，以及是否存在胸腔积液。术后，如果保留了主动脉瓣，TEE 有助于评估残余 AR，如果怀疑出现心肌梗死时，TEE 有助于评估 LV 功能，以及残余主动脉夹层是否出现进展。

主动脉血肿与破裂

15%~20% 的患者在出现主动脉夹层之前发生过主动脉壁内血肿[151,153]。这是动脉内膜与外膜间血液聚集所致，通过 TEE 可以观察到回声密度的增加与动脉壁的增厚，而 TTE 则观察不到。动脉溃疡并发动脉粥样硬化能导致动脉穿孔。对上胸部（背部）疼痛的老年患者进行诊断时，即使采取 TEE 也很难确诊。主动脉破裂导致了减速性损伤，可以通过 TEE 确诊。对于大多数患者而言，TEE 是可行的，很少有并发症，并且用于峡部检测时较为敏感。假性动脉瘤发生于内容物破裂，并且与周围组织粘连时，通过明确区分动脉与假动脉瘤之间锐利的破裂位点与狭窄的连接，就能将假性动脉瘤与真性动脉瘤区分开。

主动脉瘤

通过 TTE 和 TEE 能观察到主动脉瘤，并进行测定，但是采用 TEE 时，能较好地确定整个范围（见图 11-31）。破裂率随着瘤体大小的增加而升高，当瘤体 ≥6cm 时，破裂率最高。较小的主动脉瘤伴随着连续的回声。对于 Marfan 综合征患者以及主动脉瓣二瓣化患者，存在主动脉扩张的风险，可能出现夹层。冠状窦瘤通过胸骨旁长轴和短轴切面进行评估是最适宜的，这一病变可能会挤压邻近的组织，或者破裂入心腔，最常见的部位是右心房或右心室[154]。

主动脉粥样硬化

主动脉粥样硬化导致主动脉内出现斑块与碎屑，常见于老年人群。较厚、边缘不规则（溃疡形成）并且有活动成分的斑块，栓塞发生率较高[155]。在围手术期，使用主动脉内球囊反搏技术需要考虑明显的主动脉斑块存在带来的影响。胆固醇栓塞在术后脑卒中与肾功能降低中的作用尚未明确。

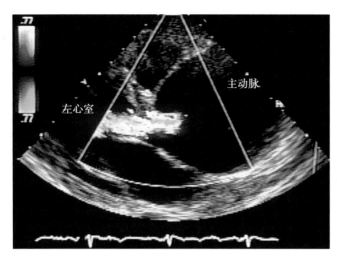

图 11-31　通过经胸超声心动图（TTE）观察到的与动脉回流相关的主动脉环扩张

主动脉缩窄

通过 TTE 结合静息时与运动时进行的胸骨上窝图像和多普勒压力阶差测量，能够确诊主动脉缩窄。TEE 可以显示缩窄的胸主动脉降部，并且这种病变与主动脉瓣二叶化往往是相关的。术后超声随访内容包括残留的狭窄，主动脉瓣功能障碍以及升主动脉增宽的进展。

参考文献

1. Tajik AJ, Seward JB, Hagler DJ, Mair DD, Lie JT: Two-dimensional real-time ultrasonic imaging of the heart and great vessels. Technique, image orientation, structure identification, and validation. *Mayo Clin Proc* 1978; 53:271-303.
2. Currie PJ, Seward JB, Chan KL, et al: Continuous wave Doppler determination of right ventricular pressure: a simultaneous Doppler-catheterization study in 127 patients. *J Am Coll Cardiol* 1985; 6:750-756.
3. Hatle L, Angelsen BA, Tromsdal A: Non-invasive assessment of aortic stenosis by Doppler ultrasound. *Br Heart J* 1980; 43:284-292.
4. Currie PJ, Hagler DJ, Seward JB, et al: Instantaneous pressure gradient: a simultaneous Doppler and dual catheter correlative study. *J Am Coll Cardiol* 1986; 11:800-806.
5. Hatle L, Brubakk A, Tromsdal A, Angelsen B: Noninvasive assessment of pressure drop in mitral stenosis by Doppler ultrasound. *Br Heart J* 1978; 40:131-140.
6. Oh JK, Taliercio CP, Holmes DR Jr, et al: Prediction of the severity of aortic stenosis by Doppler aortic valve area determination: prospective Doppler-catheterization correlation in 100 patients. *J Am Coll Cardiol* 1988; 11:1227-1234.
7. Enriquez-Sarano M, Seward JB, Bailey KR, Tajik AJ: Effective regurgitant orifice area: a noninvasive Doppler development of an old hemodynamic concept. *J Am Coll Cardiol* 1994; 23:443-451.
8. Zoghbi WA, Enriquez-Sarano M, Foster E, et al: Recommendations for evaluation of the severity of native valvular regurgitation with two-dimensional and Doppler echocardiography. *J Am Soc Echocardiogr* 2003; 16:777-802.
9. Lang RM, Bierig M, Devereux RB, et al: Recommendations for chamber quantification: a report from the American Society of Echocardiography's Guidelines and Standards Committee and the Chamber Quantification Writing Group, developed in conjunction with the European Association of Echocardiography, a branch of the European Society of Cardiology. *J Am Soc Echocardiogr* 2005; 18:1440-1463.
10. Thomson HL, Basmadjian AJ, Rainbird AJ, et al: Contrast echocardiography improves the accuracy and reproducibility of left ventricular remodeling measurements: a prospective, randomly assigned, blinded study. *J Am Coll Cardiol* 2001; 38:867-875.
11. Nishimura RA, Tajik AJ: Evaluation of diastolic filling of left ventricle in health and disease: Doppler echocardiography is the clinician's Rosetta Stone. *J Am Coll Cardiol* 1997; 30:8-18.
12. Oh JK, Hatle LK, Seward JB, et al: Diagnostic role of Doppler echocardiography in constrictive pericarditis. *J Am Coll Cardiol* 1994; 23:154-162.
13. Armstrong WF, Pellikka PA, Ryan T, Crouse L, Zoghbi WA: Stress echocardiography: recommendations for performance and interpretation of stress echocardiography. Stress Echocardiography Task Force of the Nomenclature and Standards Committee of the American Society of Echocardiography. *J Am Soc Echocardiogr* 1998; 11:97-104.
14. Pellikka PA: Stress echocardiography in the evaluation of chest pain and accuracy in the diagnosis of coronary artery disease. *Prog Cardiovasc Dis.* 1997; 39:523-532.
15. Lancellotti P, Troisfontaines P, Toussaint AC, Pierard LA : Prognostic importance of exercise-induced changes in mitral regurgitation in patients with chronic ischemic left ventricular dysfunction. *Circulation* 2003; 108:1713-1717.
16. Watanabe N, Ogasawara Y, Yamaura Y, et al: Mitral annulus flattens in ischemic mitral regurgitation: geometric differences between inferior and anterior myocardial infarction: a real-time 3-dimensional echocardiographic study. *Circulation* 2005; 112:1458-462.
17. Tsang TS, Enriquez-Sarano M, Freeman WK, et al: Consecutive 1127 therapeutic echocardiographically guided pericardiocentes: clinical profile, practice patterns, and outcomes spanning 21 years. *Mayo Clin Proc* 2002; 77:429-436.
18. Daniel WG, Erbel R, Kasper W, et al: Safety of transesophageal echocardiography. A multicenter survey of 10,419 examinations. *Circulation* 1991; 83:817-821.
19. Kallmeyer IJ, Collard CD, Fox JA, Body SC, Shernan SK: The safety of intraoperative transesophageal echocardiography: a case series of 7200 cardiac surgical patients. *Anesth Analg* 2001; 92:1126-1130.
20. Rousou JA, Tighe DA, Garb JL, et al: Risk of dysphagia after transesophageal echocardiography during cardiac operations. *Ann Thorac Surg* 2000; 69:486-489; discussion 489-490.
21. Brinkman WT, Shanewise JS, Clements SD, Mansour KA: Transesophageal echocardiography: not an innocuous procedure. *Ann Thorac Surg* 2001; 72:1725-1726.
22. Zalunardo MP, Bimmler D, Grob UC, et al: Late oesophageal perforation after intraoperative transoesophageal echocardiography. *Br J Anaesth* 2002; 88:595-597.
23. Matsumoto M, Oka Y, Strom J, et al: Application of transesophageal echocardiography to continuous intraoperative monitoring of left ventricular performance. *Am J Cardiol* 1980; 46:95-105.
24. Shanewise JS, Cheung AT, Aronson S, et al: ASE/SCA guidelines for performing a comprehensive intraoperative multiplane transesophageal echocardiography examination: recommendations of the American Society of Echocardiography Council for Intraoperative Echocardiography and the Society of Cardiovascular Anesthesiologists Task Force for Certification in Perioperative Transesophageal Echocardiography. *J Am Soc Echocardiogr* 1999; 12:884-900.
25. Couture P, Denault AY, McKenty S, et al: Impact of routine use of intraoperative transesophageal echocardiography during cardiac surgery. *Can J Anaesth* 2000; 47:20-26.
26. Qaddoura FE, Abel MD, Mecklenburg KL, et al: Role of intraoperative transesophageal echocardiography in patients having coronary artery bypass graft surgery. *Ann Thorac Surg* 2004; 78:1586-1590.
27. Schoenburg M, Kraus B, Muehling A, et al: The dynamic air bubble trap reduces cerebral microembolism during cardiopulmonary bypass. *J Thorac Cardiovasc Surg* 2003; 126:1455-1460.
28. Gold JP, Torres KE, Maldarelli W, et al: Improving outcomes in coronary surgery: the impact of echo-directed aortic cannulation and perioperative hemodynamic management in 500 patients. *Ann Thorac Surg* 2004; 78:1579-1585.
29. Chaliki HP, Click RL, Abel MD: Comparison of intraoperative transesophageal echocardiographic examinations with the operative findings: prospective review of 1918 cases. *J Am Soc Echocardiogr* 1999; 12:237-240.

30. Gillinov A, Cosgrove D, Blackstone E, et al: Durability of mitral valve repair for degenerative disease. *J Thorac Cardiovasc Surg* 1998; 116:734-743.

31. Enriquez-Sarano M, Schaff HV, Orszulak TA, et al: Valve repair improves the outcome of surgery for mitral regurgitation. A multivariate analysis. *Circulation* 1995; 91:1022-1028.

32. Enriquez-Sarano M, Freeman WK, Tribouilloy CM, et al: Functional anatomy of mitral regurgitation: accuracy and outcome implications of transesophageal echocardiography. *J Am Coll Cardiol* 1999; 34: 1129-1136.

33. Carpentier A: Cardiac valve surgery—the "French correction." *J Thorac Cardiovasc Surg* 1983; 86:323-337.

34. Foster GP, Isselbacher EM, Rose GA, et al: Accurate localization of mitral regurgitant defects using multiplane transesophageal echocardiography. *Ann Thorac Surg* 1998; 65:1025-1031.

35. Helmcke F, Nanda N, Hsiung M, et al: Color Doppler assessment of mitral regurgitation with orthogonal planes. *Circulation* 1987; 75:175-183.

36. Enriquez-Sarano M, Tajik A, Bailey K, Seward J: Color flow imaging compared with quantitative Doppler assessment of severity of mitral regurgitation: influence of eccentricity of jet and mechanism of regurgitation. *J Am Coll Cardiol* 1993; 21:1211-1219.

37. Pu M, Griffin BP, Vandervoort PM, et al: The value of assessing pulmonary venous flow velocity for predicting severity of mitral regurgitation: a quantitative assessment integrating left ventricular function. *J Am Soc Echocardiogr* 1999; 12:736-743.

38. Enriquez-Sarano M, Dujardin KS, Tribouilloy CM, et al: Determinants of pulmonary venous flow reversal in mitral regurgitation and its usefulness in determining the severity of regurgitation. *Am J Cardiol* 1999; 83: 535-541.

39. Enriquez-Sarano M, Miller FA Jr, Hayes SN, et al: Effective mitral regurgitant orifice area: clinical use and pitfalls of the proximal isovelocity surface area method. *J Am Coll Cardiol* 1995; 25:703-709.

40. Enriquez-Sarano M, Bailey KR, Seward JB, et al: Quantitative Doppler assessment of valvular regurgitation. *Circulation* 1993; 87: 841-848.

41. Enriquez-Sarano M, Basmadjian AJ, Rossi A, et al: Progression of mitral regurgitation: a prospective Doppler echocardiographic study. *J Am Coll Cardiol* 1999; 34:1137-1144.

42. Bonow RO, Carabello BA, Kanu C, et al: ACC/AHA 2006 Guidelines for the Management of Patients with Valvular Heart Disease: a report of the American College of Cardiology/American Heart Association Task Force on Practice Guidelines (writing committee to revise the 1998 Guidelines for the Management of Patients With Valvular Heart Disease): developed in collaboration with the Society of Cardiovascular Anesthesiologists: endorsed by the Society for Cardiovascular Angiography and Interventions and the Society of Thoracic Surgeons. *Circulation* 2006; 114:e84-231.

43. Matsumura T, Ohtaki E, Tanaka K, et al: Echocardiographic prediction of left ventricular dysfunction after mitral valve repair for mitral regurgitation as an indicator to decide the optimal timing of repair. *J Am Coll Cardiol* 2003; 42:458-463.

44. Enriquez-Sarano M, Tajik A, Schaff H, et al: Echocardiographic prediction of left ventricular function after correction of mitral regurgitation: results and clinical implications. *J Am Coll Cardiol* 1994; 24: 1536-1543.

45. Enriquez-Sarano M, Tajik A, Schaff H, et al: Echocardiographic prediction of survival after surgical correction of organic mitral regurgitation. *Circulation* 1994; 90:830-837.

46. Ling H, Enriquez-Sarano M, Seward J, et al: Clinical outcome of mitral regurgitation due to flail leaflets. *NEJM* 1996; 335: 1417-1423.

47. Grigioni F, Avierinos JF, Ling LH, et al: Atrial fibrillation complicating the course of degenerative mitral regurgitation. Determinants and long-term outcome. *J Am Coll Cardiol* 2002; 40:84-92.

48. Kernis SJ, Nkomo VT, Messika-Zeitoun D, et al: Atrial fibrillation after surgical correction of mitral regurgitation in sinus rhythm: incidence, outcome, and determinants. *Circulation* 2004; 110:2320-2325.

49. Avierinos JF, Gersh BJ, Melton LJ 3rd, et al: Natural history of asymptomatic mitral valve prolapse in the community. *Circulation* 2002; 106: 1355-1361.

50. Enriquez-Sarano M, Avierinos JF, Messika-Zeitoun D, et al: Quantitative determinants of the outcome of asymptomatic mitral regurgitation. *NEJM* 2005; 352:875-883.

51. Himelman RB, Kusumoto F, Oken K, et al: The flail mitral valve: echocardiographic findings by precordial and transesophageal imaging and Doppler color flow mapping. *J Am Coll Cardiol* 1991; 17:272-279.

52. Monin JL, Dehant P, Roiron C, et al: Functional assessment of mitral regurgitation by transthoracic echocardiography using standardized imaging planes diagnostic accuracy and outcome implications. *J Am Coll Cardiol* 2005; 46:302-309.

53. Freeman WK, Schaff HV, Khandheria BK, et al: Intraoperative evaluation of mitral valve regurgitation and repair by transesophageal echocardiography: incidence and significance of systolic anterior motion. *J Am Coll Cardiol* 1992; 20:599-609.

54. Saiki Y, Kasegawa H, Kawase M, Osada H, Ootaki E: Intraoperative TEE during mitral valve repair: does it predict early and late postoperative mitral valve dysfunction? *Ann Thorac Surg* 1998; 66:1277-1281.

55. Mohty D, Orszulak TA, Schaff HV, et al: Very long-term survival and durability of mitral valve repair for mitral valve prolapse. *Circulation* 2001; 104:I1-I7.

56. Smedira NG, Selman R, Cosgrove DM, et al: Repair of anterior leaflet prolapse: chordal transfer is superior to chordal shortening. *J Thorac Cardiovasc Surg* 1996; 112:287-291; discussion 291-282.

57. Salati M, Moriggia S, Scrofani R, Santoli C: Chordal transposition for anterior mitral prolapse: early and long-term results. *Eur J Cardiothorac Surg* 1997; 11:268-273.

58. Agricola E, Oppizzi M, De Bonis M, et al: Multiplane transesophageal echocardiography performed according to the guidelines of the American Society of Echocardiography in patients with mitral valve prolapse, flail, and endocarditis: diagnostic accuracy in the identification of mitral regurgitant defects by correlation with surgical findings. *J Am Soc Echocardiogr* 2003; 16:61-66.

59. Grossi EA, Galloway AC, Parish MA, et al: Experience with twenty-eight cases of systolic anterior motion after mitral valve reconstruction by the Carpentier technique. *J Thorac Cardiovasc Surg* 1992; 103:466-470.

60. Mascagni R, Al Attar N, Lamarra M, et al: Edge-to-edge technique to treat post-mitral valve repair systolic anterior motion and left ventricular outflow tract obstruction. *Ann Thorac Surg* 2005; 79:471-473; discussion 474.

61. Jebara VA, Mihaileanu S, Acar C, et al: Left ventricular outflow tract obstruction after mitral valve repair. Results of the sliding leaflet technique. *Circulation* 1993; 88:II30-34.

62. Jaggers J, Chetham PM, Kinnard TL, Fullerton DA: Intraoperative prosthetic valve dysfunction: detection by transesophageal echocardiography. *Ann Thorac Surg* 1995; 59:755-757.

63. Ionescu A, Fraser AG, Butchart EG: Prevalence and clinical significance of incidental paraprosthetic valvar regurgitation: a prospective study using transoesophageal echocardiography. *Heart* 2003; 89:1316-1321.

64. Meloni L, Aru G, Abbruzzese PA, et al: Regurgitant flow of mitral valve prostheses: an intraoperative transesophageal echocardiographic study. *J Am Soc Echocardiogr* 1994; 7:36-46.

65. Lamas G, Mitchell G, Flaker G, et al: Clinical significance of mitral regurgitation after acute myocardial infarction. *Circulation* 1997; 96: 827-833.

66. Grigioni F, Enriquez-Sarano M, Zehr KJ, Bailey KR, Tajik AJ: Ischemic mitral regurgitation: long-term outcome and prognostic implications with quantitative Doppler assessment. *Circulation* 2001; 103:1759-1764.

67. Bursi F, Enriquez-Sarano M, Nkomo VT, et al: Heart failure and death after myocardial infarction in the community: the emerging role of mitral regurgitation. *Circulation* 2005; 111:295-301.

68. Bax JJ, Braun J, Somer ST, et al: Restrictive annuloplasty and coronary revascularization in ischemic mitral regurgitation results in reverse left ventricular remodeling. *Circulation* 2004; 110:II103-108.

69. Wu AH, Aaronson KD, Bolling SF, et al: Impact of mitral valve annuloplasty on mortality risk in patients with mitral regurgitation and left ventricular systolic dysfunction. *J Am Coll Cardiol* 2005; 45:381-387.

70. Yiu S, Enriquez-Sarano M, Tribouilloy C, Seward J, Tajik A: Determinants of the degree of functional mitral regurgitation in patients with systolic left ventricular dysfunction: a quantitative clinical study. *Circulation* 2000; 102:1400-1406.

71. Otsuji Y, Handschumacher MD, Schwammenthal E, et al: Insights from three-dimensional echocardiography into the mechanism of functional mitral regurgitation: direct in vivo demonstration of altered leaflet tethering geometry. *Circulation* 1997; 96:1999-2008.

72. Kumanohoso T, Otsuji Y, Yoshifuku S, et al: Mechanism of higher incidence of ischemic mitral regurgitation in patients with inferior myocardial infarction: quantitative analysis of left ventricular and mitral valve geometry in 103 patients with prior myocardial infarction. *J Thorac Cardiovasc Surg* 2003; 125:135-143.

73. Grigioni F, Detaint D, Avierinos JF, et al: Contribution of ischemic mitral regurgitation to congestive heart failure after myocardial infarction. *J Am Coll Cardiol* 2005; 45:260-267.

74. Rossi A, Cicoira M, Zanolla L, et al: Determinants and prognostic value of left atrial volume in patients with dilated cardiomyopathy. *J Am Coll Cardiol* 2002; 40:1425.

75. Pierard LA, Lancellotti P: The role of ischemic mitral regurgitation in the pathogenesis of acute pulmonary edema. *NEJM* 2004; 351:1627-1634.

76. Aklog L, Filsoufi F, Flores KQ, et al: Does coronary artery bypass grafting alone correct moderate ischemic mitral regurgitation? *Circulation* 2001; 104:I68-75.

77. Braun J, Bax JJ, Versteegh MI, et al: Preoperative left ventricular dimensions predict reverse remodeling following restrictive mitral annuloplasty in ischemic mitral regurgitation. *Eur J Cardiothorac Surg* 2005; 27: 847-853.

78. Hung J, Papakostas L, Tahta SA, et al: Mechanism of recurrent ischemic mitral regurgitation after annuloplasty: continued LV remodeling as a moving target. *Circulation* 2004; 110:II85-90.

79. Gillinov AM, Wierup PN, Blackstone EH, et al: Is repair preferable to replacement for ischemic mitral regurgitation? *J Thorac Cardiovasc Surg* 2001; 122:1125-1141.

80. Ben Farhat M, Ayari M, Maatouk F, et al: Percutaneous balloon versus surgical closed and open mitral commissurotomy: seven-year follow-up results of a randomized trial. *Circulation* 1998; 97:245-250.

81. Cannan CR, Nishimura RA, Reeder GS, et al: Echocardiographic assessment of commissural calcium: a simple predictor of outcome after percutaneous mitral balloon valvotomy. *J Am Coll Cardiol* 1997; 29:175-180.

82. Abascal VM, Wilkins GT, Choong CY, et al: Echocardiographic evaluation of mitral valve structure and function in patients followed for at least 6 months after percutaneous balloon mitral valvuloplasty. *J Am Coll Cardiol* 1988; 12:606-615.

83. Hatle L, Angelsen B, Tromsdal A: Noninvasive assessment of atrioventricular pressure half-time by Doppler ultrasound. *Circulation* 1979; 60: 1096-1104.

84. Thomas JD, Wilkins GT, Choong CY, et al: Inaccuracy of mitral pressure half-time immediately after percutaneous mitral valvotomy. Dependence on transmitral gradient and left atrial and ventricular compliance. *Circulation* 1988; 78:980-993.

85. Rodriguez L, Thomas JD, Monterroso V, et al: Validation of the proximal flow convergence method. Calculation of orifice area in patients with mitral stenosis. *Circulation* 1993; 88:1157-1165.

86. Messika-Zeitoun D, Cachier A, Brochet E, et al: Evaluation of mitral valve area by the proximal isovelocity surface area method in mitral stenosis: Could it be simplified? *Eur J Echocardiogr* 2007; 8(2):116-121.

87. Rosenhek R, Binder T, Porenta G, et al: Predictors of outcome in severe, asymptomatic aortic stenosis. *NEJM* 2000; 343: 611-617.

88. Messika-Zeitoun D, Aubry MC, Detaint D, et al: Evaluation and clinical implications of aortic valve calcification measured by electron-beam computed tomography. *Circulation* 2004; 110: 356-362.

89. Cribier A, Eltchaninoff H, Bash A, et al: Percutaneous transcatheter implantation of an aortic valve prosthesis for calcific aortic stenosis: first human case description. *Circulation* 2002; 106:3006-3008.

90. Pellikka PA, Sarano ME, Nishimura RA, et al: Outcome of 622 adults with asymptomatic, hemodynamically significant aortic stenosis during prolonged follow-up. *Circulation* 2005; 111:3290-3295.

91. Otto CM, Burwash IG, Legget ME, et al: Prospective study of asymptomatic valvular aortic stenosis. Clinical, echocardiographic, and exercise predictors of outcome. *Circulation* 1997; 95:2262-2270.

92. Brener SJ, Duffy CI, Thomas JD, Stewart WJ: Progression of aortic stenosis in 394 patients: relation to changes in myocardial and mitral valve dysfunction. *J Am Coll Cardiol* 1995; 25:305-310.

93. Bellamy MF, Pellikka PA, Klarich KW, Tajik AJ, Enriquez-Sarano M: Association of cholesterol levels, hydroxymethylglutaryl coenzyme-A reductase inhibitor treatment, and progression of aortic stenosis in the community. *J Am Coll Cardiol* 2002; 40:1723-1730.

94. Hachicha Z, Dumesnil JG, Bogaty P, Pibarot P: Paradoxical low-flow, low-gradient severe aortic stenosis despite preserved ejection fraction is associated with higher afterload and reduced survival. *Circulation* 2007; 115:2856-2864.

95. Monin JL, Monchi M, Gest V, et al: Aortic stenosis with severe left ventricular dysfunction and low transvalvular pressure gradients: risk stratification by low-dose dobutamine echocardiography. *J Am Coll Cardiol* 2001; 37:2101-2107.

96. Monin JL, Quere JP, Monchi M, et al: Low-gradient aortic stenosis: operative risk stratification and predictors for long-term outcome: a multicenter study using dobutamine stress hemodynamics. *Circulation* 2003; 108:319-324.

97. Nishimura RA, Grantham JA, Connolly HM, et al: Low-output, low-gradient aortic stenosis in patients with depressed left ventricular systolic function: the clinical utility of the dobutamine challenge in the catheterization laboratory. *Circulation* 2002; 106:809-813.

98. Tribouilloy C, Levy F, Rusinaru D, et al: Outcome after aortic valve replacement for low-flow/low-gradient aortic stenosis without contractile reserve on dobutamine stress echocardiography. *J Am Coll Cardiol* 2009; 53:1865-1873.

99. Lund O, Flo C, Jensen FT, et al: Left ventricular systolic and diastolic function in aortic stenosis. Prognostic value after valve replacement and underlying mechanisms. *Eur Heart J* 1997; 18:1977-1987.

100. Mohty-Echahidi D, Malouf JF, Girard SE, et al: Impact of prosthesis-patient mismatch on long-term survival in patients with small St Jude Medical mechanical prostheses in the aortic position. *Circulation* 2006; 113:420-426.

101. Tasca G, Mhagna Z, Perotti S, et al: Impact of prosthesis-patient mismatch on cardiac events and midterm mortality after aortic valve replacement in patients with pure aortic stenosis. *Circulation* 2006; 113:570-576.

102. Roudaut R, Roques X, Lafitte S, et al: Surgery for prosthetic valve obstruction. A single center study of 136 patients. *Eur J Cardiothorac Surg* 2003; 24:868-872.

103. Connolly HM, Oh JK, Orszulak TA, et al: Aortic valve replacement for aortic stenosis with severe left ventricular dysfunction. Prognostic indicators. *Circulation* 1997; 95:2395-2400.

104. Connolly HM, Oh JK, Schaff HV, et al: Severe aortic stenosis with low transvalvular gradient and severe left ventricular dysfunction: result of aortic valve replacement in 52 patients. *Circulation* 2000; 101:1940-1946.

105. Handa N, McGregor CG, Danielson GK, et al: Valvular heart operation in patients with previous mediastinal radiation therapy. *Ann Thorac Surg* 2001; 71:1880-1884.

106. Minakata K, Schaff HV, Zehr KJ, et al: Is repair of aortic valve regurgitation a safe alternative to valve replacement? *J Thorac Cardiovasc Surg* 2004; 127:645-653.

107. Dujardin KS, Enriquez-Sarano M, Schaff HV, et al: Mortality and morbidity of aortic regurgitation in clinical practice. A long-term follow-up study. *Circulation* 1999; 99:1851-1857.

108. Chaliki HP, Mohty D, Avierinos JF, et al: Outcomes following aortic valve replacement in patients with severe aortic regurgitation and markedly reduced left ventricular function. *Circulation* 2002; 106:2687-2693.

109. Bonow RO, Rosing DR, McIntosh C, et al: The natural history of asymptomatic patients with aortic regurgitation and normal ventricular function. *Circulation* 1983; 68:509-517.

110. Klodas E, Enriquez-Sarano M, Tajik AJ, et al: Surgery for aortic regurgitation in women. Contrasting indications and outcomes compared with men. *Circulation* 1996; 94:2472-2478.

111. Borer J, Hochreiter C, Herrold E, et al: Prediction of indication for valve replacement among asymptomatic or minimally symptomatic patients with chronic aortic regurgitation and normal left ventricular performance. *Circulation* 1998; 97:525-534.

112. Tribouilloy CM, Enriquez-Sarano M, Bailey KR, Seward JB, Tajik AJ: Assessment of severity of aortic regurgitation using the width of the vena contracta: a clinical color Doppler imaging study. *Circulation* 2000; 102: 558-564.

113. Tribouilloy CM, Enriquez-Sarano M, Fett SL, et al: Application of the proximal flow convergence method to calculate the effective regurgitant orifice area in aortic regurgitation. *J Am Coll Cardiol* 1998; 32: 1032-1039.

114. Movsowitz HD, Levine RA, Hilgenberg AD, Isselbacher EM: Transesophageal echocardiographic description of the mechanisms of aortic regurgitation in acute type A aortic dissection: implications for aortic valve repair. *J Am Coll Cardiol* 2000; 36:884-890.

115. Enriquez-Sarano M, Tajik AJ: Clinical practice. Aortic regurgitation. *NEJM* 2004; 351:1539-1546.

116. Haydar HS, He GW, Hovaguimian H, et al: Valve repair for aortic insufficiency: surgical classification and techniques. *Eur J Cardiothorac Surg* 1997; 11:258-265.

117. Messika-Zeitoun D, Thomson H, Bellamy M, et al: Medical and surgical outcome of tricuspid regurgitation caused by flail leaflets. *J Thorac Cardiovasc Surg* 2004; 128:296-302.

118. Lin G, Nishimura RA, Connolly HM, et al: Severe symptomatic tricuspid valve regurgitation due to permanent pacemaker or implantable cardioverter-defibrillator leads. *J Am Coll Cardiol* 2005; 45:1672-1675.

119. Nath J, Foster E, Heidenreich PA: Impact of tricuspid regurgitation on long-term survival. *J Am Coll Cardiol* 2004; 43:405-409.

120. Tribouilloy CM, Enriquez-Sarano M, Bailey KR, Tajik AJ, Seward JB: Quantification of tricuspid regurgitation by measuring the width of the vena contracta with Doppler color flow imaging: a clinical study. *J Am Coll Cardiol* 2000; 36:472-478.

121. Rivera JM, Mele D, Vandervoort PM, et al: Effective regurgitant orifice area in tricuspid regurgitation: clinical implementation and follow-up study. *Am Heart J* 1994; 128:927-933.

122. Tribouilloy CM, Enriquez-Sarano M, Capps MA, Bailey KR, Tajik AJ: Contrasting effect of similar effective regurgitant orifice area in mitral and tricuspid regurgitation: a quantitative Doppler echocardiographic study. *J Am Soc Echocardiogr* 2002; 15:958-965.

123. Anderson CA, Shernan SK, Leacche M, et al: Severity of intraoperative tricuspid regurgitation predicts poor late survival following cardiac transplantation. *Ann Thorac Surg* 2004; 78: 1635-1642.

124. Dreyfus GD, Corbi PJ, Chan KM, Bahrami T: Secondary tricuspid regurgitation or dilatation: which should be the criteria for surgical repair? *Ann Thorac Surg* 2005; 79:127-132.

125. McCarthy PM, Bhudia SK, Rajeswaran J, et al: Tricuspid valve repair: durability and risk factors for failure. *J Thorac Cardiovasc Surg* 2004; 127: 674-685.

126. Fukuda S, Song JM, Gillinov AM, et al: Tricuspid valve tethering predicts residual tricuspid regurgitation after tricuspid annuloplasty. *Circulation* 2005; 111:975-979.

127. Bouzas B, Kilner PJ, Gatzoulis MA: Pulmonary regurgitation: not a benign lesion. *Eur Heart J* 2005; 26:433-439.

128. Pellikka P, Tajik A, Khandheria B, et al: Carcinoid heart disease. Clinical and echocardiographic spectrum in 74 patients. *Circulation* 1993; 87: 1188-1196.

129. Connolly HM, Schaff HV, Mullany CJ, Abel MD, Pellikka PA: Carcinoid heart disease: impact of pulmonary valve replacement in right ventricular function and remodeling. *Circulation* 2002; 106:I51-I56.

130. Durack DT, Lukes AS, Bright DK: New criteria for diagnosis of infective endocarditis: utilization of specific echocardiographic findings. Duke Endocarditis Service. *Am J Med* 1994; 96:200-209.

131. Reynolds HR, Jagen MA, Tunick PA, Kronzon I: Sensitivity of transthoracic versus transesophageal echocardiography for the detection of native valve vegetations in the modern era. *J Am Soc Echocardiogr* 2003; 16: 67-70.

132. Karalis DG, Bansal RC, Hauck AJ, et al: Transesophageal echocardiographic recognition of subaortic complications in aortic valve endocarditis. Clinical and surgical implications. *Circulation* 1992; 86: 353-362.

133. Wallace SM, Walton BI, Kharbanda RK, et al: Mortality from infective endocarditis: clinical predictors of outcome. *Heart* 2002; 88:53-60.

134. Sanfilippo AJ, Picard MH, Newell JB, et al: Echocardiographic assessment of patients with infectious endocarditis: prediction of risk for complications. *J Am Coll Cardiol* 1991; 18:1191-1199.

135. Dumesnil JG, Honos GN, Lemieux M, Beauchemin J: Validation and applications of mitral prosthetic valvular areas calculated by Doppler echocardiography. *Am J Cardiol* 1990; 65:1443-1448.

136. Stewart SF, Nast EP, Arabia FA, et al: Errors in pressure gradient measurement by continuous wave Doppler ultrasound: type, size and age effects in bioprosthetic aortic valves. *J Am Coll Cardiol* 1991; 18:769-779.

137. Tong AT, Roudaut R, Ozkan M, et al: Transesophageal echocardiography improves risk assessment of thrombolysis of prosthetic valve thrombosis: results of the international PRO-TEE registry. *J Am Coll Cardiol* 2004; 43:77-84.

138. Roudaut R, Labbe T, Lorient-Roudaut MF, et al: Mechanical cardiac valve thrombosis. Is fibrinolysis justified? *Circulation* 1992; 86:II8-15.

139. Cohn LH, Collins JJ Jr, Rizzo RJ, et al: Twenty-year follow-up of the Hancock modified orifice porcine aortic valve. *Ann Thorac Surg* 1998; 66:S30-34.

140. Pellikka PA, Roger VL, Oh JK, et al: Stress echocardiography. Part II. Dobutamine stress echocardiography: techniques, implementation, clinical applications, and correlations. *Mayo Clin Proc* 1995; 70:16-27.

141. Arruda-Olson AM, Juracan EM, Mahoney DW, et al: Prognostic value of exercise echocardiography in 5,798 patients: is there a gender difference? *J Am Coll Cardiol* 2002; 39:625-631.

142. Rizzello V, Poldermans D, Schinkel AF, et al: Long term prognostic value of myocardial viability and ischaemia during dobutamine stress echocardiography in patients with ischaemic cardiomyopathy undergoing coronary revascularisation. *Heart* 2006; 92:239-244.

143. Picard MH, Davidoff R, Sleeper LA, et al: Echocardiographic predictors of survival and response to early revascularization in cardiogenic shock. *Circulation* 2003; 107:279-284.

144. Purcaro A, Costantini C, Ciampani N, et al: Diagnostic criteria and management of subacute ventricular free wall rupture complicating acute myocardial infarction. *Am J Cardiol* 1997; 80:397-405.

145. Moursi MH, Bhatnagar SK, Vilacosta I, et al: Transesophageal echocardiographic assessment of papillary muscle rupture. *Circulation* 1996; 94: 1003-1009.

146. Tsang TS, Oh JK, Seward JB, Tajik AJ: Diagnostic value of echocardiography in cardiac tamponade. *Herz* 2000; 25:734-740.

147. Pepi M, Muratori M, Barbier P, et al: Pericardial effusion after cardiac surgery: incidence, site, size, and haemodynamic consequences. *Br Heart J* 1994; 72:327-331.

148. Ling LH, Oh JK, Breen JF, et al: Calcific constrictive pericarditis: is it still with us? *Ann Intern Med* 2000; 132:444-450.

149. Hurrell DG, Nishimura RA, Higano ST, et al: Value of dynamic respiratory changes in left and right ventricular pressures for the diagnosis of constrictive pericarditis. *Circulation* 1996; 93: 2007-2013.

150. Ommen SR, Maron BJ, Olivotto I, et al: Long-term effects of surgical septal myectomy on survival in patients with obstructive hypertrophic cardiomyopathy. *J Am Coll Cardiol* 2005; 46: 470-476.

151. Bansal RC, Chandrasekaran K, Ayala K, Smith DC: Frequency and explanation of false negative diagnosis of aortic dissection by aortography and transesophageal echocardiography. *J Am Coll Cardiol* 1995; 25:1393-1401.

152. Sommer T, Fehske W, Holzknecht N, et al: Aortic dissection: a comparative study of diagnosis with spiral CT, multiplanar transesophageal echocardiography, and MR imaging. *Radiology* 1996; 199:347-352.

153. Nienaber CA, von Kodolitsch Y, Petersen B, et al: Intramural hemorrhage of the thoracic aorta. Diagnostic and therapeutic implications. *Circulation* 1995; 92:1465-1472.

154. Katz ES, Cziner DG, Rosenzweig BP, et al: Multifaceted echocardiographic approach to the diagnosis of a ruptured sinus of Valsalva aneurysm. *J Am Soc Echocardiogr* 1991; 4:494-498.

155. Katz ES, Tunick PA, Rusinek H, et al: Protruding aortic atheromas predict stroke in elderly patients undergoing cardiopulmonary bypass: experience with intraoperative transesophageal echocardiography. *J Am Coll Cardiol* 1992; 20:70-77.

段福建　王古岩　译

第 12 章

体 外 循 环

John W. Hammon,
Michael H. Hines

简介

经体外循环的心脏手术中，血液持续在患者体外通过无内皮细胞覆盖的管道进行循环，并且与外界空气接触。血液与体外循环系统的接触和外科创伤会触发机体的防御反应，该反应中至少有 5 种血浆蛋白系统以及血细胞参与。体外循环产生的炎症反应对凝血系统有很强的激活作用，同时刺激血管源性及细胞毒性物质的产生、释放、循环，并影响体内各组织及脏器。所以经体外循环的心脏直视手术必须使用肝素抗凝。体外循环产生的炎症反应主要指肝素化的血液接触无内皮细胞覆盖的系统表面所触发的反应。

虽然我们已经清楚地了解这种炎症反应，但至今能使非肝素化血液接触而不产生血栓的人工材料还没有问世。本章总结成人心脏外科体外循环系统的应用，共分为三部分。第一部分包括灌注系统的组成及不同手术的灌注系统。第二部分内容是组织出血和血栓形成，体外循环相关的体液反应，包括各种血细胞的炎症反应。第三部分内容是体外循环相关的脏器损伤。

第一部分
灌注系统

组成部分

心脏外科手术体外循环过程中，血液通过经右心房单独的右房插管或者经过上下腔静脉插管以重力引流的方式回到人工心肺机的静脉回流室中。特殊的插管方式也包括经股静脉插管至下腔静脉引流。随后回流室中的血液被泵入中空纤维氧合器，经过适当的气体交换后被泵入动脉系统经动脉插管进入患者体内，动脉插管部位通常包括升主动脉远端、股动脉以及锁骨下

动脉（如图 12-1）。这种基础的体外循环灌注系统可以提供部分或全部循环和呼吸支持，以及单独的左心、右心或者肺支持。

人工心肺机包括许多组成部分（图 12-2）[1]。大多数产品将静脉回流室、中空纤维氧合器和热交换器结合成单独的一体，动脉输出通路上增加微栓气泡滤器。根据不同的手术，各种不同的吸引系统可以将术野、心腔、和（或者）动脉中的血液吸引入心内血回收储血器，经过滤网后进入静脉回流室。为了减少脂肪、脂质颗粒随血液吸回进入循环的潜在风险，越来越多的外科医生将术野中的血液吸入血液回收机中，血液回收机洗出的压积红细胞再输入患者体内或进入体外循环系统。泵的流量可以通过钳夹部分静脉和动脉管道以控制静脉引流量和动脉流量来调节。大多数体外循环系统都具有各种接口以抽取血标本，监测压力、温度、饱和度、pH 值。停搏液通过一套独立可控的泵及管道进行灌注，这套系统同样可监测泵速、温度。在该系统内可以安装超滤器以滤除多余的液体、电解质、炎性因子，并进行血液的浓缩。

静脉插管和引流

静脉引流原理

静脉回流室与患者心脏之间保持 40～70cm 落差，静脉血液便可通过重力或虹吸作用引流入系统。引流量的影响因素包括中心静脉压、回流室与心脏水平的落差以及系统阻力（插管内径、插管位置、接头）。良好的引流取决于系统内持续无气的血流或液体。中心静脉压取决于循环血容量和静脉血管依从性，后者常受到药物、交感神经张力、麻醉等因素的影响。循环血容量不足和过强的虹吸压力可使依从性好的静脉或心房萎陷，使插管液体入口处出现震颤或扑动。这种现象可以通过增加系统内和（或）患者循环液体容量，或者部分夹闭入口处静脉管道以减低过强的虹吸压来纠正。

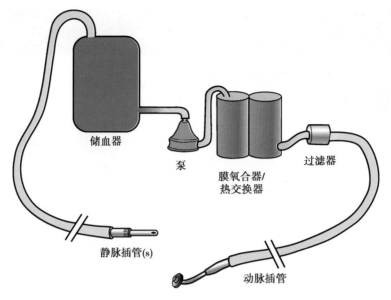

图 12-1 包括膜氧合器和离心泵的基本的体外循环通路

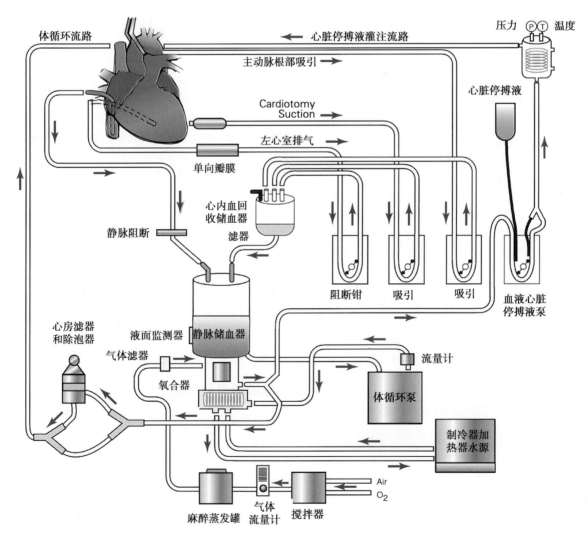

图 12-2 典型的体外循环回路图：包括左心吸引系统，术野吸引系统，主动脉根部吸引和停搏液灌注系统。静脉血从"二阶梯管"引流到静脉回流室，构成膜氧合器/温度交换器的一部分。静脉血从储血罐排出分别流经温度交换器和氧合器。氧合后的血液由氧合器流出，然后通过气体微栓滤器/气泡捕捉器到达主动脉插管处（多位于升主动脉）。从左心吸引系统吸引来的血液在进入静脉回流室前，会先流入单独的包括微栓过滤器的一个储血罐。停搏液通过与流经停搏液系统的动脉血混合，然后经由一个单独的温度交换装置，最后灌注到顺行或逆行的插管中。氧合器的气源和热交换器的水源均有独立的来源供应

静脉插管及插管技术

大多数静脉插管是由柔韧的塑料制成，通过金属丝强化防止扭折。按照插管末端形状可分为直头插管和直角插管，直角插管末端部分一般由薄而强韧不可弯曲的塑料或金属制成。选择插管型号需考虑患者年龄、体重，预计流量、插管出厂时注明的流量参数和阻力，和插管部位静脉血管内径。一般成人选择 30 号上腔静脉插管，34 号下腔静脉插管或 42 号房插管可保证充分引流。金属头直角插管可以达到比其直径大的直头插管的引流量，且插管操作方便。插管经过荷包缝合防护的切口插入右心耳，心房侧壁或上下腔静脉。

中心静脉插管的三种途径包括：双腔插管、单静脉插管、下腔静脉-心房插管（二阶梯管）（图 12-3）。

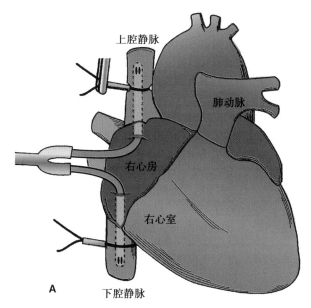
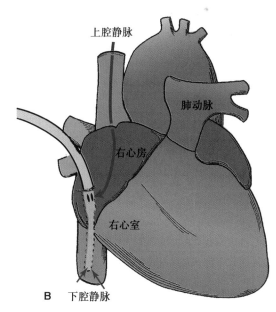

图 12-3 放置静脉插管。（A）从右心房切口的两个腔插入套管；（B）以"二阶梯管"插管。右心房中的血液从延伸入下腔静脉的狭窄的导管口捕获

双腔插管：腔静脉阻断带能有效地阻止血液进入术野，防止体外循环过程中空气进入系统。由于术中冠状静脉窦回流，心脏停搏后若不建立右心减压不可将阻断带勒紧。这种插管方式常用于暴露左心系统和二尖瓣的手术。

单静脉插管：单静脉插管可以为大多数主动脉瓣手术及冠状动脉手术提供充分的引流。尽管这些手术通常使用下腔静脉-右房插管（二阶梯管）（图 12-3B）。单静脉管经右心耳插入，其狭窄的远端进入下腔静脉，使宽阔多孔的近端部分留在右房中部。这种方式如果插管位置不当会影响静脉引流。必须注意当心脏水平升高时无论单静脉插管或者二阶梯管都容易在静脉与心房汇合点处发生扭折，减少静脉回流，最严重的是影响脑循环的静脉回流。

静脉插管也可以通过经皮或者切开股静脉或髂静脉完成。这种方法通常在急诊手术或二次手术的患者中心静脉插管困难时使用，或者在降主动脉手术或二次二尖瓣手术中使用。也可用于重症患者或病情不稳定患者麻醉诱导前进行心肺支持。或用于不需要开胸的体外循环支持。充分的静脉引流需要大号插管（28 号），确保引流口在下腔静脉和右心房内。经食管超声可以明确插管位置是否合适。特殊设计的长的超薄经金属丝加固的导管已生产问世。

永存左上腔

永存左上腔在普通人群中发生率达 0.3% ~ 0.5%，通常回流入冠状静脉窦，但 10% 的患者回流入左心房[4]。永存左上腔通常与其他心脏畸形并存，少数情况下也可单独存在。当无名静脉细小或缺如或经食管超声提示冠状静脉窦增大时应注意是否存在永存左上腔[5]。

永存左上腔使停搏液灌注困难或进入右心[6]。无名静脉发育正常的患者（30%）体外循环过程中可阻断永存左上腔，但应确定冠状静脉窦口正常，冠状静脉回流不依赖永存左上腔[7]。右上腔缺如的患者（20%）体外循环过程中应插管引流永存左上腔。右上腔发育正常但无名静脉缺如的患者（40%）以及右上腔发育正常但无名静脉细小的患者（33%）阻断左上腔将使静脉压升高造成脑损伤。术中永存左上腔是否可以阻断取决于脑静脉经对侧静脉系统回流，阻断左上腔时应确保右上腔静脉引流充分，插管不可扭折。当永存左上腔患者需要逆灌停搏液时，将停搏液灌注管直接插入冠状静脉窦口并暂时阻断左上腔，便可顺利灌注停搏液。

辅助静脉引流

使用滚压泵或离心泵在静脉管道上增加负压可以促进静脉引流[8]。或者在封闭硬质的静脉回流室上增加可控的真空吸引装置，（真空吸引静脉引流，VAVD）[9]。这种情况下可以使用内径小的静脉插管[10]，并在使用外周静脉插管时促进静脉引流。但静脉管路中增加的负压增加了静脉进气和脑损伤的风险[11,12]，同时容易发生溶血、中空纤维膜肺进气。相反，静脉回流室正压可导致静脉管路、右心进气[13]。基于以上这些潜在的风险，使用辅助静脉引流时需要特殊的安全监测设备以及具体完善的操作规程[13,14]。

静脉插管引流的相关并发症

体外循环静脉插管过程中可能发生各种并发症，房性心律失常、右房出血或下腔静脉撕裂、气栓、静脉血管损伤、导管异位扭折、动静脉管路插反、插管意外脱出。下腔静脉阻断器可能损伤其分支或临近血管（如右肺动脉），或损伤下腔静脉自身。这些损伤在早期外科手术中常出现，应该被尽早发现并纠正。保证体外循环中合适的引流以及最大限度地减少相关并发症。

在体外循环前、后，已插入静脉的插管会影响静脉血液回流入心房，上腔静脉内的静脉插管或上腔静脉阻断带可使中心静脉或肺动脉测压导管移位。相反测压导管可以影响阻断带发挥作用，使静脉管路进气。

在术中插管的过程中，心内导管可能被荷包缝合限制。导管的血液入口处如果与大气相通会导致气体进入静脉管道或微气栓。辅助静脉引流（VAD）增加进气风险[15]。位置不适合的荷包缝收紧后会造成腔静脉阻塞，尤其是上腔静脉。

引流不充分的原因

静脉压低，血容量少，药物或麻醉导致的静脉血管扩张，回流室与心脏水平落差不够，静脉插管型号选择不当，插管扭折堵塞，静脉管道进气，以及持续过高流量都可以导致静脉回流不充分。这些都可以通过密切观察细节及时发现和纠正。灌注师应尽可能让静脉管路在视野范围内，并且及时和外科医生交流。动脉流量不足和静脉管路部分堵塞会导致右心过度膨胀以及停机后心脏收缩功能减低。

■ 动脉插管

动脉插管

动脉插管的末梢是灌注系统中最细的部分，当达到全流量时此处将产生不同的高压力、血液喷射、湍流、气穴形成，尤其是使用内径偏小的动脉插管时更容易出现上述现象。大多数动脉插管有性能参数，这与插管内径、流量、和不同的压力有关[17]。血流高速喷射可能损伤主动脉壁，导致粥样斑块脱落，造成血管夹层，使临近血管血流受损，并导致气穴和溶血。超过100mmHg的压力差就会引起溶血和蛋白变性[18]。Weinstein[19]将心脏外科手术后左右侧卒中归因于直孔主动脉插管造成的"喷砂效应"-将小栓子直接射入左颈动脉。目前已有侧孔主动脉插管问世，可以最大限度地减少喷射作用，有利于主动脉弓部的灌注及压力，并减少相关的卒中并发症。

最近一种二重血流动脉插管问世，这种插管的特点是带有可充气的平流折流装置，可以保护粥样硬化的主动脉弓部血管，防止栓塞发生，同时可以进行选择性脑低温灌注[22]。另一种新的动脉插管带有120μm网孔滤器可以减少升主动脉中的栓子[23]。但这种插管将增大50%的压力变化度。一项入选了243名患者的研究证实这种插管可以减少99%的患者的栓塞，并且使脑损伤的发生率低于预计值[25]。

插管位置方式

可选择主动脉近端、无名动脉、弓部远端、股动脉、髂外动脉、锁骨下动脉。插管方式可以荷包缝合切开插管，或插入

端侧吻合的人工血管，急诊情况下可以经皮插管。主要取决于和血管手术种类和动脉粥样硬化程度。

升主动脉粥样硬化

术中操作可导致主动脉壁上动脉粥样硬化碎屑脱落[28]，阻断升主动脉和主动脉插管的喷射作用是围手术期卒中[29]、动脉夹层[30]及术后肾功能不全[31]的主要原因。触诊可以比主动脉表面超声更敏感准确地发现严重的动脉粥样硬化改变[28,32]。尽管目前有建议使用经食管超声扫描升主动脉近端、中段，但也有研究证实该方法不能准确地发现粥样硬化改变[32,33]，主动脉表面超声扫描对于有短暂性脑缺血发作、卒中病史、严重外周血管病变、升主动脉可触及钙化、胸片提示主动脉钙化、年龄大于50~60岁、经食管超声提示主动脉中度粥样硬化病变的患者更有意义[28]。严重钙化的主动脉（"瓷动脉"）在患者中出现的几率为1.2~4.3%[34]。这种情况下应另外选择插管位置，如主动脉弓部近端、无名动脉、锁骨下动脉、股动脉。

升主动脉插管

近端升主动脉是最常选择的动脉插管位置，操作方便，并发症少。插管是通过一到两个小而稳固的同轴荷包缝合，插管后收紧荷包将插管牢固固定防止出血。插管时避免血压过高以减少主动脉夹层的风险，许多外科医生选择插管时一过性控制血压低于100mmHg。观察动脉插管内血液随动脉血压搏动以确定插管末端在主动脉腔内，然后将插管位置固定朝向主动脉横截面中部。有报道说使用长插管其末端在左锁骨下动脉以远[36]。合适的动脉插管位置非常重要，可通过监测动脉管路的压力以及桡动脉血液以确定插管位置是否合适，并且插管位置需牢固固定防止术中插管意外脱出。

并发症包括插管困难、出血、主动脉壁撕裂、插管末端位置异常（插入或穿出主动脉壁、朝向主动脉壁方向、插入弓部上血管内）[37]、动脉粥样硬化性栓塞、插管与动脉管路连接时未排尽空气、损伤主动脉后壁、动脉管路高压（提示动脉插管堵塞或扭折）、脑灌注不足或奢灌[38]、插管意外脱出、主动脉夹层[39]。监测动脉管路压力和桡动脉压非常必要，在开始建立体外循环以及阻断升主动脉过程中尤其应注意观察主动脉是否发生插管相关并发症。患者头面部、颈部温度不对称提示脑灌注异常。动脉插管的迟发并发症包括晚期出血、感染及非感染性假性动脉瘤。

动脉插管造成主动脉夹层的发生率为0.01%~0.09%[30,40]。在主动脉根部疾病的患者中发生率更高。发生动脉夹层的早期表现包括插管部位动脉外膜下颜色改变、动脉管路压力异常、静脉回流室血液锐减，经食管超声可帮助确诊[41]。迅速处理可减轻夹层维持灌注，动脉插管须迅速转移至外周动脉或者夹层未累及的远端主动脉，使用药物控制性降压，并迅速降温至低于20℃。在深低温停循环下直接缝合、补片修补或人工血管移植修复夹层位置[40]。早期发现夹层存活率达66%~85%，夹层至术中晚期发现或术后发现存活率接近50%。

股动脉髂动脉插管

股动脉髂动脉常常是除主动脉外最常选择的动脉插管位置，是发生严重出血、心搏骤停、术中急性夹层、严重休克时

快速建立体外循环的首选动脉插管位置，也是小切口心脏手术常用的插管位置，二次手术患者通常也经股动脉髂动脉插管[3]。股动脉髂动脉插管时需选择型号较小的动脉插管，但其提供的后向血流与前向血流基本相同[42]。紧急股动脉插管时可使用经皮插管套包，许多外科医生使用长的金属丝加固的外周动脉插管经股动脉穿刺技术，股、髂动脉荷包缝合切开直接插管，这种方法的并发症发生率少于使用粗而短的动脉插管技术，且便于拔管和血管修复。股动脉插管的相关并发症[3]包括股动脉撕裂、夹层、晚期狭窄或栓塞、出血、淋巴回流受阻、腹股沟感染、脑动脉冠状动脉粥样硬化性栓塞。近端主动脉夹层的患者股动脉插管的后向血流可造成灌注不足，因此一些外科医生建议对于这些患者应改变动脉插管位置[43]。远端下肢缺血常发生于延时的（3～6小时）后向血流灌注[44,45]，避免这种并发症可通过小的"Y"型插管为远端动脉提供灌注，或者将动脉插管插入人工血管与股动脉端侧吻合[46]。

后向血流夹层是股、髂动脉插管最严重的并发症。夹层可能延续至主动脉根部，少于1%的患者会造成腹膜后出血[47]，其死亡率达50%，40岁以上有明确动脉血管疾病人群发生率更高。其诊断与主动脉插管夹层类似，胸段降主动脉夹层可通过经食管超声确诊[41]。这种情况下应尽快通过患者自身心脏搏动，或近端主动脉、锁骨下动脉插管以恢复真腔内前向血流灌注。胸段降主动脉夹层除非进展累及主动脉根部，否则可不进行手术修复[47]。

其他部位动脉插管

近年来，越来越多的医生选择腋动脉和锁骨下动脉作为动脉插管位置[48,49]，其优点包括不受粥样硬化累及，主动脉弓部前向血流灌注，上肢、手部平行的血流灌注不会造成缺血性损伤。基于这些优点以及动脉夹层患者后向血流灌注的缺点，一些外科医生更倾向于选择腋动脉锁骨下动脉作为动脉插管位置[49]。有研究报道，腋动脉和锁骨下动脉插管可发生臂丛损伤、腋动脉栓塞等并发症[48]。腋动脉插管需在锁骨下做切口，而锁骨下动脉胸廓内段插管需开胸[50]。

少数情况下会选择无名动脉作为动脉血管插管位置，在不阻碍右颈动脉血流情况下做荷包缝合插7～8号动脉插管[26]。另外升主动脉插管可以由左室心尖部通过主动脉瓣口插入[51]。Coselli 和 Crawford[52] 报道通过人工血管腹主动脉端侧吻合插入动脉插管后向血流灌注的应用。

静脉回流室

静脉回流室作为体外循环系统的容量储备装置，尤其是在深低温停循环手术中为机体放血时更为必要。使用膜肺氧合器时回流室安装在泵前紧邻主泵（图12-1）。回流室内高容量低压力，它接受静脉管路回流的血液，是重力引流的设备，内部有去泡滤网，同时提供给药通路，液体与输液通路，增加体外循环系统的容量缓冲。体外循环开始后至增加到全流量，1～3L血液将由患者体内进入系统内。当静脉回流量突然减少或中断时回流室内的容量可以提供数秒的缓冲时间。

回流室一般是硬质塑料制成的罐（开放式的），或者是可折叠的软塑料制成的袋子（闭合式的）。罐装的回流室可测量容量，处理静脉管路进气，通常容量较大，方便预充，可增加真空吸引辅助静脉引流装置，价格便宜。一些回流室还包含大

孔、微孔滤器，可作为心内吸引血液的储备装置。

缺点包括使用硅胶去泡剂可能产生微栓子[53]，并增加血液炎性反应[54]。软袋回流室消除气血接触，由于其可折叠性，当静脉回流突然中断时可防止气体泵入动脉管路。

■ 氧合器

膜式氧合器：模仿生理性肺工作原理，利用薄而大带微孔的聚丙烯膜或聚甲基丙烯酸酯（0.3～0.8μm 微孔），或硅胶膜作为气血屏障。与早前使用的鼓泡式氧合器相比，膜式氧合器更安全，更少产生微气栓[55]，更少激活血液炎性反应，更容易管理血气[56]，在微孔膜上血浆充满微孔阻止气体直接进入血液，氧气和二氧化碳的交换更加方便，由于氧气在血浆中不易扩散，血液必须扩散为大面积的薄层（接近100μm），在层间隔中较高的氧分压差下充分氧合。湍流和二次血流加强氧气在血液中的扩散使血红蛋白氧饱和度得到提高。二氧化碳在血浆中弥散速度快，因此即使压差低也可以充分跨膜交换。

目前最广泛应用的是包裹在隔离罩内的中空纤维（120～200μm）簇（图12-4），其最有效的结构是氧气在中空纤维内通过，而血液在中空纤维外通过，动脉血二氧化碳分压由气流量决定，氧分压通过调节空氧混合器吹入气体的氧气浓度（FIO_2）控制。现代膜式氧合器预充量为220～560ml，流量在1～7L/min时每分钟可提供470ml氧气并移除350ml二氧化碳，且每升血流量产生12～15mmHg的阻力。大多数产品将静脉回流室、热交换器，中空纤维膜式氧合器整合为一体。

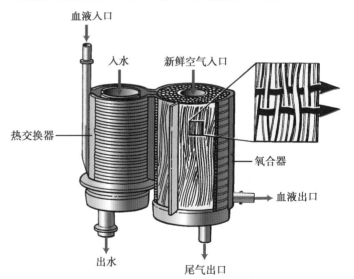

图 12-4 图示为中空的膜式氧合器和热交换单位。血液先从热交换器处进入，然后传递流动的冷水或热水的温度后进入氧合器进而穿梭于中空纤维编制束。中空纤维内走气外走血，一头进另一头出。中空纤维束隔于其间分开血液和气体舱。氧气和二氧化碳沿着中空纤维的表面向相对的方向弥散

硅胶薄膜围绕同一线轴螺旋形缠绕，缠绕后的硅胶膜以外壳包裹。氧气和二氧化碳进入其中与血液进行气体交换。由于中空纤维膜肺使用8～12小时后经常会出现血浆蛋白渗漏，硅胶卷膜肺更适合长时间呼吸循环支持和ECMO系统。近期聚甲基丙烯酸酯氧合器问世，它结合中空纤维膜肺的优点，又不容易出现血浆渗漏（聚丙烯制品常见）。适用于临床体外循环以

及 ECMO。

膜的其他特点包括极薄 (0.05μm)，固体膜在血液侧有高渗透性基质支持，膜减少长时间体外循环转流中的气栓和血浆渗漏。但对于挥发性麻醉气体有吸附作用[58]。

氧合器供气系统的各部分包括流量控制器、流量仪、空氧混合器、氧气分析仪、气体滤过器、水汽吸附器。它们共同调控膜肺内吹入的气体。通常还包含吸入麻醉气体挥发罐，需注意挥发性麻醉气体对灌注系统塑料制品具有一定的腐蚀性。

鼓泡式氧合器：该装置在美国已经被废弃，但在其他地区由于其价格便宜可能仍用于短时间的转流。每个气泡对血液成分来说都是外源性表面，鼓泡式氧合器会造成大量血液成分破坏并形成大量微气栓。使用过程中氧气被吹成数千的小气泡 (直径 36μm)，吹入回流的静脉血中，在气泡表面气血接触发生气体交换，二氧化碳进入气泡，氧气扩散入血。增加气血接触面可促进气体交换，但大的气泡难以滤除。气泡和血在回流室内通过沉淀、过滤、祛泡被分离开来。鼓泡式氧合器预充量小于 500mL，在动脉流量 1~7L/min 时，鼓泡式氧合器可以提供每分钟 350ml~400ml 氧气，移除 300~330ml 的二氧化碳。商品鼓泡式氧合器大都整合回流室热交换器、氧合器为一体安装在主泵后。

氧合器功能不良在体外循环转流过程中发生率为 0.02%~0.26%[61~63]，发生率与不同设计的氧合器相关[64]，最常见的原因是在血流路径上出现异常压力区域[63]，其他问题包括渗漏、漏气、接头裂开、空氧混合器失灵、气体交换不良。需要监测血气确保氧合和二氧化碳排出。肝素涂层可能减少异常压力区域的发生率[62]。

■ 热交换器

热交换器通过给流经体外循环系统的血液升温或降温来控制身体的温度。心脏外科手术中通过低温减轻氧耗，减少一过性循环停止的危害。由于气体在液体中的溶解度与温度成反比，系统或患者体内的冷血快速复温会导致微气栓的形成，大多数膜式氧合器中热交换器中血液和水的流动方向相反以减少上述潜在的风险。血液不可加温至高于 40℃，否则会导致血浆蛋白变性。机体与系统内的血液温差不可超过 10℃，以减少产生微气栓的可能。热交换器以流动的冷水或热水来实现降温复温。加热和降温是两个单独的系统，以简单的温度控制器调节。热交换器中的水渗漏入血液将导致溶血并可能导致热交换器功能不良。

停搏液灌注系统需要单独的温度控制。最简单的办法是使用事前冷藏的停搏液灌注。但目前广泛应用的还是单独的控温系统或经螺旋管路浸入冰水浴或温水浴中调节温度。

■ 泵

人工心肺机一般使用两种泵，滚压泵和离心泵。目前滚压泵的使用更为广泛 (表 12-1)，但离心泵由于其安全性也常被使用。离心泵可能减少血液破坏，但这个观点至今无明确证据支持。

离心泵 (图 12-5) 的结构包括叶轮、透明塑料圆锥体，血液在其中受离心力驱动。流量计监测前向血流量，流量取决于泵的转速和泵后阻力。未安装止回阀的离心泵系统在离心泵停止转动时必须夹闭动脉管路以防止血液倒流。离心泵产生 900mmHg 的正压，400~500mmHg 的负压，因此会产生一些微小气栓。离心泵可以泵出少量的气泡，但当泵内气体达到 30~50ml 时离心泵将不能驱动系统内血液前进。离心泵常用作短期的心脏辅助装置、左心旁路和辅助静脉引流。

表 12-1 滚压泵与泵离心对比

		滚压泵	离心泵
描述		几近闭塞式	非闭塞式
		后负荷独立	后负荷敏感
优点		低预充量	便携，体积小
		低成本	安全的负压
		无反流风险	适应静脉回流
		低幅正弦波	尤适于右或左心旁路
			更适于长时间的体外循环
			可防气栓
缺点		过度的负压	高预充量
		散裂	需要流量计
		管道破裂	潜在反流风险
		潜在气栓	高成本
		必要的松紧度调整	
		需密切监护	

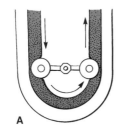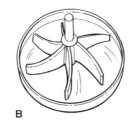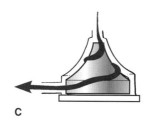

图 12-5 泵的图示。（A）滚压泵槽内有两个呈 180 度的泵头。泵头转动挤压泵管产生压力驱动泵管内血液向前流动；（B）叶轮泵以叶片转动产生动力；（C）离心泵，使用三个迅速旋转的同心锥由向心力推动血液流动

滚压泵包括内径 1/4～5/8 英寸的泵管，泵管的材质一般为聚乙烯、硅胶、乳胶。弧形的泵槽内有两个呈 180 度的泵头。泵头转动挤压泵管产生压力驱动泵管内血液向前流动。泵的流量取决于泵管的内径、泵的转速、泵槽的周长、泵的松紧度。滚压泵使用前必须调整泵的松紧度，使泵达到几乎完全压闭泵管（未完全压闭泵管）的松紧度，这种状态下泵产生的后向压力为 45～75mmHg，在该松紧度下对泵管的磨损以及血液破坏作用最小。流量由泵管内径和泵速控制，不同内径的泵管有不同的刻度曲线。滚压泵经济、安全，性能稳定，对系统压力有限制，预充量小，但可以产生较大的负压，负压会使泵管脱落小的微粒成为微栓子。滚压泵在术中可能发生的意外包括：进气、流量不准确（未校准）、血液倒流（泵头过松）、动脉管路扭折高压导致接头碎裂、泵管崩脱。总体来讲滚压泵比离心泵更多的用于吸引和停搏液灌注。

离心泵提供平流血流，松紧度合适的滚压泵产生的血流呈 5mmHg 压力的正弦波形。动脉插管抑制血流的正弦波动。体外循环过程中当使用滚压泵达到全流量时，很难产生接近 20mmHg 压差的搏动灌注[71]。至今为止无人确切的证明短期或长期体外循环及辅助循环中搏动灌注的必要性[72]。

离心泵和滚压泵在手术过程中可能发生的意外包括：断电、泵速失控、流量计失灵、泵管碎裂、泵反转造成的血液逆流。应备好手动驱动装置防止断电停泵。

■ 滤器和祛泡装置

微栓子

在经体外循环的心脏外科手术中，创面和灌注系统会产生微气栓、生物源性、非生物源性的微栓子（直径 < 500μm）[23,73,74]。微栓子的产生与经体外循环相关（见本章"脏器损伤"部分）。微气栓包括氧气和氮气，它们通过多种来源和途径进入灌注液[12,15]。包括活塞、抽血、给药通路[74]、预充液、预充过程、静脉输液、出气口、心内吸引回流室、管路破口裂口、不牢固的荷包缝合（尤其在辅助静脉引流时）[12]、冷血快速复温[65]氧合器气穴形成、静脉回流室液面过低[15]。鼓泡式氧合器会产生许多微气栓，相对而言膜式氧合器产生气栓非常少[55,56]。除技术失误（开放活塞，静脉回流室打空，心腔内气泡）以外，在膜式氧合器灌注系统中心腔吸引回流室是最大的气栓来源。

血液产生大量微栓子的相关来源包括血栓、纤维蛋白、血小板聚集、溶血、细胞碎片、乳糜颗粒、脂肪栓、变性蛋白[75]，另外库血也是血源性微栓子的重要来源[76]。其他生物源性微栓子还有脱落的粥样硬化斑块碎片、脂粒、插管过程脱落的钙化颗粒。生物源性和非生物源性的微栓子都从创面吸收。肌纤维、碎骨片、脂肪组织与外科的缝合材料、滑石粉、外科用胶、混合吸入心腔吸引回流室[76,77]。

体内的微栓子直径大于 100μm 的可以经颅多普勒[78]、荧光造影、经食管超声、眼底检查发现。系统内动脉管路超声可检测到这些微栓，或监测滤网压差。微栓滤器重量和检测，组织学检查、尸检证实证实微栓子来源于灌注管路外。

预防和控制微栓子

表 12-2 列出微栓子的来源。预防微栓子的方法主要包括使用膜式氧合器，心腔吸引回流室安装滤网，术野中吸回的血液经血液回收机洗涤[80]，防止管路进气，以及开放升主动脉前心腔充分排气[81,82]。

脑接受心输出量的 14%，是对微栓塞最敏感的器官[83]。选择性减少脑栓塞的策略包括降低动脉血二氧化碳分压使颅内血管收缩[84]，低温，在脑血管下游放置动脉插管[36,74]，使用带有[22,23,30]或不带有[19]阻挡微栓子装置的特殊动脉插管。

体外循环系统中有两种类型的微栓滤器：纵向滤器和滤网[86,87]。纵向滤器由折叠的纤维或有孔泡沫材料制成，无精确的孔径，具有大的弯曲的浸润的表面，可以嵌塞和吸收微栓子。滤网由于孔径大小和构造不同可阻挡大部分空气栓子。随着孔径减小，其阻力增大。研究认为目前市售的商品微栓滤器均可有效的滤除气栓及小栓子[88,89]。大多数研究认为涤纶织物制成的纵向微栓滤器是最有效的，尤其是对极微小的气栓及其他栓子。当流量达 5L/min 时微栓两端的压力差在 24～36mmHg 之间。微栓滤器有很小的溶血作用并且会吸附一些血小板，尼龙纤维微栓可激活补体。

目前普遍认为心内吸引回输血液需经过微栓滤器[77]，大多数商业产品将滤器整合到系统中。而停搏液灌注系统是否需要添加微栓滤器目前仍有争议[90]。尽管目前临床普通在动脉管路上增加微栓滤器，研究却没有明确证实其必要性[87]。在离体试验中证实动脉滤器减少循环中的微栓子[89]，临床研究也证实这一点[89]。但这些微栓滤器并不能将体外循环系统产生的微栓子全部滤除[12,74,77]。研究发现使用鼓泡式氧合器时微栓子减低的水平基本一致[55,91]，神经系统并发症结果无显著差异[91]。相比之下在不使用动脉微栓滤器的情况下膜式氧合器产生的微栓子更少，但其与添加动脉微栓滤器的鼓泡式氧合

器所产生的微栓子数量近似[87]。

表 12-2　微栓子的主要来源

气源性	外源性	血源性
鼓泡式氧合器	动脉粥样硬化的碎片	纤维蛋白
气体进入循环	脂肪，脂肪滴	游离脂肪
心腔内残余气体	纤维蛋白凝块	聚合乳糜微滴
松散的荷包式缝合	胆固醇晶体	变性蛋白
心腔吸引回流室	钙化颗粒	血小板聚集
迅速复温	肌肉碎片	血小板-白细胞聚集
空化	管道碎片，尘埃	溶血
	骨蜡，滑石	输血
	有机硅消泡剂	
	胶，止血纱布	
	棉海绵纤维	

　　尽管动脉管路微栓滤器的有效性未被明确认可，但其仍普遍应用[92]。尽管微栓滤器能捕获气泡，但它增加成本，偶尔在使用中会出现堵塞，而且在预充过程中难以排气。并且微栓需要安装小侧路和三通装置帮助排气。

　　其他生物源性的微栓子更有意义。脑血管微栓栓塞在动脉插管[93,94]、阻断和开放升主动脉[94]、心脏复跳早期[95]时最常发生。并且与灌注系统产生的微栓子相比，外科源性微栓子更容易导致术后神经系统并发症[96]。

白细胞滤器

　　白细胞滤器近期开始报道[97]，将在本章后面部分详述。大多数研究发现这些滤器可以减少循环中白细胞计数[98]。但不能提供明确的临床获益的证据[99]。

■ 管道和接头

　　心肺机的各种不同部件通过乙烯聚合物管道和带凹槽的聚碳酸酯接头连接。医用级别的聚氯乙烯（PVC）管道应用广泛，它柔韧、与血液相容性好、惰性、无毒、表面光滑、非浸润性、韧性、透明、不易扭折、可被加热灭菌。为减少预充量，管道接头应尽量缩短。为减少湍流、气穴、流动停滞区域管道应平滑，无过度牵拉或延伸。较大的内径有益于血液流变学，但会增加预充量。一般成人选用 1/2 ~ 5/8 英寸（内径）管道。在完整密封的一体化心肺机出现之前，任何血流装置都会产生一定的湍流。不牢固的接头会使气体进入，并有漏血风险，所以接头处应确保固定牢固。为保证使用方便安全，大多数管道和接头出厂时已包装好，并且是一次性用品。

■ 肝素涂层管道

　　体外循环系统的血液接触面都可以制成离子或共价键结合肝素的涂层表面。Duraflo Ⅱ 肝素涂层管道的内表面上有与四价铵（二甲基氯烷基苯）结合的离子肝素分子，（Edwatds Life-science, Irvine, CA）共价键结合首先把聚乙烯铵聚合物与塑料表面结合，然后再结合肝素片段。（Carmeda Bioactive Surface Medtronic Inc, Minneapolis, MN）离子键结合的肝素会慢慢滤出，但这与临床心脏外科无关。肝素涂层管道应用于临床体外循环过程中的文献报道虽然较多[102,103]，但仍有大量争议，入选患者条件、系统肝素总量减少、术野中吸回的血液丢弃或洗涤[102]。目前无可靠证据证实肝素涂层管道可以使系统肝素总使用量减少，或是减少与体外循环相关的出血及血栓问题。虽然大多数研究认为肝素涂层管道可以降低补体 C3 和 C5b-9 的浓度会在一定程度上影响研究结果[103]，但体外循环造成的炎症反应并未减小，而且也没有明确的临床获益的证据[104]。

　　目前正在研究中的其他涂层管道包括磷酸胆碱涂层，表面转化添加剂[107] 和 trillium 表面[106]。

■ 心内吸引和术野吸引

　　外科伤口吸回的血液可以直接进入回流室祛泡、滤过、储存，浸润表面活化剂的海绵起到祛泡，减少血液表面张力作用。各种滤器可以滤除微栓子，使用滚压泵或使用真空吸引辅助静脉引流会产生负压，负压和血液水平面必须监测，以减少过度吸引导致微气栓进入灌注液。

　　心内吸引和回流室是造成溶血、微气栓、脂粒、细胞聚集、血小板损伤丢失、血栓形成、纤维蛋白溶解的主要原因[73,77,108]。手术创面吸引回的混合空气的血会激活血液炎症反应，而这部分气体由于含有高比例的溶解度低的氮气很难祛除。大量的心内吸引会破坏血小板和红细胞[108]。市售回流室其结构设计会最大程度地减轻气体入血和血液成分破坏。心内吸引回血首先进入回流室在加入灌注液也便于祛除气体和微栓子。

　　心内吸引血液的气体处理办法包括经过血液回收机洗涤为浓缩红细胞再输入灌注系统。两类自动离心泵可完成血液洗涤。间歇离心泵（如 Haemonetics cell saver, Meomonetics Corp, Braintree, MA）可以洗出气体、血栓以及其他生物源性、非生物源性的微栓子。但同时也将血浆成分洗出。连续离心泵

（如 Fresenius/Terumo CATS，Elkton，MD）还可以洗出脂粒及激活的白细胞[109]。另外，还可以丢弃心内吸引回血，但大多数外科医生认为这将增加异体输血量所以不可取。目前越来越多人认为术中心内吸引回血是造成血栓形成、出血、炎症反应等体外循环并发症的主要原因。

■ 心腔减压

心脏停搏时任何一个心室的过度膨胀都会导致开放后心脏收缩功能受损。室颤以及心脏停搏期间右心室膨胀最大的影响是在此期间血液会因多种机制进入收缩无力的左室，导致左室过度膨胀。在体外循环过程中，如果没有左心引流插管，未通过右房插管或腔静脉插管回流入系统的血液以及冠状静脉窦、窦状间隙血管回血可以通过未切开的右室进入肺循环，并且和一部分来自支气管动静脉的血液、经主动脉瓣反流的血液以及其他术前未发现的情况造成的回心血（如卵圆孔未闭、动脉导管未闭）一起进入左室（图 12-6）。

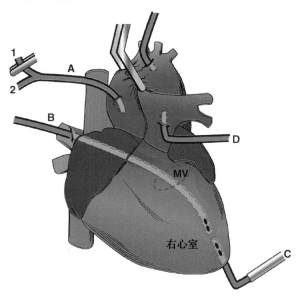

图 12-6 图示开口位置（心室减压）。（A）主动脉根部，升主动脉钳夹后可以用于灌注心停搏液；（B）导管置于右上肺静脉/左房结可使血液通过二尖瓣进入左室；（C）直接在左室顶端开口；（D）开口于肺动脉，因为肺静脉缺乏静脉瓣以给左房减压

将造成左心室过度膨胀。体外循环过程中支气管动静脉回血以及非冠脉系的回血平均分别为（140 ± 182）ml/min 和（48 ± 74）ml/min[111]。

心脏停搏期间可通过各种方法进行心室减压。过去经心尖部插入吸引管减压的方法由于其操作不便以及损伤心肌目前已经基本弃用。现在大多用一种多孔的末端柔软的导管（图 12-6）经右上肺静脉插入左心房（也可进入左室）吸引减压。有一些外科医生在肺动脉插入吸引管减压。二尖瓣手术时也可经主动脉瓣向后插入吸引管减压。吸引管回血经滚压泵吸引进入心腔吸引回流室，但要注意防止过度负压吸引。虽然视诊或触诊可发现心腔膨胀，但经食管超声以及直接测量肺动脉或左房压更有诊断意义。当绝大多数心肌复苏后可以停止心腔内吸引，但仍应注意避免心脏过胀。冠脉吻合时常以停搏液灌

注管在主动脉根部吸引减压[115]。

左心减压最常见的并发症是残余气体。当心脏复跳后可在经食管超声监测下充分排气。另外可在主动脉根部通过小的吸引管排气[116]。其他并发症包括出血、心房穿孔、二尖瓣损伤、心肌损伤。

■ 停搏液灌注系统

停搏液中含 8~20mmol/L 的钾离子镁离子，以及一些其他成分。通常经主动脉根部阻断钳近端进行灌注，或经冠状静脉窦逆灌使心脏在舒张期停搏。停搏液可分晶体停搏液及含血停搏液。一般灌注的停搏液温度 4~37℃。常温的停搏液需持续灌注以保证心脏停搏，低温停搏液可间断灌注。停搏液灌注一般经一个独立的系统，包括回流室、热交换器、滚压泵、气泡滤网，也可包括微栓（如表 12-2）。灌注停搏液需监测温度及灌注压力。停搏液灌注系统可以是完全独立的系统，或者作为动脉管路的分支即主泵的分泵。灌注管路也可作主动脉根部吸引装置使用。

当主动脉瓣暴露时，顺行性灌注是将停搏液通过主动脉根部的小导管或直接插于冠脉口的导管灌入，逆行性灌注则是通过插入冠脉窦的导管灌注[117]。逆行性导管的放置是很重要的，但是操作并无很大难度，并且可以通过触诊、TEE、动脉血颜色或导管压力感受器所示的压力波形而验证[118]。逆行性灌注的并发症包括冠脉窦的破裂或穿孔、血肿及导管的破裂[119]。

■ 血液浓缩器（血滤器/超滤）

与氧合器类似，超滤器内含有半透膜结构，可以滤除水、电解质，以及血液中分子量小于 20 000 道尔顿的物质[120]。超滤器可以连接至静脉、动脉管路或回流室。但需要有较高的跨膜压差以驱动超滤。所以当超滤器未连接在动脉管路的情况下超滤需要滚压泵驱动。也可以在滤出液方向增加负压吸引。在流量 500ml/min 时超滤速度可以达到 180ml/min[121]。与血液回收机相比，超滤器更好地保存了血小板和血浆蛋白。超滤器滤除水分比使用利尿剂更具有可控性[122]。除了增加成本外超滤器几乎无其他缺点，使用之后的不良反应也相对较少[121]。

■ 灌注系统监测和安全装置

表 12-3 列出体外循环监测和安全装置。压力监测在主泵和动脉管路之间的微栓滤器上，体外循环过程中持续监测压力以便及时发现异常升高的泵压。系统压力一般高于桡动脉测压，这是由于微栓滤器和动脉插管造成的。当系统压力异常升高时压力监测会发出声音报警以便灌注师及时发现。

动脉流量计是使用离心泵时必备的监测装置。使用滚压泵也可以动脉流量计确定灌注流量。

嵌入式动脉流量计可监测血气、血细胞比容、电解质[123]。一般在静脉管路安装嵌入式氧饱和度监测可以评估氧供和氧需情况[124]。动脉管路可以安装血气监测[125]。由于监测结果的可靠性不确定，使用这些监测装置的必要性并未得到证实[126]。如果需要频繁测定血气、血细胞比容、电解质的话，可以选择使用自动分析仪[123]。

表 12-3 安全装置及步骤

装置或步骤	运用率（%）
回流室液面报警装置通过	60 ~ 100
自动断泵	34 ~ 80
高动脉压警报通过	84 ~ 94
自动断泵	35 ~ 75
大量气泡监测通过	42 ~ 88
自动断泵	62 ~ 63
动脉管路过滤	44 ~ 99
转流前再循环/过滤	75 ~ 81
氧气过滤器	81 ~ 95
嵌入式静脉氧饱和度	75 ~ 76
嵌入式静脉氧饱和度	12 ~ 13
氧合器供氧分析仪	43 ~ 53
单向活瓣心内孔线	18 ~ 73
心肺机内电池	29 ~ 85
替代电源	36
发电机	28
动脉泵头备份	80
热交换器备份	97
氧供应器备份	88 ~ 91
紧急照明	62 ~ 91
转流前活化凝血时间	74 ~ 99
转流时活化凝血时间	83
转流前检查单核对	74 ~ 95
书面协议	49 ~ 75
灌注时间记录	46
装置事故记录	52

气流量和氧浓度监测。进入氧合器的气流量和氧浓度需监测[127]，有一些体外循环团队另外监测出气口的气体，这样可直接确定机体代谢情况和麻醉深度[127]。一些生产商建议监测跨膜肺压差，它可以早期提示氧合器功能不良，尽管这种情况发生概率极低[62~64]。

热交换器内的水温必须监测。以防高温造成血浆蛋白变性和气源性微栓子[65]。在深低温停循环的手术中静脉管路的温度变化反映患者机体内温度变化，同时监测动脉管路的温度可以预防复温过程中高温造成的脑损伤。

一些可供选择性使用的安全装置包括回流室液面报警装置和动脉管路气泡监测装置。可以在心内吸引回流室和动脉微栓滤器之间安装单向阀门防止进气。目前有安装在动脉微栓滤器远端的嵌入式超声监测装置，可以防止少量的气体进入管路。安装在静脉管路和吸引管路上的单向阀门可以防止后向气体进入系统或者由于放血过多造成的动脉管路进气[68]。

自动资料收集系统。可以在术前输入资料并在术中采集数据[128]。计算机控制的体外循环系统正在研发当中[129]。

体外循环的管理

■ 灌注团队

虽然外科医生直接负责手术，但需要和麻醉医生、灌注师建立密切的工作关系。这三者需要自由的、坦率的交流，并且周期性的开展多学科的学术讨论学习，商讨和确定各种手术和急诊的处理方案。当然，手术医生、麻醉医生、灌注师之间的沟通并不完全类似于飞机驾驶舱内飞行员之间的沟通。

外科医生决定手术内容、灌注温度、停搏液、插管的选择和术中的特殊处理。手术过程中在开始和结束体外循环的过程中外科医生要和麻醉医生、灌注师交流，相互配合协调灌注管理。灌注师负责建立和预充人工心肺机系统、核对安全设备、转流、监测凝血、给药、撰写体外循环记录单。

麻醉医生管理术野、麻醉状态、机械通气、患者生命体征、灌注管理。警惕性高的麻醉医生是安全保障，也是各种复杂情况的问题终结者。是仅次于外科医生的能够预计、发现、纠正各种异常情况的人。另外麻醉医生还负责术前术中术后的经食管超声检查。

■ 人工心肺机的组装

灌注师负责准备人工心肺机灌注系统和术中需要的各种耗材。大多数灌注师使用商业生产的无菌的定制的管道包以链接组成灌注系统的各个部分。系统的链接需要 10 ~ 15 分钟，预充过程需要 15 分钟。未预充的系统可以保存 7 天，预充后应在 8 小时内使用防止出现氧合器功能不良。装机后灌注师应检查安全设备并填写安全核对单。

预充

成人手术预充体外循环系统需要 1.5 ~ 2.0L 平衡盐溶液，如乳酸林格钠、复方电解质溶液。预充液在系统内循环，经过微孔滤器滤除外源性微粒、物质、气体。对于一般的平均重量的成人，预充量接近血容量的 30% ~ 35%，转中血细胞比容降低到术前的三分之二。对于体重轻的患者或者术前贫血的患者可能需要预充库血以免出现血细胞比容过低。目前对于转中血细胞比容水平无一致的建议。大多数灌注师在温度 25 ~ 32℃时将血细胞比容控制于 20% ~ 25%。血液稀释减低循环血黏度，同时也降低灌注液携氧量。转中混合静脉血氧饱和度应高于 60%[124]。为加强利尿减少术后肾功能不全的发生可以预充 12.5 ~ 50g 甘露醇。

为避免输血可以使用小内径的管道，避免管道过长，转机中回流室液面低。当然后者会增加进气的风险，但这可以通过使用可折叠的回流室或液面报警自动停泵来预防。近年来小的一体化的系统已经问世，这可以减少预充量和接下来的血液稀释，减少输血，减少血小板聚集[130]。很多系统都取消静脉回流室并使用各种涂层管道，以减少血液稀释，减轻炎症反应和凝血的发生。图 12-7 所示为典型的迷你体外循环系统。

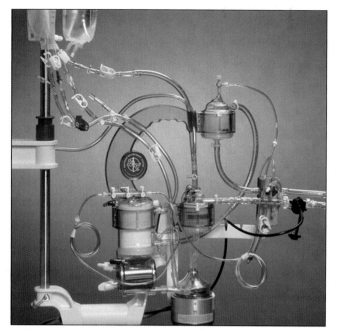

图 12-7 典型的迷你体外循环系统，运用表面涂布以减少凝血与炎症，且去除静脉回流室及多余的管道以降低血液稀释

自体血预充是减少血液稀释的另外一项技术。它是在开始体外循环前使用患者自身血液替代电解质溶液预充[131]。这种方法减少灌注液总量，但可能需要使用去氧肾上腺素维持血流动力学稳定[131]。此方法减少异体输血，但对临床结果无影响。

预充胶体（人血白蛋白、凝胶、右旋糖酐、淀粉代血浆）目前仍有争议。虽然预充胶体确实减少了转中胶渗压的降低程度[133]，并且减少过多的液体进入组织间隙，但目前仍没有证据证明有好的临床结果。前瞻性试验未证明应用白蛋白明显获益，[133]而且应用白蛋白增加的成本并有一定风险[134]。淀粉代血浆可能减少术后出血。[135]McKnight 等发现其对术后氮平衡无影响[136]。预充液中一般不使用葡萄糖溶液以免术后出血神经系统并发症[137,138]。

■ 抗凝和拮抗

动静脉插管前静脉注射给予猪肝素（300～400U/kg），至 ACT 检查确定抗凝充分才可开始建立体外循环。尽管目前牛肝素仍普遍使用，但其比猪肝素抗原性强，更易激活 IgG 抗体[139]。肝素静脉给药起效很快[140]，一般给药后 3 分钟可以测定 ACT。目前不同的团队开始转机的 ACT 标准不同，一般来说 ACT 大于 400 秒可以开始转机。有些团队仍建议大于 480 秒开始建立体外循环[141]，因为在体外循环过程中肝素只是部分抑制凝血酶形成。最近一些中心为了减少外科出血建议 ACT 在 300 内转流。尽管早期未发表的结果证实这种情况是安全的，但仍不被普遍接受。使用抑肽酶时应以高岭土监测 ACT，而硅藻土会导致实际测定值偏高。ACT 时间不够可能是肝素剂量不足或者是体内抗凝血酶Ⅲ浓度低。当肝素剂量达到 500u/kg 仍未达到目标 ACT 值应输入新鲜冰冻血浆以补充抗凝血酶

Ⅲ，或者可以给予重组抗凝血酶Ⅲ[142]。抗凝血酶Ⅲ是一个重要的辅因子，它与循环中的凝血酶结合发挥抗凝作用，肝素可以使该反应的速度增加数千倍。肝素诱导的血小板减少症患者应使用其他药物代替肝素抗凝。

体外循环转流过程中每 30 分钟测定 ACT。如果 ACT 值低于目标值应补充更多肝素。一般来说即便 ACT 时间达到目标值每小时也应该补充三分之一初始剂量的肝素。肝素浓度过高（ACT 大于 1000 秒）会造成广泛出血，而肝素浓度过低会导致体外循环系统出血血栓。

体外循环顺利停机后以鱼精蛋白拮抗肝素，初始剂量按照每 100 单位肝素给予 1 毫克鱼精蛋白，但鱼精蛋白总量不超过 3mg/kg。肝素-鱼精蛋白复合物可以激活补体导致低血压。发生这种情况可以给予钙剂（2mg/1mg 鱼精蛋白）。当开始给予鱼精蛋白后应停止心内吸引以防系统内血栓形成导致不能再次为患者提供紧急循环辅助。体内有鱼精蛋白胰岛素抗体的患者给予鱼精蛋白后会出现过敏反应[143]。这种严重的过敏反应可能需要紧急体外循环转流，有些患者可以通过停止鱼精蛋白给药和肾上腺素注射等复苏治疗好转。肝素代谢情况也可以通过 ACT 测定评估，如果持续出血或 ACT 时间延长可以再给予鱼精蛋白 50mg。肝素反跳是在体内鱼精蛋白清除后由于组织中的肝素再次释放造成的延迟肝素效应。肝素容易在脂肪组织蓄积，所以肥胖的患者容易出现肝素反跳。如果怀疑肝素反跳可以追加 25～50mg 鱼精蛋白 1～2 次，但应注意 ACT 时间延长可能由于血小板减少。常规是在患者伤口缝好以前，人工心肺机应随时可以再次转流以防患者出现任何失代偿情况。

■ 建立体外循环

在全量肝素化插好动静脉插管后，外科医生、麻醉医生和灌注师三方确认开始转流。随着静脉血液进入回流室，灌注师逐渐增加流量注意维持患者血压和容量。要密切观察以下情况

1. 静脉引流是否通畅；
2. 动脉管路压力是否正常；
3. 动脉管路血液氧合情况；
4. 动脉压；
5. 静脉压；
6. 心脏是否充分减压。

当灌注流量达到全流量 2 分钟后，停止机械通气，可以开始降温，并阻断升主动脉。患者血液首次接触人工表面尤其是氧合器时，常容易出现血管扩张、低血压的情况。一般可以通过提高灌注流量逐渐代偿至血管活性正常。偶尔可能会使用新福林提高血压。

■ 停搏液

含晶体或含血停搏液经单独的灌注泵在主动脉根部升主动脉阻断钳近端以 60～100mmHg 压力顺行灌入。（如图 12-2）血液经冠状静脉窦进入右心房，经右房减压吸引或经未阻断的腔静脉引流回到回流室。如果腔静脉插管已阻断必须使用心内吸引防止右心过胀。很多外科医生灌注冷的停搏液使心肌降温并监测心肌温度。其他一些外科医生灌注一定量的停搏液或者监测心肌电活动决定灌注量。顺行灌注停搏液心脏可以在 30～60 秒内停搏。停搏不佳原因很多。一些外科医生通过针形传感器直接监测心肌温度和 pH 值[44]。

经冠状静脉窦逆灌停搏液时速度为 200 ~ 400ml/min，压力控制于 30 ~ 50mmHg[145]。压力过高将导致冠状静脉系统损伤[119]。压力过低通常提示灌注不足，可能是灌注管位置不佳或者灌注头渗漏造成的，也可能提示冠状静脉窦撕裂。心脏 2 ~ 4 分钟停搏，逆灌停搏液可能导致右室心肌保护不佳[117]。

■ 安全灌注的重点

下面的内容是体外循环管理标准。关于如何正确的控制温度、血液稀释度、压力、流量以满足非生理状况下的细胞代谢。

灌注流量

在正常情况下，基础心输出量是由氧耗量决定的。生理情况下基础氧耗量 250ml/min，在体外循环过程中测量氧耗量是不切实际的。在 35 ~ 37℃ 血细胞比容 25% 的情况下，深度麻醉肌肉松弛的患者一般给予 2.4L/（min·m²）的流量可以满足机体氧供。血液稀释把血液氧含量由 20ml/dl 减少至 10 ~ 12ml/dl。因此流量应高于正常的心输出量或者使机体的氧耗量减低。静脉插管的阻力、管道以及失去正常生理条件下对血管舒缩的调控可能影响静脉回流，并限制动脉流量。

温度每降低 10℃，氧耗量减低 50%。在低温或常温情况下泵流量与最大氧耗量的关系可以用公式表示：

$$VO_2 = 0.44（Q - 62.7）+ 71.6$$

不同温度下的氧耗量-流量曲线（图 12-8）。

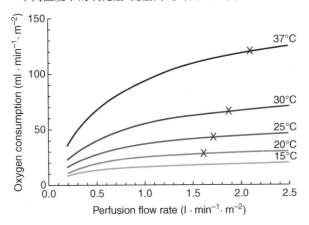

图 12-8　不同温度下的氧耗量-流量曲线。小叉号表示 Kirklin 和 Barratt-Boyes 临床使用的流量

Kirklin 和 Barratt-Boyes[146] 认为转中流量最低值应大于等于最大氧耗量 85% 的流量。成人体温 30℃ 时，最低流量接近 1.8L/（min·m²）。25℃ 时，最低流量接近 1.6L/（min·m²）。18℃ 时，最低流量接近 1.0L/（min·m²）。

血压在 50mmHg 以上时，脑血流量可以通过自身调节来控制。但是其他脏器的血流随流量的减低逐渐减少。首先是皮肤肌肉，然后是腹腔脏器、肾脏。

搏动灌注

理论上搏动灌注的优点包括增加微循环能量传递。降低毛细血管临界闭合压，增加淋巴回流，改善组织灌注和细胞代谢。理论上搏动灌注降低血管收缩反应和神经内分泌反射，并增加氧代谢，减少内源性酸性物质生成，改善组织灌注。尽管

进行大量研究，无人明确证实搏动灌注比平流灌注在短时间或长时间体外循环过程中有更多临床获益[71,141]。两项研究认为搏动灌注降低死亡率，减少心梗发生，和低心排综合征[148]。但其他研究均未得到阳性结果。

动脉血压

体循环动脉压决定于流量、血黏度（血细胞比容）、血管活性。脑血流有机体自身调节。但是在体外循环过程中中度低温和中度血液稀释度（血细胞比容 24%）情况下，血压低于 55mmHg 时，自身调节机制消失[84,152]。动脉压低的情况下保证脑血流灌注也可以得到保证[153]，但唯一的前瞻性随机对照试验发现平均年龄 52 岁的患者中，体外循环过程中平均动脉压维持在 70mmHg（平均（69 ± 7）mmHg）的患者其死亡率和并发症发生率低于平均动脉压维持于 60mmHg 者[154]。对于有基础血管疾病和高血压的老年患者，37℃ 时应维持平均动脉压 70 ~ 80mmHg。血压过高会导致术野回血增多。

体外循环过程中低血压可能由于泵流量低、主动脉夹层、测压装置失灵或血管扩张。最常用的升压药是去氧肾上腺素。近期也有报道应用血管加压素（0.05 ~ 0.1u/min）以提高血压。如果麻醉深度足够，可以用硝普钠降压，其降压机制是扩张小动脉。也可以应用硝酸甘油降压，其机制是扩张小静脉和肺血管。

血细胞比容

体外循环中适合的血细胞比容仍有争议。低的血细胞比容会减低血黏度、减少溶血、减少血液携氧量、减少输血。一般情况下当血细胞比容和血温相等时（如 37℃ 时血细胞比容 37%，20℃ 时血细胞比容 20%）血黏度是稳定不变的。低温可以降低氧耗量，机体温度 26 ~ 28℃ 时可以维持血细胞比容 18% ~ 22%，但是在体温过高时由于灌注流量限制可能导致供氧量小于氧耗量[156,157]。Hill[158] 等认为体外循环过程中的血细胞比容变化与院内死亡率和神经系统并发症发生率无关。但 DeFoe[159] 研究证实体外循环过程中血细胞比容低于 23% 将增加院内死亡率，尽管原因未能明确[160]。出于安全性考虑体外循环过程中较高的血细胞比容（25% ~ 30%）似乎是合理的[157]。婴儿心脏外科手术期间较高的血细胞比容可以减少神经系统并发症[161]。在老年重症患者常温手术中更是如此。

温度

普通的成人心脏外科手术适合的温度也是有争议的[157]。目前术中一般将温度控制于 25 ~ 30℃，以增加脑保护，支持低温停搏液灌注，允许低流量灌注和较低的血细胞比容，在急诊手术中延长循环停止的安全时限。但是低温影响酶活性和器官功能、增加出血、增加体循环血管阻力、延迟心功能复苏、延长体外循环时间、增加脑部高温的危险，并且和术后焦虑有关[162]。脑血管微栓子栓塞的风险通常高于灌注风险，所以推荐将温度控制于 33 ~ 35℃，或者浅低温体外循环，部分原因是为了避免复温过程中出现血压过高[163]。相应的术后应注意避免脑温过高，也有一项研究推荐为减少神经系统并发症患者体温应恢复至 34℃[164]。

血气管理

体外循环低温过程中有两种管理血气的方式即 pH 稳态和

α 稳态。很多证据证明在婴儿深低温停循环过程中 pH 稳态血气管理神经系统并发症更少[161]。成人术中 α 稳态血气管理更适合[165]。pH 稳态需要温度校正，在所有温度下保持血 pH 为 7.40，低温时通过吹入二氧化碳增加血二氧化碳分压维持 pH 恒定。α 稳态允许低温时 pH 升高。在 pH 稳态管理下脑血流更高，灌注压更高并且氧供与实际的脑氧耗量分离。α 稳态管理下脑血流低，自主调节，氧供和脑氧耗相匹配[166]。

动脉血氧分压

动脉血氧分压应维持高于 150mmHg 以确保足够的动脉血氧饱和度。但是否高于 200mmHg 会造成损害还没有证实。

血糖

尽管 Hill[158] 等的研究认为体外循环中血糖水平与术后神经系统并发症无关，其他的研究都发现术中高血糖（大于 180mg/dl）会增加神经系统损伤[138]和其他并发症、死亡率[167]。近期很多研究证实严密的血糖控制对预防感染和减少 ICU 停留时间降低死亡率是非常重要的[168]。

■ 患者监测

体循环动脉压，常通过导管监测桡动脉、上臂、股动脉的动脉压。中心静脉压常规通过颈静脉监测。是否应常规应用 Swan-Ganz 导管监测肺动脉压力仍有争议，并且对于低风险的普通手术患者不是必须的[169]。体外循环期间肺动脉导管应置于主肺动脉以免肺穿孔。

经食管超声

全面的经食管超声（TEE）检查[170]评估体外循环过程中[171]插管和心腔内吸引管的位置是非常重要的[117,172,173]。其他重要意义包括诊断严重的动脉粥样硬化[33]、心肌损伤、心梗、心脏过胀、评价收缩功能、发现栓塞、心内积气、术前未诊断的解剖异常[170]术后瓣膜功能异常、夹层诊断[41,174]及心内排气不完全[175]。

温度监测

膀胱温和直肠温可以反映机体深部的温度，但不能反映脑温[176]。食管温度以及肺动脉温度可能由于灌注冷停搏液而受影响。颈静脉球温可以替代脑温，但操作麻烦[177]。常监测鼻咽温和鼓室温以反映脑温，但通常在复温期间低于颈静脉球温 3～5℃[178]。复温期间动脉管路温度变化是和颈静脉球温相关的[179]。

神经生理监测

体外循环中神经生理监测的有效性正在研究还没有明确结论。监测手段包括颈静脉球温度和氧饱和度，经颅多普勒超声，经颅近红外线反射光谱分析（NIRS）以及脑电图[180]。

保证氧供

在体外循环过程中氧耗量等于泵流量×动静脉脉氧含量差值。在一定温度下，静脉氧饱和度维持在 85% 左右提示氧代谢充分（图 12-8）[146]。氧供量等于泵流量×动脉氧含量，常温转流过程中应大于 250ml/（min·m²）[156]。混合静脉氧饱和度反映氧供和氧耗的关系。混合静脉血氧饱和度低于 60% 提示氧供不足，由于各器官血管张力不同，混合静脉血氧饱和度高并不能确保所有血管床的充分灌注[181]。混合静脉氧饱和度正常的情况下，代谢性酸中毒或血乳酸水平升高提示灌注不足。

尿量

转流中持续监测尿量。尿量受肾脏灌注量、温度、系统预充、利尿剂、平流灌注、血液稀释的影响。转流中应保证尿的生死，一旦出现少尿应积极寻找原因。

胃张力和黏膜血流

可以使用多普勒超声和激光测定内脏黏膜血流，但临床很少使用。

■ 停止体外循环

停机前应确保患者体温复至 34～36℃，无恶性心律失常，肺复张恢复机械通气，持续心电监测，血细胞比容、血气、内环境、电解质水平恢复正常。经食管超声评估心脏排气充分，调节静脉插管保证静脉血回心通畅，如果需要使用正性肌力药物，应在减低流量前开始给药。停机前应拔除心内吸引管，但可以在主动脉根部滞留吸引管持续轻柔吸引，以排出未发现的微小气泡。

当上述准备就绪，外科医生、麻醉医生和灌注师开始配合逐步停机。灌注师逐渐的控制静脉回流量使静脉血逐渐进入右心，经肺循环进入左心，同时逐渐减低泵流量，过程中要持续观察心率、心律、动脉压、动脉波形。最初维持系统回流室液面不变，当动脉流量逐渐减低至 0 时根据患者患者动脉静脉压情况选择性继续还血。在停机过程中通过 TEE 监测心脏的充盈情况和收缩功能，评估以及心内畸形矫正情况和心功能。动脉氧饱和度达 100%，呼气末二氧化碳高于 25mmHg，混合静脉氧饱和度 65% 以上，机械通气和循环情况满意可以拔除静脉、动脉插管，给鱼精蛋白中和肝素，停止术野吸引。

患者血流动力学稳定，在外科医生和麻醉医生同意下开始缝皮后，管路中的灌注液可以回收。回收的灌注液可以通过血液回收机洗涤成压缩红细胞或直接输入患者体内。间或回收的一部分灌注液需置于血袋内稍后输入患者体内。另外，只有患者胸腔关闭准备离开手术室时才可以停止心肺机的工作。

其他用途

■ 体外循环的特殊应用

二次手术，胸段降主动脉手术，较胸骨正中切口创伤性小的小切口手术需要采用不同的方法建立体外循环。

右侧开胸

第 4、5 肋间隙侧切口可以充分暴露右房、腔静脉、升主动脉、左心房、二尖瓣，但无法直接暴露左心室。升主动脉充分显露方便上阻断钳、灌注停搏液以及切开升主动脉。左心排气操作比较困难，需体外除颤。

左侧开胸

左胸侧切口或后侧切口可应用于多种手术。静脉回流可以通过右室-肺动脉插管、左肺动脉后向插管、股静脉、髂静脉插管引流。选择股静脉、髂静脉插管时可以在经食管超声引导性将插管置于右心房内以增加静脉回流[182]。动脉插管可选择胸段降主动脉、左锁骨下动脉、股动脉或髂动脉。

左心旁路

左心旁路是使右心跳动将血液泵入肺循环进行气体交换[183]，不需要使用氧合器，常通过左胸切口暴露插管位置。多选择左上肺静脉与左心房交接点插管将血液引出，也可通过左心耳插管，但左心耳组织脆性大相对操作困难。为减少心肌损伤入路插管位置常选择左室心尖部。回血路插管末端需在左房内，插管过程小心操作避免进气。左心旁路系统通常只包含管道和离心泵。无回流室、热交换器、气泡滤网。这减少了凝血酶原激活，如果存在较高的凝血相关危险因素（如脑出血），可以少用甚至不用肝素，否则建议全量肝素化。精简的灌注系统可以避免循环容量的增多或减少，调节温度，减少气栓发生。循环容量增加需要增加流量，无热交换器可维持体温[184]。

完全左心旁路，可用于左冠状动脉手术，将肺静脉的血液全部引流出左心房，左室不射血。发生室颤时只要循环容量足够血液仍可通过右室和肺[184]。

部分左心旁路，结构和插管部位和完全性左心旁路相同，常用于胸段降主动脉手术。这可以同时实现在阻断主动脉后继续为远端机体提供血液灌注，同时可以通过提高系统流量减少前负荷。控制近端主动脉的灌注压，防止高血压或低血压造成的左室扩张。一般远端机体血供占心排量的三分之二 [1.6L/(min·m²)]，需同时监测上下肢动脉血压（桡动脉、肱动脉、股动脉、足背动脉）。体循环血量和系统内容量通过中心静脉压和经食管超声监测评估，由于上下肢分别灌注体外循环管理更加复杂[183]。

部分心肺旁路

包括氧合器的部分心肺旁路也可以用于胸段降主动脉手术，插管位置途径同上，灌注系统包括回流室、泵、氧合器、热交换器、气泡滤网，跳动的心脏是上半身供血，需维持机械通气并监测上半身血氧饱和度，且上下半身循环需保持平衡。

完全心肺旁路

外周插管的完全心肺旁路常用于直接开胸会发生危险的手术，如伤及重要血管、毗邻胸前壁的升动脉瘤[3]。患者仰卧位，体外循环系统安装预充完毕后，静脉插管经股静脉髂静脉或颈静脉至右心房，动脉插管位置一般选择股动脉、髂动脉、锁骨下动脉。开始转流后暂不降温，保持心脏跳动，至建立心内吸引减压后在外科医生指令下开始降温。

股静脉-股动脉转流

股-股转流一般用来建立急诊体外循环[3]，辅助血管成形[186]，股静脉插管也用于其他手术控制出血（如颅内动脉瘤，肿瘤侵犯腔静脉）或保证氧合（肺移植，上呼吸

道修复）。

微创外科手术

非体外循环搭桥（OP-CAB）是在不经体外循环的情况下，在跳动的心脏上做冠状动脉搭桥手术。微创外科搭桥（MID-CAB）可以经或不经体外循环通过小切口的冠状动脉搭桥手术。可能选取上述的外周血管插管途径。通常也可选择小号的插管或者特殊设计的插管经小切口或胸壁其他小切口选择中心性插管[187]。可以通过辅助静脉引流增加静脉回流，选用尖端较软的动脉插管以减少胸壁损伤[20]。

打孔入路体外循环系统可以提供全流量心肺旁路、灌注停搏液，可用于搭桥或换瓣手术[173]。经右颈内静脉单独经皮插管至右心房冠状静脉窦口吸回停搏液，并可进入肺动脉吸引作为左心减压，在经食管超声或荧光透视的定位下经股动脉插入多腔导管至升主动脉，以球囊阻断升主动脉在主动脉根部灌注停搏液，静脉回流经股静脉插管至右心房。置管操作可以在体表心脏投影区经很小的皮肤切口进行，但要求外科医生仔细操作。

经体外循环的微创外科手术有一些相关并发症，包括血管、心腔穿孔、主动脉夹层、排气不全、体循环气体栓塞、主动脉球囊阻断困难，由于二氧化碳比重大且在血中溶解度大，可以在术野中以 5~10L/min 的流量吹入二氧化碳排出空气。主动脉内球囊阻断可能造成主动脉瓣损伤关闭不全，或者阻断远端分支血管，出于安全术中需密切监测经食管超声、经颅多普勒、NIRS、脑电图[188]。

■ 深低温停循环

深低温停循环（DHCA）通常用于主动脉弓部手术，严重钙化的主动脉或瓷动脉、胸腹主动脉瘤、肺栓塞取栓术、特殊的心血管或神经系统疾病[189]，明确的复杂先心病手术。DHCA 包括机体降温至低于 20℃，短期的循环停止，然后复温至 37℃，深低温减少了脑氧耗（图 12-9）、并减少缺血和再灌注期间出现的毒性神经递质以及各种氧化剂的释放[190]。

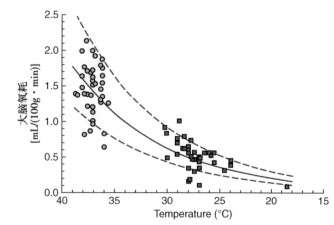

图 12-9 在心肺转流 2L/（min·m²）时大脑氧耗与鼻咽温的关系

由于降温期间脑温和体温降温不同步[176]，所以一般至少监测两个温度来评估脑温和体温，体温通过膀胱温、直肠温、食管温、肺动脉温监测，脑温则通过鼻咽温和鼓室温监测。大

多数外科团队在脑电图静止，颈静脉球血氧饱和度大于 95% 的情况下，或者鼻咽温或鼓室温低于 20℃ 的情况下至少可停循环 30 分钟。热量交换和体重、流量、血温-水温温差成固定比例。但是降温和复温的过程必须严格控制温度（见热交换器章节），灌注降温主要以热交换器和变温毯支持，另外可在心脏周围放置冰屑降温。复温过程动脉管路温度低于 37℃ 以避免温度过高，另外应避免灌注液温度与机体深部温度温差大于 10℃。

温度的改变会影响酸碱平衡，DHCA 期间应使用 pH 稳态管理血气，在低温期间脑保护效果好[191,192]，17℃ 时将脑氧耗量减低 30% ~ 40%，[192] 在动物模型中和婴儿手术中改善神经系统预后[161,193]，但在成人手术中，不必要使用 pH 稳态管理[195]。高血糖会加重脑损伤所以在 DHCA 期间应避免血糖过高[196]，大剂量应用皮质激素或巴比妥类药物的有效性未被证实。

深低温停循环的安全时限尚不明确，在成人中停循环 25 分钟术后运动功能及记忆不会出现明显异常[197]。Ergin[198] 发现停循环时间是术后一过性神经功能失常的预测值，并和长期的神经生理功能缺陷相关。18℃ 时脑氧耗量是正常体温下的 17% ~ 40%[200]，停循环 30 分钟后可出现脑影响检查异常和脑血管异常反应[200]，大多数研究者[201] 并非所有[202] 认为成人停循环 45 ~ 60 分钟死亡率及神经系统并发症增加，大多数外科医生保证停循环在 45 分钟内，如果手术允许，停循环 10 ~ 20 分钟后会恢复流量灌注 10 ~ 15 分钟。（详见第十四章深低温停循环）

顺行、逆行脑灌注

顺行性脑灌注，是 DHCA 的替代或支持技术，当机体温度降至停循环温度时，可以通过单独的泵和插管提供大脑血流灌注[203]。或者通过与主动脉弓分支血管端侧吻合的人工血管插管共同灌注，很少通过不同的插管分别灌注，通常是通过从动脉管路上分出的一个单独的滚压泵灌注，可不使用微栓滤器，但需监测管路压力。10 ~ 18℃ 脑血管灌注流量接近 10ml/（kg·min）。灌注压一般限制于 30 ~ 70mmHg 范围内，但不同文献报道差异很大[204]。良好的脑灌注可以以颈静脉球血氧饱和度以及 NIRS 评估。顺行性脑灌注的缺点包括粥样斑块脱落或微气栓、脑水肿、或灌注压过高引起的脑损伤。

逆行性脑灌注（RCP）：最早在 1980 年报道作为大量气栓的紧急治疗[205]。随后 Ueda 介绍了继续 RCP 作为主动脉手术时深低温停循环的脑保护措施应用[206]。在深低温停循环期间 RCP 通过上腔静脉灌注，维持灌注压 25 ~ 40mmHg，温度 8 ~ 18℃，流量 250 ~ 400ml/min 经动脉管路的分路灌注。一些外科医生建议更高的流量以代偿流量损失，但无临床获益[207]。可以使用上腔静脉阻断带加速前向血流，以减少流量损失。下腔静脉可以阻断或阻断[208]。

RCP 已经获得安全广泛的应用[207,209]，但是其脑保护机制不清[210]。一种解释是该法可以冲掉经动脉进入的微栓子，而后者是主动手术脑损伤的主要原因[211]，但仍不明确充分完全的脑灌注的机制[210]。Lin[209] 发现皮质血流仅占 10%，RCP 期间脑氧饱和度缓慢下降而非停止下降[203,207]。本体感觉诱发电位缓慢减弱[212]。其他临床及动物研究认为 RCP 只在 DHCA 期间提供脑保护[207,209]。很少的一些研究认为前向血流灌注提供最佳的脑保护[203]。

体外循环意外及处理

体外循环中发生致命意外的几率为 0.4% ~ 2.7%，严重伤害和死亡率接近 0.06% ~ 0.08%（表 12-4）[61,92]。大量气栓、主动脉夹层、插管脱出、系统栓塞是主要的致死原因。热交换器、氧合器、泵和供电异常，是最常见的问题。其他的包括灌注回路的过早拆卸及凝血问题。

表 12-4 心肺转流中的不良事件

	发生率（事件/1000）	死亡或严重损伤（%）
鱼精蛋白反应	1.3	10.5
血栓形成	0.3 ~ 0.4	2.6 ~ 5.2
主动脉解剖	0.4 ~ 0.8	14.3 ~ 33.1
插管脱出	0.2 ~ 1.6	4.2 ~ 7.1
动脉缝合破裂	0.2 ~ 0.6	0 ~ 3.1
气栓	0.2 ~ 1.3	0.2 ~ 8.7
大量系统性气栓	0.03 ~ 0.07	50 ~ 52
断电	0.2 ~ 1.8	0 ~ 0.6
泵工作异常	0.4 ~ 0.9	0 ~ 3.5
温度交换器异常	0.5 ~ 3	0
替代氧合器	0.2 ~ 1.3	0 ~ 0.7
其他氧合器问题	0.2 ~ 0.9	0
撤机后急性再装机	2.9	13
早期非计划的停机	0.2	0 ~ 0.7

大量气栓

发生几率 0.003% ～ 0.007%，占不良事件的 50%[61,92]。术中任何时间都可能进气，一旦进气，气体可能进入系统的各部分[213]。活塞、接头吸引管、回流室打空、荷包缝合、停搏液灌注管。开放心腔内没有排净的气可能是发生气栓的最主要来源。不常见情况包括氧合器外壳破损、预充排气不净、随静脉回流气泡、插管意外进气。

大量进气是严重的灾难，处理措施[14,205,213]如下，立即停泵夹闭动静脉管路，快速经侧路排出系统内部气体。患者置于头低脚高位，在进气处吸引气血混合物直至无气吸出。立即使用经食管超声寻找气泡，但应尽快回复转流以避免温度过高造成脑损伤。排气后为脑保护或其他器官保护可降温至深低温停循环逆行性脑灌注。可给予类固醇激素或巴比妥类药物。术后5 小时内高压氧治疗可能有治疗作用[214]。

意外管理

为了降低体外循环的意外发生率所有从业人员必须经过严格个体化的培训，对应急情况进行训练并做好准备。熟练掌握并记录仪器功能[14]。所有的参加手术的人员必须要经过培训并取得相关领域的资格认证，并且参加继续教育课程。应编写灌注人员的操作指南和对各种类型手术及紧急情况下操作章程并及时更新。对于手术室外出现的紧急境况下也要做好设备准备。在设计好的专门位置准备好充足的物品，以备在特殊时期手术及紧急情况下的使用。建立体外循环前要根据安全核对单真核对，仪器设备要进行定期的检查，损坏的、不精确的、或者使用超期限的仪器要及时更换，并且要对仪器设备进行预防性的维修。新仪器在使用之前要进行彻底的检查，并且保证每个操作者熟练使用。安全报警装置可选择性安装，但任何安全装置都不能替代手术间工作人员的警惕和谨慎。每台灌注都要进行全面地记录，不良事件尤其要记录并在术后进行讨论，质控工作必须长期坚持。

在整个过程中，术者、麻醉师、体外灌注师之间要进行不断地交流，协调处理。使用陈述性的语言，而非分散注意力的交流，整个手术室团队经过专业的培训和对细节的严谨方可做到零失误。

第二部分
体外循环时血液中的体液反应及细胞反应

在体内，内皮细胞组成与血液循环相接触的唯一表面，同时保持血液的流动性以及脉管系统的完整性。这种非凡的细胞维持着一种动态平衡，一方面产生抗凝物质保持血液的流动性，当受到破坏和干扰时又可以产生促凝物质，增加血液胶质性。血液循环中的蛋白成分以惰性酶原形式存在，当受到刺激后可转化为有活性的活化酶。同样，血细胞在未受到刺激前也保持静止，活化后会表达特殊的表面受体，并释放参与凝血及炎性反应的多种蛋白及酶。肝素化血液持续与体外循环管路接触以及与心外科创面处组织细胞和体液成分的接触是一种启动凝血的强刺激，活化外科创面激活的组织因子途径

（外源凝血途径）和体外管路激活的内源性凝血途径。虽然体外循环患者均已接受大剂量的肝素抗凝，但凝血酶仍然会持续产生并随血液在体内循环[217]。这种强效酶和创面处释放的组织因子以及其他细胞因子还可以活化炎性反应，造成细胞坏死或凋亡。

血栓和出血

■ 体外循环中发生的最初反应

一旦肝素化的血液与生物材料接触，血浆蛋白就会被瞬间（<1秒）吸附到材料表面并形成单分子层，这种吸附是具有选择性的[218]，不同的生物材料对不同血浆蛋白具有不一样的表面活性。生物材料表面的物理和化学成分决定这种生物材料的固有表面活性。而不同生物材料、不同血浆蛋白以及不同血浆蛋白浓度下，所表现的固有表面活性也不同。被吸附的单分子蛋白层组成成分具有生物材料特异性并与血浆蛋白浓度相关，因此在生物材料表面，蛋白层的分布情况并不一致[219]，除了反复试验，几乎不可能对材料的促凝性做出预测。

大部分生物材料表面都会选择性吸附纤维蛋白原，但是被吸附的纤维蛋白原和其他蛋白的浓度会随时间发生改变[220]。通常，被吸附的蛋白会发生一定程度的构像改变[221]，这种构像改变会暴露出某种"受体"氨基酸序列，并识别特定血液细胞或血浆蛋白，这使血液与生物材料之间相互作用情况更为复杂。

所以，肝素化的血液并非与体外管路生物材料表面直接发生接触，而是与排列紧密牢固的血浆蛋白单分子层接触，这种蛋白分布随着时间与空间的不同而有所不同。所有生物材料表面，包括肝素涂层表面，都具有促凝性[222]，真正无促凝性的只有内皮细胞（图12-10）。

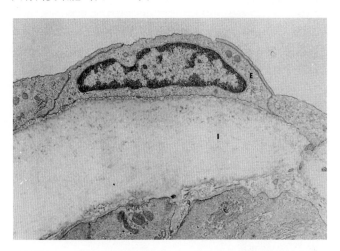

图 12-10　兔内皮细胞电镜图片（E），内皮细胞是目前所知的唯一不具有促凝性的表面。注意内皮细胞之间的结合处。内皮细胞附着于内弹力层（I），内弹力层紧邻中层平滑肌细胞。血管腔在顶部

抗凝

使用体外辅助和体外循环就必须抗凝，大面积促凝表面会产生凝血酶，使促凝作用迅速强于自然条件下体内抗凝物质的抗凝作用，并在管路中生成血栓。体内自然生成的抗凝物质有抗凝血酶、蛋白 C 和蛋白 S、组织因子途径抑制剂和纤溶酶。在体外循环系统中，凝血酶通常产生于面积小流速高的部位[223]，但如果没有其他促凝成分同时存在（如，与创面接触的血液成分），则不会产生明显的血栓。不同体外循环技术所产生的凝血酶不同，但是只要血液与非内皮细胞表面接触，就会产生这种具有潜在危害性的强效酶（图 12-11）。

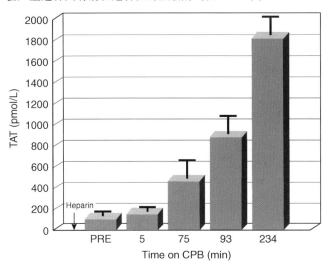

图 12-11 在体外循环心脏外科手术中，不同时间内血浆凝血酶-抗凝血酶（TAT）值，用于凝血酶的测量

在心脏外科体外循环术中，需要高浓度肝素（3~4mg/kg）抗凝来维持血液的流动性。肝素这种抗凝剂优缺点并存，其最突出的优点在于静脉给药、迅速起效、能够快速被鱼精蛋白或重组血小板因子 4 所拮抗[224]。肝素无法直接抑制凝血，但可以加速自然蛋白酶——抗凝血酶的作用[225]。肝素催化的抗凝血酶并不能抑制凝血酶与纤维蛋白的结合[226]，也不能抑制血凝块中 Xa 因子与血小板结合[227]，它仅能部分抑制体内凝血酶。抗凝血酶主要与凝血酶相结合，对因子 Xa 以及 IXa 的作用极为缓慢。肝素作用于凝血级联反应的最后一步，当它发生作用时，上游的其他凝血蛋白几乎都已经转化为活化酶形式，并且，肝素还在不同程度上活化了许多血液成分：如血小板[228]、因子XII[229]、补体、中性粒细胞、和单核细胞[230]。凝血酶的浓度无法即时测量且不敏感，手术室一般采用肝素抗凝效果来做间接评价[231]。

肝素还具有一些相关的临床特性。最近发现，延长肝素静脉用药时间可能会造成抗凝血酶浓度下降，引起肝素抵抗[232]。抗凝血酶不足也可能是由于合成不足或者消耗增加，比如恶液质或进展性肝肾疾患。抗凝血酶的缺乏会使肝素抗凝 ACT 水平无法达到治疗要求。对于这类患者，需要给予新鲜冰冻血浆或重组抗凝血酶来增加血浆抗凝血酶浓度抑制凝血酶作用。肝素反弹是鱼精蛋白中和后的迟发抗凝作用，这是由于鱼精蛋白迅速被代谢而肝素仍会从淋巴及其他组织中逐渐释放进入血液循环所造成。肝素还与过敏反应相关，某些患者会出现肝素诱

导的血小板减少症（HIT）或肝素诱导的血小板减少性血栓栓塞（HITT）。最后，尽管在体外循环以及其他循环呼吸支持的体外机械辅助装置中，肝素的用量已经两倍至三倍于其他抗凝所需的治疗量，但肝素仍然仅能部分抑制凝血酶的产生（图 12-11）[217]。

体外循环中可能作为肝素替代的药物包括低分子肝素、达那肝素（欧加农）、重组水蛭素（来匹卢定）、和有机化学药剂阿加曲班（德克萨斯生物技术公司）。所有这些肝素替代物都有明显的缺点，目前用于有肝素诱导的血小板减少症患者和血液中有 IgG 抗肝素-血小板 PF4 复合物抗体的患者（详见下文）。低分子量肝素半衰期很长（4~8 小时），需要抗凝血酶作为辅因子，主要抑制 Xa，无法被鱼精蛋白拮抗[233]。达那肝素是硫酸肝素、硫酸肤质素、和硫酸软骨素的混合物，催化抗凝血酶，抑制凝血酶和因子 Xa，抗凝效果持续时间长（血浆半衰期 4.3 小时）[234]，并且无法被鱼精蛋白拮抗。

重组水蛭素（来匹卢定）是直接凝血酶抑制剂，起效迅速，没有有效的拮抗剂，用活化部分凝血活酶时间做监测指标，经肾代谢，血浆半衰期较短（40 分钟）[235]。这种药物已经成功用于心脏外科体外循环术中，但是，经常会出现术后出血问题，这种情况有时会比较严重并棘手。有一种新药由水蛭素中的 12 个氨基酸组成，是二价凝血酶抑制剂[236]。这种药物叫比伐卢定（Angiomax 公司），半衰期比水蛭素更短，因此也更安全。阿加曲班也是一种半衰期短（40~50 分钟）快速起效的直接凝血酶抑制剂[237]。阿加曲班经肝脏代谢，同样没有拮抗剂，但是可以使用活化部分凝血酶原时间和活化凝血时间来监测。目前，对于无法使用肝素的患者，使用阿加曲班作为替代治疗的经验正在逐渐积累之中[238]。

肝素相关的血小板减少症，肝素诱导的血小板减少症和肝素诱导的血小板减少性血栓栓塞

肝素相关的血小板减少症（HAT）是良性、非免疫性的，发生在使用肝素后数小时至 3 天内，血小板下降幅度为 5%~15%。肝素诱导的血小板减少症（HIT）和肝素诱导的血小板减少性血栓栓塞（HITT）是同一种免疫疾病的不同表现。在没有抗体存在的条件下，肝素与血小板结合，血小板释放少量的血小板因子 4（PF4）（如同在 HAT 中的发生机制）。PF4 与肝素结合，形成肝素-PF4（H-PF4）复合物，这种复合物对于某些人来说是具有抗原性的。对于这些个体，抗 H-PF4 复合物的 IgG 抗体于肝素暴露后的 5~15 天内产生，并在循环中持续存在大约 3~6 个月[239]。IgG-抗 H-PF4 抗体和 H-PF4 复合物共同组成 HIT 复合物，通过 IgG Fc 末端与血小板 Fc 受体结合（图 12-12）。

这种结合是血小板的强刺激，可刺激血小板释放更多的PF4[240]。血小板活化、释放和聚集的级联反应接踵而来，而这种级联反应可自我长存且加速。由于血小板颗粒中包含众多促凝蛋白（如凝血酶、纤连蛋白、因子 V、纤维蛋白原、vW因子），因此，血小板释放也会活化凝血蛋白产生凝血酶。

这种免疫反应在不同患者身上表现出来的强度不同，但是也与应用肝素的适应证相关。在患者不存在血小板活化的情况下给予肝素后 HIT 的发生率很低，因为只产生了极少量的 PF4 分子，形成的 H-PF4 复合物也极少。在体外循环中，大剂量使用肝素后大量血小板被激活。因此，体外循环术后，50% 的

患者出现 IgG 抗 H-PF4 抗体；2% 的患者有肝素诱导的血小板减少症；并且有 1% 的患者发展为 HITT[241]。由于 IgG 抗体是一过性的，在 HIT 出现 6 个月后再次使用肝素不太可能产生

HIT 或 HITT[239]，但是会产生新的 IgG 抗 H-PF4 复合物的抗体。当在体内尚存 IgG 抗 H-PF4 抗体时再次使用肝素才是最危险的。

致病 of HIT

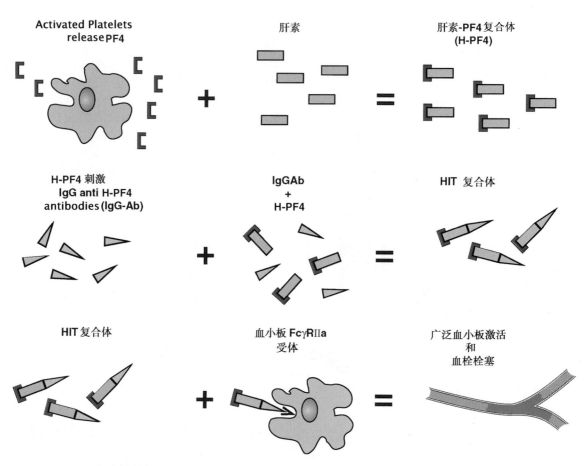

图 12-12　HIT 复合物的产生

IgG 抗 H-PF4 抗体在 2 天内可以被检出。血清素释放试验是检测方法之一，这种方法用患者血浆洗涤正常血小板，释放出带有放射性的血清素，并对此进行检测[242]。还可以用酶联免疫的方法直接检测 IgG 抗 H-PF4 抗体。两种方法对于临床诊断 HIT 都同样敏感，但是，对于无其他临床证据的患者来说，酶联免疫检测 IgG 抗 H-PF4 抗体要更为敏感[243]。

HIT 的临床症状可能是潜在性的。如果最初血小板计数正常，最早的表现将是患者在过去 5 ~ 15 天内再次接受肝素治疗后，血小板计数的突然性大幅度下降至少 50% 以上（<150 000/ul）。如果是择期手术，出现这种情况应暂停手术。体外循环后，如果血小板计数小于 80 000/ul 则应该考虑停止使用所有肝素，包括肝素冲管，并且每日做血小板计数。患者应该使用超声和恰当的放射技术彻底检查是否有深静脉血栓、下肢缺血、卒中、心肌梗死、或任何血管内血栓形成的证据。出现任何血管内血栓形成的证据都应该抽取血样检测 IgG 抗 H-PF4 抗体。对于那些有静脉和（或）动脉血栓形成的患者，以及那些有血小板减少症的患者，抗体检测结果阳性可以作为诊断 HITT 或 HIT 的依据。最重要的是，HIT 或 HITT 是临床诊断，不需要抗体检测阳性结果的支持就可以停用肝素。

一旦怀疑 HIT 或 HITT，治疗的重点就应该放在如何防止进一步形成血管内血栓上。出血几乎不是问题，而血管内血栓形成才是问题所在。应禁止给予肝素和血小板；如果患者体内还存在 IgG 抗 H-PF4 抗体，那么血小板的输注只会产生更多 PF4。如果经证实，患者体内已无肝素残留，并且患者有显著性非外科出血，则可以慎重使用血小板。采用外科手段进行大血管取栓通常是无效的，因为富含血小板的血栓（白血栓）常常一直蔓延至小动脉及微动脉。

在现代治疗策略中，使用重组水蛭素（来匹卢定）、阿加曲班、或比伐卢定做充分抗凝，预防血栓进一步蔓延或者临床血管内血栓的进展。而仅仅以停用肝素作为治疗对策的患者中有 40% ~ 50% 会出现血栓进展[244]。目前，HITT 患者心脏外科术中使用阿加曲班的经验还十分有限，但是这种药作为凝血酶直接抑制剂以及其药代动力学优势被批准用于 HITT 的患者[245]。对于心脏术后的患者，目前推荐使用水蛭素进行抗凝，但是介于出血及血栓形成之间的药物剂量安全窗非常窄。当使用该药时，医护工作者需要严密监护以防心包压塞，并密切注意有关隐形出血的体征。水蛭素可以使用 aPTT 监测，治疗目标值与静脉使用肝素的目标值相同。如果患者有肾功能不全，使用剂量需要适当降低，因为该药主要通过肾脏代谢。阿加曲

班有时是更好的选择，但是需要注意的是，由于这种药通过肝脏代谢，因此肝功能不全的患者将很难管理。大部分患者在开始静脉使用水蛭素的同时需要同时给予口服华法林抗凝。

当体内存在 IgG 抗 H-PF4 抗体的患者需要接受急诊体外循环手术时，可以使用水蛭素作为抗凝剂。体外循环过程中，该药的治疗量血浆浓度为 3.5 ~ 4.5ug/ml[246]。Greinacher 建议首先以弹丸式给药方式静脉给予 0.25mg/kg，并以 0.2mg/kg 进行体外预充，在手术过程中以 0.5mg/min 持续泵入直至体外循环结束前 5 分钟。停机后，体外循环机内加入 5mg 水蛭素行自循环，防止机血凝固。

凝血与体外循环：凝血酶的产生

体外循环以及其他机械循环辅助技术应用过程中，凝血酶的产生是出现血栓栓塞及出血并发症的主要原因。从理论上讲，如果体外循环中能够抑制凝血酶的产生，就不会造成消耗性凝血功能异常，也就不会由于消耗凝血蛋白及血小板而造成出血并发症。

凝血酶的产生和纤溶反应主要牵涉到内外源凝血途径、接触系统、纤溶血浆蛋白系统、血小板、单核细胞以及内皮细胞。

接触系统

接触系统包括四种主要的血浆蛋白——因子XII，前激肽释放酶，高分子激肽原（HMWK），和 C-1 抑制剂。该系统在体外循环下心脏外科手术开始时便被激活[247]。补体和中性粒细胞活化，以及炎性反应都包含其中，但是不包括体内凝血酶的产生。

内源性凝血途径

内源性凝血途径在体内不产生凝血酶，但是当血液与类似于体外循环管路这种非内皮细胞表面接触时，凝血酶就会通过该途径产生。

外源性（组织因子）凝血途径

外源性凝血途径是体内主要的凝血途径，并且也是心脏外科体外循环手术中凝血酶产生的主要途径[249,250]。由于血液直接接触外科创面或创口处血液流入体外系统内，组织因子入血，启动外源性凝血途径[251]。组织因子（TF）是一种细胞结合性糖蛋白，它表达于各种细胞表面，如脂肪细胞、肌肉、骨骼、心外膜、外膜、受损内皮细胞、和除了心包之外的多种细胞表面[252]。创面处单核细胞相关的血浆组织因子是另一个重要的 TF 来源，并且也可能是心脏外科体外循环术中 TF 的主要来源[253]。

共同凝血途径

因子 Xa 是共同凝血途径中的通道蛋白。因子 Xa 可以缓慢地将凝血酶原剪切为具有活性的 α- 凝血酶，和片段 F1.2，这是产生凝血酶的主要途径[251]。F1.2 是发生这种反应的重要标记物。

凝血酶

凝血酶是强效酶，它可以通过多种反馈途径加速自身的形成[254]。凝血酶是因子 XI 的主要激活剂，也是内源性凝血途径中因子Ⅷ的独有激活剂，是因子Ⅶ的第二激活剂，但是一旦形成，就是创面处最重要的激活剂。

凝血酶同时具有促凝和抗凝的特性[254]。凝血酶剪切纤维蛋白原，使之转化为纤维蛋白，并且在这个过程中产生纤维蛋白肽 A 和 B 两个片段。凝血酶通过血小板上的凝血酶受体激活血小板，因此它无论在创面处还是在体外循环系统内都是血小板最主要的激活剂。凝血酶还激活因子 XIII，与纤维蛋白形成交联，使之转化为不可溶形式，并降低纤溶。

凝血酶同样刺激抗凝物质产生。表面黏多糖，如硫酸乙酰肝素，会通过抗凝血酶抑制凝血酶和凝血。凝血酶刺激内皮细胞产生组织纤溶酶原激活物 t-PA，这是一种主要的酶，能够将纤溶酶原剪切成纤溶酶，并启动纤溶。

体外循环中凝血酶的产生

所有体外灌注技术以及血液与非内皮细胞表面的接触都会产生凝血酶[217]。F1.2 是凝血酶原被剪切形成凝血酶过程中产生的蛋白片段；因此 F1.2 可以作为凝血酶产生的测量方法，而不能作为凝血酶活性的测量方法。在心脏外科体外循环手术期间和体外生命支持辅助（ECLS）期间，F1.2 和凝血酶-抗凝血酶（TAT）复合物水平呈进展式上升趋势[255]（图 12-13）。

凝血酶产生的量与刺激强度相关，也与患者的年龄、共存疾患情况和临床健康状况相关。需要数小时体外循环时间的复杂心脏外科手术所产生的 F1.2 要多于那些时间短、血液与创面接触时间少的手术[256]。影响凝血酶产生的因素还包括抗凝剂的种类和剂量；血液-生物材料接触面的面积；血液与生物材料接触的时间；体外管路中的血液湍流、血液淤滞、和气穴现象；较低的温度；以及生物材料表面的"抗栓"特性[257]。

多年来，被大家广为接受的观点是，在心脏外科手术和体外循环中，血液与生物材料接触是凝血酶产生的主要刺激因素。而目前，越来越多的证据表明，创面才是心脏外科手术和体外循环术中凝血酶产生的最主要来源。这种理解推动了治疗策略的发展，为了减少凝血酶的产生，术中可抛弃与创面接触的血液[258]，或者使用血液回收机离心抛弃血浆成分，仅保留红细胞。为了达到这个目的，同样推动了另外一项治疗策略，这个策略的主要目的是减少系统肝素用量，使用肝素涂层体外管路可减少初次行冠状动脉重建术患者术中的系统肝素用量[259]。虽然没有证据表明使用肝素涂层的管路可以减少凝血酶的产生，但是已经有较强的证据证实抛弃与创面接触的血液，或者减少血液与创面的接触（如，减少创面出血）将减少循环中产生的凝血酶[260]。

细胞促凝和抗凝

血小板

凝血酶、与非内皮细胞表面接触、肝素和血小板活化因子均可激活血小板，所有体外灌注和（或）经抗凝的血液与创面接触后再循环的过程中会有多种细胞产生血小板活化因子。循环中的凝血酶，以及与吸附于管路表面的纤维蛋白原相接触的血小板是最早也是最强的激动剂。循环中的凝血酶虽然很快被抗凝血酶所抑制，但仍然是很强的激动剂，并与两种血小板表面的特异性凝血酶受体相结合：PAR-1 和 GPIbα[261]。随着体外循环时间延长，补体、纤溶酶、低温、肾上腺素、和其他激动剂都会激活血小板，造成消耗和功能不全。

血小板在激动剂作用下最初发生的反应是形态的改变。循环中盘状血小板伸出伪足、颗粒向中央集中，表达 GPIb 和 GPⅡb/Ⅲa 受体[262]，由 α 颗粒分泌可溶性 P 选择素受体[263]。

GPⅡb/Ⅲa（$\alpha_{IIb}\beta3$）受体几乎即刻表达于血小板表面，暴露 α 链和 γ 链结合位点，与表面吸附的纤维蛋白原相结合（图 12-14）[264]。

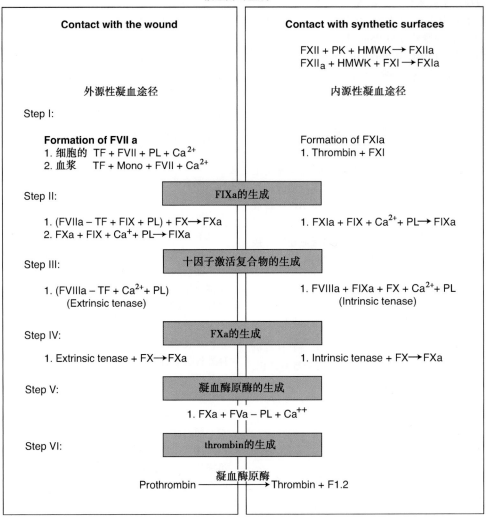

图 12-13　在创面和灌注管路中，通过外源、内源、和共同凝血通路产生凝血酶的阶段。PK，前激肽释放酶；HMWK，高分子激肽原；Ca^{2+}，钙离子；PL，细胞磷脂表面；TF，组织因子；mono，单核细胞。活化的凝血蛋白以下标 a 表示

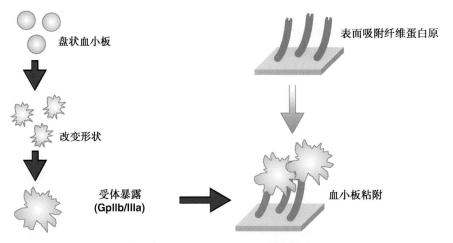

图 12-14　活化的血小板通过 GPⅡb/Ⅲa（$\alpha_{IIb}\beta3$）受体与材料表面吸附的纤维蛋白原相结合。同样的受体还可以结合血浆纤维蛋白原分子，形成血小板聚集

但是，粗糙的表面与光滑的表面相比，更容易沉积血小板。血小板在体外循环预充液的稀释作用下计数下降，而血小板的吸附和聚集使得循环中血小板计数进一步下降。

血浆纤维蛋白原在血小板 GP Ⅱ b/ Ⅲ a 受体之间形成桥连，产生血小板聚集。血小板结合 P 选择素将血小板与单核细胞和中性粒细胞相连，形成聚集[265]。在体外灌注过程中，循环中的血小板由于稀释、粘附、聚集、破坏和消耗而降低。血小板团块主要由少量形态正常的血小板、有伪足形成的血小板、巨核细胞新生成的较大的血小板、部分和全部脱颗粒的血小板共同组成。循环中大部分血小板结构正常，但是出血时间增加，甚至在鱼精蛋白中和数小时之后，出血时间仍然延长[266]。循环中完整的血小板在体外循环中和体外循环术后早期功能下降，但是目前还不清楚这种功能缺失是血小板内源性的还是外源性的。流式细胞仪研究显示，在循环中，完整的血小板上，膜受体几乎没有改变[267]。

单核细胞

在钙离子存在的创面中，单核细胞与血浆组织因子相关，可加速因子Ⅶ向因子Ⅶ a 转化[268]。这种相关性为单核细胞特异性，对于血小板、中性粒细胞和淋巴细胞，这种反应基本为零，并且，当单核细胞、血浆组织因子或因子Ⅶ缺失的情况下也不发生这种反应。创面处的组织因子主要来源于单核细胞、血浆组织因子和细胞结合组织因子的组合。

内皮细胞

内皮细胞带有电荷，维持循环血液的流动性和脉管系统的完整性，在体外循环和心脏外科手术中被凝血酶、C5a、IL-1 和 TNF-α 活化[269]。内皮细胞既产生促凝物质也产生抗凝物质。内皮细胞的促凝活性包括表达组织因子以及产生大量促凝蛋白[270]。内皮细胞的抗凝活性包括产生组织纤溶酶原激活物（t-PA）、硫酸乙酰肝素、组织因子抑制蛋白、前列环素、一氧化氮和腺苷[271]。

纤维蛋白溶解

循环中的凝血酶激活内皮细胞，内皮细胞产生组织纤溶酶原激活物（t-PA），t-PA 与纤维蛋白紧密结合[272]。内皮细胞是 t-PA 的主要来源[273]。t-PA、纤维蛋白和纤溶酶原相结合，剪切纤溶酶原，形成纤溶酶，纤溶酶剪切纤维蛋白。这种反应产生 D-二聚体蛋白片段，这种片段可作为纤维蛋白溶解的标志物，也是凝血酶活性的标志物，因为，纤维蛋白原由凝血酶剪切后形成纤维蛋白[274]。

参与纤溶调控的蛋白有天然蛋白酶抑制剂、α2 抗纤溶酶、α2 巨球蛋白，和纤溶酶原激活物抑制剂-1[274]。α2 抗纤溶酶迅速抑制未结合的纤溶酶，抑制循环中酶的活性，但是对于已经与纤维蛋白结合的纤溶酶来说，它的抑制作用却很小。

消耗性凝血功能障碍

消耗性凝血功能障碍的定义是持续性产生并且同时存在的凝血酶生成和纤维蛋白溶解[275]，并且这种情况在所有体外灌注技术的应用中均存在。在正常状态下，血液的流动性及脉管系统完整性建立并依赖于促凝物质和抗凝物质之间的平衡（图

12-15A）。血液与体外灌注管路相接触，并且创伤产生大量的促凝物质，这些促凝物质对于自然产生的抗凝物质呈压倒性优势，因此破坏了自然促抗凝之间的平衡，因此，所有体外关注技术的应用均需要补充外源性抗凝物质，例如，肝素（图 12-15B）。仅当体外灌注技术产生的促凝刺激相对较弱，并且凝血酶产生很少，能够被天然抗凝物质所控制的条件下，才会出现例外。外科医生必须意识到，无论是否形成血凝块，任何血液与非内皮细胞表面的接触，包括人工心脏瓣膜，都会产生促凝刺激。除了健康的内皮细胞之外，不存在无促凝性的表面。

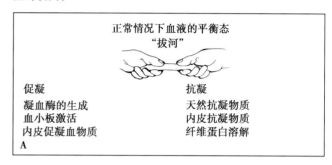

正常情况下血液的平衡态
"拔河"

促凝	抗凝
凝血酶的生成	天然抗凝物质
血小板激活	内皮抗凝物质
内皮促凝血物质	纤维蛋白溶解

A

A new equilibrium
CPB and OHS

血栓生成	储血
创伤和插管	肝素
凝血酶的生成	纤维蛋白溶解
血小板激活	血小板功能不良
可溶性组织因子	

B

图 12-15 （A）促凝与抗凝之间的平衡保证血液的循环；（B）在体外循环和心脏外科手术中，促凝及抗凝的改变打破了正常的平衡。促凝优势型的不平衡产生血栓风险，抗凝优势型的不平衡产生出血风险

促凝物质与抗凝物质之间处于平衡状态的概念有助于临床工作者处理与体外灌注技术相关血栓及出血并发症。在体外循环的促凝刺激下，无法即时测量的凝血酶形成所造成的影响需要通过增加抗凝剂或减少凝血酶生成来维持平衡。在体外循环术后，停止使用抗凝剂，以防过度出血。当出现消耗性凝血功能障碍时，凝血蛋白和血小板被消耗，可能会导致凝血酶产生不足，并不足以形成纤维蛋白-血小板凝块。在心脏外科手术中，有众多其他因素和变量会影响凝血蛋白和血小板的功能。这些变量包括：血液与创面接触的时间、体外管路的表面积、体外循环时长、抗凝剂、低温以及体外系统的生物材料和流变学。患者自身的因素也同样影响凝血平衡，这些因素包括：年龄、感染、心源性休克史、大量失血和输血史、血小板凝血功能障碍、纤溶、肝脏疾患、恶液质、二次手术和低体温症。

出血的处理

出血的处理基础在于手术全程一丝不苟地止血。对于训练有素的外科医生来说，止血操作、局部药剂和习惯性用药都是不需要反复进行的。大部分体外循环下的心脏外科手术失血量在 200 ~ 600ml 之间。二次手术、复杂式式、体外循环时间延

长（>3 小时）以及上述提及的患者自身因素可能与过量且持续的失血有关。当手术复杂或时间较长时，大部分外科医生会使用氨基己酸或者氨甲环酸此类抗纤溶药来减少纤溶。对于肝素中和后过量失血的患者来说，需要重新恢复促凝与抗凝之间的平衡至正常或体外循环术前水平。

手术间内用于评估肝素的方法有活化凝血酶时间或鱼精蛋白滴定法；凝血酶原时间用于评价外源性凝血途径的功能；还有血小板计数。肝素中和后，部分凝血酶原时间可以用来评价内源性凝血途径中凝血蛋白的功能。其他检测目前尚有争议或/并且数据较难获取，比如，纤维蛋白原测量、模板出血时间、和血栓弹力图。如果患者体内不存在 IgG 抗 H-PF4 抗体并且有出血表现，血小板计数低于 80 000 到 100 000/ul 的时候，应该给予输注血小板，补充功能性血小板，弥补血小板功能不全。

F1.2 和 D-二聚体检测是非常有用的两种检查，在能够开展复杂手术、能够进行机械循环支持和呼吸支持的医院里，这些检查应该作为急诊基础检查措施。F1.2 检查可以反映因子 Xa 活化凝血酶的水平，如果检测数值极低，则证明凝血蛋白浓度不足，需要给予新鲜冰冻血浆。如果 F1.2 和 D 二聚体（反映纤溶活性）水平均上升，则证明凝血酶形成，并且需要抗纤溶药物（氨甲环酸或氨基乙酸）抑制纤溶酶。如果标志物和或 F1.2 经抗纤溶治疗后仍然呈上升趋势，则说明凝血酶仍然在持续生成，需要针对病因进行非常积极的处理（例

如，通常感染是主要原因，则需要积极给予抗生素治疗）。机体止血需要凝血酶的产生，但是过多的凝血酶会造成消耗性凝血功能障碍。对于弥漫性血管内凝血[275]，不存在有保证性的治疗方案。成功的处理来源于耐心，坚持，以及审慎使用血小板、抗纤溶药物和特异性的凝血因子，替代性输血治疗，使凝血蛋白浓度和组成恢复至接近正常水平，恢复凝血平衡。

炎症反应

主要血液成分

补体

补体系统由超过 30 种的血浆蛋白组成，这些蛋白相互作用，产生有强血管活性的过敏毒素、C3a、C4a 和 C5a，并且产生最终补体细胞毒性复合物，C5b-9[276]。补体激活有三种途径，但是体外循环中主要是通过经典途径和替代途径。肝素化血液与体外循环管路的合成表面相接触后活化接触性血浆蛋白和经典补体途径。因子 XIIa 可能会活化 C1，继而 C2 和 C4 活化，形成 C4b2a（经典 C3 转化酶），剪切 C3，形成 C3a 和 C3b（图 12-16）。

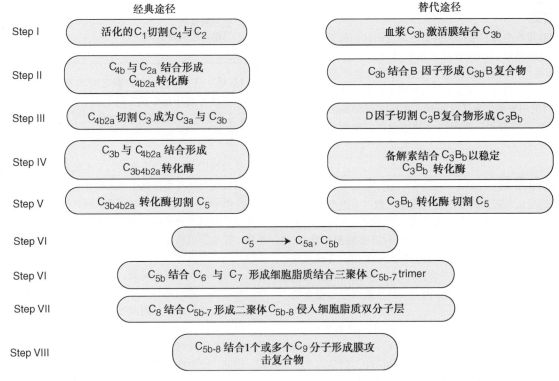

图 12-16 补体经典途径和替代途径活化步骤，以及膜攻击复合物，C5b-9

C3b 的产生可以活化替代途径，替代途径中包含因子 B 和因子 D，这两种因子参与 C3bBb 的形成，它是替代途径中的 C3 转化酶，剪切 C3 形成 C3a 和 C3b（图 12-16）。经典途径是序贯性反应，而替代途径包含一个反馈环路，这个反馈环路可以通过膜结合 C3 转化酶放大 C3 的剪切，形成膜结合 C3b 和

C3a。在体外循环中补体的主要激活途径是替代途径[277]。

补体系统在体外循环和外科手术中的三个不同时间段被活化：血液与非内皮细胞表面相接触[278]，或者与富含组织因子的创面渗出液相接触时[279]；给予鱼精蛋白中和后，和形成鱼精蛋白-肝素复合物后[280]；以及心脏停搏，缺血恢复再灌注

后[281]。体外循环和心肌再灌注通过经典途径和替代途径活化补体系统；肝素-鱼精蛋白复合物通过经典途径活化补体系统。

两种 C3 转化酶通过产生 C3b 将两种补体途径结合在一起，C3b 可以活化 C5，使之转化为 C5a 和 C5b（图 12-16）。C3a 和 C5a 是具有潜在血管活性的过敏毒素。C5a 是最主要的激动剂，与中性粒细胞结合，因此很难在血浆中检测出来。C3b 作为一种调理素与靶细胞羟基集团相结合，使之对吞噬细胞上表达的特异性 C3b 受体更为敏感[282,283]。C5b 是终末途径中的第一个成分，并最终形成膜攻击复合物 C5b-9。对于像红细胞这样的原核细胞，C5b-9 会导致细胞膜上形成透膜小孔，由于细胞内/间质渗透压梯度消失，造成细胞内水肿，细胞死亡。在白细胞内部，沉积的 C5b-9 可能不会立即造成细胞死亡，但是它最终会导致细胞损伤，这种损伤由花生四烯酸代谢产物（血栓烷 A2，白三烯）和氧自由基释放所介导，前者由巨噬细胞产生，后者中性粒细胞产生[284]。

中性粒细胞

中性粒细胞在体外循环过程中被强力活化（图 12-17）[285]。最主要的激动剂是由接触系统和补体系统产生的激肽释放酶和 C5a。在趋化因子、补体蛋白（C5a）、IL-1β，TNF-α 和黏附分子的趋化下，中性粒细胞向损伤或炎性区域聚集。在体外循环中，凝血酶刺激内皮细胞产生血小板活化因子（PAF）[286]，凝血酶和 PAF 可使内皮细胞迅速产生 P 选择素[287]。在 PAF 介导下，局部血管收缩，导致流经局部血管床的血流速度下降，中性粒细胞向内皮细胞表面附近迁移。P-选择素与中性粒细胞可形成较弱的结合，选择素的结合会导致中性粒细胞低速滚动并最终停滞（图 12-18）[289]。

内皮细胞表达的细胞内粘附因子-1（ICAM-1）可产生较强粘附，它与 β2 中性粒细胞整合素结合，主要是与 CD11b/CD18 结合。这种黏附分子属于免疫球蛋白超家族，能够完全使中性粒细胞停滞，当血管外间隙产生趋化因子和细胞毒素时，中性粒细胞与之发生反应并进行迁移运动[290]。这种运动

主要受 IL-8 调节，而 IL-8 产生于中性粒细胞、巨噬细胞和其他细胞之中[291]。

中性粒细胞通过伪足进行迁移，它追踪补体蛋白（C5a，C3b）和 IL-8，向炎性反应区域聚集，当到达炎性反应区域后开始发挥吞噬功能并释放细胞毒素。在体外循环手术中，脏器（肺、心、脑）和组织会经历缺血再灌注过程，这种缺血再灌注损伤会令粘附受体表达，并产生活性氧化剂，是中性粒细胞趋化因子产生的源头[292]。在体外循环中，中性粒细胞在表达粘附受体[293] 以及对趋化因子的反应程度方面因人而异，并大不相同。如果有糖尿病、缺氧发作或者基因因素（详见下文）存在，细胞性和可溶性粘附受体及细胞因子的表达就会受到影响，这将影响到中性粒细胞的粘附以及颗粒内容物的释放。中性粒细胞包含大量强有力的蛋白水解物质和细胞毒性物质。嗜天青颗粒中包含溶菌酶、髓过氧化物酶、阳离子蛋白、弹性蛋白酶和胶原蛋白酶[294]。在一次"呼吸爆发"中活化的中性粒细胞还可以产生具有细胞毒性的活性氧化剂和氮中间体，这种氮中间体包括过氧化阴离子、过氧化氢、羟基自由基和单态氧分子。最终，中性粒细胞会产生花生四烯酸代谢产物、前列腺素、白三烯和血小板活化因子。在体外循环过程中，这些具有血管活性和细胞毒性的物质生成并释放进入细胞外环境和血液循环。这些成分在体内循环，并参与介导众多与体外循环和心脏外科手术相关的"全身炎性反应"或"系统炎性反应综合征"（SIRS）[295]。

单核细胞

单核细胞和巨噬细胞是相对体积较大、寿命较长的细胞，并参与所有急、慢性炎性反应。单核细胞对化学信号做出反应，发生移动，吞噬微生物和细胞碎片，产生和分泌化学介质，参与免疫反应，并且产生细胞毒素[296]。单核细胞在体外循环中被激活，在凝血酶的产生方面发挥主要作用。在急性炎症期，单核细胞还可以产生并释放许多炎性介质，包括炎性细胞因子、活性氧化剂、氮中间体和前列腺素。

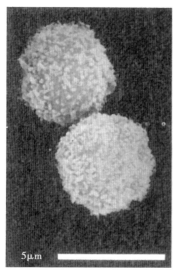
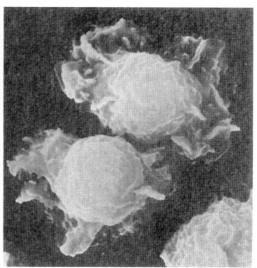

5μm

图 12-17　静止中性粒细胞的扫描电镜图片（左图），以及暴露于化学引诱物 5 秒钟后的图片

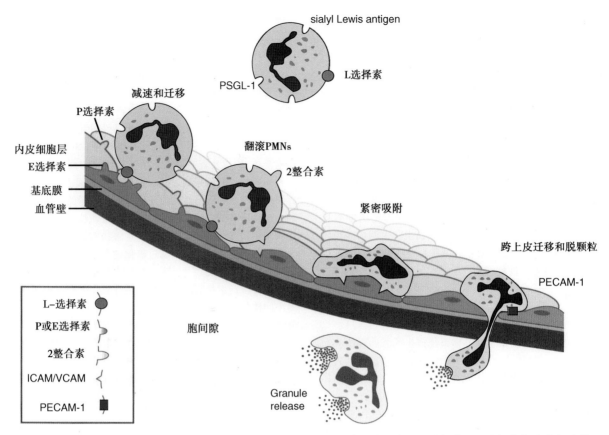

图 12-18 中性粒细胞粘附并向组织间隙迁移的机制。中性粒细胞组成型表达 L 选择素，L 选择素与内皮细胞糖蛋白配体相结合。同时，早期反应细胞因子刺激内皮细胞迅速表达 P 选择素和 E 选择素受体，它们可与中性粒细胞上的 PSGL-1 配体结合。当局部血管收缩、血流速度减慢时，边缘化的中性粒细胞的运动就会减慢，并通过选择素与内皮较疏松地结合并滚动。在 C5a 和激肽释放酶的作用下，中性粒细胞被活化，并且早期反应细胞因子表达 β2CD11b 和 c 受体，它们能与细胞因子活化的内皮细胞整合素 ICAM-1 和 VCAM-1 发生紧密结合。一旦白细胞停滞，L 选择素就被释放，并且内皮细胞表面的 PECAM 受体会介导中性粒细胞通过内皮细胞连接处发生迁移，在趋化因子的指引下进入组织间隙

内皮细胞

在体外循环和心脏外科手术中，有多种因素可活化内皮细胞[297]。在体外循环中，活化内皮细胞的主要激动剂是凝血酶、C5a、细胞因子 IL-1β 和 TNF-α。IL-1β 和 TNF-α 诱导产生早期 P 选择素以及此后 E 选择素的合成和表达，E 选择素参与中性粒细胞和单核细胞发生粘附的初始阶段。两种细胞因子还诱导 ICAM-1 和 VCAM-1 表达，它们可使中性粒细胞和单核细胞与内皮细胞紧密结合，趋使白细胞向血管外间隙迁移（图 12-18）。在试验中，在体外循环中，肺血管内 ICAM-1 上调[298]，并且有证据表明，在心肌缺血再灌注过程中，这种粘附因子也上调。IL-1β 和 TNF-α 诱导内皮细胞产生趋化因子 IL-8 和 MCP-1，并且通过环氧化酶途径诱导 PGI2（前列环素）产生，通过 NO 合成酶形成 NO。这两种血管扩张剂降低血液剪切力、增加血管通透性，因此可增强白细胞粘附和迁移。

血小板

在体外循环中，可能是凝血酶造成血小板最初的活化，凝血酶是血小板最强的激动剂。随着体外循环的延续，由其他细胞分泌产生的血浆肾上腺素、PAF、血管加压素和内源性血栓

烷 A2 都参与到血小板活化中。血小板具有针对大多数激动剂和胶原蛋白的众多蛋白酶活化受体，这些受体在粘附和血栓形成过程中发挥重要的作用。血小板通过合成和释放类花生酸[299]、致密颗粒释放血清素、趋化因子和其他蛋白质[300]参与炎性反应。血小板还可以通过膜结合溶菌酶产生和释放酸性体水解酶。由于创面和体外循环管路均可活化血小板，因此血小板分泌的细胞因子可能与体外循环炎性反应尤其相关。

■ 其他炎性介质

过敏毒素

过敏毒素 C3a、C4a 和 C5a 是具有生物活性的蛋白片段，由补体蛋白 C3、C4 和 C5 剪切而成。这些蛋白成分具有强效促炎作用和免疫调节作用，并且能够收缩平滑肌细胞，增加血管通透性，作为趋化因子起到化学诱导作用，C5a 还可以活化中性粒细胞和单核细胞[301]。在体外循环中，过敏毒素会增加肺血管阻力、引起水肿和中性粒细胞扣留，并且增加血管外的水含量。术后，患者的呼吸情况与血浆补体 C3a 浓度直接相关[302]。C3a 和 C5a 是缺血再灌注损伤中的重要介质。

细胞因子

细胞因子是较小的细胞信号肽，由血液和组织细胞产生并释放入血或入血管外环境。细胞因子与其他细胞上的特意性受体结合，启动细胞内反应。所有的白细胞和内皮细胞均产生细胞因子，很多组织细胞也产生细胞因子，例如成纤维细胞、平滑肌细胞和心脏单核细胞[303]。IL-1β 和 TNF-α 是巨噬细胞产生的早期反应细胞因子。这些蛋白能够刺激周围细胞产生趋化因子。经观察，在体外循环过程中，主要的抗炎细胞因子是 IL-10，它能够抑制白细胞生成趋化因子[304]。在体外循环中以及体外循环术后，促炎因子浓度上升，在术后 12 ~ 24 小时达到高峰[305]（图 12-19）。不同研究中测量的结果不同也与患者因素有关，比如年龄、左心室功能和基因因素[306]。

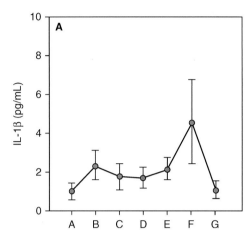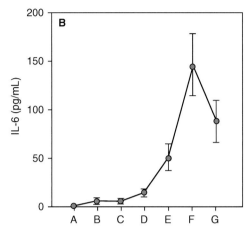

图 12-19 30 名初次接受心肌血管重建手术的患者体内 IL-1β（A）和 IL-6（B）水平的改变。X 轴上的字母表示下列事件：（A）麻醉诱导；（B）肝素化 5 分钟后；（C）体外循环开始后 10 分钟；（D）体外循环结束时；（E）鱼精蛋白中和 20 分钟后；（F）体外循环术后 3 小时；（G）体外循环术后 24 小时

活性氧化剂

中性粒细胞、单核细胞和巨噬细胞产生活性氧化剂，这种活性氧化剂在吞噬体内具有细胞毒性，但是在外则是具有细胞毒性的介质参与急性炎症反应。有四种酶可以产生众多活性氧化剂：NADPH（烟碱腺嘌呤二核苷酸磷酸盐）氧化酶，过氧化物歧化酶，一氧化氮合成酶和髓过氧化物酶[307]。这些酶有四种产物：O_2，H_2O_2，NO 和 HOCL，这四种产物与其他分子或离子发生非酶化反应，产生所有活性氧化物。

内毒素

内毒素包括脂多糖和细胞碎片，它是补体、中性粒细胞、单核细胞和其他白细胞的强效激动剂[308]。目前已经可在体外循环中和主动脉阻断后检测出内毒素的存在[309]。内毒素可能来源于灭菌注射用溶液和体外循环管路中的污染物，这种污染也可能来源于胃肠道，因为微血管肠道灌注的改变可能会造成细菌异位[310]。

金属蛋白酶

体外循环会诱导基质金属蛋白酶的产生和释放[311]，这种酶是哺乳动物四类主要蛋白酶中的一种。在粥样硬化和梗死后左室重建的病理过程中，这些水解蛋白酶的主要作用是降解胶原和蛋白。这些间质降解酶活化所造成的显著性影响和损伤经过很长一段时间后仍然可以被检出。

控制体外循环中的急性炎症反应

非体外心脏手术

非体外循环非心脏停搏的心肌血管重建手术可以减少急性炎症反应，但是却不能防止它的发生[312]。外科创伤、心肌缺血、心脏操作、心外吸引、肝素、鱼精蛋白、其他药物和麻醉都可以活化外源性凝血途径，急性炎症反应标志物、C3a、C5b-9、促炎细胞因子（TNF-α，IL-6，IL-9）、中性粒细胞弹性蛋白酶和活性氧化剂随之增加，但是这些反应的程度要显著低于在体外循环中出现的程度[313]。虽然目前还没有证据表明减轻急性炎性反应可以直接减少脏器功能不全的发生，但是，老年人和那些术前已经存在肺肾功能下降的患者来说，对非体外循环手术的耐受性要好于体外循环手术[314]。

灌注温度

炎性介质的释放是具有温度敏感性的。常温体外循环使细胞因子以及其他细胞性和可溶性炎性介质的释放增加[312]，而在复温之前，低温可以减少这些介质的产生和释放[315]。介于 32 ~ 34℃之间的浅低温灌注温度是适用于 1 ~ 2 小时体外循环手术的合理温度范围[316]。

体外循环管路涂层

以离子键或共价键形式结合的肝素涂层管路是目前一个用最广的涂层管路，并且通常可以减少初次行心肌血管重建术患者所使用的系统肝素量[317]。经证实，肝素是血小板、补体、因子XII和白细胞的激动剂，但是还没有可重复的试验数据能够证明肝素涂层可形成无促凝性的表面，也不能证明它能够减少

凝血瀑布的活化[318]。有临床试验认为，肝素涂层管路可减少系统肝素用量，而且丢弃体外循环管路中的血液将对临床表现有利[319]（图 12-20）。

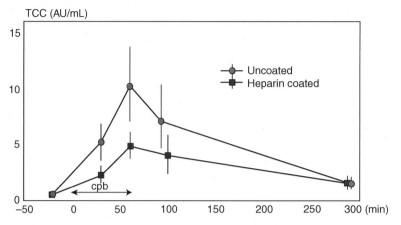

图 12-20 心肌血管重建术中，使用肝素涂层管路（n = 15）的患者 C5b-9（TCC）末端补体复合物水平与使用无涂层管路（n = 14）的患者体内补体复合物水平的比较。两曲线有显著性差异，统计方法：ANOVA（p = 0.004）

新的表面涂层目前正在研发中或正在进行临床试验[320]。在临床试验中，这些表面涂层能够显著性降低血小板的活化和颗粒释放，减少凝血酶生成的标志物的产生[320,321]。PMEA（聚 2-甲基丙烯酸酯）是另一种表面涂层技术，其目的在于减少血浆蛋白的表面吸附。实验室研究中，使用这种材料的试验猪纤维蛋白原表面吸附减少、缓激肽和凝血酶的产生也减少[321]。临床试验显示，C3a、C4D 和中性粒细胞弹性蛋白酶有显著性下降，但对于 IL-6 和血小板的影响尚有争议[322]。

改良超滤

改良超滤可以去除血管内（和血管外）水分以及炎性物质，改善成人和小儿的预后[323,324]。成人患者体外循环中超滤可去除水分、钾离子和蛋白废物，可能对肾功能不全的患者会有所裨益。

补体抑制剂

在经典途径和替代途径级联活化瀑布中，C3 的转化需要经过很多步骤，而这些都有可能被重组蛋白所抑制。Fitch 等人发现，使用人类重组 C5 抗体（h5G1.1-scFv）后，C5b-9 的产生被完全阻断，这种阻断具有剂量-反应依赖性（图 12-21），并且在体外循环术中及术后数小时，中性粒细胞和单核细胞 CD11b/CD18 的表达均下降[325]。此后，大量的临床试验显示，患者的死亡率和致病率也有显著性降低[326]。

其他补体重组蛋白抑制剂也已经被开发并在积极研究中，因为这个血浆蛋白系统在体外循环、缺血/再灌注和损伤方面有着极其重要的作用，而这些方面可以引发急性炎症反应。尽管任何有效且安全的抑制剂都能受到临床工作者的欢迎，但是 C3 仍然被认为是更好的抑制靶点，既因为可以在 C3 转化点抑制补体通路的活化，还因为 C3 的血浆浓度比 C5 高 15 倍[327]。

糖皮质激素

许多研究者使用糖皮质激素抑制体外循环心脏外科手术中

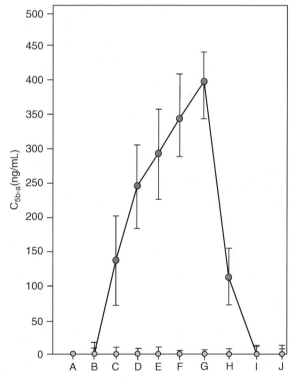

图 12-21 在体外循环心脏外科术中使用安慰剂（实心圆）以及 2ug/kg 的 h5G1.1-scFv（空心圆）对 C5b-9，末端补体复合物的抑制效果。X 轴上的字母代表下列事件：（A）肝素化之前；（B）用药后 5 分钟；（C）降温至 28℃5 分钟后；（D）复温后；（E）温度达到 32℃5 分钟后；（F）温度达到 37℃5 分钟后；（G）体外循环停机 5 分钟后；（H）体外循环术后 2 小时；（I）体外循环术后 12 小时；（J）体外循环术后 24 小时。h5G1.1-scFv 完全抑制了 C5b-9 末端补体复合物的形成

的急性炎症反应,但是对于成人患者来说,效果并不一致[328]。类固醇可以减少快反应细胞因子、TNF-α 和巨噬细胞 IL-1β 的释放,增加 IL-10 释放,抑制内皮细胞选择素和中性粒细胞整合素的表达[329]。新的临床随机试验得出的结果仍然存在争议:一项研究观察到早拔管和减少寒颤的结果[330],而另一项研究则得出血糖上升和拔管延迟的结果[331]。最近一项大型 meta 分析发现,低剂量皮质激素可减少寒颤的发生率,并减少 ICU 停留时间和住院时间,感染风险无增加[332]。

第三部分
脏器损伤

体外循环能够优先参与循环中反射和化学受体调控,启动凝血,活化血液细胞,释放循环细胞信号蛋白,产生血管活性和细胞毒性物质,并产生多种微栓子。静脉压上升,血浆胶体渗透压下降,非搏动性血流的出现,并且温度受到调控干扰。组织和脏器出现不依赖生理调控的局部灌注不足,这种灌注不足可能是由于微栓子形成或者是组织间隙水分增加,灌注血液中含有不同程度的细胞毒性物质。细胞发生的损伤可根据程度不同分为可逆性和不可逆性,这种损伤不是损害单个细胞或少数细胞,而是弥漫性作用于全身。缺血-再灌注损伤使心脏损害增加,有时也损伤其他脏器。令人惊奇的是,尽管会出现迟发性异常损害,但机体可以耐受并修复大部分细胞损伤。本部分文字将总结体外循环造成的可逆性或永久性脏器损伤,补体造成的损伤在本章前两部分以及缺血再灌注章节(第 3 章)描述。

■ 机制

在体外循环中需要严密监测心输出量并且同时监测体温和血红蛋白,以保证机体氧供充足(见前文体外灌注系统部分)。过度的血液稀释会降低氧供[333],在 30℃ 以上的体温条件下,显著低于 80g/L 的血红蛋白浓度将导致脏器功能不全[334]。但是,局部灌注不足无法有效监测,这种灌注不足依赖于反射和化学受体调节,同时受到炎性反应的影响,因为炎性反应可以产生循环血管活性物质。局部灌注情况还受到低温过程中酸碱平衡的影响,这可能会影响术后脏器功能。在低温灌注中,α 稳态管理(在降温过程中 pH 上升)会减少脑灌注,pH 稳态(通过增加 CO_2 维持 pH 值在 7.4)可以增加脏器灌注,但是也可能会增加栓塞所造成的损伤[335]。机体的温度变化和脏器中的温度变化造成温度-灌注不匹配[336],由于氧供不足,使局部出现低灌注和酸中毒。

炎性反应产生细胞毒性复合物、活化的中性粒细胞和单核细胞,可以进一步损害脏器功能和组织细胞。这些物质能够通过内皮细胞连接处到达组织间隙,直接作用于脏器的特异性细胞。在体外循环过程中,胶体渗透压降低、静脉压升高,并且内皮细胞间隙扩大[337],这些会造成组织间隙内容量增加,容量增加与多种因素呈正相关,包括体外循环时间、手术游离的幅度、输血等。体外循环灌注时间的延长使间质容量增加 18% ~ 33%[338],但是细胞内含水量没有增加。

微栓子定义为直径小于 500 微米的颗粒。在体外循环中,进入循环中的微栓子有多种来源[339]。表 12-2 总结微栓子的多种来源,包括气体、异物和血源性微栓子,这在前文中已详细讨论。气体进入体外循环管路后产生极具危险性的微气栓,因为一氧化氮在血液中很难吸收,并且不是代谢产物。二氧化碳可以迅速溶于血,因此有时会将二氧化碳气体吹入术野替代术野中的空气。异物栓子大部分来源于外科创面,从术野产生后进入体外回流室并最终进入循环。体外回流室也是异物栓子的主要来源,并且是血源性栓子的主要来源,尤其是脂肪栓子[340]。血液成分的广泛活化和物理破坏会产生众多栓子,这些栓子的数量随着体外循环时间的延长呈增长趋势[335]。

■ 减少微栓子的策略

虽然在前文中已经对此进行讨论,但是减少循环中微栓子的原则性方法还是值得强调,这些原则性方法包括:充分抗凝、使用膜式氧合器、洗涤与外科创面接触的血液[341]、滤过回流室中血液、确保插管处严密的荷包缝合、严格控制体外循环管路中所有可以进入气体的通路、去除心脏及大血管中残存气体、避免粥样硬化性栓子和脑血管的选择性过滤(表 12-5)[342,343]。

表 12-5　减少微栓子

膜式氧合器,离心泵
回流室滤网(≤40μm)
动脉管路上的滤器/气泡扑捉装置(≤40μm)
保持温差 <8 ~ 10℃
预充二氧化碳;使用盐水和滤器做再循环(5μm)
防止气体进入管路
良好的荷包缝合
所有血液取样处设置三通
细致的注射器操作方法
充足的回流室空间(用于祛泡)
避免过度静脉负压吸引
具有单向阀的气泡扑捉装置
使用经食管超声心动图明确心内残存气体位置,彻底排气
洗涤术野中回收的血液
充分抗凝预防血栓形成
使用经动脉超声确定动脉插管位置
在主动脉或腋动脉远端插管
考虑使用特殊的动脉插管

有许多术中措施可以减少脑血管粥样硬化性栓塞。例如,做升主动脉心表超声,探测主动脉前壁和后壁的斑块情况,选择无粥样硬化的管壁作为动脉插管位置[344]。目前,已经出现一些特殊导管可以减少进入脑血管的粥样硬化性栓子的数量[345]。一项大型临床系列研究中显示,与部分或多次使用阻断钳相比,强烈建议单次使用阻断钳,这样能够减少术后神经

元功能损伤及神经认知功能缺失的发生率[346]。对于患有中重度升主动脉粥样硬化的患者，逆灌停搏液更优于顺灌停搏液，可以避免停搏液造成的喷砂作用[347]。对于那些主动脉重度粥样硬化或瓷主动脉的患者，任何动脉阻断操作都是不安全甚至不合理的。如果这些患者需要进行心内手术，可以采用深低温体外循环，术中可做或不做升主动脉置换。如果只需要血管重建，可做单根或序贯动脉移植[349]，使用 T 型或 Y 型乳内动脉或静脉做血管重建。

体外循环回流室中整体或滤网状滤器是至关重要的，并且通常在动脉管路上使用滤器。动脉管路中使用滤器的方法目前尚有争议，因为孔径小于 20 微米的滤器会造成血流受阻而无法使用。但是，20 微米孔径的滤器与大孔径滤器相比，能够更为有效地去除通过滤器空气和脂肪栓子[350]。

■ 心脏损伤

术后心功能不全与下列多种因素的作用密不可分：体外循环造成的损伤、缺血/再灌注、直接外科创伤、心脏本身疾患以及与心肌收缩功能不匹配的前后负荷。与其他所有脏器和组织相同，在体外循环中产生的微栓子、蛋白酶、化学细胞毒素、中性粒细胞和单核细胞活化以及心脏灌注停搏液前后或诱颤停搏前后的局部低灌注，都会造成心脏损伤。但是当动脉阻断后，灌注心脏停搏液将起到一定的心肌保护作用。冠脉血流中断造成某种程度的心肌"钝抑"是不可避免的[351]，同样，缺血后产生的再灌注损伤也是不可避免的。心肌水肿和阻断过程中使用的心脏停搏液都会造成心肌收缩力降低[352]。最终，如果心肌收缩力减弱，在体外循环调整停机过程中，过重的前负荷或过高的后负荷会增加心室舒张末期容积，增加心室壁张力和氧耗。因此，术后心功能如何有赖于多种因素，不仅仅是体外循环损伤所造成的。

■ 神经系统损伤

脑控制所有先天性行为和后天性行为，它主宰着血液流动，并且可以关闭其他所有脉管系统用以保证自身血供。相反，其他脏器功能不全也会对脑功能产生不良影响。其他所有器官系统都受脑监控，脑对于内外环境改变的感受性及反应性都极为敏感。因此，即便是脑组织的微小损伤都可能会造成有症状的功能缺失，而这种损伤对其他脏器造成的可能是不被察觉或不严重的影响。局部低灌注、水肿、微栓子、循环中的细胞毒素、或者血液中血糖、胰岛素或钙离子的变化，都会或多或少地造成认知功能的改变，这种改变可以很轻微，也可能很严重。2mm 的小梗塞可能导致行为模式失调，生理和躯体功能的改变可能被忽视、被接受、也可能会严重影响患者的生活质量。如果病灶移动半厘米，相同体积的病变则可能导致灾难性脑卒中的发生。因此，脑对于体外循环所造成的损伤极为敏感，与心脏相同，也是最需要保护的重要脏器。

评估

大部分患者并未做相应的检查来评价心脏外科术中发生的神经系统损伤，因为心脏疾患通常被作为首要考虑的问题，也因为评价神经系统需要时间和金钱。由于外科手术团队中的成员或个人缺乏专业培训，所以他们所做的一般性神经系统检查通常无法排除细微的神经损伤，这也是在外科文献中卒中的发生率、神经或神经损伤的发生率大相径庭的主要原因[353]。

最明显的神经系统异常为轻度瘫痪、重要脑功能缺失（例如语言、视觉、和理解力），或者昏迷。这些表现通常会在发生脑卒中时出现。意识或认知功能异常包括昏迷、谵妄、神志混乱，但是，一过性谵妄或神志混乱可由麻醉或药物所导致，因此常常被排除。神经心理学家设计一套神经心理学检查，通过这一系列的检查可以比较患者术前术后的行为区别，发现更多细微的功能缺失。神经心理学检查基本是神经学检查的一种扩展，它主要更强调和注重脑皮质功能的检查。功能不全被客观地定义为相对于一个庞大人群而言与预期值的偏离。例如，虽然 95 分的 IQ 值处于正常范围，但是对于医生来说，这是个低值，如果出现了这样一个不佳的检查结果则需要进行神经系统损伤的检查。如果有两项或两项以上检查内容出现 20% 的下降，就表明有可解决或不可解决的神经心理功能缺失[354]。在一项长期随访研究中，以非手术患者做对照组，这些患者的人口统计学数据相似，并且患有相同的疾患，这个对照组有助于确定手术 3～6 个月后出现神经心理功能下降的主要原因[355]。

计算机轴面断层扫描（CAT）或磁共振扫描（MRI）检查是必不可少的检查，用于诊断卒中、谵妄或昏迷。通常不需要做术前影像学检查，因为目前有很多新技术可评价术后的新生病灶，例如扩散加权磁共振成像、磁共振成像光谱、或磁共振血管造影技术[356]。心脏术后神经系统损伤的生化标志物相对而言无特异性和确定性。神经元特异性烯醇化酶（NSE）是细胞内酶，存在于神经元、正常神经内分泌细胞、血小板和红细胞中[357]。S-100 是脑组织中一种酸性钙结合蛋白[358]，脑脊液中 S-100 和 NSE 水平上升表明有神经元死亡，并且可能与卒中及体外循环后脊髓损伤相关[359]。但是，这些标志物血浆浓度的增高可能是由于创面血液进入循环和溶血造成的，体外循环时间延长也常常会造成这些血浆内标志物水平升高，而这些患者在其他检测中并未出现神经系统损伤的证据[360]。目前已经发现新的血源性生化标记物，如 Tau，但至今为止，还没有证明它对细微神经损伤具有诊断价值。

危险人群

对于普遍人群而言，高龄会增加卒中或认知功能损伤的风险，并且，无论何种手术都是高风险因素[361]。1986 年，Gardner 和同事的研究显示 CABG 术中发生卒中的风险与年龄直接相关[362]。一项欧洲的研究纳入了 321 名未接受手术治疗的老年患者和 1218 名接受非心脏手术治疗的患者，研究发现，术后 1 周，认知功能障碍的发生率为 26%，术后 3 个月的发生率为 10%[363]。1974 年至 1990 年间，60 岁以上和 70 岁以上接受心脏外科手术的患者数量分贝增加了 2 倍和 7 倍[364]（图 12-22）。心脏外科术后认知功能障碍的发生率也和基因因素有关[365]。心脏外科术后 1 周出现认知功能障碍的发生率几乎是非心脏外科后的两倍。

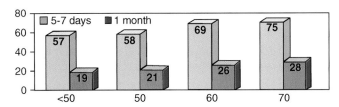

图 12-22　以 10 岁为一年龄段，分析年龄对 CABG 神经心理预后的影响。高龄患者在术后一周和术后一个月发生神经心理学异常的情况更为常见。图中显示的是在两项或两项以上检查中出现精神心理学障碍的患者数量百分比（n = 372）

随着接受心外手术患者年龄的增长，术前存在神经系统损伤高危因素的患者数量也越来越多。需要行心脏外科手术的患者中，患有高血压和糖尿病的患者分别占 55% 和 25%[366]。百分之十五的患者颈动脉狭窄程度达到 50% 或 50% 以上，并且有 13% 的患者有一过性脑缺血发作史或卒中史。在 MRI 检查中，头臂血管动脉粥样硬化灶的数量也是脑卒中或认知功能障碍的危险因素[367]，同样，经动脉超声检查所见的升主动脉粥样硬化的严重程度也是危险因素之一[368]。超声多普勒检查发现，明显的升主动脉粥样硬化斑块会显著增加右侧颈动脉栓塞风险[369]。50 岁以下的心脏外科患者中，严重动脉粥样硬化的发生率为 1%，而 75 ~ 80 岁患者的发生率却是 10%[370]。

损伤的机制

在心脏外科术中，造成神经系统功能障碍和损伤的三种主要因素是微栓子、低灌注和全身性炎性反应，这些因素可以由不同原因产生，并在同一患者同一时间内同时存在。术中卒中大部分是来源于主动脉和头臂血管的动脉粥样物所造成的，心脏和胸腔大血管的操作以及体外循环插管处血管壁的剪切力都会造成粥样物质的脱落和移位[371]。微栓子的分布与血流量成正比[20]，因此，减少脑血流量可以减少微栓子损伤，但是却增加了低灌注的风险[372]。在成人体外循环术中使用 α 稳态管理和去氧肾上腺素可以减少脑损伤，这可能是由于脑血管收缩而减少微栓子数量[373]。在临床工作中，空气、动脉粥样硬化斑块碎片和脂肪是造成脑损伤的微栓子主要来源，它们都能够阻塞脑血管，造成神经元坏死[374]。巨大空气栓子会导致大面积缺血损伤，但是脑血管的微气栓除了能够阻断血流之外，还可能对内皮细胞造成直接破坏[375]。具有特异性的毛细血管小动脉扩张（SCADs）与脂肪栓子进入脑血管有关[376]（图 12-23），这说明这些栓子不仅能够阻塞小血管，还能释放有细胞毒性的自由基，对富含脂质神经元的破坏作用显著增加。

贫血以及脑部温度升高使脑血流量增加，但可能会造成脑组织的氧供不足[377]，这些情况在心脏外科体外循环手术中是可以避免的。虽然有些学者推测常温和（或）高温体外循环会导致脑组织灌注不足[378]，但是试验研究结果却显示，脑血流随着温度上升而增加。这种行为会造成脑损伤很可能是由于进入脑血管的微栓子数量增加，在温度较高的时候，这些微栓子会对脑组织造成更大的伤害[376]。

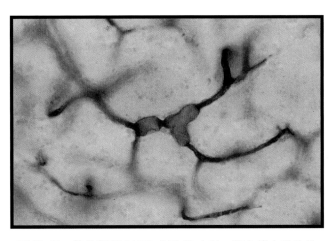

图 12-23　体外循环 CABG 术后 48 小时，脑血管中发生的毛细血管及小动脉扩张（SCADs）。（碱性磷酸酶染色火胶棉包埋切片，100μm 厚，×100）

神经系统保护策略

为了保护脑功能，推荐在体外循环中使用浅低温（32 ~ 34℃）并保持血细胞比容高于 25%[161]。应避免发生上腔静脉梗阻造成脑静脉压暂时升高，以及避免发生复温时血温高于 37℃[379]。在一项随机试验中，一部分病人缓慢复温至核心温度达到 35℃，另一部分则复温至 37℃，两组患者相比，前者的神经认知功能预后要明显优于后者。对于那些本身存在脑损伤高危因素的患者来说，推荐使用颈静脉球氧饱和度仪或近红外脑氧饱和度仪来监测脑组织灌注[380]。

在心脏外科体外循环手术中，巴比妥可以减少自发的突出活化，有确切的神经系统保护作用[381]。不幸的是，这种药物会造成麻醉苏醒延迟并延长重症监护室停留时间。NMDA（N-甲基-D-天冬氨酸）拮抗剂在动物试验中效果良好，但对人的保护作用却很小，甚至还有较高的神经系统副作用[382]。一项小型研究认为利多卡因具有神经系统保护作用，但是这个结果无法被重复[383]。因此，目前只有皮质类固醇是唯一具有潜在神经系统保护作用的药物，并且有明显的证据证明它对预后的积极影响[332]。

非体外的心肌血管重建术在理论上可以避免许多造成脑损伤的体外循环相关因素，但是，正如前文所提，许多造成脑损伤的因素与体外循环无关，而是与动脉粥样硬化以及气体进入循环有关。一项非随机研究用多普勒超声监测颈动脉栓子情况，结果发现，对于高危患者来说，非体外手术所形成的栓子数量更少，神经认知功能的预后也有所改善[384]。但是，针对非体外手术及体外手术做对比的临床试验却无法显示出两种方法之间在神经系统预后方面的显著性差异[385]。

预后

大部分术中脑卒中或术后第一周出现卒中症状的患者最终会有所好转，这与影像学上病灶的大小以及位置直接相关。如果手术 3 个月后，神经心理功能缺失的症状仍然存在，通常很可能会是永久性的损伤[386]。但是由于这个时间之后可能会出现新的功能缺失的表现，因此造成评估的困难，尤其是那些高龄患者更是如此[387,388]。

如何区分脑损伤是发生在术中还是发生在术后早期或晚期一直是个困难。最近，一篇对早期已发表数据进行再分析的文章解决了这个问题。作者对持续 6 个月未改变（永久性）的特定神经心理功能缺失做跟踪观察，将它们与术后出现的新发功能缺失做出区分[389]（图 12-24）。

使用这种技术就可能帮助我们精确测定外科术中发生的脑损伤并做出技术改良来消除与死亡率相关的重要因素。后续随访研究纳入对照组，对照组为具有相似危险因素但未接受心脏手术的人群[390]。此前，我们担心外科患者神经认知功能障碍会复发，并因此使远期预后不良的风险增加。依靠这种技术的研究发现手术患者与非手术对照组相比，3 年预后的情况相似，这可以消除我们之前的担忧。在最近一项对一组外科患者做术前和术后神经心理学评价的研究中，所有患者的心血管危险因素都进行了严格的控制[391]。这些患者并没有显示出迟发或晚期认知功能下降，这样的结果给我们带来了希望：积极的药物治疗能够与精良的手术技术相配合，防止产生神经系统损伤。

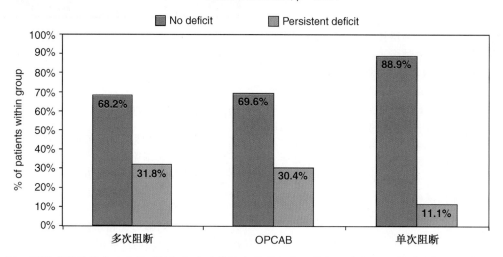

6个月后神经行为功能缺失的发生率
Fisher's exact test, p = 0.061

图 12-24 冠脉旁路移植术 6 个月后神经行为功能缺失的发生率。值得注意的是，与多次使用阻断钳以及非体外冠脉旁路移植术（OPCAB）相比，术中单次阻断策略可以减少永久性神经心理功能缺失的发生率

肺损伤

患者自身因素与手术及体外循环影响共同造成术后早期肺功能损伤。长期吸烟和肺气肿是最常见的患者自身因素，造成术后肺功能不全的疾病还包括肌无力、慢性支气管炎、隐匿性肺炎、术前肺水肿和一些不相关的呼吸系统疾患。麻醉和任何种类的手术在某种程度上都会造成切口疼痛、缺乏运动、呼吸浅表、呼吸做功增加、肺顺应性降低、咳嗽无力、肺内动静脉短路增加和间质水肿。体外循环大大增加这种损伤。

在体外循环中，肺脏主要由支气管动脉供血，不存在肺动脉血流或流量很少。肺泡细胞是否会受到缺血/再灌注损伤还不清楚，但是肺脏非常容易遭受多种损伤因素的影响，这些损伤联合起来增加肺毛细血管通透性和间质肺水。体外循环中或停机过程中，血液稀释、血浆胶渗压降低、左房压或肺静脉压的暂时性升高都会增加血管外肺水[392]。在体外循环中和停机后肺循环恢复灌注后，微栓子和循环中介导炎性反应的细胞性、血管活性和细胞毒性介质通过支气管动脉和肺循环血液进入肺内[393,394]。这些物质增加肺毛细血管通透性、血管外水肿和支气管分泌，并且可能会导致肺泡表面活性物质发生显而易见的改变[395]。间质肺水增加、表面活性物质发生改变、患者自身因素和手术影响相互结合，使肺顺应性降低、功能残气量增加、并增加呼吸做功[396]。所有这些改变共同作用，增加局部肺不张、增加感染易感性、并且增加生理性动静脉短路，这些均会降低动脉 P_aO_2。

术后呼吸监护重点主要在于恢复正常的肺毛细血管动脉通透性和肺间质容量，防止肺不张，使膨胀不全的肺复张，维持正常动脉血气，预防感染，以及促进支气管黏液排出。术后呼吸监护水平的提高、对体外循环中肺损伤机制的理解以及为了预防或控制肺损伤所做出的努力使近年来肺部并发症的发生率显著下降（关于术后监护内容详见第 16 章）。

急性呼吸窘迫综合征（ARDS）是体外循环中少见的肺损伤并发症，通常是由于气管插管、肺动脉导管等外伤造成支气管内出血，或由于急性肺静脉压增高、严重肺毛细血管毒性损害造成血液外溢进入肺泡[398]。

肾损伤

与其他脏器相同，术前肾脏功能正常是该器官能够耐受体外循环所造成的微栓子、细胞及局部灌注不足损伤的主要因素。主要的危险因素包括术前存在肾损害、高龄以及复杂疾患或复杂术式[399]。在体外循环后需要透析治疗的急性肾衰发生率非常低，平均为 1%；但是对于复杂手术而言，这个发生率则上升至 5%。

在体外循环过程中不可避免地会造成一定程度的肾损伤，并且所有患者术后都会出现蛋白尿[400]。在没有血液稀释的情况下、肾脏血液和血浆流量、肌酐清除率、自由水清除率和尿量减少[401]。血液稀释能够减缓所有这些功能改变，如果在体外循环中血浆结合蛋白饱和而无法结合游离血红蛋白，血液稀释还可以减少血红蛋白在肾小管沉积的风险。血红蛋白有肾小管毒性，并且血红蛋白在肾小管的沉积会阻塞肾小管的血流量和尿液流量。血液稀释可以稀释血浆血红蛋白，增加外层肾皮质血流量；改善肾脏整体血流量；增加肌酐、电解质和自由水的清除率；并且增加肾小球滤过率和尿量[402]。

围手术期低心排和（或）低血压会增加微栓子、细胞和细胞毒性所造成的损伤，也会加重术前肾脏疾患，这是术后肾衰的主要原因[403]。低心排减少肾脏灌注，导致血管紧张素Ⅱ的产生和肾素的分泌，这些会进一步降低肾脏血流。已经受到术前疾患及体外循环损伤的肾脏对于低心排低血压造成的缺血损伤极为敏感。因此，围手术期的管理需要包括使用多巴胺或多巴酚丁胺增加心输出量，避免使用会收缩肾动脉的药物，给予充足的晶体输入量来维持尿量，并且如果发生过度溶血，还要碱化尿液以减少肾小管内血红蛋白沉积。

如果没有发生围手术期低心排或低血压，正常的肾脏具有足够的功能储备，可以在术中和术后保证足够的肾功能。出现少尿性肾衰是有预兆性的，并且通常需要透析治疗，如果需要透析治疗的时间超过两周，则这种损伤通常是永久性的。少尿性肾衰使致病率和死亡率增高八倍。

■ 肝脏和消化道损伤

虽然容易受到体外循环中微栓子、细胞毒性物质和局部灌注不足的损伤，但是强大的功能储备以及正常肝脏的修复功能几乎可以战胜损伤并不留后遗症。通常肝酶会有轻度升高，并且有 10%～20% 的患者会出现轻度黄疸。体外循环术后 2 天或更长时间内，如果胆红素水平居高不下并不断上升则可能会发展为肝功能衰竭，并且增加致病率和死亡率[404]。但是，灾难性的肝衰竭会发生在重度败血症的患者、有少尿性肾衰的患者以及麻醉或药物中毒的患者中；或者发生在长期低心排之后，以及出血性休克和反复输血之后。不管原因如何，结果都是致命的。对于那些发展成多器官功能衰竭的患者来说，肝脏通常也会受累，并且肝衰竭通常是以突发性低血糖为征兆。

■ 胰腺损伤

体外循环术后，有不到 1% 的患者会发展为有临床症状的胰腺炎，但是有大约 30% 的患者会出现一过性无症状的血浆淀粉酶和（或）脂肪酶水平升高[405]。胰腺炎复发史、围手术期发生循环衰竭或低血压、超长时间的体外循环，以及持续大剂量使用血管活性药都是术后发生胰腺炎的危险因素[406]。大剂量的钙会增加细胞内胰蛋白酶原的活化，并增加胰腺炎的生物学证据[407]。爆发性胰腺炎极为少见，可一旦发生通常是致命的。

■ 胃和肠的损伤

灌注流量充足的体外循环不会降低脏器血流量[408]。造成胃肠道并发症的危险因素包括高龄、急诊手术、体外循环时间延长、术后低心排或休克、缩血管药物使用时间延长以及术前体循环静脉压增高[409]。

体外循环会降低胃内 pH 值，并且这个 pH 值会在术后进一步下降。如果不给予 H2 受体阻断剂或未常规使用抗酸剂，则会发生十二指肠和（或）胃糜烂、溃疡和出血这些心脏外科术后频发的并发症，这些并发症增加死亡率，使死亡率接近 33%～50%[410]，而这些并发症目前已经不常见。

手术后的数天到一周内，虽然升压药会引起小肠缺血和（或）梗死，但高龄患者很少会因使用升压药造成肠系膜血管炎或严重的肠系膜血管收缩。突发腹痛，并伴有肠鸣音消失、板状腹和白细胞突然性增高可能是出现这种灾难性并发症的唯一征象，这种并发症常常是致命的。如果在发生梗死前就已经怀疑这种损伤的发生，则应该输注罂粟碱，或者将可供选择的舒血管药物直接给予到肠系膜动脉，这样可以预防或限制随后梗死的发生。

目前尚未完全明了体外循环在胃肠道并发症中所起的作用。如果在病情发展过程中出现这些并发症，则会增加致病率和死亡率[411]。

参考文献

1. Gravlee GP, Davis RF, Kurusz M, Utley JR: *Cardiopulmonary Bypass: Principles and Practice,* 2nd ed. Philadelphia, Lippincott Williams & Wilkins, 2000.
2. Arom KV, Ellestad C, Grover FL, Trinkle JK: Objective evaluation of the efficacy of various venous cannulas. *J Thorac Cardiovasc Surg* 1981; 81:464.
3. Merin O, Silberman S, Brauner R, et al: Femoro-femoral bypass for repeat open-heart surgery. *Perfusion* 1998; 13:455.
4. Winter FS: Persistent left superior vena cava: survey of world literature and report of thirty additional cases. *Angiology* 1954; 5:90.
5. Hasel R, Barash PG: Dilated coronary sinus on pre-bypass echocardiography. *J Cardiothorac Vasc Anesth* 1996; 10:430.
6. Shahian DM: Retrograde coronary sinus cardioplegia in the presence of persistent left superior vena cava. *Ann Thorac Surg* 1992; 54:1214.
7. Yokota M, Kyoku I, Kitano M, et al: Atresia of the coronary sinus orifice: fatal outcome after intraoperative division of the drainage left superior vena cava. *J Thorac Cardiovasc Surg* 1989; 98:30.
8. Toomasian JM, McCarthy JP: Total extrathoracic cardiopulmonary support with kinetic assisted venous drainage: experience in 50 patients. *Perfusion* 1998; 13:137.
9. Taketani S, Sawa Y, Massai T, et al: A novel technique for cardiopulmonary bypass using vacuum system for venous drainage with pressure relief valve: an experimental study. *Artif Organs* 1998; 22:337.
10. Humphries K, Sistino JJ: Laboratory evaluation of the pressure flow characteristics of venous cannulas during vaccum-assisted venous drainage. *J Extracorp Tech* 2002; 34:111.
11. Willcox TW, Mitchell SJ, Gorman DF: Venous air in the bypass circuit: a source of arterial line emboli exacerbated by vacuum-assisted venous drainage. *Ann Thorac Surg* 1999; 68:1285.
12. Willcox TW: Vacuum-assisted venous drainage: to air or not to air, that is the question: has the bubble burst? *J Extracorp Tech* 2002; 34:24.
13. Davila RM, Rawles T, Mack MJ: Venoarterial air embolus: a complication of vacuum-assisted venous drainage. *Ann Thorac Surg* 2001; 71:1369.
14. Hessel EA II: Cardiopulmonary bypass equipment, in Estafanous FG, Barash PG, Reves JG (eds): *Cardiac Anesthesia: Principles and Clinical Practice,* 2nd ed. Philadelphia, Lippincott Williams & Wilkins, 2001, p 335.
15. Jones TJ, Deal DD, Vernon JC, et al: How effective are cardiopulmonary bypass circuits at removing gaseous microemboli? *J Extracorp Tech* 2002; 34:34.
16. Ambesh SP, Singh SK, Dubey DK, Kaushik S: Inadvertent closure of the superior vena cava after decannulation: a potentially catastrophic complication after termination of bypass [letter]. *J Cardiothorac Vasc Anesth* 1998; 12:723.

17. Brodman R, Siegel H, Lesser M, Frater R: A comparison of flow gradients across disposable arterial perfusion cannulas. *Ann Thorac Surg* 1985; 39:225.

18. Galletti PM, Brecher GA: *Heart-lung Bypass.* New York, Grune & Stratton, 1962.

19. Weinstein GS: Left hemispheric strokes in coronary surgery: implication for end-hole aortic cannulas. *Ann Thorac Surg* 2001; 71:128.

20. Muehrcke DD, Cornhill JF, Thomas JD, Cosgrove DM: Flow characteristics of aortic cannulae. *J Card Surg* 1995; 10:514.

21. Joubert-Hubner E, Gerdes A, Klarproth P, et al: An in-vitro evaluation of aortic arch vessel perfusion characteristics comparing single versus multiple stream aortic cannulae. *Eur J Cardiothorac Surg* 1999; 15:359.

22. Cook DJ, Zehr KJ, Orszulak TA, Slater JM: Profound reduction in brain embolization using an endoaortic baffle during bypass in swine. *Ann Thorac Surg* 2002; 73:198.

23. Reichenspurner H, Navia JA, Benny G, et al: Particulate embolic capture by an intra-aortic filter device during cardiac surgery. *J Thorac Cardiovasc Surg* 2000; 119:233.

24. Gerdes A, Hanke T, Sievers H-H: In vivo hydrodynamics of the Embol-X cannula. *Perfusion* 2002; 17:153.

25. Harringer W: Capture of a particulate embolic during cardiac procedures in which aortic cross-clamp is used. *Ann Thorac Surg* 2000; 70:1119.

26. Banbury MK, Cosgrove DM 3rd: Arterial cannulation of the innominate artery. *Ann Thorac Surg* 2000; 69:957.

27. Mills NL, Everson CT: Atherosclerosis of the ascending aorta and coronary artery bypass: pathology, clinical correlates, and operative management. *J Thorac Cardiovasc Surg* 1991; 102:546.

28. Beique FA, Joffe D, Tousignant G, Konstadt S: Echocardiographic-based assessment and management of atherosclerotic disease of the thoracic aorta. *J Cardiothorac Vasc Anesth* 1998; 12:206.

29. Blauth CI, Cosgrove DM, Webb BW, et al: Atheroembolism from the ascending aorta. *J Thorac Cardiovasc Surg* 1992; 103:1104.

30. Murphy DA, Craver JM, Jones EL, et al: Recognition and management of ascending aortic dissection complicating cardiac surgical operations. *J Thorac Cardiovasc Surg* 1983; 85:247.

31. Davila-Roman VG, Kouchoukos NT, Schechtman KB, Barzilai B: Atherosclerosis of the ascending aorta is a predictor of renal dysfunction after cardiac operations. *J Thorac Cardiovasc Surg* 1999; 117:111.

32. Davila-Roman V, Phillips K, Davila R, et al: Intraoperative transesophageal echocardiography and epiaortic ultrasound for assessment of atherosclerosis of the thoracic aorta. *J Am Coll Cardiol* 1996; 28:942.

33. Konstadt SN, Reich DL, Quintana C, Levy M: The ascending aorta: how much does transesophageal echocardiography see? *Anesth Analg* 1994; 78:240.

34. Gaudino M, Glieca F, Alessandrini F, et al: The unclampable ascending aorta in coronary artery bypass patients: a surgical challenge of increasing frequency. *Circulation* 2000; 102:1497.

35. Byrne JG, Aranki SF, Cohn LH: Aortic valve operations under deep hypothermic circulatory arrest for the porcelain aorta: "no-touch" technique. *Ann Thorac Surg* 1998; 65:1313.

36. Grossi EA, Kanchuger MS, Schwartz DS, et al: Effect of cannula length on aortic arch flow: protection of the atheromatous aortic arch. *Ann Thorac Surg* 1995; 59:710.

37. McLeskey CH, Cheney FW: A correctable complication of cardiopulmonary bypass. *Anesthesiology* 1982; 56:214.

38. Watson BG: Unilateral cold neck. *Anaesthesia* 1983; 38:659.

39. Magner JB: Complications of aortic cannulation for open-heart surgery. *Thorax* 1971; 26:172.

40. Gott JP, Cohen CL, Jones EL: Management of ascending aortic dissections and aneurysms early and late following cardiac operations. *J Card Surg* 1990; 5:2.

41. Troianos CA, Savino JS, Weiss RL: Transesophageal echocardiographic diagnosis of aortic dissection during cardiac surgery. *Anesthesiology* 1991; 75:149.

42. Lees MH, Herr RH, Hill JD, et al: Distribution of systemic blood flow of the rhesus monkey during cardiopulmonary bypass. *J Thorac Cardiovasc Surg* 1971; 61:570.

43. Svensson LG: Editorial comment: autopsies in acute Type A aortic dissection, surgical implications. *Circulation* 1998; 98:II-302.

44. Hendrickson SC, Glower DD: A method for perfusion of the leg during cardiopulmonary bypass via femoral cannulation. *Ann Thorac Surg* 1998; 65:1807.

45. Gates JD, Bichell DP, Rizzu RJ, et al: Thigh ischemia complicating femoral vessel cannulation for cardiopulmonary bypass. *Ann Thorac Surg* 1996; 61:730.

46. Van derSalm TJ: Prevention of lower extremity ischemia during cardiopulmonary bypass via femoral cannulation. *Ann Thorac Surg* 1997; 63:251.

47. Carey JS, Skow JR, Scott C: Retrograde aortic dissection during cardiopulmonary bypass: "nonoperative" management. *Ann Thorac Surg* 1977; 24:44.

48. Sabik JF, Lytle BW, McCarthy PM, Cosgrove DM: Axillary artery: an alternative site of arterial cannulation for patients with extensive and peripheral vascular disease. *J Thorac Cardiovasc Surg* 1995; 109:885.

49. Neri E, Massetti M, Capannini G, et al: Axillary artery cannulation in type A aortic dissection operations. *J Thorac Cardiovasc Surg* 1999; 118:324.

50. Whitlark JD, Sutter FP: Intrathoracic subclavian artery cannulation as an alternative to the femoral or axillary artery cannulation [letter]. *Ann Thorac Surg* 1998; 66:296.

51. Golding LAR: New cannulation technique for the severely calcified ascending aorta. *J Thorac Cardiovasc Surg* 1985; 90:626.

52. Coselli JS, Crawford ES: Femoral artery perfusion for cardiopulmonary bypass in patients with aortoiliac artery obstruction. *Ann Thorac Surg* 1987; 43:437.

53. Orenstein JM, Sato N, Arron B, et al: Microemboli observed in deaths following cardiopulmonary bypass surgery: silicone antifoam agents and polyvinyl chloride tubing as source of emboli. *Hum Pathol* 1982; 13:1082.

54. Schonberger JPAM, Everts PAM, Hoffman JJ: Systemic blood activation with open and closed venous reservoirs. *Ann Thorac Surg* 1995; 59:1549.

55. Blauth CI, Smith PL, Arnold JV, et al: Influence of oxygenator type on the prevalence and extent of micro-emboli retinal ischemia during cardiopulmonary bypass: assessment by digital image analysis. *J Thorac Cardiovasc Surg* 1990; 99:61.

56. Pearson DT: Gas exchange; bubble and membrane oxygenators. *Semin Thorac Cardiovasc Surg* 1990; 2:313.

57. Drinker PA, Bartlett RH, Bialer RM, Noyes BS Jr: Augmentation of membrane gas transfer by induced secondary flows. *Surgery* 1969; 66:775.

58. Wiesenack C, Wiesner G, Keyl C, et al: In vivo uptake and elimination of isoflurane by different membrane oxygenators during cardiopulmonary bypass. *Anesthesiology* 2002; 97:133.

59. Clark RE, Beauchamp RA, Magrath RA, et al: Comparison of bubble and membrane oxygenators in short and long term perfusions. *J Thorac Cardiovasc Surg* 1979; 78:655.

60. Hammond GL, Bowley WW: Bubble mechanics and oxygen transfer. *J Thorac Cardiovasc Surg* 1976; 71:422.

61. Jenkins OF, Morris R, Simpson JM: Australasian perfusion incident survey. *Perfusion* 1997; 12:279.

62. Wahba A, Philipp A, Behr R, Birnbaum DE: Heparin-coated equipment reduces the risk of oxygenator failure. *Ann Thorac Surg* 1998; 65:1310.

63. Fisher AR: The incidence and cause of emergency oxygenator changeovers. *Perfusion* 1999; 14:207.

64. Svenmarker S, Haggmark S, Jansson E, et al: The relative safety of an oxygenator. *Perfusion* 1997; 12:289.

65. Geissler HJ, Allen JS, Mehlhorn U, et al: Cooling gradients and formation of gaseous microemboli with cardiopulmonary bypass: an echocardiographic study. *Ann Thorac Surg* 1997; 64:100.

66. Moen O, Fosse E, Broten J, et al: Difference in blood activation related to roller/centrifugal pumps and heparin coated/uncoated surfaces in a cardiopulmonary bypass model circuit. *Perfusion* 1996; 11:113.

67. Leschinsky BM, Zimin NK: Centrifugal blood pumps—a brief analysis: development of new designs. *Perfusion* 1991; 6:115.

68. Kolff J, McClurken JB, Alpern JB: Beware centrifugal pumps: not a oneway street, but a dangerous siphon! *Perfusion* 1990; 5:225.

69. Bernstein EF, Gleason LR: Factors influencing hemolysis with roller pumps. *Surgery* 1967; 61:432.

70. Uretzky G, Landsburg G, Cohn D, et al: Analysis of microembolic particles originating in extracorporeal circuits. *Perfusion* 1987; 2:9.

71. Wright G: Hemodynamic analysis could resolve the pulsatile blood flow controversy [current review]. *Ann Thorac Surg* 1994; 58:1199.

72. Edmunds LH Jr: Pulseless cardiopulmonary bypass. *J Thorac Cardiovasc Surg* 1982; 84:800.

73. Pearson DT: Micro-emboli: gaseous and particulate, in Taylor KM (ed): *Cardiopulmonary Bypass: Principles and Management.* Baltimore, Williams & Wilkins, 1986, p 313.

74. Borger MA, Feindel CM: Cerebral emboli during cardiopulmonary bypass: effect of perfusionist interventions and aortic cannulas. *J Extracorp Tech* 2002; 34:29.

75. Lee WH Jr, Krumhaar D, Fonkalsrud EW, et al: Denaturation of plasma proteins as a cause of morbidity and death after intracardiac operations. *Surgery* 1961; 50:1025.

76. Liu J-F, Su Z-F, Ding W-X: Quantitation of particle microemboli during cardiopulmonary bypass: experimental and clinical studies. *Ann Thorac Surg* 1992; 54:1196.

77. Brooker RF, Brown WR, Moody DM, et al: Cardiotomy suction: a major source of brain lipid emboli during cardiopulmonary bypass. *Ann Thorac Surg* 1998; 65:1651.

78. Ringelstein EB, Droste DW, Babikian VL, et al: Consensus on microembolus detection by TCD. *Stroke* 1998; 29:725.

79. Wright G, Furness A, Haigh S: Integral pulse frequency modulated ultrasound for the detection and quantification of gas microbubbles in flowing blood. *Perfusion* 1987; 2:131.

80. Kincaid E, Jones T, Stump D, et al: Processing scavenged blood with a cell saver reduces cerebral lipid microembolization. *Ann Thorac Surg* 2000; 70:1296.

81. Hammon JW, Stump DA, Hines M, et al: Prevention of embolic events during coronary artery bypass graft surgery. *Perfusion* 1994; 9:412.

82. Hammon JW, Stump DA, Kon ND, et al: Risk factors and solutions for the development of neurobehavioral changes after coronary artery bypass grafting. *Ann Thorac Surg* 1997; 63:1613.

83. Edmunds LH Jr: Thromboembolic complications of current cardiac valvular prostheses. *Ann Thorac Surg* 1982; 34:96.

84. Plochl W, Cook DJ: Quantification and distribution of cerebral emboli during cardiopulmonary bypass in the swine: the impact of PaCO₂. *Anesthesiology* 1999; 90:183.

85. Cook DJ, Plochl W, Orszulak TA: Effect of temperature and PaCO2 on cerebral embolization during cardiopulmonary bypass in swine. *Ann Thorac Surg* 2000; 69:415.

86. Berman L, Marin F: Micropore filtration during cardiopulmonary bypass, in Taylor KM (ed): *Cardiopulmonary Bypass: Principles and Management.* Baltimore, Williams & Wilkins, 1986, p 355.

87. Joffe D, Silvay G: The use of microfilters in cardiopulmonary bypass. *J Cardiothorac Vasc Anesth* 1994, 8:685.

88. Ware JA, Scott MA, Horak JK, Solis RT: Platelet aggregation during and after cardiopulmonary bypass: effect of two different cardiotomy filters. *Ann Thorac Surg* 1982; 34:204.

89. Gourlay T: The role of arterial line filters in perfusion safety. *Perfusion* 1988; 3:195.

90. Munsch C, Rosenfeldt F, Chang V: Absence of particle-induced coronary vasoconstriction during cardioplegic infusion: is it desirable to use a microfilter in the infusion line? *J Thorac Cardiovasc Surg* 1991; 101:473.

91. Pugsley W, Klinger L, Paschalie C, et al: The impact of micro-emboli during cardiopulmonary bypass on neurological functioning. *Stroke* 1994; 25:1393.

92. Mejak BL, Stammers A, Raush E, et al: A retrospective study of perfusion incidents and safety devices. *Perfusion* 2000; 15:51.

93. Sylivris S, Levi C, Matalanis G, et al: Pattern and significance of cerebral microemboli during coronary artery bypass grafting. *Ann Thorac Surg* 1998; 66:1674.

94. Grocott HP, Croughwell ND, Amory DW, et al: Cerebral emboli and serum S-100-B during cardiac operation. *Ann Thorac Surg* 1998; 65:1645.

95. Milsom FP, Mitchell SJ: A dual-vent left heart de-airing technique markedly reduces carotid artery microemboli. *Ann Thorac Surg* 1998; 66:785.

96. Clark RE, Brillman J, Davis DA, et al: Microemboli during coronary artery bypass grafting: genesis and effects on outcome. *J Thorac Cardiovasc Surg* 1995; 109:249.

97. Morris SJ: Leucocyte reduction in cardiovascular surgery. *Perfusion* 2001; 11:371.

98. Gu YJ, deVries AJ, Voa P, et al: Leukocyte depletion during cardiac operations: a new approach through the venous bypass circuit. *Ann Thorac Surg* 1999; 67:604.

99. Hurst T, Johnson D, Cujec B, et al: Depletion of activated neutrophils by a filter during cardiac valve surgery. *Can J Anaesth* 1997; 44:131.

100. Mahoney CB: Heparin-bonded circuits: clinical outcome and costs. *Perfusion* 1998; 13:1892.

101. Hsu L-C: Heparin-coated CPB circuits: current status. *Perfusion* 2001; 16:417.

102. Edmunds LH Jr, Stenach N: The blood-surface interface, in Gravlee GP, Davis RF, Kurusz M, Utley JR (eds): *Cardiopulmonary Bypass: Principles and Practice,* 2nd ed. Media, PA, Williams & Wilkins, 2000; p 149.

103. Videm V, Mollnes TE, Fosse E, et al: Heparin-coated cardiopulmonary bypass equipment, I: biocompatibility markers and development of complications in a high-risk population. *J Thorac Cardiovasc Surg* 1999; 117:794.

104. Wildevuur CRH, Jansen DGM, Bezemer PD, et al: Clinical evaluation of Duraflo II heparin treated extracorporeal circuits. *Eur J Cardiothorac Surg* 1997; 11:616.

105. DeSomer F, VanBelleghem Y, Cases F, et al: Phosphorylcholine coating offers natural platelet preservation during CPB. *Perfusion* 2002; 17:39.

106. Ereth MH, Nuttall GA, Clarke SH, et al: Biocompatibility of trillium biopassive surface-coated oxygenator versus un-coated oxygenator during CPB. *J Cardiothorac Vasc Anesth* 2001; 15:545.

107. Gu YJ, Boonstra PW, Rijnsburger AA, et al: Cardiopulmonary bypass circuit treated with surface-modifying additives: a clinical evaluation of blood compatibility. *Ann Thorac Surg* 1998; 65:1343.

108. Edmunds LH Jr, Saxena NH, Hillyer P, Wilson TJ: Relationship between platelet count and cardiotomy suction return. *Ann Thorac Surg* 1978; 25:306.

109. Kincaid EH, Jones TJ, Stump DA, et al: Processing scavinged blood with a cell saver reduces cerebral lipid microembolism. *Ann Thorac Surg* 2000; 70(4):1296.

110. Downing SW, Edmunds LH Jr: Release of vasoactive substances during cardiopulmonary bypass. *Ann Thor Surg* 1992; 54:1236.

111. Baile EM, Ling IT, Heyworth JR, et al: Bronchopulmonary anastomotic and noncoronary collateral blood flow in humans during cardiopulmonary bypass. *Chest* 1985; 87:749.

112. Little AG, Lin CY, Wernley JA, et al: Use of the pulmonary artery for left ventricular venting during cardiac operations. *J Thorac Cardiovasc Surg* 1984; 87:532.

113. Casha AR: A simple method of aortic root venting for CABG [letter]. *Ann Thorac Surg* 1998; 66:608.

114. Olinger GM, Bonchek LI: Ventricular venting during coronary revascularization: assessment of benefit by intraoperative ventricular function curves. *Ann Thorac Surg* 1978; 26:525.

115. Salomon NW, Copeland JG: Single catheter technique for cardioplegia and venting during coronary artery bypass grafting. *Ann Thorac Surg* 1980; 29:88.

116. Marco JD, Barner HB: Aortic venting: comparison of vent effectiveness. *J Thorac Cardiovasc Surg* 1977; 73:287.

117. Clements F, Wright SJ, deBruijn N: Coronary sinus catheterization made easy for port-access minimally invasive cardiac surgery. *J Cardiothorac Vasc Anesth* 1998; 12:96.

118. Aldea GS, Connelly G, Fonger JD, et al: Directed atraumatic coronary sinus cannulation for retrograde cardioplegia administration. *Ann Thorac Surg* 1992; 54:789.

119. Panos AL, Ali IS, Birnbaum PL, et al: Coronary sinus injuries during retrograde continuous normothermic blood cardioplegia. *Ann Thorac Surg* 1992; 54:1132.

120. Journois D, Israel-Biet E, Pouard P, et al: High volume, zero-balance hemofiltration to reduce delayed inflammatory response to cardiopulmonary bypass in children. *Anesthesiology* 1996; 85:965.

121. Boldt J, Zickmann B, Fedderson B, et al: Six different hemofiltration devices for blood conservation in cardiac surgery. *Ann Thorac Surg* 1991; 51:747.

122. High KM, Williams DR, Kurusz M: Cardiopulmonary bypass circuits and design, in Hensley FA Jr, Martin DE (eds): *A Practical Approach to Cardiac Anesthesia,* 2nd ed. Boston, Little, Brown, 1995, p 465.

123. Stammers AH: Monitoring controversies during cardiopulmonary bypass: how far have we come? *Perfusion* 1998; 13:35.

124. Baraka A, Barody M, Harous S, et al: Continuous venous oximetry during cardiopulmonary bypass: influence of temperature changes, perfusion flow and hematocrit level. *J Cardiothorac Anesth* 1990; 4:35.

125. Pearson DT: Blood gas control during cardiopulmonary bypass. *Perfusion* 1988; 31:113.

126. Mark JB, Fitzgerald D, Fenton T, et al: Continuous arterial and venous blood gas monitoring during cardiopulmonary bypass. *J Thorac Cardiovasc Surg* 1991; 102:431.

127. Kirson LE, Goldman JM: A system for monitoring the delivery of ventilating gas to the oxygenator during cardiopulmonary bypass. *J Cardiothorac Vasc Anesth* 1994; 8:51.

128. Berg E, Knudsen N: Automatic data collection for cardiopulmonary bypass. *Perfusion* 1988; 3:263.

129. Beppu T, Imai Y, Fukui Y: A computerized control system for cardiopulmonary bypass. *J Thorac Cardiovasc Surg* 1995; 109:428.

130. Castiglioni A, Verzini A, Pappalardo F, et al: Minimally invasive closed circuit versus standard extracorporeal circulation for aortic valve replacement. *Ann Thorac Surg* 2007; 83:586-91.

131. Rosengart T, DeBois W, O'Hara M, et al: Retrograde autologous priming for cardiopulmonary bypass: a safe and effective means of decreasing hemodilution and transfusion requirements. *J Thorac Cardiovasc Surg* 1998; 115:426.

132. Boldt J: Volume therapy in cardiac surgery: does the kind of fluid matter? *J Cardiothorac Vasc Anesth* 1999; 13:752.

133. Hoeft A, Korb H, Mehlhorn U, et al: Priming of CPB with human albumin or ringer lactate: effect on colloid osmotic pressure and extravascular lung water. *Br J Anaesth* 1991; 66:77.

134. Cochrane Injuries Group Albumin Reviews: Human albumin administration in critically ill patients: systemic review of randomized controlled trials. *BMJ* 1998; 317:235.

135. Wilkes MM, Navickis RJ, Sibbald WJ: Albumin versus hydroxyethyl starch in CPB surgery: a meta-analysis of post-operative bleeding. *Ann Thorac Surg* 2001; 72:527.

136. McKnight CK, Elliott MJ, et al: The cardiopulmonary bypass pump priming fluid and nitrogen balance after open heart surgery in adults. *Perfusion* 1986; 1:47.

137. McKnight CK, Elliott MJ, Pearson DT, et al: The effect of four different crystalloid bypass pump priming fluids upon the metabolic response to cardiac operations. *J Thorac Cardiovasc Surg* 1985; 90:97.

138. Lanier WL: Glucose management during cardiopulmonary bypass: cardiovascular and neurologic implications. *Anesth Analg* 1991; 72:423.

139. Francis JL, Palmer GJ III, Moroose R, Drexler A: Comparison of bovine and porcine heparin in heparin antibody formation after cardiac surgery. *Ann Thorac Surg* 2003; 75(1):15-16.

140. Heres EK, Speight K, Benckart D, et al: The clinical onset of heparin is rapid. *Anesth Analg* 2001; 92:1391-1395.

141. Bull BS, Huse WM, Brauer FS, et al: Heparin therapy during extracorporeal circulation: the use of a drug response curve to individualize heparin and protamine dosage. *J Thorac Cardiovasc Surg* 1975; 69:685.

142. Levy JH, Despotis GJ, Szlam F, et al: Recombinant human transgenic antithrombin in cardiac surgery: a dose finding study. *Anesthesiology* 2002; 96:1095.

143. Weiss ME, Nyhan D, Peng Z, et al: Association of protamine IgE and IgG antibodies with life-threatening reactions to intravenous protamine. *NEJM* 1989; 320:886.

144. Khabbaz KR, Zankoul F, Warner KG: Intraoperative metabolic monitoring of the heart, II: online measurement of myocardial tissue pH. *Ann Thorac Surg* 2001; 72:S2227.

145. Ikonomidis JS, Yau IM, Weisel RD, et al: Optimal flow rates for retrograde warm cardioplegia. *J Thorac Cardiovasc Surg* 1994; 107:510.

146. Kirklin JW, Barrett-Boyes BE: *Cardiac Surgery*, 2nd ed. New York, Wiley, 1993, Ch. 2.

147. Taylor KM, Bain WH, Maxted KJ, et al: Comparative studies of pulsatile and nonpulsatile bypass, I: pulsatile system employed and its hematologic effects. *J Thorac Cardiovasc Surg* 1978; 75:569.

148. Taylor KM, Bain WH, Davidson KG, Turner MA: Comparative clinical study of pulsatile and non-pulsatile perfusion in 350 consecutive patients. *Thorax* 1982; 37:324.

149. Shaw PJ, Bates D, Cartlige NEF: Analysis of factors predisposing to neurological injury in patients undergoing coronary bypass operations. *QJM* 1989; 72:633.

150. Rees W, Schiessler A, Schulz F, et al: Pulsatile extra-corporeal circulation: fluid-mechanic considerations. *Perfusion* 1993; 8:459.

151. Gourlay T, Taylor KM: Pulsatile flow and membrane oxygenators. *Perfusion* 1994; 9:189.

152. Sugurtekin H, Boston US, Cook DJ: Bypass flow, mean arterial pressure, and cerebral perfusion during cardiopulmonary bypass in dogs. *J Cardiothorac Vasc Anesth* 2000; 14:25.

153. Hill SE, van Wermeskerken GK, Lardenoye J-WH, et al: Intraoperative physiologic variables and outcome in cardiac surgery, part I: in-hospital mortality. *Ann Thorac Surg* 2000; 69:1070.

154. Gold JP, Charlson MR, Williams-Russa P, et al: Improvements of outcomes after coronary artery bypass: a randomized trial comparing intraoperative high versus low mean arterial pressure. *J Thorac Cardiovasc Surg* 1995; 110:1302.

155. Hartman GS, Yao F-S, Bruefach M, et al: Severity of aortic atheromatous disease diagnosed by transesophageal echocardiography predicts stroke and other outcomes associated with coronary artery surgery: a prospective study. *Analg Anesth* 1996; 83:701.

156. Liam B-L, Plöchl W, Cook DJ, et al: Hemodilution and whole body oxygen balance during normothermic cardiopulmonary bypass in dogs. *J Thorac Cardiovasc Surg* 1998; 115:1203.

157. Cook DJ: Optimal conditions for cardiopulmonary bypass. *Semin Cardiothorac Vasc Anesth* 2001; 5:265.

158. Hill SE, VanWermesker, Ken GK, et al: Intraoperative physiologic variables and outcome in cardiac surgery, part I: in-hospital mortality. *Ann Thorac Surg* 2000; 69:1070.

159. DeFoe GR, Ross CS, Olmstead EM, et al: Lowest hematocrit on bypass and adverse outcomes associated with coronary artery bypass grafting. *Ann Thorac Surg* 2001; 71:769.

160. Groom RC: High or low hematocrits during cardiopulmonary bypass for patients undergoing coronary artery bypass graft surgery? An evidence-based approach to the question. *Perfusion* 2002; 17:99.

161. Jonas RA: Optimal pH strategy for hypothermic circulatory arrest [editorial]. *J Thorac Cardiovasc Surg* 2001; 121:204.

162. Khatri P, Babyak M, Croughwell ND, et al: Temperature during coronary artery bypass surgery affects quality of life. *Ann Thorac Surg* 2001; 71:110.

163. Engleman RM, Pleet AB, Hicks R, et al: Is there a relationship between systemic perfusion temperature during coronary artery bypass grafting and extent of intraoperative ischemic central nervous system injury? *J Thorac Cardiovasc Surg* 2000; 119:230.

164. Nathan HJ, Wells GA, Munson JL, Wozny D: Neuroprotective effect of mild hypothermia in patients undergoing coronary artery surgery with cardiopulmonary bypass. A randomized trial. *Circulation* 2001; 104(suppl I):I-85.

165. Stephan H, Weyland A, Kazmaier S, et al: Acid-base management during hypothermic cardiopulmonary bypass does not affect cerebral metabolism but does affect blood flow and neurologic outcome. *Br J Anaesth* 1992; 69:51.

166. Murkin JM, Farrar JK, Tweed WA, et al: Cerebral autoregulation and flow/metabolism coupling during cardiopulmonary bypass: rhe influence of PaCO$_2$. *Anesth Analg* 1987; 66:825.

167. Van den Berghe G, Wouters P, Weekers F, et al: Intensive insulin therapy in critically ill patients. *NEJM* 2001; 345:1359.

168. Shine TS, Uchikado M, Crawford CC, Murray MJ: Importance of perioperative blood glucose management in cardiac surgical patients. *Asian Cardiovasc Thorac Annals* 2007; 15:534-538.

169. Bernard GR, Sopko G, Cerra F, et al: National Heart Lung and Blood Institute and Food and Drug Administration Workshop Report: Pulmonary Artery Catheterization and Clinical Outcomes (PACC). *JAMA* 2000; 283:2568.

170. Shanewise JS, Cheung AT, Aronson S, et al: ASE/SCA guidelines for performing a comprehensive intraoperative multiplane transesophageal echocardiography examination: recommendation of the American Society of Echocardiography council for intraoperative echocardiography and the Society of Cardiovascular Anesthesiologists task force for certification in perioperative echocardiography. *Anesth Analg* 1999; 99:870.

171. Lucina MG, Savage RM, Hearm C, Kraenzler EJ: The role of transesophageal echocardiography on perfusion management. *Semin Cardiothorac Vasc Anesth* 2001; 5:321.

172. Paul D, Hartman GS: Foley balloon occlusion of the atheromatous ascending aorta: the role of transesophageal echocardiography. *J Cardiothorac Vasc Anesth* 1998; 12:61.

173. Siegel LC, St Goar FG, Stevens JH, et al: Monitoring considerations for Port-Access cardiac surgery. *Circulation* 1997; 96:562.

174. Yamada E, Matsumura M, Kimura S, et al: Usefulness of transesophageal echocardiography in detecting changes in flow dynamics responsible for malperfusion phenomena observed during surgery of aortic dissection. *Am J Cardiol* 1997; 79:1149.

175. Tingleff J, Joyce FS, Pettersson G: Intraoperative echocardiographic study of air embolism during cardiac operations. *Ann Thorac Surg* 1995; 60:673.

176. Stone JG, Young WL, Smith CR, et al: Do standard monitoring sites reflect true brain temperature when profound hypothermia is rapidly induced and reversed? *Anesthesiology* 1995; 82:344.

177. Rumana CS, Gopinath SP, Uzura M, et al: Brain temperature exceeds systemic temperature in head-injured patients. *Crit Care Med* 1998; 26:562.

178. Johnson RZ, Fox MA, Grayson A, et al: Should we rely on nasopharyngeal temperature during cardiopulmonary bypass? *Perfusion* 2002; 17:145.

179. Nussmeier NA, personal communication, 2002.

180. Stump DA, Jones JJ, Rorie KD: Neurophysiologic monitoring and outcomes in cardiovascular surgery [review article]. *J Cardiothorac Vasc Anesth* 1999; 13:600.

181. McDaniel LB, Zwischenberger JM, Vertrees RA, et al: Mixed venous oxygen saturation during cardiopulmonary bypass poorly predicts regional venous saturation. *Anesth Analg* 1994; 80:466.

182. Wenger R, Bavaria JE, Ratcliffe M, Edmunds LH Jr: Flow dynamics of peripheral venous catheters during extracorporeal membrane oxygenator (ECMO) with a centrifugal pump. *J Thorac Cardiovasc Surg* 1988; 96:478.

183. Hessel EA II: Bypass techniques for descending thoracic aortic surgery. *Semin Cardiothorac Vasc Anesth* 2001; 5:293.

184. Ireland KW, Follette DM, Iguidbashian J, et al: Use of a heat exchanger to prevent hypothermia during thoracic and thoracoabdominal aneurysm repairs. *Ann Thorac Surg* 1993; 55:534.

185. Edmunds LH Jr, Austen WG, Shaw RS, Kosminski S: Clinical and physiologic considerations of left heart bypass during cardiac arrest. *J Thorac Cardiovasc Surg* 1961; 41:356.

186. Hedlund KD, Dattilo R: Supportive angioplasty [letter]. *Perfusion* 1990; 5:297.

187. Toomasian JM: Cardiopulmonary bypass for less invasive procedures. *Perfusion* 1999; 14:279.

188. Grocott HP, Smith MS, Glower DC, Clements FM: Endovascular aortic balloon clamp malposition during minimally invasive cardiac surgery. *Anesthesiology* 1998; 88:1396.

189. Young WL, Lawton MT, Gupta DF, Hashimoto T: Anesthetic management of deep hypothermic circulatory arrest for cerebral aneurysm surgery. *Anesthesiology* 2002; 96:497.

190. Soong WAL, Uysal S, Reich DL: Cerebral protection during surgery of the aortic arch. *Semin Cardiothorac Vasc Anesth* 2001; 5:286.

191. Hiramatsu T, Miura T, Forbess JM, et al: pH strategies and cerebral energetics before and after circulatory arrest. *J Thorac Cardiovasc Surg* 1995; 109:948.

192. Kurth CD, O'Rourke MM, O'Hara IB: Comparison of pH-stat and alpha stat cardiopulmonary bypass on cerebral oxygenation and blood flow in relation to hypothermic circulatory arrest in piglets. *Anesthesiology* 1998; 98:110.

193. Sakamoto T, Zurakowski D, Duebener LF, et al: Combination of alpha-stat strategy and hemodilution exacerbates neurologic injury in a survival piglet model with deep hypothermic circulatory arrest. *Ann Thorac Surg* 2002; 73:180.

194. Jonas RA, Bellinger DC, Rappaport LA et al: Relation of pH-strategy and development outcome after hypothermic circulatory arrest. *J Thorac Cardiovasc Surg* 1993; 106:362.

195. Hindman BJ: Choice of α-stat or ph-stat management and neurologic outcomes after cardiac surgery: it depends. *Anesthesiology* 1998; 98:5.

196. Ekroth R, Thompson RJ, Lincoln C, et al: Elective deep hypothermia with total circulatory arrest: changes in plasma creatine kinase BB, blood glucose, and clinical variables. *J Thorac Cardiovasc Surg* 1989; 97:30.

197. Reich DL, Uysal S, Sliwinski M, et al: Neuropsychological outcome following deep hypothermia circulatory arrest in adults. *J Thorac Cardiovasc Surg* 1999; 117:156.

198. Ergin MA, Galla JD, Lansman SL, et al: Hypothermic circulatory arrest in operations on the thoracic aorta. *J Thorac Cardiovasc Surg* 1994; 107:788.

199. Ergin MA, Uysal S, Reich DL, et al: Temporary neurological dysfunction after deep hypothermic circulatory arrest: a clinical marker of long term functional deficit. *Ann Thorac Surg* 1999; 67:1886.

200. Mezrow CK, Midulla PS, Sadeghi AM, et al: Quantitative electroencephalography: a method to assess cerebral injury after hypothermic circulatory arrest. *J Thorac Cardiovasc Surg* 1995; 109:925.

201. Newberger JW, Jonas RA, Wernovsky G, et al: A comparison on the perioperative neurologic defect of hypothermic circulatory arrest versus low flow cardiopulmonary in infant heart surgery. *NEJM* 1993; 329:1057.

202. Grabenwoger M, Ehrlich M, Cartes-Zumelzu F, et al: Surgical treatment of aortic arch aneurysms in profound hypothermia and circulatory arrest. *Ann Thorac Surg* 1997; 64:1067.

203. Higami T, Kozawa S, Asada T, et al: Retrograde cerebral perfusion versus selective cerebral perfusion as evaluated by cerebral oxygen saturation during aortic arch reconstruction. *Ann Thorac Surg* 1999; 67:1091.

204. Kazui T, Kimura N, Yamada O, Komatsu S: Surgical outcome of aortic arch aneurysms using selective cerebral perfusion. *Ann Thorac Surg* 1994; 57:904.

205. Mills NL, Ochsner JL: Massive air embolism during cardiopulmonary bypass: causes, prevention, and management. *J Thorac Cardiovasc Surg* 1980; 80:708.

206. Ueda Y, Miki S, Kusuhara K, et al: Surgical treatment of aneurysm or dissection involving the ascending aorta and aortic arch, utilizing circulatory arrest and retrograde cerebral perfusion. *J Cardiovasc Surg* 1990; 31:553.

207. Ganzel BL, Edmonds HL Jr, Pank JR, Goldsmith LJ: Neurophysiologic monitoring to assure delivery of retrograde cerebral perfusion. *J Thorac Cardiovasc Surg* 1997; 113:748.

208. DeBrux J-L, Subayi J-B, Pegis J-D, Dillet J: Retrograde cerebral perfusion: anatomic study of the distribution of blood to the brain. *Ann Thorac Surg* 1995; 60:1294.

209. Lin PJ, Chang GH, Tan PPC, et al: Prolonged circulatory arrest in moderate hypothermia with retrograde cerebral perfusion: is brain ischemic? *Circulation* 1996; 95 (suppl II):II-166.

210. Murkin JM: Retrograde cerebral perfusion: is the brain really being perfused? [editorial]. *J Cardiothorac Vasc Anesth* 1998; 12:249.

211. Kouchoukos NT: Adjuncts to reduce the incidence of embolic brain injury during operations on the aortic arch. *Ann Thorac Surg* 1994; 57:243.

212. Cheung AT, Bavaria JE, Weiss SJ, et al: Neurophysiologic effects of retrograde cerebral perfusion used for aortic reconstruction. *J Cardiothorac Vasc Anesth* 1998; 12:252.

213. Kurusz M, Butler BD, Katz J, Conti VR: Air embolism during cardiopulmonary bypass. *Perfusion* 1995; 10:361.

214. Ziser A, Adir Y, Lavon H, Shupof A: Hyperbaric oxygen therapy for massive arterial air embolism during cardiac operations. *J Thorac Cardiovasc Surg* 1999; 117:818.

215. Pedersen T, Kaargen AL, Benze S: An approach toward total quality assurance in cardiopulmonary bypass: which data to register and how to assess perfusion quality. *Perfusion* 1996; 11:39.

216. Palanzo DA: Perfusion safety: past present and future. *J Cardiothorac Vasc Anesth* 1997; 11:383.

217. Brister SJ, Ofosu FA, Buchanan MR: Thrombin generation during cardiac surgery: is heparin the ideal anticoagulant? *Thromb Haemost* 1993; 70:259.

218. Uniyal S, Brash JL: Patterns of adsorption of proteins from human plasma onto foreign surfaces. *Thromb Haemost* 1982; 47:285.

219. Horbett TA: Proteins: structure, properties, and adsorption to surfaces, in Ratner BD, Hoffman AS, Schoen FJ, and Lemons JE (eds): *Biomaterials Science: An Introduction to Materials in Medicine*. San Diego, Academic Press, 1996, p 133.

220. Horbett TA: Principles underlying the role of adsorbed plsma proteins in blood interactions with foreign materials. *Cardiovasc Pathol* 1993; 2:137S.

221. Brash JL, Scott CF, ten Hove P, et al: Mechansim of transient adsorption of fibrinogen from plasma to solid surfaces: role of the contact and fibrinolytic systems. *Blood* 1988; 71:932.

222. Edmunds LH Jr, Stenach N: The blood-surface interface, in Gravlee GP, Davis RF, Kurusz M, Utley JR (eds): *Cardiopulmonary Bypass: Principles and Practice*, 2nd ed. Media, PA, Williams & Wilkins, 2000, p 149.

223. Edmunds LH Jr: Blood activation in mechanical circulatory assist devices. *J Congestive Heart Failure Circ* 2000; 1(supp l):141.

224. Bernabei AF, Gikakis N, Maione T, et al: Reversal of heparin anticoagulation by recombinant platelet factor 4 and protamine sulfate in baboons during cardiopulmonary bypass. *J Thorac Cardiovasc Surg* 1995; 109:765.

225. Rosenberg RD, Edelberg M, Zhang L: The heparin-antithrombin system: a natural anticoagulant mechanism, in Colman RW, Hirsh J, Marder VJ, et al (eds): *Hemostasis and Thrombosis: Basic Principles and Clinical Practice*. Philadelphia, JB Lippincott, 2001, p 711.

226. Weitz JI, Hudoba M, Massel D, et al: Clot-bound thrombin is protected from inhibition by heparin- antithrombin III-independent inhibitors. *J Clin Invest* 1990; 86:385.

227. Eisenberg PR, Siegel JE, Abendschein DR, Miletich JP: Importance of factor Xa in determining the procoagulant activity of whole-blood clots. *J Clin Invest* 1993; 91:1877.

228. Khuri S, Valeri CR, Loscalzo J, et al: Heparin causes platelet dysfunction and increases fibrinolysis before the institution of cardiopulmonary bypass. *Ann Thorac Surg* 1995; 60:1008.

229. Sobel M, McNeill PM, Carlson PL, et al: Heparin inhibition of von Willebrand factor-dependent platelet function in vitro and in vivo. *J Clin Invest* 1991; 87:1878.

230. Kirklin JK, Chenoweth DE, Naftel DC, et al: Effects of protamine administration after cardiopulmonary bypass on complement, blood elements, and the hemodynamic state. *Ann Thorac Surg* 1986; 41:193.

231. Shore-Lesserson L, Gravlee GP: Anticoagulation for cardiopulmonary bypass, in Gravlee GP, Davis RF, Kurusz M, Utley JR (eds): *Cardiopulmonary Bypass: Principles and Practice*. Philadelphia, Lippincott Williams & Wilkins, 2000, p 435.

232. Dietrich W, Spannagl M, Schramm W, et al: The influence of preoperative anticoagulation on heparin response during cardiopulmonary bypass. *J Thorac Cardiovasc Surg* 1991; 102:505.

233. Hirsh J, Levine MN: Low molecular weight heparin. *Blood* 1992; 79:1.

234. Danhof M, de Boer A, Magnani HN, Stiekema JC: Pharmacokinetic considerations on Orgaran (Org 10172) therapy. *Haemostasis* 1992; 22:73.

235. Stringer KA, Lindenfeld J: Hirudins: antithrombin anticoagulants. *Ann Pharmacother* 1992; 26:1535.

236. Gladwell TD: Bivalirudin: a direct thrombin inhibitor. *Clin Ther* 2002; 1:38.

237. Swan SK, St Perer JV, Lanbrecht LJ, Hursting MJ: Comparison of anticoagulant effects and safety of argatroban and heparin in healthy subjects. *Pharmacotherapy* 2000; 20:756.

238. Beiderlinden M, Treschan TA, Gorlinger K, et al: Argatroban anticoagulation in critically ill patients. *Ann Pharmacother* 2007; 42:421.

239. Warkentin TE, Kelton JG: Temporal aspects of heparin-induced thrombocytopenia. *NEJM* 2001; 344:1286.

240. Horne DK: Nonimmune heparin-platelet interactions: implications for the pathogenesis of hearin-induced thrombocytopenia, in Warkentin TE, Greinacher A (eds): *Heparin-Induced Thrombocytopenia*. New York, Marcel Dekker, 2001, p 137.

241. Lee DH, Warkentin TE: Frequency of heparin-induced thrombocytopenia, in Warkentin TE, Greinacher A (eds): *Heparin-Induced Thrombocytopenia*. New York, Marcel Dekker, 2001, p 87.

242. Warkentin TE, Greinacher A: Laboratory testing for heparin-induced thrombocytopenia, in Warkentin TE, Greinacher A (eds): *Heparin-Induced Thrombocytopenia*. New York, Marcel Dekker, 2001, p 231.

243. Warkentin TE, Greinacher A: Laboratory testing for heparin-induced thrombocytopenia, in Warkentin TE, Greinacher A (eds): *Heparin-Induced Thrombocytopenia*. New York, Marcel Dekker, 2001, p 231.

244. Wallis DE, Workman KL, Lewis BE, et al: Failure of early heparin cessation as treatment for heparin-induced thrombocytopenia. *Am J Med* 1999; 106:629.

245. Nuttall GA, Oliver WJ Jr, Santrach PJ, et al: Patients with a history of type II heparin-induced thrombocytopenia with thrombosis requiring cardiac surgery with cardiopulmonary bypass: A prospective observational case series. *Anesth Analg* 2003; 96:344.

246. Greinacher A: Recombinant hirudin for the treatment of heparin-induced thrombocytopenia, in Warkentin TE, Greinacher A (eds): *Heparin-Induced Thrombocytopenia*. New York, Marcel Dekker, 2001, p 349.

247. Colman RW: Contact activation pathway: inflammatory, fibrinolytic, anticoagulant, antiadhesive and antiangiogenic activities, in Colman RW, Hirsh J, Marder VJ, et al (eds): *Hemostasis and Thrombosis: Basic Principles and Practice*. Philadelphia, Lippincott Williams & Wilkins, 2001, p 103.

248. Sundaram S, Gikakis N, Hack CE, et al: Nafamostat mesilate, a broad spectrum protease inhibitor, modulates cellular and humoral activation in simulated extracorporeal circulation. *Thromb Haemost* 1996; 75:76.

249. Boisclair MD, Lane DA, Philippou H, et al: Mechanisms of thrombin generation during surgery and cardiopulmonary bypass. *Blood* 1993; 82:3350.

250. Chung JH, Gikakis N, Rao AK, et al: Pericardial blood activates the extrinsic coagulation pathway during clinical cardiopulmonary bypass. *Circulation* 1996; 93:2014.

251. Jenny NS, Mann KG: Thrombin, in Colman RW, Hirsh J, Marder VJ, et al (eds): *Hemostasis and Thrombosis: Basic Principles and Practice*. Philadelphia, Lippincott Williams & Wilkins, 2001, p 171.

252. Drake TA, Morrissey JH, Edgington TS: Selective cellular expression of tissue factor in human tissues. *Am J Pathol* 1989; 134:1087.

253. Hattori T, Khan MMH, Coleman RW, Edmunds LH: Plasma tissue factor plus activated peripheral mononuclear cells activate Factors VII and X in cardiac surgical wounds. *JACC* 2005; 46(4):707.

254. Hirsh J, Colman RW, Marder VJ, et al: Overview of thrombosis and its treatment, in Colman RW, Hirsh J, Marder VJ, et al (eds): *Hemostasis and Thrombosis: Basic Principles and Practice*. Philadelphia, Lippincott Williams & Wilkins, 2001, p 1071.

255. Spanier T, Oz M, Levin H, Weinberg A, et al: Activation of coagulation and fibrinolytic pathways in patients with left ventricular assist devices. *J Thorac Cardiovasc Surg* 1996; 112:1090.

256. Ovrum E, Holen EA, Tangen G, et al: Completely heparinized cardiopulmonary bypass and reduced systemic heparin: clinical and hemostatic effects. *Ann Thorac Surg* 1995; 60:365.

257. Rubens FD, Labow RS, Lavallee GR, et al: Hematologic evaluation of cardiopulmonary bypass circuits prepared with a novel block copolymer. *Ann Thorac Surg* 1999; 67:696.

258. Aldea GS, O'Gara P, Shapira OM, et al: Effect of anticoagulation protocol on outcome in patients undergoing CABG with heparin-bonded cardiopulmonary bypass circuits. *Ann Thorac Surg* 1998; 65:425.

259. Despotis GJ, Joist JH, Hogue CW, et al: More effective suppression of hemostatic system activation in patients undergoing cardiac surgery by heparin dosing based on heparin blood concentrations rather than ACT. *Thromb Haemost* 1996; 76:902.

260. Tabuchi N, Haan J, Boonstra PW, van Oeveren W: Activation of fibrinolysis in the pericardial cavity during cardiopulmonary bypass. *J Thorac Cardiovasc Surg* 1993; 106:828.

261. Coughlin SR, Vu T-K H, Hung DT, Wheaton VI: Characterization of a functional thrombin receptor. *J Clin Invest* 1992; 89:351.

262. Michelson AD, MacGregor H, Barnard MR, et al: Reversible inhibition of human platelet activation by hypothermia in vivo and in vitro. *Thromb Haemost* 1994; 71:633.

263. Weerasinghe A, Taylor KM: The platelet in cardiopulmonary bypass. *Ann Thorac Surg* 1998; 66:2145.

264. Rinder CS, Bonnert J, Rinder HM, et al: Platelet activation and aggregation during cardiopulmonary bypass. *Anesthesiology* 1991; 74:388.

265. Gluszko P, Rucinski B, Musial J, et al: Fibrinogen receptors in platelet adhesion to surfaces of extracorporeal circuit. *Am J Physiol* 1987; 252:H615.

266. Zilla P, Fasol R, Groscurth P, et al: Blood platelets in cardiopulmonary bypass operations. *J Thorac Cardiovasc Surg* 1989; 97:379.

267. Kestin AS, Valeri CR, Khuri SF, et al: The platelet function defect of cardiopulmonary bypass. *Blood* 1993; 82:107.

268. Khan MMH, Hattori T, Niewiarowski S, Edmunds LH, Coleman RW: Truncated and microparticle-free soluble tissue factor bound to peripheral monocytes preferentially activate factor VII. *Thromb Haemost* 2006; 95:462.

269. Steinberg JB, Kapelanski DP, Olson JD, Weiler JM: Cytokine and complement levels in patients undergoing cardiopulmonary bypass. *J Thorac Cardiovasc Surg* 1993; 106:1008.

270. Saadi S, Platt JL: Endothelial cell responses to complement activation, in Volankis JE, Frank MM (eds): *The Human Complement System in Health and Disease*. New York, Marcel Dekker, 1998, p 335.

271. Vane JR, Anggard EE, Botting RM: Regulatory functions of the vascular endothelium. *NEJM* 1990; 323:27.

272. Levin EG, Marzec U, Anderson J, et al: Thrombin stimulates tissue plasminogen activator from cultured human endothelial cells. *J Clin Invest* 1984; 74:1988.

273. Francis CW, Marder VJ: Physiologic regulation and pathologic disorders of fibrinolysis, in Colman RW, Hirsh J, Marder VJ, et al: *Hemostasis and Thrombosis: Basic Principles and Practice*. Philadelphia, Lippincott Williams & Wilkins, 2001, p 975.

274. Bachmann F: Plasminogen-plasmin enzyme system, in Colman RW, Hirsh J, Marder VJ, et al: *Hemostasis and Thrombosis: Basic Principles and Practice*. Philadelphia, Lippincott Williams & Wilkins, 2001, p 275.

275. Feinstein DI, Marder VJ, Colman RW: Consumptive thrombohemorrhagic disorders, in Colman RW, Hirsh J, Marder VJ, et al: *Hemostasis and Thrombosis: Basic Principles and Practice*. Philadelphia, Lippincott Williams & Wilkins, 2001, p 1197.

276. Walport MJ: Complement. *NEJM* 2001; 344:1058.

277. Fung M, Loubser PG, Ündar A, et al: Inhibition of complement, neutrophil, and platelet activation by an anti-factor D monoclonal antibody in simulated cardiopulmonary bypass circuits. *J Thorac Cardiovasc Surg* 2001; 122:113.

278. van Oeveren W, Kazatchkine MD, Descamps-Latscha B, et al: Deleterious effects of cardiopulmonary bypass: a prospective study of bubble versus membrane oxygenation. *J Thorac Cardiovasc Surg* 1985; 89:888.

279. Chenoweth DE, Cooper SW, Hugli TE, et al: Complement activation during cardiopulmonary bypass: evidence for generation of C3a and C5a anaphylactoxins. *NEJM* 1981; 304:497.

280. Cavarocchi NC, Schaff HV, Orszulak TA, et al: Evidence for complement activation by protamine-heparin interaction after cardiopulmonary bypass. *Surgery* 1985; 98:525.

281. Weisman HF, Bartow T, Leppo MK, et al: Recombinant soluble CR1 suppressed complement activation, inflammation, and necrosis associated with reperfusion of ischemic myocardium. *Trans Assoc Am Phys* 1990; 103:64.

282. Walport MJ: Complement. *NEJM* 2001; 344:1058.

283. Moat NE, Shore DF, Evans TW: Organ dysfunction and cardiopulmonary bypass: the role of complement and complement regulatory proteins. *Eur J Cardiothorac Surg* 1993; 7:563.

284. Moat NE, Shore DF, Evans TW: Organ dysfunction and cardiopulmonary bypass: the role of complement and complement regulatory proteins. *Eur J Cardiothorac Surg* 1993; 7:563.

285. Dreyer WJ, Smith CW, Entman ML: Neutrophil activation during cardiopulmonary bypass. *J Thorac Cardiovasc Surg* 1993; 105:763.

286. Fantone JC: Cytokines and neutrophils: neutrophil-derived cytokines and the inflammatory response, in Remick DG, Friedland JS (eds): *Cytokines in Health and Disease*, 2nd ed. New York, Marcel Dekker, 1997, p 373.

287. Warren JS, Ward PA: The inflammatory response, in Beutler E, Coller BS, Lichtman MA, et al: *Williams Hematology*, 6th ed. New York, McGraw-Hill, 2001, p 67.

288. Yang J, Furie BC, Furie B: The biology of P-selectin glycoprotein ligand-1: its role as a selectin counterreceptor in leukocyte-endothelial and leukocyte-platelet interaction. *Thromb Haemost* 1999; 81:1.

289. Springer TA: Traffic signals for lymphocyte circulation and leukocyte migration: the multistep paradigm. *Cell* 1994; 76:301.

290. Asimakopoulos G, Taylor KM: Effects of cardiopulmonary bypass on leukocyte and endothelial adhesion molecules. *Ann Thorac Surg* 1998; 66:2135.

291. Smith WB, Gamble JR, Clarklewis I, Vadas MA: Chemotactic desensitization of neutrophils demonstrates interleukin-8 (IL-8)-dependent and IL-8-independent mechanisms of transmigration through cytokine-activated endothelium. *Immunology* 1993; 78:491.

292. Hayashi Y, Sawa Y, Ohtake S, et al: Peroxynitrite formation from human myocardium after ischemia-reperfusion during open heart operation. *Ann Thorac Surg* 2001; 72:571.

293. Ilton MK, Langton PE, Taylor ML, et al: Differential expression of neutrophil adhesion molecules during coronary artery surgery with cardiopulmonary bypass. *J Thorac Cardiovasc Surg* 1999; 118:930.

294. Borregaard N, Cowland JB: Granules of the human neutrophilic polymorphonuclear leukocyte. *Blood* 1997; 89:3503.

295. Blackstone EH, Kirklin JW, Stewart RW, et al: The damaging effects of cardiopulmonary bypass, in Wu KK, Roxy EC (eds): *Prostaglandins in Clinical Medicine: Cardiovascular and Thrombotic Disorders*. Chicago, Yearbook Medical Publishers, 1982, p 355.

296. Chung JH, Gikakis N, Drake TA, et al: Pericardial blood activates the extrinsic coagulation pathway during clinical cardiopulmonary bypass. *Circulation* 1996; 93:2014.

297. Vane JR, Anggard EE, Botting RM: Regulatory functions of the vascular endothelium. *NEJM* 1990; 323:27.

298. Dreyer WJ, Burns AR, Phillips SC, et al: Intercellular adhesion molecule-1 regulation in the canine lung after cardiopulmonary bypass. *J Thorac Cardiovasc Surg* 1998; 115:689.

299. Funk CD: Platelet eicosanoids, in Colman RW, Hirsh J, Marder VJ, et al (eds): *Hemostasis and Thrombosis: Basic Principles and Practice*. Philadelphia, Lippincott Williams & Wilkins, 2001, p 533.

300. Fukami MH, Holmsen H, Kowalska A, Niewiarowski S: Platelet secretion, in Colman RW, Hirsh J, Marder VJ, et al (eds): *Hemostasis and Thrombosis: Basic Principles and Practice*. Philadelphia, Lippincott Williams & Wilkins, 2001, p 559.

301. Ember JA, Jagels MA, Hugli TE: Characterization of complement anaphylatoxins and their biological responses, in Volankis JE, Frank MM (eds): *The Human Complement System in Health and Disease*. New York, Marcel Dekker, 1998, p 241.

302. Steinberg JB, Kapelanski DP, Olson JD, Weiler JM: Cytokine and complement levels in patients undergoing cardiopulmonary bypass. *J Thorac Cardiovasc Surg* 1993; 106:1008.

303. Pizzo SV, Wu SM: a-Macroglobulins and kinins, in Colman RW, Hirsh J, Marder VJ, et al (eds): *Hemostasis and Thrombosis: Basic Principles and Practice*. Philadelphia, Lippincott Williams & Wilkins, 2001, p 367.

304. Powrie F, Bean A, Moore KW: Interleukin-10, in Remick DG, Friedland JS (eds): *Cytokines in Health and Disease*, 2nd ed. New York, Marcel Dekker, 1997, p 143.

305. Frering B, Philip I, Dehoux M, et al: Circulating cytokines in patients undergoing normothermic cardiopulmonary bypass. *J Thorac Cardiovasc Surg* 1994; 108:636.

306. Drabe N, Zünd G, Grünenfelder J, et al: Genetic predisposition in patients undergoing cardiopulmonary bypass surgery is associated with an increase of inflammatory cytokines. *Eur J Cardiothorac Surg* 2001; 20:609.

307. Babior BM. Phagocytes and oxidative stress. *Am J Med* 2000; 109:33.

308. Kharazmi A, Andersen LW, Baek L, et al: Endotoxemia and enhanced generation of oxygen radicals by neutrophils from patients undergoing cardiopulmonary bypass. *J Thorac Cardiovasc Surg* 1989; 98:381.

309. Nilsson L, Kulander L, Nystrom S-O, Eriksson O: Endotoxins in cardiopulmonary bypass. *J Thorac Cardiovasc Surg* 1990; 100:777.

310. Neuhof C, Wendling J, Friedhelm D, et al: Endotoxemia and cytokine generation in cardiac surgery in relation to flow mode and duration of cardiopulmonary bypass. *Shock* 2001; 16:39.

311. Smith EEJ, Naftel DC, Blackstone EH, Kirklin JW: Microvascular permeability after cardiopulmonary bypass. *J Thorac Cardiovasc Surg* 1987; 94:225.

312. Menasché PH: The systemic factor: The comparative roles of cardiopulmonary bypass and off-pump surgery in the genesis of patient injury during and following cardiac surgery. *Ann Thorac Surg* 2001; 72: S2260.

313. Ascione R, Lloyd CT, Underwood MJ: Inflammatory response after coronary revascularization with and without cardiopulmonary bypass. *Ann Thorac Surg* 2000; 69:1198.

314. Cleveland JC Jr, Shroyer LW, Chen AY, et al: Off-pump coronary artery bypass grafting decreases risk-adjusted mortality and morbidity. *Ann Thorac Surg* 2001; 72:1282.

315. Menasché P, Peynet J, Heffner-Cavaillon N, et al: Influence of temperature on neutrophil trafficking during clinical cardiopulmonary bypass. *Circulation* 1995; 92(suppl II): II-334.

316. Menasché P: The inflammatory response to cardiopulmonary bypass and its impact on postoperative myocardial function. *Curr Opin Cardiol* 1995; 10:597.

317. Øvrum E, Tangen G, Øystese R, et al: Comparison of two heparin-coated extracorporeal circuits with reduced systemic anticoagulation in routine coronary artery bypass operations. *J Thorac Cardiovasc Surg* 2001; 121:324.

318. Gorman RC, Ziats NP, Gikakis N, et al: Surface-bound heparin fails to reduce thrombin formation during clinical cardiopulmonary bypass. *J Thorac Cardiovasc Surg* 1996; 111:1.

319. Aldea GS, O'Gara P, Shapira OM, et al: Effect of anticoagulation protocol on outcome in patients undergoing CABG with heparin-bonded cardiopulmonary bypass circuits. *Ann Thorac Surg* 1998; 65:425.

320. Wendel HP, Ziemer G: Coating-techniques to improve the hemocompatibility of artificial devices used for extracorporeal circulation. *Eur J Cardiothorac Surg* 1999; 16:342.

321. Gunaydin S, Farsak B, Kocakulak M, et al: Clinical performance and biocompatibility of poly (2-methoxyethylacrylate) coated extracorporeal circuits. *Ann Thorac Surg* 2002; 74:819.

322. Ninomiya M, Miyaji K, Takamoto S: Poly (2-methoxyethy-lacrylate)-coated bypass circuits reduce perioperative inflammatory response. *Ann Thorac Surg* 2003; 75:913.

323. Naik SK, Knight A, Elliot M: A prospective randomized study of a modified technique of ultrafiltration during pediatric open-heart surgery. *Circulation* 1991; 84(suppl III): III-422.

324. Luciani GB, Menon T, Vecchi B, et al: Modified ultrafiltration reduces morbidity after adult cardiac operations: a prospective, randomized clinical trial. *Circulation* 2001; 104(suppl I): I-253.

325. Fitch JCK, Rollins S, Matis L, et al: Pharmacology and biological efficacy of a recombinant, humanized, single-chain antibody C5 complement inhibitor in patients undergoing coronary artery bypass graft surgery with cardiopulmonary bypass. *Circulation* 1999; 100:2499.

326. Carrier M, Menasche P, Levy M, et al: Inhibition of Complement activation by pexelizumab reduces death in patients undergoing combined valve replacement and coronary bypass surgery. *J Thorac Cardiovasc Surg* 2006; 131:352.

327. Chai PJ, Nassar R, Oakeley AE, et al: Soluble complement receptor-1 protects heart, lung, and cardiac myofilament function from cardiopulmonary bypass damage. *Circulation* 2000; 101:541.

328. Paparella D, Yau TM, Young E: Cardiopulmonary bypass induced inflammaion: pathophysiology and treatment update. *Eur J Cardiothorac Surg* 2002; 21:232.

329. Cronstein BN, Kimmel SC, Levin RI, et al: A mechanism for the antiinflammatory effects of corticosteroids: the glucocorticoid receptor regulates leukocyte adhesion to endothelial cells and expression of endothelial-leukocyte adhesion molecule 1 and intercellular adhesion molecule 1. *Proc Natl Acad Sci USA* 1992; 89:9991.

330. Harig F, Hohenstein B, von der Emde J, Weyand M: Modulating IL-6 and IL-10 levels by pharmacologic strategies and the impact of different extracorporeal circulation parameters during cardiac surgery. *Shock* 2001; 16:33.

331. Yared JP, Starr NJ, Torres FK, et al: Effects of single dose, postinduction dexamethasone on recovery after cardiac surgery. *Ann Thorac Surg* 2000; 69:1420.

332. Ho KM, Tan JA. Benefits and risks of corticoid prophylaxis in adult cardiac surgery. *Circulation* 2009; 119:1853.

333. Levy JH, Hug CC: Use of cardiopulmonary bypass in studies of the circulation. *Br J Anaesth* 1988; 60:35S.

334. Carson JL, Poses RM, Spence RK, et al: Severity of anaemia and operative mortality and morbidity. *Lancet* 1988; 1:727.

335. Stump DA, Brown WR, Moody DM, et al: Microemboli and neurologic dysfunction after cardiovascular surgery. *Semin Cardiothorac Vascular Anesth* 1999; 3:47.

336. Stone JG, Young WL, Smith CR, et al: Do standard monitoring sites reflect true brain temperature when profound hypothermia is rapidly induced and reversed? *Anesthesiology* 1995; 82:344.

337. Smith EEJ, Naftel DC, Blackstone EH, Kirklin JW: Microvascular permeability after cardiopulmonary bypass. *J Thorac Cardiovasc Surg* 1987; 94:225.

338. Pacifico AD, Digerness S, Kirklin JW: Acute alterations of body composition after open intracardiac operations. *Circulation* 1970; 41:331.

339. Edmunds LH Jr, Williams W: Microemboli and the use of filters during cardiopulmonary bypass, in Utley JR (ed): *Pathophysiology and Techniques of Cardiopulmonary Bypass*, vol II. Baltimore, Williams & Wilkins, 1983, p 101.

340. Brooker RF, Brown WR, Moody DM, et al: Cardiotomy suction: a major source of brain lipid emboli during cardiopulmonary bypass. *Ann Thorac Surg* 1998; 65:1651.

341. Kincaid EH, Jones TJ, Stump DA, et al: Processing scavenged blood with a cell saver reduces cerebral lipid microembolization. *Ann Thorac Surg* 2000; 70:1296.

342. Reichenspurner H, Navia JA, Benny G et al: Particulate embolic capture by an intra-aortic filter device during cardiac surgery. *J Thorac Cardiovasc Surg* 2000; 119:233.

343. Cook DJ, Zehr KJ, Orszulak TA, Slater JM: Profound reduction in brain embolization using an endoaortic baffle during bypass in swine. *Ann Thorac Surg* 2002; 73: 198.

344. Barzilai B, Marshall WG Jr, Saffitz Je, et al: Avoidance of embolic complications by ultrasonic characterization of the ascending aorta. *Circulation* 1989; 80:1275.

345. Reichenspurner H, Navia JA, Benny G, et al: Particulate embolic capture by an intra-aortic filter device during cardiac surgery. *J Thorac Cardiovasc Surg* 2000; 119:233.

346. Hammon JW, Stump DA, Butterworth JE,et. al: Single cross clamp improves six month cognitive outcome in high risk coronary bypass patients. *J Thorac Cardiovasc Surg* 2006; 131:114.

347. Loop FD, Higgins TL, Panda R, et al: Myocardial protection during cardiac operations: decreased morbidity and lower cost with blood cardioplegia and coronary sinus perfusion. *J Cardiovasc Surg* 1992; 104:608.

348. Sundt TM, Barner HB, Camillo CJ, et al: Total arterial revascularization with an internal thoracic artery and radial artery T graft. *Ann Thorac Surg* 1999; 68:399.

349. Tector AJ, Amundsen S, Schmahl TM, et al: Total revascularization with T grafts. *Ann Thorac Surg* 1994; 57:33.

350. Jones TJ, Deal DD, Vernon JC, et al: The propagation of entrained air during cardiopulmonary bypass is affected by circuit design but not by vacuum assisted venous drainage. *Anesth Analg* 2000; 90:39.

351. Braunwald E, Kloner RA: The stunned myocardium: prolonged, postischemic ventricular dysfunction. *Circulation* 1982; 66:1146.

352. Downing SW, Savage EB, Streicher JS, et al: The stretched ventricle: myocardial creep and contractile dysfunction after acute nonischemic ventricular distention. *J Thorac Cardiovasc Surg* 1992; 104:996.

353. Newman S: The incidence and nature of neuropsychological morbidity following cardiac surgery. *Perfusion* 1989; 4:93.

354. Murkin JM, Stump DA, Blumenthal JA, et al: Defining dysfunction: group means versus incidence analysis-a statement of consensus. *Ann Thorac Surg* 1997; 64:904.

355. Selnes OA, Grega MA, Bailey MM, et al: Neurocognitive outcomes 3 years after coronary artery bypass graft surgery: a controlled study. *Ann Thorac Surg* 2007; 84:1885.

356. Baird A, Benfield A, Schlaug G, et al: Enlargement of human cerebral ischemic lesion volumes measured by diffusion-weighted magnetic resonance imaging. *Ann Neurol* 1997; 41:581.

357. Maragos PJ, Schmechel DE: Neuron-specific enolase, a clinically useful marker for neurons and neuroendocrine cells. *Annu Rev Neurol Sci* 1987; 10:269.

358. Zimmer DB, Cornwall EH, Landar A, Song W: The S-100 protein family: history, function, and expression. *Brain Res Bull* 1995; 37: 417.

359. Johnsson P, Blomquist S, Luhrs C, et al: Neuron-specific enolase increases in plasma during and immediately after extracorporeal circulation. *Ann Thorac Surg* 2000; 69:750.

360. Anderson RE, Hansson LO, Liska J, et al: The effect of cardiotomy suction on the brain injury marker S100 beta after cardiopulmonary bypass. *Ann Thorac Surg* 2000; 69:847.

361. Shaw PJ, Bates D, Cartlidge NE, et al: Neurologic and neuropsychological morbidity following: major surgery: comparison of coronary artery bypass and peripheral vascular surgery. *Stroke* 1987; 18:700.

362. Gardner TJ, Horneffer PJ, Manolio TA, et al: Stroke following coronary artery bypass surgery: a ten year study. *Ann Thorac Surg* 1985; 40:574.

363. Moller JT, Cluitmans P, Rasmussen LS, et al: Long-term postoperative cognitive dysfunction in the elderly ISPOCD study. ISPOCD investigators, International Study of Post-Operative Cognitive Dysfunction. *Lancet* 1998; 351:857.

364. Jones EL, Weintraub WS, Craver JM, et al: Coronary bypass surgery: is the operation different today? *J Thorac Cardiovasc Surg* 1991; 101:108.

365. Tardiff BE, Newman MF, Saunders AM, et al: Preliminary report of a genetic basis for cognitive decline after cardiac operations. *Ann Thorac Surg* 1997; 64:715.

366. Weintraub WS, Wenger NK, Jones EL, et al: Changing clinical characteristics of coronary surgery patients: differences between men and women. *Circulation* 1993; 88:79.

367. Goto T, Baba T, Yoshitake A, et al: Craniocervical and aortic atherosclerosis as neurologic risk factors in coronary surgery. *Ann Thorac Surg* 2000; 69:834.

368. Wareing TH, Davila-Roman VG, Daily BB, et al: Strategy for the reduction of stroke incidence in cardiac surgical patients. *Ann Thorac Surg* 1993; 55:1400.

369. Stump DA, Kon NA, Rogers AT, et al: Emboli and neuropsychologic outcome following cardiopulmary bypass. *Echocardiography* 1996; 13:555.

370. Tuman KJ, McCarthy RJ, Najafi H, et al: Differential effects of advanced age on neurologic and cardiac risks of coronary operations. *J Thorac Cardiovasc Surg* 1992; 104:1510.

371. Lata A, Stump D, Deal D, et al: Cannula design reduces particulate and gaseous emboli during cardiopulmonary bypas for coronary artery bypass grafting. *J Cardiac Surg* (in press).

372. Jones TJ, Stump DA, Deal D, et al: Hypothermia protects the brain from embolization by reducing and redirecting the embolic load. *Ann Thorac Surg* 1999; 68:1465.

373. Murkin JM, Farrar JK, Tweed WA, et al: Cerebral autoregulation and flow/metabolism coupling during cardiopulmonary bypass: the role of $PaCO_2$. *Anesth Analg* 1987; 66:665.

374. Stump DA, Brown WR, Moody DM, et al: Microemboli and neurologic dysfunction after cardiovascular surgery. *Semin Cardiothorac Vascular Anesth* 1999; 3:47.

375. Helps SC, Parsons DW, Reilly PL, et al: The effect of gas emboli on rabbit cerebral blood flow. *Stroke* 1990; 21:94.

376. Moody DM, Brown WR, Challa VR, et al: Efforts to characterize the nature and chronicle the occurrence of brain emboli during cardiopulmonary bypass. *Perfusion* 1995; 9:316.

377. Cook DJ, Oliver WC, Orsulak TA, et al: Cardiopulmonary bypass temperature, hematocrit, and cerebral oxygen delivery in humans. *Ann Thorac Surg* 1995; 60:1671.

378. Martin TC, Craver JM, Gott MP, et al: Prospective, randomized trial of retrograde warm-blood cardioplegia: myocardial benefit and neurological threat. *Ann Thorac Surg* 1994; 59:298.

379. Nathan HJ, Wells GA, Munson JL, Wozny D: Neuroprotective effect of mild hypothermia in patients undergoing coronary artery surgery with cardiopulmonary bypass. *Circulation* 2001; 104(suppl I):I-85.

380. Brown R, Wright G, Royston D: A comparison of two systems for assessing cerebral venous oxyhaemoglobin saturation during cardiopulmonary bypass in humans. *Anesthesia* 1993; 48:697.

381. Nussmeier N, Arlund C, Slogoff S: Neuropsychiatric complications after cardiopulmonary bypass: cerebral protection by a barbiturate. *Anesthesiology* 1986; 64:165.

382. Arrowsmith JE, Harrison MJG, Newman SP, et al: Neuroprotection of the brain during cardiopulmonary bypass: a randomized trial of remacemide during coronary artery bypass in 171 patients. *Stroke* 1998; 29:2357.

383. Mitchell SJ, Pellet O, Gorman DF, et al: Cerebral protection by lidocaine during cardiac operations. *Ann Thorac Surg* 1999; 67:1117.

384. Diegeler A, Hirsch R, Schneider F, et al: Neuromonitoring and neurocognitive outcome in off-pump versus conventional coronary bypass operation. *Ann Thorac Surg* 2000; 69:1162.

385. Puskas J, Cheng D, Knight J, et al: Off-pump versus conventional coronary artery bypass grafting: a meta-analysis and consensus statement from the 2004 ISMICS consensus conference. *Innovat Cardiothorac Surg* 2005; 1:3-27.

386. Newman MF, Kirchner JL, Phillips-Bute B, et al: Longitudinal assessment of neurocognitive function after coronary artery bypass grafting. *NEJM* 2001; 344:395-402.

387. Sotaniemi KA: Cerebral outcome after extracorporeal circulation: comparison between prospective and retrospective evaluations. *Arch Neurol* 1983; 40:75.

388. Vermeer SE, Longstreth Jr WT, Koudstaal PJ: Silent brain infarcts: a systematic review. *Lancet Neurol* 2007; 6:611.

389. Hammon JW, Stump DA, Butterworth JE, et al: CABG with single cross clamp results in fewer persistent neuropsychologicl deficits than multiple clamp or OPCAB. *Ann Thorac Surg* 84: 1174.

390. Selnes OA, Grega MA, Borowicz LM, et al: Cognitive outcomes three years after coronary bypass surgery: a comparison of on-pump coronary bypass surgery and nonsurgical controls. *Ann Thorac Surg* 2005; 79: 1201.

391. Mullges W, Babin-Ebell J, Reents W, Toyka KV. Cognitive performance after coronary bypass grafting: a follow-up study. *Neurology* 2002; 59: 741.

392. Maggart M, Stewart S: The mechanisms and management of non-cardiogenic pulmonary edema following cardiopulmonary bypass. *Ann Thorac Surg* 1987; 43:231.

393. Allardyce D, Yoshida S, Ashmore P: The importance of microembolism in the pathogenesis of organ dysfunction caused by prolonged use of the pump oxygenator. *J Thorac Cardiovasc Surg* 1966; 52:706.

394 Tonz M, Mihaljevic T, von Segesser LK, et al: Acute lung injury during cardiopulmonary bypas: are the neutrophils responsible? *Chest* 1995; 108:1551.

395. McGowan FX, del Nido PJ, Kurland G, et al: Cardiopulmonary bypass significantly impairs surfactant activity in children. *J Thorac Cardiovasc Surg* 1993; 106:968.

396. Oster JB, Sladen RN, Berkowitz DE: Cardiopulmonary bypass and the lung, in Gravlee GP, Davis RF, Kurusz M, Utley JR (eds): *Cardiopulmonary Bypass: Principles and Practice.* Philadelphia, Lippincott Williams & Wilkins, 2000, p 367.

397. Cogliati AA, Menichetti A, Tritapepe L, et al: Effects of three techniques of lung management on pulmonary function during cardiopulmonary bypass. *Acta Anaesth Belg* 1996; 47:73.

398. Sirivella A, Gielchinsky I, Parsonnet V: Management of catheter-induced pulmonary artery perforation: a rare complication in cardiovascular operations. *Ann Thorac Surg* 2001; 72:2056.

399. Zanardo G, et al: Acute renal failure in the patient undergoing cardiac operation: prevalence, mortality rate, and main risk factors. *J Thorac Cardiovasc Surg* 1994; 107:1489.

400. Utley JR: Renal function and fluid balance with cardiopulmonary bypass, in Gravlee GP, Davis RF, Utley JR (eds): *Cardiopulmonary Bypass: Principles and Practice*. Baltimore, Williams & Wilkins, 1993, p 488.

401. Clyne DH, Kant KS, Pesce AJ, et al: Nephrotoxicity of low molecular weight serum proteins: physicochemical interactions between myoglobin, hemoglobin, Bence Jones proteins and Tamm-Horsfall mucoprotein. *Curr Prob Clin Biochem* 1979; 9:299.

402. Abel, RM, Buckley, MJ, Austen, WG, et al: Etiology, incidence and prognosis of renal failure following cardiac operations: results of a prospective analysis of 500 consecutive patients. *J Thorac Cardiovasc Surg* 1976; 71:32.

403. Mangano C, et al: Renal dysfunction after myocardial revascularization: risk factors, adverse outcomes and hospital resource utilization. The Multicenter Study of Perioperative Ischemia Research Group. *Anesth Analg* 1998; 1:3.

404. Ryan TA, Rady MY, Bashour CA, et al: Predictors of outcome in cardiac surgical patients with prolonged intensive care stay. *Chest* 1997; 112:1035.

405. Rattner DW, Gu Z-Y, Vlahakes GJ, et al: Hyperamylasemia after cardiac surgery. *Ann Surg* 1989; 209:279.

406. Fernandez-del Castillo C, Harringer W, Warshaw AL, et al: Risk factors for pancreatic celular injury after cardiopulmonary bypass. *NEJM* 1991; 325:382.

407. Mithofer K, Fernandes-del Castillo C, Frick TW, et al: Acute hypercalcemia causes acute pancreatitis and ectopic trypsinogen activation in the rat. *Gastroenterology* 1995; 109:239.

408. Mori A, Watanabe K, Onoe M, et al: Regional blood flow in the liver, pancreas and kidney during pulsatile and nonpulsatile perfusion under profound hypothermia. *Jpn Circ J* 1988; 52:219.

409. Shangraw RE: Splanchnic, hepatic and visceral effects, in Gravlee GP, Davis RF, Utley JR (eds): *Cardiopulmonary Bypass: Principles and Practice*. Baltimore, Williams & Wilkins, 1993, p 391.

410. Fiddian-Green RG, Baker S: Predictive value of the stomach wall pH for complications after cardiac operations: comparison with other monitoring. *Crit Care Med* 1987, 15:153.

411. Diaz-Gomez JL, Nutter B, Xu M, et al: The effect of postoperative gastrointestinal complications in patients undergoing coronary bypass surgery. *Ann Thorac Surg* 2010; 90:109.

周伯颐　吉冰洋　译

第 13 章

输血治疗与血液保护

Leonard Y. Lee,

William J. DeBois,

Karl H. Krieger,

O. Wayne Isom

简介

随着 20 世纪 50 年代先天性心脏病外科矫治技术不断发展，对输血的需求也在不断增大。20 世纪 60 和 70 年代，瓣膜修复手术和冠状动脉旁路移植术的出现使得矫治后天获得性心脏病成为可能。这些里程碑式的发展，连同同源性输血治疗的扩大使用，使此领域得到了迅速的发展。同样由于心脏外科领域的发展，在 20 世纪 70 年代因输血感染肝炎的发生率也在增加，这一点终于警醒了公众和治疗医师开始关注血液保护的概念。与此同时，人类免疫缺陷性病毒（HIV）感染出现的更增加了人们对此领域的关注，推动了当前心脏外科中血液保护措施的普遍应用。

回顾以往，心脏直视手术总是与大量的输血相关。有报道称此类患者中需要输血的比例高达 70%，导致平均每例患者需要 2~4 位献血者[1,2]。已有报道称，全美使用的红细胞总量中有 10% 用于冠状动脉旁路移植术[3]。而在心脏外科的早期发展阶段几乎所有患者均需输血。然而，由于对血源感染性疾病的认识增加、缺少捐献者、患者和机构的花费巨大、过敏反应、血型不符及信仰问题如基督教徒（Jehovah's Witnesses）等特殊群体的需求，即便是对于那些高风险患者，我们已付出更大努力致力于无需输血的心脏直视手术。随着围手术期药物的发展，血液丢失降至最低，低血细胞比容尤其在转流时提高其耐受性，以及外科技术的发展，手术时间缩短，均为许多手术步骤的实施提供了可行性，而不会伴有显著的血液丢失。

心外科高输血率的显著特征及可能原因包括凝血障碍、血小板功能不全和体外循环管路导致的红细胞溶血[4~6]。通过使用晶体预充液进行血液稀释而非全血转流，可显著减少冠状动脉旁路移植（CABG）中的输血需求[7]。血液稀释减少了体外循环（CPB）中的输血量，但这同时增加了术中和术后低血细胞比容的风险，尤其是对于体重低于 70kg 的患者可能造成额外的输血风险。

减少在心脏外科手术中使用同源性血制品的尝试大约在 40 年前便开始了。在围手术期，患者及其医师对保存血液的需求，使得尝试减少异体输血成为评价和关注的主题。这些努力联合在一起，几乎影响了心脏外科和 CPB 的各个方面。结合他人与我们自己的经验，制订整体的、全面的血液保护方案，使得无血心脏手术目标的实现成为可能。

以往的经验：回顾文献

自本章节早期版本的出版，临床实践中已停止了抑肽酶的使用，但我们对以往的回顾仍将其相关信息包含在内。同时输血相关的急性肺损伤（TRALI）也在广泛研究中。我们以往的治疗方案提示，输血的时机或何时给予袋装红细胞来治疗贫血，对心脏手术患者的预后起到重要作用。从学术性医疗中心提供的资料中我们还发现，患者血细胞比容的基础值在过去几年有下降的趋势。由于输血伴随的风险和临床血制品需求的增加，血制品的保存变得更加至关重要。

■ 出血的预测

心脏外科患者希望避免输血，然而，诸多因素使得患者易发贫血或术后有过多的外科出血，所以需要进行同源性输血。出血的机制主要有遗传性和获得性功能紊乱两方面，其中包括血小板功能不全、凝血因子缺乏、纤溶亢进以及其他低温或药物介导的相关变化[8]。

即便是术前贫血的患者，我们也可通过在围手术期使用低预冲量循环管路以避免过多地使用晶体液来降低血液稀释，成功地使其避免输血。当前的预充量可安全的降至 700ml。对整个环路进行逆行自体预冲可显著降低灌注相关的血液稀释至几乎可以忽略的程度。

已有数篇关于在术中和术后降低血液和血制品的使用至最

低限度的报道。尽管大多数研究的重点是使用一种独特的模式或药理作用，但这些技术还是被应用到整个血液保护体系的指标检测中。此类报道的结果均提示其可辅助评估现有血液保护技术联合应用时所起到的相关效力[9-11]。

随着药理学的发展，该研究团队随后进行了诸如丝氨酸蛋白酶抑制剂、抗纤溶剂以及促红细胞生成素的使用。直至 20 世纪 90 年代初期，这些药物用于血液保护的技术已经稳定成熟，并被分为可在围手术期通过刺激骨髓而产生红细胞的药物（如促红细胞生成素）以及用于减少术后出血的药物（如丝氨酸蛋白酶抑制剂和抗纤溶剂）。

1990 年，Ovrum 和其同事报道了通过单纯的"核心"途径进行血液保护的效果[11]。随机选取 121 例 CABG 患者，作者得到 4.1% 的输血率和平均每例患者用血量为 0.06 单位的结果。1991 年，Ovrum 对随机选取的 500 例 CABG 患者使用同样的方法，得到类似的低输血率（在患者中为 2.4%）[12]。作者发现其六步血液保护法简单、安全并奏效。

直至 20 世纪 90 年代，CPB 中的一些技术不断进展，可把对输血及血液稀释的需求降至最低限度。随着氧合器性能的增强，CPB 管路容量减少的同时血液稀释程度也随之降低了[13]。通过逆行自体预冲（RAP），减少环路中液体总量，即尽可能地在 CPB 开始前从动脉插管引流自体血，同时在 CPB 一开始置换静脉端的晶体预冲量，减少环路中的晶体预冲量[14]。这些相关的简单操作可降低晶体预冲量至大约 200ml。另外，诸如白细胞滤器和肝素涂抹管路的技术进展可减轻体内血液与CPB 管路接触引发的炎性反应，最终降低对同源血的需求[15,16]。

通过结合 Cosgrove 和 Ovrum 开创的"核心"保存措施与药理和技术方面的新进展，即便是面对有增加趋势的病情复杂的患者，仍有显著降低甚至完全去除输血需要的可能。这也成为血液保护项目的目标。

术前管理

识别有风险的患者

CPB 相关的凝血功能不良首先由血液成分与 CPB 管路的表面人工材料接触引起，导致血小板功能紊乱、凝血瀑布反应的功能不良以及纤溶亢进。转流时给予大剂量肝素可防止在CPB 管路内和低温时的血液凝固，但会导致止血功能紊乱。最终，虽然采用不含血的晶体预冲而非以往的全血预冲可有效降低 CPB 中的输血量，但随之带来的血液稀释有术中和术后低血细胞比容的风险，这些均是术后输血的独立风险因素。其他风险因素可在术前评估，如确定有高出血风险或低红细胞总量的患者，均可使用自体输血。

外科患者术后出血的一个最重要预测因素是有出血过多，或有记载的出血功能紊乱的个人史或家族史。许多出血功能紊乱可通过简单的实验室检测来确定，从而证实一定程度的凝血紊乱。然而，心胸外科患者中，药物治疗、内科疾病及止血不足才是最常见的出血风险。尤其在单独使用阿司匹林或联合其他药物以缓解疼痛或治疗其他慢性病时很普遍。非择期手术患者，其发生率高达 50%，先前被诊断为冠状动脉疾病的患者，其发生率更高[17-19]。但是现阶段公布的数据提示这并不代表

明显的出血风险，也几乎没有证据提示出血时间与手术的血液丢失量相关[20]。肝素可阻断 II 和 X 因子，引起免疫介导的血小板减少。华法林可阻断 γ-羧化作用，引起多种因子缺乏。

中药提取物对心血管健康的作用

使用中药提取物及辅助药物来预防动脉栓塞性疾病已很普遍。1997 年美国斥资 210 亿美元用于辅助和替代治疗[21,22]。有研究显示麝香和迷迭香类中药可直接抑制血小板的功能[23]。

尽管水果和坚果内的钾含量较高，但大多数水果维生素 K含量不高，因此使用华法林的患者可制定包含此类食物的健康饮食而不会影响其口服抗凝药物治疗的稳定性，但须除外一些浆果、绿色水果和李子[24]。一篇关于鱼油补充物的病例报道证实华法林治疗可导致额外的抗凝作用。该病例显示伴随用药的鱼油剂量加倍时，国际标准化比值（INR）显著升高。鱼油是一种 ω-3 多不饱和脂肪酸，由二十碳五烯酸和二十碳六烯酸组成。这种脂肪酸可影响血小板聚集和（或）维他命 K 依赖性凝血因子。ω-3 脂肪酸可降低血小板内血栓烷 A2 供给，并降低 VII 因子水平[25]。

每年超过 7 亿美元的花费可以证实中药添加剂的普及程度，且此类产出上的花费有望继续保持[26]。尽管许多中药的潜在收益有上升的态势，但许多不良风险依旧存在。首先逐步普及的中药供给中存在上升的心血管风险因素，如蒜类、姜类以及白果与血小板功能不全导致的出血相关，而人参和甘草则可导致血压升高[27]。

健康监护员工通过询问服用华法林的患者使用中药及其他替代药物的状况，对识别可能的药物相互作用起到至关重要的作用。此外，中西药相互作用的临床重要性取决于多种中药、西药和患者相关的独特因素。此类中药应有相应的标注，以供患者在中药与西药一同使用时反应良好，并为患者推荐在需要时可以咨询的家庭医生。

自体献血

对血液保护的最初顾虑包括患者的体重和术前血细胞比容。两篇 Cosgrove 和 Utley 的早期报道证实此两种因素及术前贫血可作为输血的独立危险因素[28,29]。在转流中减轻对患者的血液稀释，降低总的输血风险可以通过对 CPB 管路进行几项简单的操作来实现，这一点本章稍后将进行讨论。

术前自体献血（PAD）是一项公认的可降低围手术期同源性输血风险的治疗策略。尽管此技术在 20 世纪 60 年代便被应用到实践，但直至 80 年代，其在心脏外科的应用才被广泛接受。这是因为 HIV 的出现，而该技术可以减少使用同源性输血。然而，因为自体血采集和红细胞再生在患者进入手术室前需要足够的术前准备，故心脏外科的紧急手术及年龄较大、较虚弱的患者 PAD 难度较大。

心外科患者的一些术前特征可确定其是否适合 PAD。第一条标准是患者有准备自体献血和红细胞再生的时间。时间的长短主要取决于择期手术的类型（术式较复杂，有需要大量输血的可能）和患者的特征（如体重、体内容量及血细胞比容）。通常，每放出一单位的自体血需要至少 2 周时间来再生红细胞。第二条标准是患者的健康状况允许实施放血。此标准可排除左主干狭窄、急性主动脉瓣狭窄、充血性心力衰竭、特发性肥厚性主动脉瓣下狭窄以及冠脉病变严重且存在进行性缺血的

患者。许多患者已被上述第一条标准排除在外。第三条标准是患者无活动性心内膜炎。如果放血与使用 PAD 血间隔的时间足够细菌在血液中繁殖，则会导致可能危及生命的菌血症。第四条标准是患者有足够的血细胞比容和红细胞总量。依照美国输血科协会（AABB）的治疗指南，在不考虑红细胞总量的情况下，术前血细胞比容低于 33% 是 PAD 的禁忌证。其他标准符合的前提下，血细胞比容高于 33% 的患者则可行 PAD。

以往不适合 PAD 的患者现在也可以有其他选择。贫血患者可使用重组促红细胞生成素以加速红细胞生成；此治疗策略普遍应用于基督教徒，提高其术前红细胞总量[30]。但是其花费较高，因此一般仅为不能耐受同源性输血的患者准备。另外，刺激机体释放内源性促红细胞生成素，使血细胞比容低于传统临界值的患者可以进行 PAD。患者自体献血后导致的贫血可强烈刺激内源性促红细胞生成素的生成，最终导致红细胞总量的增加[30]。

红细胞总量与患者体重相关[31]。行 PAD 的体重传统临界值为 110 磅。而 AABB 做了适当调整，允许部分体重较小者行 PAD。考虑到较小体重的患者，当前的推荐是即便时间允许的情况下，放血量不能超过患者有效血容量的 15%。PAD 应用于低红细胞总量和压积的小体重患者时应谨慎进行，因为此类患者住院期间的输血期是其风险最高的时候。研究提供的平均红细胞再生率为 0.46 单位每周，或每 2 周较少于 1 单位[32]。联合 PAD，口服铁治疗应在第一次放血时进行，以便为红细胞再生保证足够的铁储存。

由于发病相对较急，心胸外科患者极少有进行 PAD 的充分时间[33]。另外，绝大多数 PAD 已被术中的省血技术取代，原因为降低成本（如血液抽取、准备、储存以及可能使用的促红细胞生成素治疗均会增加成本）以及术中省血技术（如术中自体供血，IAD；本章稍后讨论）、逆行自体血预冲 CPB 管路、红细胞回收及心外吸引的常规应用。

血液保护的药理策略

许多药物已应用于减少心脏外科相关的失血与输血。现阶段研究者的兴趣重新回到一类较久远的药物——抗纤溶剂。当前，有三种此类药物应用于临床；两种为合成的抗纤溶剂（如6-氨基己酸和氨甲环酸），一种为天然的（如从牛肺中获取的抑肽酶）。此类药物重新引起研究者的关注，以希望减少心脏外科相关的同源性输血。

■ 6-氨基己酸

6-氨基己酸（EACA）是一种合成的抗纤溶药物，其药理作用于 1959 年首次被描述。EACA 与纤维蛋白溶酶原或纤维蛋白溶酶形成可逆的复合体，使其赖氨酸结合位点饱和，进而从纤维蛋白表面先后取代纤维蛋白溶酶原和纤维蛋白溶酶。如此阻滞纤维蛋白溶酶原与纤维蛋白的结合可抑制纤维蛋白溶酶原的活化，起到纤维蛋白溶解的作用。总的作用是抑制纤维蛋白凝块的分解。

已有数篇研究证实 EACA 可减少心脏直视手术术后的出血。尽管 EACA 最早应用于大量出血，但 1979 年 Lambert 和其同事将其成功用于治疗凝血功能紊乱的患者，包含 20% 的冠脉移植的患者[34]。Del Rossi 于 1989 年将 EACA 作为减少血液丢失的预防工具用于 350 例行 CPB 的患者，结果发现失血以及同源血和血制品的用量均产生了影响[35]。

■ 氨甲环酸

氨甲环酸（TA）的活化机制类似于 EACA。其与 EACA 的显著区别是 TA 的效能约为 EACA 的 10 倍。Horrow 在 1990 年将 TA 和 EACA 应用于 38 例行 CPB 的患者，称二者降低术后出血和同源血用量的作用相似[36]。

■ 抑肽酶

抑肽酶是一种丝氨酸蛋白酶抑制剂，有抗血栓形成、抗纤维蛋白溶解和抗炎性反应的作用。近期从医药市场中淘汰。我们认为其被淘汰的原因是基于对以往研究回顾性分析的结果。抑肽酶可有效减少体外循环下心脏手术的出血和对输血的需求。另外，其还有诸如脑保护的益处，但这仅是猜测，还未得到充分的证实。

抑肽酶是一种低分子量的丝氨酸蛋白酶抑制剂，其活化中心存在一个赖氨酸残基。抑肽酶是从牛肺中分离出来的一种天然存在的多肽链，其与多种蛋白酶形成可逆的生物酶-抑制剂复合体，发挥抗胰蛋白酶、纤维蛋白溶解酶、链激酶-血浆复合体、组织缓激肽释放酶和血浆缓激肽释放酶的生物活性。由于抑肽酶是一种非特异性丝氨酸蛋白酶抑制剂，可影响凝血瀑布反应的多个位点，因此通过其抗纤维蛋白溶解酶和抗缓激肽释放酶的作用降低 CPB 患者的出血。

Tice 和其同事最早将抑肽酶应用于心脏外科，剂量为 10 000~20 000 缓激肽释放酶抑制单位（KIU），使五例行 CPB 的患者迅速止血；其还证实抑肽酶会增加出血和增强纤溶蛋白活性[37]。现在广为接受的大剂量抑肽酶疗法来自 Hammersmith 团队，其偶然发现使用抑肽酶降低 CPB 中缓激肽释放酶相关的肺炎性反应时可减少出血[38]。自此篇报道后，又有多篇关于对比其他抗纤溶剂和对照组的研究，证实抑肽酶有减少二期手术中出血并发症、同源性输血及炎性反应的作用[39~41]。除上述优点，Mangano 和其同事报道了使用抑肽酶可增加肾衰、心肌梗死和中风的风险[42]。此项对 4374 例血管重建患者的非随机观察试验中，研究团队总结发现相较于其他较经济的替代药物如氨基己酸和 TA，使用抑肽酶并没有降低治疗成本。该研究的局限性包括非盲的随机分组及抑肽酶组的手术风险明显增加，抑肽酶组还需进行复杂的倾向校正，以匹配统计学分组。一组 2163 例使用抑肽酶患者的初始数据证实其 30 天总死亡率存在上升趋势。2007 年 10 月，一项使用抗纤溶剂的血液保护随机试验（BART）因此结果而提前终止。同时，基于此原始数据的发现，抑肽酶的营销和销售也被终止[43]。

■ 重组活化Ⅶ因子

使用重组活化Ⅶ因子可通过特异性因子抑制剂介导 A 或 B 型血友病患者的止血作用[44]。重组活化Ⅶ因子复合体与其他可用的组织因子一起直接活化 X 因子，介导凝血酶再生。上述反应可形成紧密稳定的纤维蛋白凝块，对抗早期的纤维蛋白溶解[45]。

在传统的止血方式已不再奏效的同时，心脏外科中针对一些未被 FDA 批准的适应证开始发挥作用。包括非红细胞的血细胞支持（如新鲜冰冻血浆、血小板和冷凝蛋白）、局部用药、去氨加压素和抗纤溶剂。当止血效果不满意时，可使用 75 ~ 100μg/kg 剂量的重组活化Ⅶ因子（rFⅦa）。但使用 rFⅦa 的效果变化很大，从与标准治疗无差异到可产生大量血栓。Bruckner 报道了使用左室辅助装置的患者在支持中给予较高剂量的 rFⅦa 而出现血栓，且患者的严重血栓栓塞性事件的发生率显著增高[46]。

Heymann 和其同事在一项回顾性分析中发现 rFⅦa 对于血栓风险是安全的，但失血和输血率相似。两组患者的院内和 6 个月后的死亡率均较高（分别为约 30% 和 50%）[47]。相反，Raivio 在一系列回顾性报道中发现 rFⅦa 明显有助于止血；但术后有 25% 的患者发生血栓栓塞性并发症[48]。上述两项研究中 rFⅦa 的剂量分别为 60 ~ 80μg/kg 和 24 ~ 192μg/kg。

Diprose 和其同事在行非冠状动脉心脏手术的患者中使用 rFⅦa 和安慰剂进行随机对照双盲研究，在此 20 例患者的研究中发现，同源性输血较对照组要显著减少，恶性事件的发生无区别。但此前瞻性研究亦存在限制条件，包括对 I 类错误的评估不足和倾向于 I 类错误[49]。尽管 rFⅦa 的作用已在单病例报道和小规模研究中得到证实，但在有更多可证实其安全性和作用的前瞻性随机对照研究出现前，应谨慎使用此药物。

局部止血药物

由于局部止血药物如氧化纤维素和微纤维胶原蛋白的作用有限，促进了采用直接引起凝血瀑布反应活化物的新型给药系统的发展。此外，使用抑肽酶或 EACA 进行心包内冲洗不能减少输血，并可增加纵隔内粘连的发生[50~52]。由于大多数传统药物的限制条件多，新一代局部止血药物以其内在效用及使用方便而引起关注。

BioGlue（CryoLife 公司，肯纳索，佐治亚）是一种最初用于修复主动脉切开的生物粘合剂，其由纯化的牛血清、白蛋白和戊二醛组成。其结合几乎在瞬间内完成，因为暴露在戊二醛下可导致赖氨酸分子、蛋白质和组织表面形成纤细的结合物。Raanani 描述 BioGlue 的作用为辅助完成主动脉成形术，避免使用僵硬的特氟隆补片条[53]。

Tisseel VH（Baxter Healthcare 公司，格伦代尔，加利福尼亚）是一种喷在出血表面的局部蛋白质溶液保护层。此纤维蛋白胶黏剂由纤维蛋白原、凝血酶、氯化钙和抑肽酶组成。当蛋白质和凝血酶溶液混合后喷在局部，会迅速在弹性凝结物内产生粘性溶液。Rousou 证实此纤维蛋白胶黏剂不会传染病毒，在控制心脏外科局部出血方面有显著作用[54]。

以明胶为基质的止血剂 FloSeal（Fusion Medical Technologies 公司，山景城，加利尼亚）可激活凝血瀑布反应，同时形成非替代性止血栓塞。一个完整的 FloSeal 包括牛源性明胶基质、牛源性凝血酶组分和一个上药用的注射器。明胶基质有良好的生物相容性，可在 6 ~ 8 周内被重吸收。Fusion Matrix 团队对一系列行心脏直视手术的患者使用 FloSeal 和 Gelfoam-Thrombin，观察其是否有助于控制出血[5]。FloSeal 相较于标准治疗，可使更多的患者停止出血，同时二者在恶性事件的发生上无区别；但未提及二者对输血率的影响。

血小板抑制剂及其对血液使用的作用

血小板抑制剂分为两种：GPⅡb/Ⅲa 阻滞剂和二磷酸腺苷（ADP）受体阻滞剂。GPⅡb/Ⅲa 阻滞剂通过抑制糖蛋白（GP）Ⅱb/Ⅲa 受体拮抗剂起作用，大大降低了行血管成形或冠脉支架术的患者进行急诊 CABG 的需要。另一类血小板抑制剂为二磷酸腺苷（ADP）受体阻滞剂。使用上述药物的患者后续外科手术时出血风险增加，这也给心脏外科团队带来新的挑战。

GPⅡb/Ⅲa 抑制剂

血小板聚集的最终共同旁路所导致的冠状动脉堵塞是 GPⅡb/Ⅲa 受体通过粘附血浆蛋白（纤维蛋白原）对血小板起到的交联作用。因此，阻断 GPⅡb/Ⅲa 受体可阻断血小板聚集和随之的血栓形成。尽管使用最大剂量的 GPⅡb/Ⅲa 受体抑制剂治疗缺血性心脏病是可行的，但此类患者仍需要进行 CABG 手术。目前仍无关于 GPⅡb/Ⅲa 受体抑制剂对行 CABG 患者作用的对照研究。然而，使用此类抑制剂相较于未使用的患者，会增加出血风险。目前使用的抗血小板剂总结在表 13-1 中。

表 13-1　抗血小板剂

药物	结合	机制	半衰期
GPⅡb/Ⅲa 受体抑制剂			
阿昔单抗	非竞争性的	GPⅡb/Ⅲa 抑制剂	30min
替罗非班（艾卡特）	可逆转的	GPⅡb/Ⅲa 抑制剂	2.2h
埃替非巴肽（依替巴肽）	可逆转的	GPⅡb/Ⅲa 抑制剂	2.5h
ADP 受体阻滞剂			
氯吡格雷	不可逆转的	ADP 介导的血小板聚集	8h
普拉格雷	不可逆转的	ADP 介导的血小板聚集	4h
替卡格雷	可逆转的	ADP 介导的血小板聚集	12h
Congrelor（静脉用）	可逆转的	ADP 介导的血小板聚集	3 ~ 5min

GP Ⅱb/Ⅲa 受体抑制剂使用患者行心脏手术的治疗指南

1. 停止使用 GP Ⅱb/Ⅲa 受体抑制剂。
2. 推迟手术（若患者保持稳定）。若使用了阿昔单抗、替罗非班或依替巴肽，推迟 12 小时；若使用了氯吡格雷，则推迟 7 天。
3. 维持肝素剂量的水平，除非出血时间延长。
4. CPB 转流时使用零平衡超滤。
5. 预防性的在 CPB 后和给予鱼精蛋白后输入血小板[56]。

二磷酸腺苷（ADP）受体抑制剂使用患者行心脏手术的治疗指南

二磷酸腺苷（ADP）受体抑制剂

由于氯吡格雷可显著改善患者预后，其已成为急性冠脉综合征患者治疗中至关重要的一部分。

但此疗法亦存在缺陷，包括作用时间延迟、血小板反应的个体变异性较大（无效者高达 30%）以及其抑制血小板功能的不可逆性[57~59]。一些新的 ADP 抑制剂具有可逆性阻断受体及半衰期较短的优点，可为心脏外科团队提供更短的等待时间，减少输血并发症，最终使患者的手术变得更加安全。

对于使用血小板抑制剂的患者，一些公司开发了评估血小板功能（血小板聚集）的检测方法。由于这些检测方法对于确定患者是否已准备好进行手术行之有效，我们推荐其作为此类患者标准凝血监测的常规方法。

肝素诱导的血小板减少和心脏手术

肝素诱导的血小板减少和血栓形成（HITT）是肝素治疗的一种严重并发症。此免疫反应在使用未分级肝素（UFH）治疗 5~10 天患者的发生率为 1%~3%[60,61]。HITT 是一种严重的血栓前状态，使患者有 20%~50% 发生新生血栓栓塞事件的风险；死亡率约 20%；此外，约 10% 的患者需要截肢或发生其他并发症[62,63]。尽管对此类患者没有最佳的抗凝方式，以致除了推迟手术而别无选择，但关于其病死率较高的报道大多仅限于单个病例。目前推荐使用直接凝血酶抑制剂（DTI）治疗 HITT（表 13-2），其限制性包括缺乏拮抗剂及消除途径[64]。

表 13-2　直接凝血酶抑制剂（DTI）治疗 HITT

药物	监测	排泄器官	半衰期
重组水蛭素	APTT2.5 倍于基础值	肾脏	40~60min
阿加曲班	APTT 1.5~3 倍于基础值	肝脏	45min
比伐卢定	APTT 或者 ACT 1.5~3 倍于基础值	肾脏	25min

相较于 UFH，此类药物有以下优点。因其不依赖于抗凝血酶Ⅲ的水平，不与血浆蛋白结合，其抗凝效果更易于预测。另外，DTI 可抑制与纤维蛋白结合的凝血酶及液相凝血酶，起到更强的抗血栓形成的作用。

现阶段还无法给出关于 HITT 患者的推荐治疗。首先，因其检验的特异性和敏感性变化较大，HITT 的诊断异常困难。其次，对于此难题至关重要的是缺乏随机对照试验。大多数治疗此类患者的数据来源于单病例报道和小病例数的回顾试验。可用的抗凝药物的剂量不甚明确，同时缺乏拮抗剂。由于此类药物的清除程度变化较大，还应全面评估患者的肾功能和肝功能。

术中和术后管理

术中阶段

对全血行术中自体献血（IAD）较 PAD 存在较多优势。IAD 无需延迟手术；其较易操作且额外的费用极小。除此之外，IAD 获得的血制品为全血，收集后 2~3 小时回输给患者，因此富含血小板和凝血因子。还可避免并发 CPB 后常见的凝血病，且增多的红细胞总量有助于氧气的运输。对血液的保存过程减少了术中纱垫和吸引器造成的血液丢失。另外此技术还可减轻心肺机对血液的破坏，包括血小板激活和红细胞溶血。因 IAD 可降低对红细胞的容量依赖性需求，应尽可能地从患者体内放出血液，以使血液保护效果最佳。患者通过 IAD 放出的血量完全取决于患者自身的生理指标、估算的血容量（通过身高-体重计算）、IAD 前血细胞比容及 CPB 前血细胞比容[65]。图 13-1 是我们进行 IAD 放血的计算方法，可保守估算达到 24% 或更高的血细胞比容可行的放血量（以 CPB 预充量 1000ml 为基础）。

通过患者自身血细胞预冲 CPB 管路，降低血液稀释至最低程度，可有效避免输血。技术要点包括低预充量管路和逆行自体预冲（RAP）[66,6]。CPB 晶体预充量的 90% 可通过使用 RAP 而被自体血取代，需在 CPB 开始前通过动脉插管用患者自身的血液预冲部分循环管路。此外，静脉回路也可在 CPB 开始前通过类似的方式预冲，以替代晶体预充量。最终可通过自体血替代几乎全部的晶体预充量，减轻 CPB 对患者造成的血液稀释。低预充量管路（<1000ml）可行完全的自体血预冲，且 RAP 时对血流动力学影响较小。

输血时机

文献提示麻醉状态、CPB 全流量、中低温下，患者可安全耐受低至 15% 的血细胞比容，但要除外患者存在大脑氧气输送量降低的风险，即有脑血管意外（CVA）、糖尿病或脑血管疾病的病史[68]。此类患者在中低温下可耐受低至 18% 的血细胞比容[69]。一旦患者体温升高和脱离 CPB，血细胞比容应各提高 2%（分别为 17% 和 20%），因为低温相关的保护作用已不存在。一旦患者脱离 CPB，应尽最大可能向患者体内回输 CPB 管路里的余血，然后使用其他可回收的血液，包括存留在 CPB 管路内最初没有回输给患者的

术前手术室血细胞比容（%）			IAD放血量（ml）								
体重（kg）	30%	32%	34%	36%	38%	40%	42%	44%	46%	48%	50%
40	338	361	384	406	429	451	474	496	519	541	564
45	418	446	474	502	530	558	585	613	641	669	697
50	498	531	564	598	631	664	697	730	764	797	830
55	578	616	655	693	732	770	809	847	886	924	963
60	658	701	745	789	833	877	921	964	1008	1052	1096
65	737	787	836	885	934	983	1032	1082	1131	1180	1229
70	817	872	926	981	1035	1090	1144	1199	1253	1308	1362
75	897	957	1017	1076	1136	1196	1256	1316	1375	1435	1495
80	977	1042	1107	1172	1237	1302	1368	1433	1498	1563	1628
85	1057	1127	1197	1268	1338	1409	1479	1550	1620	1691	1761
90	1136	1212	1288	1364	1439	1515	1591	1667	1742	1818	1894
95	1216	1297	1378	1459	1541	1622	1703	1784	1865	1946	2000
100	1296	1382	1469	1555	1642	1728	1814	1901	1987	2000	2000
105	1376	1468	1559	1651	1743	1834	1926	2000	2000	2000	2000
110	1456	1553	1650	1747	1844	1941	2000	2000	2000	2000	2000
115	1535	1638	1740	1842	1945	2000	2000	2000	2000	2000	2000
120	1615	1723	1831	1938	2000	2000	2000	2000	2000	2000	2000
125	1695	1808	1921	2000	2000	2000	2000	2000	2000	2000	2000
130	1775	1893	2000	2000	2000	2000	2000	2000	2000	2000	2000
135	1855	1978	2000	2000	2000	2000	2000	2000	2000	2000	2000
140	1934	2000	2000	2000	2000	2000	2000	2000	2000	2000	2000
145	2000	2000	2000	2000	2000	2000	2000	2000	2000	2000	2000
150	2000	2000	2000	2000	2000	2000	2000	2000	2000	2000	2000

图例		根据70ml/kg血量、逆行自体预冲，1000ml稀释液和24%CPB血细胞比容计算
0袋	IAD放血量	
1袋	500 ml	
2袋	1000 ml	
3袋	1500 ml	
4袋	2000 ml	

图 13-1　IAD 放血的计算方法

余血，接下来使用 IAD 血，如果可能的话最后使用 PAD 血。如果血细胞比容仍无法让人满意，患者最终只能接受同源性输血。

患者一旦离开手术室，对于无特殊症状的患者，以 22% 的血细胞比容作为对应的输血时机。80 岁以上患者，时机定为 24%。以上数据为输血的治疗指南；若患者出现一些临床症状（如心动过速、血压过低、有缺血表现或远端脏器灌注不足），则需接受同源性输血治疗。为了安全恰当的应用最低的输血标准，心外科医生和麻醉医生必须对心外科患者在不同条件下贫血的最低安全水平有正确的理解，同时可结合对患者临床状态的评估来决定是否真正需要输血。

结论

血液保护是改善健康监护的一个重要环节，可以改善患者的预后、减少花费并提高血液保护的可用性[70]。已有多篇研究显示减少输血可改善外科预后、甚至可消除相关并发症[71~73]。

由于目前心外科患者病情严重程度较高，使减少使用库血显得更具挑战性。Arora 证实患者术前血色素等于或低于 12g/dl，会有显著的输血风险[78]。其他输血的风险因素主要为急诊手术和术中肾衰竭。

通过回顾 200 例使用肝素涂层 CPB 管路的患者，及其对血液使用和肺功能的影响（表 13-3）发现，涂层管路减少了整体的血液使用、缩短带管时间以及可使患者提早下床活动。另一有趣的发现是术后没有输血的患者预后更佳，不管其是否使用涂层管路。我们对此的解释为如果输血发生在转中，库血被加入动脉系统而非静脉系统，因此肺脏没有立即暴露于输入的库血中，避免肺脏进行类似的首关消除。一般来说，术后输血是从中心静脉给予，回输后肺脏立即暴露于库血中。因此输血的时间很重要。

CPB 后立即输血的情形类似于我们所观察的输血相关的急性肺损伤（TRALI）模型所遭受的"两次打击"[74,75]。"第一次打击"为基础病变与肺内皮细胞和白细胞的相互作用或诸如体外循环等引起的炎性反应。"第二次打击"为输入静脉系统的红细胞引起。我们观察此 TRALI 模型会发现，使用体外循环的典型手术患者输血的最佳时间为脱离体外循环前，避免类似首关消除的同时避免遭受"第二次打击"。然而还需进一步的研究来证实此假设。

直观上看，术前血细胞比容低的低体重患者为输血的高风险。我们观察了相关数据发现体重低于或等于 70kg 的患者在其住院期间均有输血（表 13-4）。这些患者呼衰的发生率及康复治疗的需求率也最高。这使得我们应改变输血方式，并在体外循环中输血。最初我们在体重低于或等于 70kg、血细胞比容 28% 或更低的患者中试行此方法。通过使用低预充量循环管路（<1000ml），在进行自体血预冲的同时我们已将此临界值降至 25% 或更低。若能够使用最佳的灌注管路，这些数据和临界值还会进一步改善。

表13-3　搭桥患者利用非涂布或涂布回路 CPB 后对输血的影响比较

	CPB 后输注	RBC-CPB 单位	RBC-CPB 后	Ven-hr	步行时间（h）
涂布回路 n=100	否	0.6	0.0	6.7**	36.7
	是	2.0	1.7	9.7	39.9
涂布回路 n=100	否	0.7	0.0	8.6	40.4
	是	1.6	2.2	12.0**	65.1**

CPB=心肺转流术；RBC=红细胞；Ven-hr=通气时间（小时）；*=显著低于组；**=显著高于组，$P<0.05$

表13-4　心肺转流中低血细胞比容与术后并发症

低 HCT 群组	人口统计资料					风险人群（%）		术后并发症（%）			
	体重 kg	术前转流 HCT%	前红细胞单位 HCT%	红细胞单位 CPB	红细胞单 LOS	肾功能障碍	CHF	死亡	呼吸衰竭	肾衰竭	遣回家
HCT25% n=30	91	41	34	3%	18%	3	6	0	0	0	91
HCT20% n=30	75	35	28	66%	100%	12	36	3	10	12	60
HCT<18% n=3C	70	34	27	85%	100%	12	39	0	20	12	50

血液保护方法的某些方面会增加花费，但再次探查风险的潜在降低，以及同源性输血的风险的降低甚至消除，这些花费看起来还是很合理的。对血制品的过度使用会增加直接和间接的费用。一个单位红细胞的花费要超过1400美元[76]，包括直接血制品花费约600美元，输血相关的不良事件花费超过800美元。输血的其他不良后果包括当使用超过14天的"较久"的库存血时，病死率会增加[77]。

由于目前患者的风险均较高，心脏外科医生将尽其所能的降低输血的可能。典型的患者是由于使用血小板抑制剂，贫血的同时存在多个大量出血的风险因素。但心脏外科团队会使用先进的技术来降低血液稀释，维持血液的正常凝血功能。这些措施包括逆行自体预冲、术中自体献血以及使用肝素涂层的低预充量循环管路。

回顾以往，心脏外科总与高输血率相关，其70%的患者在住院期的特定阶段需要同源性输血。然而，随着技术的改进、血液保护方法的进步和效果更好的药物，多学科参与的血液保护方法完全有可能实现"无血心脏手术"。对特定患者术前可以使用PAD，而其余患者可使用其他血液保护技术。血液保护技术的最佳化和整体化使用，可显著减少大多数心脏外科患者的库血使用。

重点

1. 血液保护技术应靠多学科共同参与，包括外科、麻醉、护理、体外循环、输血治疗和其质量监控。

2. 应按月收集、评价和讨论血液使用数据。

3. 术中自体放血应按照放血相关的计算方法最大化放血的程度。如果为同源异体的血制品，应做好标记和检查。

4. 麻醉师应配合做到减轻血液稀释，维持好液体平衡（使用升压药和液体）。

5. 外科医生应通过精细的操作及减少纱垫和海绵的使用，最大程度地降低血液丢失。

6. 灌注医师应通过最佳化逆行自体预冲和减少预冲总量减轻血液稀释至最低水平。

7. 手术室护士和技师应细心避免术野内的血液丢失，并在需要时紧急取血。

8. 需要时应在体外循环中回输红细胞而非体外循环后，以降低肺损伤的风险。

参考文献

1. Belisle S, Hardy JF: Hemorrhage and the use of blood products after adult cardiac operations: myths and realities. *Ann Thorac Surg* 1996; 62:1908.
2. Goodnough LT, Despostis GJ, Hohue CW, et al: On the need for improved transfusion indicators in cardiac surgery. *Ann Thorac Surg* 1995; 60:473.
3. Surgenor DM, Wallace EL, Churchill WH, et al: Red cell transfusion in coronary artery bypass surgery. *Transfusion* 1992; 32:458.
4. Boyle EM, Verrier VD, Spiess BD: The procoagulant response to injury. *Ann Thorac Surg* 1997; 64:S16.
5. Hunt BJ, Parratt RN, Segal HC, et al: Activation of coagulation and fibrinolysis during cardiothoracic operations. *Ann Thorac Surg* 1998; 65:712.
6. Woodman RC, Harker LA: Bleeding complications associated with cardiopulmonary bypass. *Blood* 1990; 76:1680.
7. Cooley DA, Beall AC, Grondin P: Open-heart operations with disposable oxygenators, 5% dextrose prime, and normothermia. *Surgery* 1962; 52:713.
8. Despotis G, Avidan M, Eby C: Prediction and management of bleeding in cardiac surgery. *J Throm Haemost* 2009; 7(Suppl 1):111-117.
9. Eyjolfsson A, Scicluna S, Johnsson P, Petersson F, Jönsson H: Characterization of lipid particles in shed mediastinal blood. *Ann Thorac Surg* 2008; 85:978-981.
10. Cosgrove DM, Thurer RL, Lytle BW, et al: Blood conservation during myocardial revascularization. *Ann Thorac Surg* 1979; 28:184.
11. Ovrum E, Holen EA, Linstein MA: Elective coronary artery bypass without homologous blood transfusion. *Scand J Thorac Cardiovasc Surg* 1991; 25:13.

12. Ovrum E, Holen EA, Abdelnoor M, et al: Conventional blood conservation techniques in 500 consecutive coronary artery bypass operations. *Ann Thorac Surg* 1991; 51:500.

13. DeBois WJ, Sukhram Y, McVey J, et al: Reduction in homologous transfusion using a low prime circuit. *J Extracorpor Technol* 1996; 28:58.

14. Rosengart TR, DeBois WJ, O'Hara M, et al: Retrograde autologous priming for cardiopulmonary bypass: a safe and effective means of decreasing hemodilution and transfusion requirements. *J Thorac Cardiovasc Surg* 1998; 115:426.

15. Lilly KJ, O'Gara PJ, Treanor PR, et al: Heparin-bonded circuits without a cardiotomy: A description of a minimally invasive technique of cardiopulmonary bypass. *Perfusion* 2002; 7:95.

16. Hamada Y, Kawachi K, Nakata T, et al: Antiinflammatory effect of heparin-coated circuits with leukocyte-depleting filters in coronary bypass surgery. *Artif Organs* 2001; 25:1004.

17. Ferraris VA, Swanson E: Aspirin usage and perioperative blood loss in patients undergoing unexpected operations. *Surg Gynecol Obstet* 1983; 156:439.

18. Ferraris VA, Gildengorin VJ: Predictors of excessive blood use after coronary artery bypass grafting: a multivariate analysis. *Thorac Cardiovasc Surg* 1989; 98:492.

19. Bashein G, Nessly ML, Rice AL, et al: Preoperative aspirin therapy and reoperation for bleeding after coronary artery bypass surgery. *Arch Intern Med* 1991; 151:89.

20. Rodgers RP, Levin J: A critical reappraisal of the bleeding time. *Semin Thromb Hemost* 1990; 16:1.

21. Eisenberg DM, Kessler RC, Foster C, et al: Unconventional medicine in the United States. *NEJM* 1993; 328:246.

22. Eisenberg DM, Davis RB, Ettner SL, et al: Trends in alternative medicine use in the United States, 1990–1997: results of follow-up national survey. *JAMA* 1998; 280:1569.

23. Junichiro Y, Path FRC, Yamada K, et al: Testing various herbs for antithrombotic effect. *Nutrition* 2005; 21:580.

24. Dismore ML, Haytowitz DB, Gebhardt SE, et al: Vitamin K content of nuts and fruits in the US diet. *J Am Diet Assoc* 2003; 103:1650.

25. Buckley MS, Goff AD, Knapp WE: Fish oil interaction with warfarin. *Ann Pharmacother* 2004; 38:50.

26. Winter G: FDA warns food companies about herbal additives. *New York Times,* June 7, 2001; p C1.

27. Valli G, Giardina E: Benefits, adverse effects and drug interactions of herbal therapies with cardiovascular effects. *J Am Coll Cardiol* 2002; 39:1083.

28. Cosgrove DM, Loop FD, Lytle BW, et al: Determinants of blood utilization during myocardial revascularization. *Ann Thorac Surg* 1985; 40:380.

29. Utley JR, Wallace DJ, Thomason ME, et al: Correlates of preoperative hematocrit value in patients undergoing coronary artery bypass. *J Thorac Cardiovasc Surg* 1989; 98:451.

30. Rosengart TK, Helm RE, DeBois WJ, et al: Open heart operations without transfusion using a multimodality blood conservation strategy in 50 Jehovah's Witness patients: Implications for a "bloodless" surgical technique. *J Am Coll Surg* 1997; 184:618.

31. Sandrelli L, Pardini A, Lorusso R, et al: Impact of autologous blood predonation on a comprehensive blood conservation program. *Ann Thorac Surg* 1995; 59:730.

32. Goodnough LT, Verbrugge D, Marcus RE, et al: The effect of patient size and dose of recombinant human erythropoietin therapy on red blood cell volume expansion in autologous blood donors for elective orthopedic operation. *J Am Coll Surg* 1994; 179:171.

33. Owings DV, Kruskall MS, Thurer RL, et al: Autologous blood donations prior to elective cardiac surgery: safety and effect on subsequent blood use. *JAMA* 1989; 262:1963.

34. Lambert CJ, Marengo-Rowe AJ, Leveson JE, et al: The treatment of postperfusion bleeding using epsilon-aminocaproic acid, cryoprecipitate, fresh-frozen plasma, and protamine sulfate. *Ann Thorac Surg* 1979; 28:440.

35. DelRossi AJ, Cernaianu AC, Botros S, et al: Prophylactic treatment of postperfusion bleeding using EACA. *Chest* 1989; 96:27.

36. Horrow JC, Hlavacek J, Strong MD, et al: Prophylactic tranexamic acid decreases bleeding after cardiac operations. *J Thorac Cardiovasc Surg* 1990; 99:70.

37. Tice DA, Worth MH Jr: Recognition and treatment of postoperative bleeding associated with open-heart surgery. *Ann NY Acad Sci* 1968; 146:745.

38. Royston D: The serine antiprotease aprotinin (Trasylol): a novel approach to reducing postoperative bleeding. *Blood Coagul Fibrinol* 1990; 1:55.

39. Barrons RW, Jahr JS: A review of post-cardiopulmonary bypass bleeding, aminocaproic acid, tranexamic acid, and aprotinin. *Am J Ther* 1996; 3:821.

40. Casati V, Guzzon D, Oppizzi M, et al: Hemostatic effects of aprotinin, tranexamic acid and epsilon-aminocaproic acid in primary cardiac surgery. *Ann Thorac Surg* 1999; 68:2252.

41. Laupacis A, Fergusson D: Drugs to minimize perioperative blood loss in cardiac surgery: meta-analyses using perioperative blood transfusion as the outcome. The International Study of Peri-operative Transfusion (ISPOT) investigators. *Anesth Analg* 1997; 85:1258.

42. Mangano DT, Tudor IC, Dietzel C: The risk associated with aprotinin in cardiac surgery. *NEJM* 2006; 354:353.

43. Mangano DT, Miao Y, Vuylsteke A, et al: Mortality associated with aprotinin during 5 years following coronary artery bypass graft surgery. *JAMA* 2007; 297:471-479.

44. Hedner U, Glazer S, Pingel K, et al: Successful use of recombinant factor VIIa in patient with severe hemophilia A during synovectomy. *Lancet* 1988; 2:1193.

45. Hedner U: Recombinant factor VIIa (rFVIIa) as a hemostatic agent. *Semin Hematol* 2001; 38:43.

46. Bruckner BA, DiBardino DJ, Ning Q, et al: High incidence of thromboembolic events in left ventricular assist device patients treated with recombinant activated factor VII. *J Heart Lung Transplant* 2009; 28(8):785.

47. Heymann C, Redlich U, Jain U, et al: Recombinant activated factor VII for refractory bleeding after cardiac surgery: a retrospective analysis of safety and efficacy. *Crit Care Med* 2005; 33:2241.

48. Raivio P, Suojaranta-Ylinen R, Kuitunen A: Recombinant factor VIIa in the treatment of postoperative hemorrhage after cardiac surgery. *Ann Thorac Surg* 2005; 80:66.

49. Diprose P, Herbertson MJ, O'Shaughnessy B, et al: Activated recombinant factor VII after cardiopulmonary bypass reduces allogeneic transfusion in complex noncoronary cardiac surgery: randomized, double-blinded, placebo-controlled pilot study. *Br J Anaesth* 2005; 95:596.

50. De Bonis M, Cavaliere F, Alessandrini F, et al: Topical use of tranexamic acid in coronary artery bypass operations: a double-blind, prospective, randomized, placebo-controlled study. *Thorac Cardiovasc Surg* 2000; 119:575.

51. Cicek S, Theodoro DA: Topical aprotinin in cardiac operations: a note of caution. *Ann Thorac Surg* 1996; 61:1039.

52. O'Regan DJ, Giannopoulos N, Mediratta N, et al: Topical aprotinin in cardiac operations. *Ann Thorac Surg* 1994; 58:778.

53. Raanani E, Latter DA, Errett LE, et al: Use of BioGlue in aortic surgical repair. *Ann Thorac Surg* 2001; 72:638.

54. Rousou J, Levitsky S, Gonzalez-Lavin L, et al: Randomized clinical trial of fibrin sealant in patients undergoing resternotomy or reoperation after cardiac operations: a multicenter study. *J Thorac Cardiovasc Surg* 1989; 97:194.

55. Oz MC, Cosgrove DM III, Badduke BR, et al: Controlled clinical trial of a novel hemostatic agent in cardiac surgery. The Fusion Matrix Study Group. *Ann Thorac Surg* 2000; 69:1376.

56. Lee LY, DeBois W, Krieger KH, et al: The effects of platelet inhibitors on blood use in cardiac surgery. *Perfusion* 2002; 17:33.

57. Schömig A: Is there need for a new player in the antiplatelet-therapy field? *NEJM* 2009; 361;11.

58. Malinin A, Pokov A, Spergling M, et al: Monitoring platelet inhibition after clopidogrel with the VerifyNow-P2Y12 rapid analyzer: the verify thrombosis risk assessment (VERITAS) study. *Thromb Res* 2007; 119(3):277.

59. Serebruany, VL: Variability in platelet responsiveness to clopidogrel among 544 Individuals. *J Am Coll Cardiol* 2005; 45:246.

60. Schmitt BP, Adelman B: Heparin-associated thrombocytopenia: a critical review and pooled analysis. *Am J Med Sci* 1993; 305:208.

61. Warkentin TE, Greinacher A: Heparin-induced thrombocytopenia and cardiac surgery. *Ann Thorac Surg* 2003; 76:2121.

62. Warkentin TE, Levine MN, Hirsh J, et al: Heparin-induced thrombocytopenia in patients treated with low-molecular-weight heparin or unfractionated heparin. *NEJM* 1995; 332:1330.

63. Nand S, Wong W, Yuen B, et al: Heparin-induced thrombocytopenia with thrombosis: incidence, analysis of risk factors, and clinical outcomes in 108 consecutive patients treated at a single institution. *Am J Hematol* 1997; 56:12.

64. Spiess BD, DeAnda A, McCarthy HL, et al: Off-pump coronary artery bypass graft surgery anticoagulation with bivalirudin: a patient with HITT syndrome type II and renal failure. *J Cardiothorac Vasc Anesth* 2006; 20:106.

65. Helm RE, Klemperer JD, Rosengart TK, et al: Intraoperative autologous blood donation preserves red cell mass but does not decrease postoperative bleeding. *Ann Thorac Surg* 1996; 62:1431.

66. Rosengart TK, DeBois W, O'Hara M, et al: Retrograde autologous priming for cardiopulmonary bypass: a safe and effective means of decreasing hemodilution and transfusion requirements. *J Thorac Cardiovasc Surg* 1998; 115:426.

67. Shapira OM, Aldea GS, Treanor PR, et al: Reduction of allogeneic blood transfusions after open heart operations by lowering cardiopulmonary bypass prime volume. *Ann Thorac Surg* 1998; 65:724.

68. Fang WC, Helm RE, Krieger KH, et al: Impact of minimum hematocrit during cardiopulmonary bypass on mortality in patients undergoing coronary artery surgery. *Circulation* 1997; 96:II194.

69. Beall AC Jr, Yow EM Jr, Bloodwell RD, et al: Open heart surgery without blood transfusion. *Arch Surg* 1967; 94:567.

70. Rosengart TK, Helm RE, DeBois WJ, et al: Open heart operations without transfusion using a multimodality blood conservation strategy in 50 Jehovah's Witness patients: implications for a "bloodless" surgical technique. *J Am Coll Surg* 1997; 184:618.

71. Rousou JA, Engelman RM, Flack JE 3rd, et al: The "primeless pump": a novel technique for intraoperative blood conservation. *Cardiovasc Surg* 1999; 7:228.

72. Karkouti K, Cohen MM, McCluskey SA, Sher GD: A multivariable model for predicting the need for blood transfusion in patients undergoing first-time elective coronary bypass graft surgery. *Transfusion* 2001; 41:1193.

73. Takai H, Eishi K, Yamachika S, et al: The efficacy of low prime volume completely closed cardiopulmonary bypass in coronary artery revasularization. *Ann Thorac Cardiovasc Surg* 2004; 10:178.

74. Silliman CC, Ambruso DR, Boshkov LK: Transfusion-related acute lung injury. *Blood* 2005; 105:2266.

75. Sheppard CA, Logdberg LE, Zimring JC, et al: Transfusion-related acute lung injury. *Hematol Oncol Clin North Am* 2007; 21:163.

76. DeAnda A Jr, Baker KM, Roseff SD, et al: Developing a blood conservation program in cardiac surgery. *Am J Med Qual* 2006; 21(4):230.

77. Koch CG, Li L, Sessler DI, et al: Duration of red-cell storage and complications after cardiac surgery. *NEJM* 2008; 358:1229.

78. Arora RC, Légare J, Buth KJ, et al: Identifying patients at risk of intraoperative and postoperative transfusion in isolated CABG: toward selective conservation strategies. *Ann Thorac Surg* 2004; 78:1547.

崔勇丽　吉冰洋　译

第 14 章

深低温停循环

Andrew W. El Bardissi,
Robert A. Oakes,
R. Morton Bolman III

历史回顾和应用现状

深低温停循环（DHCA）技术的应用起自 20 世纪 50 年代，作为体外循环技术的延伸，DHCA 将体外循环（Gibbon）和全身低温（Bigelow）技术相结合应用于大血管外科（Debakey、Cooley、Crawford）。心内直视手术的成功开展离不开体外循环（CPB）的应用，然而在某些手术过程中（例如主动脉弓手术），常规的 CPB 插管方式无法为大脑提供灌注。Bigelow 通过动物试验证明，全身停循环 10 分钟，中度低温可以对大脑起到有效的保护作用[1]。Niazi 和 Lewis 于 1958 年最早将 DHCA 技术应用于成人心脏外科[2]。最初，DHCA 的应用并未涉及体外循环技术，然而，人们很快发现，低温会导致心脏发生颤动和心动过缓甚至停跳。同时低温条件下全身循环较差，导致复温困难。随着体外循环泵、氧合器、热交换器等设备的发展，生理学家 Gollan 将 DHCA 和 CPB 技术相结合，对 DHCA 过程中的一系列问题进行了改善[3]。20 世纪 70 年代，Griepp 等学者对 DHCA 的机体代谢过程进行了研究，并将研究结果融入临床实践。至此，DHCA 逐渐发展成为一种安全可靠的技术，广泛应用于临床。

目前，DHCA 在成人心脏外科中主要应用于动脉瘤、主动脉夹层、广泛主动脉钙化（瓷化主动脉）等疾病，辅助完成升主动脉和主动脉弓置换等手术过程。除此之外，DHCA 在复杂的下腔静脉疾病，心脏肿瘤，肺动脉血栓动脉内膜切除术中也有报道，在复杂先天性心脏病的外科矫治过程中，DHCA 技术同样得到了广泛的应用。

应用深低温停循环的必要性

成熟的脑组织对缺血损伤极为敏感。正常生理条件下，大脑存在自主调节能力，当脑灌注压波动范围较大时，脑血流

（CBF）和脑氧代谢率（$CMRO_2$）的比值仍可维持平衡[4]。尽管大脑存在有效的自我调节机制，但是常温下脑的耐缺血时限约为 5 分钟，如果不进行灌注或采取其他策略降低脑的代谢需求，脑组织便会出现不可逆的损伤。

脑组织的氧耗大约占全身组织的 20%，其中的 40% 用于维持细胞的完整性，60% 用于神经冲动的传导[5]。由于脑组织没有储存氧的能力，$CMRO_2$ 可以真实的反映脑的代谢情况，大量针对低温下脑保护的研究中均采用 $CMRO_2$ 作为评价指标。例如，有研究证实身体温度每下降 10℃，$CMRO_2$ 以指数方式下降（图 14-1）[4]。

低温条件下，$CMRO_2$ 呈指数方式下降，脑血流呈线性方式下降[6]，大约在 22℃ 时，这种下降方式的差异性会最终导致脑血流和脑氧代谢率的失衡[4]。

临床上，停循环过程中采用低温降低脑代谢，形成脑保护的安全时相。人体研究表明，13℃ 时，DHCA 合理的安全时相不得大于 29 分钟[7]。然而目前临床上的 DHCA 时间通常都超过这一时限，18℃～20℃ 的 DHCA 时间大多会超过 30 分钟，由于缺乏相关的临床证据，DHCA 最佳的安全时限目前仍然存在争议。

DHCA 脑损伤

DHCA 期间，导致神经系统并发症的病因大致可分为三类，包括：血栓栓塞导致的局部脑血管事件；缺血缺氧导致的广泛脑组织坏死；氧化代谢应激导致的脑细胞凋亡。

局部脑血管事件

局部脑血管事件或中风并非 DHCA 手术的特异性并发症，在各类心脏外科手术中均有可能发生，而主动脉弓手术因其相

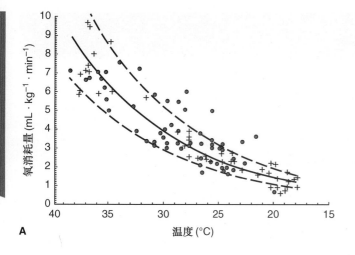

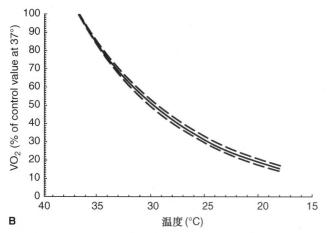

图 14-1 温度与氧耗的关系

对较高的脑血管事件发生率而备受关注。此类手术发生中风主要由栓子栓塞导致，而并非脑组织的缺血缺氧。过去的研究表明，升主动脉粥样斑块碎片的脱落是导致早期中风的一个独立危险因素[8]。超声探查有助于外科医生改变术中插管方式，从而减少栓塞的发生[9]。此外，术中利用逆行脑灌注对大脑脉管系统进行冲洗，可以有效地减少栓塞导致的局部脑血管事件的发生。

▇ 广泛脑组织坏死

DHCA 手术期间，当氧供无法满足脑组织基本代谢需求时，脑组织便会发生广泛坏死。但是，充分的低温可以抑制脑电活动，神经元细胞并不会因为停循环而失去维持基本生理过程的能力，因而脑组织广泛坏死的情况通常极少发生。如果缺血状态继续持续，能量供求平衡被打破，ATP 分子耗尽，细胞内无氧代谢物质堆积，最终会引发脑组织缺血性损伤[10]。ATP 供求失衡是导致细胞离子泵不可逆的损伤以及细胞离子梯度再分布的主要诱因[10]。Na^+-K^+-ATP 酶功能的丧失引起 Na^+ 和 Cl^- 的内流，神经元细胞肿胀，胞膜去极化[11]，进而导致胞内 Ca^{2+} 的聚集。

胞内 Ca^{2+} 的聚集是引起细胞不可逆缺血性损伤的中心环节和直接诱因[12]。高浓度的 Ca^{2+} 可以激活细胞内磷脂酶 A 和磷脂酶 C，引起膜结构的磷脂分子水解，继而破坏细胞器的结构和功能[12]。总的来说，尽管深低温可以降低神经元细胞的

代谢需求，起到脑保护作用，但是不可逆的缺血性损伤以及神经元细胞的坏死仍无法避免，目前的指南并不推荐在可以提供足够的氧供的条件下，采用低温降低脑组织的代谢需求。

▇ 神经元程序性死亡的激活

当胞内的 ATP 尚未耗尽，释放入细胞质的钙离子便开始启动细胞程序性死亡，这种 DHCA 导致细胞死亡的另一个机制被称为凋亡。不同于无法控制的细胞坏死，凋亡可以发生在细胞代谢正常和能量储备充足的时候。当特异性的基因、受体和酶被激活时，凋亡过程便会启动，细胞结构最终以程序性和可预见性的方式遭到破坏[13]。神经细胞凋亡的胞内途径主要有两条，分别由 caspases 家族的 caspases 3 和 caspases 8 介导。在不触发炎症反应的情况下，caspases 3 和 caspases 8 可以激活细胞内一系列生化反应，继而引起细胞核碎裂、染色质浓缩[14]；神经元细胞 Ca^{2+} 稳态失调，结构蛋白表达下降，进一步加重了细胞功能的损伤并最终导致死亡[15]。归根结底，凋亡是一种循序渐进的过程，依赖能量的消耗，最终引起神经元细胞的裂解和被吞噬。

DHCA 可以刺激神经元过度激活[15]，神经元活性增高，能量供需失衡，毒性神经递质释放增加，直接加速了神经元细胞的死亡。兴奋性氨基酸（主要是谷氨酸）的过度分泌引起的兴奋性毒性是导致细胞死亡的重要因素，也是缺血后神经元损伤的基本过程之一[16]。当脑组织出现部分能量的消耗时，主要兴奋性递质谷氨酸盐产生兴奋性毒性[17]，最终促进了神经元细胞死亡的发生。

相关研究表明，尽管 DHCA 期间所有的细胞都可以启动凋亡过程，但是在大脑的某些区域则更为常见[18]。大脑这种"选择性易损伤"特性并非由不均匀的降温导致[19]，而更多来源于部分区域对缺血性应激的易感性[20]。在成人脑组织中，海马组织，大脑皮层，纹状体，杏仁核，丘脑外侧核以及第三层到第五层大脑皮层都是引发神经元细胞凋亡的主要区域[15]。再灌注 1 小时后，凋亡过程便开始启动，直至数天以后。临床上，患者表现出与这些选择性损伤区域相关的神经功能障碍[21]，包括记忆力减退，认知功能障碍，情绪不稳定以及运动功能障碍。值得注意的是，尽管临床上术后神经系统功能持续好转[21]，但是直至 DHCA 术后一个星期仍发现有神经细胞死亡。

DHCA 脑保护策略

▇ 低温

目前低温在 DHCA 手术的应用方式存在较大的不同和可变性。当体外循环开始复温时，水浴箱的复温温度与身体温度不应超过 7-10℃[22]。复温时间应以血液温度与组织温度达到平衡为标准，温度梯度（灌注温度和器官温度）、血流量以及组织特定的温度交换系数均可以影响复温时间的长短。一般来说，降温过程应至少维持 30 分钟，有证据表明，充分而均匀的降温至少需要 75 分钟[4,23]。降温时间太短会引起器官内部以及器官之间的温度产生较大差异，并且身体中心温度在停循环后出现快速上升的趋势。

某些因素，例如血管闭塞性疾病和血管反应性改变，会显著降低大脑血流灌注，延缓温度达到平衡的时间，因此降温方式也需要做出相应的改变。为了在特殊情况下提高降温效率，需要采取局部降温措施，例如在头部周围放置冰袋。局部降温可以减少颅骨的热传导，有助于维持大脑皮层和皮层下的温度[24]。对于肥胖病人应当特别注意，因为他们通常需要更长的降温时间来达到或维持低温。

尽管 DHCA 的目的在于最大程度地降低脑组织代谢，并尽可能延长低代谢的时间。但是目前并没有最佳的检测指标来证实大脑顺行血流的中断以及停循环阶段的开始。通常能接受的指标包括颈静脉血氧饱和度大于 95%，躯体感觉诱发电位（SSEPs）和（或）脑电图（EEG）完全消失，降温时间至少达到 30 分钟[7]。这些将在后续章节深入探讨。

深低温停循环脑灌注

复杂的大动脉重建手术需要较长的停循环时间（>40 分钟），仅仅依靠 DHCA 不能提供足够的脑保护。因此，在 DHCA 基础上，联合采用其他保护措施，例如选择性顺行或逆行脑灌注，目前已被普遍接受并广泛应用于临床。

■ 选择性顺行脑灌注

Kazui 等首先提出了通过无名动脉和左颈总动脉进行选择性顺行脑灌注的方法[25]。迄今为止，在复杂的升主动脉和主动脉弓重建手术中，采用选择性顺行灌注进行脑保护已被广泛接受。DHCA 期间顺行性脑灌注是通过右侧腋动脉插管来进行（图 14-2）。

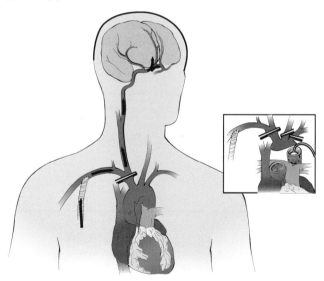

图 14-2　顺行脑灌注（ACP）腋动脉插管图解。小图显示应用 ACP 时各血管阻断情况，以保证 Willis 环的灌注

右侧腋动脉粗细合适，易于分离，且不易发生动脉粥样硬化，适于进行顺行性脑灌注。一般通过锁骨下或三角肌间沟入路分离右侧腋动脉，取 6、8 或 10mm 的涤纶人造血管与腋动脉做端侧吻合以便于提供充足的流量，同时应保证右上肢有足够的灌注。腋动脉直接插管时应避免机械性损伤引起的夹层。分离无名动脉近端至右锁骨下动脉起始部，灌注温度通常设定

为 18℃，流量在 10~20ml/（kg·min），灌注压（右侧桡动脉）维持在 40~50mmHg。

这项技术的缺点在于：动脉的粗细限制了插管的尺寸；插管过程经常会损伤到主动脉弓；过多的插管影响术野。颈动脉和腋动脉直接插管可导致动脉壁夹层，动脉粥样硬化碎片的脱落或空气进入血管可导致栓塞形成，此外，动脉流量的大小取决于插管前段所处的位置。考虑到这些原因，一些外科医生使用单根插管插入右锁骨下动脉进行单侧灌注。无论采用哪种方式，右侧椎动脉以及右颈动脉均为顺行性灌注。血流大部分经Willis 环，小部分经颜面部循环到达左侧大脑半球。因此，必须阻断左颈总动脉以及左锁骨下动脉的起始部，以避免部分血液流出。有报道认为阻断升主动脉（通常采用充气球囊）可以有效改善全身灌注，包括：腹部器官，脊髓，下肢肌肉组织[26]。右锁骨下动脉走行异常为顺行脑灌注的禁忌证。异常起源的血管常常需要依赖 CT 和 MRI 来确认。开放主动脉弓时，如果发现有大量的血液从降主动脉涌出，外科医生应警惕是否存在解剖学变异并且立即于左右颈总动脉开口处插管。

单侧连续脑灌注提供了额外的安全保障，同时也避免了小动脉或病变动脉弓的插管操作[27]。在整个过程中，右锁骨下动脉始终保持着血流灌注状态，人工血管立即缝合于主动脉弓的动脉壁上[28]，另一端缝合于左颈总动脉，可以通过这条额外的血管路径进行灌注，增加脑血流量。

■ 逆行脑灌注

当顺行动脉血流中断后，逆行脑灌注通过上腔静脉进行灌注。上腔静脉的逆向血流沿奇静脉下方流入前脊髓神经丛，另有一小部分流入内脏器官（图 14-3）。

另外，可以直接在动脉插管和上腔静脉之间建立一条通路，当开放上腔静脉插管时，动脉血由体外循环管路进入上腔静脉。提高静脉系统压力至 20~25mmHg 时，血流可以通过颈静脉，脊髓通路，最后通过毛细血管床流入动脉系统，到达开放的主动脉弓。目前认为 RCP 的优势在于可以维持大脑的低温状态，冲洗出栓塞碎片以及进入血管的空气，去除有毒的代谢产物[29]。

最初提出在停循环过程中应用 RCP 进行脑保护时，引起很大的争议[30]。研究者质疑这种通过大脑静脉系统进行灌注是否能为大脑提供足够的营养物质，而另一些则认为过高的静脉压会引发脑水肿。随后经过大量的临床和实验验证，RCP 不仅为大脑半球提供均匀的低温，还可以经弓部血管排除固体栓子和气泡[31]。RCP 过程经开放的主动脉弓可发生显著的血液回流，阻断下腔静脉可以有效地降低两条静脉回流区域的压力梯度，从而减少损失的血流[32]。脑组织水肿是 RCP 潜在的并发症，通常极少发生，然而当灌注压超过 25mmHg，RCP 便会导致脑组织水肿以及颅内高压[33]。

RCP 是一种非生理性的灌注方式，采取正确的方式应用RCP 显得尤为关键。RCP 过程中，血液由静脉系统流入动脉系统，主动脉弓必须保持开放，以此来降低动静脉血管之间的压力梯度。脑血管闭塞性疾病，如严重的脑动脉粥样硬化，可能会因为较高的静脉压力而导致脑水肿。此外，不同于其他操作，RCP 需要在停循环开始前回收患者体内部分血液，以保证体外循环机充足的血液储备。正确的应用 RCP 可以为大脑提供最佳的逆向血流灌注以及其他有利的临床结果[34]。

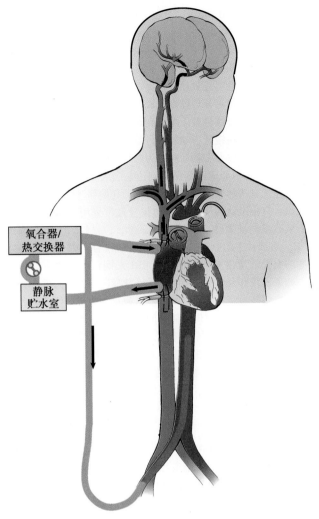

图 14-3 逆行脑灌注（RCP）图示。动脉血经上腔静脉灌注，目标中心静脉压为 25mmHg。流量可通过开放的主动脉弓观察。采用球囊阻断导管可以增加全身灌注

▉ 复温

DHCA 过程中，复温是一个关键的阶段，发生在此阶段的一些损伤因素可以诱导神经元永久性损伤或死亡。良好的血液环境、稳定的血流动力学参数以及避免大脑过度激活都是促进大脑在缺乏能量的情况下快速恢复的重要条件[14]。在恢复循环的开始阶段，低流量灌注极为重要。此阶段为"冷血低压灌注"，目的在于冲洗此前所积累的代谢产物，缓冲自由基，提供生成高能量分子的底物，为脑电活动的恢复做好准备。此外，足够的血细胞比容不仅可以为此阶段提供足够的携氧能力，还可以发挥缓冲、氧化还原以及自由基清除等一系列作用[4]。高血糖会刺激内源性儿茶酚胺的释放，导致细胞内酸中毒，抑制或延缓组织代谢平衡的恢复，因此，低流量灌注期间应密切关注血糖的变化并及时处理[35]。复温期间，此前严重的缺血损伤会导致脑血管阻力升高[36]，脑灌注流量下降，能量代谢遭到破坏，氧化磷酸化过程被中断，葡萄糖大多通过低效的无氧代谢提供能量[37]。这段脆弱的过程在复灌后可持续6~8 小时[21]。此阶段大脑的代谢过程急需大量的氧和葡萄糖来维持[38]，颈静脉氧饱和度通常会降至 40% 以下，大脑的自

主调节能力不足以弥补氧债，急性低血压、低氧血症、贫血等相关并发症均会在此阶段发生。

复温阶段的温度管理应极为谨慎。一旦发现大脑活跃度增高应当立刻采取措施予以处理，包括：提高麻醉深度，给予适度的镇静，降低灌注温度。复温阶段（包括停循环时间已超出安全时限或不正常脑电信号已经出现）良好的脑电活跃度管理可以减少复温对大脑的二次损伤。灌注温度不应超过 37℃，适当的低温已被证实更加有助于大脑的恢复。我们通常在患者体温已恢复至常温后，继续维持 37℃ 的灌注温度至少 20 分钟，以避免停机后出现体温下降的趋势。高度活跃的脑电活动是脑缺血性损伤的重要信号，常于停循环时间延长时发生，可以引起无法控制的损伤性反应[39]。

▉ DHCA、RCP 和 SACP 的临床结果

从深度昏迷到情绪易激，从不易察觉的认知功能改变到局部神经功能缺失以及行为举止的改变，临床上 DHCA 术后神经功能障碍的临床表现多种多样。术后急性期，一些复杂神经功能的恢复因镇静和麻醉药物的使用而受到限制。局部神经功能缺失是由终末血管供血中断导致，粥样斑块脱落引起栓塞是主要影响因素。典型的临床表现为运动-感觉功能缺失，失语症和皮质性眼盲。CT 扫描和 MRI 可以探明发生急性大脑皮层坏死的区域。临床上择期大动脉手术 DHCA 术后局部神经功能缺失的发生率为 5% ~ 10%。相比于 DHCA，老龄、动脉粥样硬化以及大动脉操作等因素更易引起局限性神经功能缺失[24]。体外循环动脉逆行灌注（股动脉或髂动脉插管）可以引起松动的动脉粥样硬化斑块和胸主动脉瘤附壁血栓发生脱落，进而提高局部神经功能缺失的发生率[40]。

广泛脑组织缺血导致大量神经细胞功能障碍时，可引起弥漫性神经功能障碍。轻度的弥漫性神经功能障碍，神经元细胞并未死亡，而是暂时失去功能。临床上早期可逆的神经精神功能障碍主要表现为：一过性精神混乱、木僵、谵妄、烦乱不安。更为严重的则表现为：癫痫发作、帕金森病以及昏迷。在大多数较严重的病例中，影像学检查通常基本正常，部分散在的坏死灶可能会显现出来。由于一些轻微的临床症状也不易被察觉，部分神经功能障碍也没有得到充分的认识，文献中报道的弥散性神经功能障碍的发生率差异较大（3% ~ 30%），目前比较权威的 DHCA 术后神经功能评估显示弥散性神经功能障碍的发生率为 10% ~ 20%[41,42]。老龄，体外循环时间以及停循环时间延长被认为是诱发弥散性神经功能障碍的高危因素。糖尿病，高血压等疾病损伤了血管反应性以及大脑自主调节功能，也被认为与弥散性神经功能障碍的发生密切相关。

通过行为和认知功能测试对患者术后的神经功能进行精确评估后发现，绝大多数患者经历短时间的缺血过程后均会出现轻微神经功能障碍。过去曾认为术后一过性神经功能障碍不属于神经功能缺陷的范畴，然而目前的研究表明一过性神经功能障碍以及脑电图高度活跃均为远期神经功能损伤的标志[33,41]。数据表明，一过性神经功能障碍的患者有 1/4 术后神经功能评估不佳，主要表现为记忆力和运动功能受限，很多患者在出院后这些症状依然存在。DHCA 时间超过 25 分钟是导致一过性神经功能障碍的危险因素[24]。DHCA 时间的长短与一过性神经功能障碍的发生率呈线性相关，且当缺血时间超过 50 分钟时，发生率明显增加[24]（图 14-4）。

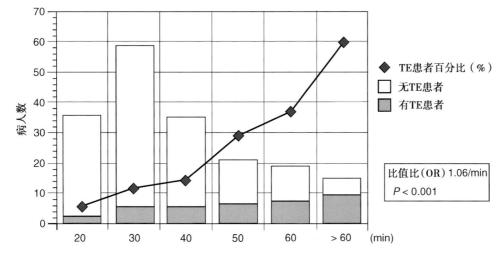

图 14-4　短暂性神经功能障碍（TE）发病率与 DHCA 时间的关系

基于已有的认识和经验，18℃时停循环 30 分钟对大多数患者是无害的（图 14-5），术后脑电图检查显示正常。当停循环时间达到 40 分钟时，以正确的方式进行复温并且维持血流动力学稳定，大多数患者可避免神经功能损伤，或仅出现一过性的神经功能障碍。当停循环时间超过 40 分钟，特别是对于一些高危病人，例如老龄患者以及并发糖尿病、高血压患者，术后有明显的并发神经功能障碍的倾向。进一步降低大脑温度至 13～15℃，DHCA 时间不超过 40 分钟，可显著降低神经系统并发症的发生率；DHCA 时间超过 50 分钟，则仅并发一过性神经功能障碍。在这种情况下，复温过程中密切监控脑电活跃程度，麻醉深度以及血流动力学参数是影响患者预后的关键因素。

■ 选择性顺行脑灌注的临床结果

目前对于 SACP 临床效果的评估较为困难，大多数相关研究都存在选择性偏倚。目前认为 SACP 的优势在于：减少了栓塞的发生率；延长了 DHCA 的安全时间；降低了 DHCA 脑保护对于温度的限制[28,44]。因此，目前多数研究结果均表明 SACP 可以降低永久性中风的发生率。综合现有的文献，SACP 的患者术后永久性中风的发生率为 1%～16%[50,51]，不同文献中患者群体之间各方面差异性较大。通常来说，择期大动脉手术应用 SACP 术后永久性中风的发生率为 2.5%～5%[50,52]。相比较于单纯 DHCA，应用 SACP 可以降低因脑保护措施应用不当引起的弥漫性神经功能障碍的发生率。此外，应用 SACP 可以避免术中采用深低温，其他相关并发症如重复插管，术后肾衰竭的发生率以及机械通气时间均相应减少[52]。有证据表明 SACP 可以改善患者术后长期存活率，但其机制仍不清楚[52]。尽管仍缺乏前瞻性的研究，但是当停循环时间延长时，例如在复杂的 I 型主动脉夹层和主动脉弓重建手术中，应用 SACP 的优势较为显著。

■ 逆行脑灌注的临床结果

最近针对 RCP 的临床研究结果是令人鼓舞的。相比于单纯 DHCA，联合应用 RCP 可以减少术后死亡率和神经系统损伤[53~57]。一些研究证实了 RCP 维持大脑代谢的能力是有限

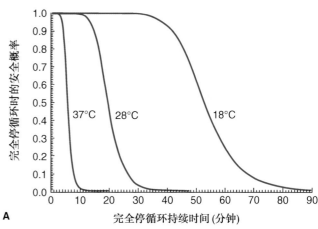

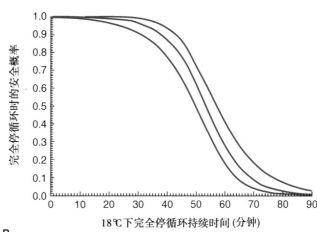

图 14-5　DHCA 时间与术后安全（身体结构和功能无损伤）的概率。A 图对鼻咽温度分别为 37℃，28℃，18℃时做出了评估。B 图通过曲线评估 18℃时术后安全概率的 70% 置信区间，30 分钟时，术后安全的概率非常大；45 分钟时，术后安全的概率较大。其他资料表明，45 分钟时，仅仅会出现结构性损伤，而不会出现明显的功能性后遗症

的[58,59]。然而这种作用的缺失并不妨碍 RCP 成为 DHCA 过程中一种有效的联合应用方式。RCP 可以有效地维持大脑低温，

防止细胞内酸中毒，减少神经细胞凋亡，降低患者术后一过性或永久性神经功能障碍的发生率[60]。

大多数外科医生认识到 RCP 的潜在优势在于延长了 DHCA 的安全时间，但是在复杂的重建手术中，停循环时间超过 50 分钟，应用 RCP 并不合适。RCP 有其应用的价值，但在长时间的停循环过程中，不应作为常规应用。一些研究者认为选择性应用 RCP 更为有利。在布莱根女子医院，我们最近在升主动脉瘤修复手术过程中建立一个开放的远端吻合口，DHCA 联合应用 RCP，完全切除升主动脉瘤组织。研究结果证明，与标准的主动脉阻断，远端吻合口封闭的方式相比，神经系统并发症以及死亡率没有明显差异[61]。

DHCA 期间温度管理

DHCA 期间精确的温度调控可以有效的防治术后脑损伤。人的外周存在一些温度监测点，但是相关证据表明，外周温度和大脑核心温度并不相同[62]，而在快速的复温和降温过程中，这种差别则更大。尽管监测脑温是可能的，但是目前在复杂的心血管手术中直接监测脑温仍不可行。正因为如此，研究肛温、膀胱温、鼻咽温和颈静脉温等各个外周温度监测点的优劣就极为重要。其中鼻咽温与脑温最为接近，在大多数医疗机构中均采用鼻咽温来监测脑温。仅仅依靠鼻咽温并不能判断脑电活动停止。一项大型研究表明当鼻咽温达到 12.5℃ 时，所有的患者脑电活动消失，而在通常 18℃ 的条件下，40% 的患者仍存在脑电活动[63]。

精确的温度调控不仅可以确保 DHCA 期间降温确切，也避免了复温阶段温度过高。尽管降温时，脑温和鼻咽温极为相近，然而复温期间，鼻咽温通常比脑温低 2~3℃[64]，脑温过高会引起大脑活跃度增高，影响脑组织代谢过程，应当引起足够的重视。

PH 管理

CPB 和 DHCA 期间，动脉二氧化碳分压是影响脑血流 PH 的主要调节因素。低温期间血气管理主要有两种方式。α 稳态管理策略是保证在 37℃ 条件下正常的 PH 和 $PaCO_2$（PH 7.40 和 $PaCO_2$ 40mmHg），低温条件下应用 α 稳态，机体内血液为碱性，碳酸浓度较低。第二种管理方式为 PH 稳态，在低温条件下维持 PH 7.40 以及 $PaCO_2$ 40mmHg。当复温至 37℃ 时，机体内血液为酸性，碳酸浓度较高。

α 稳态管理有助于维持大脑的自主调节能力以及细胞酶的活性。低温条件下，碱性血液环境使氧与血红蛋白亲和力增高，氧解离曲线右移，氧合血红蛋白释放氧的能力下降。深低温条件下，组织的气体交换来源于血液中的溶解氧。而 PH 稳态会导致脑血管的持续扩张。大脑失去自主调节的能力，脑血流量增加。血液与脑组织之间温度达到平衡的时间缩短，大脑降温快速而均匀。高碳酸血症引起氧解离曲线左移，为组织提供充足的氧供。

对于 PH 的管理方式目前仍存争议。理论上，在长时间的低温条件下，两种 PH 管理策略都可以维持能量代谢的平衡以及细胞凝血功能。有关成人心外科手术的研究表明，α 稳态管理的患者术后神经功能更佳[65~67]。但是，依据相关动物研究的结果以及婴幼儿特殊的生理环境，婴幼儿 DHCA 期间需要采取不同的 PH 管理方式。前瞻性[18,70]和回顾性[68,69]研究表明 PH 稳态的管理方式降低了小儿患者的术后死亡率。但在成人，PH 稳态管理的优势并没有得到证实。在成人前瞻性研究中，相关临床结果没有统计学差异[71]，也未发现较差的神经精神功能评估结果[65]。

由于 α 稳态保证了脑血流和脑组织代谢之间的生理联系，有利于避免大脑的低灌注或高灌注状态[72]。α 稳态可以避免由高灌注引起的脑组织水肿。某些有潜在血管病变的高危患者，例如动脉瘤，高血压，糖尿病等，可能出现灌注血流分布不均，保留大脑自主调控功能可以避免这种情况的发生。小儿 DHCA 脑损伤的潜在病因为全身低流量期间脑灌注不足，而 PH 稳态可以为大脑提供充足的氧供，这也解释了 PH 稳态比 α 稳态更有利于小儿 DHCA 后神经功能改善[70]。

血糖管理

已有相关文献报道，术中高血糖与患者术后负性临床结果密切相关[73]。术中尤其是停循环期间高血糖引起相关并发症的机制主要有两方面。缺血缺氧条件下，高血糖可引起大量葡萄糖转化为乳酸，加重细胞内酸中毒，抑制细胞代谢，并最终导致细胞凋亡[74]。此外，高血糖增加了脑缺血期间兴奋性氨基酸的释放，产生不良影响[75]。根据以上原因，DHCA 期间，给予静脉注射胰岛素调控血糖浓度应当受到重视。尽管目前没有资料给出 DHCA 期间最佳的血糖浓度，但是当血糖浓度大于 180mg/dl 时，患者术后发生不良神经系统事件的风险明显增高[76]。

血细胞比容管理

自 DHCA 开始应用以来，人们就认识到 DHCA 潜在致命的有害因素：DHCA 可以提高细胞的刚性和粘滞性，增加了终末器官缺血事件发生的风险[77]。相反的，血液稀释会降低血液的携氧能力，并使氧解离曲线左移，进一步减少了氧供，导致器官（特别是脑组织）的损伤。这些矛盾的结果引起 DHCA 期间各种血细胞比容（HCT）管理方式差异性较大，CPB 预充后 HCT 数值在 10%~30%[78,79]。随后的动物实验表明，较低的 HCT 会引起更多的神经细胞发生凋亡[80]。有研究认为 DHCA 60 分钟期间，可以提供充足氧供的最佳 HCT 大约为 30%[80]。

大多数探索 HCT 最佳管理策略的研究都是以 CPB 为研究背景，然而这些研究结果同样可以应用于 DHCA。例如有临床实验表明，术中 HCT 过低是引起患者术后死亡风险增加的独立危险因子[81]。一项研究认为，术中 HCT 低于 22% 是诱发中风的独立危险因子[82]。尽管这些研究结果对于 DHCA 有借鉴意义，但是 DHCA 依然有其特殊性。依前文所述，低温期间，PH、温度以及 HCT 都是影响氧供的独立因素，都可以使氧解离曲线发生改变。然而不同医疗单位的实践制度，麻醉管理方式，外科医生的习惯都各不相同，导致术中这些相关参数差异性较大。综合考虑以上因素，相关数据表明，无论是哪种灌注方式，HCT 在 30% 或 30% 以上可能有利于术后神经功能的改善[83]。

脑电图和体感诱发电位监测

DHCA 期间脑电图监测是评估神经功能的有效措施。目前的脑电图监护仪有 4~16 个导联，需要将电极准确的放置于特定的皮层位点。脑电图监测虽然敏感度高，可以预测患者术后神经功能障碍，但是特异性较低[84]，要求操作人员能够熟练的放置电极位置并产生准确的脑电波。正因为如此，很多医疗中心逐渐放弃脑电图持续监测，而采用简单适用的脑电活跃性和脑代谢的评估方法。

新型设备双频谱脑电图指数监护仪（BIS monitor）采用傅里叶变换和双频谱分析的处理脑电图模式，产生单个数字指数，以反映大脑的电活动[85]。BIS 指数范围从 0（脑电图基线）-100（清醒状态），为术者提供准确脑电活跃度评估。我们近期在布莱根女子医院所有的停循环手术中应用了 BIS 监护仪，操作简单，数据可靠。

体感诱发电位监测（SSEP）是另一种神经功能监测技术，常用来代替脑电图的使用。SSEP 通过检测正中神经的神经元活性，间接反映脑电活跃度。由于没有电信号的干扰，并且电活动受麻醉药物的影响较小，SSEP 监测通常更容易得到评估和认识。SSEP 监测预测早期神经系统事件的敏感性和特异性可以达到 100%[86]，简单实用，为维持最佳的低温温度提供依据。

颈静脉血氧饱和度监测

颈静脉血氧饱和度监测被认为是 DHCA 期间最关键的措施之一。通过监测 SvO_2，推断脑组织的氧合速率，进而了解大脑的代谢情况。指南建议 SvO_2 应超过 95%，最大程度地抑制大脑的代谢过程[87]。如果发现有持续的氧耗，则表明大脑代谢活跃，存在能量的消耗，容易导致随后并发神经功能事件。有研究表明，颈静脉球囊导管温度监测低于实际温度，但这并非改善术后神经功能的独立因素[88]。唯一的优点在于监测温度的位置与大脑接近，可以同时采用两种温度监测方法，以确保手术安全进行。

值得注意的是，每一种评估神经细胞活性的监测手段（温度，EEG/SSEP，颈静脉血氧饱和度）的特异性不同，因此可能会得出不同的结果。例如，EEG/SSEP 监测符合停循环标准的同时，发现有颈静脉血氧饱和度下降[89]，这表明甚至在脑电活动停止的情况下，脑组织仍有持续的代谢过程。临床上，通常在鼻咽温度 17.5℃时脑电活动停止（通过 EEG 评估）[63]，但事实上，这并没有反映真实情况，正如其他研究报道，大脑在这个温度条件下仍然存在持续性局部代谢过程[90]。这可能由于患者个体差异性或降温方式不同所导致，也可能由于不同温度监测方式并没有准确反映脑温，存在明显的偏差。总之，DHCA 期间应尽可能抑制大脑代谢活性，但是由于临床上存在较多变量，常会达不到预期目标。因此，同时使用多种监测手段是评估大脑代谢受抑制程度最安全的方式[91]。

无创性经颅血氧饱和度

无创性经颅血氧饱和度监测是一项相对较新的技术，将红外线光源通过贴膜置于患者前额。这种光源可以发射到外缘皮质层，利用近红外光谱检测动脉和静脉血红蛋白浓度。DHCA 期间，通过监测氧合血红蛋白浓度的变化反映脑的代谢情况，脑代谢增加则表明可能有缺血性脑损伤的发生。

相比较于传统的方式，例如 SvO_2，血红蛋白浓度监测被证实是一种有效的检测脑血氧浓度的方法[92]。但是，由于该项技术相对较新，缺乏可信的研究数据以及干预阈值范围，目前仍然存在争议。通常可以接受的阈值范围包括低于基线水平 10 个单位或绝对值小于 50[93]。

药物应用

■ 巴比妥酸盐

巴比妥酸盐可以降低突触传递过程中所需的能量，因此在深低温停循环条件下，可以使得更多的氧用于细胞代谢[94]。除了提供广泛脑保护作用外，巴比妥酸盐在局部脑缺血情况下，可以减小脑梗死范围，缓解严重程度，但其机制目前不完全清楚[95]。第一个有关巴比妥酸盐的临床实验在最易导致栓塞的时间（插管和停机时）应用硫喷妥钠，结果显示，硫喷妥钠组患者术后神经精神功能障碍的发生率明显减少[96]。巴比妥酸盐的神经保护作用同样存在风险，大剂量的巴比妥酸盐可以导致负性肌力作用，诱导镇静效果，延长术后拔管时间。有研究发现低剂量（15~30mg/kg）应用硫喷妥钠可以降低脑组织代谢[97]，但是并没有前瞻性随机对照研究表明低剂量应用硫喷妥钠可以显著降低 DHCA 后神经精神功能并发症[97]。因此，将硫喷妥钠广泛应用于 DHCA 手术目前并未得到认可。

■ 挥发性麻醉药

最小肺泡浓度的挥发性麻醉药（包括氟烷，异氟烷，地氟烷和七氟烷）有广泛的脑保护作用。挥发性麻醉药主要与 N-甲基-D-天门冬氨酸和 α-氨基-3-羟基-5-甲基-4-异噁唑丙酸受体结合，上调 GABA-氨基丁酸受体，抑制兴奋性中毒，降低代谢需求，改善脑组织氧合[98,99]。相比较于巴比妥类药物，挥发性麻醉药可以诱导产生等电位脑电图，同时将对心输出量以及血流动力学的影响降到最低[100]。大多数研究表明，建立永久性或暂时性脑缺血动物模型，吸入性麻醉药物的使用可以减少脑损伤的发生[101,102]。然而，目前临床证据的缺乏使得我们很难推断吸入性麻醉药物在 DHCA 患者中扮演何种角色。

■ 激素

CPB 可以引起全身炎症反应，毛细血管壁通透性增加，血管张力发生改变，体内液体再分布，导致机体器官功能受损，术后发生神经功能障碍[103]。很多研究人员认为炎症反应会加重低温停循环期间大脑氧化应激，并提出术中应用抗炎药物。高剂量激素的应用可以减少细胞因子和 TNF-α 的释放[104]，一些研究已证实，手术过程中和 CPB 期间应用高剂量激素可以避免毛细血管渗漏，增加心输出量，有利于患者术后存活[105]。DHCA 期间，血-脑脊液屏障通透性增加，引起毛细血管渗漏，caspases 蛋白的激活可导致神经细胞凋亡数量增加[106]。

DHCA 期间，激素有其独特的应用价值。相关研究表明，激素具有抗凋亡效应，激素预处理可以明显改善 DHCA 术后肺功能[104]，优化脑组织氧代谢过程，促进大脑血流的恢复[106]。尽管一部分研究证实激素预处理对患者有神经保护作用[107]，但另一部分研究则认为没有任何临床优势[108]。这种实验数据的偏差可能是由不同预处理方式导致，包括激素的使用量，使用时间以及 DHCA 维持时间。未来仍需要更多的研究为激素的广泛应用提供依据。

小结

- DHCA 主要应用于复杂的升主动脉以及弓部重建手术中，可以最大程度地降低脑代谢。
- 采取正确的管理方式，DHCA 期间全身降温至 18℃，安全的手术时限大约为 30～40 分钟。
- 如果停循环时间延长，单纯应用选择性顺行脑灌注或 DHCA 辅以逆行脑灌注，可以提供额外的脑保护作用，延长 DHCA 的安全时限。
- 对温度、血糖、血细胞比积、PH 以及脑电活动（通过 EEG、SSEPs 或经颅多普勒超声）进行积极的监控和术中管理，是维持 DHCA 过程安全进行的关键因素。
- 巴比妥酸盐、激素以及吸入性麻醉剂等药物的使用为 DHCA 提供了最佳的脑保护作用。

参考文献

1. Bigelow WG, Lindsay WK, Greenwood WF: Hypothermia; its possible role in cardiac surgery: an investigation of factors governing survival in dogs at low body temperatures. *Ann Surg.* Nov 1950; 132(5):849-866.
2. Niazi SA, Lewis FJ: Profound hypothermia in man; report of a case. *Ann Surg* 1958; 147(2):264-266.
3. Griepp RB, Stinson EB, Hollingsworth JF, Buehler D: Prosthetic replacement of the aortic arch. *J Thorac Cardiovasc Surg* 1975; 70(6):1051-1063.
4. Greeley WJ, Kern FH, Ungerleider RM, et al: The effect of hypothermic cardiopulmonary bypass and total circulatory arrest on cerebral metabolism in neonates, infants, and children. *J Thorac Cardiovasc Surg* 1991; 101(5):783-794.
5. Michenfelder JD, Theye RA: Cerebral protection by thiopental during hypoxia. *Anesthesiology* 1973; 39(5):510-517.
6. Mezrow CK, Midulla PS, Sadeghi AM, et al: Evaluation of cerebral metabolism and quantitative electroencephalography after hypothermic circulatory arrest and low-flow cardiopulmonary bypass at different temperatures. *J Thorac Cardiovasc Surg* 1994; 107(4):1006-1019.
7. McCullough JN, Zhang N, Reich DL, et al: Cerebral metabolic suppression during hypothermic circulatory arrest in humans. *Ann Thorac Surg* 1999; 67(6):1895-1899; discussion 1919-1821.
8. Blauth CI, Cosgrove DM, Webb BW, et al: Atheroembolism from the ascending aorta. An emerging problem in cardiac surgery. *J Thorac Cardiovasc Surg* 1992; 103(6):1104-1111; discussion 1111-1102.
9. Davila-Roman VG, Barzilai B, Wareing TH, Murphy SF, Kouchoukos NT: Intraoperative ultrasonographic evaluation of the ascending aorta in 100 consecutive patients undergoing cardiac surgery. *Circulation* 1991; 84(5 Suppl):III47-53.
10. Siesjo BK: Cerebral circulation and metabolism. *J Neurosurg* 1984; 60(5):883-908.
11. Kuwashima J, Fujitani B, Nakamura K, Kadokawa T, Yoshida K: Biochemical changes in unilateral brain injury in the rat: s possible role of free fatty acid accumulation. *Brain Res* 1976; 110(3):547-557.
12. Meyer FB, Sundt TM Jr, Yanagihara T, Anderson RE: Focal cerebral ischemia: pathophysiologic mechanisms and rationale for future avenues of treatment. *Mayo Clin Proc* 1987; 62(1):35-55.
13. Thompson CB: Apoptosis in the pathogenesis and treatment of disease. *Science* 1995; 267(5203):1456-1462.
14. Amir G, Ramamoorthy C, Riemer RK, Reddy VM, Hanley FL: Neonatal brain protection and deep hypothermic circulatory arrest: pathophysiology of ischemic neuronal injury and protective strategies. *Ann Thorac Surg* 2005; 80(5):1955-1964.
15. Ditsworth D, Priestley MA, Loepke AW, et al: Apoptotic neuronal death following deep hypothermic circulatory arrest in piglets. *Anesthesiology* 2003; 98(5):1119-1127.
16. Baumgartner WA, Walinsky PL, Salazar JD, et al: Assessing the impact of cerebral injury after cardiac surgery: will determining the mechanism reduce this injury? *Ann Thorac Surg* 1999; 67(6):1871-1873; discussion 1874-1891.
17. Lipton SA, Rosenberg PA: Excitatory amino acids as a final common pathway for neurologic disorders. *NEJM* 1994; 330(9):613-622.
18. Bellinger DC, Jonas RA, Rappaport LA, et al: Developmental and neurologic status of children after heart surgery with hypothermic circulatory arrest or low-flow cardiopulmonary bypass. *NEJM* 1995; 332(9):549-555.
19. Kurth CD, O'Rourke MM, O'Hara IB, Uher B: Brain cooling efficiency with pH-stat and alpha-stat cardiopulmonary bypass in newborn pigs. *Circulation* 1997; 96(9 Suppl):II-358-363.
20. Bottiger BW, Schmitz B, Wiessner C, Vogel P, Hossmann KA: Neuronal stress response and neuronal cell damage after cardiocirculatory arrest in rats. *J Cereb Blood Flow Metab* 1998; 18(10):1077-1087.
21. Kurth CD, Priestley M, Golden J, McCann J, Raghupathi R: Regional patterns of neuronal death after deep hypothermic circulatory arrest in newborn pigs. *J Thorac Cardiovasc Surg* 1999; 118(6):1068-1077.
22. Griepp RB, Galla JD, Apaydin AZ, Ergin MA: Cerebral protection in aortic surgery. *Adv Card Surg* 2000; 12:1-22.
23. Harrington DK, Fragomeni F, Bonser RS: Cerebral perfusion. *Ann Thorac Surg* 2007; 83(2):S799-804; discussion S731-824.
24. Ergin MA, Griepp EB, Lansman SL, et al: Hypothermic circulatory arrest and other methods of cerebral protection during operations on the thoracic aorta. *J Cardiac Surg* 1994; 9(5):525-537.
25. Kazui T, Inoue N, Komatsu S: Surgical treatment of aneurysms of the transverse aortic arch. *J Cardiac Surg* 1989; 30(3):402-406.
26. Pigula FA, Gandhi SK, Siewers RD, et al: Regional low-flow perfusion provides somatic circulatory support during neonatal aortic arch surgery. *Ann Thorac Surg* Aug 2001; 72(2):401-406; discussion 406-407.
27. Hagl C, Ergin MA, Galla JD, et al: Neurologic outcome after ascending aorta-aortic arch operations: effect of brain protection technique in high-risk patients. *J Thorac Cardiovasc Surg* 2001; 121(6):1107-1121.
28. Hagl C, Khaladj N, Karck M, et al: Hypothermic circulatory arrest during ascending and aortic arch surgery: the theoretical impact of different cerebral perfusion techniques and other methods of cerebral protection. *Eur J Cardiothorac Surg* 2003; 24(3):371-378.
29. Wong CH, Bonser RS: Retrograde cerebral perfusion: clinical and experimental aspects. *Perfusion* 1999; 14(4):247-256.
30. Ueda Y, Miki S, Kusuhara K, et al: Surgical treatment of aneurysm or dissection involving the ascending aorta and aortic arch, utilizing circulatory arrest and retrograde cerebral perfusion. *J Cardiovasc Surg (Torino)* 1990; 31(5):553-558.
31. Pagano D, Boivin CM, Faroqui MH, Bonser RS: Retrograde perfusion through the superior vena cava perfuses the brain in human beings. *J Thorac Cardiovasc Surg* 1996; 111(1):270-272.
32. Juvonen T, Weisz DJ, Wolfe D, et al: Can retrograde perfusion mitigate cerebral injury after particulate embolization? A study in a chronic porcine model. *J Thorac Cardiovasc Surg* 1998; 115(5):1142-1159.
33. Reich DL, Uysal S, Ergin MA, et al: Retrograde cerebral perfusion during thoracic aortic surgery and late neuropsychological dysfunction. *Eur J Cardiothorac Surg* 2001; 19(5):594-600.
34. Pochettino A, Cheung AT. Pro: Retrograde cerebral perfusion is useful for deep hypothermic circulatory arrest. *J Cadiovasc Vasc Anesthesia* 2003; 17(6):764-767.
35. Anderson RV, Siegman MG, Balaban RS, Ceckler TL, Swain JA: Hyperglycemia increases cerebral intracellular acidosis during circulatory arrest. *Ann Thorac Surg* 1992; 54(6):1126-1130.
36. van der Linden J, Astudillo R, Ekroth R, Scallan M, Lincoln C: Cerebral lactate release after circulatory arrest but not after low flow in pediatric heart operations. *Ann Thorac Surg* 1993; 56(6):1485-1489.
37. Siesjo BK, Siesjo P: Mechanisms of secondary brain injury. *Eur J Anaethesiol* 1996; 13(3):247-268.
38. Mezrow CK, Sadeghi AM, Gandsas A, et al: Cerebral effects of low-flow cardiopulmonary bypass and hypothermic circulatory arrest. *Ann Thorac Surg* 1994; 57(3):532-539; discussion 539.
39. Newburger JW, Jonas RA, Wernovsky G, et al: A comparison of the perioperative neurologic effects of hypothermic circulatory arrest versus low-flow cardiopulmonary bypass in infant heart surgery. *NEJM* 1993; 329(15):1057-1064.
40. Tenenbaum A, Motro M, Shapira I, et al: Retrograde embolism and atherosclerosis development in the human thoracic aorta: are the fluid dynamics explanations valid? *Med Hypotheses* 2001; 57(5):642-647.
41. Reich DL, Uysal S, Sliwinski M, et al: Neuropsychologic outcome after deep hypothermic circulatory arrest in adults. *J Thorac Cardiovasc Surg* 1999; 117(1):156-163.
42. Bellinger DC, Wypij D, duPlessis AJ, et al: Neurodevelopmental status at eight years in children with dextro-transposition of the great arteries: the

Boston Circulatory Arrest Trial. *J Thorac Cardiovasc Surg* 2003; 126(5): 1385-1396.

43. Kumral E, Yuksel M, Buket S, et al: Neurologic complications after deep hypothermic circulatory arrest: types, predictors, and timing. *Texas Heart Inst J* 2001; 28(2):83-88.

44. Kamiya H, Hagl C, Kropivnitskaya I, et al: The safety of moderate hypothermic lower body circulatory arrest with selective cerebral perfusion: a propensity score analysis. *J Thorac Cardiovasc Surg* 2007; 133(2):501-509.

45. Di Eusanio M, Schepens MA, Morshuis WJ, et al: Antegrade selective cerebral perfusion during operations on the thoracic aorta: factors influencing survival and neurologic outcome in 413 patients. *J Thorac Cardiovasc Surg* 2002; 124(6):1080-1086.

46. Strauch JT, Spielvogel D, Lauten A, et al: Axillary artery cannulation: routine use in ascending aorta and aortic arch replacement. *Ann Thorac Surg* 2004; 78(1):103-108; discussion 103-108.

47. Bavaria JE, Pochettino A, Brinster DR, et al: New paradigms and improved results for the surgical treatment of acute type A dissection. *Ann Surg* 2001; 234(3):336-342; discussion 342-333.

48. Khaladj N, Shrestha M, Meck S, et al: Hypothermic circulatory arrest with selective antegrade cerebral perfusion in ascending aortic and aortic arch surgery: a risk factor analysis for adverse outcome in 501 patients. *J Thorac Cardiovasc Surg* 2008; 135(4):908-914.

49. Appoo JJ, Augoustides JG, Pochettino A, et al: Perioperative outcome in adults undergoing elective deep hypothermic circulatory arrest with retrograde cerebral perfusion in proximal aortic arch repair: evaluation of protocol-based care. *J Cardiothorac Vasc Anesthesia* 2006; 20(1):3-7.

50. Immer FF, Moser B, Krahenbuhl ES, et al: Arterial access through the right subclavian artery in surgery of the aortic arch improves neurologic outcome and mid-term quality of life. *Ann Thorac Surg* 2008; 85(5):1614-1618; discussion 1618.

51. Budde JM, Serna DL Jr, Osborne SC, Steele MA, Chen EP: Axillary cannulation for proximal aortic surgery is as safe in the emergent setting as in elective cases. *Ann Thorac Surg* 2006; 82(6):2154-2159; discussion 2159-2160.

52. Halkos ME, Kerendi F, Myung R, et al: Selective antegrade cerebral perfusion via right axillary artery cannulation reduces morbidity and mortality after proximal aortic surgery. *J Thorac Cardiovasc Surg* 2009; 138(5):1081-1089.

53. Okita Y, Minatoya K, Tagusari O, et al: Prospective comparative study of brain protection in total aortic arch replacement: deep hypothermic circulatory arrest with retrograde cerebral perfusion or selective antegrade cerebral perfusion. *Ann Thorac Surg* 2001; 72(1):72-79.

54. Coselli JS: Retrograde cerebral perfusion via a superior vena caval cannula for aortic arch aneurysm operations. *Ann Thorac Surg* 1994; 57(6):1668-1669.

55. Bavaria JE, Woo YJ, Hall RA, Carpenter JP, Gardner TJ: Retrograde cerebral and distal aortic perfusion during ascending and thoracoabdominal aortic operations. *Ann Thorac Surg* 1995; 60(2):345-352; discussion 352-343.

56. Kitamura M, Hashimoto A, Aomi S, Imamaki M, Koyanagi H: Medium-term results after surgery for aortic arch aneurysm with hypothermic cerebral perfusion. *Eur J Cardiothorac Surg* 1995;9(12):697-700.

57. Safi HJ, Brien HW, Winter JN, et al: Brain protection via cerebral retrograde perfusion during aortic arch aneurysm repair. *Ann Thorac Surg* 1993; 56(2):270-276.

58. Ye J, Yang L, Del Bigio MR, et al: Retrograde cerebral perfusion provides limited distribution of blood to the brain: a study in pigs. *J Thorac Cardiovasc Surg* 1997; 114(4):660-665.

59. de Brux JL, Subayi JB, Pegis JD, Pillet J: Retrograde cerebral perfusion: anatomic study of the distribution of blood to the brain. *Ann Thorac Surg* 1995; 60(5):1294-1298.

60. Cheung AT, Bavaria JE, Weiss SJ, Patterson T, Stecker MM: Neurophysiologic effects of retrograde cerebral perfusion used for aortic reconstruction. *J Cardiothorac Vasc Anesthesia* 1998; 12(3):252-259.

61. El Bardissi A, Bolman RM: Routine hypothermia with circulatory arrest and retrograde cerebral perfusion for ascending aortic reconstruction. *J Thorac Cardiovasc Surg* 2010; under review.

62. Severinghaus JW: Temperature gradients during hypothermia. *Ann NY Acad Sci* 1959; 80:515-521.

63. Stecker MM, Cheung AT, Pochettino A, et al: Deep hypothermic circulatory arrest: I. Effects of cooling on electroencephalogram and evoked potentials. *Ann Thorac Surg* 2001; 71(1):14-21.

64. Kaukuntla H, Harrington D, Bilkoo I, et al: Temperature monitoring during cardiopulmonary bypass—do we undercool or overheat the brain? *Eur J Cardiothorac Surg* 2004; 26(3):580-585.

65. Patel RL, Turtle MR, Chambers DJ, et al: Alpha-stat acid-base regulation during cardiopulmonary bypass improves neuropsychologic outcome in patients undergoing coronary artery bypass grafting. *J Thorac Cardiovasc Surg* 1996; 111(6):1267-1279.

66. Stephan H, Weyland A, Kazmaier S, et al: Acid-base management during hypothermic cardiopulmonary bypass does not affect cerebral metabolism but does affect blood flow and neurological outcome. *Br J anaesthesia* 1992; 69(1):51-57.

67. Murkin JM, Martzke JS, Buchan AM, Bentley C, Wong CJ: A randomized study of the influence of perfusion technique and pH management strategy in 316 patients undergoing coronary artery bypass surgery. I. Mortality and cardiovascular morbidity. *J Thorac Cardiovasc Surg* 1995; 110(2):340-348.

68. Hiramatsu T, Miura T, Forbess JM, et al: pH strategies and cerebral energetics before and after circulatory arrest. *J Thorac Cardiovasc Surg* 1995; 109(5):948-957; discussion 957-948.

69. Wong PC, Barlow CF, Hickey PR, et al: Factors associated with choreoathetosis after cardiopulmonary bypass in children with congenital heart disease. *Circulation* 1992; 86(5 Suppl):II118-126.

70. du Plessis AJ, Jonas RA, Wypij D, et al: Perioperative effects of alpha-stat versus pH-stat strategies for deep hypothermic cardiopulmonary bypass in infants. *J Thorac Cardiovasc Surg* 1997; 114(6):991-1000; discussion 1000-1001.

71. Bashein G, Townes BD, Nessly ML, et al: A randomized study of carbon dioxide management during hypothermic cardiopulmonary bypass. *Anesthesiology* 1990; 72(1):7-15.

72. Halstead JC, Spielvogel D, Meier DM, et al: Optimal pH strategy for selective cerebral perfusion. *Eur J Cardiothorac Surg* 2005; 28(2):266-273; discussion 273.

73. Gandhi GY, Nuttall GA, Abel MD, et al: Intraoperative hyperglycemia and perioperative outcomes in cardiac surgery patients. *Mayo Clin Proc* 2005; 80(7):862-866.

74. Dietrich WD, Alonso O, Busto R: Moderate hyperglycemia worsens acute blood-brain barrier injury after forebrain ischemia in rats. *Stroke* 1993; 24(1):111-116.

75. Siesjo BK: Acidosis and ischemic brain damage. *Neurochem Pathol* 1988; 9:31-88.

76. Lam AM, Winn HR, Cullen BF, Sundling N: Hyperglycemia and neurological outcome in patients with head injury. *J Neurosurg* 1991; 75(4):545-551.

77. Bjork VO, Sternlieb JJ, Davenport C: From the spinning disc to the membrane oxygenator for open-heart surgery. *Scand J Thorac Cardiovasc Surg* 1985; 19(3):207-216.

78. Eke CC, Gundry SR, Baum MF, et al: Neurologic sequelae of deep hypothermic circulatory arrest in cardiac transplant infants. *Ann Thorac Surg* 1996; 61(3):783-788.

79. Nicolas F, Daniel JP, Bruniaux J, et al: Conventional cardiopulmonary bypass in neonates. A physiological approach—10 years of experience at Marie-Lannelongue Hospital. *Perfusion* 1994; 9(1):41-48.

80. Shin'oka T, Shum-Tim D, Jonas RA, et al: Higher hematocrit improves cerebral outcome after deep hypothermic circulatory arrest. *J Thorac Cardiovasc Surg* 1996; 112(6):1610-1620; discussion 1620-1611.

81. Fang WC, Helm RE, Krieger KH, et al: Impact of minimum hematocrit during cardiopulmonary bypass on mortality in patients undergoing coronary artery surgery. *Circulation* 1997; 96(9 Suppl):II-194-199.

82. Habib RH, Zacharias A, Schwann TA, et al: Adverse effects of low hematocrit during cardiopulmonary bypass in the adult: should current practice be changed? *J Thorac Cardiovasc Surg* 2003; 125(6):1438-1450.

83. Sakamoto T, Zurakowski D, Duebener LF, et al: Interaction of temperature with hematocrit level and pH determines safe duration of hypothermic circulatory arrest. *J Thorac Cardiovasc Surg* 2004; 128(2):220-232.

84. Witoszka MM, Tamura H, Indeglia R, Hopkins RW, Simeone FA: Electroencephalographic changes and cerebral complications in open-heart surgery. *J Thorac Cardiovasc Surg* 1973; 66(6):855-864.

85. Sigl JC, Chamoun NG: An introduction to bispectral analysis for the electroencephalogram. *J Clin Monit* 1994; 10(6):392-404.

86. Ghariani S, Spaey J, Liard L, et al: [Sensitivity, specificity, and impact on the surgical strategy of the perioperative neuromonitoring of somatic evoked potentials in vascular surgery performed with circulatory arrest under deep hypothermia]. *Neurophysiol Clin* 1998; 28(4):335-341.

87. Apostolakis E, Akinosoglou K: The methodologies of hypothermic circulatory arrest and of antegrade and retrograde cerebral perfusion for aortic arch surgery. *Ann Thorac Cardiovasc Surg* 2008; 14(3):138-148.

88. Reich DL, Horn LM, Hossain S, Uysal S: Using jugular bulb oxyhemoglobin saturation to guide onset of deep hypothermic circulatory arrest does not affect post-operative neuropsychological function. *Eur J Cardiothorac Surg* 2004; 25(3):401-406; discussion 406-408.

89. Strauch JT, Spielvogel D, Lauten A, et al: Optimal temperature for selective cerebral perfusion. *J Thorac Cardiovasc Surg* 2005; 130(1):74-82.

90. Harden A, Pampiglione G, Waterston DJ: Circulatory arrest during hypothermia in cardiac surgery: an E.E.G. study in children. *BMJ* 1966;

2(5522):1105-1108.

91. Edmonds HL Jr: Multi-modality neurophysiologic monitoring for cardiac surgery. *Heart Surg Forum* 2002; 5(3):225-228.

92. Daubeney PE, Pilkington SN, Janke E, et al: Cerebral oxygenation measured by near-infrared spectroscopy: comparison with jugular bulb oximetry. *Ann Thorac Surg* 1996; 61(3):930-934.

93. Cho H, Nemoto EM, Yonas H, Balzer J, Sclabassi RJ: Cerebral monitoring by means of oximetry and somatosensory evoked potentials during carotid endarterectomy. *J Neurosurg* 1998; 89(4):533-538.

94. Michenfelder JD: A valid demonstration of barbiturate-induced brain protection in man—at last. *Anesthesiology* 1986; 64(2):140-142.

95. Hoff JT, Smith AL, Hankinson HL, Nielsen SL: Barbiturate protection from cerebral infarction in primates. *Stroke* 1975; 6(1):28-33.

96. Nussmeier NA, Arlund C, Slogoff S: Neuropsychiatric complications after cardiopulmonary bypass: cerebral protection by a barbiturate. *Anesthesiology* 1986; 64(2):165-170.

97. Steyn RS, Jeffrey RR: An adjunct to cerebral protection during circulatory arrest. *Eur J Cardiothorac Surg* 1993; 7(8):443-444.

98. Miura Y, Grocott HP, Bart RD, et al: Differential effects of anesthetic agents on outcome from near-complete but not incomplete global ischemia in the rat. *Anesthesiology* 1998; 89(2):391-400.

99. Harada H, Kelly PJ, Cole DJ, Drummond JC, Patel PM: Isoflurane reduces N-methyl-D-aspartate toxicity in vivo in the rat cerebral cortex. *Anesthesia and Analgesia* 1999; 89(6):1442-1447.

100. Stevens WC, Cromwell TH, Halsey MJ, et al: The cardiovascular effects of a new inhalation anesthetic, Forane, in human volunteers at constant arterial carbon dioxide tension. *Anesthesiology* 1971; 35(1):8-16.

101. Blanck TJ, Haile M, Xu F, et al: Isoflurane pretreatment ameliorates postischemic neurologic dysfunction and preserves hippocampal Ca2+/calmodulin-dependent protein kinase in a canine cardiac arrest model. *Anesthesiology* 2000; 93(5):1285-1293.

102. Zheng S, Zuo Z: Isoflurane preconditioning induces neuroprotection against ischemia via activation of P38 mitogen-activated protein kinases. *Mol Pharmacol* 2004; 65(5):1172-1180.

103. Finn A, Naik S, Klein N, et al: Interleukin-8 release and neutrophil degranulation after pediatric cardiopulmonary bypass. *J Thorac Cardiovasc Surg* 1993; 105(2):234-241.

104. Bronicki RA, Backer CL, Baden HP, et al: Dexamethasone reduces the inflammatory response to cardiopulmonary bypass in children. *Ann Thorac Surg* 2000; 69(5):1490-1495.

105. Shum-Tim D, Tchervenkov CI, Jamal AM, et al: Systemic steroid pretreatment improves cerebral protection after circulatory arrest. *Ann Thorac Surg* 2001; 72(5):1465-1471; discussion 1471-1462.

106. Shum-Tim D, Nagashima M, Shinoka T, et al: Postischemic hyperthermia exacerbates neurologic injury after deep hypothermic circulatory arrest. *J Thorac Cardiovasc Surg* 1998; 116(5):780-792.

107. Langley SM, Chai PJ, Jaggers JJ, Ungerleider RM: Preoperative high dose methylprednisolone attenuates the cerebral response to deep hypothermic circulatory arrest. *Eur J Cardiothorac Surg* 2000; 17(3):279-286.

108. Schubert S, Stoltenburg-Didinger G, Wehsack A, et al: Large-dose pretreatment with methylprednisolone fails to attenuate neuronal injury after deep hypothermic circulatory arrest in a neonatal piglet model. *Anesthesia Analgesia* 2005; 101(5):1311-1318.

朱　贤　吉冰洋　译

第 15 章

心 肌 保 护

Robert M. Mentzer,
Jr. Roberta A. Gottlieb,
Karin Przyklenk,
M. Salik Jahania

前言

在心脏外科中，心肌保护指的是：在术中或术后实施的，能减轻或防止围手术期心肌梗死或缺血后心室功能障碍的一系列策略和方法。这与针对那些已出现急性心肌梗死（MI）患者的诊疗过程不同。在这里，心肌保护的目的是降低再灌注时的心肌梗死面积。其基本的病理生理过程涉及缺血再灌注损伤的病因与结果。

这种损伤在术后表现为低心排量、低血压，且术后需要正性肌力药物的支持治疗。损伤分为可逆和不可逆两种，依据不同的心电图异常表现、特异的血浆酶类或蛋白水平升高（例如肌酸激酶和肌钙蛋白 I、肌钙蛋白 T）、局部或全心的超声心动图室壁运动异常。依据诊断标准，体外循环下心脏术后 MI 的发生率在 3%～18% 之间。尽管有外科技术的支持，严重心室功能障碍、心衰及死亡的发生率仍处在 2%～15% 之间；心力储备低下的高危患者，死亡率还会更高。

这些并发症对患者家庭和社会产生巨大的影响。单从经济角度来看，血运重建术费用十分昂贵。2004 年，美国心血管疾病住院患者高达 100 万人以上，治疗费用高居榜首，超过 440 亿美元。半数以上因冠状动脉粥样硬化住院的患者接受了经皮冠状动脉介入术（PCI）或者冠状动脉旁路移植术（CABG）[1]。仅 CABG 一项，全年首次住院费用总和便高达 100 亿；每年 CABG 术后并发症在美国卫生资源中还造成 20 亿的额外花费[2~5]。降低心脏手术围手术期并发症对资源利用及降低整体手术费用意义重大。鉴于心脏手术后致死的一大病因为缺血再灌注损伤，本章对缺血再灌注损伤的内在机制以及心肌保护的历史进行回顾，并为读者介绍当前应用的新的心肌保护方式，探讨正在研究中的新的保护策略。

缺血再灌注损伤

围手术期心肌坏死和心脏手术后由缺血引起的心肌功能障碍的原因是多方面的。原发冠脉疾病会造成心肌缺血，这时的心肌已不能耐受血运重建、麻醉因素、心房插管、主动脉钳夹、心肌缝合、血小板栓塞以及移植桥血管痉挛和血栓形成的多重打击，从而发生心肌坏死和随之而来的心肌生物标记物升高。尽管如今各方面技术迅猛发展，但存在不稳定心绞痛、心室功能较差、糖尿病、再次 CABG 以及高龄等心脏手术高危因素的患者，术后仍会出现低心排量、围手术期心肌梗死、心衰等并发症，需要延长重症监护的时程。很多情况下，这些并发症归因于缺血再灌注损伤和心肌保护不足，因此我们急需探寻出一种能在术中有效保护心脏的新方法。

■ 缺血再灌注后遗症的危害

心肌缺血再灌注损伤可以表现为可逆的缺血后心肌顿抑，或不可逆的心肌凋亡及心肌梗死。即使恢复了正常血流，心肌顿抑仍然能持续数小时到数天。这些患者需要在术后暂时应用正性肌力药物，以维持足够量的心脏射血。顿抑的心肌细胞会出现轻微的超微结构损伤，这种损伤在恢复血流数小时至数天后恢复。凋亡是细胞的程序性死亡，是一种只累及单个细胞的死亡模式。其特征为：细胞膜完整、细胞收缩、染色体固缩和无炎性吞噬[6~7]。缺血再灌注引起的细胞凋亡对梗死过程的进展和梗死区周围细胞的缺失有重要作用。大片含死亡细胞的梗死区可能既表现出凋亡特点，也表现出坏死的特点，凋亡和坏死情况下均会出现核固缩和细胞膜破坏。最终，长时间持续缺血后再灌注，引起不可逆的细胞损伤，其相关的病理反应包括：膜损伤、细胞水肿、线粒体超微结构改变、DNA 降解、细胞溶解以及炎症反应[8~10]。

■ 长期临床后果

尽管心肌保护不足通常在术后即刻就出现如低心排量综合征等明显表现，但心肌保护不足在手术后数月到数年的影响还未被人们完全认知。Klatte 等指出，CABG 术后 CK-MB 比例峰值升高的患者，术后六个月的死亡率更高[11]。CABG 术后患者 CK-MB 比例峰值分别为正常上限的 5 倍以下、5~10 倍、11~20 倍、20 倍以上时，相应死亡率分别为 3.4%、5.8%、7.8% 和20%。反之，术后六个月累计生存率与 CK-MB 比例峰值呈负相关。

在另一项研究中，Costa[12] 等指出，在 496 位 CABG 术后的患者中，CK-MB 水平处于正常范围的仅占总体的 38.1%。分层处理后，当 CK-MB 的水平处于正常上限、正常上限的1~3 倍、4~5 倍以及 5 倍以上时，术后 30 天的死亡率分别为 0.0%、0.5%、5.4% 和 7.0%；术后一年死亡率分别为 1.1%、0.5%、5.4% 和 10.5%。术后心肌酶水平的峰值与临床预后不良密切相关。因此，尽管在施行多血管 CABG 手术时 CK-MB 的升高未受到重视，但实际上 CK-MB 升高的情况时有发生，且更易出现反复心肌梗死并导致死亡。Steuer[13] 等的研究结果也印证了这一问题，他们在六年时间连续观察了 4911 例接受 CABG 的患者，监测术后血清天冬氨酸转氨酶和 CK-MB 水平，分析这两种酶与早期心源性死亡和长期存活的关系。研究者认为术后第一天酶水平的升高，很大程度地增加了早期心源性死亡的几率，并与 7 年后远期死亡率升高 40%~50% 相关。

在 Brener 等进行的一项回顾性研究中证明，CK-MB 在介入或手术进行血管重建后均会升高[14]。CK-MB 超出正常范围的发生率在 CABG 术后为 90%，在 PCI 后为 38%。CABG 术后，6% 的患者血清 CK-MB 水平升高到正常值上限 10 倍以上，在 PCI 后患者的发生率为 5%。在随后三年的随访中，CABG 术后累计死亡率为 8%，PCI 后的死亡率为 10%。因此，治疗后较小幅度的 CK-MB 升高，随着时间推移，也会提高死亡率。当以肌钙蛋白释放作为心肌损伤的生物指标时，有人也做了类似的研究。Lehrke[14] 等在一项纳入 204 名患者的研究中发现，术后 48 小时的血清肌钙蛋白浓度达到 0.46μg/L 以上，会将远期死亡的危险提高 4.9 倍[15]。简言之，在 CABG 术后，生物标记物通常会升高，随之而来的是短期、中期和长期存活率的下降。虽然酶释放增加可能反映心脏已发生病理改变，提示该心脏对损伤耐受性降低，但这同时也说明抑制心肌坏死对提高生存率大有裨益。因此，对缺血再灌注损伤机制的深入研究非常必要。我们也应对当前技术和新方法的研究进行合理评估，以降低远期发病率和死亡率。

■ 细胞介质

缺血再灌注损伤的主要介质包括：细胞内钙超载和再灌注开始时产生的活性氧簇（ROS）引起的氧化应激（图 15-1）[16]。

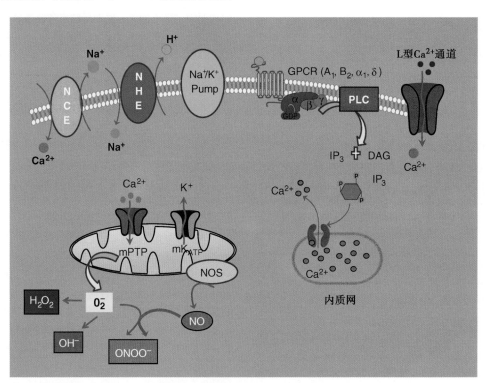

图 15-1 缺血再灌注损伤时心肌的变化。细胞内钙超载和活性氧簇的产生是缺血再灌注损伤的两个主要原因。缺血开始时，糖酵解水平升高，细胞内 pH 值迅速下降，激活了 Na/K-ATP 酶抑制剂 NHE，使细胞内 Na^+ 浓度升高。其他引起细胞内钙蓄积的因素包括：（A）逆向 Na^+-Ca^{2+} 交换体；（B）激活各种 GPCR，GPCR 激活 PLC，产生 IP3，IP3 使得包含肌浆网的细胞内钙库释放 Ca^{2+}。同时，产生了 ROS 和 RNS；其来源可能为线粒体呼吸链的复合体 I 和复合体 III。缺血还可以开放线粒体 ATP 敏感性 K^+ 通道，从而产生保护作用。再灌注开始时，细胞内钙蓄积加速，导致细胞内钙超载。线粒体钙离子单向转运体可以缓解细胞内钙的升高，但线粒体钙升高会导致 ROS 产生加剧。随之而来的是 ROS 产物的释放，它们导致硫醇氧化、磷脂超氧化、离子泵进一步破坏、线粒体钙蓄积和收缩蛋白钙敏感性下降。有种假说认为缺血再灌注损伤导致氧化应激和线粒体钙增加，最终导致线粒体内膜上的孔道，即 mPTP 开放。孔道开放导致氧化磷酸化解偶联，激活磷脂酶、核酸酶和蛋白酶等降解酶，并释放细胞色素 C。上述结果共同导致细胞坏死和凋亡。DAG = 二脂酰甘油；ER = 肌浆网；GPCR = G 蛋白偶联受体；IP_3 = 三磷酸肌醇；mK_{ATP} = 线粒体敏感性 K^+ 通道；mPTP = 线粒体通透性转换孔；$[Na^+]_i$ = 细胞内钠离子浓度；NHE = 钠氢交换体；NO = 一氧化氮；PLC = 磷脂酶 C；NCE = 钠钙交换体；NOS = 一氧化氮合成酶

一氧化碳（NO）分子也可以和超氧化物（O_2^-）或过氧化氢的衍生物反应，产生同样有损伤作用的活性氮簇（RNS）[17]。此外，缺血期间发生的代谢变化会直接或间接地导致钙超载和活性氧簇的形成。例如，降低细胞磷酸化能力，即降低 [ATP] /（[ADP] × [P_i]）比值，减少 ATP 水解释放的自由能，导致能量依赖性泵（肌浆网 Ca^{2+}-ATP 酶，肌纤维膜 Ca^{2+}-ATP 酶）供能不足，这些泵的作用是维持胞内钙平衡，因此钙内平衡被打乱[18]。缺血和细胞内 pH 值下降，还会激活 Na^+-H^+ 交换体，导致细胞内 Na^+ 的蓄积。再灌注开始时，Na^+-Ca^{2+} 交换体逆向运转，向外排 Na^+ 的同时使得细胞内钙产生蓄积，从而引起肌浆网损伤、线粒体通透性转换孔（mPTP）开放和肌纤维收缩元件的严重损伤[19]。

缺血期间代谢的变化也会削弱心肌细胞内源性抗氧化防御系统。对抗线粒体 ROS 合成及其损伤作用的首要防御系统为 GSH（还原型谷胱甘肽）/GSSG（氧化型谷胱甘肽）系统，它通过谷胱甘肽还原酶与 NADPH /NADP$^+$ 比值直接相关联。谷胱甘肽水平的下降会加剧 ROS 合成、氧化应激及细胞内钙的蓄积[20,21]。因为 NADPH 在缺血过程中无法合成，从而不能正常产生还原型谷胱甘肽。因此，再灌注期间，心肌细胞内源性防御机制被抑制，ROS 就会大量合成。NADPH /NADP$^+$ 值是细胞氧化还原状态的主要决定因素，有证据表明氧化还原状态对 NO 的生物活性和氧化还原状态起到关键作用[17,22]。此外，一些研究指出：在其他辅助因子未达到正常水平时，一氧化氮合成酶（NOS）本身可以产生超氧阴离子[23]。尽管细胞内钙离子浓度会在心肌顿抑再灌注早期恢复正常，但短暂的细胞内钙离子浓度升高可以激活蛋白激酶 C（PKC）、钙蛋白酶等蛋白酶以及核酸内切酶[24]。心肌顿抑时，钙蛋白酶激活及其对收缩蛋白的作用可以降低肌丝对 Ca^{2+} 的敏感性[25]。

同样，大量的证据表明在心肌顿抑中，ROS 也起介导作用。各种自旋捕获剂和化学探针证实，在体实验中短暂缺血后再灌注期间，ROS 迅速释放入血[26]。现在，研究者还认识到线粒体是心肌细胞中 ROS 的主要来源[27,28]。无论离体实验还是在体实验中，缺血前给予 ROS 清除剂或抗氧化剂均可减轻心肌顿抑。此外，尽管证据并不确切，但当再灌注前或再灌注开始时给以 ROS 清除剂和抗氧化剂，许多情况能观察到保护效果[16,29]。有证据表明 ROS 可以攻击如肌浆网 Ca^{2+}-ATP 酶、力诺阿定受体和收缩蛋白等多种蛋白的硫醇残基[30]。这也许可以解释为什么从体内再灌注顿抑心肌分离出的心肌纤维对 Ca^{2+} 的敏感性降低，而从缺血心肌分离出心肌纤维敏感性却没降低[31]。延长缺血时间，导致不可逆损伤，还带来更严重的细胞内钙超载和更严重的内生抗氧化物减少，再灌注期间 ROS 也会引起或加重钙超载和抗氧化物减少。再灌注期间 ROS 的产生会加重钙超载，这是因为将正常心肌细胞暴露于外源的 ROS 中，会增加 L 型钙离子通道电流，升高细胞内钙离子浓度[21,32,33]。相反，缺血再灌注过程中细胞内钙离子的增多也会对线粒体功能产生不利影响，导致 ROS 进一步产生[33,34]。线粒体通过钙离子单向转运体能少量地缓解细胞内钙离子增加，这种转运顺应钙离子浓度差和膜电位。再灌注期间，细胞内钙离子的增加促进线粒体摄取钙离子。鉴于细胞内过量

的钙离子与细胞生存能力降低相关，线粒体这种对钙的缓冲作用最初是具有心肌保护作用的[35]。然而，当抗氧化储备能力降低，而 ROS 合成过多时，线粒体对钙离子持续摄取则与之形成一个恶性循环，最终导致线粒体膜电位全面崩溃以及细胞死亡。在抗氧化储备能力降低时，钙超载和 ROS 合成的协同作用还可以解释为什么再灌注时给以 ROS 清除剂不能有效地降低细胞的不可逆性损伤[36]。

拓宽缺血再灌注损伤的范围

在过去的研究中，基于染色技术，酶释放和组织学相关内容，心肌缺血再灌注损伤被分为可逆性的和不可逆性的。现在越来越多的证据表明这种损伤在可逆到不可逆间是存在过渡状态的，它是一个连续过程，并非全或无现象。例如，凋亡在严重的 ATP 耗竭和膜完整性破坏之前出现，最终导致细胞死亡[37,38]。再灌注起始时，细胞内 ROS 合成，细胞内钙超载，发生凋亡现象[39,40]（图 15-2）。

促凋亡蛋白 Bad 和 Bax 从胞浆向线粒体膜的转移启动了细胞凋亡过程。Bad 或者 Bax 与抗凋亡蛋白 Bcl-2 和 Bcl-xl 形成的四聚体可以使细胞色素 C 由线粒体释放到胞浆中[40~42]。由细胞色素 C、凋亡激活因子 1（APAF-1）和 caspase-9 组成细胞复合体激活 caspase3，并导致聚（ADP）-核糖聚合酶（PARP）蛋白裂解。激活 PARP 是凋亡的最终步骤，DNA 碎片和剩余腺苷核苷酸的迅速消耗也可以在一定程度上激活 PARP。如前面所述，增高的细胞内 ROS 和（或）细胞钙超载会破坏线粒体膜电位，开放 mPTP，如果不可逆转，就会导致线粒体水肿，线粒体外膜破裂，并释放细胞色素 C。然而，更常见的是 mPTP 开放引起的细胞坏死，在坏死过程中，线粒体 F_0F_1ATP 合成酶逆向作用，为保持线粒体内膜电位而水解 ATP，但收效甚微。已经受限的 ATP 供应继续下降，使得通过 Na^+/K^+ ATP 酶维持离子平衡的能力减弱，最终使得细胞水肿，细胞膜破裂。

心肌缺血再灌注中凋亡相关的生理机制还未完全探明。这是由于大多数凋亡相关研究均基于对 DNA 碎片和 DNA 梯的测定，而二者的出现已到了细胞凋亡的终末步骤。当 DNA 碎裂时，细胞合成新蛋白来修复损伤的能力严重受损，尽管这些细胞能在第一次缺血后存活下来，但在随后的应激条件或缺血过程中会以更快的速度死亡。在其他组织水平和离体细胞水平（包括心肌细胞）的研究中，人们发现凋亡过程可以在更早的阶段被检测到。其中一种早期凋亡标志为磷脂酰丝氨酸从细胞膜的内表面到外表面的转移，这一过程可以被对磷脂酰丝氨酸有较强亲和性的膜联蛋白 V 检测到[43]。心肌细胞的凋亡也可被异硫氰酸荧光素（FITC）-共轭膜联蛋白 V 对细胞膜染色测得，这比检测 DNA 碎片（通过 TUNEL 检测法和 DNA 梯法）要早得多[44]。在非心肌细胞的研究中发现，这种凋亡早期的变化并非导致细胞死亡的不可逆过程；很大部分的心肌细胞被置于缺血再灌注条件下时，都会出现凋亡的早期表现：异硫氰酸荧光素（FITC）-共轭膜联蛋白 V 细胞膜染色阳性、细胞膜保持完整的细胞死亡、细胞宽度降低和线粒体钙离子浓度升高[45,46]。但在缺血再灌注损伤的起始阶段，防止凋亡的干预（如 caspase 抑制剂）效果让人失望。

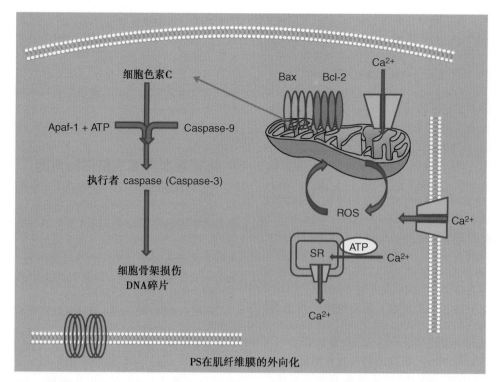

图 15-2　缺血再灌注损伤后心肌细胞发生凋亡的可能机制。缺血和再灌注期间细胞内钙超载以及再灌注期间 ROS 的形成被认为是凋亡发生的主要内部途径。钙离子超载以及 ROS 形成的机制已经在文中作了详细的解释。缺血再灌注损伤相关的效应导致过量的电子从线粒体电子传递链释放，产生线粒体 ROS。线粒体钙单向转运体可以缓冲胞浆内增加的钙离子，然而增多的线粒体钙离子可以诱导过多 ROS 的产生。同样的，ROS 的形成可以诱导钙超载的发生。尽管机制不是很明确，细胞对凋亡诱导的应答是由两个紧密相关的蛋白家族（Bcl-2 和 Bax）调节的。Bcl-2 是一种抗凋亡蛋白，它能够直接或通过形成复合物来抑制细胞色素 C 的释放，并且能够抑制促凋亡蛋白家族的 Bax。Bax 被认为是在凋亡过程中从胞浆转移到线粒体膜上的。凋亡早期的两个事件是肌质网磷脂酰丝氨酸（PS）残基的外向化以及细胞色素 C 从线粒体的释放。磷脂酰丝氨酸的外向化可以通过荧光标记的膜联蛋白-5 检测到，这样我们便可以探测到早期的细胞凋亡。它被看做对凋亡细胞的标记，以便专门的吞噬细胞吞噬消化。从线粒体中释放的细胞色素 C 同凋亡蛋白酶活化因子-1（Apaf-1）以及 procaspase 9 结合。在 ATP 存在时，pro-caspase 9 转化为有活性的 caspase 9，并且活化胞浆的蛋白酶 caspase 3（它通常也被称为执行 caspase），caspase 3 的活化导致细胞形态学的不可逆损害以及 DNA 片段和 DNA 梯的形成。Apaf-1：凋亡蛋白酶活化因子-1；Bax：促凋亡蛋白家族；Bcl-2：抗凋亡蛋白；Ca^{2+}：钙离子；PS：磷脂酰丝氨酸；ROS：ROS；SR：肌浆网

　　由此可见，心肌顿抑、凋亡和梗死这些缺血再灌注损伤是通过相互联系的多种方式进行的。当线粒体已不能承受细胞内钙超载和 ROS 带来的氧化应激时，当氧化磷酸化不能供应能量需求时，凋亡可能进一步演变成坏死。由于降低了心肌磷酸化能力，能量依赖的离子泵不能维持正常的离子梯度。这就会使得细胞水肿，最终细胞膜破裂。巨噬细胞和白细胞聚集、补体激活以及血小板与中性粒细胞堵塞内皮细胞均会加速上述过程。如果缺血再灌注过程中的细胞死亡是从凋亡走向坏死，如果早期凋亡是可逆的，那么针对缺血再灌注损伤的防治应该将靶点定于凋亡的早期。当前的心肌保护策略无论关注的是哪一环节，无外乎降低细胞或细胞器 ROS 合成与氧化应激，加强心脏内源性抗氧化防御机制，或是防止细胞内钙超载。

心肌保护：历史上的观点

　　在 1883 年，Ringer 阐述了在心脏收缩中钙离子与钾离子相互拮抗的现象。1929 年，Hooker 提出，在电休克引起的室颤中，钾离子可以使得实验犬的心脏成功复苏[47,48]。1930 年，

Wiggers 提出注射氯化钾可以治疗室颤的发生，并使得心脏在舒张期停搏。他还指出通过使用氯化钙和心脏按摩可以使心脏复跳[49]。Wiggers 的研究给胸外科医生 Beck 以指导，使得他通过这种方式成功地实施除颤治疗并救活了一名患者[50]。这掀起了心脏外科原则中针对室颤和除颤方面的基础及临床研究的热潮。

　　随着体外循环的出现，我们需要一种新的技术来保护心脏，为心脏外科手术提供静止、无血的术野，使得手术能够从容地进行。在接下来的 50 年中，人们发明了各种各样的心肌保护方法和技术（表 15-1）。最初，人们曾用低温来保护心肌免受围手术期的各种损伤。Bigelow 等提出低温作为一种麻醉的形式可以扩大手术适应范围。这种技术可使外科大夫在"无血心脏"上进行手术，而不依赖体外循环，并会增加器官移植的可能性[51]。

　　五年后，Melrose 等提出另一种方式来使心脏停搏和复跳：在常温或低体温情况下，从主动脉根部注入柠檬酸钾能有效地实现停搏[52]。此后不久，很多心脏中心都接受了用柠檬酸钾来使心脏停搏的方法。然而，随着后来一些研究发现柠檬酸钾停搏会导致心肌损伤和坏死，人们对 Melrose 提出的这种方式慢

慢失去兴趣。在较短的一段时期内，很多外科医生不再使用钾停搏，而改用常温心脏缺血（即常温体外循环下，夹闭动脉），间断进行动脉夹闭或者冠状动脉灌注。然而实验与临床证据都表明常温心肌缺血会造成代谢性酸中毒、低血压和低心排量[53~55]。

随后，人们对探寻心脏停搏方法的兴趣又重新燃起。Bretschneider 公布了用无钙低钠停搏液使心脏停搏的原则[56]。而 Hearse 及其团队对停搏液的各种组分的研究，则推动了 St. Thomas 液的发展和应用[57]。这种晶体停搏液的组分以 Ringer 停搏液的配方为基础，包括正常浓度的钠离子、钙离子和

为使心脏立即停搏而加入的氯化钾（16mmol/L）和氯化镁（16mmol/L）。Hearse 证实氯化镁还有额外的心肌保护作用。1975 年，Braimbridge 等在 St. Thomas 医院将这种晶体停搏液应用于临床[58]。

Gay 和 Ebert 以实验证明了：Melrose 停搏液中低浓度的氯化钾同样可以达到心脏停搏效果，并能保护心肌，不会出现类似先前报道的心肌坏死[58,59]。此后不久，Roe 等指出以钾停搏作为心肌保护的主要措施，手术死亡率约为 5.4%[60]。1977年，Tyers 等证实钾停搏液在连续一百余位心脏病患者身上取得了满意的心肌保护效果[61]。

表 15-1 心肌保护的方法和技术的创新

参考文献	年份	创新
Bigelow WG 等[51]	1950	研究低温心脏手术在犬类中的应用
Swan H 等[66]	1953	提出人体低温停搏（26℃），为手术提供无血手术野
Melrose DG 等[52]	1955	提出犬类中可逆性心脏停搏的概念
Lillehei CW 等[67]	1956	从冠状窦逆行性灌注氧合血液保护心脏
Lam CR 等[68]	1957	最早开始使用心脏停搏这一名词
Gerbode F, Merlrose DG[69]	1958	在人体中运用柠檬酸钾使心脏停搏
McFarland JA[70]	1960	挑战 Melrose 技术的安全性，将钾离子停搏改为间歇性主动脉夹闭或冠状动脉灌注以达到心肌保护的作用
Bretschneider HJ 等[56]	1964	发明了一种低钠、高钙、含有普鲁卡因的心脏停搏液
Sondergaard KT[71,72]	1964	将 Bretschneider 的停搏液应用于临床
Gay WA, Ebert PA[59]	1973	再次使用钾诱导心脏停搏，并且证明了含钾灌注液能够使犬的心脏停搏 60 分钟，并且不伴有心肌细胞损伤
Roe BB 等[60]	1973	证明了"心脏停搏、低温、毛细血管冲洗的方式"可以提供有效地心肌保护
Tyres GF[53]	1974	临床前研究证实灌注冷血使心肌温度保持在 4℃ 以下可以通过 90 分钟的保护作用
Hearse DJ 等[57]	1975	阐明大鼠缺血前的灌注能够降低缺血的损伤，这种灌注液就是我们所熟知的 St. Thomas1 灌注液
BraimBridge MV 等[58]	1975	首次在临床使用 St. Thomas1 灌注液
Effler DB 等[73]	1976	推荐室温下单纯夹闭主动脉
Buckberg GD 等[62]	1979	血是向冠状动脉内灌注钾的有效地载体
Akins CW[74]	1984	运用低温诱颤而非心脏停搏行冠状动脉血运重建
Murry CE 等[75]	1986	首次报道短时间的缺血再灌注可以使心脏耐受更长时间的缺血
Lichtenstein SV 等[76] Salerno TA 等[77]	1991	报道了顺行和逆行灌注温血停搏液的安全性
Ikonomidis JS 等[78]	1995	把常温连续性逆行性灌注心脏停搏液与间歇性顺行性灌注相结合
Teoh LK 等[79]	2002	对 CABG 手术的患者间歇夹闭其主动脉诱颤可以通过缺血预处理和腺苷受体活化提供心肌保护作用
Quinn DW 等[80]	2006	Ⅱ期临床试验证实在围手术期使用葡萄糖-胰岛素-钾可以有效地提供心肌保护作用
Mentzer RM 等[81]	2008	人的心脏保护的Ⅲ期临床试验证实 CABG 手术的患者静脉内注射药物可以降低围手术期 MI 的发生

20世纪80年代，停搏液已取代了常温动脉夹闭，成为心脏手术期间保护心脏的有效方法。这个阶段人们所争议的已不再是使用停搏液与否，而是什么样的配方是最理想的。主要的停搏液种类有（1）Bretschneider 液，主要含钠离子、镁离子和普鲁卡因；（2）St. Thomas 液，与 Ringer 液相比多了钾离子、镁离子和普鲁卡因；（3）高钾液，不含镁离子和普鲁卡因（表15-2）。与此同时，有人推出一种新的停搏液，高钾含血停搏液[62,63]。理论上讲，含血停搏液应该是一种更好的方式，因为血液有氧合功能与缓冲功能。值得一提的是，早在二十多年前，Melrose 等最初就是以血液作为高浓度柠檬酸钾的载体。

如今，尽管低温和钾离子灌注仍是心肌保护的基础，但临床上应用的心肌保护技术和停搏液多种多样，且均对术后30天患者心脏状态恢复起到推动作用[65]。

停搏心脏手术

停搏心脏手术应用停搏液来创造静止的术野，停搏液含各种能使心脏在舒张期迅速停搏的化学药物，并能有效抵御缺血再灌注损伤。尽管低危患者的心脏手术相对安全，但患者的状况在过去的十年中一直在变化。除了冠心病和心室功能较差，患者同时还会患有很多伴随疾病，像肥胖症、肾功能不全、周围血管病变以及肺气肿。尽管停搏技术不断发展，术后低心排量综合征（LCOS）还是频繁发生，成为预后不良的主要因素。除了技术上的缺陷，术后 LCOS 的主要原因是心肌保护不足。因此，我们需要探寻更有效的心肌保护策略，为现有的停搏液加入新的组分。目前，临床应用的停搏液有两类：晶体停搏液和含血停搏液。这些停搏液主要在低温环境时应用。

■ 晶体停搏液

最初应用于心脏手术中，用来保护心脏的停搏液由冷的晶体液组分构成。它的应用可以通过降低代谢来保护心脏，并有助于提供相对无血的术野，因此被广泛发展。接下来，出现了许多含不同组分的晶体停搏液。这些组分需要发挥以下作用：（1）钾离子或镁离子使心脏快速停搏；（2）降低能量需求保持 ATP 供应；（3）保持细胞内离子平衡和代谢的稳定；（4）降低心肌耗氧量；（5）提高利用葡萄糖和氨基酸需氧和无氧代谢产生的能量；（6）利用碳酸氢盐、磷酸盐和组氨酸缓冲对保持 pH 稳定；（7）利用类固醇、谷胱甘肽等氧自由基清除剂、钙拮抗剂和（或）普鲁卡因保持膜稳定性；（8）通过提供低钙环境或加入镁离子来防止钙超载；（9）加入甘露醇等提高胶体渗透压防止细胞水肿。

晶体停搏液主要有两种：细胞内液和细胞外液[82]。这两种均可用来保存进行移植的器官。细胞内液的特点不含或仅含较低浓度的钠离子和钙离子。细胞外液则含相对较高浓度的钠离子、钙离子和镁离子。这两种停搏液的钾离子浓度均不超过40mmol/L（一般在 10 ~ 40mmol/L），且含有用来缓冲的碳酸氢盐，并达到渗透平衡。各种晶体停搏液在表15-2 里列出。

操作程序

尽管每个心脏中心的降温标准不一，但是一般都是在体外循环条件下将温度降至 28 ~ 33℃。为了快速诱导停搏，在阻断主动脉后，于阻断钳近端通过导管灌注停搏液。停搏液导管可以带或不带单独的通气套管。顺行灌注的冷高钾晶体停搏液通常不超过1000ml。如果有心脏电生理活动重新开始的迹象，或者需要延长停搏时间，则需补灌，每次补灌 300 ~ 500ml。如果进行心脏血运重建术，远端吻合完成后，移除阻断钳，到近端吻合完成以后，用部分阻断钳钳夹，使得心脏有血流灌注。或者，在远端吻合完成后，阻断钳留在原位，然后进行近端吻合（单钳法）。另一种方法是先进行近端吻合，然后阻断主动脉，灌注停搏液。在瓣膜修复或置换手术中，停搏液可以从冠状动脉口直接灌入冠状动脉。此外，晶体停搏液还可以通过附有或者没有自充式硅酮球囊的导管，从冠状窦逆行灌注。

表 15-2 心脏停搏液的组成成分

| 停搏液 | | | | | | 组成 | | |
细胞内晶体组成	钠	钾	镁	钙	缓冲液	PH	渗透压（mOsm/L）	其他
Bretschneider's no. 3	12.0	10.0	4.0	0	组氨酸	7.4	320	普鲁卡因、甘露醇
Bretschneider's HTK	15.0	9.0	4.0	0	组氨酸	7.3	310	α-酮戊二酸；色氨酸；甘露醇
Roe's	27.0	20.0	3.0	0	三羟基氨基甲烷	7.6	347	葡萄糖
细胞外晶体组成								
St. Thomas no. 1	144.0	20.0	32.0	4.8	无	5.5	285	普鲁卡因
St. Thomas no. 2	110.0	16.0	32.0	1.2	碳酸氢盐	7.8	324	无
Tyer's	138.0	25.0	3.0	1.0	碳酸氢盐	7.8	275	醋酸盐；葡糖酸盐
血液组成								
冷诱导	118.0	18.0	1.6	0.3 ~ 0.5	±三羟基氨基甲烷	7.6 ~ 7.8	320 ~ 340	葡萄糖；氧
温诱导	122.0	25.0	1.6	0.15 ~ 0.25	±三羟基氨基甲烷	7.5 ~ 7.6	340 ~ 360	葡萄糖；氧；谷氨酸盐；天冬氨酸盐

结果

尽管人们担心晶体停搏液由于缺少血液成分而携氧能力较差，但还没有证据能确切地证实其临床相关性。同样，尽管有临床前研究证明了高钾晶体停搏液会损伤冠状血管内皮，降低内皮细胞复制能力和产生内皮细胞分化因子能力，但这些发现对临床的影响还不确切[83,84]。实际上，有很多临床试验肯定了晶体停搏液的停搏效果与含血停搏液相仿，尤其是当以停搏液作为心肌保护的主要策略时，两者效果没有显著差异。

■ 冷血停搏液

在世界范围广泛应用的冷血停搏液，同时也是美国应用最广的心脏停搏方式。用血液作为低温钾诱导停搏的载体，其原理包括如下方面：（1）在停搏期，为心脏提供氧合环境以及周期性供氧的方法；（2）当使用大量停搏液时，减少血液稀释；（3）有良好的缓冲能力和渗透性；（4）提供生理性的电解质组分和 pH；（5）提供内源性抗氧化物和氧自由基清除剂；（6）制备过程相对简单。

尽管冷血停搏液的配方有很多种，但基本都是从正在接受体外循环的患者的体外回路获取自体血液，与晶体停搏液混合。晶体停搏液包含的组分有：柠檬酸盐-磷酸盐-葡萄糖（CPD）、三羟甲基氨基甲烷或碳酸氢盐（缓冲）和氯化钾。CPD 用来降低钙离子浓度，缓冲对用来将 pH 值维持在 7.8 左右。最终使心脏停搏的钾离子浓度大约为 20～25mmol/L。在开始注入快速诱导停搏剂量后，后续补灌可采用间断或持续的方式，钾的浓度则变为 8～10mmol/L（低浓度维持剂量）[87,88]。

在使用含血停搏液之前，常用变温圈将其温度降至 4～12℃。不同心脏中心血液和晶体液的比例不同，最常用的有 8:1、4:1 和 2:1，比例的不同会影响含血停搏液的血细胞比容。比如，如果从体外循环回路中获取的自体血血细胞比容为 30，按上述不同比例配制，则分别得到 27、24 和 20 的血细胞比容。

不稀释含血停搏液也称"微停搏液"（添加少量晶体物质），据报道，也是有效的。Petrucci 等在一项针对全血微停搏液的研究中，在临床相关的猪模型上比较了微停搏液和晶体停搏液的效果。他们认为，在急性缺血心脏中，全血微停搏液是有效的，其效果甚至超过晶体停搏液[89]。Velez 等试图验证这样一种假说：在犬的急性缺血再灌注模型中，顺行持续灌注，全血停搏液（血液晶体比为 6:1）的心肌保护效果优于 4:1 的含血停搏液[90]。但最终发现从梗死面积和缺血后功能恢复两方面来看，组间无显著差异。这与数年前 Rousou 等得出的结论一致，Rousou 等认为：与保护作用相关的是低温的水平，并非血细胞比容[91]。

论及效能，大量的临床前试验和随机或非随机临床试验都证明冷血停搏液能有效保护心肌。很多类似试验证明冷血停搏液优于冷晶体停搏液。还有一些研究者认为晶体停搏液能够有效保护心脏，并具有较好的投入利益比。但是，如果忽略具体的临床操作，即便关于含血停搏液和晶体停搏液最新的单中心临床试验，也只纳入有限数量的患者，集中观察一小部分人群。2006 年，Guru 等发表了一篇纳入 34 个比较含血停搏液和晶体停搏液研究的 meta 分析。使用含血停搏液的患者，CK-MB 释放减少，术后低心排量综合征发生率降低。但两者的围

手术期心肌梗死发生率和死亡率却并无差异[92]。Jacob 分析了 15 个临床随机试验的数据。尽管其中 8 项实验都指出含血停搏液有较好的效果，5 项表明含血停搏液能降低心肌酶释放量，但上述证据还不足以得出定论。

■ 温血停搏液

用温血（正常体温）停搏液作为心肌保护措施的概念可追溯到 20 世纪 80 年代。1982 年，Rosenkranz 等报道，将大量冷血停搏液加热到正常体温，比直接用冷血停搏液效果更好[93]。1986 年，Teoh 等证明在移除阻断钳之前灌注温血停搏液（热击），可以加快心肌代谢水平的恢复[94]。随后，1991 年 Lichtenstrin 指出人类在正常体温下的心脏停搏是保护心肌的有效措施[76]。他们连续比较了 121 例温血心脏停搏手术的患者和 133 例顺行灌注低温含血停搏液的患者，结果显示温血停搏的死亡率为 0.9%，而低温停搏的死亡率为 2.2%。

尽管有很多鼓舞人心的报道，但人们还是有一些疑虑，例如：对特定患者，如果由于术野显露不清或灌注液分配不均导致了灌注中断或速度减慢，则很难确定温血停搏的心肌可耐受多久的局部缺血。此外，Martin 等还指出，温血停搏液使得神经损伤发生率升高[43]。在一项前瞻性随机实验中，对 1000 余例患者进行了持续温血停搏（≥35℃）和间断氧合冷晶体停搏液（≤28℃）的分析比较。尽管死亡率接近（分别为 1.0% 和 1.6%），但在温血停搏组永久性神经损伤的发生率是对照组的 3 倍（分别为 3.1% 和 1%）。由此可见温血停搏液并不比冷晶体停搏液效果好，如果温血停搏还由于各种原因而经常中断灌注，这种方法就并非理想的方法。随后的研究证明类似的使用间断顺行温血停搏液灌注，能提供临床可接受的心肌保护作用[95~97]。

■ 微温血停搏液

冷血停搏液（4~10℃）和温血停搏液（37℃）都有各自与温度相关的优势和劣势。因此，20 世纪 90 年代，许多研究者致力于探索最适温度。早期研究微温血停搏液（29℃）的 Hayashida 等，将 72 位体外循环下患者随机分到六组：冷血停搏液（8℃）顺行灌注组、逆行灌注组；微温血停搏液（29℃）顺行灌注组、逆行灌注组；温血停搏液（37℃）顺行灌注组、逆行灌注组。三种温度的停搏液都有足够的保护效果，但微温血顺行灌注组停搏期间释放的乳酸最少[98]。不同研究者报道的微温血停搏液持续顺行灌注或间断顺行灌注结果相近[99]。然而，Baretti 等在体外循环犬模型上，持续顺行灌注微温常钾含血停搏液，结果却发现阵发性纤颤发生率升高[100]。

随后，Mallidi 等观察分析了冷血和温血或微温血停搏液在体外循环术后早期及晚期的结果。4532 人接受温血停搏，1532 人接受冷血停搏。温血停搏液组的五年生存率为 91.1%，在冷血停搏液组则为 89.9%（p=0.09）。他们认为温血或者微温血停搏液会使早期、晚期无不良事件存活率升高。然而，尽管微温血停搏安全有效，但大多数试验为单中心研究，只涉及很小一部分患者。微温血是否比其他方式具有更好的保护效果还有待证明[101]。

■ 灌注方法

除了存在各种各样的配方和温度，灌注停搏液的方式也有

许多不同种类（图15-3）。

图 15-3

灌注方式
顺行式灌注
逆行式灌注
顺行/逆行联合式灌注

灌注温度
冷血
微温血
温血

灌注间隔
间断式
持续式

图 15-3　停搏液灌注方式

面对这么多选择，哪种是最适宜的灌注方法仍然存在争议。这些方法包括间断顺行灌注、经桥血管顺行灌注、持续顺行灌注、持续逆行灌注、间断逆行灌注、顺行灌注后逆行灌注和同时顺行灌注与逆行灌注。总体来说尽管所有方式都有不错的效果，但由于有许多混杂的因素，对它们进行比较较为困难，这些因素包括：（1）溶液成分；（2）溶液温度；（3）灌注持续时间；（4）灌注压；（5）手术的方式和复杂程度；（6）手术显露的需要；（7）期望及实际的阻断时间。

顺行灌注

灌注停搏液应用最广的方法是当阻断升主动脉时从主动脉根部注入，即顺行灌注。在体外循环（CPB）开始后，人们通过插入主动脉近阻断钳处（接近主动脉根部）的导管，注入停搏液进行快速化学停搏。导管可带或不带独立的通气套管。诱导停搏所使用的停搏液通常比后续维持部分的钾离子浓度高，灌注速率在 250～300ml/min 之间，以保证动脉瓣处于关闭状态。诱导部分灌注速率在 10～15ml/kg 公斤体重之间。经典的主动脉根灌注压为 60～80mmHg。对于心室肥大的患者，还需根据情况调整灌注速率。如果有电活动的迹象，则每隔 15～20 分钟或更短时间以 300～500ml 的低剂量进行间断维持灌注。在 CABG 手术中，为了使冷缺血和动脉阻断时间最短，当远端吻合完成后就可以尽快移除阻断钳恢复血流；近端吻合可通过使用部分阻断钳来实施。或者，可以在远端移植血管吻合完成后，使阻断钳保留在原位，接着进行近端吻合（单钳法）。

顺行灌注停搏液需要较好的主动脉瓣功能，因此当患者主动脉功能受损则不能有效地进行顺行灌注，因而主动脉受损被视为顺行灌注的相对禁忌证。在这种情况下，停搏液通过冠状动脉口插管直接进入冠状动脉。这种方式常用于主动脉瓣置换术、升主动脉瘤修复和主动脉根部置换等需要开放升主动脉的手术中。对于主动脉瓣功能不全的患者，如果冠状静脉窦放置电极，冠状动脉口灌注就是必需的方式了。这种方式的并发症包括冠状动脉剥离、由于左冠状动脉主干较短而无意识地选择灌入左前降支或左旋支以及迟发的冠状动脉口狭窄[102]。

逆行灌注

逆行灌注是将带或不带硅酮套囊的导管置于冠状静脉窦，用以灌注诱导剂量或维持剂量的停搏液。这种方式早在 1898

年就由 Partt 提出，他指出氧合血可以通过冠状静脉系统供给缺血心脏[103]。60 年后，Lillehei 等在动脉瓣手术中通过冠状静脉窦逆行灌注以保护心脏[67]。如今，逆行灌注已经成为一种被大家广泛接受的灌注停搏液方法，且其常被用来辅助顺行灌注。置管过程通常需要经食管超声的引导，并使用预先弯曲的导管。尽管冠状静脉窦撕裂并不常见，但它是一种致命并发症，所以操作时一定要谨慎小心。将冠状静脉窦内灌注压限制在 45～50mmHg 可以预防撕裂发生。逆行灌注同样也可以将含血或晶体停搏液以持续或间断的方式灌入。如果本身的冠状动脉有严重狭窄或完全堵塞，顺行灌注会导致对心肌的灌注不均匀。这时候就需要进行逆行灌注，或者静脉桥移植完毕后通过静脉桥灌注。尽管大多数的常规体外循环下心脏手术只需要施行顺行灌注就能有良好的效果，但对于心室功能较差的患者或者需要较长主动脉阻断时间的高危患者，或者有梗阻性冠脉疾病的患者，顺行灌注联合逆行灌注会收到更好的效果。

对于再次行冠状动脉旁路移植术的患者，逆行灌注还有另一优点，即可以有效降低大隐静脉的栓塞率。理论上讲，逆行灌注还可保证心脏动脉灌注受阻的区域能得到灌注。

虽然逆行灌注有许多优点，但这种方法并非没有局限性。大量实验研究和临床实践证明，通过冠状静脉窦灌注停搏液，会导致停搏液在右心室分布较差。这可能与心脏静脉解剖多样性和 Thebesius 氏静脉引流相关。右心室前壁由冠状静脉窦的引流较弱，并且心脏冠状静脉窦异常也较为常见。因此，逆行灌注会使停搏液分布不均一。然而，流出液从导管引走的同时，经冠状静脉窦逆行灌注还可降低心室温度。这种低温可以对抗由于 Thebesian 静脉将血液转流而降低停搏液供应带来的损害。通过逆行灌注低温停搏液以降低心肌温度是心肌保护的一项重要环节，而逆行灌注温的或者微温停搏液不能达到同样的保护效果。

基于这些不足，人们开始探索同时进行顺行和逆行灌注停搏液。Ihnken 等于 1984 年报道了这种方法的可行性和安全性[104]。之后，Cohen 等运用术中超声降解蛋白和经食管超声心动图来评估这种方法的效果[105]。他们指出同时顺行和逆行灌注可以使得左右心室前壁得到最大程度地连续稳定灌注。然而，他们认为与逆行灌注相比，左室在顺行灌注时灌注效果更好，而无论在顺行还是逆行灌注中，右室都不能得到连续灌注。因此，联合应用顺行和逆行灌注是否为最佳的灌注方式目前还不确定。

持续灌注与间断灌注

阻断主动脉的心脏手术会使得冠状动脉血流经历不同时长的中断。逻辑上来看，持续的冷血停搏液可能是解决这一问题的较好方法。使用间断停搏液灌注的优点则是可以使术野相对干燥。尽管理论上讲，持续灌注，特别是氧合停搏液的持续灌注可以最大程度地减少缺血，但从实际的角度来看，实施起来可能并不可靠。无论采用经冠状静脉窦进行逆行灌注还是在开放的主动脉根部通过冠状动脉口灌注，当灌注进行时，两种方式都不可避免地需要中止手术操作。

很多人试图验证持续灌注的临床优势。一项研究比较了持续和间断逆行灌注冷血停搏液的效果。70 名由于三条冠状动脉病变接受 CABG 手术的患者事先随机分配到两组，分别接受持续和间断灌注。以左右心室每搏功指数、心排指数来评估心室功能。通过检测释放的生化标记物乳酸和次黄嘌呤来评估心肌受损程度。研究者发现持续逆行灌注冷血停搏液在保护心室功能和降低心肌损伤方面，效果优于间断灌注[106]。而这项研究的局限性在于纳入的患者人数较少。

总之，目前关于含血停搏液和晶体停搏液的优劣、最佳温度和最佳灌注方式都存在争议。2004 年英国关于停搏方式的一项调查显示，冷血停搏占体外循环下心脏手术总体的 56%，温血停搏占 14%。14% 的外科医生使用晶体停搏液，21% 使用逆行灌注，16% 不使用停搏液，而只是阻断主动脉诱导室颤。基于这些在美国的观察和经验，大多数外科医生更倾向于间断灌注冷血停搏液。然而，各个心脏中心情况不同，目前仍没有国际公认的最佳停搏液及其灌注方法[107]。了解这些方法可以使外科医生根据每位患者自身情况进行合理选择。

无停搏液手术

间断阻断主动脉诱导室颤（ICCF）和系统性低温联合间断选择性颤动停搏是现在最常采用的无停搏液心脏手术方法。目的是在不使用心脏停搏液的情况下提供相对静止的手术视野。

间断阻断主动脉诱导室颤

这项技术是心脏手术中最早用于保护心脏的方法，至今仍然在很多心脏中心沿用。体外循环下，通常在升主动脉置入双极单腔管。患者体温常被降至 30～32℃。这种方法使得医生能在相对静止的术野进行操作。在 CABG 手术中，每完成一条桥血管的吻合，主动脉阻断钳都要移除。室颤的时程要由远端吻合所需的时间来决定。血管重塑完成后，进行心脏除颤，主动脉部分阻断下，在搏动心脏上吻合近端。这种方法常用于冷凝集素病患者，冷凝集素病是一种自身免疫病，在较低温度时抗体直接凝集红细胞。对于这些患者，开放式心脏手术会导致溶血、心肌梗死、肾功能不全和脑损伤。

为了降低花费并达到可接受的心肌保护水平，人们对上述方式产生了浓厚的兴趣。很多报道指出通过这种技术可以达到满意的心肌保护效果。1992 年，Bonchek 等在一项大型临床研究中对这种方式的优点和安全性进行了谨慎的分析[108]。在这项研究中，作者回顾了在他们医院初次接受 CABG 的 3000 位患者使用 ICCF 技术后的结果。研究者分析了围手术期危险因子，如年龄、性别、左室功能不全、围手术期使用主动脉球囊反搏（IABP）、急症手术以及术中死亡。在这项研究中，29%的患者年龄超过了 70，27% 为女性，9.7% 患者射血分数小于30%，13% 在术前 1 周内发生过心肌梗死，31% 在医院内发生了梗死前心绞痛。只有 26% 的患者接受单纯择期手术。使用非停搏液心肌保护技术时，择期手术死亡率为 0.5%，急诊手术死亡率为 1.7%，危急手术死亡率为 2.3%。术后需要使用强心苷的患者只占 6.6%，只有 1% 患者需要插入 IABP。然而需要注意的是，这是一项回顾性的单中心实验。如果同时有一组使用停搏液的患者作为对照，则结论会更有说服力。然而，这项实验的确证明了非停搏液可以提供令人满意的心脏保护作用，即使在高危患者身上依然很有效。

2002 年，Raco 等报道了他们的一项研究，800 例患者接受体外循环下的择期或非择期 CABG 手术，手术由同一位医生实施，使用 ICCF 进行心脏保护。患者被分到三个队列中：（1）择期手术；（2）紧急手术；（3）危急手术。各组患者的平均年龄，末端搭桥数量和死亡可能性均相近。在择期、紧急、危急三组患者中，死亡率分别是 0.6%、3.1% 和 5.6%，与停搏手术结果一致。鉴于这项研究来自同一位外科医生的手术，因此该技术有难以推广之虞。不考虑上述因素，这项研究的确肯定了 ICCF 对择期和非择期行 CABG 手术患者的安全性[109~111]。2003 年，Bonchek 等报道了一项研究，8300 例接受 CABG 手术的患者使用无停搏液法进行心肌保护。在择期、紧急和危急手术组患者中，死亡率分别为 0.9%、1.5% 和 4.0%。总体的死亡率为 1.7%，这个死亡率要明显低于胸外科国际数据库协会模型预测的死亡率 3.27%[112]。这项研究由五位外科医生实施，其中三位接受过无停搏液手术的培训；这进一步证明了 ICCF 是一项有效的心肌保护措施。有证据表明缺血预处理（IPC）有助于提高 ICCF 的心肌保护效果，这使得人们，尤其是在英国，重新燃起对这种心肌保护方式的兴趣。动物实验的结果表明 ICCF 的保护效应被蛋白激酶 C 抑制剂和 ATP 敏感钾离子通道激活剂阻断，二者都与 IPC 相关[113]。暂不论其确切机制是怎样，像 ICCF 这样的无停搏液心肌保护策略，的确可以为患者，甚至高危患者，提供满意的心肌保护效应[114]。

系统低温和选择性室颤停搏

低温选择性室颤停搏是在无停搏液心脏手术中的另一项安全的心肌保护方式。其关键在于采用系统低温法（26～30℃），并保持系统灌注压为 80～100mmHg。在严重钙化的"瓷样动脉"手术中，钳夹阻断主动脉可能会有卒中和动脉撕裂的危险，这时采用选择性室颤停搏则可避免上述危险。在这种情况下，使用阻断钳或通过缝合来阻断冠状动脉，可以在原位进行远端吻合。在较短时间低温停循环期间，完成近端吻合。或者，近端吻合可以完全依赖于原位胸廓内动脉。通过这种方式，可以避免主动脉整体操作。

1984 年，Akins 为 500 名患者实施低温选择性室颤停搏，使得围手术期心肌梗死发生率和住院期间死亡率均降低[74]。1987 年，Akins 和 Carrroll 评估了 1000 位接受非急症 CABG 手术患者，采用低温选择性室颤停搏的远期效果。他们认为这种技术对心肌保护十分有效，提高了患者生存率和生存质量。然而这种方式的缺点包括以下几点：（1）存在并行环路会占据部分术野；（2）室颤会提高肌张力，影响术者将心脏置于最佳暴露位置；（3）可能会加剧主动脉瓣反流；（4）心腔内的操作不方便。这种方式的优点是，当患者有升主动脉钙化等不适宜采用主动脉阻断或停搏液停搏时，则可采用上述方法。

这种方法也可应用于二尖瓣手术患者[115]。Imanaka 等在 2003 年发表了一篇回顾性观察研究：27 位缺血性二尖瓣反流患者接受二尖瓣手术，采用灌注心室颤动进行心脏保护。其中 23 人还接受了 CABG 手术，5 人接受 Dor 手术。手术采用中度低温（～28℃）和颤动停搏；旁路的流速维持在 2.4L/（min·m²），灌注压维持在 70mmHg。在这些患者中，死亡率为 3.7%。该文章作者认为在低温手术中延长室颤的时间可以降低发病率和死亡率，在不能实施主动脉钳夹阻断或阻断时间可能比较长时提供心脏保护的方法[116]。

心肌保护的新策略

目前有很多种生理过程和药物能在实验中保护心肌抵抗缺血再灌注损伤。尽管目前证实这些新方法效果的实验仅限于临床前研究，一些实验已开始对这些新策略的临床影响进行探索。这一部分旨在回顾当前出现的一些前景最好的心肌保护策略。

生理过程

缺血预处理

"缺血预处理"是一种生理适应现象，如果心脏事先经历短时间冠状动脉血流阻断，那么对接下来较长时间的缺血会有更强的耐受性。这种缺血适应最初由 Murry 等描述为经典的，第一时间窗的，或者早时相的缺血预处理（IPC）[75]。IPC 会降低梗死面积、凋亡和再灌注相关心律失常[117]。IPC 的保护效果在各物种上均被证实存在，在激发缺血预处理后，保护作用能持续 1～2 小时[118,119]。如果后续的长时间缺血超过 3 小时，则保护效果丧失。这表明确保这种保护作用还要求长时间缺血后能及时进行再灌注。

随后的研究揭示了这种内源性的防御机制可以以多种方式进行。在预处理的急性时相消失后，第二时相在 24 小时后出现，其保护作用可持续到 72 小时。这被称为第二时间窗保护、迟时相预处理或者延迟预处理。与只能对抗梗死的经典 IPC 不同，这种迟时相保护不仅能对抗梗死还能防止心肌顿抑[120,121]。

IPC 的细胞机制 这些关于缺血适应的报道引发了对于心脏自身对抗缺血再灌注损伤机制的细胞内机制的探索。深入理解这些机制可以探寻出新的治疗方式，能够更为有效地治疗和减少缺血再灌注损伤产生的不良结果。最早的一个假设是：激动心肌细胞腺苷 A1 或 A3 受体对于急性缺血预处理来说是首要的调控环节[119,122]。随后的研究揭示了除腺苷受体之外，还有很多的 G 蛋白偶联受体，一旦被激活，也可以模拟缺血预处理产生减少梗死区面积的效应，如，缓激肽受体、内皮素受体、α1-肾上腺素能受体、毒蕈碱受体、血管紧张素II受体以及 δ-阿片受体（图 15-4）。

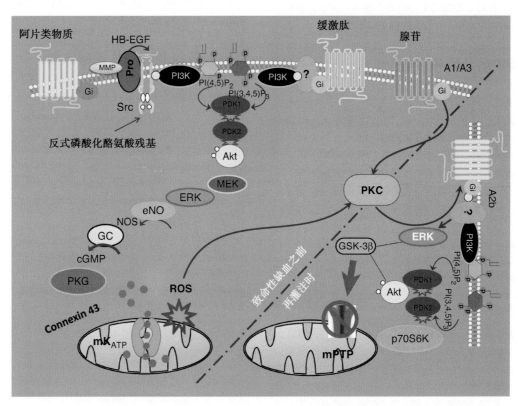

图 15-4 缺血预适应（IPC）的信号转导途径。IPC 产生的心脏保护作用包含很多激活物（阿片类物质、缓激肽和腺苷）以及细胞内信号转导途径。相关信号转导途径是复杂的，相互作用的，它包括 HB-EGF 受体、PI3K、Akt、ERK1/2、eNOS、PKG、mK$_{ATP}$ 通道的开放、ROS 的产生和 GSK-3β。IPC 最终的效应器可能是开放的 mK$_{ATP}$ 通道以及线粒体通透性转换孔的开放。如果仅有少部分的线粒体受到影响，其释放的细胞色素 C 会诱导细胞凋亡随后导致细胞死亡。现在的证据揭示了在再灌注的时候激活的腺苷 A2b 的独特作用。尽管 IPC 诱导的心肌保护也会涉及到自噬作用，但这一过程的发生场所以及如何与信号通路相互作用仍然有待阐明。eNOS：内皮细胞一氧化氮合酶；ERK：细胞外信号调节激酶；GC：鸟苷酸环化酶；GSK-3β：糖原合酶激酶；HB-EGF：肝素结合表皮生长因子；IPC：缺血预处理；MEK：丝裂原活化的蛋白激酶；mK$_{ATP}$：线粒体 ATP 依赖性钾离子通道；MMP：基质金属蛋白酶；PI3K：磷脂酰肌醇 3 激酶；PI$_{45}$P$_2$：磷脂酰肌醇二磷酸；PI$_{345}$P$_3$：磷脂酰肌醇三磷酸；PKC：蛋白激酶 C；Pro = Pro- HB- EGF；PKG：蛋白激酶 G；P70S6K：P70S6 激酶；ROS：活性氧簇

通过灌注外源性药物模拟缺血预处理即药物预处理。哪个调节内源性预处理的受体是最重要的目前还不得而知，因为这可能因物种而异，并且还存在很多的信号通路。不管怎样，现在认为这些 IPC 的激活物导致特定酶的改变，如酪氨酸激酶、

PKC 的异构体以及丝裂原活化的蛋白激酶（P38 和细胞外信号调节激酶），这些特定的酶转而在长期缺血发生前提供保护作用来对抗不可逆损伤。

有趣的是，IPC 诱导的心脏保护似乎需要受体的再生以及

促存活激酶的激活（或者，在许多情况下，再激活）减轻持续性缺血。就这一点，Hausenloy 和 Yellon 引入再灌注损伤补救激酶（RISK）这一词汇来代表在再灌注期间激活的 PI3K-Akt 和 ERK1/2 促存活激酶，提出控制以及上调 RISK 通路或许提供另一个心脏保护的途径[123]。

尽管 IPC 最终的效应分子目前仍然是预测性的，然而很多证据表明心肌细胞线粒体是预处理诱导保护作用的关键靶点（图 15-4）[124,125]。特别是，阻断 mPTP 和开放线粒体 K_{ATP} 通道可能与 IPC 的效应分子有关[126,127]。在正常情况下，mPTP 处于关闭状态，线粒体的内膜对于大多数代谢产物和离子是不通透的。尽管这个小孔的分子结构目前还没有确定，但已经知道它能形成大的电导超大通道，并且可以被基质中的亲环蛋白 D 所调节。尽管早期的研究认为 mPTP 的构成部分包括线粒体外膜的电压依赖性阴离子通道（VDAC）、内膜上的腺嘌呤核苷酸转移酶（ANT）和亲环蛋白 D，然而基因研究已经推翻了这种模型。敲除所有 ANT 异构体基因的小鼠模型 mPTP 仍然可以开放；敲除所有 VDAC 的异构体基因也是如此。然而敲除亲环蛋白 D 基因的心脏对于缺血再灌注损伤具有更强的抗性，更进一步的研究揭示了尽管此时 mPTP 开放的阈值升高了，但仍然可以激活其开放。进而得出结论：亲环蛋白 D 在调节 mPTP 开放方面扮演重要的角色，但是其分子组成仍然不清楚。在应激状况下，mPTP 开放，导致线粒体内膜去极化，由于高渗透压，水和离子流向基质。基质的膨胀使得高度折叠的内膜扩张，最终使外膜破裂，细胞色素 C 以及其他的促凋亡因子释放出来。即使线粒体外膜不发生破裂，但线粒体膜电势的丢失，使得 F_0F_1 ATP 合酶为恢复膜电势而介导 ATP 水解。这种无用循环加速了能量的耗竭。

线粒体内膜的 ATP 敏感钾离子通道的调节基于二氮嗪、吡那地尔（通道开放剂）和 5-羟基癸酸盐以及格列本脲（通道阻滞剂）的药理学作用。尽管 mK_{ATP} 的分子组成还不知道，但很多药理学研究证实了 mK_{ATP} 的保护性作用。Garg 和 Hu 提出 PKC 的激活加强了血浆 K_{ATP} 通道向线粒体的转移。他们通过对 COS-7 细胞的观察，研究发现在经过 PMA 处理后，线粒体中 Kir6.2 蛋白（K_{ATP} 通道的一个亚单位）以及通道的激活增加，选择性 PKC 阻滞剂白屈菜赤碱可以阻断这一过程。已经发现使用药物开放 mK_{ATP} 通道可以减少钙超载、线粒体自由基的产生及肿胀，并能在缺血再灌注后保持 ATP 的水平[128]。

尽管早期的预处理与晚期预处理有很多相同的信号机制，但是两者最明显的区别是后者需要蛋白合成。晚期的缺血预处理伴随各种蛋白的上调，如心源性休克蛋白、诱导型 NO 合酶、环氧合酶 2、血红素氧化酶以及锰超氧化物歧化酶等[129,130]。然而，对于晚期预处理期间上调的特异性蛋白有相互矛盾的报道，这可能是与刺激特异性应答一样是由于物种间差异。

与临床应用的关系 有相当多详尽的证据表明缺血预处理可在人身上发挥作用。研究人员报道在心肌梗死之前经历过心绞痛的患者，预后更好、发生心源性休克的几率更小、重症充血性心力衰竭的发生以及梗死面积（通过心肌酶的释放量来评估）更小[131]。此外，随访研究发现在心肌梗死之前经历过心绞痛的患者长期生存率更高[132-134]。有很多研究指出接受经皮冠状动脉介入的患者，如果第一次球囊膨胀的时间超过 60～90 秒，在第一次球囊膨胀后，心肌对于缺血的耐受得到加强[118]。在这一背景下，胸痛的严重程度、局部室壁的异常运

动、ST 段的抬高程度、QT 间期的离散度、乳酸盐的产生以及 CK-MB 的释放，都会减弱。

各种各样的能在动物试验中诱发预处理的药物，均能够在接受 PCI 治疗的患者身上产生预处理样的效果。例如，在 PCI 术前给予腺苷治疗可以在第一次球囊膨胀期间减缓心肌缺血[137]。据报道，给予其他的药物如缓激肽、尼可地尔（一种 K_{ATP} 通道开放剂）都能够产生类似的效果[138,139]。相反，给予氨茶碱（非选择性腺苷受体阻滞剂）、格列本脲（一种 K_{ATP} 通道阻滞剂）、纳洛酮（阿片受体拮抗剂）可以使 PCI 期间的缺血预处理效果完全消失[140,141]。更多的研究为临床中延迟相药物预处理提供了证据。Leesar 和他的同事报道了在 PCI 术前 24 小时经静脉灌注 4 小时硝酸甘油（一种 NO 供体），与灌注生理盐水的患者相比，在第一次球囊阻塞期间可以减少 ST 段的变化，减少胸痛的发生[142]。同一研究团队在先前的研究中指出，硝酸甘油诱导的延迟的预处理可以减少运动诱发的 ST 段的变化，提高运动耐量。因此，观察性的研究证实了一种假设，即在动物实验中缺血预处理产生的心肌保护以及可能的介导因子可以应用在人类身上。然而，值得注意的是，在动物身上经典的或早期的缺血预处理能减小心梗死面积，却不能阻止心肌顿抑的发生，此外，很多临床研究在本质上是回顾性的，或使用了损伤的替代性指标作为终点。

关于心脏手术期间 IPC 的作用，很多小规模试验已经启动[143]。Yellon 及其同事在接受 CABG 手术的患者身上做了首次研究[144]。这些患者接受两个循环的 3 分钟的全心缺血处理。通过间歇阻断主动脉，心脏起搏至每分钟 90 次来诱发缺血。在 10 分钟的全心缺血以及室颤之前给予 2 分钟的再灌注。在 10 分钟的全心缺血期间进行心肌活组织检查，并且测量组织的 ATP 含量。结果显示经历过缺血预处理的心肌组织含有更多的 ATP。然而，ATP 的含量并不是坏死的标志，因此又开展了一项后续的研究，测量血清中肌钙蛋白 T 的水平。在这项研究中，研究人员报道了接受缺血预处理的患者肌钙蛋白的释放减少。2002 年，Teoh 及其同事报道了在接受 CABG 手术的患者中，预处理提供的心肌保护作用超过了间断阻断诱发室颤产生的心肌保护作用[79]。其他的研究人员也有类似的发现。

因此，很多研究指出，在主动脉钳闭以及应用停搏液的手术中，IPC 可能是有效的。然而，值得指出的是，迄今为止所研究的患者总数相对较少，研究的结果受到心肌梗死的替代性指标（即 CK-MB 水平和肌钙蛋白的释放，而不是临床终点）的限制。这部分解释了为什么 IPC 不能够作为我们到目前为止所使用的心肌保护技术的辅助方法。目前更有希望的策略是进一步理解产生保护效果的细胞内事件和效应分子，然后设计合适的药物来模拟这一现象。

后处理 zhao 等人首次报道了在犬类模型中的缺血后处理现象[145]。这一术语指的是在再灌注早期对血流进行快速、间断的阻断，也就是用断断续续不连贯的方式减轻缺血。尽管后处理的细胞机制并不明了，但似乎这里面包含了很多与 IPC 相同的信号转导通路，包括细胞表面受体信号、促存活激酶、mPTP 以及 mK_{ATP} 通道。尽管再灌注的时长以及频率是不同的，但在大多数情况下，对于较小的物种，断续再灌注诱发后处理的周期以秒计算，而在较大的动物以及人类时间略微延长。后处理对梗死面积的减少量与 IPC 实验中的结果相近。在多个模型以及物种（包括狗、大鼠、兔、小鼠以及猪）上所做的临床前研究揭示了梗死面积减少量的

范围在 20%～70% 之间。在早期再灌注的时候使用断续的方式恢复血流量是临床医生最感兴趣的，因为这给患有急性心肌梗死的患者带来了希望。对于实行手术的患者，后处理可以在解除主动脉横向钳闭后，于手术室内进行。

首次报道人类存在后处理的证据是在经历过 PCI 的患者身上发现的。在最初的再灌注期间接受短暂的球囊充气放气处理的患者与没有经历过间断再灌注的患者相比，表现出更小的 ST 段的变化，总的肌酸激酶释放更少。最近，Darling 等人对患有 ST 段抬高性心肌梗死并接受急诊心脏导管治疗的患者做了一次回顾性的总结[146]。他们提出假设：在最初的血管成形术后经历过多次球囊充气膨胀的患者的预后要更好。根据介入心脏病学家判定，患者被分成两个队列，一个接受过 1～3 次的球囊膨胀，另一个的队列的患者接受过 4 次或更多次的球囊膨胀。在这项回顾性研究中发现，经历过 4 次或更多次球囊膨胀的患者，肌酸激酶峰值释放量更少。在 Lonborg 等人进行的一项独立研究中，使用了 MRI 来评估经历 PCI 治疗的患者的后处理的心肌保护效果[147]。研究人员发现后处理似乎与处于危险的心肌面积并不相关。这一发现与在经皮冠状动脉介入治疗期间，间断再灌注可以提供心肌保护作用这一理论相一致。

在心脏手术的情况下，Luo 报道了 24 名接受法洛氏四联症修补术患者，在解除主动脉钳闭时手术后处理的有益效果。后处理的方案包括 30 秒的钳闭以及 30 秒的解除钳闭，术中重复两次这一过程。这一干预减少了围手术期肌钙蛋白 T 以及 CK-MB 的释放，并且减少了手术后强心药物的使用[148]。同一组研究人员在接受瓣膜手术的成人患者以及经历过使用心脏停搏液进行矫正手术的儿童患者身上有相似的发现。

因此，有证据表明对于接受心脏手术的患者来说，后处理方案可能是有益的。尽管在临床应用方面后处理比 IPC 更有前景，但是需要指出的是两者在本质上都是有创的。最终，只有阐明缺血后处理的机制才能更好地发展新的心肌保护策略。

远端缺血预处理　凭借器官或组织的短暂缺血产生的远端缺血预处理现象，可以给远端的幼稚器官和组织提供保护作用，以此来对抗持续的缺血再灌注损伤。Przyklenk 和他的同事在 1993 年首次描述了远端缺血预处理（RIPC）[149]。在起初的研究中，研究人员想探明到底是仅 IPC 能够保护经过短暂冠状动脉阻塞处理过的心脏细胞，还是也可以通过重复或间断的阻断远隔幼稚的血管床来减少长时间缺血造成的心肌梗死面积。他们将实验犬的一回旋支冠状动脉经过四次 5 分钟的阻断和再灌注处理，紧接着阻断左前降支 1 小时。复流 4.5 小时后，测量左前降支所支配区的梗死面积。研究人员观察到梗死面积明显减少。此后，在很多其他的物种以及其他的器官也发现了这一现象。短暂的阻断肾和肠系膜血管以及短暂的限制下肢骨骼肌的血流量，使心肌的梗死面积减少了 65%[150]。因此，RIPC 也被称为器官间预处理。

在远端预处理中，无疑存在多个机制起到激发和调节的作用，包括体液因子（如腺苷、缓激肽和降钙素基因相关肽）和神经因子，随后激活一个或更多的激酶（包括 p38MAPK，ERK1/2 以及 JNK）。迄今为止，RIPC 的机制大部分仍无定论。正如很多其他的心脏保护的措施，对于这一现象缺乏清楚的分子学基础的理解，但这并没有削弱人们将这一新的可能的心肌保护措施应用于临床的热情。

第一个研究所纳入的患者是 17 个在体外循环下进行先天性心脏手术的儿童[151]。短暂间断的下肢缺血处理可以使肌钙蛋白的释放减少，术后强心剂的使用也相对减少。其他研究人员在成人心脏手术以及腹主动脉瘤切除术患者身上也有相似的发现。例如，一项研究纳入了 23 位接受体外循环下冠状动脉旁路移植术的患者，术中使用了冷血停搏液，使用 RIPC 的患者肌钙蛋白 T 的释放量下降了 42%。在右上臂使用血压袖带，加压到 200mmHg，使前臂产生缺血，有 5 分钟的再灌注时间，共三个 5 分钟循环，这样便可以诱导 RIPC。对照组将未充气的血压袖带置于患者上臂 30 分钟。结果与 Hausenloy 等人的研究相似。在他们的研究中，57 位择期冠状动脉旁路移植术的患者被随机分到 RIPC 组或对照组。在手术期间，使用间断横向阻断或心脏停搏液。RIPC 组围手术期肌钙蛋白 T 释放下降 43%[152]。心脏保护的这一模式能否成为一个标准疗法，取决于 RIPC 能不能在更为严重的终点事件如围手术期心肌梗死、卒中和死亡方面带来有益的效果。

自噬　自噬是双层膜结构的自噬体吞噬胞浆内组成成分（如泛素化蛋白复合体以及细胞器包括线粒体、过氧化物酶体及内质网）的过程。这包括清除长寿蛋白以及损伤的细胞器。自噬体外面的膜与溶酶体的膜相融合，导致自噬体里的内容物转移到自噬溶酶体，在这里这些内容物受到溶酶体水解酶的降解，产生的大分子进入再循环[153]（图 15-5）。

Decker 等人首次在研究中指出在心脏里自噬是一种对应激的适应性过程。他们描述了暴露在低氧以及再灌注环境下的心脏线粒体的降解与自噬体形成之间的联系。再灌注修复的心肌收缩力以及损伤的细胞经历的细胞修复过程都涉及溶酶体自噬的增加。研究人员得出结论认为这一过程对于修复缺氧前后损伤的心肌细胞是很重要的[154]。

现在有报道指出：在经受过模拟的缺血再灌注的孤立细胞以及在活体内或体外缺血再灌注损伤的啮齿类动物模型中都发现自噬的上调。Shimomura 揭示了在 HL-1 肌细胞中上调的自噬阻止了模拟缺血再灌注导致的细胞死亡，然而抑制自噬可以加速细胞的死亡[155]。Dosenko 等首次报道了自噬与细胞保护之间的直接的联系，并且观察到了自噬在缺氧-复氧损伤期间发挥保护性作用[156]。随后的报道指出在模拟缺血再灌注的 HL-1 肌细胞中自噬的上调具有保护作用，然而阻止自噬可以增加细胞死亡。Hamacher-Brady 和他的同事们将 HL-1 细胞暴露于模拟的缺血再灌注环境下，作为体外缺血再灌注模型。他们使用三维高分辨率的荧光图像，分析了自噬对于模拟的缺血再灌注的反应。他们观察到自噬对于模拟的缺血再灌注损伤起到重要的潜在保护性作用[157]。Matsui 等发现葡萄糖的缺失使自噬体的数目在新生的心肌细胞中增加，使用 3-甲基腺嘌呤抑制自噬后增加了葡萄糖诱导的细胞死亡[158]。Yan 等报道在慢性心肌缺血和心肌冬眠的猪的模型中，自噬对于凋亡来说存在负效应，而凋亡细胞对自噬也起到负面作用[159]。

Gurusamy 等研究了自噬在缺血再灌注损伤中起到的作用并且报道了在体心肌顿抑的模型中，随着保护作用的开始，BAG-1 在心脏中开始表达[160]。总的来说在如缺血再灌注等应激情况下自噬作用的上调可以增加细胞的存活率。

现在有直接的证据表明自噬在缺血和药物预处理中起到重要的调节作用。Yitzhaki 等探索了腺苷预处理剂 CCPA 对自噬、模拟缺血再灌注后的细胞生存、GFP-LC3 感染的 HL-1 细胞以及新生的心肌细胞的作用。在腺苷处理 10 分钟内出现了自噬，

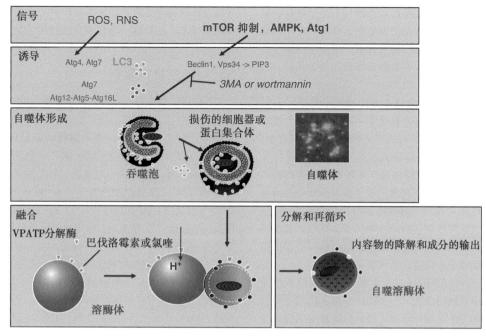

图 15-5 细胞自噬过程。自噬是 I/R 损伤时的动态适应过程。这一过程包含形成杯子形状的前自噬体双层膜结构，这一结构被胞浆物质所环绕接近形成自噬体。这一过程被自噬蛋白 Atg4、Atg7、LC3 以及复合物 Atg12- Atg5- Atg16L 所调节。许多激活物包括 ROS 和 RNS 激活这一过程。Bclin1 和 Vps34 诱导这一过程并且联合其他 Atg 蛋白导致形成 Atg 蛋白募集的孤立的膜。Atg12、Atg5 和 LC3 蛋白与膜的膨胀相关。这使得 phagophore 包围并且吞噬损伤的细胞器或作为 I/R 损伤结果聚集起来的蛋白集合。结果就是自噬体的形成。绿色的插页展示的是自噬体（绿点）。这张照片来自于一种表达融合蛋白的细胞，是在 LC3 蛋白的氨基端融合有绿色荧光蛋白。GFP-LC3 被包裹进 phagophore 的双层膜结构中。渥曼青霉素和 3- 甲基腺嘌呤是可以阻止自噬起始阶段的药物；巴伐洛霉素和氯喹可以抑制降解。AMPK：AMP 激活的蛋白激酶；Atg1、Atg4、Atg7、Atg12、Atg16L：自噬调节蛋白；I/R：缺血/再灌注；LC3：轻链 3；mTOR：雷帕霉素哺乳动物靶点；PIP3：3，4，5-三磷酸磷脂酰肌醇；3-MA：3- 甲基腺嘌呤；RNS：活性氮物质；ROS：活性氧簇；Vps34：与膜泡运输、营养信号以及自噬相关的 III 类 3- 磷脂酰肌醇激酶

24 小时后自噬更加明显。抑制自噬后，对于模拟缺血再灌注的细胞的直接的或者延迟的保护作用都有明显的减少，这是通过对乳酸脱氢酶的测量来衡量的。为了评估体内状态下的自噬，研究人员使用 CCPA 处理表达红色荧光自噬标记 mCherry- LC3 的转基因小鼠。处理过的心脏自噬小体数量明显增加。在随后的体外和体内的关于自噬对药物和缺血预处理作用的研究中发现，保护效应的产生需要自噬的参加。基于这些发现，我们认为自噬可能在CCPA 预处理产生保护作用的过程中扮演重要的角色[161]。对于自噬在心肌保护中作用的更加深入的理解，可能会帮助我们找到一种对缺血再灌注损伤处理和治疗的新途径。

■ 药物

已经有很多措施来降低在全心缺血并进行手术操作时产生的缺血再灌注损伤。尽管很多看似前景不错的药物被投入到临床治疗中，但除了腺苷和葡萄糖- 胰岛素- 钾外，其他干预措施到目前为止取得的成功微乎其微。这一失望的结果使得国家心肺血液研究所成立了一个工作小组来讨论，究竟是什么原因导致了应用于保护心肌免受缺血和再灌注损伤的潜在性治疗措施的失败。工作小组得出的结论是在急性心肌梗死、心脏手术以及心脏停搏背景下的心肌保护，需要更多与人类冠状动脉粥样硬化、高胆固醇血症、高血压、糖尿病和高龄这些状态相一致的动物模型，而所有的这些状态对心肌保护策略的干预正在逐

渐被人们所认识[162]。与此同时，一些新进的心肌保护干预措施的研究提供了令人鼓舞的临床数据，让人们感到前景乐观。

腺苷

大量实验证据表明，不同的腺苷受体亚型的活化可以起到与 IPC 相似的心肌保护作用，在缺血前使用腺苷可以延迟由于心肌缺血引起的 ATP 耗竭，延缓心肌开始出现挛缩的时间，减轻心肌顿抑，提高缺血后心肌能量，从而缩小梗死面积[163]。从依赖于受体亚型及组织学的研究中得出的结论：至少存在四种不同亚型的腺苷受体，称为 A1、A2a、A2b、A3，它们均与G 蛋白偶联，G 蛋白的亚型与研究的组织和腺苷受体亚型有关。目前，有直接证据表明，两个或三个受体亚型表达于成人心脏。临床前报告指出在缺血前或再灌注时使用 A2b 受体激动剂可以起到心肌保护的作用[164]。

关于心脏手术，目前进行的临床试验数量有限。Fremes 和他的同事报道了一个非盲、非随机化的 CABG 手术研究的结果，在这一临床研究中，应用了腺苷联合顺行温血心脏停搏法。腺苷浓度为 15、20 和 25mol/L。研究者报道了腺苷可以作为心脏停搏液的一个补充成分，安全性较好，但这些研究中所使用的腺苷的剂量对于心肌的功能却没有效果[165]。

Cohen 等在针对 CABG 手术实施双盲安慰剂对照的 II 期临床试验中也得到类似的无效结果。患者同样接受冠状动脉旁路移植术，分别给予安慰剂（盐水）或加入 15、50 和 100μmol/

L 腺苷的温血停搏液。研究人员报告腺苷的加入对于生存、减少心肌梗死面积，及低心排综合征的发生是无效的。此项研究的局限性主要为温血停搏液中腺苷浓度较低，温血停搏液中的腺苷迅速变为肌苷和次黄嘌呤，在血中的半衰期仅为几秒，因此限制了其潜在的效果[166]。

Mentzer 及其同事在一个非盲单中心的研究中报道了有益的效果，研究人员在冠状动脉旁路移植手术时，在冷血停搏液中加入高浓度的腺苷，并评估了它的安全性、耐受性和效率。61 位患者随机应用标准冷血停搏液或包含 1～5 个剂量（从 100μmol 到 2mmol）腺苷的冷血停搏液。体外循环后进行侵入性和非侵入性的心功能研究。研究者记录了在术后低心排出量的治疗中应用的正性肌力药物，并收集血样来评估核苷水平。高剂量腺苷的应用使血浆中腺苷的浓度增长了 249 倍，减少了体外循环后影响心肌收缩力药物的使用量，通过超声心动图发现局部室壁收缩功能及全心功能也得到改善[167]。

随后，Mentzer 及其同事进行了一个多中心的随机双盲对照试验，将 253 位患者随机分成了 3 个治疗小组，检测了高剂量腺苷在 253 为患者身上的治疗作用。冷血停搏液中的腺苷分为三个不同的浓度以及速率。侵入性和非侵入性心室功能研究在手术前、术中、术后分别进行。这项研究的结果表明了高剂量腺苷的应用可以使正性肌力药物应用减少，降低了围手术期心肌梗死的发生率。综合的分析结果表明接受大剂量腺苷的患者多巴胺、肾上腺素以及主动脉内球囊反搏的应用减少，心肌梗死和死亡的发生率降低。

归纳起来，临床前期和临床证据表明，腺苷是一种心肌保护药物，其临床应用受限制是因为大剂量腺苷应用于非体外循环患者会引起低血压。选择性腺苷受亚型如 A2a 激动剂的应用能产生心肌保护作用，但不会引起系统性低血压，这一发现促进了围手术期心肌梗死与晚期预处理类似的心肌顿抑的治疗药物的发展。

阿卡地新

此药是腺苷调节剂的一种。是嘌呤核苷的类似物，在缺血期间可以选择性地提高组织腺苷水平。它可以在 ATP 分解代谢时调节腺苷水平，而对这一机制的阐述还不清楚。前期临床前研究揭示了阿卡地新治疗可以（1）在间断性缺血后改善左室运动功能（2）降低室性心律失常的频率（3）在心脏停搏以及冷停搏液处理后可以减弱心肌顿抑，保护心脏功能。所观察到的这些结果使得 19 世纪 20 年代 5 个大规模的临床试验相继进行，这些实验的受试者都是 CABG 手术患者。然而结果却没有定论，部分归因于他们只能观察到 50% 或更多的效应变化。

后来，Mangano 结合这 5 个实验的数据做了 Meta 分析，整个临床试验总共纳入 4000 名 CABG 患者，分析了这一药物对于心肌梗死、卒中、和心源性死亡这些预后事件的效果。Meta 分析的结果表明在术前和术中静脉给予含一定浓度阿卡地新的心脏停搏液可以有效地减少围手术期心肌梗死、心源性死亡以及联合的心血管不良事件[170]。

随后，Mangano 随访了阿卡地新 1024 试验，检测了在围手术期心肌梗死后的全因死亡。尽管初期的实验结果是阴性的，但经历心肌梗死后再灌注的患者在术后两年死亡率却下降了 4 倍（比例分别为 15/54 和 3/46）[171]。基于这些发现，大规模Ⅲ期临床试验在 2010 年开始启动（RED CABG）。然而，由于实验无效，该实验在纳入 30% 患者后终止。目前，我们还不知道

导致这项研究明显效力缺失的原因到底来自临床实验设计、这类药的特点、还是这一药物本身独特的性质。然而值得注意的是，药物的有益的效果不会在术后即刻就表现的很明显。

Na^+-H^+ 交换抑制剂

Na^+-H^+ 交换器（NHEs）为膜蛋白的一个家族，有 9 个异构体，参与 H^+ 和 Na^+ 的交换。NHE-1 是表达在心脏的一种异构体，可能在正常的兴奋收缩偶联中起到次要作用；然而，它却与心律失常、心功能障碍、凋亡、急性心肌缺血再灌注损伤相关的坏死、梗死后心室重构、和心力衰竭的病因学相关。

Na^+/H^+ 交换的驱动力与 Na^+ 和 H^+ 的跨膜浓度梯度相关。H^+ 与交换蛋白上感应位点的结合以及该位点的磷酸化可以调控交换蛋白的活化[172]。缺血时，胞质由于厌氧糖酵解使 H^+ 增多，进而导致 pH 下降到 6.6，通过再灌注，使 NHE-1 被活化，随后活化的 NHE-1 通过交换细胞内质子与细胞外钠离子使得细胞内 pH 值恢复。由于缺血以及可利用 ATP 的减少，Na^+/K^+ ATP 酶的活性降低，进一步导致细胞内钠离子的蓄积。细胞内钠离子的增加导致 Na^+/Ca^{2+} 交换器的反向交换，引起细胞内钙超载。正如我们前面所提到的，钙超载后会有很多不利的影响，包括钙依赖性蛋白酶以及磷脂酶的活化，缝隙连接功能丧失、mPTP 开放，最终引起细胞膜破裂以及细胞死亡。（见图 15-1）。

EXPEDITION 临床试验是为了阐述 CABG 术后 NHE-1 阻滞剂卡立伯来德在减少患者死亡以及心肌梗死方面的安全性和有效性。5770 个高危 CABG 患者被随机分到卡立伯来德组或安慰剂组。术后第五天评估综合终点事件，并对患者进行 6 个月的随访。结果显示在第五天死亡或心肌梗死发生的相对危险度为 18.3%（p = 0.0002）。在第 30 天及第 6 个月时死亡或心肌梗死发生的相对危险度分别为 16.1%（p = 0.0009）和 15.7%（p = 0.0006）。单独进行分析发现，在第 5 天和第 6 个月时，心肌梗死单独发生的相对危险度分别为 23.8%（p = 0.000005）和 25.6%（p = 0.000001）。然而安慰剂组的第 5 天死亡率为 1.5%，相应的卡立伯来德组死亡率为 2.2%。这还伴随着脑血管事件发生率的总体增长。因此，尽管卡立伯来德可以减少非致命的心肌梗死的发生，它的毒性作用也随保护效果同时产生，对于卡立伯来德总体的利益风险评估显示了其安全性失衡程度要高于观察到的心肌梗死率的减少程度，因此卡立伯来德很难应用于临床。然而这项研究的重点是 CABG 术后的心肌坏死率比先前所预测的要高，提示 NHE-1 阻滞剂代表了一类新的药物，它们在减少缺血再灌注损伤伴随的心肌梗死方面前景广阔。

糖-胰岛素-钾

有很多证据表明糖-胰岛素-钾的灌注可以减少围手术期心肌梗死、缺血后心功能失调和心脏术后房颤[173]。这一治疗措施的原理是胰岛素可以激活 Na^+/K^+ ATP 酶的活性，进而促进钾和糖的再摄取，糖摄取量的提高有利于糖的分解代谢产能。高剂量的葡萄糖，胰岛素以及增加的糖分解代谢导致丙酮酸盐的产生增多，进而保证三羧酸循环的进行。此外，糖酵解产生的 ATP 可以保护细胞膜，促进肌浆网对于钙的再摄取以及改善缺血心肌钠的体内平衡状态。

尽管手术应用 GIK 已具备有力依据，但其在心脏手术中的应用仍然存在争议。部分原因是在采用 GIK 治疗急性心肌梗死

患者时，得到的结果并不明确。1997 年，Ordoubadi 和 Beatt 对急性心肌梗死接受 GIK 再灌注治疗的患者做了 Meta 分析，结果证明了其治疗效果[174]。Vander Horst 报道了 940 名 ST 段抬高型心肌梗死并接受 PCI 的患者，使用 GIK 有良好的效果。然而，仅在一个共 156 名不伴有心衰的患者的亚组，才观察到了死亡率的明显下降[175]。Timmer 等在随后的报告中未能观察到 GIK 在治疗不伴心衰症状患者时的效果。因此，对于 GIK 治疗急性心肌梗死（STEMI）的疗效还有待探究。

对于心脏手术，Lazar 等人做了一项研究，他们给围手术期糖尿病 CABG 手术患者使用改良的 GIK 溶液来进行严格的血糖控制，观察这样是否优化心肌代谢，改善围手术期结局。141 名患者被随机分配到 GIK 治疗组和空白对照组。术前患者的年龄、性别、射血分数、手术的紧急程度以及糖尿病的类型都相近。结果显示，尽管 30 天的生存率接近，但是 GIK 治疗组患者的心脏指数高于对照组，正性肌力药物的使用低于对照组，房颤率也相对较低。术后两年随访可用数据在 GIK 组和对照组分别为 60/70（83.3）和 60/69（86.9%），随访结果表明接受 GIK 治疗的患者生存率更高；研究者将此归因于围手术期 GIK 治疗的长期效应。

Quinn 等报道了另一项单中心、前瞻性、随机双盲安慰剂对照的临床试验研究结果，该研究纳入了 280 名非糖尿病 CABG 手术患者。他们发现接受 GIK 治疗的患者较少出现低心排出量，术后使用正性肌力药物也更少，并且血清肌钙蛋白 I 水平下降。作者得出结论，GIK 是一种有效、经济和安全的附加心脏保护技术[80]。

相反，S. Bruemmer-Smith 等报道，在体外循环 6 小时后，GIK 灌注并不能减少细胞损伤（通过检测 cTnI 水平来评估细胞损伤）的发生，且会出现高血糖症。尽管这是一项针对择期 CABG 手术的患者的随机前瞻性双盲的研究，但其仅纳入了 42 个患者。通过中央线给患者以 GIK 或安慰剂治疗。组与组之间在患者年龄以及桥血管的数目方面有很好的一致性[178]。在另一研究中，Lell 等人报道了 46 名接受择期非体外循环 CABG 手术患者。这些患者接受生理盐水或者 GIK 灌注 12 小时。以心脏指数和正性肌力药物的需求量作为临床测量值，结果并未显示其在心脏功能方面有保护效果。他们指出尽管追加胰岛素的用量，但还是存在持续的高血糖状态[179]。最后，Barcellos 等人报道了他们的试验，该研究纳入 24 位接受过 CABG 手术的 II 型糖尿病患者。患者从麻醉开始直到术后 12 小时接受 GIK 或者皮下胰岛素治疗。虽然使用 GIK 改善了对血糖的控制水平，但它并没有改善心脏指数，也未能减少心肌变力药物的使用[180]。

因此，支持 GIK 有心脏保护效果的证据仍然不够充分。尽管关于 GIK 的随机试验的 Meta 分析显示它的使用可能改善手术后心功能的恢复、减少房颤的发生，但个别的研究由于纳入患者数较少，不足以说明其效果。除非进行大规模多中心随机临床试验，否则 GIK 作为心肌保护措施将仍然存在争议。

心脏不停搏手术期间心肌保护

为了尽可能减少体外循环期间卒中和系统性炎症反应等并发症的出现，有一定比例的冠状动脉旁路移植术是非体外循环下的冠状动脉旁路移植术（OPCABG）。人们假设避免主动脉的横向阻断可以减少脑血管并发症、围手术期心肌梗死、肾衰、呼吸衰竭、术后出血、疼痛和住院时间。但令人担心的

是，OPCABG 可能会引起血运重建不完全，增加围手术期心肌梗死的发生率，降低远期移植物通畅率[181~183]。尽管 OPCABG 与体外循环下的 CABG 相比其益处并不明确，但仍然有 20% 的患者接受 OPCABG。因此，重视与不停搏心脏手术相关的心肌保护的原则和方法显得尤为重要。

OPCABG 能够被接受的部分原因是由于大量手术辅助技术的发展和改进，这些技术能够在旁路移植期间稳定心脏并使心脏局部固定。这些技术包括暂时性冠状动脉阻断以及在冠状动脉阻断维持期间血液的分流。由于暂时性阻断一支已经病变的血管可以加重持续进行的缺血，在置换期间用来保护心肌的药物和非药物措施常需要使用侧壁和下壁血管。很多干预措施目的是在氧供减少时降低对氧气的需求量。

在 OPCABG 时暂时性冠状动脉阻断期间的缺血需持续 6～25 分钟，这取决于术者的经验、血管的质量和大小以及暴露的适当程度。很多患者以前就有严重的冠状动脉性心脏病并且在日常生活中经历过自限性的缺血，或许这些人已经具备一定程度的耐受手术引起的缺血的能力。这一耐受能力已经通过 ECG、经食管超声心动图以及连续的 SVO$_2$ 监测所证明。为了更好地理解 OPCABG 和体外循环下 CABG 的区别，Chowdhury 等人研究了 50 名经历过停搏和不停搏冠状动脉旁路移植术患者的各种生物学标记的释放曲线。这些生物学标记包括心脏肌钙蛋白 I、心脏型脂肪酸结合蛋白、CK-MB、高敏 C 反应蛋白以及肌红蛋白。研究者测量了基础水平值，随后的每小时测定一次，接受不停搏非体外循环下冠状动脉旁路移植术的患者测量到吻合完成后的 72 小时，停搏组测量到释放主动脉阻断钳后的 72 小时。发现停搏组心脏肌钙蛋白 I、高敏 C 反应蛋白以及心脏型脂肪酸结合蛋白的释放增加，因而推测 OPCABG 手术损伤相对更小[184]。然而，这些对保护效力的测量是通过替代性的保护指标表现出来的，实际的围手术期两组患者死亡和心肌梗死的发生率却并无显著差异。不论 OPCABG 是否真的能降低心肌损伤，接受 OPCABG 或者血运重建术的患者仍然存在缺血损伤的危险。

一种将损伤的危险降到最低的方法是降低心肌的氧需求量。β 受体阻滞剂类药物常用来降低心肌收缩力，而使用超短效 β 受体阻滞剂如艾司洛尔、拉贝洛尔，则可以获得负性变时作用。另一个方法是优化系统平均血压，同时降低后负荷。钙离子通道阻滞剂，如地尔硫革，能够有效地降低血压并且尽量减少在 β 受体阻滞剂使用时可能会出现的心肌收缩力下降。在手术期间高血压的患者可以静脉注射硝酸盐，它可以扩张冠脉并通过其代谢产物增加血流量。缓和的中心降温可以使体温降到 35～36℃ 并加强麻醉的深度，上述几项均为可以共同采用的措施。

缺血预处理是另一个可以增加缺血再灌注损伤耐受能力的方法。尽管它的效果有待于在有意义的临床结果下建立，但鉴于 Shroyer 等人的发现，或许这也是一种合理的方法。研究人员研究了随机分配到体外循环以及非体外循环组的 2203 名患者的短期和长期结果。主要终点事件包括死亡以及并发症如再次手术、新的机械支持、心脏停搏、昏迷、出院前或手术 30 天内出现卒中或肾衰竭。长期结果主要终点事件包括任何原因的死亡、重复的再血管化治疗或者一年内出现的非致命性的心肌梗死。次要终点事件包括移植物的开放和神经系统的结局。尽管在第 30 天的时候没有显著差异，但他们观察到一年内 OPCABG 患者的心源性死亡率更高，移植物通畅率更低，且动

脉旁路更少。对于体外循环组与非体外循环组来说，卒中的发生以及资源的使用情况相差不多[185]。虽然 OPCABG 可以安全地实施，但是其是否优于体外循环下的手术仍然有待探究。此外，存活率的结果表明仅有这一心肌血管重建方法是不够的，依然需要寻找新的手段来降低缺血再灌注损伤带来的并发症。

结论

尽管我们在心肌保护领域已经取得了巨大的进步，但对于理想的溶液、技术或输送方法的探索仍需继续。这一部分是因为缺血再灌注损伤具有复杂性，还因为我们对内源性机制的理解不够充分。同样还可能因为术中心脏保护的效果不能用 30 天死亡率来评估，这是由于心脏保护不充分的危害可能在术后几个月甚至几年也不表现出来。

致谢

Mrs. Kristyn. Hagood 提供了研究支持，而且积极参与了原稿的准备。

参考文献

1. Lloyd-Jones D et al: Heart disease and stroke statistics—2009 update: a report from the American Heart Association Statistics Committee and Stroke Statistics Subcommittee. *Circulation* 2009; 119(3):e21-181.

2. Mangano DT: Cardiovascular morbidity and CABG surgery—a perspective: epidemiology, costs, and potential therapeutic solutions. *J Card Surg* 1995; 10(4 Suppl):366-368.

3. Eagle KA et al: ACC/AHA 2004 guideline update for coronary artery bypass graft surgery: summary article. A report of the American College of Cardiology/American Heart Association Task Force on Practice Guidelines (Committee to Update the 1999 Guidelines for Coronary Artery Bypass Graft Surgery). *J Am Coll Cardiol* 2004; 44(5):e213-310.

4. Nagle PC, Smith AW: Review of recent US cost estimates of revascularization. *Am J Manag Care* 2004; 10(11 Suppl):S370-376.

5. Smith PK et al: Cost analysis of aprotinin for coronary artery bypass patients: analysis of the randomized trials. *Ann Thorac Surg* 2004; 77(2):635-642; discussion 642-643.

6. Abbate A et al: Electron microscopy characterization of cardiomyocyte apoptosis in ischemic heart disease. *Int J Cardiol* 2007; 114(1):118-120.

7. Eefting F et al: Role of apoptosis in reperfusion injury. *Cardiovasc Res* 2004; 61(3):414-426.

8. Verma S et al: Fundamentals of reperfusion injury for the clinical cardiologist. *Circulation* 2002; 105(20):2332-2336.

9. Buja LM, Weerasinghe P: Unresolved issues in myocardial reperfusion injury. *Cardiovasc Pathol* 2010; 19(1):29-35.

10. Yellon DM, Hausenloy DJ: Myocardial reperfusion injury. *NEJM* 2007; 357(11):1121-1135.

11. Klatte K et al: Increased mortality after coronary artery bypass graft surgery is associated with increased levels of postoperative creatine kinase-myocardial band isoenzyme release: results from the GUARDIAN trial. *J Am Coll Cardiol* 2001; 38(4):1070-1077.

12. Costa MA et al: Incidence, predictors, and significance of abnormal cardiac enzyme rise in patients treated with bypass surgery in the arterial revascularization therapies study (ARTS). *Circulation* 2001; 104(22):2689-2693.

13. Steuer J et al: Impact of perioperative myocardial injury on early and long-term outcome after coronary artery bypass grafting. *Eur Heart J* 2002; 23(15):1219-1227.

14. Brener SJ et al: Association between CK-MB elevation after percutaneous or surgical revascularization and three-year mortality. *J Am Coll Cardiol* 2002; 40(11):1961-1967.

15. Lehrke S et al: Cardiac troponin T for prediction of short- and long-term morbidity and mortality after elective open heart surgery. *Clin Chem* 2004; 50(9):1560-1567.

16. Bolli R, Marban E: Molecular and cellular mechanisms of myocardial stunning. *Physiol Rev* 1999; 79(2):609-634.

17. Droge W: Free radicals in the physiological control of cell function. *Physiol Rev* 2002; 82(1):47-95.

18. Mallet RT, Bunger R: Energetic modulation of cardiac inotropism and sarcoplasmic reticular Ca2+ uptake. *Biochim Biophys Acta* 1994; 1224(1):22-32.

19. Halestrap AP, Pasdois P: The role of the mitochondrial permeability transition pore in heart disease. *Biochim Biophys Acta* 2009; 1787(11):1402-1415.

20. Verbunt RJ, Van der Laarse A: Glutathione metabolism in non-ischemic and postischemic rat hearts in response to an exogenous prooxidant. *Mol Cell Biochem* 1997; 167(1-2):127-134.

21. Sharikabad MN et al: Effect of calcium on reactive oxygen species in isolated rat cardiomyocytes during hypoxia and reoxygenation. *J Mol Cell Cardiol* 2000; 32(3):441-452.

22. Gow AJ, Ischiropoulos H: Nitric oxide chemistry and cellular signaling. *J Cell Physiol* 2001; 187(3):277-282.

23. Xia Y et al: Superoxide generation from endothelial nitric-oxide synthase. A Ca2+/calmodulin-dependent and tetrahydrobiopterin regulatory process. *J Biol Chem* 1998; 273(40):25804-25808.

24. Matsumura Y et al: Intracellular calcium level required for calpain activation in a single myocardial cell. *J Mol Cell Cardiol* 2001; 33(6):1133-1142.

25. Tsuji T et al: Rat cardiac contractile dysfunction induced by Ca2+ overload: possible link to the proteolysis of alpha-fodrin. *Am J Physiol Heart Circ Physiol* 2001; 281(3):H1286-1294.

26. Sekili S et al: Direct evidence that the hydroxyl radical plays a pathogenetic role in myocardial "stunning" in the conscious dog and demonstration that stunning can be markedly attenuated without subsequent adverse effects. *Circ Res* 1993; 73(4):705-723.

27. Vanden Hoek TL et al: Mitochondrial electron transport can become a significant source of oxidative injury in cardiomyocytes. *J Mol Cell Cardiol* 1997; 29(9):2441-2450.

28. Sun JZ et al: Evidence for an essential role of reactive oxygen species in the genesis of late preconditioning against myocardial stunning in conscious pigs. *J Clin Invest* 1996; 97(2):562-576.

29. Li Q et al: Gene therapy with extracellular superoxide dismutase attenuates myocardial stunning in conscious rabbits. *Circulation* 1998; 98(14):1438-1448.

30. Xu KY, Zweier JL, Becker LC: Hydroxyl radical inhibits sarcoplasmic reticulum Ca(2+)-ATPase function by direct attack on the ATP binding site. *Circ Res* 1997; 80(1):76-81.

31. Kawakami M, Okabe E: Superoxide anion radical-triggered Ca2+ release from cardiac sarcoplasmic reticulum through ryanodine receptor Ca2+ channel. *Mol Pharmacol* 1998; 53(3):497-503.

32. Josephson RA et al: Study of the mechanisms of hydrogen peroxide and hydroxyl free radical-induced cellular injury and calcium overload in cardiac myocytes. *J Biol Chem* 1991; 266(4):2354-2361.

33. Thomas GP et al: Hydrogen peroxide-induced stimulation of L-type calcium current in guinea pig ventricular myocytes and its inhibition by adenosine A1 receptor activation. *J Pharmacol Exp Ther* 1998; 286(3):1208-1214.

34. Halestrap AP et al: Elucidating the molecular mechanism of the permeability transition pore and its role in reperfusion injury of the heart. *Biochim Biophys Acta* 1998: 1366(1-2):79-94.

35. Delcamp TJ et al: Intramitochondrial [Ca2+] and membrane potential in ventricular myocytes exposed to anoxia-reoxygenation. *Am J Physiol* 1998; 275(2 Pt 2):H484-494.

36. Tanaka M et al: Superoxide dismutase plus catalase therapy delays neither cell death nor the loss of the TTC reaction in experimental myocardial infarction in dogs. *J Mol Cell Cardiol* 1993; 25(4):367-378.

37. Gill C, Mestril R, Samali A: Losing heart: the role of apoptosis in heart disease—a novel therapeutic target? *FASEB J* 2002; 16(2):135-146.

38. Elsasser A et al: The role of apoptosis in myocardial ischemia: a critical appraisal. *Basic Res Cardiol* 2001; 96(3):219-226.

39. Maulik N, Yoshida T, Das DK: Oxidative stress developed during the reperfusion of ischemic myocardium induces apoptosis. *Free Radic Biol Med* 1998; 24(5):869-875.

40. Freude B et al: Apoptosis is initiated by myocardial ischemia and executed during reperfusion. *J Mol Cell Cardiol* 2000; 32(2):197-208.

41. Kirshenbaum LA, de Moissac D: The bcl-2 gene product prevents programmed cell death of ventricular myocytes. *Circulation* 1997; 96(5):1580-1585.

42. Kluck RM et al: The release of cytochrome *c* from mitochondria: a primary site for Bcl-2 regulation of apoptosis. *Science* 1997; 275(5303):1132-1136.

43. Martin SJ et al: Early redistribution of plasma membrane phosphatidyl-serine is a general feature of apoptosis regardless of the initiating stimulus: inhibition by overexpression of Bcl-2 and Abl. *J Exp Med* 1995; 182(5): 1545-1556.

44. Rucker-Martin C et al: Early redistribution of plasma membrane phosphatidylserine during apoptosis of adult rat ventricular myocytes in vitro. *Basic Res Cardiol* 1999; 94(3):171-179.

45. Narayan P, Mentzer RM Jr, Lasley RD: Annexin V staining during reperfusion detects cardiomyocytes with unique properties. *Am J Physiol Heart Circ Physiol* 2001; 281(5):H1931-H1937.

46. Hammill AK, Uhr JW, Scheuermann RH: Annexin V staining due to loss of membrane asymmetry can be reversible and precede commitment to apoptotic death. *Exp Cell Res* 1999; 251(1):16-21.

47. Ringer S: A further contribution regarding the influence of the different constituents of the blood on the contraction of the heart. *J Physiol* 1883; 4(1):29-42.

48. Hooker D: On the recovery of the heart in electric shock. *Am J Physiol* 1929-1930; 91:305-328.

49. Wiggers C: Studies on ventricular fibrillation produced by electric shock. *Am J Physiol* 1929; 93(1):197-212.

50. Beck CS, Pritchard WH, Feil HS: Ventricular fibrillation of long duration abolished by electric shock. *J Am Med Assoc* 1947; 135(15):985.

51. Bigelow WG, Lindsay WK, Greenwood WF: Hypothermia; its possible role in cardiac surgery: an investigation of factors governing survival in dogs at low body temperatures. *Ann Surg* 1950; 132(5):849-866.

52. Melrose DG et al: Elective cardiac arrest. *Lancet* 1955; 269(6879): 21-22.

53. Tyers GF et al: Protection from ischemic cardiac arrest by coronary perfusion with cold Ringer's lactate solution. *J Thorac Cardiovasc Surg* 1974; 67(3):411-418.

54. Colapinto ND, Silver MD: Prosthetic heart valve replacement. Causes of early postoperative death. *J Thorac Cardiovasc Surg* 1971; 61(6):938-944.

55. Iyengar SR et al: An experimental study of subendocardial hemorrhagic necrosis after anoxic cardiac arrest. *Ann Thorac Surg* 1972; 13(3):214-224.

56. Bretschneider HJ et al: Myocardial resistance and tolerance to ischemia: physiological and biochemical basis. *J Cardiovasc Surg (Torino)* 1975; 16(3):241-260.

57. Hearse DJ, Stewart DA, Braimbridge MV: Cellular protection during myocardial ischemia: the development and characterization of a procedure for the induction of reversible ischemic arrest. *Circulation* 1976; 54(2):193-202.

58. Braimbridge MV et al: Cold cardioplegia or continuous coronary perfusion? Report on preliminary clinical experience as assessed cytochemically. *J Thorac Cardiovasc Surg* 1977; 74(6): 900-906.

59. Gay WA Jr, Ebert PA: Functional, metabolic, and morphologic effects of potassium-induced cardioplegia. *Surgery* 1973; 74(2):284-290.

60. Roe BB et al: Myocardial protection with cold, ischemic, potassium-induced cardioplegia. *J Thorac Cardiovasc Surg* 1977; 73(3):366-374.

61. Tyers GF et al: Preliminary clinical experience with isotonic hypothermic potassium-induced arrest. *J Thorac Cardiovasc Surg* 1977; 74(5): 674-681.

62. Buckberg GD: A proposed "solution" to the cardioplegic controversy. *J Thorac Cardiovasc Surg* 1979; 77(6):803-815.

63. Follette DM et al: Advantages of blood cardioplegia over continuous coronary perfusion or intermittent ischemia. Experimental and clinical study. *J Thorac Cardiovasc Surg* 1978; 76(5):604-619.

64. Ferguson TB Jr et al: A decade of change—risk profiles and outcomes for isolated coronary artery bypass grafting procedures, 1990-1999: a report from the STS National Database Committee and the Duke Clinical Research Institute. Society of Thoracic Surgeons. *Ann Thorac Surg* 2002; 73(2):480-489; discussion 489-490.

65. Mentzer RM Jr: Does size matter? What is your infarct rate after coronary artery bypass grafting? *J Thorac Cardiovasc Surg* 2003; 126(2):326-328.

66. Swan H et al: Hypothermia in surgery; analysis of 100 clinical cases. *Ann Surg* 1955; 142(3):382-400.

67. Lillehei CW et al: The direct vision correction of calcific aortic stenosis by means of a pump-oxygenator and retrograde coronary sinus perfusion. *Dis Chest* 1956; 30(2):123-132.

68. Lam CR et al: Clinical experiences with induced cardiac arrest during intracardiac surgical procedures. *Ann Surg* 1957; 146(3):439-449.

69. Gerbode F, Melrose D: The use of potassium arrest in open cardiac surgery. *Am J Surg* 1958; 96(2):221-227.

70. McFarland J: Myocardial necrosis following elective cardiac arrest induced with potassium citrate. *J Thorac Cardiovasc Surg* 1960; 64:833-839.

71. Sondergaard T et al: Cardioplegic cardiac arrest in aortic surgery. *J Cardiovasc Surg (Torino)* 1975; 16(3):288-290.

72. Sondergaard T, Senn A: [109. Clinical experience with cardioplegia according to Bretschneider]. *Langenbecks Arch Chir* 1967; 319:661-665.

73. Effler DB (editorial): The mystique of myocardial preservation. *J Thorac Cardiovasc Surg* 1976; 72(3):468-470.

74. Akins CW: Noncardioplegic myocardial preservation for coronary revascularization. *J Thorac Cardiovasc Surg* 1984; 88(2):174-181.

75. Murry CE, Jennings RB, Reimer KA: Preconditioning with ischemia: a delay of lethal cell injury in ischemic myocardium. *Circulation* 1986; 74(5):1124-1136.

76. Lichtenstein SV et al: Warm heart surgery. *J Thorac Cardiovasc Surg* 1991; 101(2):269-274.

77. Salerno TA et al: Retrograde continuous warm blood cardioplegia: a new concept in myocardial protection. *Ann Thorac Surg* 1991; 51(2): 245-247.

78. Ikonomidis JS et al: Myocardial protection for coronary bypass grafting: the Toronto Hospital perspective. *Ann Thorac Surg* 1995; 60(3):824-832.

79. Teoh LK et al: The effect of preconditioning (ischemic and pharmacological) on myocardial necrosis following coronary artery bypass graft surgery. *Cardiovasc Res* 2002; 53(1):175-180.

80. Quinn DW et al: Improved myocardial protection during coronary artery surgery with glucose-insulin-potassium: a randomized controlled trial. *J Thorac Cardiovasc Surg* 2006; 131(1):34-42.

81. Mentzer RM Jr et al: Sodium-hydrogen exchange inhibition by cariporide to reduce the risk of ischemic cardiac events in patients undergoing coronary artery bypass grafting: results of the EXPEDITION study. *Ann Thorac Surg* 2008; 85(4):1261-1270.

82. Sunderdiek U, Feindt P, Gams E: Aortocoronary bypass grafting: a comparison of HTK cardioplegia vs. intermittent aortic cross-clamping. *Eur J Cardiothorac Surg* 2000; 18(4):393-399.

83. Parolari A et al: Endothelial damage during myocardial preservation and storage. *Ann Thorac Surg* 2002; 73(2):682-690.

84. Yang Q, He GW: Effect of cardioplegic and organ preservation solutions and their components on coronary endothelium-derived relaxing factors. *Ann Thorac Surg* 2005; 80(2):757-767.

85. Ovrum E et al: Cold blood versus cold crystalloid cardioplegia: a prospective randomised study of 345 aortic valve patients. *Eur J Cardiothorac Surg* 2010; 38(6):745-749.

86. Jacob S et al: Is blood cardioplegia superior to crystalloid cardioplegia? *Interact Cardiovasc Thorac Surg* 2008; 7(3):491-498.

87. Allen BS, Buckberg GD: Myocardial management in arterial revascularization, in He G-W (ed): *Arterial Grafts for Coronary Artery Bypass Surgery*. Singapore, Springer, 1999; pp 83-105.

88. Hayashi Y et al: "Initial, continuous and intermittent bolus" administration of minimally-diluted blood cardioplegia supplemented with potassium and magnesium for hypertrophied hearts. *Heart Lung Circ* 2006; 15(5):325-331.

89. Petrucci O et al: Use of (all-blood) miniplegia versus crystalloid cardioplegia in an experimental model of acute myocardial ischemia. *J Card Surg* 2008; 23(4):361-365.

90. Velez DA et al: All-blood (miniplegia) versus dilute cardioplegia in experimental surgical revascularization of evolving infarction. *Circulation* 2001; 104(12 Suppl 1):I296-302.

91. Rousou JA et al: The effect of temperature and hematocrit level of oxygenated cardioplegic solutions on myocardial preservation. *J Thorac Cardiovasc Surg* 1988; 95(4):625-630.

92. Guru V et al: Is blood superior to crystalloid cardioplegia? A meta-analysis of randomized clinical trials. *Circulation* 2006; 114(1 Suppl): I331-1338.

93. Rosenkranz ER et al: Benefits of normothermic induction of blood cardioplegia in energy-depleted hearts, with maintenance of arrest by multi-dose cold blood cardioplegic infusions. *J Thorac Cardiovasc Surg* 1982; 84(5):667-677.

94. Teoh KH et al: Accelerated myocardial metabolic recovery with terminal warm blood cardioplegia. *J Thorac Cardiovasc Surg* 1986; 91(6): 888-895.

95. Minatoya K et al: Intermittent antegrade warm blood cardioplegia for CABG: extended interval of cardioplegia. *Ann Thorac Surg* 2000; 69(1): 74-76.

96. Franke UF et al: Intermittent antegrade warm myocardial protection compared to intermittent cold blood cardioplegia in elective coronary surgery—do we have to change? *Eur J Cardiothorac Surg* 2003; 23(3): 341-346.

97. Casalino S et al: The efficacy and safety of extending the ischemic time with a modified cardioplegic technique for coronary artery surgery. *J Card Surg* 2008; 23(5):444-449.

98. Hayashida N et al: The optimal cardioplegic temperature. *Ann Thorac Surg* 1994; 58(4):961-971.

99. Hayashida N et al: Minimally diluted tepid blood cardioplegia. *Ann Thorac Surg* 1998; 65(3):615-621.

100. Baretti R et al: Continuous antegrade blood cardioplegia: cold vs. tepid. *Thorac Cardiovasc Surg* 2002; 50(1):25-30.

101. Mallidi HR et al: The short-term and long-term effects of warm or tepid cardioplegia. *J Thorac Cardiovasc Surg* 2003; 125(3):711-720.

102. Onorati F et al: Does antegrade blood cardioplegia alone provide adequate myocardial protection in patients with left main stem disease? *J Thorac Cardiovasc Surg* 2003; 126(5):1345-1351.

103. Pratt FH: The nutrition of the heart through the vessels of Thebesius and the coronary veins. *Am J Physiol*, 1898; 1:86.

104. Ihnken K et al: The safety of simultaneous arterial and coronary sinus perfusion: experimental background and initial clinical results. *J Card Surg* 1994; 9(1):15-25.

105. Cohen G et al: Intraoperative myocardial protection: current trends and future perspectives. *Ann Thorac Surg* 1999; 68(5):1995-2001.

106. Louagie YA et al: Continuous cold blood cardioplegia improves myocardial protection: a prospective randomized study. *Ann Thorac Surg*, 2004; 77(2):664-671.

107. Karthik S et al: A survey of current myocardial protection practices during coronary artery bypass grafting. *Ann R Coll Surg Engl* 2004; 86(6):413-415.

108. Bonchek LI et al: Applicability of noncardioplegic coronary bypass to high-risk patients. Selection of patients, technique, and clinical experience in 3000 patients. *J Thorac Cardiovasc Surg* 1992; 103(2):230-237.

109. Raco L, Mills E, Millner RJ: Isolated myocardial revascularization with intermittent aortic cross-clamping: experience with 800 cases. *Ann Thorac Surg* 2002; 73(5):1436-1439; discussion 1439-1440.

110. Boethig D et al: Intermittent aortic cross-clamping for isolated CABG can save lives and money: experience with 15307 patients. *Thorac Cardiovasc Surg* 2004; 52(3):147-151.

111. Korbmacher B et al: Intermittent aortic cross-clamping for coronary artery bypass grafting: a review of a safe, fast, simple, and successful technique. *J Cardiovasc Surg (Torino)* 2004; 45(6):535-543.

112. Bonchek LI: Non-cardioplegic coronary bypass is effective, teachable, and still widely used: letter 1. *Ann Thorac Surg* 2003; 76(2):660-661; author reply 661-662.

113. Fujii M, Chambers DJ: Myocardial protection with intermittent cross-clamp fibrillation: does preconditioning play a role? *Eur J Cardiothorac Surg* 2005; 28(6):821-831.

114. Scarci M et al: Does intermittent cross-clamp fibrillation provide equivalent myocardial protection compared to cardioplegia in patients undergoing bypass graft revascularisation? *Interact Cardiovasc Thorac Surg* 2009; 9(5):872-878.

115. Imanaka K et al: Mitral valve surgery under perfused ventricular fibrillation with moderate hypothermia. *Circ J* 2002; 66(5):450-452.

116. Imanaka K et al: Noncardioplegic surgery for ischemic mitral regurgitation. *Circ J* 2003; 67(1):31-34.

117. Raphael J: Physiology and pharmacology of myocardial preconditioning. *Semin Cardiothorac Vasc Anesth* 2010; 14(1):54-59.

118. Kloner RA, Jennings RB: Consequences of brief ischemia: stunning, preconditioning, and their clinical implications: part 2. *Circulation* 2001; 104(25):3158-3167.

119. Cohen MV, Baines CP, Downey JM: Ischemic preconditioning: from adenosine receptor to KATP channel. *Annu Rev Physiol* 2000; 62:79-109.

120. Bolli R: The early and late phases of preconditioning against myocardial stunning and the essential role of oxyradicals in the late phase: an overview. *Basic Res Cardiol* 1996; 91(1):57-63.

121. Bolli R: The late phase of preconditioning. *Circ Res* 2000; 87(11):972-983.

122. Kin H et al: Postconditioning attenuates myocardial ischemia-reperfusion injury by inhibiting events in the early minutes of reperfusion. *Cardiovasc Res* 2004; 62(1):74-85.

123. Hausenloy DJ, Yellon DM: New directions for protecting the heart against ischaemia-reperfusion injury: targeting the Reperfusion Injury Salvage Kinase (RISK)-pathway. *Cardiovasc Res* 2004; 61(3):448-460.

124. O'Rourke B: Evidence for mitochondrial K+ channels and their role in cardioprotection. *Circ Res* 2004; 94(4):420-432.

125. Gomez L et al: Inhibition of mitochondrial permeability transition pore opening: translation to patients. *Cardiovasc Res* 2009; 83(2):226-233.

126. Heusch G, Boengler K, Schulz R: Inhibition of mitochondrial permeability transition pore opening: the Holy Grail of cardioprotection. *Basic Res Cardiol* 2010; 105(2):151-154.

127. Gross GJ, Peart JN: KATP channels and myocardial preconditioning: an update. *Am J Physiol Heart Circ Physiol* 2003; 285(3):H921-930.

128. Garg V, Hu K: Protein kinase C isoform-dependent modulation of ATP-sensitive K+ channels in mitochondrial inner membrane. *Am J Physiol Heart Circ Physiol* 2007; 293(1):H322-332.

129. Przyklenk K et al: Cardioprotection 'outside the box'—the evolving paradigm of remote preconditioning. *Basic Res Cardiol* 2003; 98(3):149-157.

130. Guo Y et al: Evidence for an essential role of cyclooxygenase-2 as a mediator of the late phase of ischemic preconditioning in mice. *Basic Res Cardiol* 2000; 95(6):479-484.

131. Kloner RA et al: Previous angina alters in-hospital outcome in TIMI 4. A clinical correlate to preconditioning? *Circulation* 1995; 91(1):37-45.

132. Anzai T et al: Preinfarction angina as a major predictor of left ventricular function and long-term prognosis after a first Q wave myocardial infarction. *J Am Coll Cardiol* 1995; 26(2):319-327.

133. Ottani F et al: Prodromal angina limits infarct size. A role for ischemic preconditioning. *Circulation* 1995; 91(2):291-297.

134. Tamura K et al: Association of preceding angina with in-hospital life-threatening ventricular tachyarrhythmias and late potentials in patients with a first acute myocardial infarction. *Am Heart J* 1997; 133(3):297-301.

135. Ishihara M et al: Implications of prodromal angina pectoris in anterior wall acute myocardial infarction: acute angiographic findings and long-term prognosis. *J Am Coll Cardiol* 1997; 30(4):970-975.

136. Kloner RA et al: Prospective temporal analysis of the onset of preinfarction angina versus outcome: an ancillary study in TIMI-9B. *Circulation* 1998; 97(11):1042-1045.

137. Leesar MA et al: Nonelectrocardiographic evidence that both ischemic preconditioning and adenosine preconditioning exist in humans. *J Am Coll Cardiol* 2003; 42(3):437-445.

138. Leesar MA et al: Bradykinin-induced preconditioning in patients undergoing coronary angioplasty. *J Am Coll Cardiol* 1999; 34(3):639-650.

139. Ishii H et al: Impact of a single intravenous administration of nicorandil before reperfusion in patients with ST-segment-elevation myocardial infarction. *Circulation* 2005; 112(9):1284-1288.

140. Tomai F et al: Ischemic preconditioning during coronary angioplasty is prevented by glibenclamide, a selective ATP-sensitive K+ channel blocker. *Circulation* 1994; 90(2):700-705.

141. Tomai F et al: Effects of naloxone on myocardial ischemic preconditioning in humans. *J Am Coll Cardiol* 1999; 33(7):1863-1869.

142. Leesar MA et al: Delayed preconditioning-mimetic action of nitroglycerin in patients undergoing coronary angioplasty. *Circulation* 2001; 103(24):2935-2941.

143. Walsh SR et al: Ischaemic preconditioning during cardiac surgery: systematic review and meta-analysis of perioperative outcomes in randomised clinical trials. *Eur J Cardiothorac Surg* 2008; 34(5):985-994.

144. Yellon DM, Alkhulaifi AM, Pugsley WB: Preconditioning the human myocardium. *Lancet* 1993; 342(8866):276-277.

145. Zhao ZQ et al: Inhibition of myocardial injury by ischemic postconditioning during reperfusion: comparison with ischemic preconditioning. *Am J Physiol Heart Circ Physiol* 2003; 285(2):H579-588.

146. Darling CE et al: 'Postconditioning' the human heart: multiple balloon inflations during primary angioplasty may confer cardioprotection. *Basic Res Cardiol* 2007; 102(3): 274-278.

147. Lonborg J et al: Cardioprotective effects of ischemic postconditioning in patients treated with primary percutaneous coronary intervention, evaluated by magnetic resonance. *Circ Cardiovasc Interv* 2010; 3(1):34-41.

148. Luo W et al: Postconditioning in cardiac surgery for tetralogy of Fallot. *J Thorac Cardiovasc Surg* 2007; 133(5):1373-1374.

149. Przyklenk K et al: Regional ischemic 'preconditioning' protects remote virgin myocardium from subsequent sustained coronary occlusion. *Circulation* 1993; 87(3):893-899.

150. Hausenloy DJ, Yellon DM: Remote ischaemic preconditioning: underlying mechanisms and clinical application. *Cardiovasc Res* 2008; 79(3):377-386.

151. Cheung MM et al: Randomized controlled trial of the effects of remote ischemic preconditioning on children undergoing cardiac surgery: first clinical application in humans. *J Am Coll Cardiol* 2006; 47(11):2277-2282.

152. Hausenloy DJ et al: Effect of remote ischaemic preconditioning on myocardial injury in patients undergoing coronary artery bypass graft surgery: a randomised controlled trial. *Lancet* 2007; 370(9587):575-579.

153. Gustafsson AB, Gottlieb RA: Autophagy in ischemic heart disease. *Circ Res* 2009; 104(2):150-158.

154. Decker RS, Wildenthal K: Lysosomal alterations in hypoxic and reoxygenated hearts. I. Ultrastructural and cytochemical changes. *Am J Pathol* 1980; 98(2):425-444.

155. Shimomura H et al: Autophagic degeneration as a possible mechanism of myocardial cell death in dilated cardiomyopathy. *Jpn Circ J* 2001; 65(11):965-968.

156. Dosenko VE et al: Protective effect of autophagy in anoxia-reoxygenation of isolated cardiomyocyte? *Autophagy* 2006; 2(4):305-306.

157. Hamacher-Brady A, Brady NR, Gottlieb RA: Enhancing macroautophagy protects against ischemia/reperfusion injury in cardiac myocytes. *J Biol Chem* 2006; 281(40):29776-29787.

158. Matsui Y et al: Distinct roles of autophagy in the heart during ischemia and reperfusion: roles of AMP-activated protein kinase and Beclin 1 in mediating autophagy. *Circ Res* 2007; 100(6):914-922.

159. Yan L et al: Autophagy in chronically ischemic myocardium. *Proc Natl Acad Sci USA* 2005; 102(39):13807-13812.

160. Gurusamy N et al: Cardioprotection by adaptation to ischaemia augments autophagy in association with BAG-1 protein. *J Cell Mol Med* 2009; 13(2):373-387.

161. Yitzhaki S et al: Autophagy is required for preconditioning by the adenosine A1 receptor-selective agonist CCPA. *Basic Res Cardiol* 2009; 104(2):157-167.

162. Bolli R et al: Myocardial protection at a crossroads: the need for translation into clinical therapy. *Circ Res* 2004; 95(2):125-134.

163. Sommerschild HT, Kirkeboen KA: Adenosine and cardioprotection during ischaemia and reperfusion–an overview. *Acta Anaesthesiol Scand* 2000; 44(9):1038-1055.

164. Cohen MV, Downey JM: Adenosine: trigger and mediator of cardioprotection. *Basic Res Cardiol* 2008; 103(3):203-215.

165. Fremes SE et al: Phase 1 human trial of adenosine-potassium cardioplegia. *Circulation* 1996; 94(9 Suppl):II370-375.

166. Cohen G et al: Phase 2 studies of adenosine cardioplegia. *Circulation* 1998; 98(19 Suppl): II225-233.

167. Mentzer RM Jr et al: Safety, tolerance, and efficacy of adenosine as an additive to blood cardioplegia in humans during coronary artery bypass surgery. *Am J Cardiol* 1997; 79(12A):38-43.

168. Mentzer RM Jr et al: Adenosine myocardial protection: preliminary results of a phase II clinical trial. *Ann Surg* 1999; 229(5):643-649; discussion 649-650.

169. Mullane K: Acadesine: the prototype adenosine regulating agent for reducing myocardial ischaemic injury. *Cardiovasc Res* 1993; 27(1):43-47.

170. Mangano DT: Effects of acadesine on myocardial infarction, stroke, and death following surgery. A meta-analysis of the 5 international randomized trials. The Multicenter Study of Perioperative Ischemia (McSPI) Research Group. *JAMA* 1997; 277(4):325-332.

171. Mangano DT et al: Post-reperfusion myocardial infarction: long-term survival improvement using adenosine regulation with acadesine. *J Am Coll Cardiol* 2006; 48(1):206-214.

172. Avkiran M, Marber MS: Na(+)/H(+) exchange inhibitors for cardioprotective therapy: progress, problems and prospects. *J Am Coll Cardiol* 2002; 39(5):747-753.

173. Bothe W et al: Glucose-insulin-potassium in cardiac surgery: a meta-analysis. *Ann Thorac Surg* 2004; 78(5):1650-1657.

174. Fath-Ordoubadi F, Beatt KJ: Glucose-insulin-potassium therapy for treatment of acute myocardial infarction: an overview of randomized placebo-controlled trials. *Circulation* 1997; 96(4):1152-1156.

175. van der Horst IC et al: Glucose-insulin-potassium infusion inpatients treated with primary angioplasty for acute myocardial infarction: the glucose-insulin-potassium study: a randomized trial. *J Am Coll Cardiol* 2003; 42(5):784-791.

176. Timmer JR et al: Glucose-insulin-potassium infusion in patients with acute myocardial infarction without signs of heart failure: the Glucose-Insulin-Potassium Study (GIPS)-II. *J Am Coll Cardiol* 2006; 47(8): 1730-1731.

177. Lazar HL et al: Tight glycemic control in diabetic coronary artery bypass graft patients improves perioperative outcomes and decreases recurrent ischemic events. *Circulation* 2004; 109(12):1497-1502.

178. Bruemmer-Smith S et al: Glucose, insulin and potassium for heart protection during cardiac surgery. *Br J Anaesth* 2002; 88(4):489-495.

179. Lell WA et al: Glucose-insulin-potassium infusion for myocardial protection during off-pump coronary artery surgery. *Ann Thorac Surg* 2002; 73(4):1246-1251; discussion 1251-1252.

180. Barcellos Cda S, Wender OC, Azambuja PC: Clinical and hemodynamic outcome following coronary artery bypass surgery in diabetic patients using glucose-insulin-potassium (GIK) solution: a randomized clinical trial. *Rev Bras Cir Cardiovasc* 2007; 22(3):275-284.

181. Caputo M et al: Incomplete revascularization during OPCAB surgery is associated with reduced mid-term event-free survival. *Ann Thorac Surg* 2005; 80(6):2141-2147.

182. Gill IS et al: Early and follow-up angiography in minimally invasive coronary bypass without mechanical stabilization. *Ann Thorac Surg* 2000; 69(1):56-60.

183. Balacumaraswami L et al: Does off-pump total arterial grafting increase the incidence of intraoperative graft failure? *J Thorac Cardiovasc Surg* 2004; 128(2):238-244.

184. Chowdhury UK et al: Myocardial injury in coronary artery bypass grafting: on-pump versus off-pump comparison by measuring high-sensitivity C-reactive protein, cardiac troponin I, heart-type fatty acid-binding protein, creatine kinase-MB, and myoglobin release. *J Thorac Cardiovasc Surg* 2008; 135(5):1110-1119, 1119 e1-10.

185. Shroyer AL et al: On-pump versus off-pump coronary-artery bypass surgery. *NEJM* 2009; 361(19):1827-1837.

孙燕华　吉冰洋　译

第 16 章

心脏外科患者的术后监护

Zain I. Khalpey,
Jan D. Schmitto,
James D. Rawn

前言

尽管心脏手术患者的年龄越来越大、并发症越来越多、手术也越来越复杂，心脏手术的死亡率和并发症发生率却持续下降。主要的原因之一就是术后监护的发展。本章将概述现代术后监护的策略及原则。

心血管监护

■ 血流动力学评估

心脏手术患者术后监护的重点是评估并优化血流动力学。适当的处理需要了解患者术前的心功能状态以及术中情况。由于术后心脏处于从体外循环、缺血和手术的应激状态中逐渐恢复的过程，术后血流动力学管理的目标是确保重要脏器组织的适度氧供，避免过高的氧需，以减少心脏负荷。

基础的初始血流动力学评估包括：用药史、心率和心律、平均动脉压、中心静脉压、心电图的评估以除外缺血和传导异常。肺动脉导管的应用可监测：肺动脉压、左心充盈压（肺毛细血管楔压，PCWP）和混合静脉血氧饱和度（MVO$_2$）、心排出量，也可计算出体循环和肺循环血管阻力。心排出量可采用热稀释法或 Fick 法测定。根据欧姆定律，心排出量（CO）、血压（BP）和体循环血管阻力（SVR）相互关联（表 16-1）。对大多数患者来说，至少应维持 MVO$_2$ 60% 左右，平均动脉压（MAP）大于 65mmHg 以及心指数（CI）大于 2L/（min·m^2）。血流动力学目标应该个体化，高血压或严重周围血管疾病的患者很可能获益于更高的血压；而正在出血或在脆弱组织上有缝线的患者最好进行严格的血压控制。有研究显示，维持高于正常的心指数或 MVO$_2$ 并未提高生存率[1]。

很多因素可导致不能达到合适的心排出量和终末器官氧

供。这些因素往往相互关联，包括：容量水平（前负荷）、外周血管张力（后负荷）、心脏泵功能、心率和心律，以及血液携氧能力等。

通过有创监测可较容易了解容量状态。除非中心静脉压（CVP）很低，CVP 并不能很好地反映左室舒张末容积（LV-EDV）。（中心静脉压升高可见于：容量过多、右心衰竭、三尖瓣和二尖瓣反流、肺高压、心脏压塞、张力性气胸和肺栓塞等。）当肺血管阻力（PVR）正常时（即 PVR 不高），肺动脉舒张压可较好的反映左心充盈压。PCWP（或直接测量左房压）可精确反映左心充盈压，测量时应同时注意其与肺动脉舒张压的关系以便持续监测左心充盈压。最佳的左心充盈压的维持往往来自临床经验，一般维持 PCWP 15mmHg 即可，但很多患者需要更高的 PCWP。大多数患者术后早期伴有明显的正平衡，但过多的容量大都存于血管外，如第三间隙和胸膜腔等。体外循环（CPB）炎症反应可引起血管麻痹，在术后早期往往需要持续容量输注。尿液和出血是常见的进行性体液丢失。低体温可导致血管收缩，当患者复温时，外周血管张力的改变将影响血流动力学，最佳治疗方法是容量替代治疗。

维持患者合适的血压需要足够的外周血管张力；而血管过度收缩可导致外周血管阻力明显增高，从而引起血压过高、心排出量过低。后负荷降低可见于：药物（镇静药、麻醉药物、术前使用血管紧张素转换酶抑制剂等）、发热、体外循环导致的全身炎症反应等。后负荷增高可见于：药物、低体温、交感张力增高（包括疼痛和焦虑），也可继发于容量不足或泵衰竭等。

影响左室泵功能的因素包括：外源性或内源性血管活性物质水平、术后心肌顿抑、缺血或梗死、瓣膜功能、酸中毒、电解质异常、低氧和心脏压塞等。心动过缓、心律失常和传导阻滞也会影响心排出量。

血液的携氧能力取决于血细胞比容（Hct）和氧饱和度。对于术后稳定患者，Hct 应大于 23%，动脉血氧饱和度应大于 92%。

对于患者的评估不要被很多理论所困扰，对患者的整体评估相对单一指标更为重要。血流动力学指标的趋势较孤立时点的数据更有价值。一般来说，若患者肢体温暖且灌注良好，精神状态良好，尿量充足［大于 0.5ml/（kg·min）］，则血流动力学状态常较好。术后血流动力学的急性改变很常见，严密的监护可更早予以处理。

表 16-1　监护室常用的数值和公式

术后早期血流动力学参数	预期值
平均动脉压（MAP）	$60 \sim 90$mmHg
收缩压（SBP）	$90 \sim 140$mmHg
右房压（RAP）	$5 \sim 15$mmHg
心指数（CI）	$2.2 \sim 4.4$L/（min·m^2）
肺动脉楔压（PAWP）	$10 \sim 15$mmHg
体循环血管阻力（SVR）	$1400 \sim 2800$dyn·s/cm^5
常用的血流动力学公式	**正常值**
$CO = SV \times HR$ $CI = CO/BSA$ CO，心排出量；HR，心率；SV，每搏量； BSA，体表面积	$4 \sim 8$L/min $2.2 \sim 4.0$L（min·m^2）
$SV = CO（L/min）\times 1000（ml/L）/HR$	$60 \sim 100$ml/beat［1ml/（kg·beat）］
$SVI = SV \div BSA$ SVI，每搏量指数	$33 \sim 47$ml/（beat·m^2）
$MAP = DP +（SP - DP）/3$	$70 \sim 100$mmHg
$SVR =（MAP - CVP \times 80）/CO$ CVP，中心静脉压；欧姆定律：电压（V）=电流（I）×电阻（R）；阻力与血液黏滞度（血细胞比容）成正比，而与半径的 4 次方成反比	$800 \sim 1200$dyn-s/cm^5
$PVR =（PAP - PCWP \times 80）/CO$ PAP，肺动脉平均压；PCWP，肺毛细血管楔压；PVR，肺血管阻力	$50 \sim 250$dyn-s/cm^5
$LVSWI = SVI \times（MAP - PCWP）\times 0.0136$ LVSWI，左室每搏做功指数	$45 \sim 75$（mg-M）/（beat·m^2）
氧供 $= CO \times（Hb \times \% sat）\times 1.39 + PaO_2 \times 0.0031$ 1.39 是每克血红蛋白（Hb）转运的氧气毫升数；0.0031 是氧气在溶质中的溶解度（ml/torr）	$60\% \sim 80\%$
A-V O$_2$ Difference $= 1.34 \times Hb \times（SaO_2 - SvO_2）$ Fick 心排出量 = 计算的氧耗/A-V O$_2$ Difference A-V，O$_2$ Difference，动静脉氧含量差。氧耗是通过基于年龄、性别、身高、体重等参数的列线图中测量。SaO$_2$，动脉血氧饱和度；SvO$_2$，是在不存在分流时从肺动脉测得的混合静脉血氧饱和度。若存在左向右分流，则计算出的混合静脉血氧饱和度 MVO$_2$ =（3 × 上腔静脉血氧饱和度 + 下腔静脉血氧饱和度）÷4。1.34 = ml O$_2$/g 的 Hb，10dl/L	正常 PvO$_2$ = 40torr，SvO$_2$ = 75% 正常 PaO$_2$ = 100torr，SaO$_2$ = 99%
分流率 $= Qp/Qs =（SaO_2 - MVO_2）/（PvO_2 - PaO_2）$ Qp，肺血流量（L/min）；Qs，体循环血流量（L/min）	正常小于 5%
EF（%）=（舒张末期容积 - 收缩末期容积）/舒张末期容积 EF，射血分数（评估心室收缩力的指标）	$60\% \sim 70\%$

续表

呼吸公式	正常值
$D (A-a) O_2 = FiO_2 \times 713 - PaO_2 - PaO_2 \div 0.8$	当吸入氧浓度为100%时，在非最佳氧合状态，该值 >350，或 $PaO_2 < 500torr$
$D (A-a) O_2$，肺泡-动脉血氧分压差，将吸入氧浓度（FiO_2）考虑进来，是一个评估气体交换效率的敏感指标	

肾脏和代谢的指标和公式	
$C_{CR} = (140 - 年龄) \times 体重（kg）/(72 \times Cr)$［女性患者再 $\times 0.8$］	$C_{CR} < 55ml/min$ 时，手术风险增加[98]
计算肌酐清除率 C_{CR}（近似肾小球滤过率，GFR）的 Cockroft 和 Gault 公式，更精确的测量需要 24 小时或 2 小时尿液：$C_{CR} = (U_{CR} \div P_{CR}) \times$（尿量/1440min 或 120min）$U_{CR}$ 和 P_{CR}，分别为尿和血浆肌酐浓度	

对于少尿的评估	肾前性	肾性
BUN/Cr	$>20:1$	$<10:1$
U/P 肌酐	>40	<20
U_{osm}	>500	<400
尿比重	>1.020	<1.010
U_{Na}（mmol/L）	<20	>40
FE_{Na}	<1%	>2%
尿沉渣	透明管型	管状上皮细胞管型；颗粒管型
BUN，血尿素氮（正常值7~18mg/dl）		
$FE_{Na} = U_{Na} \times P_{CR}/(P_{Na} \times U_{CR}) \times 100$	正常值，1~3%	
FE_{Na}，尿排钠率；U 和 P 分别代表尿和血浆中钠离子和肌酐的水平		
阴离子间隙 $= (Na^+) - ([Cl^-] + [HCO_3^-])$	正常值，8~12	
以下情况将升高：乙醇、尿毒症（慢性肾衰）、糖尿病酮症酸中毒、三聚乙醛、苯乙双胍、铁片、异烟肼、乳酸酸中毒（CN^-、CO、休克）、乙二醇和水杨酸盐等		
$C_{H_2O} = V - Cosm$	$P_{osm} = 275 ~ 295mOsmol/kg$	
$Cosm = Uosm \times V/Posm$		
C_{H_2O}，游离水清除率；V，尿流速；Posm 和 Uosm，分别为血浆渗透压和尿渗透压		

毛细血管液体交换（Starling 力）	水肿
净滤过压，$P_{net} = (P_c - P_{i0} - [\pi_c - \pi_i])$	1. P_c 高：心衰
K_f，滤过常数（毛细血管通透性）	2. π_c 低：肾病综合征
液体净流速 $= P_{net} \times K_f$	3. K_f 高：中毒、脓毒血症、炎性细胞因子
P_c，毛细血管压力——将液体移出毛细血管的压力	
P_i，间隙液体压力——将液体转移入毛细血管的压力	4. π_i 高：淋巴回流受阻
π_c，血浆胶体渗压——可导致液体渗入毛细血管	
π_i，间质液胶体渗透压——可导致液体渗出毛细血管	

续表

瓣膜手术后抗凝方案[99]	华法林目标 INR/阿司匹林 81mg
AVR，机械瓣	2.5～3.0/若高风险则用
AVR，生物瓣	2.5～3.0（3 个月），若使用阿司匹林则可不用抗凝/用
MVR，机械瓣	2.5～3.5（长期）/若高风险则用
MVR，生物瓣或二尖瓣成形	2.5～3.0（3 个月，若有栓塞史则延长至 1 年；若手术时 AF 或有 LA 栓子则需长期抗凝）/3 个月后用
AVR 和 MVR，机械瓣	2.5～3.0（长期）/用
AVR 和 MVR，生物瓣	2.5～3.0（3 个月）/3 个月后用
伴有房颤（上述任一种瓣膜手术）	2.5～3.0（长期）/用

AF，房颤；AVR，主动脉瓣置换术；MVR，二尖瓣置换术；高风险包括：AF、心肌梗死、左房（LA）增大、心脏内损伤、EF 值低下、尽管适度抗凝仍有体循环栓塞病史等

血流动力学管理

液体管理

前面已强调过，术后血流动力学管理的目标是确保足够的终末脏器灌注，而不增加不必要的心脏负荷。第一步是评估和优化血管内容量状态。大多数患者在术后早期需要持续的液体输注，其原因是第三间隙效应、复温、利尿剂的使用、血管扩张药物的使用以及出血等。应密切注意液体平衡和充盈压以指导容量复苏。Starling 曲线变异性很大；综合考虑心排出量、MVO$_2$ 与容量状态的变化将更有价值。心室肥厚（如有高血压或主动脉瓣狭窄病史的患者）或舒张功能障碍的患者往往需要更高的充盈压。经过大量补液而患者充盈压仍低则常见于出血或血管扩张状态，测定和计算 CO 和 SVR 可以区分两者。在严重血管扩张状态，适宜的使用缩血管药物可减少液体输入。正性肌力药物不能用于治疗低血容量。拔除气管插管后，液体需求往往减少，这是由于胸内压的降低利于静脉回流。

如何选择最佳的复苏液体仍有争议。在紧急情况下，达到相同的血流动力学效果，输入胶体液的量明显少于晶体液。输入 1000ml 5% 的清蛋白，一小时后仍有 80% 存在于血管内。在血管内皮完整性受损的情况（如 CPB 之后），清蛋白可能再分布于细胞间隙，导致第三间隙液体蓄积。一项研究表明，细胞外肺水的蓄积与预充液种类或术后输入液体类型无关[2]。比较胶体液与晶体液的最大的随机对照研究并未发现两者预后的差异[3]。清蛋白和羟乙基淀粉在稳定血流动力学方面也没有差异。羟乙基淀粉应慎用于出血、凝血功能障碍和肾功能不全的患者。

尽管术后早期不常见，但容量过多却是术后数日内常见的问题。若患者心功能良好，过多的容量可经尿液排出，而不需要进行干预。相反的，容量超负荷是导致术后心衰的常见原因。对于术前或术后心功能不全或围手术期输入大量液体的患者，常常需要利尿剂和血管扩张剂。肾功能不全的患者可能需要肾脏替代治疗（超滤、连续性静脉-静脉血滤或血液透析）以排除多余液体。急性多尿伴随的电解质紊乱常可导致心律失常。

药物支持

围手术期使用的药物有血管收缩剂、静脉或动脉扩张剂、正性肌力药物和抗心律失常药物等。如表 16-2 总结的，许多常用药物有多种作用。对这些药物的选择取决于精确的血流动力学评估。

血管收缩剂适用于血管扩张的患者，它们具有正常的心脏泵功能而对容量治疗反应不佳。血管收缩剂包括 α 受体激动剂（去氧肾上腺素）和血管加压素。亚甲基蓝对于血管加压素抵抗的低血压仍有疗效。血管收缩剂可能导致外周缺血，冠脉或动脉桥血管痉挛等。当使用这些药物时，需要密切监视肢体灌注和心电图的改变。

血管扩张剂适用于高血压患者和心功能不全且血压正常的患者。术后早期常使用硝酸甘油和硝普钠。两者都是短效药物，易于准确滴定剂量。由于它们抑制缺氧性肺血管收缩以及增加低氧区域的肺血流，两者都可导致低氧。硝酸甘油扩张静脉的效果较扩张动脉的效果好，它也会增加冠脉间的侧枝血流，但很容易产生快速耐受。长期输注硝普钠将产生氰化物中毒，必须监测高铁血红蛋白水平。钙通道阻滞剂尼卡地平不影响心脏收缩或房室结传导，它具有硝普钠的作用而无其毒副作用。奈西立肽或脑钠肽除了扩血管外也有利尿作用，其松弛性也可能利于舒张功能障碍的患者。

正性肌力药物适用于容量状态（前负荷）和血管张力（后负荷）均已优化而心排出量仍不足的患者。包括 β 肾上腺素受体激动剂（多巴酚丁胺），磷酸二酯酶抑制剂（米力农）。两者都通过增强心肌收缩力和扩张外周血管减少后负荷从而增加心排出量。多巴酚丁胺起效更快、更易于滴定；米力农增加心排出量，而不增加心肌氧耗。两者都可导致心律失常，加剧冠脉缺血。肾上腺素和去甲肾上腺素都具有 α、β 肾上腺素受体激动效应；它们不仅是正性肌力药物，也是血管收缩剂。低剂量多巴胺可扩张内脏和肾血管。由于围手术期 β 受体阻滞剂的应用可减少心脏手术后的并发症发生率和死亡率，应避免不必要的使用正性肌力药，若已使用，一旦条件允许，应尽快撤出。

心率和心律管理

正常窦性心律的丧失将导致病情恶化。维持最适心率和心律对于改善血流动力学状态往往有效。

起搏

在正常心率范围内，心率增加则心排出量增加，起搏往往有效（表 16-2）。然而，对起搏反应的密切监测十分重要。例如，窦性心动过缓往往比心室起搏的正常心率更为有效。心室

表 16-2　ICU 常见的事件及处理措施

心排出量综合征					
MAP	CVP	CO	PCW	SVR	处理措施
正常血压	高	低	高	正常/高	扩血管/利尿/正性肌力药
高血压	高	正常	高	高	扩血管/iNO/iPGI$_2$
低血压	低	低	低	正常	容量
低血压	高	低	高	高	正性肌力药/IABP/扩血管
低血压	正常/低	正常/高	正常/低	低	α 受体激动剂

CO，心排出量；CVP，中心静脉压；iNO，吸入一氧化氮；iPGI$_2$，吸入前列环素；SVR，体循环 血管阻力

常用的血管活性药物及其血流动力学效应						
药物	HR	PCW	CI	SVR	MAP	MVO$_2$
正性肌力药物						
多巴酚丁胺	↑↑	↓	↑	↓	↑↓	↑↔
米力农	↑	↓	↑	↓↓	↓	↑↓
混合血管活性药物						
肾上腺素	↑↑	↑↓	↑	↑	↑	↑
去甲肾上腺素	↑↑	↑↑	↑	↑↑	↑↑	↑
多巴胺	↑↑	↑↓	↑	↑↓	↑↓	↑
血管收缩药物						
去氧肾上腺素	↔	↑	↔	↑↑	↑↑	↑↔
血管加压素	↔	↔↑	↔	↑	↑	↑↔
亚甲基蓝	↔	↔	↔	↑	↑	↑
扩血管药物						
硝酸甘油	↑	↓↔	↔	↓	↓	↔↓
硝普钠	↑↑	↓↔	↔	↓↓	↓↓	↔↓
尼卡地平	↔	↔	↔	↓↓	↓↓	↔
奈西立肽	↔	↓↔	↔	↓	↓	↔

CI，心指数；HR，心率；MAP，平均动脉压；MVO$_2$，混合静脉血氧饱和度；PCW，肺毛细血管楔压；SVR，体循环血管阻力

NASPE/BPEG 起搏器识别码[100]

识别码位置				
I　起搏心腔	*II*　感知心腔	*III*　对感知的反应	*IV*　程控作用	*V*　抗心律失常作用
V—心室	V—心室	T—触发起搏	P—可调控心率和/或输出	P—抗心动过速
A—心房	A—心房	I—抑制起搏	M—多功能程控	S—除颤
D—双心腔	D—双心腔	D—触发和抑制	C—通信功能（遥测）	D—双功能（抗心动过速和除颤）
O—无	O—无	O—无	R—频率自适应	O—无
S—单心腔	S—单心腔	—	O—无	—

术后纵隔出血

出血速度	诊断	处理措施
<50ml/h 血压稳定，无凝血障碍	CPB 后	观察
100ml/h		
低体温	低体温（见上）	复温措施
急性低血压（MAP <50mmHg）		液体复苏（目标 MAP 60～65mmHg）
弥漫性渗血	临界凝血功能障碍	凝血功能筛查
凝血功能异常：		PEEP 试验（5～10cmH$_2$O）
1. PTT，PT 升高	肝素反跳	肝素水平；鱼精蛋白
2. INR >1.4	凝血因子缺乏	新鲜冰冻血浆
3. 纤维蛋白原低下	凝血因子缺乏	新鲜冰冻血浆
4. 血小板 <10^5/ul	血小板减少	输血小板
5. 血小板 >10^5/ul	血小板功能障碍	DDAVP
6. 出血 >10min	纤溶亢进	氨甲环酸、氨基己酸、抑肽酶
7. 出血 >30min（D-二聚体升高，有纤溶证据）	纤溶亢进	氨甲环酸、氨基己酸、抑肽酶
>200～300ml/h		
>200ml/h 持续 4 小时	外科出血	手术探查
>300ml/h 持续 2～3 小时		
>400ml/h 持续 1 小时		

BP，血压；CPB，体外循环；DDAVP，去氨加压素；FDP，纤维蛋白和纤维蛋白原降解产物；PEEP，呼气末正压；PT，凝血酶原时间；PTT，活化部分凝血时间

起搏可导致心室功能异常和同步性丧失。而心房射血的持续丧失将导致临床恶化。如有可能，应首选心房起搏，其次选择房室顺序起搏，最后才选择心室起搏。起搏心率过快也会因心脏充盈时间不足或诱导心肌缺血而影响心功能。心内起搏器常可通过程控而改善心脏做功。

主动脉瓣、二尖瓣和三尖瓣手术术后常有心脏传导阻滞。传导阻滞也与下壁心梗和药物（如地高辛、胺碘酮、钙通道阻滞剂和 β 受体阻滞剂等）有关。若双心房经隔途径行二尖瓣手术，可能由于切开窦房结而丧失窦性心律[4]。传导阻滞往往是一过性的。若心室逸搏心率缺失或不足，需密切监测起搏阈值，必要时可先建立备用起搏方式（如经静脉导线或肺动脉起搏导管，外部起搏垫等），最终放置永久起搏器。

室性心律失常

心脏手术后非持续性室速（VT）很常见，其诱因包括：围手术期缺血/再灌注损伤、电解质异常（常由低钾血症和低镁血症导致）或内源性/外源性交感刺激增强。一般来说，发现导致非持续性 VT 的原因并予以纠正更为重要，其导致的血流动力学异常往往是一过性的。

VT 持续 30 秒以上或导致严重血流动力学异常则需要强化治疗。需要除外持续缺血（需行冠脉造影）、纠正电解质异常并减少正性肌力药。常用的治疗药物有 β 受体阻滞剂、胺碘酮和利多卡因等。若持续性 VT 导致严重血流动力学异常应考虑电复律。

房扑和房颤

背景 心胸手术后房颤（POAF）的发病率为 30%～50%[5]，在高龄（大于 75 岁）、肾功能受损、COPD 患者中更为常见[6]。POAF 会增加卒中风险、延长住院天数、增加住院费用、增加术后远期死亡风险[7]。

预防冠状动脉旁路移植 （CABG）术后 POAF 发病率为 20%～40%，而在瓣膜手术或联合手术后患者更为常见。POAF 往往是一过性的可逆现象，患者术前即存在或因手术而形成一定的电生理基础。大量的研究显示 β 受体阻滞剂可预防 POAF，它也是目前预防 POAF 最常使用的药物。因此，在能安全耐受的情况下，术后应尽早使用或恢复 β 受体阻滞剂。禁忌证包括：正性肌力药的使用、血流动力学异常、COPD、房室传导阻滞（PR 间期大于 0.24 毫秒，或 II 度或 III 度传导阻滞）等。若频繁使用并滴定至影响心率血压的剂量，β 受体阻滞剂的预防效果更佳。索他洛尔和胺碘酮也有预防效果，但不优于 β 受体阻滞剂。除了预防房颤之外，β 受体阻滞剂也有其他优势，并且不具备胺碘酮的毒副作用。尽管 β 受体阻滞剂和胺碘酮具有预防心脏手术后房颤的作用，心胸手术后的炎症反应也是术后心律失常的常见诱因。例如，术后 IL6 和 CRP 水平升高，且与房颤发病率相关。尽管前期观察性研究显示，他汀类可减少术后房颤发病率，但近期一项大于 4000 例患者的队列研究显示他汀类对于房颤预防没有效果。唯一一项随机对照临床试验入选 200 例行 CABG 的患者，研究发现术前 7 天使用

阿托伐他汀的患者其术后房颤发病率减少60%。但是该研究中对照组房颤发病率极高（约60%），远高于大多数中心。该研究中没有常规使用可降低术后房颤发病率的β受体阻滞剂，而且同时行合并瓣膜手术的患者例数很少（41例）。对于术后使用β受体阻滞剂的患者，他汀类治疗进一步减少POAF的发生；当使用更大剂量他汀类药物时，没有足够的证据显示他汀类可进一步减少术后使用β受体阻滞剂的患者的房颤发生率。我们的研究显示，他汀类药物对于非冠心病心脏手术的高龄和肾功能不全的患者具有肾保护作用。近期开始的SPAR试验（国际性的前瞻性多中心试验）将研究围手术期高剂量他汀类药物（大于40mg的辛伐他汀，3-羟基-3-甲基戊二酰辅酶A [HMG-CoA] 还原酶抑制剂）是否可通过减少心脏手术术后炎症反应而减少POAF的发生。

治疗　房颤的治疗有很多方法。我们发现采用指南可减少房颤的发生，也可减少因其发生而产生的混乱和焦虑（图16-1）。采用这一策略的首要前提是大多数患者的新发房颤具有自限性（无论采用何种治疗方式，90%的患者在6~8周之内会恢复窦性心律）。控制心室率并抗凝与转复窦性心律的患者预

后相当。我们采用美托洛尔预防POAF，起始剂量12.5~25mg PO qid，若能耐受则逐渐增大剂量。

RACE II　对于永久性房颤（AF）的患者，指南建议严格控制心室率。RACE II（永久性房颤控制心率疗效研究：宽松和严格控制心率的比较II）是一项前瞻性多中心随机开放式非劣效性试验，比较永久性房颤两种控制心室率策略的优劣（图16-2）。614名患者随机分为宽松组（静息状态心率小于110次/分钟）或严格组（静息状态心率小于80次/分钟，适度运动时心率小于110次/分钟）。主要结局定为全因死亡，因心衰、卒中、体循环栓塞、出血而住院治疗以及威胁生命的心律失常事件。患者给予β受体阻滞剂、钙通道阻滞剂和/或地高辛以达到目标心率。经过2~3年的随访，宽松组主要结局发生率为12.9%，而严格控制心率组主要结局达14.9%（p=0.0001，预设非劣效性检验界值，见图16-1）。宽松组有更多的患者达到目标心率（97.7%，而严格组仅有67.0%，p=0.001）。综上所述，对于永久性房颤的患者，宽松的心率控制相对于严格控制心率，主要心血管事件并不增加。而且，对于患者和医务人员，由于门诊随访和检查次数相对减少，宽松的心率控制更

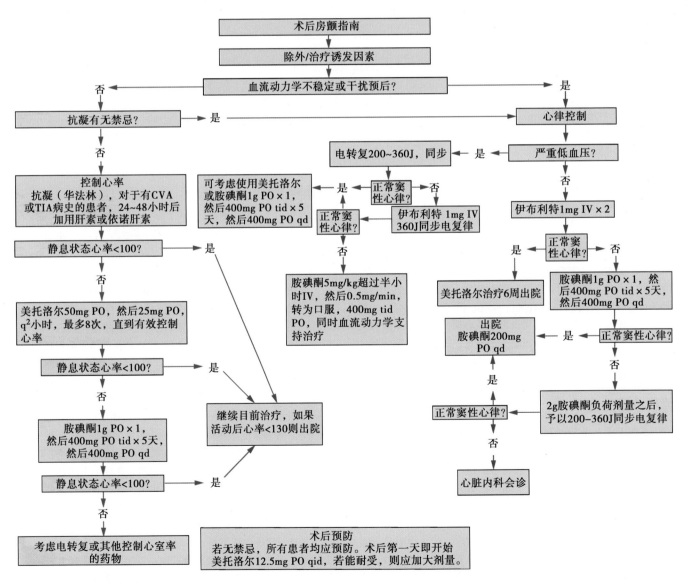

图16-1　术后房颤指南

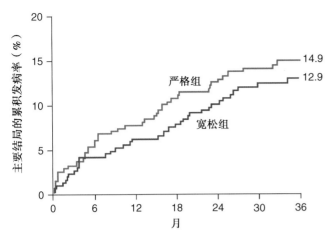

图 16-2　RACE Ⅱ。对于不同治疗组别的主要结局的累积发病率的 Kaplan-Meier 曲线。在 Kaplan-Meier 曲线最后的数字是估计的主要结局 3 年的累积发病率

为方便。RACE Ⅱ 对于临床的提示是，对于永久性房颤需控制室率的患者，应首选宽松的心率控制。然而，因为临床试验样本量相对较小，还需要大规模临床试验进一步对比宽松与严格心率控制的远期疗效。

1. 初始评估：要管理好房颤的患者，应首先了解以下三个问题：

a. 患者有症状吗？房颤往往较易耐受，过度治疗反而会导致严重并发症。因此，管理房颤的第一步就是评估其血流动力学影响。症状明显的患者可单独控制心率，也可能需要药物或电转复。血流动力学受累的证据包括：低血压、精神状态变化、尿量减少、外周灌注不足、心绞痛症状、心排出量降低或充盈压增加等。

b. 诱发因素是什么？恰当的治疗房颤需要辨别和治疗潜在的危险因素。可诱发房颤的因素包括：缺血、心房扩张、交感张力增加、电解质紊乱（尤其是利尿引起的低钾血症和低镁血症）、酸碱失衡、拟交感活性药物（正性肌力药物、支气管扩张剂）、停用 β 受体阻滞剂、肺炎、肺不张和肺栓塞等。

c. 治疗目标是什么？主要目标是维持血流动力学稳定。对大多数患者，控制心率就足够了，因为 90% 心脏手术后新发房颤患者将在 6 周之内恢复窦性心律。出现血流动力学受损的证据或患者恢复受影响应该立即行药物或电转复。

2. 药物治疗：药物可简单分为控制心率的药物和转复心律的药物。而控制心率药物 β 受体阻滞剂对于术后房颤的转复也有效。单一药物治疗往往优于多种药物联合治疗。

a. 控制心室率的药物

（1）β 受体阻滞剂　对于大多数患者，美托洛尔都是一线用药，既可以口服（PO）也可以静脉使用。美托洛尔应该滴定至静息时心室率小于 100 次/分钟。对于新发房颤，其推荐剂量为 50mg PO，继之以 25mg PO，直到正常窦性心律或达到合适的心率，最大可用追加 8 次。有些患者使用剂量可能要超过 400 毫克/天 PO。

（2）钙通道阻滞剂　可选用地尔硫䓬。起始剂量为 0.25mg/kg IV，而后 0.35mg/kg IV，继之以 5~15mg 持续泵注。

（3）地高辛　对于 β 受体阻滞剂使用有禁忌的患者可选用地高辛，尤其适用于射血分数低下的患者。有一些证据显示，地高辛可增加心房自主性。对于肾功能正常患者，其半衰期为 38~48 小时，具有显著的潜在毒性，治疗范围很窄。必须监测血药浓度，尤其对于肾功能不全的患者。很多药物（包括胺碘酮）都会增加其血药浓度。药物复律之后，须尽量减少控制心率的药物数量。

b. 抗心律失常药物

（1）美托洛尔（± 地尔硫䓬）；

（2）伊布利特（ibutilide）　可采用静推 1mg，若未转复可重复一次，使用时须密切监测有无尖端扭转性室速，虽然其发生率低但却很严重，而同时使用胺碘酮可增加其发生率；

（3）胺碘酮　胺碘酮可导致心肌抑制和传导阻滞，快速静推常可导致严重低血压，长期使用胺碘酮可导致严重毒性，应考虑尽量在术后 6 周内停用；

（4）腺苷　腺苷可用于治疗室上性心动过速（SVT）。（应避免用于移植受体，部分再血管化患者和房扑的患者）。

（5）决奈达隆（dronedarone）　决奈达隆是胺碘酮类似物，除不含碘以外，其结构和电生理性质与胺碘酮相似[8]。决奈达隆大大减少了抗心律失常药物潜在的危及生命的副作用。主要的临床研究显示，与安慰剂相比，决奈达隆对于房颤的患者具有很好的控制心率和转复的双重疗效，又不增加严重副作用。然而，ANDROMEDA 试验（决奈达隆抗心律失常试验，对于中重度充血性心衰患者评估并发症的减少）[9]却因为决奈达隆组相对于对照组死亡率更高而提前终止。该试验是一项大规模临床试验，入选症状性心力衰竭（严重的左室收缩功能减退）的住院患者。这项研究的结果显示对于症状性心衰的患者，应慎用决奈达隆。相反的，近期发表的 ATHENA 研究（入选了 4600 名以上的高危患者，但除外了严重心力衰竭的患者）[10]结果显示，相对于对照组，使用决奈达隆可显著降低心血管疾病的住院率和死亡率。相对的，DIONYSOS 研究比较了决奈达隆和胺碘酮。结果显示，决奈达隆相对于胺碘酮，安全性更好，但其维持房颤患者窦性心律的有效性较差[11]。

3. 电转复　对于血流动力学不稳定的房颤患者，应紧急使用电转复。200J 起始（同步），应对患者镇静。对于房扑患者又具有心房起搏导线的，可尝试超速抑制。

4. 抗凝　对于房颤超过 24 小时或 24 小时以上有多次持续房颤的患者，若无禁忌，应使用华法林。对于有卒中或 TIA 病史，或射血分数低下的患者，48 小时后应使用肝素（IV 或低分子肝素 SQ）。对于可能要装永久起搏器的患者不应使用华法林。

术后缺血和梗死

术后缺血和梗死可由术中心肌保护不当、桥血管扭曲痉挛或血栓形成、动脉内膜剥脱后血栓形成、气体栓塞或粥样硬化斑块脱落栓塞等原因导致。在出现其他原因无法解释的心脏泵功能低下、ST 段改变、新发的束支传导阻滞、室性心律失常或心肌酶增高等现象时，应考虑缺血和梗死。心电图的改变应当与已知的粥样硬化或再血管化区域相一致。气栓更易出现在右冠状动脉，手术室中往往会出现下壁 ST 段改变。一般情况下，这种改变会在数小时内自发缓解。值得注意的是，术后很常见的非特异性 ST 段改变往往是良性的。心包病变的特征性改变常是全导联的 ST 段凹面向上抬高，伴有心包摩擦音，并出现在术后 12 小时以后。

若怀疑缺血或梗死，心脏超声可作为辅助评估手段，而新发室壁运动异常或二尖瓣反流对于血流动力学改变很有意义。对于

桥血管、吻合口和靶血管性质的了解对于制定管理计划至关重要（例如，对于细小而病变重且流量很小的后降支，尝试改善其血流则弊大于利）。另一方面，如果患者有严重心肌病变的危险，则尽早进入手术室或介入导管室治疗可显著改善预后。进行性的缺血应该立即考虑标准策略，包括抗凝、β 受体阻滞剂、若能耐受可给予硝酸甘油。应考虑使用主动脉内球囊反搏以尽量减少血管活性药物的用量、减少心肌氧需和/或减少梗死面积。

右心衰和肺高压

右心室衰竭是术后极难处理的问题。右心衰可由围手术期缺血、梗死或急性肺血管阻力（PVR）增加导致。术前存在的肺高压常由左心衰、主动脉瓣狭窄、二尖瓣病变和肺部疾病导致。慢性肺高压的特征是异常增加的血管收缩和血管重塑[12]。急性 PVR 增加的原因有：急性左室功能障碍、二尖瓣狭窄或关闭不全、容量过多、肺水肿、肺不张、低氧或酸中毒等。也应考虑到肺栓塞，但在术后早期发生率较低。随着右心衰竭，可能产生右心扩大、中心静脉压增高、三尖瓣反流、肺动脉压和左心充盈压异常。一旦确定潜在可逆诱因就应该逆转这种潜在致命过程。应优化容量状态和左心功能。右心室具有其特定的 Starling 曲线，虽然右室衰竭往往需要更多的容量以保证足够的左心负荷，但右室过度充盈又会进一步恶化心功能。合理的使用 PEEP 进行肺复张并过度通气，能减少肺血管收缩导致的低氧和高碳酸血症。静脉使用血管扩张剂（常用的有硝普钠、硝酸甘油、妥拉唑林、肼屈嗪、前列环素［PGI_2］、腺苷和尼卡地平等）降低 PVR 往往由于导致体循环低血压而受限。使用正性肌力药物（例如米力农也可舒张血管）可能有益。由于目前没有只作用于肺血管的特异性血管扩张剂，局部应用扩血管药物更为有效，可显著减小 PVR 而不导致体循环低血压。吸入一氧化氮（NO）和 PGI_2 同样有效。它们可通过改善通气肺组织的血流而改善氧合。

瓣膜病的术后监护

主动脉瓣置换术

由于术前病理生理改变不同，主动脉瓣狭窄（主要是压力超负荷）和主动脉瓣关闭不全（容量超负荷）两种病变的患者术后管理存在显著差异。

主动脉瓣狭窄 主动脉瓣狭窄可导致左室肥厚、顺应性降低。对于某些患者，由于心室适应了异常高后负荷，所以在置换了狭窄的瓣膜之后，后负荷降低，心脏很容易达到高于正常水平的心排出量和血压。往往需要严密的控制血压以避免缝线开裂。对于某些患者，心室肥厚程度可导致具有血流动力学意义的流出道梗阻，此时采用扩容、β 受体阻滞剂和增加后负荷治疗最为有效。即使没有流出道梗阻，若患者存在低血容量或正常窦性心律丧失，心脏顺应性降低（舒张功能障碍）可导致显著的血流动力学损害。（多至 30% 的每搏量取决于房室顺序搏动。）当患者术后出现心动过缓或传导阻滞时，心房和心室同时放置起搏导线尤为重要。

主动脉瓣反流 主动脉瓣反流的患者左室往往扩大而无显著的肥厚，术后左室功能往往不好。最佳化容量、后负荷、正性肌力药物和心律对于这组患者往往具有一定的挑战性。

二尖瓣成形/置换

二尖瓣反流 关闭不全的二尖瓣成形或置换后，后负荷的增加和继发的室壁张力增高将左室功能减退暴露无遗。往往需要使用正性肌力药物支持左心功能，同时需体循环血管扩张以减低术后后负荷。左室功能异常偶尔可见于缝合时左冠回旋支意外受损。

二尖瓣狭窄 与二尖瓣关闭不全的患者不同，二尖瓣狭窄的患者左心功能常保留完好。然而，术后较常见的问题是，术前即有的肺高压在术后进一步加剧。术后重点应是优化右室功能和降低肺血管阻力。

出血、血栓和输血策略

由于体外循环需要充足的抗凝，术后出血已成为心脏外科的一大挑战。非体外循环下 CABG 的患者术后出血和输血都减少这一事实不足为奇[13]。大量出血以及输血等可显著增加并发症和死亡率。

术前评估

术前评估包括：明确异常出血或血栓病史，检查基本的凝血功能、Hct 和血小板数量。有近期肝素用药史和相关的血小板减少可疑诊肝素诱导的血小板减少症（HIT）。确诊可检测血小板因子 4-IgG 抗体（这种抗体在有肝素接触史的患者中可高达 35%）[14]。若确诊 HIT，至少等该检测阴性方可手术（一般需 3 个月）。若需紧急手术，则必须采取其他抗凝措施而不能使用肝素。近期使用经验显示，凝血酶直接抑制剂比伐卢定可有效抗凝。

术前用药常可增加出血风险。阿司匹林抑制环氧化酶，减少血栓素 A_2（TXA_2）的生成，减少血小板聚积。术前使用阿司匹林在一定程度上会增加术后出血风险，但是术前和术后早期开始用药（如术后 6 小时内）有助于改善预后和最终生存率[15]。其他抗血小板药物对于血小板功能影响更大。糖蛋白 Ⅱb/Ⅲa 受体拮抗剂依替巴肽（Integrilin）和替罗非班（Aggrastat）足够短效，有近期用药史也可安全行手术。若条件允许，为避免灾难性出血，阿昔单抗（Reopro）常需要停用 24～48 小时方可手术。氯吡格雷（Plavix）是一种噻吩并吡啶衍生物，阻断血小板 ADP P_2Y_{12} 受体，从而通过阻断 ADP-介导的反应抑制血小板激活，减少 α 颗粒的释放，降低 TXA_2 和 P 选择素表达，因此具有一定的抗炎效应。氯吡格雷最好术前停用 5 天，但是对于放置药物洗脱支架的患者不建议停药。通常，华法林（抑制维生素依赖的凝血因子 Ⅱ、Ⅶ、Ⅸ、Ⅹ 的生成）术前需停药 4～7 天以允许 INR 逐渐恢复正常。

术中策略

为避免不必要的出血和输血，术中可采用多种策略。抗纤溶药物 6-氨基己酸（Amicar）和氨甲环酸（Cyclokapron）可抑制纤溶酶原的激活而限制纤溶。术中，在关胸前局部应用氨甲环酸可有效减少术后出血[16]，尤其对于再次手术或有胸部放疗史等组织脆性较高的患者更为有效。抑肽酶（Trasylol）是一种丝氨酸蛋白酶抑制剂，激活因子 Ⅻ（Hageman 因子），具有抗纤溶性质（其主要的止血效应）和血小板保护作用。主要用于术后出血风险较高的患者。近期的回顾性研究已对抑肽酶的安全性提出质疑[17]。（译者注：因其心血管安全性，目前已停用）。

逆行自体血液预充技术用患者自体血液取代管道预充液，在 CPB 开始时，患者血液通过静脉插管前向引流，通过动脉插管逆向引流[18]。采用这种策略可显著减少 CABG 术后输血需求。使用肝素化的管道可确保转机时安全应用较低的抗凝目标。术中应仔细止血和避免过度使用自体血液回收（剔除了血液中的血小板和凝血因子）。

■ 术后出血

防止术后低体温很重要。到达 ICU 时低体温（≤35℃）与拔管延迟、寒颤、外周氧耗增加、血流动力学失衡、房性或室性心律失常、体循环阻力增加和凝血功能障碍等有关。

大多数患者术后都有一定程度的凝血功能异常，但仅有少数会有大量出血。术后凝血功能障碍与 CPB 后肝素残余或反跳、血小板减少（数量和质量）、凝血因子缺乏、低体温和血液稀释等有关。胸腔引流量持续大于 50~100ml/小时或具有其他临床出血证据就要引起重视。

要治疗术后出血就必须首先进行判断：是外科出血还是凝血功能异常性出血，还是两者兼具？外科出血要尽早手术探查，而凝血功能异常可在 ICU 治疗。凝血功能异常的患者其胸腔引流管中很少有血凝块。标准的治疗手段包括：保温、控制血压、给予额外的 PEEP、加用 6-氨基己酸、给予葡萄糖酸钙和血液制品等。总的来说，除非出血很严重，血液制品不应用于纠正凝血功能异常。所有异体血液制品都可导致输血相关的肺损伤和其他副作用。很少需要再给鱼精蛋白，而鱼精蛋白的使用可能会加重出血。去氨加压素（DDAVP）是一种人工合成的血管加压素类似物，其作用是增加 von Willebrand 因子（vWF）浓度，vWF 是重要的血小板粘附介质。对于 von Willebrand 病的患者和因尿毒症抗血小板引起的继发性血小板功能障碍的患者，可使用去氨加压素。

重组人凝血因子 VIIa（rFVIIa）被允许用于血友病患者，在心脏手术后威胁生命的大出血患者中可有效止血。与组织因子结合后，它将通过因子 X 激活外源性凝血系统，生成凝血酶并立即纠正 PT，而无全身血栓的证据[19]。

■ 开胸探查

开胸探查的指征包括：胸腔引流液大于 400ml/h 并持续 1 小时；大于 300ml/h 并持续 2~3 小时；大于 200ml/h 并持续 4 小时（表 16-2）[20]或出现心脏压塞或血流动力学失衡。当出现以下体征提示心脏压塞：低血压、心动过速、充盈压升高、正性肌力药物需求增加、反常搏动、奇脉以及左右房压相等。当出现这些体征时，心脏超声可辅助诊断但不能除外心脏压塞。胸片对于出血评估很有必要；可检出纵隔增宽或血胸。对于术后早期胸腔引流较多的患者都应行胸片检查，并在胸腔引流减少后进行复查以除外引流管堵塞。

■ 自体输血

纵隔引流血液自体回输仍存争议。未洗过的纵隔引流液中

的红细胞的变形性与自体全血相当[21]。此外，有证据表明引流血液自体回输不会导致明显的凝血功能异常（尽管纤维蛋白原水平低下，但是 1 小时和 24 小时的凝血时间正常）[22]。这种省血措施虽然没有异体输血的风险，但也可能具有免疫刺激作用。

■ 输血

输血是把双刃剑。尽管术前仔细计划，纠正药物诱导的凝血功能障碍，术中使用血液回收，关胸前术野"无血"等都无法保证术后不出血。加拿大重症监护试验小组将输血指征由小于 10.8g/dl 限制为小于 7.0g/dl，他们发现两组死亡率相当[23]。美国国立卫生研究院（NIH）的一项共识会议的结论是：血色素水平大于 10.9g/dl 不需要输血，而小于 7.0g/dl 时输血可获益[24]。组织灌注取决于心排出量和血色素水平。对于心脏手术后的稳定患者，血细胞比容的安全下限是 22%~24%[25]。边缘状态的 MVO₂ 或存在心肌缺血的证据为提高血细胞比容提供了理论依据。

为了决定是否输血，Murphy 和同事进行了一项研究，该研究以量化心脏手术后患者输血和临床预后、费用的关系为目的[26]。为此，作者将临床、血液学和输血数据库与 UK 人群登记库相关联。Murphy 发现，输血会增加住院费用（任何输血量增加 1.42 倍 [95% CI，1.37~1.46]，输 1U 增加 1.11 倍，输 9U 增加 3.35 倍）。作者同时揭示，术后任何时间输过血的患者顺利出院的概率降低（危害比 [HR]，0.63；95% CI，0.06~0.67），同时死亡率增加（0~30 天：HR，6.69；95% CI，3.66~15.1；31 天到 1 年：HR，2.59；95% CI，1.68~4.17；1 年：HR，1.32；95% CI，1.08~1.64）。Murphy 得出结论：心脏手术患者若输入红细胞将显著增加感染和缺血性术后并发症、延长住院时间、增加早期和晚期死亡率和住院费用。

免疫调节

有证据表明，输血具有免疫调节效应（或同种异体免疫或耐受诱导），可能会增加院内感染、输血相关的移植物抗宿主病（TAGVHD）、输血相关的肺损伤（TRALI）、肿瘤复发的风险，以及可能增加自身免疫性疾病发病率等。而且，"更新的"输血传播性疾病已为人所知。促炎介质和细胞因子也会增加伤口感染、脓毒血症、肺功能和肾功能不全等的发生[27]。

呼吸管理

■ 术后肺组织病理生理改变

近 50 年前，发明体外循环时，人们就发现了其肺部并发症，并认为是肺血管负荷过重引起的。"灌注肺"是继发于体外循环管道诱发的炎症反应，表现为轻度到重度的肺功能障碍。肺泡-动脉血氧分压差增大、肺分流率增加、肺水肿等，结果是肺顺应性降低。很多炎性介质参与其中。补体（C3a，C5b-C9）激活能直接损伤肺内皮细胞，隔绝中性粒细胞。这些中性粒细胞一旦被激活，将会释放氧自由基和蛋白水解酶，从而加剧损伤。在体外循环诱导的肺损伤模型中，人们发现也存在巨噬细胞因子的产生和血小板脱颗粒[28]。输血相关的肺损伤也可能进一步加剧肺功能障碍。

尽管人们对于损伤机制有了更多的了解，但却缺乏有效的临床治疗措施。相反，在一项随机双盲试验中，甲基强的松龙可显著增加肺泡-动脉血氧分压差和分流率，降低静态和动态顺应性，延迟拔管时间并与剂量相关。

到达监护室时的评估

到达重症监护室时，应该行双肺听诊，以确保两侧呼吸音一致以及无支气管痉挛。呼吸机设定常是控制通气，如 SIMV 或 AC 模式，吸入氧浓度（FiO$_2$）100%，呼吸频率 12～18 次/分钟，潮气量（TV）6～10ml/kg，PEEP 5cmH$_2$O，若采用 IMV，则 PS 8～10cmH$_2$O。术后 CXR 可反映气管插管位置，正确的位置为隆突上 2～3cm，若放置了鼻胃管和静脉导管，也可判断放置部位。若发现气胸、血胸或纵隔增宽时应谨慎。应行动脉血气，以确保氧合充分，且无高碳酸血症和代谢性酸中毒。应结合脉搏血氧饱和度和分钟通气量来解读动脉血气。

解决低氧血症的难题

如上所述，相对于基础水平，所有患者的氧合都将受损。然而，若不能在术后几个小时之内将 FiO$_2$ 下调至 50% 以下则意味着需要重新评估，因为很多低氧血症的原因是可以纠正的。有时候，简单地将脉搏氧饱和度探头换到另一个手指或耳垂即可改善氧饱和度显示数值。在外周血管收缩的情况下尤其如此，需要行更多的动脉血气以进行校正。使用扩血管药物，如硝酸甘油、米力农，尤其是硝普钠等可增加分流率（通过抑制缺氧性肺血管收缩）以至于需要提高 FiO$_2$ 来维持足够氧合。增加 PEEP 以改善肺泡复张或换一种血管活性药物可能有效[29]。若出现支气管痉挛，可用吸入药物治疗。反复行 CXR 检查可发现气胸、残留血胸、残留纵隔血肿、肺不张或误吸导致的新发渗出。

肺不张，尤其是左下肺，在几乎所有患者中或多或少都会出现。双侧基底段肺不张是由这些因素综合产生的：长时间仰卧位，术中肌松药的使用，这些因素导致腹腔脏器和横膈上移。这会使功能残气量（FRC）最多减少 1L。如果取左侧乳内动脉（IMA），需要切除胸膜，挤压左肺，减少潮气量以达到取 IMA 最佳术野。隔神经损伤导致的左下肺不张无法通过支气管镜吸引复张。然而，对于大约 80% 的肺叶性肺不张的患者可用支气管镜吸引复张，尤其是合并黏液栓时[30]。一项前瞻性研究比较了支气管镜与强化胸部物理治疗的效果，结果显示，两者效果相当[31]，但胸部物理治疗必须长期坚持。

镇静

对于"快通道"心脏手术，镇静和镇痛依赖短效药物，包括异丙酚、芬太尼和咪达唑仑等。右美托咪啶是一种高选择性的 α$_2$ 肾上腺素受体激动剂，具有抗焦虑、抗交感和镇痛作用，而无呼吸抑制、过度镇静或谵妄等副作用。可能还具有心肌保护作用[32]。可能出现的副作用是低血压和心动过缓。

早拔管

精神状态正常的稳定患者常可在手术室或回恢复室后数小时之内拔除气管插管。一旦动脉血气证实通气和氧合良好，可通过监测脉搏血氧饱和度和分钟通气量以指导拔管，往往无需再行动脉血气分析。

早拔管的禁忌包括：（1）术前呼吸衰竭需要气管插管；（2）伴有肺水肿的失代偿性心衰；（3）需要过度通气和 NO 治疗的重度肺高压和右心衰；（4）心源性休克（包括需要主动脉内球囊反搏的患者）；（5）深低温停循环；（6）持续低体温（小于 35.5℃）；（7）持续低氧（PaO$_2$：FiO$_2$ 小于 200）；（8）持续酸血症（pH 小于 7.30）；（9）持续纵隔出血；（10）脑血管意外或精神状态较差（无法遵循指令或保护气道）。

停机械通气和拔管

对于术后不能立即拔管的患者，自主呼吸试验（采用 5cmH$_2$O 压力自主呼吸 30 分钟）被证实是成功拔管最可靠的指标。呼吸试验时若出现呼吸窘迫的表现则应停止，包括以下表现：呼吸频率大于 35 次每分钟、血氧饱和度小于 90%、心率大于 140bpm、收缩压大于 180 或小于 90mmHg、易激惹、出汗和焦虑等[33]。因此，研究者引入了快速浅呼吸指数（RSBI；f/VT；单位：呼吸次数/分钟/升）这一概念。在这项试验中，研究人员通过 T 管给予患者无辅助的自主呼吸 1 分钟以上，然后计算 RSBI。若 RSBI 大于 105，则有 95% 的可能性会导致随后的停机械通气和拔管失败；而 RSBI 小于 105 则有 80% 的可能性拔管成功。而分钟通气量 V$_E$ 和气道压 MIP 对于拔管成功与否的预测较差。

每天或间歇的自主呼吸试验（SBT）也应用于拔管，即逐步减少间歇指令通气（IMV）的次数或逐步减少压力支持通气（PSV）的水平。每天或间歇 SBT 成功拔管的几率较 IMV 或 PSV 方式高出 2 到 3 倍。

一项 ICU 的前瞻性研究显示，RSBI 小于 105 的 20% 假阳性预测值中，大多数是由新发的获得性疾病所导致[34]，仅有 7% 的拔管失败与上次插管原因相同。对于心脏手术后的患者，目前没有研究，但我们推荐目前临床上广泛使用的这些策略，至少每天行 SBT。

决定拔管必须同时考虑到前述各种影响因素。同时，也必须评估患者是否具有管理分泌物和保护气道的能力[35]。

拔管失败

总体而言，约有 5% 的心胸手术患者需要再次插管[36]。患有 COPD 的患者这一发生率为 14%[37]，而有卒中史的患者有 10% 需要再次插管[38]。其他危险因素包括：NYHA IV 级患者、肾衰竭、需要主动脉内球囊反搏、PO$_2$：FiO$_2$ 降低、肺活量减少、长时间手术、长时间 CPB 以及术前长时间机械通气的患者[39]。不幸的是，对于 ICU 患者来说，再次插管将增加住院时间和死亡率。

长期机械通气和气管切开

在 20 世纪 60 年代早期，经喉部气管插管具有极高的气管狭窄发病率，因而被禁用于长期机械通气。结果，大家达成共识：若患者需要机械通气时间大于 3 天则应该行气管切开[40]。而低压套囊和软的气管插管的发明后，这个问题迎刃而解。随后的共识认为需要机械通气 2 周以上的患者需行气管切开。围绕这一实践的临床数据很棘手。一些试验结果显示，早期气管切开可更早的停止机械通气并减少并发症[40,41]。具体原因不详，但是有力的证据是早期气管切开可减少死腔和气道阻力，同时可利于肺部清洁（pulmonary toilet）。同时，强有力的证据显示，气管切开之后，临床医生的行为将有改善。也即是说，由于再次连接呼吸机很容易，临床医生倾向于更为积极的停止机械通气[41]。

经皮扩张气管切开（PDT）越来越多的在 ICU 施行，这种技术是安全的。近期一项随机前瞻性临床试验比较了需机械通气 14 天以上的两组患者：一组在 48 小时之内行 PDT，而另一组在 14～16 天时行 PDT[42]。该试验入选 120 名患者。在早期 PDT 组中，机械通气时间明显缩短［(7.6±4.0) 天，晚期 PDT 组为 (17.4±5.3) 天，p < 0.001］，肺炎的发生率较低（5% 比 25%，p < 0.005），而且死亡率较低（31.7% 比 61.7%，p < 0.005）。住院期间和出院 10 周后复查显示，两组气管狭窄发生率和严重性无差异。越来越多的证据显示，早期气管切开可能更为广泛的应用，因为这可能为患者带来希望，患者可能从早期气管切开中获益，而不是将气管切开作为最终手段。

■ 胸腔积液

心脏手术后出现液体在胸膜腔间隙聚集很常见，尤其好发于左侧，随着时间推移和利尿剂的使用，胸腔积液往往自行缓解。具体原因不详，但往往是多种因素混杂所致：容量过多、低清蛋白血症、心包炎或胸膜炎（心包切开术后综合征）、肺不张、肺炎或肺栓塞等。胸腔积液可导致胸痛或胸闷、气短、低氧或白细胞增多等症状体征。症状性胸腔积液应穿刺放液，往往无需反复行胸腔穿刺。心包切开术后综合征可用非甾体类抗炎药治疗。偶尔需要放置胸腔引流管直到无胸液产生。相对的，残余血胸需要即时清空以避免胸膜纤维化而需行胸膜剥脱术。

■ 肺炎

院内获得性肺炎具有较高的死亡率，而呼吸机相关性肺炎的发生几率每天增加约 1%[43]。临床诊断需要 CXR 发现新发或进展性渗出、痰性质的变化、白细胞升高和发热[44]。咳出的痰进行培养对于诊断极不准确，应直接支气管镜吸痰培养。常规支气管肺泡灌洗需要大量灌洗液（大于 100ml），因而较少采用。更常应用的是采用数毫升的生理盐水行支气管肺泡灌洗。革兰氏染色显示每个低倍视野（LPF）大于 25 个鳞状上皮细胞为口腔污染，而大于 25 个中性粒细胞则提示感染。计量的培养若发现 10^5～10^6 cfu/ml（"中到大量"，"3 到 4 个 +"）提示感染，而小于等于 10^4 cfu/ml（"少到微量"，"1 到 2 个 +"）更可能是定植菌。革兰氏阴性菌更为常见，因此在一线经验性应用抗生素中应予以覆盖。患者特异性因素和培养及药敏结果可进一步确定抗生素的选择[45]。

肺部清洁对于预防和治疗院内获得性肺炎的作用十分重要。应该鼓励所有患者下床走动（甚至是戴着呼吸机的患者）、翻身、咳嗽和深呼吸，同时应给予胸部物理治疗和支气管扩张剂。对于控制呼吸的患者应行无菌吸痰以辅助排痰。经鼻气管吸引可强烈刺激咳嗽和分泌物清除，从而对于非气管插管患者非常有效。也可行治疗性纤维支气管镜检查。

■ 肺栓塞

深静脉血栓形成（DVT）和肺血栓栓塞（PE）在心脏手术后不常见。报道的 PE 发病率为 0.5%～3.5%，占围手术期死亡的 0.3%～1.7%。这是由于多种原因所致：术中大剂量肝素的应用，体外循环后血小板数量和质量的下降，抗血小板药物和抗凝药物更多的应用以及早期下地活动等。近期一项尸检报告显示，DVT 发生率为 52%，轻度 PE 发生率为 20%[46]，而因 PE 致死的占 7%。不幸的是，由于担心术后出血和肝素诱导的血小板减少症的发生，术后常规应用肝素预防 DVT 受到质疑。只要患者能够耐受，应使用间歇性充气挤压泵预防 DVT 发生。

对于 PE 的诊断需要保持警惕，若术后患者出现新发的肺泡-动脉血氧分压差升高、气短、活动耐量降低需除外 PE，尤其是 CXR 正常或无变化的情况。肺栓塞螺旋 CT 对于确诊十分可靠[47]，尽管其准确性也会受到验前概率的影响[48]。

肾脏和代谢支持

■ 围手术期肾功能异常/不全

心脏手术后新发的肾功能异常将显著增加并发症和死亡率。据 1997 年 ATS 数据库显示，CABG 术后急性肾衰竭（ARF）的发病率为 3.14%，其中 0.87% 的患者需要透析[49]。Chertow 在美国 43 所退伍军人医院研究了行 CABG 或瓣膜手术的 43642 名患者[50]。术后需要透析的急性肾衰竭发生率为 1.1%。这组患者的死亡率为 63.7%，而未发生 ARF 的患者死亡率为 4.3%。心肌功能减低和严重的动脉粥样硬化是发生需要透析的肾衰竭的两个独立危险因素。

术前即有肾功能异常（血肌酐大于 1.5mg/dl）的患者发生卒中、出血、透析、长时间机械通气、住院时间延长以及死亡的风险将会增加。Chertow 发现，术前肾功能水平与术后肾功能异常有关。当基础血肌酐水平分别小于 1mg/dl，1.0～1.4mg/dl，1.5～1.9mg/dl 和 2.0～2.9mg/dl 时，术后 ARF 发生率相应为 0.5%，0.8%，1.8% 和 4.9%。长期透析的患者若行心脏手术，则手术死亡率为 11.4%，并发症发生率为 73%，5 年保险精算生存率为 32%[51]。肾移植患者行心脏手术的死亡率为 8.8%[52]。

新发或长期高血压的患者术前行冠脉造影时应同时行肾血管造影，若有肾血管严重狭窄，可于心脏手术前进行处理以改善术后肾功能。为使患者术前肾功能状态最佳，应尽量减少造影剂用量，同时予以充分水化，也可使用肾保护药物（如，N-乙酰半胱氨酸等）。

■ 体外循环对于肾功能的影响

手术期间可考虑缩短体外循环时间以及维持平均动脉压大于 60mmHg。体外循环的副作用包括对于血液尤其是红细胞的破坏，将增加游离血红蛋白水平和微栓子导致肾脏损伤。低温（复温过程，血管扩张和组织床充血导致第三间隙液体聚集）、血液稀释（降低血液粘滞度和血浆胶渗压）和缺血再灌注损伤可影响肾功能。并且，体外循环可导致儿茶酚胺、激素（肾素、醛固酮、血管紧张素 II、血管加压素、心房钠尿肽和 urodilantin［译者注钠尿肽的一种，心房钠尿肽的类似物]）[53] 和炎性因子（激肽释放酶、缓激肽）释放增加，因此也对肾功能产生副作用。这些负面刺激导致肾血流低下，肾小球滤过率（GFR）降低，而肾血管阻力增加。低血压和血管活性药物的应用可加剧这一反应。对于肾功能异常且体外循环时间较长的患者可采用超滤以减少容量超负荷。

术后的主要目标是保持肾脏充分的灌注压力并维持尿量大于 $0.5ml/(kg \cdot h)$，而不考虑术前肾功能水平。体外循环后快速利尿（大于 $200 \sim 300ml/h$）很常见。为保证肾脏灌注充分，需行液体替代治疗并维持足够的血压和心排出量。在不给予利尿剂的情况下，最好的评估肾脏灌注的指标是尿量的多少。除了优化血流动力学和不使用肾毒性药物以外，没有充分的证据显示采用利尿剂、甘露醇、多巴胺、非诺多泮、奈西立肽或其他任何药物具有肾脏保护作用。然而，在肾功能异常的情况下，采用这些药物进行利尿治疗可避免肾脏替代治疗。

■ 电解质异常

钙

游离钙的水平（正常值为 $1.1 \sim 1.3mmol/L$）对于心肌做功至关重要，也参与再灌注损伤。低血钙导致 QT 间期延长。术后低血钙常见于体外循环后、有血液稀释史、脓毒血症或输注含枸橼酸盐的血制品。钙离子水平在细胞内最高，细胞外液（ECF）中含量很少。与清蛋白结合的钙离子水平将随血浆清蛋白水平改变而改变，而游离钙水平不变。

钾

心脏手术中，钾离子流动十分显著，也会影响到心脏自律性和传导性。灌注停跳液、尿量减少、胰岛素水平降低以及红细胞溶血都会导致高血钾[54]。快速利尿、使用胰岛素和碱血症均可导致低血钾[55]。对于低血钾的积极治疗可降低围手术期心律失常的发生率。血浆钾离子水平和替代措施应整合于术后早期治疗中。替代治疗后，血浆钾离子水平呈对数增加；严重低钾血症的患者需要大量补钾。

镁

血镁（正常值为 $1.5 \sim 2mmol/L$）是仅次于钾离子的细胞内含量第二多的阳离子。它通过其 ATP 辅助因子和钙离子拮抗作用参与内皮细胞动态平衡[56]、心肌兴奋性和肌肉收缩，同时它也与细胞内钾离子的调节密切相关[57]。血液稀释和体外循环后，低镁血症很常见（大于 70% 的患者都会发生低镁血症），低镁血症会增加房颤和尖端扭转性室速的发生率[58]。

■ 内分泌功能障碍

糖尿病

心脏手术人群中，多至 30% 的患者患有糖尿病（1 型或 2 型）。体外循环后，由于激素（生长激素、儿茶酚胺和皮质醇将升高）刺激反应将导致高血糖（甚至在非糖尿病患者中也常发生高血糖），胰岛素产生也会降低。这将持续至多 24 小时，外源性儿茶酚胺的使用将加剧这一过程。持续泵注胰岛素进行严格的血糖控制可降低胸骨感染率。近期，一项重症患者的研究显示，更为严格的将血糖水平控制在小于等于 $110mg/dl$ 水平可将 12 个月的死亡率从 8.0% 降至 4.6%[59]。

NICE-Sugar（"好糖"）研究　为确定重症患者最佳的血糖控制目标，进行了 NICE-Sugar 研究[60]。研究者入选了 6104 名 ICU 患者，使他们在收入 ICU 的 24 小时之内进行严格的血糖控制。对于预期未来需要血糖控制 3 天或以上时间的患者随机分为两组，一组进行严格的血糖控制，以 $81 \sim 108mg/dl$（$4.5 \sim 6.0mmol/L$）为目标血糖；另一组行传统的血糖控制，以小于或等于 $180mg/dl$（$10.0mmol/L$）为目标血糖。两组基线数据相当。严格控制血糖组中 829 人（27.5%）死亡，传统血糖控制组中 751 人死亡（24.9%）（严格控制血糖比值比 1.14；95% 置信区间 $1.02 \sim 1.28$，$p = 0.02$）。手术患者和非手术患者的治疗效果相当（严格控制血糖在两者的比值比分别为 1.31 和 1.07，$p = 0.10$）。严重低血糖（血糖 $\leq 40mg/dl$ [$22mol/L$]）的发病率两组有显著差异（$p < 0.001$），严格控制血糖组 3016 名患者中有 206 名发生（6.8%），而传统治疗组 3014 名患者中仅 15 名发生（0.5%）。两组患者 ICU 停留时间和住院天数中位数无显著差异（$p = 0.84$），机械通气时间中位数无显著差异（$p = 0.56$），肾脏替代治疗两组也无显著差异（$p = 0.39$）。

综上，NICE-sugar 的研究者认为，严格血糖控制可导致成人 ICU 患者死亡率增加；将血糖水平控制在 $\leq 180mg/dl$ 将比严格控制在 $81 \sim 108mg/dl$ 死亡率低。

肾上腺功能异常

心脏手术激活下丘脑-垂体-肾上腺轴，从而增加血浆促肾上腺皮质激素（ACTH）和皮质醇水平。在老年人群中，亚临床肾上腺功能不全发病率高达 20%，这些患者可能由于手术应激而被发现。任何术前 6 个月内使用外源性激素的患者都应在围手术期接受应激剂量的激素治疗。任何表现为长时间、无法解释的血管扩张性休克的患者需怀疑肾上腺功能不全。促肾上腺皮质激素刺激试验可用于诊断。与此同时，由于地塞米松不会影响试验结果，可静脉给予地塞米松。

术后相关并发症

■ 神经系统

中枢神经系统

心脏手术后卒中的发生率为 1% ~ 4%，并与手术类型相关。Ricotta 和同事认为会使术后神经系统并发症风险增加的是：颈动脉狭窄（大于 50%）、再次心脏手术、瓣膜手术和既往卒中史[61]。John 和同事回顾了纽约州的 19 224 名患者[62]。CABG 术后卒中发病率为 1.4%，卒中后死亡率为 24.8%。多因素 Logistic 回归分析确认了这些危险因素：主动脉钙化、既往卒中史、年龄、颈动脉疾病、体外循环时间、肾衰竭、周围血管疾病、吸烟和糖尿病等。导致术后神经系统损伤的术中危险因素包括：气体、碎片或栓子脱落引起的栓塞，白细胞、血小板或纤维蛋白导致的微栓[63]，体外循环时长[64]，非搏动性体外循环期间大脑低灌注以及低温停循环等[65]。

心脏手术后神经精神障碍（神经认知功能障碍、谵妄、癫痫发作等）很常见，其发病率可高达 50% ~ 70%。导致这些神经精神异常的原因不明确，仍存有争议。尽管这些障碍的原因不详，患者存在远期认知功能减退的风险。Van Dijk 和同事[66]回顾了 12 项队列研究，并对其中六项可比较的研究进行了整合，结果显示术后 2 个月认知功能受损的发病率为 22.5%。然而，这可能是由于原有脑血管病的进展而不是 CABG 手术或体外循环所造成的[67]。

心脏手术后谵妄发病率高达 50%，尤其是在有前期器质性精神疾患、严重酗酒史、高龄或脑血管疾病的患者更常见[68]。围手术期使用阿片类药物、麻醉药和镇静剂可加重谵妄的发生。右侧顶叶病变可表现为谵妄。其他可导致心脏手术 ICU 患者谵妄的因素包括肾衰竭、肝功能衰竭和甲状腺功能异常。这些疾病的 EEG 往往异常，而原发精神疾病患者的 EEG 是正常的。治疗包括纠正代谢异常，建立正常睡眠-觉醒周期以及尽量减少可能导致谵妄的药物。

臂丛损伤/外周神经损伤

正中开胸患者在胸骨过度牵开时可能损伤臂丛，因为第一肋可能影响到臂丛下干和分支[69]。取乳内动脉时也可能损伤臂丛而导致严重后果[70]。上肢在术中摆放不正确也可能由于尺神经压迫而导致神经失用症[71]。足部背屈或外翻麻痹可由于牵拉或压迫腓骨头引起腓总神经损伤而导致[72]。大隐静脉神经症（小腿内侧到大拇指的感觉改变）作为取静脉后遗症（内窥镜取静脉后较少发生），继发于取静脉时导致胫前或髌骨下神经撕裂[73]。

■ 消化系统

心脏手术后肠系膜缺血少见但却是致命的[74]。危险因素包括体外循环时间（低灌注）、血管活性药物的使用（交感激活性血管收缩）、使用 IABP 或其他导致粥样硬化斑块栓塞、房颤、周围血管疾病和肝素诱导的血小板减少症等。早期手术处理（6 小时以内）的死亡率为 48%，若手术处理不及时（超过 6 小时）则死亡率升高至 99%。消化道出血很常见，并可导致严重并发症的发生。而使用 H_2 受体拮抗剂、质子泵抑制剂和硫糖铝可减少消化道出血的发生率[75]。其他与消化系统有关的并发症包括：体外循环后偶发胰腺炎（高淀粉酶血症，35% ~ 65%，导致 0.4% ~ 3% 显性胰腺炎，原因不详）[76]、急性无结石胆囊炎（占所有急性胆囊炎患者的 2% ~ 15%，可能由于低灌注、麻醉药或肠外营养而导致胆汁淤积）[77]、吞咽功能障碍、由于插管或 TEE 的使用导致口咽部言语困难[78]、小肠或大肠肠梗阻。（Olgilvie's 综合征与长时间机械通气有关。）[79] 术前肝功能异常（非心源性肝硬化）将导致术后高并发症发生率和死亡率（Child 分级 A 级具有 20% 的并发症发生率，0% 的死亡率；Child 分级 B 级具有 80% 的并发症发生率，100% 的死亡率［译者注：该研究仅入选 13 例患者］）。尽管有 20% 的患者有一过性高胆红素血症，少于 1% 的患者患有严重干细胞损伤而进展为慢性肝炎或肝衰竭[80]。

■ 感染

院内获得性感染

心脏手术后有 10% ~ 20% 的患者发生院内获得性感染。感染部位可为手术切口、肺部、泌尿系统、有创监测或设备和消化系统等。长时间机械通气将导致院内获得性肺炎。其发病率仅次于泌尿系统感染而死亡率最高[44]。吸烟和 COPD 患者最可能于术前定植，因此具有更高的肺炎发病率（15.3%，而对照组为 3.6%）[81]。

导管相关性感染（如，膀胱或血管相关的）在 ICU 中很常见。最常见的致病菌为金黄色葡萄球菌（12%）、凝固酶阴性的葡萄球菌（11%）、白色念珠菌（11%）、绿脓杆菌（10%）和肠杆菌等[82]。

发热

重症监护室中发热很常见，但对于预测术后菌血症意义不大（CABG 术后发热的 835 名患者中仅 3.2% 发生菌血症）[83]。真正阳性的菌血症仅占 4% ~ 5%，而污染率为 32% ~ 47%[84]。与心脏手术相关的非感染性发热包括：心肌梗死、心包切开术后综合征和药物热。感染性病因包括：切口感染、上泌尿系感染、肺炎、导管相关性感染、污染血液聚集至分隔区域（如心包、胸膜、腹膜后和腿部切口间隙）导致的感染等。

脓毒症/感染性休克

心脏手术后感染性休克具有灾难性后果。脓毒血症的病理生理改变包括：全身炎症反应、凝血功能改变、纤溶受损和继发的靶器官衰竭以及多脏器功能衰竭、不可逆的休克和死亡（占 20% ~ 50%）等[85]。由于继发于分流和细胞水平氧提取障碍，混合静脉血氧饱和度可能异常增高。在血管扩张性休克中，维持终末器官组织灌注至关重要，这就包括大量液体输注和血管加压素的使用[86]。对于顽固性低血压，采用亚甲基蓝治疗（抑制 NO 合成）可能有效。PROWESS 研究小组的 Bernard 和同事[87]证明了采用重组人活化蛋白 C（又名 drotrecogin alfa，商品名 Xigris）治疗严重休克具有显著生存优势。其作用机制是调节全身炎症反应、促凝血和促纤维蛋白溶解。该药物的一项随机试验共入选 1690 名患者，安慰剂组死亡率为 30.8%，而治疗组死亡率为 24.7%。

切口

切口延迟愈合/感染　术后持续出血和血流动力学不稳定（由于组织水肿所致）的复杂手术患者可能一期关胸困难。延迟闭合胸骨可稳定血流动力学和利尿[88]。Anderson 和同事[89]描述了 Brigham 和妇女医院近期的临床经验，延迟关胸的发生率为 1.7%（87/5177），而这部分患者的存活率为 76%。并发症包括：深部胸骨感染（4 例）、卒中（8 例）和透析（13 例）。多因素分析显示心室机械辅助和再次开胸止血是住院死亡的独立危险因素。

胸骨表面和深部切口　胸骨表面和深部切口感染是心脏手术后严重的并发症。心脏手术后深部胸骨感染和相应的纵隔炎发生率为 1% ~ 2%，而死亡率接近 10%[90]。常见的致病菌包括：表皮葡萄球菌，金黄色葡萄球菌（包括甲氧西林耐药的金黄色葡萄球菌 [MRSA]），棒状杆菌和革兰氏阴性肠杆菌等[91]。胸骨感染的危险因素包括：严重并发症（如肥胖、糖尿病、COPD、肾功能异常、低清蛋白血症等）、长时间体外循环、再次手术、取双侧乳内动脉的合并糖尿病[92]和高血糖[93]等。简单的术前措施，如剪除胸毛、使用 4% 葡萄糖酸洗必泰（Hibiclens）洗液、切皮前预防性使用抗生素、保证术中止血而不用骨蜡、使用缝线缝合皮下和皮肤粘合剂（Dermabond）而不用皮钉以及术中、术后严格的血糖控制可显著减少胸骨切口感染几率。

对于小的感染，可静脉应用抗生素、切开感染灶和局部护理。深部感染需要静脉应用抗生素（6 周）；初始经验性治疗应考虑广泛覆盖革兰氏阳性球菌和阴性杆菌的抗生素，随后应根据培养结果（血液、纵隔或深部胸骨切口引流液等）进行调整。主流的治疗是手术探查和广泛清创，这可能需要去除胸骨、而使用肌肉或网膜瓣进行一期或二期闭合[94]。术后对纵隔切口采用真空辅助闭合（VAC）[95]将改善切口愈合并减少住院时间。

■ 营养

术前很虚弱或恶液质的患者（即是说，6 个月体重减轻大于10%）若清蛋白水平低于 3.5g/dl[96]则术后特别容易发生感染等并发症。没有证据表明术前高营养液治疗有益。BMI（一个好的营养指标）若小于 15kg/m^2 则死亡率增加。由于累积分解代谢蛋白丢失，术后患者往往需要每天 25~40Kcal/kg 的能量。在未来，对于复杂心脏手术后的患者，免疫营养药理学的进展（精氨酸、谷氨酰胺和 n-3 脂肪酸）可能起到重要作用[97]。

参考文献

1. Kreter B, Woods M: Antibiotic prophylaxis for cardiothoracic operations. Meta-analysis of thirty years of clinical trials. *J Thorac Cardiovasc Surg* 1992; 104(3):590-599.
2. Gallagher JD, Moore RA, Kerns D, et al: Effects of colloid or crystalloid administration on pulmonary extravascular water in the postoperative period after coronary artery bypass grafting. *Anesth Analg* 1985; 64(8):753-758.
3. Finfer S, Bellomo R, Boyce N, et al: A comparison of albumin and saline for fluid resuscitation in the intensive care unit. *NEJM* 2004; 350(22):2247-2256.
4. Garcia-Villarreal OA, Gonzalez-Oviedo R, Rodriguez-Gonzalez H, et al: Superior septal approach for mitral valve surgery: a word of caution. *Eur J Cardiothorac Surg* 2003; 24(6):862-867.
5. Echahidi N, Pibarot P, O'Hara G, Mathieu P: Mechanisms, prevention and treatment of atrial fibrillation after cardiac surgery. *J Am Coll Cardiol* 2008, 51:793-801.
6. Nisanoglu V, Erdil N, Aldemir M, et al: Atrial fibrillation after coronary artery bypass grafting in elderly patients: incidence and risk factor analysis. *Thorac Cardiovasc Surg* 2007; 55(1): 32-38.
7. Villareal RP, Hariharan R, Liu BC, et al: Postoperative atrial fibrillation and mortality after coronary artery bypass surgery. *J Am Coll Cardiol* 2004; 43:742-748.
8. Yalta K, Turgut OO, Yilmaz MB, Yilmaz A, Tandogan I: Dronedarone: a promising alternative for the management of atrial fibrillation. *Cardiovasc Drugs Ther* 2009; 23(5):385-393.
9. Betteridge J, Gibson M, on behalf of the ANDROMEDA study investigators: Effect of rosuvastatin and atorvastatin on LDL-C and CRP levels in patients with type 2 diabetes: results of the ANDROMEDA study. Poster presentation at: the 74th European Atherosclerosis Society Congress; April 17-21, 2004; Seville, Spain.
10. Hohnloser SH: New pharmacological options for patients with atrial fibrillation: the ATHENA trial. *Rev Esp Cardiol* 2009; 62, 479; 481.
11. Cook GE, Sasich LD, Sukkari SR: DIONYSOS study comparing dronedarone with amiodarone. *BMJ* 2010;340:c285, doi: 10.1136/bmj.c285 (published 19 January 2010).
12. Martin KB, Klinger JR, Rounds SI: Pulmonary arterial hypertension: new insights and new hope. *Respirology* 2006; 11(1):6-17.
13. Puskas JD, Williams WH, Duke PG, et al: Off-pump coronary artery bypass grafting provides complete revascularization with reduced myocardial injury, transfusion requirements, and length of stay: a prospective randomized comparison of two hundred unselected patients undergoing off-pump versus conventional coronary artery bypass grafting. *J Thorac Cardiovasc Surg* 2003; 125(4):797-808.
14. Bauer TL, Arepally G, Konkle BA, et al: Prevalence of heparin-associated antibodies without thrombosis in patients undergoing cardiopulmonary bypass surgery. *Circulation* 1997; 95(5):1242-1246.
15. Mangano DT: Aspirin and mortality from coronary bypass surgery. *NEJM* 2002; 347(17):1309-1317.
16. Abul-Azm A, Abdullah KM: Effect of topical tranexamic acid in open heart surgery. *Eur J Anaesthesiol* 2006; 23(5):1-5.
17. Mangano DT, Tudor IC, Dietzel C: The risk associated with aprotinin in cardiac surgery. *NEJM* 2006; 354(4):353-365.
18. Rosengart TK, Helm RE, DeBois WJ, et al: Open heart operations without transfusion using multimodality blood conservation strategy in 50 Jehovah's Witness patients: implications for a "bloodless" surgical technique. *J Am Coll Surg* 1997; 184(6):618-629.
19. Murkin JM: A novel hemostatic agent: the potential role of recombinant activated factor VII (rFVIIa) in anesthetic practice. *Can J Anaesth* 2002; 49(10):S21-26.
20. Bojar RM: *Manual of Perioperative Care in Adult Cardiac Surgery*, 4th ed. Malden, Blackwell, 2005.
21. Murphy GJ, Allen SM, Unsworth-White J, et al: Safety and efficacy of perioperative cell salvage and autotransfusion after coronary artery bypass grafting: a randomized trial. *Ann Thorac Surg* 2004; 77(5):1553-1559.
22. Munoz M, Garcia-Vallejo JJ, Ruiz MD, et al: Transfusion of post-operative shed blood: laboratory characteristics and clinical utility. *Eur Spine J* 2004; 13(Suppl 1):S107-113.
23. Hebert PC, Wells G, Blajchman MA, et al: A multicenter, randomized, controlled clinical trial of transfusion requirements in critical care. Transfusion Requirements in Critical Care Investigators, Canadian Critical Care Trials Group. *NEJM* 1999; 340(6):409-417.
24. Consensus conference. Perioperative red blood cell transfusion. *JAMA* 1988; 260(18):2700-2703.
25. Doak GJ, Hall RI: Does hemoglobin concentration affect perioperative myocardial lactate flux in patients undergoing coronary artery bypass surgery? *Anesth Analg* 1995; 80(5):910-916.
26. Murphy GJ, Reeves BC, Rogers CA, et al: Increased mortality, postoperative morbidity, and cost after red blood cell transfusion in patients having cardiac surgery. *Circulation* 2007; 116(22): 2544-2552.
27. Chelemer SB, Prato BS, Cox PM Jr, et al: Association of bacterial infection and red blood cell transfusion after coronary artery bypass surgery. *Ann Thorac Surg* 2002; 73(1):138-142.
28. Ng CS, Wan S, Yim AP, et al: Pulmonary dysfunction after cardiac surgery. *Chest* 2002; 121(4):1269-1277.
29. Berthelsen P SHO, Husum B, et al: PEEP reverses nitroglycerin-induced hypoxemia after coronary artery bypass surgery. *Acta Anaesthesiol Scand* 1986; 30:243-246.
30. Kreider ME LD: Bronchoscopy for atelectasis in the ICU. *Chest* 2003; 124:344-350.
31. Marini JJ PD, Hudson LD: Acute lobar atelectasis: a prospective comparison of fiberoptic bronchoscopy and respiratory therapy. *Am Rev Respir Dis* 1979; 119:971-978.
32. Stevens RD, Burri H, Tramer MR: Pharmacologic myocardial protection in patients undergoing noncardiac surgery: a quantitative systematic review. *Anesth Analg* 2003; 97(3):623-633.
33. Esteban A, Frutos F, Tobin MJ, et al: A comparison of four methods of weaning patients from mechanical ventilation. Spanish Lung Failure Collaborative Group. *NEJM* 1995; 332(6):345-350.
34. Epstein SK: Etiology of extubation failure and the predictive value of the rapid shallow breathing index. *Am J Respir Crit Care Med* 1995; 152(2):545-549.
35. Epstein SK. Decision to extubate. *Intensive Care Med* 2002; 28(5):535-546.
36. Engoren M, Buderer NF, Zacharias A, et al: Variables predicting reintubation after cardiac surgical procedures. *Ann Thorac Surg* 1999; 67(3):661-665.
37. Cohen A, Katz M, Katz R, et al: Chronic obstructive pulmonary disease in patients undergoing coronary artery bypasses grafting. *J Thorac Cardiovasc Surg* 1995; 109(3):574-581.
38. Redmond JM, Greene PS, Goldsborough MA, et al: Neurologic injury in cardiac surgical patients with a history of stroke. *Ann Thorac Surg* 1996; 61(1):42-47.
39. Heffner JE: Timing tracheotomy: calendar watching or individualization of care? *Chest* 1998; 114(2):361-363.
40. Maziak DE, Meade MO, Todd TR: The timing of tracheotomy: a systematic review. *Chest* 1998; 114(2):605-609.
41. Pierson DJ: Tracheostomy and weaning. *Respir Care* 2005; 50(4):526-533.
42. Rumbak MJ, Newton M, Truncale T, et al: A prospective, randomized, study comparing early percutaneous dilational tracheotomy to prolonged translaryngeal intubation (delayed tracheotomy) in critically ill medical patients. *Crit Care Med* 2004; 32(8):1689-1694.
43. Fagon JY, Chastre J, Domart Y, et al: Nosocomial pneumonia in patients receiving continuous mechanical ventilation. Prospective analysis of 52 episodes with use of a protected specimen brush and quantitative culture techniques. *Am Rev Respir Dis* 1989; 139(4):877-884.

44. Beck KD, Gastmeier P: Clinical or epidemiologic diagnosis of nosocomial pneumonia: is there any difference? *Am J Infect Control* 2003; 31(6): 331-335.

45. Baselski VS, Wunderink RG: Bronchoscopic diagnosis of pneumonia. *Clin Microbiol Rev* 1994; 7(4):533-558.

46. Rastan AJ, Gummert JF, Lachmann N, et al: Significant value of autopsy for quality management in cardiac surgery. *J Thorac Cardiovasc Surg* 2005; 129(6):1292-1300.

47. Schoepf UJ, Savino G, Lake DR, et al: The age of CT pulmonary angiography. *J Thorac Imaging* 2005; 20(4):273-279.

48. Roy PM, Colombet I, Durieux P, et al: Systematic review and meta-analysis of strategies for the diagnosis of suspected pulmonary embolism. *BMJ* 2005; 331(7511):259.

49. Bahar I, Akgul A, Ozatik MA, et al: Acute renal failure after open heart surgery: risk factors and prognosis. *Perfusion* 2005; 20(6):317-322.

50. Chertow GM, Lazarus JM, Christiansen CL, et al: Preoperative renal risk stratification. *Circulation* 1997; 95(4):878-884.

51. Franga DL, Kratz JM, Crumbley AJ, et al: Early and long-term results of coronary artery bypass grafting in dialysis patients. *Ann Thorac Surg* 2000; 70(3):813-818; discussion 819.

52. Dresler C, Uthoff K, Wahlers T, et al: Open heart operations after renal transplantation. *Ann Thorac Surg* 1997; 63(1):143-146.

53. Sehested J, Wacker B, Forssmann WG, et al: Natriuresis after cardiopulmonary bypass: relationship to urodilatin, atrial natriuretic factor, antidiuretic hormone, and aldosterone. *J Thorac Cardiovasc Surg* 1997; 114(4): 666-671.

54. Weber DO, Yarnoz MD: Hyperkalemia complicating cardiopulmonary bypass: analysis of risk factors. *Ann Thorac Surg* 1982; 34(4):439-445.

55. Gennari FJ: Hypokalemia. *NEJM* 1998; 339(7):451-458.

56. Shechter M, Sharir M, Labrador MJ, et al: Oral magnesium therapy improves endothelial function in patients with coronary artery disease. *Circulation* 2000; 102(19):2353-2358.

57. Agus ZS, Morad M: Modulation of cardiac ion channels by magnesium. *Annu Rev Physiol* 1991; 53:299-307.

58. England MR, Gordon G, Salem M, et al: Magnesium administration and dysrhythmias after cardiac surgery. A placebo-controlled, double-blind, randomized trial. *JAMA* 1992; 268(17):2395-2402.

59. Van den Berghe G, Wouters P, Weekers F, et al: Intensive insulin therapy in the critically ill patients. *NEJM* 2001; 345(19):1359-1367.

60. The NICE-SUGAR Study Investigators: Intensive versus conventional glucose control in critically ill patients. *NEJM* 2009; 360(13):1283-1297.

61. Ricotta JJ, Faggioli GL, Castilone A, et al: Risk factors for stroke after cardiac surgery: Buffalo Cardiac-Cerebral Study Group. *J Vasc Surg* 1995; 21(2):359-363; discussion 364.

62. John R, Choudhri AF, Weinberg AD, et al: Multicenter review of preoperative risk factors for stroke after coronary artery bypass grafting. *Ann Thorac Surg* 2000; 69(1):30-35; discussion 35-36.

63. Borger MA, Ivanov J, Weisel RD, et al: Stroke during coronary bypass surgery: principal role of cerebral macroemboli. *Eur J Cardiothorac Surg* 2001; 19(5):627-632.

64. Brown WR, Moody DM, Challa VR, et al: Longer duration of cardiopulmonary bypass is associated with greater numbers of cerebral microemboli. *Stroke* 2000; 31(3):707-713.

65. Hickey PR: Neurologic sequelae associated with deep hypothermic circulatory arrest. *Ann Thorac Surg* 1998; 65(6 Suppl):S65-69; discussion S69-70, S74-66.

66. van Dijk D, Keizer AM, Diephuis JC, et al: Neurocognitive dysfunction after coronary artery bypasses surgery: a systematic review. *J Thorac Cardiovasc Surg* 2000; 120(4):632-639.

67. McKhann GM: Neurocognitive complications after coronary artery bypass surgery. *Ann Neurol* 2005; 57(5):615-621.

68. Smith LW, Dimsdale JE. Postcardiotomy delirium: conclusions after 25 years? *Am J Psychiatry* 1989; 146(4):452-458.

69. Vander Salm TJ, Cutler BS, Okike ON: Brachial plexus injury after median sternotomy. Part II. *J Thorac Cardiovasc Surg* 1982; 83(6):914-917.

70. Vahl CF, Carl I, Muller-Vahl H, et al: Brachial plexus injury after cardiac surgery. The role of internal mammary artery preparation: a prospective study on 1000 consecutive patients. *J Thorac Cardiovasc Surg* 1991; 102(5):724-729.

71. Morin JE, Long R, Elleker MG, et al: Upper extremity neuropathies after median sternotomy. *Ann Thorac Surg* 1982; 34(2):181-185.

72. Vazquez-Jimenez JF, Krebs G, Schiefer J, et al: Injury of the common peroneal nerve after cardiothoracic operations. *Ann Thorac Surg* 2002;73(1):119-122.

73. Sharma AD, Parmley CL, Sreeram G, et al: Peripheral nerve injuries during cardiac surgery: risk factors, diagnosis, prognosis, and prevention. *Anesth Analg* 2000; 91(6):1358-1369.

74. Klotz S, Vestring T, Rotker J, et al: Diagnosis and treatment of nonocclusive mesenteric ischemia after open heart surgery. *Ann Thorac Surg* 2001; 72(5):1583-1586.

75. Cook DJ, Reeve BK, Guyatt GH, et al: Stress ulcer prophylaxis in critically ill patients. Resolving discordant meta-analyses. *JAMA* 24-31 1996; 275(4):308-314.

76. Ihaya A, Muraoka R, Chiba Y, et al: Hyperamylasemia and subclinical pancreatitis after cardiac surgery. *World J Surg* 2001; 25(7):862-864.

77. Rady MY, Kodavatiganti R, Ryan T. Perioperative predictors of acute cholecystitis after cardiovascular surgery. *Chest* 1998; 114(1):76-84.

78. Hogue CW Jr, Lappas GD, Creswell LL, et al: Swallowing dysfunction after cardiac operations. Associated adverse outcomes and risk factors including intraoperative transesophageal echocardiography. *J Thorac Cardiovasc Surg* 1995; 110(2):517-522.

79. Geller A, Petersen BT, Gostout CJ: Endoscopic decompression for acute colonic pseudo-obstruction. *Gastrointest Endosc* 1996; 44(2):144-150.

80. Raman JS, Kochi K, Morimatsu H, et al: Severe ischemic early liver injury after cardiac surgery. *Ann Thorac Surg* 2002; 74(5):1601-1606.

81. Carrel TP, Eisinger E, Vogt M, et al: Pneumonia after cardiac surgery is predictable by tracheal aspirates but cannot be prevented by prolonged antibiotic prophylaxis. *Ann Thorac Surg* 2001; 72(1):143-148.

82. Gordon SM, Serkey JM, Keys TF, et al: Secular trends in nosocomial bloodstream infections in a 55-bed cardiothoracic intensive care unit. *Ann Thorac Surg* 1998; 65(1):95-100.

83. Kohman LJ, Coleman MJ, Parker FB Jr: Bacteremia and sternal infection after coronary artery bypass grafting. *Ann Thorac Surg* 1990; 49(3): 454-457.

84. Badillo AT, Sarani B, Evans SR: Optimizing the use of blood cultures in the febrile postoperative patient. *J Am Coll Surg* 2002; 194(4):477-487; quiz 554-476.

85. Sands KE, Bates DW, Lanken PN, et al: Epidemiology of sepsis syndrome in 8 academic medical centers. *JAMA* 1997; 278(3):234-240.

86. Jochberger S, Mayr VD, Luckner G, et al: Serum vasopressin concentrations in critically ill patients. *Crit Care Med* 2006; 34(2):293-299.

87. Bernard GR, Vincent JL, Laterre PF, et al: Efficacy and safety of recombinant human activated protein C for severe sepsis. *NEJM* 2001; 344(10):699-709.

88. Donatelli F, Triggiani M, Benussi S, et al: Advantages of delayed sternal closure in cardiac-compromised adult patients. *J Card Surg* 1995; 10(6): 632-636.

89. Anderson CA, Filsoufi F, Aklog L, et al: Liberal use of delayed sternal closure for postcardiotomy hemodynamic instability. *Ann Thorac Surg* 2002; 73(5):1484-1488.

90. Gottlieb LJ, Beahm EK, Krizek TJ, et al: Approaches to sternal wound infections. *Adv Card Surg* 1996; 7:147-162.

91. Olsson C, Tammelin A, Thelin S: *Staphylococcus aureus* bloodstream infection after cardiac surgery: risk factors and outcome. *Infect Control Hosp Epidemiol* 2006; 27(1):83-85.

92. Lev-Ran O, Mohr R, Amir K, et al: Bilateral internal thoracic artery grafting in insulin-treated diabetics: should it be avoided? *Ann Thorac Surg* 2003; 75(6):1872-1877.

93. Latham R, Lancaster AD, Covington JF, et al: The association of diabetes and glucose control with surgical-site infections among cardiothoracic surgery patients. *Infect Control Hosp Epidemiol* 2001; 22(10):607-612.

94. Sjogren J, Gustafsson R, Nilsson J, et al: Clinical outcome after poststernotomy mediastinitis: vacuum-assisted closure versus conventional treatment. *Ann Thorac Surg* 2005; 79(6):2049-2055.

95. Rich MW, Keller AJ, Schechtman KB, et al: Increased complications and prolonged hospital stay in elderly cardiac surgical patients with low serum albumin. *Am J Cardiol* 1989; 63(11):714-718.

96. Carney DE, Meguid MM: Current concepts in nutritional assessment. *Arch Surg* 2002; 137(1):42-45.

97. Heyland DK, Novak F, Drover JW, et al: should immunonutrition become routine in critically ill patients? A systematic review of the evidence. *JAMA* 2001; 286(8):944-953.

98. Walter J, Mortasawi A, Arnrich B, et al: Creatinine clearance versus serum creatinine as a risk factor in cardiac surgery. *BMC Surg* 2003; 3:4.

99. Nagaranjan DV, Lewis PS, Botha P, Dunning J: Is addition of antiplatelet therapy to warfarin beneficial to patients with prosthetic heart valves? *Int Cardiovasc Thorac Surg* 2004; 3:450-455.

100. Bernstein AD, Daubert JC, Fletcher RD, et al: The Revised NASPE/BPEG generic code for antibradycardia, adaptive-rate, and multisite pacing. *Pacing Clin Electrophysiol* 2000; 25:260-264.

贾　爱　王古岩　译

第 17 章

心 肺 复 苏

Mark P. Anstadt,
James E. Lowe

简介

在美国，心血管疾病仍然是死亡的主要原因[1,2]，缺血性心肌病合并急性心肌梗死是猝死的主要原因[3]。

心源性猝死具有不可预期性和非创伤性等特点，常伴随有症状不明显或出现症状少于 1 小时的有效心脏功能突然终止[4,5]。前兆症状如胸痛、心悸、疲劳等，通常出现在发病前 24 小时之内[4]。大部分患者在出现症状的 2 小时内死亡[1,2,6~8]，而且通常是在到达医院前[1,2]。

心肺复苏（CPR）是一种用于恢复心血管和呼吸功能的急救方法。值得注意的是，心脑复苏是更为合理的技术，因为这种方法更强调神经系统的复苏。美国心脏协会（AHA）和国际 Liaison 复苏协会依据科学数据制定了高级心脏生命支持（ACLS）指南[9,10]。

只有 1%~2% 的患者有机会到医院内得到 CPR 和高级心脏生命支持（其中 30% 的患者会死亡）[11,12]。目的是恢复自主循环（ROSC），最终存活。早期除颤是恢复自主循环最有效的方法。恢复自主循环主要依赖于提高心肌灌注和纠正潜在的紊乱。机械循环辅助装置和治疗性低温是能够挽救生命的措施。然而，总体存活率依然较低（表 17-1），并且复苏成功后常出现神经系统损伤[13~15,129]。快速反应、早期除颤、循环辅助装置、低温以及神经保护药物能够改善预后。

CPR 期间的药物治疗

应尽量在不中断 CPR 的情况下迅速建立外周静脉通路。CPR 期间，药物通常需要 1~2 分钟到达中心循环。药物应采取弹丸式注射，随后用液体冲入，并且抬高肢体。外周静脉途径注射药物的峰值低于中心静脉途径。当外周给药无反应时应考虑中心给药。颈内静脉和锁骨下静脉优于股静脉，其原因是 CPR 期间下腔静脉回流受损，长的股静脉导管能够克服上述问题。如果没有低血容量的证据，不应常规输入液体，因为这会增加右心房压力，影响冠状动脉供血。

无法建立静脉通路时，药物可以通过气管插管内给予。气管内给药时要用长导管将药物注射到超过气管插管前端的气管内，药物剂量两倍于静脉给药，且需用生理盐水或蒸馏水稀释。水虽然能够得到较好的吸收，但会对 PaO_2 产生更为严重的影响。为便于药物尽快扩散，每次弹丸式注射后应给予快速吸入。CPR 期间，心内注射可用于开胸心脏按摩或无法获得其他给药途径时，但不作为常规使用。心内注射的并发症包括：心脏损伤、心脏压塞和气胸。

高级心脏生命支持推荐的主要药物是肾上腺素能激动剂和抗心律失常药物。α 肾上腺素能激动剂是唯一能够改善 CPR 预后的药物，其主要作用是血管收缩。外周阻力增加可以提高主动脉压力，改善冠脉灌注。最低冠脉灌注压力和除颤成功所需的最低有效冠脉血流分别为 15mmHg 和 15~20ml/（min·100g）。CPR 时如果没有升压药物，很难达到上述要求。肾上腺素具有这类作用，其 β 受体激动作用能够治疗心搏骤停。复苏过程中推荐每隔 3~5 分钟使用 1mg 肾上腺素[10]。肾上腺素能够增加动物心搏骤停模型自主循环的恢复。临床试验应用较大剂量的肾上腺素能够提高自主循环恢复的几率，但不能改善存活率[16,17]。有实验表明大剂量肾上腺素的副作用更为明显，部分原因是氧需增加。

作为肾上腺素的替代药物，一些去甲肾上腺素能血管收缩药物正在被研究。血管加压素作用于特殊受体，可用于治疗肾上腺素抵抗的心脏停搏。实验室和临床证据表明血管加压素可能优于肾上腺素[18,19]。最近一项关于血管加压素和肾上腺素用于心脏停搏的研究发现，没有证据表明哪一种药物作用更好[20]。肾上腺素价格便宜。然而，血管加压素逐渐成为治疗心脏停搏的替代药物。

表 17-1 关于心脏停搏预后的文献报道

作者，年份	心律失常类型	出院数据 病例数	出院例数	百分比（%）	远期生存率（%） 30天	3个月	6个月	8个月	1年	2年	3年	4年	5年	CPC 神经预后（%）[#] 1）完整	2）中度	3）严重	4）昏迷	5）脑死亡	院内或院外[★]
Abramson, 1982	ALL[☆]	NR[§]	100	NR	33	29								36					IN/OUT
Brindley, 2002	ALL	247	55	22.4															IN
Bunch, 2003	VF[+]	200	80	40									99	40					OUT
Cobb, 1978	VF	406	383	94					26	36									OUT
Cohn, 2004	ALL	105	22	21	21									73	20		0	0	IN
Dorian, 2002	VF	347	14	4															OUT
Earnest, 1980	NR	117	38	32							25			57		7			OUT
Eisenburg, 1982	ALL	1567	302	19			81		76	66	55	49		81					OUT
Gudjonsson, 1982	ALL	222	21	9										81					OUT
Herlitz, 2005	ALL	13,453	NR	NR	4														IN/OUT
Liberthson, 1974	VF	301	42	14										60	28	12			OUT
Lund, 1973	ALL	1263	94	7				81		81									OUT
Nichol, 2008	ALL	11898	954	8															IN
Peberdy, 2003	ALL	14720	2502	17										86					OUT
Rockswold, 1979	ALL	514	83	16			24	26	15	50				59	41				IN
Sandroni, 2004	ALL	114	37	32										57		14			IN
Snyder, 1980	ALL	63	25	40										64	32	4			IN
Wernberg, 1979	ALL	1686	72	4											18	6			IN/OUT
Wik, 2005	ALL	176	6	3										83	17				OUT

☆ ALL =心跳骤停，PEA，VT/VF =呼吸暂停

[+] NR =未报道；VF =心室颤动

[§] NR =未报道

[#]CPC =脑功能分级（1至5）

★ IN =院内急救，OUT =院外急救

Cohn AC, Wilson WM, Yan B, et al Analysis of clinical outcomes following in-hospital adult cardiac arrest. Intern Med J 2004；34（7）：398-402.

血管加压素可以调节 CPR 时促肾上腺皮质激素的释放[21]。心脏停搏时下丘脑-垂体-肾上腺轴被抑制，血浆皮质醇浓度降低是能否恢复自主循环的不良预兆[21~23]。恢复患者的肾上腺功能仍不能保证患者存活[24]。需要临床试验进一步证实 CPR 期间或是恢复自主循环后期应用皮质激素对患者预后转归是否有益。

猝死时应用抗心律失常药物的有效性未得到很好的证实。随机临床研究已经证实胺碘酮治疗心脏停搏的作用[25~29]。与安慰剂相比，胺碘酮能够显著提高室颤/室速的存活率[28]。最近的随机临床研究发现，治疗猝死时，胺碘酮明显比利多卡因更能提高患者的存活率[25]。两组存活率不同，但不具有统计学差异。胺碘酮被推荐用于治疗顽固性室颤和（或）室速，利多卡因可作为其替代药物。

硫酸镁可用于治疗低镁血症，尖端扭转型室速，顽固性室颤/室速。低镁血症常伴随于室性心律失常和心源性猝死，并且可阻碍低钾血症患者补钾。高镁血症可导致麻痹和呼吸循环停止。

阿托品能够提高房室结传导，增加窦房结节律。阿托品适用于有症状的心动过缓和心脏停搏。心肌缺血引起的停搏是致命的，这种情况下，阿托品没有作用，但也没有害处。副作用包括心动过速和抗胆碱作用。

谨慎应用 $NaHCO_3$ 可以纠正心脏停搏时出现的严重酸中毒。值得注意的是，$NaHCO_3$ 可使 CO_2 迅速增加，能够引起高碳酸血症。CO_2 弥散穿过细胞膜能够引起反常性细胞内酸中毒，降低复苏成功率。随即可出现低碳酸动脉碱血症或所谓的静脉动脉反常。因此，$NaHCO_3$ 能够增加 CO_2 水平，恶化静脉动脉反常，加剧细胞内酸中毒。其他潜在的副作用包括碱血症，氧合血红蛋白解离曲线左移、高渗、高钠血症以及低血压。总之，$NaHCO_3$ 不能改善心脏停搏预后，只在出现严重酸中毒、高钾血症、三环类抗抑郁药过量或者长时间 CPR 时推荐使用[9]。

心肺复苏技术

基础生命支持的定义是，在高级心脏生命支持使自主循环恢复之前，用于维持呼吸和循环的方法。气道、呼吸、循环、除颤（ABCD）描述了心肺复苏时的标准步骤（图 17-1）[3]。

■ 气道管理

救治无反应患者的最基本方法是保证气道通畅[9]。开放气道应采取头后仰抬下颌体位。双手托颌法适用于怀疑合并颈部损伤的患者，但这种方法不易掌握。两种方法均可以减轻舌后缀，后者是气道梗阻的常见原因。通气困难应考虑重新摆放体位以及异物梗阻。Heimlich 手法用于解除气道异物梗阻。快速用力推压剑突下能够增加气道压，移除异物。胸部推压更适合肥胖患者和妊娠后期妇女。必要时应用 Magill 钳取出气道异物。

面罩、口和鼻腔气道可与面罩或皮球装置一起组合应用。皮球装置的使用降低了潜在感染，但是需要两个复苏者[10]。鼻咽通气道对没有插管的患者是可以考虑的。口咽通气道可以用于无意识的患者，但是增加了喉痉挛和反流的风险。

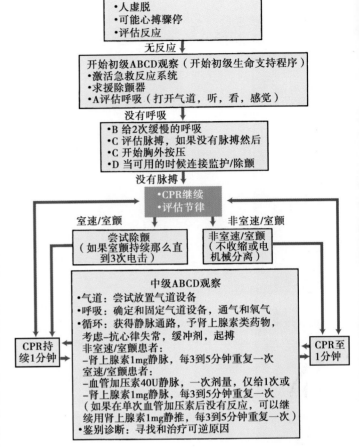

图 17-1　成人紧急心脏治疗的标准步骤

气管内插管（ETT）是受欢迎的气道管理方法。气管内插管维持了开放的气道，降低了胃膨胀和误吸的风险，也是给药的一个途径。经口气管插管是很理想的，当怀疑有颈部损伤时，推荐经鼻气管插管。气管内插管的并发症包括插入食道、口腔损伤、咽部裂伤、声带损伤、咽食管穿孔、插入主支气管和误吸。插入食管表现为呼末 CO_2（$ETCO_2$）浓度低。

经气管导管通气（TTC）可以用在常规方法失败的时候。其方法是使用一个导管穿过环甲膜。经气管导管通气是次选的通气方法，可能引起气胸、出血、和食道穿孔。环甲膜切开也是解决困难气道的一种方法。另外，无法获得通气时，应该行气管切开。

如果没有气道设备时，应用口对口或口对鼻通气，通常可以提供足够的通气。推荐呼吸频率 10~12 次/分[10]。环状软骨加压（Sellick 手法），维持气道开放和呼吸缓慢，能够降低胃扩张，反流和误吸的风险。在复苏过程中对于传染病的担心降低了人们对于 CPR 的热情。隔离装置（面罩）的出现很好地保护了可能暴露于感染源的施救者。单独胸外按压比没有施行复苏的结果好。越来越多的证据表明，单独实施胸外按压就可能获得与有通气 CPR 相似的生存率与神经预后[29,30,128]。

■ 胸外心脏按压

胸外心脏按压是 CPR 中恢复血流的主要方法。胸外心脏按压时，最好使患者平躺于较硬的平面上（图 17-2）。按压在胸骨下段，频率100次/分，胸外按压和呼吸的比例是30:2。按压深度4~6cm，按压和放松的比例各一半。胸外心脏按压只能最低限度的提供主要器官的灌注，而不能支持生命[31~34]。超过30分钟的胸外心脏按压，患者存活可能性极低。恢复自主循环依赖于恰当的胸外心脏按压技术，但是研究显示这些技术总是差强人意[31,32]。

■ CPR 终止

何时终止CPR仍然是存有争议的，并且没有确定的标准。确定胸外心脏按压是否足够是主观的，因为可触摸到脉搏并不能代表有前向血流。瞳孔反应和（或）自主呼吸可以部分表明脑部的灌注，但是与结局相关性不大。主动脉舒张压可能是CPR有效性最好的评估指标，但是通常是无法获得的。

$ETCO_2$可以提供有效的信息，预测恢复自主循环[36,37]。低$ETCO_2$提示灌注不良，插管进入食管，呼吸道梗阻，大块肺栓塞或者低体温。成功的恢复自主循环和生存由多种因素影响。室颤（室颤），早期除颤，快速开始的CPR或者高级心脏生命支持，目击到的心搏停止，年轻患者，是有益因素[38,39~41,42]。这些因素在放弃复苏之前都应该考虑在内。

■ CPR 的并发症

与胸外心脏按压相关的常见并发症是肋骨和胸骨骨折[43]。其他并发症包括误吸、胃扩张、前纵隔出血、心肌挫伤、气胸、空气栓塞、血胸、肺挫伤、和口腔/牙齿损伤[43-45]。肝和脾是最容易受伤的腹部器官，大约1%~2%的病例中有肝脾损伤。明显的损伤包括气管、食管、胃、颈椎、腔静脉、腹膜后和心肌。

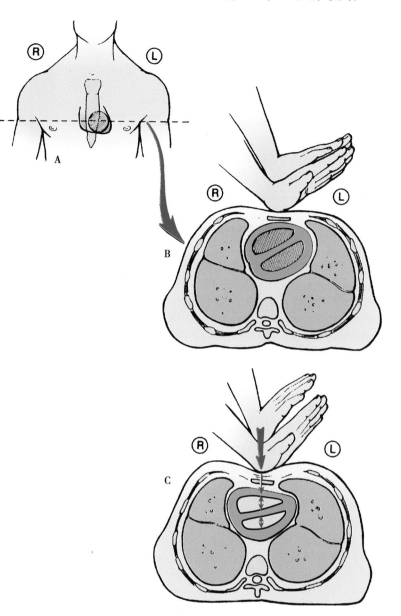

图17-2 胸外心脏按压横断示意图

猝死治疗的考虑

猝死常表现为室颤/室速，心搏骤停，或者电机械分离，也叫做无脉电活动。室颤可能在除颤后持续（电击抵抗）或者尽管有其他治疗干预措施仍然持续（持续或者难治的）。治疗成功后，室颤可能再次出现（复发）。这些类型的室颤有不同的病因、治疗以及预后。早期识别潜在的节律异常对于选择治疗策略是很重要的（图17-1）。

■ 室速

室速是以心室过早的去极化（>100次/分）为特点的心律失常。心搏骤停发生常伴随着快速持续的室速。室颤是不协调的持续的心室收缩。大于80%监测到的心搏骤停都开始于室颤/室速[46]。大多数幸存者最初表现为室颤/室速[38,41,47]，快速除颤是存活的关键决定因素[38,48,49]，如果能够迅速获得，除颤应该优先于其他所有治疗，延误将会影响除颤成功率[50]。在除颤之前，死亡率每分钟增加4%~10%。当连续除颤在心

搏骤停后10~12分钟后才开始，存活率则接近于零。因此目前的指南强调应用早期除颤和使用自动体外除颤系统[10]。

如果可能，最理想治疗室颤或无脉室速方法是及时除颤。最初除颤的能量是200J。如果室颤持续，应立即给予第二次电击（200~300J）。如果第二次失败那么给予第三次电击（360J）。重要的是，连续三次电击要立即给予，不能耽误。任何时候除颤失败都应进行CPR。图17-3给出了治疗持续室颤/室速的策略。肾上腺素或血管加压素通过静脉或者气管内给药，血管加压素仅可以给1次，并且紧接着除颤（360J）。肾上腺素每3~5分钟给1次。应用抗心律失常药物治疗顽固性室颤。胺碘酮可能是最有效的药物[25~27,52]。利多卡因在治疗反复室速或无脉室速中也是可以接受的。然而，胺碘酮治疗室颤优于利多卡因[38]。除颤应在给予药物30~60秒后进行。

室颤或无脉室速的预后比心搏骤停或无脉电活动要好。30%目击到的室颤/室速可以成功复苏[41,47,53,54]。最初除颤失败是不良预后的标志。

■ 心搏停止

心搏停止是心脏电活动和机械活动的缺失，通常意味着终末事件。治疗心搏停止时，高级生命支持是必要的，同时也要考虑其他可行的治疗方法，包括有效的 CPR 和节律巩固治疗。低幅室颤偶尔可被误认为心搏停止。排除导联放置不正确或设备失灵的可能性。连续除颤不能使真正的心搏停止受益，反而可能诱发副交感放电减少恢复自主循环的机会。

一旦证实为心搏停止，就应按 ABCD 指南来处理。肾上腺素提高灌注压[10]，并每 3~5 分钟重复一次。阿托品治疗副交感张力增高所致的严重心脏停搏。如果早期应用经皮或经静脉起搏治疗可能有效，及时的起搏可以产生成功夺获和有效心脏收缩[5]。心搏停止的预后是很差的，但是与长时间 CPR 后的心搏停止相比，室颤后的心搏停止预后可能会好一些。

■ 无脉电活动

无脉电活动通常与极其不良的预后相关。其特征是心肌细胞虽然有电活动，却无有效的心脏收缩。无脉电活动与电机械分离是同义词，包括无脉室性自主心律、心动过缓和室性逸搏节律[10]。这些心律通常是迟发死亡或者困难复苏的直接原因。与心搏停止一样，治疗无脉电活动亦需要评估其可被逆转的因素。快速、窄的电活动可能预示其可治疗性。合并创伤是急诊开胸的指征[56]，以便治疗心血管损伤所致的心脏压塞。开胸允许心脏按摩和主动脉阻塞，这些可能都是救命的措施。在开放心脏手术后发生无脉电活动的临床情境中，重新开胸通常是推荐的[57]。

■ 心脏电复律

心脏电复律是治疗室颤唯一有效的方法。除颤去极化，导致暂时心脏停搏[58]。随后起搏细胞恢复心肌活动。CPR 消耗高能磷酸，但如果高能磷酸足够多，心肌收缩可以重新开始。目击到心搏骤停后立刻给予除颤，成功可能性最大。成功率随 CPR 过程迅速下降，CPR 只是减缓了恶化的状态。一旦可用，除颤器应该放置到位，除颤器需配备有快速节律评估的电极板。室颤或无脉室速应立即治疗。禁止盲目除颤。室颤或无脉室速给予非同步电击。稳定节律（例如房颤、房扑、单型室速）[10]应给予同步电击，以避免电击落到相对不应期。

心脏复律的能量水平影响除颤成功与否。低电流可能无效，过高能量水平会引起心肌损伤[59,60]。除颤时需要用最低能量。一个前瞻性的研究显示 175J 和 320J 对初次除颤来讲是同样有效的[61]；因此，200J 就被推荐用来作为初次除颤的能量水平[10]。第二次除颤的能量范围是 200~360J。

身型的大小影响除颤所需的能量。最适合的除颤电流是 30~40A[62]。成人经胸阻抗是 70~80gV，需要 200J 的能量才

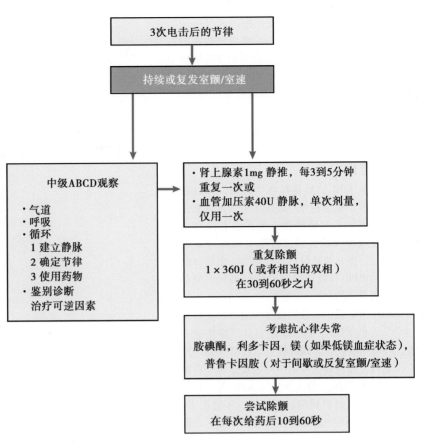

图 17-3 治疗持续室颤和无脉室速的治疗策略

能产生 30A 的电流[63]。然而，阻抗的变化依赖于能量的传递、胸部大小、电极大小、电极间距离、电极和皮肤的接触程度、呼吸及先前的除颤[62]。保持一个电极在右胸骨旁锁骨下的位置，另外一个在左腋中线乳头水平[10]。电极不能相互接触，这样电流能够通过心脏。在开胸复苏中，一个电极放置在右心室，另外一个放置在心尖后面。较大的电极更受欢迎，因为阻力更低。小电极仅在需要适合胸部大小时才应用[64]。按压心脏来降低除颤阈值也是没有价值的[65]。

除颤阈值是指心脏除颤需要的电流。除颤阈值在 CPR 的过程中逐渐增加，主要受冠脉的灌注压影响。儿茶酚胺可降低除颤阈值[66]。既往认为肾上腺素能够通过 β 肾上腺素能效应降低除颤阈值；实际上，是由于 α 肾上腺素能效应增加了体循环压力。CPR 过程中观察到除颤阈值随时间增加，机制仍不是十分清楚。腺苷可能通过 A₁ 受体随时间增加除颤阈值[67]。氨茶碱，腺苷受体拮抗剂，能够降低除颤阈值。

起搏器的出现和自动胸内心脏除颤仪（AICD）对除颤的治疗带来很大的影响。电极不能直接放置于起搏器脉冲发生器上[68]，这些设备在除颤之后需要重新校对起搏阈值。自动胸内心脏除颤仪不是室颤/室速胸外除颤的禁忌证[130]，并且对除颤困难患者有保护作用。如果初次除颤失败应改变电极方向。在除颤后，需要测试自动胸内心脏除颤仪。

自动胸外除颤仪的应用越来越普遍。自动胸外除颤仪分析 ECG 的模式，发出警报，然后当发现室颤时放电。自动胸外除颤仪需要很少的培训，并且在执行电除颤时更为迅速[51]。使用自动胸外除颤仪与手动除颤仪除颤，患者有相同的生存率[70]。临床试验表明，自动胸外除颤仪可以由未经培训的人

安全和有效的使用。

电流控制的除颤仪能改善除颤的成功率[72]。这些设备增强了能量的传递，降低了过度能量传递的风险。胸内除颤使用双相或多相脉冲、多通路的电击方法[63]，但是胸外除颤的有效性还没有确定。

心前区重捶也可能达到除颤，当除颤仪无法立即使用时应用，在室速中大约有11%～25%的成功率。不幸的是，心前区重捶亦可能会导致室颤、心脏停搏，或者使电机械分离转为室颤[74]。

胸外按压必须暂停以避免电击到实施 CPR 的人。暂停时的间歇也应该用来判断除颤前的节律。延长暂停时间会显著降低心脏转复的成功率，暂停时间应尽量缩短。

心肺复苏中的生理

CPR 中关于如何产生前向血流的机制仍是一项很重要的争论。研究表明胸外按压直接传到心脏[75]。然而，其他机制仍不十分明确。

至少存在其他两个机制对 CPR 中的前向血流起了作用。通过观察心搏骤停时咳嗽产生的前向血流，发现胸内泵机制。胸外按压也引起胸内压的升高，能够驱动血流进入体循环。[34]。在这种情况下，心脏的功能仅是作为一个管道。许多研究已经验证了 CPR 中胸内泵的机制[31,76]。

CPR 中产生血流的其他机制有腹部泵，强调腹部按压的作用，现已支持 CPR 中腹部按压[77]。腹部泵通过动、静脉两种因素发挥作用。动脉因素反映了腹主动脉的按压，促使血流进入外周循环。主动脉瓣在腹部按压时维持关闭状态，抵抗了动脉血液反流。同时，静脉因素通过静脉压充盈心脏。CPR 时，腹部按压的这两个作用对血流动力学均有益。

显然，心脏、胸部和腹部泵机制是 CPR 生理中重要的组成部分。CPR 中所应用的技术可以说明哪个机制是占主要地位。其他影响这些泵机制有效性的因素包括：循环速率、按压持续时间、体型、心脏大小、胸壁僵硬程度和肺部疾病表现，以及复苏的持续时间。理解这些机制能够调整 CPR 的技术和辅助设备，从而直接改善主要器官的灌注。

CPR 技术和机械辅助

心搏骤停时死亡率高部分原因归咎于胸外心脏按压产生的灌注不足，因此发明大量辅助设备，以提高胸外心脏按压的有效性。

■ 胸外主动按压减压

胸外主动按压减压（ACD）技术是改善胸外心脏按压有效性的一种方法。起源于应用塞子成功的复苏，这个塞子由一个带有中心活塞的手持的抽吸杯组成（图 17-4）。ACD-CPR 可以升高主动脉压力，从而改善脑，冠脉和肾的血流[78]。在主动减压的阶段，心室充盈和静脉回流也因为胸内的负压而增加。两个研究表明，应用 ACD 装置，能够提高恢复自主循环和 24 小时的生存率。在这两个研究中，应用 ACD 的患者生存出院比例升高，但是没有达到统计学差异[78,79]。一项源于使用 ACD 的 2866 名患者的数据显示 ACD 改善 1 小时生存率，但是长期结局与标准 CPR 没有显著不同[81]。一个随机临床试验表明与标准 CPR 相比，ACD 后 1 年生存率明显改善[82]。值得注意的是，一项前瞻性试验发现，与标准 CPR 相比，联合应用 ACD 和吸入阻力阀装置，可改善短期生存率。

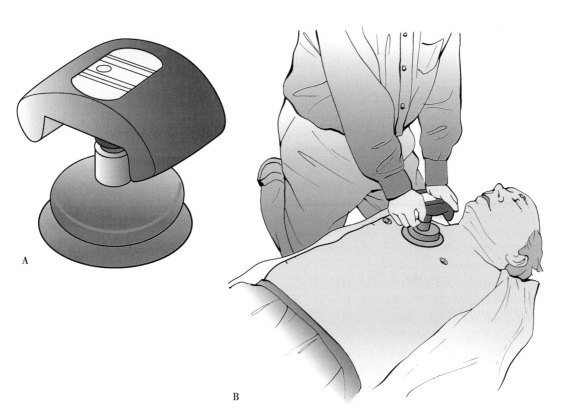

图 17-4　胸外主动按压减压装置。A. 装置；B. 正确位置

在按压循环同时，同步胸腹泵技术是另一种改善胸外心脏按压有效性的方法，即所谓的"阶段性胸腹按压减压CPR"（PTACD-CPR），这项技术需要在胸外按压放松的阶段进行腹部按压。简化的应用方法包括以相同的时间按压胸或腹，使用PTACD-CPR的最初临床研究结果表明预后方面得到改善[84]。

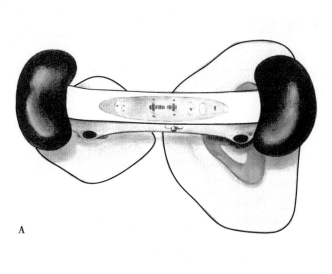

对于住院心搏骤停的患者，应用PTACD-PCR恢复自主循环和存活至出院的比例都显著提高[84~86]。目前已经研发出手持的设备，允许单个施救者应用PTACD-PCR，联合按压减压机械（图17-5）。调查研究认为这个方法是安全有效的[54]。但尚需要进一步研究，以确定其对生存率的影响。

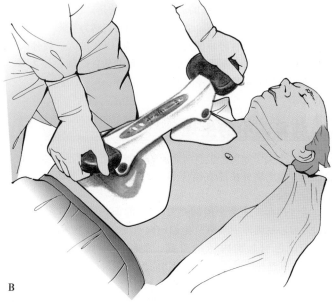

图17-5 胸腹加压减压装置。（A）装置；（B）正确位置

■ 无创机械设备

无创机械设备已经出现，用以提高CPR的效率。这些设备协助改善CPR操作的有效性，能够减轻与实施CPR相关的疲劳。

如果ACD-CPR时间很长，施救者疲劳成为了一个极其重要的问题。这促使自动胸外按压装置的发明。临床应用发现其在院外CPR非常可行[87]。前期试验表明对于被目击到的心搏骤停患者来说，这个设备能够改善30天生存率[88]。

气背心是另外一个无创的机械装置，其改变胸腔的压力（背心CPR）。背心CPR是应用气囊裁剪成适合胸廓的形状，通过气体驱动装置，空气被驱入或者驱出背心。临床试验表明气背心可以改善预后，提高恢复自主循环率[89]。另一种设备是一条束紧的带子[90]。目前这种便携设备是可以应用的（图17-6）。需要更多的试验进一步确定背心CPR设备对于临床结局的影响。

■ 开胸心脏按压

开胸心脏按压是一种有价值的复苏方法，在心搏骤停中能有效地恢复血流。开胸心脏按压在1960年以前在外科大夫实行复苏中非常流行。这项技术目前对于特定的环境仍然是提倡的，例如由于胸部穿通损伤造成的心搏骤停。除有效CPR外，开胸心脏按压也应在某些原因导致的心搏骤停中予以考虑，包括低体温、肺栓塞、心脏压塞、胸内出血、心脏术后骤停、和胸部畸形。开胸心脏按压通常通过左侧开胸来实行，而在近期心脏手术的患者，可以从先前的胸部切口重新进入。左侧开胸在接近第五肋间隙处施行。在膈神经前进入心包，心脏在两手

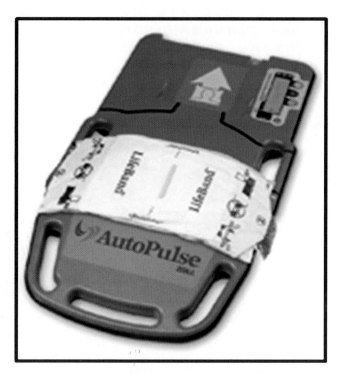

图17-6 ZOLL医疗公司的自主搏动无创心脏支持泵

之间按压。也可以用一只手按摩，另一只手控制出血或阻断胸降主动脉（图17-7）。

大量研究表明，开胸心脏按压血流动力学优于胸外心脏按压[91,92]。与胸外心脏按压相比，开胸心脏按压在提高舒张压和降低中心静脉压等方面更为明显[57]，这更有利于冠脉灌注。心输出量和脑血流在开胸心脏按压中更高[92]，这就解释了为

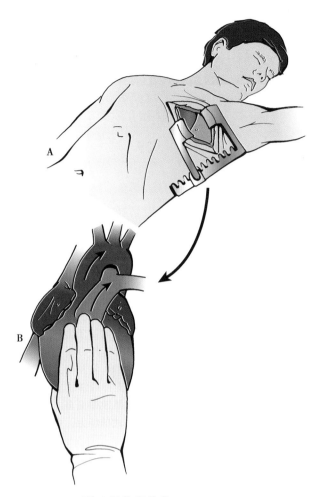

图 17-7 开胸心脏按摩技术

心脏手术后 ICU 内应用开胸心脏按压已成为一种常规方法。一篇综述阐述了对开胸心脏手术后出现的心搏骤停的患者，实行开胸心脏按摩的益处[57]。这项研究发现，在心脏手术后 24 小时内出现的心搏骤停以及骤停 10 分钟内实行重新开胸，这种情况下的潜在益处最大。

开胸心脏按压潜在的并发症包括右心室穿孔、出血、肺挫伤、膈神经损伤、食管主动脉损伤、心脏挫伤和脓胸。如果严格按照操作步骤和消毒技术的规定，感染率很低（5%）。

主动脉内球囊反搏能够改善 CPR 时的血流动力学。然而，其价值有限。

■ 心肺转流技术

心肺转流技术（CPB）在治疗难治性心搏骤停方面应用越来越多[95]。在心搏骤停实验模型中，与标准胸外心脏按压相比，心肺转流治疗的血流动力学，生存率，和神经功能都得到改善。虽然临床报道是无法控制、无法对照，但越来越多的证据表明心肺转流不仅治疗心源性休克有效[131]，而且治疗心搏骤停也是有效的。值得注意的是，几项研究均表明，在经历长时间 CPR 后应用心肺转流能够改善生存率，并且神经功能预后良好。CPR 尽力程度和病例的选择在解释这些临床结果时都是应该考虑在内的重要因素。有报道称病例在心搏骤停后，通过使用心肺转流成功地过渡到移植[96~98]。心肺转流治疗难治性心搏骤停，预后改善明显[95,132,148]。因为这些研究的不均一性，很难得出客观选择的标准，也缺乏并发症的报道。因此，需要进一步研究才能更好地确定患者入选的标准和相关风险/益处的评估，用以指导心肺转流使用（表 17-2）。相对重要的影响患者预后的因素包括年龄、可治疗的情况、充分 CPR 和及时干预。通常说来，心肺转流应该作为胸外心脏按压的延伸，在目击到心搏骤停之后 30~45 分钟内使用[97,99]。对于长时间 CPR 的儿科病例[100,101]和低体温心搏骤停的病例，心肺转流可以复苏成功。

低体温心搏骤停是长时间 CPR 后仍可生存的唯一情况。心肺转流在复苏循环支持中有独特的复温能力[102,103]。有关成人治疗低体温的报道多来自于芬兰[104]。研究表明年龄和动脉 pH 值与预后密切相关。CPR 持续时间不影响这些病例生存的可能性。

何开胸心脏按压可以在胸外心脏按压失败后成功恢复自主循环。然而，开胸心脏按压并不能改善长时间 CPR 后的结局[93]。实验室研究结果提示如果在相对短时间的无效胸外心脏按压后应用开胸心脏按压，开胸心脏按压能够改善结局。一项前瞻非随机临床试验阐述了尽早采用开胸心脏按压改善结局的重要性[94]。接受开胸心脏按压的患者结局得到改善，但随着开胸心脏按压之前的胸外心脏按压持续时间增加，结果也会变差。

及时应用开胸心脏按压能够改善多种临床背景的生存率。

表 17-2 体外循环应用于常规心肺复苏无效的患者复苏的临床研究

作者，年份	院内或院外	病例数	ROSC 病例数（%）	存活病例数（%）	CPR 持续时间（min）中位数（极差）或均数 ± 标准差
Chen, 2003	In	57	38（67）	18（32）	47 ± 13
Chen, 2008	In	59	55（93）	17（29）	53 ± 37
Conrad, 2004	Voluntary registry	43	NR☆	9（21）	NR
Kurose, 1995	In	9	2（22）	2（22）	80（35~130）
Mair, 1996	ER	5（7 人插管）	4（57）	3（43）	20-60
Martin, 1998	ER & witnessed out	10（13 人插管）	6（46）	0（0）	32 ± 13.6
Massetti, 2005	In and out	40	18（45）	8（20）	105 ± 44
Raithel, 1989	In	29	NR	6（21）	NR

续表

作者，年份	院内或院外	病例数	ROSC 病例数（%）	存活病例数（%）	CPR 持续时间（min）中位数（极差）或均数 ± 标准差
Rousou，1994	Cardiac surgical ICU	16	NR	9（56）	存活数：50 ± 7 死亡数：51 ± 6
Schwarz，2003	In and out	17（21 人插管）	9（43）	3（14）	NR
Silfvast，2003	Out，Hypothermia	23	NR	14（61）	67. 25（43. 75 ~ 109）
Sung，2006	In	22	NR	9（41）	存活数：43 ± 20
Younger，1999	ER and in	21（25 人插管）	14（57）	9（36）	存活数：21 ± 16 死亡数：43 ± 32

☆NR = 无数据

结果表示为插管病例数

心室机械直接刺激

心室机械直接刺激是独特的非血液接触的设备，能够提供心室肌收缩和舒张刺激（图 17-8）。心室机械直接刺激是一种由空气作用无创真空调节的装置，能在几分钟内通过胸廓切开或者胸骨切开，实施快速应用，从而产生生理搏动血流[105,133]。搏动性再灌注能更好地解释在动物实验中，应用心室机械直接刺激复苏循环后的神经预后比应用心肺转流明显改善[106~108]。减少血液接触也回避了抗凝剂的需要，降低了血栓

栓塞的并发症。心室机械直接刺激已成功应用于心脏移植的过渡，心脏术后支持和严重心肌炎的康复[105,134]。最近研究表明心室机械直接刺激在支持严重衰竭的心脏时对于多种适应性细胞信号通路都有有益的作用[109,110]。心肌劳损分析显示，心肌功能在心室机械直接刺激复苏循环支持 10 分钟内，就能得到改善[111]。尤其值得注意的是，在复苏支持后继续应用心室机械直接刺激，与心肺转流相比，神经功能改善更多。心室机械直接刺激独特的、立即提供搏动性再灌注的能力，可能是其对脑复苏有益影响最好的解释。

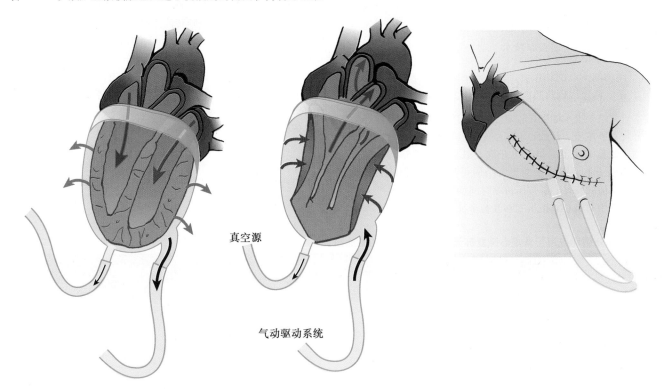

真空源

气动驱动系统

图 17-8 心室机械直接刺激装置

脑保护/复苏

CPR 的目标是向主要的器官提供足够的血流，直到有下一

步确定的干预措施。脑是心搏骤停中最容易因缺血导致损伤的器官。缺血几秒钟意识就会消失，高能磷酸化合物和储备的糖原几分钟内就会耗尽，并会造成乳酸堆积继发引起细胞毒性效应。限制脑血流实际上可能通过允许无氧代谢而产生一系列的

恶化反应。这些情况帮助我们解释为什么院外心搏骤停后 CPR 没有多少神经功能完整的幸存者[112]。

了解脑复苏的重要性，就提示现在的 CPR 程序过多地强调了通气。心脑复苏似乎应将重点更多转移到脑复苏上，制定发展新的治疗规范[113]。最近的例子包括实施基础 CPR 时的推荐技术。施救者不愿实施口对口通气的，已经引领指南作出调整，即仅进行心脏复苏（仅行胸外按压）。多中心试验数据发现仅实行心脏复苏可能改善生存率和神经结局[30]。这些发现的机制可能是由于改善了脑血流。特别是，CPR 从胸外按压开始，并且在通气时胸外按压也不间断。

胸外心脏按压产生有限的脑血流。在 CPR 过程中，只有静脉瓣能够阻止高的胸内压逆向传递颈静脉系统。当脑灌注压在正常生理范围时，脑血流通过自动调节要保持在 50ml/(min·100g)[114]。CPR 导致低脑灌注压，很少会超过 40mmHg[115]。脑血流只有正常的 10%~15%，与没有血流相比可能更加有害。

机械循环支持显然是 CPR 过程中改善脑血流的方法。越来越多的临床证据提示 CPR 失败后实施心肺转流能够改善预后。实验室调查表明搏动性血流较无搏动性血流对于脑复苏更有优势。搏动性再灌注能够为灰质提供更好的血流[106]，这与复苏后脑高能量磷酸物质的增加有关[107]。与无搏动性灌注相比，搏动性灌注之后脑功能和组织病理学得到明显改善[108,135]。有关其他脑复苏的方面，值得进一步思考。在缺血过程中，神经元的功能持续可达 60 分钟。然而，再灌注能够通过多种因素导致神经损伤。钙超载、自由基损伤和无再流现象可能都会导致再灌注损伤[114]。无再流描述了脑缺血后低灌注的状态。血小板聚集、钙内流的改变、血管收缩，和周围毛细血管水肿，这些都是推测的原因。除了脑外伤，颅内压并不是很重要，因为心搏骤停后通常都会恢复正常。在严重的缺血损伤后，脑血流在 18~24 小时保持低水平。接下来的低灌注被认为是继发于钙诱发的周围毛细血管收缩。

缺血损伤后脑血流非常依赖于灌注压。中度低血压加重脑缺血和损伤。在复苏后期血压应该维持正常或者轻度升高。中度高氧（PO_2 = 100mmHg）和轻度过度通气（PaCO_2 = 30~35mmHg）是较为理想的呼吸模式。动脉血 pH 保持在正常范围。抗惊厥药物按需给予，因为在脑缺血损伤后癫痫并不常见。

脑复苏中最重要的进步之一是采用治疗性低温。轻度低温降低死亡率，改善心搏骤停后神经恢复。两个随机对照临床试验[116,117]证实了这种关系。这引发了 AHA 对于脑复苏推荐使用治疗性低温[118]。接下来的 meta 分析使这些推荐更有意义[119]。最近，临床数据库的观察研究发现低温的安全和有效可以延伸到常规临床实践中[120,121]。一项新的临床设备已经可以应用，它通过鼻腔内的降温选择性降低脑部温度（图 17-9）。需要进一步试验来证实其有效性。

恢复自主循环后还应实施持续血流动力学监测，应用足够的氧气。抗心律失常药需持续应用，因为心律失常通常随着循环中儿茶酚胺的增加而发生。如果不存在心动过缓，应该使用 Beta 肾上腺素能阻断剂。心动过缓时需要评估气道和通气。阿托品、肾上腺素和（或）起搏器适用于低血压伴缓慢心律失常。

对于从猝死中生还的患者还应该考虑应用抗心律失常药、起搏器，和自动体内心脏除颤器。临床试验表明在应用这些干预之后生存率可以显著改善[72,122,123]。在这种情况下胺碘酮也

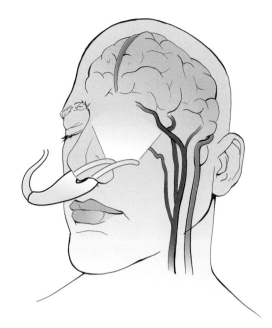

图 17-9 鼻内选择性脑降温

是有效的。

预测哪些患者能够从复苏中生还仍然是没有定论的。与心脏停搏或无脉电活动的患者相比，表现为室颤/室速的患者预后更好[11,41,47]。当合并其他疾病时，高龄可能不是一个预后因素。发生骤停的地点（ICU 和非 ICU 相比）也会影响结局[11,12]。并发症与心搏骤停后超过 95% 的死亡相关，包括肾衰竭、转移癌、肺炎、败血症、低血压、卒中和回家的生活方式[11]。对于被目击到的骤停，早期除颤 CPR 开始于 5 分钟之内，CPR 持续时间少于 15 分钟，生存可能性更大，复苏后可以应用低温。死亡率可从 CPR 少于 15 分钟时的 44% 增加到 CPR 长于 15 分钟的 95%[11,42]。

与并发症占主要角色的住院患者相比，对于院外心搏骤停患者来说，及时治疗的重要性胜于所有其他预后因素。其他决定生存的关键因素包括最初的节律、被目击到骤停、CPR 之前心搏停止的时间，以及任何治疗的延迟。早期决定性的治疗与改善预后相关。而对于院内骤停，室颤/室速的预后最好，床旁 CPR 与生存率的改善密切相关[118]。床旁 CPR 降低死亡率主要是降低了复苏后缺氧脑病。意识在骤停后 24~48 小时内恢复是有利的预后指标[11]。治疗性低温显著提高了神经系统恢复和生存的可能性。

院外心搏骤停患者出院后长期生存是非常合理的。据报道 1 年生存率在 75%~85%，接近 50% 的患者在 4 年后仍然存活（表 17-1）。这些患者最终大部分死于心脏原因[14,124]。预测长期生存的因素：与急性心肌梗死（MI）相关的心搏骤停、之前没有 MI 病史、骤停间隔时间短、CPR，和确定的照料[125]。原发心律失常事件、充血性心力衰竭、左室功能受损、广泛冠脉疾病和心室除极早，在出院后长期生存的可能性较小。

不幸的是，不是所有从猝死中生还的患者在接下来都有良好的生活质量[126]。抑郁是出院后最常见的问题，但通常在几个月后就可以缓解[11]。在幸存者中精神损伤的发生率和特点都是多种多样的。严重的精神损伤通常在出院前就已导致死亡。虽然神经缺陷可以使人残疾[127,134]，许多猝死的幸存者保留了正常的神经功能。

伦理考虑

当高级心脏生命支持没有引发自主循环恢复时，复苏就不再继续。不再继续是基于临床判断。虽然一些研究表明长于30分钟的CPR不可能产生长期存活的病例。但有越来越多的长时间复苏后神经完整幸存者的报道[11]。当调查使用机械循环支持时，这一点更为明显。考虑何时停止高级心脏生命支持也应该包括潜在的医疗条件。

结论

早期除颤，有效的基础生命支持，和及时的高级心脏生命支持是治疗心搏骤停的主要方式，不幸的是，生存率依然低得令人失望。对于脑复苏的关注更多的集中于能否改善未来的临床结局。对最初高级心脏生命支持失败的患者使用循环支持，是很有希望的。需要更多的研究以制定高质量标准的治疗方法。此外，应用改善神经系统恢复的治疗是非常重要的。最近，治疗性低温在这方面显然是影响最大的。联合应用低温，复苏循环支持设备和脑保护药物是很有潜力和希望的，这些能够调整和帮助指导未来的临床试验。CPR新的范例和治疗措施可能从这些严谨的调查中得出。

参考文献

1. American Heart Association: *Heart Disease and Stroke Statistics—2004 Update*. Dallas, TX: American Heart Association; 2003.
2. Roger WJ, Canto JG, Lambrew CT, et al: Temporal trends in the treatment of over 1.5 million patients with myocardial infarction in the US from 1990 through 1999: the National Registry of Myocardial Infarction 1, 2 and 3. *J Am Coll Cardiol* 2000; 36:2056-2063.
3. Antman EM, Anbe DT, Armstrong PW, et al: ACC/AHA guidelines for the management of patients with ST-Elevation myocardial infarction-executive summary. *J Am Coll Cardiol* 2004; 44:671-719.
4. Myerburg RJ, Castellanos A: Cardiac arrest and sudden death, in Braunwald E (ed): *Heart Disease*. Philadelphia, WB Saunders, 1992; p 756.
5. Eisenberg MS, Bergner L, Hallstrom A: Survivors of out-of-hospital cardiac arrest: morbidity and long-term survival. *Am J Emerg Med* 1984; 2:189.
6. Kannel WB, Doyle JT, McNamara PM, et al: Precursors of sudden coronary death: factors related to the incidence of sudden death. *Circulation* 1975; 51:606.
7. Kuller L, Lilienfeld A, Fisher R: Epidemiologic study of sudden and unexpected deaths due to arteriosclerotic heart disease. *Circulation* 1966; 34:1056.
8. Girdon T, Kannel WB: Premature mortality from coronary heart disease: the Framingham study. *JAMA* 1971; 215:1617.
9. Emergency Cardiac Care Committee and Subcommittees, American Heart Association: 2005 American Heart Association Guidelines for Cardiopulmonary Resuscitation and Emergency Cardiovascular Care. *Circulation* 2005; 112(Suppl I):IV-1-IV-203.
10. American Heart Association in Collaboration with International Liaison Committee on Resuscitation Guidelines 2000, for Cardiopulmonary Resuscitation and Emergency Cardiovascular Care: Introduction to the International Guidelines 2000, for CPR and ECC: A Consensus on Science. *Circulation* 2000; 102(Suppl I):I-1-I-11.
11. Bedell SE, Delbanco TL, Cook EF, et al: Survival after cardiopulmonary resuscitation in the hospital. *NEJM* 1983; 309:569.
12. DeBard ML: Cardiopulmonary resuscitation: analysis of six years experience and review of the literature. *Ann Emerg Med* 1981; 10:408.
13. Longstreth WT Jr, Inui TS, Cobb LA, et al: Neurologic recovery after out-of-hospital cardiac arrest. *Ann Intern Med* 1983; 98:588.
14. Earnest MP, Yarnell PR, Merrill SL, et al: Long-term survival and neurologic status after resuscitation from out-of-hospital cardiac arrest. *Neurology* 1980; 30(12):1298-1302.
15. Plaisance P, Lurie KG, Vicaut E, et al: A comparison of standard cardiopulmonary resuscitation and active compression-decompression resuscitation for out-of-hospital cardiac arrest. *NEJM* 1999; 341:1569.
16. Brown CG, Martin DR, Pepe PE, et al: A comparison of standard dose and high dose epinephrine in cardiac arrest outside the hospital. The Multicenter High-Dose Epinephrine Study Group. *NEJM* 1992; 327:1051.
17. Marwick TH, Case C, Siskind V, et al: Adverse effect of early high-dose adrenaline on outcome of ventricular fibrillation. *Lancet* 1988; II:66.
18. Lindner KH, Prengel AW, Pfenninger EG, et al: Vasopressin improves vital organ blood flow during closed-chest CPR in pigs. *Circulation* 1995; 91:215.
19. Lindner KH, Dirks B, Strohmenger HU, et al: Randomized comparison of epinephrine and vasopressin in patients with out-of-hospital ventricular fibrillation. *Lancet* 1997; 349:535.
20. Aung K, Htay T: Vasopressin for cardiac arrest. A systematic review and meta-analysis. *Arch Intern Med* 2005; 165:17-24.
21. Kornberger E, Prengel AW, Krismer A, et al: Vasopressin-mediated adrenocorticotropin release increases plasma cortisol concentrations during cardiopulmonary resuscitation. *Crit Care Med* 2000; 28:3517-3521.
22. Hekimian G, Baugnon T, Thuong M, et al: Cortisol levels and adrenal reserve after successful cardiac arrest resuscitation. *Shock* 2004; 22:116-119.
23. Ito T, Saitoh D, Takasu A, et al: Serum cortisol as a predictive marker of the outcome in patients resuscitated after cardiopulmonary arrest. *Resuscitation* 2004; 62:55-60.
24. Pene F, Hyvernat H, Mallet V, et al: Prognostic value of relative adrenal insufficiency after out-of-hospital cardiac arrest. *Intern Care Med* 2005; 31:627-633.
25. Dorian P, Cass D, Schwartz B, et al: Amiodarone as compared with lidocaine for shock-resistant ventricular fibrillation. *NEJM* 2002; 346(12):884-890.
26. Sceinman MM, Levine JH, Cannom DS, et al: For the Intravenous Amiodarone Multicenter Investigators Group: dose-ranging study of intravenous amiodarone in patients with life-threatening ventricular tachyarrhythmias. *Circulation* 1995; 92:3264.
27. Kowey PR, Levine JH, Herre JM, et al: For the Intravenous Amiodarone Multicenter Investigators Group. Randomized, double-blind comparison of intravenous amiodarone and bretylium in the treatment of patients with recurrent, hemodynamically destabilizing ventricular tachycardia or fibrillation. *Circulation* 1995; 92:3255.
28. Kudenchuk PJ, Cobb LA, Copass MK, et al: Amiodarone for resuscitation after out-of-hospital cardiac arrest due to ventricular fibrillation. *NEJM* 1999; 341:871.
29. Hullston A: Cardiopulmonary resuscitation by chest compression alone or with mouth-to-mouth ventilation. *NEJM* 2000; 342:1546.
30. SOS-KANTO study group: Cardiopulmonary resuscitation by bystanders with chest compression only (SOS-KANTO): an observational study. *Lancet* 2007; 369:920-926.
31. Abella BS, Alvarado JP, Myklebust H, et al: Quality of cardiopulmonary resuscitation during in-hospital cardiac arrest. *JAMA* 2005; 293:305-310.
32. Wik L, Kramer-Johansen J, Myklebust H, et al: Quality of cardiopulmonary resuscitation during out-of-hospital cardiac arrest. *JAMA* 2005; 293:299-304.
33. Abella BS, Sandbo N, Vassilatos P, et al: Chest compression rates during cardiopulmonary resuscitation are suboptimal: a prospective study during in-hospital cardiac arrest. *Circulation* 2005; 111(4):428-434.
34. Maier GW, Tyson GS, Olsen CO, et al: The physiology of external cardiac massage: high-impulse cardiopulmonary resuscitation. *Circulation* 1984; 70:86.
35. Niemann JT, Criley JM, Rosborough JP, et al: Predictive indices of successful cardiac resuscitation after prolonged arrest and experimental cardiopulmonary resuscitation. *Ann Emerg Med* 1985; 14:521.
36. Garnett AR, Ornato JP, Gonzalez ER, et al: End-tidal carbon dioxide measurement during cardiopulmonary resuscitation. *JAMA* 1987; 257:512.
37. Sanders AB, Kern KB, Otto CW, et al: End-tidal carbon dioxide monitoring during cardiopulmonary resuscitation: a prognostic indicator for survival. *JAMA* 1989; 262:1347.
38. Herlitz J, Engdahl J, Svensson L, et al: Factors associated with an increased chance of survival among patients suffering from an out-of-hospital cardiac arrest in a national perspective in Sweden. *Am Heart J* 2005; 149:61-66.
39. Brindley PG, Markland DM, Mayers I, et al: Predictors of survival following in-hospital adult cardiopulmonary resuscitation. *CMAJ* 2002; 167(4):343.
40. Bunch TJ, White RD, Gersh BJ, et al: Long-term outcomes of out-of-hospital cardiac arrest after successful early defibrillation. *NEJM* 2003; 348(26):2626-2633.
41. Peberdy MA, Kaye W, Ornato JP, et al: Cardiopulmonary resuscitation of adults in the hospital: a report of 14720 cardiac arrests from the National Registry of Cardiopulmonary Resuscitation. *Resuscitation* 2003; 58:297-308.

42. Sandroni C, Ferro G, Santangelo S, et al: In-hospital cardiac arrest: survival depends mainly on the effectiveness of the emergency response. *Resuscitation* 2004; 62:291-297.

43. Krischer JP, Fine EG, Davis JH, et al: Complications of cardiac resuscitation. *Chest* 1987; 92:287.

44. Bedell SE, Fulton EJ: Unexpected findings and complications at autopsy after cardiopulmonary resuscitation (CPR). *Arch Intern Med* 1986; 146:1725.

45. Powner DJ, Holcombe PA, Mello LA: Cardiopulmonary resuscitation-related injuries. *Crit Care Med* 1984; 12:54.

46. DeLuna AB, Coumel P, Leclerq JF: Ambulatory sudden cardiac death: mechanism of production of fatal arrhythmia on the basis of data from 157 cases. *Am Heart J* 1989; 117:151.

47. Cohn AC, Wilson WM, Yan B, et al: Analysis of clinical outcomes following in-hospital adult cardiac arrest. *Intern Med J* 2004; 34:398-402.

48. Weaver WD, Cobb LA, Hallstrom AP, et al: Factors influencing survival after out-of-hospital cardiac arrest. *J Am Coll Cardiol* 1986; 7:752.

49. Stiell IG, Wells GA, Field BJ, et al: Improve out-of-hospital cardiac arrest survival through the inexpensive optimization of an existing defibrillation program. OPALS Study Phase II. *JAMA* 1999; 281:1175.

50. Winkle RA, Mead RH, Ruder MA, et al: Effect of duration of ventricular fibrillation on defibrillation efficacy in humans. *Circulation* 1990; 81:1477.

51. Cummins RO: From concept to standard of care? Review of the clinical experience with automated external defibrillators. *Ann Emerg Med* 1989; 18:1270.

52. Levine JH, Massumi A, Scheinman MM, et al: Intravenous amiodarone for recurrent sustained hypotensive ventricular tachyarrhythmias. *J Am Coll Cardiol* 1996; 27:67.

53. Marwick TH, Case CC, Siskind V, et al: Prediction of survival from resuscitation: a prognostic index derived from multivariate logistic model analysis. *Resuscitation* 1991; 22:129.

54. Arntz HR, Agrawal R, Richter H, et al: Phased chest and abdominal compression-decompression versus conventional cardiopulmonary resuscitation in out-of-hospital cardiac arrest. *Circulation* 2001; 104(7):768-72.

55. Cummins R, Graves J, Horan S, et al: Pre-hospital transcutaneous pacing for asystolic arrest. *Ann Emerg Med* 1990; 19:239.

56. Ivatury RR, Rohman M: Emergency department thoracotomy for trauma: a collective review. *Resuscitation* 1987; 15:23.

57. Mackay JH, Powell SJ, Osgathorp J, et al: Six-year prospective audit of chest reopening after cardiac arrest. *Eur J Cardiothorac Surg* 2002; 22(3):421-425.

58. Eysmann SB, Marchlinski FE, Buxton A, et al: Electrocardiographic changes after cardioversion of ventricular arrhythmias. *Circulation* 1986; 73:73.

59. Ewy GA, Taren D, Banert J, et al: Comparison of myocardial damage from defibrillator discharge at various dosages. *Med Instrum* 1980; 14:9.

60. Warner ED, Dahl AAJ, Webb SW, et al: Myocardial injury from transthoracic countershock. *Arch Pathol Lab Med* 1975; 99:55.

61. Weaver WD, Cobb LA, Copass MK, et al: Ventricular fibrillation: a comparative trial using 175-J and 320-J shocks. *NEJM* 1982; 307:1101.

62. Kerber RE, Martins JB, Kienzle MG, et al: Energy, current, and success in defibrillation and cardioversion: clinical studies using an automated impedance-based method of energy adjustment. *Circulation* 1988; 77:1038.

63. Kerber RE: Electrical treatment of cardiac arrhythmias: defibrillation and cardioversion. *Ann Emerg Med* 1993; 22:296.

64. Atkins DL, Sirna S, Kieso R, et al: Pediatric defibrillation: importance of paddle size in determining transthoracic impedance. *Pediatrics* 1988; 82:914.

65. Idriss SF, Anstadt M, Anstadt GL, et al: The effect of cardiac compression on defibrillation efficacy and the upper limit of vulnerability. *J Cardiovasc Electrophysiol* 1995; 6:368.

66. Rattes MF, Sharma AD, Klein GJ, et al: Adrenergic effects on internal cardiac defibrillation threshold. *Am J Physiol* 1987; 253:H500.

67. Lerman BB, Engelstein ED: Metabolic determinants of defibrillation: role of adenosine. *Circulation* 1995; 91:838.

68. Levine PA, Barold SS, Fletcher RD, et al: Adverse acute and chronic effects of electrical defibrillation on implanted unipolar cardiac pacing systems. *J Am Coll Cardiol* 1983; 1:1413.

69. Walls JT, Schuder JC, Curtis JJ, et al: Adverse effects of permanent cardiac internal defibrillator patches on external defibrillation. *Am J Cardiol* 1989; 64:1144.

70. Cummins RO, Eisenberg MS, Litwin PE, et al: Automatic external defibrillators used by emergency medical technicians: a controlled clinical trial. *JAMA* 1987; 257:1605.

71. Public Access Defibrillation Trial Investigators: Public-access defibrillation and survival after out-of-hospital cardiac arrest. *NEJM* 2004; 351:637-646.

72. Bigger JT, Whang W, Rottman JN, et al: Mechanisms of death in the CABG Patch Trial: a randomized trial of implantable cardiac defibrillator prophylaxis in patients at high risk of death after coronary artery bypass graft surgery. *Circulation* 1999; 99:1419.

73. Kerber RE, Bourland JD, Kallok MJ, et al: Transthoracic defibrillation using sequential and simultaneous dual shock pathways: experimental studies. *PACE* 1990; 13:207.

74. Eftestøl T, Sunde K, Steen PA: Effects of interrupting precordial compressions on the calculated probability of defibrillation success during out-of-hospital cardiac arrest. *Circulation* 2002; 105:2270-2273.

75. Newton JR, Glower DD, Wolfe JA, et al: A physiologic comparison of external cardiac massage techniques. *J Thorac Cardiovasc Surg* 1988; 95:892.

76. Niemann JT, Rosborough JP, Hausknecht M, et al: Pressure synchronized cineangiography during experimental cardiopulmonary resuscitation. *Circulation* 1981; 64:985.

77. Beyar R, Kishon Y, Kimmel E, et al: Intrathoracic and abdominal pressure variations as an efficient method for cardiopulmonary resuscitation: studies in dogs compared with computer model results. *Cardiovasc Res* 1985; 19:335.

78. Schultz JJ, Coffeen P, Sweeney M, et al: Evaluation of standard and active compression-decompression CPR in an acute human model of ventricular fibrillation. *Circulation* 1994; 89:684.

79. Cohen TJ, Goldner BG, Maccaro PC, et al: A comparison of active compression-decompression cardiopulmonary resuscitation with standard cardiopulmonary resuscitation for cardiac arrests occurring in the hospital. *NEJM* 1993; 329:1918.

80. Tucker KJ, Galli F, Savitt MA, et al: Active compression-decompression resuscitation: effects on initial return of circulation and survival after in-hospital cardiac arrest. *Circulation* 1993; 88(Suppl I):I-10.

81. Mauer DK, Nolan J, Plaisance P, et al: Effect of active compression-decompression resuscitation (ACD-CPR) on survival: a combined analysis of individual patient data. *Resuscitation* 1999; 41:249.

82. Plaisance P, and the French Active Compression-Decompression Cardiopulmonary Resuscitation Study Group (Lariboisiere University, Paris, France): A comparison of standard cardiopulmonary resuscitation and active compression-decompression resuscitation for out-of-hospital cardiac arrest. *Ann Emerg Med* 2000; 341:569.

83. Wolcke BB, Mauer DK, Schoefmann MF, et al: Comparison of standard cardiopulmonary resuscitation versus the combination of active compression-decompression cardiopulmonary resuscitation and an inspiratory impedance threshold device for out-of-hospital cardiac arrest. *Circulation* 2003; 108(18):2201-2205.

84. Sack JB, Kesselbrenner MB, Bergman D: Survival from in-hospital cardiac arrest with interposed abdominal compression during cardiopulmonary resuscitation. *JAMA* 1992; 267:379.

85. Mateer JR, Stueven HA, Thompson BM, et al: Pre-hospital IAC-CPR versus standard CPR: paramedic resuscitation of cardiac arrest. *Am J Emerg Med* 1985; 3:143.

86. Sack JB, Kesselbrenner MB, Jarrad A: Interposed abdominal compression-cardiopulmonary resuscitation and resuscitation outcome during asystole and electromechanical dissociation. *Circulation* 1992; 86:192.

87. Wik L, Kiil S: Use of an automatic mechanical chest compression device (LUCAS) as a bridge to establishing cardiopulmonary bypass for a patient with hypothermic cardiac arrest. *Resuscitation* 2005; 66(3):391-394.

88. Steen S, Sjoberg T, Olsson P, et al: Treatment of out-of-hospital cardiac arrest with LUCAS, a new device for automatic mechanical compression and active decompression resuscitation. *Resuscitation* 2005; 67(1):25-30.

89. Weston CFM, de Latorre FJ, Dick W, et al: VEST-CPR system: results of a multicenter randomized pilot study. *J Am Coll Cardiol* 1998; 31(Suppl A):A-403.

90. Halperin HR, Berger R, Chandra N, et al: Cardiopulmonary resuscitation with a hydraulic-pneumatic band. *Crit Care Med* 2000; 28(11):203-206.

91. Alifimoff JK: Open versus closed chest cardiac massage in nontraumatic cardiac arrest. *Resuscitation* 1987; 15:13.

92. Bircher N, Safar P: Cerebral preservation during cardiopulmonary resuscitation in dogs. *Crit Care Med* 1985; 13:135.

93. Geehr EC, Lewis FR, Auerbach PS: Failure of open-chest massage to improve survival after prehospital nontraumatic cardiac arrest. *NEJM* 1986; 314:1189.

94. Takino M, Okada Y: Optimum timing of resuscitation thoracotomy for non-traumatic out-of-hospital cardiac arrest. *Resuscitation* 1993; 26:69.

95. Nichol G, Karmy-Jones R, Salerno, et al: Systematic review of percutaneous cardiopulmonary bypass for cardiac arrest or cardiogenic shock states. *Resuscitation* 2006; 70:381-394.

96. Schwarz B, Mair P, Margreiter J, et al: Experience with percutaneous venoarterial cardiopulmonary bypass for emergency circulatory support. *Crit Care Med* 2003; 31(3):758-764.

97. Massetti M, Tasle M, LePage O, et al: Back from Irreversibility: extracorporeal life support for prolonged cardiac arrest. *Ann Thorac Surg* 2005; 79:178-184.

98. Martin GB, Rivers EP, Paradis NA, et al: Emergency department cardiopulmonary bypass in the treatment of human cardiac arrest. *Chest* 1998; 113:743-751.

99. Chen YS, Chao A, Yu HY, et al: Analysis and results of prolonged resuscitation in cardiac arrest patients rescued by extracorporeal membrane oxygenation. *J Am Coll Cardiol* 2003; 41(2):197-203.

100. Kelly RB, Porter PA, Meier AH, et al: Duration of cardiopulmonary resuscitation before extracorporeal rescue: how long is not long enough? *ASAIO J* 2005; 51:665-667.

101. Morris MC, Wernovsky G, Nadkarni VM: Survival outcomes after extracorporeal cardiopulmonary resuscitation instituted during active chest compressions following refractory in-hospital pediatric cardiac arrest. *Pediatr Crit Care Med* 2004; 5:440-446.

102. Wollenek G, Honarwar N, Golej J, et al: Cold water submersion and cardiac arrest in treatment of severe hypothermia with cardiopulmonary bypass. *Resuscitation* 2002; 52:255.

103. Farstad M, Andersen KS, Koller ME, et al: Rewarming from accidental hypothermia by extracorporeal circulation: a retrospective study. *Eur J Cardiothorac Surg* 2001; 20:58.

104. Silfvast T, Pettila V: Outcome from severe accidental hypothermia in Southern Finland: a 10-year review. *Resuscitation* 2003; 59(3):285-290.

105. Lowe JE, Hughes C, Biswass SS: Non-blood contacting biventricular support: direct mechanical ventricular actuation. *Operative Tech Thorac Cardiovasc Surg* 1999; 4:345.

106. Anstadt MP, Tedder M, Hegde SS, et al: Pulsatile reperfusion improves cerebral blood flow compared to nonpulsatile reperfusion following cardiac arrest. *Ann Thorac Surg* 1993; 56(3):453-461.

107. Anstadt MP, Tedder M, Banit DM, et al: Pulsatile flow attenuates cerebral reperfusion injury. *Circulation* 1993; 88(4)(Suppl I):I-170.

108. Anstadt MP, Stonnington MJ, Tedder M, et al: Pulsatile reperfusion after cardiac arrest improves neurologic outcome. *Ann Surg* 1991; 214(4):478-490.

109. Franga DL, Wicker DL, White S, et al: Direct cardiac compression attenuates myocardial stress and injury in the acutely failing heart. *J Am Coll Surg* 2003; 197(3):S25.

110. Anstadt MP, Kerns S, Wozniak CJ, et al: Direct mechanical ventricular actuation of the acutely failing heart attenuates maladaptive cell signaling. *Circulation* 2009; 120:S1490.

111. Anstadt MP, Budharaju S, Darner RJ, et al: Ventricular actuation improves systolic and diastolic myocardial function in the small failing heart. *Ann Thorac Surg* 2009; 88:1982-1988.

112. Eckstein M, Stratton SJ, Chan LS: Cardiac arrest resuscitation evaluation in Los Angeles: CARE-LA. *Ann Emerg Med* 2005; 45:504-509.

113. Ewy GA, Kern KB, Sanders AB, et al: Cardiocerebral resuscitation for cardiac arrest. *Am J Med* 2006; 119:6-9.

114. Safar P: Cerebral resuscitation after cardiac arrest: research initiatives and future directions. *Ann Emerg Med* 1993; 22:324.

115. Brown CB, Schlifer J, Jenkins J, et al: Effect of direct mechanical ventricular assistance on myocardial hemodynamics during ventricular fibrillation. *Crit Care Med* 1989; 17:1175.

116. The Hypothermia after Cardiac Arrest Study Group: Mild therapeutic hypothermia to improve the neurologic outcome after cardiac arrest. *NEJM* 2002; 346:549-556.

117. Bernard SA, Gray TW, Buist MD, et al: Treatment of comatose survivors of out-of-hospital cardiac arrest with induced hypothermia. *NEJM* 2002; 346:557-563.

118. Nolan JP, Morley PT, Vanden Hoek TL, et al: Therapeutic hypothermia after cardiac arrest. an advisory statement by the advanced life support task force of the international liaison committee on resuscitation. *Circulation* 2003; 108:118-121.

119. Holzer M, Bernard SA, Hachimi-Idrissi S, et al: Hypothermia for neuroprotection after cardiac arrest: systematic review and individual patient data meta-analysis. *Crit Care Med* 2005; 33:414-418.

120. Arrich J: The European Resuscitation Council Hypothermia After Cardiac Arrest Registry Study Group. Clinical application of mild therapeutic hypothermia after cardiac arrest. *Crit Care Med* 2007; 35:1041-1047.

121. Rittenberger JC, Guyette FX, Tisherman SA, et al: Outcomes of a hospital-wide plan to improve care of comatose survivors of cardiac arrest. *Resuscitation* 2008; 79(2):198-204.

122. Bigger JT, for the CABG Patch Trial Investigators: Prophylactic use of implanted cardiac defibrillators in patients at high risk for ventricular arrhythmias after coronary artery bypass graft surgery. *NEJM* 1997; 337:1569.

123. Buxton AE, Lee KL, Fisher JD, et al: A randomized study of the prevention of sudden death in patients with coronary artery disease. *NEJM* 1999; 341:1882.

124. Liberthson RR, Nagel EL, Hirschman JC, et al: Pre-hospital ventricular defibrillation: prognosis and follow-up course. *NEJM* 1974; 291(7):317.

125. Gudjonsson H, Baldvinsson E, Oddsson G, et al: Results of attempted cardiopulmonary resuscitation of patients dying suddenly outside the hospital in Reykjavik and the surrounding area 1976-79. *Acta Med Scand* 1982; 212:247.

126. Eisenberg MS, Hallstrom A, Bergner L: Long-term survival after out-of-hospital cardiac arrest. *NEJM* 1982; 306(22):1340-1343.

127. Rockswold G, Sharma B, Ruiz E, et al: Follow-up of 514 consecutive patients with cardiac arrest outside the hospital. *JACEP* 1979; 8(6):216-220.

128. Hallstrom A, Cobb L, Johnson E, et al: Cardiopulmonary resuscitation by chest compression alone or with mouth-to-mouth ventilation. *NEJM* 2000; 342:1546.

129. Kudenchuk PJ, Cobb LA, Copass MK, et al: Amiodarone for resuscitation after out-of-hospital cardiac arrest due to ventricular fibrillation. *NEJM* 1993; 341:871.

130. Cummins RO: *Textbook of Advanced Cardiac Life Support*. Dallas, American Heart Association, 1994.

131. Sunami H, Fujita Y, Okada T, et al: Successful resuscitation from prolonged ventricular fibrillation using a portable percutaneous cardiopulmonary support system. *Anesthesiology* 2003; 99(5):1227-1229.

132. Sergeant P, Meyns B, Wouters P, et al: Long-term outcome after coronary artery bypass grafting in cardiogenic shock or cardiopulmonary resuscitation. *J Thorac Cardiovasc Surg* 2003; 126(5):1279-1286.

133. Anstadt MP, Hendry PJ, Plunkett MD, et al: Mechanical cardiac actuation achieves hemodynamics similar to cardiopulmonary bypass. *Surgery* 1990; 108:442.

134. Lowe JE, Anstadt MP, VanTright P, et al: First successful bridge to cardiac transplantation using direct mechanical ventricular actuation. *Ann Thorac Surg* 1991; 52:1237.

135. Snyder BD, Hauser WA, Loewenson RB, et al: Neurologic prognosis after cardiopulmonary arrest, III: seizure activity. *Neurology* 1980; 30:1292.

136. Younger JG, Schreiner RJ, Swaniker F, et al: Extracorporeal resuscitation of cardiac arrest. *Acad Emerg Med* 1999; 6:700-707.

137. Conrad AD, Rycus PT, Dalton H: Extracorporeal Life Support Registry Report. *ASAIO J* 2005; 51:4-10.

138. Kurose M, Okamoto K, Sato T, et al: The determinant of severe cerebral dysfunction in patients undergoing emergency extracorporeal life support following cardiopulmonary resuscitation. *Resuscitation* 1995; 30:15-20.

139. Mair P, Hoermann C, Moertl M, et al: Percutaneous venoarterial extracorporeal membrane oxygenation for emergency mechanical circulatory support. *Resuscitation* 1996; 33:29-34.

140. Raithel SC, Swartz MT, Braun PR, et al: Experience with an emergency resuscitation system. *ASAIO Transactions* 1989; 35:475-477.

141. Rousou JA, Engelman RM, Flack Je 3rd, et al: Emergency cardiopulmonary bypass in the cardiac surgical unit can be a lifesaving measure in postoperative cardiac arrest. *Circulation* 1994; 90(Suppl II):II-280-I-284.

142. Abramson N, Safar P, Detre K: Neurologic function in CPR survivors. *Circulation* 1982; 66(Suppl II):II-350;1400.

143. Lund I, Skulberg A: Resuscitation of cardiac arrest outside hospitals: experiences with a mobile intensive care unit in Oslo. *Acta Anaesthesiol Scand* 1973; (Suppl 53):13-16.

144. Cobb L, Hallstrom A, Weaver D, et al: Prognostic factors in patients resuscitated from sudden cardiac death, in Wilhelmsen L, Hjalmarson A (eds): *Acute and Long-Term Management of Myocardial Ischemia*. Molndal, Sweden, Lindgren and Soner, 1978; p 106.

145. Wernberg M, Thomassen A: Prognosis after cardiac arrest occurring outside intensive care and coronary units. *Acta Anaesthesiol Scand* 1979; 23(1):69-77.

146. Snyder BD, Loewenson RB, Gumnit RJ, et al: Neurologic prognosis after cardiopulmonary arrest: II. Level of consciousness. *Neurology* 1980; 30(1):52-58.

147. Nichol G, Thomas E, Callaway W: Regional variation in out-of-hospital cardiac arrest incidence and outcome. *JAMA* 2008; 300(12):1423-1431.

148. Sung K, Lee YT, Park PW: Improved survival after cardiac arrest using emergent autopriming percutaneous cardiopulmonary support. *Ann Thorac Surg* 2006; 82:651-656.

149. Chen YS, Lin JW, Yu HY, et al: Cardiopulmonary resuscitation with assisted extracorporeal life-support versus conventional cardiopulmonary resuscitation in adults with in-hospital cardiac arrest: an observational study and propensity analysis. *Lancet* 2008; 372:554-561.

王越夫　王古岩　译

第 18 章

短期机械循环支持

Edwin C. McGee,
Jr. Nader Moazami

简介

当前有多种心室辅助装置（ventricular assist device，VAD）用于急性心力衰竭的支持。短期 VAD 主要用于需快速重建脏器有效灌注的患者，而长期 VAD 可作为心脏移植前的过渡手段或非移植患者的长期循环支持。在心肌缺血已得到缓解，有正性肌力药物支持，并且心律失常已被控制的情况下，部分患者血流动力学仍不稳定，这时就需要某种机械循环支持来恢复正常的心输出量。急性心肌梗死患者心源性休克的发生率为 2.4% ~ 12%[1]。SHOCK（The Should We Emergently Revascularize Occluded Coronaries for Cardiogenic Shock）试验显示，心源性休克患者行血运重建后死亡率仍在 50% 以上[2]，如果能够及时安装短期机械辅助装置，则可提高这类患者的生存率[3]。心脏手术后对循环支持的需求相对较低，约为 0.2% ~ 0.6%[4]，但是一旦需要，就必须及时、妥善安装才能使患者转危为安。急性 VAD 的适应证还包括慢性心衰患者发生急性循环衰竭，重症心肌炎和产后心肌病。

心外科医师须对目前的辅助装置有一定认识和了解，医疗机构中应至少备有一种支持系统。研究显示，即使是缺乏心衰治疗经验的小机构，若能迅速安装循环辅助装置，并将患者转运至治疗经验丰富的三级医疗机构，就可以提高患者的生存率[5]。

本章节主要讲述目前可用的辅助装置、循环支持的适应证、患者的治疗方法以及短期机械支持的并发症和死亡率等。另外，还将介绍一些刚刚获得批准或正在进行试验的有发展前景的装置。短期辅助装置的目标是缓解休克，使患者心脏和终末器官的功能得以恢复，如果心脏功能恢复无望，改用长期辅助装置也许是最好的选择，从而为心脏移植赢得时间（第 64 章和第 66 章）。由于新一代长期辅助装置可为患者提供更为可靠的支持，并允许在院外使用而使器官功能得到更好的恢复（第 66 章），

所以患者极少从急性循环辅助直接进行心脏移植。还有一些患者，即使进行心脏移植，也可以改用长期辅助装置。

反搏

历史

主动脉内球囊反搏泵（intra-aortic balloon pump，IABP）是心源性休克患者的一线机械辅助装置。反搏增加冠状动脉血流的概念是 1953 年 Kantrowitz 兄弟以犬模型提出的，1958 年 Kantrowitz 和 Mckinnon 用电刺激胸降主动脉平滑肌使舒张压升高再次证明了这一点[6]。1961 年，Clauss 及其同事使用了与心跳同步的体外反搏系统，收缩期通过股动脉抽出部分血液，舒张期再把这些血液输回体内[7,8]。一年后，Moulopoulos 及其同事发明了一种可充气的乳胶球囊，通过股动脉送至胸降主动脉，用二氧化碳进行充气[8]，充气和放气与心电图同步进行反搏，降低收缩末压，升高舒张压。1968 年，据 Kantrowitz 报道，3 例患者心肌梗死后发生心源性休克，药物治疗效果不佳，使用主动脉内球囊反搏泵后，1 例存活[9]。这些开创性研究引入了用机械手段支持循环的概念。目前，每年约有 70 000 例患者使用主动脉内球囊反搏。

生理学

IABP 的主要生理学效应为降低左室后负荷，同时增加主动脉舒张压从而升高冠脉的灌注压[10]。相关的重要效应还包括，降低左室壁收缩张力和氧耗，降低左室收缩末和舒张末容积，降低左室前负荷，增加冠状动脉及侧枝血管的血流[11]。冠状动脉血流增加，心脏前负荷和后负荷降低，使心肌收缩力增加，从而增加心输出量，但是 IABP 并不会直接造成血流转移或明显再分布[12]。主动脉内球囊反搏泵可使收缩期室壁最

333

大张力降低 14%～19%，左室收缩压降低约 15%[12]。由于收缩期室壁最大张力与心肌氧耗直接相关，心肌需氧量也会成比例降低。超声心动图和彩色多普勒成像测得，反搏使得舒张期冠状动脉峰值流速增加 117%，冠状动脉流速总体上增加 87%[13]。试验表明，平均动脉压大于 90mmHg 时，缺血区的侧枝血流可增加 21%[14]。

IABP 的生理学效应受一些因素的影响。球囊的位置应恰好在左锁骨下动脉之远（图 18-1）。越是靠近主动脉瓣，舒张期冠状动脉血流增加的就越多[15]。球囊大小应与主动脉匹配，充气时球囊应几乎完全阻塞血管。成人试验表明，与小容积球

囊相比，球囊容积在 30mL 或 40mL 时可显著改善左室负荷和舒张期冠脉的灌注压。充气时相应与主动脉瓣关闭时间一致，临床上在主动脉血压描记图的重搏波切迹上（图 18-2）。充气过早使心脏搏出量减少，心室收缩末和舒张末容积增加，前负荷和后负荷均增加。舒张期反搏在动脉波形上很容易观察到，表明冠状血管（及/或桥血管）的舒张期灌注增加[16]。放气应尽可能晚，以维持舒张期血压增加的时限，但是应在主动脉瓣打开及心室射血之前。为了操作方便，放气时相设定在心电图 R 波起始。球囊主动放气产生抽吸效应，使左室后负荷降低（从而降低了心肌氧耗）。

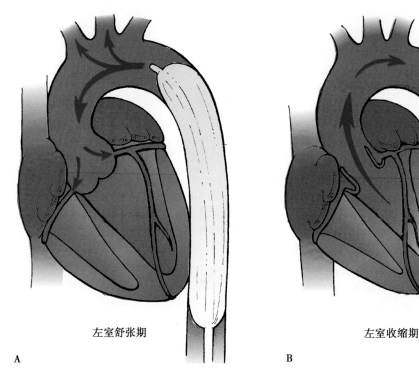

左室舒张期

A

左室收缩期

B

图 18-1 A. 左室（LV）舒张期球囊充气阻塞胸降主动脉，主动脉瓣关闭，增加近端冠状动脉和大脑的灌注；B. LV 收缩期球囊放气降低左室后负荷和心肌氧需

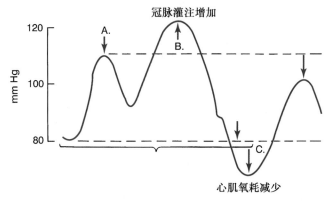

图 18-2 显示主动脉内球囊反搏对主动脉压的影响。（A）左室射血产生脉搏；（B）球囊充气增加主动脉舒张压；（C）舒张期末，球囊迅速放气降低主动脉舒张末压，低于无辅助时的舒张末压，从而降低后负荷和心肌氧需

影响 IABP 产生血流动力学效应的生物学因素包括心率和心律、舒张期平均动脉压、主动脉瓣的功能以及主动脉壁的顺应性。严重主动脉瓣反流是 IABP 的禁忌证，因为舒张期平均

动脉压过低可降低主动脉根部压力的增大效应，使冠状动脉血流减少。主动脉壁钙化、顺应性下降可使舒张压增加更明显，但却使主动脉壁损伤的危险性增加。另外，年轻患者的主动脉弹性好、顺应性高，可能表现为舒张压增加幅度降低。

影响 IABP 效果最重要的因素为心率和心律。IABP 要产生理想的效应，需要规则的心律及容易辨认的 R 波，或具有独立主动脉重搏波切迹的动脉脉冲描记图。目前的球囊泵可由心电图 R 波或动脉血压描记图触发。充气和放气都是可调整的，操作者尽量使充气与主动脉瓣关闭及 R 波降支同步。心动过速时，IABP 通常调整为隔一次心跳充气一次；心律紊乱时，调整充气为非同步固定模式，可能使后负荷降低和前负荷增加均等或不均等。对不稳定患者，尽可能恢复规则心律，包括起搏心律，以设定合适的 IABP 充气时相。新一代 IABP 操控台具有运算功能，可自动选择最佳的触发方式和充放气时相。

■ 适应证

IABP 植入的传统适应证为心源性休克、难以控制的心绞痛以及心脏手术后低心排[17]。近年来，IABP 的适应证已扩展

到冠状动脉左主干重度狭窄的患者，经皮腔内冠状动脉成形、斑块切除或支架植入高危或失败，术前或术后室性心律失常控制欠佳以及梗死后室间隔穿孔或急性二尖瓣功能不全的患者[18]。另外，IABP 偶尔也预防性应用于左室功能低下的高危患者，包括术前二尖瓣关闭不全以及由冬眠或顿抑心肌造成的低心排。脱离体外循环时的暂时性后负荷降低可能使这些患者同样可从 IABP 中获益，特别是再血管化后心肌收缩力并未马上改善时获益更明显。某些情况下，心功能不全患者施行复杂手术时，可于股动脉置管以备植入 IABP。有些机构在植入长期左室辅助系统之前，常规安装 IABP，以改善心肌灌注和右室功能。

植入技术

IABP 通常由股动脉植入，可通过经皮穿刺或外科切开。外科切开最常于体外循环中无脉搏时采用。股浅动脉由于直径较细，经该动脉操作可增加下肢缺血的风险，所以通常不用。对于血管较细的患者，推荐应用 7-F 无鞘导管以降低下肢缺血的风险。髂动脉、腋动脉少用，而腹主动脉则通常不作为备选[19,20]。对患有腹主动脉与髂动脉或股动脉严重阻塞性疾病，球囊导管不能通过的患者，可在术中直接经升主动脉植入导管[21,22]。

IABP 植入采用 Seldinger 技术。过去经皮植入技术可造成下肢缺血的发生率增加，现在已大大改善了。在导管室，导丝和球囊都可经 X 线透视观察到，但若条件不允许，透视不是必须的。在手术室，导丝和球囊通常在超声引导下置入[23]。某些情况下，导管可不带鞘置入[24]。球囊导管与动脉伤口大小相合，所以不需要进行荷包缝合。若插入部位有出血，则需缝合以控制出血。

反搏期间，必须严密监测球囊的充气和放气时相。通过观察连续的动脉血压描记图可以轻松做到，第二个收缩波应出现在每一个心动周期中，且恰好在较小的第一个脉搏波降支中。当节律不规则时，设定充气时相较困难，球囊反搏的循环支持效果也会大打折扣。对于这类患者，尽量通过药物或电复律使患者恢复窦性心律、转变为起搏心律或较慢的房颤心律（80 ~ 90 次/分）。心动过速超过 110 ~ 120 次/分时，球囊的充气时相可设定为隔一次心跳充气一次。一般来说，使用 IABP 的患者不给予肝素，但是各中心的做法并不统一。导管出口部位应注意消毒和覆盖，以防局部感染或败血症。

撤除经皮 IABP 不需暴露股动脉上的穿刺部位。出口部位需做准备，切断固定缝线。球囊导管与泵断开连接，用 50ml 注射器彻底放气。撤除球囊时，股动脉逆行出血是允许的，理论上可将远端的血凝块冲出伤口。然后压迫股动脉，并且允许有顺行出血。最后，以非封闭性的恒定压力压迫股动脉穿刺部位，需压迫 30 分钟以确保穿刺口被血栓封住。如果是通过股动脉切开植入球囊导管，那么最好在手术室撤除，并缝合切口。若撤除导管后下肢血流受损，需用 Fogarty 导管行局部血栓清除术，可能还存在要用静脉补片行血管成形术，以完全恢复下肢的血流。

对于肥胖患者，若经皮穿刺针穿入髂动脉，则需在手术室经外科切开撤除球囊导管，因为髂动脉伴行于向后倾斜的骨盆上使撤除导管后无法加压，可能发生腹膜后大量出血。

若因闭塞性病变或导丝不能通过而无法使用股动脉或髂动

脉，常经锁骨下 1/3 暴露腋动脉进行置管[19,20]。此血管比股动脉细小，但通常顺应性更好。建议使用透视或经食管超声定位，以确认导丝未进入升主动脉。

经主动脉植入 IABP 适用于伴有严重外周血管或主动脉、髂动脉病变，无法经股动脉置管的心脏手术后患者。其实，对于这类患者，更有效的方法是直接植入 VAD。

并发症

据报道，IABP 的并发症发生率为 12.9% ~ 29%，平均约 20%[25]。危及生命的并发症罕见。下肢缺血为目前最常见的并发症（发生率 9% ~ 25%），其他并发症包括球囊破裂、球囊内血栓形成、败血症、穿刺部位感染、出血、假性动脉瘤形成、淋巴瘘、淋巴囊肿以及股神经病变[26]。临床上应用的几种不同类型 IABP 之间，在肢体缺血方面无明显差异[25,27]。

球囊破裂的发生率约为 1.7%，常表现为球囊导管内出现血液，偶可表现为 IABP 泵报警。经主动脉植入的球囊破裂可能更为常见。尽管常用氦气给球囊充气，但气体栓塞并未成为主要问题。一旦发生破裂，必须强制放气以减少球囊内血栓形成，并尽快撤除球囊。若患者依赖 IABP，可通过破裂的球囊置入导丝，撤除原球囊后，经导丝植入新的球囊导管。若破裂的球囊不易撤除，可经对侧股动脉或髂动脉或者经腋动脉植入新的球囊，以维持循环支持。

破裂球囊扭曲或血栓形成不易撤除时，需经手术撤除，因为强行撤除球囊可造成髂动脉或股动脉的严重撕裂，导致难以控制的大出血。导管应尽量撤退，直至遇到阻力。通过 X 线或超声检查确定导管尖端的位置。切口应能暴露该段血管。在控制这段血管后，通过动脉切开移除受阻的球囊。

其中，多达 47% 的患者在 IABP 使用期间有缺血征象[26]有临床意义的下肢缺血发生率为 9% ~ 25%。因此，每例患者在植入 IABP 之前，应确定足背动脉搏动情况并做记录。植入后，随时触摸动脉搏动或经多普勒超声评估足部的血液循环情况。观察足部的色泽、花斑、温度及毛细血管再充盈情况。出现疼痛、感觉减退或循环不良提示缺血严重，需要尽早恢复末梢循环。若患者不依赖球囊，应立即撤除。对大多数患者，这种办法能缓解远端缺血，少数患者需要外科探查穿刺部位，清除血栓和（或）栓子，行股动脉重建术。若患者依赖球囊，可通过对侧股动脉或髂动脉植入新的球囊导管，撤除原导管。发生下肢缺血的危险因素包括：女性、外周血管病变、糖尿病、吸烟、高龄、肥胖以及心源性休克，可使 IABP 植入后发生缺血并发症的风险增加。由于 IABP 的适应证很广，发现危险因素并不影响治疗，但在患者心脏状况允许的情况下应尽早撤除设备。在某些试验中，IABP 反搏时间延长，与并发症发生率增加有关[26]。多数缺血并发症是动脉灌注不足的结果，有时胸降主动脉的严重粥样硬化病变可产生粥样硬化栓子，造成栓塞。约有 1% 的患者在住院期间或出院后不久，在动脉穿刺部位形成假性动脉瘤，但形成动静脉瘘者罕见，多普勒扫描可以确诊。

结果

IABP 的并发症很少引起死亡。少数情况下，出血（腹膜后或主动脉出血）、败血症、中枢神经系统损伤或主动脉夹层可能导致或促使患者死亡。有缺血性下肢并发症患者的死亡率高于无此并发症的患者。

若未进行再血管化治疗，IABP 对生存率的影响并不明显，但再血管化以后，患者的短期和长期生存率以及生活质量均有所改善[28]。尽管如此，因心脏问题接受 IABP 治疗的患者死亡率仍然很高，总的院内死亡率为 26% ~ 50%[29,30]。一项试验表明，院内死亡的危险因素包括高龄、女性、纽约心脏协会（New York Heart Association，NYHA）心功能分级高、术前硝酸甘油治疗、术中或术后植入 IABP 以及经主动脉植入 IABP。另外一项试验的危险因素包括年龄和糖尿病。还有一项试验表明院内死亡与急性心肌梗死、射血分数小于 30%、NYHA 分级 Ⅳ级以及主动脉阻断时间和体外循环时间延长有关[30]。IABP 植入时间也影响院内死亡率，术前植入的死亡率为 18.8% ~ 19.6%[17]，术中植入为 27.6% ~ 32.3%[17]，术后植入为 39% ~ 40.5%。泵衰竭患者的死亡率最高为 68%，冠状动脉缺血患者的死亡率最低为 34%，心脏手术患者的死亡率为 48%。长期生存率与手术种类有关，最高的是心脏移植和心肌再血管化[17]。瓣膜手术患者安装 IABP 后，不论是否再血管化，预后均较差。Creswell 及其同事发现，患者的 1 年生存率为 58.8%，5 年生存率为 47.2%。Naunheim 及其助手发现，几乎所有的存活患者都是 NYHA 分级 Ⅰ 或 Ⅱ 级[31]，将近 18% 的院内存活患者有下肢缺血症状。

IABP 植入总体上较容易，并可显著增加冠状动脉血流，减轻左室负荷，对于无显著外周血管病变的患者，IABP 应视为一线机械支持治疗方法。有人建议对高危患者（如左室射血分数［LVEF］小于 40%、不稳定型心绞痛、左主干狭窄大于 70%、或者二次冠状动脉旁路移植术）术前预防性植入 IABP，能够改善心指数，减少重症监护病房（intensive care unit，ICU）停留时间，降低死亡率[32]。然而，如果注意心肌保护，并合理使用强心药如肾上腺素和米力农，多数处理过此类患者的人并未发现常规植入 IABP 能获益。使用 IABP 时，临床医师应时刻谨记，这并不是心衰机械支持的最终治疗手段，若休克状态持续存在，有心指数降低的表现，必须进行某种直接机械支持，以恢复终末脏器的充分灌注。

直接循环支持

■ 背景

直接心脏辅助装置在心脏外科发展的早期，就已开始应用。1965 年，Spencer 及其同事报道了短期辅助装置的首次成功应用，对 4 例患者行股-股心肺转流后，只有 1 例存活出院。随后，1966 年，报道了首例双瓣手术后成功应用左室辅助装置[33]。DeBakey 通过左房和腋动脉安装体外辅助装置，标志着体外短期支持系统的首次应用。该患者带泵 10 天后，最终出院回家，成为长期存活者。

这些事件促使 1964 年人工心脏计划的提出，并获得美国的国家心脏协会支持和鼓励。这一计划的目标之一是促进循环支持系统的发展，以用于急性血流动力学衰竭的病例。

■ 理想的装置

近年来生物技术大大提高，然而对体外循环相关问题和并

发症的认识已逐渐暴露出辅助装置的局限性。理想的装置应可解决一些现有的问题。

理想的装置应该是对所有体型的患者都能达到足够的流量，最大限度地改善血流动力学，减轻心室负荷。目前的装置被设计为体外系统，已解决了与患者体型大小相关的问题。因为有横过胸腔的小口径插管，泵可用于不同体表面积的患者。这种系统的缺点在于可能发生动力系统和纵隔感染。另外，心脏和装置之间的管道，特别是流入端管道，易发生血液淤滞和血栓形成。目前的泵均需抗凝，增加术后早期的出血风险。另外，需要输注大量凝血因子和血小板，增强了由手术和管道诱发的炎性反应。使用短期辅助装置后，补体系统激活，白细胞、内皮细胞和巨噬细胞释放细胞因子，进一步增加了负面效应[34,35]。已确定发生的炎性瀑布和容量过负荷，可对肺血管系统产生不利影响，造成右室负荷过重，常需加用右室辅助装置。目前的短期辅助装置都有双心室辅助功能，前提是肺脏可支持氧合和通气。若循环衰竭合并急性肺损伤，体外生命支持（extracorporeal life support，ECLS）可采用传统或更为先进的离心泵。

多数需要机械支持的临床情况，都要求迅速有效地安装，因此所有的装置必须易于植入。在心脏术后便于暴露大血管的情况下，插管应能选择有临床适应证的任何流入或流出部位（见下）。在复苏过程中，如在导管室内发生心脏停搏，时间很紧急，转运至手术室常常不现实，而此时经皮置管是可供选择的方法。

表 18-1 总结了理想的短期支持装置的组成条件。目前，没有一组装置能符合所有的条件。除非此领域的快速发展能带来理想的装置，现有技术只能针对每位患者的特定需求进行调整，并且考虑到需要支持的时间长短。

表 18-1　理想的短期辅助装置的特征

适合所有体型和不同体表面积的患者
易于植入
改善血流动力学的同时，降低心脏负荷，有利于心肌恢复
适合于需要双心室辅助的患者
支持按需使用氧合器，特别是对于急性肺损伤患者
最小量抗凝
不致血栓形成的生物相容性表面
使血液或血浆成分破坏最小
允许行走和身体康复
易于转为长期可植入装置

■ 适应证和患者选择

急性机械支持治疗的适应证广泛，根本目的是恢复循环和稳定血流动力学。通过评估心室功能、局部室壁运动异常和瓣膜活动，经食管超声心动图（transesophageal echocardiography，TEE）的常规应用大大有助于心源性休克的病因判断。对于心肌梗死后机械性并发症患者，如急性心脏破裂伴有压塞、急性

乳头肌断裂或梗死后室间隔穿孔，外科修补术可能使之免于机械支持治疗。与之类似，心脏手术后难以脱离体外循环时，TEE 可以指导外科医师行进一步再血管化及瓣膜修复术，并成功脱离体外循环。

若超声心动图未发现心源性休克有外科可纠正的病因，多数外科医师会根据血流动力学资料来考虑是否需要机械辅助。标准包括心指数小于 $2.2L/(min \cdot m^2)$、收缩压低于 90mmHg、平均肺毛细血管楔压或中心静脉压大于 20mmHg、同时应用两种以上的大剂量强心药[36]。临床上这些表现可能合并心律失常、肺水肿和少尿。这种情况下，首先可考虑使用 IABP。心脏手术后如出现以上血流动力学表现，没有机械支持的情况下，死亡率可达 50% 以上[29]。有人认为，这种情况下尽早安装支持较高流量的辅助装置，让心脏得以休息，可能改善预后，有利于顿抑心肌的恢复[37]。另外，在紧急情况出现早期，新的药物如磷酸二酯酶抑制剂米力农、一氧化氮、垂体后叶素有助于稳定血流动力学，减少同时行右室支持的需要[38,39]。

一旦安装机械辅助，可对稳定患者进行定期评估，确定心脏恢复情况，终末脏器的功能以及神经系统状态。按需进行心脏移植评估，如果符合其他标准，并且心脏无恢复征象，可以考虑心脏移植，患者的候选标准包括无恶性肿瘤、无难以控制的严重感染、无神经系统缺陷、非高龄患者。对于这组患者，通常改用长期心室辅助装置，直到有可用的供体器官。心功能逐渐改善的患者，可停用并撤除辅助装置。

装置

目前，美国食品及药物管理局（the Food and Drug Administration，FDA）批准通过的短期支持装置包括离心泵、滚压泵、静脉-动脉体外膜肺氧合（extracorporeal membrane oxygenation，ECMO）、ABIOMED 血泵、Impella 装置、Thoratec 体外心室辅助泵（paracorporeal ventricular assist device，PVAD）、CentriMag（Levitronix，LLC）、TandemHeart 系统（CardiacAssist，Inc）。还有很多短期支持装置正在研究中。

■ 持续性血流泵

市场上有两种类型的泵可用于体外循环：滚压泵和离心泵。因有重大缺陷，除常规心肺转流以外，成人极少用滚压泵行短期循环支持。虽然价格较低，但滚压泵对管路压力不敏感，并且需要通畅的流入端。另外，滚压泵可能造成管道颗粒散裂，受到不可预料的管道故障的影响。这些系统需要时刻谨慎的操作，而且难以长时间运转。滚压泵使用 4 ~ 5 个小时以上可造成溶血，因此，不适用于需数天到数周的机械辅助[40]。泵转子与血流方向平行的轴流泵，已随着 Impella 装置进入到短期机械支持领域[41]，但是短期支持装置的多数经验还是使用离心泵。

离心泵

离心泵因在心肺转流中的常规应用，已是为人熟知的辅助系统。这种装置的血流方向与转子垂直。尽管有很多不同的泵头设计，但它们的工作原理都是通过刀片、叶轮或同心锥体的运动而产生转动。一般来说，这种泵能在压力升高不明显的情况下，提供较高的流速。在使用之前需要预充和排气，产生的

流量大小对流出阻力和充盈压力敏感。市场上各种泵头设计的不同之处在于叶轮的数目、刀片的形状和角度、及预充量的多少。唯一例外的是 Medtronic 生物泵（Medtronic Bio-Medicus，Inc.，Eden Prairie，MN），有两个同心锥体产生转动。泵头是一次性的，相对便宜，安置于产生动力的磁性发动单元。虽然设计不同，离体和在体试验都未发现某一种泵头比其他泵头有明显优势[40,42]。虽然早期设计对血液成分的机械损伤造成大量溶血，但最新设计的泵损伤性较小，使用时限可延长。

并发症　短期机械辅助的并发症发生率较高，离心泵或 ECLS 辅助的患者之间类似。根据自愿登记者的报道，使用左室辅助（left ventricular assist device，LVAD）、右室辅助（right ventricular assist device，RVAD）、及双室辅助装置（biventricular assist device，BVAD）行短期循环辅助的主要并发症为出血、永久性卒中、肾衰竭、感染、神经功能损伤、血栓和栓塞、溶血以及技术问题。据 1279 年的报道，使用持续灌注系统与使用气动系统（见下）的患者之间，在出血、肾衰竭、感染和溶血并发症方面有显著差异。神经功能损伤的发生率约为 12%，根据 Golding 的经验，大脑以外的栓塞也经常发生[43]。Golding 还发现，13% 的患者发生肝衰竭。即使临床上并未发现栓子，活检发现 63% 的患者存在栓塞的解剖学证据[44]。

结果　虽然无法将不同机构应用离心泵支持的结果做有意义的比较，一般来说，总的生存率为 21% ~ 41%。自愿登记者报道了 604 例 LVAD、168 例 RVAD 和 507 例 BVAD 的使用经验，大约 70% 为持续性灌注泵，其余为搏动性灌注泵[45]。不同灌注回路类型之间，在脱离循环辅助患者和出院患者的比例上均无显著差异。总的来说，45.7% 的患者脱离循环辅助，25.3% 的患者出院[45]。自愿登记者还报道，脱离循环支持患者的 5 年生存率为 46%[45]。多数死亡发生在出院之前或出院后 5 个月以内。

1992 年据 Golding 报道，使用离心泵的 91 例患者有同样的院内生存率，Noon 报道的 129 例患者中有 21% 的患者出院[43,46]。与使用离心泵支持的患者相比，使用搏动性循环辅助的患者支持时间明显延长，但是脱离辅助和出院患者的比率没有差异。使用持续性灌注泵的存活者平均支持时间为 3.1 天。因急性心肌梗死行循环支持的患者较差，只有 11.5% 存活出院。据 Joyce 报道，使用 Sarns 叶轮泵支持的患者中，42% 的患者出院[47]。

体外生命支持（ECLS/ECMO）

20 世纪 60 年代，人们已经知道，体外循环并不适合于需要支持数天或数周的患者。ECLS 作为一种短期辅助装置（也称为体外膜肺氧合［ECMO］），是体外循环原理的直接扩展，Bartlett 和其同事首先证明了这种技术用于新生儿呼吸窘迫综合征的有效性[48]。

体外循环与 ECLS 之间有很多重要的不同之处。最明显的不同在于循环支持的时限。体外循环用于心脏手术中，一般使用数小时，而 ECLS 支持时间较长。使用 ECLS 时，只需用较低剂量的肝素，中和肝素很容易。由于使用连续的回路，所以不存在血液停滞区如心内吸引和静脉贮器。人们认为，这些不同之处可降低体外循环中可见的炎性反应和凝血异常[49]，虽然 ECLS 支持开始时常会有炎性因子的迅速升高[50]。

一套典型的 ECLS 回路见图 18-3 所示。这套系统由以下部分组成：

1. 具有完整热交换系统的中空纤维膜氧合器 微孔膜提供了必需的气体交换功能，微孔上有弥散阻力最小的直接血-气表面。通过膜的相互靠近，减小弥散距离，而系统中无明显压力阶差[51]。氧合和通气控制相对容易。增大总的气体流速，会通过降低气态 CO_2 分压和促进弥散而加快 CO_2 清除（加快"洗脱"）。通过改变吹入氧合器气体中 O_2 的百分比，可简便地控制血液氧合。

2. 离心泵 这种泵是完全非封闭式和后负荷依赖性的。下游阻力增高，如显著的高血压，将使流向机体的血流减少。因此，泵的流量不单纯取决于转速，在动脉端应安装流量计以测定泵的实际输出量。若泵的出口端发生梗阻，离心泵不会产生过高的压力和造成动脉管道迸裂。与之类似，若入口端发生梗阻，泵也不会产生明显的负压。这一点可防止空腔化和微栓形成。近年来，新一代磁浮离心泵已用在 ECLS 回路中，对血液成分的破坏较轻[52]。

3. 热交换器 可控制流经体外回路的血液温度。一般来说，能量转移是通过与血流方向相反的非无菌循环水流而实现的。用水做为热交换媒介使热交换器表面的温度均一，不致产生局部热点。由于较长的管道可能造成热量丧失，使用热交换器可以维持正常体温。

4. 患者与系统之间的管路 由于 ECLS 需要全身抗凝，以及心脏手术后出现严重凝血异常和出血并发症，从而出现了生物相容性的肝素结合管道。1991 年，瑞典斯德哥尔摩的 Carmeda 公司推出抗栓表面的肝素涂层工艺[51]。这种工艺被用于体外管道和中空纤维微孔氧合器表面[53]。初步经验显示，该技术不需要全身抗凝。另外，肝素涂层可降低炎性反应，减少粒细胞[54]和补体激活[55]。Bindslev 及其同事[56]以及 Mottaghy 及其同事[57]报道，在动物实验中，使用肝素涂层管道行循环支持的 5 天内，术后血液丢失很少，血流动力学改善极佳。Magovern 和 Aranki 也报道了类似的临床应用结果[58,59]。

最初，人们认为肝素结合管道可完全不需肝素化，但在不抗凝情况下血栓形成的问题仍然存在。在一项研究中，对 30 例心源性休克的成年患者用肝素结合管道行 ECLS，未给予全身抗凝，经食管超声发现 20% 的患者发生左室血栓形成，另有 6% 在泵头可见血凝块[60]。在 ECLS 开始后给予鱼精蛋白可促使心内血凝块形成。若左心室不射血，血液淤滞在心室内，更容易形成血凝块。由于损伤细胞组织因子的表达，腔内血栓常见于心梗患者。鱼精蛋白可与新管道涂层的肝素结合，从而使之失去抗凝作用[61]。

插管 ECLS 和离心泵的主要区别是氧合器的存在。所以，ECLS 可通过中心或外周插管用于双心室辅助。术中，ECLS 最常用于心脏术后不能脱离体外循环的患者。这种情况下，原有的右房和主动脉插管可保留使用；另一种方法是改为外周插管，可避免拔管时的再次开胸[62]。

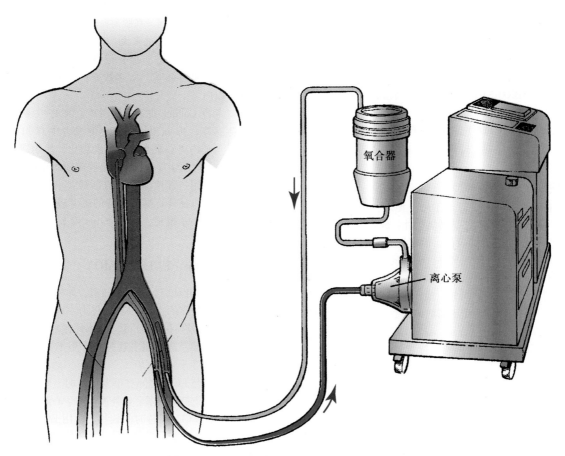

图 18-3 经皮 ECMO 支持是通过股动静脉入路实现的。通过股静脉置入导管至右心房，引流右心房血液。氧合血液通过股动脉逆行灌注。股动脉远端的灌注未予说明

插管可以通过外科切开或经皮方法置入。该操作不需要游离整根血管，通常只需暴露血管前壁。在血管前壁行荷包缝合，选择血管可容许的最大号插管。通常，动脉插管使用 16F ~ 20F，静脉插管使用 18F ~ 28F。以 Seldinger 技术在直视下进行插管操作。用 11 号刀片做皮肤切口，通过切口将针头刺入血管，轻轻放入导丝。扩张子顺序通过并扩张插管路径和血管入口处。然后置入插管，移除导丝，上管道钳。将长静脉插管直接插入股静脉，在食管超声引导下送至右心房水平，行静脉引流。

为了减少肢体缺血并发症的发生，一种方法是在股浅动脉的动脉插管以远置入 8F ~ 10F 的插管，以灌注下肢（图 18-4）。此插管的连接管道与动脉管道通过 Y 接头相衔接。远端插管持续灌注下肢，显著降低了下肢缺血的发生率。但是应当注意，长期外周置管导致的肢体缺血不仅与动脉灌注有关，还与大号静脉插管造成的静脉阻塞有关。这种情况下，将另一小号静脉插管接入回路可实现远端的静脉引流。

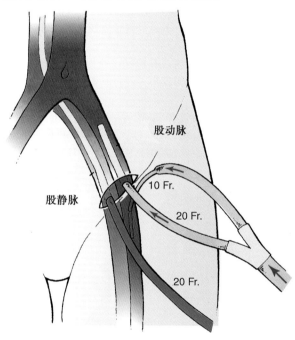

图 18-4　外科暴露股动静脉利于 ECMO 插管。使用 10F 的小号插管灌注股动脉远端

另一种方法是充分游离股总动脉，在前壁接一段 8mm 或 10mm 的涤纶人工血管（类似"烟囱"）。人工血管作为动脉插管的通路，不存在远端血流阻塞。这种方法使连接更为可靠，防止因荷包缝线松动而造成的插管脱出。一般来说，避免完全经皮行动脉置管，防止置管过程中发生医源性损伤，并且确保插管位置正确。但是，当循环支持需要静脉-静脉转流时，可行经皮插管。这种技术不需外科暴露血管，并且出血较少。虽然传统的灌注回路包括心房引流和股静脉再输注（心房－股静脉转流），最近的一项前瞻性研究显示，反转回路（股静脉－心房转流）可获得更高的体外转流流量和肺动脉混合血氧饱和度[63]。

有时，由于严重的外周血管病变或希望将氧合血液直接输入冠脉和脑循环，则需行中心性插管。开胸的患者可用主动脉和右心房插管，行加强性荷包缝合，在胶管或胶扣上收紧缝线

以便拔管时打结。通过胸壁上单独的戳口送入导管，充分止血后，放置纵隔引流管，覆盖但不关闭胸腔[64]。

另一个中心性插管部位是腋动脉。动脉直接插管可导致上肢的进行性水肿[65]。因此，保留上肢灌注的最佳办法是暴露腋动脉，缝一段 8mm 或 10mm 的人工血管（"烟囱"）。在人工血管内置入插管，并用带子捆牢。

安装完毕后，系统的操作则相对简单，经过培训的 ICU 护士即可完成监测，灌注师维持系统的日常运转。泵头出现血凝块时必须更换。血浆自血相到气相漏出膜肺可能会使氧合器的效能逐渐降低，并增加血流阻力，需要更换氧合器。用这套系统，泵速 3000 ~ 3200rpm 时可达 4 ~ 6 升/分的 ECLS 流量。避免使用更高的泵速，可减少血细胞的机械性损伤。提高流量的其他方法包括输入血液、晶体或胶体液以增加总的循环血量。

生理上，ECLS 可减轻右室负荷，而不会降低受损左室的负荷，虽然左室前负荷降低[59]。正常的心脏，ECLS 系统的动脉输入可使前负荷明显降低，后负荷轻度升高，能够降低室壁张力，减少左室的舒张末容积，因为正常心脏能够将接收的血液射出。但是，如果心脏扩大和收缩不良，ECLS 系统造成的后负荷显著升高就抵消了心脏旁路带来的左室舒张末容积改变。心脏仍是扩大的，因为左室不能对抗后负荷的增加而射出足够的血量，所以不能降低舒张末和收缩末容积。因此，理论上讲，ECLS 可能增加左心室壁张力和心肌氧耗，除非使用 IABP 或其他机械性手段减轻左室负荷，降低左心室壁张力[59]。

前文已经提到，ECLS 的通用性表现在，它能够用于急性心脏停搏的复苏过程中以及急性肺栓塞或心源性休克患者，不能安全转运至手术室时，可通过外周插管迅速恢复循环。心脏手术后极少推荐使用单独的 RVAD，因为一般来说，这些患者都有双心室功能不全。ECLS 作为一种 RVAD（有血液流入肺动脉）仅用于左心室功能好，表现为右心衰和低氧血症的患者。

并发症　成人术后因心源性休克使用 ECLS 的经验说明，出血的发生率较高。抗凝药物的使用与 ECLS 管道导致的消耗性凝血障碍使胸腔出血加重[66]。据 Pennington 报道，心脏手术后使用 ECLS 支持的 6 例成人患者全部出现大量出血。急性呼吸功能不全患者使用长期 ECLS 支持，即使没有胸部切口，出血依然是主要的并发症[67]。Muehrcke 报道了使用肝素涂层管道行 ECLS 的经验，不用或只用最小量肝素[68]。根据克里夫兰诊所的经验，二次开胸的发生率为 52%，平均输入浓缩红细胞 43 单位，血小板 59 单位，冷凝蛋白 51 单位，新鲜冰冻血浆 10 单位。Magovern 报道的血制品使用量要少一些，但是以血浆置换疗法处理持续性出血，并且没有观察血管内凝血的证据，在灌注停止后有两例患者发生卒中。使用肝素涂层管道行 ECLS 的其他重要并发症包括需透析的肾衰竭（47%）、菌血症或纵隔炎（23%）、卒中（10%）、下肢缺血（70%）、需更换的氧合器故障（43%）以及换泵（13%）[69]。21 例发生下肢缺血的患者中，9 例需行血栓清除术，1 例截肢。半数患者出现显著的左室扩大，6 例患者发生 TEE 可见的心内血栓。心内血栓可能发生于收缩和射血不良的左室或左房，由于右房引流好，所以到达左房的血液很少。在肝素化的患者、使用搏动性灌注装置的患者以及在左房插管引流的患者中，我们都已

观察到心内血栓。因此，问题不在于 ECLS 本身或左侧引流插管的位置，而是与左室功能不全和血液淤滞有关。行短期 VAD 患者发生左室血栓形成，可在植入永久 VAD 时清除血栓。

结果　据 Magovern 报道，心肌再血管化手术后使用肝素涂层 ECLS 管道支持的 14 例患者，结果获得改善[59]。行再血管化手术的 14 例患者中有 11 例（79%）存活，但行二尖瓣手术的 3 例患者及心脏骤停的 4 例患者无一存活。总的来说，患者存活率为 52%，但是 2 例患者发生灌注后卒中，可能是灌注期间产生的栓子造成的。尽管来自克利夫兰诊所的经验显示，使用肝素涂层 ECLS 管道的生存率为 30%，但是患者人群更为多样化，仅代表了当时 0.38% 的心脏手术患者[60]。

克利夫兰诊所报道了 202 例成年心衰患者使用 ECLS 支持的结果[34]。经过长达 7.5 年的随访（平均 3.8 年），结果显示 3 天生存率为 76%，30 天生存率为 38%，5 年生存率为 24%。生存时间超过 30 天的患者中 63% 的最终生存时间可以超过 5 年，表明早期死亡率高是这种技术的致命弱点。有趣的是，撤除装置或转为心脏移植的患者总的生存率较高（分别为 40% 和 45%）。不能撤除或转为移植的原因是终末脏器功能不全，包括肾衰竭、肝衰竭以及辅助期间发生神经事件[34]。来自克利夫兰诊所的另一篇报道观察了行心脏手术的 19,985 例患者，发现 107 例（0.5%）因术后心衰需要 ECLS 治疗[4]。机械支持的重要预测因子包括年轻患者、再次手术次数、急诊手术、肌酐浓度升高、明显的左心室功能不全（left ventricular dysfunction，LVD）以及心肌梗死病史。虽然总的生存率是

35%，在转为长期可植入装置亚组生存率为 72%。

新装置

TandemHeart　TandemHeart 经皮心室辅助（percutaneous ventricular assist，PTVA）系统（CardiacAssist，Inc.，Pittsburgh，PA）已获 510k FDA 批准用于短期（<6 小时）机械支持[70]。在导管室，可用于经皮介入治疗的高危患者的短期循环支持[70]。此装置的动力来源于体外的一个水力离心泵，泵的转子悬浮在肝素化生理盐水的液体界面上并被之润滑，插管可通过经皮技术或直接植入技术从股血管插入，穿过房间隔的新型21-F插管引流血液入泵，出泵血流通常进入股总动脉（图 18-5）。透视和心内超声（intracardiac ultrasound，ICE）有助于确定插管的位置[71]。

与 ECLS 回路不同，PIVA 发作时只要流入端插管位置合适，则可以获得令人满意的左房减压效果。可在导管室经透视植入装置，也可直接在手术室经 TEE 引导植入。这种装置的使用经验大多是在导管室，广泛用于经皮介入治疗的高危患者[72]。一般流量可达 4L，若经外科植入较大的插管，可获得 8L 的流量。

TandemHeart 可设定为各种模式以获得有效的机械支持。泵的出入口都是 3/8 ~ 3/8 接头，可与市场上许多经皮或外科植入插管相连接。

由于此装置经股血管植入，患者一般要求卧床。患者使用循环支持时，ACT 目标值为 200 秒。TandemHeart 是通用系统，可迅速开始和终止。心脏术后用此装置进行循环支持的优点是，

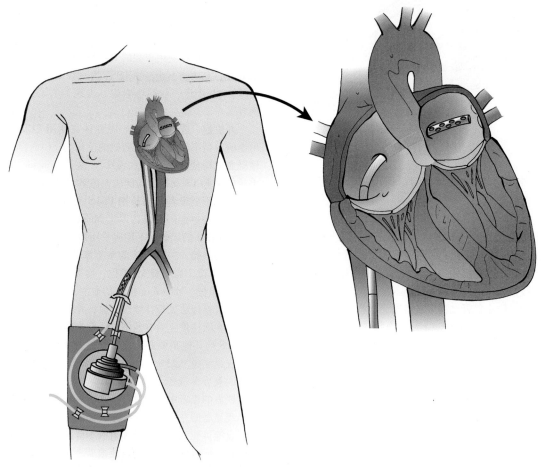

图 18-5　TandemHeart 装置的过隔流入端插管

整套装置可在 ICU 撤除，而不用开胸。RVAD 流入端在右房，流出端在主肺动脉，开胸[73]或经皮[74]均可。通过经皮方法将 21-F 过隔插管在透视下插入主肺动脉[74]。

完全经皮双室辅助也是可行的技术之一，但是因血管入路较多而稍显繁琐。需要双室辅助时，多数医师会在回路中接一个氧合器，使用右房或双房引流。如此设计的辅助系统实质上就是 ECLS 回路[75]。有了过隔引流，常常困扰 ECLS 患者的左侧淤血问题就不存在了。德克萨斯心脏研究所的 Gregoric 等报道了 9 例难治性休克患者使用 TandemHeart 支持的结果。8 例患者使用 IABP，3 例行胸外按压。一旦神经系统和终末器官的功能恢复，患者就立即改用永久性持续血流 VAD。最终 3 例患者行心脏移植，整组的 1 年生存率为 100%[76]。德克萨斯心脏研究组已有大量使用 TandemHeart 支持常规手术的经验，最近报道了 8 例严重主动脉瓣狭窄继发休克患者术前使用 TandemHeart 支持的结果。5 例患者在 TandemHeart 植入时正在进行胸外按压。在平均 6 天的机械支持后，所有患者均行主动脉瓣置换术。1 例患者死于术后败血症。另外 7 例患者出院，在报道之前仍全部存活[76]。

美国医学城达拉斯的 Brinkman 等报道了 22 例患者使用 TandemHeart 装置支持的结果。平均支持时间为 6.8 天，未发生泵失灵以及与泵相关的神经系统事件。3 例患者发生出血，2 例出现下肢缺血并发症。在安装 TandemHeart 时无神经系统疾病的 11 例患者中，5 例在 TandemHeart 支持中接受心脏移植，3 例安装永久性 LVAD，2 例恢复。在神经系统情况不定或多器官功能衰竭的 11 例患者中，7 例死亡，2 例接受永久性 LVAD，1 例行心脏移植，1 例恢复[77]。应当注意，使用 TandemHeart 达 6 小时以上以及加用氧合器，都是装置未标注的使用方法。需要谨记的是，在给 Tandem 支持的患者安装长期 VAD 时，须行房间隔修补术，否则会导致低氧，因为 TandemHeart 流入端插管造成的房间隔缺损，会使非氧合血通过房间隔进行分流。

Levitronix CentriMag　Levitronix CentriMag 泵是带有全磁浮叶轮的离心泵（图 18-6）[78]。它产生的摩擦力很小，并且需要的预充量很少。可用于右心或左心支持，一般经正中胸部切口行中心性插管。插管位置合适时，可获得 9L 以上的支持流量。它已通过 FDA 510K 批准，当作 LVAD 可用 6 小时，当作 RVAD 使用可达 30 天。

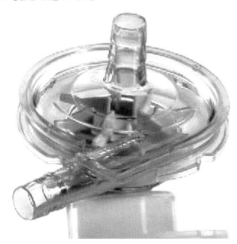

图 18-6　Levitronix CentriMag

明尼苏达大学的一组人报道了 12 例患者使用 CentriMag BiVADs 行循环支持的结果[3]。在 12 例心源性休克患者中，8 例接受了长期可植入 VAD，2 例恢复，2 例死亡。30 天生存率为 75%，1 年生存率为 63%[3]。

最近，匹兹堡大学的一组人报道了使用 CentriMag 行短期 RVAD 的结果。右室支持的适应证分别为，心脏手术后右室衰竭 7 例（24%），心脏移植后右室衰竭 10 例（35%），LVAD 植入后右室衰竭 12 例（41%）。43% 的心脏手术后患者、70% 的移植手术患者以及 58% 的 LVAD 患者在平均辅助 8 天后可撤除 RVAD。作者总结到，CentriMag 易于安装，支持有效，易于撤除[79]，并发症发生率较低。

与其他泵一样，CentriMag 加装氧合器可以做成 ECLS 回路[80]。

轴流泵

Impella　Impella 泵已归属 ABIOMED 公司，并且已作为 Impella 恢复系统上市。此装置是一种微轴泵，外周或中心插管均可。不论从何位置插管，泵都要通过主动脉瓣进入左心室（图 18-7）。装置的插管部分骑跨主动脉瓣，与构成导管最粗节段的整合发动机相连接（见图 18-7）。插管的小口径设计可使周围的主动脉瓣叶能更好地接合，减少主动脉瓣关闭不全的发生。它的血流动力学支持来源于提供前向血流的设计特点，可增加净心排血量，而且通过减轻心室做功（降低心肌氧需）和增加冠脉血流（增加氧供）满足心肌保护的需要[81~83]。

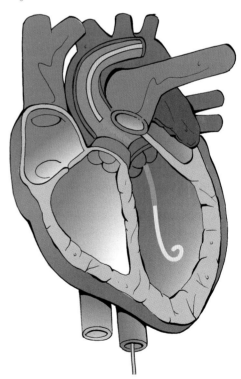

图 18-7　Impella 装置

此装置有 2 种型号，取决于适应证和期望的血流量。较小的 Impella 2.5 能产生 2.5 升/分的流量。Impella 2.5 的使用经验多来源于经皮介入的高危患者，在球囊充气和支架置入时维持血流动力学稳定。另外，对心肌梗死的患者，它可能有助于减少梗死面积。最近的一项前瞻性随机试验中，20 例患者在 Impella 2.5 支持下行高危经皮冠状动脉介入术（percutaneous coronary intervention，PCI）。所有患者均有左室功能低下，对左主干或最后一根遗留血管行介入术。近期有 ST 段抬高心肌梗死或心源性休克患者被排除。一级安全终点为 30 天内发生的主要不良心脏事件。一级有效终点为介入期间未出现血流动力学不稳定。所有患者均成功安装 Impella 2.5 装置。平均循环支持时间为（1.7±0.6）小时（范围 0.4～2.5 小时）。PCI 期间的平均泵流量为（2.2±0.3）升/分。30 天内，主要不良心脏事件的发生率为 20%（2 例患者发生围手术期心肌梗死，2 例患者分别在第 12 天和第 14 天死亡）。无主动脉瓣损伤、心脏穿孔或肢体缺血的证据。2 例患者发生轻微短暂的溶血，无临床后遗症。PCI 期间，没有患者出现血流动力学不稳定[84]。

大号的 Impella 5.0 能够产生 5 升/分的流量，更适合于心源性休克患者的血流动力学支持。此装置可通过经皮方法或在手术室直接置入主动脉。与所有左心室辅助装置一样，实际的流量取决于有足够的血心血量，这又取决于右心室功能、肺血管阻力以及充足的血容量。尽管与 IABP 相比，这种装置能提供更好的血流动力学支持，但最近的一项荟萃分析显示，早期生存率无改善[85]。

这项有局限性的研究结果可能与患者血流动力学衰竭的紧急程度和持续时间有关，而非恢复循环血流的有效性。一些独立的报道显示，患者使用此技术进行循环支持有一些新方法，包括作为向长期装置的过渡，以及心脏移植术后供体衰竭的支持治疗[86]。

右心室支持装置也已出现，并已被报道[87]。这种装置的发展和应用对需要慢性 LVAD 治疗的患者可能更为有用。理论上讲，在 LVAD 植入后的至关重要的几天中，经皮植入装置可支持右心室，有助于右心室功能的恢复，并使肺血管阻力逐渐下降。这种装置大大有利于患者的治疗，减少大剂量正性肌力药物的使用[88]。

■ 搏动性血流泵

ABIOMED BVS 5000/AB5000

ABIOMED BVS 5000 血泵是一种搏动性单心室或双心室体外辅助装置。1992 年，它成为第一个获得 FDA 批准的心室辅助装置。在欧洲和美国已用于数千例心脏外科术后心衰的患者。这种系统广泛用于心脏术后支持治疗，在美国超过 450 个中心有此系统。此泵为双腔结构，包括心房腔和心室腔，以气动方式将血液泵出出口管（图 18-8）。两个腔和出口之间由聚氨基甲酸乙酯三叶瓣分隔，仅允许血液单向流动。

泵腔内有一个可塌陷的聚氨基甲酸乙酯囊袋，容量为 100mL。使用 BVS 5000 和 BVS 5000i 操控台时，心房腔的充盈取决于重力（心房腔与患者心房的相对高度）、中心静脉压（前负荷）以及中心静脉容量。心房囊以"充盈－排空"的方式运行，因此受到与患者的相对高度以及患者本身容量状态的影响。通常泵的设定位置比床低大约 25cm。因为该泵的透明设计，可以通过直视判断充盈状态。被动充盈（无负压产生）是为了防止泵周期中发生心房塌陷，并阻止空气进入管道。

心室腔需要靠气动传动系统提供搏动性的主动抽吸。压缩

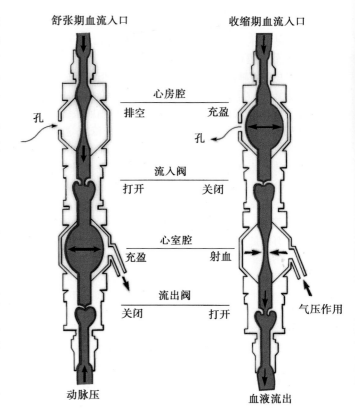

图 18-8 ABIOMED BVS 5000（左图）心房腔的血液通过单向阀排空至心室腔（舒张期）；（右图）气动泵压迫心室腔，血液通过单向阀流向患者（收缩期）。在泵的收缩期，心房腔依靠重力充盈

气体进入腔内，导致囊袋塌陷，迫使血液由泵流向患者。舒张期，气体排出使心室腔在下一周期中能够再充盈。泵的抽吸速度和收缩期与舒张期的持续时间由泵的微处理器调控，与患者的固有心率不同步。泵可根据前负荷和后负荷改变而自动调整，产生大约 80mL 的恒定搏出量。BVS 5000i 操控台的最大输出量约为 5～6L/min。除了撤泵的时候，这种泵很少需要人为控制。内科治疗包括优化患者的容量状态和流出阻力，因为这些参数决定泵的正常运转。若插管方法正确，使用此装置尚未出现明显溶血，则可以获得满意的心室减压效果。与离心泵和 ECLS 不同，患者可以拔管和进行有限的活动，如从床至椅子或在床边腿部下垂。BVS 5000 血泵可由 BVS 5000 操控台和新的 AB5000 操控台进行驱动。

2004 年推出的 AB5000 循环支持系统由气动 AB5000 "心室"和新的 AB5000 操控台组成，有利于真空辅助引流。"心室"的设计可用于短期到中期（＜3 个月）辅助，具有 ABIOCOR 全人工心脏的很多特征。它是气动式的，具有 Angioflex、Abiomed 专利的聚氨基甲酸乙酯塑料瓣膜。AB5000 系统使用的插管与 BVS 5000 系统相同。入口端插管可放在心房或心室。经改良的系统最吸引人的地方可能在于，使用快速连接附件可在床边将 BVS 5000 泵转换为心室辅助。就这点而论，在下级医院植入 BVS 5000 系统的患者转到上级医院后，不经开胸或转机就可改为长期心室辅助。高度真空和较小号的插管可能导致溶血[89]。在离开手术室前，使用食管超声确定插管位置，在理想位置时应无房室腔塌陷，入口端插管尖端处无高速射流。建议抗凝使 ACT 值维持在 200 秒。

插管　ABIOMED 插管由聚氯乙烯材料制成，丝绒套管从皮下窦道穿出。市场上有 3 种型号的加强型入口端插管，包括 32-F、36-F 和 42-F 的可塑性插管。动脉插管由一段涤纶血管相连，有两种型号：10mm 插管适用于较细和阻力较低的肺动脉，12mm 插管用于升主动脉。

置入插管时要小心操作。静脉流入端必须通畅，流出管道不能扭曲。另外，如果心脏表面有桥血管时，须仔细考虑插管位置，不能使桥血管受压。应预先想好三维布局，尤其是计划关胸时。桥血管受压将使恢复无望。

在体外循环下插管技术则要容易得多，而非体外循环下插管在某些临床情况下是首选，特别是单纯右心辅助时。通常用侧壁钳钳夹主动脉以完成流出端的吻合。若患者正在进行体外循环，无需侧壁钳就可完成肺动脉吻合。从皮肤出口至吻合部位测量所需人工血管的长度，裁剪涤纶血管至合适的长度，使之既无过高的张力亦无扭曲。计划好皮肤出口部位，使皮下窦道内的丝绒套管穿出皮肤约 2cm。在完成吻合后再将插管穿过皮下窦道。行主动脉吻合时，使用特氟隆垫片或心包片有助于控制缝线处出血。如果在非体外循环下插管，须在吻合前将插管穿过窦道。

心房插管时，用 3-0 聚丙烯线行双荷包同心缝合。勒紧止血套带以防止荷包缝线松脱和插管部位出血。另外，通常插管时心脏应有一定的容量负荷，以防止空气栓塞。

泵的流入端一般使用 36-F 可塑性插管，因为它能适应不同的解剖和临床情况。左房插管可通过房间沟、左房顶或左心耳实现。右心耳是行右房插管时最容易止血的部位，因为在心耳和插管周围结扎即可完成止血。右室体部和左室心尖部也是可选择的插管部位。无左心血栓时，可行十字型心室切口置入插管。心室插管的优点是心室减压满意，可加快心室的功能恢复。有近期心肌梗死的情况下，出血也是考虑因素，但仔细

的加强缝合可以解决该问题。用 00 聚丙烯荷包线穿过项圈型牛心包片进行缝合有助于止血，尤其是对于脆弱的心室壁。另外，手工制作或定制的人工血管"烟囱"缝合于项圈上有利于心室插管。制作"高顶帽"型管道，将"帽沿"褶式缝合至左心室。行心室切开，通过管道置入插管。患者恢复后，可将人工血管缝合于心室壁完成止血。如果须长期使用辅助装置，撤除此泵和关闭插管部位较简单，容易改为更正规的流入端插管。

ABIOMED 装置的操控台操作起来相对简单。控制系统最先根据前负荷的变化自动调整泵的舒张与收缩。泵的速率和流量可显示在监测屏幕上。使用 AB5000 时，操控台设置为能提供足够流量的最低真空状态。

并发症　同心脏术后机械支持的所有患者一样，该技术的并发症常见。据 Guyton 报道，75% 的患者发生出血并发症，54% 发生呼吸衰竭，52% 发生肾衰竭，26% 出现永久性神经功能损伤[90]。机械辅助期间有 13 例患者（28%）发生感染，但只有 3 例考虑与装置相关。其他并发症包括栓塞（13%）、溶血（17%）以及心房插管部位相关的机械问题（13%）。循环支持期间，血小板计数和血生化无明显改变。

Jett 报道了 55 例患者因不同适应证使用 ABIOMED 支持，包括心脏外科术后心力衰竭（28 例）、移植供体衰竭（8 例）、急性心肌梗死（2 例）和心肌炎（1 例）[37]。出血的发生率为 40%，呼吸系统并发症为 50%，神经系统并发症为 25%。Marelli 及其同事也报道了类似的并发症发生率，在 19 例 I 类状况患者中，3 例发生肾衰竭，9 例因出血行二次开胸，3 例死于败血症和多脏器功能衰竭[91]。与所有急性机械支持系统一样，这些较高的并发症发生率反映出之前的血流动力学状况显著低下，需要安装机械支持。应考虑早期安装辅助装置，可能改善总的预后[36]。

表 18-2　因心脏术后心源性休克行 ABIOMED 辅助的临床经验

参考文献	患者（例）	双心室辅助（%）	平均辅助时间（天）	撤除例数（%）	出院例数（%）
Guyton	31	52	4.7	17（55）	9（29）
Minami	26	31	NR	16（62）	3（50）
Korfer	55	NR	5.7 ±6.9	33（60）	27（49）
ABIOMED	876	50	5	NR	271（31）
售后登记记录*					

* ABIOMRD 自愿登记记录；NR = 未报道

结果　目前，美国 500 家以上的中心有 ABIOMED 系统，已有 6000 多名患者使用。几篇报道的结果总结见表 18-2。在一项多中心研究中，Guyton 及其同事报道，心脏外科术后使用 ABIOMED 系统的患者中，55% 最终撤除机械支持，29% 的患者出院[90]。但是，在安装循环辅助前未发生心脏停搏的患者中，47% 的患者出院。在 14 例出现过心脏停搏的患者中，只有 1 例（7%）出院。另外一项报道中，使用 BVS 5000 系统行支持治疗的 500 例患者中，包括 265 例（53%）难以脱离体外循环的患者，27% 的患者出院[92]。使用此装置的最新数据显示，临床应用范围很广，包括心脏外科术后心力衰竭，83% 的患者成功撤机，45% 的患者出院。Marelli 及

其同事也报道了同样可喜的结果，19 例患者中的 14 例撤机或行心脏移植，1 年生存率为 79%[91]。据 Korfer 报道，50 例心脏外科术后行 ABIOMED 支持的患者中有 50% 出院，14 例行 ABIOMED 支持作为心脏移植前过渡手段的患者中，7 例行心脏移植，1 年生存率为 86%[93]。全球关于 ABIOMED 的使用记录表明，有心脏移植经验的中心可能获得更好的结果[37]。

Anderson 及其同事最近的报道观察了在"边远"医院安装 BVS 5000 后，转运至"中心"医院改为 AB5000 支持的结果[94]。对 55 例患者随访 2 年，包括恢复、心脏移植或最终安装 VAD 的生存率为 42%[94]。

Thoratec 心室辅助装置

Thoratec 外置泵（PVAD）（Thoratec 实验室公司，Pleasanton，CA）作为免检装置在 1976 年用于临床，1995 年批准作为心脏移植前的过渡手段，1998 年批准用于心脏外科术后支持。

此装置是气动式搏动泵，坚固的外壳内包含 2 个无缝连接的聚氨基甲酸乙酯囊袋[95]。出入口都有单叶倾斜的盘状瓣膜，以提供单向血流。每个模拟心室的有效搏出量为 65mL。气动操控台产生交替性负压和正压，使每个模拟囊袋充盈和排空。可调整多项设置以获得泵的最佳充盈，提供单心室（LVAD 或 RVAD）或双心室支持（BVAD）。

Thoratec 泵固定在上腹壁，通过大口径的金属丝加强插管与心脏相连。双驱动操控台（Dual Drive Console，DDC）是一个大的、带轮的气动控制台，早期用于患者治疗以调控 VAD 参数。TLC-II 驱动器较小，批准用于院外患者。

插管　装置一般在体外循环下进行安装。仔细选择插管位置和皮肤出口部位。泵应置于前腹壁，若在侧腹壁，可导致皮肤出口部位张力过高，不易愈合。插管的毛毡表面应露出皮肤约 1.5~2cm，其余部分在皮下窦道，以促进组织生长和愈合。泵的出入口距离为 4cm，相应地计划好输出和输入管道之间的距离。插管长度应足够连接血泵，但须修剪合适，以防患者坐位时造成泵的扭曲。

动脉插管带有直径 14mm（用于肺动脉）或 18mm（用于主动脉）的人工血管，在选好出口部位后将人工血管修剪至合适的长度。有 15cm 和 18cm 两种，根据患者的解剖和出口部位进行选择。通常将人工血管缝在主动脉或肺动脉上，先上侧壁钳，然后用 4-0 聚丙烯线缝合，用或者不用心包或特氟隆垫片加固。在心房或心室插管引流[96]。通常情况下，所有的插管均用双层同心荷包缝合进行加固。51-F 的直角心房插管有 25cm 和 30cm 两种长度。左房插管可通过左心耳、房间沟或左房顶部置入。右房插管最好经右心耳置入，并指向下腔静脉。

因引流较好、流量较高，可能促进心肌恢复，故左室插管引流优于左房插管[96]。对于收缩不良的心脏，左室插管还能减少左心室的血液淤滞，从而减少血栓形成。心房插管患者发生血栓形成时，容易出现血栓栓塞并发症，因为心室在持续射血。在左室心尖部行带垫片水平褥式缝合置入左室插管，或在右室锐缘（优于后降支）置入插管。预置的缝线顺序穿过胶管，上抬心尖，左室减容，插管就位。然后置入插管，勒紧缝线固定。游离端直接穿出皮肤，连接泵之前用管道钳保持血液静止。连接泵和插管较难，须谨慎操作。泵的连接管有锋利的斜切边缘，须小心轻柔地连接插管，以防损伤管道的内表面。另外，如果尖端发生弯曲，可能促使血栓形成。轻轻地手动驱泵，以确保经主动脉排气口充分排气。PVAD 排气时，最好保持心脏和泵一直处于充盈状态。

并发症　报道显示，心脏移植过渡患者与心脏外科术后患者的并发症相似。一项多中心试验表明，最常见的并发症是出血，发生率为 42%，肾衰竭发生率为 36%，感染发生率为 36%，神经系统事件为 22%，多脏器功能衰竭为 16%[95]。其他中心报道的并发症发生率类似[97,98]。

结果　在当代，Thoratec PVAD 多用于需机械支持的矮小个体，或心脏移植前需要双室辅助的患者。特别在产后心肌病或心肌炎病例中，已有报道显示原心脏功能完全恢复[99]。PVAD 也可用于心脏外科术后休克或心肌梗死后休克以及移植术后供体衰竭患者。心脏外科术后使用此泵的结果与使用 ECLS 和 ABIOMED BVS 5000 类似。在使用 Thoratec 装置的 145 例患者中，无移植前过渡患者，37% 的患者最终撤机，21% 的患者出院。更先进的机构院内生存率可达 40% 以上[97,98]。

Thoratec 售前许可经验为治疗 53 例心脏外科术后心力衰竭患者，院内生存率为 28%。多数患者为 BVAD 支持。但是，据 Bad Oeynhausen 等人报道，心脏外科术后患者使用 Thoratec 装置支持的生存率为 60%[97]。很明显，Thoratec 装置最大的优点是，它比前述任何短期装置的支持时间都长。这个特点极为有利，因为通常不能预知需支持多长时间。其他装置随辅助时间延长，并发症也增加。而且，Thoratec 装置允许患者进行物理康复、行走以及出院回家。PVAD 具有耐久性优势，而新一代急性支持装置易于安装和转为新一代并发症较少的长期装置，使用时需仔细权衡利弊。

"桥梁－桥梁" 策略

"桥梁－桥梁" 策略是指，使用一种短期辅助系统以稳定垂死患者，待患者情况稳定后，为进一步恢复，可过渡为较长期辅助装置。

适合 "桥梁－桥梁" 策略的临床情况包括，虽已使用正性肌力药物和 IABP 反搏仍不能纠正的心源性休克患者、慢性心力衰竭患者急性失代偿以及心脏停搏患者。可植入性心室辅助装置使用结果的改善推动了本策略的实施，用急性支持装置迅速建立循环辅助，以维持血流动力学稳定，同时进行心脏移植评估和确定神经系统状况。本策略的目的在于，最大程度地提高患者的生存率，通过早期转为长期心室辅助装置，减少临时辅助装置的支持时间，促进患者恢复并最终行心脏移植。另外，对于可能已患有不可逆性多器官功能衰竭的患者，免除了植入永久性 LVAD 的费用[100]。

历史上，ECLS 装置曾是较好的选择，因为通过外周插管就可迅速建立全心肺支持。Pagani 及其同事报道了 33 例因心力衰竭使用 ECLS 的患者[101]。58% 的患者为缺血性心力衰竭，30% 的患者为非缺血性心力衰竭，12% 的患者为心脏术后心力衰竭。73% 的患者在安装 ECLS 的 15 到 30 分钟之内发生过心脏停搏。10 例不能脱离 ECLS 的心脏移植过渡患者，改为 LVAD 支持。6 例患者行心脏移植并出院，2 例在 LVAD 支持中等待心脏移植，2 例死亡。27% 的患者因心脏移植绝对禁忌证而中止 ECLS 支持，主要为神经功能损伤。尽管如此，转为 LVAD 的患者中有 80% 存活。这一积极策略及其较高的生存率来源于患者的选择，选择使用 ECLS 后生存可能性最大的患者。若研究中的所有患者都考虑在内，那么只有 36% 的患者存活出院。有趣的是，以 ECLS 作为 "桥梁" 的患者中，需要 RVAD 支持的患者占 40%，明显高于首选 LVAD 装置的患者（10%）。这可能继发于 ECLS 相关的炎性反应造成肺血管阻力升高[102,103]。另一方面，多系统器官功能衰竭的发生率增高，可导致患者对围手术期 BVAD 支持的需求增多[104~106]。

本章前面已提到，最近许多中心使用 TandemHeart[77,107] 和 CentriMag[3] 作为向长期辅助装置的过渡。随着短期循环支持领域的进步，经皮植入装置如 TandemHeart 和 Impella 具有明显优势，因为它们可在导管室安装，而不用手术干预。值得注意的是，德克萨斯心脏学会的最近研究显示，8 例使用 Tandem-Heart 的患者在安装时，有 5 例是在进行胸外按压。

■ 装置的选择

到目前为止，对于需要短期机械支持的患者，尚无足够的证据表明某种装置比另一种更优。使用某一种装置通常是基于方便而不是科学。

在拥有多种装置的中心，患者的主诉和心肺状况决定装置的选择。心肺复苏患者最好选择紧急股动脉插管，避免转运和开胸造成的时间延搁。严重低氧和肺损伤的患者，不管是窒息或是肺水肿，都会获益于 ECLS，使肺脏得以休息。对于所有使用 ECLS 的患者，充分降低左房压很重要，因为持续肺静脉淤血造成的低氧会导致 ECLS 撤除延迟。

对于心脏外科术后循环支持的患者，一般辅助 48~72 小时，同时进行心脏移植评估。若心肌功能未恢复，可改用较长期的装置。这就避免了高危的急诊心脏移植，也为器官的功能恢复提供了时间。

双室辅助一般用于爆发性心肌炎，可能使心功能恢复，但是常常需要慢性装置的长期支持。

对于导管室内心脏停搏的患者，具有经皮过隔左房引流的 TandemHeart 是极好的选择。Impella 5.0 对这类患者也有一定用处。

■ 患者的管理

最终目标是维持所有终末器官的理想灌注，为血流动力学的恢复赢得时间，防止器官功能进一步恶化。理想状态下，泵的流量应能使混合血氧饱和度在 70% 以上。低流量状态常可通过扩容纠正。使用离心泵时，可通过调整转速来控制流量，允许一定的心脏射血，以减少血液淤滞和心内血栓形成。通过超快的泵速来增加流量，可导致严重溶血。输液扩容是提高流量最好的方法。但是，右心衰也可以表现为低流量状态，伴有较低的肺动脉压。这种情况常需安装右心循环辅助，总的生存率较低。

通气支持

吸气峰压维持在 35cmH$_2$O 以下。初始吸入氧浓度为 100%，呼气末气道正压为 5cmH$_2$O。然后逐渐将吸入氧浓度降至 50% 以下，氧分压维持在 85mmHg 和 100mmHg 之间。在肺损伤的情况下，这些参数的设定是为了减少气压伤和氧中毒。

出血/抗凝

抗凝需谨慎，充分衡量出血和泵内血栓形成的风险。血小板计数在辅助开始 24 小时内即会下降，因此，每 8 小时监测血小板计数，按需输入血小板，常规辅助期间维持血小板计数在 50 000/mm^3 以上，有出血时维持在 100 000/mm^3 以上。输入新鲜冰冻血浆和冷凝蛋白，防止凝血功能障碍，维持纤维蛋白原浓度在 250mg/dl 以上，并补充管道中消耗的凝血因子。抗凝方法为持续泵入肝素达到全身肝素化，初始速度为 8~10ug/（kg·h），调整泵速维持部分凝血活酶时间（partial thromboplastin time，PTT）在 45~55 秒之间。多数情况下，心脏外科术后患者可在 24 小时内开始输注肝素，未行胸骨切开的患者应更早。时刻警惕心包压塞的征象，泵流量下降、混合血氧饱和度下降、充盈压增加、血红蛋白水平下降为发生心包压塞的先兆。转运患者前应尽可能解除压塞，有效止血。与手术室相比，救护车上不适合处理心脏压塞和出血不止。实际上，辅助开始的几天内，出血远远比血栓栓塞危险得多，所以抗凝要谨慎。

液体管理

患者在辅助期间应积极利尿，防止第三间隙液体积蓄。若对利尿治疗反应不佳，可用持续超滤或持续静脉-静脉血液透析（continuous venovenous hemodialysis，CVVHD）。此系统可调整滤出的液体量，控制体液平衡，允许按需透析。

神经功能监测

输注芬太尼或丙泊酚镇静，使患者较为舒适。按需使用肌松，以降低能量消耗和胸壁僵硬，有助于更好地调整通气参数。所有患者定期解除镇静，评估神经系统功能。对简单指令的反应、活动四肢的能力和自主眼球运动是感知功能完整的粗略指标。若有任何变化或高度怀疑，应进行头部计算机断层（computed tomography，CT）扫描。

撤机

辅助 48~72 小时后，可尝试撤机。撤机不可仓促，应给予心肌和终末器官足够的恢复时间。所有装置的撤除原则均相同，可降低流量，增加心脏做功。每次按 0.5~1 升/分逐渐降低流量。在低流量期间，充分抗凝很关键，目的是防止泵内血栓形成，而且一般来说，不建议将流量减至 2.0 升/分以下长时间维持。在此期间需追加更多的肝素，维持 ACT 值大于 300 秒。使用理想的药物支持，TEE 连续评估心室功能，在减流量的同时，监测收缩压、心指数、肺动脉压和心室大小。若超声提示心指数能够维持、肺动脉压较低、左室功能恢复，证明可以撤机。撤机失败表现为收缩压下降，伴有心输出量减少和肺动脉压增高。尝试撤机失败后应恢复全流量。在几次尝试撤机后，心室功能不恢复是预后不良的征兆。心脏移植候选患者应进行全面评估，改用长期心室辅助装置，作为向心脏移植的过渡。我们发现，早期改用长期心室辅助是有利的，可改善心源性休克的生存率，特别是心脏外科术后[4,66,108]。

结论

目前，短期循环支持有多种选择，随着技术的进步，装置的数量随之增加。每种装置都有优缺点，到目前为止，没有一种能符合所有要求的理想装置。我们获得的许多经验教训指引着此系统和策略的发展，以最大程度地改善生存率和减少并发症。在这个领域，更好地理解患者自身的炎性反应，认识凝血瀑布的紊乱，发展不需抗凝的系统，将会改善患者的总体预后。另外，对再灌注损伤和脏器功能保护的治疗进展也很重要。

风险分析也告诉我们，心脏外科术后需要机械支持的患者常具有某些特点。具体地说，包括急诊手术、心功能储备差、高龄、冠状动脉弥漫粥样硬化性心脏病以及先前存在的肾功能不全。术前应告知患者可能需要最大限度的药物支持，以及在心功能衰竭时准备早期安装机械辅助装置。

标准的离心泵的应用已逐渐减少。随着并发症更少、更受患者支持的长期辅助泵的出现，Thoratec PVAD 的使用也呈下降趋势。对新的急性辅助装置如 TandemHeart 和 CentriMag 有使用经验的医学中心，已不再使用传统的 ECLS 支持技术。有些装置如 Impella 可经皮植入，而不需要过隔穿孔等先进技术，如果这类装置可给严重休克的患者提供足够的生命支持，则有极大的临床意义。依照惯例，对已使用急性辅助装置而尚未恢复的患者，心脏移植是唯一的治疗措施。近来有报道显示，不适合心脏移植的心力衰竭 D 期患者使用持续性血流泵，结果有所改善[109]。历史上，因心源性休克过渡到以 VAD 作为最终治疗手段的患者，救治成功率很不乐观[110]。希望早期使用更有效和并发症少的急性支持装置能改善这类患者的预后。

要点

1. 熟悉并拥有至少一种可用的短期支持系统。

2. 对术前和术后患者，能够识别心源性休克的发生。

3. 休克患者首先使用药物和一线机械支持（IABP）。

4. 尽量行病因治疗。

5. 若保守治疗失败，立即安装直接心脏辅助使心脏减压，并恢复终末器官的足够灌注。

6. 与先进的心衰治疗（移植/长期 VAD）中心进行讨论。

7. 患者情况稳定后，转至三级中心进行权威性治疗/撤机。

参考文献

1. Goldberg RJ, Gore JM, Alpert JS, et al: Cardiogenic shock after acute myocardial infarction. Incidence and mortality from a community-wide perspective, 1975 to 1988. N Engl J Med 1991; 325(16):1117-1122.

2. Hochman JS, Sleeper LA, Webb JG, et al: Early revascularization in acute myocardial infarction complicated by cardiogenic shock. SHOCK Investigators. Should we emergently revascularize occluded coronaries for cardiogenic shock? N Engl J Med 1999; 341(9):625-634.

3. John R, Liao K, Lietz K, et al: Experience with the Levitronix CentriMag circulatory support system as a bridge to decision in patients with refractory acute cardiogenic shock and multisystem organ failure. J Thorac Cardiovasc Surg 2007; 134(2):351-358.

4. Smedira NG, Blackstone EH: Postcardiotomy mechanical support: risk factors and outcomes. Ann Thorac Surg 2001; 71(3 Suppl):S60-66; discussion S82-5.

5. Helman DN, Morales DL, Edwards NM, et al: Left ventricular assist device bridge-to-transplant network improves survival after failed cardiotomy. Ann Thorac Surg 1999; 68(4):1187-1194.

6. Kantrowitz A: Origins of intraaortic balloon pumping. Ann Thorac Surg 1990; 50(4):672-674.

7. Clauss RH, Birtwell WC, Albertal G, et al: Assisted circulation. I. The arterial counterpulsator. J Thorac Cardiovasc Surg 1961; 41:447-458.

8. Moulopoulos SD, Topaz S, Kolff WJ: Diastolic balloon pumping (with carbon dioxide) in the aorta—a mechanical assistance to the failing circulation. Am Heart J 1962; 63:669-675.

9. Kantrowitz A, Tjonneland S, Freed PS, et al: Initial clinical experience with intraaortic balloon pumping in cardiogenic shock. JAMA 1968; 203(2):113-118.

10. Powell WJ Jr, Daggett WM, Magro AE, et al: Effects of intra-aortic balloon counterpulsation on cardiac performance, oxygen consumption, and coronary blood flow in dogs. Circ Res 1970; 26(6):753-764.

11. Dunkman WB, Leinbach RC, Buckley MJ, et al: Clinical and hemodynamic results of intraaortic balloon pumping and surgery for cardiogenic shock. Circulation 1972; 46(3):465-477.

12. Buckley MJ, Leinbach RC, Kastor JA, et al: Hemodynamic evaluation of intra-aortic balloon pumping in man. Circulation 1970; 41(5 Suppl):II130-136.

13. Katz ES, Tunick PA, Kronzon I: Observations of coronary flow augmentation and balloon function during intraaortic balloon counterpulsation using transesophageal echocardiography. Am J Cardiol 1992; 69(19):1635-1639.

14. Weber KT, Janicki JS: Coronary collateral flow and intra-aortic balloon counterpulsation. Trans Am Soc Artif Intern Organs 1973; 19:395-401.

15. Weber KT, Janicki JS, Walker AA: Intra-aortic balloon pumping: an analysis of several variables affecting balloon performance. Trans Am Soc Artif Intern Organs 1972; 18(0):486-492.

16. Kern MJ, Aguirre FV, Tatineni S, et al: Enhanced coronary blood flow velocity during intraaortic balloon counterpulsation in critically ill patients. J Am Coll Cardiol 1993; 21(2):359-368.

17. Creswell LL, Rosenbloom M, Cox JL, et al: Intraaortic balloon counterpulsation: patterns of usage and outcome in cardiac surgery patients. Ann Thorac Surg 1992; 54(1):11-18; discussion 18-20.

18. O'Murchu B, Foreman RD, Shaw RE, et al: Role of intraaortic balloon pump counterpulsation in high risk coronary rotational atherectomy. J Am Coll Cardiol 1995; 26(5):1270-1275.

19. McBride LR, Miller LW, Naunheim KS, Pennington DG: Axillary artery insertion of an intraaortic balloon pump. Ann Thorac Surg 1989; 48(6):874-875.

20. Blythe D: Percutaneous axillary artery insertion of an intra-aortic balloon pump. Anaesth Intensive Care 1995; 23(3):406-407.

21. Hazelrigg SR, Auer JE, Seifert PE: Experience in 100 transthoracic balloon pumps. Ann Thorac Surg 1992; 54(3):528-532.

22. Pinkard J, Utley JR, Leyland SA, Morgan M, Johnson H: Relative risk of aortic and femoral insertion of intraaortic balloon pump after coronary artery bypass grafting procedures. J Thorac Cardiovasc Surg 1993; 105(4):721-728.

23. Tatar H, Cicek S, Demirkilic U, et al: Exact positioning of intra-aortic balloon catheter. Eur J Cardiothorac Surg 1993; 7(1): 52-53.

24. Phillips SJ, Tannenbaum M, Zeff RH, et al: Sheathless insertion of the percutaneous intraaortic balloon pump: an alternate method. Ann Thorac Surg 1992; 53(1):162-162.

25. Patel JJ, Kopisyansky C, Boston B, et al: Prospective evaluation of complications associated with percutaneous intraaortic balloon counterpulsation. Am J Cardiol 1995; 76(16):1205-1207.

26. Alle KM, White GH, Harris JP, May J, Baird D: Iatrogenic vascular trauma associated with intra-aortic balloon pumping: identification of risk factors. Am Surg 1993; 59(12):813-817.

27. Nishida H, Koyanagi H, Abe T, et al: Comparative study of five types of IABP balloons in terms of incidence of balloon rupture and other complications: a multi-institutional study. Artif Organs 1994; 18(10):746-751.

28. O'Rourke MF, Norris RM, Campbell TJ, Chang VP, Sammel NL: Randomized controlled trial of intraaortic balloon counterpulsation in early myocardial infarction with acute heart failure. Am J Cardiol 1981; 47(4):815-820.

29. Baldwin RT, Slogoff S, Noon GP, et al: A model to predict survival at time of postcardiotomy intraaortic balloon pump insertion. Ann Thorac Surg 1993; 55(4):908-913.

30. Pi K, Block PC, Warner MG, Diethrich EB: Major determinants of survival and nonsurvival of intraaortic balloon pumping. Am Heart J 1995; 130(4):849-853.

31. Naunheim KS, Swartz MT, Pennington DG, et al: Intraaortic balloon pumping in patients requiring cardiac operations. Risk analysis and long-term follow-up. J Thorac Cardiovasc Surg 1992; 104(6):1654-1660.

32. Christenson JT, Schmuziger M, Simonet F: Effective surgical management of high-risk coronary patients using preoperative intra-aortic balloon counterpulsation therapy. Cardiovasc Surg 2001; 9(4):383-390.

33. DeBakey ME: Left ventricular bypass pump for cardiac assistance. Clinical experience. Am J Cardiol 1971; 27(1):3-11.

34. Smedira NG, Moazami N, Golding CM, et al: Clinical experience with 202 adults receiving extracorporeal membrane oxygenation for cardiac failure: survival at five years. J Thorac Cardiovasc Surg 2001; 122(1):92-9102.

35. Peek GJ, Scott R, Killer HM, et al: A porcine model of prolonged closed chest venovenous extracorporeal membrane oxygenation. ASAIO J 1999; 45(5):488-495.

36. Samuels LE, Kaufman MS, Thomas MP, et al: Pharmacological criteria for ventricular assist device insertion following postcardiotomy shock: experience with the Abiomed BVS system. *J Cardiol Surg* 1999; 14(4):288-293.

37. Jett GK: Postcardiotomy support with ventricular assist devices: selection of recipients. *Semin Thorac Cardiovasc Surg* 1994; 6(3):136-139.

38. Argenziano M, Choudhri AF, Moazami N, et al: Randomized, double-blind trial of inhaled nitric oxide in LVAD recipients with pulmonary hypertension. *Ann Thorac Surg* 1998; 65(2):340-345.

39. Argenziano M, Choudhri AF, Oz MC, et al: A prospective randomized trial of arginine vasopressin in the treatment of vasodilatory shock after left ventricular assist device placement. *Circulation* 1997; 96(9 Suppl):II-286-290.

40. Curtis JJ, Walls JT, Schmaltz RA, et al: Use of centrifugal pumps for postcardiotomy ventricular failure: technique and anticoagulation. *Ann Thorac Surg* 1996; 61(1):296-300.

41. Siess T, Nix C, Menzler F: From a lab type to a product: a retrospective view on Impella's assist technology. *Artif Organs* 2001; 25(5):414-421.

42. Magovern GJ Jr: The Bio-Pump and postoperative circulatory support. *Ann Thorac Surg* 1993; 55(1):245-249.

43. Golding LA, Crouch RD, Stewart RW, et al: Postcardiotomy centrifugal mechanical ventricular support. *Ann Thorac Surg* 1992; 54(6):1059-1063.

44. Curtis JJ, Walls JT, Boley TM, Schmaltz RA, Demmy TL: Autopsy findings in patients on postcardiotomy centrifugal ventricular assist. *ASAIO J* 1992; 38(3):M686-690.

45. Mehta SM, Aufiero TX, Pae WE Jr, Miller CA, Pierce WS: Results of mechanical ventricular assistance for the treatment of post cardiotomy cardiogenic shock. *ASAIO J* 1996; 42(3):211-218.

46. Noon GP, Ball JW, Short HD: Bio-Medicus centrifugal ventricular support for postcardiotomy cardiac failure: a review of 129 cases. *Ann Thorac Surg* 1996; 61(1):291-295.

47. Joyce LD, Kiser JC, Eales F, et al: Experience with generally accepted centrifugal pumps: personal and collective experience. *Ann Thorac Surg* 1996; 61(1):287-290.

48. Bartlett RH, Roloff DW, Custer JR, Younger JG, Hirschl RB: Extracorporeal life support: the University of Michigan experience. *JAMA* 2000; 283(7):904-908.

49. Peek GJ, Firmin RK: The inflammatory and coagulative response to prolonged extracorporeal membrane oxygenation. *ASAIO J* 1999; 45(4):250-263.

50. McIlwain IRB, Timpa JG, Kurundkar AR, et al: Plasma concentrations of inflammatory cytokines rise rapidly during ECMO-related SIRS due to the release of preformed stores in the intestine. *Lab Invest* 2008; 90(1):128-139.

51. Larm O, Larsson R, Olsson P: A new non-thrombogenic surface prepared by selective covalent binding of heparin via a modified reducing terminal residue. *Biomater Med Devices Artif Organs* 1983; 11(2-3):161-173.

52. Aziz TA, Singh G, Popjes E, et al: Initial experience with CentriMag extracorporal membrane oxygenation for support of critically ill patients with refractory cardiogenic shock. *J Heart Lung Transplant* 2010; 29(1):66-71.

53. Videm V, Mollnes TE, Garred P, Svennevig JL: Biocompatibility of extracorporeal circulation. In vitro comparison of heparin-coated and uncoated oxygenator circuits. *J Thorac Cardiovasc Surg* 1991; 101(4):654-660.

54. Redmond JM, Gillinov AM, Stuart RS, et al: Heparin-coated bypass circuits reduce pulmonary injury. *Ann Thorac Surg* 1993; 56(3):474-478; discussion 479.

55. Videm V, Svennevig JL, Fosse E, et al: Reduced complement activation with heparin-coated oxygenator and tubings in coronary bypass operations. *J Thorac Cardiovasc Surg* 1992; 103(4): 806-813.

56. Bindslev L, Gouda I, Inacio J, et al: Extracorporeal elimination of carbon dioxide using a surface-heparinized veno-venous bypass system. *ASAIO Trans* 1986; 32(1):530-533.

57. Mottaghy K, Oedekoven B, Poppel K, et al: Heparin free long-term extracorporeal circulation using bioactive surfaces. *ASAIO Trans* 1989; 35(3):635-637.

58. Aranki SF, Adams DH, Rizzo RJ, et al: Femoral veno-arterial extracorporeal life support with minimal or no heparin. *Ann Thorac Surg* 1993; 56(1):149-155.

59. Magovern GJ, Magovern JA, Benckart DH, et al: Extracorporeal membrane oxygenation: preliminary results in patients with postcardiotomy cardiogenic shock. *Ann Thorac Surg* 1994; 57(6):1462-1468.

60. Muehrcke DD, McCarthy PM, Stewart RW, et al: Complications of extracorporeal life support systems using heparin-bound surfaces. The risk of intracardiac clot formation. *J Thorac Cardiovasc Surg* 1995; 110(3):843-851.

61. von Segesser LK, Gyurech DD, Schilling JJ, Marquardt K, Turina MI: Can protamine be used during perfusion with heparin surface coated equipment? *ASAIO J* 1993; 39(3):M190-194.

62. Scherer M, Moritz A, Martens S: The use of extracorporeal membrane oxygenation in patients with therapy refractory cardiogenic shock as a bridge to implantable left ventricular assist device and perioperative right heart support. *J Artif Organs* 2009; 12(3):160-165.

63. Rich PB, Awad SS, Crotti S, et al: A prospective comparison of atrio-femoral and femoro-atrial flow in adult venovenous extracorporeal life support. *J Thorac Cardiovasc Surg* 1998; 116(4): 628-632.

64. Curtis JJ: Centrifugal mechanical assist for postcardiotomy ventricular failure. *Semin Thorac Cardiovasc Surg* 1994; 6(3):140-146.

65. Edmunds LH, Herrmann HC, DiSesa VJ, et al: Left ventricular assist without thoracotomy: clinical experience with the Dennis method. *Ann Thorac Surg* 1994; 57(4):880-885.

66. Pennington DG, Merjavy JP, Codd JE, et al: Extracorporeal membrane oxygenation for patients with cardiogenic shock. *Circulation* 1984; 70(3 Pt 2):I130-137.

67. Zapol WM, Snider MT, Hill JD, et al: Extracorporeal membrane oxygenation in severe acute respiratory failure. A randomized prospective study. *JAMA* 1979; 242(20):2193-2196.

68. Muehrcke DD, McCarthy PM, Stewart RW, et al: Extracorporeal membrane oxygenation for postcardiotomy cardiogenic shock. *Ann Thorac Surg* 1996; 61(2):684-691.

69. Kolobow T, Rossi F, Borelli M, Foti G: Long-term closed chest partial and total cardiopulmonary bypass by peripheral cannulation for severe right and/or left ventricular failure, including ventricular fibrillation. The use of a percutaneous spring in the pulmonary artery position to decompress the left heart. *ASAIO Trans* 1988; 34(3):485-489.

70. Vranckx P, Foley DP, de Feijter PJ, et al: Clinical introduction of the TandemHeart, a percutaneous left ventricular assist device, for circulatory support during high-risk percutaneous coronary intervention. *Int J Cardiovasc Intervent* 2003; 5(1):35-39.

71. Kar B, Adkins LE, Civitello AB, et al: Clinical experience with the TandemHeart percutaneous ventricular assist device. *Tex Heart Inst J* 2006; 33(2):111-115.

72. Giombolini C, Notaristefano S, Santucci S, et al: Percutaneous left ventricular assist device, TandemHeart, for high-risk percutaneous coronary revascularization. A single centre experience. *Acute Card Care* 2006; 8(1): 35-40.

73. Takagaki M, Wurzer C, Wade R, et al: Successful conversion of TandemHeart left ventricular assist device to right ventricular assist device after implantation of a HeartMate XVE. *Ann Thorac Surg* 2008; 86(5): 1677-1679.

74. Prutkin JM, Strote JA, Stout KK: Percutaneous right ventricular assist device as support for cardiogenic shock due to right ventricular infarction. *J Invasive Cardiol* 2008; 20(7):E215-216.

75. Herlihy JP, Loyalka P, Jayaraman G, Kar B, Gregoric ID: Extracorporeal membrane oxygenation using the TandemHeart System's catheters. *Tex Heart Inst J* 2009; 36(4):337-341.

76. Gregoric ID, Loyalka P, Radovancevic R, et al: TandemHeart as a rescue therapy for patients with critical aortic valve stenosis. *Ann Thorac Surg* Dec 2009; 88(6):1822-1826.

77. Brinkman WT, Rosenthal JE, Eichhorn E, et al: Role of a percutaneous ventricular assist device in decision making for a cardiac transplant program. *Ann Thorac Surg* 2009; 88(5):1462-1466.

78. De Robertis F, Birks EJ, Rogers P, et al: Clinical performance with the Levitronix CentriMag short-term ventricular assist device. *J Heart Lung Transplant* 2006; 25(2):181-186.

79. Bhama JK, Kormos RL, Toyoda Y, et al: Clinical experience using the Levitronix CentriMag system for temporary right ventricular mechanical circulatory support. *J Heart Lung Transplant* 2009; 28(9):971-976.

80. Khan NU, Al-Aloul M, Shah R, Yonan N: Early experience with the Levitronix CentriMag device for extra-corporeal membrane oxygenation following lung transplantation. *Eur J Cardiothorac Surg* 2008; 34(6):1262-1264.

81. Burzotta F, Paloscia L, Trani C, et al: Feasibility and long-term safety of elective Impella-assisted high-risk percutaneous coronary intervention: a pilot two-centre study. *J Cardiovasc Med (Hagerstown)* 2008; 9(10):1004-1010.

82. Jurmann MJ, Siniawski H, Erb M, Drews T, Hetzer R: Initial experience with miniature axial flow ventricular assist devices for postcardiotomy heart failure. *Ann Thorac Surg* 2004; 77(5):1642-1647.

83. Meyns B, Dens J, Sergeant P, et al: Initial experiences with the Impella device in patients with cardiogenic shock. Impella support for cardiogenic shock. *Thorac Cardiovasc Surg* 2003; 51(6):312-317.

84. Dixon SR, Henriques JP, Mauri L, et al: A prospective feasibility trial investigating the use of the Impella 2.5 system in patients undergoing high-risk percutaneous coronary intervention (The PROTECT I Trial): initial U.S. experience. *JACC Cardiovasc Interv* 2009; 2(2):91-96.

85. Cheng JM, den Uil CA, Hoeks SE, et al: Percutaneous left ventricular assist devices vs. intra-aortic balloon pump counterpulsation for treatment of cardiogenic shock: a meta-analysis of controlled trials. *Eur Heart J* 2009; 30(17):2102-2108.

86. Samoukovic G, Rosu C, Giannetti N, Cecere R: The Impella LP 5.0 as a bridge to long-term circulatory support. *Interact Cardiovasc Thorac Surg* 2009; 8(6):682-683.

87. Sugiki H, Nakashima K, Vermes E, Loisance D, Kirsch M: Temporary right ventricular support with Impella Recover RD axial flow pump. *Asian Cardiovasc Thorac Ann* 2009; 17(4):395-400.

88. Martin J, Benk C, Yerebakan C, et al: The new "Impella" intracardiac microaxial pump for treatment of right heart failure after orthotopic heart transplantation. *Transplant Proc* 2001; 33(7-8): 3549-3550.

89. Samuels LE, Holmes EC, Garwood P, Ferdinand F: Initial experience with the Abiomed AB5000 ventricular assist device system. *Ann Thorac Surg* 2005; 80(1):309-312.

90. Guyton RA, Schonberger JP, Everts PA, et al: Postcardiotomy shock: clinical evaluation of the BVS 5000 Biventricular Support System. *Ann Thorac Surg* 1993; 56(2):346-356.

91. Marelli D, Laks H, Fazio D, et al: Mechanical assist strategy using the BVS 5000i for patients with heart failure. *Ann Thorac Surg* 2000; 70(1):59-66.

92. Jett GK: ABIOMED BVS 5000: experience and potential advantages. *Ann Thorac Surg* 1996; 61(1):301-304; discussion 311-303.

93. Korfer R, El-Banayosy A, Arusoglu L, et al: Temporary pulsatile ventricular assist devices and biventricular assist devices. *Ann Thorac Surg* 1999; 68(2):678-683.

94. Anderson MB, Gratz E, Wong RK, Benali K, Kung RT: Improving outcomes in patients with ventricular assist devices transferred from outlying to tertiary care hospitals. *J Extra Corpor Technol* 2007; 39(1):43-48.

95. Farrar DJ, Hill JD: Univentricular and biventricular Thoratec VAD support as a bridge to transplantation. *Ann Thorac Surg* 1993; 55(1): 276-282.

96. Arabia FA, Paramesh V, Toporoff B, et al: Biventricular cannulation for the Thoratec ventricular assist device. *Ann Thorac Surg* 1998; 66(6): 2119-2120.

97. Korfer R, el-Banayosy A, Posival H, et al: Mechanical circulatory support with the Thoratec assist device in patients with postcardiotomy cardiogenic shock. *Ann Thorac Surg* 1996; 61(1):314-316.

98. Pennington DG, McBride LR, Swartz MT, et al: Use of the Pierce-Donachy ventricular assist device in patients with cardiogenic shock after cardiac operations. *Ann Thorac Surg* 1989; 47(1):130-135.

99. Holman WL, Bourge RC, Kirklin JK: Case report: circulatory support for seventy days with resolution of acute heart failure. *J Thorac Cardiovasc Surg* 1991; 102(6):932-934.

100. Oz MC, Goldstein DJ, Pepino P, et al: Screening scale predicts patients successfully receiving long-term implantable left ventricular assist devices. *Circulation* 1995; 92(9 Suppl):II169-173.

101. Pagani FD, Aaronson KD, Swaniker F, Bartlett RH: The use of extracorporeal life support in adult patients with primary cardiac failure as a bridge to implantable left ventricular assist device. *Ann Thorac Surg* 2001; 71(3 Suppl):S77-81; discussion S82-75.

102. Plotz FB, van Oeveren W, Bartlett RH, Wildevuur CR: Blood activation during neonatal extracorporeal life support. *J Thorac Cardiovasc Surg* 1993; 105(5):823-832.

103. Jamadar DA, Kazerooni EA, Cascade PN, et al: Extracorporeal membrane oxygenation in adults: radiographic findings and correlation of lung opacity with patient mortality. *Radiology* 1996; 198(3):693-698.

104. Reinhartz O, Farrar DJ, Hershon JH, et al: Importance of preoperative liver function as a predictor of survival in patients supported with Thoratec ventricular assist devices as a bridge to transplantation. *J Thorac Cardiovasc Surg* 1998; 116(4):633-640.

105. Farrar DJ, Hill JD, Pennington DG, et al: Preoperative and postoperative comparison of patients with univentricular and biventricular support with the Thoratec ventricular assist device as a bridge to cardiac transplantation. *J Thorac Cardiovasc Surg* 1997; 113(1):202-209.

106. Kormos RL, Gasior TA, Kawai A, et al: Transplant candidate's clinical status rather than right ventricular function defines need for univentricular versus biventricular support. *J Thorac Cardiovasc Surg* 1996; 111(4): 773-782.

107. Gregoric ID, Jacob LP, La Francesca S, et al: The TandemHeart as a bridge to a long-term axial-flow left ventricular assist device (bridge to bridge). *Tex Heart Inst J* 2008; 35(2):125-129.

108. DeRose JJ, Umana JP, Argenziano M, et al: Improved results for postcardiotomy cardiogenic shock with the use of implantable left ventricular assist devices. *Ann Thorac Surg* 1997; 64(6):1757-1762.

109. Slaughter MS, Rogers JG, Milano CA, et al: Advanced heart failure treated with continuous-flow left ventricular assist device. *N Engl J Med* 2009; 361(23):2241-2251.

110. Lietz K, Long JW, Kfoury AG, et al: Outcomes of left ventricular assist device implantation as destination therapy in the post-REMATCH era: implications for patient selection. *Circulation* 2007; 116(5):497-505.

许政曦　杨丽静　王古岩　译

第三部分

缺血性心脏病

第 19 章

再血管化指征

Morgan L. Brown,
Thoralf M. Sundt Ⅲ

简介

冠心病是心内科与心外科医师最常面对的冠状动脉疾病。因此在临床工作中，心脏外科医师所面临最多的问题莫过于"该患者有冠状动脉旁路移植术的指征吗？"本章的目的在于，基于对相关研究的充分参考，向读者提供一份对当前心肌血运重建的指征的实用概述，并对近年来有关研究结果的效力和局限性进行分析。

冠心病的临床及实验室评价

心脏外科医师对冠心病患者病情的最初了解往往是通过冠状动脉血管造影实现的。除了冠状动脉的解剖之外，临床表现和一些无创性的心肌灌注显像、心功能检测对描述血管病变的病理生理特征、评价预后，以及为患者选择合适的治疗方案有重要意义。在我们所处的科技时代中，患者病史的重要性依然值得强调，对于中老年患者尤其如此。外科手术的目的之一即为减轻症状并改善生活质量，因此，在选择最佳治疗方案时，全面了解患者状态便成为重要前提。

目前较为广泛接受的分级标准是加拿大心血管协会心绞痛临床分级标准（表 19-1）。但不幸的是，无论对患者还是对医生而言，心绞痛都是一种高度主观症状。前瞻性研究发现，加拿大心血管协会的心绞痛分级标准的可重复性仅 73%[1]，而且临床症状的严重程度和心肌缺血程度的相关性较差，这在糖尿病合并无症状心肌缺血的患者中表现尤为明显。

虽然心电图异常有助于心肌缺血负荷的评价，但半数以上的慢性稳定型心绞痛患者心电图缺乏特异性。心电图运动试验是一项简单、便宜的检查，可作为筛选试验，对解剖病变明确的患者，则可提供更多关于缺血严重程度及疾病预后的信息。该试验的敏感性随着年龄、病变程度、S-T 段压低水平而变

表 19-1 加拿大心血管协会心绞痛分级

0 级：无心绞痛
1 级：心绞痛仅在紧张和长时间过度劳累后发作
2 级：心绞痛在快速平地行走、爬坡、爬楼梯时发作（正常活动轻度受限）
3 级：心绞痛在常速行走两个街区或上一段楼梯时发作（活动明显受限）
4 级：轻度活动时心绞痛发作

化[2]。若 S-T 段压低超过 1mm，心电图运动试验的预测价值超过 90%，若变化超过 2mm 且伴有心绞痛则有明确诊断意义[3]。运动早期 S-T 段压低以及运动终止后持续性的 S-T 段压低与多支血管病变有明确关系。由于 β 受体阻滞剂对心率的控制以及其他合并疾病对患者运动耐量的影响，使得许多患者并不能达到目标心率，这严重限制了这项试验对于这些高危人群的有效性。静息状态下心电图异常同样影响此试验预估的准确性。

铊-201 灌注心肌显像或 ^{99m} 锝示踪剂对心电图异常者有特定的价值。比较注射示踪剂后运动峰值图像和静息状态图像，可逆性显像缺失常提示心肌缺血，缺失区域仍为存活心肌。而不可逆性显像缺失则提示瘢痕组织。两种示踪剂得到的结果类似，敏感性为 90%，特异性约为 75%[4]。对于活动受限者，应用血管扩张剂（如腺苷和双嘧达莫）也可以有相似的敏感性[5]。

运动或药物负荷下的超声心动图检查已被心脏病专家广泛采用，对照研究显示其准确性与同位素检查相似，而其敏感性和特异性均可达 85%。活动明显受限的患者的心肌负荷可以被大剂量的双嘧达莫或 5~40 微克每千克每分的多巴酚丁胺所诱发。心肌收缩力最初增加然后下降可诊断为心肌缺血，而收

缩力无增加者提示为瘢痕组织。另外，检查中还可同时获得瓣膜病变的相关信息[6]。

血运重建指南

美国心脏病学院（ACC）和美国心脏协会（AHA）已制定了外科血运重建的标准（表 19-2）[7]，该标准参考了大量的比较外科血运重建、药物治疗及经皮腔内冠状动脉成形术（percutaneous coronary intervention，PCI）治疗的相关文献。

在回顾 20 世纪 70 年代进行的关于冠状动脉旁路移植术（coronary artery bypass grafting，CABG）与药物治疗的主要临床试验结果，以及近年来进行的外科治疗与药物治疗、PCI 治疗效果的随机对照研究的结果之前，应认识这些临床试验的局限性。首先，对于回顾性研究和注册研究而言，由于冠状动脉疾病的解剖和生理特性较为复杂，且患者病因各不相同，供研究的患者群体缺乏可比性。同时患者在心功能、年龄、外周血管病变、肺脏病变以及糖尿病程度等方面的不同，也严重影响了以患者的生存率、生活质量等为指标的研究结果。例如，施行 PCI 的患者常为冠状动脉单支或两支病变[8,9]，而施行 CABG 的患者常为三支或左主干病变[8,9]，故分析比较两种术式效果的非随机化研究结果较为困难。另外，诸如社会经济状况、生理年龄等数据，比单纯的性别、年龄更难获取，但对结果却有重要影响。除上述局限性，回顾性以及注册数据研究能在一定程度上反映冠心病的真实情况。绝大多数随机分组前瞻性研究受其严格的准入标准所限，仅包含接受血运重建治疗的一部分患者。例如旁路血管成形血运重建研究（BARI）只在筛查患者中选择了 5%[10]。因此，尽管随机分组前瞻性研究确实基于特定研究人群能得到可直接应用的客观数据，但由于大量患者的异质性使得从这些结果中推断出的结论很难具有准确性。我们需明了不可避免的存在于随机试验和注册研究中的选择偏倚和入组偏倚。

表 19-2　AHA/ACC 冠状动脉旁路移植术指南

无症状/轻度绞痛
I 类
1. 左主干狭窄
2. 等同于左主干狭窄（前降支近端或回旋支近端狭窄）
3. 3 支血管病变
II a 类
1. 前降支近端狭窄合并 1 支或 2 支病变
II b 类
1. 不包括前降支近端的 1 支或 2 支病变
（如无创检查提示明显危险区域或左室射血分数 < 50%，II a 类、II b 类均升级为 I 类）
稳定型绞痛
I 类
1. 左主干狭窄
2. 等同于左主干狭窄（前降支近端或回旋支近端狭窄）
3. 3 支血管病变
4. 伴有前降支近端狭窄的 2 支血管病变和射血分数 < 50% 或证实的心肌缺血
5. 无前降支近端狭窄的 1 支或 2 支血管病变，但无创检查提示存在大范围高或极高危区域
6. 药物难以控制的心绞痛
II a 类
1. 前降支近端狭窄合并 1 支血管病变
2. 无前降支近端狭窄的 1 支或 2 支血管病变，但有中等范围危险区域并且有能证实的心肌缺血
不稳定型心绞痛/非 S-T 段抬高的心肌梗死（NSTEMI）
I 类
1. 左主干狭窄
2. 等同于左主干狭窄
3. 最大剂量的药物疗法难以控制的进行性缺血
II a 类
1. 前降支近端狭窄合并 1 支或 2 支血管病变
II b 类
1. 不包括前降支近端狭窄的 1 支或 2 支血管病变，PCI 无法施行（如无创检查提示符合高危标准，则升级为 I 类）

S-T 段抬高（Q 波）的心肌梗死（STEMI）

Ⅰ 类

1. PCI 失败，疼痛持续存在或休克，解剖学可行
2. 药物治疗后持续或反复发作性缺血，不适宜 PCI 并有明显危险区域，解剖学可行
3. 梗死后室间隔穿孔或二尖瓣流需外科修复
4. 年龄 <75 岁患者伴有心源性休克、S-T 段抬高、左束支阻滞或心梗发 18 小时之内
5. 危及生命的室性心律失常，伴有左主干狭窄 >50% 或三支病变

Ⅱa 类

1. 溶栓或 PCI 失败并处于 STEMI 早期（6-12h）的患者中行初期再灌注
2. STEMI/NSTEMI 后 3-7 天 CABG 死亡率增加，7 天以后应用以上血运重建标准

左室功障碍

Ⅰ 类

1. 左主干狭窄
2. 等同于左主干狭窄
3. 前降支近端狭窄合并 2 支或 3 支病变

Ⅱa 类

1. 有明显可变区域与无收缩性心肌

危及生命的室性心失常

Ⅰ 类

1. 左主干狭窄
2. 3 支血管病变

Ⅱa 类

1. 可行旁路移植的 1 支或 2 支病变
2. 前降支近端狭窄合并 1 支或 2 支病变

（心源性死亡复苏后或持续性室性心动过速时，上述情况升级为 Ⅰ 类）

PCI 失败

Ⅰ 类

1. 进行性缺血合并显著危险区域
2. 休克

Ⅱa 类

1. 高危位置的异质体
2. 凝血障碍导致休克并且未行开胸手术

Ⅱb 类

1. 凝血障碍导致休克并且已行开胸手术

冠状动脉旁路移术后

Ⅰ 类

1. 药物难控制的心绞痛
2. 旁路血管闭塞，但具有冠心病手术的 Ⅰ 类指征

Ⅱa 类

1. 大范围的危险区域
2. 供给前降支或大面积区域的静脉旁路狭窄 >50%

Ⅰ 类：已证实和（或）一致公认有用和有效的操作和治疗

Ⅱ 类：有用性或有效性的证据相矛盾和存在不同观点的操作或治疗

Ⅱa 类：有关证据/观点倾向于有用/有效

Ⅱb 类：有关证据/观点不能充分说明有用/有效

Ⅲ 类：已证实和一致公认无用/无效并在有些病例可能是有害的操作或治疗

其次，若在随机试验中包含大量的死亡风险较低的患者，则会导致统计结果的死亡率明显降低。例如，根据目前统计的存活率，若想在各组间检测出死亡率30%的差异，则需募集每组各2000名患者。有些患者，如左室功能不全者，血运重建后预计能有受益，将此类患者排除无疑使上述问题更加复杂。随机研究经常采用软性终点，如心绞痛或生活质量，或者给出联合终点，如死亡、脑血管意外、心肌梗死等。大多数研究的随访期相对较短，限制了对其数据有意义的分析。一些情况（PCI后再狭窄或CABG后血管闭塞）出现后需要再次血运重建的时间间隔各不相同，长期追踪研究一般需要8～10年。患者自身也更希望结果用年而不是用月来计算。

另外，针对冠心病的每一种治疗方案都在不断进行重大改进。例如抗血小板药物、血管紧张素转换酶抑制剂、血管内支架、乳内动脉移植、降脂治疗以及药物洗脱支架等。这些进展以及血运重建后的二级预防，使冠心病的发病率或死亡率在所有患者中稳步降低，因此很难分辨哪种治疗造成生存的硬性终点发生了变化[11]。这种趋势将会随着二级预防的普及而增加。

稳定型心绞痛的血运重建与药物治疗的对比性研究

■ 药物治疗

最近几十年，自CABG普及以及PCI引入以来，已收集了大量有关有创性心肌血运重建的资料，很多研究自开始便进行了前瞻性随机化。值得注意的是，虽然药物治疗在慢性冠状动脉疾病方面取得了巨大的进展，但目前尚缺乏药物治疗的详细资料。例如，硝酸盐类药物在减轻症状方面作用明显，但长期应用的影响却从未进行过严格试验。另外，对β受体阻滞剂抗心绞痛的作用也仅进行了一次临床试验，即阿替洛尔无症状性缺血性心脏病试验（Atenolol Silent Ischemia Study，ASIST）。该试验证实阿替洛尔对轻度劳力性心绞痛或无症状性缺血性心脏病患者有益[12]。同时许多研究发现，β受体阻滞剂和钙通道阻滞剂联合治疗对心绞痛有效[13-15]。

■ 外科与药物治疗

自1972年至1984年，进行了冠状动脉外科研究（Coronary Artery Surgery Study，CASS）[16]、退伍军人协会合作研究组（Veterans Administration Cooperative Study Group，VA）[17,18]及欧洲冠状动脉外科研究（European Coronary Surgery Study，ECSS）[19,20]3项主要的随机研究，同时还进行了一些小的随机化试验[21-23]。这些研究为对比冠心病的外科治疗和药物治疗效果提供了基础。尽管这些试验也存在之前提到的缺陷，但从中得出的结果和定性结论对当前的临床实践仍有指导价值。

从这些研究的核心信息中可以看出，对于那些严重心绞痛和（或）缺血严重、病变血管数量多、左心室功能差的患者，CABG对于延长患者生存时间的效果明显优于药物治疗[24]。但到目前为止对于单支病变，CABG未显示明显优势。需要强调的是，这些早期试验的研究对象包括了大量中度稳定型心绞痛患者，因此这些结论对不稳定型心绞痛或严重的稳定型心绞痛患者并不适用。

7项随机试验的荟萃分析显示外科治疗可明显提高患者的5、7、10年生存率，对高危患者外科治疗后每年的死亡率为4.8%，中度危险患者的每年死亡率为2.5%，但对于低危患者的生存率而言，外科治疗与药物治疗相比无明显优势[24]。图19-1中列举了这3项大的以及4项较小的随机试验中外科治疗与药物治疗对患者12年生存率的比较结果。而非随机化研究也证实对于多支病变与严重缺血患者，不论左室功能如何，外科治疗比药物治疗能明显提高患者的生存率[25-28]。

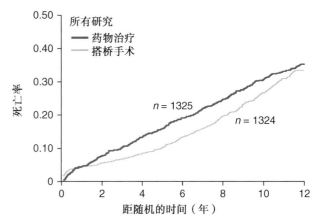

图19-1 7组前瞻性、随机性和对照实验显示慢性稳定型心绞痛患者接受药物和手术治疗后的生存（死亡）率曲线

近期有3项随机分组对照研究对有创性PCI或CABG血运重建治疗与药物保守治疗进行了比较。其结果使血运重建治疗得到更为有力的支持。在无症状性心肌缺血实验研究（ACIP）中，将适合冠状动脉旁路移植术的患者随机分为直接抗缺血治疗组、无创性方法评价缺血的药物治疗组和CABG或PCI组[29]。其2年死亡率分别为6.6%、4.4%和1.1%，死亡或心肌梗死发生率分别为12.1%、8.8%和4.7%。药物、血管成形或外科治疗研究（MASS-Ⅱ）将多支血管病变的患者随机分为药物治疗、PCI、CABG组。尽管各组间1年生存率相等，但外科组免于再次接受介入治疗率为99.5%，药物治疗组为93.7%。PCI组比药物治疗组还低，为86.7%。心绞痛发生率CABG组为88%，PCI组79%，药物治疗组46%[30]。

在有症状的老年冠心病患者有创与药物治疗研究（TIME）中对老年慢性心绞痛患者进行了研究。研究发现，接受最佳药物治疗患者与接受有创性血运重建治疗（PCI或CABG）患者的症状、生活质量、死亡或非致死性心肌梗死发生率等方面没有差异（20%比17%，p=0.71）。然而药物治疗患者中出现主要临床事件的比例更高（64%比26%，p<0.001），主要包括再次住院以及血运重建治疗[31]。令人欣慰的是，在此项涉及症状严重的老年患者的研究结果中，最初接受药物保守治疗而后转为有创治疗的患者并没有因此付出死亡或是心肌梗死的代价[31]。

既往关于心室功能受损患者手术死亡率高的状况已经发生了很大改变，目前心肌血运重建治疗后患者生存率明显高于药物治疗组。伴随着心肌保护、围手术期支持等外科技术的提高，使心室功能受损的患者亚群，在接受外科治疗的患者中，成为相对生存受益最大的亚群。现在的观点认为缺血性左室功能障碍是外科心肌血运重建的适应证而不是禁忌证[16,24,25,32]。最近研究发现，缺血的、仍生存的、低动力心肌（冬眠心肌或顿抑心肌）接受有效的血运重建后可以恢复较强的收缩功能，这样使得过去认为仅适合接受心脏移植的左室功能严重不全的患者也能接受血运重建手术，手术适应证得到扩大。这些内容将在后面的章节中详细讨论。

总之，对于左主干病变[33]、3支血管病变合并左室功能障碍[34,35]、两支血管病变合并前降支近端病变以及严重缺血的多支病变患者[36]，外科血运重建后其生存率明显高于药物治疗组（图19-2）[37,38]。但对于单支病变患者，两种方法对于生存率的影响尚无定论[39-41]。

CABG不仅能提高冠心病患者的生存率，而且能明显缓解患者心绞痛发作，提高生活质量。80%～90%经药物治疗的有症状冠心病患者在接受CABG后症状明显缓解。而这种优势在低风险患者中不明显[24]。症状缓解与完全血运重建和移植血管的通畅密切相关。一般CABG后心绞痛的复发率为每年3%～20%。虽然前降支采用乳内动脉吻明显提高了患者的生存率，但手术后心绞痛缓解时间并无明显差异，这可能与静脉桥闭塞或移植血管和自身血管病变本身的发展有关[17]。

遗憾的是，目前尚无外科手术和药物治疗两组患者工作复原方面的资料。概括的讲，两组患者就业率下降主要与社会经济因素（年龄、手术前事业、工作性质）和临床因素（如术后心绞痛）有关。值得注意的是，并没有证据显示外科血运重建可以减少心肌梗死等非致死性事件的发生，虽然这可能与围手术期心肌梗死抵消了后期随访中心肌梗死的低发生率有关[26,42]。

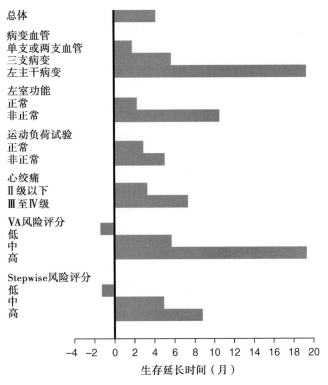

图19-2 7组前瞻性、随机性和对照试验中，慢性稳定型心绞痛患者各亚群接受非手术治疗和外科手术治疗后的月存活预期

■ PCI 与药物治疗

尽管导管介入技术在治疗多支血管病变中的应用逐渐增多，但既往其还是主要用于治疗单支血管病变的患者。大多数血管造影提示单支血管病变的患者往往还合并有多支、范围广泛的血管病变，但在绝大多数PCI和药物治疗对比的资料中仅包括那些局限阻塞性血管病变者。同时，大多数上述的临床试验已经提前使用了Ⅱb/Ⅲa受体阻滞剂、氯吡格雷和支架。这使得虽然PCI的成功率达85%～90%，但至今无资料显示对稳定型心绞痛患者PCI比药物治疗在生存率和继发性心肌梗死方面有明显优势。仅在最近一些临床试验中证实前者能减轻症状、提高运动耐量。

在PCI和药物治疗比较试验Ⅰ（ACME-Ⅰ）中，212例心肌缺血和单支狭窄超过70%的患者被随机分为药物治疗组和PCI组[43]。经过6个月的治疗后两组间死亡率无明显差异。但PCI治疗明显缓解心绞痛，生活质量评分及运动耐量明显高于药物治疗组[43]。然而，在100例接受PCI的患者中6个月内有19例需要再次施行PCI，7例需行CABG。而在药物治疗组，仅11例需接受PCI，没有需行CABG的患者[43]，并且接受药物治疗缺血的患者半数以上在前6个月内可无症状。由于在此试验中PCI仅能带来中等程度的收益，但却建立在较大的治疗干预和经济支出的基础上，因此对无症状或轻度心绞痛但的患者而言，在行PCI之前应有明确的缺血证据[44]。在同一批研究人员进行的另一项随访调查中，将101例两支病变同时伴有心绞痛的患者随机分为PCI组和药物治疗组[45]。前6个月两组患者在运动耐量、心绞痛症状缓解和生活质量方面无明显区别。这些研究结果证实，对于上述患者早期选择药物治疗是合适的。

最近人们对多支病变的患者进行了更多研究。在心绞痛的随机干预治疗试验2（RITA-2）中，1081例稳定型心绞痛患者被随机分为PCI组（其中包括1/3两支血管病变和7%的三支病变患者）和药物治疗组[46]。中位随访时间为2.7年，PCI组的早期终止事件（死亡或心肌梗死）发生率是药物治疗组的2倍（6.3%比3.3%，p<0.02）。且PCI组有7.9%的患者在随访期内需要接受外科血运重建，需要再次PCI者约为11%，而药物治疗组约有23%的患者需要血运重建，PCI组早期心绞痛缓解和运动耐量增加明显优于药物治疗组，但这种优势在3年内消失。在MASS-Ⅱ试验中也观察到了类似的结果，其PCI组的心绞痛缓解程度更高，但需行/再次行PCI术率也更高[30]。这些结果再次支持早期药物治疗有益的观点。

在针对伴有高脂血症的患者进行的阿托伐他汀和血运重建研究（AVERT）[47]中，341名患者均患有单支或两支病变，但发现药物治疗组的缺血症状发作明显低于PCI组（13%比21%，p<0.05）。虽然该试验应用了较为过时的血管成形技术，但试验结果辅证了降脂药物对缺血事件的发生有较大的影响[48]。故从某种方面而言，PCI术较少应用降脂药物使试验结果有偏倚。

最近发表的研究COURAGE将2287名患有稳定心绞痛并有客观缺血证据的患者随机分为药物治疗组和PCI+药物治疗组。所有患者均服用长效美托洛尔、氨氯地平和（或）单硝酸异山梨酯以及赖诺普利或洛沙坦。患者接受较为积极的降脂治疗和适当的抗血小板治疗。此项研究的首要发现为，PCI在死亡、心肌梗死或其他重大心血管事件上没有比药物治疗显现出优势[49]。尽管此结果在心血管领域引发较大争议，但结果与之前研究相符。

一项发表于2005年的荟萃分析将经皮介入治疗和药物治

疗进行了对比[50]。在冠心病患者中，有创治疗在死亡、心肌梗死或是否需要进一步血运重建方面没有受益。此项研究给出了具有说服力的证据，证实所有患者在接受有创治疗前均应用最佳的药物治疗。

■ PCI 与 CABG

随机化研究

关于早期冠脉疾病应首选血管成形还是外科 CABG，近来人们进行了大量的临床试验并取得了相似的结果。但值得注意的是，这些实验是对治疗策略的比较，而不是再血管技术之间的单独比较。因此可能会有交叉试验设计的存在，并且终点事件的选择也受此影响。

1994 年，瑞士的一项单中心研究发表了对 134 例仅有前降支病变患者的研究报告[51]。在随访的 2.5 年中，两组患者在心肌梗死和心源性死亡方面无明显差异。但 PCI 组需要再接受 CABG 的发生率较高，有 25% 需再次血运重建，而 CABG 组仅为 4.4%。虽然 PCI 组患者需要服用大量的抗心绞痛药物，但两年内在临床、应激试验、生活质量方面两组无明显差别。另有试验表明，虽然手术后 5 年比较两组死亡率和心功能方面无明显差异，但 PCI 组需要再次血运重建的发生率高[52]。

巴西学者对稳定型心绞痛、左室功能正常、前降支近端血管狭窄的 214 例患者进行了药物、PCI 和 CABG（乳内动脉桥）的单中心对照研究（MASS）[53]，试验样本量较小，但随机化较严格。CABG 组心源性死亡、难治性心绞痛及心肌梗死等联合终点的发生率明显降低，但 PCI 组和药物治疗组之间无明显差异。与药物治疗组相比，PCI 组和 CABG 组能明显减轻心绞痛的发作，降低踏板运动试验阳性的发生率，但三种方法在改善死亡率和晚期心绞痛发作方面无明显差异，且 5 年随访结果相似[54]。

第二次 MASS 试验包括 611 例多支血管病变患者，其 1 年观察项目同前所述[39]。尽管技术在进展，此项研究优势在于 70% 接受 PCI 治疗的患者均被放置了支架，其结果仍然与 MASS 相似，药物治疗组出现不良事件的概率小于 PCI 组。外科手术组中心绞痛缓解最佳，不良事件出现率最低。所有治疗的生存率基本一致。

近年来，发表了大量关于 PCI 与 CABG 比较的前瞻性随机对照临床研究，但这些研究均有一定的局限性。概括的讲，在所有中心均只有少数接受血运重建的患者进入这些试验，因此这些试验所选择的对象并不能反映临床实际情况[55,56]。例如，这些研究中很少包括那些严重左室功能衰竭的患者，同时随机化选择的患者一般为单支或两支血管病变。在 RITA 试验中大约 1/3 的患者单支血管病变[57]。在符合条件的旁路血管移植血运重建调查（BARI）试验和 Emory 血管成形和外科治疗试验（EAST）[40]中，排除了合并慢性血管闭塞、左主干狭窄、弥漫性质病变和其他解剖因素使得 PCI 存在潜在危险的患者，大约占所有患者的 2/3。因此这些试验仅包含了一小部分临床遇到的冠心病患者，入组偏倚对结果的影响较大。因为大部分患者在低风险组，所以 CABG 比 PCI 在中高风险组的优势可能被掩盖[56]。

对评价这些试验的第二种认识是成功的血运重建不仅基于客观的标准，而且也与患者和医生的标准的理解有关。1985-

1986 年美国国立心脏、肺和血液研究所登记的 PCI 治疗病例中，99% 的患者出院，92% 的患者无再发心肌梗死或需要 CABG[58]。在 BARI 试验中，初次住院患者的住院生存率为 99%，88.6% 的 PCI 治疗后的患者无心肌梗死、无需在当次住院过程中再次 PCI 或 CABG[39]。故若对首次住院患者使用较局限的结局事件（死亡、心肌梗死、CABG），PCI 可被评价为极成功。而若将 5 年内需要再次血运重建纳入结局事件，PCI 治疗组治疗成功率则大大降低。总而言之，PCI 与 CABG 在改善患者死亡率与心肌梗死率上并无明显的差异，这使得患者可以再最初的治疗上有多样选择的余地，而不必要承担巨大的负担。

在 BARI、EAST、CABRI、CABI 以及 RITA 等关于冠脉多支病变应用 PCI 或 CABG 治疗的对照试验中[39,40,57,59,60]，PCI 和 CABG 治疗后 1 年、5 年死亡率和再发心肌梗死率均相似。CABRI 试验中 1 年死亡率为 3%[59]，RITA 试验的 2.5 年死亡率为 3.4%[57]，而 BARI 试验的 5 年死亡率为 13%[61]，这些实验中心肌梗死的发生率略有增高。

从目前收集的资料来看，PCI 组需要再次血运重建治疗的发生率明显高于外科治疗组。CABRI 试验 PCI 组 1 年后需要再次血运重建治疗的发生率为 36.5%，而 EAST 试验中 PCI 组 3 年的发生率为 62%。其中，EAST 试验中 PCI 组的患者需要再次血运重建治疗的发生率明显高于 BARI、CABRI 和 RITA 试验。与 PCI 相比，在上述试验中行 CABG 的患者需要再次血运重建治疗的发生率较低。在 CABRI 试验中，随机分组接受 CABG 的多支血管病变患者需要再次血运重建治疗的发生率为 3.5%，EAST 中为 13.5%[40,59]。一般而言，多支血管病变患者 PCI 后需要再次血运重建治疗的发生率比接受 CABG 后高 5~8 倍。同样，PCI 组术后心绞痛发生率也明显高于 CABG 组。

在 BARI 试验中，最初接受 PCI 治疗的患者随访 5 年后约有 54.5% 需要再次血运重建，其中 23.2% 的患者需要再次行 PCI 治疗，20.5% 的患者需接受 CABG 治疗，而 10.8% 的患者同时接受了 PCI 和 CABG 治疗[61]。在手术后 5 年内无心绞痛患者中，只有大约 48% 的 PCI 组患者未行再次血运重建治疗，与此相比，在 CABG 组这一比例达到 94%。BARI 研究中一项重要的亚组分析提示，对于胰岛素依赖的糖尿病患者，应用乳内动脉桥会带来明显的存活率提高。

几项最近有关 PCI 和 CABG 对照研究再次验证了上述结果。1998-1999 年间在阿根廷进行的冠状动脉成形和 CABG 治疗多支血管病变随机试验（ERACI）证实，两组中的患者手术后 1 年、3 年死亡率和心肌梗死发生率无明显差异，但冠状动脉旁路移植组的无心绞痛生存率较高[62,63]。法国的一项单中心研究发现，152 例多支血管病变患者接受 PCI 或 CABG 治疗，外科治疗组的无心绞痛生存率较高[64]，而需要再次血运重建治疗的发生率较低。

关于支架技术的进展对 PCI 和 CABG 对照研究结果的影响最近也有研究报道。在动脉血运重建治疗组研究（ARTS）中，1205 例多支血管病变患者接受 CABG 或 PCI（置入裸露金属支架）治疗[65]，两组在随访观察的 1 年内，其自由原始终点（如死亡、卒中、心肌梗死）发生率无明显差异，但 PCI 组需要再次血运重建治疗的发生率明显高于 CABG 组。ERACI-2 研究也完成了相似的试验[66]，即使置入了支架，PCI 组需要再次血运重建治疗的比例仍高于 CABG 组，尤其是合并糖尿病的患者（22.3%比3.1%）。但在该试验中，CABG组30天内的死亡率却高于PCI组，Q波心肌梗死的发生率也较高。若除开手术死亡率（5.7%）的影响，五年内CABG组与PCI组的生存率相似，并且CABG组患者需要再次血运重建治疗的发生率依然低于PCI组。外科或支架试验（SOS）研究了1000例多支血管病变患者，分别接受外科治疗或PCI治疗，两组死亡率均较低，但PCI组再次血运重建的发生率较高，且无论患者近期有无急性冠脉综合征发作，心绞痛的缓解率均较差[67]。但此次试验中PCI需再次血运重建治疗的发生率较既往研究下降，仅为17%。Mercado等人对ARTS、ERATSⅡ、MASSⅡ以及SOS试验进行了荟萃分析，其结果显示两组随访1年后具有相似的死亡率、心肌梗死率、脑血管意外发生率以及PCI组更高的再次血运重建比例[68]。近期发表的一项5年随访的荟萃分析证实，1年时再次血运重建治疗比例PCI组高于CABG组（29%比7.9，%，p<0.001）[69]。

最新的一项研究称为SYNTAX，评估了针对三支病变以及左主干病变患者的血运重建治疗的最佳方案。此研究将1800名患者随机分为PCI组（放置药物洗脱支架）以及CABG组[70]。在12个月观察点上，两组之间死亡率以及心肌梗死率相似，但脑血管意外发生率CABG组高于PCI组（2.2%比0.6%）。值得注意的是，CABG组在术后药物治疗力度大为减轻，更少的患者接受抗血小板治疗，这可能是增加脑血管意外比例的原因。尽管PCI组使用了药物洗脱支架，其再次介入干预的比例明显高于CABG组（13.5%比5.9%）。由于在早期两组间死亡率、心肌梗死率无明显差异，一些专家建议不再将左主干病变列为CABG的手术指征[71]。但是其余观点认为，选择PCI治疗的相关证据尚不足，CABG后再次干预比例低，仍应作为左主干病变患者的治疗选择[72]。

总之，若严格规范患者进入试验的条件，那么对PCI和CABG随机对照研究取得的结论就非常有价值[55,56]。虽然PCI是多数人偏爱的首选治疗，但也应让人们了解其心绞痛复发率及需要再次血运重建治疗的发生率较高的问题，且为了防止置入支架后发生血栓的危险，还需要常年服用氯吡格雷。值得注意的是，虽然非外科血运重建治疗并没有增加心肌梗死的发生率，也没有增加患者的死亡率，但若将这些结果应用于那些不符合上述试验条件的患者，则往往容易引起误导。

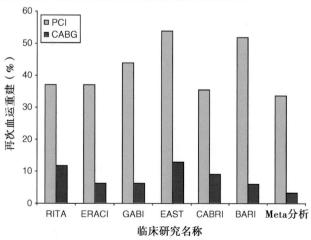

图19-3　比较PCI与CABG的6个随机试验组中再次血运重建的发生率

非随机化数据比较

一些关于PCI和CABG的长期的、前瞻性的、非随机化研究资料，为上述的随机对照研究做了很好的补充。杜克大学心血管疾病数据库随访了自1984-1990年的9263例患者，这些患者非随机化的行CABG、PCI或药物治疗，随访期平均五年[9]。该研究排除了合并瓣膜病、已行血运重建的严重左主干病变（>75%）、先天性心脏病和非缺血性心脏病的患者。其中39%的患者为单支血管病变，31%为两支血管病变，30%为三支血管病变。选择药物治疗的例数为3053例，PCI为2788例，CABG为3422例。为了校正各组之间的基本差异，在多变量生存模型中采用了标准协方差校正法。完成随访率为97%，5年生存率为91%，这与Emory试验结果极为相似，两组总的校正5年生存率为93%[32]。可以从COX回归模型中得出死亡风险率进一步评价各组的生存差异（图19-4、图19-5、图19-6）[9]。

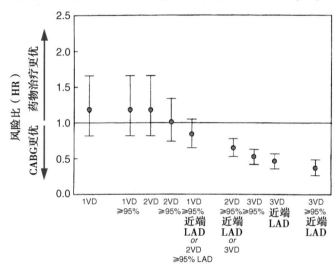

图19-4　Cox回归分析CABG和非手术治疗的危险系数（死亡率），评估两者相对生存情况的差异。图中各点表示各权重，级别和和预示冠状动脉疾病指数水平上的危险系数比；条线指99%的可信区间。1.0水平线指两种治疗预后的平衡点，在此水平线以下表示CABG的优势，而水平线以上则为非手术治疗的优势

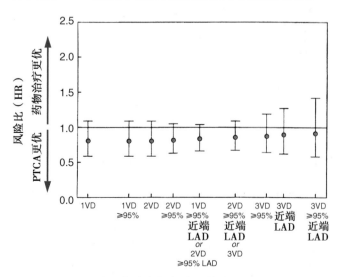

图19-5　PCI和非手术治疗的危险系数比，水平线以下表示PCI的优势

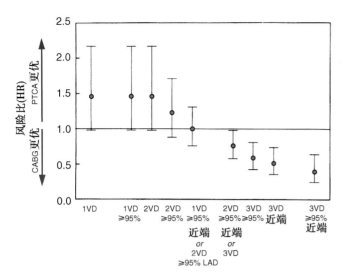

图 19-6　PCI 和 CABG 治疗的危险系数比。水平线以下表示 CABG 的优势

从实践的观点看，不论该试验还是随机试验，血运重建对生存率的影响主要与冠状动脉病变的程度和范围有关。对于病变程度较轻（单支血管病变）的患者，血运重建或药物治疗随访 5 年，两者生存率无明显差异[9]。而对于中度血管病变（如 2 支血管病变）患者，血运重建 5 年生存率明显高于药物治疗组。对于血管病变严重的患者（如 3 支血管病变），CABG 治疗后的生存率及生存质量明显高于药物治疗组。PCI 与药物治疗组的预后相似。但值得注意的是该亚组接受 PCI 患者的样本量较少。比较 PCI 与 CABG，对于轻度两支血管病变的患者，PCI 较 CABG 在生存率方面有轻微优势，但 CABG 对严重的两支血管病变（如包含前降支近端病变）有明显优势[9]。

在当今的 PCI 支架植入领域，这些重要的发现再次被 1999 年发表的纽约州数据库研究报告所证实，该数据库收录了 1993-1995 年的病例数据[73]。在此项研究中，对于单支病变且未累积前降支的患者，术后 3 年生存率为行 PCI 者较高，而三支病变或病变累积前降支的患者则从 CABG 中受益更多。最近的研究对已知危险因素进行调整后发现，多支病变或累及前降支病变患者生存率在 CABG 组（包含 37212 名患者）中高于 PCI 组（包含 22102 名患者）。对于三支病变涉及前降支患者，调整后的 CABG 组与 PCI 组远期死亡风险的风险比为 0.64（0.56 比 0.74），此风险比在两支病变涉及前降支的患者中增加至 0.76（0.60 比 0.96）[74]（图 19-7）。此研究的局限性包括非随机化以及所含偏倚。随着心脏麻醉、心肌保护、重症护理等方面的发展，其所带来的提高外科治疗生存率方面的收益能与高速发展的 PCI 技术所带来的生存收益相比。需要注意的是，PCI 主要针对罪犯病变，而 CABG 不仅针对罪犯病变，也能对具有潜在致缺血危险的病变血管进行干预。这可能是 CABG 在降低死亡率方面占优的原因（图 19-8）[75]。

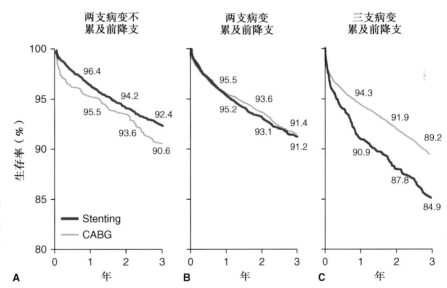

图 19-7　未调整的 Kaplein-Meier 生存曲线。（A）为两支病变不累及前降支患者；（B）为两支病变累及前降支患者；（C）为三支病变累及前降支患者

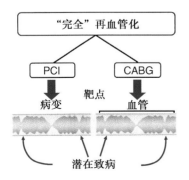

图 19-8　PCI 直接作用于罪犯血管。而通过为病变血管建立旁路，CABG 同时治疗罪犯血管和有潜在致病的病变血管

特殊情况

急性冠状动脉综合征

急性冠状动脉综合征系指由于不稳定性斑块的破裂，引起冠状动脉内血栓形成所致严重的心肌缺血，进而产生一组进展性的临床综合征。包括潜在的冠状动脉狭窄的 ST 段抬高的心肌梗死以及缺乏明显冠状动脉狭窄证据的、冠状动脉痉挛的变异性心绞痛。非 ST 段抬高的急性冠状动脉综合征包括不稳定型心绞痛，非 Q 波性心肌梗死和心肌梗死后心绞痛，主要表现为急性症状改变。对 Prinzmetal 心绞痛或冠状动脉痉挛在疼痛发作期可以利用心电图明确诊断并采用药物治疗。不稳定型

心绞痛的临床标准并不统一，但其包括慢性稳定型心绞痛和心肌梗死。不稳定型心绞痛系指具有慢性稳定型心绞痛的性质、特征、诱因，短时间内发生改变或新发的心绞痛。在美国，大约有 560 万慢性心绞痛患者，且每年新发 335 万病例。不稳定型心绞痛每年新发 75 万病例，其中 10% 发展为心肌梗死。心肌梗死后心绞痛是指近期（1～2 周）Q 波或非 Q 波性心肌梗死后出现的心绞痛或其他心肌缺血证据。

对于非 ST 段抬高的急性冠状动脉综合征患者，一般予药物治疗并进行危险评估分层，分层的主要依据除血清标志物的改变以外，还可参照临床、统计学、心电图变化等指标。在具备造影设施的医疗机构，对中度—重度危险的患者实施冠状动脉造影有利于血运重建。但在世界许多地方，造影设施受限，可供选择的方法是采用药物治疗稳定病情，然后根据运动诱发试验进行分级。

最近有许多随机对照试验对积极或保守治疗非 ST 段抬高性急性冠状动脉综合征进行了对比研究，这些研究包括 FRISC Ⅱ，TACTICS 以及 VINO 试验[76-78]。试验结果除了细微差别之外，均支持对绝大多数具有高危因素（如高龄、糖尿病、S-T 段压低、肌酸磷酸激酶——同工酶或血肌钙升高）的患者进行血运重建。

CABG 和药物治疗

由于 PCI 技术的进步，使得 CABG 在治疗急性冠状动脉综合征方面多处于次要地位。对于心肌梗死后的特殊情况，如乳头肌断裂，室间隔穿孔，休克等问题将在本书的其他章节中阐述。70 年代人们对不稳定型心绞痛进行了两项多中心的和一项单中心的 CABG 和药物治疗的对照研究[79-81]。共有 823 例患者参与试验，其中不包括左主干病变、左心室功能障碍（EF < 30%）或超过 70 岁的高龄患者。在 VA 协同研究中，外科治疗组的生存率较高且心绞痛复发率较低，手术后 5、8 年因心脏病原因再次住院率较低[79]。但有趣的是，两组患者在发展为 Q 波心肌梗死方面无明显差异[80]。与 VA 试验相似，国家手术协作试验显示两组患者在发展为 Q 波心肌梗死和术后心绞痛方面无明显差异。与 VA 试验不同的是两组的 2 年生存率无差异（均为 90%），但至 24 月为止，32% 的药物治疗患者接受了外科治疗。由于目前药物治疗对这类患者无效，因此由这些试验结果推论目前的临床实践显得过于牵强。此外 Bertolasi 等人报告了一组 113 例患者的单中心研究结果，短期随访发现外科治疗组手术后心绞痛、心肌梗死的发生率低，生存率明显提高[81]。

在 TIMI- ⅢB 临床试验中共有 1473 例患者入组，不稳定心绞痛和非 Q 波心肌梗死患者药物治疗后早期 PCI 或 CABG 干预的 6 周死亡率或非致死性心肌梗死发生率分别为 2.1% 和 6.1%[82]。该研究对比了早期稳定后对于符合条件者积极予血运重建干预，与传统的仅对复发性心绞痛和运动试验阳性者进行干预的治疗结果。随访 42 天及 1 年后两组死亡率及心肌梗死方面无差异。随后的亚分类分析显示，对 CKMB 分数升高（非 Q 波心肌梗死）的高危者积极血运重建明显优于药物治疗组[82]。最终，两组的血运重建比例相似，仅行血运重建时间不同。

退伍军人协会非 Q 波心肌梗死和住院策略试验（VAN-QWISH）的设计与 TIMI- ⅢB 相似[83]。研究显示 CABG 组的早期死亡率明显高于药物治疗组，这可能与 CABG 组围手术期死亡率高（7.7%）有关。但在 FRISC- Ⅱ 试验中有相反的结果[76]。该研究显示早期血运重建对患者有益，尤其在肌钙蛋

白升高的患者中更是如此。这两项研究结果的差异可能与选择患者的人群不同有关，高风险患者从外科治疗中获益较多，而低风险患者则较少。

2004 年所报道的 AWESOME 试验对包含以下危险因素的患者进行 PCI 或 CABG 的预后进行了比较[84]：先前已行 CABG、7 日内急性冠脉综合征、LVEF < 35%、年龄大于 70 岁或 IABP 植入。结果显示无论射血分数是否减低，PCI 与 CABG 对于这急性冠脉综合征患者治疗预后相似。

PCI 治疗急性心肌梗死

由于 PCI 能使狭窄的血管迅速开放，因此早期 PCI 代替了 CABG 成为治疗急性心肌梗死的主要手段。溶栓治疗和 PCI 均能使急性心肌梗死的血管开放，血流恢复。因此对于无出血倾向且无法早期行 PCI 的患者，溶栓可作为标准治疗。

在有些情况下，溶栓或早期 PCI 后仍需进行外科血运重建治疗，此时围手术期出血会增加。如在术前 2 小时停用 Ⅱ b/Ⅱ a 糖蛋白抑制剂[85]或输入血小板[86]，手术出血则不会过多。如果条件允许，术前 5 天最好停用氯吡格雷[87]。

一些心肌灌注试验对溶栓辅助 PCI 进行评价，发现溶栓治疗不能使所有的血管开放，同时原先开放的血管也可能再闭塞，而血管的再闭塞使患者发病率及死亡率均明显增加[88,89]。在这些研究中，溶栓治疗后的 PCI 并不能增加血管通畅、提高左室功能或降低早期死亡率，反而增加了出血的可能性[90,91]。对溶栓辅助 PCI 或单纯 PCI 的荟萃分析显示，除了具有早期血运重建临床指征的患者外（如心肌梗死后心绞痛），早期辅助以 PCI 并无益处[92]。但这些研究均发表为 PCI 技术的早期阶段，随着支架技术、Ⅱ b/Ⅲ a 抑制剂以及新兴溶栓药的用，综合治疗策略可能会有新的发展。

■ 无症状冠心病

最近 ACIP 试验对 PCI 或 CABG 血运重建与药物治疗在无症状性冠心病方面的效果差异进行了研究[93]，共有 538 例药物控制心绞痛的患者入组。入组患者随机分为血运重建组和药物治疗组，并采用动态心电图监测。血运重建组较药物治疗组在缓解缺血症状方面更有效，而其中 CABG 又优于 PCI（缺血症状缓解为 70% 比 46%，p < 0.002）。血运重建组的 1、2 年死亡率较高于心绞痛药物治疗组，但与缺血药物治疗组比较无明显差异[29,93]，对严重病变的患者更有益处。需要注意的是，大多数该试验中在动态心电图下监测为"无症状性缺血"的患者，在试验外也偶尔有过心绞痛的症状，所以并不是真正意义上的无症状。

患者的缺血证据至关重要，而早期利用造影手段对缺乏缺血证据或无症状患者今后可能的罪犯血管进行预测是不是有效呢？一些研究对这一假说提出了质疑。研究主要针对早期进行连续冠状动脉造影检查，继而发展为急性心肌梗死或不稳定型心绞痛的患者，发现早期血管狭窄的严重程度并不能预测今后造成缺血的罪犯血管[94,95]。对于绝大多数最终造成缺血损伤的血管，早期观察的损伤程度小于 50%，而许多患者早期并无明显的表现。故对于缺乏重度缺血表现及客观证据而又未行运动试验的患者，进行预防性血运重建并无益处[96]。Bech 等人对流量储备超过 0.75 的缺乏无创性血管评价的 91 例患者进行 PCI 治疗，发血管成形对生存率和再发心绞痛无影响[97]。

药物洗脱支架

近年来支架技术的发展，尤其是药物洗脱支架（drug-eluting stents，DESs）的发明，可进一步减少再狭窄的发生率。支架植入可有效减少负性心肌重构，并且支架药物对于冠心病的治疗起到了深远的影响。与裸露金属支架相比，DESs 在心肌梗死、死亡率等方面并无明显优势，但对于 11 项随机研究的荟萃分析发现其在减少血管再狭窄率方面有效[98]。一项对于 1680 名患者的观察研究发现，对于两支或三支病变患者，CABG 比 DES 在减少重大心脏事件更为有益[99]。在另一个关于多支病变患者的队列研究中，CABG 可带来更低的死亡率、心肌梗死率以及更好的目标血管血运重建。因此，虽然药物洗脱支架虽然比金属裸露支架更好，但并未改变 PCI 或 CABG 的适应证[100]。

左主干病变

对于左主干严重病变的患者，多年来认为是 CABG 而非 PCI 的适应证。但近期的研究对此观点提出了质疑。在一项有 1100 例左主干病变患者入选的配对队列研究中，PCI 与 CABG 在死亡率、构成死亡因素、Q 波心肌梗死或脑血管意外发病率方面并无差异，而 PCI 组在靶血管再次血运重建率上更优（包括了置入 DES 的患者）[101]。另一项单中心观察研究对象选取 80～90 岁患者，平均随访时间为 2 年，PCI 与 CABG 在心源性死亡、心肌梗死、重大心脏事件方面无差异[102]。近期一项随机研究中入选了 105 名左主干病变患者，此项研究的终点较为特别——1 年时左室射血分数改变。研究者发现 PCI 组 EF 值上升 3.3%，高于 CABG 组的 0.5%，而死亡率和重大心脏事件方面两组在 1 年时无差别。值得注意的是接受 CABG 的患者只有 72% 进行了左乳内脉旁路移植，这点不能反映目前的外科情况。

严重左心功能障碍

左心功能障碍是心脏外科手术的高危因素，而且在血运重建治疗发展早期，这类患者一般不接受 CABG。然而和年龄一样，左心室功能严重障碍也是影响药物治疗效果的重要因素。因此，近年来严重的左心功能障碍被认为是外科血运重建的适应证而非禁忌证。对一些患者，血运重建后左心功能可以有一定提高，一些学者认为这可能与心肌顿抑或心肌冬眠有关[103-105]。诊断心肌是否具有可逆活性可以采用 PET、铊-201、^{99m}锝 SPECT 或多巴酚丁胺超声心动检查[106]。

目前唯一关于合并严重左心功能障碍的冠心病患者的随机研究为 STICH，该试验旨在比较针对这类患者药物治疗和外科治疗的优劣，但研究结果还未被发表，只在近期发表了一些关于左心功能障碍的回顾性分析（图 19-9）[107]。Allman 等人报告了这些研究的荟萃分析[108]，提示对于重度的 3 支血管病变或重度左室功能障碍患者外科治疗比药物治疗 1 年死亡率下降 79.6%（16% vs 3.2%，p < 0.0001）。对于未证实有可变心肌的患者，其死亡率相似（7.7% vs 6.2%，P = NS）。但该研究受多种主观因素的限制（如患者应采用何种治疗方式）。在所有这些研究中这些结果在不同时间内均有很高的一致性，即使对于左心功能极差的患者外科血运重建的益处也显而易见。

除了部分试验外，对于左心功能障碍患者的 PCI 和 CABG 治疗效果的比较仍不明确，因为在大多数试验中这一部分患者

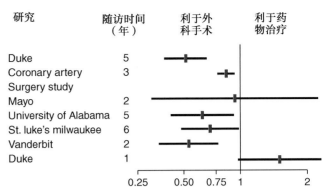

图 19-9　在中-重度左室收缩功能异常患者中 CABG 与药物治疗的相对死亡风险

都被排除在外。一项多中心研究证实，25% 的左心功能障碍合并多血管病变患者（EF < 40%）在接受多血管 PCI 后 2 年内死亡[109]，该结果在其他类似试验中也得到证实。总之，对于合并左心功能障碍的患者，PCI 组预后不如 CABG 组，这可能与外科治疗的血运重建更彻底有关[110]。

是否彻底血运重建对左心功能障碍患者尤为重要。一项 CASS 登记资料分析显示，三支血管病变患者的 4 年生存率与血管桥的数量密切相关，对于严重心绞痛和左心功能重度障碍患者更是如此[110]。在 BARI、EAST、CABRI 等随机前瞻性研究中，PCI 的血运重建率为 57%～61%。在 CABI 和 RITA 等随机试验中，PCI 的靶血管血运重建率分别为 86% 和 81%，RIA 试验中 63% 的患者为两支或三支血管病变[59,60]。

完全性血管闭塞

近年来虽然支架技术已取得了很大进展，但对于绝大多数慢性闭塞性冠状动脉病变而言，血运重建的可能性很小。在一项多血管病变的 PCI 和 CABG 随机试验中，有 35%～37% 的患者由于慢性完全性血管闭塞而被排除在试验之外，即使这些血管滋养的心肌仍具有可逆性。这样该组中三支血管病变、心功能障碍及完全性血管闭塞患者的比例明显减少，从而导致试验结果中 PCI 治疗组完全血运重建比例升高，不完全血运重建比例比预期减少。对于严重心绞痛、三支血管病变和左心功能障碍患者，三支或更多支动脉旁路血运重建患者的生存率明显高于仅有两支血运重建的患者[24,109]。CABG 对于三支或两支血管病变合并左心功能障碍患者的治疗效果明显优于药物治疗。虽然 PCI 治疗组的生存率也取得了相似的结果，但其对于高危亚组的影响仍没有被证实或报道。

高龄

对大多数病例，高龄是手术的危险因素，同时也是致药物治疗预后不良的因素。瑞士 TIME 试验将 301 例 75 岁以上的冠心病患者随机分成两组，一组接受有创评价的药物治疗，另一组接受无创评价的药物治疗[31]。在接受冠状动脉造影的患者中，2/3 的患者实施了血运重建。一年随访显示在死亡率、非致命心肌梗死发病率方面并无统计学差异，症状和生活质量也无差异。在原来未接受有创评价的患者中，1/3 接受了血运重建，其中大约 2/3 患者的血运重建方法为 PCI。随访 6 个月，发现未行有创评价组的不良事件发生率为 1/2，而另一组仅为 1/5。该资料说明对于有症状的接受药物治疗的高龄患者，有

创评价非常必要。

若患者合并有脑血管病、肾功能障碍、肺脏疾病就增加了外科干预治疗的危险性，而血运重建方式的选择对这一类患者有较大影响。非体外循环下冠状动脉旁路移植术（OPCAB）对降低手术风险的作用目前尚不清楚，而越来越多的研究提示对这类患者该术式有较好的效果。不过这些研究结果大多数为非随机性，所以从这些结果中得出的结论证据并不那么充分。这里有两项关于行 OPCAB 及 CABG 的高龄患者的回顾性非随机化研究，CABG 组有更多的动脉桥，而 OPCAB 组的脑卒中、呼吸衰竭的发病率更低，出血和输血也较少，住院时间和重症监护时间都大大缩短。两组的心肌梗死、肾衰竭、创口感染的发病率和围手术期死亡率差别并不大[111,112]。最近的一项随机临床试验证明，OPCAB 在 3 个月内比 CABG 更能恢复患者的认知功能，这对于高龄患者尤其重要，但 1 年后两组结果无明显差异[113]。心脏搏动与停搏冠状动脉旁路移植术试验证实[113,114]OPCAB 能明显减低心房纤颤、胸骨感染的发生率，降低心肌收缩力的影响，减少输血和住院时间。而技术对扩大老年人 CABG 适应证的影响尚不明确。

糖尿病

早在多年前，人们就已经认识到糖尿病是行经皮[115,116]或冠状动脉旁路移植[117]血管成形术的高危因素。BARI 试验首先证实了糖尿病和非糖尿病患者预后的巨大差异。该试验中有 353 例糖尿病患者，分别接受 CABG 和 PCI 治疗，结果表明 CABG 组治疗后患者生存率高于 PCI 组。此差异的解释还不十分明了，有趣的是两组术后心肌梗死的发生率相似，但 CABG 组心肌梗死后生存率明显高于 PCI 组[118]。事实上，PCI 组的糖尿病患者发生自发性 Q 波性心肌梗死后的死亡率比 CABG 组的糖尿病者组高 10 倍，但在非糖尿病患者的 Q 波性或非 Q 波性心肌梗死中没有相似结果。更具有深远意义的是，CABG 组糖尿病患者的 7 年生存率高达 76.4%，而 PCI 组仅为 55.7%[119]。

虽然是否彻底血运重建是一个重要因素，但这种差异的生理基础中仍包含有许多推测部分。由于糖尿病患者 PCI 后冠状动脉再狭窄发生率较高，Van Belle 与同事[120]对 513 例糖尿病患者的 6 个月射血分数和长期心源性死亡率及患病率进行分析，分为闭塞性再狭窄（94 例）、非闭塞性再狭窄（257 例）和无再狭窄（162 例）三组。再狭窄患者的射血分数明显下降（下降 4.8%±12.6%），伴随着死亡率的上升（无再狭窄组为 24%，非闭塞性再狭窄组 35%，闭塞性再狭窄组 59%）。多因素分析显示，冠状动脉闭塞是严重的危险因素。

BARI 试验的结果促使我们对既往的研究结果进行了回顾，发现试验的结果并不完全一致。CABRI 试验发现 CABG 组糖尿病患者手术后 8 年死亡为 3.5%，而 PCI 组为 15.6%[121]。而 EAST 试验则发现二者间无明显差异[122]。对于 CABRI、EAST、RITA 试验的资料进行荟萃分析显示 CABG 组和 PCI 组的 5 年死亡率相似[123]。

BARI、BARI-2D 的随访研究近期发表[124]。共有 2368 名糖尿病合并稳定型心绞痛患者入组，经随机分组接受药物治疗或药物治疗结合直接血运重建治疗（CABG 或 PCI）。在 5 年随访期两组间并未发现生存率或心血管重大事件（心肌梗死或脑血管意外）发生率的差别。此项试验并不是用来比较 CABG 与 PCI 在糖尿病患者中的治疗效果差别，而是比较药物治疗与血

运重建治疗的优劣，但 CABG 组重大心血管事件发生率却比药物治疗组低（22.3 比 30.5%，p = 0.002）。PCI 组患者在重大心血管事件中则与药物治疗组没有显著差异。

此外，还有一些其他数据分析结果。北新英格兰心血管病研究组评价自 1992-1996 年接受 PCI 或 CABG 治疗的患有多支病变的糖尿病患者共 7159 例[125]，该试验中 38.6% 的患者临床特征和血运重建情况与 BARI 试验相似，患者根据内科医师的建议选择治疗方法。接受 CABG 的患者多患有三支血管病变、年龄较大或合并左心室受损以及慢性阻塞性肺病，而 PCI 组中的女性患者及急诊干预治疗患者较多。调整这些混杂因素之后，PCI 组的 5 年死亡率仍较高（危险系数 RR = 1.49，95% 置信区间：1.02 ~ 2.17；p = 0.037），以三支血管病变的糖尿病患者尤为明显（RR = 2.01，95% 置信区间：1.04 ~ 3.91；p = 0.038）。

糖尿病具有炎症反应、增殖和高凝的生理学特性，这能部分解释糖尿病患者冠状动脉再狭窄和闭塞的高发生率。由于糖尿病具有慢性发展的趋势，完全血运重建的意义尤为重要，因此 CABG 效果优于 PCI。同时糖尿病患者的病变一般较广泛，完全性血运重建一般是通过外科治疗而非介入治疗而实现。另一个解释比起血管生理学的原因来说，更倾向于患者的选择。通过上述的研究的长期调研，我们早已认识到 CABG 比一般药物治疗对患者生存率具有优势。越来越广泛的冠心病病变，还有 PCI 与 CABG 之间越来越多地比较研究也提示相似的趋势。糖尿病患者 BARI 试验证实糖尿病患者的三支血管病变、弥漫性病变、前降支末端病变和左心功能障碍的发生率较高，其 PCI 与 CABG 治疗效果均比非糖尿病患者差。

从这方面来看，在群体研究[126]和 BARI 试验中，糖尿病患者的各种治疗组间无差别仍有意义。需要强调的是，在这些非随机试验中治疗方式由内科医师和患者决定，具有左心功能障碍或三支血管病变的患者多接受 CABG。因此，这些研究结果虽然认为 PCI 和 CABG 的差异与血管生理有关，但这些差异可能被随机化过程扩大。如一些患者在临床治疗中可能适合 CABG 治疗，而在随机化分组中却列入 PCI 组。

从临床的观点认识糖尿病患者该如何选择冠状动脉血运重建以及何种血运重建方式应按以下原则：冠状动脉病变的程度和范围；完全血运重建的可能性；是否合并左心功能障碍；经 PCI 的可行性。目前研究结果证实，CABG 对于预防和治疗糖尿病患者尤其是弥漫性病变和/或左心功能障碍的糖尿病患者冠状动脉再狭窄和血管闭塞方面，更具优势。随着药物支架或抗血小板药物的发展可以成功地解决再狭窄与阻塞的问题，则现有的观念可能改变。TAXUS Ⅳ 以及 SIRIUS 试验证实药物洗脱支架能有效的降低再狭窄率，但这些研究无法证实药物洗脱支架在糖尿病患者中的效果，而且有犯 Ⅰ 类错误的危险[127-129]。与此同时，随着危险因素的减少和胰岛素的应用在长期生存方面的影响，将会改变危险和收益的平衡。目前数据显示如果把糖尿病患者病情控制在正常水平，即糖化血红蛋白<7%，那么再次血运重建、再入院以及复发性心绞痛的比例可降至与非糖尿病患者相当[130]。不考虑治疗方式改变，积极改变危险因素的方法，仍是目前所急需的。

终末期肾病

终末期肾病的问题日益严重，在此类患者中，心血管疾病是最常见的死亡原因。因此，将来这些患者中血运重建的需求

会很高。终末期肾病患者中糖尿病、高血压、血管钙化等合并症较为常见，增加了有创治疗的风险。新英格兰北联盟组织的一项研究发现，肾衰竭依赖透析的患者在 CABG 术后死亡率高 3.1 倍（p < 0.001）[131]。纵膈炎、术后脑血管意外的发生率也增高。远期生存率也因肾衰竭而降低[132]。尽管这些风险存在，不接受手术治疗的患者预后更差。终末期肾患者接受血运重建治疗比接受药物治疗有更高的生存率[133]。

参考文献

1. Goldman L, Hashimoto B, Cook EF, et al: Comparative reproducibly and validity of systems for assessing cardiovascular functional class: advantage of a new activity scale. *Circulation* 1976; 54:522.

2. Chang JA, Froelicher VF: Clinical and exercise test markers of prognosis in patients with stable coronary artery disease. *Curr Probl Cardiol* 1994; 19:533.

3. Ribisl PM, Morris CK, Kawaguchi T, et al: Angiographic patterns and severe coronary artery disease. Exercise test correlates. *Arch Intern Med* 1992; 152:1618.

4. Gibbons RJ, Chatterjee K, Daley J, et al: ACC/AHA/ACP-ASIM guidelines for the management of patients with chronic stable angina: a report for the American College of Cardiology/American Heart Association Task Force on Practice Guidelines. *J Am Coll Cardiol* 1999; 33:2092.

5. Ritchie JL, Bateman TM, Bonow RO, et al: Guidelines for clinical use of cardiac radionuclide imaging. Report of the American College of Cardiology/American Heart Association Task Force on Assessment of Diagnostic and Therapeutic Cardiovascular Procedures (Committee on Radionuclide Imaging), developed in collaboration with the American Society of Nuclear Cardiology. *J Am Coll Cardiol* 1995; 25:521.

6. Cheitlin MD, Alpert JS, Armstrong WF, et al: ACC/AHA Guidelines for the Clinical Application of Echocardiography. A report of the American College of Cardiology/American Heart Association Task Force on Practice Guidelines (Committee on Clinical Application of Echocardiography). Developed in collaboration with the American Society of Echocardiography. *Circulation* 1997; 95:1686.

7. Eagle KA, Guyton RA, Davidoff R, et al: ACC/AHA 2004 Guideline update for coronary artery bypass graft surgery: a report of the American College of Cardiology/American Heart Association Task Force on Practice Guidelines (Committee to Revise the 1999 Guidelines for Coronary Artery Bypass Graft Surgery). *Circulation* 2004; 110:e340.

8. Lenzen MJ, Boersma E, Sholte OP, et al: Management and outcome of patients with established coronary artery disease: the Euro Heart Survey on coronary revascularization. *Eur Heart J* 2005; 26:1169.

9. Mark DB, Nelson CL, Califf RM, et al: Continuing evolution of therapy for coronary artery disease. Initial results from the era of coronary angioplasty. *Circulation* 1994; 89:2015.

10. Serruys PW, Unger F, Sousa JE, et al: Comparison of coronary-artery bypass surgery and stenting for the treatment of multivessel disease. *NEJM* 2001; 344:1117.

11. Pearson T, Rapaport E, Criqui M, et al: Optimal risk factor management in the patient after coronary revascularization: a statement for healthcare professions; from an American Heart Association Writing Group. *Circulation* 1994; 90:3125.

12. Pepine C, Cohn PF, Deedwania C, et al: Effects of treatment on outcome in mildly asymptomatic patients with ischemia during daily life. The Atenolol Silent Ischemia Study (ASIST). *Circulation* 1994; 90:762.

13. Detry JM, Lichtlen PR, Magnani B, et al: Amlodipine reduces transient myocardial ischemia in patients with coronary artery disease: double-blind Circadian Anti-Ischemia Program in Europe (CAPE trial). *J Am Coll Cardiol* 1994; 24:1460.

14. Savonitto S, Ardissiono D, Egstrup K, et al: Combination therapy with metoprolol and nifedipine versus monotherapy in patients with stable angina pectoris. Results of the International Multicenter Angina Exercise (IMAGE) study. *J Am Coll Cardiol* 1996; 27:311-316.

15. Von Arnim T, for the TIBBS Investigators: Prognostic significance of transient ischemic episodes: Response to treatment shows improved prognosis. Results of the Total Ischemic Burden Bisoprolol Study (TIBBs) Follow-up. *J Am Coll Cardiol* 1996; 28:20-24.

16. CASS Principal Investigators and Their Associates: Coronary Artery Surgery Study (CASS): a randomized trial of coronary artery bypass surgery; survival data. *Circulation* 1983; 68:939.

17 Veterans Administration Coronary Artery Bypass Surgery Cooperative Study Group: Eleven-year survival in the Veterans Administration Randomized Trial of Coronary Bypass Surgery for Stable Angina. *NEJM* 1984; 311:1333.

18. Murphy ML, Hultgren HN, Detre K, et al: Treatment of chronic stable angina: a preliminary report of survival data of the randomized Veterans Administration Cooperative Study. *NEJM* 1977; 1297:621.

19. Varnauskas E: European Coronary Surgery Study Group: Twelve-year follow-up of survival in the randomized European Coronary Surgery Study. *NEJM* 1988; 319:332.

20. European Coronary Surgery Study Group: Prospective randomized study of coronary artery bypass surgery in stable angina pectoris: second interim report. *Lancet* 1980; 2:491.

21. Norris RM, Agnew TM, Brandt PWT, et al: Coronary surgery after recurrent myocardial infarction: progress of a trial comparing surgical and nonsurgical management for asymptomatic patients with advanced coronary disease. *Circulation* 1981; 63:788.

22. Mathur VS, Guinn GA: Prospective randomized study of the surgical therapy of stable angina. *Cardiovasc Clin* 1977; 8:131.

23. Kloster FE, Kremkau EL, Ritzman LW, et al: Coronary bypass for stable angina. *NEJM* 1979; 300:149.

24. Yusuf S, Zucker D, Peduzzi P, et al: Effect of coronary artery bypass graft surgery on survival: overview of ten-year results from randomized trials by the Coronary Artery Bypass Graft Surgery Trialist Collaboration. *Lancet* 1994; 344:563.

25. Kaiser GC, Davis KB, Fisher LD, et al: Survival following coronary artery bypass grafting in patients with severe angina pectoris (CASS): an observational study. *J Thorac Cardiovasc Surg* 1985; 89:513.

26. Myers WO, Schaff HV, Fisher LD, et al: Time to first new myocardial infarction in patients with severe angina and three-vessel disease comparing medical and early surgical therapy: a CASS Registry study of survival. *J Thorac Cardiovasc Surg* 1988; 95:382.

27. Mock MB, Ringqvist I, Fisher LD, et al: Survival of medically treated patients in the Coronary Artery Surgery Study (CASS) registry. *Circulation* 1982; 66:562.

28. Harris PJ, Harrell FE Jr, Lee KL, et al: Survival in medically treated coronary artery disease. *Circulation* 1979; 60:1259.

29. Davies RF, Goldberg AD, Forman S, et al: Asymptomatic Cardiac Ischemia Pilot (ACIP) study two-year follow-up: outcomes of patients randomized to initial strategies of medical therapy versus revascularization. *Circulation* 1997; 95:2037.

30. Hueb W, Soares PR, Gersh BJ, et al: The medicine, angioplasty, or surgery study (MASS-II): a randomized, controlled clinical trial of three therapeutic strategies for multivessel coronary artery disease: one-year results. *J Am Coll Cardiol* 2004; 43:1743.

31. The TIME investigators: Trial of invasive versus medical therapy in elderly patients with chronic symptomatic coronary-artery disease (TIME): a randomized trial. *Lancet* 2001; 358:951-957.

32. Kirklin JW, Naftel DC, Blackstone EH, et al: Summary of a consensus concerning death and ischemic events after coronary artery bypass grafting. *Circulation* 1989; 79 (suppl I):I-81.

33. Takaro T, Hultgren HN, Lipton MJ, et al: The VA Cooperative Randomized Study of Surgery for Coronary Arterial Occlusive Disease. II. Subgroup with significant left main lesions. *Circulation* 1976; 51(suppl III):III-107.

34. Passamani E, Davis KB, Gillespie MJ, et al: A randomized trial of coronary artery bypass surgery: survival of patients with a low ejection fraction. *NEJM* 1985; 312:1665.

35. Peduzzi P, Hultgren HN: Effect of medical vs surgical treatment on symptoms in stable angina pectoris: the Veterans Administration Cooperative Study of Surgery for Coronary Arterial Occlusive Disease. *Circulation* 1979; 60:888.

36. European Coronary Surgery Study Group: Long-term results of prospective randomized study of coronary artery bypass surgery in stable angina pectoris. *Lancet* 1982; 2:1173.

37. Mock MB, Fisher LD, Holmes DR Jr, et al: Comparison of effects of medical and surgical therapy on survival in severe angina pectoris and 2 vessel coronary artery disease with and without left ventricular dysfunction: a Coronary Artery Surgery Study Registry study. *Am J Cardiol* 1988; 61:1198.

38. Weiner DA, Ryan TJ, McCabe CH, et al: The role of exercise testing in identifying patients with improved survival after coronary artery bypass surgery. *J Am Coll Cardiol* 1986; 8:741.

39. The Bypass Angioplasty Revascularization Investigation (BARI) Investigators: a clinical trial comparing coronary bypass surgery with angioplasty in patients with multivessel disease. *NEJM* 1996; 335:217.

40. King SB 3rd, Barnhart HX, Kosinski AS, et al: Angioplasty or surgery for multivessel coronary artery disease: comparison of eligible registry and randomized patients in the EAST trial and influence of treatment selections on outcomes. Emory Angioplasty versus Surgery Trial Investigators. *Am J Cardiol* 1997; 79:1453.

41. Loop FD, Lytle BW, Cosgrove DM, et al: Influence of the internal-mammary-artery graft on 10-year survival and other cardiac events. *NEJM* 1986; 314:1.

42. The VA Coronary Artery Bypass Surgery Cooperative Study Group: Eighteen-year follow-up in the Veterans Affairs Cooperative Study of Coronary Artery Bypass Surgery for stable angina. *Circulation* 1992; 86:121.

43. Parisi AF, Folland ED, Hartigan P (on behalf of the Veterans Affairs ACME Investigators): a comparison of angioplasty with medical therapy in the treatment of single-vessel coronary artery disease. *NEJM* 1992; 326:10.

44. Ryan TJ, Bauman WB, Kennedy J, et al: ACC/AHA task force report: Guidelines for percutaneous transluminal coronary angioplasty. A report of the American College of Cardiology/American Heart Association Task Force on Assessment of Diagnostic and Therapeutic Cardiovascular Procedures (Committee on Percutaneous Transluminal Angioplasty). *J Am Coll Cardiol* 1993; 22:2033.

45. Folland ED, Hartigan PM, Parisi AF, for the Veterans Affairs ACME Investigators: Percutaneous transluminal coronary angioplasty versus medical therapy for stable angina pectoris: outcomes for patients with double-vessel versus single-vessel coronary artery disease in a Veterans Affairs cooperative randomized trial. *J Am Coll Cardiol* 1997; 29:1505.

46. Pocock SJ, Henderson RA, Clayton T, et al: Quality of life after coronary angioplasty or continued medical treatment for angina: three-year follow-up in the RITA-2 trial. Randomized Intervention Treatment of Angina. *J Am Coll Cardiol* 2000; 35:907-914.

47. Scandinavian Simvastatin Survival Study Group. Randomized trial of cholesterol lowering in 4444 patients with coronary heart disease: the Scandinavian Simvastatin Survival Study (4S). *Lancet* 1994; 344: 1383-1389.

48. Sacks FM, Pfeffer MA, Moye LA, et al: The effect of pravastatin on coronary events after myocardial infarction in patients with average cholesterol levels. *NEJM* 1996; 335:1001-1009.

49. Boden WE, O'Rourke RA, Teo KK, et al: Optimal medical therapy with or without PCI for stable coronary disease. *NEJM* 2007; 356:1.

50. Katritsis DG, Ioannidis JP: Percutaneous coronary intervention versus conservative therapy in nonacute coronary artery disease: a meta-analysis. *Circulation* 2005; 111:2906.

51. Goy JJ, Eeckhout E, Burnand B, et al: Coronary angioplasty versus left internal mammary artery grafting for isolated proximal left anterior descending artery stenosis. *Lancet* 1994; 343:1449.

52. Goy JJ, Eeckhout E, Moret C, et al: Five-year outcome in patients with isolated proximal left anterior descending coronary artery stenosis treated by angioplasty or left internal mammary artery grafting. A prospective trial. *Circulation* 1999; 99(25):3255-3259.

53. Hueb WA, Bellotti G, de Oliveira SA, et al: The Medicine, Angioplasty, or Surgery Study (MASS): A prospective, randomized trial of medical therapy, balloon angioplasty, or bypass surgery for single proximal left anterior descending artery stenoses. *J Am Coll Cardiol* 1995; 26:1600.

54. Hueb WA, Soares PR, Almeida De Oliveira S, et al: Five-year follow-up of the Medicine, Angioplasty, or Surgery Study (MASS): a prospective, randomized trial of medical therapy, balloon angioplasty, or bypass surgery for single proximal left anterior descending coronary artery stenosis. *Circulation* 1999; 100(19 Suppl):II107-113.

55. Pocock SJ, Henderson RA, Rickards AF, et al: Meta-analysis of randomized trials comparing coronary angioplasty with bypass surgery. *Lancet* 1995; 346:1184.

56. Sim I, Gupta M, McDonald K, et al: A meta-analysis of randomized trials comparing coronary artery bypass grafting with percutaneous transluminal coronary angioplasty in multivessel coronary artery disease. *Am J Cardiol* 1995; 76:1025.

57. RITA Trial Participants: Coronary angioplasty versus coronary artery bypass surgery: the Randomized Intervention Treatment of Angina (RITA) trial. *Lancet* 1993; 341:573.

58. Detre K, Holubkov R, Kelsey S, et al: Percutaneous transluminal coronary angioplasty in 1985–1986 and 1977–1981: The National Heart, Lung and Blood Institute Registry. *NEJM* 1988; 318:265.

59. CABRI trial participants: First-year results of CABRI (Coronary Angioplasty versus Bypass Revascularization Investigation). *Lancet* 1995; 346:1179.

60. Hamm CW, Reimers J, Ischinger T, et al, for the German Angioplasty Bypass Surgery Investigation: A randomized study of coronary angioplasty compared with bypass surgery in patients with symptomatic multivessel coronary disease. *NEJM* 1994; 331:1037.

61. The BARI Investigators: Influence of diabetes on 5-year mortality and morbidity in a randomized trial comparing CABG and PTCA in patients with multivessel disease: the Bypass Angioplasty Revascularization Investigation (BARI) *Circulation* 1997; 96:1761.

62. Rodriguez A, Boullon F, Perez-Balino N, et al, on behalf of the ERACI Group: Argentine randomized trial of percutaneous transluminal coronary angioplasty versus coronary artery bypass surgery in multivessel disease (ERACI): in-hospital results and 1-year follow-up. *J Am Coll Cardiol* 1993; 22:1060.

63. Rodriguez A, Mele E, Peyregne E, et al: Three-year follow-up of the Argentine Randomized Trial of Percutaneous Transluminal Coronary Angioplasty Versus Coronary Artery Bypass Surgery in Multivessel Disease (ERACI). *J Am Coll Cardiol* 1996; 27:1178.

64. Carrie Dm Elbaz M, Puel J, et al: Five-year outcome after coronary angioplasty versus bypass surgery in multivessel coronary artery disease: results from the French Monocentric Study. *Circulation* 1997; 96(9 Suppl): II-1-6.

65. Serruys PW, Unger F, Sousa JE, et al: Arterial Revascularization Therapies Study Group. Comparison of coronary-artery bypass surgery and stenting for the treatment of multivessel disease. *NEJM* 2001; 344(15):1117-1124.

66. Rodriguez A, Bernardi V, Navia J, et al: Argentine Randomized Study: Coronary Angioplasty with Stenting versus Coronary Bypass Surgery in patients with Multiple-Vessel Disease (ERACI II): 30-day and one-year follow-up results. ERACI II Investigators. *J Am Coll Cardiol* 2001; 37:51-58.

67. Zhang Z, Pertus JA, Mahoney EM, et al: The impact of acute coronary syndrome on clinical, economic, and cardiac-specific health status after coronary artery bypass surgery versus stent-assisted percutaneous coronary intervention: 1-year results from the stent or surgery (SoS) trial. *Am Heart J* 2005; 140:175.

68. Mercado N, Wijns W, Serruys PW, et al: One-year outcomes of coronary artery bypass graft surgery versus percutaneous coronary intervention with multiple stenting for multisystem disease: a meta-analysis of individual patient data from randomized clinical trials. *J Thorac Cardiovasc Surg* 2005; 130:512.

69. Daemen J, Boersma E, Flather M, et al: Long-term safety and efficacy of percutaneous coronary intervention with stenting and coronary artery bypass surgery for multivessel coronary artery disease: a meta-analysis with 5-year patient-level data from the ARTS, ERACI-II, MASS-II, and SoS Trials. *Circulation* 2008; 118:1146.

70. Serruys PW, Morice MC, Kappetein P, et al: Percutaneous coronary intervention versus coronary-artery bypass grafting for severe coronary artery disease. *NEJM* 2009; 360:962.

71. Moses JW, Leon MB, Stone GW: Left main percutaneous coronary intervention crossing the threshold: time for a guidelines revision! *J Am Coll Cardiol* 2009; 54:1512.

72. Taggart DP, Kaul S, Boden WE, et al: Revascularization for unprotected left main stem coronary artery stenosis: stenting or surgery. *J Am Coll Cardiol* 2008; 51:885.

73. Hannan EL, Racz MJ, McCallister BD, et al: A comparison of three-year survival after coronary artery bypass graft surgery and percutaneous transluminal coronary angioplasty. *J Am Coll Cardiol* 1999; 33:63.

74. Hannan EL, Racz MJ, Walford G, et al: Long-term outcomes of coronary-artery bypass grafting versus stent implantation. *NEJM* 2005; 352:2174.

75. Opie LH, Commerford PJ, Gersh BJ: Controversies in stable coronary artery disease. *Lancet* 2006; 367;69.

76. Lagerqvist B, Husted S, Kontny F, et al: Fast Revascularization during InStability in Coronary artery disease II Investigators. A long term perspective on the protective effects of an early invasive strategy on unstable coronary artery disease: two-year follow-up of the FRISC-II invasive study. *J Am Coll Cardiol* 2002; 40;1902.

77. Cannon CP, Wientraub WS, Demopoous LA, et al: Comparison of early invasive and conservative strategies in patients with unstable coronary syndromes treated with the glycoprotein IIb/IIIa inhibitor tirofiban. *NEJM* 2001; 344:1879-1887.

78. Spacek R, Widimsky P, Straka Z, et al: Value of first day angiography/angioplasty in evolving non-ST segment elevation myocardial infarction: an open multicenter randomized trial. The VINO study. *Eur Heart J* 2002; 23:230-238.

79. Luchi RJ, Scott SM, Deupree RH, et al: Comparison of medical and surgical treatment for unstable angina pectoris: results of a Veterans Administration cooperative study. *NEJM* 1987; 316:977.

80. National Cooperative Study Group: Unstable angina pectoris: National cooperative study group to compare surgical and medical therapy: II. In-hospital experience and initial follow-up results in patients with one, two and three vessel disease. *Am J Cardiol* 1978; 42:839.

81. Bertolasi CA, Tronge JE, Riccitelli MA, et al: Natural history of unstable angina with medical or surgical therapy. *Chest* 1976; 70:596.

82. Anderson HV, Cannon CP, Stone PH, et al: One-year results of the Thrombolysis in Myocardial Ischemia (TIMI) IIIB clinical trial. A randomized comparison of tissue-type plasminogen activator versus placebo and early invasive versus early conservative strategies in unstable angina and non–Q wave myocardial infarction. *J Am Coll Cardiol* 1995; 26:1643.

83. Boden WE, O'Rourke RA, Crawford MH, et al: Outcomes in patients with acute non-Q wave myocardial infarction randomly assigned to an invasive as compared with a conservative management strategy. Veterans Affairs Non-Q wave Infarction Strategies in Hospital (VANQWISH) Trial Investigators. *NEJM* 1998; 338(25):1785-1792.

84. Sedlis SP, Ramanathan KB, Morrison DA, et al: Outcome of percutaneous coronary intervention versus coronary bypass grafting for patients with low left ventricular ejection fractions, unstable angina pectoris, and the risk factors for adverse outcomes with bypass (the AWESOME Randomized Trial and Registry). *J Am Coll Cardiol* 2004; 94:118.

85. Dyke CM, Bhatia D, Lorenz TJ, et al: Immediate coronary artery bypass surgery after platelet inhibition with eptifibatide: results from PURSUIT. Platelet glycoprotein IIb/IIIa in unstable angina: receptor suppression using Integrilin therapy. *Ann Thorac Surg* 2000; 70: 866.

86. Singh M, Nuttal GA, Ballman KV, et al: Effect of abciximab on the outcome of emergency coronary artery bypass grafting after failed percutaneous coronary intervention. *Mayo Clin Proc* 2001; 76:784.

87. Yusuf S, Zhao F, Mehta SR, et al: Effects of Clopidogrel in addition to aspirin in patients with acute coronary syndromes with ST-segment elevation. *NEJM* 2001; 345:494.

88. Grines CL, Browne KF, Marco J, et al: A comparison of immediate angioplasty with thrombolytic therapy in acute myocardial infarction. *NEJM* 1993; 328:673.

89. Gibbons RJ, Holmes DR, Reeder GS, et al: Immediate angioplasty compared with the administration of a thrombolytic agent followed by conservative treatment for myocardial infarction. *NEJM* 1993; 328:685.

90. Simons ML, Betriu A, Col J, et al: Thrombolysis with tissue plasminogen activator in acute myocardial infarction: no additional benefit from immediate percutaneous coronary angioplasty. *Lancet* 1988; 1:197.

91. Rogers WJ, Baim DS, Gore JM, et al: Comparison of immediate invasive, delayed invasive, and conservative strategies after tissue-type plasminogen activator: results of the thrombolysis in myocardial infarction (TIMI) phase II-A trial. *Circulation* 1990; 81:1457.

92. Michels KB, Yusuf S: Does PCI in acute myocardial infarction affect mortality and reinfarction rates? *Circulation* 1995; 91:476.

93. Rogers WJ, Bourassa MG, Andrews TC, et al: Asymptomatic Cardiac Ischemia Pilot (ACIP) Study: outcome at 1 year for patients with asymptomatic cardiac ischemia randomized to medical therapy or revascularization. *J Am Coll Cardiol* 1995; 26:594.

94. Giroud D, Li JM, Urban P, et al: Relation of the site of acute myocardial infarction to the most severe coronary arterial stenosis at prior angiography. *Am J Cardiol* 1992; 69:729.

95. Little WC, Constantinescu M, Applegate RJ, et al: Can coronary angiography predict the site of a subsequent myocardial infarction in patients with mild to moderate coronary artery disease? *Circulation* 1988; 78:1157.

96. Topol EJ, Ellis SG, Cosgrove DM, et al: Analysis of coronary angioplasty practice in the United States with an insurance-claims data base. *Circulation* 1993; 87:1489.

97. Bech GJ, De Bruyne B, Pijls NH, et al: Fractional flow reserve to determine the appropriateness of angioplasty in moderate coronary stenosis: a randomized trial. *Circulation* 2001; 103:2928.

98. Babapulle MN, Joseph L, Belisle P, et al: A hierarchical Bayesian meta-analysis of randomized clinical trials of drug-eluting stents. *Lancet* 2004; 364:583.

99. Javaid A, Steinberg DH, Buch AN, et al: Percutaneous coronary intervention with drug-eluting stents for patients with multivessel coronary artery disease. *Circulation* 2007; 116:I-200.

100. Li Y, Zheng Z, Xu B, et al: Comparison of drug-eluting stents and coronary artery bypass surgery for the treatment of multivessel coronary disease three-year follow-up results from a single institution. *Circulation* 2009; 119:2040.

101. Seung KB, Park DW, Kim YH: Stents versus coronary-artery bypass grafting for left main coronary artery disease. *NEJM* 2008; 358:1781.

102. Rodes-Cabau J, DeBlois J, Bertrand OF, et al: Nonrandomized comparison of coronary artery bypass surgery and percutaneous coronary intervention for the treatment of unprotected left main coronary artery disease in octogenarians. *Circulation* 2008; 188:2374.

103. Braunwald E, Rutherford JD: Reversible ischemic left ventricular dysfunction: Evidence for 'hibernating' myocardium. *J Am Coll Cardiol* 1986; 8:1467.

104. Ross J Jr: Myocardial perfusion-contraction matching: Implications for coronary artery disease and hibernation. *Circulation* 1991; 83:1076.

105. Dilsizian V, Bonow RO: Current diagnostic techniques of assessing myocardial viability in hibernating and stunned myocardium. *Circulation* 1993; 87:1.

106. Bax JJ, Wijns W, Cornel JH, et al: Accuracy of currently available techniques for prediction of functional recovery after revascularization on patients with left ventricular dysfunction due to coronary artery disease: comparison of pooled data. *J Am Coll Cardiol* 1997; 30:1451-1460.

107. Chareonthaitawee P, Gersch BJ, Araoz PA, et al: Revascularization in severe left ventricular dysfunction: the role of viability testing. *J Am Coll Cardiol* 2005; 46;567.

108. Allman KC, Shaw LJ, Hachamovitch R, et al: Myocardial viability testing and impact of revascularization on prognosis in patients with coronary artery disease and left ventricular dysfunction: a meta-analysis. *J Am Coll Cardiol* 2002; 39:1151.

109. Ellis SG, Cowley MJ, DiSciascio G, et al: Determinants of 2-year outcome after coronary angioplasty in patients with multivessel disease on the basis of comprehensive procedural evaluation: implications for patient selection. *Circulation* 1991; 83:1905.

110. Bell MR, Gersh BJ, Schaff HV, et al: Effect of completeness of revascularization on long-term outcome of patients with three-vessel disease undergoing coronary artery bypass surgery. A report from the Coronary Artery Surgery Study (CASS) Registry. *Circulation* 1992; 86:446-457.

111. Hoff SJ, Ball SK, Coltharp WH, et al: Coronary artery bypass in patients 80 years and over: is off-pump the operation of choice? *Ann Thorac Surg* 2002; 74:S1340.

112. Hirose H, Amano A, Takahashi A: Off-pump coronary artery bypass grafting for elderly patients. *Ann Thorac Surg* 2001; 72:2013.

113. Hogue CW Jr, Sundt TM 3rd, Goldberg M, et al: Neurological complications of cardiac surgery: the need for new paradigms in prevention and treatment. *Semin Thorac Cardiovasc Surg* 1999; 2:105.

114. Wijeysundera DN, Beattie WS, Djainai G, et al: Off-pump coronary artery surgery for reducing mortality and morbidity: meta-analysis of randomized and observational studies. *J Am Coll Cardiol* 2005; 46:872.

115. Kip KE, Faxon DP, Detre RM, et al: Coronary angioplasty in diabetic patients: The National Heart, Lung and Blood Institute Percutaneous Transluminal Coronary Angioplasty Registry. *Circulation* 1996; 94:1818.

116. Stein B, Weintraub WS, Gebhart SSP, et al: Influence of diabetes mellitus on early and late outcome after percutaneous transluminal coronary angioplasty. *Circulation* 1995; 91:979.

117. Salomon NW, Page US, Okies JE, et al: Diabetes mellitus and coronary artery bypass: short-term risk and long-term prognosis. *J Thorac Cardiovasc Surg* 1983; 85:264.

118. Detre KM, Lombardero MS, Brooks MM, et al: The effect of previous coronary-artery bypass surgery on the prognosis of patients with diabetes who have acute myocardial infarction. Bypass Angioplasty Revascularization Investigation Investigators. *NEJM* 2000; 342(14):989-997.

119. BARI Investigators: Seven-year outcome in the Bypass Angioplasty Revascularization Investigation (BARI) by treatment and diabetic status. *J Am Coll Cardiol* 2000; 35:1122-1129.

120. Van Belle E, Ketelers R, Bauters C, et al: Patency of percutaneous transluminal angiographic follow-up: the key determinant of survival in diabetics after coronary balloon angioplasty. *Circulation* 2001; 103: 1185-1187.

121. Bertrand M: Long-term follow-up of European revascularization trials. Presented at the 68th Scientific Sessions, Plenary Session XII, American Heart Association, Anaheim, CA, November, 1995.

122. King SB 3rd, Kosinski AS, Guyton RA, et al: Eight-year mortality in the Emory Angioplasty versus Surgery Trial (EAST). *J Am Coll Cardiol* 2002;35(5):1116-1121.

123. Ellis SG, Nairns CR: Problem of angioplasty in diabetics. *Circulation* 1997; 96:1707-1710.

124. The BARI 2D Study Group: A randomized trial of therapies for type 2 diabetes and coronary artery disease. *NEJM* 2009; 360:2503.

125. Niles NW, McGrath PD, Malenka D, et al: Survival of patients with diabetes and multivessel coronary artery disease after surgical or percutaneous coronary revascularization: results of a large regional prospective study. *J Am Coll Cardiol* 2001; 37:1008-1015.

126. Barsness GW, Peterson ED, Ohman EM, et al: Relationship between diabetes mellitus and long-term survival after coronary bypass and angioplasty. *Circulation* 1997; 96:2551.

127. Hermiller JB, Raizner A, Cannon L, et al: TAXUS-IV Investigators. Outcomes with the polymer-based paclitaxel-eluting TAXUS stent in patients with diabetes mellitus: the TAXUS-IV trial. *J Am Coll Cardiol* 2005; 45:1172.

128. Moussa I, Leon MB, Baim DS, et al: Impact of sirolimus-eluting stents on outcome in diabetic patients: a SIRIUS (SIRolImUS-coated Bx velocity balloon-expandable stent in the treatment of patients with de novo coronary artery lesions) substudy. *Circulation* 2004; 199:2273.

129. Finn AV, Palacious IF, Kastrati A, et al: Drug-eluting stents for diabetes mellitus: a rush to judgment? *J Am Coll Cardiol* 2005; 45:479.

130. Corpus RA, Georg PB, House JA, et al: Optimal glycemic control is associated with a lower rate of target vessel revascularization in treated type II diabetic patients undergoing elective percutaneous coronary intervention. *J Am Coll Cardiol* 2004; 43:8.

131. Dacey LJ, Liu JY, Braxton JH, et al: Northern New England Cardiovascular Disease Study Group. Long-term survival of dialysis patients after coronary bypass grafting. *Ann Thorac Surg* 2002; 72:458.

132. Liu JY, Birkmeye NJ, Sanders JH, et al: Risks of morbidity and mortality in dialysis patients undergoing coronary artery bypass surgery. Northern New England Cardiovascular Disease Study Group. *Circulation* 2000; 102:2973.

133. McCullough PA: Evaluation and treatment of coronary artery disease in patients with end-stage renal disease. *Kidney Int Suppl* 2005; 95:S51.

富 强　王 欣　译

第 20 章

经皮心肌再血管化

James M. Wilson,
James T. Willerson

简介

外科冠脉血运重建刺激了导管技术的发展，最初是为有更好的成像，随后尝试用于治疗。1974 年，Amdreas Gruentzig 研制出专为冠脉设计的双腔球囊导管。此后不久，随着技术上的突破，如导管、导丝、器械、球囊器材的进步，以及近期冠脉支架的利用，经皮腔内冠脉成形技术（Percutaneous transluminal coronary angioplasty，PTCA）得以发展。目前的临床证据显示，经皮治疗在心绞痛控制不满意、冠脉病变解剖特点不适合其他血运重建治疗方式的患者中有效，也在症状不稳定且难以控制的患者中有效。然而，经皮血运重建治疗不能与手术治疗同日而语[1]。

球囊冠脉成形术

■ 原则

在球囊成形应用早期，诸多技术限制制约了经皮技术在伴有近端血管病变的低风险患者、弥漫性冠脉病变患者中的应用，其效果缺乏可预测性。随着工具和技术的发展，更高风险的患者也可接受经皮治疗。随时间积累，大家认识到了保证安全与成功率的诸多原则（表 20-1）。

■ 工具

导引导管

导引导管与治疗导管不同，管壁较薄有钢丝加固、中央管腔更大，为其他器械穿入远端冠脉提供足够的强度支持。升主动脉以及冠状动脉的解剖特点决定导引导管的形状，以便提供最佳定位（图 20-1）。遇到困难病例或高风险病例时，导引导管的选择往往决定操作是否能成功。导引导管操作时最常引发并发症，导致急诊外科手术。

导丝

安全放置入导引导管后，导丝可对远端冠脉提供有效控制。不同导丝的坚硬程度、涂层、直径以及远端设计各不相同。对于大多数操作，导丝选用 190~300cm 单纤维导丝，直径 0.0254 至 0.0356cm，尖端节段变细或均匀变细。导丝头部内芯选用塑料，具有延展性，可由操作者改变形状。在许多导丝设计中，中央纤维外缠丝使头部钝化，减少对其必须穿过的血管的创伤。总体而言，头部越软越安全。然而，在特殊情况下，如慢性闭塞性病变的治疗，选用头部坚硬有亲水涂层的导丝效果更好。尽管这类导丝穿过斑块的能力增加，但其引起并发症的风险也随之增加，如内膜下导丝划痕、血管夹层、血管穿孔等（图 20-2）。

管腔扩张工具

球囊扩张导管是可供选择的用于冠脉操作的器材。根据冠脉近端开口不同，球囊导管设计也不同。"在导丝上"设计的中央管腔可达到导管长度，这种设计提供最佳的线路可导性以及针对复杂解剖病例的可操作性，但操作过程中需要助手协助。"单轨"设计的中央管腔扩张则仅达到导管远端，导管其余部分只与球囊管腔相交通。这种设计线路可引导性略差，但操作不需帮助。

血管成形球囊的特点包括：顺应性、最大承载压力、剖面以及摩擦系数。顺应性，或压力下扩张性以及最大承载压力取决于球囊壁的厚度以及材料。顺应性依球囊在压力下的延展能力又分为三类：无顺应性、半顺应性以及全顺应性。薄壁顺应性球囊具有最小的排气后剖面，使其能够穿过闭塞最严重的血管。然而，球囊可能在压力较高（超过 20 个大气压）时膨胀、延长不均匀，这种压力往往需在扩张较硬、严重钙化的狭窄或支架时使用。球囊外有不同涂层，以减少摩擦系数，防止内膜擦伤。

表 20-1　经皮冠脉介入治疗的原则

1. 患者的治疗效果综合其年龄以及并发症情况

2. 操作过程综合解剖特点以及合理的计划（如顺序、器材选择等）

3. 要保持对治疗血管近端以及远端的控制

    a）选择合适的导管

    b）保持远端导丝位置

    c）操作过程中，随时保持各器材尖端在视野中可见

4. 是否需要应用器材、药物辅助治疗、造影剂以及循环支持决定于

    a）血管路径

    b）临床特点（如稳定型心绞痛或急性心肌梗死）

    c）心室功能

    d）并发症：糖尿病、肾功能不全

5. 以下因素可能导致失败

    a）对于血管路径以及病变的三维解剖结构不熟悉

    b）不合实际的解释

      i. 可用技术的实际能力

      ii. 对解剖特殊的患者应用经皮治疗

      iii. 对器械操作技术不重视

    c）不注意抗凝

    d）不注意导管清洁（不重视清洁导管或其他装置中的血块和造影剂斑块）

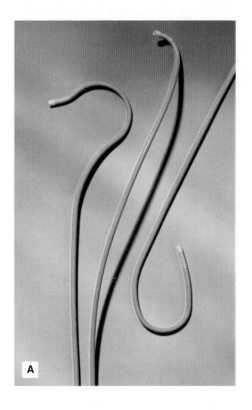

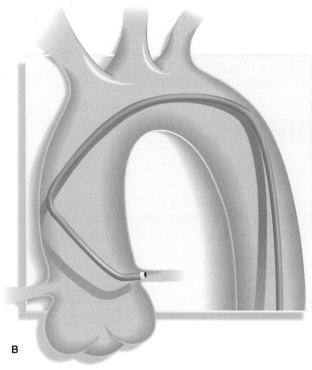

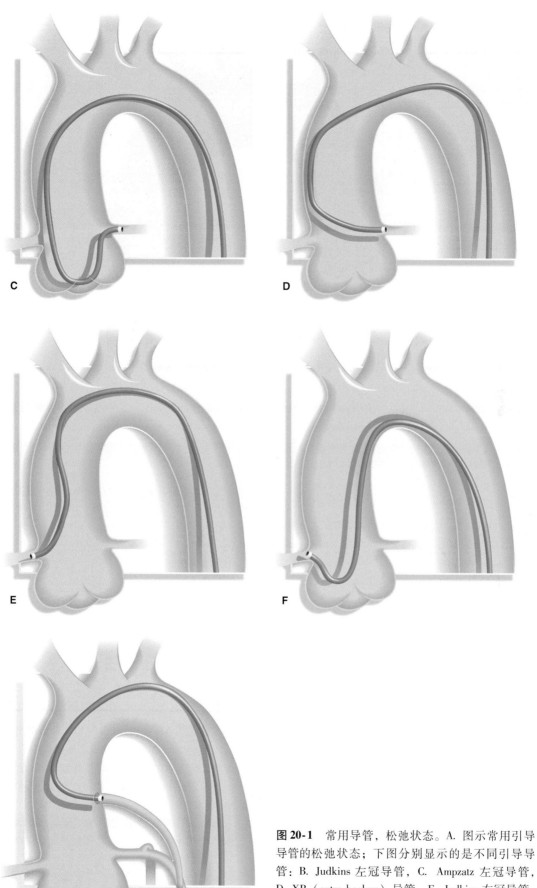

图 20-1 常用导管，松弛状态。A. 图示常用引导导管的松弛状态；下图分别显示的是不同引导导管：B. Judkins 左冠导管，C. Ampzatz 左冠导管，D. XB（extra backup）导管，E. Judkins 右冠导管，F. Amplatz 右冠导管，G. 左冠状动脉搭桥，处于冠状动脉开口处，以备 PCI 用

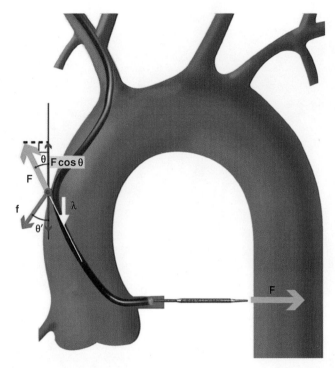

图 20-2　导引导管形状及与升主动脉关系决定了导丝进入冠脉的支持力。亚选择性冠状动脉介入装置进入冠脉需要血管壁的支撑，支撑位置主要是由引导导管的形状与升主动脉的解剖学结构和左主干起始部位的相对位置决定的。如图所示，介入操作装置的前进会使导管后退。这种滑动可由导管与冠脉的连接以及与导管弯曲位置相接触的主动脉壁所阻碍。（Ikari Y，Nagaoka M，Kim JY，Morino Y，Tanabe T. The physics of guiding catheters for the left coronary artery in transfemoral and transradial interventions. J Invasive Cardiol. 2005；17（12）：636-41.）

抗凝治疗

在血管成形操作中，血液在导引导管内部以及病变周围可能形成血栓。另外，导丝或其他器材的金属部分也会吸引纤维蛋白原，进而引起凝血。因此，除非进行严格的抗凝治疗，否则将很容易引发血栓（表 20-2）。最常使用的药物是普通肝素，ACT（activated clotting time）时间大于 300 秒[2]。也可应用其他药物，如低分子肝素、凝血酶原拮抗剂（DTI）等[3-7]。DTI 类药物能减少严重出血并发症，但如需紧急外科手术时，药效不能拮抗[8]。抗血小板治疗也能减少病变周围血栓风险。另外，在特定情况下也可使用阿司匹林以及噻吩吡啶、糖蛋白 Ⅱb/Ⅲa（GP Ⅱb/Ⅲa）复合物抑制剂。无论凝血刺激的强度与类型，GP Ⅱb/Ⅲa 复合物抑制剂在阻碍血小板凝集过程中有其独特作用。在应用 GP Ⅱb/Ⅲa 复合物抑制剂时，抗凝强度可减低（ACT 200~250 秒）。

■ 机制

球囊血管成形将不断增加的腔内压力传递给周围病变血管处僵硬的内膜表面。因为粥样硬化病变在血管内分布不均，且生理特点不同，在球囊扩张过程中，无病变或轻度病变管壁会被过度牵拉。在大多数情况下，结构最完整的病变部位，承压最大。血管壁邻近区域受压，无弹性的病变内膜破裂。尽管这种机制能增大球囊扩张以及管腔直径，但破损面增大至内膜-中层边缘后，取决于其病变特点以及受压力度可能会形成夹层平面。如果夹层平面最终形成严重的病变内膜移位，血管会闭塞。此类事件称为破裂或急性闭塞，占球囊扩张血管成形并发症的 10%。对于轻微病变以及无病变血管壁的过度牵拉，但不形成斑块断裂时，将导致所处理病变早期回缩还原至初始状态。

在球囊扩张后，一部分小栓子会集结，刺激炎性细胞、成肌纤维细胞定殖，最终在局域内合成暂时结缔组织（内膜增生）或富含胶原纤维的永久结缔组织。另外，中层、外层的机械损伤会导致瘢痕形成。瘢痕组织可减小血管横截面——即负性重构[9,10]。在血管愈合过程中，内膜增生在 3 个月时达到顶峰，加之负性重构，球囊血管成形术后再狭窄率达到 40%~50%[11-13]。

■ 预后

球囊成形术后大约有 2%~10% 的病例出现内膜夹层、血栓或中层平滑肌痉挛等，导致急性闭塞[14,15]。急性闭塞可再次行球囊扩张术，但更常用支架置入[16]。急性闭塞、心肌梗死、急诊搭桥手术以及并发症等，限制了球囊冠脉成形术的应用。

在稳定性心绞痛的患者中，球囊血管成形术后 1 个月的死亡率为 1%[17]。一半的死因是由于出现并发症，其中大多数与低心排相关（表 20-3）[18]。尽管 PTCA 术后 6~9 个月的再狭窄（直径狭窄 > 50%）发生率为 40%~50%[11,13,19]，仅有 25% 的患者诉心绞痛复发，需进一步检查[20]。出现再狭窄的患者，心肌梗死以及需行冠状动脉旁路移植的风险增加[21]。

表 20-2 PCI 的药物辅助治疗

名称	作用	应用范围	剂量	效应时间	疗程	副作用
阿司匹林	抗血小板	所有 PCI	81mg	5-7d	永久	GI 出血
氯雷吡啶	抗血小板	所有 PCI	600mg, PCI 前 6h; 75mg/d	5-7d	1y	TTP 出血（罕见）
阿昔单抗	抗血小板	ACS	0.25μg/kg + 0.125g/kg/min	72h	12h	出血, 血小板减少
普拉格雷	抗血小板	所有 PCI	60mg 弹丸注射; 10mg/d	5-7d	1y	出血
依替巴大	抗血小板	ACS	180μg/kg 弹丸注射, 10min 重复 + 2μg/kg/min	4h	12-72h	出血
替罗非班	抗血小板	ACS	0.4μg/kg/min 30 分钟	4h	12-72h	出血
肝素	抗凝	所有 PCI	100μg/kg 或 60 单位/kg	6h	术中	出血, 血小板减少, 血栓形成
比伐卢定	抗凝	选择性应用	1mg/kg 弹丸注射 + 2.5mg/(kg·h) 4 小时	2h	术中	出血
阿加曲班	抗凝	选择性应用	350μg/kg 弹丸注射 + 25mg/(kg·min)	2h	术中	出血
伊诺肝素	抗凝	选择性应用	1mg/kg	6h	术中	出血
达肝素钠	抗凝	选择性应用	100U/kg	6h	术中	出血
乙酰半胱氨酸	预防肾病	GFR <60ml/min	600mg 每 12 小时	未知	术前 12h, 术后 12h	无
维拉帕米·地尔硫䓬	血管扩张剂	无/低回流	0.1-0.5mg	20-30min	按需	低血压, 心动过速
硝普钠	血管扩张剂	无/低回流	30μcg	30-60s	按需	低血压
腺苷	血管扩张剂	无/低回流	30μcg	30s	按需	心动过速

表 20-3　PTCA 术后死因[18]

低心排	66.1%
室性心律失常	10.7%
卒中	4.1%
进行性肾衰竭	4.1%
出血	2.5%
心室破裂	2.5%
呼吸衰竭	2.5%
肺栓塞	1.7%
感染	1.7%

器材辅助的血管成形

■ 支架

球囊扩张血管成形术后的两种失败结果——急性闭塞和再狭窄，激发人们研制更好的器材，以减少介入操作以及再狭窄的风险。只有冠脉支架显示出了优于球囊扩张的效果，严重钙化病例除外（表 20-4）。冠脉支架有很多设计，目前应用的绝大部分支架均具有不锈钢或合金镂空结构，中间形成镂空管道。支架扩张可形成一系列相互连接的小空间，形成圆柱形网状结构（图 20-3），因此支架可以收拢，但当扩张时，能保持足够的强度，形成类似球囊扩张后的支撑架。通过这种方法，内膜破裂得以限制，并很少进展到血管闭塞。另外，留下的刚性支架成为血管壁的一部分，限制重构这一再狭窄的重要机制。

表 20-4　冠脉血运重建所应用的装置

	经验	使用难易度	并发症	有效度	病变类型
传统球囊血管成形术	++++	++++	+	+++	任何
切割球囊	+	++	++	+++	钙化，支架内再梗阻，分支
旋磨术	+++	+	+++	+++	严重钙化，非可膨胀的支架内再梗阻
定向旋切术	+	+	+++	+	分支，开口处病变
激光旋切术	++	++	++	++	钙化，支架内再梗阻，血栓
装置抽吸	++	+	+	++	血栓
人工抽吸	+	+++	+	++	血栓

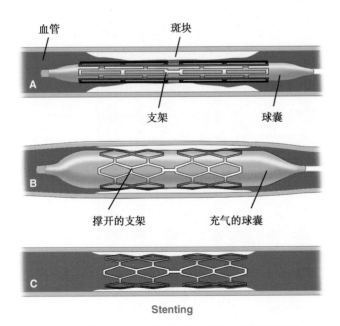

Stenting

图 20-3　冠脉支架为金属网状物，球囊扩张后强度增加

支架对血管安全的扩张超越 PTCA，然而，支架的使用会增加血栓以及血管壁的炎性反应。置入支架造成的损伤，以及机体对支架脚的异物反应，导致更加剧烈和持久的局灶性炎症反应[22]，结果反而加速内膜增生[23,24]。如果使用支架置入术后晚期（6~9 个月）管腔损失作为测量内膜增生的标准，当代最先进的支架也会达到 0.8mm 的损失，是 PTCA 0.32mm 的两倍。因此，在术后评估再狭窄发生率时，支架的近期效果并不比 PTCA 好[23,24]。内膜增生程度以及再狭窄风险与治疗后管腔直径、病变长度、是否存在不稳定心绞痛、高血压、糖尿病等因素有关（表 20-5）[25-27]，远期随访表明，如果支架在最初的 6~9 个月不发生闭塞，则不受远期疾病进展影响[28-32]。

为减少需行紧急 CABG 术的急性闭塞以及再狭窄的发生，对于任何形式的冠脉病变，支架均优于单纯的球囊扩张。所记录的数据中，置入支架后的急诊手术风险仅为 0.3% ~ 1.1%，操作死亡率 <1%[33-36]。操作并发症的可能性基于病变性质本身（表 20-6）[37]。根据病变性质以及所治疗病灶数量，1 年后，5% ~10% 的患者需行 CABG，15% ~20% 患者接受第二次 PTCR[38-41]。5 年后，10% ~15% 的患者因为非治疗区的病变严重狭窄，需要再次血运重建[32]。糖尿病会增加再狭窄风险，加速非治疗区病变病程进展，因此与不良预后相关。

表 20-5　由最终管腔直径以及支架长度决定的术后再狭窄风险

最终扩张直径（mm）				
2.0	2.5	3.0	3.5	4.0
支架长度（mm）	**风险比例**			
15	32%	22%	14%	8%	4%
30	42%	30%	20%	11%	7%
45	52%	39%	28%	15%	10%
60	60%	47%	35%	20%	13%

表 20-6　支架植入术后发生缺血事件的危险因素

强相关因素
非慢性完全梗阻
大隐静脉桥退化
中等强度相关因素
长度≥10mm
扩张不规则
大充盈缺陷
钙化＋角度≥45
偏心性病变
严重钙化
大隐静脉桥使用超过 10 年

预后		
组别	定义	死亡/心梗致急诊 CABG
极高危组	任何强相关因素	12.7%
高危组	≥3 个强度因素	8.2%
中危组	1~2 个中等强度因素	3.4%
低危组	无危险因素	2.1%

如描述导丝的段落中所述，由钢组成的支架脚可吸引纤维蛋白原，并为血小板凝集、血栓形成提供场所。治疗区增高的血栓形成风险持续存在，直至内膜化完成。因而在操作中以及 1 年后，需进行积极的抗血小板治疗[42,43]。

支架可作为药物运输系统。然而，在支架表面简单应用药物，会导致药物迅速消散。控制药物运输系统，可通过使用表面聚合物、更改支架设计或更换支架所用金属来实现[44]。此种可提供药物运输的支架，被命名为药物洗脱支架（drug-eluting stents，DES），能够对目标区域应用较高浓度的药物，同时减少全身毒性。

药物洗脱支架可以减少血管成形后管腔损失，进而降低了再狭窄发生危险达 50%~100%（图 20-4）。在评估 DES 效果的研究中，研究者对观察终点进行了新的命名。最常用的观察终点被命名为靶血管失败（target vessel failure，TVF），包括心源性死亡、心肌梗死、治疗血管再次血运重建。术后 1 年，TVF 由裸露金属支架的 19.4% 至 21% 下降至 DES 的 8.8%～10%[38,41]。

　　对于各类病变而言，植入 DES 后均可使再次介入治疗率下降，但在分支病变中例外。此病变中再狭窄率显著，潜在早期血栓导致死亡风险高达 3.5%（表 20-7）。同时，DES 对于远期疗效的改善以及再次介入风险的降低，并不代表能减少操作相关并发症的风险[53]。另外，对于洗脱复合物的反应导致愈合不全，会延长支架血栓风险达 1 年之久。因此术后双联抗血小板治疗在所有患者中应持续应用至少 1 年，在复杂病变患者中应长期应用。

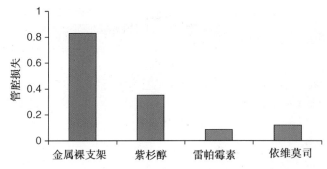

图 20-4　随机化研究中，不同支架对内膜增生的影响

表 20-7　药物洗脱支架的临床影响

人群	终点事件	金属裸露支架（%）	药物洗脱支架（%）
总计	目标血管失败	20～24.1	9.9～10.8
糖尿病	主要不良心血管事件（9 个月）	27.2～36.3	11.3～15
胰岛素治疗中	主要不良心血管事件（9 个月）	31.5	19.6
心肌梗死	目标血管血运重建（8 个月）	32	18
复杂病变	目标病变血运重建（12 个月）	29.8	2.4
小血管长病变	主要不良心血管事件（9 个月）	18.3～22.6	4～8
小血管	主要不良心血管事件（8 个月）	31.3	9.3
分支问题	目标血管血运重建（6 个月）	13.3～38	8.6～19
再狭窄	目标血管血运重建（6 个月）	33	8～19
大隐静脉血管桥狭窄	主要不良心血管事件（6 个月）	28.1	11.5

■ 其他器材

灌注球囊

　　在冠脉支架常规使用之前，夹层引发的急性闭塞可应用再次球囊扩张或 CABG 手术进行治疗。延长球囊充气扩张时间对于成功恢复通畅很有效，但伴随的该区域严重的血运缺失常导致治疗失败，甚至需要急诊手术。为了解决这一矛盾，球囊导管改进后带有可向近远端开放的第三腔。此类导管，或称为"灌注球囊"，可允许更长时间的球囊充气扩张时间，同时使得相应组织的缺血大大减少，并可作为操作失败需转运至急诊外科手术时缓解严重缺血的措施。但在冠脉支架引入后，灌注球囊已很少使用。

斑块切除术

　　减小堵塞斑块体积的理念在提出后得到了广泛关注。该理念提出减小血管壁厚度—即"减容"，使球囊扩张所需压力降低。扩张管腔所需压力减小后，理论上可以降低急性闭塞的风险，减少治疗时对动脉壁的损伤。用于减容的一些设备及方法已被开发和研究，包括定向冠脉斑块切除术、经皮经腔旋转消融

以及激光消融。不幸的是，在严格的评估下，斑块减容器材在操作成功率以及防止再狭窄方面，不能提供比普通球囊扩张更大的优势[54-57]。其应用通常伴随穿孔、心肌梗死等风险的增加[57-59]。

　　旋转斑块切除术需更多的讨论，因其与其他切除技术不同，至今还在得到广泛引用。旋转切除仪头部为橄榄形，包覆金刚石片，后部连接电动马达，使设备以高速旋转。此设备设计用以打磨坚硬粥样斑块内膜，形成小至足以通过冠脉循环不引起病症的微栓子。该设备也可作为钙化严重的坚硬斑块的初始治疗。然而，这种理念并非全无缺陷。微栓子会加重下游心肌缺血，因此其禁忌证包括血栓性病变、伴有近期心肌梗死的微循环障碍以及治疗血管为最后一支通畅血管的病变。使用此设备也会增加成角较大病变的穿孔风险。

抽吸设备

　　一系列冠脉内抽吸设备可减少远端栓塞，降低局部促凝血以及血管活性物质的浓度。此类设备包括简单的末端单孔导管连接注射器，以及带有机械辅助破碎功能的复杂吸引导管。这些设备能通过强力负压吸引排出栓子、斑块组分[60]。其应用可改善斑块以及静脉桥治疗后的血流（图 20-5）[61]。

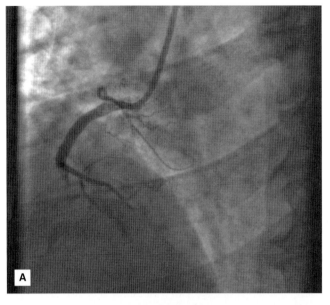

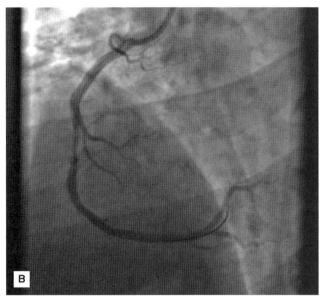

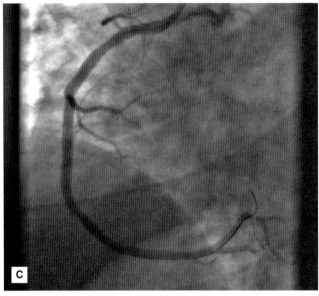

图 20-5　一名下壁心肌梗死患者中利用抽吸设备治疗。在一位心内膜下心肌梗死发作的患者中，右侧冠状动脉被血栓阻塞（A）。在导管置入和病灶处吸引之后，血管再通（B）。随后在病灶置入支架，整个治疗结束（C）

栓子保护设备

在球囊血管成形术中，对血栓的机械破坏可导致大栓子脱落，造成远端闭塞。对于粥样板块的高压操作也可释放胆固醇结晶以及斑块其他成分，造成远端微栓塞、血栓形成、低流量或无血流等。为此研制了一系列器材以减少远端栓塞的频率和影响。此类器材可放置于病变的近端或远端。远端装置经导丝植入，释放悬浮微孔滤器捕捉直径在 100～150μm 或更大的栓子，或使用球囊闭塞病变血管，在治疗后吸除血栓物质。近端装置可暂时中断血流，吸净病变管腔。PercuSurge GaurdWire Plus 属于前一类，并在静脉桥中测试（SAFER 试验）[62]。试验显示可减低肌酸激酶 42% 的升高，减少 50% 的无血流现象[62]。不幸的是，这些结果不适用于心肌梗死患者[63]。

成像设备

血管造影可对冠脉管腔成像，但在病变严重钙化、复杂分支、或既往支架置入等情况下不够可靠。除此之外，导致 PCI 风险增加的血栓在普通血管造影中检测不到。因此，一系列可供选择的成像方法得到开发，用以辅助诊断、制定血运重建治疗策略以及评估治疗风险。血管镜或者光纤维成像需要闭塞成像血管并灌注盐水，因此尽管血管镜是检查冠脉内血栓的有用工具，但并没有成为 PCI 的有效辅助。对比而言，冠脉内超声显像的作用更为突出。超声显像可准确的测定血管尺寸、管腔缩窄程度、病变构成以及血运重建尝试的进度。超声引导下支架置入可减少 30% 的再次介入治疗[64]。同样重要的是，冠脉内超声是研究血管造影准确度、不同病变成分所致并发症和预后的重要工具。

病变严重程度测量设备

冠脉病变的血流动力学意义、合适的治疗方案、治疗的成功与否，可通过两种方法确定：经导管测量冠状动脉内血流速度或测算冠脉病变远端压力。

微型多普勒探头导丝装备 12MHz 发射器可对导管尖端 5.2mm、双侧 14 度区域处进行脉冲采样。设想所测量血管截面内在任何测量时均保持恒定，所测量的速率可反映任意两次测量之间的血流速率。流量探头测量最重要、可信的参数就是静息状态下流速以及血管扩张后流速，此数值称为冠脉血流储备（coronary velocity reserve，CVR）。当用多普勒探头测量时，此数值称为冠脉速率储备。当冠脉病变影响血流时，为保证正常组织灌注，小动脉会在静息状态下扩张。因此应用腺苷等血管扩张药物后，血流速度仅有少量增加。应用扩血管药物后血流缺少适当增长，导致血流储备异常。CVR 小于 2.0 提示血流动力学有意义的病变。

CVR 测量在基线流速异常时会产生错误。基线异常状态包括左室肥厚、纤维化、贫血等。另外，过大或过小的驱动血压梯度可能落在正常冠脉自身调节范围之外，改变基线/充血比值，导致所计算血流储备异常。影响动脉扩张的情况包括糖尿病、淀粉样变以及近期咖啡因、茶碱摄入。

病变近远端的压力测算可代替血流测算。在正常情况下，位于心脏表面的血管可测到的血流阻力很小。因此驱动压力（P_{Ao}）以及小动脉阻力压力（P_{Ra}）决定冠脉最大血流。当存在影响血流动力学的病变时，驱动压力会有损失，因此最大血流取决于冠脉远端压力（P_d）比 P_{Ra} 梯度以及小血管阻力。因此病变存在时最大基础血流是

$$\dot{O}_{病变}/\dot{O}_{未病变} = (P_d - P_{RA}/R_{basal}) / - (P_{Ao} - P_{RA}/R_{basal})$$

约分阻力压力，假设右房压保持不变，公式简化为：

$$\dot{O}_{病变}/\dot{O}_{未病变} = P_d/P_{Ao}$$

此比值称为心肌部分血流储备（FFR），可在应用腺苷后获得。当 FFR 小于 0.75 时提示存在影响血流动力学的斑块。常规测算 FFR 确保 PCI 的必要性，可减少即刻以及 1 年后不良事件的风险[65]。

近距离放疗

在 DES 应用之前，血管成形或支架置入后再狭窄可行药物治疗、再次血管成形或 CABG 手术。再狭窄的高发率导致大量患者出现多种治疗失败、难治性症状且风险过高不宜外科手术。因为一定量细胞定植在治疗区病变中层，引发再狭窄，利用放疗阻止细胞增殖的方案被提出。众所周知的大剂量、外部放疗的危害限制了局部放疗剂量，但此治疗方法仍存在实质性风险。放疗对冠脉新发病变的治疗副作用大，对支架内再狭窄病变的治疗成功率低[66,67]。

循环支持

经皮血运重建操作包含治疗区域一段时间的被动缺血。在急性闭塞、远端栓塞等情况下，被动缺血时间延长，导致术后恢复不完全或恢复期延迟数天等类似于心肌梗死的情况。对于左室功能不全或病变区域较大患者，术中术后可能诱发心源性休克。这种风险在很大程度上增加急性肾衰竭、脑血管意外、死亡的可能。利用评分可对血管成形过程中出现休克并发症的可能性进行预测，评分包含术前心室收缩功能异常的广泛程度与严重程度以及术后所预测的程度（表 20-8）[37]。择期置入主动脉内球囊反搏（IABP）可降低低血压以及主要并发症发生的风险[68]。

表 20-8　循环支持预测评分

冠脉血管	LAD, D1, S1, OM, PLV, PDA
1 分	目标病变或任何其他病变狭窄 > 70%
0.5 分	支配区域运动减弱，但无狭窄
总计 > 3 分	考虑行 IABP

D1 = first diagonal branch，第一对角支；IABP = intra-aortic balloon pump，主动脉内球囊反搏；LAD = left anterior descending artery，左冠状动脉前降支；OM = obtuse marginal branch，左缘支；PDA = posterior descending artery，后降支；PLV = posterior left ventricular artery，左室后动脉；S1 = first septal branch，第一间隔支者。

经皮左室辅助装置（percutaneous left ventricular assist device，PLVAD）是一种微型轴向血流泵，被越来越多的应用于休克患者以及高危患者中[69]。PLVAD 每分钟可提供高达 4L 的辅助流量。尽管 PLVAD 能提供良好的循环支持，但在生存率方面没有比 IABP 显示出任何优势，另外置入 PLVAD 的血管切口并发症很高[70]。

PCI 的并发症

除急性闭塞以及再狭窄之外，其他几项潜在的 PCI 并发症也会影响个体患者的风险/收益比。这些并发症包括：出血、穿刺部位并发症、脑血管意外、造影剂肾病以及远端栓子造成的心肌梗死。

■ 出血

PCI 操作造成需要输血的出血或引发血流动力学不稳定的情况占 0.5% ~ 4%，取决于患者个体因素（如年龄、性别、外周血管病变），治疗过程因素（如股动脉穿刺位置及时间）以及药物治疗因素（如抗凝治疗强度）[2]。有些器材可供在拔除股动脉鞘管后止血使用，但效果都不如常规压迫止血[71]。随着器材的进展，桡动脉的利用越发普及，这样可减少出血以及穿刺点并发症[72]。

■ 缺血

PCI 治疗中发生脑血管意外的概率大约为 0.18%[73]。其发生率与高龄、左室射血分数（LVEF）减低、糖尿病、静脉桥介入治疗、操作过程复杂时间长、或需安装 IABP 等因素有关[74]。

PCI 治疗并发心肌梗死比例为 5% ~ 30%，发生率随心肌梗死的定义而变化[75]。若定义为有新出现 Q 波，则发生率为 1%[76]。当定义为 CK-MB 的任意升高，则发生率高达

38%[7]。使用更为严格的定义，例如 CK-MB 升高 3 倍或 10 倍以上，则发生率下降至 11% ~ 18% 或 5%[76-78]。实际上，CK-MB 的任意升高均会影响预后，而数值升高 3 倍以上是围操作期心肌梗死更为认可的定义。

某些病例在 PCI 治疗后，即使没有并发症，也会出现明显的心肌损伤标记物的升高[75]，其中机制之一为远端血管微栓子的生成。严重时，冠脉远端微栓子会引起血管充盈减缓，这种现象被称为无复流或缓慢复流。无复流在隐静脉桥血管成形中最为常见，但在粥样斑块旋切术以及急性心肌梗死 PCI 中也可出现。PCI 术后非正常复流的严重程度的评估方法包括对血流速度主观评估，心肌梗死溶栓（TIMI）的血流率

（Ⅲ 正常、Ⅱ 缓慢、Ⅰ 极少量造影剂流入治疗区域、0 无血流），以及更为客观的 TIMI 帧数计数。从造影剂进入治疗血管开始直至造影剂到达预先标定的远端位置，计算其间造影图像帧数。无复流可以是简短的、自限性现象，但当存在时间延长时，可增加死亡率[79]。可以预防或治疗无复流现象的药物治疗包括冠脉内应用维拉帕米、腺苷以及硝普钠（表 20-2）[80-81]。

血管成形术时并发冠脉穿孔的比率为 0.5%，当使用消融设备时，发生率升高将近 10 倍（射频消融术 1.3% 比 PTCA 0.1%，p < 0.001）。冠脉穿孔在高龄患者以及女性患者中发生率更高（表 20-9）。

表 20-9　冠脉穿孔按严重程度分级

类型	发病率（%）	治疗方法	死亡率
Ⅰ 可见腔外印迹，但无外渗	26	95% 情况下非手术治疗	几乎不致命
Ⅱ 心包或心肌充血（图 20-6）	50	10% 情况下需要手术治疗	13%
Ⅲ 1mm 穿孔，有外渗	26	需要手术治疗或换支架	63%

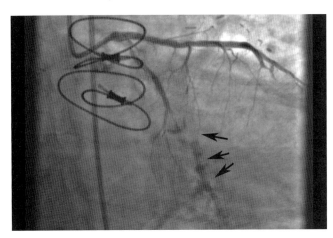

图 20-6　静脉桥闭塞引发心肌梗死病例中，使用硬导丝造成冠脉穿孔

心脏压塞经常而非必然伴随冠脉穿孔出现。PCI 术后心脏压塞的总发生率为 0.12%，使用消融设备后发生率上升 1 倍。PCI 相关的心脏压塞有 55% 的比例在导管室中发现[82]，45% 的患者在离开导管室后被发现。被发现冠脉穿孔的患者中，13% 出现迟发性心脏压塞。39% 的心脏压塞患者须经外科治疗，与 PCI 合并心肌梗死高度相关，死亡率达到 42%[82]。

针对大隐静脉桥再狭窄研制的覆膜支架[83]并未减少其再狭窄发生率，但目前更多在冠脉穿孔、冠状动脉瘤以及大隐静脉桥血管瘤中作为急救器材使用（图 20-7）[84]。冠脉穿孔使用覆膜支架治疗后，外科手术的需求率降低，冠脉穿孔的预后也得到改善。然而有一小部分患者仍需要外科手术治疗[85]。

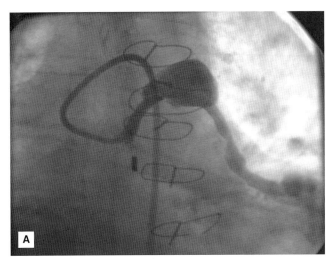
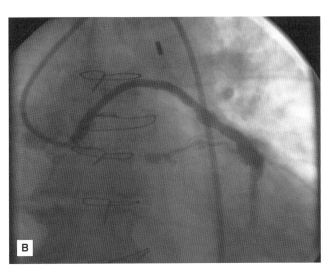

图 20-7　覆膜支架治疗巨大的隐静脉桥血管瘤

■ 毒性

在使用放射造影剂后可引发急性肾功能不全，称为造影剂肾病（RCN），目前对此了解甚少。其发生率与年龄、充血性心力衰竭、血流动力学不稳、糖尿病、既往肾功能不全、贫血、外周血管病以及造影剂使用剂量相关[86-88]。冠脉血管成形术后 RCN 的发病率为 5%～6%，术后 3～5 天肾功能不全最为严重[89]。即使是一过性的肾功能减低，都会造成随访期缺血性心血管事件发生率增加，RCN 患者中 10% 需透析治疗，增加近远期死亡率[86,87,90]。

降低 RCN 风险的唯一方法就是应用等渗造影剂、扩容以及试用乙酰半胱氨酸。碘克沙醇是等渗性非离子造影剂，在非冠脉造影中可降低 RCN 发生率[91]。不同研究中，口服 4 次 N-乙酰半胱氨酸（每次 600mg，术前日两次，术日两次）的效果不一，但可能起到有益效果[92,93]。口服晶体溶液保持充足尿量，并辅助以尿液碱化，是保持充足循环血量的有效方法[94]。

特殊情况

■ 急性冠脉综合征（ACS）

ST 段抬高的心肌梗死后 6 小时内进行成功的 PTCA 以及支架置入，在绝大多数情况下对于限制心肌破坏范围以及提高在院生存率方面，与溶栓治疗同样有效，甚至更为有效[95-97]。对于急性心肌梗死常规使用冠脉支架治疗时，其再狭窄率为 17%，6 个月随访时无症状生存率为 83%～95%[98-101]。使用药物涂层支架可将所有不良事件风险由 300 天随访期时的 17% 降低至 9.4%[49]。对于溶栓治疗失败或心源性休克接受溶栓治疗的患者，支架血运重建增加心肌挽救，降低死亡、心功能衰竭以及再次心肌梗死的风险[102-105]。

■ 既往 CABG

应用栓子保护设备辅助支架置入是对于静脉桥血管病变较为公认的治疗[62-103]。应用远端栓子保护可将围操作期心肌梗死率从 14.7% 降低至 8.6%[62]。不幸的是，病变的桥血管再次出现新发病变的比例较高，影响远期无症状生存率。在支架置入术后，4 年总体生存率为 79%，但无心肌梗死或需其他血运重建治疗的生存率仅为 29%[106-110]。药物涂层支架降低静脉血管桥 PCR 术后的再狭窄，但不能影响病变血管其他部位的病变进展[47]。

未来展望

心脏介入治疗未来的发展取决于操作风险的降低以及治疗

有效期的延长。对于大多数患者而言，延长治疗效果可通过置入药物涂层支架达成，此方法仍需更深发掘。然而，药物涂层支架并不能降低操作风险，对于弥漫性粥样硬化、糖尿病、分支病变以及急性冠脉综合征患者而言，问题依然存在。某些病例 PCI 术后结果不佳，可能更适合外科血运重建治疗的理念已得发展，并可用 SYNTAX 评分对病情进行客观评估[111]。该评分的引入、应用、更新完善可能困难重重，但为了达成使患者能选择最合适的治疗方面的目标则是必须的[112]。

具有讽刺意味的是，远端栓子保护设备可降低治疗病变静脉桥血管时的风险。然而，对于自身冠脉的治疗，尤其在急性冠脉综合征的情况下，药物治疗却更为有效。使用雷诺嗪、马来酸哌克昔林等药物调控心肌能量代谢，是提高心脏功能、适应缺血、缓解暂时性血管闭塞、缓解大小栓子栓塞的方法[113-115]。另外，蛋白激酶对于调控细胞内信号传导尤为重要，其抑制剂可改善心脏功能、适应缺血、减少再灌注损伤。

病变局部药物应用可有效减少再狭窄问题，但有很多其他方法可对支架置入术后内膜增生进行调控。新型药物涂层支架可以不同速率释放多种药物，减少使用如双联抗血小板等全身药物治疗的必要。另外，有可被人体吸收的复合分子涂层支架正在研发中。应用此类支架，可同时提供抗血栓、抗增生治疗，保护 PCR 术后患者免于出现急性闭塞、反弹、血栓或再狭窄，同时不影响血管强度，避免后续治疗难度。

严重多支病变患者在术后远期仍被严重心绞痛困扰。在很多病例中，病变多年缓慢持续进展，广泛侧支形成，以应对心肌梗死以及重要血管完全闭塞。对此类患者，目前尚无合适的经皮或外科血运重建治疗。使用干细胞治疗此类患者已取得初步成果。将干细胞直接注射入缺血心肌，可延长患者步行时间并降低心绞痛发生频率[116]。

要点

1. 对于症状控制不满意却无解剖学手术指征的患者，经皮血运重建是可延长生存的最佳治疗。

2. 支架置入增加 PCI 的安全性，药物涂层支架可降低远期治疗失败的可能。然而植入药物涂层支架的患者需行长期双联抗血小板治疗。

3. 测量部分血流储备（FFR）对于判断 PCI 必要性尤为重要。在中度病变治疗中常规进行该测量，而非进行单纯的造影分析，可降低严重并发症的风险。

4. 在可能情况下，尽量使用远端栓子保护装置处理静脉桥血管病变。

5. 对于既可行经皮也可进行手术血运重建的患者，应使用 SYNTAX 评分，客观评估出合适的治疗。

参考文献

1. Boden WE, O'Rourke RA, Teo KK, et al: Optimal medical therapy with or without PCI for stable coronary disease. *NEJM* 2007; 356(15):1503-1516.

2. Hillegass WB, Brott BC, Chapman GD, et al: Relationship between activated clotting time during percutaneous intervention and subsequent bleeding complications. *Am Heart J* 2002; 144(3):501-507.

3. Ferguson JJ, Califf RM, Antman EM, et al: Enoxaparin vs unfractionated heparin in high-risk patients with non-ST-segment elevation acute coronary syndromes managed with an intended early invasive strategy: primary results of the SYNERGY randomized trial. *JAMA* 2004; 292(1):45-54.

4. Lincoff AM, Bittl JA, Kleiman NS, et al: Comparison of bivalirudin versus heparin during percutaneous coronary intervention (the Randomized Evaluation of PCI Linking Angiomax to Reduced Clinical Events [REPLACE]-1 trial). *Am J Cardiol* 2004; 93(9):1092-1096.

5. Lincoff AM, Kleiman NS, Kereiakes DJ, et al: Long-term efficacy of bivalirudin and provisional glycoprotein IIb/IIIa blockade vs heparin and planned glycoprotein IIb/IIIa blockade during percutaneous coronary revascularization: REPLACE-2 randomized trial. *JAMA* 2004; 292(6):696-703.

6. Madan M, Radhakrishnan S, Reis M, et al: Comparison of enoxaparin versus heparin during elective percutaneous coronary intervention performed with either eptifibatide or tirofiban (the ACTION Trial). *Am J Cardiol* 2005; 95(11):1295-1301.

7. Matthai WH, Jr. Use of argatroban during percutaneous coronary interventions in patients with heparin-induced thrombocytopenia. *Semin Thromb Hemost* 1999; 25(Suppl 1):57-60.

8. Stone GW, McLaurin BT, Cox DA, et al: Bivalirudin for patients with acute coronary syndromes. *NEJM* 2006; 355(21):2203-2216.

9. Liu MW, Roubin GS, King SB 3rd: Restenosis after coronary angioplasty. Potential biologic determinants and role of intimal hyperplasia. *Circulation* 1989; 79(6):1374-1387.

10. Schwartz RS, Edwards WD, Huber KC, et al: Coronary restenosis: prospects for solution and new perspectives from a porcine model. *Mayo Clin Proc* 1993; 68(1):54-62.

11. Nobuyoshi M, Kimura T, Nosaka H, et al: Restenosis after successful percutaneous transluminal coronary angioplasty: serial angiographic follow-up of 229 patients. *J Am Coll Cardiol* 1988; 12(3):616-623.

12. Schwartz RS, Holmes DR Jr, Topol EJ: The restenosis paradigm revisited: an alternative proposal for cellular mechanisms. *J Am Coll Cardiol* 1992; 20(5):1284-1293.

13. Serruys PW, Luijten HE, Beatt KJ, et al: Incidence of restenosis after successful coronary angioplasty: a time-related phenomenon. A quantitative angiographic study in 342 consecutive patients at 1, 2, 3, and 4 months. *Circulation* 1988; 77(2):361-371.

14. Detre KM, Holmes DR Jr, Holubkov R, et al: Incidence and consequences of periprocedural occlusion. The 1985-1986 National Heart, Lung, and Blood Institute Percutaneous Transluminal Coronary Angioplasty Registry. *Circulation* 1990; 82(3):739-750.

15. Sinclair IN, McCabe CH, Sipperly ME, Baim DS: Predictors, therapeutic options and long-term outcome of abrupt reclosure. *Am J Cardiol* 1988; 61(14):61G-66G.

16. George BS, Voorhees WD 3rd, Roubin GS, et al: Multicenter investigation of coronary stenting to treat acute or threatened closure after percutaneous transluminal coronary angioplasty: clinical and angiographic outcomes. *J Am Coll Cardiol* 1993; 22(1):135-143.

17. Kadel C, Vallbracht C, Buss F, et al: Long-term follow-up after percutaneous transluminal coronary angioplasty in patients with single-vessel disease. *Am Heart J* 1992; 124(5):1159-1169.

18. Malenka DJ, O'Rourke D, Miller MA, et al: Cause of in-hospital death in 12,232 consecutive patients undergoing percutaneous transluminal coronary angioplasty. The Northern New England Cardiovascular Disease Study Group. *Am Heart J* 1999; 137(4 Pt 1):632-638.

19. Holmes DR Jr, Vlietstra RE, Smith HC, et al: Restenosis after percutaneous transluminal coronary angioplasty (PTCA): a report from the PTCA Registry of the National Heart, Lung, and Blood Institute. *Am J Cardiol* 1984; 53(12):77C-81C.

20. Berger PB, Bell MR, Garratt KN, et al: Initial results and long-term outcome of coronary angioplasty in chronic mild angina pectoris. *Am J Cardiol* 1993; 71(16):1396-1401.

21. Weintraub WS, Ghazzal ZM, Douglas JS Jr, et al: Long-term clinical follow-up in patients with angiographic restudy after successful angioplasty. *Circulation* 1993; 87(3):831-840.

22. Farb A, Sangiorgi G, Carter AJ, et al: Pathology of acute and chronic coronary stenting in humans. *Circulation* 1999; 99(1):44-52.

23. Fischman DL, Leon MB, Baim DS, et al: A randomized comparison of coronary-stent placement and balloon angioplasty in the treatment of coronary artery disease. Stent Restenosis Study Investigators. *NEJM* 1994; 331(8):496-501.

24. Serruys PW, de Jaegere P, Kiemeneij F, et al: A comparison of balloon-expandable-stent implantation with balloon angioplasty in patients with coronary artery disease. Benestent Study Group. *NEJM* 1994; 331(8):489-495.

25. Cutlip DE, Chauhan MS, Baim DS, et al: Clinical restenosis after coronary stenting: perspectives from multicenter clinical trials. *J Am Coll Cardiol* 2002; 40(12):2082-2089.

26. de Feyter PJ, Kay P, Disco C, Serruys PW: Reference chart derived from post-stent-implantation intravascular ultrasound predictors of 6-month expected restenosis on quantitative coronary angiography. *Circulation* 1999;100(17):1777-1783.

27. Serruys PW, Kay IP, Disco C, et al: Periprocedural quantitative coronary angiography after Palmaz-Schatz stent implantation predicts the restenosis rate at six months: results of a meta-analysis of the BElgian NEtherlands Stent study (BENESTENT) I, BENESTENT II Pilot, BENESTENT II and MUSIC trials. Multicenter Ultrasound Stent In Coronaries. *J Am Coll Cardiol* 1999; 34(4):1067-1074.

28. Choussat R, Klersy C, Black AJ, et al: Long-term (≥8 years) outcome after Palmaz-Schatz stent implantation. *Am J Cardiol* 2001;88(1):10-16.

29. Karam C, Fajadet J, Beauchet A, et al: Nine-year follow-up of balloon-expandable Palmaz-Schatz stent in patients with single-vessel disease. *Catheter Cardiovasc Interv* 2000; 50(2):170-174.

30. Kiemeneij F, Serruys PW, Macaya C, et al: Continued benefit of coronary stenting versus balloon angioplasty: five-year clinical follow-up of Benestent-I trial. *J Am Coll Cardiol* 2001; 37(6):1598-1603.

31. Kimura T, Yokoi H, Nakagawa Y, et al: Three-year follow-up after implantation of metallic coronary-artery stents. *NEJM* 1996; 334(9):561-566.

32. Laham RJ, Carrozza JP, Berger C, et al: Long-term (4- to 6-year) outcome of Palmaz-Schatz stenting: paucity of late clinical stent-related problems. *J Am Coll Cardiol* 1996; 28(4):820-826.

33. Di Sciascio G, Patti G, D'Ambrosio A, Nusca A: Coronary stenting in patients with depressed left ventricular function: acute and long-term results in a selected population. *Catheter Cardiovasc Interv* 2003; 59(4):429-433.

34. Kornowski R, Mehran R, Satler LF, et al: Procedural results and late clinical outcomes following multivessel coronary stenting. *J Am Coll Cardiol* 1999; 33(2):420-426.

35. McGrath PD, Malenka DJ, Wennberg DE, et al: Changing outcomes in percutaneous coronary interventions: a study of 34,752 procedures in northern New England, 1990 to 1997. Northern New England Cardiovascular Disease Study Group. *J Am Coll Cardiol* 1999; 34(3):674-680.

36. Villareal RP, Lee VV, Elayda MA, Wilson JM: Coronary artery bypass surgery versus coronary stenting: risk-adjusted survival rates in 5,619 patients. *Tex Heart Inst J* 2002; 29(1):3-9.

37. Ellis SG, Guetta V, Miller D, et al: Relation between lesion characteristics and risk with percutaneous intervention in the stent and glycoprotein IIb/IIIa era: An analysis of results from 10,907 lesions and proposal for new classification scheme. *Circulation* 1999; 100(19):1971-1976.

38. Holmes DR Jr, Leon MB, Moses JW, et al: Analysis of 1-year clinical outcomes in the SIRIUS trial: a randomized trial of a sirolimus-eluting stent versus a standard stent in patients at high risk for coronary restenosis. *Circulation* 2004; 109(5):634-640.

39. Macaya C, Serruys PW, Ruygrok P, et al: Continued benefit of coronary stenting versus balloon angioplasty: one-year clinical follow-up of Benestent trial. Benestent Study Group. *J Am Coll Cardiol* 1996; 27(2):255-261.

40. Serruys PW, Unger F, Sousa JE, et al: Comparison of coronary-artery bypass surgery and stenting for the treatment of multivessel disease. *NEJM* 2001; 344(15):1117-1124.

41. Stone GW, Ellis SG, Cox DA, et al: One-year clinical results with the slow-release, polymer-based, paclitaxel-eluting TAXUS stent: the TAXUS-IV trial. *Circulation* 2004; 109(16):1942-1947.

42. Mehta SR, Yusuf S, Peters RJ, et al: Effects of pretreatment with clopidogrel and aspirin followed by long-term therapy in patients undergoing percutaneous coronary intervention: the PCI-CURE study. *Lancet* 2001; 358(9281):527-533.

43. Steinhubl SR, Berger PB, Mann JT 3rd, et al: Early and sustained dual oral antiplatelet therapy following percutaneous coronary intervention: a randomized controlled trial. *JAMA* 2002; 288(19):2411-2420.

44. Finkelstein A, McClean D, Kar S, et al: Local drug delivery via a coronary stent with programmable release pharmacokinetics. *Circulation* 2003; 107(5):777-784.

45. Ardissino D, Cavallini C, Bramucci E, et al: Sirolimus-eluting vs uncoated stents for prevention of restenosis in small coronary arteries: a randomized trial. *JAMA* 2004; 292(22):2727-2734.

46. Colombo A, Moses JW, Morice MC, et al: Randomized study to evaluate sirolimus-eluting stents implanted at coronary bifurcation lesions. *Circulation* 2004; 109(10):1244-1249.

47. Ge L, Iakovou I, Sangiorgi GM, et al: Treatment of saphenous vein graft lesions with drug-eluting stents: immediate and midterm outcome. *J Am Coll Cardiol* 2005; 45(7):989-994.

48. Iakovou I, Schmidt T, Bonizzoni E, et al: Incidence, predictors, and outcome of thrombosis after successful implantation of drug-eluting stents. *JAMA* 2005; 293(17):2126-2130.

49. Lemos PA, Saia F, Hofma SH, et al: Short- and long-term clinical benefit of sirolimus-eluting stents compared to conventional bare stents for patients with acute myocardial infarction. *J Am Coll Cardiol* 2004; 43(4):704-708.

50. Moussa I, Leon MB, Baim DS, et al: Impact of sirolimus-eluting stents on outcome in diabetic patients: a SIRIUS (SIRolImUS-coated Bx Velocity balloon-expandable stent in the treatment of patients with de novo coronary artery lesions) substudy. *Circulation* 2004; 109(19):2273-2278.

51. Nakamura S, Muthusamy TS, Bae JH, et al: Impact of sirolimus-eluting stent on the outcome of patients with chronic total occlusions. *Am J Cardiol* 2005; 95(2):161-166.

52. Stone GW, Ellis SG, Cannon L, et al: Comparison of a polymer-based paclitaxel-eluting stent with a bare metal stent in patients with complex coronary artery disease: a randomized controlled trial. *JAMA* 2005; 294(10):1215-1223.

53. Babapulle MN, Joseph L, Belisle P, et al: A hierarchical Bayesian meta-analysis of randomised clinical trials of drug-eluting stents. *Lancet* 2004; 364(9434):583-591.

54. Adelman AG, Cohen EA, Kimball BP, et al: A comparison of directional atherectomy with balloon angioplasty for lesions of the left anterior descending coronary artery. *NEJM* 1993; 329(4):228-233.

55. Appelman YE, Piek JJ, Strikwerda S, et al: Randomised trial of excimer laser angioplasty versus balloon angioplasty for treatment of obstructive coronary artery disease. *Lancet* 1996; 347(8994):79-84.

56. Foley DP, Melkert R, Umans VA, et al: Differences in restenosis propensity of devices for transluminal coronary intervention. A quantitative angiographic comparison of balloon angioplasty, directional atherectomy, stent implantation and excimer laser angioplasty. CARPORT, MERCATOR, MARCATOR, PARK, and BENESTENT Trial Groups. *Eur Heart J* 1995; 16(10):1331-1346.

57. Topol EJ, Leya F, Pinkerton CA, et al: A comparison of directional atherectomy with coronary angioplasty in patients with coronary artery disease. The CAVEAT Study Group. *NEJM* 1993; 329(4):221-227.

58. Bittl JA, Chew DP, Topol EJ, et al: Meta-analysis of randomized trials of percutaneous transluminal coronary angioplasty versus atherectomy, cutting balloon atherotomy, or laser angioplasty. *J Am Coll Cardiol* 2004; 43(6):936-942.

59. Feld H, Schulhoff N, Lichstein E, et al: Coronary atherectomy versus angioplasty: the CAVA Study. *Am Heart J* 1993; 126(1):31-38.

60. Beran G, Lang I, Schreiber W, et al: Intracoronary thrombectomy with the X-sizer catheter system improves epicardial flow and accelerates ST-segment resolution in patients with acute coronary syndrome: a prospective, randomized, controlled study. *Circulation* 2002; 105(20):2355-2360.

61. Stone GW, Cox DA, Low R, et al: Safety and efficacy of a novel device for treatment of thrombotic and atherosclerotic lesions in native coronary arteries and saphenous vein grafts: results from the multicenter X-Sizer for treatment of thrombus and atherosclerosis in coronary applications trial (X-TRACT) study. *Catheter Cardiovasc Interv* 2003; 58(4):419-427.

62. Baim DS, Wahr D, George B, et al: Randomized trial of a distal embolic protection device during percutaneous intervention of saphenous vein aorto-coronary bypass grafts. *Circulation* 2002; 105(11):1285-1290.

63. Stone GW, Webb J, Cox DA, et al: Distal microcirculatory protection during percutaneous coronary intervention in acute ST-segment elevation myocardial infarction: a randomized controlled trial. *JAMA* 2005; 293(9):1063-1072.

64. Casella G, Klauss V, Ottani F, et al: Impact of intravascular ultrasound-guided stenting on long-term clinical outcome: a meta-analysis of available studies comparing intravascular ultrasound-guided and angiographically guided stenting. *Catheter Cardiovasc Interv* 2003; 59(3):314-321.

65. Tonino PA, De Bruyne B, Pijls NH, et al: Fractional flow reserve versus angiography for guiding percutaneous coronary intervention. *NEJM* 2009; 360(3):213-224.

66. Leon MB, Teirstein PS, Moses JW, et al: Localized intracoronary gamma-radiation therapy to inhibit the recurrence of restenosis after stenting. *NEJM* 2001; 344(4):250-256.

67. Waksman R, Bhargava B, White RL, et al: Intracoronary radiation for patients with refractory in-stent restenosis: an analysis from the WRIST-Crossover Trial. Washington Radiation for In-stent Restenosis Trial. *Cardiovasc Radiat Med* 1999; 1(4):317-322.

68. Briguori C, Sarais C, Pagnotta P, et al: Elective versus provisional intra-aortic balloon pumping in high-risk percutaneous transluminal coronary angioplasty. *Am Heart J* 2003; 145(4):700-707.

69. Thiele H, Lauer B, Hambrecht R, et al: Reversal of cardiogenic shock by percutaneous left atrial-to-femoral arterial bypass assistance. *Circulation* 2001; 104(24):2917-2922.

70. Thiele H, Sick P, Boudriot E, et al: Randomized comparison of intra-aortic balloon support with a percutaneous left ventricular assist device in patients with revascularized acute myocardial infarction complicated by cardiogenic shock. *Eur Heart J* 2005; 26(13):1276-1283.

71. Nikolsky E, Mehran R, Halkin A, et al: Vascular complications associated with arteriotomy closure devices in patients undergoing percutaneous coronary procedures: a meta-analysis. *J Am Coll Cardiol* 2004; 44(6):1200-1209.

72. Mann T, Cowper PA, Peterson ED, et al: Transradial coronary stenting: comparison with femoral access closed with an arterial suture device. *Catheter Cardiovasc Interv* 2000; 49(2):150-156.

73. Wong SC, Minutello R, Hong MK. Neurological complications following percutaneous coronary interventions (a report from the 2000-2001 New York State Angioplasty Registry). *Am J Cardiol* 2005; 96(9):1248-1250.

74. Fuchs S, Stabile E, Kinnaird TD, et al: Stroke complicating percutaneous coronary interventions: incidence, predictors, and prognostic implications. *Circulation* 2002; 106(1):86-91.

75. Califf RM, Abdelmeguid AE, Kuntz RE, et al: Myonecrosis after revascularization procedures. *J Am Coll Cardiol* 1998; 31(2):241-251.

76. Stone GW, Mehran R, Dangas G, et al: Differential impact on survival of electrocardiographic Q-wave versus enzymatic myocardial infarction after percutaneous intervention: a device-specific analysis of 7147 patients. *Circulation* 2001; 104(6):642-647.

77. Brener SJ, Lytle BW, Schneider JP, et al: Association between CK-MB elevation after percutaneous or surgical revascularization and three-year mortality. *J Am Coll Cardiol* 2002; 40(11):1961-1967.

78. Briguori C, Colombo A, Airoldi F, et al: Statin administration before percutaneous coronary intervention: impact on periprocedural myocardial infarction. *Eur Heart J* 2004; 25(20):1822-1828.

79. Lee CH, Wong HB, Tan HC, et al: Impact of reversibility of no reflow phenomenon on 30-day mortality following percutaneous revascularization for acute myocardial infarction-insights from a 1,328 patient registry. *J Interv Cardiol* 2005; 18(4):261-266.

80. Ellis SG, Ajluni S, Arnold AZ, et al: Increased coronary perforation in the new device era. Incidence, classification, management, and outcome. *Circulation* 1994; 90(6):2725-2730.

81. Fasseas P, Orford JL, Panetta CJ, et al: Incidence, correlates, management, and clinical outcome of coronary perforation: analysis of 16,298 procedures. *Am Heart J* 2004; 147(1):140-145.

82. Fejka M, Dixon SR, Safian RD, et al: Diagnosis, management, and clinical outcome of cardiac tamponade complicating percutaneous coronary intervention. *Am J Cardiol* 2002; 90(11):1183-1186.

83. Schachinger V, Hamm CW, Munzel T, et al: A randomized trial of polytetrafluoroethylene-membrane-covered stents compared with conventional stents in aortocoronary saphenous vein grafts. *J Am Coll Cardiol* 2003; 42(8):1360-1369.

84. Ly H, Awaida JP, Lesperance J, Bilodeau L: Angiographic and clinical outcomes of polytetrafluoroethylene-covered stent use in significant coronary perforations. *Am J Cardiol* 2005; 95(2):244-246.

85. Briguori C, Nishida T, Anzuini A, et al: Emergency polytetrafluoroethylene-covered stent implantation to treat coronary ruptures. *Circulation* 2000; 102(25):3028-3031.

86. Freeman RV, O'Donnell M, Share D, et al: Nephropathy requiring dialysis after percutaneous coronary intervention and the critical role of an adjusted contrast dose. *Am J Cardiol* 2002; 90(10):1068-1073.

87. Marenzi G, Lauri G, Assanelli E, et al: Contrast-induced nephropathy in patients undergoing primary angioplasty for acute myocardial infarction. *J Am Coll Cardiol* 2004; 44(9):1780-1785.

88. Mehran R, Aymong ED, Nikolsky E, et al: A simple risk score for prediction of contrast-induced nephropathy after percutaneous coronary intervention: development and initial validation. *J Am Coll Cardiol* 2004; 44(7):1393-1399.

89. Mueller C, Buerkle G, Buettner HJ, et al: Prevention of contrast media-associated nephropathy: randomized comparison of 2 hydration regimens in 1620 patients undergoing coronary angioplasty. *Arch Intern Med* 2002; 162(3):329-336.

90. Lindsay J, Apple S, Pinnow EE, et al: Percutaneous coronary intervention-associated nephropathy foreshadows increased risk of late adverse events in patients with normal baseline serum creatinine. *Catheter Cardiovasc Interv* 2003; 59(3):338-343.

91. Aspelin P, Aubry P, Fransson SG, et al: Nephrotoxic effects in high-risk patients undergoing angiography. *NEJM* 2003; 348(6):491-499.

92. Misra D, Leibowitz K, Gowda RM, et al: Role of N-acetylcysteine in prevention of contrast-induced nephropathy after cardiovascular procedures: a meta-analysis. *Clin Cardiol* 2004; 27(11):607-610.

93. Tepel M, van der Giet M, Schwarzfeld C, et al: Prevention of radiographic-contrast-agent-induced reductions in renal function by acetylcysteine. *NEJM* 2000; 343(3):180-184.

94. Kagan A, Sheikh-Hamad D: Contrast-induced kidney injury: focus on modifiable risk factors and prophylactic strategies. *Clin Cardiol* 2010; 33(2):62-66.

95. Andersen HR, Nielsen TT, Rasmussen K, et al: A comparison of coronary angioplasty with fibrinolytic therapy in acute myocardial infarction. *NEJM* 2003; 349(8):733-742.

96. Ribichini F, Steffenino G, Dellavalle A, et al: Comparison of thrombolytic therapy and primary coronary angioplasty with liberal stenting for inferior myocardial infarction with precordial ST-segment depression: immediate and long-term results of a randomized study. *J Am Coll Cardiol* 1998; 32(6):1687-1694.

97. Schomig A, Kastrati A, Dirschinger J, et al: Coronary stenting plus platelet glycoprotein IIb/IIIa blockade compared with tissue plasminogen activator in acute myocardial infarction. Stent versus Thrombolysis for Occluded Coronary Arteries in Patients with Acute Myocardial Infarction Study Investigators. *NEJM* 2000; 343(6):385-391.

98. Antoniucci D, Santoro GM, Bolognese L, et al: A clinical trial comparing primary stenting of the infarct-related artery with optimal primary angioplasty for acute myocardial infarction: results from the Florence Randomized Elective Stenting in Acute Coronary Occlusions (FRESCO) trial. *J Am Coll Cardiol* 1998; 31(6):1234-1239.

99. Mahdi NA, Lopez J, Leon M, et al: Comparison of primary coronary stenting to primary balloon angioplasty with stent bailout for the treatment of patients with acute myocardial infarction. *Am J Cardiol* 1998; 81(8):957-963.

100. Neumann FJ, Kastrati A, Schmitt C, et al: Effect of glycoprotein IIb/IIIa receptor blockade with abciximab on clinical and angiographic restenosis rate after the placement of coronary stents following acute myocardial infarction. *J Am Coll Cardiol* 2000; 35(4):915-921.

101. Rodriguez A, Bernardi V, Fernandez M, et al: In-hospital and late results of coronary stents versus conventional balloon angioplasty in acute myocardial infarction (GRAMI trial). Gianturco-Roubin in Acute Myocardial Infarction. *Am J Cardiol* 1998; 81(11):1286-1291.

102. Berger PB, Holmes DR Jr, Stebbins AL, et al: Impact of an aggressive invasive catheterization and revascularization strategy on mortality in patients with cardiogenic shock in the Global Utilization of Streptokinase and Tissue Plasminogen Activator for Occluded Coronary Arteries (GUSTO-I) trial. An observational study. *Circulation* 1997; 96(1):122-127.

103. Giugliano GR, Kuntz RE, Popma JJ, et al: Determinants of 30-day adverse events following saphenous vein graft intervention with and without a distal occlusion embolic protection device. *Am J Cardiol* 2005; 95(2):173-177.

104. Schomig A, Ndrepepa G, Mehilli J, et al: A randomized trial of coronary stenting versus balloon angioplasty as a rescue intervention after failed thrombolysis in patients with acute myocardial infarction. *J Am Coll Cardiol* 2004; 44(10):2073-2079.

105. Sutton AG, Campbell PG, Graham R, et al: A randomized trial of rescue angioplasty versus a conservative approach for failed fibrinolysis in ST-segment elevation myocardial infarction: the Middlesbrough Early Revascularization to Limit INfarction (MERLIN) trial. *J Am Coll Cardiol* 2004; 44(2):287-296.

106. Brener SJ, Ellis SG, Apperson-Hansen C, et al: Comparison of stenting and balloon angioplasty for narrowings in aortocoronary saphenous vein conduits in place for more than five years. *Am J Cardiol* 1997; 79(1):13-18.

107. Eeckhout E, Goy JJ, Stauffer JC, et al: Endoluminal stenting of narrowed saphenous vein grafts: long-term clinical and angiographic follow-up. *Cathet Cardiovasc Diagn* 1994; 32(2):139-146.

108. Frimerman A, Rechavia E, Eigler N, et al: Long-term follow-up of a high risk cohort after stent implantation in saphenous vein grafts. *J Am Coll Cardiol* 1997; 30(5):1277-1283.

109. Piana RN, Moscucci M, Cohen DJ, et al: Palmaz-Schatz stenting for treatment of focal vein graft stenosis: immediate results and long-term outcome. *J Am Coll Cardiol* 1994; 23(6):1296-1304.

110. Wong SC, Baim DS, Schatz RA, et al: Immediate results and late outcomes after stent implantation in saphenous vein graft lesions: the multicenter U.S. Palmaz-Schatz stent experience. The Palmaz-Schatz Stent Study Group. *J Am Coll Cardiol* 1995; 26(3):704-712.

111. Sianos G, Morel MA, Kappetein AP, et al: The SYNTAX Score: an angiographic tool grading the complexity of coronary artery disease. *EuroIntervention* 2005; 1(2):219-227.

112. Valgimigli M, Serruys PW, Tsuchida K, et al: Cyphering the complexity of coronary artery disease using the syntax score to predict clinical outcome in patients with three-vessel lumen obstruction undergoing percutaneous coronary intervention. *Am J Cardiol* 2007; 99(8):1072-1081.

113. Kennedy JA, Kiosoglous AJ, Murphy GA, et al: Effect of perhexiline and oxfenicine on myocardial function and metabolism during low-flow ischemia/reperfusion in the isolated rat heart. *J Cardiovasc Pharmacol* 2000; 36(6):794-801.

114. Morrow DA, Givertz MM. Modulation of myocardial energetics: emerging evidence for a therapeutic target in cardiovascular disease. *Circulation* 2005; 112(21):3218-3221.

115. Tracey WR, Treadway JL, Magee WP, et al: Cardioprotective effects of ingliforib, a novel glycogen phosphorylase inhibitor. *Am J Physiol Heart Circ Physiol* 2004; 286(3):H1177-1184.

116. Perin EC, Dohmann HF, Borojevic R, et al: Improved exercise capacity and ischemia 6 and 12 months after transendocardial injection of autologous bone marrow mononuclear cells for ischemic cardiomyopathy. *Circulation* 2004; 110(11 Suppl 1):II213-218.

117. Sabaté M. Diabetes and Sirolimus-Eluting Stent (DIABETES) Trial. *Transcatheter Therapeutics*, 2004; Washington, DC.

118. Hermiller JB, Raizner A, Cannon L, et al: Outcomes with the polymer-based paclitaxel-eluting TAXUS stent in patients with diabetes mellitus: the TAXUS-IV trial. *J Am Coll Cardiol* 2005; 45(8):1172-1179.

119. Valgimigli M, Percoco G, Malagutti P, et al: Tirofiban and sirolimus-eluting stent vs abciximab and bare-metal stent for acute myocardial infarction: a randomized trial. *JAMA* 2005; 293(17):2109-2117.

120. Kelbaeck H, editor. Stenting of Coronary Arteries in Non-Stress/BENESTENT Disease (SCANDSTENT). American College of Cardiology 2005 Scientific Sessions; 2005; Orlando, FL.

121. Degertekin M, Arampatzis CA, Lemos PA, et al: Very long sirolimus-eluting stent implantation for de novo coronary lesions. *Am J Cardiol* 2004; 93(7):826-829.

122. Schampaert E, Cohen EA, Schluter M, et al: The Canadian study of the sirolimus-eluting stent in the treatment of patients with long de novo lesions in small native coronary arteries (C-SIRIUS). *J Am Coll Cardiol* 2004; 43(6):1110-1115.

123. Schofer J, Schluter M, Gershlick AH, et al: Sirolimus-eluting stents for treatment of patients with long atherosclerotic lesions in small coronary arteries: double-blind, randomised controlled trial (E-SIRIUS). *Lancet* 2003; 362(9390):1093-1099.

124. Cervinka P, Stasek J, Pleskot M, Maly J. Treatment of coronary bifurcation lesions by stent implantation only in parent vessel and angioplasty in sidebranch: immediate and long-term outcome. *J Invasive Cardiol* 2002; 14(12):735-740.

125. Tanabe K, Hoye A, Lemos PA, et al: Restenosis rates following bifurcation stenting with sirolimus-eluting stents for de novo narrowings. *Am J Cardiol* 2004; 94(1):115-118.

126. Yamashita T, Nishida T, Adamian MG, et al: Bifurcation lesions: two stents versus one stent—immediate and follow-up results. *J Am Coll Cardiol* 2000; 35(5):1145-1151.

127. Kastrati A, Mehilli J, von Beckerath N, et al: Sirolimus-eluting stent or paclitaxel-eluting stent vs balloon angioplasty for prevention of recurrences in patients with coronary in-stent restenosis: a randomized controlled trial. *JAMA* 2005; 293(2):165-171.

128. Ellis SG, Myler RK, King SB 3rd, et al: Causes and correlates of death after unsupported coronary angioplasty: implications for use of angioplasty and advanced support techniques in high-risk settings. *Am J Cardiol* 1991; 68(15):1447-1451.

富 强 王 欣 译

第 21 章

体外循环下心肌再血管化

Kevin L. Greason,
Thoralf M. Sundt Ⅲ

简介

　　冠心病在美国是死亡率最高的疾病，每年死于此病的患者超过 50 万人。冠心病对老年患者威胁甚大，该病死亡者中，年龄超过 65 岁者占 80%[1]。未来的 20 年内，65 岁以上的患者人数将翻倍[2]。加之糖尿病、肥胖等冠心病的危险因素在高龄人群的高发病率，冠心病的威胁将日益增加。

　　心肌血运重建是治疗冠心病、延长寿命的有效治疗方法。血运重建技术包括经皮冠脉介入术（PCI）以及体外循环下或非体外循环下冠状动脉旁路移植术（CABG）。尽管冠心病的危险因素在增加，目前 CABG 技术仍可以做到围手术期较低的死亡率，并具有良好的远期治疗效果[3]。与 PCI 或非体外CABG 相比，体外循环下的 CABG 一直是冠心病的标准治疗方案[4,5]，并且在将来的一段时间内，该技术仍会是治疗冠心病的基石。

CABG 的历史

　　现代利用 CABG 进行心肌血运重建技术源自 1954 年，John Gibbon 研发并报道了冠状动脉旁路移植器械[6]。1957 年Mason Sones 在克利夫兰心脏中心发展了冠状动脉血管成形技术，为选择性冠脉血运重建开辟了道路[7]。1969 年 Rene Favaloro 和 Donald B. Effler 报道了他们处理闭塞性冠脉病变的技术，并引发了最初的一系列关于主动脉-静脉-冠状动脉移植的报道[8]。同时，Dudley Johnson 在密尔沃基发表了包括 301 例患者的研究报告[9]。其后大样本研究中证明了此项技术的成功并开辟了现代冠脉手术的先河。

手术适应证

　　CABG 手术的适应证已在本书的第 19 章作了详细的论述。

总的来说，美国心脏学会和美国心脏病学会（AHA/ACC）提出的适应证主要基于慢性稳定性心绞痛患者外科手术与药物治疗效果的对比研究[10]。其中三项主要的研究为冠状动脉外科研究（Coronary Artery Surgery Study，CASS）、退伍军人协会合作研究组（Veterans Administration Cooperative Study Group，VA）及欧洲冠状动脉外科研究（European Coronary Surgery Study，ECSS）。结果显示了血运重建对于高危患者（由心绞痛和（或）缺血严重程度、病变血管数量以及左室功能所界定）的治疗优势[11-13]。

预估手术风险

　　对于手术风险的预估可以让外科医师和患者对手术可能的受益以及围手术期死亡率等风险进行权衡。手术之前患者对于受益/风险的知情同意尤为重要。准确的手术风险预估对于医疗质量的提高也有帮助，并可评价不同治疗方案以及医师水平。

　　一系列的心外科数据库被用于研发预测 CABG 术围手术期并发症、死亡率的模型[10]。其中 STS Risk Calculator为一种更为便利的评价软件，此软件利用 STS 的数据（表 21-1）对个体患者进行风险评估。数据库包含了1997-1999 年在美国接受 CABG 手术的 503478 名患者信息，可供公众使用。

　　总体而言，STS 数据库报道的术后 30 日死亡率、严重并发症发生率分别为 3.05% 以及 13.4%。其中并发症包括脑血管意外（1.6%）、肾衰竭（3.5%）、再手术（5.2%）、延长呼吸机辅助通气（5.9%）以及胸骨感染（0.63%）。该数据库对 30 项可能的术前危险因素进行分析、分层后得到了风险模型（表 21-2、21-3）。除胸骨伤口感染以外，其他并发症与死亡率的上升均有明显相关性。

表 21-1　CABG 手术后与死亡率相关的独立危险因素

危险因素	比值比（Odds Ratio）	95% 可信区间
多次手术	4.19	3.61 ~ 4.86
再次手术	2.76	2.62 ~ 2.91
休克	2.04	1.90 ~ 2.19
手术情况	1.96	2.88 ~ 2.05
肾衰竭/透析	1.88	1.80 ~ 1.96
免疫抑制剂的应用	1.75	1.57 ~ 1.95
胰岛素依赖型糖尿病	1.5	1.42 ~ 1.58
应用主动脉内球囊反搏	1.46	1.37 ~ 1.55
慢性肺部疾病	1.41	1.35 ~ 1.48
经皮冠状动脉造影术 <6h	1.32	1, 18 ~ 1.48

表 21-2　CABG 手术后发生严重并发症的危险因素

危险因素	比值比（Odds Ratio）	95% 可信区间
肾衰竭/透析	2.49	2.41 ~ 2.58
再次手术	2.13	1.92 ~ 2.36
休克	1.86	1.78 ~ 1.95
应用主动脉内球囊反搏	1.78	1.72 ~ 1.84
初次手术	1.75	1.70 ~ 1.81
胰岛素依赖型糖尿病	1.59	1.54 ~ 1.64
手术情况	1.58	1.53 ~ 1.63
慢性肺部疾病	1.41	1.38 ~ 1.45
免疫抑制剂的应用	1.34	1.26 ~ 1.43
经皮冠状动脉造影术 <6h	1.33	1.23 ~ 1.43

从上述相关风险中可大致估算出手术死亡率。对于手术死亡率影响最大的几个因素包括：非择期手术、低射血分数、既往心脏手术。患者伴发糖尿病、外周血管病变、肾功能不全、慢性梗阻性肺病（chronic obstructive pulmonary disease，COPD）等慢性疾病，也会增高手术死亡率[10]。

术前评估

■ 患者评估

尽管存在风险预估模型，但临床患者评估仍不可被取代。不幸的是，医生对患者评估更多关注的是患者冠脉解剖学改变，而非患者缺血性病变的性质、持续时间、严重程度以及有无慢性心衰的表现。另外，脑血管以及外周血管病变、恶性肿瘤、胸骨区放疗、COPD、糖尿病、肝肾功能不全等因素也可对患者围手术期出现并发症产生影响，这些危险因素并未全部纳入在风险预估模型中。

同时，应了解目前患者用药种类、剂量，尤其是抗血小板药物如氯吡格雷。近期服用氯吡格雷与术中出血量大以及再次手术相关[15]。大多数外科医师建议停药 5 天后进行 CABG 手术。

心脏、肺部的体格检查应着重于观察患者有无缺血性或瓣膜性心脏病的迹象。如发现心脏杂音应进行进一步检查。另外，应考虑胸骨前的软组织是否足够伤口缝合，是否有静脉曲张或既往静脉剥脱，后者会影响血管桥的选择方案。应检查外周血管搏动，以便评估从哪侧下肢取静脉或放置球囊反搏。若预备获取桡动脉，尺神经、桡神经、正中神经也应进行检查。

实验室检查的项目应就患者个体临床情况所定，但至少需包含肾功能（肌酐）、全血细胞分析、胸部 X 线。心电图注意有无既往心肌梗死或传导束异常证据。影像学检查应除外肿瘤、活动性肺部感染、升主动脉钙化等病变。钙化会影响动脉打孔和上侧壁钳，如有钙化应进一步行 CT 检查。

表 21-3　发生术后特定并发症的危险因素

卒中	肾衰竭	通气支持延长	纵隔炎	再次手术
危险因素与比值比（Odds Ratio）				
PVD/CVD 1.5	肾衰竭/透析 4.3	多次手术 2.3	IDDM 2.74	多次手术 1.69
肾衰竭/透析 1.49	IDDM 2.26	IABP 2.26	慢性肺部疾病 1.62	休克 1.46
IDDM 1.48	休克 1.6	初次手术 1.97	NIDDM 1.53	初次手术 1.40
既往 CVA 1.43	多次手术 1.6	肾衰竭/透析 1.95	应用免疫抑制剂 1.49	PTCA＜6 小时 1.42
手术情况 1.38	初次手术 1.55	休克 1.95	IABP 1.43	肾衰竭/透析 1.38
休克 1.36	IABP 1.54	慢性肺部疾病 1.67	二尖瓣关闭不全 1.39	IABP 1.36
NIDDM 1.36	应用免疫抑制剂 1.48	IDDM 1.53	肥胖女性 1.38	慢性肺部疾病 1.32
高血压 1.30	PTCA＜6 小时 1.46	手术情况 1.46	肾衰竭/透析 1.27	二尖瓣关闭不全 1.31

造影所见影响血流动力学的冠状动脉病变狭窄大于 50%，此类病变会影响冠脉血流储备以及远端灌注压力[10]。若存在此类病变，应在术前利用心导管或超声（推荐）对左室功能、室壁运动情况以及瓣膜病变程度进行评估。

外科医师应和患者以及家属建立良好关系，应向其充分交代手术风险、获益以及其他治疗选择等，以达到知情同意。理想状态下，沟通时应有家属在场，因为患者在压力下往往不能全面理会内容。涉及手术并发症、死亡率等相关内容时，医师更多应与患者家属交流。另外，术后恢复时间、过程等信息应与患者及家属沟通。明确的围手术期沟通可降低各方对于外科手术的焦虑并有助于术后早期回复。在涉及法律问题时，良好的医患沟通也是对于医生的保护。

血管桥

■ 胸廓内动脉

左侧胸廓内动脉（internal thoracic artery，ITA）作为桥血管，在重建前降支血运上已被证实可以达成良好的早期及远期生存率，以及可以更好的改善患者预后[24]。无论患者年龄大小，ITA 都可以起到较好的远期通畅率以及临床效果，这使其成为桥血管吻合前降支的第一选择，并且引发了人们对右侧 ITA 吻合其他血管可行性的讨论。

特点

胸廓内动脉特有的分子细胞学特点，使之成为唯一的能够抗粥样硬化，并能保持极高的长期通畅率的动脉。其抗动脉粥样硬化的特性或许与其在被取出时，相比静脉内膜损伤更小有关。在电子显微镜下，几乎未在胸廓内动脉内膜发现易发生血栓的缺损，但是静脉血管桥中却更常见[16]。它有一层致密完整不透明的弹性内膜，可以抑制细胞迁入和此后的过度增生。胸廓内动脉的中层薄而平滑肌细胞少，使得其血管反应性低。虽然平滑肌数量不多，但还可以根据其生物化学和超显微结构特点分为几类。与胸廓内动脉相比，隐静脉的平滑肌细胞在血小板源性生长因子的作用下会表现出明显的增生。血管搏动时的机械扩张，可以对隐静脉细胞起到有效的促分裂作用，而对胸廓内动脉则无效[17,18]。

胸廓内动脉的血管活性也很有特点，它能产生很高的前列环素，并以此扩张血管并抑制血小板活性。此外，与隐静脉相比，胸廓内动脉的内皮可以产生更大量的强力的血管扩张剂一氧化氮[19]。而且发现一氧化氮可以拮抗内源性血管内皮素引起的血管收缩[20]。最后，ITA 在一段时间后表现出适应血流的重构改变，在术后晚期血管造影中可以发现其变得更加粗大[21]。

胸廓内动脉的外科解剖

ITA 起自锁骨下动脉上段、甲状颈干对侧。70%的患者左侧 ITA 为独立起源血管，30%患者 ITA 与其他动脉共干。95%的患者右侧 ITA 为独立起源血管[22]。在锁骨和第一肋骨水平，ITA 第一次向下走行于锁骨下静脉的中后方以及无名静脉外侧。在此区域，膈神经在到达心包之前从 ITA 外侧跨越至内侧。66%的左侧 ITA 以及 74%的右侧 ITA 前方有膈神经丛跨越[22]，因此，在取 ITA 近端时应警惕损伤膈神经。

在第一肋软骨下方 ITA 垂直向下稍偏外侧走行较短距离，紧接着走行于前 6 肋软骨后方并伴行于内侧肋间肌。ITA 在胸腔上段有一长短不一的裸露区，仅有胸内筋膜以及壁层胸膜覆盖，之后 ITA 后方有胸横肌覆盖。在第一肋间水平，左侧 ITA 距胸骨边缘（10.5 ± 3.2）mm，在第六肋间距离增加至（20.0 ± 6.7）mm。右侧 ITA 比左侧 ITA 距胸骨边缘稍近。在第六肋间 ITA 分为终末支：腹壁上动脉和膈肌动脉。ITA 在原位长度为 15 ~ 26cm，平均（20.4 ± 2.1）cm，左侧略长于右侧[22]，由一对乳内静脉伴行。在最上端两支静脉汇合为一支走行于动脉内侧，汇入无名静脉。

带蒂取血管技术

胸骨切开后，使用乳内牵开器暴露乳内床（图 21-1）。过度牵拉胸骨可导致肋骨骨折、胸肋关节脱位，造成术后剧烈疼痛，也可导致臂丛神经损伤。将壁层胸膜、软组织、脂肪等从胸壁上分离。建议打开左侧胸腔，更好的暴露 ITA，尤其在近端，从而保证 ITA 在关胸后自然地走行。将手术台轻轻转向患者左侧，减少辅助通气潮气量，可使术野更清晰。

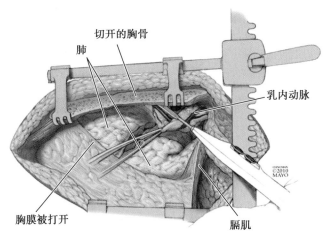

图 21-1　切取 ITA

用手触摸裸露区或肌肉覆盖区域，可在胸骨缘外侧找到 ITA。取血管可采用带蒂技术、半骨骼化技术或骨骼化技术采集。带蒂采集时可从第三、四肋间裸露区切开，或从胸骨下段切开。开始时应避免含有分支的肋间区域。用较低能量电刀（如 20）将胸内筋膜从内侧切开 4cm。用电刀头将血管蒂小心地从胸骨上钝性分离。也可用钳子尖辅助分离，或轻轻牵拉筋膜。ITA 组织脆弱，不能用止血钳钳夹。轻轻向后牵拉血管蒂暴露动静脉分支，夹住。

在血管蒂游离有 4cm 左右时，从外侧切开胸内筋膜，使得血管蒂从胸壁垂下。向近端分离至锁骨下静脉和 ITA 分叉处。暴露近端时注意避免损伤膈神经。取完血管，将患者肝素化，血管蒂喷洒罂粟碱溶液（1ml［30mg］罂粟碱加入 9cml 盐水）。肝素化 3 分钟后，在分叉前断开 ITA 远端，断端用哈巴狗钳钳夹。或者血管蒂可保留在原位，使用时再断开。

骨骼化取血管技术

带蒂取 ITA 后胸骨血供受很大影响，骨骼化取血管可以在一定程度上减少胸骨缺血。2 项前瞻性随机研究对胸骨进行

PECT 骨扫描以评估胸骨血供。骨骼化技术比带蒂技术对胸骨血供的影响少得多。多重变量分析显示，血管切取技术是影响术后胸骨缺血的唯一因素[23,24]。

在取双侧 ITA 时，使用骨骼化技术可减少胸骨感染。Matsa 及同事在 765 名双侧骨骼化技术取 ITA 的患者中观察发现，胸骨深部感染发生率为 1.7%。其中 231 名糖尿病患者感染率为 2.6%，与非糖尿病患者无明显差异[25]。Calafiore 及同事观察了 842 名双侧骨骼化技术取 ITA 患者，与非骨骼化技术取双侧 ITA 的对照组患者进行比较。骨骼化技术组的胸骨并发症较带蒂对照组少。糖尿病患者在此观察中收益最大，骨骼化技术组胸骨并发症发生率为 2.2%，而带蒂技术组为 10%[26]。

使用骨骼化技术时，只对动脉进行游离，保证胸内静脉丛的完整。尽管骨骼化取血管技术要求更高、更为耗时，但对比带蒂取血管，该技术能增加动脉管径及流量，同时也往往能得到更长的动脉桥[26]。有些医师担心血管的功能完整性、血管反应特点以及近远期通畅率。但一些研究发现两种技术间，内膜完整性、血管反应性并无差异[27-29]，近期、中期通畅率也无差异[30,31]。

通畅率

1985 年 Barner 及同事发现，ITA 作为桥血管吻合至前降支比静脉桥具有更为卓越的远期通畅率[32]。通畅率高即代表更高的 10 年生存率（LITA 桥 82.6%，静脉桥 71%）、更少的心肌梗死事件、更少因心脏事件再次入院、更少再次手术[33]。在当下，尽管应用改善静脉桥的药物，ITA 旁路效果依旧更为出色。BARI 试验中，ITA 桥 1 年、4 年通畅率分别为 98%、91%，静脉桥为 87%、83%[34,35]。在远期随访中 ITA 桥的高通畅率显示的更为清晰。对 1408 名 CABG 术后出现症状的患者行血管造影，10 年、15 年 ITA 桥通畅率 95%、88%，静脉桥为 61%、32%[36]。

■ 桡动脉

使用桡动脉作为桥血管，最先由 Carpentier 及同事在 1973 年报道。手术中血管痉挛较为常见，通常用机械扩张处理。最初的结果令人失望，2 年随访时 32% 的桥血管闭塞[37]。因此桡动脉一度被放弃在 CABG 中作为桥血管使用。Acar 等人的研究令桡动脉技术得以重见天日，围手术期显示早期闭塞的桡动脉桥，在 15 年再行造影时显示为通畅。Acar 提出桡动脉采集时的损伤导致了血管痉挛和闭塞[38]。用带蒂技术取血管结合药物防止血管痉挛可使桡动脉桥在中-远期有良好效果[39]。因此桡动脉在冠脉血运重建中可作为重要的补充材料。

特点

组织学上，桡动脉具有有孔弹性内膜，中层血管壁比 ITA 厚，平滑肌细胞密度高[40]。在采集血管时桡动脉粥样硬化发生率为 28%，比 ITA 的 6% 高。还不能肯定这是否代表桡动脉桥更易于粥样硬化[41]。

生理学上，桡动脉像 ITA 一样，对去甲肾上腺素敏感。但由于桡动脉所含肌肉更多，其收缩更为有力，更易痉挛[42]。幸运的是，桡动脉对血管扩张药均较敏感，包括钙离子拮抗剂、罂粟碱、硝酸酯类以及米力农等。在体外实验中，硝酸甘

油对抑制和逆转桡动脉痉挛最为有效[43]。随机试验证明，在预防 CABG 术后桡动脉桥痉挛方面，硝酸甘油与地尔硫革相比临床适应性更强、效果相当，且更为便宜[44]。

桡动脉的外科解剖

桡动脉起自肱动脉肱二头肌肌腱近端。在前臂近端，桡动脉沿肱桡肌下缘走形，远端走行于肌肉表面、前肱筋膜之下，位于肱桡肌肌腱与桡侧腕屈肌之间，桡骨以及旋前方肌之前。桡动脉发出许多侧支供应小肌肉。在腕部，桡动脉分出掌腕支、背腕支、掌浅支以及掌深支。桡动脉全程有丰富的静脉伴行[45]。桡动脉平均长度为 18 ~ 22cm，腔内直径 2 ~ 3mm[46]。

血管采集技术

一般选取非有利手臂，一方面担心小的神经损伤，另一方面取左侧桡动脉可与左 ITA 同时进行。上肢远端须有尺动脉的足够血供，以保证手部的活性。血供情况最好由超声确定[47]。如需要，有利手的桡动脉也可切取。Tatoulis 及同事报道了 261 名患者在双取双侧桡动脉后双上肢功能正常[48]。

将上臂与手进行消毒与无菌包裹。上臂展开置于台上（图 21-2），在桡动脉表面皮肤行略向内侧弯曲切口，起于桡骨茎状突近端 2cm，止于肘皮褶远端 2cm、肱二头肌肌腱内侧 1cm。用电刀分离皮下组织，可根据外科医师喜好选择切入点，切开前臂深筋膜。

用尽量简单的操作取带蒂桡动脉，可结合锐性分离、扩张等，或使用超声刀（我们的建议）。有数据显示，使用超声刀可保证早期桥血管流量[49]。在前臂近端，将肱桡肌向外侧轻轻牵拉有助于显露。前臂远端要显露并分离伴行静脉。近端分离至桡动脉内侧的桡返动脉以及静脉丛。我们常规保留桡返动脉。分离动脉两端并离断，将血管保存在室温下乳酸、硝酸甘油、罂粟碱溶液中。

取下桡动脉后，术野进行止血，逐层关闭切口。可放置引流减少术后浆液性渗出。用弹力绷带包扎前臂，将前臂放回原体位。近期有内镜取桡动脉方法，效果比较满意。但此方法与桥血管通畅率关系不明[50]，我们尚未采用此种方法。

取桡动脉时应特别注意两条皮神经。前臂外侧皮神经位于肱桡肌肌腹表面，走行贴近其内侧缘。切口应沿肱桡肌内侧以避免损伤。此神经损伤可导致前臂桡侧麻木。桡神经浅表支位于肱桡肌下方，在前臂近端 2/3 区域与桡动脉并行。损伤此神经可导致拇指以及手背部麻木。通过减少肱桡肌外侧牵拉可避免损伤到此神经[45,51]。1/3 的患者在取桡动脉后会出现麻木、拇指活动差；幸运的是，这些症状会逐渐消失，1 年后有 10% 患者仍有症状，1% 症状严重[52-54]。

通畅率

Acar 等人 1992 年报道 122 例桡动脉行旁路移植，2 周时通畅率为 100%，9 月时通畅率为 93%[55]。另有研究报道称 4 年时通畅率 89%。许多因素可能影响桡动脉通畅率，其中包括目标血管的流出道以及竞争血流。在有关桡动脉通畅率的前瞻性随机研究中，目标冠脉病变重，桡动脉闭塞率低（> 90% 狭窄 = 5.9% 对比 70% ~ 89% 狭窄 = 11.8%）[56]。对于右冠移植的失败概率最高，原因可能更多来自冠状动脉本身。一项研究显示，对于右冠状动脉旁路移植，桡动脉与静脉桥的通畅率相当[57-59]。

桡动脉近端可行 T 字或 Y 字吻合至 ITA 上，或直接吻合至升主动脉或静脉旁路上。另外在主动脉与桡动脉之间可端端吻合静脉。Maniar 等人对比了 T 字/Y 字旁路以及直接吻合至主动脉的方法，在接近 30 个月的随访后，吻合至主动脉可导致更高的术后心绞痛发生率（19% 比 11%）[59]。但此结果有争议，Jung 等人发现吻合主动脉后 1、2、5 年通畅率更高[60]。重要的是桡动脉的总体通畅率高，在 5 年时和静脉旁路相比分别为 98% 与 86%[61]。

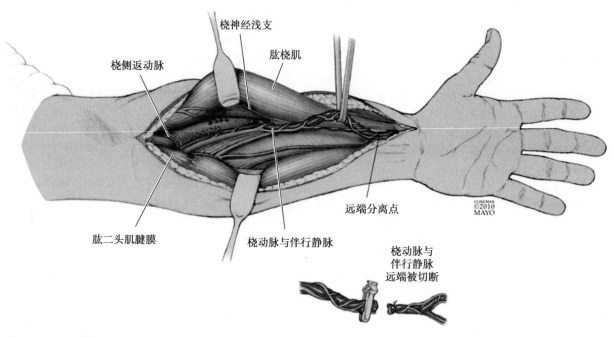

图 21-2 桡动脉切取

其他动脉旁路

针对于无常规血管材料的患者，医师对各种动脉旁路进行了尝试。胃网膜动脉（gastroepiploic artery，GEA）常可作为选择，并在全动脉血运重建方案中应用较多。但除一小部分赞成的医生外，GEA 并没有得到广泛应用，可能因为手术时间相应延长、血管切取难度大、围手术期及远期腹部并发症、全动脉血运重建缺乏远期获益证据等。尺动脉、胃左动脉、脾动脉、胸背动脉、旋股外动脉、腹壁下动脉等作为旁路血管在文献中偶有报道。但桡动脉在大多数情况下超越了这些选择。

大隐静脉

大隐静脉依旧是最常用的冠脉旁路移植的桥血管材料。其特点包括获取方便、不易痉挛、多用途、远期效果明确等。但 CABG 远期效果不佳，因此有相应的药物应用策略旨在增加早期、远期通畅率。

前瞻性随机性研究显示尽早应用阿司匹林可减少 CABG 术后死亡率。CABG 术后 48 小时内加用阿司匹林也能减少死亡、心肌梗死、脑血管意外、肾功能不全等术后并发症[62]。最近降脂药物减缓旁路移植血管粥样硬化的效果得到重视[63,64]。大剂量他汀类药物将低密度脂蛋白胆固醇降低至 < 100mg/dl，在远期随访造影中发现可减少 1/3 的旁路血管粥样硬化，并减少再次血运重建的需要[63]。上述两种药物的作用有明确的文献资料，应加以广泛应用[10]。

最后，在未来，基因治疗或许可以调节静脉血管内皮、逆转内膜增生。虽然 PREVENT Ⅳ 期试验中显示静脉用 Edifoligide 预处理后没有显著效果[65]，这一概念仍可继续被研究实现，基因治疗将继续成为未来研究的热点。

血管采集技术

大隐静脉可切开取，也可内镜取。切开取可分为完全切开或皮肤桥技术。完全切开取静脉可提供最好的术野暴露，对血管损伤最小，但伤口并发症风险更高，术后疼痛更明显。皮肤桥方法可减少术后疼痛、伤口并发症，但增加对于静脉的外科操作。

切开取静脉可从大腿上端、膝下或脚踝开始（图 21-3）。一些医师喜好从下肢开始，因为静脉管径、静脉壁厚度更为合适，距离会阴更远（潜在的感染源）。另一些医师喜欢从大腿开始，原因为伤口更易愈合，尤其在下肢动脉闭塞患者中更为显著。我们对此尚无数据。由于大腿脂肪厚，伤口问题更难于处理。静脉采集的原则是尽可能少的损伤静脉。静脉尤其应避免钳夹、拉拽、过度扩张等，因为取静脉时导致的内膜损伤会使远期通畅率降低。静脉定位在踝部最方便，在内踝内侧。

完全切开技术须在静脉浅表切开皮肤，注意避免形成皮瓣。有目的的直接的锐性分离可将静脉从周围组织中分开。侧支可先保留一定长度。分离完成后离断近端、远端，并进行扩张。将钝头针插入静脉远端，并轻轻冲洗、扩张静脉。侧支进行钳夹，注意防止管腔狭窄。

皮肤桥技术须在皮肤选取若干间断切口。分离静脉方法如上所述。此方法对静脉显露稍差，应注意减少牵拉与操作。无论用何种方法取静脉，对小腿操作时均应避免损伤静脉附近的隐神经，否则会引发术后神经痛。

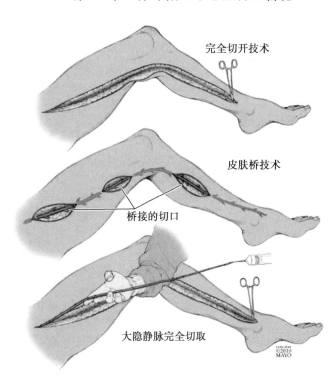

图 21-3　大隐静脉切取

内镜取静脉时，先行膝关节上内侧 1.5 ~ 2cm 切口（图 21-4）。充入二氧化碳。近端可分离至腹股沟，远端可分离至需要长度。利用双极电凝切断侧支。分离完成后，在末端对皮肤穿刺，提出静脉、结扎、离断。取出静脉，按常规处理。缝合切口后下肢用弹力绷带包扎。

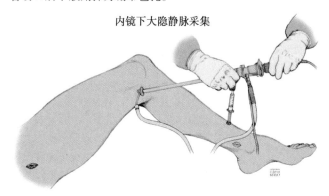

图 21-4　内镜下大隐静脉采集

通畅率

用内镜方法进行微创静脉采集日趋流行，因其能减少切取血管的创伤。内镜采集减少伤口并发症的发生率并有良好美容效果，但血管需进一步处理，手术时间也会相应延长。最初的报到没有发现不同采集方法中静脉形态、内皮结构功能、桥血管通畅率存在异常[66,67]。然而，在最近一项包括 3000 名行 CABG 患者的研究中报道，内镜采集静脉的移植失败率、死亡率、心肌梗死以及再次血运重建比例更高[68]。

相对于内镜静脉采集的另一极端是"不接触"静脉采集技术，静脉连同周围组织一同取下。随后不对静脉进行扩张，只将其保存在肝素化的血液中。随机研究显示，104 名患者采用此技术获得静脉 18 个月后，随访血管造影通畅率为 95%，常规方法为 89%。8.5 年通畅率为 90%，常规方法为 76%。多因素分析后发现，对桥血管通畅率影响最大的外科因素在于采集方法以及静脉质量。对比而言此项研究中胸廓内动脉的通畅率为 90%[69]。

其他静脉血管

其他静脉包括小隐静脉、头静脉等，经常作为备用材料。如计划选用这些静脉，术前静脉地图可提供帮助。取小隐静脉可利用仰卧位侧方入路，屈曲髋部，膝关节内旋；或下方入路，将下肢直接吊起。切口起自跟腱和外踝中间，向上延伸至腘窝。应注意避免损伤腓肠神经。

上肢静脉的通畅率明显低于隐静脉，因此只作为最后的选择[70]。取头静脉时，上臂准备及摆放和取桡动脉一致。切口取上臂内上侧。头静脉管壁比大隐静脉薄，容易形成瘤样扩张。

进行手术

手术过程在全麻下进行，监测中心静脉压、动脉血压、肺动脉压。食道超声对于明确心内病变、主动脉粥样硬化、术后评估左室功能均有帮助。若左室功能差，股动脉通路将辅助术后安放主动脉球囊反搏（IABP）。我们常规使用可测温尿管。患者取仰卧位，双臂固定于两侧，应注意避免外周神经压迫损伤。下肢膝关节可轻度外旋屈曲。对患者消毒，铺巾至下颈部、胸部以及腹部、双侧腋前线、下肢周围。

切口

目前 CABG 最常见的切口为胸骨正中切口。体外循环插管、处理主动脉瓣关闭不全、监测左室扩张以及排气等操作均在正中切口下较易完成。皮肤切口起自胸骨角与胸骨切迹之间一点，向下延伸至稍过剑突。利用手术刀切开皮下组织直至胸骨。应避免对于皮下组织过多的灼烧，以免增加伤口并发症。组织烧焦后虽不出血，但也不愈合。

应仔细定位胸骨中线。用电刀烧灼标志出胸骨中线，避免从胸骨切际一直烧到剑突，因为会破坏骨膜的血供。分开锁骨间韧带，以便触摸到胸骨板后方。使用粗剪刀从正中剪开剑突和膈肌附着点。伸入手指至胸骨下，在心包前分离出间隙。如无明显粘连，用骨锯劈开胸骨。如心包有粘连，应用摇摆锯劈开胸骨。开胸时可同时取大隐静脉或桡动脉。劈开胸骨后按之前所述切取胸廓内动脉。

插管建立体外循环

将心包垂直切开至横膈，心包下方与横膈水平切开。自正中将残留胸腺组织、心包外脂肪分开至无名静脉。悬吊心包呈井状，以便更好暴露主动脉和右房。在大血管水平，将左侧心包向膈神经方向切开，以便 ITA 自然垂落。观察并触摸升主动脉远端，明确无粥样硬化区域，以便行主动脉插管、根部灌注、桥血管近端吻合以及钳夹主动脉侧壁钳（图 21-5）。有时可对升主动脉进行心外超声检查。若升主动脉钙化严重，应重新考虑操作方法，这将另作详述。

静脉给入 300U/kg 肝素进行系统抗凝，并检测 ACT 直至

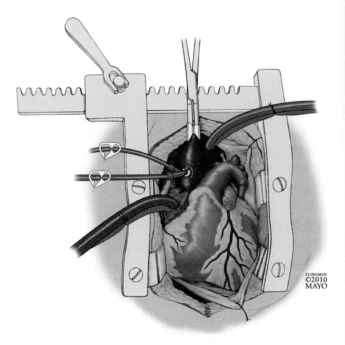

图 21-5 插管

超过 450 秒。准备主动脉插管时，动脉血压应降低至 100mmHg 左右，以减少主动脉夹层风险。用 2-0 Ethibond 缝线在升主动脉远端或主动脉弓近端缝合 2 个菱形荷包，为升主动脉的操作预留出足够空间。荷包尺寸应能插入 20～22Fr 主动脉插管。荷包线尾端套入弹力套管用以收紧荷包线。分离荷包内主动脉外膜，以便主动脉切开。用止血钳夹住主动脉外膜，用 11 号刀片切开主动脉，切口大小与插管头部相当，轻轻下拉夹住外膜的止血钳可较易控制出血。插入主动脉插管调整好位置，收紧荷包线。用线绳将套管和主动脉插管固定住，并将插管与皮肤固定。

主动脉插管可能造成主动脉夹层。可通过观察插管内动脉血的填充来确定插管头部在动脉管腔内的位置。排出插管内空气，与动脉管道连接。另一种评估有无主动脉夹层的方法是请体外循环师检查主动脉插管内压力波形，并尝试通过插管输液 50～100ml。如存在夹层，输液后主动脉插管内压力会增高。

静脉插管是通过将双段静脉插管插入右心耳完成的。先用 2-0 Ethibond 荷包线在右心耳处缝一足够大荷包，满足插管需要。用剪刀剪开右心耳，分开肌纤维，小心放入静脉插管，尖端置入下腔静脉内。收紧荷包线，并用线绳将套管和静脉插管固定。将静脉插管与机器连接。

在升主动脉处插入灌注管，逆行灌注管经右心房放入冠状静脉窦内。对患者进行体外循环，流量为 2.4/L/（min·m²），保持常温或降温至 34 度。达到全流量后，停止通气。停搏前冠脉充盈，容易确定目标血管，用手术刀标记远端吻合区。暂时减低流量，在主动脉插管近端上阻断钳，并恢复流量。

输入低温停搏液（10ml/kg），可进行顺行灌注、逆行灌注或顺逆同时灌注。灌注时注意有无主动脉松弛或左室扩张等迹象，判断有无主动脉瓣反流。有两种方法可以在主动脉瓣反流情况下完成灌注，一是可以逆行灌注，二是可以经右上肺静脉放入左室引流管（我们推荐）。很少需要进行主动脉瓣置

换。阻断后每 20 分钟就要再次灌注（5ml/kg）。

远端吻合

■ 吻合位置选择以及吻合顺序

冠脉切开的位置应在血管病变部位的远端，避免下游心肌的局部梗阻，但又要尽量在冠状动脉近端使其在最粗大的部位进行吻合，且应避免血管分叉处。包埋于心肌内的目标血管可以靠心外膜挛缩扭曲的伴行静脉或局部苍白或白色细纹的心肌来确认。其上覆盖组织需锐性分离。通常病变严重的血管在心肌内部分病变相对较轻。

前降支在肌肉内走行时尤其难以辨认。在分离室间隔脂肪时容易切入右室。如果切口较小可用 6-0 滑线缝合，因为右心室为低压心室，缝时不用吃的太深。但如果右室切开较大，最好用 2-0 滑线进行水平褥式缝合。如果前降支辨认遇到困难，可在心尖部对前降支行小切口，伸入细探子，直到近端，触摸探子头，便可大致明确前降支位置。远端切口可用 7-0 或 8-0 滑线修补。

停搏液一般分布均匀，然而计划远端吻合顺序时应考虑心肌保护。先吻合缺血最严重的区域，使得可尽早用桥血管对缺血心肌进行灌注。或者，吻合顺序可由桥血管质量而定，质量最好吻合最重要的地方。通常最后吻合 ITA-前降支，以免张力损伤吻合口。

■ 动脉切开

选择动脉切开的位置非常关键。如切到斑块，则不得不行内膜剥脱；如切到动脉后壁，简单的吻合则会变为复杂的修补。将硅胶带置于动脉的近远端可辅助稳定血管，此方法常用于右冠远端吻合或切开后回血较多的情况。用小尖刀切开动脉，并用小 Potts 剪延长切口。切口长度应与桥血管直径相匹配，并应至少是远端冠脉直径的 1.5 倍（图 21-6）。

■ 血管吻合技术

动脉吻合的目的在于尽量准确地对合桥血管与目标血管的内皮，尽量减少血流阻力。血管壁需小心处置避免内皮损伤形成血栓。冠状动脉吻合通常使用 7-0 聚乙烯线，缝合需均匀避免漏血。为增大吻合面积，我们倾向将桥血管剪成接近 30 度的斜面，并在足跟部剪开。使用连续缝合方法进行血管吻合，对于所有类型吻合（不论端侧吻合、侧侧序贯吻合等），我们均推荐降落伞缝合法，自足跟部起针。

静脉桥血管可用蚊式钳夹住足尖部外膜，放入手术视野。用连续缝合方式进行端侧吻合（图 21-7）。从血管右侧 3 点钟方向开始，缝针从桥血管壁外进内出，再从冠状动脉内进外出。到达足跟前再缝合两针（2 点、1 点位置），足跟 12 点位置缝合一针，左侧再缝合两针（11 点、10 点位置），收起降落伞放下血管。

逆时针继续缝合，直到与起针汇合。此种方法可在吻合时避开足跟、足尖处，最大程度上减小狭窄的可能性。缝合时需警惕缝到动脉后壁，拉线力量需适度，既不能漏血，也不能产生缝线效应。缝合完毕之前，插入 1mm 探针确认通畅。为防止血管牵拉、扭曲，可将血管蒂（如 ITA）与周围组织固定。

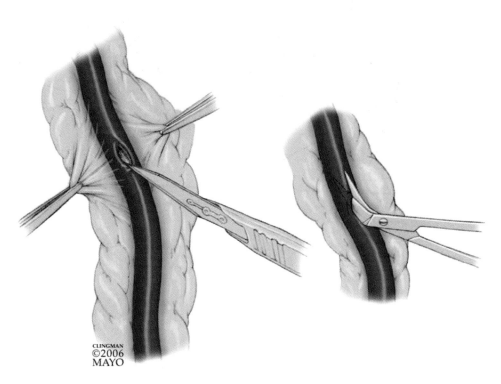

图 21-6　远端吻合：动脉切开

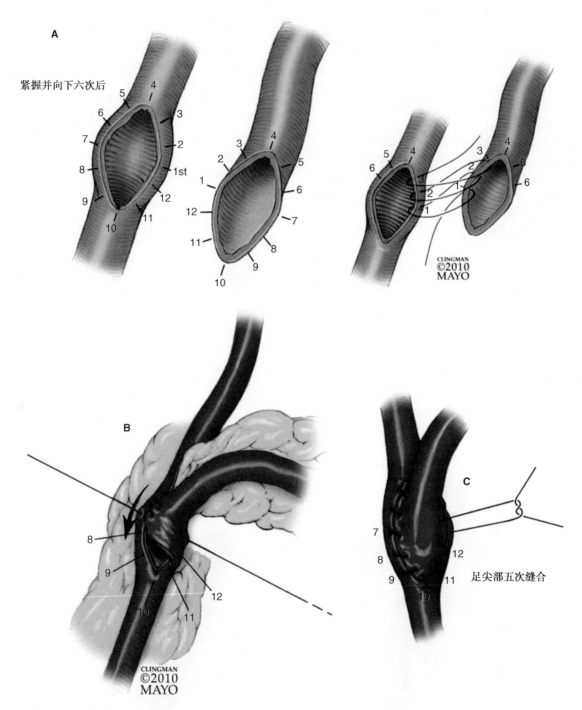

图 21-7 远端吻合技术

序贯缝合可有效利用血管桥，并有可能增加桥内流量。计划缝合序贯桥时，最远端吻合口应为最粗大血管，具有最高流量。否则远端血管会因近端粗大血管的高流量引流而闭塞[71-72]。序贯血管桥的劣势在于两个或以上的搭桥位点均依赖一根桥血管、一个近端吻合，使较大面积心肌存在危险[72]。

一些医师避免用 ITA 进行序贯缝合或与其他血管进行 T 字、Y 字移植，因为担心影响 ITA-前降支血流。然而一系列研究显示 ITA 用于序贯吻合狭窄的对角支效果出色[73-74]。左侧 ITA 也可用于吻合回旋支血管，而用右侧 ITA 吻合前降支[75]。序贯缝合也可应用于桡动脉或胃网膜上动脉[76,77]。

进行序贯吻合时，推荐先对最远端进行吻合（图 21-8）。

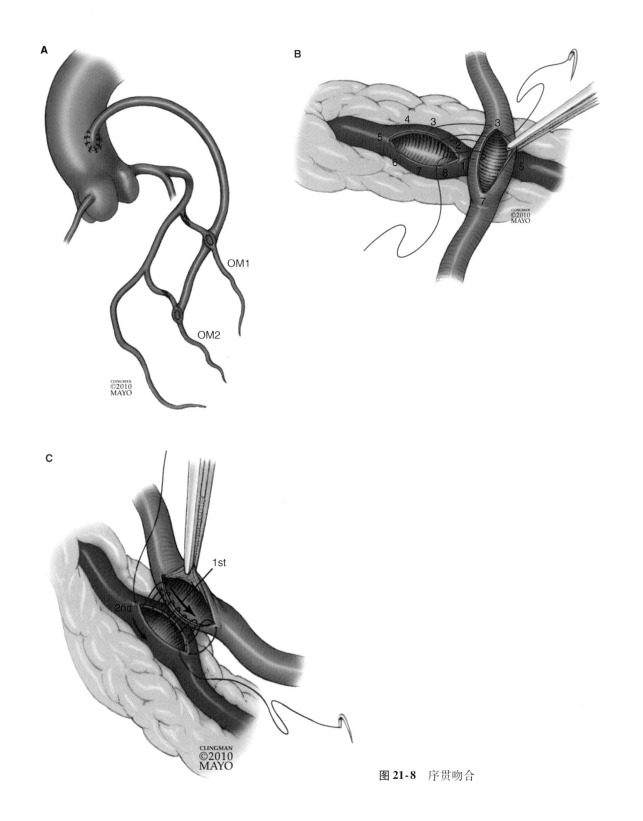

图 21-8　序贯吻合

我们认为这样可以辅助确认最佳的吻合可见空间。在进行前降支-对角支序贯移植时，则是从近端向远端进行比较容易，即先进行对角支吻合。序贯侧侧吻合可以采用平行放置或垂直放置。垂直吻合时需注意动脉切开不能过长，因为过长会形成海鸥翼样畸形，给血管桥带来危险。桥血管以及冠状动脉均沿着纵轴切开，之后将两切口垂直对合，形成菱形。平行吻合时，动脉切口可随意大小，不存在扭曲动脉的危险。通常平行吻合如前所述从足跟开始。

冠状动脉内膜剥脱

在 CABG 之前，冠状动脉内膜剥脱术是一种解决冠脉闭塞疾病的直接外科手段。而今因为 CABG 效果的可靠性以及可复制性，内膜剥脱被列为次要位置。近期内膜剥脱技术再次得到关注，因为行 CABG 的患者因糖尿病、高脂血症、高龄等因素，冠脉粥样硬化严重[78]。通常情况下，内膜剥脱是在术中没有柔软组织可以吻合或动脉切开处弥漫病变不适宜搭桥的情况下进行的。有时也可对弥散性冠脉病变，除心脏移植外无适宜治疗的患者进行内膜剥脱。

大多数研究显示 CABG 同时内膜剥脱的围手术期风险高于单纯 CABG。一项对于 1478 名患者的回顾性研究显示，同时进行内膜剥脱的 CABG 死亡率为 3.2%，高于单纯 CABG 的 2.2%。内膜剥脱组围手术期心肌梗死率也高于单纯 CABG 组（4.2% 比 3.4%）。多支血管行内膜剥脱时，死亡率会上升（单只血管死亡率 1.8% 对比多支血管 5.5%）[79,80]。对于前降支的内膜剥脱尚存争议，有些研究认为风险增加，有些未发现风险增加[79-81]。

内膜剥脱的远期效果比单纯 CABG 差，ITA 吻合至内膜剥脱后的前降支的 3 年通畅率为 74% ~ 80%[82,83]。尽管如此，内膜剥脱后近期心绞痛缓解率较好，但不幸的是内膜剥脱后心绞痛复发比单纯 CABG 术后高（内膜剥脱术后 5 年心绞痛复发率为 25%）[79,84]。内膜剥脱术后 5 年生存率为 76% ~ 83%[79,84]。在无法向远端未病变血管进行搭桥的患者中，冠脉内膜剥脱后进行 CABG 是比留下此区域不行搭桥更好的选择。

技术

内膜剥脱技术需要适当的取出中心病变，减轻侧支闭塞。对内膜剥脱后区域进行旁路移植的通畅率取决于流出道情况，因此内膜剥脱的远端应尽量平滑过渡。如剥脱时斑块断裂，碎片流向侧支，应在远端行反向切口，以保证满意效果。

右冠是最经常进行内膜剥脱的血管，常见部位在分支处。可切开血管后向近端 1cm 处进行反向剥脱。用刮刀在病变核心与外膜间进行环切：对核心近端进行横切后，用 Debakey 钳轻轻夹住，并用刮刀剥离外膜。尽量向远端一下一下的夹住内核，防止其断裂，到达分叉处，分别对后降支以及左室后支进行剥脱。当右冠近段需要内膜剥脱时，我们推荐使用切开剥脱的方法，因为外翻剥离很难在锐缘支起始处达到平滑效果。之后血管壁利用桥血管吻合进行重建。

对前降支进行剥脱时，我们推荐使用开放剥脱技术（图

21-9）。如需内膜剥脱，应尽量向近端剪开血管。如发现需要内膜剥脱时已在病变中央行切开，可向近端延长外膜切口。反向外翻内膜剥脱很危险，因为侧支不能被打开。当内核与外膜分开后，在近端脚跟处切开，血管切口应超越主要对角支的起始处，从而对每个分支分别进行剥脱。剥脱后区域用桥血管修补，或补上静脉补片，再吻合上 ITA。回旋支是最少进行内膜剥脱的血管，因其分支较多，使内膜剥脱效果不佳。我们倾向于先使用外翻剥脱技术，将力量集中于尽可能地打开远端最大的侧支。

近端吻合

在吻合完远端吻合口后，保持阻断钳位置不变，进行隐静脉或桡动脉的近端吻合。我们推荐的技术是逐根桥血管进行远端-近端吻合。每完成一根桥血管，均可进行心肌灌注，以进行心脏保护。使用一把阻断钳的技术会比使用侧壁钳的方法延长阻断时间，但是侧壁钳会对主动脉造成额外的操作，其神经系统并发症发病率更高[85]。

吻合技术

确定合适的主动脉部位后，去除覆盖在主动脉表面的脂肪组织（图 21-10）。用 11 号刀片切开主动脉，4.0mm 打孔器打孔，打孔大小依桥血管尺寸而定。桥血管的长度在主动脉、右心、肺动脉充盈时测量。桥血管近端修剪成斜面，足跟部剪开。用 5-0 滑线缝合静脉桥，6-0 滑线缝合动脉桥，使桥血管的长轴与升主动脉保持合适的夹角。可用连续缝合技术完成吻合。缝线间距要均匀，以便达到最大的止血效果。游离动脉桥也可用 7-0 滑线吻合到静脉桥上。

复合旁路

桥血管近端除吻合至主动脉以外，也可以吻合至 ITA（图 21-11）。这种技术具有理论上的优势，可提供更接近生理情况的动脉压力波形。复合旁路对于钙化严重、不适宜吻合的升主动脉，或桥血管长度有限时可使用。在主动脉壁厚度与桥血管尺寸不匹配时也具有优势。

结合序贯旁路与复合旁路，可为仅使用 ITA 或 ITA 结合其他动脉的全动脉血运重建提供可能（图 21-12）。可针对患者的具体情况选择 T 字或 Y 字方式进行吻合。事实证明，左侧胸廓内动脉不仅能满足血供需要，还能提供出足够整个心脏的血供流量[86]。游离右侧 ITA、桡动脉、或其他动脉桥血管可根据此特点进行设计。

全动脉 Y 字吻合的设计与构建常在建立体外循环前进行。在进行复合旁路移植时，应特别注意避免张力、旋转扭曲以及吻合口狭窄。此方法缺点包括，技术难度大、依靠单支血管供应 2 支以上血管等。

升主动脉粥样硬化的处理

升主动脉粥样硬化被一系列研究一致证实为脑血管意外的重要危险因素。可行主动脉外超声检查明确升主动脉粥样硬化范围，以及其形成栓子的可能性。升主动脉粥样硬化严重的患

者需要选择其他的治疗方案避免栓塞梗死。如升主动脉不适宜旁路移植，我们推荐建立隧道至腋动脉。如需要阻断钳可上在无斑块的位置，常位于升主动脉近端。

冠状动脉血运重建可使用不同的方法。使用"不接触"技术进行血运重建时，仅使用带蒂的动脉桥，需要进行近端吻合时，也使用带蒂血管或头臂血管。远端吻合可利用冷休克停搏，免于使用阻断钳，也使用不停搏搭桥技术，近端吻合可利用深低温停循环。当升主动脉有较大活动斑块时，先行升主动脉置换[87]。

脱离体外循环

完成所有吻合后，松开阻断钳，等待心脏恢复稳定心律。有些学者建议每60分钟阻断就要延长10分钟全流量辅助。在这段回复时间内，患者从辅助循环状态回复至自主循环。拔除主动脉根部插管以及逆灌插管。检查血管桥有无打结、扭转、张力、血栓等。恢复患者体温至正常状态，纠正酸碱及水电介质平衡。我们在所有患者体内留置临时起搏导线。

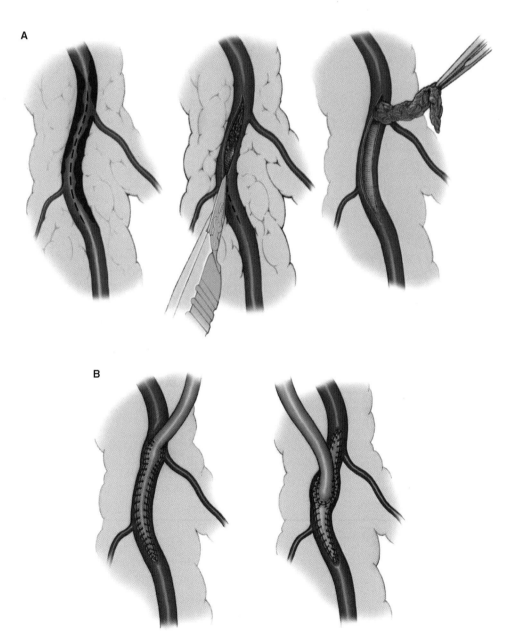

图 21-9　冠脉内膜剥脱

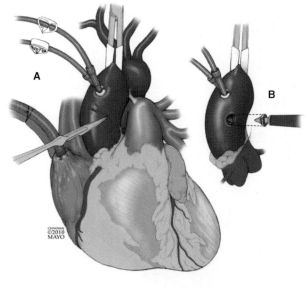

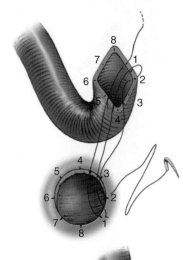

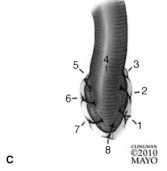

图 21-10 近端吻合

撤离体外循环步骤与其他心脏手术相同。CABG 手术特殊点包括：避免过度牵拉心脏，以防止桥血管张力增高或撕扯吻合口。如空气进入心脏，气泡可能进入主动脉和桥血管，引起心律失常以及节段室壁运动异常。处理方法包括继续体外循环辅助、增加灌注压以便将气泡排出冠脉循环。持续的室壁运动异常需重新移植旁路，或增加其他旁路移植。

手术预后

手术死亡率

最近十年来在美国，单纯 CABG 的风险特征变化很大。患者趋于老龄化、有更多并发症、伴左室射血分数降低以及全身动脉粥样硬化病变更重，然而 CABG 近期效果仍不断改善。STS 数据库显示，尽管死亡率预计应从 2.6% 增加至 3.4%（相对增长 30%），而观察到的实际死亡率从 3.9% 下降至 3.0%（相对下降 23%）[3]。

在其他数据库中也可得到相似的结果，单纯 CABG 的未校正死亡率从 1989 年的 4.3% 下降至 2000 年的 2.7%[88]。HCA系统包含美国 23 个州的 200 家医院，其中分析了进行单纯 CABG 患者的预后，Mack 等人报道了 51353 名患者中未校正的围手术期死亡率出现下降，其中 80% 为体外循环下 CABG。在此项研究中手术死亡率从 1999 年的 2.9% 下降至 2002 年的 2.2%[89]。

死亡原因

在北新英格兰心血管病研究组所做的一项多中心前瞻性研究中，对 1990-1995 年中进行单纯 CABG 的 8641 名患者进行分析，其中死亡 384 例。死亡原因定义为加速临床恶化并最终导致患者死亡的萌芽事件。心衰占 65%，是最主要的死亡原因，神经系统原因占 7.3%，出血 7%，呼吸衰竭 5.5%，心律失常 5.5%。不同医师间死亡率不同的最大变化因素可归结为心衰的发生率不同[90]。Sergeant 等人对 1983-1988 年间 5880 名进行单纯 CABG 患者进行的研究也显示，心源性因素是引起死亡的最常见因素[91]。

手术并发症

心肌功能不全

CABG 术后心肌功能不全以及心功能衰竭可能与术前缺血性损伤、心肌保护不足、血运重建不充分或旁路移植失败有关。心肌损伤程度可从广泛心肌轻微缺血直至透壁性心肌梗死。可明确的心肌损伤发生率与检查方法的敏感度、阈值设定相关。有些研究报告围手术期心肌损伤发生率高达 10% 并伴有恶化的临床结果（死亡、心肌梗死或再次血运重建等）[92]。

CABG 术后特异性心肌酶谱的升高广泛存在，大多数学者同意 CK-MB 升高超过正常上限 5 倍以上才有意义。一项对于接受了 CABG 的 2918 名患者的前瞻新研究显示，38% 的患者 CK-MB 超过正常上限 5 倍，17% 超过 10 倍，新发的 Q 波性心肌梗死率为 4.7%。肌钙蛋白应比 CK-MB 更为敏感，但其在大样本 CABG 患者中的作用尚不明确。CK-MB 以及肌钙蛋白的显著上升与广泛心肌缺血、心肌梗死、心排出量减少、手术死亡率上升以及中远期死亡率升高有关[93,94]。

一过性心功能不全需小剂量正性肌力药物短期支持，在 CABG 术后较为常见。严重的术后心肌功能不全在临床上表现为低心排综合征，可根据以下证据确定：术后需正性肌力药物支持；需 IABP 维持收缩压 >90mmHg 或心指数 > 2.2L/min。所报道的低心排综合征发生率为 4% ~ 9%[95,96]，其高低取决于诊断标准。发生低心排综合征意味着围手术死亡率会上升 10 ~ 15 倍[97]。低心排综合征的独立预测指标按重要程度分别为：左室射血分数 <20%、再次手术、急诊手术、女性、糖尿病、年龄大于 70 岁、左主干病变、近期心肌梗死以及三支病变[96]。

神经系统不良事件

冠脉手术后神经系统功能障碍可分为两种：第一种包含严重的神经系统障碍、昏睡、昏迷；第二种的特征为智力及记忆功能衰退。北新英格兰心血管病研究组在大样本研究中报道的第一种障碍的发生率为 1.6%，受累患者的 1、5、10 年生存率明显下降[98]，围手术期死亡率也相应升高至 24%[99]。第二种障碍更加难以鉴别，并可能与潜在的粥样硬化而非手术过程相关。在一项非随机化研究中，CABG 术后患者的认知测试表现与仅有 1 年 CAD 心脏病史的对照组无明显差异[100]。

神经系统功能障碍的预测指标包括高龄（大于 70 岁）、严重高血压病史。第一种障碍的独立预测因素包括近端主动脉粥样硬化、既往神经系统病变、需要 IABP 支持、糖尿病、不稳定性心绞痛、围手术期低血压。第二种障碍的预测因素包括饮酒史、心律失常、既往 CABG、外周血管病变、充血性心力衰竭、围手术期低血压。其他研究也发现类似的预测指标[101]。

胸骨切口深部感染

CABG 患者中胸骨切口深部感染发生率为 1% ~ 4%，死亡率为 25%[102]。已被证实的减少术后伤口并发症的方法包括：术前晚间及手术当天用葡萄糖酸盐氯己定洗澡，手术当天剔起头发，术前晚间及手术当天预防性鼻内应用莫匹罗星并术后 5 日内每日应用 2 次，切皮前预防性应用抗生素[103-105]。皮肤手术贴膜能进一步降低感染可能[106]。

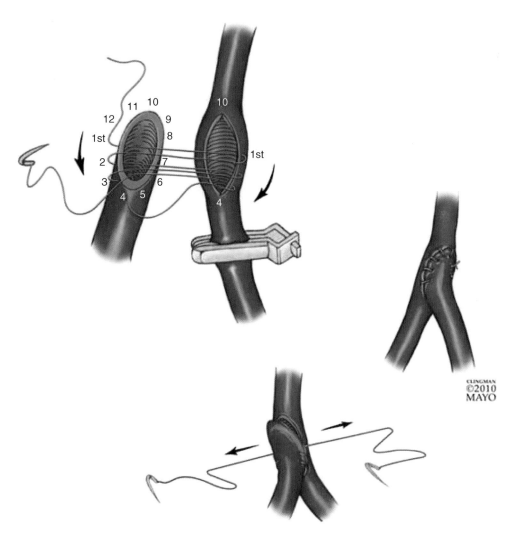

图 21-11　复合 Y 字吻合型旁路

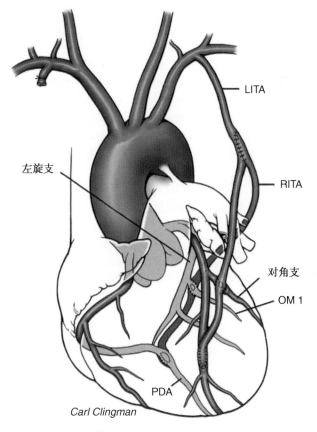

图 21-12 全动脉血运重建

（左侧标注自上而下）LITA、左旋支、RITA、对角支、OM 1、PDA

Carl Clingman

肥胖以及糖尿病是纵隔炎发生的重要独立危险因素。胰岛素依赖的糖尿病患者尤其易发生胸骨切口深部感染[107-109]。最近有数据显示，术后严格控制血糖降低糖尿病患者出现纵隔炎的风险[110,111]。其他与胸骨切口深部感染相关的因素包括再次手术、手术操作时间长、出血致再次开胸探查以及输血[108,109,112]。

手术中使用双侧 ITA，尤其是在糖尿病患者中，也被认为是胸骨伤口并发症的危险因素[113]。但这种危险可利用骨骼化血管切取技术避免[114]。在肥胖糖尿病女性患者、再次胸骨切开患者以及 COPD 患者中要尽量避免获取双侧 ITA，因为对于这些患者，即便使用骨骼化血管切取技术也伴随胸骨切口深部感染风险增高[25,115]。

急性肾功能不全

体外循环下 CABG 术后出现急性肾功能不全是不好的现象。美国 24 所大学进行了一项观察性前瞻性研究，其数据包含 2222 名 CABG 患者[116]，术后不需透析的肾功能不全占 6.3%，需要透析的占 1.4%，死亡率与术后肾功能不全直接相关。无肾功能不全患者死亡率为 0.9%[116]，伴有术后肾功能不全但无需透析的患者死亡率上升至 19%，伴有术后肾功能不全且需要透析的患者死亡率上升至 63%。术后患者肌酐明显升高（≥50%）也伴随较高 90 天内死亡率[117]。

术后肾功能不全的独立预测指标包括高龄、慢性肾功能不全、再次手术、糖尿病、充血性心力衰竭、体外循环时间延长以及低心排量[116]。这些结果在另一项包含 42 733 名患者的研究中得以证实[118]。术前慢性肾功能不全（肌酐 > 1.6mg/dl）

的患者，有 1/4 在 CABG 术后需行肾移植。高危患者包括 70 岁以上以及基础肌酐 > 2.5mg/dl 的患者[119]。

在体外循环开始时连续输入小剂量人重组 B 型脑钠肽（nesiritide），可有效保持术后正常肾功能。在随机化前瞻性 NAPA 试验中，272 名射血分数 ≤40% 的 CABG 患者输入 B 型脑钠肽，术后肌酐峰值降低，24 小时尿量增加。另外，该组患者住院时间缩短，180 天死亡率降低[120]。另一随机分组试验对 251 名患者应用心钠肽也取得类似结果。治疗组术后并发症减少、血清肌酐降低、尿肌酐以及肌酐清除率升高。治疗组术后肌酐峰值以及肌酐增高百分比也得到显著降低。脑钠肽治疗组无患者需行透析[121]。而在 B 型利钠肽可作为 CABG 常规使用药物前，还需要更多的研究证据。

■ 远期结果

外科心肌血运重建的远期结果依赖于诸多患者相关因素以及操作相关因素的复杂相互作用。重要的患者相关因素包括冠心病病变解剖位置、粥样斑块广泛及严重程度、最初手术时缺血对左室生理功能的影响、年龄、性别、总体健康状况、全身粥样硬化程度、并发症以及严重程度、出现如脑血管意外等手术并发症、需行永久透析治疗等。手术后原发病变的进展以及桥血管闭塞对术后再次出现心绞痛、心肌梗死、需行再次介入治疗以及心源性死亡等影响巨大。影响远期结果的操作相关因素包括血运重建的充分程度、心肌保护以及桥血管选择。

KU Leuven 中心的比利时学者 Sergeant 等人针对心肌血运重建后临床结果，进行了若干研究[122-125]。从 1971 年至 1993 年，选择了 9600 名 CABG 患者进行外科血运重建治疗临床结果的随访，此队列研究中随访率达到了 99.9%。终点事件包括死亡、复发心绞痛、心肌梗死以及再次冠脉介入[122]。

心绞痛复发被定义为术后第一次发生的任何程度以及持续时间的心绞痛，除非与当天心肌梗死或死亡相关，症状的严重程度也进行记录。总体的无复发心绞痛比例 1 年为 95%，5 年为 82%，10 年为 61%，15 年为 38%，20 年为 21%。数据表明，如果随访时间足够长，心绞痛复发几乎不可避免。12 年时一半的患者再次出现心绞痛。心绞痛最初复发时 59% 患者为轻度[123]。BARI 试验中，914 名有症状多支病变患者 5 年以及 10 年时无心绞痛复发比例为 84%[126]。

KU Leuven 中心 CABG 术后无心肌梗死率为：30 天 97%，5 年 94%，10 年 86%，15 年 73%，20 年 56%[124]。无需 PCI 或再次手术比例为：30 天 99.7%，5 年 97%，10 年 89%，15 年 72%，20 年 48%[125]。BARI 试验中，10 年后无需再次介入治疗率为 80%[126]。

KU Leuven 中心 CABG 术后生存率为：30 天 98%，5 年 92%，10 年 81%，15 年 66%，20 年 51%。CABG 术后死亡率在手术后最初一个月较高，术后 1 年降至最低，之后缓慢升高。这种死亡率缓慢持续的升高与总体人群结合性别、年龄、种族的死亡率相平行[125]。BARI 试验中 5 年生存率为 89%，10 年生存率为 74%[126]。

CABG 术后再发缺血对生存率有负面影响。在 KU Leuven 中心的研究中，心绞痛复发导致总体生存率下降，5 年生存率为 83%，15 年为 54%。复发心绞痛程度越重，对生存率影响越大[123]。CABG 术后再发心肌梗死对生存率有更大的负面影响。KU Leuven 中心 CABG 术后再发心肌梗死之后患者的远期生存率为：30 天 80%，5 年 65%，10 年 52%，15 年 41%[124]。

自身冠脉病变的进展

CABG 术后自身冠脉病变的继续进展。Bourassa 等人研究了术后 10 年患者自身冠脉病变的进展，发现未经搭桥的冠脉有 50% 会发展病变[127]。未搭桥血管与经搭桥且血管通畅的发病率相当，但经搭桥但血管不通畅的疾病进展明显增快。自身动脉原有狭窄的进展比新发斑块迅速。病变进展速度仅和未搭桥血管的先前病变严重程度相关。

自身冠脉病变的进展与左室功能不全相关。自身冠脉病变进展速度与未行手术患者中病变进展速度相当[127]。高密度脂蛋白水平低、低密度脂蛋白水平增高与自身冠脉病变进展以及新发粥样斑块相关[128,129]。糖尿病会加速粥样硬化进展。VIC-TORY 试验将成为第一个设计心肌代谢的研究，评估罗格列酮在 2 型糖尿病患者 CABG 术后 1 ~ 10 年中对抗斑块以及影响代谢的效果[130]。

静脉移植血管闭塞

尽管大隐静脉的使用帮助了 CABG 手术的普及，但其随时间进展发生闭塞的性质对手术造成限制。有报道称 CABG 术后 1 年静脉桥闭塞率大约为 15%，术后 6 年以及 10 年通畅率分别下降至 75% 和 60%。分别有三种机制与静脉桥闭塞相关：血栓、内膜增生以及桥血管粥样硬化。

血栓是 CABG 术后 1 个月内静脉桥闭塞的原因，造影显示所有静脉桥闭塞率为 3% 至 12%。即使在最佳条件下，静脉采集时也会有内膜破损。具体而言，利用高压将静脉扩张对抗静脉痉挛会造成内皮细胞丢失、中层破坏、激活局部因子（如纤维蛋白原）影响凝血。另外，静脉固有的抗血栓能力相对较差，这些促成血栓造成静脉桥闭塞的因素会被技术原因放大，从而降低桥流量，技术因素包括未处理的静脉瓣、吻合口狭窄或吻合至冠脉狭窄近端等[18]。

内膜增生，可定义为内膜成分中平滑肌细胞以及细胞外基质的聚积，是静脉桥术后 1 个月至 1 年最主要的病理变化。几乎所有接入动脉系统的静脉在 4 ~ 6 周内都会进行内膜增生，使管腔内径减少 25%。内膜增生很少导致严重的狭窄，但更为重要的是，内膜增生会成为日后斑块进展的基础[131]。

主动脉-冠脉静脉旁路中经常出现粥样硬化斑块进展，而且成为 CABG 术后静脉桥闭塞的主要原因。静脉桥粥样硬化最早可出现在术后一年，但在 5 年后才进展成熟。术后 10 年 50% 至 60% 的静脉桥会闭塞，尚通畅的静脉桥在造影下有一半也显示出粥样斑块，其中 2/3 的病变导致管腔狭窄 50% 以上。静脉桥粥样硬化是 CABG 术后最常见的再次介入治疗的原因，比自身冠脉病变更多见[18]。

尽管静脉桥产生粥样硬化的危险因素与冠状动脉本身产生粥样硬化的因素相同，但这些因素的病理效果因静脉桥接入冠脉循环后本身的天然缺陷而被放大。用以预防静脉桥病变的策略正在酝酿，其中所含因素包括：不断提高外科技术、更有效的抗血小板药物、严密积极的去除危险因素、早期积极降脂药物治疗，以及一系列正在研发的治疗方法，如基因转移以及一氧化氮供体输入等，这些治疗均针对静脉桥病变的早期、基础阶段。目前，重要的方法是回避静脉桥的缺陷而选择动脉旁路，例如只要允许就应行 ITA 旁路移植[18]。

动脉旁路的广泛应用

双侧胸廓内动脉旁路移植 与 ITA 吻合前降支所能显示出的生存率优势不同，第二支动脉旁路的生存率优势难以显现。Buxton 等人对 1243 例进行双侧 ITA 移植的 CABG 患者，与 1583 例行单侧 ITA 旁路移植的患者进行对比研究。结果发现前组 CABG 术后 10 年的实际生存率有 15% 的净增长（86% 比 71%）[131]。Lytle 等人同样发现在 2001 例双侧 ITA 以及 8123 例单侧 ITA 旁路移植术后 12 年时生存率，前者有所改善（79% 比 71%），免于再次手术生存率前者也高（77% 比 62%）[132]。这些研究中的选择偏倚难以得到控制，尽管一些医师接受了双侧 ITA 旁路移植，此方法仍仅占 STS 数据库中很小的一部分。

完全动脉血运重建 使用双侧 ITA 而达到的更好的远期效果，加之众所周知的静脉桥远期闭塞率高的因素，使全动脉桥在心肌血运重建治疗中得道广泛应用。全动脉血运重建可利用不同策略，包括利用 ITA、桡动脉、胃网膜上动脉等进行的复合旁路移植。序贯吻合技术在最大程度上利用了动脉桥。尽管序贯吻合技术难度大，但其应用较为安全，远期效果出色，在 1150 名序贯 ITA 患者中，7.5 年随访通畅率可达到 96%[133]。

Tector 在全动脉血运重建领域中堪称冠军，他利用双侧 ITA 进行 T 字吻合，其中一支 ITA 作为游离旁路端侧吻合至另一支上，同时利用序贯吻合。他所治疗的 897 名患者中总体生存率为 75%，8 年时无需再次介入治疗比例为 92%[134]。Barner 报道了利用 ITA、一侧桡动脉进行复合旁路移植同样振奋的结果[135]。随机化试验的数据支持全动脉桥早期结果优于常规 CABG。Muneretto 等人将 200 名患者进行随机分组，完成全动脉旁路移植（LITA 吻合前降支辅以 RITA 或 RA）与常规 CABG 的比较。中期随访（20 个月）时全动脉桥组不伴随心梗、心绞痛复发、桥血管闭塞、需要再次血运重建等不良事件生存率高于另一组[136]。

同一个研究小组进行了第二次包含 160 名患者的随机分组实验，比较全动脉桥以及常规 CABG 在大于 70 岁患者初次行非急诊 CABG 中的区别。早期死亡率相似，但术后 16±3 个月的桥血管闭塞率以及再次出现心绞痛比例，在全动脉桥组中明显更少。桥血管闭塞以及再次出现心绞痛的独立预测指标包括隐静脉桥、糖尿病以及血脂异常[137]。目前还在期待这些研究的远期随访结果。

结论

利用心肌灌注的冠状动脉旁路移植手术，仍是治疗心肌缺血的有效方法。随着人群老龄化以及并发症增多，治疗的风险将会增加。但新的技术以及旁路血管的选择，使并发症与死亡率不断下降。其他备选技术包括非体外循环 CABG 以及 PCI 将继续与目前最好的治疗选择，即体外循环下 CABG，进行比较。

要点

1. 冠心病是美国疾病中第一大杀手。

2. CABG 在左主干病变、三支病变、两支病变合并前降支近端病变以及严重缺血合并多支病变中，比药物治疗更具优势。

3. STS 风险模型可预测术后并发症以及死亡率，30 天脑卒中发病率为 1.6%，死亡率为 3%。

4. 左乳内动脉至前降支旁路移植具有生存率优势。BARI 试验中 1 年、4 年的通畅率为 98% 和 91%。

5. 乳内动脉骨骼化切取技术可减少胸骨伤口并发症的发生率。

6. 桡动脉旁路的 5 年通畅率比隐静脉旁路高（98% 比 86%）。

7. CABG 术后 1 年患者组的认知测试结果与对照组无明显差异。

8. BARI 试验中 CABG 术后 5 年以及 10 年的无心绞痛比例为 84%。

9. 双侧乳内动脉对比单侧乳内动脉具有更高的生存率，但优势在术后 10 年才可显现。

参考文献

1. American Heart Association Statistics Committee and Stroke Statistics Subcommittee. Heart disease and stroke statistics—2011 update: a report from the American Heart Association. *Circulation* 2011;123(4):e18-e209. Epub 2010; No abstract available. Erratum in: *Circulation* 2011; 123(6):e240.

2. U.S. Census Bureau: U.S. Interim Projections by Age, Sex, Race, and Hispanic Origin. http://www.census.gov/population/www/projections/usinterimproj/natprojtab02a.pdf. Accessed November 2009.

3. Ferguson TB Jr, Hammill BG, Peterson ED, et al: A decade of change—risk profiles and outcomes for isolated coronary artery bypass grafting procedures, 1990–1999: a report from the STS National Database Committee and the Duke Clinical Research Institute. Society of Thoracic Surgeons. *Ann Thorac Surg* 2002; 73:480.

4. Serruys PW, Morice MC, Kappetein AP, et al: Percutaneous coronary intervention versus coronary-artery bypass grafting for severe coronary artery disease. *NEJM* 2009; 360:961.

5. Shroyer AL, Grover FL, Hattler B, et al: On-pump versus off-pump coronary-artery bypass surgery. Veterans Affairs Randomized On/Off Bypass (ROOBY) Study Group. *NEJM* 2009; 361:1827.

6. Gibbon JH Jr: Application of a mechanical heart and lung apparatus to cardiac surgery. *Minn Med* 1954; 37:171.

7. Sones FM Jr, Shirey EK: Cine coronary arteriography. *Mod Concepts Cardiovasc Dis* 1962; 31:735.

8. Favaloro RG Effler DB, Groves LK, et al: Direct myocardial revascularization with saphenous vein autograft. Clinical experience in 100 cases. *Dis Chest* 1969; 56:279.

9. Johnson WD, Flemma RJ, Lepley D Jr, et al: Extended treatment of severe coronary artery disease: a total surgical approach. *Ann Surg* 1969; 170:460.

10. Eagle KA, Guyton RA, Davidoff R, et al: ACC/AHA 2004 guideline update for coronary artery bypass graft surgery. A report of the American College of Cardiology/American Heart Association Task Force on Practice Guidelines (Committee to Update the 1999 Guidelines for Coronary Artery Bypass Graft Surgery). *Circulation* 2004; 110:e340.

11. Anonymous: Long-term results of prospective randomized study of coronary artery bypass surgery in stable angina pectoris. European Coronary Surgery Study Group. *Lancet* 1982; 2:1173.

12. Anonymous: Coronary artery surgery study (CASS): a randomized trial of coronary artery bypass surgery. Survival data. *Circulation* 1983; 68:939.

13. Anonymous: Eleven-year survival in the Veterans Administration randomized trial of coronary bypass surgery for stable angina. The Veterans Administration Coronary Artery Bypass Surgery Cooperative Study Group. *NEJM* 1984; 311:1333.

14. Shroyer AL, Coombs LP, Peterson ED, et al: The Society of Thoracic Surgeons: 30-day operative mortality and morbidity risk models. *Ann Thorac Surg* 2003; 75:1856.

15. Berger JS, Frye CB, Harshaw Q, et al: Impact of clopidogrel in patients with acute coronary syndromes requiring coronary artery bypass surgery: a multicenter analysis. *J Am Coll Cardiol* 2008; 52:1693.

16. Lehmann KH, von Segesser L, Muller-Glauser W, et al: Internal-mammary coronary artery grafts: is their superiority also due to a basically intact endothelium? *Thorac Cardiovasc Surg* 1989; 37:187.

17. Cox JL, Chiasson DA, Gotlieb AI: Stranger in a strange land: the pathogenesis of saphenous vein graft stenosis with emphasis on structural and functional differences between veins and arteries. *Prog Cardiovasc Dis* 1991; 34:45.

18. Motwani JG, Topol EJ: Aortocoronary saphenous vein graft disease: pathogenesis, predisposition, and prevention. *Circulation* 1998; 97:916.

19. Gitter R, Anderson JM Jr, Jett GK: Influence of milrinone and norepinephrine on blood flow in canine internal mammary artery grafts. *Ann Thorac Surg* 1996; 61:1367.

20. Jett GK, Arcici JM Jr, Hatcher CR Jr, et al: Vasodilator drug effects on internal mammary artery and saphenous vein grafts. *J Am Coll Cardiol* 1988; 11:1317.

21. Gurne O, Chenu P, Buche M, et al: Adaptive mechanisms of arterial and venous coronary bypass grafts to an increase in flow demand. *Heart* 1999; 82:336.

22. Henriquez-Pino JA, Gomes WJ, Prates JC, et al: Surgical anatomy of the internal thoracic artery. *Ann Thorac Surg* 1997; 64:1041.

23. Cohen AJ, Lockman J, Lorberboym M, et al: Assessment of sternal vascularity with single photon emission computed tomography after harvesting of the internal thoracic artery. *J Thorac Cardiovasc Surg* 1999; 118:496.

24. Lorberboym M, Medalion B, Bder O, et al: 99mTc-MDP bone SPECT for the evaluation of sternal ischaemia following internal mammary artery dissection. *Nucl Med Commun* 2002; 23:47.

25. Matsa M, Paz Y, Gurevitch J, et al: Bilateral skeletonized internal thoracic artery grafts in patients with diabetes mellitus. *J Thorac Cardiovasc Surg* 2001; 121:668.

26. Calafiore AM, Vitolla G, Iaco AL, et al: Bilateral internal mammary artery grafting: midterm results of pedicled versus skeletonized conduits. *Ann Thorac Surg* 1999; 67:1637.

27. Noera G, Pensa P, Lodi R, et al: Influence of different harvesting techniques on the arterial wall of the internal mammary artery graft: microscopic analysis. *Thorac Cardiovasc Surg* 1993; 41:16.

28. Gaudino M, Trani C, Glieca F, et al: Early vasoreactive profile of skeletonized versus pedicled internal thoracic artery grafts. *J Thorac Cardiovasc Surg* 2003; 125:638.

29. Gaudino M, Toesca A, Nori SL, et al: Effect of skeletonization of the internal thoracic artery on vessel wall integrity. *Ann Thorac Surg* 1999; 68:1623.

30. Athanasiou T, Crossman MC, Asimakopoulos G, et al: Should the internal thoracic artery be skeletonized? *Ann Thorac Surg* 2004; 77:2238.

31. Raja SG, Dreyfus GD: Internal thoracic artery: to skeletonize or not to skeletonize? *Ann Thorac Surg* 2005; 79:1805.

32. Barner HB, Standeven JW, Reese J: Twelve-year experience with internal mammary artery for coronary artery bypass. *J Thorac Cardiovasc Surg* 1985; 90:668.

33. Loop FD, Lytle BE, Cosgrove DM, et al: Influence of the internal-mammary-artery graft on 10-year survival and other cardiac events. *NEJM* 1986; 314:1.

34. Whitlow PL, Dimas AP, Bashore TM, et al: Relationship of extent of revascularization with angina at one year in the Bypass Angioplasty Revascularization Investigation (BARI). *J Am Coll Cardiol* 1999; 34:1750.

35. Schwartz L, Kip KE, Frye RL, et al: Coronary bypass graft patency in patients with diabetes in the Bypass Angioplasty Revascularization Investigation (BARI). *Circulation* 2002; 106:2652.

36. Tatoulis J, Buxton BF, Fuller JA: Patencies of 2127 arterial to coronary conduits over 15 years. *Ann Thorac Surg* 2004; 77:93.

37. Carpenteier A: Selection of coronary bypass. Anatomic, physiological, and angiographic considerations of vein and mammary artery grafts. Discussion. *J Thorac Cardiovasc Surg* 1975; 70:414.

38. Acar C, Ramsheyi A, Pagny JY, et al: The radial artery for coronary artery bypass grafting: clinical and angiographic results at five years. *J Thorac Cardiovasc Surg* 1998; 116:981.

39. Tatoulis J, Royse AG, Buxton BF, et al: The radial artery in coronary surgery: a 5-year experience—clinical and angiographic results. *Ann Thorac Surg* 2002; 73:143.

40. Aca, C, Jebara VA, Portoghese M, et al: Comparative anatomy and histology of the radial artery and the internal thoracic artery. Implication for coronary artery bypass. *Surg Radiol Anat* 1991; 13:283.

41. Kaufer E, Factor SM, Frame R, Brodman RF: Pathology of the radial and internal thoracic arteries used as coronary artery bypass grafts. *Ann Thorac Surg* 1997; 63:1118.

42. Chardigny C, Jebara VA, Acar C, et al: Vasoreactivity of the radial artery. Comparison with the internal mammary and gastroepiploic arteries with implications for coronary artery surgery. *Circulation* 1993; 88(5 Pt 2):II115.

43. Cable DG, Caccitolo JA, Pearson PJ, et al: New approaches to prevention and treatment of radial artery graft vasospasm. *Circulation* 1998; 98(19 Suppl):10.

44. Shapira OM, Alkon JD, Macron DS, et al: Nitroglycerin is preferable to diltiazem for prevention of coronary bypass conduit spasm. *Ann Thorac Surg* 2000; 70:883.

45. Reyes AT, Frame R, Brodman RF: Technique for harvesting the radial artery as a coronary artery bypass graft. *Ann Thorac Surg* 1995; 59:118.

46. Shima H, Ohno K, Michi K, et al: An anatomical study on the forearm vascular system. *J Craniomaxillofac Surg* 1996; 24:293.

47. Agrifoglio M, Dainese L, Pasotti S, et al: Preoperative assessment of the radial artery for coronary artery bypass grafting: is the clinical Allen test adequate? *Ann Thorac Surg* 2005; 79:570.

48. Tatoulis J, Buxton BF, Fuller JA: Bilateral radial artery grafts in coronary reconstruction: technique and early results in 261 patients. *Ann Thorac Surg* 1998; 66:714.

49. Ronan JW, Perry LA, Barner HB, et al: Radial artery harvest: comparison of ultrasonic dissection with standard technique. *Ann Thorac Surg* 2000; 69:113.

50. Newman RV, Lammle WG: Radial artery harvest using endoscopic techniques. *Heart Surg Forum* 2003; 6:E194.

51. Mussa S, Choudhary BP, Taggart DP: Radial artery conduits for coronary artery bypass grafting: current perspective. *J Thorac Cardiovasc Surg* 2005; 129:250.

52. Denton TA, Trento L, Cohen M, et al: Radial artery harvesting for coronary bypass operations: neurologic complications and their potential mechanisms. *J Thorac Cardiovasc Surg* 2001; 121:951.

53. Moon MR, Barner HB, Bailey MS, et al: Long-term neurologic hand complications after radial artery harvesting using conventional cold and harmonic scalpel techniques. *Ann Thorac Surg* 2004; 78:535.

54. Meharwal ZS, Trehan N: Functional status of the hand after radial artery harvesting: results in 3,977 cases. *Ann Thorac Surg* 2001; 72:1557.

55. Acar C, Jebara VA, Portoghese M, et al: Revival of the radial artery for coronary artery bypass grafting. *Ann Thorac Surg* 1992; 54:652.

56. Desai ND, Cohen EA, Naylor CD, et al: A randomized comparison of radial-artery and saphenous-vein coronary bypass grafts. *NEJM* 2004; 351:2302.

57. Tatoulis J, Buxton BF, Fuller JA, et al: Long-term patency of 1108 radial arterial-coronary angiograms over 10 years. *Ann Thorac Surg* 2009: 88:23.

58. Hadinata IE, Hayward PA, Hare DL, et al: Choice of conduit for the right coronary system: 8-year analysis of Radial Artery Patency and Clinical Outcomes Trial. *Ann Thorac Surg* 2009; 88:1404.

59. Maniar HS, Barner HB, Bailey MS, et al: Radial artery patency: are aortocoronary conduits superior to composite grafting? *J Thorac Cardiovasc Surg* 2003; 76:1498.

60. Jung SH, Song H, Choo SJ, et al: Comparison of radial artery patency according to proximal anastomosis site: direct aorta to radial artery anastomosis is superior to radial artery composite grafting. *J Thorac Cardiovasc Surg* 2009; 138:76.

61. Collins P, Webb CM, Chong CF, et al: Radial artery versus saphenous vein patency randomized trail: five-year angiographic follow-up. *Circ* 2008; 117:2859.

62. Mangano DT and the Multicenter Study of Perioperative Ischemia Research Group: aspirin and mortality from coronary bypass surgery. *NEJM* 2002; 347:1309.

63. Anonymous: The effect of aggressive lowering of low-density lipoprotein cholesterol levels and low-dose anticoagulation on obstructive changes in saphenous-vein coronary-artery bypass grafts. The Post Coronary Artery Bypass Graft Trial Investigators. *NEJM* 1997; 336:153.

64. Hata M, Takayama T, Sezai A, et al: Efficacy of aggressive lipid controlling therapy for preventing saphenous vein graft disease. *Ann Thorac Surg* 2009; 88:1440.

65. Alexander JH, Hafley G, Harrington RA, et al: Efficacy and safety of edifoligide, an E2F transcription factor decoy, for prevention of vein graft failure following coronary artery bypass graft surgery: PREVENT IV: a randomized controlled trial. *JAMA* 2005; 294:2446.

66. Black EA, Guzik TJ, West NE, et al: Minimally invasive saphenous vein harvesting: effects on endothelial and smooth muscle function. *Ann Thorac Surg* 2001; 71:1503.

67. Yun KL, Wu Y, Aharonian V, et al: Randomized trial of endoscopic versus open vein harvest for coronary artery bypass grafting: six-month patency rates. *J Thorac Cardiovasc Surg* 2005; 129:496.

68. Lopes RD, Hafley GE, Allen KB, et al: Endoscopic versus open vein-graft harvesting in coronary-artery bypass surgery. *NEJM* 2009; 361:235.

69. Souza DS, Johansson B, Bojo L, et al. Harvesting the saphenous vein with surrounding tissue for CABG provides long-term graft patency comparable to the left internal thoracic artery: results of a randomized longitudinal trial. *J Thorac Cardiovasc Surg* 2006; 132:373.

70. Wijnberg DS, Boeve WJ, Ebels T, et al: Patency of arm vein grafts used in aorto-coronary bypass surgery. *Eur J Cardiothorac Surg* 1990; 4:510.

71. Christenson JT, Simonet F, Schmuziger M: Sequential vein bypass grafting: tactics and long-term results. *Cardiovasc Surg* 1998; 6:389.

72. Vural KM, Sener E, Tasdemir O: Long-term patency of sequential and individual saphenous vein coronary bypass grafts. *Eur J Cardiothorac Surg* 2001; 19:140.

73. McBride LR, Barner HB: The left internal mammary artery as a sequential graft to the left anterior descending system. *J Thorac Cardiovasc Surg* 1983; 86:703.

74. Bessone LN, Pupello DF, Hiro SP, et al: Sequential internal mammary artery grafting: a viable alternative in myocardial revascularization. *Cardiovasc Surg* 1995; 3:155.

75. Kootstra GJ, Pragliola C, Lanzillo G: Technique of sequential grafting the left internal mammary artery (LIMA) to the circumflex coronary system. *J Cardiovasc Surg* 1993; 34:523.

76. Ochi M, Bessho R, Saji Y, et al: Sequential grafting of the right gastroepiploic artery in coronary artery bypass surgery. *Ann Thorac Surg* 2001; 71:1205.

77. Shapira OM, Alkon JD, Aldea GS, et al: Clinical outcomes in patients undergoing coronary artery bypass grafting with preferred use of the radial artery. *J Card Surg* 1997; 12:381.

78. Hallen A, Bjork L, Bjork VO: Coronary thrombo-endarterectomy. *J Thorac Cardiovasc Surg* 1963; 45:216.

79. Sirivella S, Gielchinsky I, Parsonnet V: Results of coronary artery endarterectomy and coronary artery bypass grafting for diffuse coronary artery disease. *Ann Thorac Surg* 2005; 80:1738.

80. Brenowitz JB, Kayser KL, Johnson WD: Results of coronary artery endarterectomy and reconstruction. *J Thorac Cardiovasc Surg* 1988; 95:1.

81. Livesay JJ, Cooley DA, Hallman GL, et al: Early and late results of coronary endarterectomy. Analysis of 3,369 patients. *J Thorac Cardiovasc Surg* 1986; 92:649.

82. Beretta L, Lemma M, Vanelli P, et al: Coronary "open"endarterectomy and reconstruction: short- and long-term results of the revascularization with saphenous vein versus IMA-graft. *Eur J Cardiothorac Surg* 1992; 6:382.

83. Gill IS, Beanlands DS, Boyd WD, et al: Left anterior descending endarterectomy and internal thoracic artery bypass for diffuse coronary disease. *Ann Thorac Surg* 1998; 65:659.

84. Sundt TM, 3rd, Camillo CJ, Mendeloff EN, et al: Reappraisal of coronary endarterectomy for the treatment of diffuse coronary artery disease. *Ann Thorac Surg* 1999; 68:1272.

85. Hammon JW, Stump DA, Butterworth JF, et al: Coronary artery bypass grafting with single cross-clamp results in fewer persistent neuropsychological deficits than multiple clamp or off-pump coronary artery bypass grafting. *Ann Thorac Surg* 2007; 84:1174.

86. Royse AG, Royse CF, Groves KL, et al: Blood flow in composite arterial grafts and effect of native coronary flow. *Ann Thorac Surg* 1999; 68:1619.

87. Rokkas CK and Kouchoukos NT: Surgical management of the severely atherosclerotic ascending aorta during cardiac operations. *Semin Thorac Cardiovasc Surg* 1998; 10:240.

88. Grover FL, Shroyer AL, Hammermeister K, et al: A decade's experience with quality improvement in cardiac surgery using the Veterans Affairs and Society of Thoracic Surgeons national databases. *Ann Surg* 2001; 234:464.

89. Mack MJ, Brown PP, Kugelmass AD, et al: Current status and outcomes of coronary revascularization 1999 to 2002: 148,396 surgical and percutaneous procedures. *Ann Thorac Surg* 2004; 77:761.

90. O'Connor GT, Birkmeyer JD, Dacey LJ, et al: Results of a regional study of modes of death associated with coronary artery bypass grafting. Northern New England Cardiovascular Disease Study Group. *Ann Thorac Surg* 1998; 66:1323.

91. Sergeant P, Lesaffre E, Flameng W, et al: Internal mammary artery: methods of use and their effect on survival after coronary bypass surgery. *Eur J Cardiothorac Surg* 1990; 4:72.

92. Yau JM, Alexander JH, Hafley G, et al: Impact of perioperative myocardial infarction on angiographic and clinical outcomes following coronary artery bypass grafting (from Project of Ex-vivo Vein graft Engineering via Transfection [PREVENT] IV). *Am J Cardiol* 2008; 102:546.

93. Klatte K, Chaitman BR, Theroux P, et al: Increased mortality after coronary artery bypass graft surgery is associated with increased levels of postoperative creatine kinase-myocardial band isoenzyme release: results from the GUARDIAN trial. *J Am Coll Cardiol* 2001; 38:1070.

94. Hashemzadeh K, Dehdilani M: Postoperative cardiac troponin I is an independent predictor of in-hospital death after coronary artery bypass grafting. *J Cardiovasc Surg (Torino)* 2009; 50:403.

95. Hogue CW Jr, Sundt T, 3rd, Barzilai B, et al: Cardiac and neurologic complications identify risks for mortality for both men and women undergoing coronary artery bypass graft surgery. *Anesthesiology* 2001; 95:1074.

96. Rao V, Ivanov J, Weisel RD, et al: Predictors of low cardiac output syndrome after coronary artery bypass. *J Thorac Cardiovasc Surg* 1996; 112:38.

97. Hausmann H, Potapov EV, Koster A, et al: Prognosis after the implantation of an intra-aortic balloon pump in cardiac surgery calculated with a new score. *Circulation* 2002; 106:I203

98. Roach GW, Kanchuger M, Mangano CM, et al: Adverse cerebral outcomes after coronary bypass surgery. Multicenter Study of Perioperative Ischemia Research Group and the Ischemia Research and Education Foundation Investigators. *NEJM* 1996; 335:1857.

99. Dacey LJ, Likosky DS, Leavitt BJ, et al: Perioperative stroke and long-term survival after coronary bypass graft surgery. *Ann Thorac Surg* 2005; 79:532.

100. McKhann GM, Grega MA, Borowicz LM Jr, et al: Is there cognitive decline 1 year after CABG? Comparison with surgical and nonsurgical controls. *Neurology* 2005; 65:991.

101. Frye RL, Kronmal R, Schaff HV, et al: Stroke in coronary artery bypass graft surgery: an analysis of the CASS experience. The participants in the Coronary Artery Surgery Study. *Int J Cardiol* 1992; 36:213.

102. Loop FD, Lytle BW, Cosgrove DM, et al: J. Maxwell Chamberlain memorial paper. Sternal wound complications after isolated coronary artery bypass grafting: early and late mortality, morbidity, and cost of care. *Ann Thorac Surg* 1990; 49:179.

103. Kaiser AB, Kernodle DS, Barg NL, et al: Influence of preoperative showers on staphylococcal skin colonization: a comparative trial of antiseptic skin cleansers. *Ann Thorac Surg* 1988; 45:35.

104. Cimochowski GE, Harostock MD, Brown R, et al: Intranasal mupirocin reduces sternal wound infection after open heart surgery in diabetics and nondiabetics. *Ann Thorac Surg* 2001; 71:1572.

105. Alexander JW, Fischer JE, Boyajian M, et al: The influence of hair-removal methods on wound infections. *Arch Surg* 1983; 118:347.

106. Dohmen PM, Gabbieri D, Weymann A, et al: Reduction in surgical site infection in patients treated with microbial sealant before coronary artery bypass graft surgery: a case-control study. *J Hosp Infect* 2009; 72:119.

107. Olsen MA, Lock-Buckley P, Hopkins D, et al: The risk factors for deep and superficial chest surgical-site infections after coronary artery bypass graft surgery are different. *J Thorac Cardiovasc Surg* 2002; 124:136.

108. Anonymous: Risk factors for deep sternal wound infection after sternotomy: a prospective multicenter study. The Parisian Mediastinitis Study Group. *J Thorac Cardiovasc Surg* 1996; 111:1200.

109. Milano CA, Kesler K, Archibald N, et al: Mediastinitis after coronary artery bypass graft surgery. Risk factors and long-term survival. *Circulation* 1995; 92:2245.

110. Zerr KJ, Furnary AP, Grunkemeier GL, et al: Glucose control lowers the risk of wound infection in diabetics after open heart operations. *Ann Thorac Surg* 1997; 63:356.

111. Furnary AP, Zerr KJ, Grunkemeier GL, et al: Continuous intravenous insulin infusion reduces the incidence of deep sternal wound infection in diabetic patients after cardiac surgical procedures. *Ann Thorac Surg* 1999; 67:352. [See comment in *Ann Thorac Surg* 2000; 69:668.]

112. Ottino G, De Paulis R, Pansini S, et al: Major sternal wound infection after open-heart surgery: a multivariate analysis of risk factors in 2,579 consecutive operative procedures. *Ann Thorac Surg* 1987; 44:173.

113. Gansera B, Schmidtler F, Gilrath G, et al: Does bilateral ITA grafting increase perioperative complications? Outcome of 4462 patients with bilateral versus 4204 patients with single ITA bypass. *Eur J Cardiothorac Surg* 2006; 30:318.

114. Toumpoulis IK, Theakos N, Dunning J: Does bilateral internal thoracic artery harvest increase the risk of mediastinitis? *Interact Cardiovasc Thorac Surg* 2007; 6:787.

115. Pevni D, Uretzky G, Mohr A, et al: Routine use of bilateral skeletonized internal thoracic artery grafting: long-term results. *Circulation* 2008; 118:705.

116. Mangano CM, Diamondstone LS, Ramsay JG, et al: Renal dysfunction after myocardial revascularization: risk factors, adverse outcomes, and hospital resource utilization. The Multicenter Study of Perioperative Ischemia Research Group. *Ann Intern Med* 1998; 128:194.

117. Brown JR, Cochran RP, Dacey LJ, et al: Perioperative increases in serum creatinine are predictive of increased 90-day mortality after coronary artery bypass graft surgery. *Circulation* 2006; 114:I409.

118. Chertow GM, Levy EM, Hammermeister KE, et al: Independent association between acute renal failure and mortality following cardiac surgery. *Am J Med* 1998; 104:343.

119. Samuels LE, Sharma S, Morris RJ, et al: Coronary artery bypass grafting in patients with chronic renal failure: A reappraisal. *J Card Surg* 1996; 11:128.

120. Mentzer RM Jr, Oz MC, Sladen RN, et al: Effects of perioperative nesiritide in patients with left ventricular dysfunction undergoing cardiac surgery: the NAPA trial. *J Am Coll Cardiol* 2007; 49:716.

121. Sezai A, Hata M, Niino T, et al: Influence of continuous infusion of low-dose human atrial natriuretic peptide on renal function during cardiac surgery: a randomized controlled study. *J Am Coll Cardiol* 2009; 54:1058.

122. Sergeant P, Blackstone E, Meyns B: Validation and interdependence with patient-variables of the influence of procedural variables on early and late survival after CABG. K. U. Leuven Coronary Surgery Program. *Eur J Cardiothorac Surg* 1997;12:1.

123. Sergeant P, Blackstone E, Meyns B: Is return of angina after coronary artery bypass grafting immutable, can it be delayed, and is it important? *J Thorac Cardiovasc Surg* 1998; 116:440.

124. Sergeant PT, Blackstone EG, Meyns BP: Does arterial revascularization decrease the risk of infarction after coronary artery bypass grafting? *Ann Thorac Surg* 1998; 66:1.

125. Sergeant P, Blackstone E, Meyns B, et al: First cardiological or cardiosurgical reintervention for ischemic heart disease after primary coronary artery bypass grafting. *Eur J Cardiothorac Surg* 1998; 14:480.

126. BARI investigators: The final 10-year follow-up results of the BARI randomized trial. *J Am Coll Cardiol* 2007; 49:1600.

127. Bourassa MG, Enjalbert M, Campeau L, et al: Progression of atherosclerosis in coronary arteries and bypass grafts: ten years later. *Am J Cardiol* 1984; 53:15.

128. Campeau L, Enjalbert M, Lesperance J, et al: Atherosclerosis and late closure of aortocoronary saphenous vein grafts: sequential angiographic studies at 2 weeks, 1 year, 5 to 7 years, and 10 to 12 years after surgery. *Circulation* 1983; 68(3 Pt 2):III1.

129. Campeau L, Enjalbert M, Lesperance J, et al: The relation of risk factors to the development of atherosclerosis in saphenous-vein bypass grafts and the progression of disease in the native circulation. A study 10 years after aortocoronary bypass surgery. *NEJM* 1984; 311:1329.

130. Bertrand OF, Poirier P, Rodes-Cabau J, et al: A multicentre, randomized, double-blind placebo-controlled trial evaluating rosiglitazone for the prevention of atherosclerosis progression after coronary artery bypass graft surgery in patients with type 2 diabetes. Design and rationale of the VeIn-Coronary aTherOsclerosis and Rosiglitazone after bypass surgery (VICTORY) trial. *Can J Cardiol* 2009; 25:509.

131. Buxton BF, Komeda M, Fuller JA, et al: Bilateral internal thoracic artery grafting may improve outcome of coronary artery surgery. Risk-adjusted survival. *Circulation* 1998; 98(19 Suppl):10.

132. Lytle BW, Blackstone EH, Loop FD, et al: Two internal thoracic artery grafts are better than one. *J Thorac Cardiovasc Surg* 1999; 117:855.

133. Dion R, Glineur D, Derouck D, et al: Long-term clinical and angiographic follow-up of sequential internal thoracic artery grafting. *Eur J Cardiothorac Surg* 2000; 17:407.

134. Tector AJ, McDonald ML, Kress DE, et al: Purely internal thoracic artery grafts: outcomes. *Ann Thorac Surg* 2001; 72:450.

135. Barner HB, Sundt TM, 3rd, Bailey M, et al: Midterm results of complete arterial revascularization in more than 1,000 patients using an internal thoracic artery/radial artery T graft. *Ann Thorac Surg* 2001; 234:447.

136. Muneretto C, Negri A, Manfredi J, et al: Safety and usefulness of composite grafts for total arterial myocardial revascularization: a prospective randomized evaluation. *J Thorac Cardiovasc Surg* 2003; 125:826.

137. Muneretto C, Bisleri G, Negri A, et al: Total arterial myocardial revascularization with composite grafts improves results of coronary surgery in elderly: a prospective randomized comparison with conventional coronary artery bypass. *Circulation* 2003; 108:9.

富 强 王 欣 译

第 22 章

非体外循环下心肌再血管化

Michael E. Halkos,
John D. Puskas

简介

冠状动脉旁路移植术（coronary artery bypass grafting, CABG）一直以来被认为是一种有价值的心肌血运重建方法。尽管经皮冠状动脉介入技术越来越普及，冠心病的药物治疗也取得了进步，外科心肌血运重建仍然会在冠心病的治疗中发挥重要的作用。近年来，绝大多数外科心肌血运重建手术都是在体外循环下完成的，因为大多数外科医生更愿意在静止的心脏上完成远端吻合。尽管接受外科手术的患者术前合并症越来越多且冠脉病变越来越重，但由于可以降低死亡率和并发症发生率，体外循环下心肌血运重建在治疗方法中的比例仍然在增加。虽然发生率不高，但是仍然有一小部分冠状动脉旁路移植术患者发生了术后并发症，包括：脑卒中、肾衰竭和呼吸衰竭等。这些并发症的发生不仅是因为体外循环激活了全身炎症反应，也与术中插管、建立体外循环、主动脉阻断等主动脉操作有关。在过去的十年中非体外循环冠状动脉旁路移植术（off-pump coronary artery bypass grafting, OPCAB）的使用一直在增加，外科医生开始倾向于使用非体外循环技术的主要原因，是担心体外循环和主动脉插管引起的严重并发症。尽管许多医疗中心都在使用非体外循环技术，但是 OPCAB 手术的比例却在近年来到达了平台期，在冠状动脉旁路移植术中约占 22%（2008 美国胸外科医师协会国家成人心脏数据库资料）。对多数外科医生而言，由于缺少令人信服的随机对照研究证明 OPCAB 优于常规体外循环下冠状动脉旁路移植术（conventional on-pump coronary artery bypass, CCAB），将 OPCAB 作为常规的治疗策略是有困难的。而且，许多外科医生认为非体外循环手术难度高，相比于 CCAB 有许多新的手术风险。值得注意的是，既往的随机对照研究入选的患者主要为低风险患者，并且入选的病例数量较少，而终点事件如死亡、脑卒中、心肌梗死的发生率也不高，所以研究结果不足以判断两组间的差别。即便如此，既往的随机分组研究也一致认为 OPCAB 可以减少输

血用量、降低术后血清心肌酶学水平、缩短住院时间。许多回顾性研究也显示 OPCAB 可以提高术后生存率和降低手术并发症，这些回顾性数据库研究的样本量大，涵盖了所有风险等级的患者。尽管有先进的统计方法，但难以避免的选择性偏倚仍然限制了这些回顾性研究结果的可信性。想使更多的外科医生选择非体外循环手术，需证明以下几点优劣：1. OPCAB 与 CCAB 相匹配的近远期血管通畅率；2. 完全心肌血运重建；3. 手术并发症甚至死亡率（尤其对高危患者）；4. 手术室和整个住院期的医疗费用。对于特定的高危亚组患者，OPCAB 可以避免由体外循环引起的全身反应，并且可以减少由于主动脉插管引起的并发症，如脑卒中和肾衰竭。然而，除非有明确的证据证明其中一种手术方式优于另外一种，术式的选择目前仍然由外科医生的主观意向决定。

术前注意事项

■ 外科经验

将 OPCAB 应用于临床实践需要掌握一系列专业技术，这与患者的预后息息相关。我们认为最好能将 OPCAB 手术作为常规术式在临床上应用，这样才能使外科医生熟练地掌握这项技术，并且能将它的优势充分发挥出来。对于已经习惯了在静止和无血的心脏上进行手术的外科医生来说，OPCAB 手术是非常有挑战性的。而且，OPCAB 手术需要团队配合，这个团队首先需要有外科专家、其次需要助手在跳动的心脏上帮助显露、还要有优秀的麻醉医生维护循环并且在有潜在血流动力学改变时提醒外科医生。因此，致力于做 OPCAB 手术的外科医生必须努力克服这些技术挑战，而且必须相信付出这些努力是值得的，因为不使用体外循环对患者来说更加有利。虽然 OPCAB 对低风险患者来

说预后的改善作用并不大，但对于高危险患者，由于可以避免主动脉插管和体外循环引起的全身反应，使用 OPCAB 手术会使他们明显获益。

经验不足的外科医生刚开始做 OPCAB 手术时，建议仔细挑选病例，尤其要留意患者的冠脉解剖和基本资料。进手术室前必须制定灵活的手术计划，可以根据术中情况随时改变手术方式。CCAB 手术桥血管操作和血流动力学管理相对简单。而OPCAB 需要仔细评估患者的冠脉解剖、术前的基本资料和患者的血流动力学波动情况。对于初学者而言，最好能排除需要吻合侧壁血管的，尤其是需要多根侧壁冠脉旁路移植的患者，还有严重左心功能不全、左主干病变及其他复杂情况的患者（表 22-1）。初学者理想的 OPCAB 适应证包括：靶血管解剖条件良好的择期手术患者；心室功能良好，容易显露的一到三支病变或者没有侧壁靶血管的患者。在指导住院医师手术时，由于前降支位置靠前，通常最容易吻合，对角支其次，然后是下壁血管，最后是非体外下最难显露和吻合的侧壁血管。随着经验的积累，OPCAB 技术可以安全有效的应用于绝大多数需要冠状动脉旁路移植术的患者。另外非常重要的一点是，你需要通过经验识别哪些患者应该做体外循环手术，因为对有些患者做非体外循环手术可能会非常困难，或者有些患者不能耐受这种手术。

表 22-1 早期做 OPCAB 手术时选择患者的排除条件

近期心肌梗死史
需要多于三支的桥血管，尤其在靶血管位于侧壁时
左心室功能障碍
行走于心肌内的冠脉
小或广泛冠脉病变
轻中度主动脉或二尖瓣反流
血流动力学不稳定
肺动脉高压
紧急的病例
复杂侧壁病例
左主干冠脉病变

■ 患者基本资料

对 OPCAB 患者的需要认真制定术前评估，并且考虑到各种危险因素。我们对有下列危险因素的患者常规进行颈动脉超声检查：年龄大于 65 岁、吸烟、有颈动脉杂音、短暂性脑缺血发作或脑卒中病史、左主干病变、合并外周血管病、既往颈动脉手术史。其他的术前检查与 CCAB 相同。对于有心脏杂音、呼吸困难、主动脉瓣或二尖瓣反流、心脏导管检查显示心室功能低下的患者，术前必须常规检查超声心动图。OPCAB手术前必须明确患者是否有右心室功能不良、瓣膜反流或肺动脉高压，因为在 OPCAB 术中这些指标会发生明显变化。总之，术前必须详细评估患者一般状态、手术的紧急程度、心室功能，以决定是否可以采用 OPCAB 手术。虽然在紧急情况下

OPCAB 手术可能更有优势，但仍然需要准备后备方案以应对因为患者不能耐受 OPCAB 手术而引起的突发状况。对因近期心肌梗死导致左心功能不良的患者，手术的难度要大于慢性心功能不全患者。前者对术中操作和搬动心脏更加敏感，而且更容易在术中出现心律失常。

■ 麻醉

与其他心脏手术相同，所有患者术中均需要安置肺动脉导管、动脉监测管、弗利氏导尿管和中心静脉压监测导管。术中常规应用经食道超声来监测瓣膜反流、心脏功能和肺动脉高压。我们认为，一个经验丰富的麻醉团队是保证术中血流动力学平稳和手术能顺利进行的根本。与 CCAB 手术需要麻醉师、灌注师和外科医生通力合作完成相比，OPCAB 手术更加需要麻醉师和外科医生配合默契才能保证术中血流动力学平稳。由于没有体外循环保证术中灌注，OPCAB 手术需要其他方法来保证术中血流动力学平稳，避免因循环波动产生的不良后果。术中血流动力学的细微变化、肺动脉压力逐渐增高、需要增加正性肌力药物和血管收缩剂来保持血流动力学稳定、心律变化都是循环系统崩溃的前兆。但是如果麻醉师和外科医生对这些前兆能够提前沟通和交流，就可以避免严重后果的发生。当在心脏上进行操作时，外科医生与麻醉师提前沟通是非常重要的，以便麻醉师可以作出适当的应对措施，从而避免出现类似盲目给药的错误决定。通过改变手术台的位置可以使患者血流动力学发生改变，从而影响心排出量和血压。实际上，在头低脚高（Trendelenburg）体位下经下肢血管自动补充容量是保持术中血流动力学稳定的第一选择。将患者置于 Trendelenburg体位下可以迅速地增加前负荷，同时增加心排出量和提高血压。而在进行近端吻合时，往往需要采用反 Trendelenburg 体位以便降低血压，方便进行主动脉部分阻断。在 OPCAB 术中，我们倾向用 Trendelenburg 体位结合升压药物来维持术中循环稳定，避免静脉输入大量液体而术后又大量使用利尿剂。这种方法几乎适用于所有患者，包括术前合并肺动脉高压、二尖瓣反流、左心功能不良等对术中操作和搬动心脏耐受性较差的患者。在进行远端吻合时，如果患者前负荷足够，我们会使用去甲肾上腺素和去氧肾上腺素这样的血管收缩剂来维持血压。就我们的经验来讲，与经验丰富的麻醉医生有效的沟通是非体外循环手术成功的关键。

由于没有体外循环的复温手段，如何在 OPCAB 手术中保持患者的正常体温非常重要，这需要在手术过程采取一定的措施，包括静脉输入加热的液体、对吸入的麻醉药物进行加热、在术前和术中维持手术室内的温度，以及使用强制对流暖风系统。可以将暖风系统提前放置在患者周围，也可以在取完血管后放置在患者的下肢上进行保温。

抗凝药物的使用剂量并不统一。对刚开始做 OPCAB 手术的外科医生我们建议使用全量肝素，以便可以在必要时转为体外循环下手术。有一些外科医生一直使用全量肝素抗凝，即400 国际单位每千克、维持 ACT 大于 400 秒；另一部分外科医生使用半量或 180 国际单位每千克肝素；还有一部分外科医生首剂使用 10 000 国际单位，然后每半小时追加 3000 国际单位，并保持 ACT 在 275～300 秒。通畅可应用鱼精蛋白中和肝素帮助止血。

外科技术

■ 术前准备

与体外循环手术相同，在麻醉诱导完成后，帮助患者摆好体位、消毒铺巾。在我们中心，常规在麻醉诱导完成后经肛门给予 1000 毫克阿司匹林栓剂，手术完成后若纵隔引流液小于 100 毫升/小时并且持续 4 小时以上时，常规给予阿司匹林 81 毫克和氯吡格雷（首剂 150 毫克，然后 75 毫克/天）抗凝。这种抗凝方法并没有增加术后开胸探查的风险[1]。由于没有体外循环相关的凝血功能紊乱，非体外循环手术患者在围手术期处于高凝状态，理论上会影响桥血管早期通畅率。Bednar 等研究发现，与 CCAB 手术相比，OPCAB 手术患者的 P 选择素（一种反应血小板活性的标志物）处于高表达状态，说明 OPCAB 患者处于高凝状态[2]。因此，我们在术前常规应用阿司匹林，而且在术后早期即给予阿司匹林和氯吡格雷联合抗凝，并持续应用这种双联抗血小板疗法。

虽然 OPCAB 手术可以在各种微创入路下完成，包括小切口、内窥镜和机器人辅助下冠状动脉旁路移植术，但目前最常用的手术入路仍然是胸骨正中切口。在游离乳内动脉的同时应用内窥镜采集桡动脉和大隐静脉。我们的经验是在内窥镜采集静脉前给予 5000 单位肝素抗凝以避免在采集静脉过程中血管腔内形成血栓。为了取得良好的桥血管质量，在内窥镜采集血管过程中要时刻注意采用无创技术，这样才可以提供足够多的旁路移植血管[3]。在一侧或两侧乳内动脉分离完成后，给予肝素抗凝（剂量同前），然后断开动脉远端。倒 T 形切开心包，沿膈肌向两侧延伸切口以便于术中搬动心脏。为了便于通过牵拉心包来移动心脏和显露左心室侧壁血管，最好将左侧心包完全从膈肌上游离下来。在游离心包过程中必须仔细辨别和保护膈神经。在取左乳内动脉时，我们常规游离到动脉分叉远端以便保证足够的长度，不像 CCAB 手术过程中可以压迫心脏，在 OPCAB 手术中，乳内动脉必须足够长，以便在向右侧搬动心脏进行侧壁和下壁血管吻合时吻合口张力不至于过高。分离并去除胸内筋膜、剥离乳内动脉周围组织、在肺动脉水平向膈神经方向垂直切开左侧心包都可以延长乳内动脉并且减少吻合口张力。

放置多根心包牵引线可以帮助显露和向侧面搬动心脏。为了避免在向侧面搬动心脏过程中压迫右侧心脏，可以沿着膈肌切开右侧心包或者完全打开右侧胸膜，使心脏落入右侧胸腔内。另外，可以在胸骨牵开器右下方放入一个或两个卷好的手术巾，以便抬高右侧胸骨使心脏落入右侧胸腔。"Deep stitch"是一个非常重要的心内牵引线，通常缝在下腔静脉到左肺动脉连线的三分之二处，紧靠左房后壁心包反折处（图 22-1）。在缝这根牵引线时必须小心，以避免损伤下面的降主动脉、食管、左肺和相邻的下肺静脉，牵引线外面应该套上软橡皮套以防止牵引过程中切割心外膜。此外，对血流动力学不稳定和严重左主干病变患者，在缝"Deep stitch"牵引线时抬高和压迫心脏是很危险的。在这种情况下，应该在完成左前降支旁路移植后再缝这根深部心包牵引线。

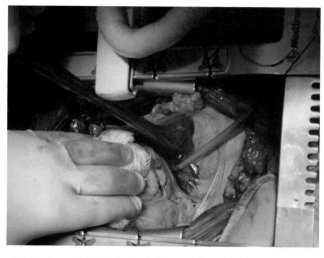

图 22-1　外科医生侧术野。心脏上方放置了"deep stitch"，并向医生侧被抬起。右侧胸膜被分离，以便于减少对右室流出道的压迫

■ 主动脉表面超声

我们对所有接受心脏手术的患者进行主动脉表面超声波检查。这是一种无创和经济的检查手段。它仅仅增加 2 ~ 3 分钟的手术时间，就可以帮助外科医生和麻醉师评估升主动脉粥样硬化疾病的严重程度，以便决定是否进行主动脉钳夹阻断[4]或选择非阻断技术。外科医生将超声探头通过手术切口放在主动脉表面，从主动脉根部到无名动脉起始部的全程升主动脉都可以被扫描到。将 8.5 兆赫线性阵列超声探头放置在充满盐水的无菌保护套中，用盐水作为介质将探头放置在主动脉表面（图 22-2）。通过超声检查得到的动脉粥样硬化严重程度的信息可以指导手术方式选择，从而帮助外科医生选择直接主动脉钳夹阻断或者应用近端吻合器以减少主动脉粥样硬化斑块脱落引起的栓塞风险。然而只有少数几个研究证实通过主动脉表明超声检查制定的手术策略可以改善手术预后[5~7]，绝大多数研究由于设计不严谨，影响其结果可信性。但是一项由 Rosenberger 和同事们完成的研究评估了超过 6000 例进行了主动脉表面超声检查的患者，结果显示有 4% 的患者因为超声发现主动脉病变而改变术式，并且降低了术后神经系统并发症发生率[8]。还有一些样本量较小的研究报告了较高比例（10% ~ 12%）的患者因为主动脉表面超声检查结果而改变手术策略[5,9,10]。重要的是，术中主动脉表面超声检查已经显示出比经食道超声和仅靠触摸来判断主动脉粥样硬化病变更具优势，特别是对升主动脉中远段病变[11~13]。所以术中主动脉表面超声检查是鉴别主动脉粥样硬化斑块的最佳选择。Davila-Roman 等也报告了中度动脉粥样硬化患者术后神经系统事件发生率和死亡率高于正常和轻度动脉粥样硬化患者 1.5 倍，而重度动脉粥样硬化患者死亡率和神经系统事件发生率高于正常和轻度动脉粥样硬化患者 3 倍[14]（表 22-2）。Schachner 等也通过研究发现有升主动脉粥样硬化疾病的患者 CABG 术后死亡率增高[15]。然而，术中主动脉表面超声检查目前仅在美国少数几个中心开展。未来需要更多令人信服的数据来证明应用术中主动脉表面超声检查指导手术策略可以减少术后脑卒中发生，以使这一优秀的诊断技术得到进一步的应用和推广。

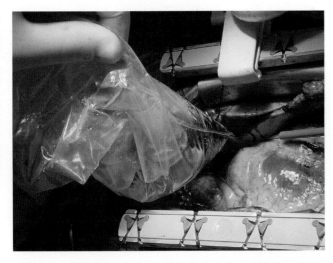

图 22-2　所有需要进行主动脉操作的患者在操作前都需行主动脉表面超声。8.5 兆赫线性阵列超声探头放置在充满盐水的无菌保护套中，用盐水作为介质将探头放置在主动脉表面

表 22-2　升主动脉表面超声结果分级（Emory University）

升主动脉表面 超声分级	分级原始厚度/疾病严重程度
1	正常（<2mm）
2	轻度增厚（2~3mm）
3	中度增厚（3~5mm）
4	重度增厚（>5mm）
5	活动性斑块，无论厚度

■ 显露

　　各种心脏定位器和固定器的应用在减少血流动力学波动的基础上，极大地提高了心脏操作空间。在我们中心，常规使用两套定位固定系统，分别是美敦力章鱼组织固定器和海星或海胆心脏定位器以及迈克维 ACROBAT 固定器和 XPOSE 心脏定位器。心脏定位装置通常放置在心尖上，尤其习惯放置在心尖左侧以便显露侧壁和左回旋支分支动脉（图 22-3、22-4）。显露前降支和后降支通常将心脏定位器放置在心尖，而显露右冠状动脉则将定位器放置于心脏锐缘侧（图 22-5）。由于这种吸引装置是向需要的方向牵拉心脏，而不是推心脏，所以心脏没有受压迫，保持了功能的几何形状，耐受性非常好。心脏定位器放置好后，就可以在心外膜上放置冠脉固定器，使相应区域保持稳定。显露前壁血管通常只用冠脉固定器就能完成，将固定器放置于牵开器尾部朝左方向，将牵开器臂甩出术野以免干扰吻合操作。定位器和固定器放置在牵开器的部位也需要注意。显露侧壁和下壁血管，心脏定位器通常放置在术者这一侧的牵开器的头侧，固定器也放置在这一侧。如果固定器遮挡了术者视线或者干扰缝合操作时，也可以将其放置在助手一侧。

　　除了心脏定位器和固定器，放置牵引线也可以帮助显露。"Deep stitch"牵引线可以抬高心脏并且将心脏拉到心包外。当朝向患者足侧拉紧"Deep stitch"牵引线时，可以使心脏向

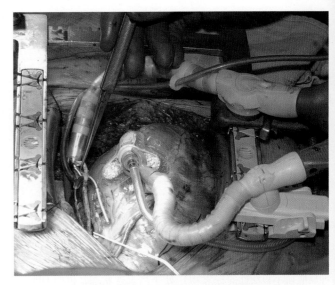

图 22-3　手术台头侧观。心脏定位装置被轻轻放置在心尖侧，可暴露侧壁

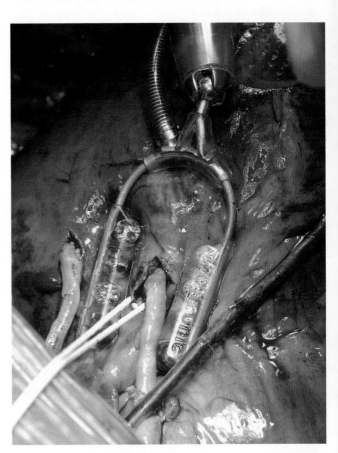

图 22-4　手术台头侧观。放置了固定器后，一支 OM 动脉准备进行旁路吻合

天花板方向抬高并且使心尖垂直向上，在这种位置下血流动力学变化极小。当向患者左侧拉紧牵引线时，心脏就会从左向右旋转，可以显露侧壁血管。在这个位置通过调整拉力大小可以分别显露前壁和侧壁血管。在定位过程中，应该收紧左侧心包牵引线而将右侧心包牵引线完全放松以免压迫右心。在搬动心脏显露冠脉过程中，永远不要同时拉紧左右两侧心包牵引线。调整手术台也有利于显露。头低脚高的 Trendelenburg 体位可

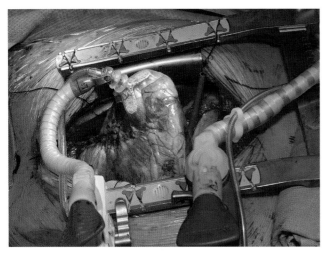

图 22-5　外科医生侧术野。心脏定位器被放置在心尖，因此前壁血管易于暴露

以帮助显露下壁血管。向右侧倾斜手术台有利于显露侧壁靶血管。通常情况下前壁血管吻合不需要移动手术台，将 "Deep stitch" 牵引线拉向患者左侧，并夹在手术单或牵开器上，然后放置固定器就可以很好地显露靶血管（图 22-6）。偶尔需要在心脏和 "Deep stitch" 牵引线之间放置温湿的纱垫来帮助抬高心脏到心包外。

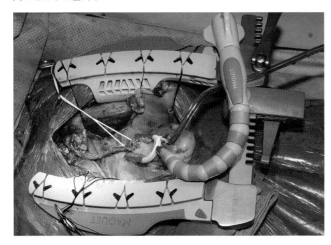

图 22-6　外科医生侧术野。使用 "Deep stitch" 牵引线可以很好地显露靶血管

在做远端血管吻合时，可以用带钝针的软硅胶带环绕于吻合口的近端临时阻断冠脉血流。在做下壁血管吻合时，可以将硅胶带向后拉，并用缝线松松地套在硅胶带尾部将其固定在心包低位（图 22-7）。这种固定硅胶带的方法可以产生滑轮效应，不仅可以帮助更好的显露冠脉，而且减少了硅胶带对血管吻合的干扰。同样地，这种方法可以用于侧壁血管吻合。洗手护士或第二助手操作 CO_2 吹雾管来清除术野中的血液（图 22-8）。对心表覆盖大量脂肪的患者偶尔需要使用心表脂肪牵引器来帮助显露靶血管。

虽然训练有素的第一助手对顺利完成血管吻合必不可少，但第二助手，有时甚至是洗手护士在术中的显露过程发挥至关重要的作用。他们通常站在术者右侧操作 CO_2 吹雾管和血液回收吸引器。CO_2 吹雾管除了可以保持术野干净，还可以帮助

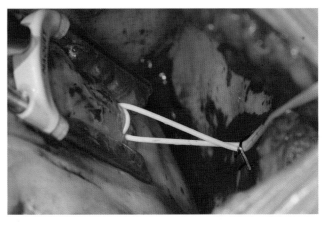

图 22-7　外科医生侧术野近观。在做下壁血管吻合时，可以将硅胶带向后拉，并用缝线松松地套在硅胶带尾部将其固定在心包低位

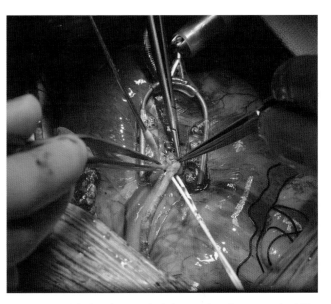

图 22-8　手术台头侧观。在吻合过程中可使用 CO_2 吹雾器清除术野中的血液

吹开靶血管和桥血管吻合口，便于更清楚地吻合。在进行下壁和侧壁血管吻合时，第二助手偶尔需要站在手术台的头侧术者左边来帮助显露。对于慢性闭塞病变而且有侧支循环或逆行灌注的血管，可以在靶血管远端再放置一个硅胶阻断带以便减少术野出血，也可以使用 MyOcclude 装置或冠脉内分流器[16,17]。最后，有时需要在固定心脏前留置临时心房或心室起搏导管，因为一旦心脏转到右侧后，很难显露右房，所以最好在心脏固定前安置和检查起搏导管。

■ 冠状动脉旁路移植

现在的固定器是通过吸引而不是压迫方式附着在心外膜上，并保持吻合区域相对静止。一个常见的错误是过度用力向下压迫心脏，这样反而会导致靶血管区不稳定。柔韧性良好的固定脚可以向任何方向弯曲以便固定靶血管。通常情况下，轻轻的压迫就可以使固定器附着在心外膜上。心脏定位完成后，就可以放置硅胶阻断带然后切开冠状动脉。为保证血流动力学平稳，临时阻断血管时间应该在 2 ~ 5 分钟。外科医生在这段

时间内便可提前完成桥血管吻合前的各种准备，这样就可以保证在冠状动脉切开后直接开始吻合。恢复血流灌注2~3分钟后，就可以再次阻断进行吻合。吻合方法与体外循环下冠状动脉旁路移植术相同。术中与麻醉医生不间断的沟通是非常重要的，以便在血流动力学出现变化时可以迅速地应对。例如在做侧壁血管吻合时，如果出现肺动脉压开始升高和平均动脉压开始下降时，可以采取下列措施避免出现循环衰竭：稍微将心脏定位器和固定器放松一些通常就可以改善心血流动力学，另外调整手术台位置、补液、给予正性肌力药物、血管收缩剂或者心脏起搏也有帮助。然而，如果血流动力学继续恶化，最安全的办法就是放置冠脉内分流器[17]，并完全放开心脏定位器和固定器以便让心脏恢复。在这时必须做出决定是转成体外循环手术还是继续在非体外下完成手术。如果准备充分（包括液体、正性肌力药物、血管收缩剂、心脏起搏器、冠脉内分流器等），非体外循环下可以完成多数血管吻合。另外一个经常被用到避免高危患者术中被迫转到体外循环下手术的方法是放置主动脉内球囊反搏装置（IABP）。IABP可以在心脏搬动过程中提供机械辅助，使外科医生安全地完成远端吻合，如果没有IABP辅助，这样的高危患者通常可能被迫转成体外循环下手术。

旁路移植的顺序

仔细阅读心脏造影是非常重要的。对于体外循环手术患者，术前通过造影图像了解靶血管的数量和需要搭桥的位置就足够了。然而如果计划行OPCAB手术，必须通过造影图像了解侧支血管、肌桥、靶血管直径、狭窄程度、冠脉病变复杂程度和侧壁靶血管数量等因素。必须要仔细选择搭桥顺序，因为在不停搏手术时缺血区域会被临时阻断（表22-3）。通常情况下，先做有侧支循环保护的靶血管、最后为提供侧支循环的靶血管进行旁路血管移植。举例来讲，如果患者的右冠状动脉完全闭塞，后降支通过前降支侧支供血，这时如果先行左前降支冠脉旁路移植的话，不仅会使前壁处于缺血状态，而且会阻断间隔、下壁和右室的血供。因此，更理想的顺序是先做后降支旁路移植，然后完成近端吻合，以保证左前降支吻合时能有足够的血供。另外一种经常要面对的情况是对大的中度狭窄的右冠状动脉进行旁路移植。临时阻断这样的血管经常会发生严重的心动过缓和低血压。这种情况下，外科医生必须提前准备冠脉内分流器和临时心外膜起搏器。另外也可以选择先做近端吻合口的手术方法，这样就可以在每完成一个远端吻合口后就可以为相应的缺血区域提供足够的灌注。OPCAB手术时在靶血管近端被阻断的过程中的心肌保护主要取决于靶血管远端的灌注充足与否，这可以通过维持足够的体循环灌注压力、应用冠状动脉内分流器、小心放置牵引线和固定器以及正确的搭桥顺序来保证。放置冠状动脉内分流器应该非常小心，因为有一项研究发现了应用冠状动脉内分流器引起的血管内膜损伤[18]。

表22-3 旁路移植的顺序

首先对完全阻塞或有侧支循环保护的靶血管进行吻合
如果前降支不是侧支循环的血管，先吻合LAD-LIMA，以保证后续吻合过程中前壁的血流灌注
可以选择先做近端吻合口的手术方法，这样就可以在每完成一个远端吻合口后就可以为相应的缺血区域提供足够的灌注
对大的中度狭窄的右冠状动脉进行旁路移植应特别小心，临时阻断这样的血管经常会发生严重的心动过缓和低血压，应提前准备冠脉内分流器及临时心外膜起搏器
伴有中度二尖瓣反流的患者可能无法耐受长时间的心脏移位，会导致其反流的加重、肺动脉压升高和相应的血流动力学改变，故对于这类患者应提前准备桥血管

近端吻合

OPCAB手术近端血管吻合的传统方法是在主动脉侧壁钳阻断下完成。在侧壁阻断前，主动脉压力需要低于95mmHg。阻断后，用4mm的打孔器切开主动脉，然后用5-0或6-0聚丙烯缝线做近端血管吻合。最靠前的近端吻合口最后打结，打结前开放侧壁钳排气。打结后用25号注射器针头在静脉桥上穿刺排气。不可以在动脉桥上进行穿刺但可以在开放阻断钳前通过血液逆流对动脉桥排气。

与体外循环下冠状动脉旁路移植术不同，OPCAB手术可以减少或完全避免主动脉操作。避免下侧壁钳的方法包括可以将近端吻合到动脉桥上或使用近端吻合器[19~22]。这种方法经常被用于通过主动脉表面超声检查发现有严重动脉粥样硬化性疾病的患者中。常见的近端吻合器包括Heartstring Ⅲ或PAS-Port近端吻合系统。Heartstring装置通过在主动脉内面隔离出一个无血的区域，这样就可以在这个区域进行近端血管吻合（图22-9）。近端吻合完成后，撤出Heartstring装置并打结。Heartstring装置仍然需要手动吻合，这个过程可能会有一定的失血。PAS-Port近端吻合系统是经过特殊设计的，能够提供统一标准的吻合口，适用于体外循环和非体外循环下大隐静脉到主动脉的近端吻合。它是一套一体的全自动系统，可以同时完成主动脉打孔和血管吻合。它不依赖外科技术，可以重复使用[22~24]。与早期吻合器相比，PAS-Port近端吻合系统在安装和操作过程中不需要接触静脉桥内膜，而且吻合完成后静脉桥腔内也没有异物[23,25~28]。

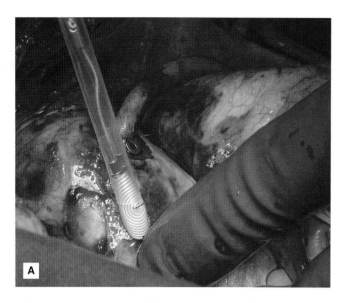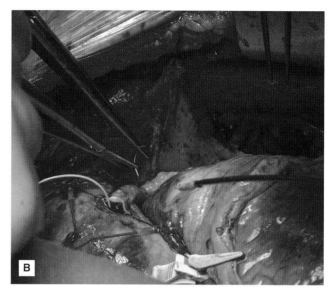

图 22-9　Heartstring 装置通过在主动脉内面隔离出一个无血的区域，这样就可以在这个区域进行近端血管吻合

体外循环下心脏不停搏冠状动脉旁路移植术

对一些特殊的临床病例，例如急性冠脉综合征合并心源性休克或者严重左心功能不全患者，在体外循环下行冠状动脉旁路移植术是非常有益的[29,30]。多数情况下，这样的患者血流动力学处于不稳定状态，不能耐受 OPCAB 手术对心脏的固定和搬动。对这些患者，可以在体外循环心脏不停搏下进行冠脉吻合。这种方法不仅可以通过体外循环来维持血流动力学稳定，而且减少了因心脏停搏引起的大脑缺血。这种术式的优势已经得到了许多研究的验证[31,32]。它尤其适用于急性冠脉综合征患者，可以减少因急性冠脉闭塞导致的局部心肌缺血和因心脏停搏引起的大脑缺血并发症。Rastan 等通过研究发现，对急性冠脉综合征合并心源性休克患者使用这一手术方式可以提高术后近期结果[31]。Miyahara 和同事们报告了相比于传统体外循环下心脏停搏冠状动脉旁路移植术，体外循环下心脏不停搏冠状动脉旁路移植术患者术后并发症发生率和死亡率降低[33]。

结果

在过去的十多年中，有关 OPCAB 和 CCAB 临床结果对比的文献层出不穷。然而，尤其是对低风险患者，究竟选择哪种术式更好，至今仍无定论。而对高危患者，近年来的研究认为 OPCAB 手术可以降低死亡率和并发症发生率。这些对比研究通常分为两类，一类是小样本前瞻性随机对照研究，另一类是大样本的回顾性或观察性研究。相比于回顾性研究，前瞻性随机对照研究没有选择性偏倚，结果更准确。然而，由于前瞻性随机对照研究的样本量较小，而且 CCAB 的死亡率和并发症发生率本身就已经非常低了，所以很难对研究终点事件的细微改善进行统计学分析。而且如果研究入选的病例是低风险患者，就更难得出有统计学意义的结论了，但是实际上绝大多数之前的前瞻性随机对照研究都存在这个缺点。而且，由于费用较高，也限制了前瞻性随机对照研究对患者的后期随访。回顾性或观察性研究的样本量大，随访时间长。尽管可以通过倾向匹配和其他先进的统计方法对术前资料进行校正，但毕竟是回顾性研究，不可避免地存在选择性偏倚，限制了研究结论的可信性。但是由于回顾性研究的样本量非常大，可以发现临床结果中非常细微的差别。综上所述，这两类研究都可以提供各自有价值的信息来指导临床实践。如果想对一些重要临床终点事件如死亡、脑卒中、心肌梗死等进行统计分析，得出有统计学差异的对比结果，需要的样本量将非常大。例如以死亡为终点事件进行对比分析约需要入选 85 000 例患者，以脑卒中为终点事件需要入选 6000 例患者，以心肌梗死为终点事件需要入选 12 000 例患者[34]。这是目前任何一项前瞻性随机对照研究，甚至荟萃分析研究都无法达到的。绝大多数早期研究多关注低风险患者，而近年来的研究已经开始关注高危患者，像高龄、肾功能不全、急诊手术患者等。由于这些患者的手术死亡率和并发症发生率会比较高，将有助于进行两组的对比研究。

手术死亡率

在过去的十年中，一些随机对照研究证实了 OPCAB 手术的安全性和有效性[28,35~47]。然而没有任何一项研究显示 OPCAB 比 CCAB 的院内死亡率低。在一项荟萃分析研究中，总结了 37 个随机对照研究（包括 3369 例患者，多数为低风险患者），结果显示术后 30 天死亡率两组间没有明显差别（比值比 OR：1.02；95% CI：0.58～1.80）[34]。仅有一项研究[48]得出了 OPCAB 组院内死亡率低于 CCAB 组，但这项研究入选的病例为急诊手术或 ST 段抬高型心肌梗死患者。

随着一些注册登记研究结果的发表，已经有足够多的数据来比较两种术式在手术死亡率上的区别。这些回顾性研究的样本量都非常巨大，可以对两组患者术后不良结果做统计学分析，得出有明显统计学意义的结论。Hannan 等[49]的研究入选了 49 830 例纽约州注册登记患者，通过对两组患者进行倾向匹配后，用 Cox 比例风险回归模型进行危险因素分析，比较 OPCAB 和 CCAB 两组患者的临床结果。在这项研究中，OPCAB 组患者术后 30 天死亡率低于 CCAB 组（OR：0.81，95%

CI 0.68~0.97；$P=0.002$)。在加利福尼亚冠状动脉旁路移植术手术结果注册登记研究中，Li 和他的同事们发现通过倾向匹配方法矫正后的手术死亡率 OPCAB 组患者明显低于 ONCAB 组患者（2.59%，95% CI 2.52%~2.67%；3.22%，95% CI 3.17%~3.27%)[50]。另一项研究用意向性分析（intent-to-treat）方法回顾分析了 STS 数据库中的 42 477 例患者，OPCAB 组风险校正后的手术死亡率（OR：0.83，$P=0.03$)和多数并发症发生率均低于 CCAB 组[51]（图 22-10）。以上这些研究还有其他一些研究[52~56]都显示了相比于 CCAB，OPCAB 手术可以降低手术死亡率（图 22-11）。当然也有一些文献不支持上述观点，如 Chu 等的一篇文章用政府数据库（包括了全美范围内的住院患者）分析了 63 000 例患者，结果显示 OPCAB 组和 CCAB 组患者院内死亡率没有区别（3.0% 与 3.2%，$p=0.14$）。类似的[57]，Williams 等和 Palmer 等的研究也没有发现两组院内死亡率有区别，但是这两项研究的病例数均小于 6000 例[58,59]。

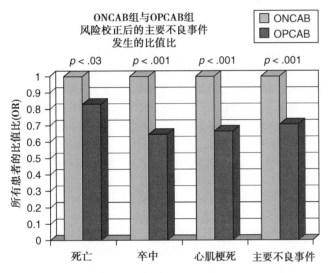

ONCAB组与OPCAB组
风险校正后的主要不良事件
发生的比值比

$p<.03$　　$p<.001$　　$p<.001$　　$p<.001$

图 22-10　OPCAB 组与 ONCAB 组风险矫正后的手术死亡率和主要不良事件发生率比较

术中转为体外循环手术的患者的院内死亡率

OPCAB 手术的一个主要并发症是偶尔需要转为体外循环下手术。发生这种术式转换通常是由于急性严重的血流动力学破坏，发生原因包括：术中对局部心肌缺血不耐受、心脏定位后瓣膜反流量增加、右侧或下壁血管旁路移植时发生心动过缓、心脏定位和固定过程中引起的低血压和顽固性的室性心动过速或室颤。如果术中紧急转换成 CCAB 手术，患者的围手术期并发症和死亡率明显增加。有五个研究证实了这一结论，转换为 CCAB 手术后，死亡率为 6%~15%。早期一些对比 CCAB 与 OPCAB 手术结果的观察性研究经常受到批评者的质疑，原因就是这些研究没有以意向性分析（intent-to-treat）为基础入选患者，但是现在的多数研究已经将术中紧急转为体外循环手术的患者纳入 OPCAB 手术组。下面列举一些最近的研究结果，Patel 等报告了术中紧急转为体外循环手术的患者院内死亡率为 12%，而没有转换手术方式的患者院内死亡率为 1.5%

$(p=0.001)$[65]。类似的结果还有 Jin 等分析了注册登记数据库中 70 000 例患者，其中有 5.8% 的患者术中转为体外循环下手术，转换手术方式组患者的院内死亡率明显高于没有转换术式的 OPCAB 组和 CCAB 组患者（死亡率分别为 9.9%，1.6%，3.0%)[66]。需要重点指出的是，对于那些有选择的（electively）转换术式的病例，术后并发症发生率并没有增加。这些情况通常是在心脏定位、搬动、固定或对局部缺血耐受的测试期间就发现血流动力学不平衡，并迅速地转换手术方式。如果转换及时，通常血流动力学能够改善，而且在这种情况下进行术式转换，外科医生也会比较从容。

中远期死亡率

从本书的前一版中我们可以得到 OPCAB 患者的中远期随访数据[41,45,49,52,58,59,67]。这些研究比较了 CCAB 和 OPCAB 患者的中远期生存率，其中还有两项研究是前瞻性随机对照研究。在 Hannan 等的观察性研究中，OPCAB 组患者和 CCAB 组患者术后三年生存率没有差别（校正 HR 1.01，95% CI 0.92~1.10，$p=0.89$；未校正的 3 年生存率分别为 89.4% 和 90.1%，$p=0.20$）。分析我们中心数据库中的 12000 例患者，其 10 年生存率 OPCAB 组和 CCAB 组相同[52]。一项前瞻性随机对照研究也对患者进行了长期随访（6~8 年），作者 Angelini 等报告了 CCAB 组患者和 OPCAB 组患者远期生存率没有区别（HR：1.24，95% CI，0.72~2.15，$p=0.44$)[41]。基于以上这些研究得出的结论，我们有理由相信，无论选择在体外循环下还是在非体外循环下手术，冠状动脉旁路移植术患者的远期生存率没有区别。

但是，最近发表的一项前瞻性随机对照研究（ROOBY）报告了术后一年发生包括死亡、再次血运重建治疗、非致死性心肌梗死的复合终点事件 OPCAB 组高于 CCAB 组（9.9% 与 7.4%，$p=0.04$)[47]，虽然没有得出统计学差异，但是通过敏感性分析我们发现，OPCAB 组术后一年心源性死亡率略高于 CCAB 组（2.7% 与 1.3%，$p=0.03$）。在这项研究中，外科医生入选的标准为 OPCAB 手术例数大于 20 例（平均为 50 例），由于 OPCAB 手术的学习曲线一般要大于这一数字，这也许能部分解释这项研究中两组患者手术结果的差异。

围手术期并发症

一项包括了 37 个前瞻性随机对照试验的荟萃分析研究对比了 OPCAB 组和 CCAB 组患者的术后并发症发生率。结果显示，OPCAB 可以减少术后房颤发生率（OR 0.58；95% CI 0.44~0.77），降低输血率（OR 0.43；95% CI 0.29~0.65），减少升压药物使用率（OR 0.48；95% CI 0.29~0.65），降低呼吸道感染发生率（OR 0.41；95% CI 0.23~0.74），缩短呼吸机辅助时间（平均缩短 3.4 小时；95% CI 1.7~5.1 小时），缩短 ICU 停留时间（平均缩短 0.3 天；95% CI 0.1~0.6 天），和降低平均住院时间（平均缩短 1 天；95% CI 0.5~1.5 天）[34]。然而，至少一项以上的研究对上述结论提出挑战，因为他们的研究结论显示 OPCAB 组和 CCAB 组术后并发症发生率没有区别[68]。但是这项研究的入选病例较少，每组仅有 150 例。

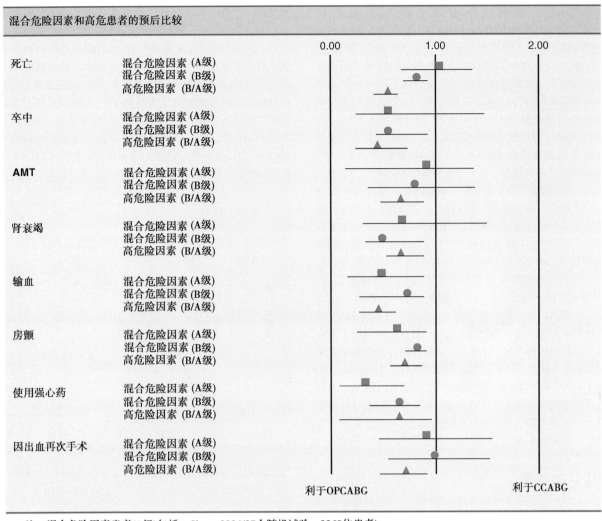

注：混合危险因素患者(A级)包括：Cheng 2004(37个随机试验，3369位患者)；
　　混合危险因素患者(B级)包括：Beattie 2004(13个非随机试验；198204位患者)或Reston2003(53个试验；46621位患者)；
　　高危患者(B/A级)包括ISMICS Consensus Meta-analysis2004(42个非随机试验53个随机试验；26349位患者)

图 22-11　混合危险因素和高危患者的预后比较

神经系统影响

　　脑卒中目前仍然是冠状动脉旁路移植术后发生并发症和死亡的主要原因之一，文献报道其发生率约为1%～14%不等[69,70]。另外，CABG术后发生脑卒中的患者其远期生存率明显降低，1年和5年生存率分别为66%和44%，而未发生脑卒中的患者1年和5年生存率分别为94%和81%[70]。在医疗费用方面，如果患者术后仅有脑卒中一项并发症，就会额外增加19000美元的医疗费用，而如果患者同时合并包括脑卒中在内的两项以上并发症，则会额外增加58，000美元的医疗费用[71]。因为引起脑卒中的危险因素在增加，那自然我们应该注意到大多数脑卒中都是由于血栓栓塞引起。而大部分脑部的栓塞事件都发生在撤除主动脉阻断钳的过程中[9]。其他可能的栓子来源还包括：颈动脉疾病、通过心内吸引装置吸入体内的微小栓子、由主动脉钳夹后受损的内膜或在近端吻合口部位导致的迟发血栓栓塞、或者由于术后房颤引起的左房血栓。另外，还有一些医源性血栓或气栓，包括使用近端吻合器进行吻合时，为了看清术野而过度使用二氧化碳吹雾管引起的气栓。
　　一些研究通过经颅超声多普勒检查证明了主动脉来源的栓

子与主动脉插管和应用阻断钳有关[72~74]。Bowles等通过经颅超声多普勒检查证明了体外循环过程中会产生大量的主动脉血栓栓子，即使术中没有对主动脉进行操作[75]。而且，Kapetanakis和他的同事们[76]以及Calafiore等[77]也通过研究证明术中对主动脉操作是体外循环术后发生脑卒中的独立危险因素。Hammon和同事们也报告了与CCAB下多次阻断及OPCAB下侧壁阻断相比，CCAB下单次阻断所致的神经心理缺陷较少[78]。减少主动脉血栓栓子脱落的方法包括：应用非体外循环技术避免主动脉插管、避免多次主动脉钳夹阻断和应用近端吻合装置[19,79~81]。Kim等报告了没有任何主动脉操作的OPCAB组患者术后脑卒中的发生率低于CCAB组及使用侧壁钳部分阻断的OPCAB组患者[82]。Scarborough等也报告了应用近端吻合器的OPCAB组患者术中血栓栓塞事件的发生率低于体外循环组患者[80]。我们提倡使用新的近端吻合装置来降低术后脑卒中的发生率，这些近端吻合装置的应用可以避免使用主动脉阻断钳和减少主动脉操作（Heartstring或PAS-Port）。
　　虽然目前还没有随机分组研究或与随机分组研究相关的荟萃分析研究可以证明OPCAB组患者术后脑卒中的发生率低于CCAB组患者，但是有大量的回顾性研究显示：与CCAB手术相比，OPCAB 手术可以降低患者脑卒中的发生率[49,52,54,56,83,84]。Hannan 等报告了 OPCAB 组患者矫正后的术后脑卒中风险低于 CCAB 组患者（校正 OR 0.7，95% CI 0.57～0.86，P = 0.0006）。Nishiyama 和同事们将术后脑卒中分成早期脑卒中（麻醉延迟苏醒）和晚期脑卒中（麻醉苏醒后再次出现脑血管事件）。在这项研究中，OPCAB 组患者早期脑卒中发生率明显低于 CCAB 组患者（0.1% 与 1.1%，p = 0.0009）。Mishra 等用倾向匹配方法对比了 6991 例合并主动脉粥样硬化疾病的患者行 OPCAB 和 ONCAB 的手术结果，OPCAB 组院内死亡率和脑卒中发生率明显低于 CCAB 组，而且只有 OPCAB 是降低脑卒中发生的独立预测因素[86]。当然，也有一些不同的观点，最近的两个荟萃分析研究报告了在相对低危险的患者中，OPCAB 组与 CCAB 组患者术后脑卒中发生率没有区别[87,88]。此外，Chu 和同事们以及 Williams 和同事们的研究也没有发现 OPCAB 组与 CCAB 组患者脑卒中发生率有差别[57,59]。然而这些研究没有分析脑卒中发生率较低的原因。OPCAB 手术可以不用主动脉插管、避免使用体外循环和主动脉阻断，但仍然需要做近端血管吻合。而且，在 OPCAB 手术中，使用侧壁钳部分阻断进行近端吻合仍然是包括我们中心在内的许多医疗机构的常规手术方法。由于使用部分钳阻断带来的主动脉操作和粥样斑块脱落引起的栓塞风险不能被避免，因此减弱了 OPCAB 在降低脑卒中发生率上的优势。通过已经应用于临床的近端吻合装置可以减少主动脉操作，但是目前还没有大样本的前瞻性随机对照研究来验证使用近端吻合装置可以降低术后脑卒中发生率。

■ 神经认知结果

冠状动脉旁路移植术后近期和远期神经认知障碍通常被认为是由于使用体外循环引起的。但是最近 Hammon 等研究发现导致神经认知障碍的原因是由于包括钳夹阻断在内的主动脉操作导致的，而非使用体外循环引起[78,79]。在他们的研究中，与 CCAB 下单次阻断相比，CCAB 下多次阻断及 OPCAB 下部分阻断更容易引起患者术后神经认知障碍。在三个近期发表的前瞻性随机对照研究和一项前瞻性非随机对照研究中，OPCAB 组患者与 CCAB 组患者的近期和远期神经认知障碍没有区别[89~91]。然而，这些研究均没有将部分阻断与应用近端吻合装置或没有近端吻合操作的患者进行对比。

肾衰竭

术前肾功能不全是冠状动脉旁路移植术后肾衰竭和死亡的明确危险因素。多数研究显示，术前肾功能正常的患者[93,94]行 OPCAB 并发症发生率和死亡率明显低于非透析依赖的肾功能不全患者[95]及需要透析治疗的终末期肾衰竭患者[96]。Sajja 等对 116 例合并糖尿病的非透析依赖的肾功能不全患者进行前瞻性随机对照研究，结果发现体外循环的使用与术后肾功能不良事件的发生明显相关。然而，另外两个回顾性研究发现 OPCAB 组与 CCAB 组患者术后肾功能不全发生率没有区别[97,98]。所以，OPCAB 是否可以降低患者术后肾功能不全的发生率目前仍有争议。

高危患者

许多研究认为，对高危患者进行 OPCAB 手术可以改善手术结果。目前已知的冠状动脉旁路移植术高危因素包括女性、左心功能不全、既往脑卒中、肾功能不全、既往心脏手术史等。Dewey 等研究发现 OPCAB 可以降低透析依赖性肾衰竭患者的手术死亡率[96]。既往的文献显示，左心功能不全的患者[99,100]、既往有心脏手术史的患者[101]、高龄患者[101~104]、既往有脑卒中史的患者[84]、女性患者[54]，OPCAB 的手术结果也要优于 CCAB 手术。在最近发表的一篇文献中，Puskas 等报告了与 CCAB 相比 OPCAB 手术可以降低高危患者的院内死亡率（3.2% 与 6.7%，P < 0.0001，OR 0.45，95% CI 0.33～0.63，P < 0.0001）[105]（图 22-12）。

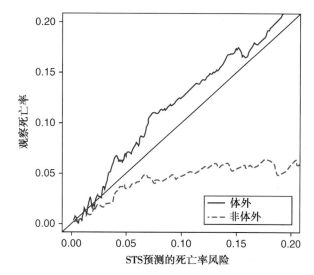

图 22-12 非体外循环冠脉搭桥术 STS 预测死亡风险-实际死亡风险回归曲线对比。STS = 美国胸科医师协会

许多文献已经证实了 OPCAB 手术在急诊情况下的安全性和可行性[106~109]。在一项随机对照研究中，Fattouch 等报告了对 ST 段抬高型心肌梗死患者行急诊非体外循环心肌血运重建治疗可以明显降低院内死亡率和低心排综合征发生率[106]。Locker 等也报告了非体外循环心肌血运重建治疗可以提高急诊患者的生存率[110]。在他们的研究中，两组患者围手术期心源性休克的发生率相似。对于血流动力学稳定的急性心肌梗死患者，就我们的经验而言，非体外循环心肌血运重建治疗也是安全可行的。但是，由于以下原因，对于术式的选择我们仍然要慎之又慎。首先以往文献中非体外循环心肌血运重建患者真正属于急诊手术的非常少。另外，体外循环手术可以减少心脏做功、降低心肌氧耗，在这方面优于非体外循环手术。最后，少数已经发表的文献存在选择性偏倚，即对循环不稳定的患者行体外循环手术，而对循环稳定的患者行非体外循环手术。能否做出正确的外科手术方案往往取决于每个患者个体的术前危险因素和外科医生的经验。不停搏冠状动脉旁路移植术意味着整个手术过程中心脏一直在跳动，虽然我们已经完成了许多急诊和亚急诊非体外循环冠状动脉旁路移植术，但是对于合并缺血性心律失常的患者我们建议最好在体外循环下完成手术。无论是择期手术还是急诊手术，如果术中发生缺血性心律失常，我们建议尽快完成罪犯血管的旁路移植或者迅速地转换为体外循环手术。

桥血管通畅性、完全心肌血运重建、再次心肌血运重建

完全心肌血运重建是冠状动脉旁路移植术成功和患者持久获益的关键[111,112]。Synnergren 等通过研究发现不完全心肌血运重建患者远期死亡率较高[112]。这项研究显示，对三支病变患者如果有两支血管没有完成旁路移植会增加患者死亡的相对危险度（HR 1.82，95% CI，1.15 ~ 2.85，P = 0.01）。虽然不完全心肌血运重建在非体外循环手术中比较常见，但如果剔除不完全心肌血运重建因素后，非体外循环手术和体外循环手术两组手术结果没有显著差异。

虽然在许多随机分组研究中非体外循环手术可以做到与体外循环手术一样的完全血运重建[42,43,68,113,114]，但是如何在非体外循环下，既保证与体外循环手术相同的血管通畅性又要完成完全心肌血运重建仍然是外科医生面临的巨大挑战。在来自退伍军人公共事务医疗中心的一项多中心研究中，Shroyer 等发现在非体外循环手术组中实际旁路移植血管数小于预计旁路移植血管数的患者比例高于体外循环手术组（17.8% 与 11.1%）。Khan 等的研究显示，对于非体外循环手术经验不足的外科医生，行 OPCAB 手术发生桥血管不通和不完全血运重建的比例高于 CCAB 手术[42]。在一项基于随机分组研究的荟萃分析中，非体外循环手术组的平均旁路移植血管支数小于体外循环组（2.6 与 2.8，p < 0.001）[55]。即使挑出外科医生非体外循环手术经验更加丰富的后期文献进行分析，非体外循环手术的旁路移植血管数仍然低于体外循环组（2.7 与 2.9）[54]。Lattouf 等的研究发现，对于需要移植三支以上旁路血管的患者外科医生往往倾向于在体外循环下完成[53]。这篇研究认为是完全心肌血运重建而不是旁路移植血管的数量与患者远期生存率提高相关，这篇研究中两组患者中的完全血运重建的比例没有差别。所以，旁路移植血管的数量与完全心肌血运重建不是一个概念。一个常用的公式是将实际旁路移植血管的数量除以造影评估需要行旁路移植的血管数量（造影发现明确狭窄而且能够进行旁路移植的血管数）。这一比值代表了完全血运重建的比率。Puskas 等通过 STS 数据库研究发现虽然 OPCAB 手术死亡率和并发症发生率明显低于 CCAB 手术组，但是 OPCAB 手术组患者的完全血运重建比率要略低于 CCAB 组患者[51]。Magee 等近期的研究也显示 OPCAB 手术组平均旁路移植血管数量（2.75 ± 1.12）小于 CCAB 组患者（3.36 ± 1.01）[115]。然而由于该研究中 OPCAB 手术组患者需要行旁路移植的血管数量小于 CCAB 组患者，所以导致两组患者完全血运重建的比率差别不大（1.03 与 1.07）。这种结果是由于研究过程中选择性偏倚造成的，因为外科医生对需要旁路移植三支以上血管的患者倾向于选择体外循环下完成手术。所以关于 OPCAB 手术完全血运重建的问题和对远期生存率的影响仍然存在争论。我们认为，能否完全血运重建不是选择是否在体外循环下手术的因素。因为通过我们大量的非体外循环冠状动脉旁路移植术所获得的经验，对所有血管，包括比较难以显露的侧壁血管，都可以常规在非体外循环下完成，并且做到完全心肌血运重建。

有五项随机分组对照研究评估了桥血管的通畅性，最长随访时间为术后一年。Puskas 的研究发现两组患者在出院时和术后一年桥血管的通畅性没有区别[114]。而 Khan 的研究显示非体外循环组患者术后三个月桥血管的通畅率低于体外循环手术组[42]。与这篇研究结论相似，Widimsky 等发现两组患者动脉桥血管的通畅率相同，但非体外循环组患者静脉桥血管的通畅率低于体外循环手术组[28]。Shroyer 等的研究显示非体外循环组患者静脉桥血管的总通畅率低于体外循环手术组（82.6% 与 87.8%，p < 0.001）。另外有三项研究结果显示术后一年两组患者桥血管通畅率没有区别[26,43,116]。两篇荟萃分析研究也认为两组患者桥血管通畅率没有差别[55,117]。Hannan 等发表的纽约注册登记数据是目前为止在桥血管通畅率和完全心肌血运重建方面最大的一组研究[49]。虽然与 CCAB 相比，OPCAB 手术可以降低手术死亡率和并发症发生率，并且远期结果与 CCAB 与相同，但是 OPCAB 组再次心肌血运重建的患者比例高于 CCAB 组（93.6% 与 89.9%）。不过这是一篇回顾性研究，所以很难分辨两组间的区别是由于 OPCAB 手术血运重建不完全或血管通畅率低导致的，还是因为两组患者术前基本资料不一致引起的。

微创手术和杂交手术

非体外循环技术的进步促进了各种微创手术的发展和应用。内窥镜下冠状动脉旁路移植技术（EndoACAB）目前已经非常成熟，在胸腔镜或机器人辅助下游离左乳内动脉，然后通过左前外小切口在非体外循环下完成左乳内动脉到前降支血管吻合[118]（图 22-13）。杂交手术，正如它的名字一样，用 EndoACAB 完成前降支吻合结合经皮介入技术完成除前降支外的其他靶血管血运重建。这项技术也已经非常成熟并且得到了广泛应用，早期研究显示手术效果良好[120]。完全内窥镜下冠状动脉旁路移植术是指应用非体外循环和机器人辅助技术结合特殊的血管吻合器械，完全在内窥镜下完成手术，这项技术目前也比较成熟，而且随着科技的不断进步使这项技术有更广阔的应用前景[121]。随着这些微创手术的优势不断地得到认可，外科医生和介入医生也越来越热衷于使用这些微创手术。然而，由于这些微创手术对技术要求较高，属于他们的时代还没有完全到来。

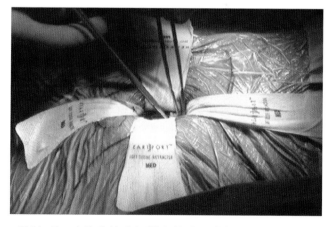

图 22-13 在胸腔镜或机器人辅助下游离左乳内动脉后，通过左前外小切口在非体外循环下完成左乳内动脉到前降支血管吻合

结论

尽管有大量的文献比较了 OPCAB 和 CCAB 手术的结

果，但是究竟哪种术式更有优势目前仍然没有共识。随机对照研究认为两种术式的近期和远期死亡率以及主要心血管并发症没有区别。但是，由于这些随机对照研究的病例数较少，不足以得出有统计学意义的结论。而且，大多数随机对照研究入选的病例为低风险患者，更加降低了研究结果的说服力。多数随机对照研究认为 OPCAB 手术可以降低血清心肌酶学水平、减少输血、缩短住院时间并且可以降低医疗费用。

多数回顾性研究和观察性研究显示 OPCAB 手术可以降低患者院内死亡率和各种并发症发生率。这些观察性研究通常样本量较大，可以得出有明显统计学意义的差别，而且观察性研究通常包括更多的高危险患者。虽然多数研究认为 OPCAB 和 CCAB 手术的完全血运重建率和桥血管的近期通畅率相同，但是 OPCAB 手术患者的平均旁路移植血管支数低于 CCAB 手术患者，当然这可能是由于外科医生对患者的选择偏倚导致的。基于以往文献可以得出以下结论：

● 对于低风险患者，无论选择在体外循环下还是在非体外循环下行冠状动脉旁路移植术都是安全的。

● 使用先进的固定器和心脏定位器加上经验丰富的外科医生以及选择合适的病例，OPCAB 手术可以做到与 CCAB 手术一样的完全心肌血运重建和桥血管通畅率。

● 非体外循环下心肌血运重建可以降低高危患者的院内死亡率和并发症发生率。高危显因素包括严重的升主动脉粥样硬化病变、肾功能不全、慢性阻塞性肺病、女性和高龄患者。避免使用体外循环以及减少主动脉操作是非体外循环手术获得良好手术结果的原因。

● 体外循环和非体外循环冠状动脉旁路移植术患者远期生存率相同。

● 非体外循环冠状动脉旁路移植术可以减少输血、缩短住院时间、缩短 ICU 停留时间及呼吸机辅助时间、并且可以降低医疗费用。

● 术前需仔细评估患者基本资料来决定选择哪一种手术方式，术式选择的正确与否将直接影响患者的手术效果以及近远期死亡率和并发症发生率。在许多情况下，选择某一种术式利弊参半。合并缺血性心律失常和或心源性休克的患者应该在体外循环下完成心肌血运重建手术。

● 紧急情况下由 OPCAB 手术转为 CCAB 手术与院内死亡率和并发症发生率增加相关。

● 非体外循环手术不影响吻合口质量和完全血运重建率，如果非体外循环下不能达到完全心肌血运重建或者吻合口显露不好，那么建议在体外循环下完成手术，除非是不能耐受体外循环手术的高危患者。

参考文献

1. Halkos ME, Cooper WA, Petersen R, et al: Early administration of clopidogrel is safe after off-pump coronary artery bypass surgery. *Ann Thorac Surg* 2006;81(3):815-819.
2. Bednar F, Osmancik P, Vanek T, et al: Platelet activity and aspirin efficacy after off-pump compared with on-pump coronary artery bypass surgery: results from the prospective randomized trial PRAGUE 11-Coronary Artery Bypass and REactivity of Thrombocytes (CABARET). *J Thorac Cardiovasc Surg* 2008; 136(4):1054-1060.
3. Lopes RD, Hafley GE, Allen KB, et al: Endoscopic versus open vein-graft harvesting in coronary-artery bypass surgery. *NEJM* 2009;361(3):235-244.
4. Whitley WS, Glas KE: An argument for routine ultrasound screening of the thoracic aorta in the cardiac surgery population. *Semin Cardiothorac Vasc Anesth* 2008; 12(4):290-297.
5. Wareing TH, Davila-Roman VG, Barzilai B, Murphy SF, Kouchoukos NT: Management of the severely atherosclerotic ascending aorta during cardiac operations. A strategy for detection and treatment. *J Thorac Cardiovasc Surg* 1992; 103(3):453-462.
6. Duda AM, Letwin LB, Sutter FP, Goldman SM: Does routine use of aortic ultrasonography decrease the stroke rate in coronary artery bypass surgery? *J Vasc Surg* 1995; 21(1):98-107; discussion 108-109.
7. Staples JR, Tanaka KA, Shanewise JS, et al: The use of the SonoSite ultrasound device for intraoperative evaluation of the aorta. *J Cardiothorac Vasc Anesth* 2004; 18(6):715-718.
8. Rosenberger P, Shernan SK, Loffler M, et al: The influence of epiaortic ultrasonography on intraoperative surgical management in 6051 cardiac surgical patients. *Ann Thorac Surg* 2008; 85(2):548-553.
9. Barbut D, Hinton RB, Szatrowski TP, et al: Cerebral emboli detected during bypass surgery are associated with clamp removal. *Stroke* 1994; 25(12):2398-2402.
10. Djaiani G, Ali M, Borger MA, et al: Epiaortic scanning modifies planned intraoperative surgical management but not cerebral embolic load during coronary artery bypass surgery. *Anesth Analg* 2008; 106(6):1611-1618.
11. Sylivris S, Calafiore P, Matalanis G, et al: The intraoperative assessment of ascending aortic atheroma: epiaortic imaging is superior to both transesophageal echocardiography and direct palpation. *J Cardiothorac Vasc Anesth* 1997; 11(6):704-707.
12. Bolotin G, Domany Y, de Perini L, et al: Use of intraoperative epiaortic ultrasonography to delineate aortic atheroma. *Chest* 2005; 127(1):60-65.
13. Suvarna S, Smith A, Stygall J, et al: An intraoperative assessment of the ascending aorta: a comparison of digital palpation, transesophageal echocardiography, and epiaortic ultrasonography. *J Cardiothorac Vasc Anesth* 2007; 21(6):805-809.
14. Davila-Roman VG, Murphy SF, Nickerson NJ, et al: Atherosclerosis of the ascending aorta is an independent predictor of long-term neurologic events and mortality. *J Am Coll Cardiol* 1999; 33(5):1308-1316.
15. Schachner T, Zimmer A, Nagele G, et al: The influence of ascending aortic atherosclerosis on the long-term survival after CABG. *Eur J Cardiothorac Surg* 2005; 28(4):558-562.
16. Collison SP, Agarwal A, Trehan N: Controversies in the use of intraluminal shunts during off-pump coronary artery bypass grafting surgery. *Ann Thorac Surg* 2006; 82(4):1559-1566.
17. Bergsland J, Lingaas PS, Skulstad H, et al: Intracoronary shunt prevents ischemia in off-pump coronary artery bypass surgery. *Ann Thorac Surg* 2009; 87(1):54-60.
18. Hangler H, Mueller L, Ruttmann E, Antretter H, Pfaller K: Shunt or snare: coronary endothelial damage due to hemostatic devices for beating heart coronary surgery. *Ann Thorac Surg* 2008; 86(6):1873-1877.
19. Guerrieri Wolf L, Abu-Omar Y, Choudhary BP, Pigott D, Taggart DP: Gaseous and solid cerebral microembolization during proximal aortic anastomoses in off-pump coronary surgery: the effect of an aortic side-biting clamp and two clampless devices. *J Thorac Cardiovasc Surg* 2007; 133(2):485-493.
20. Medalion B, Meirson D, Hauptman E, Sasson L, Schachner A: Initial experience with the Heartstring proximal anastomotic system. *J Thorac Cardiovasc Surg* 2004; 128(2):273-277.
21. Akpinar B, Guden M, Sagbas E, et al: Clinical experience with the Novare Enclose II manual proximal anastomotic device during off-pump coronary artery surgery. *Eur J Cardiothorac Surg* 2005; 27(6):1070-1073.
22. Puskas JD, Halkos ME, Balkhy H, et al: Evaluation of the PAS-Port Proximal Anastomosis System in coronary artery bypass surgery (the EPIC trial). *J Thorac Cardiovasc Surg* 2009; 138(1):125-132.
23. Kempfert J, Opfermann UT, Richter M, et al: Twelve-month patency with the PAS-port proximal connector device: a single center prospective randomized trial. *Ann Thorac Surg* 2008; 85(5):1579-1584.
24. Fujii T, Watanabe Y, Shiono N, et al: Study of coronary artery bypass using the PAS-Port device: assessment by multidetector computed tomography. *Gen Thorac Cardiovasc Surg* 2009; 57(2):79-86.
25. Alexander JH, Hafley G, Harrington RA, et al: Efficacy and safety of edifoligide, an E2F transcription factor decoy, for prevention of vein graft failure following coronary artery bypass graft surgery: PREVENT IV: a randomized controlled trial. *JAMA* 2005; 294(19):2446-2454.
26. Magee MJ, Alexander JH, Hafley G, et al: Coronary artery bypass graft failure after on-pump and off-pump coronary artery bypass: findings from PREVENT IV. *Ann Thorac Surg* 2008; 85(2):494-499; discussion 499-500.

27. Schwartz L, Kip KE, Frye RL, et al: Coronary bypass graft patency in patients with diabetes in the Bypass Angioplasty Revascularization Investigation (BARI). *Circulation* 2002; 106(21):2652-2658.

28. Widimsky P, Straka Z, Stros P, et al: One-year coronary bypass graft patency: a randomized comparison between off-pump and on-pump surgery angiographic results of the PRAGUE-4 trial. *Circulation* 2004; 110(22): 3418-3423.

29. Perrault LP, Menasche P, Peynet J, et al: On-pump, beating-heart coronary artery operations in high-risk patients: an acceptable trade-off? *Ann Thorac Surg* 1997; 64(5):1368-1373.

30. Izumi Y, Magishi K, Ishikawa N, Kimura F: On-pump beating-heart coronary artery bypass grafting for acute myocardial infarction. *Ann Thorac Surg* 2006; 81(2):573-576.

31. Rastan AJ, Eckenstein JI, Hentschel B, et al: Emergency coronary artery bypass graft surgery for acute coronary syndrome: beating heart versus conventional cardioplegic cardiac arrest strategies. *Circulation* 2006; 114(1 Suppl):I477-485.

32. Mizutani S, Matsuura A, Miyahara K, et al: On-pump beating-heart coronary artery bypass: a propensity matched analysis. *Ann Thorac Surg* 2007; 83(4):1368-1373.

33. Miyahara K, Matsuura A, Takemura H, et al: On-pump beating-heart coronary artery bypass grafting after acute myocardial infarction has lower mortality and morbidity. *J Thorac Cardiovasc Surg* 2008; 135(3):521-526.

34. Cheng DC, Bainbridge D, Martin JE, Novick RJ: Does off-pump coronary artery bypass reduce mortality, morbidity, and resource utilization when compared with conventional coronary artery bypass? A meta-analysis of randomized trials. *Anesthesiology* 2005; 102(1):188-203.

35. Gerola LR, Buffolo E, Jasbik W, et al: Off-pump versus on-pump myocardial revascularization in low-risk patients with one or two vessel disease: perioperative results in a multicenter randomized controlled trial. *Ann Thorac Surg* 2004; 77(2):569-573.

36. Puskas JD, Williams WH, Duke PG, et al: Off-pump coronary artery bypass grafting provides complete revascularization with reduced myocardial injury, transfusion requirements, and length of stay: a prospective randomized comparison of two hundred unselected patients undergoing off-pump versus conventional coronary artery bypass grafting. *J Thorac Cardiovasc Surg* 2003; 125(4):797-808.

37. Angelini GD, Taylor FC, Reeves BC, Ascione R: Early and midterm outcome after off-pump and on-pump surgery in Beating Heart Against Cardioplegic Arrest Studies (BHACAS 1 and 2): a pooled analysis of two randomised controlled trials. *Lancet* 2002; 359(9313):1194-1199.

38. Kobayashi J, Tashiro T, Ochi M, et al: Early outcome of a randomized comparison of off-pump and on-pump multiple arterial coronary revascularization. *Circulation* 2005; 112(9 Suppl):I338-343.

39. Muneretto C, Bisleri G, Negri A, et al: Off-pump coronary artery bypass surgery technique for total arterial myocardial revascularization: a prospective randomized study. *Ann Thorac Surg* 2003; 76(3):778-782; discussion 783.

40. van Dijk D, Nierich AP, Jansen EW, et al: Early outcome after off-pump versus on-pump coronary bypass surgery: results from a randomized study. *Circulation* 2001; 104(15):1761-1766.

41. Angelini GD, Culliford L, Smith DK, et al: Effects of on- and off-pump coronary artery surgery on graft patency, survival, and health-related quality of life: long-term follow-up of 2 randomized controlled trials. *J Thorac Cardiovasc Surg* 2009; 137(2):295-303.

42. Khan NE, De Souza A, Mister R, et al: A randomized comparison of off-pump and on-pump multivessel coronary-artery bypass surgery. *NEJM* 2004; 350(1):21-28.

43. Nathoe HM, van Dijk D, Jansen EW, et al: A comparison of on-pump and off-pump coronary bypass surgery in low-risk patients. *NEJM* 2003; 348(5):394-402.

44. Ascione R, Williams S, Lloyd CT, et al: Reduced postoperative blood loss and transfusion requirement after beating-heart coronary operations: a prospective randomized study. *J Thorac Cardiovasc Surg* 2001; 121(4):689-696.

45. Karolak W, Hirsch G, Buth K, Legare JF: Medium-term outcomes of coronary artery bypass graft surgery on pump versus off pump: results from a randomized controlled trial. *Am Heart J* 2007; 153(4):689-695.

46. Fu SP, Zheng Z, Yuan X, et al: Impact of off-pump techniques on sex differences in early and late outcomes after isolated coronary artery bypass grafts. *Ann Thorac Surg* 2009; 87(4):1090-1096.

47. Shroyer AL, Grover FL, Hattler B, et al: On-pump versus off-pump coronary-artery bypass surgery. *NEJM* 2009; 361(19):1827-1837.

48. Fattouch K, Guccione F, Dioguardi P, et al: Off-pump versus on-pump myocardial revascularization in patients with ST-segment elevation myocardial infarction: a randomized trial. *J Thorac Cardiovasc Surg* 2009; 137(3):650-656; discussion 656-657.

49. Hannan EL, Wu C, Smith CR, et al: Off-pump versus on-pump coronary artery bypass graft surgery: differences in short-term outcomes and in long-term mortality and need for subsequent revascularization. *Circulation* 2007; 116(10):1145-1152.

50. Li Z, Yeo KK, Parker JP, et al: Off-pump coronary artery bypass graft surgery in California, 2003 to 2005. *Am Heart J* 2008; 156(6):1095-1102.

51. Puskas JD, Edwards FH, Pappas PA, et al: Off-pump techniques benefit men and women and narrow the disparity in mortality after coronary bypass grafting. *Ann Thorac Surg* 2007; 84(5):1447-1454; discussion 1454-1446.

52. Puskas JD, Kilgo PD, Lattouf OM, et al: Off-pump coronary bypass provides reduced mortality and morbidity and equivalent 10-year survival. *Ann Thorac Surg* 2008; 86(4):1139-1146; discussion 1146.

53. Lattouf OM, Thourani VH, Kilgo PD, et al: Influence of on-pump versus off-pump techniques and completeness of revascularization on long-term survival after coronary artery bypass. *Ann Thorac Surg* 2008; 86(3):797-805.

54. Puskas JD, Kilgo PD, Kutner M, et al: Off-pump techniques disproportionately benefit women and narrow the gender disparity in outcomes after coronary artery bypass surgery. *Circulation* 2007; 116(11 Suppl): I192-199.

55. Puskas J, Cheng D, Knight J, et al: Off-pump versus conventional coronary artery bypass grafting: a meta-analysis and consensus statement from The 2004 ISMICS Consensus Conference. *Innovations* 2005; 1(1):3-27.

56. Reston JT, Tregear SJ, Turkelson CM: Meta-analysis of short-term and mid-term outcomes following off-pump coronary artery bypass grafting trials. *Ann Thorac Surg* 2003; 76(5):1510-1515.

57. Chu D, Bakaeen FG, Dao TK, et al: On-pump versus off-pump coronary artery bypass grafting in a cohort of 63,000 patients. *Ann Thorac Surg* 2009; 87(6):1820-1826; discussion 1826-1827.

58. Palmer G, Herbert MA, Prince SL, et al: Coronary Artery Revascularization (CARE) registry: an observational study of on-pump and off-pump coronary artery revascularization. *Ann Thorac Surg* 2007; 83(3):986-991; discussion 991-982.

59. Williams ML, Muhlbaier LH, Schroder JN, et al: Risk-adjusted short-and long-term outcomes for on-pump versus off-pump coronary artery bypass surgery. *Circulation* 30 2005; 112(9 Suppl):I366-370.

60. Edgerton JR, Dewey TM, Magee MJ, et al: Conversion in off-pump coronary artery bypass grafting: an analysis of predictors and outcomes. *Ann Thorac Surg* 2003; 76(4):1138-1142; discussion 1142-1133.

61. Mathur AN, Pather R, Widjanarko J, Carrier RC, Garg R: Off-pump coronary artery bypass: the Sudbury experience. *Can J Cardiol* 2003; 19(11):1261-1269.

62. Soltoski P, Salerno T, Levinsky L, et al: Conversion to cardiopulmonary bypass in off-pump coronary artery bypass grafting: its effect on outcome. *J Card Surg* 1998; 13(5):328-334.

63. Iaco AL, Contini M, Teodori G, et al: Off or on bypass: what is the safety threshold? *Ann Thorac Surg* 1999; 68(4):1486-1489.

64. Mujanovic E, Kabil E, Hadziselimovic M, et al: Conversions in off-pump coronary surgery. *Heart Surg Forum* 2003; 6(3):135-137.

65. Patel NC, Patel NU, Loulmet DF, McCabe JC, Subramanian VA: Emergency conversion to cardiopulmonary bypass during attempted off-pump revascularization results in increased morbidity and mortality. *J Thorac Cardiovasc Surg* 2004; 128(5):655-661.

66. Jin R, Hiratzka LF, Grunkemeier GL, Krause A, Page US 3rd: Aborted off-pump coronary artery bypass patients have much worse outcomes than on-pump or successful off-pump patients. *Circulation* 2005; 112(9 Suppl): I332-337.

67. Motallebzadeh R, Bland JM, Markus HS, Kaski JC, Jahangiri M: Health-related quality of life outcome after on-pump versus off-pump coronary artery bypass graft surgery: a prospective randomized study. *Ann Thorac Surg* 2006; 82(2):615-619.

68. Legare JF, Buth KJ, King S, et al: Coronary bypass surgery performed off pump does not result in lower in-hospital morbidity than coronary artery bypass grafting performed on pump. *Circulation* 2004; 109(7):887-892.

69. Filsoufi F, Rahmanian PB, Castillo JG, Bronster D, Adams DH: Incidence, topography, predictors and long-term survival after stroke in patients undergoing coronary artery bypass grafting. *Ann Thorac Surg* 2008; 85(3):862-870.

70. Puskas JD, Winston AD, Wright CE, et al: Stroke after coronary artery operation: incidence, correlates, outcome, and cost. *Ann Thorac Surg* 2000; 69(4):1053-1056.

71. Brown PP, Kugelmass AD, Cohen DJ, et al: The frequency and cost of complications associated with coronary artery bypass grafting surgery: results from the United States Medicare program. *Ann Thorac Surg* 2008; 85(6):1980-1986.

72. van der Linden J, Casimir-Ahn H: When do cerebral emboli appear during open heart operations? A transcranial Doppler study. *Ann Thorac Surg* 1991; 51(2):237-241.

73. Blauth CI: Macroemboli and microemboli during cardiopulmonary bypass. *Ann Thorac Surg* 1995; 59(5):1300-1303.

74. Barbut D, Yao FS, Lo YW, et al: Determination of size of aortic emboli and embolic load during coronary artery bypass grafting. *Ann Thorac Surg* 1997; 63(5):1262-1267.

75. Bowles BJ, Lee JD, Dang CR, et al: Coronary artery bypass performed without the use of cardiopulmonary bypass is associated with reduced cerebral microemboli and improved clinical results. *Chest* 2001; 119(1):25-30.

76. Kapetanakis EI, Stamou SC, Dullum MK, et al: The impact of aortic manipulation on neurologic outcomes after coronary artery bypass surgery: a risk-adjusted study. *Ann Thorac Surg* 2004; 78(5):1564-1571.

77. Calafiore AM, Di Mauro M, Teodori G, et al: Impact of aortic manipulation on incidence of cerebrovascular accidents after surgical myocardial revascularization. *Ann Thorac Surg* 2002; 73(5):1387-1393.

78. Hammon JW, Stump DA, Butterworth JF, et al: Coronary artery bypass grafting with single cross-clamp results in fewer persistent neuropsychological deficits than multiple clamp or off-pump coronary artery bypass grafting. *Ann Thorac Surg* 2007; 84(4):1174-1178; discussion 1178-1179.

79. Hammon JW, Stump DA, Butterworth JF, et al: Single crossclamp improves 6-month cognitive outcome in high-risk coronary bypass patients: the effect of reduced aortic manipulation. *J Thorac Cardiovasc Surg* 2006; 131(1):114-121.

80. Scarborough JE, White W, Derilus FE, et al: Combined use of off-pump techniques and a sutureless proximal aortic anastomotic device reduces cerebral microemboli generation during coronary artery bypass grafting. *J Thorac Cardiovasc Surg* 2003; 126(5):1561-1567.

81. Mark DB, Newman MF: Protecting the brain in coronary artery bypass graft surgery. *JAMA* 2002; 287(11):1448-1450.

82. Kim KB, Kang CH, Chang WI, et al: Off-pump coronary artery bypass with complete avoidance of aortic manipulation. *Ann Thorac Surg* 2002; 74(4):S1377-1382.

83. Sharony R, Grossi EA, Saunders PC, et al: Propensity case-matched analysis of off-pump coronary artery bypass grafting in patients with atheromatous aortic disease. *J Thorac Cardiovasc Surg* 2004; 127(2):406-413.

84. Halkos ME, Puskas JD, Lattouf OM, et al: Impact of preoperative neurologic events on outcomes after coronary artery bypass grafting. *Ann Thorac Surg* 2008; 86(2):504-510; discussion 510.

85. Nishiyama K, Horiguchi M, Shizuta S, et al: Temporal pattern of strokes after on-pump and off-pump coronary artery bypass graft surgery. *Ann Thorac Surg* 2009; 87(6):1839-1844.

86. Mishra M, Malhotra R, Karlekar A, Mishra Y, Trehan N: Propensity case-matched analysis of off-pump versus on-pump coronary artery bypass grafting in patients with atheromatous aorta. *Ann Thorac Surg* 2006; 82(2):608-614.

87. Czerny M, Baumer H, Kilo J, et al: Complete revascularization in coronary artery bypass grafting with and without cardiopulmonary bypass. *Ann Thorac Surg* 2001; 71(1):165-169.

88. Alamanni F, Dainese L, Naliato M, et al: On- and off-pump coronary surgery and perioperative myocardial infarction: an issue between incomplete and extensive revascularization. *Eur J Cardiothorac Surg* 2008; 34(1):118-126.

89. van Dijk D, Spoor M, Hijman R, et al: Cognitive and cardiac outcomes 5 years after off-pump vs on-pump coronary artery bypass graft surgery. *JAMA* 2007; 297(7):701-708.

90. Hernandez F Jr, Brown JR, Likosky DS, et al: Neurocognitive outcomes of off-pump versus on-pump coronary artery bypass: a prospective randomized controlled trial. *Ann Thorac Surg* 2007; 84(6):1897-1903.

91. Jensen BO, Hughes P, Rasmussen LS, Pedersen PU, Steinbruchel DA: Cognitive outcomes in elderly high-risk patients after off-pump versus conventional coronary artery bypass grafting: a randomized trial. *Circulation* 2006; 113(24):2790-2795.

92. Cooper WA, O'Brien SM, Thourani VH, et al: Impact of renal dysfunction on outcomes of coronary artery bypass surgery: results from the Society of Thoracic Surgeons National Adult Cardiac Database. *Circulation* 2006; 113(8):1063-1070.

93. Massoudy P, Wagner S, Thielmann M, et al: Coronary artery bypass surgery and acute kidney injury—impact of the off-pump technique. *Nephrol Dial Transplant* 2008; 23(9):2853-2860.

94. Di Mauro M, Gagliardi M, Iaco AL, et al: Does off-pump coronary surgery reduce postoperative acute renal failure? The importance of preoperative renal function. *Ann Thorac Surg* 2007; 84(5):1496-1502.

95. Sajja LR, Mannam G, Chakravarthi RM, et al: Coronary artery bypass grafting with or without cardiopulmonary bypass in patients with preoperative non-dialysis dependent renal insufficiency: a randomized study. *J Thorac Cardiovasc Surg* 2007; 133(2):378-388.

96. Dewey TM, Herbert MA, Prince SL, et al: Does coronary artery bypass graft surgery improve survival among patients with end-stage renal disease? *Ann Thorac Surg* 2006; 81(2):591-598; discussion 598.

97. Schwann NM, Horrow JC, Strong MD 3rd, et al: Does off-pump coronary artery bypass reduce the incidence of clinically evident renal dysfunction after multivessel myocardial revascularization? *Anesth Analg* 2004; 99(4):959-964, table of contents.

98. Asimakopoulos G, Karagounis AP, Valencia O, et al: Renal function after cardiac surgery off- versus on-pump coronary artery bypass: analysis using the Cockroft-Gault formula for estimating creatinine clearance. *Ann Thorac Surg* 2005; 79(6):2024-2031.

99. Youn YN, Chang BC, Hong YS, Kwak YL, Yoo KJ: Early and mid-term impacts of cardiopulmonary bypass on coronary artery bypass grafting in patients with poor left ventricular dysfunction: a propensity score analysis. *Circ J* 2007; 71(9):1387-1394.

100. Darwazah AK, Abu Sham'a RA, Hussein E, Hawari MH, Ismail H: Myocardial revascularization in patients with low ejection fraction < or =35%: effect of pump technique on early morbidity and mortality. *J Card Surg* 2006; 21(1):22-27.

101. Mishra YK, Collison SP, Malhotra R, et al: Ten-year experience with single-vessel and multivessel reoperative off-pump coronary artery bypass grafting. *J Thorac Cardiovasc Surg* 2008; 135(3):527-532.

102. Panesar SS, Athanasiou T, Nair S, et al: Early outcomes in the elderly: a meta-analysis of 4921 patients undergoing coronary artery bypass grafting—comparison between off-pump and on-pump techniques. *Heart* 2006; 92(12):1808-1816.

103. Morris CD, Puskas JD, Pusca SV, et al: Outcomes after off-pump reoperative coronary artery bypass grafting. *Innovations* 2007; 2:29-32.

104. Vohra HA, Bahrami T, Farid S, et al: Propensity score analysis of early and late outcome after redo off-pump and on-pump coronary artery bypass grafting. *Eur J Cardiothorac Surg* 2008; 33(2):209-214.

105. Puskas JD, Thourani VH, Kilgo P, et al: Off-pump coronary artery bypass disproportionately benefits high-risk patients. *Ann Thorac Surg* 2009; 88(4):1142-1147.

106. Fattouch K, Bianco G, Sampognaro R, et al: Off-pump vs. on-pump CABG in patients with ST segment elevation myocardial infarction: a randomized, double-blind study. *American Association for Thoracic Surgery,* 2008; San Diego, CA.

107. Kerendi F, Puskas JD, Craver JM, et al: Emergency coronary artery bypass grafting can be performed safely without cardiopulmonary bypass in selected patients. *Ann Thorac Surg* 2005; 79(3):801-806.

108. Locker C, Mohr R, Paz Y, et al: Myocardial revascularization for acute myocardial infarction: benefits and drawbacks of avoiding cardiopulmonary bypass. *Ann Thorac Surg* 2003; 76(3):771-776; discussion 776-777.

109. Biancari F, Mahar MA, Mosorin M, et al: Immediate and intermediate outcome after off-pump and on-pump coronary artery bypass surgery in patients with unstable angina pectoris. *Ann Thorac Surg* 2008; 86(4):1147-1152.

110. Locker C, Shapira I, Paz Y, et al: Emergency myocardial revascularization for acute myocardial infarction: survival benefits of avoiding cardiopulmonary bypass. *Eur J Cardiothorac Surg* 2000; 17(3):234-238.

111. Jones EL, Weintraub WS: The importance of completeness of revascularization during long-term follow-up after coronary artery operations. *J Thorac Cardiovasc Surg* 1996; 112(2):227-237.

112. Synnergren MJ, Ekroth R, Oden A, Rexius H, Wiklund L: Incomplete revascularization reduces survival benefit of coronary artery bypass grafting: role of off-pump surgery. *J Thorac Cardiovasc Surg* 2008; 136(1):29-36.

113. Covino E, Santise G, Di Lello F, et al: Surgical myocardial revascularization (CABG) in patients with pulmonary disease: beating heart versus cardiopulmonary bypass. *J Cardiovasc Surg (Torino)* 2001; 42(1):23-26.

114. Puskas JD, Williams WH, Mahoney EM, et al: Off-pump vs conventional coronary artery bypass grafting: early and 1-year graft patency, cost, and quality-of-life outcomes: a randomized trial. *JAMA* 2004; 291(15):1841-1849.

115. Magee MJ, Hebert E, Herbert MA, et al: Fewer grafts performed in off-pump bypass surgery: patient selection or incomplete revascularization? *Ann Thorac Surg* 2009; 87(4):1113-1118; discussion 1118.

116. Lingaas PS, Hol PK, Lundblad R, et al: Clinical and radiologic outcome of off-pump coronary surgery at 12 months follow-up: a prospective randomized trial. *Ann Thorac Surg* 2006; 81(6):2089-2095.

117. Parolari A, Alamanni F, Polvani G, et al: Meta-analysis of randomized trials comparing off-pump with on-pump coronary artery bypass graft patency. *Ann Thorac Surg* 2005; 80(6):2121-2125.

118. Vassiliades TA, Jr., Reddy VS, Puskas JD, Guyton RA: Long-term results of the endoscopic atraumatic coronary artery bypass. *Ann Thorac Surg* 2007; 83(3):979-984; discussion 984-975.

119. Vassiliades TA Jr, Douglas JS, Morris DC, et al: Integrated coronary revascularization with drug-eluting stents: immediate and seven-month outcome. *J Thorac Cardiovasc Surg* 2006; 131(5):956-962.

120. Vassiliades TA, Kilgo PD, Douglas JS, et al: Clinical outcomes after hybrid coronary revascularization versus off-pump coronary artery bypass. *Innovations* 2009; 4:299-306.

121. Argenziano M, Katz M, Bonatti J, et al: Results of the prospective multi-center trial of robotically assisted totally endoscopic coronary artery bypass grafting. *Ann Thorac Surg* 2006; 81(5):1666-1674; discussion 1674-1665.

林　野　王　欣　译

第 23 章

合并颈动脉疾病的心肌再血管化

Cary W. Akins,
Richard P. Cambria

简介

不可逆性脑卒中是心肌血运重建术后仅次于手术死亡的严重并发症，它不仅会给患者带来永久性的后遗症，还会增加患者住院和出院后的护理费用。随着接受冠状动脉旁路移植术患者平均年龄的增加，围手术期脑卒中的发生率也不断提高。本章节将探讨颈动脉疾病（CAD）和心肌血运重建后神经系统并发症之间的关系，评估冠心病合并严重颈动脉疾病的治疗方法。

围手术期脑卒中

■ 围手术期脑卒中的发生率

CABG 术后发生脑卒中的风险目前已经非常明确。1986 年 Gardner 等[1] 发现脑卒中的发生与患者年龄成正相关，年龄小于 45 岁的患者脑卒中发生率为 0.2%，年龄大于 60 岁的患者脑卒中发生率上升到 3.0%，而如果患者年龄大于 75 岁脑卒中的发生率达到 8%。发生脑卒中的其他危险因素还包括：既往脑血管病史、升主动脉粥样硬化、体外循环时间延长、围手术期低血压等。

Tuman 和同事们[2] 在 1992 年研究了年龄与冠状动脉旁路移植术后心血管事件和神经系统损伤之间的关系。结果显示围手术期低心排和心肌梗死的发生率并不随着患者年龄的增长而增加，而神经系统损伤的发生率在年龄大于 65 岁的患者中显著提高。年龄小于 65 岁的患者脑卒中的发生率为 0.9%，而年龄大于 75 岁脑卒中的发生率达到 8.9%。

接受冠状动脉旁路移植术患者的平均年龄正在不断增长，在我们中心，1980 年接受冠状动脉旁路移植术的患者平均年龄为 56 岁，而到了 2007 年患者的平均年龄达到了 67 岁。

1980 年只有 6% 的患者年龄大于 70 岁，而 2007 年年龄大于 70 岁的患者达到了 41%，其中有 10% 的患者年龄大于 80 岁。

John 和同事们[3] 在 2000 年研究了纽约州心脏外科数据库中 19224 例接受冠状动脉旁路移植手术的患者，结果显示脑卒中的发生率为 1.4%。多因素分析显示发生脑卒中的危险因素包括：主动脉钙化、肾衰竭、既往脑卒中病史、吸烟、颈动脉疾病、高龄、外周血管病和糖尿病。另外，Puskas 等[4] 分析了 10 860 例心肌血运重建患者，脑卒中的发生率为 2.2%。危险因素包括：高龄、既往短暂脑缺血发作病史、有颈动脉杂音等。

■ 围手术期脑卒中的医疗费用

Puskas 和同事们[4] 在研究中还发现，围手术期出现脑卒中，会显著提高患者院内并发症的发生率、延长住院时间、增加近一倍住院费用，围手术期发生了脑卒中的患者院内死亡率达到 23%。Roach 等[5] 也报告了一组接受冠状动脉旁路移植术的患者围手术期发生脑卒中的死亡率为 21%，生存患者平均住院时间为 25 天。

■ 围手术期脑卒中的病因

围手术期神经系统损伤的可能原因见表 23-1。引起围手术期脑卒中最常见的原因是心脏和大血管动脉粥样硬化斑块或血栓形成的栓子脱落。心内栓子来源包括：心肌梗死后附壁血栓、继发于瓣膜病或房颤的左房血栓、主动脉或左心系统的手术缝合缘。左心导管检查也是栓子的来源之一，另外气栓也可导致神经系统并发症，但是发生率非常低并且通常只是引起局灶性损害。

主动脉是另一个可能的栓子来源，建立体外循环过程中的主动脉插管、主动脉阻断、主动脉内直视灌注停搏液都可能导致主动脉粥样硬化斑块的脱落。Wareing 等[6] 通过研究发现主动脉粥样硬化病变是围手术期脑卒中发生的危险因素，通过术中主动脉超声检查发现主动脉粥样硬化斑块，然后根据检查结果调整手术技术可以降低脑卒中的发生率。有几项研究对发生围手术期脑卒中的患者进行解剖定位检查，结果发现围手术期发生脑卒中的患者经常出现前后脑血管床弥漫性受累，这进一步证明了栓子可能来自心脏和主动脉[7,8]。

由颈动脉粥样硬化病变引起的血栓栓塞是发生围手术期神经系统损伤的原因之一，颈动脉斑块的形态对颈动脉狭窄患者围手术期脑卒中的发生有重要的影响。北美症状性颈动脉内膜剥脱试验研究表明：溃疡型斑块是各种程度颈动脉狭窄患者发生围手术期脑卒中的明确危险因素[9]。

虽然许多研究表明血流受限的颈动脉狭窄是围手术期脑卒中发生的危险因素，但是颈动脉病变是导致脑卒中的主要原因还是所有危险因素中的一个非特异性指标目前仍然不明确[1,10,12]。水牛城心脑研究组织发现虽然颈动脉狭窄增加患者发生围手术期脑卒中和死亡的风险，但是绝大多数脑卒中发生在心肌血运重建 24 小时后，而且脑卒中的解剖定位与颈动脉病变的位置也不完全相符[12,13]。

体外循环中脑血流灌注不足也是神经损伤的发生原因之一。Schwartz 等研究发现术中脑血流量充足与否主要依赖于动脉灌注的压力而非体外循环流量[14]。当灌注压力低于 60mmHg 时就会导致脑灌注不足，这并不受泵流量影响。而对颈动脉狭窄的患者，特别是颈动脉闭塞的患者，充足的灌注压力就更重要了[10]。一些研究显示颈动脉狭窄的程度与围手术期脑卒中的发生率呈正相关，在这些研究中合并颈动脉完全闭塞的患者发生脑卒中的风险最高[7]。而且颈动脉完全闭塞病变通常情况下无法行颈动脉血运重建治疗。当一侧颈动脉或颅内动脉完全闭塞，脑部血流依靠对侧代偿循环供应，这种代偿循环依赖于足够的灌注压力。而颈动脉或颅内动脉痉挛是否会导致神经系统损伤目前仍不明确。

最后，尽管在体外循环过程中患者接受了充分的抗凝，但是体外循环手术后因为颅内出血导致的神经系统损伤并不常见。对怀疑出现围手术期脑卒中的患者我们常规应用 CT 扫描来指导抗凝，我们发现因原发颅内出血导致的脑卒中非常少见。新英格兰心血管研究组织的研究者分析了 400 例冠状动脉旁路移植术后脑卒中患者，发现只有 1% 是由于出血引起，而由于低灌注导致的脑卒中占到了 10%。

表 23-1 列举了围手术期神经损伤的潜在病因，在所有病因中，颈动脉狭窄是外科医生可以通过干预去除的。由于颈动脉狭窄是围手术期脑卒中的明确危险因素，所以手术前明确诊断颈动脉病变显得非常重要。外科矫治颈动脉狭窄理论上可以降低围手术期脑卒中的发生，并且在临床上应用了许多年，但至今仍然没有一类的证据支持。然而同期手术已经取得的良好结果会使它继续在临床中得到广泛的应用，这点将在下文中详细讨论。

■ 颈动脉狭窄与围手术期脑卒中的关系

早期的研究用颈动脉杂音作为诊断颈动脉疾病的依据，1988 年，我们中心的 Reed 等发现术前听诊有颈动脉杂音的患者冠状动脉旁路移植术后脑卒中的发生率增加 3.9 倍[15]。

然而颈动脉杂音并不是一个诊断颈动脉疾病和判断颈动脉狭窄程度的理想指标。Sauve 等[16] 在研究中发现颈动脉杂音与颈动脉狭窄程度没有明确的相关性，实际上重度颈动脉狭窄几乎听不到杂音。尽管这样，颈动脉听诊仍然是临床上鉴别有无颈动脉狭窄状的常用方法，尤其对无症状颈动脉狭窄患者。

表 23-1　可能导致围手术期神经系统损伤的与 CABG 手术相关的因素

血管堵塞，常为血栓所致
心脏
主动脉
头臂干、颈动脉或椎动脉
低流量现象
体外循环灌注量不足
旁路
侧枝循环不足
血管痉挛
颅内出血

近年来，无创性多普勒超声检查已经成为诊断颈动脉狭窄的常规方法，其准确性已经被许多文献证实[17,18]。

Brener 等[10] 研究了 4047 例接受心脏手术患者，结果显示在术前合并无症状的颈动脉狭窄患者中，有 9.2% 的患者发生了脑卒中或短暂性脑缺血发作，而术前无颈动脉狭窄患者，这一比例仅为 1.3%。

Faggioli 等[19] 于 1990 年报告了术前颈动脉狭窄大于 75% 的无缺血性神经系统症状患者行冠状动脉旁路移植术发生脑卒中的相对危险度（odds ratio，OR）为 9.9。其中 60 岁以上合并颈动脉狭窄大于 75% 的患者围手术期脑卒中的发生率为 15%，而术前没有颈动脉病变的患者发生脑卒中的风险仅为 0.6%。在没有同期行颈动脉内膜剥脱术的 28 例颈动脉狭窄大于 75% 的患者中，4 例（14.3%）患者发生率围手术期脑卒中，而 19 例同期行颈动脉内膜剥脱术的患者没有一例发生围手术期脑卒中。

1992 年 Berens 等[20] 对年龄大于 65 岁接受心脏手术的患者常规进行多普勒超声检查，结果显示颈动脉狭窄大于 50% 的患者脑卒中的发生率为 2.5%，而颈动脉狭窄大于 80% 的脑卒中发生率为 10.9%，术前有一侧颈动脉闭塞的患者脑卒中的发生率同样为 10.9%。

因此，有充足的证据证明：严重的颈动脉狭窄是冠状动脉旁路移植术后神经系统损伤的危险因素。另外，根据 Faggioli 等[19] 的研究表明，同期行颈动脉内膜剥脱术可以降低脑卒中的发生率。

■ 合并颈动脉狭窄的患者围手术期脑卒中的发生机制

由于在体外循环过程中患者接受了充分的抗凝，那么颈动脉狭窄如何引起围手术期脑卒中目前仍然不明确。可能的原因包括颈动脉斑块脱落形成的栓子、体外循环过程中无搏动性血流或灌注压力不足导致狭窄远端血流减少。事实上，低灌注压导致颈动脉狭窄或闭塞的患者发生脑卒中的风险增加已经被许多文献证实，比如有文献报道10%的围手术期脑卒中是由于术中灌注压不足导致[8]。但是通过Reed[15]和Ricotta[12]的研究我们发现，超过半数的脑卒中并不是发生在体外循环术后早期，这种延迟出现的脑卒中可能是由于体外循环手术后早期体内处于高凝状态引起原来无症状的颈动脉病变不稳定导致的。

未经治疗的颈动脉狭窄与迟发性脑卒中的关系

1985年，Barnes等[21]观察了65例接受心血管手术的无症状颈动脉狭窄患者，其中40例为冠状动脉旁路移植术，平均随访22个月。有10%的冠状动脉旁路移植术患者在随访过程中死亡，另有17.5%的患者发生了脑卒中。通过无创性检查显示在4年内有一半患者颈动脉病变发生进展。Ascher通过48个月的随访发现未经治疗的颈动脉狭窄患者冠状动脉旁路移植术后脑卒中的发生率为10%，这一比例高出同期行颈动脉内膜剥脱术的患者10倍[22]。近年来对比外科治疗和内科药物治疗的随机对照研究证明了对于严重颈动脉狭窄患者，内科药物治疗远期脑卒中的风险增高。无症状颈动脉外科试验研究显示：无症状的严重颈动脉狭窄患者内科药物治疗5年脑卒中的发生率为12%[23]。

合并颈动脉狭窄的冠状动脉旁路移植术

颈动脉狭窄在冠状动脉旁路移植术患者中的发生率

1977年，Mehigan等[24]对874例拟行冠状动脉旁路移植术的患者在手术前进行无创性检查，结果有6%的患者存在严重的颅外脑血管疾病。Ivey等[25]在1984年报告了对1035例既往有神经系统事件或有颈动脉杂音的患者在冠状动脉旁路移植术前常规进行多普勒超声检查，结果发现有86例（8.3%）患者合并严重的颈动脉狭窄。Faggioli等研究了539例无神经系统症状的冠状动脉旁路移植术患者，发现颈动脉狭窄大于75%的患者占8.7%[19]，其中在年龄小于60岁的患者中颈动脉狭窄的发生率为3.8%，而在年龄大于60岁的患者中颈动脉狭窄的发生率为11.3%。Berens等对1087例65岁以上接受心脏手术的患者进行颈动脉超声检查（其中91%为冠心病患者），结果显示有186例（17.0%）患者颈动脉狭窄大于50%，65例（5.9%）患者颈动脉狭窄大于80%[20]。颈动脉疾病发生的危险因素包括：女性、外周血管病、短暂性脑缺血发作史、既往脑卒中病史、吸烟、左主干病变等。D'Agostino等[26]对1279例拟行冠状动脉旁路移植术的患者在术前进行无创性检查，发现有262例（20.5%）患者至少一侧颈动脉狭窄大于50%，23例（1.8%）双侧颈动脉狭窄大于80%。多因素分析显示：高龄、糖尿病、女性、左主干病变、既往脑卒中病史、外周血管病、吸烟等为颈动脉疾病的危险因素。

实际上，所有研究均认为年龄是颈动脉疾病的独立危险因素。其中一篇研究显示了在年龄大于60岁的患者中合并颈动脉狭窄的比例显著增加。另外，糖尿病、吸烟、高血压也是非常重要的危险因素，如果同时合并这三项危险因素并且年龄大于60岁，那么颈动脉狭窄的发生率从8%增加近一倍达到14%[22]。

颈动脉疾病的诊断

无创性检查

颈动脉狭窄的超声多普勒检查利用的是多普勒效应，即超声波的反射和频率改变会与被取样的血流速度发生成比例变化的现象。血流在通过严重颈动脉狭窄病变时速度会增加。

超声多普勒检查可以提供两项数据来帮助我们对颈动脉狭窄程度做定性分析：病变部位血流速度的多普勒变化和对涡流的频谱分析，为了准确判断狭窄的程度，测量频谱时必须把取样容积放在狭窄最重的部位。

主要测量参数包括收缩期峰值流速（PSV）、舒张末期流速（EDV）、颈内动脉与颈总动脉PSV的比值（ICA/CCA），这个比值可以矫正因为血流动力学基线变化引起的PSV变化，例如心排量改变或由于一侧颈内动脉闭塞导致对侧颈动脉血流量增加。PSV是最重要的参数，ICA/CCA次之，而EDV可以帮助我们判断颈动脉狭窄的程度是严重还是非常严重。ICA/CCA大于4相当于颈动脉狭窄大于70%，这个数值是判断有血流减少的颈动脉狭窄的临界值。对于颈动脉超声这种无创性检查的有效性进行一些基本的讲解是很有必要的，因为许多外科医生仅依靠超声多普勒检查来进行颈动脉内膜剥脱术[15]，外科医生必须熟悉超声多普勒检查各种检测指标的诊断标准、超声室要对测量的准确性进行质量控制。将这些超声测量的参数转换成颈内动脉狭窄的程度需要非常全面的知识。

无创检查的指征

心肌血运重建前对患者进行无创性检查的指征包括：

- 颈部听诊杂音
- 既往脑卒中病史
- 短暂性脑缺血发作史
- 合并严重的外周血管疾病
- 既往颈动脉内膜剥脱病史
- 高龄患者

除了最后一项以外所有上述各项指征的定义均十分明确。由于年龄超过65岁后颈动脉狭窄的发生率迅速上升，所以应该存在一个年龄界限可以最经济的筛出所有的颈动脉疾病患者。然而这一年龄界限很难确定，因为必须能够证明对颈动脉狭窄患者常规行颈动脉内膜剥脱术比没有治疗的颈动脉狭窄导致脑卒中的风险在经济上更有优势。

影像学检查方法

颈动脉造影　尽管颈动脉造影能够提供良好的颈动脉和颅内血管影像，但造影检查费用高，需要使用有毒性作用的造影剂，且检查过程中有发生动脉夹层和脑卒中的风险。另外，在病变主动脉上进行操作可导致胆固醇栓子脱落引起栓塞，尤其常见于肾动脉和其他内脏动脉（实际上，在无症状颈动脉粥样硬化研究中，颈动脉内膜剥脱术患者脑卒中的发生率为2.3%，其中一半是由于造影操作引起[27]）。所以，到2000年以后许多外科医生已经不把颈动脉造影作为常规检查手段了[28]。具有讽刺意义的是，随着颈动脉支架技术的广泛开展，颈动脉造影重新成为常规的检查和治疗手段。

磁共振成像　从20世纪90年代开始磁共振成像被认为是更好的诊断颈动脉疾病的方法。与造影相比，磁共振检查无创、不需要使用有毒性作用的造影剂、通过脑弥散加权成像技术可以产生精确的颅内循环图像。然而它的缺点也比较明显：磁共振血管成像依赖血液在通过狭窄部位产生的涡流引起的反射脉冲。由于只有在重度颈动脉狭窄时才会出现涡流，这就导致信号丢失现象在磁共振检查中经常发生。所以磁共振检查对于颈动脉狭窄的诊断特异性较低[29]。由于单独应用磁共振检查会高估颈动脉狭窄的程度，所以我们建议在判断颈动脉狭窄严重程度时应该配合使用多普勒超声检查。

CT血管造影　CT血管造影是一种无创性检查方法，可以弥补超声多普勒检查的不足。虽然也需要使用造影剂，但CT血管造影检查能够提供良好的主动脉弓到颅内血管的图像，所以对血管科医生和心脏外科医生都非常有帮助。通过轴向和三维重建成像技术可以精确测量颈动脉狭窄部位的管腔内径。近年来，随着仪器性能的进步及三维重建技术的出现提高了CT血管造影对严重钙化病变诊断的精确性。

颈动脉内膜剥脱术治疗颈动脉狭窄的有效性

1951年C. Miller Fisher最先描述了颈内动脉闭塞与同侧脑卒中之间的关系[30]，接着在1953年Eastcott报告了外科治疗有症状的颈动脉粥样硬化性疾病[31]。从此以后，用颈动脉内膜剥脱术预防脑卒中开始流行起来，直到19世纪80年代中期一项多中心研究（EC/IC bypass trail）得到了阴性的结果[32]，他们认为缺少临床证据证明颈动脉内膜剥脱术可以预防脑卒中的发生，这就直接导致了后来许多大样本前瞻性随机对照研究的出现。总之，现在已经有Ⅰ类的临床证据证明了颈动脉内膜剥脱术可以预防有症状和无症状的颈动脉狭窄患者发生脑卒中。

■ 颈动脉内膜剥脱术治疗有症状的颈动脉狭窄

1991年，北美症状性颈动脉内膜剥脱术随机试验（NASCET）公布了药物治疗和颈动脉内膜剥脱术治疗颈动脉狭窄的结果[33]。全部患者在进入试验前120天内，均有一侧大脑半球发生短暂性缺血发作或者有未致残的脑卒中史，同时伴有70%~99%程度不等的有症状颈动脉狭窄。手术组患者两年内发生同侧脑卒中的比例明显低于药物治疗组患者，328例手术组患者脑卒中的发生率为9%，331例药物治疗组患者脑卒中的发生率为26%。该随机分组研究在随访进行到18个月时因为严重或致命性脑卒中发生率被数据安全监测委员会终止。手术组为与药物治疗组发生率为2.5%和13.1%（P <

0.001）。若将脑卒中和死亡率合并进行分析，同样发现颈动脉内膜剥脱术组的效果优于药物治疗组。对该组患者后续的随访研究发现即使对于中度有症状的颈动脉狭窄患者（50%~69%），颈动脉内膜剥脱术患者的效果也要优于药物治疗组[34]。

1991年，一项名为"退伍军人事务协作研究"的研究将189例有症状的颈动脉狭窄大于50%的男性患者随机分成手术治疗组或药物治疗组[35]，随访时间为一年，结果颈动脉内膜剥脱组患者脑卒中或短暂性脑缺血发生率为7.7%，明显低于药物治疗组患者的19.4%，而在颈动脉狭窄大于70%的患者中这一差别更加明显。

"欧洲颈动脉外科实验"将2518例伴有未致残性脑卒中、短暂性脑缺血发作或合并同侧颈动脉狭窄的视网膜梗死患者随机分为药物治疗组和外科治疗组[36]。在778例颈动脉狭窄程度70%~99%的患者中，颈动脉内膜剥脱术组患者脑卒中的发生率为7.5%，即使加上随访3年2.8%的迟发性脑卒中发生率，仍然低于药物治疗组患者16.8%的脑卒中发生率。外科治疗组随访3年发生死亡、手术导致脑卒中、同侧缺血性脑卒中以及其他原因导致脑卒中的合并风险为12.3%，而药物治疗组为21.9%（p<0.01）。最后，外科手术组随访3年中致死性或致残性同侧脑卒中的发生率为6.0%，而药物治疗组为11.0%。

虽然上述研究显示外科治疗组结果好于药物治疗组，其中部分原因是由于脑卒中本身的高风险导致，但即使只观察手术后30天内的结果两组间的差别也很明显，手术治疗组术后30天发生死亡和脑卒中的风险为7.5%。虽然有症状的颈动脉狭窄患者发生死亡和脑卒中的风险高于无症状颈动脉狭窄患者，但是合并风险也仅为2%~4%[23,28,38~44]。

■ 颈动脉内膜剥脱术治疗无症状的颈动脉狭窄

早期的研究认为，与最好的药物治疗相比，颈动脉内膜剥脱术明显降低无症状颈动脉狭窄患者脑卒中的发生率[40,41]。近年来的随机分组研究也证实了这个观点。

"退伍军人事务协作研究"报道了444例通过颈动脉造影检查发现管腔直径减少超过50%的无症状颈动脉狭窄男性患者的研究结果，这些患者被随机分为药物治疗组和颈动脉内膜剥脱术组[42]。平均随访4年，手术组患者同侧神经系统事件的总发生率为8.0%，而药物治疗组患者为20.6%（P < 0.001）。但是由于研究样本量较小，单独将脑卒中作为终点事件两组在统计学上并无差异（8%与20%），即使将所有类型的脑卒中和死亡作为终点事件进行分析，两组间也无统计学差异。而且绝大多数患者的远期死亡（两组4年间40%）是由于冠心病引发的。这些数据显示：相比于药物治疗，颈动脉内膜剥脱术在无症状颈动脉狭窄患者中的优势并不明确。

1995年"无症状颈动脉粥样硬化研究"公布了研究结果，1662例患者被随机分为颈动脉内膜剥脱术组和药物治疗组[27]，平均随访2.7年。在男性患者中，外科手术组发生同侧脑卒中、围手术期脑卒中、死亡的合并风险为5.1%，显著低于药物治疗组11.0%的同侧脑卒中发生率。虽然有评论认为上述结论并不代表在所有医院接受手术的患者都能取得较低的围手术期脑卒中和死亡发生率（2.3%），但是已经有许多大样本研究证实了颈动脉内膜剥脱术治疗无症状的颈动脉狭窄并发症发生率很低[43,44]。

2004 年，无症状颈动脉外科实验（ACST）研究入选了 30 个国家中 126 家医院的 3000 例患者，随机分为药物治疗组和颈动脉内膜剥脱术组，这项研究被认为是世界上最大的外科临床实验研究。超过 40% 的患者接受了 3 年以上的随访。外科治疗组发生任何原因的脑卒中和死亡的风险为 3%，这个风险相当于药物治疗组的一半。从研究开始到患者发生终点事件截止，研究发现接受颈动脉内膜剥脱术的患者平均生存率延长至少两年。只有在 75 岁以上的亚组分析中两组间没有明显统计学差异。

总之，对于无症状的严重颈动脉狭窄患者，颈动脉内膜剥脱术效果优于药物治疗已经得到了 I 类证据支持。值得注意的是，大量最近的研究显示，即使涵盖了各级别医院的外科医生，颈动脉内膜剥脱术的围手术期并发症发生率也很低。在最近的一项名为 NSQIP 的研究中，在 4000 例行颈动脉内膜剥脱术的有症状或无症状颈动脉狭窄患者中术后 30 天脑卒中和死亡的总发生率为 2.2.%。

颈动脉支架

随着经皮冠状动脉腔内成形术和支架置入在冠心病治疗中获得成功，介入专家们已经开始通过血管成形和支架置入来治疗颈动脉狭窄[45-47]。支架置入相关的脑卒中并发症是这项技术面临的主要问题。最近的研究（绝大多数为 industry-sponsored trials）显示颈动脉支架的治疗效果与颈动脉内膜剥脱术相当[48~51]。在一项大样本研究中，术后 30 天脑卒中和死亡的总发生率为 7.4%，而且大多数脑卒中为轻度[52]。随着经验的积累，支架置入术远期免于脑卒中的生存率也可以与颈动脉内膜剥脱术媲美。

2004 年，一项随机分组研究比较了颈动脉内膜剥脱术和有常规血栓保护的颈动脉支架置入术，结果显示高危患者支架置入术不比颈动脉内膜剥脱术效果差[51]，由于这是一项非劣效性实验，故对于探究支架植入术的优势方面检验效能不强。而且研究终点事件（死亡/脑卒中/心肌梗死）、支架置入术后 30 天内脑卒中和死亡的总发生率在无症状颈动脉狭窄患者中并不高（5.7%），加之样本量较小，都会影响这项研究结论的可信性。绝大多数大样本研究和荟萃分析研究显示支架置入术围手术期并发症发生率高于颈动脉内膜剥脱术[53-57]。在一项来自法国的研究中，研究者对有症状的严重颈动脉狭窄患者随机进行支架置入术治疗和颈动脉内膜剥脱术治疗，结果显示术后 30 天支架置入术组患者发生脑卒中和死亡的风险为颈动脉内膜剥脱术组的 2.2 倍，也因此该研究在随机入选了 527 例患者后被数据安全监测委员会中止。"国际颈动脉支架研究"的研究结果在近期发表，由于颈动脉支架置入术的早期脑卒中发生率较高，所以该研究建议对有症状的颈动脉狭窄患者首选颈动脉内膜剥脱术治疗。"社会血管外科登记研究"也报告了颈动脉支架术后 30 天内脑卒中、死亡和心肌梗死的发生率高于颈动脉内膜剥脱术 3 倍[54]。而且一些文献也报道了对老龄和有症状的患者中支架置入术后发生脑卒中的风险有增加[55,57,60,61]。

在接受冠状动脉旁路移植术的患者中比较支架置入术和颈动脉内膜剥脱术的文献还比较少。克利夫兰医学中心（Cleveland Clinic）的一篇研究比较了手术前行颈动脉支架置入术和手术同期行颈动脉内膜剥脱术的治疗效果，经过倾向评分校正数据后，两组在脑卒中、死亡、心肌梗死的发生上没有显著差异[62]。

理论和现实总是有差别的，对于同时合并颈动脉疾病和冠心病的患者，多数医生倾向于先行颈动脉支架术，择期行冠状动脉旁路移植术。采用这种治疗策略的原因主要是颈动脉支架置入前后需要应用氯吡格雷抗凝。其中一篇来自荷兰的报道也支持这种治疗策略，但是即使延迟三周以上行冠状动脉旁路移植术，术后死亡、脑卒中、心肌梗死的总发生率仍然高达 8.7%[63]。对于以上数据，两篇综述提出进一步完善颈动脉内膜剥脱合并冠状动脉旁路移植手术是一个难题，以及是否应考虑对于需行 CABG 的无症状性颈动脉狭窄患者采取更为保守的治疗。Naylor 汇总了 11 篇研究中的 760 例在冠状动脉旁路移植术前不同时间点行颈动脉支架术的患者，手术后 30 天内脑卒中和死亡的发生率为 9.1%，这个结论与前面的同期行颈动脉内膜剥脱和冠状动脉旁路移植的手术结果相似[64,65]。前面的那些研究建议不干预无症状的颈动脉狭窄患者，与这个结论相似，Guzman 等研究了 300 例分期行颈动脉支架置入术和状动脉旁路移植术患者，结果显示术后脑卒中和死亡的发生率为 12.3%，所以这篇研究认为术前置入颈动脉支架并没有使冠状动脉旁路移植术患者发生脑卒中的风险降低[66]。

颈动脉内膜剥脱术后患者的心肌缺血事件

虽然本章主要探讨合并颈动脉疾病的冠状动脉旁路移植术患者的管理，但是也有必要讨论一下合并冠心病的患者行颈动脉内膜剥脱术后近期和远期的风险。

■ 颈动脉内膜剥脱术患者冠心病的发生率

Mackey 等[67]通过临床病史和心电图检查发现有 53% 的颈动脉内膜剥脱术患者合并冠心病。Urbinati 等[68]对 106 例颈动脉内膜剥脱术患者进行动态核素心肌显像检查，发现其中 27 例（25%）患者的心肌扫描有明显的灌注缺失征象。1985 年，克里弗兰医学中心报告了 506 例颈动脉内膜剥脱术患者术前常规冠状动脉造影检查的结果[69]，其中仅有 7% 的患者冠状动脉正常，28% 的患者有轻到中度冠心病，然而，有 30% 的患者冠状动脉病变严重但有代偿，另外有 28% 的患者合并可以矫治的严重冠状动脉病变，7% 的患者合并无法手术矫治的重度冠状动脉病变。

■ 心肌缺血事件的风险

近期风险

术前合并冠心病会增加颈动脉内膜剥脱术患者的近期风险已经非常明确。1981 年，Hertzer 等[70]报道了 335 例颈动脉内膜剥脱术患者的住院死亡率为 1.8%，其中 60% 的患者的死亡是由冠心病引起。之前引用过的 Mackey 的研究也显示：合并冠心病的患者行颈动脉内膜剥脱术的手术死亡率为1.5%，心肌梗死的发生率为4.3%，而不合并冠心病的患者行颈动脉内膜剥脱术的手术死亡率为零，心肌梗死发生率仅为0.5%[67]。虽然术前合并冠心病一直被认为是颈动脉内膜剥脱术近期和远期并发症发生的危险因素，但是围手术期心肌梗死的发生率在不同的研究中有很大的区别。例如，一项对比颈动脉支架置入术和颈动脉内膜剥脱术的研究发现术后30天内非 Q 波性心肌梗死的发生率为6.6%[51]；我们中心2000 例颈动脉内膜剥脱术患者的围手术期心肌梗死的发生率为1.2%[28]；而 NSQIP 数据库中超过 13 000 例颈动脉内膜剥脱术患者的围手术期心肌梗死的发生率为14%[71]，这与 ACST 的研究结果相似；"社会血管外科登记研究"中颈动脉内膜剥脱术患者的围手术期心肌梗死的发生率小于1%。当然，随着内科药物治疗的进步，包括 β 受体阻滞剂、他汀类以及阿司匹林等药物的应用，颈动脉内膜剥脱术后发生心肌缺血事件的风险也明显降低。

远期风险

Mackey 对行动脉内膜剥脱术患者的研究表明，合并冠心病的患者5年和10年的生存率分别为68.6%和44.9%，而未合并冠心病的患者其5年和10的生存率分别为86.4%和72.3%[67]。Urbinati 等报告了伴有隐性心肌缺血的患者行颈动脉内膜剥脱术后7年免于各种心血管事件的比例为51%，而对于核素运动心肌显像正常的患者，此比例则为98%[68]。

根据 Hertzer 等的研究，在 209 例临床怀疑有冠心病的患者中，出院患者的5年死亡率为27%，其中37%的患者的死亡原因是由心肌梗死引起。而该研究中已经行心肌血运重建的患者随访11年的生存率显著提高。该实验的后期研究还报告了 329 例接受了颈动脉内膜剥脱术患者的10年随访结果，由心肌梗死引起的远期死亡率（37%）高于脑卒中导致的远期死亡率（15%）[72]。而已经接受了冠状动脉旁路移植术的患者10年生存率显著提高。

在我们麻省总医院，从 1990 年到 1999 年有超过 2000 例患者接受了颈动脉内膜剥脱术，10 年生存率为45%，术前合并冠心病是患者远期死亡的主要危险因素（OR：1.4；P = 0.002）[28]。

颈动脉和冠状动脉手术时机的选择

如果你同意如下观点，那么问题的关键就变成手术时机的选择而非手术指征。

（1）合并冠心病和严重颈动脉狭窄的患者如果不治疗颈动脉狭窄而仅行冠状动脉旁路移植术，术后脑卒中的风险明显增加。

（2）对有症状和无症状的严重颈动脉狭窄患者建议行颈动脉内膜剥脱术。

（3）合并冠心病会增加颈动脉内膜剥脱术患者的近期和远期死亡风险。

（4）冠状动脉旁路移植术是治疗冠心病的推荐术式。

分期行颈动脉和冠状动脉手术

首先介绍分期手术，为方便起见，我们把先行颈动脉内膜剥脱术然后行冠状动脉旁路移植术，称之"分期手术"。而把先行冠状动脉旁路移植术然后行颈动脉手术，称为"逆分期手术"。

对于血流动力学稳定且无心绞痛发作的患者，多数人主张先行颈动脉内膜剥脱术。随着近年来围手术期管理的进步以及局部麻醉的采用，颈动脉内膜剥脱手术变得非常安全。多数文献证明局麻下行颈动脉内膜剥脱术可以降低术后脑卒中、心肌梗死及死亡的风险[37,71]。但是一项大样本的随机对照研究发现，与全麻手术相比，局麻下行颈动脉内膜剥脱术没有明显降低围手术期心肌梗死的风险[73]。在分期手术中，体外循环中需使用大量肝素、颈部肿胀以及围手术期心肌缺血事件等并发症仍然是没有解决的问题。

对血流动力学不稳定、尤其是没有颈动脉狭窄症状的患者，一些心脏外科医生选择先行心肌血运重建，间隔一段时间后再行颈动脉内膜剥脱术（逆分期手术）。然而这种方法仍然可能增加术中或术后早期神经系统并发症的风险。

目前我们的观点是：对于所有合并这两种严重疾病的患者我们建议同期行颈动脉和冠状动脉手术；而对于合并严重双侧颈动脉狭窄的患者，尤其是在患者心脏状态比较稳定的情况下，我们建议采取分期手术。我们偶尔也有对病变更为严重的一侧颈动脉行单独内膜剥脱术，在随后的几天内同期行冠状动脉旁路移植术和另一侧颈动脉内膜剥脱术。我们很少行逆分期手术，即先同期行一侧颈动脉内膜剥脱术及冠状动脉旁路移植术、几天后再行另一侧颈动脉内膜剥脱术，因为逆分期手术可能增加脑卒中风险（下文将进一步讨论）。

同期行颈动脉和冠状动脉手术

1972 年，Bernhard 等[74]首先报告了对 15 例患者同期行颈动脉内膜剥脱术和冠状动脉旁路移植术获得成功。同期手术策略能够获得成功的理论前提是因为单独行颈动脉内膜剥脱术会增加心血管事件风险和单独行冠状动脉旁路移植术会增加神经系统并发症的风险。

另外根据 Daily 等[75]的报告，同期手术可以降低医疗费用，因为分期手术需要两次住院以及接受两次麻醉和手术。

同期行颈动脉内膜剥脱和冠状动脉旁路移植术的手术技术

标准术式

通常同期行颈动脉内膜剥脱术和冠状动脉旁路手术的方法是在体外循环建立之前，在取冠状动脉旁路血管时行颈动脉内膜剥脱术。这也是在我们中心常用的手术方式，即在心外科医生取大隐静脉或其他旁路血管的过程中，血管外科医生行颈动脉手术。

颈动脉内膜剥脱术的手术技术已经非常成熟，通过许多大样本的临床研究已经证实了术前常规使用阿司匹林的有效性[75]。我们中心常规使用脑电图监测和选择性分流，通常采用外翻式颈动脉内膜剥脱术（通常不需要分流）或补片修补，因为有文献证实直接修补有较高的再狭窄率发生[77,78]。颈动脉内膜剥脱术完成之后，用敷料疏松覆盖于颈部，当体外循环完成并且中和肝素后，再留置引流条，缝合颈部切口。

■ 改良术式

Minami 等报告了利用一些已知的体外循环优势进行手术，即在肝素化、低温和血流动力控制的条件下，对 116 例患者在 CABG 术中体外循环辅助下行颈动脉内膜剥脱术[79]，手术死亡率为 1.7%，脑卒中总发生率为 4.3%。Weiss 等也报告了在体外循环辅助中全身降温至 20℃、并且心脏停搏的条件下行颈动脉动脉内膜剥脱术的结果[80]，在 23 例患者中，有一例术后死亡，无神经系统并发症发生。理论上，体外循环中的低温可以为大脑提供缺血保护，并且可以不使用血管内分流。

虽然在体外循环下行颈动脉和冠状动脉手术的方法能否节省总手术时间尚未得到证明，但它确实延长了主动脉阻断时间和体外循环时间，而这是多数心外科医生力求避免的。大多数心脏外科医生在行颈动脉内膜剥脱术时不愿意采用更低的温度，尤其在当今术中尽量减少低温水平变得越来越流行的情况下。

术后管理要点

与单纯冠状动脉旁路移植术患者相比，我们对同期手术患者的术后管理无明显差别。我们认为：在术后早期维持良好的冠状动脉灌注压和脑灌注压是非常重要的，早期使用利尿药可以避免围手术期脑水肿的发生。

同期行颈动脉内膜剥脱术的患者术后抗凝方案与常规冠状动脉旁路移植术的患者相同，即术后 6 小时开始应用阿司匹林，然后终身服用。

对严重的颈动脉狭窄患者如果外科医生决定不行同期或分期颈动脉内膜剥脱术，那么与逆分期手术的结果相似，患者术后早期脑卒中发生率会上升，所以，在确定冠状动脉移植手术后没有活动出血的情况下，对患者尽早实行肝素化是比较合适的。

分期和同期行颈动脉和冠状动脉手术的结果

■ 近期结果

分期行颈动脉和冠状动脉手术

大量的研究报告了合并颈动脉和冠心病分期手术的结果，但是只有 1 项研究通过随机分组比较了行同期手术和逆分期手术的结果。Hertzer 等的报告了 5 年 275 例合并不稳定冠状动脉综合征和无症状颈动脉狭窄患者的治疗结果，颈动脉内膜剥脱术的手术指征是有症状或者合并重度的颈动脉狭窄（超过 70%）。在所有患者中，只有 24 例（（9%）患者冠心病病情比较稳定，适合在行冠状动脉旁路移植手术前先行颈动脉内膜剥脱术。在这 24 例患者中，有 1 例（（4.2%）患者在颈动脉内膜剥脱术后出现围手术期脑卒中，在冠状动脉旁路移植手术前死于心肌梗死。另外有 122 例患者为有症状或合并重度的双侧颈动脉病变，他们的手术策略为同期行颈动脉和冠状动脉手术，手术死亡率为 6.1%，围手术期脑卒中发生率为 7.1%。

而剩余 129 例为伴有不稳定冠状动脉症状同时合并单侧无症状重度颈动脉狭窄的患者，被随机分组，分别行同期手术或逆分期手术，同期手术的患者死亡率为 4.2%，逆分期手术患者的总死亡率为 5.3%。同期手术组患者的脑卒中发生率为 2.8%，显著低于逆分期手术组患者的 14%（其中 6.9% 出现在冠状动脉旁路移植手术中，7.5% 出现在之后的颈动脉内膜剥脱手术中），前者显著低于后者。这一研究表明，同期手术的结果优于逆分期手术。

在对以往 100 项研究中的 9000 例患者进行荟萃分析后，作者认为逆分期手术的脑卒中发生率令人难以接受。在冠状动脉旁路移植术后短期内行颈动脉内膜剥脱术的患者中，围手术期脑卒中的发生率为 4.6%，如果合并死亡和所有脑卒中的发生率为 8.7%[65]。这些结果与另外一项大样本研究结果相似（合并死亡和所有脑卒中的发生率为 9.6%），但这些研究也有各种同期和分期手术细节并不统一的缺点[82]。

1999 年，Borger 等[83]也报告了他们对以往多个非随机对照研究进行荟萃分析的结果，这些研究既包括同期也包括分期手术，结果显示：同期手术有脑卒中发生率和死亡率增加的风险。但是，该研究的结果需审慎对待，原因如下：第一，对非随机观测性研究进行荟萃分析在统计学上缺乏说服力；第二，在这些研究中，对病情不稳定的患者多数采用同期手术，而对病情稳定的患者多采用分期手术；第三，入选对象的都是已经接受了两种手术的患者，而不是用意向性分析标准入选，因此，是否有一些原来计划行分期手术但却由于第一阶段手术效果很差而未行第二阶段手术的患者从研究中被排除，亦无从得知。

■ 同期行颈动脉和冠状动脉手术

自 20 世纪 70 年代后期，我们中心的一些心脏外科医生大胆创新，开始尝试同期手术作为治疗合并严重颈动脉疾病和冠状动脉疾病患者的标准术式，而分期手术仅用于少数非常稳定的冠心病患者，并于 1989 年报道了同期手术是安全的（死亡和脑卒中的发生率为 2%）。这项研究也是当时第一个将同期手术和单独行冠状动脉旁路移植术的围手术期风险进行分别报告的研究[84]。

1995 年，我们报道了从 1979 年到 1993 年连续 200 例同期手术患者的结果[85]，住院死亡率为 3.5%，心肌梗死发生率为 2.5%，围手术期脑卒中的发生率为 4.0%。

最近我们又总结了到 2001 为止的 500 例患者的手术结果[86]，患者的平均年龄为 69 岁，比同一时期接受冠状动脉旁路移植手术患者的平均年龄大 6 岁。其中有 3/4 的患者术前合并不稳定心绞痛，53% 的患者既往有心肌梗死病史，冠状动脉单支、双支、三支病变的患者各占 4%、21% 和 75%，其中有 42% 的患者合并严重的左主干病变。在这 500 例患者中，329 例（66%）患者无神经症状，21% 有短暂性脑缺血发作史，13% 既往有脑卒中病史。336 例（67%）患者有单侧重度颈动脉狭窄，32% 的患者有双侧颈动脉病变。

急诊手术患者的比例为 54%，其中有 3% 的患者在术前需要应用主动脉内球囊反搏辅助。每个患者平均移植 3.7 根旁路血管。在前 200 例患者中仅有 50% 的患者使用了至少一侧乳内动脉，而在后 300 例患者中，90% 的患者使用了至少 1 侧乳内动脉。院内死亡率为 3.6%，围手术期心肌梗死发生率为 2.0%，围手术期脑卒中发生率为 4.6%。在 23 例发生围手术期脑卒中的患者中，12 例发生在颈动脉内膜剥脱术同侧大脑，另外 11 例发生在对侧大脑，说明这种同期手术降低了患者发生围手术期脑卒中的风险。

多因素分析显示：术前短暂性脑缺血发作史、术前心肌梗死病史、非择期手术是院内死亡的危险因素；既往外周血管病史是围手术期脑卒中发生的危险因素；未使用乳内动脉、术后脑卒中和高龄会延长患者术后的住院时间。

Vermeulen 等研究了 230 例同期手术的患者，结果发现院内死亡唯一的危险因素是冠状动脉左主干病变[87]。严重左心室功能不良以及术前神经事件，包括脑卒中或短暂性脑缺血发作，是术后发生神经系统事件的危险因素。

表 23-2 包含了自 1985 年以来同期行颈动脉内膜剥脱术和冠状动脉旁路移植术的一系列文献的研究结果。我们把这些研究结果与官方公布的结果进行了对比。Brown 报告了美国西部各州参加医疗保险的所有同期手术患者的脑卒中发生率为 17.7%[88]。加拿大的研究结果显示单独行冠状动脉旁路移植术的患者术后脑卒中和死亡的合并风险为 4.9%，而同期行颈动脉内膜剥脱术的患者脑卒中和死亡的合并风险为 13%[89]。

表 23-2　入组超过 100 例患者的关于同期行颈动脉和冠状动脉手术的研究

参考文献	年份	病人数（No.）	平均年龄（Y）	死亡率（%）	MI（%）	脑卒中发生率（%）
Dunn[92]	1986	130	60	6（4.6）	—	13（10.0）
Hertzer et al.[81]	1989	170	65	9（5.3）		12（7.1）
Vermeulen et al.[87]	1992	230	65	8（3.5）	4（1.8）	13（5.6）
Rizzo et al.[91]	1992	127	65	7（5.5）	6（4.7）	8（6.3）
Takach et al.[93]	1997	255	66	10（3.9）	12（4.7）	10（3.9）
Darling et al.[94]	1998	420	69	10（2.4）	1（0.2）	13（3.1）
Khatitan et al.[95]	2000	121	69	7（5.8）		9（7.4）
Minami et al.[96]	2000	340	65	9（2.6）	2（0.6）	16（4.7）
Evagelopoulos et al.[97]	2000	313	66	28（8.9）	10（3.2）	7（2.2）
Estes et al.[98]	2001	174	69	9（5.2）		10（5.7）
Zacharias et al.[99]	2002	189	69	5（2.7）	2（1.1）	5（2.7）
Char et al.[100]	2002	154	68	6（3.9）	—	6（3.9）
Chiappini et al.[101]	2005	140	65	9（6.4）	—	9（6.4）
TOTAL		2763	65	123（4.4）	37（2.0）	131（4.7）
Akins et al.[86]	2005	500	69	18（3.6）	10（2.0）	23（4.6）

然而纽约州注册登记的数据结果显示，上述不同的结果可能是由于两组患者术前合并危险因素不匹配导致。Ricotta 等通过 propensity scoring 筛选出两组术前危险因素匹配的患者，发现术后脑卒中和死亡的合并风险两组没有区别[11]。Cywinski 等用类似的统计方法报告了在克利夫兰医学中心接受同期手术和单独行冠状动脉旁路移植术患者的对比结果，同期手术组的总体并发症发生率高于单独行冠状动脉旁路移植术患者组，然而有趣的是，在这项研究的所有终点事件中，虽然两组间总体并发症发生率和死亡率有明显区别，但是两组的患者围手术期脑卒中的发生率却没有显著差异[90]。

■ 远期结果

在我们的系列研究中，随访 10 年结果显示，免于死亡的患者比例为 43%；免于心肌梗死的患者比例为 87%；免于经皮冠状动脉血管成形术的患者比例为 92%；免于再次心肌血运重建手术的患者比例为 96%；免于发生各种脑卒中的患者比例为 85%；免于发生单侧脑卒中的患者比例为 90%[86]。

Vermeulen 等研究发现 10 年免于各种心脏事件的患者占 50%，免于神经系统事件的患者占 81%，任何事件均未发生的占 41%[87]。在他们的研究中，与远期死亡率相关的危险因素仅有严重左心室功能障碍和高龄。

Rizzo 等报告了他们对 127 例同期行颈动脉手术和冠状动脉手术患者的研究结果：5 年生存率为 70%，免于心肌梗死的比率为 84%，未发生脑卒中者占 88%[91]。左心室射血分数低的患者生存率较差。术前无神经症状的患者，其远期脑卒中发生率非常低，有短暂性症状者远期发生脑卒中的比较常见，有脑卒中病史的患者脑卒中出现概率最高。

总结

冠状动脉旁路移植术患者发生围手术期脑卒中的风险随着年龄的增长而增加，而随着患者年龄的增长，颈动脉疾病的发生率也不断增加。大量研究认为未经治疗的重度颈动脉狭窄是出现围手术期脑卒中的危险因素。所以，对于有颈动脉杂音和有神经系统缺血病史的患者，如果年龄大于 65 岁，应当在冠状动脉旁路移植手术前常规进行无创检查，以准确评估颈动脉病变情况。另外，随机分组研究已经证实，颈动脉内膜剥脱术是治疗有症状和无症状重度颈动脉狭窄安全有效的最佳方案。另有随机研究表明，同期行颈动脉内膜剥脱术和冠状动脉旁路移植术，其疗效显著优于逆分期手术。综上所述，我们建议对所有合并严重颈动脉狭窄和冠心病的患者同期行颈动脉与冠状动脉手术。

参考文献

1. Gardner TJ, Horneffer PJ, Manolio TA, et al: Major stroke after coronary artery bypass surgery: changing magnitude of the problem. *J Vasc Surg* 1986; 3:684.
2. Tuman KJ, McCarthy RJ, Najafi H, Ivankovich AD: Differential effects of advanced age on neurologic and cardiac risks on coronary artery operations. *J Thorac Cardiovasc Surg* 1992; 104:1510.
3. John R, Choudhri AF, Weinberg AD, et al: Multicenter review of preoperative risk factors for stroke after coronary artery bypass grafting. *Ann Thorac Surg* 2000; 69:30.
4. Puskas JD, Winston D, Wright CE, et al: Stroke after coronary artery operation: Incidence, correlates, outcome, and cost. *Ann Thorac Surg* 2000; 69:1053.
5. Roach GW, Kanchuger M, Mangano CM, et al: Adverse cerebral outcomes after coronary bypass surgery. *NEJM* 1996; 335:1857.
6. Wareing TH, Davila-Roman VG, Barzilai B, et al: Management of the severely atherosclerotic ascending aorta during cardiac operations. *J Thorac Cardiovasc Surg* 1992; 103:453.
7. Li Y, Walicki D, Mathiesen C, et al: Strokes after cardiac surgery and relationship to carotid stenosis. *Arch Neurol* 2009; 66:1091.
8. Likosky DS, Marrin CAS, Caplan LR, et al. Determination of etiologic mechanisms of strokes secondary to coronary artery bypass graft surgery. *Stroke* 2003; 34:2830.
9. Eliasziw M, Streifler JY, Fox AJ, et al: Significance of plaque ulceration in symptomatic patients with high-grade carotid stenosis. *Stroke* 1994; 25:304.
10. Brener BJ, Brief DK, Alpert J, et al: The risk of stroke in patients with asymptomatic carotid stenosis undergoing cardiac surgery: a follow-up study. *J Vasc Surg* 1987; 5:269.
11. Ricotta JJ, Wall LP, Blackstone E: The influence of concurrent endarterectomy on coronary bypass: a case-controlled study. *J Vasc Surg* 2005; 41:397.
12. Ricotta JJ, Faggioli GL, Castilone A, Hassett JM: Risk factors for stroke after cardiac surgery: Buffalo Cardiac-Cerebral Study Group. *J Vasc Surg* 1995; 21:359.
13. Ricotta JJ, Char DJ, Cuadra SA, et al: Modeling stroke risk after coronary artery bypass and combined coronary artery bypass and carotid endarterectomy. *Stroke* 2003; 34:1212.
14. Schwartz AE, Sandhu AA, Kaplon RJ, et al: Cerebral blood flow is determined by arterial pressure and not cardiopulmonary bypass flow rate. *Ann Thorac Surg* 1995; 60:165.
15. Reed GL, Singer DE, Picard EH, DeSanctis RW: Stroke following coronary artery bypass surgery. *NEJM* 1988; 319:1246.
16. Sauve JS, Thorpe KE, Sackett DL, et al: Can bruits distinguish high-grade from moderate symptomatic carotid stenosis? *Ann Intern Med* 1994; 120:633.
17. Call GK, Abbott WM, Macdonald NR, et al: Correlation of continuous-wave Doppler special flow analysis with gross pathology in carotid stenosis. *Stroke* 1988; 19:584.
18. Gertler J, Cambria RP, Kistler JP, et al: Carotid surgery without angiography: non-invasive selection of patients. *Ann Vasc Surg* 1992; 5:253.
19. Faggioli GL, Curl GR, Ricotta JJ: The role of carotid screening before coronary artery bypass. *J Vasc Surg* 1990; 12:724.
20. Berens ES, Kouchoukos NT, Murphy SF, Wareing TH: Preoperative carotid artery screening in elderly patients undergoing cardiac surgery. *J Vasc Surg* 1992; 15:313.
21. Barnes RW, Nix ML, Sansonetti D, et al: Late outcome of untreated asymptomatic carotid disease following cardiovascular operations. *J Vasc Surg* 1985; 2:843.
22. Ascher E, Hingorani A, Yorkovich W, et al: Routine preoperative carotid duplex scanning in patients undergoing open heart surgery: Is it worthwhile? *Ann Vasc Surg* 2001; 15:669.
23. Halliday A, Mansfield A, Marro J, et al: Prevention of disabling and fatal strokes by successful carotid endarterectomy in patients without recent neurological symptoms: randomized, controlled trial. *Lancet* 2004; 363:1491.
24. Mehigan JT, Buch SW, Pipkin RD, et al: A planned approach to coexistent cerebrovascular disease in coronary artery bypass candidates. *Arch Surg* 1977; 112:1403.
25. Ivey TD, Strandness DE, Williams DB, et al: Management of patients with carotid bruit undergoing cardiopulmonary bypass. *J Thorac Cardiovasc Surg* 1984; 87:183.
26. D'Agostino RS, Svensson LG, Neumann DJ, et al: Screening carotid ultrasonography and risk factors for stroke in coronary artery surgery patients. *Ann Thorac Surg* 1996; 62:1714.
27. Executive Committee for the Asymptomatic Carotid Atherosclerosis Study: Endarterectomy for asymptomatic carotid artery stenosis. *JAMA* 1995; 273:1421.
28. LaMuraglia GM, Brewster DC, Moncure AC, et al: Carotid endarterectomy at the millenium: what interventional therapy must match. *Ann Surg* 2004; 240:535.
29. Jackson MR, Chang AS, Robles HA, et al. Determination of 60% or greater carotid stenosis: a prospective comparison of magnetic resonance angiography and duplex ultrasound with conventional angiography. *Ann Vasc Surg* 1998; 12:236.

30. Fisher CM: Occlusion of the internal carotid artery. *Arch Neurol Psychiatry* 1951; 65:346.

31. Eastcott HG, Pickering GW, Rob CG: Reconstruction of internal carotid artery in a patient with intermittent attacks of hemiplegia. *Lancet* 1954; 2:994.

32. EC/IC Bypass Study Group: Failure of extracranial-intracranial arterial bypass to reduce the risk of ischemic stroke: results of an international randomized trial. *NEJM* 1985; 313:1191.

33. North American Symptomatic Carotid Endarterectomy Trial Collaborators: Beneficial effect of carotid endarterectomy in symptomatic patients with high-grade carotid stenosis. *NEJM* 1991; 325:445.

34. Barnett H, Taylor DW, Eliaszew M, et al: Benefit of carotid endarterectomy in patients with symptomatic moderate or severe stenosis. *NEJM* 1998; 339:1415.

35. Mayberg MR, Wilson SE, Yatsu F, et al: Carotid endarterectomy and prevention of cerebral ischemia in symptomatic carotid stenosis. *JAMA* 1991; 266:3289.

36. European Carotid Surgery Trialists' Collaborative Group: MRC European Carotid Surgery Trial: Interim results for symptomatic patients with severe (70–99%) or with mild (0–29%) carotid stenosis. *Lancet* 1991; 337:1235.

37. Halm EA, Hannan EL, Rojas M, et al: Clinical and operative predictors of outcomes of carotid endarterectomy. *J Vasc Surg* 2005; 42:420.

38. Gaparis AP, Ricotta L, Cuadra SA, et al: High-risk carotid endarterectomy: fact or fiction? *J Vasc Surg* 2003; 37:40.

39. Reed AB, Graccione P, Belkin M, et al: Preoperative risk factors for carotid endarterectomy: defining the patient at high risk. *J Vasc Surg* 2003; 37:1191.

40. Hertzer NR, Flanagan RA, O'Hara PJ, Beven EG: Surgical versus nonoperative treatment of asymptomatic carotid stenosis. *Ann Surg* 1986; 204:163.

41. Moneta GL, Taylor DC, Nicholls SC, et al: Operative versus nonoperative management of asymptomatic high-grade internal carotid artery stenosis: improved results with endarterectomy. *Stroke* 1987; 18:1005.

42. Hobson RW, Weiss DG, Fields WS, et al: Efficacy of carotid endarterectomy for asymptomatic carotid stenosis. *NEJM* 1993; 328:221.

43. Kang JL, Chung TK, Lancaster RT, et al: Outcomes after carotid endarterectomy: Is there a high-risk population? A National Surgical Quality Improvement Program report. *J Vasc Surg* 2009; 49:331.

44. Matsen SL, Chang DC, Perler BA, et al. Trends in the in-hospital stroke rate following carotid endarterectomy in California and Maryland. *J Vasc Surg* 2006; 44:488.

45. Namaguchi Y, Puyau FA, Provenza LJ, Richardson DE: Percutaneous transluminal angioplasty of the carotid artery: its application to post surgical stenosis. *Neuroradiology* 1984; 26:527.

46. Roubin GS, Yadav S, Iyer SS, et al: Carotid stent-supported angioplasty: a neurovascular intervention to prevent stroke. *Am J Cardiol* 1996; 78:8.

47. Mathur A, Roubin GS, Piamsomboom C, et al: Predictors of stroke following carotid stenting: univariate and multivariate analysis. *Circulation* 1997; 96:A1710.

48. Eskandri MK, Longo GM, Matsumura JS, et al: Carotid stenting done exclusively by vascular surgeons: first 175 cases. *Ann Surg* 2005; 242:431.

49. CaRESS Steering Committee: Carotid Revascularization using Endarterectomy or Stenting Systems (CaRESS) phase I clinical trial: 1-year results. *J Vasc Surg* 2005; 42:213.

50. Bergeron P, Roux M, Khanovan P, et al: Long-term results of carotid stenting are competitive with surgery. *J Vasc Surg* 2005; 41:213.

51. Yadav JS, Wholey MH, Kuntz RE, et al: Protected carotid artery stenting versus endarterectomy in high-risk patients. *NEJM* 2004; 352:1493.

52. Roubin GS, New G, Iver SS, et al: Immediate and late clinical outcomes of carotid artery stenting in patients with symptomatic and asymptomatic carotid artery stenosis: a 5-year prospective analysis. *Circulation* 2001; 103:532.

53. Groenveld PW, Yang L, Greenhut A, Yang F. Comparative effectiveness of carotid arterial stenting versus endarterectomy. *J Vasc Surg* 2009; 50: 1040.

54. Sidawy AN, Zwolak RM, White RA, et al. Risk-adjusted 30-day outcomes of carotid stenting and endarterectomy: results from the SVS Vascular Registry. *J Vasc Surg* 2009; 49:71.

55. Murad MH, Flynn D, Elamin MB, et al. Endarterectomy vs stenting for carotid artery stenosis: a systematic review and meta-analysis. *J Vasc Surg* 2008; 48:497.

56. Brahmanandam S, Ding EL, Conte MS, et al. Clinical results of carotid artery stenting compared with carotid endarterectomy. *J Vasc Surg* 2008; 47:343.

57. Ringleb PA, Chatellier G, Hacke W, et al. Safety of endovascular treatment of carotid artery stenosis compared with surgical treatment: a meta-analysis. *J Vasc Surg* 2008; 47:350.

58. Mas J-L, Chatellier G, Beyssen B, et al: Endarterectomy versus stenting in patients with symptomatic severe carotid stenosis. *NEJM* 2006; 355:1660.

59. International Carotid Stenting Study investigators: Carotid artery stenting compared with endarterectomy in patients with symptomatic carotid stenosis (International Carotid Stenting Study): an interim analysis of a randomized controlled trial. *Lancet* 2010; 375:985.

60. Hobson RW, Howard VJ, Roubin GS: Carotid artery stenting is associated with increased complications in octogenarians: 30-day stroke and death rates in the CREST lead-in phase. *J Vasc Surg* 2004; 40:1106.

61. Stanziale SF, Marone LK, Boules TN, et al: Carotid artery stenting in octogenarians is associated with increased adverse outcomes. *J Vasc Surg* 2006; 43:297.

62. Ziada KM, Yadav JS, Mukherjee D, et al: Comparison of results of carotid stenting followed by open heart surgery versus combined carotid endarterectomy and open heart surgery (coronary bypass with or without another procedure). *Am J Cardiol* 2005; 96:519.

63. Van der Heyden J, Lans, HW, van Werkum JW. Will carotid angioplasty become the preferred alternative to staged or synchronous carotid endarterectomy in patients undergoing cardiac surgery? *Eur J Endovasc Surg* 2008; 36:379.

64. Naylor AR, Mehta Z, Rothwell PM. A systematic review and meta-analysis of 30-day outcomes following staged carotid artery stenting and coronary bypass. *Eur J Endovasc Surg* 2009; 37:379.

65. Naylor AR, Cuffe RL, Rothwell PM, et al. A systematic review of outcomes following staged and synchronous carotid endarterectomy and coronary artery bypass. *Eur J Endovasc Surg* 2003; 25:380.

66. Guzman LA, Costa MA, Angiolillo DM, et al. A systematic review of outcomes in patients with staged carotid artery stenting and coronary artery bypass graft surgery. *Stroke* 2008; 39:361.

67. Mackey WC, O'Donnell TF, Callow AD: Cardiac risk in patients undergoing carotid endarterectomy: impact on perioperative and long-term mortality. *J Vasc Surg* 1990; 11:226.

68. Urbinati S, DiPasquale G, Andreoli A, et al: Frequency and prognostic significance of silent coronary artery disease in patients with cerebral ischemia undergoing carotid endarterectomy. *Am J Cardiol* 1992; 69:1166.

69. Hertzer NR, Young JR, Beven EG, et al: Coronary angiography in 506 patients with extracranial cerebrovascular disease. *Arch Intern Med* 1985; 145:849.

70. Hertzer NR, Lees CD: Fatal myocardial infarction following carotid endarterectomy. *Ann Surg* 1981; 194:212.

71. Stoner MC, Abbott WM, Wong DR, et al: Defining the high-risk patients for carotid endarterectomy: an analysis of the prospective National Surgical Quality Improvement Program database. *J Vasc Surg* 2006; 43:285.

72. Hertzer NR, Arison R: Cumulative stroke and survival ten years after carotid endarterectomy. *J Vasc Surg* 1985; 2:661.

73. GALA Trial Collaborative Group, Lewis SC, Warlow CP, et al. General anaesthesia versus local anaesthesia for carotid surgery (GALA): a multicentre, randomized controlled trial. *Lancet* 2008; 372: 2132.

74. Bernhard VM, Johnson WD, Peterson JJ: Carotid artery stenosis: association with surgery for coronary artery disease. *Arch Surg* 1972; 105:837.

75. Daily PO, Freeman RK, Dembitsky WP, et al: Cost reduction by combined carotid endarterectomy and coronary artery bypass grafting. *J Thorac Cardiovasc Surg* 1996; 111:1185.

76. Kresowik TF, Brazlelr D, Karp HR, et al: Multistate utilization, processes, and outcomes of carotid endarterectomy. *J Vasc Surg* 2001; 33:227.

77. LaMuraglia GM, Stoner MC, Brewster DC, et al: Determinants of carotid endarterectomy anatomic durability: effects of serum lipids and lipid-lowering drugs. *J Vasc Surg* 2005; 41:762.

78. AbuRahma A. Processes of care for carotid endarterectomy: surgical and anesthesia considerations. *J Vasc Surg* 2009; 50:921.

79. Minami K, Gawaz M, Ohlmeier H, et al: Management of concomitant occlusive disease of coronary and carotid arteries using cardiopulmonary bypass for both procedures. *J Cardiovasc Surg* 1989; 30:723.

80. Weiss SJ, Sutter FP, Shannon TO, Goldman SM: Combined cardiac operation and carotid endarterectomy during aortic cross-clamping. *Ann Thorac Surg* 1992; 53:813.

81. Hertzer NR, Loop FD, Beven EG: Surgical staging for simultaneous coronary and carotid disease: a study including prospective randomization. *J Vasc Surg* 1989; 9:455.

82. Dubinsky RM, Lai SM. Mortality from combined carotid endarterectomy and coronary artery bypass surgery in the US. *Neurology* 2007; 68:195.

83. Borger MA, Tremes SE, Weisel RD, et al: Coronary bypass and carotid endarterectomy: Does a combined approach increase risk? A meta-analysis. *Ann Thorac Surg* 1999; 68:14.

84. Cambria RP, Ivarsson BL, Akins CW, et al: Simultaneous carotid and coronary disease: safety of the combined approach. *J Vasc Surg* 1989; 9:56.

85. Akins CW, Moncure AC, Daggett WM, et al: Safety and efficacy of concomitant carotid and coronary artery operations. *Ann Thorac Surg* 1995; 60:311.

86. Akins CW, Hilgenberg AD, Vlahakes GJ, et al: Late results of combined carotid and coronary surgery using actual versus actuarial methodology. *Ann Thorac Surg* 2005; 80:2091.

87. Vermeulen FEE, Hamerlijnck RPHM, Defauw JJHM, Ernst SMPG: Synchronous operation for ischemic cardiac and cerebrovascular disease: early results and long-term follow-up. *Ann Thorac Surg* 1992; 53:381.

88. Brown KR, Kresowik TF, Chin MH, et al: Multistate population-based outcomes of combined carotid endarterectomy and coronary artery bypass. *J Vasc Surg* 2003; 37:32.

89. Hill MD, Shrive FM, Kennedy J, et al: Simultaneous carotid endarterectomy and coronary bypass surgery in Canada. *Neurology* 2005; 641:1435.

90. Cywinski JB, Koch CG, Krajewski LP, et al. Increased risk associated with combined carotid endarterectomy and coronary artery bypass graft surgery: a propensity-matched comparison with isolated coronary artery bypass graft surgery. *J Cardiothorac and Vasc Anesth* 2006; 20:796.

91. Rizzo RJ, Whittemore AD, Couper GS, et al: Combined carotid and coronary revascularization: the preferred approach to the severe vasculopath. *Ann Thorac Surg* 1992; 54:1099.

92. Dunn EJ: Concomitant cerebral and myocardial revascularization. *Surg Clin North Am* 1986; 66:385.

93. Takach TJ, Reul GJ, Cooley DA, et al: Is an integrated approach warranted for concomitant carotid and coronary artery disease? *Ann Thorac Surg* 1997; 64:16.

94. Darling RC, Dylewski M, Chang BB, et al: Combined carotid endarterectomy and coronary bypass grafting does not increase the risk of perioperative stroke. *Cardiovasc Surg* 1998; 6:448.

95. Khaitan L, Sutter FP, Goldman SM, et al: Simultaneous carotid endarterectomy and coronary revascularization. *Ann Thorac Surg* 2000; 69:421.

96. Minami K, Fukahara K, Boethig D, et al: Long-term results of simultaneous carotid endarterectomy and myocardial revascularization with cardiopulmonary bypass used for both procedures. *J Thorac Cardiovasc Surg* 2000; 119:764.

97. Evagelopoulos N, Trenz MT, Beckman A, Krian A: Simultaneous carotid endarterectomy and coronary artery bypass grafting in 313 patients. *Cardiovasc Surg* 2000; 8:31.

98. Estes JM, Khabbaz KR, Barnatan M, et al: Outcome after combined carotid endarterectomy and coronary artery bypass is related to patient selection. *J Vasc Surg* 2001; 33:1179.

99. Zacharias A, Schwann TA, Riordan CJ, et al: Operative and 5-year outcomes of combined carotid and coronary revascularization: review of a large contemporary experience. *Ann Thorac Surg* 2002; 73:491.

100. Char D, Chadra S, Ricotta JJ, et al: Combined coronary artery bypass and carotid endarterectomy: long-term results. *Cardiovasc Surg* 2002; 10:111.

101. Chiappini B, Dell'Amore A, DiMarco L, et al: Simultaneous carotid and coronary artery disease: staged or combined surgical approach? *J Card Surg* 2005; 23:234.

林 野　王 欣　译

第 24 章

急性心肌梗死后心肌再血管化

Isaac George,
Mathew Williams

简介

在过去的 20 年中，通过外科干预来减少心肌梗死后心肌损伤已取得非常好的效果。而在美国，每年仍有将近 150 万人发生急性心肌梗死[1]，其中 30% 的患者在到达医院前死亡，另外有 5% 的患者在医院治疗过程中死亡[1]。及时的医疗处置，包括患者的转运、及时的诊断和治疗对提高急性心肌梗死的生存率非常重要。自 1989 年以来，急性心肌梗死的死亡率下降了 24%，然而死于急性心肌梗死的总人数仅下降了 7%[2]。在过去的 40 年中，尤其是在 20 世纪 80 年代，随着新药物的应用以及介入技术和冠状动脉旁路移植术的进步，极大减少了急性心肌梗死的发病率和死亡率。尽管治疗水平总体取得了进步，但急性心肌梗死的机械和电生理的并发症，如心源性休克、室间隔穿孔或心室游离壁的破裂、急性二尖瓣反流、心包炎、心脏压塞以及心律失常对于急性心肌梗死的日常社区医疗仍是一个挑战[3]。在这些并发症中急性心肌梗死并发心源性休克对患者的院内死亡率和长期生存率影响尤为严重。功能左室坏死超过 40% 及全身炎性反应是发生心源性休克的主要原因。心肌受损的严重程度取决于心肌梗死前的心室功能、闭塞血管的大小和体内各种炎性介质的病理水平[4,5]。恢复缺血心肌的血流为急性心肌梗死患者争取了最佳的生存机会，但血运重建的方法和时机一直是具有争议的研究课题。而随着溶栓治疗、经皮冠状动脉腔内成形术（percutaneous-transluminal coronary angioplasty，PTCA）、冠状动脉支架置入术和冠状动脉旁路移植术的应用，急性心肌梗死的死亡率已经明显降低。心肌保护技术的进步和机械支持辅助循环的应用提高了外科治疗急性心肌梗死的效果。

冠状动脉急性闭塞的发生机制

冠状动脉闭塞引起的心肌缺血，仅仅 60 秒即可使缺血区域发生变化，心肌收缩从主动缩短状态变成被动延长状态[6]。冠状动脉闭塞 20 分钟就可以引起心肌顿抑，使心肌细胞产生可逆性损伤和功能抑制，而此时恢复灌注可以挽救大量的心肌。若缺血时间超过 40 分钟，再灌注后可以挽救大约 60% ~ 70% 的心肌。而如果缺血时间超过 3 小时，可挽救的心肌比例降至 10%[7,8]。动物实验也证实超过 6 小时的局部缺血可以产生广泛的透壁性坏死[9]。由于侧支循环的存在，很难确定人类心肌坏死过程的时间点[9]。侧支循环是心肌梗死后心肌坏死与否的决定因素[8]，但不同患者的侧支循环差异极大，尤其是慢性冠心病患者。另外侧支循环的供血会受到以下因素的影响：心律失常、低血压以及左心室舒张末压增高大于心肌组织毛细血管压力[7]，由于以上因素导致的梗死区侧支循环供血减少，将使原本可逆的心肌细胞发生坏死，所以在治疗心肌梗死中控制血压和纠正心律失常是非常重要的。表 24-1 显示了解剖、生理和治疗方面的因素对心肌梗死进展和严重程度的影响。

表 24-1　解剖、生理和治疗因素对心肌梗死进展和严重程度的影响

解剖因素
病变部位
受累心肌面积
侧支循环

续表

生理因素
心律失常
冠脉灌注压
心肌氧耗
再灌注损伤
心肌顿抑
治疗因素
药物治疗
血运重建（溶栓疗法、PTCA）
冠脉外科治疗
控制性再灌注
Buckberg 溶液和技术
循环辅助装置

心源性休克

■ 定义

心源性休克是指在没有低血容量的情况下，出现收缩压低于 80mmHg、外周血管收缩、肢端湿冷，精神状态变化和尿量少于 20ml/h 的临床状态。心源性休克的血流动力学参数包括：心脏指数小于 1.8L/（min·m²）、每搏输出量指数小于 20ml/m²、平均肺毛细血管楔压大于 18mmHg、心动过速、体循环阻力大于 2400dyn·sec/cm⁵。按照心肌梗死的常用分级系统，这些患者属于 Killip Ⅳ级[10]。

■ 发病率

休克是心肌梗死后院内死亡的最常见原因[11]。尽管各种新的治疗方法不断涌现，但由心源性休克导致的院内死亡率仍保持在 80% 左右不变[12]。急性心肌梗死患者发生心源性休克的比例为 2.4% ~12.0%[13]。自 1975 年以来，急性心肌梗死患者的心源性休克发生率一直维持在 7.5 % 左右，波动于 5% ~15%（图 24-1）[11]。这一数据的稳定保持，是通过不断努力减少患者出现症状到接受治疗之间的时间而达到的。以前患者往往因为转运延迟而在到达医院前死亡，不过很快人们就认识到了延误治疗使患者的一年死亡率成倍的增加（图 24-2）[14]。

■ 病理生理和梗死面积

休克和心肌受损的程度直接相关。通过对心肌梗死患者的尸检研究发现，心肌梗死后发生心源性休克的患者左心室心肌坏死至少超过 40%[4,15]，尸检研究还发现心源性休克患者的心肌坏死会从梗死的中心向边缘扩散[4]。心源性休克患者通常合并冠脉三支病变，而心肌梗死的范围是心源性休克发生的决定因素[4,15]。所以，控制梗死的范围和扩散是治疗心肌梗死预防

心源性休克发生的关键。

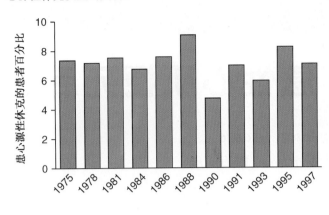

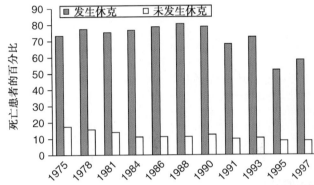

图 24-1　自 1975 年以来急性心肌梗死患者的心源性休克发生率，以及休克发生与死亡的关系

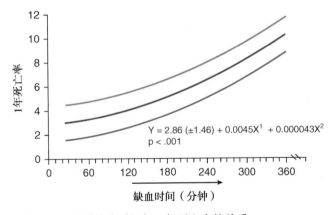

$$Y = 2.86 (\pm 1.46) + 0.0045X^1 + 0.000043X^2$$
$$p < .001$$

图 24-2　接受治疗时间与一年死亡率的关系

心肌梗死的内科治疗

急性心肌梗死患者需要迅速的决策和紧急的治疗。治疗的最终目的是恢复缺血心肌的灌注，治疗策略包括减少心肌氧耗、维持循环稳定、在不可逆性损伤和梗死扩大之前保护受损心肌。

从接诊开始就应对患者进行临床评估和风险分层，用心电图和心肌生化指标来鉴别患者应该接受血运重建治疗还是药物治疗。在我们中心，当患者出现进行性胸痛 20 分钟以上同时合并连续两个导联 ST 段抬高或新出现的左束支传导阻滞（或者无法证明为陈旧性），或合并前侧壁 ST 段

压低，我们将其分类为 ST 段抬高型心肌梗死（STEMI）。这些患者如果没有禁忌证应该进入 24 小时开放的导管室接受 PCI 治疗。而对于非 ST 段抬高型心肌梗死（NSTEMI）患者，分类标准为静息状态下出现胸痛超过 10 分钟合并至少一项以下心电图或心肌酶学变化：ST 段压低 0.5mm 以上、ST 段抬高 0.6～1mm、T 波反转超过 1mm、肌钙蛋白阳性、不稳定心绞痛合并冠心病高危因素。我们对非 ST 段抬高型心肌梗死患者进行药物治疗，包括抗血小板治疗、静脉注射肝素以及其他传统药物治疗，将在下文中详细讨论。

基础和临床医学都证实了再灌注是治疗急性心肌梗死的最有效的手段。然而不幸的是，绝大多数心肌梗死患者仅接受了药物保守治疗，只有 40% 的患者接受了溶栓治疗，溶栓治疗是目前最常用的再灌注治疗手段[17]。

受损心肌的状态

冠状动脉供血不足可导致三种心肌受损状态：梗死、冬眠、顿抑。每种状态的治疗方法不同，预后也不尽相同。心肌梗死是由于长时间的缺血导致的不可逆性的心肌细胞死亡。心肌冬眠是因为冠状动脉血流减少造成左心室功能休眠的一种心肌受损状态，当正常的心肌氧供重新建立后可以恢复到正常状态[18]。冬眠心肌的定义是：心肌严重慢性缺血后的收缩抑制状态，心肌血运重建后能够迅速恢复。心肌顿抑是没有细胞死亡的左心室功能减低，一般发生在缺血再灌注期间。一旦患者在短期缺血再灌注后生存，缺血区域心肌的收缩功能最终会改善（表 24-2）。

表 24-2　心肌细胞缺血后的三种状态

状态细胞	生存能力	损伤原因	功能恢复
梗死	不能生存	长时间缺血	不恢复
顿抑	受缺血所限	再灌注	延迟恢复
冬眠	可以生存	进行性缺血	迅速恢复，某些情况下不可预测

冬眠心肌

冬眠可以是急性或慢性的。Carlson 等[31]指出高达 75% 的不稳定型心绞痛患者和 28% 的稳定型心绞痛患者存在冬眠心肌，当然心肌梗死后也存在冬眠心肌。梗死后心绞痛通常发生在远离梗死区域的心肌[19]。实际上，缺血发生在远离梗死区域的患者的死亡率（72%）明显高于心肌缺血毗邻梗死区域的患者（33%）[19]。尽管急性心肌梗死后的冬眠心肌可能存在危险，但可以挽救。通过辨别冬眠心肌和不可逆损伤心肌，可合理采用更积极的方法来恢复或改善危险区域血流。相应区域的功能在血运重建之后立即会有改善。

顿抑心肌

20 世纪 70 年代，人们观察到心肌发生短暂的严重缺血后，再灌注后会出现长时间的功能减退，并且收缩功能恢复缓慢。1982 年 Braunwald 和 Kloner[20]首次使用"顿抑心肌"表述。不论损伤的时间和严重程度，只要心肌细胞保持活性，心肌顿抑是完全可以恢复的。但是，心肌功能减退、生化标志物变化以及超微结构的异常都要在血流恢复后持续一段时间。冠状动脉闭塞 60 秒以内，缺血区域心肌就从主动收缩变为被动收缩。冠状动脉闭塞不超过 20 分钟，可以出现典型的心肌顿抑现象[21]。表 24-3 列出了心肌顿抑可能的发生机制[21,22]。

顿抑心肌可以出现在长时间冠状动脉闭塞后的坏死组织周围，可能与缺血、冠状动脉痉挛、体外循环时心肌灌注停搏液等有关。临床上这些区域表现为水肿，甚至出血，会引起收缩和舒张功能障碍[23]，也可以有心律失常的倾向，从而导致梗死区域发生更广泛的心室顿抑和低血压。

表 24-3　心肌顿抑后收缩功能障碍的机制

氧自由基的产生 *
肌浆网障碍所致的激动-收缩耦联异常
钙离子超负荷
线粒体功能障碍
肌原纤维功能障碍
交感神经功能异常
心肌灌注障碍
胞外胶原基质受损
肌丝对钙离子敏感性下降

* 被认为是心肌顿抑的原发机制

存活心肌的诊断

鉴别顿抑心肌和冬眠心肌的方法包括：心电图、放射性核素显像、正电子计算机发射体层摄影术（PET）、多巴酚丁胺超声负荷试验以及最新的磁共振检查（MRI）。铊元素能够帮助鉴别心肌的灌注缺损，同时也能分辨存活心肌和瘢痕心肌。但是，铊元素不能鉴别冬眠心肌和瘢痕心肌，因为铊可以出现在再灌注后的不可逆性坏死心肌节段中。再分布和重复注射显像可提高铊元素鉴别冬眠心肌的预测价值。

PET 可以检测心肌细胞的代谢活动，有很高的阳性和阴性预测价值。PET 被认为是目前鉴别心肌活性的最好方法，尤其适用于左心功能不良患者，其他检测方法在左心功能不良患者中准确性不高[24]。

多巴酚丁胺超声负荷试验是通过多巴酚丁胺的变时性和变力性来激动心脏，观察节段性室壁运动的变化来鉴别冬眠心肌和顿抑心肌。它有较高的特异性和敏感性，更重要的是阳性预测值高[25]。

MRI 检查技术已经被认为是鉴别冬眠心肌的有效手段[26]，并且已经有文献证明 MRI 可以准确诊断急性和慢性心肌梗死的严重程度和并且能够预测功能恢复[27,28]。心脏

MRI 拥有很多优点，比如能够通过良好的图像质量来准确鉴别透壁性心肌梗死（图 24-3）。通过提供形态、功能及代谢信息，MRI 可以成为非常好的诊断心肌损伤和恢复的补充手段。

最后，多排 CT 目前已经被用于鉴别冬眠心肌，早期数据显示其敏感性和可靠性可以和 MRI 媲美，但目前在临床上的应用还比较局限[29]。

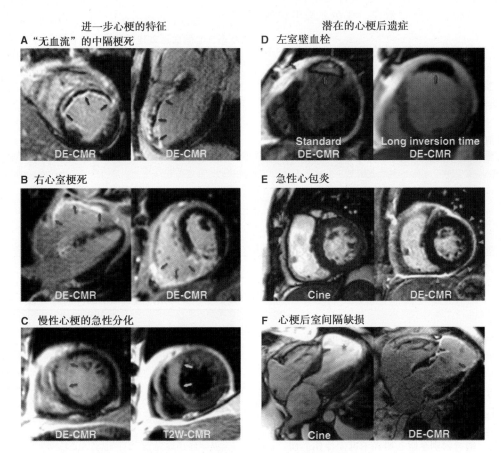

图 24-3　MRI 对心肌梗死（MI）的严重程度判断和功能恢复预测

心肌梗死积极治疗的合理性

随机对照研究显示在急性心肌梗死 12 小时内恢复灌注是有益的，这一时间段也许可以延长至 24 小时[10,12,30,31]。早期再灌注能明显减少缺血区域的心肌梗死范围，控制性再灌注效果可能更好。对于超过 24 小时这一窗口期的患者，治疗上颇具争议，实际上心肌梗死后有进行性缺血的患者，在缺血心肌的边缘更容易出现心律失常和坏死。另外，这些患者由于长时间的低血压会导致终末器官损害和左室功能不全。如果不能立即进行心肌血运重建，应该使用主动脉内球囊反搏或左心辅助装置作为濒死患者的过渡治疗措施，用来减轻心室负担。可能会出现严重的并发症限制了急性心肌梗死的外科手术治疗，外科手术死亡率和神经系统并发症发生率高，尤其是心肺复苏后的患者。

再灌注

尽管恢复缺血区域的血流是非常重要的，但与再灌注后改善心肌功能相比，伴随再灌注引起的损伤可能更严重。梗死区域的心肌不仅受再灌注的影响，而且受再灌注条件和再灌注液成分的影响[32]。因此，控制性再灌注本身有助于减小心肌梗死面积和心室损伤。

在细胞水平，心肌缺血导致细胞从有氧代谢到无氧代谢。结果导致三磷酸腺苷（ATP）生成减少、细胞内钙过载到天冬氨酸和谷氨酸这些氨基酸前体的减少，这些变化只能通过再灌注逆转。

然而，氧一旦进入梗死区域，产生的氧自由基将导致细胞损伤。细胞肿胀和（或）挛缩导致"无复流现象"，无复流限制了某些心肌细胞的恢复，并可能增加另外一些心肌的不可逆

损伤。缺血和再灌注期间产生的氧自由基是导致细胞损伤的主要原因。再灌注损伤有 4 种基本形式：致命性细胞死亡、微血管损伤、心肌顿抑和再灌注心律失常（表 24-4）。

表 24-4　再灌注损伤的基本形式

致命性细胞死亡再灌注所致细胞直接死亡
微血管损伤细胞肿胀和（或）挛缩导致"无复流现象"限制了某些心肌细胞的恢复，并可能增加另外一些心肌的不可逆损伤
心肌顿抑缺血后心室功能障碍
再灌注心律失常主要为室性心律失常，再灌注不久后发生

Buckberg 等[33~38]通过大量研究成功将控制性再灌注应用于临床。控制性再灌注的外科手术策略，尤其是 Buckberg 等采用的策略，包括以下一些要点。首先，应尽快建立体外循环并且排空左心室，接着，顺行灌注温 Buckberg 溶液恢复三磷酸腺苷储备或高钾冷停搏液使心脏处于舒张期停搏状态，我们常规加用逆行灌注保证完全冷却，即使是活跃的缺血区也不例外。监测心室前壁和后壁的温度以保证足够低温。每完成一个远端血管吻合口，就以 200ml/min 的速度通过桥血管和主动脉灌注 1 分钟，然后再通过冠状静脉窦逆行灌注 1 分钟。所有远端吻合口完成后，富含底物的温血停搏液以 150ml/min 的速度通过桥及主动脉灌注 2 分钟。松开主动脉阻断钳后，以 50ml/min 的速度对危险区进行桥血管灌注含血停搏液 18 分钟，这样的控制性再灌注减轻了细胞水肿和心肌细胞损伤。最后吻合静脉桥近端，重建正常血流。为了降低氧耗，让心脏空搏 30 分钟，然后逐渐脱离体外循环。

Buckberg 溶液和技术的应用，对降低急性冠状动脉闭塞后的死亡率和改善心肌功能是有效的。对于平均缺血时间在 6 小时内、合并多支血管病变和心源性休克的急性冠状动脉闭塞患者，应用这种再灌注技术行血运重建手术的总死亡率为 3.9%，术后平均射血分数为 50%[39]。应用控制性再灌注行外科血运重建手术的患者，结果好于一些大样本下的经皮冠状动脉成形术患者，采用这种技术治疗心源性休克的死亡率为 9%。这一良好结果使该技术站在了治疗心源性休克的前列。

■ 再灌注治疗的方法

溶栓治疗

既然心肌的挽救依赖于闭塞冠状动脉的再灌注，那么采用溶栓治疗快速溶解梗塞栓子无疑是一种诱人的干预方法。通过在急性心肌梗死的患者冠状动脉内应用链激酶证明了溶栓治疗是早期恢复再灌注的一种安全有效的方法[40]。参照此项研究，随后的一些多中心的大样本临床试验证实了溶栓治疗在治疗急性心肌梗死中的有效性。

意大利试验组的心肌梗死后链激酶研究（GISSI）[41]和二级国际心肌梗死生存率研究（ISIS-2）[42]发现，应用链激酶可降低患者住院死亡率。随机临床对照研究评价了组织特异性凝血酶原激活物（tPA）的有效性，心肌梗死溶栓（TIMI）研究[43]和欧洲协作研究组（ECSG）[44]证实 tPA 在治疗急性心肌梗死中的有效性。

有两项研究比较了链激酶和 tPA 的治疗效果，结果显示两组死亡率无明显差异性[45,46]。而另外一项研究，即冠状动脉闭塞的链激酶和 tPA 全球应用临床试验（GUSTO），发现 tPA 能更迅速和完全的恢复冠脉血流，更好地改善心室功能并降低死亡率[47,48]。

尽管溶栓治疗提高了生存率和改善了心室功能，但与梗死相关动脉的再通率只有 50% ~ 85%[41~48]。按照现在的标准，至少应该有 60% 的患者恢复正常血流灌注才合格。溶栓治疗虽然效果显著，但也存在并发症，包括出血和颅内出血[49]。出血并发症通常发生于血管穿刺部位，但是出血量一般较少，而颅内血肿和脑卒中发生率约为 1%，这一风险也是可以接受的。但是颅内出血的风险随着年龄的增大而增加[47,50,51]，选择合适的患者进行溶栓治疗是非常必要的，尤其是在就诊人群的年龄不断增长的情况下。

心源性休克

对心源性休克和心力衰竭的患者，溶栓治疗并未提高他们的生存率，但可以降低心肌梗死后的心力衰竭的发生率[52]。

小结

急性心肌梗死的溶栓治疗显示了以下几个重要作用。减少缺血时间，尽早进行再灌注可以提高生存率。GUSTO 试验研究显示，在心肌梗死发生后 1 小时内接受溶栓治疗的患者，生存率最高，而每延迟 1 小时死亡率增加 1%[47,48]。溶栓治疗可以很容易地在社区由受过训练的医务人员实施，但这部分患者也同时面临较高的出血并发症风险。既然心肌梗死到再灌注实施的时间是影响心肌保护的主要因素，因此在没有 PCI 治疗条件的社区医院开展溶栓治疗是最理想的。总之，在社区对急性心肌梗死的患者应该进行溶栓治疗。

■ 应用经皮冠状动脉腔内成形术（PTCA）

自 1979 年 Gruntzig 等[74]首次报道应用冠状动脉腔内成形术（PTCA）以来，这项技术用于治疗冠心病的有效性已得到公认。大量的研究已经评价了经皮冠状动脉腔内成形术治疗急性心肌梗死的疗效，其院内死亡率为 6% ~ 9%[53~56]。

通过大量的临床研究，目前急性心肌梗死的 PTCA 治疗策略已趋完善和成熟，包括常规、补救、即刻、延迟和选择性 PTCA。常规 PTCA 是指应用血管成形达到急性心肌梗死的再灌注。补救、即刻、延迟和选择性 PTCA 都是结合溶栓治疗或在溶栓治疗后进行。补救性 PTCA 用于治疗溶栓后心绞痛复发或血流动力学不稳定患者；即刻 PTCA 则与溶栓治疗同时进行；延迟 PTCA 在住院后完成；最后，选择性 PTCA 是在溶栓或药物治疗后再次出现运动试验阳性时进行，可以发生在同一次住院或出院不久以后。

常规 PTCA 治疗急性心肌梗死有几方面的作用。由于溶栓治疗有一些绝对和相对的禁忌证，根据以往 PTCA 作为一线治疗的研究结果，PTCA 是这些急性心肌梗死患者最佳的再灌注方法。多项研究比较了 PTCA 和溶栓治疗的作用，第一项研究为 1993 年的急性心肌梗死后常规血管成形术试验，结果显示：急性心肌梗死后不进行溶栓的即刻 PTCA 可以减少再次心肌梗死发生率和死亡率，并且降低了颅内出血的风险[53]。在这项研究之后，又有 20 项研究比较了 PTCA 和溶栓治疗的效果，结果显示：无论使用哪种溶栓药物，PTCA 的疗效均好于溶栓治疗，包括死亡率低、再次心肌梗死率低、脑卒中和颅内出血发生率低、合并死亡、再次心肌梗死、脑卒中的总体终点事件发生率低[57]。远期随访的结果也显示了 PTCA 的优越性。PTCA 和溶栓治疗对心肌的挽救效果相当，但是 PTCA 的治疗费用略低于溶栓治疗[54]。

PTCA 的应用受到以下几方面的限制。后勤保障和经济方面限制了这一侵入性治疗的应用；导管室和专业技术人员必须随时处于备战状态，这在大多数社区医院是不实际的；转送到上级医院使治疗费用相应地增加。

冠状动脉支架

随着 PTCA 的广泛应用，心肌梗死后冠状动脉支架置入术越来越流行。支架置入术优点包括再狭窄率低和急性闭塞率低，并且可以降低 PTCA 后梗死血管的血运重建率。虽然 1999 年一项名为 STENT-PAMI 的实验应用第一代支架证明了再狭窄的发生率低于溶栓治疗，但由于死亡率较高，使第一代支架的疗效被广泛质疑[58]。而接下来 CADILLAC、ISAR-2、ADMI-RAL 等研究显示，应用新一代支架后，将 30 天内发生死亡、再次心肌梗死、急诊心肌血运重建等风险合并作为终点事件的发生率降低[59~61]。在这些研究中，阿昔单抗和糖蛋白Ⅲb/Ⅲa 抑制剂被加入支架治疗中。CADILLAC 研究通过 12 个月的随访研究证明：与单纯 PTCA 相比，支架置入加上阿昔单抗可以明显降低再狭窄率（41% 比 22%）[59]。现在的数据也显示支架置入加抗血小板治疗效果优于单纯 PTCA。药物支架通过释放抗感染药物有可能进一步降低再狭窄率。最近，一项名为 STRATEGY 的研究比较了药物支架与裸金属支架加阿昔单抗治疗急性 ST 段抬高型心肌梗死的疗效，8 个月的随访结果显示，药物支架组患者死亡、再次心肌梗死、脑卒中、再狭窄的合并

终点事件发生率低于裸金属支架加阿昔单抗组（50%，19%）[62]。通过回顾性研究马萨诸塞州急性心肌梗死患者，经过 propensity score 校正后，药物支架组急性心肌梗死后 2 年死亡率略低于裸金属支架组（10.7%，12.8%）[63]，药物支架组的心肌血运重建率也低于裸金属支架组。正在进行的前瞻性研究即将得出长期随访数据。

PTCA 和支架置入术后 12 到 18 小时持续应用抗血栓药物是预防缺血并发症的重要手段。糖蛋白Ⅲb/Ⅲa 抑制剂已经取代肝素成为主要的抗血栓药物，它可以提高 PTCA 患者远期生存率[64]。新药物例如直接血栓抑制剂也已经开始应用，并且有希望减少出血和肝素相关的并发症。急性心肌梗死血运重建和支架置入协调结果实验（HORIZONS-AMI）[65,66]研究显示：与肝素加糖蛋白Ⅲb/Ⅲa 抑制剂相比，比伐卢定（一种新的直接血栓抑制剂）可以降低 PTCA 术后 30 天和 1 年的出血事件，比伐卢定组 1 年心源性死亡率低于肝素加糖蛋白Ⅱb/Ⅱa 抑制剂组，但比伐卢定组 24 小时内支架血栓形成的发生率高于肝素加糖蛋白Ⅱb/Ⅱa 抑制剂组。由于药物支架可能增加血栓形成风险，需要进一步的研究来避免这种情况的发生。冠脉支架加抗血小板治疗目前已经在社区医院中用来治疗急性心肌梗死。

心源性休克

常规 PTCA 治疗对心源性休克患者有良好的效果，而且这一技术在过去的十年中得到了广泛的普及（图 24-4）。GISSI-1 和 GISSI-2 试验表明静脉溶栓对急性心肌梗死后心源性休克帮助不大，死亡率高达 70%[41,45]，急性心肌梗死后已经或将要发生心源性休克的患者，PTCA 治疗可使生存率提高到 40% ~ 60%[67]，而且一旦血运重建成功，生存率提高更显著，院内生存率提高到 70%。大部分患者在 PTCA 治疗的同时应用了主动脉内球囊反搏。SHOCK 研究表明，在心源性休克发生 6 小时内应用 PTCA 或冠状动脉旁路移植术进行血运重建，与先用

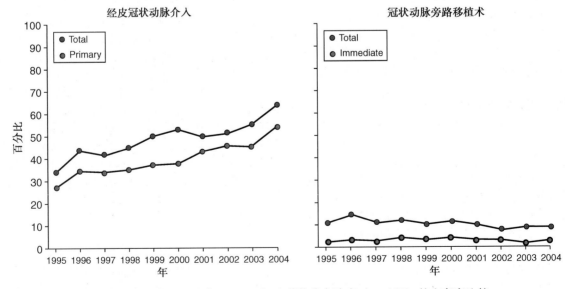

图 24-4 SHOCK 试验中早期血运重建（n = 152）和药物稳定治疗（n = 150）的生存率比较

药物稳定病情后延期血运重建治疗相比，1 年和 6 年生存率明显提高，尤其是年龄在 75 岁以下的患者（血运重建组 32.8%；药物治疗组 19.6%，随访时间为 6 年）（图 24-5）[12,30,31]。亚组分析显示：PTCA 治疗成功或者 PTCA 术后冠脉血流达到 TI-MI3 级的患者一年生存率更是达到了 61%[68]。心源性休克后死亡的危险因素包括：高龄、低血压、低 TIMI 血流和多支血管 PTCA。

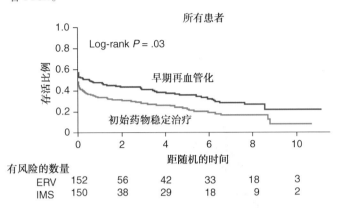

图 24-5　早期血运重建和药物稳定治疗的心源性休克患者生存率比较

小结

对急性心肌梗死或有溶栓治疗禁忌的患者应该采用常规 PTCA 或支架置入术治疗。已经或将要发生心源性休克的患者，应尽早应用经皮冠状动脉成形术进行血运重建，而不是通过药物溶栓治疗稳定病情。能够 24 小时使用导管设备的专业化中心应该把经皮冠状动脉成形术作为一线治疗。对于溶栓治疗失败的患者，如果出现进行性缺血或其他临床不适症状，建议应用补救性经皮冠状动脉成形术。最后，出院前复发或诱发的心绞痛患者，应进行选择性经皮冠状动脉成形术。

■ 应用冠状动脉旁路移植术

在过去的 30 年中，外科血运重建治疗急性心肌梗死的地位已经发生了巨大的变化。术中管理和心肌保护技术的提高增强了外科医师治疗急性心肌梗死的能力。但同时，随着溶栓治疗和 PTCA 的进展和广泛应用，也使其成为外科手术有效替代治疗方法。

在 20 世纪 80 年代，有报道开始推荐用外科血运重建取代药物治疗急性心肌梗死，报告的死亡率低于 5%[69,70]。然而由于缺乏随机性，病例选择也不连续，而且手术前没有进行危险分级，并且没有监测酶学水平，使这些研究结果遭到了一些研究者的质疑。批评者认为由于这些研究入选了低风险患者进行外科手术，所以手术结果良好[71]。

就在这些报道出现的同一时期，溶栓和介入治疗开始应用于临床。大样本的多中心研究也开始评价这两项技术的实用性和有效性。而冠状动脉旁路移植术的临床随机对照研究却一直未能完成，因此冠状动脉旁路移植术就没有成为急性心肌梗死治疗的常规选择。

然而，一些医疗中心仍然一直采用外科血运重建技术治疗急性心肌梗死，在团队协作好的社区和医院中手术结果良好。不过，由于实用性、逻辑性和经济上的限制，外科血运重建只

能是继溶栓治疗和经皮冠状动脉成形术后治疗急性心肌梗死的第三选择。

但是，仍有一些情况需要急诊或紧急的外科血运重建。例如，急性心肌梗死溶栓和经皮冠状动脉成形术治疗失败后可能需要外科手术干预。此外，冠状动脉旁路移植术是治疗急性心肌梗死后心绞痛的重要方法。最后，左主干或多支病变患者急性心肌梗死后发生心源性休克也是外科血运重建的指征。

心肌梗死的时间

如果外科血运重建能在急性心肌梗死 6 小时内进行，死亡率低于非血运重建的药物治疗[69,70]。尽管这些早期的研究是非控制的，并存在选择偏倚，但随着心肌保护、麻醉和外科技术的改进，外科血运重建治疗急性心肌梗死的死亡率是可接受的。然而，由于溶栓治疗、经皮冠状动脉成形术的出现和高龄患者的增多，我们今天所见到的手术患者与这些早期资料所描述的很少有相似性。

对于冠状动脉旁路移植术治疗急性心肌梗死的最佳时间问题，纽约州心脏外科注册资料（包括纽约州最近 10 年接受心脏手术的所有患者）的最新分析得出了有价值的信息。在这个大样本和同一时期接受手术的患者群体中，急性心肌梗死到接受手术的间隔时间与院内死亡率有显著关系，尤其是在急性心肌梗死 1 周内行冠状动脉旁路移植的患者。另外，透壁和非透壁性心肌梗死在不同时间点的死亡率也不同。非透壁性心肌梗死 6 小时内手术死亡率最高，然后急剧下降（表 24-5）[72]。而透壁性心肌梗死在 3 天内一直居高不下，3 天后回到基线[73]。多因素分析显示，非透壁性心肌梗死 6 小时内和透壁性心肌梗死 3 天内接受冠状动脉旁路移植术是院内死亡的独立危险因素[72,73]。急性心肌梗死的最佳冠状动脉旁路移植时间是一个颇具争议的话题。早期手术干预的优点是限制梗死范围扩大和心室重构，后者可引起室壁瘤和心室破裂[74]。然而，在理论上存在再灌注损伤的危险，并导致出血性梗死，使得梗死面积扩大、梗死心肌愈合不良和瘢痕形成[75]。这些研究数据不支持早期血运重建，尤其是 3 天内发生的急性透壁心肌梗死的患者。有些学者建议应用机械辅助装置稳定病情并择期手术，而不是急诊手术[76,77]。采用"预防性"机械辅助替代冠状动脉旁路移植术虽然能改善预后，但是会导致在许多不必要的情况下使用机械辅助装置。对于必须急诊外科血运重建的患者，积极的机械辅助治疗如左室辅助装置是必须的，因为泵功能衰竭是死亡的主要原因。并且，作为此类患者心室功能恢复或等待心脏移植的过渡，机械循环支持也是行之有效的[77]。虽然对于有心梗并发症和进行性心肌缺血的病例需要急诊手术，但对非急诊病例特别是急性透壁心肌梗死的患者却可能从延迟手术中获益。急性透壁心肌梗死的早期手术有显著的高风险。外科医生应对这部分境况不佳的患者提供积极的心脏支持如左心室辅助装置，其实对一些患者来说，等待是有理由的。

危险因素

除了上面讲到的手术时机外，危险因素还包括急诊手术、高龄、肾功能不全、既往心肌梗死的次数、高血压[78]、再次手术、心源性休克、左心室功能低下、心肺复苏后、左主干病

表 24-5 透壁性与非透壁性心梗行 CABG 时间与院内死亡率的关系

CABG 与心梗时间差	死亡率	
	透壁性心梗死亡率（%）	非透壁性心梗死亡率（%）
<6h	14	13
6~23h	14*	6*
1~7d	5	4
>7d	3	3

* P < 0.1 非透壁性心梗对比透壁性心梗。
来源：New York State Cardiac Surgery Registry，纽约心脏外科注册登记，包含过去 10 年内在美国纽约州行心脏手术的所有患者

变、女性、左心室壁运动积分、IABP 和透避性心肌梗死[79]。心肌梗死后早期预后较好的因素包括左心室射血分数正常、男性、年轻患者和心内膜下而非透壁性心肌梗死。

心源性休克

外科血运重建已经被证明可以提高急性心肌梗死后心源性休克患者的生存率。前面已讨论过心源性休克患者的死亡率高达 80%~90%，图 24-6 显示了心源性休克的发生机制。DeWood等[80]最先报告外科血运重建可以改善急性心肌梗死心源性休克患者的预后。应用主动脉内球囊反博稳定病情后再急诊行血运重建，患者的生存率可以达到 75%。对于非机械原因引起的心源性休克患者，早期进行外科血运重建手术，患者的生存率为 40%~88%，Guyton 等[81]的研究结果显示患者的院内生存率为 88%，3 年生存率也是 88%，无远期死亡病例。SHOCK 试验研究显示，对所有年龄段的患者在诊断心源性休克 12 小时内早期进行 CABG 或 PTCA 治疗可以提高生存率[30,31]。在 SHOCK 试验研究中，冠状动脉旁路移植术组的患者病情要比 PTCA 组重，多支病变、左主干病变、糖尿病和高冠脉危险分数的患者比例均高于 PTCA 组[82]，尽管这样，冠状动脉旁路移植术组有 87.2% 的患者手术成功而且所有患者接受了完全的心脏血运重建，而 PTCA 组只有 77.2% 的患者血运重建成功，并且完全血运重建的比例仅为 23.1%。两组术后 1 年的死亡率没有区别（图 24-7）。在亚组分析中，对于年龄超过 75 岁同时合并左主干、三支病变或者糖尿病的患者冠状动脉旁路移植术组的 30 天和一年生存率高于 PTCA 组。因此，对于心源性休克患者，外科血运重建是可以信赖和可行的选择。

冠状动脉旁路移植术的优点

冠状动脉旁路移植术和经皮冠状动脉成形术治疗急性心肌梗死，文献报道的生存率相近。到目前为止，没有大样本随机对照临床试验来比较冠状动脉旁路移植、PTCA 和溶栓治疗的结果。而对于稳定型心绞痛和择期血运重建的患者，有大量的研究比较了冠状动脉旁路移植术和支架置入术的结果[83-86]。在这些研究中，对于多支病变患者，冠状动脉旁路移植术组的术后 2 年复合心脏终点事件、再次心肌梗死、再次血运重建率优于支架组 5 倍[87]。值得注意的是，在一项回顾研究纽约州心脏外科登记系统和经皮冠状动脉介入登记系统中，对于冠脉

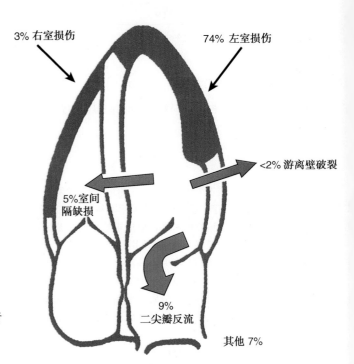

图 24-6 心源性休克的发生机制

病变两支或两支以上的患者，2 年随访生存率冠状动脉旁路移植术组明显好于支架组[88]。这些结果必须引起我们的重视，但是对于急性心肌梗死 24 小时内的患者除外。由于缺乏前瞻性随机对照临床试验，治疗建议只能是基于回顾性和观察资料的研究。冠状动脉旁路移植术有以下潜在的优势。首先，外科血运重建是治疗冠脉闭塞最确实有效的方法。对于适应证选择适宜的病例，冠状动脉旁路移植术有最长久的通畅率，乳内动脉 10 年通畅率为 90%。第二，由于所有血管都能干预，冠状动脉旁路移植术的血运重建更完全，这个概念对于那些多支病变或心源性休克的患者非常重要，因为这些患者的心肌末梢往往由罪犯血管或侧支循供血，完全的血运重建可以恢复正常心肌血供和挽救坏死心肌。第三，难度较大的远端冠脉阻塞也能达到血运重建。第四，术中控制性再灌注能逆转缺血损伤并减轻再灌注损伤。第五，和其他再灌注方式一样，冠状动脉旁路移植终止了缺血和坏死的进展，限制了梗死范围。

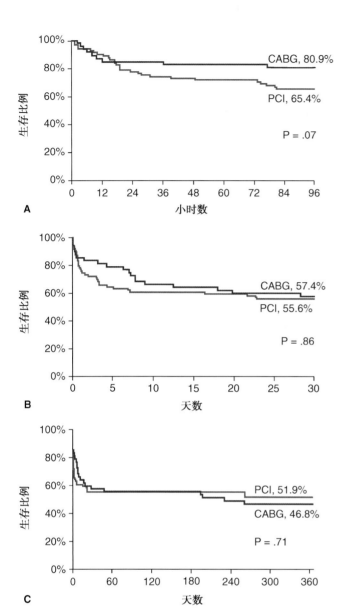

图 24-7 SHOCK 试验中 PCI 组和 CABG 组。（A）96 小时；（B）30 天；（C）一年的生存率比较

冠状动脉旁路移植术的缺点

即刻外科血运重建的缺点包括冠状动脉旁路移植术后早期的高死亡率，非体外循环手术可以减少高危患者的围手术期并发症，但是并没有得到广泛的应用而且有一定的缺陷[90]。急诊手术需要导管室和手术室人员快速到位，无疑受到后勤和经济上的制约。因此，绝大多数社区医院的患者无法接受冠状动脉旁路移植术，而且在社区开展冠状动脉旁路移植术也耗费健康保障资源。第二，由于没有随机试验数据，很难分析文献报道的急性心肌梗死患者行冠状动脉旁路移植术的结果。目前的比较研究只能是用药物治疗作对照，手术组患者的风险可能较低，因此可以解释为什么患者倾向于外科手术而不是持续药物治疗，而由内科药物治疗改行手术治疗的患者有可能导致数据结果发生偏倚。

小结

如果适应证和手术时机合适，急性心肌梗死的外科血运重建可取得很好的效果。但大多数患者不需要急诊外科血运重建，也不能从这种积极的手术中获益。当然，早期冠状动脉旁路移植术对于有机械并发症、心源性休克和梗死后心绞痛的患者是有益的。

主动脉内球囊反搏的应用

对急性心肌梗死后发生心源性休克的患者早期应用主动脉内球囊反搏（IABP）是安全的，但疗效并不确定[91]。尽管生存率没有提高，但主动脉内球囊反搏确实增加了休克患者的心肌氧供，并且减少心脏做功。主动脉内球囊反搏的应用对于暂时维护心梗并发症后血流动力学稳定是有益的，例如室间隔穿孔、急性二尖瓣关闭不全[92]、心肌梗死后心绞痛[93]、室性心律失常[94]、心梗后急性心功能衰竭[95]。由于血运重建技术用于治疗冠脉闭塞后心源性休克取得了进步，主动脉内球囊反搏可作为血运重建的辅助治疗措施。

主动脉内球囊反搏结合早期再灌注治疗，对治疗急性心肌梗死后心源性休克是有效的[80,96]。尽管生存率的提高主要得益于早期再灌注，但再灌注治疗和主动脉内球囊反搏同时应用可额外提高远期生存率。在心肌再灌注和功能恢复之前，主动脉内球囊反搏能改善早期休克阶段的循环生理，减少终末器官损伤。

主动脉内球囊反搏能够减少急性心肌梗死后急诊介入开通的冠状动脉再闭塞、再发缺血和急诊经皮冠状动脉成形术的应用[97]。心肌梗死的冠状动脉开通后，预防性应用主动脉内球囊反搏 48 小时可维持再通。同对照组相比，和血管相关或出血的并发症没有增加[97]。

只有在心肌和终末器官功能明确恢复后，主动脉内球囊反搏才能脱离。一般来讲，撤出前应该首先减少血管活性药物的用量以减轻心肌张力。唯一例外的撤出指征是主动脉内球囊反搏导管引起了患者的肢体缺血。

循环辅助的作用

对于血流动力学不稳定的患者，应该准备循环辅助装置，而且应该在终末器官功能发生不可逆性损伤前尽早干预。由于心源性休克患者的死亡率高达 80%，以及应用辅助装置后获得生存的数据资料都证明了这类患者需要治疗的紧迫程度。尽管内外科治疗都取得了进步，但过去 20 年心源性休克的死亡率变化不大。

需要应用循环辅助装置的心源性休克患者分为两类：处在顿抑心肌恢复到正常心肌过渡阶段的患者；由于心肌发生不可逆性损伤而等待心脏移植的患者。例如，如果一个以往心室功能正常的患者发生了大面积心肌梗死，我们会选择短期心脏辅助，因为其自身心脏功能有可能完全恢复正常。而对于既往心功能衰竭的患者再发心肌梗死，就需要长期置入循环辅助装置以使患者过渡到心脏移植。一项多中心研究证明了以上观点，在这项研究中，心源性休克患者 6 个月和 12 个月生存率左心室辅助组高于左心辅助加 CABG 组（图 24-8）[98]。由于使用目的不同，很难评价急性心肌梗死后心源性休克患者使用机械辅助装置的结果。

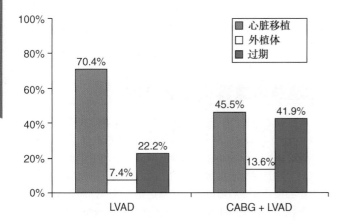

图 24-8 心源性休克患者左心室辅助组与左心辅助加 CABG 组 6 个月和 12 个月生存率比较

机械辅助装置可以增加患者体循环灌注、防止终末器官损伤、通过完全或部分降低压力和容量负荷使顿抑心室得到休息[99]。早期关于植入左心室辅助装置的研究显示终末器官功能是患者死亡的早期预测指标。在终末器官衰竭之前进行治疗可以提高患者远期生存率。除了影响终末器官功能，循环辅助装置通过提高心肌收缩力和钙处理来促进"逆重塑"，改变细胞外基质，减少心肌纤维化[100,101]。最近的研究显示，心肌梗死后早期循环辅助可以提高患者的生存率，并且可以作为心脏恢复或心脏移植的过渡治疗手段[77,102]。

应用辅助循环装置需要考虑以下情况：

1. 心功能不全的潜在可逆性
2. 心功能不全的原因
3. 左右心室功能不全的程度
4. 需要循环辅助的量
5. 辅助装置对心肌功能恢复的重要性
6. 患者的体表面积
7. 冠脉病变的解剖定位
8. 患者是否原因接受心脏移植
9. 患者是否能接受抗凝治疗
10. 预计辅助时间
11. 患者的年龄和合并症的严重程度

在纽约长老会医院（哥伦比亚中心），有几种循环辅助装置可供选择。可以经皮穿刺放置的短期辅助装置包括主动脉内球囊反搏、体外膜肺氧合以及经皮辅助装置。需要开胸置入的短期使用装置包括一些搏动性的和新的轴流辅助装置。这些装置主要是用来治疗顿抑心肌，但也可以作为心脏移植的过渡。这些装置易于植入，不需要切开心肌，撤离装置时不会损伤心室功能，也不需要重新建立体外循环。心源性休克需要紧急支持时，这些装置也有效。

在对心源性休克患者进行介入和外科血运重建治疗过程中，经皮置入辅助装置是一个非常好的短期过渡手段，以便帮助患者渡过恢复期或过渡到心脏移植。现有的辅助装置包括：

Impella Recovery system（德国制造）和 TandemHeart system（匹兹堡）。这些装置需要血管通路（可以通过经皮技术完成）和造影引导置入。TandemHeart 泵可以提供最高 4L/min 的流量，能保持较高的血压和心输出量、降低肺毛细血管楔压[103]。通过对 42 例急性心肌梗死后心源性休克患者的随机分组研究显示，TandemHeart 泵可以提高心输出量，降低肺毛细血管楔压，但对 30 天死亡率没有改善[104]。同样的，Impella 泵可以提供 2.5L/min 和 5.0L/min 的两种流量模式，并且可以提供比 IABP 更好的血流动力学支持[105]。

许多可置入的辅助装置都可以作为等待心脏移植的过渡手段。急性心肌梗死后接受心室辅助装置支持的患者有更高的生存率，这些研究驳倒了最初认为高危患者应用心室辅助装置死亡率增加的观点。应用我们装置的患者，80% 以上成功的等到了心脏移植，比应用体外循环支持的患者高 3 倍。

第二代辅助装置应用轴流转子可以产生 6L 的流量（可以部分减轻左室负荷）。这些装置通过电磁驱动，减少了活动组件，比搏动泵小巧，理论上可以降低机械故障和传动系统感染[106]。轴流泵的主要缺点包括：需要全身抗凝、缺乏搏动性血流、不能完全卸载左室压力和容量负荷。这些缺点使轴流泵在心肌梗死后的应用受到了限制。

第 18 和 66 章将充分讨论临时和长期的机械循环辅助装置。

外科治疗

■ 纽约长老会（哥伦比亚中心）的方案

可能接受心脏移植和心肌梗死后发生心源性休克濒死的患者都是安装长期植入式左心室辅助装置（LVAD）的候选对象（图 24-9）。无论是否植入左心辅助装置，都应尽可能行冠状动脉造影检查以便进行血运重建。如果血管成形术能开通罪犯血管，且患者病情在导管室内得到控制，应延迟施行手术。如果血流动力学继续恶化，即使手术前心肌梗死发生不到 6 小时，也应将患者直接送进手术室。适合早期行冠状动脉旁路移植术的血流动力学观察指标包括肺动脉压小于 60/30mmHg 和心输出量大于 3 升/分。如果血流动力学情况更加恶化，则必须早期植入长期植入式左心辅助装置，尤其是混合静脉血氧饱和度小于等于 50% 的患者。安置长期植入式左心辅助装置的决定受到患者积分影响，积分计算方法见表 24-6。这种积分可以用来辨别终末器官功能不全（肺、肝、肾）和手术禁忌证（右心衰竭和出血）。如果累计积分小于 5，患者的生存率接近 90%，而积分大于 5 时患者的生存率仅为为 30%[107]。因此，如果总积分大于 5，应设法稳定病情以便置入长期左心辅助装置，而对于低分的患者应给予临时左心辅助装置。

如果患者不能接受移植手术，我们的治疗方法是倾向于保守的。因为一旦冠状动脉血运重建失败而又植入了临时辅助装置，则没有安全退路。血管造影检查是必须的，如果血流动力学不平稳，而又不存在急性缺血，我们会推迟手术直到肺动脉压下降。如果患者处于缺血状态，我们按下述方法进行冠状动脉旁路移植手术：如果在包括 α-受体激动剂在内的大剂量血

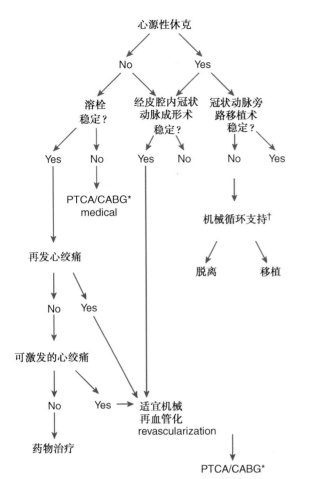

*PTCA = 经皮腔内冠状动脉成形术；CABG=冠状动脉旁路移植术，治疗方式的选择由病变及伴发疾病因素决定

†机械支持方式的选择由多种因素决定（参见其他章节）

图 24-9　急性心肌梗死的处理原则

表 24-6　围手术期放置 LVAD 的危险评分 *

项目	得分
尿量 <30ml/h	3
置管中	2
凝血酶原时间 >16 秒	2
中心静脉压 >16mmHg	2
再次手术	1

＊合计得分 >5 分与 70% 死亡率相关

管活性药物支持下患者不能脱离体外循环，或者心脏指数小于 $2L/(min \cdot m^2)$，或者左心室充盈压仍较高且混合静脉血氧饱和度小于 50%，则安装短期左心辅助装置。这样的患者单独应用主动脉内球囊反搏通常是不能避免死亡的，而且经常导致严重的肝、肾和肺功能障碍，即使心功能恢复很好，也严重影响患者的预后。更重要的是，急性心肌梗死早期再灌注阶段的心脏十分脆弱，大剂量应用血管活性药物和高充盈压维持心脏张力可能对梗死边缘区域有损害作用，心肌梗死后期（6 小时

以上）的患者更是如此。以前我们在植入短期装置方面选择性差，所以对心搏骤停后在恢复室内植入此装置的患者的生存率仅为 7%。

急性心肌梗死的手术技术

麻醉

应用快速麻醉药为基础进行麻醉，同时灌注师和手术人员做好准备，以应对麻醉过程中出现的致命性低血压和心搏骤停。应该尽可能的放置食道超声，患者准备完成后，先给试验量的抑肽酶，然后再给全量。

出血

出血是急诊冠状动脉旁路移植术的严重并发症，经常会导致心脏压迫和肺动脉高压，后者由输血引起的细胞因子释放和体外循环引起的血栓素 A2 释放所致，这对右心室缺血的患者是灾难性的。所以对再次手术、急诊、高危 CABG 患者许多单位应用氨基己酸预防出血。

氯吡格雷的应用值得特殊提到，它在外科领域的扩展应用所引起的特殊问题值得外科医生们关注。氯吡格雷是一种口服的不可逆转的 5-二磷酸腺苷的拮抗剂，可以抑制血小板的活化和聚集。它被广泛应用于急性冠脉综合征的治疗，而且已经被证明可以使心血管风险降低 20%，并且可以减少再梗死和脑卒中发生率[108,109]。另外，氯吡格雷也常规用于经皮介入治疗前和支架置入术后预防血栓形成。负荷剂量的氯吡格雷已经被用于治疗缺血并发症，这可能会扩展未来氯吡格雷的用途[110]。然而，外科血运重建手术经常要面对药物治疗和介入治疗后正在服用氯吡格雷的患者，这使术后出血的风险增加。大量报道显示，7 天内使用过氯吡格雷的患者行心脏手术后因为出血需要再次手术的风险增加 6 倍，而且需要更多的红细胞、血小板和新鲜冰冻血浆输入[111,112]。由于并发症发生率高和无法逆转氯吡格雷对血小板的抑制作用，所以外科手术通常在血小板的功能和活性恢复后进行，这往往需要停药 7~10 天。服用氯吡格雷期间进行急诊手术往往需要输入大量的血制品而且并发症和死亡率高。正在进行的研究将探讨是否可以减少现行的常规剂量，以降低急性心肌梗死后出血并发症。

桥血管的选择

多数情况下，急诊手术与择期手术在旁路血管选择上不应该有区别。同大隐静脉相比，在急诊手术中使用乳内动脉不增加并发症，所以多数情况下建议使用乳内动脉[113,114]。

术中处理要点

在急性冠脉闭塞的外科血运重建时对心室减压可以降低室壁张力、减少心肌氧耗，从而减轻心肌损失和改善心脏功能（图 24-10、24-11）[38]。实际上，心室减压可以降低 60% 的代谢能量消耗，第二个最重要的减少氧耗的方法是使心脏在舒张期停搏，可以避免心肌收缩过程的耗能，可以使代谢能量消耗进一步减少 30%。全身和心脏的降温只能减少最后 10% 的基础能量。

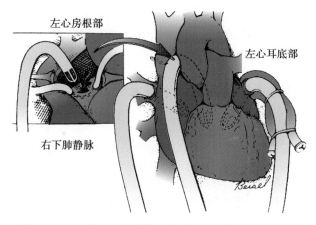

图 24-10 左室临时辅助装置的流入管可放置于右肺静脉、左房或左心耳

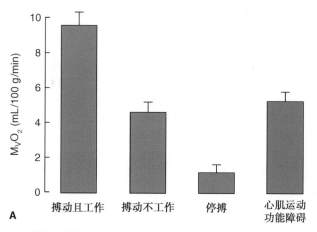

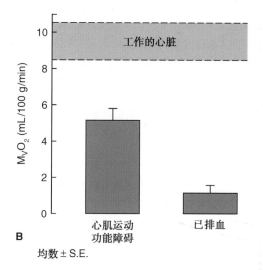

图 24-11 对心室减压可以降低室壁张力、减少心肌氧耗，从而减轻心肌损失和改善心脏功能

早期建立体外循环并且维持高灌注压是降低心肌氧耗的最佳方法。如果冠脉导管已经通过了冠脉最狭窄的病变部位，那么在主动脉阻断前不应撤除。主动脉阻断前应提前放好顺行和逆行灌注导管，以便快速逆行灌注心脏停搏液，保护病变血管

支配的区域。标准 Buckberg 方案包括温血诱导灌注以恢复耗竭的三磷酸腺苷储备。

如果缺血区域用大隐静脉作为移植血管，那么应该最先完成该血管的吻合以保证停搏液可以迅速的灌注到缺血区域。近端吻合也应该在主动脉阻断下完成，这样在开放阻断钳后，整个心脏就能得到完全的灌注。这种情况下，非体外循环冠状动脉旁路移植术的作用引人注目，但结果有待证实。

大室壁瘤可以通过切除和补片修复治疗，但小室壁瘤是否需要处理还存在争议。我们中心对小的室壁瘤不予处理，但有些中心则更积极一些。室壁瘤切除后，用牛心包补片缝于纤维化的室壁瘤边缘的内面，外面用自身的心室壁缝合。

Dor 术式（心内膜补片环缩成形）用于心肌梗死后室壁瘤的修复还有一些争议。最近的研究显示外科重塑可以改善收缩功能、射血分数和室壁运动不协调，但也有文献认为在同期行 CABG 术时没有益处[115~118]。要回答这个问题还需要进一步的研究。

术后护理

与没有心源性休克的患者相比，休克患者急诊手术的并发症发生率要高。Guyton 等[81] 报告了心源性休克患者并发症发生率为 47%，而没有休克的患者并发症发生率为 13%。高的并发症发生率可能是由患者术前的状态引起而不是由于治疗方法的原因。急诊冠状动脉旁路移植术后长期随访显示远期生存率与术后射血分数及左心室大小密切相关[119,120]。

未来治疗趋势展望

随着未来药物治疗的改进、现有技术的优化以及新技术的应用，急性心肌梗死患者的预后能够得到改善。各种新药物已经在动物模型中显示可以减轻缺血再灌注损伤和限制梗死范围，例如氧自由基清除剂、叶酸、一氧化氮抑制剂等[121]。这些新药需要通过临床研究来证明其疗效。Ω3 脂肪酸的应用可以降低患者心肌梗死后猝死的发生[122]。继续缩短出现症状后的就医时间以及在更多的医院和急救中心制定统一的临床指南，在更多的地方医院中开展经皮介入治疗，使患者能快速的接受血运重建治疗，从而改善预后[14]。机械辅助装置在过去的 10 年中取得飞速的进步，辅助泵变得更加小巧、安全、无创、方便使用和置入。将来会有更多的急性心肌梗死后需要血流动力学辅助的患者接受 LVAD 治疗，使受损的心肌得到恢复，长期的心室辅助装置也将成为现实。最后，迅速崛起的细胞治疗领域保留了修复受损心肌的希望。目前已经通过研究发现了许多细胞类型，例如：内皮祖细胞、间充质干细胞、骨骼肌成肌细胞、固有的心脏干细胞、胚胎干细胞等[123]。然而对于干细胞的选择、移植方式（冠脉内注入、静脉注入、心内膜注射、心外膜注射）、应用时机等问题仍然需要进一步研究。但是干细胞治疗早期临床结果已经显示其良好的效果。TOP-CARE-AMI 研究随访观察了 59 例急性心肌梗死患者，这些患者都移植了循环祖细胞或骨髓干细胞，1 年的随访研究发现患者心脏功能改善和心室容积减小，没有发现不良事件[124]。体外培养的间充质干细胞安全地被自身组织获取也有广阔的应用

前景。经皮血运重建治疗后的急性心肌梗死患者接受干细胞静脉注入的安全性已经在文献上发表，目前正在研究其疗效[125]。大量有关干细胞作用机制、细胞活性、和应用剂量的临床研究也正在进行中。干细胞治疗对预后的改善需要未来随机对照临床实验来证实。

结论

　　急性心肌梗死的治疗方法分为两种。没有并发症的急性心肌梗死在多数社区医院就可以治疗。在我国的大多数地区，通过溶栓治疗和内科处理可以有效地治疗这些患者。对于有导管室的社区医疗机构，直接介入治疗可能更经济，而且可以取得更好的结果。目前，对于这类患者，急诊冠状动脉旁路移植术不是最经济的治疗方法，而且证明急诊冠状动脉旁路移植术优势的随机对照研究目前还没有。

　　对急性心肌梗死合并心源性休克的治疗仍是目前的难题。内科治疗的死亡率很高。对这部分患者，再灌注治疗是唯一的希望，可以提高患者的生存率。溶栓治疗预后不佳，尽早 PTCA 或 CABG 适用于所有患者，包括年龄大于 75 岁的高危患者。机械循环辅助是帮助心肌恢复的重要手段。应用新药物和技术进行控制性再灌注是目前重要的研究和发展方向。对这类患者，辅助装置和人工心脏是不可或缺的治疗手段，因为目前所有的治疗结果均不理想。

要点

　　1. 通过溶栓、PTCA、支架置入、CABG 对 24 小时内的急性心肌梗死进行早期再灌注治疗可以挽救坏死心肌和提高远期生存率。

　　2. PTCA 和支架置入是急性心肌梗死患者的第一线治疗方法，对于特定的人群溶栓治疗是可以接受的替代手段。

　　3. 急性心肌梗死后冠状动脉旁路移植术适用于以下情况：持续心绞痛、介入治疗失败、心源性休克、心肌缺血导致的结构并发症患者。

　　4. 对高危的心源性休克患者，循环辅助装置如 IABP 和心室辅助装置可以提供心肌恢复过程的短期辅助支持或作为心脏移植的过渡。

　　5. CABG 手术要点包括：尽早手术、心室减压、控制性再灌注、应用 Buckberg 方案。

参考文献

1. Crossman AW, D'Agostino HJ, Geraci SA: Timing of coronary artery bypass graft surgery following acute myocardial infarction: a critical literature review. *Clin Cardiol* 2002; 25:406.
2. American Heart Association: Heart Disease and Stroke Statistics—2002 Update. Dallas, Tex, American Heart Association, 2002.
3. Goldberg RJ, Gore JM, Alpert JS, et al: Cardiogenic shock after acute myocardial infarction. *NEJM* 1991; 325:1117.
4. Page DL, Caulfield JB, Kastor JA, et al: Myocardial changes associated with cardiogenic shock. *NEJM* 1971; 285:133.
5. Hochman J: Cardiogenic shock complicating acute myocardial infarction: expanding the paradigm. *Circulation* 2003; 107:2998.
6. Tennant T, Wiggers CJ: Effect of coronary occlusion on myocardial contraction. *Am J Physiol* 1935; 112:351.
7. Jennings RB, Reimer KA: Factors involved in salvaging ischemic myocardium: effect of reperfusion of arterial blood. *Circulation* 1983; 68(Suppl I):I-25.
8. Schaper W: Experimental coronary artery occlusion, III: The determinants of collateral blood flow in acute coronary occlusion. *Basic Res Cardiol* 1978; 73:584.
9. Reimer KA, Jennings RB: The wavefront phenomenon of myocardial ischemic cell death, II: Transmural progression of necrosis within the framework of ischemic bed size (myocardium at risk) and collateral flow. *Lab Invest* 1979; 40:633.
10. Killip T 3rd, Kimball JT: Treatment of myocardial infarction in a coronary care unit: a two-year experience with 250 patients. *Am J Cardiol* 1972; 20:457.
11. Goldberg RJ, Gore JM, Alpert JS, et al: Cardiogenic shock after acute myocardial infarction. *NEJM* 1991; 325:1117.
12. Hochman JS, Sleeper LA, Webb JG, et al: Early revascularization in acute myocardial infarction complicated by cardiogenic shock. SHOCK Investigators. Should we emergently revascularize occluded coronaries for cardiogenic shock? *NEJM* 1999; 341:625.
13. Gacioch GM, Ellis SG, Lee L, et al: Cardiogenic shock complicating acute myocardial infarction: the use of coronary angioplasty and the integration of the new support devices into patient management. *J Am Coll Cardiol* 1992; 19:647.
14. De Luca G, Suryapranata H, Ottervanger JP, et al: Time delay to treatment and mortality in primary angioplasty for acute myocardial infarction. *Circulation* 2004; 109:1223.
15. Wackers FJ, Lie KI, Becker AE, et al: Coronary artery disease in patients dying from cardiogenic shock or congestive heart failure in the setting of acute myocardial infarction. *Br Heart J* 1976; 38:906.
16. Rabbani LE, Giglio J: Clinical pathways for acute coronary syndromes and chest pain. New York Hospital (Columbia Center) Guidelines, 2005.
17. Hennekens CH, O'Donnell CJ, Ridker PM, Marder VJ: Current issues concerning thrombolytic therapy for acute myocardial infarction. *J Am Coll Cardiol* 1995; 25(Suppl):18S.
18. Rahimtoola SH: The hibernating myocardium in ischemia and congestive heart failure. *Eur Heart J* 1993; 14 (Suppl A):22.
19. Schuster EH, Bulkley BH: Early post-infarction angina: ischemia at a distance and ischemia in the infarct zone. *NEJM* 1981; 305:1101.
20. Topol EJ, Ellis SH, Califf RM, et al: Combined tissue-type plasminogen activator and prostacyclin therapy for acute myocardial infarction. *J Am Coll Cardiol* 1989; 14:877.
21. Bolli R: Mechanism of myocardial stunning. *Circulation* 1990; 82:723.
22. Marban E: Myocardial stunning and hibernation: the physiology behind the colloquialisms. *Circulation* 1991; 83:681.
23. Bolli R: Basic and clinical aspects of myocardial stunning. *Prog Cardiovasc Dis* 1998; 40:477.
24. Underwood SR, Bax JJ, vom Dahl J, et al: Imaging techniques for the assessment of myocardial hibernation. *Eur Heart J* 2004; 25:815.
25. Charney R, Schwinger ME, Cohen MV, et al: Dobutamine echocardiography predicts recovery of hibernating myocardium following coronary revascularization. *J Am Coll Cardiol* 1992; 19:176A.
26. Klein C, Nekolla SG, Bengel FM, et al: Assessment of myocardial viability with contrast-enhanced magnetic resonance imaging: comparison with positron emission tomography. *Circulation* 2002; 105:162.
27. Kim HW, Farzaneh-Far A, Kim RJ: Cardiovascular magnetic resonance in patients with myocardial infarction. *J Am Coll Cardiol* 2010; 55:1-16.
28. Gerber BL, Garot J, Bluemke DA, et al: Accuracy of contrast enhanced magnetic resonance imaging in predicting improvement of regional myocardial function in patients after acute myocardial infarction. *Circulation* 2002; 106:1083.
29. Manhken AH, Koos R, Katoh M, et al: Assessment of myocardial viability in reperfused acute myocardial infarction using 16-slice computed tomography in comparison to magnetic resonance imaging. *J Am Coll Cardiol* 2005; 45:2042.
30. Hochman JS, Sleeper LA, White HD, et al: One-year survival following early revascularization for cardiogenic shock. *JAMA* 2001; 285:190.
31. Hochman JS, Sleeper LA, Webb JG, et al: Early revascularization and long-term survival in cardiogenic shock complicating acute myocardial infarction. *JAMA* 2006; 295:2511-2515.
32. Buckberg GD: Studies of controlled reperfusion after ischemia, I. When is cardiac muscle damaged irreversibly? *J Thorac Cardiovasc Surg* 1986; 92:483.
33. Vinten-Johansen J, Buckberg GD, Okamoto F, et al: Studies of controlled reperfusion after ischemia. V. Superiority of surgical versus medical reperfusion after regional ischemia. *J Thorac Cardiovasc Surg* 1986; 92:525.

34. Vinten-Johansen J, Rosenkranz ER, Buckberg GD, et al: Studies of controlled reperfusion after ischemia. VI. Metabolic and histochemical benefits of regional blood cardioplegic reperfusion without cardiopulmonary bypass. *J Thorac Cardiovasc Surg* 1986; 92:535.

35. Allen BS, Buckberg GD, Schwaiger M, et al: Studies of controlled reperfusion after ischemia. XVI. Early recovery of regional wall motion in patients following surgical revascularization after eight hours of acute coronary occlusion. *J Thorac Cardiovasc Surg* 1986; 92:636.

36. Allen BS, Okamoto F, Buckberg GD, et al: Studies of controlled reperfusion after ischemia, XIII: Reperfusion conditions—critical importance of total ventricular decompression during regional reperfusion. *J Thorac Cardiovasc Surg* 1986; 92:605.

37. Allen BS, Okamoto F, Buckberg GD, et al: Studies of controlled reperfusion after ischemia, XII: Effects of "duration" of reperfusate administration versus reperfusate "dose" on regional, functional, biochemical, and histological recovery. *J Thorac Cardiovasc Surg* 1986; 92:594.

38. Allen BS, Rosenkranz ER, Buckberg GD, et al: Studies of controlled reperfusion after ischemia. VII. High oxygen requirements of dyskinetic cardiac muscle. *J Thorac Cardiovasc Surg* 1986; 92:543.

39. Allen BS, Buckberg GD, Fontan FM, et al: Superiority of controlled surgical reperfusion versus percutaneous transluminal coronary angioplasty in acute coronary occlusion. *J Thorac Cardiovasc Surg* 1993; 105:864.

40. Rentrop P, Blanke H, Karsch KR, et al: Selective intracoronary thrombolysis in acute myocardial infarction and unstable angina pectoris. *Circulation* 1981; 63:307.

41. Gruppo Italiano per lo Studio della Streptokinasi: The effectiveness of intravenous thrombolytic treatment in acute myocardial infarction. *Lancet* 1986; 1:397.

42. ISSI-2 (Second International Study of Infarct Survival): Randomized trial of intravenous streptokinase, oral aspirin, both, or neither among 17187 cases of suspected acute myocardial infarction. *Lancet* 1988; 2:349.

43. The TIMI Study Group: Comparison of invasive and conservative strategies after treatment with intravenous tissue plasminogen activator in acute myocardial infarction. *NEJM* 1989; 320:618.

44. Simons ML, Betriu A, Col J, et al: Thrombolysis with tissue plasminogen activator in acute myocardial infarction: no additional benefit from immediate percutaneous coronary angioplasty. *Lancet* 1988; 1:197.

45. Gruppo Italiano per lo Studio della Streptokinasi: GISSI-2: A factorial randomized trial of alteplase versus streptokinase and heparin versus no heparin among 12,490 patients with acute myocardial infarction. *Lancet* 1990; 336:65.

46. ISIS-3 (Third International Study of Infarct Survival): ISIS-3: A randomized comparison of streptokinase vs. tissue plasminogen activator vs. anistreplase and of aspirin plus heparin vs. aspirin alone among 41,299 cases of suspected acute myocardial infarction. *Lancet* 1993; 339:753.

47. The GUSTO Angiographic Investigators: The effects of tissue plasminogen activator, streptokinase, or both on coronary patency, ventricular function, and survival after acute myocardial infarction. *NEJM* 1993; 329:1615.

48. The GUSTO Investigators: An international randomized trial comparing four thrombolytic strategies for acute myocardial infarction. *NEJM* 1993; 329:673.

49. Rentrop KP: Restoration of antegrade flow in acute myocardial infarction: The first 15 years. *J Am Coll Cardiol* 1995; 25(Suppl):1S.

50. Anonymous: Indications for fibrinolytic therapy in suspected acute myocardial infarction: collaborative overview of early mortality and major morbidity results from all randomized trials of more than 1000 patients. *Lancet* 1994; 343:311.

51. Angeja BG, Rundle AC, Gurwitz JH, et al: Death or nonfatal stroke in patients with acute myocardial infarction treated with tissue plasminogen activator. *Am J Cardiol* 2001; 87:627.

52. Bates ER, Topol EJ: Limitations of thrombolytic therapy for acute myocardial infarction complicated by congestive heart failure and cardiogenic shock. *J Am Coll Cardiol* 1991; 18:1077.

53. Grines CL, Browne KF, Marco J, et al: A comparison of immediate angioplasty with thrombolytic therapy in acute myocardial infarction. *NEJM* 1993; 328:673.

54. Goldman L: Cost and quality of life: thrombolysis and primary angioplasty. *J Am Coll Cardiol* 1995; 25(Suppl):38S.

55. Topol EJ, Califf RM, George BS, et al: A randomized trial of immediate versus delayed elective angioplasty after intravenous tissue plasminogen activator in acute myocardial infarction. *NEJM* 1987; 317:581.

56. Rogers WJ, Baim DS, Gore JM, et al: Comparison of immediate invasive, delayed invasive, and conservative strategies after tissue type plasminogen activator: results of the thrombolysis in myocardial infarction (TIMI) phase II-a trial. *Circulation* 1990; 81:1457.

57. Keeley EC, Boura JA, Grines CL: Primary angioplasty vs. intravenous thrombolytic therapy for acute myocardial infarction. *Lancet* 2003; 361:13.

58. Grines CL, Cox DA, Stone GW, et al: Coronary angioplasty with or without stent implantation for acute myocardial infarction. Stent Primary Angioplasty in Myocardial Infarction Study Group. *NEJM* 1999; 341:1949.

59. Stone GW, Grines CL, Cox DA, et al: Comparison of angioplasty with stenting, with or without abciximab, in acute myocardial infarction. *NEJM* 2002; 346:957.

60. Neumann FJ, Kastrati A, Schmitt C, et al: Effect of glycoprotein IIb/IIIa receptor blockade with abciximab on clinical and angiographic restenosis rate after the placement of coronary stents following acute myocardial infarction. *J Am Coll Cardiol* 2000; 35:915.

61. Montalescot G, Barragan P, Wittenberg O, et al: Platelet glycoprotein IIb/IIIa inhibition with coronary stenting for acute myocardial infarction. *NEJM* 2001; 344:1895.

62. Valgimigli M, Percoco G, Malagutti P, et al: STRATEGY Investigators: tirofiban and sirolimus-eluting stent vs. abciximab and bare-metal stent for acute myocardial infarction: a randomized trial. *JAMA* 2005; 293:2109.

63. Mauri L, Silbaugh TS, Garg P, et al: Drug-eluting or bare-metal stents for acute myocardial infarction. *NEJM* 2009; 359:1330-1342.

64. DeLuca G, Suryapranata H, Stone GW, et al: Abciximab as adjunctive therapy to reperfusion in acute ST-segment elevation myocardial infarction: a meta-analysis of randomized trials. *JAMA* 2005; 293:1759-1765.

65. Mehran R, Lansky AJ, Wiztenbichler W, et al: Bivalirudin in patients undergoing primary angioplasty for acute myocardial infarction (HORIZONS-AMI): 1-year results of a randomised controlled trial. *Lancet* 2009; 374:1149-1159.

66. Stone GW, Wiztenbichler B, Guagliumi G, et al: Bivalirudin during primary PCI in acute myocardial infarction. *NEJM* 2009; 358:2218-2230.

67. Lee L, Erbel R, Brown TM, et al: Multicenter registry of angioplasty therapy of cardiogenic shock: initial and long-term survival. *J Am Coll Cardiol* 1991; 17:599.

68. Webb JG, Lowe AM, Sanborn TA, et al: Percutaneous coronary intervention for cardiogenic shock in the SHOCK Trial. *J Am Coll Cardiol* 2003; 42:1380.

69. Berg R Jr, Selinger SL, Leonard JJ, et al: Immediate coronary artery bypass for acute evolving myocardial infarction. *J Thorac Cardiovasc Surg* 1981; 81:493.

70. DeWood MA, Spores J, Berg R Jr, et al: Acute myocardial infarction: a decade of experience with surgical reperfusion in 701 patients. *Circulation* 1983; 68(Suppl II):II-8.

71. Spencer FC: Emergency coronary bypass for acute infarction: an unproved clinical experiment. *Circulation* 1983; 68(Suppl II):II-17.

72. Lee DC, Oz MC, Weinberg AD, et al: Optimal timing of revascularization: transmural versus nontransmural acute myocardial infarction. *Ann Thorac Surg* 2001; 71:1198.

73. Lee DC, Oz MC, Weinberg AD, et al: Appropriate timing of surgical intervention after transmural acute myocardial infarction. *J Thorac Cardiovasc Surg* 2003; 125:115.

74. Weiss JL, Marino N, Shapiro EP: Myocardial infarct expansion: recognition, significance and pathology. *Am J Cardiol* 1991; 68:35.

75. Roberts CS, Schoen FJ, Kloner RA: Effects of coronary reperfusion on myocardial hemorrhage and infarct healing. *Am J Cardiol* 1983; 52:610.

76. Creswell LL, Rosenbloom M, Cox JL, et al: Intraaortic balloon counterpulsation: patterns of usage and outcome in cardiac surgical patients. *Ann Thorac Surg* 1992; 54:11.

77. Chen JM, DeRose JJ, Slater JP, et al: Improved survival rates support left ventricular assist device implantation early after myocardial infarction. *J Am Coll Cardiol* 1999; 33:1903.

78. Creswell LR, Moulton MJ, Cox JL, Rosenbloom M: Revascularization after acute myocardial infarction. *Ann Thorac Surg* 1995; 60:19.

79. Stuart RS, Baumgartner WA, Soule L, et al: Predictors of perioperative mortality in patients with unstable postinfarction angina. *Circulation* 1988; 78(Suppl I):I-163.

80. DeWood MA, Notske RN, Hensley GR, et al: Intraaortic balloon counterpulsation with and without reperfusion for myocardial infarction shock. *Circulation* 1980; 61:1105.

81. Guyton RA, Arcidi JM, Langford DA, et al: Emergency coronary bypass for cardiogenic shock. *Circulation* 1987; 76(Suppl V):V-22.

82. White HD, Assman SF, Sanborn TA, et al: Comparison of percutaneous coronary intervention and coronary artery bypass grafting after acute myocardial infarction complicated by cardiogenic shock. *Circulation* 2005; 112:1992.

83. Serruys PW, Unger F, Sousa JE, et al (Group ARTS): Comparison of coronary-artery bypass surgery and stenting for the treatment of multivessel disease. *NEJM* 2001; 344:1117.

84. Rodriguez AE, Baldi J, Pereira CF, et al: Five-year follow-up of the Argentine randomized trial of coronary angioplasty with stenting versus coronary bypass surgery in patients with multiple vessel disease (ERACI II). *J Am Coll Cardiol* 2005; 46:582.

85. Eefting F, Nathoe H, van Dijk D, et al: Randomized comparison between stenting and off-pump bypass surgery in patients referred for angioplasty. *Circulation* 2003; 108:2870.

86. SoS Investigators: Coronary artery bypass surgery versus percutaneous coronary intervention with stent implantation in patients with multivessel coronary artery disease (the Stent or Surgery trial): a randomised controlled trial. *Lancet* 2002; 360:965.

87. Bakhai A, Hill RA, Dickson R, et al: Percutaneous transluminal coronary angioplasty with stents versus coronary artery bypass grafting for people with stable angina or acute coronary symptoms. *Cochrane Database Syst Rev* 2005; 4.

88. Hannan EL, Racz MJ, Walford G, et al: Long-term outcomes of coronary artery bypass grafting versus stent implantation. *NEJM* 2005; 352:2174.

89. Gersh BJ, Frye RL: Methods of coronary revascularization—things may not be as they seem. *NEJM* 2005; 352:2235.

90. Stamou SC, Jablonski KA, Hill PC, et al: Coronary revascularization without cardiopulmonary bypass versus the conventional approach in high-risk patients. *Ann Thorac Surg* 2005; 79:552.

91. Scheidt S, Wilner G, Mueller H, et al: Intra-aortic balloon counterpulsation in cardiogenic shock. *NEJM* 1973; 288:979.

92. Mueller HS: Role of intra-aortic counterpulsation in cardiogenic shock and acute myocardial infarction. *Cardiology* 1994; 84:168.

93. Gold HK Leinbach RC, Sanders CA, et al: Intra-aortic balloon pumping for control of recurrent myocardial ischemia. *Circulation* 1973; 47:1197.

94. Fotopoulos GD, Mason MJ, Walker S, et al: Stabilisation of medically refractory ventricular arrhythmias by intra-aortic balloon counterpulsation. *Heart* 1999; 82:96.

95. Stone GW, Ohman EM, Miller MF, et al: Contemporary utilization and outcomes of intra-aortic balloon counterpulsation in acute myocardial infarction. *J Am Coll Cardiol* 2003; 41:1940.

96. Waksman R, Weiss AT, Gotsman MS, Hasin Y: Intra-aortic balloon counterpulsation improves survival in cardiogenic shock complicating acute myocardial infarction. *Eur Heart J* 1993; 14:71.

97. Ohman EM, George BS, White CJ, et al: Use of aortic counterpulsation to improve sustained coronary artery patency during acute myocardial infarction. *Circulation* 1994; 90:792.

98. Dang NC, Topkara VK, Leacche M, et al: Left ventricular assist device implantation after acute anterior wall myocardial infarction and cardiogenic shock: a two-center study. *J Thorac Cardiovasc Surg* 2005; 130:693.

99. Ratcliffe MB, Bavaria JE, Wenger RK, et al: Left ventricular mechanics of ejecting postischemic hearts during left ventricular circulatory assistance. *J Thorac Cardiovasc Surg* 1991; 101:245.

100. Heerdt PM, Holmes JW, Cai B, et al: Chronic unloading by left ventricular assist device reverses contractile dysfunction and alters gene expression in end-stage heart failure. *Circulation* 2000; 102:2713.

101. Zafeiridis A, Jeevanandam V, Houser SR, et al: Regression of cellular hypertrophy after left ventricular assist device support. *Circulation* 1998; 98:656.

102. Mancini DM, Beniaminovitz A, Levin H, et al: Low incidence of myocardial recovery after left ventricular assist device implantation in patients with chronic heart failure. *Circulation* 1998; 98:2383.

103. Thiele H, Lauer B, Hambrecht R, et al: Reversal of cardiogenic shock by percutaneous left atrial-to-femoral artery bypass assisstance. *Circulation* 2001; 104:2917-2922.

104. Burkhoff D, Cohen H, Brunckhorst C, et al: A randomized multicenter clinical study to evaluate the safety and efficacy of the TandemHeart percutaneous ventricular assist device versus conventional therapy with intraaortic balloon pumping for treatment of cardiogenic shock. *Am Heart J* 2006; 152:469.e1-469.e8.

105. Seyfarth M, Sibbing D, Bauer I, et al: A randomized clinical trial to evaluate the safety and efficacy of a percutaneous left ventricular assist device versus intra-aortic balloon pumping for treatment of cardiogenic shock caused by myocardial infarction. *J Am Coll Cardiol* 2008; 52:1584-1588.

106. Lietz K, Miller L: Left ventricular assist devices: Evolving devices and indications for use in ischemic heart disease. *Curr Opin Cardiol* 2004; 7:174.

107. Oz MC, Pepino P, Goldstein DJ, et al: Selection scale predicts patients successfully receiving long-term, implantable left ventricular assist devices. *Circulation* 1994; 90:I-308.

108. CURE Study Investigators: The Clopidogrel in Unstable angina to prevent Recurrent Events (CURE) Trial Programme. *Eur Heart J* 2000; 21:2033.

109. Harker LA, Boisset JP, Pilgrim AJ, et al: Comparative safety and tolerability of clopidogrel and aspirin: results from CAPRIE. CAPRIE Steering Committee and Investigators. Clopidogrel vs. Aspirin in Patients at Risk of Ischaemic Events. *Drug Saf* 1999; 21:325.

110. Dangas G, Mehran R, Guagliumi G, et al: Role of clopidogrel loading dose in patients with st-segment elevation myocardial infarction undergoing primary angioplasty. *J Am Coll Cardiol* 2009: 54:1438-1446.

111. Hongo R, Ley J, Dick S, et al: The effect of clopidogrel in combination with aspirin when given before coronary artery bypass grafting. *J Am Coll Cardiol* 2002; 40:231.

112. Kapetanakis EI, Medlam DA, Boyce SW, et al: Clopidogrel administration prior to coronary artery bypass grafting surgery: The cardiologist's panacea or the surgeon's headache? *Eur Heart J* 2005; 26:576.

113. Caes FL, Van Nooten GJ: Use of internal mammary artery for emergency grafting after failed coronary angioplasty. *Ann Thorac Surg* 1994; 57:1295.

114. Zaplonski A, Rosenblum J, Myler RK, et al: Emergency coronary artery bypass surgery following failed balloon angioplasty: role of the internal mammary artery graft. *J Cardiac Surg* 1995; 10:32.

115. Di Donato M, Sabatier M, Dor V, et al: Effects of the Dor procedure on left ventricular dimension and shape and geometric correlates of mitral regurgitation one year after surgery. *J Thorac Cardiovasc Surg* 2001; 121:91.

116. Athanasuleas CL, Buckberg GD, Stanley AWH, et al: Surgical ventricular restoration in the treatment of congestive heart failure due to post-infarction ventricular dilation. *J Am Coll Cardiol* 2004; 44:1439.

117. DiDonato MD, Toso A, Dor V, et al: Surgical ventricular restoration improves mechanical intraventricular dyssynchrony in ischemic cardiomyopathy. *Circulation* 2004; 109:2536.

118. Jones RH, Velazquez EJ, Michler RE, et al: Coronary bypass surgery with or without surgical ventricular reconstruction. *NEJM* 2009; 309:1705-1717.

119. Applebaum R, House R, Rademaker A, et al: Coronary artery bypass grafting within thirty days of acute myocardial infarction. *J Thorac Cardiovasc Surg* 1991; 102:745.

120. Hochberg MS, Parsonnet V, Gielchinsky I, et al: Timing of coronary revascularization after acute myocardial infarction. *J Thorac Cardiovasc Surg* 1984; 88:914.

121. Moens AL, Claeys MJ, Timmermans JP, et al: Myocardial ischemia/reperfusion-injury, a clinical view on a complex pathophysiological process. *Int J Cardiol* 2005; 100:179.

122. Marchioli R, Barzi F, Bomba E, et al: Early protection against sudden death by n-3 polyunsaturated fatty acids after myocardial infarction: time course analysis of the results of the Gruppo Italiano per lo Studio della Sopravvivenza nell'Infarto Miocardico (GISSI)-Prevenzione. *Circulation* 2002; 105:1897.

123. Wollert KC, Drexler H: Clinical applications of stem cells for the heart. *Circ Res* 2005; 96:151.

124. Schachinger V, Assmus B, Britten MB, et al: Transplantation of progenitor cells and regeneration enhancement in acute myocardial infarction. Final one-year results of the TOPCARE-AMI Trial. *J Am Coll Cardiol* 2004; 44:1690.

125. Hare JM, Traverse JH, Henry TD, et al: A randomized, double-blind, placebo-controlled, dose-escalation study of intravenous adult human mesenchymal stem cell (prochymal) after acute myocardial infarction. *J Am Coll Cardiol* 2009; 54:2277-2286.

林　野　王　欣　译

第 25 章

微创心肌再血管化

David M. Holzhey,
Ardawan J. Rastan,
Volkmar Falk,
Friedrich W. Mohr

简介

"微创冠状动脉旁路移植术"是很难准确定义的。目前一些观点认为，避免应用体外循环是降低常规冠状动脉旁路移植术出现相关并发症的关键[1]。另外一些观点认为，胸部正中切口所致的纵隔感染及患者日常活动恢复的滞后是术后出现并发症的潜在诱因[2]。因此，一些可以避免使用体外循环且外科创伤小的手术技术正逐步形成。为改善患者术后短期及长期恢复，避免主动脉操作或完全动脉血运重建的手术技术正被不断开发。常规桥血管移植物的获取技术带来的伤口愈合问题，尤其是在糖尿病患者中伤口的愈合更加困难，由此应用内窥镜技术获取静脉或乳内动脉的技术得以发展。

非体外循环下冠状动脉旁路移植术（OPCAB）

近几十年间，心脏灌注停搏液及体外循环技术一直作为 CABG 术的常规手术方式。一个空的、停搏的心脏，干净的手术视野以及便利的显露方式被认为是手术成功的关键。手术效果明显，患者死亡率下降，使得 CABG 术成为业内常规手术。但关于 CPB 有害效果的观点以及对患者体外循环病理生理检查的系统报告，使人们开始质疑"体外循环是你的朋友"这种说法。CPB 与下列反应相关：（1）系统的炎性反应；（2）细胞因子的释放；（3）激活凝血级联反应；（4）新陈代谢改变；（5）微栓子及其他多种不利影响。虽然大多数患者可以耐受，但是这些反应的单独或联合作用可能会导致大量的并发症发生，而这些将影响手术的结果。随着人口老龄化及合并症的不断增加，全世界的外科医生都在寻求可以进一步降低 CABG 手术风险的方法，所以人们开始质疑 CPB 技术在 CABG 术中的影响便是合乎情理的。

非体外循环下冠状动脉旁路移植术（OPCAB）的发展与九十年代初固定器的出现密不可分。单纯压力固定器是最早被设计出来的，但很快医生们便发现显露心脏后壁需要额外的手段。随着 Utrecht 公司设计的真空辅助固定器的出现，局部心肌局部变得更为便利并且不受靶血管位置的限制，使 OPCAB 技术得到普及。除了需要先进的固定器，人们认识到开展 OPCAB 还依赖于一个良好的手术团队，以应对手术过程中突发的血流动力学改变。

麻醉要求

在大多数医疗中心，患者会接受全身麻醉及气管插管。偶有报告指出患者可以在高位硬膜外麻醉下保持清醒状态及自主呼吸接受手术。此外，一些医疗中心喜欢应用 PICCO 或类似技术在线测量患者心输出量。漂浮导管通常没有帮助且可能在术中心脏操作时导致心律失常。最重要的是在手术的全过程中为患者保温，温度管理措施包括将人置于变温毯上、输注温液及保持较高的室温。容量控制是至关重要的，因为这是制衡血流动力学变化的首选方式。暴露心脏后壁是常会导致不同程度的右室流出道梗阻，这种情况常可通过将手术床向右倾斜并采取头低位使静脉回流增加，而使问题得到充分的解决。由于没有体外循环不能进行超滤，所以应严格避免静脉容量过量，尤其是对那些终末期肾衰竭的患者。由于正性肌力药会明显增加心率使手术更加困难，所以应只对有严重血流动力学变化的患者使用。在影响人手动操作及追踪的因素中，一些回顾研究指出对于三维（3D）范围内移动的物体（如跳动的心脏）人类在其频率不超过 1Hz 时可以达到最好的追踪效果，这恰巧等同于心率 60 次/分[6]。由于更高的频率将不能被追踪，因此首选的心率应保持在每分钟 50~70 次，这将使缝合变得简单。在心房颤动的情况下，通过药物或心外膜临时起搏器控制心率会使手术操作更加便利。虽然很少需要输血，但仍建议应用血液回收装置将输血的风险降到最低。如果回收量小于 500ml，回收血液通常被弃掉。

■ 手术技术

通过标准胸部正中切口劈开胸骨，获取单侧或双侧胸廓内动脉（ITA）。患者应肝素化（150～200U/kg，即体外循环量的一半）使活化凝血时间（ACT）大于 300 秒。为了便于暴露心脏，应充分游离心包及纵隔。对于心脏扩大的患者可能需要打开右侧胸膜，一些外科医生常规打开右侧胸膜使心脏倾斜时有更大的空间，并且在显露心脏的外侧壁时更加容易。切开心包后，通过缝置心包固定线以帮助显露心脏。心包固定线有很多种缝合的方法。理想情况下，开始应在右上肺静脉水平向远端至心包腔的最低点缝置 2 根或更多心包固定线（图 25-1）。为了避免损伤心肌，固定线应套塑料管或选择使用海绵作为代替。由于缝置心包固定线导致心脏位置的突然改变可能会导致血流动力学或心律的意外变化，所以缝合时应该轻柔操作。搭桥的顺序很大程度上依据患者的个体需要。总的来说，左前降支（LAD）是最重要的靶血管，也最容易搭桥。因此，应以架桥 ITA 至 LAD 作为血运重建的开始。通过提起心包固定线，前降支很容易显露。将固定器置于拟行吻合处，并分离周围组织。若血管表面覆盖大量的脂肪或肌肉，使用低能量电凝或钳夹心外膜静脉可以减少周围出血。一旦吻合口位置确定后，固定器的置放方法应确保缝合有充足的空间，且吻合口到固定器两脚间的距离应相等。应避免对大的对角支的机械损伤。真空固定器应在真空吸引打开且固定器吸附在心脏表面后方可锁定，此后只需要施加少量的压力便可使心脏固定，过多的压力会导致心脏更有力的收缩以抵抗受压，从而导致心室壁运动增强。可应用多种方法对靶血管进行临时阻断，通常可使用 4-0 线缝合绕毡纱布或硅橡胶带环绕。为避免吻合口水平靶血管受压或扭曲以使缝合简单，阻断带应放置在距吻合口至少 5-10mm 处，且应在组织中足够深以避免伤及靶血管。对于伴行的冠状静脉也应该小心对待，以避免出现麻烦的侧面出血。一般情况下应避免阻断远段冠状动脉，即使在伴有很强回流的闭塞血管中也很少需要这样做。必须小心不要在支架外区域放置阻断带，这会使支架弯曲或变形。为避免损伤靶血管厚壁，应保证在靶血管完全充盈的情况下进行切开，因此阻断带应在行靶血管切开后勒紧。轻柔的收紧阻断带至出血停止。如果只有少量出血，例如慢性完全阻塞血管，阻断带也需根本不需要收紧。在远端冠状动脉间隔支出血速度不超过 5L/分钟的时，可用 CO_2 吹管来控制出血。过度吹气可能会导致桥血管及冠状动脉夹层或内膜损伤，或者可能导致气栓形成。由于可能会导致内膜损伤，分流栓的应用一直存在争议。若应用分流栓，在置入时必须非常小心避免形成创伤。最新进展是在靶血管切开后向其内注入透明反向温敏凝胶对血流进行阻塞，可使吻合口在几乎无血的情况下进行吻合，而不需要吹管、分流栓或阻断带。凝胶可完全溶解（大约 15 分钟后）或者依据室温而变化[7,8]。

根据个体冠状动脉病变及搭桥偏好，回旋支及其分支通常通常作为下一步搭桥的目标。由于在非体外循环下难于显露，回旋支远端被认为是最有挑战性的血管。对于大心脏或更重要的，右心室功能障碍的患者，可能需要打开右侧胸膜并游离右侧心包至膈神经水平，以使心脏可由胸骨下移至右侧胸腔。此种方法可以减轻右室流出道梗阻并暴露出所有背侧血管。回旋支搭桥后进行右冠状动脉及其分支的架桥。对于右优势型且狭

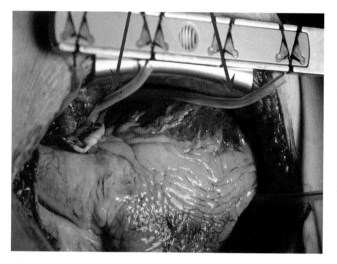

图 25-1　准备进行 OPCABG，心包固定线的放置

窄小于 80% 的患者可能需要应用分流栓，应为在右冠状动脉阻断期间房室结动脉的缺血会导致急性完全性房室传导阻滞。因此，建议在阻断血管前放置临时起搏器。

为了增进患者 OPCAB 术后短期及长期受益，桥血管材料应尽量选用动脉。这样可以避免主动脉阻断，及其他来源的栓子和其他卒中的独立危险因素。事实上，一些作者认为避免主动脉操作是使 CABG 卒中风险低于 PCI 的重要因素（表 25-1）。

表 25-1　不同冠状动脉旁路移植的技术对于脑卒中风险的比较

	病例数	脑卒中发生率（%）
Vallely 等人的研究[11]		
无主动脉操作	1201	0.25
非体外循环下侧壁钳夹	557	1.08
体外循环	1599	1.81
Calafiore 等人的研究[12]		
无主动脉操作	1533	0.19
非体外循环下侧壁钳夹	460	1.09
体外循环	2830	1.44
Prapas 等人的研究[13]		
无主动脉操作	1359	0.22

如果使用静脉桥，首先做近端或远端吻合口均可以。最为重要的是一定要在血压较低的状态下进行主动脉侧壁钳夹，以降低主动脉栓塞及主动脉夹层的风险。降压可通过药物或对下腔静脉进行临时的阻断来完成，并在松开阻断钳时进行同样的操作。术中对于桥血管通畅度的检查建议应用流量仪

（transient time Doppler）或其他方式完成。如果手术区域干燥，不需要对肝素进行完全拮抗。术后当天便应开始应用阿司匹林。

■ 特殊情况

对于不稳定心绞痛、心源性休克或射血分数低于 20% 的患者，术前植入主动脉内反搏泵（IACP）可能会有帮助作用。此外，这些患者可以行体外循环下心脏不停搏冠状动脉旁路移植术，以达到保留冠状动脉自然血流，心脏卸负荷及保证组织灌注的目的[14,15]。合并有心房颤动（AF）的患者，由于其心脏收缩不规则，可能会导致缝合发生偏移（心脏规则收缩的患者可应用诸如"等待-观察"的策略进行缝合，而对于心脏收缩不规则的患者这些方法的作用便小得多[5]）。因此，通过药物或临时起搏器的 VVI 模式使患者的心率降低以帮助手术进行。如果患者为阵发性房颤，可在搭桥前应用射频消融进行肺静脉隔离术。

■ 结果

全世界 OPCAB 的手术量已达到冠状动脉血运重建手术量的 30%，在一些医疗资源及经济资源有限的国家已超过 80%。在一些医疗中心，进行 OPCAB 几乎不需要对患者进行选择。

当讨论预后时，必须考虑到虽然在大多数分析中应用了倾向性评分，但选择性偏倚仍然不能被排除。正如 Sergeant 以及 Puskas 及其同事指出的，与常规体外循环下冠状动脉旁路移植术相比 OPCAB 减少患者临床死亡率、卒中和肾衰竭的发生率需要通过标准的大样本量的研究才能发现明显统计学差异[16,17]。

自从 OPCAB 术首次被报道开始，下列担心便随之出现：（1）血运重建不完全[18~21]；（2）由于对技术难度大使桥血管通畅度受损[22]。在一些较大的前瞻性研究中充斥着这些担心。Khan 及其同事发现接受 OPCAB 患者术后 3 月桥血管通畅率下降而其他观察指标无明显差异[22]。在 ROOBY 研究中，每组有超过一千名患者，一年观察结果表明 OPCAB 在心源性死亡及出 LIMA-LAD 外的桥血管通畅率方面均处劣势[23]。一些如 SMART 及 Prague IV 研究等提供了患者桥血管造影数据的研究表明，停搏及不停搏冠状动脉旁路移植术桥血管有着相同的通畅率[24~26]。

大多数研究表明 OPCAB 手术及术后早期死亡率更低。根据胸外科医师协会 1999-2000 年数据的回顾性研究表明，经过多因素风险调整 logistic 回归（OR 0.76，95%；CI 0.68～0.84）及条件倾向性匹配 logistic 回归（OR 0.83，95%；CI 0.73～0.96），17 969 名 OPCAB 患者（占总数 8.8%）生存率较体外循环下冠状动脉旁路移植术更高[27]。由 Mack 及其同事进行的囊括 7283 名患者的多中心研究也得到了类似的结果，根据倾向性评分及多因素回归分析匹配后，可以确定应用 CPB 是手术死亡率的独立影响因素（OR 2.08，95%；CI 1.52～2.83，p < 0.001）[28]。尤其在高危患者中（如高龄，EF 值低于 30% 或肥胖），OPCAB 似乎可有更高的生存率[17,29~31]。目前鲜有关于术后中期结果的报道，而对患者术后 2～4 年的随访中，两种手术方式生存率大致相同[18,32]。

越来越多的证据表明，OPCAB 术后神经认知结果更好且卒中的发生率更低[33~35]。一些研究表明，CPB 是一个神经系统不良事件的独立预测因子[36]。OPCAB 术后，应用流量仪测定大脑中动脉的栓塞风险明显降低[37~39]。非体外循环手术后的急性肾衰竭发生风险明显降低[40-42]，尤其是对于伴有术前肾功能不全的高危患者[43,44]。

OPCAB 术后心房颤动的发生率降低[44,45]，且心肌损伤的生化指标（如，肌酸激酶和肌钙蛋白）亦有所下降[46~48]。由于 OPCAB 失血较少从而降低了输血率[17]。总之，由于术后住院时间及医疗资源的利用少，OPCAB 可以降低住院费用的 15%～35%[31]。

根据荟萃分析结果，国际微创心外科协会发布了 OPCAB 手术证据[17]。据此，OPCAB 可降低混合风险及高危患者的死亡率、住院时间、术后心梗发生率、肾衰竭、心房颤动及输血率（图 25-2）。

总之，与传统冠状动脉旁路移植术相比 OPCAB 手术技术要求更严格，学习曲线更长。一些外科医生几乎只进行 OPCAB 手术，而另一些医生却从来不使用，因此进行比较是困难的。也许 OPCAB 并不是所有患者或所有外科医生最好的选择，但它如同常规冠状动脉旁路移植术一样是一项必须被掌握的重要外科技术[50]。

微创直视下冠状动脉旁路移植术（MIDCAB）

微创心脏外科的目的在于避免胸骨正中切口的巨大创伤及切口并发症。因此，不需要胸骨正中切口的不停搏冠状动脉搭桥技术便应运而生。从 90 年代中期开始，这种被称为微创冠状动脉旁路移植术（MIDCAB）的手术技术逐渐被广泛应用[51~55]。在一些医疗中心，MIDCAB 是单纯冠心病（CAD）外科血运重建的首选方式。此外，对于一些接受胸骨正中切口风险过高的多支病变及存在广泛合并症的高危患者，MIDCAB 可以作为标准冠状动脉旁路移植术或者 OPCAB 的有效替代方法。

■ 麻醉

应用标准监测仪，并按照 OPCAB 进行体温管理。应用双腔气管插管或支气管阻滞进行选择性右肺通气，并使用短效麻醉以便快速拔管。

■ 手术技术

标准 MIDCAB 通常采取 10～20 度右侧卧位经左前外侧小切口进行。经第五肋间或乳房下折叠处行 5～6cm 皮肤切口，根据肌纤维走行对胸大肌进行钝性游离（保留肌肉），这样可以降低偶有报道的肺疝的发生。通常在实际切口上一肋间入胸。使用肋骨牵开器时必须随时避免肋骨的错位和骨折，一般不需要去掉肋骨。一般在直视下获取 LITA，但应用超声刀或遥控操作系统在内窥镜下获取 ITA 也已经被报道[55~57]。

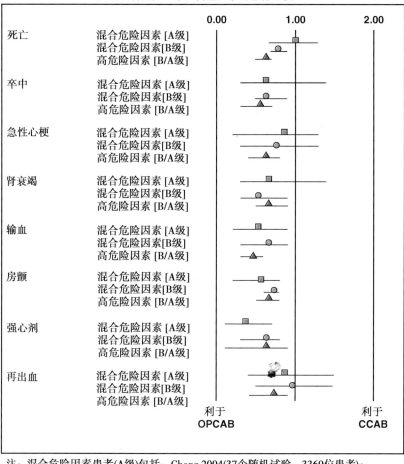

具有混合危险因素及高危因素的患者比较

注：混合危险因素患者(A级)包括：Cheng 2004(37个随机试验，3369位患者)；
混合危险因素患者(B级)包括：Beattie 2004(13个非随机试验；198204位患者)
或Reston2003(53个试验；46621位患者)；
高危患者(B/A级)包括ISMICS Consensus Meta-analysis2004(42个非随机试验53
个随机试验；26349位患者)

图 25-2　混合危险及高危患者的预后比较

以带蒂方式获取 LITA，打开胸膜以方便其获取。获取长度应自第五肋间至锁骨下动脉起源处。骨骼化的获取方式可以增加获取长度，但当然需要更多的时间。可通过游离乳腺静脉汇入锁骨下静脉处以增加 LITA 长度。LITA 分支可根据外科医生习惯用钛夹钳夹或烧灼。从远端横断面置入肝素。与切开胸骨的 OPCAB 类似，ACT 应维持在 300s 左右。胸膜应在 LAD 上方被打开，并扩大至主动脉和肺动脉的间隙处。这会有助于靶血管的暴露，尤其在心外膜上有过多脂肪或有心肌内支时。为加强暴露，也可进行少数心包缝合，也有助于固定心脏。一个直接、方便的吻合口术野是至关重要的。应用可重复使用的压力固定器显露靶血管区域（图 25-3）。对于单纯 LAD 吻合口来说不需要过于笨重的真空固定器。LAD 近端闭塞可应用 4-0 缝线缝合

或血管环压迫。缺血预适应并没有帮助，但一些医生在知道缺血被很好地控制时会感到更有自信。分流栓很少被应用，只有在一些回血非常多的情况下一些外科医生才会使用。无论何时都应该避免远端阻断（99％的患者）。每一个患者都应该应用吹气管以获得无血的手术视野。吻合口应用 7-0 或 8-0 聚丙烯线连续缝合，最后可以将 LITA 固定在心包组织上。常规应用流量仪对桥血管通畅度进行评估。置入一根胸腔引流管至左侧胸腔，并应用局麻药进行肋间神经阻滞。在用1 ~ 2 根肋骨缝合线闭合胸腔前应停止单侧肺通气，在直视下观察膨起的左肺并观察 LITA 全程的张力。用吸引器尖或长镊子可以方便的使 LITA 保持在纵隔的侧面。通常，数小时后在手术室拔出气管插管，术后当天开始抗凝治疗。

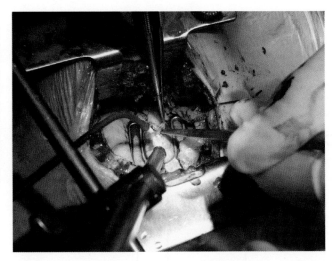

图 25-3　微创直视下冠状动脉旁路移植术通过肌肉分离径路，轻易暴露左前降支，使用了标准压力固定器

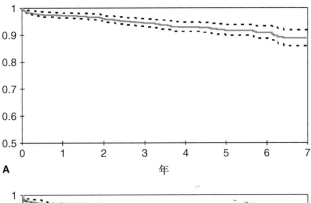

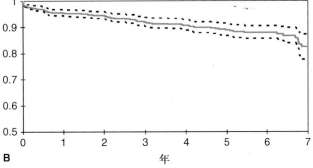

图 25-4　MIDCAB 术后。（A）MIDCAB Kaplan-Meier 五年生存曲线（95% 可信区间）；（B）无并发症（死亡、心肌梗死、卒中、心绞痛、再次血运重建）的存活曲线

■ 结果

一些文章中指出这种手术方式有着非常好的结果，即时行桥血管造影，通畅率在 94% ~ 98%，这与常规冠状动脉旁路移植术几乎相同[54,58]。有研究称，术后六个月桥血管通畅率为 94%[59]。德国胸心血管外科学协会的注册登记研究证明，MIDCAB 的在院死亡率低于 1%，毫不逊色于不停搏搭单根桥的 1.4% 及体外循环下搭单根桥的 3.6%[60]，且低于 STS 数据库的 2.4%[61]。与标准冠状动脉旁路移植术相比，MIDCAB 围手术期主要并发症，如心肌梗死及需要再次血运重建，发生率更低[61]。不过，这也可能是由于与传统技术相比，无主动脉操作的手术卒中发病率很低所带来的效果。

根据我们自己的数据，在 1996-2009 年 1918 名接受 MIDCAB 的患者中，在院死亡率为 0.8%（Euroscore 预期死亡率为 3.8%），卒中发生率为 0.3%。需要转为胸骨正中切口的为 1.6%。在 745 名术后常规接受冠状动脉造影的患者中，桥血管早期通畅率为 95.2%（n = 423）。五年生存率为 91.5%（95% CI 89.51% ~ 93.5%）。（图 25-4A）5 年及 7 年免于 MACCE 事件及心绞痛发生率为 88.6%（95% CI 86.4% ~ 90.9%）。（图 25-4B）这些结果与其他团队的研究结果相符合[59,62,63]。

一些 MIDCAB 与金属裸支架治疗单纯 LAD 近端狭窄的随机对照研究指出，MIDCAB 组早期通畅率及 5 年免于靶血管再次介入治疗和心绞痛发生率均低于对照组[64~69]。

一些研究指出，侧切口比胸骨正中切口疼痛等级更高，因为为了有足够的视野获取 LITA，肋骨被过分的牵开[55]。这种手术方式造成的肋骨移位或骨折很少发生。有限的操作空间及不完整的视野造成了桥血管的长度受限，也会导致不完整的松解及偶然的 LITA 损伤或锁骨下静脉的损伤。故直接获取 LITA 是对手术技术的挑战，也是很多医生不将 MIDCAB 手术作为外科治疗 LAD 血运重建的首选方式的一个原因。

MIDCAB 手术有着严格的技术要求，应由对于常规及不停搏冠状动脉旁路移植术有充足经验的外科医生完成。拥有 100 ~ 150 台手术的经验后，MIDCAB 的并发症发生率（转为胸骨正中切口，再次开胸止血及靶血管再次介入治疗）会显著降低[70]。因此，建议由专门的有经验的外科医生来完成手术。

尽管应用药物洗脱支架后介入治疗的结果更好，支架内再狭窄的发生率更低[71]，但对于冠状动脉单支病变尤其是开口病变、慢性闭塞及支架内再狭窄的患者，MIDCAB 凭借其非常好的远期结果[72]，仍然是替代 PCI 血运重建的治疗方式。

全内镜下冠状动脉旁路移植术（TECAB）

全内镜下冠状动脉旁路移植术（TECAB）可能是创伤最小的外科不停搏血运重建治疗方式。这种操作素来以有限的操作空间、大幅降低操作者的灵巧度及改变了手眼配合方式而闻名[73]。作为开放式手术不可或缺的助手的积极协助，在胸腔镜手术时变得非常困难。由传统心脏手术转为内窥镜下心脏手术大幅增加了手术的复杂程度，并证明了应用传统的内窥镜设备进行 CABG 术的尝试是不可能的。为了克服一些由设备因素带来的限制，电脑辅助系统便应运而生。

■ 遥控辅助下心脏手术原则

应用遥控操作设备可使手术者不需要靠近手术床的情况下参与无需身体接触的互动。它以输入机械臂（手术控制台，主控制台）控制位于患者身上的执行机械臂（从动控制台）。执行机械臂包括可以操作 2 或 3 个可替换的内镜设备的所有必需的机电设备，和一个高清 3D 内置摄像头。触觉及视觉信息被反馈到主控制台。通过这种方式外科医生可以在一个虚拟的 3D 环境中手眼协调的进行操作处理。内窥镜遥控操作技术的出现克服了传统内窥镜手术活动关节少、单眼视觉及手眼不协调的操作限制。

外科技术

应用心脏外科手术标准监护。在患者背后及右侧胸壁放置除颤电极板。应用双腔气管插管或支气管阻滞实现右肺单侧肺通气。温度管理按照 OPCAB 手术要求。在安装上器械臂及镜头臂后，需要进行镜头及视野的校准并准备好内置固定器。内置固定器需要安装在位于患者右侧手术床轨道上的固定臂上，并把手术床向右侧倾斜 10 度 ~15 度。

在实现右侧单侧肺通气后，在第五肋间腋前线内侧 2cm 处置入镜头。在血流动力学可接受的范围内充入 CO_2 以获得充足的视野及操作空间（通常使用 10 ~ 12mmHg 充气压）。以向上 30 度视野获取 LITA。右侧器械臂安装在第三肋间腋后线内侧，左侧器械臂安装在第七肋间腋前线内侧。通过调节器械臂各自的关节使两个器械臂朝向中心并获得最佳的活动范围后置入器械。应用低能量单极电灼游离覆盖 LITA 的胸廓内筋膜，由外侧至内侧钝性分离带蒂的 LITA，并保留外侧静脉，侧支行电凝或钳夹。游离应由第一肋间至分叉水平。在吻合最终完成前不要将蒂断下，以防止桥血管扭转。应使 LITA 远端骨骼化以方便吻合口的缝合。移除心表脂肪，并钝性游离附着在心包上纵隔及膈肌以扩大操作空间。在可能为 LAD 沿线的上方纵行切开心包。理想的吻合口应位于无可见的动脉粥样硬化斑块处，并避免吻合于接近分叉处。在这一点上，改变内窥镜的角度从仰视到俯视可能会得到更好的视角。肝素化后（建议 ACT 大于 300 秒），由距断面附近大约 2cm 处放置血管钳，钳夹 LITA 远段并切断，修剪以备原位吻合。短暂释放血管钳确认桥血管通畅。直至进行吻合时，应使带蒂 LITA 始终附着在胸壁上以保持桥血管的方向。在内镜观察下从剑突下置入 12mm 套管。在置入内置固定器前，应先从此处置入临时硅胶阻断带和 7cm 长 7-0 双头缝合线，并存放在纵隔处。一些外科医生喜欢用 Gore-Tex 线以避免记忆效应。另外，可能会用到钛夹（U 型夹）。由患者侧的外科医生在内镜观察下置入内置固定器（图 25-5）。连接真空吸引线及盐水冲洗线，并将多重冲洗器推到视野当中。控制台的医生安放固定器使固定器两脚平行于 LAD 目标区域，并使其吸附固定。钝性分离吻合目标区域后，在目标区域近端及远段放置硅胶阻断带进行临时阻断。切开 5 ~6mm 动脉后，完全横断 LITA 并使其放置在吻合口近端。吻合最好由内侧壁中间（12 点钟位置）开始，向足跟方向由内向外缝合 LITA 并由外向内缝合 LAD，并应注意持续保持缝线的张力。将针刺下后应用器械打结。松开阻断带及血管钳并将其撤出体外。为确保血管通畅，可由固定器置入口置入连接了无手柄的探头的流量仪进行测量。此外，可应用移动造影机或在复合手术间用现代化的 C 臂系统行术中冠状动脉造影。在可视下行胸膜腔吸引后，撤回固定器及其他器械，并使左肺通气。通过一个置入口放置胸腔引流管。如果应用四个操作臂，第四个操作臂应在获取 LITA 后由第三肋间腋前线内

位置置入。它可以提供在游离心表脂肪及心包切开时的对抗力，及在吻合时提呈血管蒂。新款 da Vinci 系统可以经由第四个操作臂置入可由操作台控制的遥控固定器。

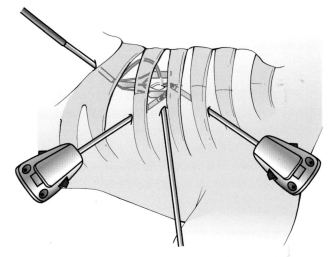

图 25-5　准备进行内窥镜下冠状动脉移植术。需要两根器械臂，一根重要摄像臂以及一根放置在剑突下的，用以置入固定器的臂

结果

最初，TECAB 是应用可置入平台与经股动静脉体外循环及主动脉内球囊阻断，在停止跳动心脏上完成的。体外循环时间及阻断时间范围分别为 80 ~120 分钟及 40 ~ 60 分钟。通过冠状动脉造影检查，在停搏心脏上行 TECAB 的出院前桥血管通畅率为 95% ~ 100%，3 个月随访通畅率为 96%[74~77]。一个包括 100 名患者的大型单中心研究报道称，经过更长的学习曲线后除了得到良好的整体结果及通畅率外，吻合时间可控制在 10 ~ 30 分钟。即使比 MIDCAB 更为突出（见前述），他们依然承认在超过 100 台手术后学习曲线仍在继续[78]。

心脏不停搏下行内镜 CABG 更具挑战性[74,79,80]。基于避免偏倚的目的，五个医疗中心的登记研究中转换率（转为 MID-CAB 手术）为 33%（117 例中的 33 例）。转换原因多是因为靶血管钙化及不能定位或游离 LAD，少数是因为诸如心律不齐或血流动力学不稳定等其他原因。完全不停搏 TECAB 的桥血管通畅率为 92% ~95%[61]。

目前 TECAB 可以被安全的操作，虽然仍被一些条件所限制（如，LAD 单支病变及少数双支病变），但内窥镜拥有治疗多支病变的潜力[81,82]。该技术更普遍的应用方式为内镜下获取双侧乳内动脉后通过胸部小切口直接行冠状动脉吻合。此种方式有很好的临床结果和非常短的康复时间[82,83]。

尽管应用了先进的遥控操作技术，TECAB 手术仍然对技术有着严苛的要求，且在世界范围内不经常被使用。由于手术时间长、应用器材量大、手术室容量要求高、学习曲线长及已有其他小切口手术方式可供选择，限制了 TECAB 技术只能由少数中心的专门的外科医生实施。

应用小切口行多支冠状动脉旁路移植术

提到小切口外科血运重建，几乎总是意味着应用左乳内动脉进行前壁血管的血运重建。经典的 MIDCAB 手术很少应用静脉或者桡动脉对对角支，或甚至是中间支实施典型 Y 型桥路移植术。

最近的报道证明了通过小切口对冠状动脉多支病变行完全血运重建的可行性。双侧乳内动脉都可以通过小切口在直视下或遥控辅助内镜下获取[84]。近端吻合口可吻合于部分阻断的主动脉或以乳内动脉为桡动脉或大隐静脉供血。

应用特殊的固定器及吸引牵开器使在跳动的心脏的任何区域吻合远端吻合口均成为可能（图 25-6）。可应用 Heartport 系统行主动脉内阻断进行体外循环的方法作为替代方法。

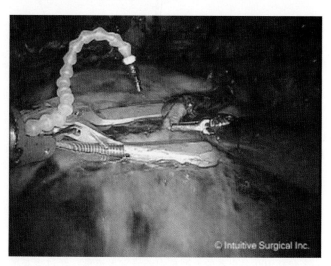

图 25-6　应用新的固定器及吸引牵开器，在 da Vinci 系统的辅助下进行冠状动脉旁路移植术

此项技术还没有成为临床常规技术，但是已发表的研究证明与常规 CABG 或 OPCAB 相比，此项技术可使患者有良好的手术结果[84]。可以假定这些手术均由专门的、有经验的外科医生为特别条挑选的患者完成。只有这些手术在更多样化的患者中得到更广泛的应用，并进行相应的随机对照研究才能给其重要意义与光明的未来。

复合技术冠状动脉旁路移植术

复合技术冠状动脉旁路移植术寻求结合经皮冠状动脉介入治疗（PCI）和小切口 CABG 对冠状动脉多支病变患者的治疗优势。该设想在 1996 年由 Angelini 首次提出[85]。目标于在尽量减小外科手术的创伤的前提下完成完全血运重建。因为 LIMA-LAD 远期良好的通畅率[72,86]不能被其他血运重建方式所代替，尤其是对于仍在广泛应用的静脉桥血管。PCI 虽可以几乎带到同样的效果，但其需要再次介入治疗率更高。尽管最近的一些研究强调了完全外科血运重建的优势[87]，但避免胸骨正中切口似乎仍是患者及心脏内科医生迫切的呼吁。

但是，结合两种不同手术的优点也就意味叠加了每种手术的风险。外科手术的风险包括全麻及人工机械通气，再加上 PCI 在远期结果方面的劣势如需要再次介入治疗及最终需要外科行多支冠状动脉旁路移植术。因此复合手术的适应证应该由负责手术的外科医生、内科医生，以及最为重要的，患者本人共同讨论决定。

■ 复合手术适应证

目前冠状动脉血运重建的方式中不包括复合手术，这是因为复合手术可提供的手术结果数据有限，且缺乏随机对照研究的结果。因此，选择复合手术主要取决于个人的决定。对于所有冠状动脉多支病变包括 LAD 近端狭窄的患者，所有的基于证据的研究表明经胸骨正中切口的 CABG 术是首选手术方式。但是，选择杂交手术的不同原因可总结如下：

1. 多并发症或高危患者：最好的适应证可能是对于由纵隔炎或预期寿命减低造成的胸骨正中切口风险增加的患者。包括恶性肿瘤患者、有胸骨感染病史的二次手术患者、需要依靠拐杖或轮椅的患者、或有如糖尿病、严重肥胖、COPD、晚期外周闭塞性疾病、主动脉钙化及有截瘫病史的卒中患者，复合手术也更有优势；

2. 急诊 PCI 治疗 CX/RCA：以回旋支或右冠状动脉为罪犯血管合并 LAD 狭窄的急性冠脉综合征患者，可能会首先由内科医生对罪犯血管行急诊 PCI 治疗。通常会在 4～6 周后行 MIDCAB 手术，并在手术前通过造影检查支架血管是否通畅。若发现支架内再狭窄则患者将需要行常规冠状动脉旁路移植术；

3. 患者的喜好：一些对手术有充分了解的患者希望避免胸骨正中切口并选在复合手术。患者需要被告知他们在将来可能需要接受包括靶血管血运重建或旁路移植手术在内的二次干预。因为为这些患者选择应用复合技术血运重建并不是由于医学原因，所以患者，内科医生及外科医生应该在知情的情况下进行协作。

■ 手术时机

最佳的手术时机及手术次序仍然存在争议[88]。所有三种可能的情况及其优缺点如下：

1. PCI 先于 CABG：由于先行经皮介入治疗后需要双重抗凝治疗，这通常会增加随后进行的外科手术的出血风险。对于稳定的患者可在其接受金属裸支架 4 周后行 CABG 手术以避免上述风险。若两种手术间隔更长时间时，则需在手术前行冠状动脉造影以排除早期支架内再狭窄。

先行 PCI 的策略最经常被应用于罪犯血管不是 LAD 并需要急诊治疗的患者[89]。

2. CABG 先于 PCI：这是最经常应用的手术顺序。患者在接受外科手术后再行经皮介入治疗。在有前壁血管的保护下，对甚至包括左主干在内的其他冠状动脉行介入治疗会更加安全[90]。并且可通过冠状动脉造影检查小切口冠状动脉旁路移植术的效果。

3. 同期血运重建：随着新型手术单元数量的增加，可以提供真正意义整合外科和 X 线透视能力的手术室越来越多，这就使实现不需移动患者的一站式复合技术血运重建成为可能。在行标准 MIDCAB 或 TECAB 手术后，在患者全麻的情况下行进行桥血管检查及经皮介入操作。在手术 PCI 失败的病例中，可以很方便的转为常规冠状动脉旁路移植术。很多患者愿意接受这种方式，但这需要内科医生及外科医生很好的合作，并且需要同步日程安排。

■ 结果

虽然复合技术血运重建已经提出了近 15 年，但已发表的临床研究结果观察时间仍然不长，且入选人数多在 20 ~ 50 名之间。此外，由于风险预测范围广泛，研究组间常存在明显的差异。各种意义上的血运重建包括外科治疗（MIDCAB 或 TECAB）和介入治疗（不同型号的金属裸支架及药物洗脱支架），及其各种可能的组合方式进一步削弱了可比性。

目前主流意见认为复合手术是安全可行的[91-95]。Friedrich 及其同事回顾了已发表的包括 367 名患者的 18 项研究。在术后 6 个月，LIMA 狭窄的发生率为 2%，支架内再狭窄的发生率为 12%[91]。由我们的团队进行的一个大型单中心队列研究表明，在随访过程中（208 人年）8 名患者死亡。一年 Kaplan-Meier 生存率为 92.5%（95% CI 86.5% ~ 98.4%），五年为 84.8%（95% CI 73.5% ~ 94.9%）。23 名患者由于出现心绞痛复发而行冠状动脉造影检查，其中 1 名患者发现 LIMA 桥闭塞，5 名患者发现明显的支架内再狭窄并需要再次介入治疗。1 年免于 MACCE 事件及心绞痛发生率分别为 85.5%（95% CI 76.9% ~ 94.1%），和 75.5%（95% CI 62.7% ~ 87.3%）（图 25-7）。

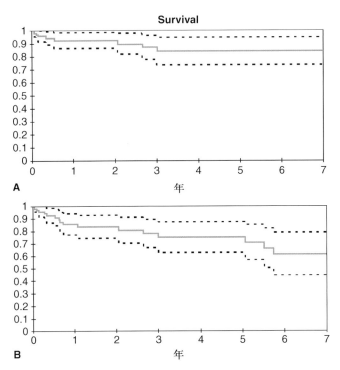

图 25-7　MIDCAB 复合术后。（A）MIDCAB Kaplan-Meier 五年生存曲线（95% 可信区间）；（B）无并发症（死亡、心肌梗死、卒中、心绞痛、再次血运重建）的存活曲线

内窥镜下获取桥血管材料

为了减小冠状动脉旁路移植术的总创伤及伤口愈合问题，桥血管材料应该通过限制性切口或内镜获取。有大量的研究指出通过内镜获取不仅没有使桥血管材料受损，而且切口感染及其他并发症的发生率均明显降低，且显然更加美观。

■ 内镜获取大隐静脉

虽然 IMA 及其他动脉应用逐渐增多，且动脉桥血管的远期效果优于静脉桥，但大隐静脉仍然经常被应用于 CABG 手术中。通过常规的纵行切口获取大隐静脉有 2% ~ 25% 的患者出现切口并发症（如切口裂开、迟愈合、感染、蜂窝织炎、败血症及偶发的截肢）或行走困难，会延长住院时间及加重患者经济负担[96-99]。此外，常规切口获取大隐静脉由于术后疼痛、肿胀、神经病变、慢性疼痛及瘢痕形成使患者不满意。

多种已存在的内镜静脉获取技术通常需要 1 或 2 个 2cm 切口。其中 1 个切口的技术的过程为：通过在膝关节折痕处股骨内侧髁后侧 1 个 2cm 的纵行切口，应用皮下拉钩或夹层套管（dissection cannula）游离大隐静脉的前侧及后侧。将内镜插入到皮下组织中，并通过吹入 CO_2 以增强显露。游离大隐静脉的一周，侧枝可应用内镜双极电凝剪或超声刀进行钳夹和电凝。当应用双极电凝剪时，剪刀应至少距离静脉 2mm 以避免热损伤。大隐静脉的近端及远段可在内镜下应用 Prolene 线缝合、钳夹或结扎的办法来完成。应用此项技术，可以通过一个切口获取从隐静脉-股静脉交汇处到内踝内侧的整条大隐静脉。切口以标准方式闭合，并缠绕绷带。有经验的医生可以在 15 ~ 30 分钟内完成上述操作[100]。与所有内镜技术一样，内镜获取静脉需要的学习曲线大概需要 30 名患者，其转为常规方式比率为 0 ~ 20%。

结果

ISMICS 共识组织回顾了 1319 名随机分组的患者和 8023 名未随机分组的患者，在这项荟萃分析中，与常规切口相比应用内镜技术获取静脉的切口并发症的发生率显著降低了 69%（OR 0.31，95% CI 0.23 ~ 0.43；p < 0.0001）[101]。切口感染需要外科干预的发生率也明显降低了（OR 0.29，95% CI 0.12 ~ 0.70；p = 0.007）。与常规切口相比，应用内镜获取静脉术后中度至重度疼痛的发生率降低了 74%（OR 0.26，95% CI 0.12 ~ 0.55；p < 0.0001），而在术后 4 ~ 6 周的随访中降低了 90%（OR 0.10，95% CI 0.03 ~ 0.37；p < 0.0001）。出院时移动困难发生率下降了 69%（OR 0.31，95% CI 0.15 ~ 0.65；p = 0.002）。

最近的一项研究指出，应有内镜获取静脉的患者冠状动脉造影及临床结果更差[102]。但是，大多数研究并没有发现应用内镜获取静脉的患者在早期及中期心肌梗死、再发心绞痛、再次介入治疗及死亡方面存在差别[101,103]。然后由于观察心脏相关结果及和提供桥血管通畅率冠状动脉造影数据的研究非常有限，所以目前还不能得到任何有意的结论。一些实验表明，应用内镜获取静脉与常规切口获取静脉在血管完整性及血管壁损伤方面没有差异[104,105]。

■ 内镜下获取桡动脉

在过去 10 年间，应用桡动脉进行冠状动脉旁路移植术得到了普及。传统获取桡动脉的方法需要沿肱桡肌内侧行自肘下方至腕关节的切口。虽然切口并发症较少被报道，但前臂切口的延期愈合会引发严重的不舒适感[106]。切开获取桡动脉的患者有 10% 出现感觉丧失，33% 出现前臂瘢痕不适[107,108]。因此随后，应用内镜技术获取桡动脉的技术得到发展[109]。

外科技术

在术前或术中应用标准或采用多普勒检查的改进法的 Allen 试验来检查尺动脉到掌弓的侧支循环，或在肉眼观察再灌注存在疑虑时测量患者的氧饱和度。为了避免损伤臂丛神经，手臂伸展不要超过 90 度。在桡骨茎突上方 1cm 处行 2 至 3cm 长纵形切口暴露并游离桡动脉，经此切口置入皮下牵引器及一个 5mm、30 度内镜。用牵引器在皮下行沿桡动脉进行钝性分离以暴露桡动脉，接着用超声刀或电刀游离位于皮下牵引器下方的侧枝及周围组织，并在桡动脉前方分离肱桡肌和腕屈肌之间的筋膜使皮下牵引器可以有进入的空间[110]。将全部侧枝分离以后，从远端切口置入血管牵引器以确认桡动脉被完全游离。应用 Endoloop 结扎桡动脉近端，在尺动脉分叉处钳夹远端，之后以内镜剪刀横断桡动脉。通过远端皮肤切口取出桡动脉，并结扎远端。以标准方式闭合皮肤切口。

结果

文献报道的应用标准切口获取桡动脉术后神经并发症发生率从 2.4% ~ 30% 不等，主要与损伤表浅的桡神经或者前臂外侧皮神经有关。应用内镜技术，由于操作均在肱桡肌下方进行，对前臂外侧皮神经的损伤较少发生。但是，在对远端进行分离的时候仍然可能损伤表浅的桡神经[110]。与常规切口相比，内镜技术获取桡动脉切口的感染率更低（0 ~ 2.7%）[100,111]。

内镜技术获取桡动脉的桥血管通畅率，临床结果，组织完整性及体外血管反应性与常规切口相同[112~114]。因此，内镜技术获取桡动脉技术可用以提高患者的舒适感及减少切口愈合并发症[115]。

结论

总之，小切口旁路移植手术在外科血运重建技术中扮演着越来越重要的角色。越来越多的证据表明了 OPCAB 技术的优势，且在很多医疗中心该技术已作为首选方式。MIDCAB 仍然局限于单支病变的患者，且尚无良好远期数据证明这种技术的有效性。机器人辅助下内镜旁路移植技术仍然处于不断发展的过程中，目前只能应用于经挑选的患者，且这种技术的进一步应用必须依靠科学技术的进步。已有大量的证据表明，内镜下获取静脉桥血管的临床结果要优于常规切口获取技术，而内镜下获取桡动脉技术在将来也许也会得到同样的肯定。

参考文献

1. Jansen EW, Borst C, Lahpor JR, Grundeman PF, Eefting FD, et al: Coronary artery bypass grafting without cardiopulmonary bypass using the octopus method: results in the first one hundred patients. *J Thorac Cardiovasc Surg* 1998; 116(1):60-67.
2. Vanermen H: What is minimally invasive cardiac surgery? *J Card Surg* 1998; 13(4):268-274.
3. Yusuf S, Zucker D, Peduzzi P, Fisher LD, Takaro T, et al: Effect of coronary artery bypass graft surgery on survival: overview of 10-year results from randomised trials by the Coronary Artery Bypass Graft Surgery Trialists Collaboration. *Lancet* 1994; 344(8922):563-570.
4. Aybek T, Kessler P, Khan MF, Dogan S, Neidhart G, et al: Operative techniques in awake coronary artery bypass grafting. *J Thorac Cardiovasc Surg* 2003; 125(6):1394-1400.
5. Leather HA, Vuylsteke A, Bert C, M'Fam W, Segers P, et al: Evaluation of a new continuous cardiac output monitor in off-pump coronary artery surgery. *Anaesthesia* 2004; 59(4):385-389.
6. Falk V: Manual control and tracking—a human factor analysis relevant for beating heart surgery. *Ann Thorac Surg* 2002; 74(2):624-628.
7. Bouchot O, Aubin MC, Carrier M, Cohn WE, Perrault LP: Temporary coronary artery occlusion during off-pump coronary artery bypass grafting with the new poloxamer P407 does not cause endothelial dysfunction in epicardial coronary arteries. *J Thorac Cardiovasc Surg* 2006; 132(5): 1144-1149.
8. Mommerot A, Aubin MC, Carrier M, Cohn W, Perrault LP: Use of the purified poloxamer 407 for temporary coronary occlusion in off-pump CABG does not cause myocardial injury. *Innovations* 2007; 2:201-204.
9. Lev-Ran O, Braunstein R, Sharony R, Kramer A, Paz Y, et al: No-touch aorta off-pump coronary surgery: the effect on stroke. *J Thorac Cardiovasc Surg* 2005; 129(2):307-313.
10. Brereton RJ, Misfeld M, Ross DE: Percutaneous coronary intervention versus coronary-artery bypass grafting. *NEJM* 2009; 360(25):2673; author reply 2674-2675.
11. Vallely MP, Potger K, McMillan D, Hemli JM, Brady PW, et al: Anaortic techniques reduce neurological morbidity after off-pump coronary artery bypass surgery. *Heart Lung Circ* 2008; 17(4):299-304.
12. Calafiore AM, Di Mauro M, Teodori G, Di Giammarco G, Cirmeni S, et al: Impact of aortic manipulation on incidence of cerebrovascular accidents after surgical myocardial revascularization. *Ann Thorac Surg* 2002; 73(5): 1387-1393.
13. Prapas SN, Panagiotopoulos IA, Hamed Abdelsalam A, Kotsis VN, Protogeros DA, et al: Predictors of prolonged mechanical ventilation following aorta no-touch off-pump coronary artery bypass surgery. *Eur J Cardiothorac Surg* 2007; 32(3):488-492.
14. Rastan AJ, Eckenstein JI, Hentschel B, Funkat AK, Gummert JF, et al: Emergency coronary artery bypass graft surgery for acute coronary syndrome: beating heart versus conventional cardioplegic cardiac arrest strategies. *Circulation* 2006; 114(1 Suppl):I477-485.
15. Edgerton JR, Herbert MA, Jones KK, Prince SL, Acuff T, et al: On-pump beating heart surgery offers an alternative for unstable patients undergoing coronary artery bypass grafting. *Heart Surg Forum* 2004; 7(1):8-15.
16. Sergeant P, Wouters P, Meyns B, Bert C, Van Hemelrijck J, et al: OPCAB versus early mortality and morbidity: an issue between clinical relevance and statistical significance. *Eur J Cardiothorac Surg* 2004; 25(5):779-785.
17. Puskas J, Cheng D, Knight J, Angelini G, DeCannier D, et al: Off-pump versus conventional coronary artery bypass grafting: a meta-analysis and consensus statement from The 2004 ISMICS Consensus Conference. *Innovations* 2005; 1(1):3-27.
18. Sabik JF, Blackstone EH, Lytle BW, Houghtaling PL, Gillinov AM, et al: Equivalent midterm outcomes after off-pump and on-pump coronary surgery. *J Thorac Cardiovasc Surg* 2004; 127(1):142-148.
19. Czerny M, Baumer H, Kilo J, Zuckermann A, Grubhofer G, et al: Complete revascularization in coronary artery bypass grafting with and without cardiopulmonary bypass. *Ann Thorac Surg* 2001; 71(1):165-169.
20. Calafiore AM, Di Mauro M, Canosa C, Di Giammarco G, Iaco AL, et al: Myocardial revascularization with and without cardiopulmonary bypass: advantages, disadvantages and similarities. *Eur J Cardiothorac Surg* 2003; 24(6):953-960.
21. van Dijk D, Nierich AP, Jansen EW, Nathoe HM, Suyker WJ, et al: Early outcome after off-pump versus on-pump coronary bypass surgery: results from a randomized study. *Circulation* 2001; 104(15):1761-1766.

22. Khan NE, De Souza A, Mister R, Flather M, Clague J, et al: A randomized comparison of off-pump and on-pump multivessel coronary-artery bypass surgery. *NEJM* 2004; 350(1):21-28.

23. Shroyer AL, Grover FL, Hattler B, Collins JF, McDonald GO, et al: On-pump versus off-pump coronary-artery bypass surgery. *NEJM* 2009; 361(19):1827-1837.

24. Puskas JD, Williams WH, Duke PG, Staples JR, Glas KE, et al: Off-pump coronary artery bypass grafting provides complete revascularization with reduced myocardial injury, transfusion requirements, and length of stay: a prospective randomized comparison of two hundred unselected patients undergoing off-pump versus conventional coronary artery bypass grafting. *J Thorac Cardiovasc Surg* 2003; 125(4):797-808.

25. Muneretto C, Bisleri G, Negri A, Manfredi J, Metra M, et al: Off-pump coronary artery bypass surgery technique for total arterial myocardial revascularization: a prospective randomized study. *Ann Thorac Surg* 2003; 76(3):778-782; discussion 783.

26. Widimsky P, Straka Z, Stros P, Jirasek K, Dvorak J, et al: One-year coronary bypass graft patency: a randomized comparison between off-pump and on-pump surgery angiographic results of the PRAGUE-4 trial. *Circulation* 2004; 110(22):3418-3423.

27. Magee MJ, Coombs LP, Peterson ED, Mack MJ: Patient selection and current practice strategy for off-pump coronary artery bypass surgery. *Circulation* 2003; 108 Suppl 1:II9-14.

28. Mack MJ, Pfister A, Bachand D, Emery R, Magee MJ, et al: Comparison of coronary bypass surgery with and without cardiopulmonary bypass in patients with multivessel disease. *J Thorac Cardiovasc Surg* 2004; 127(1): 167-173.

29. Stamou SC, Jablonski KA, Hill PC, Bafi AS, Boyce SW, Corso PJ: Coronary revascularization without cardiopulmonary bypass versus the conventional approach in high-risk patients. *Ann Thorac Surg* 2005; 79(2):552-557.

30. Ascione R, Reeves BC, Rees K, Angelini GD: Effectiveness of coronary artery bypass grafting with or without cardiopulmonary bypass in overweight patients. *Circulation* 2002; 106(14):1764-1770.

31. Cheng DC, Bainbridge D, Martin JE, Novick RJ: Does off-pump coronary artery bypass reduce mortality, morbidity, and resource utilization when compared with conventional coronary artery bypass? A meta-analysis of randomized trials. *Anesthesiology* 2005; 102(1):188-203.

32. Angelini GD, Taylor FC, Reeves BC, Ascione R: Early and midterm outcome after off-pump and on-pump surgery in Beating Heart Against Cardioplegic Arrest Studies (BHACAS 1 and 2): a pooled analysis of two randomised controlled trials. *Lancet* 2002; 359(9313):1194-1199.

33. Zamvar V, Williams D, Hall J, Payne N, Cann C, et al: Assessment of neurocognitive impairment after off-pump and on-pump techniques for coronary artery bypass graft surgery: prospective randomised controlled trial. *BMJ* 2002; 325(7375):1268.

34. Bucerius J, Gummert JF, Borger MA, Walther T, Doll N, et al: Predictors of delirium after cardiac surgery delirium: effect of beating-heart (off-pump) surgery. *J Thorac Cardiovasc Surg* 2004; 127(1):57-64.

35. Stamou SC, Jablonski KA, Pfister AJ, Hill PC, Dullum MK, et al: Stroke after conventional versus minimally invasive coronary artery bypass. *Ann Thorac Surg* 2002; 74(2):394-399.

36. Patel NC, Deodhar AP, Grayson AD, Pullan DM, Keenan DJ, et al: Neurological outcomes in coronary surgery: independent effect of avoiding cardiopulmonary bypass. *Ann Thorac Surg* 2002; 74(2):400-405; discussion 405-406.

37. Diegeler A, Hirsch R, Schneider F, Schilling LO, Falk V, et al: Neuromonitoring and neurocognitive outcome in off-pump versus conventional coronary bypass operation. *Ann Thorac Surg* 2000; 69(4):1162-1166.

38. Lee JD, Lee SJ, Tsushima WT, Yamauchi H, Lau WT, et al: Benefits of off-pump bypass on neurologic and clinical morbidity: a prospective randomized trial. *Ann Thorac Surg* 2003; 76(1):18-25; discussion 25-26.

39. Scarborough JE, White W, Derilus FE, Mathew JP, Newman MF, et al: Combined use of off-pump techniques and a sutureless proximal aortic anastomotic device reduces cerebral microemboli generation during coronary artery bypass grafting. *J Thorac Cardiovasc Surg* 2003; 126(5): 1561-1567.

40. Ascione R, Lloyd CT, Underwood MJ, Gomes WJ, Angelini GD: On-pump versus off-pump coronary revascularization: evaluation of renal function. *Ann Thorac Surg* 1999; 68(2):493-498.

41. Arom KV, Flavin TF, Emery RW, Kshettry VR, Janey PA, et al: Safety and efficacy of off-pump coronary artery bypass grafting. *Ann Thorac Surg* 2000; 69(3):704-710.

42. Bucerius J, Gummert JF, Walther T, Schmitt DV, Doll N, et al: On-pump versus off-pump coronary artery bypass grafting: impact on postoperative renal failure requiring renal replacement therapy. *Ann Thorac Surg* 2004; 77(4):1250-1256.

43. Ascione R, Nason G, Al-Ruzzeh S, Ko C, Ciulli F, et al: Coronary revascularization with or without cardiopulmonary bypass in patients with preoperative nondialysis-dependent renal insufficiency. *Ann Thorac Surg* 2001; 72(6):2020-2025.

44. Weerasinghe A, Athanasiou T, Al-Ruzzeh S, Casula R, Tekkis PP, et al: Functional renal outcome in on-pump and off-pump coronary revascularization: a propensity-based analysis. *Ann Thorac Surg* 2005; 79(5): 1577-1583.

45. Athanasiou T, Aziz O, Mangoush O, Al-Ruzzeh S, Nair S, et al: Does off-pump coronary artery bypass reduce the incidence of post-operative atrial fibrillation? A question revisited. *Eur J Cardiothorac Surg* 2004; 26(4):701-710.

46. Rastan AJ, Bittner HB, Gummert JF, Walther T, Schewick CV, et al: On-pump beating heart versus off-pump coronary artery bypass surgery-evidence of pump-induced myocardial injury. *Eur J Cardiothorac Surg* 2005; 27(6):1057-1064.

47. Dybdahl B, Wahba A, Haaverstad R, Kirkeby-Garstad I, Kierulf P, et al: On-pump versus off-pump coronary artery bypass grafting: more heat-shock protein 70 is released after on-pump surgery. *Eur J Cardiothorac Surg* 2004; 25(6):985-992.

48. Diegeler A, Doll N, Rauch T, Haberer D, Walther T, et al: Humoral immune response during coronary artery bypass grafting: a comparison of limited approach, "off-pump" technique, and conventional cardiopulmonary bypass. *Circulation* 2000; 102(19 Suppl 3):III95-100.

49. Nathoe HM, van Dijk D, Jansen EW, Suyker WJ, Diephuis JC, et al: A comparison of on-pump and off-pump coronary bypass surgery in low-risk patients. *NEJM* 2003; 348(5):394-402.

50. MacGillivray TE, Vlahakes GJ: Patency and the pump—the risks and benefits of off-pump CABG. *NEJM* 2004; 350(1):3-4.

51. Calafiore AM, Giammarco GD, Teodori G, Bosco G, D'Annunzio E, et al: Left anterior descending coronary artery grafting via left anterior small thoracotomy without cardiopulmonary bypass. *Ann Thorac Surg* 1996; 61(6):1658-1663; discussion 1664-1655.

52. Cremer J, Struber M, Wittwer T, Ruhparwar A, Harringer W, et al: Off-bypass coronary bypass grafting via minithoracotomy using mechanical epicardial stabilization. *Ann Thorac Surg* 1997; 63(6 Suppl):S79-83.

53. Subramanian VA, McCabe JC, Geller CM: Minimally invasive direct coronary artery bypass grafting: two-year clinical experience. *Ann Thorac Surg* 1997; 64(6):1648-1653; discussion 1654-1645.

54. Diegeler A, Matin M, Kayser S, Binner C, Autschbach R, et al: Angiographic results after minimally invasive coronary bypass grafting using the minimally invasive direct coronary bypass grafting (MIDCAB) approach. *Eur J Cardiothorac Surg* 1999; 15(5):680-684.

55. Bucerius J, Metz S, Walther T, Falk V, Doll N, et al: Endoscopic internal thoracic artery dissection leads to significant reduction of pain after minimally invasive direct coronary artery bypass graft surgery. *Ann Thorac Surg* 2002; 73(4):1180-1184.

56. Wolf RK, Ohtsuka T, Flege JB, Jr: Early results of thoracoscopic internal mammary artery harvest using an ultrasonic scalpel. *Eur J Cardiothorac Surg* 1998; 14 Suppl 1:S54-57.

57. Duhaylongsod FG, Mayfield WR, Wolf RK: Thoracoscopic harvest of the internal thoracic artery: a multicenter experience in 218 cases. *Ann Thorac Surg* 1998; 66(3):1012-1017.

58. Mack MJ, Magovern JA, Acuff TA, Landreneau RJ, Tennison DM, et al: Results of graft patency by immediate angiography in minimally invasive coronary artery surgery. *Ann Thorac Surg* 1999; 68(2):383-389; discussion 389-390.

59. Kettering K, Dapunt O, Baer FM: Minimally invasive direct coronary artery bypass grafting: a systematic review. *J Cardiovasc Surg* 2004; 45(3): 255-264.

60. Gummert JF, Funkat A, Krian A: Cardiac surgery in Germany during 2004: a report on behalf of the German Society for Thoracic and Cardiovascular Surgery. *Thorac Cardiovascular Surg* 2005; 53(6):391-399.

61. de Canniere D, Wimmer-Greinecker G, Cichon R, Gulielmos V, Van Praet F, et al: Feasibility, safety, and efficacy of totally endoscopic coronary artery bypass grafting: multicenter European experience. *J Thorac Cardiovasc Surg* 2007; 134(3):710-716.

62. Calafiore AM, Di Giammarco G, Teodori G, Gallina S, Maddestra N, et al: Midterm results after minimally invasive coronary surgery (LAST operation). *J Thorac Cardiovasc Surg* 1998; 115(4):763-771.

63. Mehran R, Dangas G, Stamou SC, Pfister AJ, Dullum MK, et al: One-year clinical outcome after minimally invasive direct coronary artery bypass. *Circulation* 2000; 102(23):2799-2802.

64. Mariani MA, Boonstra PW, Grandjean JG, Peels JO, Monnink SH, et al: Minimally invasive coronary artery bypass grafting versus coronary angioplasty for isolated type C stenosis of the left anterior descending artery. *J Thorac Cardiovasc Surg* 1997; 114(3):434-439.

65. Fraund S, Herrmann G, Witzke A, Hedderich J, Lutter G, et al: Midterm follow-up after minimally invasive direct coronary artery bypass grafting versus percutaneous coronary intervention techniques. *Ann Thorac Surg* 2005; 79(4):1225-1231.

66. Diegeler A, Thiele H, Falk V, Hambrecht R, Spyrantis N, et al: Comparison of stenting with minimally invasive bypass surgery for stenosis of the left anterior descending coronary artery. *NEJM* 2002; 347(8):561-566.

67. Shirai K, Lansky AJ, Mehran R, Dangas GD, Costantini CO, et al: Minimally invasive coronary artery bypass grafting versus stenting for patients with proximal left anterior descending coronary artery disease. *Am J Cardiol* 2004; 93(8):959-962.

68. Thiele H, Oettel S, Jacobs S, Hambrecht R, Sick P, et al: Comparison of bare-metal stenting with minimally invasive bypass surgery for stenosis of the left anterior descending coronary artery: a 5-year follow-up. *Circulation* 2005; 112(22):3445-3450.

69. Reeves BC, Angelini GD, Bryan AJ, Taylor FC, Cripps T, et al: A multi-centre randomised controlled trial of minimally invasive direct coronary bypass grafting versus percutaneous transluminal coronary angioplasty with stenting for proximal stenosis of the left anterior descending coronary artery. *Health Technol Assess (Winchester, England)* 2004; 8(16):1-43.

70. Holzhey DM, Jacobs S, Walther T, Mochalski M, Mohr FW, et al: Cumulative sum failure analysis for eight surgeons performing minimally invasive direct coronary artery bypass. *J Thorac Cardiovasc Surg* 2007; 134(3):663-669.

71. Thiele H, Neumann-Schniedewind P, Jacobs S, Boudriot E, Walther T, et al: Randomized comparison of minimally invasive direct coronary artery bypass surgery versus sirolimus-eluting stenting in isolated proximal left anterior descending coronary artery stenosis. *J Am Coll Cardiol* 2009; 53(25):2324-2331.

72. Holzhey DM, Jacobs S, Mochalski M, Walther T, Thiele H, et al: Seven-year follow-up after minimally invasive direct coronary artery bypass: experience with more than 1300 patients. *Ann Thorac Surg* 2007; 83(1):108-114.

73. Falk V, McLoughlin J, Guthart G, Salisbury JK, Walther T, et al: Dexterity enhancement in endoscopic surgery by a computer-controlled mechanical wrist. *Minim Invasive Ther Allied Technol* 1999; 8(4):235-242.

74. Falk V, Diegeler A, Walther T, Jacobs S, Raumans J, et al: Total endoscopic off-pump coronary artery bypass grafting. *Heart Surg Forum* 2000; 3(1):29-31.

75. Damiano RJ Jr, Ehrman WJ, Ducko CT, Tabaie HA, Stephenson ER Jr, et al: Initial United States clinical trial of robotically assisted endoscopic coronary artery bypass grafting. *J Thorac Cardiovasc Surg* 2000; 119(1):77-82.

76. Reichenspurner H, Damiano RJ, Mack M, Boehm DH, Gulbins H, et al: Use of the voice-controlled and computer-assisted surgical system ZEUS for endoscopic coronary artery bypass grafting. *J Thorac Cardiovasc Surg* 1999; 118(1):11-16.

77. Kappert U, Schneider J, Cichon R, Gulielmos V, Matschke K, et al: Wrist-enhanced instrumentation: moving toward totally endoscopic coronary artery bypass grafting. *Ann Thorac Surg* 2000; 70(3):1105-1108.

78. Bonatti J, Schachner T, Bonaros N, Oehlinger A, Wiedemann D, et al: Effectiveness and safety of total endoscopic left internal mammary artery bypass graft to the left anterior descending artery. *American J Cardiol* 2009; 104(12):1684-1688.

79. Falk V, Diegeler A, Walther T, Loscher N, Vogel B, et al: Endoscopic coronary artery bypass grafting on the beating heart using a computer enhanced telemanipulation system. *Heart Surg Forum* 1999; 2(3):199-205.

80. Falk V, Diegeler A, Walther T, Banusch J, Brucerius J, et al: Total endoscopic computer enhanced coronary artery bypass grafting. *Eur J Cardiothorac Surg* 2000; 17(1):38-45.

81. Kappert U, Cichon R, Schneider J, Gulielmos V, Ahmadzade T, et al: Technique of closed chest coronary artery surgery on the beating heart. *Eur J Cardiothorac Surg* 2001; 20(4):765-769.

82. Srivastava S, Gadasalli S, Agusala M, Kolluru R, Naidu J, et al: Use of bilateral internal thoracic arteries in CABG through lateral thoracotomy with robotic assistance in 150 patients. *Ann Thorac Surg* 2006; 81(3):800-806; discussion 806.

83. Subramanian VA, Patel NU, Patel NC, Loulmet DF: Robotic assisted multivessel minimally invasive direct coronary artery bypass with port-access stabilization and cardiac positioning: paving the way for outpatient coronary surgery? *Ann Thorac Surg* 2005; 79(5):1590-1596; discussion 1590-1596.

84. McGinn JT Jr, Usman S, Lapierre H, Pothula VR, Mesana TG, et al: Minimally invasive coronary artery bypass grafting: dual-center experience in 450 consecutive patients. *Circulation* 2009; 120(11 Suppl):S78-84.

85. Angelini GD, Wilde P, Salerno TA, Bosco G, Calafiore AM: Integrated left small thoracotomy and angioplasty for multivessel coronary artery revascularisation. *Lancet* 1996; 347(9003):757-758.

86. Pick AW, Orszulak TA, Anderson BJ, Schaff HV: Single versus bilateral internal mammary artery grafts: 10-year outcome analysis. *Ann Thorac Surg* 1997; 64(3):599-605.

87. Serruys PW, Morice MC, Kappetein AP, Colombo A, Holmes DR, et al: Percutaneous coronary intervention versus coronary-artery bypass grafting for severe coronary artery disease. *NEJM* 2009; 360(10):961-972.

88. DeRose JJ: Current state of integrated "hybrid" coronary revascularization. *Semin Thorac Cardiovasc Surg* 2009; 21(3):229-236.

89. Holzhey DM, Jacobs S, Mochalski M, Merk D, Walther T, et al: Minimally invasive hybrid coronary artery revascularization. *Ann Thorac Surg* 2008; 86(6):1856-1860.

90. Mack MJ, Brown DL, Sankaran A: Minimally invasive coronary bypass for protected left main coronary stenosis angioplasty. *Ann Thorac Surg* 1997; 64(2):545-546.

91. Friedrich GJ, Bonatti J: Hybrid coronary artery revascularization—review and update 2007. *Heart Surg Forum* 2007; 10(4):E292-296.

92. Katz MR, Van Praet F, de Canniere D, Murphy D, Siwek L, et al: Integrated coronary revascularization: percutaneous coronary intervention plus robotic totally endoscopic coronary artery bypass. *Circulation* 2006; 114(1 Suppl):I473-476.

93. Bonatti J, Schachner T, Bonaros N, Jonetzko P, Ohlinger A, et al: Treatment of double vessel coronary artery disease by totally endoscopic bypass surgery and drug-eluting stent placement in one simultaneous hybrid session. *Heart Surg Forum* 2005; 8(4):E284-286.

94. Bonatti J, Schachner T, Bonaros N, Laufer G, Kolbitsch C, et al: Robotic totally endoscopic coronary artery bypass and catheter based coronary intervention in one operative session. *Ann Thorac Surg* 2005; 79(6):2138-2141.

95. Wittwer T, Haverich A, Cremer J, Boonstra P, Franke U, et al: Follow-up experience with coronary hybrid-revascularisation. *Thorac Cardiovasc Surg* 2000; 48(6):356-359.

96. Goldsborough MA, Miller MH, Gibson J, Creighton-Kelly S, Custer CA, et al: Prevalence of leg wound complications after coronary artery bypass grafting: determination of risk factors. *Am J Crit Care* 1999; 8(3):149-153.

97. Allen KB, Griffith GL, Heimansohn DA, Robison RJ, Matheny RG, et al: Endoscopic versus traditional saphenous vein harvesting: a prospective, randomized trial. *Ann Thorac Surg* 1998; 66(1):26-31; discussion 31-22.

98. Bonde P, Graham A, MacGowan S: Endoscopic vein harvest: early results of a prospective trial with open vein harvest. *Heart Surg Forum* 2002; 5 Suppl 4:S378-391.

99. Bonde P, Graham AN, MacGowan SW: Endoscopic vein harvest: advantages and limitations. *Ann Thorac Surg* 2004; 77(6):2076-2082.

100. Aziz O, Athanasiou T, Darzi A: Minimally invasive conduit harvesting: a systematic review. *Eur J Cardiothorac Surg* 2006; 29(3):324-333.

101. Cheng D, Allen K, Cohn W, Connolly M, Edgerton J, et al: Endoscopic vascular harvest in coronary artery bypass grafting surgery: a meta-analysis of randomized trials and controlled trials. *Innovations* 2005; 1(2):61-74.

102. Lopes RD, Hafley GE, Allen KB, Ferguson TB, Peterson ED, et al: Endoscopic versus open vein-graft harvesting in coronary-artery bypass surgery. *NEJM* 2009; 361(3):235-244.

103. Ouzounian M, Hassan A, Buth KJ, MacPherson C, Ali IM, et al: Impact of endoscopic versus open saphenous vein harvest techniques on outcomes after coronary artery bypass grafting. *Ann Thorac Surg* 2010; 89(2):403-408.

104. Coppoolse R, Rees W, Krech R, Hufnagel M, Seufert K, et al: Routine minimal invasive vein harvesting reduces postoperative morbidity in cardiac bypass procedures. Clinical report of 1400 patients. *Eur J Cardiothorac Surg* 1999; 16 Suppl 2:S61-66.

105. Crouch JD, O'Hair DP, Keuler JP, Barragry TP, Werner PH, et al: Open versus endoscopic saphenous vein harvesting: wound complications and vein quality. *Ann Thorac Surg* 1999; 68(4):1513-1516.

106. Meharwal ZS, Trehan N: Functional status of the hand after radial artery harvesting: results in 3,977 cases. *Ann Thorac Surg* 2001; 72(5):1557-1561.

107. Denton TA, Trento L, Cohen M, Kass RM, Blanche C, et al: Radial artery harvesting for coronary bypass operations: neurologic complications and their potential mechanisms. *J Thorac Cardiovasc Surg* 2001; 121(5):951-956.

108. Tatoulis J, Royse AG, Buxton BF, Fuller JA, Skillington PD, et al: The radial artery in coronary surgery: a 5-year experience—clinical and angiographic results. *Ann Thorac Surg* 2002; 73(1):143-147; discussion 147-148.

109. Connolly MW, Torrillo LD, Stauder MJ, Patel NU, McCabe JC, et al: Endoscopic radial artery harvesting: results of first 300 patients. *Ann Thorac Surg* 2002; 74(2):502-505; discussion 506.

110. Casselman FP, La Meir M, Cammu G, Wellens F, De Geest R, et al: Initial experience with an endoscopic radial artery harvesting technique. *J Thorac Cardiovasc Surg* 2004; 128(3):463-466.

111. Patel AN, Henry AC, Hunnicutt C, Cockerham CA, Willey B, et al: Endoscopic radial artery harvesting is better than the open technique. *Ann Thorac Surg* 2004; 78(1):149-153; discussion 149-153.

112. Medalion B, Tobar A, Yosibash Z, Stamler A, Sharoni E, et al: Vasoreactivity and histology of the radial artery: comparison of open versus endoscopic approaches. *Eur J Cardiothorac Surg* 2008; 34(4):845-849.

113. Ito N, Tashiro T, Morishige N, Iwahashi H, Nishimi M, et al: Endoscopic radial artery harvesting for coronary artery bypass grafting: the initial clinical experience and results of the first 50 patients. *Heart Surg Forum* 2009; 12(6):E310-315.

114. Bleiziffer S, Hettich I, Eisenhauer B, Ruzicka D, Wottke M, et al: Patency rates of endoscopically harvested radial arteries one year after coronary artery bypass grafting. *J Thorac Cardiovasc Surg* 2007; 134(3):649-656.

115. Nishida S, Kikuchi Y, Watanabe G, Takata M, Ito S, Kawachi K: Endoscopic radial artery harvesting: patient satisfaction and complications. *Asian Cardiovasc Thorac Ann* 2008; 16(1):43-46.

李 琦　王 欣　译

第 26 章

冠状动脉再次手术

G. V. Gonzalez-Stawinski,
Bruce W. Lytle

简介

冠状动脉再次手术比初次手术要复杂的多。需要再次行冠状动脉手术的病人有不同的、更危险的病理特点，再次手术在手术技术上来说也更加复杂，相应风险也更大[1~12]。静脉桥动脉粥样硬化是一种发生在大多数需要再次手术患者身上的并发症，也是一种特殊而危险的病变。其次，需要再次行冠状动脉手术的患者通常伴有严重的弥漫性原始冠状动脉远端病变，由于这些患者的初次手术使得他们免于死亡，使得这种进展缓慢的病变的发生率也相应变高。类似的，主动脉和心外动脉粥样硬化的进展程度也更高。另外，包括再次劈开胸骨、缺乏血管桥、难以暴露冠脉等在内的一些手术风险，也是再次冠脉手术所独有的。

再次冠状动脉手术发生率

首次旁路移植术后患者需要再次手术的可能性与下列因素有关：患者身体情况、初次手术情况、冠状动脉术后严格的药物治疗以控制风险因素、应用替代治疗的可能性、内科医生对于再次手术可能性的意见，以及时间。我们的研究提供的数据表明，术后 5 年再次手术率为 3%，10 年为 10%，术后 20 年为 25%[13]。（图 26-1）统计学证据显示再次手术的可能性与长期生存率的预测因素（如年轻、左室功能［LVF］正常、单支或双支病变）、初次手术不完美（如未使用胸廓内动脉［ITA］以及不完全血运重建）以及术后再发症状（如初次手术后出现Ⅲ或Ⅳ级心绞痛）有关。年轻时即接受初次手术以及不完全血运重建也是导致严重冠状动脉粥样硬化的因素之一。

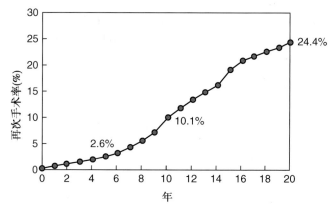

图 26-1 1971-1974 年 4000 例行 CABG 的病人术后历年间行再次冠状动脉手术的比例

但是，最近单纯冠状动脉旁路移植术需要再次手术的比例有所下降。下降的原因主要是由于更积极的应用冠状动脉介入技术治疗曾接受冠状动脉旁路移植术的患者，以及更积极的对危险因素的控制。在 1990 年，大约 37% 的冠状动脉再血管术后患者需要接受再次手术治疗，而在 2002 年这个数字下降到了 30%[14]（图 26-2）。并且，外科手术技术的改进降低了再次冠状动脉手术率，与仅用静脉血管桥比较，应用左侧胸廓内动脉（LITA）对左前降支（LAD）进行血运重建可以降低再次手术率，LITA-LAD 血运重建方式已成为冠状动脉手术的标准模式[15]。而且，应用双侧 LITA 比应用单侧 LITA 的死亡率和再次手术率更低[16]（图 26-3）。应用其他动脉血管材料，例如桡动脉和胃网膜右动脉，作为完全动脉化冠状动脉血运重建的方法，可以进一步降低再次手术率，但对此也仍缺乏长期资料的支持。

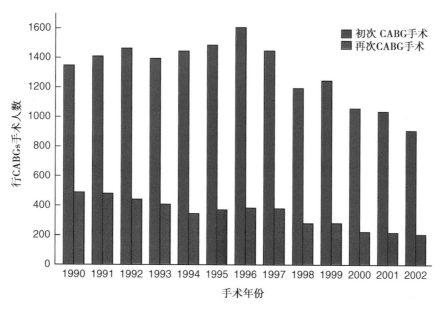

图 26-2　1990-2003 年 21 568 例行 CABG 的病人需要再次冠脉手术的比例

另外，接受再次手术患者的构成比例也发生了变化。克里夫兰临床医学基金会的研究显示，在开展冠状动脉手术的早期（1967-1978 年），单纯因为桥血管功能不全（桥血管狭窄或闭塞）而接受再次手术的患者仅占 28%，而且这些桥血管功能不全常发生在初次手术后早期（平均 28 个月）。1967-1978 年间，因初次手术时未进行冠状动脉血运重建，使得病变进展而需再次手术的患者占大多数（占所有再次手术比例的 55%）[1,2]。在 1988-1991 年间，几乎所有的再次手术患者都存在桥血管功能不全（92%），但这些情况平均发生在初次手术后 116 个月[3]。而在今天，冠状动脉多支病变患者在接受了成功的冠状动脉初次手术至少 10 年后才会接受再次手术治疗，且冠状动脉造影显示接受再次手术的原因大多是已经重建血运的冠状动脉远端血管病变的进展，以及静脉血管桥粥样硬化导致桥血管衰败。

桥血管衰败

明确大隐静脉桥血管功能不全的病理过程与原因，不仅对理解再次手术的原因十分重要，而且对了解近期接受冠状动脉手术的患者的外科干预和药物保守治疗的潜在风险有重要意义。大隐静脉桥血管在术后不同时期表现出不同的病理改变[17-20]。术后最初的几个月内，经常出现广泛的内皮破损并伴发附壁血栓。发生在术后早期的血管桥血栓栓塞往往是由于血流动力学改变引起的而不是这些附壁血栓。大多数大隐静脉在手术后 2-3 个月都会出现管腔内的纤维增生。这种增生呈同心圆样，且存在于整条静脉桥血管（图 26-3）。随着时间的推移，血栓更多的会出现纤维化的现象，但质地并不易碎。而且，尽管大多数静脉桥血管都会出现这种改变，但仅有少数的桥血管会因此而狭窄或闭塞。

冠状动脉手术后的 3~4 年就可以看到明显的静脉桥血管粥样硬化，表现为内膜纤维化部位的脂质浸润（图 26-4）。这些静脉粥样硬化病变在开始的时候呈同心圆型弥漫分布，但是

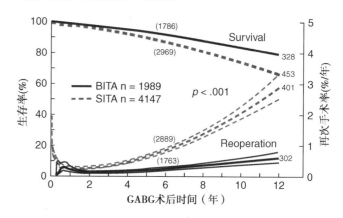

图 26-3　行双侧 ITA 和单侧 ITA 吻合 CABG 的患者术后生存曲线与再次冠脉手术曲线的比较

随着病变逐步进展为狭窄性斑块时，就会表现为偏心性的斑块。此外，静脉桥粥样硬化是一种表浅病变，非常松脆，经常容易发生附壁血栓。这些特点使其不同于冠状动脉粥样硬化，后者病变为阶段性、偏心性、有包裹且通常不松脆，且不伴广泛的内膜附壁血栓。术后 10 年以上的静脉桥血管不论阻塞与否几乎都存在粥样硬化，而这正是几乎所有晚期的静脉桥血管（SVG）闭塞的原因。静脉桥血管粥样硬化非常脆弱，这使得在对冠状动脉进行介入治疗桥血管狭窄或再次手术时存在远端冠状动脉栓塞的潜在风险。自身冠状动脉血管栓塞也可能是由粥样硬化的桥血管而引发。另外，静脉桥血管粥样硬化也会引起桥血管血栓形成。因此，静脉桥血管粥样硬化被看成是一种"活动的"肇事病变。

晚期静脉桥血管发生狭窄和闭塞的准确发生率很难获得，甚至在前瞻性研究中亦是如此，因为死亡和再次手术均是非随机事件，这使得这些患者从可以行远期冠状动脉造影检查的研究人群中被剔除了。但是，仍有研究显示在术后 10 年，大约 30% 的静脉桥血管完全闭塞，30% 的患者的静脉桥表现出不同程度的狭窄和内膜不规则粥样硬化性病变[21,22]。虽然冠状动

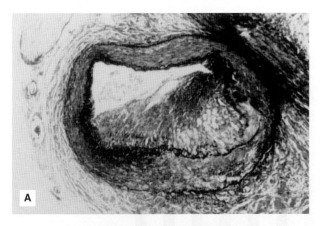

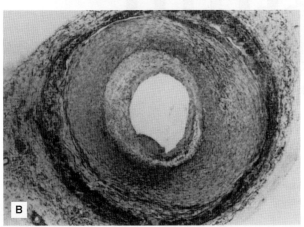

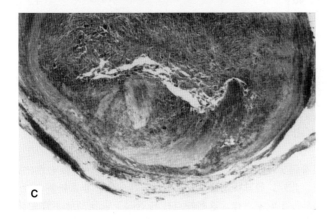

图 26-4 （A）原始冠状动脉粥样硬化；（B）静脉桥初始纤维化；（C）严重静脉桥粥样硬化

脉远端吻合口狭窄可能会引起桥血管流量下降从而引起桥血管衰败，但是晚期桥血管闭塞通常是由于静脉桥粥样硬化引起的。也就是说，静脉桥血管粥样硬化不是导致晚期 SVG 闭塞的唯一原因，但却是非常重要的一个因素。此外，当通过再次手术替换狭窄的静脉桥以后，新静脉桥的远期通畅率良好[2]。

我们为了降低静脉桥血管衰败发生率采取了很多的措施。在围手术期和术后长期应用血小板抑制剂可以提高早期静脉桥血管通畅率[23~25]，但是即使应用血小板抑制剂的患者术后 10 年静脉桥衰败率仍大约为 35%。一些研究结果显示，应用降脂药物可以降低远期桥血管病变和心脏事件的发生[26,27]。但是，这些措施的总体效果都非常小[26,27]。因此，到目前为止，避免静脉桥粥样硬化的唯一方法就是不使用静脉桥。

ITA 桥血管很少发生远期粥样硬化，且远期损耗率也非常低。LITA-LAD 血管桥有很高的通畅率（20 年），且对于大多数患者来说 LAD 是非常重要的冠脉血管[21,28]。这些因素使 LITA-LAD 旁路不仅可以降低患者初次手术死亡率，而且可以降低再次手术率[15]。应用多支 ITA 桥血管亦可以降低再次手术率[16]。另一个重要特点是 ITA 不会发生桥血管粥样硬化，因此不会增加再次手术时冠状动脉栓塞的风险。虽然应用动脉桥血管增加了再次手术的技术难度，但却能很好地防止栓塞的发生。

再次手术适应证

70 年代进行的一些关于比较冠状动脉旁路移植术与内科药物治疗的随机对照研究提供了关于旁路移植手术适应证的依据，并且随后进行的观察性研究进一步补充了适应证的范围。但是，目前还没有关于冠状动脉旁路移植术后患者应用药物或再次手术结果的随机对照研究。冠状动脉旁路移植术后患者的冠状动脉病变与仅有自身冠状动脉狭窄的患者的情况是不同的，例如，我们不能认为三支静脉桥血管病变与自身血管的三支病变的自然病史相同。

有两项基于冠状动脉造影检查结果的非随机回顾性研究显示了旁路移植术后患者远期生存率[29,30]。其中一项研究显示，初次手术后早期（5 年以内）静脉桥血管狭窄的患者与无血管狭窄的患者有着大致相同的预后，且预后良好[29]。但是，初次手术后晚期（5 年或以上）出现静脉桥血管狭窄的患者通常远期预后不良，特别是当为 LAD 提供血供的静脉桥出现问题时。当供应 LAD 的静脉桥出现晚期狭窄合并其他高危因素时，患者远期预后极差。例如，当供应 LAD 的静脉桥血管狭窄 50%～99%，合并 LVF 异常及三支病变或左主干病变的患者若不接受再次手术其 2 年生存率仅为 46%。因此，供应 LAD 的静脉桥血管狭窄的患者比 LAD 原发狭窄的患者的远期预后要差得多（图 26-5）。此项研究结果显示，早期（内膜纤维化）和晚期（静脉桥粥样硬化）静脉桥血管狭窄的病理改变不同，使其产生的临床结果亦不相同，而晚期静脉桥狭窄是一种危险的病变。

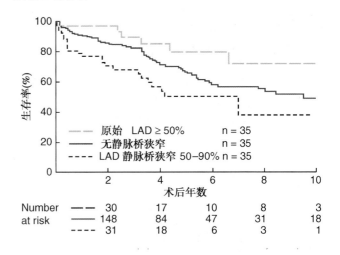

图 26-5 与原始前降支狭窄或无静脉桥狭窄的病人相比，由于静脉桥粥样硬化所引起的晚期静脉桥和前降支狭窄的病人的生存率更低

另一项研究比较了静脉桥血管狭窄患者接受再次手术（REOP 组）和药物治疗（MED 组）的预后[30]。该研究同样是非随机回顾性实验，REOP 组与 MED 组相比较，有症状的患者更多，患者年龄更大，左室功能更差，残存的通常的桥血管数目更少。

两组间早期（术后 5 年内）大隐静脉桥血管狭窄的患者生存率没有差异。REOP 组再次手术的风险低（59 例中无死亡），远期预后与内科药物治疗组相近（图 26-6）。需要特别指出的是，再次手术组在治疗开始时有症状的患者更多，而治疗后症状较药物治疗组少。因此，当出现早期静脉桥血管狭窄时再次手术是解除症状的有效方法，但如果无症状，内科药物治疗可行，至少在短期内有效。

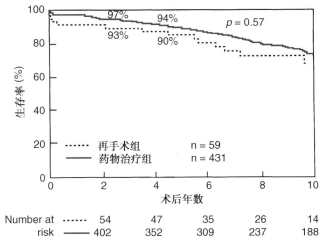

图 26-6　早期狭窄的病人接受或不接受再次手术的生存率相近

表 26-1　CABG 手术后伴有晚期（≥5 年）的大隐静脉狭窄

多种因素对生存率的影响	p 值	RR 值（Relative Risk）
降低生存率的因素		
左室中度/重度功能障碍	.0001	2.58
高龄	.0001	1.04 *
三支病变或左主干病变	.0001	2.87
LAD-SVG 狭窄（20-99%）	.0019	1.90
提高生存率的因素		
再次冠脉手术	.0007	0.51

* Per year of age

对于 LAD 静脉桥桥血管狭窄的患者生存率的非变量比较研究显示（图 26-7），REOP 组生存率更高。对于 LAD 静脉桥血管的亚组分析显示，有严重静脉桥血管狭窄（50%～99%）的患者的手术效果更好，早期随访死亡风险更低（图 26-8）。对于 LAD 静脉桥血管中度（20%～49%）狭窄的患者，再次手术组与药物治疗组 2 年生存率没有差别，但自此以后药物治疗组生存率快速下降，以至在 3～4 年的随访中再次手术组患者生存率有明显的优势。尽管这些研究未进行心功能的持续监测，但是有证据表明心肌灌注和功能检测可以帮助鉴别可能会

从再次手术中获益的患者。Lauer 及其同事进行的研究中包含了 873 名无症状术后患者，并对他们进行了运动负荷试验 TI-201 心肌灌注检测，结果显示，有逆行性心肌灌注不良的患者在 3 年随访期间内更容易出现死亡或严重的心脏事件[31]。运动耐量受损同样强烈提示预后不良。

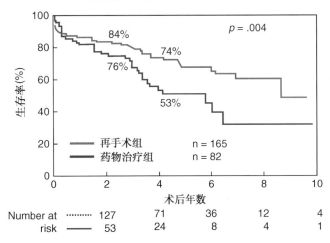

图 26-7　若病人有晚期（≥5 年）LAD 静脉桥狭窄，与非手术治疗相比，再次手术治疗的生存率更高

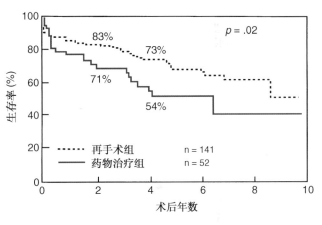

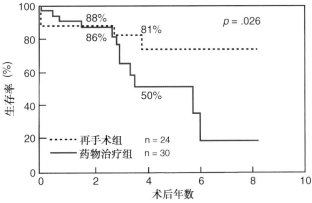

图 26-8　亚组分析显示，对于 LAD 静脉桥晚期狭窄的患者早期手术干预效果很好，2 年生存率与药物组没有差别，但自此以后药物治疗组生存率快速下降

然而，晚期静脉桥血管狭窄的患者总体预后较差，但许多亚组结果显示再次手术可取得较好的预后。通过多变量检验研究（表 26-1），LAD 静脉桥狭窄意味着远期死亡，且这些患者接受再次手术可以提高远期生存率。一些针对更小的亚组的多

变量检验研究显示，在无 LAD 静脉桥狭窄的患者中，对于仅有 I 或 II 级症状的患者，再次手术仍可提高其生存率。

可以提高再次手术生存率的解剖学指征包括：（1）供应 LAD 的静脉桥血管粥样硬化性狭窄（晚期）；（2）供应大面积心肌的静脉桥血管多发狭窄；（3）存在 LAD 近端病变和/或 LVF 异常的多支病变，合并无论自身血管或静脉桥血管病变，或两者均存在。再次手术对于其他冠脉病变合并严重症状，需要有创治疗的患者亦有效，ITA-LAD 的患者通常合并缺血导致的病理改变以及静脉桥血管早期的多发狭窄。前面提到的冠状动脉解剖特点合并可逆性缺血和/或压力状态下 LVF 持续下降是特殊的再次手术的强烈指征。

冠状动脉旁路移植术后患者的经皮介入治疗

经皮介入治疗（PCTs）是冠状动脉旁路移植术后经常采用的一种解剖学矫治方法，且常常是有效的。PCTs 的有效性与血管病变情况和临床治疗失败后的并发症有关。目前，只要管腔足够通过导管，则可通过植入冠状动脉内支架来治疗自身冠状动脉狭窄病变，并且再狭窄率很低。但是，冠状动脉手术后患者自身冠状动脉血管病变弥漫，这使 PCT 变得困难或无效。此外，对于合并糖尿病的患者 PCT 治疗效果亦较差。

介入治疗技术的发展非常快，且有多种经皮介入技术可用于治疗静脉桥血管狭窄。球囊扩张术作为第一代 PCT 技术，操作风险大且易致远期血运重建无效，对于治疗远期静脉桥血管（粥样硬化）病变尤其如此[32]。直接冠状动脉内板块旋切术（DAC）可能会增加冠状动脉远端狭窄的风险，而且不能降低再狭窄率[33]。于是，再狭窄的静脉桥血管内安放支架被寄予厚望，特别是覆膜支架及药物洗脱支架（DESs），与球囊扩张相比支架被证实可能有更好的效果[32]。RECOVERS 研究是对于在大隐静脉桥血管中聚四氯乙烯涂层支架的随机对照评估实验，以比较 CABG 术后患者大隐静脉应用覆膜支架和裸支架后 6 个月再狭窄的发生率（24.2% 比 24.8%；p = .24）[34]。另一项非随机对照的回顾性研究比较了 DES 与金属裸支架用于治疗 SVG 狭窄的疗效，Ge 及其同事报告了术后六个月的随访情况，两者间支架内再狭窄发生率有显著的统计学差异（10% 比 26%；p = .03）[35]。但是，其他的研究显示，应用 DES 可减低再狭窄的发生率，却使死亡的风险增加[36]。

应用 PCT 治疗静脉桥血管失败与治疗自身冠状动脉血管失败后的动力学表现完全不同。随着时间的推移，静脉桥血管的再狭窄和新发狭窄病变持续出现，在自身冠状动脉 PCT 治疗后的 6 个月至 1 年出现的再狭窄曲线的高峰并不出现在 PCT 治疗静脉桥血管狭窄中。因此，对静脉桥血管狭窄使用 PCT 的临床意义尚不确定。曾接受过旁路移植手术的患者情况多不尽相同，有些亚组即使不接受任何的解剖学矫治风险仍较低，有些亚组不给予有效治疗则风险极高。时至今日，关于 PCT 治疗 SVG 狭窄的研究报告中仍没有包括可以用于比较患者生存率的临床风险因素的分析结果。

尽管经皮介入治疗术后有较高的再狭窄发生率，但是仍有很多指征可用于治疗曾接受旁路移植术的患者。事实上，当在支架植入所致的解剖学矫治失败不太可能导致灾难性的后果

时，PCT 技术应用常常会比较理想。患者有以下症状的属于这种情况：（1）早期静脉桥血管狭窄；（2）自身冠状动脉狭窄；（3）非灌注 LAD 的 SVG 静脉桥血管局灶性狭窄。很多曾行旁路移植的患者会陷入不知该选择 PTCA 还是再次手术以得到最好结果的中间地带，这时应根据患者间的个体差异评估两种技术间的优缺点以进行个体化的选择。使 PTCA 比再次手术更优的因素如下表（表 26-2）。

表 26-2   静脉桥狭窄的病人在再次手术和 PTCA 之间选择的相关因素

使再次手术更优的因素	使 PTCA 更优的因素
晚期狭窄（≥5 年）	早期狭窄（<5 年）
多支静脉桥狭窄	单支静脉桥狭窄
静脉桥弥散性粥样硬化	其余静脉桥
LAD 静脉桥狭窄	局灶性病变
ITA 血管桥不显露	显露的 ITA-LAD 血管桥
左室功能障碍	左室功能正常

对于术后有再次出现缺血综合征及非常差的冠状动脉血管条件的患者来说，很好的解剖学治疗方法是不存在的。为了让冠状动脉再次手术更好地使患者受益，患者必须有可利用的桥血管材料作为新的桥血管，并且可架桥的冠状动脉所供给的缺血区域有存活心肌存在。如果不满足上述条件，即使对于有症状的患者，手术仍不可作为可选择的治疗方式。对于糖尿病患者术后接受再次血管化的研究显示，PCT 或再次外科手术的 1 年生存率均不理想[37]。除非有可供搭桥的、条件很好的自身冠状动脉，PCT 因其初期费用较低，且在一些研究中初期死亡率较低，可能是对于边缘患者最好的选择。

冠状动脉再次手术技术

再次手术比初次手术要复杂的多。再次手术中外科医生必须认识到并能够解决的独特且常见的技术挑战有：

1. 再次劈开胸骨
2. 狭窄或显露的静脉或动脉桥
3. 主动脉粥样硬化
4. 自身冠状动脉弥漫病变
5. 位于冠状动脉原有桥血管与心外膜之间的瘢痕
6. 缺少血管移植物

在所有问题中，心肌保护是最困难的，因为再次手术的围手术期心肌梗死依然是住院死亡的主要原因[3,6]。目前以心肌代谢理论进行心肌保护是有效的，但是再次手术中心肌保护失败主要是与解剖原因引起的心肌梗死有关。这些引起围手术期心肌梗死的解剖问题包括桥血管损伤、来源于静脉桥血管或主动脉的粥样硬化栓子栓塞远端冠状动脉、移除桥血管后的心肌去血管化、新血管桥低灌注、心脏停搏液灌注失败、早期静脉桥血管栓塞、不完全血运重建、弥散性气栓以及技术失误[3,38~42]。为了使再次手术成功，在设计手术方式时应尽量避免上述原因引起的心肌梗死。

■ 术前评价

对于患者自身冠状动脉及桥血管解剖的全面了解是至关重要的。要想达到这个目标有时候并不像听上去那么容易，特别是当病人曾接受过多次冠脉手术时。如果静脉或动脉桥血管在术前冠状动脉造影中未显影，通常表明它们已经闭塞，但也有可能是由于造影没有找到它们的位置。回顾患者原始冠状动脉造影结果及以前的手术记录常有助于充分了解患者的冠状动脉解剖情况。

明确狭窄的桥血管所供应的心肌组织是否存活也非常重要。瘢痕组织和存活心肌可通过铊成像、PET 显像和应激实验（运动或多巴酚丁胺）超声心动检查加以区别。如何评价心肌存活与否已超出本章的讨论范围，但却是非常重要的问题。手术前再次确认桥血管化的冠状动脉所供应的区域存在存活心肌将使患者的远期疗效获益。

术前制定获取血管桥的方案以及记录可能的潜在血管桥是十分必要的，通常 ITA 造影对此很有帮助。静脉多普勒超声检查可用于评价大隐或小隐静脉的通畅性，动脉多普勒超声检查可明确桡动脉及胃网膜上动脉的通畅性。

■ 胸骨正中切口、体外循环准备及插管

大多数再次手术采用胸骨正中切口。增加正中开胸风险的因素包括右心室和主动脉的扩张、存在供应右冠状动脉的通畅静脉血管桥、通畅供应左冠状动脉分支的 ITA 血管桥、盘曲于胸骨下方的 ITA 血管桥、既往多次手术史及前次手术时劈胸困难。在这些情况下，在开胸前为体外循环准备动脉（股动脉或腋动脉）和静脉通路就显得非常重要。除胸廓内动脉外，所有的桥血管材料应在开胸前准备好。大隐静脉或小隐静脉以及桡动脉可一同获取。桥血管损伤是再次开胸最常见的组织损伤。

当再次正中开胸时，切开至胸骨固定钢丝层面，小心的剪断钢丝并弯折回去但不要拔除（图 26-9）。应用摇摆锯劈开胸

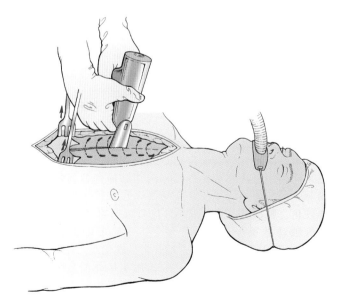

图 26-9　再次正中开胸时，切开至胸骨固定钢丝层面，小心地剪断钢丝并弯折回去但不要拔除。当胸骨完全劈开后，应向上提拉，而不是向两侧拉开

骨前壁。胸骨前壁被劈开后，停止机械通气，助手应用扒钩于胸骨两侧向上提拉，纵行劈开胸骨。保留的钢丝可以保护胸骨下方的组织。一旦胸骨后壁被劈开，移除钢丝，并用剪刀锐性分离胸骨下组织。当胸骨完全劈开后，应向上提拉，避免向两侧拉开。由于此时右心室仍贴附于胸骨背面，因此与摇摆锯损伤右心室相比，向两侧牵拉胸骨更容易发生右心室损伤。

在一些高危情况下，正中开胸前做一个右胸前外侧切口往往会有帮助（图 26-10）。外科医生可通过该切口用手保护胸骨下易损伤的组织，例如主动脉、显露的桥血管、右心房和右心室，从而使再次开胸更加安全，而且这个小切口很少出现并发症。

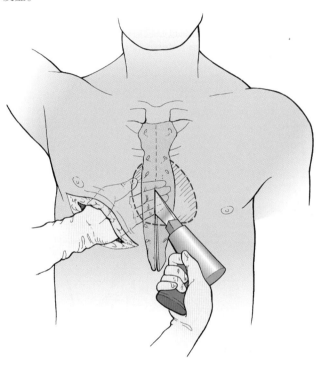

图 26-10　正中开胸前做一个右胸前外侧切口往往可保护胸骨下易损伤的组织

另一种在高危情况下可采用的技术是在正中开胸前进行肝素化、插管并建立体外循环。这一方法的优点在于可以排空心脏，使其从胸骨后塌陷下去，且已经建立的体外循环在出现损伤时也可起到保护作用。该方法的弊端在于对肝素化的患者进行纵隔游离时必须非常小心，尤其是对于需要应用右侧胸廓内动脉的患者。我们很少应用这种方法，只有在主动脉瘤与胸骨粘连或右侧胸廓内动脉供应前降支时才会使用。

劈开胸骨后打开两侧胸膜。再次手术常规的游离原则是从膈肌水平开始向头侧进行游离，这通常是最安全的方法。在膈肌水平，即使进入了错误的解剖层次也很少发生重要结构的损伤。因此，根据这点，我们通常在手术中沿膈肌水平向患者右侧游离直到进入胸膜腔，并向头侧方向从胸壁上游离胸膜返折至无名静脉。用剪刀在胸骨两侧充分游离无名静脉，以避免对其"牵拉"损伤。

当右侧胸骨从心脏组织上分离开后，通常便可以准备获取右侧 ITA 血管了。由于胸膜肥厚，获取右侧 ITA 通常比初次手术时更难以获取足够的长度，以至于有时会采用离断的右侧 ITA 作为动脉桥血管材料。游离右侧 ITA 至第一肋上缘，切开

壁层胸膜从膈神经区域游离 ITA 近端。如果在主动脉阻断过程中决定应用游离右侧 ITA 血管桥时，由于 ITA 头侧已经游离清除，这一过程就变得更易操作了。虽然左侧心包腔内的游离工作可留到稍后进行，但是从胸骨后游离左侧前胸壁的工作必须立刻进行（其中可能包括显露的 ITA 血管桥）。只有显露的 ITA 血管桥与胸壁严重粘连时游离过程才会变得困难。因此，最好在膈肌水平进入胸膜腔并向头侧游离。

游离过程中最困难的通常是在胸骨角水平，显露的 ITA 血管桥可能在这里接近中线且与胸骨或主动脉粘连。游离显露的 ITA 血管桥除了格外小心没有其他特殊的技巧。显露的左侧 ITA 血管在再次开胸和纵隔游离时是否被损伤，与初次手术时桥血管的摆放位置有关。理想状况下，初次手术时应将心包切开，并将左侧 ITA 血管桥通过心包切口，经肺的后面进入心包腔供应 LAD 或回旋支动脉（图 26-11）。这样将使肺组织将位于 LITA 前方，桥血管便不会与主动脉或胸壁粘连。

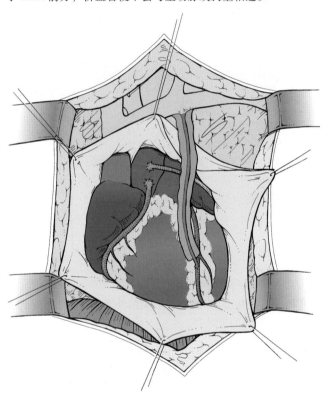

图 26-11　初次手术时应将心包切开，并将左侧 ITA 血管桥通过心包切口经肺的后面进入心包腔供应 LAD 或回旋支动脉，这样将使肺组织将位于 LITA 前方，桥血管便不会与主动脉或胸壁粘连

当左侧胸壁游离完毕，即可准备获取 LITA（如果第一次手术时未使用）。放置胸骨牵开器，并打开心包腔游离升主动脉及右心房。在大多数情况下最安全的方法是在膈肌水平找到正确的解剖层次并沿右侧心房游离至主动脉。但是，当有一条供应右冠状动脉的粥样硬化的静脉桥附着于右心房时。这种情况是比较危险的。松解这样的粥样硬化的静脉桥血管可能导致栓子脱落至远端冠状动脉，因此最好对这种静脉桥采用"无触碰"技术。如果供应右冠状动脉的静脉桥血管在右心房表面通过，最好不去游离右心房，而改用股静脉和上腔静脉插管来进行静脉引流（图 26-12）。一旦体外循环成功建立，主动脉阻

断并灌注心脏停搏液后便可以去除这些粥样硬化的静脉桥血管了。

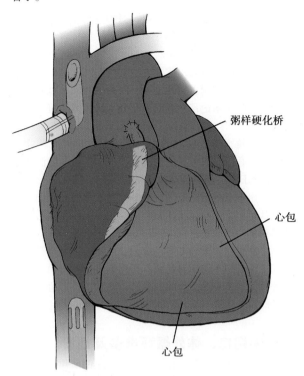

图 26-12　应尽量避免触碰粥样硬化且通畅的静脉桥，改用股静脉和上腔静脉插管来进行静脉引流。待体外循环成功建立，主动脉阻断并灌注心脏停搏液后便可以去除这些粥样硬化的静脉桥血管了

游离升主动脉的目标是暴露足够的长度，以方便主动脉插管和主动脉阻断，及避免最常见的错误，即主动脉夹层形成。通常可以沿右心房从足侧至头侧解剖至主动脉或通过确定无名静脉并将其下方组织保留在主动脉以明确的主动脉解剖层次。在无名静脉水平，主动脉两侧的心包返折比较容易确认。在左侧心包返折部位向后分离可进入主动脉与肺动脉间隙。完成主动脉左侧的游离后，外科医生即要将左肺从前向后游离至肺门。这两个间隙之间的组织通常包括显露的 LITA 血管桥，如果钳夹这些组织将造成 ITA 血管桥闭塞。

升主动脉游离完毕后，对患者进行肝素化，并进行主动脉插管。在有粥样硬化的主动脉上进行插管可能导致粥样硬化斑块栓塞从而导致卒中、心肌梗死或多脏器功能衰竭，因此在插管前应通过触诊或超声检查发现主动脉粥样硬化斑块。虽然最常用的动脉插管替代位置是股动脉，但是动脉病变的病人通常也存在严重的股动脉粥样硬化。腋动脉插管是另一种应用越来越多的替代方法，因为腋动脉很少发生粥样硬化，并且可以提供顺行灌注[44]（图 26-13）。如果主动脉粥样硬化或钙化，会使阻断升主动脉变得非常危险，应选用非体外循环旁路移植术（见其他选择）或在腋动脉插管深低温停循环下行主动脉替换术。静脉插管通常采用右心房单腔房管。常采用逆灌法灌注心脏停搏液，经右心房在冠状静脉窦放置逆行灌注管，在主动脉根部插一粗针吸出回流的停搏液并用作排气孔（图 26-14）。

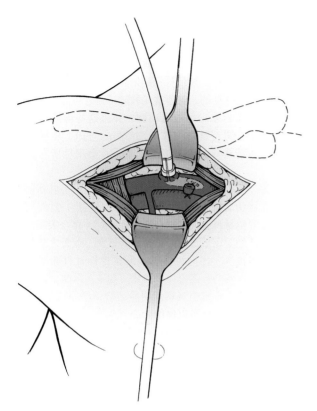

图 26-13　腋动脉插管是一种重要的主动脉插管替代方法

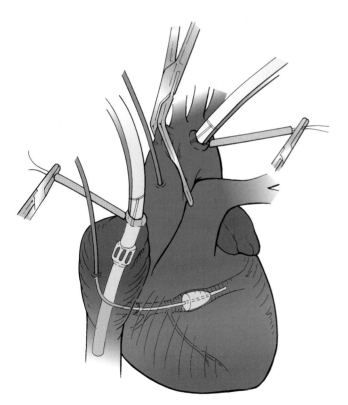

图 26-14　标准的再次冠状动脉手术插管包括主动脉插管，在主动脉根部插一粗针吸出回流的停搏液并用作排气孔，右心房单腔房管，以及用于逆灌注的球囊

■ 心肌保护

在大多数冠状动脉再次手术中我们采用 Buckberg 及其同事的心肌保护方法[45]，即顺灌法和逆灌法相结合，间歇灌注冷的含血停搏液，并在主动脉开放前灌注一次温血停搏液。目前有很多种停搏液，大多数可提供心肌保护所需的良好的代谢环境。由于再次手术中灌注停搏液的方法有特定的解剖学风险，因此灌注过程的细节就非常重要。在大多数初次手术时仅顺行灌注便可以达到良好的效果。但是再次手术时，顺行灌注可能对于显露的原位动脉桥供应的心肌组织不能起到作用，并且可能使静脉桥血管粥样硬化斑块冲出造成远端冠状动脉栓塞。通过冠状静脉窦向冠状静脉系统灌注停搏液（逆灌）是再次手术中心肌保护方法的一个进步[46,47]。逆灌法可以避免静脉桥血管中的粥样硬化斑块冲至远端，并可帮助去除冠状动脉系统内的粥样硬化碎片和空气，并可使停搏液到达于原位动脉桥血管供应的心肌组织。逆灌法最大的缺点是，不是所有的冠状静脉窦都可以放置导管持续灌注，检测停搏液灌注效果是非常重要的，可通过测量冠状静脉窦内的压力、冠状静脉被血流充盈的情况、心肌温度降低的程度及切开的冠状动脉中不饱和血的回流的情况加以评估。

体外循环开始后，灌注师放空心脏并使体温降至 34℃ 时阻断升主动脉。我们通常首先采用主动脉根部灌注停搏液。阻断显露的动脉桥血管可以帮助心肌得到良好且持续的灌注液保护。如果在此之前不能充分游离出通畅动脉桥血管并夹闭，则系统灌注温度应降至 25℃ 直到可以夹闭动脉桥血管。顺灌 2～3 分钟后再逆灌 2～3 分钟。进行任何方式的顺灌都有造成粥样硬化的静脉桥血管栓子脱落的风险，但若还没有对这些桥血管进行操作则风险会相对较小。一旦建立了有效的逆灌，通常应用该通路进行维持剂量的灌注。

■ 心包腔内的游离

当心脏完全停搏以后就可以开始左心室的游离了，通常从膈肌水平并向心尖部开始。当确定心尖位置后，外科医生应在左前降支左侧的心包向头侧切开一纵行切口（图 26-15）。显露的 LITA 桥血管就在 LAD 前方的心包条中。在肺动脉前方游离出这条组织蒂后便可用哈巴狗钳阻断显露的 ITA 血管，并可使新的发自主动脉的桥血管走行于通畅的 ITA 血管之下到达左侧的冠状动脉。在阻断升主动脉并放空心脏后再游离左心室的好处是解剖更加精确，可以减少对心外膜的损伤并减少出血，不接触粥样硬化的静脉桥血管可以减少冠状动脉栓塞，并使游离 ITA 变得更加安全。

心脏完全游离之后，便可辨别冠状动脉靶血管，并可测量出到达这些靶血管所需的血管桥长度，最终的旁路移植术方案便可确定。原有血管桥和心脏瘢痕的存在使得再次手术时血管桥长度的判断异常困难，特别是动脉桥血管的长度，因此在手术方案中设计好应变措施是十分明智的。在吻合血管桥之前，应先辨识那些需要去除的虽通畅但已有粥样硬化的静脉桥，并用手术刀将其切断。作者常用的吻合顺序是：（1）吻合静脉桥血管远端；（2）游离动脉桥血管远端；（3）原位动脉桥血管远端；（4）近端（主动脉）吻合。

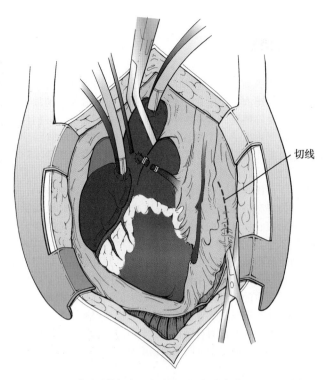

图 26-15 在左前降支左侧的心包向头侧切开——纵行切口，游离从心尖部左侧开始

者冠状动脉近端已经闭塞，并有多处狭窄，如果只在远端建立新的血运重建，那么由粥样硬化的静脉桥血管供应近端的冠状动脉及它们的侧支就会面临风险。在主要的冠状动脉上建立多支桥血管在再次手术中会得到满意的结果（图 26-17）。

序贯静脉桥血管在再次手术中是非常有效的，因为它们可以提供更多的远端吻合口而需要更少的近端吻合口。在瘢痕累累的主动脉上找到合适的近端吻合口位置是非常难得的。

再次手术时应用动脉血管材料通常有很多的好处。首先它们经常是可使用的；其次，即使吻合于弥漫病变的血管上，动脉桥血管也有很好的远期通畅率；第三，原

位动脉桥血管不需要进行近端吻合。如果初次手术时未应用 LITA，那么就应该应用它作为桥血管架桥至左前降支。在初次手术时，右侧 ITA 通常作为原位桥可以交叉到左侧与左侧冠状动脉吻合，但在再次手术时就变得很困难了，因此右侧 ITA 常被游离用做动脉桥血管。

再次手术时桥血管的近端吻合比较困难，因为主动脉壁的瘢痕化和增厚使得在其上直接进行吻合很难得到满意的结果。

■ 狭窄的静脉桥血管

什么情况下应该去除通畅或狭窄的静脉桥血管，这些静脉桥血管又应该用什么来代替？如果静脉桥血管超过 5 年，粥样硬化便是经常存在的，保留这些静脉桥血管可能在术中会发生粥样硬化栓子栓塞远端冠状动脉，并且这些静脉桥血管在再次手术后仍会进行性狭窄或闭塞。另一方面，更换所有的静脉桥血管可能将导致手术更加复杂，并会用尽所有的血管桥材料。

过去，我们的原则是更换所有超过 5 年的静脉桥血管，即使他们在冠状动脉造影中并未发生病变。但是，这需要保证有足够的血管桥材料去代替这些静脉桥血管。在今天，由于在初次手术时已经应用了很多静脉桥血管材料，或是之前接受过多次手术，当再次手术时许多患者的血管桥材料非常有限。因此，替换桥血管的方案应该个体化。如果在冠状动脉造影中是正常的，同时在手术中观察无明显的管壁增厚或是粥样硬化，通常这样的静脉桥便可以保留。

用新的静脉桥血管替换原静脉桥血管最好是在原有的静脉桥血管远段进行吻合，通常只保留旧静脉桥远端 1mm 左右（图 26-16）。如果自身冠状动脉在吻合口远端有明显的狭窄，通常最好的办法是在更换原有静脉桥血管的同时再在远端冠状动脉吻合一根新的旁路血管。许多再次手术患

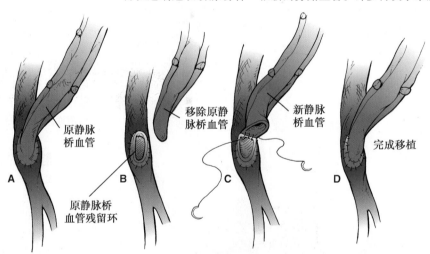

图 26-16 用新的静脉桥血管替换原静脉桥血管最好是在原有的静脉桥血管远段进行吻合，通常只保留旧静脉桥远端 1mm 左右

但是，当原有静脉桥血管闭塞后，静脉桥血管上通常会有一个没有粥样硬化存在的"气泡状"区域，这里通常可以作为游离动脉桥血管近端吻合点（图 26-18）。此外，如果已经搭好了新的静脉桥血管，那么这支静脉桥血管近端的"气泡状"部位也可作为动脉桥近端吻合的良好部位。尽管远期造影结果提示这种方式是不可行的，但是静脉桥近端"气泡状"区域相对较少发生粥样硬化似乎提示这种折衷的方式是成功的。

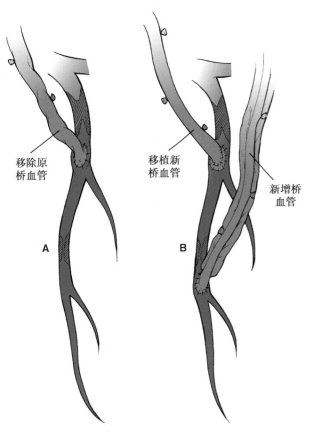

图 26-17　在主要的冠状动脉上建立多支桥血管在再次手术中会得到满意的结果

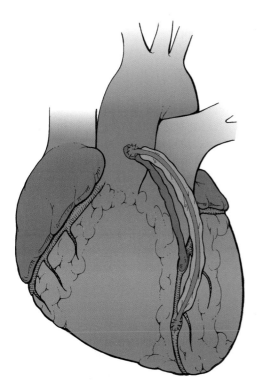

图 26-18　当原有静脉桥血管闭塞后，静脉桥血管上通常会有一个没有粥样硬化存在的"气泡状"区域，这里通常可以作为游离动脉桥血管近端吻合点

另一种有效的策略是在原有或新的动脉桥上做游离动脉桥血管的近端吻合口（图 26-19）。组合式动脉桥血管通常是在一条新的原位 LITA 上吻合游离的 RITA 近端，这种方法的使用频率越来越高，且有良好的早期结果[48,49]。这种方法在再次手术中非常实用，因为它可以避免在主动脉上进行近端吻合，还能减少 RITA 到达回旋支远段吻合口的距离。还有一个原因支持在原有显露的 ITA 上做新动脉桥近端吻合口，那就是原有 LITA 桥血管通常在尺寸上有所增加，且术前冠状动脉造影显示了其完整性。如果 LITA 至 LAD 的远端吻合口附近发生了新的冠状动脉病变，可以用一小段有力的动脉桥将 LITA 同狭窄远端再次吻合（图 26-18）。

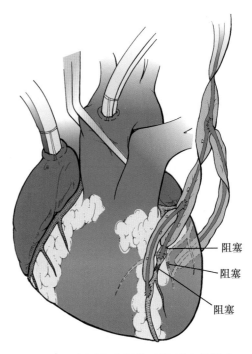

图 26-19　在原有或新的动脉桥血管上做游离动脉桥血管的近端吻合口

ITA 血管桥可以在再次手术中替代静脉血管桥么？在面对需要替换的狭窄或显露的静脉血管桥时，外科医生许多种选择，但任何一种方法都有其不足之处：

1. 外科医生可以保留原有静脉桥血管，并对同一靶血管加上一支动脉桥血管。这种方法的不足是在再次手术期间保留的原有静脉桥血管可能会有粥样硬化栓子脱落，且静脉桥血管与动脉桥血管的竞争血流可能会导致术后 ITA 血管损伤。

2. 外科医生可以用 ITA 血管代替原有静脉桥血管。这样可以减少粥样硬化斑块栓塞和竞争血流损伤的风险，但如果动脉桥血管不能提供原有静脉桥血管所提供的血流量，则有发生灌注不足的风险。

3. 外科医生可以用新的静脉桥血管替代原有静脉桥血管。这种方法的不足主要在于远期预后：冠状动脉仅依靠静脉桥血管来供血。

当我们回溯那些前降支由粥样硬化的静脉桥血管供血的病人时，我们发现再次手术结果最差的往往是去除通畅的静脉桥血管（尽管有狭窄）后仅用 ITA 血管桥代替的病人[39]。这种方法与显著的低灌注和手术期间严重的血流动力学问题有关，只有通过在同一靶血管上再添加一根静脉桥血管才可以解决这个问题。保留狭窄的静脉桥血管并未明显增加心肌梗死的风险。因此，尽管原有静脉桥血管中粥样硬化栓子脱落是危险的，但是在逆灌停搏液的情况下，这种危险并不一定会造成严重的后果。

增加一条新的 ITA 桥血管的另一个不足之处在于，狭窄的静脉桥血管可能会与之产生竞争血流，从而导致新 ITA 桥血管的衰败。但是，这种情况不常发生于大隐静脉桥血管有严重狭窄时[50]。因此，我们通常采用的原则是，如果应用新的静脉桥血管则将原有狭窄的静脉桥血管去除，但如果在同一靶血管上吻合动脉桥血管则保留原有静脉桥血管（图 26-20）。

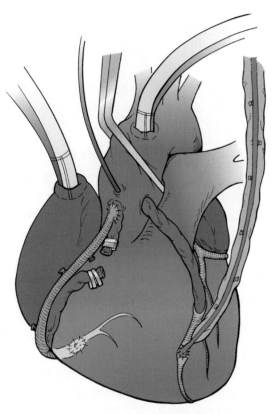

图 26-20　在这个例子中，一根动脉粥样硬化的桥血管被一根新的静脉桥所代替。然而，狭窄的吻合 LAD 的静脉桥却被留了下来，并增加了一条新的 ITA-LAD 动脉桥

选择动脉桥血管材料在再次手术中是非常重要的。桡动脉由于比其他动脉桥血管材料更粗、更长，使其在再次手术中有很大的优势。桡动脉的这些特性使得可行血运重建的冠状动脉范围增加。早期关于桡动脉通畅性的研究显示，桡动脉的通畅性良好，但目前却很少有对于远期效果的评价。如果早期研究中关于桡动脉高通畅率经得起时间的考验，那么再次手术中对于桡动脉的应用将变得更为广泛。腹壁下动脉经常无足够的长度来进行从主动脉到冠状动脉的吻合，但可以用作一小段游离的动脉桥血管以构成复合动脉桥的一部分（图 26-19）。

胃网膜右动脉（right gastroepiploic artery，RGEA）有很好的中期通畅率，并经常应用于再次手术中，因为它也是一种原位动脉桥[51]。而且，它可以在正中开胸前获取。作为原位桥，胃网膜右动脉可以吻合到右冠状动脉的后降支或前降支远端（图 26-21）。

静脉或动脉桥血管的近端吻合口是在单次主动脉阻断期间的最后完成的。吻合位置的选择需要考虑避开主动脉上的瘢痕、粥样硬化斑块或初次手术留下的 Teflon 线，原有静脉桥血管近端吻合口通常是新血管很好的吻合部位。在一次主动脉阻断周期内吻合近端吻合口可以减小主动脉损伤，并且可以获得良好的手术视野。此外，如果去除了通畅或狭窄的血管后，开放的主动脉在未完成近端吻合时不能对缺血心肌进行有效的再灌注。

这种方法的不足之处在于主动脉阻断时间被延长。但是，我们再次手术的策略并不是基于减少心肌缺血的时间。如果心脏停搏液灌注满意，心肌能够有效代谢，那么此时心肌保护便是安全的。心肌保护失败往往是由于解剖上的问题而不是因为代谢方面的问题。一旦近端吻合口完成，便给予短时的温血停搏液灌注，然后开放主动脉。

■ 其他选择

尽管再次手术通常采用正中开胸辅以体外循环的方法，但如小切口和非体外循环旁路移植术等在初次手术时常常应用的方法，在再次手术中也可以应用。当再次手术的患者只有有限的心肌需要血运重建时，常可通过一个小切口且不需要体外循环（称为小切口冠状动脉旁路移植术，MIDCAB）便可以完成。LAD 远端可以通过一个前胸壁小切口显露，LAD 或对角支可用 LITA 血管进行吻合。尽管再次手术时粘连的心包可提供一定的稳定性，但仍经常应用固定器帮助吻合。如果无法使用 LITA，那么可以用一小段大隐静脉吻合在锁骨下动脉并通过胸内隧道吻合至前降支。如果把 RITA 当做原位动脉桥则必须施行正中开胸，但若只有此一条血管桥，一般可以采用非体外循环。

可以采用左胸前外侧小切口来暴露心脏侧面的回旋支和右冠状动脉远端分支（图 26-22），虽然 LITA 经常已经被使用，但是可以应用侧壁钳在降主动脉胸段完成大隐静脉或桡动脉桥血管的近端吻合口。这种方法的不利之处是，原位 RITA 桥血管很难通过这种手术方式完成，且如果回旋支深埋于心肌内，在非体外循环下暴露和游离可能会非常困难。

为了避免体外循环的潜在并发症，可以采用"局部区域非体外循环法"，这同样可以避免游离心脏，并可减少对粥样硬化静脉桥血管的操作。这种方式的不足是，大部分再次手术患者往往需要对多个区域的多支血管进行血运重建，因此这种方法并不实用。

正中开胸在非体外循环下对心肌多个区域进行血运重建是当前初次冠状动脉旁路移植术的标准手术方式，这种策略同样可以应用于再次手术。但是，由于需要暴露全部心脏，需要对心包内粘连进行大量的游离工作。如果患者存在粥样硬化的静脉桥血管，游离及对静脉桥血管的操作会增加冠状动脉栓塞及心肌梗死的风险。这个问题在冠状动脉旁路移植术早期，还未充分认识粥样硬化栓子栓塞冠状动脉的风险时就时有发生。非体外循环再次手术的另一项不利之处是，需要再次手术的患者冠状动脉病变常发生在远端很远的地方并且是弥漫性病变，这使得心肌内的冠状动脉成为了最佳的吻合部位。这些特点使得非体外循环技术的应用受到了限制。另外，由于主动脉粥样硬化、粘连或先前存在的桥血管近端吻合口使得在主动脉部分阻断受到限制，从而使得静脉或有利的动脉桥血管的近端吻合口吻合变得困难。不过，应用非体外循环技术可以减少主动脉的损伤，特别是在应用原位动脉桥血管作为其他桥血管的血流来源时。

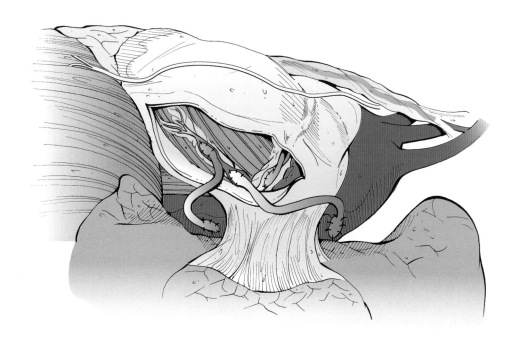

图 26-21　胃网膜右动脉可以吻合到右冠状动脉的后降支或前降支远端

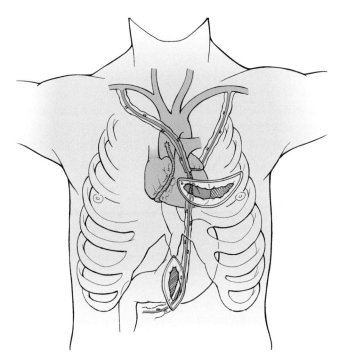

图 26-22　回旋支血管可通过左侧切口直接完成旁路移植，不需要体外循环的支持

对于单个病例来说，非体外循环技术的不利因素可能是很重要的，也可能是无足轻重的。对于再次手术非常有经验的外科医生来说，两种手术方式均是非常有帮助的。

再次冠状动脉旁路移植术的结果

再次冠状动脉旁路移植术比初次手术的风险更高。根据胸外科医师协会的一项研究显示，在 1991-1993 年再次手术住院死亡率为 6.95%，多因素分析显示"有手术病史"是增加死亡率的危险因素[12]。根据克利夫兰医学基金会的报告，1967-1991 年第一次再次手术患者在院死亡率为 3%～4%，1988-1991 年 1663 名接受再次手术的患者的在院死亡率为 3.7%[1~3]。最近 10 年来，再次手术在院死亡率不断下降。最近由 Sabik 及其同事的报道显示，2002 年再次 CABG 手术患者在院死亡率已降至 2.5%，且风险因素调整显示病人所合并的各项并发症才是最主要的危险因素，而不是再次行冠状动脉手术本身。

最近，根据其他大型医疗机构的报告显示，再次手术死亡率为 4.2%～11.4%，大多数在 7% 左右[4~9,52]。所有这些数据均显示，再次手术死亡率比初次手术高 2～5 倍。

再次冠状动脉旁路移植术较高的住院死亡率与围手术期心肌梗死发生率增加有关。根据克利夫兰医学基金会的研究结果显示，再次手术围手术期患者死亡原因 85% 是心血管源性的，这与初次手术围手术期死亡的主要原因是非心源性的有着明显的不同[3,15]。此外，再次手术住院死亡患者中 67% 是由于围手术期发生新的心肌梗死造成的。再次手术围手术期心肌梗死因素众多，包括由于对远端 CAD 的不完全血运重建、静脉桥血管栓塞、ITA 血管桥衰败、静脉桥血管粥样硬化栓子脱落造成栓塞、手术造成的损伤、动脉桥血管血流量不足、术前心肌梗死及 PTCA 的并发症。

再次劈开胸骨仍是增高风险的原因。在一项研究中，1847 名再次手术患者中 7% 发生了不良事件，只有术前放疗及术前曾行手术次数可作为损伤的预测因素。在这 127 名患者中，24 名患者（19%）发生了主要不良结果（卒中、心肌梗死或者死亡），而在没有损伤的患者中这一比例为 6.2%[43]。

对再次手术患者的多组研究显示，高龄、女性和急诊手术是增加住院死亡率的危险因素。其中，急诊手术是最重要的一个。尽管目前对于"急诊手术"尚无统一的标准定义，但已报道的急诊手术死亡率为 13% ~ 40%[3,5~8]。根据胸外科医师协会 1997 年公布的数据显示，择期手术死亡率为 5.2%，亚急诊手术为 7.4%，急诊手术死亡率为 13.5%，而"抢救性的急诊手术"死亡率为 40.7%。这可以清晰地看出，再次手术中与急诊手术相关的风险要比初次手术要高得多。

高龄本身并不是一个独立的增加手术风险的因素，但如果和其他情况同时存在时，的确会使死亡率增高。一项对 739 例年龄大于 70 岁的再次旁路移植术患者临床资料的回顾性分析发现，住院总死亡率为 7.6%，而急诊手术、女性、左心室功能异常、血肌酐水平大于 1.6μg/dl 和左主干病变是增加风险最明显的几项因素。对于不存在上述任何一项高危因素的患者，在院死亡率仅为 1.5%[53]。

特殊的解剖情况，尤其是有显露的 ITA 血管桥和粥样硬化的静脉桥血管，可增加再次手术的风险，不过通过手术经验的累积，技术方面的问题可以被弥补。我们从没有发现有报道称显露的 ITA 会增加患者再次手术的住院死亡率，但是却注意到最近 ITA 在手术中损伤的发生率从 8% 降至 3.7%，而这一变化几乎与手术经验的增多完全相关。如果在初次手术时将 ITA 到 LAD 支或回旋支的动脉桥血管摆放在适当的位置，那么在再次手术时，显露的 LITA-LAD 桥血管受到损伤的风险几乎不存在。如果原位 RITA 越过中线供应前降支时，再次手术采用正中切口就需要非常小心，以免损伤 ITA 桥血管。

过去的研究表明，粥样硬化静脉桥的存在可以增加围手术期风险。Perrault 及其同事的报告中提到存在 1、2 或 3 支静脉桥血管狭窄患者住院死亡率分别为 7%、17% 和 29%，而我们在近期的研究中发现，供应前降支的静脉桥血管存在粥样硬化将增加住院风险[34,29]。然而，在最近的研究中我们发现，静脉桥粥样硬化并没有增加死亡率，虽然多支血管桥狭窄时风险有略升高的趋势，但没有统计学意义[3]。这些患者良好的术后结果，得益于多重技术的发展，特别是逆灌心脏停搏液技术和外科手术技术的改进。

尽管动脉桥可以对再次手术做出积极的贡献，但它却延长了原本已经很复杂的手术过程，并且动脉桥对围手术期风险的影响也不容忽视。然而，当我们对这一问题进行进一步的探讨时，发现若再次手术时只应用单支或双支 ITA 血管并不增加围手术期风险。相反，如果在初次或再次手术中均未应用 ITA 血管则有可能增加住院死亡率[3]。在这项研究中血管桥的选择并不是随机的，而增高的风险

很有可能更多的由于那些仅应用静脉桥的患者自身状态，而非外科策略的选择。但可以明确的是，动脉桥血管的应用确实未增加手术风险。除了围手术期心肌梗死发生率升高外，再次手术患者的住院死亡率并为增加。值得注意的事是这些患者的伤口并发症问题，包括我们中心在内的很多中心的报告指出，当糖尿病患者在一次手术中同时应用双侧胸廓内动脉血管时，胸部伤口并发症有所增加。但分次应用给双侧 ITA 血管却并未增加胸部伤口并发症的发生率。

还有一点需要指出的是，在上述研究中，只有那些可以准确定性或定量判断的变量因素才可以进行危险因素的多元分析。例如，从经验和逻辑上讲，升主动脉粥样硬化应该是一个非常重要的危险因素，但由于不是对所有患者都进行了该部位的超声检查，不能确定是否存在升主动脉粥样硬化，因此这一因素并未进入统计分析。

远期结果

需要再次旁路手术的患者往往处于这样一种情况，那就是自身冠状动脉病变程度比初次手术时严重，所以在解剖上血运重建也不是非常满意。尽管对"完全血运重建"这一概念的定义尚未取得一致，但很少有患者在再次手术中将所有病变冠状动脉都进行血运重建。因此再次手术的远期效果不如初次手术也就不足为怪了。

任何旁路手术之后出现心绞痛症状都与时间有关，但是再次手术后心绞痛的发生明显多于初次手术。再次手术后平均72 个月的随访结果显示，64% 的患者心功能为 I 级（NYHA 分级），10% 为 III 级或 IV 级[2]。Weintraub 等也报告了再次手术后随访 4 年有 41% 的患者表现出不同程度的心绞痛[6]。

再次手术后患者的远期生存率也不如初次手术。Weintraub 等报告的 5 年生存率为 76%，10 年生存率为 55%，我们最近生存出院患者的随访结果显示 10 年生存率为 69%（图 26-23）[2,6]。尽管不同研究结果的远期生存率不同，但左心室功能异常、高龄和糖尿病被公认是降低生存率的显著影响因素。对于 2429 例第一次再次手术患者的远期生存率进行多因素分析，降低生存率的各种因素列举在表26-3。再次手术时应用 ITA 血管对远期生存率的影响很难确定。同其他医学中心一样[54]，我们发现单支 ITA 血管对再次手术患者的远期生存率有积极的影响，但不如初次手术表现

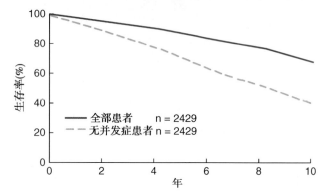

图 26-23　1967-1987 年 2429 名再冠脉手术后患者的十年生存曲线，以及无并发症生存曲线

的那样明显。Weintraub 等未发现 ITA 血管桥能提高生存率[6]。

表 26-3 再冠脉手术后降低远期生存率的影响因素

影响因素	P 值	RR 值 (Relative Risk)
左心室功能	0.0001	1.9
年龄	0.0001	1.04
吸烟史	0.0001	1.6
高血压	0.0002	1.4
左主干狭窄≥50%	0.0001	2.0
三支血管病变	0.0001	1.6
NYHA Ⅲ/Ⅳ 级	0.003	1.4
外周血管疾病	0.001	1.5
与初次手术间隔大于 60 个月	0.006	1.003
初次手术未使用 ITA	0.03	1.5

多次冠状动脉旁路移植术

患者接受多次冠状动脉旁路手术的情况同第一次接受再次手术时相同，只不过是次数的增多。很多接受多次旁路手术的患者已经距其初次手术超过 15 年以上，自身冠状动脉病变更加严重，缺少移植血管材料。不同机构对患者选择的标准差别较大，但住院死亡率相对于初次手术确实有所升高[10,11]。从 1993 年起，我们共对 392 例已经接受过再次手术的患者进行了旁路移植术，总住院死亡率为 8%。出院患者的随访结果显示术后 5 年生存率是 84%，10 年是 66%。由此可以看出，此类患者住院期间的风险较高，而远期效果相对还能令人满意。年龄是决定远期预后的重要因素。年龄低于 70 岁的患者早期住院死亡率为 1%～2%，而超过 70 岁的患者死亡率则高达 10%。进而，大于 70 岁患者的 5 年生存率仅有 50%。

结论

再次冠状动脉旁路移植手术仍旧是心外科医师最艰巨的挑战之一，不仅仅是因为其特有的复杂的手术技术，也与围手术期很高的并发症发生率有关。初次手术中动脉血管桥应用的增多是接受再次冠脉手术的总人数正在逐渐下降原因之一。不过，当缺血性症状再次发作时，再次冠脉手术将是最好的选择。

总结点

1. 在准备进行再次冠状动脉手术之前需明确，目标决定手术策略的选择；
2. 避免心脏损伤；
3. 不要用 ITA 桥血管直接取代狭窄的静脉桥血管；
4. 使用腋动脉作为动脉插管备用选择。

参考文献

1. Lytle BW, Loop FD, Cosgrove DM, et al: Fifteen hundred coronary reoperations: results and determinants of early and late survival. *J Thorac Cardiovasc Surg* 1987; 93:847.
2. Loop FD, Lytle BW, Cosgrove DM, et al: Reoperation for coronary atherosclerosis: changing practice in 2509 consecutive patients. *Ann Surg* 1990; 212:378.
3. Lytle BW, McElroy D, McCarthy PM, et al: The influence of arterial coronary bypass grafts on the mortality of coronary reoperations. *J Thorac Cardiovasc Surg* 1994; 107:675.
4. Salomon NW, Page US, Bigelow JC, et al: Reoperative coronary surgery: comparative analysis of 6591 patients undergoing primary bypass and 508 patients undergoing reoperative coronary artery bypass. *J Thorac Cardiovasc Surg* 1990; 100:250.
5. Grinda JM, Zegdi R, Couetil JP, et al: Coronary reoperations: indications, techniques and operative results. Retrospective study of 240 coronary reoperations. *J Cardiol Surg* 2000; 41:703.
6. Weintraub WS, Jones EL, Craver JM, et al: In-hospital and long-term outcome after reoperative coronary artery bypass graft surgery. *Circulation* 1995; 92:II-50.
7. He GW, Acuff TE, Ryan WH, et al: Determinants of operative mortality in reoperative coronary artery bypass grafting. *J Thorac Cardiovasc Surg* 1995; 110:971.
8. Akins CW, Buckley MJ, Daggett WM, et al: Reoperative coronary grafting: changing patient profiles, operative indications, techniques, and results. *Ann Thorac Surg* 1994; 58:359.
9. Levy JH, Pifarre R, Schaff HV, et al: A multicenter double-blind placebo-controlled trial of aprotinin for reducing blood loss and the requirement for donor-blood transfusion in patients undergoing repeat coronary artery bypass grafting. *Circulation* 1995; 92:2236.
10. Lytle BW, Cosgrove DM, Taylor PC, et al: Multiple coronary reoperations: early and late results. *Circulation* 1989; 80:626.
11. Yau TM, Borger MA, Weisel RD, et al: The changing pattern of reoperative coronary surgery: trends in 1230 consecutive reoperations. *J Thorac Cardiovasc Surg* 2000; 120:156.
12. Edwards FH, Clark RE, Schwartz M: Coronary artery bypass grafting: The Society of Thoracic Surgeons National Database experience. *Ann Thorac Surg* 1994; 57:12.
13. Cosgrove DM, Loop FD, Lytle BW, et al: Predictors of reoperation after myocardial revascularization. *J Thorac Cardiovasc Surg* 1986; 92:811.
14. Sabik JF, Blackstone EH, Houghtaling PL, et al: Is reoperation still a risk factor in coronary artery bypass surgery? *Ann Thorac Surg* 2005; 80:1719.
15. Loop FD, Lytle BW, Cosgrove DM, et al: Influence of the internal mammary artery graft on 10-year survival and other cardiac events. *NEJM* 1986; 314:1.
16. Lytle BW, Blackstone EH, Loop FD, et al: Two internal thoracic artery grafts are better than one. *J Thorac Cardiovasc Surg* 1999; 117:855.
17. Neitzel GF, Barboriak JJ, Pintar K, et al: Atherosclerosis in aortocoronary bypass grafts: Morphologic study and risk factor analysis 6 to 12 years after surgery. *Arteriosclerosis* 1986; 6:594.
18. Ratliff NB, Myles JL: Rapidly progressive atherosclerosis in aortocoronary saphenous vein grafts: possible immune-mediated disease. *Arch Pathol Lab Med* 1989; 113:772.
19. Solymoss BC, Leung TK, Pelletier LC, et al: Pathologic changes in coronary artery saphenous vein grafts and related etiologic factors. *Cardiovasc Clin* 1991; 21:45.

20. Bourassa MG, Campeau L, Lesperance J: Changes in grafts and in coronary arteries after coronary bypass surgery. *Cardiovasc Clin* 1991; 21:83.

21. Lytle BW, Loop FD, Cosgrove DM, et al: Long-term (5 to 12 years) serial studies of internal mammary artery and saphenous vein coronary bypass grafts. *J Thorac Cardiovasc Surg* 1985; 89:248.

22. Fitzgibbon GM, Leach AJ, Kafka HP, et al: Coronary bypass graft fate: long-term angiographic study. *J Am Coll Cardiol* 1991; 17:1075.

23. Chesebro JH, Fuster V, Elveback LR, et al: Effect of dipyridamole and aspirin on late vein graft patency after coronary bypass operations. *NEJM* 1984; 310:209.

24. Goldman S, Copeland J, Moritz T, et al: Saphenous vein graft patency 1 year after coronary artery bypass surgery and effects of antiplatelet therapy. *Circulation* 1989; 80:1190.

25. Gavaghan TP, Gebski V, Baron DW: Immediate postoperative aspirin improves vein graft patency early and late after coronary artery bypass graft surgery: a placebo-controlled, randomized study. *Circulation* 1991; 83:1526.

26. Domanski M, Tian X, Fleg J, et al: Pleiotropic effect of Lovastatin, with and without Cholestyramine, in the Post Coronary Artery Bypass Graft (Post CABG) Trial. *Am J Cardiol* 2008;102:1023-1027.

27. Flaker GC, Warnica JW, Sacks EM, et al: Provastatin prevents clinical events in revascularized patients with average cholesterol concentrations: Cholesterol and Recurrent Events (CARE) investigators. *J Am Coll Cardiol* 1999;34:106.

28. Dion R, Verhelst R, Rousseau M, et al: Sequential mammary grafting: clinical, functional and angiographic assessment 6 months postoperatively in 231 consecutive patients. *J Thorac Cardiovasc Surg* 1989; 98:80.

29. Lytle BW, Loop FD, Taylor PC, et al: Vein graft disease: the clinical impact of stenoses in saphenous vein bypass grafts to coronary arteries. *J Thorac Cardiovasc Surg* 1992; 103:831.

30. Lytle BW, Loop FD, Taylor PC, et al: The effect of coronary reoperation on the survival of patients with stenoses in saphenous vein to coronary bypass grafts. *J Thorac Cardiovasc Surg* 1993; 105:605.

31. Lauer MS, Lytle B, Pashkow F, et al: Prediction of death and myocardial infarction by screening exercise-thallium testing after coronary-artery-bypass grafting. *Lancet* 1998; 351:615.

32. Brener SJ, Ellis SG, Apperson-Hansen C, et al: Comparison of stenting and balloon angioplasty for narrowings in aortocoronary saphenous vein conduits in place for more than five years. *Am J Cardiol* 1997; 79:13.

33. Holmes DR Jr., Topol EJ, Califf RM, et al: A multicenter, randomized trial of coronary angioplasty versus directional atherectomy for patients with saphenous vein bypass graft lesions. *Circulation* 1995; 91:1966.

34. Stankovic GA, Colombo A, Presbitero P, et al: Randomized evaluation of polytetrafluoroethylene-covered stent in saphenous vein grafts: the Randomized Evaluation of Polytetrafluoroethylene Covered Stent in Saphenous Vein Grafts (RECOVERS) trial. *Circulation* 2003; 108:37.

35. Ge L, Iakovou I, Sangiorgi GM, et al: Treatment of saphenous vein graft lesions with drug-eluting stents: Immediate and midterm outcome. *J Am Coll Cardiol* 2005; 45:989.

36. Vermeersch P, Agostoni P, Verheye S, et al: Increased late mortality after sirolimus-eluting stents versus bare-metal stents in diseased saphenous vein grafts. Results from the randomized DELAYED RRISC Trial. *J Am Coll Cardiol* 2007; 50:261-267.

37. Cole JH, Jones EL, Craver JM, et al: Outcomes of repeat revascularization in diabetic patients with prior coronary surgery. *J Am Coll Cardiol* 2002;40:1968-1975.

38. Perrault L, Carrier M, Cartier R, et al: Morbidity and mortality of reoperation for coronary artery bypass grafting: Significance of atheromatous vein grafts. *Can J Cardiol* 1991; 7:427.

39. Jain U, Sullivan HJ, Pifarre R, et al: Graft atheroembolism as the probable cause of failure to wean from cardiopulmonary bypass. *J Cardiothorac Anesth* 1990; 4:476.

40. Navia D, Cosgrove DM, Lytle BW, et al: Is the internal thoracic artery the conduit of choice to replace a stenotic vein graft? *Ann Thorac Surg* 1994; 57:40.

41. Keon WJ, Heggtveit HA, Leduc J: Perioperative myocardial infarction caused by atheroembolization. *J Thorac Cardiovasc Surg* 1982; 84:849.

42. Blauth CI, Cosgrove DM, Webb BW, et al: Atheroembolism from the ascending aorta: an emerging problem in cardiac surgery. *J Thorac Cardiovasc Surg* 1992; 103:1104.

43. Roselli EE, Pettersson GB, Blackstone EH, et al: Adverse events during reoperative cardiac surgery: frequency, characterization, and rescue. *J Thorac Cardiovasc Surg* 2008;135:316-323.

44. Sabik JF, Lytle BW, McCarthy PM, et al: Axillary artery: an alternative site of arterial cannulation for patients with extensive aortic and peripheral vascular disease. *J Thorac Cardiovasc Surg* 1995; 109:885.

45. Partington MT, Acar C, Buckberg GD, et al: Studies of retrograde cardioplegia: II. Advantages of antegrade/retrograde cardioplegia to optimize distribution in jeopardized myocardium. *J Thorac Cardiovasc Surg* 1989; 97:613.

46. Menasche P, Kural S, Fauchet M, et al: Retrograde coronary sinus perfusion: a safe alternative for ensuring cardioplegic delivery in aortic valve surgery. *Ann Thorac Surg* 1982; 34:647.

47. Gundry SR, Razzouk AJ, Vigesaa RE, et al: Optimal delivery of cardioplegic solution for "redo" operations. *J Thorac Cardiovasc Surg* 1992; 103:896.

48. Tector AJ, Amundsen S, Schmahl TM, et al: Total revascularization with T grafts. *Ann Thorac Surg* 1994; 57:33.

49. Calafiore AM, DiGiammarco G, Teodori G, Vitolla G: Myocardial revascularization with composite arterial grafts, in Possat GF, Suma H, Alessandria F (eds): *Proceedings of the Workshop on Arterial Conduits for Myocardial Revascularization*. Rome, 1995.

50. Turner FE, Lytle BW, Navia D, et al: Coronary reoperations: results of adding an internal mammary artery graft to a stenotic vein graft. *Ann Thorac Surg* 1994; 58:1353.

51. Suma H, Wanibuchi Y, Terada Y, et al: The right gastroepiploic artery graft: clinical and angiographic midterm results in 200 patients. *J Thorac Cardiovasc Surg* 1993; 105:615.

52. Di Mauro M, Iaco, AL, Contini M, et al: Reoperative coronary artery bypass grafting: analysis of early and late outcomes. *Ann Thorac Surg* 2005; 79:81.

53. Yamamuro M, Lytle BW, Sapp SK, et al: Risk factors and outcomes after coronary reoperation in 739 elderly patients. *Ann Thorac Surg* 2000; 69:464.

54. Dougenis D, Brown AH: Long-term results of reoperations for recurrent angina with internal mammary artery versus saphenous vein grafts. *Heart* 1998; 80:9.

李 琦 王 欣 译

第 27 章

激光心肌血运重建和增加心肌血流的促血管生成技术

Keith A. Horvath,
Yifu Zhou

激光心肌血运重建术（TMR）历史

尽管药物治疗、经皮冠状动脉介入治疗（PCI）和冠状动脉旁路移植术（CABG）在治疗冠心病方面已经很成功，但是还是有一大部分表现为顽固性心绞痛的患者患有弥漫性冠心病，并不适合接受经皮冠状动脉介入治疗（PCI）或冠状动脉搭桥术（CABG）治疗。这种严重的冠心病可以导致不完全血运重建，并且在冠状动脉搭桥术中发生率可达25%[1]。不完全血运重建是手术死亡率和围手术期不良事件的重要的独立的预测指标[1,2]。另外，这种不能为旁路血管所缓解的冠状动脉疾病，在带来不良预后的同时也产生了显著的负面影响，即提高了死亡、心绞痛、心肌梗死的发生率，以及使患者反复接受冠状动脉搭桥术[3,4]。

治疗终末期冠状动脉疾病需要寻求创建心肌血管新生的方法。这类方法包括激光心肌血运重建术（TMR）以及基于蛋白、基因，或细胞的血管生成技术。TMR 的出现在一定程度上基于之前的直接心肌灌注技术。血窦是直接心肌灌注前期尝试的基础，Wearn 对它的描述是允许血液从心室直接流向心肌的结构[5]。这些小动脉的连接为许多原始脊椎动物的心脏提供灌注，同时在临床上也为患有肺动脉闭锁的患儿、完全心室隔膜的患者和冠状动脉近端梗阻的患者提供灌注。Sen 及其同事用心肌穿刺的方法来建立直接心肌灌注，在理论上重建了类似于爬行动物的心脏冠状动脉微循环。增加心肌血流量的其他方法还包括贝克创建的以浅表血管成的形式处理心外膜炎和心包炎[7]。结合穿刺，植入和炎症技术，Boffi[8] 和 Borst[9] 曾经将空心管移植到心肌上来建立直接灌注。所有的这些技术均仅取得了有限的成果，心绞痛很难长久缓解，也很难复制，最重要的是结果会被冠状动脉搭桥术所掩盖。在机械性创伤方面，通过心肌穿刺建立长期通畅管道被用激光创建孔道的方法所取代。尽管 Mirhoseini 及其同事[10] 和 Okada 及其同事[11] 早在 19

世纪 80 年代早期就已经开创了应用激光与冠状动脉搭桥术相结合的方法建立血运重建，但激光技术作为手术的主要技术还需要改进。Mirhoseini 所用的二氧化碳激光在 80W 有个峰值，因此，需要相当可观的时间来完成贯穿的路径。结论就是，在当时要最佳的展现 TMR 的效果，心脏必须是低温和静止的。随着技术的发展，激光输出量被提高到了 800W，实现了在一个跳动的心脏上实施 TMR 的可能。这一突破使激光心肌血运重建术在临床上得到了广泛的应用。此后，全世界超过 25 000 位患者经 TMR 治疗了冠心病，各种独立的、多中心的前瞻性研究与随机对照试验也对治疗效果进行了研究和报道[12~20]。

临床试验

早期的非随机试验证明 TMR 应该作为那些患严重冠心病且没有其他选择的患者的安全治疗方法。在这些患者身上所看到的显著的心绞痛缓解，使 TMR 的前瞻性随机对照研究开始致力于研究 TMR 的远期效果。在这些关键的试验中，有超过 1100 名有严重的心绞痛患者参与，并且随机接受 TMR 治疗或药物治疗[16~20]。这些试验采用了 1:1 随机方法，即一半的患者采用激光方法治疗，另一半对照组继续使用药物治疗。所有的患者必须连续随访 12 个月。

单一的激光血运重建术（TMR）治疗

■ 患者

单一的 TMR 治疗入组标准如下：患有顽固性心绞痛并且近期已被造影结果验证不符合血运重建标准的患者；通过心

肌灌注扫描被证明为可逆性缺血者；左室射血分数大于25%者。

随机对照试验中典型的TMR患者概况已被列入表27-1中。因为患者在入组时是完全随机的，所以在这些试验中TMR组与药物对照组之间没有显著的试验对象间的差异。试验中应用了两种不同波长的激光。其中两种研究[16,17]采用了钬：钇铝-Garnett（Ho：TAG）激光，另外三种研究[18~20]则采用了二氧化碳激光。患者的平均年龄为62岁，且大部分为男性（86%）。根据加拿大心血管协会（CCS）对心绞痛的分级

的描述，心绞痛患者在基线分布上有显著的差异，且大多数患者（61%）是心绞痛四级。所有患者的射血分数均有轻度减少，即（48±10）%。许多患者之前至少有过一次心肌梗死，更多的患者曾经早期接受过血运重建，冠状动脉搭桥术和（或）经皮冠状动脉介入治疗。有两项试验中允许患者进行[16,18]药物治疗与激光治疗交叉治疗，患有不稳定性心绞痛且至少48小时未能缓解的患者可进行必要的静脉治疗。根据定义，这些进行交叉治疗的患者与那些起初就被随机分为仅接受TMR治疗或者药物治疗的患者之间有显著的差异。

表27-1　关于TMR疗法的临床试验的患者信息

作者	Allen	Frazier	Burkhoff	Schofield	Aaberge
患者（N）	275	192	182	188	100
年龄（年）	60	61	63	60	61
男性（%）	74	81	89	88	92
EF（%）	47	50	50	48	49
CCS分级Ⅲ/Ⅳ（%）	0/100	31/69	37/63	73/27	66/34
CHF（%）	17	34	NR	9	NR
糖尿病（%）	46	40	36	19	22
高脂血症（%）	79	57	77	NR	76
高血压（%）	70	65	74	NR	28
MI后	64	82	70	73	70
CABG后	86	92	90	95	80
PCI后	48	47	53	29	38

患者基线人口统计学数据来源于TMR前瞻性随机对照试验

CABG = Coronary artery bypass grafting 冠状动脉搭桥手术；CCS = Canadian Cardiovascular Society 加拿大心血管协会；CHF = congestive heart failure 充血性心衰；EF = ejection fraction 射血分数；MI = myocardial infraction 心肌梗死；NR = 未报道；PCI = Percutaneous coronary intervention 经皮冠状动脉介入治疗

■ 手术技术

单一地行TMR治疗，患者需要采取左侧略微抬高的仰卧位。建立麻醉一般采用双腔气管插管或支气管阻滞来隔离左肺。虽然不是强制性的，但这有利于手术的进行，特别是因为许多患者在之前的旁路手术后有胸膜和纵隔粘连。另外，硬膜外导管技术还可以用于术后疼痛的控制。

在左前方第五肋间是常用的切口位置。胸骨一旦被拉钩扩展，打开心包就会暴露出心脏的心外膜表面（图27-1）。操作中要十分小心地避让之前的桥血管。左前降支被确定后可以被用来界定室间隔的位置。通过这个切口，以手动牵引相结合的方式可以触及心脏的底部和外侧壁，用直角激光机头在心脏的后面进行捆扎，如插图所示。在接近心脏的根部建立孔道，然后再朝向顶点约1cm处穿进一条线，从下方开始连续缝合至心脏的前壁。因为在孔道处会有出血，从下方开始TMR可保持前壁的清洁并会加快手术进程。建立孔道的数量取决于心脏的大小与缺血区域的范围。瘢痕处的心肌会变薄，尤其是透壁瘢痕，应该避免对这一部位的操作，因为TMR本来对于这一区域来说并无益处，而这一区域的孔道出血可能成为一个大问题。在放入引流管后就可以关胸了，在大多数情况下患者

可以在手术室拔管。

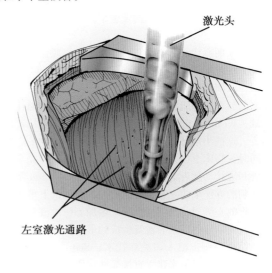

激光头

左室激光通路

图27-1　在TMR过程中，激光自下而上的建立通路，直至心脏的前壁。建立通路的数量取决于心脏的大小与缺血区域的范围

图 27-2 中的机头来自于一个二氧化碳激光，说明了应用于 TMR 术中的两种激光的不同之处。二氧化碳激光的能量是通过中空管路来传递的，被镜子反射后到达心外膜表面。一个 1mm 的孔道需要 15 ~ 20J 的脉冲。为了避免心律失常的发生，激光的射击与心电图上的 R 波的出现同步。孔道在 40 微秒内被信号脉冲所穿透，并且可以经食道超声心动图（TEE）所确认。被激光能量汽化的血液进入到心室，并且在食道超声心动图上产生一个明显且特有的声波。当激光燃烧时，Ho：YAG 激光可以通过手动推进纤维束在心肌上打一个 1mm 的孔道。当频率为每秒钟五个脉冲时，这种激光典型的脉冲能量是 2J；穿透心肌需要 10 ~ 20 个脉冲。判断是否穿透主要是通过触觉和听觉来完成的。

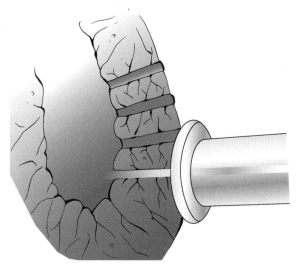

图 27-2 CO_2 激光建立一个 1mm 的通路需要 15 ~ 20J 的脉冲

■ 终点事件

所有试验的主要目的都是改善心绞痛症状。这经过了一个研究者和（或）单盲的观察者的评估。为了进一步评定心绞痛的等级，需要应用一些标准化的调查问卷，如西雅图心绞痛调查问卷，SF-36 调查问卷和 Duke 活动状态指数。这些测试可以用来测试患者症状与生活质量的改变。客观指标包括运动耐量测定与重复进行心肌灌注扫描。在进行随机试验后的 3 个月，6 个月和 12 个月要进行重新评估。

结论

■ 死亡率

在进行随机研究之前，行 TMR 治疗的患者死亡率在 10 ~ 20%。在随机试验过程中，较低的围手术期死亡率从 1% 上升到了 5%[16~20]。这些对照试验不同于早期研究，我们可以学到的重要一课就是若患者被送往手术室时情况稳定，并且没有静脉注射肝素或硝酸甘油，那么死亡率可以得到降低。若患者在最近的不稳定心绞痛发作中可以自行缓解且可以停止静脉注射药物治疗，便可以在两周以后进行手术，死亡率可以降低至

1%。关于一年存活率的荟萃分析证明了进行激光疗法的患者与继续进行药物治疗的患者之间并无明显差异[18]。TMR 术后一年的存活率为 84% ~ 96%，药物治疗的患者一年后的存活率为 79% ~ 96%。这两种随机研究的患者的长期存活率已经被报告。Aaberge 和同事进行了四年的随访，进行激光治疗的与药物治疗的两组均完成了随访，TMR 术后存活率为 78%，药物治疗的患者存活率为 76%（p = ns）[21]。在五年随访中应用意向性分析，Allen 报告了 TMR 术后存活率为 65%，药物治疗患者存活率为 52%（p = .05）[22]。

■ 并发症发病率

与死亡率不同，并发症的定义在每一种研究中都不同。因此，发病率数据很难汇总。还有，与那些曾报道过的类似的队列研究相比，单独行 TMR 的患者术后心肌梗死、心衰与心律失常发生率都较低，因为前者大多都进行了再次冠状动脉搭桥术。

■ 心绞痛分级

进行 TMR 术的主要原因是为了缓解患者的心绞痛症状。这个可以在心绞痛分级评估过程之前与之后被量化。心绞痛评定分级在所有的研究中都用盲法来完成，这被作为唯一的心绞痛评定或与研究者的评定的比较。可以看到在所有的研究中，进行激光治疗的患者的症状有显著改善。若将减少两个或以上心绞痛等级作为治疗成功的定义，则所有的研究都显示出了 TMR 术显著提高的成功率（从 25% 提高到了 76%）（图 27-3）。荟萃分析等得到的总比值比为 9.3（95% CI 4.6 ~ 18.5，p < 0.000001）。当然，少数药物治疗组的患者临床症状也有所改善，这些患者的成功率从 0% 提高到了 32%。这看似巨大的差异其实与研究的基线特征有关。如果心绞痛的基线为三级，则很难再提高两个心绞痛等级，因此显示出很低的成功率并不奇怪。相反，TMR 组最大的成功率是在一组所有的患者均为心绞痛四级的试验中得到的。值得注意的是，这组试验中药物治疗组同样也显示出了最大的成功率[16]。这就显示出了研究中基线的不同所带来的影响。

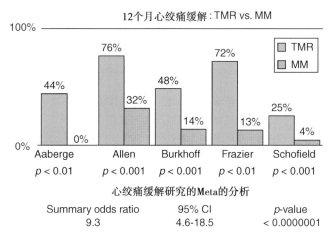

图 27-3 五项前瞻性随机对照试验对比 TMR 与药物治疗的心绞痛缓解情况汇总

生活质量与心功能

在每一个试验中，进行 TMR 治疗的患者与进行药物治疗的患者通过西雅图心绞痛调查问卷、SF-36 调查问卷和 Duke 活动状态指数评估后，生活质量指数有明显提高。通过心电图或者放射性核素扫描检查心脏射血分数，对心功能进行全面评估，不管是试验内还是各试验间，所有的患者的射血分数都没有显著的差别。

再次入院率

TMR 术成功的另一项指征是住院患者术后不稳定性心绞痛发作与心脏相关事件发生的减少。一项荟萃分析显示，激光治疗组的患者一年的住院次数明显比药物治疗组的患者要少。药物治疗的患者一年需要四次入院，在随访的一年中明显要比 TMR 术后患者更加频繁。

运动耐量

两组间运动耐量的差别在三组试验中得到评估[17,19,20]。虽然各组试验进行的方法不同，但是其证明了接受 TMR 治疗的患者的运动耐量有所提高。其中两组试验显示，与基线相比，TMR 治疗组 12 个月的平均水平提高了 65 ~ 70 秒；然而在药物治疗组，在锻炼时间间隔相同的情况下，平均提高了 5 秒或者降低了 46 秒。另外一组试验证明，TMR 组显著地延长了激发胸痛的锻炼时间，仅少数患者被胸痛所限制，而在药物治疗组则没有提高[20]。

药物治疗

在所有的试验中规定了所有的患者进行最大限度的药物治疗。对于每一项研究，两组的基线均为相似剂量的应用抗心绞痛与心血管药物。TMR 组的患者，由于症状有所缓解，在过去的一年随访中药物剂量有所减少。因为许多这类患者术后都会合并应用短效与长效硝酸酯类药物，试验证明进行 TMR 治疗的患者应用硝酸酯类药物有明显的减少，而进行药物治疗的患者应用硝酸酯类药物反倒有轻微的增加。一年中，83% 的 TMR 患者的整体用药保持不变或有所下降，相反的，86% 的进行药物治疗的患者在用药方面保持不变或有所增加[18]。故对于进行 TMR 治疗的患者，其心绞痛的显著缓解并不是基于药物的改变或药量的增加。

心肌灌注

如前所述，心肌灌注显影可用于术后评估可逆性缺血的程度。四个最大的随机试验均把后续的扫描作为一项研究[16~19]。这些研究包括了 800 名患者的数据，在每一项研究里，记录和分析的方法均有所不同，所以很难汇总数据。此外，回顾这些结果证明了进行 CO_2-TMR 治疗的患者灌注有所提高。TMR 治疗组与药物治疗组中均统计了固定（瘢痕）与可逆性（缺血）的心肌缺损。在两组治疗中，一组研究证实了观察组与对照组的可逆性缺陷有显著地下降。研究的最终结果是，在 TMR 组可以看到可逆性缺陷有所改善，但是固定缺陷并没有显著的改

观。然而，在相同的 12 个月的间隔中，药物治疗组的固定缺陷几乎翻了一倍。同样，在另一项研究中，在 CO_2-TMR 治疗组早期缺血区域的灌注提高了 20%，同样的试验中，药物治疗组早期缺血区域的灌注变得越来越差。在 12 个月内，两组中固定缺陷的数量并没有差异，并且每个患者与他或她的基线相比在固定缺陷的数量上也没有明显的不同。其余的两个 Ho：YAG 研究中后续的扫描显示，12 个月间相同的间隔中，TMR 治疗与药物治疗没有显著的差异，且进行 TMR 治疗的患者在心肌灌注方面并没有显著地改善[16,17]。

在进行 CO_2-TMR 治疗后的一到两年间，应用双同位素扫描发现先前的心肌灌注有所改善。此外，利用 N-13 正电子发射断层扫描（PET）进行评估的结果显示，与接受 TMR 治疗后进行心外膜灌注相比较，心内膜下灌注有显著的提高。

远期效果

两篇前瞻性随机研究的长期随访报告是可以参考的。与一年随访结果相似，意向性分析证实与进行药物治疗的患者相比，更多的 TMR 患者仍然保持着与基线相比至少改善了两级心绞痛（88% 与 44%）或者说平均五年内完全没有心绞痛症状的出现（33% 比 11%；p = .02）[22]。一项长期随机试验的随访保持着 TMR 组与药物治疗组的完好性（即没有交叉），随访结果显示，心绞痛的症状有了明显的改善（24% 比 3%，TMR 与药物治疗，p = .001），并且在随访的 43 个月间，不稳定性心绞痛的住院率有所下降（p < .05）[24]。从术后五年到七年，81% 的患者恢复到二级或更好，68% 的患者发现与基线相比至少提高了两级，17% 的患者完全没有心绞痛症状，且生活质量有了显著地提高。这最后两篇报告反映出 CO_2-TMR 可以持续性缓解心绞痛，因为这些患者并没有同时使用其他的方法来缓解症状。

根据多种随机试验累积的结果，美国心脏病学院/美国心脏病协会（ACC/AHA）实践指南[25]与胸外科医生学会实践[26]指南的近期更新提到，对于有顽固性、其他治疗无效的心绞痛的患者，TMR 治疗有其举足轻重的地位。

TMR 作为 CABG 的补充治疗

临床试验

由于 TMR 作为单一的疗法很成功，所以一些研究将它作为冠状动脉搭桥术（CABG）的补充来共同治疗弥散型冠心病。由于受冠状动脉搭桥术的影响以及某些试验中缺少对照，TMR 的安全性与有效性的评估有些困难[27~29]。

两项前瞻性的多中心随机对照试验应用 TMR 与 CABG 共同治疗患者，试验中对于一个或多个不易用旁路手术来缓解区域缺血的患者分别行冠状动脉搭桥术联合 TMR 或单独的冠状动脉搭桥术[30,31]。两组间的基线与手术特征是相似的，包括搭桥的位置和数量也是一致的（3.1 ± 1.2，CABG + TMR；3.4 ± 1.2，单独行 CABG；p = .07）。在一年的随访期间，对于患者的治疗方法是单盲的。

结果

死亡率

TMR + CABG 术与单一的 CABG 相比，手术死亡率有所下降（1.5% 比 7.6%，p = .02），且术后应用强心剂的数量有所减少（30% 比 55%；p = .001），术后 30 天内避免了大量的不利的心脏事件（97% 比 91%；p = .04），提高了术后一年 Kaplan-Meier 生存率（95% 比 89%；p = .05）[30]。死亡率的影响因素包括单一进行 CABG 术（OR5.3；p = 0.04）与年龄的增加（OR 1.1；p = .03）[30]。对于研究中高危患者，TMR + CABG 与单一的 CABG 的手术死亡率无明显差异（9% 比 33%；p = .09）[31]。

治疗效果

TMR 术与 CABG 术相结合，不仅减少了患者在重症监护室内观察的时间，而且也缩短了患者的住院时间[29]。在长期随访随机对照试验中，TMR + CABG 与单一的 CABG 的手术效果已经被报道[32]。平均五年内，两组试验的患者相对于基线心绞痛有明显的改善；然而，与单一的 CABG 相比，TMR + CABG 的患者摆脱心绞痛的病人比例要相对小一些（78% 比 63%；p = .08）。从长期生存率来看，二者相似。

观察 STS 国际心脏数据库里所收集的 TMR + CABG 的试验数据[33]。从 1998 年到 2003 年，5681 名患者接受了 TMR + CABG 手术。将这些患者与仅仅接受了单一的 CABG 的 932715 名患者进行对比。数据库中，TMR + CABG 患者仅占外科血运重建的 0.6%。表 27-2 显示出单一接受 CABG 的患者与 TMR + CABG 的患者基线明显不同。TMR + CABG 患者的每一个弥散性动脉疾病的影响因素都所增长，因此，他们的死亡率高达 3.8%（单一的 CABG 患者为 2.7%；p < .001）也不为奇。当去除掉患有不稳定性心绞痛的患者，TMR + CABG 的死亡率就会降低到 2.7%，观察值/期望值的比值为 0.87。

表 27-2　单独使用 CABG 与联合 CABG 与 TMR 治疗患者的比较，STS 成人心脏数据库 1998-2003

特征	单独 CABG	TMR + CABG	P 值
病例数	932 715	5618	
体表面积，m^2（SD）	1.96（0.24）	1.99（0.23）	<.001
糖尿病（所有类型）	34%	50%	<.001
胰岛素依赖型糖尿病	10%	19%	<.001
肾衰竭	5%	7%	<.001
需要透析治疗	1%	2%	<.001
脑血管意外	7%	9%	<.001
慢性肺部疾病	14%	17%	<.001
外周血管疾病	16%	20%	<.001
脑血管疾病	12%	17%	<.001
心肌梗死	46%	49%	<.001
再次手术	9%	26%	<.001
冠脉三支血管病变	71%	80%	<.001
高血脂	62%	73%	<.001
高血压	72%	80%	<.001

TMR 的机制

激光-组织间的相互作用

要想了解 TMR 的机制就要先了解激光与组织间的相互作用。现在许多已经被应用的手段，包括超声[35]、低温消融[36]、射频血运重建[37,38]、加热针[39,40] 以及上述的中空的固体针，所有这些设备对组织造成的影响都与激光不同。此外，众多的不同波长的激光也已经被应用。包括氙气氯（XCI）[41]、钕、YAG（Nd：YAG）[42]、铒、YAG（Er：YAG）[43]、铥钬铬：YAG（THC：YAG）激光[44]。所有的这些设备已经被应用于探索性实验，但是都没能在临床上大规模的应用。只有二氧化碳激光与 Ho：YAG 激光应用到了 TMR 术中。任何激光-组织间的相互作用结果取决于激光与组织的不同。二氧化碳激光的波长为 10 600 纳米，而 Ho：YAG 激光的波长为 2120 纳米。这些红外线波长主要在水中被吸收，因此可以依靠热能消融组织。然而，一个显著地差异就是 Ho：YAG 激光是脉冲式的，两次连续的脉冲被时间所分离从而可以起到散热的作用。否则，积累起来的热量在压力的作用下可以使组织爆炸。这种爆炸可以产生声波，使肌纤维产生结构性创伤及热凝。Ho：YAG 激光的手术参数标准是脉冲能量 1-2J 与 6-8W/脉冲。当频率为每秒五次脉冲时产生的能量可制造一个 1mm 的孔道。尽管能量水平比较低，脉冲时间短，相当高水平的峰值能量其实已经交付到了组织上，所以每一个脉冲都会产生一次爆炸（图 27-4）。此外，纤维通过

心肌已经被手动的提高，所以不可能知道通过机械产生的动能是否能够创造出一条孔道，以及在下一次脉冲到来时是否有足够的时间来散热。

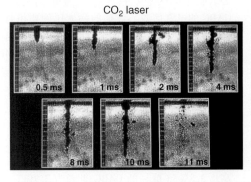
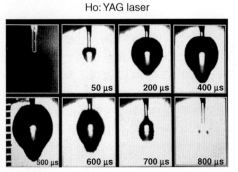

图 27-4　CO_2 激光与 Ho：YAG 激光在建立通路时的连续图像记录

相比较而言，二氧化碳激光使用的能量水平为 15~20J/脉冲，每个脉冲的时间为 25~40 毫秒。在这种水平下，激光光子就不会产生爆炸消融，结构损伤的程度是有限的。此外，一个单一的脉冲就可以创造出一个通透的孔道（图 27-4）。应用 TEE 技术可以观察到心室内的血液汽化，从而可以确认孔道的建立。

最后，二氧化碳激光短时脉冲产生的燃点是与 R 波同步的，从而使心律失常并发症的发生率降到最低。Ho：YAG 激光设备是不同步的，纤维通过几个心脏周期的运动，更容易产生室性心律失常。

■ 通畅的孔道

如上所述，TMR 最初的概念是通过孔道建立灌注，从而连接心室与心肌，临床工作已经提供了许多长期通畅的证据[46]。其他的试验工作也同样提出了一些通畅的证据[47~49]。但同时，尸检与实验室检查也有报告表明这些孔道没能保持通畅[50~52]。所以，共识就是孔道偶尔可能会保持通畅，但这不是 TMR 机制所导致的。

■ 去神经效应

与开放性孔道机制相对立的是，临床试验结果显示，心绞痛缓解可能与交感神经纤维的去神经效应有关。心脏的神经系统可以通过独立反射通路从心外神经反射到心脏调节区域。这种固有通路包括传入神经元，传出交感神经节后神经元与传出副交感神经节后神经元。由于这个系统很复杂，所以很难探查真正的去神经效应靶点。不过一些实验研究证实，去神经效应与 Ho：YAG TMR 相关[53,54]。相关的实验证据是在一个非缺血性动物模型上进行的实验[55]。尽管实验开展地很谨慎，但是依然很难分离出交感神经元纤维，并且仅仅能得出短期的效果。抛开实验室的理论性结论不看，依据行 Ho：YAG TMR 手术患者所做的 PET 显影可以明显地看出交感神经的去神经效应[56]。

■ 血管新生

TMR 可能的重要机制之一为刺激血管新生。这一机制解释了二氧化碳激光治疗后，随着时间的推移临床症状有显著改善且灌注有所提高的现象。众多的报告证明，TMR 孔道与组织学上血管新生增加有关。进一步的研究发现了更多分子层面

的证据，包括血管内皮生长因子（VEGF）的上调，成纤维细胞生长因子 2（FGF2）的表达，以及 TMR 术后产生的基质金属蛋白酶[62~64]。就组织学来讲，各类机械性创伤后都会有相似程度的血管新生。针刺伤已经被免疫组化证明也会刺激生长因子的表达与血管新生。其结论就是 TMR 中的血管新生是对创伤的非特异性表达[65,66]。热针与冷针、射频能量、激光能量通过光谱分析清楚地证明了组织对创伤的表达[39]一个慢性心肌缺血的模型模仿临床上的场景再现了在机械性的 TMR 术后的确可以产生血管新生，如果这些新的血管在瘢痕中间生长，就会对新血管的血流有一定的功能性的贡献。TMR 激光术后功能的恢复是尽量减少瘢痕的形成与血管新生最大化。

这就产生了一个关键的问题：如果 TMR 术可以形成血管新生，随后是否可以在功能上也有所改善？在临床上，这已经通过主观评估生活质量证明，但更重要的是，也通过了客观上的多种技术证明。其中包括多巴酚丁胺负荷超声心动图[67]、PET 扫描[23]、磁共振成像[68,69]另一些证据中，通过在患有慢性缺血性疾病的猪模型的缺血区域应用二氧化碳 TMR 术来提高灌注，发现实验数据可以直观的反映出临床灌注结果[70~73]。这种方法在提高灌注的同时确实也可以改善心肌的功能。

经皮心肌激光血运重建（PMR）

心肌激光血运重建可以通过经皮[74]、胸膜腔镜[75]、开胸手术[16~20]与切开胸骨[27~30]来施行。除了 PMR 途径，其他的手术途径都已经证明可以产生相似的症状的改善。一些试验试图用经皮激光纤维在心内膜 2~3mm 深处创建周围血管通入左心室，甚至应用机电映射来影射纤维位置及创建孔道来改善症状[74]。事实证明，PMR 的结果稍差于 TMR。一项双盲随机对照试验显示与没有治疗的对照组相比，行激光治疗的患者并无益处[74]。因为患者并不知道他们的治疗方法，对于 PMR 来说安慰剂的影响就有所提升。值得注意的是，PMR 试验中所报道的死亡率与并发症发生率和 TMR 相类似。结果就是，PMR 没有通过美国食品药品协会（FDA）批准。

应用 PMR 的失败可能与以下几个局限有关：其中首要的就是对左心室肥厚的治疗。尽管 PMR 的最大预估深度是 6mm，

但这明显逊于应用开放式 TMR 来治疗心肌病。此外，孔道建立的准确位置以及活动中的心室中孔道分布的调整都是不容忽视的问题。最终，Ho：YAG TMR 术的局限性也适用于 PMR，因为术中已经应用了光波。

TMR 未来的应用

TMR 其他潜在的应用包括在心脏移植动脉粥样硬化的治疗。虽然只有一小部分患者应用该方法，结果还是表明有益处的[76]。最后，TMR 与其他疗法相结合治疗血管新生可能会带来一个强有力的突破。经实验研究，这些结合技术与组织学上的显著的血管新生呈正相关，也许更重要的是，TMR 与基因治疗或与其他的单一的疗法相结合能够改善心功能[77~79]。

心胸外科医生面临越来越多的更复杂的、用尽非手术方式治疗的弥散性冠心病患者。近期多项随机对照试验研究了 TMR 单独或结合其他疗法对于弥散性冠心病引起的严重心绞痛的患者的远期治疗效果，包括安全性、有效性以及对于预后的影响评价，结果还未报道。

血管外血管生成技术

在 TMR 技术出现之前，20 世纪 30 年代就已经有研究人员尝试许多不同的方法来增加缺血心肌的血流量，这些方法有：用机械磨损的方法来擦除心包、缝合大网膜至缺血心肌、去除心外膜，或者结合上述方法直接移植乳内动脉到心肌。后来，药物疗法也应用于试验研究与临床研究中，如肝素与生长因子，血管内皮生长因子（VEGF）与成纤维细胞生长因子（FGF1 与 FGF2）的应用。在试验研究与临床研究中，首先在蛋白质层面对血管生成生长因子进行研究，然后是基因技术。在 20 世纪 90 年代晚期，基于细胞原理的治疗性血管新生技术被引入到了心肌缺血性疾病中，并且在随后的 12 年中成为了最热门、发展也最快的领域。这一部分讨论的主题是应用基于蛋白质、基因与细胞的原理诱导血管新生来治疗缺血性心血管疾病。

■ 蛋白质治疗

实验研究

在早期的体外研究中，血管内皮生长因子（VEGF），成纤维细胞生长因子（FGF1 与 FGF2）蛋白显示出了血管新生技术的潜力[80,81]。这些研究是基于体内这些因子可以刺激新血管的生长开展的[82]。最近在小鼠胚胎上做的血管基因试验记录了多种因子，如血管内皮生长因子（VEGF）与血管生成素-1，之间的协同作用来建立成熟的分支血管[83]。

在 20 世纪 90 年代早期，就已经证实了基本的成纤维细胞生长因子（FGF）与血管内皮生长因子（VEGF）蛋白刺激组织间血管网络的形成，从而增加组织间阻塞的动脉的血流量。在缺血性心肌实验中，一部分犬的左心室通过逐步闭塞回旋动脉来实现心肌缺血。注入冠状动脉或者左心房的成纤维细胞生长因子或血管内皮生长因子（VEGF）蛋白 28 天后建立了显著的侧支循环[84]。同样的，对兔子的缺血性后肢模型的研究证实了肌肉注射 b 型成纤维细胞生长因子两周后，显著提高了肢体的血液灌注[85]。

然而，当在犬的心肌缺血模型应用两种不同的方法时，可以观察到具有争议性的结果：向左心房推注血管内皮生长因子（VEGF）28 天后可以增强侧支循环，7 天后则没有，而 b 型成纤维细胞生长因子 7 天甚至 2 天就可以增强冠状动脉侧支循环，单剂量的注射达不到这种效果[87]。这些结果证实，至少这种类型的心肌缺血，在暴露期间血管生成因子对缺血组织的支持，其治疗效果是具有争议的。

其他应用 I 型 bFGF 的实验验证，处理路径是确定局部吸收与潜在治疗效果的另一个重要因素[88]。结果显示可以恢复心肌供血的 bFGF 剂量占冠状动脉剂量的 3% ~ 5%，而在静脉剂量中仅占 0.5%。对于这种发现最可能的解释来自于现实中心肌吸收药物与血药浓度峰值有关；因为 bFGF 有一个肝素结合域，在静脉给药后肺部会进行第一道吸收（肺中含有大量的肝素硫酸盐），与直接向冠状动脉注射所达到的很高的血清血药浓度值相比较来说，静脉给药的血清血药浓度峰值是比较低的。

这种不同的生物结果已经在相同的犬的缺血-血管新生模型中被重复。通过应用 bFGF 来增加冠状动脉侧支循环血流量，如果是静脉给药的话，应用一周也不会有任何的提高[87]。虽然相同的研究还没有在血管内皮生长因子（VEGF）上验证，但是 165 亚型血管内皮生长因子（VEGF$_{165}$）也有肝素结合域（而 VEGF$_{121}$ 则没有），所以可能会看到相似的结论。

有的动物实验结果与这些结果有差异，Lopez 及其同事在患有缺血性心肌疾病的猪模型（人为的在回旋动脉制造闭塞）的冠状动脉系统三个不同的位置应用 VEGF$_{165}$（通过 InfusaSleeve 导管，心外膜移植的渗透压运送系统行冠状动脉注射）。三周后，同时评估侧支循环功能，再过三周后再次进行评估。在对照组的模型中并没有明显的灌注增加，通过配对 t 检验，每一个 VEGF 治疗组治疗前与治疗后均有灌注增加。虽然这些数据在 VEGF 治疗中会有一些影响，但是并没有说服力。首先，在人为制造的模型中，六周后可以观察到侧支循环的持续发展[90]。然而，在 Lopez 的研究中，在那期间对照组并没有展现出所期望的组织灌注的增长。其次，直接比较单独进行 VEGF 治疗组与对照组并没有统计学意义。只有当三组 VEGF 治疗组相结合，进行分析统计学结果才会证明出 VEGF 治疗组与对照组之间的差异。最后，在试验期间，进行 VEGF 治疗的动物有三例死亡。通过选择的偏倚性来看，在小型试验中去除三个动物模型对结果有重要的影响。于是，由于理论支持的缺乏，这一研究数据不能明确的证明单一的向冠状动脉注射 VEGF 可以很大程度上增加侧支循环血流量。Hariawala 及其同事[91]在相同的模型中也证明了灌注量的提高。然而，这一研究在现实中有一个缺陷，即在冠状动脉上应用 VEGF 2mg 会引起严重的低血压，从而导致治疗组中的 8 例动物有 4 例急性猝死；因此在尚存的动物中可以发现，较未治疗组而言，剩余的动物有很好的侧支循环，这可能就是其生还的原因。这些研究人员也证明了在缺血的兔子后肢模型上应用 bFGF 或者 VEGF$_{165}$ 可以增加血流量，令人意外的是，单独的应用 VEGF$_{165}$ 也可达到相同的效果[92]。这具有争议的结论在相关文献中已经提出，是动脉内注射 VEGF 或者 bFGF 对增加侧支循环更有效，还是归功于静脉给药（至少对于有肝素结合域的媒介而言）？

临床试验

临床上以蛋白质为基础的血管生成的试验已经报道了 FGF 与 VEGF 一类的生长因子的应用。FGF-1 对于缺血性心肌的影响是首先被 Schumacher 及其同事[93] 在 20 名患者身上试验所证实的。在这一试验中，患者进行心脏搭桥手术时，在 LAD 引导下直接向缺血心肌注射 0.01mg/kg 的 FGF-1 蛋白质。三个月以后，血管造影结果证明有血管生成，同时伴有正常的血管出现。临床上第一例关于 FGF 的随机双盲安慰剂对照试验是经 Simons 研究组报告的[94]。24 名接受 CABG 手术的患者被随机分为三组，分别接受 10ug 到 100ug 的 bFGF 治疗，或者直接向心肌内移植微胶囊持续释放药物。在 16 个月的随访当中，所有接收 100ug bFGF 治疗的患者都没有心绞痛症状，压力灌注成像测试显示在基线水平上，且三个月有显著的症状改善。单一的向冠状动脉注射 FGF-2（0，0.3，3 或者 30μg/kg；n=337 名患者）的效果是通过多中心的 FIRST 试验测试的[95]。在 90 天的时候，与应用安慰剂的患者相比，所有使用 FGF-2 治疗的患者心绞痛症状有明显的改善，180 天的时候则不是，因为安慰剂治疗有持续的改善。心肌灌注向向冠状动脉注射人类重组 VEGF 首先被应用于 14 例严重的冠心病患者[96]，随后在所有的 178 名患者中进行多中心的 VIVA 试验[97]。在人数较少的试验组中，7 名接受高浓度 VEGF（0.05～0.167ug/kg）注射的患者心肌灌注有所增加，60 天后侧支循环密度也有所提升[96]。在 VIVA 试验中，患者随机接受 20 分钟的冠状动脉注射安慰剂，低浓度 [17ng/(kg·min)] 或高浓度 [50ng/(kg·min)] 的 VEGF，并且在注射后 4 小时，3 天，6 天，9 天时随访。然而，研究证实试验开始时与结束时并没有显著的差异，ETT 时间段与 60 天随访时相比有所提高。在 120 天的时候，使用高浓度治疗的患者在心绞痛等级、跑步机运动试验时间与生活质量上均有所提高[97]。

■ 基因

实验研究

基因疗法解决了一个剂量上的难题，因为基因疗法可以被考虑为一个复杂的持续供应形式。一旦进行了转基因，靶细胞就会特异性的表达基因产物数天，数周或更长时间。

Giordano 及其同事证明基因疗法可以增加侧支循环[98]。他们向患有心绞痛的猪模型（人为制造冠状动脉狭窄）的未闭塞的右侧冠状动脉进行单一地注射携带转基因 FGF-5 的腺病毒载体，从而改善了心肌血流量与心功能。令人惊讶的是，他们发现大约 95% 的第一道心肌摄取是通过冠状动脉完成的。Hammond 及其同事已经证实 FGF-4 在恢复心肌血流量与心功能方面可以产生相似的作用[99]。在患有慢性心绞痛的猪模型应用 TMR 与 FGF-2 基因原理治疗后，心肌收缩力提高程度比较的结果已经被报道[100]。在这项研究中，在胶原基质中加入腺病毒载体，直接注射进缺血的心肌。其他的研究者也通过应用兔子后肢缺血模型进行试验，并报道向股动脉注射带有 VEGF$_{165}$ 的质粒载体可以增加侧支循环[101]。

直接心肌内注射

无论第一道摄取有多么的高效，相当大比例的血管生成因子在被注射到动脉后，仍会进入体循环到达非靶组织发挥生物学效应[102]。虽然还没有确切的证据证实这种系统性外溢会产生严重的副作用，但是仍然存在这种可能。于是，如果直接心肌内注射血管生成因子，或者通过心内膜或心外膜路径注射，所带来的侧支循环增加将会更会被人们所接受[85]。

一种蛋白质被一次性的注射入心肌后，似乎不能存在足够长的时间使其发挥生物学效应。虽然多次注射可以提高浓度，但这种方法有操作局限性。因此，如果可以证明心肌内注射后，携带表达性转基因的腺病毒载体可以有效地表达其基因物[103]，这将是基因疗法的里程碑。

一项利用患有心肌缺血的猪模型的实验证明心肌内注射可以提高侧支循环血流量，也可以改善心功能。这是通过开胸手术后心肌内注射携带 VEGF$_{121}$ 的腺病毒载体的基因表达实现的[104]。近期，通过导管直接向心肌内注射血管生成因子的方法已经出现，并且证明了直接向心肌内注射血管生成因子不需要开胸手术就可以实现。

但是，因为 VEGF 可以引起血管通透性增加与组织水肿，所以过多的使用 VEGF 会产生有害的影响。近期报道显示在一例患有慢性缺血性的兔耳朵模型上，腺病毒编码 VEGF 与血管生成素-1 在注射一周后都可以增加血流量。然而，血管生成素-1 更加针对于增加大血管的血流量，且并没有可见的炎症反应；而 VEGF 增加血流量与明显的肿胀，血管泄漏和炎性细胞浸润相关。4 周后，VEGF 治疗组的血流量较预处理值有所下降。相反的，血管生成素-1 治疗组则是持续的增加[106]。Masaki 等人的鼠的缺血后肢模型试验中也显示出了 VEGF 相似的不良影响[107]。

临床试验

临床上第一例基于基因原理的腺病毒载体试验是由 Rosengart 及其同事所报道的[108]。在试验 I 期，15 名患者在接受 CABG 手术同时接受腺病毒载体 VEGF$_{121}$ 直接心肌内注射，6 名患者仅仅接受基因疗法治疗。治疗进行 30 天后，所有的患者通过冠状动脉造影、^{99m}Tc 压力灌注扫描，以及心绞痛改善进行的评估显示无系统性或心源性不良事件发生。19 例患者通过导管输送质粒编码 VEGF2，来研究其对于慢性心肌缺血的影响[109]。在这个小规模的半期研究中，Losordo 及其同事通过应用 NOGA 映射技术在导管设备引导下直接向心肌内膜注射 200～800μg 的质粒 phVEGF2。三个月后的最终分析显示，实验组心绞痛分级有所改善；并且与安慰剂治疗相比，在锻炼的持续时间、心功能的改善与西雅图心绞痛调查问卷数据结果上，phVEGF2 显示出了很强的有利影响趋势。Grines 等人的 A-GENT 试验在一组 79 例患有慢性持续性心绞痛的试验组中研究了腺病毒编码 FGF4 的应用[110]。在这项研究中，患者一次性冠状动脉内注射五种不同剂量的腺病毒编码 FGF4（半日增量从 3.3×10^8 到 10^{11} 的病毒颗粒）。随机随机双盲安慰剂对照试验的第一例报告显示，四周的随访中，与安慰剂相比 ad5-FGF4 在运动时间方面有很大的提升。相同的研究人员也进行了对 52 名患有慢性持续性心绞痛的患者进行冠状动脉灌注单一剂量的 ad5-FGF4 10^{10} 腺病毒颗粒的 AGENT-2 试验研究。进行 8 周的治疗后，与安慰剂治疗患者相比，注射 ad5-FGF4 的患者缺血缺损范围有显著地减小，且腺病毒的耐受性很好，没有导致长期的不良的后遗症[111]。Hedman 等人进行了 II 期的 Kuopio 血管新生试验，在 103 名行 PTCA 术或支架的患者身上研究冠状动脉注射 VEGF 或腺病毒或质粒编码 VEGF165 治疗再狭窄与慢性心肌缺血的效果[112]。在 6 个月的随访中，所有的试验组之间在再狭窄率与最小管腔直径方面并没有差异，然而 VEGF 治疗组在心肌灌注方面有显著地提高。目前，Kastrup 及其同事[113]所报道的 Euroinject One 试验，即对患有稳定的重度心绞痛的患者进行直接心肌内质粒 VEGF-A$_{165}$ 基因疗法治疗。在此项研究中，80 名患有稳定的重度心肌缺血疾病的"非选择"患者，通过随机分组的方式，在 NOGA-MyoStar 的指导下接受 0.5mg 的 VEGF-A$_{165}$ 或安慰剂治疗，结果显示出压力诱导下灌注的缺损在实验组中有所下降。三个月的随访显示，与安慰剂治疗相比，VEGF 基因治疗并没有显著地提高心肌灌注缺损部位的灌注量，然而室壁运动的增强表明了良好的抗心肌缺血作用。

结论就是，单一的蛋白质治疗或基因治疗无论是在试验中还是临床上，在提高心肌灌注方面目前并没有得到显著的有说服力的阳性结果。许多的临床学者对如何能够达到最佳的心肌血管新生的问题还需要更多的证据。基因疗法有许多方面问题均需要继续尝试，包括适当的载体剂量制定与给药途径等。

细胞治疗

近年来，基于细胞原理下的胚胎或者成人干细胞的使用对以往的两个经典的概念提出了挑战。首先，原来所提到的仅在胚胎期发生的血管生成被称为成血管细胞的中胚层前体细胞，在侵入不同的组织后在原位聚集，从而构成主要的毛细血管丛。然而，现在许多学者却认为在成人体内，骨髓来源的干细胞或内皮祖细胞可以通过相同原理进入到组织中从而形成新生血管。其次，心肌细胞最初被认为是终末分化细胞，在成年后是不可再生的。但是，近期的研究显示一定数量的心肌细胞可被原位或循环干细胞诱导去分化。于是，包括造血干细胞（HSCs）、内皮祖细胞（EPCs）、间质干细胞（MSCs）、成肌细胞和未分化的侧群细胞在内的干细胞，已经作为治疗缺血性心血管疾病常规介入治疗方法之外的另一种治疗策略。理论上，胚胎干细胞更有潜力分化为心肌细胞，然而临床试验现在仅限于成人干细胞，因为它们相对来说更好处理，而且可以给临床患者进行自体移植。世界上的一些中心，诸如美国，已经报道了为动物标本与临床患者进行此种治疗后他们的心脏功能状态均有所改善；然而，目前仍然不清楚骨髓干细胞/祖细胞是怎样聚集并进入到缺血组织中的，如果临床试验患者的注入细胞分化为功能性的心肌细胞，那么，与其他的类型相比什么样的细胞类型能够更好的应用？这一部分主要注重于临床试验的进展状态，涉及干细胞治疗的机制，应用的局限性以及潜在的风险。

临床试验

冠状动脉内输注自体骨髓衍生细胞
关注急性心肌梗死的试验　2002 年，Assmus 及其同事首先报道为 20 例患有急性心肌梗死的患者进行了细胞治疗[114]。

在此项研究中，作者展示了在急性心肌梗死后 4 ~ 5 天向冠状动脉内输注自体骨髓衍生单核细胞（n = 9）或循环血液衍生祖细胞（n = 11）。循环血液衍生祖细胞在注入之前进行 3 天的体外扩展。骨髓衍生细胞在注入的当天进行提取且不用进行扩展。在注入细胞四个月后，与相匹配对照的 11 名患者相比，进行细胞治疗的患者心功能有所改善。这些研究者还报道了应用序列对比增强磁共振成像技术显示出的梗死后重塑的结果[115]。他们对所有的 28 名急性心肌梗死后接受再灌注骨髓衍生细胞或循环血液祖细胞治疗的患者进行了分析，发现为患有急性心肌梗死的患者冠状动脉注射成人祖细胞对于梗死后重塑有促进的作用。注入细胞的转移能力是心肌梗死后重塑的决定因素，祖细胞治疗与再生的增强是互为因果的影响[115]。在 2004 年，相同的试验组一年后报道了 59 名患者接受治疗后显示出的相似功能改善[116]。

关注冠心病的试验　Assmus 及其同事也开展了另一项应用足够的功能性的骨髓衍生单核细胞治疗患有慢性心肌梗死后心力衰竭的患者的临床试验。在此项研究中，121 名接受骨髓衍生单核细胞治疗的患者血清利钠肽水平有显著的提高，并取得了良好的临床效果[117]。Strauer 及其同事进行了一项自体骨髓衍生单核细胞（BMCs）在心肌修复与再生中的影响的研究。研究者们首先报道了 10 名急性心肌梗死后接受冠状动脉输注骨髓衍生单核细胞（BMCs）治疗的患者与 10 名仅接受标准治疗的患者之间的比较。经过三个月的细胞治疗，他们发现实验组梗死区域有显著的减少并且室壁运动有显著的提高[118]。最近，相同的研究人员报道了另外一组应用相同的细胞治疗技术治疗 18 名患有慢性心肌梗死（5 个月到 8.5 年）的患者，观察其治疗对心肌再生的影响[119]。三个月后，接受细胞治疗的患者缺血范围减少了 30%，左室射血分数与梗死室壁运动速度有显著地提高，而对照组并没有观察到显著的变化。研究者们还发现骨髓衍生移植后，梗死后组织缺血区域最大氧摄取与[18]F 氟脱氧葡萄糖的摄取增强，提示了梗死后心肌的再生。

BOOST 试验　第一次通过骨髓移植来提高 ST 段抬高型心肌梗死后再生的试验是由 Meyer GP 及其同事所报道的[120]，这一试验显示出全部与部分左心室收缩功能有显著地提高。然而，在这项试验的五年随访中显示，单一的冠状动脉输注 BMCs 不足以使 STEMI 的患者的左心室射血分数得到持续的改善[121]。

导管引导下的心肌移植细胞注射　Perin 及其同事[122]报道了他们应用 NOGA 导管技术输注自体骨髓干细胞来治疗患有严重的慢性缺血性心力衰竭的患者。与 7 名对照患者相比，十四名接受细胞注射治疗的患者在心功能上有显著地提高。相似的结果也被 Fuchs 及其同事所报道，他们在华盛顿医疗中心的 10 名患有进行性冠心病并且没有其他治疗选择的患者身上应用了此方法。研究者们首先应用缺血性猪模型来测试在心肌血液灌注中自体骨髓提取的新鲜程度的影响程度。在动物实验治疗组中，他们发现侧支循环与收缩功能有所提高[123]。后来，在一个实验性质的临床研究中，对 10 名患有进行性冠心病并且没有其他治疗选择的患者进行自体骨髓直接心肌注射，使缺血区域的 CCS 评分与压力诱导性缺血发生显著的改善[124]。

冠状动脉内注射体外扩增后的自体骨髓衍生单核细胞（BMCs）　Chen 及其同事[125]是第一组应用自体体外扩增骨髓衍生单核细胞治疗急性心肌梗死的。在他们的研究中，将所有的 69 名急性心梗发生后 12 小时内接受冠状动脉支架治疗的患者随机分配至接受细胞治疗组（n = 34）与对照组（n = 35）。骨髓衍生单核细胞在体外培养 10 天，然后患者接受冠状动脉内注射成纤维细胞间充质干细胞。在 3 到 6 个月的随访中，接受单核干细胞注射治疗的患者的左心室功能有显著地提高。

动员外周血单核细胞的试验研究　Kang 及其同事[126]报道了对于冠状动脉内支架置入后的急性心梗患者的动员外周血单核细胞的试验研究。27 名行急性心梗支架置入术 48 小时后的患者参与了研究。十名患者接受冠状动脉内注射动员的外周血单核细胞治疗（应用 4 天的粒细胞集落刺激因子［G-CSF］10ug/kg），10 名患者仅接受粒细胞集落刺激因子 G-CSF 治疗，其余 7 名患者为对照组。6 个月后，与其他两组相比，细胞治疗组的左心室功能有所提高。

然而，在随后的 Zohlnhofer 及其同事[127]报道的随机安慰剂对照试验（REVIVAL-2）中显示，在粒细胞集落刺激因子治疗中的干细胞并没有改善梗死的范围、左心室功能，或者是接受了成功的机械灌注的急性心梗患者的冠状动脉再狭窄状况。

直接的外延心肌细胞移植　Patel 及其同事[130]最近报道了对 10 名接受心脏搭桥手术的患者行直接心肌注射自体骨髓衍生细胞治疗的试验。六个月后，与 10 名仅接受心脏搭桥手术的患者相比，行细胞注射治疗的患者的左心室功能有所提高。在这次直接干细胞注射治疗中没有发现其副作用。

异体人骨髓间充质干细胞治疗

最近，据 Hare 及其同事报道，奥西里斯治疗公司完成了它的第一例异体人骨髓间充质干细胞临床试验[131]。在这项研究中，由奥西里斯治疗公司十几年间取得的异体人骨髓间充质干细胞，通过静脉注射 0.5、1.6、和 5 百万细胞/kg 的方式治疗患有急性心肌梗死的患者。他们发现，与安慰剂治疗患者相比，应用异体人骨髓间充质干细胞治疗前壁心肌梗死的患者，异体干细胞治疗是安全的，且心律失常事件的发生率减少了，全部症状得分与左心室射血分数得到了显著地改善。这项试验提出了未来异体细胞治疗的潜在用途。

■ 安全性与有效性

潜在的有害影响

对于大多数有效地治疗干预来说，治疗效果的关键在于少有潜在的有害影响的发生。目前临床上测试的大部分血管生成剂的生物活性是非常常有效的，但是其有效的机制可能同时会引起不必要的副作用。如果这个观点是正确的话，那么我们就需要在大规模的临床试验中证明这种危险的发生率低到能够被治疗的益处所抵消。

由于这些试剂的生物效应是非目标组织中新血管的发展，如果副作用一旦发生，其并发症是具有灾难性的，例如视网膜的损害。有学说认为除非该组织可以反馈血管生成的信号，否则这种特殊的并发症应该不会发生。Banai 及其同事的研究中指出，静止期的细胞对于 VEGF 与 FGF 类的感应器官有较低的组成型表达——因此，正常的组织可以抵抗血管生成因子的影响，除非组织长时间暴露于高剂量的配体下[132]。

其他 VEGF 的特异性并发症是由于其诱导血管通透性改变而产生[133]。虽然血管新生与血管通透性改变被认为是两个相互独立的生物活动，但是 VEGF 的血管通透性作用对于血管新生过程仍然有可能是十分必要的。

无论这两种活动有什么内在联系，如果组织中血管通透性作用比血管新生强的话，严重的后果就会累积。这种事件的发生可以在最近的一例成年小鼠对于 VEGF（注射携带转基因 VEGF 的腺病毒）的过度表达的影响研究中证明[133]。小鼠在注射腺病毒后，循环水平如预期般有所提高。然而数日内便出现了高比例的死亡，其死亡伴随着血管通透性的提高与严重的多脏器水肿。

其他基于生物活性的潜在并发症就是动脉粥样硬化斑块的扩大与不稳定以及肿瘤的生长。例如，Flugelman 及其同事证明了不稳定性心绞痛与斑块中存在的 aFGF 与 bFGF 之间的联系[134]。他们提出这些因子可能会引起斑块的不稳定性增加。还有，FGF 家族的促有丝分裂作用可以引起斑块中的细胞增殖或者是恶性肿瘤的滋生。

尽管 VEGF 的直接有丝分裂影响主要受限于内皮细胞，值得注意的是 VEGF 与它的受体，VEGFR1 与 VEGFR2（flt-1 与 Flk-1）在动脉粥样硬化病变中是过度表达的[135]。而且，大量的非内皮瘤细胞被发现拥有低水平的功能性 VEGFR1 与 VEGFR2[136]。可能存在关联的还有，子宫具有功能性 VEGF 受体酪氨酸激酶[137]与 VEGF 使子宫平滑肌有丝分裂。这种观点指出 VEGF 可能使动脉粥样硬化病变和某些肿瘤以及子宫肌瘤发生的可能性增加。

还有越来越多的证据证明，血管再生过程中斑块或肿瘤中的微细血管生长的关键是肿瘤与斑块的共生生长[138,139]。因此，微细血管再生的过程中存在的大部分的固有的血管再生因子，易导致斑块或肿瘤的生长。此外，VEGF 强大的血管渗透性影响可以使斑块或肿瘤暴露于许多细胞因子与生长因子下，并且通过这种间接机制刺激它们的生长。

值得强调的是临床试验上还没有确切地报道证明血管生成剂实际上可以诱导新的肿瘤的发展、促进原位肿瘤的生长或增加斑块的大小。然而，一些实验研究已经证明，骨骼肌或心肌长时间暴露于局部高水平的 VEGF 或 FGF 类的肽中，可以引起血管瘤样的肿瘤与血管畸形[140]，并可以促进新生内膜的发展[141]。

一个随机的，剂量递增试验也证明了高剂量的 bFGF 可以引起血小板减少症与肾毒性反应[142]。此外，免疫监控系统通常不会接触大量的蛋白质。因此，抗体发展为细胞因子是有可能的，它们可以降低重复给药的药物疗效，甚至有可能引起免疫病理过程。

过量的应用 FGF 与 VEGF 蛋白可以引起低血压，至少其中的一部分因素是以氧化的一氧化氮为介导的[143]；如果就 FGF2 来说就是通过钾通道介导的机制[144]。其降血压作用导致了患有慢性心肌缺血疾病的猪的死亡。患者长时间应用 VEGF165 来降压也进入了试验研究的第一阶段，即测试冠状动脉内注射 bFGF 的安全性[142]。这些并发症仅在高系统水平的 bFGF 与急速发展的 VEGF 的情况下出现。因此，当因子被应用于作为编码蛋白质的基因时，如果 bFGF 与 VEGF 蛋白不能及时发挥作用，这类并发症几乎可以忽略不计，因为这也反映了其编码蛋白质的效率低下。

我们仍需要考虑的是，就基因治疗需要病毒载体来说，载体本身就有潜在的有害影响。大量病毒的应用可以导致大规模的免疫反应，这可以引起严重的甚至是致命的免疫病理症状。因此，目前临床上不会给予大量的腺病毒治疗。然而，相对少量的应用该病毒的外源蛋白，可能会减少免疫应答，如果反复应用，其可以降低随后的病毒转基因的灵敏度，或有可能引起免疫介导的组织损伤。

在细胞治疗策略中，目前许多的临床试验正在使用非体外扩增或短期（4 ~ 5 天）扩增细胞。在动物实验中，干细胞可能可以通过体外扩增来转变。在实验的小鼠中，这些转化细胞可以产生肿瘤。相似的事件偶尔也会在成熟的人骨髓衍生间充质干细胞中发生。目前还不清楚哪一种细胞类型对于心肌缺血患者来说是最好的；但是，如果决定应用体外扩增细胞，那就要确定它们没有致瘤性。在将这些细胞注入患者体内之前，十分有必要利用小鼠测试潜在的致瘤性，并进行染色体核型分析。

参考文献

1. Weintraub WS, Jone EL, Craver JM, et al: Frequency of repeat coronary bypass or coronary angioplasty after coronary artery bypass surgery using saphenous venous grafts. *Am J Cardiol* 1994; 73:103.
2. Osswald B, Blackstone E, Tochtermann U, et al: Does the completeness of revascularization affect early survival after coronary artery bypass grafting in elderly patients? *Eur J Cardiothorac Surg* 2001; 20:120.
3. Lawrie GM, Morris GC, Silvers A, et al: The influence of residual disease after coronary bypass on the 5-year survival rate of 1274 men with coronary artery disease. *Circulation* 1982; 66:717.
4. Schaff H, Gersh B, Pluth J, et al: Survival and functional status after coronary artery bypass grafting: results 10 to 12 years after surgery in 500 patients. *Circulation* 1983; 68:200.
5. Wearn J, Mettier S, Klumpp T, et al: The nature of the vascular communications between the coronary arteries and the chambers of the heart. *Am Heart J* 1933; 9:143.
6. Sen P, Udwadia T, Kinare S, et al: Transmyocardial revascularization: a new approach to myocardial revascularization. *J Thorac Cardiovasc Surg* 1965; 50:181.
7. Beck CS: The development of a new blood supply to the heart by operation. *Ann Surg* 1935; 102:801.
8. Massimo C, Boffi L: Myocardial revascularization by a new method of carrying blood directly from the left ventricular cavity into the coronary circulation. *J Thorac Surg* 1957; 34:257.
9. Walter P, Hundeshagen H, Borst HG: Treatment of acute myocardial infarction by transmural blood supply from the ventricular cavity. *Eur Surg Res* 1971; 3:130.
10. Mirhoseini M, Muckerheide M, Cayton MM: Transventricular revascularization by laser. *Lasers Surg Med* 1982; 2:187.
11. Okada M, Ikuta H, Shimizu OK, et al: Alternative method of myocardial revascularization by laser: experimental and clinical study. *Kobe J Med Sci* 1986; 32:151.
12. Horvath KA, Mannting F, Cummings N, et al: Transmyocardial laser revascularization: operative techniques and clinical results at two years. *J Thorac Cardiovasc Surg* 1996; 111:1047.
13. Cooley DA, Frazier OH, Kadipasaoglu KA, et al: Transmyocardial laser revascularization: clinical experience with 12-month follow-up. *J Thorac Cardiovasc Surg* 1996; 111:791.
14. Horvath KA, Cohn LC, Cooley DA, et al: Transmyocardial laser revascularization: results of a multicenter trial using TLR as sole therapy for end-stage coronary artery disease. *J Thorac Cardiovasc Surg* 1997; 113:645.
15. Milano A, Pratali S, Tartarini G, et al: Early results of transmyocardial revascularization with a holmium laser. *Ann Thorac Surg* 1998; 65:700.

16. Allen KB, Dowling RD, Fudge TL, et al: Comparison of transmyocardial revascularization with medical therapy in patients with refractory angina. *NEJM* 1999; 341:1029.
17. Burkhoff D, Schmidt S, Schulman SP, et al: Transmyocardial laser revascularization compared with continued medical therapy for treatment of refractory angina pectoris: a prospective, randomized trial. *Lancet* 1999; 354:885.
18. Frazier OH, March RJ, Horvath KA: Transmyocardial revascularization with a carbon dioxide laser in patients with end-stage coronary artery disease. *NEJM* 1999; 341:1021.
19. Schofield PM, Sharples LD, Caine N, et al: Transmyocardial laser revascularization in patients with refractory angina: a randomized, controlled trial. *Lancet* 1999; 353:519.
20. Aaberge L, Nordstrand K, Dragsund M, et al: Transmyocardial revascularization with CO_2 laser in patients with refractory angina pectoris: clinical results from the Norwegian randomized trial. *J Am Coll Cardiol* 2000; 35:1170.
21. Aaberge L, Rootwelt K, Blomhoff S, et al: Continued symptomatic improvement three to five years after transmyocardial revascularization with CO_2 laser: a late clinical follow-up of the Norwegian randomized trial with transmyocardial revascularization. *J Am Coll Cardiol* 2002; 39:1588.
22. Allen KB, Dowling RD, Angell W, et al: Transmyocardial revascularization: five-year follow-up of a prospective, randomized, multicenter trial. *Ann Thorac Surg* 2004; 77:1228.
23. Frazier OH, Cooley DA, Kadipasaoglu KA, et al: Myocardial revascularization with laser: preliminary findings. *Circulation* 1995; 92:58.
24. Horvath KA, Aranki SF, Cohn LH, et al: Sustained angina relief 5 years after transmyocardial laser revascularization with a CO_2 laser. *Circulation* 2001; 104:I-181.
25. Gibbons R, Abrams J, Chatterjee K, et al: ACC/AHA 2002 guideline update for the management of patients with chronic stable angina-summary article: a report of the American College of Cardiology/American Heart Association Task Force on Practice Guidelines (Committee on the Management of Patients with Chronic Stable Angina). *Circulation* 2003; 107:149.
26. Bridges CR, Horvath KA, Nugent B, et al: Society of Thoracic Surgeons practice guideline: transmyocardial laser revascularization. *Ann Thorac Surg* 2004; 77:1484.
27. Trehan J, Mishra M, Bapna R, et al: Transmyocardial laser revascularization combined with coronary artery bypass grafting without cardiopulmonary bypass. *Eur J Cardiothorac Surg* 1997; 12:276.
28. Stamou SC, Boyce SW, Cooke RH, et al: One-year outcome after combined coronary artery bypass grafting and transmyocardial laser revascularization for refractory angina pectoris. *J Am Coll Cardiol* 2002; 89:1365.
29. Wehberg KE, Julian JS, Todd JC, et al: Improved patient outcomes when transmyocardial revascularization is used as adjunctive revascularization. *Heart Surg Forum* 2003; 6:1.
30. Allen KB, Dowling R, DelRossi A, et al: Transmyocardial revascularization combined with coronary artery bypass grafting: a multicenter, blinded, prospective, randomized, controlled trial. *J Thorac Cardiovasc Surg* 2000; 119:540.
31. Frazier OH, Boyce SW, Griffith BP, et al: Transmyocardial revascularization using a synchronized CO_2 laser as adjunct to coronary artery bypass grafting: results of a prospective, randomized multi-center trial with 12-month follow-up. *Circulation* 1999; 100:I-1248.
32. Allen KB, Dowling RD, Schuch D, et al: Adjunctive transmyocardial revascularization: 5-year follow-up of a prospective, randomized, trial. *Ann Thorac Surg* 2004; 78:458.
33. Horvath KA, Ferguson TB, Guyton RA, et al: The impact of unstable angina on outcomes of transmyocardial laser revascularization combined with coronary artery bypass grafting. *Ann Thorac Surg* 2005; 80:2082.
34. Malekah R, Reynolds C, Narula N, et al: Angiogenesis in transmyocardial laser revascularization: a nonspecific response to injury. *Circulation* 1998; 9:II-62.
35. Smith NB, Hynynen K: The feasibility of using focused ultrasound for transmyocardial revascularization. *Ultrasound Med Biol* 1998; 24:1045.
36. Khairy P, Dubuc M, Gallo R: Cryoapplication induces neovascularization: a novel approach to percutaneous myocardial revascularization. *J Am Coll Cardiol* 2000; 35:5A.
37. Yamamoto N, Gu AG, Derosa CM, et al: Radiofrequency transmyocardial revascularization enhances angiogenesis and causes myocardial denervation in a canine model. *Lasers Surg Med* 2000; 27:18.
38. Dietz U, Darius H, Eick O, et al: Transmyocardial revascularization using temperature-controlled HF energy creates reproducible intramyocardial channels. *Circulation* 1998; 98:3770.
39. Horvath KA, Belkind N, Wu I, et al: Functional comparison of transmyocardial revascularization by mechanical and laser means. *Ann Thorac Surg* 2001; 72:1997.

40. Whittaker P, Rakusan K, Kloner RA: Transmural channels can protect ischemic tissue: assessment of long-term myocardial response to laser- and needle-made channels. *Circulation* 1996; 93:143.

41. Hughes GC, Kypson AP, Annex BH, et al: Induction of angiogenesis after TMR: a comparison of holmium:YAG, CO_2, and excimer lasers. *Ann Thorac Surg* 2000; 70:504.

42. Whittaker P, Spariosu K, Ho ZZ: Success of transmyocardial laser revascularization is determined by the amount and organization of scar tissue produced in response to initial injury: results of ultraviolet laser treatment. *Lasers Surg Med* 1999; 24:253.

43. Genyk IA, Frenz M, Ott B, et al: Acute and chronic effects of transmyocardial laser revascularization in the nonischemic pig myocardium by using three laser systems. *Lasers Surg Med* 2000; 27:438.

44. Jeevanandam V, Auteri JS, Oz MC, et al: Myocardial revascularization by laser-induced channels. *Surg Forum* 1990; 41:225.

45. Kadipasaoglu KA, Sartori M, Masai T, et al: Intraoperative arrhythmias and tissue damage during transmyocardial laser revascularization. *Ann Thorac Surg* 1999; 67:423.

46. Cooley DA, Frazier OH, Kadipasaoglu KA, et al: Transmyocardial laser revascularization: anatomic evidence of long-term channel patency. *Texas Heart Inst J* 1994; 21:220.

47. Horvath KA, Smith WJ, Laurence RG, et al: Recovery and viability of an acute myocardial infarct after transmyocardial laser revascularization. *J Am Coll Cardiol* 1995; 25:258.

48. Krabatsch T, Schaper F, Leder C, et al: Histologic findings after transmyocardial laser revascularization. *J Card Surg* 1996; 11:326.

49. Lutter G, Martin J, Ameer K, et al: Microperfusion enhancement after TMLR in chronically ischemic porcine hearts. *Cardiovasc Surg* 2001; 9:281.

50. Gassler N, Wintzer HO, Stubbe HM, et al: Transmyocardial laser revascularization: histological features in human nonresponder myocardium. *Circulation* 1997; 95:371.

51. Burkhoff D, Fisher PE, Apfelbaum M, et al: Histologic appearance of transmyocardial laser channels after 41/2 weeks. *Ann Thorac Surg* 1996; 61:1532.

52. Sigel JE, Abramovitch CM, Lytle BW, et al: Transmyocardial laser revascularization: three sequential autopsy cases. *J Thorac Cardiovasc Surg* 1998; 115:1381.

53. Kwong KF, Kanellopoulos GK, Nikols JC, et al: Transmyocardial laser treatment denervates canine myocardium. *J Thorac Cardiovasc Surg* 1997; 114:883.

54. Hirsch GM, Thompson GW, Arora RC, et al: Transmyocardial laser revascularization does not denervate the canine heart. *Ann Thorac Surg* 1999; 68:460.

55. Minisi AJ, Topaz O, Quinn MS, et al: Cardiac nociceptive reflexes after tansmyocardial laser revascularization: implications for the neural hypothesis of angina relief. *J Thorac Cardiovasc Surg* 2001; 122:712.

56. Al-Sheikh T, Allen KB, Straka SP, et al: Cardiac sympathetic denervation after transmyocardial laser revascularization. *Circulation* 1999; 100:135.

57. Fisher PE, Khomoto T, DeRosa CM, et al: Histologic analysis of transmyocardial channels: comparison of CO_2 and holmium:YAG lasers. *Ann Thorac Surg* 1997; 64:466.

58. Zlotnick AY, Ahmad RM, Reul RM: Neovascularization occurs at the site of closed laser channels after transmyocardial laser revascularization. *Surg Forum* 1996; 48:286.

59. Kohmoto T, Fisher PE, DeRosa, C, et al: Evidence of angiogenesis in regions treated with transmyocardial laser revascularization. *Circulation* 1996; 94:1294.

60. Spanier T, Smith CR, Burkhoff D: Angiogenesis: a possible mechanism underlying the clinical benefits of transmyocardial laser revascularization. *J Clin Laser Med Surg* 1997; 15:269.

61. Hughes GC, Lowe JE, Kypson AP, et al: Neovascularization after transmyocardial laser revascularization in a model of chronic ischemia. *Ann Thorac Surg* 1998; 66:2029.

62. Horvath KA, Chiu E, Maun DC, et al: Up-regulation of VEGF mRNA and angiogenesis after transmyocardial laser revascularization. *Ann Thorac Surg* 1999; 68:825.

63. Li W, Chiba Y, Kimura T, et al: Transmyocardial laser revascularization induced angiogenesis correlated with the expression of matrix metalloproteinase and platelet-derived endothelial cell growth factor. *Eur J Cardiothorac Surg* 2001; 19:156.

64. Pelletier MP, Giaid A, Sivaraman S, et al: Angiogenesis and growth factor expression in a model of transmyocardial revascularization. *Ann Thorac Surg* 1998; 66:12.

65. Chu VF, Giaid A, Kuagn JQ, et al: Angiogenesis in transmyocardial revascularization: comparison of laser versus mechanical punctures. *Ann Thorac Surg* 1999; 68:301.

66. Malekan R, Reynolds C, Narula N, et al: Angiogenesis in transmyocardial laser revascularization: a nonspecific response to injury. *Circulation* 1998; 98:II-62.

67. Donovan CL, Landolfo KP, Lowe JE, et al: Improvement in inducible ischemic during dobutamine stress echocardiography after transmyocardial laser revascularization in patients with refractory angina pectoris. *J Am Coll Cardiol* 1997; 30:607.

68. Laham RJ, Simons M, Pearlman JD, et al: Magnetic resonance imaging demonstrates improved regional systolic wall motion and thickening and myocardial perfusion of myocardial territories treated by laser myocardial revascularization. *J Am Coll Cardiol* 2002; 39:1.

69. Horvath KA, Kim RJ, Judd RM, et al: Contrast enhanced MRI assessment of microinfarction after transmyocardial laser revascularization. *Circulation* 2000; 102:II-765.

70. Horvath KA, Greene R, Belkind N, et al: Left ventricular functional improvement after transmyocardial laser revascularization. *Ann Thorac Surg* 1998; 66:721.

71. Hughes GC, Kypson AP, St Louis JD, et al: Improved perfusion and contractile reserve after transmyocardial laser revascularization in a model of hibernating myocardium. *Ann Thorac Surg* 1999; 67:1714.

72. Krabatsch T, Modersohn D, Konertz W, et al: Acute changes in functional and metabolic parameters following transmyocardial laser revascularization: an experimental study. *Ann Thorac Cardiovasc Surg* 2000; 6:383.

73. Lutter G, Martin J, von Samson P, et al: Microperfusion enhancement after TMLR in chronically ischemic porcine hearts. *Cardiovasc Surg* 2001; 9:281.

74. Stone GW, Teirstein PS, Rubenstein R, et al: A prospective, multi-center, randomized trial of percutaneous transmyocardial laser revascularization in patients with nonrecanalizable chronic total occlusions. *J Am Coll Cardiol* 2002; 39:1581.

75. Horvath KA: Thoracoscopic transmyocardial laser revascularization. *Ann Thorac Surg* 1998; 65:1439.

76. Frazier OH, Kadipasaoglu KA, Radovancevic B, et al: Transmyocardial laser revascularization in allograft coronary artery disease. *Ann Thorac Surg* 1998; 65:1138.

77. Sayeed-Shah U, Mann MJ, Martin J, et al: Complete reversal of ischemic wall motion abnormalities by combined use of gene therapy with transmyocardial laser revascularization. *J Thorac Cardiovasc Surg* 1998; 116:763.

78. Doukas J, Ma CL, Craig D, et al: Therapeutic angiogenesis induced by *FGF-2* gene delivery combined with laser transmyocardial revascularization. *Circulation* 2000; 102:1214.

79. Lutter G, Dern P, Attmann T, et al: Combined use of transmyocardial laser revascularization with basic fibroblastic growth factor in chronically ischemic porcine hearts. *Circulation* 2000; 102:3693.

80. Esch F, Baird A, Ling N, et al: Primary structure of bovine pituitary basic fibroblast growth factor (FGF) and comparison with the amino-terminal sequence of bovine brain acidic FGF. *Proc Natl Acad Sci USA* 1985; 82:6507.

81. Connolly DT, Heuvelman DM, Nelson R, et al: Tumor vascular permeability factor stimulates endothelial cell growth and angiogenesis. *J Clin Invest* 1989; 84:1470.

82. Wilting J, Christ B, Weich HA: The effects of growth factors on the day 13 chorioallantoic membrane (CAM): a study of $VEGF_{165}$ and PDGF-BB. *Anat Embryol* 1992; 186:251.

83. Yancopoulos GD, Davis S, Gale NW, et al: Vascular-specific growth factors and blood vessel formation. *Nature* 2000; 407:242.

84. Unger EF, Banai S, Shou M, et al: Basic fibroblast growth factor enhances myocardial collateral flow in a canine model. *Am J Physiol* 1994; 266:H1588.

85. Baffour R, Berman J, Garb JL, et al: Enhanced angiogenesis and growth of collaterals by in vivo administration of recombinant basic fibroblast growth factor in a rabbit model of acute lower limb ischemia: dose-response effect of basic fibroblast growth factor. *J Vasc Surg* 1992; 16:181.

86. Lazarous DF, Shou M, Scheinowitz M, et al: Comparative effects of basic fibroblast growth factor and vascular endothelial growth factor on coronary collateral development and the arterial response to injury. *Circulation* 1996; 94:1074.

87. Rajanayagam MA, Shou M, Thirumurti V, et al: Intracoronary basic fibroblast growth factor enhances myocardial collateral per-fusion in dogs. *J Am Coll Cardiol* 2000; 35:519.

88. Lazarous DF, Shou M, Stiber JA, et al: Pharmacodynamics of basic fibroblast growth factor: route of administration determines myocardial and systemic distribution. *Cardiovasc Res* 1997; 36:78.

89. Lopez JJ, Laham RJ, Stamler A, et al: VEGF administration in chronic myocardial ischemia in pigs. *Cardiovasc Res* 1998; 40:272.

90. Roth D, Maruoka Y, Rogers J, et al: Development of coronary collateral circulation in left circumflex ameroid-occluded swine myocardium. *Am J Physiol* 1987; 253:H1279.

91. Hariawala MD, Horowitz JR, Esakof D, et al: VEGF improves myocardial blood flow but produces EDRF-mediated hypotension in porcine hearts. *J Surg Res* 1996; 63:77.

92. Bauters C, Asahara T, Zheng LP, et al: Site-specific therapeutic angiogenesis after systemic administration of vascular endothelial growth factor. *J Vasc Surg* 1995; 21:314.

93. Schumacher B, Pecher P, von Specht BU, et al: Induction of neoangiogenesis in ischemic myocardium by human growth factors: first clinical results of a new treatment of coronary heart disease. *Circulation* 1998; 97:645.

94. Simons M, Annex BH, Laham RJ, et al: Pharmacological treatment of coronary artery disease with recombinant fibroblast growth factor-2. Double-blind, randomized, controlled clinical trial. *Circulation* 2002; 105:788.

95. Laham RJ, Sellke FW, Edelman ER, et al: Local perivascular delivery of basic fibroblast growth factor in patients undergoing coronary bypass surgery: results of a Phase I randomized, double-blind, placebo-controlled trial. *Circulation* 1999; 100:1865.

96. Hendel RC, Henry TD, Rocha-Singh K, et al: Effect of intracoronary recombinant human vascular endothelial growth factor on myocardial perfusion: evidence for a dose-dependent effect. *Circulation* 2000; 101:118.

97. Henry TD, Annex BH, McKendall GR, et al: The VIVA trial. Vascular endothelial growth factor in ischemia for vascular angiogenesis. *Circulation* 2003; 107:1359.

98. Giordano FJ, Ping P, Mckirnan D, et al: Intracoronary gene transfer of fibroblast growth factor-5 increases blood flow and contractile function in an ischemic region of the heart. *Nature Med* 1996; 2:534.

99. Gao MH, Lai NC, Mckirnan MD, et al: Increased regional function and perfusion after intracoronary delivery of adenovirus encoding fibroblast growth factor 4: report of preclinical data. *Hum Gene Ther* 2004; 15:574.

100. Horvath KA, Lu CYJ, Robert E, et al: Improvement of myocardial contractility in a porcine model of chronic ischemia using a combined transmyocardial revascularization and gene therapy approach. *J Thorac Cardiovasc Surg* 2005; 129:1071.

101. Witzenbichler B, Asahara T, Murohara T, et al: Vascular endothelial growth factor-C (VEGF-C/VEGF-2) promotes angiogenesis in the setting of tissue ischemia. *Am J Pathol* 1998; 153:381.

102. Laham RJ, Rezaee M, Post M, et al: Intrapericardial administration of basic fibroblast growth factor: myocardial and tissue distribution and comparison with intracoronary and intravenous administration. *Catheter Cardiovasc Interv* 2003; 58:375.

103. Guzman RJ, Lemarchand P, Crystal RG, et al: Efficient gene transfer into myocardium by direct injection of adenovirus vectors. *Circ Res* 1993; 73:1202.

104. Mack CA, Patel SR, Schwartz EA, et al: Biologic bypass with the use of adenovirus-mediated gene transfer of the complementary deoxyribonucleic acid for VEGF-12, improves myocardial perfusion and function in the ischemic porcine heart. *J Thorac Cardiovasc Surg* 1998; 115:168.

105. Vale PR, Losordo DW, Tkebuchava T, et al: Catheter-based myocardial gene transfer utilizing nonfluoroscopic electromechanical left ventricular mapping. *J Am Coll Cardiol* 1999; 34:246.

106. Zhou YF, Stabile E, Walker J, et al: Effects of gene delivery on collateral development in chronic hypoperfusion: diverse effects of angiopoietin-1 versus vascular endothelial growth factor. *J Am Coll Cardiol* 2004; 44:897.

107. Masaki I, Yonemitsu Y, Yamashita A, et al: Angiogenic gene therapy for experimental critical limb ischemia. Acceration of limb loss by overexpression of vascular endothelial growth factor 165 but not fibrobast growth factor-2. *Circ Res* 2002; 90:966.

108. Rosengart TK, Lee LY, Patel SR, et al: Angiogenesis gene therapy: phase I assessment of direct intramyocardial administration of an adenovirus vector expressing VEGF121 cDNA to individuals with clinically significant severe coronary artery disease. *Circulation* 1999; 100:468.

109. Losordo DW, Vale PR, Hendel RC, et al: Phase 1/2 placebo-controlled, double-blind, dose-escalating trial of myocardial vascular endothelial growth factor2 gene transfer by catheter delivery in patients with chronic myocardial ischemia. *Circulation* 2002; 105:2012.

110. Grines CL, Watkins MW, Helmer G, et al: Angiogenic gene therapy (AGENT) trial patients with stable angina pectoris. *Circulation* 2002; 105:1291.

111. Grines CL, Watkins MW, Mahamarian JJ, et al: A randomized, double-blind, placebo-controlled trial of Ad5FGF-4 gene therapy and its effect on myocardial perfusion in patients with stable angina. *J Am Coll Cardiol* 2003; 42:1339.

112. Hedman M, Hartikainen J, Syvänne M, et al: Safety and feasibility of catheter-based local intracoronary vascular endothelial growth factor gene transfer in the prevention of postangioplasty and instent restenosis and in the treatment of chronic myocardial ischemia. Phase II results of the Kuopio Angiogenesis Trial (KAT). *Circulation* 2003; 107:2677.

113. Kastrup J, Jørgensen E, Rück A, et al: Direct intramyocardial plasmid vascular endothelial growth factor-A$_{165}$ gene therapy in patients with stable severe angina pectoris. A randomized double-blind placebo-controlled study: the Euroinject One Trial. *J Am Coll Cardiol* 2005; 45:982.

114. Assmus B, Schächinger V, Teupe C, et al: Transplantation of progenitor cells and regeneration enhancement in acute myocardial infarction (TOPCARE-AMI). *Circulation* 2002; 106:3009.

115. Britten MB, Abolmaali ND, Assmus B, et al: Infarct remodeling after intracoronary progenitor cell treatment in patients with acute myocardial infarction (TOPCARE-AMI)-mechanistic insights from serial contrast-enhanced magnetic resonance imaging. *Circulation* 2003; 108:2212.

116. Schächinger V, Assmus B, Britten MB, et al: Transplantation of progenitor cells and regeneration enhancement in acute myocardial infarction—final one-year results of the TOPCARE-AMI trial. *J Am Coll Cardiol* 2004; 44:1690.

117. Assmus B, Ulrich FR, Honold J, et al: Transcoronary transplantation of functionally competent BMCs is associated with a decrease in natriuretic peptide serum levels and improved survival of patients with chronic postinfarction heart failure-results of the TOPCARE-CHD registry. *Circ Res.* 2007; 100;1234-1241.

118. Strauer BE, Brehm M, Zeus T, et al: Repair of infarcted myocardium by autologous intracoronary mononuclear bone marrow cell transplantation in humans. *Circulation* 2002; 106:1913.

119. Strauer BE, Brehm M, Zeus T, et al: Regeneration of human infarcted heart muscle by intracoronary autologous bone marrow cell transplantation in chronic coronary artery disease the IACT study. *J Am Coll Cardiol* 2005; 46:1651.

120. Wollert KC, Meyer GP, Lotz J, et al: Intracoronary autologous bone-marrow cell transfer after myocardial infarction: the BOOST randomized controlled clinical trial. Lancet 2004; 364:141-148.

121. Meyer GP, Wollert KC, Lotz J, et al: Intracoronary autologous bone-marrow cell transfer after myocardial infarction: 5-year follow-up from randomized-controlled BOOST trial. *Eur Heart J* 2009; 30: 2978-2984.

122. Perin EC, Dohmann HFR, Borojevic R, et al: Transendocardial, autologous bone marrow cell transplantation for severe, chronic ischemic heart failure. *Circulation* 2003; 107:2294.

123. Fuchs S, Baffour R, Zhou YF, et al: Transendocardial delivery of autologous bone marrow enhances collateral perfusion and regional function in pigs with chronic experimental myocardial ischemia. *J Am Coll Cardiol* 2001; 37:1726.

124. Fuchs S, Satler LF, Kornowski R, et al: Catheter-based autologous bone marrow myocardial injection in no-option patients with advanced coronary artery disease. *J Am Coll Cardiol* 2003; 41:1721.

125. Chen SL, Fang WW, Ye F, et al: Effect on left ventricular function of intracoronary transplantation of autologous bone marrow mesenchymal stem cell in patients with acute myocardial infarction. *Am J Cardiol* 2004; 94:92.

126. Kang HJ, Kim HS, Zhang SY, et al: Effects of intracoronary infusion of peripheral blood stem cells mobilized with granulocyte colony stimulating factor on left ventricular systolic function and restenosis after coronary stenting in myocardial infarction: the MAGIC cell randomized clinical trial. *Lancet* 2004; 363:751.

127. Zohlnhofer D, Ott I, Mehilli J, et al: Stem cell mobilization by granulocyte colony-stimulating factor in patients with acute myocardial infarction-a randomized controlled trial. *JAMA* 2006; 295:1003-1010.

128. Taylor DA, Atkins BZ, Hungspreugs P, et al: Regenerating functional myocardium: improved performance after skeletal myoblast transplantation. *Nat Med* 1998; 4:929-933.

129. Menasché P, Alfieri O, Janssens S, et al: The myoblast autologous grafting in ischemic cardiomyopathy (MAGIC) trial-first randomized placebo-controlled study of myoblast transplantation. *Circulation* 2008; 117:1189-1200.

130. Patel AN, Geffner L, Vina RF, et al: Congestive heart hailure with autologous adult stem cell transplantation: a prospective randomized study. *J Thorac Cardiovasc Surg* 2005; 130:1631.

131. Hare JM, Traverse JH, Henry TD, et al: A randomized, double-blind, placebo-controlled, dose-escalation study of intravenous adult human mesenchymal stem cells (Prochymal) after acute myocardial infarction. *J Am Coll Cardiol* 2009; 54:2277-2286.

132. Banai S, Jaklitsch MT, Casscells W, et al: Effects of acidic fibroblast growth factor on normal and ischemic myocardium. *Circ Res* 1991; 69:76.

133. Thurston G, Rudge JS, Ioffe E, et al: Angiopoietin-1 protects the adult vasculature against plasma leakage. *Nat Med* 2000; 6:460.

134. Flugelman MY, Virmani R, Correa R, et al: Smooth muscle cell abundance and fibroblast growth factors in coronary lesions of patients with nonfatal unstable angina: a clue to the mechanism of transformation from the stable to the unstable clinical state. *Circulation* 1993; 88:2493.

135. Inoue M, Itoh H, Ueda M, et al: Vascular endothelial growth factor (VEGF) expression in human coronary atherosclerotic lesions: possible pathophysiological significance of VEGF in progression of atherosclerosis. *Circulation* 1998; 98:2108.

136. Herold-Mende C, Steiner HH, Andl T, et al: Expression and functional significance of vascular endothelial growth factor receptors in human tumor cells. *Lab Invest* 1999; 79:1573.

137. Brown LF, Detmar M, Tognazzi K, et al: Uterine smooth muscle cells express functional receptors (flt-1 and KDR) for vascular permeability factor/vascular endothelial growth factor. *Lab Invest* 1997; 76:245.

138. Hanahan D, Folkman J: Patterns and emerging mechanisms of the angiogenic switch during tumorigenesis. *Cell* 1996; 86:353.

139. O'Brien ER, Garvin MR, Dev R, et al: Angiogenesis in human coronary atherosclerotic plaques. *Am J Pathol* 1994; 145:883.

140. Schwarz ER, Speakman MT, Patterson M, et al: Evaluation of the effects of intramyocardial injection of DNA expressing vascular endothelial growth factor (VEGF) in a myocardial infarction model in the rat: angiogenesis and angioma formation. *J Am Coll Cardiol* 2000; 35:1323.

141. Nabel EG, Yang ZY, Plautz G, et al: Recombinant fibroblast growth factor-1 promotes intimal hyperplasia and angiogenesis in arteries in vivo. *Nature* 1993; 362:844.

142. Unger EF, Goncalves L, Epstein SE, et al: Effects of a single intra-coronary injection of basic fibroblast growth factor in stable angina pectoris. *Am J Cardiol* 2000; 85:1414.

143. Horowitz JR, Rivard A, van der Zee R, et al: Vascular endothelial growth factor/vascular permeability factor produces nitric oxide-dependent hypotension: evidence for a maintenance role in quiescent adult endothelium. *Arterioscler Thromb Vasc Biol* 1997; 17:2793.

144. Cuevas P, Carceller F, Ortega S, et al: Hypotensive activity of fibroblast growth factor. *Science* 1991; 254:1208.

145. Zhou YF, Bosch-Marce M, Okuyama H, et al: Spontaneous transformation of cultured mouse bone marrow–derived stromal cells. *Cancer Res* 2006; 66:10849.

李 琦 王 欣 译

第 28 章

急性心梗并发症的外科治疗：心梗后室间隔穿孔和游离壁破裂

Arvind K. Agnihotri,

Joren C. Madsen,

Willard M. Daggett, *Jr*

简介

心肌梗死后的室壁破裂（室间隔或游离壁）并不常见但却有很高的死亡率。急性心梗后室间隔缺损是由于急性梗死区域室间隔心肌缺血穿孔造成的。室间隔穿孔发生 4~6 周后转入慢性期。而心梗后心室破裂则是由于梗死区域心室游离壁缺血穿孔造成的。以上并发症均发生于透壁心梗后，可立即引起严重的血流动力学障碍，多数患者没有手术修补的机会便会死亡。心室游离壁破裂可引发心脏压塞而致循环衰竭。室间隔穿孔可造成不同程度的左向右分流及心力衰竭。临床表现从无症状的心脏杂音至心源性休克以至猝死。

要成功修补急性心梗后室间隔穿孔，手术切口及入路的选择非常重要。对于大多数患者，修补先天性心脏病室间隔缺损的手术路径并不适用。目前初步证实有效的方法是梗死区域心肌的切除及补片修补。而修补的方法需根据室间隔穿孔的不同解剖部位做出个体化的选择。依目前的经验来看，患者由于缺损的部位及右心功能受损程度不同，临床的表现及过程也不相同，所以手术的时机及紧急程度也因人而异。目前证实，应用心内补片和梗死区域隔离技术，可以有效改善患者预后。总而言之，在制定外科手术方案前，我们需要充分了解不同穿孔部位的病理生理学特点，选择相适应的手术路径，才有可能提高急性心肌梗死患者发生严重并发症后的生存率。

历史

1845 年，Latham[1] 在尸检中首次描述了心梗后室间隔穿孔，但直到 1923 年，Brunn[2] 才首次作出了临床诊断。1934 年 Sager[3] 在文献中报道了全球第 18 例室间隔穿孔病例，并建立了临床诊断标准，着重强调了室间隔穿孔和冠心病的直接联系。

早期对于此类患者仅限于药物保守治疗，直到 1956 年 Cooley 等[4] 首次在确诊室间隔穿孔 9 周后，对患者成功实施了修补手术。在 20 世纪 60 年代早期，由于患者早期的均表现为严重的充血性心力衰竭，需等到室间隔穿孔发生 1 个月以上才能进行手术治疗[5~6]。这些患者手术的成功及其他未接受手术治疗患者迅速恶化，使人们相信外科手术需等到患者存活一个月以上方能进行[6~7]。由于这时的缺损边缘可以瘢痕化，手术才可以安全长久的闭合室间隔穿孔[8~9]。

20 世纪 60 年代末，人们已可以早期迅速诊断梗死后室间隔穿孔，从而提出对血流动力学不稳定的患者尝试早期治疗。其中 Heimbecker 等针对梗死后室间隔穿孔的患者进行了梗死区域切除及其适应证的早期研究，做出了卓越的贡献，研究中所涉及的手术技术被概括为梗死区域切除、室壁瘤切除以及不同解剖部位穿孔的修补[10~12]。现在随着外科技术的进步、新的补片材料、良好的心肌保护、围手术期机械及药物辅助，梗死后室间隔穿孔患者的治疗效果已经显著提高了。

发生率

急性心梗后室间隔缺损的发生率约为 1%~2%，占心肌梗死早期死亡原因的 5%[13,14]。据报道从心梗发生至室间隔穿孔的平均时间为 2~4 天，但也可能仅为数小时，或长达 2 周以上[15,16]。这些临床观察结果与病理表现相吻合，心梗发生后 4~21 天，心肌生成大量坏死组织，血管和纤维组织开始向梗死区域生长[17]。心梗后室间隔穿孔多见于男性（男女比例 3∶2），但鉴于女性冠心病发病率较低，女性患者的相对发病率反而较高。患者的平均发病年龄为 62.5 岁，近年有文献报道发病的平均年龄逐步升高，大多数室间隔穿孔患者为首次心梗[18]，由于积极的药物抗缺血治疗、溶栓和介入治疗以及对血压更加积极的控制，心梗后室间隔缺损的发病率在过去十年略有下降。经皮球囊扩张及支架技术对心梗后患者并发症发生的影响尚未得到证实，但在一些大的中心，过去十年心梗后室间隔缺损患者的数量确实呈下降趋势。

对心梗后室间隔穿孔患者进行冠脉造影提示室间隔穿孔多见于冠脉完全阻塞性病变患者[19]。相对于其他冠心病患者，这类患者大多数冠脉病变并不广泛，但是间隔支缺乏侧支循环[20]。当然缺乏侧支循环也可能是特殊的解剖特征、水肿或其他动脉病变所导致。Hill 等[21]回顾了 19 例心梗后室间隔穿孔病例。发现单支病变占 64%，双支病变占 7%，三支病变占 29%。但在其他研究中这三种病变的比例基本相当。[16,22]

心梗后室间隔穿孔多见于前尖部室间隔，多为前降支完全闭塞导致的前壁心肌梗死所致（约占 60%）。约 40% 为后室间隔穿孔，多由右冠或优势型回旋支完全闭塞造成的下壁心梗所致。综上，室间隔穿孔常见于 65 岁的男性，单支病变，侧支循环较差者，多于初次心梗后 2~4 天发生。

发病机制

并发室间隔破裂的一般为广泛透壁性心肌梗死，梗死范围平均占左室壁 26%，而其他急性心梗一般仅占左室壁 15%[14]。Cummings 等[23]通过尸检发现伴有室间隔破裂的急性前壁或下壁心梗患者右室的梗死面积较其他患者更大。同样，伴有后间隔破裂的患者左室梗死的面积也较其他患者更为广泛。

目前心梗后患者发生心脏破裂的原因并不完全清楚。心肌细胞切片显示，在心梗范围扩大的过程中，血流可能撕开坏死的心肌，破入右室及心包腔。心肌细胞玻璃样变及引发的溶酶反应会在心肌组织中形成裂缝，更容易继发心脏破裂[24-26]。

心脏破裂可分为 2 型：简单型，直接的贯通性缺损，多发生于前部；复杂型，从原发缺损位置形成隧道潜行于心肌内，多位于下部。多发缺损常发生于心梗后数天内，约 5%~11% 是由于心梗的扩展所致。由于手术成功的关键是完全闭合室间隔缺损，所以在术前及术中都必须认真查找多发缺损。

在为数不多的发生室间隔破裂后早期存活的患者中，35%~68% 经过心室重塑会发展为室壁瘤[27]。而在未发生室间隔破裂的心梗患者中室壁瘤的发生率约为 12%[28]，这可能是由于室间隔破裂的发生与心梗的范围及透壁性直接相关。心梗后室间隔破裂，特别是后室间隔穿孔常合并乳头肌梗死或功能不全而造成二尖瓣反流。约三分之一的室间隔破裂患者本来就合并一定程度的二尖瓣功能不全，多为功能性，继发于左心功能不全及二尖瓣瓣环扩大，修补缺损后即可好转[20]。

病理生理学

影响心梗后室间隔破裂早期预后的最重要因素是心力衰竭的发生（左心、右心或全心）。由此引起的心源性休克导致终末器官不可逆的失灌注。

心衰的程度取决于心肌梗死范围的大小及左向右分流的程度。对于前间隔破裂的患者，左室大面积坏死引发的左心功能不全是充血性心力衰竭及心源性休克发生的主要原因。而对于后间隔破裂的患者，右室心梗则是引发心衰及心源性休克的主

要原因。但心梗后室间隔破裂患者是否出现心衰及心源性休克并不仅仅取决于心室受损的程度。

左向右分流的程度是另一决定血流动力学损害程度的重要因素。随着室间隔缺损的形成，每搏血流中部分经缺损进入肺循环而致肺循环血量增加，体循环血量减少。心脏此时本已受到急性心梗的打击，同时可能合并室壁瘤形成、二尖瓣功能不全等多重因素的影响，再加上明显增加的容量负荷就会出现严重的低心排。顺应性正常的右室在这种循环状态下极易衰竭[29,30]。后室间隔破裂合并右室功能不全的患者可能出现右室舒张末压高于左室而导致舒张期反向分流。最终持续的低心排将导致外周脏器功能衰竭。

诊断

典型的急性心肌梗死后室间隔破裂的临床表现包括：在心梗后数天的恢复期内出现新发的收缩期杂音，再发胸痛，以及血流动力学快速恶化。在急性心肌梗死 1 周后出现越来越明显的收缩期杂音是大多数心梗后室间隔破裂患者最常见的查体表现（检出率超高 90%）。杂音通常为粗糙的全收缩期杂音，最佳听诊区位于胸骨左下缘。杂音常伴有明显的震颤。因室间隔缺损的位置不同，有时杂音可向左腋下放射，易与二尖瓣关闭不全的杂音混淆。有超过一半的患者出现心脏杂音的同时伴有心梗后再发胸痛[14]。一旦出现心脏杂音，患者临床病程会快速恶化，常出现心力衰竭甚至心源性休克。此类患者早期多表现为右心衰，肺水肿相对不明显，与乳头肌断裂导致二尖瓣急性反流造成的心衰表现不同[32]。

急性室间隔破裂的心电图表现为：相应区域的急性前壁、下壁、后壁或室间隔梗死。心电图提示梗死部位与室间隔穿孔部位有明显的相关性。我们回顾了 55 例心梗后室间隔破裂病例[18]，除 3 例患者外，其余心电图提示梗死区域均与室间隔破裂部位相符。有近三分之一的患者表现为在破裂之前出现不同程度的房室传导阻滞（多为暂时性）[33]，但出现房室传导阻滞并不预示穿孔的发生。胸片检查提示又明显的肺血管影增多及肺动脉高压。

需要特别注意的是突然出现的收缩期杂音及血流动力学状态的恶化还可能由心梗后乳头肌断裂所致急性二尖瓣反流导致。临床上区别两者有一定困难，应立即进行超声心动图检查。以下几点有助于我们做出初步判断：首先，室间隔破裂的杂音在胸骨左缘最高，而乳头肌断裂导致的杂音多位于心尖部；其次，室间隔穿孔的杂音响亮多伴有震颤（见于超过 50% 的患者），而急性二尖瓣反流的杂音相对柔和不伴有震颤；第三，室间隔破裂常伴有前壁心梗及心脏传导异常，而乳头肌断裂常伴有下壁心梗无传导异常；最后，应注意到室间隔破裂和乳头肌断裂有时会同时存在[34,35]。

历史上，鉴别室间隔破裂和二尖瓣功能不良主要依靠 Swan-Ganz 导管。[36]间隔破裂患者右房与肺动脉间存在氧分压阶差，右房与肺动脉之间氧分压阶差大于 9% 可以确定有分流存在。依据缺损大小的不同，肺循环体循环血流比［QP/QS］可为 1.4:1 至 8:1。而乳头肌断裂导致的急性二尖瓣反流患者肺动脉楔压图形可呈典型的巨大 V 波。当然我们应该注意到，近三分之一间隔破裂的患者由于左室功能不全同时合并有轻度的二尖瓣反流。

经胸及食道超声技术的发展，特别是彩色多普勒技术的出

现可以准确的发现间隔破裂。超声心动图可以确定缺损的位置、大小，评价左右心室的功能，估算肺动脉及右室压，还可以除外是否合并二尖瓣反流或游离壁破裂。20 年前，Smylie 等[38] 报道了应用彩色多普勒技术鉴别急性心肌梗死后室间隔破裂和急性重度二尖瓣反流，特异性及敏感性均达到 100%。同时在 42 例患者中有 41 例都准确判断了缺损的位置。目前超声心动图已经成为间隔破裂诊断的首选方法。当然，在过去 20 年间隔破裂的早期诊断技术及早期手术技术的发展也部分归功于彩色多普勒技术的广泛应用。

术前是否进行左心导管及冠状动脉造影检查一直存在争议。一方面左心导管检查可以为手术方案的制定提供许多重要的信息，如冠脉病变情况、左室壁运动情况、瓣膜的功能等。超过 60% 的患者除供应梗死区域的血管外还至少合并 1 支血管病变。有证据表明同期实施冠状动脉旁路移植术可以提高患者的长期生存率[39]。但另一方面，左心导管检查也存在弊端，检查费时，需要应用造影剂加重肾脏负担，可能会增加这些本已十分危重的患者的死亡率和并发症发生率。因此，有些中心在术前不进行左心导管检查。有些中心对患者选择性应用，如对前壁心梗患者不进行左心导管检查，因为其相对后壁心梗所致间隔破裂的患者多支病变的比例相对较低。对于是否同期行冠状动脉旁路移植术的问题我们将在后面的章节深入讨论。

自然病程

Oyamada 和 Queen[40]，及 Kirklin 等[41] 的研究指出，心梗后间隔破裂的患者如不进行外科手术治疗，约 25% 于 24 小时内死亡，50% 于 1 周内死亡，65% 于 2 周内死亡，80% 于 4 周内死亡，仅有 7% 可生存 1 年以上。Lemery 等[42] 报道了 25 例应用保守方法治疗的心梗后室间隔缺损病例，19 例在 1 个月内死亡。由此可见，心梗后室间隔穿孔患者最危险的时期是心梗和破裂发生后即刻，随着时间的延长风险将逐步下降。有趣的是，也有小的缺损自行闭合的报道，但极为罕见，不能作为治疗的依据。

尽管对充血性心力衰竭及心源性休克的非手术治疗取得了很多进展，如主动脉内球囊反搏，多种新的血管活性药物的应用，但这些都不能代替外科手术治疗。

治疗方案

目前应经证实，过去等待破裂发生后数周再手术的方法仅适用于少数缺损较少，血流动力学相对稳定的轻症患者[22,24]。通过非手术的方法尽可能延缓手术的时间只会使大多数患者丧失从手术中获益的最佳时机，对外周脏器造成不可逆的缺血损害。

为了最终能顺利实施手术，早期的机械辅助治疗是必须的。早期常规应用主动脉内气囊反搏术（IABP），可以在一段时间内稳定患者的血流动力学状态，这段短暂的稳定期为在术前完成左心导管检查提供了可能，但不能因此延缓手术治疗的时间。总之一旦诊断明确，除非需要植入更为积极的心脏辅助装置，所有患者均应植入 IABP。如果患者顾虑风险暂时无法接受手术，可考虑植入左心或双心辅助作为手术前的过渡（下面会进一步讨论）。对于少数高危患者可考虑先行器官插管稳定血流动力学状态后再行

手术（下面会进一步讨论）。

尽管我们从 20 世纪 70 年代中期就开始倡导早期手术，目前仍有观点认为对易于维持，没有血流动力学恶化的患者可以延期手术。但对于持续性充血性心力衰竭或处于边缘的稳定状态但血尿素氮升高、尿量减少的患者应立即手术治疗。间隔破裂的患者很少直接死于心衰，多死于终末脏器衰竭引发的休克。

我们的经验是，如果患者出现心源性休克就需要立即采取包括手术、机械辅助、插管的综合治疗。由于心源性休克的患者最终多死于组织失灌注所导致的多脏器功能衰竭，所以延期手术的治疗策略是错误的。极少数非常平稳，没有临床恶化表现，不需要血流动力学支持的患者可选择择期手术。大多数患者介于休克和完全稳定状态之间，在完成相应的术前评估后应尽早手术（通常在 12 ~ 24 小时内）。由于完全稳定的患者在间隔破裂患者中不足 5%，所以绝大多数患者均需要急诊手术。

少数情况下，部分患者就诊较晚，在手术前已经出现多脏器功能衰竭或合并脓毒血症等并发症，这部分患者可考虑在手术前延长 IABP 辅助的时间。小部分患者（3/92）应用这种策略取得了成功。Baillot 等[44] 也有成功的个案报道，但还未得到进一步论证。

术前治疗

术前治疗旨在保持血流动力学状态稳定，保证周围脏器灌注，为进一步的诊断及手术治疗争取时间。尽管心梗后室间隔破裂患者的临床过程多种多样，50% ~ 60% 都会出现严重的充血性心力衰竭及低心排，需要加强治疗。

术前治疗的目的是：（1）降低体循环血管阻力，从而减少左向右分流；（2）维持心排量及动脉血压，保证外周脏器灌注；（3）保持并改善冠脉血流。最好的方法是应用 IABP。根据 Gold 等[46] 在 1973 年的报道，同时减轻左室后负荷可以增加心排量，降低左向右分流。此外，IABP 还可以降低心肌耗氧量，改善心脏及外周脏器灌注。即便如此，IABP 也不能彻底纠正患者的血流动力学状态。效果最好的是前 24 小时，之后继续延长反搏的时间患者也不能进一步获益。

药物治疗的重点是积极应用血管活性药物及利尿剂。理论上讲，应用血管扩张剂（如硝普钠或经静脉硝酸酯类药物）可以减少机械性的左向右分流，从而增加心输出量。但同时此类药物可以降低平均动脉压减少冠脉血流，而这两个作用是危重患者无法承受的。我们应明确加强药物治疗的目的是为手术做好准备，不能因此延误手术的时间。我们现在建议心梗后间隔破裂的患者应直接收入外科 ICU 而非 CCU 或内科 ICU。

目前也有其他技术被尝试应用于改善此类患者的血流动力学状态，如左心机械辅助、体外动静脉膜肺氧合（ECMO）、右室流出道放置膨胀球囊减少左向右分流等，但我们认为这些方法仅应该被用来抢救那些有严重多器官功能衰竭无法耐受手术的危重患者。为了避免室水平的右向左分流有时需要选用心房插管。是否可以采用经导管置入轴流泵（血泵）尚存争议，因为脱落的坏死组织可能堵塞导管。

■ 手术方法

历史发展

Cooley 等经右室流出道切口完成了第一例心梗后室间隔缺损修补术[4]。这一入路通常被用来修补先天性室间隔缺损，用来修补梗死后缺损有很多不足之处。包括对心尖部间隔的缺损显露不充分，会损伤正常的右室心肌及右冠来源的侧支循环，而且不能同时切除梗死的左室室壁。Heimbecker 等[9]报道了经左侧路径（左心室切口），其切口通过心肌梗死区域。这种入路可将梗死心肌切除、室壁瘤切除及间隔破裂修补同时完成[50]。

概述

在实施手术前我们应明确依位置不同有 3 种缺损：心尖部、前部及下后间隔部缺损。心尖部及前部缺损可归为一类，此类缺损通过与室壁瘤切除相同的切口即可显露直接修补，手术方式有两种：梗死区域切除或梗死区域旷置。后间隔缺损手术难度较大，目前普遍倾向于采取梗死区域旷置的方法。正如下面所述，对于不同位置的缺损可以选择不同的入路，但都必须遵循一定的原则（表 28-1A 和 28-1B）。

表 28-1A　梗死心肌切除法修补心梗后室间隔缺损的原则

经梗死区域入路显露室间隔缺损
1. 彻底修剪梗死区域心肌至正常心肌组织，避免发生心室切口远期破裂
2. 在充分显露缺损边缘的前提下尽量少修剪右心室组织
3. 如果发生乳头肌断裂，需再探查左室乳头肌或行二尖瓣置换
4. 应用人工材料无张力修补室间隔缺损
5. 梗死区域切除后使用较大的人工材料进行无张力修补，游离壁使用心包补片避免在脆弱心内膜上产生张力
6. 缝线应垫毡片或 Teflon 条或类似材料的垫片防止缝线切割脆弱的心肌组织

表 28-1B　梗死区域旷置法修补心梗后室间隔缺损的原则

经梗死区域入路显露室间隔缺损
1. 除了术中撕脱的坏死心肌组织不切除过多梗死心肌
2. 选用牛心包补片，对于前部缺损剪成椭圆形，对于后部缺损剪成三角形，依 Prolene 线沿缺损周边做严密的连续缝合，将缺损与左室分隔开
3. 心内膜侧按需加用厚实的心包或 Teflon 垫片
4. 对于前部缺损，补片应固定于缺损下方正常的室间隔及前侧方正常的心内膜上。如果梗死范围达到心室的底端，则应加用较厚的垫片
5. 对于后部缺损，补片应固定于二尖瓣环，正常的室间隔及左室后壁，范围直达后乳头肌的边缘并加用垫片
6. 切口应垫心包或 Teflon 条缝合
7. 如果可能切口应尽量避免损伤右室壁

麻醉及灌注

我们选用芬太尼作为基础麻醉，为防止心率过慢，选用维库溴铵作为肌松剂。应减少如多巴酚丁胺等对肺血管有扩张作用的药物的应用，以减少左向右分流。由于术中会植入人工材料，我们一般联合头孢唑林和万古霉素两种抗生素抗感染。

上下腔静脉插管建立体外循环。选用对创伤心脏标准的心肌保护技术，降温至 25～30℃。尽管心肌保护的方法很多，如温血灌注等，我们仍然坚持在室间隔穿孔修补手术中使用冷的含氧停搏液进行灌注[51]。根据心脏的大小及心肌肥厚的程度，灌注 1200～2000ml 停搏液。虽然我们不支持在手术开始时使用温血停搏液，但会在主动脉开放前，选择温血灌注一次[52]。如果患者合并多支冠脉病变或严重的冠脉狭窄，需在切开心脏前行血运重建以改善心肌保护。对于大多数患者我们推荐使用大隐静脉而不是乳内动脉作为血运重建材料。

心尖部间隔破裂的修补方法

Daggett 等在 1970 年报道了心尖部穿孔的修补方法[11]，选取心尖部梗死区域作切口，清除坏死心肌组织至健康心肌，此时心尖部断面分别为左心室、右心室及室间隔（图 28-1A，B）。接下来使用 1-0 Tevdek 线将左右室游离壁及室间隔断端缝合在一起，各层组织之间需加用 Teflon 条带作为垫片，共需四条（图 28-2A，B）。缝合完毕后外部需以连续缝合再次加固，确保切口不出血。

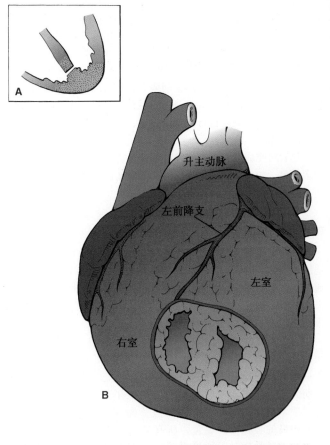

图 28-1　A. 心尖部梗死后室间隔缺损；B. 室间隔缺损截面观，显示左右心室切面，目标处的区域表示梗死的心肌

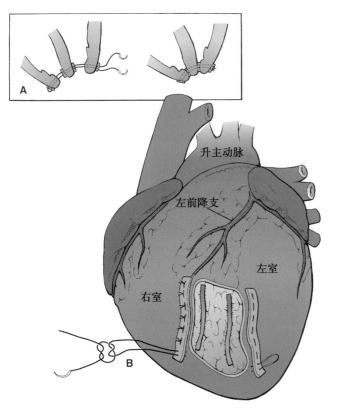

图 28-2　A. 坏死性梗死及室间隔心尖部的坏死的心肌已清除，对左心室、室间隔心尖部和右心室进行评估后，使用带 Teflon 毛毡带的 0 号 Tecdek 垫片间断缝合进行修补。在左、右心室内部以及心外膜表面使用毛毡带；B. 在左室室壁瘤修补术中，打结前连续缝合（未显示），以确保缝合口不渗血

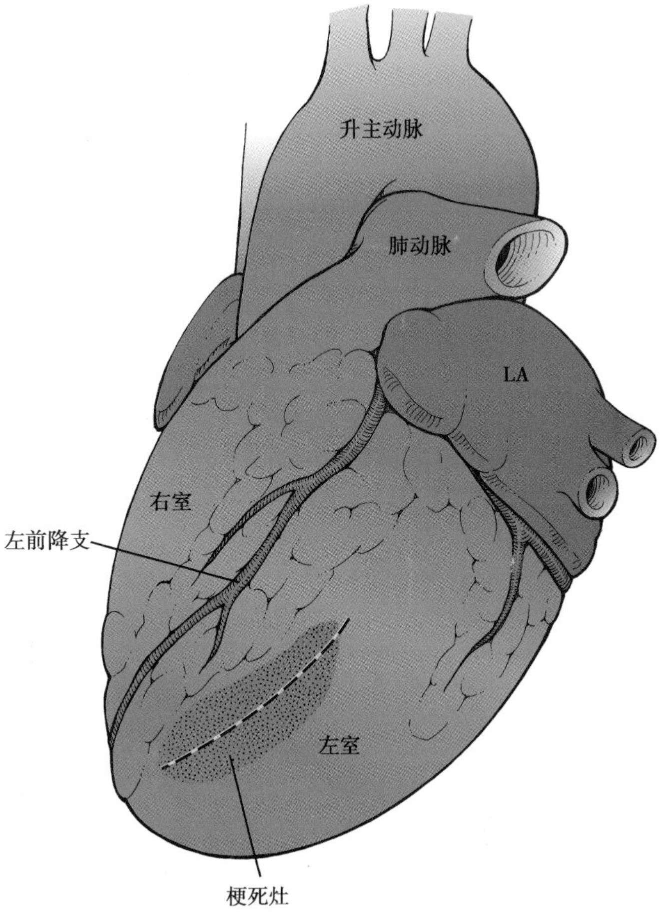

图 28-3　左室透壁心肌梗死，切开并显露前部的室间隔破裂。通过左心室（LV）前部梗死区的中间（点状区）做一切口，与左冠状动脉前降支（LAD）平行

坏死心肌切除法修补前间隔缺损

对于这类缺损，一般选取梗死区域切口，以方便切除梗死心肌（图 28-3），对于小的缺损，可以选择 Shum-aker[53] 介绍的折叠法直接闭合。该方法是以 1-0 Tevdek 线加粘片褥式缝合缺损的前游离缘与右室游离壁（图 28-4A），最后，梗死区域的切口，以两组 Teflon 条带做垫片，做褥式缝合闭合（图 28-4B- D），外层再以连续缝合加固。

大多数前间隔缺损需要使用涤纶片或自体心包补片减少张力防止出现撕脱（图 28-5）。首先清除坏死的室间隔及左室心肌组织，沿缺损边缘加垫片做间断褥式缝合（图 28-5A）。缝合缺损后缘时，由右心室面进针，左室面出针；缝合缺损前缘时，由右室心外膜进针，心内膜出针，待全部缝线缝合完毕后再置入补片，补片置于室间隔左侧（图 28-5B），每一针均应加用垫片（图 28-5C），防止打结时切割脆弱的心肌组织。左心室切口分两层闭合，第一层为加毡片（或经处理的猪心包）做褥式缝合，第二层为连续缝合加固。

坏死心肌切除法修补后下间隔缺损

后下间隔破裂是由于后降支支配区域透壁心肌梗死所致，手术具有较大技术难度[54,55]。由于用坏死心肌切除法修补此类缺损较为困难，现在大多数医师倾向于用梗死区域旷置方法处理此类缺损，具体方法将在下一节讨论。

早期曾尝试与前间隔缺损修补相同的单纯折叠法闭合此类缺损，但常因缺损周围梗死心肌组织过于脆弱，闭合张力过大导致手术失败。其后果为缺损处撕裂或梗死区域室壁破裂。我们基于对早期病例的分析总结了改进后的手术原则见表 28-1A。

应用以下技术可以提高患者的手术生存率。上下腔静脉插管建立体外循环后经右上肺静脉放置左心引流。如需行后降支冠脉旁路移植术，应先分离与心包组织粘连。梗死部位可能累及双心室下壁或仅左心室（图 28-6A）。经左室梗死部位做切口，切除坏死心肌（图 28-6B），显露缺损。检查左室乳头肌，如存在乳头肌断裂我们倾向于经传统左房路径行二尖瓣置换术以避免损伤脆弱的心室肌。左室坏死心肌应彻底清除，右室肌尽量保留，切除范围以能显露缺损即可。应用这一方法可以有效减少右室破裂的发生。如果后间隔从相邻心室壁撕脱但

间隔组织损伤不多时，可以衬以 Teflon 条或猪心包条将间隔间断褥式缝合于膈面右室游离壁（图 28-6C，D）。

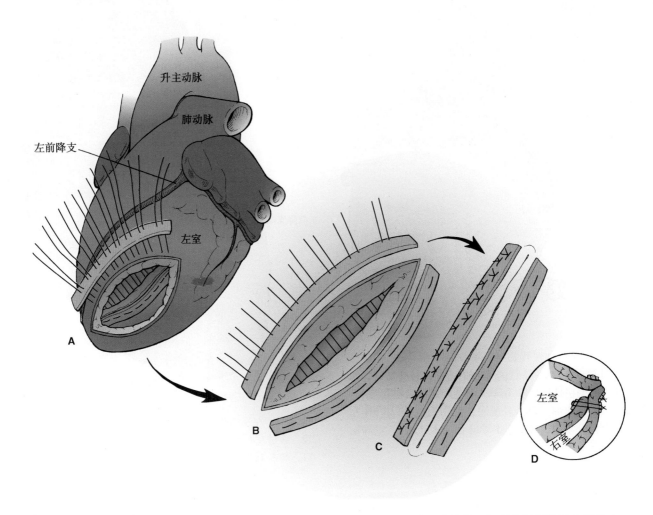

图 28-4　A. 修补室间隔前部破裂：使用带有 Teflon 毛毡带的 0 号 Tevdek 带垫片缝线，间断将间隔前游离缘缝合与右心室游离壁上；B、C、D. 然后，再使用带有 Teflon 毛毡带的 0 号 Tevdek 带垫片缝合线，单独缝合左心室切口。另外关闭左心室切口，第 2 层用连续缝合（未显示）以保证心室切口不渗血

大的后间隔缺损需用补片修补（图 28-7）。加垫片做褥式缝合，由间隔右室面进针，左室面出针，穿过补片，转向右室游离壁（图 28-7B），穿过补片，从心内膜进针，心外膜出针，每一针均加垫片，最后打结（图 28-7C）。如同修补大的前间隔缺损一样，补片置于室间隔左侧。由于张力过大，我们极少直接闭合梗死区域切口。一般需使用人工材料补片。过去我们应用 Cooley 低孔编织涤纶人造血管，现在应用防渗漏涤纶人造血管，剪一椭圆形补片，沿切口边缘（由心内膜到心外膜）然后穿过补片做间断褥式缝合（图 28-7D），每针均加垫片，把补片固定于心外膜表面。全部缝合完毕后最后打结（图 28-7E）。对补片修补后的断面观察显示（图 28-8），只要补片大小选择合适可重建后可以保持相对正常的心室几何结构。

梗死区域旷置法修补前后间隔缺损

早在 20 世纪 90 年代初 David[50]，Cooley[56] 及 Ross[57] 就提出保留左室的几何结构对保存左室功能至关重要，这也影响了心梗后室间隔缺损外科补片治疗入路的选择。这一技术是将 Dor 的室壁瘤心内闭合法[58] 应用于梗死后室间隔缺损的修补，即应用心内补片将梗死区域旷置，同时保持心室的几何结构。这一方法并不直接缝合室间隔缺损，只是将它单纯从左室高压腔隔离出来。有一些中心报道应用这一方法的结果令人振奋，但另一些中心则持相反意见。我们这里主要介绍的是 David 等[46] 的方法，希望可以作为治疗复杂的后下间隔缺损的选择之一。

对于前间隔破裂的患者，可通过左室切口显露室间隔，切口始于心尖部，平行于左前降支旁 1～2cm 向近端切口左室前壁梗死区域（图 28-9A）。切口边缘缝牵引线显露梗死区域室间隔。探查明确缺损位置及心肌梗死的范围。将经戊二醛处理的牛心包片剪成比梗死区域大 1～2cm 的椭圆形补片，对多数患者通常为 4×6cm 大小。将补片缝合于梗死区域周围正常的心内膜组织上（图 26-9B）。从梗死区域最低点接近室间隔的正常心内膜开始，以 3-0 划线做连续缝合，用加垫片的间断褥式缝合加固[57]。有间隔侧转向左室游离壁沿梗死边缘缝合一周，进针深入肌肉 5～7mm，针距

4～5mm，进针点距补片边缘 5～7mm 以覆盖进出针处的心内膜。这种方法可以将缝合处心肌撕裂的风险降到最低。如果梗死区域累及前乳头肌基底部，可将缝线穿出心外膜，在左室心外膜侧加牛心包或毡条。待补片完全固定于心内膜上后，左室心腔就基本和梗死区域分隔开来。用 2-0 或 3-0 滑线分两层闭合心室切口（图 28-9C）。尽量不作梗死心肌切除，除非心室切口旁的梗死组织已经撕脱，这时为防止心脏复跳后切口承受不住压力应将这部分梗死心肌切除（图 28-9D）。也可用大的心包片或毡片置于心外膜外将左室游离壁做全层缝合（图 28-10）。

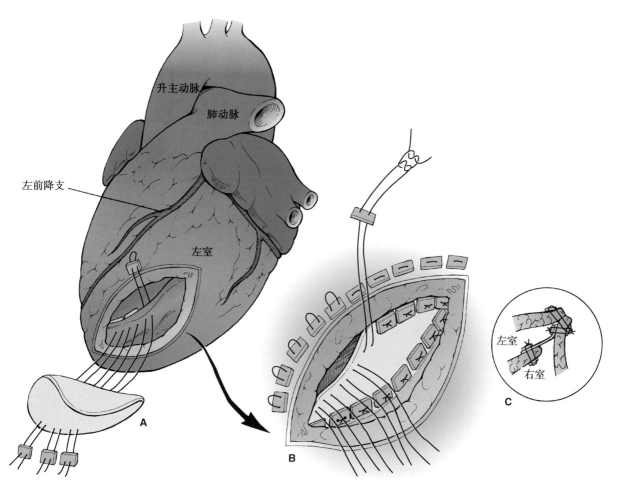

图 28-5　（A）更大的前部室间隔缺损需用补片修补，使用带有 Teflon 毛毡的间断垫片缝合与室间隔的左缘，室间隔右心室侧及为右心室游离缘。插入补片前缝好缝线；（B、C）使用额外的纱布将补片压在左心室侧的缝线上，以防止缝线切割脆弱的肌肉组织

对于后间隔缺损的患者，选择后降支旁 1mm 或 2mm 的左室后壁做切口（图 28-11A）。切口从左室后壁中部开始，近端指向二尖瓣环，远端向心尖部延伸。要特别注意避免损伤后乳头肌。在心尖部的脂肪组织及切口边缘上缝置牵引线显露左室

心腔。在大多数病例中，破裂部位常位于后间隔上半部，同时累及后乳头肌。可见牛心包片剪成三角形，大小约为 4×7cm。三角形补片的底边缝合于二尖瓣纤维环上，用 3-0 滑线从后乳头肌水平开始连续缝合，到中部开始转向室间隔，缝合于正常

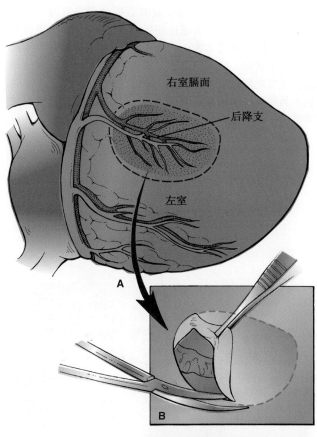

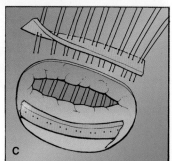

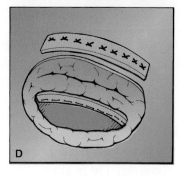

图 28-6　（A）下壁心肌梗死（点状区域）伴室间隔后部破裂。心尖指向右侧，手术中把心脏推向上面，脱离心包囊，以利显露，然后向头部撤回，就像远端静脉旁路术一样，吻合到后面的降支；（B）切出后下壁心肌梗死区域，包括室间隔缺损后部。左心室心肌梗死区域的组织完全切除很重要，这样可以防止发生缝合口破裂。逐渐修剪右心室游离缘以清楚暴露缺损的边缘；（C、D）估算室间隔后部边缘到右心室横膈游离缘的距离，用带有毛毡的缝线缝合，以进行室间隔后部破裂的修补。当室间隔破裂并与心室后壁分离，但不伴有室间隔大面积坏死时，可以进行手术治疗。患者仰卧位时，手术者站在其左侧进行室间隔后部修补术效果最好。左心室切口用带有 Teflon 毛毡带的间断 1-0 号 Tevdek 带垫片的缝线缝合。往返缝合（未显示）以保证切口严密

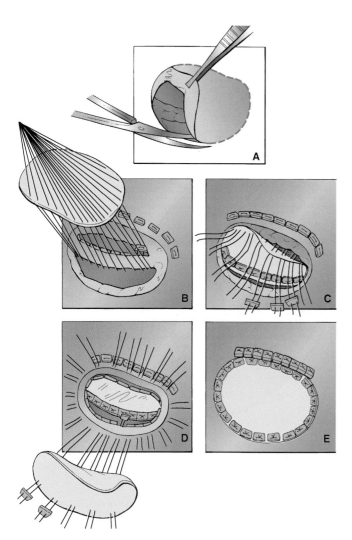

图 28-7　（A）当室间隔后部破裂，组织坏死时，需要使用补片；（B）间断 2-0 Tevdek 缝线环绕缺损缝合，在室间隔靠近右心室的一侧和右心室间隔的心外膜上，使用带毛毡片的缝线；（C）所有缝线缝合好之后，收紧缝线，将补片（Debakey 弹力涤纶制品）置入室间隔左心室一侧，左心室一侧的缝线上额外加入带毛毡的垫片，一方切割脆弱的心肌组织。作者认为，这些手法，对于室间隔后部破裂修补术的成功是至关重要的；（D）右心肌梗死导致的左心室后部游离壁的缺损仍需要进行修补。2-0 Tevdek 带垫片的缝线环绕缝合左心室后部游离壁缺损的边缘，每根缝线都带有 Teflon 毛毡的垫片缝合左心室心内膜侧。所有缝线缝好之后，用 Hemashield 针织涤纶胶原做成的环状补片滑入左心室心外膜侧。补片外每针另加小垫片后结扎，起到衬垫作用，以防止切割松脆肌肉。把补片放置于表面，这种方法可防止内翻法补片对左心室松脆的肌肉造成的危害；E. 修补完成

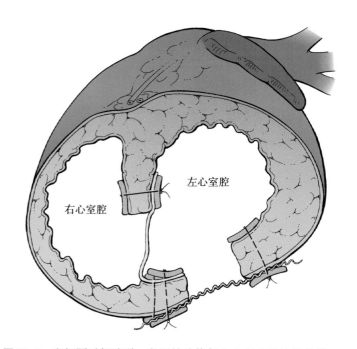

图 28-8　室间隔后部破裂，应用补片修复左心室后壁缺损的横截面观

右心室腔　左心室腔

心内膜组织上（图 28-11B）。缝合过程中如果发现补片过大应及时修剪。同修补前间隔方法一样，三角形补片中部应用 4-0 或 4-0 滑线连续缝合于正常心内膜上，缝合于室间隔的部分应加用垫片。补片的侧边应缝合于左室后壁后乳头肌水平。由于左室后壁多为梗死心肌组织，可以如图 28-11B 所示加用心包

片或毡条做全层缝合。当补片完全固定于二尖瓣环、室间隔及左室后壁后（图 28-11C），以牛心包或毡条双层缝合闭合心室切口（图 28-11D）。尽量保留梗死的右心室壁不做处理，如果后乳头肌断裂可考虑行二尖瓣置换术。

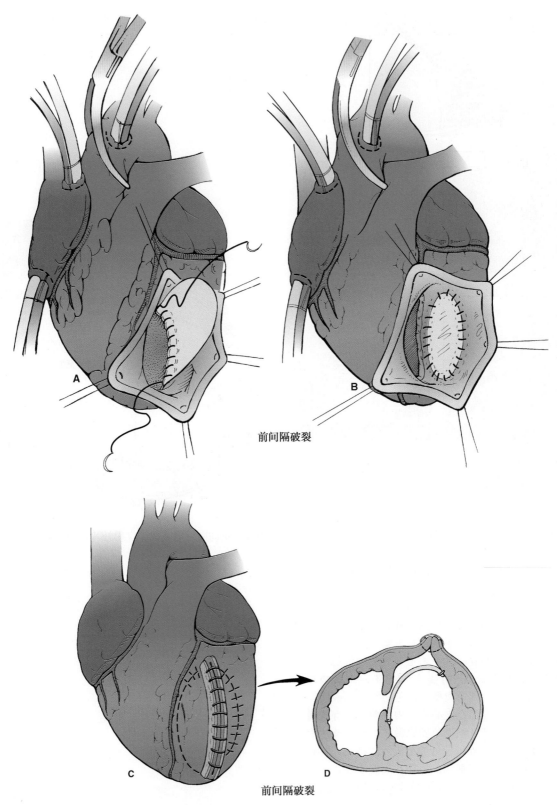

前间隔破裂

前间隔破裂

图 28-9 应用梗死区分离术进行室间隔前、后部破裂的修补。（A）在梗死区左心室游离壁做一个标准心室切口，内部使用一个涤纶片或戊二醛处理过的心包成型后，替换或覆盖梗死区域（室间隔破损、间隔梗死或游离壁梗死）；（B）内部的补片用连续的单丝固定于心内膜，同时可用垫片固定，关闭室间隔缺损，可以少量切除心肌；（C）心室切口，已位于左心室高压区外，可用连续缝合关闭；（D）在横截面观，可以看到心内补片固定于 3 个层面上，即间隔破裂上、下缘和心室切口以及心室壁上

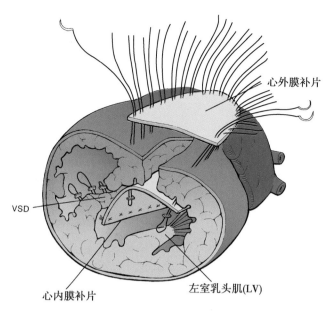

心外膜补片

VSD

心内膜补片

左室乳头肌(LV)

图 28-10 梗死后前间隔破裂之修补，应用梗死隔离技术，心室游离壁切口应用心包片或毡片修复

应用梗死区域旷置法处理间隔破裂有以下优点：（1）避免了切除过多梗死心肌，切除心肌过多不仅会导致术后低心排，还可能出现术后间隔再次破裂；（2）保持了相对正常的左室几何形态，有利于保存左室功能；（3）避免了让脆弱的心肌组织承受过大的张力，减少了术后出血的发生。

其他技术

大多数成功的梗死后间隔破裂手术方法都是基于上面介绍的手术基本原则。如 Tashiro 等[59] 报道的对于前间隔破裂用经戊二醛处理的马心包剪成"囊状"补片做扩大的心内修补。Usui 等[60] 报道的用双层马心包片做三明治缝合同时闭合室间隔缺损及心室切口。也有学者用其他材料作为补片或用生物胶帮助闭合室间隔缺损[61,62]。

■ 介入闭合技术

目前已经有成功利用导管介入技术闭合梗死后室间隔破裂的报道。早期是应用 CardioSEAL 双伞装置，它包括用金属臂相互连接的两个封堵伞，表面覆盖涤纶网格以促进内皮化。金属臂可以折叠使整个装置可以通过狭窄的导管输送系统。当装置输送到位后金属臂可以扇形展开。此套装置可以经静脉系统穿过房间隔到达室间隔破裂部位（也可经动脉系统经过主动脉瓣到达）。然后根据 Landzberg 和 Lock[63] 报道的来自于波士顿儿童医院和伯明翰医院的经验，此套装置虽然可用以急性心肌梗死患者，但 7 例患者中有 4 例因室间隔组织持续性坏死出现缺损闭合不全而导致死亡。相对的，6 例用介入方法治疗术后残余缺损的病例全部获得成功。其他种类的导管装置，如 Amplatzer 间隔闭合装置及 Rashkind 双伞装置等也有相应的报道。

Amplatzer 间隔闭合装置过去仅适用于较小的间隔缺损[65]，目前的改进使其可以适用于较大的心肌梗死后间隔破裂。它以更长的金属臂（10mm）连接两个封堵伞，可以更加贴合相对较厚的成人室间隔。

应用导管介入法闭合梗死后缺损的效果各家报道不一。在最新的报道中，把介入治疗作为首选治疗手段治疗梗死后间隔缺损，手术操作的成功率为 86%，但 41% 的病例出现了严重的并发症，包括左室破裂，封堵器血栓形成等，当然最常见的是残余分流[66]。术后 30 天的生存率仅为 35%。另有报道称，介入法可能导致缺损进一步增大。多篇文献都指出，在心梗早期，缺损周围组织非常脆弱，此时介入治疗结果不好，2 周后再行治疗预后会明显改善[67~69]。当然延期手术治疗也可以得到相对更好的结果，但多数患者在头 2 周内如不进行干预就会死亡。

在整体治疗中如何最好的应用导管介入技术目前尚不明确。资料显示，早期直接介入治疗失败率较高，其对情况不稳定无法手术患者的潜在作用尚不明确。我们推荐，介入治疗是处理外科术后残余分流的最好手段[70]。随着新的装置的不断研发，我们相信介入方法将更多的应用于临床，特别是对合并多脏器功能衰竭的高危患者。我们建议对于手术风险过高的患者可以尝试介入治疗，如果介入失败则立即行急诊手术，或情况暂时稳定可以 6~8 周后再手术治疗。

有趣的是，有两个中心报道了对于梗死后间隔破裂血流动力学不稳定的患者经股动脉置入常规 Swan-Ganz 导管暂时阻断分流的个案[71,72]。这两例患者的血流动力学指标都得到了改善，并成功接受了外科修补手术。

■ 心室辅助装置的作用

准备接受手术的患者如果伴有可以逆转的多脏器功能不全，或在术后出现难治性的心衰，有时需要机械辅助治。这方面也有较多成功的病例报道。

理论上讲，梗死后间隔破裂患者应用机械辅助的好处有：（1）有可能逆转终末脏器的功能衰竭；（2）争取时间使梗死区组织充分机化，变得更为结实，减少修补后再破裂的可能；（3）促进顿抑及能量耗竭的心肌细胞恢复。当然对心肌梗后室间隔缺损的患者使用机械辅助装置存在特殊的潜在风险。有报道示梗死后间隔破裂患者植入 Heart-Mate 辅助装置后，由于大量的右向左分流产生脑缺氧损害[107]。因此我们建议对这类患者应用左心室辅助装置或更为有效的双心室辅助装置。在 2 例应用轴流泵治疗的病例中均发生了致命的泵故障。尸检发现均为坏死组织堵塞了管道系统[73a]。

■ 同期血运重建治疗

对于心梗后室间隔破裂患者实施急诊修补手术中是否同期行冠状动脉旁路移植术一直存在争议。对于存在严重血管狭窄的患者同期血运重建治疗对于存活心肌的好处是显而易见的：改善心功能，避免发生术后缺血，减少远期心脏缺血事件的发生。但心梗后间隔破裂的患者梗死区域心肌已经完全缺血坏死，血运重建得获益并不明确。因此有学者质疑了血运重建对提高患者生存率的作用，建议在术前行左心导管检查明确冠脉病变，但这不仅耗费时间也增加了患者在诊断阶段的潜在风险。Loisance 等[73b]基于对梗死后间隔破裂患者不同期行血运重建治疗的理论，随访了 20 例长期生存患者（其中 5 例行旁路移植术），无 1 例发生严重心绞痛或再发心梗。

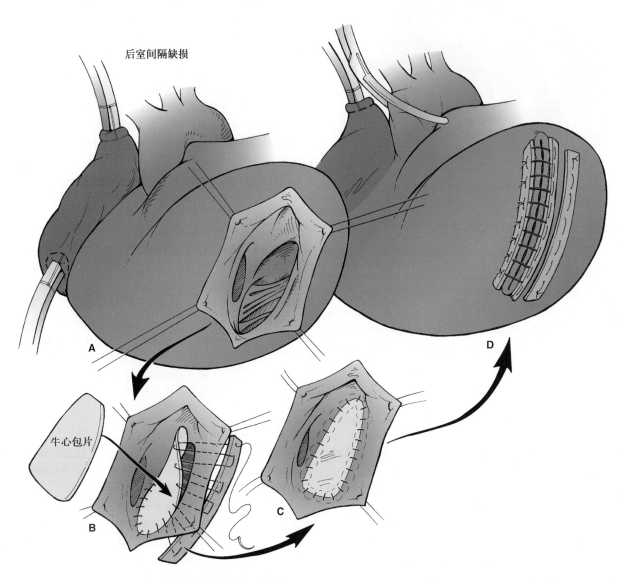

后室间隔缺损

牛心包片

图 28-11　梗死后之后室间隔破裂应用心内修补梗死区旷置术。（A）于左心室下壁后降支旁 1～2mm 做切口，从下壁中部开始，近端延伸至心尖部，避免损伤侧后乳头肌；（B）把牛心包片剪成三角形，三角形地步应用 3-0 线缝合于二尖瓣纤维环，从相当于中后乳头肌水平缝起，向内走向间隔直至健康心肌；（C）应用 3-0 或 4-0 缝线连续缝合，将补片内边缝合于正常室间隔，补片侧边缝合于左心室后壁，部位相对于内后乳头肌的内缘，于左心室后壁常需要全层缝合，并于心外膜垫以毡片；（D）在补片完全缝合与二尖瓣环、间隔心内膜面和心室后壁全层后，双层关闭心室切口，梗死右心室壁不予处理

　　一些中心对患者选择性的行左心导管检查及冠状动脉旁路移植术。Davies 等[74]随访 60 例长期生存的患者（平均 70 个月；范围 1～174 个月），仅有 5 例出现劳力性心绞痛，无一例需要血运重建治疗。他们目前的策略是：前壁心肌梗死所致的室间隔破裂，或其他部位但无心绞痛病史，心电图未显示陈旧心肌梗死的患者考虑不行左心导管检查。

■ 脱离体外循环

　　梗死后室间隔缺损修补术后脱离体外循环时最常见的两个问题是低心排和出血。尽管心脏外科术后低心排不是本章讨论的范围，但有几点原则值得注意：首先，大多数患者在术前已经置入 IABP，如果没有应在手术室内置入 IABP，特别是对继发于左室功能不全的低心排患者；其次，IABP 可以通过提高舒张期灌注压改善右冠血流从而纠正右心衰。我们发现静脉应用米力农，一种磷酸二酯酶抑制剂，可以有效逆转继发于左室功能不全的低心排。米力农平衡了血管扩张剂和正性肌力药的作用从而增加了心排量，同时降低了左右室的舒张末压和体循环阻力。它较心律失常作用低于多巴酚丁胺，相比氨力农较少引起低血压，且一般不引起血小板减少症。

广泛的右室心肌梗死后引发的后间隔破裂常伴有二尖瓣反流及右心功能不全。右心衰的处理原则是在保证体循环压力的前提下降低右心后负荷，初步处理方法包括减轻容量负荷，正性肌力药物支持，纠正酸中毒、低氧血症及高碳酸血症。如果患者对上述处理无明显反应，我们曾经成功的尝试将前列腺素 E1 注入右心（0.5～2.0 微克/分），并在左房内注射去甲肾上腺素进行反抑制纠正右心衰[75]。吸入一氧化氮（20～80ppm）可以选择性扩张肺循环，也可以起到控制右心衰的作用。

如果应用常规方法无法顺利脱离体外循环，应考虑应用心室辅助装置。应用左心辅助的指征是：心排量小于 1.8L/（min·m²）；左房压高于 18～25mmHg，右房压低于 15mmHg；

主动脉收缩压低于 90mmHg。右心室辅助的指征是：心排量小于 1.8L/（min·m²）；主动脉收缩压低于 90mmHg；在三尖瓣关闭良好的情况下，右房压高于 25mmHg 而左房压低于 15mmHg。置入心室辅助装置时应注意：

1. 置入左心辅助装置后右心衰可能比之前加重。
2. 一旦明确有顽固性的心力衰竭应尽早置入心室辅助装置，否则将明显增加并发症发生率及死亡率。
3. 应用左心辅助前应关闭未闭合的卵圆孔。
4. 出血应被积极有效的控制。
5. 如果间隔缺损存在残余分流，应用左心辅助可能导致严重的低氧血症。

■ 出血的处理

为了防止停机后出现凝血功能障碍，我们在体外循环开始前就给予抗纤溶制剂氨基己酸。体外循环开始前静脉给予氨基己酸 10g，另 10g 加入预冲液中，术中以 1g/h 的速度持续输入。过去此类手术中会常规应用抑肽酶，但由于出现了较为严重的近远期并发症此药已经退出了美国市场。

表 28-2　手术修补梗死后室间隔破裂最近临床经验总结

单位	城市	年份	例数	医院死亡率	5 年生存率	参考文献
Johann-Wolfgang-Goethe	Frankfurt	2009	32	31.2%	41%	79
Sweden（multi-institutional）	Sweden	2005	189	41%（30-day）	38%	80
Ospedale di Circolo-Fondazione Macchi	Varese，ltaly	2005	50	36%	47%	81
Northwest England（multi-institutional）	England	2003	65	23%（30-day）	—	82
Hospital Haut-Lévêque	Bordeaux	2002	85	42%	33%	83
Massachusetts General Hospital	Boston	2002	114	37%	45%	84
University Hospital	Zurich	2000	54	26%	52%*	85
Glenfield General Hospital	Leicester	2000	117	37%（30-day）	46%	86
Texas Heart institute	Houston	1998	126	46%	—	87
The Toronto Hospital	Toronto	1998	52	19%	65%*	88
Southampton General	Southampton	1998	179	27%	49%	89
Cedars-Sinai	Los Angeles	1998	31	32%	—	90
Mid America Heart institute	Kansas City	1997	76	41%	41%	91
St. Anthonius Hospital	Nieuwegein	1996	109	28%（30-day）	—	92
Green Lane Hospital	Auckland	1995	35	31%（30-day）	60%*	93
Hospital Cardiologique du Haut-Lévêque	Bordeaux	1991	62	38%	44%	22
CHU Henri Mondor	Créteil	1991	66	45%	44%	94

* 数值由发表的图或表中数据预计得出；少于 30 例的报告未列入

在开始缝合前，在缺损的周围使用纤维蛋白粘合剂可

以减少体外循环后缝线的出血[77]。生物蛋白胶可以有效控

制术后缝线出血。依据最新的报道，Baldwin 和 Cooley[78] 建议于组织脆弱或心肌受损时置入心室辅助，通过降低心室张力来控制出血。此外，对于难以控制的出血可以考虑应用Ⅶ因子，但其对心脏外科手术的风险及预后的影响目前尚不明确。

■ 术后监护要点

术后早期应用利尿剂及呼气末正压通气可以减少因体外循环引起的血管外肺水含量增加从而降低动脉-肺泡氧浓度梯度。患者复温后，可常规应用呋塞米及甘露醇，需要时可积极使用血滤（CVVH）。

继发于再灌注损伤的术后室性心律失常用常规方法较难控制。静脉应用胺碘酮（10～20mg/kg，大于 24 小时）可以取得良好效果。

■ 手术死亡率及死亡危险因素

表 28-2 总结了近期多个中心的经验。手术死亡率（包括出院前或术后 30 天内死亡）为 30%～50%。Massachusetts 中心医院报道了 114 例患者，手术死亡率为 37%（图 28-12A）。我们发现术后早期死亡风险非常高但很快就逐渐降低（图 28-12B）。应用多变量分析（表 28-3）分析术后早期及晚期死亡的独立危险因素，与其他研究者得出的结论一致，术前血流动力学不稳定是导致术后死亡最重要的原因。这类患者多伴有心源性休克，需行急诊手术、正性肌力药物支持、植入 IABP 等。这几个因素与血流动力学不稳定高度相关，许多多因素模型设计都会选择其中一个或多个参数来描述循环衰竭状态。

其他与早期及晚期死亡的危险因素包括：左主干病变，术前二尖瓣反流，肾衰竭及右心衰（图 28-13）。其他一些因素也可能增加早期死亡。如室间隔破裂位置偏后可能增加手术死亡率[22,23,29,31]。此类病变修补较为困难，增加了二尖瓣反流的风险，同时易导致右室功能不全，而这些都是术后早期死亡的独立危险因素。重症患者在心梗后到手术的间期内未得到适当的医疗处理也是死亡的危险因素。高龄患者术后早期的死亡率较高，但我们经过分析发现，年龄对高危患者的影响更大，因此对低危患者年龄不应是放弃手术的原因（图 28-14）。

表 28-3   梗死后室间隔破裂修补术，可导致死亡增加的危险因素

危险因素	早期	晚期
人口统计的		
年龄［增大］	●	●
临床病史		
既往心肌梗死		●
临床状态		
BUN［增高］	●	
肌酐［增高］		●
"急诊病例"	●	●
右心房压力［增高］	●	●
儿茶酚	●	
冠状动脉/室间隔破裂位置		
左主干病变		●

回顾 Massachusetts 中心医院的结果我们发现影响患者死亡率的因素非常复杂，但一般患者都可用少数几个临床指标来评价（图 28-15 和图 28-16），最常用的是血流动力学不稳定（急诊手术和使用正性肌力药物）。结果显示一小部分高危患者严重影响了总体死亡率。这种现象使我们很难评价各中心死亡率之间的差别。此外在实际操作中外科医生和心内科医生对手术不同的态度也严重影响了结果。不仅如此，患者送往医院的转运方式不同也可以导致死亡率的差异。我们认为，以上这些都是影响死亡率的重要原因。

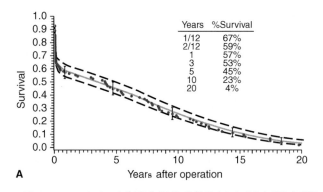

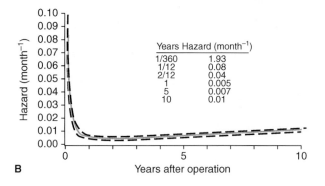

图 28-12   （A）马萨诸塞州总院报告梗死后室间隔破裂修补后的生存率（MGH，114 例）。横轴扩展到术后 20 年，圆点表示每一例死亡患者对应横轴从手术到死亡时间，纵轴代表统计生存率（Kaplan Meier 法），纵向虚线代表 70% 的可信区间（±ISD）。实线代表预计的生存率，虚线所限定的范围为预计生存率 70% 的可信区间，该表表示特定时间间隔的非参数性预计值；（B）梗死后间隔破裂修补术后功能损害与死亡关系。横轴扩展以便显示早期死亡危险因素，功能损害非为两期，即早期与快速衰减期，和 6 个月的缓慢上升期，预计值为 70% 可信区间

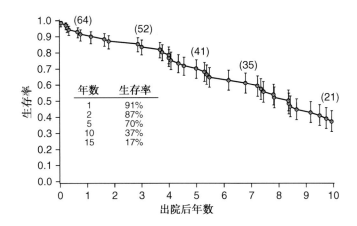

图 28-13　梗死后室间隔缺损修补术后出院患者的生存率（MGH，72 例），横轴表示患者出院后至死亡的时间，此图从另一方面描述与图 28-12A 相似的结果

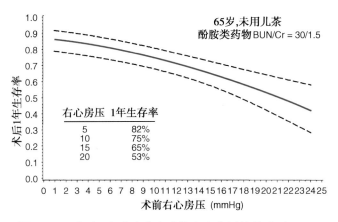

图 28-14　术后 1 年生存率和术前右心房压的关系（MGH，114 例）此表描述 1 例 56 岁患者，血尿素氮 30mg/dl，肌酐 1.5mg/dl，非急诊病例且无心肌梗死或左主干病变多参数方程计算值，未用儿茶酚胺类药物

　　多个中心都报告了应用旷置法修补可以提高术后早期生存率[87,95]。但我们的团队却没有等到相同的结果，10 例患者的死亡率为 60%，高于传统技术的死亡率。当然这可能是由于我们对患者的选择不同造成，旷置法多用于手术时间长、难于修补的复杂型缺损，而梗死区域切除法多用于低危的前间隔或心尖部缺损患者。

　　无论采取何种技术，对于急性心梗后后室间隔缺损的患者修补手术后死亡的最主要原因是低心排综合征（52%）。技术上的失败，如术后残余分流或缺损复发，包括出血是第 2 位常见的原因（23%）。其他导致死亡的原因还包括败血症（17%）、再次心梗（9%），脑血管并发症（4%）及难治性的心律失常。

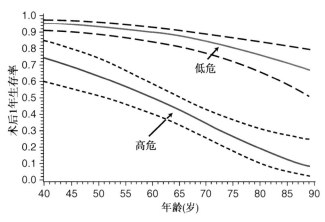

图 28-15　该线形图（多元参数的特定计算值），描述了年龄因素对两个假定患者的影响，两条曲线描述的患者均无左主干病变，血尿素氮 30mg/dl，肌酐 1.5mg/dl，无心肌梗死病史，"低危"曲线用于描述那些非急诊症且未用儿茶酚胺类药物的患者。"高危"曲线用于描述需正性肌力药物支持的急诊患者，纵轴表示经计算得出的一年生存率

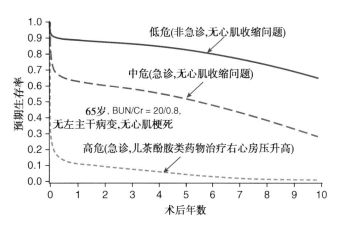

图 28-16　该线形图（多元参数的特定计算值）描述了 3 例假定有室间隔缺损的 65 岁患者的预期生存率，各曲线描述既往无心肌梗死和无左主干病变的患者，平均尿素氮和肌酐分别为 20mg/dl 和 0.8mg/dl。"低危"曲线的患者属于非急诊、无心肌收缩问题、右心房压力为 8mmHg 的患者；"中危"曲线的患者属于急诊、无心肌收缩问题、右心房压力为 12mmHg 的患者；"高危"曲线的患者属于急诊，伴有心肌收缩力减弱，右心房压为 20mmHg 的患者，本表中可信区间已去除以使图表更清晰

■ 远期效果

　　从死亡率及功能恢复情况分析，手术的远期效果令人满

意。在最近的报道中，5 年的实际生存率约为 40% ~ 60%（表 28-2）。由于手术本身的风险极高，我们需要指出患者出院后的生存期是让人满意的，第 1、5、10 年的存活率分别为 91%、70%、37%。我们对 15 例长期生存的患者进行随访发现他们远期的心功能良好，心功能Ⅰ级（NYHA 分级）占 75%，Ⅱ级占 12.5%[18]。

再发室间隔缺损

术后早期或晚期，经彩色多普勒血流图检查，有 10% ~ 25% 的患者存在残余或再发间隔缺损[96]。这可能是由于术中已经闭合的缺损再次开放，也可能是术中有忽略未发现的缺损，亦可能是术后早起间隔破裂仍在进展所致。如果再发缺损引发了心力衰竭的症状或体征或分流量（肺循环体循环血流比）较大（Qp: Qs > 2.0），应再次手术闭合。如果分流量较小（Qp: Qs < 2.0），且患者无明显症状或小剂量利尿剂即可控制症状，则可以选择保守治疗。远期缺损有可能自行闭合。介入导管技术有可能对有症状的再发或残余分流有一定的临床治疗效果。

慢性室间隔缺损

1987 年 Rousou 等报道了 1 例经右房路径成功闭合后室间隔缺损病例[97]。Filgueira 等应用经右房路径延迟修复慢性获得性后室间隔缺损[98]。由于急诊手术时梗死的间隔组织非常脆弱，所以不应经右房三尖瓣路径修复。同时这种方法不能切除梗死区域心肌，无法消除有反向搏动的室壁，所以患者无法得到有效的血流动力学改善。但在慢性梗死后室间隔缺损患者中，缺损边缘完全瘢痕化，补片可以安全的经右房置入，这时就可以选择右心房路径手术。我们强调经心房路径可以选择性的用于慢性间隔缺损的闭合，但对于急性缺损，除非梗死区域仅限于间隔，心室游离壁没有坏死，其他病例都不应选择此路径[25]。

心肌梗死后心室游离壁破裂

历史

William Harvey 在 1647 年首次报道了急性心肌梗死后心室游离壁破裂[99]。1765 年，Morgagni 描述了 11 例死亡后发现的心室破裂[100]。巧合的是 Morgagni 本人也死于心室破裂。1970 年，Emory 大学的 Hatcher 等对 1 例右室游离壁破裂患者成功实施了手术治疗[101]。FitzGibbon[102] 和 Montegut[103] 分别于 1971 年和 1972 年报道了手术成功修补缺血性心脏病引发的左心室破裂。

发病率

尸检发现心肌梗死后心室游离壁破裂的发生率约为 11%，是心梗后心室间隔破裂发生率的 10 倍[104]。尸检研究还发现前壁心梗心室破裂的发生率可高达 31%[105]。心梗后心室破裂及心源性休克是导致急性心肌梗死患者死亡的主要原因，可占到初次心肌梗死后死亡患者的 2/3。心肌梗死后心室破裂在初次心梗的老年女性中较为常见（平均年龄 63 岁）[106]。在接受溶栓治疗的患者中，90% 的心室破裂发生于心梗 2 周内，高峰是在心梗后第 5 天[107]。相比之下，接受溶栓和冠脉再灌注治疗的患者心室破裂发生时间（不是破裂的发生率）可能会提前到出现心梗症状后数小时内[108]。

关于左室破裂发生率最高的位置各家报道并不相同。早期的文献提示左室前壁是发生率最高的位置，但近期的文献提示后壁及侧壁破裂的发生率最高[104,105]。侧壁心梗心室破裂发生的比例较前壁心梗更高，但因为前壁心梗更为常见，所以前壁破裂的总数更多。与梗死后间隔破裂一样，游离壁破裂可以很简单也可以非常复杂。简单的破裂破口垂直于心外膜自内向外，复杂的破裂多为潜行撕裂，心内膜和心外膜的破口并不相对。Batts 等[107] 报道了 100 例左室游离壁破裂病例发现简单型和复杂型各占一半。

发病机制及病理生理

左室游离壁破裂可分为 3 个临床病理类型：急性，亚急性及慢性。急性，或称"喷出"样破裂，的临床表现是突发的剧烈胸痛、电机械分离以及深度的休克，患者会在数分钟内死于因大量出血导致的心脏压塞。目前医学对此类破裂无能为力。亚急性破裂的特点是破口相对较小，可暂时被血凝块或纤维性心包粘连封闭。患者可以表现出心脏压塞的症状及体征，最终可导致心源性休克。亚急性破裂的表现可能和其他急性心肌梗死并发症如梗死扩展、右室功能衰竭等相似等症状，可以持续，数小时、数天甚至更长的时间[109]。在慢性破裂时，渗血速度较慢，心外膜周围的粘连形成的压力可暂时控制出血，最终导致假性室壁瘤形成。心外膜与心包之间的粘连包裹并加固了破口。左室假性室壁瘤患者最常见的临床表现是充血性心力衰竭[110]。而在一些急性心梗恢复后无症状的患者中通过超声心动图检查也可以发现假性室壁瘤。一小部分患者会出现心绞痛、晕厥、心律失常及血栓栓塞等并发症。真性及假性左室室壁瘤的不同点主要有以下 4 条：

1. 假性室壁瘤的瘤壁不含有心肌细胞；
2. 假性室壁瘤多形成于后壁；
3. 假性室壁瘤通常有较为狭窄的颈部；
4. 假性室壁瘤更易破裂。

左室游离壁的破裂可以单独发生也可以伴随其他心室结构的破裂如室间隔、乳头肌及或右心室[110,111]。

心脏破裂的发病机制尚不清除。当然发生透壁心梗时，梗死区域扩展是发生破裂的重要原因之一[24,27,112]。梗死区域扩展表现为梗死区域急性的拉伸、变薄，多于急性透壁心肌梗死后 24 小时内出现，与进一步的心肌细胞坏死无关[113]。梗死区域局部拉伸、变薄是肌束间滑行移动导致局部心肌细胞数量下降的结果。梗死扩展导致心室腔变大，使室壁张力增高（Laplace 效应），从而使梗死区域压力进一步升高，易导致心内膜撕裂[109]。体循环压力升高可促进梗死区域扩张、变薄，增加了破裂的可能性[114]。缺少侧支循环同样可以促进心脏破裂的发生[115]。

由于破裂的位置常位于透壁梗死的区域，且常伴有广泛的出血、变形，而溶栓治疗常伴有广泛出血的风险，所以越来越多的学者认为心梗后溶栓治疗可能增加心室破裂的可能性[117]。Honan 等[116] 对既往应用尿激酶溶栓治疗急性心肌梗死的 4 个大型临床实验（共 1638 名患者）进行了回顾性的荟萃分析结果显示，心脏破裂的风险与溶栓治疗的时间直接相关。早期治疗（出现症状 7 小时内）可以降低心脏破裂的风险，晚期治疗（7 小时后）发生破裂并发症的风险将升高，但令人惊讶的是这时总体死亡率反而下降。Becker 等[108]对 5711 例患者进行了晚期溶栓效果评价的前瞻性研究，结果显示在出现心梗症状 6~24 小时后给予 rtPA 溶栓治疗并未增加心脏破裂的风险。目前大家得到的共识是：早期溶栓治疗可以降低心脏破裂的总体风险，其原因可能是限制了梗死区域的扩展，避免发展为透壁心梗；而晚期溶栓治疗对心脏破裂风险的影响目前尚不明确。

■ 诊断

亚急性心脏破裂临床上主要表现为心脏压塞的征象：奇脉、颈静脉怒张以至心源性休克。尽管 5%~37% 的未出现心室破裂的急性心肌梗死患者都会出现心包积液，但超声心动图检查大大提高了检查的敏感性及特异性。心脏破裂主要表现为：心包积液深度超过 10mm，心包积液中出现高密度影，心室壁破裂，心脏压塞体征（即右房右室在舒张早期塌陷，呼吸对经瓣膜血流速度影响增加）[118,119]。心包穿刺抽出不凝血曾是亚急性心脏破裂最可靠的诊断方法，但同样有假阳性及假阴性的报道。心包穿刺抽出清亮的心包积液可以除外心脏破裂[118]。心包穿刺对一些患者有治疗作用，可以在短时间内改善循环状态。

Oliv 等[104]回顾性研究了 70 例急性心梗后心脏破裂及 100 例未发生破裂的患者，试图了解症状、心电图及血流动力学参数能否够判断患者是否发生急性心梗后心脏破裂。他们发现几个指标和心脏破裂的风险密切相关（表 28-4）。出现侧壁心梗，尤其是伴有下、后壁心梗时心脏破裂的风险明显增加。持续的或反复出现的 ST 段抬高，48~72 小时后出现的 T 波变化或是原来倒置的 T 波逐渐回到基线，均提示心脏破裂的风险增加。最后，当出现心包炎时，反复的呕吐，或是焦虑、烦躁，当出现 2~3 症状时有一定的预测价值[105]。

■ 自然病程

急性的左室游离壁破裂常常在再发胸痛后几分钟内导致患者死亡[107,9]。大部分患者病情进展过快，以致来不及接受手术就已死亡。相比之下亚急性心脏破裂的患者常可以存活数小时或数天，有的可达数周。Pollak 等[119]报道了 24 例梗死后心脏亚急性破裂的患者，生存时间（从出现严重事件到死亡）约为 45 分钟到 6.5 周，平均生存时间为 8 小时。Nunez 等[120]报道了 29 例亚急性破裂患者，20 例（69%）在出现症状后数分钟内死亡，9 例（31%）存活了数小时，有机会接受进一步治疗。通常认为亚急性心脏破裂较急性少见，但在近期的研究中发现，随着尸检比例的升高，我们发现 21%~42% 的梗死后游离壁破裂均为亚急性破裂。

由于左室假性室壁瘤的病情变化较快，其自然病程尚无法明确。但因为其极易破裂，故普遍认为预后较差[122,123]。但也有很多患者在心梗后多年才明确诊断[124,125]。随着超声心动图的广泛应用，不同类型心室壁破裂患者的临床转归将有改善的希望。

表 28-4　心脏破裂的症状和心电图分类：敏感度、特异度、预计值

症状与心电图	敏感度（%）	特异度（%）	预计值（%）
心包	86	72	68
频繁呕吐	64	95	90
失眠、焦虑	55	95	86
2 个或 2 个以上症状	84	97	95
ST 段改变	61	72	58
T 段改变	94	66	66
ST-T 改变	61	68	64

■ 术前治疗

通常急性左室游离壁破裂的患者会很快死亡，没有时间进行手术干预。这些患者通常在出现再发胸痛后数分钟内死亡[120]。对于未经外科治疗但高度怀疑左室破裂的患者，经心包穿刺在心包内注射纤维蛋白胶这一新的技术，可能能为这部分患者争取到手术机会。

另一方面，亚急性左室破裂的患者可以通过手术治疗。一旦左室破裂诊断成立，患者应立即被送入手术室。不应浪费时间进行冠脉造影[108,111,125]。术前就应开始血管活性药物支持并补液。心包穿刺抽液可以暂时改善患者的循环状态，尽管主要的问题是心脏压塞，有时置入 IABP 也是对患者有益的。

在诊断左室假性室壁瘤后手术的时机取决于患者心梗的时间。如果在心梗后 2~3 个月内发现假性室壁瘤，由于破裂风险的不可预测性，在完成冠脉造影及左室造影评估后应立即手术治疗[114,127]。如果在心梗后数个月甚至数年发现假性室壁瘤，评价是否手术并不取决于破裂的风险，而取决于患者的症状及冠脉病变的程度[109,124]。

■ 手术技术

亚急性游离壁破裂

一旦超声心动图明确存在左室游离壁破裂，患者应立即被送入手术室。由于存在心脏压塞，患者在麻醉诱导过程中可能出现严重的低血压。我们主张在做好消毒铺单等准备后再开始麻醉，并做好紧急股动静脉插管的准备。做正中切口，打开心包减压后患者的血压通常会快速回升。对此必须事先加以控制，因为血压过高可能会导致左室再次开始出血，甚至增大撕裂的破口。多数情况下心室破口已被血块封堵，没有活动性出血。

传统上心梗后左室游离壁破裂通常在体外循环下修补，但也有医生主张体外循环不是必须的，除非患者是后壁破裂或合并严重的二尖瓣反流、室间隔破裂，或需要行冠脉旁路移植术[109,127]。尽管心室破口可以在不阻断主动脉的情况下修补，但在后壁撕裂时，停搏的心脏及左室减压更有利于手术[109]。

如果以下三种结构中的两种出现破裂：室间隔，心室游离壁，乳头肌；我们将之定义为二重破裂。

有4种方法用于治疗心室破裂。第1种方法是用两条毡片为垫片做跨度较大的水平褥式缝合[101]。我们不推荐这种方法，因为坏死的心肌组织很脆弱，缝线处的组织很容易撕裂。第2种方法是先切除梗死组织，同时修补缺损，用带垫片的缝线做间断缝合[102,128]，或用涤纶片修补[129]。这种方法需要阻断主动脉，最适用于合并室间隔缺损的患者。第3种方法由Nunez等[120]介绍，先用两条毡片做水平褥式缝合闭合裂口，再用毡片覆盖裂口及周围梗死心肌，以滑线做连续缝合将毡片固定于正常心肌组织的心外膜上。（图28-17）这种方法可以有效控制出血。第4种方法是用生物相容的纤维蛋白胶（Tissucol，lmmunoAg，Vienna，Austria）或二丁基氰基丙烯酸盐粘合剂单体（HistoacrylBlue，B. Braum，MelsungenAG，Germany）或间苯二酚甲醛凝胶（PharmacieCentrale，CHV Henry Monder，Creteil，France）将毡片[127]或经戊二醛处理的牛心包片粘合于心室撕裂处及周围梗死区域。此方法不要求建立体外循环，由于其非常简便，在心室无活动性出血时可以作为一种可选择的修复方法。

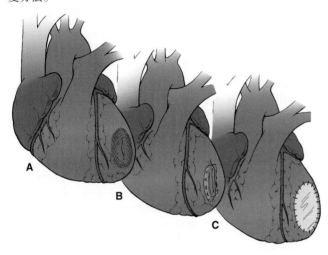

图28-17 左心室游离壁破裂的修补技术。（A）左心室游离壁破裂；（B）限制性梗死区切除，并用两条毡片水平褥式缝合关闭破口；（C）然后，整个区域用 Teflon 补片以 Propylene 线连续缝合于周围正常心外膜上，或者，应用生物相溶蛋白胶将 Teflon 固定于心室撕裂处及梗死区域

左室假性室壁瘤

对于急性的假性室壁瘤，最好同修补真性室壁瘤一样应用心内膜补片[109]。对于慢性假性室壁瘤，如瘤颈部已经纤维化，可以一次性缝闭。但对于心室后壁的假性室壁瘤直接缝闭瘤颈可能加重二尖瓣反流，所以最好应用涤纶片或经戊二醛处理的自体心包片修补[110,111]。

■ 结果

亚急性游离壁破裂

对于此类患者外科治疗的经验尚不成熟。外科修补梗死后

左室游离壁破裂的最大单组病例是 Padro 等[127]报道的13例应用粘合剂将毡片粘合于左室破口及坏死心肌处，仅有1例后间隔缺损患者使用了体外循环。所有患者全部存活，平均随访时间26个月。其中11例患者无症状，2例有劳力性心绞痛。Nunze等[120]报道了7例手术病例，仅4例存活。近期有数名作者报道了用氰基丙烯酸盐粘合毡片法取得较好的结果[130,131]。

对于包含室间隔及心室游离壁的二重心脏破裂患者，近期一组5例的报道手术的生存率为60%[132]。其中4例患者最初仅为室间隔破裂，进而发展为心室游离壁破裂，所以在心肌梗死后室间隔缺损的患者处理过程中应考虑到二重破裂的可能。

尽管这些数量较小的病例报道不能缺损手术风险，但可以确定的是如不进行手术这些患者将会死亡，而生存下来的患者后续恢复良好[109]。

左室假性室壁瘤

Komeda 和 David[110]报道了12例心肌梗死后左室假性室壁瘤病例，其中4例进行了二尖瓣置换，1例修补了假性室壁瘤-右心室瘘，9例进行冠状动脉旁路移植术。有3例患者死亡，均为需接受二尖瓣置换的患者。对仅接受了假性室壁瘤修补的8例患者在生存期内平均随访了62个月。7例无症状，1例有心绞痛。总之，这一论文提示单纯外科修补左室假性室壁瘤手术死亡率较低。

参考文献

1. Latham PM: *Lectures on Subjects Connected with Clinical Medicine Comprising Diseases of the Heart.* London, Longman Rees, 1845.
2. Brunn F: Diagnostik der erworbenen ruptur der kammerscheidewand des herzens. *Wien Arch Inn Med* 1923; 6:533.
3. Sager R: Coronary thrombosis: perforation of the infarcted interventricular septum. *Arch Intern Med* 1934; 53:140.
4. Cooley DA, Belmonte BA, Zeis LB, Schnur S: Surgical repair of ruptured interventricular septum following acute myocardial infarction. *Surgery* 1957; 41:930.
5. Effler DB, Tapia FA, McCormack LJ: Rupture of the ventricular myocardium and perforation of the interventricular septum complicating acute myocardial infarction. *Circulation* 1959; 20:128.
6. Payne WS, Hunt JC, Kirklin JW: Surgical repair of ventricular septal defect due to myocardial infarction: report of a case. *JAMA* 1963; 183:603.
7. Lee WY, Cardon L, Slodki SV: Perforation of infarcted interventricular septum. *Arch Intern Med* 1962; 109:135.
8. Dobell ARC, Scott HJ, Cronin RFP, Reid EAS: Surgical closure of interventricular septal perforation complicating myocardial infarction. *J Thorac Cardiovasc Surg* 1962; 43:802.
9. Heimbecker RO, Lemire G, Chen C: Surgery for massive myocardial infarction. *Circulation* 1968; 11(Suppl 2):37.
10. Lojos TZ, Greene DG, Bunnell IL, et al: Surgery for acute myocardial infarction. *Ann Thorac Surg* 1969; 8:452.
11. Daggett WM, Burwell LR, Lawson DW, Austen WG: Resection of acute ventricular aneurysm and ruptured interventricular septum after myocardial infarction. *NEJM* 1970; 283:1507.
12. Stinson EB, Becker J, Shumway NE: Successful repair of postinfarction ventricular septal defect and biventricular aneurysm. *J Thorac Cardiovasc Surg* 1969; 58:20.
13. Lundberg S, Sodestrom J: Perforation of the interventricular septum in myocardial infarction: a study based on autopsy material. *Acta Med Scand* 1962; 172:413.
14. Hutchins GM: Rupture of the interventricular septum complicating myocardial infarction: pathological analysis of 10 patients with clinically diagnosed perforation. *Am Heart J* 1979; 97:165.
15. Selzer A, Gerbode F, Keith WJ: Clinical, hemodynamic and surgical considerations of rupture of the ventricular septum after myocardial infarction. *Am Heart J* 1969; 78:598.

16. Mann JM, Robert WC: Acquired ventricular septal defect during acute myocardial infarction: analysis of 38 unoperated necropsy patients and comparison with 50 unoperated necropsy patients without rupture. *Am J Cardiol* 1988; 62:8.

17. Silver MD, Butany J, Chiasson DA: The pathology of myocardial infarction and its mechanical complications, in David TE (ed): *Mechanical Complications of Myocardial Infarction.* Austin, TX, RG Landes, 1993; p 4.

18. Daggett WM, Buckley MJ, Akins CW, et al: Improved results of surgical management of postinfarction ventricular septal rupture. *Ann Surg* 1982; 196:269.

19. Skehan JD, Carey C, Norrell MS, et al: Patterns of coronary artery disease in post-infarction ventricular septal rupture. *Br Heart J* 1989; 62:268.

20. Miller S, Dinsmore RE, Grenne RE, Daggett WM: Coronary, ventricular, and pulmonary abnormalities associated with rupture of the interventricular septum complicating myocardial infarction. *Am J Radiol* 1978; 131:571.

21. Hill JD, Lary D, Keith WJ, Gerbode F: Acquired ventricular septal defects: evolution of an operation, surgical technique and results. *J Thorac Cardiovasc Surg* 1975; 70:440.

22. Deville C, Fontan F, Chevalier JM, et al: Surgery of post-infarction ventricular defect: risk factors for hospital death and long-term results. *Eur J Cardiothorac Surg* 1991; 5:167.

23. Cummings RG, Reimer KA, Catliff R, et al: Quantitative analysis of right and left ventricular infarction in the presence of postinfarction ventricular septal defect. *Circulation* 1988; 77:33.

24. Weisman HF, Healy B: Myocardial infarct expansion, infarct extension, and reinfarction: pathophysiologic concepts. *Prog Cardiovasc Dis* 1987; 30:73.

25. David TE: Surgery for postinfarction ventricular septal defects, in David TE (ed): *Mechanical Complications of Myocardial Infarction.* Austin, TX, RG Landes, 1993; p 175.

26. Beranek JT: Hyaline degeneration. Present in heart infarction and implicated in pathogenesis of heart rupture. *Chest* 1994; 106:981.

27. Pfeffer MA, Braunwald E: Ventricular remodeling after myocardial infarction: clinical observations and clinical implications. *Circulation* 1990; 81:1161.

28. Abrams D, Edilist A, Luria M, Miller A: Ventricular aneurysms. *Circulation* 1963; 27:164.

29. Moore CA, Nygaard TW, Kaiser DL, et al: Postinfarction ventricular septal rupture: the importance of location of infarction and right ventricular function in determining survival. *Circulation* 1986; 74:45.

30. Zehender M, Kasper W, Kauder E: Right ventricular infarction as an independent predictor of prognosis after acute inferior myocardial infarction. *NEJM* 1993; 328:981.

31. Anderson DR, Adams S, Bhat A, Pepper JR: Postinfarction ventricular septal defect: the importance of site of infarction and cardiogenic shock on outcome. *Eur J Cardiothorac Surg* 1989; 3:554.

32. Campion BL, Harrison CE, Guiliani ER, et al: Ventricular septal defect after myocardial infarction. *Ann Intern Med* 1969; 70:251.

33. Vlodaver Z, Edwards JE: Rupture of ventricular septum or papillary muscle complicating myocardial infarction. *Circulation* 1977; 55:815.

34. Rawlins MO, Mendel D, Braimbridge MV: Ventricular septal defect and mitral regurgitation secondary to myocardial infarction. *Br Heart J* 1972; 34:323.

35. Taylor FH, Citron DS, Robicsek F, Sanger PW: Simultaneous repair of ventricular septal defect and left ventricular aneurysm following myocardial infarction. *Ann Thorac Surg* 1965; 1:72.

36. Meister SG, Helfant RH: Rapid differentiation of ruptured interventricular septum from acute mitral insufficiency. *NEJM* 1972; 287:1024.

37. Buckley MJ, Mundth ED, Daggett WM, et al: Surgical therapy for early complications of myocardial infarction. *Surgery* 1971; 70:814.

38. Smyllie JH, Sutherland GR, Geuskens R, et al: Doppler color flow mapping in the diagnosis of ventricular septal rupture and acute mitral regurgitation after myocardial infarction. *J Am Coll Cardiol* 1990; 15:1455.

39. Blanche C, Khan SS, Matloff JM, et al: Results of early repair of ventricular septal defect after an acute myocardial infarction. *J Thorac Cardiovasc Surg* 1992; 104:961.

40. Oyamada A, Queen FB: Spontaneous rupture of the interventricular septum following acute myocardial infarction with some clinico-pathologic observations on survival in five cases unpublished, 1961.

41. Berger TJ, Blackstone EH, Kirklin JW: Postinfarction ventricular septal defect, in Kirklin JW, Barratt-Boyes BG (eds): *Cardiac Surgery.* New York, Churchill Livingstone, 1993; p 403.

42. Lemery R, Smith HC, Giuliani ER, Gersh BJ: Prognosis in rupture of the ventricular septum after acute myocardial infarction and role of early surgical intervention. *Am J Cardiol* 1992; 70:147.

43. Heitmiller R, Jacobs ML, Daggett WM: Surgical management of postinfarction ventricular septal rupture. *Ann Thorac Surg* 1986; 41:683.

44. Baillot R, Pelletier C, Trivino-Marin J, Castonguay Y: Postinfarction ventricular septal defect: delayed closure with prolonged mechanical circulatory support. *Ann Thorac Surg* 1983; 35:138.

45. Gaudiani VA, Miller DC, Oyer PE, et al: Post-infarction ventricular septal defect: an argument for early operation. *Surgery* 1981; 89:48.

46. Gold HK, Leinbach RC, Sanders CA, et al: Intra-aortic balloon pumping for ventricular septal defect or mitral regurgitation complicating acute myocardial infarction. *Circulation* 1973; 47:1191.

47. Montoya A: Ventricular septal rupture secondary to acute myocardial infarction, in Pifarre R (ed): *Cardiac Surgery: Acute Myocardial Infarction and Its Complications.* Philadelphia, Hanley & Belfus, 1992; p 159.

48. Scanlon PJ, Monatoya A, Johnson SA: Urgent surgery for ventricular septal rupture complicating myocardial infarction. *Circulation* 1985; 72(Suppl 2):185.

49. Samuels L, Entwistle J, Holmes E, et al: Mechanical support of the unrepaired postinfarction ventricular septal defect with the Abiomed BVS 5000 ventricular assist device. *J Thorac Cardiovasc Surg* 2003; 126:2100.

50. David H, Hunter JA, Najafi H, et al: Left ventricular approach for the repair of ventricular septal perforation and infarctectomy. *J Thorac Cardiovasc Surg* 1972; 63:14.

51. Daggett WM, Randolph JD, Jacobs ML, et al: The superiority of cold oxygenated dilute blood cardioplegia. *Ann Thorac Surg* 1987; 43:397.

52. Teoh KH, Christakis GT, Weisel RD, et al: Accelerated myocardial metabolic recovery with terminal warm blood cardioplegia. *J Thorac Cardiovasc Surg* 1986; 91:888.

53. Shumacker H: Suggestions concerning operative management of postinfarction ventricular septal defects. *J Thorac Cardiovasc Surg* 1972; 64:452.

54. Daggett WM, Mundth ED, Gold HK, et al: Early repair of ventricular septal defects complicating inferior myocardial infarction. *Circulation* 1974; 50(Suppl 3):112.

55. Daggett WM: Surgical technique for early repair of posterior ventricular septal rupture. *J Thorac Cardiovasc Surg* 1982; 84:306.

56. Cooley DA: Repair of the difficult ventriculotomy. *Ann Thorac Surg* 1990; 49:150.

57. Cooley DA: Repair of postinfarction ventricular septal defect. *J Card Surg* 1994; 9:427.

58. Dor V, Saab M, Coste P, et al: Left ventricular aneurysm: a new surgical approach. *Thorac Cardiovasc Surg* 1989; 37:11.

59. Tashiro T, Todo K, Haruta Y, et al: Extended endocardial repair of postinfarction ventricular septal rupture: new operative technique modification of the Komeda-David operation. *J Card Surg* 1994; 9:97.

60. Usui A, Murase M, Maeda M, et al: Sandwich repair with two sheets of equine pericardial patch for acute posterior post-infarction ventricular septal defect. *Eur J Cardiothorac Surg* 1993; 7:47.

61. Imagawa H, Takano S, Shiozaki T, et al: Two-patch technique for postinfarction inferoposterior ventricular septal defect. *Ann Thorac Surg* 2009; 88:692-694.

62. Fujimoto K, Kawahito K, Yamaguchi A, et al: Percutaneous extracorporeal life support for treatment of fatal mechanical complications associated with acute myocardial infarction. *Artif Organs* 2001; 25:1000.

63. Landzberg MJ, Lock JE: Transcatheter management of ventricular septal rupture after myocardial infarction. *Semin Thorac Cardiovasc Surg* 1998; 10:128.

64. Lock JE, Block PC, McKay RG, et al: Transcatheter closure of ventricular septal defects. *Circulation* 1988; 78:361.

65. Michel-Behnke I, Le Trong-Phi, Waldecker B, et al: Percutaneous closure of congenital and acquired ventricular septal defects—considerations on selection of the occlusion device. *J Interventr Cardiol* 2005; 18:89.

66. Thiele H, Kaulfersch C, Daehnert I, et al: Immediate primary transcatheter closure of postinfarction ventricular septal defects. *Eur Heart J* 2009; 30:81-89.

67. Szkutnik M, Bialkowski J, Kusa J, et al: Postinfarction ventricular septal defect closure with Amplatzer occluders. *Eur J Cardiothorac Surg* 2003; 23:323.

68. Papadopoulos N, Moritz A, Dzemali O, et al: Long-term results of postinfarction ventricular septal rupture by infarct exclusion technique. Ann Thorac Surg 2009; 87:1421-1425.

69. Thiele H, Kaulfersch C, Daehnert I, et al: Immediate primary transcatheter closure of postinfarction ventricular septal defects. *Eur Heart J* 2009; 30(1):81-88.

70. Maree A, Jneid H, Palacios I: Percutaneous closure of a postinfarction ventricular septal defect that recurred after surgical repair. *Eur Heart J* 2006; 27:1626.

71. Hachida M, Nakano H, Hirai M, Shi CY: Percutaneous transaortic closure of postinfarction ventricular septal rupture. *Ann Thorac Surg* 1991; 51:655.

72. Abhyankar A, Jagtap P: Post-infarction ventricular septal defect: percutaneous transvenous closure using a Swan-Ganz catheter. *Catheter Cardiovasc Interv* 1999; 47:208.

73a. Meyns B, Vanermen H, Vanhaecke J, et al: Hemopump fails as bridge to transplantation in postinfarction ventricular septal defect. *J Heart Lung Transplant* 1994; 13:1133.

73b. Loisance DP, Lordez JM, Deleuze PH, et al: Acute postinfarction septal rupture: long-term results. *Ann Thorac Surg* 1991; 52:474.

74. Davies RH, Dawkins KD, Skillington PD, et al: Late functional results after surgical closure of acquired ventricular septal defect. *J Thorac Cardiovasc Surg* 1992; 106:592.

75. D'Ambra MN, LaRaia PJ, Philbin DM, et al: Prostaglandin E₁: a new therapy for refractory right heart failure and pulmonary hypertension after mitral valve replacement. *J Thorac Cardiovasc Surg* 1985; 89:567.

76. Rich GF, Murphy GD Jr, Roos CM, Johns RA: Inhaled nitric oxide: selective pulmonary vasodilatation in cardiac surgical patients. *Anesthesiology* 1993; 78:1028.

77. Seguin JR, Frapier JM, Colson P, Chaptal PA: Fibrin sealant for early repair of acquired ventricular septal defect. *J Thorac Cardiovasc Surg* 1992; 104:748.

78. Baldwin RT, Cooley DA: Mechanical support for intraventricular decompression in repair of left ventricular disruption. *Ann Thorac Surg* 1992; 54:176.

79. Papadopoulos N, Moritz A, Dzemali O, et al: Long-term results of postinfarction ventricular septal rupture by infarct exclusion technique. *Ann Thorac Surg* 2009; 87:1421-1425.

80. Jeppsson A, Liden H, Johnson P, et al: Surgical repair of post infarction ventricular septal defects: a national experience. *Eur J Cardiothorac Surg* 2005; 27:216.

81. Mantovani V, Mariscalco G, Leva C, et al: Surgical repair of postinfarction ventricular septal defect: 19 years of experience. *Int J Cardiol* 2005; 108:202.

82. Barker TA, Ramnarine IR, Woo EB, et al: Repair of post-infarct ventricular septal defect with or without coronary artery bypass grafting in the northwest of England: a 5-year multi-institutional experience. *Eur J Cardiothorac Surg* 2003; 24:940.

83. Labrousse L, Choukroun E, Chevalier JM, et al: Surgery for post infarction ventricular septal defect (VSD): risk factors for hospital death and long term results. *Eur J Cardiothorac Surg* 2002; 21:725.

84. Agnihotri AK, Madsen J, Daggett WM: Unpublished data from Massachusetts General Hospital experience, complied 2006.

85. Pretre R, Ye Q, Grünefelfder J, et al: Role of myocardial revascularization in postinfarction ventricular septal rupture. *Ann Thorac Surg* 2000; 69:51.

86. Deja MA, Szostek J, Widenka K, et al: Post infarction ventricular septal defect—can we do better? *Eur J Cardiothorac Surg* 2000; 18:194.

87. Cooley DA: Postinfarction ventricular septal rupture. *Semin Thorac Cardiovasc Surg* 1998; 10:100.

88. David TE, Armstrong S: Surgical repair of postinfarction ventricular septal defect by infarct exclusion. *Semin Thorac Cardiovasc Surg* 1998; 10:105.

89. Dalrymple-Hay MJR, Monro JL, Livesey SA, Lamb RK: Postinfarction ventricular septal rupture: the Wessex experience. *Semin Thorac Cardiovasc Surg* 1998; 10:111.

90. Chaux A, Blanch C, Matloff JM, et al: Postinfarction ventricular septal defect. *Semin Thorac Cardiovasc Surg* 1998; 10:93.

91. Killen DA, Piehler JM, Borkon AM, et al: Early repair of postinfarction ventricular septal rupture. *Ann Thorac Surg* 1997; 63:138.

92. Cox FF, Morshuis WJ, Plokker T, et al: Early mortality after repair of postinfarction ventricular septal rupture: importance of rupture location. *Ann Thorac Surg* 1996; 61:1752.

93. Ellis CJ, Parkinson GF, Jaffe WM, et al: Good long-term outcome following surgical repair of post-infarction ventricular septal defect. *Aust NZ J Med* 1995; 25:330.

94. Loisance DY, Lordex JM, Deleuze PH, et al: Acute postinfarction septal rupture: long-term results. *Ann Thorac Surg* 1991; 52:474.

95. David TE, Dale L, Sun Z: Postinfarction ventricular septal rupture: repair by endocardial patch with infarct exclusion. *J Thorac Cardiovasc Surg* 1995; 110:1315.

96. Skillington PD, Davies RH, Luff AJ, et al: Surgical treatment for infarct-related ventricular septal defects. *J Thorac Cardiovasc Surg* 1990; 99:798.

97. Rousou JA, Engelman RM, Breyer RH, et al: Transatrial repair of postinfarction posterior ventricular septal defect. *Ann Thorac Surg* 1987; 43:665.

98. Filgueira JL, Battistessa SA, Estable H, et al: Delayed repair of an acquired posterior septal defect through a right atrial approach. *Ann Thorac Surg* 1986; 42:208.

99. Willius FA, Dry TJ: *A History of the Heart and Circulation.* Philadelphia, WB Saunders, 1948.

100. Morgagni JB: *The Seat and Causes of Disease Investigated by Anatomy.* London, A. Millau & T. Cadell, 1769; p 811.

101. Hatcher CR Jr, Mansour K, Logan WD Jr, et al: Surgical complications of myocardial infarction. *Am Surg* 1970; 36:163.

102. FitzGibbon GM, Hooper GD, Heggtveit HA: Successful surgical treatment of postinfarction external cardiac rupture. *J Thorac Cardiovasc Surg* 1972; 63:622.

103. Montegut FJ Jr: Left ventricular rupture secondary to myocardial infarction. *Ann Thorac Surg* 1972; 14:75.

104. Oliva PB, Hammill SC, Edwards WD: Cardiac rupture, a clinically predictable complication of acute myocardial infarction: report of 70 cases with clinicopathologic correlations. *J Am Coll Cardiol* 1993; 22:720.

105. Hutchins KD, Skurnick J, Lavendar M, et al: Cardiac rupture in acute myocardial infarction: a reassessment. *Am J Forensic Med Pathol* 2002; 23:78.

106. Herlitz J, Samuelsson SO, Richter A, Hjalmarson Å: Prediction of rupture in acute myocardial infarction. *Clin Cardiol* 1988; 11:63.

107. Batts KP, Ackermann DM, Edwards WD: Post-infarction rupture of the left ventricular free wall: clinicopathologic correlates in 100 consecutive autopsy cases. *Hum Pathol* 1990; 21:530.

108. Becker RC, Charlesworth A, Wilcox RG, et al: Cardiac rupture associated with thrombolytic therapy: impact of time to treatment in the Late Assessment of Thrombolytic Efficacy (LATE) study. *J Am Coll Cardiol* 1995; 25:1063.

109. David TE: Surgery for postinfarction rupture of the free wall of the ventricle, in David TE (ed): *Mechanical Complications of Myocardial Infarction.* Austin, TX, RG Landes, 1993; p 142.

110. Komeda M, David TE: Surgical treatment of postinfarction false aneurysm of the left ventricle. *J Thorac Cardiovasc Surg* 1993; 106:1189.

111. Mascarenhas DAN, Benotti JR, Daggett WM, et al: Postinfarction septal aneurysm with delayed formation of left-to-right shunt. *Am Heart J* 1991; 122:226.

112. Schuster EH, Bulkley BH: Expansion of transmural myocardial infarction: a pathophysiologic factor in cardiac rupture. *Circulation* 1979; 60:1532.

113. Hutchins GM, Bulkley BH: Infarct expansion versus extension: two different complications of acute myocardial infarction. *Am J Cardiol* 1978; 41:1127.

114. Christensen DJ, Ford M, Reading J, Castle CH: Effects of hypertension in myocardial rupture after acute myocardial infarction. *Chest* 1977; 72:618.

115. Pohjola-Sintonen S, Muller JE, Stone PH, et al: Ventricular septal and free wall rupture complicating acute myocardial infarction: experience in the multicenter investigation of limitation of infarct size. *Am Heart J* 1989; 117:809.

116. Honan MB, Harrell FE, Reimer KA, et al: Cardiac rupture, mortality and timing of thrombolytic therapy: a meta-analysis. *J Am Coll Cardiol* 1990; 16:359.

117. Westaby S, Parry A, Ormerod O, et al: Thrombolysis and postinfarction ventricular septal rupture. *J Thorac Cardiovasc Surg* 1992; 104:1506.

118. López-Sendón J, González A, López De Sá E, et al: Diagnosis of subacute ventricular wall rupture after acute myocardial infarction: sensitivity and specificity of clinical, hemodynamic and echocardiographic criteria. *J Am Coll Cardiol* 1992; 19:1145.

119. Pollack H, Diez W, Spiel R, et al: Early diagnosis of subacute free wall rupture complicating acute myocardial infarction. *Eur Heart J* 1993; 14:640.

120. Núñez L, de la Llana R, López Sendón J, et al: Diagnosis and treatment of subacute free wall ventricular rupture after infarction. *Ann Thorac Surg* 1982; 35:525.

121. Feneley MP, Chang VP, O'Rourke MF: Myocardial rupture after acute myocardial infarction: ten year review. *Br Heart J* 1983; 49:550.

122. Dellborg M, Held P, Swedberg K, Vedin A: Rupture of the myocardium: occurrence and risk factors. *Br Heart J* 1985; 54:11.

123. Epstein JI, Hutchins GM: Subepicardial aneurysms: a rare complication of myocardial infarction. *Am J Cardiol* 1983; 75:639.

124. Harper RW, Sloman G, Westlake G: Successful surgical resection of a chronic false aneurysm of the left ventricle. *Chest* 1975; 67:359.

125. Shabbo FP, Dymond DS, Rees GM, Hill IM: Surgical treatment of false aneurysm of the left ventricle after myocardial infarction. *Thorax* 1983; 38:25.

126. Kyo S, Ogiwara M, Miyamoto N, et al: Percutaneous intrapericardial fibrin-glue infusion therapy for rupture of the left ventricle free wall following acute myocardial infarction. *J Am Coll Cardiol* 1996; 27:327A.

127. Padró JM, Mesa J, Silvestre J, et al: Subacute cardiac rupture: repair with a sutureless technique. *Ann Thorac Surg* 1993; 55:20.

128. Eisenmann B, Bareiss P, Pacifico AD, et al: Anatomic, clinical, and therapeutic features of acute cardiac rupture. *J Thorac Cardiovasc Surg* 1978; 76:78.

129. Levett JM, Southgate TJ, Jose AB, et al: Technique for repair of left ventricular free wall rupture. *Ann Thorac Surg* 1988; 46:248.

130. Pappas PJ, Cernaianu AC, Baldino WA, et al: Ventricular free-wall rupture after myocardial infarction: treatment and outcome. *Chest* 1991; 4:892.

131. Lachapelle K, deVarennes B, Ergina PL: Sutureless patch technique for postinfarction left ventricular rupture. *Ann Thorac Surg* 2002; 74:96.

132. Tanaka K, Sato N, Yasutake M, et al: Clinicopathological characteristics of 10 patients with rupture of both the ventricular free wall and septum (double rupture) after acute myocardial infarction. *J Nippon Med Sch* 2003; 70:21.

徐 飞　王 欣　译

第 29 章

缺血性二尖瓣反流

Pavan Atluri,
Robert C. Gorman,
Joseph H. Gorman III,
Michael A. Acker

简介

　　缺血性二尖瓣反流（ischemic mitral regurgitation，IMR），通常被称作功能性二尖瓣反流，指由心肌缺血或梗死而导致的二尖瓣关闭不全。通过定义可以理解，在 IMR 的患者中，二尖瓣叶组织结构正常。这种瓣叶反流发生的原因归结于急性乳头肌的功能丧失或者断裂，还可能是慢性左室重构以及几何形态的改变。

　　缺血性二尖瓣反流与生存质量的下降以及长期生存率密切相关。尽管已经开展了大量与此相关的机制研究，但是 IMR 仍被单独归为一类。过去的临床研究认为二尖瓣反流分为多种原因引起，包括退行性变或非缺血性改变，IMR 就被归为此类，这样就导致了对于 IMR 自然病程进展以及长期作用因素的错误理解以及概念不清。将 IMR 与非缺血性病因引起的二尖瓣反流相鉴别非常重要。二尖瓣反流通常合并冠状动脉疾病，但其二者并无直接因果关系。考虑到冠状动脉疾病的高发病率，使得心肌梗死合并非缺血性二尖瓣反流在临床上很常见。因此，IMR 须与单纯二尖瓣反流合并冠心病相区别，这种情况下冠状动脉病变不是二尖瓣反流的原因，两者之间无关系；这里所讨论的缺血性二尖瓣反流不包括退行性变、风湿改变、先天性病变、感染以及自发的扩张性心肌病。我们把 IMR 定义为一类单独的临床过程进行分析，将有助于更好地理解 IMR 的病理生理、自然病程进程。

　　缺血性二尖瓣反流的临床表现复杂多样，取决于心肌梗死的情况以及梗死后心室重构的表现，心肌梗死的大小、位置、穿透度决定左心室重构的动态改变，从而决定了缺血性二尖瓣反流的严重程度、持续时间和临床表现。该病的表现可能是急性的，很快危及生命，也可呈持续隐匿发展出现充血性心力衰竭。

发病率

　　导管介入治疗的进步以及对于冠状动脉疾病的治疗的进展使得缺血性心脏疾病以及急性心肌梗死的存活率大大增加。尽管急性心梗后的存活率上升了，但是充血性心力衰竭的发生率也增加了。根据美国心脏协会 2006 年的数据，估计有 570 万美国人处在充血性心力衰竭的不同阶段。越来越多的缺血性心肌病的患者会出现心室环形扩张乳头肌移位，从而导致左室功能障碍以及 IMR。

　　在急性心梗后早期，11% ~55% 患者具有二尖瓣收缩期杂音，并可经过心脏超声或者血管造影证实 IMR。一项近期利用超声心动关于急性心梗后出现的机械性并发症发生率的研究表明，在行 PCI 后二尖瓣反流发生率明显降低（28%），但是心梗后急性缺血引发二尖瓣反流发生率仍然不低（53%）。心肌梗死后早期的杂音很多表现为暂时的，一般出院后就会消失，不需要介入治疗，这提示 MR 可能可以不通过介入自行纠正。

　　在一项纳入 11 748 例患者的研究中（病例入选标准为有冠心病症状后行择期心导管检查的患者），19% 患者心室造影显示有二尖瓣反流，这些患者绝大部分患有中等程度的二尖瓣关闭不全。7.2% 的患者反流程度在 2 + 甚至更大，3.4% 反流很严重以至于伴有心衰。在另一项临床试验中，对 1739 例冠心病患者连续行心导管检查，具有缺血性二尖瓣反流者占 10.9%。

　　这些数据表明，缺血性二尖瓣反流经常出现在急性心肌梗死后早期，但大部分为轻度，甚至可自行消失。在心导管检查有冠脉疾病的患者中出现的缺血性二尖瓣反流高发病率（10.9% ~19%）表明，许多患者心肌梗死后都有缺血性二尖瓣反流。美国有 16.8×10^6 例冠脉疾病患者，790 万人至少有一次心梗，980 万人有心绞痛，还有几百万无临床症状的冠状动脉粥样硬化患者亟待确诊。根据以上数据，美国有 1.2 ~

2.1×10^6 例缺血性二尖瓣反流患者，其中大约 425 000 例为中到重度，并伴有心力衰竭。

分型

　　IMR 的传统分型建立在临床表现的时间进程上。急性 IMR 发生于梗死后的即刻，病人处于血流动力学的恶化境况之中。幸运的是，根据队列研究的数据，该类情况只占 IMR 之中的少部分，慢性 IMR 在有 IMR 的临床表现病人当中占据大部分。慢性的表现是 IMR 进展隐匿，而且往往与左心功能下降有关。Carpentier 医生在他 1983 年具有里程碑意义的论文（*Cardiac Valve Surgery: The French Correction*），以及受邀在美国胸心外科学会所做的卓越的演讲中给我们提供了关于深刻理解包括 IMR 在内的 MR 机制的分型方法。这个方法将二尖瓣瓣叶对合不良引起的二尖瓣反流根据瓣叶和腱索分为三亚型。在 I 类中，瓣叶运动正常，二尖瓣反流是由于瓣环扩大。II 类，二尖瓣反流是由于瓣叶脱垂引起或者过度运动。第 III 类，是由于瓣叶受限或者牵拉引起，进一步可分为两类，"a"（在舒张期受到牵拉），"b"（在收缩期和舒张期都受到牵拉）。

　　IMR 可以由 I、II 或 IIIb 引起。急性梗死后乳头肌断裂导致的二尖瓣反流归为第 II 类，急性 IMR 通常与二尖瓣附件很多细微的改变相关。慢性 IMR 的典型表现可归为第 I 类或者第 III 类。单纯的二尖瓣瓣环扩张而二尖瓣瓣叶正常（I 类），是由于左室重构引起，其几何结构病理变化会作用于二尖瓣附件。IIIb 是慢性 IMR 最常见的类型，为心肌缺血左室重构扩张引起乳头肌位移，导致二尖瓣瓣叶牵拉的结果。通常，合并 I 类和 III 类在心肌病和慢性 IMR 中常见。

病理生理学

■ 正常瓣膜功能

　　二尖瓣包含 6 个解剖部分：瓣叶、腱索、瓣环、乳头肌、左心室和左心房。二尖瓣环呈马鞍形（实际上是带有双向弯曲的双曲抛物线），头端在前、后瓣叶中部翘起，尾部在联合处凹陷（图 29-1）。这种独特的形状可见于所有哺乳动物的二尖瓣，有限元分析发现，该形状有助于减小瓣叶、瓣环和腱索的张力。正常二尖瓣的功能十分复杂，6 个解剖部分在时间上精确配合，在一个心动周期中观察这 6 个部份的变化可以很容易地描述它们的配合关系。为了便于描述，我们将心动周期分为 4 相：收缩期、舒张期、等容舒张期（IVR）和等容收缩期（IVC）。

　　收缩末期（ES）定义为左心室 dP/dt 达到最大负值，舒张末期（ED）定义为 QRS 波群峰值。等容收缩末期（EVIC）定义为主动脉根部 dP/dt 首次超过 0 时；等容舒张末期（EVIR）定义为 LVP 达到 LVPmax 的 10%，且左心室 dP/dt <0 时。

　　等容收缩期时，二尖瓣关闭后左心房即开始充盈，直至主动脉瓣开放。当二尖瓣叶闭合并向心房突起时，血流逆向通过二尖瓣。

　　在收缩期，左心房迅速充盈，在收缩末期达到最大值。心房收缩时，即舒张末期时，二尖瓣瓣环位置（相对于心尖部）

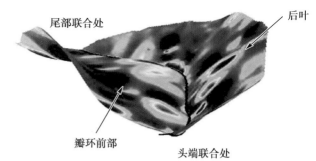

图 29-1　宾夕法尼亚大学以计算机技术重建的正常人的二尖瓣图像。这一技术应用实时 3D 超声来分析二尖瓣瓣环的几何形态及半叶的曲率。图中阴影部分代表二尖瓣前叶及后叶曲率，深蓝色部分代表较大负向曲率，提示马鞍样曲率，这是二尖瓣叶承受的压力较低

略有升高；等容收缩期时，其位置并无改变；而在收缩期逐渐向心尖部位下移 1 ~ 1.5cm。在心房、心室收缩时，瓣环收缩不对称，收缩中期时，人类瓣环面积达到最小（平均缩小27%）。心房收缩后即刻，左心室压高于左心房压后，二尖瓣叶在 20 ~ 60 毫秒开合，由于瓣膜组织的面积约为瓣环面积的两倍，在压力跨越时两瓣叶对合点接近瓣环水平。大约在前叶关闭 30% 和长后叶关闭 50% 时两者是并列的。附着于游离壁上的腱索和瓣叶体限制了轻微顺应性的瓣叶向上运动，并于瓣叶闭合处形成了一条严密的缝隙。腱索张力高峰在心脏收缩早期出现，并在收缩晚期开始缓慢下降，在等容舒张期快速下降。在等容收缩期晚期乳头肌开始收缩并在整个心室收缩期与邻近的心室壁同步收缩。实际的远端乳头肌收缩距离短，约为 2 ~ 4mm。在心室收缩期因为心肌束的解剖关系复杂和刺激传导的方式产生的不一致，左心室收缩的方向和时间不需一致。左心室收缩水平轴高于长轴，在等容收缩期左心室壁增厚，在等容舒张期快速下降，室壁收缩峰发生于近收缩末期。确切的峰值时间在心室各节段中变化很小，沿其长轴逆时针旋转，并在收缩末期达到最大扭矩。在等容舒张期，当左心房压力超过左心室时左心房开始射血，在心室舒张早期心房快速射血，而后在心室舒张晚期，在等容收缩期之前心房收缩时射血减少。如果在心室舒张早期左心房压力低，左心室可产生负压。在等容舒张期，二尖瓣环达左心室长轴顶点，即二尖瓣环在心室舒张早期上升后轻度下降，而后随心房收缩又上升。在等容舒张期二尖瓣瓣口面积增大，在心室舒张期继续增大，直到在心房收缩前达最大。人类瓣环面积平均指标最大至（39 ± 0.7）cm²/m²。当瓣环面积扩大时，其形状改变不对称，增加的绝大部分是由于前叶和后叶的长度增加所形成。在等容舒张器二尖瓣叶在左心房压力超过左心室 30 毫秒前打开，在心室舒张早期血流高峰通过瓣膜，但是二尖瓣叶开放最大时发生于峰血流到来之前，在血流继续增加时二尖瓣就开始关闭了。

　　在等容舒张期早期乳头肌可能轻度收缩，但是直到心室舒张早期才伸长。其在等容收缩期舒张末期后即刻达最大长度。腱索张力在等容舒张期迅速下降，并保持接近零，直到舒张晚期才出现小的张力。在收缩末期后左心室松弛扩大，与收缩期左心室变形相反。在心室舒张早期以及心室快速充盈期，心室扩张首先沿水平轴、少量沿长轴进行。在心室舒张中期及心房收缩后，心脏外形仅有少许变化。在等容舒张期时心室壁厚度受限减低。最后，心室在舒张早期快速翻转（顺时针），在舒

张中晚期缓慢进行。

缺血性二尖瓣反流机制

急性缺血性二尖瓣反流

乳头肌断裂是一个罕见且致命性的并发症，通过尸检证实在死于心肌梗死的病人中发生率大约1%～5%。急性严重的IMR通常有三分之二涉及后中的乳头肌。后中乳头肌的血供取决于单支冠脉（右侧冠状动脉，或者在左优势的情形下的回旋支），而前乳头肌血供来自于双支冠脉，前降支和回旋支。乳头肌断裂造成二尖瓣瓣叶脱垂引起的急性IMR可导致血流动力学的不稳定，并引发急性肺水肿。这种情况下的急性二尖瓣反流预后很差，死亡率高。更为常见的是，急性二尖瓣反流伴随二尖瓣附件的细微改变而没有瓣叶脱垂。瓣环扩大曾被认为是急性二尖瓣反流的机制。Stanford实验室通过绵羊动物模型阐述二尖瓣瓣环的中侧尺寸（SL尺寸）在IMR病理生理中的重要作用。SL尺寸，指二尖瓣前瓣环和后瓣环中点垂直连线的距离，在临床上称作AP尺寸。Timek和他的同事阐明单独更正SL距离可以解除急性二尖瓣反流。

然而，其他的实验研究显示瓣下几何结构的改变对急性IMR病理生理影响非常重要。在绵羊或者狗实验中发现，缺血或者心肌梗死后后组乳头肌可以延长2～4mm，瓣尖向瓣环靠近了1.5～3mm；在绵羊急性缺血性二尖瓣反流的模型中，没有梗死的前组乳头肌比梗死前收缩提前，且收缩更有力，这就使瓣尖在收缩中期比梗死前远离瓣环平面4～5mm。Stanford研究小组细致地将这种乳头肌不协调同步收缩分类，并阐述其对二尖瓣瓣叶对合复杂的影响。Tibayan和他的同事应用二尖瓣瓣膜成形（Peneth法）缝合，使得瓣环和瓣下结构恢复，急性IMR得以纠正。Neilsen和他的同事在猪的急性IMR动物模型中描述腱索作用力的分布不均衡与急性IMR发展直接相关。作者说明左室后壁缺血造成二尖瓣前叶的主要腱索张力下降，而未缺血的左室前壁与二尖瓣前叶相关的腱索张力升高。

这些数据表明急性IMR是二尖瓣复合体许多改变相互作用的复杂结果，并不像过去认识的那样简简单单只是瓣环扩大。这些小的变化通过常规的影像很难显示，对于急性的改变做修复很有挑战性。需要提到的是，尽管对于二尖瓣瓣环研究影响因素很有限，但仍提示我们其马鞍形形态与其正常的功能的密切相关。

慢性缺血性二尖瓣反流

慢性缺血性二尖瓣反流多数情况下是由于左心室重构和乳头肌位移导致二尖瓣瓣叶不能完全关闭所导致的，也偶有瓣叶脱垂的病例。左室重构通常表现为瓣环扩大，限制了乳头肌、腱索控制的瓣叶运动。病理学检查发现心肌梗死的乳头肌表现为纤维化和退行性变，未发现乳头肌和

腱索的延长，然而在一些心肌梗死合并二尖瓣反流的患者中，外科医生观察到了腱索的延长，可能这些患者在心肌梗死前就存在腱索的延长和瓣叶脱垂，只是没有引起二尖瓣反流。患者如果存在瓣叶脱垂，心肌梗死会导致原来功能正常的瓣膜反流。这个假说能解释为什么偶尔可见慢性缺血性二尖瓣反流的患者存在瓣叶脱垂，但是还需通过心肌梗死前的超声检查证实。

在绵羊的动物实验中，用序列声波测微定位法研究心肌梗死后8个月内发生的二尖瓣反流，使慢性缺血性二尖瓣反流的病变机制更加清楚：瓣环不均一的扩大和两组乳头肌对瓣叶的束缚改变了正常的二尖瓣马鞍形瓣导致了慢性缺血性二尖瓣反流。于是之前的观念需要更正，瓣环的前半部分确实被扩张。瓣环三角距离扩展，SL直径也增加了。瓣环面积在收缩期的每一时相扩大了至少60%，扩大的部分包括肌性瓣环。靠近梗死区的后叶瓣叶相对于固定的前交界（纤维三角的前部）反向移动，远离梗死区的瓣环前部以及以主动脉为基础的瓣环后部分受到牵扯。这一发现阐明了中等程度的局限性心肌梗死（左心室容积的21%）是如何重构和扭曲包括二尖瓣瓣环在内的无梗死心肌的（图29-2A）。

后组乳头肌横向位移在慢性IMR中起重要作用。有意思的是，后组乳头肌的肌肉尖端与后交界的关系并没有明显的变化；心室重构过程的结果是使这两部分均远离相对固定的前交界（图29-2B）。这表明后组乳头肌并没有束缚在后交界上，而是更明显的牵拉靠近对合缘中央的瓣叶。前组乳头肌的尖端与两交界均明显移位，但更远离后交界联合；表明前组乳头肌的牵拉作用和主要作用在前交界到对合缘中点的瓣叶上；总之，这些发现说明，在这个模型中，心肌梗死后心室重构的过程牵扯了两个瓣叶前部。

瓣叶束缚是慢性缺血性二尖瓣反流发病的主要病理基础，这并不是一个新概念；两组近期的超声研究报告证实这些发现与上述试验结果相一致，一组用的是和前文表述相同的动物模型，一组是人。在同样的动物模型上，Otsuji等应用一非常有效的三维超声影像学技术来定量瓣叶的束缚，同时报道了在收缩中期乳头肌尖端与前交界的变形，但是未观察到与后交界的变形和瓣环扩大；Yiu在临床上把一组不同程度的慢性缺血性二尖瓣反流与正常患者对比研究，用二维超声定量的方法证实了这些发现。他们还发现心室变形与二尖瓣反流的程度密切相关，而心室变形发生于后组乳头肌尖端和前交界之间，或表现为前组乳头肌尖端的向后移位。

总之，引起急性缺血性二尖瓣反流的几何变形是多重的，但是很细微（<5mm），不能通过现有的临床影像手段证实，慢性缺血性二尖瓣反流往往发展为较大的变化（1-2cm），以致中等程度瓣环扩大，在前叶和中叶对合缘上形成复杂的瓣叶束缚。这是复杂的几何结构改变的过程，影响到二尖瓣附属结构，归结于缺血造成的左室重构（图29-3）。

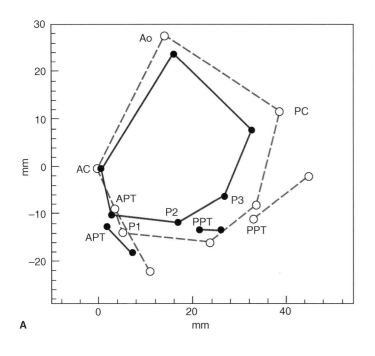

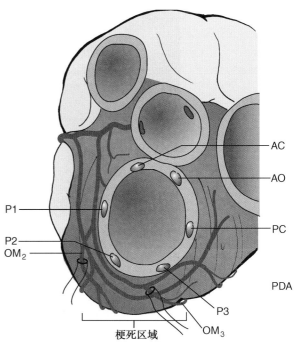

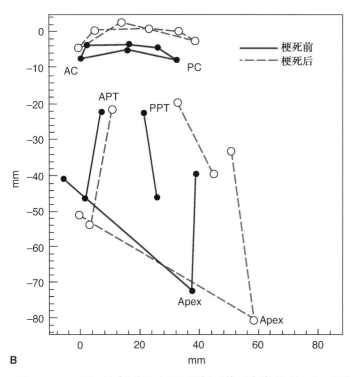

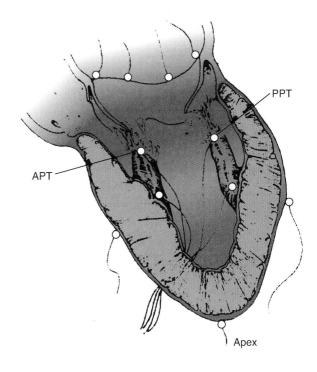

图 29-2　A. 平面坐标系显示了心肌梗死前（实线所示）和心肌梗死后 8 周时二尖瓣瓣环、乳头肌的情况。记录了二尖瓣瓣膜游离部之后短（Ao 到 PC）和基底部前段（Ao-P1-P2）的延伸情况；同时还记录这一部分瓣膜在 P2 到 PC 之间伴随后群乳头肌从前内侧联合上撕脱的过程；B. 平面坐标系显示心肌梗死前和心肌梗死后 8 周时，山羊二尖瓣瓣环及其与左心室、乳头肌之间的关系，记录了后群乳头肌和二尖瓣后叶从前内侧联合上撕脱的过程。此图所示的心脏模型与图 28-2 为同一模型

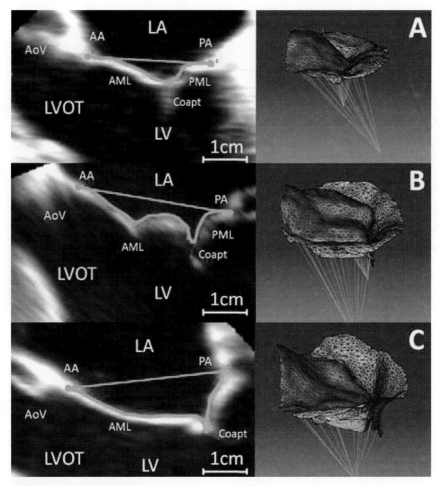

图 29-3 应用三维成像技术比较正常二尖瓣与轻到重度缺血性二尖瓣反流的瓣叶脱垂情况。A. 正常瓣膜；B. 缺血性二尖瓣（3＋二尖瓣反流）伴有轻度二尖瓣叶的脱垂；C. 缺血性二尖瓣（4＋二尖瓣反流）伴有重度二尖瓣叶脱垂。左图为 2D 重建的瓣叶结构。右图为用 1mm 的薄层扫描重建的瓣叶三维结构（腱索是为方便观察后期加入）

临床表现及处理

■ 急性缺血性二尖瓣反流

临床表现

急性缺血性二尖瓣反流通常突然起病，表现为急性胸痛或呼吸急促。急性心梗的表现偶尔是隐匿的。这些病人的血流动力学通常不稳定，通常并发心源性休克可以表现为严重的充血性心力衰竭、肺水肿、低血压、少尿、酸中毒以及外周低灌注。查体可在严重的二尖瓣反流患者心尖区听到响亮的全收缩期杂音，且向左腋下传导，如果二尖瓣反流不重，则二尖瓣杂音不一定能听到。几乎所有患者心电图均有异常，但仅略多于半数者可诊断为急性心肌梗死，一些不能明确诊断的变化包括右或左束支传导阻滞及前壁，侧壁，下壁导联无特征性的 ST-T 波的变化，多数患者为窦性心律。尸检发现心内膜下心肌梗死的发生率与透壁性心肌梗死的发生率大致相等。乳头肌断裂的患者多数情况下会有下壁心肌梗死的心电图证据，比前壁、

侧壁心肌梗死更为常见。传导束的问题比较少见，多发生在后壁心肌梗死室间隔穿孔的患者。胸部 X 线检查往往显示肺淤血状态、肺间质水肿和肺静脉扩张。而心影往往正常或略有增大。

鉴别诊断包括：急性心肌梗死后室间隔穿孔、不伴有二尖瓣反流的大面积心肌梗死、非心肌梗死所致的二尖瓣腱索断裂。右心导管检查示肺动脉压力增高至 40mmHg 以上，压力波形出现明显的"V"波。如心排出量不是很低，肺动脉楔压往往高于 20mmHg。如果混合静脉血氧饱和度低于 50%，说明心排量降低（95% 可信区间：1.0～2.9）。如果存在收缩期杂音，而肺动脉内血氧没有升高，可以明确和心肌梗死后室间隔穿孔相鉴别。急性心肌梗死的心电图结果可以鉴别急性缺血性二尖瓣反流和急性腱索断裂，但有时两种疾病很难鉴别，需要手术甚至尸检明确诊断。

经胸超声（TTE）可以评价二尖瓣反流的程度，明确室壁运动的异常，也可观察到二尖瓣瓣叶连枷样运动。经食管超声（TEE）检查也是可以选择的一种诊断手段。这一方法最终明确二尖瓣的反流程度，相关室壁运动的异常和后乳突肌的状态。典型的改变是左心房不大，而左心室会出现容量负荷增加的征象以及室壁节段行运动障碍；彩

色多普勒可以明确诊断心肌梗死后二尖瓣反流，半定量反流的程度。射血分数变化较大，不能正确反映左心室梗死的程度。

尽管患者的血流动力学不稳定，但大多数仍需要行心导管检查明确冠状动脉的病变情况；但是对于心源性休克的患者，行心导管检查是否明智还是值得讨论的问题，因为对远端细小的阻塞血管进行血运重建并不能提高其生存机会。行导管检查的患者中有一半会存在单只血管病变，其余大部分为 3 支病变，单支病变多见于右侧。心室造影提示左心室容积在收缩末期及舒张末期均增大、严重的二尖瓣反流，以及节段性室壁运动障碍。射血分数变化较大，一般情况下大于 40%，甚至经常在 60% 以上。左心室舒张末压力是升高的，同时出现明显的左心房 "V" 波，和中度升高的肺动脉压力。少数的患者会出现少到中度升高的肺动脉压力，或者也可出现轻到中度的三尖瓣反流，且心排出量通常会降低。

手术适应证

对于大多数急性心肌梗死后二尖瓣反流的患者，尽快手术是提高其生存机会的最佳选择。药物治疗的目标在于稳定病人病情，使得血流动力学好转，为外科手术做术前准备。少数早期无乳头肌断裂的患者可以应用经皮冠状动脉腔内成形术（PTCA）或溶栓以缩小梗死的面积，从而减少二尖瓣反流。在急性心肌梗死发生后 4 小时内进行 PTCA 或溶栓治疗有时可以取得很好的治疗效果，逆转心肌梗死和二尖瓣反流；而存在较长时间的心肌梗死，PTCA 并不能逆转梗死的心肌和二尖瓣反流。如果患者在出现心肌梗死症状后及时就诊，病情稳定，行超声检查后尝试 PTCA、溶栓治疗是有价值的。然而许多情况下 PTCA 加溶栓不能取得满意效果。某一研究结果显示，急性心肌梗死溶栓成功的患者 17% 于院内死亡，50% 在出院后近期内死亡，1 年内死亡率是 77%，生存患者中大多数仍有 3 + 至 4 + 的二尖瓣反流。

对于有心绞痛合并 1 + 至 2 + 二尖瓣反流的急性心肌梗死患者，应及时的进行血运重建，以减轻心绞痛症状，减缓梗死面积的扩大。这对于防治二尖瓣反流、充血性心力衰竭及心源性休克的进一步进展是很重要的。多数可以通过溶栓、PTCA 加支架治疗来完成。如果这些治疗措施不成功，手术也很难及时的挽救坏死心肌，但尽早手术可以减少最终的梗死面积。合并 1 + 至 2 + 二尖瓣反流并不增加手术的死亡率，如果术中食道超声示二尖瓣反流未达到 3 + 至 4 + 的程度，手术可以不予处理；合并充血性心力衰竭是手术的危险因素。

急性心肌梗死后重度二尖瓣反流的急诊手术指征在各个中心不同，所以报道的住院死亡率各有差异。在这些患者中，内科治疗无一例生存，拒绝手术者未在统计之列。老年患者较难手术存活，只有一例 80 余岁的患者手术成功的"传奇"报道。其他危险因素包括：严重的充血性心力衰竭，合并其他脏器疾病的数量和严重程度，已经植入主动脉内球囊反搏，射血分数减低，冠状动脉多支病变等。

急性心肌梗死后（30 天内），严重二尖瓣反流的手术治疗包括二尖瓣成形或置换，有时可同期行冠状动脉旁路手术治疗。当今心肌保护技术的提高及"开放动脉理论"的建立使所有外科医生愿意对有明显狭窄的冠状动脉进行血运重建，此

法甚至适用于术前已行冠状动脉造影检查的心源性休克的患者。但对未行冠状动脉造影检查的患者"盲搭"远端血管，以及在发病 4 ~ 6 小时后对梗死部位的血管进行血运重建未必是明智的选择。统计表明，仅有半数的急性缺血性二尖瓣反流患者有多支冠状动脉血管病变；完全梗死部位的血运重建则对于随后的心室重构有较好的作用。

如果超声心动图显示二尖瓣需要修复，仅仅是中线反流束，瓣叶牵拉很弱，没有如断裂等乳头肌病理改变，则简单的使用成形环修复即可。然而，在修复二尖瓣不能保证其有效和持久功能的情况下，置换就必要了。这类病人通常病情很重，一次瓣膜成形不成功无法再承受换瓣带来的另一次体外循环。当进行二尖瓣置换的时候，非常重要的一点是保留腱索附着于瓣环上，限制带来不利效应的左室重构（图 29-4）。生物瓣膜是很好的选择，因为这些病人长期的预后并不理想，所以我们不用考虑瓣膜的持久性，而且抗凝也没什么益处。

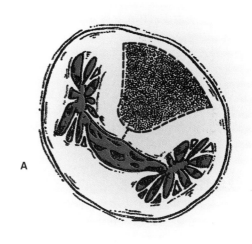

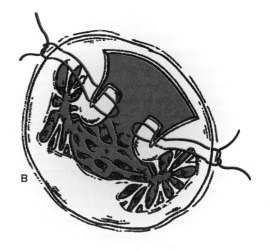

图 29-4　OKita 保留瓣环的二尖瓣置换术。A. 图示二尖瓣的心房面，前叶中间已游离（阴影区），保留附着在乳头肌上的瓣环参与组织，切下二尖瓣前叶；B. 单针将前叶的残余部分缝合在瓣环上，这些组织最后用于缝合瓣叶到瓣环上

结果

对于急性严重缺血性二尖瓣反流，已发表文章显示治疗效果并不尽如人意。住院死亡率为 31%～69%，可能并不只是治疗质量的差异，而是反映了选择病例的不同。影响因素包括：年龄，有无心源性休克，是否合并其他疾病，梗死心肌的面积，是否及时手术等。快速诊断、及时手术、完全血运重建和保留腱索的瓣膜置换（更好的保护了左心室的功能）技术使得近期结果得到改善。目前有很多方法可以保留腱索（图 29-4）。

在急性二尖瓣反流的情况下究竟是行二尖瓣成形还是换瓣目前仍有争议。急性缺血性二尖瓣反流时瓣膜成形相对于置换术增加了手术的难度并且延长了体外循环的时间。如上所述，瓣膜病变在解剖上比较复杂，结果是瓣环扩大，瓣叶对合不良，比较恰当的手术方式是应用合适的成形环环缩瓣环。手术成功的患者长期（5 年）生存率很低，即使在最近的报道中，5 年生存率也一直徘徊在 50% 左右。尽管预后不佳，但我们认为二尖瓣成形环在有修复指征的病例改变中仍是合适的选择。

乳头肌断裂在急性二尖瓣反流的病因中并不常见，出现的这种情况的病人病情都很重。在一项最近的梗死后乳头肌断裂的回顾性研究中，不论是瓣膜成形（乳头肌栽植和瓣环成形）还是瓣膜置换同期行冠脉血运重建都明显提高了术后生存率。很让人鼓舞的是作者表示不论是否有充血性心力衰竭，其标准化 5 年生存率都能达到 79%。

■ 慢性缺血性二尖瓣反流

慢性 IMR 在 IMR 中占据绝大多数。很多患者经过治疗后仍有缺血性二尖瓣反流，10.9%～19.0% 是经过介入治疗后仍存在症状的冠心病患者，3.5%～7.0% 是心肌血运重建后的患者。大多数缺血性二尖瓣反流的患者会转成慢性 1+ 至 2+ 缺血性二尖瓣反流，而无心力衰竭的表现。在表现慢性 IMR 的患者中，三个主要的变量与临床表现不同程度的心衰以及缺血症状相关。如同急性 IMR，三个主要的可变因素为：1. 存在缺血的严重程度；2. 二尖瓣反流程度；3. 左室功能下降的程度。

第一，冠脉堵塞的病人可能没有症状，或者有稳定性的、不稳定性的和恶化的心梗后心绞痛。由于症状可能对左室造成影响从而使存活率下降，因此缺血症状必须处理。有无 IMR 的患者在治疗上没有区别。

第二个变量是二尖瓣反流的严重程度，现在对于反流程度 1+ 或者 2+ 的不伴心衰的患者不需要强行进行介入治疗。严重的二尖瓣反流伴有心衰症状需要评价可能的手术治疗方案。

第三个变量是左室功能的情况。左室功能下降在二尖瓣反流患者很难评价。心衰的症状可能单纯由于左室功能下降、缺血、反流或者同时作用。

诊断的主要目的是评价冠脉疾病的严重程度以及其解剖，二尖瓣反流的解剖情况及其机制，以及左室功能下降的情况。在慢性 IMR，心室的几何结构和功能可以反映出由梗死和二尖瓣反流造成的心室重构的程度。因此这些病人需要行相关明确诊断的检查，手术方案与冠心病合并二尖瓣反流的患者也不

同。同样重要的是通过病史以及相关体格检查、影像学检查明确患者有无其他系统的疾病。

在 IMR 的患者，心电图通常表现为心肌梗死前表现。心律失常的出现类型多样，但是房颤在早期很常见。在没有明显心衰的二尖瓣少量反流的患者，心影正常或轻度增大，左房一般不大。在有中度甚至重度反流的患者或者伴有严重的左心衰竭时，心脏扩大，左房往往也增大。

经胸超声或者经食道超声在探讨二尖瓣反流病因时很有用处。二维的超声发现腱索断裂、瓣环钙化，黏液样退行性变是可靠的，这些都不是慢性 IMR 的特征，需要与风湿性二尖瓣瓣膜病变、心内膜炎、退行性改变区别。超声心动图同样可以有效评价异常室壁运动和整体的左室功能。二尖瓣反流的程度同样可以通过彩色多普勒评级，通过经食道超声将二尖瓣反流分类有助于决定是进行二尖瓣置换术还是成形手术。当二尖瓣瓣环极度扩张伴随严重两叶牵拉时，超声提示反流束复杂且呈偏心性，此时瓣膜修复有效性不高，持续时间也不长。心导管检查可以提供关于冠状动脉的解剖以及病理改变的情况。心室造影相对于经胸或经食管超声来说提供的信息有限，应当避免这项检查，特别是有肾功能损伤的病人。心室压力、心排量测量，都能帮助获得一个整体的左心功能的印象。如果发生肺动脉高压，其严重程度与左心功能下降的程度以及二尖瓣反流的程度相关。

手术适应证

决定外科干预 IMR 是一项具有挑战性工作。慢性 IMR 的症状很隐匿，而且病程往往已经持续了很长时间。病人通常首先表现为冠脉缺血的症状，在术前检查中才发现伴随的二尖瓣反流。尽管这组病人可能左心功能可以得到保留，但左心功能不佳的情况也不少见。对于此类病人手术指征是需要进行冠脉旁路移植术的冠脉疾病伴随有较重的二尖瓣反流。决定干预二尖瓣反流的重要因素如下：单纯行冠脉旁路移植对于 IMR 进展的影响；冠脉旁路移植合并或不合并二尖瓣置换对生存率的影响；在行冠脉旁路移植的同时行二尖瓣置换所增加的风险；以及对于进行成形术或换瓣术的甄选。

其他一些病人可能先表现出充血性心力衰竭，并且有的有二尖瓣反流体征。术前心导管检查提示严重的冠心病。相比于上一组病人，这类病人的左心功能通常非常差，充血性心力衰竭是其手术指征。在实际情况中，多数病人在临床上同时伴有两种情况，此时手术指征则需要分别对每一个临床情况进行分析。

缺血二尖瓣反流与冠心病

在行冠脉旁路移植术的同时处理伴随的 IMR 的效果仍不能明确。大多数外科医生达成共识的是伴随 4+ 程度的二尖瓣反流需要在冠脉旁路移植的同时处理，否则单纯的血运重建无法减轻二尖瓣反流情况。同样的，大多数外科医生认为 1+ 的二尖瓣反流不需要处理，因为不会影响预后以及长期症状进展。然而，在轻度至中度的 2+ 二尖瓣反流，最佳的治疗策略还存在争议。

决定在冠脉旁路移植的同时对 IMR 进行处理之前必须要考虑很多因素。第一，IMR 已被证实对长期的生存率有不利的影响。许多研究都说明这一点。在行 PCI 的急性冠脉综合征的

病人中，伴有 IMR 对存活率有负面的影响。三年的存活率取决于二尖瓣反流的程度，一般为 46% ~76% 不等。此外，在行冠脉旁路移植的病人中，单纯心肌血运重建伴随慢性 IMR 的患者比不伴有二尖瓣反流的患者死亡率高。轻度（1+）的 IMR 使得手术死亡率从 3.4 提高到 4.5%，中度的（2+）IMR 将手术死亡率从 6% 提到 11%。单纯血运重建手术在有 1+二尖瓣反流的患者的两年存活率是 78%，2+ 为 88%。五年生存率从 70% ~80% 不等，中度二尖瓣反流患者为 60% ~70%。许多外科医生争论是否因为这些数据就认为 IMR 影响了预后，而在冠脉旁路移植手术中对 IMR 同时进行干预。

那些支持保守方法，仅仅做心肌血运重建而不处理 IMR 的人认为血运重建可以改善室壁运动和乳头肌的功能，进而纠正 IMR。然而，数据显示长期的二尖瓣功能和存活率在伴随有二尖瓣反流的患者并没有得到改善。这就引出一个问题，同期置换二尖瓣的优势和其带来的手术风险如何平衡？支持在冠脉旁路移植的同期行二尖瓣成形/置换的外科医生认为单单血运重建不能纠正二尖瓣反流，从而带来后期症状的进展，降低了长期的生存率。更多的是，应用二尖瓣成形环行二尖瓣修复非常简单易行，避免了二尖瓣置换带来的两个问题：抗凝（机械瓣）以及再次换瓣（生物瓣）。冠脉旁路移植合并二尖瓣成形的手术风险与过去相比容易接受得多，手术的死亡率为 3% ~4%。Kron 和他的同事得出的结论是在冠脉旁路移植的同期行二尖瓣置换不会增加手术风险。考虑到患者有移植的桥血管，二次开胸手术难度增加，很多积极的外科医生认为一期开胸同时行血运重建与置换二尖瓣比做二尖瓣成形，然后再做二次手术要容易的多。

单纯冠脉旁路移植不行二尖瓣置换对于中度二尖瓣反流的进展的影响得到在一些试验中得到检验。早期的研究支持单纯冠脉搭桥改善二尖瓣反流情况以及功能。但是，近期的研究报告显示，对于中度的二尖瓣反流，单纯的冠脉移植并不是最佳的治疗方案。一项来自克里夫兰的报告称，中度的（2+）二尖瓣反流在仅仅行冠脉搭桥术后并没有得到改善，反而降低了存活率。在 1980-2000 年间，467 例伴有二尖瓣中量反流的患者仅仅做了冠脉旁路移植手术。156 例患者的 267 份超声随访纵向数据分析显示在术前早期 IMR 得到改善但没有持续，术后 6 周近 60% 的患者出现了中度甚至更重的二尖瓣反流。有趣的是，术后 IMR 的严重程度并不能通过 CAD 的范围或者心功能加以预计。另外，在术后早期没有进行干预二尖瓣反流的患者的生存率相对于没有二尖瓣反流的患者下降。根据这些结果，作者认为这些病人都应该在行冠脉旁路移植的同时行二尖瓣手术。一项注册的回顾性研究观察了 438 名术前有 2+或更轻的二尖瓣反流的患者在仅仅行冠脉旁路移植手术术后二尖瓣反流进展情况。其中 10% 术前没有二尖瓣反流的患者术后出现了 3+或者 4+的二尖瓣反流，在术前有 1+二尖瓣反流的病人中这种情况有 12% 的病人出现，术前为 2+反流有 25% 的患者出现，提示在不处理二尖瓣的情况下二尖瓣反流的进展很明显。术前左室功能不全以及增大左室作为预测冠脉旁路移植术后二尖瓣反流的影响因素。尽管没有与冠心病的受累范围或搭桥数量之间联系的相关证据，但后降支区域不完全血运重建被认为是一个重要预测二尖瓣反流进展的因素，提示不完全的血运重建对左室重构的影响造成了二尖瓣反流的进展。

为了说明对中度二尖瓣反流行二尖瓣置换的影响，研究了单纯冠脉旁路移植对比冠脉移植合并二尖瓣置换的结果。结果显示同期置换二尖瓣改善了二尖瓣反流的情况。然而，长期的结果我们不得而知。有几篇研究认为同期行二尖瓣置换没有益处。相反，有两项研究对比了是否同期行二尖瓣置换的结果，认为对于生存率有明显的促进作用，这两项研究的对象都是 2+以上的二尖瓣反流伴有左心功能低下的患者。一项近期研究对比了 111 例中度以上的二尖瓣反流，合并多支血管狭窄的患者在药物治疗、单纯冠脉旁路移植以及冠脉移植合并二尖瓣置换的结果，显示对比药物治疗，外科手术干预后死亡率下降了 50%。充血性心衰病史可以作为死亡的独立预测因子。手术时的左室功能下降的严重程度、年龄、合并其他的疾病影响其五年生存率。研究表明冠脉旁路移植合并二尖瓣置换可以改善远期效果，特别是有左室功能障碍以及充血性心力衰竭的患者，但确定的结果还有待证实。为了将处理 IMR 的方式合理分类，展开了一项由 NIH NHLBI 资助的多中心随机对照试验。在这项研究中，伴有中量反流的病人在行冠脉旁路移植的同时随机被分为二尖瓣修复、单纯搭桥组。

最后在 IMR 病人中对二尖瓣处理需要提到的一点是决定修复还是置换二尖瓣瓣膜。Gillinov 说明 97% 有 3+甚至 4+的慢性 IMR 患者选择成形手术的短期的有效性。这些病人中的 98% 手术应用了成形环，这是唯一一个在瓣膜上应用比例大于 80% 的手术操作。本项研究倾向于使用较小的瓣膜成形环，79% 瓣环为 30mm 或更小。在应用 26mm 成形环患者中我们也没见到医源性造成的二尖瓣狭窄。然而，在高危病人中，例如高龄，心功能分级高，严重的室壁运动障碍，肾功能衰竭，瓣膜成形对比瓣膜置换并没有优势。Calafiore 和他的同事发现在 2+至 4+IMR 患者中，二尖瓣成形和置换的短期、长期死亡率没有区别。同样的一项近期的研究表明，对比二尖瓣成形和置换，术后和 6 年的死亡率没有区别。一项由 NIH、NHLBI 资助的多中心随机对照试验正在进行中，求证在严重 IMR 的患者中二尖瓣修复和置换有无区别。

综上所述，患者如果有合并中度，甚至重度（3+至 4+）IMR 的冠心病，应该予以冠脉旁路移植和二尖瓣换瓣治疗。在二尖瓣反流程度呈 2+时候，最近的研究考虑到现代的外科手术的死亡率很低，因此建议同期置换二尖瓣。当然此问题还需要进一步证实。合并左室功能下降或左室扩大的患者如果血运重建不完全，IMR 进展的几率非常高，此类情况建议同期换瓣。同样对于合并有心衰的患者，同期换瓣同样对病人的益处更大。轻度的二尖瓣反流（1+）可以不预处理，除非：1. 术前的检查和症状提示更为严重的二尖瓣反流；2. 术中食道超声提示二尖瓣器质病变需要换瓣。多数患者可以从瓣膜成形中获益，但在高危病人换瓣术可能更好，因为和成形术相比在生存率上没有明显差别。

缺血性二尖瓣反流和充血性心力衰竭

缺血性心肌病处理起来很复杂。在现代积极医疗干预、血运重建的情况下，发生急性心梗、死亡的病例大大减少。然而，心肌缺血的情况却在增多，而且往往伴有缺血性二尖瓣反流。像之前章节所叙述的一样，梗死后左心室重构导致左室扩大典型表现是左室呈球形扩张，这主要是由于继发于瓣环扩张，乳头肌功能失调，腱索延长导致的功能性二尖瓣反流。由于存在功能性二尖瓣反流，左室容积及前负荷增加，加重了室壁张力及左室负荷，如此形成恶性循环加速了心衰的进展。

过去手术修复二尖瓣关闭不全有较高的手术死亡率，使外科医生面对左室功能不全的患者选择 MVR 或 MVR/CABG 手术时较为慎重。传统教科书观点认为二尖瓣反流能作为左心室减轻负荷的通路，因此对于左心功能严重不全的患者，外科矫正二尖瓣反流可能增加左心室负荷，进一步加剧心衰。

但是，Bolling 否认该假说，他认为二尖瓣反流的矫治能减少左心室负荷，改善左心室几何形态，改善心脏功能，即所谓的逆转心室重塑。Stanford 研究组在羊缺血性二尖瓣反流动物模型中证实通过人工瓣环对二尖瓣进行成形，能降低左心室在心底、心房和心尖等水平周径。这种径线的缩短证明一个较小的成型环有利于重塑左心室椭圆形几何形态。瓣环成形术后左心室径线缩短对左心室形态的改善和心室重塑的逆转都已被临床试验所证实。

之前文献报道二尖瓣置换术手术死亡率很高，最有可能的原因是瓣下结构的丢失，这提示二尖瓣手术中保持瓣环和瓣下结构的完整性具有重要意义。最新的报道显示围手术期死亡率已显著下降（1.6%～5%），这说明对于某些严格筛选的病例而言，该手术是安全的。

最新发表的文献证实外科介入干预能显著改善左心室射血分数，二尖瓣反流，临床症状（NYHA 分级）以及左心室重塑。但手术的长期生存率以及对缺血性二尖瓣反流自然病程的影响仍不明确。虽然目前报道结果良好，但仍有人对左心室射血分数降低的缺血性二尖瓣反流患者的长期生存率存有疑问。Wu 的研究小组报道的该类患者样本量最大。回顾其数据库里的超声资料（n=682），作者筛选出 419 例需要外科干预患者，其中 126 例实施二尖瓣成形术，其余患者接受药物治疗，其中二尖瓣反流原因包括缺血性和非缺血性。其研究结果显示成形组长期生存率显著优于药物治疗组。Talkwalker 研究组报道了338 例二尖瓣成形术资料，其结果显示与对照组相比，左心室射血分数降低的患者更容易发生缺血性二尖瓣反流，合并CABG 和 NYHA Ⅳ心衰症状，5 年生存率为 54%。有 CABG 病史、心肌梗死病史和联合 CABG 患者 5 年生存率则分别为 0、37% 和 63%。

与之前文献报道一致，新近的研究同样证实合并缺血性二尖瓣反流的心衰患者预后不良。在上述 Wu 的研究结果中，无论是否外科治疗，其 5 年生存率均低于 50%。对于该类患者，需要随机对照研究确证外科干预的获益。

表现为心衰和缺血性二尖瓣反流的患者是绝对手术适应证，虽然二尖瓣修复能否改善远期预后尚不明确，但对于症状、活动耐量和心室重塑的改善是确切的。由于现代外科技术的发展，该类患者的手术死亡率已显著下降，因此应该矫正严重的缺血性二尖瓣反流。其手术适应证与非缺血性二尖瓣反流

类似。慢性充血性心力衰竭和左心室功能下降是二尖瓣成形或置换的手术适应证。目前的 ACC/AHA 瓣膜病指南对于晚期心衰患者二尖瓣手术持谨慎推荐态度，除非是可以行二尖瓣成形或保留腱索的瓣膜置换。绝大部分外科医生同意对于合并有严重冠心病的患者，应该同期实施 CABG。

结果

瓣环成形术能在短期内有效的矫正或减少大部分病例的缺血性二尖瓣反流。然而瓣环成形术后二尖瓣反流复发率约为30%～40%。这些研究被质疑，其原因包括人工瓣环选择不合适，缩环不彻底，这是影响其长期效果的主要因素。这些研究多采用软环或部分环，不能顾及到前瓣的扩张，对瓣膜隔侧部分固定也不够。

Cleveland Clinic 报道了其 1985-2002 年间 585 例单独行瓣环成形术的缺血性二尖瓣反流结果，其中 422 例患者术后一共完成 678 次心脏超声随访。大部分二尖瓣反流的复发在术后 6 个月。整体而言，28% 的患者术后 6 个月表现出 3＋至 4＋二尖瓣反流。这与 Spoor 和 Bolling 的研究结果相反，他们的结果显示通过硬环成形将瓣环缩短两个型号，随访 4 年仅发现少量反流。因此对于左心室射血分数低于30% 的患者，与硬环相比，软环成形术后二尖瓣反流的复发几率升高 4 倍。

小样本的临床研究表明左心室重塑逆转，2 年内二尖瓣反流复发率低。Braun 小组报道了 87 例左心室功能不全（平均LVEF 32%）的缺血性二尖瓣反流患者实施二尖瓣成形合并CABG 结果，二尖瓣反流程度在术后 18 个月由术前的 3.1 下降至 0.6。与术前超声相比，左心室舒张末和收缩末直径都明显下降。有趣的是，左心室舒张末直径被发现是心室重塑逆转的最佳指标。左心室舒张末直径超过 65mm 提示术后心室重塑逆转困难，而且与二尖瓣反流复发和心室几何形态密切相关。应该有进一步的研究鉴别出哪些术前超声指标能提示二尖瓣修复能长期维持。

无论是否同期实施 CABG，二尖瓣外科手术结果已经得到明显改善，其手术死亡率为 3%～4%。但 5 年生存率却很低，不同报道结果约为 30%～40%。（图 29-5）最近，Gillinov 研究组通过意向性评分方法对比二尖瓣成形和置换的 5 年生存率，分别为 58% 和 36%。该组病人 NYHA Ⅳ级患者较少，而且二尖瓣反流程度较轻。在病情更严重的病例组中（更严重的心力衰竭、二尖瓣反流和急诊手术），成形和置换的 5 年生存率没有区别，都低于 50%。

目前还没有随机试验对比缺血性二尖瓣反流患者成形和置换的结果。在一项回顾性研究中，包括了缺血性和非缺血性病因，Wu 的研究结果显示对于左心室功能不全的二尖瓣反流患者，外科干预和药物治疗的 5 年生存率都低于 50%。还有其他的研究提示对于缺血性二尖瓣反流外科干预没有获益。这些阴性结果说明对于缺血性二尖瓣反流和左心室重塑的病理生理还需要进一步的研究，并且迫切需要评价缺血性二尖瓣反流患者实施二尖瓣手术获益的随机对照研究。

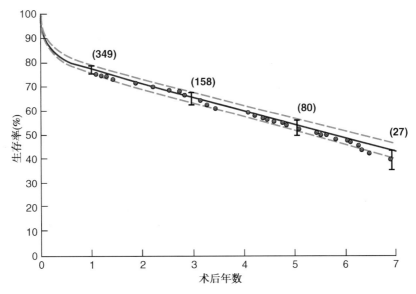

图 29-5　图示缺血性二尖瓣反流患者行二尖瓣手术治疗后的生存率。遵循 Kaplan-Meier 定律，每个符号代表一个死亡病例数。垂直耙（Bar）示 68% 非对称可信区间。实线代表评估存活率的参数（在虚线内的 68% 可信区间内）；括号内的数据为超出该点之外的病例数

手术技术

　　由于严重的急性心梗后二尖瓣反流会导致血流动力学的不稳定状态，患者常需急诊手术。绝大多数此类病人在围手术期都需要大剂量血管活性药物的支持，或者 IABP 置入稳定血流动力学。术中的监测与一般手术相似，包括心电图、动脉血压、漂浮导管、监测鼻温及中心体温，以及留置尿管。此外，大多数中心都会选择术中食道超声来评估二尖瓣修复的情况以决定适宜的手术方式。

　　除非合并无法控制的心肌缺血症状，需要紧急或急诊手术防止心肌梗死，否则应择期手术。除了经食管超声和彩色多普勒超声检查外，术前准备和术中的监护与其他心脏手术无区别。在大多数中心，二尖瓣修复/置换手术中经食道超声及彩色多普勒技术已常规应用。麻醉成功后，需要仔细对二尖瓣反流的程度、瓣膜的解剖、左心室扩张程度及节段性异常室壁运动进行评价，来决定是否处理二尖瓣。一般情况下，麻醉会降低体外循环血管阻力和后负荷，所以在给予注射去甲肾上腺素后能揭示更为严重的二尖瓣反流。如果二尖瓣病变程度仍不明确，或反流程度仅为轻到中度，可在主动脉插管灌注后将前负荷提高 1.5-2.0 倍，同时肺毛细血管楔压不变，若显示更为严重的二尖瓣反流，则更容易做出是否在进行其他心脏手术（如 CABG）的同时处理瓣膜的决定。如果术中评定的二尖瓣反流程度与术前经食管超声的结果有较大出入，则应该按术前评定的结果处理二尖瓣，其原因为术前患者的检查是在正常的负荷条件下进行的。在心功能处于边缘状态的患者，我们建议置入带氧饱和电极的 Swan-Ganz 导管，同时放置股动脉插管并行主动脉内球囊反搏术协助停机。

　　通常于胸骨正中位劈开胸骨显露心脏，但在过去十年间许多外科医生也尝试应用腔镜或机器人技术通过右侧胸腔手术。如果需要同期行血运重建治疗可在体外循环开始前获取动脉及静脉移植物。上下腔静脉插管方便显露二尖瓣，我们建议采取

正灌注加逆灌注，同时测定心肌的温度，尽量减少心肌顿抑和体外循环术后左心室功能不良。如果需要同期行血运重建治疗，可先行远端的冠状动脉吻合口，这样可以减少在行瓣膜成形或置换后对心脏的搬动，避免心室破裂的可能。

　　如果患者以前接受过 CABG 手术，再次手术时可以选择右侧切口入路避免损伤桥血管。桥血管特别是吻合前降支的左乳内动脉常紧贴于胸骨后。由于经右侧胸腔游离左乳内动脉很困难，术前应放置除颤电极板。

　　开胸后一般选择房间沟切口，切口可沿下腔静脉延伸至斜窦。对于二次手术的急性缺血性二尖瓣反流患者（大多数左房偏小），显露二尖瓣是比较困难的，这时可以选择右房入路。为了方便显露切口可从上腔静脉延至下腔与右房交汇处。应用特殊的二尖瓣牵开器（Cosgrove 牵开器）可以将左房充分拉起便于探查二尖瓣。如果需要进一步显露二尖瓣可以横断上腔静脉延长左房切口，类似于在原位心脏移植中的做法。

　　二尖瓣手术中的第一步也是最重要的一步就是瓣膜的测量。首先通过探查了解瓣环扩张的程度，瓣叶及腱索病变的特点，确定是哪一节段的瓣环呈不成比例的扩张。在瓣环的两个交界用牵引线向上提瓣膜，能较容易的显露瓣叶，及腱索和乳头肌。仔细探查有无断裂、延长、硬化的腱索，纤维化及变性的乳头肌，冗长有缺陷的瓣叶。多数情况下瓣叶的结构是正常的，有时候乳头肌看起来比其他心室组织稍显棕黄色，膈叶瓣环后部交界的部分变得细长。

　　超声评价对于决定是成形还是换瓣至关重要。有些情况下很难决定应行瓣膜置换还是瓣膜成形术。如果是由于瓣环扩大造成的中心性反流可以通过置入成型环进行修复。相反如果是偏心性的反流，伴有严重的瓣叶脱垂或乳头肌病变如乳头肌的拉长及断裂则选择瓣膜置换，因为对于这类病人瓣膜成形的效果很难持久。Magne 等研究发现，术前通过超声分析，如果二尖瓣后叶与瓣环的成角超过 45 度就很难通过置入成型环成形。（图 29-6）

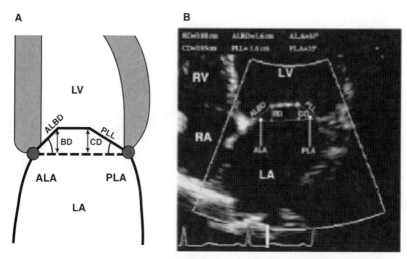

图 29-6　二尖瓣瓣叶角度测量方法。（A）示意图显示食道超声四腔心切面心脏收缩期瓣叶角度。（B）超声图像显示如何测量瓣叶前叶角度（ALA）及后叶角度（PILA）

进行二尖瓣成形时一般选用 2-0 编织线。通常后瓣环及中部较易显露，可先缝合这部分瓣环，前叶及侧面显露较困难。基本原则是所有缝线都应缝合于瓣环上。如果置入成形环偏小则缝线所承受的张力会升高，所以缝线间的间距不宜过近，也不应交错。最重要的是缝线一定缝合于瓣环上，切勿缝合于房壁上以避免远期成型环的撕脱。

根据左房大小和显露情况，可以在瓣环挂线前或后测量成形环大小。Bolling 认为应该通过积极的缩环降低瓣环扩张以优化瓣叶闭合。在选择人工瓣环时，需要测量三角间距离和

（或）前瓣面积。积极的缩环（在测量纤维三角预测值基础上降低两个型号）能减少二尖瓣收缩期前向运动，这是因为在缺血性二尖瓣反流中，后叶通常被牵拉和限制。Gorman 研究组发现采用马鞍状成形环能修复瓣环正常解剖形态，减少瓣叶张力，可能延长修复的持久性。因此，应该选择马鞍状人工瓣环，而不是扁平瓣环（图 29-7）。选择好合适的瓣环后，根据二尖瓣环几何形态分别在人工瓣环上挂线，所有挂线完成后将人工瓣环推至二尖瓣打结，然后用打水实验评价修复效果，效果满意后关闭左房。

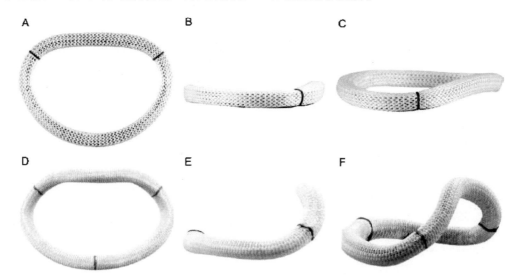

图 29-7　临床上应用的各种瓣环。应该选择马鞍状人工瓣环，而不是扁平瓣环

如果探查后发现二尖瓣不能修复，则需要进行置换术，此时应该尽可能保留腱索。这些技术可以显著降低术后心功能不全，而且与成形手术相比没有对左心室功能产生不良影响。对于预期寿命不超过 10 年的窦性心律的老年患者，可以选择不需要抗凝的生物瓣，其他患者应该选择机械瓣。切除部分前瓣，将剩余瓣叶组织转向瓣叶连接处，然后植入人工瓣膜。如果需要环和（或）瓣位较低（如机械瓣），则需要带垫片的外翻缝合（心房-心室，瓣环内进出针）。若瓣位较高（如生物

瓣）或瓣环易碎，则需要带垫片，而不需要外翻缝合（心室-心房，瓣环上进出针）。贴壁瓣叶可以折叠入瓣环植入的缝合线，生物瓣的标记线应该置于瓣环结合面避免影响瓣叶活动以及引起左室流出道梗阻。

通过连续缝合关闭心房，完成所有近端冠脉吻合口。开放升主动脉之前，排尽心室内所有气体，带孔的排气管置于二尖瓣内，通过空隙排尽心室和心房气体。经食道超声评价心内气体情况以及室壁运动。在停机之前开始泵入药物以增加左心室收缩力。开

放后，重新开始体外循环。如果左心室扩张以及室壁活动逐渐恶化，应该尽可能避免左心室膨胀，因为后者将严重影响心肌收缩力。此时可能需要置入肺动脉减压管。此外，应该积极应用 IABP 或心室辅助装置，而不应该在停机失败后才考虑。

展望

针对二尖瓣反流的新方法已经取得了初期的进步，这些方法包括瓣下方法，外在固定和经皮修复等。Messas 发明的通过切断支配二尖瓣前叶两个关键基底部腱索能有效的治疗缺血性二尖瓣反流。这种方法能解除瓣叶受限，减少前叶成角，改善瓣叶对合，而且边缘腱索的完整能避免瓣叶脱垂。但来自 Stanford 的结果却相反，他们通过羊的动物实验研究发现切断二级腱索并不能避免甚至不能减少缺血性二尖瓣反流。于是这在成为缺血性二尖瓣治疗主流方法之前，还需要进一步深入研究。

Kron 等发明了一种在标准瓣环成形时对瓣下结构进行修复的新方法。将移位的后乳头肌直接向右纤维三角复位能减少缺血性二尖瓣反流。Langer 等在羊的动物模型中，证实了 Kron 的结果。在右纤维三角固定缝合，然后穿过后乳头肌顶端和左心室壁，拉紧缝合就能减少二尖瓣反流。其他小组研究发现重建两组乳头肌能减少瓣叶牵张和二尖瓣反流。

最新的证据显示缺血性二尖瓣反流是一个复杂的多因素发展过程，它是由于包括整个二尖瓣装置在内的左心室重塑导致的。许多研究者推测直接针对重塑左心室的外科方法能减少缺血性二尖瓣反流。他们认为缺血性二尖瓣反流不是一个瓣膜病发展过程，而是左心室病变发展过程。Moaine 等在羊的动物模型中发现，对梗死区域外的限制能抑制心室重塑并减少缺血性二尖瓣反流。此外，与瓣环成形相比，在梗死之前植入心室限制网能避免心室重塑。这些结果提示梗死区域的扩张导致的左心室重塑是一个重要的治疗靶点。Acorn 心脏限制装置（CorCap）是一种可以安装于心脏周围的网状结构，它能减少室壁应力和抑制心室重塑。临床研究表明其对于所有心脏扩张的终末期心衰患者都是安全有效的。在确定性结论之前，还需要进一步研究。

经皮治疗二尖瓣反流已经有了很多尝试。在动物模型中，通过冠状窦途径的二尖瓣环成形术的实验结果令人鼓舞，随后的临床研究也证实其可行性。经皮改良 Alfieri 法，即经皮采用夹子固定二尖瓣前叶和后叶，同时制造双孔二尖瓣。该方法已经在临床试用，初步结果证实了其可行性和有效性。并且，经皮瓣膜置换技术已经应用到二尖瓣领域，目前动物实验流程已完成，其可行性尚待评价。这些新方法的长期效果还需要随访，还需要进一步研究探索其潜在的有效性和临床实用性。

参考文献

1. Lloyd-Jones D, Adams R, Carnethon M, et al: Heart disease and stroke statistics—2009 update: a report from the American Heart Association Statistics Committee and Stroke Statistics Subcommittee. *Circulation* 2009; 119(3):480-486.
2. Gueret P, Khalife K, Jobic Y, et al: Echocardiographic assessment of the incidence of mechanical complications during the early phase of myocardial infarction in the reperfusion era: a French multicentre prospective registry. *Arch Cardiovasc Dis* 2008; 101(1):41-47.
3. Hickey MS, Smith LR, Muhlbaier LH, et al: Current prognosis of ischemic mitral regurgitation. Implications for future management. *Circulation* 1988; 78(3 Pt 2):I51-59.
4. Frantz E, Weininger F, Oswald H, Fleck E: Predictors for mitral regurgitation in coronary artery disease, in Vetter HO, Hetzer R, Schmutzler H (eds): *Ischemic Mitral Incompetence.* New York, Springer-Verlag, 1991; p 57.
5. *Heart and Stroke Facts: 1995 Statistical Supplement.* Dallas, American Heart Association, 1996.
6. Levine RA, Handschumacher MD, Sanfilippo AJ, et al: Three-dimensional echocardiographic reconstruction of the mitral valve, with implications for the diagnosis of mitral valve prolapse. *Circulation* 1989; 80(3):589-598.
7. Salgo IS, Gorman JH III, Gorman RC, et al: Effect of annular shape on leaflet curvature in reducing mitral leaflet stress. *Circulation* 2002; 106(6):711-717.
8. Tsakiris AG, Von Bernuth G, Rastelli GC, et al: Size and motion of the mitral valve annulus in anesthetized intact dogs. *J Appl Physiol* 1971; 30(5):611-618.
9. Tsakiris AG, Sturm RE, Wood EH: Experimental studies on the mechanisms of closure of cardiac valves with use of roentgen videodensitometry. *Am J Cardiol* 1973; 32(2):136-143.
10. Ormiston JA, Shah PM, Tei C, Wong M: Size and motion of the mitral valve annulus in man. II. Abnormalities in mitral valve prolapse. *Circulation* 1982; 65(4):713-719.
11. Boltwood CM, Tei C, Wong M, Shah PM: Quantitative echocardiography of the mitral complex in dilated cardiomyopathy: the mechanism of functional mitral regurgitation. *Circulation* 1983; 68(3):498-508.
12. Gorman RC, McCaughan JS, Ratcliffe MB, et al: A three-dimensional analysis of papillary muscle spatial relationships in acute postinfarction mitral insufficiency. *Surg Forum* 1994; 45:330.
13. Walley KR, Grover M, Raff GL, et al: Left ventricular dynamic geometry in the intact and open chest dog. *Circ Res* 1982; 50(4):573-589.
14. Pandian NG, Kerber RE: Two-dimensional echocardiography in experimental coronary stenosis. I. Sensitivity and specificity in detecting transient myocardial dyskinesis: comparison with sonomicrometers. *Circulation* 1982; 66(3):597-602.
15. Moon MR, Ingels NB Jr, Daughters GT II, et al: Alterations in left ventricular twist mechanics with inotropic stimulation and volume loading in human subjects. *Circulation* 1994; 89(1):142-150.
16. Tsakiris AG, Gordon DA, Padiyar R, Frechette D: Relation of mitral valve opening and closure to left atrial and ventricular pressures in the intact dog. *Am J Physiol* 1978; 234(2):H146-151.
17. Wei JY, Hutchins GM, Bulkley BH: Papillary muscle rupture in fatal acute myocardial infarction: a potentially treatable form of cardiogenic shock. *Ann Intern Med* 1979; 90(2):149-152.
18. Tibayan FA, Rodriguez F, Langer F, et al: Does septal-lateral annular cinching work for chronic ischemic mitral regurgitation? *J Thorac Cardiovasc Surg* 2004; 127(3):654-663.
19. Timek TA, Lai DT, Tibayan F, et al: Septal-lateral annular cinching abolishes acute ischemic mitral regurgitation. *J Thorac Cardiovasc Surg* 2002; 123(5):881-888.
20. Timek TA, Lai DT, Liang D, et al: Effects of paracommissural septal-lateral annular cinching on acute ischemic mitral regurgitation. *Circulation* 2004; 110(11 Suppl 1):II79-184.
21. Hirakawa S, Sasayama S, Tomoike H, et al: In situ measurement of papillary muscle dynamics in the dog left ventricle. *Am J Physiol* 1977; 233(3):H384-91.
22. Tei C, Sakamaki T, Shah PM, et al: Mitral valve prolapse in short-term experimental coronary occlusion: a possible mechanism of ischemic mitral regurgitation. *Circulation* 1983; 68(1):183-189.
23. Gorman JH III, Jackson BM, Gorman RC, et al: Papillary muscle discoordination rather than increased annular area facilitates mitral regurgitation after acute posterior myocardial infarction. *Circulation* 1997; 96(9 Suppl):II-124-127.
24. Glasson JR, Komeda M, Daughters GT, et al: Early systolic mitral leaflet "loitering" during acute ischemic mitral regurgitation. *J Thorac Cardiovasc Surg* 1998; 116(2):193-205.
25. Komeda M, Glasson JR, Bolger AF, et al: Geometric determinants of ischemic mitral regurgitation. *Circulation* 1997; 96(9 Suppl):II-128-133.
26. Tibayan FA, Rodriguez F, Langer F, et al: Mitral suture annuloplasty corrects both annular and subvalvular geometry in acute ischemic mitral regurgitation. *J Heart Valve Dis* 2004; 13(3):414-420.
27. Nielsen SL, Timek TA, Green GR, et al: Influence of anterior mitral leaflet second-order chordae tendineae on left ventricular systolic function. *Circulation* 2003; 108(4):486-491.
28. Gorman RC, McCaughan JS, Ratcliffe MB, et al: Pathogenesis of acute ischemic mitral regurgitation in three dimensions. *J Thorac Cardiovasc Surg* 1995; 109(4):684-693.
29. Gorman JH III, Gorman RC, Jackson BM, et al: Distortions of the mitral valve in acute ischemic mitral regurgitation. *Ann Thorac Surg* 1997; 64(4):1026-1031.

30. Gorman JH III, Jackson BM, Enomoto Y, Gorman RC: The effect of regional ischemia on mitral valve annular saddle shape. *Ann Thorac Surg* 2004; 77(2):544-548.

31. Sharma SK, Seckler J, Israel DH, Borrico S, Ambrose JA: Clinical, angiographic and anatomic findings in acute severe ischemic mitral regurgitation. *Am J Cardiol* 1992; 70(3):277-280.

32. Heikkila J: Mitral incompetence as a complication of acute myocardial infarction. *Acta Med Scand* 1967; 475:1-149.

33. Roberts WC, Cohen LS: Left ventricular papillary muscles. Description of the normal and a survey of conditions causing them to be abnormal. *Circulation* 1972; 46(1):138-154.

34. Llaneras MR, Nance ML, Streicher JT, et al: Large animal model of ischemic mitral regurgitation. *Ann Thorac Surg* 1994; 57(2):432-439.

35. Braunwald E: Valvular heart disease, in Braunwald E (ed): *Heart Disease,* 4th ed. Philadelphia, Saunders, 1992; p 1007.

36. Gorman JH 3rd, Gorman RC, Jackson BM, et al: Annuloplasty ring selection for chronic ischemic mitral regurgitation: lessons from the ovine model. *Ann Thorac Surg* 2003; 76(5):1556-1563.

37. Parish LM, Jackson BM, Enomoto Y, Gorman RC, Gorman JH III: The dynamic anterior mitral annulus. *Ann Thorac Surg* 2004; 78(4):1248-1255.

38. Tibayan FA, Rodriguez F, Zasio MK, et al: Geometric distortions of the mitral valvular-ventricular complex in chronic ischemic mitral regurgitation. *Circulation* 2003; 108(Suppl 1):II116-121.

39. Jackson BM, Gorman JH, Moainie SL, et al: Extension of borderzone myocardium in postinfarction dilated cardiomyopathy. *J Am Coll Cardiol* 2002; 40(6):1160-1167; discussion 68-71.

40. Otsuji Y, Handschumacher MD, Schwammenthal E, et al: Insights from three-dimensional echocardiography into the mechanism of functional mitral regurgitation: direct in vivo demonstration of altered leaflet tethering geometry. *Circulation* 1997; 96(6):1999-2008.

41. Yiu SF, Enriquez-Sarano M, Tribouilloy C, Seward JB, Tajik AJ: Determinants of the degree of functional mitral regurgitation in patients with systolic left ventricular dysfunction: a quantitative clinical study. *Circulation* 2000; 102(12):1400-1406.

42. Loisance DY, Deleuze P, Hillion ML, Cachera JP: Are there indications for reconstructive surgery in severe mitral regurgitation after acute myocardial infarction? *Eur J Cardiothorac Surg* 1990; 4(7):394-397.

43. Barbour DJ, Roberts WC: Rupture of a left ventricular papillary muscle during acute myocardial infarction: analysis of 22 necropsy patients. *J Am Coll Cardiol* 1986; 8(3):558-565.

44. Nishimura RA, Schaff HV, Shub C, et al: Papillary muscle rupture complicating acute myocardial infarction: analysis of 17 patients. *Am J Cardiol* 1983; 51(3):373-377.

45. Tepe NA, Edmunds LH Jr: Operation for acute postinfarction mitral insufficiency and cardiogenic shock. *J Thorac Cardiovasc Surg* 1985; 89(4):525-530.

46. Tcheng JE, Jackman JD Jr, Nelson CL, et al: Outcome of patients sustaining acute ischemic mitral regurgitation during myocardial infarction. *Ann Intern Med* 1992; 117(1):18-24.

47. Le Feuvre C, Metzger JP, Lachurie ML, et al: Treatment of severe mitral regurgitation caused by ischemic papillary muscle dysfunction: indications for coronary angioplasty. *Am Heart J* 1992; 123(4 Pt 1):860-865.

48. Heuser RR, Maddoux GL, Goss JE, et al: Coronary angioplasty for acute mitral regurgitation due to myocardial infarction. A nonsurgical treatment preserving mitral valve integrity. *Ann Intern Med* 1987; 107(6):852-855.

49. Shawl FA, Forman MB, Punja S, Goldbaum TS: Emergent coronary angioplasty in the treatment of acute ischemic mitral regurgitation: long-term results in five cases. *J Am Coll Cardiol* 1989; 14(4):986-991.

50. Bates ER, Califf RM, Stack RS, et al: Thrombolysis and Angioplasty in Myocardial Infarction (TAMI-1) trial: influence of infarct location on arterial patency, left ventricular function and mortality. *J Am Coll Cardiol* 1989; 13(1):12-18.

51. Pfeffer MA, Braunwald E: Ventricular remodeling after myocardial infarction. Experimental observations and clinical implications. *Circulation* 1990; 81(4):1161-1172.

52. Marino P, Zanolla L, Zardini P: Effect of streptokinase on left ventricular modeling and function after myocardial infarction: the GISSI (Gruppo Italiano per lo Studio della Streptochinasi nell'Infarto Miocardico) Trial. *J Am Coll Cardiol* 1989; 14(5):1149-1158.

53. Kennedy JW, Ivey TD, Misbach G, et al: Coronary artery bypass graft surgery early after acute myocardial infarction. *Circulation* 1989; 79(6 Pt 2):I73-78.

54. Rankin JS, Hickey MS, Smith LR, et al: Ischemic mitral regurgitation. *Circulation* 1989; 79(6 Pt 2):I116-121.

55. Replogle RL, Campbell CD: Surgery for mitral regurgitation associated with ischemic heart disease. Results and strategies. *Circulation* 1989; 79(6 Pt 2):I122-125.

56. Gorman JH III, Jackson BM, Kolansky DM, Gorman RC: Emergency mitral valve replacement in the octogenarian. *Ann Thorac Surg* 2003; 76(1):269-271.

57. Kono T, Sabbah HN, Stein PD, Brymer JF, Khaja F: Left ventricular shape as a determinant of functional mitral regurgitation in patients with severe heart failure secondary to either coronary artery disease or idiopathic dilated cardiomyopathy. *Am J Cardiol* 1991; 68(4):355-359.

58. Piwnica A, Menasche PH, Kucharski C, et al: Surgery for acute ischemic mitral incompetence, in Vetter HO, Hetzer H, Schmutzler H (eds): *Ischemic Mitral Incompetence.* New York, Springer-Verlag, 1991; p 193.

59. Hochman JS, Choo H: Limitation of myocardial infarct expansion by reperfusion independent of myocardial salvage. *Circulation* 1987; 75(1):299-306.

60. Gillinov AM, Wierup PN, Blackstone EH, et al: Is repair preferable to replacement for ischemic mitral regurgitation? *J Thorac Cardiovasc Surg* 2001; 122(6):1125-1141.

61. Grossi EA, Goldberg JD, LaPietra A, et al: Ischemic mitral valve reconstruction and replacement: comparison of long-term survival and complications. *J Thorac Cardiovasc Surg* 2001; 122(6):1107-1124.

62. Lillehei CW, Levy MJ, Bonnabeau RC Jr: Mitral valve replacement with preservation of papillary muscles and chordae tendineae. *J Thorac Cardiovasc Surg* 1964; 47:532-543.

63. David TE, Uden DE, Strauss HD: The importance of the mitral apparatus in left ventricular function after correction of mitral regurgitation. *Circulation* 1983; 68(3 Pt 2):II76-82.

64. Sarris GE, Fann JI, Niczyporuk MA, et al: Global and regional left ventricular systolic performance in the in situ ejecting canine heart. Importance of the mitral apparatus. *Circulation* 1989; 80(3 Pt 1):I24-42.

65. Yun KL, Niczyporuk MA, Sarris GE, Fann JI, Miller DC: Importance of mitral subvalvular apparatus in terms of cardiac energetics and systolic mechanics in the ejecting canine heart. *J Clin Invest* 1991; 87(1):247-254.

66. Yun KL, Rayhill SC, Niczyporuk MA, et al: Mitral valve replacement in dilated canine hearts with chronic mitral regurgitation. Importance of the mitral subvalvular apparatus. *Circulation* 1991; 84(5 Suppl):III112-124.

67. David TE: Techniques and results of mitral valve repair for ischemic mitral regurgitation. *J Card Surg* 1994; 9(2 Suppl):274-277.

68. Oury JH, Cleveland JC, Duran CG, Angell WW: Ischemic mitral valve disease: classification and systemic approach to management. *J Card Surg* 1994; 9(2 Suppl):262-273.

69. Okita Y, Miki S, Kusuhara K, et al: Analysis of left ventricular motion after mitral valve replacement with a technique of preservation of all chordae tendineae. Comparison with conventional mitral valve replacement or mitral valve repair. *J Thorac Cardiovasc Surg* 1992; 104(3):786-795.

70. Russo A, Suri RM, Grigioni F, et al: Clinical outcome after surgical correction of mitral regurgitation due to papillary muscle rupture. *Circulation* 2008; 118(15):1528-1534.

71. Balu V, Hershowitz S, Zaki Masud AR, Bhayana JN, Dean DC: Mitral regurgitation in coronary artery disease. *Chest* 1982; 81(5):550-555.

72. Pinson CW, Cobanoglu A, Metzdorff MT, et al: Late surgical results for ischemic mitral regurgitation. Role of wall motion score and severity of regurgitation. *J Thorac Cardiovasc Surg* 1984; 88(5 Pt 1):663-672.

73. Connolly MW, Gelbfish JS, Jacobowitz IJ, et al: Surgical results for mitral regurgitation from coronary artery disease. *J Thorac Cardiovasc Surg* 1986; 91(3):379-388.

74. Karp RB, Mills N, Edmunds LH Jr: Coronary artery bypass grafting in the presence of valvular disease. *Circulation* 1989; 79(6 Pt 2):I182-184.

75. Bursi F, Enriquez-Sarano M, Nkomo VT, et al: Heart failure and death after myocardial infarction in the community: the emerging role of mitral regurgitation. *Circulation* 2005; 111(3):295-301.

76. Calafiore AM, Mazzei V, Iaco AL, et al: Impact of ischemic mitral regurgitation on long-term outcome of patients with ejection fraction above 0.30 undergoing first isolated myocardial revascularization. *Ann Thorac Surg* 2008; 86(2):458-464; discussion 64-65.

77. Kumanohoso T, Otsuji Y, Yoshifuku S, et al: Mechanism of higher incidence of ischemic mitral regurgitation in patients with inferior myocardial infarction: quantitative analysis of left ventricular and mitral valve geometry in 103 patients with prior myocardial infarction. *J Thorac Cardiovasc Surg* 2003; 125(1):135-143.

78. Aronson D, Goldsher N, Zukermann R, et al: Ischemic mitral regurgitation and risk of heart failure after myocardial infarction. *Arch Intern Med* 2006; 166(21):2362-2368.

79. Ellis SG, Whitlow PL, Raymond RE, Schneider JP: Impact of mitral regurgitation on long-term survival after percutaneous coronary intervention. *Am J Cardiol* 2002; 89(3):315-318.

80. Waibel AW, Hausdorf G, Vetter HO, et al: Results of surgical therapy in ischemic mitral regurgitation, in Vetter HO, Hetzer H, Schmutzler H (eds): *Ischemic Mitral Incompetence.* New York, Springer-Verlag, 1991; p 149.

81. Downing SW, Savage EB, Streicher JS, et al: The stretched ventricle. Myocardial creep and contractile dysfunction after acute nonischemic ventricular distention. *J Thorac Cardiovasc Surg* 1992; 104(4):996-1005.

82. Adler DS, Goldman L, O'Neil A, et al: Long-term survival of more than 2,000 patients after coronary artery bypass grafting. *Am J Cardiol* 1986; 58(3):195-202.

83. Arcidi JM Jr, Hebeler RF, Craver JM, et al: Treatment of moderate mitral regurgitation and coronary disease by coronary bypass alone. *J Thorac Cardiovasc Surg* 1988; 95(6):951-959.

84. Dion R: Ischemic mitral regurgitation: when and how should it be corrected? *J Heart Valve Dis* 1993; 2(5):536-543.

85. Tamaki N, Kawamoto M, Tadamura E, et al: Prediction of reversible ischemia after revascularization. Perfusion and metabolic studies with positron emission tomography. *Circulation* 1995; 91(6):1697-1705.

86. Schelbert HR: Different roads to the assessment of myocardial viability. Lessons from PET for SPECT. *Circulation* 1995; 91(6):1894-1895.

87. Christenson JT, Simonet F, Bloch A, et al: Should a mild to moderate ischemic mitral valve regurgitation in patients with poor left ventricular function be repaired or not? *J Heart Valve Dis* 1995; 4(5):484-488; discussion 8-9.

88. Tolis GA Jr, Korkolis DP, Kopf GS, Elefteriades JA: Revascularization alone (without mitral valve repair) suffices in patients with advanced ischemic cardiomyopathy and mild-to-moderate mitral regurgitation. *Ann Thorac Surg* 2002; 74(5):1476-1480; discussion 80-81.

89. Talwalkar NG, Earle NR, Earle EA, Lawrie GM: Mitral valve repair in patients with low left ventricular ejection fractions: early and late results. *Chest* 2004; 126(3):709-715.

90. Mihaljevic T, Lam BK, Rajeswaran J, et al: Impact of mitral valve annuloplasty combined with revascularization in patients with functional ischemic mitral regurgitation. *J Am Coll Cardiol* 2007; 49(22):2191-2201.

91. Aklog L, Filsoufi F, Flores KQ, et al: Does coronary artery bypass grafting alone correct moderate ischemic mitral regurgitation? *Circulation* 2001; 104(12 Suppl 1):I68-75.

92. Calafiore AM, Di Mauro M, Gallina S, et al: Mitral valve surgery for chronic ischemic mitral regurgitation. *Ann Thorac Surg* 2004; 77(6):1989-1997.

93. Bolling SF, Deeb GM, Bach DS: Mitral valve reconstruction in elderly, ischemic patients. *Chest* 1996; 109(1):35-40.

94. Gangemi JJ, Tribble CG, Ross SD, et al: Does the additive risk of mitral valve repair in patients with ischemic cardiomyopathy prohibit surgical intervention? *Ann Surg* 2000; 231(5):710-714.

95. Fedoruk LM, Tribble CG, Kern JA, Peeler BB, Kron IL: Predicting operative mortality after surgery for ischemic cardiomyopathy. *Ann Thorac Surg* 2007; 83(6):2029-2035; discussion 35.

96. Czer LS, Maurer G, Bolger AF, DeRobertis M, Chaux A, Matloff JM: Revascularization alone or combined with suture annuloplasty for ischemic mitral regurgitation. Evaluation by color Doppler echocardiography. *Tex Heart Inst J* 1996; 23(4):270-278.

97. Fukushima S, Kobayashi J, Bando K, et al: Late outcomes after isolated coronary artery bypass grafting for ischemic mitral regurgitation. *Jpn J Thorac Cardiovasc Surg* 2005; 53(7):354-360.

98. Lam BK, Gillinov AM, Blackstone EH, et al: Importance of moderate ischemic mitral regurgitation. *Ann Thorac Surg* 2005; 79(2):462-470; discussion 70.

99. Campwala SZ, Bansal RC, Wang N, Razzouk A, Pai RG: Mitral regurgitation progression following isolated coronary artery bypass surgery: frequency, risk factors, and potential prevention strategies. *Eur J Cardiothorac Surg* 2006; 29(3):348-353.

100. Prifti E, Bonacchi M, Frati G, et al: Ischemic mitral valve regurgitation grade II-III: correction in patients with impaired left ventricular function undergoing simultaneous coronary revascularization. *J Heart Valve Dis* 2001; 10(6):754-762.

101. Harris KM, Sundt TM III, Aeppli D, Sharma R, Barzilai B: Can late survival of patients with moderate ischemic mitral regurgitation be impacted by intervention on the valve? *Ann Thorac Surg* 2002; 74(5):1468-1475.

102. Wong DR, Agnihotri AK, Hung JW, et al: Long-term survival after surgical revascularization for moderate ischemic mitral regurgitation. *Ann Thorac Surg* 2005; 80(2):570-577.

103. Buja P, Tarantini G, Del Bianco F, et al: Moderate-to-severe ischemic mitral regurgitation and multivessel coronary artery disease: Impact of different treatment on survival and rehospitalization. *Int J Cardiol* 2006; 111(1):26-33. Epub 2005.

104. Kim YH, Czer LS, Soukiasian HJ, et al: Ischemic mitral regurgitation: revascularization alone versus revascularization and mitral valve repair. *Ann Thorac Surg* 2005; 79(6):1895-1901.

105. Diodato MD, Moon MR, Pasque MK, et al: Repair of ischemic mitral regurgitation does not increase mortality or improve long-term survival in patients undergoing coronary artery revascularization: a propensity analysis. *Ann Thorac Surg* 2004; 78(3):794-799; discussion 9.

106. Trichon BH, Glower DD, Shaw LK, et al: Survival after coronary revascularization, with and without mitral valve surgery, in patients with ischemic mitral regurgitation. *Circulation* 2003; 108(Suppl 1):II103-110.

107. Fattouch K, Guccione F, Sampognaro R, et al: POINT: Efficacy of adding mitral valve restrictive annuloplasty to coronary artery bypass grafting in patients with moderate ischemic mitral valve regurgitation: a randomized trial. *J Thorac Cardiovasc Surg* 2009; 138(2):278-285.

108. Bolling SF, Pagani FD, Deeb GM, Bach DS: Intermediate-term outcome of mitral reconstruction in cardiomyopathy. *J Thorac Cardiovasc Surg* 1998; 115(2):381-386; discussion 7-8.

109. Bach DS, Bolling SF: Improvement following correction of secondary mitral regurgitation in end-stage cardiomyopathy with mitral annuloplasty. *Am J Cardiol* 1996; 78(8):966-969.

110. Badhwar V, Bolling SF: Mitral valve surgery in the patient with left ventricular dysfunction. *Semin Thorac Cardiovasc Surg* 2002; 14(2):133-136.

111. Romano MA, Bolling SF: Update on mitral repair in dilated cardiomyopathy. *J Card Surg* 2004; 19(5):396-400.

112. Tibayan FA, Rodriguez F, Langer F, et al: Undersized mitral annuloplasty alters left ventricular shape during acute ischemic mitral regurgitation. *Circulation* 2004; 110(11 Suppl 1):II98-102.

113. Bax JJ, Braun J, Somer ST, et al: Restrictive annuloplasty and coronary revascularization in ischemic mitral regurgitation results in reverse left ventricular remodeling. *Circulation* 2004; 110(11 Suppl 1):II103-108.

114. Braun J, Bax JJ, Versteegh MI, et al: Preoperative left ventricular dimensions predict reverse remodeling following restrictive mitral annuloplasty in ischemic mitral regurgitation. *Eur J Cardiothorac Surg* 2005; 27(5):847-853.

115. Geidel S, Lass M, Schneider C, et al: Downsizing of the mitral valve and coronary revascularization in severe ischemic mitral regurgitation results in reverse left ventricular and left atrial remodeling. *Eur J Cardiothorac Surg* 2005; 27(6):1011-1016.

116. Filsoufi F, Salzberg SP, Adams DH: Current management of ischemic mitral regurgitation. *Mt Sinai J Med* 2005; 72(2):105-115.

117. Adams DH, Filsoufi F, Aklog L: Surgical treatment of the ischemic mitral valve. *J Heart Valve Dis* 2002; 11(Suppl 1):S21-25.

118. Szalay ZA, Civelek A, Hohe S, et al: Mitral annuloplasty in patients with ischemic versus dilated cardiomyopathy. *Eur J Cardiothorac Surg* 2003; 23(4):567-572.

119. Rothenburger M, Rukosujew A, Hammel D, et al: Mitral valve surgery in patients with poor left ventricular function. *Thorac Cardiovasc Surg* 2002; 50(6):351-354.

120. Gummert JF, Rahmel A, Bucerius J, et al: Mitral valve repair in patients with end stage cardiomyopathy: who benefits? *Eur J Cardiothorac Surg* 2003; 23(6):1017-1022; discussion 22.

121. Braun J, van de Veire NR, Klautz RJ, et al: Restrictive mitral annuloplasty cures ischemic mitral regurgitation and heart failure. *Ann Thorac Surg* 2008; 85(2):430-436; discussion 6-7.

122. Wu AH, Aaronson KD, Bolling SF, et al: Impact of mitral valve annuloplasty on mortality risk in patients with mitral regurgitation and left ventricular systolic dysfunction. *J Am Coll Cardiol* 2005; 45(3):381-387.

123. McGee EC, Gillinov AM, Blackstone EH, et al: Recurrent mitral regurgitation after annuloplasty for functional ischemic mitral regurgitation. *J Thorac Cardiovasc Surg* 2004; 128(6):916-924.

124. Spoor MT, Geltz A, Bolling SF: Flexible versus nonflexible mitral valve rings for congestive heart failure: differential durability of repair. *Circulation* 2006; 114(1 Suppl):I67-71.

125. Hendren WG, Nemec JJ, Lytle BW, et al: Mitral valve repair for ischemic mitral insufficiency. *Ann Thorac Surg* 1991; 52(6):1246-1251; discussion 51-52.

126. Magne J, Pibarot P, Dagenais F, et al: Preoperative posterior leaflet angle accurately predicts outcome after restrictive mitral valve annuloplasty for ischemic mitral regurgitation. *Circulation* 2007; 115(6):782-791.

127. Jimenez JH, Liou SW, Padala M, et al: A saddle-shaped annulus reduces systolic strain on the central region of the mitral valve anterior leaflet. *J Thorac Cardiovasc Surg* 2007; 134(5):1562-1568.

128. Ryan LP, Jackson BM, Hamamoto H, et al: The influence of annuloplasty ring geometry on mitral leaflet curvature. *Ann Thorac Surg* 2008; 86(3):749-760; discussion 60.

129. Cooley DA, Ingram MT: Intravalvular implantation of mitral valve prostheses. *Tex Heart Inst J* 1987; 14(2):188-193.

130. Messas E, Guerrero JL, Handschumacher MD, et al: Chordal cutting: a new therapeutic approach for ischemic mitral regurgitation. *Circulation* 2001; 104(16):1958-1963.

131. Messas E, Pouzet B, Touchot B, et al: Efficacy of chordal cutting to relieve chronic persistent ischemic mitral regurgitation. *Circulation* 2003; 108(Suppl 1):II111-115.

132. Rodriguez F, Langer F, Harrington KB, et al: Cutting second-order chords does not prevent acute ischemic mitral regurgitation. *Circulation* 2004;

110(11 Suppl 1):II91-97.

133. Rodriguez F, Langer F, Harrington KB, et al: Importance of mitral valve second-order chordae for left ventricular geometry, wall thickening mechanics, and global systolic function. *Circulation* 2004; 110(11 Suppl 1): II115-122.

134. Kron IL, Green GR, Cope JT: Surgical relocation of the posterior papillary muscle in chronic ischemic mitral regurgitation. *Ann Thorac Surg* 2002; 74(2):600-601.

135. Langer F, Rodriguez F, Ortiz S, et al: Subvalvular repair: the key to repairing ischemic mitral regurgitation? *Circulation* 2005; 112(9 Suppl):I383-389.

136. Matsui Y, Suto Y, Shimura S, et al: Impact of papillary muscles approximation on the adequacy of mitral coaptation in functional mitral regurgitation due to dilated cardiomyopathy. *Ann Thorac Cardiovasc Surg* 2005; 11(3):164-171.

137. Nair RU, Williams SG, Nwafor KU, Hall AS, Tan LB: Left ventricular volume reduction without ventriculectomy. *Ann Thorac Surg* 2001; 71(6): 2046-2049.

138. Menicanti L, Di Donato M, Frigiola A, et al: Ischemic mitral regurgitation: intraventricular papillary muscle imbrication without mitral ring during left ventricular restoration. *J Thorac Cardiovasc Surg* 2002; 123(6): 1041-1050.

139. Moainie SL, Guy TS, Gorman JH III, et al: Infarct restraint attenuates remodeling and reduces chronic ischemic mitral regurgitation after posterolateral infarction. *Ann Thorac Surg* 2002; 74(2):444-449; discussion 9.

140. Acker MA, Bolling S, Shemin R, et al: Mitral valve surgery in heart failure: insights from the Acorn Clinical Trial. *J Thorac Cardiovasc Surg* 2006; 132(3):

568-577, 77 e1-4.

141. Acker MA: Clinical results with the Acorn cardiac restraint device with and without mitral valve surgery. *Semin Thorac Cardiovasc Surg* 2005; 17(4):361-363.

142. Oz MC, Konertz WF, Kleber FX, et al: Global surgical experience with the Acorn cardiac support device. *J Thorac Cardiovasc Surg* 2003; 126(4): 983-991.

143. Daimon M, Shiota T, Gillinov AM, et al: Percutaneous mitral valve repair for chronic ischemic mitral regurgitation: a real-time three-dimensional echocardiographic study in an ovine model. *Circulation* 2005; 111(17): 2183-2189.

144. Kaye DM, Byrne M, Alferness C, Power J: Feasibility and short-term efficacy of percutaneous mitral annular reduction for the therapy of heart failure-induced mitral regurgitation. *Circulation* 2003; 108(15):1795-1797.

145. Liddicoat JR, Mac Neill BD, Gillinov AM, et al: Percutaneous mitral valve repair: a feasibility study in an ovine model of acute ischemic mitral regurgitation. *Catheter Cardiovasc Interv* 2003; 60(3):410-416.

146. Schofer J, Siminiak T, Haude M, et al: Percutaneous mitral annuloplasty for functional mitral regurgitation: results of the CARILLON Mitral Annuloplasty Device European Union Study. *Circulation* 2009; 120(4):326-333.

147. Feldman T, Kar S, Rinaldi M, et al: Percutaneous mitral repair with the MitraClip system: safety and midterm durability in the initial EVEREST (Endovascular Valve Edge-to-Edge REpair Study) cohort. *J Am Coll Cardiol* 2009; 54(8):686-694.

徐 飞　王 欣　译

第 30 章

左室室壁瘤

Donald D. Glower,
James E. Lowe

定义

左心室室壁瘤从严格意义上讲，被定义为左心室的异常舒张轮廓区域伴收缩运动不良或反常膨胀（图 30-1）[1,2]。然而，越来越多的作者倾向于把左心室室壁瘤的定义为：任何扩大的，因室壁无运动或运动不良导致左心室射血分数降低的左心室区域[3-5]。由于心室无运动和运动不良在病理生理学和治疗上相同，这一定义已被认为是可以接受的[4,6]。但最近的研究表明心室无运动和运动不良在最佳治疗方案的选择及远期预后上并不相同[7,8]。在手术过程中，左心室室壁瘤也可以被定义为在左心室减容时折叠的区域[3,6,9]。真性左心室室壁瘤包括全层左心室壁的膨胀扩张，而假性左心室室壁瘤实际上是左心室壁破裂，并被周围心包包裹。

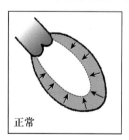
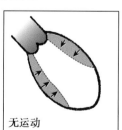
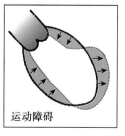
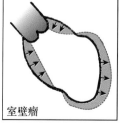

MHI
自然史

室壁瘤

舒张期 ——
收缩期 ------

图 30-1 室壁瘤与左心室其他状态的差别

历史

左心室室壁瘤很早就在尸体解剖中被描述，但直到 1881 年左心室室壁瘤才被认为是冠心病的结果[10]。1951 年，人们第一次通过造影诊断左心室室壁瘤[10]。1912 年，Weitland 第一次通过室壁瘤结扎的方法治疗先天性左心室室壁瘤。1944 年，Beck[11] 描述了通过阔筋膜折叠术治疗左心室室壁瘤的方法。Likoff 和 Bailey[12] 于 1955 年成功地在非体外循环下应用特殊的钳子切除左心室室壁瘤。现代治疗开始于 1958 年，Cooley 等[13] 成功地在体外循环下实施左心室室壁瘤的线性修补。此后，更多的几何学心室重建技术陆续被 Stoney 等[14]、Daggett 等[15]、Dor 等[16]、Jatene[17] 和 Cooley 等[18,19]介绍。

发病率

由于定义的方法不同，心肌梗死患者左心室室壁瘤的发生率为 10% ~35%。冠状动脉外科研究（Coronary Artery Surgery Study，CASS）心导管检查发现，7.6% 的左心室室壁瘤有造影的证据[20]。左心室室壁瘤绝对发病率因心肌梗死后溶栓和血运重建治疗的增加而下降[21,22]。

病因学

英文文献报道中超过 95% 的真性左心室室壁瘤是冠心病和心肌梗死的结果。真性左心室室壁瘤也可源于创伤[23]、Chagas 病（南美洲锥虫病）[24] 或良性淋巴肉芽肿病[25]。先天性左心室室壁瘤非常罕见，常被定义为左心室憩室[26]。

假性左心室室壁瘤通常发生在心肌梗死 5 ~10 天后，心室破裂并被包裹，常继发于回旋支闭塞。假性左心室室壁瘤也可能是由于二尖瓣下心室壁破裂，一般是瓣膜置换过程中切除瓣下结构导致的并发症[27]。假性左心室室壁瘤也可继发于感染性心包炎[28]，或任何左心室、主动脉瓣环或二尖瓣环手术后。

病理生理学

真性左心室室壁瘤的发展包括两个基本阶段，早期扩张和晚期重塑。

■ 早期扩张阶段

早期扩张阶段开始于心肌梗死发生时。心室造影证实，50%的室壁瘤形成于心肌梗死后48小时内，其余发生于梗死后2周内[29]。

真性左心室室壁瘤一般继发于左前降支或右冠状动脉主干急性阻塞的透壁性心肌梗死之后。

在急性心肌梗死和前降支闭塞的患者中，血管造影提示缺乏冠状动脉侧支与室壁瘤形成有很强的相关性[30]，缺乏侧支循环可能是形成运动不良的左心室室壁瘤的必备条件（表30-1）。至少88%的运动不良的室壁瘤是由于前壁梗死，其余源于下壁梗死[10]。后壁梗死导致的局限性运动不良在左心室室壁瘤相对少见。

表30-1 左心室室壁瘤形成的因素

周围心肌收缩力的保存
透壁性心肌梗死
侧支循环的缺乏
再灌注的缺乏
室壁压力增加
高血压
心室扩张
室壁变薄

在无侧支循环的实验性透壁性心肌梗死中，心肌细胞在冠状动脉阻塞19分钟后开始死亡。运动不良的室壁瘤形成几乎都是源于透壁性心肌梗死，并在几小时内表现出梗死区域显著变薄。数天内，至少50%的患者室壁瘤由于纤维素和血栓沉积于心内膜表面小梁上而变得光滑。在梗死区域内大多数心肌细胞坏死，但也经常有存活心肌保留下来。少部分患者在梗死的组织发生血管外出血，进一步影响这部分心肌的收缩和舒张功能。炎性细胞在心肌梗死后2~3天开始浸润梗死区，并在5~10天导致心肌细胞的溶解。电子显微镜证实梗死后数天内心肌细胞自身的胶原蛋白网络崩解。在梗死后5~10天，胶原分解和心肌细胞坏死导致心肌张力强度降到最低点，此时最易出现心室壁破裂。当瘤壁被纤维组织代替后，左心室破裂相对减少。

由于大范围梗死区域心肌收缩能力丧失但周围心肌收缩能力尚保存，造成梗死区的收缩期扩张和变薄。根据Laplace定律（T = Pr/2h），在恒定的心室压力下，P，梗死区弯曲曲线的半径（r）的增大和室壁厚度（h）的减少，两者都导致心肌细胞张力（T）的增加，并使梗死的心室壁进一步被拉长。

相对于正常的心肌，缺血性损伤或梗死的心肌表现出更大的可塑性及延展性，即在恒定的负荷作用一段时间后可以变形

或被拉长[31]。因此在梗死区，增加的收缩期和舒张期室壁压力可使梗死的心肌进行性被拉长（被称为梗死扩张）[32]直到恢复期，心肌的可塑性减小。

梗死区内，没有明显的冬眠心肌存在的透壁性梗死是进一步导致真性左心室室壁瘤的必备因素。造影发现室壁瘤，但存在冬眠心肌的证据（例如Q波的缺乏或在同位素扫描时存在摄取，如Tacotsubo心肌病），经过数天或数周后，大多不表现为严格意义上的真性左心室室壁瘤[33,34]。

由于舒张期扩张或前负荷的增加，以及儿茶酚胺类物质水平的升高，左心室室壁瘤内残余的存活心肌纤维进一步缩短，并最终形成心肌肥大[35]。这种加剧的缩短和增加的室壁压力，加大了非梗死心肌和整个左心室的氧耗。

左心室室壁瘤增加局部室壁压力的同时，也增加心室氧耗和心室容量负荷。由于每搏排出量的一部分进入室壁瘤，而没有通过主动脉瓣射出，前向的心排出量也进一步降低。外部搏动功（容量×压力）的下降以及心肌氧消耗的增加，使左心室的净机械效率（外部搏动功—心肌氧消耗）减少。

左心室壁瘤可同时造成收缩期和舒张期心室功能障碍。舒张期功能障碍是由于室壁瘤的扩大和纤维化，室壁僵硬加重，损害舒张期充盈并增加左心室舒张末压力而引起的。

■ 晚期重塑阶段

室壁瘤的重塑阶段始于梗死发生后2~4周，此时高度血管化的肉芽组织开始形成。梗死6~8周后，这种肉芽组织逐渐被纤维组织代替。随着心肌细胞被纤维组织广泛替代，失去心肌细胞的室壁开始变薄。在较大的梗死内，细小瘢痕中常有附壁血栓排列出现[36]。

动物实验显示急性心肌梗后，应用硝酸酯类药物治疗8周可减少心室负荷，同时减缓预期梗死区的变薄、梗死扩张及未梗死心肌的肥大[37]。然而，梗死后仅2周的硝酸酯类药物治疗并不能阻止室壁瘤形成。这项观察强调了梗死后2~8周晚期重塑的重要性。血管紧张素转换酶抑制剂（angiotensin-converting enzyme inhibitor，ACEI）也可减少梗死扩张和继发的室壁瘤的进展。动物实验显示ACEI类药物可非特异性抑制心肌肥大，但抑制周围心肌代偿肥大有益还是有害尚不清楚。对小鼠静脉注射心房钠尿肽4周也可以改善心室功能，延缓心室扩张及纤维化[39]。

冠状动脉再灌注的缺乏是左心室室壁瘤形成的必备条件。人类梗死血管的再灌注，无论是通过自发的[33]、溶栓[40]、或血运重建[41]的方式，都已证明可以降低室壁瘤发生率。由此我们可以推测在心梗发生2周内对冠状动脉进行血运重建治疗，通过改善血流延缓成纤维细胞移行入梗死心肌内，可以防止室壁瘤形成。这也证明了梗死后心肌的晚期重塑在室壁瘤发展中的作用[42]。

心律失常如室性心动过速可以发生在室壁瘤形成过程中的任何时间，并且所有这些患者存在异种心室肌中折返传导途径的基质。这些通路常分布在围绕室壁瘤的边界区域内（第54章）。

自然病程

一组40例患者随诊5年的研究结果表明，无症状的运动

不良的室壁瘤经药物治疗有良好的预后[2]。在 18 例最初无症状的患者中，6 例发展为心功能 II 级，而 12 例始终无症状，这组患者 10 年生存率达 90%。但有症状患者的 10 年生存率只有 46%（图 30-2）。

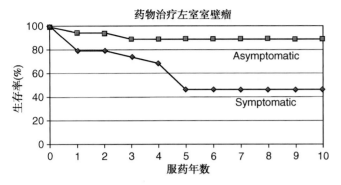

药物治疗左室室壁瘤

图 30-2　药物治疗对于有症状组（A 组）及无症状组（B 组）左室室壁瘤患者生存率的差别

尽管早期尸检研究提示药物治疗运动不良的左心室室壁瘤的患者预后相对较差（5 年生存率为 12%），但最近研究报道 5 年生存率为 47% ～ 70%[2,20,43~45]。死亡原因包括心律失常（44%）、心力衰竭（33%），再发心肌梗死（11%），以及非心脏原因（22%）[2]。无运动的左心室室壁瘤与运动不良的左心室室壁瘤相比，自然病程讨论的较少。

对于药物维持的运动不良的左心室室壁瘤，其生存率影响因素包括：年龄、心力衰竭评分、冠状动脉病变的范围、心绞痛的持续时间、既往心肌梗死病史、二尖瓣反流、室性心律失常、室壁瘤大小、残余心室的功能及左心室舒张末压力等[2,45]。心肌梗死后 48 小时内形成室壁瘤提示预后不良[29]。

一般而言，室壁瘤患者血栓栓塞的风险率较低（每例患者每年 0.35%）[43]，所以通常并不推荐长期抗凝治疗。然而在 50% 心肌梗死后经超声心动图发现附壁血栓的患者中，平均随诊时间 24 个月，19% 出现血栓栓塞[46]。对于这些患者，有必要进行抗凝治疗并且进行严密的超声心动图随诊。心房纤颤和巨大室壁瘤均是血栓栓塞的附加危险因素。

对左心室假性室壁瘤的自然病程讨论较少。慢性左心室假性室壁瘤的直接破裂并没有人们想象的那么常见[47]。左心室假性室壁瘤的破裂常见于急性期或巨大假性室壁瘤[48]。左心室假性室壁瘤与真性室壁瘤的临床表现相似，表现为左心室的容量负荷的增加或者导致栓塞或心内膜炎。也有报道称，继发于心脏手术的左心室假性室壁瘤可压迫毗邻结构，比如肺动脉或食管等。

临床表现

心绞痛是大多数左心室室壁瘤患者手术后最常见的症状。由于在这些患者中，冠状动脉 3 支病变者占 60% 或更多，所以术后会有心绞痛频繁发作也就不足为奇了[49]。

呼吸困难是室壁瘤患者第二种最常见的症状，常在心室壁梗死达到或超过 20% 时出现。呼吸困难的发生可能是收缩功能降低和舒张功能障碍共同作用的结果。

将近 1/3 的患者会出现心房纤颤或室性心律失常，导致心悸、晕厥或猝死，或心绞痛恶化及呼吸困难[49]。血栓栓塞并不常见，但可导致脑卒中、心肌梗死或肢体及内脏缺血。

诊断

心电图可见前壁导联 Q 波形成，伴有持续前壁 ST 段抬高（图 30-3）。胸部 X 光片可见左心室扩张和肥大（图 30-4），但胸片对室壁瘤诊断通常不具有特异性。

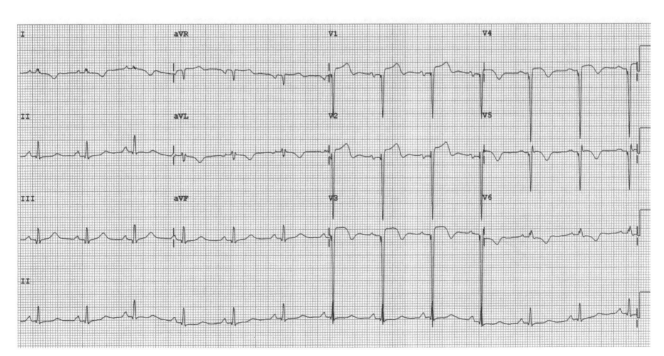

图 30-3　心电图显示一位 72 岁的男性左室室壁瘤患者，ST 段持续性抬高伴有病理性 Q 波形成

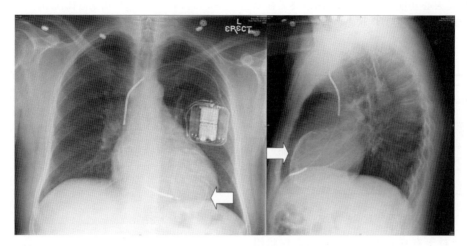

图 30-4 患者正侧位胸片显示患者左室室壁瘤伴有钙化形成

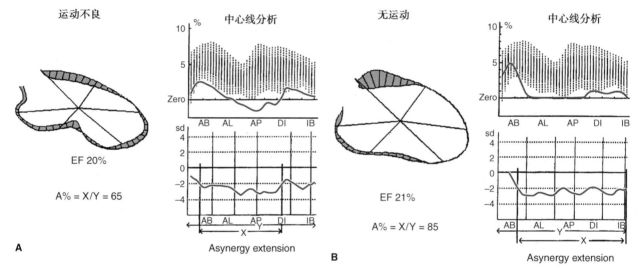

图 30-5 运动不良（A）和无运动（B）左心室室壁瘤术前中心线分析举例。垂直线表示不协调范围 EF = 射血分数，AB = 前基底，AL = 前侧，AP = 心尖，DI = 膈面，IB = 后基底

左心室造影是诊断左心室室壁瘤的金标准。确诊表现为大范围的，不连续、运动不良（或无运动）的室壁瘤区域，通常位于前间壁-心尖部。左心室造影亦可偶见附壁血栓的存在。左心室室壁瘤可以通过在右前斜位30度左心室造影，用左心室壁运动的中心线分析法进行定量的分析[5]。超过2个节段收缩低于正常标准可被定义为室壁瘤（图30-5）[50]。向外运动部分被定义为运动不良，而剩余壁瘤部分被定义为无运动。通过计算 A% 值，能得出室壁瘤占总左心室周长的比值[5]。

二维超声心动图对诊断左心室室壁瘤的敏感性及特异性均较高（图30-6）。同时还可以发现附壁血栓和二尖瓣反流。而且超声心动图通过发现心室壁的缺损可以提示假性室壁瘤，有助于真性室壁瘤与假性室壁瘤的鉴别诊断。

磁共振（MRI）是评价左心室室壁瘤存在时左心室容积的最可靠的方法[51]。磁共振成像（MRI）能够准确地描述左心室室壁瘤，并是发现附壁血栓的可靠手段[51]。目前即使应用 MRI 检查，准确区分真性与假性室壁瘤也是很困难的。[52] 门控放射性核素血管造影能准确地发现左心室室壁瘤，铊显像或正电子发射断层扫描（PET）有助于分辨早期梗死后真性室壁瘤与可逆性功能障碍的冬眠心肌。

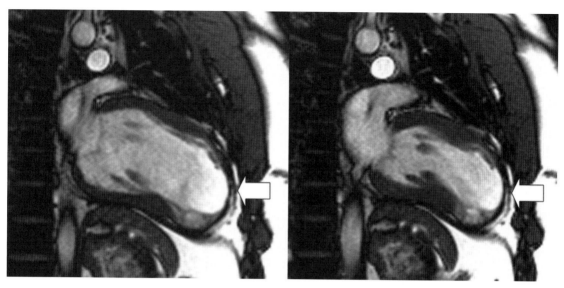

图 30-6　磁共振显示左心室室壁瘤在舒张（左图）及收缩（右图）时的状态

手术指征

因为无症状的左心室室壁瘤有相对较好的预后[2]，所以对慢性无症状室壁瘤没有手术治疗指征。对低危险因素的室壁瘤患者，有研究者报道在冠状动脉手术的同时，可一期修补大的，症状轻微的室壁瘤[10,53]。另一方面，对有心绞痛，充血性心力衰竭或特定的室性心律失常患者可积极手术（第 57 章）（表 30-2）。对于这些有症状的患者手术治疗可提供比药物更好的结果。

表 30-2　室壁瘤的相对手术指征

确诊处于扩张状态/巨大的室壁瘤
心绞痛
充血性心力衰竭
心律失常
破裂
假性室壁瘤
先天性室壁瘤
栓塞

运动不良和无运动左心室室壁瘤导致心室显著扩大，左心室收缩容积指数超过 80ml/m²，舒张末容积超过 120ml/m²，手术治疗的意义较大。但是由于技术的局限，这些容积标准是很难被定义和测量的。研究数据显示无论室壁瘤无运动或是运动不良，对结果都没有影响，所以 Dor 等认为运动不良不是室壁瘤修补的必要条件[4,5]。尽管如此，目前唯一一个关于室壁瘤的随机对照研究（STICH 研究）表明，室壁瘤相对较小，无运动节段较少（舒张末容积指数 82ml/m²，前壁累积范围 50%~56%）的患者生存率及症状改善的获益均较大。

手术指征也包括存活的心脏破裂被包裹的患者，无论其是否伴有假性室壁瘤形成。急性或巨大的假性室壁瘤（无论是否有症状）有破裂的趋势，都应行手术治疗[47,48,54]。同样地，不论有无症状，先天性室壁瘤也有破裂的可能，也应行手术修

补。药物治疗栓塞患者有再次发生血栓栓塞也是手术治疗的指征。对无症状的患者，室壁瘤巨大或经证实扩张的，是否应进行手术目前尚无定论。

左心室室壁瘤手术的相对禁忌证，包括极端的麻醉风险、室壁瘤以外的剩余心肌功能受损、静息心脏指数小于 2.0L/（min·m²）、严重的二尖瓣反流、非透壁性心肌梗死的证据（冬眠心肌），以及分界不清晰的非孤立的未变薄的室壁瘤。此类患者基底段的射血分数会高估整个心脏的实际功能，会对手术指征的判断产生偏差[55]。

血运重建对治疗左心室室壁瘤的作用不确定，对于冠脉解剖适于手术、单支或双支病变、无手术禁忌证、或是无症状的缺血患者可考虑同期完成。

术前准备

所有确定手术的患者均应行右心和左心导管检查，以及冠状动脉造影和左心室造影。心导管发现 2+ 或更严重的二尖瓣反流，应该做超声心动图以评价二尖瓣功能并排除瓣膜本身的病变，从而决定是否行二尖瓣成形。MRI 检查有助于进一步评价左室容积，指导术中左室成形的范围[51]。

对任何伴有室性心动过速或室颤的患者，术前应行心脏电生理检查。对术前不伴有室性心动过速的患者是否行电生理检查尚有异议，因为手术后室性心律失常发生率较低，而且不能通过手术中切除心内膜得到改善[10]。电生理检查并不能发现发生在心肌梗死 6 周内的多形性室性心动过速[10]。

手术技术

一般技术

左心室室壁瘤手术需要的体外循环和相应的麻醉技术，与冠状动脉旁路移植术基本相同。麻醉诱导气管插管，心电图监护，并留置 Foley 尿管、桡动脉测压、Swan-Ganz 导管等。胸

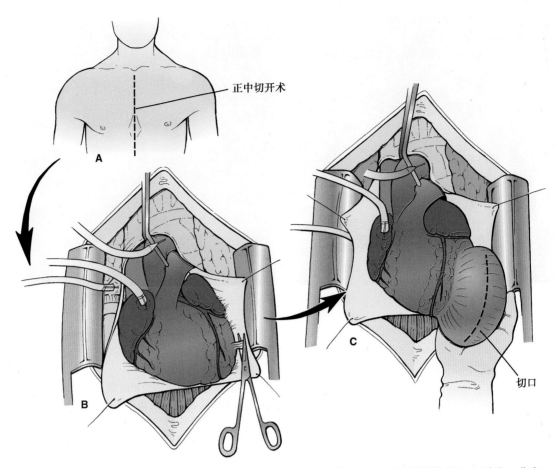

图30-7　经胸骨正中切口显露室壁瘤，升主动脉和右心房插管。经右上肺静脉放置左心引流。分离心包粘连，切开室壁瘤

骨正中切口开胸，给予肝素。并取大隐静脉或动脉移植物备用。

在升主动脉插管后，体外循环开始。一般在右心房插单根二级插管，如果需要打开右心室，则行上下腔静脉插管。必要时可行心外膜标测。探查确定变薄的左心室壁范围，一般在距前降支3~4cm的前壁，沿心室纵轴直线切开（图30-7）。左心室被打开后（图30-8），仔细清除所有附壁血栓，如需要可行心内膜标测。在血栓清除后，经右上肺静脉与左心房连接处放置左心引流。确定需要搭桥的靶血管。如果存在心内膜瘢痕，应予以切除，然后重复心内膜标测。术中标测完成前，体温应维持在37℃，之后降温至28~32℃。

阻断升主动脉，用冷停搏液顺灌注使心脏停搏。个别病例主动脉不钳夹，整个手术在低温诱颤状态下完成。左心室室壁瘤修补所采取的技术将在下面介绍。吻合冠状动脉远端，然后开放升主动脉[56]。患者取头低脚高体位（Trendelenburg位），心脏还血，膨肺，气体经升主动脉和左心室排气管排空。复温，并吻合冠状动脉近端。当体温达到正常时，如需要可再重复电生理检查。临时起搏导线放置在右心房和右心室，体外循环停止，中和肝素。拆除体外循环管道，常规关胸。

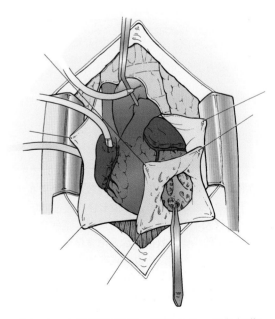

图30-8　室壁瘤被切开，清除血栓，避免损伤乳头肌

停止体外循环过程经常需要一定量的血管活性药辅助。比较常用的是多巴胺 5μg/(kg·min)、硝酸甘油防止冠状动脉痉挛，硝普钠减轻后负荷。主动脉内球囊反搏（IABP）在心室功能边缘状态时应用。术中经食管超声心动图可评价左心室功能并发现残余心室内的气体。

由于此类患者心室的顺应性较差，血管活性药剂量增加并不能显著增加心排出量，并能导致心律失常和严重的心动过速，伴随以随之而来的低钾血症与低镁血症。术中和术后的室性心律失常都应积极使用利多卡因拮抗。由于心室功能下降，对于静脉补液的耐受性极低，故在关胸前尽量避免快速补液。由于左心室舒张功能有限，每搏排出量几乎是固定的，静息状态下心率为 90～115 次/分，通常保持心脏指数接近 2.0L/(min·m²)。

以往的经验表明，手术结束时左室腔的大小和患者的远期预后直接相关。

■ 折叠术

折叠法处理室壁瘤，只适用于无附壁血栓的极小室壁瘤。用两层 0 号单股缝合线穿过室壁瘤壁将四氟乙烯毡片条缝在两侧，要求缝合确切，重建相对正常的左心室外形，而且要求包括全部室壁瘤组织。

■ 线性闭合

在清除所有附壁血栓后，修剪室壁瘤，保留 3cm 边缘瘢痕便于重建正常的左心室外形（图 30-9）。注意不要切除过多的室壁，以免过度减少心室腔。在闭合室壁前，用 2-0 的缝线环缩室壁瘤颈到适当大小[14]。用两层 1.5cm 宽毡垫片垂直闭合前壁室壁瘤缺损，0- 号缝线水平褥式缝合两层，最后用大针

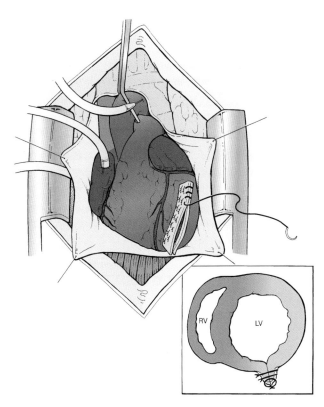

图 30-10　线性修补。用垂直闭合室壁瘤壁两侧加毡片。用单股 0 号线间断做 2 层垂直褥式缝合，再用单股 2-0 做 2 层连续缝合加固

2-0 缝线垂直缝合两层（图 30-10）。对于较少见的后壁室壁瘤也可用相似的方法重建[57]。

■ 圆形补片

圆形补片修补一般适用于下壁或后壁室壁瘤，也可应用在前壁的室壁瘤。切开室壁瘤（图 30-11），清除血栓和室壁瘤后（图 30-12），修剪涤纶布补片，要求补片比心室切口直径大 2cm。穿过心室切缘和补片，用带垫片的 0 号单股缝线间断水平褥式缝合，垫片置于心室腔外（图 30-13）。缝线打结，间断补针或用 2-0 单股线连续缝合第二层止血。

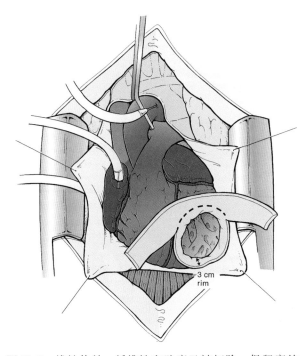

图 30-9　线性修补。纤维性室壁瘤已被切除，保留宽约 3cm 与正常心肌相连的纤维性瘤壁边缘

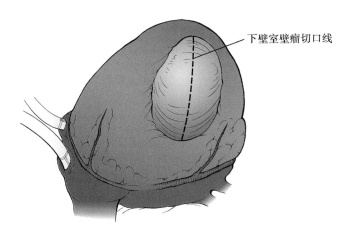

图 30-11　圆形补片修补。切开室壁瘤壁。显示下壁室壁瘤

■ 心室内补片

心室内补片技术适用于前壁室壁瘤，但不太适用于下壁或后壁室壁瘤，后两者可应用圆形补片技术。血栓清除后，用2-0聚丙烯缝线连续缝合壁瘤边缘，调整左室容积至适宜大小[4,17,50,55]。可用塑料或球囊模具（Chase Medical，Richardson，Texas）协助确定合适的左室容积，控制左室舒张末容积指数为50～60ml/m²。假如剩余心室缺损小于3cm，可以直接做线性闭合[17]。更为常见的方法是把补片（牛心包、涤纶织物或多聚四氟乙烯）剪裁至合适大小，固定在室壁瘤边缘，以恢复正常心室大小和几何形状（图30-14）。围绕补片周围用3-0聚丙烯连续缝合，再于3或4个位置与室壁瘤周围的正常心肌间断缝合加固。补片可能延伸到室间隔上[4,50,55]，或室壁瘤间隔被折叠[17]。再用3-0缝线间断补针使补片平整。注意不要使乳头肌扭曲。修剪瘤壁边缘，用不带垫片的2-0单股缝线做双层连续缝合，覆盖补片，关闭瘤壁（图30-15）。

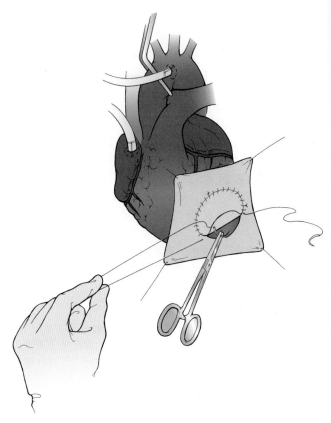

图30-14　心内补片修补。不切除室壁瘤壁，将聚四氟乙烯毡片在心室缺损边缘固定3-4点，然后用3-0滑线做联系缝合。再用3-0带垫片滑线做间断水平褥式缝合止血

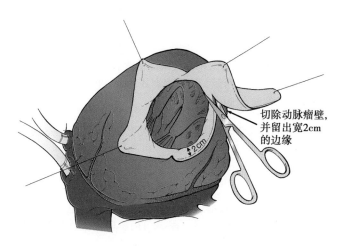

图30-12　圆形补片修补。室壁瘤已被切除，保留距正常心肌2cm的纤维瘤壁边缘

切除动脉瘤壁，并留出宽2cm的边缘

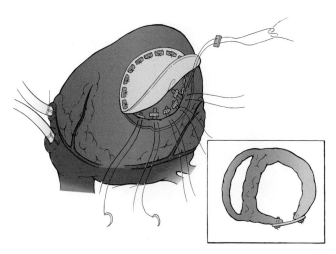

图30-13　圆形补片修补。涤纶补片闭合室壁瘤壁缺损，用带垫片的2-0滑线做间断水平褥式缝合

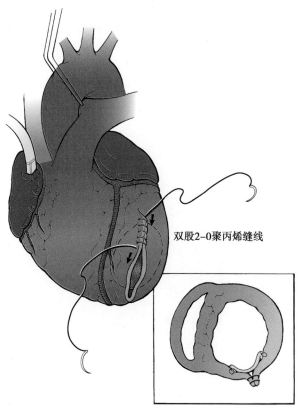

双股2-0聚丙烯缝线

图30-15　心内补片。切除多余的室壁瘤壁组织，双层聚四氟乙烯毡片为垫片闭合室壁瘤。用2-0滑线做双层连续缝合

与线性和圆形补片技术比较，心室内补片技术有一定优势。心室内补片保留前降支为旁路移植提供可能，而且没有人工材料，避免严重的心包粘连。此技术有助于室间隔补片，适用于急性梗死的脆弱组织[10,19,58,59]。

其他心室重塑技术

除以上介绍的左心室梗死组织切除和（或）用垫片组织代替的技术外，另一个选择是改变梗死瘢痕的生物特性。在保留的梗死瘢痕中（无论是否是室壁瘤的一部分）种植肌源细胞或干细胞，他们提供恢复心肌质量和收缩的潜力。这种技术被称为细胞心肌成形，目前仅限于临床实验[60]。动物实验表明，通过应用肌源细胞、干细胞分化的肌细胞，甚至应用纤维细胞，细胞心肌成形技术能成功改善左心室整体的功能和几何形态[61-63]。只有肌源细胞或干细胞分化的肌细胞能改善局部心室收缩功能。细胞心肌成形可通过在冠状动脉血运重建时直接注射细胞，或者在心导管室经冠状动脉或心肌内注射完成。在欧洲已经在人体上成功验证了经皮穿刺注射设备直接向心尖注射后的治疗效果（Cardiokinetix，Redwood City，CA）。

冠状动脉血运重建

冠状动脉血运重建的方法和常规冠状动脉旁路移植术相同。应用心室内补片法时由于保留了前降支可以考虑将左侧乳内动脉移植至前降支。

二尖瓣反流

二尖瓣反流的严重程度应该在术中体外循环开始前，经食管超声心动图进行评价。术前左室射血功能下降越严重越应行二尖瓣手术（图30-16）[64]。也可以在修补室壁瘤前从心室面探查二尖瓣情况。经心室二尖瓣修补，可用带垫片聚丙烯缝线缝合在瓣膜两个交界部，以减少瓣环周长[57]。此技术可以达到满意的近期结果，但长期结果尚不明确。通常在完成远端冠状动脉吻合之后和开放主动脉阻断钳之前，通过左心房切口进行二尖瓣成形。如果二尖瓣反流结果是由于瓣环扩张和瓣叶对合不良（Carpentier Ⅲ B 型）引起，应行 Carpentier 二尖瓣瓣环成形术。

心脏移植

对于左室功能严重受损，症状严重的患者，心脏移植是一个可以考虑的治疗手段。手术的生存率及对症状的改善都是比较理想的，但与常规手术相比费用较高[66]。

假性心室壁瘤

假性心室壁瘤修补，应根据室壁瘤的部位和大小，采用与真性室壁瘤同样的技术。圆形补片技术可用于一部分典型的，有狭窄颈部的下壁室壁瘤。通常假性室壁瘤的瘤壁不能直接缝合。

心室破裂

任何上述技术均可用于治疗包裹的心室破裂。由于破裂后5～10天，梗死的组织变脆，闭合较困难。心室内补片技术较好地适用于这种不常见的手术，因为补片能缝在正常心内膜边缘，它与破裂部位有一定距离。也有报道在破裂部位心外膜粘生物补片患者成功存活的病例。

早期结果

院内死亡率

我们统计了 1972-1987 年[21]，3439 例左心室室壁瘤手术及 2002-2004 年 731 例左室成形手术的并发症，住院死亡率分别为 9.9% 及 9.3%（2%～19%）[18]。近期的多项研究显示不论应用补片修补[10,19,64,68,69]或线性闭合[22,53,69]，住院死亡率均可下降至 3%～7%。最常见住院死亡的原因是左心室衰竭，其中 64% 的患者死亡[53]。

住院死亡的危险因素包括高龄[21,53,64,67,69]、不完全血运重建[53]、心力衰竭分级增加[21,67,69-71]、女性[21,67]、急诊手术[21]、射血分数低于 20%～30%[64,69,70]、同时行二尖瓣置换术[10,19,64,67]、术前心脏指数小于 2.1L/（min·m²）[2,5,67]、平均肺动脉压大于 33mmHg[5]、血肌酐大于 1.8mg/dl[5] 以及未应用乳内动脉等[71]。

院内并发症

最常见的院内并发症如表 30-3 所示，包括低心排、室性心律失常和呼吸衰竭[21,22,68,67,69,72]。低心排可能更常见于术中标测定位造成围手术期心脏损害的患者[73]。

表 30-3　室壁瘤修补术院内相关并发症

低心排	22%～39%
室性心律失常	9%～19%
呼吸衰竭	4%～21%
出血	4%～7%
糖尿病导致的肾衰竭	4%
脑卒中	3%～4%

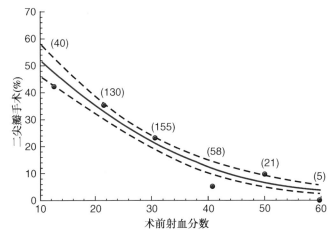

图30-16　术前射血分数与二尖瓣手术相关性

■ 左心室功能

最近20年大量资料显示，大多数行左心室室壁瘤手术患者，左心室功能能得到改善。无论是线性修补[6,11,74~76]、补片修补[16,19,64,77~80]还是手术均可改善射血分数（图30-17）。这两种技术都减少舒张末和收缩末容积[64,75,78,80]并改善运动反应[19,76]（图30-18）。室壁瘤修补总体上也改善舒张期充盈，左心室舒张期顺应性左心室收缩力和有效动脉倒电容（Ea）[35,79~82]。但近期研究显示对于部分室壁瘤切除范围较大、左室较小、术前巨大左室运动不良室壁瘤的患者，手术对于左室功能的改善有限，甚至会导致左室舒张顺应性降低[83]。

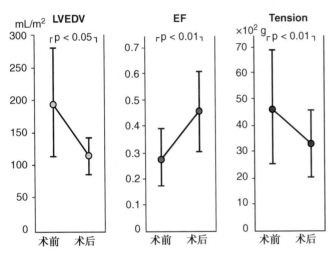

图30-17　室壁瘤线性切除效果。左室舒张末容积（LVED），射血分数（EF），室壁张力（Tension）

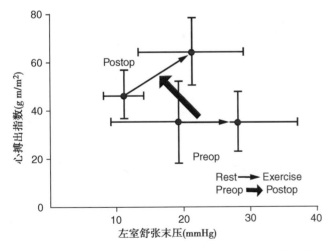

图30-18　心搏出指数和左室舒张末压力之间的关系。线性室壁瘤切除术前（preop）和术后（postop），静息（Rest）和运动（Exercise）时的情况。心搏出指数仅在术后运动时增加

目前争论集中在补片技术是否比线性闭合有更好的效果。Stoney等[14,84]着重强调较好的心室几何形态重建能降低左心室壁瘤舒张末压力。Hutchins和Brawley[85]通过尸检第一次指出，在线性闭合后有些患者的心室容积严重减少并变形，鉴于此，作者认为符合几何形状的修补方法可能能够避免此类问题。尽管没有对这两种方法结果比较的前瞻性研究，但比较有经验的中心都推荐使用补片技术，可以改善症状，增加心排出量，显著增加射血分数[10,19,86]。可在其他回顾性比较中，接受线性和补片修补患者术后症状、射血分数、超声心动心室大小以及远期生存率之间无明显差异[75,86~89]。在一个模拟室壁瘤修补的动物模型中，Nicolosi等[83]发现线性和补片修补对左心室收缩和舒张功能的影响没有差别。两组报告称，使用补片修补技术后手术死亡率增加，可能是由于左室减容过度导致[90,91]。同时另一些报道显示，从线性修补改为补片修补后患者的生存率提高[92]一项META分析显示，随着经验的逐渐积累，近期应用补片技术的手术成功率明显提高[86]。

对室壁瘤修补术后心室功能的长期改善状况仍没有定论。动物和人类均表现经过6周至6个月，可以初步改善射血分数、心室容积减少，心室舒张压下降[93,94]，但有持续性二尖瓣反流的患者除外。

尽管补片和线性修补技术不同，两者都能取得良好的功能结果。引用两种技术结果不理想的原因主要是由于左心室腔容积过度减少，导致每搏排出量下降和舒张期充盈受损[85,94]。补片过小将减少每搏排出量，影响舒张期充盈，然而补片过大则减少射血分数并增加室壁压力（图30-19）。

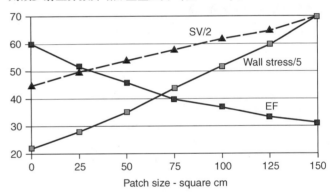

图30-19　计算机预测在心室腔压力100mmHg时，补片大小对每搏输出量（SV）、射血分数（EF）及室壁压力（Wall stress）（后负荷）的影响。预测基于动物模型模拟的室壁瘤修补，忽略后负荷对每搏输出量的影响。在实际中，后负荷增加时心肌收缩力下降，只有当心室容积增加，心肌收缩储备足够克服后负荷时，补片重建才能增加每搏输出量

远期结果

■ 生存率

由于患者之间的差异，左心室室壁瘤术后生存率差别很大。最近报道的5年生存率为58%～80%[6,70]，10年总生存率34%[70]，10年心脏生存率57%[53]（图30-20）。心脏原因导致的远期死亡占57%[73]，大多数心脏死亡原因是新发的心肌梗死。在室壁瘤CASS研究中，患者随即分为药物治疗组和手术治疗组（大多数患者症状轻微），除3支病变患者外，两组之间的生存率无明显差异[45]。3支病变的患者接受手术治疗可获得更好的生存率（图30-21）。

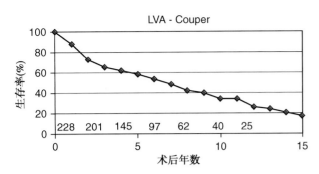

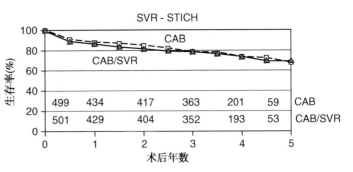

图 30-20　303 名患者接受左室室壁瘤重塑手术后的生存率状况（左图）。1000 名患者随机分组接受冠状动脉旁路移植术及冠状动脉旁路移植术同期行左室室壁瘤重塑后生存率状况比较（右图）

影响远期结果的术前危险因素包括：年龄、心力衰竭分级、射血分数值小于 35%、胸部 X 线检查显示心脏扩大、左心室舒张末压力大于 20mmHg 和二尖瓣反流[45,53,73]（图 30-22，图 30-23）。

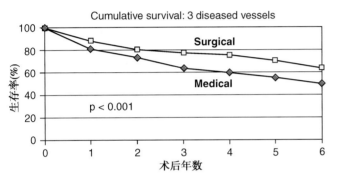

图 30-21　左心室室壁瘤合并冠状动脉三支病变患者接受手术及药物治疗后生存率状况比较

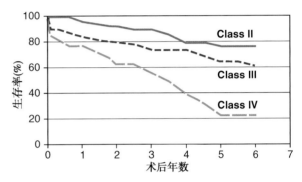

图 30-22　术前心功能分级（NYHA 分级）对室壁瘤修补及冠脉再血管化术后生存率的影响

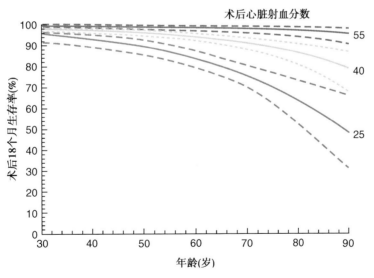

图 30-23　线性图显示室壁瘤重塑后 18 个月生存率与患者年龄及术后心脏射血分数之间的关系

作为一项前瞻性的随机对照研究，STICH 研究入选了 1000 名射血分数小于 35%，需要左室左室重塑的患者，结果显示，左室重塑并未提高搭桥手术后的生存率。STICH 研究总体结果未看到获益的主要原因可能是研究排除了较大的无运动室壁瘤患者[7,8]。尽管未经最终证实，目前已有的证据显示，较大的、经典的、无运动室壁瘤患者与较小的、节段性运动不良的室壁瘤患者相比更能从左室重塑手术中获益[8]。

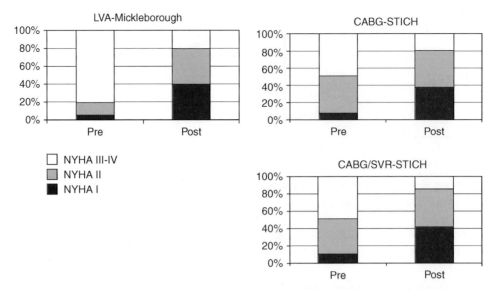

图 30-24　图示随机对照的 STICH 研究对比仅接受冠脉旁路移植术与接受冠脉旁路移植术同时行心室重塑患者术前及术后近期随访心衰症状分级（NYHA 分级）情况

症状改善情况

研究结果肯定，术后症状相对于手术前可以得到改善[6,74]（图 30-24）。Elefteriades 等[74] 的研究中应用线性修补，患者术后平均心绞痛分级从 3.5 降至 1.2，平均心力衰竭分级从 3.0 降至 1.7。在随机的 CASS 研究中，左心室室壁瘤手术治疗比药物治疗能更好地改善患者的心衰分级。因心力衰竭再住院的患者，手术治疗组少于药物治疗组[45]。18 个月内 85% 的患者可免于因心衰再次住院治疗，再次住院的高峰在 2～4 个月[64]。Prucz 在较小的，非随机，病例对照研究中发现左室重塑可以降低搭桥患者的再次住院治疗比例[95]。STICH 研究发现是否行冠状动脉旁路移植术对患者症状及生活质量的改善没有影响[7,96]（图 30-24）。同时 STICH 研究发现行左室重塑会显著增加住院费用约 ＄14500（或 26%）[96]。

参考文献

1. Rutherford JD, Braunwald E, Cohn PE: Chronic ischemic heart disease, in Braunwald E (ed): *Heart Disease: A Textbook of Cardiovascular Medicine.* Philadelphia, Saunders, 1988; p 1364.
2. Grondin P, Kretz JG, Bical O, et al: Natural history of saccular aneurysm of the left ventricle. *J Thorac Cardiovasc Surg* 1979; 77:57.
3. Buckberg GD: Defining the relationship between akinesia and dyskinesia and the cause of left ventricular failure after anterior infarction and reversal of remodeling to restoration. *J Thorac Cardiovasc Surg* 1998; 116:47.
4. Dor V, Sabatier M, DiDonato M: Efficacy of endoventricular patch plasty in large postinfarction akinetic scar and severe left ventricular dysfunction: comparison with a series of large dyskinetic scars. *J Thorac Cardiovasc Surg* 1998; 116:50.
5. DiDonato M, Sabatier M, Dor V, et al: Akinetic versus dyskinetic postinfarction scar: relation to surgical outcome in patients undergoing endoventricular circular patch plasty repair. *J Am Coll Cardiol* 1997; 29:1569.
6. Mickleborough LL, Carson S, Ivanov J: Repair of dyskinetic or akinetic left ventricular aneurysm: results obtained with a modified linear closure. *J Thorac Cardiovasc Surg* 2001; 121:675.
7. Jones RH, Velazquez EJ, Michler RE, et al: Coronary bypass surgery with or without surgical ventricular restoration. *NEJM* 2009; 360:1705.

8. DiDonato M, Castelvecchio S, Kukulski T, et al: Surgical ventricular restoration: left ventricular shape influence on cardiac function, clinical status, and survival. *Ann Thorac Surg* 2009; 87:455.
9. Cox JL: Left ventricular aneurysms: pathophysiologic observations and standard resection. *Sem Thorac Cardiovasc Surg* 1997; 9:113.
10. Mills NL, Everson CT, Hockmuth DR: Technical advances in the treatment of left ventricular aneurysm. *Ann Thorac Surg* 1993; 55:792.
11. Beck CS: Operation for aneurysm of the heart. *Ann Surg* 1944; 120:34.
12. Likoff W, Bailey CP: Ventriculoplasty: excision of myocardial aneurysm. *JAMA* 1955; 158:915.
13. Cooley DA, Collins HA, Morris GC, et al: Ventricular aneurysm after myocardial infarction: surgical excision with use of temporary cardiopulmonary bypass. *JAMA* 1958; 167:557.
14. Stoney WS, Alford WC Jr, Burrus GR, et al: Repair of anteroseptal ventricular aneurysm. *Ann Thorac Surg* 1973; 15:394.
15. Daggett WM, Guyton RA, Mundth ED: Surgery for post-myocardial infarct ventricular septal defect. *Ann Surg* 1977; 86:260.
16. Dor V, Saab M, Coste P, et al: Left ventricular aneurysm: a new surgical approach. *Thorac Cardiovasc Surg* 1989; 37:11.
17. Jatene AD: Left ventricular aneurysmectomy: resection of reconstruction. *J Thorac Cardiovasc Surg* 1985; 89:321.
18. Cooley DA: Ventricular endoaneurysmorrhaphy: a simplified repair for extensive postinfarction aneurysm. *J Cardiac Surg* 1989; 4:200.
19. Cooley DA, Frazier OH, Duncan JM, et al: Intracavitary repair of ventricular aneurysm and regional dyskinesia. *Ann Surg* 1992; 215:417.
20. Faxon DP, Ryan TJ, David KB: Prognostic significance of angiographically documented left ventricular aneurysm from the Coronary Artery Surgery Study (CASS). *Am J Cardiol* 1982; 50:157.
21. Cosgrove DM, Lytle BW, Taylor PC, et al: Ventricular aneurysm resection: trends in surgical risk. *Circulation* 1989; 79(Suppl I):97.
22. Coltharp WH, Hoff SJ, Stoney WS, et al: Ventricular aneurysmectomy: a 25-year experience. *Ann Surg* 1994; 219:707.
23. Grieco JG, Montoya A, Sullivan HJ, et al: Ventricular aneurysm due to blunt chest injury. *Ann Thorac Surg* 1989; 47:322.
24. de Oliveira JA: Heart aneurysm in Chagas' disease. *Revista Instit Medic Trop Sao Paulo* 1998; 40:301.
25. Silverman KJ, Hutchins GM, Bulkley BH: Cardiac sarcoid: a clinicopathological study of 84 unselected patients with systemic sarcoidosis. *Circulation* 1978; 58:1204.
26. Davila JC, Enriquez F, Bergoglio S, et al: Congenital aneurysm of the left ventricle. *Ann Thorac Surg* 1965; 1:697.
27. Antunes MJ: Submitral left ventricular aneurysms. *J Thorac Cardiovasc Surg* 1987; 94:241.

28. de Boer HD, Elzenga NJ, de Boer WJ, et al: Pseudoaneurysm of the left ventricle after isolated pericarditis and Staphylococcus aureus septicemia. *Eur J Cardio-Thorac Surg* 1999; 15:97.

29. Meizlish JL, Berger MJ, Plaukey M, et al: Functional left ventricular aneurysm formation after acute anterior transmural myocardial infarction: incidence, natural history, and prognostic implications. *NEJM* 1984; 311:1001.

30. Forman MB, Collins HW, Kopelman HA, et al: Determinants of left ventricular aneurysm formation after anterior myocardial infarction: a clinical and angiographic study. *J Am Coll Cardiol* 1986; 8:1256.

31. Glower DD, Schaper J, Kabas JS, et al: Relation between reversal of diastolic creep and recovery of systolic function after ischemic myocardial injury in conscious dogs. *Circ Res* 1987; 60:850.

32. Eaton LW, Weiss JL, Bulkley BH, et al: Regional cardiac dilation after acute myocardial infarction: recognition by two-dimensional echocardiography. *NEJM* 1979; 300:57.

33. Iwasaki K, Kita T, Taniguichi G, Kusachi S: Improvement of left ventricular aneurysm after myocardial infarction: report of three cases. *Clin Cardiol* 1991; 14:355.

34. Leurent G, Larralde A, Boulmier D, et al: Cardiac MRI studies of transient left ventricular apical ballooning syndrome (Takotsubo cardiomyopathy): a systematic review. *Int J Cardiol* 2009; 135:146.

35. Sakaguchi G, Young RL, Komeda M, et al: Left ventricular aneurysm repair in rats: structural, functional, and molecular consequences. *J Thorac Cardiovasc Surg* 2001; 121:750.

36. Markowitz LJ, Savage EB, Ratcliffe MB, et al: Large animal model of left ventricular aneurysm. *Ann Thorac Surg* 1989; 48:838.

37. Jugdutt BI, Khan MI: Effect of prolonged nitrate therapy on left ventricular modeling after canine acute myocardial infarction. *Circulation* 1994; 89:2297.

38. Nomoto T, Nishina T, Tsuneyoshi H, et al: Effects of two inhibitors of renin-angiotensin system on attenuation of postoperative remodeling after left ventricular aneurysm repair in rats. *J Card Surg* 2003; 18:S61.

39. Tsuneyoshi H, Nishina T, Nomoto T, et al: Atrial natriuretic peptide helps prevent late remodeling after left ventricular aneurysm repair. *Circulation* 2004; 110:II174.

40. Kayden DS, Wackers FJ, Zaret BL: Left ventricular aneurysm formation after thrombolytic therapy for anterior infarction. TIMI phase I and open label 1985–1986. *Circulation* 1987; 76(Suppl IV):97.

41. Chen JS, Hwang CL, Lee DY, et al: Regression of left ventricular aneurysm after delayed percutaneous transluminal coronary angioplasty (PTCA) in patients with acute myocardial infarction. *Int J Cardiol* 1995; 48:39.

42. Bulkley BH, Roberts WC: Steroid therapy during acute myocardial infarction: a cause of delayed healing and of ventricular aneurysm. *Am J Med* 1974; 58:244.

43. Lapeyre AC III, Steele PM, Kazimer FJ, et al: Systemic embolism in chronic left ventricular aneurysm: incidence and the role of anticoagulation. *Am J Cardiol* 1985; 6:534.

44. Benediktsson R, Eyjolfsson O, Thorgeirsson G: Natural history of chronic left ventricular aneurysm: a population based cohort study. *J Clin Epidemiol* 1991; 44:1131.

45. Faxon DP, Myers WO, McCabe CH: The influence of surgery on the natural history of angiographically documented left ventricular aneurysm: the Coronary Artery Surgery Study. *Circulation* 1986; 74:110.

46. Keren A, Goldberg S, Gottlieb S, et al: Natural history of left ventricular thrombi: their appearance and resolution in the posthospitalization period of acute myocardial infarction. *J Am Coll Cardiol* 1990; 15:790.

47. Yeo TC, Malouf JF, Reeder GS, et al: Clinical characteristics and outcome in postinfarction pseudoaneurysm. *Am J Cardiol* 1999; 84:592.

48. Pretre R, Linka A, Jenni R, et al: Surgical treatment of acquired left ventricular pseudoaneurysms. *Ann Thorac Surg* 2000; 70:553.

49. Ba'albaki HA, Clements SD Jr: Left ventricular aneurysm: a review. *Clin Cardiol* 1989; 12:5.

50. Dor V: Reconstructive left ventricular surgery for post-ischemic akinetic dilatation. *Sem Thorac Cardiovasc Surg* 1997; 9:139.

51. Lloyd SG, Buckberg GD, RESTORE Group: Use of cardiac magnetic resonance imaging in surgical ventriclar restoration. *Eur J Cardio-Thorac Surg* 2006; 295:S216.

52. Konen E, Merchant N, Gutierrez C, et al: True versus false left ventricular aneurysm: differentiation with MR imaging–initial experience. *Radiology* 2005; 236:65.

53. Baciewicz PA, Weintraub WS, Jones EL: Late follow-up after repair of left ventricular aneurysm and (usually) associated coronary bypass grafting. *Am J Cardiol* 1991; 68:193.

54. Vlodaver Z, Coe JE, Edwards JE: True and false left ventricular aneurysm: propensity for the latter to rupture. *Circulation* 1975; 51:567.

55. Dor V, Saab M, Coste P, Sabatier M, Montiglio F: Endoventricular patch plasties with septal exclusion for repair of ischemic left ventricle: technique, results and indications from a series of 781 cases. *Jap J Thorac Cardiovasc Surg* 1998; 46:389.

56. Akins CW: Resection of left ventricular aneurysm during hypothermic fibrillatory arrest without aortic occlusion. *J Thorac Cardiovasc Surg* 1986; 91:610.

57. Rankin JS, Hickey MSJ, Smith LR, et al: Current management of mitral valve incompetence associated with coronary artery disease. *J Cardiac Surg* 1989; 4:25.

58. Menicanti L, DiDonato M, Castelvecchio V, et al: Functional ischemic mitral regurgitation in anterior ventricular remodeling: results of surgical ventricular restoration with and without mitral repair. *Heart Failure Rev* 2004; 9:317.

59. Cox JL: Surgical management of left ventricular aneurysms: a clarification of the similarities and differences between the Jatene and Dor techniques. *Sem Thorac Cardiovasc Surg* 1997; 9:131.

60. Menasche P, Hagege A, Scorsin M, et al: Autologous skeletal myoblast transplantation for cardiac insufficiency. First clinical case. *Arch Maladies Coeur Vaisseaux* 2001; 94:180.

61. Taylor DA, Atkins BZ, Hungspreugs P, et al: Regenerating functional myocardium: improved performance after skeletal myoblast transplantation. *Nat Med* 1998; 4:929.

62. Matsubayashi K, Fedak PW, Mickle DA, et al: Improved left ventricular aneurysm repair with bioengineered vascular smooth muscle grafts. *Circulation* 2003; 108:II219.

63. Sakakibara Y, Tambara K, Lu F, et al: Combined procedure of surgical repair and cell transplantation for left ventricular aneurysm: an experimental study. *Circulation* 2002; 106:I193.

64. Athanasuleas CL, Stanley AWH Jr, Buckberg GD, et al: Surgical anterior ventricular endocardial restoration (SAVER) in the dilated remodeled ventricle after anterior myocardial infarction. *J Am Coll Cardiol* 2001; 37:1199.

65. Wellens F, Degreick Y, Deferm H, et al: Surgical treatment of left ventricular aneurysm and ischemic mitral incompetence. *Acta Chir Belg* 1991; 91:44.

66. Williams JA, Weiss ES, Patel ND, et al: Surgical ventricular restoration versus cardiac transplantation: a comparison of cost, outcomes, and survival. *J Card Fail* 14; 547:2008.

67. Hernandez AF, Velazquez EJ, Dullum MKC, et al: Contemporary performance of surgical ventricular restoration procedures: data from the Society of Thoracic Surgeons' national cardiac database. Am Heart J 2006; 152:494.

68. Dor V: Left ventricular aneurysms: the endoventricular circular patch plasty. *Sem Thorac Cardiovasc Surg* 1997; 9:123.

69. Komeda M, David TE, Malik A, et al: Operative risks and long-term results of operation for left ventricular aneurysm. *Ann Thorac Surg* 1992; 53:22.

70. Couper GS, Bunton RW, Birjiniuk V, et al: Relative risks of left ventricular aneurysmectomy in patients with akinetic scars versus true dyskinetic aneurysms. *Circulation* 1990; 82(Suppl IV):248.

71. Stahle E, Bergstrom R, Nystrom SO, et al: Surgical treatment of left ventricular aneurysm assessment of risk factors for early and late mortality. *Eur J Cardio-Thorac Surg* 1994; 8:67.

72. Silveira WL, Leite AF, Soares EC, et al: Short-term follow-up of patients after aneurysmectomy of the left ventricle. *Arquivos Bras Cardiol* 2000; 75:401.

73. Vauthy JN, Berry DW, Snyder DW, et al: Left ventricular aneurysm repair with myocardial revascularization: an analysis of 246 consecutive patients over 15 years. *Ann Thorac Surg* 1988; 46:29.

74. Elefteriades JA, Solomon LW, Salazar AM, et al: Linear left ventricular aneurysmectomy: modern imaging studies reveal improved morphology and function. *Ann Thorac Surg* 1993; 56:242.

75. Kesler KA, Fiore AC, Naunheim KS, et al: Anterior wall left ventricular aneurysm repair: a comparison of linear versus circular closure. *J Thorac Cardiovasc Surg* 1992; 103:841.

76. Kawachi K, Kitamura S, Kawata T, et al: Hemodynamic assessment during exercise after left ventricular aneurysmectomy. *J Thorac Cardiovasc Surg* 1994; 107:178.

77. David TE: Surgical treatment of mechanical complications of myocardial infarction, in Spence PA, Chitwood RA (eds): *Cardiac Surgery: State of the Art Reviews*, Vol 5. Philadelphia, Hanley and Belfus, 1991; p 423.

78. DiDonato M, Barletta G, Maioli M, et al: Early hemodynamic results of left ventricular reconstructive surgery for anterior wall left ventricular aneurysm. *Am J Cardiol* 1992; 69:886.

79. Kawata T, Kitamura S, Kawachi K, et al: Systolic and diastolic function after patch reconstruction of left ventricular aneurysms. *Ann Thorac Surg* 1995; 59:403.

80. Tanoue Y, Ando H, Fukamura F, et al: Ventricular energetics in endoventricular circular patch plasty for dyskinetic anterior left ventricular aneurysm. *Ann Thorac Surg* 2003; 75:1205.

81. Schreuder JJ, Castiglioni A, Maisano F, et al: Acute decrease of left ventricular mechanical dyssynchrony and improvement of contractile state and energy efficiency after left ventricular restoration. *J Thorac Cardiovasc Surg* 2005; 129:138.

82. Fantini F, Barletta G, Toso A, et al: Effects of reconstructive surgery for left ventricular anterior aneurysm on ventriculoarterial coupling. *Heart* 1999; 81:171.

83. Nicolosi AC, Weng ZC, Detwiler PW, et al: Simulated left ventricular aneurysm and aneurysm repair in swine. *J Thorac Cardiovasc Surg* 1990; 100:745.

84. Walker WE, Stoney WS, Alford WC, et al: Results of surgical management of acute left ventricular aneurysm. *Circulation* 1978; 62(Suppl II):75.

85. Hutchins GM, Brawley RK: The influence of cardiac geometry on the results of ventricular aneurysm repair. *Am J Pathol* 1980; 99:221.

86. Parolari A, Naliato M, Loardi C, et al. Surgery of left ventricular aneurysm: a meta-analysis of early outcomes following different reconstruction techniques. *Ann Thorac Surg* 2007; 83:2009.

87. Doss M, Martens S, Sayour S, et al: Long term follow up of left ventricular function after repair of left ventricular aneurysm. A comparison of linear closure versus patch plasty. *Eur J Cardio-Thorac Surg* 2001; 20:783.

88. Antunes PE, Silva R, Ferrao de Oliveira J, Antunes MJ: Left ventricular aneurysms: early and long-term results of two types of repair. *Eur J Cardio-Thorac Surg* 2005; 27:210.

89. Marchenko AV, Cherniavsky AM, Volokitina TL, Alsov SA, Karaskov AM: Left ventricular dimension and shape after postinfarction aneurysm repair. *Eur J Cardio-Thorac Surg* 2005; 27:475.

90. Vicol C, Rupp G, Fischer S, et al: Linear repair versus ventricular reconstruction for treatment of left ventricular aneurysm: a 10-year experience. *J Cardiovasc Surg* 1998; 39:461.

91. Salati M, Paje A, Di Biasi P, et al: Severe diastolic dysfunction after endoventriculoplasty. *J Thorac Cardiovasc Surg* 1995; 109:694.

92. Lundblad R, Abdelnoor M, Svennevig JL: Surgery for left ventricular aneurysm: early and late survival after simple linear repair and endoventricular patch plasty. *J Thorac Cardiovasc Surg* 2004; 128:449.

93. Ratcliffe MB, Wallace AW, Salahieh A, et al: Ventricular volume, chamber stiffness, and function after anteroapical aneurysm plication in the sheep. *J Thorac Cardiovasc Surg* 2000; 119:115.

94. Di Mattia DG, Di Biasi P, Salati M, et al: Surgical treatment of left ventricular post-infarction aneurysm with endoventriculoplasty: late clinical and functional results. *Eur J Cardio-Thorac Surg* 1999; 15:413.

95. Prucz RB, Weiss ES, Patel ND, et al: Coronary artery bypass grafting with or without surgical ventricular restoration: a comparison. *Ann Thorac Surg* 2008; 86:806.

96. Mark DB, Knight JD, Velazquez EJ, et al: Quality of life and economic outcomes with surgical ventricular reconstruction in ischemic heart failure: results from the Surgical Treatment for Ischemic Heart Failure Trial. *Am Heart J* 2009; 157:837.

徐飞 王欣 译

心脏瓣膜疾病（主动脉）

第 31 章

主动脉瓣膜病病理生理

Craig M. Jarrett,
Samuel Edwards,
Marc Gillinov,
Tomislav Mihaljevic

简介

　　主动脉瓣是连接左室和主动脉的半月形瓣,位于左室流出道末端,对维持正常心功能至关重要。本章将介绍主动脉瓣的解剖特点和生理特征。

胚胎发育

　　主动脉瓣的胚胎发育与左室流出道的发育密切相关。在原始心管,血液从原始心室流入心球然后流出主动脉根部。心球的中部会发育成心室的流出道。心球的远端部分(圆锥动脉干),则发育为主动脉及肺动脉的近心端部分。在胚胎发育的第五周,圆锥动脉干及心球中部出现位置相对的一对膜样结构(图 31-1),它们逐渐生长并相互融合,最终形成主肺动脉的间隔,随着心球中部及圆锥动脉干的发育,此间隔将分隔左、右室流出道及主、肺动脉。

　　在圆锥动脉干的分隔将要完成时,心内膜下的三个膜样组织逐渐发育为主动脉瓣。由动脉干嵴发出的两个膜样组织发育为主动脉瓣的左瓣及右瓣,背侧的膜样组织发育为后瓣。三个膜样组织逐渐重新成形并发育为薄壁的瓣叶,至此主动脉瓣发育完成。肺动脉瓣也以类似的方式发育。

解剖

　　主动脉瓣位于左室流出道的终末端分隔左室流出道及主动脉。正常的主动脉瓣由三个半月状的瓣叶组成,瓣叶可向升主动脉腔内打开(图 31-2)。瓣叶游离缘与瓣叶主动脉附着壁之间的空腔是主动脉窦(Valsalva 窦)。左、右冠状动脉的开口分别起源于其中的两个瓣窦,因此三个瓣窦分别命名为左冠窦、右冠窦和无冠窦(后窦),而与其相连的瓣叶分别也命名为左冠瓣、右冠瓣和无冠瓣(后瓣)。冠状动脉常开口于窦部的上段,左冠状动脉的开口略高于右冠状动脉的开口。相邻的瓣叶会合于瓣环处并形成交界(图 31-3),左冠瓣及无冠瓣的交界(左无交界)位于主动脉瓣-二尖瓣的延续处,其下方即是左纤维三角,它是主动脉根部扩大手术中重要的解剖标记。无冠瓣与左室流出道的后壁相连,这部分的主动脉与右心房壁相邻。右-无交界位于房室束及膜部间隔之上。左-右交界与肺动脉瓣的后交界相邻,且这两个瓣叶的连接部分与右心室漏斗部相连。左冠窦的侧壁是主动脉窦三部分侧壁中唯一未与其他心腔相邻的部分,其直接与心包腔相邻。

　　主动脉瓣叶交汇的中心是增厚的主动脉半月瓣小结。因为主动脉瓣叶是半月形的,主动脉瓣并没有传统意义上的环形附着的瓣环,而是以半月状附着于中空的类似袖口状的组织之上,连接左室腔及主动脉近心端(图 31-4)[1]。"袖口"远端的边界是窦管交界,近端边界是解剖及血流动力学意义上的心室-动脉连接。血流动力学的心室-动脉连接是瓣叶在主动脉上的半月形附着缘,而解剖学心室动脉连接是主动脉近端与膜性和肌性室间隔相接的环形结构。

　　主动脉瓣的瓣叶由三层不同密度及成分的组织构成并有内皮覆盖,覆盖的内皮细胞分别与主动脉内壁及心室内壁的内皮细胞相连续(图 31-5)[2,3]。在内皮之下,是主动脉内膜及心室内膜的延伸,被称为心内膜层。心内膜层下是由致密的胶原纤维构成的纤维质层,此层是主动脉瓣最坚实的一层,对主动脉瓣承受舒张期压力最为重要。中间的一层,又被称为海绵层,是构成瓣叶基底的中心,是由水和黏多糖等疏松的结缔组织组成。海绵层的半流质特性赋予主动脉瓣叶一定的弹性。

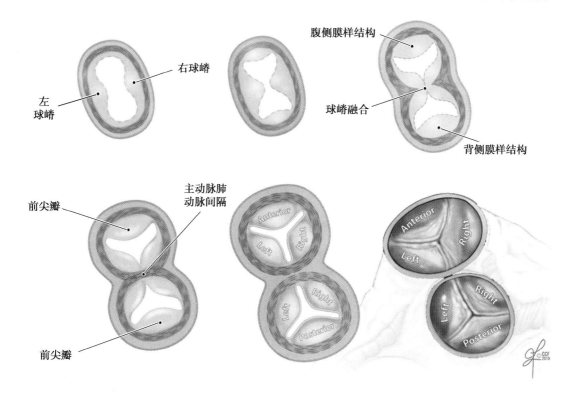

图 31-1　左室、右室流出道及主动脉瓣、肺动脉瓣的发育图示。（左上）心脏横截面显示动脉干嵴开始发育；（右上）动脉干嵴的融合部开始形成主动脉肺动脉间隔，心内膜下膜样结构开始发育为主动脉、肺动脉瓣叶；（左下）主-肺动脉间隔分隔左室和右室流出道以及心内膜下膜样结构的进一步发育；（右下）成人的主动脉瓣及肺动脉瓣

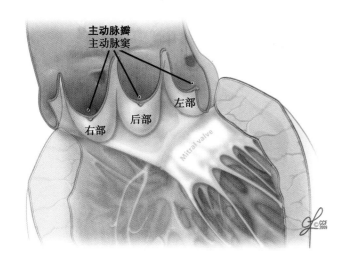

图 31-2　主动脉瓣叶及周围组织的解剖关系

活动机制

　　随着心动周期中左心室和主动脉间的压差变化，主动脉瓣被动的开放或关闭。心室收缩所致的心室压升高使主动脉瓣开放，随后主动脉压力升高使瓣膜关闭。主动脉瓣的生物学特性使得主动脉瓣在最小的跨瓣压差下即可开放，在最小的反流下关闭完全。

开放

　　在心动周期中，主动脉根部会随着心室和主动脉压差的变化相应的扩张或收缩，这种运动在主动脉瓣的开放和关闭中起着重要的作用。在心室舒张末期，血液充盈心室时，主动脉根部会在主动脉瓣开放前 20~40 毫秒扩张约 12%[4,5]，这样的扩张使主动脉瓣叶在心室收缩射血前就开始开放。单纯主动脉根部扩张能使主动脉瓣叶开放约 20%[6]。随着左室流出道的压力升高，根部扩张对瓣叶产生的张力逐渐减轻。随着心室压进一步升高，心室与主动脉间压差微乎其微，这时瓣叶基本上不受任何张力[4]，这时主动脉根部进一步扩张可使瓣叶在射血初期快速开放。正常情况下，主动脉瓣并不会对前向的血流产生阻碍或产生微小的阻碍，因为瓣叶固有的重力与血液相同。这种机制保证了主动脉瓣在射血时能迅速开放并对血流产生最小的阻碍。

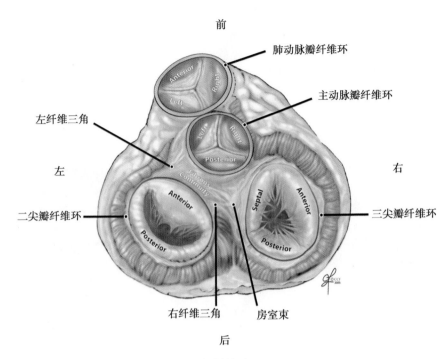

图 31-3　主动脉瓣叶及周围组织的解剖关系

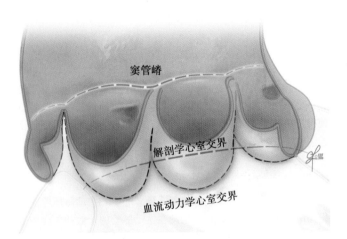

图 31-4　袖口状主动脉瓣图示。远端标记的虚线为窦管交界。近端分别用虚线标记了解剖学和血流动力学的心室-主动脉交界

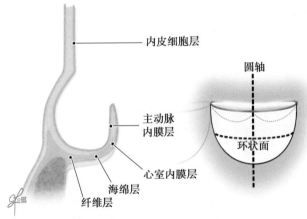

图 31-5　主动脉瓣叶的内皮组织与心内膜相延续的横截面图示。插图描绘的是主动脉瓣叶的圆轴及半径

■ 关闭

　　主动脉瓣的闭合机制是十分精妙的，从达芬奇时代起就令众多研究者感兴趣。其中一个主要的理论是涡流理论。涡流理论提出在主动脉瓣关闭机制中，主动脉窦膨大结构在其中的关键作用[10]：当左心室射血时，血流会沿着主动脉壁产生小的涡流，在射血末期瓣膜关闭前，这种涡流会充盈主动脉窦并像吹气球一样将瓣叶从主动脉壁推向主动脉中轴，当跨瓣压差消失后，一股微小的反流便使主动脉瓣完全关闭。主动脉瓣完全关闭时瓣叶快速对合，随之产生第二心音。第二心音由具有弹力特性的瓣叶伸展和回缩发出的，并不是由瓣膜对合产生的[11]。

主动脉瓣狭窄

　　主动脉瓣狭窄是指主动脉瓣开放不完全，从而使得在收缩期左室射出的血流受到限制。

■ 发病率与病因

　　主动脉瓣狭窄是发达国家中最常见的成人瓣膜心脏病。研究表明年龄大于 65 周岁的人群中 2% 患有独立的主动脉瓣钙化狭窄，29% 出现不伴狭窄的年龄相关的主动脉瓣硬化[12]。主动脉瓣狭窄在男性和高龄人群中更为普遍。在 65～75 岁、75～85 岁和 85 岁以上的人群中，主动脉瓣狭窄的发生率分别

为 1.3%、2.4% 和 4%[13]。主动脉瓣狭窄的常见病因有：退行性病变、主动脉瓣二瓣化畸形和风湿性心脏病。

■ 获得性主动脉瓣狭窄

主动脉瓣狭窄的最常见原因是主动脉瓣的退行性钙化，这种表现在高龄人群中尤为典型。进行性的瓣叶钙化导致瓣尖的活动度下降。瓣膜特征性的病理改变为瓣叶的主动脉面出现散在点状的钙化灶，有时可深入瓣环组织，也可累及主动脉窦和升主动脉。尽管长期以来认为此种病理改变与常年的机械压力有关，但近来才认识到机械压力使脂质沉积，血管紧张素转化酶活性上调以及巨噬细胞和 T 淋巴细胞浸润，导致增生和炎性改变，类似动脉粥样硬化的发展过程[13~18]。主动脉瓣钙化性狭窄的危险因素与那些易发生动脉粥样硬化的危险因素相似，如血清低密度脂蛋白浓度升高、糖尿病、吸烟和高血压[13]。因此，主动脉瓣狭窄的患者常合并冠状动脉疾病。年龄相关的主动脉瓣硬化患者有着较高的心源性死亡和心肌梗死发生率。

引起主动脉瓣钙化狭窄的其他少见原因还包括骨 Paget 氏病和终末期肾衰竭[19]，黄褐病是主动脉瓣狭窄的罕见病因，还能引起主动脉瓣绿色样变[20]。

■ 二瓣化所致的主动脉瓣狭窄

主动脉瓣二叶瓣钙化是先天性主动脉瓣狭窄最常见的病因。正常人群中主动脉瓣二瓣化畸形的发生率约为 2%。随着瓣膜钙化的进展，在 50~60 岁时出现瓣膜狭窄的临床症状，男性早于女性，单叶瓣患者早于二瓣化患者。单叶瓣或二叶主动脉瓣的不正常结构产生紊乱的血流，从而导致瓣叶的纤维化、活动度下降和瓣叶钙化，使主动脉瓣口狭窄[21]。二瓣化畸形的患者易出现升主动脉的扩张，可能与此类患者主动脉壁中层退化加速相关，在一些病例中甚至会进展为升主动脉瘤。最近的研究指出 DNA 在编码内皮细胞的一氧化氮合酶时出现错误，相关的基因变异可能与主动脉瓣二瓣化有关[22]。这种基因变异能够使主动脉瓣二瓣化患者的主动脉瓣及主动脉根部结构中的微纤维缺乏，加速瓣膜的磨损，从而导致瓣膜的退行性改变。

■ 风湿性主动脉瓣狭窄

在西方国家，风湿性主动脉瓣狭窄是成人主动脉瓣狭窄最少见的病因[23]。单纯的风湿性主动脉瓣狭窄比较少见，常合并有二尖瓣狭窄。风湿性主动脉瓣狭窄以瓣叶组织纤维化增厚，合并一个或多个瓣叶交界融合为特征性病理改变，其早期病变特征为水肿、淋巴细胞浸润以及瓣叶的血管增生，晚期病变则以瓣叶增厚、交界融合及瓣缘瘢痕形成为特点。

■ 病理生理

钙化性主动脉瓣狭窄患者的主动脉瓣叶随着时间推移缓慢增厚。早期，当瓣口面积从 3~4cm² 减少至 1.5~2cm² 时，仅对血流动力学产生微小的影响[13]。狭窄进一步加重便会导致左室流出道血流的明显受阻，伴有左室压的升高和射血时间的延长。增高的左室压力加重心室壁的负荷，进一步导致室壁增

厚和左心室肥大。左心室肥厚使左室顺应性下降，左室舒张末压力升高。这反映了心室舒张功能障碍，心室充盈也越来越依赖心房的收缩[26]。一旦患者出现了房性心律失常，则会迅速出现心室功能失代偿。

尽管主动脉瓣狭窄早期心功能可以代偿，心脏的向心性肥大仍会产生不良的结果。左室肥厚、收缩压升高及射血时间延长均会导致心肌耗氧量增加；左室舒张末压力升高会增加心内膜下冠状动脉的压迫，从而降低冠脉血流储备[27]；射血时间延长则减少了心室舒张时间同时减少了心肌灌注时间。肥厚心肌的需氧量增加及冠状动脉血流储备的减少可导致心内膜下缺血，从而引起心绞痛和左室功能障碍。左心室肥厚同样使心肌更易发生缺血性损害。严重的左心室肥大仅能通过主动脉瓣置换手术治疗得到部分缓解，即使手术成功，这类患者的远期生存率也较正常人有所下降[28]。

在主动脉瓣狭窄病变的晚期，患者左心室功能失代偿，会出现扩张性心肌病和心力衰竭，出现心输出量下降和肺动脉高压。

主动脉瓣狭窄患者的心肌肥厚与胶原 I、胶原 II 和纤维连接蛋白的表达基因上调相关，也与肾素-血管紧张素系统激活相关[22]。主动脉瓣置换术后肾素-血管紧张素水平有所下降，左室肥厚程度也同步有所缓解[29]。有实验研究表明，在主动脉瓣狭窄患者中左心室肥大和心力衰竭的病情进展与一种心肌的凋亡有关[30]。患者一旦出现充血性心力衰竭的症状，中位生存时间 <1 年[31]。

■ 血流动力学

主动脉瓣狭窄的严重程度可以通过主动脉瓣口面积（AVA）、平均跨瓣压差和峰值流速评估。AVA 是由心输出量（CO）、心律（HR），收缩期射血时间（SEP）和平均跨瓣压差通过 Gorlin 公式计算得出的。Gorlin 公式如下：

$$AVA = \frac{CO\left(\dfrac{ml}{min}\right)}{44.3 \times HR\left(\dfrac{次}{min}\right) \times SEP(sec) \times \sqrt{平均跨膜压差(mmHg)}}$$

CO 可以通过 Fick 法或热稀释法测量，SEP 是主动脉瓣开放到关闭的时间。正常成人的 AVA 是 2.6~3.5cm²。瓣口面积小于 1.0cm² 者为重度主动脉瓣狭窄。在低心排的情况下，Gorlin 公式可能会系统性的低估瓣口面积。有些报道也指出 Gorlin 公式得到的 AVA 随着者 CO 增加而增加[32]。

主动脉瓣狭窄患者的跨瓣压差可通过导管在主动脉近心端和左室内同时测压获得。常用峰值到峰值的压差（左室内峰值压力与主动脉内峰值压力的差值）来量化主动脉瓣的跨瓣压差。

目前，超声心动图已取代了有创性主动脉测压，成为评估主动脉瓣狭窄程度的临床标准。通过 Bernoulli 公式可以从多普勒超声获得的流速转化为压差，公式如下：

$$跨瓣压差 = 4 \times （流速）^2$$

经食道超声心动图（TEE）可以通过平面短轴测量主动脉瓣口面积，是另一种测量主动脉瓣口面积的评估方法[33]。（图 31-6）用平面几何方法测量具有复杂的三维立体结构的主动脉瓣开放程度相当困难，所以这种估算方法的前提是假设瓣口的开放完全是在同一个平面完成的。

■ 临床表现

症状

主动脉瓣狭窄的主要症状包括心绞痛、晕厥以及呼吸困难、端坐呼吸、夜间阵发性呼吸困难等慢性心力衰竭（CHF）的表现[34]。主动脉瓣狭窄致心绞痛及心衰的机制已被充分了解，但晕厥的发生机制仍需继续探索。通常认为运动导致的射血量增加会被狭窄的瓣口限制，使外周血管阻力降低、血压下降从而导致脑血流低灌注和晕厥[35]。晕厥也可能与运动时左室收缩压升高而血管减压机制障碍相关。除上述主要症状外，此类患者还常有一些轻微症状，如乏力、运动耐量下降和活动后呼吸困难[36]。

主动脉瓣狭窄的另一罕见症状是继发于血管发育不良的胃肠道出血，常见于右半结肠、小肠和胃。主动脉瓣重度狭窄会导致大分子量的 vwf 多聚体减少、水解蛋白酶片段的增加和血小板的聚集，从而诱发胃肠道出血症状。积极行主动脉瓣置换可以改善上述症状[37]。重度主动脉瓣狭窄的晚期并发症还包括心房纤颤和肺动脉高压。感染性心内膜炎常见于年轻的主动脉瓣狭窄患者，但在瓣叶严重钙化狭窄的高龄人群中并不常见。

重度主动脉瓣狭窄的患者常常有主动脉瓣狭窄的无症状进展期，期间主动脉瓣狭窄患者有着相对较低的并发症发生率和死亡率（图 31-7）。主动脉瓣重度狭窄患者出现症状前，猝死的年发生率约为 1%[38]，然而一旦出现症状，如不采取外科干预，生存率将急剧下降。35% 出现心绞痛的患者的 5 年生存率为 50%；15% 出现晕厥的患者 3 年生存率为 50%；出现充血性心力衰竭的患者平均生存年限仅有 2 年[34]。

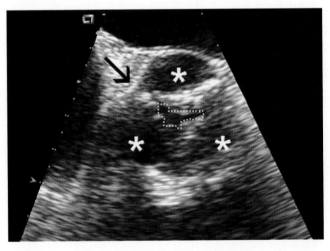

图 31-6　严重的退行性钙化所致的主动脉瓣狭窄经食道超声心动图表现. 主动脉根部瓣口水平横截面显示主动脉瓣环（箭头所示）、主动脉窦（星号所示）及面积仅有 0.44cm² 明显缩小的主动脉瓣口（虚线所示）

体征

患者常在出现症状前因体检发现心脏杂音而诊断主动脉瓣

狭窄。主动脉瓣狭窄患者会出现收缩期杂音，在胸骨上段右缘听诊最为响亮。另一体征是此类患者因收缩期射血时间延长而出现第二心音（S₂）延迟。当 S₂ 的主动脉成分不可闻及时听诊 S₂ 会是单一的声音；当 S₂ 的主动脉成分可闻及时，可能会出现 S₂ 的反常分裂。

当主动脉瓣狭窄非常严重至心脏失代偿时，有效射血量及收缩期血压均会下降，出现典型的脉搏微弱（细脉）的体征。脉压增大也是主动脉瓣狭窄的特征（A wide pulse pressure is also characteristic of AS）。主动脉瓣狭窄患者的射血期延长会使动脉压上升延缓而出现迟脉的体征。细脉和迟脉都可以通过触诊发现。

心尖搏动移位是左心室肥厚的证据。这种体征只有在心力衰竭发生时才会出现，因为心衰前的左室肥厚不伴左室扩张，也不会导致心尖搏动移位。相反，不伴心尖搏动移位的患者（不包括那些肌肉发达、肥胖或肺气肿的患者）则可能仅有轻度或中度的主动脉瓣狭窄。严重主动脉瓣狭窄患者其他的体征还包括右心室肥厚右室顺应性下降引起的明显的颈静脉 α 波[39]。

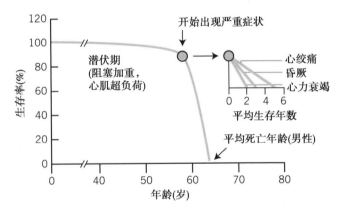

图 31-7　主动脉狭窄患者的自然病程

心电图

多数重度主动脉瓣狭窄患者会出现左心室肥厚所致的 QRS 波及 ST-T 间期异常的心电图表现。患者的主动脉瓣跨瓣压差越高，越可能出现收缩期心肌张力过高导致的电生理传导异常。其机制可能为：跨瓣压差高时心肌受到腔内压力过高，对心肌内的传导纤维造成损伤；此时常伴有瓣膜严重钙化，严重的钙化延展到膜部室间隔也会造成传导系统的损害。

X 线

代偿期主动脉瓣狭窄患者的 X 线特征性表现为：不伴有心室腔扩大的左心室向心性肥厚、主动脉瓣狭窄后的主动脉扩张以及主动脉瓣叶钙化。失代偿期时，后前位投影显示心脏扩大和肺淤血。我们必须认识到，血流动力学能够代偿的主动脉瓣狭窄患者，其胸片上表现可能与正常人的胸片无显著差异，在后前位投影下观察，心脏左下界圆隆可能很轻微，主动脉狭窄后扩张可能也是模棱两可的，瓣膜钙化也不易发觉。同样，对于仅有主动脉瓣狭窄的血压正常的患者，一旦胸片出现心脏扩大，可能说明该患者已进入失代偿期。

超声心动图

超声心动图是诊断主动脉瓣狭窄并评估其严重程度的重要工具。超声心动图检查能够获得以下信息：①主动脉瓣狭窄的病因及程度；②合并的其他瓣膜异常；③心腔的大小及心功能情况。

主动脉瓣狭窄患者心室舒张功能的恶化会导致临床症状加重，也可能增加主动脉瓣置换的远期死亡率[28,40]。因此，量化患者的心室舒张功能减退程度对于评价主动脉瓣狭窄患者病情十分重要。通过测量二尖瓣跨瓣流速和组织多普勒技术（E/E'）测得的二尖瓣瓣环水平的环形流速可以估算左室充盈压[41]。对于左室功能正常的患者，负荷超声心动图可以明确运动时出现症状是否源于舒张功能障碍[42]。左室功能正常的患者舒张功能障碍引起运动耐量下降有以下机制：①升高的左室舒张压及肺静脉压增加吸气做功而导致呼吸困难；②左心室肥厚的患者在运动时心脏 Frank-Starling 机制受限，导致运动时心排量减低；③左室舒张压及肺静脉压升高导致心室舒张功能障碍。

当怀疑患者患主动脉瓣狭窄时，行超声心动图检查便可以明确诊断并评价狭窄的严重程度。目前建议轻度、中度、重度主动脉狭窄的患者，应分别每5年、2年和1年行超声心动图复查，来评估是否出现狭窄加重、左室功能异常、左室肥厚及二尖瓣反流[43]等情况。虽然主动脉瓣狭窄被认为是一种持续性进展的病变，但是仍然可以通过超声心动图的血流动力学指标对其进行分级。目前的指南建议根据主动脉瓣面积、平均跨瓣压差和峰值流速这三个指标来进行分级（表31-1）。

表 31-1　主动脉瓣狭窄严重程度分级

指标	轻度	中度	重度
主动脉瓣面积（cm²）	>1.5	1.0~1.5	<1.0
主动脉瓣指数（cm²/m²）			<0.6
平均跨瓣压差（mm/Hg）	<25	25~40	>40
峰值流速（m/sec）	<3.0	3.0~4.0	>4.0

运动试验

传统观念认为，重度主动脉瓣狭窄患者是运动试验的相对禁忌证，对于有症状的主动脉瓣狭窄患者，也不应进行运动试验。最新的研究表明，对无症状主动脉瓣重度狭窄患者行定量的多普勒超声心动图运动试验是安全的，并能够明确哪类患者有更高的风险发展为有症状患者或需行主动脉瓣置换术。一些研究指出，运动负荷试验可以诱发出症状的无症状重度主动脉瓣狭窄患者，出现心源性死亡或进展到需行主动脉瓣置换术的几率更高[44,45]。有时也会建议重度主动脉瓣狭窄的患者行多巴酚丁胺负荷超声心动图试验，来评估心脏的收缩功能储备，尤其针对那些有中重度主动脉瓣狭窄且伴有较低的跨瓣压差和左室功能受限的患者[46,47]。

心导管检查

尽管超声心动图非常实用，但心导管仍是在评估跨主动脉瓣压差的金标准。因为主动脉瓣狭窄患者常合并冠状动脉病变，所以常常需要对重度主动脉瓣狭窄的患者行冠状动脉造影以明确是否合并冠状动脉病变及是否需要同期行主动脉瓣置换和心肌再血管化治疗。右心导管检查也可以通过前文提到的 Gorlin 公式计算主动脉瓣口面积。此外，还可以通过心室造影评估心脏射血分数（EF），还能提供有关其他瓣膜是否也存在病变的信息。

计算机断层扫描

计算机断层扫描（CT）可用来评估主动脉瓣狭窄的进展。心电图门控的多层 CT 能够量化主动脉瓣的钙化及进展程度[48]和通过几何算法估算主动脉瓣面积[49]，具有较高的准确性。这种量化钙化的技术也可以应用在主动脉瓣膜硬化的预后评价，也可用于瓣膜置换术后生物瓣的钙化情况评估。

磁共振成像

磁共振成像（MRI）是用于评估主动脉瓣狭窄的一种无创的影像学方法[50]。与超声心动图类似，MRI 记录的是整个心动周期的影像。心脏 MRI 用一定范围的脉冲序列来评价器质性心脏病。心脏 MRI 常用稳态自由进动梯度回波序列来提供主动脉瓣叶数目、瓣叶厚度、瓣膜钙化和交界融合的详细影像。该序列对评估主动脉瓣狭窄所致的左室肥厚和左室功能也十分有意义[51]。当超声心动图声窗不理想或导管结果与影像学结果不一致时，MRI 检查便有很大意义[52,53]。MRI 也可以评估左室功能改善、心肌代谢情况、心脏舒张功能以及主动脉瓣置换术后左室肥厚有无改善[54]。

■ 治疗

有症状患者

主动脉瓣狭窄患者药物治疗效果不佳。考虑到主动脉瓣膜狭窄钙化的过程与动脉粥样硬化相似，许多学者都尝试证明降脂药物在减缓主动脉瓣狭窄进展中有效，但是至今前瞻性随机试验并未发现受益[55,56]。指南推荐在进行牙科或手术操作前预防使用抗生素来预防感染性心内膜炎的发生[43]。强心、利尿药物是治疗主动脉瓣狭窄所致慢性心力衰竭的传统治疗药物。因为 β 受体阻滞剂会使心脏收缩力下降导致心排量下降，所以应避免使用。血管扩张药物会导致低血压、晕厥和冠脉灌注减少，也应避免给主动脉瓣狭窄的患者应用。

经皮球囊扩张瓣膜成形应用于先天性主动脉瓣狭窄患者是有效的，但在成年患者应用后瓣膜倾向于再狭窄，而且该操作并不降低此类患者的远期死亡率[17]。目前，此项技术仅作为外科手术前的过渡或缓解症状的手段[43]。相比主动脉瓣置换术，主动脉瓣狭窄患者行主动脉瓣成形手术的结果非常不理想[57]。

主动脉瓣置换是对重度主动脉瓣狭窄患者行之有效的治疗方法，此类患者出现症状是行瓣膜置换手术的首要指征。无症状的重度主动脉瓣狭窄被认为危险较低，一旦出现症状应立即手术。年轻患者成功行主动脉瓣置换术后的生存率较正常人群低，而年龄较大的患者的术后生存曲线与正常人群相似[28,58,59]。

经皮主动脉瓣置换是一种新兴的、微创的主动脉瓣狭窄治疗方式。这种治疗手段已被成功用于那些不宜行常规外科手术的主动脉瓣狭窄高危患者[60]。

无症状患者

无症状患者是否应该行主动脉瓣置换术仍具有争议。现行指南推荐有症状的主动脉瓣狭窄患者、需同期行冠脉或主动脉手术的无症状的中至重度主动脉瓣狭窄患者和伴 EF 值减低的重度主动脉瓣狭窄患者应行主动脉瓣置换术[43]。随着主动脉瓣置换外科技术的不断提高，对疾病严重性的评估也日益完善，部分明确有高危因素的无症状重度主动脉瓣狭窄患者也可能从主动脉瓣置换术中受益。研究显示伴有主动脉瓣峰值流速大于 4 米/秒[36]、峰值流速快速进展合并瓣膜钙化[61]、主动脉瓣口面积较小伴左室肥厚[38]的无症状患者会很快出现症状，从而需要行主动脉瓣置换术。前面提到的运动负荷试验也有助于筛选高危患者。

近期一系列的研究探索了主动脉瓣置换术可能使无症状患者受益。无症状重度主动脉瓣狭窄患者的配伍队列研究显示行主动脉瓣置换术可显著提高生存率[62,63]。证据还显示严重主动脉瓣狭窄患者行主动脉瓣置换术后左心室肥厚只是部分减轻。因此，即使手术成功，患者远期生存率仍低于正常人。这表明在左心室肥厚出现前进行干预可能改善预后[28]。简而言之，越来越多的证据支持主动脉瓣置换术对部分高危无症状主动脉瓣狭窄患者有益。

主动脉瓣反流

主动脉瓣反流（aortic regurgitation，AR）是指心脏舒张时瓣叶关闭不良导致的血液从主动脉反流至左心室。

■ 发病率和病因

主动脉瓣反流有很多病因，可根据瓣膜受损结构部位将其分类。主动脉瓣反流可由主动脉瓣叶原发性疾病和（或）主动脉根部病变导致。

主动脉瓣钙化变性、黏液样变性、感染性心内膜炎、风湿热、主动脉瓣二瓣化和降低食欲的药物如芬氟拉明和苯丁胺，都可以导致瓣膜变形从而导致瓣膜关闭异常[64~67]。由主动脉夹层、创伤、慢性系统性高血压、梅毒、病毒综合征导致的主动脉根部扩张、或是其他系统性动脉炎（如巨细胞病和川崎病）、结缔组织病（如马方综合征，Reiter 综合征，Ehlers-Danlos 综合征，成骨不全和风湿性关节炎）都可以引起瓣膜关闭不全进而导致主动脉瓣反流[68~73]。主动脉瓣反流最常见于钙化或是风湿性心脏病，常与主动脉瓣狭窄同时出现。这些钙化或是风湿性心脏病患者绝大多数有一定程度（通常为轻度）

的主动脉瓣反流。但是，目前在单纯因主动脉瓣反流行主动脉瓣置换术的患者中，由主动脉扩张导致的继发主动脉瓣反流比原发性瓣膜病更常见[74]。

■ 病理生理学

主动脉瓣反流的病理生理学变化根据疾病的进展程度不同而改变。

急性主动脉瓣反流

急性主动脉瓣反流常常由主动脉夹层、心内膜炎或外伤引起。从定义上说，急性主动脉瓣反流是上一个主动脉瓣正常工作的心动周期后，突然发生的显著的主动脉瓣功能不全。舒张期血液反流至左室导致左室舒张末容量（LVEDV）突然增加，从而减少了有效射血量。因为左室急性扩张能力有限，左室舒张末容量只是增加 20%～30%，这就导致了左室舒张末压（LVEDP）的快速增加。而在主动脉瓣狭窄或是慢性系统性高血压患者中，由于其心肌顺应性较小并伴有心肌向心性肥厚，左室舒张末压的增加更为显著。左室舒张末压增加导致左房压和肺静脉压增加，并导致不同程度的肺水肿[75]。慢性主动脉瓣反流患者通常脉压增大，左室舒张末压的快速增加还使得此脉压减小[76]。在急性发病时，两种相互补偿的机制尝试去维持一个有效的 CO：Frank-Starling 机制导致心肌收缩力增强，心率增加。适当有效的 CO 的维持取决于这些机制，尤其是心脏收缩功能。

慢性主动脉瓣反流

与急性主动脉回流相反，慢性主动脉瓣反流是一个缓慢、隐蔽的过程，在此过程中有很多代偿机制。舒张期主动脉瓣的反流使得左室舒张末容量、左室舒张末压和心室壁压力增加，心脏收到适应性信号后使心肌细胞长度增加、肌小节增加，导致心肌离心性肥厚。通常左室壁厚度仅会适度增加，因此壁厚和心脏短轴同一平面的半径之比基本接近正常。在收缩功能正常时，心室腔扩大使得总搏出量增加，从而维持有效搏出量（总搏出量-反流量）[77]。总搏出量增加伴随正常或是轻度增加的左室舒张末压使慢性主动脉瓣反流患者的脉压增加。任何降低后负荷或增加心率的生理变化都能增加主动脉瓣反流患者的有效搏出量增加。心率增快本身可以增加有效搏出量，但是它同时减少舒张期充盈时间，这样也减小了反流时间和容量。运动时也是通过周围血管舒张、加快心率这个机制来增加有效搏出量[78]。这也阐明了血管扩张疗法治疗主动脉瓣反流的生理学基础，也解释了为什么我们要避免心动过缓和应用负性肌力药物。

随着主动脉瓣反流病情的进展，这种心肌肥厚的改变慢慢不能完全代偿[79]，前负荷储备也逐渐被耗尽[80]。在这以后，任何进一步的后负荷增加都会导致后负荷失调并导致 EF 减低。虽然肥大的心肌可以在很多年内适当的代偿，但最终都将失代偿，进而导致心肌坏死和纤维化。心肌不再能维持增加的工作负荷，由此出现心力衰竭。

主动脉瓣反流时冠状动脉灌注减少，心脏需氧量增加，从而导致心肌缺血，并可能导致进一步的左室功能障碍。主动脉舒张压严重减低时，舒张期冠状动脉灌注减小，只能被收缩期冠状动脉血流增加部分代偿。在严重的主动脉瓣反流中，甚至会出现冠脉逆流。合并冠心病只能加剧舒张期冠状动脉灌注压的减低。另一方面，左室心肌肥厚、室壁张力加大以及心室收缩压增加都会使得心肌需氧量增加。心肌灌注减少和心肌耗氧量增加导致的缺血引起细胞坏死和纤维化，逐渐出现收缩功能障碍。

临床表现

症状

患者的症状会根据发病的急缓、反流的严重程度、心室和主动脉顺应性不同而变化。急性主动脉瓣反流会使患者出现严重的症状，如不及时治疗会危及生命。而慢性主动脉瓣反流患者往往能够耐受数年而无明显症状。严重的急性主动脉瓣反流的表现往往是灾难性的，常伴突发的循环衰竭。由于心肌需氧量骤增而冠状动脉灌注量减少，患者往往出现缺血性胸痛。

慢性代偿性主动脉瓣反流患者在很长一段时间内不出现症状，但其左室会慢慢增大。只有当左室明显肥大失代偿后，才会逐渐出现心功能衰竭的症状如劳力性呼吸困难、端坐呼吸、夜间阵发性呼吸困难。严重主动脉瓣反流患者在情绪波动或劳累时可能会发生心悸、每次心搏都能感到不适（尤其是在心尖部）、心绞痛、夜间心绞痛、或是不典型胸痛综合征，如由于心脏搏动时撞击胸壁产生的胸痛。

体征

主动脉瓣反流患者的体检特征随着疾病的发展而变化。慢性主动脉瓣反流患者的很多典型体征都是由于脉压增大导致。这些体征有水冲脉（Corrigan pulse）、杜柔双重音（De Musset sign）、毛细血管搏动征（Quincke pulse），双峰脉，股动脉听诊闻及枪击音（Trauble sign），悬雍垂搏动（Muller sign）。这些体征虽然有趣，但临床上往往未必有用。典型主动脉瓣反流听诊特征是心脏舒张早期叹气样杂音。患者取前倾坐位，深呼气后屏住呼吸时，用听诊器在胸骨左侧缘听得最为清晰。当杂音在胸骨右侧缘听得更清晰时，主动脉瓣反流往往是由主动脉根部病变引起[82]。在做温和的静止运动时（如用力握手），杂音会因为主动脉舒张压增加而增大。重度主动脉瓣反流的患者杂音可出现在全舒张期。第一心音（S1）通常比较柔和，因为在收缩初期二尖瓣叶彼此靠的较近。S2 通常是单个的，因为主动脉瓣没有适时关闭，又或是左室射血时间延长而肺动脉瓣第二心音被早期杂音掩盖而模糊。其他的临床表现如听诊啰音、第三心音出现（S3）等，都和慢性心衰相关[81]。前面已经提到急性主动脉瓣反流或许脉压不增大，因此很多典型的慢性主动脉瓣反流体征不在急性主动脉瓣反流患者中出现。相反，慢性心力衰竭的体征占主导。

心电图

慢性主动脉瓣反流患者左室体积增加导致心轴左偏，QRS波幅变大。慢性严重的主动脉瓣反流患者波形变平、QRS波幅变小，则提示，患者心肌失代偿后EF值严重减低[83]。在 I、V1、V3 - V6 导联出现 Q 波提示舒张期容量超负荷[84]。左室传导障碍在病程后期发生并常伴有左室功能障碍。总的来说，心电图并不能准确的反映主动脉瓣反流的严重程度。

X 光片

虽然所有的心腔和肺动脉都可能有所增大，但是典型胸片表现为"正常"大小的心脏伴有肺水肿。主动脉根部疾病导致的主动脉瓣反流患者可能出现主动脉扩张。当主动脉瓣反流患者的病因是感染性心内膜炎且心内膜炎病变累及三尖瓣时，可能出现肺栓塞的体征。

超声心动图

超声心动图在主动脉瓣反流患者的初诊和监测随访中都是最有意义的检查。经胸超声心动图（TTE）是最常用的影像学检查。TTE 是一种非侵袭性的检查，可评估主动脉瓣和主动脉结构、是否存在反流、反流的程度和病因以及左室的大小和功能。当患者因特殊习惯行 TTE 无法充分评估病情时，或患者疑有主动脉夹层需评价主动脉瓣及升主动脉时，可使用 TEE（图 31-8）。

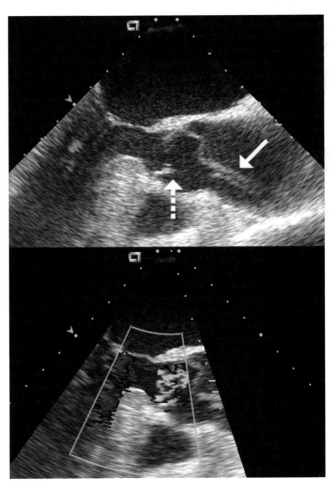

图 31-8　急性主动脉夹层所致的主动脉瓣反流的 TEE 影像。上图：显示扩大的瓣环，脱垂的主动脉瓣叶（虚线箭头）和内膜片（实线箭头）；下图：彩色多普勒显示反流

二维（2D）超声心动图联合彩色多普勒血流显像被常规用于评估主动脉瓣反流的严重性[85~87]。彩色的血流束通常主要由三个部分组成：①近端血流汇聚区（加速进入瓣口的区域）；②最小喷流面积（血流中最窄流速最快的区域）；③左室腔远端血流。主动脉瓣反流的严重程度是通过定性评估流束和流颈宽度、定量评估反流体积、反流分数和瓣口反流面积来确定的（表31-2）。用反流体积除以持续多普勒波形计算的出的主动脉瓣反流束的时间积分即可得出瓣口反流面积[88]。左心室参数如收缩末期、舒张末期容积和室壁厚度的测量，可评估左室的变化和功能。超声心动图对主动脉瓣反流的其他发现包括二尖瓣提前关闭、舒张期反流所致的二尖瓣前叶颤动和较少见的舒张期二尖瓣后叶颤动[89]。

表31-2　主动脉瓣反流严重程度分级

指标	轻度	中度	重度
造影反流级别	1 +	2 +	3-4 +
流束宽度	<25% LVOT	25% ~65% LVOT	>65% LVOT
流颈宽度（cm）	<0.3	0.3 ~0.6	>0.6
反流体积（mL/beat）	<30	30 ~59	≥60
反流分数（%）	<30	30 ~49	≥50
瓣口反流面积（cm²）	<0.10	0.10 ~0.29	≥0.30

运动负荷试验

运动负荷试验可为主动脉瓣反流患者，尤其是对那些症状模棱两可或是难以评估的患者提供有用的信息。在对主动脉瓣反流患者的治疗原则中，运动测试中出现症状在手术适应证方面等同于休息中出现症状，两者都应该行主动脉瓣置换术（AVR）。

心导管检查

心导管检查并不常用于评估主动脉瓣反流的严重程度。它主要用于对需要行主动脉瓣成形或置换手术患者的术前冠状动脉评估。可用造影计算的实际射血量减去固定射血量得到反流量。反流量减除以射血容积等于反流分数。左室舒张末压可直接测量，EF可粗略估计。

计算机断层扫描（CT）

CT可测量反流瓣口面积来评估主动脉瓣反流的严重程度。但是现有的结果不如超声心动图[90]。多项研究表明CT可用于检测中重度主动脉瓣反流，但在程度较轻度的主动脉瓣反流患者中并不准确[91~93]。

磁共振成像（MRI）

随着近年来MRI技术的发展，MRI血管造影可以提供一些同TTE和TEE等同的信息。MRI可以提供更高的瓣膜病变辨识率，对反流量和左心室功能做出更好的定量分析。反流体积可通过定量评估来计算，即用测定体积的方法测量心室射血体积与主动脉内血流体积之差即可得到反流体积。这种方法可重复性更强，在随访研究中更常见。但是MRI花费昂贵且在很多中心受到技术条件的限制。未来随着技术的发展，它的花费可能会降低，可行性也会增强，从而使MRI和超声心动图一样成为一种标准的影像学检查方法，甚至取代超声心动图[94~96]。

■ 治疗

急性主动脉瓣反流根据病因不同，可早期行主动脉瓣成形或置换来治疗。因为病程过短，左室无法通过离心性肥大适应，从而出现进行性充血性心力衰竭、心动过速、心排量快速下降。血管舒张药和正性肌力药可增加射血量并减低左室舒张末压，可以暂时帮助患者坚持到手术。

大多数患者都可以耐受慢性主动脉瓣反流[97~99]。目前对主动脉瓣反流患者的治疗指南基于患者的症状、左心室功能和左室大小。有症状或EF值≤50%的患者应行主动脉瓣成形或置换术[100]。没有症状的患者，即使是重度主动脉瓣反流患者，如果其左室功能代偿正常，也不建议手术治疗。对于左室功能正常的无症状患者，如果其左室舒张末直径（LVEDD）达到75mm，或是左室收缩末直径（LVESD）达到55mm，行手术治疗也是合理的[100]。

术后，患者的左室舒张末容量和左室舒张末压显著下降，前负荷也会下降，EF值也会随之减低[101]。如果手术时机选择恰当，患者的左心室大小和功能最终也恢复正常[102~113]。手术后心室收缩功能恢复最佳的指标是左室舒张末直径减少，因为其减少和EF升高相关[102]。主动脉瓣置换术后，左室舒张末直径减小至原来的80%出现在术后10~14天[102,107,114]。患者术后其他改变包括心肌肥大消退、体积容积比恢复正常、舒张期冠状动脉灌注量增加、收缩期室壁峰值压力降低[102,114,115]。

有些患者即使行手术治疗，其左室扩张和左室功能不全可能还会继续。术前较大的左室收缩末直径和收缩末期轴长-壁厚度比值增大提示术后持续性左室扩大[116,117]。这些指标以外，术前较大的左室舒张末直径、长期左室功能障碍、EF降低和收缩时间缩短也预示术后持续的左室功能不全[102,106,118~121]。

长期血管扩张剂药物治疗可用于有症状、左室功能不全、无法行手术的重度主动脉瓣反流患者。扩血管治疗可能使左室扩大但功能正常的无症状的重度主动脉瓣反流患者受益。其他情况下，都不应对主动脉瓣反流患者使用长期扩血管药物治疗。

左室功能正常的无症状患者，每年约有4.5%的患者进展为有症状患者或是左室功能不全，死亡率为每年0.2%[100]。可以用来预测出现症状、左室功能不全或是死亡的预后因素包括：年龄、左室收缩末容积、左室舒张末容量和运动时的EF值[97,122~125]。但是，目前还没有足够的证据说明运动时EF值是一个可信的因素，因为有太多因素都会影响运动时EF值，如心肌收缩力[126]、容量超负荷的严重程度[97,126~128]以及运动诱导的前负荷和肺血管阻力的变化[128]。

参考文献

1. Anderson RH, Devine WA, Ho SY, Smith A, McKay R: The myth of the aortic annulus: the anatomy of the subaortic outflow tract. *Ann Thorac Surg* 1991; 52(3):640-646.

2. Broom ND: The Third George Swanson Christie memorial lecture. Connective tissue function and malfunction: a biomechanical perspective. *Pathology* 1988; 20(2):93-104.

3. Deck JD: Endothelial cell orientation on aortic valve leaflets. *Cardiovasc Res* 1986; 20(10):760-767.

4. Deck JD, Thubrikar MJ, Schneider PJ, Nolan SP: Structure, stress, and tissue repair in aortic valve leaflets. *Cardiovasc Res* 1988; 22(1):7-16.

5. Thubrikar M, Harry R, Nolan SP: Normal aortic valve function in dogs. *Am J Cardiol* 1977; 40(4):563-568.

6. Gnyaneshwar R, Kumar RK, Balakrishnan KR: Dynamic analysis of the aortic valve using a finite element model. *Ann Thorac Surg* 2002; 73(4):1122-1129.

7. Zimmerman J: The functional and surgical anatomy of the aortic valve. *Isr J Med Sci* 1969; 5(4):862-866.

8. Mercer JL: The movements of the dog's aortic valve studied by high speed cineangiography. *Br J Radiol* 1973; 46(545):344-349.

9. Robicsek F: Leonardo da Vinci and the sinuses of Valsalva. *Ann Thorac Surg* 1991; 52(2):328-335.

10. Bellhouse BJ, Reid KG: Fluid mechanics of the aortic valve. *Br Heart J* 1969; 31(3):391.

11. Sabbah HN, Stein PD: Investigation of the theory and mechanism of the origin of the second heart sound. *Circ Res* 1976; 39(6):874-882.

12. Nkomo VT, Gardin JM, Skelton TN, Gottdiener JS, Scott CG, et al: Burden of valvular heart diseases: a population-based study. *Lancet* 2006; 368(9540):1005-1011.

13. Otto CM, Lind BK, Kitzman DW, Gersh BJ, Siscovick DS: Association of aortic-valve sclerosis with cardiovascular mortality and morbidity in the elderly. *NEJM* 1999; 341(3):142-147.

14. Ghaisas NK, Foley JB, O'Briain DS, Crean P, Kelleher D, et al: Adhesion molecules in nonrheumatic aortic valve disease: endothelial expression, serum levels and effects of valve replacement. *J Am Coll Cardiol* 2000; 36(7):2257-2262.

15. O'Brien KD, Shavelle DM, Caulfield MT, McDonald TO, Olin-Lewis K, et al: Association of angiotensin-converting enzyme with low-density lipoprotein in aortic valvular lesions and in human plasma. *Circulation* 2002; 106(17):2224-2230.

16. Olsson M, Thyberg J, Nilsson J: Presence of oxidized low density lipoprotein in nonrheumatic stenotic aortic valves. *Arterioscleros Thromb Vasc Biol* 1999; 19(5):1218-1222.

17. Otto CM, Kuusisto J, Reichenbach DD, Gown AM, O'Brien KD: Characterization of the early lesion of 'degenerative' valvular aortic stenosis. Histological and immunohistochemical studies. *Circulation* 1994; 90(2):844-853.

18. Rajamannan NM, Gersh B, Bonow RO: Calcific aortic stenosis: from bench to the bedside—emerging clinical and cellular concepts. *Heart Br Card Soc* 2003; 89(7):801-805.

19. Hultgren HN: Osteitis deformans (Paget's disease) and calcific disease of the heart valves. *Am J Cardiol* 1998; 81(12):1461-1464.

20. Hangaishi M, Taguchi J, Ikari Y, Ohno M, Kurokawa K, et al: Aortic valve stenosis in alkaptonuria. Images in cardiovascular medicine. *Circulation* 1998; 98(11):1148-1149.

21. Fedak PW, Verma S, David TE, Leask RL, Weisel RD, et al: Clinical and pathophysiological implications of a bicuspid aortic valve. *Circulation* 2002; 106(8):900-904.

22. Fielitz J, Hein S, Mitrovic V, Pregla R, Zurbrugg HR, et al: Activation of the cardiac renin-angiotensin system and increased myocardial collagen expression in human aortic valve disease. *J Am Coll Cardiol* 2001; 37(5):1443-1449.

23. Roberts WC: Anatomically isolated aortic valvular disease. The case against its being of rheumatic etiology. *Am J Med* 1970; 49(2):151-159.

24. Passik CS, Ackermann DM, Pluth JR, Edwards WD: Temporal changes in the causes of aortic stenosis: a surgical pathologic study of 646 cases. *Mayo Clin Proc* 1987; 62(2):119-123.

25. Roberts WC, Ko JM: Frequency by decades of unicuspid, bicuspid, and tricuspid aortic valves in adults having isolated aortic valve replacement for aortic stenosis, with or without associated aortic regurgitation. *Circulation* 2005; 111(7):920-925.

26. Hess OM, Ritter M, Schneider J, Grimm J, Turina M, et al: Diastolic stiffness and myocardial structure in aortic valve disease before and after valve replacement. *Circulation* 1984; 69(5):855-865.

27. Marcus ML, Doty DB, Hiratzka LF, Wright CB, Eastham CL: Decreased coronary reserve: a mechanism for angina pectoris in patients with aortic stenosis and normal coronary arteries. *NEJM* 1982; 307(22):1362-1366.

28. Mihaljevic T, Nowicki ER, Rajeswaran J, Blackstone EH, Lagazzi L, et al: Survival after valve replacement for aortic stenosis: implications for decision making. *J Thorac Cardiovasc Surg* 2008; 135(6):1270-1278; discussion 1278-1279.

29. Walther T, Schubert A, Falk V, Binner C, Walther C, et al: Left ventricular reverse remodeling after surgical therapy for aortic stenosis: correlation to Renin-Angiotensin system gene expression. *Circulation* 2002; 106(12 Suppl 1):I23-26.

30. Yussman MG, Toyokawa T, Odley A, Lynch RA, Wu G, et al: Mitochondrial death protein Nix is induced in cardiac hypertrophy and triggers apoptotic cardiomyopathy. *Nat med* 2002; 8(7):725-730.

31. Pellikka PA, Nishimura RA, Bailey KR, Tajik AJ: The natural history of adults with asymptomatic, hemodynamically significant aortic stenosis. *J Am Coll Cardiol* 1990; 15(5):1012-1017.

32. Tardif JC, Rodrigues AG, Hardy JF, Leclerc Y, Petitclerc R, et al: Simultaneous determination of aortic valve area by the Gorlin formula and by transesophageal echocardiography under different transvalvular flow conditions. Evidence that anatomic aortic valve area does not change with variations in flow in aortic stenosis. *J Am Coll Cardiol* 1997; 29(6):1296-1302.

33. Blumberg FC, Pfeifer M, Holmer SR, Kromer EP, Riegger GA, et al: Transgastric Doppler echocardiographic assessment of the severity of aortic stenosis using multiplane transesophageal echocardiography. *Am J Cardiol* 1997; 79(9):1273-1275.

34. Ross J Jr, Braunwald E: Aortic stenosis. *Circulation* 1968; 38(1 Suppl):61-67.

35. Schwartz LS, Goldfischer J, Sprague GJ, Schwartz SP: Syncope and sudden death in aortic stenosis. *Am J Cardiol* 1969; 23(5):647-658.

36. Otto CM, Burwash IG, Legget ME, Munt BI, Fujioka M, et al: Prospective study of asymptomatic valvular aortic stenosis. Clinical, echocardiographic, and exercise predictors of outcome. *Circulation* 1997; 95(9):2262-2270.

37. Vincentelli A, Susen S, Le Tourneau T, Six I, Fabre O, et al: Acquired von Willebrand syndrome in aortic stenosis. *NEJM* 2003; 349(4):343-349.

38. Pellikka PA, Sarano ME, Nishimura RA, Malouf JF, Bailey KR, et al: Outcome of 622 adults with asymptomatic, hemodynamically significant aortic stenosis during prolonged follow-up. *Circulation* 2005; 111(24):3290-3295.

39. Selzer A: Changing aspects of the natural history of valvular aortic stenosis. *NEJM* 1987; 317(2):91-98.

40. Gjertsson P, Caidahl K, Farasati M, Oden A, Bech-Hanssen O: Preoperative moderate to severe diastolic dysfunction: a novel Doppler echocardiographic long-term prognostic factor in patients with severe aortic stenosis. *J Thorac Cardiovasc Surg* 2005; 129(4):890-896.

41. Maurer MS, Spevack D, Burkhoff D, Kronzon I: Diastolic dysfunction: can it be diagnosed by Doppler echocardiography? *J Am Coll Cardiol* 2004; 44(8):1543-1549.

42. Agricola E, Oppizzi M, Pisani M, Margonato A: Stress echocardiography in heart failure. *Cardiovasc Ultrasound* 2004; 2:11.

43. Bonow RO, Carabello BA, Chatterjee K, de Leon AC Jr, Faxon DP, et al: 2008 focused update incorporated into the ACC/AHA 2006 guidelines for the management of patients with valvular heart disease: a report of the American College of Cardiology/American Heart Association Task Force on Practice Guidelines (Writing Committee to revise the 1998 guidelines for the management of patients with valvular heart disease). Endorsed by the Society of Cardiovascular Anesthesiologists, Society for Cardiovascular Angiography and Interventions, and Society of Thoracic Surgeons. *J Am Coll Cardiol* 2008; 52(13):e1-142.

44. Amato MC, Moffa PJ, Werner KE, Ramires JA: Treatment decision in asymptomatic aortic valve stenosis: role of exercise testing. *Heart Br Card Soc* 2001; 86(4):381-386.

45. Das P, Rimington H, Chambers J: Exercise testing to stratify risk in aortic stenosis. *Eur Heart J* 2005; 26(13):1309-1313.

46. deFilippi CR, Willett DL, Brickner ME, Appleton CP, Yancy CW, et al: Usefulness of dobutamine echocardiography in distinguishing severe from nonsevere valvular aortic stenosis in patients with depressed left ventricular function and low transvalvular gradients. *Am J Cardiol* 1995; 75(2):191-194.

47. Monin JL, Quere JP, Monchi M, Petit H, Baleynaud S, et al: Low-gradient aortic stenosis: operative risk stratification and predictors for long-term outcome: a multicenter study using dobutamine stress hemodynamics. *Circulation* 2003; 108(3):319-324.

48. Melina G, Scott MJ, Cunanan CM, Rubens MB, Yacoub MH: In-vitro verification of the electron beam tomography method for measurement of heart valve calcification. *J Heart Valve Dis* 2002; 11(3):402-407; discussion 408.

49. Alkadhi H, Wildermuth S, Plass A, Bettex D, Baumert B, et al: Aortic stenosis: comparative evaluation of 16-detector row CT and echocardiography. *Radiology* 2006; 240(1):47-55.

50. Cawley PJ, Maki JH, Otto CM: Cardiovascular magnetic resonance imaging for valvular heart disease: technique and validation. *Circulation* 2009; 119(3):468-478.

51. Cranney GB, Lotan CS, Dean L, Baxley W, Bouchard A, et al: Left ventricular volume measurement using cardiac axis nuclear magnetic resonance imaging. Validation by calibrated ventricular angiography. *Circulation* 1990; 82(1):154-163.

52. Caruthers SD, Lin SJ, Brown P, Watkins MP, Williams TA, et al: Practical value of cardiac magnetic resonance imaging for clinical quantification of aortic valve stenosis: comparison with echocardiography. *Circulation* 2003; 108(18):2236-2243.

53. John AS, Dill T, Brandt RR, Rau M, Ricken W, et al: Magnetic resonance to assess the aortic valve area in aortic stenosis: how does it compare to current diagnostic standards? *J Am Coll Cardiol* 2003; 42(3):519-526.

54. Beyerbacht HP, Lamb HJ, van Der Laarse A, Vliegen HW, Leujes F, et al: Aortic valve replacement in patients with aortic valve stenosis improves myocardial metabolism and diastolic function. *Radiology* 2001; 219(3):637-643.

55. Cowell SJ, Newby DE, Prescott RJ, Bloomfield P, Reid J, et al: A randomized trial of intensive lipid-lowering therapy in calcific aortic stenosis. *NEJM* 2005; 352(23):2389-2397.

56. Rossebo AB, Pedersen TR, Boman K, Brudi P, Chambers JB, et al: Intensive lipid lowering with simvastatin and ezetimibe in aortic stenosis. *NEJM* 2008; 359(13):1343-1356.

57. Craver JM: Aortic valve debridement by ultrasonic surgical aspirator: a word of caution. *Ann Thorac Surg* 1990; 49(5):746-752; discussion 752-743.

58. Lindblom D, Lindblom U, Qvist J, Lundstrom H: Long-term relative survival rates after heart valve replacement. *J Am Coll Cardiol* 1990; 15(3):566-573.

59. Gillinov AM, Lytle BW, Hoang V, Cosgrove DM, Banbury MK, et al: The atherosclerotic aorta at aortic valve replacement: surgical strategies and results. *J Thorac Cardiovasc Surg* 2000; 120(5):957-963.

60. Kapadia SR, Goel SS, Svensson L, Roselli E, Savage RM, et al: Characterization and outcome of patients with severe symptomatic aortic stenosis referred for percutaneous aortic valve replacement. *J Thorac Cardiovasc Surg* 2009; 137(6):1430-1435.

61. Rosenhek R, Binder T, Porenta G, Lang I, Christ G, et al: Predictors of outcome in severe, asymptomatic aortic stenosis. *NEJM* 2000; 343(9):611-617.

62. Pai RG, Kapoor N, Bansal RC, Varadarajan P: Malignant natural history of asymptomatic severe aortic stenosis: benefit of aortic valve replacement. *Ann Thorac Surg* 2006; 82(6):2116-2122.

63. Varadarajan P, Kapoor N, Bansal RC, Pai RG: Survival in elderly patients with severe aortic stenosis is dramatically improved by aortic valve replacement: results from a cohort of 277 patients aged > or = 80 years. *Eur J Cardiothoracic Surg* 2006; 30(5):722-727.

64. Carabello BA: Progress in mitral and aortic regurgitation. *Prog Cardiovasc Dis* 2001; 43(6):457-475.

65. Fedak PW, Verma S, David TE, Leask RL, Weisel RD, et al: Clinical and pathophysiological implications of a bicuspid aortic valve. *Circulation* 2002; 106(8):900-904.

66. Maurer G: Aortic regurgitation. *Heart* 2006; 92(7):994-1000.

67. Tonnemacher D, Reid C, Kawanishi D, Cummings T, Chandrasoma P, et al: Frequency of myxomatous degeneration of the aortic valve as a cause of isolated aortic regurgitation severe enough to warrant aortic valve replacement. *Am J Cardiol* 1987; 60(14):1194-1196.

68. Carter JB, Sethi S, Lee GB, Edwards JE: Prolapse of semilunar cusps as causes of aortic insufficiency. *Circulation* 1971; 43(6):922-932.

69. Emanuel R, Ng RA, Marcomichelakis J, Moores EC, Jefferson KE, et al: Formes frustes of Marfan's syndrome presenting with severe aortic regurgitation. Clinicogenetic study of 18 families. *Br Heart J* 1977; 39(2):190-197.

70. Heppner RL, Babitt HI, Bianchine JW, Warbasse JR: Aortic regurgitation and aneurysm of sinus of Valsalva associated with osteogenesis imperfecta. *Am J Cardiol* 1973; 31(5):654-657.

71. Roberts WC: Aortic dissection: anatomy, consequences, and causes. *Am Heart J* 1981; 101(2):195-214.

72. Roldan CA: Valvular disease associated with systemic illness. *Cardiol Clin* 1998; 16(3):531-550.

73. Roldan CA, Chavez J, Wiest PW, Qualls CR, Crawford MH: Aortic root disease and valve disease associated with ankylosing spondylitis. *J Am Coll Cardiol* 1998; 32(5):1397-1404.

74. Roberts WC, Ko JM, Moore TR, Jones WH 3rd: Causes of pure aortic regurgitation in patients having isolated aortic valve replacement at a single US tertiary hospital (1993 to 2005). *Circulation* 2006; 114(5):422-429.

75. Rahimtoola SH: Recognition and management of acute aortic regurgitation. *Heart Dis Stroke* 1993; 2(3):217-221.

76. Reimold SC, Maier SE, Fleischmann KE, Khatri M, Piwnica-Worms D, et al: Dynamic nature of the aortic regurgitant orifice area during diastole in patients with chronic aortic regurgitation. *Circulation* 1994; 89(5):2085-2092.

77. Grossman W, Jones D, McLaurin LP: Wall stress and patterns of hypertrophy in the human left ventricle. *J Clin Invest* 1975; 56(1):56-64.

78. Slordahl SA, Piene H: Haemodynamic effects of arterial compliance, total peripheral resistance, and glyceryl trinitrate on regurgitant volume in aortic regurgitation. *Cardiovasc Res* 1991; 25(10):869-874.

79. Gaasch WH: Left ventricular radius to wall thickness ratio. *Am J Cardiol* 1979; 43(6):1189-1194.

80. Ross J Jr: Afterload mismatch in aortic and mitral valve disease: implications for surgical therapy. *J Am Coll Cardiol* 1985; 5(4):811-826.

81. DeGowin RL, DeGowin EL, Brown DD, Christensen J: *DeGowin & DeGowin's Diagnostic Examination*. New York: McGraw-Hill; 1994.

82. Bonow RO. *Valvular Heart Disease*, 3rd ed. Philadelphia: Lippincott Williams & Wilkins; 2000.

83. Scognamiglio R, Fasoli G, Bruni A, Dalla-Volta S: Observations on the capability of the electrocardiogram to detect left ventricular function in chronic severe aortic regurgitation. *Eur Heart J* 1988; 9(1):54-60.

84. Schamroth L, Schamroth CL, Sareli P, Hummel D: Electrocardiographic differentiation of the causes of left ventricular diastolic overload. *Chest* 1986; 89(1):95-99.

85. Aurigemma G, Whitfield S, Sweeney A, Fox M, Weiner B: Color Doppler mapping of aortic regurgitation in aortic stenosis: comparison with angiography. *Cardiology* 1992; 81(4-5):251-257.

86. Bouchard A, Yock P, Schiller NB, Blumlein S, Botvinick EH, et al: Value of color Doppler estimation of regurgitant volume in patients with chronic aortic insufficiency. *Am Heart J* 1989; 117(5):1099-1105.

87. Enriquez-Sarano M, Bailey KR, Seward JB, Tajik AJ, Krohn MJ, et al: Quantitative Doppler assessment of valvular regurgitation. *Circulation* 1993; 87(3):841-848.

88. Perry GJ, Helmcke F, Nanda NC, Byard C, Soto B: Evaluation of aortic insufficiency by Doppler color flow mapping. *J Am Coll Cardiol* 1987; 9(4):952-959.

89. Chia BL: Mitral valve fluttering in aortic insufficiency. *J Clin Ultrasound* 1981; 9(4):198-200.

90. LaBounty TM, Glasofer S, Devereux RB, Lin FY, Weinsaft JW, et al: Comparison of cardiac computed tomographic angiography to transesophageal echocardiography for evaluation of patients with native valvular heart disease. *Am J Cardiol* 2009; 104(10):1421-1428.

91. Feuchtner GM, Dichtl W, Muller S, Jodocy D, Schachner T, et al: 64-MDCT for diagnosis of aortic regurgitation in patients referred to CT coronary angiography. *Am J Roentgenol* 2008; 191(1):W1-7.

92. Feuchtner GM, Dichtl W, Schachner T, Muller S, Mallouhi A, et al: Diagnostic performance of MDCT for detecting aortic valve regurgitation. *Am J Roentgenol* 2006; 186(6):1676-1681.

93. Jassal DS, Shapiro MD, Neilan TG, Chaithiraphan V, Ferencik M, et al: 64-slice multidetector computed tomography (MDCT) for detection of aortic regurgitation and quantification of severity. *Invest Radiol* 2007; 42(7):507-512.

94. Benjelloun H, Cranney GB, Kirk KA, Blackwell GG, Lotan CS, et al: Interstudy reproducibility of biplane cine nuclear magnetic resonance measurements of left ventricular function. *Am J Cardiol* 1991; 67(16):1413-1420.

95. Cranney GB, Lotan CS, Dean L, Baxley W, Bouchard A, et al: Left ventricular volume measurement using cardiac axis nuclear magnetic resonance imaging. Validation by calibrated ventricular angiography. *Circulation* 1990; 82(1):154-163.

96. Dulce MC, Mostbeck GH, O'Sullivan M, Cheitlin M, Caputo GR, et al: Severity of aortic regurgitation: interstudy reproducibility of measurements with velocity-encoded cine MR imaging. *Radiology* 1992; 185(1):235-240.

97. Bonow RO, Lakatos E, Maron BJ, Epstein SE: Serial long-term assessment of the natural history of asymptomatic patients with chronic aortic regurgitation and normal left ventricular systolic function. *Circulation* 1991; 84(4):1625-1635.

98. Ishii K, Hirota Y, Suwa M, Kita Y, Onaka H, et al: Natural history and left ventricular response in chronic aortic regurgitation. *Am J Cardiol* 1996; 78(3):357-361.

99. Tornos MP, Olona M, Permanyer-Miralda G, Herrejon MP, Camprecios M, et al: Clinical outcome of severe asymptomatic chronic aortic regurgitation: a long-term prospective follow-up study. *Am Heart J* 1995; 130(2):333-339.

100. Bonow RO, Carabello BA, Chatterjee K, de Leon AC Jr, Faxon DP, et al: 2008 Focused update incorporated into the ACC/AHA 2006 guidelines for the management of patients with valvular heart disease: a report of the American College of Cardiology/American Heart Association Task Force on Practice Guidelines (Writing Committee to Revise the 1998 Guidelines for the Management of Patients With Valvular Heart Disease): endorsed by the Society of Cardiovascular Anesthesiologists, Society for Cardiovascular Angiography and Interventions, and Society of Thoracic Surgeons. *Circulation* 2008; 118(15):e523-661.

101. Boucher CA, Bingham JB, Osbakken MD, Okada RD, Strauss HW, et al: Early changes in left ventricular size and function after correction of left ventricular volume overload. *Am J Cardiol* 1981; 47(5):991-1004.

102. Bonow RO, Dodd JT, Maron BJ, O'Gara PT, White GG, et al: Long-term serial changes in left ventricular function and reversal of ventricular dilatation after valve replacement for chronic aortic regurgitation. *Circulation* 1988; 78(5 Pt 1):1108-1120.

103. Bonow RO, Rosing DR, Maron BJ, McIntosh CL, Jones M, et al: Reversal of left ventricular dysfunction after aortic valve replacement for chronic aortic regurgitation: influence of duration of preoperative left ventricular dysfunction. *Circulation* 1984; 70(4):570-579.

104. Borer JS, Herrold EM, Hochreiter C, Roman M, Supino P, et al: Natural history of left ventricular performance at rest and during exercise after aortic valve replacement for aortic regurgitation. *Circulation* 1991; 84(5 Suppl): III133-139.

105. Borer JS, Rosing DR, Kent KM, Bacharach SL, Green MV, et al: Left ventricular function at rest and during exercise after aortic valve replacement in patients with aortic regurgitation. *Am J Cardiol* 1979; 44(7):1297-1305.

106. Carabello BA, Usher BW, Hendrix GH, Assey ME, Crawford FA, et al: Predictors of outcome for aortic valve replacement in patients with aortic regurgitation and left ventricular dysfunction: a change in the measuring stick. *J Am Coll Cardiol* 1987; 10(5):991-997.

107. Carroll JD, Gaasch WH, Zile MR, Levine HJ: Serial changes in left ventricular function after correction of chronic aortic regurgitation. Dependence on early changes in preload and subsequent regression of hypertrophy. *Am J Cardiol* 1983; 51(3):476-482.

108. Clark DG, McAnulty JH, Rahimtoola SH: Valve replacement in aortic insufficiency with left ventricular dysfunction. *Circulation* 1980; 61(2): 411-421.

109. Fioretti P, Roelandt J, Sclavo M, Domenicucci S, Haalebos M, et al: Postoperative regression of left ventricular dimensions in aortic insufficiency: a long-term echocardiographic study. *J Am Coll Cardiol* 1985; 5(4):856-861.

110. Gaasch WH, Andrias CW, Levine HJ: Chronic aortic regurgitation: the effect of aortic valve replacement on left ventricular volume, mass and function. *Circulation* 1978; 58(5):825-836.

111. Schwarz F, Flameng W, Langebartels F, Sesto M, Walter P, et al: Impaired left ventricular function in chronic aortic valve disease: survival and function after replacement by Bjork-Shiley prosthesis. *Circulation* 1979; 60(1):48-58.

112. Taniguchi K, Nakano S, Hirose H, Matsuda H, Shirakura R, et al: Preoperative left ventricular function: minimal requirement for successful late results of valve replacement for aortic regurgitation. *J Am Coll Cardiol* 1987; 10(3):510-518.

113. Toussaint C, Cribier A, Cazor JL, Soyer R, Letac B: Hemodynamic and angiographic evaluation of aortic regurgitation 8 and 27 months after aortic valve replacement. *Circulation* 1981; 64(3):456-463.

114. Schuler G, Peterson KL, Johnson AD, Francis G, Ashburn W, et al: Serial noninvasive assessment of left ventricular hypertrophy and function after surgical correction of aortic regurgitation. *Am J Cardiol* 1979; 44(4):585-594.

115. Fujiwara T, Nogami A, Masaki H, Yamane H, Kanazawa S, et al: Coronary flow characteristics of left coronary artery in aortic regurgitation before and after aortic valve replacement. *Ann Thorac Surg* 1988; 46(1):79-84.

116. Gaasch WH, Carroll JD, Levine HJ, Criscitiello MG: Chronic aortic regurgitation: prognostic value of left ventricular end-systolic dimension and end-diastolic radius/thickness ratio. *J Am Coll Cardiol* 1983; 1(3): 775-782.

117. Kumpuris AG, Quinones MA, Waggoner AD, Kanon DJ, Nelson JG, et al: Importance of preoperative hypertrophy, wall stress and end-systolic dimension as echocardiographic predictors of normalization of left ventricular dilatation after valve replacement in chronic aortic insufficiency. *Am J Cardiol* 1982; 49(5):1091-1100.

118. Bonow RO, Picone AL, McIntosh CL, Jones M, Rosing DR, et al: Survival and functional results after valve replacement for aortic regurgitation from 1976 to 1983: impact of preoperative left ventricular function. *Circulation* 1985; 72(6):1244-1256.

119. Fioretti P, Roelandt J, Bos RJ, Meltzer RS, van Hoogenhuijze D, et al: Echocardiography in chronic aortic insufficiency. Is valve replacement too late when left ventricular end-systolic dimension reaches 55 mm? *Circulation* 1983; 67(1):216-221.

120. Michel PL, Iung B, Abou Jaoude S, Cormier B, Porte JM, et al: The effect of left ventricular systolic function on long term survival in mitral and aortic regurgitation. *J Heart Valve Dis* 1995; 4(Suppl 2):S160-168; discussion S168-169.

121. Stone PH, Clark RD, Goldschlager N, Selzer A, Cohn K: Determinants of prognosis of patients with aortic regurgitation who undergo aortic valve replacement. *J Am Coll Cardiol* 1984; 3(5):1118-1126.

122. Borer JS, Hochreiter C, Herrold EM, Supino P, Aschermann M, et al: Prediction of indications for valve replacement among asymptomatic or minimally symptomatic patients with chronic aortic regurgitation and normal left ventricular performance. *Circulation* 1998; 97(6):525-534.

123. Scognamiglio R, Rahimtoola SH, Fasoli G, Nistri S, Dalla Volta S: Nifedipine in asymptomatic patients with severe aortic regurgitation and normal left ventricular function. *NEJM* 1994; 331(11):689-694.

124. Siemienczuk D, Greenberg B, Morris C, Massie B, Wilson RA, et al: Chronic aortic insufficiency: factors associated with progression to aortic valve replacement. *Ann Intern Med* 1989; 110(8):587-592.

125. Tarasoutchi F, Grinberg M, Spina GS, Sampaio RO, Cardoso LF, et al: Ten-year clinical laboratory follow-up after application of a symptom-based therapeutic strategy to patients with severe chronic aortic regurgitation of predominant rheumatic etiology. *J Am Coll Cardiol* 2003; 41(8): 1316-1324.

126. Shen WF, Roubin GS, Choong CY, Hutton BF, Harris PJ, et al: Evaluation of relationship between myocardial contractile state and left ventricular function in patients with aortic regurgitation. *Circulation* 1985; 71(1):31-38.

127. Greenberg B, Massie B, Bristow JD, Cheitlin M, Siemienczuk D, et al: Long-term vasodilator therapy of chronic aortic insufficiency. A randomized double-blinded, placebo-controlled clinical trial. *Circulation* 1988; 78(1):92-103.

128. Kawanishi DT, McKay CR, Chandraratna PA, Nanna M, Reid CL, et al: Cardiovascular response to dynamic exercise in patients with chronic symptomatic mild-to-moderate and severe aortic regurgitation. *Circulation* 1986; 73(1):62-72.

芮 璐　凤 玮　译

第 32 章

主动脉瓣机械瓣置换术

Robert W. Emery,
Ann M. Emery,
Jan Hommerding,
Goya V. Raikar

简介

早在 1931 年，Paul Dudley White 就曾断言："主动脉瓣狭窄是无法药物根治的"。时至今日，主动脉瓣狭窄的内科治疗依然没有突破性进展（图 32-1）[1]。相反，患者可能在同时合并主动脉瓣关闭不全的状况下长期存活，而随着心室的扩张，患者病情呈现进行性的恶化，因此需要尽早手术治疗[2]。体外循环技术的出现使得主动脉瓣疾病的外科治疗成为可能。自此，富有发明创新能力的心血管外科医生们开始发明出各种人工主动脉瓣膜进行瓣膜替换治疗。在随后的 50 年里[3]，能够用于临床的主动脉瓣膜的类型不断增加。目前可用的人工瓣膜包括：机械瓣膜、带支架的生物瓣膜和无支架生物瓣膜、人类同种异体瓣膜移植物（单独的瓣膜移植及包含主动脉根部移植）、经皮或经心尖生物瓣置换以及应用自体肺动脉瓣行主动脉瓣膜置换（Ross 手术）。本章节主要阐述应用机械瓣进行主动脉瓣膜置换的手术。

历史

1952 年，Hufnagd 将笼球瓣植入胸主动脉来治疗主动脉瓣关闭不全[4]。体外循环技术出现以后，主动脉瓣置换也进行了多种方法的尝试，包括利用聚乙烯醇补片缝合于主动脉瓣环上，作为单个瓣叶的置换，但是这些瓣膜很容易出现钙化，使瓣膜的使用寿命缩短。不久以后，外科先驱 Starr、Braunwald 及 Hawkin 等开始进行原位主动脉瓣置换。此后 10 多年，第一代人工主动脉瓣膜——笼球瓣成为了治疗主动脉瓣关闭不全的标准人工瓣膜（图 32-2）。很多笼球瓣使用年限长达 40 年之久[5,6]。随后笼球瓣被进行了多方面的改良：包括球体由硅胶材料改为合金材料；改良笼体的形状；缩小球形封堵器的体积；缝合环及笼的表面加用涂层以及对缝合环本身的改良。然

而，无论如何改进，各种类型的笼球瓣都需要高强度的抗凝治疗配合[7]。另外，此类瓣膜的血流动力学受到三个潜在因素的影响，这些因素决定了流出道是否会发生梗阻，包括：①缝合环的大小（瓣孔区域的有效面积）；②升主动脉壁与笼的距离（尤其是那些主动脉根部细小的患者）；③远离组织瓣环的球体本身阻塞流出道。而且，血液的流出模式也会出现异常（图 32-3）。这些问题促进了下一代主动脉机械瓣膜（倾斜型碟瓣）的研发。诸如 Björk、Hall、Kaster 以及 Lillehei 等创新者研发了 3 种类型的倾斜型碟瓣，它们成为第二代人工主动脉瓣膜并且在 1968 年到 1980 年间成为最常应用的人工主动脉瓣膜。这些瓣膜更低的高度简化了外科植入的手术过程（图 32-4）。倾斜型碟瓣的问题包括：较小的开口导致的血液淤滞和涡流形成（图 32-3）、瓣叶的粘着和血栓形成，尽管远期预后尚可，但是瓣叶粘着和血栓形成仍导致 Björk 瓣终止使用[8]。Lillehei-Kaster 人工瓣改进后推出了 Omniscience 瓣。Medtronic Hall 瓣作为第三代倾斜型碟瓣现在已经停止使用了（图 32-5）。

Kalke 和 Lillehei 发展了第一代的刚性双叶瓣，但是它的临床应用很有限。1977 年 St. Jude Medical 瓣得以发展并被 Nicoloff 和他的同事进行临床应用（图 32-6）[3,9]。在接下来的几十年里，在美国以及世界上众多其他地区双叶瓣膜的飞速发展和应用几乎替代了其他任何种类的人工主动脉瓣膜。SJM 瓣显示出低主动脉跨瓣压差、反流量非常微小以及低血栓栓塞发生率（图 32-7）的特点[9,11]。虽然仍然需要抗凝治疗，但是相对于其他类型的瓣膜，剂量已经显著降低[12]。由于双叶主动脉瓣膜体积非常小以及对瓣膜开口的朝向要求不高，使外科植入的过程更加简化。在 SJM 瓣出现之后，一些其他的第三代双叶瓣膜也纷纷出现，其中包括 SulzerCarbomedics 瓣（SorinS. p. A.，Milan，Italy）（图 32-8）、ATS Medical 瓣（Medtronic，Minneapolis，MN）（图 32-9），以及 On-X 瓣（On-X Life Technologies, Inc. Austen, TX）（图 32-10）。自从双叶瓣膜开始应用，在全球

有超过 200 万患者置换了该类瓣膜，并有大量相关文献报道。它使外科医师在主动脉瓣置换时更加自信，同时随之而来的抗凝治疗指南的更新使得机械瓣膜置换术后患者抗凝治疗的剂量随着不同时代的人工主动脉瓣膜而逐渐下降[12]。

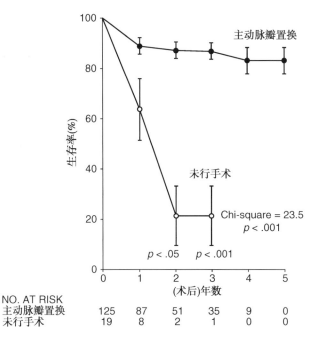

图 32-1　主动脉瓣置换患者与未行主动脉瓣置换患者生存率对比

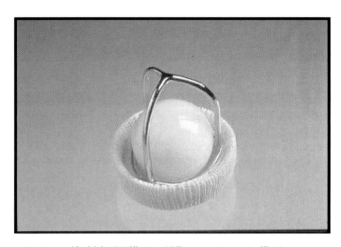

图 32-2　笼球瓣原型模型，早期 Starr-Edwards 模型

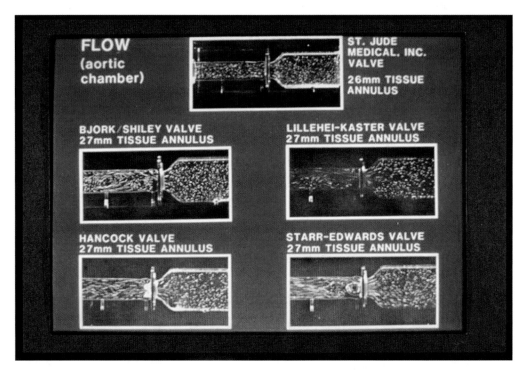

图 32-3　应用 Weiting CBA-77-03 带有高速摄影和树脂微粒搏动模拟机显示人工机械瓣膜血流模式。相对于与其他临床应用的人工瓣膜，仪器显示主动脉双叶机械瓣膜显示的是层流。在较低位置的左侧拐角处双叶机械瓣和生物瓣的血流模式相似。倾斜型碟瓣显示了其血流的方向性，瓣口血流的淤滞性和远端涡流的形成。笼球瓣证实了球体上方血流淤滞和围绕球体的涡流形成。从图中注意到球体是阻挡流出道的，正如球笼的近端阻挡流出道的侧壁一样

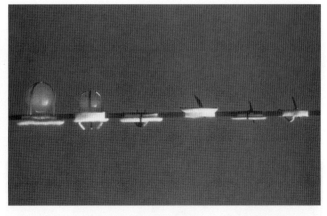

图 32-4　低瓣架结构的机械瓣膜简化了外科手术操作。低瓣架结构特点最显著的是双叶机械瓣，与倾斜型碟瓣的主要开口必须朝向主动脉的大弯侧相比，瓣叶的开口方向通常没有必须的朝向

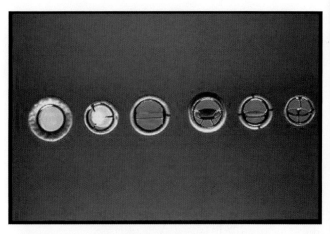

图 32-7　与球笼瓣和倾斜型碟瓣相比，双叶机械瓣非常明确地增加了血流的通过面积，同时可应用于临床的还有人工双叶生物瓣膜

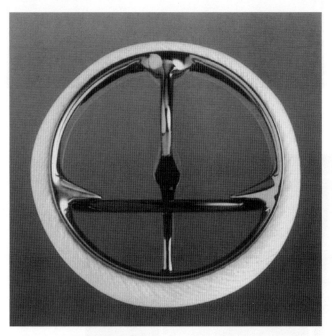

图 32-5　美敦力 Hall 瓣膜

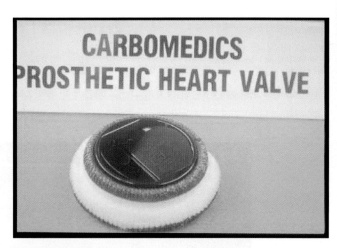

图 32-8　Carbomedics Top Hat 双叶机械瓣膜

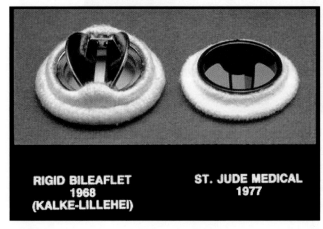

图 32-6　原始 Kalke-Lillehei 双叶机械瓣与 10 年之后的 St. Jude Medical 双叶机械瓣对比

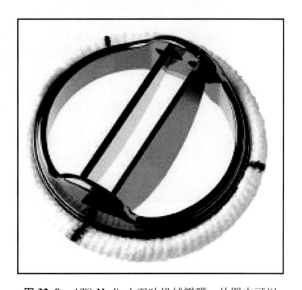

图 32-9　ATS Medical 双叶机械瓣膜。从图中可以注意到其开放的瓣轴设计，它能保持瓣叶被插入其中

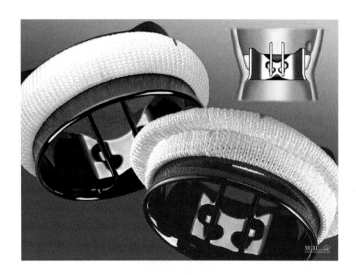

图 32-10　On-X 双叶机械瓣膜。从图中可以注意到瓣膜流入部分的凸缘是位于左心室流出道内的

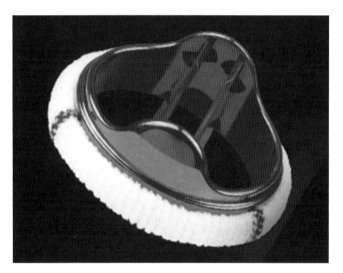

图 32-11　St. Jude Medical Regent 双叶机械瓣膜

在过去的 25 年间，双叶瓣的设计和结构都得以改进。ATS Medical 瓣将其他双叶瓣原有的"兔耳"状枢轴加以改变，合并成了一个突出且开放的枢轴，从而使瓣膜的活动部分可以受到血流的全方位冲洗，也使瓣膜关闭时更加安静[13,14]。SJM 瓣对缝合环进行改进（SJM HP），从而使得 SJM 瓣与 ATSMedical 的 AP 设计一样，对于任何确定的组织环，都允许一个更大尺寸的瓣膜植入。SulzerCarbomedics 瓣的缝合环做了改进，以便于人工瓣膜能够在瓣环上方的位置植入，"坐"在瓣环上（其形状近似"草帽"状）。On-X 瓣整合了热解碳技术，使用更纯净、更有弹力的包覆结构，使阀体流出部位突出，模仿了正常的流出模式。

SJM Regent 瓣（图 32-11）是双叶瓣设计的最新进展。这种瓣膜不仅改变了缝合环，而且重新定义了瓣膜的外部结构，增加了有效开口面积。因此对任意给定直径的瓣环都可以植入较大直径的人工瓣膜。这款人工瓣膜第一次做到了针对任何瓣环直径的机械瓣膜置换都可以使左心室质量恢复[15,16]。Regent 瓣是固定在瓣环之上，只有枢轴凸向瓣环[17]。

患者的选择

从治疗方法的选择上讲，主动脉瓣的机械瓣膜置换并非适用于所有的患者。一些前瞻性随机临床研究表明机械瓣膜置换者和生物瓣膜置换者的生存率没有区别，甚至不同类型机械瓣膜置换患者的生存率也没有差异[18-22]。但是这些随访年限是有限的。相反，在其他非随机研究中对患者进行了更长时间的随访，机械瓣膜置换患者比生物瓣膜置换患者在瓣膜相关事件免除率以及再次手术免除率上都更有优势[8,23]。

最近一些文献报道双叶机械瓣膜置换患者的生存率有所改善，很有可能是因为对患者的随访条件和年限有所改善和延长[24,25]。重要的是即使在老年患者中，机械瓣膜置换患者的生活质量也与生物瓣膜置换患者相似[25]。

尽管机械瓣膜的有效瓣口面积增加和瓣膜本身的耐久性的优势非常显著，但是抗凝所带来的问题仍旧存在。那些不能坚持长期服药、治疗依从性差或者不能规范服药的患者与那些有危险生活方式和不良生活习惯的患者[26]，都不能很好地进行长期的抗凝治疗。而那些有着更高教育背景、周边医疗条件好、对定期检测抗凝有良好依从性的固定人群以及有低栓塞因素的患者是主动脉瓣机械瓣膜置换的理想对象[27]。

无论初次换瓣应用的哪种瓣膜，由于再次换瓣手术存在巨大的危险性，再次手术时都推荐使用机械瓣膜[28,29]。一些研究报道了生物瓣膜衰败后再次手术的死亡率低，但是如果瓣膜衰败突然发生就会导致更大的危险[30]。那些需要再次进行联合手术[28,31]或者之前有过冠脉旁路移植手术史的患者的手术危险性更高。

根据 Akins 和他同事的数据，许多外科医生将年龄超过 70 岁作为主动脉瓣生物瓣膜置换的指征[28]。由于机械瓣膜的耐久性，低于 60 岁的患者往往选择机械瓣膜置换[32]。而对于年龄在 60~70 岁之间的患者，选择合适的瓣膜则需要综合考虑多种因素[33,34]。

手术技术

人工机械瓣膜的植入在之前已经描述过并且是容易完成的。但是对于型号大的人工主动脉瓣膜，尤其遇到主动脉根部较小时，可能难以植入。在这种情况下，"螺旋形主动脉切开术"被用来暴露主动脉根部并显露瓣环。尽管型号较小的人工双叶瓣膜的植入会相对容易一些，但是在主动脉根部细小的时候仍然会遇到困难。如果采用倾斜型碟瓣，有必要将主要流出口的方向与主动脉大弯的方向调整为一致。由于人工双叶瓣膜是最常用到的，所以主动脉瓣膜置换的手术技术是参照人工双叶机械瓣置换方式进行如下描述：患者仰卧位，胸骨正中切口，良好暴露心包。有报道在股动脉插管的情况下右前外胸壁切口入路也是一个可以替代的方法。对于比较瘦的患者也可以行胸骨部分切开，在第 4 肋间形成胸骨的 T 形切口[35]。这些技术对于植入型号合适或较小的人工主动脉瓣膜特别合适。术中行主动脉插管，同时行单根心房静脉插管。主动脉根部或直视下灌注停搏液并经右上肺静脉插入左心引流管入左心室，以保证术野无血。主动脉阻断后，在右冠状动脉上方约 1cm，稍稍高于窦管嵴（图 32-12）的位置横行切开主动脉。

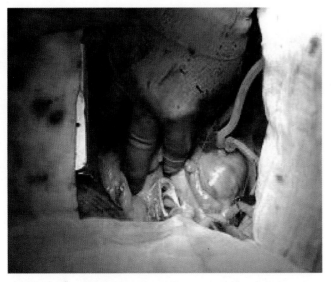

图 32-12 在窦管交界上方横向切开主动脉。病变的主动脉瓣显露良好且便于完整切除

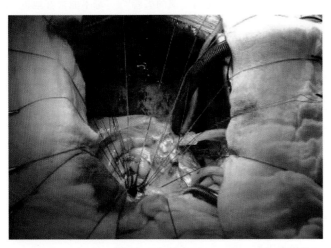

图 32-13 瓣环被多根 2-0 间断缝合的带垫片编织缝线环绕。瓣环显露良好且所有钙化组织均被剥除

切口延伸到整个主动脉圆周的 3/4，保留剩余的 1/4 不切开，此切口能对主动脉瓣膜和瓣环进行良好的显露。沿着瓣环切除主动脉瓣叶，完全剥离钙化灶。将钙化组织剥除干净会使瓣周漏的发生率降到最小，尤其是新一代有较薄缝合环的瓣膜，这样人工瓣膜就能够更好地与组织贴合。用带毡片的 Braided 2-0 缝线进行缝合。从无冠瓣交界处开始间断褥式缝合，进针的方向是从主动脉侧到心室侧（图 32-13）。也可以行单纯间断缝合。植入瓣膜之后，将缝线束平均分为两个部分，分别位于枢轴两侧，使枢轴与左右冠脉开口保持方向一致（图 32-14）。接下来，将每一束缝线分别打结固定到人工瓣膜缝合环上，人工瓣膜就得以固定了（图 32-15、32-16）。

首先将枢轴上的缝线打结，接着从左冠窦到右冠窦的中部。最后打结无冠窦缝线，将瓣膜恰当地固定在瓣环上。在主动脉根部较小，瓣膜不能够如上述方法进行良好固定的情况下，如果未固定在瓣环上的区域在无冠窦上方则可以采用主动脉外缝合技术避免瓣周漏。主动脉外缝合是用带毡片缝合针从主动脉外面进针缝到瓣膜缝合环上，然后打结固定。这样加固了人工瓣膜防止了瓣周漏，并且考虑到人工瓣膜瓣叶的结构特

点，对瓣叶的开放和关闭不会造成影响。外科医师必须检查瓣叶的活动，同时确保冠状动脉开口没有被阻塞。主动脉切开处必须用双层聚丙烯缝线缝合，先行较深部位的褥式缝合，然后在较浅部位（相比第一层的褥式缝合稍浅的区域）连续缝合。升主动脉开放前，患者行头低脚高位，使心脏注满血液和停搏液，膨肺后开放主动脉阻断钳。心脏复苏、排气后，手术结束，患者被转移到重症监护室。术后第一天如果 8 小时内的胸管引流量低于 125ml 就可以拔除胸管。移除胸管之后，患者开始皮下注射肝素（5000U q8h）或者低分子肝素（1mg/kg bid），同时开始华法林口服抗凝治疗。瓣膜置换手术多数可以在主动脉阻断时间 40 分钟内完成，体外循环时间大概是 1 小时，这就会使机体功能和血液本身的病理改变较少。

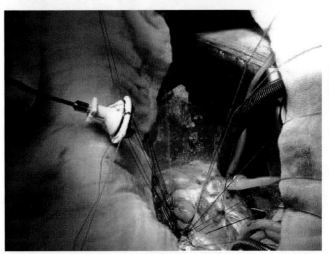

图 32-14 瓣轴的护耳部位的缝线分别与左右冠状动脉开口对齐

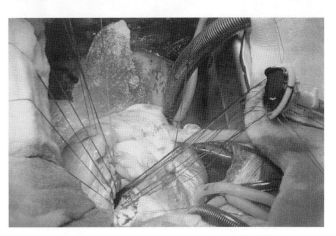

图 32-15 前半部分的缝合线已经穿过瓣膜的缝合环。机械瓣膜已经被置于术者对侧以便于瓣环的显露，继续缝合剩余的瓣环部分

如果患者有冠脉旁路移植的指征，手术的顺序就要进行如下调整：首先切除病变瓣膜，完成静脉旁路或游离的动脉旁路远端吻合口缝合，然后替换瓣膜，缝合主动脉切口。完成旁路近端吻合，留下其中一个近端吻合口暂时不完全闭合，用于排气。再完成带蒂移植血管（乳内动脉）远端吻合。通过开放乳内动脉血流排气。手术完成。

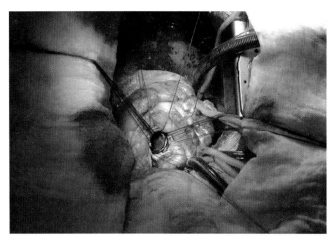

图 32-16 所有的缝线均穿过缝合环并且人工瓣膜已经降至瓣环平面，利用杠杆作用的原理轻压人工瓣膜缝合环，并牵拉缝合线使瓣膜坐落于适当的位置

抗凝疗法

机械瓣膜尤其是现今的瓣膜本身的耐久度以及功能都是勿庸置疑的[23,32,36-39]。抗凝治疗的过程才是关键所在，它决定瓣膜置换成功后的长期疗效。目前应用国际标准化比值（INR）来作为衡量抗凝治疗效果的指标[26,40]。由于 INR 过高带来的风险非常常见，所以抗凝治疗应当在拔除胸管之后缓慢开始[41]。当前对于抗凝规范的统计数据表明"一刀切"的抗凝治疗方案不利于获得较好的长期疗效[12,27]。Horstkotte 和他的同事发现，无论 INR 处在高值还是低值[42]，并发症总是发生在 INR 值波动的时候，而在稳定时很少发生。

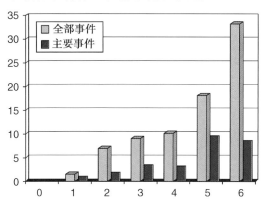

图 32-17 血栓栓塞事件风险因素相关数据

表 32-1　血栓栓塞的传统因素

房颤
左心室容积增大
局部室壁运动异常
左心室射血分数降低
血液高凝特性
高龄

表 32-2　血栓栓塞的非传统风险因素

癌症
全身性感染
糖尿病
既往栓塞事件
IgA 抵抗肺炎衣原体
嗜酸粒细胞增多症
高血压

表 32-3　推荐 INA 目标值

正常射血分数和心室容积，NSR： INR　1.8 ~ 2.0，ASA
任何单一因素：INR　2.0 ~ 2.5，ASA
多因素或房颤：INR　2.5 ~ 3.5
？单用抗血小板药物

ASA = 阿司匹林；INR = 国际标准比值；NSR = 窦性心律

INR 的变化容易引起并发症，当 INR 上升时出血更常发生，而当 INR 下降时血栓栓塞更常发生，以上两种事件是抗凝相关的并发症的两个极端。机械瓣膜的使用并不是血栓栓塞的唯一危险因素[27,43]。表 32-1 列出的血栓栓塞的传统危险因素，这些危险因素使这类患者有发生血栓栓塞的倾向，因而此类患者本身就必须保证更高的 INR 值。相似地，表 32-2 中列出的血栓栓塞的非传统危险因素也使患者有栓塞的倾向[27,43]。Butchart 已经注意到患者存在的危险因素越多，发生相关事件的概率越大，需要的目标 INR 值（图 32-17）[27]就越高。因此在当下必须将患者的危险因素综合加以考虑并对于每个患者制定个性化的 INR 值[12]。在我们临床实践中推荐的目标 INR 值列在表 32-3 中。这些目标水平比美国心脏病学会/美国心脏协会的数据以及美国胸科医师学会的指南所提供的要更加灵活，但是比欧洲自主-抗凝疗法试验的数据要保守[44~46]。后者所提供的报告十分重要，他们认为只要保持在治疗范围内，低水平的 INR 值，也可以使血栓栓塞的发生率很低[44,47]。在家自测的患者比在诊所监测的患者有更多的时间是处于治疗范围内的[44,47]。在机械瓣膜置换后早期即开始自主管理的抗凝治疗可以进一步降低瓣膜相关事件。在美国家庭自测 INR 并没有普及和流行[41]。但是家庭自测 INR 以降低瓣膜相关的血栓栓塞和出血事件肯定是值得期待的。最近通过的决议允许对机械瓣膜置换和房颤患者每周一次的例行 INR 检测进行补偿，但是该补偿有 3 个月的滞后期。在手术后立即获得资助使患者能够进行 INR 自测将是大量减少瓣膜相关事件的一项重要举措。

最近的一项持续 25 年的随访报告发现将近 40% 的出血事件发生在手术后第一年。因此在手术后最开始这段时间抗凝剂量容易波动的阶段内增加 INR 的测量频度是很重要的[32]。在术后早期，INR 值偶尔会升高到治疗剂量水平之上并引起严重的出血事件。这是术后 60 天内死亡的一个独立的危险因素[48]。另外，抗凝剂量的变化也是造成生存率降低的一个最重要的指标[26]。因而推荐的方法是在术后早期皮下注射依诺肝素（100IU/kg，bid）或者肝素（5000U，q8h）的同时缓慢增加 INR 值直到治疗水平[12,32,49,50]。

华法林和阿司匹林合用的疗法能够降低任何指定治疗范围内患者的血栓栓塞发生率，并且使出血事件发生的可能性降低，因而予以推荐[51,52]。

一个旨在指导患者去自我管理抗凝的课程是整个手术疗程的重要部分。这个课程指导患者了解酒精和饮食对于抗凝剂使用剂量的影响、对常规剂量的需求、旅行和胃肠道疾病对于抗凝剂剂量的影响。华法林和胰岛素都是公认的高危险性的药品，但是适当的教育以及良好的依从性较好地解决了这一问题，使得它们对生活方式和生活质量的影响降到最小[7,25,53]。值得注意的是不能因 INR 值的重要性而过度监测，只要没有抗凝剂使用相关的特殊风险因素，患者的年龄本身并不是抗凝疗法的危险因素[53~56]。机械瓣膜的存在不是长期神经认知功能不全的危险因素[57]。

新一代抗凝血酶制剂有可能使上述讨论的各种抗凝风险降低。这些药物有着更低的栓塞和出血并发症的发生率，它的应用对于房颤的治疗显示出良好的前景。虽然这些药物昂贵，需要每天多次服用，并可能引起肝功能不全，但却不需要血液监测和咨询医师就能够保证治疗效果[58]。但是这些药物在机械瓣膜置换后的应用前景目前尚不清楚。

在长期治疗过程中，血小板激活致血栓的作用对于血液滞留区域更广的人工主动脉瓣可能比人工二尖瓣更为显著[10]这也可能是主动脉瓣位机械瓣膜（华法林抗凝）和生物瓣膜（阿司匹林抗凝）在长期的无栓塞事件发生率不存在差异的原因[23]。因此人工主动脉瓣膜理论上可以通过新型的抗血小板药物来维持抗凝。Garcia-Renaldi 已经测试了这一理论，他对178 名患者仅用氯吡格雷抗凝治疗并随访了 7.8 年。结果非常出色，几乎没有出血发生，血栓栓塞事件也被减到最少[59]。重要的是，这个小组发现那些发生血栓栓塞事件的患者要么对这种药物抵抗，要么便是自主或者在医师指导下停用了这种药物。作者强调只要应用抗血小板治疗就必须重视对于抗血小板治疗反应的评估[59]。当然，单用抗血小板治疗的疗效有待于高质量前瞻性的随机临床试验来进一步加以证实。

结果

主动脉机械瓣膜置换的结果随着患者人群特点的不同而各异。具有更多血栓栓塞危险因素和抗凝相关性出血危险因素的患者有更高的瓣膜相关事件发生率，这减弱了 meta 分析的意义[60]。由于随着年龄增加而有更多的危险因素，因此老年患者发生瓣膜相关事件，特别是血栓栓塞的危险性更大[27]。瓣膜相关事件的发生率也与研究者的随访强度有关。瓣膜置换后早期较高的出血发生率可能也会由于随访时间的延长而被弱化[61]。患者的高依从性对获得良好的长期治疗结果至关重要。传统和非传统的栓塞危险因素、抗凝相关事件以及瓣膜相关事件都必须加以考虑[27,43]。一些随访期短的临床试验证实不同品牌的机械瓣膜在瓣膜相关事件发生率上没有重大差别[19,21,62]。然而，对于如何选择机械瓣膜和采用何种抗凝治疗方案却是存在一个标准的。大多数的瓣膜相关事件都是由于血栓栓塞和抗凝相关性出血引起的[26,29,39]。下一部分主要讲述的就是具体的瓣膜相关并发症以及现今公认的发生率。

瓣膜种类

各种瓣膜相关事件的长期免除率如图 32-18 所示。在随访早期，抗凝相关的出血是机械瓣膜最常见的棘手事件。因此，在瓣膜置换后 10 年内，机械瓣膜比生物瓣膜的瓣膜相关事件发生率要高[23]。但是在接下来的 10 ~ 20 年内，生物瓣膜衰败的发生改变了这种对比，使得生物瓣膜比机械瓣膜更常发生瓣膜相关事件。在一系列的主动脉瓣再次手术中，Potter 注意到生物瓣膜衰坏的年限为 7.6 年而 Maganri 报道的为 11 年[30,63]，并且这种衰坏比例随着时间增加而增高[23,64]，总的来说瓣膜相关事件免除率更多与患者本身已存在的原发疾病有关而不是机械瓣膜本身[23,27,32,36]。

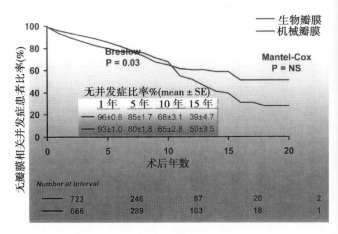

图 32-18 20 余年免除所有瓣膜相关并发症。图中显示第一个 10 年随访结果机械瓣膜相关并发症高于生物瓣膜。两条线的交点在接近 10 年的部位，随着随访时间的延长，生物瓣膜的瓣膜相关并发症发生率要高于机械瓣膜

抗凝相关性出血

抗凝相关性出血（ARH）是最常见的瓣膜相关性事件。抗凝剂服用越多，瓣膜相关性出血发生的概率越大。ARH 最常在华法林剂量变化或药物互相作用导致 INR 值波动时发生[42]。最常发生 ARH 的部位是胃肠道，其次是中枢神经系统。ARH 也是瓣膜相关事件中死亡率最高的并发症。在长期报告中 ARH 的公认发生率范围为 1.0% ~ 2.5% 每病患/年[8,23,32,36-39]。这些长期报告弱化了 ARH 的短期影响，因为 ARH 在瓣膜置换后早期的危险性要更高[32,39,61]。随着个体化以及家庭监测的抗凝疗法应用，TE 和 ARH 逐渐减少。患者在 10 年和 20 年的无抗凝出血并发症发生率分别为 75% ~ 80% 和 65% ~ 70%[44]。一个 25 年的长期随访研究记录到发生 ARH 的患者几乎有 40% 发生在抗凝治疗的第一年（图32-19），这表明在这段时间内必须保证抗凝剂量的缓慢增加，同时对患者进行紧密随访[12,32,48,49]。欧洲自主抗凝疗法的研究表明如果家庭监测能够实行，那么降低目标 INR 值的方法是恰当的[44]。而患者死亡更多是由于出血事件而不是血栓栓塞事件[12,32]。

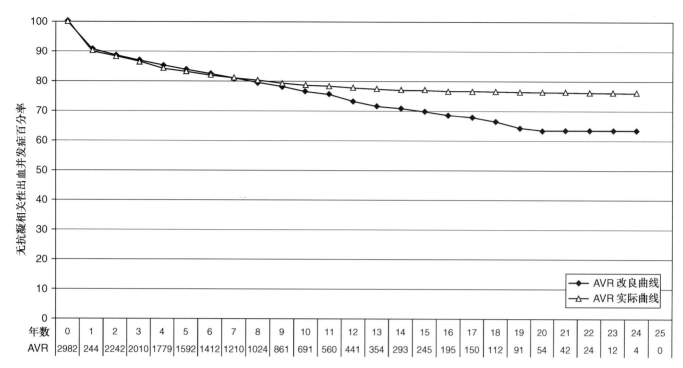

图 **32-19** 主动脉瓣膜替换后无抗凝相关性出血并发症患者卡普兰-迈耶曲线

血栓栓塞

血栓栓塞是第二常见的瓣膜相关事件，也是患者必须长期使用抗凝药物的主要原因。Khan 等报道了一大组使用生物瓣膜和机械瓣膜患者的临床疗效，结果显示两种瓣膜有着相同的血栓栓塞发生率（图 32-20），但是机械瓣膜置换者是在行华法林治疗的同时进行统计的[23]。目前公认的血栓栓塞发生率范围为 0.8% ~ 2.3% 每病患/年[8,23,32,36-39,65]。大约一半的血栓栓塞发生在中枢神经系统，40% 是一过性的，10% 发生在外周[32]。患者 10 年和 20 年的无血栓栓塞事件发生率分别为 80% ~ 85% 和 65% ~ 70%。

血栓栓塞是机械瓣膜置换患者的终身危险因素。随着年龄的增加，血栓栓塞的危险性增加，所以患者必须长期应用抗凝剂维持体内抗凝药物的浓度以保证抗凝效果。当个人的危险因素增加时，可能有必要改变目标 INR 值。

值得注意的是，并非原来认为是栓塞导致的神经系统事件都是栓塞所致。Piper 及其同事报道了一个单中心的前瞻性研究，该研究中对机械瓣膜置换术后患者的神经系统事件进行正规和严密监测的抗凝治疗过程中，超过 75% 的患者出现这些事件的原因是颅内出血而不是栓塞。这就表明抗凝剂的目标剂量可能人为制定得过高了，而并非像我们通常认为的神经系统事件都是栓塞导致的[66]。

人工瓣膜血栓形成

人工主动脉瓣处的瓣膜血栓形成是一个非同寻常的事件，它在瓣膜置换中晚期发生，最常见的原因是不当的抗凝治疗或者患者的抗凝治疗依从性差[67,68]，双叶瓣影响瓣膜功能的血栓形成往往发生在枢轴保护套以及瓣膜缝隙处。只有一种双叶瓣的设计不会让血栓凸向瓣叶固定的地方[69]。在倾斜型

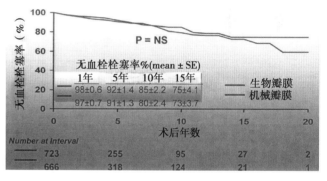

图 **32-20** 20 年随访患者免除血栓栓塞率。从图中显示机械瓣和生物瓣血栓栓塞发生率没有区别

碟瓣中血栓最常发生在较小的瓣膜开放孔处。患者血栓形成的发生率大约是少于 0.3% 每病患/年，20 年无血栓形成率大于 97%[8,23,32,36-39]。

人工瓣膜性心内膜炎

由于预防性抗生素的应用，人工瓣膜性心内膜炎在现今时代也是发生率很低的事件。将近 60% 发生在早期并且与葡萄球菌有关。葡萄球菌引起的人工瓣膜性心内膜炎的死亡率很高。其余的人工瓣膜性心内膜炎发生较晚（ > 60 天）。人工瓣膜性心内膜炎是在任何时间都可能发生的，因此瓣膜置换的患者必须在进行任何侵入性操作时预防性应用抗生素。机械瓣膜置换患者在 20 ~ 25 年不发生心内膜炎的比例可达到 97% ~ 98%[32,39]。

瓣周漏

瓣周漏是一种手术并发症，它最常与手术技术相关，有时候也与感染性心内膜炎相关。可以通过术中对瓣环组织上钙化

组织清除干净以及增加缝合密度使人工瓣膜和自体瓣环组织最大程度地紧贴合来避免瓣周漏。Silzone-包被的缝合环的应用经验显示瓣周漏发生率升高了，因为金属银浸渍的缝合环不仅能够抑制细菌的生长而且能够抑制人工瓣环缝合环与自体瓣环的愈合，从而使瓣周漏这种并发症的发生率增加一倍[70]。现在 Silzone-包被的缝合环已经从市场上下架了。右冠瓣及无冠瓣交界的区域附近存在一个解剖上易发生瓣周漏的区域。因为右冠瓣叶近右无交界 1/3 及无冠瓣叶近右无交界 2/3 的区域是瓣环组织薄弱区[71]。可接受的瓣周漏发生率大约是低于 0.01% 每病患/年，而且大部分都是术后早期发生[29,32]。

瓣膜结构衰坏

在总计超过 50 000 例患者年的长期随访研究中并没有观察到或者报告由于磨损造成的主动脉瓣双叶机械瓣膜的瓣膜结构损坏。这表明这些现代人工主动脉瓣膜的结构十分完善[23,32,39]。在一个总计 21 742 例患者年的研究中，92% 患者完成随访，没有一例出现结构衰败[49]。

无再次手术率

现代机械瓣膜的长期耐久性非常好，25 年的瓣膜再次置换率小于 2%（图 32-21），因此第三次置换人工主动脉瓣膜手术就更罕见了[29]。主动脉双叶瓣的瓣膜下的血管翳形成也非

常少见[3239]，导致再次瓣膜置换的最常见的原因有术前及术后的感染性心内膜炎、瓣周漏以及瓣膜血栓形成。

特殊情况

技术考虑

尽管植入人工机械瓣膜的技术简单明了，但是会出现特殊情况。由于 St. Jude Medical Regent 瓣膜的阀体与组织瓣环相比很大，有时候人工瓣膜难以进入主动脉。有时候患者主动脉根部直径最小的地方在窦管嵴处，这时候测瓣器尽管能够容易地通过主动脉瓣环，但是 Regent 瓣膜想要固定在瓣环上却十分困难甚至是不可能的。在穿过窦管嵴的时候，重要的一步是轻微地来回晃动瓣膜，在最狭窄的地方倾斜转圈通过。如果瓣膜的尺寸合适的话，一旦它到达窦管嵴下，就能容易地固定在瓣环上。当人工瓣膜经测量能够置入瓣环中，应首先缝合左右冠窦。Regent 瓣膜不容易固定的原因可能是由于它的尺寸较大，但是只要正确筛选还是可以在耐心轻柔的调节下完成固定的。Regent 瓣膜瓣体位于瓣环之上，枢轴保护套位于瓣环之内（图 32-22）。最后缝合无冠窦的中部并将瓣膜的方向调整为瓣叶开口与室间隔平行[72]。由于主动脉瓣环弹性较好，在经过去钙化组织的瓣环上进行缝合能够更好地固定人工瓣膜。

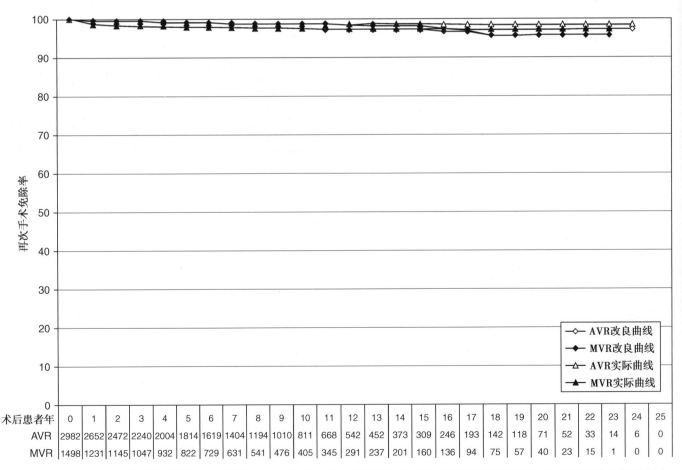

术后患者年	0	1	2	3	4	5	6	7	8	9	10	11	12	13	14	15	16	17	18	19	20	21	22	23	24	25
AVR	2982	2652	2472	2240	2004	1814	1619	1404	1194	1010	811	668	542	452	373	309	246	193	142	118	71	52	33	14	6	0
MVR	1498	1231	1145	1047	932	822	729	631	541	476	405	345	291	237	201	160	136	94	75	57	40	23	15	1	0	0

图 32-21 随访超过 25 年机械瓣膜替换患者再次手术免除率。图中随访超过 21 000 名患者年数据显示主动脉瓣置换患者再次手术率低于 2%

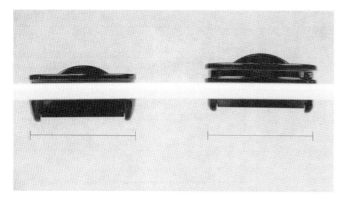

图 32-22　右侧为 St. Jude Medical Regent 瓣膜对比左侧的 St. Jude Medical HP 瓣膜。Regent 瓣膜仅仅枢轴的护耳插入主动脉瓣环内，因此它对任何直径的组织瓣环都能植入一个瓣环直径相对更大的人工瓣膜

　　相似的，在使用 On-X 瓣膜时必须确保人工瓣膜的整体金属环完全插入左室流出道并被固定在瓣环上，这个过程需要轻柔的操作和耐心。Walther 等认为准确的筛选瓣膜需要一些经验[20]。

　　如果专门将过大尺寸的瓣膜植入到较小的主动脉根部，只要瓣膜的最高部分位于无冠窦处，通过倾斜瓣膜后缝合固定就可以使较大的人工瓣膜植入并正常工作且不会出现冠脉阻塞。用带毡片的缝合线从主动脉外向内缝合固定倾斜的人工瓣环可以防止瓣周漏，而且由于人工瓣膜的容受性较好，植入瓣膜仍可以开放和关闭。在我们将近 3000 例主动脉瓣置换的回顾中，没有一例进行瓣环扩大手术的[49]

■ 患者-人工瓣膜不匹配

　　患者-人工瓣膜不匹配（PPM）这一概念首先由 Rahimtoola 提出，并由 Pibarot 和 Dumesnil 加以推广[73,74]。但是对 PPM 的重要性，人们看法不一。大家更多地将注意力放到解读机械瓣膜和生物瓣膜以及不同类型的机械、生物瓣膜的相关文献上去了，对于患者-人工瓣膜不匹配这一概念的重要性却没有形成一致的观点[75~78]。在一项对置换单个机械瓣膜的患者进行的 25 年随访记录中，根据 Blais 及其同事的标准所确定的严重患者-人工瓣膜不匹配、中等患者人工瓣膜不匹配和轻度患者-人工瓣膜不匹配的患者在总体瓣膜相关性死亡率上没有差别[77]。正如图 32-23、图 33-24 所示，无论对瓣膜有效开口面积采取体外测量法（内部几何瓣膜面积）还是体内测量法（超声测量的瓣膜面积），患者长期生存率的相似性是不变的。这项研究在包括手术死亡率、长期累积死亡率、抗凝相关性出血、血栓栓塞、瓣膜血栓形成、瓣周漏或者充血性心力衰竭的诊断等瓣膜相关性时间发生率没有发现差别。这项研究的随访完成率为 94% 并且延伸超过 13 000 患者年[79]。因此，对双叶机械瓣膜置换的患者，PPM 可能不是一个主要的问题。但对于植入较小生物瓣膜的患者，患者-人工瓣膜不匹配可能很重要，因为对于那些更年轻、活动更多以及心室功能更差的患者，当瓣膜开始僵硬，主动脉瓣狭窄就成为手术后随访期一个突出因素，影响他们的症状和生存率。但是，如果担心患者-人工瓣膜不匹配，可以对任何指定的人工瓣膜进行有效瓣口面积的计算，并决定是否需要瓣环扩大手术或者更换一个保证更大有效瓣口面积的人工瓣膜[80]。患者-人工瓣膜不匹配现象已经随着新一代的 Rgent 瓣膜的出现而大大减少了，这种瓣膜极少出现患者-人工瓣膜不匹配[16,49]。

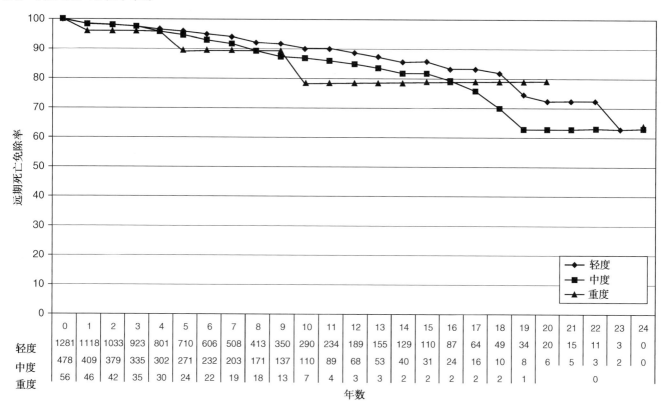

	0	1	2	3	4	5	6	7	8	9	10	11	12	13	14	15	16	17	18	19	20	21	22	23	24
轻度	1281	1118	1033	923	801	710	606	508	413	350	290	234	189	155	129	110	87	64	49	34	20	15	11	3	0
中度	478	409	379	335	302	271	232	203	171	137	110	89	68	53	40	31	24	16	10	6	2	1			
重度	56	46	42	35	30	24	22	19	18	13	7	4	3	3	2	2	2	2	1		0				

年数

图 32-23　根据 Pibarot 等的标准有轻度、中度、重度患者-瓣膜不匹配的患者发生瓣膜相关远期死亡决定因素的卡普兰-迈耶曲线。双叶瓣膜置换术后的患者，体外决定因素是瓣口几何口径。三条曲线没有差异。图表底部的数值代表患者随访数据

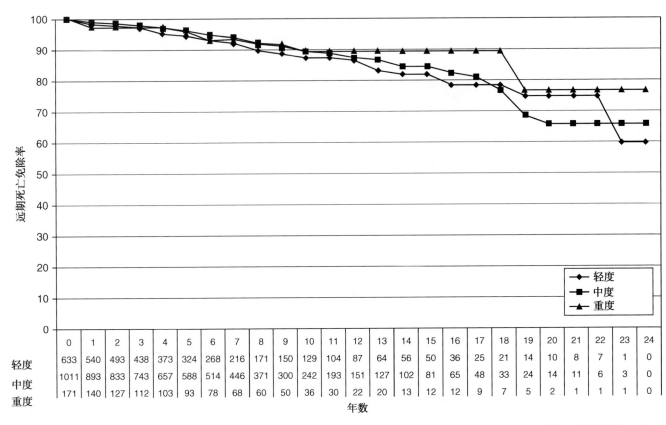

图 32-24　根据 Blais 等的体内标准有轻度、中度、重度患者-瓣膜不匹配的患者发生瓣膜相关远期死亡决定因素的卡普兰-迈耶曲线。三条曲线没有差异。图表底部的数值代患者随访数据

表 32-4　St. Jude 机械瓣的瓣膜相关并发症

并发症	例数	百分数每患者-年	死亡例数
心内膜炎	3	0.15	0
瓣周漏	6	0.30	2
血栓栓塞	6	0.30	0
瓣膜栓塞	2	0.10	0
出血	6	0.10	2
结构衰败	0	0	0

表 32-5　机械瓣置换指征

抗凝剂应用可能性大
需要长期抗凝（任何年龄）
患者需求
再次手术降低手术风险
年龄 <60 岁
年龄 60～70 岁患者征求患者意见
再次手术瓣膜替换
医疗条件好

■ 无抗凝疗法

　　所有的接受机械瓣膜置换的患者都推荐进行抗凝治疗。对低风险患者的无抗凝疗法所进行的有限实验也只是在几个月系

统抗凝疗法之后。据报道，未正规抗凝治疗的患者如果使用抗血小板药物进行替代治疗，会使瓣膜血栓形成的发生率增加，但血栓栓塞的发生率却几乎不增加[67,81,82]。一项研究发现服用法华林的患者与单独使用抗血小板疗法的患者在瓣膜相关事件的发生率上没有重大的差别。但是该研究的随访时间有限[83]。另一项相关的前瞻性研究正在进行，该研究是一个比较患者在接受 3 个月正规抗凝治疗之后分别进行华法林和抗血小板治疗的效果的随机对照试验，但结果目前尚不可得。[84] 高度选择的机械瓣膜置换的患者不服用华法林而单纯行抗血小板治疗能够获得好的疗效值得期待，但目前还没有得到证实[17,85]。

　　在一项关于双叶主动脉瓣置换后的氯吡格雷应用的前瞻性非随机临床试验中，Garcia-Rinaldi 等发现血栓栓塞事件只发生在那些不持续使用氯吡格雷或者对氯吡格雷没有反应的患者。尽管可以通过演绎推理得出这一抗凝方法的合理性，但是只有在进行前瞻性的随机试验之后才能够成为推荐的疗法。

　　当需要对抗凝剂进行减量，比如择期手术的时候，可以在 5 天时间里将患者的 INR 逐渐调节到正常水平，在手术前 24 小时经静脉注射肝素进行抗凝。术后抗凝恢复可以用抗血小板药、肝素皮下注射以及从术后第一天起口服华法林治疗。遇有出血的患者，虽然也可以迅速降低出血患者的 INR，但是却会增加血栓栓塞的危险性。在必要时新鲜冰冻血浆可以用来缓和地逆转 INR 值，但是最好不要使用维生素 K。同时要保证患者密切监测 INR 值。

　　患者出现抗凝相关出血后，由于发生再次出血的可能性比较高，因而在出血点被确定并完全治愈之前必须停用抗凝剂两周，在允许的情况下可以单独应用抗血小板药物[82]。对

于那些无法重新开始抗凝治疗的患者，必须进行抗血小板治疗，但是必须告知患者的血栓栓塞发生率将会增加到将近4% 每患者-年，双叶瓣膜的瓣膜血栓形成的发生率增加到2% 每患者年[67,81,82,86]。

年轻患者的机械瓣膜置换

阻碍年轻患者选择机械瓣膜的一个主要原因是长期的抗凝治疗。但是由于机械瓣膜有较好的耐久度，使它成为年轻患者的理想选择。最重要的是年轻患者（即年龄小于 50 岁）发生瓣膜相关事件的风险较小。他们很少发生血栓栓塞，因而他们的抗凝治疗可以保持在抗凝疗法目标范围的下限附近，从而在不增加血栓栓塞发生率的情况下降低了抗凝相关性出血的发生率。事实上，许多婴儿和儿童已经能够在不服用阿司匹林的情况下获得了好的长期疗效[87]。尽管在婴儿以上年龄组的患者中并不推荐这种疗法，但仍然可能是一种合理有效的选择。一项最近的研究对 254 例年龄小于 50 岁的患者进行了 20 年的随访，结果显示极低的瓣膜相关事件发生率（表 32-4），总体长期生存率非常优越，达到 88%，其 19 年的免除事件生存率为 92%[88]。

置换双叶机械瓣之后生存时间最长的患者在手术后已经存活了 30 多年，他在 40 多岁的时候接受的手术并且一直没有并发症[30]。年轻患者的瓣膜相关事件发生率较低，因此引出了关于对于这种个体应提供何种瓣膜的讨论，特别是在有新的强力抗血小板药物辅助的情况下。考虑到再次手术的死亡率会增加，因此瓣膜的耐久性是重要的考虑因素[28~30]。

随访

无论使用哪种人工瓣膜，长期的跟踪随访都是一个重要的工作。想要弄清瓣膜的真实耐久度，10 年的随访显然时间不够长。Grunkemeier 对几种生物瓣膜的耐久度进行了回顾性研究，他发现生物瓣在 10 年的耐久性还是很出色的，但是到了12 ~ 18 年的时候瓣膜的耐久性就较差，必须加以更换[64]。Khan 和他的同事也对这些数据很赞同[23]。瓣膜衰败发生在各种可供选择的生物瓣膜上，包括带支架瓣膜、无支架瓣膜、同种移植物瓣膜以及自体移植物瓣膜的耐久度比现代机械瓣膜都要差。

即使某些机械瓣膜，也缺乏 10 年以上的耐久度数据。推荐机械瓣膜时，必须首先确保这种人工瓣膜有可说明其能耐久15 年以上的数据。

总而言之，使用机械瓣膜时只要合理地选择病例就可以保证良好的长期结果、长期生存率以及低瓣膜相关并发症。推荐主动脉机械瓣膜置换的指征列在表 32-5 中。

参考文献

1. Carabello BA: Clinical practice. Aortic stenosis. *NEJM* 2002; 346:677.
2. Tornos P, Sambola A, Permanyer-Miralda G, et al: Long-term outcome of surgically treated aortic regurgitation: influence of guideline adherence toward early surgery. *J Am Coll Cardiol* 2006; 47:1012.
3. Gott VL, Alejo DE, Cameron DE: Mechanical heart valves: 50 years of evolution. *Ann Thorac Surg* 2003; 76:S2230.
4. Hufnagel CA, Harvey WP: The surgical correction of aortic regurgitation preliminary report. *Bull Georgetown Univ Med Cent* 1953; 6:60.
5. Shiono M, Sezai Y, Sezai A, et al: Long-term results of the cloth-covered Starr-Edwards ball valve. *Ann Thorac Surg* 2005; 80:204.
6. Gao G, Wu Y, Grunkemeier GL, et al: Forty-year survival with the Starr-Edwards heart valve prosthesis. *J Heart Valve Dis* 2004; 13:91.
7. Ezekowitz MD: Anticoagulation management of valve replacement patients. *J Heart Valve Dis* 2002; 11(Suppl 1):S56.
8. Oxenham H, Bloomfield P, Wheatley DJ, et al: Twenty-year comparison of a Bjork-Shiley mechanical heart valve with porcine bioprostheses. *Heart* 2003; 89:697.
9. Emery RW, Anderson RW, Lindsay WG, et al: Clinical and hemodynamic results with the St. Jude Medical aortic valve prosthesis. *Surg Forum* 1979; 30:235.
10. Emery RW, Nicoloff DM: The St. Jude Medical cardiac valve prosthesis: in vitro studies. *J Thorac Cardiovasc Surg* 1979; 78:269.
11. Nicoloff DM, Emery RW, Arom KV, et al: Clinical and hemodynamic results with the St. Jude Medical cardiac valve prosthesis. *J Thorac Cardiovasc Surg* 1982; 82:674.
12. Emery RW, Emery AM, Raikar GV, et al: Anticoagulation for mechanical heart valves: a role for patient based therapy. *J Thrombosis Thrombolysis* 2008;25:18-25.
13. Sezai A, Shiono M, Orime Y, et al: Evaluation of valve sound and its effects on ATS prosthetic valves in patients' quality of life. *Ann Thorac Surg* 2000; 69:507.
14. Emery RW, Krogh CC, Jones DJ, et al: Five-year follow up of the ATS mechanical heart valve. *J Heart Valve Dis* 2004; 13:231.
15. Bach DS, Sakwa MP, Goldbach M, et al: Hemodynamics and early clinical performance of the St. Jude Medical Regent mechanical aortic valve. *Ann Thorac Surg* 2002; 74:2003.
16. Gelsomino S, Morocutti G, Da Col P, et al: Preliminary experience with the St. Jude Medical Regent mechanical heart valve in the aortic position: early in vivo hemodynamic results. *Ann Thorac Surg* 2002; 73:1830.
17. Emery RW, Emery AM: Letter to the editor. *J Thorac Cardiovasc Surg* 2006; 131:760.
18. Hammermeister KE, Sethi GK, Henderson WG, et al: A comparison of outcomes in men 11 years after heart valve replacement with a mechanical valve or bioprosthesis. *NEJM* 1993; 328:1289.
19. Autschbach R, Walther T, Falk V: Prospectively randomized comparison of different mechanical aortic valves. *Circulation* 2000; 102:III-1.
20. Walther T, Falk V, Tigges R, et al: Comparison of On-X and SJM HP bileaflet aortic valves. *J Heart Valve Dis* 2000; 9:403.
21. Masters RG, Helou J, Pipe AL, Keon WJ: Comparative clinical outcomes with St. Jude Medical, Medtronic Hall and Carbomedics mechanical heart valves. *J Heart Valve Dis* 2001; 10:403.
22. Chambers J, Roxburgh J, Blauth C, et al: A randomized comparison of the MCRI On-X and Carbomedics Top Hat bileaflet mechanical replacement aortic valves: early postoperative hemodynamic function and clinical events. *J Thorac Cardiovasc Surg* 2005; 130:759.
23. Khan SS, Trento A, DeRobertis M, et al: Twenty-year comparison of tissue and mechanical valve replacement. *J Thorac Cardiovasc Surg* 2001; 122:257.
24. Brown ML, Schare HV, Lahr BD, et al: Aortic valve replacement in patients aged 50 to 70 years: Improved outcome with mechanical versus biologic prosthesis. *J Thorac Cardiovasc Surg* 2008;135:878.
25. deVincentiis C, Kunkl AB, Trimarchi S, et al. Aortic valve replacement in octogenarians: is biologic valve the unique solution? *Ann Thorac Surg* 2008; 85:1296-1301
26. Butchart EG, Payne N, Li H, et al: Better anticoagulation control improves survival after valve replacement. *J Thorac Cardiovasc Surg* 2002; 123:715.
27. Butchart EG, Ionescu A, Payne N, et al: A new scoring system to determine thromboembolic risk after heart valve replacement. *Circulation* 2003; 108(Suppl II):II-68.
28. Akins CW, Buckley MJ, Daggett WM, et al: Risk of reoperative valve replacement for failed mitral and aortic bioprostheses. *Ann Thorac Surg* 1998; 65:1545.
29. Emery RW, Arom KV, Krogh CC, et al: Reoperative valve replacement with the St. Jude Medical valve prosthesis: long-term follow up. *J Am Coll Cardiol* 2004; 435:438A.
30. Potter DD, Sundt TM 3rd, Zehr KJ, et al: Operative risk of reoperative aortic valve replacement. *J Thorac Cardiovasc Surg* 2005; 129:94.
31. Harrington JT: My three valves. *NEJM* 1993; 328:1345.
32. Emery RW, Krogh CC, Arom DV, et al: The St. Jude Medical cardiac valve prosthesis: a 25-year experience with single valve replacement. *Ann Thorac Surg* 2005; 79:776.
33. Emery RW, Arom KV, Nicoloff DM: Utilization of the St. Jude Medical prosthesis in the aortic position. *Semin Thorac Cardiovasc Surg* 1996; 8:231.

34. Emery RW, Arom KV, Kshettry VR, et al: Decision making in the choice of heart valve for replacement in patients aged 60–70 years: twenty-year follow up of the St. Jude Medical aortic valve prostheses. *J Heart Valve Dis* 2002; 11(Suppl 1):S37.

35. Bakir MD, Casselman FP, Wellens F, et al: Minimally invasive versus standard approach aortic valve replacement: a study in 506 patients. *Ann Thorac Surg* 2006;81:1599-1604

36. Lund O, Nielsen SL, Arildsen H, et al: Standard aortic St. Jude valve at 18 years: performance, profile and determinants of outcome. *Ann Thorac Surg* 2000; 69:1459.

37. Aagaard J, Tingleff J, Hansen CN, et al: Twelve years' clinical experience with the Carbomedics prosthetic heart valve. *J Heart Valve Dis* 2001; 10:177.

38. Butchart EG, Li H, Payne N, et al: Twenty years' experience with the Medtronic Hall valve. *J Thorac Cardiovasc Surg* 2001; 121:1090.

39. Ikonomidis JS, Kratz JM, Crumbley AJ, et al: Twenty-year experience with the St. Jude Medical mechanical valve prosthesis. *J Thorac Cardiovasc Surg* 2003; 126:20022.

40. Koertke H, Korfer R: International normalized ratio self-management after mechanical heart valve replacement: is an early start advantageous? *Ann Thorac Surg* 2001; 72:44.

41. Montalescot G, Polle V, Collet JP, et al: Low molecular weight heparin after mechanical heart valve replacement. *Circulation* 2000; 101:1083.

42. Horstkotte D, Schulte H, Bircks W, Strauer B: Unexpected findings concerning thromboembolic complications and anticoagulation after complete 10-year follow-up of patients with St. Jude Medical prostheses. *J Heart Valve Dis* 1993; 2:291.

43. Butchart EG, Lewis PA, Bethel JA, Breckenridge IM: Adjusting anticoagulation to prosthesis thrombogenicity and patient risk factors. *Circulation* 1991; 84(Suppl III):III-61.

44. Koertke H, Minami K, Boethig D, et al: INR self-management permits lower anticoagulation levels after mechanical heart valve replacement. *Circulation* 2003; 108(Suppl II):II-75.

45. Bonow RO, Carabello BA, Chatterjee BA, et al: ACC/AHA 2006 guidelines for the management of patients with valvular heart disease. *J Am Coll Cardiol* 2008;52;e1-142

46. American College of Chest Physicians: Sixth (2000) ACCP guidelines for antithrombotic therapy for prevention and treatment of thrombosis. *Chest* 2001; 119(1 Suppl):1S.

47. Horstkotte D, Piper C, Wiener X, et al: Improvement of prognosis by home control in patients with lifelong anticoagulant therapy. *Ann Hematol* 1996; 72(suppl D):AE3.

48. Koo S, Kucher N, Nguyen PL, et al: The effect of excessive anticoagulation on mortality and morbidity in hospitalized patients with anticoagulant-related major hemorrhage. *Arch Intern Med* 2004; 164:1557.

49. Emery RW, Arom KV, Krogh CC, Joyce LD: Long-term results with the St. Jude Medical aortic valve: a 25-year experience. *J Am Coll Cardiol* 2004; 435:429A.

50. Horstkotte D, Schulte HD, Bircks W, Strauer BE: Lower intensity anticoagulation therapy results in lower complication rates with the St. Jude Medical prosthesis. *J Thorac Cardiovasc Surg* 1994; 107:1136.

51. Turpie A, Gent M, Laupacis A, et al: A comparison of aspirin with placebo in patients treated with warfarin after heart valve replacement. *NEJM* 1993; 329:524.

52. Massel D, Little SH: Risk and benefits of adding antiplatelet therapy to warfarin among patients with prosthetic heart valves: a meta-analysis. *J Am Coll Cardiol* 2001; 37:569.

53. Accola KD, Scott ML, Spector SD, et al: Is the St. Jude Medical mechanical valve an appropriate choice for elderly patients? A long-term retrospective study measuring quality of life. *J Heart Valve Dis* 2006; 15:57.

54. Arom KV, Emery RW, Nicoloff DM, Petersen RJ: Anticoagulant related complications in elderly patients with St. Jude mechanical valve prostheses. *J Heart Valve Dis* 1996; 5:505.

55. Masters RG, Semelhago LC, Pipe AL, Keon WJ: Are older patients with mechanical heart valves at increased risk? *Ann Thorac Surg* 1999; 68:2169.

56. Davis EA, Greene PS, Cameron DE, et al: Bioprosthetic versus mechanical prostheses for aortic valve replacement in the elderly. *Circulation* 1996; 94(9 Suppl):II121.

57. Zimpfer D, Czerny M, Schuch P, et al: Long-term neurocognitive function after mechanical aortic valve replacement. *Ann Thorac Surg* 2006; 81:29.

58. Lip GY, Hart RG, Conway DS: Antithrombotic therapy for atrial fibrillation. *BMJ* 2002; 325:1022.

59. Garcia-Rinaldi R, Carro-Pagan C, Schaer HV, et al: Initial experience with dual antiplatelet thrombo prophylaxis with clopidogrel and aspirin in patients with mechanical aortic prosthesis. *J Heart Valve Dis* 2009;18:617

60. Horstkotte D: Letter to the editor. *Ann Thorac Surg* 1996; 62:1566.

61. Akins CW: Results with mechanical cardiac valvular prostheses. *Ann Thorac Surg* 1995; 60:1836.

62. David TE, Gott VL, Harker LA, et al: Mechanical valves. *Ann Thorac Surg* 1996; 62:1567.

63. Maganti M, Rao V, Armstrong S, et al: Redo valvular surgery in elderly patients. *Ann Thorac Surg* 2009;87:521-525

64. Grunkemeier GL, Li HH, Naftel DC, et al: Long-term performance of heart valve prostheses. *Curr Probl Cardiol* 2000; 25:73.

65. Sawant D, Singh AK, Feng WC, et al: St. Jude Medical cardiac valves in small aortic roots: follow-up to sixteen. *J Thorac Cardiovasc Surg* 1997; 113:499.

66. Piper C, Hering D, Langer C, Horstkotte D: Etiology of stroke after mechanical heart valve replacement: results from a ten-year prospective study. *J Heart Valve Dis* 2008; 17:413-417.

67. Czer LS, Matloff JM, Chaux A, et al: The St. Jude valve: analysis of thromboembolism, warfarin-related hemorrhage, and survival. *Am Heart J* 1987; 114:389.

68. Durrleman N, Pellerin M, Bouchard D, et al: Prosthetic valve thrombosis: twenty-year experience at the Montreal Heart Institute. *J Thorac Cardiovasc Surg* 2004; 127:1388.

69. Van Nooten GJ, Van Belleghem Y, Caes F, et al: Lower-intensity anticoagulation for mechanical heart valves: a new concept with the ATS bileaflet aortic valve. *J Heart Valve Dis* 2003; 12:495.

70. Schaff HV, Carrel TP, Jamieson WRE, et al: Paravalvular leak and other events in silzone-coated mechanical heart valves: a report from AVERT. *Ann Thorac Surg* 2002; 73:785.

71. De Cicco G, Lorusso R, Colli A, et al: Aortic valve periprosthetic leakage, anatomic observations and surgical results. *Ann Thorac Surg* 2005; 79:1480.

72. Baudet EM, Oca CC, Roques XF, et al: A 5½ year experience with the St. Jude Medical cardiac valve prosthesis. Early and late results of 737 valve replacements in 671 patients. *J Thorac Cardiovasc Surg* 1985; 90:137.

73. Rahimtoola SH: The problem of valve prosthesis patient mismatch. *Circulation* 1978; 58:20.

74. Pibarot P, Dumesnil JG: Hemodynamic and clinical impact of prosthesis-patient mismatch in the aortic valve position and its prevention. *J Am Coll Cardiol* 2000; 36:1131.

75. Hanayama N, Christakis GT, Mallidi HR, et al: Patient prosthesis mismatch is rare after aortic valve replacement: valve size may be irrelevant. *Ann Thorac Surg* 2002; 73:1822.

76. Blackstone EH, Cosgrove DM, Jamieson WRE, et al: Prosthesis size and long-term survival after aortic valve replacement. *J Thorac Cardiovasc Surg* 2003; 126:783.

77. Blais C, Dumesnil JG, Baillot R, et al: Impact of valve prosthesis patient mismatch on short-term mortality after aortic valve replacement. *Circulation* 2003; 108:983.

78. Moon MR, Pasque MK, Munfakh NA, et al: Prosthesis-patient mismatch after aortic valve replacement: impact of age and body size on late survival. *Ann Thorac Surg* 2006; 81:481.

79. Emery RW, Krogh CC, Arom KV, et al: Patient-prosthesis mismatch: Impact on patient survival and valve related events: a 25-year experience with the St. Jude Medical valve prosthesis. Presented at the Society of Thoracic Surgeons at the 41st Annual Meeting, San Antonio, TX. January 2005.

80. Pibarot P, Dumesnil JG: Patient-prosthesis mismatch and the predictive use of indexed effective orifice area: is it relevant? *Cardiac Surg Today* 2003; 1:43.

81. Riberiro PA, Al Zaibag M, Idris M, et al: Antiplatelet drugs and the incidence of thromboembolic complications of the St. Jude Medical aortic prosthesis in patients with rheumatic heart disease. *J Thoracic Cardiovasc Surg* 1986; 91:92.

82. Ananthasubramaniam K, Beattie JN, Rosman HS, et al: How safely and for how long can warfarin therapy be withheld in prosthetic heart valve patients hospitalized with a major hemorrhage? *Chest* 2001; 119:478.

83. Hartz RS, LoCicero J 3rd, Kucich V, et al: Comparative study of warfarin versus antiplatelet therapy in patients with a St. Jude Medical valve in the aortic position. *J Thorac Cardiovasc Surg* 1986; 92:684.

84. Garcia-Rinaldi R: Letter to the editor. *Ann Thorac Surg* 2006; 81:787.

85. Emery RW, Emery AM: Letter to the editor: reply to Garcia-Rinaldi. *Ann Thorac Surg* 2006; 81:788.

86. Cannegieter SC, Rosendaal FR, Briet E: Thromboembolic and bleeding complications in patients with mechanical heart valve prostheses. *Circulation* 1994; 89:635.

87. Cabalka AK, Emery RW, Petersen RJ: Long-term follow-up of the St. Jude Medical prosthesis in pediatric patients. *Ann Thorac Surg* 1995; 60:S618.

88. Emery RW, Erickson CA, Arom KV, et al: Replacement of the aortic valve in patients under 50 years old with the St. Jude Medical prosthesis. *Ann Thorac Surg* 2003; 75:1815.

史艺 凤玮 译

第 33 章

主动脉瓣生物瓣置换术：支架心包瓣膜和猪瓣

Bobby Yanagawa

George T. Christakis

简介

本章对支架生物瓣膜的主动脉瓣置换术进行概述，回顾了主动脉瓣置换术的手术指征，尤其强调依据指南中现有证据支持选择手术方式，并介绍了支架主动脉瓣生物瓣膜。本章重点评估了主动脉瓣置换术的临床及生理预后，从而为合理选择生物瓣膜提供依据。

自然病史和手术指征

主动脉瓣狭窄

自然病史

主动脉瓣狭窄可能是由退行性钙化、先天性畸形（主动脉瓣二叶化畸形最常见）或风湿热引起，较少与系统性疾病（如骨 Paget's 病或终末期肾病等）相关。退行性钙化在老年人群中很常见，而且中到重度钙化性主动脉瓣狭窄是主动脉瓣置换患者最常见的病理改变。在发达国家人群中，钙化性主动脉瓣狭窄的发病率可能随年龄增长而升高。

瓣膜退行性钙化的特征性表现为由瓣叶钙化导致的瓣口横截面积进行性减少。动脉粥样硬化导致了瓣叶的炎症和脂质堆积，最终导致钙化[1]。正常人的主动脉瓣口面积为 $3.0 \sim 4.0cm^2$，伴有轻微压差或没有压差。根据主动脉瓣口面积、平均跨瓣压差和瓣口峰值流速，把主动脉瓣狭窄分为轻、中、重度（见表 33-1）。在心排量正常情况下，当主动脉瓣口面积小于 $1.0cm^2$ 时，跨瓣压差通常大于 $50mmHg$[2]。而主动脉瓣口面积小于 0.8 至 $1.0cm^2$ 时，跨瓣压差会快速增加。

表 33-1 主动脉瓣狭窄的分级

	轻	中	重
主动脉瓣口面积（cm^2）	>1.5	1.5-1.0	<1.0
平均压差（mmHg）	<25	25-40	>40
峰值射血速度（m/s）	<3.0	3.0-4.0	>4.0

主动脉瓣口面积的减少引起血流受阻，使腔内压和室壁张力升高，从而导致代偿性的向心性肥厚以维持正常的心排量[3]。随着肥厚的进展，心室顺应性进行性减低，而舒张末压不断升高[4]。在这种情况下，心房收缩对维持前负荷至关重要。此时，失去窦性节律可能会导致症状的迅速进展。

有症状期

当主动脉瓣狭窄不断进展最终导致明显的血流动力学改变时，最初的代偿机制为左心室肥厚。出现症状时患者的平均主动脉瓣口面积为 $0.6\text{-}0.8cm^2$[3]。随着流出道梗阻和心室壁肥厚的逐渐进展，主动脉瓣狭窄患者开始出现心绞痛、晕厥、呼吸困难或充血性心力衰竭等主要症状。自然病史显示，有明显血流动力学改变的主动脉瓣狭窄患者，一旦出现心绞痛症状，预期寿命 4 年；晕厥患者 3 年；而心力衰竭患者仅有 2 年[5]。主动脉瓣狭窄患者出现上述症状是手术干预的绝对指征[6]。对于这类患者，多余的等待会导致每年大于 10% 猝死率。一旦主动脉瓣狭窄患者出现室性心律失常或心力衰竭的症状，其预期寿命小于 3 年[7]。

无症状期

对有明显血流动力学改变但无临床症状的主动脉瓣狭窄患者的处理仍存在争议。Otto 等的研究显示，主动脉瓣狭窄患者，瓣口面积平均每年减少 0.12cm^2，而跨瓣压差平均每年增加 10-15mmHg[8]。然而，不同患者疾病的进展过程差别相当大，许多患者几年都没有跨瓣压差的变化。这样说来，此类患者在症状出现之前可能有一个时间不定的潜伏期。在这个时期，心室为适应室内压力的升高，左室向心性肥厚将持续进展。

在无症状的轻、中度主动脉瓣狭窄患者中，猝死的发生率很低。在重度主动脉瓣狭窄病例中，猝死率大约是每年 1%。然而，猝死患者中的大多数会在致死事件发生前的数月内出现症状[9]。

当考虑行主动脉瓣置换术时，应该将猝死的发生风险与手术死亡率相权衡（当前 STS 数据库中主动脉瓣置换手术死亡率为 3.5%）。虽然无症状患者的手术指证很难把握，但是有研究称峰值流速每年增加大于 0.45m/s 的无症状患者应当接受手术治疗[9]。总体而言，约 7% 的无症状主动脉瓣狭窄的患者在确诊之后 1 年内死亡或者接受主动脉瓣膜手术[10]。5 年后，死亡或者接受主动脉瓣膜手术的比例激增至 38%。值得注意的是，有症状或无症状重度主动脉瓣狭窄患者行主动脉瓣手术后早期和晚期的结果非常相似[11]。

低跨瓣压差的重度主动脉瓣狭窄

心功能差的主动脉瓣狭窄患者（射血分数 <20%）狭窄严重程度常难以评估，这类患者主动脉瓣膜狭窄严重，但是跨瓣压差并不大（<30mmHg）。这些患者的左心室功能受损可能是由瓣膜狭窄或固有的心肌病变引起的后负荷不匹配（尤其是弥漫的冠脉病变引起的慢性缺血）导致的。对这些患者，分别在休息时和应用正性肌力药物（如多巴胺注射）时测量跨瓣压差和瓣口面积，有助于鉴别心肌病和真正的瓣膜狭窄，从而做出更可靠的诊断。对于多数左室功能差合并重度主动脉瓣狭窄的患者，选择瓣膜置换术可显著提高生存率[12]（表 33-1）。然而，以心肌病变为主的患者却无法从瓣膜置换中明显获益[13]。一个关于主动脉瓣狭窄患者行主动脉瓣置换术后出现

左室功能低下的多变量分析的研究发现，术前左室功能差是最重要的预后因素，提示低跨瓣压差患者的不佳结局[14]。

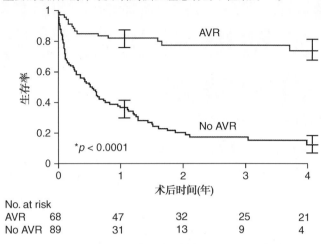

图 33-1　主动脉瓣置换术对低跨瓣压差患者生存率的影响。K-M 曲线分析了 AVR 组和对照组内经倾向性评分匹配患者的生存率（$P < 0.0001$）。X 轴显示随访过程中的风险人数。（Pereira JJ, Lauer MS, Bashir M, et al. Survival after aortic valve replacement for severe aortic stenosis with low transvalvular gradients and severe left ventricular dusfunction. J Am CollCardiol. 2002；39（8）：1356-1363.）

药物治疗

目前尚未发现某种药物可以改变主动脉瓣狭窄的自然病程。虽然几个小的非随机研究显示降脂治疗可延缓疾病的进展[15]，但是一个最新的前瞻性的随机临床试验发现阿托伐他汀的强化降脂治疗并不能延缓疾病的进展。

手术适应证

1998 年，美国心血管病联盟（ACC）和美国心脏病协会（AHA）共同提出了以临床证据为基础的心脏瓣膜疾病的治疗指南，随后在 2006 年进行了更新。关于主动脉瓣狭窄行主动脉瓣置换术的指南总结于表 33-2。

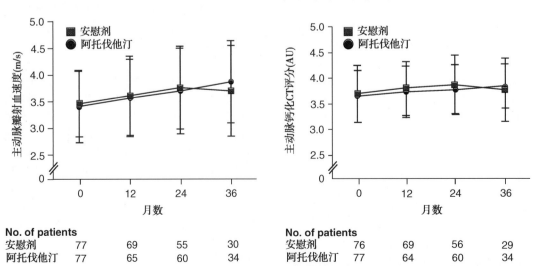

图 33-2　经强化阿托伐他汀疗法或安慰剂疗法的患者主动脉瓣射流速度和钙化的发展。（Cowell SJ, Newby DE, Prescott RJ, et al. A randomized trial of intensive lipid-lowering therapy in calcific aortic steno-sis. NEngl J Med. 2005；352（23）：2389-97.）

表 33-2　美国心血管病联盟（ACC）／美国心脏协会（AHA）关于主动脉瓣狭窄患者行主动脉瓣置换术的指南

适应证	分级
1. 有症状的重度主动脉瓣狭窄	I
2. 重度主动脉瓣狭窄同期行冠状动脉旁路移植术	I
3. 重度主动脉瓣狭窄同期行主动脉手术或其他心脏瓣膜手术	I
4. 重度主动脉瓣狭窄合并左室功能受损（射血分数＜50%）	I
5. 中度主动脉瓣狭窄同期行冠状动脉旁路移植术或其他升主动脉或瓣膜手术	II A
6. 无症状主动脉瓣狭窄合并：	
a. 对运动的异常反应（低血压）	II B
b. 可能会快速进展（年龄，钙化，或者冠状动脉疾患）	II B
c. 室性心动过速	II B
d. 瓣口面积＜0.6cm^2，平均压差＞60mmHg，峰值流速＞5m/s	II B
7. 轻度主动脉瓣狭窄和中到重度瓣膜钙化同期行冠状动脉旁路移植术	II B
8. 没有 5-7 中的任何 1 条的无症状患者猝死的预防	III

主动脉瓣置换术适用于所有的有症状的重度主动脉瓣狭窄患者，以及需要同期行冠状动脉旁路移植术、主动脉手术或其他瓣膜置换术的无症状重度主动脉瓣狭窄患者。在 Sunnybrook 健康科学中心，我们常规在中度主动脉瓣狭窄患者行其他心脏外科手术时同期实施主动脉瓣置换术。对于轻度主动脉瓣狭窄患者，除非主动脉瓣叶有非常严重的钙化或狭窄很可能快速进展，在行其他心脏外科手术时我们不常规同期行主动脉瓣置换术。无症状重度主动脉瓣狭窄患者如合并严重的左室功能受损、运动试验诱发症状、明显的心肌肥厚或室性心律失常，我们主张行主动脉瓣置换手术。对于跨瓣压差＞60mmHg 或瓣口面积＜0.6cm^2 的无症状患者，他们有很高的风险迅速出现症状，也应该在明显的心室功能受损或猝死之前接受瓣膜置换手术。

▌主动脉瓣反流

急性主动脉瓣反流

急性主动脉瓣反流可能由急性主动脉瓣环扩张影响瓣叶的充分对合或瓣叶本身撕裂导致。主动脉瓣反流的具体原因包括主动脉夹层、感染性心内膜炎、创伤、继发于室间隔缺损的主动脉瓣叶脱垂、大动脉炎（梅毒、巨细胞病或医源性的，比如主动脉瓣球囊成形术后）。

急性主动脉瓣反流常引起急性心功能不全。大量的反流负荷会导致左心室的舒张末容量突然增加，使搏出量急剧减少，心脏很难代偿。当左室肥厚或顺应性差时，血流动力学失代偿会更加明显。前向搏出量迅速减少的最初代偿性表现是心动过速。容量超负荷导致左室舒张末压快速升高并超过左房压，这导致了二尖瓣的提前关闭[20]。虽然这样可能减轻过高的舒张末压对肺静脉循环的损害，但肺水肿和心源性休克的快速进展难以避免。继发于进行性心源性休克和恶性室性心律失常的死亡是各种病因所致急性主动脉瓣反流的常见结局。所以，对各种原因导致的血流动力学改变明显的急性主动脉瓣反流都应急诊手术治疗。

慢性主动脉瓣反流

慢性主动脉瓣反流由慢性主动脉根部扩大或瓣叶功能不良所致。慢性主动脉瓣反流的常见原因包括先天性畸形（如二叶化、单叶化、四叶化主动脉瓣）、瓣叶退行性钙化、风湿热、感染性心内膜炎、马方综合征、Ehlers-Danlos 综合征、黏液样增生、成骨细胞发育不良和强直性脊柱炎。

慢性主动脉瓣反流导致左室持续性容量超负荷。在这个疾病的无症状阶段，容量超负荷导致心腔进行性扩大而不伴舒张末压升高。心腔扩大伴随着适应性的心室壁离心性肥厚在细胞水平表现为心肌细胞拉长和肌小节的复制。心室腔的扩大和肥厚导致左室的质量明显增加。在疾病早期，心室壁厚度与心室腔直径的比例、射血分数（EF）、缩短率能保持不变[21]。然而，心室腔的扩大导致持续性的室壁张力增加，进而导致非适应性的心室肥厚，这样形成了一个恶性循环，逐渐导致心肌间质纤维化，它限制心室的进一步扩张，并升高舒张末压，最终导致左室收缩功能不全和充血性心力衰竭[22]。血管扩张剂可以通过降低后负荷减少主动脉瓣的反流量，从而延缓心室功能的恶化。血管扩张剂治疗目前用于合并高血压病或伴有重度主动脉瓣反流、心室扩张且收缩功能尚可的无症状患者，也可用于术前短期调整心功能。此类药物不被推荐用于重度主动脉瓣反流合并左室功能不全患者，原因是这种治疗不能提高生存率。但如果这类患者并不适合手术治疗，也可考虑应用血管扩张剂药物治疗。

患者从诊断主动脉瓣反流到出现症状的时间间隔因人而异。自然病史研究显示：每年少于 6% 的主动脉瓣反流患者出现临床症状或左室功能不全的表现[23]；每年不到 4% 的患者进展为左室功能不全但没有症状；每年患者的猝死率低于0.2%[24]。无症状患者出现症状、左室功能受损或死亡的独立预后因素包括年龄、左室收缩末直径、左室收缩末直径变化率。另外，当静息状态下出现左室功能不全时，每年出现症状的患者比例又增加25%[26]。正是由于只有严重的左室功能失代偿发生以后，患者才会出现诸如心绞痛、呼吸困难的症状，所以推荐在出现症状之前实施手术。有症状患者的年死亡率大于10%，所以出现临床症状是主动脉瓣反流患者的绝对手术适应证[27]。

手术适应证

无症状患者的手术治疗应在心肌受损变得不可逆转并导致不良预后之前实施，关键在于寻找和把握心肌功能恶化的转折点。不幸的是，这些恶化是很细微的，目前的影像学检查往往难以辨明。严重左室功能受损的患者围手术期和晚期生存率明显降低，因为心肌肥厚、间质纤维化等病理变化导致了不可逆的心室重塑[26,28]。因为外科和药物治疗的效果都不好，这类患者是否应手术治疗难以抉择。美国心血管病联盟/美国心脏协会工作组关于慢性主动脉瓣关闭不全的主动脉置换术的修订指南的摘要列于表33-3[18]。

冠状动脉造影和主动脉瓣置换

许多需要置换主动脉瓣的患者合并冠状动脉疾病。在北美地区，超过1/3的患者在主动脉瓣置换术的同时进行了冠状动脉旁路移植术。随着手术患者年龄的不断增加，这一比例还将继续增高。缺血性心脏病的典型症状是心绞痛。心绞痛可能是由冠状动脉疾患引起的心肌缺血导致，也可能是由左室壁张力增高引起的心内膜下缺血或心室腔扩大引起的相对性冠脉血流减少所致，所以主动脉瓣疾病患者的缺血性心脏病的风险评估是很复杂的。因为按照传统冠状动脉风险分级评估主动脉瓣病变患者是否存在冠脉疾病并不可靠，所以在 Sunnybrook 健康科学中心我们常规对所有年龄超过35岁的患者行冠状动脉造影术明确冠脉病变。

■ 手术技术

心肌保护和体外循环

实施单纯的主动脉瓣置换术应使用单根双极右房静脉插管和一根插入升主动脉为体循环提供氧合血的动脉插管。经右房在冠状静脉窦放置逆行冠状动脉灌注插管。在右上肺静脉放置左心引流插管，也可以进一步放入左室以保障无血的视野及免除主动脉瓣反流时的心室膨胀。一旦体外循环开始，游离主动脉、肺动脉以显露主动脉根部前方至左冠状动脉。仔细将肺动脉从主动脉游离以确保阻断钳充分阻断升主动脉，行主动脉切口时应注意避免伤到肺动脉。因为肺动脉壁没有主动脉坚韧，所以操作时要尽量避免肺动脉损伤。

阻断升主动脉之后，经升主动脉灌注单剂量高钾含血停搏液行心肌保护。停搏液灌注后即刻会诱发舒张期停搏，中到重度的主动脉瓣反流会使停搏液漏入左心室从而影响灌注效果。在切开主动脉之后，心肌保护则通过双冠状动脉口直接插管持续灌注冷的或温的含氧停搏液实现。当左主干很短时，顺行灌注可能会引起前降支或回旋支的超灌。当有严重的冠状动脉疾病时，由于明显的冠状动脉阻塞，顺行停跳液不能灌注至心肌末梢节段。此外，左主干直接灌注能导致冠状动脉内皮损伤，增加潜在的冠脉夹层风险，或加重冠状动脉粥样硬化病变的进展。

主动脉瓣病变心肌保护的另外一个可供选择的方法是逆行灌注。逆行灌注可采用间断或持续的方式，可单独使用也可以和顺行灌注联合使用。这对主动脉瓣重度反流或伴有严重的冠状动脉疾病患者很有帮助。然而，要保证单独使用经右心逆行灌注的质量仍需考虑一些问题：如果逆行灌注插管不能放入冠状动脉窦，转为双腔静脉插管就可打开右房并直接将插管放入冠状动脉窦；插管时避免过深，保证放在右冠状静脉在冠状静脉窦的开口之前，以确保充分的右室心肌保护。

表33-3　美国心血管病联盟（ACC）/美国心脏协会（AHA）关于慢性重度主动脉瓣反流患者行主动脉瓣置换术的建议

适应证	分级
1. 有症状的重度主动脉瓣反流患者，推荐行 AVR	I
2. 无症状慢性的重度主动脉瓣反流患者，如静息下的左室收缩功能受损（射血分数≤50%），推荐行 AVR	I
3. 无症状慢性的重度主动脉瓣反流患者同期行冠状动脉旁路移植术、主动脉手术或其他心脏瓣膜手术，推荐行 AVR	I
4. 无症状慢性的重度主动脉瓣反流患者，左室收缩功能正常（射血分数＞50%），但是有严重的左室扩张（舒张末径大于75mm 或收缩末径大于55mm），可以行 AVR*	IIA
5. 同期行升主动脉手术的中度主动脉瓣反流患者，可考虑 AVR	IIB
6. 同期行冠状动脉旁路移植术的中度主动脉瓣反流患者，可考虑行 AVR	IIB
7. 无症状慢性的重度主动脉瓣反流患者，左室收缩功能正常（射血分数＞50%），当左室扩张超过舒张末直径70mm 或收缩末直径超过50mm，或同时有左室扩张的证据，或运动耐量的减少，或运动诱发不正常的低血压反应*	IIB
8. 无症状的轻、中、重度主动脉瓣反流患者，静息状态下左室收缩功能正常（射血分数＞50%），左室扩张不严重（舒张末直径小于70mm），不建议行主动脉瓣置换术。但对于舒张末直径大于70mm 的患者，如果有证据表明心室功能或运动耐量进行性下降应该接受瓣膜置换手术。	III

* 如患者身材较小，应考虑更低的阈值

此表数据源于美国心血管病联盟（ACC）/美国心脏协会（AHA）关于心脏瓣膜病诊疗指南（2006年），在此处刊登得到 Bonow RO 等作者授权。

主动脉切口、瓣膜切除和清创

一旦主动脉阻断和心脏停搏，就可通过横行或斜行切口切开主动脉。置换带支架生物瓣或机械瓣时，常选用位置较低的主动脉横行切口行主动脉瓣探查。主动脉切口大约在右冠状动脉起始处的上方 10-15mm 处开始，并向前、后延伸。最初的右冠状动脉上方的横行切口也可以向后方斜行延伸至无冠窦或左、无冠窦交界处（图 33-3）。斜行切口经常用在主动脉根部较细的患者身上，这些患者可能需要根部扩大手术（见后述），也有可能用于粗大升主动脉的成形。

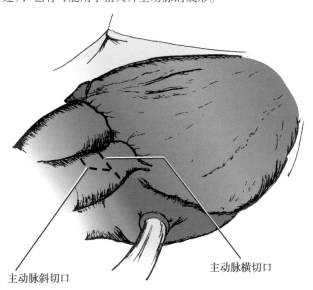

图 33-3　主动脉的显露及切口。单根房管经右心耳置入右房。虚线示横行或斜行主动脉切口

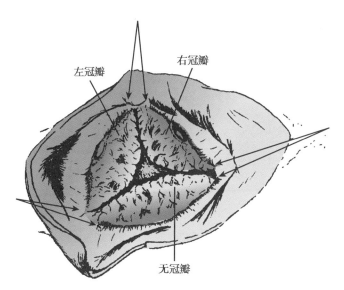

图 33-4　显露主动脉瓣

这时就可以观察到主动脉瓣膜的形态（图 33-4）。用剪刀沿右冠窦和右无交界处切除右冠瓣叶（图 33-5）。一些医师经常使用 Mayo 剪或专门的右弯瓣叶剪完成该步骤，同时将钙化灶从主动脉壁清除，须留下 1 至 2 毫米的瓣叶组织作为人工瓣

膜的缝合缘。一般先向左冠瓣方向再向无冠瓣方向切除右冠瓣叶，尽量整块切除瓣叶。然后向无冠交界处切除无冠瓣，最后切除左冠瓣。通常在流出道放一块湿润的不透 X 线的纱布以防止组织碎屑掉入左心室，切记在缝合瓣环之前取出纱布。随后用手术刀或咬骨钳彻底清除钙化。清除钙化灶使之成为柔软的组织，以提高人工瓣膜缝合的稳固性并降低瓣周漏和缝瓣线撕脱的几率。

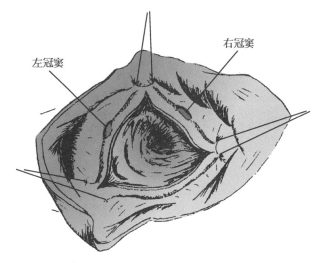

图 33-5　病变组织清除后的主动脉瓣

当从主动脉壁清除钙化灶时，要注意预防主动脉穿孔，尤其是左冠瓣和无冠瓣交界处，因为这里是主动脉穿孔的高发部位。当切除瓣叶时，应注意以下几处解剖特点（图 33-6）：希氏束（传导系统）位于右、无冠瓣交界处膜部间隔的下方，这个区域的切除过深会导致永久的传导阻滞。二尖瓣前叶与左冠瓣直接相连，如果在清除钙化时发生损伤，可以用自体心包片进行修补。

当钙化组织完全清除后，应在左室流出道封闭的时候用盐水充分的冲洗主动脉根部。为避免将碎屑冲入左室，球囊注射盐水时应顺向沿流出道方向冲洗主动脉瓣，而不是逆向通过瓣膜。冲洗液应由外吸引器吸走，而不能通过心内吸引。

人工瓣膜植入

病变瓣膜被切除后，通过测瓣器测量之后选择合适的机械瓣或生物瓣。用区分颜色的 12-16 根双头针带垫片的 2-0 人造编织线将瓣膜间断缝合于瓣环上。垫片可以放在流入/心室侧或流出/主动脉瓣环的主动脉侧（图 33-7 和图 33-8）。若将垫片放在瓣环的心室侧，则可以将人工瓣膜放在瓣环之上，这样可以植入尺寸稍大的人工瓣膜。但在冠脉开口靠近瓣环的病例中，则在瓣环上放置人工瓣膜常不可行。褥式缝合线先缝在三个交界上，提拉缝线可帮助显露。在缝合右、无冠交界时，有的外科大夫选择从主动脉外侧进针以避免损伤传导束（也就是说把垫片留在主动脉外侧）。通常是从无冠瓣开始，以顺时针的方向褥式缝合带垫片的缝合线，可以每一针缝完自体瓣环后立即将缝合线缝至人工瓣环，也可以在缝完全部的缝合线后一起缝至人工瓣环。三个象限的缝合线最好用三把止血钳分开夹持，当人工瓣滑向瓣环时收紧缝合线。然后，将三个象限间的缝合线交替打结。

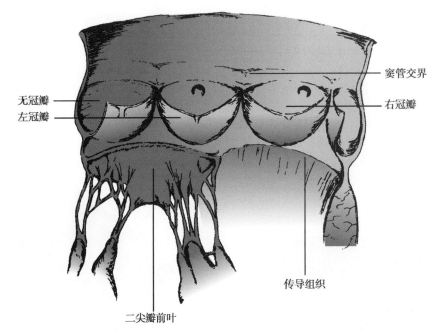

无冠瓣
左冠瓣
窦管交界
右冠瓣
传导组织
二尖瓣前叶

图 33-6　主动脉瓣的解剖位置关系

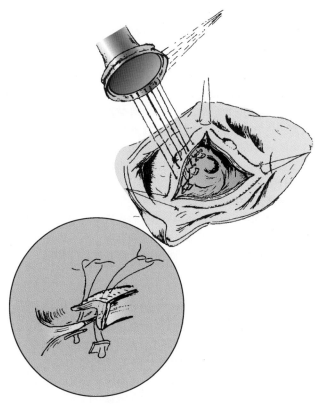

图 33-7　自瓣环下放置带垫片缝线

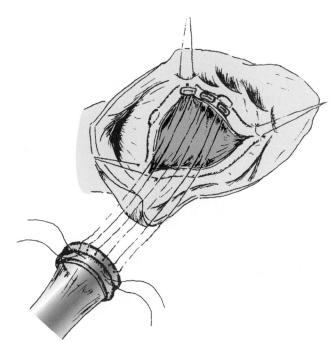

图 33-8　自瓣环上放置带垫片缝线

缝合主动脉切口和排气

　　主动脉切口用双层 4-0 人造聚丙烯滑线缝合。缝合第一层时应从主动脉切口后方起始端的右侧进针，缝合时稍微超越切口，避免此处漏血。双头针的一端以水平褥式向前缝至主动脉切口的中点，另一端在水平褥式缝合线的稍浅处向前连续缝合。使用同样的方法缝合主动脉切口的左侧后，行主动脉排气（见后述），在主动脉切口的中点两根双头针缝线分别打结。

　　在主动脉置换过程中，空气可能进入左房、左室以及主动脉。必须清除这些空气以避免灾难性的并发症——空气栓塞。在主动脉切口缝合线打结之前，停止经右上肺静脉放置的左心引流、膨肺、短暂部分开放升主动脉阻断钳，使心脏充盈。充入的血液可以将大部分气体从经未完全闭合的主动脉切口排出。然后打结彻底闭合主动脉切口，完全开放阻断钳。随着心电活动开始，利用升主动脉灌注管和左心引流管吸引以排出残存的空气。以一个小的针头（21 号）给心尖和左房顶排气。

为避免气体进入，拔除左心引流管时必须将心包腔充上盐水。术中可以用经食道超声心动图直观的检验排气的效果以确保左心系统没有空气残留。当通过主动脉引流管吸引时（如灌注针），可用力摇晃或用手小心的挤压心脏有助于将藏在肌小梁的空气排出。一旦排气完成，就可以拔除主动脉灌注管。病人就可以脱离体外循环，常规拔除动静脉插管。如果停机时患者是起搏器依赖，建议植入心房起搏电极以保证房室同步起搏。

同期冠状动脉旁路移植术

当伴发冠心病时，手术技术应加以改良以达到更理想的心肌保护。在主动脉瓣置换前行冠状动脉的远端吻合，这样可以在术中通过桥血管顺行灌注心肌保护液。我们应该用左乳内动脉行前降支的再血管化，因为这样可以提高主动脉瓣患者的远期生存率[29]。这个吻合应该在主动脉切口缝合后进行，以确保心脏停搏期间冠脉循环不接触体循环，也可以防止在心脏表面操作时对吻合口的损伤。

同期升主动脉置换

一般而言，当主动脉的最大直径超过 5.5 ~ 6.0cm 时，我们就可以选择行升主动脉置换；然而，对于马方综合症或同类的结缔组织疾患的患者，这一标准便降至 4.5 ~5.0cm。当行主动脉瓣置换术时，如果患者的升主动脉直径大于 5.0cm，则推荐行升主动脉置换术。主动脉瓣二叶化患者有潜在主动脉壁病变，从而导致晚期升主动脉发病风险明显增高，当这些患者行主动脉瓣置换术时，如主动脉直径超过 4.5cm，就应该同期行升主动脉置换[30]（图 33-9）。

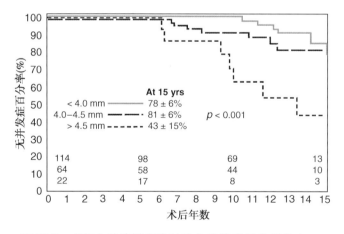

图 33-9　在行主动脉瓣置换时升主动脉直径分别为 4cm、4 ~4.5cm 以及 4.5 ~5.9cm 的主动脉瓣二瓣化患者免于远期升主动脉并发症的趋势

主动脉根部扩大术

对主动脉根部扩大术的详细描述将在后续章节进行。简单的说，要想为主动脉根部细小的患者植入一个较大的瓣膜，前部瓣环或后部瓣环扩大的手术方式都可以选用。对成人患者多选用后部瓣环主动脉根部扩大手术的方式，术后能使瓣环直径增加 2 ~4mm。1970 年 Nicks 等首次报道了这一技术，由主动脉切口一直向下延伸通过无冠瓣、主动脉瓣环，直至二尖瓣前瓣[31]。1979 年 Manouguian 和 Seybold-Epting 报告延长主动脉

切口通过左冠瓣-无冠瓣交界，直至左纤维三角和二尖瓣前瓣。[32] 小儿则常用前部瓣环扩大技术。1975 年 Konno 等报告了这项技术，该技术也被称为主动脉心室成形术。当需要将瓣环扩大超过 4mm 以上时，可以采用该技术[33]。不同于横行主动脉切口，该技术是行升主动脉前壁纵行切开至右冠窦方向，通过右心室前壁切开右室流出道，切开室间隔，从而使主动脉瓣环和左室流出道明显扩大。

再次主动脉瓣手术

主动脉瓣置换术后再次开胸手术的原因包括瓣膜相关的并发症、升主动脉进行性病变和冠心病。瓣膜病变的相关因素包括瓣膜结构退行性变、人工瓣膜感染性心内膜炎、人工瓣膜血栓形成及瓣周漏。再次开胸对于任何二次心脏手术的患者都是极其危险的。在 Sunnybrook 健康科学中心，我们的经验是先拍摄侧位胸部 X 线片和 CT 以确定最接近胸骨后的心脏结构。出于安全考虑，可以通过股动静脉建立体外循环。摇摆锯用来劈开胸骨，尽可能少做分离，当有畅通的桥血管时，在分离时更需谨慎。

当建立体外循环心脏停搏后需要锐性分离切除旧的人工瓣膜。仔细从瓣环上清除前次手术的所有缝线和垫片。切除旧人工瓣膜时造成的瓣环损伤用带垫片的缝合线间断修补。切除无支架人工瓣膜可能特别的困难。对于感染性心内膜炎并出现根部脓肿时，应彻底清除感染组织，并用心包片行瓣环重建[34]。当有活动性心内膜炎时，所有的异物材料，包括涤纶主动脉移植物都必须全部清除。

当升主动脉有涤纶移植物时，二次开胸更为危险，因为游离时不经意的损伤移植物会导致急性大出血。为避免常温下大出血的全身影响，在开胸前患者应建立股动静脉体外循环，并于开胸前将温度降至 20℃。万一移植物意外破开，应立即局部止血，行深低温停循环。当循环停止后即行心房静脉插管，并在破口远端阻断，重新建立体外循环。所有的二次主动脉手术都必须实施严格的心肌保护，因为这些手术通常有很长的缺血时间。通常应用选择性的冠状动脉开口行持续性冷灌注液顺行灌注。当患者有旧大隐静脉桥时，选择逆行灌注有益于确定桥血管是否是通畅[35]。

术后处理

考虑到心室的病理变化，术后即刻就应该开始考虑相应的特别处理。对主动脉瓣严重狭窄导致的心肌肥厚、左室失去顺应性的患者，高度依赖充分的前负荷以保证充足的灌注。经静脉补液小心的将充盈压维持在 15 ~18mmHg。在这些病例中，瓣下左室流出道梗阻与收缩期二尖瓣前向运动（SAM 现象）可同时出现。经静脉给予 β 受体阻滞剂通过降低收缩力可能部分缓解流出道梗阻。在极端情况下，可能需要再次手术并行左室流出道心肌切除。

维持窦性心律也是必须的，因为对于无顺应性的心室而言，总计 1/3 的心排出量来自于心房收缩。在术后早期，有大约 10% 的患者会出现低心排综合征。如果术后需要起搏，房室顺序起搏有利于预防低心排综合征。

主动脉瓣置换术患者有 3% ~5% 会出现完全性心脏传导阻滞，这可能是由于缝针或彻底清除组织时损伤传导系统所

致。暂时性传导阻滞是由于围手术期水肿导致的，通常在 4 ~ 6 天恢复，这之后如果没有恢复推荐植入永久起搏器。

在主动脉瓣关闭不全患者中见到的严重外周血管扩张，需要使用包括 α-肾上腺素能受体激动剂或后叶加压素等血管收缩剂。补足容量以保证扩张的左室有效充盈。

支架主动脉生物瓣置换装置

带支架生物瓣可以由猪主动脉瓣或牛心包制成。在过去的 40 年里，组织固定方法和化学处理的进步降低了细胞外基质钙质的沉积。所有的异种瓣膜均通过戊二醛处理，它通过使胶原纤维交联而降低组织抗原性。戊二醛还降低酶的降解活性，使细胞失活，从而阻止组织细胞外基质重塑[36]。戊二醛固定猪瓣膜可以在高压（60 ~80mmHg）、低压（0.1 ~2mmHg）或零压（0mmHg）下进行。心包瓣膜固定在低压或零压下进行。猪瓣膜在零压环境下固定，可以保持其松弛的主动脉瓣尖胶原结构[37]。当比较不同的生物瓣膜时，必须意识到不同的厂商在标识瓣膜的大小时缺少统一标准。大体而言，标识的大小指的是支架的内径或外径，而不是缝合环的外径或瓣叶的最大开口直径。所以，根据不同厂商的习惯和缝合环的大小，相同的主动脉瓣环可能会适合不同厂商不同大小的瓣膜。图 33-10 比较了一系列瓣膜的内径与外径。

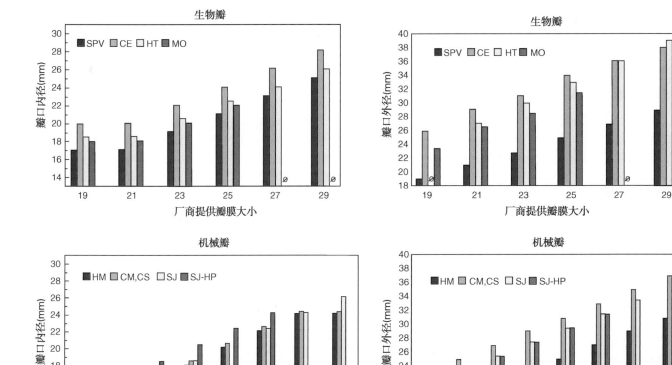

图 33-10 不同厂家制造的标示大小的主动脉瓣生物瓣内外径比较。CE = Carpentier 爱德华心包瓣；CM = Carbo 标准瓣；CS = Carbo 环上瓣；HM = 美敦力生物瓣；HT = 二代 Hancock 生物瓣；MO = Hancock 改良生物版；SJ-圣犹达标准版；SJ-HP = 圣犹达改良瓣；SPV = 无支架猪瓣

■ 第一代生物瓣

第一代生物瓣瓣叶用高压固定并安置于瓣环位置，包括 Medtronic Hancock 标准瓣、Modified Orifice 瓣膜（Medtronic, Minneapolis, MN）和 Carpentier-Edwards 标准猪瓣膜（Edwards Life Sciences, Irvine, CA）。

■ 第二代生物瓣

第二代生物瓣瓣叶在低压或零压下处理，有些第二代生物瓣可以安放在瓣环之上，这样可以选择较大的瓣膜。第二代猪瓣膜包括 Medtronic Hancock Ⅱ 瓣膜（Medtronic）、Medtronic

Intact 猪瓣膜（Medtronic）、Carpentier-Edwards 环上瓣（SAV）（Edwards Life Sciences）。第二代牛心包生物瓣膜包括 Carpentier-EdwardsPerimount（Edwards Life Sciences）和 Pericarbon 生物瓣（SorinBiomedica, Saluggia, Italy）。

■ 第三代生物瓣

新一代生物瓣结合零压或低压固定，采用抗钙化处理过程，以减少材料衰败和钙化。支架变得更薄，侧面更低，活动性更好，设计了圆齿的缝合环便于植入环上瓣。美敦力 Mosaic 猪瓣膜在模拟人体生理环境下固定，将相同的压力（40mmHg）应用在瓣膜的心室侧和主动脉侧，致使瓣叶本身不承受压力（图 33-11 和 33-12）。圣犹达 Epic 瓣膜是一款猪瓣膜，有一个低的支架杆和侧面基底以减少瓣架突入主动脉壁

并避免遮挡冠脉开口（图 33-13）。Carpentier-Edwards Perimount Magna 瓣膜是 Perimount 心包瓣膜的演变，它有着更窄的缝合环和圆齿状设计以便于环上安装（图 33-14）。Mitroflow 心包主动脉瓣是独特的心包瓣膜，它将心包放在支架的外面，预期能够提供更大的瓣膜开口直径（图 33-15）。

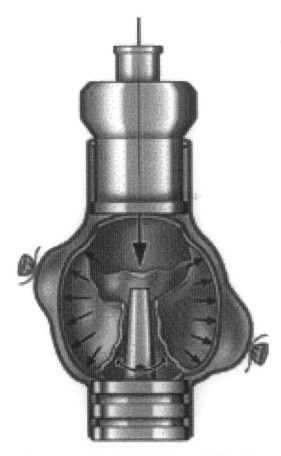

图 33-11　"生理性"固定过程。该装置从正向及反向同时施压，并保证猪生物瓣叶在密封的根部内不受压

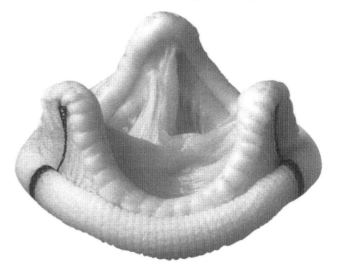

图 33-13　圣犹达 Epic 主动脉瓣生物瓣（猪瓣）

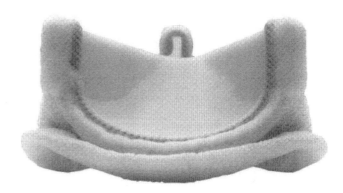

图 33-14　Carpentier Magna 爱德华心包瓣

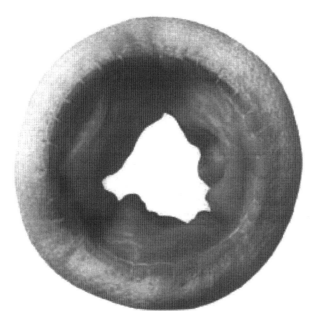

图 33-12　美敦力 Mosaic 主动脉瓣生物瓣（猪瓣）

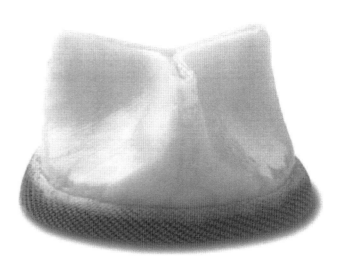

图 33-15　Metroflow 主动脉瓣心包瓣

主动脉瓣置换手术的结果

■ 手术死亡率

手术死亡率定义是指术后 30 天内所有原因引起的死亡率或与手术同次住院期间的死亡[38]。当代一系列研究显示，单纯的主动脉瓣置换术有着较低的死亡率。根据患者人群、是否伴发冠脉疾病和研究年代的不同，主动脉瓣置换术的死亡率为 1%~8%[39-43]。1999 年，胸外科协会（STS）回顾了 86 580 例行主动脉瓣置换术的患者数据，发现单纯的主动脉瓣置换术死亡率为 4.3%，主动脉瓣置换术＋冠状动脉旁路移植术死亡率为 8.0%[44]，主动脉瓣置换合并升主动脉瘤手术死亡率为 9.7%。这项研究的统计结果详表 33-4。在 2009 年，他们再次回顾了 67292 例主动脉瓣置换术的患者，总体死亡率为 3.2%[45]（表 33-5）。值得注意的是，这些数据分别来源于大样本的中心和小样本量的医疗中心，且均为自愿提供。

表 33-4　主动脉瓣手术的手术死亡率——引自胸外科数据库

手术类别	手术例数	手术死亡率（%）
AVR（单一手术）	26 317	4.3
多瓣膜置换	3840	9.6
AVR＋CABG	22 713	8.0
多瓣膜置换＋CABG	1424	18.8
AVR＋瓣膜置换	938	7.4
主动脉瓣置换	597	5.9
AVR＋主动脉瘤修复	1723	9.7
AVR＋其他手术*	356	8.4

* 其他包括左室室壁瘤、室间隔缺损、房间隔缺损、充血、心脏外伤、心脏移植、永久性心脏起搏器、动脉瘤或颈动脉内膜切除术。单纯的动脉瓣膜置换和动脉瘤不包括在主动脉瓣置换＋其他中

表 33-5　2002-2006 年人群整体研究中主动脉瓣置换术后的终点事件发生率

	Mort	CVA	RF	Vent	DSWI	Reop	Comp	PLOS	SLOS
患者总数量	67 292	67 292	65 828	67 292	67 292	67 292	67 292	67 292	67 292
不良事件发生数	2157	1007	2774	7323	197	5369	11 706	5308	26 144
不良事件发生率（%）	3.2	1.5	4.1	10.9	0.3	8	17.4	7.9	38.9

AVR＝主动脉瓣置换术；Comp＝任何并发症；CVA＝脑血管意外（卒中）；DSWI＝深部切口胸骨感染；Mort＝死亡率；PLOS＝住院时间延长；Reop＝再次手术；RF＝肾功能衰竭；SLOS＝住院时间缩短；Vent＝带呼吸机时间延长

从胸外科协会（STS）数据库得到的与主动脉瓣置换手术死亡率相关的术前危险因素列于表 33-6[43,46-48]。大多数早期死亡是由肾衰竭、急诊手术或再次手术导致。表 33-7 描述了主动脉瓣置换术相关的死亡率数据，并分别分析了单纯主动脉瓣置换和联合瓣膜手术的危险因素，其数据来源于更新的胸外科协会（STS）数据库[49]。

表 33-6　单纯主动脉瓣置换术及主动脉瓣置换＋冠状动脉旁路移植术的独立风险因素（概率）——引自胸外科医师协会数据库

主动脉瓣置换手术			主动脉瓣置换＋冠状动脉旁路移植手术		
危险因素	OR 值	CI	危险因素	OR 值	CI
抢救情况	7.12	4.69~10.68	抢救情况	7.00	4.74~10.33
DDRF	4.32	2.28~6.43	DDRF	4.60	3.10~6.70
ES	3.46	2.62~4.52	再次手术	2.40	2.11~2.73
多次重复手术	2.27	1.57~3.21	NDRF	2.11	1.77~2.51
NDRF	2.2	1.76~2.73	ES	1.89	1.50~2.36

	主动脉瓣置换手术			主动脉瓣置换 + 冠状动脉旁路移植手术	
危险因素	OR 值	CI	危险因素	OR 值	CI
复苏	1.77	1.05 ~ 2.91	术前 IABP	1.82	1.43 ~ 2.30
首次重复手术	1.7	1.44 ~ 1.99	女性	1.61	1.45 ~ 1.80
CS	1.67	1.14 ~ 2.40	CS	1.57	1.14 ~ 2.13
NYHA Ⅳ	1.56	1.35 ~ 1.81	NYHA Ⅳ	1.36	1.21 ~ 1.52
使用强心药	1.47	1.10 ~ 1.95	TVD	1.31	1.18 ~ 1.45
CVA	1.44	1.14 ~ 1.80	CVA	1.24	1.03 ~ 1.48
MI	1.36	1.12 ~ 1.65	糖尿病	1.23	1.10 ~ 1.38
女性	1.25	1.10 ~ 1.42	肥胖	1.23	1.04 ~ 1.44
US	1.25	1.05 ~ 1.48	COPD	1.21	1.06 ~ 1.37
糖尿病	1.23	1.04 ~ 1.44	LMD	1.20	1.04 ~ 1.38
CHF	1.22	1.07 ~ 1.40	PVD	1.17	1.00 ~ 1.36
Arr	1.16	1.01 ~ 1.31	使用利尿剂	1.16	1.05 ~ 1.29
年龄（平均数 68.7 岁）	1.03	1.03 ~ 1.04	MI	1.16	1.03 ~ 1.29
EF（平均数 49.9%）	0.99	0.99 ~ 1.00	Arr	1.14	1.01 ~ 1.29
			年龄	1.04	1.03 ~ 1.05
			EF	1.00	0.99 ~ 1.00

Arr = 心律失常；CHF = 充血性心力衰竭；CI = 95% 置信区间；COPD = 慢性阻塞性肺疾病；CS = 心源性休克；CVA = 脑血管意外；CVD = 肺血管疾病；DDRF = 透析依赖性肾衰竭；EF = 射血分数；ES = 急诊手术；IABP = 主动脉内球囊反搏；LMD = 左主干病变；MI = 心肌梗死；NDRF = 非透析依赖性肾衰竭；NYHA Ⅳ = 纽约心脏协会心功能分级Ⅳ级；PVD = 外周血管疾病；TVD = 三支血管疾病；US = 限期手术

表 33-7　单纯主动脉瓣置换术及主动脉瓣置换 + 其他瓣膜置换术的死亡率

	数量	伴随手术		校正后死亡率
		CABG	其他	
单纯主动脉瓣置换				
A	216245	50.00%	11.70%	5.70%
双瓣联合置换				
A, M	24608	38.30%	13.00%	11.50%
A, T	1183	29.60%	24.80%	14.00%
A, P	2574	10.20%	25.00%	3.10%
三瓣联合置换				
A, M, T	3121	27.10%	20.50%	15.30%
A, M, P	92	20.70%	18.50%	5.40%
A, T, P	23	17.40%	26.10%	4.40%
四瓣联合置换				
A, M, T, P	47	61.70%	27.70%	8.50%

A = 主动脉瓣；CAB = 冠状动脉旁路；M = 二尖瓣；P = 肺动脉瓣；R = 主动脉根部重建；T = 三尖瓣

长期存活率

长期跟踪显示同年龄段患者无论置换机械瓣或生物瓣，其10年生存率无明显差异[50]。但随访15年后，由于生物瓣膜的结构退行性改变，机械瓣置换者生存率则相对较高。一个前瞻性研究显示生物瓣和机械瓣的置换者15年死亡率分别是79%与66%[51]。机械瓣置换患者出血并发症较多。值得一提的是较高的生物瓣膜结构损毁率可能是由于第一代生物瓣膜更易出现结构衰败所致。

一系列研究表明，主动脉瓣置换术后5年预期生存率为80%~85%，10年生存率为65%~75%，15年生存率为45%~55%[52-54]。主动脉瓣置换术的结果与患者心功能状态、是否存在合并症及个体的年龄高度相关[55]。年龄对主动脉瓣置换术患者晚期死亡率的影响见图33-16。年龄、合并冠心病、左室功能受损及全身一般情况差等因素对主动脉瓣生物瓣置换患者的中晚期生存率影响见表33-8[56]。与晚期死亡率相关的其他危险因素包括伴随肾脏疾患、女性、同期行其他心脏或血管手术和房颤[57,58]。对机械瓣置换的研究显示通常有更好的远期生存率，但他们的患者在手术时往往更年轻。没有

任何前瞻性的研究发现在同一时代心包瓣膜比猪瓣膜患者有更好的生存率。

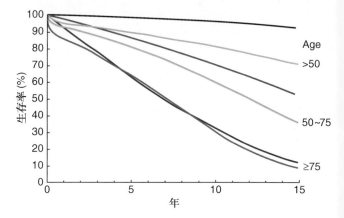

图33-16 根据患者行主动脉瓣手术时年龄分层的远期生存率曲线图。每个年龄组的根据年龄、人种、种族相匹配的对应正常人群生存曲线用点虚线表示。值得注意的是手术患者越年轻，其生存率与正常人的生存率相差越大

表33-8 根据合并风险因素对数分布的加速时间衰竭模型计算的生存概率

CAD	年龄>65岁	NYHA IV	LV III-IV级	5年预期存活率（%）	10年预期存活率（%）
				89.1 (73, 100)	83.9 (73, 95)
×				83.4 (70, 97)	76.2 (67, 85)
	×			84.5 (71, 98)	77.7 (69, 86)
		×		83.6 (70, 97)	76.6 (68, 85)
			×	82.3 (69, 96)	74.8 (66, 84)
×	×			77.1 (66, 88)	68.2 (61, 75)
×		×		75.9 (65, 87)	66.8 (60, 74)
×			×	74.1 (63, 85)	64.6 (58, 72)
	×	×		77.4 (66, 88)	68.6 (62, 76)
	×		×	75.7 (65, 86)	66.5 (59, 74)
		×	×	74.5 (64, 85)	65.1 (58, 72)
×	×	×		67.8 (59, 77)	57.4 (52, 63)
×	×		×	65.7 (57, 75)	55.0 (49, 61)
	×	×	×	66.2 (57, 75)	55.5 (50, 61)
×	×	×	×	54.6 (47, 62)	43.5 (39, 48)

以上四项风险因素都以二分法变量形式输入模型（如NYHA心功能IV级与I、II、III级，左心室）III、IV级与左心室I、II级等）。"×"号表示该风险因素存在。第一排数据中，此四项因素均不存在。括号内数字为预测生存概率95%置信区间的上下限制。CAD=冠状动脉疾病；NYHA=纽约心脏协会

瓣膜相关死亡率

长期生存随访研究表明，瓣膜相关和非瓣膜相关的死亡率与其他原因引起的死亡率是不同的。胸外科医师协会（STS）和美国胸外科医师协会（AATS）联合提出一项标准方法来分析瓣膜置换和瓣膜修复术的相关并发症[59]。这个标准定义的瓣膜相关死亡率包括以下致死原因：瓣膜结构衰败、非结构性瓣膜功能障碍、瓣膜血栓形成、栓塞、出血、术后瓣膜性心内膜炎、已行瓣膜手术患者再次手术相关的死亡。接受瓣膜手术的患者猝死也属于瓣膜相关死亡率。由于进行性心力衰竭而死亡和心脏瓣膜功能良好者则不包含在内。Hammermeister等的研究表明，机械瓣置换者在15年内因瓣膜事件的死亡者占全部死亡者的37%，生物瓣置换者则占41%[51]。非瓣膜相关的心脏死亡机械瓣和生物瓣分别占17%与21%[38]。目前暂无较有说服力的研究来比较心包瓣和猪瓣置换患者的远期结果。

■ 非致死性瓣膜相关事件

STS/AATS 关于瓣膜结构性和非结构性衰败、瓣膜血栓、栓塞事件、出血事件、瓣膜性心内膜炎等的总结报道做出了特别的指导性定义[60]。现总结如下：

1. 结构性瓣膜衰败：任何导致手术瓣膜功能内源性异常改变、狭窄或关闭不全的情况，如瓣叶撕裂、缝线撕脱等。

2. 非结构性障碍：任何植入瓣膜出现异常造成狭窄或关闭不全的情况，而且造成上述情况的原因并非瓣膜本身的因素，如血管组织过度增生、尺寸不合适、瓣周漏等。

3. 瓣膜血栓形成：非感染情况下任何影响瓣膜功能的血栓。

4. 栓塞指的是麻醉完全清醒后即刻发生的栓塞事件。

其中脑栓塞事件可分为以下几类：

a. 一过性缺血发作：完全可逆的神经系统事件，持续时间小于 24 小时。

b. 可恢复性缺血性神经系统损害：完全可逆的神经系统事件，持续时间大于 24 小时而小于 3 周。

c. 脑卒中：永久的神经系统损害，持续时间长于 3 周或致死。

5. 出血事件：不管病人的抗凝状况如何，任何导致死亡、住院、永久损害或需要输血治疗的大量内出血或外出血，但不包括脑栓塞之后继发的脑出血。

6. 瓣膜性心内膜炎：任何感染累及已置换的瓣膜，任何瓣膜结构/非结构性功能障碍、血栓、栓塞事件伴有瓣膜性心内膜炎均可定义于该类。

■ 瓣膜结构衰败

带支架生物瓣

目前有几组关于第一代、第二代支架生物瓣的大宗长期随访报道，由于所随访的患者人群及年代不同，所以没有直接的可比性。瓣膜结构衰败是主动脉瓣生物瓣置换最常见的非致死性瓣膜相关并发症（表 33-9）。对目前可用的第二代带支架生物瓣（包括 Medtronic Hancock Ⅱ 猪瓣和 Carpentier-Edwards 牛心包瓣等）的长期随访显示 12 年内免于瓣膜结构衰败率高于 90%[52,61,62]。然而，当随访超过 15 年，免于瓣膜结构衰败率迅速下降[63]。并无明确证据显示第二代心包瓣和猪瓣在耐久性上有差异，因此对手术瓣膜的选择应基于术者的习惯、对瓣膜的熟悉程度及瓣膜的型号。虽然新的第三代瓣膜使用了可能带来更好耐久性的组织处理方式，但其仅有 5~6 年的随访结果，暂时与第二代生物瓣的结果相似[64]。

表 33-9　主动脉瓣位置的有支架生物瓣结构衰败情况：12-15 年的长期随访资料

相关研究	人工瓣	患者数	年龄（年）	平均随访时间（月）	估计 SVD 时间（年）	实际免于 SVD 时间	实际免于再手术时间
David et al	Hancock Ⅱ Porcine	7Z3	65 ±12	68 ±40	12	94 ±2	89 ±5
Dellgren et al	CE Pericardial	254	71 ±9	60 ±31	12	86 ±9	83 ±9
Poirier et al	CE Pericardial	598	65 ±8	57.7	12	93 ±2	91 ±2
					14	80 ±5	72 ±6
						91 ±3.3	
Corbineau et al	Medtronic Intact	188	72 ±8	86.4 ±50.4	13		
Jamieson et al	CF SA Porcine	1657	65.5 ±11.9	70.8 ±58.8	12	83.4 ±2.1	
					14	57.4 ±9.2	52.9 ±2.8
Burdnn et al	Hancock I and MO	857	59 ±11	87.6	15	63 ±3	57 ±3

CE = Carpentier-爱德华；MO = 改良孔径的；SA = 环上的；SVD = 瓣膜结构衰坏

对于较年轻的患者，特别是 40 岁以下者，容易更早出现瓣膜结构衰败（表 33-10）[65,66]。高龄患者由于放置瓣膜处的血流动力学应力减少，故瓣膜结构衰败较少出现。文献中报道的瓣膜结构衰败免除率可能被低估，因为大多数研究采用的是保险统计方法而不是实际的或累积发生率的方法。同时，保险统计的方法又高估了高龄患者的瓣膜结构衰败率，其原因是它把已死于其他疾病的患者仍然归入了可能发生瓣膜结构衰败的范畴。

因为生物瓣更易发生瓣膜结构功能障碍，所以较机械瓣有更高的再次手术率。根据大宗随访研究的结果，生物瓣置换患者 5 年免于再手术率大于 95%，10 年大于 90%，但到 15 年时低于 70%[52,68-73]。几个常用的生物瓣膜的远期免于再手术率列于表 33-10。

表 33-10　根据瓣膜置换术患者手术时年龄分层的 10 年生物瓣衰败率

患者年龄（年）	10 年后瓣膜衰坏百分率（%）
<40	42
40~49	30
50~59	21
60~69	15
>70	10

数据来源于 Vongpatanasin 等和 Grunkemeier 等的文献报道

■ 理想的抗凝治疗

生物瓣置换患者一般不需要长期华法令抗凝治疗，除非患者有血栓栓塞的高危因素或之前发生过人工瓣膜相关性栓塞。带支架生物瓣置换患者血栓发生风险为 0.5% ~1% 每年。应用无支架异种瓣、同种移植物或自体移植物，则栓塞率可能会更低[74-76]。带支架的生物瓣在支架表面完全内皮化之前，存在较高诱发栓塞的风险[77]。最近的 ACC/AHA 指南推荐将患者生物瓣置换术后前 3 月的华法令抗凝的 INR 控制在 2.0 ~ 3.0，且为 ⅡB 类推荐[18]。如果患者无血栓栓塞的高危因素，则在第 3 个月末终止华法令抗凝治疗。低危患者应继续单独口服小剂量阿司匹林治疗，因为和无抗血小板治疗相比，阿司匹林显著降低生物瓣置换低危患者的栓塞风险[78,79]。高危患者需要终生阿司匹林联合华法令治疗，其生存率优于单用华法令抗凝治疗者[78]。如果患者术前被发现有发生血栓的高危因素，就应该选用机械瓣，因为患者需要终生正规的华法令抗凝，除非危险因素可以纠正。生物瓣置换者接受阿司匹林治疗与机械瓣置换者接受正规的抗凝治疗相比，其血栓栓塞发生率几乎相同，而出血并发症更少。

人工瓣膜血栓形成

主动脉瓣置换手术后，人工瓣膜血栓形成较为少见，但具有潜在的致命性后果，其发生率大约每年不到 0.2%，且多发于机械瓣[80]。可以选用溶栓治疗，但往往缺乏显著疗效，对于左心系统发生的人工瓣膜血栓形成，患者有明显的心力衰竭（纽约心功能分级 Ⅲ 或 Ⅳ 级），考虑手术风险过大，我们推荐溶栓治疗。溶栓治疗后脑血栓栓塞或外周血栓栓塞的发生率为 12%[81]。外科手术包括再次瓣膜置换和单纯血栓清除，两者死亡率相似，均为 10% ~ 15%[81]。患者栓子清除术后再次血栓形成几率约为 40%，所以我们建议尽可能地选择再次瓣膜置换术。

人工瓣膜心内膜炎

人工瓣膜心内膜炎（PVE）根据发生时间分为两类：早期人工瓣膜心内膜炎（瓣膜植入术后 60 天以内）和晚期人工瓣膜心内膜炎（瓣膜植入术后 60 天以后发生）。早期人工瓣膜心内膜炎是围手术期人工瓣膜细菌种植的结果，既可以在瓣膜植入过程中发生，也可以术后来自切口或血管内置管的感染[62]。此类感染的常见致病菌为：金黄色葡萄球菌、表皮葡萄球菌、革兰阴性细菌和真菌[52,72,83-86]。尽管大部分晚期人工瓣膜心内膜炎由非心源性败血症所致，但是小部分第一年内发生的晚期人工瓣膜心内膜炎与围手术期感染了致病力较弱的病原体有关，尤其是表皮葡萄球菌。引起晚期人工瓣膜心内膜炎的病原菌包括链球菌、葡萄球菌属和其他自体瓣膜心内膜炎中常见的病原菌。所有不能解释的发热均应考虑到心内膜炎，并通过血培养、经食道超声和/或经胸超声仔细检查以明确诊断。经食道超声能提供更为详细的解剖信息，如是否有赘生物、脓肿和瘘的存在；经胸超声能提供瓣膜前部更好的影像。主动脉位置上发生人工瓣膜心内膜炎风险为 0.6% ~0.9% 每患者年[85-87]。大宗资料报道 5 年人工瓣膜心内膜炎免除率大于 97%[52,85]。与支架生物瓣相比，机械瓣置换者的人工瓣膜心内膜炎发生率稍高[86]。然而，两者早期的心内膜炎发生率无明显的差别。无支架的异种猪瓣膜和同种瓣很少发生人工瓣膜性心内膜炎，因为他们无过多的有可能成为感染病灶的人工材料[87]。这些瓣膜可在人工瓣膜心内膜炎患者再次换瓣时应用。

人工瓣膜心内膜炎患者预后较差。总计 40% 的人工瓣膜性心内膜炎患者发生侵袭性瓣周感染[84]，早期人工瓣膜心内膜炎死亡率为 30%~80%，晚期人工瓣膜心内膜炎死亡率为 20%~40%[52]。人工瓣膜心内膜炎的外科手术指征包括早期人工瓣膜心内膜炎；伴随心衰或瓣膜功能不良、瓣周漏或部分撕裂；出现新的传导阻滞、脓肿、血管瘤或瘘；经 5 天大剂量合适的抗生素治疗且无其他感染来源的持续性败血症；大于 10mm 的赘生物出现；多发的体循环栓塞。尤其需要注意的是，所有的真菌、大部分毒性强的金黄色葡萄球菌、粘质沙雷氏菌、假单胞菌感染患者需要手术治疗，因为这些微生物极具侵袭力且抗生素治疗往往无效。

瓣周漏和溶血

除非有感染性心内膜炎，当带垫片缝线常规应用时很少发生瓣周漏。手术操作不妥可能导致缝线之间有较大的间隙，使一部分瓣膜不能很好的贴附于瓣环。如果瓣周漏引起明显的溶血，应用带垫片缝线间断缝合修补。周围组织的过度增生和人工瓣膜结构衰败均会影响瓣膜的正常启闭，还会导致严重的溶血，须再次手术治疗。轻度溶血可以采取富含铁、叶酸的饮食供给予以保守治疗，并常规检测血红蛋白、血浆结合珠蛋白和乳酸脱氢酶。

血流动力学表现和心室重塑

左心室质量恢复

主动脉瓣疾病引起的压力和容量超负荷引起了左室腔内压升高和代偿性的左室肥厚。严重的主动脉瓣狭窄，向心性肥厚使得在病程晚期前即使心腔扩大也不会出现舒张末期容积增加，避免了室壁厚度与心腔横径比值的失衡。另一方面，严重主动脉瓣关闭不全导致容量超负荷引起左室舒张末容积增加和离心性肥厚，而使得室壁厚度与心腔横径比值不会有很大改变。两种病理状态均导致了左室质量增加，而这对预后有严重的不良影响[88,89]。主动脉瓣置换术的最终目标是缓解左室的压力和容量负荷，从而实现心肌重塑和左心室质量恢复。

尽管左心室质量恢复作为主动脉瓣手术结果的评估手段已被广为接受，但是它对临床的影响尚不清楚。接受药物治疗的高血压患者，左室质量减少患者比没有变化或增加的患者有更少的心脏事件发生率[135]。单纯的主动脉瓣狭窄患者行主动脉瓣置换术后，左室质量通常在前 18 个月回归到正常范围[90,91]。这一过程也可以持续到瓣膜置换术后 5 年[92]。但是也有一些患者左心室质量恢复不良。主动脉瓣置换术后左室质量恢复程度对判断预后的影响尚未证实，但是有理由认为左室质量恢复不良与临床预后差相关。有几个作者定义了一种情形，即患者-人工瓣膜不匹配，在这种状态下人工瓣膜血流动力学表现较差并导致了左室肥厚恢复不佳和不良的临床结局。

患者-人工瓣膜不匹配

定义

患者-人工瓣膜不匹配（Prothesis-Patient Mismatch，PPM）

这一术语已被应用于多种不同的临床情况。下列情况均属"不匹配"范畴：绝对小尺寸的瓣膜（如 < 21mm）、小尺寸瓣膜配大体表面积患者、植入瓣膜后出现过高的跨瓣压差、活动后跨瓣压差增加或有效瓣口面积指数（indexed effective orifice area，IEOA）偏低等。Rahimtoola 将患者-人工瓣膜不匹配定义为人工瓣膜的瓣口面积小于患者正常的瓣口面积[93]，他进一步描述了一种临床情况，由于人工瓣膜的梗阻，患者的症状没有缓解或进一步加重，这导致了残留的狭窄从而导致跨瓣压差增加。与自体瓣膜相比，所有的人工瓣膜均有不同程度的狭窄[94]，僵硬的缝合环、生物瓣膜叶交界处的支架对流出道的阻塞，均可导致残留的跨瓣压差，尽管此时人工瓣膜功能正常。常见人工瓣膜的有效瓣口面积见表 33-11。如同我们在主动脉瓣狭窄患者中所观察到的，瓣环纤维化、瓣环钙化和左心室肥厚等病变使瓣环本身收缩，导致只能植入一个较小的人工瓣膜，进一步加重了患者-人工瓣膜不匹配。我们常用有效瓣口面积和几何瓣口面积这两个术语来描述人工瓣膜的大小。

表 33-11　常见生物瓣膜的有效瓣口面积（EOA）和平均收缩期跨瓣压差（MSG）数值

人工瓣	19mm		21mm		23mm		25mm		27mm	
	EOA（cm）	MSG（mmHg）	EOA（cm）	MSG（mmHg）	EOA（cm）	MSG（mmHg）	EOA（cm）	MSG（mmHg）	EOA（cm）	MSG（mmHg）
Hancock Ⅱ			1.2		1.3		1.5		1.6	
Medtronic Mosaic	1.2	16	1.3	14 ~ 15	1.5	12 ~ 13	1.8	11 ~ 12	2	9 ~ 10
CE Peric ~ ardial	0.95	18 ~ 19	1.1	13 ~ 14	1.5	11 ~ 14	1.4	10 ~ 11	1.6	10
Mitroflow Pericardial	1.3		1.4		1.7					
Medtronic Freestyle	1.0 ~ 1.4	18 ~ 22	1.3 ~ 1.4	7 ~ 13	1.4 ~ 1.5	7 ~ 14	1.7 ~ 2.0	5 ~ 9	2.0 ~ 2.3	5 ~ 7

CE = Carpentier-爱德华生物瓣

有效瓣口面积

患者-人工瓣膜不匹配最常用的定义的是有效瓣口面积指数（IEOA）偏低。它是用经超声心动图测定得到的有效瓣口面积（EOA）后，再除以体表面积。有效瓣口面积指数由以下公式计算得出：

$$EOA = (CAS_{LOVT} \times TVI_{LOVT}) / TVI_{AO}$$

EOA 指的是有效瓣口面积（cm^2），CSA_{LVOT} 是左心室流出道横断面积（LOVT；cm^2），TVI_{LOVT} 是左心室前向血流整体速度时间，可由脉搏波多普勒检测获得，TVI_{AO} 是主动脉前向血流整体速度时间，由软件计算跨瓣连续波幅多普勒获得。

几种常用的人工生物瓣膜的有效瓣膜面积和平均收缩跨瓣压差见表 33-11。

有些作者认为患者-人工瓣膜不匹配发生在 IEOA 小于 0.85cm^2/m^2 时[95,96]，Dumesnil 和 Pibarot 重新定义的患者-人工瓣膜不匹配为这样一种状况：由于人工瓣膜的有效瓣膜面积相比于病人的体表面积过小，而导致了术后跨瓣压差异常升高[96]。"他们认为当 IEOA 低于 0.85cm^2/m^2 时，跨瓣压差会明显升高，这就增加了左心室做功，阻碍了左心室肥厚的恢复[97]。

EOA 是对跨瓣膜血流最小横截面积的功能性估计，由以下因素而定：①人工瓣膜的几何瓣口面积；②左室流出道和升主动脉的形状和大小；③血压；④心输出量（图 33-17）。当升主动脉的直径是 4cm 时，多普勒得出的 EOA 与导管得出的 EOA（由 Gorlin 的公式导出）相关性最好，但是患者主动脉直径较小时，EOA 会被低估[98]。对于每一位患者，只有当瓣膜植入体内，才能较准确地得到 EOA。在低 IEOA 的临床结果评价研究中，使用的是从既往对照研究中得到 EOA 数据，而不是术后真实测量的 EOA。除此之外，这些 EOA 数据来源于当年不同公司不同型号小样本量的瓣膜数据，而各研究之间差异明显。EOA 与术后压差有关，毫无疑问它们之间有某种数学上的联系。根据 Bernoulli 公式，超声心动图的平均和峰值跨瓣压差如下：

$$峰值跨瓣压差（mmHg）= 4 \times (V_{AVmax}^2 - V_{LVOTmax}^2)$$
$$平均跨瓣压差（mmHg）= 4 \times (V_{AVmean}^2 - V_{LVOTmean}^2)$$

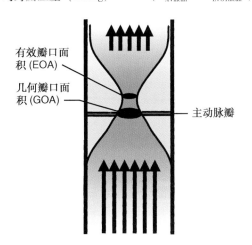

图 33-17　左室流出道和主动脉根部形态与有效瓣口面积（EOA）和几何瓣口面积（GOA）关系示意图

几何瓣口面积

与有效瓣口面积不同，瓣膜的几何瓣口面积（GOA，也被称为体内几何面积）是瓣膜打开时最大的横截面积，在相同厂商的相同型号无差别。任何人工瓣膜的 GOA 是取自厂商说明书或测瓣器的静止测量。正如图 33-17 所示，对于任何人工瓣膜，GOA 均比 EOA 大。

临床意义

患者-人工瓣膜不匹配是否有意义仍旧充满争议，一些研究发现小 IEOA 的患者近期和远期临床预后较差。Pibarot 和 Dumesnil[97] 研究了 1266 名主动脉瓣置换患者，发现 38% 的病人存在中度（IEOA < $0.85cm^2/m^2$）或重度（IEOA < $0.65cm^2/m^2$）的患者-人工瓣膜不匹配。多因素分析显示中或重度患者-人工瓣膜不匹配各自会增加 2 倍和 11 倍的围手术期死亡率。通过对两家大的中心的 2154 名主动脉瓣置换术患者的回顾性分析发现，有或没有患者-人工瓣膜不匹配有相似的总体死亡率，但是在 10 年时，患者-人工瓣膜不匹配的患者有更高的瓣膜相关的死亡率。一个单中心的对 1563 名主动脉瓣机械或生物瓣置换患者的分析发现，IEOA 小于 $0.8cm^2/m^2$ 的患者在 4.3 年的中期随访时，普遍出现心衰症状的增加，但是死亡率没有增加[99]。Ruel 等的研究发现存在患者-人工瓣膜不匹配和左室功能不全的病人，整体的存活率和左室质量恢复程度比仅有左室功能不全的患者低[100]。在一项入选 1400 例患者的研究中，患者-人工瓣膜不匹配影响年龄小于 60 岁患者的远期生存率，但是对于年龄大于 60 岁的患者无影响[101]。

另一些研究也提供了患者-人工瓣膜不匹配并不会影响临床预后的证据。Medalion 等研究了 892 例主动脉瓣置换患者，证实尽管 25% 的病人接受了内部瓣膜面积指数比预测值小两个标准差的人工瓣膜，所有患者的 15 年存活率并无明显差异[102]。Hanayama 等报道了 1129 位主动脉瓣置换术后存在患者-人工瓣膜不匹配的患者，10 年时压差正常和不正常的病人，左室质量指数和存活率没有明显的差异。他们对患者-人工瓣膜不匹配的定义为：（1）有效瓣口面积指数小于研究人群正常值的 90%（$0.6cm^2/m^2$）；（2）跨瓣压差大于研究人群的正常值的 90%（峰值压差是 38mmHg，平均压差为 21mmHg）。如图 33-18 所示，有或没有患者-人工瓣膜不匹配的患者，左室质量指数和中期随访生存率没有差别。该研究中，低有效瓣口面积组和高压差组的平均值分别是 22.4mm 和 23mm。瓣膜大小是导致术后压差增加的唯一因素。

Blackstone 等实施了患者-人工瓣膜不匹配影响近、远期临床结果的规模最大、数据最健全的研究[104]。在多中心入选超过 13 000 个主动脉瓣置换患者的研究中，几何瓣口面积指数最低的 10% 的患者，其围手术期死亡率（术后 30 天）会增加 1% ~ 2%，但对中期和远期的生存率没有影响（图 33-19）。研究中的重要发现是，几何瓣口面积指数最低的 10% 的患者中几乎没有使用支架生物瓣，这些人中绝大多数接受了机械瓣植入。在对同一组病人的后续随访的研究中，对 1108 名主动脉瓣置换术患者平均随访 8.3 个月，发现几何瓣口面积指数与 Duke 活动状

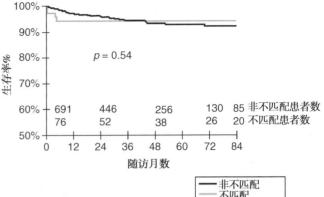

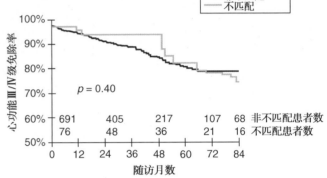

图 33-18　有无患者-人工瓣膜不匹配患者的实际生存率和无 NYHA 心功能Ⅲ，Ⅳ级情况的曲线图。两组间无显著性差异

态指数（DASI）无关。术后功能状态的预测指标列于表 33-12。

小主动脉根部

许多外科医生对小主动脉根部的患者的预后表示了担忧，这些患者仅能植入直径 ≤19mm 的瓣膜。然而，一些研究显示这些主动脉瓣尺寸较小的患者在左室质量恢复程度、NYHA 心功能分级、心力衰竭和生存率等方面没有差别。Khan 等研究了 19mm 到 23mm 的 Carpentier-爱德华牛心包瓣，发现每一个尺寸的瓣膜植入后都会使患者左室质量显著恢复，包括 19mm 的瓣膜[108]。DePaulis 等的研究显示，置换 19mm 和 21mm 的机械瓣患者和接受 23mm 和 25mm 的患者在左室质量恢复程度上没有区别[106]。Kratz 等也报道了置换小尺寸的瓣膜并不是患者心力衰竭和晚期死亡的危险预测因素[107]。

研究数据总结

虽然关于患者-人工瓣膜不匹配临床意义的文献仍然有分歧，有些学者支持使用机械瓣膜。他们推测当在冠脉下方的位置行机械瓣置换或行整体主动脉根部置换时，会比使用带支架生物瓣、主动脉根部扩大和无支架生物瓣有更少的阻塞。然而，机械瓣相比生物瓣是否能减轻患者-人工瓣膜不匹配仍存在疑问，事实上，机械瓣可能会导致更严重的患者-人工瓣膜不匹配[109]。主动脉根部扩大术要求外科医师有非常丰富的主动脉根部手术的经验，即使是在非常有经验的心脏外科中心，也会导致更多的死亡率和手术并发症的发生。

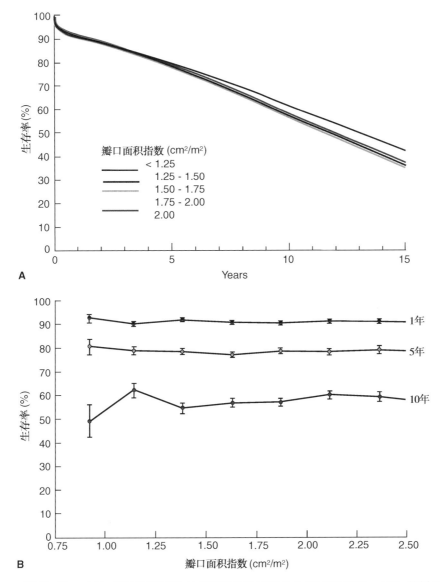

图 33-19 （A）瓣口面积指数对未调整危险因素的生存率的影响。（B）按瓣口面积指数分层的时间相关生存率曲线，是根据瓣口面积指数分组的各组1年、5年和10年的 Kaplan-Meier 估计生存率

表 33-12 主动脉瓣置换术后患者心功能恢复的多项预测因子分析

随访的 DASI	影响因素	预测值 ± 标准差	OR 预测值和 CI	P 值	可靠度
	标准平衡面积	0.0040 ± 0.074	1.00 (0.87, 1.16)	0.96	1
		0.11 ± 0.11	1.11 (0.90, 1.37)	0.3	
Worse	女性	−0.50 ± 0.14	0.61 (0.46, 0.80)	<0.001	79
Worse	年龄	−0.39 ± 0.075	0.68 (0.58, 0.78)	<0.001	81
Better	术前 DASI	0.018 ± 0.0041	1.02 (1.01, 1.03)	<0.001	94
Worse	术前肌酐（mg/dL）	−0.37 ± 0.094	0.69 (0.58, 0.83)	<0.001	41
Worse	ICU 内中心静脉压值（mmHg）	−0.037 ± 0.014	0.96 (0.94, 0.99)	0.01	46
Worse	输入红细胞（单位）	−0.45 ± 0.14	0.64 (0.49, 0.83)	0.001	82

年龄的单位为实际年龄/50。DASI：Duke 活动状态指数。（以上数据由 Koch CG 等授权刊登）

在冠脉下方位置植入无支架生物瓣也许是一种选择，但这需要更多的手术技巧和更长的阻断时间。Rao 等比较了同直径的带支架的 Carpentier 爱德华牛心包瓣和多伦多无支架生物瓣的血流动力学特征，发现其平均跨瓣压差和峰值跨瓣压差无差别[110]。

并不建议仅为了减少了患者-人工瓣膜不匹配的潜在长期

影响，而对没有升主动脉病理改变患者行主动脉根部替换术，因为它会增高患者的手术风险。

当术中遇到可能出现的患者-人工瓣膜不匹配，决定实施一个更复杂、高危的手术前必须权衡其风险与植入一个更大瓣膜的获益。一些研究指出较低的有效瓣口面积指数的患者，运动后跨瓣压差常会有显著增加[97,111]。虽然大多数做过主动脉瓣置换术的患者，因年龄过大或其他限制可能不会经历这种情况，然而对于一些年轻的、活动量大的患者，选择主动脉根部扩大或无支架瓣膜植入可能会提供更低的跨瓣压差从而提高患者的生活质量。在罕见的情况下，预测极端的不匹配（即 IEOA < 0.6 cm^2/m^2），有经验的外科医生可以选择行主动脉根部扩大。除上述情形外，考虑到缺乏长期的数据支持以及已经证明的更复杂的操作带来的风险增高，使用常规瓣膜行主动脉瓣置换术是更可取的。

人工瓣膜的选择

一个理想的主动脉瓣人工瓣膜应具有以下特点：方便植入、来源广泛、耐久性好、无固有的血栓源性、不易发生心内膜炎、无残余的跨瓣压差。目前尚无这样的理想瓣膜问世。当前可用的人工瓣主要有：机械瓣、带支架异种生物瓣、无支架异种生物瓣、同种瓣和自体肺动脉瓣。在这些瓣膜当中，同种瓣和自体肺动脉瓣是最符合生理的人工瓣膜，它们不易发生血栓或心内膜炎，而且有良好的血流动力学特性[112,113]。瓣的耐久性受患者因素、瓣膜的制备和外科手术技术的影响。尽管上述瓣有许多优点，但这两种瓣膜来源有限，与标准的机械瓣和带支架生物瓣相比，在植入的外科技巧上有较高的要求。对活动性心内膜炎患者，使用同种瓣可以提高主动脉瓣置换术的结果[114]。这些瓣膜的深入探讨见后续相关章节。因为这些瓣膜的应用仍局限于少数几个大的外科中心，所以我们只集中讨论机械瓣与生物瓣的选择。

■ 机械瓣和生物瓣

无论医生还是患者，对于机械瓣和生物瓣选择均应该权衡利弊。机械瓣耐久性较好，且较生物瓣因瓣膜衰坏的再次手术率低。机械瓣比生物瓣血栓源性高，且需要口服华法林行正规抗凝，而这会显著增加出血并发症的风险。行充分的抗凝的机械瓣置换患者并不比生物瓣置换患者有更高的血栓栓塞事件风险[115]，两者在免于细菌性心内膜炎方面没有差异。就整体生存率而言，20 世纪 70 年代的两个关于主动脉瓣机械瓣和生物瓣置换的随机对照研究表明，两者 12 年的生存率相同[116,117]。长期随访超过 15 年时，在再次手术率和结构衰败的风险方面，机械瓣优于生物瓣[118]。然而，第一代人工瓣较新一代的瓣膜有更高的瓣膜结构衰败率。

特殊患者的瓣膜选择

当患者本来就需要长期抗凝治疗（如心房颤动、既往血栓栓塞史、高凝状态、严重的左心功能不全、已有机械瓣植入或心内血栓形成）时，无论年龄大小，应该植入机械瓣。

当患者有华法林抗凝禁忌时，如育龄期妇女有生育要求，或患者有其他出血疾病，或拒绝接受抗凝治疗时需要植入生物瓣。为育龄妇女植入机械瓣，在孕期使用低分子肝素抗凝也是一种选择。

之前认为晚期肾功能不全患者有很高的早期生物瓣衰败风险，不推荐置换生物瓣。但这类患者的抗凝并发症发生率似乎也很高，所以，目前 ACC/AHA 指南不再推荐这类患者常规置换机械瓣。

将来可能影响患者选择瓣膜的因素包括：影响华法林在人体功能的 CYP2C9、VKORC1 基因变异的检测，家用 INR 监测仪的使用和非华法林口服抗凝药的应用。在手术室，应和所有的患者及家属对瓣膜选择可能导致的风险与获益进行详细和全面的讨论。

年龄因素

当前常用的生物瓣如美敦力 Hancock Ⅱ 猪瓣和 Carpentier-Edwards 牛心包瓣膜，随访 12 年，90% 以上的患者不会发生结构性的瓣膜功能障碍，90% 以上的免于再次手术[52,60,61]。65 ~ 70 岁以上的患者生物瓣结构衰败率低，所以，年龄大于 65 岁的患者应该置换生物瓣。年龄小于 60 岁的患者应该换机械瓣，以降低年逾八旬时因结构衰败而需再次置换主动脉瓣的风险。年龄介于 60 ~ 65 岁的患者，人工瓣膜选择上仍存在争议。合并其他疾病如严重的冠心病患者，预期寿命不可能超过生物瓣寿命，应该选择生物瓣。受生物瓣耐久性的提高和再手术风险降低的影响，一个最新的关于 50 ~ 70 岁患者行主动脉瓣置换术的回顾性研究显示，生物瓣与机械瓣相比有较差的 10 年生存率（50% 比 65%）和再手术免除率（91% 比 98%）[11]。另一方面，Ruel 等对年龄小于 60 岁的主动脉瓣置换患者行长于 20 年的随访，置换生物瓣与机械瓣在整体生存率上无明显差别。虽然高龄在现在已经不是手术禁忌，但是高龄和伴随疾病使患者因手术风险过高而不适宜行经典的瓣膜置换术。对于这类患者，选择随后将要讨论的经皮主动脉瓣置换术可能是替代保守药物治疗、球囊主动脉瓣成形术的良好选择。

■ 带支架生物瓣与无支架生物瓣

通过 1988 年在多伦多总医院 David 的前期工作，无支架猪瓣在心脏外科获得了普遍的认同和应用[120]。由于这种瓣膜没有阻碍性的支架和支架柱，因此其残余跨瓣压差与同种瓣接近。然而，因为其植入操作较困难，所以需要复杂的手术操作和更长的主动脉阻断时间。Cohen 对置换 Carpentier-Edwards 牛心包瓣和多伦多无支架猪瓣患者对照研究发现，术后 1 年时两者主动脉根部大小、IEOA、左室质量恢复程度（图 33-20）和功能无明显差别（图 33-21）[121]。该结果对无支架生物瓣提高 IEOA 或使患者血流动力学及临床结果显著获益的观念是种挑战。在一个比较 St. Jude 多伦多无支架猪瓣和 Carpentier-Edwards 牛心包瓣的随机对照研究中，Chambers 等发现两组间 IEOA、左室质量恢复程度和死亡率无差异。Arenaza 等在一项多中心随机试验中，比较了 Medtronic Freestyle 瓣膜和 Medtronic Mosaic 瓣膜，在 1 年时发现无支架组有更高的 IEOA，但是在左室质量恢复及临床结果上两者没有差别[123]。

但是，Walther 等进行了一项小的随机试验，比较带支架猪瓣膜和无支架猪瓣膜对左室质量恢复的影响[122]。发现无支架瓣膜组在同样的瓣环大小下可以植入更大的瓣膜，并具有更好的左室质量恢复程度。Borger 等发现与支架瓣膜相比无支架瓣膜具有更低平均跨瓣压差（15 比 9mmHg）和左室质量指数（107 比 100g/m^2），但在生存率方面无显著差异[123]。

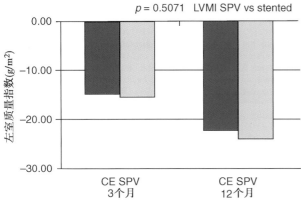

p = 0.5071　LVMI SPV vs stented

图 33-20　带支架生物瓣与无支架生物瓣左室质量指数随时间的比较。两组间无显著性差异。CE = Carpentier-爱德华带支架瓣；LVMI = 左室质量指数；SPV = 多伦多无支架猪瓣

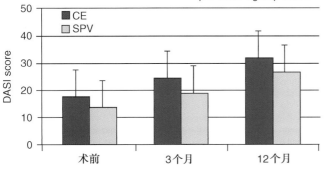

p = 0.0001 effect of time
p = 0.0146 effect of group
p = 0.8064 group x time

图 33-21　带支架瓣膜与无支架瓣膜 DUKE 活动状态指数评分（DASI Score）随时间的变化，两组间无显著性差异。CE = Carpentier-爱德华带支架瓣；LVMI = 左室质量指数；SPV = 多伦多无支架猪瓣

由上述材料可以看到，关于无支架瓣膜与带支架生物瓣在左室质量回归和临床结果的影响上，存在有相悖的证据。有少量的证据表明左室质量恢复程度增加能提供额外的临床获益。基于目前的循证医学证据，大多数小主动脉根部患者不推荐常规使用无支架生物瓣。鉴于此，无支架猪瓣膜对于相对年轻的小主动脉根部患者更为适用，因为小的带支架生物瓣会带来升高的残余压差从而限制他们的活动量。

经皮瓣膜介入治疗

经皮主动脉瓣球囊成形术

作为主动脉瓣狭窄的外科治疗的另一选择，经皮主动脉瓣球囊成形术是通过股动脉穿刺来处理主动脉瓣狭窄的[124]。球囊在瓣膜口水平扩张可以扩开瓣环组织和易碎的钙化区域，并打开粘连的交界。此项技术对重度主动脉瓣关闭不全的患者并不适用，因为在手术后将会变的更糟[125,126]。如果患者主动脉瓣钙化严重，球囊成形很难成功，而且会导致钙化栓子脱落，增加中风的风险[127]。成年患者行该手术的长期随访结果较差，1 年内的再狭窄发生率较高[126,127]。对于症状明显的主动脉瓣

狭窄患者，其血流动力学不稳定难以耐受手术，或者伴有晚期恶性肿瘤等疾病而存在手术禁忌，可能从经皮球囊成形术中获益[128,129]。最近，新的技术进步已可以实现经股动脉或经心尖用导管植入人工瓣膜。

经导管主动脉瓣置换术

虽然外科主动脉瓣置换术是主动脉瓣狭窄的明确治疗手段，但是总计有 1/3 的患者因高龄、心衰或其他禁忌证不能接受手术[130]。2002 年实施了世界上第一例经导管瓣膜植入术[131]。经导管心脏瓣膜手术目前已投入临床应用，而且已证实能改善高危、高龄及无法手术患者症状并提高其生存率[132]。Webb 等报道了一组病例，前一半入选患者的围手术期死亡率为 14.3%，后一半降至 8.3%，经股动脉和经心尖两种手术路径随访 1 年的生存率为 74%[133]。

目前，虽然有各式各样的处于不同开发与评估阶段经皮置入瓣膜存在（图 33-22），Edwards Sapien 瓣和 Core 瓣这两种瓣膜系统仍是最常见的研究对象。每个瓣膜系统均包括：人工瓣膜、框架或支架、导入系统和输送系统。Edwards Lifescience-SapienThv 包含一个可扩张的瓣膜球囊支架及植入其中的牛心包瓣，而 Core 瓣（美敦力公司）则由自扩张的支架及其内的猪心包瓣组成。

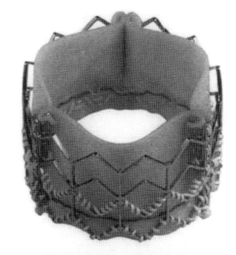

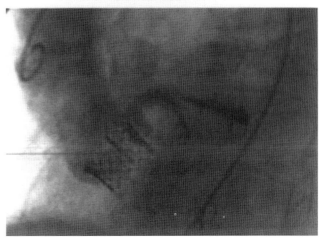

图 33-22　爱德华公司的经皮主动脉瓣 Sapien 瓣（上图）和该装置在主动脉瓣根部释放后的 X 光下表现（下图）

经皮主动脉瓣置换是经动脉或经心尖逆行方式完成。经皮股动脉穿刺逆行法包括股动脉进入，主动脉瓣逆行置管，球囊扩张，和人工瓣膜释放。而经心尖瓣膜置入法包括小的胸部切口，左室心尖直接插管，经超声透视引导下经导线置入瓣膜[134]。两种方法均需要快速的心室起搏以确保在调整瓣膜时无心脏射血。

在撰写本章的同时，关于人工瓣膜耐久性、围手术期中风、冠状动脉损伤及血流动力学表现的临床试验仍在不断进行。目前，这些技术使高危患者不必经历复杂的手术即可使症状得到一定的改善。考虑到开胸主动脉瓣置换手术的良好的结果，暂不推荐在低危患者中应用这些技术。

参考文献

1. Selzer A: Changing aspects of the natural history of valvular aortic stenosis. *NEJM* 1987; 317:91.
2. Rahimtoola SH: Valvular heart disease: a perspective. *J Am Coll Cardiol* 1983; 1:199.
3. Braunwald E: Valvular heart disease, in Braunwald E (ed): *Braunwald: Heart Disease: A Textbook of Cardiovascular Medicine*, 6th ed. New York, WB Saunders, 2001; p 1643.
4. Hess OM, Ritter M, Schneider J, et al: Diastolic stiffness and myocardial structure in aortic valve disease before and after valve replacement. *Circulation* 1984; 69:855.
5. Horstkotte D, Loogen F: The natural history of aortic valve stenosis. *Eur Heart J* 1988; 9(Suppl E):57.
6. Lund O, Nielsen TT, Emmertsen K, et al: Mortality and worsening of prognostic profile during waiting time for valve replacement in aortic stenosis. *Thorac Cardiovasc Surg* 1996; 44:289.
7. Schwarz F, Baumann P, Manthey J, et al: The effect of aortic valve replacement on survival. *Circulation* 1982; 66:1105.
8. Otto CM, Burwash IG, Legget ME, et al: Prospective study of asymptomatic valvular aortic stenosis. Clinical, echocardiographic, and exercise predictors of outcome. *Circulation* 1997; 95:2262.
9. Rosenhek R, Binder T, Porenta G, et al: Predictors of outcome in severe, asymptomatic aortic stenosis. *NEJM* 2000; 343:611.
10. Otto CM, Burwash IG, Legget ME, et al: Prospective study of asymptomatic valvular aortic stenosis. Clinical, echocardiographic, and exercise predictors of outcome. *Circulation* 1997; 95:2262.
11. Brown ML, Pellikka PA, Schaff HV, et al: The benefits of early valve replacement in asymptomatic patients with severe aortic stenosis. *J Thorac Cardiovasc Surg* 2008; 135:308.
12. deFilippi CR, Willett DL, Brickner ME, et al: Usefulness of dobuta-mine echocardiography in distinguishing severe from nonsevere valvular aortic stenosis in patients with depressed left ventricular function and low transvalvular gradients. *Am J Cardiol* 1995; 75:191.
13. Pereira JJ, Lauer MS, Bashir M, et al: Survival after aortic valve replacement for severe aortic stenosis with low transvalvular gradients and severe left ventricular dysfunction. *J Am Coll Cardiol* 2002; 39:1356.
14. Hwang MH, Hammermeister KE, Oprian C, et al: Preoperative identification of patients likely to have left ventricular dysfunction after aortic valve replacement. Participants in the Veterans Administration Cooperative Study on Valvular Heart Disease. *Circulation* 1989; 80(3 Pt 1):I65.
15. Rosenhek R: Statins for aortic stenosis. *NEJM* 2005; 352:2441.
16. Cowell SJ, Newby DE, Prescott RJ, et al: A randomized trial of intensive lipid-lowering therapy in calcific aortic stenosis. *NEJM* 2005; 352:2389.
17. American College of Cardiology/American Heart Association: ACC/AHA guidelines for the management of patients with valvular heart disease. A report of the American College of Cardiology/American Heart Association. Task Force on Practice Guidelines (Committee on Management of Patients with Valvular Heart Disease). *J Am Coll Cardiol* 1998; 32:1486.
18. Bonow RO, Carabello BA, Chatterjee K, et al: ACC/AHA 2006 guidelines for the management of patients with valvular heart disease: a report of the American College of Cardiology/American Heart Association Task Force on Practice Guidelines (Writing Committee to Revise the 1998 Guidelines for the Management of Patients with Valvular Heart Disease) developed in collaboration with the Society of Cardiovascular Anesthesiologists endorsed by the Society for Cardiovascular Angiography and Interventions and the Society of Thoracic Surgeons. *J Am Coll Cardiol* 2006; 48:e1.
19. Braunwald E: Aortic valve replacement: an update at the turn of the millennium. *Eur Heart J* 2000; 21:1032.
20. Downes TR, Nomeir AM, Hackshaw BT, et al: Diastolic mitral regurgitation in acute but not chronic aortic regurgitation: implications regarding the mechanism of mitral closure. *Am Heart J* 1989; 117:1106.
21. Grossman W, Jones D, McLaurin LP: Wall stress and patterns of hypertrophy in the human left ventricle. *J Clin Invest* 1975; 56:56.
22. Starling MR, Kirsh MM, Montgomery DG, Gross MD: Mechanisms for left ventricular systolic dysfunction in aortic regurgitation: importance for predicting the functional response to aortic valve replacement. *J Am Coll Cardiol* 1991; 17:887.
23. Bonow RO: Asymptomatic aortic regurgitation: indications for operation. *J Cardiol Surg* 1994; 9(2 Suppl):170.
24. Bonow RO, Rosing DR, McIntosh CL, et al: The natural history of asymptomatic patients with aortic regurgitation and normal left ventricular function. *Circulation* 1983; 68:509.
25. Bonow RO, Lakatos E, Maron BJ, Epstein SE: Serial long-term assessment of the natural history of asymptomatic patients with chronic aortic regurgitation and normal left ventricular systolic function. *Circulation* 1991; 84:1625.
26. Tornos MP, Olona M, Permanyer-Miralda G, et al: Clinical outcome of severe asymptomatic chronic aortic regurgitation: a long-term prospective follow-up study. *Am Heart J* 1995; 130:333.
27. Rapaport E: Natural history of aortic and mitral valve disease. *Am J Cardiol* 1975; 35:221.
28. Bonow RO, Nikas D, Elefteriades JA: Valve replacement for regurgitant lesions of the aortic or mitral valve in advanced left ventricular dysfunction. *Cardiol Clin* 1995; 13:73,85.
29. Gall S Jr, Lowe JE, Wolfe WG: Efficacy of the internal mammary artery in combined aortic valve replacement-coronary artery bypass grafting. *Ann Thorac Surg* 2000; 69:524.
30. Borger MA, David TE: Management of the valve and ascending aorta in adults with bicuspid aortic valve disease. *Semin Thorac Cardiovasc Surg* 2005; 17:143.
31. Nicks R, Cartmill T, Bernstein L: Hypoplasia of the aortic root. The problem of aortic valve replacement. *Thorax* 1970; 25:339.
32. Manouguian S, Seybold-Epting W: Patch enlargement of the aortic valve ring by extending the aortic incision into the anterior mitral leaflet. New operative technique. *J Thorac Cardiovasc Surg* 1979; 78:402.
33. Konno S, Imai Y, Iida Y, et al: A new method for prosthetic valve replacement in congenital aortic stenosis associated with hypoplasia of the aortic valve ring. *J Thorac Cardiovasc Surg* 1975; 70:909.
34. David TE: Surgical management of aortic root abscess. *J Cardiol Surg* 1997; 12(2 Suppl):262.
35. Borger MA, Rao V, Weisel RD, et al: Reoperative coronary bypass surgery: effect of patent grafts and retrograde cardioplegia. *J Thorac Cardiovasc Surg* 2001; 121:83.
36. Hilbert SL, Ferrans VJ: Porcine aortic valve bioprostheses: morphologic and functional considerations. *J Long Term Eff Med Implants* 1992; 2:99.
37. Flomenbaum MA, Schoen FJ: Effects of fixation back pressure and antimineralization treatment on the morphology of porcine aortic bioprosthetic valves. *J Thorac Cardiovasc Surg* 1993; 105:154.
38. Edmunds LH Jr, Clark RE, Cohn LH, et al: Guidelines for reporting morbidity and mortality after cardiac valvular operations. Ad Hoc Liaison Committee for Standardizing Definitions of Prosthetic Heart Valve Morbidity of The American Association for Thoracic Surgery and The Society of Thoracic Surgeons. *J Thorac Cardiovasc Surg* 1996; 112:708.
39. Bloodwell RD, Okies JE, Hallman GL, Cooley DA: Aortic valve replacement. Long-term results. *J Thorac Cardiovasc Surg* 1969; 58:457.
40. Christakis GT, Weisel RD, David TE, et al: Predictors of operative survival after valve replacement. *Circulation* 1988; 78(3 Pt 2):I25.
41. Craver JM, Weintraub WS, Jones EL, et al: Predictors of mortality, complications, and length of stay in aortic valve replacement for aortic stenosis. *Circulation* 1988; 78(3 Pt 2):I85.
42. Edwards FH, Peterson ED, Coombs LP, et al: Prediction of operative mortality after valve replacement surgery. *J Am Coll Cardiol* 2001; 37:885.
43. Scott WC, Miller DC, Haverich A, et al: Determinants of operative mortality for patients undergoing aortic valve replacement. Discriminant analysis of 1,479 operations. *J Thorac Cardiovasc Surg* 1985; 89:400.
44. Edwards FH, Peterson ED, Coombs LP, et al: Prediction of operative mortality after valve replacement surgery. *J Am Coll Cardiol* 2001; 37:885.
45. O'Brien SM, Shahian DM, Filardo G, et al: The Society of Thoracic Surgeons 2008 cardiac surgery risk models: part 2—isolated valve surgery. *Ann Thorac Surg* 2009; 88:S23.
46. Rao V, Christakis GT, Weisel RD, et al: Changing pattern of valve surgery. *Circulation* 1996; 94(9 Suppl):II113.

47. He GW, Acuff TE, Ryan WH, et al: Aortic valve replacement: determinants of operative mortality. *Ann Thorac Surg* 1994; 57:1140.

48. Lytle BW, Cosgrove DM, Loop FD, et al: Replacement of aortic valve combined with myocardial revascularization: determinants of early and late risk for 500 patients, 1967-1981. *Circulation* 1983; 68:1149.

49. Rankin JS, Hammill BG, Ferguson TB Jr, et al: Determinants of operative mortality in valvular heart surgery. *J Thorac Cardiovasc Surg* 2006; 131:547.

50. Hammermeister KE, Sethi GK, Henderson WG, et al: A comparison of outcomes in men 11 years after heart-valve replacement with a mechanical valve or bioprosthesis. Veterans Affairs Cooperative Study on Valvular Heart Disease. *NEJM* 1993; 328:1289.

51. Hammermeister K, Sethi GK, Henderson WG, et al: Outcomes 15 years after valve replacement with a mechanical versus a bioprosthetic valve: final report of the Veterans Affairs randomized trial. *J Am Coll Cardiol* 2000; 36:1152.

52. David TE, Ivanov J, Armstrong S, et al: Late results of heart valve replacement with the Hancock II bioprosthesis. *J Thorac Cardiovasc Surg* 2001; 121:268.

53. Dellgren G, David TE, Raanani E, et al: Late hemodynamic and clinical outcomes of aortic valve replacement with the Carpentier-Edwards Perimount pericardial bioprosthesis. *J Thorac Cardiovasc Surg* 2002; 124:146.

54. Stahle E, Kvidal P, Nystrom SO, Bergstrom R: Long-term relative survival after primary heart valve replacement. *Eur J Cardiothorac Surg* 1997; 11(81):146.

55. Cohen G, David TE, Ivanov J, et al: The impact of age, coronary artery disease, and cardiac comorbidity on late survival after bio-prosthetic aortic valve replacement. *J Thorac Cardiovasc Surg* 1999; 117:273.

56. Verheul HA, van den Brink RB, Bouma BJ, et al: Analysis of risk factors for excess mortality after aortic valve replacement. *J Am Coll Cardiol* 1995; 26:1280.

57. Lytle BW, Cosgrove DM, Taylor PC, et al: Primary isolated aortic valve replacement. Early and late results. *J Thorac Cardiovasc Surg* 1989; 97:675.

58. Aranki SF, Rizzo RJ, Couper GS, et al: Aortic valve replacement in the elderly. Effect of gender and coronary artery disease on operative mortality. *Circulation* 1993; 88(5 Pt 2):II17.

59. Edmunds LH Jr, Clark RE, Cohn LH, et al: Guidelines for reporting morbidity and mortality after cardiac valvular operations. *Eur J Cardiothorac Surg* 1996; 10:812.

60. Poirer NC, Pelletier LC, Pellerin M, Carrier M: 15-Year experience with the Carpentier-Edwards pericardial bioprosthesis. *Ann Thorac Surg* 1998; 66(6 Suppl):S57.

61. Dellgren G, David TE, Raanani E, et al: Late hemodynamic and clinical outcomes of aortic valve replacement with the Carpentier-Edwards Perimount pericardial bioprosthesis. *J Thorac Cardiovasc Surg* 2002; 124:146.

62. Rizzoli G, Mirone S, Ius P, et al: Fifteen-year results with the Hancock II valve: a multicenter experience. *J Thorac Cardiovasc Surg* 2006; 132:602,609.

63. Jamieson WR, Fradet GJ, MacNab JS, et al: Medtronic mosaic porcine bioprosthesis: investigational center experience to six years. *J Heart Valve Dis* 2005; 14:54.

64. Grunkemeier GL, Jamieson WR, Miller DC, Starr A: Actuarial versus actual risk of porcine structural valve deterioration. *J Thorac Cardiovasc Surg* 1994; 108:709.

65. Vongpatanasin W, Hillis LD, Lange RA: Prosthetic heart valves. *NEJM* 1996; 335:407.

66. Grunkemeier GL, Wu Y: Actual versus actuarial event-free percentages. *Ann Thorac Surg* 2001; 72:677.

67. Mahoney CB, Miller DC, Khan SS, et al: Twenty-year, three-institution evaluation of the Hancock Modified Orifice aortic valve durability. Comparison of actual and actuarial estimates. *Circulation* 1998; 98(19 Suppl):II188.

68. Akins CW, Carroll DL, Buckley MJ, et al: Late results with Carpentier-Edwards porcine bioprosthesis. *Circulation* 1990; 82(5 Suppl):IV65.

69. Glower DD, White WD, Hatton AC, et al: Determinants of reoperation after 960 valve replacements with Carpentier-Edwards pros-theses. *J Thorac Cardiovasc Surg* 1994; 107:381.

70. Jamieson WR, Ling H, Burr LH, et al: Carpentier-Edwards supraannular porcine bioprosthesis evaluation over 15 years. *Ann Thorac Surg* 1998; 66(6 Suppl):S49.

71. Corbineau H, De La TB, Verhoye JP, et al: Carpentier-Edwards supraannular porcine bioprosthesis in aortic position: 16-year experience. *Ann Thorac Surg* 2001; 71(5 Suppl):S228.

72. David TE, Armstrong S, Sun Z: The Hancock II bioprosthesis at 12 years. *Ann Thorac Surg* 1998; 66(6 Suppl):S95.

73. Burdon TA, Miller DC, Oyer PE, et al: Durability of porcine valves at fifteen years in a representative North American patient population. *J Thorac Cardiovasc Surg* 1992; 103:238.

74. O'Brien MF, Stafford EG, Gardner MA, et al: Allograft aortic valve replacement: long-term follow-up. *Ann Thorac Surg* 1995; 60 (2 Suppl):S65.

75. Bodnar E, Wain WH, Martelli V, Ross DN: Long term performance of 580 homograft and autograft valves used for aortic valve replacement. *Thorac Cardiovasc Surg* 1979; 27:31.

76. Gross C, Harringer W, Beran H, et al: Aortic valve replacement: is the stentless xenograft an alternative to the homograft? Midterm results. *Ann Thorac Surg* 1999; 68:919.

77. Heras M, Chesebro JH, Fuster V, et al: High risk of thromboemboli early after bioprosthetic cardiac valve replacement. *J Am Coll Cardiol* 1995; 25:1111.

78. David TE, Ho WI, Christakis GT: Thromboembolism in patients with aortic porcine bioprostheses. *Ann Thorac Surg* 1985; 40:229.

79. Goldsmith I, Lip GY, Mukundan S, Rosin MD: Experience with low-dose aspirin as thromboprophylaxis for the Tissuemed porcine aortic bioprosthesis: a survey of five years' experience. *J Heart Valve Dis* 1998; 7:574.

80. Lengyel M, Vandor L: The role of thrombolysis in the management of left-sided prosthetic valve thrombosis: a study of 85 cases diagnosed by transesophageal echocardiography. *J Heart Valve Dis* 2001; 10:636.

81. Bonow RO, Carabello B, de Leon AC, et al: ACC/AHA Guidelines for the Management of Patients With Valvular Heart Disease. Executive Summary. A report of the American College of Cardiology/American Heart Association Task Force on Practice Guidelines (Committee on Management of Patients With Valvular Heart Disease). *J Heart Valve Dis* 1998; 7:672.

82. Lengyel M, Fuster V, Keltai M, et al: Guidelines for management of left-sided prosthetic valve thrombosis: a role for thrombolytic therapy. Consensus Conference on Prosthetic Valve Thrombosis. *J Am Coll Cardiol* 1997; 30:1521.

83. Calderwood SB, Swinski LA, Waternaux CM, et al: Risk factors for the development of prosthetic valve endocarditis. *Circulation* 1985; 72:31.

84. Vongpatanasin W, Hillis LD, Lange RA: Prosthetic heart valves. *NEJM* 1996; 335:407.

85. Blackstone EH, Kirklin JW: Death and other time-related events after valve replacement. *Circulation* 1985; 72:753.

86. Ivert TS, Dismukes WE, Cobbs CG, et al: Prosthetic valve endocarditis. *Circulation* 1984; 69:223.

87. Haydock D, Barratt-Boyes B, Macedo T, et al: Aortic valve replacement for active infectious endocarditis in 108 patients. A comparison of free-hand allograft valves with mechanical prostheses and bioprostheses. *J Thorac Cardiovasc Surg* 1992; 103:130.

88. Levy D, Garrison RJ, Savage DD, et al: Prognostic implications of echocardiographically determined left ventricular mass in the Framingham Heart Study. *NEJM* 1990; 322:1561.

89. Haider AW, Larson MG, Benjamin EJ, Levy D: Increased left ventricular mass and hypertrophy are associated with increased risk for sudden death. *J Am Coll Cardiol* 1998; 32:1454.

90. Christakis GT, Joyner CD, Morgan CD, et al: Left ventricular mass regression early after aortic valve replacement. *Ann Thorac Surg* 1996; 62:1084.

91. Kuhl HP, Franke A, Puschmann D, et al: Regression of left ventricular mass one year after aortic valve replacement for pure severe aortic stenosis. *Am J Cardiol* 2002; 89:408.

92. Kennedy JW, Doces J, Stewart DK: Left ventricular function before and following aortic valve replacement. *Circulation* 1977; 56:944.

93. Rahimtoola SH: The problem of valve prosthesis-patient mismatch. *Circulation* 1978; 58:20.

94. Hanayama N, Christakis GT, Mallidi HR, et al: Patient prosthesis mismatch is rare after aortic valve replacement: valve size may be irrelevant. *Ann Thorac Surg* 2002; 73:1822.

95. Yun KL, Jamieson WR, Khonsari S, et al: Prosthesis-patient mismatch: hemodynamic comparison of stented and stentless aortic valves. *Semin Thorac Cardiovasc Surg* 1999; 11(4 Suppl 1):98.

96. Dumesnil JG, Pibarot P: Prosthesis-patient mismatch and clinical outcomes: the evidence continues to accumulate. *J Thorac Cardiovasc Surg* 2006; 131:952.

97. Pibarot P, Dumesnil JG: Hemodynamic and clinical impact of prosthesis-patient mismatch in the aortic valve position and its prevention. *J Am Coll Cardiol* 2000; 36:1131.

98. Garcia D, Dumesnil JG, Durand LG, et al: Discrepancies between catheter and Doppler estimates of valve effective orifice area can be predicted from the pressure recovery phenomenon: practical implications with regard to quantification of aortic stenosis severity. *J Am Coll Cardiol* 2003; 41:435.

99. Rao V, Jamieson WR, Ivanov J, et al: Prosthesis-patient mismatch affects survival after aortic valve replacement. *Circulation* 2002; 102 (19 Suppl 3):III5.

100. Ruel M, Al-Faleh H, Kulik A, et al: Prosthesis-patient mismatch after aortic valve replacement predominantly affects patients with preexisting left ventricular dysfunction: effect on survival, freedom from heart failure, and left ventricular mass regression. *J Thorac Cardiovasc Surg* 2006; 131:1036.

101. Moon MR, Pasque MK, Munfakh NA, et al: Prosthesis-patient mismatch after aortic valve replacement: impact of age and body size on late survival. *Ann Thorac Surg* 2006; 81:481.

102. Medalion B, Blackstone EH, Lytle BW, et al: Aortic valve replacement: is valve size important? *J Thorac Cardiovasc Surg* 2000; 119:963.

103. Hanayama N, Christakis GT, Mallidi HR, et al: Patient prosthesis mismatch is rare after aortic valve replacement: valve size may be irrelevant. *Ann Thorac Surg* 2002; 73:1822.

104. Blackstone EH, Cosgrove DM, Jamieson WR, et al: Prosthesis size and long-term survival after aortic valve replacement. *J Thorac Cardiovasc Surg* 2003; 126:783.

105. Sawant D, Singh AK, Feng WC, et al: St. Jude Medical cardiac valves in small aortic roots: follow-up to sixteen years. *J Thorac Cardiovasc Surg* 1997; 113:499.

106. De Paulis R, Sommariva L, Colagrande L, et al: Regression of left ventricular hypertrophy after aortic valve replacement for aortic stenosis with different valve substitutes. *J Thorac Cardiovasc Surg* 1998; 116:590.

107. Kratz JM, Sade RM, Crawford FA Jr, et al: The risk of small St. Jude aortic valve prostheses. *Ann Thorac Surg* 1994; 57:1114.

108. Khan SS, Siegel RJ, DeRobertis MA, et al: Regression of hypertrophy after Carpentier-Edwards pericardial aortic valve replacement. *Ann Thorac Surg* 2000; 69:531.

109. Blackstone EH, Cosgrove DM, Jamieson WR, et al: Prosthesis size and long-term survival after aortic valve replacement. *J Thorac Cardiovasc Surg* 2003; 126:783.

110. Rao V, Christakis GT, Sever J, et al: A novel comparison of stentless versus stented valves in the small aortic root. *J Thorac Cardiovasc Surg* 1999; 117:431.

111. Pibarot P, Dumesnil JG: Effect of exercise on bioprosthetic valve hemodynamics. *Am J Cardiol* 1999; 83:1593.

112. Lund O, Chandrasekaran V, Grocott-Mason R, et al: Primary aortic valve replacement with allografts over twenty-five years: valve-related and procedure-related determinants of outcome. *J Thorac Cardiovasc Surg* 1999; 117:77.

113. O'Brien MF, Stafford EG, Gardner MA, et al: Allograft aortic valve replacement: long-term follow-up. *Ann Thorac Surg* 1995; 60(2 Suppl):S65.

114. Lupinetti FM, Lemmer JH Jr: Comparison of allografts and prosthetic valves when used for emergency aortic valve replacement for active infective endocarditis. *Am J Cardiol* 1991; 68:637.

115. Hammermeister K, Sethi GK, Henderson WG, et al: Outcomes 15 years after valve replacement with a mechanical versus a bioprosthetic valve: final report of the Veterans Affairs randomized trial. *J Am Coll Cardiol* 2000; 36:1152.

116. Hammermeister KE, Henderson WG, Burchfiel CM, et al: Comparison of outcome after valve replacement with a bioprosthesis versus a mechanical prosthesis: initial 5 year results of a randomized trial. *J Am Coll Cardiol* 1987; 10:719.

117. Bloomfield P, Kitchin AH, Wheatley DJ, et al: A prospective evaluation of the Bjork-Shiley, Hancock, and Carpentier-Edwards heart valve prostheses. *Circulation* 1986; 73:1213.

118. Oxenham H, Bloomfield P, Wheatley DJ, et al: Twenty year comparison of a Bjork-Shiley mechanical heart valve with porcine bioprostheses. *Heart* 2003; 89:715.

119. Ruel M, Chan V, Bédard P, et al: Very long-term survival implications of heart valve replacement with tissue versus mechanical prostheses in adults <60 years of age. *Circulation* 2007; 116:294.

120. David TE, Ropchan GC, Butany JW: Aortic valve replacement with stentless porcine bioprostheses. *J Cardiol Surg* 1988; 3:501.

121. Cohen G, Christakis GT, Joyner CD, et al: Are stentless valves hemodynamically superior to stented valves? A prospective randomized trial. *Ann Thorac Surg* 2002; 73:767.

122. Walther T, Falk V, Langebartels G, et al: Prospectively randomized evaluation of stentless versus conventional biological aortic valves: impact on early regression of left ventricular hypertrophy. *Circulation* 1999; 100 (19 Suppl):II6.

123. Borger MA, Carson SM, Ivanov J, et al: Stentless aortic valves are hemodynamically superior to stented valves during mid-term follow-up: a large retrospective study. *Ann Thorac Surg* 2005; 80:2180.

124. Safian RD, Berman AD, Diver DJ, et al: Balloon aortic valvuloplasty in 170 consecutive patients. *NEJM* 1988; 319:125.

125. Kuntz RE, Tosteson AN, Berman AD, et al: Predictors of event-free survival after balloon aortic valvuloplasty. *NEJM* 1991; 325:17.

126. Percutaneous balloon aortic valvuloplasty. Acute and 30-day follow-up results in 674 patients from the NHLBI Balloon Valvuloplasty Registry. *Circulation* 1991; 84:2383.

127. Bernard Y, Etievent J, Mourand JL, et al: Long-term results of percutaneous aortic valvuloplasty compared with aortic valve replacement in patients more than 75 years old. *J Am Coll Cardiol* 1992; 20:796.

128. Smedira NG, Ports TA, Merrick SH, Rankin JS: Balloon aortic valvuloplasty as a bridge to aortic valve replacement in critically ill patients. *Ann Thorac Surg* 1993; 55:914.

129. Cormier B, Vahanian A: Indications and outcome of valvuloplasty. *Curr Opin Cardiol* 1992; 7:222.

130. Zajarias A, Cribier AG: Outcomes and safety of percutaneous aortic valve replacement. *J Am Coll Cardiol* 2009; 53:1829.

131. Cribier A, Eltchaninoff H, Bash A, et al: Percutaneous transcatheter implantation of an aortic valve prosthesis for calcific aortic stenosis: first human case description. *Circulation* 2002; 106:3006.

132. Webb JG, Pasupati S, Humphries K, et al: Percutaneous transarterial aortic valve replacement in selected high-risk patients with aortic stenosis. *Circulation* 2007; 116:755.

133. Webb JG, Altwegg L, Boone RH, et al: Transcatheter aortic valve implantation: impact on clinical and valve-related outcomes. *Circulation* 2009; 119:3009.

134. Ye J, Cheung A, Lichtenstein SV, et al: Transapical transcatheter aortic valve implantation: 1-year outcome in 26 patients. *J Thorac Cardiovasc Surg* 2009; 137:167.

芮 璐　凤 玮　译

第 34 章

无支架主动脉瓣置换术：自体瓣和同种瓣

Paul Stelzer,
Robin Varghese

简介

主动脉瓣膜疾病的外科治疗有多种选择，其中比较特殊的一种方式即采用"人体来源"的生物瓣膜进行主动脉瓣的置换，包括同种异体瓣膜移植以及肺动脉瓣自体移植（Ross 手术）。这是一种非常传统，却行之有效的方法。值得一提的是，这种特殊的手术方式在过去的 20 多年里[1]，除个别方面外，基本上没有发生大的变化。表 34-1 总结了目前各种临床使用瓣膜的优势和劣势。

历史发展

主动脉瓣置换术最初采用的就是同种异体来源的瓣膜。Gordon Murray 在动物模型中将同种异体来源的替代瓣膜移植到降主动脉内[2]，随后他又首次将同样的术式运用于人体，并且证实移植的瓣膜在随访 4 年后仍然功能良好[3]。

1962 年，剑桥大学的 Duran 和 Gunning 发表了同种异体主动脉瓣原位（冠状动脉下）移植的手术方法[4]。同年，Donald Ross[5] 和 Brian Barratt- Boyes[6] 分别在伦敦和奥克兰成功地在患者身上施行了该手术。

最初，主动脉瓣在获取后很快就要植入人体[7]，给实际操作带来很大困难，随着瓣膜无菌保存技术的迅速发展，这种状况也得以改善。早期瓣膜的保存方法多采用 β- 丙内酯[6,8] 或者 0.02% 双氯苯双胍己烷[9]，后改为环氧乙烷[9] 或放射灭菌法[10]。另有些瓣膜采用冻干法保存[11]。由于化学方法处理后的瓣膜植入后发生破裂的比例较高，Barratt- Boyes 在 1968[12] 年提出了使用抗生素来无菌保存瓣膜。1975 年，O'Brien 提出的超低温冷冻法成为了同种异体来源的器官及组织的主要保存方法，并一直沿用至今[13,15]。自体瓣膜移植技术的动物实验开展于 1961 年，斯坦福大学的 Lower 及其同事将狗的肺动脉瓣移植到二尖瓣的位置[14]，随后又将其移植到主动脉瓣的位置[15]。Donald Ross 首次在患者体内采用了上述术式，并于 1967 年发表了相关的文章[16]。在该术式提出近 20 年后，El- kins 和 Stelzer[17] 在美国完成了首例自体瓣膜的移植。而该技术后来也被称做 Ross 手术，并在 20 世纪 90 年代风靡一时（全球有 240 多名心外科医生都曾做过该手术，并将他们的临床经验上报给 Ross 手术国际注册组织）[18]，但在随后的 10 年里该手术明显减少。

同种异体瓣膜

瓣膜获取及保存

同种异体瓣膜可以来自于不适合移植心脏供体，但多数瓣膜组织都已停跳的心脏，这一点在公众以及医疗行业内都没有得到充分的认识和达成共识[19]。目前，地区级的移植中心不但负责实体器官的获取，还参与人体各种组织的获取。供者的心脏保存在无菌低温的容器内，送至专门的心脏移植物接收中心。在那里，会对心脏供者的病史进行详细审阅，同时对其进行血清学的检测以排除传染性疾病。心脏的瓣膜及其大血管将在无菌状态下分离，并对其进行检查和测量，观察其是否有缺陷；没有缺陷的瓣膜经培养后，会保存在加入二甲基亚枫（防止细胞在冻存过程中破裂）的抗生素溶液中，层层封装后，进行严格的温控冷冻[20]。最后，将瓣膜保存于液氮中（约 - 195℃）备用。

同种异体移植物的细胞学及免疫学特点

人体中正常的瓣膜由多种活细胞成分构成，包括内皮细胞，纤维母细胞和平滑肌细胞，这些细胞成分与复杂的细胞外基质交织在一起。体内的调节系统会时刻对瓣膜的细胞和基质成分进行重塑，使其能够保存最佳的结构和功能。因此，要保持瓣膜的良好结构和功能，就需要维持瓣膜内多种细胞成分的活性。由于放射法和化学法处理的瓣膜会引发移植物的早期功能衰退，因此这两种方法很快就被废弃了[6,8,10,12,21]。使用4℃低温和抗生素无菌保存瓣膜也仅能在数天内维持细胞的活性[22,23]。而经低温冷冻法保存的瓣膜在植入后仍可观察到其纤维母细胞的活性，因此该方法已成为目前保存瓣膜的金标准[13]。尽管纤维母细胞的免疫原性较低，其他的细胞成分在冻存过程中又无法存活，但仍有60%~80%的瓣膜受者存在PRA抗体以及抗供者特异性的HLA-Ⅰ类、Ⅱ类分子的抗体[24-26]。因此，提高瓣膜内的细胞活性也成了一把双刃剑，它虽有利于维系瓣膜的功能，却也会因此引发机体的免疫反应而带来不良后果[26]。动物实验已经证实，使用免疫抑制剂[27]或者T细胞缺陷的大鼠[28]，可以预防或阻断植入瓣膜发生功能衰退，从而提出免疫系统的确是影响替代瓣膜预后的调节机制之一。然而，临床上行同种异体瓣膜移植手术的患者并不适宜接受免疫抑制剂的治疗。

组织工程学的发展为我们引入了去细胞化的概念，即裂解细胞成分，"洗去"具有免疫原性的蛋白质，只保留基质成分

以及完整的结构框架。在羊的动物模型中已经证实，去细胞化的植入瓣膜能长期维持机械功能和结构的完整性。同时，受者循环中的干细胞能在去除了细胞成分的瓣膜基质中聚集并定植扩增，并且分化为不同的细胞系，以利于瓣膜基质成分的再生和维系[29]。在人体中植入同种异体来源的去细胞化瓣膜，初期的随访结果显示植入瓣膜的结构良好，受者仅有低速且稳定的少量反流，与植入常规的低温冷冻瓣膜没有明显差异[30]。Ross手术中同种异体来源的肺动脉瓣也可以采用上述方法进行处理[31,32]。同时，已有文献报道Ross手术伴右室流出道重建中使用去细胞化异种瓣膜成功的案例[33]。不过，受者自体细胞是否能够在去细胞化的替代瓣膜中长期定植生长，还需进一步的研究来证实。

虽然历经数十年的不懈研究，在同种异体瓣膜移植术中仍有许多问题尚无定论，如免疫系统在调节植入瓣膜的预后方面到底起到了多大的作用，瓣膜的最佳保存方法，以及获取瓣膜时的热缺血时间对瓣膜最终变性坏死的影响等。更重要的是，瓣膜内的细胞活性虽有利于维系瓣膜的结构完整，却会增加免疫反应的风险，这把双刃剑所带来的利与弊，目前仍不清楚[34]。

表34-1　主动脉瓣置换术中机械瓣膜与生物瓣膜的特点

	机械瓣膜	带支架的生物瓣膜	无支架生物瓣膜	同种异体瓣膜	自体瓣膜
优点	使用耐久 植入简单 良好的EQAI	植入简单 无需抗凝	EQAI高于带支架生物瓣膜 可同时行主动脉根部置换	良好的EQAI 合并心内膜炎时有充分的生物组织可供使用	良好的EQAI 瓣膜来自活体使用耐久性好
缺点	需使用抗凝剂 有可能发生血栓及出血 噪音	使用耐久性差 瓣膜面积较小时EQAI较低	使用耐久性差 操作较复杂 二次手术困难	操作复杂 瓣膜来源有限 使用耐久性差	操作复杂双瓣膜或根部置换时远期预后较差

EQAI = effective orfice area index 有效开口面积指数

同种异体主动脉瓣移植的适应证

同种异体瓣膜行主动脉瓣置换术（aortic valve replacement, ACR）有如下几项优势：良好的血流动力学指标（跨瓣压差低，左室心肌质量恢复快）[35]，患者无须使用系统性抗凝药物而发生血栓的风险较低，瓣膜发生感染的风险较低等。然而，植入瓣膜随着时间的推移往往会发生结构退变，并且其发生比例与瓣膜受者的年龄呈反比。供者的年龄偏大也是增加瓣膜退变的一个可能因素。更重要的是，同种异体瓣膜的来源仍然十分有限，尤其是体积较大的瓣膜。

使用同种异体瓣膜最佳的适应证是感染性心内膜炎累及主动脉瓣并处于活动期的患者，尤其是合并主动脉根部脓肿、瘘管形成或替代瓣膜发生感染者[36]。在上述情况下行主动脉瓣置换术是颇有困难的，而采用同种异体来源的瓣膜，由于其顺应性良好，冠状动脉再植术易行，主动脉瓣上附带的二尖瓣前叶可供者使用，同时还有充足的生物组织可供主动脉根部重建以减少持续性感染发生的风险，这些特点都使其成为术者的最佳选择。同时，同种异体瓣膜植入后早期发生心内膜炎的风险也显著低于其他瓣膜[37]。

主动脉根部较小的老年患者（>60岁）也是使用同种异

体瓣膜较为理想的人群。使用该种瓣膜可获得良好的血流动力学，可以缓解流出道的阻塞，提高活动耐量。另外，同种异体来源的瓣膜发生血栓并发症的风险很低，在某些年轻且由于某些原因无法使用抗凝药物的患者，需行复杂的主动脉瓣或主动脉根部置换手术时，也可以选用同种异体来源的瓣膜。不过，最近的一项前瞻性随机临床试验结果显示，同种异体瓣膜的大部分优势，都与使用无支架猪主动脉瓣行根部置换相当，而后者的钙化速率和瓣膜失功的发生比例显著降低[38]。

术前评估

术前的经胸超声心动图检查对于评估主动脉瓣功能以及解剖结构都是非常有效的。超声可以准确测量左室流出道大小、主动脉瓣瓣环直径并准确预测手术所需瓣膜的大小[39-41]。

计算机断层扫描血管造影（CTA）或心脏磁共振成像（CMR）对于评估患者是否宜行同种异体瓣膜移植也是十分有益的，尤其是对于合并主动脉根部脓肿的患者（图34-1）。术前行冠状动脉造影术应严格遵循适应证，在主动脉瓣叶上有活动赘生物的患者行该项检查是有风险的。为了评估再次手术患者胸骨后解剖细节、了解升主动脉增宽程度、主动脉弓钙化情况或动脉瘤时，应当考虑使用胸部CT或者增强CT检查。严

重的冠状动脉窦部钙化会给冠状动脉开口的"纽扣"式吻合带来很多麻烦。

经食管超声经常会用来明确诊断主动脉根部脓肿，但主要的用途还是配合术中确保主动脉瓣和二尖瓣置入后正确的解剖位置，并评估瓣膜、心室功能。

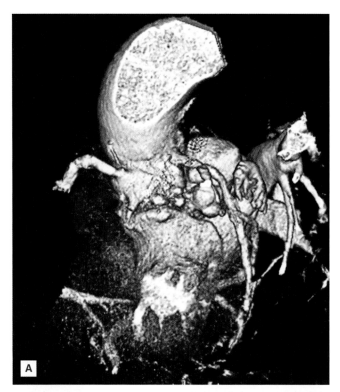

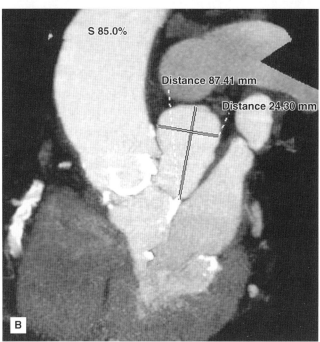

图 34-1　人造主动脉瓣膜心内膜炎时根部囊肿的增强 CT 图像。图中可见囊肿起自左主干附近的缝合环，累及整个左侧根部，并延伸至右肺动脉下。A. 三维重建图像；B. 增强 CT 平扫图像

手术技术

一般准备

应当配备包括经食管超声在内的常规监测设备。抗纤溶酶聚合物也是有益的。常规正中开胸显露心脏有利于建立良好的手术视野，顺利建立体外循环并给予充分的心肌保护。主动脉远端行主动脉插管，二阶梯静脉插管引流建立体外循环。

除非需要深低温停循环，否则可以将体外循环最低温度设定为 32℃，使用标准的隔热垫或者直接监测室间隔温度维持心脏温度在 10~15℃ 时即可。可以使用正向或者逆向心肌灌注确保充分的心肌保护，通过切开的主动脉开口观察两个冠状动脉窦部回血确保逆灌充分。

主动脉瓣交界处上方 1.5~2cm 处横切口通常选择切除病变的瓣膜，使用圆形测瓣器测量瓣环内径。同时为配合冠状动脉下手术操作应当评估窦管结合部情况。同种瓣应做适当修剪，一般来说，为了确保安全的置入缝合，至少应保留距离供体瓣环最低点 2~3mm 的组织，行根部替换时需要预留更多。

同种异体瓣膜置换技术

冠状动脉下植入技术

冠状动脉下植入技术需要在自体瓣环内双层缝合。供体瓣环同自体瓣环按瓣交界和冠状动脉开口行解剖对齐，供体瓣膜的近心端需要同自体瓣环在冠状动脉窦部最低水平面上行环形缝合，在近室间隔膜部时可轻度向上移行以避免损伤传导束。可使用间断或连续缝合。（图 34-2）

将供体缝合缘的最高点固定到自体主动脉壁上。从左冠窦和右冠窦瓣膜附着最高点上 5mm 至瓣叶基底部 3mm 对主动脉窦行扇贝样切除。可以切除或者完整保留无冠窦。用 4-0 或 5-0 聚乙烯线从冠状动脉开口对应的供体瓣缘最低点起针，沿各自对应的扇贝型游离缘向上连续缝合。在无冠窦的位置上，将修剪后的供体无冠窦上缘缝合至主动脉切口顶部。再用 4-0 聚乙烯线缝合主动脉切口，将供体无冠窦上缘及自体主动脉壁贯穿缝合固定（图 34-3）。

升主动脉排气，撤除阻断钳。此时，经食管超声能够有效地评估瓣膜反流情况。如有必要，应尽快除颤和使用起搏器，避免左心室过度充盈，张力过高。

由于交界处轻微的对合或者位置不好都会导致主动脉瓣关闭不全，冠状动脉下植入技术同其他同种带瓣管道植入技术相比要求更高，而远期生存率也较差[42-46]。冠状动脉下植入技术对于对称的小主动脉根部及窦管交界的患者是一个好的选择，而对那些扩张、不对称以及病变严重的主动脉根部病变的患者应当慎用。

柱状包埋式的主动脉根部置换手术

柱状包埋式的主动脉根部置换术改良自冠状动脉下植入技术，其目的是为了避免供体瓣膜在受体主动脉瓣根部出现的几何形变。近心端一层的缝合同冠状动脉下植入技术类似，但是

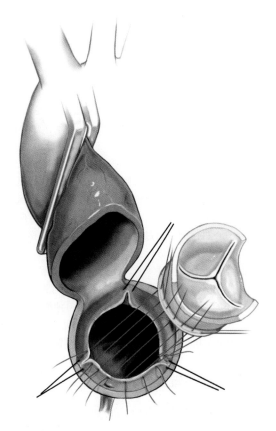

图 34-2 冠状动脉下同种异体主动脉瓣植入。供体瓣冠状窦解剖排列与自体冠状窦排列对齐，间断或者连续将供体近心端最低点与自体冠状窦最低点水平环形缝合

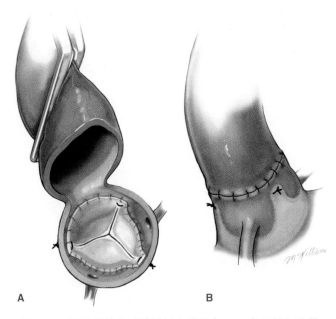

A   B

图 34-3 同种异体主动脉瓣远心端缝合。A. 扇贝样切除供体冠状窦多余组织，使血流能够顺畅的流入自体冠状动脉开口，将供体主动脉瓣的剩余边缘缝合至自体主动脉壁完成植入；B. 在以传统方式缝合主动脉切口时应同时将供体主动脉瓣上端贯穿缝合

供体的冠状窦完整保留。在供体左、右冠状窦同受体冠状动脉开口对应的位置上打孔，并将供体窦部孔的边缘包绕缝合至受体冠状动脉开口以保证冠脉血流通畅。在确保冠状动脉通畅后，将供体瓣膜上缘缝合至受体主动脉壁，并在缝合主动脉切口的同时贯穿缝合自体主动脉壁与受体瓣膜上缘。这项技术难度大，较少用到。

主动脉根部置换手术

主动脉根部替换手术能够应对更多的主动脉瓣根部病变，尤其是小瓣环和感染性心内膜炎的病变。能够耐受更大的供体-受体主动脉根部尺寸差异，这也使得在解冻供体瓣时花费更少的主动脉阻断时间。像 Northrup 描述的那样，明显扩张的瓣环需要进行环缩处理[47]。

在主动脉瓣上方升主动脉行横切口显露。切除病变瓣膜并清理瓣环。横断主动脉并以纽扣方式游离冠状动脉开口。为避免损伤冠状动脉开口，游离冠脉开口之后应避免顺行灌注停跳液。

同种移植瓣的根部通常根据解剖对位的原则置入，便于两个根部的匹配。间断或连续缝合技术均可用于近心端缝合。间断缝合能够确保缝合的准确性以及缝合的深度，更加适用于复杂的二次手术，尤其是人工瓣膜植入后合并感染性心内膜炎的情况。也可以用自体心包或者牛心包来加固缝合。可以使用3-0或4-0的聚丙烯缝合线小心翼翼的完成缝合。同种带瓣管道应当随着缝线的拉紧而缓慢置入（图34-4）。

一般情况下可以使用4-0的聚丙烯缝线从左、右冠瓣交界处起针，完成连续缝合，这样会更快捷。将自体根部和同种植入根部的纤维三角和交界处作为解剖对位标志完成缝合能够很好地完成缝合。最初的缝线应当使用神经勾缓慢拉紧，最后打紧线结。

在同种根部完成对应的切除后，用5-0或者6-0的聚丙烯缝合线将纽扣样游离的自体冠状动脉开口与同种植入根部完成"纽扣样"吻合。将同种植入物根部的远端与自体升主动脉修剪匹配后用4-0聚丙烯缝合线连续缝合，并使用心包片加固缝合。通过自体升主动脉前壁完成排气，在撤离阻断钳的同时注意减低灌注流量。

为了减少出血，应当控制体循环血压，避免重建的根部遭过度牵拉。必要时可以使用局部止血装置或者生物胶，除非患者存在凝血功能障碍，不建议常规输血和使用血液制品。

术后评估

经食管超声能够准确的评估左室功能、节段性室壁运动异常以及瓣膜功能。在适当的负荷下，中度到重度的主动脉瓣狭窄需要对同种移植物进行检查与调整。一般情况下，轻度的主动脉瓣狭窄是可以耐受的，不需再做调整。

术后管理

严格控制血压，即使轻度的血压升高，也可能导致主动脉关键缝合处破裂，由于凝血机制障碍导致的出血，应当根据实验室检查结果针对性地用药处理。

主动脉瓣狭窄会导致左心室肥厚僵硬，术后应给予充分

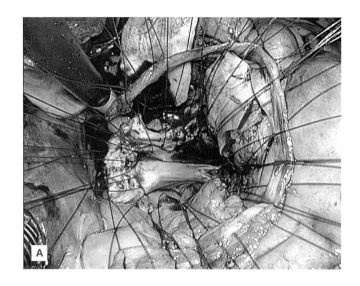

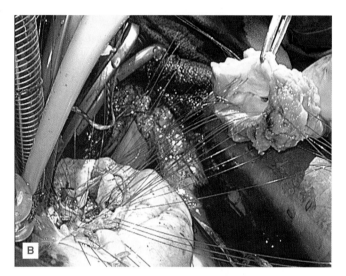

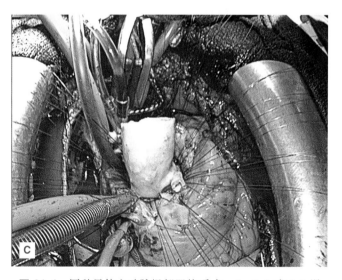

图 34-4　同种异体主动脉根部置换手术。A. 3-0 或 4-0 滑线间断缝合深部组织，并缝合心包补片，尽量保证缝合规整有序；B. 从内向外缝合供体植入物；C. 在精细拉紧缝线的同时缓慢置入供体植入物

的容量灌注，同时有血管扩张的患者常常需要肾上腺素治疗。应积极治疗房性心律失常。主动脉瓣狭窄和心脏舒张功能不全的老年患者，尤其是女性老年患者，术后房颤会明显增加死亡率和并发症的发生率。由于房颤时左心房泵血功能不足而容量负荷增加，常常会导致肺淤血，常需再次气管插管，并且带管时间延长，造成心排量减少和肾功能受损。对于这些患者应尽早使用电复律并给予负荷量的胺碘酮治疗。术前给予患者负荷量的胺碘酮治疗，可减少心律失常以及由此引起的并发症[48]。

心房心室顺序起搏器应当适时安装。以下几种情况需要安置永久起搏器：心外膜起搏功能不良，术前即有传导阻滞或术后 1 周基础心率仍无法恢复者。

术中应用经升主动脉表面的超声，在其引导下插管和阻断，可大大减少患者脑卒中发生的风险。TEE 引导下排气是十分必要的，在手术术野内充入二氧化碳也十分有用。

心肌保护最好的办法是严格控制术中温度，但对手术时间较长的患者，往往需要正性肌力药物。对有舒张功能不全的心室高动力型患者应格外谨慎，左室高动力合并右室舒张功能不全时处理十分棘手，对于这些患者，可予房室顺序起搏器（如果起搏器需要安装的话）、磷酸二酯酶抑制剂、足够的容量负荷及 α- 受体激动剂治疗。

患者术后有发生肾功能不全的风险，在体外循环过程中足够的流量和灌注压及术后早期足量的补充容量，可减少肾功能不全的发生，若患者出现口渴、皮肤干燥、即提示血管内容量不足。补充容量后，可使用利尿剂将多余液体排出，维持一个相对平衡的状态。应尽量避免低血压，但升压药对肾脏有直接的不良影响。

同种主动脉瓣置入术后的患者常推荐使用小剂量阿司匹林，但不是必需的，不需要常规的华法林抗凝治疗，除非患者合并有其他需要抗凝治疗的指征，患者出院前应行心脏超声检查以检查瓣膜和心室功能，并除外心包积液。

▉ 结果

围手术期并发症

对于围手术期没有活动性心内膜炎的患者，其手术死亡率为 1% ~ 5%[44,49,50]。如果手术由经验丰富的医师完成，其手术死亡率与行无支架猪瓣置换术或机械瓣置换术相当。无支架猪瓣置换术和同种异体主动脉根部置换术的主动脉阻断时间都是 90 分钟左右[51]。最近的一项研究表明，在连续 100 例同种异体主动脉瓣置换术中（几乎全部都行主动脉根部置换，且包括 13 例二次手术），患者无住院期间死亡率，术后 1 年和 5 年的生存率分别是 100% 和 98%[52]。

然而，合并急性感染性心内膜炎的患者其早期死亡率较高，为 8% ~ 16%。而行人工瓣膜置换的患者发生心内膜炎的几率（17.9% ~ 18.8%）较同种异体瓣膜置换者（2.6% ~ 10%）[53,57]要高。

其他并发症如出血、心脏传导阻滞、卒中、心肌梗死以及切口愈合不良等，其发生率与其他主动脉瓣置换术相当。但是早期心内膜炎的发生率在同种异体瓣膜置换者中最低[37]。

血流动力学和活动耐量

对于同种异体瓣膜置换术的患者术后早中期的随访显示，他们的血流动力学在静息和运动状态下都有明显的改善[58,59]。一项入组了 31 位患者的研究显示，他们术后峰值和平均跨瓣压差分别是 6.6mmHg 和 3mmHg，同时有效出口面积（EOA）没有明显的改变。更重要的是，即使是 17～19mm 大小的同种异体瓣膜其开口面积也可达 1.7cm^2，而 24～27mm 较大的同种异体瓣膜，其开口面积可高达 2.7cm^2。

对于标准的冠状动脉下同种异体瓣膜植入术的患者，其术后前 6 个月跨瓣压差可有 1～2mmHg 下降。但是对于主动脉根部置换的患者，血流动力学的改善在术后早期就可以完全体现。在一项随机临床试验中，无支架猪瓣主动脉根部置换术，其术后的平均跨瓣压差仅为（6±1）mmHg，同种异体主动脉瓣置换术后平均跨瓣压差为（5±2）mmHg，两组患者术后 5 年各自仅有 1 人出现轻度瓣膜反流。因此该项研究认为，无支架猪主动脉瓣根部置换和同种异体主动脉瓣根部置换在术后中期的血流动力学改善基本相同。

远期预后

对 18 个研究的共计 3000 名患者（37% 为主动脉根部置换术，63% 为冠状动脉下瓣膜置换术）进行荟萃分析显示，术后患者的远期预后与术者的操作水平密切相关。行主动脉根部置换术的患者二次手术的比例显著降低[60]。当然这一结果带有一定的偏倚，因为与主动脉根部置换后需要再次手术的患者相比，冠状动脉下主动脉瓣置换后需要再次手术的患者具备更优越的行二次手术的条件。

Mark O'Brien 在澳大利亚布里斯班开展同种异体主动脉瓣置换术，近 30 年里，有一大批患者接受了该手术，其中有随访资料的患者占 99.3%[50]。随访结果研究显示，二次手术的比例，在接受主动脉根部置换的患者中（n = 3，0.85%）显著低于行冠状动脉下主动脉瓣替换术的患者（n = 18，3.3%）。值得注意的是，在 352 例行主动脉根部置换术的患者中，手术死亡率仅为 1.13%。

在年轻的患者中，同种异体瓣膜的远期功能衰退是一个突出问题。尤其是在小于 20 岁的患者中，术后 10 年因瓣膜退化而需二次手术的患者高达 47%。相反的，在年龄大于 60 岁的患者中，术后 15 年不需要行二次手术的可达 94%。年龄在 20～60 岁的患者，术后 15 年仍有 81%～85% 的患者不需要再次手术治疗。上述系列研究显示，患者即使没有行常规抗凝治疗，术后发生血栓的比例也非常低，虽然发生心内膜炎的比例也较低，但仍需注意。

Lund 曾粗略的估算过该类手术患者术后 10 年和 20 年的生存率分别为 67% 和 35%[44]。Langley 和 O'Brien 的研究对生存率进行了详细统计，结果显示，患者术后 10 年，20 年和 25 年的生存率分别是 81%[49]，58%[49] 和 19%[50]。

瓣膜结构会在术后随着时间的推移发生退化，其发生比例在术后 10 年和 20 年分别是 19%～38% 和 69%～82%[44,49]。免

再次主动脉瓣置换术 10 年和 20 年分别是 86.5% 和 38.8%[49]，而这个数字与首次手术植入的瓣膜发生结构退化的比例是非常一致的。现在随着异种组织瓣膜移植技术的发展，同种异体瓣膜和异种瓣膜的术后耐久性是基本一致的。它们都与受者的年龄密切相关，年轻患者植入的瓣膜会衰坏得更加迅速。

术后 10 年有 93%～98%[49,50] 的患者不发生心内膜炎，而在术后 20 年，仍有 89%～95%[49,50] 的患者无心内膜炎的发生。术后 15 年，92% 的患者没有血栓相关的不良事件，术后 20 年，该比例为 83%[50]。既往曾有个案报道过同种异体瓣膜移植后发生血栓栓塞并发症，但该并发症的产生与患者存在狼疮和抗心磷脂抗体综合征有关[62]。

对于合并活动性心内膜炎的患者，主动脉瓣置换术的预后相对差些，报道的结果差别很大，从 5 年的生存率 58%[53] 到 10 年的生存率 91%[56]。而在人工瓣膜置换术后合并心内膜炎的患者中这一结果还会更差些[54]。不过值得注意的是，术后心内膜炎的复发率却较低，术后 4 年内的复发率不到 4%[43,53,54,56]。这些结果都显示，在合并活动性心内膜炎的患者中，采用同种异体主动脉瓣膜单纯行瓣膜或主动脉根部置换术都是更佳的选择。

二次同种异体瓣膜移植术

由于术后主动脉瓣容易产生广泛钙化，患者二次手术的风险高达 20%[63]。由于保留了自体主动脉根部，因此冠状动脉下植入的患者在二次手术时相对容易。而主动脉根部替换后再次手术时面临的问题会更多。一般在 10 年内，瓣环不会出现明显的钙化，从理论上来讲，可以将同种瓣叶切除后再置入一个新的瓣膜[64]。然而，狭窄僵硬的左室流出道可能最终导致需要行根部替换手术。（图 34-5）

这一手术难度最大的地方在于必须保护好纽扣样剥离的冠状动脉开口，并且保证其正常功能。

在第一次手术的时候就预先做一些准备能使二次手术简单一些，在首次手术冠状动脉开口游离切下时采用更大的"纽扣"能够让第二次处理冠状动脉开口时避免很多问题。尽量剪短植入的同种异体瓣的主动脉壁以减少钙化范围，最大程度地保证二次动脉插管及阻断的空间。缝合心包或者使用心包替代物能让二次开胸更安全。根据术前 CT 评估主动脉及纵隔情况，选择是否行外周动脉插管甚至在体外循环并行下再行开胸。

在这种情况下，将主动脉与主肺动脉一起阻断能够有效避免在游离主动脉与肺动脉间隙时损伤大血管。手术中最好彻底切除钙化了的动脉壁，但是围绕冠状动脉开口保留一些动脉壁有助于冠状动脉开口重建。由于同种瓣置入能够更方便地完成冠状动脉开口的重建，再次更换同种瓣依然是很好的选择，在这种情况下，也可以行 Ross 手术（如图 34-5 所示为一既往行 Ross 手术治疗的 40 岁男性）。

根据米兰最新发布的报告[65]，将来经皮介入导管置入瓣膜对老年患者会更加有吸引力，也非常适合钙化的同种植入主动脉根部的再次处理。（图 34-6）

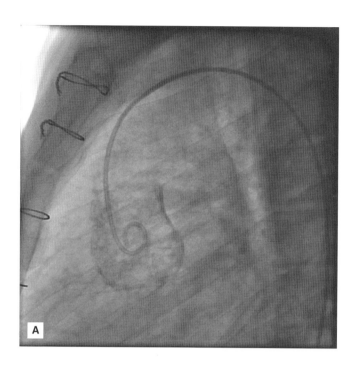

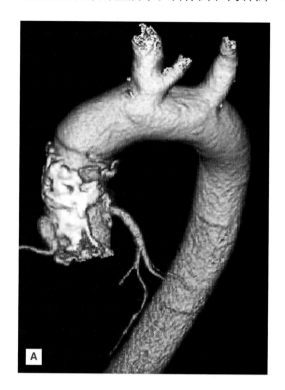

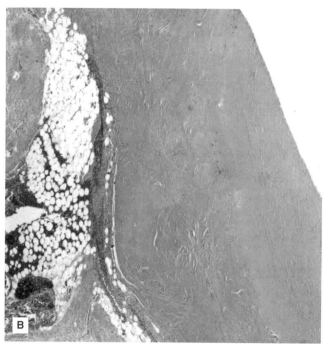

图 34-5　同种异体瓣膜植入术后的主动脉钙化情况。A. 侧面观，置入后 23 年，钙化的同种异体主动脉；B. 显微镜下可见纤维组织，期间充满了无细胞质的胶原纤维团块

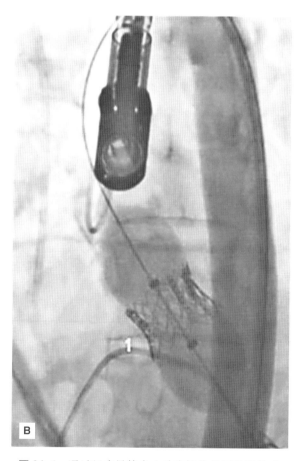

图 34-6　通过经皮导管介入治疗钙化的同种异体主动脉根部。A. 增强 CT 显示严重钙化的同种异体主动脉根部；B. 经皮导管介入治疗在根部置入瓣膜

■ 结论

　　由于同种异体瓣膜的来源十分有限，而主动脉瓣置换手术在几十年来又有了长足的发展，如无支架猪瓣等，同 20 年前相比，同种异体主动脉瓣置换术已不常见。但是较低的术后死亡率，良好的血流动力学表现，不需要常规抗凝治疗等还是具有明显优势，尤其适用于年龄超过 60 岁、主动脉根部较小或者严重主动脉根部感染的患者。它最大的劣势是随着时间推移，瓣膜的结构会逐渐退化，因此不适合年轻患者选用。对于

年轻患者，自体瓣膜移植是较为理想的选择。

自体肺动脉瓣移植：Ross 手术

■ 理论依据

自体肺动脉瓣移植具有不影响血流动力学及抗血栓形成的优点，且是唯一可供自体移植的瓣膜。肺动脉瓣在轴向及径向能承受和主动脉瓣相同的拉力，且抗拉强度更强[66]。具有活性的肺动脉瓣可以适应人体生理情况的改变。这种组织学特性已经被详细地阐述过[67]。肺动脉瓣最初的改变是在其心室面形成富含胶原的组织，这层组织之后会变薄，但依然比正常主动脉瓣稍厚。瓣叶的三层结构：纤维膜、海绵层及心室肌层都含有活细胞，这些细胞富含细胞外基质，支持着瓣膜的正常功能。内皮细胞经过转化可以产生平滑肌肌动蛋白，从而使其更接近主动脉瓣的形态。移植后的肺动脉则经历着另外完全不同的变化，弹性蛋白裂解、细胞失活及胶原沉积进展非常迅速，可能是牺牲弹性以得到能够抵抗体循环压力的强度。

■ 患者的选择

选择手术患者的一个基本原则是患者的预期寿命至少还有20～25年。也有的认为是10～15年。对生活质量要求高、有生育需求及抗凝禁忌的患者可以行 Ross 手术。许多年轻人希望通过这种手术避免抗凝，并想要从事极限运动，比如山地自行车和三项全能等。实际中最理想的患者应当小于50岁，但特殊情况可放宽至65岁甚至更高一点。

禁忌证包括：严重的肺动脉瓣疾病，先天性肺动脉瓣畸形（二瓣化畸形或四瓣化畸形），马方综合征，其他结缔组织疾病，复杂的冠脉畸形以及可能存在的自身免疫性疾病，尤其是主动脉瓣疾病病因相关的。处于活动期的风湿病是 Ross 手术的相对禁忌，因为自体移植物可能会受风湿活动的影响而发生早期衰败[68]。细菌性的感染性心内膜炎并不是 Ross 手术的禁忌证，但最好是在仅有瓣叶损害的情况下，如果根部受累，也要保证重建根部后而没有明显的变形[69]。

共存疾病也是术前需要考虑的一个问题，因为这些情况很可能会影响到预期寿命以及是否能够承受手术。比如左室功能很差、冠脉多支病变及复杂的二尖瓣病变。有人提出，升主动脉扩张和动脉瘤也是手术禁忌，但实际上这些较易处理，也应该尽早处理。有过主动脉瓣置换史或者其他心脏手术史并不是Ross 手术禁忌，再次手术需要考虑合适的影像检查以保证安全的开胸。

65 岁以下主动脉瓣狭窄或关闭不全的患者中，最常见的原因是主动脉瓣二瓣化畸形。有人认为这种患者不应该行 Ross 手术，因为可能存在一些潜在的合并症。但是其实这一类患者从 Ross 手术中获益最大，所以要求外科医生进一步研究使得手术安全性更高、远期效果更好。原发性主动脉瓣狭窄是否比关闭不全更适合 Ross 手术，现在还存在争议[71,72]。狭窄病变的瓣环更小，有助于抵抗扩张，而反流则相反，已经扩张的瓣环，如果不做处理还会继续扩张，后文会有具体的讲述。

■ 术前评估

由于大多数拟行 Ross 手术的患者年龄都小于 50 岁，所以心脏造影并不是必须的检查，CTA 就可以非常好的评估整个升主动脉、主动脉弓及近端冠状动脉。心脏磁共振检查也可以提供非常清晰的主动脉影像，但是无法提供像 CT 一样的冠状动脉细节。两者都可以得到高质量的全主动脉影像学（图 34-7）。

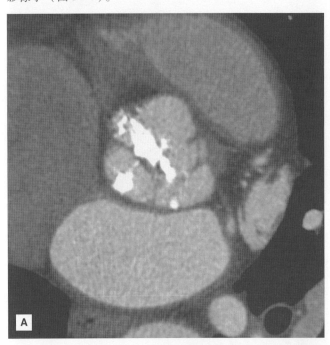

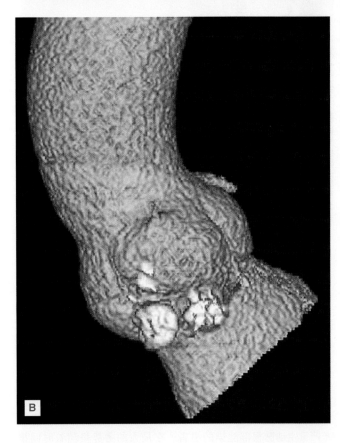

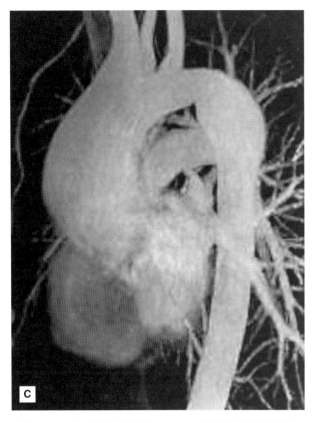

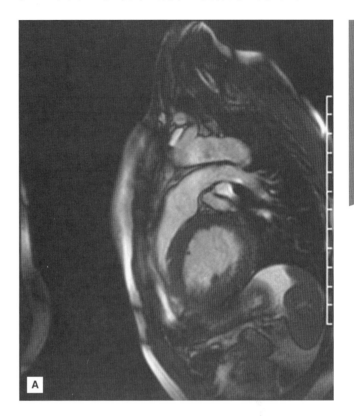

图 34-7　主动脉术前影像。A，B. 计算机增强断层扫描；C. 心脏磁共振影像

经胸超声可以对主动脉瓣、心室功能以及主动脉根部提供较为可靠的评估。大约 1% 的患者在术中发现肺动脉瓣二瓣化畸形，但是 CTA 和 CMR 都无法很准确地对肺动脉瓣形态做出评估。CMR 检查通过相对合适的参数调整，以及对肺动脉干的精细检查，可以得到一个相对可信的评估。（图 34-8）

■ 手术方法

最初 Donald Ross 施行的 Ross 手术采取的冠状动脉下置入技术，后来又做了一些改良，通过在瓣环内置入或者行全根部替换手术以尽量保持自体移植血管的圆柱形几何结构，有效解决了 Ross 手术带来的早期反流问题。主动脉根部置换是目前最常用的技术。

胸骨正中切口通常是最好的入路。主动脉插管位置尽可能高，因为要切开右室流出道，最好采用上下腔静脉引流，使用冷停液，先顺行灌注，之后逆行灌注，并用室间隔温度探针监测灌注效果。由于行肺动脉切开，通常使用的通过右上肺静脉引流步骤可以省略。充分游离主、肺动脉间隙，使用系带将主动脉、肺动脉隔离，然后阻断升主动脉而不触及右肺动脉。阻断主动脉之后，仔细分离主动脉、肺动脉根部，直至根部完全分离。为保证安全，可以在主动脉切开之后再进行游离，这样更容易辨认冠状动脉。

主动脉切口越高，可选择的术式越多，但是如果预计实施冠状动脉下置换，可以将切口斜行扩大至无冠窦，检查主动脉瓣病变及冠状动脉开口的位置，切除狭窄的瓣膜、清除瓣环的钙化并进行测量。

各种手术方式的相同点是要经右室流出道得到带瓣肺动

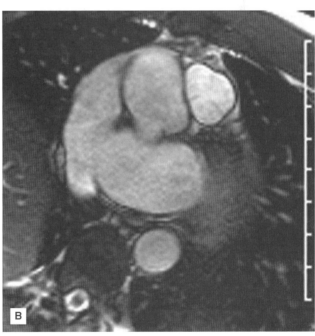

图 34-8　通过磁共振对肺动脉评估。A. 长轴影像；B. 横轴可以看到独立的瓣叶和瓣窦

脉，但是分离过程有许多限制，比如左冠状动脉与之非常贴近，这些在 Muresian[73] 出版的解剖图中有详细介绍。主肺动脉瓣上横切口并向两边延伸，注意避免损伤左冠状动脉。可以在肺动脉远端放一个可弯曲的吸引器吸引。仔细检查肺动脉瓣是否三瓣，是否健康，最后用电刀游离主肺动脉与左肺动脉背面直至右室流出道。

在肺动脉瓣下 5 ~ 6mm 的右室前壁位置用 15# 刀做切口打开右室流出道，探出直角钳或缝线定位（图 34-9）。

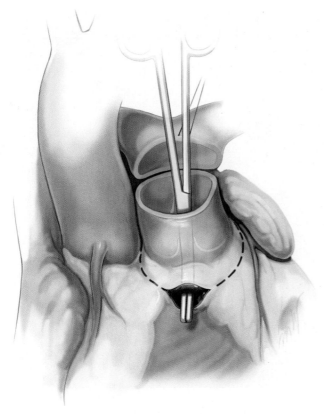

图 34-9 准备自体肺动脉。通过右室流出道将直角钳在前交界下探出，以定位安全的切入点

仔细地向两侧延长开口直至可以清楚地看到瓣叶，继续向两侧切开，始终保留肺动脉瓣下 3～4mm 的肌肉。之后可以看到一个左、右心室间隔的平面，室间隔穿支通常位于室间隔的左侧，仅仅游离室间隔右侧能够避免对通常无法看到的室间隔穿支的损伤。小的冠状静脉分支可以导致出血，在这时少量的逆灌能够帮助检查并止血。

从流入端的切口沿瓣叶的曲线剪下自体肺动脉瓣，并保留瓣下 3～4mm 的平整的肌肉边缘。用柱状测量器测量流入端口径，避免暴力操作。同时测量右室流出道开口，并解冻待植入的同种异体肺动脉。

■ 冠状动脉下植入技术

如果采用冠状动脉下主动脉瓣置换术或者柱状包埋术，手术过程和同种带瓣管道置换术相似，近端和远端缝合如前所述。最主要的是主动脉根部必须与自体移植物在瓣环大小及窦管交界处都相匹配，因此可能需要修剪根部或者窦管交界处[74]。这种术式的一个优点是保留了自身的根部，可以避免自体移植物的扩张和功能不全。但是如果自身主动脉扩张了，自体置入物也会相应扩张。

■ 根部替换技术

行根部替换术前需要横断主动脉，将冠状动脉开口做纽扣样分离并做好保护。无冠窦及左、右冠窦交界处的组织需要保留，以方便之后固定移植物根部。最好的对位方向取决于移植物放入根部的位置，通常将肺动脉瓣游离面（后面）置于左冠窦。

剪取一宽 5～7mm，长度比植入物近端周长多出 2mm 左右的毡片作为植入物植入缝合时的垫片，缝合时包绕植入物近心端缝合，可使用 3-0/4-0 滑线间断缝合，或使用 4-0 滑线连续缝合。使用连续缝合时应在左右窦交界处起针，先向左冠窦缝合，然后再顺序缝合无冠窦、右冠窦。缝线需要保持松弛以看清楚缝合缘（图 34-10）。全部缝合完毕后，使用神经勾将缝线拉紧然后将线结打紧。

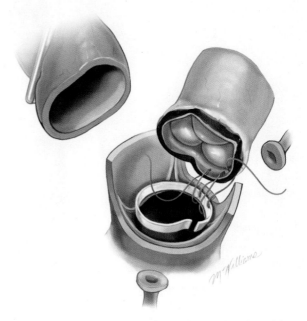

图 34-10 缝合植入物近心端，使用连续缝合的时候保持缝线足够松弛，可以显露瓣叶，保证在进行适当调整的同时不会损伤脆弱的植入物肌袖。已修剪好的涤纶条为缝合垫片。无冠窦及左、右冠窦组织之后要用来包绕缝合植入瓣膜，避免损伤

然后使用 6-0 滑线连续缝合，植入冠状动脉开口的"纽扣"，一般右冠开口的"纽扣"植入位置略高，通常位于植入物窦管交界水平。

多余的肺动脉管壁组织仅保留到瓣交界之上，靠近冠状动脉"纽扣"缝合线上缘水平。将已预留的主动脉壁组织包绕植入物，必要时可以将预留组织剪短。如果主动脉壁已扩张或已形成主动脉瘤，则需要使用毡片或者人工血管。

使用 4-0 滑线将植入物远端同升主动脉连续缝合，并在上部的缝合缘使用人造或自体组织联合垫片缝合以加固新的窦管交界（图 34-11）。闭合主动脉后，可试行灌注以检测瓣膜的反流情况、冠状动脉通畅程度以及缝合是否出血。

同种异体植入肺动脉瓣近心端使用 4-0 滑线同右室流出道连续缝合。避免在后部缝合时过深而损伤室间隔穿支。远心端可以使用 4-0 或 5-0 滑线连续缝合。

升主动脉排气并撤掉阻断钳。并行循环辅助时间要足够。主动脉恢复压力后，缝合点出血的风险很高。为此需要格外注意避免过度牵拉。建议使用氨基己酸及自体血液回收装置。可以使用生物胶制品，但绝对无法替代确切的缝合。

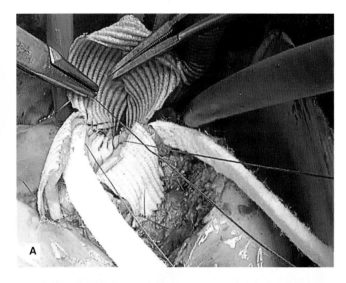

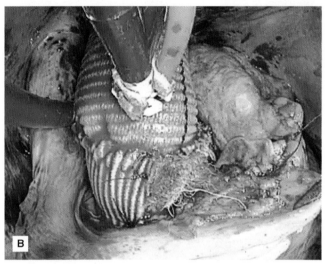

图 34-11 使用人造组织加固植入物血管壁。A. 需要使用人工血管加固植入血管壁，当主动脉壁组织脆弱的时候更有必要。使用人造血管加固，将植入血管同原位升主动脉壁闭合缝合，并需使用涤纶条缝合垫片。B. 置换结束后在外部使用人工血管加固，升主动脉置换同样如此

■ 同期主动脉手术

我们已经认识到很多主动脉瓣二瓣化的患者有远期升主动脉扩张和形成主动脉瘤的风险，对于主动脉直径超过 5cm 的患者，均需同期手术节段切除并行升主动脉重建。直径小于 3.5cm 的患者可以不用处理。对于直径在 3.5~5cm 的患者，可以行主动脉折叠成形或横向包裹成形，将升主动脉直径缩至 3.5cm[74,76] 或以下。由于绝大多数的主动脉瓣二瓣化畸形患者发生主动脉夹层都是起始于升主动脉，必要时应考虑全升主动脉甚至是扩大的半弓置换。在预先准备充足的情况下仅增加少量的手术时间。将主动脉植入物近心端缝合至自体移植血管根部以完成动脉重建（这一过程通常需要另行加固缝合）。

■ 手术风险

根据国际 Ross 手术统计数据，围手术期死亡率（术后 30

天内）为 4.1%（3922 名患者，129 例死亡）[18]。根据择期手术 1% 死亡率的标准，这一结果是难以接受的。同很多对技术要求很高的手术一样，手术技术熟练程度是影响临床预后的重要因素。就作者本人的学习曲线来讲，前 30 例患者死亡 3 例，其后 178 例患者死亡三例，再往后的 260 名患者则没有死亡。如果遇到情况复杂的再次手术，需要深低温停循环，同期行升主动脉瘤切除并重建以及二尖瓣修复等情况下需要同期做 Ross 手术时，绝对需要一名有丰富经验的手术医生。需要针对患者进行个体化的手术讨论以决定手术细节并评估潜在的手术风险以及患者获益情况。由于手术数量与手术效果成正相关，因此遇到需要此类手术的患者，可能需要将其转往更有经验的医疗中心。

■ 结果

评估 Ross 手术需要仔细回顾 Donald Ross[78] 早期完成的一系列 Ross 手术数据。这份 1997 页的报告对 131 家医院的手术患者进行了 9~26 年（中位数为 20 年）的随访分析。通过这些分析，我们认识到冠脉下缝合技术存在较大的问题，容易导致早期再次手术，而柱状包埋式技术得到肯定。而且从 1974[79] 年起，Ross 还选择了 20 例患者行根部替换术。数据显示，10 年和 20 年生存率分别为 85% 和 61%。总体 10 年和 20 年免再次置换率方面，主动脉瓣位的自体瓣膜置换术后为 88% 和 75%，肺动脉瓣位的同种异体瓣膜置换术后为 89% 和 80%。在 53 例晚期死亡患者中，46 例死因和心脏相关。重要的发现是：在 30 例需要再次行主动脉瓣替换的患者中，仅有 3 例有证据表明发生瓣叶退行性变，并且都是局部病变，并没有累及全部瓣叶。其余的则在术后最长达 24 年的随访中，瓣叶结构功能保持正常。很明显，移植的自体肺动脉瓣能够保持完整的生物活性。在 20 名需要再次替换肺动脉瓣位的同种异体移植物的患者中，19 例出现瓣叶狭窄。总共 20 名患者随访过程中发现存在血栓栓塞的情况，但是除一人外，其他都有血栓形成的高危因素。

■ Ross 手术的血流动力学表现

多项研究已经展示了植入的自体肺动脉瓣在血流动力学方面的优异表现[2]。一项对年龄和性别进行了匹配的对比研究表明，在运动状态下瓣口峰值压差仅有 2~4mmHg 的变化[80]。$3.5cm^2$ 的有效开口面积（有效开口面积指数 $1.9cm^2/m^2$）运动状态下在两组观察中也没有变化。全根部替换手术比冠状动脉下植入方式有更好的血流动力学表现，从统计数据看，有效开口面积指数 [$(1.98 \pm 0.57)\ cm^2/m^2$ 对比 $(1.64 \pm 0.43)\ cm^2/m^2$] 的差异比临床表现更为明显[81]。该研究指出，相对带支架生物瓣和无支架生物瓣乃至同种异体主动脉瓣膜，Ross 手术都更具备血流动力学优势。

值得关注的一点，Ross 手术还包含了右室流出道重建，后者的血流动力学表现不好的话会对运动耐量造成不良的影响。一项研究数据显示，Ross 术后的患者右室流出道静息时峰值压差为 (14 ± 10) mmHg，在运动状态下上升到 (25 ± 22) mmHg，相比之下，仅行同种异体主动脉瓣置换术而保留原有右室流出道结构的患者，在运动负荷下峰值压差仅由静息状态下的 (3 ± 1) mmHg 上升到 (5 ± 4) mmHg[82]。即使患者的手术完全达到预期，右室流出道过高的跨瓣压差也会对患者氧合

作用产生轻度影响。

■ 目前结果

考虑到 Ross 手术的死亡率已经接近择期瓣膜置换手术的结果，远期生存结果就成为是否为患者行 Ross 手术的重要依据。除了 Ross 手术本身的风险外，还需要告知患者置换生物瓣会出现瓣膜衰败而面临再次手术的风险、血栓栓塞的风险及机械瓣置换后抗凝相关风险，以便患者综合考虑。

大组的荟萃分析得到比较肯定的结果显示 Ross 术后患者生存率非常满意，甚至接近了同年龄正常人群的结果[83]。同时，数据结果显示 Ross 手术后血栓栓塞的发生率较低，并且避免了因为抗凝治疗而继发的出血并发症，所以 Ross 手术对于年轻患者而言是一种很有吸引力的选择。其中有些患者肯定需要远期再次的手术治疗，但是这些再次手术的结果也非常令人满意。

Elkins[84] 报道了 1986~2002 年 487 例 Ross 手术患者的随访结果。院内死亡 19 例，死亡率 3.9%。15 例晚期死亡中没有一例出现需要二次手术的情况，并且其中 7 例死亡与心脏疾病无关。10 年生存率为 92%±2%，截止第 16 年的时候生存率为 82%±6%。只有一例死于血栓栓塞并发症。截止第 16 年，95%±6% 的患者没有出现感染性心内膜炎。38 例接受再次手术的病例中，出于自体移植肺动脉瓣原因的比同种异体肺动脉瓣的要多见。这些患者绝大多数为主动脉瓣二瓣化甚至单瓣结构。但是比三叶瓣患者的二次手术率要低（78 例三叶瓣患者中 9 例进行了二次手术）。在 1996 年以前主动脉关闭不全为主的患者预后很差，在圆形的成形环装置开始使用以后，主动脉关闭不全患者的预后得到很大改善，15 年随访 82%±6% 的主动脉瓣狭窄患者术后没有出现瓣膜毁损，主动脉瓣关闭不全患者的随访数据仅仅略差一点。389 例主动脉根部替换的患者中仅有 21 例行再次手术治疗，而 79 例主动脉内植入的患者中有 17 例行再次手术治疗，说明手术技术起到非常重要的作用。

自体肺动脉瓣植入后功能障碍

自体肺动脉瓣植入后几乎没有发生狭窄的相关报道，但是随着时间的延长，关闭不全的发生率开始增加，自体肺动脉结构扩张或者自体主动脉的扩张可能是导致关闭不全的原因，两种原因也可能同时出现。在 1989 年公布的研究显示[85]，由于全根部置换手术指征过于宽泛，主动脉瓣替代物植入技术尚不过关，早期因主动脉瓣狭窄导致的再次手术多与此相关。而无支撑保护的自体肺动脉瓣作为主动脉根部替换物时更有可能出现主动脉根部瘤或者瓣膜关闭不全。手术开展早期就认识到主动脉瓣环扩张的问题，采用主动脉瓣环成形或者借助心包片或者人造材料行外固定以加固瓣环。约 10 年后，大家才意识到术后主动脉窦部和窦管交界水平扩张的问题，而目前这一风险的发生率很难确定，相关危险因素也存在争议。但是，即使出现了明显的主动脉根部扩张，自体植入肺动脉瓣结构大多仍能够保持良好的功能状态（图 34-12）。

Brown 通过针对新发的中度主动脉关闭不全发生风险的 Cox 分析报道，患者术前即出现的升主动脉扩张，男性，以及术后体循环高血压都是明显的高危因素[86]。体循环高血压，尤其是术后早期，会导致尚未适应的植入物结构出现急性的扩张病变，并对瓣叶造成损害。荷兰鹿特丹的 Erasmus 在 17 年间完成 142 例行 Ross 手术的病例瓣环无成

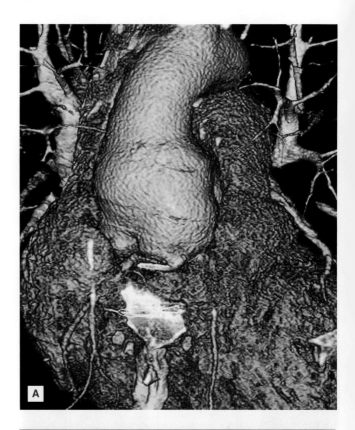

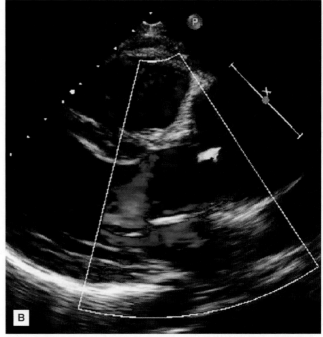

图 34-12　Ross 手术 10 年后扩张的自体肺动脉。A. 增强 CT 的三维重建图像；B. 超声心动图显示少量的中心性反流

形或外加固处理，22 例手术不成功，导致最终放弃了成人 Ross 手术方案[87]。David 在对导致主动脉各个水平扩张的相关危险因素的研究中，特别提到主动脉瓣二瓣化的患者，因这类先心患者的肺动脉根部本身多存内在病理基础导致更容易发生病变[88]。

我们已经采取了多种手段来预防主动脉扩张问题。在 Sievers 的报道中，对一组严格筛选的患者采取冠状动脉下植入

技术完成 Ross 手术，术后 10 年的随访结果令人非常满意[74]。其他人包括作者本人[89]和 Oswalt[90]认为有必要对自体植入物多水平进行加固。还有人认为应当使用可吸收纱布[91]、心包片[92]或者人造补片[93]将自体肺动脉完全包裹。这些措施使得植入物保持了一个相对稳固的圆柱形结构，但却失去了自体肺动脉瓣结构的生物弹性并限制了植入瓣膜的生长能力。主动脉根部解剖结构相对正常且与植入物匹配良好的患者可以采取单纯的柱状植入技术完成手术，而对于主动脉根部替换和升主动脉瘤病变的患者施行单一的柱状植入技术完成手术是不够的。需要针对患者制定个体化的手术方案，以确保自体肺动脉瓣能很好地植入完整或经成形的主动脉根部，如果行根部替换，则应当使用自体组织或者人造组织加固植入物结构以确保瓣膜功能正常并且避免远期的扩张病变。我们有理由相信使用这些手术技术能够将术后 10 年和 20 年的瓣膜损毁发生率分别降至 10% 和 20%，甚至更少。

同种异体植入肺动脉瓣的功能障碍

同种异体肺动脉瓣植入并重建右室流出道使得 Ross 手术成为一个双瓣置换的手术，同时重建的右室流出道结构也存在一定的远期病变的风险。早期的数据证实同种异体瓣植入重建右室流出道较其他移植物具有优势，但是关于其优缺点一直存在争议，尤其是右室流出道重建后同种异体瓣的生物活性方面。尽管冷冻保存的同种异体肺动脉瓣在术后早期具备良好的血流动力学表现，但是在随后的 6 ~ 12 个月中，跨瓣压差持续增加。跨瓣压差持续进展的情况可能持续两年左右，但这一进程会在 1% ~ 2% 的患者中继续下去。免疫应答反应可能在这一进程中发挥了作用，但是具体的机制尚不明了[94]。由于植入的同种异体肺动脉瓣肌袖处严重的瘢痕反应会导致肺动脉流入端发生广泛的钙化（图 34-13）。

Schmidrke 和他的同伴们试图通过使用一小段袖状心包片来替代结合部的肌袖部分[95]，并在术后早期的两年内证明有

效，但是远期的随访结果没有明显差异。Carr-White[96]通过 MRI 研究发现，外膜严重的炎症反应能够导致整个同种异体植入物弥漫性增厚，并使整个同种异体植入物形成外源性的压迫，导致流出道的狭窄。

10 年间植入的同种异体肺动脉瓣狭窄的发生率为 5% ~ 10%。相关危险因素包括捐献者的年纪较小，供体冷藏保存的时间不够，还有选择了大小不合适的供体[97]。由于选择过小的供体是导致狭窄的最主要因素，适当选择较大的供体有助于减少狭窄的发生。

大多数患者能够耐受高达 50mmHg 的峰值压差而没有临床症状，随访发现瓣口狭窄的发生率远高于出现临床症状的比例。在 Oklahoma 的研究中，487 例植入同种异体肺动脉瓣的患者中有 33 例出现了需要再次手术或者通过经皮再次置入瓣膜的情况，10 年和 16 年随访瓣膜保持正常功能的比例分别为 90% ±2% 和 82% ±4%[84]。经皮导管瓣膜置换手术的发展也为处理此类瓣膜损毁提供了新的选择[98]。

对植入同种异体肺动脉瓣的患者进行 10 年随访，通过超声检查能够发现，有多达 10% 的患者出现中度或者重度的瓣膜关闭不全。但是，在不存在肺动脉高压的情况下，正常功能的右心室能够克服这一问题。关闭不全可能是大多数同种异体肺动脉瓣植入患者最终需要面对的，但是大多数患者在 20 ~ 25 年内不用担心这一问题。

经过 40 年的应用研究证实，冷冻保存的同种异体肺动脉瓣是 Ross 手术中最佳的右室流出道重建替代品。偶尔也用到无支架的猪瓣膜。从组织工程学的角度看，这一低压区域能够提供适当的环境，使体循环干细胞、临近侵入的细胞或术前种植的细胞在去细胞化的同种异体或者异种肺动脉瓣基质内生长成熟，从而使同种异体或者异种肺动脉瓣功能保持良好。早期的临床结果显示二者都是可行的，但是有待长期的随访结果[33,99]。

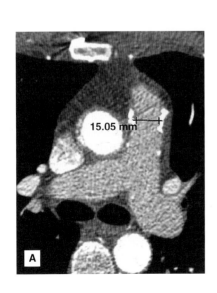

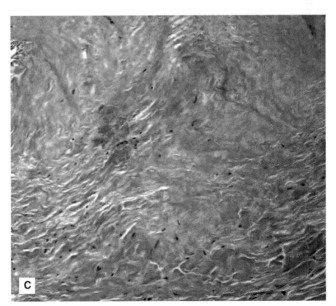

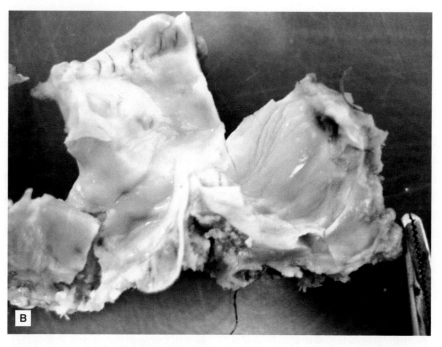

图 34-13　钙化的同种异体肺动脉瓣植入物。Ross 手术 16 年后，在同种异体肺动脉瓣植入物流入端可见钙化形成，并导致明显的狭窄。平均跨瓣压差静息时和在活动时分别为 28mmHg 和 75mmHg。A. CT 检查切面图像；B. 显微镜下病理切片；C. 放大镜下可见瘢痕形成

Ross 术后的再次手术

一般认为 Ross 术后再次行手术治疗是复杂并且危险的[87]。不需要担心出现夹层和破裂，同种自体植入物还没有破裂的报道。植入物局部的夹层确实出现过，但是缝合线阻止了夹层累及远端升主动脉和冠状动脉开口。尽管植入物的血管壁比自体主动脉壁要薄，但是在手术后瘢痕形成的包裹下，很难出现能够破入游离心包腔的破裂。

如果出现中度关闭不全合并根部扩张，并有临床症状、左室功能衰竭或明显扩大等手术指征的时候，需要慎重考虑最佳的手术治疗方案，而不能单单处理窦部的扩张。当自体主动脉壁扩张至 5cm 甚至更大的时候，针对那些原发病为主动脉瓣二瓣化的患者，需要在扩张进展至 5.5cm 之前进行手术干预。如果因为其他的瓣膜疾病或者冠状动脉病变需要再次手术干预，同样不要忽略自体植入物的扩张病变。在自体植入物已经使用补片加固流入端的情况下可以考虑使用 Yacoub 保留瓣膜的处理方式。如果仅仅是单个瓣叶病变，例如脱垂或者穿孔，可以考虑瓣叶修复，但是要确保修复是可靠耐用的。当瓣叶和窦部同时出现病变的时候，需要考虑彻底再次行根部置换术。由于自体肺动脉瓣能够正常生长并保持生物弹性，相比传统 Bentall 术后的再次根部替换要简单很多。

在第一次手术的时候就要为再次手术做适当的准备，闭合心包或用心包替代物保护心脏表面，再次劈胸骨时更加安全。升主动脉插管建立体外循环绝大多数情况下是没有问题的，但是当碰到多次手术后，或者术前影像结果提示正中开胸非常危险的时候，需要考虑行外周插管建立体外循环。避免游离同种异体肺动脉植入物与升主动脉之间

的间隙对于手术的安全成功非常重要，在肺动脉远端通常有足够的游离间隙以用来钳夹升主动脉。由于冠状动脉"纽扣"吻合口通常接近自体肺动脉瓣植入物的远心端吻合平面，二次手术时切开主动脉应当远离这一吻合平面进行操作。在术中最终决定需要采取的合适术式，包括使用机械瓣或者带支架的生物瓣，无支架瓣膜的冠状动脉下置换或者全根部置换，生物瓣管道或者机械瓣管道行 Bentall 手术等。一般情况下不需处理同种异体的肺动脉，如果存在右室流出道梗阻并需要手术处理，可以在并行循环心脏跳动状态下完成这一操作。从正常右室室壁肌肉至正常肺动脉纵向切开旧的流出道结构。小心切除增厚的流入端增生瘢痕，尽可能多地剔除旧的右室流出道组织以能够植入新的同种异体肺动脉结构。流出道的后壁和主动脉面要保持完整，避免损伤自体移植肺动脉瓣和冠状动脉分支。

总结

在所有用来治疗主动脉瓣疾病的替代物中，只有自体肺动脉瓣拥有真正能够生长的生物活性优势。同时需要精细和高超的植入技术来保证围手术期和远期的手术成功率。针对大多数病例，需要对主动脉进行适当的修剪和保护以尽量避免远期的自体植入物结构扩张和功能障碍。术后 20 年内，大约有 20%的患者可能需要再次手术接受"新"主动脉瓣或者"新"肺动脉瓣，但是在此期间，患者不需要抗凝治疗，他们的活动量以及生活方式受到的限制也较少。Ross 手术是安全的，对于年轻的主动脉瓣病变患者是非常合适和值得信赖的选择。同植入异种生物瓣膜后 20 年内几乎 100%需要再次手术，机械瓣置术后不可避免的血栓栓塞和出血导致的抗凝并发症，再加上前

瞻性随机研究也已经证实了 Ross 手术比同种异体主动脉瓣替代手术更有优势，都说明 Ross 手术是一项非常成熟可行的术式。并且同其他术式相比，远期存活率更有优势。

术后进行相关的影像学检查是非常有必要的，包括术后至少每两年行经胸超声检查。至少每十年进行一次 CT 或 MRI 检查，如果出现主动脉扩张的情况则需要更频繁的检查。有经验的医学中心能够安全完成必须的二次手术，并且尽可能保留同种自体植入物。Ross 手术的适用人群包括 50 岁以下或者预期寿命超过 20～25 年的主动脉瓣膜病患者。在理想的情况下，50～65 岁年龄段的患者也可考虑行 Ross 手术，移植物完全可以在正常的预期寿命内保持完好。

参考文献

1. Stelzer P, Elkins RC: Homograft valves and conduits: applications in cardiac surgery. *Curr Probl Surg* 1989; 26(6):381-452.
2. Murray G: Homologous aortic-valve-segment transplants as surgical treatment for aortic and mitral insufficiency. *Angiology* 1956; 7(5):466-471.
3. Murray G: Aortic valve transplants. *Angiology* 1960; 11:99-102.
4. Duran C, Gunning AJ: A method for placing a total homologous aortic valve in the subcoronary position. *Lancet* 1962; 2(7254):488-489.
5. Ross DN: Homograft replacement of the aortic valve. *Lancet* 1962; 2(7254):487.
6. Barratt-Boyes BG: Homograft aortic valve replacement in aortic incompetence and stenosis. *Thorax* 1964; 19:131-150.
7. Kirklin JK, Barratt-Boyes BG, eds. *Cardiac Surgery*, 2nd ed. London, Churchill Livingstone, 1993.
8. Logrippo GA, Overhulse PR, Szilagyi DE, Hartman FW: Procedure for sterilization of arterial homografts with beta-propiolactone. *Lab Invest* 1955; 4(3):217-231.
9. Davies H, Lessof MH, Roberts CI, Ross DN: Homograft replacement of the aortic valve: follow-up studies in twelve patients. *Lancet* 1965; 1(7392):926-929.
10. Pacifico AD, Karp RB, Kirklin JW: Homografts for replacement of the aortic valve. *Circulation* 1972; 45(1 Suppl):I36-43.
11. Sands MP, Nelson RJ, Mohri H, Merendino KA: The procurement and preparation of aortic valve homografts. *Surgery* 62(5):839-842.
12. Barratt-Boyes B: Long-term follow-up of aortic valvar grafts. *Br Heart J* 1971; 33:60-65.
13. O'Brien MF, Stafford EG, Gardner MA, Pohlner PG, McGiffin DC: A comparison of aortic valve replacement with viable cryopreserved and fresh allograft valves, with a note on chromosomal studies. *J Thorac Cardiovasc Surg* 1987; 94(6):812-823.
14. Lower RR, Stofer RC, Shumway NE: Total excision of the mitral valve and replacement with the autologous pulmonic valve. *J Thorac Cardiovasc Surg* 1961; 42:696-702.
15. Pillsbury RC, Shumway NE: Replacement of the aortic valve with the autologous pulmonic valve. *Surg Forum* 1966; 17:176-177.
16. Ross DN: Replacement of aortic and mitral valves with a pulmonary autograft. *Lancet* 1967; 2(7523):956-958.
17. Stelzer P, Elkins RC: Pulmonary autograft: an American experience. *J Card Surg* 1987; 2(4):429-433.
18. Oury JH, Hiro SP, Maxwell JM, Lamberti JJ, Duran CM: The Ross Procedure: current registry results. *Ann Thorac Surg* 1998; 66(6 Suppl):S162-165.
19. Jones DJ, Hance ML, Stelzer P, Elkins RC: Procurement of hearts for valve homografts: one year's experience. *J Okla State Med Assoc* 1988; 81(8):510-512.
20. Bank HL, Brockbank KG: Basic principles of cryobiology. *J Card Surg* 1987; 2(1 Suppl):137-143.
21. Smith JC: The pathology of human aortic valve homografts. *Thorax* 1967; 22(2):114-138.
22. Armiger LC: Viability studies of human valves prepared for use as allografts. *Ann Thorac Surg* 1995; 60:S118; discussion S120.
23. O'Brien MF, Stafford G, Gardner M, et al: The viable cryopreserved allograft aortic valve. *J Card Surg* 1987; 2(1 Suppl):153-167.
24. Hoekstra F, Witvliet M, Knoop C, et al: Donor-specific anti-human leukocyte antigen class I antibodies after implantation of cardiac valve allografts. *J Heart Lung Transplant* 1997; 16(5):570-572.
25. Shaddy RE, Hunter DD, Osborn KA, et al: Prospective analysis of HLA immunogenicity of cryopreserved valved allografts used in pediatric heart surgery. *Circulation* 1996; 94(5):1063-1067.
26. Smith JD, Ogino H, Hunt D, et al: Humoral immune response to human aortic valve homografts. *Ann Thorac Surg* 1995; 60(2 Suppl):S127-130.
27. Green MK, Walsh MD, Dare A, et al: Histologic and immunohistochemical responses after aortic valve allografts in the rat. *Ann Thorac Surg* 1998; 66(6 Suppl):S216-220.
28. Legare JF, Lee TD, Ross DB: Cryopreservation of rat aortic valves results in increased structural failure. *Circulation* 2000; 102(19 Suppl 3):III75-78.
29. Baraki H, Tudorache I, Braun M, et al: Orthotopic replacement of the aortic valve with decellularized allograft in a sheep model. *Biomaterials* 2009; 30(31):6240-6246.
30. Zehr KJ, Yagubyan M, Connolly HM, Nelson SM, Schaff HV: Aortic root replacement with a novel decellularized cryopreserved aortic homograft: postoperative immunoreactivity and early results. *J Thorac Cardiovasc Surg* 2005; 130(4):1010-1015.
31. Brown JW, Ruzmetov M, Rodefeld MD, Turrentine MW: Right ventricular outflow tract reconstruction in Ross patients: does the homograft fare better? *Ann Thorac Surg* 2008; 86(5):1607-1612.
32. Elkins RC, Dawson PE, Goldstein S, Walsh SP, Black KS: Decellularized human valve allografts. *Ann Thorac Surg* 2001; 71(5 Suppl):S428-432.
33. Konertz W, Dohmen PM, Liu J, et al: Hemodynamic characteristics of the Matrix P decellularized xenograft for pulmonary valve replacement during the Ross operation. *J Heart Valve Dis* 2005; 14(1):78-81.
34. Armiger LC: Postimplantation leaflet cellularity of valve allografts: are donor cells beneficial or detrimental? *Ann Thorac Surg* 1998; 66(6 Suppl):S233-235.
35. Maselli D, Pizio R, Bruno LP, Di Bella I, De Gasperis C: Left ventricular mass reduction after aortic valve replacement: homografts, stentless and stented valves. *Ann Thorac Surg* 1999; 67(4):966-971.
36. Foghsgaard S, Bruun N, Kjaergard H: Outcome of aortic homograft implantation in 24 cases of severe infective endocarditis. *Scand J Infect Dis* 2008; 40(3):216-220.
37. McGiffin DC, Kirklin JK: The impact of aortic valve homografts on the treatment of aortic prosthetic valve endocarditis. *Semin Thorac Cardiovasc Surg* 1995; 7(1):25-31.
38. El-Hamamsy I, Clark L, Stevens LM, et al: Late outcomes following freestyle versus homograft aortic root replacement results from a prospective randomized trial. *J Am Coll Cardiol* 2010; 55(4):368-376.
39. Greaves SC, Reimold SC, Lee RT, Cooke KA, Aranki SF: Preoperative prediction of prosthetic aortic valve annulus diameter by two-dimensional echocardiography. *J Heart Valve Dis* 1995; 4(1):14-17.
40. Moscucci M, Weinert L, Karp RB, Neumann A: Prediction of aortic annulus diameter by two-dimensional echocardiography. Application in the preoperative selection and preparation of homograft aortic valves. *Circulation* 1991; 84(5 Suppl):III76-80.
41. Weinert L, Karp R, Vignon P, Bales A, Lang RM: Feasibility of aortic diameter measurement by multiplane transesophageal echocardiography for preoperative selection and preparation of homograft aortic valves. *J Thorac Cardiovasc Surg* 1996; 112(4):954-961.
42. Daicoff GR, Botero LM, Quintessenza JA: Allograft replacement of the aortic valve versus the miniroot and valve. *Ann Thorac Surg* 1993; 55(4):855-858; discussion 859.
43. Dearani JA, Orszulak TA, Daly RC, et al: Comparison of techniques for implantation of aortic valve allografts. *Ann Thorac Surg* 1996; 62(4):1069-1075.
44. Lund O, Chandrasekaran V, Grocott-Mason R, et al: Primary aortic valve replacement with allografts over twenty-five years: valve-related and procedure-related determinants of outcome. *J Thorac Cardiovasc Surg* 1999; 117(1):77-90; discussion 90-71.
45. McGiffin DC, O'Brien MF: A technique for aortic root replacement by an aortic allograft. *Ann Thorac Surg* 1989; 47(4):625-627.
46. Rubay JE, Raphael D, Sluysmans T, et al: Aortic valve replacement with allograft/autograft: subcoronary versus intraluminal cylinder or root. *Ann Thorac Surg* 1995; 60(2 Suppl):S78-82.
47. Northrup WF 3rd, Kshettry VR: Implantation technique of aortic homograft root: emphasis on matching the host root to the graft. *Ann Thorac Surg* 1998; 66(1):280-284.
48. Mitchell LB, Exner DV, Wyse DG, et al: Prophylactic oral amiodarone for the prevention of arrhythmias that begin early after revascularization, valve replacement, or repair: PAPABEAR: a randomized controlled trial. *JAMA* 2005; 294(24):3093-3100.
49. Langley SM, McGuirk SP, Chaudhry MA, et al: Twenty-year follow-up of aortic valve replacement with antibiotic sterilized homografts in 200 patients. *Semin Thorac Cardiovasc Surg* 1999; 11(4 Suppl 1):28-34.

50. O'Brien MF, Harrocks S, Stafford EG, et al: The homograft aortic valve: a 29-year, 99.3% follow up of 1,022 valve replacements. *J Heart Valve Dis* 2001; 10(3):334-344; discussion 335.

51. Melina G, De Robertis F, Gaer JA, et al: Mid-term pattern of survival, hemodynamic performance and rate of complications after medtronic freestyle versus homograft full aortic root replacement: results from a prospective randomized trial. *J Heart Valve Dis* 2004; 13(6):972-975; discussion 975-976.

52. Byrne JG, Karavas AN, Mihaljevic T, et al: Role of the cryopreserved homograft in isolated elective aortic valve replacement. *J Am Coll Cardiol* 2003; 91(5):616-619.

53. Dearani JA, Orszulak TA, Schaff HV, et al: Results of allograft aortic valve replacement for complex endocarditis. *J Thorac Cardiovasc Surg* 1997; 113(2):285-291.

54. Niwaya K, Knott-Craig CJ, Santangelo K, et al: Advantage of autograft and homograft valve replacement for complex aortic valve endocarditis. *Ann Thorac Surg* 1999; 67(6):1603-1608.

55. Yacoub M, Rasmi NR, Sundt TM, et al: Fourteen-year experience with homovital homografts for aortic valve replacement. *J Thorac Cardiovasc Surg* 1995; 110(1):186-193; discussion 193-194.

56. Yankah AC, Klose H, Petzina R, et al: Surgical management of acute aortic root endocarditis with viable homograft: 13-year experience. *Eur J Cardiothorac Surg* 2002; 21(2):260-267.

57. Grinda JM, Mainardi JL, D'Attellis N, et al: Cryopreserved aortic viable homograft for active aortic endocarditis. *Ann Thorac Surg* 2005; 79(3): 767-771.

58. Eriksson MJ, Kallner G, Rosfors S, Ivert T, Brodin LA: Hemodynamic performance of cryopreserved aortic homograft valves during midterm follow-up. *J Am Coll Cardiol* 1998; 32(4):1002-1008.

59. Hasegawa J, Kitamura S, Taniguchi S, et al: Comparative rest and exercise hemodynamics of allograft and prosthetic valves in the aortic position. *Ann Thorac Surg* 1997; 64(6):1753-1756.

60. Athanasiou T, Jones C, Jin R, Grunkemeier GL, Ross DN: Homograft implantation techniques in the aortic position: to preserve or replace the aortic root? *Ann Thorac Surg* 2006; 81(5):1578-1585.

61. Smedira NG, Blackstone EH, Roselli EE, Laffey CC, Cosgrove DM: Are allografts the biologic valve of choice for aortic valve replacement in nonelderly patients? Comparison of explantation for structural valve deterioration of allograft and pericardial prostheses. *J Thorac Cardiovasc Surg* 2006; 131(3):558-564; e554.

62. Unger P, Plein D, Pradier O, LeClerc JL: Thrombosis of aortic valve homograft associated with lupus anticoagulant antibodies. *Ann Thorac Surg* 2004; 77(1):312-314.

63. Sadowski J, Kapelak B, Bartus K, et al: Reoperation after fresh homograft replacement: 23 years' experience with 655 patients. *Eur J Cardiothorac Surg* 2003; 23(6):996-1000; discussion 1000-1001.

64. Joudinaud TM, Baron F, Raffoul R, et al: Redo aortic root surgery for failure of an aortic homograft is a major technical challenge. *Eur J Cardiothorac Surg* 2008; 33(6):989-994.

65. Dainese L, Fusari M, Trabattoni P, Biglioli P: Redo in aortic homograft replacement: Transcatheter aortic valve as a valid alternative to surgical replacement. *J Thorac Cardiovasc Surg* 2009; 2(2):e6-7.

66. Gorczynski A, Trenkner M, Anisimowicz L, et al: Biomechanics of the pulmonary autograft valve in the aortic position. *Thorax* 1982; 37(7):535-539.

67. Rabkin-Aikawa E, Aikawa M, Farber M, et al: Clinical pulmonary autograft valves: pathologic evidence of adaptive remodeling in the aortic site. *J Thorac Cardiovasc Surg* 2004; 128(4):552-561.

68. Pieters FA, Al-Halees Z, Hatle L, Shahid MS, Al-Amri M: Results of the Ross operation in rheumatic versus non-rheumatic aortic valve disease. *J Heart Valve Dis* 2000; 9(1):38-44.

69. Oswalt JD, Dewan SJ: Aortic infective endocarditis managed by the Ross procedure. *J Heart Valve Dis* 1993; 2(4):380-384.

70. de Sa M, Moshkovitz Y, Butany J, David TE: Histologic abnormalities of the ascending aorta and pulmonary trunk in patients with bicuspid aortic valve disease: clinical relevance to the Ross procedure. *J Thorac Cardiovasc Surg* 1999; 118(4):588-594.

71. Elkins RC: The Ross operation: a 12-year experience. *Ann Thorac Surg* 1999; 68(3 Suppl):S14-18.

72. Stelzer P: Technique and results of the modified Ross procedure in aortic regurgitation versus aortic stenosis. *Adv Cardiol* 2002; 39:93-99.

73. Muresian H: The Ross procedure: new insights into the surgical anatomy. *Ann Thorac Surg* 2006; 81(2):495-501.

74. Sievers H, Dahmen G, Graf B, et al: Midterm results of the Ross procedure preserving the patient's aortic root. *Circulation* 2003; 108(Suppl 1):II55-60.

75. Polvani G, Barili F, Dainese L, et al: Reduction ascending aortoplasty: midterm follow-up and predictors of redilatation. *Ann Thorac Surg* 2006; 82(2):586-591.

76. Bauer M, Pasic M, Schaffarzyk R, et al: Reduction aortoplasty for dilatation of the ascending aorta in patients with bicuspid aortic valve. *Ann Thorac Surg* 2002; 73(3):720-723; discussion 724.

77. Roberts CS, Roberts WC: Dissection of the aorta associated with congenital malformation of the aortic valve. *J Am Coll Cardiol* 1991; 17(3): 712-716.

78. Chambers JC, Somerville J, Stone S, Ross DN: Pulmonary autograft procedure for aortic valve disease: long-term results of the pioneer series. *Circulation* 1997; 96(7):2206-2214.

79. Gerosa G, McKay R, Ross DN: Replacement of the aortic valve or root with a pulmonary autograft in children. *Ann Thorac Surg* 1991; 51(3): 424-429.

80. Pibarot P, Dumesnil JG, Briand M, Laforest I, Cartier P: Hemodynamic performance during maximum exercise in adult patients with the Ross operation and comparison with normal controls and patients with aortic bioprostheses. *J Am Coll Cardiol* 2000; 86(9):982-988.

81. Bohm JO, Botha CA, Hemmer W, et al: Hemodynamic performance following the Ross operation: comparison of two different techniques. *J Heart Valve Dis* 2004; 13(2):174-180; discussion 180-181.

82. Wang A, Jaggers J, Ungerleider RM, Lim CS, Ryan T: Exercise echocardiographic comparison of pulmonary autograft and aortic homograft replacements for aortic valve disease in adults. *J Heart Valve Dis* 2003; 12(2):202-208.

83. Takkenberg JJ, Klieverik LM, Schoof PH, et al: The Ross procedure: a systematic review and meta-analysis. *Circulation* 2009; 119(2):222-228.

84. Elkins RC, Thompson DM, Lane MM, Elkins CC, Peyton MD: Ross operation: 16-year experience. *J Thorac Cardiovasc Surg* 2008; 136(3):623-630, 630; e621-625.

85. Stelzer P, Jones DJ, Elkins RC: Aortic root replacement with pulmonary autograft. *Circulation* Nov 1989; 80(5 Pt 2):III209-213.

86. Brown JW, Ruzmetov M, Rodefeld MD, Mahomed Y, Turrentine MW: Incidence of and risk factors for pulmonary autograft dilation after Ross aortic valve replacement. *Ann Thorac Surg* 2007; 83(5):1781-1787; discussion 1787-1789.

87. Klieverik LM, Takkenberg JJ, Bekkers JA, et al: The Ross operation: a Trojan horse? *Eur Heart J* 2007; 28(16):1993-2000.

88. David TE, Omran A, Ivanov J, et al: Dilation of the pulmonary autograft after the Ross procedure. *J Thorac Cardiovasc Surg* 2000; 119(2):210-220.

89. Stelzer P: Reoperation for dilatation of the pulmonary autograft after the Ross procedure. *J Thorac Cardiovasc Surg* 2002; 124(2):417-418; author reply 418.

90. Oswalt JD, Dewan SJ, Mueller MC, Nelson S: Highlights of a ten-year experience with the Ross procedure. *Ann Thorac Surg* 2001; 71(5 Suppl): S332-335.

91. Mortiz A, Domanig E, Marx M, Moidl R, et al: Pulmonary autograft valve replacement in the dilated and asymmetric aortic root. *Eur J Cardiothorac Surg* 1993; 7(8):405-408.

92. Pacifico AD, Kirklin JK, McGiffin DC, et al: The Ross operation—early echocardiographic comparison of different operative techniques. *J Heart Valve Dis* 1994; 3(4):365-370.

93. Slater M, Shen I, Welke K, Komanapalli C, Ungerleider R: Modification to the Ross procedure to prevent autograft dilatation. *Semin Thorac Cardiovasc Surg Pediatr Card Surg Annu* 2005:181-184.

94. Lang SJ, Giordano MS, Cardon-Cardo C, et al: Biochemical and cellular characterization of cardiac valve tissue after cryopreservation or antibiotic preservation. *J Thorac Cardiovasc Surg* 1994; 108(1):63-67.

95. Schmidtke C, Dahmen G, Graf B, Sievers HH: Pulmonary homograft muscle reduction to reduce the risk of homograft stenosis in the Ross procedure. *J Thorac Cardiovasc Surg* 2007; 133(1):190-195.

96. Carr-White GS, Glennan S, Edwards S, et al: Pulmonary autograft versus aortic homograft for rereplacement of the aortic valve: results from a subset of a prospective randomized trial. *Circulation* 1999; 100(19 Suppl): II103-106.

97. Raanani E, Yau TM, David TE, et al: Risk factors for late pulmonary homograft stenosis after the Ross procedure. *Ann Thorac Surg* 2000; 70(6):1953-1957.

98. Boudjemline Y, Khambadkone S, Bonnet D, et al: Images in cardiovascular medicine. Percutaneous replacement of the pulmonary valve in a 12-year-old child. *Circulation* 2004; 110(22):e516.

99. Konuma T, Devaney EJ, Bove EL, et al: Performance of CryoValve SG decellularized pulmonary allografts compared with standard cryopreserved allografts. *Ann Thorac Surg* 2009; 88(3):849-854; discussion 854-845.

100. Aklog L, Carr-White GS, Birks EJ, Yacoub MH: Pulmonary autograft versus aortic homograft for aortic valve replacement: interim results from a prospective randomized trial. *J Heart Valve Dis* 2000; 9(2):176-188; discussion 188-179.

赵振华　凤玮　译

第 35 章

无支架主动脉瓣置换术：猪瓣和心包瓣膜

Edward H. Kincaid,

Neal D. Kon

简介

同种主动脉瓣移植曾被认为是处理主动脉根部问题的最佳选择，在没有主动脉根部病变的情况下能够保证最佳的血流动力学。无支架异种瓣膜的发展伴随着同种瓣的历史脚步。最初支持生产无支架瓣膜的理念来源于维持优良的血流动力学的同时增加瓣膜移植物的耐久性，减少花费，降低操作难度，以及比同种瓣膜更易获取。

无支架异种瓣或者叫做"同种瓣"替代物，严格模仿主动脉根部的解剖，没有固定瓣膜的支架，也没有用来缝合的大瓣环或者其他支撑瓣叶的结构，同有支架生物瓣或机械瓣相比，很少出现左室流出道梗阻。总体来说，在同样直径的左室流出道可以植入更大的无支架瓣，从而获得更大的瓣口面积。与同种瓣、自体瓣、异种瓣相比，无支架猪瓣膜操作简单，材料获取容易，更易广泛应用。而与传统的带支架瓣膜比较，无支架瓣膜的优势包括具有更好的血流动力学表现[1~3]，改善心肌重塑，延缓左室肥厚[3~5]，减少了主动脉根部较小患者出现瓣膜不匹配的几率（PPM）[6]，以及延长远期生存率[7,8]。正因为这些优点，在过去 15 年中，应用无支架猪瓣膜进行主动脉瓣置换已被作为治疗主动脉瓣以及主动脉根部病变的常规手术。通过完整的主动脉根部移植技术可以使这些优势最大化，还减少了远期瓣膜衰败的几率。然而，完整的主动脉根部置换则需要以增加手术风险及手术死亡率（与无支架或者有支架主动脉瓣置换相比）为代价[9]。尽管有其他一系列关于无支架根部置换低手术死亡率的报道[10~12]，但是该技术仍需要 20 例以上的学习曲线[13]。除了复杂的学习曲线，其他的一些潜在因素也导致了较高的死亡率，包括更长时间的灌注和心肌缺血上以及更多的心脏的缝合部位。因此，在心脏外科领域应用无支架瓣膜进行主动脉瓣置换目前仍存在争议。

可选择的无支架异种瓣膜

很多无支架异种瓣膜在过去的十年中曾出现在外科医师的视野中，随后又逐渐被市场淘汰。目前市场上只有两种无支架瓣膜，Medtronic Freestyle 生物瓣膜和 ATS 3F 瓣膜，ATS 瓣膜刚刚在北美地区上市。

Medtronic Freestyle

St Jude Toronto SPV 瓣膜出现后，紧接着诞生了 Medtronic Freestyle 瓣膜，而 St Jude Toronto SPV 现已停产。从最初诞生开始，Freestyle 瓣膜就有几种可以选择的植入方法，与同种瓣类似，包括完整的根部、根部包埋及冠状动脉下移植技术。在 20 世纪 90 年代早期 Freestyle 就开始在临床上应用，所以获得了一些长期的随访数据。Freestyle 瓣膜取自完整的猪主动脉根部，只有很少的聚酯织物附着在暴露的猪心上（图 35-1、35-2），这既加固了瓣膜近端（流入部）缝合部位的强度，又减少了其抗原性。围绕聚酯织物一周，有绿线提示缝合区域，在每个交界下方同样都有标记提示。Freestyle 瓣膜经过稀释的戊二醛交联处理，通过组织固定技术，使得瓣膜能够保留自然的瓣叶结构及根部几何形态；该技术分别同时给予生物瓣膜流入道和流出道 40mmHg 的负荷（猪的舒张压），使瓣叶能够在相对没有压力的情况下保持松弛状态（同时主动脉根部也保持一定的压力和张力）[14]。这样瓣叶就能不受压力并维持舒展形态。这项技术能够使瓣叶均匀的张开（避免出现皱褶），稳定瓣叶环形形态（避免卷曲），维持一定强度的弹性，减轻扭曲。通过联合应用脉搏模拟器加速磨损试验和组织双轴向力学性能测试，Christie 和他的同事们阐述了 Freestyle 瓣叶优良的环状和放射状的伸展能力，而与之相反，在固定瓣膜时使用压力较低，则易破坏瓣膜中胶原的自然卷曲[15]。Freestyle 瓣膜用

α 氨基油酸（AOA，一种从油酸中提取的复合物）进行处理后能减轻瓣叶和窦壁置入后出化。现在，多种抗钙化方法广泛应用于所有人工瓣膜厂商，然而这些方法都是基于动物和一些短期人类有效性研究的方法。虽然 Harefield 近期报道了 8 年间 Freestyle 瓣膜比同种瓣膜钙化的比率更低，但是长期抗钙化效果的数据仍然极少[16]。

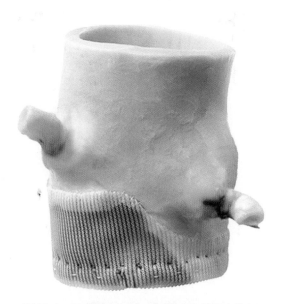

图 35-1　Medtronic Freestyle 主动脉根部生物假体纵轴观显示织物覆盖猪心室间隔肌肉和较高的右冠状动脉断端

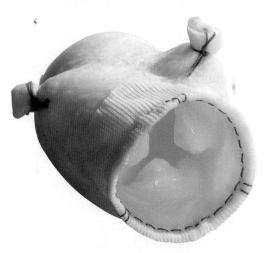

图 35-2　Medtronic Freestyle 主动脉根部生物假体猪心的冠状动脉左右支夹角约为 90 度，人类冠状动脉方向之间夹角约为 140 ~ 160 度

■ ATS 3F Valve

ATS 1000 型生物瓣膜，是一个无支架心包瓣膜，由三片相同的马心包构成一个管状结构，每片心包都如图示形状切割（图 35-3）。这个是一个基于计算机模拟胚胎时期管状主动脉瓣结构的独特设计。而有报道称马心包对压力的耐受性最好。

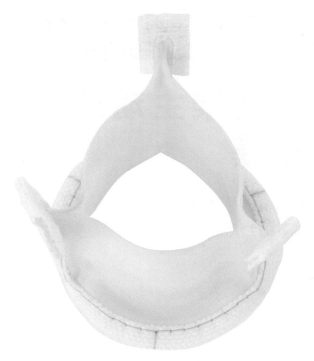

图 35-3　ATS 3F 主动脉生物假体是由三部分马心包和一窄条织物覆盖交界处而构成

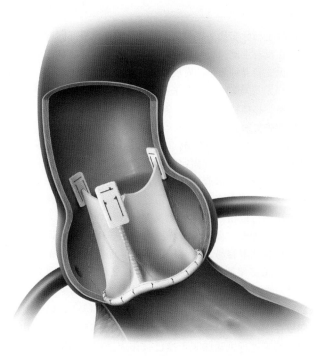

图 35-4　ATS 3F 主动脉生物假体管道设计省略了整个冠状动脉下的缝合线。取而代之的是，三个交界部分在距瓣环合适的距离以 120 度的方向分别与主动脉附着

对于 3F 瓣膜，承受压力最大的部位是瓣叶中部，或称为腹部。马心包比牛心包更薄，而且厚度均匀。马心包用 0.25% 的戊二醛固定，能够保存胶原基质，在保持其强度及弹性的同时，减轻免疫原性并减少血栓形成的风险。未予抗钙化处理。管状瓣膜流入端部分附着以聚酯缝合环，在切除病变主动脉瓣膜后与主动脉瓣环缝合。瓣膜流出端三个瓣叶相邻区域

用聚酯材料加强，与自体主动脉壁缝合固定。与传统的冠状动脉下的无支架瓣膜置换类似，植入 3F 瓣膜要求正常的根部/瓣环比值和几何形态。得益于其瓣膜的独特设计，省去了流出端的缝合环。而三个交界的顶部要在距瓣环合适的距离以 120 度的方向展开并分别固定到主动脉壁上。

目前，3F 瓣膜的临床应用数据还很少，一项为期 1 年的 35 例 3F 瓣膜的研究显示，平均跨瓣压差为 9~13mmHg，仅有轻度反流，没有结构退行性改变。

无支架异种瓣膜的适应证

使用无支架异种主动脉瓣可进行冠状动脉下置换或者全主动脉根部置换，两者均适用于主动脉根部较小的患者，并且完整的主动脉根部置换比常规扩大根部操作的技术可以获得更好的血流动力学表现。如下情况同样适用于无支架瓣膜置换：

1. 主动脉根部病变，需要置换生物瓣膜的患者；

2. 老年患者组织脆弱，无支架瓣膜替换这些组织相对简便，并且避免了在关键吻合部位上形成过大张力；

3. 主动脉夹层，累及瓣膜时。延伸到 Valsalva 窦的夹层，用无支架根部材料处理起来更为容易；

4. 心内膜炎，与同种瓣膜相同，应用无支架根部材料可以在重建手术开始前对感染灶进行更为彻底的清除，且齐全的型号选择较同种瓣膜更有优势。

手术方法

■ 冠状动脉下或改良冠状动脉下主动脉瓣置换术

冠状动脉下无支架瓣膜的功能依赖于自体主动脉窦完整的几何结构。因此，主动脉斜形切口不能用于显露主动脉瓣，而应使用主动脉横切口或者完全横断主动脉的方法。至少留出 1~1.5cm 的间隙将无支架瓣膜植入主动脉根部，在新瓣膜交界顶端以上关闭切口。完全横断主动脉通常能够获得最好的显露以完成手术。传统的冠状动脉下无支架瓣置换技术，需要扇形切除假体上的三个主动脉窦壁。改良后的冠状动脉下无支架瓣置换技术，无冠窦可完整保留，此优势为缝合部位更高，且两个交界位置固定。近端通常采用 2-0 至 4-0 的编织线间断缝合约 20~30 针，主要取决于瓣环的尺寸（图 35-5）。缝线引导装置对于保持如此多的缝线顺序有很大帮助，随后将无支架瓣降落伞样推入主动脉根部，将缝线打结并剪断。左右冠窦可在此步骤之前或之后扇形剪除（图 35-6）。于冠脉开口下方以 4-0 聚丙烯线连续缝合固定瓣膜远端，注意不要损伤无支架瓣膜组织或扭曲瓣叶交界的位置。保持缝线置于每个瓣叶交界顶点以便维持方向。一根缝线从左冠窦的最低点起针，另一根缝线从右冠窦的最低点起针，并向交界处顶端缝合（图 35-7）。无支架瓣上的组织，特别是织物覆盖的部分绝对不能侵占冠状动脉开口，因为增生的肉芽组织会阻挡冠脉供血。无支架瓣的上端要修剪至主动脉切口齐平，注意要高于瓣叶交界。如果无支架瓣的无冠窦完整保留，远端的缝线可以在其顶部完整吻

合。在交界顶端及无冠窦的边缘连续缝合关闭主动脉切口。完成图及改良冠状动脉下无支架瓣膜置换术见图示（图 35-8、35-9）。在自体主动脉壁和生物瓣无冠窦壁之间出现张力逐渐升高的血肿是不应该的，但是少量张力不变的血肿可随时间逐渐吸收。将 Freestyle 瓣膜根部旋转 120°，使无支架瓣右冠状脉的残端对着患者无冠窦可减少这个现象的出现。在患者无冠窦作一小切口使生物瓣右冠状动脉残端挤出，并用 4-0 聚丙烯线带垫片褥式缝合该切口。

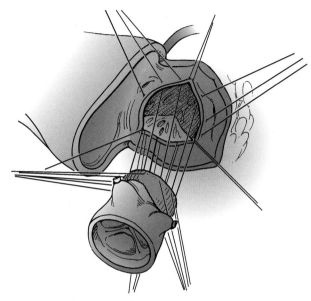

图 35-5　改良冠状动脉下植入技术-近端缝合线。在每个窦部最低点围绕瓣环一周间断缝合。在交界融合下部进行缝合但在前壁需要避开以免损伤传导束。围绕瓣环一周的缝线分为三部分，应用不同的颜色可以将缝线分清，穿过无支架瓣膜流入道末端

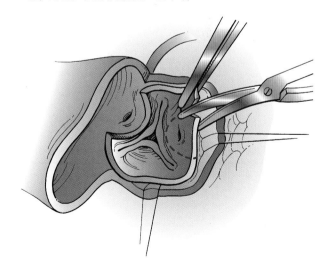

图 35-6　改良冠状动脉下植入技术-窦部的修建。在人工假体滑入根部近端缝线打结之前或之后，将左右冠脉窦部扇形剪除，窦部对其自体主动脉的冠脉开口，切除需要达到位于原冠脉开口水平之下。需要小心的是不要剪得过多，伤及无支架瓣膜覆盖的织物或者离瓣叶太近

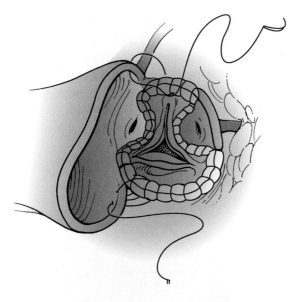

图 35-7　改良冠状动脉下植入技术-远端缝合线。4-0 聚丙烯线从每个瓣窦的底端开始连续缝合，位置低于冠状动脉开口，直至相邻交界融合处的最高点，无支架瓣膜被修剪成与原主动脉相同的水平，完成远端缝合。该图显示了植入无支架瓣膜远端缝线的完成，开始缝合主动脉切口，再次缝合无支架瓣膜交界顶端以及保留的无冠瓣窦部的最高点

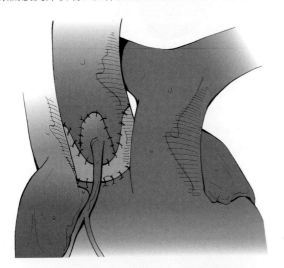

图 35-8　改良冠状动脉下技术-最终置换完毕

　　无支架瓣膜的冠状动脉下置换技术在早期被广泛采用，是因为第一种可用的瓣膜 Toronto SPV，因其圆齿型的形状正好适合手术的植入。一般来说，冠脉下无支架瓣膜置换相比于常规有支架瓣膜置换和全根部置换手术，更容易在估计型号大小和植入时出现错误。为了确保瓣膜功能，接受手术的患者主动脉瓣环与窦管交界部内径比必须在正常范围（差值小于 3mm）。因为窦管交界扩张可以造成瓣膜反流，许多外科医生在选择瓣膜型号时往往根据这个直径，而不是瓣环直径。窦部扩张同样可以引起瓣膜反流，但这在窦管交界正常的情况下很少见。

　　选择过大的无支架瓣膜会造成更高的跨瓣压差，这是因为瓣膜可能会皱缩，当瓣膜置于一个固定的空间，如主动脉根部，过多的组织可以导致梗阻。无支架瓣流入道的变形也可能引起瓣膜关闭不全以及血液湍流。过小的无支架瓣膜导致瓣膜反流的原因是对生物瓣组织的牵拉而使得对合面积不足。

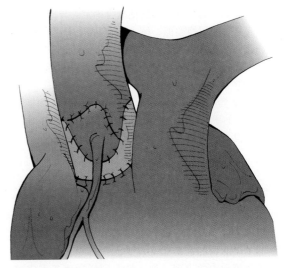

图 35-9　改良冠状动脉下技术-最终置换完毕

■ 主动脉根部包理技术

　　为了完整保护无支架瓣根部的 3D 几何形态，少数外科医生选用了根部包埋的置换技术，而不采用全主动脉根部替换术。这包括了一个近端吻合口（连续或者间断缝合），同冠状动脉下瓣膜置换术一样，在瓣叶交界以下一周进行缝合。在左右冠状动脉开口位置，剪一足够大的口（图 35-10）。然后像 Bentall 手术的根部重建方法一样，用 4-0 聚丙烯缝线连续缝合，将自体冠脉吻合于无支架瓣上的开口。将无支架瓣膜远端动脉壁修剪后与主动脉远端切口吻合，确保窦管交界环的完整。与冠状动脉下瓣膜置换术相比，唯一的区别在于前者保留了完整的窦管交界环，避免了远期窦管交界水平扩张的可能。无支架瓣膜顶端与主动脉切口吻合（图 35-11）。但事实上，该技术操作起来非常困难，除非主动脉根部足够大，可以置入 23mm 或者更大的无支架瓣膜时才能采用。因此该技术对大主

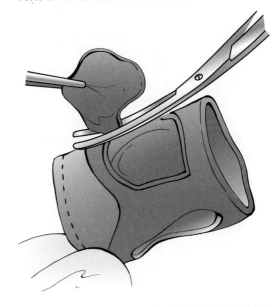

图 35-10　包含根部的技术-修剪窦部在对着原冠状动脉合适的两个窦部做出较大的开口，避免伤及无支架瓣膜的窦管交界

动脉根部的年轻患者结果最为满意。生物瓣的窦管交界随着时间延长一般也不会扩张，并且再次手术小心去除无支架瓣后，自身完整的主动脉根部仍可接受置换手术。

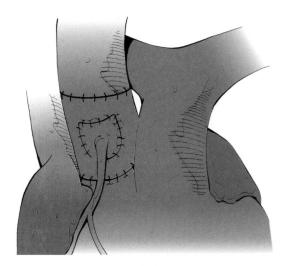

图 35-11 包含根部的技术-最后完成的图示

■ 全主动脉根部置换术

完整主动脉根部置换的方法在大多数无支架瓣膜置换中是最可靠的技术。将主动脉根部去除后冠状动脉移开原来的位置可以更好地显露瓣环、钙化的瓣叶以及左室流出道。将瓣环钙化去除，主动脉二尖瓣延续即显现。每一针缝线都较容易把握，不易出现缝线错乱不齐或者缝合进针过浅。升主动脉病变用 Dacron 人工管道十分合宜，并且操作简单。更为重要的是这样获得了满意的血流动力学。

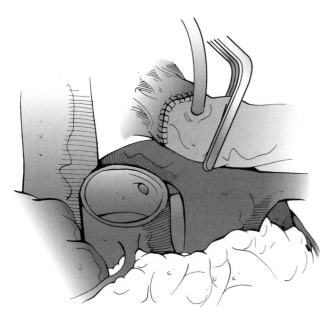

图 35-12 以整个主动脉根部置换应用无支架瓣膜首先要在窦管交界上方 3mm 处横断主动脉。图显示升主动脉被移植假体替代

这项技术首先要将主动脉窦管交界上方横行切开（图 35-12）。双侧的冠状动脉开口处都从主动脉窦部游离出来（图 35-13）。每个 Valsalva 窦的其余组织和病变的主动脉瓣均仔细剪除。在确定了可以通过左室口径最大型号的测瓣器之后，需要在此基础上选择大一号的瓣膜，从而使瓣膜内径与左室流出道直径相匹配（图 35-14）。近端或者流入道的吻

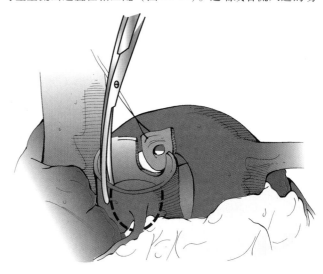

图 35-13 图示冠状动脉从主动脉以纽扣状取下。吊一针牵引线以帮助确定方向

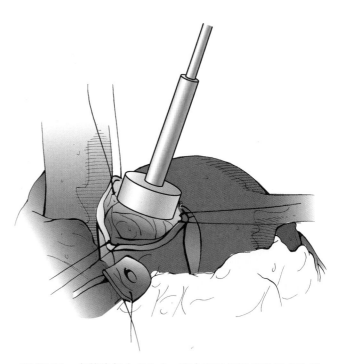

图 35-14 在剪除每个 Valsalva 窦余下的组织以及病变的瓣膜之后，测瓣器测量所需瓣膜大小。在确定可以通过左室出口的最大型号后，瓣膜的选择需要再大一号，从而移植的假体内部口径与左室流出道直径相匹配。这样可以使得整个植入假体的口径与左室流出道相接

合用 28~35 针 3-0 编织线单针带涤纶垫片间断缝合在 3mm 的 Teflo 瓣环上（图 35-15）。缝线在左室流出道呈一个平面，与假体流入道的形状吻合。带主动脉壁的"纽扣状"冠状动脉以 5-0 聚丙烯线连续吻合在相对应移植物的 Valsalva 窦根部，端侧吻合（图 35-16）。假体的远端与主动脉同样用 5-0 聚丙烯线端端吻合，完成根部置换（图 35-17）。

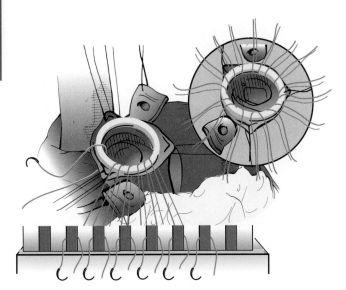

图 35-15　图示 3-0 编织线缝合瓣膜 3mm 的瓣环以及左室流出道。经典的缝线数目为 28~32 针。用缝线引导装置可以将众多缝线排列好

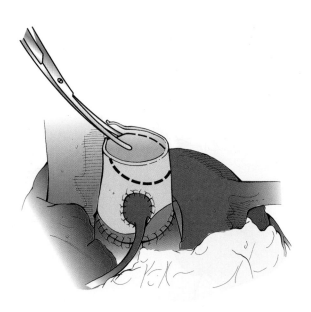

图 35-16　图示纽扣状游离的冠状动脉用 5-0 聚丙烯线连续缝合于移植的假体上，注意要维持合适的方向。假体远端多余的组织予以修剪，以便重建动脉本身自然的轮廓

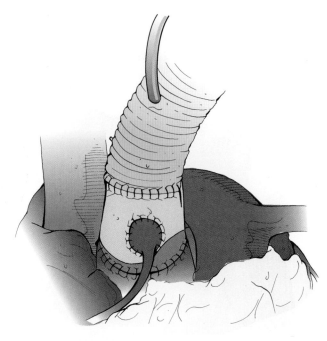

图 35-17　自体升主动脉或人工血管在修剪至合适水平，用单股线进行端端吻合

无支架瓣膜主动脉根部置换的技巧与难点

■ 冠状动脉吻合口的定位

为保证将冠状动脉游离下来后顺畅地吻合于无支架瓣膜上，了解人体和猪主动脉根部解剖的相同点和不同点尤为重要。二者的解剖相同点在于左主干起源于左冠状窦的中部，开口距离瓣环的高度也类似。同样，二者的右冠开口与瓣环的距离稍高一些（开口稍高）。但是不同点在于，猪的右冠开口与左冠开口的距离比人类近。特别的，猪的冠脉之间的夹角为 90°~110°，而人类的冠脉之间角度为 140°~160°，而在一些二瓣化畸形的患者，其左右冠状动脉的夹角可达 180°。实际上，这就意味着在多数移植的过程中猪的主动脉根部需要旋转 120°，从而使猪的无冠瓣可以用来吻合左冠或者右冠。在冠脉移植排列中，考虑到患者自身与无支架猪瓣的解剖差异，操作的灵活性在冠脉开口吻合时非常重要。维持自然的冠脉方向和高度以免出现冠脉功能障碍，一旦出现问题则多发生于右冠状动脉[18]。右冠出现障碍最常见的现象包括右室扩张，心电图改变，不能解释的心律失常。通常，这些表现往往在心室充盈的时候出现，心室充盈加重了近端冠状动脉的扭曲。如果出现无法解释的心室异常造成无法停机，不必再次阻断，立即行大隐静脉搭桥。

纽扣状冠状动脉钙化

严重的 Valsalva 窦钙化通常被认为是行全主动脉根部置换的禁忌证。通常这种钙化不会局限于窦部，传统的有支架生物瓣或者机械瓣膜往往很难完美固定到位，增加出现瓣周漏、吻合部位出血、冠脉夹层的风险。通过合理的认识以及游离纽扣状冠脉的操作，严重的根部钙化的最佳处理方法也是最常用的方法就是全主动脉根部置换。这样可以有效去除钙化以及脆弱的组织。裁剪适合大小的钮扣状冠状开口，避免缝合钙化的窦部组织有助于手术操作，同时也有利于行冠状动脉旁路移植的同时结扎冠状动脉开口。而且通常，冠状动脉开口须行内膜剥脱以防止结扎时止血。

升主动脉病变

升主动脉和主动脉弓置换是主动脉根部置换延续，在扩张的患者当中，有55%患者做了这样的手术[10,19]。这说明升主动脉粥样硬化或者动脉瘤改变在主动脉瓣膜疾病患者中间很常见。升主动脉置换，即使需要短暂的深低温停循环，不会增加死亡率和并发症发生率[20]。

出血

增加出血的风险经常被作为不支持全主动脉根部置换的理由。出血可能在任一缝合的部位发生，但是当彻底清除钙化组织之后出血就较为少见了。我们发现在近端缝合部位用间断缝合，并且纽扣状游离冠脉并仔细地吻合，出血发生的几率比想象的要低很多。近端吻合出血通常在心室收缩时候才会出现，需要再次阻断主动脉，有经验的外科医生会较早发现。吻合的纽扣状冠状动脉需要拆除，以方便重新显露近端吻合部位。其他易出血的潜在部位包括在右冠状动脉下的右心室，移植的左冠状动脉外膜小的静脉、动脉分支以及主肺动脉、右肺动脉内侧。

再次手术

无支架生物瓣膜植入失败导致再手术是一个挑战。我们认为全主动脉根部置换对于因根部和窦部严重钙化再次手术是最好的选择。如果再次手术时间较早，例如冠脉下瓣膜出现了瓣周漏的情况，可以将瓣叶剪除后，将新的瓣膜再次插入原来的植入的瓣膜中。然而，对于大部分主动脉根部假体钙化的患者最好还是行再次全主动脉根部置换。

再次主动脉根部置换的外科技巧

1. 术前 CT 检查。提示之前移植的冠状动脉位于纵隔的位置。了解血管结构与胸骨之间的距离，帮助简化再次开胸的过程。冠状动脉的有无异常，血管粥样硬化的存在与否都帮助制定手术计划。

2. 当心脏和大血管游离清晰，主动脉阻断心脏停搏之后，在上一次手术远端吻合的位置横向切开主动脉。接着将主动脉根部与肺动脉分离出来。如果这些组织之间粘连十分严重，可以从衰败的猪的动脉根部外膜游离。

3. 左主干需要再次游离。保留冠脉的纽扣状开口有利于分离其余组织，之后右冠状动脉同样游离下来。

4. 当冠状动脉完全游离下来之后，主动脉根部一周可以完全游离下来，到达之前流入道缝合的位置。合理的牵引线可以使得分离变得简单。

5. 此时就可以在左室流出道连接处完整的切除旧的主动脉根部。

新的主动脉根部置换的区域就准备好了。

无支架主动脉瓣置换的结果

评价无支架瓣膜短期或者长期的预后较为困难，有以下几个原因：许多早期的瓣膜已经不再使用；长期的数据缺乏；现有极少的随机对照研究数据对比无支架和有支架瓣膜；主动脉瓣置换的研究适应证混杂（根部有病变的患者与瓣环小为避免常规瓣膜不匹配而行无支架瓣膜置换的患者不同）；最重要的是在对无支架瓣膜置换的研究中，包含了冠状动脉下移植技术和根部置换技术，并未将二者区分开。这样患者基础构成不一致造成了完成手术的适应证不同，外科医生对于不同手术技术掌握程度的偏移直接影响了手术术式的选择，使得每项技术的血流动力学结果、长期的愈合结果多种多样。

血流动力学

无支架瓣膜已被证明能比常规支架瓣膜提供更好的血流动力学。Kunadian 等人发表了一篇 meta 分析随机对照研究的文章，对比无支架瓣膜和常规支架瓣膜主动脉瓣置换。包含了10篇研究，919 例来自欧洲研究中心的患者[21]。他们阐述无支架瓣膜大约减低了 6mmHg 的峰值压差，但在 1 年的生存率上没有优势。重要的是，大部分无支架瓣膜的植入都是采用了冠状动脉下的技术。对于整个根部置换的情况，无支架瓣膜的血流动力学优于同种瓣膜，但在平均压差没有明显的差异[22]。Freestyle 瓣膜在免于主动脉瓣反流以及瓣膜退行性改变也比同种瓣膜有优势。对比冠状动脉下的移植技术，完整主动脉根部置换术后的压差更低，拥有更大的有效瓣口面积，以及在 10 年的随访中，有更高的免于中度以上主动脉反流的比例[9]。冠状动脉下移植的研究显示随着有效瓣口面积的增加，压差会随之减小。完整主动脉瓣置换方法早期和晚期的压差都很低并且不随着时间变化。这个差别的产生很可能是与位于猪瓣膜和自体主动脉壁之间的血肿吸收有关，冠状动脉下技术容易产生血肿。

逆转心室重构和生存率

无论用什么瓣膜替代物，在有严重症状的主动脉瓣狭窄的患者当中，主动脉瓣膜置换一直以来在心室结构改善和临床预后改善都要优于药物治疗。然而，主动脉瓣膜置换术后长期随访研究却显示，这些患者的生存率低于同年龄组的患者，原因还未明确[24-26]。有一些明确的因素导致这部分患者高死亡率，例如换瓣术后需要抗凝治疗引起出血，血栓形成的并发症，心内膜炎，瓣膜退化。除此之外，如果患者的心肌受损伤严重，心肌纤维化，主动脉瓣膜置换术后也很难像预期那样逆转心肌重构，很容易就能预测这类患者长期的存活率会较低。术前 EF 值被证实可能是长期预后最强的预测因子[27,28]。在结构上病变较少的患者，压力超负荷而不能完全逆转左室重构是一个不确定的预测因子。在进行主动脉置换术后 7 年，不论是机械瓣膜还是支架生物瓣膜，对比正常心肌都能够发现肌肉纤维直径增粗和基质纤维化[29]，很有可能是因为持续存在的左室梗阻和残存的压差。

为了解决主动脉瓣置换术后存在的压差，逆转左室重构理想候选即无支架瓣膜。利用左室质量作为主要的替代标记，大量的小规模随机、非随机对照试验对比不同的瓣膜替代物在瓣膜置换术后逆转心室重构情况，评价其效果的不同。尽管有一些相冲突的结果，但不论采用何种瓣膜，术后都进行了高血压的治疗的情况下，左心室质量的减小与主动脉瓣置换术后瓣膜的功能有效性以及较低跨瓣压差相关[30]。ASSERT 研究是近年来少有的研究无支架瓣膜和有支架瓣膜在主动脉瓣膜置换术后左心室质量变化的一项随机对照研究[31]。在这项欧洲进行的研究中，190 名主动脉瓣环小于 25mm 的患者被随机分为两组，一组置换 Medtronic 的 Mosaic 支架猪生物瓣膜，另一组为 Medtronic 的 Freestyle 无支架瓣膜，采用的是冠状动脉下移植技术。手术完成一年后，尽管两组存在瓣膜有效开口面积的差异，两组患者的左心室质量减少上无差别，但无支架瓣膜有更高的血流速度。术中和术后的临床结果也类似。这项研究最大的遗憾在于无支架瓣膜置换采用了冠状动脉下主动脉瓣膜置换技术，相较于全根置换，这将会产生较高的压差，更易出现主动脉瓣反流，出现晚期瓣膜功能障碍的几率也更高[9,32]。除此之外，一年的随访时间对于显示二者在左室质量变化的差异仍然较短，一些研究表明主动脉瓣膜置换术后左室形态结构的改变需要多年的时间[33,34]。这个观点的支持来自于一项小规模的随机对照研究，对比支架生物瓣膜和无支架瓣膜在主动脉瓣置换术后，6 个月二者在左室的质量上无差异，而在 32 个月后，无支架瓣膜有明显的改善[35]。最近的大规模的随机对照研究对比 Edwards Lifesciences 支架生物瓣膜和冠状动脉下植入无支架瓣膜，161 例患者，在一年后二者在左室质量减低的程度基本相同。然而，在左室 EF 小于 60% 的患者中，行无支架瓣膜置换术后的患者 EF 值改善更为明显[36]。正因为有这些不一致的结果，一些学者质疑主动脉瓣置换术后左室质量下降在临床上是否具有重要意义。尽管总体上说，左室肥厚已被认为是一个预测副作用出现的一个因素，积极治疗高血压对于减少左室质量也是至关重要的，但目前还没有证实左室质量减小与主动脉瓣膜置换术后生存率相关。

主动脉瓣狭窄心室重构中一个重要的议题是性别因素。举例说明，左室适应严重主动脉瓣狭窄病理改变的能力具有性别差异，女性左心室代偿能力较男性低，表现为左室质量增加以及室壁张力的改变[38,39]。预测左室肥厚更好的指标可能是左室质量容积比，这个指标在主动脉瓣狭窄女性患者较男性患者更高[39,40]。并且与男性相比，女性患者在左室舒张功能和运动耐量相对更差[41]。患者瓣膜不匹配的情形（PPM）在女性患者更为多见，即患者置换的瓣膜对于患者的体型来说过小。尽管 PPM 简单定义为体内有效瓣口面积与体表面积比值（EOAI）小于 0.75 ~ 0.85cm^2/m^2 [42]，EOAI 最好是进行连续测量，与主动脉瓣狭窄的情况相同。根据定义，PPM 在主动脉瓣置换术后大约有 20% ~ 60% 的患者出现[43~45]。EOAI 综合考虑了瓣膜的大小和功能，因为术后压

差（持续左室超负荷压力状态）与血液从左室射出时通道的面积相关，或者说是心脏搏出量，与体型大小非常相关。尽管存在争议[46~48]，大量的回顾性数据却支持 PPM 与减少的中长远期存活率相关[45,49~54]。避免产生 PPM 的技巧包括扩大瓣环的操作以及植入无支架瓣膜。

■ 耐久性

在应用 TorontoSPV 无支架瓣膜的过程中，我们得到很多的经验。这项技术率先由 David 开创，这是第一个大规模应用的无支架生物瓣膜。Toronto SPV 只能通过冠状动脉下的方法进行植入。大量的报道显示其在血流动力学上优于常规支架瓣膜，更为引人注意的是，David 认为其在中期的随访结果中，无支架瓣膜置入提高了常规瓣膜置换手术的生存率[55]。在置换术后第九年，其耐用性和血流动力学仍十分突出，90% 瓣膜没有结构上的退化[56]。在第 12 年，69% 的瓣膜没有衰败，手术时年龄不超过 65 岁的患者中只有 52% 的瓣膜没有衰败[57]。48% 的患者没有中量-大量的主动脉瓣反流。产生此现象的机制可能为窦管交界的扩张，理论上这可能会影响冠状动脉下置入无支架瓣膜晚期的结果。在 Freestyle 无支架瓣膜研究中，其大部分采用冠状动脉下移植技术，Bach 等人报道 12 年无瓣膜结构退化的概率为 92%，其行手术年龄在 60 岁以下为 92%[58]。关于 Freestyle 无支架瓣膜和 Toronto SPV 无支架瓣膜上述的差异，可能的解释是在 Freestyle 无支架瓣膜应用中更多采用改良的冠状动脉下技术进行置换，但还未证实。对两个交界部位的保留可能为窦管交界提供了更多的稳定性。总体上讲，从 Toronto SPV 无支架瓣膜临床应用，得到的经验是瓣膜并不是完全一样，就算是以相同方法置换，其耐久性和长期的随访结果都需要不断评价，因为所有的生物瓣膜最终都会衰败。

■ 手术风险

在同时期行无支架瓣膜置换并不增加手术风险，哪怕是应用完整的根部置换技术。主动脉阻断时间和体外循环时间明确会延长，但这并不会导致更高的死亡率[21]。Florath 等人研究了 1400 例主动脉瓣置换的患者与手术死亡率相关的因子，但选择有支架瓣膜或是无支架瓣膜对手术死亡率均没有明确关系[12]。

结论

随着新的设计瓣膜逐渐进入市场，安全和手术操作的简便性对于患者和外科医生来说仍然是最重要的考虑因素。其次需要重视的是血流动力学的表现和耐久性。对于经导管置换主动脉瓣膜的出现，必须同时考虑血流动力学和植入的方便性。目前，第一代的经导管植入主动脉瓣膜的有效瓣口面积已经大大超越第三代传统的支架瓣膜[59]，虽然会以微量-中量的主动脉反流为代价。这将继续引发关于患者与瓣膜不匹配 PPM 的讨论。在随后的时间里，这些争论还包括无支架瓣膜的血流动力学优于带支架瓣膜，甚至不同的瓣膜在随后经导管植入主动脉瓣即瓣中瓣技术的差别。无支架瓣膜的完整根部置换技术对比其他主动脉瓣人工假体优点在于其更大的瓣口面积和根部解剖结构，这与经导

管植入主动脉瓣相同。

　　总而言之，无支架瓣膜采用主动脉根部置换技术无疑是一项针对主动脉根部病变处理重要的技术。争论在于没有根部病变应用无支架主动脉瓣膜的情况。考虑到在主动脉瓣狭窄瓣膜置换术后患者生存率和生活质量受到的影响，与其无法完全逆转的左心室重构相关，外科医生必须选择对于长期生存率和生活质量最佳的方案。置换较大的瓣膜本身可以减少跨瓣压差，有更好的心肌结构和功能改善。应用无支架瓣膜可以较好地获得这些外科目标，其应用前景较广。

要点

　　● 动脉下或者改良冠状动脉下无支架主动脉瓣置换术适用于需要避免 PPM 的情况，同时也是需要扩大瓣环操作时的一个选择。

　　● 全主动脉根部置换，最大地发挥了这项技术在血流动力学上的优势，并且不会增加死亡率。

　　● 全主动脉根部置换技术，对于主动脉根部病变是一个极佳的替代同种瓣的选择。

　　● 关于无支架瓣膜现有的长期数据显示，其衰退概率在可接受范围内。

　　● 无支架主动脉根部置换术要点在于，对冠状动脉走行的精确掌握，近端吻合口的间断缝合，完整的切除钙化和脆弱组织，以及仔细吻合并检查钮扣状冠状动脉吻合口。

　　● 不同品牌无支架瓣膜的设计并不相同。不同移植技术的采用要考虑到不同种族的人群，不同的适应证，瓣膜的区别，以及外科医生对不同技术掌握上的差异。这就导致了血流动力学及远期预后的巨大不同。

参考文献

1. Sensky PR, Loubani M, Keal RP, Samani NJ, Sosnowski AW, et al: Does the type of prosthesis influence early left ventricular mass regression after aortic valve replacement? Assessment with magnetic resonance imaging. *Am Heart J* 2003; 146:e13.

2. Maselli D, Pizio R, Bruno LP, Di Bella I, De Gasperix C: Left ventricular mass reduction after aortic valve replacement: homografts, stentless and stented valves. *Ann Thorac Surg* 1999; 67:966-971.

3. Walther T, Falk V, Langebartels G, Kruger M, Bernhardt U, et al: Prospectively randomized evaluation of stentless versus conventional biological aortic valves: impact on early regression of left ventricular hypertrophy. *Circulation* 1999; 100:II6-10.

4. Jin XY, Zhang ZM, Gibson DG, Yacoub MH, Pepper JR: Effects of valve substitute on changes in left ventricular function and hypertrophy after aortic valve replacement. *Ann Thorac Surg* 1996; 62:683-690.

5. Thomson HL, O'Brien MF, Almeida AA, Tesar PJ, Davison MB, et al: Haemodynamics and left ventricular mass regression: a comparison of the stentless, stented and mechanical aortic valve replacement. *Eur J Cardiothorac Surg* 1998; 13:572-575.

6. Yun KL, Jamieson WR, Khonsari S, Burr LH, Munro AI, et al: Prosthesis-patient mismatch: hemodynamic comparison of stented and stentless aortic valves. *Semin Thorac Cardiovasc Surg* 1999; 11:98-102.

7. Luciani GB, Casali G, Auriemma S, Santini F, Mazzucco A: Survival after stentless and stented xenograft aortic valve replacement: a concurrent, controlled trial. *Ann Thorac Surg* 2002; 74:1443-1449.

8. Casali G, Auriemma S, Santini F, Mazzucco A, Luciani GB: Survival after stentless and stented xenograft aortic valve replacement: a concurrent, case-match trial. *Ital Heart J* 2004; 5:282-289.

9. Bach DS, Kon ND, Dumesnil JG, Sintek CF, Doty DB: Ten-year outcome after aortic valve replacement with the freestyle stentless bioprosthesis. *Ann Thorac Surg* 2005; 80:480-486.

10. Kon ND, Riley RD, Adair SM, Kitzman DW, Cordell AR: Eight-year results of aortic root replacement with the freestyle stentless porcine aortic root bioprosthesis. *Ann Thorac Surg* 2002; 73:1817-1821.

11. Westaby S, Katsumata T, Vaccari G: Aortic root replacement with coronary button re-implantation: low risk and predictable outcome. *Eur J Cardiothorac Surg* 2000; 17:259-565.

12. Florath I, Rosendahl UP, Mortasawi A, Bauer SF, Dalladaku F, et al: Current determinants of operative mortality in 1400 patients requiring aortic valve replacement. *Ann Thorac Surg* 2003; 76:75-83.

13. Sonnad SS, Bach DS, Bolling SF, Armstrong WF, Pagani FD, et al: The impact of new technology on a clinical practice. *Semin Thorac Cardiovasc Surg* 1999; 11:79-82.

14. Vesely I: Effects of "zero- pressure" fixation. Analysis of the Medtronic Intact bioprosthetic valve. *J Thorac Cardiovasc Surg* 1991; 101:90-99.

15. Christie GW, Gross JF, Eberhardt CE: Fatigue-induced changes to the biaxial mechanical properties of glutaraldehyde-fixed porcine aortic valve leaflets. *Semin Thorac Cardiovasc Surg* 1999; 11(4 Suppl 1):201-205.

16. El-Hamamsy I, Zaki M, Stevens LM, Clark LA, Rubens M, et al: Rate of progression and functional significance of aortic root calcification after homograft versus freestyle aortic root replacement. *Circulation* 2009; 120(11 Suppl):S269-275.

17. Linneweber J, Kossagk C, Rogge ML, Dushe S, Dohmen P, et al: Clinical experience with the 3F stentless aortic bioprosthesis: one-year follow up. *J Heart Valve Dis* 2006; 15(4):545-548.

18. Kincaid EH, Cordell, AR, Hammon JW, Adair SM, Kon ND: Coronary insufficiency after stentless aortic root replacement: risk factors and solutions. *Ann Thorac Surg* 2007; 83:964-968.

19. Gleason TG, David TE, Coselli JS, Hammon JW Jr, Bavaria JE: St. Jude Medical Toronto biologic aortic root prosthesis: early FDA phase II IDE study results. *Ann Thorac Surg* 2004; 78:786-793.

20. Reece TB, Singh RR, Stiles BM, Peeler BB, Kern JA, et al: Replacement of the proximal aorta adds no further risk to aortic valve procedures. *Ann Thorac Surg* 2007; 84(2):473-478.

21. Kunadian B, Vijayalakshmi K, Thornley AR, et al: Meta-analysis of valve hemodynamics and left ventricular mass regression for stentless versus stented aortic valves. *Ann Thorac Surg* 2007; 84:73-79.

22. Melina G, De Robertis F, Gaer JA, Amrani M, Khaghani A, et al: Mid-term pattern of survival, hemodynamic performance and rate of complications after medtronic freestyle versus homograft full aortic root replacement: results from a prospective randomized trial. *J Heart Valve Dis* 2004; 13(6): 972-975.

23. El-Hamamsy I, Clark L, Stevens LM, Sarang Z, Melina G, et al: Late outcomes following freestyle versus homograft aortic root replacement results from a prospective randomized trial. *J Am Coll Cardiol* 2010; 55(4): 368-376.

24. Ruel M, Kulik A, Lam BK, Rubens FD, Hendry PJ, et al: Long-term outcomes of valve replacement with modern prostheses in young adults. *Eur J Cardiothorac Surg* 2005; 27:425-433.

25. Blackstone EH, Kirklin JW: Death and other time-related events after valve replacement. *Circulation* 1985; 72:753-767.

26. McGiffin DC, O'Brien MF, Galbraith AJ, McLachlan GJ, Stafford EG, et al: An analysis of risk factors for death and mode-specific death after aortic valve replacement with allograft, xenograft and mechanical valves. *J Thorac Cardiovasc Surg* 1993; 106:895-911.

27. Lund O, Flo C, Jensen FT, et al: Left ventricular systolic and diastolic function in aortic stenosis. Prognostic value after valve replacement and underlying mechanisms. *Eur Heart J* 1997; 18:1977-1987.

28. Connolly HM, Oh JK, Orszulak TA, et al: Aortic valve replacement for aortic stenosis with severe left ventricular dysfunction. Prognostic indicators. *Circulation* 1997; 95:2395-2400.

29. Krayenbuehl HP, Hess OM, Monrad ES, Schneider J, Mall G, et al: Left ventricular myocardial structure in aortic valve disease before, intermediate, and late after aortic valve replacement. *Circulation* 1989; 79:744-755.

30. Imanaka K, Kohmoto O, Nishimura S, Yokote Y, Kyo S: Impact of postoperative blood pressure control on regression of left ventricular mass following valve replacement for aortic stenosis. *Eur J Cardiothorac Surg* 2005; 27:994-999.

31. Perez de Arenaza D, Lees B, Flather M, et al: Randomized comparison of stentless versus stented valves for aortic stenosis: effects on left ventricular mass. *Circulation* 2005; 112:2696-2702.

32. Bach DS et al: Freestyle Valve Study Group: Impact of implant technique following freestyle stentless aortic valve replacement. *Ann Thorac Surg* 2002; 74:1107-1113.

33. Lund O, Erlandsen M, Dorup I, Emmertsen K, Flo C, et al:. Predictable changes in left ventricular mass and function during ten years after valve replacement for aortic stenosis. *J Heart Valve Dis* 2004; 13:357-368.

34. Pela G, La Canna G, Metra M, Ceconi C, Berra Centurini P, et al: Long-term changes in left ventricular mass, chamber size and function after valve replacement in patients with severe aortic stenosis and depressed ejection fraction. *Cardiology* 1997; 88:315-322.

35. Williams RJ, Muir DF, Pathi V, MacArthur K, Berg GA: Randomized controlled trial of stented and stentless aortic bioprostheses: hemodynamic performance at 3 years. *Semin Thorac Cardiovasc Surg* 1999; 11:93-97.

36. Ali A, Halstead JC, Cafferty F, et al: Are stentless valves superior to modern stented valves? A prospective randomized trial. *Circulation* 2006; 114: I535-I540.

37. Gaudino M, Alessandrini F, Glieca F, et al: Survival after aortic valve replacement for aortic stenosis: does left ventricular mass regression have a clinical correlate? *Eur Heart J* 2005; 26:51-57.

38. Favero L, Giordan M, Tarantini G, Ramondo AB, Cardaioli P, et al: Gender differences in left ventricular function in patients with isolated aortic stenosis. *J Heart Valve Dis* 2003; 12:313-318.

39. Bech-Hanssen O, Wallentin I, Houltz E, Beckman Suurkula M, Larsson S, et al: Gender differences in patients with severe aortic stenosis: impact on preoperative left ventricular geometry and function, as well as early postoperative morbidity and mortality. *Eur J Cardiothorac Surg* 1999; 15: 24-30.

40. Rohde LE, Zhi G, Aranki SF, Beckel NE, Lee RT, et al: Gender-associated differences in left ventricular geometry in patients with aortic valve disease and effect of distinct overload subsets. *Am J Cardiol* 1997; 80:475-480.

41. Legget ME, Kuusisto J, Healy NL, Fujioka M, Schwaegler RG, et al: Gender differences in left ventricular function at rest and with exercise in asymptomatic aortic stenosis. *Am Heart J* 1996; 131:94-100.

42. Dumesnil JG, Pibarot P: Prosthesis-patient mismatch and clinical outcomes: the evidence continues to accumulate. *J Thorac Cardiovasc Surg* 2006; 131: 952-955.

43. Pibarot P, Dumesnil JG: Hemodynamic and clinical impact of prosthesis-patient mismatch in the aortic valve position and its prevention. *J Am Coll Cardiol* 2000; 36:1131-1141.

44. Ruel M, Al-Faleh H, Kulik A, Chan K, Mesana T, et al: Prosthesis–patient mismatch after aortic valve replacement predominantly affects patients with preexisting left ventricular dysfunction: effect on survival, freedom from heart failure, and left ventricular mass regression. *J Thorac Cardiovasc Surg* 2006; 131:1036-1044.

45. Blais C, Dumesnil JG, Baillot R, Simard S, Doyle D, et al: Impact of prosthesis-patient mismatch on short-term mortality after aortic valve replacement. *Circulation* 2003; 108:983-988.

46. Medalion B, Blackstone EH, Lytle BW, White J, Arnold JH, et al: Aortic valve replacement: is valve size important? *J Thorac Cardiovasc Surg* 2000; 119:963-974.

47. Howell NJ, Keogh BE, Barnet V, Bonser RS, Graham TR, et al: Patient-prosthesis mismatch does not affect survival following aortic valve replacement. *Eur J Cardiothorac Surg* 2006; 30:10-14.

48. Blackstone EH, Cosgrove DM, Jamieson WR, et al: Prosthesis size and long-term survival after aortic valve replacement. *J Thorac Cardiovasc Surg* 2003; 126:783-796.

49. Tasca G, Mhagna Z, Perotti S, et al: Impact of prosthesis-patient mismatch on cardiac events and midterm mortality after aortic valve replacement in patients with pure aortic stenosis. *Circulation* 2006; 113:570-576.

50. Rao V, Jamieson WRE, Ivanov J, Armstrong S, David TE: Prosthesis-patient mismatch affects survival following aortic valve replacement. *Circulation* 2000; 102:III5-III9.

51. Ruel M, Rubens FD, Masters RG, et al: Late incidence and predictors of persistent or recurrent heart failure in patients with aortic prosthetic valves. *J Thorac Cardiovas Surg* 2004; 127:149-159.

52. Walther T, Rastan A, Falk V, Lehmann S, Garbade J, et al: Patient prosthesis mismatch affects short- and long-term outcomes after aortic valve replacement. *Eur J Cardiothorac Surg* 2006; 30:15-19.

53. Mohty-Euhahidi D, Girard SE, Malouf JF, et al: Impact of prosthesis-patient mismatch on long-term survival in patients with small St Jude mechanical prosthesis in the aortic position. *Circulation* 2006; 113: 420-426.

54. Botzenhardt F, Eichinger WB, Bleiziffer S, Guenzinger R, Wagner IM, et al: Hemodynamic comparison of bioprostheses for complete supra-annular position in patients with small aortic annulus. *J Am Coll Cardiol* 2005; 45:2054-2060.

55. David TE, Puschmann R, Ivanov J, Bos J, Armstrong S, et al: Aortic valve replacement with stentless and stented porcine valves: a case-match study. *J Thorac Cardiovasc Surg* 1998; 116:236-241.

56. Bach DS, Goldman B, Verrier E, Petracek M, Wood J, et al: Durability and prevalence of aortic regurgitation nine years after aortic valve replacement with the Toronto SPV stentless bioprosthesis. *J Heart Valve Dis* 2004; 13(1):64-72.

57. David TE, Feindel CM, Bos J, Ivanov J, Armstrong S: Aortic valve replacement with Toronto SPV bioprosthesis: optimal patient survival but suboptimal valve durability. *J Thorac Cardiovasc Surg* 2008; 135(1): 19-24.

58. Bach DS, Metras J, Doty JR, Yun KL, Dumesnil JG, et al: Freedom from structural valve deterioration among patients aged < or = 60 years undergoing Freestyle stentless aortic valve replacement. *J Heart Valve Dis* 2007; 16: 649-655.

59. Clavel MA, Webb JG, Pibarot P, Altwegg L, Dumont E, et al: Comparison of the hemodynamic performance of percutaneous and surgical bioprostheses for the treatment of severe aortic stenosis. *J Am Coll Cardiol* 2009; 53(20):1883-1891.

严 华 凤 玮 译

第36章

主动脉瓣修复和保留主动脉瓣手术

Tirone E. David

主动脉瓣功能解剖

主动脉根部是一个复杂的功能和解剖单位，由四部分组成：主动脉-心室结合部（即主动脉瓣环）、主动脉瓣叶、主动脉窦（Valsalva窦）和窦管结合部（窦管嵴）。主动脉瓣是主动脉根部的组成部分，主动脉瓣交界下方的三角型区域属于左心室流出道，但对维持主动脉瓣膜功能起重要作用。

主动脉瓣环、主动脉瓣叶和主动脉瓣窦相连于左心室。主动脉瓣环的圆周部分约45%附着于心室的肌性结构（室间隔），其余的55%附着于纤维结构（二尖瓣和膜部室间隔）（图36-1）。主动脉瓣环为扇形，组织学研究显示它是一个纤维性结构，通过纤维条索附着于肌部室间隔之上，并发出纤维束延伸到二尖瓣前瓣及膜部间隔。分隔主动脉根部和二尖瓣的纤维组织称为瓣膜间纤维体。希氏束是膜部间隔正下方的重要结构。希氏束起源于房室结，后者位于三尖瓣隔瓣的瓣环与冠状窦口之间右房组织中。房室结穿过右纤维三角沿着膜部间隔的后缘到达肌部室间隔，希氏束在这里分为左束支和右束支，而左、右束支则分别延伸走行在室间隔两侧的心内膜下方。

主动脉瓣叶呈扇面状附着于主动脉瓣环上（见图36-1）。主动脉瓣叶为半月形，基底部长度大约是游离缘长度的1.5倍（图36-2）。3个主动脉瓣叶各自对应一个主动脉窦（即Valsalva窦），分别为左冠窦、右冠窦和无冠窦。左冠状动脉起源于左冠窦，右冠状动脉起源于右冠窦，左冠状动脉开口比右冠状动脉开口更靠近瓣环。相邻两个瓣叶之间连接的最高点称为交界。交界位于窦管嵴下方。波浪形的主动脉瓣环在交界下方形成3个三角形结构。无冠瓣相邻的两个瓣间三角为纤维结构，而左冠瓣与右冠瓣之间的瓣间三角为肌性结构（图36-1）。主动脉瓣在圆柱形结构内向三个水平平面扩展，每个瓣叶的瓣环沿某个水平平面嵌入主动脉根部。窦管嵴是主动脉根部的重要组成部分，因为主动脉瓣的交界紧邻其下方。窦管嵴直径的改变会影响到主动脉瓣叶的功能。

主动脉根部的几何形状及其解剖结构因人而异，但其组成部分的几何形状却相互关联，例如：如果主动脉瓣叶较大，其相对应的主动脉瓣环及窦管嵴的直径也会相应增大。主动脉瓣叶为半月形（新月形），基底部附着于瓣环，游离缘在交界之间伸展，在心脏舒张期3个瓣叶相互对合。不同个体的主动脉瓣叶大小不同，同一个体的3个主动脉瓣叶大小也不完全相同。3个瓣叶中通常以无冠瓣最大，左冠瓣最小。由于主动脉瓣叶为半月形，并且瓣叶游离缘在交界之间延伸，所以主动脉瓣口的直径一定小于三个瓣叶游离缘的长度。主动脉根部新鲜标本的解剖研究也证明，三个瓣叶游离缘长度的平均值比主动脉瓣口的直径长约1/3。对于儿童，其主动脉瓣环的直径比窦管嵴直径大15%～20%，但情况会随年龄增长而改变。老年人的主动脉瓣环的直径通常小于窦管嵴直径（图36-2）。

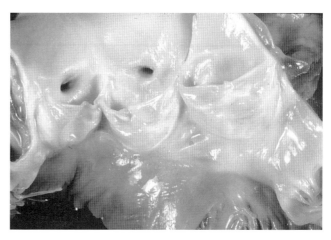

图36-1 左心室流出道和主动脉根部

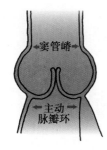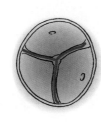

图 36-2　主动脉根部各部分的几何联系。主动脉瓣的底边长是其游离缘长度的 1.5 倍。儿童和年轻人的主动脉瓣环直径比窦管嵴直径大 10% ~15%，随着年龄增长二者逐渐一致。三个半月形主动脉瓣覆盖的主动脉瓣孔，瓣叶的高度一定比主动脉瓣环半径长

主动脉瓣环、瓣叶和窦管嵴在维持瓣膜功能方面起重要作用。主动脉窦与瓣膜功能无关，但它对于减小心脏舒缩期间主动脉瓣叶的机械张力非常重要。

儿童的主动脉根部弹性好并且顺应性强，但随着年龄增长，组织中弹力纤维逐渐被纤维组织取代，主动脉根部的顺应性随之下降。主动脉瓣环的收缩和舒张在心动周期中是非同步的，可能因为其所附着的位置既包含收缩性心肌又包括纤维结构（如膜性间隔及纤维体）；相比较而言，窦管嵴的收缩则更为一致。在左心室等容收缩期及射血期，主动脉根部会呈现一定程度的变形。主动脉瓣环、主动脉瓣叶、主动脉窦及窦管嵴的运动亦随年龄而改变，因为在衰老过程中，弹力纤维逐渐被纤维组织所取代。

主动脉瓣病理学

解剖学上，正常的主动脉瓣叶会随着人的衰老而出现钙化，并引起主动脉瓣狭窄。这种损伤称为营养不良性钙化、老年性钙化或退行性钙化。组织病理学的改变包括钙化、软骨化和骨化、血管新生、炎症和脂质沉积。

二叶主动脉瓣畸形在人群中发生率为 1% ~2%。Movahed 等[1]最近回顾研究 24 265 名因不同原因进行超声心动图检查的患者及美国南加州 1742 名青年运动员，发现二叶主动脉瓣畸形发病率分别为 0.6% 和 0.5%。男性患病率较女性患病率高，其比例约为 4:1。二叶主动脉瓣畸形具有相对较高的家族聚集性，呈常染色体显性遗传，外显率较低[2]。关于二叶主动脉瓣畸形进一步的遗传学研究正在进行中。但根据目前研究，这可能是一种遗传性疾病。大部分二叶主动脉瓣畸形患者有 3 个主动脉窦，两个瓣叶大小不同。大瓣叶没有叶间联合，取而代之的常是一个嵴。这个嵴从瓣叶中部延伸到瓣环，其嵌入主动脉根部的位置比另外两个瓣叶交界的位置低。二叶主动脉瓣畸形中，仅有两个主动脉窦并且无嵴者最少见，这类畸形属于"0 型"畸形。最常见的二叶主动脉瓣畸形伴有一个嵴，称为"1 型"畸形。而伴有 2 个嵴则称为"2 型"畸形[3]。其中，"1 型"及"2 型"畸形可进一步根据瓣叶融合情况分类，嵴位于左右主动脉瓣叶之间的 L-R 型为最常见的畸形。大多数二叶主动脉瓣畸形患者的左冠状动脉回旋支粗大而右冠状动脉细小。二叶主动脉瓣可能有正常的功能，但随着年龄增长瓣膜发生钙化和狭窄时将会引起血流动力学异常[4]。二叶主动脉瓣

畸形引起主动脉瓣功能异常多见于年轻患者，常伴有主动脉瓣环扩张及瓣叶脱垂。

其他的先天性主动脉瓣解剖异常包括单叶主动脉瓣畸形和四叶主动脉瓣畸形。主动脉瓣下膜部室间隔缺损会造成主动脉瓣关闭不全，其发生机制是主动脉瓣环变形及主动脉右冠瓣脱垂。

多种结缔组织病可以造成主动脉瓣关闭不全，如强直性脊柱炎、成骨不全、类风湿关节炎、Reiter 综合征、狼疮等。此外，降低食欲的药物如苯丙胺和芬氟拉明也可引起主动脉瓣关闭不全。风湿性主动脉瓣疾病在发展中国家仍很普遍，病变造成瓣叶融合、纤维化和孪缩，从而导致主动脉瓣狭窄和（或）主动脉瓣关闭不全。

主动脉根部及升主动脉病理学

主动脉根部及升主动脉最常见的病变是主动脉中层退行性病变伴动脉瘤形成。退行性病变是包含多种病理诊断和临床疾病的疾病谱。其中病变严重者早年即发生具有临床意义的退行性变，如 Loyes-Dietz 综合征，而病变轻微者直至老年才出现轻度的升主动脉扩张。二叶主动脉瓣畸形及单叶主动脉瓣畸形常出现未发育成熟的主动脉中层组织发生退行性病变，同时伴有主动脉扩张。其他病变包括动脉粥样硬化、感染性及非感染性动脉炎。

升主动脉瘤常由动脉中层囊性退行性变（囊性中层坏死）造成。组织学上表现为弹力层中肌细胞坏死或消失，常见囊性结构中充满黏液样物质。尽管这些病理改变更常见于升主动脉，实际上也可见于整个主动脉的其他任何部分。这些病理改变亦令动脉壁变薄，导致主动脉扩张并形成梭型动脉瘤。此病理过程可累及主动脉根部，马方综合征患者的动脉瘤形成通常始自主动脉窦。虽然大部分主动脉根部动脉瘤患者都不符合马方综合征的诊断标准，但动脉瘤的外观及动脉壁的组织学表现均难与马方综合征相鉴别。这些病例可以被归为马方综合征的一种特殊转化形式。

被诊断为主动脉根部动脉瘤的患者的年龄通常介于 20 ~ 30 岁。这些患者因窦管结合部或者主动脉瓣环扩张，引起主动脉瓣关闭不全（图 36-3）。

其他患者主动脉根部相对正常但也会发生成升主动脉瘤，这些患者年龄通常介于 50 ~ 60 岁。最终，一部分患者形成整个主动脉的广泛性退行性病变伴有胸主动脉及腹主动脉的广泛扩张，被称为"巨型主动脉综合征"。升主动脉瘤可引起窦管结合部扩张，进一步造成主动脉瓣关闭不全（图 36-3）。

▓ 马方综合征

马方综合征是一种常染色体显性遗传的结缔组织疾病，在致病基因携带者中，其外显率不尽相同。本病可造成不同程度的心血管、骨骼、眼睛等器官组织畸形。本病人群发病率约为 1/5000，其发病机制与第 15 号染色体编码原纤维蛋白-1（FBN1）的基因的突变有关。该基因很大（其 mRNA 有约 10 000 个核苷酸），要辨认相关的突变基因位点相当困难。目前，已成功在 FBN1 上确认了超过 1000 个突变位点。因为基因型的表达不同，使得致病基因携带者表现型差异很大。

马方综合征的临床特点与原纤维蛋白-1 的缺陷导致的结

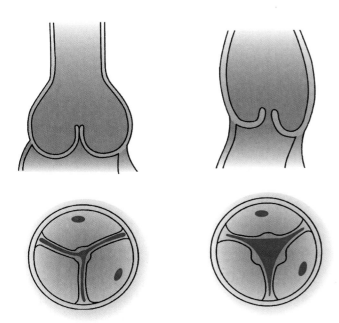

图 36-3　窦管交界扩张导致瓣叶间联合向外移位，使瓣叶不能向中央接合，从而引起主动脉瓣关闭不全

缔组织功能衰退有关。原纤维蛋白-1 是细胞外基质微原纤维的主要组成部分。然而，这种学说并不能解释为什么本病患者常出现长骨过度增生、骨量减少、肌容积下降、肥胖症以及颅面部畸形[5]。Dietz 等[5,6]在一只患有马方综合征的小鼠身上发现上述多种病变是由于转化生长因子 β（TGF-β）的激活水平异常有关。TGF-β 具有较强的激活炎症、纤维化的作用，并能激活特定的基质金属蛋白酶，尤其是基质金属蛋白酶 2 和 9。小鼠中 TGF-β 过度激活导致发育过程中肺脏不能分叶、二尖瓣黏液瘤及主动脉根部扩张。马方综合征患者的表现特点可解释为一系列的基质微原纤维结构异常、由过度表达的 TGF-β 介导的基质内调节异常及细胞-基质异常相互作用所导致。缺乏动脉中层结构的适当支持有造成主动脉夹层的倾向，进行性的弹性层及胶原层破坏伴有动脉中层退化亦容易引起主动脉根部的持续扩张。主动脉中层的弹性下降使主动脉的硬化程度更加严重的同时也使其扩张能力明显下降。

　　诊断马方综合征需依靠各种临床证据，由于本病临床表现多变，使有些病例不易确诊。本病的诊断和治疗需要多层面、多学科的综合考虑。表 36-1 描述了本病的诊断标准，其中确诊本病需符合两个系统的各自 1 条主要诊断标准及第三个系统的 1 条诊断标准（主要或次要皆可）[7]。

表 36-1　马方氏综合征诊断标准

标准	主要标准	次要标准
家族史	父母、子女或兄弟姐妹符合诊断	无
遗传学	FBN1 突变	无
心血管系统	主动脉根部扩张；升主动脉夹层	二尖瓣脱垂； 二尖瓣钙化（年龄＜40 岁）； 主肺动脉扩张； 降主动脉扩张或夹层
眼	晶状体脱位	（至少符合 2 项）扁平角膜； 近视； 眼球轴长增加；
骨骼系统	（至少符合 4 项） 漏斗胸需手术矫治； 鸡胸； 扁平足 腕征、指征阳性； 脊柱侧弯大于 20 度或脊柱前移； 臂展-身高比＞1.05； 髋臼前凸（X 线或 MRI） 肘关节外展减小（＜170 度）；	（符合 2 项主要标准或 1 项主要标准和 2 项次要标准） 中度漏斗胸； 高腭弓； 关节活动异常增强； 特殊面容
肺	无	自发性气胸； 肺尖部肺大泡
皮肤	无	皮纹萎缩，无法解释的牵拉痕； 复发性疝或切口疝
中枢神经系统	硬脊膜膨出（CT 或 MRI）	无

　　本病最常见的心血管病变特征是主动脉根部瘤及二尖瓣脱　　垂。这些解剖异常可造成主动脉破裂、主动脉夹层、主动脉瓣

关闭不全及二尖瓣关闭不全。

LOEYS-DIETZ 综合征

目前发现编码 TGF-β 受体 1 和受体 2 的基因突变与一系列异常的临床表现有关。研究发现，病变程度较轻患者的基因突变与马方综合征患者相似，主要表现为胸主动脉瘤和夹层形成；而程度严重患者的临床表现较为复杂，常伴有在童年阶段即出现的主动脉夹层和主动脉破裂[8]。复杂的临床表现包括眶距增宽、悬雍垂裂或腭裂及动脉广泛迂曲，其中后者伴有广泛血管动脉瘤及夹层形成。上述表现型被归类为 LOEYS-DIETZ 综合征。本病患者年龄较小、主动脉直径相对较小时即具有极高主动脉夹层风险。这些患者应进行自头至骨盆的 CT 血管造影。

▦ Ehler-Danlos 综合征

血管相关的 Ehler-Danlos 综合征是一种罕见的常染色体显性的累及结缔组织的遗传性疾病。发病机制是 COL3A1 基因突变，COL3A1 基因编码Ⅲ型胶原蛋白。患者出现大动脉及中等大小动脉自发性破裂，不伴动脉夹层。病变位置常见于腹主动脉及其分支、主动脉弓各个分支及各肢体大动脉。大、中动脉破裂是患者死亡的主要原因。在一项 71 名 Ehler-Danlos 综合征患者的调查当中，28% 患者出现主动脉根部扩张[9]。然而主动脉夹层很少见。生化检测提示Ⅲ型胶原蛋白的质或量的异常，或者分子生物学检测发现 COL3A1 基因突变者可确诊本病。不同家系中可见不同的基因突变，其对应的分子机制也不尽相同。目前还未明确本病的基因型与表现型的关联。任何出现动脉或内脏破裂或者出现结肠穿孔的年轻患者都应考虑本病。

▦ 其他病理改变

粥样硬化性动脉瘤在升主动脉不常见，而更多见于腹主动脉，较少出现在胸降主动脉。动脉粥样硬化经常造成形状不规则的囊性升主动脉瘤，而梭形主动脉瘤则较少见，后者是因动脉中层退化引致。

感染导致的升主动脉瘤较罕见。梅毒感染是升主动脉瘤的常见病因，但亦不多见。螺旋体感染可破坏动脉中层的肌层及弹性纤维，并被纤维组织及其他炎性组织取代。升主动脉是感染性主动脉瘤最常见的部位，常为囊性动脉瘤。升主动脉壁经常发生钙化，梅毒性主动脉炎可造成冠状动脉开口狭窄和主动脉瓣关闭不全。其他细菌感染同样可引起升主动脉瘤。

多种主动脉炎可累及升主动脉。巨细胞动脉炎是一种累及中等口径动脉的动脉炎性病变，但亦有 15% 病例提示本病亦可累及主动脉及其分支。目前此病的病因仍不明确。其病变特点是颞动脉等大、中动脉中层的肉芽肿性炎症反应。上述炎症反应偶尔造成主动脉壁强度下降，导致动脉瘤形成、主动脉瓣环扩张及主动脉瓣关闭不全。

强直性脊柱炎、Reiter 综合征、银屑病关节炎及结节性多动脉炎可引起主动脉瓣环扩张，从而造成主动脉瓣关闭不全。此外，白塞氏病亦可导致升主动脉瘤。

主动脉瓣疾病的自然病程

▦ 主动脉瓣狭窄

无症状的主动脉瓣狭窄患者预后较好[10]，很少发生猝死。然而，当出现症状时预后则较差。出现心绞痛或晕厥者平均生存期为 2~3 年，一旦出现充血性心力衰竭，患者平均生存期为 1~2 年[11]。

▦ 主动脉瓣关闭不全

有症状的患者预后较差，患者出现心绞痛后生存期不超过 4 年，出现充血性心力衰竭的患者生存期不超过 2 年[12]。

▦ 二叶主动脉瓣疾病

本院进行一项关于二叶主动脉瓣患者晚期存活的前瞻性随访，其中，对样本量为 642 名成年患者［平均年龄（35 ±9）岁］进行为期平均（9 ±5）年的随访，结果显示有 161 名患者出现不良事件（包括有心源性死亡、接受主动脉瓣或升主动脉手术、动脉夹层或者出现充血性心力衰竭）[13]。年龄大于 30 岁和伴有中、重度主动脉瓣狭窄或主动脉瓣关闭不全是不良事件的独立预测指标。Mayo Clinic 对居住在奥姆斯特德市的 212 名二叶主动脉瓣患者［平均年龄（32 ±20）岁］进行随访，这些患者在入选时主动脉瓣功能正常或有轻度功能障碍，随访时间（15 ±6）年[13]。结果提示这些患者的 20 年生存状态与普通人群相似。此外，主动脉瓣和（或）升主动脉手术率为（27 ±4）%，总体心血管不良事件发生率为（42 ±5）%。

▦ 主动脉根部动脉瘤及升主动脉瘤

主动脉根部动脉瘤及升主动脉瘤可造成主动脉瓣关闭不全、主动脉夹层或主动脉破裂。动脉瘤横径是预测动脉破裂或动脉夹层发生的最重要预测指标。Coady[14] 等对 370 名胸部主动脉瘤患者（其中 201 名患者为升主动脉瘤）进行平均 29.4 个月的随访研究，研究发现横径小于 4cm、4~4.9cm、5~5.9cm 及大于 6cm 的动脉瘤出现严重动脉夹层或动脉破裂概率分别为 8.8%、9.5%、17.8% 及 27.9%。升主动脉瘤发生破裂或夹层的中位数横径为 5.9cm。胸主动脉瘤直径的增长率是呈指数级递增的[14]。在 Coady 的研究中指出，动脉瘤直径的增长速度在小动脉瘤（<4cm）与大动脉瘤（8cm 或以上）之间，即 0.08~0.16 厘米/年[14]。慢性夹层动脉瘤生长速度远比慢性非夹层动脉瘤快。

主动脉根部动脉瘤直径的增长率可能高于升主动脉瘤，尤其是马方综合征的患者。除非患者具有主动脉夹层家族史，否则主动脉夹层在直径小于 50mm 主动脉根部动脉瘤患者中少有发生。多数马方综合征患者如果不进行手术，会在 40 岁之前死于主动脉根部动脉瘤的并发症，例如：动脉破裂、主动脉夹层或主动脉瓣关闭不全[15]。患有马方综合征的孕妇有两个潜在的问题：其一，其胎儿有遗传该病的风险；其二，胎儿在晚期妊娠、产程或产后一个月内有出现急性主动脉夹层的风险。马方综合征患者的子女有 50% 的风险遗传此病。

患有 Loeys-Dietz 综合征的患者尽管主动脉根部直径较小，但早期出现主动脉夹层或者动脉破裂的风险很高。所以对于主动脉根部直径超过 4cm 的成年患者，应建议进行手术治疗。

Davies 等人的研究指出：二叶主动脉瓣患者的主动脉较三叶主动脉瓣患者宽，前者的升主动脉直径的扩张速度（0.19 厘米/年）也比后者更高（0.13 厘米/年）[16]。二叶主动脉瓣患者中，伴有主动脉瓣狭窄的患者出现动脉破裂、动脉夹层或死亡的风险更高。

主动脉瓣或主动脉根部疾病的诊断

主动脉瓣狭窄患者可以多年不出现临床症状。本病症状包括有：心绞痛、晕厥及充血性心力衰竭，这些症状通常出现在疾病晚期。主动脉瓣关闭不全患者的临床表现与瓣膜关闭不全进展的速度有关。慢性主动脉瓣关闭不全患者的心脏会缓慢增大，可以多年无明显临床症状。患者可能在运动后出现心悸及头痛等表现。虽然慢性主动脉瓣关闭不全患者也可出现心绞痛，但较主动脉瓣狭窄患者少见。晕厥则更为罕见。充血性心衰症状提示左室功能不全。心脏衰竭常见于急性主动脉瓣关闭不全的患者，表现为极度疲劳、呼吸困难及低血压等。其中低血压是由于每搏输出量降低及左房压上升所致。心脏超声检查可以确诊主动脉瓣功能不全并为明确其发病机制提供证据。放射性核素显像有助于评价左室静息及运动时功能状态，尤其为诊断无症状患者提供宝贵资料。

在主动脉瓣功能正常的情况下，多数主动脉根部动脉瘤患者并无明显症状或者体征。某些患者可能主诉定位不清的胸部疼痛病史。剧烈胸痛被提示动脉夹层迅速扩张或者内膜裂口形成。超声心动图可以诊断本病，并提供主动脉瓣功能相关的信息。胸部 CT 及 MRI 亦能为诊断胸主动脉病变提供有价值的证据。

外科手术指征

外科医生须熟悉 ACC 及 AHA 制定的心脏瓣膜病手术指南[17]。

主动脉瓣修复手术的患者选择

大部分接受主动脉瓣修复术的病例有主动脉瓣关闭不全或者主动脉瓣功能正常但有主动脉根部瘤。经食道超声心动图是检查主动脉根部最好的方法，由此亦可判断主动脉瓣关闭不全的发病机制。术前必须仔细检查主动脉根部的每个构成部分，尤其是主动脉瓣叶。从多个角度评价主动脉瓣叶的数量、厚度、其游离缘的外观和心动周期中每个瓣叶偏移情况。主动脉瓣的对合状况应该通过多普勒彩色超声图像加以了解，同时对反流束的方向和大小做多角度记录。此外，关于主动脉瓣环、主动脉窦、窦管嵴和升主动脉的形态学特点也需借助彩色多普勒超声检查明确。

主动脉瓣叶状况是主动脉瓣修复术最重要的决定因素。如果瓣叶无明显增厚、活动度好且游离缘光滑，则主动脉

瓣膜修复术可行性高，包括二叶主动脉瓣畸形修复术。合并主动脉瓣钙化、瘢痕化及纤维化的病例不适行主动脉瓣修复术，除非使用经戊二醛处理的自体或者异种心包加强主动脉瓣叶。

主动脉根部瘤患者的主动脉瓣叶常为正常的或仅有轻度牵拉变形，更适合行保留主动脉瓣的主动脉根部置换手术。极度扩张的主动脉瓣环和（或）过度拉伸窦管嵴导致瓣膜过度拉伸、菲薄并在接合区域形成张力性穿孔，不适合行主动脉瓣修复术。

主动脉瓣修复技术

■ 瓣叶穿孔

有时瓣叶穿孔是主动脉瓣关闭不全的唯一原因。主动脉瓣膜穿孔可以是医源性的，也可以是心内膜炎后遗症或乳头状弹性纤维瘤切除所致。修补此类主动脉瓣穿孔只需新鲜的或经戊二醛处理的自体心包补片。新鲜的自体心包也可以用来修补较小的瓣叶穿孔（<5mm），心包补片必须大于缺损面积，因为术后愈合过程中补片会出现收缩。我们通常使用 7-0Prolene 线连续缝合，术中把心包补片置于瓣叶缺损的主动脉侧。

■ 瓣叶扩大

主动脉瓣叶扩大技术采用经戊二醛处理的牛心包或自体心包材料进行病变主动脉瓣修复，这一技术曾被用于修复风湿性及先天性疾病造成的主动脉瓣功能不全。

■ 瓣叶脱垂

瓣叶脱垂是由于瓣叶游离缘的拉长所致，可沿 Arantius 小结折叠缝合瓣叶来修复（图 36-4）。瓣叶缩短的程度取决于其他瓣叶的自身状况和对合状况。

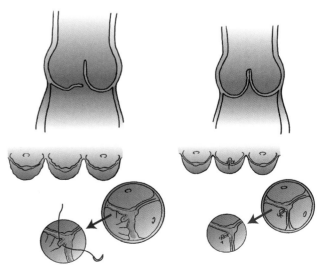

图 36-4 瓣叶脱垂的修复。折叠缝合 Arantius 小结的面积可以缩短游离缘

■ 瓣叶压力性贯穿

窦管嵴的扩张使结合部邻近的瓣叶游离缘所承受的机械性压力增加，这可造成瓣叶变薄穿孔甚至从交界撕脱。这种损伤可用 6-0Teflon 缝线沿瓣叶游离缘作双层缝合来修补（图 36-5）。

■ 二叶主动脉瓣畸形

最常见的主动脉瓣修复术是对单个瓣叶脱垂的二叶主动脉瓣的修复手术。尽管二叶主动脉瓣畸形的解剖形态各异，但多数患者主动脉瓣的前瓣附着于室间隔，后瓣附着于左心室流出道的纤维部分。前瓣上相当于左冠瓣和右冠瓣交界处有一个嵴，前瓣通常会被拉长并产生脱垂。因此，只要后瓣正常大多可行主动脉瓣修复术，手术也相对容易。手术时将嵴切开，用折叠缝合法缩短前瓣的游离缘（图 36-6），使两个瓣叶游离缘的长度相当，并且在同一水平对合。在紧靠两个瓣叶交界的上缘处用牵引线进行悬吊，可判断每个游离缘的长度及其对合情况，并对成形效果进行准确评估。

二叶主动脉瓣畸形的患者的主动脉瓣环通常存在一定程度扩张，因此对于这些患者采用保留主动脉瓣同期行主动脉成形手术可能比单纯瓣叶成形更加有利。若主动脉瘤样扩张并未累及主动脉窦而瓣环亦只是中度扩张，可改行缩小主动脉瓣环的瓣环成形术以增加瓣叶对合面积。在行缩小主动脉瓣环的直径并增加瓣叶的对合程度的同时折叠两个交界下的三角，缝合方法采用带聚四氟乙烯垫片的 4-0 丙烯线水平褥式缝合（图 36-7）。缝针先经主

动脉瓣环由外而内进入主动脉根部，从两瓣叶交界下 2mm 处进入主动脉窦，然后在低于上一针 4～5mm 水平的交界下三角穿出，缝线穿过聚四氟乙烯垫片在主动脉壁外打结。

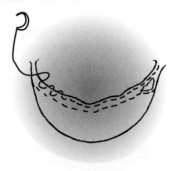

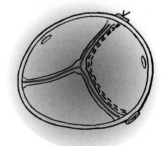

图 36-5　用 6-0Teflon 线沿瓣叶游离缘双层缝合以加固游离缘。这种方法常用于修补压力导致的瓣叶穿孔病例

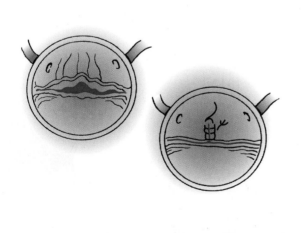

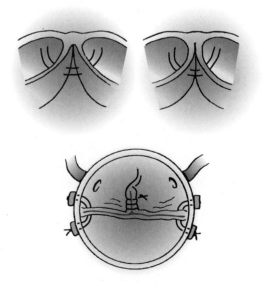

图 36-6　二叶主动脉瓣功能不全的修复。常用的方法是把延长的瓣叶缩短以及缝合缩小交界下三角区域的面积

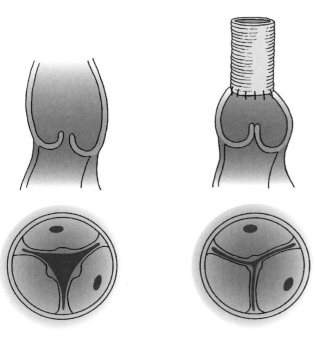

图 36-7　窦管交界扩张引起主动脉瓣关闭不全。用合适口径的 Dacron 人工血管进行矫治，使主动脉恢复合适直径，消除瓣膜关闭不全

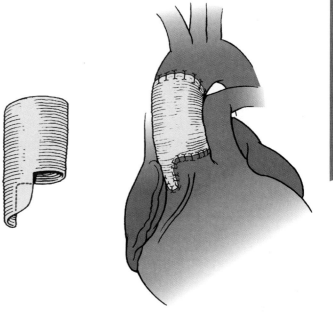

图 36-8　修复窦管交界和替换无冠窦

保留主动脉瓣的主动脉根部置换手术

保留主动脉瓣的主动脉根部置换手术包括多种手术方法，主要是指在对主动脉根部瘤或者伴主动脉瓣关闭不全的升主动脉瘤手术治疗的同时采用保留主动脉瓣的外科手术技术[18,19]。

■ 升主动脉瘤伴有主动脉瓣关闭不全

窦管嵴扩张使主动脉瓣叶交界向外移位，而影响瓣叶在舒张期的对合（图 31-3）。这些患者经常在 60~90 岁发生主动脉瘤。窦管嵴的扩张常不对称，无冠窦对合缘比另外两个瓣叶更易受累。如果瓣窦和瓣环没有扩张，可简单调整窦管嵴以恢复主动脉瓣功能。在瓣叶交界上 5mm 处横断主动脉，将三个瓣叶交界向上提拉使其相互靠近直到瓣叶完全对合。3 个瓣叶交界点形成一个假想的三角形，以此三点形成的圆的直径即为重建窦管时的移植血管的直径。由于主动脉瓣叶大小不等，因此该三角形不一定是等边三角形，交界之间的距离视每个瓣叶游离缘的长度而定。移植血管的直径及交界间的间距可以用透明的瓣环测量器来测量，使用方法和测量无支架生物瓣相似。这一特殊的测量器有三个等距离的标记，可以方便地测出包含三个瓣叶交界点在内的瓣环直径，也因此可以确定移植血管的直径和瓣叶交界之间的距离。用 4-0 Prolene 将 Dacron 人工血管连续缝合于窦管嵴水平（图 36-7）。如果调整了窦管嵴之后，瓣叶不在同一水平对合，可以通过延长一个和（或）缩短多个瓣叶的游离缘（图 36-4）的方法进行调整。然后向移植人工血管中加压注入心肌停搏液，观察左室扩张情况来评价瓣膜功能。

如果无冠窦出现扩张或者因主动脉夹层而出现变形，则可以通过在人工血管壁上修剪出一个舌状片来形成一个新的主动脉窦，并如图 36-8 所示将其直接缝合于主动脉瓣环之上。Dacron 形成的新窦的高度应该高出移植血管平面约 3 或 4mm，而宽度应大于与瓣膜交界部预计距离约 3 或 4mm，以确保移植物凸起并形成一个新的主动脉窦。

在成年患者中应避免用直径小于 24mm 的移植血管，因为它会增加心室后负荷，尤其是移植血管较长时，如同期行主动脉弓置换的象鼻手术。如果估计窦管嵴直径小于 24mm 应采用较大的移植血管，在主动脉和移植人工血管的吻合部位将人工血管应用折叠缝合的方法重塑窦管嵴。

■ 主动脉根部瘤

大部分的主动脉根部瘤患者的主动脉瓣是基本正常的或者仅受到轻度拉伸，此类患者适宜行保留主动脉瓣的手术。保留瓣膜的主动脉根部置换手术主要有两种类型：主动脉根部重建和主动脉瓣再植[18,19]。

主动脉根部重建

主动脉根部阻断之后，横断升主动脉，向下解剖主动脉根部直至主动脉瓣环平面，切除 3 个主动脉窦，保留附着于主动脉瓣环周围及冠状动脉周围的 4~6mm 主动脉壁（图 36-9）；如果主动脉瓣环没有扩张则轻轻地纵行向上提拉 3 个交界，使 3 个瓣叶靠近直至瓣叶对合。由 3 个交界所构成的三角形所对应圆的直径就是用于重建的移植血管的直径。根据笔者的经验，大多数人工血管的直径为 24、26 或者 28mm。用无支架瓣膜测量器测量人工血管的直径以及交界间的距离很有用，因为它们可能不是等距离的。在人工血管的一端标出交界间的距离。裁剪移植血管，制作 3 个新的主动脉窦（图 36-10）。重建的主动脉窦的高度应该约等于人工血管直径，将 3 个交界悬吊于人工血管上（图 36-11），然后用 4-0Prolene 线将人工血管连续缝于主动脉瓣环及残留的主动脉壁上。人工血管与主动脉壁吻合后，将冠状动脉移植对应的新主动脉窦上，然后检查 3 个主动脉瓣叶并评价其对合情况，确保三个瓣叶位于同一水平并远高于主动脉瓣环的最低点。如有 1 个或多个瓣叶脱垂，应该用前述的方法缩短其游离缘。如有 1 个或 2 个瓣叶出现应力性贯穿，则应用良好延展性的 Teflon 缝线加固缝合其游离缘。冠状动脉移植到相应的主动脉窦后，向人工血管内加压灌注心肌停搏液或行超声心动图评价主动脉瓣的关闭及左心室充盈情况。然后吻合人工血管到远端的升主动脉，或根据病变累及范围行全主动脉弓置换（图 36-11）。

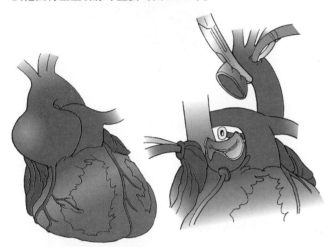

图 36-9 主动脉根部重塑。主动脉窦切除后保留冠脉开口周围 4~6mm 主动脉壁，补片缝合固定于人工血管移植物上

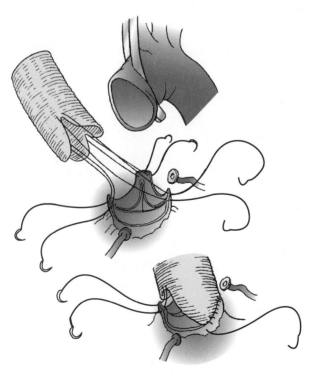

图 36-10 用直径和窦管交界直径相同的人工血管制作三个主动脉窦并缝合固定。三个主动脉瓣交界嵌入对应的人工血管窦中，同时将新建主动脉窦缝合于主动脉瓣环和残余主动脉壁上

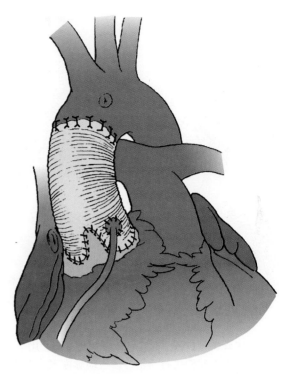

图 36-11 主动脉根部重塑。冠状动脉重新移植于各自对应的新建主动脉窦，人工血管远端与主动脉远端缝合

马方综合征或主动脉瓣环扩张症的患者可能不适合进行主动脉根部重建，因为其主动脉瓣关闭不全是由主动脉瓣环持续扩张引起的。根据笔者经验，沿左心室流出道的纤维部行主动脉瓣环成形术[18]，并不能避免马方综合征患者术后主动脉瓣环继续扩张。因此，主动脉瓣再植可能是治疗主动脉瓣环扩张症更好的手术方法，因为可以修正主动脉瓣环并避免其进一步扩张（图 36-12）。主动脉瓣环正常的患者则更适行主动脉根部重建术。

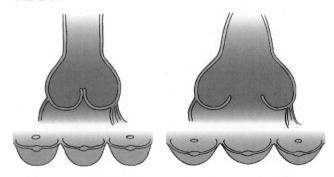

图 36-12 主动脉瓣环扩张症。从图中可见无冠窦瓣下三角由于纤维组织扩张而变平

主动脉瓣再植

主动脉瓣再植适用于所有主动脉根部瘤，尤其是对主动脉瓣环扩张症及急性 A 型主动脉夹层。主动脉瓣再植的技术难度比主动脉根部重建术高，因为术中需要对主动脉瓣环、主动脉窦、窦管嵴甚至主动脉瓣叶进行重构，这就要求手术医生对主动脉根部的功能解剖有更深的了解。最初的主动脉再植手术是在 Dacron 人工血管内重建主动脉瓣，而并不重建主动脉窦。一

些研究提出主动脉窦对正常瓣叶活动及瓣叶耐久性相当重要,因此很多改良术式都需要重建主动脉窦。目前市场上有一种带 Valsalva 窦的人工血管移植物(苏格兰 Vascutek 公司)。正常呈半月形的主动脉瓣环在单一水平面上发育形成,而这种人工血管的主动脉窦是球形的,会导致主动脉瓣环变形。最近德国推出了另一种柱形带窦人工血管,容许主动脉瓣沿单一水平面再植[20]。

过去十年我们所进行的主动脉瓣再植手术患者预后良好。手术步骤如下:为重建主动脉根部,先切除 3 个主动脉窦(图 36-9)。在左室流出道的主动脉瓣环最低点用 2-0 或 3-0 带垫片涤纶线从内向外作数针水平褥式缝合。使瓣环的左室肌部与流出道纤维部处在同一平面,在室间隔处则呈扇形(图 36-13)。如果纤维部菲薄则应用带 Teflon 垫片缝线缝合。

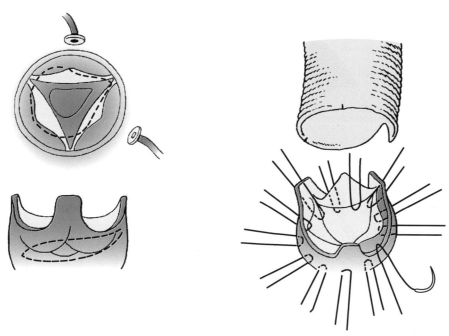

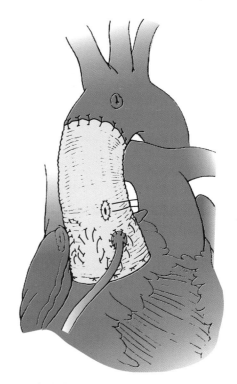

图 36-13　主动脉瓣再植。沿主动脉瓣环下方同一平面进行缝合,此平面沿左室流出道纤维部走行,随后沿着室间隔肌部走行至主动脉瓣环的扇形边缘。缝线自内向外穿过人工血管

选择直径两倍于瓣叶平均高度的 Dacron 人工血管,在其一端做 3 个等距离的标记。在对应主动脉左右冠瓣三角标记的位置,剪下一个三角形的部分。如果主动脉瓣环比人工血管直径小超过 10mm,则需在对应主动脉瓣环最低点的位置折叠人工血管,以减小其直径。缝线先穿过左室流出道,再从内向外穿过移植血管,缝合时注意调整两者的距离。如果主动脉瓣环没有明显扩张,缝合位置应对称。如果主动脉瓣环显著扩张,应在沿室间隔肌部主动脉瓣环最低点周围靠近无冠瓣叶交界下方的三角形区域行对称缝合,因为此区域是结缔组织病患者主动脉瓣环扩张的好发位置。在人工血管外打结,注意不要形成荷包缝合。先将移植血管剪成 5cm 长并轻轻地向上提拉 3 个瓣叶交界,暂时用带小 Teflon 垫片的 4-0Prolene 线将其固定到人造血管上,不要打结。将 3 个交界全部悬吊在人工血管内,然后再次检查主动脉瓣叶、游离缘水平和它们对合的位置。检查交界下方的三角区域,确保其与人工血管大小相符,即三角的底边应小于术前。然后在主动脉瓣环水平自内向外入针,在残留的动脉壁水平自外向内入针,依次行间断缝合。缝合顺序是从瓣叶交界向主动脉瓣环最低点。在人工血管外打结,将主动脉瓣环固定在人工血管上。最后将冠状动脉移植到对应的新窦上(图 36-14)。检查主动脉瓣叶的对合情况,必要时应矫正瓣叶脱垂。应确保瓣叶对合位置远高于主动脉瓣环。在交界水平折叠缝合人工血管以重建主动脉窦(图 36-15)。闭合人工血管远端,加压注入停搏液,检查瓣膜的功能。如果心室没有膨

图 36-14　主动脉瓣再植。将瓣膜交界和主动脉瓣环缝入人工血管内部,并重新植入冠状动脉

胀，说明没有出现少量以上的主动脉瓣反流。也可以在注射停搏液同时行超声心动图评估主动脉瓣的关闭情况。根据主动脉本身的病变情况，选择在远端升主动或者主动脉弓部进行吻合。我们使用的人工血管直径在 26mm 到 34mm 之间，平均直径 31mm。

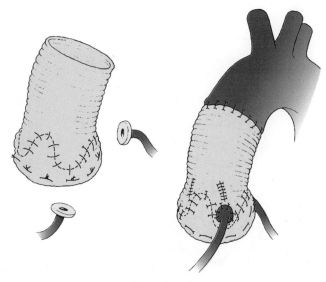

图 36-15 主动脉瓣再植。在窦管嵴水平折叠瓣膜交界之间的人工血管，重建主动脉窦

主动脉瓣修复术的预后

二叶主动脉瓣脱垂导致主动脉关闭不全的主动脉瓣修复术的病例最早是 Cleveland Clinic 报道的[21]。所报道的 94 例患者的平均年龄为 38 岁，84% 患者术后 7 年无需再手术[21]。残余主动脉瓣关闭不全是唯一的再次手术的危险因素。

对二叶主动脉瓣出现瓣膜功能不全的患者是否应当行主动脉瓣修复术至今仍不确定。功能正常的二叶主动脉瓣的耐久性较好，因为直到 50～80 岁才因主动脉狭窄行主动脉瓣置换术的患者中，大部分是二叶主动脉瓣畸形。因此，对于年轻的二叶主动脉瓣功能不全患者来说，主动脉瓣修复术是合理治疗手段，但最佳的修复方式尚不确定。二叶主动脉瓣功能不全常合并主动脉扩张，交界部下方折叠缝合的修复方式可能不足以预防术后主动脉扩张和主动脉瓣关闭不全复发。部分此类患者更适合行传统的主动脉根部置换术。

升主动脉瘤合并主动脉瓣关闭不全

我们报告了我们对升主动脉瘤合并中、重度主动脉瓣关闭不全的患者行保留主动脉瓣的根部置换术的经验[22]。103 例患者平均年龄为（65±12）岁，男性占 53%。60% 的患者动脉瘤累及主动脉弓，20% 患者合并巨主动脉综合征。所有患者调整窦管嵴直径的同时均进行了主动脉瓣修复术。此外，36 名患者需要进行瓣膜脱垂修复，8 名患者需行无冠窦置换。同期手术还包括：62 名患者进行了主动脉弓置换；28 名患者进行了冠状动脉旁路移植术及 7 名患者进行了二尖瓣置换或修复术。术后随访（5.8±2.3）年，结果显示：再次手术 2 例，晚

期死亡 30 例，10 年生存率为（54±7）%。远期死亡的独立预测因素有：主动脉弓部动脉瘤、应用象鼻技术行主动脉弓部置换术及巨主动脉综合征。仅有 2 例需行主动脉瓣置换术，一例因为感染性心内膜炎，另一例因为重度主动脉瓣关闭不全。术后 10 年免除主动脉瓣置换率为 98%。在随访期间，只有 1 名患者出现重度主动脉瓣关闭不全，6 名患者出现中度主动脉瓣关闭不全。术后 10 年无中度或重度主动脉瓣关闭不全率为（80±7）%。以上结果说明，对于这部分患者而言，主动脉瓣修复手术是除主动脉瓣置换术外的良好选择。随访结果表明大部分患者在主动脉瓣修复术后病情稳定。广泛的血管病变可能是导致远期存活率不尽如人意的原因。

主动脉根部瘤

我们近来报道了 220 例保留主动脉瓣的根部置换手术的经验[23]。患者平均年龄（46±15）岁，78% 为男性，其中 40% 合并马方综合征。此外，17% 为 A 型动脉夹层，7% 为二叶主动脉瓣畸形，22% 合并主动脉弓部动脉瘤。本组患者中有 10 例有升主动脉置换手术史，2 例曾行 Ross 手术，16 例患有重度二尖瓣关闭不全，约半数患者术前有中度或重度主动脉瓣关闭不全，53 例行主动脉根部重建，167 例行主动脉瓣再植。平均随访（5.2±3.7）年，随访过程中所有患者均接受了超声心动图检查。术中死亡 3 例，术后死亡 13 例，10 年生存率为（88±3）%，与安大略地区的人群平均生存率相近。患者死亡的独立预测因素为：年龄大于 65 岁，较差的心功能分级和射血分数 <40%。7 例出现中度主动脉瓣关闭不全，5 例出现重度主动脉瓣关闭不全。（85±5）% 患者术后 10 年内无中重度主动脉瓣关闭不全，主动脉瓣再植术后及主动脉根部重建术后分别为（94±4）% 及（75±10）%（p=0.04）。只有 5 例需行主动脉瓣置换，随访 10 年无需主动脉瓣置换率为（95±3）%。仅 1 例于术后第 11 年患心内膜炎，另有 8 例出现栓塞并发症。最近的随访结果显示：88% 患者心功能 1 级，10% 心功能 2 级。这些数据说明，在维持心功能方面，主动脉瓣再植优于主动脉根部重建。

Yacoub 等[24]为 158 例主动脉根部动脉瘤及升主动脉瘤患者行主动脉根部重建手术，10 年无主动脉瓣再次手术率为 89%，1/3 患者有中度主动脉瓣关闭不全。

Aicher 等[25]报告连续 274 例主动脉根部重建病例［平均年龄为（59±15）岁，其中 193 例三叶瓣，81 例二叶瓣］，术后 10 年二叶瓣未出现 II 度以上主动脉瓣关闭不全率为 91%，三叶瓣为 87%。而术后 5 年、10 年无主动脉瓣置换率均为 98%。

我们近期报告了马方综合征患者保留主动脉瓣手术的长期随访数据[26]。这项连续队列研究纳入了 103 例马方综合征患者，平均年龄（37±12）岁，主动脉根部重建 26 例，主动脉瓣再植 77 例，术后每年行超声心动图检查，平均随访时间（7.3±4.2）年。15 年生存率为 87.2%，低于总体人群死亡率（95.6%），主要因为术后并发主动脉夹层。无中度以上主动脉瓣关闭不全率为 79.2%。3 例需行主动脉瓣置换，其中 2 例是因为主动脉瓣关闭不全，另 1 例因为心内膜炎。

近来有很多上述两种保留主动脉瓣手术方式的早期临床结果和血流动力学结果的报道[27-30]。多数研究指出，主动脉瓣再植比主动脉根部重建功能改善更显著。尤其对于那些主动脉

瓣环扩张、马方综合征和急性 A 型主动脉夹层的患者。血流动力学研究发现，与主动脉瓣再植术相比，主动脉根部重建术后主动脉瓣叶运动和局部血流形态更接近生理状态[29]。在行主动脉瓣再植患者中，同期行主动脉窦重建的患者比未行重建的患者的瓣叶的运动及血流形态更好[30]。然而，根据我们关于主动脉瓣再植术的经验，是否行主动脉窦重建与术后 10 年主动脉瓣功能无关。因此主动脉窦似乎可以降低作用于瓣叶的机械应力，但从疗效的持久性的角度来看，这个差别在手术后前 10 年并不明显。

保留主动脉瓣的主动脉根部手术可能不适合幼童，因为人工血管的大小不能随着身体的发育而增长，导致移植物不匹配的问题。

另一个关于保留主动脉瓣手术的重要问题是它是否比 Bentall 手术优越呢？目前还没有系统的临床随机研究分析两者对于主动脉根部动脉瘤或升主动脉瘤的治疗效果，但对马方综合征患者的回顾性分析结果表明二者的治疗结果相近。

我们认为保留主动脉瓣手术是主动脉根部瘤合并正常或轻微病变主动脉瓣患者的最理想术式。只要操作得当，本手术能获得良好预后和极低的瓣膜相关并发症。然而，这是一种对术者个人技术要求很高的手术。因此，只有高年资的主动脉外科医生才能完成。外科医生必须具备良好的主动脉瓣解剖和病理学知识，并将功能解剖的概念融会贯通，才能重新构建一个符合解剖和功能要求的主动脉根部。

参考文献

1. Movahed MR, Hepner AD, Ahmadi-Kashani M: Echocardiographic prevalence of bicuspid aortic valve in the population. *Heart Lung Circ* 2006; 15:297.
2. Huntington K, Hunter AG, Char KL: A prospective study to assess the frequency of familial clustering of congenital bicuspid aortic valve. *J Am Coll Cardiol* 1997; 30:1809.
3. Sievers HH, Schmidtke C: A classification system for the bicuspid aortic valve from 304 surgical specimens. *J Thorac Cardiovasc Surg* 2007; 133: 1226-1233.
4. Michelena HI, Desjardins V, Avierinos JF, et al: Natural history of asymptomatic patients with normally functioning or minimally dysfunctional bicuspid aortic valve in the community. *Circulation* 2008; 117:2776.
5. Dietz HC, Loeys BL, Carta L, Ramirez F: Recent progress towards a molecular understanding of Marfan syndrome. *Am J Med Genet* 2005; 139C:4.
6. Bee KJ, Wilkes D, Devereux RB, et al: Structural and functional genetic disorders of the great vessels and outflow tracts. *Ann N Y Acad Sci* 2006; 1085:256.
7. De Paepe A, Devereux RB, Dietz HC, et al: Revised diagnostic criteria for the Marfan syndrome. *Am J Med Genet* 1996; 62:417.
8. Loeys BL, Chen J, Neptune ER, et al: A syndrome of altered cardiovascular, craniofacial, neurocognitive and skeletal development caused by mutations in TGFBR1 or TGFBR2. *Nat Genet* 2005; 37:275.
9. Wenstrup RJ, Meyer RA, Lyle JS, et al: Prevalence of aortic root dilation in the Ehlers-Danlos syndrome. *Genet Med* 2002; 4:112.
10. Pellika PA, Nishimura RA, Bailey KR, et al: The natural history of adults with asymptomatic hemodynamically significant aortic stenosis. *J Am Coll Cardiol* 1990; 15:1018.
11. Frank S, Johnson A, Ross J Jr: Natural history of valvular aortic stenosis. *Br Heart J* 1997; 35:41.
12. Goldschlager N, Pfeifer J, Cohn K, et al: Natural history of aortic regurgitation: a clinical and hemodynamic study. *Am J Med* 1973; 54:577.
13. Tzemos N, Terrien J, Yip J, et al: Outcomes in adults with bicuspid aortic valves. *JAMA* 2008; 300:1317.
14. Coady MA, Rizzo JA, Hammond GL, et al: Surgical intervention criteria for thoracic aortic aneurysms: a study of growth rates and complications. *Ann Thorac Surg* 1999; 67:1922.
15. Silverman DI, Burton KJ, Gray J: Life expectancy in the Marfan syndrome. *Am J Cardiol* 1995; 75:157.
16. Davies RR, Kaple RK, Mandapati D, et al: Natural history of ascending aortic aneurysms in the setting of an unreplaced bicuspid aortic valve. *Ann Thorac Surg* 2007; 83:1338-1344.
17. Bonow RO, Carabello BA, Kanu C, et al: ACC/AHA 2006 guidelines for the management of patients with valvular heart disease: a report of the American College of Cardiology/American Heart Association Task Force on Practice Guidelines. *Circulation* 2006; 114:84.
18. David TE: Remodeling of the aortic root and preservation of the native aortic valve. *Op Tech Cardiac Thorac Surg* 1996; 1:44-56.
19. Sarsam MA, Yacoub M: Remodeling of the aortic valve anulus. *J Thorac Cardiovasc Surg* 1993; 105:435-438.
20. Richardt D, Karluß A, Sievers HH, Scharfschwerdt M: A new sinus prosthesis for aortic valve sparing surgery maintaining the shape of the root at systemic pressure. *Ann Thorac Surg* 2010; 89:943-946.
21. Casselman FP, Gillinov AM, Akhrass R, et al: Intermediate-term durability of bicuspid aortic valve repair for prolapsing leaflet. *Eur J Cardiothorac Surg* 1999; 15:302.
22. David TE, Feindel CM, Armstrong S, Maganti M: Replacement of the ascending aorta with reduction of the diameter of the sinotubular junction to treat aortic insufficiency in patients with ascending aortic aneurysm. *J Thorac Cardiovasc Surg* 2007; 133:414-418.
23. David TE, Armstrong S, Maganti M, Colman J, Bradley TJ: Long-term results of aortic valve-sparing operations in patients with Marfan syndrome. *J Thorac Cardiovasc Surg* 2009; 138:859-864.
24. Yacoub MH, Gehle P, Chandrasekaran V, et al: Late results of a valve-preserving operation in patients with aneurysm of the ascending aorta and root. *J Thorac Cardiovasc Surg* 1998; 115:1080.
25. Aicher D, Langer F, Lausberg H, Bierbach B, Schäfers HJ: Aortic root remodeling: ten-year experience with 274 patients. *J Thorac Cardiovasc Surg* 2007; 134:909-915.
26. David T, Armstrong S, Maganti M, Colman J, Bradley TJ: Long-term results of aortic valve–sparing operations in patients with Marfan syndrome. *J Thorac Cardiovasc Surg* 2009; 138:859-856.
27. Hanke T, Charitos EI, Stierle U, et al: Factors associated with the development of aortic valve regurgitation over time after two different techniques of valve-sparing aortic root surgery. *J Thorac Cardiovasc Surg* 2009; 137: 314-319.
28. Kvitting JP, Ebbers T, Wigstrom L, et al: Flow patterns in the aortic root and the aorta studied with time-resolved, 3-dimensional, phase contrast magnetic resonance imaging: implications for aortic valve-sparing surgery. *J Thorac Cardiovasc Surg* 2004; 127:1602.
29. Leyh RG, Schmidtke C, Sievers HH, et al: Opening and closing characteristics of the aortic valve after different types of valve-preserving surgery. *Circulation* 1999; 100:2153.
30. De Paulis R, De Matteis GM, Nardi P, et al: Opening and closing characteristics of the aortic valve after valve-sparing procedures using a new aortic root conduit. *Ann Thorac Surg* 2001; 72:487.

史 艺　凤 玮　译

第 37 章

主动脉瓣心内膜炎的外科治疗

Tirone E. David

简介

感染性心内膜炎是指微生物移行聚集于心脏，引起发热、心脏杂音、脾大、栓塞、菌血症或真菌血症的一种疾病。该病患者如不能及时得到抗感染治疗（无论是否行手术干预），将发生严重并发症甚至死亡。因此，该病的早期诊断尤为重要。感染性心内膜炎可分为社区获得性和医疗相关性感染两类，后者可分为医院内和医院外感染。

流行病学

感染性心内膜炎的易感因素包括两个方面：其一是心脏结构畸形导致喷射血流，造成心内膜损伤，其二为血源性细菌在受损心内膜处定植。先天性主动脉瓣二叶畸形是主动脉瓣感染性心内膜炎最常见的易感因素[1]。其他的主动脉瓣先天性畸形、退行性变导致的主动脉瓣钙化狭窄、结缔组织病导致的主动脉瓣关闭不全和风湿性主动脉瓣膜病变，也可以导致主动脉瓣感染性心内膜炎。如致病微生物的毒力较强，无病变的正常主动脉瓣也可能受累。接受过瓣膜置换手术的患者，终生具有罹患感染性心内膜炎的风险。

由于疾病的不断变化，很难确定人群中主动脉瓣感染性心内膜炎的发病率等流行病学数据[2]。在北美地区，感染性心内膜炎发病率估计在 1.7~6.2/10 万人年[3-5]。

在接受过主动脉瓣置换手术的患者中，根据置换瓣膜的类型不同，感染性心内膜炎的年发生率为 0.2%~1.4% 不等[6-12]。在术后第 1 年，感染性心内膜炎的发病率接近 1.4%[13]。

随着有创治疗的增多，医源性感染性心内膜炎的发生率在不断上升。感染性心内膜炎在血液透析的患者中相对少见，但一旦发生，死亡率很高[14]。已有研究证实，拔牙可以导致菌血症。不论是否患有牙周疾病，使用牙线时都可能发生菌血

症，其发生率和口腔科治疗造成菌血症的概率相近，但后者通常给予预防性抗生素治疗来避免发生感染性心内膜炎[15]。内镜检查也可引起菌血症。静脉注射吸毒者易发生感染性心内膜炎，而且通常出现在结构正常的瓣膜上（请参考本章其他部分感染性心内膜炎的预防）。

发病机制与病理学

1928 年，Grant 等推测，心脏瓣膜上的血小板-纤维蛋白血栓是细菌粘附的孳生地[16]。1963 年，Angrist 和 Oka 提出了"无菌性血栓性心内膜炎"的概念[17]。他们描述了心脏瓣膜上无菌的赘生物，并且利用动物试验模型来证实它在心内膜炎发病机制中的作用。通过对动物心脏瓣膜表面的内皮进行机械磨损，造成无菌性心内膜炎，可引起血栓中白细胞迅速浸润[18]。向这个动物模型中接种细菌，随着微生物的繁殖，更多的白细胞和血栓性物质在这一区域蓄积，从而形成了疣状赘生物。

如果微生物的毒力较强或宿主的抵抗力较弱，感染可能破坏主动脉瓣，侵及瓣环及其周围组织，并形成脓肿。脓肿一旦形成，则可能破入心包腔或心腔，造成感染进一步播散。主动脉瓣感染性心内膜炎不仅引起主动脉瓣瓣膜的破坏、瓣周脓肿和心脏窦道，还会因赘生物脱落导致冠状动脉和全身动脉系统栓塞[19]。这类患者常发生卒中，其原因可能为动脉闭塞造成缺血，或真菌性动脉瘤破裂出血[20,21]。真菌性动脉瘤、梗死及脓肿亦常累及其他器官，如脾、肝、肾和肢体等[18]。有时，主动脉瓣可形成巨大赘生物，其随瓣叶脱垂入左心室与二尖瓣前叶接触，可引起二尖瓣的继发感染[22,23]。

机械瓣的感染常位于缝合环[24,25]，猪心或心包的生物瓣的感染可累及瓣叶、缝合环或两者均有累及[26,27]。同种异体主动脉瓣移植物和自体肺动脉瓣移植物的感染率与自体瓣膜相似：感染始于瓣叶并造成瓣叶破坏，导致主动脉瓣关闭不全，但也可延伸至瓣膜周围组织[28]。采用机械瓣的主动脉根部置

换术后的心内膜炎，常引起机械瓣从瓣环脱离，形成假性动脉瘤[29]。

微生物学

引起主动脉瓣感染性心内膜炎的微生物类型不仅取决于是否行瓣膜置换，还取决于感染是院内获得性还是社区获得性。自体主动脉瓣心内膜炎最常见的病原微生物是金黄色葡萄球菌和草绿色链球菌[30,31]。金黄色葡萄球菌毒力强，能够感染正常的主动脉瓣。草绿色链球菌的毒力较金黄色葡萄球菌弱，引起感染的病程往往较长。表皮葡萄球菌和其他链球菌也可引起心内膜炎。凝固酶阴性葡萄球菌已经成为引起社区及医疗场所自体瓣膜感染性心内膜炎的重要病原体[32]。

由革兰氏阴性菌引起的感染性心内膜炎并不常见，但此类感染常对抗生素治疗不敏感，并引起严重的并发症。嗜血杆菌属（Haemophilus）、放线菌属（Actinobacillus）、心杆菌属（Cardiobacterium）、艾肯菌属（Eikenella）和金氏菌属（Kinagella）简称为 HACEK 群组，是革兰氏阴性菌属，它们共同的特点是在发展为心内膜炎前有一个较长的潜伏期。由 HACEK 群组所引起的心内膜炎较为少见。真菌性心内膜炎较罕见，但一旦发生后果极其严重。白色念珠菌和烟曲霉菌是常见的病原体。

人工主动脉瓣膜发生的心内膜炎的病原体与自体主动脉瓣不同[25,33]。人工主动脉瓣心内膜炎可分为早期和晚期，瓣膜置换术后 2 个月内为早期，2 个月后为晚期[34]。然而，许多术后一年内发生心内膜炎，其病原体可能在人工瓣膜植入时就已经进入人体[35,36]，这种情况在病原体为凝固酶阴性葡萄球菌或 HACEK 群组时尤为多见。术后早期的人工主动脉瓣心内膜炎可能是瓣膜植入时围手术期菌血症污染瓣膜所致[13]，表皮葡萄球菌、金黄色葡萄球菌和粪肠球菌为引起术后早期心内膜炎的常见微生物[13,33,36]。术后晚期的人工主动脉瓣心内膜炎的病原菌很难确定，菌血症可能是首要原因。尽管在这些患者中，葡萄球菌和链球菌感染常见，但有很多微生物都可以引起术后晚期的心内膜炎[33,36]。

院内获得的心内膜炎常常是由金黄色葡萄球菌或者其他葡萄球菌引起的。

在少数病例中，无论血培养或手术标本组织培养均无法确定病原微生物[33,36]，称为"培养阴性的心内膜炎"。在诊断为培养阴性的心内膜炎之前，需尽一切可能排除苛养性细菌感染。

临床表现和诊断

根据临床表现不同，可将感染性心内膜炎分为急性和亚急性两类。亚急性感染性心内膜炎常由毒力较弱的病原体引起，例如草绿色链球菌。这些毒力弱的病原体侵袭病变的主动脉瓣膜，病程长，进展慢，大部分病例仅用抗生素即可治愈。而急性心内膜炎常由毒力较强的微生物引起，如金黄色葡萄球菌，而且可侵袭正常的主动脉瓣膜，临床过程变化急骤，单纯应用抗生素很难治愈。

大部分亚急性心内膜炎患者起病时症状很轻微，仅有低热和乏力。患者常误以为自己感冒而口服 7～10 天的抗生素，症状往往有所缓解。然而，多数患者的症状会在停药数天后复发。大部分患者没有明确的易感因素。由于本来存在的主动脉瓣病变，几乎所有患者都能听到主动脉瓣杂音。脾大常见。病程较长的患者中可见杵状指（趾）。皮肤和黏膜病变在亚急性心内膜炎出现较晚。瘀点可在身体的任何部位出现；眼底也可能见到小块出血；甲床的出血往往表现为一条线指向指端的线，因而称作甲下线形出血；Osler 结节是指出现在指（趾）垫上敏感的、有压痛的、难以触及的小丘状皮损，从这些结节可培养出病原菌。大块赘生物脱落引起的栓塞可导致严重的临床事件，如急性心肌梗死、卒中、脾或肝梗死，其他脏器也可受累。主动脉瓣叶的破坏可导致主动脉关闭不全及心力衰竭。亚急性心内膜炎患者的血常规一般无明显异常，但如超过几周未行治疗，会出现不伴网织红细胞增多的贫血，白细胞计数中度升高，血培养常可确定病原微生物。

急性感染性心内膜炎的临床过程常为暴发性，患者一般存在导致菌血症的病灶。这种类型的心内膜炎可以出现亚急性心内膜炎可能出现的所有症状和体征，但其临床进展更迅猛，患者的症状也往往因败血症的暴发而更加严重。患者常有早期转移性感染灶。急性感染性心内膜炎患者有两种特有体征，即 Janeway 损害（位于手掌和足底，直径数毫米，无痛性红蓝色出血性损害）和 Roth 斑（位于视盘附近，出血灶围绕的椭圆形苍白区域）。急性心内膜炎在无基础主动脉瓣病变的患者中也较为常见，常导致由主动脉关闭不全，引起早期的心脏失代偿及瓣周脓肿。根据脓肿的位置不同，心电图可能出现 PR 间期延长或传导阻滞等变化，患者血象表现为急性败血症，血培养常易分离出病原菌。

瓣膜置换术后急性或亚急性心内膜炎均可能出现。

多普勒超声心动图在感染性心内膜炎的诊治中十分有用[37~40]。在心内膜炎的诊断方面，经食管超声优于经胸超声，多平面优于单平面。由于机械瓣的瓣叶、瓣碟或球笼会产生声影干扰超声结果，因此超声对自体组织或生物瓣的检测更准确。在检测自体瓣膜的心内膜炎时，超声心动图甚至能够检测出小到 1~2mm 的赘生物。超声心动图对瓣周脓肿和心内窦道的检测也极为敏感[40,41]。

Duke 大学的临床研究者提出了感染性心内膜炎的诊断和排除标准[42]，这些标准已经被其他学者认可，其不足之处也不断被其他学者修订[43~45]。表 37-1 为诊断感染性心内膜炎的改良 Duke 标准[45]。

对主动脉瓣赘生物患者进行心导管和冠状动脉造影会增加栓塞风险，应尽量避免。冠状动脉计算机断层成像技术（CTA）对此类患者诊断冠状动脉疾病是非常有用的。

国际合作心内膜炎前瞻性研究（ICE-PCS），入选杜克大学临床研究中心根据 Duke 标准（表 37-1）确诊的感染性心内膜炎患者，对感染性心内膜炎患者的临床症状、病因及预后等资料进行了详尽的描述[31]。ICE-PCS 共入选 2781 名患者，平均年龄为 57.9 岁，自体心内膜炎的占 72%，瓣膜置换术后的占 21%，起搏器或植入型心律转复除颤器（ICD）相关者占 7%。近 1/4 的患者近期有医疗保健暴露史。感染累及二尖瓣的占 41.1%，累及主动脉瓣的占 37.6%。在所有的病例中，金黄色葡萄球菌为病原微生物的占 31.2%。16.9% 的患者出现卒中，22.6% 发生其他部位的栓塞，32.3% 发展为充血性心力衰竭（CHF），14% 的患者并发瓣周脓肿。全部入院患者中有 48.2% 行手术治疗，总体住院死亡率为 17.7%。

治疗

选择合适的抗生素是治疗感染性心内膜炎的关键[30,31,36]。应在获得多次血培养样本以后迅速开始抗生素的治疗，一般根据临床环境和可疑感染源选择抗生素治疗的初始方案。

近期接受口腔科治疗的患者应选择对口腔菌群有效的抗生素；对于近期接受尿道及结肠操作的患者应选择对革兰氏阴性菌有效的抗生素。

金黄色葡萄球菌和表皮葡萄球菌是静脉注射吸毒者感染性心内膜炎的常见病原体，这类患者应据此选用抗生素。一旦通过血培养确认致病微生物并得到相应的药敏结果，应立即根据药敏结果调整抗感染治疗方案。

表 37-1 诊断感染性心内膜炎的改良 DUKE 标准

主要标准：
1. 血培养阳性
a. 原发病灶不明确的情况下诊断感染性心内膜炎的两次血培养典型的病原菌为：
● 草绿色链球菌
● 牛链球菌，包括营养变异菌株
● HACEK 菌群
● 社区获得性肠球菌
b. 持续血培养阳性，规定与感染性心内膜炎一致的病原学结果的取血时机为：
● 取血间隔超过 12 小时或
● 三次血培养全部阳性或四次或多次间隔的血培养中大部分为阳性，第一次取血和最后一次取血至少间隔 1 小时
● 单次血培养伯纳特氏立克次氏体阳性或其 I 期 IgG 抗体滴度 >1:800
2. 累及心内膜的证据
3. 超声心动图的结果阳性：
a. 建议人工瓣膜置换患者行经食道超声心动图检查，其阳性标准：
● 符合"可疑感染性心内膜炎"的临床标准
● 合并复杂心内膜炎（如瓣周脓肿）
b. 建议其他患者首选经胸超声心动图检查，其阳性标准：
● 心内不稳定的团块，附着于瓣膜或支撑结构上、流入流出道或植入物上，解剖学上不足以解释
● 脓肿
● 新发的人工瓣膜的部分脱裂
4. 新的瓣膜反流（先前的杂音变化或增强不足以满足此标准）
次要标准
1. 易患因素：易患心内膜炎的心脏病变或注射吸毒
2. 发热
3. 血管病变：主要动脉的栓塞、脓毒性肺梗死、霉菌性动脉瘤、颅内出血、结膜出血、janeway 损害
4. 免疫表现：肾小球肾炎，Osler 结节、Roth 斑、类风湿因子
5. 病原学证据：血培养阳性但不符合上述的主要诊断标准或出现符合感染性心内膜炎病原体所致活动性感染的血清学依据
6. 超声心动图存在感染性心内膜炎的表现但不符合主要诊断标准

确诊心内膜炎：符合两个主要标准或一个主要标准 + 三个次要标准或五个次要标准
可疑心内膜炎：符合一个主要标准 + 一个次要标准或三个次要标准
HACEK 菌群指：嗜血杆菌属、放线菌属、心杆菌属、艾肯菌属和金氏菌属

在治疗毒力较强的病原体引起的心内膜炎时，常需 2~3 种抗生素联合应用，这些抗生素之间需有协同作用，静脉抗生素治疗 6 周。

金黄色葡萄球菌、铜绿假单胞菌、粘质沙雷菌或真菌等微生物毒力较强，经常会迅速破坏患者的自体主动脉瓣，导致主动脉瓣反流和充血性心力衰竭。因此，由这类病原体引起的心内膜炎单纯依赖抗生素往往无法根治。

开始抗生素治疗 48 小时内应监测血培养的结果以评价疗效。密切观察患者有无充血性心力衰竭、冠状动脉或全身动脉

系统栓塞及持续感染的症状体征。在治疗的前两周，需每日监测患者心电图，2~3 日复查超声心动图，一旦发现主动脉瓣反流量增加、赘生物增大、反复的栓塞、瓣周脓肿或持续感染，需立即进行外科手术。在患者发展成难治性心衰、心源性休克、中毒性休克或广泛的主动脉根部脓肿之前进行手术至关重要。当赘生物超过 10mm 时，可能导致严重的并发症，此时应尽早行外科手术[37~39]。

自体瓣和生物瓣发生的心内膜炎不建议行抗凝治疗。因为抗凝治疗不但不能防止赘生物脱落引起的栓塞，并且还会增加

神经系统并发症的风险[46,47]。

在患者出现下列情况时应考虑外科手术治疗：充血性心衰、急性瓣膜功能障碍、瓣周脓肿、窦道形成、赘生物引起的反复系统性栓塞、应用足量敏感抗生素治疗 4～5 天以上仍无法控制的败血症。

患者一旦出现神经系统症状，应行 CT 或磁共振成像检查，以明确脑血管意外的性质。缺血性损害远比出血性损害常见，但两者都会增加患者的死亡率和并发症发生率[46-49]。在瓣膜手术前应先处理真菌性动脉瘤。如病情允许，主动脉瓣置换术应推迟至缺血性脑卒中后两周或出血性脑卒中后 4 周进行[49]。

■ 手术治疗

需要外科手术治疗的患者病情重，且常伴有充血性心力衰竭，加之多数患者手术方式复杂，手术时间长，因此，术中心肌保护显得极其重要。感染性心内膜炎手术的另一个重要方面是避免赘生物和脓液对术野、器械、铺巾和手套的污染。在心室和主动脉根部重建前，应弃置用于清除心内污染区域的器械，必须更换术野局部的铺巾、吸引器以及外科医生的手套。

如果感染局限于自身瓣膜或者生物瓣膜的瓣叶，完全切除瓣叶并植入生物瓣或机械瓣往往可解决问题。对于活动性感染性心内膜炎的患者，无证据表明置换生物瓣效果优于机械瓣[50]。一些学者认为在活动性心内膜炎患者中行同种异体主动脉瓣的移植是最理想的[51-53]，但事实证明同种异体主动脉瓣会和其他瓣膜一样发生感染，而其发生持续性感染或复发的风险并不比其他瓣膜低[54,55]。一些外科医生倾向自体肺动脉瓣移植，特别是对年轻的患者[56]。

如果感染侵及主动脉瓣环，必须在置入人工瓣膜前切除坏死和有炎症的区域，并修补好切除组织后的缺损。我们倾向于用新鲜的自体心包修补主动脉根部和左室流出道（1～2cm 宽）的小缺损，而用戊二醛固定的牛心包片修补较大的缺损[57,58]。有些外科医生亦常用 Dacron 补片重建主动脉根部[59,60]。在重建主动脉根部和左室流出道时，同种异体主动脉瓣也是较理想的选择[52,61-63]。通过正确摆放移植物，同种异体移植物中的二尖瓣可用于修补左室流出道的缺损。然而，同种异体主动脉瓣移植或自体肺动脉瓣移植时，一定不能忽视彻底清除感染组织的重要性，因为感染如果持续存在，病原体可能再次侵及生物移植物[64,65]。自体肺动脉瓣移植也可用于主动脉根部广泛破坏的病例[66]，移植前也应彻底清除所有的感染组织。

对形成主动脉根部脓肿和（或）窦道的患者进行外科手术具有挑战性。这类手术的难点在于要彻底清除感染组织[25,55,57,58]。笔者认为，与彻底清除感染和水肿组织相比，置入瓣膜的类型并不重要。这类患者常需要整个主动脉根部的置换并重建周围被脓肿侵犯的组织。由于主动脉根部脓肿的病理类型多变，这类手术个体性较强，但通常都需要广泛的切除和复杂的重建[58,67-69]。因此，室间隔、左心房顶、瓣间纤维体、右心房、肺动脉以及左、右冠状动脉都可能需要修补重建，主动脉根部常由带瓣人工血管置换。

主动脉根部脓肿侵及瓣间纤维体，或侵及人工二尖瓣的治疗难度较大[67-69]。这类病例需要主动脉根部和左心房顶切除及重建[67-69]。当用同种异体主动脉瓣进行此类重建时，同种异体二尖瓣前叶可作为修补主动脉瓣和二尖瓣之间的纤维体的

材料。实际上，同种异体主动脉瓣和二尖瓣叶可作为一个整体使用[70]。

活动性感染性心内膜炎的术后并发症较为多见。败血症患者常有严重凝血功能障碍并导致体外循环后出血过多，除了输注血小板，还可使用血浆冷沉淀、新鲜冰冻血浆和抗纤维蛋白溶解物（比如传明酸或氨基己酸）。在纠正血小板减少、纤维蛋白原水平异常、促凝血酶原激酶及凝血酶原时间后，补充Ⅶ因子也是必要的。彻底切除主动脉根部脓肿可能导致传导阻滞，因此术后可能需要安装永久起搏器。术前情况较差的患者，术后可能发展成多器官衰竭。术前存在颅内栓塞的患者，神经系统症状可能不断加重。肺、脾、肝和其他脏器的转移性脓肿很少需要手术治疗，而大的转移性脓肿可能需要引流。脾脏大脓肿有脾脏破裂的风险，应行脾切除术[71]。

■ 预后

主动脉瓣心内膜炎的预后很大程度上依赖于该病的诊断时间、病原微生物种类和治疗是否及时[30,71,72]。人工瓣膜心内膜炎的预后比自体瓣膜心内膜炎的预后差[31,36]，院内获得性心内膜炎较社区获得性心内膜炎死亡率高[73,74]。随着抗生素的合理应用和手术技术的提高，手术患者的预后已有明显改善，但是院内的死亡率仍高达 18%[31]。在 ICE-PCS 报道的 2781 例患者中，瓣膜置换后心内膜炎、年龄、肺水肿、金黄色葡萄球菌感染、凝固酶阴性葡萄球菌感染、二尖瓣赘生物形成以及瓣周脓肿是住院死亡的危险因素[31]。约半数患者需要接受手术治疗[31]。

局限于主动脉瓣叶的患者手术死亡率与手术时患者的一般情况、年龄以及合并症呈正相关，多数报道手术死亡率低于 10%[36,55,75]。人工瓣膜心内膜炎的死亡率在 20～30%[25,26,31,76]。而主动脉根部脓肿的手术死亡率更高[58-63]。

回顾我们 25 年来连续 383 例感染性心内膜炎手术的患者[36]，包括 226 例自体瓣膜心内膜炎以及 117 例瓣膜置换术后心内膜炎。总体手术死亡率为 12%。术前休克、瓣膜置换后心内膜炎、瓣周脓肿以及金黄色葡萄球菌感染是术后死亡的独立危险因素。自体瓣膜心内膜炎患者的 15 年生存率为 59%，而瓣膜置换术后心内膜炎的患者仅为 25%（P＜0.01）。约 86% 的患者术后 15 年无感染性心内膜炎复发，这个数据在自体瓣膜感染性心内膜炎患者与瓣膜置换术后心内膜炎患者中相似。在复发患者中，病原微生物多数与首次发病不同。

感染性心内膜炎的预防

美国心脏病学会关于感染性心内膜炎的预防指南已在 2007 年更新[77]。在这次更新中，主要的变化包括以下几条：（1）编写委员会认为，即使预防性抗生素治疗有效率为 100%，其实际避免的口腔科操作导致的感染性心内膜炎病例却非常少；（2）仅推荐有基础心脏病变的患者在牙科操作后行预防性治疗，因为这类患者一旦出现感染性心内膜炎预后不良；（3）建议有基础心脏疾病的患者，在进行涉及牙龈组织、牙周疾病或者口腔黏膜穿孔的牙科操作或手术时预防使用抗生素；（4）不推荐针对永久性的风险去预防性使用抗生素；

（5）对于行泌尿系以及胃肠道操作或手术的患者，不推荐仅为预防感染性心内膜炎给予抗生素。这些改变是为了更明确的界定感染性心内膜炎预防措施的合理性，从而提供一个更统一的全球性推荐指南。

　　如何选择行抗生素治疗预防感染性心内膜炎的发生？更新的指南大大改变了我们的观念。然而，这仅仅是指南。经常面对那些有器质性心脏瓣膜病患者的医生，应当根据患者罹患感染性心内膜炎的风险和预防性抗生素预治疗的获益，制定治疗方案。

参考文献

1. Lamas CC, Eykyn SJ: Bicuspid aortic valve—a silent danger: analysis of 50 cases of infective endocarditis. *Clin Infect Dis* 2000; 30:336.
2. Dyson C, Barnes RA, Harrison GA: Infective endocarditis: an epidemiological review of 128 episodes. *J Infect* 2000; 40:99.
3. King JW, Nguyen VQ, Conrad SA: Results of a prospective statewide reporting system for infective endocarditis. *Am J Med Sci* 1988; 295:517.
4. Berlin JA, Abrutyn E, Strom BL, et al: Incidence of infective endocarditis in the Delaware Valley, 1988–1990. *Am J Cardiol* 1995; 76:933.
5. Tleyjeh IM, Steckelber JM, Murad HS, et al: Temporal trends in infective endocarditis: a population-based study in Olmsted County, Minnesota. *JAMA* 2005; 293:3022.
6. Cabell CH, Fowler VG Jr, Chamber JC, Sommerville J, Stone S, et al: Pulmonary autograft procedure for aortic valve disease: long-term results of a pioneer series. *Circulation* 1997; 96:2206.
7. Lund O, Chandrasekaran V, Grocott-Mason R, et al: Primary aortic valve replacement with allografts over twenty-five years: valve-related and procedure-related determinants of outcomes. *J Thorac Cardiovasc Surg* 1999; 117:77.
8. David TE, Ivanov J, Armstrong S, et al: Late results of heart valve replacement with the Hancock II bioprosthesis. *J Thorac Cardiovasc Surg* 2001; 121:268.
9. Jamieson WRE, Janusz MT, Burr LH, et al: Carpentier-Edwards supra-annular porcine bioprosthesis: second generation prosthesis in aortic valve replacement. *Ann Thorac Surg* 2001; 71:S224.
10. Poirier NC, Pelletier LC, Pellerin M, et al: 15-Year experience with the Carpentier-Edwards pericardial bioprosthesis. *Ann Thorac Surg* 1998; 66:S57.
11. Emery RW, Krogh CC, Arom KV, et al: The St. Jude Medical valve: a 25-year experience with single valve replacement. *Ann Thorac Surg* 2005; 79:776.
12. Hammermeister KE, Sethi GK, Henderson WG, et al: Outcomes 15 years after valve replacement with a mechanical versus a bioprosthetic valve: final report of the Veterans Affairs randomized trial. *J Am Coll Cardiol* 2000; 36:1152.
13. Gordon SM, Serkey JM, Longworth DL, et al: Early onset prosthetic valve endocarditis: the Cleveland Clinic experience 1992–1997. *Ann Thorac Surg* 2000; 69:1388.
14. McCarthy JT, Steckelberg JM: Infective endocarditis in patients receiving long-term hemodialysis. *Mayo Clin Proc* 2000; 75:1008.
15. Crasta K, Daly CG, Mitchell D, et al: Bacteraemia due to dental flossing. *J Clin Periodontol* 2009;36:323-32.
16. Grant RT, Wood JR Jr, Jones TS: Heart valve irregularities in relation to subacute bacterial endocarditis. *Heart* 1928; 14:247.
17. Angrist AA, Oka M: Pathogenesis of bacterial endocarditis. *JAMA* 1963; 181:249.
18. Durack DT, Beeson PB, Petersdorf RG: Experimental bacterial endocarditis, III: production and progress of the disease in rabbits. *Br J Exp Pathol* 1973; 54:142.
19. Mylonakis E, Calderwood SB: Infective endocarditis in adults. *NEJM* 2001; 345:1318.
20. Salgado AV, Furlan AJ, Keys TF, et al: Neurologic complications of endocarditis: a 12-year experience. *Neurology* 1989; 39:173.
21. Kanter MC, Hart RG: Neurologic complications of infective endocarditis. *Neurology* 1991; 41:1015.
22. Piper C, Hetzer R, Korfer R, et al: The importance of secondary mitral valve involvement in primary aortic valve endocarditis: the mitral kissing vegetation. *Heart* 2002; 23:79.
23. Gillinov AM, Diaz R, Blackstone EH, et al: Double valve endocarditis. *Ann Thorac Surg* 2001; 71:1874.
24. Arnett EN, Roberts WC: Prosthetic valve endocarditis: clinicopathologic analysis of 22 necropsy patients with active infective endocarditis involving natural left-sided cardiac valves. *Am J Cardiol* 1976; 38:282.
25. David TE: The surgical treatment of patients with prosthetic valve endocarditis. *Semin Thorac Cardiovasc Surg* 1995; 7:47.
26. Sett SS, Hudon MPJ, Jamieson WRE, et al: Prosthetic valve endocarditis: experience with porcine bioprostheses. *J Thorac Cardiovasc Surg* 1993; 105:428.
27. Fernicola DJ, Roberts WC: Frequency of ring abscess and cuspal infection in active infective endocarditis involving bioprosthetic valves. *Am J Cardiol* 1993; 72:314.
28. Clarkson PM, Barratt-Boyes BG: Bacterial endocarditis following homograft replacement of the aortic valve. *Circulation* 1970; 42:987.
29. Ralph-Edwards A, David TE, Bos J: Infective endocarditis in patients who had replacement of the aortic root. *Ann Thorac Surg* 1994; 35:429.
30. Watanakunakorn C, Burket T: Infective endocarditis at a large community teaching hospital, 1980–1990: a review of 210 episodes. *Medicine* 1993; 72:90.
31. Murdoch DR, Corey GR, Hoen B, et al: Clinical presentation, etiology, and outcome of infective endocarditis in the 21st century: the International Collaboration on Endocarditis-Prospective Cohort Study. *Arch Intern Med* 2009; 169:463.
32. Chu VH, Woods CW, Miro JM, et al: Emergence of coagulase-negative staphylococci as a cause of native valve endocarditis. *Clin Infect Dis* 2008; 46:232.
33. Fang G, Keys TF, Gentry LO, et al: Prosthetic valve endocarditis resulting from nosocomial bacteremia: a prospective, multicenter study. *Ann Intern Med* 1993; 119:560.
34. Calderwood SB, Swinsk LA, Waternaux CM, et al: Risk factors for development of prosthetic valve endocarditis. *Circulation* 1985; 72:31.
35. Chu VH, Miro JM, Hoen B, et al. Coagulase-negative staphylococcal prosthetic valve endocarditis—a contemporary update based on the International Collaboration on Endocarditis: prospective cohort study. *Heart* 2009; 95:570.
36. David TE, Gavra G, Feindel CM, et al: Surgical treatment of active infective endocarditis: a continued challenge. *J Thorac Cardiovasc Surg* 2007; 133:144.
37. Buda AJ, Zotx RJ, Lemire MS, Back DS: Prognostic significance of vegetations detected by two-dimensional echocardiography in infective endocarditis. *Am Heart J* 1986; 112:1291.
38. Lowry RW, Zoghbi WA, Baker WB, et al: Clinical impact of transesophageal echocardiography in the diagnosis and management of infective endocarditis. *Am J Cardiol* 1994; 73:1089.
39. DiSalvo G, Habib G, Pergola V, et al: Echocardiography predicts embolic events in infective endocarditis. *J Am Coll Cardiol* 2001; 15:1069.
40. Daniel WG, Mugge A, Martin RP, et al: Improvement in the diagnosis of abscesses associated with endocarditis by transesophageal echocardiography. *NEJM* 1991; 324:795.
41. Anguera I, Quaglio G, Miro JM, et al: Aortocardiac fistulas complicating infective endocarditis. *Am J Cardiol* 2001; 87:652.
42. Durack DT, Lukes AS, Bright DK: New criteria for diagnosis of infective endocarditis: utilization of specific echocardiographic findings. *Am J Cardiol* 1994; 96:200.
43. Sekeres MA, Abrutyn E, Berlin JA, et al: An assessment of the usefulness of the Duke criteria for diagnosing active infective endocarditis. *Clin Infect Dis* 1997; 24:1185.
44. Habib G, Derumeaux G, Avierinos JF, et al: Value and limitations of the Duke criteria for the diagnosis of infective endocarditis. *J Am Coll Cardiol* 1999; 33:2023.
45. Li JS, Sexton DJ, Mick N, et al: Proposed modifications to the Duke Criteria for the diagnosis of infective endocarditis. *Clin Infect Dis* 2000; 30:633.
46. Davenport J, Hart RG: Prosthetic valve endocarditis 1976–1987: antibiotics, anticoagulation, and stroke. *Stroke* 1990; 21:993.
47. Ting W, Silverman N, Levistky S: Valve replacement in patients with endocarditis and cerebral septic emboli. *Ann Thorac Surg* 1991; 51:18.
48. Matsushita K, Kuriyama Y, Sawada T, et al: Hemorrhagic and ischemic cerebrovascular complications of active infective endocarditis of native valve. *Eur Neurol* 1993; 33:267.
49. Gillinov AM, Shah RV, Curtis WE, et al: Valve replacement in patients with endocarditis and acute neurologic deficit. *Ann Thorac Surg* 1996; 61:1125.
50. Moon MR, Miller DC, Moore KA, et al: Treatment of endocarditis with valve replacement: the question of tissue versus mechanical prosthesis. *Ann Thorac Surg* 2001; 71:1164.
51. Haydock D, Barratt-Boyes B, Macedo T, et al: Aortic valve replacement for active infective endocarditis in 108 patients: a comparison of free-hand allograft valves with mechanical prostheses and bioprostheses. *J Thorac Cardiovasc Surg* 1992; 103:130.

52. Yankah AC, Pasic M, Klose H, et al: Homograft reconstruction of the aortic root for endocarditis with periannular abscess: a 17-year study. *Eur J Cardiothorac Surg* 2005; 28:69.

53. Grinda JM, Mainardi JL, D'Attellis N, et al: Cryopreserved aortic viable homograft for active aortic endocarditis. *Ann Thorac Surg* 2005; 79:767.

54. Kilian E, Oberhoffer M, Gulbins H, et al: Ten years' experience in aortic valve replacement with homografts in 389 cases. *J Heart Valve Dis* 2004; 13:554.

55. Klieverik LM, Yacoub MH, Edwards S, et al: Surgical treatment of active native aortic valve endocarditis with allografts and mechanical prostheses. *Ann Thorac Surg* 2009; 88:1814.

56. Oswalt JD, Dewan SJ, Mueller MC, et al: Highlights of a ten-year experience with the Ross procedure. *Ann Thorac Surg* 2001; 71:S332.

57. David TE, Komeda M, Brofman PR: Surgical treatment of aortic root abscess. *Circulation* 1989; 80(Suppl 1):26.

58. David TE, Regesta T, Gavra G, Armstrong S, Maganti MD: Surgical treatment of paravalvular abscess: long-term results. *Eur J Cardiothorac Surg* 2007; 31:43.

59. Jault F, Gandjbakhch I, Chastre JC, et al: Prosthetic valve endocarditis with ring abscesses: surgical management and long-term results. *J Thorac Cardiovasc Surg* 1993; 105:1106.

60. Fiore AC, Ivey TD, McKeown PP, et al: Patch closure of aortic annulus mycotic aneurysm. *Ann Thorac Surg* 1986; 42:372.

61. Glazier JJ, Verwilghen J, Donaldson RM, et al: Treatment of complicated prosthetic aortic valve endocarditis with annular abscess formation by homograft root replacement. *J Am Coll Cardiol* 1991; 17:1177.

62. Dossche KM, Defauw JJ, Ernst SM, et al: Allograft aortic root replacement in prosthetic aortic valve endocarditis: a review of 32 patients. *Ann Thorac Surg* 1997; 63:1644.

63. Knosalla C, Weng Y, Yankah AC, et al: Surgical treatment of active infective aortic valve endocarditis with associated periannular abscess—11 year results. *Eur Heart J* 2000; 21:421.

64. Ritter M, von Segesser L, Lenni R: Persistent root abscess after emergency repair with an aortic homograft. *Br Heart J* 1994; 72:495.

65. Joyce FS, McCarthy PM, Stewart WJ, et al: Left ventricle to right atrial fistula after aortic homograft replacement for endocarditis. *Eur J Cardiothorac Surg* 1994; 8:100.

66. Pettersson G, Tingleff J, Joyce FS: Treatment of aortic valve endocarditis with the Ross procedure. *Eur J Cardiothorac Surg* 1998; 13:678.

67. David TE, Feindel CM, Armstrong S, et al: Reconstruction of the mitral annulus: a ten-year experience. *J Thorac Cardiovasc Surg* 1995; 110:1323.

68. David TE, Kuo J, Armstrong S: Aortic and mitral valve replacement with reconstruction of the intervalvular fibrous body. *J Thorac Cardiovasc Surg* 1997; 114:766.

69. Krasopoulos G, David TE, Armstrong S: Custom-tailored valved conduit for complex aortic root disease. *J Thorac Cardiovasc Surg* 2008; 135:3.

70. Obadia JF, Raisky O, Sebbag L, et al: Monobloc aorto-mitral homo-graft as a treatment of complex cases of endocarditis. *J Thorac Cardiovasc Surg* 2001; 121:584.

71. Ting W, Silverman NA, Levitsky S: Splenic septic emboli in endocarditis. *Circulation* 1990; 82(Suppl V):105.

72. Miro JM, Anguera I, Cabell CH, et al: *Staphylococcus aureus* native valve endocarditis: report of 566 episodes from the International Collaboration on Endocarditis Merged Database. *Clin Infect Dis* 2005; 41:507.

73. Hoen B, Alla F, Selton-Suty C, et al: Changing profile of infective endocarditis—Results of a 1-year survey in France. *JAMA* 2002; 288:75.

74. Chu VH, Cabell CH, Benjamin DK, et al: Early predictors of inhospital death in infective endocarditis. *Circulation* 2004; 109:1745.

75. Alexiou C, Langley SM, Stafford H, et al: Surgery for active culture-positive endocarditis: determinants of early and late outcome. *Ann Thorac Surg* 2000; 69:1448.

76. Alonso-Valle H, Fariñas-Álvarez C, García-Palomo JD. Clinical course and predictors of death in prosthetic valve endocarditis over a 20-year period. *J Thorac Cardiovasc Surg* 2009.

77. Wilson W, Taubert KA, Gewitz M, et al: Prevention of infective endocarditis: guidelines from the American Heart Association: a guideline from the American Heart Association Rheumatic Fever, Endocarditis, and Kawasaki Disease Committee, Council on Cardiovascular Disease in the Young, and the Council on Clinical Cardiology, Council on Cardiovascular Surgery and Anesthesia, and the Quality of Care and Outcomes Research Interdisciplinary Working Group. *Circulation* 2007; 116:1736.

李汉美　凤　玮　译

第 38 章

微创主动脉瓣手术

Prem S. Shekar,
Lawrence H. Cohn

简介

主动脉瓣手术开始于 1956 年 Hufnagel 在降主动脉植入瓣膜，其发展随着经皮导管主动脉瓣植入术的出现而达到顶峰。目前世界上对这项新技术有大量研究。这项技术的日臻成熟对外科医生提出了新的挑战，不仅要保持传统手术的疗效，而且要找到创伤更小的手术方式。不断有新的研究对新技术与传统手术进行比较，尤其是针对有多种并发症的老年患者。微创主动脉瓣手术有望成为一种有效的治疗手段，可以降低创伤、减少疼痛、改善呼吸功能，有助于患者早期恢复。

微创主动脉瓣手术要点

再次微创主动脉瓣手术将会在本章节最后详细阐述。我们首先讨论初次微创主动脉瓣手术已知的优点、重要的原则和实施这种手术必要的条件。

微创主动脉瓣手术的优点：

1. 切口更加美观；

2. 减轻术后疼痛；

3. 加快术后恢复，缩短住院时间；

4. 保留了部分胸骨和肋缘的完整性，术后呼吸功能有改善；

5. 与传统手术相比难易程度及手术时间相近，死亡率没有差异；

6. 直达目标部位，避免了不必要的损伤；

7. 下部心包保持完整，方便再次手术。

实施微创主动脉瓣手术的原则：

1. 能够做到安全稳定的主动脉阻断；

2. 能够充分暴露主动脉瓣，用标准化的技术完成手术；

3. 有效地心肌保护；

4. 可以相对容易的处理主动脉根部、升主动脉及主动脉弓的病变而不必转行传统手术；

5. 在必要的情况下可以快速转换为传统手术。

微创主动脉瓣手术的安全性和可重复性取决于：

1. 经验丰富的心血管麻醉师；

2. 经验丰富的超声科医师对每例患者行经食道超声；

3. 必要时能够置入带起搏电极的右心导管，能够经颈静脉将灌注导管置入冠状静脉窦；

4. 有能力经皮置入体外循环的动静脉套管；

5. 体外循环时有静脉负压吸引；

6. 有小切口牵开器及其他相关器械；

7. 可以通过经食道超声监测心脏膨胀程度并提供心肌保护；

8. 在传统主动脉瓣置换术及微创手术领域有丰富经验的外科医生。

无论采用何种术式，都需要体外循环，并使心脏停止在舒张状态。目前至少有 4 种不同的微创入路：

1. 胸骨上段小切口入路；

2. 右胸骨旁切口入路；

3. 右前肋间切口入路；

4. 胸骨横切口入路。

胸骨上段小切口

是最流行的微创主动脉瓣手术入路，最初由 Cleveland Clinic 和 Brigham and women's Hospital 推广[1,2]。

通过胸骨上段 6～8cm 的正中切口进入，用标准锯从胸骨上窝锯至第三或第四肋间（图 38-1），之后用窄的摇摆锯做一个 T 型切口，切至左侧或右侧的第三或第四肋间隙，锯不可以插入太深，以免损伤心包及纵隔。肋间的选择可以通过术前胸片作为指导，一般倾向于切开至第四肋间以达到理想的暴露。

应确保切口在正中线且不超过 T 型切口水平的下缘，否则将会造成胸骨横断骨折或者下端中线处断裂，导致术中、术后的缓慢出血以及关胸困难。如果采取相应措施避免乳内动脉损伤则没有必要事先游离左右乳内动脉。

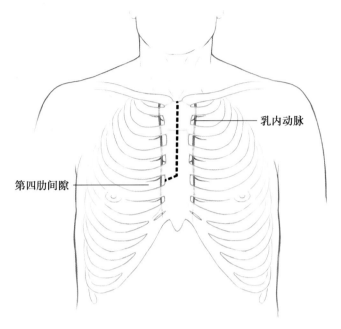

图38-1　胸骨上段小切口

使用 Kuros-Baxter® 牵开器牵开胸骨，暴露心包（图38-2）并作倒 T 型切口，每边至少缝 3 针心包悬吊线，保留缝针。然后松开牵引器，将心包悬吊线在皮肤上固定并打结，这样可以更好的暴露手术视野，因为心包将整个心脏结构都悬吊起来。之后再次使用 Kuros-Baxter® 牵开器，这时要十分小心，因为此时心脏结构是被提高的，突然地牵开可能会影响静脉回流，使心输出量骤降，导致主动脉瓣狭窄患者出现急性难治性失代偿。

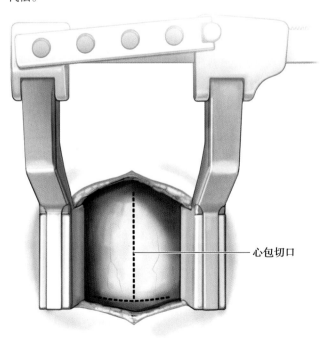

图38-2　心包正中切开

我们一般在肝素化和升主动脉插管前行经主动脉表面超声来除外升主动脉粥样硬化性疾病。如果条件允许，右心房静脉插管可以直接经右心耳插入（图38-3），也可经皮行股静脉插管。静脉套管有许多种型号（一般 20～22F），经股静脉穿刺置入。在经食道超声的引导下，将套管置入右心房，其尖端插入上腔静脉，之后就可以进行体外循环了，体外循环的中心温度控制在 34～35℃。一定要用真空负压静脉引流。

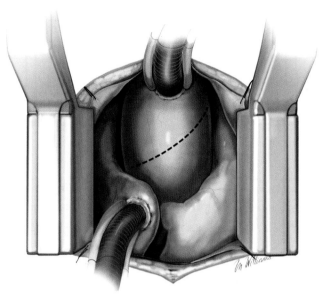

图38-3　悬吊心包，常规方式插管建立体外循环，图中虚线标记动脉斜切口

经右心耳将逆行灌注导管置入冠状静脉窦，可能需要细微的调整以降低导管的曲度，多数情况下需要在食道超声引导下完成，也可以由麻醉师在手术前经颈静脉置入。尽管我们通常使用经主动脉左室引流，这种切口下行右上肺静脉或左房顶引流也不困难。

之后手术常规进行，阻断升主动脉并用 1L 8:1 的冷血停搏液顺行根部灌注，对可能存在主动脉瓣关闭不全的患者同时用经食道超声监测左室的充盈情况。必要时可以行逆灌以保证充分的灌注。然后进行标准的主动脉瓣置换术，通常采用主动脉斜行切口（图38-4）。手术完成前对患者复温，缝合升主动脉切口，并在升主动脉开放前置入升主动脉排气针。

术后心脏一般会恢复自主窦性心律。由于这种术式切口小，心包腔内很难放入除颤器，偶尔可以置入小儿电击板，因此术前放置体表除颤电极片是非常重要的。当发生室颤时则需要使用体外电除颤。在除颤时降低体外循环流量从而降低心脏负荷，或者使用合适的辅助药物。心脏排气需要经食道超声的指导，由于没办法直接进入心包腔晃动心脏，只能通过心室充盈、调整体位以及外部挤压来排空左室空气，只要有足够的耐心，一般可以成功排气。当血液开始在肺循环、体循环正常流动，心脏正常射血之后，排气才算最终完成。

停止体外循环之前必须放置起搏导线和引流管（图38-5）。因为在体外循环下的心脏表面操作可以避免对心脏的创伤。起搏导线的固定比较容易，穿出的部位通常选择切口侧的乳房下缘，如右侧 T 切口则引至右侧乳房下。引流管通常固定在剑突下，使用长柄镊子在胸骨后打两个隧道，其中之一通过心包穿

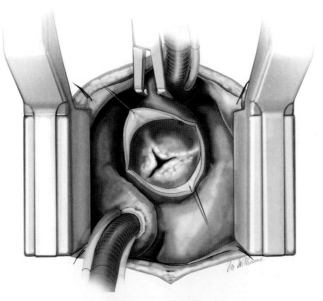

图38-4　阻断升主动脉后切开动脉，暴露钙化的主动脉三叶瓣

孔固定心包引流管，另一个纵隔引流管则置于胸骨后。置入引流管时要注意充分观察和触摸。如果在体外循环停机拔管之前没有置入引流管，我们建议打开右侧或者左侧胸腔，并经肋间置入胸腔引流管。因为心脏充盈后不建议从剑突下放置引流管。之后移除体外循环，并用鱼精蛋白中和。

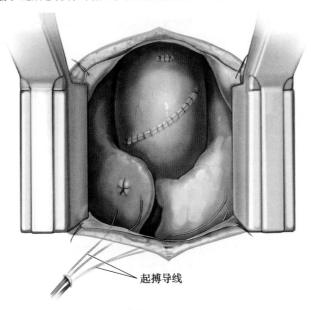

图38-5　瓣膜置换后缝合主动脉切口，并留置心表起搏导线

术后心包不需要缝合。止血的时候有几个重要的地方需要关注：逆灌时的冠状静脉窦口附近（如有出血，需要改为胸骨全切才能止血）、安置起搏导线的地方和引流管的入口处（不一定要转为胸骨全切开，可以通过体外循环排空心脏进一步观察、止血）、左心引流口处、胸骨、心包的下缘切口以及 T 型切口旁的乳内动脉。闭合胸骨时用 3-4 根水平钢丝以及一个斜行钢丝固定，斜行钢丝一端固定在 T 型切口侧的上一肋间，另一端固定住在完整胸骨侧的下一个肋间隙（图38-6）。

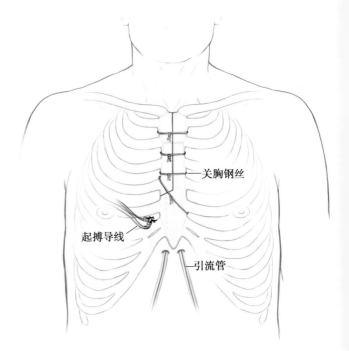

图38-6　胸骨上段切口术毕关胸

经胸骨上段小切口的主动脉瓣微创手术，首先由 Cleveland Clinic 的 Cosgrove 等开展[1]，之后波士顿 Brigham and Women's Hospital 的 Cohn 等也开展了同样的工作[2]。Gillinov 等在 2000 年[3] 报道了 365 例此类手术，效果显著。目前胸骨上段小切口已经成为 Cleveland Clinic 单纯主动脉瓣手术的常规切口。Mihaljevic 等[4] 报道了他们在 1996-2003 年期间的 1000 例微创瓣膜手术，其中有 526 例主动脉瓣手术，其并发症和死亡率与传统手术相近甚至更低。

近来有许多经胸骨上段小切口微创主动脉瓣手术的相关报道，大部分效果都非常好。Liu[5] 等发现，经胸骨上段小切口微创主动脉瓣手术可以减轻疼痛、缩短呼吸机辅助时间、减少出血以及降低感染和胸骨不愈合率，住院时间相应缩短。在一组前瞻性随机研究中，Bonacchi[6] 等在 2002 年和 Bakir[7] 等在 2006 年报道的结果非常相似。Sharony[8] 等研究发现，针对老年人群，主动脉瓣微创手术和传统手术相比，其并发症和死亡率没有明显差异，是安全可行的。

Foghsgaard[9] 等发现，微创主动脉瓣置换术后左下肺不张发生率低于传统手术。

Brigham and Women's Hospital 开展的微创主动脉瓣手术也取得了良好的效果。Tebata[10] 等在 2007 年研究证实微创主动脉瓣置换术可以安全的应用于左心功能不全的患者，其并发症发生率和死亡率都与传统手术相似。而且他们进行的前 1000 例微创主动脉瓣置换患者的术后早期和远期效果都非常好[11]。

右侧胸骨旁切口

最早的主动脉瓣微创手术就是使用这种切口。有一段时间人们特别关注胸骨正中切口的并发症，右侧胸骨旁切口成为了当时最合理的第二选择。

这种手术方法通过右侧胸骨旁垂直切口进入，去除第二、三、四肋软骨并分离结扎右侧乳内动脉。由于暴露效果和胸骨上段小切口相似，插管、建立体外循环、心肌保护以及瓣膜置换过程也都相同，所以很快被更简单的胸骨上段小切口取代。因为这类切口的一个突出问题是肺疝，不仅影响美观，更会造成生理功能上的缺陷，通常需要二次手术解决。

Cohn[12]和Minale[13]等早在1998年就实施了这类手术，报道了相当低的并发症发生率和死亡率，并试图推广，但很快由于偶发的肺疝而转为胸骨半切开术。

右前肋间切口

这是实施成人微创主动脉瓣置换术的另一种切口。

切口通常位于胸骨右侧第二肋间隙。基于开胸本身的特性，这种方法永远不可能成为真正主流的术式。设想患者是一名女性，这种切口需要水平横跨右侧乳房上部，会导致瘢痕形成严重影响美观。而其优势在于切口本身可以较好的暴露主动脉右侧，进一步通过适当地悬吊心包可以很容易显露术野。体外循环插管则既可行中心插管，也可经外周动静脉插管。手术剩余部分则与其他微创主动脉瓣置换术大致相同，特殊点在于可能用到专用的主动脉阻断钳。

这种手术的相对适应证是要求保留胸骨完整性的单纯主动脉瓣置换患者。比如需要依靠拐杖行走的残疾患者，可以避免早期活动时造成的胸骨裂开。再比如胸骨受到严重辐射或损伤的患者。

手术过程中如果暴露不够，可以经胸骨角横断胸骨以达到充分显露术野。再次主动脉瓣置换术因难度太高，不建议使用此种术式。

Yakub[14]和Benetti[15]等人在小范围内研究经右前肋间切口置换主动脉瓣手术，认为此种术式术野暴露更加充分，并发症发生率及死亡率更低。Minale[16]等也通过小规模研究表明：女性患者经右侧乳腺下肋间切口行主动脉瓣置换术可以达到更好的美容效果。

2009年Plass[17]等也报道了160例利用右侧肋间切口进行主动脉瓣置换手术，结果好，并发症少。同时他们强调应使用多排螺旋CT来对手术进行术前评估。

经胸骨横切口

通过这种入路行主动脉瓣手术的报道较少。

典型的横切口是经胸骨柄上缘做一8~10cm长切口，两边第二肋软骨都需要切开，双侧乳内动脉则需游离结扎。之后置入牵开器向头尾两侧牵开，这样就可以显著暴露术野，既方便行体外循环插管又易于手术操作。不足之处是静脉插管及冠状窦逆行灌注管可能需要经外周置入。

由于此种术式以牺牲双侧乳内动脉为代价，所以少有人采用。

Lee[18]，De Amicis[19]和Aris[20]等认为该术式效果较好，而Bridgewater[21]等报道了相反的结果，认为并发症（如二次开胸止血、瓣周漏、住院时间）发生率及死亡率均增高。

意大利的Karimov[22]等人报道了85例在第二肋间隙进行V型小切口的病例，取得了良好的结果。

主动脉瓣微创手术在再次手术中的应用

Brigham and Women's Hospital的医生们已经率先为曾接受过冠状动脉旁路移植术或其他心脏手术的患者实施了微创主动脉瓣置换术。

STS数据库的数据显示：曾接受过冠状动脉旁路移植术的患者，如再次行主动脉瓣置换手术，死亡率达到8%~12%。老年、多种并发症和冠脉移植物病变是不良预后的主要危险因素。

■ 微创主动脉瓣手术的适应证

1. 相当一部分患者在行冠状动脉旁路移植术时主动脉瓣没有病变，或者病变并不严重，但最终出现重度的主动脉瓣狭窄病变。而如何处置冠心病合并主动脉瓣中度狭窄的患者至今还在探讨中[23]；

2. 患者年老、体弱同时有多种并发症；

3. 需要简单、安全、有效的手术治疗；

4. 病变在主动脉根部或升主动脉；

5. 分离多余的心脏解剖结构及旁路并不能提供实际意义；

6. 如果有其他保护措施，术中不必阻断左侧乳内动脉。

■ 手术策略

术前需要行胸部CT及冠脉三维重建以确定冠脉旁路的准确位置及其与胸骨的关系（尤其是左乳内动脉）[24]。行冠脉造影，必要时可在冠状动脉或桥血管中置入药物洗脱支架，以达到尽可能好的血运重建。如有心衰则需要用药物控制。

最好在切开前行经食道超声检查，置入带有房室起搏导线的导管。体外除颤器也是非常重要的，因为小切口很难行内部除颤。

经外周插管建立体外循环。我们倾向于选择右侧腋动脉和股静脉置管，恰当的动脉置管有助于在必要时停止循环但保证脑灌注[25]。标准的胸骨上段小切口止于右侧第四肋间。（图38-7、图38-8）。使用摇摆锯开胸，外周建立体外循环并转机后使用直剪行进一步的游离（必要时从助手侧完成游离）。当左侧乳内动脉贴近胸骨左缘时，应沿靠近胸骨右缘1/3~2/3处切开胸骨，之后打开右侧胸膜腔。左侧只需要分离5~10mm，能够放入Kuros-Baxter®牵开器即可。建立体外循环后再暴露纵隔的其他结构及主动脉。注意不要伤及无名静脉或者动脉分支。不必暴露左乳内动脉桥。

主动脉分离完全后，阻断前将体温降至25℃。中-深低温有助于降低体外循环的灌注量和减少心肌耗氧，这一点非常重要，因为左乳内动脉将会在手术中持续对心脏进行灌注。在超声引导下经右心耳置入逆行冠状静脉窦灌注导管，也可以在术前通过颈静脉置管放入。在主动脉阻断之后，从主动脉根部顺行灌注1L含血冷停搏液，之后再逆行灌注500ml。同时在体外循环中加入40mmol钾，以达到全身高钾状态，从而使左前降支支配区域的心肌处于舒张停搏状态。手术过程中需要多次予以顺行和逆行灌注，并使血钾维持在6~7mmol/L，从而保持心肌处于相对静止状态。需要特别注意的情况是，对于肾功能不全的患者，由于体内钾不能及时通过尿液排出，可能导致严重的高血钾，所以能够提供超滤的灌注技术也是非常重要的。

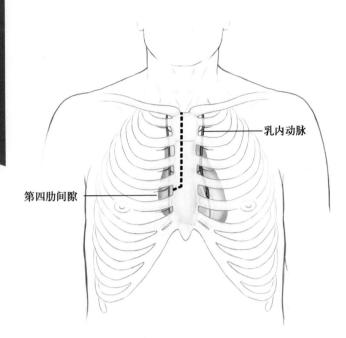

图 38-7 虚线代表胸骨上段切口

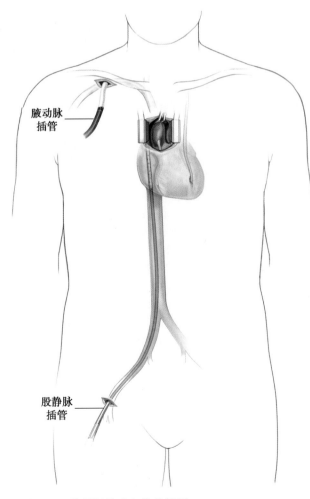

图 38-8 外周插管建立体外循环

在前文中已经叙述过主动脉切开的过程。尽管在一些患者中可以做到标准的主动脉斜行切开，但大多数情况下我们需要做一些调整，比如长 S 型切口或者垂直于主动脉的横向切口（图 38-9）。充分暴露、迅速完成主动脉瓣置换是手术成功的关键，理想目标是将主动脉阻断时间控制在 60 分钟之内。通常，会有从左侧乳内动脉桥灌注的血从左冠开口持续流出。在清理和缝合左冠状动脉区域时，体外循环可以短暂的停止，以便充分显露。瓣膜置换完成后即可开始复温，之后用标准的方式缝合主动脉，并在移除主动脉阻断钳之前进行排气，这时大多数情况下心脏可以自动复跳，必要时使用外部除颤器除颤。排气和撤除体外循环的过程同前。

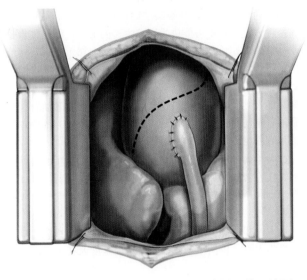

图 38-9 如图作主动脉 S 型斜切口将冠脉桥血管近端隔至左侧

术后引流管通常放置在右侧胸腔，不建议放置在剑突下。极少数情况下右侧胸膜腔粘连严重时可以放置在右锁骨下区。心房起搏导线的放置相对容易，而心室起搏导线的放置通常很难，我们一般通过经肺动脉导管置入起搏导线。关胸步骤同前文所述基本一致，但是在安置固定胸骨的钢丝和安置引流管的时候需要格外小心（图 38-10）。

■ 手术经验

Byrne[26～28] 等首先报道了 Brigham 微创主动脉瓣置换术在再次手术中的经验，在一些之前做过冠状动脉旁路移植术或者其他心脏手术的患者中比较了微创主动脉瓣置换术与传统手术的差别。微创手术术后引流少，而传统的胸骨全切开术出血多，输血多，手术时间长。

Dell'Amore[29] 等通过 10 例手术患者随访结果报道了这种术式的可行性，Bakir[30] 等也报道了类似的结果。

Tabata[31] 等报道，自 2008 年起 Brigham 已经累计完成 146 例手术，平均体外循环时间和主动脉阻断时间分别为 150 分钟和 80 分钟，都是完全可以接受的。手术死亡率 4.1%。

这项技术是非常有意义的，但是需要一个非常严格的学习过程。技术熟练后，可以为需要再次主动脉瓣置换、有多种并发症的老年患者提供一个并发症发生率和死亡率都更低的手术方式。

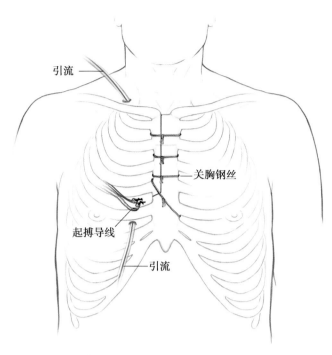

引流

关胸钢丝

起搏导线

引流

图 38-10　关胸图解，图中可见锁骨下引流管

参考文献

1. Cosgrove DM 3rd, Sabik JF: Minimally invasive approach for aortic valve operations. *Ann Thorac Surg* 1996; 62(2):596-597.
2. Cohn LH, Adams DH, Couper GS, Bichell DP, Rosborough DM, et al: Minimally invasive cardiac valve surgery improves patient satisfaction while reducing costs of cardiac valve replacement and repair. *Ann Surg* 1997; 226(4):421-426; discussion 427-428.
3. Gillinov AM, Banbury MK, Cosgrove DM: Hemisternotomy approach for aortic and mitral valve surgery. *J Card Surg* 2000; 15(1):15-20.
4. Mihaljevic T, Cohn LH, Unic D, Aranki SF, Couper GS, et al: One thousand minimally invasive valve operations: early and late results. *Ann Surg* 2004; 240(3):529-534; discussion 534.
5. Liu J, Sidiropoulos A, Konertz W: Minimally invasive aortic valve replacement (AVR) compared to standard AVR. *Eur J Cardiothorac Surg* 1999; 16(Suppl 2):S80-83.
6. Bonacchi M, Prifti E, Giunti G, Frati G, Sani G: Does ministernotomy improve postoperative outcome in aortic valve operation? A prospective randomized study. *Ann Thorac Surg* 2002; 73(2):460-465; discussion 465-466.
7. Bakir I, Casselman FP, Wellens F, Jeanmart H, De Geest R, et al: Minimally invasive versus standard approach aortic valve replacement: a study in 506 patients. *Ann Thorac Surg* 2006; 81(5):1599-1604.
8. Sharony R, Grossi EA, Saunders PC, Schwartz CF, Ribakove GH, et al: Minimally invasive aortic valve surgery in the elderly: a case-control study. *Circulation* 2003; 108(Suppl 1):II43-47.
9. Foghsgaard S, Gazi D, Bach K, Hansen H, Schmidt TA, et al: Minimally invasive aortic valve replacement reduces atelectasis in cardiac intensive care. *Acute Card Care* 2009; 24:1-4.
10. Tabata M, Aranki SF, Fox JA, Couper GS, Cohn LH, et al: Minimally invasive aortic valve replacement in left ventricular dysfunction. *Asian Cardiovasc Thorac Ann* 2007; 15(3):225-228.
11. Tabata M, Umakanthan R, Cohn LH, Bolman RM 3rd, Shekar PS, et al: Early and late outcomes of 1000 minimally invasive aortic valve operations. *Eur J Cardiothorac Surg* 2008; 33(4):537-541.
12. Cohn LH: Minimally invasive aortic valve surgery: technical considerations and results with the parasternal approach. *J Card Surg* 1998; 13(4):302-305.
13. Minale C, Reifschneider HJ, Schmitz E, Uckmann FP: Minimally invasive aortic valve replacement without sternotomy. Experience with the first 50 cases. *Eur J Cardiothorac Surg* 1998; 14(Suppl 1):S126-129.
14. Yakub MA, Pau KK, Awang Y: Minimally invasive "pocket incision" aortic valve surgery. *Ann Thorac Cardiovasc Surg* 1999; 5(1):36-39.
15. Benetti F, Rizzardi JL, Concetti C, Bergese M, Zappetti A: Minimally aortic valve surgery avoiding sternotomy. *Eur J Cardiothorac Surg* 1999; 16(Suppl 2): S84-85.
16. Minale C, Tomasco B, Di Natale M: A cosmetic access for minimally invasive aortic valve replacement without sternotomy in women. *Ital Heart J* 2002; 3(8):473-475.
17. Plass A, Scheffel H, Alkadhi H, Kaufmann P, Genoni M, et al: Aortic valve replacement through a minimally invasive approach: preoperative planning, surgical technique and outcome. *Ann Thorac Surg* 2009; 88(6):1851-1856.
18. Lee JW, Lee SK, Choo SJ, Song H, Song MG: Routine minimally invasive aortic valve procedures. *Cardiovasc Surg* 2000; 8(6):484-490.
19. De Amicis V, Ascione R, Iannelli G, Di Tommaso L, Monaco M, et al: Aortic valve replacement through a minimally invasive approach. *Tex Heart Inst J* 1997; 24(4):353-355.
20. Aris A, Padro JM, Camara ML: Minimally invasive aortic valve replacement. *Rev Esp Cardiol* 1997; 50(11):778-781.
21. Bridgewater B, Steyn RS, Ray S, Hooper T: Minimally invasive aortic valve replacement through a transverse sternotomy: a word of caution. *Heart* 1998; 79(6):605-607.
22. Karimov JH, Santarelli F, Murzi M, Glauber M: A technique of an upper V-type ministernotomy in the second intercostal space. *Interact Cardiovasc Thorac Surg* 2009; 9(6):1021-1022.
23. Filsoufi F, Aklog L, Adams DH, Byrne JG: Management of mild to moderate aortic stenosis at the time of coronary artery bypass grafting. *J Heart Valve Dis* 2002; 11(Suppl 1):S45-49.
24. Gasparovic H, Rybicki FJ, Millstine J, Unic D, Byrne JG, et al: Three dimensional computed tomographic imaging in planning the surgical approach for redo cardiac surgery after coronary revascularization. *Eur J Cardiothorac Surg* 2005; 28(2):244-249.
25. Shekar PS, Ehsan A, Gilfeather MS, Lekowski RW Jr, Couper GS: Arterial pressure monitoring during cardiopulmonary bypass using axillary arterial cannulation. *J Cardiothorac Vasc Anesth* 2005; 19(5):665-666.
26. Byrne JG, Karavas AN, Adams DH, Aklog L, Aranki SF, et al: Partial upper re-sternotomy for aortic valve replacement or re-replacement after previous cardiac surgery. *Eur J Cardiothorac Surg* 2000; 18(3):282-286.
27. Byrne JG, Karavas AN, Filsoufi F, Mihaljevic T, Aklog L, et al: Aortic valve surgery after previous coronary artery bypass grafting with functioning internal mammary artery grafts. *Ann Thorac Surg* 2002; 73(3):779-784.
28. Byrne JG, Aranki SF, Couper GS, Adams DH, Allred EN, et al: Reoperative aortic valve replacement: partial hemisternotomy versus conventional full sternotomy. *J Thorac Cardiovasc Surg* 1999; 118(6):991-997.
29. Dell'Amore A, Del Giglio M, Calvi S, Pagliaro M, Fedeli C, et al: Mini re-sternotomy for aortic valve replacement in patients with patent coronary bypass grafts. *Interact Cardiovasc Thorac Surg* 2009; 9(1):94-97.
30. Bakir I, Casselman FP, De Geest R, Wellens F: Should minimally invasive aortic valve replacement be restricted to primary interventions. *Thorac Cardiovasc Surg* 2007; 55(5):304-309.
31. Tabata M, Khalpey Z, Shekar PS, Cohn LH: Reoperative minimal access aortic valve surgery: minimal mediastinal dissection and minimal injury risk. *J Thorac Cardiovasc Surg* 2008; 136(6):1564-1568.

赵振华　凤玮　译

第39章

经皮治疗主动脉瓣膜疾病

Lars G. Svensson

简介

过去的数十年中，主动脉外科取得了巨大成功，同时新的治疗方法不断涌现。尽管如此，仍不断有数据显示众多重症主动脉瓣疾病患者，尤其是高龄患者，无法得到根治[1~32]。

经皮主动脉瓣治疗技术可追溯至 20 世纪 80 年代，丹麦研究者 H. R. Aderson 在动物实验中尝试使用球囊扩张支架瓣膜[15]，这项技术后被 PVT 公司获得并进一步完善，最终出售给 Edwards 公司。早期工作由 Alain Cribier 完成[21,22]，球囊扩张支架瓣膜进一步改进后在美国上市。Cribier 最初采用股静脉穿刺，导丝经房间隔穿刺依次经二尖瓣、左室达主动脉瓣环。该技术难度大，操作复杂，死亡率较高，同时脑血管事件发生率高达 8.1%。同期，Michael Mack，Todd Deway，Lars Svensson[17,25]均在动物实验中尝试经心尖植入主动脉瓣。John Webb 及其同事也研发经心尖途径主动脉瓣植入技术，并进一步发展为逆行经股动脉途径。后者因 Edwards 公司发明了可通过主动脉弓的弹性导管而变得更加可行。

Revival 研究最初纳入了美国 55 例经股动脉主动脉瓣植入患者（经股动脉主动脉瓣植入技术，TFAVI，图 39-1 ~ 39-3）[24]，另一部分 Revival 研究也纳入了 40 例经心尖途径主动脉瓣植入患者[25]。参与该研究的三个中心分别为俄亥俄的 Cleveland Clinic，纽约的 Columbia，达拉斯的 Medical City。在经股动脉途径死亡率为 7%，卒中率为 9.2%。经心尖途径

（TA-AVI，图 39-4 ~ 39-6）的 40 例患者中，死亡率为 17%，手术成功者无即刻脑血管事件发生，一例患者转为常规外科手术，因主动脉钙化严重，术后并发脑血管事件，另一例患者术后并发房颤而出现脑血管事件。该研究证实了经皮主动脉瓣植入技术的可行性，因此 FDA 批准前瞻性随机对照试验进一步评价该技术。

在 Edwards 公司开发球囊扩张支架瓣膜的同时，另一种镍铬合金支架瓣膜 Core Valve 也开始开发。该瓣膜无需球囊扩张，通过镍铬合金伸展瓣膜定位于主动脉瓣环。

设计

Edwards 球囊扩张支架瓣膜历经了两次大的改进，包括增加金属支架环瓣膜缝合处裙边高度，和由马生物瓣改为牛生物瓣，瓣叶厚度与心包瓣相当。在体外试验中，评价使用寿命超过 10.4 年。为了降低金属支架环的高度，各种不同种类的金属都被用于制作此类支架，这也影响了瓣膜在导管上的释放位置。这些改进的目的在于使此类瓣膜能够通过 18 号鞘管释放。牛瓣长期耐受性极佳，如瓣膜扩张完全有效释放，其远期随访中衰败报道的病例较少。显然，心内膜炎是常见危险因素，偶有病例报道，但瓣叶钙化、撕裂在早期并不常见。通过进一步改进球囊扩张瓣膜的瓣架，此类情况及瓣周瘘的发生率将进一步降低。

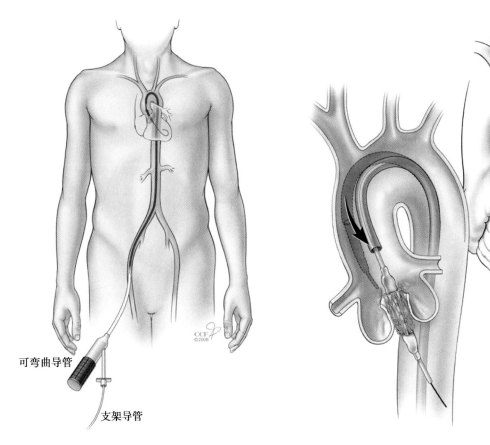

图 39-1 经股动脉导管穿刺	图 39-2 导管通过主动脉弓

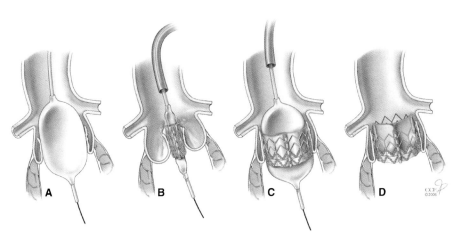

图 39-3 定位及释放主动脉瓣

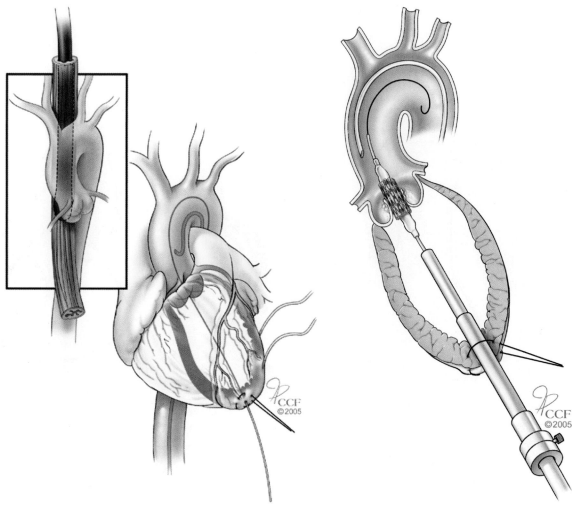

图 39-4 经心尖导丝穿刺及荷包缝合　　　　图 39-5 鞘管及瓣膜植入

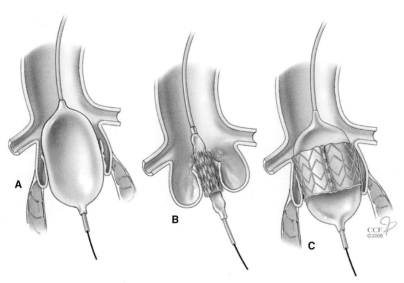

图 39-6 瓣膜植入操作顺序

前瞻性随机研究

PARTNER 前瞻性随机研究包括两方面。目前在开展该研究的最佳方法、是否需随机分组、如何分组等方面还存在诸多争议。

经与 FDA 协商后，最终决定分为 A、B 两组，A 组患者随机分为常规手术或经股动脉或经心尖途径主动脉瓣植入术，B 组患者随机纳入经股动脉植入或最佳药物治疗（包括经皮球囊扩张瓣膜成形术）。A 组试验基于非劣效性比较经皮主动脉瓣植入术与传统外科手术，B 组基于优越性比较经皮主动脉瓣植入术与药物治疗。

共计 1040 位患者纳入该研究，B 组入选 450 人，于 2009 年上半年完成；A 组患者入选于 2009 年 8 月 28 日完成。此后符合入选标准的患者依然纳入该研究，但不再进行随机分组。

表 39-1　2001-2007 年 12 月 Cleveland Clinic 主动脉瓣及复杂主动脉手术死亡率

组别	数量	死亡率
首次 AVR，且小于 70 岁	720	0.28% *
首次 AVR，且大于 70 岁	426	1.6% *
首次 AVR，且大于 80 岁	139	1.4% *
首次 AVR，且大于 90 岁	3	0 *
再次 AVR，且小于 70 岁	217	2.3% *
再次 AVR，且大于 70 岁	238	2.9% *
再次 AVR，且大于 80 岁	89	5.6%
再次 AVR，且小于 90 岁	3	0
保留瓣膜技术	418	1.4% †
升主动脉修复	2812	4.2% ‡
升主动脉及主动脉弓修复	985	4.6% ‡
使用"象鼻"技术	275	7.3% ‡

* 包括合并心内膜炎患者，未包括合并冠脉疾病患者

† 包括升主动脉夹层患者

‡ 包括主动脉夹层和累及主动脉的心内膜炎患者

AVR = aortic valve replacement，主动脉瓣置换术

A 组绝大多数入选患者 STS 评分大于 10，瓣口面积小于 0.8，然后根据患者股动脉径路条件决定行经股动脉或经心尖途径主动脉瓣植入术。需同期行冠状动脉旁路移植术或其他瓣膜手术不纳入 A 组常规手术患者，因升主动脉钙化需同期行深低温停循环升主动脉置换患者则不排除。B 组入选患者术前预测死亡率或并发症发生率大于 50%，两位外科医师一致认为无法行传统手术，排除标准包括双瓣膜病变、左室流出道小于 1.8cm 或大于 2.4cm、肌酐大于 2.5mg/dl 或透析、6 月内感染病史、30 天内 PCI 病史。

在考虑患者入选时，有几点需注意。基于我们 Cleveland Clinic 的经验，只有 80 岁以上行二次手术的患者预测手术死亡率才大于 5%。因为，绝大多数入选的患者均为 80 岁以上合并众多基础疾病需二次手术的患者。实际上一位 90 岁但不合并其他基础疾病、需行二次手术的患者并不一定能够入选。另需注意合并外周血管疾病对预后的影响。我们既往的一项研究显示，合并外周血管疾病将增加死亡率及脑血管事件发生率[30]。因而，若入选患者根据入选标准被定为外周血管径路条件不佳，则其本身死亡率及并发症发生率的风险就较高。

B 组患者资料较 A 组患者较早获得，随访时间设定为 30 天加 1 年。随后数据提交 FDA 进行评审。尽管有众多综合性评价指标，1 年死亡率为两组患者最重要终点指标（见本章末 PARTNER 结果更新）。

在 FDA 进行评审的同时，欧洲则继续进行相关研究的入选工作，但并未进行随访。不同中心的入选标准也稍有不同。例如，在莱比锡中心，更倾向于开展经心尖途径主动脉瓣植入术，而其他中心更倾向于经股动脉途径。在几乎只开展经心尖途径的中心，其临床结果与经股动脉途径十分相近。

我们注意到，经心尖途径植入的优势在于植入时间短，造影剂使用剂量及脑血管事件发生率低。另一方面，因需行小切口开胸，合并严重肺部疾病及对氧依赖患者有可能无法耐受。经股动脉途径的优势在于恢复快，可早期下床活动，但脑血管事件发生率增加，同时附带血管损伤，Revival 研究早期入选患者中约 17% 合并明显血管损伤。2010 年 18 号导管出现后，此类并发症发生率已明显下降，需经心尖植入的患者数量也同期下降。其他可选径路包括经锁骨下动脉或微创主动脉切口。

欧洲共 79 例患者经左锁骨下动脉植入了支架瓣膜，死亡率 9%，术后 38% 患者需安装起搏器。这可能是因为支架近心端位于左室流出道的位置稍低，长期压迫 His 束，导致部分患者需按照起搏器。

瓣膜植入：经股动脉途径

在 Cleveland Clinic，绝大部分患者采用了改良植入方法，同时穿刺股动静脉，术毕采用血管闭合装置。因而，一根静脉起搏导线植入右心室，经股动脉穿刺两根导线，一根为猪尾导丝，一根为植入导管。术中全身肝素化，维持 ACT 在 250～300 秒。在植入过程中，先通过直导管将直导丝穿过主动脉瓣至左室，再换为超硬导丝，置于左室，以便将鞘管穿过主动脉瓣。在透视下，通过导引导丝植入 3cm～5cm 球囊至主动脉瓣。通过快速起搏及呼吸控制，扩张挤压钙化，如球囊没有移位，则将球囊换为 14 号鞘管以便进一步扩张，最终通过股动脉将最大尺寸的 Edwards 扩张器送至腹主动脉。尺寸与选择的瓣膜相关，通常为 23 或 26 号瓣膜。23 号通常用于左室流出道 1.8cm～2.2cm 患者，26 号通常用于 2.2～2.4cm 患者。通常左室流出道大于 2.5cm 患者不纳入本研究，因目前尚未使用 29 号瓣膜。

原则上，要植入 23 号瓣膜，患者股动脉直径需大于 7mm，植入 26 号瓣膜需髂动脉直径达到 7.5～8mm，血管屈曲及钙化程度均会造成影响。通常如髂动脉转角大于 90 度，植入大号鞘管将变得非常困难，除非通过超硬导丝可以轻松扭转。22mmFr 鞘管内径为 7.45～7.22mm，外径为 8.21～8.50mm。22-Fr 鞘管用于 23mm 瓣膜植入。换句话说，与内部尺寸 23mmFr、外径 25.5Fr 的鞘管的换算比率为 0.333。对于 26mm 瓣膜，需使用 24-Fr 鞘管，内径为 8.20～8.40mm，外径 8.94～9.90mm，将其换算为 French 尺寸，等于 25.3-Fr 内径、27.3-Fr 外径。28 号扩张鞘管直径为 9.24mm，在置入 24-Fr 鞘管前使用。

植入鞘管并将瓣膜固定在球囊上后需确认其正确装载。通过导丝及装载器送至鞘管黑色标记处，不得越过标记。需注意的是，在新型鞘管中，这一操作无需如此严苛。通过可控导丝将瓣膜送至主动脉弓直至主动脉瓣位置。Flex-three 系统使得扩张器置入和回缩变得轻松许多。植入瓣膜前段的标记处需越过原主动脉瓣，保证支架瓣膜位置准确，标记物将进一步被推入左室，一旦充气扩张，标记物将不会影响瓣膜扩张。我们认为需通过超声心动图、平片或经猪尾导管于主动脉根部造影以评价支架瓣膜位置的准确性。通过 Flex-three 系统，支架瓣膜相对于附着点的位置应是主动脉/左室各 50%。经所有人员确认支架瓣膜的位置正确后，则控制呼吸，心率起搏至 180 次/分，球囊充气后收回，关闭起搏器，开启呼吸机。通常在无冠瓣、左冠瓣交界处存在一定程度的瓣周反流，原因可能在于该区域钙化较重不易延展。通过超声心动图评价瓣膜功能，随后依次撤出带标记的导丝和鞘管，使用闭合器缝合穿刺点。

瓣膜植入：经心尖途径

在美国，经心尖途径主要用于无合适血管径路的患者，这些患者通常比经股动脉途径的患者有更多的合并症。

我们在 Cleveland Clinic 更倾向于让患者背部垫高平卧，而非采用传统的左侧开胸体位，传统体位容易影响造影剂 C 臂的移动。所有患者术前均行主动脉根部造影以计算瓣膜植入的最佳平面，需保证每个瓣叶处于同一平面。也可通过术前三维 CT 检查完成，同时筛查潜在可能阻塞冠脉的钙化。

患者体位固定后，则按常规暴露腹股沟及胸壁。备右侧股动脉的目的在于必要时植入球囊反搏装置，左侧股静脉用于置入起搏导线。

所有患者均采用全身麻醉。最近，我们对于经心尖途径患者并未全部采用双腔气管插管。开胸前，通过超声明确心尖准确位置，或通过 CT 扫描寻找最佳开胸位置。通常经第五肋间进胸，触诊可及心尖搏动。一旦准确触及心尖搏动，则切除小部分肋骨以便更好地暴露心尖。最初我们并未采用这种方法，而是扩张肋骨。但我们发现部分患者术后疼痛明显，类似于微创搭桥术后疼痛。因而我们切除一小段肋骨，以达到更好地暴露及减少疼痛，尤其是因为多数患者合并严重肺部疾病。切开心包并悬吊后，使用 Teflon 补片在心尖做两个荷包缝合，位置由超声及术中切开探查确认。这一步操作非常关键，因为心尖可能位于第 4 至第 8 肋间的任何位置。此外，还需在心尖做一道水平褥式缝合。在导丝引导下将穿刺针刺入左室，随后植入 Berman 导管至左心室、主动脉瓣、主动脉弓直至肾动脉水平。还需植入一根硬质导丝。Berman 导管随即撤出，将 14-G 鞘管换为更大尺寸鞘管。球囊扩张顺序与经股动脉途径相似，同样需经股静脉途径植入起搏，快速起搏下完成支架植入。将瓣膜安装在鞘管上后，推送到位后回收推送器。瓣膜送至最佳位置后，在快速起搏下扩张球囊，在快速起搏停止前将球囊撤回左心室。如一切顺利，依次撤出导丝鞘管，预留荷包线打结。

PARTNER 研究结果更新

PARTNER 研究 B 组结果显示 TFAVI 显著提高了患者 1 年生存率，尽管 30 天死亡率达 6.4%，30 天脑血管事件发生率达 5.5%。A 组 TAVR 结果显示其 1 年、30 天死亡率较传统手术无明显优势，脑血管事件发生率高于传统手术。

结论

经皮瓣膜植入技术仍在不断改进提高中。尽管该技术发展早期基于动物实验的结果，因较高的栓塞率，而饱受质疑，但该技术仍为众多高危的主动脉瓣狭窄患者提高了一种有效的治疗方法。毫无疑问，随着该技术的普及，回收及固定装置的不断改进，该技术必将越发安全有效。

参考文献

1. Varadarajan P, Kapoor N, Bansal RC, Pai RG: Clinical profile and natural history of 453 nonsurgically managed patients with severe aortic stenosis. *Ann Thorac Surg* 2006; 82(6):2111-2115.
2. Pai RG, Kapoor N, Bansal RC, Varadarajan P: Malignant natural history of asymptomatic severe aortic stenosis: benefit of aortic valve replacement. *Ann Thorac Surg* 2006; 82(6):2116-2122.
3. Soler-Soler J, Galve E: Worldwide perspective of valve disease. *Heart* 2000; 83(6):721-725.
4. Stuge O, Liddicoat J: Emerging opportunities for cardiac surgeons within structural heart disease. *J Thorac Cardiovasc Surg* 2006; 132(6): 1258-1261.
5. Lung B, Baron G, Butchart EG, Delahaye F, Gohlke-ärwolf C, et al: A prospective survey of patients with valvular heart disease in Europe: The Euro Heart Survey on Valvular Heart Disease. *Eur Heart J* 2003; 24(13): 1231-1243.
6. Lindroos M, Kupari M, Heikkilä J, Tilvis R: Prevalence of aortic valve abnormalities in the elderly: an echocardiographic study of a random population sample. *J Am Coll Cardiol* 1993; 21(5):1220-1225.
7. Pellikka PA, Sarano ME, Nishimura RA, Malouf JF, Bailey KR, et al: Outcome of 622 adults with asymptomatic, hemodynamically significant aortic stenosis during prolonged follow-up. *Circulation* 2005; 111(24): 3290-3295.
8. Bonow RO, Carabello B, de Leon AC, Edmunds LH Jr, Fedderly BJ, et al: ACC/AHA Guidelines for the Management of Patients With Valvular Heart Disease. Executive Summary.
9. Banbury MK, Cosgrove DM 3rd, Thomas JD, Blackstone EH, Rajeswaran J, et al: Hemodynamic stability during 17 years of the Carpentier-Edwards aortic pericardial bioprosthesis. *Ann Thorac Surg* 2002; 73(5):1460-1465.
10. Blackstone EH, Cosgrove DM, Jamieson WR, Birkmeyer NJ, Lemmer JH Jr, et al: Prosthesis size and long-term survival after aortic valve replacement. *J Thorac Cardiovasc Surg* 2003; 126(3):783-796.
11. Svensson LG, Blackstone EH, Cosgrove DM 3rd: Surgical options in young adults with aortic valve disease. *Curr Probl Cardiol* 2003; 28(7): 417-480.
12. Schwarz F, Baumann P, Manthey J, Hoffmann M, Schuler G, et al: The effect of aortic valve replacement on survival. *Circulation* 1982; 66(5): 1105-1110.
13. Smith N, McAnulty JH, Rahimtoola SH: Severe aortic stenosis with impaired left ventricular function and clinical heart failure: results of valve replacement. *Circulation* 1978; 58(2):255-264.
14. Otto CM, Mickel MC, Kennedy JW, Alderman EL, Bashore TM, et al: Three-year outcome after balloon aortic valvuloplasty. Insights into prognosis of valvular aortic stenosis. *Circulation* 1994; 89(2):642-650.
15. Andersen HR, Knudsen LL, Hasenkam JM: Transluminal implantation of artificial heart valves. Description of a new expandable aortic valve and initial results with implantation by catheter technique in closed chest pigs. *Eur Heart J* 1992; 13(5):704-708.
16. Walther T, Simon P, Dewey T, Wimmer-Greinecker G, Falk V, et al: Transapical minimally invasive aortic valve implantation: multicenter experience. *Circulation* 2007; 116(11 Suppl):I240-245.
17. Dewey TM, Walther T, Doss M, Brown D, Ryan WH, et al: Transapical aortic valve implantation: an animal feasibility study. *Ann Thorac Surg* 2006; 82(1):110-116.
18. Lichtenstein SV, Cheung A, Ye J, Thompson CR, Carere RG, et al: Transapical transcatheter aortic valve implantation in humans: initial clinical experience. *Circulation* 2006; 114(6):591-596.
19. Webb JG, Pasupati S, Humphries K, Thompson C, Altwegg L, et al: Percutaneous transarterial aortic valve replacement in selected high-risk patients with aortic stenosis. *Circulation* 2007; 116(7):755-763.
20. Webb JG, Chandavimol M, Thompson CR, Ricci DR, Carere RG, et al: Percutaneous aortic valve implantation retrograde from the femoral artery. *Circulation* 2006; 113(6):842-850.
21. Cribier A, Eltchaninoff H, Bash A, Borenstein N, Tron C, et al: Percutaneous transcatheter implantation of an aortic valve prosthesis for calcific aortic stenosis: first human case description. *Circulation* 2002; 106(24): 3006-3008.
22. Cribier A, Eltchaninoff H, Tron C, Bauer F, Agatiello C, et al: Early experience with percutaneous transcatheter implantation of heart valve prosthesis for the treatment of end-stage inoperable patients with calcific aortic stenosis. *J Am Coll Cardiol* 2004; 43(4):698-703.
23. Grube E, Laborde JC, Gerckens U, Felderhoff T, Sauren B, et al: Percutaneous implantation of the CoreValve self-expanding valve prosthesis in high-risk patients with aortic valve disease: the Siegburg first-in-man study. *Circulation* 2006; 114(15):1616-1624.
24. Leon MB, Kodali S, Williams M, Oz M, Smith C, et al: Transcatheter aortic valve replacement in patients with critical aortic stenosis: rationale, device descriptions, early clinical experiences, and perspectives. *Semin Thorac Cardiovasc Surg* 2006; 18(2):165-174.
25. Svensson LG, Dewey T, Kapadia S, Roselli EE, Stewart A, et al: United States feasibility study of transcatheter insertion of a stented aortic valve by the left ventricular apex. *Ann Thorac Surg* 2008; 86(1):46-54.
26. Webb JG, Altwegg L, Boone RH, Cheung A, Ye J, et al: Transcatheter aortic valve implantation: impact on clinical and valve-related outcomes. *Circulation* 2009; 119(23):3009-3016.

27. Schoenhagen P, Tuzcu EM, Kapadia SR, Desai MY, Svensson LG: Three-dimensional imaging of the aortic valve and aortic root with computed tomography: new standards in an era of transcatheter valve repair/implantation. *Eur Heart J* 2009; 30(17):2079-2086.

28. Kurra V, Schoenhagen P, Roselli EE, Kapadia SR, Tuzcu EM, et al: Prevalence of significant peripheral artery disease in patients evaluated for percutaneous aortic valve insertion: preprocedural assessment with multidetector computed tomography. *J Thorac Cardiovasc Surg* 2009; 137(5):1258-1264.

29. Akhtar M, Tuzcu EM, Kapadia SR, Svensson LG, Greenberg RK, et al: Aortic root morphology in patients undergoing percutaneous aortic valve replacement: evidence of aortic root remodeling. *J Thorac Cardiovasc Surg* 2009; 137(4):950-956.

30. Svensson LG: Evolution and results of aortic valve surgery, and a 'disruptive' technology. *Cleveland Clin J Med* 2008; 75(11):802, 804.

31. Svensson LG: Aortic valve stenosis and regurgitation: an overview of management. *J Cardiovasc Surg (Torino)* 2008; 49(2):297-303.

32. Svensson LG: Minimally invasive surgery with a partial sternotomy "J" approach. *Semin Thorac Cardiovasc Surg* 2007; 19(4):299-303.

徐　飞　解衍博　凤　玮　译

第四部分B

心脏瓣膜疾病（二尖瓣）

第 40 章

二尖瓣疾病病理生理

James I. Fann，*Neil B.*
Ingels，*Jr.*，*D. Craig Miller*

正常的二尖瓣

■ 解剖

二尖瓣瓣环是由不连续的纤维和肌肉组织构成的柔软交界区，它连接左心房和左心室，固定二尖瓣前后叶的附着部分[1~8]。瓣环有两个主要的胶原结构：（1）右纤维三角，它是中央纤维体的一部分，位于膜部室间隔、三尖瓣瓣环和主动脉瓣环的交叉点上；（2）左纤维三角，它靠近主动脉瓣、在左冠瓣下方（图 40-1）。二尖瓣前叶跨越瓣叶交界（包括三角区），与主动脉瓣环有直接纤维连续，位于左冠瓣和无冠瓣尖端的下面，包括左冠瓣和无冠瓣尖端之间的纤维三角。瓣环的后 1/2 或 2/3 对应的是后瓣叶，主要是肌肉组织，而很少或没有纤维组织[4]。

二尖瓣有两个主要的瓣叶，较大的前瓣叶（或主动脉侧瓣叶或隔瓣叶）和较小的后瓣叶（或壁瓣叶），后者通常包含三个或更多的由胎裂或次级交界分隔开的扇叶，在不同个体间，其发育的程度也不一样[9]。后瓣叶的三个扇贝样结构，在解剖学上被称为前外侧（P1），中间（P2）与后内侧（P3）扇叶（图 40-2）。靠近心房表面上的游离缘的瓣叶被称为粗糙区，而其靠近瓣环的瓣叶被称为光滑区（或裸区或膜性区域）。对于前叶，粗糙区高度与光滑区高度之比是 0.6，而后叶则为 1.4，因为后扇叶的光滑区只有 2mm[9]。两个瓣叶通过后内侧和前外侧交界被分开，其分界通常明显，发育完整但偶尔不完全。

瓣叶的组织学结构包括三层：（1）纤维膜，坚硬的胶原核，并与腱索相连续；（2）松质海绵层，它在心房表面，并构成瓣叶的边缘（它是由少量胶原纤维和丰富的多糖，弹性蛋白以及结缔组织细胞混合构成）；（3）覆盖大部分瓣叶的一种薄的弹性纤维层。[4]在两个瓣叶的心房面（atrialis）表面上有丰富的弹性蛋白。心室侧（ventricularis）覆盖的弹性纤维要厚得多，主要集中在前叶，在此堆积了大量的弹性蛋白。随着年龄的增长，合成越来越多的弹性蛋白和胶原蛋白，弹性纤维层会变得更厚；对于年轻的患有 Barlow 综合征的患者，类似的改变（退行性或"松软"）会加快，并有进展为黏液性二尖瓣疾病的趋势。除了这些复杂的结缔组织结构，二尖瓣瓣叶还含有心肌、平滑肌，有收缩性的瓣膜间质细胞和血管，以及肾上腺素能和胆碱能的传入和传出神经[10~2]。瓣叶内的收缩性组织是由神经控制的，与二尖瓣的功能相关[8,11~14,25~32]。前叶心房面在心电图波形紧接 QRS 波之后产生去极化，并产生瓣叶肌肉的收缩（可被 β-受体阻滞剂阻断），同时平滑肌和瓣膜间质细胞的收缩，有助于瓣叶在心室收缩发生前进行接合，并且使瓣叶变得僵硬以应对左心室（LV）压力的升高[11-14,29,31,33,34-38]，二尖瓣瓣叶伸长 10% 或更多也会产生动作电位，引起瓣叶肌肉的收缩[34,39]。

■ 瓣环大小、形状以及动力学

正常人的心脏，二尖瓣瓣环的平均横截面积为 $5.0 \sim 11.4cm^2$（平均 $7.6cm^2$）[40]。后瓣的瓣环周长比前叶的要长，比例为 $2:1$，也就是说，后瓣环的长度为二尖瓣瓣环周长的 $2/3$[12]。瓣环面积在心动周期中是变化的，并直接受左房和左室收缩、大小和压力的影响[41,42]。二尖瓣瓣环面积在心动周期中有 $20\% \sim 40\%$ 的变化范围[6,41-47]。瓣环大小在收缩晚期开始增加，并在等容舒张期和舒张期会继续增大；瓣环最大面积出现在舒张晚期，大约是心电图 P 波处[6,41,43,46,48]。重要的是，瓣环面积缩小 $1/2 \sim 1/3$ 发生在心房收缩期（或收缩前期）；这部分瓣环面积的改变在 PR 间期缩短时会减小，而在房颤或室性节律出现时，这种改变便消失了。瓣环面积在收缩早期和中期进一步减至最小（如果 LV 舒张末期容积没有异常升高）[5,6,41-43]。

正常人的二尖瓣瓣环近似椭圆形（或者肾形），在收缩期其离心率比舒张期更大（或者说是更加的不圆）[3,40-42,45,47,49]。

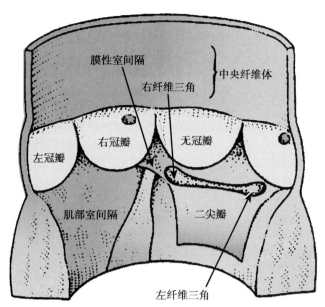

图 40-1　切开室间隔，从病理学的角度来说明二尖瓣和主动脉瓣之间的纤维连续

在其为最扁的椭圆外形时，其短径和长径之比大约是 0.75。在三维空间中，瓣环是马鞍形的（或者更准确地说，一个双曲线抛物面形），而最高点（离左室心尖部最远）位于前叶的中点，这个点在超声心动的文献中称为纤维膜，而外科医生称之为鞍角，此结构很容易在超声图像上识别，因为它通常和主动脉瓣相连。最低点则位于后内侧和前外侧交界处，而另一个不太突出的高点位于后侧[41,50,51]。在心动周期中，邻近后瓣叶的瓣环区域（此处瓣叶直接与心房和心室的心内膜相连）朝向（收缩期）和远离（舒张期）相对固定的前瓣环而运动[41,47]。

二尖瓣瓣环在舒张期向上移动至左心房内，而在收缩期时朝向左室心尖部运动；瓣环移位的持续时间、平均速度和程度与左房的充盈和排空的比例相关（还有可能对其有影响）[6,41,43,46,52,53]。在舒张末期，瓣环会轻微的移动（在心房收缩时，它向左房移动 2~4mm）。当存在房颤时，就不会发生这种运动，因此这可能是一种心房源性收缩的特性。在等容收缩期和心室射血期时，瓣环会移动较长的一段距离（向左室心尖部移动 3~16mm）。这一收缩运动有助于后续的左心房充盈，无论是否存在房颤，这种运动都会出现，并且与心室排空的程度相关；因此，它很可能由左心室收缩来驱动[6,41,45,46,52~55]。接下来，在等容舒张期，瓣环移动的得很小，但在之后的舒张早期，则表现为快速地向左心房方向回弹。这种回弹运动增加了 20% 的二尖瓣流入血流速度[46,56]左室充盈和排空功能的 20% 是靠瓣环的运动。

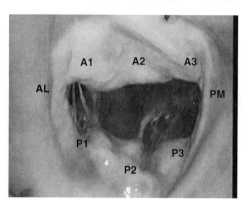
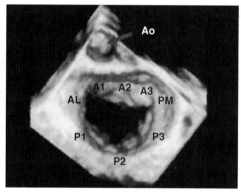

图 40-2　显示手术所见二尖瓣（左）以及与"手术所见"相对应的实时三维经食管超声心动所获得的立体图像（右）。图像来自Ⅲb型功能不全患者（见正文）A1，A2，A3 = 前二尖瓣扇叶；AL = 前外侧；P1，P2，P3 = 后二尖瓣扇叶；PM = 后内侧

瓣叶活动的动力学

二尖瓣后叶连结的腱索比前叶的腱索短，因而后叶运动在收缩期和舒张期被腱索限制[9,52]。两瓣叶在收缩期凹向左心室[58~60]。但瓣叶的形状是复杂的，而临近瓣环的前叶在收缩期凸向左室，从而形成一个 S 形[48,50,51,61]。瓣叶开放不是由游离缘开始，而是瓣叶的中心位置；瓣叶曲率开始变平，之后逆转（使瓣叶凸向左室），而边缘仍然彼此靠近[48,59,60]。之后瓣叶前缘移向左室（如同一个行进波），瓣叶伸直。瓣中央的瓣叶边缘比靠近交界处的更早开始分离，而后叶开放延迟约 8~40 毫秒[60,·63]。瓣叶开放早期（E 波）是非常迅速的；一旦达到最大开放，边缘则呈现出一种缓慢的往复运动（像旗子在微风中飘动一样），直到出现一种不是很有力的开放冲动为止，这一过程与 α 波相关。在舒张晚期，瓣叶朝远离左室壁的方向移动。

瓣的关闭从瓣环固定点处的瓣叶向心房侧膨起开始。前叶的闭合速率几乎是后叶的两倍，从而确保两瓣叶尖点能同时到达他们的关闭位置（因为在心室收缩时，前叶开放的幅度要比后叶大）[63]。实际上前叶在到达瓣环水平时是一个凸起的形状（凹面朝向心室），但随着关闭活动继续进行和瓣叶向心房方向移动，整个瓣叶都是这种曲度，从瓣环至瓣叶边缘呈现出卷曲样。瓣叶的边缘是瓣叶最后到达瓣环水平的部分。瓣叶的曲度在收缩期射血时是最显著的[59,60]。

腱索和乳头肌

左心室内的浅层心肌向心肌方向延伸，至心内形成两组乳头肌，其特征是与心肌纤维呈垂直排列[64,65]。前外侧乳头肌通常只有一个主头，是更主要的结构；后内侧乳头肌有两个或多个次级头，形状相对扁平[9]。由腱索连接至二尖瓣瓣叶，并向瓣环方向延续从而形成一个从乳头肌至二尖瓣瓣环的环形结构。后内侧乳头肌的血供来自于右冠状动脉（有约 10% 的人群为优势的左回旋支）；前外侧乳头肌由左前降支和回旋支提供血供[7,64,66,67]。

起源于后内侧和前外侧乳头肌的腱索分布于两个瓣叶[9]（图40-3）。根据功能不同，一般将腱索分为三组[64,68]。第一组腱索起源于乳头肌顶端，逐渐分支附着于瓣叶边缘，这些初级腱索是防止在收缩期二尖瓣瓣叶向心房内脱垂。第二组腱索（包括两个或多个粗且分支较少的"支柱"腱索）起源于同样的位置，数量较少，但较粗[9,68]，附着在瓣叶心室面的粗糙部与透明部的交界处，该交界是瓣叶上的一条细嵴，并与瓣叶对合线平行。第二组腱索起到对瓣的锚定作用，对前叶尤为重要，它们对维持良好的心室收缩功能尤为重要。第二组腱索也

可由发出第一组腱索的大腱索分支形成。第三组腱索也称为三级或基部腱索，直接起源于心室壁肌小梁．附着于靠近瓣环的后瓣叶，可通过其扇形外观来辨认[68]。另外，瓣膜交界区有特定形态的交界区腱索或分裂开的腱索附着。总的来说，人类有大约25根（范围为15~32根）起源于乳头肌的腱索主干，平均分布于前后瓣叶。附着于瓣叶的小腱索超过100根[68]。对于猪二尖瓣的研究证实，不同类型的腱索有着不同的显微结构[69]。腱索内有血管存在，使其成为有活性的复杂结构，并与瓣和瓣下的其他结构协同工作。

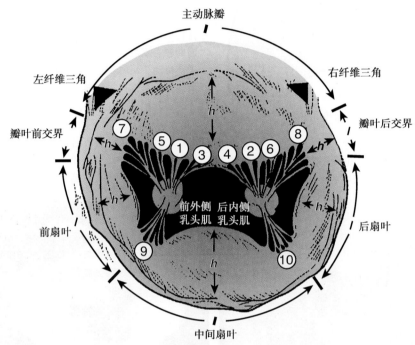

图40-3　二尖瓣和瓣下结构。1 = 前主腱索；2 = 后主腱索；3 = 前正中旁腱索；4 = 后正中旁腱索；5 = 前交界旁腱索；6 = 后交界旁腱索；7 = 前交界腱索；8 = 后交界腱索；9 = 前裂缝腱索；10 = 后裂缝腱索

在舒张期，乳头肌形成流入道。在收缩期变成流出道，由于乳头肌收缩变厚，流出道逐渐消失，从而通过容积变化增加左心室射血[65]。在舒张期，乳头肌占左心室容积5%~8%，而收缩期则占15%~30%[65,70]。前外侧和后内侧乳头肌由交感和副交感神经（迷走神经）共同支配，能同步收缩[71,72]。

以往有关心动周期内乳头肌功能的观点不尽相同[71,73~76]尽管在收缩期乳头肌有一定程度的缩短（缩短最大长度的1/4），但这种收缩可能是等长的或远远小于左心室游离壁肌纤维收缩幅度[73~75,77~80]。另外，乳头肌在心动周期中收缩和舒张的确切时间也存在争议[71~73,75,76,78,79]。一些研究表明乳头肌收缩先于左心室游离壁，在心室射血早期对二尖瓣起到支撑作用[76]。然而，另一些研究显示，乳头肌在等容收缩期伸长，而在射血和等容舒张期内缩短[72,75]。根据心电机械学的观点，尽管乳头肌与心室其他部位心内膜层同步兴奋，但其收缩可能发生在左心室收缩之后[71,78]。等容舒张期乳头肌的缩短和舒张末期的乳头肌伸长对二尖瓣的开放和关闭起重要作用[78]。

实验发现乳头肌与左心室的运动方式一致，即在射血期内乳头肌缩短，舒张期内伸长，而在等容期内长度变化不明

显[73]（图40-4）。这些研究表明先前一些认为乳头肌在等容收缩期伸长而在等容舒张期缩短的情况可能是由于心肌损伤或手术创伤所致[73]。

二尖瓣狭窄

■ 病因

二尖瓣狭窄最常见的病因为风湿性心脏病[81~88]。非风湿性改变的二尖瓣狭窄或左心室流入道狭窄包括老年人重度二尖瓣瓣环和（或）瓣叶钙化、先天性二尖瓣畸形、恶性类癌综合征、肿瘤、左心房血栓、心内膜炎赘生物、某些遗传代谢性疾病以及之前接受过二尖瓣交界切开或人工瓣膜假体植入术[84~90]。只有50%~60%患者有明确的风湿热病史，女性比男性更易患病，女性与男性患者比例为2:1至3:1，一般在20岁之前患病，10~30年后才出现临床症状。

发展中国家每年约有2千万风湿热病例[91]。在美国、西欧以及其他发达国家，二尖瓣狭窄的发病率已明显下降。急性

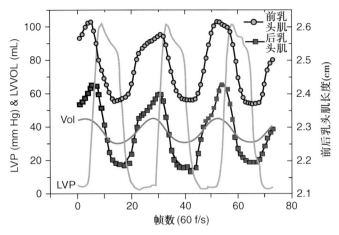

图 40-4 图中显示典型的左室和乳头肌的运动方式。乳头肌长度与左室容积（LV VOL）的变化在时间上紧密相关

风湿热的病因是 A 组溶血性链球菌，但其引起瓣膜炎性病变的特异性免疫学和炎症反应的机制尚不清楚[91~94]。链球菌抗原与人体组织存在交叉反应，称为分子模拟，可能激活免疫反应。与病菌的毒性相关的成分包括透明质酸荚膜和抗原性链球菌 M 蛋白和多肽[91~93]。链球菌抗原和心脏组织蛋白具有相似性，再加上产生高浓度的炎症细胞因子和低浓度的 IL-4，导致自身免疫反应心脏组织损伤[92,93]。

除累及心脏瓣膜外，风湿性心脏病可致全心炎，心内膜、心肌和心外膜都有不同程度的受累[81-83,87]（图 40-5）。在风湿性瓣膜炎中，二尖瓣的受累是最为常见的（单纯二尖瓣狭窄占 40%），其次是主动脉瓣和二尖瓣双瓣膜病变，单纯主动脉瓣病变最少见，可以合并或不合并三尖瓣受累。二尖瓣病变的病理解剖特征包括交界融合、瓣叶纤维化僵硬、挛缩以及腱索融合和短缩（图 40-6）[82,88]。长期的血液湍流会加重瓣叶僵硬和

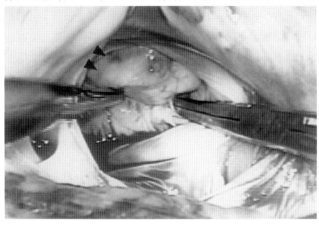

图 40-5 由风湿性心脏病引起的二尖瓣狭窄的术中照片。二尖瓣瓣叶活动明显受限。箭头指向临近前外侧交界的前瓣叶

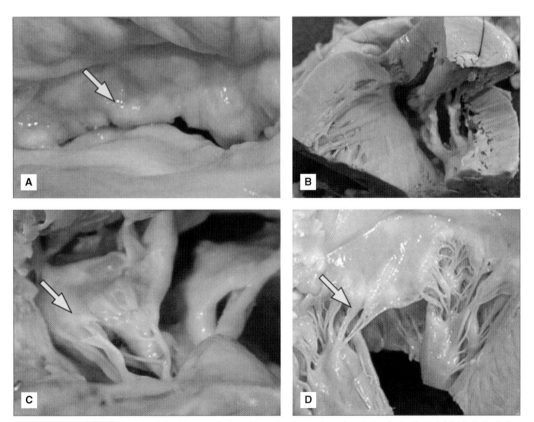

图 40-6 二尖瓣狭窄中二尖瓣的病理改变。从心房（A）和心室（B）方向看二尖瓣瓣叶表现为变厚和硬结；在交界处出现钙化，并且交界融合，这导致二尖瓣的外形像鱼嘴一样。瓣下装置变厚、融合和短缩（B、C）；正常的二尖瓣瓣叶（D）

纤维化。腱索的融合和短缩可引起瓣膜反流。有时严重缩短的腱索使瓣叶显得与乳头肌融合在一起。钙化的程度各异，钙化常见于男性、老年患者和跨瓣压差较大的患者，并且更严重。

在部分病例中，风湿性心肌炎可因心肌病的进展和进行性心衰导致心脏扩张。

对于老年人或透析患者，二尖瓣瓣环钙化可进展为二尖瓣

硬化并最终演变为狭窄[88,90]。前叶可变厚并固定，左心室流入道梗阻也是由于二尖瓣后叶的钙化引起的。钙化斑向心室和瓣叶扩展使瓣口面积进一步缩小，导致二尖瓣狭窄[88,90]。典型的表现是左心室容积减小，室壁肥厚和顺应性消失。

血流动力学

二尖瓣狭窄患者在心脏舒张的早、中和晚期都存在左心房和左心室的跨瓣压差，并随着二尖瓣狭窄的加重而增大，舒张晚期跨瓣压差更为明显[84,95~97]。静息状态下，严重二尖瓣狭窄的患者，其左心房平均压为 15~20mmHg，跨瓣压差平均为 10~15mmHg[95,97]。运动时左房压和跨瓣压差会明显升高。

评价二尖瓣狭窄的另一种生理指标为（推断出的）瓣口横截面积，由平均跨瓣压差和心排出量计算而得。跨瓣压差是经瓣口血流的流速平方的函数，即血流流速增加一倍，跨瓣压差增加 4 倍。经二尖瓣血流量由心排出量和心率决定。当心率增快时，舒张期左心室充盈时间缩短，平均跨瓣压差和左心房压上升[96,98]。正常心排出量时，跨瓣压差可能较高。相反，当心排量降低时，跨瓣压可不大。

正常窦性心律的患者左心房可有效收缩，其左心房压力低于房颤患者[99,100]。窦性心律能促使血液通过狭窄的瓣膜，从而有助于维持前向心排出量。出现房颤后，心排出量可以下降 20% 以上；房颤合并快速心室率，可导致急性呼吸困难、肺水肿[81,99]。

心室的适应性重构

单纯二尖瓣狭窄和左心室流入道受限的患者，其左室腔的大小（舒张末期容积）正常或缩小，而舒张末期压力会降低[84,101,102]。充盈峰值速率和每搏输出量下降。因而心排出量的降低是由于流入道梗阻导致心室充盈不足，而不是左室功能衰竭[103]。患者在运动时，左室射血分数可能会轻度升高；然而，由于心率增快使心室充盈时间缩短，左心室充盈量下降，导致左心室舒张末容积（或左室前负荷）减小。因此，每搏输出量和心排血量无明显增加，（甚至降低）[102]。

大约 25%~50% 患有严重二尖瓣狭窄的患者会因其他相关病变（如二尖瓣反流、主动脉瓣病变、缺血性心脏病、风湿性心肌炎或全心炎以及心肌纤维化）而导致左心室收缩功能障碍，或者由于僵硬的二尖瓣本身限制，使得前负荷下降，而反过来又加重后负荷[83,88,97,102]。对于这些患者，收缩末和舒张末容积可能比正常的要大。舒张功能障碍和心室顺应性异常有时会很明显[88]。同样，对于这些患者，由于肺动脉压升高使得右心室后负荷增大而导致右心收缩功能减退[84,104]。

心房的适应性重构

正常窦性心律的二尖瓣狭窄的患者，左心房压力曲线特征性表现为左心房平均压升高，并出现一个明显抬高的 α 波，随后压力逐渐下降[81,100]。由于存在瓣膜狭窄，左心房协调性收缩对维持跨瓣血流有重要作用[100]。左心房压力升高逐渐造成左心房肥厚扩大、房颤以及血栓形成[83,102,105]。左心房扩大和纤维化程度与瓣膜狭窄的严重程度无关，部分原因是潜在的风湿性炎症过程累及心房和狭窄的持续时间不同[102]。心房肌纤维的组织破坏引发心电传导速率的异常，而心肌各部不应期出现差异。由于自律性增强和折返的存在所诱发性期前收缩，最终

会最终导致房颤的发生，超过一半以上的单纯二尖瓣狭窄或二尖瓣狭窄伴反流的患者会合并房颤[105]。对于风湿性心脏病患者，其发生房颤的主要决定因素是年龄与左房直径[105]，年龄越大，左房内径越大，越容易发生房颤。

肺部改变

对于轻度和中度二尖瓣狭窄的患者，肺血管阻力无升高，静息状态下的肺动脉压力可能仍正常，只有在劳累或心率增快时会使其升高[95]。严重慢性二尖瓣狭窄合并肺血管阻力升高时，静息状态下的肺动脉压力会升高，活动时可以接近体循环压力。当肺动脉收缩压超过 60mmHg 后，右心室排空的阻抗显著增大，导致右室舒张末压和右房压升高。

左心房压升高使肺血管收缩，致肺血管阻力进一步升高[83,104]。当平均左心房压 30mmHg 时，就会发生液体向肺间质渗出，导致肺顺应性下降。肺高压的形成是升高的左房压、肺静脉高压、肺小动脉收缩以及肺动脉血管阻力改变的被动传递的结果。肺血管床的早期改变可认为是一种保护性机制，肺血管阻力的升高使肺毛细血管避免承受过高的压力。然而随着肺动脉压力进行性升高，最终导致右心功能衰竭、三尖瓣功能不全，偶尔也伴肺动脉瓣反流[84,104]。

临床评估

由于二尖瓣狭窄是逐渐进展的，患者在很长时间内可没有临床症状[81,88,95]。随着病情的进展，患者最终出现与肺淤血和低心排出量相关的典型二尖瓣狭窄症状，例如劳累后呼吸困难、端坐呼吸、阵发性夜间呼吸困难和乏力。随着瓣膜狭窄的加重（瓣口面积在 1~2cm² 之间），患者在轻微运动后即有呼吸困难症状。当瓣口面积减小至 1cm² 左右时，症状更加明显。当肺高压和右心衰竭继续进展，可出现三尖瓣反流、肝大、外周水肿和腹水症状。

左心房压升高和肺血容量增多可引起支气管静脉（或黏膜下曲张静脉）破裂而发生咯血[81,88,104]。随后由于肺血管阻力升高，咯血发生率降低。咯血也可由肺梗死引起，是慢性心衰的晚期并发症。急性肺水肿出现粉红色泡沫样痰是由肺泡毛细血管破裂造成的。

体循环血栓栓塞，有时是二尖瓣狭窄的首发症状，发生率约 20%。约 25% 的患者可反复发生栓塞[81,106]。二尖瓣狭窄或二尖瓣狭窄合并反流的患者，其血栓栓塞的发生率高于单纯二尖瓣反流的患者。所有重要的临床栓塞事件中至少 40% 与脑栓塞有关，大约 15% 累及内脏血管，还有 15% 累及下肢[81,107]。冠状动脉栓塞可出现心绞痛、心律失常或者心肌梗死症状，肾动脉栓塞可引起高血压[81]。增加血栓栓塞风险的因素有低心排、左房扩大、房颤、左房血栓、不伴有三尖瓣或主动脉瓣反流以及超声心动检查出心房内因血流减缓而出现的"烟雾"影像。具有上述危险因素的患者需进行抗凝治疗[81,106,107]。在发生体循环栓塞的窦性心律患者中，应该要注意，感染性心内膜炎更常见于较轻病变的患者。

慢性二尖瓣狭窄的患者由于长期的低心排、充血性心力衰竭和消化吸收障碍常有消瘦、虚弱（心源性恶液质）的表现[81]。外周动脉搏动一般正常，但当左心室每搏输出量降低时，脉搏可变弱，心脏大小一般都正常，胸部触诊时可触及正常的心尖搏动。可触及心尖区舒张期震颤。合并有肺高压的患

者可触及胸骨左缘右室抬举性搏动。听诊发现包括收缩前期杂音、第一心音增强、开瓣音和心尖处舒张期隆隆样杂音[81,88,108~110]。收缩前期杂音是由于二尖瓣前叶关闭而产生的，几乎所有患者都存在这种杂音，而在窦性心律患者中比在房颤患者中出现得更早[110]。在二尖瓣狭窄的病例中，第一心音增强表明瓣叶的柔软度好，在疾病的晚期，当瓣叶明显变厚或钙化后，这一现象消失。当肺动脉压力升高时，第二心音增强[111]。随着肺高压的进展，由于肺动脉瓣的顺应性减小，正常的第二心音分裂期缩短。其他的肺高压体征还有三尖瓣和（或）肺动脉反流的杂音以及右室产生的第四心音。舒张早期二尖瓣开瓣音是由于柔软性尚好的瓣叶在开放时突然收紧造成的，其在心尖部位听诊效果最好，当瓣叶变得僵硬或活动受限时该杂音消失[81,108,109]。轻度的二尖瓣狭窄，其舒张期杂音往往比较柔和而短促，长时间的或全舒张期的杂音提示严重的二尖瓣狭窄。杂音的强度并不一定与狭窄的严重程度相平行；事实上，对于瓣叶严重狭窄、钙化或低心排的患者，可无舒张期杂音[110]。在二尖瓣狭窄的病例中，常见凝血功能的异常，包括血小板和纤溶活性的改变以及纤维蛋白肽 A、凝血酶-抗凝血酶Ⅲ复合体和 d-dimer 浓度的升高[88]。

二尖瓣狭窄的患者胸片上出现的最早改变是左房增大。其表现为侧位片可见左心房向后凸出，前后位可见右心缘双房影，以及左主支气管抬高[95]。整体的心影大小正常。扩张的肺动脉和扩大的左心房使主动脉和左心室之间正常的凹陷影消失，左心缘变得平直。在肺野中，肺淤血表现为上肺野肺动脉和肺静脉扩张以及胸腔积液。如果二尖瓣狭窄严重，肺淋巴管充盈扩张，在下肺野可见有一明显的不透明水平线（Kerley B 线）。

心电图无法准确反映二尖瓣狭窄的严重程度，多数患者心电图都正常。对于严重的二尖瓣狭窄和窦性心律的患者，左房扩大是最早的心电图改变（Ⅱ 导联 P 波有宽的切迹，Ⅵ 导联出现双相 P 波）[88,95,112]。房性心律失常常见于二尖瓣狭窄程度严重的患者。合并肺高压时，可出现右心室肥厚表现，心电图表现为电轴右偏、Ⅵ 导联出现高尖 R 波和继发性 ST-T 段改变；但心电图并不是判断右心室肥厚或肺高压的敏感方法[112]。由于风湿性心脏病的患者可有多瓣膜病变的表现，所以在合并二尖瓣和主动脉瓣狭窄时，心电图可表现为左右心室肥厚。但在多瓣膜病变的患者中，右心房扩张以及右心室扩张和肥厚在心电图上可掩盖左心室肥厚的征象[112]。

超声心动图已经成为诊断二尖瓣病变和评价病理生理改变首选的诊断方法[7,88,113~116]。二维经胸超声心动（TTE）可以准确测量瓣的横截面积和左房与左室的容积。胸骨旁长轴像是最佳的诊断切面，可以观察到舒张期瓣叶活动受限以及瓣膜与瓣下结构的增厚或钙化（图 40-7），M 型超声可发现瓣叶增厚、活动度下降以及舒张期前后瓣叶的同向运动。在短轴切面可以直接测量二尖瓣瓣口面积，但这种测量方法的临床价值有限。多普勒超声可以准确测量二尖瓣跨瓣压差的峰值和平均值，其测定值与心导管测定值相当接近[81,113]。压力减半时间（舒张期压差下降至 50% 所需的时间）用于估计二尖瓣面积，压力减半时间越长，瓣口面积减小得越多[113]。使用压力减半时间的测定法，二尖瓣面积等于 220（经验值）除以压力减半时间。使用压力减半时间计算二尖瓣面积的方法已经不常用了。使用多普勒超声测定静息时和骑自行车或仰卧起坐时二尖瓣的平均压差要比评估二尖瓣面积更有临床价值。运动状态下

右室压力的同步升高也有临床意义（通过探测三尖瓣反流信号而得到的持续波或脉冲波多普勒图像来评估）。二尖瓣分离指数是指通过胸骨旁或心尖处四腔心切面所测定的舒张期瓣叶顶端的最大分离度，该指数与直接估测或通过压力减半时间推算所得出的二尖瓣面积有很好的一致性，并可以区分二尖瓣狭窄是否有明显的血流动力学意义[117]。经食管超声心动图（TEE）对二尖瓣狭窄的评估能提供更多的信息；尽管很少用到这种方法，但它比经胸的方法能更好地观察到瓣膜细微的病理改变，例如瓣膜活动度和厚度，瓣下结构受累程度，以及瓣叶或交界处的钙化程度[88,113,114]。

三维超声检查便于从三维空间来观察心腔内结构，可以使用实时三维 TTE 和 TEE 图像来评估心脏瓣膜和先天性心脏病的情况[116,118,119]。三维超声加上彩色血流的 Doppler 超声能更好地观察反流病变的情况，并能提高对这类病变的定量评估。使用三维超声心动测量左室容积与心室造影和磁共振成像（MRI）所得到的测定值高度一致。心脏 MRI 技术一直在改进，但它对瓣膜形态和活动度的描绘不如超声心动图[120,121]。多源 CT 可以成为一种能够同时评估心脏结构和功能的技术。有关门控多源 CT 的试验显示，其对瓣叶铰链结构、瓣膜交界以及二尖瓣瓣环都能很好地显像[122]。这种技术的主要局限包括图像的噪点、后期处理耗时较长以及较大放射剂量。

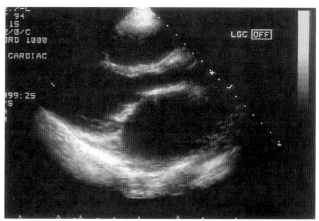

图 40-7　由风湿性心脏病引起的严重二尖瓣狭窄的患者的超声心动图（长轴）切面。增厚狭窄的瓣膜将扩张的左房（右侧）、左室（左侧）以及流出道（上方）分隔开

单纯二尖瓣狭窄无需采用心导管检查来明确诊断。但是，它能提供有关冠状动脉状况的信息[123]。合并冠状动脉病变时需进行心导管检查。历史上，左心室造影曾被用于评估二尖瓣病变程度、左心室收缩力以及计算射血分数，但它的作用已被超声心动图所取代。左心导管检查可以测定左心室舒张末压；右心导管检查可以用于测量心脏指数和判断肺高压程度。对于药物治疗包括有指征时吸入 NO 后严重肺高压的可逆性变化，很少使用心脏导管检查来评估。

■ 手术效果

左心室收缩功能指标被用于判断除二尖瓣狭窄外其他瓣膜病变的自然病程和手术预后，然而目前还缺少对二尖瓣狭窄疗效判断相关参数。当然，最好的指标是临床受累的程度。没有接受治疗的二尖瓣狭窄的患者，一旦出现严重的症状，其预后很差[88]。经皮球囊扩张瓣膜成形术对于解剖结构良好的二尖

瓣狭窄患者是一种主要的治疗方式（图 40-8）[88]。一般来说，选择合适的风湿性二尖瓣狭窄的患者来使用这项技术能够立刻增加一倍的二尖瓣面积并充分的降低压差。如果能实现瓣的面积超过 1.5cm² 而没有明显反流的话，大约 90% 的患者都能改善其临床症状[124]。外科治疗（例如：直视下二尖瓣交界切开术或二尖瓣置换术）可明显改善二尖瓣患者心脏功能并获得长期生存；术后 10 年生存率为 67% ~90%[112,125~127]。

尽管合并有严重肺高压和右心衰竭的患者手术风险较高，但随着术后肺血管压力的下降，这些患者的临床症状常常能够改善[84,128]。如果二尖瓣瓣下结构没有出现过度的瘢痕化，使用腱索保留技术的二尖瓣置换术可用于治疗风湿性二尖瓣病变的患者，尤其适合于那些狭窄合并反流病变的患者；这样会减少左室收缩末期和舒张末期容积并保留左室收缩泵的作用[129,130]。当疾病进展到很后期时，所有的结构都严重的钙化和瘢痕化，这经常见于老年病例中，这时就不得不采用另一种方法，即在进行二尖瓣置换时将瓣和整个瓣下结构都切除。

■ 总结

风湿性心脏病是二尖瓣狭窄最常见病因。严重二尖瓣狭窄不断加重可导致跨瓣压差进行性升高。二尖瓣的跨瓣血流取决于心排出量和心率。心率增快使舒张期跨瓣充盈时间缩短，降低前向心排出量，从而引发症状。当瓣膜只有轻中度狭窄时，肺血管阻力可能没有升高。静息状态下肺动脉压保持正常，仅在劳累或心率增快时肺动脉压力才升高。而伴有重度二尖瓣狭窄的患者，其肺血管阻力升高，静息时肺动脉压即已升高。二尖瓣狭窄的典型临床症状与肺静脉淤血或低心排有关，心脏超声心动图仍是评价二尖瓣病理改变最佳的方法。经皮介入治疗或手术治疗能改善二尖瓣狭窄患者的心脏功能和远期生存率。

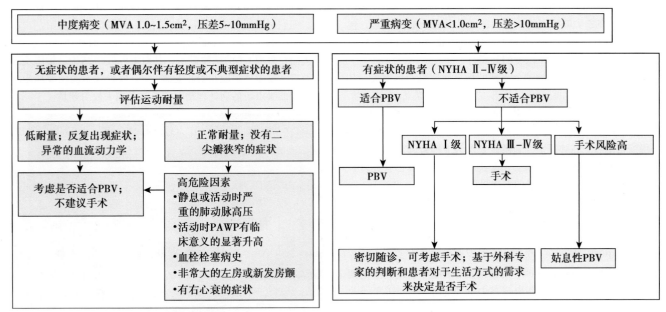

图 40-8 关于二尖瓣狭窄的治疗策略

MVA = 二尖瓣面积；NYHA = 纽约心脏病学会功能分级；PAWP = 肺动脉楔压；PBV = 经皮球囊扩张瓣膜成形术。严重的二尖瓣狭窄很少是无症状的，而对于这些患者，我们建议使用用于评估中度病变患者的方法

二尖瓣反流

■ 病因

二尖瓣正常的关闭功能有赖于二尖瓣瓣环、瓣叶、腱索、乳头肌、左心房以及左心室之间相互的协同作用，这就是我们所称的 "瓣膜-心室复合体"[64,66,131~134]。正常形态的左心室和解剖结构正常的乳头肌与腱索可以保证心脏收缩时瓣叶对合完全而防止心室收缩期时出现脱垂。这一瓣膜-心室复合体中的任何一部分出现功能异常都可引起二尖瓣反流。心室收缩延迟或持续的室性节律也可引起舒张期瓣膜反流，但很少出现临床症状[135]。

二尖瓣反流的重要病因包括：缺血性心脏病引起的缺血性二尖瓣反流（ischemic mitral regurgitation，IMR）、扩张性心肌病（通常被称为功能性二尖瓣反流，functional mitral regurgitation. FMR）、黏液性退行性变、风湿性瓣膜病、二尖瓣瓣环钙化、感染性心内膜炎、先天性畸形、心内膜纤维化、心肌炎以及胶原性血管异常[83,86,87,136~138]。IMR 被看作是 FMR 的一种特殊亚型。急性二尖瓣反流也可能是由快速发展的心肌病所致心室功能不全导致的，例如 Takorsubo 心肌病，它的二尖瓣反流是由左室流出道梗阻和收缩期二尖瓣前向运动而导致的[199]。

通常以下 4 种不同类型的二尖瓣结构异常均可导致二尖瓣反流：因纤维化和钙化引起瓣叶蜷缩、瓣环扩张、腱索异常（包括断裂、延长或缩短）以及左室功能不全伴或不伴乳头肌受累[64,66,140~146]。Carpentier 根据瓣叶的活动情况将二尖瓣反流分为三种主要的病理解剖类型：瓣叶活动正常（Ⅰ型）、瓣叶脱垂或活动过度（Ⅱ型）、瓣叶活动受限（Ⅲ型）[140,141]。Ⅲ型又可根据瓣叶活动受限发生在收缩期或舒张期分为 a、b 亚型，在舒张期为Ⅲa 型，见于风湿性病变，在收缩期为Ⅲb 型，常见于 IMR 中（图 40-9）。瓣叶活动正常的二尖瓣反流为瓣环扩张所致，多继发于左心室扩张，如患者伴有扩张性心肌病或缺血性心肌病。瓣叶活动正常的也包括因感染性心内膜炎引起的瓣叶穿孔。

二尖瓣脱垂最常见的原因为腱索延长和（或）断裂导致的二尖瓣瓣叶松弛，但偶尔也可见于冠心病引起的乳头肌延长或断裂。瓣叶活动受限所致的二尖瓣反流常见于风湿性瓣膜病（Ⅲa 型和Ⅲb 型）、缺血性心脏病（IMR 伴Ⅲb 型由于心尖牵拉所致的收缩期瓣叶活动受限）和扩张性心肌病（Ⅲb 型）[141,142]。

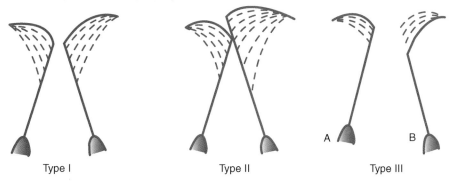

Type I　　　　Type II　　　　Type III

图 40-9　Carpentier 根据二尖瓣反流中瓣叶和腱索的活动情况而进行的功能分型。在 I 型中，瓣叶活动正常。Ⅱ 型，二尖瓣反流由瓣叶脱垂或过度活动所导致。Ⅲ 型（瓣叶活动受限）可被分为舒张期受限，（A）和收缩期受限。（B）两个亚型。Ⅲb 型常见于缺血性二尖瓣反流的患者。瓣叶在心动周期中的轨迹由虚线代表

功能性和缺血性二尖瓣反流

功能性二尖瓣反流（FMR）是由于左心室功能不全和扩张同时伴或不伴瓣环扩张而引起的瓣叶对合不全所致（例如扩张性心脏病或缺血性心脏病）[143-146]。严重慢性左室容量超负荷所引起的左心室收缩功能不全和心室扩张也可能伴有二尖瓣反流。最常见的病因是非缺血性心肌病，但它的病因并不清楚或者是原发性的。第二常见的病因是晚期瓣膜性疾病。由扩张性心肌病所引起的心衰患者中，有 40% 会有 FMR[146]。在过去，FMR 患者的瓣叶形态被认为是正常的，但进一步的分析显示瓣叶的生化指标有改变，当心脏大小改变后细胞外基质也发生变化[147,148]。对在移植中所获得的受体心脏进行分析发现，相比于尸检对照的瓣叶，这种二尖瓣瓣叶中 DNA 增加了 78%，黏多糖增加了59%，胶原增加了 15%，但水分减少了 7%[147,148]。从衰竭的心脏上，以放射状和环形方向切下二尖瓣前叶，结果发现其中 50% ~61% 变得更硬而没有粘性[148]。实验发现，心动过速诱导的心肌病，心脏明显异质化重构，伴有二尖瓣瓣叶胶原的增加和弹性纤维的下降，以及成肌纤维的表达[149]。因此，心衰的病例中，二尖瓣瓣叶的内在结构属性已经发生了改变，这说明持续扩张和纤维化的组织不能伸展得足够长来覆盖住瓣口，而就这些患者而言，二尖瓣反流就不是单纯功能性的了[147-149]。

IMR 是 FMR 中的一种，随着人口年龄的不断增长和更多的急性心肌梗死的患者存活下来，这种疾病也越来越常见。在急性心肌梗死的患者中，前壁心梗的患者 IMR 发生率约 15%，而下壁心梗 IMR 的发生率升至 40%[85,86,150]。一般来说，二尖瓣反流的严重程度与收缩功能缺损或失调的左室壁面积大小有关。IMR 的病理生理改变包括：全部或局部左室功能或形态的改变，二尖瓣瓣膜形态的变化，瓣叶的异常活动和对合不良，乳头肌间距的增加以及乳头肌解剖结构的异常，这导致心尖对瓣叶的牵拉，从而出现收缩期瓣叶活动受限（Ⅲb 型）（图40-10）[140,143,144,150-163]。在 IMR 中，由于组成瓣膜-心室复合体的结构相互依赖，其中任何结构出现异常，例如左室收缩功能和形态、瓣环活动和形态以及乳头肌和腱索的关系等出现了异常，都可导致二尖瓣反流。

左室收缩功能和形态　尽管下壁心肌梗死时左室的扩张和功能障碍不如前壁受累时那么显著，但是下壁梗死的患者其二尖瓣反流的发生率和严重程度都比较高[85,86,150,152,155]。随着时间的延长，由于左室扩张以及缺血性事件后其形态发生改变（心梗后重构），IMR 的程度不断进展[145,155,164]。形态的改变与心室重构有关，例如后内侧乳头肌在外侧轴上发生移位，可导致瓣叶受牵拉，这是因为前瓣环中点至后内侧乳头肌的距离增大而且瓣环直径也扩大了[145,156,157,164]。在心室水平，相比于没有 IMR 的心肌梗死，伴有 IMR 的心肌梗死其反常运动会更加明显[165]。这些异常可能与左室扩张得更多有关，而这可能会减少产生反常运动时纤维短缩作用。左室扭转和重构发生的改变可能是慢性 IMR 中"心室病变"的一部分，这增加了心肌耗氧量，对心脏效能产生负面影响，引起舒张早期充盈障碍[165]另外，对于亚急性 IMR（少于 7 周），合并轻度二尖瓣反流与合并严重二尖瓣反流的相比，其左室舒张末期容积的增加是相同的，但它的舒张末期和收缩早期重构张力都没发生变化，包括收缩期环周方向、纵向和径向的张力。这些发现对左心功能不全的细胞内（心肌细胞）机制提出了挑战[166]。事实上，心外膜下剪切力的不同提示纤维间相互作用的改变可能有重要意义，而机械性损害可能发生于细胞骨架内的纤维和微管结构之间的细胞外基质内，使得左室壁增厚的同时伴有心肌细胞的缩短[166]。

瓣环形态　在 IMR 中，可能存在瓣环面积增大、瓣环伸长（同时累及瓣环的前后部分）、隔前瓣环距离（也称为前后轴，它与瓣叶对合线垂直）增大、后内侧乳头肌外侧移位以及后瓣叶受心尖部的牵拉而使其关闭活动受限，所有以上这些都与瓣叶对合不良有关[152,153,156,157]（图 40-11）。隔前瓣环的扩张和左室收缩功能的减弱决定了收缩期二尖瓣的面积，可以提示 IMR 的严重程度[152]。下壁心肌梗死后左室的扩张和瓣环的增大，使得二尖瓣关闭时需要瓣叶覆盖更多的面积，超过了正常的瓣膜储备能力，当瓣叶受到心尖部牵拉时导致瓣叶关闭受限，这种情况会更严重。另外，正常瓣环为马鞍形，并在收缩

期变得明显。这种现象的消失，提示维持马鞍样外形与瓣膜功能之间的联系[152,167~169]。此外，对于 IMR 的患者，前后瓣环周长和瓣环瓣口面积（9.1cm²，而正常为 5.7cm²）都会增加，

同时三角区之间的瓣环距离也会增加，而瓣环的活动受到限制[157]。

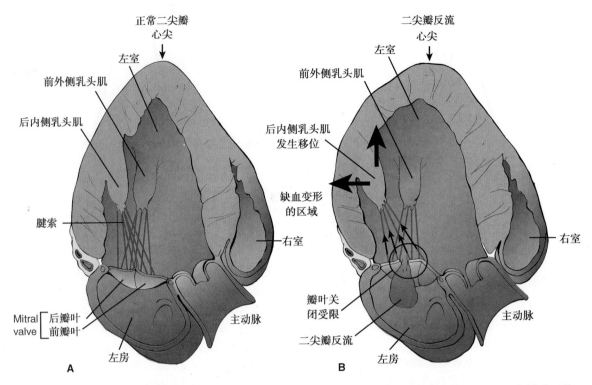

图 40-10　二尖瓣反流的机制。正常二尖瓣如图中 A 所示。缺血性二尖瓣反流如图中 B 所示，它的瓣叶不能有效地关闭。该图的方向这是典型的超声影像的方向

瓣叶活动和形态　实验中发现，由左旋支动脉闭塞引起的急性 IMR 会导致收缩早期的瓣叶关闭延迟（称为"瓣叶徘徊"），还会引起全射血期内瓣叶的三个对合位置上边缘分离度增加，这三个位置分别是靠近前交界处、瓣中央以及近后交界处[151,153]。另外，后瓣叶的中央扇叶向外侧移位，显示出扇叶间的对合不良，而这由于隔前瓣环扩张的机械性因素导致的，并可在特定情况下导致 IMR[163]。临床上，慢性 IMR 中，后瓣叶会受到心尖部收缩的牵拉，从而阻碍瓣的完全关闭。慢性 IMR 也同样会合并后瓣叶向后侧移位以及两瓣叶向外侧移位。当对每一个瓣叶边缘的位置进行单独分析时，我们发现，在发生下壁心梗后，前瓣叶并不向心尖侧移位，但是当病变时间较长并有进一步重构时，就会发生心尖部对此瓣叶的牵拉[156]。使用超声心动来测量瓣叶牵拉高度的一个可靠的方法就是测量乳头肌顶点到前瓣环鞍角的距离；左室舒张末期容积和牵拉高度没有明显的相关性[170]。最近开始的病例研究结果显示，在一些 IMR/FMR 的患者中，瓣口面积的增大使得瓣叶通过代偿性的生长或延长以及增厚来减少二尖瓣反流量。然而在另一些研究中，并没有发现瓣叶会增大，也不会在增大的瓣中进行正常的对合，这会导致更多的反流[171]。

乳头肌和腱索的关系　在整个心动周期中，正常心脏的乳头肌-瓣环距离在左室长轴方向保持相对的恒定[144]。但是，在急性缺血期，这一距离发生了变化，反映出乳头肌的位置相对于二尖瓣瓣环发生了改变。这可引起收缩期心尖部对瓣叶的牵拉[140,144,156,159]。在回旋支动脉近端闭塞引起 IMR 的羊模型中，乳头肌间距离和左室舒张末期容积均增加。二尖瓣瓣环面积也

增加了。而在全射血期和收缩末期，乳头肌顶端朝远离隔侧瓣环的方向移位[156,159]。后内侧乳头肌顶端移位的原因可能是，缺血的乳头肌不能在收缩期内缩短而一直保持延长的状态，以及乳头肌对应的左室壁由于缺血而出现运动障碍。由于在绵羊中，即使出现后侧乳头肌向心尖部和后侧移位，也不会出现严重的 IMR，所以在此基础上如果后内侧乳头肌发生了向外侧的移位，就会成为发展为 IMR 的主要原因[156]。没有发生缺血的前外侧乳头肌也会对瓣叶受到心尖部的牵拉起到一定作用，因为这一乳头肌在收缩末期时相对于基线是向心尖部移位了。在有二尖瓣反流的羊中，后内侧乳头肌的牵拽距离、乳头肌厚度以及乳头肌角度都没有改变，而前外侧乳头肌厚度和乳头肌角度减少了，同时射血分数也降低了[159]。换句话说，如果只是单独某一个乳头肌的收缩期短缩功能减低了，是不会导致二尖瓣反流的。因此，之前认为乳头肌功能障碍导致 IMR 的说法是不准确的。事实上相反，乳头肌的功能障碍能减少二尖瓣反流，这是因为基底部下的缺血可减少对瓣叶的牵拉，从而改善瓣叶的对合[172]。乳头肌下方的左室壁进一步受损之后才会发生瓣膜功能障碍。最终，在由实验模拟的左室后壁缺血而导致的急性 IMR 中，由于腱索和瓣叶受到二尖瓣中没有发生缺血的交界部分的牵拽，而降低了腱索的张力和缺血的交界区的相对脱垂程度[160]。因此，同时伴有收缩期瓣环扩张和形状改变以及后内侧（也可能是前外侧）乳头肌的位置和运动发生变化时，才导致急性下壁或前外侧壁缺血期间瓣叶对合不完全以及 IMR 的发生[1]。

乳头肌缺血　在缺血性心肌病的患者中，乳头肌功能障碍

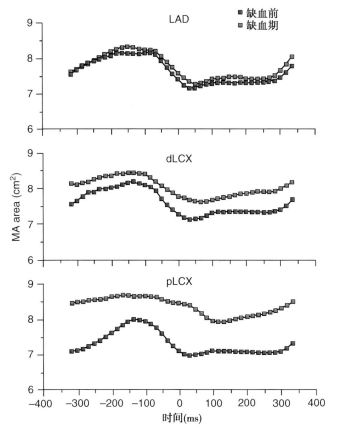

图 40-11　在左室缺血前（实方块）和缺血期内（空心圆）的平均二尖瓣瓣环面积，该模型是由球囊封堵左前降支（顶部）、第二钝缘支远端（中部）和第二钝缘支近端（底部）造成左室缺血。以舒张末期为中心（t = 0）两边间隔650ms。dLCx = 第二钝缘支远端，LAD = 左前降支，MA = 二尖瓣瓣环，pLCx = 第二钝缘支近端

被认为会导致二尖瓣反流，尽管它在 IMR 中的作用还存有疑问[64,66,67,85,86,144,156,159,172]。乳头肌对缺血很敏感，急性缺血时后乳头肌（63% 的病例仅由后降支供血）比前乳头肌（71% 的病例由左前降支和回旋支共同供血）更易受损[64,66,67]。因此在下壁心肌梗死后，由心梗导致的乳头肌功能障碍更多见于后内侧乳头肌。尽管复杂的心梗可并发乳头肌坏死，但很少发生乳头肌断裂。如果乳头肌完全断裂，患者常因重度二尖瓣反流和左心室泵功能衰竭而死亡。只有乳头肌一个或两个分支断裂，二尖瓣反流相对较轻，患者才可能存活足够长的时间被送到手术室中。乳头肌断裂常见于心肌梗死后 2~7 天，如不急诊手术，约 50%~70% 患者在 24 小时内死亡[173,174]。

黏液性退行性变

　　二尖瓣的黏液性退行性变也被称为"松软的二尖瓣"或"二尖瓣脱垂"。在美国，它是需行手术评估的二尖瓣反流的最常见病因[64,175-178]。二尖瓣脱垂的病因既有获得性的（在老年患者中缺少弹性纤维），也有先天性或遗传性的，过多的松软、薄弱的弹力纤维结缔组织构成瓣叶和腱索（年轻患者中的 Barlow 瓣）[83,179,-182]（图 40-12）。常合并有结缔组织疾病，例如 Marfan 综合征、Ehlers-Danlos 和成骨不全。二尖瓣脱垂的年轻患者可以是散发，也可以是常染色体显性和 X 连锁的家

族遗传性的[182,183]。尽管染色体 16、11 和 13 上三个不同的位点与二尖瓣脱垂有关，但是还没有发现特异性的致病基因[182,183]。而 X 染色体上一个位点的分离会导致一种少见类型的二尖瓣脱垂，称为 X 连锁的黏液性二尖瓣发育不良[183]。超声心动图发现正常女性人群中 5%~6% 存在不同程度的二尖瓣脱垂[179,184]。当瓣膜反流出现杂音时，其患心内膜炎的风险会增加。尽管二尖瓣脱垂常见于女性，但二尖瓣脱垂导致的严重二尖瓣反流多见于男性。25%~40% 有症状的二尖瓣脱垂患者可以轻微的心力衰竭症状为主诉，常表现为体力下降、劳累。Barlow 综合征最早由 John Barlow 严格定义，包括后瓣叶的脱垂和胸痛，以及偶发的心悸、晕厥和呼吸困难。对于年轻患者，最初的临床症状是收缩中期"喀拉"音，此后这种杂音将发展为收缩晚期杂音之后出现的"喀拉"音[179]。后者的情况常见于年轻的 Barlow 瓣患者，其有大量多余的瓣叶组织以及明显扩张的瓣环，使得两瓣叶形状像兜子和巨浪一样。

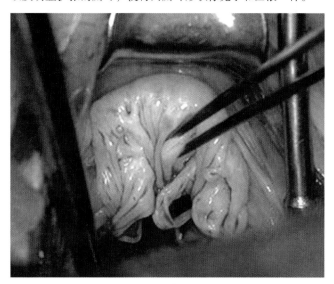

图 40-12　由松软的二尖瓣（Barlow 瓣）导致的二尖瓣反流的术中照片

　　病理学上，脱垂的二尖瓣瓣叶的心房面常局部增厚，而心室面瓣叶的改变包括：腱索间区域的结缔组织原发性增厚，以及纤维向邻近的腱索和心室的心内膜方向增生[83,179,181]。组织学上，出现弹性纤维和胶原的分裂和瓦解，以及酸性黏多糖在瓣叶中积聚。黏液性退行性变常累及瓣环，导致瓣环增厚和扩张。所有这些改变在年轻的 Barlow 瓣的患者中最为显著，但对于缺少弹性纤维的老年患者，这种改变就不明显，在老年患者中，没有受累的后瓣叶扇叶和前瓣叶是正常薄的（Carpentier 称之为"透明的"）。重要的是要意识到，这两种不同的二尖瓣脱垂类型即使病理学家也很难进行区分。在临床上需将二者区别开来，因为对这两种不同的病变所采取的修复技术是不同的。主要的肉眼下和病理学的差异是退行性改变的程度。很多中心像 MayoClinic，患者多为老年，常合并有冠状动脉疾病以及弹力纤维缺失（他们进行外科瓣膜修复手术中的 78% 人群大于 60 岁和（或）需要同时接受冠状动脉旁路移植手术）。对于这些患者，其瓣膜的病理改变有限，采取简单的修复技术，例如在后瓣叶的中间扇叶上行小的 McGoon 三角切除，是合适的选择，而且效果不错[185]。相反，其他一些中心的患者多有 Barlow 瓣或是严重的黏液性二尖瓣的年轻患者，这种情

况下就需要更细致的修复以及不同的技术。

只有 5%～10% 的二尖瓣脱垂的患者会进展为严重的二尖瓣反流，而令人惊奇的是，患者在非常晚期以前都没有什么症状[179,180]。二尖瓣脱垂所致二尖瓣反流的机制包括瓣环扩张伴第一级腱索的断裂或延长（58%）、瓣环扩张不伴腱索断裂（19%），以及腱索断裂而无瓣环扩张（19%）[181]。腱索的断裂，可能是与缺少胶原、乳头肌下方的纤维化或功能障碍或细菌性心内膜炎有关。当之前没有任何心脏病症状的患者出现急剧进展的二尖瓣反流时，或者已知的二尖瓣患者其症状突然加重时，往往是因为出现了腱索断裂[64,66,83,85,86,137,186]。腱索断裂常见于这样一些老年患者，其二尖瓣脱垂是弹力纤维变性导致的，而瓣叶的病理改变不是很多。在因单纯二尖瓣反流手术切除的标本中，14%～23% 为二尖瓣腱索断裂，其中73%～93% 存在退行变或松软的二尖瓣[85,86,137]。对应中间扇叶的后瓣腱索的断裂最为常见，前瓣腱索断裂其次，然后是前后瓣叶腱索都断裂[85,86,137]。

风湿性疾病

尽管在美国风湿热已明显减少，但在发展中国家仍是二尖瓣反流的常见病因[64,85～87,136～138,187]。风湿热为何一部分引起瓣膜狭窄而另一部分则出现反流，其原因至今还不清楚。单纯二尖瓣反流与狭窄的病理解剖改变不同。在慢性风湿性二尖瓣反流中，瓣叶呈弥漫性纤维增厚，伴少许钙化沉积，交界多无融合改变。腱索常无特别明显的增粗或融合[85～87]。可伴腱索缩短、乳头肌纤维浸润性改变以及瓣环后内侧部分的不对称性扩大。风湿热首次发作期间（平均为 9 岁），患者可能发展为急性二尖瓣反流，这更多的是与瓣环扩张和二尖瓣前叶或后叶的脱垂有关[87,187]。有前瓣叶脱垂的患者可通过药物治疗来改善症状，而后瓣叶脱垂的患者药物治疗效果不尽如人意，常需要早期手术修复[187]。

二尖瓣瓣环钙化

二尖瓣瓣环钙化是一种多发生于老年人的退行性疾病，好发年龄为 60 岁以上，女性比男性多见[64,90]。二尖瓣瓣环钙化的病变机制尚不明确，可能是应力作用的结果；与高血压、肥厚性心肌病和主动脉狭窄等疾病相关，偶尔也与晚期 Barlow 病有关。其他一些诱发因素包括慢性肾衰竭和糖尿病。约 50% 严重二尖瓣瓣环钙化的患者同时存在主动脉瓣钙化。

二尖瓣瓣环钙化大体形态各式各样，小到局部斑块，大到瓣环和瓣叶上 2cm 厚的硬性条状斑块[90]。钙化通常最早发生于后瓣环的中间部分，随着疾病的进展，瓣叶上移变形，腱索随之拉长，在整个后瓣环周围出现硬的弧形条状钙化，外形可以是马蹄形，或者围绕整个二尖瓣瓣口形成整圆形的钙化斑。钙化沉积可侵及左室心肌和传导系统，引起房室和（或）室内传导阻滞，瓣环钙化可引起二尖瓣瓣叶的移位和固定（从而妨碍它们在收缩期正常对合），或降低瓣环收缩前期环状收缩运动，从而导致二尖瓣反流[90]。随着二尖瓣反流程度的不断加重，左室容量超负荷可诱发心脏衰竭。另外，如果瓣环的钙化斑非常多或者易碎，就可能出现体循环栓塞。

血流动力学

急性二尖瓣反流与慢性二尖瓣反流的病理生理存在明显差异。急性二尖瓣反流可由自发性腱索断裂、心肌缺血或梗死、感染性心内膜炎和胸部外伤导致[64,66,173,174,186]。急性二尖瓣关闭不全的临床表现主要受左心房和肺血管系统顺应性的影响。对于大小正常而顺应性相对较低的左心房，急性二尖瓣反流可引起左房压升高，很快导致肺水肿。慢性二尖瓣反流的患者不会出现这种情况，长时间的代偿增加了左房和肺静脉床的顺应性，使得很多年内都不会出现肺淤血的症状。

在二尖瓣反流的病例中，由于二尖瓣瓣口与左室流出道平行，导致左室排空阻力减小[64,97,188]。二尖瓣反流量取决于左房室收缩期压力差的平方根、反流的持续时间和有效反流口径（ERO）[64,170,189,190]。有效反流口径在超声心动上的测定方法是，使用二维彩色多普勒成像测量流颈（反流束最窄处的宽度）的横截面积和近端等速面的面积（PISA），或者使用持续多普勒来测量反流容积与反流时间-速率积分的比值[170,191]。血液反流至左房使左房压升高而减少前向心排出量。左房压甚至在舒张末期仍然升高（一过性 5～10mmHg 的跨瓣压差），这代表功能性压差使得舒张期左室充盈速率增加。

如果二尖瓣瓣环没有硬化病变，各种诊断性或治疗性手段都能改变 ERO 的大小。心脏负荷的变化（升高的前后负荷）和收缩力的下降可引起左室扩张和 ERO 扩大[192]。当通过药物治疗使得左室变小时（如地高辛、利尿药，以及最重要的血管扩张药物），ERO 和反流量均减少[193,194]。应用正性肌力药物如多巴胺进行负荷心脏超声心动检查时，FMR 和 IMR 的患者 ERO 减小，二尖瓣反流减轻，这是因为左室收缩力增强引起收缩期开始时（舒张末期）和全收缩内左室腔的减小[195]。

心室的适应

二尖瓣反流引起的前负荷增加会提高左室射血，这是因为穿过二尖瓣的反向血流使心室前负荷增加而后负荷正常或下降。根据心脏能量学，二尖瓣反流的患者，左心室阻抗减小，使更多的收缩能量用于心肌纤维缩短，而心肌张力增加的耗能相对较少[64,188]。而由于心肌纤维缩短所需的心肌氧耗比张力（或压力）增加和心率等其他因素要少，因此二尖瓣反流的心肌耗氧量只轻度升高[188]。由于左室壁收缩期应力（左室后负荷）相对较低，其耗费于张力的能量也少，使心室能够通过增加左室舒张末期容积来维持足够的前向输出量。后负荷降低的同时，前负荷（左心室舒张末期容积或左心室舒张末期室壁应力）的增加使慢性二尖瓣反流在出现严重临床症状前有较长的代偿期[64,196,197]。心室前负荷增加的基本反应是每搏排出量和每搏做功增加，但其有效的前向每搏输出量可能正常或低于正常。左心室前负荷增大最终引起左室的扩张和形状的改变，由于左室舒张末期室壁应力慢性升高，导致肌小节串联样增加，使其形状重构后接近于球型[196,197]。这个过程与长期过高的压力负荷（收缩期室壁应力升高）引起的左室肥厚相反，它会导致肌小节呈平行增加。慢性二尖瓣反流可致左室质量增加，然而，心室肥厚的程度与心腔扩大的程度相关，这使得左室质量与舒张末期容积的比率仍保持在正常范围内（与左室压力负荷过多的患者的情况不同）[198～200]。长期左室容量负荷过重会伴有肌纤维细胞长度的增加和肌纤维容量的减少，而这会导致心肌收缩障碍[197,198]。最基本的改变是同时存在肌纤维的丢失和心室泵功能进行性减退时心肌无明显肥厚性代偿。这是由于肌细胞本身的缺陷，但细胞外基质的改变也起到了一定的作用[166,200]。相反，在急性二尖瓣反流中，左室质量与舒张末期容积的比率是降低的，因为心室腔迅速扩大，而左心室壁很快变薄；其左室舒张末期容积的扩大表现在长度——张力曲线上肌小节长度的增加[197]。

随着二尖瓣反流的缓慢进展，在最初的代偿期后，左室收缩力开始出现进行性减退[199~202]。但是由于收缩期阻抗小，即使收缩力严重减退，那些反映左室收缩功能的射血期指数，例如射血分数、每搏输出量和纤维周长短缩百分比（%FSc），仍可能是正常的[201,203,204]。EF 在 40%～50% 或 FSC% 低于28%的严重二尖瓣反流患者，说明其心肌功能障碍非常严重。各项常用的反映左心室射血功能的指标，如 EF、FSC%、心排出量、每搏输出量、每搏做功等，都因左心室前后负荷的改变而受影响。

由于在二尖瓣反流中，左室负荷出现了异常，反映左室收缩力与负荷无关的指标（例如收缩末期压力—容积关系（ES-PVR）推导而得出的收缩末期弹性回缩率），或算上前负荷的每搏做功（PRSW，也称为线性化的 Frank-Starling 关系）是评估左室收缩功能和力学特性的首选指标[199,200,202,205,206]。在慢性二尖瓣反流的病例中出现心脏的肥厚和扩张，在这种情况下收缩末期回缩率的评价效用就变得很有限，因为左室腔的形状和大小都改变了。在这些情况下，就有必要使用收缩末期压力—容积关系指标。使用收缩末期回缩率或压力-容积数据时还有一个问题，即二尖瓣反流的患者其收缩末期和射血末期时间概念并不一致。射血末期的定义为左室容积最小的时候，而收缩末期是指左室回缩弹性达到最大值的瞬间。由于收缩末期与最小心室容积在时间上有间隔，射血末期压力-容积关系与使用等时法得出的最大回缩率并无相关性[205]。收缩末期直径或左室收缩末期容积（LVESV）并不取决于左室负荷情况，而更多的是取决于射血分数，因此 EF 是评价左室收缩功能一个很好的指标。LVESV 的变化与后负荷线性相关，与收缩状态相关[202,207~209]。LVESV 越大，左室收缩功能越差。根据心室腔的形态、室壁厚度和后负荷（例如，收缩末期室壁应力）以及体型来修正 LVESV（左室收缩末期容积指数，LVESVI）可作为评估左室收缩功能很好的指标，而且它不受负荷状况及患者身材的影响[207,208]。因此，术前的 LVESV 或 LVESVI 比射血分数、舒张末期容积或舒张末期压力能更好地预测术后左室收缩功能和心源性死亡[209]。

在二尖瓣反流的试验模型中，根据反映左室收缩与负荷无关的指数，标准化的收缩期压力-容积和收缩期应力-容积关系在出现二尖瓣反流 3 个月后开始下降。PRSW（每搏做功-左室舒张末期容积关系）和前负荷压力-容量面积（每搏做功与左心室压力-容积面积关系）也下降。与此同时，在相匹配的左室舒张末期容积中，从压力-容积面积到外在压力-容积面积的能量转化率也降低了。而且随病情进展，左心室-动脉耦合关系日益变得不协调。因而，心室负荷和血管总负荷（包括前向血流量和反流量）不匹配[199]。虽然主动脉总体的有效弹性（包括左心房和体循环）下降了，但是左心室收缩末期弹性下降更多。因而左心室收缩力减弱了，同时整个左心室的动力和效率也降低，使左心室与动脉血管床之间的耦合关系出现不匹配[199]。另外，从急性演变为慢性二尖瓣反流（3 个月）的过程伴随着最大扭转变形从 6.3 度下降到 4.7 度，而舒张早期左室回复度从 3.8 度下降到-1.5 度[210]（图 40-13）。因为扭转是

左心室平衡心肌纤维跨壁张力和氧需的一种机制，慢性二尖瓣反流中，心室扭转的减弱在左心室功能不可逆进行性受损中发挥重要作用[210]。左心室因二尖瓣反流引起前向心排出量减少而扩张。心室的扩张使心内膜的长度和心外膜的半径趋于相等而引起扭转减弱。在羊的单纯二尖瓣反流模型中，对三维空间内跨壁心肌变形的分析中发现，跨壁张力的改变反映了 12 周时左室功能发生早期变化（这可能在出现整个左室功能障碍之前检测到），但是 B 型利尿肽或 PRSW 没有发生变化[211]。心肌纤维跨壁张力差与氧供需间不平衡的增加，导致了前向心排出量的进一步降低，引起左室进一步扩张，从而形成恶性循环。

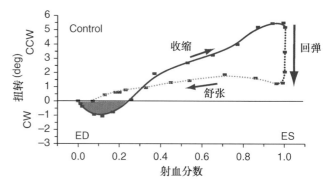

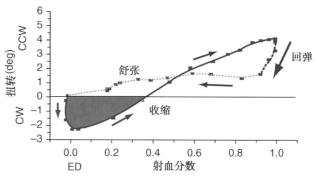

图40-13 在具有代表性的动物模型中，急性（上方）和慢性（下方）二尖瓣反流的扭转变形与射血分数的关系。在急性二尖瓣反流中，收缩期（实线）的特点是，在轻度的顺时针旋转后出现逆时针的扭转，其峰值出现在射血末期。舒张早期（虚线）比舒张中晚期（点线）的回弹曲线更加陡峭。在慢性二尖瓣反流中，最初的顺时针扭转变大，扭转的最大值变小，舒张早期的回弹变小

在二尖瓣反流和心室扩张的演变过程中，由于总体每搏输出量增加使得舒张期流入到心室的血流也增加[212~215]。急性二尖瓣反流通过增加舒张早期的充盈率和减少心室腔僵硬性从而增加了左室舒张功能。尽管其他一些因素，如在等容舒张期的舒张回复力和左室舒张（产生左室吸力）也会对左室充盈产生影响，但舒张早期通过二尖瓣的血流主要是由左房-左室压力差来决定[212]。在舒张中晚期，急性二尖瓣反流患者的左室腔僵硬性下降（左室舒张期压力大小或压力-容积关系移动到了右边）使得左室平均压和左室舒张末期压力（以及张力）维持在正常范围内。在射血分数正常的慢性二尖瓣反流患者中，左室腔僵硬性同样很低，与急性二尖瓣反流时的情形相似。而在左室收缩功能降低的病例中，心室腔僵硬性通常是正常的[214]。总的来说，慢性二尖瓣反流导致左室收缩期收缩功能的减低，但使得舒张早期功能提高（证据是舒张早期充盈率

增加而心室腔僵硬性下降)[215,216]。下降的心室腔僵硬性可能是由于心室形态改变（更加趋向球形或偏心性减小的外形）的结果；这种外形的改变会引起瓣环大小的改变以及乳头肌的移位[214,217]。尽管由于形态的改变，左室腔僵硬性下降了，但是左室心肌反而可能变得僵硬，这是心肌细胞肥厚和间质纤维化的结果[214,215]。

由于二尖瓣反流对右心室收缩力的影响，右心室收缩功能的下降与更差的预后相关，肺动脉高压的不良作用在本病中极其重要[218]。右室射血分数低于 30% 的患者有预后不良的风险。

心房的适应

血液反流至左心房导致心房进行性扩大，左心房扩大的程度与二尖瓣反流的严重程度无直接相关性[101,188]。另外，二尖瓣反流中左心房 v 波的大小与左心房容积也无相关性。与二尖瓣狭窄的患者相比，二尖瓣反流病史长的患者，其左心房容积可能较大，但由于心房内无淤血，很少形成血栓和发生体循环栓塞[101,104]。二尖瓣反流房颤发生率比二尖瓣狭窄要低[104]。

如果发生二尖瓣反流，那么左心房顺应性是决定血流动力学状态的重要因素[64,186,188,219]。由腱索断裂、乳头肌梗死或瓣叶穿孔所引起的突然出现的二尖瓣反流，其左心房顺应性正常或下降。左心房没有扩大，但其平均左房压和 v 波升高。左心房心肌逐渐肥厚，肺血管阻力增加。当二尖瓣反流转变为慢性并逐渐加重时，左心房顺应性随之升高，房壁纤维化，左房压仍然正常或仅有轻度升高[219]。肺动脉压和肺血管阻力一般保持在正常范围或仅略有升高。

肺部改变

因慢性二尖瓣反流合并左心房仅偿性扩大和左心房压轻度升高，肺血管阻力往往没有显著增高。而急性二尖瓣反流的患者，左心房顺应性正常或轻度下降，左心房压急剧升高，早期可致肺血管阻力增加，并偶尔导致急性右心功能衰竭的发生[64,186]。慢性二尖瓣反流与二尖瓣狭窄不同，左心房压升高并不常见，因此很少发生急性肺水肿。然而对于 IMR 和心衰的患者，IMR 中急性肺水肿及血流动力学突然改变，会造成肺血管压力的升高[220]。活动诱导的 ERO、三尖瓣反流压差（估测肺动脉收缩压力）以及左室射血分数的改变都各自与肺水肿的进展相关[220]。从慢性二尖瓣反流的患者肺实质功能和呼吸力学的角度来看，潮气量（VC）、肺总容量（TLC）、用力呼气量（FEV）和 50% 时潮气量的最大呼气流速（MEF）均有所下降；患者由于长时间的肺淤血引起迷走神经张力增高，可导致支气管高反应性。

临床评价

轻中度二尖瓣反流的患者由于左心室对负荷升高的适应而长期无临床症状，并保持正常的前向心排出量。随着病程的逐渐进展，患者体力活动后逐渐出现心排出量下降和（或）肺充血相关的症状，如体力下降、易疲劳、心悸、劳力性呼吸困难等。如在疾病的晚期出现右心衰竭，会发生肝功能减退、外周水肿和腹水，并伴有病情的快速恶化[106,221]。相反地，急性二尖瓣反流常伴有明显的突发性肺淤血和肺水肿。冠状动脉疾病的患者可表现为心肌缺血或梗死，并伴有二尖瓣反流。临床上急性乳头肌断裂的患者与梗死后室间隔穿孔的患者具有相似的表现[222]。

体检可发现心尖搏动增强并向下移位。心尖部的搏动强度反映左心室扩大的程度。在慢性二尖瓣反流的患者中，S_1 通常消失，S_2 可能呈单一性，或稍有分裂，也可为正常分裂或因左心室射血阻力的下降而导致的分裂明显，以 S_2 明显分裂最为常见，这与左心室收缩期缩短和主动脉瓣提前关闭有关[223]。由于快速充盈期跨二尖瓣的舒张期流量增加而可能产生 S_3 奔马律。心尖部可闻及收缩期二尖瓣杂音，可以是中度粗糙的吹风样，或者是柔和的，并向腋窝和肩胛下角、左或右胸骨旁放射，少数向颈部和脊柱传导[223]。对于 FMR 或 IMR 的患者，收缩早期的杂音增强。后瓣叶一级腱索发生断裂时，二尖瓣反流束直接向上并冲击靠近主动脉根部的房间隔，这样产生的杂音可在胸骨右缘处闻及，并向颈部传导[223,224]。如果前瓣叶一级腱索发生断裂，反流束的方向靠外侧，而冲向左心房后壁，杂音可能向背部传导。尽管收缩期杂音的强度与二尖瓣反流的严重程度没有相关性，但闻及全收缩期杂音表明反流量较大[223]。对于 Barlow 瓣（二尖瓣的两叶成巨浪样并伴脱垂）的年轻患者，在疾病的早期，其特点是能听到收缩中期的喀拉音，而后出现收缩晚期的杂音；由于瓣环和左室扩大，随着时间的推移，杂音可变为全收缩期，而收缩中期的喀拉音可消失。

长期二尖瓣中-重度反流的患者，其胸部 X 线片常表现为心脏增大，提示左心室和左心房扩大[123]。急性二尖瓣反流常常不合并心影的增大。与二尖瓣狭窄相比，二尖瓣反流胸部 X 线片肺淤血的改变相对不明显，但急性二尖瓣反流或慢性二尖瓣反流合并左心室衰竭时可有肺间质水肿表现。

心电图的改变没有特别的意义，取决于二尖瓣反流的病因、严重程度和病程长短[112,223]。疾病自然病程的晚期常出现房颤，并常导致症状的突然恶化。对于慢性二尖瓣反流的病例，左心室容量负荷过多可导致左心房和左心室扩张，并最终导致左室肥厚。有一半病例有左心室肥厚或扩大的心电图表现，15% 因肺血管阻力升高而有右心室肥厚表现，5% 有左右心室同时肥厚的表现[112]。动态心电图或事件监测可发现室性心律失常，这尤其见于左心室收缩功能障碍的患者。急性二尖瓣反流患者，左心房和（或）左心室扩张可能不明显，心电图常正常或仅有非特异性的表现，包括窦性心动过速或 ST-T 改变[112]。当有急性下壁心肌梗死或心肌缺血而导致急性二尖瓣反流时，常在下壁导联中发现心肌缺血或梗死的表现，还常见 I 度房室传导阻滞。

大多数二尖瓣脱垂病例，尤其是无症状患者，静息时心电图正常[112,184]。而有症状者，下壁导联中，可发现各种 ST-T 改变，包括 T 波倒置，有时出现 ST 段压低[179,184]。也可以发现 QTc 延长。动态心电图可见各种心律失常，包括房性期前收缩、室上性心动过速、房室传导阻滞、心动过缓和室性期前收缩[184]。14% 以上病例存在房性心律失常，30% 存在室性心律失常[112,184]。

经胸超声心动图（TTE）是瓣膜性心脏病的主要诊断方法。对于慢性二尖瓣反流的患者，TTE 可用于随访左房和左室扩张的进展程度以及二尖瓣反流量和瓣叶形态的改变[7,64,116,191,225~227]。超声心动图可以明确瓣叶和腱索形态与功能，包括瓣膜黏液性退行性变是否合并瓣叶脱垂、收缩期瓣叶活动受限（在 IMR 中）或舒张期开放活动受限（在风湿性瓣膜病中）、由于瓣环扩张或风湿性瓣膜炎（瓣下结构融合）导致的对合不良以及心内膜炎导致的瓣叶破坏[7,64,113,116,191,227]（图40-14）。使用二维彩色多普勒超声心动图评估二尖瓣反流的程度，可以观察到反流束紊乱的反向流动，以及它的起源、范围、方向和流速[113,191,227]。腱索断裂和延长引起瓣叶漂移，其特征是瓣叶顶部过度活动超过瓣对合区而突入左心房。可以发现心肌梗死后的乳头肌断裂和瓣环扩大（图40-15）。对于 IMR 或 FMR 患者，使用超声心动可以对收缩期心尖部对瓣叶牵拉、遮盖面积和高度以及瓣叶开放角度进行量化，包括缺血性心脏病和原发性扩张性心肌病的病理解剖区别[170,189,191,228]（图40-16）。当反流束部分或全部由瓣环扩大所引起时，通常在隔-外侧平面上可以测量前后瓣叶的对合高度。

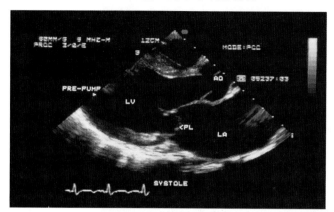

图40-14　二尖瓣松弛导致的二尖瓣反流患者的超声心动图（长轴）。瓣叶在收缩期翻转到了左房内

在二尖瓣反流中，使用二维彩色多普勒超声心动图可以评估 ERO 和反流量[170,190,191]。以 MayoClinic 的二尖瓣反流患者为例，ERO 是重要的结局预测指标，并逐渐成为无症状的二尖瓣脱垂者行二尖瓣修复术手术时机的指标[190]。然而，使用 ERO 和反流量来对二尖瓣反流程度进行精确量化，还需要一定的时间，而且可能不适合所有的机构。通过计算二尖瓣和主动脉瓣的每搏输出量可以评估血流动力学或对二尖瓣反流的严重程度进行半量化评估，而反流量就等于上述两种每搏输出量的差值。心脏 MRI 是一种精确的方法，可以通过比较左右心的血流来测量反流量和反流分数[121,229,230]。

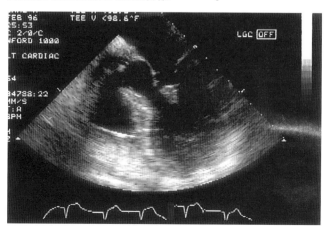

图40-15　乳头肌断裂导致的二尖瓣反流患者的超声心动图（双腔心图）

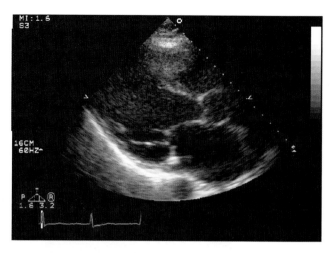

图40-16　缺血性二尖瓣反流和收缩期瓣叶顶部帐蓬样膨入的患者的超声心动图

反流束出现的时间可以帮助临床医生分辨出造成二尖瓣反流的病因，推断有关左室容积负荷过多导致血流动力学整体负担加重的信息，以及预测二尖瓣修复术的成功率和维持手术效果的时间[170,189~191,228]。IMR 主要是收缩早期的反流，FMR 的反流出现在收缩早期和中期（可以是双期），而脱垂与收缩晚期的反流相关。尽管使用脉冲波和持续波多普勒超声来探测二尖瓣反流时间已经有很多年了，但由于 M 型彩色多普勒超声心动的再次兴起使得对于二尖瓣反流时间的判断被更多的人所认可，这种方法比二维彩色多普勒超声心动有更高的时间分辨率（取样频率）。心外科医生应认真学习 M 型彩色多普勒成像技术，因为反流束出现的时间能提供有关二尖瓣反流病因的信息。

TTE 通常足够获取诊断所需的信息，但是由于患者的体型或严重的肺气肿而不能获得高质量的 TTE 图像时，经食管超声心动（TEE）可以获得更优质的图像，而且它能发现额外的解剖或病理生理信息，包括瓣膜病理解剖的详细情况以及反流束的病因、起源、方向、时间和严重程度[7,64,116,191,226,227,231]。TEE 能够检测出小的二尖瓣赘生物、断裂的腱索、瓣叶穿孔或裂隙、钙化以及其他炎性改变，并适用于瓣环或瓣叶发生钙化的患者。对于之前行主动脉瓣置换术后出现二尖瓣反流的病例，适合使用 TEE，因为 TTE 检查时会有伪影。尽管术中 TEE 是二尖瓣修复术必不可少的检查手段，但是它有很多局限性。因全身麻醉导致血管的无负荷效应（血管扩张），使其会低估二尖瓣反流的严重程度[232,233]。对于二尖瓣反流量多少的判断应基于患者清醒时的 TTE 检查结果，因为此时患者有正常的动态血压。这一概念对于 IMR 患者同样重要，在术前对二尖瓣反流的程度进行全面评估以决定是否在行冠状动脉旁路移植术的同期行二尖瓣手术。对于因麻醉效应导致二尖瓣反流程度被低估的患者，有必要采用术中 TEE 激发试验，以帮助决定手术方式。方法是给予血管收缩药物，同时伴或不伴液体输入。试验通过增加前后负荷模拟患者在正常清醒或运动状态下的血流动力学情况[232,233]。前后负荷增加的方法是，在建立体外循环经主动脉插管后，通过血泵快速的补充容量使肺毛细血管楔压达到15~18mmHg。如果没有出现严重的二尖瓣反流，那么经静脉注射去氧肾上腺素使动脉收缩压上至升至130~150mmHg 以增加后负荷。如果两次试验结果均为阴性，或虽然诱导出二尖瓣反流，但反流与新的局部左心室壁收缩活动异常有关（也就是说，反流是由存活心肌的急性缺血所导致的），那么无需探查二尖瓣，因为如果下壁心肌存活的话，单纯冠状动脉血运重建就足够了。如试验证实二尖瓣存在中至重度反流，则需要探查二尖瓣，在冠状动脉血运重建的同时常常需行二尖瓣修复术。

实时三维超声心动图有助于先天性和后天性瓣膜病的可视化诊断[7,116,118,228,234,235]（图 40-17）。对于二尖瓣反流的患者，这种方法能够很好地描述反流血流的动力学机制。在三维图像上加入彩色血流多普勒可以提高诊断，并能提高对反流性瓣膜

病变的量化分析[7,116,118]。另外，三维超声心动可对 IMR 患者的二尖瓣瓣叶和瓣环的异常形态和二尖瓣瓣叶顶部的最高位置进行细致观察，并能对二尖瓣顶部和瓣环畸形进行定量检查[7,116,118,228,235]。实时三维彩色多普勒超声心动图可以直接测量流颈面积[7,234]。然而，使用彩色多普勒超声心动图无法直接对病变处的二尖瓣反流血流进行定量检查，因为高速血流产生图像干扰。可以使用去干扰的彩色多普勒检查流颈处的血流，并能检查二尖瓣反流的严重程度。现有的系统很容易应用这种新技术，以此来测定反流血流容积和反流分数[7,234]。

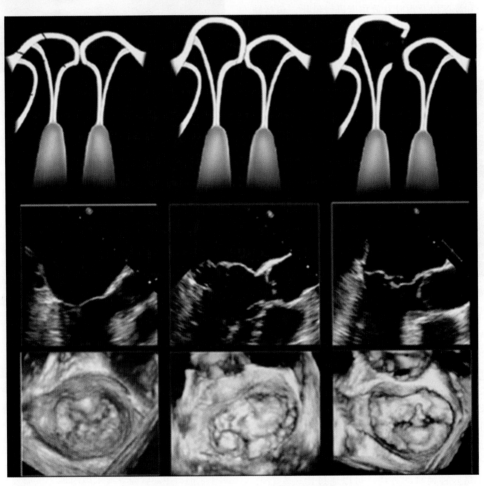

图 40-17　术中二维和三维经食管超声描绘二尖瓣脱垂和瓣叶摆动。正常二尖瓣（左图）、二尖瓣脱垂（中间图）和摆动的二尖瓣（右图）的示意图（上排）和二维以及三维经食管超声图像，观察的方法是，二维经食管超声：食管中央长轴像（中间一排），以及从左房方向观察到的实时三维经食管超声立体图像（下排）

心导管检查和冠状动脉造影很少用于二尖瓣反流的患者，对于二尖瓣脱垂或 IMR 的老年患者，在二尖瓣修复术以前行造影来明确冠状动脉的解剖情况，也应比较谨慎[64,111,196]。其他一些技术，如计算二尖瓣反流分数（根据造影测定的整个左心室每搏输出量与按 Fick 方法测定的有效前向每搏输出量之间的差值来得出反流量）。也有局限性。通过测定静息时和运动时（仰卧位蹬自行车）肺动脉压力和心排出量，右心导管检查偶尔也可用于鉴别表现为左室扩张和轻度二尖瓣反流的原发性心肌病患者（这些患者不太可能从二尖瓣手术中获益），以及对一些没有症状的严重二尖瓣反流患者，可用来检查他们是否发展为运动状态下的肺动脉高压。

心脏磁共振检查可以用于心血管系统检查，包括了解心脏的结构和功能[120,121,229,236,230]。特殊的 MRI 技术，如运动层速度图谱、容量控制方法、面积测定法或实时彩色血流 MRI 可以对二尖瓣反流进行定性诊断和定量测定。能明确是否存在二尖瓣反流，并能评估左心室容积和二尖瓣反流分数，以及获得有关二尖瓣和冠状动脉解剖的信息。MRI 可以直接测定二尖瓣反流的严重程度。MRI 通过测量解剖二尖瓣反流病变的面积来量化二尖瓣反流的程度，与心导管检查和超声心动图有很好的一致性[230]。MRI 的禁忌证，例如起搏器或植入性除颤器、异常肥胖以及幽闭恐惧症等，限制了心脏 MRI 的广泛应用。多源 CT 作为一种新的成像技术，可以全面的评估心脏结构和功

能，包括冠状动脉解剖；这种技术可以对瓣膜瓣叶、交界以及二尖瓣瓣环进行很好的观察[122]。它的局限性包括图像的噪点、在成像期间需要规则而缓慢的心律、需要时间进行后期的数据分析，以及放射性。

手术后左心室功能和手术结果

概述

　　成功的二尖瓣修复术或置换术通常可以实现临床症状的改善、前向每搏容积的增加而总体每搏容积下降、左室舒张末期容积变小以及左室肥厚的回复[177,127,238~243]。对二尖瓣反流的矫正可保持左室的收缩功能，特别适合术前射血分数正常的患者（心室只有轻度扩张），以及没有冠状动脉疾病的患者。另一方面，术前左室功能障碍的患者，术后左室收缩功能不一定改善[209,237]。LVESVI 超过 30ml/m² 术后左室功能减低[209,237]。因此，慢性二尖瓣反流的患者在 LVESVI 超过 40~50ml/m² 之前或当左室收缩末期直径达到了 4cm 时就应考虑行二尖瓣手术，这与 2006 年美国心脏病学会/美国心脏协会（ACC/AHA）的指南相一致（图 40-18）[209,238]。根据左室壁应力对 LVESVI 进行修正，即左室收缩末期室壁应力比左室收缩末期容积指数就得到一个简单的比值（ESS：LVESVI），这一指标能够很好地反映左室收缩功能，并能精确预测二尖瓣反流患者的手术预后[207,208]。特别是对 ESS：LVESVI 小于 2.6 的患者，预示其中期结果不佳，而正常或高的比值则与结果良好[208]。增加手术风险的重要因素包括老龄、较高的 NYHA 功能分级、合并冠状动脉疾病、左室舒张末期压力升高、左室舒张末期容积指数升高、左室 ESS 指数下降、静息时射血分数减低、短缩指数减低、心脏指数减少、毛细血管楔压或右室舒张末期压力升高、同期行其他手术以及之前有心脏手术病史[209,237,238,244~247]。异常的左室舒张期表现（包括舒张早期充盈率、心肌松弛度、心室腔僵硬性、心肌僵硬性以及舒张末期压力）在二尖瓣手术后也能逆转[215]。如果在过多容量负荷所导致心肌病变还未到达不可逆阶段就对二尖瓣反流进行手术矫治，那么左室舒张充盈的特性以及收缩功能都能恢复到正常水平。另外，左室容积和左室容积与质量之比（或者直径与厚度之比）通常在术后变为正常，但轻度左室肥厚可能一直存在[215]。

　　对于慢性二尖瓣反流行二尖瓣置换术后射血分数的下降，以往认为这是由于血流在收缩早期进入左心房的低阻通道被关闭以及外科切除了瓣下结构所导致的左室后负荷增加的结果。使用球形数学模型研究左心室舒张末期直径、收缩期室壁应力和射血分数之间关系，结果证实术后收缩期室壁应力的变化与心室腔大小的改变直接相关，同时发现二尖瓣置换术保留腱索的技术可以使术后左心室后负荷降低[248]。虽然非缺血性二尖瓣反流术后运动表现显示，患者的症状得到改善，但术后 7 个月时的心肺运动负荷试验结果与术前相比并无好转，而异常激活的神经体液调节仍然存在，这可能反映左心室收缩功能没有完全恢复[249]。考虑到长期临床结果，能够提示术后心功能恶化的危险因素包括：左室舒张末期直径增加、左室收缩末期直径增加、LVESV 升高、短缩分数减低、左室 ESS 指数下降、左房体积增大、收缩末期左室壁厚度与心室腔直径的比值下降，以及合并有冠状动脉疾病[209,247,250~252]。

　　由瓣叶摆动导致的二尖瓣反流患者通常没有症状，但是如果不行手术治疗，则会有进行性左室功能障碍的风险，且预后不佳。如果采用药物干预的保守治疗，由瓣叶摆动导致的二尖瓣反流常伴有很高的年死亡率（6.3%）和发病率[178,253]。这些患者中大部分都适合在有经验的临床中心接受二尖瓣修复术，并能获得很好的早期和远期的结果[177,254,255]。因为对于这些人群，二尖瓣成形术比二尖瓣置换术具有更少的手术并发症和更低的手术死亡率。因此，如果瓣膜病理改变适合于成形术，应在疾病的早期就考虑手术治疗[141,177,178,250,253,254]。当术前的 LVESVI 很高或者收缩末期直径很大时，提示存在左心室收缩功能障碍，应争取行二尖瓣成形术，或者至少在二尖瓣置换术时保留全部腱索（同时连接前后瓣叶的腱索）[238]。这些外科操作细节已在 2006 年 ACC/AHA 的指南中着重强调（图 40-16）。另外，指南指出对于这些患者应该考虑手术治疗，因为连续超声心动评估修复术耐久性的远期随访研究表明二尖瓣修复术的结果很好[238]。

　　Mayo Clinic 集中研究了无症状的器质性二尖瓣反流患者的治疗。从 1991-2000 年，有 456 名超声诊断为轻度全收缩期二尖瓣反流的无症状的患者被纳入到这项前瞻性研究中[190]。在入选时，基线射血分数为 70%，左室收缩末期直径为（3.4±6）cm，左室舒张末期直径为（5.6±8）cm，LVESVI 为（33±130）ml/m²，反流量为（66±40）毫升/每搏。由负责的内科医生来决定治疗方式，包括何时进行外科干预。在 5 年时，54% 的患者在接受平均（1.2±2）年的药物治疗之后行手术治疗，当时他们都出现了症状或者超声心动的检查结果不佳（基于 1998 年 ACC/AHA 指南）。在 230 名接受二尖瓣手术的患者中，91% 行瓣膜修复术，手术死亡率低于 1%。根据反流的程度对患者进行分层分析，分别根据反流量小于 30、30~59、大于等于 60ml/每搏，以及 ERO 小于 20、20~39、大于等于 40mm² 来定义轻度、中度和重度反流。对于接受药物治疗的患者，与美国人口普查寿命图表比较，中度反流（ERO 在 20~39mm²，66% 对 84%）和重度反流（ERO 大于等于 40mm²，58% 对 78%）的患者 5 年生存率要明显地低于一般人群[190]。接受药物治疗的患者，其死亡的独立危险因素有老龄、糖尿病以及较大的 ERO。即使校正了年龄、性别、糖尿病、房颤以及射血分数等因素，ERO 仍然是生存率的预测指标。ERO 同样适用于预测心源性死亡和所有心脏事件。对于 ERO 大于等于 40mm² 的患者，其 5 年的心源性死亡率为 36%，相比之下 ERO 在 20~39mm² 之间的为 20%，而 ERO 小于 20mm² 的仅为 3%。二尖瓣手术是较低的死亡率、心源性死亡率以及心脏事件的独立决定因素，尤其对于 ERO 较高的患者[190]。这一重要的研究，它关注反流严重程度的和预后关系，而不是心室的反应，这就促使大家重新思考由脱垂引起的无症状二尖瓣反流患者的治疗方式。所有 ERO 大于等于 40mm² 的患者（除了老年人），虽然只有症状才能决定手术时机，但建议应该考虑早期行外科修复手术。ERO 在 20~39mm² 之间的患者，应该定期做超声心动图密切监测。对于 ERO 较小（<20mm²）的患者，接受药物治疗的患者不用过多的随访，药物治疗时心源性并发症的发生率很低。尽管这一研究提供了有价值的信息，但是未来有必要进行更大型的前瞻性试验来证实这一结果。MayoClinic 的患者大部分为老年人，其瓣叶脱垂是由弹性纤维退行性变所致，与 Barlow 瓣的年轻患者不同。另外，在退行性疾病和脱垂所导致的二尖瓣反流中，预示不良结果的

关键 ERO 阈值，在左室收缩功能正常的患者中（40mm²）是在左室收缩功能障碍和 IMR 或 FMR 的患者中（20mm²）的两倍[170,189]。换句话说，如果患者的左室收缩功能由于缺血或原发性心肌病的原因而受损的话，其预示不良结果的反流口径仅为一般情况下的一半。

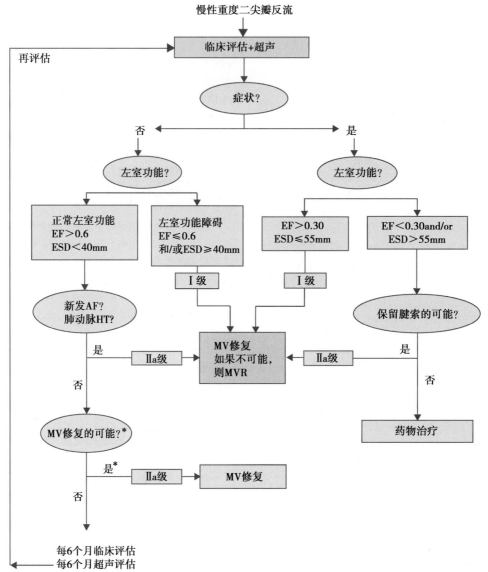

图 40-18　慢性重度二尖瓣反流患者的治疗策略。* 二尖瓣修复术可应用于无症状而左室功能正常的患者，前提是要由有经验的外科团队来施行，而且修复的成功率在 90% 以上。
AF = 房颤，EF = 射血分数，ESD = 收缩末期直径，HT = 高压，LV = 左室，MV = 二尖瓣，MVR = 二尖瓣置换术

因为很多二尖瓣反流的患者没有任何症状，而症状是考虑手术时机的关键要素，那么心肺运动试验就被用于评估有器质性二尖瓣反流（93% 的病例是由脱垂引起的）的无症状患者[256]。134 名无症状的患者，平均射血分数为 73%，其中 57% 有严重的二尖瓣反流，反流量为（68 ± 24）毫升/每搏（范围是 30 ~ 146 毫升/每搏），而 ERO 为（35 ± 14）mm²（范围是 14 ~ 83mm²）。"无症状"患者中的 19%，其功能储备明显下降了（定义为 84% 或小于预期）。根据反流量小于或大于 60ml 和 ERO 小于或大于 40mm² 进行分组，那些功能储备减低的患者在两组的分布大致相同。将外来因素造成的患者功能储备降低的情况排除，14% 是有功能储备减低的，而他们的反流量和 ERO 都大于正常功能储备的患者。功能储备减低的决定因素有，左室舒张功能减低、前向每搏容积减少以及房颤。

ERO 对功能储备没有明显的影响[257]。因此，预测功能储备的降低的是慢性二尖瓣反流，而不是反流量的多少。我们根据 2 年的随访研究，并对年龄、ERO、性别和射血分数进行校正，结果显示 66% 的患者发生了不良事件或需要接受二尖瓣手术（相比之下，功能储备正常的只有 29%）。因此，该证据支持无症状的二尖瓣反流患者应定期接受心肺运动试验，以检查是否存在亚临床的功能储备减退，功能受损的患者应考虑行二尖瓣修复术。

即使对慢性二尖瓣反流患者施行了二尖瓣手术，有些患者由于心衰的症状而仍存在活动受限，其术后远期的结果也不理想。单纯二尖瓣反流手术后存活患者，其在 5 年、10 年和 14 年的充血性心衰发生率分别为 23%、33% 和 37%[258]。瓣膜修复手术并不能降低充血性心衰发生率。然

而，使用充血性心衰和死亡作为共同的终点事件，发现相比于瓣膜置换术，瓣膜修复术在生存率上有优势。一旦出现充血性心衰，患者的生存率急剧下降，5 年生存率只有44%。充血性心衰的病因包括左室功能障碍和瓣膜病变，前者出现三分之二的患者中，而后者出现在其余的三分之一中。术后心衰的预测因素有，术前较低的射血分数、冠状动脉疾病以及较高的 NYHA 功能分级[258]。重要的是，术前心功能 Ⅲ/Ⅳ 级是术后中期和长期生存率下降的独立危险因素，而与其他所有基线指标相独立[259]。

缺血性二尖瓣反流

心肌梗死后患者的风险分层对 IMR 诊断和定量分析非常重要[189,260~262]。Mayo Clinic 的一份报告指出，接受药物治疗的患者，如果其在心肌梗死后晚期出现了 IMR，其 5 年死亡率远高于没有出现 IMR 的患者（62% 比 39%）[189]。IMR 合并左室收缩功能障碍的患者，其中期生存率与 ERO 和反流量负相关。ERO 小于 20mm^2 的患者 5 年生存率为 47%，而 ERO 大于等于 20mm^2 者为 29%。反流量大于等于 30 毫升/每搏的 5 年生存率为 35%，而反流量小于 30 毫升/每搏的为 44%。ERO 小于 20mm^2 的 IMR 患者，其心源性死亡的相对风险比为 1.56，而 ERO 大于 20mm^2 的为 2.38。这一 ERO 阈值（40mm^2 或更大）是脱垂或瓣叶摆动患者的两倍[190]。ERO 大于 40mm^2 在其他疾病中都定义为重度反流，但对于 IMR 患者同时存在左室功能障碍的病变时，即使"轻度的"反流（ERO 约 20mm^2）都会对预后产生很大的影响[261]。充血性心衰的决定因素有，射血分数、血钠水平，以及是否存在 IMR 和病变程度。在 5 年时，如果没有 IMR，充血性心衰的发生率为 18%，相比之下有 IMR 时其发生率为 53%。如果 ERO 小于 20mm^2，充血性心衰的发生率为 46%，相比之下如 ERO 大于等于 20mm^2，其发生率为 68%。如果存在 IMR，充血性心衰的相对风险为 3.65，而如果 ERO 大于等于 20mm^2，相对风险就会是 4.42。在 5 年时充血性心衰或心源性死亡的发生率为 52%，如果存在 IMR，充血性心衰或心源性死亡的相对风险是 2.97，而如果 ERO 大于等于 20mm^2，那相对风险就是 4.4[261]（图 40-19）。中度到重度 IMR 伴随的充血性心衰的相对风险为 3.44，而 30 天死亡的相对风险为 1.55，其与年龄、性别、射血分数以及 Killip 分级无关[260]。

对于 IMR 患者，二尖瓣修复术或置换术的手术风险（4%~30%），明显高于非缺血性慢性二尖瓣反流的患者，表明之前的心肌梗死和缺血都对患者造成负性作用[241,242,263~268]。大部分研究人员相信只行冠状动脉再血管化，对于中度至重度 IMR 的患者，其术后会有明显的二尖瓣反流和心衰症状[143,269~271]。73% 的患者 IMR 术后立即消失或仅为轻度，而 6% 为重复。另一方面，到 6 周时，仅有40% 的患者没有或只有轻度的二尖瓣反流，而 22% 有严重的二尖瓣反流[270]（图 40-20）。术后残余或复发 IMR 与术前冠状动脉病变或左室功能障碍的程度无关。没有 IMR 的患者接受单纯冠状动脉旁路移植术后 5 年生存率为 85%，相比之下，有中度 IMR 的患者为 73%[270]。因为中度的 IMR 单靠旁路移植术是不能解决的，应考虑对这些患者施行瓣膜修复术（甚至是保留腱索的瓣膜置换术），可以有效地降低心源性死亡率，并能提高远期生存率[143,269~270]。有学者提出异议，他们认为对

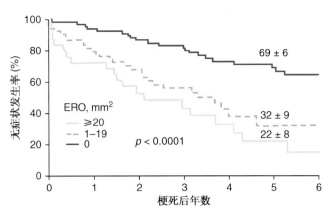

图 40-19　心肌梗死后无症状的患者，其充血性心衰或心源性死亡的发生率，通过有效反流口径（ERO）的大小来衡量缺血性二尖瓣反流的程度，并分为三组，大于等于20mm^2（绿线），1~19mm^2（红虚线）和没有二尖瓣反流组（ERO＝0）（蓝线）。5 年时的事件发生率±标准差

于中度 IMR 的患者在行冠状动脉血运重建同时行二尖瓣瓣环成形，虽然降低了术后 IMR 的程度，但对远期生存率没有改善[155,264,266,272,273]。耶鲁研究组提出单纯冠状动脉旁路移植术而不行瓣膜修复对于大部分缺血性心肌病和轻中度二尖瓣反流患者来说是足够的，1 年和 5 年生存率分别为 88% 和 50%。然而，这项研究规模小，而且只有很少一部分患者的 IMR 病变程度具有临床意义[274]。其他的结果则显示对于中度或中重度 IMR 患者，单纯冠状动脉手术和冠状动脉血运重建同期行二尖瓣瓣环成形术获得了相似的远期结果，1 年、5 年和 10 年的生存率分别为 82%~92%、40%~75% 和 37%~47%[264~266,273~275]（图 40-21）。远期死亡率的预测因素有老龄、既往心肌梗死、不稳定心绞痛、慢性肾衰竭、房颤、非乳内动脉桥、β 阻滞剂应用不足、射血分数较低、左房体积较小、全左室壁活动异常、严重的外侧壁活动异常、侧壁导联中 ST 端抬高、较高的电压总和、二尖瓣瓣叶活动受限以及桥血管偏少[264,266,273]。在这一系列报道中，同时进行二尖瓣修复术和冠状动脉血运重建不是远期生存率的预测指标。为了在术前说明患者可从单独冠状动脉旁路移植术获益，布拉格研究组评估了 135 名缺血性心脏病合并中度 IMR 患者，他们只接受了单纯冠状动脉旁路移植手术，其中 42% 的患者术后没有或只有轻度二尖瓣反流，47% 的患者症状没有改善[276]。在手术前，症状改善组的心肌存活度和乳头肌间的同步性明显优于未改善组。因此，对于中度 IMR 患者要单靠冠状动脉旁路移植术就改善症状的话，其前提是要有存活的心肌，同时没有乳头肌间不同步的现象[276]。在对缺血性二尖瓣反流的患者进行试验性心脏 MRI 研究中发现，后乳头肌区域的过度瘢痕化和严重的室壁运动异常与冠状动脉旁路移植术和二尖瓣瓣环成形手术后二尖瓣反流的复发有关[277]。常规进行瘢痕化评估可以鉴别出一些患者，这些患者单靠瓣环成形术不足以消除二尖瓣反流。因此，尽管有研究者报道，高风险的患者，在行冠状动脉搭桥手术的同时加做瓣环成形术不会增加早期的死亡率，但其远期生存率和功能状态获益还没有被证实，而且由于潜在的缺血性心肌病使得这一方法受到限制[264~266,272]。

根据 Brigham Women's Hospital 的经验，对于 IMR 和瓣环扩张或Ⅲb 型收缩期瓣叶活动受限（非腱索或乳头肌断裂）的

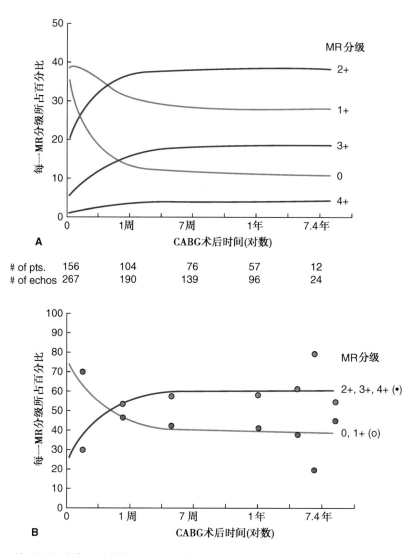

图 40-20 单纯冠状动脉再血管化后的二尖瓣反流的病程。横轴为冠状动脉旁路移植术后时间（对数）。1＋为轻度反流，2＋为中度，3＋为中重度，4＋为重度。（A）二尖瓣反流的全部分级；（B）二尖瓣反流 0 或 1＋ 与 2＋、3＋ 或 4＋ 相比较。图中的标记（空心圆和实心圆）代表二尖瓣反流分级的超声心动的原始数值。CABG ＝ 冠状动脉旁路移植术；MR ＝ 二尖瓣反流

患者，接受瓣膜修复术和冠状动脉血运重建手术比接受瓣膜置换术和冠状动脉血运重建手术的远期预后要差[263]。当然，IMR 的病理生理或病因是长期生存率的主要决定因素，而手术方式相对次要。而纽约大学研究组的研究显示，接受二尖瓣成形术的患者其无并发症生存率（5 年时 64%）要高于那些不得不接受瓣膜置换的患者（5 年时 47%）[278]。对 IMR 患者，分析比较接受二尖瓣修复术和二尖瓣置换术两组之间的早期死亡风险时，会受到很多其他因素的干扰，包括功能障碍以及心绞痛的程度。排除这两个变量的影响后，进一步分析发现二尖瓣成形术的早期死亡率比二尖瓣置换术低[278]。根据生活习惯评分分析，Cleveland Clinic 研究发现，低风险组的 IMR 患者瓣膜修复术的生存率（5 年时 58%）要高于二尖瓣置换术（5 年时 36%）。然而对于高风险组，二者的远期生存率都比较差，但瓣膜置换术的生存率稍高。[279]根据他们的经验，当重度 IMR 患者接受二尖瓣手术时，瓣环成形术对于 70%～85% 的病例都能获得持久的修复结果[280]。尽管大多数 IMR 患者可以选择接受二尖瓣修复术治疗，但是对于很多有严重病变和超声心动有

特异性改变的患者，完全保留腱索的二尖瓣置换术可能比修复术更合适[280]。在魁北克 Laval 大学，他们研究了 370 名接受二尖瓣修复术或二尖瓣置换术的 IMR 患者[281]。修复组的手术死亡率（10%）低于置换组（17%），但 6 年生存率分析发现两者结果相近，分别为 73% 和 67%（图 40-22）。瓣膜手术的方式不是不良预后的危险因素。因此，对于 IMR 患者，二尖瓣修复术的总体生存率不一定就优于瓣膜置换术[281]。

对于同时接受二尖瓣修复术和冠状动脉血运重建的冠状动脉疾病患者，分析他们二尖瓣反流的病因（退行性或缺血性）时发现，合并有 IMR 的患者其冠状动脉的病变程度更严重，心室功能更差，并发疾病更多，术前症状也更明显[282]。未校正的 5 年生存分析显示，IMR 和退行性二尖瓣反流患者的生存率分别为 64% 和 82%。配对研究得到两者的 5 年生存率同样很差（分别为 66% 和 65%）。在退行性二尖瓣反流和冠状动脉病变的患者中，远期生存率有很大的差异性，这主要取决于缺血和左室功能障碍的严重程度[282]。杜克大学的经验表明，IMR 患者和退行性二尖瓣反流伴冠状动脉疾病的患者，他们二

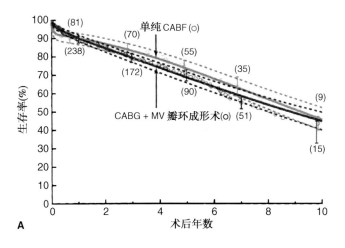

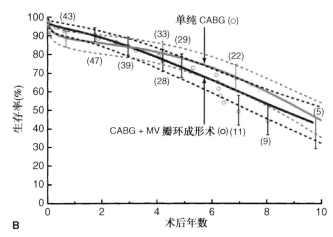

图 40-21　只行冠状动脉旁路移植术（CAGB）或同时行二尖瓣（MV）瓣环成形术来治疗缺血性二尖瓣反流的生存率。竖线代表 68% 置信区间。括号内的数字为存活但仍有风险的患者数。实线为 68% 置信区间内的参数估计。（A）非校正生存率，基于单纯 CABG 后 37 例死亡而 CABG + MV 瓣环成形术后 92 例死亡；（B）与生活习惯匹配的生存率，基于单纯 CABG 后 19 例死亡，而 CABG + MV 瓣环成形术后 19 例死亡

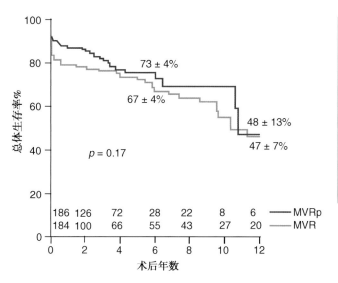

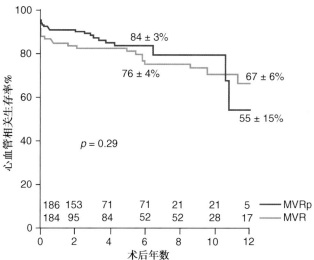

图 40-22　比较二尖瓣修复术（MVRp）与二尖瓣置换术（MVR）的总体生存率（A）和心血管相关生存率（B）

者之间生存率的差异与患者本身相关的差别相关[268]。在 535 名（26% 伴有 IMR，74% 为非缺血性原因）行二尖瓣修复术而无论是否冠状动脉旁路移植术的患者中，IMR 组的 30 天死亡率为 4.3%，而非缺血组为 1.3%；IMR 的 5 年生存率为 56%，而非缺血性二尖瓣反流为 84%[268]。只有术前并发疾病的数目和老龄是生存率的预后因素，而缺血性的病因、性别、射血分数、NYHA 心功能分级、冠状动脉疾病、再次手术，以及手术时的年龄都不具有统计学意义。因为 IMR 患者和非缺血性二尖瓣反流患者在冠状动脉搭桥手术的同时都常规使用硬环来做瓣环成形，所以患者的长期生存率更多的是受患者本身的基本特点和并存疾病影响，而不是二尖瓣反流的病因[268]（图 40-23）。另外，Mayo Clinic 的研究者认为，决定是行修复术还是瓣膜置换术应该基于患者的条件，而不是基于二尖瓣反流是不是由缺血造成的[267]。老龄、射血分数小于等于 35%、三支病变、二尖瓣置换以及出院时有残余的二尖瓣反流是死亡的危险因素。二尖瓣反流的病因（缺血性或退行性）不是远期生存率、Ⅲ 或 Ⅳ 级充血性心衰或反流

复发的预测因素[267]。因此，二尖瓣手术和冠状动脉旁路移植术后的生存率更多的是由冠状动脉病变和左室收缩功能障碍的程度以及瓣膜手术成败与否来决定的[267,268]。研究强调 IMR 患者的预后不佳，患者的临床情况和左室功能状态是比手术方式更为重要的预后决定因素。弗吉尼亚大学研究组提出，尽管 IMR 患者有多种合并症，但二尖瓣修复术用于治疗 IMR 和退行性二尖瓣反流取得了相同的令人满意的结果[283]。IMR 组的手术死亡率很低，为 1.9%（与此相比，退行性变组为 1.2%）。接受二尖瓣修复术患者的 5 年生存率高于预期，达到了 84%，但还明显低于退行性二尖瓣反流患者生存率（94%）。然而，在更长时间的随访中，IMR 组的生存曲线迅速下降，与之前报道的数据相一致（图 40-24）[268,283]。根据弗吉尼亚大学的经验，IMR 组和退行性改变组之间，二尖瓣反流的复发率和 5 年免于再手术率是相似的[283]。因此，采取更为激进的方法对 IMR 患者进行瓣膜修复，包括对瓣叶牵拽的治疗，可以获得令人满意的结果。

总的来说，二尖瓣修复术治疗 IMR 患者的远期效果不理想，对这一结果令人信服的解释是，术后残余二尖瓣反

流和（或）二尖瓣反流的复发[284~286]。二尖瓣瓣环成形术后 IMR 持续存在，主要是由于后叶受到心尖部的牵拽更加明显而前叶的牵拽没有改善以及对合长度没有增加[286]。在 Cleveland Clinic 有关瓣环成形治疗 IMR 的报告中（95% 同时行冠状动脉旁路移植术），0 或 1 + 二尖瓣反流的患者比例从术前的 71% 下降至术后的 41%，但是在修复术后 6 个月内，3 + 或 4 + 残余或复发的 IMR 的比例从 13% 增加至 28%[284]（图 40-25）。采用 Cosgrove 弹性半环或半硬的 Carpentier Edwards 整环，其发展为严重二尖瓣反流所需的时间是相似的（前半年内为 25%），但戊二醛处理的异种心包环的结果要明显差得多（66%）[284]。采用小号成形环显然不会影响术后二尖瓣反流的发生率。在蒙特利尔心脏研究所，78 名接受二尖瓣修复术治疗 IMR 的患者术后死亡率为 12.3%，5 年生存率为 68%[287]在平均随访 28 个月时，37% 出现了中度二尖瓣反流复发，20% 为重度反流。仅有年龄以及不明显的术前后叶牵拽是二尖瓣反流复发的预测因素。术前 NYHA 分级大于 Ⅱ 级和复发的 MR 大于 2 + 的患者，其生存率较低（图 40-26）。这一研究结果提示瓣膜修复技术仍有待改进，选择合适的患者、部分患者采用保留腱索的二尖瓣置换术可能获益更多[283,284,287]。

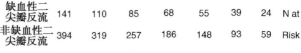

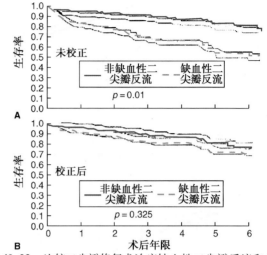

图 40-23 比较二尖瓣修复术治疗缺血性二尖瓣反流和非缺血性二尖瓣反流的生存率。（A）为没有对患者的基本特点进行修正之前的生存曲线；（B）为修正之后的曲线

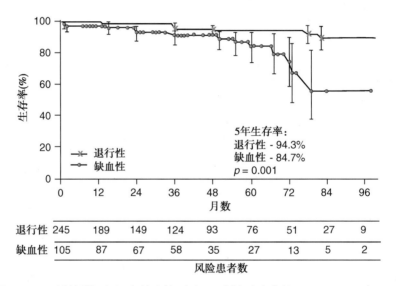

图 40-24 对退行性（x）和缺血性（o）二尖瓣反流进行 Kaplan-Meier 生存分析比较

二尖瓣瓣下结构与左室收缩功能

在 1964 年，二尖瓣瓣下结构的概念（或瓣膜-心室复合体）由 Lillehei 和其同事最早提出，它包括腱索和乳头肌，对维持术后左心室正常几何形状和泵功能非常重要[131~134,199,200,288~292]。二尖瓣置换术如切除全部腱索，左心室功能显著下降，主要表现为局部或整体的弹性降低、收缩不协调以及乳头肌附着部位的运动障碍。相反，二尖瓣置换术中保留全部或部分腱索，术后左心室收缩功能得以维持[131~133,216,292]。实验证实，不管是剪断前叶还是后叶的腱索，都会使得左室弹性的最大值降低，从而损害其整体的收缩功能，但重新连接这些腱索后，左心室收缩功能重新恢复正常[132]。狗慢性二尖瓣反流实验模型证明，与剪除腱索相比，保留腱索的二尖瓣置换术除增强左心室收缩功能外，

还能改善术后左心室能量学表现和心室-血管耦联[200]。腱索断裂后降低左心室整体的收缩末期弹性，并使收缩末应力-容积关系减弱。从心肌能量学的角度来看，左心室每搏做功-舒张末期容积以及压力-容积面积-舒张末期容积的相关性都下降，这提示左室向外的每搏做功以及任何前负荷水平下所产生的机械能都减少了。

临床上，二尖瓣置换术如切除腱索，会导致静息与运动状态下左室射血分数的下降，部分原因是由于左室收缩末期应力（ESS）增加[291]。二尖瓣成形术不会对静息和运动状态下反映左室功能的射血指数产生不良影响，这主要是因为 ESS 显著下降以及维持一个近似椭圆形的心室腔。切除全部腱索的二尖瓣置换术，不会引起术后左心室舒张末期容积的改变，而 LVESV 和 ESS 增加，射血分数降低[290]。相反，行保留腱索的二尖瓣置换术的患者，其左室舒张末期容积和 LVESV 相对缩

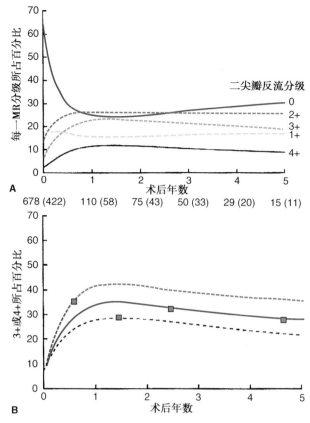

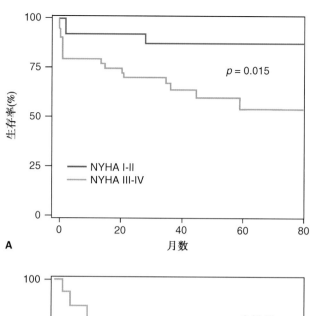

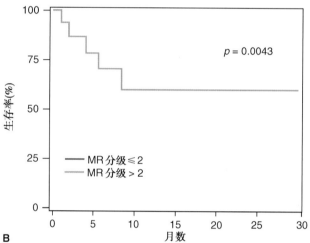

图 40-25　外科瓣环成形术后二尖瓣反流（MR）的总体病程进展。（A）二尖瓣反流的所有分级。每一反流分级的曲线代表其平均时间分布，而每一时间点上他们的总和为 100%。横轴下方的数字代表在不同时间点做的超声心动图数量，而括号内为患者数；（B）3＋或 4＋反流的分布。虚线为平均分布的 68% 置信区间

图 40-26　根据术前 NYHA 分级（A）和术后二尖瓣反流（MR）分级（B）得到的 Kaplan- Meier 生存曲线。（A）n = 73 名患者。"0"点时间代表手术日；（B）n = 60 名存活下来接受超声心动检查的患者。"0"点时间代表最近一次行超声心动的日子

小、ESS 下降，而射血分数无明显变化。这些结果表明，在保留腱索的二尖瓣置换术后，心室腔体积缩小、收缩期后负荷降低并且心室收缩功能得以保留，在这些因素的共同作用下，正常的射血功能得以维持。相反，在接受了切除腱索的二尖瓣置换术的患者中，由于术后左心室腔体积增大、收缩期后负荷增高且左心室收缩功能可能减低，从而导致其射血功能下降[290]。2006 年 ACC/AHA 瓣膜操作指南中就规定，对于 MR 患者，如果必须行二尖瓣置换手术，那么在可能的情况下应尽量保留瓣下结构，包括腱索和两个二尖瓣瓣叶[238]。

切除腱索的二尖瓣置换术后左心室功能丧失，其原因可能是局部左心室壁应力不均衡，而与局部收缩功能的减弱无关[293]。在实验模型中进行切除腱索的二尖瓣置换术，术后发现等容收缩期内心室壁呈外向移位，而乳头肌附着的左室部分发生横向剪切变形[293]。射血期间左心室基底部的周向和径向张力保持不变，而左心室心尖部的张力增大。切除腱索会增加乳头肌附着位置的局部心肌负荷，导致局部收缩功能不均衡，可能是左心室整体收缩功能低下和舒张减慢的机制。二尖瓣置换术切除前叶腱索不仅导致左心室局部功能的减低，还导致右室局部功能的减弱[294]，然而，在二尖瓣修复术的术前和术后分别行放射性核素血管造影，显示左室射血分数没有改变，而右室射血分数得到改善。在切除腱索的二尖瓣置换术后，前外侧乳头肌附着的区域，左心室局部收缩功能减低，而右心室心

尖部室间隔区域的收缩功能也减低[294]。

对于慢性 IMR 患者，推荐外科切除梗死的心室壁所对应的二级腱索（通常起源于后内侧乳头肌）[295,296]。据推测，如果消除了心尖部收缩对瓣叶的牵拽作用，那么在一级腱索或边缘腱索完整的情况下，正常多余的二尖瓣瓣叶面积可以产生更好地对合作用，防止瓣叶脱垂。临床上，多伦多研究组分析了切断腱索的二尖瓣修复术（n = 43）和传统的二尖瓣修复术（n =49）治疗缺血性二尖瓣反流的病例，并比较了两组的结果[196]。两组患者修复手术前后顶部高度的下降是相近的，但是切断腱索组其顶部面积下降得更多。通过测量二尖瓣前叶与左室后壁间距离缩短的程度，发现切断腱索组的前叶活动度更高。另外，行传统二尖瓣修复术的患者，其 2 年随访期间，二尖瓣反流的复发率更高[296]。切断腱索不会对术后左心室的射血分数产生负性影响（10% 的 EF 值相对升高，而对照组为 11%）。研究者认为切断腱索改善了缺血性二尖瓣反流患者的瓣叶活动度，并降低了二尖瓣反流的复发率，而没有明显降低左心室的功能[296]。然而，众所周知，切除腱索，尤其是二级腱索或"支柱"腱索，会降低左室收缩功能[154,297,298]。在羊模型上切除二

级腱索，会引起腱索附着部分附近区域的左心室收缩功能障碍，而且这样做既不能防止也不减少急性 IMR 的严重程度、隔外侧瓣环的扩张、瓣叶顶部面积或瓣叶顶部容积[154,297]。切断二尖瓣前叶的二级腱索会改变左心室腔的长轴和瓣下形态，引起左室外侧舒张末期跨壁心肌结构的重构，影响收缩期跨壁的左心室壁力学特性（因此减少心内膜下的"微扭转"以及室壁的增厚，改变收缩期时间动力学而使射血期延长，并导致左室整体的收缩功能下降，（收缩末期弹性和 PRSW 下降）[298]。由于腱索对左室结构和功能的重要性，所以在采用切断二级腱索来治疗 IMR 患者的手术方式时，要特别谨慎，因为这会对已然受损的左心室收缩功能造成进一步的打击[154,297,298]。

■ 总结

二尖瓣的正常功能取决于二尖瓣瓣环和瓣叶、腱索、左心房和左心室之间的相互作用。这一瓣膜心室复合体中的任何一个或多个结构出现功能障碍就会导致二尖瓣反流。引起二尖瓣反流的重要病因包括缺血性心脏病合并 IMR、扩张性心肌病导致 FMR、黏液性退行性变和瓣叶脱垂、风湿性瓣膜病变、二尖瓣瓣环钙化以及感染性心内膜炎。二尖瓣的四种结构改变会导致反流：由于纤维化和钙化导致的瓣叶回缩、瓣环扩张、腱索异常以及伴或不伴乳头肌受累的左室收缩功能障碍。在 IMR 中，左室整体和局部功能和形态的改变、二尖瓣瓣环形态的改变、异常的瓣叶活动（Ⅲb 型）、瓣叶对合不良、乳头肌间距增大以及乳头肌向外侧移位和位置异常，所有这些都会导致心尖部对瓣叶的牵拽和二尖瓣关闭不全。

二尖瓣反流引起左心室排空阻力下降．这是因为二尖瓣瓣口与左室流出道平行。左室阻力下降，使得更多的收缩能量被耗费于心肌纤维的短缩上，而不是增加张力。在最初的代偿期后，慢性二尖瓣反流和慢性左室容量超负荷，使得左室收缩功能开始进行性下降。由于收缩期阻力降低，收缩功能的临床指数可以是正常的（如射血分数），尽管此时左室收缩功能已然降低了。相比射血分数，LVESV 较少受前负荷的影响，能够很好地衡量左室储备功能。术前的 LVESV 是预测术后结果的良好指标。外科二尖瓣修复术（或当判断修复手术不能维持很长时间时，行保留全部腱索的二尖瓣置换术）治疗慢性二尖瓣反流，可以保留左心室收缩功能，尤其适合于术前射血分数正常而心室只有轻度扩张的患者以及没有明显冠状动脉病变的患者。对于术前左心室收缩功能减低的患者，行瓣环成形术可能不会明显改善左心室收缩功能，但如果行二尖瓣置换术时切除了瓣下结构和腱索的话，其功能就肯定不会得到改善。

IMR 一般会比非缺血性慢性二尖瓣反流合并更高的手术风险。对于缺血性心肌病和轻度二尖瓣反流的患者，如果大部分心室肌是存活的，那么单纯行冠状动脉旁路移植术治疗就足够了。其他学者认为对于中度 IMR，单靠冠状动脉血运重建是不够的，很多患者遗留有明显的二尖瓣反流、心衰症状以及预后不良。由于中度 IMR 不能单纯靠冠状动脉血运重建来解决，所以应考虑加做瓣膜修复手术（缩小二尖瓣瓣环的成形术，伴或不伴其他一些辅助技术），因为这样会减少并发症并且会提高远期生存率。二尖瓣手术和冠状动脉旁路移植术后的生存率更多的是由冠状动脉病变和左室功能障碍的程度来决定的，而不是由二尖瓣反流的病因所决定。IMR 可能是心梗后左室重构的一个表现，而不是其诱因。

二尖瓣瓣下结构是维持左心室射血功能的重要结构。完整的二尖瓣瓣下结构，包括两瓣叶的二级腱索，对术后维持合适的左心室几何形状和左心室泵功能有重要作用。在切除腱索的二尖瓣置换术后，左心室的收缩功能下降（局部或整体的左心室弹性下降，收缩不协调，以及乳头肌附着部位的运动障碍）。大量实验和临床研究表明，心室腔体积的缩小、左心室收缩后负荷的降低以及保留心室收缩功能，这些因素的共同作用使二尖瓣修复术或保留全部腱索的瓣膜置换术后射血功能维持正常。

■ 参考文献

1. van Gils FA: The fibrous skeleton in the human heart: embryological and pathogenetic considerations. *Virchows Arch A Pathol Anat Histol* 1981; 393:61.
2. Davila JC, Palmer TE: The mitral valve: anatomy and pathology for the surgeon. *Arch Surg* 1962; 84:174.
3. Silverman ME, Hurst JW: The mitral complex: Interaction of the anatomy, physiology, and pathology of the mitral annulus, mitral valve leaflets, chordae tendineae, and papillary muscles. *Am Heart J* 1968; 76:399.
4. Anderson RH, Wilcox BR: The anatomy of the mitral valve, in Wells FC, Shapiro LM (eds): *Mitral Valve Disease*. Oxford, England, Butterworth-Heinemann, 1996; p 4.
5. Walmsley R: Anatomy of human mitral valve in adult cadaver and comparative anatomy of the valve. *Br Heart J* 1978; 40:351.
6. Ormiston JA, Shah PM, Tei C, et al: Size and motion of the mitral valve annulus in man: I. A two-dimensional echocardiographic method and findings in normal subjects. *Circulation* 1981; 64:113.
7. O'Gara P, Sugeng L, Lang R, et al: The role of imaging in chronic degenerative mitral regurgitation. *J Am Coll Cardiol Img* 2008; 1:221.
8. Fenoglio J Jr, Tuan DP, Wit AL, et al: Canine mitral complex: ultrastructure and electromechanical properties. *Circ Res* 1972; 31:417.
9. Ranganathan N, Lam JH, Wigle ED, et al: Morphology of the human mitral valve: II. The valve leaflets. *Circulation* 1970; 41:459.
10. Wit AL, Fenoglio J Jr, Hordof AJ, Reemtsma K: Ultrastructure and transmembrane potentials of cardiac muscle in the human anterior mitral valve leaflet. *Circulation* 1979; 59:1284.
11. Curtis MB, Priola DV: Mechanical properties of the canine mitral valve: effects of autonomic stimulation. *Am J Physiol* 1992; 262:H56.
12. Marron K, Yacoub MH, Polak JM, et al: Innervation of human atrioventricular and arterial valves. *Circulation* 1996; 94:368.
13. Ahmed A, Johansson O, Folan-Curran J: Distribution of PGP 9.5, TH, NPY, SP and CGRP immunoreactive nerves in the rat and guinea pig atrioventricular valves and chordae tendinae. *J Anat* 1997; 191:547.
14. Filip DA, Radu A, Simionescu M: Interstitial cells of the heart valves possess characteristics similar to smooth muscle cells. *Circ Res* 1986; 59:310.
15. De Biasi S, Vitellaro-Zuccarello L, Blum I: Histochemical and ultrastructural study on the innervation of human and porcine atrio-ventricular valves. *Anat Embryol (Berl)* 1984; 169:159.
16. Boucek RJ, Bouckova B, Levy S: Anatomical arrangement of muscle tissue in the anterior mitral leaflet in man. *Cardiovasc Res* 1978; 12:675.
17. Williams TH: Fast-conducting fibres in the mitral valve. *Br Heart J* 1964; 26:554.
18. Smith RB: Intrinsic innervation of the atrioventricular and semi-lunar valves in various mammals. *J Anat* 1971; 108:115.
19. Hibbs RG, Ellison JP: Atrioventricular valves of the guinea pig: II. An ultrastructural study. *Am J Anat* 1973; 138:347.
20. Williams TH, Folan JC, Jew JY, et al: Variations in atrioventricular valve innervation in four species of mammals. *Am J Anat* 1990; 187:193.
21. Jew JY, Fink CA, Williams TH: Tyrosine hydroxylase-and nitric oxide synthase–immunoreactive nerve fibers in mitral valve of young adult and aged Fischer 344 rats. *J Auton Nerv Syst* 1996; 58:35.
22. Mulholland DL, Gotlieb AI: Cell biology of valvular interstitial cells. *Can J Cardiol* 1996; 12:231.
23. Williams TH: Mitral and tricuspid valve innervation. *Br Heart J* 1964; 26:105.
24. Swanson JC, Davis LR, Arata K, et al: Characterization of mitral valve anterior leaflet perfusion patterns. *J Heart Valve Dis* 2009; 18:488-495.
25. Erlanger J: A note on the contractility of the musculature of the auriculoventricular valves. *Am J Physiol* 1916; 40:150.

26. Dean AL Jr: The movements of the mitral cusps in relation to the cardiac cycle. *Am J Physiol* 1916; 40:206.
27. Sarnoff SJ, Gilmore JP, Mitchell JH: Influence of atrial contraction and relaxation on closure of mitral valve. *Circ Res* 1962; 11:26.
28. Sonnenblick EH, Napolitano LM, Daggett WM, Cooper T: An intrinsic neuromuscular basis for mitral valve motion in the dog. *Circ Res* 1967; 21:9.
29. Cooper T, Sonnenblick EH, Priola DV, et al: An intrinsic neuromuscular basis for mitral valve motion, in Brewer LA (ed): *Prosthetic Heart Valves*. Springfield, IL, Charles C Thomas, 1969; Chap 2.
30. Anderson RH: The disposition and innervation of atrioventricular ring specialized tissue in rats and rabbits. *J Anat* 1972; 113:197.
31. Kawano H, Kawai S, Shirai T, et al: Morphological study on vagal innervation in human atrioventricular valves using histochemical method. *Jpn Circ J* 1993; 57:753.
32. Timek TA, Lai DTM, Dagum P, et al: Ablation of mitral annular and leaflet muscle: effects on annular and leaflet dynamics. *Am J Physiol Heart Circ Physiol* 2003; 285:H1668-H1674.
33. Priola DV, Fellows C, Moorehouse J, Sanchez R: Mechanical activity of canine mitral valve in situ. *Am J Physiol* 1970; 219:1647.
34. Wit AL, Fenoglio J Jr, Wagner BM, Bassett AL: Electrophysiological properties of cardiac muscle in the anterior mitral valve leaflet and the adjacent atrium in the dog: possible implications for the genesis of atrial dysrhythmias. *Circ Res* 1973; 32:731.
35. Rozanski GJ: Electrophysiological properties of automatic fibers in rabbit atrioventricular valves. *Am J Physiol* 1987; 253:H720.
36. Williams TH, Jew JY: Is the mitral valve passive flap theory overstated? An active valve is hypothesized. *Med Hypoth* 2004; 62:605.
37. Krishnamurthy G, Itoh A, Swanson JC, et al: Regional stiffening of the mitral valve anterior leaflet in the beating ovine heart. *J Biomechanics* 2009, 42:2697.
38. Itoh A, Krishnamurthy G, Swanson JC, et al: Active stiffening of mitral valve leaflets in the beating heart. *Am J Physiol Heart Circ Physiol* 2009; 296:H1766-H1773.
39. Rozanski GJ, Jalife J: Automaticity in atrioventricular valve leaflets of rabbit heart. *Am J Physiol* 1986; 250:H397.
40. Police C, Piton M, Filly K, et al: Mitral and aortic valve orifice area in normal subjects and in patients with congestive cardiomyopathy: determination by two-dimensional echocardiography. *Am J Cardiol* 1982; 49:1191.
41. Tsakiris AG, Von Bernuth G, Rastelli GC, et al: Size and motion of the mitral valve annulus in anesthetized intact dogs. *J Appl Physiol* 1971; 30:611.
42. Tsakiris AG, Strum RE, Wood EH: Experimental studies on the mechanisms of closure of cardiac valves with use of roentgen videodensitometry. *Am J Cardiol* 1973; 32:136.
43. Davis PKB, Kinmonth JB: The movements of the annulus of the mitral valve. *J Cardiovasc Surg* 1963; 4:427.
44. Padula RT, Cowan G Jr, Camishion RC: Photographic analysis of the active and passive components of cardiac valvular action. *J Thorac Cardiovasc Surg* 1968; 56:790.
45. Ormiston JA, Shah PM, Tei C, Wong M: Size and motion of the mitral valve annulus in man: II. Abnormalities in mitral valve prolapse. *Circulation* 1982; 65:713.
46. Keren G, Sonnenblick EH, LeJemtel TH: Mitral annulus motion: Relation to pulmonary venous and transmitral flows in normal subjects and in patients with dilated cardiomyopathy. *Circulation* 1988; 78:621.
47. van Rijk-Zwikker GL, Mast F, Schipperheyn JJ, et al: Comparison of rigid and flexible rings for annuloplasty of the porcine mitral valve. *Circulation* 1990; 82:V-58.
48. Karlsson MO, Glasson JR, Bolger AF, et al: Mitral valve opening in the ovine heart. *Am J Physiol* 1998; 274:H552.
49. Roberts WC, Perloff JK: Mitral valvular disease: A clinicopatho-logic survey of the conditions causing the mitral valve to function abnormally. *Ann Intern Med* 1972; 77:939.
50. Levine RA, Triulzi MO, Harrigan P, Weyman AE: The relationship of mitral annular shape to the diagnosis of mitral valve prolapse. *Circulation* 1987; 75:756.
51. Levine RA, Handschumacher MD, Sanfilippo AJ, et al: Three-dimensional echocardiographic reconstruction of the mitral valve, with implications for the diagnosis of mitral valve prolapse. *Circulation* 1989; 80:589.
52. Rushmer R, Finlayson B, Nash A: Movements of the mitral valve. *Circ Res* 1956; 4:337.
53. Tsakiris AG, Gordon DA, Padiyar R, et al: The role of displacement of the mitral annulus in left atrial filling and emptying in the intact dog. *Can J Physiol Pharmacol* 1978; 56:447.
54. Rushmer RF: Initial phase of ventricular systole: asynchronous contraction. *Am J Physiol* 1956; 184:188.
55. Popp RL, Harrison DC: Ultrasonic cardiac echography for determining stroke volume and valvular regurgitation. *Circulation* 1970; 41:493.
56. Toumanidis ST, Sideris DA, Papamichael CM, et al: The role of mitral annulus motion in left ventricular function. *Acta Cardiol* 1992; 47:331.
57. Carlhall C, Kindberg K, Wigstrom L, et al: Contribution of mitral annular dynamics to LV diastolic filling with alteration in preload and inotropic state. *Am J Physio Heart Circ Physiol* 2007; 293:H1473-H1479.
58. Chiechi MA, Lees M, Thompson R: Functional anatomy of the normal mitral valve. *J Thorac Cardiovasc Surg* 1956; 32:378.
59. Sovak M, Lynch PR, Stewart GH: Movement of the mitral valve and its correlation with the first heart sound: selective valvular visualization and high-speed cineradiography in intact dogs. *Invest Radiol* 1973; 8:150.
60. Pohost GM, Dinsmore RE, Rubenstein JJ, et al: The echocardiogram of the anterior leaflet of the mitral valve: correlation with hemodynamic and cineroentgenographic studies in dogs. *Circulation* 1975; 51:88.
61. Rodriguez F, Langer F, Harrington KB, et al: Effect of cutting second-order chordae on in-vivo anterial mitral leaflet compound curvature. *J Heart Valve Dis* 2005; 14:592.
62. Edler I, Gustafson A, Karlefors T, et al: Mitral and aortic valve movements recorded by an ultra-sonic echo method: an experimental study in ultrasound cardiology. *Acta Med Scand* 1961; 370:68.
63. Tsakiris AG, Gordon DA, Mathieu Y, et al: Motion of both mitral valve leaflets: a cineroentgenographic study in intact dogs. *J Appl Physiol* 1975; 39:359.
64. Fenster MS, Feldman MD: Mitral regurgitation: an overview. *Curr Probl Cardiol* 1995; 20:193.
65. Armour JA, Randall WC: Structural basis for cardiac function. *Am J Physiol* 1970; 218:1517.
66. Luther RR, Meyers SN: Acute mitral insufficiency secondary to ruptured chordae tendineae. *Arch Intern Med* 1974; 134:568.
67. Voci P, Bilotta F, Caretta Q, et al: Papillary muscle perfusion pattern: a hypothesis for ischemic papillary muscle dysfunction. *Circulation* 1995; 91:1714.
68. Lam JHC, Ranganathan N, Wigle ED, et al: Morphology of the human mitral valve: I. Chordae tendineae: a new classification. *Circulation* 1970; 41:449.
69. Ritchie J, Warnock JN, Yoganathan AP: Structural characterization of the chordae tendineae in native porcine mitral valves. *Ann Thorac Surg* 2005; 80:189.
70. Ross J Jr, Sonnenblick EH, Covell JW, et al: The architecture of the heart in systole and diastole. *Circ Res* 1967; 21:409.
71. Armour JA, Randall WC: Electrical and mechanical activity of papillary muscle. *Am J Physiol* 1978; 218:1710.
72. Cronin R, Armour JA, Randall WC: Function of the in-situ papillary muscle in the canine left ventricle. *Circ Res* 1969; 25:67.
73. Rayhill SC, Daughters GT, Castro LJ, et al: Dynamics of normal and ischemic canine papillary muscles. *Circ Res* 1994; 74:1179.
74. Karas S, Elkins RC: Mechanism of function of the mitral valve leaflets, chordae tendineae and left ventricular papillary muscles in dogs. *Circ Res* 1970; 26:689.
75. Semafuko WEB, Bowie WC: Papillary muscle dynamics: In situ function and responses of the papillary muscle. *Am J Physiol* 1975; 228:1800.
76. Burch GE, DePasquale NP: Time course of tension in papillary muscle of the heart. *JAMA* 1965; 192:701.
77. Grimm AF, Lendrum BL, Lin HL: Papillary muscle shortening in the intact dog. *Circ Res* 1975; 36:49.
78. Marzilli M, Sabbah HN, Lee T, et al: Role of the papillary muscle in opening and closure of the mitral valve. *Am J Physiol* 1980; 238:H348.
79. Marzilli M, Sabbah HN, Goldstein S, et al: Assessment of papillary muscle function in the intact heart. *Circulation* 1985; 71:1017.
80. Hirakawa S, Sasayama S, Tomoike H, et al: In situ measurement of papillary muscle dynamics in the dog left ventricle. *Am J Physiol* 1977; 233:H384.
81. Wood P: An appreciation of mitral stenosis. *BMJ* 1954; 1:1051.
82. Spencer FC: A plea for early, open mitral commissurotomy. *Am Heart J* 1978; 95:668.
83. Roberts WC: Morphologic aspects of cardiac valve dysfunction. *Am Heart J* 1992; 123:1610.
84. Carabello BA: Timing of surgery in mitral and aortic stenosis. *Cardiol Clin* 1991; 9:229.
85. Waller BF, Howard J, Fess S: Pathology of mitral valve stenosis and pure mitral regurgitation, part I. *Clin Cardiol* 1994; 17:330.
86. Waller BF, Howard J, Fess S: Pathology of mitral valve stenosis and pure mitral regurgitation, part II. *Clin Cardiol* 1994; 17:395.
87. Essop MR, Nkomo VT: Rheumatic and nonrheumatic valvular heart

disease: epidemiology, management, and prevention in Africa. *Circulation* 2005; 112:3584.

88. Chandrashekhar Y, Westaby S, Narula J: Mitral stenosis. *Lancet* 2009; 374:1271-1283.

89. Khalil KG, Shapiro I, Kilman JW: Congenital mitral stenosis. *J Thorac Cardiovasc Surg* 1975; 70:40.

90. Korn D, DeSanctis RW, Sell S: Massive calcification of the mitral annulus. *NEJM* 1962; 267:900.

91. Burge DJ, DeHoratious RJ: Acute rheumatic fever. *Cardiovasc Clin* 1993; 23:3.

92. Fae KC, Oshiro SE, Toubert A, et al: How an autoimmune reaction triggered by molecular mimicry between streptococcal M protein and cardiac tissue proteins leads to heart lesions in rheumatic heart disease. *J Autoimmun* 2005; 24:101.

93. Guilherme L, Cury P, Demarchi LM, et al: Rheumatic heart disease: proinflammatory cytokines play a role in the progression and maintenance of valvular lesions. *Am J Pathol* 2004; 165:1583.

94. Davutoglu V, Celik A, Aksoy M: Contribution of selected serum inflammatory mediators to the progression of chronic rheumatic valve disease, subsequent valve calcification and NYHA functional class. *J Heart Valve Dis* 2005; 14:151.

95. Hygenholtz PG, Ryan TJ, Stein SW, et al: The spectrum of pure mitral stenosis. *Am J Cardiol* 1962; 10:773.

96. Arani DT, Carleton RA: The deleterious role of tachycardia in mitral stenosis. *Circulation* 1967; 36:511.

97. Schofield PM: Invasive investigation of the mitral valve, in Wells FC, Shapiro LM (eds): *Mitral Valve Disease*. Oxford, England, Butterworth-Heinemann, 1996; p 84.

98. Braunwald E, Turi ZG: Pathophysiology of mitral valve disease, in Wells FC, Shapiro LM (eds): *Mitral Valve Disease*. Oxford, England, Butterworth-Heinemann, 1996; p 28.

99. Thompson ME, Shaver JA, Leon DF: Effect of tachycardia on atrial transport in mitral stenosis. *Am Heart J* 1977; 94:297.

100. Stott DK, Marpole DGF, Bristow JD, et al: The role of left atrial transport in aortic and mitral stenosis. *Circulation* 1970; 41:1031.

101. Kennedy JW, Yarnall SR, Murray JA, et al: Quantitative angiocardiography: relationships of left atrial and ventricular pressure and volume in mitral valve disease. *Circulation* 1970; 41:817.

102. Choi BW, Bacharach SL, Barcour DJ, et al: Left ventricular systolic dysfunction: diastolic filling characteristics and exercise cardiac reserve in mitral stenosis. *Am J Cardiol* 1995; 75:526.

103. Bolen JL, Lopes MG, Harrison DC, et al: Analysis of left ventricular function in response to afterload changes in patients with mitral stenosis. *Circulation* 1975; 52:894.

104. Schwartz R, Myerson RM, Lawrence LT, et al: Mitral stenosis, massive pulmonary hemorrhage, and emergency valve replacement. *NEJM* 1966; 275:755.

105. Diker E, Aydogdu S, Ozdemir M, et al: Prevalence and predictors of atrial fibrillation in rheumatic valvular heart disease. *Am J Cardiol* 1996; 77:96.

106. Chiang CW, Lo SK, Kuo CT, et al: Noninvasive predictors of systemic embolism in mitral stenosis. *Chest* 1994; 106:396.

107. Daley R, Mattingly TW, Holt CL, et al: Systemic arterial embolism in rheumatic heart disease. *Am Heart J* 1951; 42:566.

108. McCall BW, Price JL: Movement of mitral valve cusps in relation to first heart sound and opening snap in patients with mitral stenosis. *Br Heart J* 1967; 29:417.

109. Kalmanson D, Veyrat C, Bernier A, et al: Opening snap and isovolumic relaxation period in relation to mitral valve flow in patients with mitral stenosis. *Br Heart J* 1976; 38:135.

110. Toutouzas P, Koidakis A, Velimezis A, et al: Mechanism of diastolic rumble and presystolic murmur in mitral stenosis. *Br Heart J* 1974; 36:1096.

111. Perloff JK: Auscultatory and phonocardiographic manifestations of pulmonary hypertension. *Prog Cardiovasc Dis* 1967; 9:303.

112. Goldstein MA, Michelson EL, Dreifus LS: The electrocardiogram in valvular heart disease. *Cardiovasc Clin* 1993; 23:55.

113. Kotler MN, Jacobs LE, Podolsky LA, et al: Echo-Doppler in valvular heart disease. *Cardiovasc Clin* 1993; 23:77.

114. Stoddard MF, Prince CR, Ammash NM, et al: Two-dimensional transesophageal echocardiographic of mitral valve area in adults with mitral stenosis. *Am Heart J* 1994; 127:1348.

115. Wu WC, Aziz GF, Sadaniantz A: The use of stress echocardiography in the assessment of mitral valvular disease. *Echocardiography* 2004; 21:451.

116. Hung J, Lang R, Flachskampf F, et al. 3D echocardiography: a review of the current status and future directions. *J Am Soc Echocardiogr* 2007; 20: 213-233.

117. Seow SC, Koh LP, Yeo TC: Hemodynamic significance of mitral stenosis: use of a simple, novel index by two-dimensional echocardiography. *J Am Soc Echocardiogr* 2006; 19:102.

118. Lange A, Palka P, Burstow DJ, et al: Three-dimensional echocardiography: Historical development and current applications. *J Am Soc Echocardiogr* 2001; 14:403.

119. Fabricius AM, Walther T, Falk V, et al: Three-dimensional echocardiography for planning of mitral valve surgery: current applicability? *Ann Thorac Surg* 2004; 78:575.

120. Nayak KS, Pauly JM, Kerr AB, et al: Real-time color flow MRI. *J Magn Reson Med* 2000; 43:251.

121. Han Y, Peters DC, Salton CJ, et al. Cardiovascular magnetic resonance: characterization of mitral valve prolapse. *J Am Coll Cardiol Img* 2008; 1:294-303.

122. Alkadhi H, Bettex D, Wildermuth S, et al: Dynamic cine imaging of the mitral valve with 16-MDCT: a feasibility study. *AJR* 2005; 185:636.

123. Amplatz K: The roentgenographic diagnosis of mitral and aortic valvular disease. *Am Heart J* 1962; 64:556.

124. Iung B, Nicoud-Houel A, Fondard O, et al. Temporal trends in percutaneous mitral commissurotomy over a 15-year period. *Eur Heart J* 2004; 25:701-707.

125. Cohn LH, Allred EN, Cohn LA, et al: Long-term results of open mitral valve reconstruction for mitral stenosis. *Am J Cardiol* 1985; 55:731.

126. Detter C, Fischlein T, Feldmeier C, et al: Mitral commissurotomy, a technique outdated? Long-term follow-up over a period of 35 years. *Ann Thorac Surg* 1999; 68:2112.

127. Glower DD, Landolfo KP, Davis RD, et al: Comparison of open mitral commissurotomy with mitral valve replacement with or without chordal preservation in patients with mitral stenosis. *Circulation* 1998; 98:II-120.

128. Zener JC, Hancock EW, Shumway NE, et al: Regression of extreme pulmonary hypertension after mitral valve surgery. *Am J Cardiol* 1972; 30:820.

129. Chowdhury UK, Kumar AS, Mittal AB, et al: Mitral valve replacement with and without chordal preservation in a rheumatic population: serial echocardiographic assessment of left ventricular size and function. *Ann Thorac Surg* 2005; 79:1926.

130. Sugita T, Matsumoto M, Nishizawa J, et al: Long-term outcome after mitral valve replacement with preservation of continuity between the mitral annulus and the papillary muscle in patients with mitral stenosis. *J Heart Valve Dis* 2004; 13:931.

131. Hansen DE, Sarris GE, Niczyporuk MA, et al: Physiologic role of the mitral apparatus in left ventricular regional mechanics, contraction synergy, and global systolic performance. *J Thorac Cardiovasc Surg* 1989; 97:521.

132. Sarris GE, Cahill PD, Hansen DE, et al: Restoration of left ventricular systolic performance after reattachment of the mitral chordae tendineae. *J Thorac Cardiovasc Surg* 1988; 95:969.

133. Yun KL, Fann JI, Rayhill SC, et al: Importance of the mitral subvalvular apparatus for left ventricular segmental systolic mechanics. *Circulation* 1990; 82:IV-89.

134. Yun KL, Niczyporuk MA, Sarris GE, et al: Importance of mitral subvalvular apparatus in terms of cardiac energetics and systolic mechanics in the ejecting canine heart. *J Clin Invest* 1991; 87:247.

135. Covalesky VA, Ross J, Chandrasekaran, et al: Detection of diastolic atrioventricular valvular regurgitation by M-mode color Doppler echocardiography. *Am J Cardiol* 1989; 64:809.

136. Hanson TP, Edwards BS, Edwards JE: Pathology of surgically excised mitral valves: one hundred consecutive cases. *Arch Pathol Lab Med* 1985; 109:823.

137. Olson LJ, Subramanian R, Ackermann DM, et al: Surgical pathology of the mitral valve: a study of 812 cases spanning 21 years. *Mayo Clin Proc* 1987; 62:22.

138. Waller BF, Morrow AG, Maron BJ, et al: Etiology of clinically isolated, severe, chronic, pure, mitral regurgitation: analysis of 97 patients over 30 years of age having mitral valve replacement. *Am Heart J* 1982; 104:188.

139. Brunetti ND, Ieva R, Rossi G, et al: Ventricular outflow tract obstruction, systolic anterior motion and acute mitral regurgitation in Tako-Tsubo syndrome. *Int J Cardiol* 2008; 127:e152-e157.

140. Carpentier A: Cardiac valve surgery: the French correction. *J Thorac Cardiovasc Surg* 1983; 86:323.

141. Carpentier A, Chauvaud S, Fabiani J, et al: Reconstructive surgery of mitral valve incompetence: ten-year appraisal. *J Thorac Cardiovasc Surg* 1980; 79:338.

142. Wells FC: Conservation and surgical repair of the mitral valve, in Wells FC, Shapiro LM (eds): *Mitral Valve Disease*. Oxford, England, Butterworth-Heinemann, 1996; p 114.

143. Miller DC: Ischemic mitral regurgitation redux: to repair or to replace? *J Thorac Cardiovasc Surg* 2001; 122:1059.

144. Dagum P, Timek TA, Green GR, et al: Coordinate-free analysis of mitral valve dynamics in normal and ischemic hearts. *Circulation* 2000; 102:III-62.

145. Otsuji Y, Handschumacher MD, Liel-Cohen N, et al: Mechanism of ischemic mitral regurgitation with segmental left ventricular dysfunction: three-dimensional echocardiographic studies in models of acute and chronic progressive regurgitation. *J Am Coll Cardiol* 2001; 37:641.

146. Ngaage DL, Schaff HV: Mitral valve surgery in non-ischemic cardiomyopathy. *J Cardiovasc Surg* 2004; 45:477.

147. Grande-Allen KJ, Borowski AG, Troughton RW, et al: Apparently normal mitral valves in patients with heart failure demonstrate biochemical and structural derangements. *J Am Coll Cardiol* 2005; 45:54.

148. Grande-Allen KJ, Barber JE, Klatka KM, et al: Mitral valve stiffening in end-stage heart failure: evidence of an organic contribution to functional mitral regurgitation. *J Thorac Cardiovasc Surg* 2005; 130:783.

149. Stephens EH, Timek TA, Daughters GT, et al: Significant changes in mitral valve leaflet matrix composition and turnover with tachycardia-induced cardiomyopathy. *Circulation* 2009; 120(Suppl 1):S-112-S-119.

150. Kumanohoso T, Otsuji Y, Yoshifuku S, et al: Mechanism of higher incidence of ischemic mitral regurgitation in patients with inferior myocardial infarction: quantitative analysis of left ventricular and mitral valve geometry in 103 patients with prior myocardial infarction. *J Thorac Cardiovasc Surg* 2003; 125:135.

151. Glasson J, Komeda M, Daughters GT, et al: Early systolic mitral leaflet "loitering" during acute ischemic mitral regurgitation. *J Thorac Cardiovasc Surg* 1998; 116:193.

152. Srichai MB, Grimm RA, Stillman AE, et al: Ischemic mitral regurgitation: Impact of the left ventricle and mitral valve in patients with left ventricular systolic dysfunction. *Ann Thorac Surg* 2005; 80:170.

153. Timek TA, Lai DT, Tibayan F, et al: Ischemia in three left ventricular regions: insights into the pathogenesis of acute ischemic mitral regurgitation. *J Thorac Cardiovasc Surg* 2003; 125:559.

154. Rodriguez F, Langer F, Harrington KB, et al: Cutting second-order chords does not prevent acute ischemic mitral regurgitation. *Circulation* 2004; 110:II-91.

155. Enomoto Y, Gorman JH III, Moainie SL, et al: Surgical treatment of ischemic mitral regurgitation might not influence ventricular remodeling. *J Thorac Cardiovasc Surg* 2005; 129:504.

156. Tibayan FA, Rodriguez F, Zasio MK, et al: Geometric distortions of the mitral valvular-ventricular complex in chronic ischemic mitral regurgitation. *Circulation* 2003; 108:II-116.

157. Ahmad RM, Gillinov AM, McCarthy PM, et al: Annular geometry and motion in human ischemic mitral regurgitation: novel assessment with three-dimensional echocardiography and computer reconstruction. *Ann Thorac Surg* 2004; 78:2063.

158. Popovic ZB, Martin M, Fukamachi K, et al: Mitral annulus size links ventricular dilatation to functional mitral regurgitation. *J Am Soc Echocardiogr* 2005; 18:959.

159. Matsunaga A, Tahta SA, Duran CMG: Failure of reduction annuloplasty for functional ischemic mitral regurgitation. *J Heart Valve Dis* 2004; 13:390.

160. Nielsen SL, Hansen SB, Nielsen KO, et al: Imbalanced chordal force distribution causes acute ischemic mitral regurgitation: mechanistic insights from chordae tendineae force measurements in pigs. *J Thorac Cardiovasc Surg* 2005; 129:525.

161. Levine RA: Dynamic mitral regurgitation: more than meets the eye. *NEJM* 2004; 351:16.

162. Lai DT, Timek TA, Tibayan FA, et al: The effects of mitral annuloplasty rings on mitral valve complex 3D geometry during left ventricular ischemia. *Eur J Cardiothorac Surg* 2002; 22:808.

163. Lai DT, Tibayan FA, Myrmel T, et al: Mechanistic insights into posterior mitral leaflet interscallop malcoaptation during acute ischemic mitral regurgitation. *Circulation* 2002; 106:I-40.

164. Liel-Cohen N, Guerrero JL, Otsuji Y, et al: Design of a new surgical approach for ventricular remodeling to relieve ischemic mitral regurgitation. *Circulation* 2000; 101:2756.

165. Tibayan FA, Rodriguez F, Langer F, et al: Alterations in left ventricular torsion and diastolic recoil after myocardial infarction with and without chronic ischemic mitral regurgitation. *Circulation* 2004; 110:II-109.

166. Nguyen TC, Cheng A, Langer F, et al: Altered myocardial shear strains are associated with chronic mitral regurgitation. *Ann Thorac Surg* 2007; 83:47.

167. Gorman JH III, Jackson BM, Enomoto Y, et al: The effect of regional ischemia on mitral valve annular saddle shape. *Ann Thorac Surg* 2004; 77:544.

168. Watanabe N, Ogasawara Y, Yamaura Y, et al: Geometric deformity of the mitral annulus in patients with ischemic mitral regurgitation: a real-time three-dimensional echocardiographic study. *J Heart Valve Dis* 2005; 14:447.

169. Watanabe N, Ogasawara Y, Yamaura Y, et al: Mitral annulus flat-tens in ischemic mitral regurgitation: geometric differences between inferior and anterior myocardial infarction. *Circulation* 2005; 112:I-458.

170. Yiu SF, Enriquez-Sarano M, Tribouilloy C, et al: Determinants of the degree of functional mitral regurgitation in patients with systolic left ventricular dysfunction. *Circulation* 2000; 102:1400.

171. Chaput M, Handschumacher MD, Guerrero JL, et al: Mitral leaflet adaptation to ventricular remodeling: prospective changes in a model of ischemic mitral regurgitation. *Circulation* 2009; 120(Suppl 1):S-99-S-103.

172. Messas E, Guerrero JL, Handschumacher MD, et al: Paradoxic decrease in ischemic mitral regurgitation with papillary muscle dysfunction. *Circulation* 2001; 104:1952.

173. Kishon Y, Oh JK, Schaff HV, et al: Mitral valve operation in postinfarction rupture of a papillary muscle: immediate results and long-term follow-up in 22 patients. *Mayo Clin Proc* 1992; 67:1023.

174. LeFeuvre C, Metzger JP, Lachurie ML, et al: Treatment of severe mitral regurgitation caused by ischemic papillary muscle dysfunction: indications for coronary angioplasty. *Am Heart J* 1992; 123:860.

175. Olsen LJ, Subramanian R, Ackerman DM, et al: Surgical pathology of the mitral valve: a study of 712 cases spanning 21 years. *Mayo Clin Proc* 1987; 62:22.

176. Hayek E, Gring CN, Griffin BP: Mitral valve prolapse. *Lancet* 2005; 365:507.

177. David TE, Ivanov J, Armstrong S, et al: Late outcomes of mitral valve repair for floppy valves: implications for asymptomatic patients. *J Thorac Cardiovasc Surg* 2003; 125:1143.

178. Ling LH, Enriquez-Sarano M, Seward JB, et al: Early surgery in patients with mitral regurgitation due to flail leaflets. *Circulation* 1997; 96:1819.

179. Barlow JB, Pocock WA: Mitral valve prolapse, the specific billowing mitral leaflet syndrome, or an insignificant non-ejection systolic click. *Am Heart J* 1979; 97:277.

180. Abrams J: Mitral valve prolapse: a plea for unanimity. *Am Heart J* 1976; 92:413.

181. Roberts WC, McIntosh CL, Wallace RB: Mechanisms of severe mitral regurgitation in mitral valve prolapse determined from analysis of operatively excised valves. *Am Heart J* 1987; 113:1316.

182. Nesta F, Leyne M, Yosefy C, et al: New locus for autosomal dominant mitral valve prolapse on chromosome 13: clinical insights from genetic studies. *Circulation* 2005; 112:2022.

183. Grau JB, Pirelli L, Yu PJ, et al: The genetics of mitral valve prolapse. *Clin Genet* 2007; 72:288.

184. Procacci PM, Savran SV, Schreiter SL, et al: Prevalence of clinical mitral-valve prolapse in 1169 young women. *NEJM* 1976; 294:1086.

185. Enriquez-Sarano M, Schaff HV, Frye RL: Mitral regurgitation: what causes the leakage is fundamental to the outcome of valve repair. *Circulation* 2003; 108:253.

186. Roberts WC, Braunwald E, Morrow AG: Acute severe mitral regurgitation secondary to ruptured chordae tendineae. *Circulation* 1966; 33:58.

187. Kamblock J, N'Guyen L, Pagis B, et al: Acute severe mitral regurgitation during first attacks of rheumatic fever: clinical spectrum, mechanisms and prognostic factors. *J Heart Valve Dis* 2005; 14:440.

188. Braunwald E: Mitral regurgitation: physiologic, clinical and surgical considerations. *NEJM* 1969; 281:425.

189. Grigioni F, Enriquez-Sarano M, Zehr KJ, et al: Ischemic mitral regurgitation: long-term outcome and prognostic implications with quantitative Doppler assessment. *Circulation* 2001; 103:1759.

190. Enriquez-Sarano M, Avierinos JF, Messika-Zeitoun D, et al: Quantitative determinants of the outcome of asymptomatic mitral regurgitation. *NEJM* 2005; 352:875.

191. Zoghbi WA, Enriquez-Sarano M, Foster E, et al: Recommendations for evaluation of the severity of native valve regurgitation with two-dimensional and Doppler echocardiography. *J Am Soc Echocardiogr* 2003; 16:777.

192. Yoran C, Yellin EL, Becker RM, et al: Dynamic aspects of acute mitral regurgitation: effects of ventricular volume, pressure and contractility on the effective regurgitant orifice area. *Circulation* 1979; 60:170.

193. Keren G, Laniado S, Sonnenblick EH, et al: Dynamics of functional mitral regurgitation during dobutamine therapy in patients with severe congestive heart failure: a Doppler echocardiographic study. *Am Heart J* 1989; 118:748.

194. Keren G, Katz S, Strom J, et al: Dynamic mitral regurgitation: an important determinant of the hemodynamic response to load alterations and inotropic therapy in severe heart failure. *Circulation* 1989; 80:306.

195. Abe Y, Imai T, Ohue K, et al: Relation between reduction in ischaemic mitral regurgitation and improvement in regional left ventricular contrac-

tility during low dose dobutamine stress echocardiography. *Heart* 2005; 91:1092.

196. Grossman W: Profiles in valvular heart disease, in Baim DS, Grossman W (eds.): *Cardiac Catheterization, Angiography and Intervention*, 5th ed. Baltimore, Williams & Wilkins, 1996; p 735.

197. Ross J Jr: Adaptations of the left ventricle to chronic volume overload. *Circ Res* 1974; 34-35:II-64.

198. Spinale FG, Ishihara K, Zile M, et al: Structural basis for changes in left ventricular function and geometry because of chronic mitral regurgitation and after correction of volume overload. *J Thorac Cardiovasc Surg* 1993; 106:1147.

199. Yun KL, Rayhill SC, Niczyporuk MA, et al: Left ventricular mechanics and energetics in the dilated canine heart: acute versus chronic mitral regurgitation. *J Thorac Cardiovasc Surg* 1992; 104:26.

200. Yun KL, Rayhill SC, Niczyporuk MA, et al: Mitral valve replacement in dilated canine hearts with chronic mitral regurgitation. *Circulation* 1991; 84:III-112.

201. Urabe Y, Mann DL, Kent RL, et al: Cellular and ventricular contractile dysfunction in experimental canine mitral regurgitation. *Circ Res* 1992; 70:131.

202. Carabello BA, Crawford FA Jr: Valvular heart disease. *NEJM* 1997; 337:32.

203. Starling MR, Kirsh MM, Montgomery DG, et al: Impaired left ventricular contractile function in patients with long-term mitral regurgitation and normal ejection fraction. *J Am Coll Cardiol* 1993; 22:239.

204. Nakano K, Swindle MM, Spinale F, et al: Depressed contractile function due to canine mitral regurgitation improves after correction of the volume overload. *J Clin Invest* 1991; 87:2077.

205. Brickner ME, Starling MR: Dissociation of end systole from end ejection in patients with long-term mitral regurgitation. *Circulation* 1990; 81:1277.

206. Glower DD, Spratt JA, Snow ND, et al: Linearity of the Frank-Starling relationship in the intact heart: the concept of preload recruitable stroke work. *Circulation* 1985; 71:994.

207. Carabello BA, Nolan SP, McGuire LB: Assessment of preoperative left ventricular function in patients with mitral regurgitation: value of the end-systolic wall stress–end-systolic volume ratio. *Circulation* 1981; 64:1212.

208. Carabello BA, Williams H, Gash AK, et al: Hemodynamic predictors of outcome in patients undergoing valve replacement. *Circulation* 1986; 74:1309.

209. Borow KM, Green LH, Mann T, et al: End-systolic volume as a predictor of postoperative left ventricular performance in volume overload from valvular regurgitation. *Am J Med* 1980; 68:655.

210. Tibayan FA, Yun KL, Fann JI, et al: Torsion dynamics in the evolution from acute to chronic mitral regurgitation. *J Heart Valve Dis* 2002; 11:39.

211. Carlhall CJ, Nguyen TC, Itoh A, et al: Alterations in transmural myocardial strain: an early marker of left ventricular dysfunction in mitral regurgitation? *Circulation* 2008; 118(Suppl 1):S-256.

212. Yellin EL, Nikolic S, Frater RWM: Left ventricular filling dynamics and diastolic function. *Prog Cardiovasc Dis* 1990; 32:333.

213. Zile MR, Tomita M, Nakano K, et al: Effects of left ventricular volume overload produced by mitral regurgitation on diastolic function. *Am J Physiol* 1991; 261:H471.

214. Corin WJ, Murakami T, Monrad ES, et al: Left ventricular passive diastolic properties in chronic mitral regurgitation. *Circulation* 1991; 83:797.

215. Zile MR, Tomita M, Ishihara K, et al: Changes in diastolic function during development and correction of chronic left ventricular volume overload produced by mitral regurgitation. *Circulation* 1993; 87:1378.

216. Corin WJ, Sutsch G, Murakami T, et al: Left ventricular function in chronic mitral regurgitation: preoperative and postoperative comparison. *J Am Coll Cardiol* 1995; 25:113.

217. Sabbah HN, Kono T, Rosman H, et al: Left ventricular shape: a factor in the etiology of functional mitral regurgitation in heart failure. *Am Heart J* 1992; 123:961.

218. Borer JS, Hochreiter C, Rosen S: Right ventricular function in severe non-ischemic mitral insufficiency. *Eur Heart J* 1991; 12:22.

219. Braunwald E, Awe WC: The syndrome of severe mitral regurgitation with normal left atrial pressure. *Circulation* 1963; 27:29.

220. Pierard LA, Lancellotti P: The role of ischemic mitral regurgitation in the pathogenesis of acute pulmonary edema. *NEJM* 2004; 351:1627.

221. Gray RJ, Helfant RH: Timing of surgery in valvular heart disease. *Cardiovasc Clin* 1993; 23:209.

222. Harrison MR, MacPhail B, Gurley JC, et al: Usefulness of color Doppler flow imaging to distinguish ventricular septal defect from acute mitral regurgitation complicating acute myocardial infarction. *Am J Cardiol* 1989; 64:697.

223. Perloff JK, Harvey WP: Auscultatory and phonocardiographic manifesta-

tions of pure mitral regurgitation. *Prog Cardiovasc Dis* 1962; 5:172.

224. Antman EM, Angoff GH, Sloss LJ: Demonstration of the mechanism by which mitral regurgitation mimics aortic stenosis. *Am J Cardiol* 1978; 42:1044.

225. Wann LS, Weyman AE, Feigenbaum H, et al: Determination of mitral valve area by cross-sectional echocardiography. *Ann Intern Med* 1978; 88:337.

226. Karalis DG, Ross JJ, Brown BM, et al: Transesophageal echocardiography in valvular heart disease. *Cardiovasc Clin* 1993; 23:105.

227. Smith MD, Cassidy JM, Gurley JC, et al: Echo Doppler evaluation of patients with acute mitral regurgitation: superiority of transesophageal echocardiography with color flow imaging. *Am Heart J* 1995; 129:967.

228. Kwan J, Shiota T, Agler DA, et al: Geometric differences of the mitral apparatus between ischemic and dilated cardiomyopathy with significant mitral regurgitation: real-time three-dimensional echocardiography study. *Circulation* 2003; 107:1135.

229. Kozerke S, Schwitter J, Pedersen EM, et al: Aortic and mitral regurgitation: quantification using moving slice velocity mapping. *J Magn Reson Imag* 2001; 14:106.

230. Buchner S, Debl K, Poschenrieder F, et al: Cardiovascular magnetic resonance for direct assessment of anatomic regurgitant orifice in mitral regurgitation. *Circ Cardiovasc Imaging*. 2008; 1:148.

231. Pieper EPG, Hellemans IM, Hamer HPM, et al: Additional value of biplane transesophageal echocardiography in assessing the genesis of mitral regurgitation and the feasibility of valve repair. *Am J Cardiol* 1995; 75:489.

232. Grewal KS, Malkowsi MJ, Piracha AR, et al: Effect of general anesthesia on the severity of mitral regurgitation by transesophageal echocardiography. *Am J Cardiol* 2000; 85:199.

233. Byrne JG, Aklog L, Adams DH: Assessment and management of functional or ischemic mitral regurgitation. *Lancet* 2000; 355:1743.

234. Plicht B, Kahlert P, Goldwasser R, et al: Direct quantification of mitral regurgitant flow volume by real-time three-dimensional echocardiography using dealiasing of color Doppler flow at the vena contracta. *J Am Soc Echocardiogr* 2008; 21:1337.

235. Ryan LP, Salgo IS, Gorman RC, Gorman JH III: The emerging role of three-dimensional echocardiography in mitral valve repair. *Semin Thorac Cardiovasc Surg* 2006; 18:126-134.

236. Hundley WG, Li HF, Willard JE, et al: Magnetic resonance imaging assessment of the severity of mitral regurgitation. *Circulation* 1995; 92:1151.

237. Starling MR: Effects of valve surgery on left ventricular contractile function in patients with long-term mitral regurgitation. *Circulation* 1995; 92:811.

238. Bonow RO, Carabello BA, Chatterjee K, et al: ACC/AHA 2006 guidelines for the management of patients with valvular heart disease. *J Am Coll Cardiol* 2006; 48:598.

239. Suri RM, Schaff HV, Dearani JA, et al: Survival advantage and improved durability of mitral repair for leaflet prolapse subsets in the current era. *Ann Thorac Surg* 2006; 82:819.

240. DeBonis M, Lapenna E, Verzini A, et al: Recurrence of mitral regurgitation parallels the absence of left ventricular reverse remodeling after mitral repair in advanced dilated cardiomyopathy. *Ann Thorac Surg* 2008; 85:932.

241. Braun J, Bax JJ, Versteegh MIM, et al: Preoperative left ventricular dimensions predict reverse remodeling following restrictive mitral annuloplasty in ischemic mitral regurgitation. *Eur J Cardiothorac Surg* 2005; 27:847.

242. Bax JJ, Braun J, Somer ST, et al: Restrictive annuloplasty and coronary revascularization in ischemic mitral regurgitation results in reverse left ventricular remodeling. *Circulation* 2004; 110:II-103.

243. Onorati F, Santarpino G, Marturano D, et al: Successful surgical treatment of chronic ischemic mitral regurgitation achieves left ventricular reverse remodeling but does not affect right ventricular function. *J Thorac Cardiovasc Surg* 2009; 138:341.

244. Wisenbaugh T, Skudicky D, Sarelli P: Prediction of outcome after valve replacement for rheumatic mitral regurgitation in the era of chordal preservation. *Circulation* 1994; 89:191.

245. Crawford MH, Souchek J, Oprian CA, et al: Determinants of survival and left ventricular performance after mitral valve replacement. *Circulation* 1990; 81:1173.

246. Levine HJ: Is valve surgery indicated in patients with severe mitral regurgitation even if they are asymptomatic? *Cardiovasc Clin* 1990; 21:161.

247. Davis EA, Gardner TJ, Gillinov AM, et al: Valvular disease in the elderly: influence on surgical results. *Ann Thorac Surg* 1993; 55:333.

248. Goldfine H, Aurigemma GP, Zile MR, et al: Left ventricular length-force-shortening relations before and after surgical correction of chronic mitral regurgitation. *J Am Coll Cardiol* 1998; 31:180.

249. LeTourneau T, deGroote P, Millaire A, et al: Effect of mitral valve surgery on exercise capacity, ventricular ejection fraction and neurohumoral acti-

vation in patients with severe mitral regurgitation. *J Am Coll Cardiol* 2000; 36:2263.

250. Salomon NW, Stinson EB, Griepp RB, et al: Patient-related risk factors as predictors of results following isolated mitral valve replacement. *Ann Thorac Surg* 1977; 24:520.
251. Michel PL, Iung B, Blanchard B, et al: Long-term results of mitral valve repair for non-ischemic mitral regurgitation. *Eur Heart J* 1991; 12:39.
252. Reed D, Abbott R, Smucker M, et al: Prediction of outcome after mitral valve replacement in patients with symptomatic chronic mitral regurgitation: the importance of left atrial size. *Circulation* 1991; 84:23.
253. Ling LH, Enriquez-Sarano M, Seward JB, et al: Clinical outcome of mitral regurgitation due to flail leaflet. *NEJM* 1996; 335:1417.
254. Cohn LH, Couper GS, Aranki SF, et al: Long-term results of mitral valve reconstruction for regurgitation of the myxomatous mitral valve. *J Thorac Cardiovasc Surg* 1994; 107:143.
255. Deloche A, Jebara V, Relland J, et al: Valve repair with Carpentier techniques: the second decade. *J Thorac Cardiovasc Surg* 1990; 99:990.
256. Kim HJ, Ahn SJ, Park SW, et al. Cardiopulmonary exercise testing before and one year after mitral valve repair for severe mitral regurgitation. *Am J Cardiol* 2004; 93:1187.
257. Messika-Zeitoun D, Johnson BD, Nkomo V, et al: Cardiopulmonary exercise testing determination of functional capacity in mitral regurgitation physiologic and outcome implications. *J Am Coll Cardiol* 2006; 47:2521.
258. Enriquez-Sarano M, Schaff HV, Orszulak TA, et al: Congestive heart failure after surgical correction of mitral regurgitation. *Circulation* 1995; 92:2496.
259. Tribouilloy CM, Enriquez-Sarano M, Schaff HV, et al: Impact of preoperative symptoms on survival after surgical correction of organic mitral regurgitation. *Circulation* 1999; 99:400.
260. Bursi F, Enriquez-Sarano M, Nkomo VT, et al: Heart failure and death after myocardial infarction in the community. *Circulation* 2005; 111:295.
261. Grigioni F, Detaint D, Avierinos JF, et al: Contribution of ischemic mitral regurgitation to congestive heart failure after myocardial infarction. *J Am Coll Cardiol* 2005; 45:260.
262. Dujardin KS, Enriquez-Sarano M, Bailey KR, et al: Grading of mitral regurgitation by quantitative Doppler echocardiography: calibration by left ventricular angiography in routine clinical practice. *Circulation* 1997; 96:3409.
263. Cohn LH, Rizzo RJ, Adams DH, et al: The effect of pathophysiology on the surgical treatment of ischemic mitral regurgitation: operative and late risks of repair versus replacement. *Eur J Cardiothorac Surg* 1995; 9:568.
264. Diodato MD, Moon MR, Pasque MK, et al: Repair of ischemic mitral regurgitation does not increase mortality or improve long-term survival in patients undergoing coronary artery revascularization: a propensity analysis. *Ann Thorac Surg* 2004; 78:794.
265. Kim YH, Czer LSC, Soukiasian HJ, et al: Ischemic mitral regurgitation: Revascularization alone versus revascularization and mitral valve repair. *Ann Thorac Surg* 2005; 79:1895.
266. Wong DR, Agnihotri AK, Hung JW, et al: Long-term survival after surgical revascularization for moderate ischemic mitral regurgitation. *Ann Thorac Surg* 2005; 80:570.
267. Dahlberg PS, Orszulak TA, Mullany CJ, et al: Late outcome of mitral valve surgery for patients with coronary artery disease. *Ann Thorac Surg* 2003; 76:1539.
268. Glower DD, Tuttle RH, Shaw LK, et al: Patient survival characteristics after routine mitral valve repair in ischemic mitral regurgitation. *J Thorac Cardiovasc Surg* 2005; 129:860.
269. Aklog L, Filshoufi F, Flores KQ, et al: Does coronary artery bypass grafting alone correct moderate ischemic mitral regurgitation? *Circulation* 2001; 104:I-68.
270. Lam BK, Gillinov AM, Blackstone EH, et al: Importance of moderate ischemic mitral regurgitation. *Ann Thorac Surg* 2005; 79:462.
271. Grossi EA, Crooke GA, DiGiorgi PL, et al: Impact of moderate functional mitral insufficiency in patients undergoing surgical revascularization. *Circulation* 2006; 114(suppl I):I-573.
272. Trichon BH, Glower DD, Shaw LK, et al: Survival after coronary revascularization, with and without mitral valve surgery, in patients with ischemic mitral regurgitation. *Circulation* 2003; 108:II-103.
273. Mihaljevic T, Lam BK, Rajeswaran J, et al: Impact of mitral valve annuloplasty combined with revascularization in patients with functional ischemic mitral regurgitation. *J Am Coll Cardiol* 2007; 49:2191.
274. Tolis GA Jr., Korkolis DP, Kopf GS, et al: Revascularization alone (without mitral valve repair) suffices in patients with advanced ischemic cardiomyopathy and mild-to-moderate mitral regurgitation. *Ann Thorac*

Surg 2003; 74:1476.
275. Harris KM, Sundt TM III, Aeppli D, et al: Can late survival of patients with moderate ischemic mitral regurgitation be impacted by intervention on the valve? *Ann Thorac Surg* 2002; 74:1468.
276. Penicka M, Linkova H, Lang O, et al: Predictors of improvement of unrepaired moderate ischemic mitral regurgitation in patients undergoing elective isolated coronary artery bypass graft surgery. *Circulation* 2009; 120:1474.
277. Flynn M, Curtin R, Nowicki ER, et al: Regional wall motion abnormalities and scarring in severe functional ischemic mitral regurgitation: a pilot cardiovascular magnetic resonance imaging study. *J Thorac Cardiovasc Surg* 2009; 137:1063.
278. Grossi EA, Goldberg JD, LaPietra A, et al: Ischemic mitral valve reconstruction and replacement: comparison of long-term survival and complications. *J Thorac Cardiovasc Surg* 2001; 122:1107.
279. Gillinov AM, Wieryp PN, Blackstone EH, et al: Is repair preferable to replacement for ischemic mitral regurgitation? *J Thorac Cardiovasc Surg* 2001; 122:1125.
280. Gillinov AM: Is ischemic mitral regurgitation an indication for surgical repair or replacement? *Heart Fail Rev* 2006; 11:231-239.
281. Magne J, Girerd N, Senechal M, et al: Mitral repair versus replacement for ischemic mitral regurgitation: comparison of short-term and long-term survival. *Circulation* 2009; 120(Suppl 1):S-104-S-111.
282. Gillinov AM, Blackstone EH, Rajeswaran J, et al: Ischemic versus degenerative mitral regurgitation: does etiology affect survival? *Ann Thorac Surg* 2005; 80:811.
283. Gazoni LM, Kern JA, Swenson BR, et al: A change in perspective: Results for ischemic mitral valve repair are similar to mitral valve repair for degenerative disease. *Ann Thorac Surg* 2007; 84:750.
284. McGee EC, Gillinov AM, Blackstone EH, et al: Recurrent mitral regurgitation after annuloplasty for functional ischemic mitral regurgitation. *J Thorac Cardiovasc Surg* 2004; 128:916.
285. Tahta SA, Oury JH, Maxwell JM, et al: Outcome after mitral valve repair for functional ischemic mitral regurgitation. *J Heart Valve Dis* 2002; 11:11.
286. Zhu F, Otsuji Y, Yotsumoto G, et al: Mechanism of persistent ischemic mitral regurgitation after annuloplasty. *Circulation* 2005; 112:I-396.
287. Serri K, Bouchard D, Demers P, et al: Is a good perioperative echocardiographic result predictive of durability in ischemic mitral valve repair? *J Thorac Cardiovasc Surg* 2006; 131:565.
288. Lillehei CW, Levy MJ, Bonnabeau RC: Mitral valve replacement with preservation of papillary muscles and chordae tendineae. *J Thorac Cardiovasc Surg* 1964; 47:532.
289. David TE, Burns RJ, Bacchus CM, et al: Mitral valve replacement for mitral regurgitation with and without preservation of chordae tendineae. *J Thorac Cardiovasc Surg* 1984; 88:718.
290. Rozich JD, Carabello BA, Usher BW, et al: Mitral valve replacement with and without chordal preservation in chronic mitral regurgitation. *Circulation* 1992; 86:1718.
291. Tischler MD, Cooper KA, Rowen M, et al: Mitral valve replacement versus mitral valve repair: a Doppler and quantitative stress echocardiographic study. *Circulation* 1994; 89:132.
292. Pitarys CJ, Forman MB, Panayiotou H, et al: Long-term effects of excision of the mitral apparatus on global and regional ventricular function in humans. *J Am Coll Cardiol* 1990; 15:557.
293. Takayama Y, Holmes JW, LeGrice I, et al: Enhanced regional deformation at the anterior papillary muscle insertion site after chordal transection. *Circulation* 1996; 93:585.
294. Le Tourneau T, Grandmougin D, Foucher C, et al: Anterior chordal transection impairs not only regional left ventricular function but also regional right ventricular function in mitral regurgitation. *Circulation* 2001; 104:I-41.
295. Messas E, Pouzet B, Touchot B, et al: Efficacy of chordal cutting to relieve chronic persistent ischemic mitral regurgitation. *Circulation* 2003; 108:II-111.
296. Borger MA, Murphy PM, et al: Initial results of the chordal-cutting operation for ischemic mitral regurgitation. *J Thorac Cardiovasc Surg* 2007; 133:1483.
297. Nielsen SL, Timek TA, Green GR, et al: Influence of anterior mitral leaflet second-order chordae tendineae on left ventricular systolic function. *Circulation* 2003; 103:486.
298. Rodriguez F, Langer F, Harrington KB, et al: Importance of mitral valve second-order chordae for left ventricular geometry, wall thickening mechanics, and global systolic function. *Circulation* 2004; 110:II-115.

姜　睿　杨克明　译

第 41 章

二尖瓣修复

Frederick Y. Chen,
Lawrence H. Cohn

简介

1902 年, 苏格兰医生 Thomas Lauder Brunton 爵士, 最早提出二尖瓣外科修复术的概念。21 年后 (1923 年), 波士顿 Peter Bent Brigham 医院外科 Moseley 教授, 用神经外科腱切割刀经心室切开交界成功施行了世界第一例二尖瓣手术。伴随着修复术的出现, 二尖瓣手术进入了一个新的纪元。Cutler 在哈佛医学院外科研究实验室对这个问题做了认真的研究, 之后他收治了一名病变严重、卧床不起的 12 岁女孩, 并在 1923 年 5 月 20 日对其施行了二尖瓣瓣膜切开术。从此, 通过外科手术使二尖瓣病变恢复正常的想法逐渐成为现实。由于经心室瓣膜切开术可引起不同程度的二尖瓣反流导致数例患者的死亡, Cutler 最终摒弃了这种手术方式[3]。与 Cutler 同时代的英格兰人 Henry Souttar, 在 1925 年成功地施行了经心房手指分离瓣膜术, 但之后便无进一步的介绍[4]。Scouttar 之后有关二尖瓣修复术几乎无任何进展, 直到 Dwight Harken, 时任 Peter Bent Brigham 医院心胸外科主任, 与费城的 Charles Bailey[6] 一起发表了有关瓣膜成形术治疗二尖瓣狭窄患者的一系列有开创性的论文[5]。

早些年, 人们主要关注由风湿性心脏病引起的二尖瓣狭窄, 这种疾病在当时十分常见。二十世纪五十年代提出了外科治疗脱垂引起的二尖瓣反流[7~9], 但效果有限。之后, Carpentier[10]、McGoon[11] 和 Duran[12] 相继提出了标准的概念和方法, 并逐渐被后来人所推广[13~15], 从而促进了这一领域的发展。最初, 这些想法如同其他具有开创性的想法一样, 遇到了很多阻力, 但这些外科医生通过证实这些方法所取得的良好远期结果而逐渐克服了阻碍。特别是在过去几十年中, 修复二尖瓣反流可能会对功能减弱的左室造成进一步打击的思想, 一直阻碍着瓣膜修复术的推广, 这种想法认为修复二尖瓣消除了左房作为一种低阻力 "减压" 阀的作用, 但这种想法后来被证明是错误。现在获得广泛肯定的观点是, 修复术能改善乳头肌与瓣环的相互作用进而提高左心室整体的功能[17]。由于有这些作用的原因, 在技术允许的情况下, 无论是什么原因导致的二尖瓣病理改变, 现在都可以选择二尖瓣修复术来治疗, 而在一定程度上来讲, 对于所有临床二尖瓣反流的病例, 都首选二尖瓣修复术来治疗。

这一章将主要介绍有关黏液性退行性变的瓣膜修复手术, 并涉及一些有关风湿性二尖瓣修复术的内容。有关缺血性或感染性二尖瓣修复术的详细内容分别在第 29 章和第 43 章中进行介绍。有关二尖瓣病理生理的内容在第 40 章中有详细介绍, 而超声表现在 Sarano 所撰写的第 11 章中有详细说明。

二尖瓣的解剖

有这样一句外科格言: 结构决定功能, 而这尤其适用于二尖瓣的情况。二尖瓣是人体心脏中最为复杂的结构之一; 它的复杂程度在于它有多层面的解剖结构。由于每一部分的解剖结构都与功能密切相关, 所以会有很多途径导致反流的发生。如果瓣膜结构的一部分出现了问题, 就会引起反流。二尖瓣复合体是由 5 种不同的结构组成的: 瓣环、两个瓣叶 (前叶和后叶)、腱索、乳头肌以及左心室 (图 41-1A)。

瓣环作为心脏纤维骨架结构的一部分, 是心肌结缔组织区域, 二尖瓣瓣叶与其相连, 位于左心房和左心室的交界区。它的周围是一些非常重要结构: 外侧的冠状动脉回旋支, 内侧的冠状静脉窦, 上方的主动脉根部, 以及内上方的房室结, 心脏外科医生在手术时一定要避开这些结构以保证手术安全。在黏液性病变中, 后瓣环常扩张[18]。之前一直认为前瓣环不会扩张, 但是近期数据显示它也会有轻度扩张[19]。对外科医生来说最重要的是右侧和左侧纤维三角。它们紧邻前瓣环并与主动脉瓣幕相连续, 在术中应辨认清楚。纤维三角是心脏最基本的结构框架, 在行瓣成形术时可作为锚定点。

二尖瓣前叶与主动脉瓣的左冠窦和无冠窦有纤维连续, 并位于左室流出道（LVOT）的正下方。正常情况下，前瓣环约占周长的 40%，其余的为后瓣环[20]。二尖瓣后叶（PML）为新月形，在退行性疾病中常出现扩张。为制定手术方案和分析，前叶和后叶被分为三个部分，对应每个瓣叶的三个扇叶位置（前叶为 A1、A2、A3，后叶为 P1、P2、P3；1 代表最左边或外侧的扇叶，2 为中间扇叶，而 3 为最右侧或内侧扇叶；图 41-1B）。

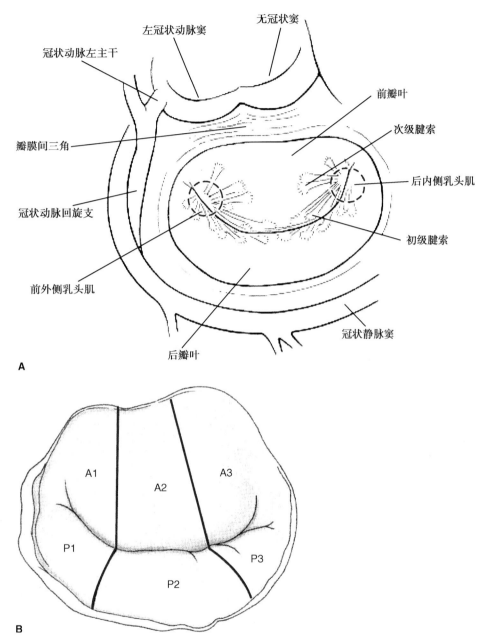

图 41-1　二尖瓣的外科解剖。（A）描述了心脏外科医生必须记住的关键结构，包括冠状动脉回旋支，冠状静脉窦，房室结以及主动脉根部。注意左右纤维三角在交界的上方；（B）显示过去使用的一种传统命名法来描述前后叶的病理解剖部位

　　两个乳头肌，分别为前外侧乳头肌和后内侧乳头肌。每个乳头肌与瓣叶都有腱索相连，这种腱索是琴弦样的纤维结缔组织。初级腱索是连接瓣叶边缘的腱索。次级腱索是连接瓣叶下表面的腱索。三级腱索（只有后叶有三级腱索）是直接从心室壁而不是乳头肌发出的连接至瓣叶下表面的腱索。每个乳头肌向两个瓣叶都发出腱索，并对应二尖瓣前外侧和后内侧交界。前外侧乳头肌同时接受左前降支和回旋支动脉的供血；后

内侧乳头肌通常只接受后降支或回旋支动脉的一个分支供血。由于后内侧乳头肌为单一冠状动脉供血，所以它比前外侧乳头肌更易出现梗死和断裂。

　　通过收缩期对瓣叶边缘的牵拉，左心室与乳头肌协同活动，从而维持瓣叶的对合和瓣膜的关闭。如果任何原因导致左室扩大，瓣叶对合中央就会出现对合不良，而产生反流。这种瓣膜的瓣叶正常但瓣环扩大的反流，称为功能性二尖瓣反流。

黏液性二尖瓣疾病

病因和病理生理

黏液性病变的潜在病因是瓣叶、腱索和瓣环缺乏弹力纤维结缔组织[21]。黏液性缺失导致瓣膜组织和腱索的冗长。每一个解剖结构的冗长都会引起特定方式的二尖瓣反流。瓣环扩张（图41-2）导致前后瓣叶间正常对合线的消失，而产生反流。如果最早出现的是后瓣环扩张，那么两瓣叶的中间部分就会出现分离，在心室收缩期时会有血液从此漏过。瓣叶冗长导致舒张期多余的瓣叶移至左心房内。如果程度很严重，这种移动就会影响对合线，而引起二尖瓣反流（MR）。腱索的延长同样会导致瓣叶组织在舒张期移至心房内，从而造成对合不良。断裂或摆动的瓣叶常是由于收缩应力造成脆弱腱索破裂结果，而导致严重的反流。

二尖瓣反流意味着左心室出现单纯的容量超负荷[22]。在黏液性病变中，二尖瓣反流的慢性代偿期一般各不相同[23]。持续过多的容量负荷导致心室衰竭，出现恶性循环。心室衰竭本身意味着心室扩张，而这会导致更严重的二尖瓣反流。因此，二尖瓣反流持续加重并启动恶性循环[17]。由左心室衰竭导致的二尖瓣反流最初是因为心室扩张而引起的，成功的修复手术将会使左心室质量降低[24]。通过对乳头肌的牵拉，使得心室舒张时"拉"或"拽"瓣叶使其开放，而再对合时发生碰撞。但对于二尖瓣退行性改变的疾病，在疾病早期，并不是左心室本身导致了二尖瓣反流的发生。

Carpentier[10]提出了二尖瓣分型方案和所有瓣膜类型修复术的外科原则（图41-3）。在美国，黏液性病变是大多数二尖瓣反流患者的病理原因[25]。目前，作为退行性病变的二尖瓣脱垂，在一般人群中发生率约为5%[26]，而这些患者中10%会表现为严重的二尖瓣反流并需手术干预[27]。不管是哪种病理途径导致了反流，90%的退行性疾病病例都应接受修复手术。

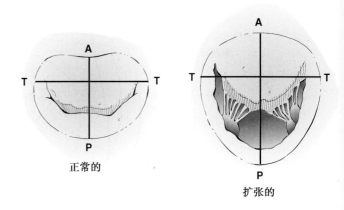

图41-2 瓣环扩张。A = 前；P = 后；T = 纤维三角

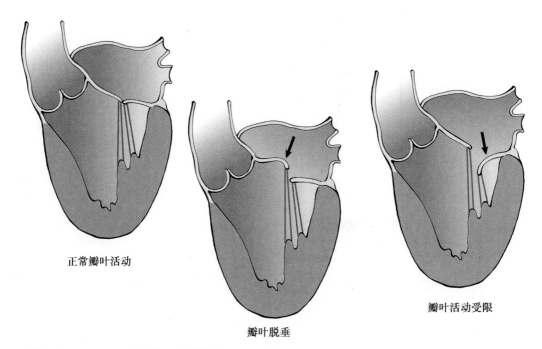

正常瓣叶活动

瓣叶脱垂

瓣叶活动受限

图41-3 Carpentier 经典的二尖瓣分型

诊断的建立与手术适应证

患者的表现因其二尖瓣反流程度以及病变持续时间长短而可能千差万别。患者可有明显的症状或者完全没有症状。症状通常归结为两大类：心衰继发肺静脉高压以及液体潴留为第一类症状，这包括气促、活动能力下降、液体超负荷以及疾病晚期出现的心衰；而栓塞后遗症和心律失常构成了第二类症状，包括房颤和中风风险的增加[28]；反流使瓣膜易患感染性心内膜炎[29]。异常的血流动力学产生病理性的剪切力和湍流，从而使瓣膜易于感染。

对于任何瓣膜疾病，最重要的问题是手术时机。首先要考虑的是二尖瓣反流自身。从超声心动可获得二尖瓣反流的程度、伴随的病理生理改变、心室腔的体积以及左心室功能的变化等相关信息。经胸超声心动通常是首选的检查方式，而当经胸超声心动无法获得高质量的图像时，就需要经食道超声心动（TEE）检查。二尖瓣反流可被分为从轻度至重度的不同级别，严重时左心房内可出现逆向肺静脉的血流[30]。用于评估反流程度的方法常包括反流量、反流分数以及反流口面积[30]。有关二尖瓣反流的超声心动分析（例如摆动的瓣叶，断裂的腱索，以及前叶或后叶的脱垂）对于制定手术计划是极其重要的。通过术前超声可获得其他重要信息包括左心房大小、心室功能、心室扩张、主动脉瓣功能以及三尖瓣功能。左心房很大意味着是慢性二尖瓣反流。小的左心房和高动力性的左心室提示急性二尖瓣反流。心室功能是评估能否手术治疗的重要部分；左心室射血分数低于正常值的60%时，提示存在一定程度的继发于容量超负荷的心肌失代偿。对于严重的二尖瓣反流，即使术前射血分数正常，射血分数在术后也常常出现下降。从这一现象可以推论出，正常的术前射血分数不一定意味着心室功能正常。

准确的手术适应证是什么？总的来说，由于外科技术的改善，使得手术适应证在不断扩大。在过去可能不会考虑进行手术的有些患者，而现在则于疾病的早期就常规的进行修复手术。在过去几年中，修复术成功率有了显著提高，二尖瓣修复术的适应证也相应提高了成功率。更好的心肌保护和体外循环技术、微创切口、修复手术率的提高以及更好的重症监护支持，所有这些因素都与适应证放宽有关。由于这些因素[32]，最大的改变就是二尖瓣修复术适应证的全面拓宽，以及手术门槛的下降，老年人也是如此[33]。对于无症状的二尖瓣反流，修复术作为一种合理的治疗策略逐渐被大家所认可[34]。

与置换术相反，对黏液性二尖瓣反流的治疗，应优先考虑行修复术，这一观点现在也被大家所认可。基于长期的实验室和临床经验总结出这样一条结论，修复术能够获得更好的生存率、心室功能可以得到更进一步的保留（通过保留腱索和乳头肌）、晚期血栓栓塞并发症下降[35-42]。

是否对患者进行瓣膜修复术，要根据二尖瓣反流的程度、反流的病理生理改变、心室功能以及外科医生是否具备施行二尖瓣修复术的能力。在 Brigham 女子医院，几乎所有严重的黏液性二尖瓣反流都通过二尖瓣修复术来治疗，无需考虑患者的症状和心室功能，除非其他一些并存疾病不允许行修复术。对于无症状的患者，如果超声心动提示存在心肌失代偿，例如心室腔扩大或肺高压，就可行瓣膜修复术。这些患者通常表现为左心室或左心房或者两者都有扩张。房颤，不管是阵发性还是慢性，也是手术的一个相对适应证。

所有中度至重度二尖瓣反流以及心室功能中度下降（左心室射血分数 <60%）的患者，都可行瓣膜修复术，心室已呈现失代偿的表现；在这种情况下，即使此时二尖瓣反流不是很严重，应尽快行修复术，因为左心功能开始不断恶化，严重的失代偿在数月内就可以出现。

严重心肌病和严重二尖瓣反流患者的处理标准尚未明确，并且也是心脏外科中最具争议性的问题。黏液性病变一般不会出现这种情况，而缺血性或特发性心肌病则不然，因为这些反流是功能性的。而在长期的黏液性疾病中，也可出现左室功能障碍。

对于中度二尖瓣反流和心室功能尚可的中间情况，应仔细判断该采取何种方式治疗。试想这样一种情况，结构正常但有中度功能性反流的二尖瓣，同时合并有严重主动脉瓣狭窄。该

患者将接受主动脉瓣置换术，那二尖瓣是否应该修复呢？可能不需要，因为这里的中度二尖瓣反流是由于患者主动脉瓣狭窄和容量超负荷所引起的，在对主动脉瓣狭窄进行矫治以及减负荷治疗之后可纠正或消除结构正常的瓣膜所发生的二尖瓣反流[39,40]。然而如果是同样的情况，但是瓣膜结构异常，比如P2脱垂或黏液性改变的二尖瓣环明显扩张，那么二尖瓣修复术是需要做的，因为主动脉瓣置换术不能纠正其结构的异常，瓣环成形对于纠正后瓣环扩张是必需的。对于患有继发于黏液性病变（而不是缺血性）的二尖瓣反流且将接受冠状动脉旁路移植术的病人，应该如何处理呢？这种病人可能应该同期行瓣膜修复术，因为在这种病例中旁路移植术不会改善二尖瓣反流的病理生理。对于中度至重度、继发于黏液性病变的单纯二尖瓣反流和心功能处于正常边界的情况，应该如何处理？即使没有心衰的症状，对这类患者应有选择的施行修复术。一旦左心室功能从正常的 60%～70% 左室射血分数开始减低，其下降速度会比预想的要快，而且需要进行干预。大家逐渐认为，中度缺血性以及退行性二尖瓣反流在接受手术后能获得长期生存[41,42]。

总的来说，不管患者年龄多大，在二尖瓣修复术前都应有足够的心功能状态。如果在术前就有心衰的症状，那么应在术前进行适当的利尿。如果手术涉及冠状动脉旁路移植术，那么就要行导管检查。在任何瓣膜手术之前，要对所有患者进行牙部清洗。如果存在神经系统症状或患者有脑血管疾病的既往病史，那么术前对颈部血管进行无创检查可明确颈动脉狭窄的情况。所有大于 40 岁的患者都应该应行冠状动脉造影。从 20 世纪 90 年代后期，在 Brigham 女子医院，就开始应用微创瓣膜修复术作为不合并冠状动脉疾病的二尖瓣反流患者标准治疗方式[43,45]。

无论是哪种情况，是否行手术治疗以及是否需要修复二尖瓣都应在术前而不是在术中来决定。一旦患者处于麻醉状态下，负荷情况就不是生理性的，而二尖瓣反流就会不可避免的被低估。过去一些"可导致二尖瓣反流"的操作，如使用增加后负荷的血管活性药物，其并不能反映真实的生理情况，但在外科治疗方案制定过程中可以使用这些方法，在一些情况下是有帮助的。目前对二尖瓣反流的治疗提倡更早干预，这无疑有赖于各中心很高比例的瓣膜修复术[46,47]。

■ 手术原则

尽管在一些中心，二尖瓣修复术取得了成功，但是仍存在很多困难来施行修复术，尤其是对于严重的退行性疾病。2003年，胸外科医师协会的资料显示，只有 36% 的瓣膜可以进行修复并实际接受了修复手术[48]，目前这一比例已经得到提高，最近的研究显示，这一比例达到 69%[49]。

二尖瓣修复术不应是一种很难解释、施行或学习的一门很深奥的手术形式。相反，它应该和其他方法一样可被简单化、被传播以及被成功重复。基于这一点，我们开始使用简单化的和直接操作方法来减轻复杂二瓣脱垂，使其恢复正常瓣膜功能，我们发现这一方法不但有效而且获得了很好的长期生存率。以下列出的是我们对此的一些观点：

1. 完全显露瓣膜，游离心包与上下腔静脉的附着部分，松开左侧心包的牵引线；

2. 注入盐水评估瓣膜，并使用经食道超声来证实术中的

发现；

3. 首先施行基本的、易行的瓣叶修复方法（例如对后叶进行矩形切除）；

4. 根据前叶（不是纤维三角或交界）的高度来选择合适大小的成形环进行植入；

5. 检查修复效果；

6. 如有需要，可施行其他修补方法，比如裂缺的闭合。

通过以上这些操作，我们估计对所有退行性变的瓣膜约95%可以进行修复。

心脏麻醉医生共同参与十分重要，以便能够利用经食道超声这一重要的工具来进行修复术前和术后评估。在我们临床工作中，标准的 TEE 监测现在被用于每一个接受二尖瓣修复术的患者。除了记录修复术的有效性，TEE 对于防止和评估可能的或持续存在的收缩期二尖瓣前向运动非常重要。

手术显露

由于二尖瓣是这样一个复杂的解剖结构，而纠正瓣膜反流所涉及的操作从简单到非常复杂各不相同，所以充分的显露对每一台手术计划都是绝对必要的。如果采用微创技术，这就变得更重要了。二尖瓣的暴露比主动脉瓣或三尖瓣的暴露更具挑战性。为什么呢？从外科医生的角度来说，二尖瓣距离主刀医生的距离比其他任何瓣膜都要远。此外，该瓣膜在其自然位置是朝向上方和（或）朝向主刀的左肩，形成一个倾斜角，使得主刀不能从正面看到瓣膜。

对于标准的瓣膜修复术来说，第一个关键点就是完整并彻底建立一个 Sondergaard 平面，即将右房与左房切开并翻向房间隔，正如图 41-4 中所描绘，这是 20 世纪 50 年代由丹麦外科医生 Sondergaard 首先提出[50]。这样能显露房间隔，当时是为了能在非体外循环下治疗房间隔缺损。1990 年。不管是现在还是以前的手术方式，分离出这样一个平面都不是特别困难。充分显露这一平面对获得二尖瓣的充分暴露来说是非常重要的。无论是首次手术，还是再次手术，使用这一技术，通过钝性和锐性剥离，我们通常不需要任何其他的切口就可进行二尖瓣修复或置换术。这切口使得外科医生更加接近二尖瓣。一旦将右房与左房分开，就可于左房上做一长切口，而避免切开房间隔。

第二个方面，对于暴露来说，就是尽可能使瓣膜能朝向主刀医生。可以松开左侧心包牵引线。操纵手术台使其头侧抬高，并向左侧旋转。如果有必要，打开左侧心包，使心尖移向外侧进入到左侧胸膜腔内。左侧纤维三角的暴露对缝合位置特别具有挑战性。使用海绵棒将中间外侧左室壁的局部心外膜向内侧移位可使得这一操作变得容易。

微创技术

随着过去十几年成人心脏外科微创技术的发展，二尖瓣手术经历了一次变革。自 1996 年以来，Brigham 女子医院就开始施行微创单纯二尖瓣修复术，只劈开下半胸骨，皮肤切口为 6~8m[43,44,71]（图 41－5A）。插管通常采用经皮股静脉插管并使用真空辅助引流（图 41-5B）。真空吸力不超过 80mmHg。使用TEE 引导经右心房将静脉插管放入上腔静脉。使用有弹性的 20F

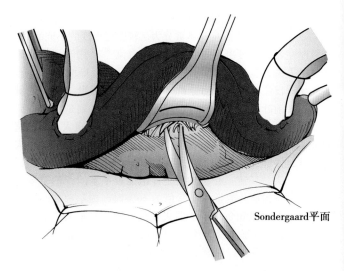

图 41-4 Sondergaard 平面的分离。Sondergaard 平面应从右上肺静脉至少分离出 2~4cm 以便充分暴露二尖瓣

主动脉插管，并将其直接插入主动脉内。如果在使用真空辅助的情况下，静脉引流依然不充分，可在上腔静脉再额外插引流管。其他微创技术详见第 44 章。

对于肥胖患者，或那些前后径很长的患者，微创技术是不可行的。在这些情况下，应施行全胸骨劈开。此外，经房间隔切口可能比 Sondergaard 平面更适合这些患者。

体外循环

使用 22F 经皮股静脉导管，在 TEE 引导下、经右股静脉将其放入到右心房内。如需要，可将插管向前送入至上腔静脉。由于插管具有多个孔，且有弹性，从而可以引流下腔静脉，有时只需要这一根插管就可同时满足上腔和下腔静脉引流需要。如果同期施行搭桥手术，就需要完整劈开胸骨，然后经心房行双静脉插管。放置在上腔静脉内的静脉插管应在右房/上腔静脉连接处以上，而另一根插管经右心房最下部放入到下腔静脉开口处。动脉插管直接插在远端的升主动脉中。

一旦开始体外循环，全身温度可降至 34℃，阻断升主动脉，然后用冷血停搏液将心脏灌停。对于单纯二尖瓣修复术，仍存在一些争论，如在阻断后应该使用逆向还是正向灌注停搏方法。如果伴随冠状动脉疾病，心肌保护应该使用正向和逆向灌注方法，因为冠状动脉旁路移植术/二尖瓣手术是心脏外科中最具风险的一种手术类型[36]。

心脏停搏后，在上肺静脉以上邻近房间隔处下方打开左心房，放置撑开器（图 41-6）。患者取头高位，并向左倾斜。将金属线加固的吸引管放置左下肺静脉（在此体位这是左心房最低的位置）以引流两侧血流。注入二氧化碳以减少心脏内空气。

另一种方法是通过右心房的经房间隔入路[52]或房间隔上端入路[53]。经房间隔入路是完全可以接受的切口，它能让心脏外科医生通过卵圆窝切口（图 41-7）并向上延至上腔静脉内来接近二尖瓣。可以利用牵引线和其他类型的牵引装置来很好的暴露二尖瓣，特别是在微创病例中。这一入路对之前已接受过二尖瓣手术或需同时处理三尖瓣的患者，也同样适合。

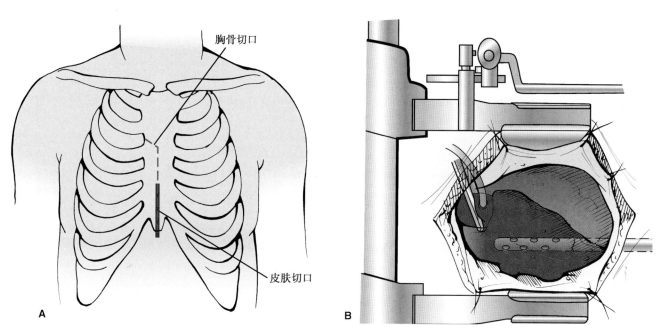

图 41-5　微创二尖瓣修复术。（A）行一个 6~8cm 的皮肤切口，下半胸骨劈开，并穿过右侧第二肋间隙；（B）经皮静脉插管并真空辅助。采用标准方法进行主动脉插管、阻断和心脏灌停

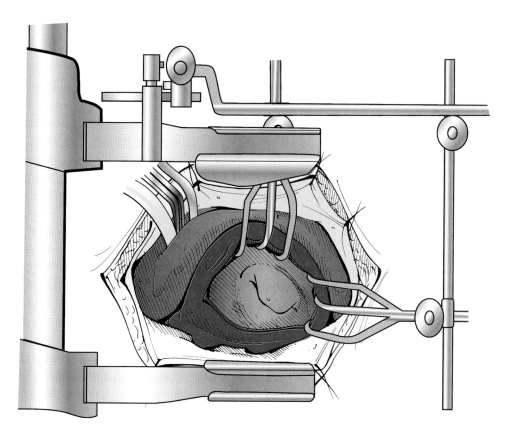

图 41-6　微创手术暴露。在放置牵开器之后，患者为头高位，手术床向左侧倾斜。显露非常清楚

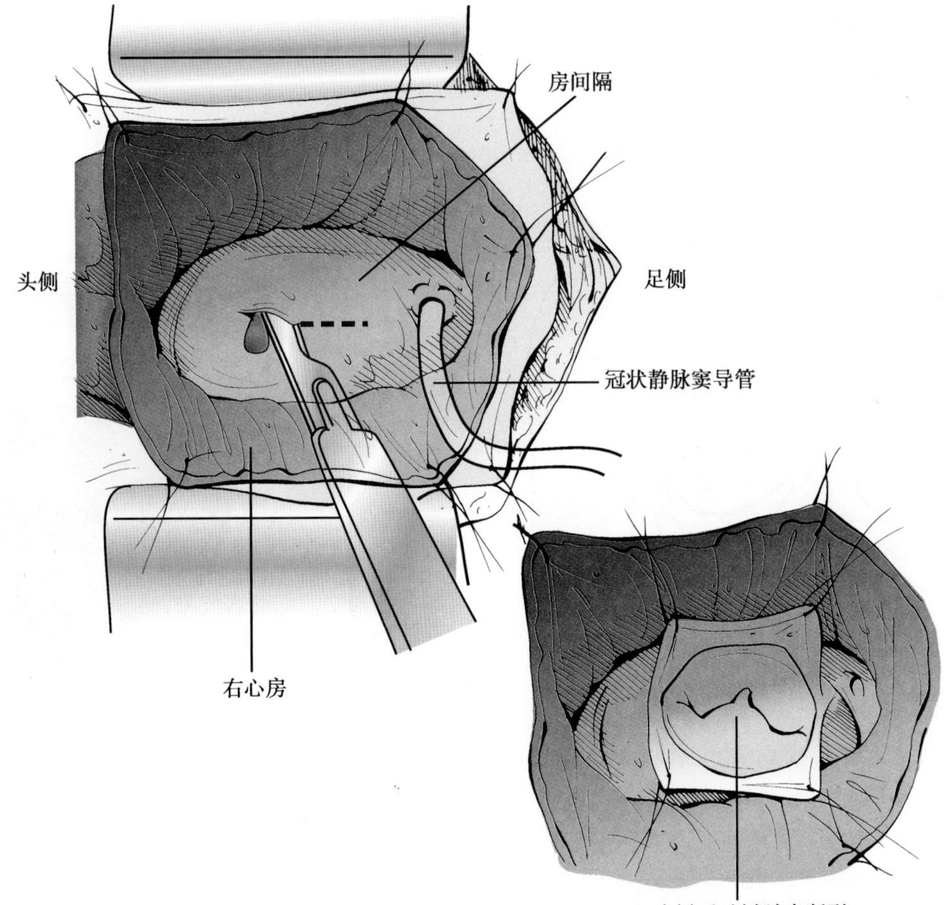

图 41-7　经房间隔暴露二尖瓣。在切开右心房后，经卵圆窝切开房间隔，并吊牵引线。这一切口对显露二尖瓣也很好，可作为 Sondergaard 平面的替代方法

瓣膜探查

一旦获得显露并放置好自动牵开器，就可以开始探查瓣膜。瓣膜的探查需要几分钟，利用神经钩、镊子以及向心室内注入盐水以明确和证实术中 TEE 已经诊断的病理改变。瓣膜探查可发现断裂的腱索或者简单地由腱索延长所引起的瓣膜脱垂以及瓣膜一个或多个部分的脱垂。尽管常常表现为"双叶脱垂"的一部分，但前叶的腱索往往是正常长度的，并可能没有特异性的瓣叶或瓣下结构的病变。还可发现交界的脱垂，而钙化结节也可能存在，这增加了二尖瓣修复术的难度，需要将其切除。在瓣膜的一个或多个部分上可见愈合的心内膜赘生物。对于存在长期病变的病例，尤其是 Barlow 综合征，瓣环几乎总会出现扭曲、扩张或变形。

修复术的策略和概述

在对瓣膜进行探查后，根据对病变的探查结果就可以决定详细的修复策略。总的来说，二尖瓣的退行性改变使二尖瓣后叶变得巨大，伴或不伴有摆动，而瓣环在功能上就前叶而言过小了。对于退行性疾病，后叶常发生病变，而前叶通常没有。

修复术的第一原则就是减少或消除增大的部分，并恢复异常增大的后叶其整体高度。这样做能重建其与前叶正常地对合线，更重要的是能阻止前叶收缩期前向运动（SAM）。如果后

叶的高度太高，它将把前叶推入到 LVOT 内而引起 SAM 征。总的来说，对于平均身材的患者，在完成修复术后，后叶的高度不应该大于 1~1.5cm。将后叶正常的部分作标记，以指导切除多余的部分。最后，重建的后叶应呈现出"笑脸"状。一旦行后叶切除，就必须保证前叶可与修复后的后叶在正确的平面上对合，这可通过注入盐水来检测。修复后应该使得收缩期对合线位于瓣环水平。具体的降低后叶和前叶高度的方法将在后文阐述。

第二个原则是有重构作用的成形环对于所有患者都是必须的。这是 Carpentier[18] 和 Duran[54] 提出的基本概念，他们两个在二尖瓣反流手术历史的早期对二尖瓣成形环的发展做出了卓越贡献，并主张对扭曲的瓣环进行重塑是二尖瓣修复术的关键。在多年反流的影响下，瓣环常发生变形，而在黏液性病变中，它是松软扩大的。最好的方法来理解黏液性病变中瓣环的松软和扩大就是从功能上来说它对于前叶太小了。为什么当它松软和扩张时就很小了呢？如果瓣膜松软且伴多余的组织，瓣环就不能提供相对稳定的骨架，以使前叶充分伸展开，这样前叶就不能正确地对合线和对合面上与后叶对合了。当然，松软的瓣环会发生弯曲，使有效半径减小，从而导致前叶呈现出"脱垂"样，因为瓣叶不能正常伸展。事实上，病变仅限于瓣环。这就是为什么我们认为使用大号的成形环对于退行性病变很重要。成形环恢复了相对坚硬、宽敞的瓣环，使得前叶能够伸展以及在正确地对合面和对合线对合，而没有"脱垂"。瓣

环的结构正常对于前叶的正常生理功能是必须的。因此，我们的治疗过程是：在后叶修复后放入成形环，然后再对前叶或两叶的病变进行重新评估。我们认为，瓣环的病变常常被错误的当作前叶病变的表现，而如果按我们前述的大概步骤去做的话，就会避免很多不必要的操作。

通过运用以上两个概括性的原则，我们认为应用外科相关手段来纠正瓣膜正常生理功能是适当而且必要的。减少后叶的高度以防止 SAM，并保证正确的对合面。使用重塑环可强化瓣环使得两瓣叶能在正确的对合线上对合。根据我们在 Brigham 的经验以及其他人的经验[55]。所谓的双叶脱垂，可通过充分的后叶切除以及应用大号成形环来消除，而无需对前叶行进一步干预。

有充分的证据支持应用成形环的必要性，其可获得长期的修复效果。之前一篇有关二尖瓣修复术的论文中，我们对未使用成形环的修复组和在瓣膜修复的同时置入成形环的另一组进行了比较[56]。在手术时，所有的瓣膜都关闭良好，但是随访几年后，无成形环组出现二尖瓣反流的比例是成形环组的 5 倍。最近的研究支持使用成形环行瓣环成形术的重要性[57]。因此，成形环对于二尖瓣修复术后能长期维持其生理功能是非常关键的。

具体的外科技术

▣ 后叶矩形切除

黏液性退行性瓣膜中最常见的是二尖瓣病变（大约 80%）是从后叶中间部分发出的腱索出现断裂并延长（图 41-8A）。图 41-8B 显示一种方法，是对瓣叶病变部分进行有限切除。为了填补因去除病变部分而产生的裂口，要将剩余的瓣叶向中间靠拢（图 41-8C 和 D），而使用单丝缝线将瓣膜的切缘连接在一起（图 41-8E、F 和 G），然后置入成形环（图 41-8H、I 和 J）。这是最常遇到的一种病理生理改变以及最常用的手术方法。有趣的是，最近由 Perier[58] 和 Lawire[5] 所报道的结果显示使用人工聚四氟乙烯（PTFE）腱索以保留后叶而不是将其切除的方法取得了很好的效果，但该技术只常规用于前叶的修复。

对于做过少量的二尖瓣修复术的心脏外科医生来说，将后叶从瓣环上切下多少有些令人紧张。我们自己的经验，通过几根缝线将脱垂瓣叶的边缘拽到瓣环连接处的下面，就可以很容易的去除 P2 区腱索断裂的脱垂瓣叶，从而降低了高度，保留了腱索，然后完成切除所需的操作[61]。

如果需要切除一段摆动的瓣叶，那么就应该使用由 Carpentier 所推广的某种形式的瓣叶前移技术[60]。在这种技术中，剩余的两部分要向彼此靠近以闭合切除区域的裂口。这包括将每个剩余部分的瓣叶从瓣环上分离下一小段。在所有传统的技术当中，于只做过少数几台瓣膜修复术的外科医生来说，会对这一技术有一些顾虑，因为它必须将后叶从瓣环上切下来，然后再将瓣叶吻合到瓣环上。

我们通过一种简化的技术来行 PML 的切除，通过可以更容易地进行瓣叶前移，在节约了很多时间的同时仍可以取得相同的结果，我们把它命名为"瓣叶折叠前移"技术。在这一技术中，对于延长而被切除的瓣叶，其每个边剩余 P2 部分都很大，且有腱索支持，我们用连续聚丙烯线缝合可以很容易的将其折叠以填补后叶有限切除后所留下的裂口，而无需另外的再切除任何组织（图 41-9）。折叠前移技术与传统的瓣叶前移技术的目的是相同的。由切除小面积的摆动部分所留下的小裂口可以被消除，而后叶的高度也可降低。我们已经发现折叠前移技术，对于后叶任何位置的小部分切除都特别有效，而没有必要将瓣叶从瓣环上切下来。

前面已经阐述了，患有真正的 Barlow 综合征时可出现很多种临床情况，几乎整个后叶都出现延长和抬高。其实，整个后叶都延长了。对于这些特别的病理情况，必须使用经典的技术。切除病变区域两边的全部后瓣叶，包括 P1 和 P3，都必须从瓣环上切下来，然后进行认真而细致的瓣膜前移，从每个交界开始，用 4-0 聚丙烯线连续缝合（见图 41-8C 和 D）。降低瓣叶高度以避免产生 SAM 征，并为前叶提供一个良好的对合点。由于这些瓣叶中有的高度可能达到 3~4cm，如果瓣叶高度不能明显降低，那么发生 SAM 征的可能性很高。在行瓣叶前移时，如果瓣叶个别区域有局灶性增大的话，将 PML 节段性区域重叠在一起也是有效的。这样做简化了外科技术，减少了手术时间，并能获得同样的结果，这需要多次间断缝合。

▣ 交界脱垂

这是病理性二尖瓣脱垂中最简单的类型，前外侧和后内侧交界处的腱索出现断裂或延长，外科医生很容易确定修复策略。许多医生仍然建议切除这一区域，但是，交界成形术是迄今为止最简单、直接且有效的处理这一问题的方法。通过用聚丙烯线褥式缝合一至三针来消除脱垂区域（图 41-10），从而消除此处的反流。在 A1 和 P1 或 A3 和 P3 处进行这种缝合操作不会对二尖瓣的整个横截面积造成明显影响，所以使用这种技术时不必担心会引起二尖瓣狭窄。一些其他报道[62,63]也说明这种技术是治疗交界脱垂有效并能长期保持修复效果的方法。

▣ 前叶脱垂

虽然少见，但真正的前叶脱垂会让外科医生很担心，因为这种病变修复的远期效果比后叶病变要差很多[64]。必须对前叶下方腱索的高度进行评估，腱索可能明显延长或断裂，而使得 AML 出现摆动。这一问题可以采用各种不同的技术来解决，这些技术的长期随访结果是比较有希望的。有四种基本技术来修复前叶脱垂。它们是：（1）通过植入技术减少腱索的高度；（2）人工 PTFE 腱索；（3）将后叶腱索转移至前叶；以及（4）缘对缘技术。

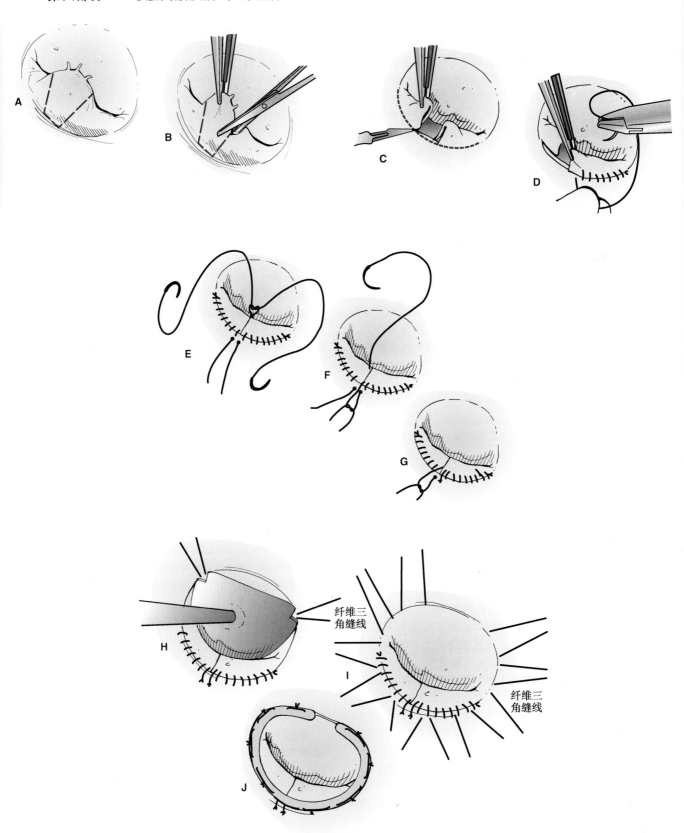

图41-8　对 P2 区伴摆动部分和断裂腱索的修复。（A）显示经典的摆动的 P2 部分；（B）显示切除该摆动部分；（C）和（D）显示经典的滑行瓣膜成形和前移，在这其中，对于剩余的瓣膜部分，要把其从靠近切除的 P2 部分的地方瓣环上分离下来。然后重新连接瓣膜从而消除裂口。同时，后叶的高度也减小了；（E）、（F）和（G）显示经典的滑行瓣膜成形术的完成；（H）、（I）和（J）说明瓣环成形术中缝线的位置以及成形环的置入。通过测量前叶的大小，来确定成形环的型号

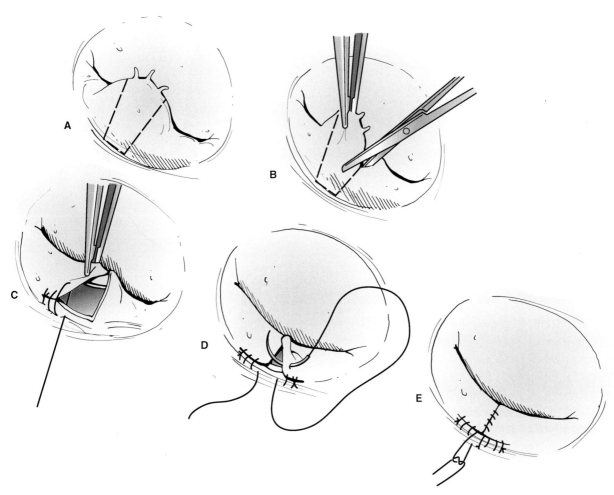

图41-9　折叠瓣叶前移技术。对脱垂并摆动的 P2 部分进行此处理，折叠前移技术与经典的滑行瓣膜成形术具有相同的目的，但手术技术更加简便。在切除摆动的 P2 部分后（B）；裂口的两边切缘要缝到瓣环上，就像他们被"折叠"了一样。每侧缝合的距离为裂口每一边原高度的一半。将顶端的两部分缝合在一起（E）；结果是，瓣叶裂口消除了，而瓣叶高度也降低了

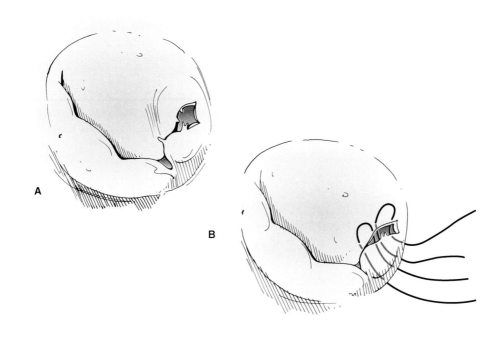

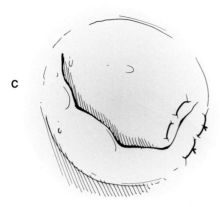

图 41-10 交界成形。在交界断裂处进行单纯水平褥式缝合可消除反流，即使有腱索断裂，也不需要行进一步的瓣叶切除

腱索植入到乳头肌内

这种腱索缩短技术首先由 Carpentier[10] 发明，内容包括：将乳头肌切开，将多余的前叶腱索埋入到肌肉中，然后越过腱索将乳头肌缝合起来，从而限制住腱索并使其缩短（图 41-11）。这是一个简单的技术，但已经失去大家的青睐，因为 Cosgrove 和其同事[65] 的报告已经证明，使用这种技术会增加腱索断裂的可能。他们推断对乳头状的缝合可能会伤及埋在里面的腱索是其原因。这种类型的其他技术包括乳头肌的移位固定[66] 和腱索折叠，以及游离缘（AML）的重新塑型[67]。

人工腱索

使用 PTFE 的人工腱索技术是目前治疗 AML 病变最流行的技术。该技术最初由 Fracter 和 Zussa[68,69] 提出，并在过去的几年中逐渐流行起来[64,70]。Lawrie[50] 最近也报道将 PTFE 新腱索用于前叶和后叶修复手术中，取得非常好的结果。Duran 发明了一种方法，以便能更加精确的测量这些新腱索结构的正确高度[70]。该技术（图 41-12）包括，带垫片褥式缝合至延长或断裂的腱索所附着的乳头肌之上，然后将双头针 PTFE 缝线从需要被拉低的瓣叶边缘处穿出。该技术的关键部分就是确定瓣叶需要降低的程度，也就是缝线打紧的程度，这是通过探知两瓣叶在收缩期最佳的位置来决定。在此位置上，前叶和后叶应该是并列的，因此收缩期瓣叶的高度，就是人工腱索应调整的水平。我们将后叶拉起来作为指示标记，同时小心的将人工腱索打紧（图 41-12B）。不管采用何种方法，最后的结果都应该是在左心收缩时前叶可与后叶在相同平面进行对合。一些外科医生提倡人工腱索应作为治疗瓣叶脱垂的一种可选择的修复技术，而不提倡进行瓣叶切除。

腱索转移

治疗真正的前叶脱垂的第三种技术是将后叶的腱索转移至前叶。它最早由 Carpentier[10] 提出，后被 Cleveland 临床中心[65] 的 Duran 以及同事[72] 所推广。图 41-13 说明这一手术步骤。将前叶摆动的腱索切除，然后将其邻近的后叶部分切下来，转移至前叶以填补切除前叶后所留下的裂口。文献报道该技术的长期效果良好，但当只有单一瓣叶存在病变时，这样做

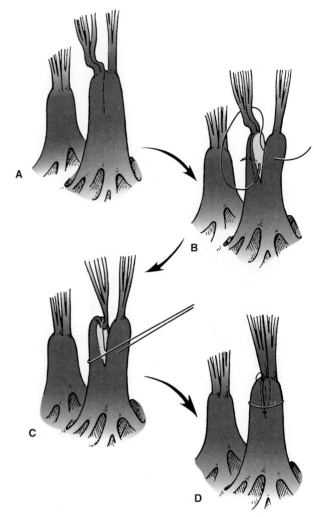

图 41-11 缩短前叶腱索。切开乳头肌，然后将多余的腱索折叠后埋入其内，用带垫片的缝线将腱索结扎固定

会使两瓣叶都受累及[73]。

缘对缘技术

缘对缘修复是这样一种技术，它将前叶与后叶在对合线处缝在一起，形成双孔二尖瓣[74]。这项技术已十分流行，甚至经皮介入技术都在尝试模仿这种外科操作[75]。它由 Alfieri 及其同事提出[76]。他们的理论是：对于 Barlow 综合征或真正冗长的前叶，将前叶和后叶的中间部分对合缝在一起，可防止前叶抬高至后叶水平以上，从而消除二尖瓣反流。这项技术极大地简化了真正双叶脱垂的修复术，并作为治疗 AML 病变的标准治疗方式被一些临床中心所采纳。尤其适合那些修复术后有很大概率出现 SAM 的患者。但当前叶腱索断裂或前叶腱索明显延长时，要小心翼翼地缝合每一针。

图 41-14 说明了这一技术，使用 8 号编织聚酯缝线，缝合前叶和后叶的对合点。我们使用这种强度更大的缝线，是因为很多报道都显示使用聚丙烯缝线常常会发生断裂。对于此项手术技术，我们强烈认为它仅适用于黏液性病变，能避免像缺血性 MR 那样产生二尖瓣狭窄[77]。为了确保由缘对缘技术创建的每个孔都足够大，需要测量每个孔的直径，并确认它的直径至少为 2cm。如果孔的直径小于 2cm，就要放弃该技术。对于有可能出现二尖瓣收缩期前向运动的患者，这种技术是一种非

常有用的辅助手段[78,79]。事实上，该技术可能是目前防止 SAM 最好的治疗方式。在我们的一组小宗病例中，有 20 名可能出现 SAM 的患者，所有人都接受该技术的治疗，而术后都没有出现 SAM。术后 8 年，所有患者的二尖瓣功能都保持正常[78]。根据 Alfieri 及其同事[76,80]的研究结果，这项手术操作的中期结果令人满意，与其他所有常用的修复技术相比没有明显差别。但这还缺乏长期前瞻性的随机对照研究来对经典的修复技术和该项技术进行比较。

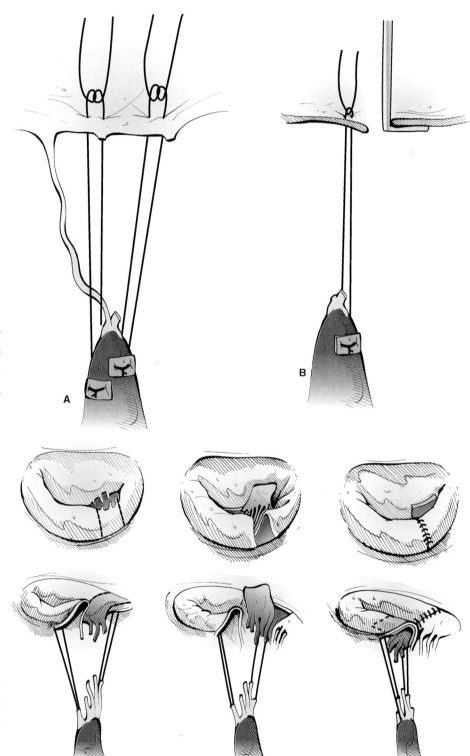

图 41-12 人工 PTFE 腱索用于前叶。（A）带垫片的 PTFE 缝线穿过乳头肌，并从前叶游离缘穿出；（B）借助拉紧的后叶，来决定人工腱索的正确长度

图 41-13 腱索转移。对于有单一摆动的前叶部分，第一步是切除前叶脱垂的部分。然后将其临近的后叶部分切下来，并转移以填补前叶切除后所留下的裂口

前叶切除术

现在已经明确，对于前叶本身的处理要特别小心，而保留 AML 组织是很重要的。可以进行切除术，但只能对有腱索断裂的一小块区域进行三角形切除，以减少增大的前叶面积。[81]

对于合并有特发性肥厚性主动脉下狭窄的二尖瓣前叶脱垂，该技术可作为减少 AML 高度的一种替代技术，有人就提倡对瓣环周围的前叶部分进行纵向切除并重建瓣叶也能降低其高度并

取得了一些成功[82,83]。

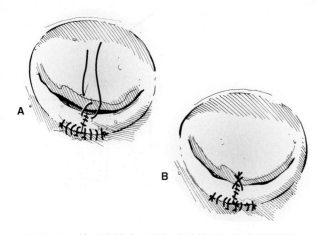

图 41-14　缘对缘技术。该技术是使用 8 号编织聚酯缝线将 A2 和 P2 缝合在一起

特殊问题和注意事项

▓ 瓣环钙化

瓣环钙化，特别是后瓣环钙化，是二尖瓣修复术中比较复杂的一种情况。钙化使修复变得更加困难，因为它更难进行缝合，且瓣周漏的风险也增加了。然而严重的瓣环钙化，并不一定就无法进行有效的二尖瓣修复。部分或全部切除钙化带是安全的。Carpentier 提出一种彻底清除的方式，即将钙化带全部去除，其在本质上就是将左心室与左心房部分分离[84]。部分或选择性的进行钙化灶清除，也可能是非常有效而且更安全的[85]。对于很多患者，可进行瓣叶钙化灶的部分去除，而不需要对其进行彻底清除。去除钙化灶的多少应只要够进行缝合以及恢复了瓣叶和瓣环的弹性即可。显然，腱索或前叶大部分出现了钙化，其预后很差，长期免于瓣膜修复率低，而广泛钙化的瓣膜通常提示瓣膜置换术。

▓ 二尖瓣收缩期前向运动

正如上文所述，持续存在前叶收缩期前向运动是影响修复术后的一个不良原因。在这种情况下，前叶阻碍了 LVOT。显然，冗长的瓣叶组织以及小号的成形环是一个危险因素。修复术后，如果瓣叶对合线向前移位，那么前叶会移位至 LVOT 内，并导致 LVOT 梗阻[86,87]。病因通常后叶高度降低得不够，使其将前叶推入至 LVOT 内。SAM 在双叶脱垂或前叶极度增大的患者中特别常见，因此应该认真地降低 PML 的高度。而在黏液性瓣膜病中，应使用大一号而不是小一号的成形环。正如前面所提示的，如果前叶附着在相对较小的瓣环上，那么前叶就不能充分伸展，反而会显得其在正确的对合平面上有多余的组织，从而容易诱发 SAM[78]。

一些研究者已经着眼于研究超声心动图中的哪些表现是收缩期前向运动可能的危险因素。收缩期前向运动高危因素相关的超声心动表现包括，二尖瓣对合点靠近室间隔，以及前后瓣叶不对称。如果后叶相对于前叶来讲比较大的话，就可能出现 SAM。如果 P2 的中间部分大于 A2 的中间部分，那么 SAM 也

同样可能出现。临床医生需要在术前收集这方面的信息，并在手术室中确定最后修复策略时将这些数据都考虑在内[78,79]。

如果 SAM 发生的可能性很高，我们需要在降低后叶高度后，使用 Alfieri 的缘对缘技术，以降低这种风险[78]。在 SAM 发生率高的情况下，可通过单针缝合迫使对合线恢复正常，将使 SAM 的发生率降低。在这种情况下，可以考虑另一种策略，植入 PTFE 前叶腱索来降低 AML。这会降低前叶高度，并进一步降低发生 SAM 的可能。根据我们自己的经验，这一组患者二尖瓣功能能长期保持正常。

如果认为修复较为理想，但 TEE 发现了 SAM，可在体外循环后增加液体容量充盈左心室，这样约 90% 的患者其收缩期前向活动能够消除。在极少数情况下，如果尚未充分减少后叶组织，那么就要切除更多的后叶或增大成形环的尺寸。我们认为，如果在使用了很多试图减少 SAM 的技术后，其仍然存在的话，如上面所提到的，我们最常使用的替代方法就是缘对缘技术[78]。

▓ 成形环重塑瓣环

在二尖瓣修复术后使用瓣环成形环来重塑瓣环形态对获得完整而持久的修复效果是非常重要的。重塑的概念，由 Carpentier[18] 和 Duran[54] 提出，即扭曲的二尖瓣瓣环需要恢复其支撑结构。关于应使用何种类型的环来进行重塑存在争论：硬环或软环，完全的或部分的？我们的观点是，对于黏液性瓣膜退行性改变，使用哪种类型的环并不是最重要的，只要能保证使用相对大号的瓣环以及将环安全的缝合到前瓣叶纤维三角区域即可。研究表明，弹性环引起 SAM 的可能性较小，考虑 SAM，部分环会更安全[88]，由于这都没有经过前瞻性随机对照研究的验证，这些意见将继续存在。虽然我们首选 Cosgrove 环用于治疗二尖瓣脱垂，但基于 2000 例二尖瓣修复术的经验使我们相信，现有的证据还不能说明任何特定的成形环具有明显优势，而且植入环的类型比起正确的实施手术和选择适合型号的成形环来说，并不是很重要。

成形环植入技术要点：应避免回旋支动脉损伤、房室分离或环的裂开。植入成形环时，需要进行褥式缝合，平行于瓣环，并缝在后叶与瓣环的交界处。应避免径向进出针，因为这样会产生张力，造成对回旋支动脉的牵拉。进针要深，针扎到瓣环上，然后进入左心室腔，再从心房面穿出。最为重要的是进针平面要与瓣环平面相垂直。这样做缝合时就不会扎到回旋支动脉或造成其扭曲。针距要宽，这样可避免缝线的数目过多。根据瓣环的大小，一个部分型二尖瓣成形环大约需要 9~12 针。除非瓣环结构特别薄弱，缝线一般不用带垫片。瓣环的完整性主要依赖于其病理情况。缝线要穿过成形环的布料部分。在缝线打结的过程中，中央的固定架要保留，以维持环的形态，这样能防止非硬性或半硬性环出现卷边。

测定尺寸是放入成形环最重要的一个步骤。我们认为选择稍微大点型号的成形环对于黏液性退行性疾病来说是合适的。这可以解决退化的瓣环功能尺寸太小的问题。一般有两种方法来尺寸。在主动脉纤维三角处缝牵引线（图 41-15）以便测量纤维三角间距离。许多测瓣器在环上都有缺口以便于使用这种方法测量。除非是风湿性疾病，否则我们不依赖于这种测量方法。对于黏液性疾病，前叶的高度，即瓣叶伸展时从瓣环到瓣

叶最高点的距离，是测定尺寸最重要的标准，这一概念最初由 Carpentier 提出[10]。瓣叶高度是非常重要的指标，必须仔细测量，即使存在很少的多余组织，都会在收缩期导致 SAM。事实上，使用纤维三角进行尺寸测定，会使成形环偏小，并导致收缩期前向运动或环裂开，这是由于成形环大小与瓣环大小严重的不匹配造成的。在我们再次修复的一系列病例中，增加成形环尺寸或将环放在交界处以下是最常用的解决方法[89]。使用测瓣器评估前叶的大小是最关键的操作。超声心动图上前叶的长度与其体内大小有很好的一致性，而对于每一病例都应通过标准的超声心动图技术计算前叶的大小。根据我们的经验，调整成形环使其与前叶大小相匹配是最有效的，而且很少导致收缩期前向运动[78]。

结果

　　长期的研究表明，约有超过 90% 的病例 10 年后的二尖瓣仍保持良好[42,53,56,64,90]。血栓栓塞的发病率也非常低；也不需要长期抗凝治疗，有心房纤颤的患者除外。最近，我们回顾了我们个人超过四十年的二尖瓣手术经验（LHC）[91]，肯定了普遍认为的 MR 的病因与二尖瓣修复耐久性之间的关系。反流的病因是修复术的有效年限和免于再次手术的主要决定因素。虽然风湿性疾病进行修复后最终要再次手术，但黏液性疾病修复术后远期免于 MR 复发和再次手术的比率都令人满意（图 41-16）。

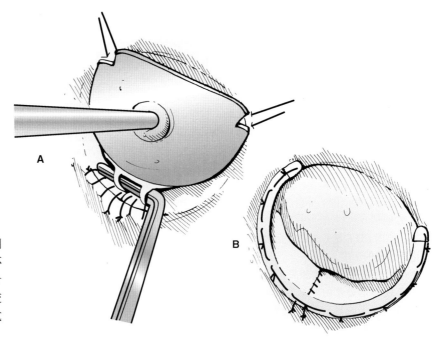

图 41-15　成形环瓣环成形术中尺寸测定及放入。对于退行性疾病，成形环应稍微大一号。尺寸的测定要与前叶的高度相匹配，而不是纤维三角或交界间的距离。一般需要 9 ~ 11 针褥式缝合

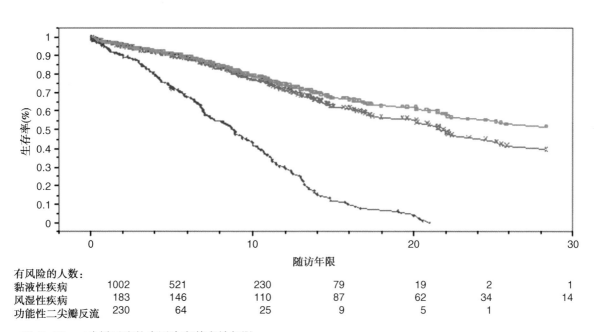

有风险的人数：						
黏液性疾病	1002	521	230	79	19	2	1
风湿性疾病	183	146	110	87	62	34	14
功能性二尖瓣反流	230	64	25	9	5	1	

图 41-16　二尖瓣反流的病因决定其有效年限

风湿性二尖瓣病变

在过去的几十年里，北美和欧洲的风湿热及其瓣膜后遗症的发病率都有显著下降，仅非常少的风湿性瓣膜需要手术治疗。然而，这种疾病在不发达国家中仍然相当普遍[92]。风湿性二尖瓣疾病的主要病变是二尖瓣的两个交界纤维性挛缩所导致的二尖瓣狭窄。直视下交界切开术由 20 世纪 40 年代和 50 年代的非直视下二尖瓣切开术和交界切开术（Harken）[93,94]发展而来，并很成功，其复发率非常低而症状缓解率高。

在过去的几年中，二尖瓣球囊扩张成形术已成为治疗非钙化性风湿性二尖瓣狭窄的一种方法[95]。该技术已被证明并广泛使用，其对于非钙化、非反流性的二尖瓣狭窄非常有效。尽管如此，仍然有很多风湿性瓣膜病患者主要表现为严重的二尖瓣反流，其继发于不同程度的瓣叶活动受限、瓣下结构增厚以及交界融合。在大多数情况下，如果瓣膜钙化严重而瓣下腱索结构因纤维化而失去正常结构，那么修复将是徒劳的，应行瓣膜置换术。对于年轻患者，保留腱索结构和尽可能地减少钙化灶，可使二尖瓣反流达到令人满意的修复效果。然而，增厚的瓣膜需要对其进行一定程度的打薄，即去除一些风湿性瘢痕化病变灶。

风湿性修复技术应该始终采用交界狭窄处切开的方法，留下一个距瓣环 2~3mm 的边缘。清除钙化和瘢痕以及切开乳头肌提高活动度。一些欧洲的外科医生，尤其是 Duran 和他的同事们[96]，发明了一些技术，包括延长二尖瓣前叶，甚至在某些情况下，使用 PTFE 腱索来提高后叶的灵活性，减少瘢痕化和纤维化所造成的挛缩。

对于风湿性二尖瓣疾病相关的严重二尖瓣反流的患者，成形环环成形是必要的。修复术可能要同时处理二尖瓣狭窄和反流，因为减轻狭窄可提高前叶的活动度，从而允许进行矫治手术而不是置换术。最后，有没有瓣下腱索结构的纤维化常常决定是行瓣膜置换术还是行二尖瓣修复术。然而，对于年轻患者，应采用上面所列出的技术，尽一切努力来修复这些瓣膜，因为修复术的长期结果要优于瓣膜置换术[97]。然而，由于这类患者几乎肯定会需要再次手术，在第一次手术时，应采取一切手段为将来的再次手术提供便利，比如用 Gore-Tex 封闭心包腔。

总结

在过去的 30 年里，治疗退行性病变的二尖瓣修复术经历了一场实质的变革。人们曾一度持怀疑态度来看待它，但它作为二尖瓣反流理想的治疗方法现在已被广泛接受，这是因为修复术相比于瓣膜置换术，可提高生理功能并降低瓣膜相关的死亡率。在大的瓣膜病治疗中心，修复术是常规手术方法。但是，对于很多心脏外科医生来说，二尖瓣修复术仍被神秘色彩所笼罩着，他们把这种手术看做是"一门特殊的技艺"，觉得很难理解，并需要掌握特别深奥的技术。其实，修复术应该成为每位心脏外科医生标准技能中的一部分，并且把它看做是另一种简单的手术方式来掌握。

参考文献

1. Brunton L, Edin MD: Preliminary note on the possibility of treating mitral stenosis by surgical methods. *Lancet* 1902; 1:352.
2. Cutler EC, Levine SA: Cardiotomy and valvulotomy for mitral stenosis: experimental observations and clinical notes concerning an operated case with recovery. *Boston Med Surg J* 1923; 188:1023.
3. Cutler EC, Beck CS: The present status of surgical procedures in chronic valvular disease of the heart: final report of all surgical cases. *Arch Surg* 1929; 18:403.
4. Souttar HS: Surgical treatment of mitral stenosis. *BMJ* 1925; 2:603.
5. Harken DE, Ellis LB, Ware PF, et al: The surgical treatment of mitral stenosis. I. Valvuloplasty. *NEJM* 1948; 239:801.
6. Bailey CP: The surgical treatment of mitral stenosis (mitral commissurotomy). *Dis Chest* 1949; 15:377.
7. Davila JC, Glover RP: Circumferential suture of the mitral valve for the correction of regurgitation. *Am J Cardiol* 1958; 2:267.
8. Nichols HT: Mitral insufficiency: treatment by polar cross fusion of the mitral annulus fibrosis. *J Thorac Cardiovasc Surg* 1957; 33:102.
9. Kay EB, Mendelsohn D, Zimmerman HA: Evaluation of the surgical correction of mitral regurgitation. *Circulation* 1961; 23:813.
10. Carpentier A: Cardiac valve surgery: the "French correction." *J Thorac Cardiovasc Surg* 1983; 86:323.
11. McGoon DC: Repair of mitral insufficiency due to ruptured chordae tendineae. *J Thorac Cardiovasc Surg* 1960; 39:357.
12. Duran CG, Pomar JL, Revuelta JM, et al: Conservative operation for mitral insufficiency. Critical analysis supported by postoperative hemodynamic studies of 72 patients. *J Thorac Cardiovasc Surg* 1980; 79:326.
13. Orszulak TA, Schaff HV, Danielson GK, et al: Mitral regurgitation due to ruptured chordae tendinae. Early and late results of mitral valve repair. *J Thorac Cardiovasc Surg* 1985; 89:491.
14. Cohn LH, Couper GS, Kinchla NM, et al: Decreased operative risk of surgical treatment of mitral regurgitation with or without coronary artery disease. *J Am Coll Cardiol* 1990; 16:1575.
15. Cosgrove DM, Chavez AM, Lytle BW, et al: Results of mitral valve reconstruction. *Circulation* 1986; 74:I82.
16. Kirklin JW: Replacement of the mitral valve for mitral incompetence. *Surgery* 1972; 72:827.
17. Sarris GE, Cahill PD, Hansen DE, et al: Restoration of left ventricular systolic performance after reattachment of the mitral chordae tendineae: the importance of valvular-ventricular interaction. *J Thorac Cardiovasc Surg* 1988; 95:969.
18. Carpentier A, Deloche A, Dauptain J, et al: A new reconstructive operation for correction of mitral and tricuspid insufficiency. *J Thorac Cardiovasc Surg* 1971; 61:1.
19. McCarthy PM: Does the intertrigonal distance dilate? Never say never. *J Thorac Cardiovasc Surg* 2002; 124:1078.
20. Du Plessis LA, Marchano P: The anatomy of the mitral valve and its associated structures. *Thorax* 1964; 19:221.
21. Roberts WC: Morphologic aspects of cardiac valve dysfunction. *Am Heart J* 1992; 123:1610.
22. Wisenbaugh T, Spann JF, Carabello BA: Differences in myocardial performance and load between patients with similar amounts of chronic aortic versus chronic mitral regurgitation. *J Am Coll Cardiol* 1984; 3:916.
23. Carabello BA: Indications for mitral valve surgery. *J Cardiovasc Surg* 2004; 45:407.
24. Shyu KG, Chin JJ, Lin FY, et al: Regression of left ventricular mass after mitral valve repair of pure mitral regurgitation. *Ann Thorac Surg* 1994; 58:1670.
25. Deloche A, Jebara VA, Relland FYM, et al: Valve repair with Carpentier techniques: The second decade. *J Thorac Cardiovasc Surg* 1990; 99:990.
26. Freed LA, Levy D, Levine RA, et al: Prevalence and clinical outcome of mitral-valve prolapse. *NEJM* 1999; 341:1.
27. Mills P, Rose J, Hollingsworth J, et al: Long-term prognosis of mitral-valve prolapse. *NEJM* 1977; 297:13.
28. Marks AR, Choong CY, Sanfilippo AJ, et al: Identification of high-risk and low-risk subgroups of patients with mitral valve prolapse. *NEJM* 1989; 320:1031.
29. Danchin N, Voiriot P, Briancon S, et al: Mitral valve prolapse as a risk factor for infective endocarditis. *Lancet* 1989; 1:743.
30. Enriquez-Sarano M, Dujardin KS, Tribouilloy CM, et al: Determinants of pulmonary venous flow reversal in mitral regurgitation and its usefulness in determining the severity of regurgitation. *Am J Cardiol* 1999; 83:535.
31. Chen FY, Cohn LH: Valvular surgery in cardiomyopathy, in Baughman KL, Baumgartner WA (eds): *Treatment of Advanced Heart Disease*. New

York, Taylor and Francis, 2006.

32. Stewart WJ: Choosing the "golden moment" for mitral valve repair. *J Am Coll Cardiol* 1994; 24:1544.

33. Gogbashian A, Sepic J, Soltesz EG, et al: Operative and long-term survival of elderly is significantly improved by mitral valve repair. *Am Heart J* 2006; 151:1325.

34. Kang DH, Kim JH, Rim JH, et al: Comparison of early surgery versus conventional treatment in asymptomatic severe mitral regurgitation. *Circulation* 2009; 119:797.

35. Cosgrove DM, Stewart WJ: Mitral valvuloplasty. *Curr Probl Cardiol* 1989; 14:359.

36. Sand ME, Naftel DC, Blackstone EH, et al: A comparison of repair and replacement for mitral valve incompetence. *J Thorac Cardiovasc Surg* 1987; 94:208.

37. Lawrie GM: Mitral valve repair vs. replacement: current recommendations and long-term results. *Cardiol Clin* 1998; 16:437.

38. Gillinov AM, Cosgrove DM, Blackston EH, et al: Durability of mitral valve repair for degernerative disease. *J Thorac Cardiovasc Surg* 1998; 116:734.

39. Vanden Eynden F, Bouchard D, El-Hamamsy I, Butnaru A, et al: Effect of aortic valve replacement for aortic stenosis on severity of mitral regurgitation. *Ann Thorac Surg* 2007; 83:1279.

40. Wan CK, Suri RM, Li Z, et al: Management of moderate functional mitral regurgitation at the time of aortic valve replacement: is concomitant valve repair necessary? *J Thorac Cardiovasc Surg* 2009; 137:635.

41. Enriquez-Sarano M, Avierinos JF, Messika-Zeitoun D, et al: Quantitative determinants of the outcome of asymptomatic mitral regurgitation. *NEJM* 2005; 352:875.

42. Ling LH, Enriquez-Sarano M, Seward JB, et al: Clinical outcome of mitral regurgitation due to flail leaflet. *NEJM* 1996; 335:1417.

43. Greelish JP, Cohn LH, Leacche M, et al: Minimally invasive mitral valve repair suggests earlier operations for mitral valve disease. *J Thorac Cardiovasc Surg* 2003; 126:365.

44. McClure RS, Cohn LH, Wiegerinck E, et al: Early and late outcomes in minimally invasive mitral valve repair: an eleven-year experience in 707. *J Thorac Cardiovasc Surg* 2009; 137:70.

45. Mihaljevic T, Cohn LH, Unic D, et al: One thousand minimally invasive valve operations: early and late results. *Ann Surg* 2004; 240:529.

46. Spencer FC, Galloway AC, Grossi EA, et al: Recent developments and evolving techniques of mitral valve reconstruction. *Ann Thorac Surg* 1998; 65:307.

47. Mohty D, Orszulak TA, Schaff HV, et al: Very long-term survival and durability of mitral valve repair for mitral valve prolapse. *Circulation* 2001; 104(Suppl I):I-1.

48. Savage EB, Ferguson TB Jr., DiSesa VJ: Use of mitral valve repair: analysis of contemporary United States experience reported to the Society of Thoracic Surgeons National Cardiac Database. *Ann Thorac Surg* 2003; 75:820.

49. Gammie JS, Sheng S, Griffith BP, et al: Trends in mitral valve surgery in the United States: results from the Society of Thoracic Surgeons Adult Cardiac Surgery Database. *Ann Thorac Surg* 2009; 87:1431.

50. Sondergaard T, Gotzsche M, Ottosen P, et al: Surgical closure of interatrial septal defects by circumclusion. *Acta Chir Scand* 1955; 109:188.

51. Larbalestier RI, Chard RB, Cohn LH: Optimal approach to the mitral valve: dissection of the interatrial groove. *Ann Thorac Surg* 1992; 54:1186.

52. Cohn LH: Mitral valve repair. *Op Techniques Thorac Cardiovasc Surg* 1998; 3:109.

53. Khonsari S, Sintek CF: Transatrial approach revisited. *Ann Thorac Surg* 1990; 50:1002.

54. Duran CG, Ubago JLM: Clinical and hemodynamic performance of a totally flexible prosthetic ring for atrioventricular valve reconstruction. *Ann Thorac Surg* 1976; 22:458.

55. Gillinov AM, Cosgrove DM 3rd, Wahi S, et al: Is anterior leaflet repair always necessary in repair of bileaflet mitral valve prolapse? *Ann Thorac Surg* 1999; 68:820.

56. Cohn LH, Couper GS, Aranki SF, et al: Long-term results of mitral valve reconstruction for regurgitation of the myxomatous mitral valve. *J Thorac Cardiovasc Surg* 1994; 107:143.

57. Gillinov AM, Tantiwongkosri K, Blackstone EH, et al: Is prosthetic annuloplasty necessary for durable mitral valve repair? *Ann Thorac Surg* 2009; 88:76.

58. Perier P: A new paradigm for the repair of posterior leaflet prolapse: respect rather than resect. *Op Techniques Thorac Cardiovasc Surg* 2005; 10:180.

59. Lawrie GM, Earle EA, Earle NR: Feasibility and intermediate term outcome of repair of prolapsing anterior mitral leaflets with artificial chordal replacement in 152 patients. *Ann Thorac Surg* 2006; 81:849.

60. Perier P, Clausnizer B, Mistraz K: Carpentier "sliding leaflet" technique for repair of the mitral valve: Early results. *Ann Thorac Surg* 1994; 57:383.

61. Tabata M, Ghanta RK, Shekar PS, Cohn LH: Early and midterm out-

62. Gillinov AM, Shortt KG, Cosgrove DM 3rd: Commissural closure for repair of mitral commissural prolapse. *Ann Thorac Surg* 2005; 80:1135.

63. Aubert S, Barreda T, Acar C, et al: Mitral valve repair for commissural prolapse: surgical techniques and long term results. *Eur J Cardiothorac Surg* 2005; 28:443.

64. David TE, Ivanov J, Armstrong S, et al: A comparison of outcomes of mitral valve repair for degenerative disease with posterior, anterior, and bileaflet prolapse. *J Thorac Cardiovasc Surg* 2005; 130:1242.

65. Smedira NG, Selman R, Cosgrove DM, et al: Repair of anterior leaflet prolapse: chordal transfer is superior to chordal shortening. *J Thorac Cardiovasc Surg* 1996; 112:287.

66. Dreyfus GD, Bahrami T, Alayle N, et al: Repair of anterior leaflet prolapse by papillary muscle repositioning: a new surgical option. *Ann Thorac Surg* 2001; 71:1464.

67. Pino F, Moneta A, Villa E, et al: Chordal plication and free edge remodeling for mitral anterior leaflet prolapse repair: 8-year follow-up. *Ann Thorac Surg* 2001; 72:1515.

68. Frater RW, Vetter HO, Zussa C, et al: Chordal replacement in mitral valve repair. *Circulation* 1990; 82(5 Suppl):IV125.

69. Zussa C, Polesel E, Da Col U, et al: Seven-year experience with chordal replacement with expanded polytetrafluoroethylene in floppy mitral valve. *J Thorac Cardiovasc Surg* 1991; 108:37.

70. Duran CM, Pekar F: Techniques for ensuring the correct length of new chords. *J Heart Valve Dis* 2003; 12:156.

71. Falk V, Seeburger J, Czesla M, et al: How does the use of polytetrafluoroethylene neochordae for posterior mitral valve prolapse (loop technique) compare with leaflet resection? A prospective randomized trial. *J Thorac Cardiovasc Surg* 2008; 136:1205

72. Duran CM: Surgical techniques for the repair of anterior mitral leaflet prolapse. *J Card Surg* 1999; 14:471.

73. Uva MS, Grare P, Jebara V, et al: Transposition of chordae in mitral valve repair: mid-term results. *Circulation* 1993; 88:35.

74. Maisano F, Torracca L, Oppizzi M, et al: The edge-to-edge technique: a simplified method to correct mitral insufficiency. *Eur J Cardiothorac Surg* 1998; 13:240.

75. Condado JA, Acquatella H, Rodriguez L, et al: Percutaneous edge-to-edge mitral valve repair: 2-year follow-up in the first human case. *Catheter Cardiovasc Intervent* 2006; 67:323.

76. Alfieri O, Maisano F, De Bonis M, et al: The double-orifice technique in mitral valve repair: A simple solution for complex problems. *J Thorac Cardiovasc Surg* 2001; 122:674.

77. Bhudia SK, McCarthy PM, Smedira NG: Edge-to-edge (Alfieri) mitral repair: results in diverse clinical settings. *Ann Thorac Surg* 2004; 77:1598.

78. Brinster DR, Unic D, D'Ambra MN, et al: Mid term results of the edge to edge technique for complex mitral repair. *Ann Thorac Surg* 2006; 81:1612.

79. Maslow AD, Regan MM, Haering JM, et al: Echocardiographic predictors of left ventricular outflow tract obstruction and systolic anterior motion of the mitral valve after mitral valve reconstruction for myxomatous valve disease. *J Am Coll Cardiol* 1999; 34:2096.

80. De Bonis M, Lorusso R, Lapenna E, et al: Similar long-term results of mitral valve repair for anterior compared with posterior leaflet prolapse. *J Thorac Cardiovasc Surg* 2006; 131:364.

81. Suri RM, Orszulak TA: Triangular resection for repair of mitral regurgitation due to degenerative disease. *Op Techniques Thorac Cardiovasc Surg* 2005; 10:194.

82. Duran CMG: Surgical techniques for the repair of anterior mitral leaflet prolapse. *J Card Surg* 1999; 14:471.

83. Chauvaud S, Jebara V, Chachques JC, et al: Valve extension with glutaraldehyde-preserved autologous pericardium. Results in mitral valve repair. *J Thorac Cardiovasc Surg* 1991; 102:171.

84. el Asmar B, Acker M, Couetil JP, et al: Mitral valve repair in the extensively calcified mitral valve annulus. *Ann Thorac Surg* 1991; 52:66.

85. Bichell DP, Adams DH, Aranki SF, et al: Repair of mitral regurgitation from myxomatous degeneration in the patient with a severely calcified posterior annulus. *J Card Surg* 1995; 10(4 Pt 1):281.

86. Lee KS, Stewart WJ, Lever HM, et al: Mechanism of outflow tract obstruction causing failed valve repair: anterior displacement of leaflet coaptation. *Circulation* 1993; 88(5 Pt 2):II24.

87. Mihaileanu S, Marino JP, Chauvaud S, et al: Left ventricular outflow obstruction after mitral repair (Carpentier's technique): proposed mechanism of disease. *Circulation* 1988; 78(3 Pt 2):78.

88. Gillinov AM, Cosgrove DM, Shiota T, et al: Cosgrove-Edwards annuloplasty system: Midterm results. *Ann Thorac Surg* 2000; 69:717.

89. Shekar PS, Couper GS, Cohn LH: Mitral valve re-repair. *J Heart Valve Dis* 2005; 14:583.

90. Braunberger E, Deloche A, Berrebi A: Very long-term results (more than 20 years) of valve repair with Carpentier's techniques in nonrheumatic mitral valve insufficiency. *Circulation* 2001;104:I-8.

91. Dibardino DJ, Elbardissi AW, McClure RS, et al: Four decades of experience with mitral valve repair: analysis of differential indications, technical evolution, and long-term outcome. *J Thoracic Cardiovasc Surg* 2010; 139:76.

92. Bitar FF, Hayek P, Obeid M: Rheumatic fever in children: a 15-year experience in a developing country. *Pediatr Cardiol* 2000; 21:119.

93. Hickey MSJ, Blackstone EH, Kirklin JW, et al: Outcome probabilities and life history after surgical mitral commissurotomy. *J Am Coll Cardiol* 1991; 17:29.

94. Cohn LH, Allred EN, Cohn LA, et al: Long-term results of open mitral valve reconstruction for mitral stenosis. *Am J Cardiol* 1985; 55:731.

95. Palacios IF, Block PC, Wilins GT, et al: Follow up of patients undergoing percutaneous mitral balloon valvuloplasty: analysis of factors determining restenosis. *Circulation* 1989; 79:573.

96. Duran CMG, Gometza B, Saad E: Valve repair in rheumatic mitral disease: an unsolved problem. *J Card Surg* 1994; 9(2 Suppl):282.

97. Yau TM, El-Ghoneimi YA, Armstong S, et al: Mitral valve repair and replacement for rheumatic disease. *J Thorac Cardiovasc Surg* 2000; 119:53.

姜 睿 杨克明 译

第 42 章

二尖瓣置换

Robert P. Gallegos,
Tomas Gudbjartsson,
Sary Aranki

简介

本章主要讨论二尖瓣机械瓣和生物瓣置换术的手术适应证、手术技术和近远期随访结果。本章所讨论的瓣膜都是经 FDA 于 2010 年之前批准的。图 42-1 列出了 FDA 批准的人工二尖瓣装置，包括 Starr- Edwards 球笼瓣膜（现已不用）、Omnicarbon 侧倾碟瓣、美敦力的侧倾碟瓣、St. Jude 的机械二叶瓣、Carbomedics 的二叶瓣、ATS 的二叶瓣和 On- x 的二叶瓣。FDA 批准的人工生物瓣膜如图 42-2 所示，包括 Hancock Ⅱ 猪瓣膜、carpentier- Edwards 猪瓣膜、carpentier- Edwards 心包瓣膜、Mosaic 猪瓣膜、Biocor 猪瓣膜。

各公司的人工瓣膜在持续不断的更新换代中，新一代的人工装置也在设计中。理想的人工瓣膜应该具有机械瓣膜的耐久性和自体生物组织瓣膜良好的血流动力学性能。置换的理想的瓣膜置换装置应该不需要抗凝，且没有血栓栓塞或瓣膜血栓形成的风险。为了实现这一目标，需要超越现有设计的重大突破。

二尖瓣置换术的适应证

二尖瓣置换术的适应证是不断变化更新的。由于越来越多使用修复技术，特别是对于二尖瓣关闭不全的病人，行二尖瓣置换术还是成形术主要依靠外科医生的经验。目前二尖瓣置换的指征是：大多数外科医生无法修复或者成形后远期结果不佳的二尖瓣疾病。现在讨论手术适应证主要根据以下两点：1. 病理生理阶段；2. 所需瓣膜的类型（例如：机械瓣或生物瓣）。

二尖瓣狭窄

二尖瓣狭窄几乎都由风湿热引起的，尽管只有 50% 的病人有确切的临床病史。由于有效预防了风湿热，最近几十年二尖瓣狭窄发生率在美国开始下降，但在一些发展中国家，二尖瓣狭窄仍然很常见。2/3 的风湿性二尖瓣狭窄的病人为女性。

合并风湿性瓣膜炎的病理改变主要表现为瓣叶交界融合，腱索的短缩和融合，以及纤维化导致瓣叶增厚最终造成瓣叶僵硬、挛缩和钙化。接近 25% 的病人为单纯二尖瓣狭窄，另有 40% 的病人二尖瓣狭窄合并二尖瓣关闭不全[1]。

急性风湿热之后 10 ~ 20 年，二尖瓣狭窄通常逐渐发展，起初没有症状或者慢性起病，直到狭窄变得更为严重。活动耐量的下降通常为首发症状，继之呼吸困难并可进展为肺水肿。新发房颤伴随血栓栓塞、咯血以及肺动脉高压是二尖瓣狭窄病人的其他常见症状。

有症状的二尖瓣狭窄患者的诊断检查，需要完成心导管检查，所有大于 40 岁的患者都应行冠状动脉造影检查，对于 40 岁以下超声心动图发现有确切的二尖瓣病理改变的有症状的患者，可不行冠脉造影检查，除非有胸痛症状或冠心病病史。心导管检查通过测量瓣膜的压差和面积可以确定二尖瓣狭窄的程度。对于长期的二尖瓣狭窄伴随肺动脉高压的患者，心导管检查也可以确切的测量。总体而言，当二尖瓣瓣口面积小于等于 1cm^2（正常二尖瓣瓣口面积为 4 ~ 6cm^2），可行手术治疗[2]。然而，对于二尖瓣狭窄合并二尖瓣关闭不全的患者，瓣口面积往往在 1.5cm^2 即可出现症状。无症状的患者通常不应手术治疗[1]，但是有作者认为对于有显著血流动力学改变的二尖瓣狭窄的无症状患者也应手术治疗[2]。继发于二尖瓣狭窄的肺动脉高压程度也是外科医生关注的地方。这些问题没有明确标准，但是大部分外科医生在给合并重度肺动脉高压的患者施行手术时，都有意识地将呼吸系统和利尿治疗作为术后治疗的重点，以避免肺部渗出和降低严重右心衰的风险。目前知道，大于 40 岁的二尖瓣狭窄患者行二尖瓣置换术后，大部分患者肺动脉压力会在数小时内下降，但也有一部分患者肺动脉压力的下降需要数周到数月[4~6]。

随着"二战"后闭式交界切开术的成功开展和20世纪60年代早期 Starr-Edwards 瓣膜的发展，风湿性心脏瓣膜手术大量增加。20世纪90年代，球囊扩张治疗二尖瓣狭窄普遍推广[6,7]。现在二尖瓣狭窄球囊扩张术大部分用于有症状的无钙化的纤维性二尖瓣狭窄病变。在近期结果中这项技术与二尖瓣交界切开闭合术显现出了相同的效果，在年轻患者中尤为明显，但它只适用于少部分瓣膜形态比较好的病人[1,8]。直视下二尖瓣交界切开和二尖瓣成形术结果比较满意[9,10]，但是有其他的研究显示二尖瓣机械瓣置换术有更好的远期效果[11]。许多慢性二尖瓣狭窄的患者瓣叶已经显出了严重的营养不良改变，所有腱索显著增厚和短缩，瓣下空间减少，乳头肌粘连以及瓣环和瓣叶钙化，需要瓣膜替换手术。对于严重病变的瓣膜行激进去钙化和重建手术通常不会有好的远期效果。然而，一些外科医生仍然提倡对这部分患者尽量行成形手术[12]。

二尖瓣反流

二尖瓣反流的病因很多，对二尖瓣反流的病人是否手术的

指征也要比二尖瓣狭窄的病人复杂得多。但是合并急性缺血或心内膜炎的二尖瓣反流患者例外，因为这部分患者手术指征非常明确。二尖瓣反流的产生与许多代谢、功能和解剖异常相关[1]。可分为二尖瓣退行性变（二尖瓣脱垂、腱索断裂或拉长）、风湿性病变、感染性病变和缺血性病变。大部分患者都可以实行二尖瓣修复或重建手术，可以同时使用二尖瓣成形环（第41章）。

需要强调的是，二尖瓣反流的患者射血分数减低提示左室功能低下，不可逆的左心衰患者射血分数由于存在通过瓣膜的反流可以保持不变[20,21]。心输出量低于<40%通常暗示严重的左心功能不全。外科手术往往效果不佳[22,23]。相比较射血分数，测量左室收缩末期容积和直径对于评估左室状态和决定手术最佳时机是更加可靠的无创检查[24,25]。

在直视下，二尖瓣反流患者是否行二尖瓣置换由二尖瓣病变程度和施行手术的外科医生的经验来决定。对于黏液退行性二尖瓣脱垂造成反流患者，如果不是广泛脱垂而且术中没有发现降低修复可能的病变，成形手术指征明确[26-30]。而风湿性二尖瓣反流患者，如果出现全瓣叶组织的钙化沉积以及腱索和乳头肌的短缩，修复成功的可能性很小，二尖瓣置换通常是最慎

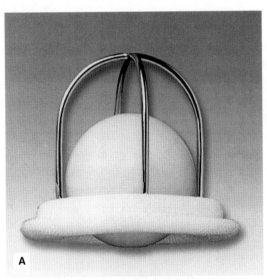

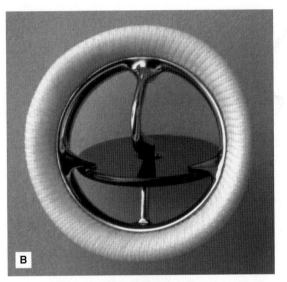

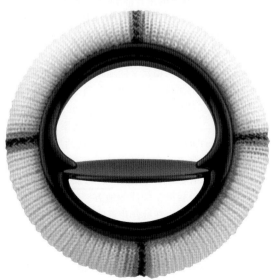

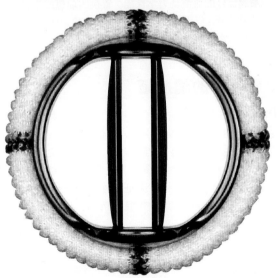

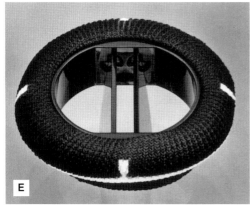

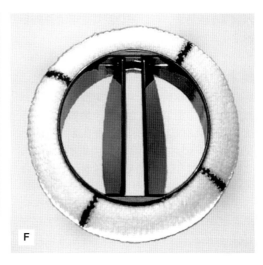

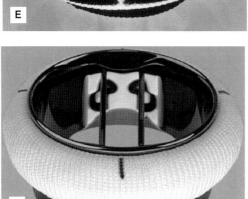

图 42-1　FDA 批准的机械二尖瓣瓣膜。（A）Starr-Edwards 球笼瓣；（B）美敦力的侧倾碟瓣；（C）Omnicarbon 侧倾碟瓣；（D）St. Jude 的机械二叶瓣；（E）Carbomedics 的二叶瓣；（F）ATS的二叶瓣；（G）On-x 的二叶瓣

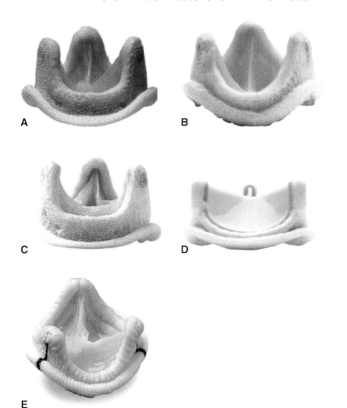

图 42-2　FDA 批准的生物二尖瓣瓣膜。（A）HancockII猪异种瓣膜；（B）Carpentier-Edwards 猪异种瓣膜；（C）Mosaic 猪异种瓣膜；（D）Carpentier-Edwards 牛心包异种瓣膜；（E）St. Jude Biocor 猪瓣膜

重的手术选择[31]。但是，有报道这部分患者行外科重建手术结果良好[32]。对于缺血性的二尖瓣反流，有以下情况的患者不适合修复手术：瘢痕化短缩的乳头肌致使瓣叶活动受限，急性坏死的乳头肌，腱索断裂合并瓣叶组织广泛钙化[33-35]。心内膜炎患者，由于瓣叶组织和瓣下结构的破坏以及瓣环脓肿形成，需要行瓣膜置换术。尽管瓣膜修复和避免使用人工材料符合败血症患者的要求，但由于瓣膜结构严重的破坏可能会使修复无法进行。因此，在对感染组织进行认真清创以及对瓣环重建之后，有必要进行二尖瓣置换术[36~38]。

瓣膜类型的选择

机械瓣置换术适应证

当前在美国可选择的人工瓣膜有双叶瓣和侧倾碟瓣两种类型，对于年轻患者，患有慢性房颤需要长期服用抗凝药的患者，以及任何想避免再次手术的患者，瓣膜置换手术应该选用机械瓣膜。St. Jude 双叶瓣是现在最常用的人工二尖瓣膜，因为它有很好的血流动力学特点，并且放置简单。目前大家很关注 On-X 机械瓣膜。抗凝要求低，但目前仍处于临床试验中[39]。选择哪种瓣膜取决于外科医生的喜好，偶尔也取决于瓣环的状态以及之前是否经历了多次手术。例如，很罕见的情况下，二尖瓣环很薄弱不易缝合固定，使用二叶瓣或倾斜盘碟瓣容易继发瓣周漏，需要外翻缝合技术，在这种情况下，就需要一个缝合环大的瓣膜以降低再次瓣周漏的风险。小号的机械瓣膜可以用于左室容量小的患者，可以预防左室流出道梗阻和心肌受挤压破裂的发生。

生物瓣置换术的适应证

任何年龄组的具有窦性心律患者，为了避免抗凝可以选择生物瓣，这一点对于抗凝禁忌的患者尤为现实，例如，有胃肠道出血病史的患者，或者具有高危风险职业或生活方式的患者[1]。生物瓣膜更适合用于 65 岁以上的患者，因为生物瓣膜在老年人体内退化的更慢[40]。此外，某些 60 多岁患者因为合并其他病，预期寿命比人工生物瓣膜寿命更短[41,42]。特别是因为合并缺血性二尖瓣反流和冠心病需要同时行二尖瓣置换和冠脉搭桥手术的患者相对于没有合并冠心病的患者远期生存率明显下降[43~48]。这部分患者再手术风险很低，而且可以避免抗凝。

对于 20 岁年龄组的患者，已经有了各种各样可选择的生物瓣膜，已经明确瓣膜的结构性衰败（SVD）是这类瓣膜主要的并发症[49~54]。猪二尖瓣生物瓣膜耐久性明显低于主动脉生物瓣膜。二尖瓣生物瓣膜衰败加快可能是由于二尖瓣叶需要承受更高的心室收缩压的冲击，而主动脉瓣生物瓣膜只是承受心室舒张压的冲击。生物瓣膜的耐久性和年龄是成正比的[50]，对于儿童和年轻人来说生物瓣可在数月或数年内衰败[49-55]，而对于 70~80 岁的患者数年才逐渐衰败。小于 60 岁的二尖瓣生物瓣植入患者最终都要再次更换，35~40 岁的患者瓣膜衰败的速度更快，因此，对于这些年龄组不推荐使用生物瓣[56]。但是，猪二尖瓣生物瓣膜对于年轻人仍有适应证，想要怀孕的妇女可以使用生物瓣以避免华法林抗凝和妊娠期对胎儿的损害[57-60]。慢性肾衰的患者和甲状旁腺功能亢进伴有高钙血症的患者，生物瓣耐久性会显著降低，因此应该避免使用。

在过去十年中，主要是来自欧洲中心的几个报道，将无支架低温冷冻同种瓣[61-64]和无支架异种瓣[65-68]，用于二尖瓣置换术，部分用于心内膜炎患者。这种瓣膜移植时，将供体的乳头肌重新缝合在受体的乳头肌上，瓣环全周缝合。已经证明这项技术是安全的和可重复的，但是瓣膜寿命仍不持久，因此不能用于年轻患者[65]。还有报告建议这种瓣膜可以用于心内膜炎患者，取代有支架的人工瓣。还有自体肺动脉瓣进行二尖瓣置换（ROSS Ⅱ 手术），但是病例数很少，随访时间也相对短一些[69-71]。

二尖瓣手术的趋势

二尖瓣外科手术一直在不断改进。来自 STS ACSD（胸外科协会成人心外科数据库）的数据，证明了越来越多的外科医生首选二尖瓣修复手术而不是二尖瓣置换手术。Gammie 等人使用 STS ACSD 数据评估了 2000 年到 2007 年美国二尖瓣手术的趋势[192]。在这段时间内所有单位共做了 210 529 台二尖瓣手术。这项研究中共有 58 370 位患者是首次行二尖瓣手术。在这 7 年的研究中，二尖瓣修复手术增加了 50%，而二尖瓣置换术中生物瓣的使用增加了 100%，同时机械瓣的使用下降了。

Gammie 和他的团队同时对患者进行了分层研究[192]。相比较于行二尖瓣成形手术的患者，接受二尖瓣置换术的患者倾向于老龄、女性患者、并多半患有其他并发症（例如：糖尿病，

高血压，慢性肺病和卒中），同时合并三尖瓣病变、二尖瓣狭窄且无症状的患者更少。在生存率方面，二尖瓣修复手术的致死率风险要低于二尖瓣置换手术（OR：0.52，95% 可信区间 CI：0.45~0.59，P<0.0001）。瓣膜类型的选择和生存率的关系没有列出，但是因为受患者因素影响，导致决定选择人工瓣的种类比较混乱。

显然，随着修复技术的提高，二尖瓣修复手术的地位越来越高。更重要的是，修复技术的进步简化了手术过程，同时效果不受影响，因此更多外科医生可以完成这项手术。每一名外科医生都应该评估他们自己做瓣膜成形技术能力，并判断能否获得和行瓣膜置换手术相同甚至更好的结果。

二尖瓣装置的血流动力学

机械人工瓣膜

机械和生物心脏瓣膜设计经过超过 50 年的努力，不断改进，努力成为取代病态的二尖瓣的理想替代品。随着生物化学和工程学的发展，血流动力学已经得到改善，并降低了瓣膜相关的致残率等并发症的发生。然而，理想的瓣膜还没有出现，当对每一个患者选择最适宜瓣膜的时候，一定要考虑到其优缺点。良好的心脏瓣膜应该前向血流阻力最小，而面对反向血流时能够及时关闭瓣口。瓣膜设计必须使紊乱停滞的血流在机体生理状态下最小化。瓣膜必须足够耐用一生时间，生物材料的结构必须是无抗原性，无毒，无免疫原性的，不可降解且无致癌性。瓣膜也必须有较低的血栓栓塞的发生率。

血流通过的阻力取决于瓣口的直径，人工瓣叶的尺寸、外形和质量，开放的角度，瓣叶的角度或瓣环平面的角度与实际瓣环尺寸的对合度。舒张期通过二尖瓣的跨瓣血流的阻力大小取决于二尖瓣瓣口面积与总瓣环面积的比值。一个宽的开放角度能够改善有效瓣口面积，从而降低舒张压。然而，随着瓣口直径的增加，在舒张末期和收缩早期更多血流通过瓣口反流使得更多能量丢失。表 42-1 列出了 FDA 通过的人工二尖瓣瓣膜最常用尺寸的血流动力学参数[72-75]。通过人体内有创检查（心导管检查）和无创检查（超声心动检查）评估静息状态下的参数列在了表中。

二尖瓣湍流是由前向或反向血流受阻造成的。通过调整瓣叶的设计和角度以保证通过瓣口的中央血流，限制支架和转轴靠近血流区，可以将这种阻碍降到最低。溶血是由红细胞破坏产生的，红细胞破坏是由血流紊乱造成的涡流和剪切力，高速血流，反流以及瓣膜关闭时的机械破坏造成的[76]。瓣周血流的淤滞和紊乱增加了血小板的聚集，导致凝血蛋白的激活和血栓形成。

动力性反流是所有人工瓣膜的特点，包括关闭过程中产生的关闭反流量和瓣叶关闭状态下通过瓣膜渗漏的反流量。关闭反流占有效瓣口面积和瓣叶关闭时间存在函数关系。瓣叶关闭时间随着瓣叶和瓣环开放和关闭的角度不同而受相应的影响。渗漏反流是人工瓣膜本身固有的，它取决于瓣膜保持关闭的时间[77]。少量反流有益于减少血流淤积和血小板聚集，减轻瓣膜血栓和相关血栓栓塞的发生。

Starr-Edwards6120 是唯一通过 FDA 认证的目前仍在使用的球笼型人工二尖瓣瓣膜。1965 年就确定了目前的设计，中间经

过了数次的技术改进，成为目前使用时间最长的机械瓣（图 42-1A）。瓣叶是由灌注了钡的硅橡胶球组成，球放置于由钨铬钴合金制成的笼子里，将血液射入左室。这种瓣膜有一大的聚四氟乙烯或聚丙烯材料制成的缝合环，比具有相似瓣环尺寸的其他人工瓣膜有效瓣口面积相对较小和舒张压相对大。相比较于其他的机械瓣膜，球笼型瓣膜的设计本身不会有渗漏反流，反流的存在提示可能存在病理改变。中央球形的瓣叶设计造成了前向血流偏侧，导致了血流紊乱和涡流的发生，增加了溶血和血栓栓塞等并发症的发生（图 42-3A）。大部分研究表明 Starr-Edwards 瓣膜要比其他的双叶瓣显示出了更高的血栓栓塞的发生率[78,79]，但并不是所有的研究中都有这样的结果[80]。由于球笼伸入左室，将这种瓣膜植入一个小的左室中是不明智的，因为球笼会刺激左室壁收缩或者导致左室流出道梗阻。

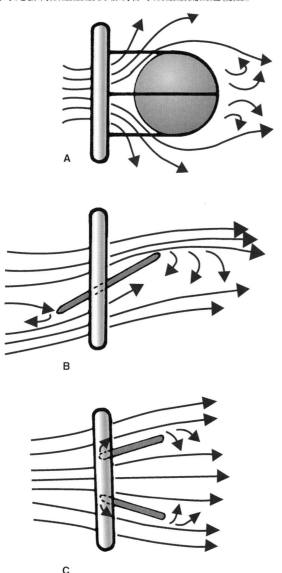

图 42-3　不同设计的机械瓣膜的血流动力学特点。（A）球笼瓣膜；（B）侧倾瓣膜；（C）双叶瓣膜

侧倾碟瓣较球笼型二尖瓣瓣膜有更好的血流动力学特点（图 42-3B）。Medtronic Hall 中央轴碟型瓣膜在 1977 年设计，在早期 Hall-Kaster 瓣膜的基础上进行了技术改进[81]（图 42-1B）。

瓣叶的轴向更加接近中心，使更多的血流通过小的瓣口，降低低流速区域血流淤滞。最初阶段瓣叶开放角度增加到 78 度，降低了前向流速的阻力，但体外实验中发现有不可接受的反流容积，之后又减小到 70 度。70 度的打开角度产生了不到左室每搏量 5% 的反流，对于前向血流没有显著影响。碟型瓣叶在关闭末期可以产生一个间隙允许血流通过，使血液在接触表面产生血流淤滞最小化[110]。大的开放角度和薄片型瓣叶，以及更薄的缝合环使得每一尺寸的瓣膜具有更好的血流动力学特点，更大的有效瓣口面积和更低的平均舒张压。在植入更大尺寸瓣膜的过程中，应该使大的瓣口朝向后，以使对瓣叶的潜在影响最小。小的瓣膜（27mm 或更小）植入时应使瓣口向前，这样可以使机体内的血流动力学最优化[73,82]。

Omniscience 斜碟型瓣膜是第二代产品，它是由 Lillehei-Kaster 轴碟型瓣膜经过设计更新演变而来的[83]。这种扁平瓣膜由一个固定在钛架上偏心热解盘构成，整个瓣架附着在特氟纶缝合环上。这一人工瓣膜在前一代产品的基础上经过了数次技术改进以期达到更好的血流动力学功能增加。瓣口到瓣环的比例以使前向血流阻力最小化。相对较大的 80 度开放角度使心排量高的患者和患者运动时有更多的储备血流。瓣叶的设计可以使反流容积降到最低。碟叶的曲度可以降低血流紊乱的发生，通过支撑轴的偏心设计可以降低血流停滞和剪切力，从而降低血栓形成，血栓栓塞和溶血的发生。不用固定插脚的扁平设计可以降低卡瓣的风险。有争议的是，在体内瓣叶可能不能完全打开，这是一个潜在的血流动力学缺点。临床报道术后开放角度在 44.8 度[73] ~ 75.9 度[84] 之间。造成多变的因素复杂包括瓣尺寸，植入角度和抗凝状态[84,85]。新一代瓣膜是全碳单叶瓣膜，2001 年在美国通过使用，但在欧洲 1984 年就已经进入临床应用了（图 42-1C），瓣架材料由热解碳代替了钛。这种改变的好处是血栓栓塞、瓣膜血栓形成以及再手术的发生率较前一代产品都显著下降[86]。置换斜碟瓣时，仔细地外科操作技术是很重要的，因为残留瓣叶或腱索可以造成卡瓣和瓣周漏。

设计独特的 St-jude 双叶瓣于 1977 年开始使用，是当前应用最广的人工瓣膜（图 42-1D）。两个独立的热解碳半碟片装置固定在热解碳瓣架内，整个瓣架附着在涤纶缝合环上。瓣架有两个枢轴伸入左房。双叶瓣的设计产生了三个不同的通过瓣口血流区，它要比球笼型瓣膜和单叶斜碟型瓣膜提供更加均一，中心性和薄片状血流。这种血流改善使得它比另两种人工瓣在任何瓣环直径和心输出量情况下，产生更少的湍流，并降低了跨二尖瓣的舒张压[77,87,88]。小尺寸瓣膜也具有良好的血流动力学，使得它在儿童中更加适用。85 度的中心开放角度，30 度 ~ 35 度的闭合角度，很薄的缝合环，可以为每一尺寸大小的瓣膜提供更大的有效瓣口面积，但也会使得反流容积增大，尤其是在低心率情况下。在体内不同步的瓣叶关闭也会产生反流容积[89]。这种人工瓣即使是小尺寸人工瓣膜的任何一个平面都有极好的血流动力学功能[90]。而且，两个瓣叶之间的裂隙与自身瓣叶开放时血流轴的方向相垂直，这两个相反的解剖平面可以降低后方左室壁对瓣叶的阻挡[91]。

FDA 于 1986 年批准使用 Carbomedics 双叶瓣（图 42-1E）。这种扁平瓣由热解碳构成，没有枢轴、支撑杆和瓣口周围突起等，可以降低血流通过瓣膜时的阻挡和湍流[77]。它有一个可转动的缝合袖口的设计，OptiForm 系列具有一个更大的富有弹性的缝合袖，对于瓣膜条件不同的患者可以更容易的进行瓣环上，瓣环内和瓣环下的缝合操作。具有 78 度的开放角度，提供了相对大的有效瓣口面积，跨瓣舒张压仅略大于 St-Jude 双叶瓣。快速同步的瓣叶关闭降低了瓣叶关闭时的反流容积，低于开放角度为 60 度的 Bjork-Shiley 轴碟型人工瓣膜。然而，Carbomedics 瓣膜由于通过枢轴间隙周围的反流血液，使得渗漏容积较大。由于狭窄的闭合角度和较大的渗漏容积，Carbomedics 瓣膜不能降低双叶瓣本身造成的反流容积。尽管总体来说这一瓣膜有好的血流动力学功能，但是在二尖瓣的位置，25mm 的 Carbomedics 瓣膜具有相对较高的舒张压和较大的反流能量的损失，尤其是在高流速状态下。血流动力学研究建议应该避免在中小面积的二尖瓣瓣口患者中使用 Carbomedics 瓣膜[77]。

ATS 人工机械瓣膜从 2000 年开始在美国临床中使用。与 Carbomedics 瓣膜相似，它是一个扁平双叶瓣结构，由热解碳的瓣架和包含有石墨成分的热解碳瓣叶组成（图 42-1F）。枢轴区固定在整个瓣环上，瓣叶靠固定在碳结构瓣环上的枢轴旋转。这一设计使得整个瓣的重量最小化，使瓣口面积更大，在瓣环内没有空腔，在理论上降低了血流淤滞或可能发生的漩涡。对一些患者来说，也可以减少瓣膜噪音[91]。瓣叶的最大打开角度提高到了 85 度，缝合环由固定在硬的钛环上的双丝绒聚合酯构成，这一设计使外科医生在缝合过程中和缝合后可以旋转瓣口。

ON-X 人工瓣膜于 2002 年由 FDA 批准。双叶瓣的设计与 St.-Jude，Carbomedics，ATS 人工瓣膜具有相似的血流动力学表现。例如：具有相对大的瓣口直径和较大的开瓣角度（90 度）（图 42-1G）。不同于其他人工机械瓣膜由硅合金热解碳组成，On-X 瓣膜由纯热解碳构成，这种材料比硅合金热解碳材料更加强硬和坚韧，并使瓣口处的血流体动力学更加完善，例如可以增加瓣口长度，入口呈喇叭型（可以降低跨瓣压）。早期的临床结果证实该瓣几乎不会造成溶血，术后血清乳酸脱氢酶的水平都在正常范围[95,96]。

■ 生物瓣

猪瓣膜

猪的二尖瓣生物瓣是模仿体内主动脉瓣的血流动力学特点而设计的。Hancock Ⅰ 型生物瓣最早在 1970 年问世。这种生物瓣有 3 个被戊二醛固定的猪主动脉瓣叶安装到聚丙烯支架上，支架外附着有涤纶包裹的硅缝合环。该设计使血流为中心层流形式通过瓣膜，这样有助于降低舒张压梯度，同时使湍流最小化[87]。然而，支架会阻碍血流的前进并导致跨瓣的舒张压梯度相应增大。支架和大的缝合环决定有效瓣口面积，但生物瓣的瓣口面积会小于同型号的机械瓣。（表 42-1）

表 42-1　人造二尖瓣血流动力学

瓣膜	参考文献（时间）	EOA（cm）									
		25mm	27mm	29mm	31mm	33mm	25mm	27mm	29mm	31mm	33mm
Starr-Edwards	Pyle（1978）		1.4	1.4	1.9		8.0	10.0	5.0		
	Sala（1982）						7.9	6.7	5.0		
	Horskotte（1987）		1.8				6.3				
Omniscience/Omnicarbon	Mikhail（1989）						6.1		5.4		
	Messner-Pellenc（1993）	1.9	2.2	2.0	2.0	4.3	3.6	3.5	2.0		
	Fehsk（1994）						6	6	5	6	4
	di Summa（2002）	1.7	1.9	1.6	1.9		9	4.1	5.1	5.6	
Medtronic Hall	Hall（1985）							3.0	2.7	2.0	
	Fiore（1998）						4.0	4.3	3.1	2.9	2.7
St. Jude	Chaux（1981）			2.1	2.8	3.1		1.9	1.8	1.6	
	Harskotte（1987）			3.1					2.3		
	Fiore（1998）						3.0	3.3	3.8	1.5	2.5
	Hasegawa（2000）	2.6	2.5	2.4							
Carbomedics	Johnston（1992）			3.3					3.8		
	Chambers（1993）		2.1	2.1	1.8			3.9	3.3	3.3	
	Carbomedics（1993）			2.9	3.0	3.0		3.9	4.6	4.6	

续表

瓣膜	参考文献（时间）	EOA（cm）									
		25mm	27mm	29mm	31mm	33mm	25mm	27mm	29mm	31mm	33mm
	Carrier（2006）						5.3	4.9	4.6	4.4	4.9
ATS	Westaby（1996）		3	2	2	2					
	Shiono（1996）						5	6	4.5		
	Hasegawa（2000）	2.3	2.6	2.7							
	Emery（2001）						7.8	5	6	4	3
Hancock standard	Johnson（1975）		1.0	2.5	1.8			12.0	5.0	5.0	
	ubago（1982）		1.3	1.0	1.0			7.0	7.6	7.4	
	Khuri（1988）		1.5	2.0	1.8			7.0	7.0	7.0	
Carpentier-Edwards porcine	Chaitman（1979）		1.7	2.2	2.8			7.0	6.7	5.0	
	Levine（1981）			3.0	3.2				2.0	2.6	
	Pelletier（1982）		1.7	2.4	2.5			6.5	7.4	5.3	
Carpentier-Edwards pericardiaf	Aupart（1997）	2.6	2.7	2.6	3.1		4.1	3.0	3.0	3.0	3.1
Mosaic	Thornson（2001）			1.7(所有尺寸)							
	Eichinger（2002）	2.6	2.5	1.8	2.1		4.6	3.8	4.4	2.7	
	Fradet（2004）	1.1	0.9	1.0	0.9		4.2	5.8	4.8	4.0	
Biocor	Rizzoli（2005）			3.1	3.3	3.6		6.7	6.2		5.4
Normal				4.6					0		
severe sfenosis				>1.0					>12		
Desired pastoperalive				>1.5					>10		

　　Hancock Ⅱ型生物瓣（图42-2A）是 Hancock Ⅰ型生物瓣的升级版。其支架是由一个带有荷叶边形缝合环的聚甲醛树酯制成的，这样减小了支架高度。瓣叶在低压戊二醛中固定，然后在高压中长时间保存。为防止钙化，瓣叶要经过十二烷基硫酸钠处理。

　　Carpentier-Edwards 猪瓣膜采用更柔韧的支架来降低在保持整体结构时使瓣叶变形的压力（图42-2B）。Carpentier-Edwards 瓣有效瓣口/总瓣环面积相对小，但是运动实验表明当跨瓣血流增加时瓣口的有效面积会显著增加；舒张压梯度也会小幅增加[74,75,97]。对于小左心室的患者应避免使用猪瓣膜进行二尖瓣置换，因为过大的瓣脚有可能造成心室破裂或流出道梗阻[97]。

　　Mosaic 猪瓣膜是使用 Hancock Ⅱ支架的第三代生物瓣（图42-2C）。它于2000年在美国问世，它使用聚甲醛树酯支架，荷叶边形缝合环，同时减小支架高度。瓣膜组织是在戊二醛无压状态下固定的，使用 α-十八烯酸（AOA）处理防止钙化。

　　在2005年，FDA 批准应用 Biocor 猪瓣膜（St Jude Medical）；然而，这种瓣膜已经在欧洲使用、观察了近20年。它属于第三代生物瓣，瓣膜组织在非常低压（<1mmHg）的戊二醛中进行预处理，这样可以降低瓣膜僵硬度，组织老化的倾向更低。

心包瓣

　　早先的研究提示心包瓣的耐久性差，也就是说，Jonescu-Shiley 瓣容易发生瓣叶撕裂。这使得瓣膜设计进行了重大改进，包括将心包完全固定在支架内来降低瓣叶的磨损增加耐久性。Carpentier-Edwards 心包瓣使用牛心包作为材料来制作三个瓣叶的瓣膜，将其切开、连接、缝合到固定的 Elgiloy 线圈上以减少张力（图42-2D）。组织在无额外压力的戊二醛中保存，瓣叶使用祛钙剂 XenoLogi X 来处理。与 Carpentier-Edwards 猪瓣膜相比，该支架的高度减小了。与三代猪瓣膜相比，Carpentier-Edwards 心包瓣膜的耐久性更好，瓣膜相关的并发症相似（本章节的后续讨论）。

　　就血流动力学而言，心包瓣膜为血流问题提供了最好的解决方法。这种设计使血流面积使用最有效，因此也使血流阻力最小。图42-4A 显示瓣膜打开时锥状外形和圆形的瓣口对血流的干扰最小，猪瓣膜不规则的锥状外形开口则只对中心血流无阻碍，（图42-4B）。

使用猪瓣膜和心包瓣膜的患者长期随访中都出现瓣膜结构的退化，结果可以是二尖瓣狭窄或关闭不全或二者兼有。随访研究中对同一患者比较，与术后早期相比，术后5年的血流动力学研究表明其具有更高的平均舒张压梯度和更小的有效瓣环面积。在一些患者中这些改变严重以至于在术后4~5年需要再次手术治疗，而且在术后10年时出现植入瓣膜损毁平均达30%。之后病变就会加快，到术后15年生物瓣组织没有损坏的实际概率范围为35%~71%（表42-2）[49,51,53,54,72]。这些病人大多在出现临床症状或体征之前就已经有瓣膜退变的血流动力学证据。生物瓣具有不易形成血栓的优势，但是必须与耐久性差和继发血流动力学改变及再次手术的风险相权衡。

表 42-2 二尖瓣生物瓣置换后免于瓣膜结构损坏率

生物瓣	参考文献（时间）	5 年	10 年	15 年	20 年
Hancock Standard	Cohn（1989）	98%	75%	45%	
	Burdon（1992）	98%	80%	44%	
	Bortolotti（1995）	94%	73%	35%	
	Khan（1998）				65%
Hancock Ⅱ	Legarra（1999）		65%		33%（18y）
	David（2001）	100%	86%	66%	
	Rizzoli（2003）	99%	86%	60%	
	Masters（2004）		98%（8y）		
Carpentier-Edwards	Perier（1989）	89%	65%		
porcine	Sarris（1993）	97%	60%		
	Jamieson（1995）	98%	72%	49%	
	Van Doorn（1995）	97%	71%		
	Corbineau（2001）	98%	83%	48%	
Carpentier-Edwards pericardial	Pelletier（1995）	100%	79%（8y）		
	Takahara（1995）		84%（9y）		
	Aupart（1997）	100%	76%		
	Marchand（1998）	98%	85%（11y）		
	Neville（1998）	100%	78%（12y）		
	Poirer（1998）	100%	81%		
Masaic	Jasinski（2000）	100%（2y）			
	Thomsorn（2001）	100%（4y）			
	Eichinger（2002）	100%			
	Fradet（2004）	100%（7y）			
	Jamieson（2005）	98%（6y）			
Biocor	Myken（2000）		100%（y）	92%	
	Rizzoli（2005）				

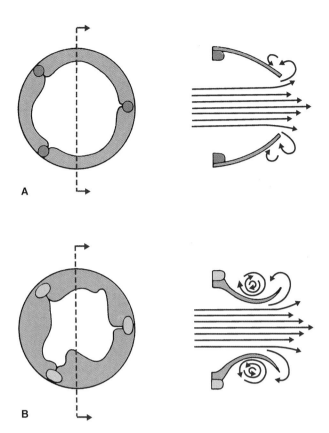

图 42-4　生物二尖瓣瓣膜血流模型。（A）心包人工生物瓣膜；（B）猪人工瓣膜

手术技术

术前准备及麻醉准备

继发于二尖瓣狭窄的心力衰竭通常可加强利尿和术前限盐治疗。如果患者有快速房颤，可以使用地高辛、β 受体阻滞剂和钙通道拮抗剂来降低心室率。二尖瓣急性反流的患者常发生心源性休克，这类患者可以用增强心肌收缩力和血管舒张剂降低体循环后负荷，稳定术前情况。这种情况下也可以使用主动脉内球囊反搏。对于有症状的慢性二尖瓣反流的心力衰竭患者，可以使用利尿剂和口服血管舒张剂来治疗。血管舒张剂会降低外周血管阻力，通过减少左房的反流量来增加心脏前向每搏输出量。

静吸复合麻醉是二尖瓣置换术的首选麻醉方法。由于需要二尖瓣置换的患者心功能和血流动力学的异常程度各不相同，因此麻醉方法也要因人而异。例如，对于心功能Ⅳ级的心脏恶液质、伴严重肺动脉高压的二尖瓣狭窄患者，要求术后应用呼吸机1～2天，同时使用利尿剂减轻肺水肿、促进排痰以提供充足的气体交换。对于需要瓣膜置换的年轻患者，术前一般状况良好，可使用短效麻醉剂使以便在术后 6 小时拔管[98]。

术中监测应该包括动脉压和静脉压监测、尿量监测，以及在体外循环前置入用以监测肺动脉压力和心排量的肺动脉导管。瓣膜置换术后，有时直接通过左心房切口置入左心房测压管来测算肺血管的阻力，但是我们并不常规使用。对所有患者术前都应该预防性静脉给予抗生素，并且维持到术后第二天，

直到将所有导管拔除。有时如果需要放置临时心室起搏导线，还需要放置心房起搏导线，必要时可用来诊断或起搏治疗各种房性心律失常。

二尖瓣置换术中体外循环的管理

将两个直角管分别插入上腔静脉和下腔静脉建立体外循环。我们将一个小的（22F）塑料或金属插管插入上腔静脉内，位于窦房结上方。下腔静脉管插入右心房下方的下腔静脉入口处。这种插管方法使引流管位于手术视野之外，并且可使上、下腔引流良好。主动脉插管位于升主动脉远端。流量控制在大约 1.5L/（min・m²），保持中度低温（30℃），并运用真空辅助吸引装置。心肌保护包括顺行和逆行灌注心肌保护液和深低温心肌保护[99]。逆行灌注心肌保护液能保护缺血的左心室，适用于所有的瓣膜手术，并且可消除升主动脉内的气泡。心肌灌注首次使用负荷剂量顺行灌注，其后每隔 20 分钟逆行灌注心肌保护液可增强心肌保护作用。这种方法能够安全有效灌注心肌，因为在瓣膜置换术中，当牵拉心房时，顺行灌注的心肌保护液容易通过扭曲变形的主动脉瓣流入左心室。

二尖瓣的显露

精细而复杂的二尖瓣修补术和置换术技术发展，需要更好的显露二尖瓣。初次手术，胸骨正中切口，采用 Sondergaard 平面，靠近房间隔的左心房切口能较好地显露二尖瓣[100,101]（图 42-5）。该切口已广泛应用，我们发现很少需要采用其他切口，如左心房顶切口[102,103]以及被 Guiraudon 等[105]推广的双心房切口，游离上腔静脉[106,107]，以及偶尔使用的经右心房-房间隔切口[108]。一些研究认为这种切口与术后交界性及非窦性心律失常的高发生率有关[109]，但尚未被其他研究证实[110]。

微创二尖瓣置换术

20 世纪 90 年代，随着腔镜及其他外科领域微创技术的发展，类似的技术正越来越多地应用于心脏外科手术，特别是二尖瓣手术。1996 年，对于单纯性瓣膜病变而不伴有冠状动脉疾病的患者我们开始采用微创瓣膜手术。在 Brigham and Women 医院，到目前我们共进行 1000 多例心血管微创手术，包括二尖瓣修补术、主动脉瓣及二尖瓣置换术。这种微创的二尖瓣手术方法将在 44 章中详细介绍。

微创二尖瓣手术的安全性和有效性已经被不同的研究所证实[31,109~111]。微创切口的损伤更小，这对降低术后感染（包括纵隔感染）有利，同时减少了切口和术中出血，这样就减少了血液制品的用量[111]。另外相比常规手术，微创手术切口美观，术后疼痛较轻。因此镇痛药用量小，恢复正常活动能力快，出院后休息期短，术后效果好。

心内技术

手术要求在不损害相邻组织结构和心肌，心内组织不影响瓣膜功能的前提下，运用可靠的缝合技术保证人工瓣膜安全地固定在瓣环上。置入过程中尽量减少对二尖瓣周围解剖结构的损害。图 42-6 显示二尖瓣周围的心脏重要结构组织，包括房室沟的冠状动脉、左心耳、主动脉瓣与二尖瓣前瓣基底部相延续的部分以及房室结。

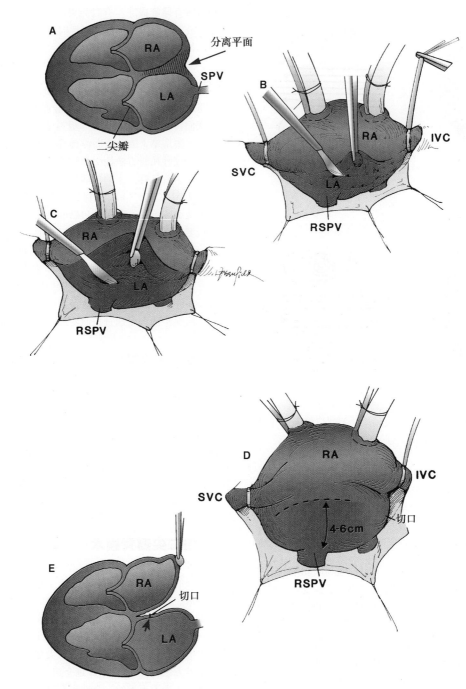

图 42-5　二尖瓣的显露。（A）Sondergaard 平面的位置；（B，C）内部平面；（D）左心房切口的位置；（E）切面观

大量的实验和临床证据表明保留乳头肌、腱索对保持左心室的功能很重要。对于伴有腱索和乳头肌粘连、纤维化的二尖瓣狭窄的患者，保留那些结构可能对左心室影响很小，但保留后瓣膜确能防止房室沟破裂。然而，保留二尖瓣后瓣瓣膜可能会导致瓣口过小以致不能置入足够大的人工瓣膜。对此可将纤维化、粘连的腱索和后瓣切除，用人工 Gore-Tex 腱索替代，将乳头肌连接到二尖瓣环上，这样可以改善术后早期和晚期心脏排出量[112]。但对二尖瓣反流的患者，尽可能多的保留乳头肌及瓣环的相互连接非常重要。如图 42-7 所示有许多技术可实现此目的。前瓣部分

切除同时移至后瓣[113]（图 42-7A）或者前瓣部分切除后用聚丙烯线连续缝合折叠前瓣环（图 42-7B）。

实验和临床证据显示保护心室圆锥形状对维持正常的心排出量很重要[116~119]，相反切除乳头肌使其成为球状对于左心室功能有害。而且，在二尖瓣置换术中，保留后瓣和腱索能显著降低左室穿孔和房室连接分离的发生率[10,120,121]。

根据置入瓣膜的类型不同，缝合的技术会有许多变化。生物瓣膜的置入多从心室至心房进行缝合（无外翻和瓣下）。这已被证明是在二尖瓣环最牢固的缝合技术，它已被用于生物瓣膜和 Starr-Edward 笼球瓣膜（图 42-8A）。

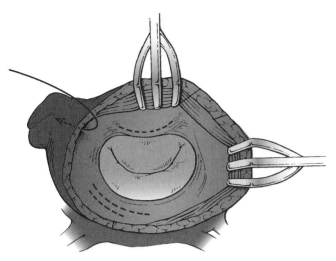

图 42-6 二尖瓣周围重要结构位置图（Courtesy of David Bichell）

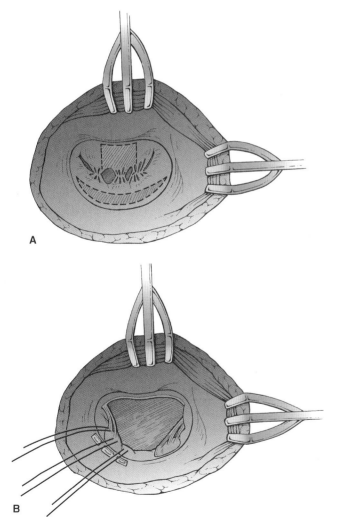

图 42-7 保留瓣环乳头肌技术。（A）后瓣叶弧形切除，前瓣叶中部切开一部分，将前瓣叶的片状组织后翻至后瓣叶及瓣环的尾部边缘将腱索连接的前后瓣剩余部分及瓣环缝合在人造瓣环上；（B）前瓣叶部分被切除，剩余部分通过缝线将其折叠向瓣环以利于置入人工瓣膜

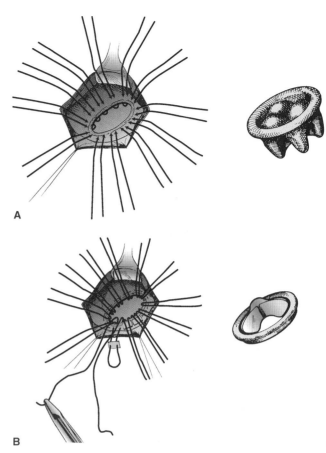

图 42-8 二尖瓣人工瓣植入的缝合技术。（A）非外翻（瓣下）缝合经心室到心房，主要用于生物瓣或 Starr-Edwards 瓣。（B）外翻（瓣上）缝合经心房到心室，主要用于双叶瓣或碟瓣

　　为保证双叶瓣膜或侧倾碟瓣膜功能完整，常采用外翻缝合（从自体瓣环心房到心室面到人工瓣缝合环）（图 42-8B）。这种技术能使人工瓣膜位于流出道的中心，并减少周围组织对人工瓣膜功能的影响。如果要保留腱索和瓣环的功能，这一点显得特别重要。目前使用的双叶瓣膜和侧倾碟瓣膜缝合环较小，可使用带聚四氟乙烯垫片褥式外翻缝合。在植入生物瓣膜时，可用一种牙科反光镜来确认缝线是否缠绕生物瓣膜。在植入二尖瓣手术中，部分外科医生提倡使用聚丙烯缝线连续缝合[123,124]。这种技术能使缝线面整洁，只有很小的一、两个线结，但当感染发生时，易造成瓣膜的脱离[125]。

　　缝合左心房切口前，先结扎左心耳，这对有慢性心房颤动、左心房扩大、左心房血栓史的患者可防止血栓的形成、用聚丙烯缝线连续缝合心房切口，确保心内膜相互对合整齐[126]。如必要，可以通过缝合线在左心房插一测压管。

同期手术

　　二尖瓣置换术最常合并的手术是冠状动脉旁路移植术，一般应先行旁路移植术以避免换瓣后抬起心脏，引起心室和房室沟破裂，同时还可以通过移植旁路灌注心肌保护液。

　　三尖瓣修补术或置换术通常在二尖瓣置换术后实施。对这些病例，二尖瓣手术径路常是经右心房-房间隔切口。二尖瓣

置换术完成后，缝闭房间隔，开放主动脉，再行三尖瓣手术[127]。

在需行主动脉瓣和二尖瓣置换术时，多数外科医生在行二尖瓣置换前将主动脉瓣切除。在切除二尖瓣前瓣尖部时应避免损害主动脉瓣环和瓣间隔区域。二尖瓣置入完成后缝合主动脉瓣环。

体外循环的撤除

对于瓣膜手术特别是二尖瓣手术我们常规使用经食管超声监测，它能提供很好的图像。如果经食管超声使用有禁忌（如食管的疾病），可以用心外膜超声。超声检查能提供瓣膜和左心室功能，心内的残留物，包括左心房血栓、心内气体等相关信息。

在手术结束前仔细排气很有必要。一般经左心房和升主动脉排气，有时可通过左心室排气。在升主动脉钳开放前，患者应头低位，将肺胀气以排出肺静脉内的气体。手术台应反复从一边向另一边倾斜，左心耳向内翻转，必要时行左心腔吸引。清除排气操作完成后，患者体温恢复正常，静脉回流部分阻断，心脏容量应逐渐增加。同时要仔细监测肺动脉压力。有些药物常被使用，如氨力农、多巴酚丁胺，特别是在右心室负荷过大的时候。

在微创手术中，心脏排气更为复杂，因为心脏只能通过胸骨上一个 5～7cm 的手术切口来观察，而且不能触及心尖。术野中持续使用 CO_2 有助于减少心内气体[128]。另外，通过左房缝合口左心室填充停跳液，调整体外循环流量及改变患者体位等方法可有效排出心内气体。

术后监护

术后监护主要是恢复正常的心脏排出量、呼吸功能、控制体温、保持电解质平衡，保持充足的肾血流量，以及预防出血。当患者出现低心排血量时，在补足容量后应给予多种药物治疗。左心房测压管、尤其是肺动脉测压管在术后 1 小时内对判断心脏容量负荷和心功能状况特别有益。

在 ICU 内，对于严重肺动脉高压的患者，应加强利尿，减少肺组织间液。绝大多数肺动脉高压的患者，在术后 48 小时内可拔除插管。此类患者应注意提供营养、呼吸支持，维持代谢平衡。许多长期患有严重二尖瓣疾病的患者尽管术前进行营养支持治疗，但体质依然极为虚弱，且在手术期间分解代谢亢进，导致呼吸肌无力，这些患者通常都需要进行更长时间的通气支持治疗。并需要通过鼻饲高营养的营养支持治疗，以使呼吸肌力量得到加强。对于严重肺动脉高压的患者和需要长期插管的心源性恶病质的患者，一般都必须行气管切开以减少辅助呼吸时心腔通气量，便于吸痰，及尽快脱机。气管切开术常在术后第一周末实施。

术后的房性心律失常是如此常见以至于如果没有倒显得不正常。心律失常包括室上性心动过速、心房颤动、交界性心律失常甚至心内传导阻滞。这些心律失常可用药物、起搏器或二者联合治疗。如果快速心房颤动药物治疗无效，

引起血流动力学变化，应紧急电复律以改善心排量。对于室上性心动过速需要药物治疗，但是如果在治疗中出现严重的心动过缓，则很可能需要经静脉预防性的植入起搏器。

所有二尖瓣置换术后的患者，不论是机械瓣还是生物瓣膜，术后常规服用抗凝药。术后 6 周，房性及其他类型的心律失常的发生率很高，即便是基础心律是窦性的，由于心律的波动很大，决定了这类患者术后必须使用抗凝药。除考虑心律之外，左心房切口和可能发生的左心耳血流瘀滞，都证明给予所有的患者以华法林抗凝是合理的。有些外科医生主张术后立即经静脉给予肝素抗凝直到华法林达到治疗剂量[129,130]。也可使用低分子肝素（LMWH）[131,132]。

二尖瓣置换术后的抗凝治疗国际标准化比值（INR）一般是 2.5～3.5，这还要取决于瓣膜的类型、心律以及有无上文提及的血栓栓塞危险因素[2,126,130,131]。对于窦性心律的生物瓣膜置换术后的患者，抗凝可保持在低水平。机械瓣膜置换的患者则需要终身抗凝。生物瓣膜置换术后的患者需要每 6～12 周进行评价。如果表现为窦性心律，则可停用华法林，改为每日服用一片阿司匹林，长期服用。如果患者持续心房颤动或心律波动，则继续华法林抗凝。有栓塞病史的患者或在术中发现左心房有血栓者，也都需行华法林抗凝。

华法林常在术后第二天开始使用。加用阿司匹林 80～150 毫克/天，可减少血栓栓塞的危险性[133,134]，所有瓣膜置换患者都应常规使用[135]。

结果

早期结果

自从二尖瓣手术开展以来，二尖瓣置换术合并或不合并冠状动脉旁路移植术的院内死亡率显著下降。多数研究表明，目前单纯二尖瓣置换术合并冠状动脉旁路移植术择期手术的死亡率是 5%～9%（范围 3.3%～13.1%）[72]。术后 30 天内死亡率与心力衰竭、多器官功能衰竭、出血、慢性衰竭患者出现的呼吸衰竭、糖尿病、感染、卒中以及少数情况下与手术有关[27,45]。死亡率还同术前的心功能分级、年龄和合并的冠脉疾病有相关性[138]。

已发表的文章结果表明二尖瓣手术水平在近几年有所提高[139]，原因可能是保留了乳头肌，从而有效预防心室破裂的发生[120,121]，以及保持了左心室正常的几何形状，这有助于维持术后早期的心排血[116,117,140]。20～25 年前二尖瓣手术和冠状动脉旁路移植术的手术死亡率大约为 10%～20%[44,141]。在采用血液停跳液及其逆行灌注方法改善心肌保护后，死亡风险有所下降[99,142]。一些研究指出二尖瓣置换术合并冠状动脉旁路移植术的危险性并不比使用成形环加单纯二尖瓣成形或单纯二尖瓣置换术大[116,143]。但另外一些研究表明，合并冠状动脉旁路移植术可显著增加致残率和死亡率[48,144]。胸心外科医生协会数据库提供的数字显示再手术和急诊手术都会增加手术死亡率[145]。

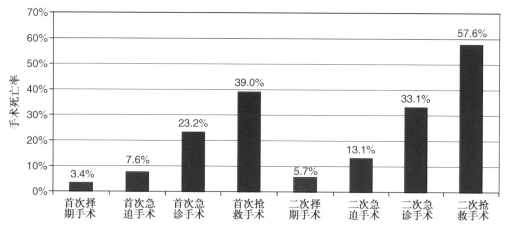

图 42-9 首次择期、急诊或抢救性手术和再次二尖瓣置换术的死亡率（数据使用已得到胸科医师协会允许）

远期效果

心功能改善

90% 的二尖瓣置换术后患者心功能分级至少可达到 II 级。少数患者保持在 III 级或 IV 级，这与术前的左心室功能或其他合并存在的疾病有关。

存活率

二尖瓣置换术后晚期死亡原因主要是慢性心功能不全，血栓栓塞，脑卒中，心内膜炎，抗凝相关性出血以及冠脉疾病。左心功能不全的程度和患者的年龄，特别是同时合并有心肌和冠脉疾病时也和后期死亡率有关。二尖瓣置换术后 10 年生存率为 50% ~ 60%（范围是 42% ~ 81%）[72]（表 42-3）。生物瓣膜和机械瓣膜置换术后患者长期生存率基本相同[147~149]。与严重主动脉关闭不全和主动脉狭窄的患者不同，二尖瓣置换患者很少因为心律失常而突然死亡；但是有些患者却可因慢性心房颤动而死于血栓栓塞所致的脑卒中。超过 50% 的二尖瓣置换术的患者有慢性心房颤动，尽管抗凝治疗，但慢性心房颤动患者的血栓栓塞性脑卒中的发生可能性仍相对较大。同时，如果抗凝方案改变则机械瓣膜血栓栓塞发生的可能性会增大。另外，旧款机械瓣膜患者因抗凝强度要求较高，可出现抗凝相关的严重出血[150]。

在接受生物瓣膜置换的患者，其死亡率的一个重要决定因素就是继发于瓣膜结构退变的再手术[53,54,72]（表 42-4）。二尖瓣置换术甚至多次二尖瓣置换术的患者，其死亡率在最近 15 年内已下降至 10% 以下[142]。在 Brigham 和 Women 医院，1990-1995 年二尖瓣再手术的手术死亡率小于 6%[142]。较低的死亡率与以下因素相关：心肌保护的改善、早期择期再手术以及良好的灌注技术，包括在开胸和游离心脏过程中采用股动脉转流保护右心室，这些都有利于降低死亡率[116,142,152~154]。

晚期并发症

二尖瓣置换术患者晚期主要并发症是生物瓣膜的结构退变和机械瓣膜的血栓栓塞及抗凝相关的出血并发症。两种瓣膜均可发生瓣周漏和感染。

血栓栓塞 血栓栓塞可能是生物瓣膜和机械瓣膜置换术后的最常见的并发症，且以机械瓣膜置换术后更常见。其中慢性心房颤动和之前已讨论过的心房局部因可导致二尖瓣置换术后有血栓栓塞的危险[203,236]。最近的许多研究总结了各种瓣膜的血栓栓塞的潜在可能性（表 42-5），同时指出瓣膜的血流动力学越好，发生血栓栓塞的可能性就越小。目前应用的双叶瓣膜和侧倾碟瓣膜的血栓栓塞率与生物瓣膜相似，大约为每患者年 1.5% ~ 2.0%。在一些二尖瓣置换术的患者中血栓栓塞发生率很低，这些患者左心房较小，心律呈窦性和心排出量正常。那些左心房大，慢性心房颤动和合并有房内血栓形成的患者，血栓栓塞发生率则明显增加[126,169]。机械瓣膜血栓形成曾经是侧倾碟瓣膜的可怕并发症[170,171]，现在除非暂停抗凝剂的使用，否则已经很少见。一旦发生血栓，如果患者循环功能不全则需要手术治疗[172,173]。

抗凝药物相关出血 抗凝药物导致的出血最常见于胃肠道、泌尿系和中枢神经系统，出血的发生率一般和 INR 成正比。伴随二尖瓣人工代用品血流动力学的改善，抗凝相关出血的发生率也显著下降。新型瓣膜不需要旧款瓣膜那样强度的抗凝措施。例如 Starr-Edward 球笼瓣膜要求 INR 为 3.5 ~ 4.5[150]。使用最新型流线型双叶瓣膜或侧倾碟瓣膜的患者，其 INR 只要求在 2.5 ~ 3.5 之间。因此，抗凝导致出血的发生率在新型血流动力学已明显改善的瓣膜中显著下降[174]。表 42-5 列出了各种生物瓣膜和机械瓣膜的抗凝剂致出血的发生率。

瓣膜结构的退变

瓣膜结构的衰败（SVD）是生物瓣膜置换术后一个重要的并发症。目前使用的猪瓣膜（Hancock 或 Carpentier-Edward）其结构衰败的概率在术后 8 年开始增加，并在术后 15 年超过 60%[51,53]。即使生物瓣膜术后衰败率在 70 岁以上老人明显低于年轻患者，但其耐用性差仍是生物瓣膜长期临床使用的主要缺陷（表 42-6）。瓣膜的结构衰败可表现为：二尖瓣撕裂造成反流-二尖瓣关闭不全、二尖瓣瓣叶钙化所致的二尖瓣狭窄或二者兼有。如果出现充血性心力衰竭症状伴新发杂音，应尽快对瓣膜进行无创检查，若发现瓣膜功能不全，则应考虑择期行二次瓣膜置换术。瓣膜结构衰败至少 2/3 的生物瓣膜置换患者需要再次手术治疗[152,153]。表 42-2 显示四种最常用的生物瓣膜在 5 年、10 年、15 年时结构衰败概率。鉴于目前的质量控制，双叶瓣膜、侧倾碟瓣膜和球笼瓣膜的结构衰败率几乎为零。

表 42-3 二尖瓣置换术后生存率

人工瓣	参考文献（时间）	5 年	10 年	15 年	20 年	30 年
Sfarr- Edwards	Teply（1981）	78%	56%			
	Sala（1982）	78%	72%			
	Miller（1983）	71%	47%			
	Gadje（1997）	85%	75%	56%	37%	23%
	Murday（2003）		57%（8y）			
	Gao（2004）		51%		23%	8%
Omniscience/Omnicarbon	Damle（1987）	91%（4y）				
	Peter（1993）	77%（4y）				
	Otaki（1993）	82%（6y）				
	MiSawa（1993）	94%（3y）				
	Thevenet（1995）		88%（9y）			
	Iguro（1999）	88%				
	Torregrosa（1999）		81%			
	di summa（2002）		61%			
Medtronic Hall	Vallejo（1990）	79%				
	Masters（1995）	70%	67%			
	Fiore（1998）	70%	58%			
	Bulchart（2001）		58%	36%		
	Masters（2001）	75%	63%			
St. Jude	DiSesa（1989）	65%（4y）				
	Kratz（1993）	80%	63%			
	Aoyagi（1994）	88%	81%			
	Fiore（1998）	65%	53%			
	Camilleri（2001）	89%（4y）				
	Remadi（2001）	88%	76%	61%		
	Masters（2001）	75%	52%			
	Lim（2003）	72%				
	Murday（2003）		44%（8y）			
Carbomedics	Bortolotti（1991）	90%				
	Rahelo（1991）	75%（4y）				
	De Luca（1993）	93%（3y）				
	Co peland（1995）	81%				
	Nistal（1996）	83%				
	Yamauchi（1996）	92%				
	Masters（2001）	76%				
	Santini（2002）	86%	86%			

续表

人工瓣	参考文献（时间）	5 年	10 年	15 年	20 年	30 年
			生存率			
	Lim（2002）	72%				
	Soga（2002）	88%				
	Ikonamidis（2003）		61%		39%	
	Tominaga（2005）	95%	94%			
	Kang（2005）		89%			
	Carrier（2006）	76%	59%	40%		
	Wu（2006）	74%	54%			
On-X	Williams（2006）	87%（4 y）				
Hancock standard	Cohn（1989）	82%	60%			
	Burdon（1992）	74%	55%			
	Sarris（1993）	79%	58%			
	Khan（1998）		50%	29%	14%	
Hancock Ⅱ	Legarra（1999）		65%		33%（18y）	
	Rizzoli（2003）	72%	49%	37%		
	Masters（2004）		57%（8y）			
	Borger（2006）		50%		6%	
Carpentier-Edwards standard	Akins（1990）	53%	45%			
	Louagie（1992）	61%	46%			
	Bernal（1995）	89%	80%			
	Pellelier 1995）	83%	62%（8y）			
	van Doorn（1995）	75%	53%			
	Murakami（1996）		75%			
	Marchand（1998）		53%（11y）			
Carpentier-Edwards pericardial	Takahara（1995）		59%（9y）			
	Aupar，（1997）	78%	71%			
	Marchand（1998）		53%（11y）			
	Neville（1998）		54%（12y）			
	Porier（1998）	84%	58%			
Mosaic	Jasinski（2000）	100%（3y）				
	Thomson（2001）	79%（4y）				
	Fradet（2001）	83%（7y）				
	Jamieson（2005）	74%（6y）				
Biocor	Myken（2000）		55%	25%		
	Rizzali（2005）	55%	51%			

表 42-4 免于再手术几率

生物瓣	参考文献（时间）	免于再手术率		
		5 年	10 年	15 年
Hancock	Cohn（1989）	96%	79%	41%
	Perier（1989）	88%	59%	
	Bernal（1991）	92%	69%	25%
	Sarris（1993）	93%	69%	
	Khan（1998）		44%	
Hancock Ⅱ	Legarra（1999）		77%	37%（18y）
	David（2001）	98%	85%	69%
	Rizzoli（2003）	97%	88%	70%
	Borger（2004）		88%	44%（20y）
Carpentier-Edwards standard	Perier（1989）	91%	64%	
	Jamieson（1995）	94%	64%	39%
	Sarris（1993）	91%	57%（8y）	
	Van Doorn（1995）	95%	69%	
	Glower（1998）	94%	65%	30%
Carpentier-Edwards pericardial	Pelletier（1995）	98%	67%（8y）	
	Marakami（1996）	100%	77%	
	Aupart（1997）		90%	
	Marchand（1998）		83%（11y）	
	Neville（1998）		76%（12y）	
	Poirer（1998）	99%	76%	
Masaic	Jasinski（2000）	100%（3y）		
	Eichinger（2002）	95%		
	Fradet（2004）	97%（7y）		
Biocor	Myken（2000）			79%
	Rizzoli（2005）	95%	91%	

表 42-5 血栓形成和抗凝相关出血事件发生率

人工瓣	参考文献（时间）	血栓形成发生率（%/pt-y）	抗凝相关出血发生率（%/pt-y）
Sfarr-Edwards	Miller（1983）	5.7	3.7
	Akins（1990）	3.9	2.4
	Agathos（1993）	6.6	2.2
	Gadje（1997）	1.3	0.6
Omniscience/Omnicarbon	Cortina（1986）		2.7
	Damle（1987）	2.5	
	Akalin（1992）	1.0	2.7

续表

人工瓣	参考文献（时间）	血栓形成发生率（%/pt-y）	抗凝相关出血发生率（%/pt-y）
	Peter（1993）	1.7	0.9
	Otaki（1993）	0.7	0.0
	MiSawa（1993）	1.8	0.0
	Ohta（1995）	1.1	0.8
	Thevenet（1995）	0.9	1.1
	Iguro（1999）	1.0	0.6
	Torregrosa（1999）	0.6	0.8
	di Summa（2002）	0.4	0.2
Medtronic Hall	Antunes（1988）	4.2	1.5
	Beaudet（1988）	2.1	3.2
	Akins（1991）	1.8	3.2
	Bulchar（2001）	4.0	1.4
St. Jude	Czer（1990）	1.9	2.1
	Kralz（1993）	2.9	2.2
	Jegaden（1994）	1.5	0.9
	Aoyagi（1994）	1.1	0.3
	Nistal（1996）	3.7	2.8
	Camilleri（2001）	1.9	1.5
	Khan（2001）	3.0	1.9
	Ramadi（2001）	0.7	0.9
	Emery（2005）	2.8	2.7
Carbomedics	De Luca（1993）	0.8	0.0
	Copeland（1995）	0.6	1.5
	Nistal（1996）	0.9	2.8
	Yamauchi（1996）	1.6	1.5
	Jarniesan（2000）	4.6	2.7
	Soga（2002）	0.8	1.3
	Santini（2002）	2.2	
	Tominaga（2005）	1.8	0.9
	Carrier（2006）	0.7	0.7
	Wu（2006）	0.5	0.4
ATS	Shiono（1996）		0.0
	Westaby（1996）	0.0	
	Emery（2004）	3.0	2.3
	Stefanitis（2005）	0.5	0.0
On-X	Laczkovics（2001）	1.8	0.0

续表

人工瓣	参考文献（时间）	血栓形成发生率（%/pt-y）	抗凝相关出血发生率（%/pt-y）
	Moidl（2002）	1.7	1.4
	MciVicholas（2006）	1.6	3.1
	Williams（2006）	1.5	1.0
Hancock standard	Cohn（1989）	2.4	0.4
	Perier（1989）	1.1	1.0
	Bortolotti（1995）	1.4	0.7
Hancock II	Rizzoli（2003）	1.7	1.1
	Borger（2006）		
Carpentier-Edwards Porcine	Perier（1989）	0.8	1.0
	Akins（1990）	1.4	1.2
	Jamiesan（1987）	2.4	0.7
	van Doorn（1995）	1.9	
	Glower（1998）	1.7	0.7
Carpentier-Edwards pericardial	Pelletier（1995）	1.5	0.3
	Murakami（1996）	0.6	0.0
	Aupart（1997）	0.7	1.2
	Marchand（1998）	1.2	1.0
	Neville（1998）	0.6	1.1
	Poirer（1998）	1.7	0.3
Mosaic	Fradet（2001）	1.4	1.1
	Thomson（2001）	0.2	0.9
	Eichinger（2002）	0.8	2.0
Biocor	Myken（2000）	2.1	1.1
	Rizzoli（2005）	2.0	1.1

表 42-6 不同年龄段患者免于 SVD 率

瓣膜	参考文献（时间）	年龄	免于 SVD 率		
			5 年	10 年	15 年
Hancock	Cohn（1989）	≤40		68%	
		41-69		84%	
		≥70		84%	
Hancock II	David（2001）	<65			76%
		≥65			89%
	Rizzoli（2003）	<65			82%
		≥65			92%
	Borger（2006）	<65			27%（20y）
		≥65			59%（20y）

续表

瓣膜	参考文献（时间）	年龄	免于 SVD 率		
			5 年	10 年	15 年
Carpentier-Edwards standard	Akins（1990）	≤40		7%	
		41-50		82%	
		51-60		65%	
		61-70		79%	
		≤70		98%	
	Jamieson（1995）	≤35	79%	51%	
		36-40	99%	68%	48%
		51-64	98%	72%	42%
		65-69	98%	74%	64%
		≥70	100%	9%	90%
	Corbineau（2001）	≤35			0%（14y）
		36-50			22%（14y）
		51-60			34%（14y）
		61-65			50%（14y）
		66-70			93%（14y）
		≥70			96%（14y）
Carpentier-Edwards pericardial	Aupart（1997）	<60	47%		
		≥60	100%		
	Pelletier（1995）	≤59	100%	64%（8y）	
		60-69	100%	91%（8y）	
		≥70	100%	100%（8y）	
	Marchand（1998）	≤60		78%（11y）	
		61-70		89%（11y）	
		>70		100%（11y）	
	Neville（1998）	<60		70%	
		≥60		100%	
	Poirer（1998）	<60	100%	78%	
		60-69	100%	78%	
		≥70	100%	100%	
Biocor	Myken（2000）	<50			71%
		51-60			90%
		≥61			100%

瓣周漏

瓣周漏是不太常见的并发症，通常与手术技术相关。另外心内膜炎、瓣环钙化也是重要影响因素。瓣周漏常可导致顽固的溶血性贫血，这种溶血比一些机械瓣膜置换术，特别是倾碟瓣膜，所导致的慢性贫血更加严重[175]。

由于外科技术的提高和聚四氟乙烯垫片的褥式缝合方法的应用，瓣周漏的发生率已有所下降，目前生物瓣膜和机械瓣膜的瓣周漏发生率约每患者年 0～1.5%[158,168,176]。其中双叶瓣膜，因需要外翻缝合技术和较小缝合环，其瓣周漏的发生要比猪生物瓣膜更为常见[177,178]。所有有症状的瓣周漏患者甚至是只需要输血的轻微者都应接受外科治疗[176]。

心内膜炎

二尖瓣置换术后心内膜炎比主动脉瓣膜置换术后心内膜炎少见[179]。但一旦发生可表现为严重的脓血症，感染致穿透性改变，脓肿形成和脓栓栓塞。这些患者常常处理困难，主要与手术时机、手术类型、植入物的安全固定的能力、术中和术后生存率等因素有关。如在二尖瓣术前采用较好的抗生素预防，对需要进行口腔或其他外科操作的患者预防性应用抗生素，则心内膜炎的发生率可相对降低。

术后最初 6 个月内，心内膜炎的发生率较高，6 个月后发生率下降但保持一定水平[1]。表 42-7 显示了机械瓣和生物瓣置换术后发生心内膜炎的情况。一般认为除在瓣膜置换术后初期数月内机械瓣较生物瓣膜有更高的感染风险外，生物瓣膜和机械瓣膜的心内膜炎的发生率基本是相同的[184]。

二尖瓣瓣周心内膜炎的诊断和治疗与感染的微生物有关。诊断主要根据症状或新杂音出现以及超声心动图显示大型赘生物。脓性栓塞血培养表现多为阳性，小部分患者可呈阴性。超声心动图可显示人工瓣膜摆动运动并有赘生物形成。最常见的致病菌是链球菌和葡萄球菌。后者的感染常是医院获得性的。抗生素治疗效果取决于病原菌的敏感性，但是最初尽可能快的经静脉给予大剂量的抗生素也是必要的。经验显示毒力较低的病菌感染（如：链球菌）所致的生物瓣膜心内膜炎病例多数可治愈。但是，对严重的二尖瓣感染，尤其是由金葡萄球菌所致的感染，单纯抗生素不太可能彻底治愈。这些感染有可能侵袭心脏传导系统，通常要进行限期乃至急诊手术。

表 42-7　人工瓣心内膜炎情况

人工瓣	参考文献（时间）	PVE 率（%/pt-y）	5 年免于 PVE 率
Sfarr- Edwards	Miller（1983）	0.5	97%
	Akins（1987）	0.4	95%
	Agathos（1993）	0.6	
	Gadje（1997）		99%（10y）
Omniscience/Omnicarbon	Carrier（1987）	0.8	98%
	Damle（1987）	0.8	98%
	Peter（1993）	0.0	100%
	Otaki（1993）	1.5	
	MiSawa（1993）	0.0	100（3y）
	Ohta（1995）	0.5	
	Thevenet（1995）	0.2	
	Torregrosa（1999）	0.2	99%（10y）
	di Summa（2002）	0.0	100%（10y）
Medtronic Hall	Keenan（1990）	0.5	98%
	Akins（1991）	0.1	100%
	Fiare（1998）		94%（10y）
	Masters（1995）	0.1	
	Butchart（2001）	0.4	94%（10y）
	Masters（2001）	0.6	
St. Jude	Antunes（1988）	0.5	97%
	Kratz（1993）	0.4	
	Aoyagi（1994）	0.1	100%
	Fiore（1998）		100%（10y）
	Camilleri（2001）	0.8	
	Masters（2001）	0.4	
	Khan（2001）	0.3	
	Ikonamidis（2003）		98%（10y）

人工瓣	参考文献（时间）	PVE 率（%/pt-y）	5 年免于 PVE 率	
	Emery（2005）	0.3		
Carbomedics	De Luca（1993）	0.0	100%	
	Copeland（1995）	0.3	96%	
	Nistal（1996）	0.0	100%	
	Yamauchi（1996）	0.0	100%	
	Jamiesan（2000）	0.4		
	Masters（2001）	0.6		
	Santini（2002）		100%	
	Soga（2002）	0.0	100%	
	Tominaga（2005）	0.3	97%（10y）	
	Carrier（2006）	0.3	97%（15y）	
	Wu（2006）	0.4	98%（10y）	
ATS	Emery（2004）	0.4		
	Stefanitis（2005）	0.0	100%	
On-X	Laczkovics（2001）	0.5		
	Moidl（2002）	0.7	99%（2y）	
	Williams（2006）		95%（4y）	
	McNicholas（2006）	0.0	100%	
Hancock standard	Cohn（1989）		93%	
	Bernal（1991）	0.3		
	Sarris（1993）		93%	
	Bortolotti（1995）	0.3		
Hancock Ⅱ	Legarra（1999）		97%（15y）	
	David（2001）		91%（15y）	
	Rizzali（2003）	0.4	96%（15y）	
	Masters（2004）		99%（8y）	
	Burger（2006）		85%（20y）	
Carpentier-Edwards Porcine	Pelletier（1989）	0.4		
	Akins（1990）	1.0		
	Louagie（1992）	0.0	100%	
	Sarris（1993）		91%	
	van Doorn（1995）		97%	92%（10y）
	Glower（1998）	0.3	97%	96%（10y）
Carpentier-Edwards pericardial	Pelletier（1995）	0.3	93%（10y）	
	Murakami（199b）	0.86	94%（10y）	
	Aupart（1997）	0.4	97%（10y）	
	Marchand（1998）	0.1		

续表

人工瓣	参考文献（时间）	PVE 率（%/pt-y）	5 年免于 PVE 率
Mosaic	Neville（1998）	0.6	94%（12y）
	Poirer（1998）	0.3	95%（10y）
	Jasinski（2000）		100%（3y）
	Fradet（2004）	0.8	98%（7y）
	Thomson（2001）	0.8	
	Eichinger（2002）	0.8	94%
Biocor	Myken（2000）	0.7	93%（15y）
	Rizzoli（2005）		94（8y）

二尖瓣心内膜炎的手术指征是：持续的脓血症、充血性心力衰竭、瓣周漏、大型赘生物或全身感染性栓塞[37,38,185]。麻醉、监测、心肌保护液灌注、左心房切口以及瓣膜的显露方面，手术技术与二尖瓣的其他手术操作相似。手术成功的关键是完整切除瓣膜、彻底切除所有感染的组织。手术技术的描述见第 43 章。术后监护应包括正确的静脉应用抗生素治疗至少持续 6 周。院内死亡率主要与以下因素相关：持续性脓血症、多器官衰竭、局部感染清除不彻底以及再次发生的瓣周漏[187,188]。感染的复发取决于病原微生物的类型和感染灶是否清除彻底。感染复发是唯一一最重要的远期并发症。

■ 患者-瓣膜不匹配

患者-瓣膜不匹配并不是新概念，第一次由 Rahimtoola 于 1978 年在主动脉瓣置换术中描述[189]。从此之后，患者-瓣膜不匹配对主动脉瓣置换术后的左室重塑、左室功能、早期和远期生存率的不良影响被详细记录下来。在成人中二尖瓣的患者-瓣膜不匹配（MVPPM）的概念也是由 Rahimtoola 于 1981 年在一个病例汇报中提出[190]。大部分 MVPPM 是在儿科二尖瓣手术中被介绍，由于身体的增长和固定的瓣环面积不协调导致将近 30% 的患者需要再次手术。最近，在二尖瓣发生患者-瓣膜不匹配的可能性正越来越引起成人心脏外科医生的兴趣。同时，MVPPM 已经通过体外脉冲分析表明当环口几何面积指数（IGOA）小于 $1.3 \sim 1.5 cm^2/m^2$ 的患者术后可能出现跨环压高。该临床中心相似的研究提示通过连续方程算出的有效瓣口面积指数（IEOA）小于 $1.3 \sim 1.5 cm^2/m^2$ 会增加 MVPPM 的风险。使用这个标准，Lam 和他的同事在最近的一个序列研究中测算出 884 个患者中有将近 32% 是潜在 MVPPM。在这个群体中，IEOA 在 $1.0 \sim 1.25 cm^2/m^2$ 具有高 MVPPM 风险的患者较 IEOA 大于 $1.25 cm^2/m^2$ 患者术后发展为充血性心力衰竭的风险显著增高。尽管报道指出该指标与充血性心力衰竭及肺动脉高压的相关性较弱，尚未发现 MVPPM 与术后发生肺动脉高压有直接相关性。

Jamieson 和同事最近评估了 MVPPM 对长期生存的潜在影响关系[191]。与之前的报道相反，该项包含将近 2500 名患者的研究反驳了 MVPPM 与死亡率有关系的观点。总体死亡率相关的预测因素包括：年龄、纽约心功能分级 III 级或 IV 级、冠脉疾病、心室功能异常、假体类型、BMI 和之前存在的肺动脉高压。

当然一定比例的患者-瓣膜不匹配本身可能就是二尖瓣置换术的一个结果。外科医生应该认识的 MVPPM 的可能性，特别是在因瓣环面积小而需要植入小型假体进而导致高跨环压的患者。因此，产品说明书中特定的 IGOA 也许会帮助医生来选择一个合适的瓣膜来使 MVPPM 最小化。不过，二尖瓣置换不像主动脉置换，因为主动脉根部可以扩大以适应大号假体，但是二尖瓣的位置不能简单纠正。因此，对于二尖瓣面积特别小的患者，出现一定程度的患者-瓣膜不匹配是无法避免的。这个现象仍然是临床研究的热点，其解决需要更大的荟萃分析。

结论

机械瓣膜和生物瓣膜置换术使严重二尖瓣疾病的治疗发生革命性变化。二尖瓣反流的治疗重建手术具有同样重要的地位。许多晚期二尖瓣病变仍需进行瓣膜置换术。双叶瓣膜、侧倾碟瓣膜和球笼瓣膜耐用性好，性能可靠，但是需要长期抗凝，停止抗凝会有很高的血栓栓塞或血栓形成的风险。相反，猪生物瓣膜用于窦性心率患者时，不需要长期抗凝。但它主要用于寿命有限可能小于瓣膜使用年限的老年患者，以及计划受孕却又不愿接受服用华法林和肝素抗凝的女性患者。这些瓣膜的耐用性有限，15 年内瓣膜退变的概率为 40%。改进机械瓣膜的设计，更好地保留生物瓣膜的胶原结构，尽量避免钙化的各种研究都在进行中，它们是未来的希望。另外，同种异体二尖瓣移植应用再次引起关注，同种异体二尖瓣移植术有可能加强瓣膜的耐用性，目前同种瓣膜相关低温储藏技术已经成功运用在同种异体主动脉瓣膜的保存上。瓣膜设计的改进和更好的生物材料的出现，将最终改善瓣膜置换术的临床效果；但是目前 FDA 严格限制发展和评价新的人造瓣膜的相关措施对其研究发展产生了重大影响，有可能妨碍瓣膜研究进展。

参考文献

1. Zipes DP, Braunwald E: *A Textbook of Cardiovascular Medicine.* Philadelphia, Saunders, 2004.
2. Bonow RO, Carabello B, de Leon AC Jr, et al: Guidelines for the management of patients with valvular heart disease: executive summary. A report of the American College of Cardiology/American Heart Association Task Force on Practice Guidelines (Committee on Management of Patients with Valvular Heart Disease). *Circulation* 1998; 98:1949.

3. Spencer FC: A plea for early, open mitral commissurotomy. *Am Heart J* 1978; 95:668.

4. Vincens JJ, Temizer D, Post JR, et al: Long-term outcome of cardiac surgery in patients with mitral stenosis and severe pulmonary hypertension. *Circulation* 1995; 92:II137.

5. Li M, Dumesnil JG, Mathieu P, Pibarot P: Impact of valve prosthesis-patient mismatch on pulmonary arterial pressure after mitral valve replacement. *J Am Coll Cardiol* 2005; 45:1034.

6. Palacios IF, Tuzcu ME, Weyman AE, et al: Clinical follow-up of patients undergoing percutaneous mitral balloon valvotomy. *Circulation* 1995; 91:671.

7. Reyes VP, Raju BS, Wynne J, et al: Percutaneous balloon valvuloplasty compared with open surgical commissurotomy for mitral stenosis. *NEJM* 1994; 331:961.

8. National Heart, Lung, and Blood Institute Balloon Valvuloplasty Registry: Complications and mortality of percutaneous balloon commissurotomy. *Circulation* 1992; 85:2014.

9. Cohn LH, Allred EN, Cohn LA, et al: Long-term results of open mitral valve reconstruction for mitral stenosis. *Am J Cardiol* 1985; 55:731.

10. Glower DD, Landolfo KP, Davis RD, et al: Comparison of open mitral commissurotomy with mitral valve replacement with or without chordal preservation in patients with mitral stenosis. *Circulation* 1998; 98:II-120.

11. el Asmar B, Acker M, Couetil JP, et al: Mitral valve repair in the extensively calcified valve annulus. *Ann Thorac Surg* 1991; 52:66.

12. Enriquez-Sarano M, Tajik AJ, Schaff HV, et al: Echocardiographic prediction of survival after surgical correction of organic mitral regurgitation. *Circulation* 1994; 90:830.

13. Hellgren L, Kvidal P, Horte LG, et al: Survival after mitral valve replacement: rationale for surgery before occurrence of severe symptoms. *Ann Thorac Surg* 2004; 78:1241.

14. Ling LH, Enriquez-Sarano M, Seward JB, et al: Clinical outcome of mitral regurgitation due to flail leaflet. *NEJM* 1996; 335:1417.

15. Stewart WJ: Choosing the "golden moment" for mitral valve repair. *J Am Coll Cardiol* 1994; 24:1544.

16. Tavel ME, Carabello BA: Chronic mitral regurgitation: when and how to operate. *Chest* 1998; 113:1399.

17. Tribouilloy CM, Enriquez-Sarano M, Schaff HV, et al: Impact of preoperative symptoms on survival after surgical correction of organic mitral regurgitation: rationale for optimizing surgical indications. *Circulation* 1999; 99:400.

18. Kizilbash AM, Hundley WG, Willett DL, et al: Comparison of quantitative Doppler with magnetic resonance imaging for assessment of the severity of mitral regurgitation. *Am J Cardiol* 1998; 81:792.

19. Malm S, Frigstad S, Sagberg E, et al: Accurate and reproducible measurement of left ventricular volume and ejection fraction by contrast echocardiography: a comparison with magnetic resonance imaging. *J Am Coll Cardiol* 2004; 44:1030.

20. Enriquez-Sarano M, Tajik AJ, Schaff HV, et al: Echocardiographic prediction of left ventricular function after correction of mitral regurgitation: results and clinical implications. *J Am Coll Cardiol* 1994; 24:1536.

21. Timmis SB, Kirsh MM, Montgomery DG, Starling MR: Evaluation of left ventricular ejection fraction as a measure of pump performance in patients with chronic mitral regurgitation. *Cathet Cardiovasc Intervent* 2000; 49:290.

22. Kontos GJ Jr, Schaff HV, Gersh BJ, Bove AA: Left ventricular function in subacute and chronic mitral regurgitation: effect on function early postoperatively. *J Thorac Cardiovasc Surg* 1989; 98:163.

23. Nakano S, Sakai K, Taniguchi K, et al: Relation of impaired left ventricular function in mitral regurgitation to left ventricular contractile state after mitral valve replacement. *Am J Cardiol* 1994; 73:70.

24. Matsumura T, Ohtaki E, Tanaka K, et al: Echocardiographic prediction of left ventricular dysfunction after mitral valve repair for mitral regurgitation as an indicator to decide the optimal timing of repair. *J Am Coll Cardiol* 2003; 42:458.

25. Wisenbaugh TSD, Sareli P: Prediction of outcome after valve replacement for rheumatic mitral regurgitation in the era of chordal preservation. *Circulation* 1994; 89:191.

26. Braunberger E, Deloche A, Berrebi A, et al: Very long-term results (more than 20 years) of valve repair with Carpentier's techniques in nonrheumatic mitral valve insufficiency. *Circulation* 2001; 104:I-8.

27. Cohn LH, Allred EN, Cohn LA, et al: Early and late risk of mitral valve replacement. A 12-year concomitant comparison of the porcine bioprosthetic and prosthetic disc mitral valves. *J Thorac Cardiovasc Surg* 1985; 90:872.

28. Cohn LH, Couper GS, Aranki SF, et al: The long-term results of mitral valve reconstruction for the "floppy" valve. *J Card Surg* 1994; 9:278.

29. Cosgrove DM, Chavez AM, Lytle BW, et al: Results of mitral valve reconstruction. *Circulation* 1986; 74:I-82.

30. Greelish JP, Cohn LH, Leacche M, et al: Minimally invasive mitral valve repair suggests earlier operations for mitral valve disease. *J Thorac Cardiovasc Surg* 2003; 126:365; discussion 371.

31. Asmar BE, Perrier P, Couetil J, Carpentier A: Failures in reconstructive mitral valve surgery. *J Med Liban* 1991; 39:7.

32. Chauvaud S, Fuzellier JF, Berrebi A, et al: Long-term (29 years) results of reconstructive surgery in rheumatic mitral valve insufficiency. *Circulation* 2001; 104:I-12.

33. Byrne JG, Aranki SF, Cohn LH: Repair versus replacement of mitral valve for treating severe ischemic mitral regurgitation. *Coron Artery Dis* 2000; 11:31.

34. Cohn LH, Rizzo RJ, Adams DH, et al: The effect of pathophysiology on the surgical treatment of ischemic mitral regurgitation: operative and late risks of repair versus replacement. *Eur J Cardiothorac Surg* 1995; 9:568.

35. Grossi EA, Goldberg JD, LaPietra A, et al: Ischemic mitral valve reconstruction and replacement: comparison of long-term survival and complications. *J Thorac Cardiovasc Surg* 2001; 122:1107.

36. Alexiou C, Langley SM, Stafford H, et al: Surgical treatment of infective mitral valve endocarditis: predictors of early and late outcome. *J Heart Valve Dis* 2000; 9:327.

37. Aranki SF, Adams DH, Rizzo RJ, et al: Determinants of early mortality and late survival in mitral valve endocarditis. *Circulation* 1995; 92:II-143.

38. Mihaljevic T, Paul S, Leacche M, et al: Tailored surgical therapy for acute native mitral valve endocarditis. *J Heart Valve Dis* 2004; 13:210.

39. Williams MA, van Riet S: The On-X heart valve: mid-term results in a poorly anticoagulated population. *J Heart Valve Dis* 2006; 15(1):80-86.

40. Jamieson WR, von Lipinski O, Miyagishima RT, et al: Performance of bioprostheses and mechanical prostheses assessed by composites of valve-related complications to 15 years after mitral valve replacement. *J Thorac Cardiovasc Surg* 2005; 129:1301.

41. Grunkemeier GL, Jamieson WR, Miller DC, Starr A: Actuarial versus actual risk of porcine structural valve deterioration. *J Thorac Cardiovasc Surg* 1994; 108:709.

42. Peterseim DS, Cen YY, Cheruvu S, et al: Long-term outcome after biologic versus mechanical aortic valve replacement in 841 patients. *J Thorac Cardiovasc Surg* 1999; 117:890.

43. Angell WW, Pupello DF, Bessone LN, et al: Influence of coronary artery disease on structural deterioration of porcine bioprostheses. *Ann Thorac Surg* 1995; 60:S276.

44. DiSesa VJ, Cohn LH, Collins JJ Jr, et al: Determinants of operative survival following combined mitral valve replacement and coronary revascularization. *Ann Thorac Surg* 1982; 34:482.

45. Edwards FH, Peterson ED, Coombs LP, et al: Prediction of operative mortality after valve replacement surgery. *J Am Coll Cardiol* 2001; 37:885.

46. Jones EL, Weintraub WS, Craver JM, et al: Interaction of age and coronary disease after valve replacement: implications for valve selection. *Ann Thorac Surg* 1994; 58:378; discussion 384.

47. Schoen FJ, Collins JJ Jr, Cohn LH: Long-term failure rate and morphologic correlations in porcine bioprosthetic heart valves. *Am J Cardiol* 1983; 51:957.

48. Thourani VH, Weintraub WS, Craver JM, et al: Influence of concomitant CABG and urgent/emergent status on mitral valve replacement surgery. *Ann Thorac Surg* 2000; 70:778; discussion 783.

49. Burdon TA, Miller DC, Oyer PE, et al: Durability of porcine valves at fifteen years in a representative North American patient population. *J Thorac Cardiovasc Surg* 1992; 103:238; discussion 251.

50. Cohn LH, Collins JJ Jr, Rizzo RJ, et al: Twenty-year follow-up of the Hancock modified orifice porcine aortic valve. *Ann Thorac Surg* 1998; 66:S30.

51. Corbineau H, Du Haut Cilly FB, Langanay T, et al: Structural durability in Carpentier Edwards standard bioprosthesis in the mitral position: a 20-year experience. *J Heart Valve Dis* 2001; 10:443.

52. Jamieson WR, Burr LH, Munro AI, Miyagishima RT: Carpentier-Edwards standard porcine bioprosthesis: a 21-year experience. *Ann Thorac Surg* 1998; 66:S40.

53. Khan SS, Chaux A, Blanche C, et al: A 20-year experience with the Hancock porcine xenograft in the elderly. *Ann Thorac Surg* 1998; 66:S35.

54. van Doorn CA, Stoodley KD, Saunders NR, et al: Mitral valve replacement with the Carpentier-Edwards standard bioprosthesis: performance into the second decade. *Eur J Cardiothorac Surg* 1995; 9:253.

55. Pupello DF, Bessone LN, Hiro SP, et al: Bioprosthetic valve longevity in the elderly: an 18-year longitudinal study. *Ann Thorac Surg* 1995; 60:S270; discussion S275.

56. Jamieson WR, Tyers GF, Janusz MT, et al: Age as a determinant for selection of porcine bioprostheses for cardiac valve replacement: experience with Carpentier-Edwards standard bioprosthesis. *Can J Cardiol* 1991; 7:181.

57. Badduke BR, Jamieson WR, Miyagishima RT, et al: Pregnancy and child-bearing in a population with biologic valvular prostheses. *J Thorac Cardiovasc Surg* 1991; 102:179.

58. Jamieson WR, Miller DC, Akins CW, et al: Pregnancy and bioprostheses: influence on structural valve deterioration. *Ann Thorac Surg* 1995; 60:S282; discussion S287.

59. Mihaljevic T, Paul S, Leacche M, et al: Valve replacement in women of childbearing age: influences on mother, fetus and neonate. *J Heart Valve Dis* 2005; 14:151.

60. Sareli P, England MJ, Berk MR, et al: Maternal and fetal sequelae of anticoagulation during pregnancy in patients with mechanical heart valve prostheses. *Am J Cardiol* 1989; 63:1462.

61. Ali M, Iung B, Lansac E, et al: Homograft replacement of the mitral valve: eight-year results. *J Thorac Cardiovasc Surg* 2004; 128:529.

62. Deac RF, Simionescu D, Deac D: New evolution in mitral physiology and surgery: mitral stentless pericardial valve. *Ann Thorac Surg* 1995; 60:S433.

63. Gulbins H, Kreuzer E, Uhlig A, Reichart B: Mitral valve surgery utilizing homografts: early results. *J Heart Valve Dis* 2000; 9:222.

64. Kumar AS, Choudhary SK, Mathur A, et al: Homograft mitral valve replacement: five years' results. *J Thorac Cardiovasc Surg* 2000; 120:450.

65. Chauvaud S, Waldmann T, d'Attellis N, et al: Homograft replacement of the mitral valve in young recipients: midterm results. *Eur J Cardiothorac Surg* 2003; 23:560.

66. Hofmann B, Cichon R, Knaut M, et al: Early experience with a quadrileaflet stentless mitral valve. *Ann Thorac Surg* 2001; 71:S323.

67. Lehmann S, Walther T, Kempfert J, et al: Stentless mitral valve implantation in comparison to conventional mitral valve repair or replacement at five years. *Thorac Cardiovasc Surg* 2006; 54:10.

68. Vrandecic MO, Fantini FA, Gontijo BF, et al: Surgical technique of implanting the stentless porcine mitral valve. *Ann Thorac Surg* 1995; 60:S439.

69. Athanasiou T, Cherian A, Ross D: The Ross II procedure: pulmonary autograft in the mitral position. *Ann Thorac Surg* 2004; 78:1489.

70. Brown JW, Ruzmetov M, Turrentine MW, Rodefeld MD: Mitral valve replacement with the pulmonary autograft: Ross II procedure with Kabanni modification. *Semin Thorac Cardiovasc Surg Pediatr Card Surg Annu* 2004; 7:107.

71. Kabbani SS, Jamil H, Hammoud A, et al: The mitral pulmonary autograft: assessment at midterm. *Ann Thorac Surg* 2004; 78:60; discussion 65.

72. Cohn LH: *Cardiac Surgery in the Adult.* New York, McGraw Hill, 2008.

73. Cordoba M, Almeida P, Martinez P, et al: *Invasive Assessment of Mitral Valve Prostheses.* New York, Futura, 1987; p 369.

74. Khuri SF, Folland ED, Sethi GK, et al: Six month postoperative hemodynamics of the Hancock heterograft and the Bjork-Shiley prosthesis: results of a Veterans Administration cooperative prospective, randomized trial. *J Am Coll Cardiol* 1988; 12:8.

75. Pelletier C, Chaitman B, Bonan R, Dyrda I: *Hemodynamic Evaluation of the Carpentier-Edwards Standard and Improved Annulus Bioprostheses.* New York, Yorke Medical Books, 1982; p 96.

76. Horskotte D, Loogen F, Birckson B: *Is the Late Outcome of Heart Valve Replacement Influenced by the Hemodynamics of the Heart Valve Substitute?* New York, Springer-Verlag, 1986; p 55.

77. Butterfield M, Fisher J, Davies GA, Spyt TJ: Comparative study of the hydrodynamic function of the CarboMedics valve. *Ann Thorac Surg* 1991; 52:815.

78. Agathos EA, Starr A: Mitral valve replacement. *Curr Probl Surg* 1993; 30:481.

79. Miller DC, Oyer PE, Stinson EB, et al: Ten to fifteen year reassessment of the performance characteristics of the Starr-Edwards Model 6120 mitral valve prosthesis. *J Thorac Cardiovasc Surg* 1983; 85:1.

80. Murday AJ, Hochstitzky A, Mansfield J, et al: A prospective, controlled trial of St Jude versus Starr-Edwards aortic and mitral valve prostheses. *Ann Thorac Surg* 2003; 76:66; discussion 73.

81. Hall KV: The Medtronic-Hall valve: a design in 1977 to improve the results of valve replacement. *Eur J Cardiothorac Surg* 1992; 6:S64.

82. Butchart E: Early clinical and hemodynamic results with Hall-Kaster valve, in *Medtronic International Valve Symposium.* Lisbon, Portugal, Congress Books, 1981; p 159.

83. Grunkemeier GL, Starr A, Rahimtoola SH: Prosthetic heart valve performance: long-term follow-up. *Curr Probl Cardiol* 1992; 17:329.

84. Akalin H, Corapcioglu ET, Ozyurda U, et al: Clinical evaluation of the Omniscience cardiac valve prosthesis: follow-up of up to 6 years. *J Thorac Cardiovasc Surg* 1992; 103:259.

85. DeWall R, Pelletier LC, Panebianco A, et al: Five-year clinical experience with the Omniscience cardiac valve. *Ann Thorac Surg* 1984; 38:275.

86. Watanabe T, Abe T, Yamada O, et al: Comparative analysis of Omniscience and Omnicarbon prosthesis after aortic valve replacement. *Jpn J Artif Organs* 1989; 18:773.

87. Emery RW, Nicoloff DM: St Jude Medical cardiac valve prosthesis: in vitro studies. *J Thorac Cardiovasc Surg* 1979; 78:269.

88. Nair CK, Mohiuddin SM, Hilleman DE, et al: Ten-year results with the St Jude Medical prosthesis. *Am J Cardiol* 1990; 65:217.

89. Champsaur G, Gressier M, Niret J, et al: *When Are Hemodynamics Important for the Selection of a Prosthetic Heart Valve?* New York, Springer-Verlag, 1986; p 71.

90. D'Alessandro L, Narducci C, Pucci A, et al: *The Use of Mechanical Valves in the Treatment of Valvular Heart Disease.* New York, Springer-Verlag, 1986; p 31.

91. Laub GW, Muralidharan S, Pollock SB, et al: The experimental relationship between leaflet clearance and orientation of the St Jude Medical valve in the mitral position. *J Thorac Cardiovasc Surg* 1992; 103:638.

92. Sezai A, Shiono M, Orime Y, et al: Evaluation of valve sound and its effects on ATS prosthetic valves in patients' quality of life. *Ann Thorac Surg* 2000; 69:507.

93. Ely JL, Emken MR, Accuntius JA, et al: Pure pyrolytic carbon: preparation and properties of a new material, On-X carbon for mechanical heart valve prostheses. *J Heart Valve Dis* 1998; 7:626.

94. Laczkovics A, Heidt M, Oelert H, et al: Early clinical experience with the On-X prosthetic heart valve. *J Heart Valve Dis* 2001; 10:94.

95. Birnbaum D, Laczkovics A, Heidt M, et al: Examination of hemolytic potential with the On-X(R) prosthetic heart valve. *J Heart Valve Dis* 2000;

96. McNicholas KW, Ivey TD, Metras J, et al: North American multicenter experience with the On-X prosthetic heart valve. *J Heart Valve Dis* 2006; 15:73.

97. Gallucci V, Valfre C, Mazzucco A, et al: *Heart Valve Replacement with the Hancock Bioprosthesis: A 5- to 11-Year Follow-up.* New York, Yorke Medical Books, 1982; p 96.

98. D'Attellis N, Nicolas-Robin A, Delayance S, et al: Early extubation after mitral valve surgery: a target-controlled infusion of propofol and low-dose sufentanil. *J Cardiothorac Vasc Anesth* 1997; 11:467.

99. Buckberg GD: Development of blood cardioplegia and retrograde techniques: the experimenter/observer complex. *J Card Surg* 1998; 13:163.

100. Larbalestier RI, Chard RB, Cohn LH: Optimal approach to the mitral valve: dissection of the interatrial groove. *Ann Thorac Surg* 1992; 54:1186.

101. Sondergaard T, Gotzsche M, Ottosen P, Schultz J: Surgical closure of inter-atrial septal defects by circumclusion. *Acta Chir Scand* 1955; 109:188.

102. Hirt SW, Frimpong-Boateng K, Borst HG: The superior approach to the mitral valve: is it worthwhile? *Eur J Cardiothorac Surg* 1988; 2:372.

103. Utley JR, Leyland SA, Nguyenduy T: Comparison of outcomes with three atrial incisions for mitral valve operations: right lateral, superior septal, and transseptal. *J Thorac Cardiovasc Surg* 1995; 109:582.

104. Guiraudon GM, Ofiesh JG, Kaushik R: Extended vertical transatrial septal approach to the mitral valve. *Ann Thorac Surg* 1991; 52:1058; discussion 1060.

105. Barner HB: Combined superior and right lateral left atriotomy with division of the superior vena cava for exposure of the mitral valve. *Ann Thorac Surg* 1985; 40:365.

106. Selle JG: Temporary division of the superior vena cava for exceptional mitral valve exposure. *J Thorac Cardiovasc Surg* 1984; 88:302.

107. Kon ND, Tucker WY, Mills SA, et al: Mitral valve operation via an extended transseptal approach. *Ann Thorac Surg* 1993; 55:1413; discussion 1416.

108. Kumar N, Saad E, Prabhakar G, et al: Extended transseptal versus conventional left atriotomy: early postoperative study. *Ann Thorac Surg* 1995; 60:426.

109. Cosgrove DM 3d, Sabik JF, Navia JL: Minimally invasive valve operations. *Ann Thorac Surg* 1998; 65:1535; discussion 1538.

110. Mihaljevic T, Cohn LH, Unic D, et al: One thousand minimally invasive valve operations: early and late results. *Ann Surg* 2004; 240:529; discussion 534.

111. Cohn LH, Adams DH, Couper GS, et al: Minimally invasive cardiac valve surgery improves patient satisfaction while reducing costs of cardiac valve replacement and repair. *Ann Surg* 1997; 226:421; discussion 427.

112. Cohn LH, Couper GS, Aranki SF, et al: The long-term results of mitral valve reconstruction for the "floppy" valve. *J Card Surg* 1994; 9:278.

113. Douglas JJ: *Mitral Valve Replacement.* Philadelphia, Saunders, 1995; p 393.

114. David TE, Armstrong S, Sun Z: Left ventricular function after mitral valve surgery. *J Heart Valve Dis* 1995; 4:S175.

115. Lillehei C, Levy M, Bonnabeau R: Mitral valve replacement with preservation of papillary muscles and chordae tendinae. *J Thorac Cardiovasc Surg* 1964; 47:532.

116. Cohn LH, Couper GS, Kinchla NM, Collins JJ Jr: Decreased operative risk of surgical treatment of mitral regurgitation with or without coronary artery disease. *J Am Coll Cardiol* 1990; 16:1575.

117. Horskotte D, Schulte HD, Bircks W, Strauer BE: The effect of chordal preservation on late outcome after mitral valve replacement: a randomized study. *J Heart Valve Dis* 1993; 2:150.

118. Okita Y, Miki S, Ueda Y, et al: Midterm results of mitral valve replacement combined with chordae tendineae replacement in patients with mitral stenosis. *J Heart Valve Dis* 1997; 6:37.

119. Sugita T, Matsumoto M, Nishizawa J, et al: Long-term outcome after mitral valve replacement with preservation of continuity between the mitral annulus and the papillary muscle in patients with mitral stenosis. *J Heart Valve Dis* 2004; 13:931.

120. Karlson KJ, Ashraf MM, Berger RL: Rupture of left ventricle following mitral valve replacement. *Ann Thorac Surg* 1988; 46:590.

121. Spencer FC, Galloway AC, Colvin SB: A clinical evaluation of the hypothesis that rupture of the left ventricle following mitral valve replacement can be prevented by preservation of the chordae of the mural leaflet. *Ann Surg* 1985; 202:673.

122. Chambers EP Jr, Heath BJ: Comparison of supra-annular and subannular pledgeted sutures in mitral valve replacement. *Ann Thorac Surg* 1991; 51:60; discussion 63.

123. Antunes MJ: Technique of implantation of the Medtronic-Hall valve and other modern tilting-disc prostheses. *J Card Surg* 1990; 5:86.

124. Cooley DA: Simplified techniques of valve replacement. *J Card Surg* 1992; 7:357.

125. Dhasmana JP, Blackstone EH, Kirklin JW, Kouchoukos NT: Factors associated with periprosthetic leakage following primary mitral valve replacement: with special consideration of the suture technique. *Ann Thorac Surg* 1983; 35:170.

126. DiSesa VJ, Tam S, Cohn LH: Ligation of the left atrial appendage using an automatic surgical stapler. *Ann Thorac Surg* 1988; 46:652.

127. Cohn LH: Tricuspid regurgitation secondary to mitral valve disease: when and how to repair. *J Card Surg* 1994; 9:237.

128. Svenarud P, Persson M, van der Linden J: Effect of CO_2 insufflation on the number and behavior of air microemboli in open-heart surgery: a randomized clinical trial. *Circulation* 2004; 109:1127.

129. Heras M, Chesebro JH, Fuster V, et al: High risk of thromboemboli early after bioprosthetic cardiac valve replacement. *J Am Coll Cardiol* 1995; 25:1111.

130. Jegaden O, Eker A, Delahaye F, et al: Thromboembolic risk and late survival after mitral valve replacement with the St Jude Medical valve. *Ann Thorac Surg* 1994; 58:1721; discussion 1727.

131. Ezekowitz MD: Anticoagulation management of valve replacement patients. *J Heart Valve Dis* 2002; 11:S56.

132. Meurin P, Tabet JY, Weber H, et al: Low-molecular-weight heparin as a bridging anticoagulant early after mechanical heart valve replacement. *Circulation* 2006; 113:564.

133. Laffort P, Roudaut R, Roques X, et al: Early and long-term (one-year) effects of the association of aspirin and oral anticoagulant on thrombi and morbidity after replacement of the mitral valve with the St Jude Medical prosthesis: a clinical and transesophageal echocardiographic study. *J Am Coll Cardiol* 2000; 35:739.

134. Yamak B, Iscan Z, Mavitas B, et al: Low-dose oral anticoagulation and antiplatelet therapy with St Jude Medical heart valve prosthesis. *J Heart Valve Dis* 1999; 8:665.

135. Braunwald E: *Valvular Heart Diseases*. Philadelphia, Saunders, 2001; p 1699.

136. Aoyagi S, Oryoji A, Nishi Y, et al: Long-term results of valve replacement with the St Jude Medical valve. *J Thorac Cardiovasc Surg* 1994; 108:1021.

137. Emery RW, Krogh CC, Arom KV, et al: The St Jude Medical cardiac valve prosthesis: a 25-year experience with single valve replacement. *Ann Thorac Surg* 2005; 79:776; discussion 782.

138. Remadi JP, Bizouarn P, Baron O, et al: Mitral valve replacement with the St Jude Medical prosthesis: a 15-year follow-up. *Ann Thorac Surg* 1998; 66:762.

139. Birkmeyer NJ, Marrin CA, Morton JR, et al: Decreasing mortality for aortic and mitral valve surgery in northern New England. Northern New England Cardiovascular Disease Study Group. *Ann Thorac Surg* 2000; 70:432.

140. Okita Y, Miki S, Ueda Y, et al: Left ventricular function after mitral valve replacement with or without chordal preservation. *J Heart Valve Dis* 1995; 4:S181; discussion S192.

141. Arom KV, Nicoloff DM, Kersten TE: Six years of experience with the St Jude Medical valvular prosthesis. *Circulation* 1985; 72:II-153.

142. Cohn LH, Aranki SF, Rizzo RJ, et al: Decrease in operative risk of reoperative valve surgery. *Ann Thorac Surg* 1993; 56:15; discussion 20.

143. Oury JH, Cleveland JC, Duran CG, Angell WW: Ischemic mitral valve disease: classification and systemic approach to management. *J Card Surg* 1994; 9:262.

144. Thourani VH, Weintraub WS, Guyton RA, et al: Outcomes and long-term survival for patients undergoing mitral valve repair versus replacement: effect of age and concomitant coronary artery bypass grafting. *Circulation* 2003; 108:298.

145. Society of Thoracic Surgeons: *Data Analysis of the Society of Thoracic Surgeons National Cardiac Surgery Database: The Fifth Year—January 1996*. Minneapolis: Summit Medical Systems, 1996.

146. Bortolotti U, Milano A, Testolin L, et al: The Carbomedics bileaflet prosthesis: initial experience at the University of Padova. *Clin Rep* 1991; 4.

147. Grossi EA, Galloway AC, Miller JS, et al: Valve repair versus replacement for mitral insufficiency: when is a mechanical valve still indicated? *J Thorac Cardiovasc Surg* 1998; 115:389; discussion 394.

148. Hammermeister K, Sethi GK, Henderson WG, et al: Outcomes 15 years after valve replacement with a mechanical versus a bioprosthetic valve: final report of the Veterans Affairs randomized trial. *J Am Coll Cardiol* 2000; 36:1152.

149. Sidhu P, O'Kane H, Ali N, et al: Mechanical or bioprosthetic valves in the elderly: a 20-year comparison. *Ann Thorac Surg* 2001; 71:S257.

150. Starr A: The Starr-Edwards valve. *J Am Coll Cardiol* 1985; 6:899.

151. Bernal JM, Rabasa JM, Cagigas JC, et al: Valve-related complications with the Hancock I porcine bioprosthesis: a twelve- to fourteen-year follow-up study. *J Thorac Cardiovasc Surg* 1991; 101:871.

152. Cohn LH, Peigh PS, Sell J, DiSesa VJ: Right thoracotomy, femoro-femoral bypass, and deep hypothermia for re-replacement of the mitral valve. *Ann Thorac Surg* 1989; 48:69.

153. Perier P, Swanson J, Takriti A, et al: *Decreasing Operative Risk in Isolated Valve Re-replacement*. New York, Yorke Medical Books, 1986; p 333.

154. Wideman FE, Blackstone EH, Kirklin JW, et al: Hospital mortality of re-replacement of the aortic valve: incremental risk factors. *J Thorac Cardiovasc Surg* 1981; 82:692.

155. Myken PS, Caidahl K, Larsson P, et al: Mechanical versus biological valve prosthesis: a ten-year comparison regarding function and quality of life. *Ann Thorac Surg* 1995; 60:S447.

156. Akins C, Buckley M, Daggett W, et al: *Ten-Year Follow-up of the Starr-Edwards Prosthesis*. New York: Futura, 1987.

157. Akins CW: Mechanical cardiac valvular prostheses. *Ann Thorac Surg* 1991; 52:161.

158. Antunes MJ, Wessels A, Sadowski RG, et al: Medtronic Hall valve replacement in a third-world population group: a review of the performance of 1000 prostheses. *J Thorac Cardiovasc Surg* 1988; 95:980.

159. Beaudet RL, Nakhle G, Beaulieu CR, et al: Medtronic-Hall prosthesis: valve-related deaths and complications. *Can J Cardiol* 1988; 4:376.

160. Cortina JM, Martinell J, Artiz V, et al: Comparative clinical results with Omniscience (STM1), Medtronic-Hall, and Bjork-Shiley convexo-concave (70 degrees) prostheses in mitral valve replacement. *J Thorac Cardiovasc Surg* 1986; 91:174.

161. Emery RW, Krogh CC, Jones DJ, et al: Five-year follow up of the ATS mechanical heart valve. *J Heart Valve Dis* 2004; 13:231.

162. Jamieson WR, Fradet GJ, Miyagishima RT, et al: CarboMedics mechanical prosthesis: performance at eight years. *J Heart Valve Dis* 2000; 9:678.

163. Khan SS, Trento A, DeRobertis M, et al: Twenty-year comparison of tissue and mechanical valve replacement. *J Thorac Cardiovasc Surg* 2001; 122:257.

164. Moidl R, Simon P, Wolner E: The On-X prosthetic heart valve at five years. *Ann Thorac Surg* 2002; 74:S1312.

165. Ohta S, Ohuchi M, Katsumoto K, et al: Comparison of long-term clinical results of the three models of the Bjork-Shiley valve prosthesis and the Omnicarbon valve prosthesis. *Nippon Kyobu Geka Gakkai Zasshi* 1995; 43:1569.

166. Stefanidis C, Nana AM, De Canniere D, et al: 10-year experience with the ATS mechanical valve in the mitral position. *Ann Thorac Surg* 2005; 79:1934.

167. Fradet GJ, Bleese N, Burgess J, Cartier PC: Mosaic valve international clinical trial: early performance results. *Ann Thorac Surg* 2001; 71:S273.

168. Jamieson W, Burr L, Allen P, et al: *Quality of Life Afforded by Porcine Bioprostheses Illustrated by the New-Generation Carpentier-Edwards Porcine Bioprothesis*. New York, Futura, 1987.

169. Cohn LH, Sanders JH, Collins JJ Jr: Actuarial comparison of Hancock porcine and prosthetic disc valves for isolated mitral valve replacement. *Circulation* 1976; 54:III-60.

170. Edmunds L: Thrombotic complications with the Omniscience valve. *J Thorac Cardiovasc Surg* 1989; 98:300.

171. Levantino M, Tartarini G, Barzaghi C, et al: Survival despite almost complete occlusion by chronic thrombosis of a Bjork-Shiley mitral prosthesis. *J Heart Valve Dis* 1995; 4:103.

172. Manteiga R, Carlos Souto J, Altes A, et al: Short-course thrombolysis as the first line of therapy for cardiac valve thrombosis. *J Thorac Cardiovasc Surg* 1998; 115:780.

173. Silber H, Khan SS, Matloff JM, et al: The St Jude valve: thrombolysis as the first line of therapy for cardiac valve thrombosis. *Circulation* 1993; 87:30.

174. Hering D, Piper C, Bergemann R, et al: Thromboembolic and bleeding complications following St Jude Medical valve replacement: results of the German Experience with Low-Intensity Anticoagulation Study. *Chest* 2005; 127:53.

175. Ahmad R, Manohitharajah SM, Deverall PB, Watson DA: Chronic hemolysis following mitral valve replacement: a comparative study of the Bjork-Shiley, composite-seat Starr-Edwards, and frame-mounted aortic homograft valves. *J Thorac Cardiovasc Surg* 1976; 71:212.

176. Genoni M, Franzen D, Vogt P, et al: Paravalvular leakage after mitral valve replacement: improved long-term survival with aggressive surgery? *Eur J Cardiothorac Surg* 2000; 17:14.

177. Burckhardt D, Striebel D, Vogt S, et al: Heart valve replacement with St Jude Medical valve prosthesis: long-term experience in 743 patients in Switzerland. *Circulation* 1988; 78:I-18.

178. Gallucci V, Mazzucco A, Bortolotti U, et al: The standard Hancock porcine bioprosthesis: overall experience at the University of Padova. *J Card Surg* 1988; 3:337.

179. Baumgartner WA, Miller DC, Reitz BA, et al: Surgical treatment of prosthetic valve endocarditis. *Ann Thorac Surg* 1983; 35:87.

180. Carrier M, Martineau JP, Bonan R, Pelletier LC: Clinical and hemodynamic assessment of the Omniscience prosthetic heart valve. *J Thorac Cardiovasc Surg* 1987; 93:300.

181. Copeland JG 3d, Sethi GK: Four-year experience with the CarboMedics valve: the North American experience. North American team of clinical investigators for the CarboMedics prosthetic heart valve. *Ann Thorac Surg* 1994; 58:630; discussion 637.

182. Keenan RJ, Armitage JM, Trento A, et al: Clinical experience with the Medtronic-Hall valve prosthesis. *Ann Thorac Surg* 1990; 50:748.

183. Pelletier LC, Carrier M, Leclerc Y, et al: Porcine versus pericardial bioprostheses: a comparison of late results in 1593 patients. *Ann Thorac Surg* 1989; 47:352.

184. Calderwood SB, Swinski LA, Waternaux CM, et al: Risk factors for the development of prosthetic valve endocarditis. *Circulation* 1985; 72:31.

185. Verheul HA, van den Brink RB, van Vreeland T, et al: Effects of changes in management of active infective endocarditis on outcome in a 25-year period. *Am J Cardiol* 1993; 72:682.

186. Cachera JP, Loisance D, Mourtada A, et al: Surgical techniques for treatment of bacterial endocarditis of the mitral valve. *J Card Surg* 1987; 2:265.

187. Edwards MB, Ratnatunga CP, Dore CJ, Taylor KM: Thirty-day mortality and long-term survival following surgery for prosthetic endocarditis: a study from the UK heart valve registry. *Eur J Cardiothorac Surg* 1998; 14:156.

188. Jault F, Gandjbakhch I, Rama A, et al: Active native valve endocarditis: determinants of operative death and late mortality. *Ann Thorac Surg* 1997; 63:1737.

189. Rahimtoola SH: The problem of valve prosthesis-patient mismatch. *Circulation* 1978; 58:20-24.

190. Rahimtoola SH, Murphy E: Valve prosthesis-patient mismatch. A long-term sequela. *Br Heart J* 1981; 45:331-335.

191. Jamieson WRE, Germann E, Ye J, et al: Effect of prosthesis-patient mismatch on long-term survival with mitral valve replacement: assessment to 15 years. *Ann Thorac Surg* 2009; 87:1135-1142.

192. Gammie JS, Sheng S, Griffith BP, et al: Trends in mitral valve surgery in the United States: results from the Society of Thoracic Surgeons Adult Cardiac Surgery Database. *Ann Thorac Surg* 2009; 87(5):1431-1437; discussion 1437-1439. PMID: 19379881.

闫 鹏 杨克明 译

第 43 章

二尖瓣心内膜炎的外科治疗

Gosta B. Pettersson,

A. Marc Gillinov,

Sotiris C. Stamou

简介

二尖瓣感染性心内膜炎是心脏瓣膜病的重要并发症之一，若不治疗后果将是致命的。近些年中，虽然导致二尖瓣功能障碍的原因已有所变化，但感染性心内膜炎的发病率在过去几十年里基本保持稳定。在 20 世纪 80 年代，隐匿的风湿性心脏瓣膜病是感染心内膜炎常见的诱发因素，而现在在发达国家已很少见了[2]。如今其他的常见诱因有静脉给药滥用，免疫抑制剂，退行性心脏瓣膜病，血管内人工材料和装置的应用，血液透析，院内感染等。而这些诱因中的一部分正是现代医学发展的后果[3]。

今天，高效的抗菌药物已经改善了心内膜炎患者早期和远期的治疗效果，然而，心内膜炎仍有较高的致残率和死亡率，经常需要手术治疗[4]。而外科治疗的经验积累与技术进步已经大大提高了这种高难度手术的成功率。

病理学

自体二尖瓣心内膜炎

自体型二尖瓣心内膜炎（NVE）是指心内膜炎的感染局限于患者自身的心脏瓣膜，它的发生率为每年 0.0062% ，并在老年组（发病率）最高[5]。NVE 的发病源于心脏瓣膜和心内膜表面的损伤，（这种损伤）导致纤维蛋白和血小板的沉积，同时伴随细菌附着。心内膜损伤可能继发于风湿性瓣膜炎或其他瓣叶疾病，或瓣叶瓣环钙化[5]。菌血症或真菌诱发的 NVE 常见原因有长时间留置导管，静脉药物滥用，以及长时间抗生素治疗引起真菌感染[6,7]。虽然赘生物可出现在瓣叶或腱索上的任何位置，但是导致二瓣膜损毁和侵蚀的位置通常是在二尖瓣瓣叶心房面的基底部。瓣环及环周的侵蚀可能会导致

房室连接分离。所幸的是，二尖瓣瓣环的侵蚀往往很浅。而侵入到房室沟脂肪且形成脓肿则更为严重并需要彻底清除的。纤维三角和二尖瓣前瓣与主动脉瓣之间的瓣膜间纤维的损毁，通常继发于主动脉瓣心内膜炎，对二尖瓣影响不大。偶尔会出现感染的主动脉瓣将"泪滴样菌栓"种植到二尖瓣前叶或二尖瓣下装置，结果导致双瓣膜心内膜炎，这种机制可能是大的赘生物直接感染二尖瓣叶或反流喷射造成感染。

人工二尖瓣心内膜炎

人工二尖瓣心内膜炎（PVE）是与外科心脏瓣膜植入相关的心内膜感染。PVE 的数量随瓣患者数量的持续增加而上升。在 NVE 患者中，二尖瓣更有感染可能性[8]，与之相反，在 PVE 中，主动脉瓣感染者比二尖瓣更多见[9]。PVE 的风险在瓣膜植入术后 5 周达高峰，随即下降[10-13]。

在术后第 1 年内确定的 PVE 称作早期心内膜炎，而在术后 1 年后出现的称为晚期心内膜炎[13,14]。PVE 的早期发病率为 1%[14]。一旦经过早期阶段，晚期 PVE 发病率则每年从 0.5% 到 1% 不等[15-18]。人工瓣膜的类型（生物瓣或机械瓣）并不影响 PVE 的发病风险。

早期 PVE 常由于术中感染[19]。导致 PVE 的常见细菌侵入途径为血管内导管和皮肤感染[20,21]。晚期 PVE 常由于院内感染，特别是那些因应用医疗器械（血液透析）或免疫抑制剂（器官移植）而频繁入院的患者。

早期 PVE 经常会影响人工瓣的缝合环或人工瓣和瓣环的接触面（形成血栓的位置）而导致瓣周漏。从缝合环的一处开始，最终扩展到全周。缝合的组织被酶降解导致人工瓣裂开和瓣周漏。感染和侵蚀逐渐发展导致脓肿形成。二尖瓣 PVE 可能从前叶向纤维三角扩散，或后叶导致房室分离。PVE 可根据感染的解剖分布分成不同的亚型。根据这个分类，PVE 可分为单独涉及人工瓣膜，涉及人工瓣膜与自体瓣环交界（瓣环感染），和扩展至瓣环外（广泛感染）[13,19]。另一分类适用于 NVE 和 PVE，

用于区别活动性和已治愈心内膜炎，后者包括病原微生物检查不能证实，但根据远处感染有可能推定的病例。

微生物学

导致心脏瓣膜心内膜炎最常见的细菌是草绿色链球菌、金黄色葡萄球菌或表皮葡萄球菌和肠球菌。与早期 PVE 相关的微生物包括凝固酶阴性葡萄球菌（52%），金黄色葡萄球菌（10%），表皮葡萄球菌（8%），草绿色链球菌（5%），革兰氏阴性菌（6%）[19]。10% 的早期 PVE 与真菌感染有关（其中 80% 为白色念珠菌）。革兰氏阳性球菌在早期和晚期 PVE 中均是主要致病菌，但葡萄球菌仍在早期 PVE 中占优势，而在晚期 PVE 中是链球菌[9]，以及嗜血杆菌属中 HACED 组（包括嗜血杆菌、放线杆菌、心杆菌、埃肯菌、金氏菌）占优势。在晚期 PVE 培养结果阴性患者占 3%，这种患者也可能由真菌（念珠菌）感染引起。总体说来，抗生素治疗对晚期 PVE 比早期 PVE 有效，但是一旦缝合环受累，便几乎不可能治愈。PVE 大多需要考虑外科手术。

诊断

临床表现

临床最常见的症状是发热[9]，但并没有特异性。其他表现包括出现新的杂音或原有杂音改变。栓塞可能造成瘀斑、Roth 斑，Osler 结节，Janeway 损伤。NVE 和 PVE 均可出现脾大。

实验室诊断包括白细胞计数 > 12 000/mm³，贫血（血细胞比容 <34%），血尿[9]。细菌性心内膜炎患者中 2/3 的血培养为阳性。而复杂微生物和真菌的血培养则需 3 周以上才会有阳性结果。血培养应在抗生素使用前做。

超声心动图

传导异常出现在高达 23% 的 NVE 患者及 47% 的 PVE 患者。这通常表明感染扩散和瓣膜周围脓肿形成。

辅助检查

目前诊断感染心内膜炎的黄金标准是经食管超声心动图。超声心动图诊断感染性心内膜炎的特异度达 90%，灵敏度达 95%，相比之下，经胸超声由于受到设备和肌体结构的影响，只有 50% 的灵敏度和 90% 的特异度[25]。

感染性心内膜炎的超声表现有：赘生物，PVE 患者的瓣周漏，心内瘘和脓肿。超声心动图在瓣膜功能的评价上有很大优势，但对感染的严重性和侵袭程度的评估方面并不是十分可靠。超声心动图的阴性结果并不能排除感染性心内膜炎。高度怀疑心内膜炎的患者可采用磁共振成像（MRI）来诊断。对于大多数心内膜炎患者，MRI 可以证实瓣环周围组织连续性中断。感染性心内膜炎合并腹部体征，可能存在转移性感染，应行计算机 X 线断层扫描（CT）检查，以除外脾或肝脓肿。转移性脏器感染是葡萄球菌感染的典型表现。脑是最容易发生栓塞的部位。神经系统的异常应该进行脑 CT 或 MRI 检查、眼底检查，偶尔需要脑脊液检查。有其他部位栓塞发生的时候，

即使没有神经系统症状，进行脑部检查也是必要的。对有冠心病或进行过冠脉再血管化手术的患者，以及怀疑冠状动脉栓塞的患者，术前进行冠状动脉造影。

Duke 诊断标准

Duke 大学诊断标准已经改进，大大提高了感染性心内膜炎诊断的特异性和准确性。这个标准包括超声心动图，微生物学检查和临床症状等[30]。最新对 PVE 的诊断标准的修改包括，进行性心衰伴血培养阳性和新发的传导阻滞作为诊断标准之一（表 43-1）。Duke 诊断标准分为主要标准（血培养阳性和典型的超声心动图表现）和次要标准（易感因素，发热，血管征象，免疫学征象，提示性的微生物学证据，提示性的超声心动图证据，新发的心力衰竭和传导阻滞）。它的诊断分三类：（1）感染心内膜炎可能性低：确诊其他诊断的患者，或抗生素治疗 ≤4 天，临床症状消失，或抗生素使用 ≤4 天，外科手术时未发现病理学证据；（2）可疑感染心内膜炎，duke 系统中 1~2 项次要临床证据；（3）确诊为感染性心内膜炎：血培养或赘生物组织学检查呈阳性，或组织学证实；或满足 2 项主要指标，或满足 1 项主要指标 +3 项次要指标，或满足 5 项次要指标。

手术指征

外科手术在自体二尖瓣心内膜炎的治疗中仍扮演关键角色。（适应证见表 43-2）。充血性心力衰竭是外科手术的最常见适应证。PVE 的大部分患者需要手术治疗。指征包括心衰，新发传导阻滞（可能继发于心肌脓肿），进行性败血症，瓣周漏，复发的体循环栓塞，感染复发，真菌感染。NVE 和 PVE 患者，有大的活动性赘生物，但是没有血流动力学改变和其他手术指征，是否需要手术预防栓塞目前仍有争论。真菌性 PVE 并不常见，但比其他病原体引起的 PVE 难治得多。手术策略包括术前静脉应用两性霉素 B，彻底清除感染组织，可能的话用生物材料重建，术后静脉给药结束后终生服用抗真菌药物。

手术时机

对外科医生来说，决定合适的手术时机仍是一个挑战。大多数患者一旦出现手术适应证就应该尽快手术。因金黄色葡萄球菌导致的感染心内膜炎的患者即使没发生瓣周脓肿，也要尽快行手术治疗以防止感染的快速发展。而对于真菌感染的感染性心内膜炎也应尽快手术，因为据报道，其死亡率高达 93%。

对于有神经系统并发症的患者应延迟手术。心内膜炎患者术前应该仔细进行神经系统检查，必要时行头部 CT 扫描和 MRI 检查。偶尔需要行脑血管造影，真菌性动脉瘤例外。如果患者新近发生出血性脑损害，手术则应至少在 4 周后进行，以减少心脏手术时进一步发生脑出血的风险。PVE 患者合并颅内出血死亡率高达 28%~69%。非出血性脑梗死患者在体外循环手术时进行抗凝，会并发出血性脑，所以脑梗死的患者手术则应在 2~4 周后进行，特别是梗死范围比较大时。术后脑部症状恶化的风险与神经系统损伤时间间隔负相关。衡量这种风险必须要考虑外科手术指征和等待过程中再发栓塞的可能。

表 43-1　Duke 诊断标准

主要标准
血培养
两份不同培养标本分离出典型病原体：草绿色链球菌、牛链球菌、HACEK 组微生物、金黄色葡萄球菌或社区获得性肠球菌。
持续血培养阳性：间隔 > 12 小时的血培养重新获得感染性心内膜炎相关致病微生物，或所有 3 次培养或 4 次培养或 4 次以上的血培养中的大部分，均发现感染性心内膜炎相关致病微生物，第一次和最后一次抽血至少相隔 1 小时。
心内相关的证据
超声心动图检查阳性，在瓣膜或支持结构上或反流束流经路径或植入材料上发现摆动的心内团块而解剖上没有合理解释，或脓肿，或新发现的人工心脏瓣膜部分裂开，或新出现的瓣膜反流（原有杂音增强或改变不足为据）
次要标准
易感因素：易感心脏疾病或静脉药物使用者
发热：体温 ≥ 38℃（100.4 ℉）
血管征象：主要动脉栓塞，细菌性肺梗死，细菌性动脉瘤，颅内出血，结膜损伤，Janeway 病变
免疫学征象：肾小球肾炎，Osler 结节，Roth 点，类风湿因子
微生物征象：血培养阳性但达不到上述主要标准
超声心动图表现与感染性心内膜炎一致但未达到主要标准
新发心力衰竭
新发传导阻滞

HACEK 菌群：嗜血杆菌属、放线杆菌属、心杆菌属、艾肯菌属、金杆菌属

表 43-2　NVE 和 PVE 的外科手术指征

1. 严重二尖瓣反流，无论是否合并充血性心力衰竭
2. 合理的抗生素治疗仍无法控制的脓毒血症
3. 致病微生物对抗生素耐药
4. 由真菌、金黄色葡萄球菌或革兰阴性菌导致的心内膜炎
5. 存在二尖瓣环脓肿、感染扩展到瓣叶间纤维或形成心内瘘道
6. 疾病过程中发生新的传导阻滞
7. 直径大于 1cm 的赘生物形成，尤其是赘生物活动度较大和位于前瓣叶，易于脱落导致栓塞并发症
8. 合理抗生素治疗后仍反复发生栓塞

手术技术

■ 一般原则

心内膜炎的手术应遵循以下基本原则：选择最佳时机和瓣膜的最佳暴露，对病灶的彻底清除，对于心脏重建的最佳选择，瓣膜的更换或修复，以及术后足量的抗生素治疗。与主动脉根部感染比较，对伴有房室沟破坏和脓肿形成的二尖瓣感染性心内膜炎的患者，要彻底清除感染和坏死组织以及异体材料更为困难。此外，在房室沟受侵袭和房室分离后进行重建，需要隔离感染区域。

■ 自体二尖瓣心内膜感染

对于所有病例，应在手术前经食管超声检查，NVE 的外科治疗包括二尖瓣的修复和置换。尽管对二尖瓣感染心内膜炎行同种二尖瓣移植有些许经验，但可用数据仍然太少。

大多数采用全胸骨正中切口，主动脉和上、下腔静脉插管，为防止较大的易活动的赘生物脱落，经房安置逆行灌注前支使心脏停跳。心肌保护采用顺行和逆行灌注心脏停搏液。

通过房间沟或房间隔切口经左房暴露二尖瓣，如果左房很小可扩大房间隔。一旦二尖瓣显露成功，即要评估瓣膜的瓣周脓肿，心内漏口，以及瓣间纤维和心室是否受累。彻底切除坏死组织到有正常组织边界。而对于严重感染的组织均应广泛切

除，而不必考虑是否可能影响成形术。切除的标本应一并送检，进行进一步微生物学鉴定和培养。

对于 NVE，我们尽量采用修复的方式。二尖瓣修复的可行性依赖于清除病变组织后可供利用的健康瓣膜组织是否能够无张力进行修复。若瓣叶瓣下结构损坏较严重，则应行人工瓣膜置换。无论采取哪种二尖瓣手术操作，所有有活动性感染的患者术后都应行 6 周的抗生素治疗。

前瓣修复

合并主动脉瓣心内膜炎，有水滴样感染灶的二尖瓣前叶可用自体心包或戊二醛处理后的心包修复[38]，用聚丙烯缝合线将心包连续缝合在前叶的健康组织上（图 43-1）。心包的光滑面要面向心房，以减少潜在的血栓发生的危险[37]。在主动脉和二尖瓣前叶并存心内膜感染时，可用一个带二尖瓣前叶的主动脉根部同种无支架瓣重建主动脉根部，同种瓣带的主动脉瓣-二尖瓣连续组织可以重建自身二尖瓣前叶根部[37,45]。前瓣游离缘的局限感染可用楔形切除，然后用聚丙烯线间断缝合，前叶腱索断裂可以将后叶或前瓣叶的次级腱索转位移至游离缘，人工腱索也可用来替代断裂的腱索。

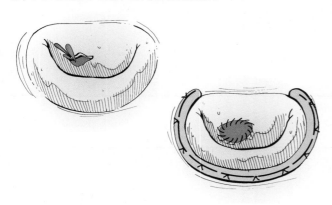

图 43-1 自体心包补片前瓣叶修补同时行瓣环成形术

后瓣叶修复

后瓣叶中间段（P2 段）易受累，在感染进行过程中由于一根或几根腱索断裂而发生脱垂。将受累的中间部分（P2 段）行矩形切除，再对剩余两段用滑行技术进行修复（图 43-2）。后瓣环广泛损毁时应去除全部坏死组织，并用自体心包做瓣环重建。偶尔当支持瓣膜的腱索完好，瓣环和后瓣叶可用同一心包片完成重建。聚丙烯缝合线要连续缝合至片的心房、心室或瓣膜面。如果行换瓣，需将机械瓣或生物瓣插入缝合并固定到片上。重要的是片要够大，以减少缝线在心室肌肉上的张力。在 NVE 患者中，用成型环仍有争议。我们更愿意成形，只要瓣环没有感染，我们都用成型环。

■ 人工瓣膜心内膜炎

外科方法

PVE 的手术是二次手术，从胸骨正中进入。另一种选择是从右前外侧第四肋间进胸，这种方法适用于多次胸骨劈开、有冠脉手术历史而旁路血管通畅或有纵隔放疗或纵隔炎的患

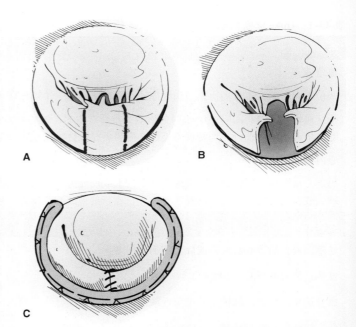

图 43-2 瓣叶赘生物合并腱索断裂的矩形切除和滑行修复。（A B）后瓣叶节段性切除，部分瓣叶从瓣环上游离；（C）将瓣叶的剩余部分缝合在瓣环上，瓣叶的游离缘大致位于瓣环的中间位置。瓣环成形术完成瓣环的修复

者[46,47]。然而右前外侧入路行再次二尖瓣手术暴露欠佳，主动脉阻断困难，风险大。

心肌保护

体外循环应用升主动脉和上下腔静脉插管，顺行和逆行灌注停搏液行心肌保护。

二尖瓣的显露

获得良好的二尖瓣的显露与右房和腔静脉的活动度有关，我们通常用延长房间隔切口。如果粘连轻且左房足够大，可以用标准的左房切口。游离上腔静脉，并将左房切口向主动脉根部扩大，可以获得更好的显露，即使对于左房小的患者。

■ 二尖瓣环重建

二尖瓣显露后，去除感染的人工瓣，二尖瓣 PVE 可能有一个分离左房、左室和人工瓣膜的脓肿腔，在这种情况下，手术包括完全切除瓣环，随后用自体或戊二醛固定过的牛心包重建瓣环（David 法）[48,49]。这种方法可用一半环形心包进行瓣环成形，一侧缝到左室面，另一侧缝到左房面。脓腔需彻底清除并消毒，然后把心包片打结固定，将隔离。新的人工瓣缝合到心包片上。应注意心包片应该足够大，以减小缝线的张力。多数情况下，新的人工瓣用生物瓣，因为其缝合环更大更软，术后不需要抗凝。

另一种重建方法为 "8" 字缝合法重建二尖瓣环（Carpentier 技术），该技术为在彻底清除坏死组织和人工瓣膜后，房室交接处用 "8" 字缝合进行重建。通过拉紧缝线减小瓣环大小并闭合房室沟，同时不损伤回旋支。此技术的潜在缺陷是缝线要穿过僵硬的心室组织。我们观察到用这种技术后有假性室壁瘤形成。

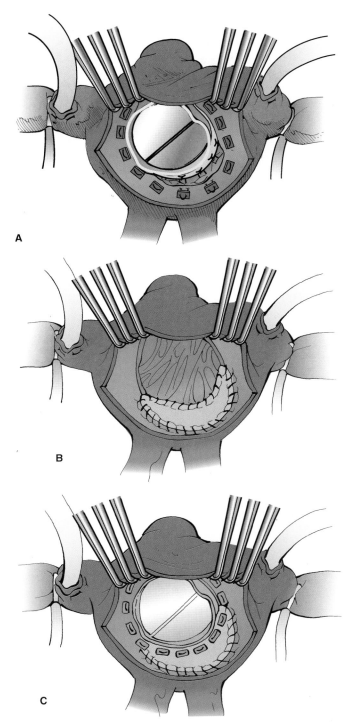

图 43-3　（A）人工瓣膜感染性心内膜炎伴后瓣叶瓣周脓肿形成；（B）瓣膜切除，清除脓肿。将自体心包补片缝合在心室和心房肌上填补脓肿腔，同时重建瓣环；（C）在心包补片和瓣环上放置新的人工瓣膜

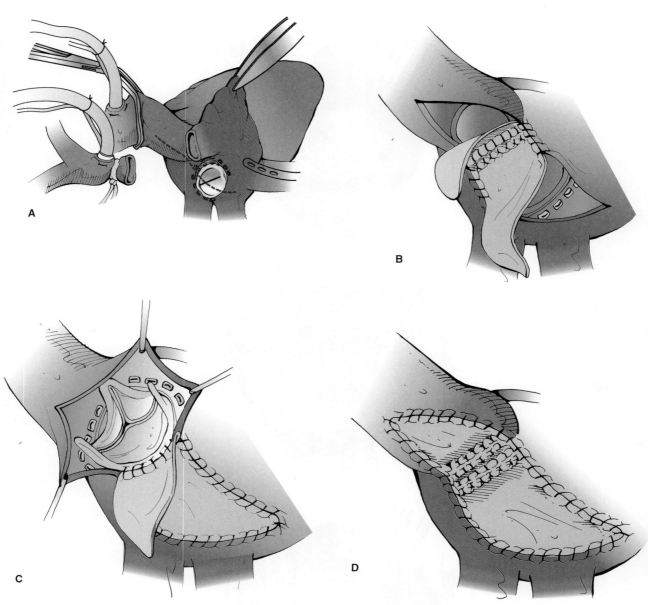

图 43-4 纤维三角的重建。（A）感染涉及二尖瓣和主动脉瓣，将上腔静脉分离可以更好的显露主动脉瓣，二尖瓣和纤维三角；（B）新的人工二尖瓣从后部，中部以及两侧几个方向缝合在二尖瓣环上，二尖瓣环的上部由自体心包重建从而重建纤维三角。接着用水平褥式缝合将瓣膜缝合在心包补片上；（C）人工二尖瓣放置在正确位置后，主动脉瓣的置换就有了较大的保障，自体心包补片重建主动脉瓣环的中间部位，接着将主动脉瓣缝合在心包补片上。（D）瓣膜置换结束后，我们用自体心包补片关闭主动脉和左心房

纤维三角的重建

PVE 延伸进入瓣膜间纤维三角区必须进行二尖瓣和主动脉瓣的更换，这通常发生在同时行二尖瓣和主动脉瓣的 PVE 手术的设计中，但很少适用于单纯的二尖瓣感染性心内膜炎的手术中。瓣膜间纤维三角的重建以及二尖瓣和主动脉瓣的更换都是必须的（图 43-4），在这种情况下，可以用自体或牛心包重建纤维三角，以保证新的人工瓣植入。无论是采取延伸的经房间隔切口还是通过游离上腔静脉，并从前面将左房切口朝左房顶方向切开直达右上肺静脉，良好的暴露都是必须的。这种方法需将主动脉瓣、二尖瓣以及纤维三角彻底切除。人工瓣膜依次缝合到瓣环的后部，中部和两侧，然后二尖瓣环的上部用心包修补重建，用以替换纤维三角，然后用水平褥式缝合二尖瓣。当二尖瓣缝合完成，将人工主动脉瓣缝合至主动脉瓣环。心包用于主动脉瓣环内侧的重建，将主动脉瓣缝合到上述修补区域[13,19]。另外一个选择是在相应的解剖位置行同种异体主动脉瓣根部移植，将同种异体主动脉瓣二尖瓣纤维延续缝合到人工二尖瓣上。

结果

自身二尖瓣感染心内膜炎

对于 NVE 的患者，二尖瓣修复要比换瓣更可取，修复有较低的院内死亡率和较高的远期生存率（图 43-5）。笔者对 146 例外科手术治疗的 NVE 患者进行统计，行二尖瓣修复的患者与行换瓣的患者相比有较低的死亡率（p = 0.008）和较高的远期生存率（p = 0.05）[43]。近期的报告表明，瓣膜成形术对二尖瓣心内膜炎的治疗效果非常显著，死亡率低至 0 ~ 9%[40~43,52]。对于无感染的患者，二尖瓣修复也比换瓣的生存率好很多，每年再感染率要低于 1%[43]。可能的原因是行二尖瓣修复手术在感染区域避免使用人工材料，并保留了左室的相关功能[43]。另外，换瓣组包含了其他的进行性发展的严重疾病。

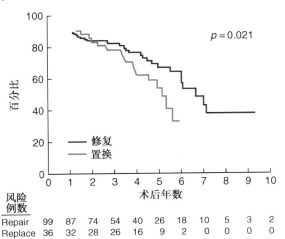

图 43-5　行二尖瓣置换或修补术的患者无事件生存率曲线

人工二尖瓣心内膜炎

PVE 与 NVE 相比有较高的手术相关死亡率[24,49,53,54]。尽管抗生素的治疗方案已大大改善，但仅靠内科治疗而不再次行手术的 PVE 患者预后仍很差，尤其对于有瓣环感染或术后早期心内膜炎的患者[13]。同种异体主动脉瓣移植的成功促使了应用同种异体二尖瓣治疗二尖瓣 PVE。这种观念似乎有传统的人工二尖瓣所没有的优势，但这还是在实验阶段。

对于所有的二尖瓣 PVE 的患者，术后长期的静脉抗生素治疗是必须的。多数活动性心内膜炎的患者术后至少要进行 6 周的抗生素治疗并行食管超声检查。与主动脉瓣心内膜炎相比，彻底切除病灶和引流二尖瓣后瓣环脓肿是非常困难的。对于真菌感染的心内膜炎患者，必须有 2 个月的静脉抗真菌治疗，其次是无限期的口服抗真菌药治疗。

参考文献

1. Moreillon P, Que YA: Infective endocarditis. *Lancet* 2004; 363:144.
2. Hoen B, Alla F, Selton-Suty C, et al: Changing profile of infective endocarditis: results of a 1-year survey in France. *JAMA* 2002; 288:75.
3. Bouza E, Menasalvas A, Munoz P, et al: Infective endocarditis—A prospective study at the end of the twentieth century: new predisposing conditions, new etiologic agents, and still a high mortality. *Medicine (Baltimore)* 2001; 80:298.
4. Fullerton D, Frederick LG: Prosthetic valve endocarditis, in Sellke FW, Del Nido P, Swanson SJ (eds): *Sabiston & Spencer Surgery of the Chest*, 6th ed. Duke University, Durham, NC, WB Saunders, 2004; p 1355.
5. Kouchoukos N, Blackstone E, Doty D, et al: Infective endocarditis. In Kouchoukos N, Blackstone E, Doty D, et al. (eds): *Cardiac Surgery*, 3rd ed. Missouri Baptist Medical Center, St. Louis, Churchill Livingstone, 2003: p 689.
6. McKinsey DS, Ratts TE, Bisno AL: Underlying cardiac lesions in adults with infective endocarditis. The changing spectrum. *Am J Med* 1987; 82:681.
7. Weinstein L, Schlesinger JJ: Pathoanatomic, pathophysiologic and clinical correlations in endocarditis (second of two parts). *NEJM* 1974; 291:1122.
8. Raanani E, David TE, Dellgren G, et al: Redo aortic root replacement: experience with 31 patients. *Ann Thorac Surg* 2001; 71:1460.
9. Cowgill LD, Addonizio VP, Hopeman AR, Harken AH: A practical approach to prosthetic valve endocarditis. *Ann Thorac Surg* 1987; 43:450.
10. Calderwood SB, Swinski LA, Waternaux CM, et al: Risk factors for the development of prosthetic valve endocarditis. *Circulation* 1985; 72:31.
11. Calderwood SB, Swinski LA, Karchmer AW, et al: Prosthetic valve endocarditis. Analysis of factors affecting outcome of therapy. *J Thorac Cardiovasc Surg* 1986; 92:776.
12. Ivert TS, Dismukes WE, Cobbs CG, et al: Prosthetic valve endocarditis. *Circulation* 1984; 69:223.
13. Lytle BW, Priest BP, Taylor PC, et al: Surgical treatment of prosthetic valve endocarditis. *J Thorac Cardiovasc Surg* 1996; 111:198.
14. Gordon SM, Serkey JM, Longworth DL, et al: Early onset prosthetic valve endocarditis: The Cleveland Clinic experience 1992-1997. *Ann Thorac Surg* 2000; 69:1388.
15. Agnihotri AK, McGiffin DC, Galbraith AJ, O'Brien MF: The prevalence of infective endocarditis after aortic valve replacement. *J Thorac Cardiovasc Surg* 1995; 110:1708.
16. Grover FL, Cohen DJ, Oprian C, et al: Determinants of the occurrence of and survival from prosthetic valve endocarditis. Experience of the Veterans Affairs Cooperative Study on Valvular Heart Disease. *J Thorac Cardiovasc Surg* 1994; 108:207.
17. Hammermeister KE, Sethi GK, Henderson WG, et al: A comparison of outcomes in men 11 years after heart-valve replacement with a mechanical valve or bioprosthesis. Veterans Affairs Cooperative Study on Valvular Heart Disease. *NEJM* 1993; 328:1289.

18. Lytle BW, Cosgrove DM, Taylor PC, et al: Primary isolated aortic valve replacement. Early and late results. *J Thorac Cardiovasc Surg* 1989; 97:675.

19. Lytle BW: Prosthetic valve endocarditis, in Vlessis AA, Bolling SF (eds): *Endocarditis: a Multidisciplinary Approach to Modern Treatment*. Armonk, NY, Futura Publishing, 1999; p 344.

20. Keys TF: Do patients with total joint replacements need antibiotics before dental work? *Cleve Clin J Med* 2003; 70:351.

21. Fang G, Keys TF, Gentry LO, et al: Prosthetic valve endocarditis resulting from nosocomial bacteremia. A prospective, multicenter study. *Ann Intern Med* 1993; 119:560.

22. Sabik JF, Lytle BW, Blackstone EH, et al: Aortic root replacement with cryopreserved allograft for prosthetic valve endocarditis. *Ann Thorac Surg* 2002; 74:650.

23. Berbari EF, Cockerill FR 3rd, Steckelberg JM: Infective endocarditis due to unusual or fastidious microorganisms. *Mayo Clin Proc* 1997; 72:532.

24. Miller DC: Predictors of outcome in patients with prosthetic valve endocarditis (PVE) and potential advantages of homograft aortic root replacement for prosthetic ascending aortic valve-graft infections. *J Card Surg* 1990; 5:53.

25. Birmingham GD, Rahko PS, Ballantyne F 3rd: Improved detection of infective endocarditis with transesophageal echocardiography. *Am Heart J* 1992; 123:774.

26. Daniel WG, Mugge A, Grote J, et al: Comparison of transthoracic and transesophageal echocardiography for detection of abnormalities of prosthetic and bioprosthetic valves in the mitral and aortic positions. *Am J Cardiol* 1993; 71:210.

27. Stein PD, Harken DE, Dexter L: The nature and prevention of prosthetic valve endocarditis. *Am Heart J* 1966; 71:393.

28. Gillinov AM, Shah RV, Curtis WE, et al: Valve replacement in patients with endocarditis and acute neurologic deficit. *Ann Thorac Surg* 1996; 61:1125.

29. Sandre RM, Shafran SD: Infective endocarditis: review of 135 cases over 9 years. *Clin Infect Dis* 1996; 22:276.

30. Durack DT, Lukes AS, Bright DK: New criteria for diagnosis of infective endocarditis: utilization of specific echocardiographic findings. Duke Endocarditis Service. *Am J Med* 1994; 96:200.

31. Okita Y, Franciosi G, Matsuki O, et al: Early and late results of aortic root replacement with antibiotic-sterilized aortic homograft. *J Thorac Cardiovasc Surg* 1988; 95:696.

32. Olaison L, Pettersson G: Current best practices and guidelines: indications for surgical intervention in infective endocarditis. *Infect Dis Clin North Am* 2002; 16:453.

33. Muehrcke DD, Lytle BW, Cosgrove DM 3rd: Surgical and long-term antifungal therapy for fungal prosthetic valve endocarditis. *Ann Thorac Surg* 1995; 60:538.

34. Ting W, Silverman N, Levitsky S: Valve replacement in patients with endocarditis and cerebral septic emboli. *Ann Thorac Surg* 1991; 51:18.

35. Davenport J, Hart RG: Prosthetic valve endocarditis 1976–1987. Antibiotics, anticoagulation, and stroke. *Stroke* 1990; 21:993.

36. Eishi K, Kawazoe K, Kuriyama Y, et al: Surgical management of infective endocarditis associated with cerebral complications. Multi-center retrospective study in Japan. *J Thorac Cardiovasc Surg* 1995; 110:1745.

37. Filsoufi F, Adams D: Surgical treatment of mitral valve endocarditis, in Edmunds LH, Cohn LH (eds): *Cardiac Surgery in the Adult*, 2nd ed. New York, McGraw-Hill Professional, 2003; p 987.

38. Gillinov AM, Diaz R, Blackstone EH, et al: Double valve endocarditis. *Ann Thorac Surg* 2001; 71:1874.

39. Buckberg GD: When is cardiac muscle damaged irreversibly? *J Thorac Cardiovasc Surg* 1986; 92:483.

40. Dreyfus G, Serraf A, Jebara VA, et al: Valve repair in acute endocarditis. *Ann Thorac Surg* 1990; 49:706.

41. Hendren WG, Morris AS, Rosenkranz ER, et al: Mitral valve repair for bacterial endocarditis. *J Thorac Cardiovasc Surg* 1992; 103:124.

42. Pagani FD, Monaghan HL, Deeb GM, Bolling SF: Mitral valve reconstruction for active and healed endocarditis. *Circulation* 1996; 94(9 Suppl): II133.

43. Muehrcke DD, Cosgrove DM 3rd, Lytle BW, et al: Is there an advantage to repairing infected mitral valves? *Ann Thorac Surg* 1997; 63:1718.

44. Sternik L, Zehr KJ, Orszulak TA, et al: The advantage of repair of mitral valve in acute endocarditis. *J Heart Valve Dis* 2002; 11:91.

45. Gardner TJ, Spray TL: *Operative Cardiac Surgery*, 5th ed. London, Arnold Publishers, 2004.

46. Byrne JG, Karavas AN, Adams DH, et al: The preferred approach for mitral valve surgery after CABG: right thoracotomy, hypothermia and avoidance of LIMA-LAD graft. *J Heart Valve Dis* 2001; 10:584.

47. Adams DH, Filsoufi F, Byrne JG, et al: Mitral valve repair in redo cardiac surgery. *J Card Surg* 2002; 17:40.

48. David TE, Feindel CM: Reconstruction of the mitral annulus. A ten-year experience. *J Thorac Cardiovasc Surg* 1995; 110:1323.

49. David TE; The surgical treatment of patients with prosthetic valve endocarditis. *Semin Thorac Cardiovasc Surg* 1995; 7:47.

50. Carpentier AF, Pellerin M, Fuzellier JF, Relland JY: Extensive calcification of the mitral valve annulus: pathology and surgical management. *J Thorac Cardiovasc Surg* 1996; 111:718.

51. Ruttmann E, Legit C, Poelzl G, et al: Mitral valve repair provides improved outcome over replacement in active infective endocarditis. *J Thorac Cardiovasc Surg* 2005; 130:765.

52. Zegdi R, Debieche M, Latremouille C, et al: Long-term results of mitral valve repair in active endocarditis. *Circulation* 2005; 111:2532.

53. Aranki SF, Adams DH, Rizzo RJ, et al: Determinants of early mortality and late survival in mitral valve endocarditis. *Circulation* 1995; 92(9 Suppl): II143.

54. Moon MR, Miller DC, Moore KA, et al: Treatment of endocarditis with valve replacement: the question of tissue versus mechanical prosthesis. *Ann Thorac Surg* 2001; 71:1164.

55. Perez-Vasquez A, Farinas MC, Garcia-Palomo JD, et al: Evaluation of the Duke criteria in 93 episodes of prosthetic valve endocarditis. *Arch Intern Med* 2000; 160:1185.

闫　鹏　杨克明　译

第 44 章

微创和机器人辅助二尖瓣手术

Eric J. Lehr,

Evelio Rodriguez,

W. Randolph Chitwood, *Jr*

简介

微创二尖瓣手术（MIMVS）并非特指一种单一的方法，而是一系列手术操作技术和新技巧的统称。主要包括视觉放大和系统改进以及灌注方法的改良，目的均为通过减少切口大小而使手术创伤最小化。Cohn 和 Cosgrove 与其他几名欧洲同事合作，首次对心肺转流技术进行改进，并且减小切口长度，显示微创瓣膜外科安全有效[1~3]。如今，使用主动脉内气囊阻断方法的 Port-Access 技术，也得到了迅速发展和推广[4]。尽管早期人们对 MIHVS 狂热，但由于手术存在不安全性和（或）不良的结果，大多数外科医生仍对小切口心脏手术表示怀疑和批评[5,6]。

尽管如此，随着优点很快显现，令人鼓舞的临床研究开始出现。与此同时，心肺灌注技术、心内显示技术、仪器设备以及机器人远程操控技术的改进都促使 MIHVS 变得更加有效和安全。

目前，对许多外科医生来说，无论是小切口换瓣或成形都成为了标准化的操作，患者也逐渐接受这一手术。基于对于二尖瓣反流机制理解的深入及外科技术的进步，二尖瓣病变的外科干预指征改变，越来越多的症状较轻的二尖瓣退行性变患者选择修补手术[7,8]。随着 MIMVS 进一步被广泛接受，短期及长期结果表明其效果与传统胸骨完全劈开相同。

微创二尖瓣外科的发展

为了进行理想的心脏瓣膜手术（表 44-1），外科医生必须通过胸壁小切口在有限的空间里操作，因此需要影像辅助和先进的仪器设备。尽管这一目标尚未达到，但 MIHVS 技术在视频辅助、视频指引及机器人方面始终在持续改进。目前，全内镜下二尖瓣修复仍有困难，同时机器人远程控制已经能为外科

医师提供近乎内镜的效果，但由于其学习曲线长，不便于广泛推广。视频辅助和视频指引的 MIMVS 更容易为大多数心脏外科医生所掌握。

表 44-1 理想的心脏瓣膜手术

小切口 内镜手术切口
中枢顺行灌注
触觉反馈
眼——脑——想象力
容易、安全的瓣膜入路
心内入路
易于到达瓣膜和瓣膜下
无器械冲突
最少的
心肺灌注
血制品的应用
机械通气和 ICU 监护
住院时间
相同或更好的质量
大于 80% 的瓣膜修复
再手术率小于 2%
死亡率低与 1.5%
手术路径通过计算机记忆
导航系统

微创心脏外科手术尚未有标准的命名。"微创"心脏外科的说法指的是切口的尺寸，避免了胸骨劈开，使用部分胸骨劈开或小切口开胸或节制使用体外循环。微创心脏外科的发展可以被认为类似于登山，从传统手术的"大本营"出发，向着更小损伤的目标循序渐进地发展（表44-2）。体现这种"登山"手术开始，不同水平层次的技术被逐渐掌握：小切口、直视手术（第一阶段），然后过渡到更复杂的视频辅助阶段（第二、三阶段），最终到完全内镜下机器人辅助瓣膜手术（第四阶段）。随着新技术和外科技巧的不断发展，许多成熟的外科医生已经在这条充满荆棘的探索道路上开辟出许多平坦之路。机器人手术的进步也使得越来越多的医生学习过程更为顺利并乐于选择机器人手术。

表 44-2　微创心脏外科级别的提升

第一阶段
直视手术，细小切口（10~12cm）
第二阶段
视频辅助手术，微小切口（4~6cm）
第三阶段
视频引导机器人辅助手术，小切口（1.2~4cm）
第四阶段
远程操控机器人手术
小切口（<1.2cm）

■ 第一阶段：直视手术

早期的 MIHVS 仅仅只能实现减小切口，几乎所有的手术都在直视下完成。1996 年报道第一例真正的微创主动脉瓣置换术[3,9]。当时，外科医生发现小切口入径也能为二尖瓣提供充足的显露。Arom，Cohn.，Cosgrove 和 Gundry 分别报道使用部分胸骨切口和胸骨旁切口瓣膜手术令人鼓舞的结果，死亡率低了 1%~3%[1,2,13,14]。Cosgrove 的前 50 例微创主动脉手术，灌注和阻断时间均与传统手术相近，手术死亡率为 2%。超过一半的患者在术后 5 天出院[2]。1997 年 Cohn 介绍 41 例微创主动脉瓣手术，并首次详细阐述这一手术的经济效益。

Stanford 小组在 1996 年应用主动脉内球囊阻断及灌注停搏液的 Port-Access 技术完成首例 MIMVS 手术[11,14-16]。随后，Leipzig 大学的外科医生报告 24 例使用胸部小切口及 Port-Access 技术的二尖瓣成形术。这一小组后来报道在其早期手术中逆行主动脉夹层及神经系统并发症发生率很高，其发生与医生对于新型导管应用经验较少有关[17]。1997 年初，Colvin 和 Galloway 进行 27 例直视下 Port-Access 辅助的二尖瓣成形术和置换术，只有 1 例死亡。所有病例都没有作主动脉切口，63% 的患者进行二尖瓣成形术，没有病例因为瓣周漏而行二次手术[18]。至 1998 年 12 月，Cosgrove 通过胸骨部分开口或胸骨旁切口施行了 250 例微创二尖瓣手术，无一例死亡[3]。这些早期 MIMVS 的成功，使当代微创手术走上了发展的快车道。

■ 第二阶段：直视/视频辅助手术

20 世纪 80 年代开始的内镜外科技术到了 20 世纪 90 年代已经成为普外科、泌尿外科、整形外科、妇产科手术的常规技术。这主要与内镜手术根治成功有关。另一方面，心脏外科的关键在于良好的止血和复杂的手术操作。只有四个角度的有限的视频技术和设备难以满足心脏手术所必须的精确性和灵活性，因此心脏外科医生是最迟探索这一领域的。

1996 年初，Carpentier 进行了首例视频辅助的二尖瓣修补手术，使用了胸部小切口，低温室颤下进行[19]。此后不久，我们完成了首例视频辅助二尖瓣手术，通过胸部小切口，使用经皮的主动脉阻断钳以及逆行灌注技术[20,21]。这一阻断技术以及视频显示技术有效简单而且经济，成为我们及其他几个中心二尖瓣手术的主要技术[17,22]。1997 年 Mohr 报告 51 例微创二尖瓣手术，使用了 Port-Access 技术，4cm 切口，而且首次使用 3D 成像技术[23]。该组中，3D 技术有助于辅助进行二尖瓣置换手术；而这些外科医生发现即使是简单的重建术也比胸骨劈开的心脏手术困难许多。几乎在同时，Loulmet 和 Carpentier 应用一种心内"微型摄像头"用于照明和显示瓣下结构；他们总结 2D 成像用于复杂修补手术的不足[24]，同时，我们小组报道了 31 例使用 2D 视频辅助成功进行二尖瓣手术。其中包括瓣叶四角切除，瓣膜滑动成形，腱索转移和人工腱索替换在内的复杂修复也能实施，并且初步结果令人鼓舞。

■ 第三阶段：视频引导手术

1997 年 Mohr 首次使用 Aesop 3000 声控摄像机器人（Intuitive Surgical，Tnc.，Mountainview，CA）通过小切口进行二尖瓣手术[23]。6 个月后，我们开始使用 Aesop 3000 进行视频辅助和视频引导下的微创二尖瓣修补术[26]。以后，我们继续使用这一设备进行大多数单独二尖瓣外科手术，包括再次手术。通过这一设备，外科医生能通过声音控制摄像机位置，排除翻译错误，操作者只需口头传送指令。摄像机可平滑运动，可控性强，很少需要清洗镜头。如今，只要需要，我们可以使用 Aesop 3000 进行超过 90% 的二尖瓣修补手术。目前这一设备已经停产，但其他的类似摄像设备亦可达到同样的效果。Mohr 首次称此方法为"独一无二的二尖瓣外科"，并且报告了 8 例使用这一"半机器人"技术成功完成二尖瓣修复术[23]。Vanermen 通过进一步完善技术方法使得全内镜下二尖瓣修补取得了极好的结果。在接近 1000 例二尖瓣手术中，他和他的同事们证明了经过一个艰难的学习曲线之后，应用长杆状器械的视频辅助瓣膜修复可以取得很好的结果[27,28]。

■ 第四阶段：机器人手术（计算机远程操控手术）

1998 年 6 月 Carpentier 和 Mohr 使用 da Vinci 外科系统完成了首例机器人二尖瓣手术[29,30]。2000 年 5 月，东卡罗莱纳大学小组进行了美国首例 da Vinci 二尖瓣修补[31]。这一系统能在狭小空间里提供远程和显微操作。外科医生在控制台通过操纵杆进行操作，控制插入胸腔的机械臂（图 44-1）。这一设备模拟人类手腕 X-Y-Z 轴的运动，可进行 7 个角度的操控。运动由两个关节产生，控制着斜度、偏移和旋转。除此以外，插入、旋转、抓力的指令也必须传送至机械臂[30,32]。Grossi 等使用部分符合人体工程学设计的 Zeus 系统进行了部分二尖瓣修补术[33]。Lange 等应用达芬奇系统在慕尼黑进行了首例完全内镜下二尖瓣修补术，仅存 1cm 长的切口[34]。Chitwood，Mohr 和 Smith 在二尖瓣机器人修复方面经验最为丰富，并以他们的经验证明了达芬奇机器人系统在二尖瓣修复甚至在复杂的双叶修复中都是有效的[32,35]。他们总计已成功完成了超过 1000 例的二尖瓣修复手术，目前常规采用仅 2～4cm 的小切口来完成手术操作。随着科技的进步，学习曲线无疑将更为平缓。至此，我们相信非开胸心脏手术能够被更多的外科医生所掌握。

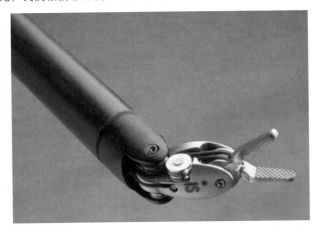

图 44-1　达芬奇微腕持针器械。该器械插入机器人后外科医生控制台控制

微创瓣膜手术的切口

在微创心脏外科领域，肌肉骨骼切口的类型和大小目前仍是讨论的核心议题。大量的改良胸骨部分劈开，胸骨旁及胸腔小切口均可用来进行心脏瓣膜手术。目前改良胸骨切口的报道最多[36~38]。尽管许多外科医生愿意使用部分胸骨劈开，但右侧胸部小切口提供了良好的直视显露条件和视频辅助二尖瓣手术（图 44-2A 和 B）。为了通过小切口并且从左心房进行二尖瓣直视手术，必须使用 4～6cm 通过腋前线的乳下切口。胸大肌和肋间肌被分离，从第四肋间进入胸腔，轻轻牵开肋骨，不需要切断肋骨。纽约大学小组已经成功使用这一切口，应用 Port-Access 技术、在直视下进行微创二尖瓣和三尖瓣修补和置换手术[39,40]。

小至 3～5cm 的切口，肋骨轻微牵开，用于视频辅助手术这种切口的大小要足以使人工瓣膜通过（图 44-3）。Vanerman 和 Mohr 进行视频辅助的二尖瓣手术常规使用 4cm 的切口，结果良好[41~43]。胸骨轻微牵开，保护肋间神经，手术中局部麻醉是减少手术后不适的关键。我们通常使用软组织拉钩而非肋骨牵开器来帮助显露。如使用双腔静脉插管引流，三尖瓣手术也可以通过这一切口完成。Murphy 和他的同事们则喜欢采用在机器人手术中更靠外侧的切口。

我们认为，微创的说法也包括显露心脏切口的大小。大多数二尖瓣手术需要大的心脏切口。为了主动脉、二尖瓣、三尖瓣，克利夫兰诊所的外科医生使用胸骨半劈开，并延长切口至第四肋间，直接主动脉弓、右心房插管[3,9]。为到达二尖瓣，扩大心房切口，从右心房穿过左心房顶，直至分开房间隔（图 44-4 A 和 B）。这一切口提供了良好的主动脉、二尖瓣、三尖瓣显露，可以进行置换或修补术。尽管间隔动脉被分开，但心房颤动的发生率与传统心房切口相同。Gundry 使用一种类似部分胸骨劈开，使用单房管，用于二尖瓣和主动脉瓣外科，显露类似于在上腔静脉和主动脉间打开房顶，不需进入右心房[14]。Cohn 则更多使用胸骨半劈开进行二尖瓣外科，经房间隔显露二尖瓣瓣叶[45]。Loulmet 和 Carpentier 使用胸骨中段"C"形切口胸骨部分劈开，经房间隔显露二尖瓣。所有这些切口在心包牵开良好的情况下其显露与普通直视下的显露效果一样。

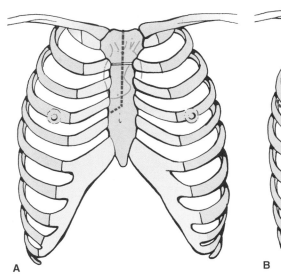
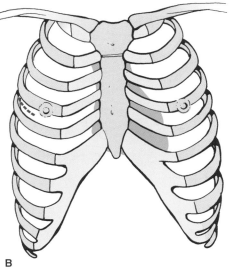

图 44-2　（A）胸骨部分劈开微创主动脉瓣和二尖瓣手术；（B）胸部切口，微创二尖瓣手术

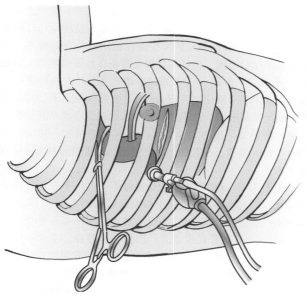

图 44-3 右侧胸部小切口和视频辅助。右侧胸壁小切口可以在内镜辅助下暴露并阻断主动脉。此种方法行二尖瓣手术只需要稍微牵开肋骨

灌注和心肌保护

MIMVS 过程中心肺灌注插管有多种方式。通过传统的改良灌注方法和新技术相结合，外科医生已经加速了微创瓣膜手术的发展。薄壁的动脉和静脉插管，经胸壁的主动脉插管，主动脉内气囊阻断，改良的主动脉阻断器械，经皮冠状静脉窦灌注导管和辅助静脉引流都促进了这类手术的发展。

另外也可采用股动脉插管进行动脉灌注，使用小号的带导芯的生物医用动脉导管（17F 或 21F）（图 44-5）。通过右侧腹股沟皮肤皱褶部分的 1.5cm 的横行切口来显露股动脉。请内科医生通过左侧腹股沟进行置管以避免血肿和瘢痕形成。然而，如果右侧腹股沟血管已经用来置管了，由于股-髂静脉系统插管更为便捷，多采用右侧股血管插管。原则上尽可能采用小游离的股动静脉并且不套带，虽然目前血肿形成已很少见了，但较少的解剖游离仍能够减少血肿形成。无论是静脉或动脉插管，在穿刺扩张器和插管前，采用经食管超声心动图的指引并确定导丝植入位置无疑是必要的。

在超过 1200 例病例中采用上述方法均获得了满意的流速和灌注压。仅有 2 例出现了主动脉逆行夹层，其中 1 例为二次手术病例。二尖瓣患者合并外周动脉粥样硬化或小的髂血管可能需要直接主动脉插管，可通过切口或经胸壁路径来实现。作为替代，右（在主动脉手术中）或左侧腋动脉插管也是可行的[46]。

静脉通路可以通过许多种方法建立。在 Brigham 女子医院，右心房插管直接通过手术切口插入，或通过另外的皮肤切口插入。Cosgrove 介绍一种小 23F 导管通过胸骨小切口直接插入右心房。Koernitz 和 Gundry 用一种扁平椭圆管插入右心房的方法以最大程度地增强切口显露[9,14]。辅助静脉引流已经成为这种技术的主要优势，因为它可以改善小管道的引流效果。在我们中心，我们应用生物-医用（Bio-Medicus）离心泵产生一个可变的负压静脉引流。相似的，使用带负压（< 40cmH_2O 的负压）的墙壁吸引和一个密闭回收袋或硬壳的心内血回收器，也可建立一个安全简单经济的辅助静脉引流系。15 ~ 17F 生物医学上腔静脉引流插管是由麻醉团队经右侧颈内静脉采用 Seldinger 技术放置的，其放置位置为上腔静脉-心包反折处（图 44-6）。此外，22 或 25F Cardinvations 公司导管（Johnson &Johnson, Inc., Sommerville, NJ），或 Biomedicus 公司的 21 或 23F 导管通过右侧股静脉在导引钢丝引导下插入右房。在这个过程中，经食管超声确认必不可少。

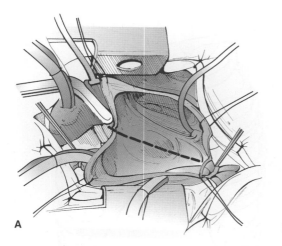
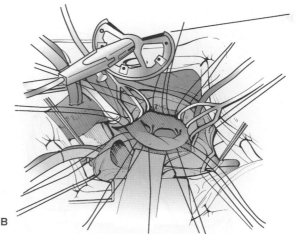

图 44-4 （A）部分胸骨劈开后得到一个延伸的心房切口，沿着右心房腹侧面伸长至左心房顶部，并且穿过左侧心房壁和房间隔，这一技术由 Cosgrove 医生推广；（B）通过部分胸骨劈开后延伸的左心房切口可以很好地暴露二尖瓣，在复杂手术修复的难度上类似于全胸骨劈开

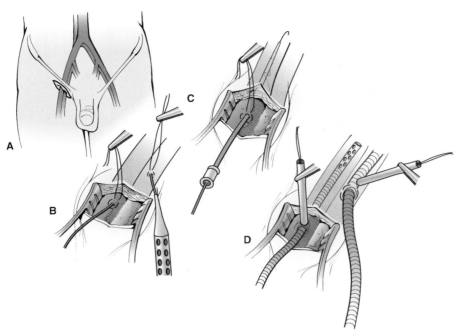

图 44-5　薄壁管道。（A）Blo- Medicus（Medtion ~ c lnc，Minneapolis，MN）公司的动脉灌注管；（B）Carpentier 2 阶梯静脉引流管道（Medtronic lnc，Mlnneapolls，MN）；（C，D）这些插管以 Seldinger 方法通过股动静脉置入

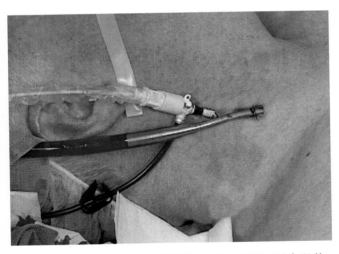

图 44-6　一个右侧颈内静脉导管（15 或 17F）联合股静脉-心房静脉引流实现双腔静脉引流。这一点尤其重要，因为在一个近乎闭合的胸壁上进行牵拉可能使腔静脉导管纠结在一起

　　MIHVS 使用的心肌保护技术类似于胸骨劈开的手术。因为心脏环境稳定的要求高于传统瓣膜手术，我们将温度降到 28℃。采用胸骨小切口或胸部小切口，逆行冠状静脉窦灌注管可直接插入右心房，由超声心脏来定位。也可采用经皮逆行灌注导管，术前通过超声定位从颈内静脉插入。尽管逆行心脏停搏似乎也可取，但考虑到均匀的心脏降温以及心脏停搏液的均匀分布，我们发现顺行心脏停搏更可取，更有效。当出现重度主动脉瓣关闭不全时，应在建立体外循环前就置入逆行灌注导管。主动脉阻断后，冷含血停搏液通过手术切口经主动脉根部的心脏停搏管兼主动脉排气管进行灌注。独立配置的长的 Medtronic 停搏液导管更有助于其在主动脉根部位置的固定。在视频辅助即机器人二尖瓣手术中，我们放置一个有弹性的吸

引管直接进入左心房及上肺静脉以保持手术视野显露的清晰。

　　对于胸骨部分劈开的二尖瓣手术，大多数外科医生通过切口使用标准的阻断钳进行主动脉阻断。Cosgrove 设计了特殊的有弹性把手的主动脉阻断钳用以扩大手术视野，减少阻断钳不小心弹开的可能（图 44-7）。对于胸部小切口二尖瓣手术，我们使用一种经皮穿过胸壁的主动脉阻断钳。这种阻断钳通过 4mm 切口插入右侧第 3 肋间。阻断钳后部的稳定齿通过横窦背部到达主动脉（图 44-3、44-8A 和 B）[47]。放置的时候必须注意防止损伤左心房顶和位于主动脉后的右肺动脉。这种阻断钳提供非常安全的主动脉阻断，避免主动脉损伤。我们偶尔也会将这种阻断钳反过来用，将移动齿经横窦放置于主动脉后面。对于主动脉短的患者，这种方式可以为停搏液灌注针的插入提供更长的空间，并使其在离开腔静脉-心房连接处时以弧形运动，改善房间隔腹面回缩，并避免与机器人手术左臂碰撞。但这种倒用阻断钳的方法在一定程度上增加了肺动脉损伤和主动脉阻断不全的风险，因此在放置时要注意观察清楚解剖情况。

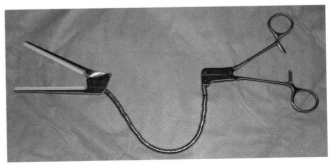

图 44-7　臂可以弯曲的主动脉阻断钳（V Muller 公司）。此钳可以在微创手术中通过有限的切口实现主动脉完全阻断

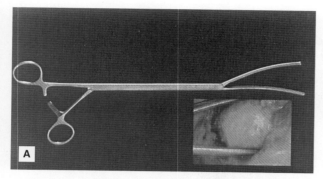

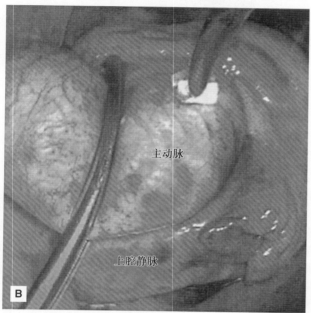

图 44-8　（A）穿越胸腔的 Chitwood 主动脉阻断钳。钳杆直径为 4mm，通过第三肋间隙插入（inset）。钳子的分叉穿过横窦，在直接或内镜下观察避免损伤右侧肺动脉，左心耳或左侧主要冠状动脉。可活动的分叉穿过腹侧至主动脉，远端至主肺动脉；（B）胸腔镜下观察主动脉钳。主动脉被完全压扁，同时可见一个顺行灌注心肌停搏液的针头，其所在位置就在右侧冠状动脉起始部的远端

Vanermen，Murphy，Colvin 和 Hargrove 始终坚持在微创和机器人二尖瓣手术中采用主动脉内气囊阻断[27,28,44,48]。主动脉内气囊阻断通常在逆行股动脉插管使用。阻断气囊应当在超声控制定位下放置，放置于升主动脉窦管以上（图 44-9）。完全阻断时，气囊压力通常在 400torr 左右，通过该导管的中央腔进行顺行心脏停搏液灌注。囊上移位向上可导致无名动脉阻塞，引起神经系统损伤，或气囊脱垂进入左心室引起心肌保护不良。因此必须持续进行心动超声图监测并对比两侧桡动脉的血压来防止气囊移位。当用以显露升主动脉的空间很有限时球囊阻断可能比经胸阻断更有优势。主动脉夹层是球囊阻断严重的并发症，但技术熟练之后，发生动脉夹层的风险明显减低。尽管如此，Reichenspurner 和他的同事们认为，二尖瓣手术中应用内置球囊的技术其死亡率，手术费用，手术/阻断时间均有增加[22]。

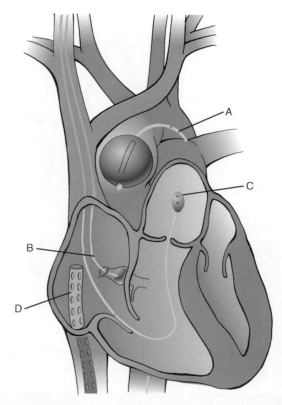

图 44-9　Port- Access 系统包括经股动脉—主动脉内气囊阻断，股静脉静脉血回流，经皮颈内静脉逆行冠状动脉窦灌注心肌停搏液和肺动脉引流

仔细进行心脏排气对于微创心脏外科来说特别重要。由于心尖不能被抬起，心尖排气较为困难。右侧胸部小切口，空气容易停留在室间隔部位和右肺静脉处。持续的二氧化碳吹入，能减少心脏内空气，因此在打开心腔之前就开始持续 CO_2 吹入。二氧化碳在血液中比空气更容易溶解，并且容易被代谢。我们在主动脉阻断钳开放前对胸腔进行持续二氧化碳灌注（4～5 升/分），持续吹入，使肺静脉排气，缝闭心房切口，开放升主动脉后，吸引器在主动脉根部持续吸引，心跳前我们可压迫右冠开口。心脏跳动后对于非粥样硬化的主动脉，可再轻地夹上一把阻断钳以排除剩余气体。持续食管超声心动图监测是必须的，可用来监测停机前排气是否充分。我们发现经胸心房拉钩可能使主动脉根部形态改变，并导致该处气体残留。机器人手术拉钩可减少这样问题的出现。而且，在顺行灌注期间减少牵拉还可以减少主动脉瓣的反流及加强心肌保护。

■ 术前二尖瓣修复设计

外科医生，内科医生和（或）麻醉科医生对于二尖瓣病理改变的综合评估与了解是二尖瓣修复成功的基础。高质量的术中经食管超声（TEE）、3D 成像已成为二尖瓣修复手术的重要辅助手段并且在标测二尖瓣脱垂时较 2D TEE 更加准确[50]；我们现在几乎完全依靠 TEE 成像来进行修复设计。我们通过 TEE 来测量瓣叶的每个部分，尤其注意二尖瓣与主动脉瓣环平面之间的成角（图 44-10），C-间隔距离（即主动脉瓣叶附着处室间隔与二尖瓣叶对合点之间的距离），室间隔厚度，以使潜在的二尖瓣前叶收缩期前向运动（SAM）最小化。我们依赖 TEE 的测量构建了一个二尖瓣形态模拟图，用以确定二尖

瓣成形环的尺寸并规划手术方案（图44-11）。术中通过打水实验以确定超声所见，但有时我们仍选择对瓣膜进行直接测量（图44-12）。

■ 二尖瓣的显露

胸骨部分切开切口时，通过由 Cosgrove 和 Cohn 分别提出的左右房联合切口或房间隔切口，二尖瓣可获得良好的显露（见图44-2A、44-4A 和 B），通过这些切口置入手持牵开器可以使瓣膜显露更方便。对于内镜或机器人二尖瓣修复，可应用一种经胸植入的固定叶片的牵开器，该牵开器通过与手术台相连的夹持器而被固定。与牵开器配套的叶片有不同尺寸可供选择，但是一旦牵开器放置成功之后，牵开器的调整就会受到了一定的限制。对于右侧小切口再次二尖瓣手术，可采用如图44-13 所示的手持心脏牵开器。这种牵开器能够适用于显露左房的各个部分及瓣下结构，而且还能够通过很深的胸腔来提供显露。

第二代及以后的达芬奇机器人系统装配了四支机械手臂可

用来动态操控左心房拉钩（图44-14），该手臂由左侧器械壁来控制。这个拉钩可通过改变叶片位置、长度、旋转和折叠来对二尖瓣提供不同的显露。该拉钩臂在男性患者通过第三肋间穿孔插入，在女性患者通过第四肋间穿孔插入，均从前内侧胸骨切口进入。

■ 机器人二尖瓣手术

对于视频辅助和机器人二尖瓣手术我们患者的体位如图44-15 所示，患者右臂侧的位置要便于通过腋中线放置阻断钳。一种奥巴斯的可以简单夹持于手术台的内镜辅助微创操作。通过视频辅助，外科医生在 2D 的术野应用长器械进行操作（图44-16）。打结和推结以及缝线剪断均应用特制的手持长柄器械进行操作（图44-17、图44-18）。

达芬奇手术操作系统由三部分组成：医生操纵台、设备台和电视架（图44-19A 和 B）[51]。该系统提供了心内情况的远程呈现以及灵巧的显微操作功能。手术器械台远离患者摆放，这

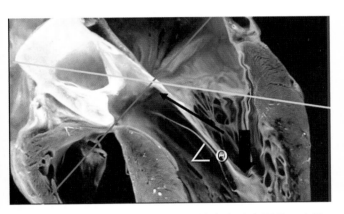

图44-10　二尖瓣与主动脉瓣平面的角度减小预示二尖瓣前叶收缩期前向运动的风险增加

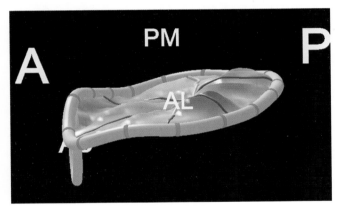

图44-11　采用术中三维 TEE 构建的局部解剖图。每个瓣膜都进行测量，C-间隔距离（室间隔上主动脉瓣叶连接处与二尖瓣叶对合点之间的距离）和室间隔厚度均进行测量

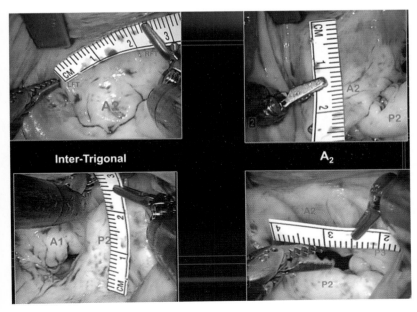

图44-12　术中打水实验来验证超声所见，但偶尔，我们仍直接测量每个瓣叶的分段

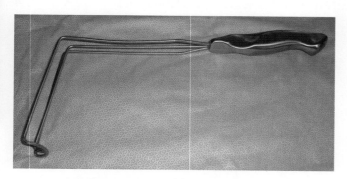

图 44-13 Chitwood 手持式左房拉钩

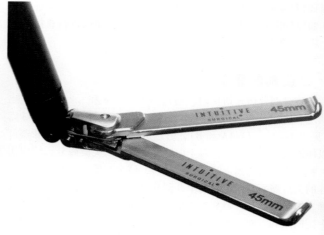

图 44-14 达芬奇系统的内镜手腕左房拉钩

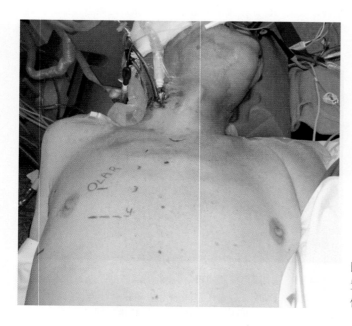

图 44-15 患者被置于半左侧卧位的体位。大部分患者的手臂最好置于同侧，一方面手臂需要休息，另一方面也为达芬奇机器手臂提供更多的空间。胸骨和肋间隙均进行标记

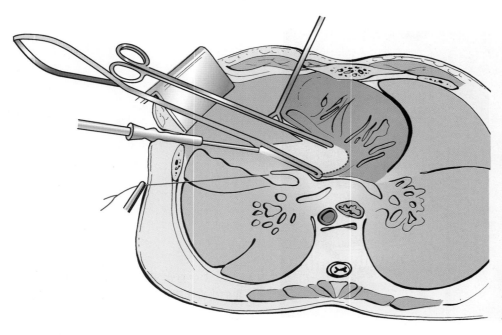

图 44-16 小切口右侧开胸二尖瓣手术。在二维的手术野中需要应用长手术器械进行操作

样能腾出空间让医生舒适地坐着手术，放松双臂并让头部最大限度地置于三维（3-D）视野内。2009 年 4 月问世的 da Vinci SI surgical system 实现了双操作台，使两位外科医生可以同时进行外科操作或其中一台作为学习机。手术器械通过 8mm 的切口伸到心脏手术区域，摄像头则通过作为缝合操作及人工瓣膜通路的另外切口插入（图 44-20A）。医生手指及手腕的运动被记录在电脑记忆库中，然后传递到器械台，同步操作手术器械。腕状器械可以实现在组织上精确模仿外科医师的动作，通过运动控制和颤抖抑制，器械的灵巧性得到了更大的提高。这样既提高精确性又增进灵活性，使外科医生真

正做到"双手都很灵活"。抓持器能够调整操作位置以保持视野中最佳的人体工程学姿势。抓持器就像电脑鼠标，通过改变位置以控制电脑机械手的自由运动。SI 系统为外科医生提供了高分辨率（1080P）10 倍放大并可进行深度感知的 3D 影像。通过 3D 剔除术，术者可以集中精力进行精细操作，而不会像传统手术那样容易分散注意力。0 度和 30 度的电子内视镜在心脏内可以"上"视或"下"视，可以极好地直观显示胸廓内动脉、冠状动脉和二尖瓣组织。图 44-20B 示达达芬奇二尖瓣修补术时的手术野。电视辅助手术的灌注技术与较大的胸部小切口手术一样。

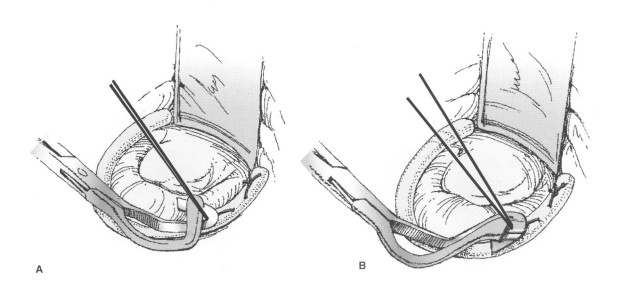

图 44-17　（A）推结器；（B）剪刀

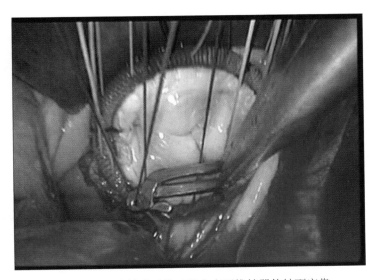

图 44-18　在瓣膜成形或瓣膜置换过程中应用推结器使结更牢靠

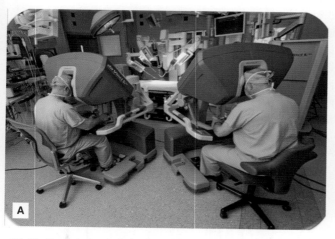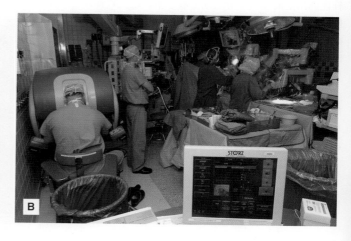

图 44-19　（A）达芬奇远程操作系统。操作台在前台，器械包在手术台上。可以看到手术医生和在患者侧的助手；（B）达芬奇机器人二尖瓣修复，外科医生距离患者大约3m远，器械包置于倾斜的患者的左侧，机械手臂进入右侧胸腔

应用达芬奇系统进行复杂二尖瓣修复

　　至今，许多外科医生都避免对双瓣叶缺陷进行修复。然而我们发现机器人远程操控手术基于其高分辨率3D放大以及其可以将腱索转移至瓣叶新的部位的特点很适合进行双瓣叶修复。在完成了50例早期的二尖瓣修复之后，我们小组开始进行了复杂瓣叶修复并开发出机器人二尖瓣手术中的一些新的辅助技术。图44-27～图44-28阐明了我们对简单和辅助二尖瓣修复的常规应用的一些方法。继发于腱索断裂或腱索冗余的后瓣叶脱垂的基础修复技术是改良的传统四边形切除技术。如图44-21所示，在脱垂后瓣叶中间的部位进行一个斜方形或三角形的切除。剩下的瓣环距离予

以闭合，可使得后瓣环的张力在可控范围内，尤其是当后瓣中的某一区明显大于另外区时。这种情况最常见于P2脱垂，而P1和P3发育不良。梯形切除后的底部小边用8号编织线（2-0 Cardioflon［Peter公司，巴黎法国］）闭合。我们通常通过减少P2大小的方法来保留瓣叶组织。当瓣叶前缘对合好了，腱索将有效地缩短。但在单独的前叶脱垂时，腱索可以被转移至后叶或将冗余腱索切除用PTEE人工腱索替换（图44-23A和B）。当二尖瓣后叶的任何部分放射状增高大于2cm或前瓣叶长度大于3cm，就会增加了二尖瓣收缩期前向运动的风险。这一情况尤其容易出现在增厚的室间隔导致主动脉流出道狭窄或主动脉与二尖瓣环平面间成相对锐角（>120度）时（见图44-10）。通常，收缩期前向运动可以通过切除脱垂部分后的滑动成形并降低后叶高度来避免（图44-24A到C）。

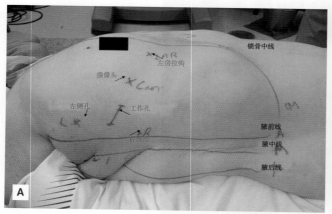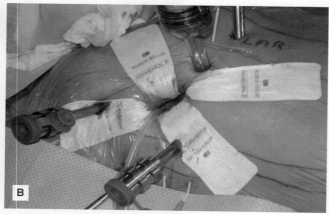

图 44-20　达芬奇二尖瓣手术设置（A和B）。（A）在乳房下皱着处做3～4cm切口，经第四肋间进胸，工作孔沿切口周围分布供左、右机械臂，心房拉钩和摄影机插入。停搏液通过切口或在摄影机切口上方进入。二氧化碳气流管通过后方到右臂工作孔，一个有弹性的吸引器通过切口置入并将血液吸引回心肺机

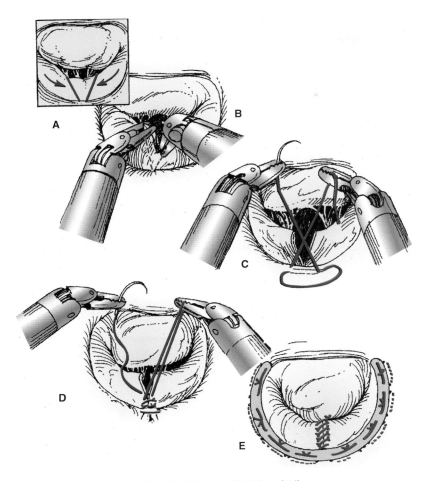

图 44-21　三角形或梯形切除冗余的 P2 段的中央部分

当出现 P2 节段增大合并腱索多发断裂或腱索冗余或出现瓣环严重钙化，瓣叶变薄，或 P1、P3 缺陷以至于无法成功修复时，传统的瓣叶切除会变得很复杂。此外，标准的修复技术通常使后叶制动，只剩下一个功能瓣叶。机器人 3D 影像技术及操作灵活性的提高增加了手术的精确性，并促进了 MR 新的修复技术的诞生。在 2006 年，我们介绍了"剪发"修复技术。首先确定脱垂的 P2 段腱索断裂和冗余情况（图 44-25A），测量后叶每段的高度。P2 段的两边分别与 P1，P3 段的裂隙缝合（4-0 Cardionyl；Peters，Surgical，Bobigny，France），将不完全的自然裂隙进行闭合。完成上述操作后也可以很大程度上减轻反流。接下来，剪下多余的 P2 段组织以达到和临近的 P1 和 P3 相同的高度，我们的目标是使后叶的整体高度小于 15mm。相当于将多余的 P2 段的长度像"剪发"一样剪掉。剩余的腱索连同一小片其锚定的瓣叶组织被保留下来再附着于剩余 P2 腱索的游离缘，保留瓣叶对合线（图 44-25C）。如果 P2 的全部腱索均需要切除，则前叶或后

叶的临近次级腱索可以转移过来。此外，还可以选择聚四氟乙烯人工腱索来替代。最后加用成形环完成修复（Cosgrove-Edwards；Edwards Lifesciences，Ivine，CA）（图 44-25D）。我们用 2-0 卡迪隆缝线（Peters Surgical，Paris，France）来植入成形环，该缝线有很好的操作性并且只需要打 4 个结，有利于缩短修复时间。图 25E 是完成修复后的照片[52]。

对于双叶脱垂的患者或 Balow 氏病的患者，从后叶切除下来的部分瓣叶移位至冗余的前叶并用 4-0 单丝线缝合。跟前面一样，带有腱索的后叶与前叶缝合在一起，后叶的"剧烈牵拉"作用很大程度上减少了前叶的反流。（图 44-26A 至 E）

至今，有近 600 例机器人二尖瓣修复手术均应用 Cosgrove-Edwards（Edwards Lifesciences，Inc.，Irvine，CA）成形环或 ATS 瓣膜成形带。我们应用如图 44-27A 所示的 2-0 线单针缝合或图 44-27B 和 C 及图 44-28 所示的 U 形夹来固定成形带。然而，当需要有较大张力的时候，例如较大范围瓣叶切除加瓣叶滑动成形时，缝线的压缩力看似能加固修复。

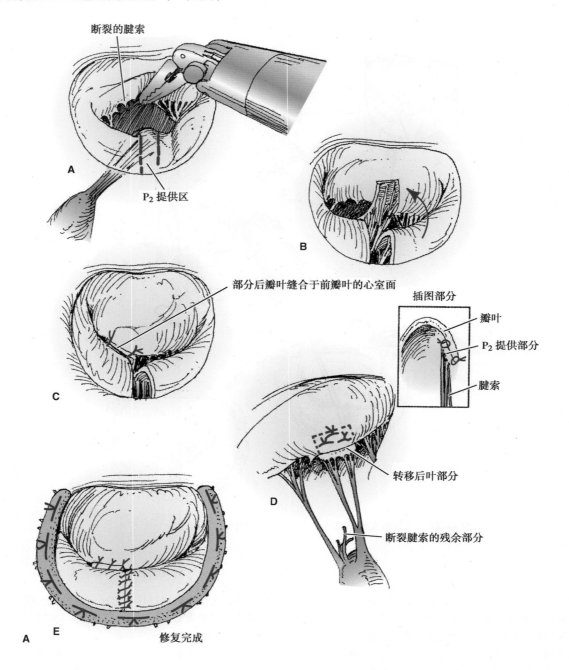

断裂的腱索

P₂ 提供区

部分后瓣叶缝合于前瓣叶的心室面

插图部分

瓣叶

P₂ 提供部分

腱索

转移后叶部分

断裂腱索的残余部分

修复完成

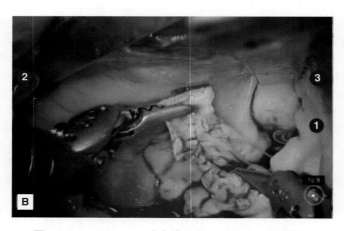

图 44-22 （A，B）治疗单独前叶脱垂时后叶腱索转移

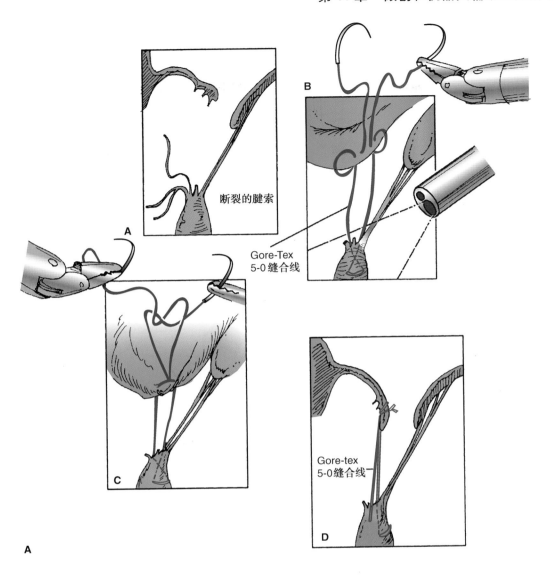

A

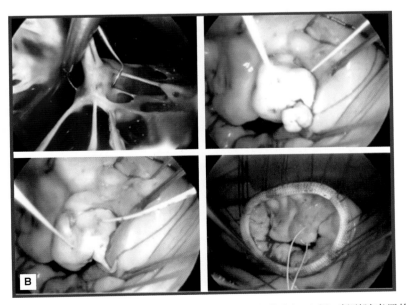

图 44-23 （A 和 B）Gore－Tex 腱索用以治疗瓣叶脱垂和（或）断裂腱索置换

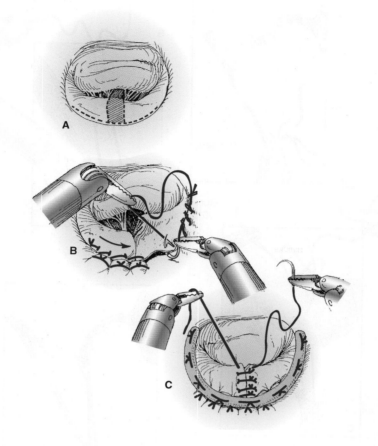

图 44-24   达芬奇二尖瓣修复。（A）通过机械臂微剪刀将后叶的 P2 部分切除；（B）瓣环缩小，完成滑动成形；（C）P1 和 P3 缝合到一起

微创二尖瓣外科现状

Cosgrove 和 Gundry 一直倡导胸骨小切口二尖瓣手术。他们认为胸骨小切口技术更容易被不同水平的外科医生掌握。通过这种切口可以进行复杂的置换术和修补术，并且尚未见到有关手术失败的报道。从 1995-2004 年早期，Cosgrove 和他的克利夫兰医疗小组应用直视、右侧胸骨旁切口或上段胸骨切口以及改进的灌注方法，实施了 2124 例微创二尖瓣手术，并与同期 1047 例标准的胸骨正中切口进行对比。早期他们注意到，由 Guiardon 最早提出并在克利夫兰医疗小组继续应用的心房扩大切开术可引起过多的心律失常，后来应用改良心房切开术后心律失常减少[53]。进行微创二尖瓣手术的患者中 85% 为退行性疾病，9% 为风湿性疾病。90% 应用标准技术进行了修复。在倾向匹配亚组的 590 例患者中，灌注和主动脉阻断时间平均为 85 分和 65 分，时间仅略长于经全胸骨切口手术。两组的死亡率均小于 1%，卒中、肾衰、心梗及感染方面均无差别。然而，小切口的患者纵隔引流更少，输血更少。此外，小切口手术组患者更多地在手术室内拔除气管插管，术后有更高的第一秒用力呼气量和更低的疼痛评分。小切口手术中转为胸骨全部劈开手术的比例为 1.9%[54]。

Cohn 和他的同事起初应用右侧胸骨旁小切口，现在更倾向于应用胸骨下端切口主动脉直接插管，真空辅助经皮股静脉引流，通过标准的左房切口来显露二尖瓣。1996 年至 2007 年他们共进行 707 例二尖瓣手术，其中最常见的是黏液退行性变（88%），包括 184 例前叶或双叶脱垂，风湿性疾病（3.5%），心内膜炎（3.1%）。病人 30 天死亡率为 0.4%，因出血所致二次手术率为 2%，卒中发生率为 1.7%，心肌梗死率为 0.7%，血管并发症为 4.4%。患者平均住院时间为 5 天，6.9% 的患者在出院前需要额外的康复治疗，2 年生存率为 83%，免于再手术率为 92%。晚期约 12% 患者出现二尖瓣反流。前叶脱垂和缺少成形环占全部手术失败患者的 65%[55]。

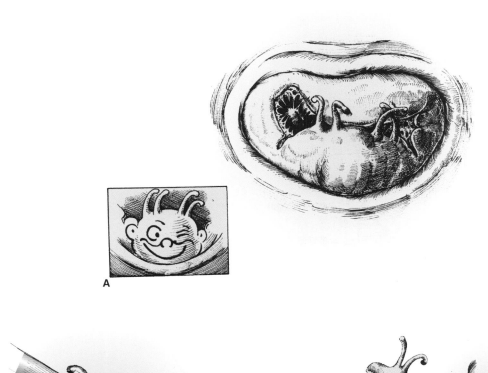

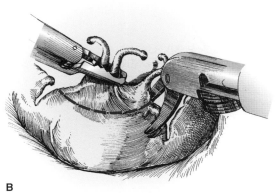

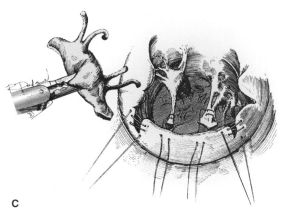

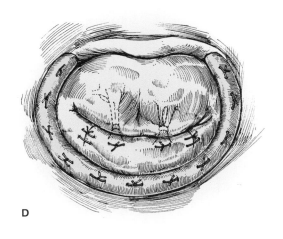

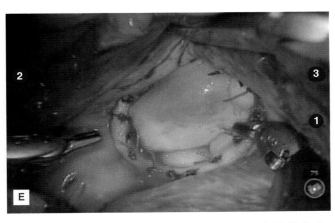

图 44-25　二尖瓣修复的"剪发"过程。（A）典型的 P2 段与两侧短而薄的 P1、P3 段连枷。插图提示为什么我们将其描述为"剪发"手术；（B）P2 被剪除至与 P1、P3 段相应的高度；（C）保留下来的后瓣叶腱索可以在与 P2 段游离缘缝合以便能将瓣叶拉入心室并提供瓣叶支持。如果不能保留足够的腱索，前叶或后叶的次级腱索也可用移植。将后叶裂缝合；（D）加用成形带完成修复；（E）完成修复

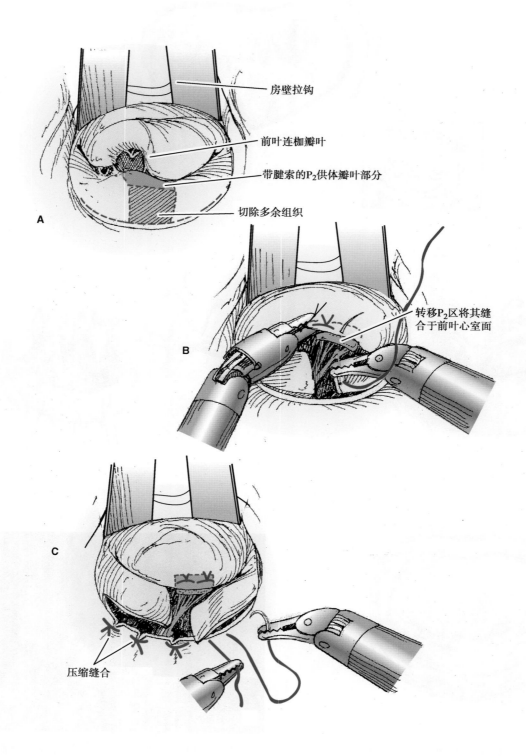

房壁拉钩

前叶连枷瓣叶

带腱索的P$_2$供体瓣叶部分

切除多余组织

A

转移P$_2$区将其缝合于前叶心室面

B

C

压缩缝合

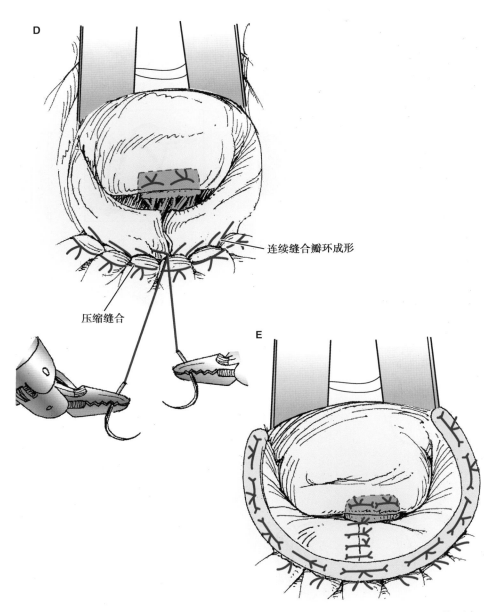

图 44-26　Barlow 氏病或双瓣叶修复。(A) 切除 P2 保持腱索附属物完整；(B) 接下来将这一部分转移至前叶；(C) 缝缩后瓣环；然后完成滑动成形；(D) 将 P1 和 P3 缝合在一起；(E) 完成修复

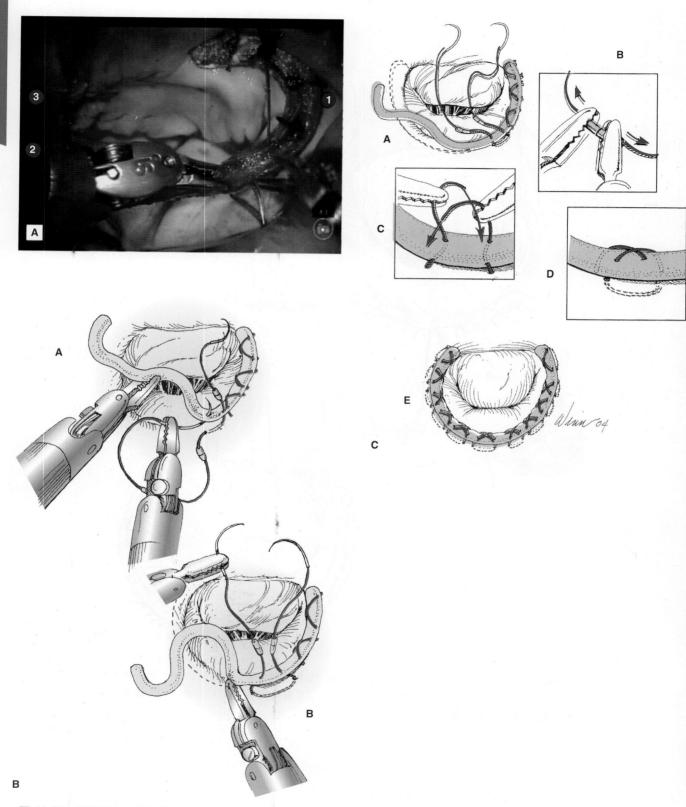

图 44-27　用单股 2-0 编织线缝合瓣膜成形带。（A）或用镍钛合金 U 夹固定；（B、C）用达芬奇系统

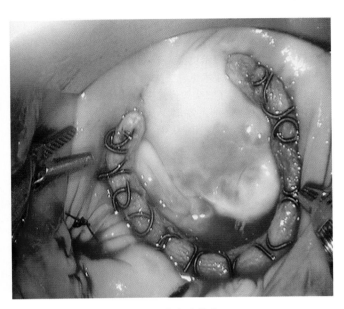

图 44-28　用 U 夹固定成形带完成修复

2002 年初期，Vanermen 报道了采用 port-access 技术非肋骨撑开的 187 例全内镜下二尖瓣修复。他应用 2D 内镜摄像头进行复杂瓣膜修复，术后随访 19 个月结果很好[41]。住院死亡率为 0.5%，仅 2 例因出血改为开胸手术。4 年免于再手术率为 95%，超过 90% 的患者术后轻微疼痛。尽管这个以及其他的研究报道都不是随机研究，但这一系列研究强烈提示二尖瓣手术已经进入了一个新时代，微创和视频技术促进了这些手术的发展。

2003 年，Vanermen 和其同事们报道了 306 例二尖瓣手术（226 例修复和 80 例瓣膜置换）的最新临床结果。6 例患者因外周插管并发症更改为正中开胸手术，30 天死亡率为 1%（n=3）。46% 的患者在 4 周内返回工作岗位，4 年免于再手术率为 91%。他们的结果仍就提示内镜下二尖瓣手术安全，结果良好[56]。

Mohr 及莱比锡大学的小组近期报道 1536 例行视频辅助二尖瓣手术治疗二尖瓣反流，他们采用外周灌注应用 Bretschneider 停搏液间隔 90~120 分钟灌注一次。修复成功率为 87.2%，中转为开胸手术率为 0.3%，30 天死亡率为 2.4%，5 年 Kaplan-Meier 生存率为 82.6%，5 年免于再手术率为 96.3%[57]。接下来，这一小组对照了进行复杂二尖瓣修复组和仅进行单纯后叶修复组的结果。他们认为前叶或双叶修复组在远期结果和再手术率与单纯后叶修复相似[58]。

东卡罗莱纳大学小组与 Hargove 共同报道了 1996 年至 2008 年间的 1178 例成功视频辅助二尖瓣手术[59]。起初，前叶病变和瓣环钙化被列为该术式禁忌证，但是，现在这类病例已经成为该术式的适应证。表 44-3 详述患者的选择标准。该术式的二、三尖瓣修补术包括四角切除术、滑动成形，腱索转移和 PTFE 人工腱索置换。二尖瓣修复和置换在这两个中心的死亡率各自为 2.1% 和 4.6%，但是单独二尖瓣修复仅 0.2%。阻断时间（100 分钟）和转机时间（142 分钟）仍比传统手术时间长。目前，我们中心的心脏阻断时间和转机时间已经分别降至 70 分钟和 100 分钟。心肌保护策略包括经胸阻断（48.7%），主动脉内球囊阻断（40.7%）和低温室颤（10.1%）。当应用主动脉内球囊阻断时，卒中和主动脉夹层

的发生率有增高趋势。有趣的是，在传统术式和 MIHVS 术式的患者中，在出血和输血方面均无差异。然而，后者的住院时间为 6 天而前者的住院时间为 8 天。在 1178 例患者中，有 19 例（1.6%）改为胸骨切口，23 例（2.0%）并发卒中，63 例（5.4%）因出血进行了二次开胸探查，9 例（0.8%）出现主动脉夹层。总计有 45.5% 的患者接受了血液制品的输送。97.1% 的二尖瓣修复手术患者术后复查经食管超声反流均为微量以下。我们之前报道过 14 例（4.3%）需要再次行二尖瓣手术的患者通过这种方法再次手术。我们对 71 例（31 例二尖瓣修复和 40 例二尖瓣置换）曾行冠脉搭桥或二尖瓣手术的患者进行手术，这些患者在电视辅助下再次手术，手术死亡率为 9.8%，另有 4 例患者因出血再次开胸探查，1 例卒中（1.4%）。在平均 732 天的随访中，仅 22 例（1.9%）患者需要再次手术，中期结果良好[60]。Hargove 相信小切口视频辅助二尖瓣手术是安全、有效、经济并较传统手术更容易让患者接受。上述全部研究的长期结果证实微创二尖瓣手术在心脏手术发展中已经占据了重要位置。

表 44-3　当前患者的选择：电视镜或电视辅助二尖瓣手术

禁忌证
二尖瓣环严重钙化
重度肺动脉高压，特别是右冠小者
严重周围血管粥样硬化
未经治疗的严重冠心病
右胸手术史
适应证
单纯二尖瓣疾病
再次手术的二尖瓣疾病
双瓣或前瓣病变
联合三尖瓣和二尖瓣手术
中度瓣环钙化
肥胖患者
老年患者

我们近期对 43 篇文章荟萃分析对比了微创二尖瓣手术与传统开胸，确认 1998-2005 年间适宜分析的 10 篇文献，其中包括 1358 例微创患者和 1469 例传统开胸手术患者。一篇文章是随机对照研究，其余的是病例对照研究。尽管主动脉阻断和心肺转流时间微创手术组更长，但在死亡率，卒中，因出血再次手术，新发房颤，ICU 滞留时间和住院时间方面无差异。免于再手术率为 91%~99%[61]。

纽约大学的 Grossi 及其同事报道了目前最长时间的微创二尖瓣手术结果。从 1996-2008 年，他们进行了 1071 例微创二尖瓣修复并与另外的 1601 例传统手术做对比。该小组应用 6~8cm 的小切口直视下手术。他们现在更倾向于应用直接主动脉

插管及外部阻断钳。静脉引流通过股静脉插管，心脏停搏液通过经右房插入导管经冠状窦灌注。大约 1/3 微创修复手术进行了前叶修复并且所有患者均接受了成形装置的置入。两组单独二尖瓣修复的总计围手术期死亡率为 1.3%，主要不良事件发生率无明显差异，长期结果与传统胸骨劈开相同。对于单独二尖瓣修复，8 年免于再手术和复发重度关闭不全率为 93%，免于所有瓣膜相关并发症率为 90%。他们的结果提示限制切口直接主动脉阻断的方法其结果与传统手术相近，并未增加病死率和患病率。同时，小切口术式具有输血少，住院时间短和更少感染并发症[62]。

右胸小切口手术为再次手术提供了很大的便利，该方法可减少再次开胸并减少了分离粘连，避免了损伤心内结构或通畅的桥血管，减少了术后出血量。Vanermen 报道了 80 例成人进行内镜下二尖瓣和三尖瓣再次手术，手术死亡率 3.8%。3 例发生了围手术期卒中，1 年和 4 年生存率为 93.6% 和 85.6%。近期的一项病例对照研究对比了通过正中开胸与右侧小切口开胸二次二尖瓣手术，两组在死亡率或灌注时间方面无差异，但在小切口组明显减少了插管时间，输血量和住院时间[60]。

机器人二尖瓣手术

2000 年 5 月，东卡罗莱纳大学小组报道了北美第一例应用达芬奇手术机器人系统进行二尖瓣修复。此后，我们进行了近 600 例二尖瓣修复。2000 年我们中心进行了第一个 FDA 组织的关于机器人手术安全性和有效性的临床试验，有 20 例患者入选[32]。瓣叶切除，滑动成形，腱索转移，人工腱索植入和瓣膜成形术均得以成功实施。这一初始的研究显示，尽管相对传统开胸二尖瓣，机器人手术时间更长，但结果相似。无器械相关并发症。术后平均住院时间为 4 天，术后 1 个月所有患者恢复正常活动。术后 3 个月复查超声心动图显示，所有患者反流量均为微量以下。

这些令人鼓舞的早期研究结果促进了 FDA 开始第二阶段多中心实验，该实验于 2002 年完成[35]。来自 10 个不同中心的 112 例患者进行了全部类型的瓣膜修复。术后 9 例（8%）患者有 2 级或以上的二尖瓣反流，6 例（5%）需要再次手术。尽管相对于患者总数来说，再次手术患者的数量看似较多，但这一数字在各中心均有分布，而且有些中心手术量不足 10 例，仍处于学习曲线的早期阶段。全组无死亡、卒中或器械相关并发症。这一结果促使 FDA 在 2002 年批准了达芬奇系统用于二尖瓣手术。

其他早期机器人辅助二尖瓣手术报道包括：

Tatooles 等报道了他们 25 例患者的经验，展示了极好的结果，无手术死亡，无器械相关并发症，无卒中或出血所致二次开胸。1 例患者术后 7 天出现一过性缺血发作。CPB 和阻断时间为（126.6±25.7）分钟和（87.7±20.9）分钟。84% 患者在手术室内拔管，8 例术后 24 小时内出院，平均住院时间 2.7 天。但是在这种激进政策的情况下，28% 的患者出现了再次入院并且有 2 例患者需要过段时间进行二尖瓣置换[64]。

Jones 等报道了 32 例来自一家社区医院机器人二尖瓣手术。他们还进行了 5 例同期手术（三尖瓣修复 n=3，MAZE 手术 n=2）。在这组病例中 2 例死亡，但均非器械相关并发症。并发症包括修复失败后再次手术（n=3），卒中（n=1），

腹股沟淋巴管囊肿（n=1）和肺动脉栓塞（n=1）[65]。

宾夕法尼亚州立大学 Woo 等人报告了医生非随机对照的手术经验。他的结果显示机器人手术患者的输血量和住院时间均明显短于常规开胸手术患者[66]。

Folliguet 等进行了二尖瓣修复采用机器人手术和传统开胸手术的配对研究了（两组各 25 人）。机器人手术组有更短的住院时间（7 天 VS 9 天 P=0.05），除此之外两组间无明显差异[67]。

近期的更大规模的报道还包括：

1. Murphy 等报道了 127 例应用机器人行二尖瓣手术的经验，其中 5 例中转为传统胸骨劈开手术，1 例经胸腔手术；127 例中，7 例患者行二尖瓣置换，114 例行二尖瓣修复。有 1 例院内死亡，1 例晚期死亡。2 例卒中，22 例出现心房颤动。31% 的患者需要输血液制品；2 例（1.7%）需要再次手术，98 例患者平均随访 8.4 个月，96.2% 的患者均无 1+ 以上的反流[44]。

2. 东卡罗莱纳大学报道了自 2000 年 5 月到 2006 年 11 月 300 例机器人二尖瓣手术结果。患者平均年龄 57 岁，36% 为女性，CPB 时间为 159 分，主动脉阻断时间 122 分。修复方式包括四角切除、滑动成形、腱索转移、腱索缩短、新腱索植入、缘对缘修复和瓣环成形术。超声和生存随访率分别为 93% 和 100%[68]。2 例（0.7%）术后 30 天内死亡，6 例（2.0%）晚期死亡。没有中转为常规开胸或需要行瓣膜置换。术后即刻超声二尖瓣反流结果如下：无/微量 294 例（98%），轻度反流 3 例（1.0%）；中度 3 例（1.0%）；重度为 0。并发症包括 2 例卒中（0.7%），2 例短暂缺血发作，3 例（1.0%）心梗，7 例（5.3%）因出血再次手术。超声随访二尖瓣反流程度：无/微量 192 例（68.8%），轻度反流 66 例（23.6%）；中度 15 例（5.4%）；重度为 6（2.2%）例。其中 66 例患者因前叶或双叶脱垂进行了前瓣或双叶复杂修复。在这一亚组中，90% 的患者术后二尖瓣为中量以下反流，5 年免于再手术率接近 90%[69]。

我们还应用达芬奇系统进行二尖瓣置换和二尖瓣修复同期房颤消融手术[70]。随着机器人手术不断的深入，手术时间在不断缩短。此外，借助达芬奇系统提供的增强视频和精确性使我们能进行复杂的瓣膜修复。

微创心脏瓣膜手术：结论

过去的二十年，心脏病的治疗对于心外科医师、心内科医师以及患者均发生了很大的转变。事实上，STS 的资料显示目前 11.3% 的单独二尖瓣修复是在机器人辅助下完成的。高达 20% 的外科医生采用微创手段来进行二尖瓣修复。然而，无论采用哪种手段，目前二尖瓣需要修复而得以修复的患者还不到 60%。更微创的二尖瓣修复要求更高，但新技术证明其安全性，有效性和持久性仍是必须的。证据显示微创二尖瓣手术与传统开胸的方法具有同样的死亡率和神经系统并发症的发生率，同时其体外循环时间及阻断时间要长于后者，但微创手术方法较传统手术方式降低了因出血而再次开胸的发生率，住院时间更短，疼痛更轻，恢复到术前功能状态所需时间更短。这些结果可以改善和加强对有限医疗资源的利用。在已近 7 年的随访结果显示微创手术的远期结果与传统手术相似。微创技术

应用于二次心脏手术的相关资料不是很多，但仍显示较传统二次手术方式可以减少出血，减少输血，和康复更快。几乎所有二次手术接受微创技术的患者都认为自己较前次手术恢复的更快并且疼痛更轻。

微创心脏手术被更广泛的接受，尽管外科理论水平、患者情况和外科医生的技术在各个中心不尽相同，但是现状仍是令人乐观的。我们的终极目标是进行安全的全内镜下手术。为更好的施行手术，外科医生和工程师需要进一步努力使电脑能够直接指挥手术器械。当前，直视、电视镜和机器人微创手术的成功开发已经证实各种手术方法的改进将更加迅速，尽管实现途径各异。

患者的需求、技术的进步和外科医生的技能将会促进这种变化。而且在这些发展进步中，我们必须与心脏病学同仁密切合作，这是一个发展进步的过程，对此不能存在丝毫的怀疑。我们也不能过分保守。长期以来传统的瓣膜手术已经相当成熟，死亡率和并发症的发生率一直在逐步下降，目前仍是结果的金标准，瓣膜疾病的微创手术，不能以降低手术质量或缩短瓣膜和/或患者预期寿命为代价。尽管如此，患者还是乐于选择更微创的术式。

参考文献

1. Cohn LH, Adams DH, Couper GS, Bichell DP: Minimally invasive aortic valve replacement. *Semin Thorac Cardiovasc Surg* 1997; 9:331-336.
2. Cosgrove DM, III, Sabik JF: Minimally invasive approach for aortic valve operations. *Ann Thorac Surg* 1996; 62:596-597.
3. Cosgrove DM, III, Sabik JF, Navia JL: Minimally invasive valve operations. *Ann Thorac Surg* 1998; 65:1535-1538.
4. Falk V, Walther T, Diegeler A, Wendler R, Autschbach R, et al: Echocardiographic monitoring of minimally invasive mitral valve surgery using an endoaortic clamp. *J Heart Valve Dis* 1996; 5:630-637.
5. Baldwin JC: Editorial (con) re minimally invasive port-access mitral valve surgery. *J Thorac Cardiovasc Surg* 1998; 115:563-564.
6. Cooley DA: Antagonist's view of minimally invasive heart valve surgery. *J Card Surg* 2000; 15:3-5.
7. Enriquez-Sarano M, Avierinos JF, Messika-Zeitoun D, Detaint D: Quantitative determinants of the outcome of asymptomatic mitral regurgitation. *NEJM* 2005; 352:875-883.
8. Tribouilloy CM, Enriquez-Sarano M, Schaff HV, Orszulak TA, Bailey KR, et al: Impact of preoperative symptoms on survival after surgical correction of organic mitral regurgitation: rationale for optimizing surgical indications. *Circulation* 1999; 99:400-405.
9. Konertz W, Waldenberger F, Schmutzler M, Ritter J, Liu J: Minimal access valve surgery through superior partial sternotomy: a preliminary study. *J Heart Valve Dis* 1996; 5:638-640.
10. Arom KV, Emery RW, Kshettry VR, Janey PA: Comparison between port-access and less invasive valve surgery. *Ann Thorac Surg* 1999; 68:1525-1528.
11. Cohn LH, Adams DH, Couper GS, Bichell DP, Rosborough DM, et al: Minimally invasive cardiac valve surgery improves patient satisfaction while reducing costs of cardiac valve replacement and repair. *Ann Surg* 1997; 226:421-426.
12. Navia JL, Cosgrove DM, III: Minimally invasive mitral valve operations. *Ann Thorac Surg* 1996; 62:1542-1544.
13. Arom KV, Emery RW: Minimally invasive mitral operations. *Ann Thorac Surg* 1997; 63:1219-1220.
14. Gundry SR, Shattuck OH, Razzouk AJ, del Rio MJ, Sardari FF, et al: Facile minimally invasive cardiac surgery via ministernotomy. *Ann Thorac Surg* 1998; 65:1100-1104.
15. Fann JI, Pompili MF, Burdon TA, Stevens JH, St Goar FG, et al: Minimally invasive mitral valve surgery. *Semin Thorac Cardiovasc Surg* 1997; 9:320-330.
16. Fann JI, Pompili MF, Stevens JH, Siegel LC, St Goar FG, et al: Port-access cardiac operations with cardioplegic arrest. *Ann Thorac Surg* 1997; 63:S35-S39.
17. Mohr FW, Falk V, Diegeler A, Walther T, van Son JA, Autschbach R: Minimally invasive port-access mitral valve surgery. *J Thorac Cardiovasc Surg* 1998; 115:567-574.
18. Spencer FC, Galloway AC, Grossi EA, Ribakove GH, Delianides J, et al: Recent developments and evolving techniques of mitral valve reconstruction. *Ann Thorac Surg* 1998; 65:307-313.
19. Carpentier A, Loulmet D, Carpentier A, Le Bret E, Haugades B, et al: Open heart operation under video surgery and minithoracotomy. First case (mitral valvuloplasty) operated with success. *C R Acad Sci III* 1996; 319:219-223.
20. Chitwood WR, Jr., Elbeery JR, Chapman WH, Moran JM, Lust RL, et al: Video-assisted minimally invasive mitral valve surgery: the "micro-mitral" operation. *J Thorac Cardiovasc Surg* 1997; 113:413-414.
21. Chitwood WR, Jr., Elbeery JR, Moran JF: Minimally invasive mitral valve repair using transthoracic aortic occlusion. *Ann Thorac Surg* 1997; 63:1477-1479.
22. Reichenspurner H, Detter C, Deuse T, Boehm DH, Treede H: Video and robotic-assisted minimally invasive mitral valve surgery: a comparison of the Port-Access and transthoracic clamp techniques. *Ann Thorac Surg* 2005; 79:485-490.
23. Falk V, Walther T, Autschbach R, Diegeler A, Battellini R: Robot-assisted minimally invasive solo mitral valve operation. *J Thorac Cardiovasc Surg* 1998; 115:470-471.
24. Loulmet DF, Carpentier A, Cho PW, Berrebi A, d'Attellis N, et al: Less invasive techniques for mitral valve surgery. *J Thorac Cardiovasc Surg* 1998; 115:772-779.
25. Chitwood WR, Jr., Wixon CL, Elbeery JR, Moran JF, Chapman WH, et al: Video-assisted minimally invasive mitral valve surgery. *J Thorac Cardiovasc Surg* 1997; 114:773-780.
26. Felger JE, Chitwood WR, Jr., Nifong LW, Holbert D: Evolution of mitral valve surgery: toward a totally endoscopic approach. *Ann Thorac Surg* 2001; 72:1203-1208.
27. Vanermen H, Farhat F, Wellens F, De Geest R, Degrieck I, et al: Minimally invasive video-assisted mitral valve surgery: from Port-Access towards a totally endoscopic procedure. *J Card Surg* 2000; 15:51-60.
28. Vanermen H, Wellens F, De Geest R, Degrieck I, Van Praet F: Video-assisted Port-Access mitral valve surgery: from debut to routine surgery. Will Trocar-Port-Access cardiac surgery ultimately lead to robotic cardiac surgery? *Semin Thorac Cardiovasc Surg* 1999; 11:223-234.
29. Carpentier A, Loulmet D, Aupecle B, Kieffer JP, Tournay D, et al: Computer assisted open heart surgery. First case operated on with success. *C R Acad Sci III* 1998; 321:437-442.
30. Mohr FW, Falk V, Diegeler A, Autschback R: Computer-enhanced coronary artery bypass surgery. *J Thorac Cardiovasc Surg* 1999; 117:1212-1214.
31. Chitwood WR, Jr., Nifong LW, Elbeery JE, Chapman WH, Albrecht R, et al: Robotic mitral valve repair: trapezoidal resection and prosthetic annuloplasty with the da Vinci surgical system. *J Thorac Cardiovasc Surg* 2000; 120:1171-1172.
32. Nifong LW, Chu VF, Bailey BM, Maziarz DM, Sorrell VL, et al: Robotic mitral valve repair: experience with the da Vinci system. *Ann Thorac Surg* 2003; 75:438-442.
33. Grossi EA, Lapietra A, Applebaum RM, Ribakove GH, Galloway AC, et al: Case report of robotic instrument-enhanced mitral valve surgery. *J Thorac Cardiovasc Surg* 2000; 120:1169-1171.
34. Mehmanesh H, Henze R, Lange R: Totally endoscopic mitral valve repair. *J Thorac Cardiovasc Surg* 2002; 123:96-97.
35. Nifong LW, Chitwood WR, Pappas PS, Smith CR, Argenziano M, et al: Robotic mitral valve surgery: a United States multicenter trial. *J Thorac Cardiovasc Surg* 2005; 129:1395-1404.
36. Gillinov AM, Banbury MK, Cosgrove DM: Hemisternotomy approach for aortic and mitral valve surgery. *J Card Surg* 2000; 15:15-20.
37. Gillinov AM, Cosgrove DM: Minimally invasive mitral valve surgery: mini-sternotomy with extended transseptal approach. *Semin Thorac Cardiovasc Surg* 1999; 11:206-211.
38. Byrne JG, Hsin MK, Adams DH, Aklog L, Aranki SF, et al: Minimally invasive direct access heart valve surgery. *J Card Surg* 2000; 15:21-34.
39. Grossi EA, Lapietra A, Ribakove GH, Delianides J, Esposito R, et al: Minimally invasive versus sternotomy approaches for mitral reconstruction: comparison of intermediate-term results. *J Thorac Cardiovasc Surg* 2001; 121:708-713.
40. Cosgrove DM, Gillinov AM: Partial sternotomy for mitral valve operations. In Cox JL, Sundt TM (eds): *Operative Techniques in Cardiac and Thoracic Surgery; a comparative Atlas.* Philadelphia, W.B. Saunders Co, 1998; p 62.
41. Casselman FP, Van Slycke S, Dom H, Lambrechts DL, Vermeulen Y, et al: Endoscopic mitral valve repair: feasible, reproducible, and durable. *J Thorac Cardiovasc Surg* 2003; 125:273-282.

42. Schroeyers P, Wellens F, De Geest R, Degrieck I, Van Praet F, et al: Minimally invasive video-assisted mitral valve surgery: our lessons after a 4-year experience. *Ann Thorac Surg* 2001; 72:S1050-S1054.

43. Mohr FW, Onnasch JF, Falk V, Walther T, Diegeler A, et al: The evolution of minimally invasive valve surgery---2 year experience. *Eur J Cardiothorac Surg* 1999; 15:233-238.

44. Murphy DA, Miller JS, Langford DA, Snyder AB: Endoscopic robotic mitral valve surgery. *J Thorac Cardiovasc Surg* 2006; 132:776-781.

45. Cohn LH: Minimally invasive valve surgery. *J Card Surg* 2001; 16: 260-265.

46. Bonatti J, Garcia J, Rehman A, Odonkor P, Haque R, et al: On-pump beating-heart with axillary artery perfusion: a solution for robotic totally endoscopic coronary artery bypass grafting? *Heart Surg Forum* 2009; 12: E131-E133.

47. Chitwood WR: Minimally invasive video-assisted mitral valve surgery using the Chitwood clamp. In: Cox JL, Sundt TM (eds): *Operative Techniques in Cardiac and Thoracic Surgery; a comparative Atlas.* Philadelphia, W.B. Saunders Co, 1998; p 1.

48. Colvin SB, Galloway AC, Ribakove G, Grossi EA, Zakow P, et al: Port-Access mitral valve surgery: summary of results. *J Card Surg* 1998; 13:286-289.

49. Grossi EA, Ribakove G, Schwartz DS, et al: Port-access approach for minimally invasive mitral valve surgery. In, Cox JL, Sundt TM (eds): *Operative Techniques in Cardiac and Thoracic Surgery: a comparative Atlas.* Philadelphia, W.B. Saunders Co, 1998; p 32.

50. La Canna G, Arendar I, Maisano F, Monaco F, Collu E, et al: Real-time three-dimensional transesophageal echocardiography for assessment of mitral valve functional anatomy in patients with prolapse-related regurgitation. *The American Journal of Cardiology* 2011 May; 107:1365-1374.

51. Chitwood WR, Nifong LW: Robotic assistance in cardiac surgery. In, Talamini MA (ed): *Problems in General Surgery.* Philadelphia, Lippincott Williams & Wilkins, 2001; p 9.

52. Chu MW, Gersch KA, Rodriguez E, Nifong LW, Chitwood WR, Jr: Robotic "haircut" mitral valve repair: posterior leaflet-plasty. *Ann Thorac Surg* 2008; 85:1460-1462.

53. Svensson LG: Minimally invasive surgery with a partial sternotomy "J" approach. *Semin Thorac Cardiovasc Surg* 2007; 19:299-303.

54. Svensson LG, Atik FA, Cosgrove DM, Blackstone EH, Rajeswaran J, et al: Minimally invasive versus conventional mitral valve surgery: a propensity-matched comparison. *J Thorac Cardiovasc Surg* 2009; 139:926-932.

55. McClure RS, Cohn LH, Wiegerinck E, Couper GS, Aranki SF, et al: Early and late outcomes in minimally invasive mitral valve repair: an eleven-year experience in 707 patients. *J Thorac Cardiovasc Surg* 2009; 137:70-75.

56. Casselman FP, Van Slycke S, Wellens F, De Geest R, Degrieck I, et al: Mitral valve surgery can now routinely be performed endoscopically. *Circulation* 2003; 108 Suppl 1:II48-II54.

57. Seeburger J, Borger MA, Falk V, Kuntze T, Czesla M, et al: Minimal invasive mitral valve repair for mitral regurgitation: results of 1339 consecutive patients. *Eur J Cardiothorac Surg* 2008; 34:760-765.

58. Seeburger J, Borger MA, Doll N, Walther T, Passage J, et al: Comparison of outcomes of minimally invasive mitral valve surgery for posterior, anterior and bileaflet prolapse. *Eur J Cardiothorac Surg* 2009; 36:532-538.

59. Modi P, Rodriguez E, Hargrove WC, III, Hassan A, Szeto WY, et al: Minimally invasive video-assisted mitral valve surgery: a 12-year, 2-center experience in 1178 patients. *J Thorac Cardiovasc Surg* 2009; 137:1481-1487.

60. Bolotin G, Kypson AP, Reade CC, Chu VF, Freund WL, Jr., et al: Should a video-assisted mini-thoracotomy be the approach of choice for reoperative mitral valve surgery? *J Heart Valve Dis* 2004; 13:155-158.

61. Modi P, Hassan A, Chitwood WR, Jr: Minimally invasive mitral valve surgery: a systematic review and meta-analysis. *Eur J Cardiothorac Surg* 2008; 34:943-952.

62. Galloway AC, Schwartz CF, Ribakove GH, Crooke GA, Gogoladze G, et al: A decade of minimally invasive mitral repair: long-term outcomes. *Ann Thorac Surg* 2009; 88:1180-1184.

63. Casselman FP, La Meir M, Jeanmart H, Mazzarro E, Coddens J, et al: Endoscopic mitral and tricuspid valve surgery after previous cardiac surgery. *Circulation* 2007; 116:I270-I275.

64. Tatooles AJ, Pappas PS, Gordon PJ, Slaughter MS: Minimally invasive mitral valve repair using the da Vinci robotic system. *Ann Thorac Surg* 2004; 77:1978-1982.

65. Jones BA, Krueger S, Howell D, Meinecke B, Dunn S: Robotic mitral valve repair: a community hospital experience. *Tex Heart Inst J* 2005; 32: 143-146.

66. Woo YJ, Nacke EA: Robotic minimally invasive mitral valve reconstruction yields less blood product transfusion and shorter length of stay. *Surgery* 2006; 140:263-267.

67. Folliguet T, Vanhuyse F, Constantino X, Realli M, Laborde F: Mitral valve repair robotic versus sternotomy. *Eur J Cardiothorac Surg* 2006; 29:362-366.

68. Chitwood WR, Jr., Rodriguez E, Chu MW, Hassan A, Ferguson TB, et al: Robotic mitral valve repairs in 300 patients: a single-center experience. *J Thorac Cardiovasc Surg* 2008; 136:436-441

69. Rodriguez E, Nifong LW, Chu MW, Wood W, Vos PW, et al: Robotic mitral valve repair for anterior leaflet and bileaflet prolapse. *Ann Thorac Surg* 2008; 85:438-444.

70. Reade CC, Johnson JO, Bolotin G, Freund WL, Jr., Jenkins NL, et al: Combining robotic mitral valve repair and microwave atrial fibrillation ablation: techniques and initial results. *Ann Thorac Surg* 2005; 79:480-484.

孔 博 杨克明 译

第 45 章

经皮二尖瓣修复

Michael J. Mack

经皮二尖瓣修复

过去十年，人们对经皮导管技术治疗瓣膜疾病报以很大的热情和兴趣[1-4]。尽管经导管治疗主动脉狭窄取得了很快的进展，但在经皮导管技术治疗二尖瓣关闭（MR）不全方面的进展仍相对滞后[5]。经导管主动脉狭窄的治疗成功归因于该疾病的病理生理改变相对单一，以及基于传统成像技术而成功开发的输送系统和治疗技术。但是在经皮二尖瓣修复领域，由于众多原因，进步并没有那样迅速。这些原因包括：MR 的病理生理改变复杂并且病因多样，而且成像困难以及输送系统复杂。上述的障碍使得导管 MR 修复被临床接受较预期晚。为了能够了解这种潜在的成功治疗手段，回顾 MR 的不同病理生理机制是很重要的。

二尖瓣关闭不全的病理生理

二尖瓣结构由两个瓣叶和一个连接角度不同但合成为整体的纤维环以及腱索和连接于左室壁的乳头肌所组成的瓣下结构所构成。二尖瓣关闭不全的原因包括从内源性瓣叶本身异常到功能性二尖瓣关闭不全（FMR）等一系列原因。在这里内源性瓣叶异常主要指瓣叶退行性变以及由瓣叶纤维弹性缺乏或少数包括 Barlow 综合征在内的结缔组织病所致的二尖瓣脱垂。FMR 是指：瓣膜解剖正常但受牵拉而延伸以及瓣环扩大[6]。尽管当内源性二尖瓣关闭不全患者在接受治疗时，起始原因为瓣叶疾病，但大多数患者均继发了瓣环扩大。大部分 MR 患者并没有瓣叶异常，即属于 FMR，FMR 不是原发性瓣叶病理改变，而是继发于心室扩张的改变。心室扩张导致左室心尖部乳头肌和侧壁乳头肌之间距离增大，导致瓣叶对合不良，而出现瓣叶解剖正常的瓣叶中心性反流[7]（图 45-1）。其起因与预后均不同于瓣叶本身疾病所致的 MR。尽管内源性二尖瓣关闭不全可以出现瓣环扩张，但这种瓣环扩张为继发性的。FMR 的

外科治疗是通过采用减少瓣环尺寸的瓣环成形术来恢复瓣叶的对合，这是 FMR 外科治疗基础。

经导管方式治疗二尖瓣关闭不全

经皮或经导管治疗二尖瓣关闭不全有许多精巧的装置与创造性的方法（表 45-1）。这些方法绝大部分都是在外科手术中发展起来并证实有效的。这样的例子包括缘对缘技术，瓣环重塑，人工腱索置入。然而，将上述技术应用于导管治疗手段的挑战和关键在于输送装置和成像技术。此外，全新的概念也已发展起来，包括用"二尖瓣间隔器"来增加瓣叶对合以及应用外部装置或能量源来重塑二尖瓣瓣环。尽管有些装置如 Evalve MitraClip（Abbott Vascular，Irvine，CA）已经可以用来治疗内源性以及功能性二尖瓣反流，但大多数装置设计只能用来治疗内源性或功能性二尖瓣反流的其中的一种，而这其中又以治疗 FMR 的居多，这一方面因为 FMR 临床患者数量大，另一方面也因为内源性 MR 的外科手术效果很好。这一章节回顾用来治疗退行性二尖瓣疾病的步骤和装置。

表 45-1　二尖瓣反流经导管修复观念

退行性变
缘对缘修复
人工腱索置入
功能性
缘对缘修复
冠状窦成形
直接瓣环成形
间接瓣环成形
心外瓣环成形
二尖瓣"分隔器"
二尖瓣置换

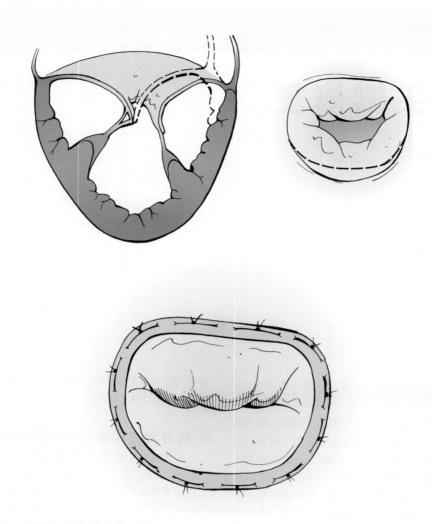

图 45-1　功能性二尖瓣反流的病理生理以及应用完整小号成形环纠正瓣叶对合不良

经皮二尖瓣退行性变的治疗技术

经皮缘对缘修复

目前已有两种基于 Alfieri 二尖瓣缘对缘技术而发展出来的器械。分别是 Evalve MitraClip 和 Mobius 二尖瓣叶修复系统（Edwards Lifesciences，Irvine，CA）（图 45-2）[9]。前者通过在二尖瓣前、后叶之间放置夹子而后者是基于缝合技术而开发的[10,11]。Mobius 装置曾在早期对 15 例患者进行了可行性试验，但因为其结果不佳并且输送和放置困难，这一装置没有进行进一步的研发。对这一装置的改良即应用人工腱索连接瓣叶游离缘目前正在研发中。

Evalve MitraClip 系统是基于导管技术而设计用来在跳动心脏中进行二尖瓣反流重建的装置。该装置包含一个二尖瓣夹（MitraClip）和一个可控导引的输送装置，该输送装置引导二尖瓣夹至二尖瓣叶游离缘，将二尖瓣两叶最临近部分夹在一起形成双孔二尖瓣（图 45-3）。该操作过程是患者在导管室内全身麻醉下经由股静脉完成。三维超声技术对这一技术有很大帮

助（图 45-4）。术后患者接受双重抗血小板治疗，通常术后第一天出院。

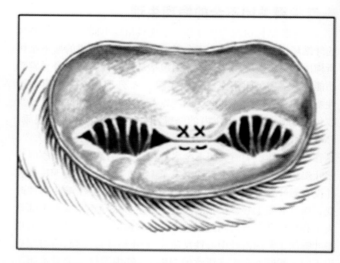

图 45-2　将二尖瓣两叶连接于一起，产生双孔瓣膜

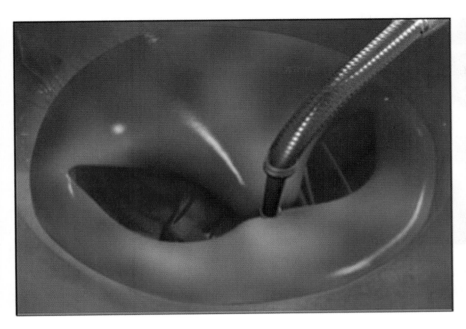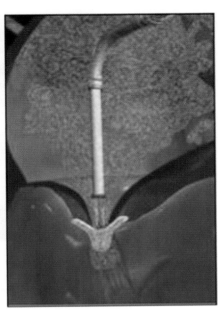

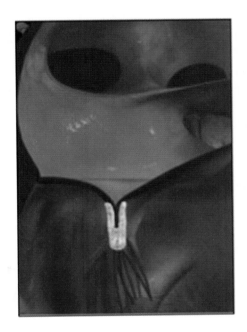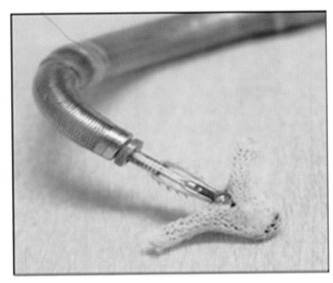

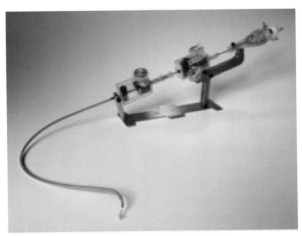

图 45-3　Evalve MitralClip 输送系统

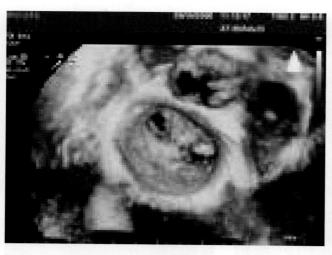

图 45-4　三维超声展示 Mitraclip 的位置

应用二尖瓣夹装置修复二尖瓣反流可以使患者免于开胸手术、体外循环和心脏停搏。而潜在风险包括心导管并发症及房间隔穿刺并发症。这一技术目前关注的焦点是其改善二尖瓣反流的效果不及外科手术。部分减轻二尖瓣关闭不全是否能逆转心室重构取得好的临床效果目前仍存在争议。另外，该技术还存在如果需要进行外科手术，二尖瓣夹可能影响手术操作的问题[12]。

在过去 7 年中已进行了众多 Evalve 二尖瓣夹临床测试。早在 2010 年，就有 1316 例患者入选了不同的临床试验和注册研究[13-15]。在最早进行的临床可行性试验（Evertest Ⅰ）中，共有 55 例患者入选结果体现了该装置的安全性和有效性。接下来欧洲注册研究入组了约 1000 例更高风险的新增患者，其中的大部分患者为 FMR（~80%）。关于这一系统的关键试验，Everest Ⅱ 试验，已于近期完成并得到结果[16]。这是一项多中心随机对照研究，通过对中度或重度二尖瓣关闭患者采用二尖瓣开放手术与应用 MitraClip 装置的效果进行对比来评价此装置的优劣。患者被随机以 2：1 的比例分别 MitralClip 装置组和开放二尖瓣手术组。全组入选 279 例患者，他们来自 37 家不同中心，其中 184 例患者应用了 MitralClip 装置而 95 例患者接受二尖瓣手术修复或置换。该实验有其特殊入选标准，包括将中或重度 MR 定义为 3 到 4+，反流束需起源于 A2 与 P2 区中间。重要的排除标准包括射血分数低于 25%，左室收缩末径大于 55mm，二尖瓣连枷部分不能大于 15mm，连枷部分的宽度不能大于 10mm。如果存在瓣叶牵拉，瓣叶对合深度大于 11mm 或垂直对合深度小于 2mm 的患者均予以排除。严重的二尖瓣瓣环、瓣叶钙化、A2 或 P₂ 存在严重的瓣叶裂、双瓣叶连枷或严重的双瓣叶脱垂均予以排除。

在这个随机对照试验中还设定了基于安全性与有效性的主要终点事件。主要安全性终点是分析基于器械组优于手术组的假设完成治疗的 30 天不良事件发生率。事先定义的主要不良事件包括：死亡、卒中、二尖瓣再次手术、急诊心血管手术、心梗、肾衰、伤口感染、通气时间延长、新发房颤和输血量大于等于 2 单位红细胞。30 天不良事件发生率在外科对照组为 65.7%，而在器械组为 9.6%，可观察到的绝对差异为 47.4%。尽管输血是外科治疗组安全终点事件的主要构成因素，在将输血因素剔除后，器械组仍然满足非劣效性假设。

主要有效性终点的设定是基于临床成功率。成功的定义是免于死亡、二尖瓣手术或再次手术，或 12 个月随访未出现大于 2+的反流。这也是一个完成治疗分析，但是是基于非劣性假设的。这一实验结果也满足了 12 个月随访治疗成功的非劣性假设。临床成功率在对照组为 87.8%，在器械组为 72.4%。绝对观察差为 15.4%，预设非劣效性检验界值，为 31%，满足非劣效性假设检验。

在这一实验中也体现出了患者获益，包括改善左室射血分数，改善 NYHA 心功能分析，改善生活质量。大部分患者在经过 MitraClip 治疗后仍能适合外科治疗。

这一器械的应用经验实验研究目前仍在进行中，直到最终结果公布前，仍将有患者入组，这一临床研究的结果将于 2010 年晚期提交食品和药品管理局专家评审组。目前入组的约 70% 患者是 FMR 患者，这与前期的临床研究相反，前期的研究中入选患者中仅有 20% 是 FMR。该装置在处理内源性或功能性二尖瓣疾病中的作用目前仍未完全明确[17]。

人工腱索瓣叶修复

经心尖人工腱索置入是另一种独特的修复瓣叶脱垂或连枷样二尖瓣的治疗方法。这一方法采用左侧开胸小切口在心尖部缝合包。装有红外线感应的输送装置抓住脱垂瓣叶的边缘。通过这一装置将缝线穿过脱垂瓣叶的边缘。穿过瓣叶边缘的缝线两端均从心尖部拉出来并固定于心外膜表面（图 45-5）。合适的腱索长度可在超声指引下调节，腱索可根据超声下血流喷射的颜色而将腱索延长或缩短。应用该装置的早期临床可行性测试目前正在欧洲进行，实验计划入选 30 例患者，目前已有 8 例入选。

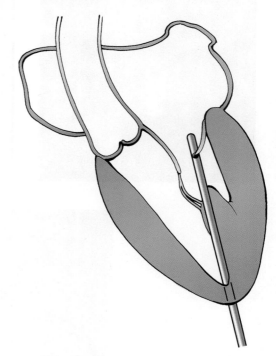

图 45-5　超声引导下经左室心尖放置人工腱索

■ 功能性二尖瓣反流

当外科治疗功能性二尖瓣反流时最常见的处理方法是应用

小号的、完整的硬质成形环来减少扩张瓣环的间隔侧直径。尽管 FMR 患者整个二尖瓣瓣环均扩张，扩张程度最大主要发生在后瓣环而瓣环直径增加程度最大是间隔侧直径（即前后径）[18,19]。外科修复的核心要素包括在心脏纤维三角区的中央纤维骨骼上放置一个完全性的成形环。在二尖瓣环心房侧或在瓣叶组织上放置成形环在减少瓣环直径的效果上要差一些。类似的，外科领域已经很好的证实部分性的后瓣环成形在减少瓣环直径和治疗二尖瓣反流中的作用要差一些[20-22]。间隔侧直径只需减少 5 ~ 8mm 就能重塑二尖瓣瓣叶对合并改善 MR。经导管治疗 FMR 就是基于上述理念通过减少间隔侧直径来重塑瓣环的。实现这一目标绝不缺乏天才的构想[23~28]（表 45-1）。有些装置利用冠状静脉窦与二尖瓣后瓣环的解剖关系。有些装置采用直接折叠后瓣环的方法。有些装置依靠左室或左房壁的收缩来降低间隔侧直径。

冠状静脉窦成形术

冠状静脉窦紧邻二尖瓣环后壁的这一解剖特点是重塑二尖瓣的很吸引人的切入点[29~33]（图 45-6）。由于其通过静脉径路易于实现，因此在早期受到追捧。然而，冠状静脉窦与二尖瓣瓣环解剖关系的变异使得其在减少瓣环直径的耐久性方面出现问题。尽管大多数冠状静脉窦与二尖瓣后瓣环紧密相邻，但其通常沿左房后壁二尖瓣环上方走行[34,35]。二尖瓣环与冠状静脉窦之间距离最小的地方是冠状静脉窦入口。间隔最远的地方，Miselli 经对 61 例心脏尸检的冠状静脉窦解剖研究证实，是在二尖瓣的后侧交界[36]。冠状静脉窦下缘与二尖瓣环 P2，P3 部分的平均距离为 9.7mm。需要注意的是对于存在重度 MR 的患者，冠状窦距离瓣环的距离要远远大于没有重度二尖瓣反流的患者。此外，要密切关注冠状动脉回旋支或其分支处于冠状窦与二尖瓣环之间的患者。有报道指出 80% 患者的冠状动脉回旋支或其大的分支处于冠状窦和二尖瓣环之间[37]（图 45-7）。

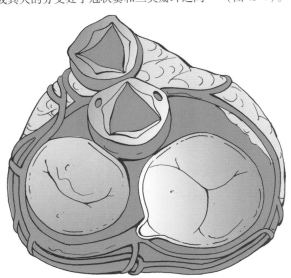

图 45-6　经冠状窦放置装置行二尖瓣后瓣环折叠

目前至少有 3 种器械可通过冠状窦放置而进行二尖瓣后瓣环成形[38~42]。在 Evolution 试验中，爱德华生命科学公司的 Monarc 装置已在 72 例 FMR 患者中临床应用，其中 59 例（82%）患者成功置入 1 年累计免于事件率为 81%，对 MR 有

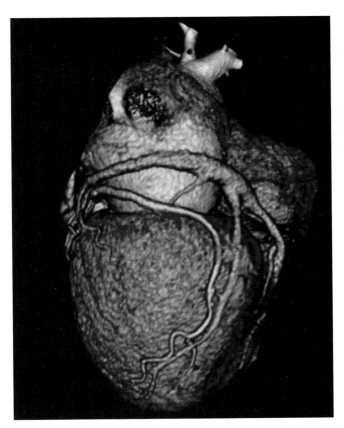

图 45-7　CT 重建显示冠状窦和二尖瓣环的位置关系。注意插入的回旋支动脉

轻度的改善。但在 30% 的患者中出现了冠状动脉压迫。第二个装置被称为心脏围度编钟系统是一个固定长度的器械，通过颈内静脉植入用来折叠冠状静脉窦。有 2 个实验，共 113 例 FMR 患者入选并进行尝试。置入成功率为 58%（66/113）[39,40]。主要终点是 30 天内主要不良事件，次要终点是 MR 的反流程度下降。主要不良事件发生率为 13%，4 个用来测量反流的指标中有 2 个出现下降。患者的 6 分钟步行实验有轻度改善。在 12% 的患者中出现了冠状动脉压迫。尽管研究人员称这一技术是成功的，但该文章编辑评论对上述结果认可度不高[39,40]。

第三个装置是 Viacor（Viacor, Inc., Wilingrninton, MA）PTMA 系统，该系统是结构上能弯曲改变直径的内钛合金支撑杆通过锁骨下静脉置入[41,42]。在 Prolemy 实验中，对 27 例 FMR 患者进行了实验，其中 13 例（48%）得以成功置入。

直接二尖瓣瓣环重塑

有一些装置已经被设计来进行直接二尖瓣折叠。Mitralign 系统（MittalignInc., Tewksbury, MA）通过主动脉瓣逆行放置于二尖瓣环的心室侧，进行基于缝合技术为基础的后瓣环成形。2 针缝线置于两个位置进行折叠 P1 - P2 和 P2 - P3（图 45-8）。GDS Accucinch 可以选择性地在二尖瓣后瓣环放置有张力的牵引线。另一种装置，ValtechCardioband（Valtech, Inc., Tel Aviv, Israel）将一个有张力的膜固定于二尖瓣后瓣环。在超声引导下调节张力带直到反流束消失。另外的系统还包括 Mitral Solutions（Fort Lauderdale, FL）Cordis DPA，和 MiCardia

可用来直接行二尖瓣瓣环折叠。

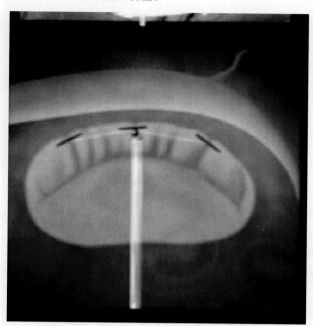

图 45-8　经皮经心室方式折叠二尖瓣后瓣环

另一种有趣的目前仍处于临床前验证阶段的装置称为QuanrumCor（QuanrumCor，Inc.，Lake Forest，CA）。这一想法是通过直接向二尖瓣后瓣环发出射频能量从而使瓣环皱缩。类似于通过射频能量来收缩二尖瓣瓣叶和（或）腱索[43]。

■ 间接二尖瓣瓣环成形

另外一个概念是间接瓣环成形。这一概念的基础是通过压缩心室或心房使二尖瓣瓣环收缩减少间隔侧直径进而减轻二尖瓣反流的程度[44~50]。有两种装置追随这一理念：i-Coapsys 用于心室，Ample Medical 用于心房但目前两种概念在进行了早期的人类可行性研究后被搁置了。

■ 其他概念

其他吸引人的概念还包括在心外放置折叠装置来压缩二尖瓣环前后径。该装置通过胸腔镜经心包的方法放置于房室沟而产生二尖瓣环的压迫。这些 C 型的装置已经动物实验验证并在同期开胸 CABG 的患者中进行了早期实验。

另外一种新颖的概念是在二尖瓣口放置一个"间隔器"假体（图 45-9）。这一概念是将一假体装置的尖端锚定于左心室。另一端在二尖瓣口填充反流空间。这种修复概念不是改善瓣叶对合而是通过瓣叶-装置-瓣叶对合来达到纠正反流的目的。

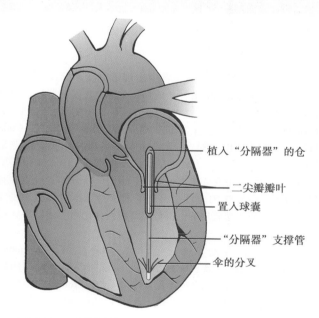

图 45-9　"分隔器"的放置将其锚定于左室心尖来填充对合不良的瓣叶的空隙

植入"分隔器"的仓

二尖瓣瓣叶

置入球囊

"分隔器"支撑管

伞的分叉

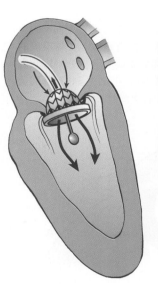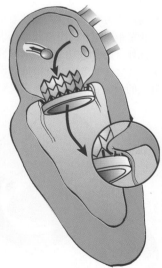

图 45-10　经皮二尖瓣置换

■ 经皮二尖瓣置换

现今最引人瞩目的经皮功能性二尖瓣反流的治疗概念是二尖瓣瓣膜置换（图 45-10）。外科瓣环成形治疗 FMR 的其中一个问题是随着左心室继续增大，二尖瓣继发再发反流。尽管无论是外科手术或是经皮治疗在术后早期可能完全纠正反流，但随着心室疾病的进展导致其进一步继续扩张，引起乳头肌牵拉和二尖瓣瓣叶牵拉，导致二尖瓣反流。二尖瓣置换而非修复的理念在理论上可以预防左室扩

张后二尖瓣反流的复发。保留二尖瓣叶及其瓣下结构的二尖瓣置换与二尖瓣瓣环成形目前国家心血管外科健康网络研究院正在进行的随机对照课题。

目前以开发出了名为 Endovalve（Endovalve，Inc.，Princeton，NJ）和 CardiQ（CardiQ，Inc.，Irvine，CA）的两种装置用以进行保留二尖瓣的瓣膜置换。两种装置均通过股静脉-房间隔途径在造影及超声引导下将输送系统放置于二尖瓣环。一个镍钛合金为底座的锚定系统用以固定瓣膜的位置。两种装置都在进行动物实验。目前仍存在一些问题，包括输送系统及锚定机制过于复杂以及如何将这些概念应用于临床领域。

总之，对于经皮治疗二尖瓣反流有许多独特并吸引人的观念。尽管在经导管治疗主动脉狭窄方面进步显著，但在二尖瓣关闭不全的治疗方面进展却慢得多。之所以如此主要原因有：瓣膜解剖结构复杂，病理改变多样，需要复杂的输送系统，早期临床应用成功率低以及外科治疗方面已很完善。另外，实验设计也存在问题，使其临床获益很难显现。然而，面对临床上的巨大需求使我们对这一技术取得进步充满期待。但是，必须承认在近期尚没有哪种装置可以对临床产生重要影响，我们可能还要等待一段较长的时间。

参考文献

1. Feldman T: Percutaneous mitral valve repair. *J Interv Cardiol* 2007; 20:488- 494.
2. Carabello BA: The current therapy for mitral regurgitation. *J Am Coll Cardiol* 2008; 52:319-326.
3. Mack M: Fool me once, shame on you; fool me twice, shame on me! A perspective on the emerging world of percutaneous heart valve therapy. *J Thorac Cardiovasc Surg* 2008; 136:816-819.
4. Masson JB, Webb JD: Percutaneous treatment of mitral regurgitation. *Circ Cardiovasc Interv* 2009; 2:140-146.
5. Mack M: Percutaneous treatment of mitral regurgitation: so near, yet so far! *J Thorac Cardiovasc Surg* 2008; 135:237-239.
6. Carpentier A: Cardiac valve surgery—the "French correction." *J Thorac Cardiovasc Surg* 1983; 86(3):323-337.
7. Bach DS, Bolling SF: Improvement following correction of secondary mitral regurgitation in end-stage cardiomyopathy with mitral annuloplasty. *Am J Cardiol* 1996; 78(8):966-969.
8. Fedak PW, McCarthy PM, Bonow RO: Evolving concepts and technologies in mitral valve repair. *Circulation* 2008; 117:963-974.
9. Alfieri O, Elefteriades JA, Chapolini RJ, et al: Novel suture device for beating heart mitral leaflet approximation. *Ann Thorac Surg* 2002; 74(5):14.
10. Feldman T, Wasserman HS, Herrmann HC, et al: Percutaneous mitral valve repair using the edge-to-edge technique: six-month results of the EVEREST Phase I Clinical Trial. *J Am Coll Cardiol* 2005; 46(11):2134-2140.
11. Herrmann HC, Rohatgi S, Wasserman HS, et al: Mitral valve hemodynamic effects of percutaneous edge-to-edge repair with the MitraClip device for mitral regurgitation. *Catheter Cardiovasc Interv* 2006; 68:821-828.
12. Dang NC, Aboodi MS, Sakaguchi T, et al: Surgical revision after percutaneous mitral valve repair with a clip: initial multicenter experience. *Ann Thorac Surg* 2005; 80(6):233.
13. Feldman T, Glower D: Patient selection for percutaneous mitral valve repair: insight from early clinical trial applications. *Nat Clin Pract Cardiovasc Med* 2008; 5:84-90.
14. Condado JA, Acquatella H, Rodriguez L, et al: Percutaneous edge-to-edge mitral valve repair: 2-year follow-up in the first human case. *Catheter Cardiovasc Interv* 2006; 67:323-325.
15. Tamburino C, Ussia GP: Percutaneous mitral valve repair with the MitraClip system: acute results from a real world setting. *Eur Heart J* 2010; 31(11):1382-1389.
16. Feldman T: Endovascular Valve Edge-to-Edge REpair Study (EVEREST II) randomized clinical trial: primary safety and efficacy endpoints. Presented at American College of Cardiology Annual Meeting, Atlanta, GA, March, 2010.
17. Vahanian A, Iung B: Edge to edge percutaneous mitral valve repair in mitral regurgitation: it can be done but should it be done? *Eur Heart J* 2010; 31(11):1301-1304.
18. Wu AH, Aaronson KD, Bolling SF, et al: Impact of mitral valve annuloplasty on mortality risk in patients with mitral regurgitation and left ventricular systolic dysfunction. *J Am Coll Cardiol* 2005; 45(3):381-387.
19. Acker MA, Bolling S, Shemin R, et al: Mitral valve surgery in heart failure: insights from the Acorn Clinical Trial. *J Thorac Cardiovasc Surg* 2006; 132(3):568-577, 577.e1-4.
20. Nguyen TC, Cheng A, Tibayan FA, et al: Septal-lateral annular cinching perturbs basal left ventricular transmural strains. *Eur J Cardiothorac Surg* 2007; 31(3):423-429.
21. Mihaljevic T, Lam BK, Rajeswaran J, et al: Impact of mitral valve annuloplasty combined with revascularization in patients with functional ischemic mitral regurgitation. *J Am Coll Cardiol* 2007; 49(22):2191-2201.
22. Ruiz CE, Kronzon I: The wishful thinking of indirect mitral annuloplasty: will it ever become a reality? *Circ Cardiovasc Intervent* 2009; 2:271-272.
23. Duffy SJ, Federman J, Farrington C, et al: Feasibility and short-term efficacy of percutaneous mitral annular reduction for the therapy of functional mitral regurgitation in patients with heart failure. *Catheter Cardiovasc Interv* 2006; 68:205-210.
24. Dubreuil O, Basmadjian A, Ducharme A, et al: Percutaneous mitral valve annuloplasty for ischemic mitral regurgitation: first in man experience with a temporary implant. *Catheter Cardiovasc Interv* 2007; 69(7):1053-1061.
25. Duffy SJ, Federman J, Farrington C, et al: Feasibility and short-term efficacy of percutaneous mitral annular reduction for the therapy of functional mitral regurgitation in patients with heart failure. *Catheter Cardiovasc Interv* 2006; 68:205-210.
26. Fukamachi K: Percutaneous and off-pump treatments for functional mitral regurgitation. *J Artif Organs* 2008; 11:12-18.
27. Kaye DM, Byrne M, Alferness C, Power J: Feasibility and short-term efficacy of percutaneous mitral annular reduction for the therapy of heart failure-induced mitral regurgitation. *Circulation* 2003; 108:1795-1797.
28. Mack MJ: Coronary sinus in the management of functional mitral regurgitation: the mother lode or fool's gold? *Circulation* 2006; 114:363-364.
29. Sorajja P, Nishimura RA, Thompson J, Zehr K: A novel method of percutaneous mitral valve repair for ischaemic mitral regurgitation. *J Am Coll Cardiol Intv* 2008; 1:663-672.
30. Tops LF, Kapadia SR, Tuzcu EM, et al: Percutaneous valve procedure: an update. *Curr Probl Cardiol* 2008; 33:409-458.
31. Sack S, Kahlert P, et al: Percutaneous transvenous mitral annuloplasty: initial human experience with a novel coronary sinus implant device. *Circ Cardiovasc Interv* 2009; 2:277-284.
32. Webb JG, Harnek J, Munt BI, et al: Percutaneous transvenous mitral annuloplasty: initial human experience with device implantation in the coronary sinus. *Circulation* 2006; 113(6):851-855.
33. Piazza N, Bonan R: Transcatheter mitral valve repair for functional mitral regurgitation: coronary sinus approach. *J Interv Cardiol* 2007; 20:495-508.
34. Tops LF, Van de Veire NR, Schuijf JD, et al: Noninvasive evaluation of coronary sinus anatomy and its relation to the mitral valve annulus: implications for percutaneous mitral annuloplasty. *Circulation* 2007; 115(11):1426-1432.
35. Lansac E, Di Centa I, Al Attar N, et al: Percutaneous mitral annuloplasty through the coronary sinus: an anatomic point of view. *J Thorac Cardiovasc Surg* 2008; 135:376-381.
36. Maselli D, Guarracino F, Chiaramonti F, et al: Percutaneous mitral annuloplasty: an anatomic study of human coronary sinus and its relation with mitral valve annulus and coronary arteries. *Circulation* 2006; 114(5):377-380.
37. Choure AJ, Garcia MJ, Hesse B, et al: In vivo analysis of the anatomical relationship of coronary sinus to mitral annulus and left circumflex coronary artery using cardiac multidetector computed tomography: implications for percutaneous coronary sinus mitral annuloplasty. *J Am Coll Cardiol* 2006; 48:1938-1945.
38. Siminiak T, Firek L, Jerzykowska O, et al: Percutaneous valve repair for mitral regurgitation using the Carillon Mitral Contour System. Description of the method and case report. *Kardiol Pol* 2007; 65(3):272-278 [discussion: 279].
39. Schofer J, Siminiak T, et al: Percutaneous mitral annuloplasty for functional mitral regurgitation: results of the CARILLON mitral annuloplasty device. *EU Study Circ* 2009; 120:326-333.
40. Bach DS: Functional mitral regurgitation and transcatheter mitral annuloplasty: The Carillon Mitral Annuloplasty Device European Union Study in perspective. *Circulation* 2009; 120:272-274.
41. Sack S, Kahlert P, et al: Percutaneous transvenous mitral annuloplasty: initial human experience with a novel coronary sinus implant device. *Circ Cardiovasc Intervent* 2009; 2:277-284.
42. Dubreuil O, Basmadjian A, Ducharme A, et al: Percutaneous mitral valve annuloplasty for ischemic mitral regurgitation: first in man experience with a temporary implant. *Catheter Cardiovasc Interv* 2007; 69(7):1053-1061.
43. Williams JL, Toyoda Y, Ota T, et al: Feasibility of myxomatous mitral valve repair using direct leaflet and chordal radiofrequency ablation. *J Interv Cardiol* 2008; 21(6):547-554.
44. Fukamachi K, Inoue M, Popovic ZB, et al: Off-pump mitral valve repair using the Coapsys device: a pilot study in a pacing-induced mitral regurgitation model. *Ann Thorac Surg* 2004; 77(2):688-692 [discussion: 692-693].
45. Fukamachi K, Popovic ZB, Inoue M, et al: Changes in mitral annular and left ventricular dimensions and left ventricular pressure-volume relations after off pump treatment of mitral regurgitation with the Coapsys device. *Eur J Cardiothorac Surg* 2004; 25(3):352-357.
46. Fukamachi K: Percutaneous and off-pump treatments for functional mitral regurgitation. *J Artif Organs* 2008; 11:12-18.

47. Fukamachi K, Inoue M, Popovic ZB, et al: Off-pump mitral valve repair using the Coapsys device: a pilot study in a pacing-induced mitral regurgitation model. *Ann Thorac Surg* 2004; 77(2):688-692 [discussion: 692-693].

48. Inoue M, McCarthy PM, Popovic ZB, et al: The Coapsys device to treat functional mitral regurgitation: in vivo long-term canine study. *J Thorac Cardiovasc Surg* 2004; 127(4):1068-1076 [discussion: 1076-1077].

49. Grossi EA, Woo YJ, Schwartz CF, et al: Comparison of Coapsys annuloplasty and internal reduction mitral annuloplasty in the randomized treatment of functional ischemic mitral regurgitation: impact on the left ventricle. *J Thorac Cardiovasc Surg* 2006; 131:1095-1098.

50. Grossi EA, Saunders PC, Woo YJ, et al: Intraoperative effects of the Coapsys annuloplasty system in a randomized evaluation (RESTOR-MV) of functional ischemic mitral regurgitation. *Ann Thorac Surg* 2005; 80:1706-1711.

孔 博 杨克明 译

心脏瓣膜疾病（其他）

第 46 章

三尖瓣疾病

Richard J. Shemin

简介

三尖瓣由三个瓣叶（前瓣、后瓣和隔瓣）、腱索、2 组独立的乳头肌、纤维三尖瓣环、右房和右室心肌构成（图 46-1A）。瓣膜的功能靠所有这些组件的协作。前叶最大，隔叶最小，在三尖瓣环的内在室间隔上方直接由瓣环发出。由于小的三尖瓣隔瓣位置相对固定而且不参与三尖瓣环的扩张，因此，三尖瓣环大小的测量就是根据隔瓣的大小来确定的[1,2]。后叶通常有多个小分叶。三尖瓣前乳头肌为前叶和后叶提供腱索。隔叶通过腱索与室间隔相连。另外还有一些附属腱索与右

心室游离壁和调节束相连。

右心室功能障碍以及扩张导致腱索拉紧使瓣叶改变了正常位置[2]。此外，右室游离壁的扩张导致三尖瓣瓣环扩大，主要是前侧/后侧（壁侧）的扩张，导致瓣叶对合不良进而出现严重的功能性 TR（fTR）[3]（图 46-1B）。

三尖瓣环具有一个复杂的三维结构，与更对称的"马鞍形"二尖瓣不同。三尖瓣环是动态的，可根据容量的情况进行动态的变化。在心动周期中，心房收缩时瓣环周长减少 ~20%，（瓣环面积减少 ~30%）。这种特殊的形状给目前市面上的瓣膜成形环的设计和应用提供了指导。目前，除了爱德华

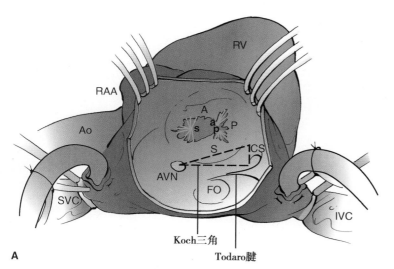

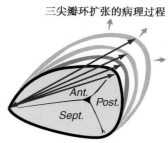

B   Dreyfus GD et al: Ann Thorac Surg 2005; 79:127-132

图 46-1　（A）三尖瓣复合体外科整体观。三尖瓣由 3 个瓣叶：前（A），后（P）和隔（S）瓣。有两组主要乳头肌，前（a）和后（p）乳头肌。隔瓣乳头肌（s）未发育，腱索直接从室间隔发出。临近结构包括房室结（AVN）冠状窦口（CS）和 Todaro 腱，Koch 三角。AO = 主动脉，FO = 卵圆孔；IVC = 下腔静脉；RAA = 右心耳；RV = 右心室，SVC = 上腔静脉；（B）三尖瓣环渐进性扩张的方向

MC3 瓣环成形系统之外，大部分商用的成形环或成形带均设计成平面结构了。

　　Fukuda 等[4]对健康的和疾病状态下的三尖瓣环的形状和运动情况进行了三维实时超声心动图研究。健康人的三尖瓣环是非平面的，椭圆形运动轨迹，后隔交界部分最"低"（朝向右室心尖部位），前隔交界部分最"高"（图 46-2）。功能性三尖瓣反流的患者通常瓣环区域平面，扩张也向隔-侧方向扩张，与健康人的扩张为椭圆形相比形状更类似圆形。

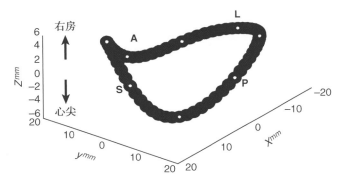

图 46-2　健康人三维超声显示的三尖瓣环的三维形态。注意瓣环不是平面的并且理想的成形环的应模仿这一形状。A 前面；L，侧面；P，后面；S，间隔

临床表现

　　临床上三尖瓣关闭不全最常见的是继发于左心瓣膜病变（最多见二尖瓣病变）。当肺动脉高压导致右心室扩张时就会出现三尖瓣瓣环扩张。瓣环的周径主要沿着三尖瓣的前瓣叶和后瓣叶的附着部位延长。隔瓣附着于纤维三角之间而不能延长。随着心室和瓣环的进一步扩张，三尖瓣的腱索和乳头肌在功能上就相对表现为缩短，于是就使瓣叶对合不良导致瓣膜关闭不全。

　　Ebstein 综合征和原发性肺动脉高压可以引起同样的病理生理变化，使右心室进行性扩张、三尖瓣环进行性扩大、三尖瓣关闭不全。右心室心肌梗死可以导致乳头肌断裂或者严重的室壁运动异常，使正常的瓣叶失去牵引作用而导致瓣叶关闭不全。马方综合征和其他的黏液变性类疾病可以影响二尖瓣和三尖瓣，导致瓣叶脱垂，腱索延长或腱索断裂而使瓣膜关闭不全。

　　胸壁的钝性或穿透性损伤也可导致三尖瓣的结构破坏。扩张型心肌病晚期双心室功能衰竭和肺动脉高压可产生三尖瓣反流[10-13]。感染性心内膜炎能损坏瓣叶，多见于吸毒者合并链球菌感染[14-16]。

　　类癌综合征可导致瓣叶的心内膜面、心室腔、大血管的内膜以及冠状窦的局灶性或广泛性纤维组织沉积。白色的纤维类癌斑块如果沉积在三尖瓣瓣叶的心室面，就可使瓣叶与心室壁粘连，从而使瓣口对合不良[17-19]。三尖瓣的风湿病变总是和二尖瓣风湿性病变伴发的，三尖瓣结构的变形可导致三尖瓣狭窄以及三尖瓣关闭不全[20]（表 46-1）。

表 46-1　三尖瓣反流的原因

原发性原因（25%）
风湿性
黏液性
Ebstein 畸形
心内膜心肌纤维化
心内膜炎
类癌综合征
创伤（钝性胸壁伤，撕裂伤）
逆行性损伤（起搏器/除颤器导线，右室活检）
继发性原因（75%）
左心疾病（左室功能障碍或重大疾病）导致肺动脉高压
任何原因的肺动脉高压（慢性肺部疾病、肺动脉栓塞、左向右分流）
任何原因的右室功能障碍（心肌疾病、右室缺血/梗死）

　　起搏器或除颤器的导线从右房穿过进入右室并直接影响瓣叶闭合，这也是三尖瓣关闭不全的一个特殊原因。个案报道和小规模研究中有所涉及，但实际情况很可能比我们所了解的更加严重。Kim 等最近报道，对 248 例接受起搏器或除颤器置入的患者在置入前后分别行超声心动图检查，24.2% 的患者出现了导线植入后 TR 加重 1 级或更多，而且置入除颤器的比置入起搏器的 TR 情况更严重。

　　目前的指南并没有推荐存在 TR 的患者取出导线，因为导线取出的风险也很高，并且如果导线与三尖瓣附属结构相连，导线拔除同样存在三尖瓣损伤的风险[23]。

　　另有研究显示三尖瓣成功修复 5 年后，42% 的置入起搏器的患者有重度 TR，这几乎是没有置入起搏器患者的 2 倍[24]。这一结果提示去除心内膜导线，改用心外膜起搏导线可能减少晚期瓣膜修复失败的发生。

■ 三尖瓣关闭不全

　　三尖瓣关闭不全的患者会因心输出量减低而出现乏力症状。常出现心房颤动，可见颈静脉怒张，尤其在吸气时由于静脉回流的增加而使颈静脉怒张表现更明显。伴右心衰竭可导致腹水、充血性肝脾肿大、搏动性肝脏、胸腹腔积液以及周围组织水肿。晚期表现则是因恶液质、发绀和黄疸等引起的耗竭状态。在未引起充分重视的患者中还可出现心源性肝硬化。超声心动图在临床工作中常规用来评估三尖瓣反流的程度。这一检查通常采用一种整合的方式应用彩色多普勒来标志 TR 的方向和大小。此外，通过瓣膜的持续波形记录和肝静脉波形也可以用来评估三尖瓣反流[25]。

　　对三尖瓣反流的连续评估必须结合临床，因为功能性三尖瓣反流的严重性会被多个因素，如容量负荷（前）和后负荷所影响。右心室的外形相比左心室是比较复杂的，横断面看为新月形，从头侧看是三角形。右心室的功能可以通过超声下右心室舒张末期与收缩末期的面积的比值来确定[27]。尽管可以通过超声心动图来测量右室的数据，目

前，磁共振成像对于评估右室收缩和舒张期容积是新出现的改进技术[28]。

其他超声发现包括房间隔向左偏移以及房间隔的矛盾运动都与右心室舒张期负荷过重一致。脉冲多普勒检查的彩色血流图有助于区别收缩期右心室向右心房的逆向血流以及血流向下腔静脉和肝静脉的逆流。超声波造影检查有较高价值，通过迅速给患者注射一剂生理盐水，由此产生的微泡可由超声波检出，以此发现在三尖瓣口血流的往反流动以及血流向下腔静脉和肝静脉的逆流。超声检查能够寻查可能存在的房间隔缺损或卵圆孔未闭。超声还可清楚地发现心内膜炎造成的损害以及瓣膜上的赘生物；常见的特征是瓣膜损坏、肺动脉的菌栓性栓塞。类癌综合征患者可见三尖瓣叶增厚以及在整个心动周期可见瓣叶始终固定于一个半开放位置[29~34]。

■ 三尖瓣狭窄

三尖瓣狭窄最常见的是风湿性病变。单纯的三尖瓣狭窄极为罕见，因其常伴有不同程度的三尖瓣反流[35~37]。三尖瓣病变偶尔会伴有主动脉瓣病变。第三世界国家三尖瓣风湿性病变还较常见。病理解剖与二尖瓣狭窄相似，都可见瓣叶增厚、交界融合以及乳头肌腱索的短缩。疾病晚期可见瓣膜游离缘的融合以及瓣膜钙化。此病多见于年轻女性。

右心房和右心室的舒张期压差可明显上升，平均可达 2 ~ 5mmHg。随着右心房压的上升，静脉淤血导致颈静脉怒张、腹水、胸腔积液、下肢水肿。右心房壁增厚，右心房扩张。

临床表现与心输出量的减少相一致，有疲倦及不适感。如果肝脏明显肿大则可造成腹部右上象限可触及质软的伴有收缩前期搏动性的肝脏。腹水使腹围增加。有明显的四肢或全身水肿。严重的三尖瓣狭窄患者可能会掩盖或减轻二尖瓣狭窄患者的肺淤血现象，因为到右心的血流有明显减少，患者表现显著的低心排。超声波检查可揭示诊断性特征：瓣叶增厚、活动减弱，通过瓣口的血流减少，多普勒检查则见通过三尖瓣的前向血流时相延长。

■ 功能性三尖瓣反流（fTR）

如果不经治疗，fTR 可以随着时间延长而加重，导致严重的症状，双心室衰竭和死亡[24]。Nath 等对 5223 例退伍军人患者进行的大型回顾性超声心动图分析提示：中和重度 TR 有下列独立的相关因子包括：根据超声计算的肺动脉收缩压，左室射血分数，下腔静脉内径，右室大小和功能，生存率这些方面均较没有 TR 的结果要差。

任何原因导致的肺动脉高压均与三尖瓣反流相关。然而，不是所有的肺动脉高压的患者均变为严重的三尖瓣反流，继发性 TR 的机制也是多因素的。

Mutlak 等[39] 研究 2139 例具有轻度（＜50mmHg）、中度（50~69mmHg）或重度（≥70mmHg）肺动脉收缩压升高的患者。在他们的分析中，增加的 PASP 与更大程度的 TR 独立相关（优势比，2.26 每增加 10mmHg）。然而许多有高 PASP 的患者仅有轻度的 TR（在 PASP 为 50~69mmHg 的患者中轻度 TR 占 65.4%，在 PASP ≥70mmHg 的患者中轻度 TR 占 45.6%）。其他因素，如房颤、起搏导线、右心扩大也都与 TR 的严重程度密切相关。作者们得出结论认为合并肺动脉高压的患者 TR 的原因仅部分与跨三尖瓣压力阶差增加相关。在合并

肺动脉高压时，如果进行三尖瓣环外科成形能否改变右室扩张的自然病程及 TR 是否会复发还均缺乏证据。

因此，功能性三尖瓣关闭不全是进行性的，仅用外科手术治疗左心瓣膜病变并非总是足以解决或预防三尖瓣关闭不全。当有肺动脉高压时更是如此。

■ 手术决策

心脏内科医生和心脏外科医生要面对何时干预和何时外科修复或替换三尖瓣。必须选择采取何种修复技术以使结果更持久，也必须选择采用何种瓣膜（机械瓣或生物瓣）以最大限度地延长寿命和减少并发症（即血栓形成和栓塞）。外科治疗的文献可能因病例选择的不同以及不同时间的回顾性研究而有偏见性。在使用球笼瓣膜以及单叶蝶瓣的年代更是如此。

■ 手术显露

可以通过全部胸骨锯开或部分的下部胸骨锯开或者右前外侧小切口路径施行二尖瓣手术时进行三尖瓣瓣环成形术。使右心房暴露的基本方法是进行上、下腔静脉分别插管。上下腔静脉插管可经右心房置入，也可以进行微创插管法分别经股静脉及颈内静脉进行下腔和上腔静脉插管。

左心瓣膜的修复或替换术（二尖瓣和（或）主动脉瓣）可用含血停搏液顺行和（或）逆灌注，全身中度低温，以及心脏局部冰盐水降温的方法进行。二尖瓣替换术可经房间隔后的左心房切口或经房间隔切口进行（图 46-3）。当存在人工主动脉瓣或再次手术患者中经房间隔切口尤其适用。

在开放升主动脉和完成排气步骤之后，可以在复温和恢复心律的期间进行三尖瓣的手术操作。在修复三尖瓣时如有影响到心脏传导束的缝针可以立即发现并予以纠正。

在再次手术的患者，经右前外侧小切口进行三尖瓣手术有防止严重粘连和重新劈开胸骨误伤右心室的优点。从右房外经股静脉和颈内静脉插管进行腔静脉插管，并用超声确认。引流管间断腔静脉套带以保证静脉回流。冠状静脉窦的回血通过在冠状窦口的吸引器来控制。

如果要同时进行二尖瓣手术，则可简单地通过右心房切口和房间隔径路进行。如有心房颤动存在，则可在进行手术的同时加用 Maze 手术。

■ 瓣环成形技术

处理瓣叶和腱索正常的三尖瓣环扩张的技术包括三尖瓣后瓣瓣环部位的折叠（二瓣叶化），对前瓣和后瓣瓣环部位的部分荷包缝合来缩小瓣环（DeVega 技术）以及放人硬性的或有弹性的成形环或成形带来缩小瓣环而使瓣叶对合良好（图 46-4）。术前和术中进行超声波检查对外科医生来了解瓣膜的功能和结构是很有价值的方法[30~34]。

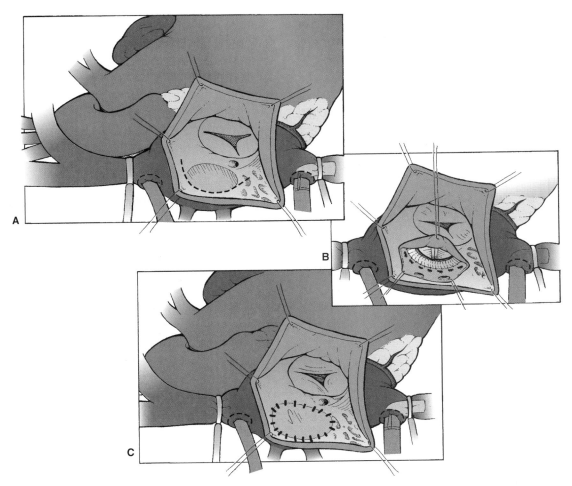

图 46-3　（A）上、下腔静脉插管，行右心房斜行切口，右心房壁上缝牵引线帮助暴露。如做经房间隔暴露二尖瓣，则在卵圆窝处切开，切口向上沿房间隔切开。如有必要可将切口向主动脉后方的左心房顶部延伸切开；（B）在房间隔切口两侧缝牵引线牵拉，这样可以不用牵拉器具以免损伤房室结。二尖瓣人工瓣按与解剖相反的方向植入；（C）用 4-0 的 Prolene 线直接缝合房间隔切口或者用心包补片连续缝合

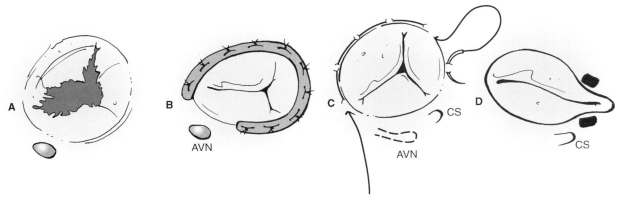

图 46-4　瓣环扩张时功能性三尖瓣反流（TR）的主流修复技术。（A）瓣环扩张伴瓣环形态异常，瓣叶对合不良，产生 TR；（B）硬质或弹性成形环或成形带用以恢复更正常的瓣环尺寸和形态（卵圆形），因而可以减轻或消除 TR。开口的环保留了房室结（AVN），降低了房室传到阻滞发生；（C）Devega 瓣环成形折叠部分瓣环降低瓣环周长和直径；（D）通过从前后交界到后隔交界沿后瓣环的褥式缝合来实现二瓣化缝合。CS = 冠状窦

肺动脉高压的程度、右心室扩张情况及右心室收缩功能状况和右心房的大小都是决定手术必须考虑的因素。在右心房做一个荷包缝合，用手指插入右心房探查三尖瓣，然后将手指退回右心房2~3cm以感觉三尖瓣口反流时血液的喷射力的古典方法已很少使用。在修复完成后，术中用经食管超声波检查三尖瓣的功能状况是否满意的离开手术室。

经典的外科教科书认为右心房轻度增大和1+到2+的三尖瓣反流一般可在左心瓣膜术后恢复正常，特别是解决肺动脉高压的问题后。近期的文献记录了在有效处理左侧瓣膜病变后TR解决方法的变异性。

功能性三尖瓣反流（fTR）的病理过程需要理解三尖瓣环既是三尖瓣叶的一部分也是右室心肌的一部分。如果出现三尖瓣叶关闭不全，那么三尖瓣环也会扩大，因此，右心室也是扩大的。如果瓣环和右心室没有扩大，出现TR的可能性是很小的。

三尖瓣环扩张是相对于右室游离壁来说是向前和向后两个方向（图46-1B），TR的程度也直接与3个因素相关：前负荷，后负荷和右室功能。由于在不同条件下这些因素可以干扰TR严重程度的观察，因此准确评估TR是很困难的。如果没有明显的三尖瓣瓣环扩张，严重的TR通过超声心动图都未必能检测出来。

对于这些重要的基本概念理解后，可以发现我们目前对于继发性TR的处理原则，即评估TR的严重程度并更注重单纯治疗原发病（也就是二尖瓣疾病），是有不妥之处的。治疗二尖瓣疾病仅降低了后负荷，并没有纠正三尖瓣的扩张，没有改变前负荷或右心室功能。一旦三尖瓣环扩张，其大小不能自发的回到正常状态，事实上，有可能进一步扩张。这就解释了为什么一些患者在进行了第一次二尖瓣手术几年之后又因为三尖瓣反流而进行第二次手术。再手术的风险是很高的。

在功能性TR中，三尖瓣环扩张是主要机制。Dreyfus和同事们推断瓣环的尺寸可能是比三尖瓣反流程度预测远期预后更可靠。更进一步讲，甚至是仅有轻度三尖瓣反流时，除了二尖瓣手术外要想成功治疗功能性（继发性）三尖瓣反流的病理改变，可能需要纠正瓣环扩张。

在过去12年的时间里，教科书作者们均坚持对继发性瓣环扩张的患者行三尖瓣修复（TVR）而无论TR的严重程度，因为继发性瓣环扩张可以也可以不伴有TR。三尖瓣环的扩张可以客观的测量，而TR则可随着前负荷、后负荷和右心室功能而发生改变。

Dreyfus和同事们对超过300例患者进行了前瞻性对照研究来确定以三尖瓣瓣环扩张为基础而非以TR为基础进行三尖瓣成形是否具有潜在的益处。只要三尖瓣环直径大于正常的2倍（≥70mm）不管反流为几级，均进行瓣膜成形。第1组的患者（163例，52.4%）仅接受二尖瓣修复手术（MVR）。第2组的患者（148例，47.6%）接受MVR加三尖瓣成形。在组1中48%的患者三尖瓣反流程度增加超过2个等级，而在组2，只有2%的患者增加超过2个等级（p<0.001）

作者们得出结论认为无论反流程度如何，以三尖瓣环扩张为基础重塑瓣环可以改善心功能状态。甚至在没有明显TR的情况下，三尖瓣环的扩张也可能出现。三尖瓣环扩张是一个进行性疾病，随着时间的延长，可导致严重的TR[40]。

更积极的应用三尖瓣成形技术看来可以帮助改善术后早期过程并防止残余TR或TR的进展。功能性二尖瓣关闭不全（MR）与TR并存的情况正在逐渐增多。Marsunaga和Duran分析成功进行了血管化和MVR的缺血性二尖瓣反流组患者。他们的结论是功能性TR通常与功能性缺血性二尖瓣反流相关。进行了MVR后，近50%的有残余TR的患者反流随时间延长而增加。瓣环的尺寸，不管TR程度如何，应成为决定是否进行三尖瓣环成形的客观标准[41]。

应予特别注意发现卵圆孔是否开放，应将之彻底缝闭，以降低右向左分流使动脉氧饱和度降低以及发生矛盾性栓塞的危险。

三尖瓣关闭不全的外科修复

纠正功能性三尖瓣反流（仅有瓣环扩张，瓣叶及腱索正常）的方法包括硬质或有弹性的成形带（开口的或闭合的），通过他们来减少瓣环尺寸并促进瓣叶对合，就像在二尖瓣疾病中的一样。另外一种应用较少的技术包括后瓣环二瓣化。这一技术沿三尖瓣后瓣环从三尖瓣前后交界到后隔交界应用带垫片褥式缝合。这一方法的基础是Deloche等[43]的前期研究，他们研究显示功能性三尖瓣反流发生的是后瓣环扩张，向心性的三尖瓣后瓣环成形在一些选择的病例中是有效的。其他方法包括Castedo等[43,44]描述的缘对缘修复（Alfieri类的）和部分荷包缝合技术来较少瓣环的前后部分（Devega-风格技术；图46-4）。DeVega和弹性成形带显示出比硬质成形环更低的TR复发情况[24,45~47]。

在缺乏三尖瓣自我修复的情况下，二尖瓣术后TR的发生情况在一定程度上取决于MR的形成机制。Matsuyama等[48]报道了174例患者中，非缺血性二尖瓣手术（也就是，退行性变）的未行三尖瓣手术的患者在术后为期8年的随访中仅16%出现了3到4+程度的TR。相反，在因功能性缺血性二尖瓣反流而行二尖瓣修复的患者中，TR的情况更为多见。Matsuoaga等[49]在另一项研究中报告了70例因功能性缺血性二尖瓣MR行二尖瓣修复的患者，30%（21/70）的患者在术前至少有中度的TR。术后，中度及以上TR的发生比例随时间延长而增加，从术后随访1年以内的25%，1~3年的53%增加到三年以上的74%。

严重的三尖瓣残余反流会造成术后预后不佳，甚至当二尖瓣修复成功之后仍是如此。King等[50]研究了二尖瓣术后需要再次行三尖瓣手术的患者。他们的早晚期死亡率均高。该文的作者们因此鼓励在进行二尖瓣手术的同期大量的进行三尖瓣成形。外科治疗的结果显示三尖瓣的成功修复（主要是在当合并其他瓣膜病时）可显著减少再发TR，改善生存率并较少并发症的发生。据此，他们中心50%~67%的患者在行二尖瓣手术时同期行三尖瓣修复或置换（尽管在某些中心这一数字达到80%）[45,51,52]。

特殊技术

二瓣化

在上、下腔静脉阻断后，将右心房斜行切开。在选择瓣环成型技术前对三尖瓣的所有结构进行显露和评估。用缝合法来处理轻度瓣环扩大可将缝线从后瓣的中点置入褥式缝线向后瓣、隔瓣的交界缝合，常常需要第二个褥式缝合来进一步缩小瓣环，并保证瓣叶对合良好，还要保证有足够的瓣口血流。也可放入一个成形环来对缩小的瓣环进行进一步的支撑（图 46-5）。

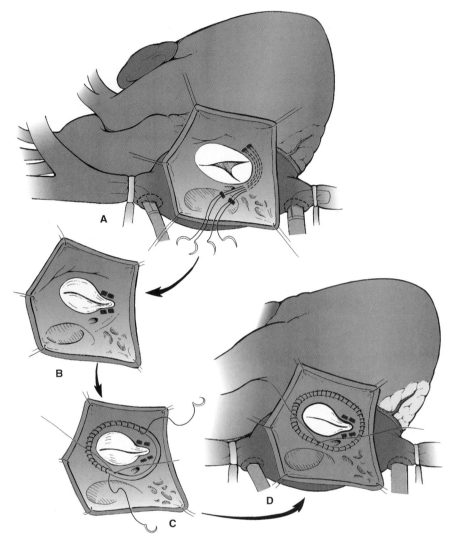

图 46-5　（A）沿后瓣叶的瓣环折叠使三尖瓣两瓣叶化。用 2-0 带垫片的 Ethibond 线两针同心圆式缝合；（B）将缝线打结，有效地使三尖瓣成为两叶的房室瓣。注入右心室生理盐水检查三尖瓣关闭情况；（C）为了维持二瓣叶化的成形效果可选择性植入一个有弹性的成形环。在植入成形环前先测量三角间的距离确定环的大小。可选用 4-0Prolene 连续缝成形环，小心不要损伤房室结。另一种方法是可将成形环放在冠状静脉窦上方

DeVega 技术

DeVega 技术可用于轻度及中度的瓣环扩大[53]。该技术使用 2-0 的 Prolene 线或涤纶线在三尖瓣的瓣环和右心室结合部位缝合，从前瓣和隔瓣的交界开始向后瓣和隔瓣交界处缝去，缝线的第二针穿过一个垫片与第一针平行同样顺时针方向缝合，在后瓣和隔瓣交界处穿过第二个垫片，然后将两线打结，可将前瓣和后瓣瓣环部位缩小使瓣叶对合，并有足够大的瓣口血流通过（图 46-6）。

判断三尖瓣缩小程度的方法有顺利能从瓣口插入 2.5 到 3 指宽的方法和为三尖瓣而设计的测瓣器。如使用三尖瓣口测量器（它是测量纤维三角间的距离），则可在打 DeVega 缝合线结时以此为模板来获得合适的瓣环缩小程度。DeVega 技术

及缝线折叠，用于进行轻度的瓣环缩小和那些瓣环结构完整并非绝对必要的情况以保证远期成功率（即：有望随着时间会恢复的功能性三尖瓣关闭不全）。在这些情况下瓣环成形在术后早期可提供一个关闭良好的三尖瓣，而心脏则可在左心瓣膜狭窄术后进行重塑[54~56]。

成形环和成形带

需要持久和广泛三尖瓣瓣环缩小则最好用硬性的成形环（如 Carpedier-Eward 和 MC3），弹性成形环（如 Duran）或弹性带（Cosgrove 成形系统）来进行。三尖瓣隔瓣瓣叶的基底部的长度（三角距离）决定成形环或带的大小。这些器具可避免将缝线缝到房室结的部位（Koch 三角顶部），以防止术后的传导障碍。带垫片的褥式缝线将瓣环缝的宽些，而将成形环或

成形带上的缝合部位缝窄些，缝一圈，使瓣环主要在后瓣叶的部位折叠。结果是三尖瓣口主要由前瓣和隔瓣组织关闭。过度

的瓣环缩小可使成形环因三尖瓣的薄弱组织张力而撕落（图46-7）[57,58]。

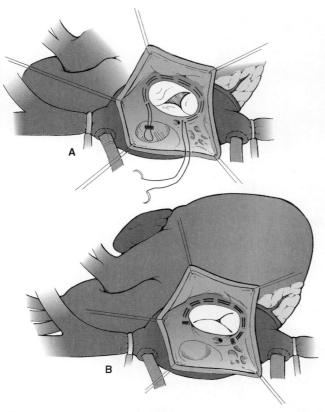

图46-6 （A）显示改良的 DeVega 瓣环成形术，缝一个带垫片的 2-0 Prolene 缝线，小心防止损伤房室结区；（B）将缝线打结完成瓣环成形术。右心室注生理盐水检查瓣膜关闭情况

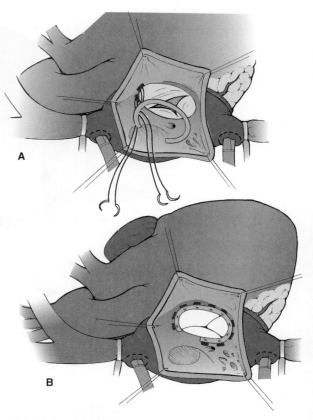

图46-7 （A）显示 Carpentier-Edwards 瓣环成形术。用测瓣器测量三角间距离定瓣环的大小。用 2-0 Ethibond 缝线间断，带垫片缝合于心房和瓣环交界处，将所有缝线缝好后再下环；（B）将成形环放到位，打线结

McCarthy 和同事近期报道了对 790 例患者的三尖瓣成形耐久性和修复失败相关风险因素的研究，14% 的患者在三尖瓣成形 1 周后 TR 程度为 3 + 或 4 +。Carpentier-Edwards 的反流严重程度随时间变化不大仍能保持稳定（p = 0.7），Cosgrove-Edward 成形带增长的缓慢，DeVega（p = 0.002）和 Peri-Guard（p = 0.0009）反流程度增加的则更快。反流加重的危险因素包括术前反流严重、左心室功能差、永久起搏器置入、除瓣环成形外的其他修复类型。右室收缩压，瓣环大小，术前纽约心脏协会（NYHA）功能分级和同期手术不是危险因素。三尖瓣再手术并不多见（8 年再手术率 3%），再手术住院死亡率 37%。作者结论认为三尖瓣成形并非持久消除功能性反流，在 Peri-Guard 法和 DeVega 法成形之后随着时间推移反流可能显著增加。因此，这两种成型技术应该被弃用，而且经三尖瓣起搏导线置入应为心外膜起搏导线所代替[59]。

术中评估修复效果

三尖瓣环成形术后要判断需要用生理盐水注入右心室后观

察三尖瓣的闭合情况。该检查最好在心脏跳动状态下进行，将肺动脉阻断以使右心室的容量产生足够的室内压，使三尖瓣紧关闭。如果结果不满意则应进行瓣膜替换术。最后还应在完全停止体外循环后有适当的容量和后负荷状况下用经食管的超声波检查进行评估。

三尖瓣替换术

安全的替换三尖瓣的方法是用带垫片的褥式缝合技术，对机械瓣用外翻缝合法，对生物瓣可用瓣环上或瓣环内的外翻缝合法。将原三尖瓣保留，这样可以保护瓣下结构并有助于避免损伤传导系统（图46-8）。如果有三尖瓣前叶阻塞右室流出道的顾虑，则瓣叶的中间可以切除但仍要保留腱索附着处。

用同种瓣替换三尖瓣比较复杂。一般同种瓣是二尖瓣[60~62]。通过测量三角内的距离可确定尺寸。固定乳头肌可在右心室内进行也可以通过右心室壁进行固定，这需要有一定的经验来测量乳头肌和腱索的适当长度。瓣环可用单丝线缝合，需要用一成形环来防止瓣环的扩张并保证瓣叶关闭良好。在缝合时应特别注意防止损伤传导系统。在心脏跳动下缝合

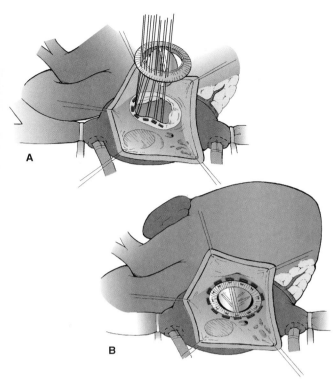

图 46-8 （A）用 St. Jude 机械瓣替换三尖瓣。原三尖瓣不切除，用 2-0Ethibond 缝线带垫片缝过瓣环和瓣叶的边缘；（B）把人工瓣膜放到位，缝线打结。检查瓣下结构以保证人工瓣叶与组织结构无碰撞。如果有必要可将瓣的方向旋转以避免碰撞组织结构

和打结可以对是否影响心律做出即刻的检验。与二尖瓣替换术相似应尽量保护瓣叶及腱索，或者必要时用 Gore-Tex 缝线做人工腱索以维持瓣环与乳头肌连接的完整性。

一项近期文献报道，在心内膜炎患者中应用无支架猪瓣，瓣脚锚定于右室室间隔，前壁和后壁。瓣要保持有 2 个瓣脚跨越右室流出道，瓣的方向是至关重要的[63]。应该选择侧面低位的房室瓣生物假体。

Carpentier 修复二尖瓣的技术也能用于修复三尖瓣，对创伤性的三尖瓣损伤，偶尔也有感染性心内膜炎愈合后的损伤或者瓣叶穿孔，以及罕见的黏液样变性的瓣叶可以进行修复。用心包修补穿孔的瓣叶，对前瓣（局限性）的部分切除或者对后瓣（广泛性）的部分切除，腱索转移，Gore-Tex 人工腱索，Alfieri 缝合以及放置成形环均是标准的成形技术，它可使瓣叶关闭良好而避免行瓣膜替换术[64~66]。

心内膜炎

如果肺动脉压不高但感染广泛且严重则可能需要切除三尖瓣[66~68]。这样血液会被动地从心脏流向肺部。在感染控制后可以在数月或数年后进行二期手术进行三尖瓣替换术。

对吸毒成瘾患者更好是在成功戒毒后进行瓣膜置换。远期效果和感染的复发直接与其再吸毒有关。不太严重的患者可一期进行人工瓣膜替换术或者局部的瓣叶切除与修复[69,70]，同种组织常被用于对三尖瓣进行部分或全部修复以及替换，但在可应用性，和技术难度方面受到限制，随访结果也有限。无

支架的主动脉猪瓣是一个新的选择[63,64]。

人工瓣膜的选择

人工瓣的选择与心脏其他部位瓣膜替换手术的选择相似。应该考虑患者的年龄、抗凝情况、是否育龄妇女以及其他社会问题。以前文献报道的三尖瓣用机械瓣膜替换的结果较差是因为人工瓣膜上血栓形成，这大多数都是在使用球笼瓣和倾斜式蝶瓣的年代[71]。近年用 St Jude 双叶机械瓣替换三尖瓣的报道令人鼓舞，使外科医生对没有抗凝禁忌证的年轻患者可以推荐使用机械瓣来替换三尖瓣[72~78]。

这一策略可以避免过去那种并非不常见的状况，即患者的左心系统用机械瓣，而右心系统却用生物瓣。生物瓣，不论是猪瓣还是心包瓣在三尖瓣的使用中功能良好[79~82]。资料显示在三尖瓣位置的生物瓣比在二尖瓣位置的生物瓣的持久性更长，结构性衰败所致的功能异常更少[83]。

表 46-2 总结多家文献资料，这些报道比较放于三尖瓣的机械瓣和生物瓣的使用情况或是单独使用生物瓣的随访资料。生物瓣，不论是猪瓣还是心包瓣，其因瓣的衰败而再行替换术都很少。1984 年 Cohen 等报告同时替换的 6 枚在二尖瓣及三尖瓣部位的生物瓣再取出后的研究结果，在三尖瓣位置的生物瓣发生退行性变比在二尖瓣者少见而且局限，但是在三尖瓣的生物瓣血栓形成和翳状物形成（可理解为是机化的血栓物质）更常见[83]。Nakano 文献综述了 Carpentier-Edwards 生物三尖瓣的使用情况，在 9 年中 100% 没有结构的退行性变，但非结构性的功能障碍占 72.8%，这种非结构性的功能异常是在瓣叶的心室面有翳状物形成。这些发现常是亚临床的，超声检查随访至少 5 年发现这些解剖变化的发生率为 35%[81]。

Guerra 报告称同时切除的猪瓣有类似的变化：三尖瓣位置的猪瓣较二尖瓣位置的猪瓣结构退行性变及钙化少，该报告描述三尖瓣位置的猪瓣瓣的心室面有翳状物形成，这些翳状物影响瓣叶的柔韧性和功能。

Nakano 在 2001 年报告三尖瓣部位的生物瓣 18 年不需要再手术者占 63%[80]，没有结构性退行性变占 96%，而非结构性功能异常占 77%，存活的 58 例患者中 12 例需要再次手术，替换已置入的生物瓣。这 12 例中，6 例的主要再手术指征是三尖瓣瓣功能异常，7 名患者在瓣叶的心室面有翳状物形成（图 46-9）。这种退行性变化的比率以及亚临床上高频发生率的瓣叶上翳状物形成最终导致再次手术是大家主要关心的问题。三尖瓣部位的生物瓣术后需要超声波检查随访。三尖瓣位置的生物瓣替换术后抗凝治疗，能够减少翳状物的发生率。文献中报道的将此种翳状物形成划入非结构性退行性变之中，因此心外科医生应在将来多关注这种潜在的严重临床问题的有关报道。

在三尖瓣的位置容易植入大号的生物瓣或机械瓣。瓣膜内径大于 27mm 的人工瓣在临床上都没有明显的压差，因此，三尖瓣替换术很少有血流动力学问题。资料显示现在使用的双叶机械瓣结果良好，比较生物瓣与机械瓣的系列资料也证明在随访期间其效果是一致的。在双叶机械瓣上形成的血栓可用溶栓法成功治疗。

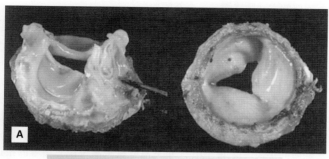

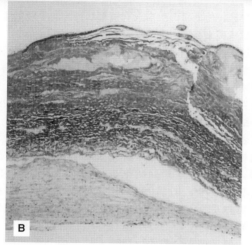

Filsoufi 一篇近期综述和三尖瓣位应用生物瓣或机械瓣的荟萃分析都得出生物瓣较机械瓣没有更多的生存获益的结论[85~87]（图46-10）。一些合并有二尖瓣疾病和 TR 接受手术的患者三尖瓣瓣环不需要外科处理。怎样区分这些患者目前仍无指南。经验提示术前仔细观察患者的情况是很重要的。药物控制良好时无三尖瓣反流，术中经食管超声（TEE）未发现三尖瓣反流，肺血管阻力升高的很少，右房没有扩大均可帮助术者有信心进行二尖瓣置换而不行三尖瓣成形或置换。如果未行三尖瓣修复，那么脱离体外循环机后在用 TEE 评估就是十分必要的了。

图46-9 （A）一枚 Carpentier- Edwards 牛心包瓣植入 8 年后可见有纤维翳状物形成；（B）心包瓣膜的光学显微结构。瓣叶的基底部有翳状物，它是心室面的一种致密的纤维组织

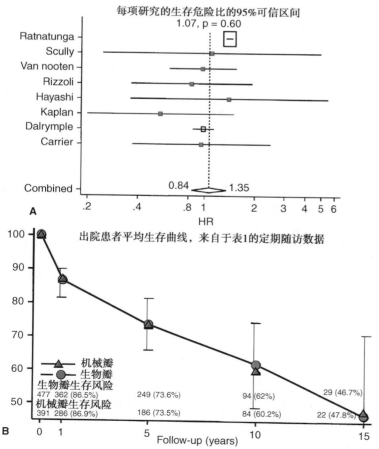

图46-10 三尖瓣置换生物瓣 vs 机械瓣荟萃分析。A. 生存风险；B. 出院患者生存曲线

表 46-2　三尖瓣位置生物瓣和机械瓣的报道

引用	时间	例数	手术死亡率			未出现											
						死亡			结构变性			非结构变性			三尖瓣二次手术		
			生物瓣（B）	机械瓣（M）	合计（A）	B	M	A	B	M	A	B	M	A	B	M	A
Nakano	1979-1992	39		8%			55% @14 年		100%			72%				100% @ 14 年	
Nakano	1978-1995	98	15%			77% @ 5 年; 69% @10 年 和 18 年			98% @ 5 年; 96% @18 年			99% @ 5 年; 82% @10 年; 77% @18 年*			97% @5 年; 76% @10 年; 63% @18 年		
Ratna-tunga	1966-1997	425	19%	16%	17%	71% @1 年 62% @ 5 年; 48% @10 年	74% 58% 34%	72% 60% 43%							99% @ 1 年; 98% @10 年	98% 97%	
Glower	1972-1993	129			27%（14% 首次手术）	56% @ 5 年; 48% @10 年; 31% @14 年;									96% @ 5 年; 93% @10 年; 49% @14 年		
Ohata	1984-1998	88	7%			88% @ 5 年; 81% @10 年; 69% @14 年			100% @14 年			†			88% @14 年		

续表

引用	时间	例数	手术死亡率			未出现											
			生物瓣(B)	机械瓣(M)	合计(A)	死亡			结构变性			非结构变性			三尖瓣二次手术		
						B	M	A	B	M	A	B	M	A	B	M	A
Van Nooton	1967-1987	146			16%			74%@5年；23%@10年									
Singh	1981-1984	14	15%	8%			50%@10年										
Munro	1975-1992	94		14%	14%				97@5,7,10年	100%					97%	87%	
Kaplan	1980-2000	122			25%	55%@20年	68%@20年	65%@20年	90%@20年	97%#@20年							
Scully	1975-1993	60			27%		50%@15年										

* 存活者中35%有厚的纤维瞖状物，18年没有非结构性功能异常＝24%

† 再次手术患者有厚的瞖状物

20年没有恶化，心内膜炎，瓣周漏和血栓差93%

如果三尖瓣反流持续，右心房压力高于左心房压力，心室收缩良好但充盈不足，则应行三尖瓣环成形术。有分流的卵圆孔未闭应及时发现并予缝闭。从血流动力学上来讲当右心房压高于左心房压时，卵圆孔则会开放，导致右向左分流使体循环血氧饱和度下降。

因为右冠状动脉气栓而造成的一过性的右心室功能障碍常需要再次转机，重排气步骤，提升血压，用经食管超声可探测到心脏腔内的残余气体，在右冠状动脉的心肌分布区探测到带光点的超声特征则可证实所怀疑的气栓原因。治疗措施包括用体外循环辅助 10～15 分钟后再停机，使用正性肌力药物治疗右心室功能异常，提升血压，再次评估三尖瓣的反流状况及心功能状况。

结论

临床经验表明行二尖瓣替换术的患者中有约 20% 的患者需要行三尖瓣环成形术，但需行三尖瓣替换术者不足 2%。外科医生的临床经验和判断指导三尖瓣手术的方式并最终出现各个临床报道的差异。评估是持久性的还是进行性三尖瓣反流的危险因素有助于指导判断的准确性。近期的研究提示外科医生凭经验判断是有缺陷的。上文回顾了关于扩张的瓣环，左心室侧瓣膜手术成功后的 TR 进展，以及肺动脉高压解决的不可预见性。如果不能改善 TR 可对晚期患病率，死亡率，残余或 TR 进展有负面的影响。因此，目前推荐积极的应用成形环或带进行三尖瓣环成形。

以往研究认为行二尖瓣替换术同期需行三尖瓣环成形术的患者病情比只需行二尖瓣替换术者严重，这点可通过手术死亡率较高（大约 12% vs 3%）以及虽然瓣膜功能良好但远期死亡的危险性进行性升高（5 年存活率为 70% vs 80%）证实。但是这些患者的心功能结果很好（1～2 级），人们不知道如果这些患者没有进行三尖瓣环成形术时他们的存活率和心功能状况如何，但有人推测肯定会更差。目前，增加一个成形环可以在围手术期仅有很小的副作用但使患者远期受益。

像三尖瓣二瓣化以及 DeVega 成形术这样的简单的瓣环成形术只适用于轻到中度的功能性三尖瓣反流且成功地在二尖瓣手术后解决了肺动脉高压的问题则其效果和持久性良好。大量的应用 Duran，Carpentier-Edwards 或 MC[3] 成形环或成形带的经验表明术后 6 年 85% 的患者没有中到重度的三尖瓣反流，需要再次行三尖瓣手术很少。远期结果差者与二尖瓣病变未能彻底解决以及有持续性肺动脉高压导致右心室扩张功能异常有关。

2006 年美国 ACE/AHA 学会外科 TR 患者处理施行指南（表 46-3）[88] 是依据患者的临床状态和三尖瓣异常的原因来制定的。这一指南指出外科干预 TR 的时机以及外科技术目前仍有争议。目前，重度 TR 的三尖瓣手术应在二尖瓣手术同期进行，因为完成二尖瓣手术后 TR 未必缓解。与瓣环扩张相关的 TR 应予以修复，以免瓣环扩张加重或产生严重的 TR[89~96]。

近年来行三尖瓣和二尖瓣替换术的患者手术死亡率为 5%～10%，10 年存活率为 55%（图 46-10A，B）。严重的右心功能衰竭或心律失常导致晚期死亡。心内膜炎需行瓣膜替换术的患者是一个特殊的群体，由于败血症、再感染以及与吸毒有关的并发症都增加死亡的危险因素。

二尖瓣和三尖瓣手术时由于损伤传导系统导致的完全性房室传导阻滞，可以在术后立即发生，这种并发症可以通过前述的跳动的心脏上行三尖瓣手术而减少。行二尖瓣和三尖瓣替换术的患者术后 10 年后房室传导阻滞的发生率仍高达 25%。但对行二尖瓣替换术和三尖瓣瓣环成形术的患者却极少有房室传导阻滞。原因可能是两个硬的人工瓣环随时间的延长会对房室结造成不断的损伤，使其功能异常。

三尖瓣疾病的外科治疗需要外科医生在临床上和手术中的正确判断，这无疑是一个挑战。按照本章提出的何时修复、何时替换三尖瓣的指南去做应该可以达到临床预期的手术结果。资料支持用两叶机械瓣替换三尖瓣是安全的。人们关心的是生物瓣替换时其心室面形成的翳状物，这点应在以后的临床资料报道中予以密切关注。

表 46-3　2006 ACC/AHA 三尖瓣疾病/反流外科处理指南

Class I
对严重的 TR 三尖瓣修复受益
MV 疾病需要 MV 手术　　（证据等级：B）
Class Ⅱa
1. 当有症状时三尖瓣置换或成形对严重的原发性 TR 具合理的（证据等级：C）
2. 严重 TR 三尖瓣置换是合理的继发三尖瓣叶疾病/异常不适合成形或修复（证据等级：C）
Class Ⅱb
MV 手术合并肺动脉高压或瓣环扩张时对重度以下的 TR 行三尖瓣成形。（证据等级：C）
Class Ⅲ
1. 正常 MV，肺动脉收缩压小于 60mmHg 无症状的 TR 患者不适合三尖瓣置换或成形（证据等级：C）
2. 轻度原发性 TR 不适合行三尖瓣置换或成形（证据等级：C）

参考文献

1. Yiwu L, Yingchun C, Jianqun Z, Bin Y, Ping B: Exact quantitative selective annuloplasty of the tricuspid valve. *J Thorac Cardiovasc Surg,* 2001; 122: 611-614.
2. Cohn LH: Tricuspid regurgitation secondary to mitral valve disease: when and how to repair. *J Card Surg* 199; 9:237-241.
3. Ewy G: Tricuspid valve disease, in Alpert JS, Dalen JE, Rahimtoola SH (eds): *Valvular Heart Disease,* 3rd ed. Philadelphia, Lippincott Williams & Wilkins, 2000; pp 377-392.
4. Fukuda S, Saracino G, Matsumura Y, et al: Three-dimensional geometry of the tricuspid annulus in healthy subjects and in patients with functional tricuspid regurgitation: a real-time, 3-dimensional echocardiographic study. *Circulation* 2006; 114(Suppl):I-492-I-498.
5. Tei C, Pilgrim JP, Shah PM, Ormiston JA, Wong M: The tricuspid valve annulus: study of size and motion in normal subjects and in patients with tricuspid regurgitation. *Circulation* 1982; 66:665-671.

6. Cohen ST, Sell JE, McIntosh CL, et al: Tricuspid regurgitation in patients with acquired, chronic, pure mitral regurgitation: I. Prevalence, diagnosis, and comparison of preoperative clinical and hemodynamic features in patients with and without tricuspid regurgitation. *J Thorac Cardiovasc Surg* 1987; 94:481.

7. Cohen SR, Sell JE, McIntosh CL, et al: Tricuspid regurgitation in patients with acquired, chronic, pure mitral regurgitation: II. Nonoperative management, tricuspid valve annuloplasty, and tricuspid valve replacement. *J Thorac Cardiovasc Surg* 1987; 94:488.

8. Tei C, Pilgrim JP, Shah PM, et al: The tricuspid valve annulus: study of size and motion in normal subjects and in patients with tricuspid regurgitation. *Circulation* 1982; 66:665.

9. Ubago JL, Figueroa A, Ochotcco A, et al: Analysis of the amount of tricuspid valve annular dilation required to produce functional tricuspid regurgitation. *Am J Cardiol* 1983; 52:155.

10. Come PC, Riley MF: Tricuspid annular dilatation and failure of tricuspid leaflet coaptation in tricuspid regurgitation. *Am J Cardiol* 1985; 55:599.

11. Waller BF, Moriarty AT, Able JN, et al: Etiology of pure tricuspid regurgitation based on annular circumference and leaflet area: analysis of 45 necropsy patients with clinical and morphologic evidence of pure tricuspid regurgitation. *J Am Coll Cardiol* 1986; 7:1063.

12. Miller MJ, McKay RG, Ferguson JJ, et al: Right atrial pressure-volume relationships in tricuspid regurgitation. *Circulation* 1986; 73:799.

13. Morrison DA, Ovit T, Hammermeister KE, et al: Functional tricuspid regurgitation and right ventricular dysfunction in pulmonary hypertension. *Am J Cardiol* 1988; 62:108.

14. Atbulu A, Holmes RJ, Asfaw I: Surgical treatment of intractable right-sided infective endocarditis in drug addicts: 25 years' experience. *J Heart Valve Dis* 1993; 2:129.

15. Bayer AS, Blomquist IK, Bello E, et al: Tricuspid valve endocarditis due to *Staphylococcus aureus*. *Chest* 1988; 93:247.

16. Tanaka M, Abe T, Hosokawa ST, et al: Tricuspid valve *Candida* endocarditis cured by valve-sparing debridement. *Ann Thorac Surg* 1989; 48:857.

17. Robiolio PA, Rigolin VH, Harrison JK, et al: Predictors of outcome of tricuspid valve replacement in carcinoid heart disease. *Am J Cardiol* 1995, 75:485.

18. Ohri SK, Schofield JB, Hodgson H, et al: Carcinoid heart disease: early failure of an allograft valve replacement. *Ann Thorac Surg* 1994; 58:1161.

19. Lundin I, Norheim I, Landelius J, et al: Carcinoid heart disease: relationship of circulating vasoactive substances to ultrasound-detectable cardiac abnormalities. *Circulation* 1988; 77:264.

20. Fujii S, Funaki K, Denzunn N: Isolated rheumatic tricuspid regurgitation and stenosis. *Clin Cardiol* 1966; 9:353.

21. Kim JB, Spevack DM, Tunick PA, et al: The effect of transvenous pacemaker and implantable cardioverter defibrillator lead placement on tricuspid valve function: an observational study. *J Am Soc Echocardiogr.* 2008; 21:284-287.

22. Taira K, Suzuki A, Fujino A, et al: Tricuspid valve stenosis related to subvalvular adhesion of pacemaker lead: a case report. *J Cardiol* 2006; 47: 301-306.

23. Love CJ, Wilkoff BL, Byrd CL, et al: Recommendations for extraction of chronically implanted transvenous pacing and defibrillator leads: indications, facilities, training: North American Society of Pacing and Electrophysiology Lead Extraction Conference Faculty. *Pacing Clin Electrophysiol* 2000; 23: 544-551.

24. McCarthy PM, Bhudia SK, Rajeswaran J, et al: Tricuspid valve repair: durability and risk factors for failure. *J Thorac Cardiovasc Surg* 2004; 127: 674-685.

25. Zoghbi WA, Enriquez-Sarano M, Foster E, et al: Recommendations for evaluation of the severity of native valvular regurgitation with two-dimensional and Doppler echocardiography. *J Am Soc Echocardiogr* 2003; 16: 777-802.

26. Lorenz CH, Walker ES, Morgan VL, Klein SS, Graham TP Jr: Normal human right and left ventricular mass, systolic function, and gender differences by cine magnetic resonance imaging. *J Cardiovasc Magn Reson* 1999; 1:7-21.

27. Zornoff LA, Skali H, Pfeffer MA, et al: Right ventricular dysfunction and risk of heart failure and mortality after myocardial infarction. *J Am Coll Cardiol* 2002; 39:1450-1455.

28. Nesser HJ, Tkalec W, Patel AR, et al: Quantitation of right ventricular volumes and ejection fraction by three-dimensional echocardiography in patients: comparison with magnetic resonance imaging and radionuclide ventriculography. *Echocardiography* 2006; 23:666-680.

29. Brown AK, Anderson V: The value of contrast cross-sectional echocardiography in the diagnosis of tricuspid regurgitation. *Eur Heart J* 1984; 5:62.

30. Child JS: Improved guides to tricuspid valve repair: two-dimensional echocardiographic analysis of tricuspid annulus function and color flow imaging of severity of tricuspid regurgitation. *J Am Coll Cardiol* 1989; 14:1275.

31. Wong M, Matsumura M, Kutsuzawa S, et al: The value of Doppler echocardiography in the treatment of tricuspid regurgitation in patients with mitral valve replacement. *J Thorac Cardiovasc Surg* 1990; 99:1003.

32. Czer LSC, Maurer G, Bolger A, et al: Tricuspid valve repair, operative and follow-up evaluation by Doppler color flow mapping. *J Thorac Cardiovasc Surg* 1989; 98:101.

33. DeSimone R, Lange R, Saggau W, et al: Intraoperative transesophageal echocardiography for the evaluation of mutual, aortic and tricuspid valve repair. *Eur J Cardiothorac Surg* 1992; 6:665.

34. Maurer G, Siegel RJ, Czer LSC: The use of color-flow mapping for intraoperative assessment of valve repair. *Circulation* 1991; 84:I-250.

35. Gibson R, Wood P: The diagnosis of tricuspid stenosis. *Br Heart J* 1955; 17:552.

36. Keefe JF, Wolk MJ, Levine HJ: Isolated tricuspid valvular stenosis. *Am J Cardiol* 1970; 25(2):252-257.

37. Roberts WC, Sullivan MF: Combined mitral valve stenosis and tricuspid valve stenosis: morphologic observations after mitral and tricuspid valve replacements or mitral replacement and tricuspid valve commissurotomy. *Am J Cardiol* 1986; 58:850.

38. Nath J, Foster E, Heidenreich PA: Impact of tricuspid regurgitation on long-term survival. *J Am Coll Cardiol* 2004; 43:405-409.

39. Mutlak D, Aronson D, Lessick J, et al: Functional tricuspid regurgitation in patients with pulmonary hypertension: is pulmonary artery pressure the only determinant of regurgitation severity? *Chest* 2009; 135:115-121.

40. Dreyfus GD, Corbi PJ, Chan KMJ, Toufan Bahrami T: Secondary tricuspid regurgitation or dilatation: which should be the criterion for surgical repair? *Ann Thorac Surg* 2005; 79:127.

41. Matsunaga A, Duran CM: Progression of tricuspid regurgitation after repaired functional ischemic mitral regurgitation. *Circulation* 2005; 112: I-453.

42. Deloche A, Guerinon J, Fabiani JN, et al: Anatomical study of rheumatic tricuspid valve diseases: application to the various valvuloplasties [in French]. *Ann Chir Thorac Cardiovasc.* 1973; 12:343-349.

43. Castedo E, Canas A, Cabo RA, Burgos R, Ugarte J: Edge-to-edge tricuspid repair for redeveloped valve incompetence after DeVega's annuloplasty. *Ann Thorac Surg* 2003; 75:605-606.

44. Castedo E, Monguio E, Cabo RA, Ugarte J: Edge-to-edge technique for correction of tricuspid valve regurgitation due to complex lesions. *Eur J Cardiothorac Surg* 2005; 27:933-934.

45. Tang GH, David TE, Singh SK, et al: Tricuspid valve repair with an annuloplasty ring results in improved long-term outcomes. *Circulation* 2006; 114 (suppl): I-577-I-581.

46. DeVega NG: La anuloplastia selective, reguable y permanente. *Rev Esp Cardiol* 1972; 25:6-9.

47. Ghanta RK, Chen R, Narayanasamy N, et al: Suture bicuspidization of the tricuspid valve versus ring annuloplasty for repair of functional tricuspid regurgitation: midterm results of 237 consecutive patients. *J Thorac Cardiovasc Surg* 2007; 133:117-126.

48. Matsuyama K, Matsumoto M, Sugita T, et al: Predictors of residual tricuspid regurgitation after mitral valve surgery. *Ann Thorac Surg* 2003; 75:1826-1828.

49. Matsunaga A, Duran CM: Progression of tricuspid regurgitation after repaired functional ischemic mitral regurgitation. *Circulation* 2005; 112(Suppl): I-453-I-457.

50. King RM, Schaff HV, Danielson GK, et al: Surgery for tricuspid regurgitation late after mitral valve replacement. *Circulation* 1984; 70(Suppl): I-193-I-197.

51. Singh SK, Tang GH, Maganti MD, et al: Midterm outcomes of tricuspid valve repair versus replacement for organic tricuspid disease. *Ann Thorac Surg* 2006; 82:1735-1741.

52. Silver MD, Lam JH, Ranganathan N, Wigle ED: Morphology of the human tricuspid valve. *Circulation* 1971; 43:333-348.

53. Cohn L: Tricuspid regurgitation secondary to mitral valve disease: when and how to repair. *J Card Surg* 1994; 9(Suppl):237.

54. Duran CM, Kumar N, Prabhakar G, et al: Vanishing DeVega annuloplasty for functional tricuspid regurgitation. *J Thorac Cardiovasc Surg* 1993; 106:609.

55. Chidambaram M, Abdulali SA, Baliga BG, et al: Long-term results of DeVega tricuspid annuloplasty. *Ann Thorac Surg* 1987; 43:185.

56. Carpentier A, Deloche A, Dauptain J, et al: A new reconstructive operation for correction of mitral and tricuspid insufficiency. *J Thorac Cardiovasc Surg* 1971; 61:1.

57. Brugger JJ, Egloff L, Rothlin M, et al: Tricuspid annuloplasty: results and complications. *Thorac Cardiovasc Surg* 1982; 30:284.

58. Gatti G, Maffei G, Lusa A, et al: Tricuspid valve repair with Cosgrove-Edwards annuloplasty system: early clinical and echocardiographic results. *Ann Thorac Surg* 2001; 72:764.

59. McCarthy PM, Bhudia SK, Rajeswaran J, et al: Tricuspid valve repair: durability and risk factors for failure. *J Thorac Cardiovasc Surg* 2004; 127:67

60. Pomar JI, Mestres CA, Pate JC, et al: Management of persistent tricuspid endocarditis with transplantation of cryopreserved mitral homografts. *J Thorac Cardiovasc Surg* 1994; 107:1460.

61. Hvass U, Baron F, Fourchy D, et al: Mitral homografts for total tricuspid valve replacement: comparison of two techniques. *J Thorac Cardiovasc Surg* 2001; 3:592.

62. Katz NM, Pallas RS: Traumatic rupture of the tricuspid valve: repair by chordal replacements and annuloplasty. *J Thorac Cardiovasc Surg* 1986; 91:310.

63. Cardarelli MG, Gammie JS, Brown JM, et al: A novel approach to tricuspid valve replacement: the upside down stentless aortic bioprosthesis. *Ann Thorac Surg* 2005; 80:507.

64. Sutlic Z, Schmid C, Borst HG: Repair of flail anterior leaflets of tricuspid and mitral valves by cusp remodeling. *Ann Thorac Cardiovasc Surg* 1990; 50:927.

65. Doty JR, Cameron DE, Elmaci T, et al: Penetrating trauma to the tricuspid valve and ventricular septum: delayed repair. *Ann Thorac Surg* 1999; 67:252.

66. Arbulu A, Asfaw I: Tricuspid valvulectomy without prosthetic replacement. *J Thorac Cardiovasc Surg* 1981; 82:684.

67. Arbulu A, Thoms NW, Wilson RI: Valvulectomy without prosthetic replacement: a lifesaving operation for tricuspid Pseudomonas endocarditis. *J Cardiovasc Surg (Torino)* 1972; 74:103.

68. Walther T, Falk V, Schneider J, et al: Stentless tricuspid valve replacement. *Ann Thorac Surg* 1999; 68:1858.

69. Arbulu A, Holmes RJ, Asfaw I: Tricuspid valvulectomy without replacement: twenty years' experience. *J Thorac Cardiovasc Surg* 1991; 102:917.

70. Turley K: Surgery of right-sided endocarditis: valve preservation versus replacement. *J Card Surg* 1989; 4:317.

71. Van Nooten G, Caes F, Tacymans Y, et al: Tricuspid valve replacement: post-operative and long-term results. *J Thorac Cardiovasc Surg* 1995; 110:672.

72. Kaplan M, Kut MS, Demirtas MM, et al: Prosthetic replacement of tricuspid valve: bioprosthetic or mechanical. *Ann Thorac Surg* 2002; 73:467.

73. Scully HE, Armstrong CS: Tricuspid valve replacement: fifteen years of experience with mechanical prostheses and bioprostheses. *J Thorac Cardiovasc Surg* 1995; 109:1035.

74. Singh AK, Feng WC, Sanofsky SJ: Long-term results of St Jude Medical valve in the tricuspid position. *Ann Thorac Surg* 1992; 54:538.

75. Kaplan M, Kut MS, Demirtas MM, et al: Prosthetic replacement of tricuspid valve: bioprosthetic or mechanical. *Ann Thorac Surg* 2002; 73:467.

76. Nakano K, Koyanagi H, Hashimoto A, et al: Tricuspid valve replacement with the bileaflet St Jude Medical valve prosthesis. *Ann Thorac Surg* 1994; 108:888.

77. Munro AI, Jamieson WRE, Tyers FO, et al: Tricuspid valve replacement: porcine bioprostheses and mechanical prostheses. *Ann Thorac Surg* 1995; 59:S470.

78. Ohata T, Kigawa I, Tohda E, et al: Comparison of durability of bioprostheses in tricuspid and mitral positions. *Ann Thorac Surg* 2001; 71:S240.

79. Ratnatunga C, Edwards M-B, Dore C, et al: Tricuspid valve replacement: UK heart valve registry midterm results comparing mechanical and biological prostheses. *Ann Thorac Surg* 1998; 66:1940.

80. Glower DD, White WD, Smith LR, et al: In-hospital and long-term outcome after porcine tricuspid valve replacement. *J Thorac Cardiovasc Surg* 1995; 109:877.

81. Nakano K, Ishibashi-Ueda H, Kobayashi J, et al: Tricuspid valve replacement with bioprostheses: long-term results and causes of valve dysfunction. *Ann Thorac Surg* 2001; 71:105.

82. Nakano K, Eishi K, Kosakai Y, et al: Ten-year experience with the Carpentier-Edwards pericardial xenograft in the tricuspid position. *J Thorac Cardiovasc Surg* 1996; 111:605.

83. Ohata T, Kigawa I, Yamashita Y, et al: Surgical strategy for severe tricuspid valve regurgitation complicated by advanced mitral valve disease: long-term outcome of tricuspid valve supra-annular implantation in eighty-eight cases. *J Thorac Cardiovasc Surg* 2000; 120:280.

84. Cohen SR, Silver MA, McIntosh CL, Roberts WC: Comparison of late (62 to 104 months) degenerative changes in simultaneously implanted and explanted porcine (Hancock) bioprosthesis in the tricuspid and mitral positions in six patients. *Am J Cardiol* 1984; 53:1599.

85. Guerra F, Bortolotti U, Thiene G, et al: Long-term performance of the Hancock porcine bioprosthesis in the tricuspid position: a review of 45 patients with 14 visit follow-up. *J Thorac Cardiovasc Surg* 1990; 99:838.

86. Filsoufi F, Anyanwu AC, Salzberg SP, et al: Long-term outcomes of tricuspid valve replacement in the current era. *Ann Thorac Surg* 2005; 80:845.

87. Solomon NAG, Lim CH, Nand P, Graham KJ: Tricuspid valve replacement: bioprosthetic or mechanical valve? *Asian Cardiovasc Thorac Ann* 2004; 12:143.

88. Rizzoli G, Vendramin I, Nesseris G, et al: Biological or mechanical prostheses in tricuspid position? A meta-analysis of intrainstitutional results. *Ann Thorac Surg* 2004; 77:1607.

89. Bonow RO, Carabello BA, Kanu C, et al: ACC/AHA 2006 guidelines for the management of patients with valvular heart disease: a report of the American College of Cardiology/American Heart Association Task Force on Practice Guidelines (writing committee to revise the 1998 Guidelines for the Management of Patients With Valvular Heart Disease): developed in collaboration with the Society of Cardiovascular Anesthesiologists: endorsed by the Society for Cardiovascular Angiography and Interventions and the Society of Thoracic Surgeons. *Circulation* 2006; 114:e84-e231.

90. Aoyagi S, Tanaka K, Hara H, et al: Modified De Vega's annuloplasty for functional tricuspid regurgitation: early and late results. *The Kurume Med J* 1992; 39:23-32.

91. Fukuda S, Song JM, Gillinov AM, et al: Tricuspid valve tethering predicts residual tricuspid regurgitation after tricuspid annuloplasty. *Circulation* 2005; 111:975-979.

92. Holper K, Haehnel JC, Augustin N, Sebening F: Surgery for tricuspid insufficiency: long-term follow-up after De Vega annuloplasty. *Thorac Cardiovasc Surg* 1993; 41:1-8.

93. Minale C, Lambertz H, Nikol S, Gerich N, Messmer BJ: Selective annuloplasty of the tricuspid valve: two-year experience. *J Thorac Cardiovasc Surg* 1990; 99:846-851.

94. Paulis RD, Bobbio M, Ottino G, DeVega N: The De Vega tricuspid annuloplasty: perioperative mortality and long term follow-up. *J Cardiovasc Surg (Torino)* 1990; 31:512-517.

95. Peltola T, Lepojarvi M, Ikaheimo M, Karkola P: De Vega's annuloplasty for tricuspid regurgitation. *Ann Chir Gynaecol* 1996; 85:40-43.

96. Kirklin JW, Barratt-Boyes BG (eds): *Cardiac Surgery*, vol. 1, 2nd ed. New York, Churchill-Livingstone, 1992; p 598.

97. Rogers JH, Bolling SF: The tricuspid valve: current perspective and evolving management of tricuspid regurgitation. *Circulation* 2009; 119:2718-2725.

孔 博 杨克明 译

第 47 章

联合瓣膜病变

Hartzell V. Schaff,

Rakesh M. Suri

简介

　　风湿性心脏病、退行性瓣膜病、感染性心内膜炎以及其他多种因素均可导致心脏多瓣膜病，此时往往需要外科手术介入对多个瓣膜进行矫正。进一步来说，心脏多瓣膜病通常会以瓣膜功能障碍为首先表现，而其实这也就是本病发展过程中的一大直接表现；当然，瓣膜功能障碍也能因心脏扩大和（或）肺动脉高压而继发产生。瓣膜功能障碍的潜在致病因素以及当瓣膜继发受累时，置换或修复原发病变瓣膜的预期效果，均会对外科手术方式产生影响。此外，不同瓣膜病变组合可造成的左、右心室重构，并可对瓣膜功能造成影响，关于此，单瓣膜病往往与之不甚相同。本章将就心脏多瓣膜病的病理生理学、手术技术以及其他常见病因进行系统阐述。

　　即使是在心脏瓣膜病手术治疗的发展早期，对多发病灶进行修复也是相当必要的（表 47-1）。1960 年，学界首次报道了在单台手术中进行了三瓣膜置换术，而到 1992 年，则又出现了同步手术置换四瓣膜的报道[1]。

　　临床实践经验表明，有一些多瓣膜病组合更常需要施行矫正手术。如表 47-2 所示，在所有心脏瓣膜手术有，约占 15% 的手术是针对多瓣膜而进行的，其中有 80% 针对主动脉瓣和二尖瓣，而另 20% 则由二尖瓣和三尖瓣置换术（伴或不伴主动脉瓣置换术）所占据。临床上，主动脉瓣和三尖瓣联合病变相当罕见。

多瓣膜病的病理生理学

　　瓣膜直接病变可导致瓣膜反流的发生，而其他瓣膜病变所导致的心室形态改变抑或有可能使瓣膜反流继发出现；这种继发性或功能性反流往往可以影响到房室瓣的功能。对某些患者而言，随着原发病变瓣膜获得修复或被置换，相应的继发性瓣膜反流也可能会因此而获得改善；而在另一些患者，即便矫正原发病灶，瓣膜功能也不会得以改善，相反，继发性瓣膜病可能会进一步向后续阶段发展，因此，假如出现这种情况，则应当考虑进行同步外科修复手术。

■ 原发性主动脉瓣膜病变伴继发性二尖瓣反流

　　孤立的主动脉瓣膜病可以引发继发性二尖瓣反流，在极其罕见的情况下，其还能导致三尖瓣反流的发生。严重主动脉瓣狭窄伴或不伴左心室扩张往往可以造成一定程度的二尖瓣反流。在一项病例研究中，研究人员发现，有 67% 的严重主动脉瓣狭窄患者均伴发有二尖瓣渗漏的情况[2]。

　　当二尖瓣结构为正常时，缓解左心室流出道阻塞之后，二尖瓣反流现象也会获得相应的改善[3]，例如，在置换主动脉瓣之后，轻度二尖瓣反流则有可能几乎完全消失。此外，心室压降低和心室重构均有助于改善二尖瓣的反流现象[4]。假如二尖瓣反流非常严重，那么在置换主动脉瓣之后，则依然可能会残留一定程度的顽固性反流现象，这时候就可以考虑施行二尖瓣环成形术来进行修复。与之相反，当伴有主动脉瓣狭窄，且确实存在因二尖瓣结构异常而造成二尖瓣反流，那么再施行二尖瓣修复术或置换术就不再是那么必要的了。最近的一项报告宣称，中度二尖瓣反流对施行主动脉瓣置换术老年患者的生存率有着负面影响，因而建议，二尖瓣病变明确者应当进行同步矫正手术[5]。

表 47-1　多瓣膜病手术简史

手术事件	年份	手术机构
先二尖瓣、后三尖瓣分步连合部切开术	1952	医师医院，费城，宾夕法尼亚[164]
二尖瓣、三尖瓣同步连合部切开术	1953	克利夫兰，俄亥俄[165]
心肺转流术下同步二尖瓣连合部切开术和主动脉瓣环成形术	1956	明尼苏达大学，明尼阿波利斯，明尼苏达[166]
二尖瓣和主动脉瓣同步置换术	1961	圣弗朗西斯总医院，匹兹堡，宾夕法尼亚[123]
三尖瓣同步置换术	1963	俄勒冈大型，波特兰，俄勒冈
四瓣膜同步置换术	1992	梅奥诊所，罗切斯特，明尼苏达[120]

　　在计划手术治疗时，重要的是明确各种瓣膜病的形态和病理生理学变化程度。对于疑似多瓣膜病患者，则有必要在术前和术中进行超声心动图检查。一般情况下，经胸超声心动图检查有助于鉴定造成二尖瓣和三尖瓣反流的病因。当瓣膜反流完全是继发性的时候，二尖瓣瓣叶可变薄弱并可出现游离活动，但却并不会出现脱垂现象；而当瓣叶增厚、腱索缩短时，即可明确诊断为风湿性二尖瓣（和三尖瓣）反流；上述结构若发生纤维化，则可导致瓣叶活动能力受限。瓣叶脱垂伴或不伴腱索断裂亦有可能导致房室瓣反流的出现。

　　经食管超声心动图检查可以从心脏后方获得心脏的影像，因而避免了前方肋骨、肺和皮下组织对图像的干扰。使用高频（5 MHz）传感器获得的影像比常规经胸 2.25～3.5 MHz 传感器的影像有着更好的分辨率[6]。因此，经食管超声心动图检查能够提供最好的二尖瓣和三尖瓣影像，同时其还能在术前进行。术中，所有接受瓣膜修复术或置换术的患者均应当进行经食管多普勒超声心动图检查；此外，对于评估二尖瓣反流对左心室流出道梗阻影响，使用该项检查则尤为重要[7]。在某些情况下，术前左心室造影术可能有助于量化左房室的瓣膜反流。在明确三尖瓣功能障碍时，右心室心血管造影术可能亦有帮助，但目前临床上，已很少开展该项检查[8]。

表 47-2　各机构历年心脏多瓣膜置换术的数量

	阿巴拉马大学	梅奥诊所	得克萨斯心脏病中心	俄勒冈大学	所有瓣膜手术所占百分比（共计 11026 例手术）	多瓣膜手术所占百分比（共计 1662 例手术）
年份	1967-1976	1963-1972	1962-1974	1960-1980		
所有瓣膜手术的总数	2555	2166	4170	2135		
多瓣膜手术的总数	383（15%）	437（20%）	541（13%）	301（14%）	15（1662）	100
M-A	298（11.6%）	320（14.7%）	459（11%）	253（11.8%）	12（1330）	80
M-A-T	40（1.6%）	55（2.5%）	55（2.5%）	48（2.2%）	2（198）	12
M-T	41（1.6%）	58（2.5%）	26（0.6%）	-	1.5（125）	8
A-T	4（0.1%）	4（0.2%）	1（0.02%）	-	0.1（9）	5

　　M = 二尖瓣；A = 主动脉瓣；T = 三尖瓣

继发于其他瓣膜病的三尖瓣反流

　　继发性三尖瓣反流通常是由风湿性二尖瓣狭窄所引发的，但是其确切病因却依然不甚明朗[9,10]。一些学者认为，继发性三尖瓣反流是肺动脉高压和右心室扩张的一种表现[11]。在严重三尖瓣反流患者中，当其同时伴发二尖瓣病变时，三尖瓣瓣环的扩张可表现为非对称性。多数情况下，三尖瓣瓣环的扩张多见于右心室游离壁的对侧，而三尖瓣隔叶附近的瓣环则只会稍有扩张[12,13]。尽管伴有继发性右心室扩大和三尖瓣瓣环扩张的肺动脉高压可能是造成继发性三尖瓣反流的一个重要因素，但是这却并非是唯一的致病原因。例如，虽然先天性心脏病——如法洛四联症——可以导致右心室收缩压升高，但是患者却鲜有出现严重三尖瓣反流的情况。与此类似，室间隔缺损的患儿也很少出现严重的三尖瓣反流现象，但是往往却因不同程度的肺动脉高压而存在着右心室扩大。

　　此外，临床实践表明，其他机制在继发性三尖瓣反流的发展过程中也必然扮演着一定的角色。因风湿性二尖瓣狭窄而接受二尖瓣置换术的患者在首次手术后的数年内，可出现自发性三尖瓣反流，而与此同时，很多患者的肺动脉压却仅有轻度升高[14,15]。关于此，最近的证据则指向了风湿性瓣膜病中的进行性免疫反应，在成功施行经皮或开胸二尖瓣置换术的很多年之后，正是这一免疫反应依然还能导致严重的三尖瓣反流[16]。

　　可以将继发性二尖瓣和三尖瓣反流划分为轻度、中度和重度，这对于指导后续医疗行为非常实用[13]。通常情况下，轻度三尖瓣反流患者并不会出现右心衰的临床体征和症状。同样，对于超声心动图检查明确的轻度三尖瓣反流，在手术室全麻之后，可能甚至看起来并没有那么严重。在大多数情况下，轻度继发性三尖瓣反流并不需要外科手术的干预。

对于超声心动图检查证明存在严重反流但不具症状或症状药物不可控的患者，可以将其划分为"中度三尖瓣反流患者"。一般来说，此类患者可以施行瓣膜 DeVega 缝合成形术或半环式瓣膜成形术[17]。而对于严重继发性三尖瓣反流伴临床右心衰证据（例如，肝搏动、颈静脉怒张和外周水肿伴或不伴腹水）的患者，则多可以施行并列环式瓣膜成形术或三尖瓣置换术。

肺动脉压的高低可能会影响继发性三尖瓣反流的手术治疗。Kaul 及其同事[18]根据肺动脉压的高低对 86 例因风湿性二尖瓣瓣膜病所致功能性三尖瓣反流的患者进行了分组。第一组患者具有严重的肺动脉高压（平均肺动脉压为 78mmHg），第二组患者肺动脉压中度升高（平均肺动脉压为 41mmHg）。术前，肺动脉压中度升高者的右心衰和右心室扩张体征更为明显，在二尖瓣手术（不进行三尖瓣手术）之后，此类患者中有很多依然还存在着三尖瓣反流的现象；而二尖瓣手术之后，所有严重肺动脉高压者的三尖瓣反流现象均获得了改善，而其中又有 28% 的患者则更是得以完全康复。

排除住院死亡率，约有 40% 的三尖瓣手术患者过早死亡[8]。此外，重要的是，应当意识到轻中度（2 +）反流其实是后续三尖瓣修补术失败的一大风险因素；而术前，严重（4 +）反流则是术后早期残留反流现象的一大预测因素[19]。最后需要说明的是，最近有证据表明，在修复二尖瓣时，当三尖瓣进行性环式扩张（≥70mm）时，同时行三尖瓣瓣环成形，可以显著降低术后瓣膜功能性损害的风险[20]。

当前，若要对有关继发性功能性三尖瓣反流处理方式的文献进行解读并总结，其难点在于所患疾病的本质和所选用的手术方式存在着明显的不同质性。据报道，在风湿病二尖瓣置换术后 30 年的随访期内，严重迟发型三尖瓣反流的发生率可接近 68%[21]；而缺血性二尖瓣反流修复术后的 3 年随访期内，这一风险则可以高达 74%[22]。在上述病例研究中，三尖瓣反流症状进展的最常见风险因素包括：老龄、女性、风湿病史、房颤、未行迷宫术等[21~24]。因此，大多数医师同意以下观点，即在进行风湿性二尖瓣瓣膜病变外科手术时，应当对中重度三尖瓣反流施行矫正手术，这有助于防止三尖瓣反流症状的进一步发展[25]。但是，尚不太清楚这种干预措施是否会改善患者的长期生存率[24]。此外，仅仅依赖三尖瓣瓣环是否扩张而决定是否手术——这曾为 Dreyfus 及其同事[20]所推荐——目前也受到了质疑[26]。

与之相反，在发达国家，尽管二尖瓣脱垂是二尖瓣反流最为常见的原因，但是依然有一些报告强调认为，二尖瓣成功获得修复后依然会引发一定程度的功能性三尖瓣反流。最近的数据认为，在风湿性或缺血性二尖瓣病变的叶瓣脱垂被修复之后，中或较轻程度的三尖瓣反流其实并不会快速进展[27]。就退行性二尖瓣反流单独进行二尖瓣修复术之后，并发严重功能性三尖瓣反流的概率将会小很多。梅奥诊所的数据也支持了上述论断：在长期随访过程中，在共计 699 例患者中，仅有 1 例患者需要就三尖瓣接受二次手术。

多瓣膜置换术时瓣膜的选择

当多瓣膜置换术局限于左心室内时，就抗凝和预期寿命而言，应该选择同类型的瓣膜，如同是机械瓣或同是生物瓣。如果同时使用一个机械瓣和一个生物瓣，有研究表明，血栓栓塞、瓣膜相关并发症或晚期死亡的风险也并不会因此而降低[29,30]。此外，据报道，与置换一枚机械瓣和一枚生物瓣的患者相比，左心室置换双机械瓣膜患者的二次手术率要略低一些[29]。

对于三尖瓣置换术，单独或联合其他瓣膜手术一起进行时，生物瓣膜可使瓣膜血栓的风险降至最低[31,32]。另外，在选择人工三尖瓣时，很少会考虑到血流动力学的因素；机械瓣膜的血流动力学效率要高于生物瓣膜，但是在房室瓣置换术时，极少会考虑到这层因素，而以三尖瓣置换术时尤甚——在这种情况下，成人的瓣环直径通常可以达到 33mm 或更多。体外研究表明，对于房室瓣大于 25mm 的情况而言，只能获得极小的血流动力学改善[33]。

手术方法

主动脉瓣和二尖瓣置换术

插管

在升主动脉远端，无名动脉起始处近心包反折处插入主动脉插管（图 47-1A）。使用二阶梯插管于右心房处置入静脉插管，这可用以简化静脉置管操作。对于需作右心房或右心室切口的手术，可予以保留上腔静脉和下腔静脉插管（图 47-2A）。术中通常需要进行自体输血的准备，诸如抑肽酶或 ε-氨基己酸（Amicar）之类的抗纤溶剂可能有助于手术——特别是二次手术（这种情况下心包粘连可能会加重出血）[34]。

心脏停搏液

假如主动脉瓣关闭良好，那么在阻断主动脉时，就需要向位于钳夹近端主动脉内的灌注插管中注入低温（4 ~ 8℃）含血心脏停搏液，这样可以用来保护心肌。使达到心舒张期停搏的心脏停搏液需求量和目标低温取决于心脏的大小和主动脉瓣反流的有无。一般情况下，由于心脏多瓣膜病往往伴有心肌肥厚，故初始心脏停搏液的需求量往往要高于冠状动脉血管重建时的需求量。对于无心脏扩大的患者，我们可以以约 10ml/kg（体重）的需求量来注入心脏停搏液，而对于心肌肥厚程度显著的患者，这一数值则可以调整为 15ml/kg（体重）。在主动脉阻断期间，每隔 20 分钟就应当直接向冠状动脉开口内注入 400ml 的心脏停搏液。在置管和灌注期间，我们可以使用定制设计的软头冠状动脉灌注导管，这样有助于使冠状动脉开口发生创伤的可能性降至最低[35]。

假如主动脉瓣反流程度达到中等或严重，那么就应该直接向冠状动脉开口内注入心脏停搏液。使用主动脉机架式通道上的吸引器来清除心脏内的血液，并临时降低心肺转流的速度以便最大程度地增加静脉返回血量，随后立即施行主动脉切开术。某些外科医师倾向于先输注心脏停搏液[36]。而假如使用该方法，那么由于此时通过冠状静脉系统的血流不含养，且由于冠状静脉系统解剖结构各异，故此时可能需要更为大量的心脏停搏液[37,38]。

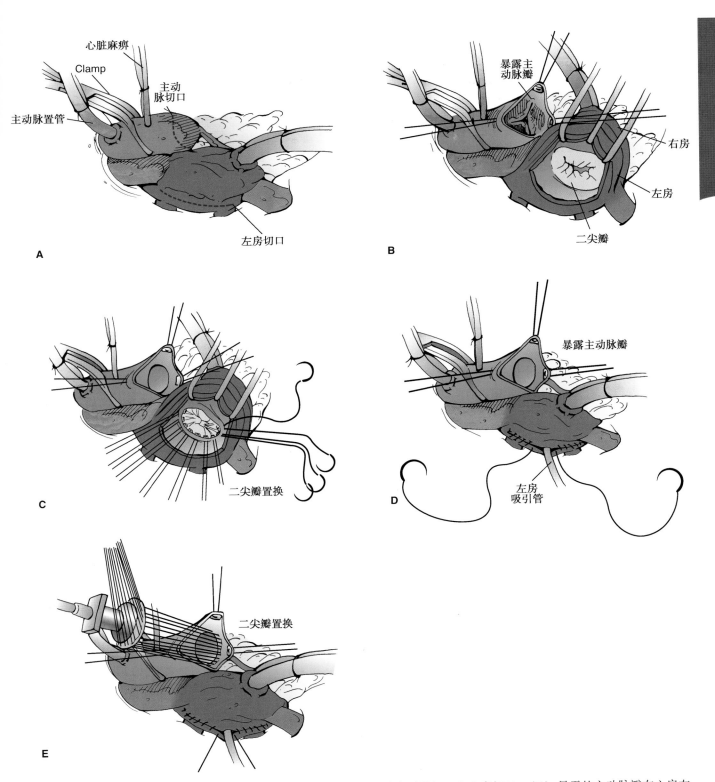

图 47-1　主动脉瓣和二尖瓣置换术。（A）主动脉导管钳夹心脏停搏液主动脉切口左心房切口；（B）暴露的主动脉瓣右心房左心房二尖瓣；（C）置换二尖瓣；（D）暴露主动脉瓣左心房通路；（E）置换主动脉瓣

手术过程

灌注心脏停搏液后，可以通过斜向主动脉切口进入无冠状窦，以此来对主动脉瓣进行检查（图 47-1B）。由瓣叶穿孔或先天性二尖瓣脱垂导致的主动脉瓣反流通常可以进行修复[39]，但是针对是否决定进行主动脉修复，则应当斟酌是否使用了人

工二尖瓣。例如，尽管主动脉瓣修复术在技术上看似可行，但是对于需要二尖瓣置换的患者而言，使用人工瓣膜代替病变瓣膜并长期服用华法林抗凝才可能是最好的一种治疗策略。

瓣膜严重钙化，无论是二尖瓣亦或是三尖瓣，均必须进行置换术[40]。因此，需要切除叶瓣并仔细剥离环状钙化斑。随后，需要重建主动脉瓣环；临床经验显示，置换二尖瓣可造成主动脉瓣瓣环缩短，因为缩短了二尖瓣前叶的附着区。因此，常规上，我们会准备（但不会打开无菌包装）2 块主动脉瓣人工瓣膜：其中之一对应于重建尺寸，另一则会略微再小一些。最终选取哪一块人工主动脉瓣需在二尖瓣置换术或修复术之后再行确定。

尽管术中主动脉瓣是首先暴露于视野之下的，但是往往在二尖瓣修复术或二尖瓣人工瓣膜置入之后再会对其进行置换。在主动脉瓣环上进行缝合操作，就会向上拉动二尖瓣前叶，使其朝向左心室流出道区域方向，因而当通过左心房切口观察到该区域时，此处可被遮蔽而不可见。

假如主动脉瓣环较小，则可以先使用心包补片来扩张[41]。这一技术可以使瓣环直径扩大 2 ~4mm 或更多，因此，仅在极少情况下，才有必要采取更为激进的手术方式[42~44]。另一种置入较大主动脉瓣人工瓣膜的方式是保留二尖瓣修复术或置换术时所缝的缝线，而在置入主动脉瓣人工瓣膜之后，才会再对二尖瓣人工瓣膜进行固定操作。这样一来则可消除使人工主动脉瓣尺寸减小的可能，但同时却并不会妨碍在二尖瓣环上进行的缝合操作。

切除主动脉瓣之后，需重新定位右心房导管，通过位于房间沟后方的切口使二尖瓣得以暴露（图 47-1B）。探查左心房有无血栓，探查二尖瓣。当主动脉瓣存在风湿性病变时，通常二尖瓣总会受到一定程度地影响。如果必须要进行主动脉瓣置换术，那么外科医师对于置换二尖瓣就应更积极一些，其原因在于风湿性病变导致的瘢痕和纤维化极易进展，且二尖瓣修复术（使用连合部切开术处置狭窄，或使用瓣叶修复术和瓣膜成形术处置反流）比退行性疾病修复术更不耐久[45~47]。与之相反，当由于二尖瓣钙化或老化而必须要进行主动脉瓣置换术时，对于因退行性病变所致的二尖瓣反流进行修复可能会获得不错的长期预后结果。二尖瓣修复术相关内容请参见第 41 章。

二尖瓣置换术首先需要切除二尖瓣前叶，尽可能保留部分二尖瓣后叶及其腱索附属物，这样可使左心室乳头肌-瓣环保持其连续性[48~50]。某些外科医师可能还会特殊保留二尖瓣前叶及其腱索附属物，他们认为这样对心室功能可能带来进一步受益[51]。使用 2-0 号编织聚酯缝线以间断褥式缝合的方式缝合二尖瓣人工瓣膜，并在瓣环的心房或心室侧辅以脱脂棉强化其结构（图 47-1C）。在缝合瓣膜之后，应当对机械瓣膜的瓣叶自由活动度进行检测。

当存在术前房颤时，我们可以先从左心房内缝合左心耳口或从外部结扎左心耳，随后再切除二尖瓣前叶。借助聚丙烯缝线以连续缝合的方式分别从两端缝合左心房切口。从部分缝合的左心房切口处插入左心引流管，在进行主动脉瓣置换术的同时，保持引流位置不变（图 47-1D）。

主动脉瓣充分暴露后，使用 2-0 号聚酯缝线以连续褥式缝合的方式在相应位置上缝合人工主动脉瓣，并使用脱脂棉强化其结构，随后通常可以使用双层 4-0 号聚丙烯缝线来缝合主动脉切口。常规排空心脏内的剩余空气，随后移除主动脉夹钳，并将升主动脉内的机架式通路安置到吸引器上。从左心房内移除通路，确保左心房切口缝合严密。

在主动脉瓣环扩张的患者中，有时候可以观察到二尖瓣，可以通过扩张后的主动脉瓣环来进行二尖瓣置换术[52]。

主动脉瓣置换术和二尖瓣修复术

术中经食管超声心动图检查有助于评估二尖瓣反流的程度，同时更为重要的是，该项检查还有助于鉴定瓣膜反流的原因。当二尖瓣反流仅为中度且叶瓣形态正常时，在缓解严重主动脉狭窄之后，我们往往可以发现二尖瓣功能也获得了相应的改善。在除此之外的其他情况之下，均应当对二尖瓣进行检查，以此来明确是否需要进行二尖瓣修复术或置换术。

上文已对胸骨切开、插管和主动脉瓣功能评估进行了描述。当不存在三尖瓣病变适应证且无其他右心房手术计划时，可以通过单根二级导管来获取静脉回心血流（图 47-3A）。采用何种特定的二尖瓣修复技术则取决于术中所见[53]。通常情况下，可以先进行楔形切除术（切除病变部位）并随后使用4-0 号聚丙烯缝线进行连续缝合来处置二尖瓣部分后叶脱垂伴或不伴腱索断裂的情况[54]，可以 4-0 或 5-0 号聚四氟乙烯（PTFE）缝线连接乳头肌及脱垂瓣叶的游离缘，来重建腱索[55]。

几乎所有的叶瓣修复术都可以借助后瓣膜成形术进行强化。使用 2-0 号编织聚酯缝线以间断褥式缝合的方式沿着后瓣环进行缝合操作，并在左、右纤维三角处终止（图 47-3A）。随后均匀缝合于 6.0 ~6.5cm 长的弹性成形环上；这一标准长度可以通过使用 63mm 长的后瓣环弹性成形带来实现[47,56]。瓣膜成形术后，向心室内注入生理盐水或血液来检测二尖瓣的活跃程度，随后闭合心房切口并使人工主动脉瓣缝合到位。

二尖瓣置换术和三尖瓣置换术或修复术

大多数情况下，三尖瓣反流可以因瓣环扩大而引发[57]。三尖瓣反流的严重程度可以在心肺转流术之前使用经食管超声心动图检查来明确，或者也可以在静脉置管之前检测右心房压力来明确。在全麻下，血容量和心输出量的改变可导致反流量大幅度波动，而在大多数情况下，心肺转流术前期的三尖瓣反流严重程度都会有所减轻。

患者临床症状的严重程度一定与超声心动图检查和三尖瓣术中评估的结果相对应。在二尖瓣置换术或修复术之后，肝脏增大伴肝搏动、外周水肿和颈静脉怒张的患者则更可能需要接受三尖瓣成形术。无右心衰的患者通常三尖瓣渗漏的严重性不会太高，而在左心室病灶得以矫正之后，不予直接修复或置换三尖瓣，其功能也可能会得以改善。

二尖瓣置换术时，决定是否需要就功能性三尖瓣反流进行三尖瓣修复术或置换术是极其重要的，其原因正是在于若此后再进行二次手术，则手术风险相当之高。我们早期的临床经验表明，就三尖瓣反流进行后续二次手术的患者而言，术后早期的死亡率可达 25%。此外，在二尖瓣风湿性病变进行置换术的患者中，后续三尖瓣反流进一步发展的患者比例可介于 10% ~15% 之间[58]。因此，在初次手术之时，就是否进行瓣膜成形术或人工瓣膜置换术，我们采取的是一种较为自由的策略[59]。

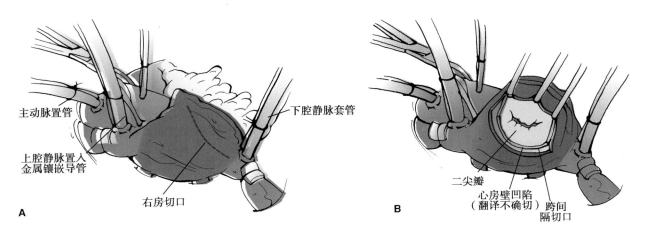

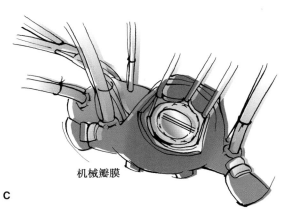

图 47-2　二尖瓣和三尖瓣联合手术。（A）置管；（B）经中隔切口；（C）显示的是二尖瓣和三尖瓣联合手术，二尖瓣置换术（上腔静脉 Snare 套索未显示在图中）

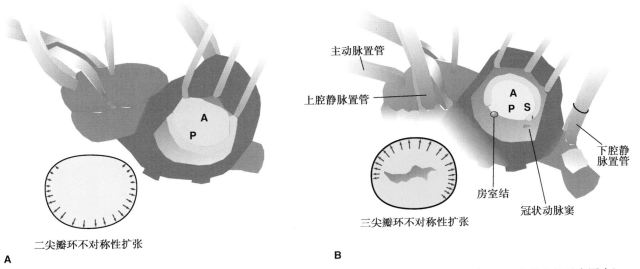

图 47-3　（A）二尖瓣修复术；（B）半环式瓣膜成形术修复三尖瓣（上腔静脉和下腔静脉 Snare 套索未显示在图中）

手术过程

对于三尖瓣手术，可以选择插入 Swan-Ganz 导管。假如使用了 Swan-Ganz 导管，那么在检查和评估三尖瓣期间，均应从右心腔内撤出该导管。我们倾向于直接在下腔静脉和上腔静脉中置管[60]。在心肺流转开始并注入心脏停搏液之后，应当在静脉导管周围套扎住腔静脉，随后作一右心房切口，暴露房间隔和三尖瓣（图 47-2A），最后决定是否进行三尖瓣修复术还是置换术，并明确需要使用何种人工瓣膜。

当另外需要处置三尖瓣时，我们可以通过房间隔切口——该切口横跨在卵圆窝上方，并可以向上延伸——来暴露出二尖瓣（图 47-2B）。在牵开组织期间，应当谨慎，避免撕裂位于冠状窦和 Koch 三角后方的房间隔。另外一种选择则是，也可以在房间沟后方施行标准左心房切开术来暴露二尖瓣。

二尖瓣修复术或置换术之后（图 47-2C），闭合房间隔和左心房切口，随后修复或置换三尖瓣。对于三尖瓣修复，我们可以借助 DeVega 法或环式瓣膜成形术来进行成形[11,17,61,62]。上述两种技术均基于以下观察结果而进行的——也即如上文所述的，相比三尖瓣瓣环的隔叶部分，三尖瓣瓣环的前、后叶瓣部分更加易于扩张。当可以使用环式瓣膜成形术时，我们更倾向于使用诸如 Cosgrove-Edwards 的软环[63]或 Duran 环（图 47-3B）。使用半环有助于避免缝线缝合在穿透 HIS 束附近的瓣环内，从而降低了传导束受损的风险。关于 DeVega 手术和人工瓣膜成形术在避免三尖瓣反流复发上孰优孰劣，研究结果充满了不一致性[64~66]。

微创手术

虽然本书在其他章节内也对微创手术进行了探讨，我们仍然推荐该手术作为左、右心脏瓣膜病的首次和二次治疗的手术方式。就此，根据瓣膜病的特点和患者的解剖结构，业已产生了多种插管和心脏停搏液灌注技术[67]。

三尖瓣置换术和肺动脉瓣置换术治疗类癌性心脏病

若二尖瓣和主动脉瓣并无病变[57,68]，那么通常在不需要阻断主动脉和引发心脏停搏的情况下，就可以进行三尖瓣和肺动脉瓣置换术。重要的是，假如卵圆孔很大，则应予以关闭之，这样可以消除空气进入左心房的风险。又假如房间隔上可见有缺口，那么可以花一些时间进行主动脉阻断来闭合之。过去，我们对于类癌性心脏病患者的治疗策略就是置换三尖瓣，并切除病变的肺动脉瓣。

后续经验表明，假如肺动脉瓣保有活动能力，右心室功能也就能得以更好地保留，因为，现在我们更倾向于进行肺动脉瓣置换术而不再是瓣膜切除术[60]。在一般情况下，三尖瓣置换术是必须的，而且通常只需移除前叶。最近一项针对我院 200 例类癌心脏病患者的回顾性研究表明，目前该项手术的预后已获得了一定的改善，且有证据表明，瓣膜置换术

确实是存活期延长的独立相关因素[70]。

类癌心脏病可导致瓣叶纤维化和萎缩，因此可以向残余的隔叶和前叶内缝入固定缝线（使用 2-0 编织聚酯缝线以间断褥式缝合的方式进行操作，并在后部辅以脱脂棉强化结构）。我们倾向于将脱脂棉安置在瓣环的心室侧。假如暴露困难，那么在后叶和隔叶进行缝合操作时，可以花一点时间使用动脉钳夹和灌注心脏停搏液，随后再开放主动脉，使心脏回复跳动节律。缝合剩余缝线，借助心电图来确保所有缝线是否安置到位。假如出现了房室阻滞现象，那么应当移除缝合在穿透 HIS 束区域的缝线，并在更为浅表的部位上重新进行缝合。

在右心室流出道上作一横穿瓣环的纵向切口，随后通过此切口进行肺动脉瓣置换术。我们倾向于使用 3-0 号聚丙烯缝线以连续缝合的方式缝合人工瓣膜，使缝合环锚定在自体瓣膜约 2/3 的瓣环上，随后向前锚定至心包补片上，后者通常可用于增大瓣环并有助于闭合肺动脉和右心室。

三瓣膜置换术

手术准备工作与上文所述类似。通常情况下，左侧瓣膜病变应当早于三尖瓣手术之前完成。需要再次说明的是，假如存在主动脉瓣反流，那么就应当首先进行主动脉切开术，并予以灌注心脏停搏液；同时，套扎腔静脉并打开右心房。在切除主动脉瓣并调整瓣环之后，再切开房间隔并进行二尖瓣修复或置换。随后，缝合人工主动脉瓣，在关闭主动脉切口和房间隔切口后，即可进行三尖瓣成形术或人工瓣膜置换术，此时可在心脏复跳后进行[71]。

影响多瓣膜的风湿性心脏病

如图 47-3 所示，风湿性瓣膜炎是多瓣膜病的常见致病因素。尸检研究显示，几乎所有的风湿性心脏病患者均有某些程度上的二尖瓣受累，尽管关于此不总是具有临床证据[72]。表 47-4 中显示的是两项风湿性心脏病患者尸检研究中出现多瓣膜受累患者的百分比。

在所调查的尸体中，有 47% 的受累瓣膜不止一处。二尖瓣和主动脉病变是最为常见的联合病变，在尸体中的发生率为 34%；第二常见的联合病变是二尖瓣、主动脉瓣和三尖瓣病变（9%）。最近的一项研究表明，所有 4 种瓣膜都会在风湿病中受累[73]。

对风湿性心脏病患儿的长期随访表明，约有 50% 的患儿表现出了多瓣膜受累[74,75]。在一项针对接受二尖瓣切开术治疗风湿性二尖瓣狭窄患者的研究中（表 47-5），临床证据显示，有 13% 的患者伴有其他瓣膜狭窄或反流。这些患者中的大多数均具有相关的风湿性主动脉病变[76]。

风湿性心脏病可导致瓣膜狭窄、反流或多发病变。表 47-6 列出了来自 4 项多瓣膜病研究的 290 例患者中特定瓣膜病变的百分比。混合病灶导致的瓣膜狭窄和反流最常见于主动脉瓣和二尖瓣。

表 47-3 多瓣膜病手术报告，显示出了其中有着较高的风湿性心脏病发生率

研究名称	患者数量	风湿性心脏病患者数量%（例）
二尖瓣和主动脉瓣联合置换术[155]	86	100（86）
二尖瓣和主动脉瓣联合置换术[130]	92	100（92）
二尖瓣和主动脉瓣联合置换术并三尖瓣修复术[60]	109	98（107）
三瓣膜置换术[160]	48	100（48）
二尖瓣和主动脉瓣联合置换术[100]	54	85（46）
多瓣膜手术[135]	50	86（43）
三瓣膜置换术[31]	91	100（91）
二尖瓣和主动脉瓣联合置换术[134]	65	80（52）
二尖瓣置换术和三尖瓣手术[14]	32	81（26）
二尖瓣和主动脉瓣联合置换术[169]	166	64（106）
二尖瓣和主动脉瓣手术[78]	124	100（124）
多瓣膜手术[170]	102	100（102）
二尖瓣和主动脉瓣联合置换术[171]	33	82（27）
二尖瓣和主动脉瓣反流[93]	39	67（26）
二尖瓣和主动脉瓣狭窄[86]	32	100（32）
二尖瓣和主动脉瓣狭窄[84]	141	100（141）

表 47-4 尸体研究的结果（1910-1937），显示出了 996 例风湿性心脏病患者中的多瓣膜受累情况

尸检瓣膜病灶	Clawson[172]	Cooke & White[173]	占 996 例受研究患者的百分比
所有瓣膜联合病变	321	147	47
M-A	221	100	32
M-A-T	52	35	9
M-T	31	7	4
M-A-T-P	14	5	2
A-T	2	0	0.2
A-M-P	1	0	0.1

A = 主动脉瓣；M = 二尖瓣；T = 三尖瓣；P = 肺动脉瓣

表 47-5 临床证据表明存在多瓣膜病的接受了瓣膜切开术的风湿性二尖瓣狭窄患者

手术时观察到的瓣膜病变	数量	1000 例风湿性二尖瓣狭窄患者中的百分比
所有瓣膜联合病变	127	12.7
M-A	121	12.1
M-T	6	0.6

A = 主动脉瓣；M = 二尖瓣；T = 三尖瓣 不包括三尖瓣反流患者

风湿性二尖瓣狭窄伴风湿性主动脉瓣反流

约有 10% 的风湿性二尖瓣狭窄患者也会出现风湿性主动脉瓣反流[77,78]。表 47-7 中展示了二尖瓣狭窄伴主动脉瓣反流患者的临床和实验室特征。

病理生理学

在二尖瓣狭窄伴主动脉瓣反流患者中，心排量可降低，从而使主动脉瓣反流的经典体征变得非常不明显（例如水冲脉、摆头征、明显毛细血管搏动等）。二尖瓣狭窄的一个特点就是左心室充盈不足，而其正好可以被继发于主动脉瓣反流的过度充盈所抵消。此外，作为二尖瓣狭窄另一特点的肺动脉高压则往往可以伴随发生。

手术决定的作出

伴发轻度以上风湿性二尖瓣狭窄和风湿性主动脉瓣反流的

表 47-6 因风湿性瓣膜病而接受多瓣膜手术患者的血流动力学分类

	二尖瓣和主动脉瓣联合手术[78]	三瓣膜置换术[160]	二尖瓣和主动脉瓣联合置换术[171]	三瓣膜置换术[31]	合计
研究人数	124	48	27	91	290
MS	53%（66）	19%（9）	30%（8）	22%（20）	35.5%（103/290）
MR	47%（58）	10%（5）	52%（14）	12%（11）	30 3%（88/290）
MS/MR	—	71%（34）	19%（5）	66%（169）	34.1%（99/790）
AS	53%（66）	10%（5）	44%（12）	10%（9）	31.7%（92/290）
AR	47%（58）	35%（17）	41%（11）	33%（30）	40%（116/290）
AS/AR	—	54%（26）	15%（4）	57%（52）	28.3%（82/290）

AR = 主动脉瓣反流；AS = 主动脉瓣狭窄；MR = 二尖瓣反流；MS = 二尖瓣狭窄

患者通常需要同时置换两处瓣膜。主动脉瓣修复术可以使用诸如戊二醛处理牛或自体心包膜延长瓣尖技术[80]或 Trussler 技术[81]之类的方式进行。尽管瓣尖延长术的早期结果非常好，但是该手术一定会导致瓣膜出现纤维化，从而使很多患者在之后必须接受人工瓣膜移植术[82]。

术前经胸或术中经食管超声心动图检查有助于评估因二尖瓣狭窄接受手术治疗患者的主动脉瓣功能。手术时，心室充盈程度和灌注心脏停搏液后的动脉根部扩张程度都有助于明确主动脉瓣反流的严重程度。如上文所述，假如有必要进行二尖瓣置换术，且当存在因风湿性瓣膜炎而导致的中重度反流时，那么就应当慎重考虑是否需要对主动脉瓣进行置换。

假如在钳夹动脉之前发生了室颤，那么应当非常慎重，小心避免心室扩张。假如室颤进一步发展，那么可以插入左心室套管并手工按压心脏来避免心脏出现扩张。另外，即便是轻中度的主动脉瓣反流，也能使向近端主动脉灌注心脏停搏液这一操作变得更为复杂。

表 47-7 合并二尖瓣狭窄和主动脉反流患者的特征

二尖瓣狭窄和主动脉反流	Terzaki[78]
患者数量	26
呼吸困难	100%（26）
具有 LVH 心电图证据	62%（16）
具有 LVH 缺损放射影像证据	54%（14）
心绞痛	23%（6）
主动脉舒张压 >70 mm Hg	46%（12）
LVEDP 升高	38%（10）

LVEDP = 左心室舒张末期压；LVH = 左心室肥厚

■ 风湿性二尖瓣狭窄伴风湿性主动脉瓣狭窄

病理生理学

与单发二尖瓣狭窄通常不会损害心室功能相反，二尖瓣狭窄合并主动脉瓣狭窄通常可导致心室肥厚和舒张功能异常。主动脉瓣狭窄时的压力负荷可造成心室向心性肥厚，且心室腔会出现缩窄并顺应性降低[78]。二尖瓣狭窄可使心室维持心输出

量的能力降低（与单发主动脉瓣狭窄相反，此种情况下心输出量多可保持不变）[83,84]。心输出量下降可使主动脉瓣狭窄的体征和症状变得不明显，且可能会使主动脉瓣狭窄的诊断变得更为困难[85]。其他血流动力学指标则与单发二尖瓣狭窄时接近，例如，肺动脉压升高等[84,86]。

手术适应证

尽管进行瓣膜切开术有时可以有效地治疗二尖瓣狭窄，但是对于风湿性主动脉瓣狭窄，却极少适用连合部切开术。因此，对于由风湿性心脏病所致主动脉瓣合并二尖瓣狭窄的患者，假如其可以接受长期抗凝治疗，那么我们就倾向于使用机械瓣膜来进行人工瓣膜置换术。假如主动脉瓣狭窄仅为轻度，并在二尖瓣置换术时决定不予置换主动脉瓣，那么就应当让患者认真随访，其原因在于有超过 50% 的患者最终会在术后 15 年内发展为中重度病变[87]。主动脉瓣合并二尖瓣狭窄可能会使外科医师面对独特的难题。第一，左心室向心性肥厚可能会使位于前方的二尖瓣孔发生移位，因而传统心房切开术可能不足以使二尖瓣孔暴露充分。因而对于二尖瓣暴露困难的患者，可以采用其他一些措施并选择不同的手术切口[85,88-92]。此外，缩窄的左心室腔可能对安装了支架的生物瓣膜结构造成损伤。在主动脉瓣合并二尖瓣狭窄且左心室腔尺寸较小的患者中，处于二尖瓣位置上的高瓣脚人工瓣膜也有可能会导致左心室流出道发生梗阻。

■ 风湿性二尖瓣反流伴风湿性主动脉瓣反流

病理生理学

二尖瓣反流合并主动脉瓣反流可导致左心室严重的容量超负荷。喷射阻力的降低可以使心室进一步排空、心室壁张力降低和心肌缩短速度升高[94]。慢性容量超负荷可以导致每搏输出量升高并使左心室容量进一步扩大。久之，则只需相比正常心脏更少的心肌纤维发生短缩就能使每搏输出量进一步升高[78]。左心室扩张可导致容量负荷升高，而对此产生应答的患者可能要比压力负荷升高所致左心室肥厚的患者更耐受外科矫正术。主动脉瓣反流患者的每搏输出量会有增加，这样才能维持其心输出量的充足。但是当合并二尖瓣反流时，部分增加的搏出量可反流入左心房和肺静脉。鉴于此，当主动脉瓣反流严重时，合并的二尖瓣反流可显著降低系统心输出量，并进而

导致严重肺淤血的发生[95]。

手术适应证

如上文所述，风湿病所致主动脉瓣病变通常需要进行主动脉瓣置换术。当二尖瓣也因风湿病而出现病变时，我们就可以在主动脉瓣手术的同时进行二尖瓣置换术。假如考虑二尖瓣可能存在着病变或反流程度十分严重时，那么在切除主动脉瓣之后就应该对二尖瓣进行探查。

影响多瓣膜的心瓣膜黏液样变性和瓣膜脱垂病变

在北美，黏液瘤样变性是需手术矫正二尖瓣反流的最常见病因，而主动脉瓣黏液瘤伴瓣环扩张或许是主动脉反流的最常

见病因[96~98]。大多数单发二尖瓣或主动脉瓣脱垂与已知的结缔组织疾病无关。但是通常情况下，二尖瓣合并主动脉瓣脱垂却多见于结缔组织疾病（如马方综合征、爱-唐综合征、先天成骨不全以及其他一些病征）的患者[95]。

马方综合征患者的主动脉瓣反流是由于主动脉窦和主动脉瓣瓣环进行性增大——也即主动脉瓣瓣环扩张——而造成的[99,100]。马方综合征患者二尖瓣反流的主要病因是二尖瓣瓣环扩张、瓣叶松弛或脱垂以及二尖瓣瓣环钙化[100]。马方综合征的病理性改变是囊性中央坏死——一种以弹性纤维变性和罕见囊肿为特点的病变。微纤维蛋白合成和细胞分泌是很多马方综合征患者具有不同表型特征的原因[101]。另一些马方综合征患者可以出现心血管黏液瘤病灶和主动脉瓣瓣环扩张，但同时却没有其他马方综合征的临床表现。

表 47-8　二尖瓣脱垂患者经超声心动图检查确诊为主动脉瓣脱垂的发生率

	Ogawa[103]	Rippe[102]	Mardelli[174]	合计
MVP 患者的数量	50	400	75	525
主动脉瓣脱垂数	24%（12）	3%（11）	20%（15）	7%（38/525）
主动脉瓣反流数	16%（8）	1%（4）	—	3%（12/450）
主动脉瓣和二尖瓣置换数	2%（1）	—	—	2%（1/50）

MVP = 二尖瓣脱垂；括号内的数字为患者例数

二维超声心动图检查研究显示，二尖瓣脱垂患者出现主动脉瓣脱垂的比率各不相同，通常介于 3% 至 24% 之间[102,103]（表 47-8）。在一项尸检研究中，伴发主动脉瘤（最常见于主动脉瓣反流）马方综合征患者的二尖瓣反流发生率为 54%（7/13）[100]。约有 17% 的病人在接受主动脉瓣黏液样变性手术时需要对二尖瓣反流进行手术矫正（表 47-9）。

尽管可导致多瓣膜受累的黏液瘤样变性通常多见于二尖瓣伴主动脉瓣反流之时，但是就某些案例而言，所有 4 处瓣膜其实均可受累[105]。尚不清楚孤立性二尖瓣脱垂的潜在病理因素是否和马方综合征以及其他多瓣膜松弛综合征的心血管病灶是一致的[106,107]。

■ 诊断、体征和症状

本节在风湿性瓣膜病中回顾了主动脉瓣和二尖瓣反流的体征和症状。除了完整评估主动脉瓣和二尖瓣以及近端主动脉以外，就马方综合征患者而言，尚应就降主动脉进行评估，以便明确有无动脉瘤或慢性剥离等情况。

■ 手术适应证

假如未出现主动脉瓣瓣环扩张，黏液瘤样变性导致的二尖瓣和主动脉瓣反流均适用于对两处瓣膜进行修复。首先检查主动脉瓣，根据瓣尖的形态决定是否进行修复亦或是人工瓣膜置换。假如瓣叶依然形态良好，且脱垂部分极小或脱垂局限于一侧瓣尖，那么就可以通过连合部缩窄和瓣尖再悬吊的方式来对其进行修复。通常情况下，主动脉瓣反流往往位于正中，只需简单地通过连合部折叠，就能够使瓣环缩小，

从而使瓣膜重新恢复工作能力。一般来说，从患者生存率和无瓣膜相关并发症上来看，二尖瓣和主动脉同时修复的预后尚好，但是仍有 35% 的患者在首次手术之后的 10 年内会需要接受二次手术；而对于主动脉瓣反流最为严重的患者而言，其后续二次手术的风险则会有所升高[108]。假如瓣尖损伤较大，或假如多处瓣尖有严重脱垂的现象，那么则应当进行瓣膜置换术。

在大多数情况下，马方综合征合并主动脉瓣反流的患者往往需要联合置换主动脉瓣和升主动脉[109]。通过将主动脉瓣悬吊至人工主动脉管道、或重构主动脉窦后，中等程度的主动脉瓣反流得以修复的病例很少见[110]。在行主动脉瓣及升主动脉置换的同时，外科医师也应当对二尖瓣反流进行矫正[111]。Gillinov 及其同事报道说，瓣膜切开术适用于约 80% 的二尖瓣反流伴马方综合征的患者，而术后 5 年内，有 88% 的患者不会出现严重的二尖瓣关闭不全症状[112]。

■ 黏液样变性二尖瓣反流伴三尖瓣反流

黏液瘤样变性亦可累及三尖瓣，而变性疾病导致的二尖瓣反流伴三尖瓣反流却并不常见。在一项研究中，有 54% 的二尖瓣脱垂患者也并发了三尖瓣脱垂，但是，上述患者中的大多数却并没有出现显著的反流现象[95]。由于三尖瓣反流通常与风湿性二尖瓣病变有关，因此，术前和术后进行超声心动图检查对于评估黏液瘤性二尖瓣反流患者的三尖瓣病变非常重要。与风湿病相反，黏液样变性导致的二尖瓣和三尖瓣反流需要进行瓣膜修复。

表47-9 因黏液样变性、脱垂或根部扩张进行主动脉瓣修复术和置换术患者的二尖瓣手术频次

	David[175]	Gott[176]	Shigenobu[96]	Agozzino[99]	Bellitti[98]	合计
所有主动脉瓣手术	18	270	13	69	25	395
接受合并二尖瓣手术的病例数	3（17%）	36（13%）	5（38%）	16（23%）	3（12%）	73（16%）

老年性钙化性主动脉病变伴多瓣膜受累

和风湿病所致主动脉瓣狭窄常见二尖瓣病变不同，老年性钙化性主动脉瓣狭窄通常多为孤立性病变。尽管二尖瓣病变和老年性钙化性主动脉瓣狭窄联合发病并不常见，但是老年性钙化性主动脉瓣狭窄确实是主动脉瓣狭窄的一种常见病因[97]。老年性钙化性主动脉瓣病变的发生率在过去的20年之内始终有着稳步地增加。因此，尽管与钙化性主动脉瓣狭窄相关的二尖瓣病变要比与主动脉瓣风湿性病变相关的二尖瓣病变的少见，但是随着钙化性主动脉瓣狭窄的发生率不断升高，患者同时出现两种瓣膜病变的可能性也将越来越高。

多瓣膜受累伴钙化性主动脉瓣狭窄的特征

钙化性主动脉瓣狭窄伴感染性心内膜炎累及二尖瓣

主动脉瓣狭窄通常位于感染性心内膜炎部位。在有关心内膜炎的章节中我们业已讨论过以下事实，二尖瓣可能会被感染性心内膜炎的普通脓肿、疣状扩展或喷射病灶所累及，而感染则可能会导致二尖瓣瓣膜瘤形成和（或）腱索断裂[113]。通常情况下，可进行主动脉瓣置换术对这些患者进行治疗，同时在手术时还应对二尖瓣功能进行评估。有时候，假如残余组织比较强健且无损伤迹象，那么就可以选择先切除二尖瓣疣状赘生物，并随后再对穿孔部位进行修补。

钙化性主动脉瓣狭窄伴功能性二尖瓣病变

老年性主动脉瓣钙化可能会导致主动脉瓣狭窄和反流并存[97]，而反流引发的容量负荷（增加）则可能会导致左心室扩张，并进而造成正常二尖瓣出现继发性反流[97]。关于继发于主动脉瓣病变的二尖瓣反流的讨论请参见多瓣膜病病理生理学章节。

钙化性主动脉瓣狭窄伴二尖瓣钙化

退行性钙化是一种与年龄相关的进程，通常会影响到主动脉瓣和二尖瓣。一项在年龄大于75周岁患者中进行的研究表明，有1/3的患者伴发有退行性主动脉瓣或二尖瓣钙化[95]。约有25%～50%的钙化性主动脉瓣狭窄患者伴发有二尖瓣瓣环钙化。一般而言，与主动脉瓣狭窄但不伴二尖瓣瓣环钙化的患者相比，二尖瓣瓣环钙化相关患者的年龄均较大、且常伴有更为严重的主动脉瓣狭窄，并多为女性。[104]Mills对17例因与严重瓣环钙化相关的瓣膜病而接受二尖瓣置换术的患者进行了观察。他发现，在这些患者中，有4例患者同时也联合进行了主动脉瓣置换术[114]。二尖瓣瓣环钙化可能也会出现在风湿病或黏液样变性疾病中[115]。这些患者的传导阻滞[116]、左室流出道狭窄、冠状动脉疾病[117]和卒中[118]的发生率也可能均会有所升高。通过切除瓣环钙化物和心包重建瓣环，能有助于二尖瓣修复术和置换术的进行[119]。

表47-10在因感染性心内膜炎和因其他原因接受多瓣膜手术的组别中，比较了术后患者的纽约心脏协会（NYHA）心功能分级。

表47-10 因感染性心内膜炎和因其他原因接受多瓣膜手术患者之间的早期预后对比

	II级	III级	IV级
因感染性心内膜炎接受多瓣膜手术	20%（15）	33%（3）	20%（5）
因其他原因接受多瓣膜手术	16%（25）	12%（25）	36%（25）

手术死亡率以百分比表达，括号内的数字为患者例数

影响多瓣膜的类癌心脏病

约50%的类癌瘤患者中可见心脏瓣膜病。与其他部位出现类癌瘤的患者相比，小肠原发性类癌瘤的患者更容易出现类癌心脏病[1]。在大多数情况下，三尖瓣和肺动脉瓣多会受累。我们可以为类癌心脏病所致右心衰症状严重，但全身类癌症状可被奥曲肽和（或）肝血供阻断术控制的患者施行瓣膜手术[123]。在原发瘤完全获得控制后，考虑需完整切除肝内转移灶的患者也可以施行类癌心脏病根治手术和瓣膜置换术。最近一项针对我院200例类癌心脏病患者的研究显示，在过去数十年间，本病的生存率有了一定的改善。多变量分析表明，瓣膜置换术与死亡风险降低有关[68]。

诊断，体征和症状

颈静脉怒张伴v波（三尖瓣反流所致）和a波（三尖瓣狭窄所致）是明显的诊断依据。右心室扩大可导致心包位置提升。大多数患者可因三尖瓣和肺动脉瓣问题而出现"猫喘"[123]。患者通常可因右心衰、或肝转移病灶、或两者兼具而出现腹水和肝大。因此，这些临床表现并不是严重三尖瓣反流的必需指征。

类癌心脏病患者进行超声心动图检查常常可靠发现存在低电压（85%）、右束支传导阻滞（42%）和右心房扩大（35%）[1,123]；而胸部X光则可以特征性地显示出心脏扩大

（69%）、胸膜积液（58%）和胸膜增厚（35%）[123]。

■ 超声心动图检查

类癌心脏病的超声心动图检查表现包括：三尖瓣叶增厚和运动能力减弱、肺动脉瓣瓣尖可能增厚并伴萎缩。肺动脉瓣连合部融合可导致瓣环纤维化变硬，因而可能导致整个肺动脉口狭窄。肺动脉瓣反流和肺动脉瓣狭窄可能会同时出现[124]。

■ 有创性检查

除非出现缺血症状或具有心梗史（提示存在冠状动脉疾病），否则无需施行右心导管检查。

■ 病理生理学

斑块沉积在瓣膜和心房的心内膜上可导致类癌心脏病，这种情况多见于右心。但是，当存在肺内类癌或心内分流时，斑块就可以在二尖瓣和主动脉瓣上形成。当瓣膜暴露在类癌瘤分泌的诸如血清素和缓激肽之类的循环内物质之后，即可受到损害。肺和肝能够灭活上述物质；表 47-11 概述了类癌瘤位置和心内病灶位置之间的关系[125]。通常情况下，斑块会沉积在心瓣膜的下游侧，可导致叶瓣粘附至下方的结构上并导致相应的功能性反流。另外，类癌斑块沉积还可能会使瓣环活动受限并可进而导致狭窄[1]。

表 47-11 静脉引流、肝内转移灶以及类癌斑块位置和原发类癌瘤位置关系的对比

类癌瘤的位置	静脉引流	肝内转移灶	斑块位置
肠道	门静脉	是	右侧
卵巢	全身	否	右侧
支气管	肺部	否	左侧

类癌心脏病的主要功能性病变是三尖瓣反流；此时，该瓣膜可固定于半开放状态，进而即可导致某种程度的三尖瓣狭窄。纤维化和斑块沉积也可影响到肺动脉瓣，继而导致混合性瓣膜狭窄和反流并加重三尖瓣反流的程度[1]。

■ 手术适应证

手术时机

手术的首要适应证是充血性心衰症状加重并伴瓣膜病的客观证据[122]。这里，我们应再次指出，某些右心衰体征，如外周血肿、腹水和肝大，可能是由原发疾病所造成的。手术的另一适应证则是不伴症状的进行性右心室扩大。在一项小范围的类癌患者研究中，研究人员发现，右心室大小和功能与手术或晚期死亡率并无关联[123]。目前，我们可以进行运动试验来获取心功能的客观评估数据，并借助指南来判定心外科手术的时机。假如心功能不佳的首要原因是右心衰，那么合理的处置方法就是进行瓣膜置换术，尽管其预后可能略显差强人意[126]。

三尖瓣手术

三尖瓣通常需要采取置换术，我们早先的临床经验表明，由于类癌斑块可能会在生物瓣膜上形成，故多采用机械瓣膜。但是，对这些患者和先前报告过的患者进行回顾后，我们发现，机械瓣膜和组织瓣膜在患者生存期上仅有极小的差异。对于肝功能异常和将接受后续肝切除术或肝动脉栓塞术的患者，我们可以选择使用生物瓣膜。

肺动脉瓣手术方式的选择

正如前文所述，当肺动脉瓣受累时，我们建议进行瓣膜置换术而不是瓣膜切除术。

术后早期对类癌综合征进行治疗非常之重要，目前使用长效奥曲肽有助于大大简化这一步骤；当有证据表明存在血管充盈和血管舒张时，也可在术中经静脉输注短效奥曲肽，以此为后续治疗打下基础[127]。术前也可以使用类固醇和抗组胺剂来防止肿瘤所释放介质引起的不良反应[127,128]。一般情况下，我们在诱导麻醉前可以使用奥曲肽 500µg 静脉注射，并继而在心肺转流术开始和结束之时给予附加注射。术后，继续给予奥曲肽，根据血管充盈和舒张的严重程度来调节用药剂量。抑肽酶是一种缓激肽释放酶的抑制剂，在麻醉期间，本品可能有助于减轻类癌瘤所释放物质的副作用，并能在术中和术中减少出血[127]。

多瓣膜病的罕见病因

表 47-12 列出了需要外科手术矫正的多瓣膜心脏病的某些罕见病因。

表 47-12 需要外科手术矫正的多瓣膜心脏病的某些罕见病因

病因	需置换或修复的瓣膜
二甲麦角新碱/麦角胺中毒[95]	主动脉瓣和二尖瓣
氟苯丙胺-芬特明[156]	左心和右心瓣膜
麦角洐生的多巴胺激动剂[157]	左心和右心瓣膜
3，4-亚甲基二氧甲基安非他明（摇头丸）[158]	二尖瓣和三尖瓣
放射性损伤[121,177]	二尖瓣和三尖瓣
Q 热心内膜炎[178]	主动脉瓣和二尖瓣
无汗性外胚层发育不全[179]	主动脉瓣和二尖瓣
马-拉二氏症（黏多糖病Ⅵ型）[180]	主动脉瓣和二尖瓣
维尔纳综合征（成人型早老症）[181]	主动脉瓣和二尖瓣
钝挫伤[182]	二尖瓣和三尖瓣

续表

病因	需置换或修复的瓣膜
淋巴瘤[183]	主动脉瓣和二尖瓣
复发性多软骨炎[184]	主动脉瓣和二尖瓣
系统性红斑狼疮[185]	二尖瓣和三尖瓣
继发性甲状旁腺机能亢进症[186]	主动脉瓣和二尖瓣
荨麻疹性血管炎综合征（HVUS）伴 Jaccoud 手畸形[187]	主动脉瓣和二尖瓣

多瓣膜手术的结果

长期和短期死亡率

随着心肌保护措施的精细化，多瓣膜手术后的生存率也逐渐获得了改善。例如，常温缺血性心脏停搏技术下所进行的多瓣膜手术死亡率约为 40%[129]，而使用心脏停搏液则能使手术风险降低 3/4[78,120,130]。最近的一些报告显示[131]，手术死亡率（30 天死亡率或住院死亡率）应介于 6%～17% 之间（表 47-13，A 部分），5 年精确生存率则介于 60%～88% 之间（表 47-13，B 部分），而 10 年精确生存率则介于 43%～81% 之间（表 47-13，C 部分）。多瓣膜手术之后，并发症和死亡的明确风险因素包括 NYHA 分级升高[132~134]、老龄[132~136]、当前或过去的心肌血管重建史[135]、射血分数[132]、冠状动脉疾病[132,133]、主动脉瓣狭窄[137]、肺动脉压升高[135]、三尖瓣反流[13]以及糖尿病[135]。

可以肯定的是，手术死亡率也可以受到所选患者的基线情况的影响[134]，而相关研究之间的对比则价值有限[134]。多瓣膜手术后死亡的原因包括低心排量[134,137-140]、心梗[135]、手术技术失败[140]、多器官功能衰竭[31]、心室破裂[100,135,138]以及人工瓣膜叶瓣机械性梗阻[100,139]。多瓣膜置换术相比单瓣膜置换术的晚期生存率并没有一致性结果。一些研究表明，多瓣膜置换术后患者的生存率更差[135]，而另一些则认为两者之间的生存率并无显著差异[32,126,129,136-141]。上述结果之间的差异可以通过以下原因来获得解释，即很多报告中的大多数死亡事件均是继发于冠状动脉疾病进展和非心脏病因素而发生的，其与瓣膜相关因素并无关系[130,132]。冠状动脉疾病以及合并冠状动脉手术可使多瓣膜手术的死亡率升高明显[135,146,147]。

多瓣膜手术后早期死亡的部分原因可能在今天已减少了许多，这应归功于手术方式的改变。一项尸检研究对 1963-1985 年间双瓣膜置换术后早期死亡的患者进行了调查，结果发现，在约 50% 的患者中，有充分证据表明存在着机械性因素的人工瓣膜功能异常，而另有 15% 的患者则曾发生过心室破裂[100]。此外，上述患者中的大多数均使用的是 Starr-Edwards 球笼型人工瓣膜。目前使用的人工瓣膜极少出现机械性故障，而此种人工瓣膜造成的瓣膜相关早期死亡情况也非常罕

见[32,133,134,148]。在人工瓣膜置换术期间，当今的主流的手术方式则会保留二尖瓣前叶和腱索附属物，这可能有助于降低心室破裂发生的几率[149]。

血栓栓塞

表 47-13（D 部分）中列出了多瓣膜置换术后的血栓栓塞率，在双瓣膜置换术后，其发生率介于 1%～7%/患者/年之间。术后 10 年，无血栓栓塞事件的比例则介于 77%～89% 之间（表 47-13，E 部分）。尽管表 47-13（D 部分）中的数据与其他来源数据[150]相比，在单瓣膜和双瓣膜置换术之间并未见显著差异，但是另外一些报告则认为机械瓣膜[151]和生物瓣膜[152]均会导致二尖瓣部位血栓栓塞的风险升高。在使用生物人工二尖瓣进行多瓣膜置换术的患者中，上述这一风险早期（术后 90 天）即可得以显现[152]。

抗凝治疗相关性出血

和单瓣膜手术一样，多瓣膜置换术后与抗凝治疗相关的出血率也取决于目标国际标准化比值（INR）[153]据报道，多瓣膜手术后的出血风险应介于 0.1%～4.5%/患者-年之间（表 47-13，F 部分）。Alvarez 曾报道过，多瓣膜置换术后的抗凝治疗相关出血率要显著高于单瓣膜置换术后[137]。

人工瓣膜感染性心内膜炎

多瓣膜手术后的感染性心内膜炎率介于 0.2%～2.5%/患者-年之间（表 47-13，G 部分）。与单一瓣膜手术相比，Alvarez 曾报道说，双瓣膜置换术后的人工瓣膜感染率要比单独主动脉瓣置换术（p<0.05）或二尖瓣置换术（p<0.001）来的更为常见[157]。

瓣膜的性能

生物瓣膜的结构性损伤率与瓣膜的位置有关；组织瓣膜处于二尖瓣位置时比处于主动脉瓣位置时更易出现故障。当多瓣膜置换术时包括了二尖瓣时，则损伤率与单一二尖瓣置换术接近[154]或乃至于更高[150]（表 47-13，H 部分）。

生物瓣膜与机械瓣膜的比较

在双瓣或更多瓣膜置换术的患者中，生物瓣膜与机械瓣膜的血栓栓塞率相接近[27,153]，但是就手术后不产生症状的情况来看，则优势更倾向于使用多机械瓣膜者[29,155,159]可以预计，具有双生物瓣膜者出现抗凝治疗相关性出血的要更少一些[155,160]，但是若考虑早期和晚期死亡率，那么单瓣膜置换者并未见明显优势[20,155,160]。

三尖瓣手术伴其他瓣膜手术的结果

二尖瓣和三尖瓣手术的结果

据报道，二尖瓣置换术和三尖瓣修复术或置换术的术后死亡率约为 12%～15%[161]，有 65%～75% 的患者可存活至术后

表 47-13 多瓣膜手术后的并发症率和死亡率（小结）

	DVR	MVR	AVR	p 值	瓣膜类型	参考文献
A. 手术死亡率（%）	5.6				各类型 *	Teoh[131]
	5.9	4.3	2	-	SJM	Horstkotte[149]
	6.3	5.2	3.1	-	SJM	Smith[143]
	6.5				SJM	Armenti[130]
	7.2	4.7	3.9	-	SJM	Aoyagi[120]
	8.0	-	-	-	SJM	Emery[188]
	8.2	4.3	2.4	-	SJM	Ibrahim[189]
	10				Hancock 2	David[190]
	10.5				C-E	Jamieson[191]
	10.8	11.3	7.8	-	Sorin Disc	Milano[192]
	10.8				各类型 *	Galloway[131]
	11.6	7.5	5.1	-	C-E	Bernal[140]
	15.5	-	-	-	各类型	Leavitt[193]
	17.5				各类型 *	Mattila[135]
B. 5 年精确生存率（%）	88	88	91	N.S.	SJM	Aoyagi[120]
	86	86	94	MVR OR DVR < AVR P < 0.05	< SJM	Smith[143]
	78				各类型 *	Galloway[131]
	75				C-E	Bernal[140]
	73				Hancock 2	David[190]
	70				C-E	Jamieson[191]
	62				MIPB	Lemieux[194]
	61	65	75	DVR < MVR OR AVRP < 0.01	SJM	Khan[129]
	60				SJM	Armenti[130]
	* * * *	* * *	* * *	DVR < MVR OR AVRP < 0.06	B-S	Alvarez[137]
C. 10 年精确生存率（%）	81	80	81	N.S.	SJM	Aoyagi[120]
	72	78	85	-	SJM	Horstkotte[149]
	60	59	71	N.S.	SJM	Ibrahim[189]
	55	63	65	-	B-S	Orszulak[195]
D. 血栓栓塞（%/患者-年）	0.3	0.3	0.6	-	SJM	Smith[143]
	0.79	1.6	1.3		SJM	Nakano[196]
	1.3	1.1	1.0	N.S.	SJM	Aoyagi[120]
	2.1				各类型 *	Mattila[135]
	2.1	1.2	1.3	N.S.	Sorin Disc	Milano[192]
	4.5				各类型 *	Mullany[60]
	4.6				SJM	Armenti[130]
	4.6	4.3	2.1		B-S	Orszulak[195]
	5.0	4.4	2.4	-	SJM	Ibrahim[189]
	6.6	5.1	3.7	-	SJM	Horstkotte[149]
E. 10 年无血栓栓塞（%）	89	92	91	-	C-E pericardi	Pelletier[197]
	89	89	94	N.S.	SJM	Aoyagi[120]
	89	83	-	-	C-E	Van Doorn[198]
	86	88	80	-	Hancock 2	David[190]
	77	79	87	-	B-S	Orszulak[195]
	ξ	ξ	ξ	N.S.	B-S	Alvarez[137]

续表

	DVR	MVR	AVR	p 值	瓣膜类型	参考文献
F. 抗凝治疗相关性出血	0.1	0.2	0.1	-	SJM	Nakano[196]
（%/患者-年）	0.5	0.3	0.4	-	SJM	Aoyagi[120]
	0.9	0.9	0.9	N.S.	Sorin Disc	Milano[192]
	1.2			-	SJM	Armenti[130]
	1.2	0.7	0.2	-	SJM†	Horstkotte[149]
	4.5	2.1	1.2	-	SJM‡	Horstkotte[149]
	ξ	ξ	ξ	DVR > MVR OR AVR P < 0.05	B-S	Alvarez[137]
G. 心内膜炎（%/患者-年）	0.2	0.06	0.21	-	St. Jude	Nakano[196]
	0.3	0.03	0.4	-	St. Jude	Aoyagi[120]
	2.1			-	各类型*	Mattila[135]
	2.5			-	SJM	Armenti[130]
	ξ	ξ	ξ	DVR > MVR OR AVR P < 0.05	B-S	Alvarez[137]
F. 8、10、15 年生物瓣膜无结构损伤（%）	77	79	87	-	C-E pericardi.	Pelletier[197]
	59.6	70.8		-	C-E	Van Doorn[198]
	44	33	62	P < 0.03	C-E	Bernal[150]
	38	58	80	DVR < MVR，AVR P < 0.05	MP	Pomar[146]

*包括了一些联合进行三尖瓣手术的患者；†dR INR 1.75 2.75；‡INR 4 = 6；ξ以图表表示结果。

可行时，上述数据中则会纳入一些与单一主动脉瓣和二尖瓣手术对比的案例。假如所报道的是多瓣膜手术和单瓣膜手术结果之间的统计分析，那么则需列入 p 值。假如某系列仅限于单一瓣膜手术，那么则会特别指明

AVR = 单一主动脉瓣置换术；B-S = Bjork-Shiley；C-E = Carpentier-Edwards；DVR = 多瓣膜置换术；MIPB = 美敦力完整猪生物瓣膜；MP = Mitroflow 心包式生物瓣膜；MVR = 单一二尖瓣置换术；N.S. = 无统计显著性；SJM = St. Jude 医疗公司

表 47-14　作者提供的三尖瓣手术结果

	Han[199]	Gersh[31]	Galloway[131]	Brown[151]	Mullany[60]	Kara[159]
研究年份	1985-2005	1962-1984	1976-1985		1965-1984	1972-1983
患者数量	871	91	61	40	109	107
手术类型	三尖瓣手术	三尖瓣置换术	三尖瓣手术	三尖瓣置换术	双瓣膜置换术伴三尖瓣修复术	三尖瓣手术
瓣膜类型		各类型（主要是S-E）	各类型	各类型	各类型（60%是S-E）	S-E, Bjork 或 St. Jude
手术死亡率	8%	24%	23%		21%	20%
5 年精确生存率	75%	55%	62%	78%	70%	53%
血栓栓塞率	0.98% pt-y	12.3% pt-y		5 年时联合出血的发生率为32%	4.5% pt-y	
人工瓣膜感染性心内膜炎	0.6% pt-y	6%			3%	
出血率	1.6% pt-y	22%		17%		
显著风险因素	年龄，NYHA Ⅳ级，低 LV EF	年龄，NYHA Ⅳ级			年龄，NYHA Ⅳ级	Higher NYHA 高分级，急诊手术，三尖瓣置换术

LVEF = 左心室射血分数；NYHA = 纽约心脏病学会心功能分级；S-E = Starr-Edwards。

第 5 年[135,161]，在二尖瓣置换术时存在较轻程度三尖瓣反流的患者预后较好；假如不进行三尖瓣修复术或置换术，则三尖瓣反流患者的 5 年生存率可达 80%～84%，而 10 年生存率则为 62%～77%[162]。

三尖瓣置换术

三尖瓣置换术的手术死亡率要高于双瓣膜置换术，其范围介于 5%～25% 之间[31,135]。就双瓣膜置换术而言，老龄和高 NYHA 分级是术后早期死亡的风险因素[31,163]。三尖瓣置换术围手术期死亡的原因与双瓣膜置换术类似，具体包括：低心排量、多器官功能衰竭、出血以及心律不齐[31]。

三尖瓣置换术的 5 年精确生存率为 53%～78%，而 10 年和 15 年生存率则分别为 40% 和 25%（表 47-14）。

双瓣膜置换术和三尖瓣瓣膜成形术

接受双瓣膜置换术并三尖瓣成形术患者的手术死亡率约为 25%[60]，而 10 年和 15 年生存率则分别为 35% 和 27%，基本上和接受三瓣膜置换术的患者接近[60]。据报道，该类患者的血栓栓塞率约为 5%/患者/年[60]。

■ 其他结果

双瓣膜二次置换术的手术死亡率约在 10%～20% 之间[133,165]。与接受单瓣膜手术的患者相比，接受瓣膜联合手术患者的术后心室性心律失常的发生率要更高一些[166]。溶血可能更常见于多瓣膜病或多瓣膜置换术之后[167,168]。

多瓣膜手术之后瓣周渗漏的发生率约为 4%/患者年。与单瓣膜手术相比，其更常见于多瓣膜手术之后[139,141]。

当联合瓣膜手术同期行心肌血管重建术时，并发症率和死亡率常介于 12%～24% 之间[146,160]。该类患者的早期死亡情况与阻断时间延长、术后需较大量升压药支持以及大量失血有关[165]。

结论

多瓣膜置换术和修复术的难点不仅只是存在于手术技术的操作层面上，同样还包括了相关瓣膜病灶的识别，以及外科手术矫正程度的判断上。超声心动图检查是本病术前诊断的基本工具，而对于心脏瓣膜超声评估的解读能力，外科医师也应该和对冠状血管造影分析的解读一样熟悉和精通。最后，心脏多瓣膜病的不同致病因素通常可以以特定的组合方式出现，而理解心脏多瓣膜病的病理生理学和病理解剖结构，则是选择最佳手术方式所必须的，同时其对于优化早期和晚期手术结果也相当之重要。

参考文献

1. Knott-Craig CJ, Schaff HV, Mullany CJ, et al: Carcinoid disease of the heart: surgical management of 10 patients. *J Thorac Cardiovasc Surg* 1992; 104:475.
2. Schulman DS, Remetz MS, Elefteriades J, et al: Mild mitral insufficiency is a marker of impaired left ventricular performance in aortic stenosis. *J Am Coll Cardiol* 1989; 13:796.
3. Christenson JT, Jordan B, Bloch A, et al: Should a regurgitant mitral valve be replaced simultaneously with a stenotic aortic valve? *Texas Heart Inst J* 2000; 27:350.
4. Harris KM, Malenka DJ, Haney MF, et al: Improvement in mitral regurgitation after aortic valve replacement. *Am J Cardiol* 1997; 80:741.
5. Barreiro CJ, Patel ND, Fitton TP, et al: Aortic valve replacement and concomitant mitral valve regurgitation in the elderly: impact on survival and functional outcome. *Circulation* 2005; 112:I-443.
6. Freeman WK, Seward JB, Khandheria BK, et al: *Transesophageal Echocardiography.* Boston, Little, Brown, 1994.
7. Nowrangi SK, Connolly HM, Freeman WK, et al: Impact of intra-operative transesophageal echocardiography among patients undergoing aortic valve replacement for aortic stenosis. *J Am Soc Echocardiogr* 2001; 14:863.
8. McGrath L, Gonzalez-Lavin L, Bailey B, et al: Tricuspid valve operations in 530 patients: twenty-five-year assessment of early and late phase events. *J Thorac Cardiovasc Surg* 1990; 99:124.
9. Farid L, Dayem MK, Guindy R, et al: The importance of tricuspid valve structure and function in the surgical treatment of rheumatic mitral and aortic disease. *Eur Heart J* 1992; 13:366.
10. Pellegrini A, Colombo T, Donatelli F, et al: Evaluation and treatment of secondary tricuspid insufficiency. *Eur J Cardiothorac Surg* 1992; 6:288.
11. Carpentier A, Deloche A, Hannia G, et al: Surgical management of acquired tricuspid valve disease. *J Thorac Cardiovasc Surg* 1974; 67:53.
12. Wilson WR, Danielson GK, Giuliani ER, et al: Cardiac valve replacement in congestive heart failure due to infective endocarditis. *Mayo Clin Proc* 1979; 54:223.
13. Cohn LH: Tricuspid regurgitation secondary to mitral valve disease: when and how to repair. *J Cardiol Surg* 1994; 9:237.
14. King RM, Schaff HV, Danielson GK, et al: Surgery for tricuspid regurgitation, late after mitral valve replacement. *Circulation* 1984; 70:193.
15. Izumi C, Iga K, Konishi T: Progression of isolated tricuspid regurgitation late after mitral valve surgery for rheumatic mitral valve disease. *J Heart Valve Dis* 2002; 11:353.
16. Henein MY, O'Sullivan CA, Li W, et al: Evidence for rheumatic valve disease in patients with severe tricuspid regurgitation long after mitral valve surgery: the role of 3D echo reconstruction. *J Heart Valve Dis* 2003; 12(5):566-572.
17. DeVega NG: La anuloplastia selectiva reguable y permanente. *Rev Esp Cardiol* 1972; 25:6.
18. Kaul TK, Ramsdale DR, Mercer JL: Functional tricuspid regurgitation following replacement of the mitral valve. *Int J Cardiol* 1991; 33:305.
19. Kuwaki K, Morishita K, Tsukamoto M, et al: Tricuspid valve surgery for functional tricuspid valve regurgitation associated with left-sided valvular disease. *Eur J Cardiothorac Surg* 2001; 20:577.
20. Dreyfus GD, Corbi PJ, Chan KM, Bahrami T: Secondary tricuspid regurgitation or dilatation: which should be the criterion for surgical repair? *Ann Thorac Surg* 2005; 79:127.
21. Porter A, Shapira Y, Wurzel M, et al: Tricuspid regurgitation late after mitral valve replacement: clinical and echocardiographic evaluation. *J Heart Valve Dis* 1999; 8(1):57-62.
22. Matsunaga A, Duran CM: Progression of tricuspid regurgitation after repaired functional ischemic mitral regurgitation. *Circulation* 2005; 112(9 Suppl):I453-457.
23. Kim HK, Kim YJ, Kim KI, et al: Impact of the maze operation combined with left-sided valve surgery on the change in tricuspid regurgitation over time. *Circulation* 2005; 112(9 Suppl):I14-19.

24. Je HG, Song H, Jung SH, et al: Impact of the Maze operation on the progression of mild functional tricuspid regurgitation. *J Thorac Cardiovasc Surg* 2008; 136(5):1187-1192.

25. Kwak JJ, Kim YG, Kim MK, et al: Development of tricuspid regurgitation late after left-sided valve surgery: a single-center experience with long-term echocardiographic examinations. *Am Heart J* 2008; 155(4):732-737.

26. Chan V, Burwash IG, Lam BK, et al: Clinical and echocardiographic impact of functional tricuspid regurgitation repair at the time of mitral valve replacement. *Ann Thorac Surg* 2009; 88(4):1209-1215.

27. Calafiore AM, Gallina S, Iaco AL, et al: Mitral valve surgery for functional mitral regurgitation: should moderate-or-more tricuspid regurgitation be treated? A propensity score analysis. *Ann Thorac Surg* 2009; 87(3): 698-703.

28. Shiran A, Sagie A: Tricuspid regurgitation in mitral valve disease incidence, prognostic implications, mechanism, and management. *J Am Coll Cardiol* 2009; 53(5):401-408.

29. Bortolotti U, Milano A, Testolin L, et al: Influence of type of prosthesis on late results after combined mitral-aortic valve replacement. *Ann Thorac Surg* 1991; 52:84.

30. Brown PJ, Roberts CS, McIntosh CL, et al: Relation between choice of prostheses and late outcome in double-valve replacement. *Ann Thorac Surg* 1993; 55:631.

31. Gersh BJ, Schaff HV, Vatterott PJ, et al: Results of triple valve replacement in 91 patients: perioperative mortality and long-term follow-up. *Circulation* 1985; 72:130.

32. Kawano H, Oda T, Fukunaga S, et al: Tricuspid valve replacement with the St Jude Medical valve: 19 years of experience. *Eur J Cardiothorac Surg* 2000; 18:565.

33. Struber M, Campbell A, Richard G, et al: Hydrodynamic performance of Carbomedics valves in double valve replacement. *J Heart Valve Dis* 1994; 3:667.

34. Levi M, Cromheecke ME, de Jonge E, et al: Pharmacological strategies to decrease excessive blood loss in cardiac surgery: a meta-analysis of clinically relevant endpoints. *Lancet* 1999; 354:1940.

35. Tyner JJ, Hunter JA, Najafi H: Postperfusion coronary stenosis. *Ann Thorac Surg* 1987; 44:418.

36. Talwalkar NG, Lawrie GM, Earle N: Can retrograde cardioplegia alone provide adequate protection for cardiac valve surgery? *Chest* 1999; 115:1359.

37. Villanueva FS, Spotnitz WD, Glasheen WP, et al: New insights into the physiology of retrograde cardioplegia delivery. *Am J Physiol* 1995; 268:H1555.

38. Ruengsakulrach P, Buxton BF: Anatomic and hemodynamic considerations influencing the efficiency of retrograde cardioplegia. *Ann Thorac Surg* 2001; 71:1389.

39. Fraser CD Jr, Wang N, Mee RB, et al: Repair of insufficient bicuspid aortic valves. *Ann Thorac Surg* 1994; 58:386.

40. Cosgrove DM, Ratliff NB, Schaff HV, Eards WD: Aortic valve decalcification: history repeated with a new result. *Ann Thorac Surg* 1994; 49:689.

41. Piehler JM, Danielson GK, Pluth JR, et al: Enlargement of the aortic root or annulus with autogenous pericardial patch during aortic valve replacement: long-term follow-up. *J Thorac Cardiovasc Surg* 1983; 86:350.

42. Ross DB, Trusler GA, Coles JG, et al: Successful reconstruction of aorto-left atrial fistula following aortic valve replacement and root enlargement by the Manouguian procedure. *J Cardiol Surg* 1994; 9:392.

43. de Vivie ER, Borowski A, Mehlhorn U: Reduction of the left-ventricular outflow-tract obstruction by aortoventriculoplasty: long-term results of 96 patients. *Thorac Cardiovasc Surg* 1993; 41:216.

44. Manouguian S: [A new method for patch enlargement of hypoplastic aortic annulus: an experimental study (author's translation).] *Thoraxchir Vaskulare Chir* 1976; 24:418.

45. Skoularigis J, Sinovich V, Joubert G, Sareli P: Evaluation of the long-term results of mitral valve repair in 254 young patients with rheumatic mitral regurgitation. *Circulation* 1994; 90:II-167.

46. Enriquez-Sarano M, Tajik AJ, Schaff HV, et al: Echocardiographic prediction of survival after surgical correction of organic mitral regurgitation. *Circulation* 1994; 90:830.

47. Enriquez-Sarano M, Schaff HV, Orszulak TA, et al: Valve repair improves the outcome of surgery for mitral regurgitation: a multivariate analysis. *Circulation* 1995; 91:1022.

48. Liao K, Wu JJ, Frater RW: Comparative evaluation of left ventricular performance after mitral valve repair or valve replacement with or without chordal preservation. *J Heart Valve Dis* 1993; 2:159.

49. David TE: Papillary muscle-annular continuity: is it important? *J Cardiol Surg* 1994; 9:252.

50. Suzuki N, Takanashi Y, Tokuhiro K, et al: Mitral valve replacement with and without chordal preservation in patients with chronic mitral regurgitation: Mechanisms for differences. *Circulation* 1992; 86:1718.

51. Wasir H, Choudhary SK, Airan B, et al: Mitral valve replacement with chordal preservation in a rheumatic population. *J Heart Valve Dis* 2001; 10:84.

52. Crawford ES, Coselli JS: Marfan's syndrome: combined composite valve graft replacement of the aortic root and transaortic mitral valve replacement. *Ann Thorac Surg* 1988; 45:296.

53. Seccombe JF, Schaff HV: Mitral valve repair: current techniques and indications, in Franco L, Verrier ED (eds): *Advanced Therapy in Cardiac Surgery*. Hanover, PA, Sheridan Press, 1999; p 220.

54. Suri R, Orszulak T: Triangular resection for repair of mitral regurgitation due to degenerative disease. *Op Tech Thorac Cardiovasc Surg* 2005; 10:194.

55. Phillips MR, Daly RC, Schaff HV, et al: Repair of anterior leaflet mitral valve prolapse: chordal replacement versus chordal shortening. *Ann Thorac Surg* 2000; 69:25.

56. Odell JA, Schaff HV, Orszulak TA: Early results of a simplified method of mitral valve annuloplasty. *Circulation* 1995; 92:150.

57. Acar C, Perier P, Fontaliran F, et al: Anatomical study of the tricuspid valve and its variations. *Surg Radiol Anat* 1990; 12:229.

58. Izumi C, Iga K, Konishi T: Progression of isolated tricuspid regurgitation late after mitral valve surgery for rheumatic mitral valve disease. *J Heart Valve Dis* 2002; 11:353.

59. King RM, Schaff HV, Danielson GK, et al: Surgical treatment of tricuspid insufficiency late after mitral valve replacement. *Circulation* 1983; 68:III.

60. Mullany CJ, Gersh BJ, Orszulak TA, et al: Repair of tricuspid valve insufficiency in patients undergoing double (aortic and mitral) valve replacement: perioperative mortality and long-term (1 to 20 years) follow-up in 109 patients. *J Thorac Cardiovasc Surg* 1987; 94:740.

61. Duran CG, Ubago JL: Clinical and hemodynamic performance of a totally flexible prosthetic ring for atrioventricular valve reconstruction. *Ann Thorac Surg* 1976; 22:458.

62. Kay JH, Maselli-Capagna G, Tsuji HK: Surgical treatment of tricuspid insufficiency. *Ann Surg* 1965; 162:53.

63. McCarthy JF, Cosgrove DM: Tricuspid valve repair with the Cosgrove-Edwards annuloplasty system. *Ann Thorac Surg* 1997; 64:267.

64. McCarthy PM, Bhudia SK, Rajeswaran J, et al: Tricuspid valve repair: durability and risk factors for failure. *J Thorac Cardiovasc Surg* 2004; 127(3):674-685.

65. Morishita A, Kitamura M, Noji S, et al: Long-term results after De Vega's tricuspid annuloplasty. *J Cardiovasc Surg (Torino)* 2002; 43(6):773-777.

66. Tang GH, David TE, Singh SK, et al: Tricuspid valve repair with an annuloplasty ring results in improved long-term outcomes. *Circulation* 2006; 114(1 Suppl):I577-581.

67. Karimov JH, Bevilacqua S, Solinas M, Glauber M: Triple heart valve surgery through a right antero-lateral minithoracotomy. *Int Cardiovasc Thorac Surg* 2009; 9(2):360-362; Meyer SR, Szeto WY, Augoustides JG, et al: Reoperative mitral valve surgery by the port access minithoracotomy approach is safe and effective. *Ann Thorac Surg* 2009; 87(5):1426-1430.

68. Connolly HM, Schaff HV, Mullany CJ, et al: Surgical management of left-sided carcinoid heart disease. *Circulation* 2001; 104:I-36.

69. Connolly HM, Schaff HV, Larson RA, et al: Carcinoid heart disease: impact of pulmonary valve replacement on right ventricular function and remodeling. *Circulation* 2001; 104:II-685.

70. Moller JE, Pellikka PA, Bernheim AM, et al: Prognosis of carcinoid heart disease: analysis of 200 cases over two decades. *Circulation* 2005; 112:3320.

71. Kirklin J, Barratt-Boyes B: Combined aortic and mitral valve disease with and without tricuspid valve disease, in Kirklin JW, Barratt-Boyes B (eds): *Cardiac Surgery*. New York, Wiley, 1993; p 431.

72. Roberts WC, Virmani R: Aschoff bodies at necropsy in valvular heart disease. *Circulation* 1978; 57:803.

73. Jai Shankar K, Jaiswal PK, Cherian KM: Rheumatic involvement of all four cardiac valves. *Heart* 2005; 91:e50.

74. Bland EF, Jones TD: Rheumatic fever and rheumatic heart disease: a 20-year report on 1000 patients followed since childhood. *Circulation* 1951; 4:836.

75. Wilson MG, Lubschez R: Longevity in rheumatic fever. *JAMA* 1948; 121:1.

76. Ellis LB, Harken DE, Black H: A clinical study of 1000 consecutive cases of mitral stenosis two to nine years after mitral valvuloplasty. *Circulation* 1959; 19:803.

77. Kern MJ, Aguirre F, Donohue T, et al: Interpretation of cardiac pathophysiology from pressure waveform analysis: multivalvular regurgitant lesions. *Cath Cardiovasc Diag* 1993; 28:167.

78. Terzaki AK, Cokkinos DV, Leachman RD, et al: Combined mitral and aortic valve disease. *Am J Cardiol* 1970; 25:588.

79. Gash AK, Carabello BA, Kent RL, et al: Left ventricular performance in patients with coexistent mitral stenosis and aortic insufficiency. *J Am Coll Cardiol* 1984; 67:148.

80. Grinda JM, Latremouille C, Berrebi AJ, et al: Aortic cusp extension valvuloplasty for rheumatic aortic valve disease: midterm results. *Ann Thorac Surg* 2002; 74:438.

81. Liuzzo JP, Shin YT, Lucariello R, et al: Triple valve repair for rheumatic heart disease. *J Cardiol Surg* 2005; 20:358.

82. Prabhakar G, Kumar N, Gometza B, et al: Triple-valve operation in the young rheumatic patient. *Ann Thorac Surg* 1993; 55:1492.

83. Katznelson G, Jreissaty RM, Levinson GE, et al: Combined aortic and mitral stenosis: a clinical and physiological study. *Am J Med* 1960; 29:242.

84. Uricchio JF, Sinha KP, Bentivoglio L, et al: A study of combined mitral and aortic stenosis. *Ann Intern Med* 1959; 51:668.

85. Kumar N, Saad E, Prabhakar G, et al: Extended transseptal versus conventional left atriotomy: early postoperative study. *Ann Thorac Surg* 1995; 60:426.

86. Honey M: Clinical and haemodynamic observations on combined mitral and aortic stenoses. *Br Heart J* 1961; 23:545.

87. Choudhary SK, Talwar S, Juneja R, et al: Fate of mild aortic valve disease after mitral valve intervention. *J Thorac Cardiovasc Surg* 2001; 122:583.

88. Larbalestier RI, Chard RB, Cohn LH: Optimal approach to the mitral valve: dissection of the interatrial groove. *Ann Thorac Surg* 1992; 54:1186.

89. Barner HB: Combined superior and right lateral left atriotomy with division of the superior vena cava for exposure of the mitral valve. *Ann Thorac Surg* 1992; 54:594.

90. Smith CR: Septal-superior exposure of the mitral valve: the transplant approach. *J Thorac Cardiovasc Surg* 1992; 103:623.

91. Couetil JP, Ramsheyi A, Tolan MJ, et al: Biatrial inferior transseptal approach to the mitral valve. *Ann Thorac Surg* 1995; 60:1432.

92. Brawley RK: Improved exposure of the mitral valve in patients with a small left atrium. *Ann Thorac Surg* 1980; 29:179.

93. Shine KI, DeSanctis RW, Sanders CA, et al: Combined aortic and mitral incompetence: clinical features and surgical. *Am Heart J* 1968; 76:728.

94. Urschel CW, Covell JW, Sonnenblick EH, et al: Myocardial mechanics in aortic and mitral valvular regurgitation: the concept of instantaneous impedance as a determinant of the performance of the intact heart. *J Clin Invest* 1968; 47:867.

95. Boucher C: Multivalvular heart disease, in Eagle K, Haber E, DeSanctis R, et al (eds): *The Practice of Cardiology*, 2nd ed. Boston, Little, Brown, 1989; p 765.

96. Shigenobu M, Senoo Y, Teramoto S: Results of surgery for aortic regurgitation due to aortic valve prolapse. *Acta Med Okayama* 1988; 42:343.

97. Dare AJ, Veinot JP, Edwards WD, et al: New observations on the etiology of aortic valve disease: a surgical pathologic study of 236 cases from 1990. *Hum Pathol* 1993; 24:1330.

98. Bellitti R, Caruso A, Festa M, et al: Prolapse of the floppy aortic valve as a cause of aortic regurgitation: a clinicomorphologic study. *Int J Cardiol* 1985; 9:399.

99. Agozzino L, de Vivo F, Falco A, et al: Non-inflammatory aortic root disease and floppy aortic valve as cause of isolated regurgitation: a clinicomorphologic study. *Int J Cardiol* 1994; 45:129.

100. Roberts WC, Sullivan MF: Clinical and necropsy observations early after simultaneous replacement of the mitral and aortic valves. *Am J Cardiol* 1986; 58:1067.

101. Milewicz DM, Pyeritz RE, Crawford ES, et al: Marfan syndrome: defective synthesis, secretion, and extracellular matrix formation of fibrillin by cultured dermal fibroblasts. *J Clin Invest* 1992; 89:79.

102. Rippe LM, Angoff G, Sloss LJ: Multiple floppy valves: an echocardiographic syndrome. *Am J Med* 1979; 66:817.

103. Ogawa S, Hayashi J, Sasaki H, et al: Evaluation of combined valvular prolapse syndrome by two-dimensional echocardiography. *Circulation* 1982; 65:174.

104. Lakier JB, Copans H, Rosman HS, et al: Idiopathic degeneration of the aortic valve: a common cause of isolated aortic regurgitation. *J Am Coll Cardiol* 1985; 5:347.

105. Tomaru T, Uchida Y, Mohri N, et al: Postinflammatory mitral and aortic valve prolapse: a clinical and pathological study. *Circulation* 1987; 76:68.

106. Gillinov AM, Blackstone EH, White J, et al: Durability of combined aortic and mitral valve repair. *Ann Thorac Surg* 2001; 72:20.

107. Gott VL, Cameron DE, Alejo DE, et al: Aortic root replacement in 271 Marfan patients: a 24-year experience. *Ann Thorac Surg* 2002; 73:438.

108. David TE: Aortic valve-sparing operations for aortic root aneurysm. *Semin Thorac Cardiovasc Surg* 2001; 13:291.

109. Bozbuga N, Erentug V, Kirali K, et al: Surgical management of mitral regurgitation in patients with Marfan syndrome. *J Heart Valve Dis* 2003; 12:717.

110. Gillinov AM, Hulyalkar A, Cameron DE, et al: Mitral valve operation in patients with the Marfan syndrome. *J Thorac Cardiovasc Surg* 1994; 107:724.

111. Fernicola DJ, Roberts WC: Pure mitral regurgitation associated with a malfunctioning congenitally bicuspid aortic valve necessitating combined mitral and aortic valve replacement. *Am J Cardiol* 1994; 74:619.

112. Mills NL, McIntosh CL, Mills LJ: Techniques for management of the calcified mitral annulus. *J Cardiol Surg* 1986; 1:347.

113. Utley JR, Mills J, Hutchinson JC, et al: Valve replacement for bacterial and fungal endocarditis: a comparative study. *Circulation* 1973; 3:42.

114. Nair CK, Aronow WS, Sketch MH, et al: Clinical and echocardiography characteristics of patients with mitral annular calcification: comparison with age- and sex-matched control subjects. *Am J Cardiol* 1983; 51:992.

115. Kim HK, Park SJ, Suh JW, et al: Association between cardiac valvular calcification and coronary artery disease in a low-risk population. *Coronary Artery Dis* 2004; 15:1.

116. Kizer JR, Wiebers DO, Whisnant JP, et al: Mitral annular calcification, aortic valve sclerosis, and incident stroke in adults free of clinical cardiovascular disease: The Strong Heart Study. *Stroke* 2005; 36:2533.

117. Feindel CM, Tufail Z, David TE, et al: Mitral valve surgery in patients with extensive calcification of the mitral annulus. *J Thorac Cardiovasc Surg* 2003; 126:777.

118. Buchbinder NA, Roberts WC: Left-sided valvular active infective endocarditis: a study of forty-five necropsy patients. *Am J Med* 1972; 53:20.

119. Mathew J, Addai T, Anand A, et al: Clinical features, site of involvement, bacteriologic findings, and outcome of infective endocarditis in intravenous drug users. *Arch Intern Med* 1995; 155:1641.

120. Aoyagi S, Oryoji A, Nishi Y, et al: Long-term results of valve replacement with the St Jude Medical valve. *J Thorac Cardiovasc Surg* 1994; 108:1021.

121. Schoen FJ, Berger BM, Guerina NG: Cardiac effects of noncardiac neoplasms (review). *Cardiol Clin* 1984; 2:657.

122. Connolly HM: Carcinoid heart disease: medical and surgical considerations. *Cancer Control* 2001; 8:454.

123. Propst JW, Siegel LC, Stover EP: Anesthetic considerations for valve replacement surgery in a patient with carcinoid syndrome. *J Cardiothorac Vasc Anesth* 1994; 8:209.

124. Neustein SM, Cohen E, Reich D, et al: Transoesophageal echocardiography and the intraoperative diagnosis of left atrial invasion by carcinoid tumour. *Can J Anaesth* 1993; 40:664.

125. Cartwright RS, Giacobine JW, Ratan RS, et al: Combined aortic and mitral valve replacement. *J Thorac Cardiovasc Surg* 1963; 45:35.

126. Stephenson LW, Edie RN, Harken AH, et al: Combined aortic and mitral valve replacement: changes in practice and prognosis. *Circulation* 1984; 69:640.

127. Sakamoto Y, Hashimoto K, Okuyama H, et al: Long-term results of triple-valve procedure. *Asian Cardiovasc Thorac Ann* 2006; 14:47.

128. LaSalle CW, Csicsko JF, Mirro MJ: Double cardiac valve replacement: a community hospital experience. *Ind Med* 1993; 86:422.

129. Khan S, Chaux A, Matloff J, et al: The St Jude medical valve: experience with 1000 cases. *J Thorac Cardiovasc Surg* 1994; 108:1010.

130. Armenti F, Stephenson LW, Edmunds LH Jr.: Simultaneous implantation of St Jude Medical aortic and mitral prostheses. *J Thorac Cardiovasc Surg* 1987; 94:733.

131. Galloway A, Grossi E, Bauman F, et al: Multiple valve operation for advanced valvular heart disease: results and risk factors in 513 patients. *J Am Coll Cardiol* 1992; 19:725.

132. Fiore AC, Swartz MT, Sharp TG, et al: Double-valve replacement with Medtronic-Hall or St Jude valve. *Ann Thorac Surg* 1995; 59:1113.

133. Teoh KH, Christakis GT, Weisel RD, et al: The determinants of mortality and morbidity after multiple-valve operations. *Ann Thorac Surg* 1987; 43:353.

134. Donahoo JS, Lechman MJ, MacVaugh H 3d: Combined aortic and mitral valve replacement: a 6-year experience. *Cardiol Clin* 1985; 3:417.

135. Mattila S, Harjula A, Kupari M, et al: Combined multiple-valve procedures: factors influencing the early and late results. *Sc and J Thorac Cardiovasc Surg* 1985; 19:33.

136. He G, Acuff T, Ryan W, et al: Aortic valve replacement: determinants of operative mortality. *Ann Thorac Surg* 1994; 57:1140.

137. Alvarez L, Escudero C, Figuera D, et al: The Bjork-Shiley valve prosthesis: analysis of long-term evolution. *J Thorac Cardiovasc Surg* 1992; 104:1249.

138. Jegaden O, Eker A, Delahaye F, et al: Thromboembolic risk and late survival after mitral valve replacement with the St Jude medical valve. *Ann Thorac Surg* 1994; 58:1721.

139. Copeland J 3d: An international experience with the Carbo-Medics prosthetic heart valve. *J Heart Valve Dis* 1995; 4:56.

140. Bernal JM, Rabasa JM, Cagigas JC, et al: Valve-related complications with the Hancock I porcine bioprosthesis: a twelve- to fourteen-year follow-up study. *J Thorac Cardiovasc Surg* 1991; 101:871.

141. Loisance DY, Mazzucotelli JP, Bertrand PC, et al: Mitroflow pericardial valve: long-term durability (see comments). *Ann Thorac Surg* 1993; 56:131.

142. Akins CW, Buckley MJ, Daggett WM, et al: Myocardial revascularization with combined aortic and mitral valve replacements. *J Thorac Cardiovasc Surg* 1985; 90:272.

143. Smith JA, Westlake GW, Mullerworth MH, et al: Excellent long-term results of cardiac valve replacement with the St Jude Medical valve prosthesis. *Circulation* 1993; 88:II-49.

144. Sante P, Renzulli A, Festa M, et al: Acute postoperative block of mechanical prostheses: incidence and treatment. *Cardiovasc Surg* 1994; 2:403.

145. Craver JM, Jones EL, Guyton RA, et al: Avoidance of transverse midventricular disruption following mitral valve replacement. *Ann Thorac Surg* 1985; 40:163.

146. Pomar JL, Jamieson WR, Pelletier LC, et al: Mitroflow pericardial bioprosthesis: clinical performance to ten years. *Ann Thorac Surg* 1995; 60:S305.

147. Cannegieter SC, Rosendaal FR, Briet E: Thromboembolic and bleeding complications in patients with mechanical heart valve prostheses (review). *Circulation* 1994; 89:635.

148. Heras M, Chesebro JH, Fuster V, et al: High risk of thromboembolism early after bioprosthetic cardiac valve replacement. *J Am Coll Cardiol* 1995; 25:1111.

149. Horstkotte D, Schulte HD, Bircks W, et al: Lower intensity anticoagulation therapy results in lower complication rates with the St Jude medical prosthesis. *J Thorac Cardiovasc Surg* 1994; 107:1136.

150. Bernal JM, Rabasa JM, Lopez R, et al: Durability of the Carpentier-Edwards porcine bioprosthesis: role of age and valve position. *Ann Thorac Surg* 1995; 60:S248.

151. Brown PJ, Roberts CS, McIntosh CL, et al: Late results after triple-valve replacement with various substitute valves. *Ann Thorac Surg* 1993; 55:502.

152. Hamamoto M, Bando K, Kobayashi J, et al: Durability and outcome of aortic valve replacement with mitral valve repair versus double valve replacement. *Ann Thorac Surg* 2003; 75:28.

153. Munro AI, Jamieson WR, Burr LH, et al: Comparison of porcine bioprostheses and mechanical prostheses in multiple valve replacement operations. *Ann Thorac Surg* 1995; 60:S459.

154. Pellegrini A, Colombo T, Donatelli F, et al: Evaluation and treatment of secondary tricuspid insufficiency. *Eur J Cardiothorac Surg* 1992; 6:288.

155. Kaul TK, Ramsdale DR, Mercer JL: Functional tricuspid regurgitation following replacement of the mitral valve. *Int J Cardiol* 1991; 33:305.

156. Connolly HM, Crary JL, McGoon MD, et al: Left and right heart valves: valvular heart disease associated with fenfluramine-phentermine. *NEJM* 1997; 337:581-588.

157. Pritchett AM, Morrison JF, Edwards WD, et al: Left and right heart valves: valvular heart disease in patients taking pergolide. *Mayo Clin Proc* 2002; 77:1280-1286.

158. Droogmans S, Cosyns B, D'Haenen H, et al: Mitral and tricuspid: possible association between 3,4-methylenedioxymethamphetamine abuse and valvular heart disease. *Am J Cardiol* 2007; 100:1442-1525.

159. Kara M, Langlet MF, Blin D, et al: Triple valve procedures: an analysis of early and late results. *Thorac Cardiovasc Surg* 1986; 34:17.

160. Macmanus Q, Grunkemeier G, Starr A: Late results of triple valve replacement: a 14-year review. *Ann Thorac Surg* 1978; 25:402.

161. Cohn L, Aranki S, Rizzo R, et al: Decrease in operative risk of reoperative valve surgery. *Ann Thorac Surg* 1993; 56:15.

162. Konishi Y, Matsuda K, Nishiwaki N, et al: Ventricular arrhythmias late after aortic and/or mitral valve replacement. *Jpn Circ J* 1985; 49:576.

163. Konstantopoulos K, Kasparian T, Sideris J, et al: Mechanical hemolysis associated with a bioprosthetic mitral valve combined with a calcified aortic valve stenosis. *Acta Haematol* 1994; 91:164.

164. Skoularigis J, Essop M, Skudicky D, et al: Valvular heart disease: frequency and severity of intravascular hemolysis after left-sided cardiac valve replacement with Medtronic Hall and St Jude medical prostheses, and influence of prosthetic type, position, size and number. *Am J Cardiol* 1993; 71:587.

165. Page RD, Jeffrey RR, Fabri BM, et al: Combined multiple valve procedures and myocardial revascularisation. *Thorac Cardiovasc Surg* 1990; 38:308.

166. Trace HD, Bailey CP, Wendkos MH: Tricuspid valve commissurotomy with one-year follow-up. *Am Heart J* 1954; 47:613.

167. Brofman BL: Right auriculoventricular pressure gradient with special reference to tricuspid stenosis. *J Lab Clin Med* 1953; 42:789.

168. Lillehei CW, Gott VL, DeWall RA, et al: The surgical treatment of stenotic and regurgitant lesions of the mitral and aortic valves by direct utilization of a pump oxygenator. *J Thorac Surg* 1958; 35:154.

169. Aberg B: Surgical treatment of combined aortic and mitral valvular disease. *Scand J Thorac Cardiovasc Surg* 1980; 25:1.

170. West PN, Ferguson TB, Clark RE, et al: Multiple valve replacement: changing status. *Ann Thorac Surg* 1978; 26:32.

171. Lemole GM, Cuasay R: Improved technique of double valve replacement. *J Thorac Cardiovasc Surg* 1976; 71:759.

172. Clawson BJ: Rheumatic heart disease: an analysis of 796 cases. *Am Heart J* 1940; 20:454.

173. Cooke WT, White PD: Tricuspid stenosis with particular reference to diagnosis and prognosis. *Br Heart J* 1941; 3:141.

174. Mardelli TJ, Morganroth J, Naito M, et al: Cross-sectional echocardiographic identification of aortic valve prolapse (abstract). *Circulation* 1979; 60:II-204.

175. David TE: Aortic valve repair in patients with Marfan syndrome and ascending aorta aneurysms due to degenerative disease. *J Cardiol Surg* 1994; 9:182.

176. Gott VL, Gillinov AM, Pyeritz RE, et al: Aortic root replacement: risk factor analysis of a seventeen-year experience with 270 patients. *J Thorac Cardiovasc Surg* 1995; 109:536.

177. Raviprasad GS, Salem BI, Gowda S, et al: Radiation-induced mitral and tricuspid regurgitation with severe ostial coronary artery disease: a case report with successful surgical treatment [review]. *Cathet Cardiovasc Diag* 1995; 35:146.

178. Blanche C, Freimark D, Valenza M, et al: Heart transplantation for Q fever endocarditis. *Ann Thorac Surg* 1994; 58:1768.

179. Rozycka CB, Hryniewiecki T, Solik TA, et al: Mitral and aortic valve replacement in a patient with ectodermal anhydrotic dysplasia: a case report. *J Heart Valve Dis* 1994; 3:224.

180. Tan C, Schaff H, Miller F, et al: Clinical investigation: valvular heart disease in four patients with Maroteaux-Lamy syndrome. *Circulation* 1992; 85:188.

181. Carrel T, Pasic M, Tkebuchava T, et al: Aortic homograft and mitral valve repair in a patient with Werner's syndrome. *Ann Thorac Surg* 1994; 57:1319.

182. Pellegrini RV, Copeland CE, DiMarco RF, et al: Blunt rupture of both atrioventricular valves. *Ann Thorac Surg* 1986; 42:471.

183. Gabarre J, Gessain A, Raphael M, et al: Adult T-cell leukemia/ lymphoma revealed by a surgically cured cardiac valve lymphomatous involvement in an Iranian woman: clinical, immunopathological and viromolecular studies. *Leukemia* 1993; 7:1904.

184. Lang LL, Hvass U, Paillole C, et al: Cardiac valve replacement in relapsing polychondritis: a review. *J Heart Valve Dis* 1995; 4:227.

185. Ames DE, Asherson RA, Coltart JD, et al: Systemic lupus erythematosus complicated by tricuspid stenosis and regurgitation: successful treatment by valve transplantation. *Ann Rheum Dis* 1992; 51:120.

186. Fujise K, Amerling R, Sherman W: Rapid progression of mitral and aortic stenosis in a patient with secondary hyperparathyroidism. *Br Heart J* 1993; 70:282.

187. Palazzo E, Bourgeois P, Meyer O, et al: Hypocomplementemic urticarial vasculitis syndrome, Jaccoud's syndrome, valvulopathy: a new syndromic combination. *J Rheumatol* 1993; 20:1236.

188. Emery RW, Emery AM, Krogh C, et al: The St. Jude Medical cardiac valve prosthesis: long-term follow up of patients having double valve replacement. *J Heart Valve Dis* 2007; 16(6):634-640.

189. Ibrahim M, O'Kane H, Cleland J, et al: The St Jude Medical prosthesis: a thirteen-year experience. *J Thorac Cardiovasc Surg* 1994; 108:221.

190. David TE, Armstrong S, Sun Z: The Hancock II bioprosthesis at ten years. *Ann Thorac Surg* 1995; 60:S229.

191. Jamieson WR, Burr LH, Tyers GF, et al: Carpentier-Edwards supraannular porcine bioprosthesis: clinical performance to twelve years. *Ann Thorac Surg* 1995; 60:S235.

192. Milano A, Bortolotti U, Mazzucco A, et al: Heart valve replacement with the Sorin tilting-disk prosthesis: a 10-year experience. *J Thorac Cardiovasc Surg* 1992; 103:267.

193. Leavitt BJ, Baribeau YR, DiScipio AW, Northern New England Cardiovascular Disease Study Group, et al: Outcomes of patients undergoing concomitant aortic and mitral valve surgery in northern New England. *Circulation* 2009; 120(11 Suppl):S155-162.

194. Lemieux MD, Jamieson WR, Landymore RW, et al: Medtronic intact porcine bioprosthesis: clinical performance to seven years. *Ann Thorac Surg* 1995; 60:S258.

195. Orszulak TA, Schaff HV, DeSmet JM, et al: Late results of valve replacement with the Bjork-Shiley valve (1973 to 1982) (see comments). *J Thorac Cardiovasc Surg* 1993; 105:302.

196. Nakano K, Koyanagi H, Hashimoto A, et al: Twelve years' experience with the St Jude Medical valve prosthesis. *Ann Thorac Surg* 1994; 57:697.

197. Pelletier LC, Carrier M, Leclerc Y, et al: The Carpentier-Edwards pericardial bioprosthesis: clinical experience with 600 patients. *Ann Thorac Surg* 1995; 60:S297.

198. van Doorn C, Stoodley K, Saunders N, et al: Mitral valve replacement with the Carpentier-Edwards standard bioprosthesis: performance into the second decade. *Eur J Cardiothoracic Surg* 1995; 9:253.

199. Han QQ, Xu ZY, Zhang BR, et al: Primary triple valve surgery for advanced rheumatic heart disease in Mainland China: a single-center experience with 871 clinical cases. *Eur J Cardiothorac Surg* 2007; 31(5): 845-850.

刘重洋　李　方　杨克明　译

第48章

瓣膜病合并缺血性心脏病

Verdi J. DiSesa

简介

近些年来，临床上在冠状动脉手术、冠脉疾病非手术疗法以及心脏瓣膜病手术疗法等方面都取得了长足的进展。正如前几章中所述，目前心脏不停跳手术的开展正变得日益普遍。介入疗法的应用也在不断发展，目前已可用于曾经接受了行冠脉旁路手术的多支冠脉病变患者，这些发展显著地影响了接受外科手术患者的数量和特征。随着主动脉瓣和二尖瓣修复技术的进展以及所置换人工瓣膜类型的丰富化，心脏瓣膜病治疗方法的选择也日益增多。目前，临床上正在评估"逆行性经血管"或"前向经心尖途径"进行心脏不停跳主动脉瓣置换术的效果；而其他快速发展的领域还包括了房性心律失常的手术治疗和扩张性缺血性心肌病所致心室功能衰竭的手术疗法。我们已经在其他章节对上述部分问题进行了充分讨论，而在外科医师为瓣膜病合并冠状动脉疾病患者制订诊疗计划时，以上问题更应予以充分考量。如今心外科医生面对的患者病情日趋复杂，"单纯主动脉狭窄"和"近端冠状动脉疾病"病例愈发罕见。现今医生在选择治疗措施时，倾向于使用激进的医疗手段，甚至直接施行导管介入手术。与此同时，患者本身也可能会伴有年龄更大、体质更差、全身疾病更多、心律失常多见和心室功能恶化等情况。相比上文所述的简单病例，如今亟待手术的患者较以往面临着更高的风险，因此选择更为灵活并周全的手术策略显得愈加重要。

就心脏瓣膜病和冠状动脉疾病而言，两者病理生理学改变之间的相互影响非常复杂。心脏瓣膜病能够造成心室功能产生变化，而由于冠状动脉疾病可能对心室形态和生理造成影响，故其可能会进一步加重"心脏瓣膜病"之间的相互影响。除了使心脏收缩强度下降以外，区域性心肌梗死还可能会导致心室变形，其结果不仅影响心室功能，还可能对二尖瓣性能造成损害。在心脏瓣膜病患者中，冠状动脉阻塞可以表现出症状，

也可以不表现出症状，但是，进行介入手术与否多不会考虑症状是否存在，而更考虑手术本身给两种疾病的病理生理带来的正面效应。

绝大多数的情况下，外科医师往往会试图对心脏瓣膜病和冠状动脉疾病进行同步治疗。无论如何，这么做都会导致手术时间延长，并使手术复杂性升高，而心肌缺血的时间也会相应延长。基于此，通常情况下，与单独心脏瓣膜病手术相比，心脏瓣膜病和冠状动脉疾病联合手术的早、晚期死亡风险更高（图48-1）。这一复杂性增加了术前谨慎评估心肌功能的需求，同时对瓣膜手术通过改变前、后负荷影响心室功能的情况也需仔细评估。因此在合并心脏瓣膜病和缺血性心脏病的成年患者中，评估左心室固有功能具有极高的重要性，并应当明确左心室功能衰竭的临床体征和症状。除了病史、体格检查以及实验室检查以外，超声心动图也需常规检查。经食管超声心动图是最常选用的诊断技术，当考虑手术修复二尖瓣时，可以利用本项检查制订周全的手术计划。此外区分到底是心脏瓣膜病导致了心力衰竭，抑或是冠状动脉缺血引发的可逆性或不可逆性心肌功能失调导致了心力衰竭也需要予以判断。对于负荷引发的以及可能加重潜在病变的——特别是二尖瓣病变的——心室大小和形状改变，可以进行多巴酚丁胺超声负荷试验来协助判断。在进行心导管术时，测定左心室末期舒张压和肺动脉压有助于获取有关左、右心室功能的信息，并能够对瓣膜功能和冠状动脉解剖的非侵入性评估信息进行补充。在配备正电子发射断层扫描（PET）设备的诊疗中心，可以使用该设备来协助区分"缺血性可逆性和缺血性功能紊乱性活性心肌区域"和"不可逆性瘢痕性心肌区域"。在进行瓣膜和冠状动脉联合手术之前，评估工作非常重要，因为对于预估手术风险和制订手术方式而言，评估工作本身取得的信息非常关键。

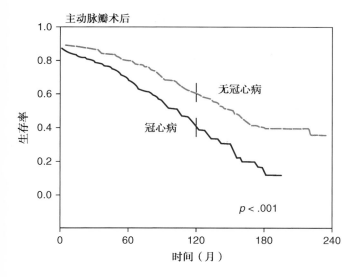

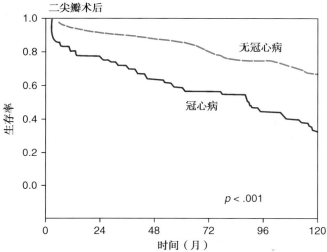

图 48-1　伴和不伴冠状动脉疾病（CAD）患者在进行主动脉瓣或二尖瓣置换术后的生存率。在两种情况下，伴有冠状动脉疾病患者的长期存活率要显著更差

在先前关于单发心脏瓣膜疾病的章节中，我们已经对瓣膜的病变情况进行了详细阐述。我们曾经指出，并非所有拟施行手术的瓣膜病变患者都需要进行冠状动脉造影。但是考虑到西方人口中冠状动脉疾病高发，对于 40 周岁以上的患者和存在提示症状或严重风险因素的年轻患者，通常情况下均应当进行冠状动脉造影检查。

借助目前的手术技术和方式，进行任何瓣膜手术均可以同时开展心肌血管重建术。更多的时候，我们所需要的是合理的手术策略，以及妥善的心肌保护策略。由于心脏瓣膜病和冠状动脉疾病有着十分复杂的病理生理学变化，因此本章我们只选择了一些常见的心脏瓣膜病和冠状动脉疾病联合病变，具体包括：（1）主动脉狭窄伴冠状动脉疾病（CAD）；（2）主动脉反流伴 CAD；（3）二尖瓣反流伴 CAD；（4）二尖瓣狭窄伴 CAD；（5）主动脉瓣狭窄合并二尖瓣反流伴 CAD；（6）主动脉瓣反流合并二尖瓣反流伴 CAD。

当然，患者也可能出现心脏瓣膜狭窄合并关闭不全的情况，但是为了避免讨论过于复杂，也由于通常情况下并

发症中多以单处病灶占优势地位，故在下文的讨论中，我们对上文提到的特定分类予以了某种程度上的保留。对于各组病变，我们将就其临床表现、病理生理状态治疗方法和结果逐一进行探讨。同时，外科医师还必须认可并理解新技术——例如，冠状动脉支架植入术、心脏不停搏血管重建术和经皮主动脉瓣置换术——在处置心脏瓣膜和冠状动脉联合病变患者上的潜在能力及其不断上升的地位[3~7]。目前，上述手术均无法作为拟行大型心血管外科手术患者的标准治疗手法。

主动脉狭窄伴冠状动脉疾病

主动脉狭窄是成年人较为常见的心脏瓣膜病变之一。由于退行性钙化性主动脉瓣狭窄最见于 60~80 周岁的患者[1,2]，与女性相比，先天性二尖瓣狭窄更常见于患 CAD 的年轻男性[8]，因此主动脉狭窄伴 CAD 联合病变并不罕见。通常情况下，本组联合病变的治疗效果较好，这是因为，经手术缓解主动脉瓣狭窄之后，冠状动脉阻塞也会显著并迅速地得以缓解，且能够获得较长时间的稳定效果。

■　临床表现

主动脉狭窄患者起病初期可无症状，但最终会产生心绞痛、充血性心力衰竭、晕厥，症状。当患者合并瓣膜阻塞和（或）严重冠状动脉阻塞时，往往会出现心绞痛。但是，心绞痛也可以出现在没有严重冠状动脉阻塞的情况中。对于这些（心绞痛）患者，可以相对容易地识别出心肌缺血或充血性心力衰竭的症状。神经系统症状往往很难被发现，往往需要对一过性的神经系统症状进行仔细问诊才能明确。医师应当明确提示颈动脉阻塞的症状，为此可能有必要就颈动脉进行专门的查体，尤其是主动脉瓣狭窄性杂音传导入颈动脉时，常导致血管杂音听诊的难度增加。

本病体格检查的主要发现包括：主动脉区可闻及的典型收缩期渐强-渐弱杂音；可能会存在充血性心力衰竭体征，如啰音和水肿等；心电图可能会提示存在左心室损伤，假如患者近期有心梗或既往有心梗史，那么心电图就可能会表现出梗死特有的异常图像。超声心动图通常可发现主动脉瓣瓣叶钙化和固化的现象，并出现相应的左心室肥厚。所有具有心绞痛的患者和所有伴发主动脉瓣疾病的 40 周岁以上患者均应接受冠状动脉造影来明确冠状动脉的解剖结构。应当同步施行右、左侧心导管术，以完整评估心肌功能，具体包括左心室末期舒张压和肺动脉压之类等数据。跨主动脉瓣压力阶差也可以在置管时进行明确。

术前对主动脉瓣狭窄、冠状动脉疾病和心室功能不佳的患者进行评估是一项复杂工作。心室功能不佳患者的跨主动脉瓣压力阶差往往相对较低，这会使得瓣膜面积的计算值和主动脉瓣狭窄严重程度的评估结果精确性不足。超声心动图提示瓣膜形态表现为叶瓣固定和重度钙化。一般情况，这就是确诊存在主动脉瓣严重狭窄的重要表现。即使是在较小压力阶差的情况下，假如超声心动图提示存在严重的瓣膜狭窄，同时左心室腔内收缩压超过了 120mmHg，手术死亡率也不会超出可接受范围，此时如施行瓣膜置换术，

预后通常依然良好。但如果患者存在心室收缩功能不良及室壁纤薄，并同时伴有较低的跨瓣膜压力阶差和较低的腔内收缩压，通常提示手术风险会显著增高，术后获益很可能不佳甚至根本不会受益。对于收缩功能不良但同时室壁正常或厚度略有增高的心室，尤其是主动脉瓣狭窄相当严重时，其收缩能力于术后恢复的可能相对较大。除了心室功能以外，其他评估手术风险和可行性需要进行考虑的重要因素还包括：患者年龄、先前心脏手术史以及总体器官功能——此处特别强调肾功能。

对于冠状动脉疾病伴轻中度主动脉狭窄的患者而言，目前最佳的治疗手段依然存有一定的争议。争议在于，不必要的手术治疗可能影响患者寿命，且术后几年内，患者主动脉瓣狭窄可能进展，需要再次开胸手术。目前，有证据支持为原本拟行心脏血管重建术的中度主动脉狭窄患者施行瓣膜置换术[9~12]。在一项研究中[9]，接受了瓣膜置换术的中度主动脉狭窄（压力阶差 > 30mmHg，或压力阶差 < 40mmHg 伴瓣膜面积介于 1.0 ~ 1.5cm² 之间）患者在第 1 年和第 8 年随访时，生存率要显著更高。与只接受单纯冠状动脉旁路移植术（CABG）患者的术后 1 年生存率 85% 相比，接受瓣膜置换术患者的 1 年期生存率达到了 90%。此外，接受瓣膜置换术患者的 8 年期生存率也要显著好于前者（55% vs. 39%，p < 0.001）。

即便未出现严重的血流动力学疾病，主动脉瓣狭窄进展其实也是瓣膜置换术的指征[11]。对于进展缓慢者（每年 < 3mmHg），若瓣膜压力阶差 < 50mmHg，可以首选单纯 CABG 术。与此相反，对于快速进展者（每年 > 10mmHg），更倾向于在施行 CABG 术的同时进行瓣膜置换术。唯一可能的例外是 80 ~ 90 周岁的、瓣膜压力阶差 < 25mmHg 的老年患者。此外，患者的其他个体表现（预期寿命和其他严重并发症）也会影响是否在血管重建术的同时施行置换主动脉瓣。

病理生理学

主动脉瓣狭窄可造成左心室收缩期排空受阻，这是主动脉瓣狭窄所有症状和体征产生的原因。大多数主动脉瓣狭窄患者可有左心室扩大和室壁增厚。主动脉瓣狭窄发病初期，心室收缩功能尚好，射血分数也尚能维持在正常水平；至晚期，则心室功能开始逐步衰竭，并伴有心室扩大、收缩功能全面降低。无论本病处于哪一阶段，假如出现严重冠状动脉阻塞，则均可能会导致区域性室壁运动的异常。而 CAD 时，假如有三支血管出现严重病变，则本身就可能导致心室功能全面恶化，此时血管重建可能缓解病情。

在主动脉瓣严重狭窄但心室功能尚好的患者中，及时进行瓣膜移植手术能够降低左心室的后负荷。由于大多数的主动脉瓣狭窄患者可出现心室扩大和心室壁增厚，因此在术中进行主动脉交叉钳夹时，会更加难以避免心内膜下缺血的情况。尽管血管重建不会降低左心室的收缩能力，甚而可能使之略有增加，但手术可能不可避免地会导致某种被称为"心肌顿抑"的情况，期间表现为临时性的左心室收缩功能全面或区域性下降[13~16]。对于术前心室功能较差的患者而言，这无疑具有更

为重要的病理生理学意义。舒张功能不全亦有可能发生，即可导致左心室顺应性降低，对此，最为极端的病例则为称为"石头心"，这种情况曾经给试图进行主动脉瓣置换术的手术先驱们造成了很大的困扰。而现代心肌保护技术则已经可以消除这一主要的并发症。

术后，患者的症状可能出现显著的改观。左心室流出道梗阻的解除可迅速增加心排量，并进而改善其他器官的灌注。此外，在流出道梗阻缓解和组织重构开始之后，近期和远期结果上，左心室功能均能获得改善。纠正心肌缺血可使用先前冬眠的心肌[10]重新恢复功能，从而使心室功能获得了进一步的强化[8]。

手术治疗

主动脉瓣和冠状动脉手术的监测手段包括心导管及相关检测项目，这已经成为了大多数心外科手术的标准规范[1]。心导管术的器械具体包括一根动脉导管（通常位于桡动脉内，用以监测血压和血气）、一根用于监测肺动脉压的肺动脉导管、一根用于监测心排量的热稀释导管以及可用于连续监测混合静脉氧饱和度的光学传感器。虽然肺动脉导管的头端为球囊结构，但是在围手术期时却极少会测定闭塞楔压，这是因为（这样做）存在着导致肺动脉撕裂的危险。连续监测混合静脉氧饱和度可提供重要的讯息。

建立灌注是标准步骤之一，其方法与单纯冠状动脉旁路移植术类似（图 48-2）。一般来说，先在升主动脉远端插入一根动脉导管，再通过右心耳插入一根双节静脉导管，使其头部朝向下腔静脉。在体外循环建立完毕之后，通常可以使患者的体温逐渐下降至 32 ~ 34℃，期间通过右上肺静脉向插入左心室有孔套管。排空心脏，在临时性降低体外循环泵流量时对主动脉进行交叉钳夹。之后灌注冷血钾停搏液（4℃）诱使心脏停搏，并同时使用冰生理盐水进行局部灌注。在主动脉被打开之后，需间歇性使用冰生理盐水灌注心内膜，用以强化心肌冷却的效果。

停搏液顺行性和逆行性同时灌注的效果最佳。通常情况下，初始剂量的心脏停搏液可以分两路进行灌注，具体剂量约可以以 15 ml/kg（体重）的量计算得出。术中后续心脏停搏液的剂量则予以逆行性灌注。逆行性灌注甚至在主动脉根部被打开的情况也可以进行，并且不会明显妨碍手术中的体外循环操作。而在远端吻合完成之后，心脏停搏液则也可以通过桡动脉和隐静脉旁路移植血管进行顺行性灌注。假如需要在右侧冠状动脉系统中进行血管移植，而此时逆行性灌注的心脏停搏液往往很难进入右心室，可能达不到充分保护的效果，因此，此时进行顺行性灌注就显得尤为重要了。

大多数情况下，当冠状动脉左前降支存在严重阻塞时，总是使用左侧乳内动脉作为对应的移植血管。一般而言，大隐静脉和桡动脉可作为其他旁路的移植血管。选择人工瓣膜的原则与单纯瓣膜病手术治疗时的几乎一致。所有类型的人工瓣膜都可以使用，但必须考虑到特殊情况。各类组织瓣膜的适应证非常明确，即适用于预期寿命通常较短的患者。但是，这些重症患者可能无法耐受长时间的钳夹——而这恰恰又是高复杂性非支架性组织瓣膜置换术所必须的。

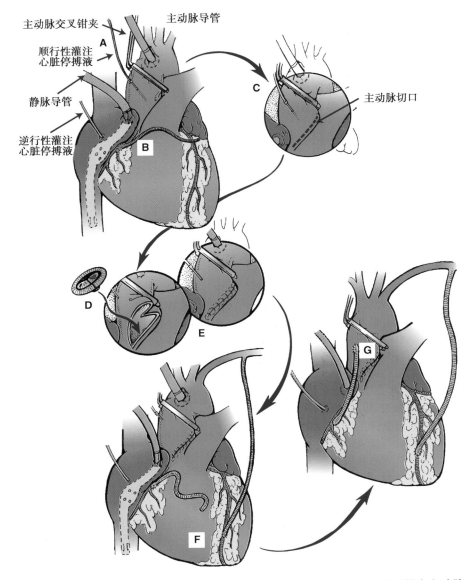

图 48-2 主动脉瓣置换术和冠状动脉旁路移植术（CABG）的手术步骤。（A）交叉钳夹主动脉，顺行性和逆行性灌注心脏停搏液；（B）吻合移植血管远端；（C）作一斜向主动脉切口，深达佛氏窦；（D）使用所选择的人工瓣膜进行主动脉瓣移植术；（E）关闭主动脉切口；（F）吻合胸廓动脉远端；（G）吻合移植血管近端。在上述案例中，作近端吻合操作时，动脉交叉钳夹依然保留在原位处

联合手术步骤繁杂，须按顺序逐步完成。正如上文所述，在建立体外循环并插入左心室有孔套管之后，可钳夹主动脉并诱导心脏停搏。手术的第一步是从远端桡动脉和（或）隐静脉上取得旁路移植血管。之后，使用冷却垫缠包住心室，随后打开主动脉，并使用所选的人工瓣膜进行主动脉瓣置换术。此时可关闭主动脉切口。随后在远端吻合胸内动脉移植血管。之后，排空心脏内的空气，松开主动脉上的交叉钳夹，改换成部分闭合钳对主动脉进行钳夹，必要时在近端进行吻合。也可以在不移开主动脉交叉钳夹的情况下施行近端吻合术。尽管如此操作可延长缺血时间，但是，由于不需要在主动脉上进行二次钳夹，因而避免了动脉粥样残片崩解或主动脉上缝合线崩断的可能。这一做法对于接受二次手术的患者尤为重要，其原因在于先前存在的旁路移植血管可能会导致部分闭合钳难以对主动脉进行钳夹。在插入临时房室起搏导线之后，调整窦性节律。通过经食管超声心动图明确心脏已复苏且排空气体之后，再移

除左心室内的有孔套管。值得注意的是，对于优化主动脉瓣狭窄患者的血流动力学表现而言，房室顺次起搏显得特别重要。这是因为，有高达 30% 的心排量可能源自于心房收缩，而在收缩早期，常见于主动脉瓣狭窄患者的扩张性和非顺应性心室结构可能并没有办法实现完全充盈。

通常情况下，通过逐步减少体外循环泵的血流量并不断提高左心室的充盈量，即可完成逐步撤除体外循环的工作。在撤机过程中，需同步监测心脏/肺动脉的外观，全身血压以及混合静脉的氧饱和度。在心室扩大的患者中，可重点关注一下顺应性不佳的左心室的充盈情况，以此确保前负荷和心排量充足。

对于心室功能极度不佳的、未能撤除体外循环的患者，则可以使用主动脉球囊反搏。借助心肌收缩药的使用，可以在 20～30 分钟的时间内前后尝试撤除体外循环 2～3 次。假如此时尝试失败，那么就应当进行主动脉球囊反搏。在

某些患者，还可以使用心室辅助装置。由于体外循环延长超过 30 分钟可能会导致并发症的出现，因此在缺乏器械支持的情况下，反复尝试撤除体外循环可能会产生事与愿违的后果。在缺血性损伤之后，扩大的心脏可逐渐恢复，因而可以快速停用心肌收缩药并撤除机械辅助循环设备。在心室功能有进一步损伤的患者中，上述过程显然应逐步进行，此过程可能需要耗费数天。

■ 结果

　　主动脉瓣置换术和 CABG 的早期住院死亡率介于约 2% ~ 10% 之间[8,17]。据观察，术前心衰症状和心室功能受损更重的患者有着更高的死亡率。手术死亡的最常见原因是低排量性心力衰竭、心肌梗死和心律失常，而住院死亡的增量风险因素则包括患者年龄、心功能分级以及多项心室功能指标。多项研究表明，术后第 5 年时的晚期存活率介于 60% ~ 80%，而第 8 年时则为 50% ~ 75%（图 48-3）[18~23]。通过多变量分析，研究人员发现，晚期生存率降低的风险因素主要包括：老龄、心脏扩大以及更为严重的术前临床症状等。在瓣膜置换术时使用人工机械瓣膜会使长期生存率和长期无事件生存率降低（图 48-4）。尽管如此，在主动脉狭窄得以缓解之后，即便进行的是二次瓣膜手术联合冠状动脉重建术，老年患者的预后依然尚可接受[24,25]。如上文所讨论的，在瓣膜-冠状动脉联合手术时，选择所用瓣膜的类型是一项相当复杂的问题。在不和患者讨论的情况下，不应擅自决定。与患者就各类手术的优缺点进行坦率的讨论，一直是术前评估和安排手术类型过程中的重要一环。在考虑施行"复合"手术时，如瓣膜置换术后再进行冠状动脉支架植入术，亦应当遵循上述原则[3,6]。本类手术至少有一个明确的优势，也即能够通过较小的切口（部分胸骨切开术、前胸廓切开术）来开展主动脉瓣置换术。

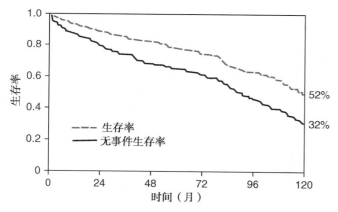

图 48-3　471 例接受主动脉瓣移植术和冠状动脉旁路移植术患者的术后长期生存率和长期无事件生存率

主动脉反流伴冠状动脉疾病

　　老年人群较少出现严重的主动脉瓣反流，而与 CAD 并发的可能也并大。在大多数接受主动脉瓣置换术和 CABG 的患者

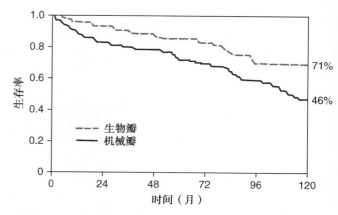

图 48-4　使用生物瓣膜（n = 218）vs. 机械瓣膜（n = 253）接受主动脉瓣移植术和冠状动脉旁路移植术患者的术后长期生存受益

中，包括了一部分相对较少（10% ~ 25%）的主动脉瓣关闭不全的患者[8,17-20]。尽管主动脉瓣反流伴 CAD 患者的手术疗法与上文所述类似，但是主动脉瓣关闭不全其实却有着迥异的病理生理学特点，对患者的围手术期处置有着一定的影响，而主动脉瓣活性不足则又为上述患者的术中处置带来了些许差异。

■ 临床表现

　　通常来说，主动脉瓣反流伴冠状动脉疾病的患者多有以下三种表现中的一种。其一，主动脉瓣反流可能不产生症状，只是在评估冠状动脉疾病的症状时偶尔被诊断明确；其二，患者可能并没有症状，但是常规体检发现存在主动脉瓣关闭不全性杂音，进一步的心脏功能评估可发现冠状动脉疾病；最后，患者可能会出现心脏瓣膜病相对晚期的充血性心力衰竭症状，这可能是由于左心室容量超负荷失代偿、缺血性损伤或两者共同而造成的。因此，患者可能并不出现症状且本质上可能生理功能正常、表现为典型缺血性综合征或出现充血性心力衰竭。同时，体征主要和瓣膜病变具体形式有关，表现不一。一般来说，所有主动脉瓣关闭不全的患者都会出现明显的舒张早期吹风样杂音，至本病晚期，则有充血性心力衰竭表现，包括肺内啰音和外周水肿在内，均可出现。

　　术前对主动脉瓣关闭不全伴 CAD 患者进行评估的方式和上述针对主动脉狭窄伴缺血性心脏病患者所述的方法大致相同。在评估主动脉瓣反流时，超声心动图尤为重要，因为有时听诊往往很难闻及特征性的心脏杂音。此外，超声心动图还能就心室收缩功能和心室尺寸进行评估。由于很多主动脉瓣反流患者并没有症状表现，因此对心室大小或功能改变进行仔细评估非常之重要，因为一旦出现上述变化，那么就有可能构成在无症状情况下进行手术干预的适应证。

■ 病理生理学

　　主动脉瓣反流可以增加左心室的前负荷并进而造成左心室扩张。这种扩张并不会急性出现，而急性主动脉瓣关闭不全的患者则通常会由于左心室舒张末期压力急速升高及前向心排量急速减少而出现严重的症状。CAD 可造成左心室功能紊乱，因而也能导致左心室扩张。瓣膜置换术可以一定程度上缓解前负荷，但是却并不能立即改善左心室的收缩能力。血管重建术通过使冬眠心肌苏醒，可以使左心室收缩能力获得改善[13,16]，但是该手术却不能增加左心室的后负荷。

在一定程度上，主动脉瓣反流的手术适应证依然存有争议，我们在主动脉瓣疾病相关章节已经进行了深入讨论。瓣膜病变的评估方法与上文所述类似，但是更强调超声心动图的结果。但是，当并发 CAD 时，由于冠状动脉疾病的存在可能会影响心室功能，这种评估过程可能会显得更为困难，术后症状也不一定能得到改善。尽管如此，除了三支血管弥漫性病变的晚期冠状动脉疾病以外，冠状动脉阻塞导致的心肌异常往往是表现为区域性的，可以从主动脉瓣关闭不全性容量超负荷下的全面心室功能紊乱中被区分出来。在为此类患者进行术前评估和风险分层时，进行这一区分非常重要，因为在心肌血管重建术后，区域性异常往往是可以获得改善的。对于复杂病例，进行心肌活性评估（铊或 PET 扫描）可能会有助于评估拟手术者的状态。伴发 CAD 时，主动脉瓣手术的时机选择与单一瓣膜病变时不尽相同，此时手术中多先进行瓣膜置换术。

■ 手术治疗

本病的手术方式和上文所述主动脉瓣狭窄伴 CAD 的手术方式类似。但是，由于存在主动脉瓣关闭不全，因而无法在主动脉根部顺行性灌注心脏停搏液，因为如此可心脏停搏液渗入左心室内。一般来说，在这种情况下，多使用逆行性灌注心脏停搏液的方法，而在主动脉被切开之后，则可使用手持式导管向冠状动脉开口内顺行性灌注心脏停搏液，右心手术尤须如此。

关于撤除体外循环的考虑则一定程度上有别于主动脉瓣狭窄手术。主动脉瓣反流患者更可能伴发心室扩大，更不耐受后负荷的增加。因此，在围手术期成功处置此类患者更需求仔细观察前、后负荷的校正情况。在因主动脉瓣关闭不全所致心室容量超负荷的患者中，血管舒张药可能是术后治疗的重要组成部分。可以使用诸如米力农和多巴酚丁胺之类的药物，因为这些药物不仅具有正性肌力作用，还能减轻心室的负荷。此外，可使用诸如主动脉球囊反搏之类的可用于减轻心室负荷的机械设备。极少会需要使用到附带心室辅助设备的机械循环辅助装置。对于年轻而无并发症的患者，应当尽量不使用此类设备，因为此类患者的心室功能非常有可能获得改善。

■ 结果

作为主动脉瓣反流伴 CAD 术后早期结果中预期住院死亡率基本小于 10%[8,17]。住院死亡的增量风险因素与上文描述的类似，其中老龄和心室功能不佳影响最大。术后晚期生存率则与主动脉瓣狭窄伴 CAD 术后的类似（图 48-3）[18~23]。尽管印象上看来，主动脉瓣关闭不全伴 CAD 患者（的早期死亡率）未能比主动脉瓣狭窄患者更好，但是主动脉瓣关闭不全却并非早期或晚期死亡率的独立风险因素[8]。有趣的是，心室射血分数的恢复却并不会给晚期死亡率带来正面影响。当主动脉瓣反流伴发心室扩张和心室收缩功能降低时，这些变化往往无法被逆转。尽管随着容量超负荷和冠状动脉疾病的消除，心室功能会有一些改善，但是相比主动脉瓣狭窄，主动脉瓣关闭不全患者的心室射血分数更少会获得改善。这一观察结果是推荐在心室形态和功能发生改变之前进行瓣膜置换术的主要理由。这

种情况下，心室功能改善失败可能会对长期生存率产生影响，但是尚不足以提示主动脉瓣关闭不全是患者晚期死亡的独立风险因素。

二尖瓣反流伴冠状动脉疾病

如何成功处置二尖瓣反流伴 CAD 患者依然是成人心外科的一个重大难题。该组患者身体状况更差，且手术伴随风险也更高[1,26~30]。这几乎是显而易见的，因为左心室功能和二尖瓣功能之间的相互作用非常复杂。正常瓣膜功能有赖于整个二尖瓣装置（包括心室壁和乳头肌）功能的正常。与此类似，正常的心室功能也依赖于二尖瓣的关闭情况。因此，当 CAD 和二尖瓣疾病相互作用后，使得患者的身体状况更差、病理生理改变更复杂以及手术治疗更困难。

在心室功能尚得以保存的患者中，本病的病理生理改变和治疗策略与单纯二尖瓣反流或 CAD 的治疗没有显著不同。当然，手术本身更为复杂，而持续时间也更长一些。因此，正如前文所述，重要的是，应仔细构思手术方案，并特别关注心肌的保护情况。但是，更需要关注心脏异常的二尖瓣关闭不全伴 CAD 患者，因为大多数此类联合病变患者的心室功能均不正常。

■ 临床表现

本病患者的临床表现相当宽泛，从毫无症状到心源性休克濒死状态均有可能。患者可以没有心脏病的体征或症状，也可以有明显的心力衰竭、心肌缺血或两者兼具的症状；最后，患者还可以出现与心肌梗死和突发性二尖瓣关闭不全相关的急性综合征。当本病患者出现充血性心力衰竭和心源性休克时，即表明他们的病情已非常严重。对于此类患者，处置起来更为棘手。

体格检查的结果明显与疾病的病理生理特点有关，可以表现为轻度二尖瓣关闭不全至严重充血性心力衰竭或心源性休克的一系列症状。心电图可能会表现出缺血性心脏病的证据。所有患者均应当接受超声心动图检查。由于超声心动图检查可以得出有关瓣膜和心室形态/功能两方面的信息，故在本病中该项检查有重要意义。经食管超声心动图检查在评估二尖瓣解剖结构和功能方面很有价值。通过经食管超声心动图检查评估二尖瓣叶瓣结构和功能、腱索解剖结构以及乳头肌和临近心室壁的功能价值非常大。所有上述信息对于制订二尖瓣手术方式并评估手术风险均十分重要。出于和主动脉瓣疾病患者同样的原因，可以为此类患者施行心导管检查。任何出现心绞痛或负荷试验阳性的患者，以及任何年龄大于 40 周岁且伴二尖瓣关闭不全的患者，均应在手术之前进行冠状动脉血管造影术。正如之前所提到的，心导管术还能提供诸如血流动力学的信息，这些信息对于制订手术方式和评估风险均有着重要意义。

■ 病理生理学

在心排量降低的情况下，二尖瓣反流可增加左心室的前负荷并减少其后负荷。缺血性损伤可导致心室扩张并降低其收缩能力，同时还能使左心室充盈压升高。上述病征联合后可导

致失代偿加重，同时引发肺动脉高压和继发性三尖瓣反流。此时心排量可非常低，而急性二尖瓣关闭不全的患者尤为如此。二尖瓣关闭不全的发生可能与 CAD 有关，但是通常情况下 CAD 多是二尖瓣关闭不全的致病因素。原发性二尖瓣关闭不全的病理生理改变可以由瓣膜小叶、瓣环、瓣膜下结构病变或上述因素之某类结合所引发。彻底理解原发性二尖瓣关闭不全的病理生理改变，对于制订手术方式非常重要。

当 CAD 因其可对局部和整体心室功能产生影响而成为二尖瓣关闭不全的致病因素时，病理生理改变将会更趋复杂。CAD 导致的全局心室功能异常可导致心室扩张并伴二尖瓣瓣环扩张，继而可引发二尖瓣关闭不全。二尖瓣反流时血流喷射多位于正中，且多能通过瓣膜成形术加以纠正。或者，局部室壁运动异常也可牵涉到乳头肌和临近的心室壁，因此可引发上述结果的动态变化，从而导致二尖瓣关闭不全。关于上述异常，学界已经有了更好的认识，在第 40 章内我们已经进行了更为完整的探讨。

瓣膜修复术或瓣膜置换术均能对二尖瓣关闭不全进行矫正，经矫正后，可导致左心室后负荷即时升高。心室将不再面对低阻力的左心房，同时必须克服收缩期的全身后负荷。即便当心肌缺血可以被逆转，冬眠心肌的复苏也需要耗费一定的时间。上述因素和左心室后负荷急速升高，可导致治疗困难和治疗风险升高。由于二尖瓣修复术或置换术之后肺动脉高压不会立即降低，故还可能会引发继发性右心室功能衰竭的出现，此外，CAD 也能对右心室的功能造成影响。

通常情况下，二尖瓣关闭不全和 CAD 假如伴发有关症状，那么就能成为联合手术的适应证。正如之前所提到的，急性起病的患者可能病症十分紧急，此时心室功能紊乱本身却并不能成为手术的禁忌证，特别当病症是由可逆性缺血所引发时更是如此。整体不可逆性心肌病变伴二尖瓣关闭不全的患者则不应进行手术，因为心室可能无法耐受后负荷的增加，故而预后可能无法令人满意。因此，借助铊或 PET 扫描进行心肌活性评估和缺血可逆性证明就会显得相当重要。当出现常见的左心房扩大后，患者通常会伴发慢性房颤或新发房颤。这一情况多可导致心排量降低，而手术时进行的心律不齐消融术则还有可能带来额外受益。最后需要说的是，微创二尖瓣手术之后再进行冠状动脉疾病导管治疗术，这种类型的混合手术可能会随着技术的发展在本病的治疗中愈发重要。

■ 手术治疗

对于二尖瓣反流伴 CAD 患者，一项重要的术前决定实际上就是是否需要进行瓣膜手术。CAD 伴发的二尖瓣反流可能是一种功能性反流，是由可逆性心肌缺血所造成的，故单独血管重建术可能就足以改善二尖瓣的反流情况。从功能性二尖瓣关闭不全中区分出器质性病变显得非常重要。术中经食管超声心动图是一种评估二尖瓣功能的基本方法[31]。术前无充血性心力衰竭、无二尖瓣关闭不全杂音或仅有一过性杂音、手术时肺动脉压正常以及麻醉后经经食管超声心动图明确为轻度二尖瓣关闭不全的患者可能根本就不需要进行二尖瓣手术[32]。在插管或存在缺血性病变时，与麻醉状态相比，上述患者中有很多会出现更严重的二尖瓣反流，且肺动脉压也会进一步升高。另一方面，假如不是全部，也确实有很多中重度二尖瓣关闭不全的患者会出现上述的瓣膜反流现象[5,33]。假如患者未出现二尖瓣疾病的症状，且瓣膜形态正常，那么进行瓣膜手术就会显得理由不足。即便在没有对瓣膜本身进行手术，心肌血管重建本身也可以对心室功能产生影响，往往可以改善二尖瓣功能。基于这种情况，进行分期混合手术时就显得尤为重要。例如，经皮冠状动脉支架植入术——或许存在着多支血管病变——施行后就可预计其会对中度二尖瓣关闭不全产生治疗作用。假如血管重建术也能改善瓣膜功能，那么患者或许就能避免心脏内手术，使其长期结果受益[34]。

多项最新研究表明，应该为中度二尖瓣关闭不全伴 CAD 的患者施行更为积极的瓣膜修复术[35-39]。一些伴有 CAD 继发性心室扩大和瓣环扩张和（或）二尖瓣关闭不全的患者可以通过单一瓣膜成形术来进行治疗；而二尖瓣器质性病变如叶瓣脱垂、腱索断裂或腱索伸长的患者则需接受一期修补手术。瓣叶活动受限是心室外形缺血性改变后的一种常见并发症。在其他案例中，对于二尖瓣连枷状后叶，则适用于瓣叶标准切除技术进行处置。在病重患者和后瓣活动受限/病灶更复杂（严重黏液瘤样变性）的患者中，可以选用边对边瓣叶对合术（即"Alfieri 缝合术"）[40]，而对于后叶瓣环广泛钙化或后叶活动严重受限的患者则更是如此[41]。正如在别处提到过的，二尖瓣修复术和 CABG 的结果要优于二尖瓣置换术，只是在因乳头肌撕裂所致的急性严重二尖瓣关闭不全时，应当避免采用这种手术方式[42]。

手术麻醉方式与之前所述类似，必须认识到本病患者一般身体状态要比主动脉瓣疾病患者更差，而某些案例则可能经治患者中身体状况最差的一类。术中监测包括桡动脉有创血压和肺动脉测压导管。正如本章早先提议的，术中经食管超声心动图对于本组患者尤为重要，其可用于制定手术计划、监测术中情况以及评估修复术后的瓣膜功能。体外循环的建立方式与早先描述的类似。但是，需进行上下腔插管（图 48-5）。通常情况下，阻断主动脉之后，先顺行性后逆行性注入心脏停搏液，后续剂量的心脏停搏液则全部以逆行性进行灌注。和主动脉瓣病变一样，在延长逆行性灌注心脏停搏液期间，必须特别关注右心室的保护情况。

用于暴露二尖瓣的最常见切口应位于肺静脉前方的左心房壁上。预先游离房间沟，有助于暴露该切口。暴露二尖瓣的另一选择则是首先在右心房作一切口，再经房间隔切开暴露二尖瓣，这有助于直视逆行灌注心脏停搏液，并能够提供较好的二尖瓣观察视角，尤其对左房扩大不明显的患者，不至于过度牵拉右房和腔静脉。假如有必要，该切口也可以直入左心房顶部，使二尖瓣暴露地更为充分。当同时行三尖瓣手术时，该方式将显得尤为实用。其他切口则请参见二尖瓣疾病相关章节。

二尖瓣关闭不全的首选手术是瓣膜修复术。当无法进行瓣膜修复术时，可以依照第 42 章中列出的相同原则进行瓣膜置换术。但是，对于并发冠状动脉和二尖瓣疾病的且预期寿命有限的患者，则有必要使用人工生物瓣膜[43]。即便不考虑人工瓣膜的类型，也应努力保留乳头肌和二尖瓣瓣环之间的延续性。通常情况下，二尖瓣后叶上的附属组织可以全部保留，且不会对人工瓣膜的功能造成干扰。二尖瓣前叶则必须予以全部或部分切除，如此可避免左心室流出道梗阻或对机械瓣膜的功能造成干扰。但是，可以仍然保留主要腱索附属物，并可将其作为瓣环缝合的一部分。无论如何，标准手术操作的目的是在置换二尖瓣之后，依然保留二尖瓣瓣环和瓣下结构之间的连续

性，这有助于改善短期和长期的心室功能。很明显，在本类疾病中，心室功能对短期和长期预后有着显著影响，故应当采取一系列措施来确保术后心肌功能的正常。

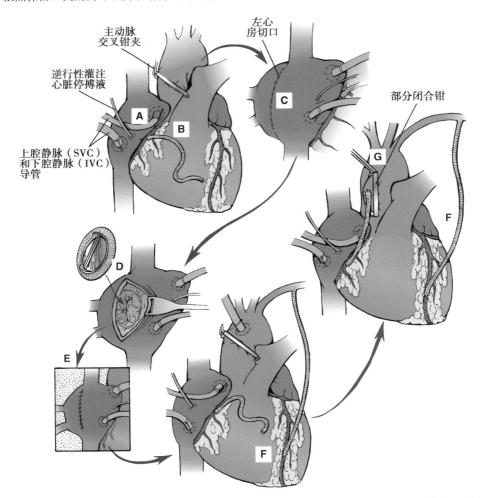

图 48-5 二尖瓣置换术和冠状动脉旁路移植术的手术步骤。（A）置管并交叉钳夹主动脉，顺行性和逆行性灌注心脏停搏液；（B）吻合移植血管远端；（C）切开房内沟后，作左心房切口；（D）二尖瓣成形术使用所选择的人工瓣膜进行置换术；（E）关闭左心房切口；（F）使用胸廓动脉作远端吻合；（G）吻合移植血管近端。在上述案例中，交叉钳夹已经被移除，改为使用了主动脉侧壁钳

梗死导致乳头肌断裂的患者往往病情极为严重，几乎必行瓣膜置换术。一些外科医师曾报道过，重新植入乳头肌可有效处置本类情况。但是这一策略对于上述严重患者而言风险过大，因为术者必保证保证手术快速且有效。此类患者不耐受对二尖瓣多次成形尝试。重新植入断裂的乳头肌并不一定能够恢复二尖瓣的功能，而且还可能会导致早发性或迟发性瓣膜功能异常。

在主动脉瓣和冠状动脉联合手术中，首先需吻合远端移植血管（图 48-5）。而在本病手术中，在心房被打开之后，对于选定的房颤患者，可以谨慎采取心律失常消融术。如第 58 章所述，可以使用高频或冷冻消融探头在左、右心房内对房颤进行治疗。左心耳应当予以缝合，随后进行瓣膜修复术或置换术，继而在进行胸廓动脉吻合。近端移植血管吻合可以在松开交叉钳夹之后进行，当然也可以在不移开交叉钳夹的情况下

进行。

撤除体外循环的方式和主动脉瓣关闭不全伴 CAD 患者的手术类似。我们再次强调的是，对于本病患者，可能需要使用药物或主动脉球囊反搏来降低后负荷。具有降低后负荷作用的血管活性药，如多巴酚丁胺和米力农，可用于此种情况。就在儿茶酚胺类药物中加用米力农而言，外科医师应当更为积极，因为此种用药配伍在理论上具有一定的优势，如具有正性肌力和降负荷作用的同时，尚能降低肺动脉压。另一种药物，多巴酚丁胺，也同时具有中央正性肌力和外周降低后负荷的作用，因而也可以作为一线用药。由于此类患者的某一些病情特别重，因而不应在借助药物而不使用主动脉球囊反搏来撤除体外循环的无效尝试上浪费时间。对于术后血流动力学不稳定状态持续数小时乃至数天的患者，应当更为积极地进行主动脉球囊反搏，当手术为急诊手术时，这一点则尤为关键。

对于部分选定的本组疾病患者，另一需考量的问题则是是否应当在手术中同时进行心室重构。目前，有证据表明，前壁心肌梗死和心肌扩张、二尖瓣关闭不全以及 CAD 的患者可以从切除梗死区域和左心室重构（从而使左心室恢复椭圆形）中受益[44]。对于经仔细筛选的患者，上述操作安全性好，并可以与二尖瓣修复术和冠状动脉血管重建术同时进行。术后，患者的射血分数可有升高，并伴随有心室功能的改善。

必须严密关注右心室功能，尽管二尖瓣狭窄更常出现右心室功能衰竭，但是就本组患者而言，保护右心室心肌也很有必要。必须预见右心室功能衰竭的出现，并对此进行正确诊断和处置。当出现全身血压和心排量降低伴肺动脉压降低和（或）肺毛细血管楔压降低时，则应当积极寻求有无右心室功能的衰竭，假如有中心静脉压升高，则可明确诊断。假如未能识别这种情况且摄入液体不当，那么则有可能会导致右心室不可逆性功能衰竭。正如之前所提到的，对于这些患者，较保守的二尖瓣修复术和冠状动脉血管重建术策略可能更为有效[45]。

结果

本病患者的住院死亡率要高于其他后天性心脏病的类型。早期死亡率可介于低风险患者的 3% 至病情最重患者的 60% 之间[21~23,26~29,46]。急性缺血性二尖瓣疾病和严重心室功能紊乱以致需要急诊手术患者的死亡率要更高一些。早期死亡的增量风险因素包括年龄、心功能分级、心室功能、肺动脉压升高以及心源性休克。第 5 年时本病患者的晚期生存率介于 55% ~85% 之间，第 10 年时则介于 30% ~45% 之间（图 48-6）[21~23,26~29,47~50]。

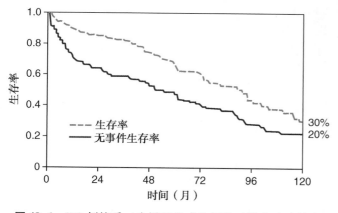

图 48-6　278 例接受二尖瓣置换术和冠状动脉旁路移植术患者的术后长期生存率和长期无事件生存率

一般来说，术后存活的患者症状可有明显缓解，但是复发性二尖瓣关闭不全依然是某些接受限制性瓣膜成形术患者的常见并发症，尽管心室形态异常或区域性心室功能紊乱可能参与了其中，其风险因素依然尚不明确。晚期死亡的重要风险因素包括术前心功能分级、左心室功能以及缺血性而非退行性因素所导致的二尖瓣关闭不全（图 48-7）。

二尖瓣狭窄伴冠状动脉疾病

二尖瓣狭窄伴 CAD 患者的左心室功能通常良好，由于二尖瓣狭窄不会使左心室受到异常血流动力学负荷的影响，因此本类疾病的患者也相对较易处置，CAD 可能会导致左心室功

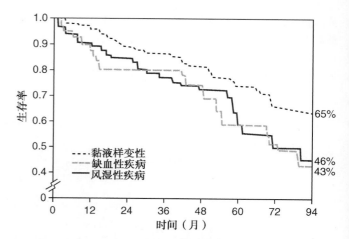

图 48-7　因二尖瓣疾病而接受二尖瓣置换术和冠状动脉旁路移植术患者的术后生存率。图中表明，二尖瓣黏液样变性患者在生存率上具有优势

能紊乱，但较为少见。更值得关注的情况则是术后右心室功能紊乱，其原因在于肺动脉高压可常见于二尖瓣狭窄的患者，该病理状态有可能会导致右心室功能衰竭和三尖瓣关闭不全。

临床表现

正如早前所指出的，二尖瓣狭窄通常在二尖瓣狭窄伴 CAD 患者中占支配地位，因此，其出现的症状也多由瓣膜病变所引发。患者可能会有充血性心力衰竭伴呼吸短促、端坐呼吸以及劳累等表现。房颤是二尖瓣狭窄中一种较为常见的体征。二尖瓣狭窄伴 CAD 患者不会频繁以心绞痛为主要表现。心电图可给出右心室劳损和肥厚的证据。经食管超声心动图可用于确诊二尖瓣狭窄，且通常可以发现左心室缩小且保有些许收缩功能。右心室可有扩大和肥厚。通过明确跨二尖瓣压力阶差的存在，心导管术可用于进一步明确诊断。侵入性导管术可获得的其他重要信息还包括了肺动脉压和中心静脉压测定值。肺动脉高压的程度是评价二尖瓣狭窄严重程度和持续时间的指标，可用于提示外科医师注意术后右心室功能衰竭的可能性。中心静脉压升高是右心室失代偿的潜在体征。所有伴发心绞痛的患者均应进行冠状动脉造影术检查；另外，正如之前所提到过的，对于任何年龄大于 40 周岁的并拟进行二尖瓣手术的患者，都应接受该项检查。

病理生理学

和其他已讨论的疾病不同，二尖瓣狭窄伴 CAD 对心脏不会产生显著的协同性病理作用。CAD 通常对左心室有更大的作用，除非到发病晚期，二尖瓣狭窄甚至对患者具有保护性作用。正如前文所提到的，右心室对长期二尖瓣狭窄最不耐受。但是，即便存在右心室血压升高，CAD 对成人右心室功能的潜在影响也通常不会特别严重。在极少数弥漫性 CAD 和缺血性心肌病患者中，由于存在全面的心室功能紊乱，故手术风险也会相应升高。

毫无疑问，通常情况下，手术适应证取决于二尖瓣狭窄的严重程度。对于二尖瓣狭窄所致严重心力衰竭和低心排量的患者，当估算其瓣膜面积小于 1 cm² 时，那么就应该为其施行二尖瓣手术和相关的旁路移植术（假如存在严重 CAD 的话）。罕

见情况下，患者可有严重 CAD，且偶然情况下明确存在有轻度二尖瓣狭窄。对于该类患者，假如技术上可行，则可以进行 CABG 和二尖瓣连合部切开术进行治疗。当前，另一可选的方式则是施行经皮血管重建伴支架植入术和球囊二尖瓣扩张术。适于后一种手术方式的患者数量相对较小，迄今为止，尚没有支持此类混合导管手术治疗以上病变的明确数据。

■ 手术治疗

建立监测和灌注系统、明确手术步骤等与二尖瓣反流伴 CAD 手术章节内所描述的相似。经食管超声心动图对于评估二尖瓣连合部切开术（或更为宽泛意义上的二尖瓣修复术）的可行性和瓣膜成形术的预后十分有用。对于大多数二尖瓣狭窄患者而言，均需要进行瓣膜置换术，其原因在于叶瓣和瓣下结构的不可逆性损伤分布往往十分严重。由于大多数患者可因左心房扩大而伴发慢性房颤，故术中多采用机械瓣膜，术后患者需长期使用抗凝剂。但是，在左、右心房内进行射频消融带来的潜在受益（之前业已讨论过）也可能会对人工瓣膜的选择产生影响。另外，还必须特别关注右心室功能的保护。在临床实践中，这意味着心脏停搏液的初始和后续剂量应同时以顺行性和逆行性的方式进行灌注，原因在于逆行性灌注通常无法使心脏停搏液均匀分布至右心室内。

经食管超声心动图在监测术后左、右心室功能上往往非常重要。在撤除体外循环使、左、右心室功能衰竭之间的早期差异，可以借助这一监测手段呈现。假如需要使用正性肌力药，那么选择用药时需部分基于以下考虑，即肺动脉高压和右心室功能衰竭可能是临床症状的重要组成部分。可以使用诸如异丙肾上腺素、多巴酚丁胺以及特别如米力农（后者通常与去甲肾上腺素或其他儿茶酚胺类药物联用）之类的药物，它们对右心室收缩能力和肺内血管阻力具有双重受益作用。合理使用正性肌力药和谨慎控制液体的摄入通常对于恢复心排量业已足够。由于右心室功能障碍为主，且主动脉内球囊反搏对右心室功能几乎无直接作用，故对于此类患者，一般不进行此操作。可以使用右心室辅助设备进行临时性支持，其原因在于当急性期过后，二尖瓣置换术可导致肺动脉压急速下降，而右心室功能随即得以恢复。

■ 结果

二尖瓣狭窄伴 CAD 的早期死亡率约为 8%[18~21,26,37]，与二尖瓣反流伴 CAD 低危患者的术后结果并无显著差异。术后第 7 年时的长期生存率年率约为 50%，而在一项队列研究中，则与缺血性二尖瓣关闭不足患者无显著差异[21~23,26~29,47]。有趣的是，至少有一项队列研究表明，二尖瓣黏液样变性伴 CAD 患者的长期生存率（65%）要显著好于风湿性或缺血性二尖瓣疾病伴 CAD 的患者（图 48-7）[27]。正如之前所提到过的，当术前左心室功能不佳且存在室性心律失常时，风湿性瓣膜病变可以成为晚期死亡的一个风险因素。另一有趣的地方是，假如上述患者使用生物瓣膜而不使用抗凝剂，那么其生存率和无事件生存率均可有改善（图 48-8）。这些数据支持了以下假设，即由于老龄患者和伴 CAD 患者的预期寿命可能要比置换瓣膜的预计使用期限短，故此类人群可能更适合使用生物瓣膜进行二尖瓣置换术[43]。

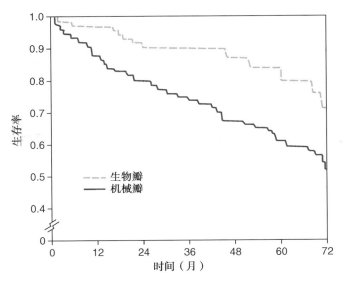

图 48-8　使用生物瓣膜（n = 82）或机械瓣膜（n = 100）进行二尖瓣置换术和冠状动脉旁路移植术患者的术后生存率对比

主动脉瓣狭窄合并二尖瓣反流伴冠状动脉疾病

主动脉瓣狭窄合并二尖瓣反流伴 CAD 的患者通常会以主动脉瓣狭窄为主要病变。需要着重指出的是，在主动脉瓣狭窄减轻之后，功能性二尖瓣反流可能会有改善，同时左心室收缩压也会相应降低。假如二尖瓣是由器质性病变所引发的，那么可能不需要进行手术。

■ 临床表现

本类疾病患者的临床表现通常与主动脉瓣狭窄伴 CAD 患者的类似，但是由于并发了瓣膜本身的病变，因而症状可能出现地更早。心绞痛、充血性心力衰竭以及晕厥均可以单独或合并出现。由二尖瓣关闭不全占优势地位而导致的症状相对不常见。对于本联合病变，超声心动图是一项极为重要的工具。经常使用经食管超声心动图来仔细评估二尖瓣（形态和功能），这对于明确器质性二尖瓣疾病的病变程度非常有必要，因为在主动脉瓣置换术和左心室流出道梗阻解除之后，预计二尖瓣关闭不全可能会有所改善[52]。明确二尖瓣有无解剖异常非常重要，因为假如存在解剖异常，那么进行单一主动脉瓣手术可能并不能改善病情[53]。当然，由于心导管术可用于明确其他病变，故依然还是有进行的必要。

■ 病理生理学

主动脉瓣狭窄可导致左心室后负荷的升高，并因此而促成二尖瓣反流量增加。由于联合病变可能会导致患者提前出现症状，故相比单独二尖瓣关闭不全 CAD 患者，本病患者的左心室功能可能会更好地得以保留。同样，我们也在上文提到过，二尖瓣结构本身可能并无病变。由于症状出现较早，故通常情况下，肺动脉高压和继发性右心室功能衰竭以及三尖瓣功能不全不会成为主要表现。由于流出道梗阻解除有助于左心室立即恢复，故本病患者通常预后较好。

此类联合病变的手术适应证一般来说与主动脉瓣狭窄伴 CAD 相同。当诊断为严重主动脉瓣狭窄时，一般需要进行瓣膜置换术；假如尚伴有严重 CAD，那么还可以进行冠状动脉旁路移植术。而当可能存在中重度二尖瓣关闭不全和（或）发现瓣膜解剖结构存在异常时，则几乎均需要施行二尖瓣修复术。心室功能紊乱末期伴心室扩张和心肌变薄是该心脏手术的主要禁忌证。

■ 手术治疗

建立麻醉和关注的过程和上文描述的二尖瓣和冠状动脉手术一致。对于本组疾病，术中经食管超声心动图监测有着十分重要的作用，因为在术中转机之前和之后对二尖瓣结构和功能评估意义重大。主动脉瓣置换术时瓣膜的选择与上文所述一致。在大多数情况下，应更多考虑使用主动脉瓣生物瓣膜，而当需要修复二尖瓣时，尤为如此。

一旦发现二尖瓣解剖结构异常或二尖瓣关闭不全相当严重，则几乎均要考虑施行二尖瓣修复术。假如二尖瓣关闭不全是由于瓣环扩张造成的，且关闭不全位于二尖瓣中央并呈现出对称性，那么就可以施行瓣膜成形术。而更为复杂的情况则可能需要进行更为广泛的修复或甚至直接进行二尖瓣置换术。当决定不对二尖瓣进行手术时，则可以进行经食管超声心动图检查来评估主动脉瓣置换术和冠状动脉旁路移植术之后残余二尖瓣功能紊乱的情况。假如二尖瓣反流现象依然为中重度，那么就应当进行修复或置换。从技术角度来看，这一操作在主动脉瓣被置换之后进行要更加困难一些，其原因正是位于主动脉内的人工瓣膜可造成二尖瓣暴露不充分。因此，在开始体外循环之前，必须把握每一次的机会来评估二尖瓣的形态和功能。

正如在其他病变中所提到的，首先需吻合远端移植血管（图48-9），在完成之后，则打开主动脉并切除主动脉瓣进行置换，但是（如有必要）该项操作需要在二尖瓣手术之后进行。需要着重指出的是，在置换二尖瓣之前则应先切除主动脉瓣来充分暴露二尖瓣。另外，由于主动脉瓣和二尖瓣之间存在着纤维连续性，因而假如用于二尖瓣修复术或置换术的缝线事先缝合到位，那么其就可能会在切除或清理主动脉瓣和瓣环期间被崩断。切除主动脉瓣之后，打开心房并进行二尖瓣手术。使用穿过二尖瓣的有孔套管来协助闭合心房，随后置换主动脉瓣并闭合主动脉。最后再吻合胸廓内动脉移植血管。可以在松开主动脉阻断钳的情况下吻合近端移植血管，或也可以移除阻断钳并使用侧壁钳之后再行吻合术，对此上文业已有过描述。有可能在未来的某时，本联合病变的患者需再接受导管下冠状动脉血管重建术、导管下主动脉瓣置换术以及导管下二尖瓣修复术[54,55]。但是目前为止，这一天还未能到来。

正如前文所提到的，本组患者的心室功能可能未受到严重损伤，且撤除体外循环可能也相对更简单。也可以按需使用正性肌力药和主动脉球囊反搏。

■ 结果

早期住院死亡率为 12% ~ 16%[56,57]。毫无疑问，早期死亡的预测因子可包括严重二尖瓣反流、低射血分数伴严重心力衰竭症状以及三支血管病变。72 个月时的晚期生存率约为 60%（图48-10）。晚期死亡的多变量预测因子包括心力衰竭症状进展和二尖瓣关闭不全严重程度增加。

主动脉瓣反流合并二尖瓣反流伴冠状动脉疾病

相对而言，很少有患者会出现主动脉瓣和二尖瓣同时关闭不全伴 CAD 的现象。通常情况下，发病患者多有风湿性心脏病病史，且很早就会产生心脏瓣膜病的症状。在同时伴有严重 CAD 的患者中，主动脉瓣反流病变可能处于支配地位。二尖瓣病变可能是主动脉病变所致左心室扩张和（或）冠状动脉梗阻缺血的一种继发病变。可能二尖瓣病变并没有涉及形态上的病变。由于瓣膜和冠状动脉病变存在着相互作用，故左心室收缩功能评估可能会变得较为困难，因为左心室的前、后负荷均发生了改变。此外，可逆性缺血也可能会干扰心室功能和代偿储备的精准测定。因此，对上述患者进行心肌活性评估往往相当重要。

■ 临床表现

大多数本组心脏联合病变的患者可出现充血性心力衰竭。很少会发现某患者同时具有主动脉瓣和二尖瓣显著关闭不全并伴心绞痛作为首发症状的情况。查体可以听到主动脉瓣和二尖瓣关闭不全的典型杂音，且患者可能还具有其他慢性充血性心力衰竭的体征，具体包括啰音和外周水肿。假如心肌梗死称为了本组病症病理生理学改变和临床表现中的重要一环，那么就可以在心电图和超声心动图过程中发现相应的证据。在超声心动图上，当发生梗死时，患者可能会出现区域性室壁活动异常，同时还会有联合瓣膜病变和（或）弥漫性 CAD 所导致的心室全面扩大和功能紊乱。心导管检查可用以明确冠状动脉的解剖结构，并有助于评估瓣膜关闭不全和心室功能紊乱的严重程度。就本病而言，精准评估真实的左心室功能可能存有难度。二尖瓣关闭不全可能会使射血分数的肉眼检测结果过分扩大，因为心室其实可以将血液射入压力较低的肺循环中。错误估算的射血分数，功能不全的主动脉瓣和二尖瓣所致的多部位容量超负荷，以及缺血引发的潜在心肌功能紊乱使精准评估术前左心室功能变得十分困难。铊和 PET 扫面有助评估功能紊乱区域的心肌——这些心肌可能是具有活性的，或在血管重建之后可以被再次恢复功能。

■ 病理生理学

左心室扩张可导致左心室功能衰竭症状和体征。风湿病患者伴双瓣病变的，发生缺血性瓣膜病的数量可能很少。在更为常见的主动脉瓣反流和严重缺血患者中，二尖瓣反流更有可能继发产生，此时或许应当进行瓣膜修复术。矫正主动脉瓣反流可使前负荷降低，而同时矫正二尖瓣关闭不全则有助于提升后负荷。在上述情况下，心室肌扩张可能尚不具备充分的储备量来维持足够的心排量。手术后，当后负荷降低时，甚至可能需要将前负荷维持在更高的水平上。血管重建术之后任何收缩功能的恢复都可以使心排量进一步获得改善。因此，假如心室收缩性得以保留或改善，那么心排量也会相应提高。但是，由于存在多种不可控变量妨碍术前对心室功能的评估，因此预计术后改善程度会有一定难度。

这一考虑极为重要，因为假如发生上述情况，那么经手术

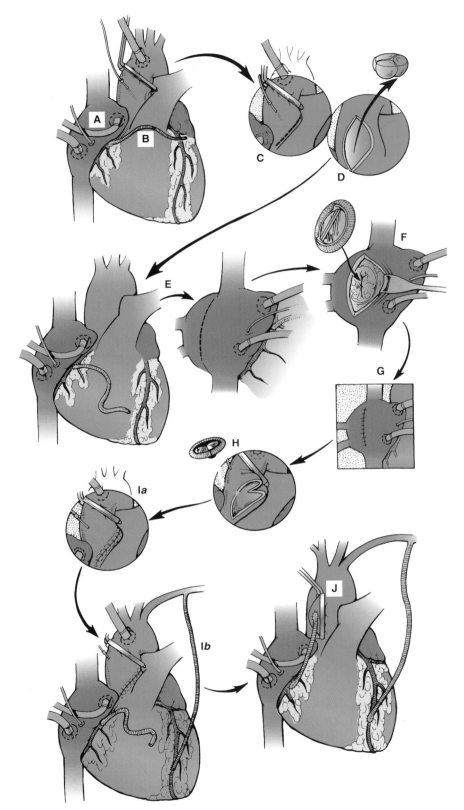

图 48-9　联合主动脉瓣和二尖瓣置换术，并冠状动脉旁路移植术的手术步骤。（A）置管并阻断夹主动脉，顺行性和逆行性灌注心脏停搏液；（B）吻合移植血管远端；（C）作标准主动脉斜向切口；（D）切除主动脉瓣，并先不行置换术；（E）游离房内沟后，作标准左心房切开术；（F）使用所选择的人工瓣膜进行二尖瓣修复术或置换术；（G）关闭左心房切口；（H）用所选择的人工瓣膜进行主动脉瓣置换术，（Ia 和 b）闭合主动脉切口，使用胸廓内动脉作远端吻合；（J）吻合移植血管近端。在上述案例中，主动脉上使用的是侧壁钳

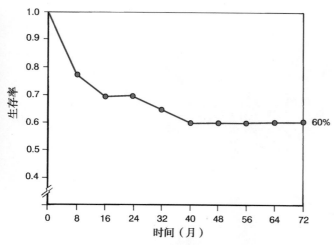

图 48-10 联合主动脉瓣和二尖瓣置换术并冠状动脉旁路移植术的术后长期生存率

治疗之后，严重和不可逆性缺血性心肌病变和心室功能衰竭不会获得改善。因此重要的是术前应当就心肌活性和是否为可逆性缺血进行评估。另一重要之处是评估是否存在二尖瓣器质性病变。在此类患者中，未进行二尖瓣手术的患者或大多数进行瓣膜成形术的患者预后较好。

■ 手术治疗

手术技术的细节与上文所述类似。由于存在主动脉瓣关闭不全，故必须逆行性灌注心脏停搏液，并配合冠脉直灌头来顺行性灌注。除上述的理由，对于这些患者采取完善的心肌保护措施非常重要。手术时，可以使用经食管超声心动图来评估二尖瓣的功能。对于某些患者，残留 1 + 至 2 + 二尖瓣反流尚且可以接受，因为主动脉瓣反流现象缓解之后，预计可以使心室缩小，从而随着时间的推移，当心室重构后即可使二尖瓣反流得以进一步改善。与此类似，心肌血管重建术也可以使心室和二尖瓣功能获得显著改善。

由于术前往往存在着心脏容量超负荷的情况，故对于停机而言，后负荷的降低极为重要。可降低心室后负荷的药物，包括血管扩张药和正性肌力药（如米力农），此时可能尤为适用，当然，也可以使用主动脉球囊反搏进行干预。

■ 结果

本组患者的早期住院死亡率可能较高，且假如心肌功能衰竭较严重，那么总体死亡率则可能会超过上文所述双瓣膜伴冠状动脉手术的死亡率[56,57]。在此类患者中，风险的重要决定因素与上文所述病症类似。在系列研究中，住院死亡和迟发事件的预测因子包括了严重二尖瓣反流、低射血分数、更为严重的充血性心力衰竭症状以及严重的三支血管病变。

■ 小结

本章回顾了心脏瓣膜病伴缺血性心脏病患者的手术治疗方式，讨论重点则侧重于如何处置主动脉瓣和二尖瓣疾病，因成年联合病变最易出现在上述病变。

本章探讨的内容较少针对瓣膜置换术或冠状动脉移植术的

技术细节，而更侧重于瓣膜病伴缺血性心脏病联合病理生理学变化所导致的特定外科手术治疗问题。如前所述，瓣膜功能、心肌灌注以及心室功能之间通常存在着互相影响。主动脉瓣和二尖瓣功能紊乱对心室功能有继发效应，而伴发 CAD 之后则能使上述互相影响更趋复杂。因此，上述疾病状态下的病理生理学改变是十分复杂的。为成功处理此类疾病，则必须充分理解其病理生理学变化，以评估风险并合理推断预后。

几乎在每一个病例中，心室功能和二尖瓣功能紊乱的严重程度都是非常重要的近期和远期危险因素。此外，在二尖瓣无解剖异常时，功能性二尖瓣关闭不全可能在主动脉瓣和（或）冠状动脉手术之后得以恢复，因此可能无需对二尖瓣进行手术干预。不同来源的数据表明，可以考虑为同时伴有冠状动脉和心脏瓣膜病的患者选用组织人工瓣膜，因为此类患者的预期寿命较短，故可以通过避免长期抗凝治疗而受益。对于上述患者，介入手段治疗瓣膜和冠状动脉疾病的地位尚不明确。随着这些技术日臻完善，一定会有更多的患者需要接受此类手术，但对其中部分患者，直接行手术治疗风险可能过高。

最后，心室功能、瓣膜功能以及冠状动脉缺血之间的相互影响，术前需制订良好的手术计划，并谨慎地对待急诊手术、短时间心肌缺血以及妥善保护心肌等工作。因此，本章着重对手术计划和合理术中/术后患者治疗策略的制订进行了集中论述。

参考文献

1. Davis EA, Gardner TJ, Gillinov AM, et al: Valvular disease in the elderly: influence on surgical results. *Ann Thorac Surg* 1993; 55:333.
2. Freeman WK, Schaff HV, O'Brien PC, et al: Cardiac surgery in the octogenarian: perioperative outcome and clinical follow-up. *J Am Coll Cardiol* 1991; 18:29.
3. Byrne JG, Leacche M, Vaughan DE, Zhao DX: Hybrid cardiovascular procedures. *JACC Cardiovasc Interv* 2008; 1:459.
4. Piazza N, Serruys PW, de Jaegere P: Feasibility of complex coronary intervention in combination with percutaneous aortic valve implantation in patients with aortic stenosis suing percutaneous left ventricular assist device (TandemHeart). *Catheter Cardiovasc Interv* 2009; 73:161.
5. Harris KM, Pastorius CA, Duval S, et al: Practice variation among cardiovascular physicians in management of patients with mitral regurgitation. *Am J Cardiol* 2009; 103:255.
6. Peels JO, Jessurun GA, Boonstra PW, et al: Hybrid approach for complex coronary artery and valve disease: a clinical follow-up study. *Neth Heart J* 2007; 15:327.
7. Lu JC, Shaw M, Grayson AD, et al: Do beating heart techniques applied to combined valve and graft operations reduce myocardial damage? *Interact Cardiovasc Thorac Surg* 2008; 7:111.
8. Morris JJ, Schaff HV, Mullany CJ, et al: Determinants of survival and recovery of left ventricular function after aortic valve replacement. *Ann Thorac Surg* 1993; 56:22.
9. Pereira JJ, Balaban K, Lauer MS, et al: Aortic valve replacement in patients with mild or moderate aortic stenosis and coronary bypass surgery. *Am J Med* 2005; 118:735.
10. Gillinov AM, Garcia MJ: When is concomitant aortic valve replacement indicated in patients with mild to moderate stenosis undergoing coronary revascularization? *Curr Cardiol Rep* 2005; 7:101.
11. Smith WT IV, Ferguson TB Jr, Ryan T, et al: Should coronary artery bypass graft surgery patients with mild or moderate aortic stenosis undergo concomitant aortic valve replacement? A decision analysis approach to the surgical dilemma. *J Am Coll Cardiol* 2004; 15:1241.
12. Boning A, Burger S, Fraaund S, et al: Should the aortic valve be replaced in patients with mild aortic stenosis admitted for coronary surgery? *Thorac Cardiovasc Surg* 2008; 56:467.
13. Ren JF, Panidis IP, Kotler MN, et al: Effect of coronary bypass surgery and valve replacement on left ventricular function: assessment by intraoperative two-dimensional echocardiography. *Am Heart J* 1985; 103:281.
14. Braunwald E, Kloner RA: The stunned myocardium: prolonged postischemic ventricular dysfunction. *Circulation* 1982; 66:1146.
15. Braunwald E: The stunned myocardium: newer insights into mechanisms and clinical applications. *J Thorac Cardiovasc Surg* 1990; 100:310.

16. Marban E: Myocardial stunning and hibernation: the physiology behind the colloquialisms. *Circulation* 1991; 83:681.

17. Shahle E, Bergstrom R, Nystrom SO, Hansson HE: Early results of aortic valve replacement with or without concomitant coronary artery bypass grafting. *Scand J Thorac Cardiovasc Surg* 1991; 25:29.

18. Lytle BW, Cosgrove DM, Gill CC, et al: Aortic valve replacement combined with myocardial revascularization. *J Thorac Cardiovasc Surg* 1988; 95:402.

19. Kay PH, Nunley D, Grunkemeier GL, et al: Ten-year survival following aortic valve bypass as a risk factor: a multivariate analysis of coronary replacement. *J Cardiovasc Surg* 1986; 27:494.

20. Mullany CJ, Elveback LR, Frye FL, et al: Coronary artery disease and its management: influence on survival in patients undergoing aortic valve replacement. *J Am Coll Cardiol* 1987; 10:66.

21. Kirklin JK, Nartel DC, Blackstone EH, et al: Risk factors for mortality after primary combined valvular and coronary artery surgery. *Circulation* 1989; 79(Suppl I):I-180.

22. Karp RB, Mills N, Edmunds LH Jr: Coronary artery bypass grafting in the presence of valvular disease. *Circulation* 1989; 79(Suppl I):I-182.

23. Tsai TP, Matloff JM, Chaux A, et al: Combined valve and coronary artery bypass procedures in septuagenarians and octogenarians: results in 120 patients. *Ann Thorac Surg* 1986; 42:681.

24. Maganti M, Rao V, Armstrong S, et al: Redo valvular surgery in elderly patients. *Ann Thorac Surg* 2009; 87:521.

25. Pedersen WR, Klaassen PJ, Pedersen CW, et al: Comparison of outcomes in high-risk patients >70 years of age with aortic valvuloplasty and percutaneous coronary intervention versus aortic valvuloplasty alone. *Am J Cardiol* 2008; 101:1309.

26. Andrade IG, Cartier R, Panisi P, et al: Factors influencing early and late survival in patients with combined mitral valve replacement and myocardial revascularization and in those with isolated replacement. *Ann Thorac Surg* 1987; 44:607.

27. Lytle BW, Cosgrove DM, Gill CC, et al: Mitral valve replacement combined with myocardial revascularization: early and late results for 300 patients, 1970 to 1983. *Circulation* 1985; 71:1179.

28. Ashraf SS, Shaukat N, Odom N, et al: Early and late results following combined coronary bypass surgery and mitral valve replacement. *Eur J Cardiothorac Surg* 1994; 8:57.

29. Szecsi J, Herrijgers P, Sergeant P, et al: Mitral valve surgery combined with coronary bypass grafting: multivariate analysis of factors predicting early and late results. *J Heart Valve Dis* 1994; 3:236.

30. Crabtree TD, Bailey MS, Moon MR, et al: Recurrent mitral regurgitation and risk factors for early and late mortality after mitral valve repair for functional ischemic mitral regurgitation. *Ann Thorac Surg* 2008; 85:1537.

31. Sheikh KH, Bengtson JR, Rankin JS, et al: Intraoperative transesophageal Doppler color flow imaging used to guide patient selection and operative treatment of ischemic mitral regurgitation. *Circulation* 1991; 84:594.

32. Dion R: Ischemic mitral regurgitation: when and how should it be corrected? *J Heart Valve Dis* 1993; 2:536.

33. Aklog L, Filsoufi F, Flores KQ, et al: Does coronary artery bypass grafting alone correct moderate ischemic mitral regurgitation? *Circulation* 2001; 75:I-68.

34. Ho PC, Nguyen ME: Multivessel coronary drug-eluting stenting alone in patients with significant ischemic mitral regurgitation: a 4-year follow up. *J Invasive Cardiol* 2008; 20:41.

35. Lam BK, Gillinov AM, Blackstone EH, et al: Importance of moderate ischemic mitral regurgitation. *Ann Thorac Surg* 2005; 79:462.

36. Filsoufi F, Aklog L, Byrne JG, et al: Current results of combined coronary artery bypass grafting and mitral annuloplasty in patients with moderate ischemic mitral regurgitation. *J Heart Valve Dis* 2004; 13:747.

37. Bax JJ, Braun J, Somer ST, et al: Restrictive annuloplasty and coronary revascularization in ischemic mitral regurgitation results in reverse left ventricular remodeling. *Circulation* 2004; 110:II103.

38. Diodato MD, Moon MR, Pasque MK, et al: Repair of ischemic mitral regurgitation does not increase mortality or improve long-term survival in patients undergoing coronary artery revascularization: a propensity analysis. *Ann Thorac Surg* 2004; 78:794.

39. Geidel S, Lass M, Osstermeyer J: Restrictive mitral valve annuloplasty for chronic ischemic mitral regurgitation: a 5-year clinical experience with the physio ring. *Heart Surg Forum* 2008; 11:E225.

40. Maisano F, Schreuder JJ, Oppizzi M, et al: The double-orifice technique as a standardized approach to treat mitral regurgitation due to severe myxomatous disease: surgical technique. *Eur J Cardiothorac Surg* 2000; 17:201.

41. Alfieri O, Maisano F, DeBonis M, et al: The double-orifice technique in mitral valve repair: a simple solution for complex problems. *J Thorac Cardiovasc Surg* 2001; 122:674.

42. Cohn LH, Kowalker W, Bhatia S, et al: Comparative morbidity of mitral valve repair versus replacement for mitral regurgitation with and without coronary artery disease. *Ann Thorac Surg* 1988; 45:284.

43. Jones EL, Weintraub WS, Craver JM, et al: Interaction of age and coronary disease after valve replacement: implications for valve selection. *Ann Thorac Surg* 1994; 58:378.

44. Cox JL, Buckberg GD: Ventricular shape and function in health and disease. *Semin Thorac Cardiovasc Surg* 2001; 13:298.

45. Guy TS, Brzezinski M, Stechert MM, Tseng E: Robotic mammary artery harvest and anastomotic device allows minimally invasive mitral valve repair and coronary bypass. *J Card Surg* 2009; 24:170.

46. Cohn LH, Couper GS, Kinchla NM, Collins JJ Jr: Decreased operative risk of surgical treatment of mitral regurgitation with or without coronary artery disease. *J Am Coll Cardiol* 1990; 16:1575.

47. Kay PH, Nunley DL, Grunkemeier GL, et al: Late results of combined mitral valve replacement and coronary bypass surgery. *J Am Coll Cardiol* 1985; 5:29.

48. Chiappini B, Minuti U, Gregorini R, et al: Early and long-term outcome of mitral valve repair with a Cosgrove band combined with coronary revascularization in patients with ischemic cardiomyopathy and moderate-severe mitral regurgitation. *J Heart Valve Dis* 2008; 17:396.

49. Milano CA, Daneshmand MA, Rankin JS, et al: Survival prognosis and surgical management of ischemic mitral regurgitation. *Ann Thor Surg* 2008; 86:735.

50. Sirivella S, Gielchinsky I: Results of coronary bypass and valve operations for valve regurgitation. *Asian Cardiovasc Thorac Ann* 2007; 5:396.

51. Gelsomino S, Lorusso R, De Cicco G, et al: Five-year echocardiographic results of combined undersized mitral ring annuloplasty and coronary artery bypass grafting for chronic ischaemic mitral regurgitation. *Eur Heart J* 2008; 29:231.

52. Waisbren EC, Stevens LM, Avery EG, et al: Changes in mitral regurgitation after replacement of the stenotic aortic valve. *Ann Thorac Surg* 2008; 86:56.

53. Wan CK, Suri RM, Li Z, Orszulak TA et al: Management of moderate functional mitral regurgitation at the time of aortic valve replacement: is concomitant mitral valve repair necessary? *J Thorac Cardiovasc Surg* 2009; 137:635.

54. Masson JB, Webb JG: Percutaneous mitral annuloplasty. *Coron Artery Dis* 2009; 20:183.

55. Davidson MJ, Cohn LG: Surgeons' perspective on percutaneous valve repair. *Coron Artery Dis* 2009; 20:192.

56. Akins CW, Buckley MJ, Daggett WM, et al: Myocardial revascularization with combined aortic and mitral valve replacements. *J Thorac Cardiovasc Surg* 1985; 90:272.

57. Johnson WD, Kayser KL, Pedraza PM, Brenowitz JB: Combined valve replacement and coronary bypass surgery: results in 127 operations stratified by surgical risk factors. *Chest* 1986; 90:338.

孙　聘　李　方　杨克明　译

第 49 章

再次瓣膜手术

James P. Greelish,
John G. Byrne

简介

随着人口老龄化，接受心脏瓣膜再次手术的患者与日俱增，并且持续增加[1]。这些再次手术主要包括生物瓣置换术后结构性退化及非瓣膜手术后心脏瓣膜病进展。事实上，生物瓣结构损坏是生物瓣膜自然进程的一部分，在植入手术前医生应和患者充分沟通，达成共识[2]。从技术上而言，再次手术要比初次手术难度大得多，原因包括：再次手术时心脏周围组织粘连相关风险、心脏病变较初次手术重、并发症出现几率增加（如肺动脉高压）。也许更重要的原因是进行再次手术的患者通常瓣膜功能受损严重或者有着严重的并发症[3]。以前，相对于初次瓣膜手术，再次瓣膜手术死亡率比较高，尤其是经过多次植入手术的患者[4]。然而，随着手术方法和围手术期监护的进步，目前手术结果有了显著改善[5-9]。

过去的几年中，通过改进心肌保护方法，以及合理使用深低温停循环及灌注策略，再次手术的风险及术后并发症发生率已降低[10]。此外，使用外周插管体外循环已经成为再次手术的一种相对标准方法[11-13]。众所周知，开胸前建立体外循环机能够在再次开胸手术中，防止扩张的右心室或冠状动脉移植旁路受损[10]。此外，这种技术能够防止心肌牵拉扩张[4]。

成功更换退化心脏瓣膜，通常能使症状缓解和血流动力学改善。但是，这种状态改善的维持依赖于人工瓣膜功能的持久性。这方面，对瓣膜设计的改进能够延缓但不能完全免除生物瓣膜功能衰败[14-16]。因此，因生物瓣衰败再次换瓣手术的风险时在植入瓣膜类型的选择时需要考虑中的一个重要因素[17]。

机械瓣膜与生物瓣膜

对于患者个体而言，如何选择最适合的瓣膜仍然是备受争议。这个选择应该与每个患者的年龄、预期寿命、瓣膜尺寸以及心脏和非心脏并发症相适应[18]。一些研究比较了生物瓣和

主动脉机械瓣的整体瓣膜相关并发症的远期结果，结果接近一致[19-22]。然而，最近的研究已经证实，机械瓣抗凝有关的出血必须与期望寿命和生物瓣再更换的风险相平衡[23-25]。已知生物瓣膜的结构会随着时间的延长而退化，15 年内免于再次手术率为 80%[20]。生物瓣的结构性退化是瓣膜病患者中最常见的再次手术的原因[19-26]。

尽管如此，近年来随着组织瓣膜耐用性的改善，以及无支架瓣膜和同种瓣膜的使用，使年轻患者倾向于使用生物瓣膜增加[18,27-30]。此外，许多患者无法接受使用机械瓣膜时的抗凝相关出血风险，也推动了生物瓣的使用：重大事件发生率为 0.5% 每患者年，小事件比例为 2%~4% 每患者年[31]。

机械瓣膜通常在年轻患者中使用，因为其经久耐用。然而，这些瓣膜中抗凝相关的出血，以及血管栓塞事件（TEs）带来的风险绝非小事，相关不良事件的发生取决于瓣膜设计、结构材料以及与病患的相互作用[31]。在一项长达 12 年的 Bjork-Shiley 机械瓣膜与猪瓣膜的比较研究中，Bloomfield 和他的同事记录机械瓣膜引起严重出血并发症分别为 18.6% 和 7.1%[32]。此外，虽然心内膜炎、撕裂、瓣周漏和血管翳形成与生物瓣和机械瓣均相关，但是急性瓣膜血栓仅是发生在机械瓣[33-34]。在考虑机械瓣耐用性的同时，其相关风险也不容忽视，因此必须权衡组织瓣膜功能衰败的预期频率，和再次手术的可能性。

心脏瓣膜病再次手术的风险因素 （表 49-1）

在对进行心脏瓣膜病患者再次手术进行评估时，某些因素会增加风险。例如，Husebye 及其同事在回顾其 20 年[17]来从事心脏瓣膜病再次手术的经验时发现一些高危因素。再次手术和第三次手术的总体死亡率分别为 7% 和 14%。在主动脉瓣位

置首次进行再次手术的死亡率（n = 530 例）为 5.9%，而在二尖瓣位置的手术死亡率为 19.6%。在主动脉位置进行的手术中，纽约心脏协会（NYHA）Ⅰ级的患者手术死亡率为 2.4%、NYHA Ⅱ级的患者为 1.6%、NYHA Ⅲ级的患者为 6.3%、NY-HA Ⅳ级的患者为 20.8%，这强调了早期就诊的意义。从手术的紧迫性上考虑，择期二尖瓣再次手术的死亡率为 1.4%；限期手术死亡率为 8%；急诊手术死亡率为 37.5%。根据上述发现，作者建议首次检出瓣膜功能不全时，即在心功能显著衰弱前进行再次手术[17]。Jones 及其同事们在回顾了其在 1969-1998 年间 671 例患者实施首次心脏瓣膜病后再次手术的经验时，得到了类似结论[6]。他们再次手术的整体手术死亡率为 8.6%，与 Lytle[35]（10.9%）、Cohn[4]（10.1%）、Akins[36]（7.3%）、Pansini[2]（9.6%）以及 Tyers[37]（11.0%）的结果接近。在 Jones 及其同事们进行的研究中，在新瓣膜位置再次手术死亡率为 3%；因人工瓣膜衰败或瓣周漏再次手术死亡率为 10.6%；在出现心内膜炎或瓣膜血栓形成时再次手术死亡率最高（29.4%）。和无需同期行冠状动脉旁路移植手术的情况（8.2%）相比，同期行冠状动脉旁路移植手术死亡率更高（15.4%）。在需要进行心脏瓣膜再次置换手术的 336 例患者中，重新更换机械瓣的手术死亡率为 26.1%，而重新更换生物瓣的手术死亡率为 8.6%。作者多因素分析结论，手术死亡率增加的预测因子为再次手术距首次手术的时间、患者年龄、适应证、是否同期进行冠状动脉旁路移植术以及所更换的是机械瓣而非生物瓣[6]。

表 49-1　心脏瓣膜病再次手术的危险因素

高龄
射血分数（EF）降低、充血性心脏衰竭（CHF）、或者较高术前心功能分级（NYHA）
紧急手术或不稳定状态
术前休克
同期进行冠状动脉旁路移植术（CABG）或先前进行旁路移植术
人工瓣膜性心内膜炎
瓣周漏、瓣膜血栓形成、或人工瓣膜衰败的手术
肾功能不全
慢性阻塞性肺病（COPD）

主动脉瓣再次手术

■ 历史观点

　　通常，首次主动脉瓣膜手术通常使用机械瓣。过去，对于首次单一主动脉瓣病变使用生物瓣仅有在如下情况才被普遍接受：（1）存在持续抗凝禁忌证；（2）无法监测凝血酶原等抗凝指标；（3）患者的寿命有限以及更取决于非瓣膜相关的问题[18-26]。然而，近年来，在主动脉位置使用生物瓣已变得逐渐普遍[24-38]

　　如前所述，再次手术技术要求很高，同时很多患者处于很差的功能状态，这就进一步增加了手术死亡率，在某些报道中，死亡率高达 19%[32,39,40]。一般情况下，最好在病情恶化至 NYHA Ⅲ级、Ⅳ级前不产生不利条件前进行再次手术，以确保良好手术结果[9]。近年来，遵循这些指导，选择性的再次更换衰败的主动脉瓣可以得到与初次手术相近的结果[18,23,41]。例如，近期 Mayo 医院回顾其完成的 162 例再次主动脉瓣置换术（AVR）的经验。再次 AVR 手术的早期死亡率与 AVR 初次手术没有显著性差异[42]。鉴于近期心脏瓣膜病再次手术死亡率降低，一种相对更保险的方法，无症状的轻中度主动脉瓣狭窄患者在进行冠状动脉旁路移植术（CABG）的时候进行"预防性"AVR，这可能更为合适[43]。

　　对需要进行再次手术的患者评估时，冠状动脉疾病和肺动脉高压已经被视为独立的危险因素[18]。因此，一旦瓣膜功能开始下降（即植入后 6～10 年），需要对具有这些危险因素的患者密切监控[16]。在主动脉瓣患者的临床管理中，进行瓣膜监测和评估再次手术时机时，主要需参考以下因素：首次手术前的心内膜炎病史、围手术期感染并发症、首次手术后的冠状动脉疾病、肺动脉压增加以及左心室功能持续下降[18]。选择再次瓣膜置换合适时机很重要，因为生物主动脉瓣衰败的临床表现可能被误诊。急诊再次手术是造成术后早期死亡率高达 25%～44% 的重要因素[44]。

■ 方法和技术

传统再次开胸

　　经过几十年不断发展，心脏外科手术各种切口已经普及。开胸手术广泛应用于纵隔内组织结构的暴露。胸骨正中切口为标准做法。然而，再次手术中，重复切开胸骨具有一定手术风险。在行再次切开胸骨之前，必须仔细评估前纵隔结构（例如右心室和主动脉）与胸骨后的关系[45]。这些一般可以通过胸片或胸部 CT 进行评估。最近，使用多层螺旋断层扫描（MDCT）结合回顾性心电门控技术这一非侵入性检查方式，不仅可以评估心脏结构与胸骨位置关系，而且能够确定移植物的位置和通畅性[46-48]。

　　在胸骨再次切开前，应做好显露股动静脉以及紧急股动静脉体外循环的准备。对有右心室移植管道或左乳内动脉（LIMA）移植的病例，外科医生应该考虑再次开胸前建立外周体外循环。在手术时，应将之前手术的钢丝仔细剪开，但可保留在原位作为胸骨后保障。可以使用摇摆锯锯开胸骨前部。在打开胸骨后部时可将一个 ARMY-NAVY 牵开器放置于胸骨下方撑开胸骨。多数学者建议使用复合剪和侧壁牵引器切开胸骨后缘[45,48,49]。随后，应自双侧胸膜下空隙，小心分离其他纵隔结构。心包分离可由心膈角处开始缓慢向头侧及旁侧的表面直至右心。在放置牵开器撑开前，头侧充分游离辨别无名静脉，以免其受到伤害。随后在进一步游离上腔静脉时应注意右膈神经避免损失。右心耳区域粘连较重，应谨慎操作。此外，操作时务必谨慎避免损伤主动脉外膜。主动脉与肺动脉并行走形的区是另一个潜在易损伤区。

　　在充分游离周围组织粘连前，少量的心房、心室裂伤出血可先予不处理。最能够在体外循环下修复大血管损伤或严重的右心室损伤。二次开胸活动性出血通常是由于心脏或大血管粘连胸骨后而引起的[45]。为避免这一情况出现，对于第一次手术时是否缝合心包或使用其它纵隔组织隔开的方法，仍有争论[48]。再次手术的患者中，再次开胸出血发生率 2% ~ 6%[50~52]。一份包括 522 例再次进行心脏瓣膜手术的病患者报告表明，有 23 例（4%）出现与开胸直接相关的并发症[17]。其中，5 例患者出现右心房撕裂、7 例患者右心室撕裂、9 例患者主动脉损伤及 2 例患者损伤先前的冠状动脉桥血管。在这 23 例患者中，有 19 例发生在第二次手术中。在所有上述病例中，2 例死亡与再次开胸有关。1 例死因因损伤先前冠状动脉桥血管；另 1 例死亡由于主动脉损伤及随后产生的大出血[17]。值得注意的是，初次冠状动脉旁路移植术中使用右乳内动脉（RIMA）作为桥血管者，再次开胸特别具有挑战性，因为其经常越过中线，所以解剖该血管的时务必格外小心。

Macanus 及其同事回顾了其 100 例再次正中开胸的经验。81 例为二次手术，其余则是二次以上[51]。所有患者之前均经历瓣膜手术，并由于风湿性心脏瓣膜病进展或瓣膜相关的并发症而需再次手术。出现的并发症包括 8 例术中出血、2 例术后出血、4 例积液以及伤口愈合不良、感染、血肿各 1 例。其中有 1 例因再次开胸大出血死亡[51]。当再次开胸发生大出血时，应该立即停止手术操作，并把胸骨推向中线使其靠近。立即肝素化，进行股动静脉插管转机。对再次开胸造成的出血，应经右心吸引入泵中。一旦建立体外循环，开始降温。降温后降低流量，可以完成余下游离，随后可修复损伤[48]。由于预见这种情况可能性，我们通常在开始再次开胸前充分显露出股动静脉插管位置。在容易造成右心室或冠脉旁路移植血管桥损伤的病例中，或有乳内动脉进行左前降支（LAD）动脉移植的病例中，在再次开胸前应建立体外循环并减少心脏负荷。安全地开胸进入后，患者可脱离旁路以便进一步游离粘连避免延长转机时间。

微创再次 AVR 手术

由于存在广泛纵隔和心包粘连，再次手术具有一定挑战性。大的切口可以增加手术暴露，但同时也会增加心脏损伤的风险和冠状动脉旁路移植血管桥损伤的风险，由此导致更多出血，相关的输血也会增加[53~56]。相反，较小的切口以及有限的胸骨切开可减少心包粘连松解，这样可以减少以上的不良事件的发生。保留胸骨下段不切开能维持下段胸壁的完整性，从而增强胸骨的稳固性并促进早期拔管[3,38]。作为新的技术，微创瓣膜手术逐渐被接受和认可，并已逐步开发相关设备[57]。再次手术有相关组织及移植物损伤的风险，而微创手术可能更利于再次手术[59,60]。我们在再次主动脉瓣置换术中的手术方法可见图 49-1。所有患者在被打开胸骨上段切开之前，外周插管位置已经充分暴露或已经插管建立体外循环。为预防患者出现室颤而需电击除颤，必须在患者身上放置好体外除颤器。患者均需行经食道超声心动图（TEE），根据胸部 X-光片（CXR）及 TEE 来评估主动脉瓣的位置，根据这个位置，在第三或第四肋骨以上行胸骨部分切开，然后向右侧 T 形切开胸骨[61]。以摇摆锯锯开胸骨前壁，直视下，直梅奥剪刀剪开胸骨后缘。在左乳内动脉-前降支冠状动脉旁路移植或者其他桥血管位于心表面的冠状动脉旁路移植者中，再次部分切开胸骨前要建立体外循环。纵隔游离仅需显露主动脉钳夹部位及主动脉瓣操作的手术视野即可。只有在需右心房插管的情况下才

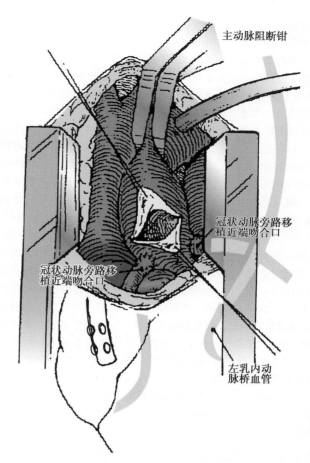

图 49-1 AVR 再次手术中的胸骨上段部分切开，根据食道超声记录主动脉瓣位置，沿前次切开暴露第三条和第四条肋间隙。游离升主动脉时，特别注意冠状动脉旁路移植血管和近端吻合的位置，插管已经准备好。在本图中，选择了升主动脉和无名静脉插管。然而，通常情况下由于胸腔内空间限制还需选择其他插管部位。阻断升主动脉，以常规方式进行主动脉瓣重新更换

（图中标注）
主动脉阻断钳
冠状动脉旁路移植近端吻合口
冠状动脉旁路移植近端吻合口
左乳内动脉桥血管

游离。虽然经胸腔插管静脉引流是首选，但我们经常使用经外周静脉穿刺置静脉引流管（经外周静脉将引流管送入右房）使胸部微创切口的术野暴露的更加充分。如有需要，在 TEE 指导下，通过经颈静脉冠状窦导管或右心房来逆灌注停搏液。大部分患者需要真空负压辅助静脉引流。一旦开始体外循环，所有的患者温度降到 20 ~ 25℃。有左乳内动脉——前降支搭桥的的患者需要降到 20℃，这样做可避免游离损伤左乳内动脉的风险。为避免心脏停搏液由前降支——左乳内动脉通路流失，临时钳夹左乳内动脉是可以的。若左乳内动脉——前降支血流到冠状动脉窦较多影响术野时，可暂时减少流量来使手术野清晰。通常用一个儿科排气管置于主动脉插管上用于排气。然后再根据患者的情况来实施主动脉瓣手术。在关闭主动脉切口时，可通过膨胀双肺并降低体外循环的流量来排除心内的空气。术中使用二氧化碳吹气。同时也可以通过左右摇摆患者帮助排气，同时保持升主动脉排气口开放直到脱离体外循环。在患者心脏未胀满、移除主动脉阻断钳之前，在患者右心室前表面放置临时心外膜起搏导线。两个 32# 右旋角胸腔引流管经右侧胸腔放置引流，一个从内侧倾斜进入纵隔，一个从后面倾斜

进入胸膜腔内。然后常规停机、拔管、关胸。

随着我们实施微创再次主动脉瓣置换术的积累，我们逐渐改善了技术，已经成为常规胸骨再次全切开的一种替代方法[57]。上段胸骨再次部分切开技术细节见表（49-2）。遵循这些指南，我们还没有任何一例患者在实施部分上段胸骨切开失败需转胸骨再次全切开。侧位胸片和食道超声在定位主动脉瓣水平和明确主动脉与胸骨的粘连程度时能发挥重要的作用[61]。

如有需要，术前可通过 CT 扫描和磁共振成像（MRI）进一步帮助评估主动脉瓣水平及心脏与胸骨的粘连程度。此外，经肋间隙，向侧面两边延伸胸骨切口，有助于胸骨术后闭合。我们尽可能少的去游离主动脉附近纵隔及心包，因为这是减少出血和降低术后输血的关键[57,60,62,63]。右心室经常与胸骨粘连，微创切口主动脉瓣置换不需要切开右心室。同样对于冠脉血管桥的损伤也会降低，因为这种技术一般不会碰到它们[64]。

表 49-2　再次手术，使用胸骨上段部分再次切开成功完成主动脉瓣置换术的 13 个技术细节

1. 进行部分胸骨上段再次切开之前，常规暴露外周插管位置
2. 在手术前，放置 Zoll（Zoll 公司，伯灵顿，MA）除颤垫片
3. 术中使用经食道超声检查瓣膜功能并监测排气
4. 对于左乳内动脉到前降支（LIMA-LAD）移植的患者，需要在进行胸骨上段部分切开之前完成外周插管和体外循环（CPB）
5. 仅游离升主动脉处纵隔组织，暴露阻断位置及主动脉切口位置即可，若需右心房插管，则游离右心房表面
6. 使用外周插管，以利于胸腔内术野暴露部充分
7. 体外循环中使用真空辅助
8. 经颈静脉逆行置入导管逆行灌注停搏液
9. 在无绝对禁忌的情况外使用抑肽酶
10. 所有患者需降温至 25℃ 心肌保护；如果患者有左乳内动脉——前降支旁路移植血管需降温至 20℃，不要分离和钳夹桥血管
11. 若由于左乳内动脉——前降支旁路移植血管致左冠状动脉开口血流较多无法充分暴露术野，可暂时降低体外循环流量以充分暴露术野
12. 在主动脉上安置一根儿科排气针排气
13. 主动脉阻断钳开放前，在右心室游离壁上放置临时起搏导线

动脉插管和静脉插管位置可因者的个人选择和胸腔内有无充足空间而异。相对于常规插管部位，可选择腋动脉、无名静脉和经皮股静脉。与食道超声引导下无名静脉插管或经皮股静脉插管逆灌心脏停搏液的使用，可减少右心房粘连的游离[13,65]。目前，我们认为这是处理单纯主动脉瓣再次手术非常合适的方法[37]。

同种异体移植/根部/异种移植后的再次主动脉瓣置换术

因同种及异种移植物可以有效避免血栓形成、能抗感染、并具有良好的血流动力学性能，行同种异体和自体移植主动脉瓣置换术病例越来越多[27]。虽然当前生物瓣膜的耐用性得到改善，生物瓣膜置换已经减缓这一趋势，但是由于自体移植以及同种异体移植所具有的持久耐用性以及自体移植材料的潜在生长能力，这种手术仍广泛用于年轻患者中[30,66,67]。因此，许多患者在其同种或自体移植瓣膜结构退化后，需要重新更换主动脉瓣[67]。预计 40 岁以下接受同种移植物主动脉瓣手术的患者有三分之一需要在 12 年内重新换瓣手术。这主要是由于瓣膜的钙化和结构变性退化。因此，对于术后期望寿命超过 15 年的年轻患者群体，同种异体移植或自体移植瓣膜的耐用性问题至关重要[66]。

我们预期同种异体移植或自体移植的患者接受二次瓣膜手术者将会增加。此外，业界对初次进行同种移植主动脉瓣置换术的最佳手术方法还有不同观点，因为冠状动脉下移植技术会引起主动脉瓣关闭不全几率增加。更重要的是，由于自体移植物的钙化及瘤样扩张，自体组织移植可能对再次手术造成影响。尽管存在这些挑战，Sundt 等人[29,68,69]已经证实同种移植全主动脉根部置换术后主动脉瓣再次更换的可行性。在我们纳入研究的 18 例患者中，全根部、部分根部、单纯瓣膜置换的患者全都适合重新更换瓣膜[27]。

然而，如何更好的进行再次手术以及如何选择再次移植的瓣膜仍在争论之中。目前，Hasnet 及其同事报道 144 例同种主动脉瓣置换术后患者进行二次手术医院死亡率仅为 3.5%[67]。虽然 Kumar 及其同事对主动脉瓣再次手术进行多因素分析后，发现先前的同种移植并不会显著的增大风险[70]，然而由于严重的瓣膜钙化总是发生，这些患者在进行主动脉瓣再次手术的技术方面仍具有挑战性。考虑到这一点，以及考虑减少不必要的二次手术根部操作，作者和其他学者[71]认为，使用更为简单的方式对先前完成同种移植的患者进行主动脉瓣再次手术可能是最优选择，常用机械瓣膜或相对不常用的支架生物瓣膜。但在心内膜炎、主动脉根部病变、及有机械瓣置换禁忌证的年幼患者中，仍行二次同种瓣根部置换手术。

虽然同种瓣再次置换手术仍在进行，但已十分少见，住院死亡率各中心差异很大，介于 2.5% 到 50% 之间[29,68,69]。例如，David 及其同事近期回顾了对 165 例先前接受心脏手术的患者行主动脉根部再次手术的经验，其中，28 例先前进行过主动脉根部手术，此 165 例再次手术病人术中死亡 12 例

（7%），术后死亡 20 例（12%）。瓣膜尺寸、瓣膜选择、手术技巧、患者因素以及外科医生的经验等可能是引起结果巨大差异的原因。

主动脉瓣旁路手术

主动脉瓣旁路手术（AVB），也被称为心尖主动脉旁路管道手术，是对高风险无法进行再次手术主动脉瓣狭窄患者的一种替代选择。它已经被应用于 LV（左心室）功能低下[73]，主动脉易破损[74]、严重的人工瓣膜不匹配[75]、过多并发症和有功能旁路血管易受损患者[76] 中。这些患者采用传统再次主动脉瓣置换术往往风险很大。AVB 手术的工作原理是通过外科手术放置带瓣膜管道把血液从左室心尖分流至降主动脉（图 49-2）。由于此手术于左侧胸腔内完成，其有效避免了主动脉阻断、心脏停搏、使用体外循环[77]，自身瓣膜清创和损伤移植物的风险等。人工瓣膜不匹配较少发生，因为瓣膜有效开口面积指数（EOAi）值是自身主动脉瓣和管道内瓣膜的总和。

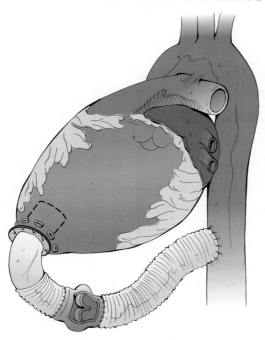

图 49-2 心尖主动脉管道。主动脉瓣旁路手术经左侧开胸进行，从而避免了一些高难度再手术病例再次开胸

主动脉瓣旁路手术[78,79]禁忌证包括中度的主动脉瓣关闭不全。相对禁忌证还包括降主动脉的严重病变或明显二尖瓣反流。尽管 Gammie 等人表示二尖瓣反流的程度在植入管道后会减轻，但中度二尖瓣反流患者还依然需要跟踪调查。

在手术开始时，通过一个带硅质缝合环和瓣膜（通常为无支架猪瓣膜）的涤纶管道连接心尖。如果使用体外循环机，从涤纶管道中直接以 8 毫米宽的管道连接于体外循环机用于引流。手术时患者采用右侧卧位，使用双腔气管插管。术中应用食道超声来排除心尖气栓和明确降主动脉钙化以及确定管道的合适位置。如果需使用体外循环，采取腹股沟动静脉插管。第五、六肋间隙开胸暴露心尖和降主动脉。带瓣膜管道与左室心尖连接器连接固定。在全身肝素化后，将阻断钳部分阻断胸降

主动脉就可以进行远心端吻合。去除阻断钳并止血。无支架瓣膜可以阻止血液从连接处流出。切开心包并吊臂，在左室心尖旁 1 ~2cm 的地方做一个标记：在标记附近用 2-0 缝合线进行近全层深度缝合，然后将缝合线固定于尖端连接器缝合环。体外循环可于此时转流。患者选择头低脚高位，倾斜角度较大，shif 使心室 200 次/分的节律以减少心室射血。于标记的心尖区域切开左心室，置入 14 号弗利导尿管，拉紧弗利导尿管，用一把去核刀去除心尖心肌。选择心尖连接器直径 85% 大小的去核刀可以确保大小合适及更好的止血。移除弗利导尿管后，心尖连接器便连接左心室了。将缝合线绑紧。连接器排气，关闭胸腔。这时来自左心室血流完整从自身瓣膜和管道中流出，除部分血流逆行，主要血流流向动脉远端。有研究表明，近三分之一的血流经过自身的瓣膜，有三分之二的流经管道。本方法已经证实非常有效，有研究显示能将平均主动脉瓣膜压差从 43mm 降至 10mm。心尖主动脉管道非常耐用，有些患者术后存活已经超过 25 年（无重大并发症）。

经导管主动脉瓣置换

除研究应用之外，美国目前还没有用于临床的经皮主动脉瓣。但是，目前的研究显示其潜力很大，很可能在未来成为高风险再手术患者的治疗方法。目前，已有两个（人工）瓣膜在欧洲获得临床应用许可：爱德华生命科学公司（欧文，加利福尼亚州）的 SAPIEN THV 装置，美敦力公司（明尼阿波里斯市，明尼苏达州）的再次瓣膜置换装置。爱德华公司的 SAPI-EN THV 装置与传统主动脉瓣置换临床对比研究目前正在美国进行，商业获批预计在 2011 年左右。美敦力 CoreValve 装置临床随机对照试验也在计划中。SAPIEN THV 是一个三叶牛心包瓣膜，它和不锈钢支架安装在一个纤维封口的充气球囊中。目前有两种型号的正在研发中（23mm 和 26mm，分别需要外直径 8mm 的 22 号法式鞘和外直径 9mm 的 24 号法式鞘，26 号法式鞘用于经心尖途径）。

美敦力 CoreValve 装置是一个三叶猪心包瓣膜，安装于一个可自膨胀的镍钛支架中，在其中间有狭窄腰部不影响冠状动脉灌注。目前可用的有 26mm 和 29mm 两种型号。第一代装置用的是牛心包瓣膜和 25 号法式输送系统，而第二代瓣膜则用的是猪瓣膜组织和 21 号法式导管。用 18 号法式导管输送系统的第三代装置已经开始使用。

有两种外科途径用经导管主动脉瓣膜置换：经心尖顺行途径和经股动脉逆行途径。逆行途径需要通过股动脉，通过主动脉弓至到冠状动脉下，将瓣膜定位于适当位置（图 49-3）。这种方法在二次瓣膜置换手术中有优势。经心尖途径需要在左心尖进行微创开胸。暴露心尖，顺行方向放置瓣膜。在瓣膜放置和膨胀过程中要加快心室率以降低主动脉血流。经导管瓣膜置换系统有如下挑战，包括用于放置瓣膜的导管比较大，放置瓣膜的时候要避免冠状动脉阻塞，瓣膜移位或是栓塞，为了避免瓣周漏或是冠状动脉阻塞所用的瓣膜大小要合适[80]。Buch-binder 在 2008 年的欧洲 PCR 会议上报道了已注册的美敦力 CoreValve 经导管主动脉瓣置换结果。共 536 个高风险患者进行经皮介入主动脉瓣置换术，其中五分之一是已行 CABG（冠状动脉旁路移植术）需二次手术患者。手术成功率为 97%，94% 的患者已经出院。平均手术时间为（128 ±47）分钟。主

动脉瓣口面积（cm²）从 0.64 ± 0.20［0.2 - 1.7］上升到 1.90 ± 0.40［1.3 - 2.6］。平均主动脉瓣膜压力（mmHg）由 49.7 ± 17.63［12 - 114］下降至 2.71 ± 4.73［0 - 27］。心功能分级三级和四级患者比例在 30 天之内从 86% 下降到 8%。仅有 3% 的患者手术失败，包括瓣膜释放位置错误，主动脉根部穿孔，主动脉夹层，穿刺血管出血，左心室穿孔，右心室穿孔，需要转为开胸手术。并发症包括心肌梗死低于 1%，主动脉夹层低于 1%，冠状动脉损伤 0%，急性血管并发症 1%，卒中/暂时性脑缺血 3%，需要植入起搏器 9% 和 1% 的患者因非结构性衰败需二次手术。临床随访中患者反流可以接受，所有患者反流都小于 3 到 4 +，30% 没有反流，56% 为 1 + 反流，14% 为 2 + 反流。30 天的死亡率为 8%，其中 4% 与手术相关，4% 与手术及瓣膜无关。没有患者出现瓣膜结构衰败或移位。

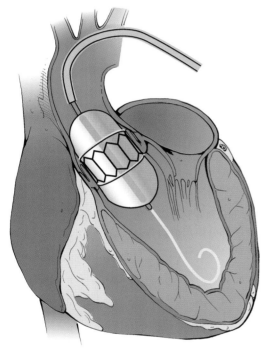

图 49-3　经导管主动脉瓣膜置换。经导管经股动脉逆行途径主动脉瓣膜置换避免二次开胸

二尖瓣的二次手术

■ 历史观点

　　二尖瓣充分暴露是决定二尖瓣二次手术的关键[81]。历史上，有多种外科方法可以暴露二尖瓣，包括胸骨正中切口，右胸切口，左胸切口和横断胸骨切口[82]。胸骨正中切口和右胸切口口将在下面详细讨论。先简要介绍其他方法。

　　在右胸切口行不通的情况下（例如，曾行乳房摘除术/放射或是胸膜固定术），左胸切口近几年已用于二尖瓣手术。在第四肋间隙做一切口，常规方法进入左侧胸膜腔。手术是在心脏颤动停搏或是心脏不停搏下进行。值得注意的是，应用此种入路行二尖瓣置换的二尖瓣方向是相反的，二尖瓣后瓣环将出

现在前面。Thompson 和他的同事最近报道了通过心脏不停搏左胸切口进行再次二尖瓣外科手术的经验。在用该方法的 125 例患者中，86% 在心功能分级上是三级或四级，28% 之前已经做过至少两次胸骨切开术。30 天死亡率是 6.4%，并发症比例很低。该方法很难进入其他心腔，并且视野暴露困难，所以此方法不常用。从左边（开胸）的方法很少使用，其多作为无法进行正中开胸或右胸切口的备用方法。双侧前胸廓切口（即横向胸骨切开术）通过前面提到的第四肋间隙进行[83,85]。现今很少使用，在胸骨横向做切口需要将双侧的乳内动脉结扎。

　　理论上，一旦建立了体外循环，心脏暴露后有几个入路可以用来探查二尖瓣。标准的左心房切口入路是先对房间沟（即沃特斯顿沟）进行钝性分离，充分的钝性分离可以将右心房轻度压缩至前侧（图 49-4）。充分暴露右上肺静脉，于右上肺静脉左心房入口处与房间沟中点的位置切开左心房。为了能够充分暴露二尖瓣，可将切口向上及向下延伸。要注意避免误伤左心房后壁，当缝合切口的时候也要避免误伤右肺静脉后壁。近年来，右房——房间隔切口被广泛应用，尤其在再次瓣膜手术。切开右心房后，从卵圆窝切开房间隔并向上延伸几厘米（图 49-5、49-6）。这种方法在二次瓣膜手术中尤其有用，因为它尽可能地缩小了切口大小。作为二尖瓣手术方法，上述的双心房切开术，左心室切开术和主动脉切开术此前已经详细描述[15,56,81,82,86,87]。每种方法都有不同的优缺点。

■ 方法和技术

再次胸骨切开术

　　再次正中开胸切开仍是目前再次二尖瓣手术常用方法。在大部分病例中，这种方法可以充分暴露。尤其是合并其他病变需要同时手术时。不过，我们都知道二次开胸有风险，包括之前移植物损伤和血栓，胸骨裂开，出血过多和意外的心脏损伤[88]。在瓣膜心脏病的患者中尤其容易发生这些并发症，因为其往往有心房扩张导致心脏扩大、心房变薄，粘连于胸骨后。再次人工瓣膜手术的患者并发症中有 4% 直接与开胸相关，这些并发症可以直接导致患者在术中死亡[17,35]。二次开胸中，对那些此前有过乳内动脉移植的高风险病人需要尤其小心，搭桥后左乳动脉桥损伤死亡率接近 50%[48,61]。除此之外，若损伤不正常的大隐静脉移植血管可以导致自身冠状动脉循环血栓，可以导致并发症甚至致死[88,89]。由于与前方组织粘连较重，主动脉瓣膜置换术后患者在暴露二尖瓣的时候可能会有困难，此类患者选择前外侧胸廓切口将有利于二尖瓣的暴露。通常，在再次外科手术中，再次开胸是手术中最危险的部分[90]。这时候，我们一般会采用避免二次正中胸骨切开的方法，例如右胸切口。

右胸切开术

　　右胸前外侧切口是最早使用于二尖瓣手术的一种方法，它已经成为二次正中开胸二尖瓣手术的一种安全替代方法[10,48,91,92]（图 49-5）。该方法在不需要游离太多心包情况下可以非常好的暴露瓣膜（二尖瓣和三尖瓣）。我们最近使用该方法的经验是[90,93-96]，对患者选择双腔气管插管，右侧开胸体位。我们常规准备好右腹股沟区域，以备股动静脉插管。患

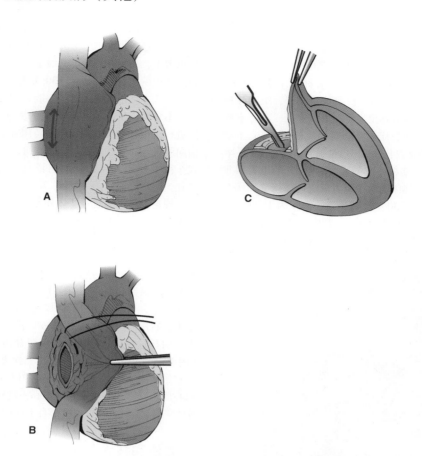

图 49-4 桑德加特沟途径。左心房向右侧增大，更有利于右侧开胸暴露左房。房间沟（桑德加特沟）向下分离约 1cm 到左心房壁。在未切开的部分使用荷包缝合，防止牵拉时心房壁撕裂。失状面显示二尖瓣位置及与左心房解剖位置关系

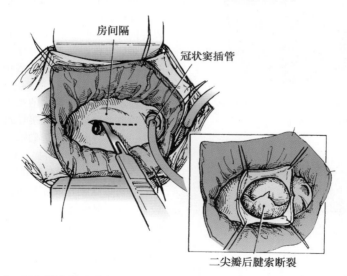

图 49-5 经卵圆窝的心房切口。切开右心房之后，经卵圆窝切开房间隔。在右心房和房间隔上以 2-0 线悬吊房间隔，暴露左心房及二尖瓣

者术前、术者放置食道超声和 Swan-Ganz 漂浮导管进行常规心外科手术监护。右侧开胸，经第四、五肋间隙进入胸腔。以电刀将右肺与胸壁及心包之间组织游离开。膈神经前切开心包。经升主动脉插管、固定，或腹股沟血管插管，主动脉插管要求软插管。通过双腔静脉插管引流，上腔静脉用 28 号 DLP 导管，下腔静脉用 32 号 USCI 导管。患者体温降至 20～25℃。大多数患者会出现自发室颤。或者用 Swan-Ganz 导管诱发室颤。可通过排空心室（即维持层流，非搏动性动脉血流）以避免心室射血。如果无主动脉瓣关闭不全，往往不需要使用动脉阻断钳。如果存在主动脉瓣反流的话，则需要暂时在合适温度下降低体外循环流量以免造成脑损伤。此时经左房切口（桑德加特沟）（图 49-4）或经右心房——房间隔切口可以充分暴露二尖瓣（图 49-6）瓣膜手术后，开始复温（图 49-7）。术野吹二氧化碳，或是直接吹进左心房和左心室以减少气体。除此之外，将引流管（左室引流）穿过二尖瓣进入左心室进行灌血，可以置换出剩余的空气。升主动脉根部的灌注管作为左心引流可以排除任何空气。患者处于 Trendelenburg 体位，在 2D 食道超声的引导下确保心内气体排空。当温度达到 37℃ 时，停止体外循环。安装临时心房、心室顺序起搏导线于心脏表面并从胸壁中穿出连接起搏器。关闭胸腔和常规方法一样。手术结束时，患者采用仰卧位。术后使用单腔气管插管进行机械通气。自从我们于 1989 年首次报道之后，右前胸切口，股动静脉插管及低温技术使用越来越多[97]。相比于再次开胸，此方法降低左乳内动脉以及心脏结构损伤的风险，减少输血，使得该方法适用于很多复杂二尖瓣再次手术。不需要主动脉阻断，深低温（约 20℃）和股动静脉插管灌注可以给予心肌充分的保护。比起胸骨切开，右胸切口可以降低体外循环次数、血液损失量、血制品的使用量和左乳内动脉损伤几率[35,84,87,96,98～100]。

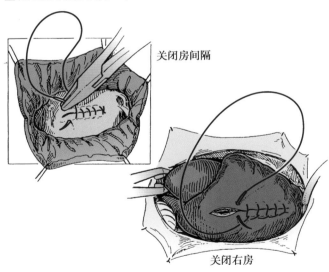

关闭房间隔

关闭右房

图 49-6 缝合切口。在经房间隔切口二尖瓣手术中，闭合房间隔用 4-0 聚丙烯缝线，在主动脉阻断钳移除前要保持开放，排气后再缝闭。在移除阻断钳之前用液体填充左心室以便可以充分排除心室内气体。一旦移除阻断钳后，左心系统的气体可通过房间隔或是左心房充分排出，之后缝线打结。然后用 4-0 聚丙烯缝线将右心房双层缝合。经食道超声在监测清除心脏内气体中起着非常重要的作用。考虑到再次手术心脏粘连严重，无法有效游离情况下，微创技术显得必需

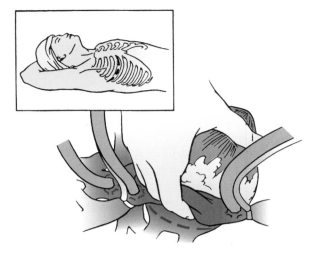

图 49-7 右前外侧胸廓切口经第四肋间进胸行左心房切开

在使用右胸切口前必须考虑几点。同时需要行冠状动脉旁路移植术的患者一般用正中开胸，尽管右冠状动脉旁路移植术也可以通过右侧胸腔切口完成。同时进行主动脉瓣膜替换，一般需要正中开胸。严重的主动脉瓣反流会使得体外循环难以进行有效的灌注，在切开左心房后，血液会通过心脏切口吸引返回到体外循环中。只有阻断升主动脉，全身器官才能得到有效灌注。而且，主动脉瓣反流的患者，血液经主动脉瓣反流到术野，暴露二尖瓣也会比较困难。主动脉瓣关闭不全同样会造成左心室膨胀，不能得到较好的心肌保护。因此，主动脉瓣轻度关闭不全以上的患者不能使用右胸切口，而且需要主动脉阻断或应用球囊阻断主动脉血流。患右侧胸腔疾病病人，尤其是在手术右半胸伤疤粘连一直是右胸切口相对禁忌证，尽管我们对两位有过右侧剖胸手术史的患者实施再次手术时并没有遇到大的挑战[101]。

Holman 和他同事[98] 报道了 84 例经右胸切口再二尖瓣手术经验。心肌保护包括心室颤动 10 例、不停跳 58 例、含血低温灌注停跳 16 例。体外循环平均时间为（63±56）分钟。没有出现围手术期卒中，心脏停跳组患者手术风险显著地高于其他两组（p = 0.07）。作者总结：大多数患者在心脏不停跳或心室颤动下进行手术是可行的，并且与心脏停跳手术同样安全[98]。

■ 微创/打孔右侧途径

另外一种进行二尖瓣再手术的方法是微创手术或是孔道技术。从 2000 年 1 月到 2005 年 7 月，共有 517 名患者在田纳西州纳什维尔市圣托马斯医院通过孔道方法进行二尖瓣手术，其中 110 名（21%）的患者之前有过开胸手术经历，58 名（11%）患者之前做过二尖瓣手术。全部 110 名患者通过第 4、5 肋间隙长约 5cm 切口低温心脏停搏下完成手术。术中气管插管为标准单腔管。通过股动静脉插管建立体外循环。23 名（21%）患者射血分数低于 30%，7 名（6%）患者射血分数低于 20%。无手术死亡。从切皮到缝皮手术时间平均 3 小时 18 分钟。32% 的患者住院时间不超过 5 天，68% 的患者住院时间不超过 7 天（Michael R. Petracek 个人数据，未出版）。由于不需要阻断主动脉，心肌停搏的需求减少，减少心肌缺血。

唯一的切口是沃斯特顿沟，因此，出血也减少。

一些学者注意到，有时候经右胸切口到二尖瓣有限制。Chitwood 和他的同事们最近报道在腔镜机器人的帮助下进行微型的胸廓切开术[102]。Vleissus 也报道了 22 例通过微创右胸切口进行房室瓣膜手术的例子[103]。手术包括二尖瓣成形术（n = 12），二尖瓣置换术（n = 5），二次二尖瓣置换术（n = 4），瓣周漏修复（n = 3），三尖瓣成形术（n = 5），房间隔缺损修补术（n = 7）。平均体外循环时间为 109 分钟，心脏停搏平均时间为 62 分钟。本组手术死亡率为 0，没有患者出现伤口并发症。后续表明，所有需再次手术的患者都认为这种手术恢复要比传统的开胸手术快，且疼痛少[103]。Burfeind 和他的同事最近总结了杜克大学进行孔道手术情况[104]。60 例患者经右前侧胸廓孔道技术，切口为 6 厘米。45% 的患者用内阻断技术进行了心脏停搏，而另外 55% 的患者在心室颤动情况下完成了手术。股动静脉插管用于所有的患者中。对比行再次正中开胸和右前胸切口患者，使用孔道技术患者降低死亡率的同时减少了输血需求，但体外循环时间明显延长。尽管其他组中也出现了相似的情况，我们应该留意孔道技术内阻断移位的潜在风险[105~108]。

■ 二尖瓣再手术的其他方法

二尖瓣再次手术很少出现瓣膜手术常见并发症，除了瓣周漏。机械瓣、生物瓣出现瓣周漏的发生率是 0% ~ 1.5%/患者/年。需要注意的是，因不同缝合技术或瓣环的特性不一样，置换机械瓣膜比生物组织瓣膜出现人工周漏的概率要稍大些。术后瓣周漏反流可导致溶血，心内膜剥脱和心内膜炎。最近研究表明在 St. Jude 人工瓣膜上加一个抗菌的 Silzone 覆盖物可减少此并发症发生[109]。

在对出现瓣周漏患者评价时，对瓣膜功能的评估很重要。如果瓣膜功能无明显异常，直接对漏洞修复可以避免瓣膜置换带来的危险。尽管可以试着用脱脂棉线对小漏洞进行修复，但因周围组织纤维化和漏口大小的影响，可能需要用牛或自体心包作为补丁。如果瓣膜出现明显的裂开或功能不全，则有必要行再次置换瓣膜。此时再次置换瓣膜出现反复瓣周漏的几率较大，因瓣环只是部分完整，常常钙化，没有合适的缝合部位。这种情况下，可以用牛心包部分缝合到瓣环上加以固定。再将瓣膜固定于瓣环上。也可以通过连续缝合方式将心包部分缝合到左心房上（图 49-8）。

二尖瓣再次手术的另一个风险是出现房室传导阻滞。在拆除原来的瓣膜缝合环时必须小心，因为瓣环常常嵌入心肌里，鉴于此种情况，原瓣环往往无法完全拆除。若二尖瓣后叶瓣环撕脱，则必须在缝合环前用心包（自身机体的或是牛的）进行修补[110]。当瓣环条件不理想时，在确保瓣环固定的情况下，缝合的深度不能过深，因为左旋支受损会导致并发症和死亡率显著增加（图 49-9）。如果拆除原瓣环将导致严重的瓣环撕脱，可将原瓣环留在原处，之后于原瓣附近进行缝合。

在首次进行二尖瓣替换手术时保留瓣下结构是有益的[111]。既可以提高收缩功能，也可以避免后瓣环撕脱。David 和他的同事发现保留瓣下结构对二次手术的患者也非常重要[112]。在 513 例再次二尖瓣置换术病人中，103 名（21%）患者保留了瓣下结构，31 名（6%）患者保留了前瓣和后瓣结构。在 135 名（26%）二尖瓣替换再次手术的患者中使用了 Gore-Tex 组织。在二次手术患者中，保留瓣下结构（本身组织和（或）Gore-Tex 重塑组织）围手术期死亡率为 3.6%，而没有保留瓣下结构围手术期死亡率为 13.3%（p < 0.001）。在二次手术患者中应尽量保留瓣下结构。

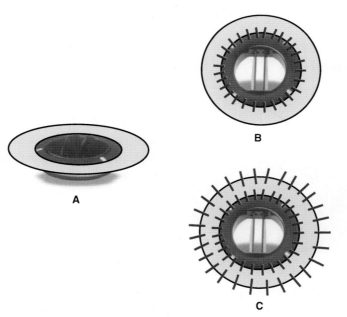

图 49-8 心包环。牛心包可以定型成环（A）然后缝合固定人工二尖瓣的瓣环上（B）。通过缝合环进行缝合固定瓣膜，并以连续缝合的方式将环缝合到左心房上（C）

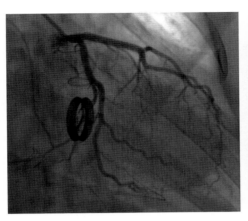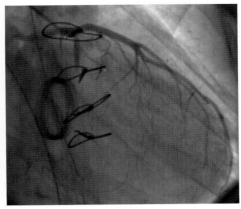

图 49-9　左旋支冠状动脉损伤。术前（左边）与术后（右边）的血管造影显示瓣环缝的过深导致了左旋支阻塞

三尖瓣再手术

需要三尖瓣再次手术患者高危手术者比率高。Filsoufi 和他同事[113]最近进行了一系列三尖瓣替换手术，其中 72%（n = 58）是再手术。本组手术总死亡率是 22%（n = 18）。造成死亡的危险因素有急诊手术，年龄超过 50 岁，瓣膜结构功能异常，肺动脉高压等。在 60 名存活者中，26（43%）名患者术后随访时期死亡。作者总结了因瓣膜功能常处于终末期，行三尖瓣置换手术病人手术风险很高。在进行这类手术前应该充分地考虑手术风险。

持续的菌血症往往是导致三尖瓣心内膜炎的根源。经抗感染治疗无法有效控制心内膜炎，因三尖瓣关闭不全引发心脏衰竭，多发肺血栓是三尖瓣心内膜炎手术治疗的适应证。Arbulu 及其同事[114]首次提出了三尖瓣切除术（不包括后来的替换物）用于三尖瓣心内膜炎的治疗。从传染病的观点上看，此术式在完全清除感染灶及避免人工材料替换上有明显的优势。尽管术后早期患者可耐受，但大多数患者会在术后因无三尖瓣而导致迟发右心衰[114~116]。在对 55 名接受三尖瓣切除术（无移植物）的患者进行为期 20 年的跟踪调查中我们发现，这些患者都存在顽固的右心内膜炎，2 名（4%）患者由于右心衰在术后死亡。6 名（11%）患者因右心衰，在术后 2 天到 13 年间行三尖瓣置换术。在这 6 例患者中，4 名（66%）患者死亡。因严重肝淤血和术后需置换三尖瓣的预期，一些医生无法接受三尖瓣切除的手术方式（不进行替换）。另外一种治疗选择是在三尖瓣切除术后 3 到 9 个月后再进行三尖瓣置换[117]。

复合方法（杂交方法）

复合方法结合经皮介入（PCI）和心脏瓣膜外科手术，近来，提倡复合方法用于高风险再次手术患者。Byrne[118]118 报告 26 例患者采用分期杂交方法先接受经皮介入（PCI）治疗罪犯病变，随后接受心脏瓣膜手术。几乎一半患者（46%）接受的是再次手术。在这种方式中，外科手术时间缩短和手术简单化。结果：与 STS 预测的死亡率（22%，范围为 3.5% ~ 63.5%）比较，此方法的死亡率显著降低（3.8%）。这些结果和其他相似报告结果促使了复合方法在心脏瓣膜再次手术中的应用，还促进了在全美建立杂交手术室（手术室满足导管和外科手术所需）。

结论

心脏瓣膜再置换最常见的适应证是生物瓣膜的退行性变[4]。在随访中，生物瓣膜通常在 8-10 年开始退化，特别是年轻患者和二尖瓣置换者；因二尖瓣暴露于比其他心脏瓣膜更高的压力阶差中。因此，对这些患者要紧密随访，避免漏诊早期瓣膜衰败的患者。当患者心功能降至 NYHA 分级较高时，再次手术的死亡率明显升高（表 49-3）。

表 49-3　再次瓣膜手术操作上的注意事项

心功能状态（NYHA 分级）衰退前考虑再次手术。术前用胸片和 CT 扫描评估右心室与胸骨粘连程度

考虑替代方法（特别此前行旁路移植术）

　　二尖瓣再次置换手术中的右侧开胸术

　　主动脉瓣再次置换手术中的微创胸骨切口

为手术安全，选择周围血管插管，如腹股沟、腋窝

续表

如果有左乳内动脉——前降支移植，确定桥血管位置

仔细游离左乳内动脉桥血管并夹闭，或者低温忽略其回血

选择植入瓣膜种类，如机械瓣、同种移植

使用旁路管道的"无接触"技术

采用心肌保护策略

顺行和逆行灌注

全身降温

谷氨酸-天门冬氨酸

温灌诱导/最后剂量（"热击"）

如在低温停搏下手术，应确保无主动脉瓣反流，因主动脉瓣反流会导致左心室扩张，反流的血液会干扰术野

放置体外除颤电极

考虑使用抗纤维蛋白溶解药，如抑肽酶、α-氨基己酸

要点

1. 再次瓣膜手术通常包括生物瓣膜结构退化，或者是非瓣膜手术后自体瓣膜疾病进展。

2. 生物瓣膜会随时间发生退行性变，15年免于再次手术率为80%。

3. 再次瓣膜手术的主要风险因素包括：老年、射血分数降低、充血性心脏衰竭、急诊手术、术前休克、同期行冠状动脉旁路移植术、既往行旁路移植术、人工瓣膜心膜炎、瓣周漏修补术、瓣膜血栓形成、移植瓣膜反流、肾功能不全、慢性阻塞性肺疾病和肺动脉高压。

4. 表49-3所示心脏手术后，再次主动脉瓣置换术主要操作细节

5. 自体组织主动脉瓣置换后或主动脉根部置换术后，再次行主动脉瓣置换术会比较困难，若无禁忌，尽量置换机械瓣膜来简化手术。应避免再行主动脉根部手术。

6. 对于主动脉瓣再次置换极度困难患者，主动脉瓣旁路手术是一种可行的替代方法。

7. 经导管主动脉瓣置换术将在未来的主动脉瓣再次置换术中发挥重要作用。

8. 二尖瓣和三尖瓣再次手术时，右侧开胸可在少许游离心脏粘连情况下提供有效术野，同时也避开之前的旁路移植血管桥。在中重度主动脉瓣关闭不全及需同期行冠状动脉旁路移植术时不能使用此方法。

9. 通常情况下，如果瓣膜能正常运作，瓣周漏应该进行修补，而不是行瓣膜置换。

10. 因不同程度的肺动脉高压及右心衰竭，三尖瓣再次手术存在高风险，因此，手术要慎重考虑。

参考文献

1. Fremes SE, Goldman BS, Ivanov J, et al: Valvular surgery in the elderly. *Circulation* 1989; 80(3 Pt 1):I77-90.
2. Pansini S, Ottino G, Forsennati PG, et al: Reoperations on heart valve prostheses: an analysis of operative risks and late results. *Ann Thorac Surg* 1990; 50(4):590-596.
3. Kirsch M, Nakashima K, Kubota S, et al: The risk of reoperative heart valve procedures in Octogenarian patients. *J Heart Valve Dis* 2004; 13(6): 991-996; discussion 6.
4. Cohn LH, Aranki SF, Rizzo RJ, et al: Decrease in operative risk of reoperative valve surgery. *Ann Thorac Surg* 1993; 56(1):15-20; discussion -1.
5. Weerasinghe A, Edwards MB, Taylor KM: First redo heart valve replacement: a 10-year analysis. *Circulation* 1999; 99(5):655-658.
6. Jones JM, O'Kane H, Gladstone DJ, et al: Repeat heart valve surgery: risk factors for operative mortality. *J Thorac Cardiovasc Surg* 2001; 122(5): 913-918.
7. Cohn LH: Evolution of redo cardiac surgery: review of personal experience. *J Cardiac Surg* 2004; 19(4):320-324.
8. Wauthy P, Goldstein JP, Demanet H, Deuvaert FE: Redo valve surgery nowadays: what have we learned? *Acta Chirurg Belgica* 2003; 103(5): 475-480.
9. O'Brien MF, Harrocks S, Clarke A, Garlick B, Barnett AG: Experiences with redo aortic valve surgery. *J Cardiac Surg* 2002; 17(1):35-39.
10. Cohn LH, Peigh PS, Sell J, DiSesa VJ: Right thoracotomy, femorofemoral bypass, and deep hypothermia for re-replacement of the mitral valve. *Ann Thorac Surg* 1989; 48(1):69-71.
11. Jones RE, Fitzgerald D, Cohn LH: Reoperative cardiac surgery using a new femoral venous right atrial cannula. *J Cardiac Surg* 1990; 5(3):170-173.
12. Aranki SF, Adams DH, Rizzo RJ, et al: Femoral veno-arterial extracorporeal life support with minimal or no heparin. *Ann Thorac Surg* 1993; 56(1):149-155.
13. Bichell DP, Balaguer JM, Aranki SF, et al: Axilloaxillary cardiopulmonary bypass: a practical alternative to femorofemoral bypass. *Ann Thorac Surg* 1997; 64(3):702-705.
14. Cohn LH, Koster JK Jr, VandeVanter S, Collins JJ Jr: The in-hospital risk of rereplacement of dysfunctional mitral and aortic valves. *Circulation* 1982; 66(2 Pt 2):I153-156.
15. Antunes MJ: Reoperations on cardiac valves. *J Heart Valve Dis* 1992; 1(1): 15-28.
16. Turina J, Hess OM, Turina M, Krayenbuehl HP: Cardiac bioprostheses in the 1990s. *Circulation* 1993; 88(2):775-781.

17. Husebye DG, Pluth JR, Piehler JM, et al: Reoperation on prosthetic heart valves. An analysis of risk factors in 552 patients. *J Thorac Cardiovasc Surg* 1983; 86(4):543-552.

18. Vogt PR, Brunner-LaRocca H, Sidler P, et al: Reoperative surgery for degenerated aortic bioprostheses: predictors for emergency surgery and reoperative mortality. *Eur J Cardiothorac Surg* 2000; 17(2):134-139.

19. Cohn LH, Couper GS, Aranki SF, Kinchla NM, Collins JJ Jr: The long-term follow-up of the Hancock Modified Orifice porcine bioprosthetic valve. *J Cardiac Surg* 1991; 6(4 Suppl):557-561.

20. Starr A, Grunkemeier GL: The expected lifetime of porcine valves. *Ann Thorac Surg* 1989; 48(3):317-318.

21. Myken PS, Caidahl K, Larsson P, et al: Mechanical versus biological valve prosthesis: a ten-year comparison regarding function and quality of life. *Ann Thorac Surg* 1995; 60(2 Suppl):S447-452.

22. Milano A, Guglielmi C, De Carlo M, et al: Valve-related complications in elderly patients with biological and mechanical aortic valves. *Ann Thorac Surg* 1998; 66(6 Suppl):S82-87.

23. Barwinsky J, Cohen M, Bhattacharya S, Kim S, Teskey J: Bjork-Shiley cardiac valves long term results: Winnipeg experience. *Can J Cardiol* 1988; 4(7):366-371.

24. Birkmeyer NJ, Marrin CA, Morton JR, et al: Decreasing mortality for aortic and mitral valve surgery in Northern New England. Northern New England Cardiovascular Disease Study Group. *Ann Thorac Surg* 2000; 70(2):432-437.

25. Peterseim DS, Cen YY, Cheruvu S, et al: Long-term outcome after biologic versus mechanical aortic valve replacement in 841 patients. *J Thorac Cardiovasc Surg* 1999; 117(5):890-897.

26. Borkon AM, Soule LM, Baughman KL, et al: Aortic valve selection in the elderly patient. *Ann Thorac Surg* 1988; 46(3):270-277.

27. Byrne JG, Karavas AN, Aklog L, et al: Aortic valve reoperation after homograft or autograft replacement. *J Heart Valve Dis* 2001; 10(4):451-457.

28. Kouchoukos NT: Aortic allografts and pulmonary autografts for replacement of the aortic valve and aortic root. *Ann Thorac Surg* 1999; 67(6):1846-1848; discussion 53-56.

29. Albertucci M, Wong K, Petrou M, et al: The use of unstented homograft valves for aortic valve reoperations. Review of a twenty-three-year experience. *J Thorac Cardiovasc Surg* 1994; 107(1):152-161.

30. O'Brien MF, McGiffin DC, Stafford EG, et al: Allograft aortic valve replacement: long-term comparative clinical analysis of the viable cryopreserved and antibiotic 4 degrees C stored valves. *J Cardiac Surg* 1991; 6(4 Suppl):534-543.

31. Edmunds LH Jr: Thrombotic and bleeding complications of prosthetic heart valves. *Ann Thorac Surg* 1987; 44(4):430-445.

32. Bloomfield P, Wheatley DJ, Prescott RJ, Miller HC: Twelve-year comparison of a Bjork-Shiley mechanical heart valve with porcine bioprostheses. *NEJM* 1991; 324(9):573-579.

33. Rizzoli G, Guglielmi C, Toscano G, et al: Reoperations for acute prosthetic thrombosis and pannus: an assessment of rates, relationship and risk. *Eur J Cardiothorac Surg* 1999; 16(1):74-80.

34. Deviri E, Sareli P, Wisenbaugh T, Cronje SL: Obstruction of mechanical heart valve prostheses: clinical aspects and surgical management. *J Am Coll Cardiol* 1991; 17(3):646-650.

35. Lytle BW, Cosgrove DM, Taylor PC, et al: Reoperations for valve surgery: perioperative mortality and determinants of risk for 1,000 patients, 1958-1984. *Ann Thorac Surg* 1986; 42(6):632-643.

36. Akins CW, Buckley MJ, Daggett WM, et al: Risk of reoperative valve replacement for failed mitral and aortic bioprostheses. *Ann Thorac Surg* 1998; 65(6):1545-1551; discussion 51-52.

37. Tyers GF, Jamieson WR, Munro AI, et al: Reoperation in biological and mechanical valve populations: fate of the reoperative patient. *Ann Thorac Surg* 1995; 60(2 Suppl):S464-468; discussion S8-9.

38. Birkmeyer NJ, Birkmeyer JD, Tosteson AN, et al: Prosthetic valve type for patients undergoing aortic valve replacement: a decision analysis. *Ann Thorac Surg* 2000; 70(6):1946-1952.

39. Cohn LH, Collins JJ Jr, DiSesa VJ, et al: Fifteen-year experience with 1678 Hancock porcine bioprosthetic heart valve replacements. *Ann Surg* 1989; 210(4):435-442; discussion 42-43.

40. Jamieson WR, Munro AI, Miyagishima RT, et al: Carpentier-Edwards standard porcine bioprosthesis: clinical performance to seventeen years. *Ann Thorac Surg* 1995; 60(4):999-1006; discussion 7.

41. Gaudiani VA, Grunkemeier GL, Castro LJ, Fisher AL, Wu Y: The risks and benefits of reoperative aortic valve replacement. *Heart Surg Forum* 2004; 7(2):E170-173.

42. Potter DD, Sundt TM 3rd, Zehr KJ, et al: Operative risk of reoperative aortic valve replacement. *J Thorac Cardiovasc Surg* 2005; 129(1):94-103.

43. Phillips BJ, Karavas AN, Aranki SF, et al: Management of mild aortic stenosis during coronary artery bypass surgery: an update, 1992-2001. *J Cardiac Surg* 2003; 18(6):507-511.

44. Bortolotti U, Guerra F, Magni A, et al: Emergency reoperation for primary tissue failure of porcine bioprostheses. *Am J Cardiol* 1987; 60(10):920-921.

45. Ban T, Soga Y: [Re-sternotomy]. *Nippon Geka Gakkai zasshi* 1998; 99(2):63-67.

46. Aviram G, Sharony R, Kramer A, et al: Modification of surgical planning based on cardiac multidetector computed tomography in reoperative heart surgery. *Ann Thorac Surg* 2005; 79(2):589-595.

47. Gilkeson RC, Markowitz AH, Ciancibello L: Multisection CT evaluation of the reoperative cardiac surgery patient. *Radiographics* 2003; 23 Spec No:S3-17.

48. Dobell AR, Jain AK: Catastrophic hemorrhage during redo sternotomy. *Ann Thorac Surg* 1984; 37(4):273-278.

49. Elami A, Laks H, Merin G: Technique for reoperative median sternotomy in the presence of a patent left internal mammary artery graft. *J Cardiac Surg* 1994; 9(2):123-127.

50. English TA, Milstein BB: Repeat open intracardiac operation. Analysis of fifty operations. *J Thorac Cardiovasc Surg* 1978; 76(1):56-60.

51. Macmanus Q, Okies JE, Phillips SJ, Starr A: Surgical considerations in patients undergoing repeat median sternotomy. *J Thorac Cardiovasc Surg* 1975; 69(1):138-143.

52. Wideman FE, Blackstone EH, Kirklin JW, et al: Hospital mortality of re-replacement of the aortic valve. Incremental risk factors. *J Thorac Cardiovasc Surg* 1981; 82(5):692-698.

53. Cosgrove DM 3rd, Sabik JF, Navia JL: Minimally invasive valve operations. *Ann Thorac Surg* 1998; 65(6):1535-1538; discussion 8-9.

54. Cosgrove DM 3rd, Sabik JF: Minimally invasive approach for aortic valve operations. *Ann Thorac Surg* 1996; 62(2):596-597.

55. Hearn CJ, Kraenzler EJ, Wallace LK, et al: Minimally invasive aortic valve surgery: anesthetic considerations. *Anesthes Analges* 1996; 83(6):1342-1344.

56. Aklog L, Adams DH, Couper GS, et al: Techniques and results of direct-access minimally invasive mitral valve surgery: a paradigm for the future. *J Thorac Cardiovasc Surg* 1998; 116(5):705-715.

57. Byrne JG, Karavas AN, Adams DH, et al: Partial upper re-sternotomy for aortic valve replacement or re-replacement after previous cardiac surgery. *Eur J Cardiothorac Surg* 2000; 18(3):282-286.

58. Machler HE, Bergmann P, Anelli-Monti M, et al: Minimally invasive versus conventional aortic valve operations: a prospective study in 120 patients. *Ann Thorac Surg* 1999; 67(4):1001-1005.

59. Tam RK, Garlick RB, Almeida AA: Minimally invasive redo aortic valve replacement. *J Thorac Cardiovasc Surg* 1997; 114(4):682-683.

60. Byrne JG, Aranki SF, Couper GS, et al: Reoperative aortic valve replacement: partial upper hemisternotomy versus conventional full sternotomy. *J Thorac Cardiovasc Surg* 1999; 118(6):991-997.

61. Gundry SR, Shattuck OH, Razzouk AJ, et al: Facile minimally invasive cardiac surgery via ministernotomy. *Ann Thorac Surg* 1998; 65(4):1100-1104.

62. Luciani GB, Casali G, Santini F, Mazzucco A: Aortic root replacement in adolescents and young adults: composite graft versus homograft or autograft. *Ann Thorac Surg* 1998; 66(6 Suppl):S189-193.

63. Byrne JG, Karavas AN, Cohn LH, Adams DH: Minimal access aortic root, valve, and complex ascending aortic surgery. *Curr Cardiol Repts* 2000; 2(6):549-557.

64. Byrne JG, Aranki SF, Cohn LH: Aortic valve operations under deep hypothermic circulatory arrest for the porcelain aorta: "no-touch" technique. *Ann Thorac Surg* 1998; 65(5):1313-1315.

65. Zlotnick AY, Gilfeather MS, Adams DH, Cohn LH, Couper GS: Innominate vein cannulation for venous drainage in minimally invasive aortic valve replacement. *Ann Thorac Surg* 1999; 67(3):864-865.

66. McGiffin DC, Galbraith AJ, O'Brien MF, et al: An analysis of valve re-replacement after aortic valve replacement with biologic devices. *J Thorac Cardiovasc Surg* 1997; 113(2):311-318.

67. Hasnat K, Birks EJ, Liddicoat J, et al: Patient outcome and valve performance following a second aortic valve homograft replacement. *Circulation* 1999; 100(19 Suppl):II42-47.

68. Sundt TM 3rd, Rasmi N, Wong K, et al: Reoperative aortic valve operation after homograft root replacement: surgical options and results. *Ann Thorac Surg* 1995; 60(2 Suppl):S95-99; discussion S100.

69. Yacoub M, Rasmi NR, Sundt TM, et al: Fourteen-year experience with homovital homografts for aortic valve replacement. *J Thorac Cardiovasc Surg* 1995; 110(1):186-193; discussion 93-94.

70. Kumar P, Athanasiou T, Ali A, et al: Re-do aortic valve replacement: does a previous homograft influence the operative outcome? *J Heart Valve Dis* 2004; 13(6):904-912; discussion 12-13.

71. Sadowski J, Kapelak B, Bartus K, et al: Reoperation after fresh homograft replacement: 23 years' experience with 655 patients. *Eur J Cardiothorac Surg* 2003; 23(6):996-1000; discussion 1.

72. David TE, Feindel CM, Ivanov J, Armstrong S: Aortic root replacement in patients with previous heart surgery. *J Cardiac Surg* 2004; 19(4): 325-328.

73. Matsushita T, Kawase T, Tsuda E, Kawazoe K: Apicoaortic conduit for the dilated phase of hypertrophic obstructive cardiomyopathy as an alternative to heart transplantation. *Int Cardiovasc Thorac Surg* 2009; 8(2):232-234.

74. Hirota M, Oi M, Omoto T, Tedoriya T: Apico-aortic conduit for aortic stenosis with a porcelain aorta; technical modification for apical outflow. *Int Cardiovasc Thorac Surg* 2009; 9(4):703-705.

75. Chahine JH, El-Rassi I, Jebara V: Apico-aortic valved conduit as an alternative for aortic valve re-replacement in severe prosthesis-patient mismatch. *Int Cardiovasc Thorac Surg* 2009; 9(4):680-682.

76. Gammie JS, Krowsoski LS, Brown JM, et al: Aortic valve bypass surgery: midterm clinical outcomes in a high-risk aortic stenosis population. *Circulation* 2008; 118(14):1460-1466.

77. Vassiliades TA Jr: Off-pump apicoaortic conduit insertion for high-risk patients with aortic stenosis. *Eur J Cardiothorac Surg* 2003; 23(2): 156-158.

78. Left ventricular apico-aortic conduit. CTSNet.org, 2008. (Accessed 2008, at http://www.ctsnet.org/sections/clinicalresources/videos/vg2008_luckraz_left_ventric.html.)

79. Aortic Valve Bypass Surgery: Beating Heart Therapy for Aortic Stenosis. STSA Surgical Motion Picture 2008 Annual Meeting. CTSNet.org, 2008. (Accessed 2008, at http://www.ctsnet.org/sections/clinicalresources/videos/vg2008_gammie_AorticValveBypass.html.)

80. Brinkman WT, Mack MJ: Transcatheter cardiac valve interventions. *Surg Clin North Am* 2009; 89(4):951-966.

81. McCarthy JF, Cosgrove DM 3rd: Optimizing mitral valve exposure with conventional left atriotomy. *Ann Thorac Surg* 1998; 65(4):1161-1162.

82. Balasundaram SG, Duran C: Surgical approaches to the mitral valve. *J Cardiac Surg* 1990; 5(3):163-169.

83. Saunders PC, Grossi EA, Sharony R, et al: Minimally invasive technology for mitral valve surgery via left thoracotomy: experience with forty cases. *J Thorac Cardiovasc Surg* 2004; 127(4):1026-1031; discussion 31-32.

84. Thompson MJ, Behranwala A, Campanella C, Walker WS, Cameron EW: Immediate and long-term results of mitral prosthetic replacement using a right thoracotomy beating heart technique. *Eur J Cardiothorac Surg* 2003; 24(1):47-51.

85. Brawley RK: Improved exposure of the mitral valve in patients with a small left atrium. *Ann Thorac Surg* 1980; 29(2):179-181.

86. Praeger PI, Pooley RW, Moggio RA, et al: Simplified method for reoperation on the mitral valve. *Ann Thorac Surg* 1989; 48(6):835-837.

87. Bonchek LI: Mitral valve reoperation. *Ann Thorac Surg* 1991; 51(1):160.

88. Keon WJ, Heggtveit HA, Leduc J: Perioperative myocardial infarction caused by atheroembolism. *J Thorac Cardiovasc Surg* 1982; 84(6): 849-855.

89. Grondin CM, Pomar JL, Hebert Y, et al: Reoperation in patients with patent atherosclerotic coronary vein grafts. A different approach to a different disease. *J Thorac Cardiovasc Surg* 1984; 87(3):379-385.

90. Byrne JG, Aranki SF, Adams DH, et al: Mitral valve surgery after previous CABG with functioning IMA grafts. *Ann Thorac Surg* 1999; 68(6): 2243-2247.

91. Tribble CG, Killinger WA Jr, Harman PK, et al: Anterolateral thoracotomy as an alternative to repeat median sternotomy for replacement of the mitral valve. *Ann Thorac Surg* 1987; 43(4):380-382.

92. Londe S, Sugg WL: The challenge of reoperation in cardiac surgery. *Ann Thorac Surg* 1974; 17(2):157-162.

93. Byrne JG, Hsin MK, Adams DH, et al: Minimally invasive direct access heart valve surgery. *J Cardiac Surg* 2000; 15(1):21-34.

94. Byrne JG, Mitchell ME, Adams DH, et al: Minimally invasive direct access mitral valve surgery. *Semin Thorac Cardiovasc Surg* 1999; 11(3):212-222.

95. Adams DH, Filsoufi F, Byrne JG, Karavas AN, Aklog L: Mitral valve repair in redo cardiac surgery. *J Cardiac Surg* 2002; 17(1):40-45.

96. Byrne JG, Karavas AN, Adams DH, et al: The preferred approach for mitral valve surgery after CABG: right thoracotomy, hypothermia and avoidance of LIMA-LAD graft. *J Heart Valve Dis* 2001; 10(5): 584-590.

97. Cohn LH: As originally published in 1989: Right thoracotomy, femoro-femoral bypass, and deep hypothermia for re-replacement of the mitral valve. Updated in 1997. *Ann Thorac Surg* 1997; 64(2):578-579.

98. Holman WL, Goldberg SP, Early LJ, et al: Right thoracotomy for mitral reoperation: analysis of technique and outcome. *Ann Thorac Surg* 2000; 70(6):1970-1973.

99. Berreklouw E, Alfieri O: Revival of right thoracotomy to approach atrio-ventricular valves in reoperations. *Thorac Cardiovasc Surg* 1984; 32(5):331-333.

100. Braxton JH, Higgins RS, Schwann TA, et al: Reoperative mitral valve surgery via right thoracotomy: decreased blood loss and improved hemodynamics. *J Heart Valve Dis* 1996; 5(2):169-173.

101. Steimle CN, Bolling SF: Outcome of reoperative valve surgery via right thoracotomy. *Circulation* 1996; 94(9 Suppl):II126-28.

102. Bolotin G, Kypson AP, Reade CC, et al: Should a video-assisted mini-thoracotomy be the approach of choice for reoperative mitral valve surgery? *J Heart Valve Dis* 2004; 13(2):155-158; discussion 8.

103. Vleissis AA, Bolling SF: Mini-reoperative mitral valve surgery. *J Cardiac Surg* 1998; 13(6):468-470.

104. Burfeind WR, Glower DD, Davis RD, et al: Mitral surgery after prior cardiac operation: port-access versus sternotomy or thoracotomy. *Ann Thorac Surg* 2002; 74(4):S1323-1325.

105. Trehan N, Mishra YK, Mathew SG, et al: Redo mitral valve surgery using the port-access system. *Asian Cardiovasc Thorac Ann* 2002; 10(3): 215-218.

106. Greco E, Barriuso C, Castro MA, Fita G, Pomar JL: Port-Access cardiac surgery: from a learning process to the standard. *Heart Surg Forum* 2002; 5(2):145-149.

107. Schneider F, Falk V, Walther T, Mohr FW: Control of endoaortic clamp position during Port-Access mitral valve operations using transcranial Doppler echography. *Ann Thorac Surg* 1998; 65(5):1481-1482.

108. Onnasch JF, Schneider F, Falk V, et al: Minimally invasive approach for redo mitral valve surgery: a true benefit for the patient. *J Cardiac Surg* 2002; 17(1):14-19.

109. Schaff H, Carrel T, Steckelberg JM, et al: Artificial Valve Endocarditis Reduction Trial (AVERT): protocol of a multicenter randomized trial. *J Heart Valve Dis* 1999; 8(2):131-139.

110. Yoshikai M, Ito T, Murayama J, Kamohara K: Mitral annular reconstruction. *Asian Cardiovasc Thorac Ann* 2002; 10(4):344-345.

111. Hansen DE, Cahill PD, DeCampli WM, et al: Valvular-ventricular interaction: importance of the mitral apparatus in canine left ventricular systolic performance. *Circulation* 1986; 73(6):1310-1320.

112. Borger MA, Yau TM, Rao V, Scully HE, David TE: Reoperative mitral valve replacement: importance of preservation of the subvalvular apparatus. *Ann Thorac Surg* 2002; 74(5):1482-1487.

113. Filsoufi F, Anyanwu AC, Salzberg SP, et al: Long-term outcomes of tricuspid valve replacement in the current era. *Ann Thorac Surg* 2005; 80(3): 845-850.

114. Arbulu A, Holmes RJ, Asfaw I: Surgical treatment of intractable right-sided infective endocarditis in drug addicts: 25 years experience. *J Heart Valve Dis* 1993; 2(2):129-137; discussion 38-39.

115. Khonsari S, Sintek C, Ardehali A. *Cardiac Surgery: Safeguards and Pitfalls in Operative Technique*, 4th ed. Philadelphia, Lippincott Williams & Wilkins; 2008.

116. Yee ES, Ullyot DJ: Reparative approach for right-sided endocarditis. Operative considerations and results of valvuloplasty. *J Thorac Cardiovasc Surg* 1988; 96(1):133-140.

117. Greelish JP, Cohn LH, Leacche M, et al: Minimally invasive mitral valve repair suggests earlier operations for mitral valve disease. *J Thorac Cardiovasc Surg* 2003; 126(2):365-371; discussion 71-73.

118. Byrne JG, Leacche M, Unic D, et al: Staged initial percutaneous coronary intervention followed by valve surgery ("hybrid approach") for patients with complex coronary and valve disease. *J Am Coll Cardiol* 2005; 45(1):14-18.

李　方　杨克明　译

第五部分

大血管疾病

第 50 章

主动脉夹层

Carlos M. Mery,
T. Brett Reece,
Irving L. Kron

简介

主动脉夹层的发生是由于血流经撕裂内膜由主动脉腔（真腔）进入主动脉壁中层（假腔）而形成。主动脉夹层剥离面通常在主动脉壁的中层。急性主动脉夹层常常迅速导致患者死亡，能存活的患者会继续发展为具有多种临床表现的慢性主动脉夹层。本章将回顾主动脉夹层的病因及病理，分析目前的诊断方法，并详细介绍当前的外科治疗方法的细节。为了使内外科医生对这种棘手的疾病有一个全面的了解，我们还将介绍这些患者的随访及后续处理的资料。

历史

Sennertus 被认为是最早描述夹层发病过程的学者，但早在 17～18 世纪就有关于这一疾病的较为详细描述。在当时，Maunoir 已将其命名为主动脉"夹层"，而同时期的 Laennec 则提出慢性主动脉夹层有发展为动脉瘤的倾向。在 20 世纪之前，通常主动脉夹层的诊断来源于尸检。1935 年 Giron 第一次应用动脉内膜开窗术尝试用外科手段治疗这种导致脏器供血障碍的综合征。[1]1949 年，Abbott 和 Paulin 使用赛璐酚纸包裹主动脉，在理论上可防止动脉破裂，推进了外科治疗方法的前进。此后的时间里，还有其他很多外科治疗的尝试，其中多数都未能够在临床上取得突破，但某些外科治疗的概念至今仍在使用。[2]当体外循环技术发明后，Debalkey 和 Cooley 彻底改变了主动脉夹层的自然病程，他们使用类似现今临床应用的外科技术成功地进行了主动脉夹层的一期矫治。[3]此外，Wheat 等研究人员阐明了夹层发病的血流动力学机制，并建立了依据该机制的药物治疗模式作为外科治疗的补充。[4]对于某些类型的急性胸主动脉夹层，采用外科手术还是药物治疗还存在一些争议。

分型

主动脉夹层的分型主要依据夹层的部位和范围。根据部位和范围分型后，可根据夹层发生的时间细分为不同亚型，通常急性夹层指夹层发生于 2 周内的患者。慢性夹层指夹层发生 2 个月以上的患者，最近提出亚急性夹层的概念，指病程介于 2 周到 2 个月的患者。

临床上常用的分型方法有 2 种：DeBakey 分型和 Stanford 分型（图 50-1）。DeBakey 分型主要依据夹层的部位和范围[5]，这种分型的优点是将四种不同病变形式的主动脉夹层区分开。与之不同的是，Daily 等提出的 Stanford 分型是一种功能分型[6]：所有累及升主动脉的夹层都视为 A 型，而不管其原始破口位于何处。支持 Stanford 分型的观点认为，主动脉夹层患者的临床表现主要取决于是否累及升主动脉。反对的观点认为，由于患者总体的异质性，简单的临床分类难免带有局限性的。同样是 A 型的患者，如夹层远端累及的范围不同，其差别可能会很大。鉴于 Stanford 分型简洁、实用的特点，且被学界广泛接受，我们在本章论述中全部使用 Stanford 分型。

发病率

主动脉夹层是主动脉疾病导致死亡最常见的疾病。在美国，其发病率较腹主动脉瘤破裂的发病率高约 3 倍。[7]据估计，主动脉夹层全世界的发病率是 0.5～2.95/（100 000 人·年）；美国的发病率是 0.2～0.8/（100 000 人·年），估计每年约有 2000 例新病例。[8]但这些数据仅仅是估计值，有一组尸检报告显示只有 15% 的病例有生前诊断，说明许多因主动脉夹层的突发死亡并未在生前诊断。[9]临床上，主动脉 A 型夹层的发病率相对更高一些。

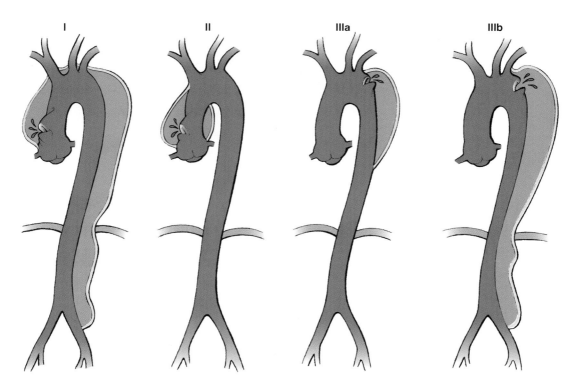

图 50-1　主动脉夹层分型。Debakey Ⅰ 型与 Stanford A 型夹层累及升主动脉，主动脉弓与降主动脉；Debakey Ⅱ 型夹层只累及升主动脉，这部分类型包括在 Stanford A 型的分型中；Debakey Ⅲ 型夹层与 Stanford B 型夹层是指夹层始发于降主动脉或胸腹主动脉（无论其主动脉弓部的累及情况）。进一步根据是否累及腹主动脉可以将其分为 a 和 b 亚型

表 50-1　主动脉 A 型或 B 型夹层的临床特点

	A 型	B 型
比例	60% ~75%	25% ~40%
性别（男：女）	1.7 ~2.6:1	2.3 ~3:1
年龄	50 ~ 56	60 ~ 70
高血压	+ +	+ + +
结缔组织病	+ +	+
疼痛		
胸骨后	+ + +	+，－
后背	+，－	+ + +
昏厥	+ +	+，－
脑血管事件	+	－
心衰	+	－
主动脉瓣反流	+ +	+，－
心梗	+	－
心包积液	+ + +	+，－
胸腔积液	+，－	+，－
腹痛	+，－	+，－
无脉征	上肢与下肢	下肢

病因及发病机制

目前有几种假说都试图解释内膜撕裂（原发破口）使动脉血流在动脉壁中层形成一分裂层的机制。最初的观点认为，由于主动脉中层存在生化异常，正常机械压力作用于动脉壁就会造成内膜撕裂，称之为中层囊性坏死或退行性变。关于主动脉中层的异常与内膜撕裂之间的关系并没有得到足够的科学证据支持。事实上，仅有少数急性主动脉夹层的患者发现有中层退行性变，而且大多数是儿童。[10] 因此，近来这种理论的支持者越来越少。

另外，有资料提示主动脉夹层与主动脉壁内血肿存在联系。这种理论的提出者指出，动脉中层的滋养血管出血会形成一管壁血肿，导致舒张期局部区域内膜张力增高，这些部位会出现内膜撕裂。事实上，10% ~20% 的急性主动脉夹层的患者存在血管壁血肿，提示这可能是夹层的起因。[11] 穿透性动脉粥样硬化性溃疡曾被认为是某些病例内膜撕裂的来源，因此，许多中心将升主动脉透壁溃疡同夹层一样对待。[12] 虽然这确实在这些患者中出现，但透壁溃疡导致全动脉夹层这一机制的支持者逐渐减少。胸主动脉动脉粥样硬化多表现为穿透性溃疡，夹层可发生于整个动脉的几率也不支持这一理论。

主动脉夹层没有确定的单一的病因，目前的研究确定了以下几种可损坏动脉壁导致夹层的危险因子（表 50-2）。

表 50-2　主动脉 A 型与 B 型夹层的危险因素

高血压

结缔组织病

Ehlers- Danlos 综合征

马方综合征

Turner 综合征

主动脉囊性中层病变

主动脉炎

医源性

动脉粥样硬化

胸主动脉瘤

主动脉二瓣化

外伤

药物

主动脉缩窄

怀孕

先天性主动脉瓣狭窄

多囊肾

席汉氏综合征

库欣氏综合征

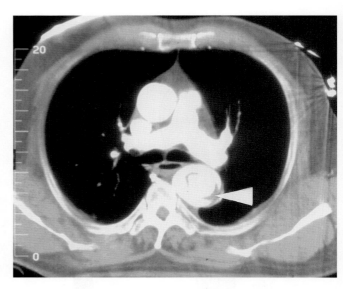

图 50-2　一例急性创伤性主动脉夹层的 CT 影像的横断面上可见近乎全周剥离的主动脉内膜片（箭头）

其中包括直接作用于动脉壁的机械压力（如高血压、高容量、动脉血流紊乱）；和影响动脉壁结构的因素（如结缔组织异常、直接化学破坏）。高血压是与夹层发病关系最密切的机械因素，超过 7 5% 的主动脉夹层病例合并有高血压。[8]尽管增高的张力对动脉壁的作用是直接的，但是高血压引起夹层的确切机制尚不清楚。同样，高血容量、高心排出量和不正常的激素环境肯定会增加妊娠期夹层的发病率，但其机制也不清楚。动脉粥样硬化本身并不是主动脉夹层的危险因子，除了同时存在动脉瘤或动脉粥样硬化性溃疡，后者会引起胸降主动脉夹层。动脉内膜医源性损伤会引起夹层。导管插入术、体外循环时主动脉根部和股动脉插管、置主动脉阻断钳、在主动脉上的外科操作（主动脉瓣置换术和冠状动脉旁路移植术）、主动脉内球囊反搏等均有报道可引起夹层。外伤性主动脉横断很少形成广泛剥离的夹层，而是形成另外一种不同形式的主动脉夹层。其部位多局限在主动脉峡部，除了具有引起破裂的风险外，还会因内膜和中层环状撕脱造成主动脉狭窄，即假性主动脉缩窄（图 50-2）。

一旦在主动脉中层形成分裂层，由动脉内膜及部分中层组成的内膜片将漂浮于管腔，原发破口通常超过动脉周径的 50%。原发破口累及动脉全周呈套筒样剥脱的情况较少见，如果出现，往往意味着预后较差。A 型夹层的原发破口通常位于升主动脉的右前方，其延展路径在某种程度上是有某种规律的，通常螺旋式通过主动脉弓，进入降主动脉和腹主动脉的左后侧方。主动脉夹层也可逆行进展，累及冠状动脉开口，这种

情况约占全部夹层的 11%。[11]急性夹层 80% 的死因是心肌缺血和夹层破入心包腔。通常远端的假腔通过夹层片上一个或多个破口与真腔交通。约 4% ~12% 病例的假腔远端为盲端，这种情况下假腔内的血液会形成血栓。假腔也会穿透外膜引起破裂死亡。不管假腔和真腔有无交通，动脉分支的灌注都可能被夹层所累及，引起远端器官缺血（图 50-3）。如果上述急性期的并发病变能够避免，由部分中层和外膜所组成的薄弱的外层动脉壁将随时间而扩张，最终形成动脉瘤。这种远期并发症是大多数各型慢性夹层需要手术的原因。

主动脉外膜与极少量中层提供动脉壁的张力强度。主动脉中层由环形排列的平滑肌和结缔组织构成，结缔组织蛋白包括胶原、弹性蛋白、纤维蛋白及基质。中层结构异常与主动脉夹层有关，如马方综合征和 Ehlers- Danlos 综合征等结缔组织病。马方综合征是常染色体遗传病，位于 15 号染色体长臂的纤维蛋白-1 基因（FBNI）发生点突变，导致中层构成异常，该病在新生儿中发病率大约为 1/5000。[13]但是，一些疾病有不完全型，其中 25% 属散发未知纤维蛋白病变。Ⅳ 型 Ehlers- Danlos 综合征是一种 Ⅲ 型胶原蛋白 proαⅠ（Ⅲ）链的疏松结缔组织疾病，发病率为 1/5000。[14]值得注意的是，在未查到生化和遗传学异常的人群中也有相同的夹层高发情况。[7]

临床表现

症状和体征

急性主动脉夹层患者约有 40% 于发病时即刻死亡。发病后能够存活下来的患者一般通过药物治疗能够使病情稳定。对这部分患者来说，药物等治疗干预可改变主动脉夹层的自然病程，故临床预后最终取决于夹层的类型、就诊时间、患者相关的因素及提供治疗的单位的医疗质量和接诊人的相关经验。

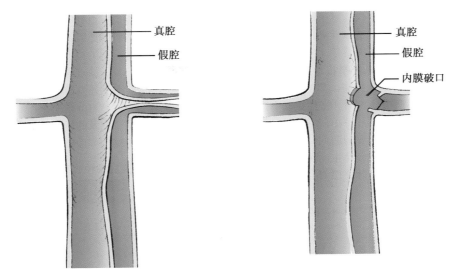

图 50-3　主动脉夹层示意图。（A）内膜片完整时真腔受压导致分支动脉灌注不良；（B）内膜片有破口时有时可以恢复分支动脉的灌注

对于病情平稳的患者如果怀疑患有主动脉夹层，评估包括详细的病史及查体，着重发现那些能帮助明确诊断的症状及体征。约 30% 诊断为急性主动脉夹层的患者最初被误诊为其他疾病，因此需要医生对与本病相关临床表现高度警惕。大多数主动脉夹层患者有剧烈的、不能缓解的胸痛，此类疼痛的患者必须要考虑有主动脉夹层的可能性。这种疼痛通常是患者以往没有经历过的，常会引发焦虑。升主动脉夹层的疼痛通常位于胸骨中部，降主动脉夹层的疼痛多位于肩胛间区（表 50-1）。疼痛最剧烈的部位随着夹层正向或逆向扩展会发生改变，这种"迁移性疼痛"应该引起临床的高度警惕。疼痛的性质常描述为"撕裂样"或"撕脱样"。疼痛程度极强而且持续。不伴发疼痛的主动脉夹层也有报道，这类情况通常发生在有动脉瘤的患者。这种情况下，新发夹层的疼痛与原有的动脉瘤的慢性疼痛不易区分。部分患者还会出现与脑、四肢及内脏灌注障碍相关的症状和体征。在最初的疼痛症状后，这些缺血引发的临床表现可能会掩盖真实的主动脉夹层诊断。

既往史中如原发性高血压、主动脉瘤、家族性结缔组织疾病等危险因素有助于协助诊断。违禁药物的使用也逐渐成为有助于早期诊断的重要易患因素。主动脉夹层引起的胸痛的鉴别诊断有心肌缺血、主动脉瘤、急性主动脉瓣反流、心包炎、肺栓塞、胸壁肌肉骨骼疼痛。相关的病例需要考虑到主动脉夹层的可能性，因为不同的治疗方法（如急性心肌梗死的溶栓治疗）将影响到急性主动脉夹层患者的生存率。

急性主动脉夹层患者表现出病态面容，心动过速常伴随着血压增高，系由基础血压过高以及因疼痛及焦虑引起儿茶酚胺水平增高所致。低血压和心动过速常出现在动脉破裂、心脏压塞、急性主动脉瓣反流，以及因累及冠状动脉开口引起的急性心肌缺血。少数的急性主动脉夹层患者有外周血管征异常，不同的外周血管征能帮助判断主动脉夹层的类型。上肢动脉搏动消失提示夹层累及升主动脉，下肢动脉搏动消失提示夹层累及降主动脉。随着主动脉夹层剥离范围的进展或血流通过继发破口由假腔进入真腔，外周血管征的表现也会改变。心脏听诊有舒张期杂音提示伴有主动脉瓣反流，第三心音出现提示左心室容量超负荷。检查发现颈静脉怒张和反常脉搏提示心脏压塞。对任何

不稳定的患者应注意识别这些征象，确立正确的诊断及治疗方案。单侧呼吸音消失，通常为左侧，提示主动脉渗出或主动脉破裂引起的血胸。另外胸腔积液也可能是由于主动脉夹层相关的胸膜炎症所引起。在治疗前，这些病变需要进行的深入评估。

全面的中枢和外周神经系统检查非常关键，因为有 40% 的急性 A 型夹层会有神经系统的异常。累及头臂血管影响脑灌注会出现短暂的晕厥或脑卒中。晕厥也可能是夹层破入心包所引起，通常提示预后不佳。脑血流灌注的恢复对脑卒中并不能起到有效治疗作用，反而可能会引起出血和脑死亡，即便如此，此类患者仍具备手术指征。脑卒中在急性 A 型夹层的发生率小于 5%。肋间动脉和腰动脉失去灌注会引起脊髓缺血和截瘫。缺血引起的外周神经功能障碍与脊髓灌注异常的表现近似但预后不同，这些患者通常恢复外周神经的血流灌注后症状会得到改善。急性主动脉夹层还会因局部压迫引起上腔静脉综合征、声带麻痹、呕血、Horner 综合征、咯血、气道受压。

主动脉分支的低灌注综合征可以发生在从冠脉开口到腹主动脉分叉全程的所有分支，而且低灌注综合征在特定患者中可以成为主要的表现。主动脉夹层患者合并至少一个器官低灌注的情况并不少见（表 50-3）[15]，在尸检的患者的中器官低灌注的证据比源自临床的统计更多一些。大多数病例中，主动脉分支阻塞的机制是由于分支血管假腔对真腔的压迫。分支血管的内膜开口有时也会从主动脉内膜上完全撕脱下来，该分支血管的假腔不同程度地为相应器官进行血流灌注。

表 50-3　急性主动脉 A 型与 B 型夹层脏器灌注不良的常见部位

血管系统	发生率%
肾	23 ~ 75
四肢	25 ~ 60
肠	10 ~ 20
冠脉	5 ~ 11
脑	3 ~ 13
脊髓	2 ~ 9

慢性主动脉夹层通常缺少临床症状。对于有主动脉瘤病变基础的患者，可能是在一次无症状的急性夹层的发病后偶然被发现。部分慢性主动脉夹层患者需要手术治疗，通常手术治疗的原因是由于夹层累及的主动脉节段出现瘤样扩张。慢性主动脉夹层的症状主要是间断性钝痛，甚至可以是瘤样扩张压迫骨性胸廓引起的骨骼肌肉性疼痛。慢性主动脉 A 型夹层合并主动脉脉瓣反流可出现乏力，胸闷和胸痛的症状。少数情况下，慢性主动脉夹层因为重要的肋间动脉断裂或血栓闭塞会出现下肢瘫痪的症状。通常慢性主动脉夹层较少出现器官灌注不良，这是由于慢性主动脉夹层真假腔之间的交通良好。

■ 诊断与检查

常规的诊断检查包括血液检查、胸部 X 线片、ECG 等，但这些检查不足以对急性主动脉夹层确诊。心电图大部分无缺血性改变，仅 20% 的急性 A 型夹层患者有心电图缺血性改变。心电非特异性复极化异常占累及冠状动脉开口的主动脉夹层患者的 1/3。心电图可以提示由于长期高血压造成的左心肥厚。急性主动脉夹层患者中 60% ~90% 会有胸部 X 片异常（图 50-4）。虽然大多数主动脉夹层患者胸片表现可能有一处或几处异常，但是完全正常的胸片表现并不能排除主动脉夹层诊断。血液标本化验包括血常规、电解质、肌酐、心肌酶谱、血型等筛查项目。这些血液检查在临床诊断尚未明确时就已经进行。通常主动脉夹层患者会有轻微的白细胞增高。由于出血的原因可能会出现贫血。患者合并脏器灌注不良的情况下，肝功、肌酐、肌红蛋白、乳酸等水平会出现异常。

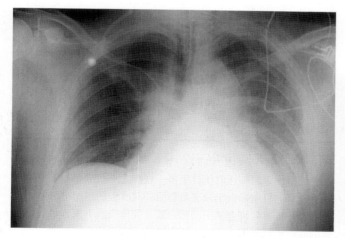

图 50-4　特征性的主动脉 A 型夹层胸部平片：纵隔增宽，器官右侧移位，主动脉结消失，主动脉肺动脉窗模糊，左侧胸腔积液

■ 影像学检查

影像学检查对于明确急性主动脉夹层解剖学特点是必须的，这与临床诊断是否已明确或病情危急程度并无关系。影像学检查要求快速完成并且要最大限度地减轻患者痛苦。目前用于急性主动脉夹层的诊断方法中有两种影像学检查方法符合上述要求：即电子计算机 X 线断层摄影术（CT）和超声。磁共振成像和主动脉造影、血管内超声，也可以用于急性主动脉夹层的诊断，但因为种种原因只可作为二线诊断方式。针对具体的临床情况选择最合适的检查方式前，应当考虑每种影像学检查方法有不同的优点、缺点和可靠性（表 50-4）。每种检查可提供独特的信息，包括原发破口及继发破口的位置、假腔内有无血流或血栓、主动脉瓣的情况、有无心肌缺血及其性质、头臂血管和动脉分支受累的情况。能够为手术计划和后继治疗提供特殊针对性数据的影像检查方式才是最适合于患者的。

表 50-4　主动脉夹层各种诊断方法的敏感性与特异性

方法	敏感性%	特异性%
血管造影	80 ~90	88 ~93
CT 检查	90 ~100	90 ~100
血管内超声	94 ~100	97 ~100
超声		
经胸超声	60 ~80	80 ~96
经食管超声	90 ~99	85 ~98
磁共振	98 ~100	98 ~100

由于螺旋 CT 的普及，使其已经成为诊断急性主动脉夹层最常用的检查。静脉造影剂的使用可能会造成其在某些临床情况下应用受限。但螺旋 CT 可以提供大多数医生所熟悉的图像资料，并且有很高的敏感性和特异性。这项检查可以快速完成，符合急性夹层的早期处理的要求。胸腔和心包腔等结构也能被清楚地显示。当显示为动脉相时，还可以评价动脉分支血管；评价头臂动脉受累情况的准确度可达到 96%。主动脉夹层诊断的确定必须要具备由于主动脉内膜片分隔开而形成的真假腔（图 50-5）。主动脉影像的三维重建不但为诊断提供信息还可为手术方案的制定提供信息。

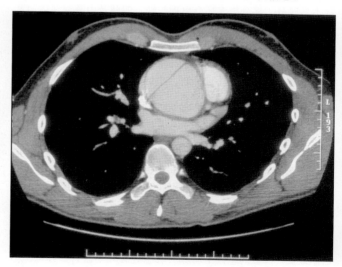

图 50-5　主动脉夹层的 CT 影像显示主动脉 A 型夹层患者升主动脉中段的内膜片

经食管超声心动图（TEE）是目前第二位最常用的用于诊断急性主动脉夹层的检查。它很普及，不需要静脉造影剂或放射线即可提供动脉的动态图像以指导诊断（图 50-6）。

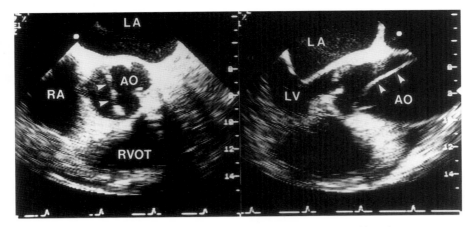

图 50-6　食管超声显示主动脉 A 型夹层内膜片，短轴（左）与长轴（右）

TEE 要求操作者有丰富的经验，以保证检查安全和获得需要的图像。最安全的 TEE 检查状态是在手术室全麻下，此外 TEE 检查也可在局麻及轻度镇静并且有监护的状态下进行。曾有过在超声检查困难的情况下发生夹层破裂的报道，故检查时让患者处于舒适状态十分重要。要排除急性夹层的诊断，需要完整地检查主动脉全程。TEE 检查的绝对禁忌证包括食管静脉曲张、狭窄、肿瘤等疾病。胃内充盈或餐后是相对禁忌证，对于绝大多数患者而言这样的检查仍可以被视为安全的。急性主动脉夹层的诊断标准包括看到一个将主动脉分隔成两个不同的腔的回声层面，且可以重复观察到，能与主动脉周围的心脏结构相鉴别。真腔会在收缩期扩张和舒张期受压。通过辨认剥离片远端的破口和借助彩色多普勒观察假腔内的血流，可以发现真假腔的交通。血流消失提示假腔内血栓形成。TEE 还可以提供主动脉瓣和心包腔的高质量的图像。可以直接观察到冠状动脉开口。通过评定左心室节段性的运动状态可以间接判断有无心肌缺血。彩色多普勒可以准确定量评估主动脉瓣反流，可以用于评定合并的瓣膜异常。心包及胸腔也能观察到，所以可以确定有无积液。

经胸超声心动图（TTE）提供升主动脉及主动脉弓的图像，有助于诊断，但不如经食管超声心动图敏感。因此，虽然经胸超声心动图的图像对诊断很有价值，但不足以确诊。患者相关因素如体型、肺气肿及机械通气等也会限制经胸超声心动图检查。经胸超声心动图检查后还要补充完成经食管超声心动图。因后者能提供整个主动脉更为详细的信息。

主动脉造影最早于 1939 年用于诊断急性主动脉夹层，至今仍被认为是诊断的金标准。主动脉造影是有创检查，需用造影剂使主动脉在多个二维的投影上显影，但是造影剂常有肾毒性。确定主动脉夹层的诊断需要观察到：内膜片、主动脉双腔改变或者由于假腔内血流而受压的真腔（图 50-7）。夹层的间接征象包括分支血管的异常，假腔充盈时内膜轮廓的异常。主动脉造影还可以评价主动脉瓣的反流情况，A 型夹层时也只有这种方法可以进行冠状动脉造影。但一般不推荐冠状动脉造影检查，因为只有 10% ~20% 的急性 A 型夹层累及冠状动脉开口，而且在手术时很容易评估。有 25% 的急性主动脉夹层的患者同时患有冠状动脉粥样硬化，即使对于这些患者也应该先修复夹层。在 B 型夹层出现肠系膜缺血或少尿时，或 A 型夹层出现器官灌注障碍时，主动脉造影时还可以借助导管进行治疗。主动脉造影会出现假阴性，常发生在当真假腔中血栓形成或真假腔的对

比剂的透光度相等时。造影诊断壁内血肿比较困难，因为没有内膜破口，而穿透性溃疡则容易被发现。主动脉夹层的特殊类型用 CT 扫描或 MRI 诊断最好（图 50-8、图 50-9）。主动脉造影需要一个熟练的团队完成，这限制了其在急诊状况时的使用。在不同诊疗中心，团队准备时间差异很大，致使主动脉造影比其他可以立即使用的检查方法较少应用。主动脉造影需要经动脉插管，引起的疼痛可能会造成夹层破裂或扩展。

经血管内超声（IVUS）是一种在导管基础上的成像手段，它可以提供主动脉夹层的患者的动脉壁和内膜片的动态图像。它特别有助于描绘夹层的近端和远端范围，对于主动脉造影难于区分的真腔和假腔的情况也可帮助辨别。高分辨率的图像可以区分正常的三层结构的动脉壁与假腔相邻的不正常的薄壁。因为动脉壁可以成像，使得主动脉壁内的血肿和穿透性溃疡也可以被发现。目前作为一个独立的影像检查方法，它比较耗时，并且要求操作人员技术熟练。正如动脉造影一样，通常不用于急性夹层的初始检查。对于初始的影像检查为阴性而临

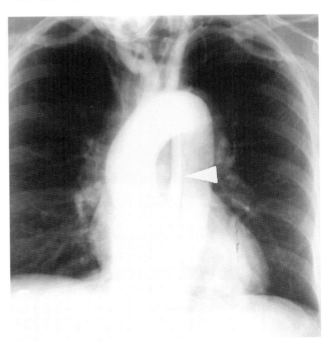

图 50-7　急性主动脉 B 型夹层的造影显示真假腔内不同的造影剂分布，图中可见内膜片（箭头）将真假腔分隔开

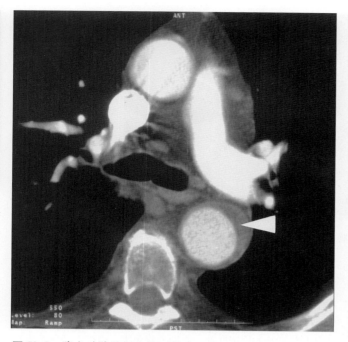

图 50-8　降主动脉壁间血肿（箭头）的 CT 影像

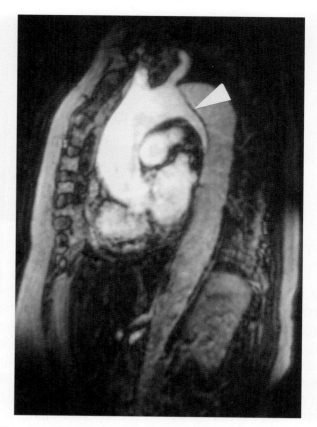

图 50-10　增强 MRI 矢状位像显示慢性主动脉 B 型夹层，主动脉内膜片（箭头）清晰可见，假腔累及胸腹主动脉全程

成像仍未广泛普及而且体内金属体的情况限制了其应用。MRI 的另一缺点是高达 64% 的检查有伪像，这尤其需要放射学的专家来读片，上述这些原因使磁共振成像不常应用于急性夹层诊断。

■ 诊断策略

评估可能的急性主动脉夹层患者，首先要从临床角度判断主动脉夹层的可能性以及评价患者的血流动力学状态稳定程度。对于血流动力学不稳定的患者在检查 ECG 排除急性冠状动脉综合征后要立即转送入手术室。药物治疗应当在考虑此诊断后就开始应用。对于此类患者，我们会在基本监护的基础上进行气管插管、机械通气。进行食管超声检查。如果 TEE 检查没有发现急性主动脉夹层，血流动力学状态不稳定的患者应建立保护性气道和有创监测，以便考虑其他诊断并继续复苏抢救。对 TEE 检查阴性但仍然高度怀疑急性夹层的患者，应行 CT 检查或动脉造影（包括经血管超声）。

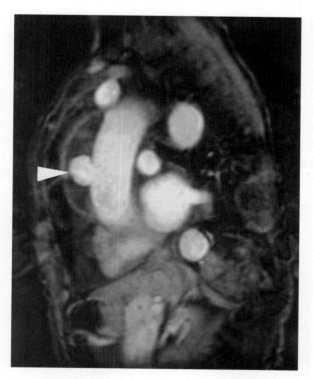

图 50-9　增强 MRI 矢状位像显示升主动脉穿通性溃疡

床又高度怀疑夹层的患者，经血管内超声结合动脉造影检查将最有帮助。

磁共振成像（MRI）和新型使用对比剂的磁共振血管造影术可以提供更优良的图像确诊动脉夹层（图 50-10）。事实上，从文献报道的影像诊断准确率来看，有人认为它是诊断主动脉夹层的金标准。夹层表现为内膜片将动脉腔分隔为两个或更多的通道（图 50-11）。与 CT 相似，MRI 提供全部动脉、心包腔、胸腔和详细图像。动态图像还可以用于评价左心室功能、主动脉瓣膜状态、主动脉分支血管及假腔内的血流。然而，由于磁共振

对于临床表现及血流动力学状况稳定的患者，可以进行更详细的病史询问及物理检查，并可根据特殊的表现选择合适的影像检查。在 Virginia 大学，这样的患者首选 CT 检查。CT 机位于急诊室，15 分钟内就可以获得所需的图像资料。如果检查阴性但仍然高度怀疑该病，可以行经食管超声检查。最近的一项回顾性研究发现，平均应用 1.8 项影像检查就可以正确地诊断急性主动脉夹层。[9] 尽管 TTE 是一项相对不太敏感的检查（特别对降主动脉），怀疑有急性 A 型夹层的患者可以先做这种检查。如果阳性，随后的 TEE 检查确诊可以在手术室进行，以加快外科手术处理。如果阴性，CT 扫描或在 ICU 进行 TEE 检查是必要的。

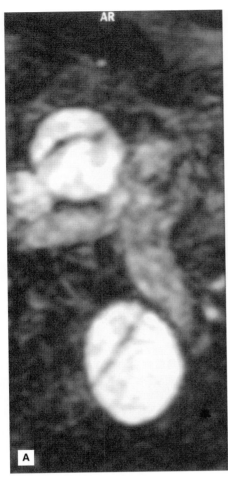
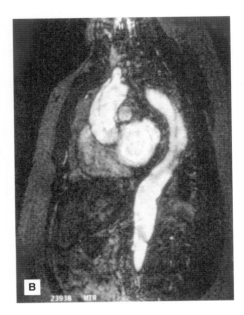

图 50-11　增强 MRI 横断面像。（A）与矢状位像；（B）显示主动脉 A 型夹层

慢性主动脉夹层的影像学检查主要用于检查病情进展，也可以在有相应的临床症状以及进行手术前准备时进行。主动脉夹层的常规性复查可以选择 CT 或者 MRI，而 CT 被视为更好的选择是因为在急性期主动脉夹层通常是用 CT 进行诊断的，而且 CT 检查的分辨率，患者依从性，以及低花费的特点都使其适宜进行疾病的复查。MRI 应用于有肾功能不全的患者的复查以及进行手术前的解剖学判断。对于合并有主动脉瓣反流的慢性主动脉夹层患者，进行 TTE 检查对照主动脉反流量的变化是必要的。年龄大于 50 岁的患者，手术前需要进行常规性冠状动脉造影检查。冠状动脉造影的同时可以进行主动脉造影，这可以补充在无创性检查中不能获取的解剖信息，例如主动脉分支的起源情况等（图 50-12）。

急性主动脉 A 型夹层的治疗

■ 自然病程

急性主动脉 A 型夹层的致死率是非常高的。大约 50% 的急性 A 型夹层的患者在发病 4 8 小时内死亡。[16] 传统观念认为，急性 A 型夹层在自然病程下有每小时 1% 的死亡率。然而新的资料显示，某些高风险组应用药物治疗有了不同的预后。有一项研究，28% 的急性夹层患者因为各种原因接受药物治疗，其住院死亡率为 58%。[8] 如此高的死亡率提示，存活的急性 A 型夹层的患者应尽快地诊断并尽早治疗。

■ 初期内科处理

急性主动脉 A 型夹层的高死亡率要求确诊后立即开始治疗。诊断核心是明确诊断的同时识别出需要立即进行处理的危险因素。做出这样评估的地点因为患者的病情不同而有区别。血流动力学相对稳定的患者可以进行较为详细的诊断和对应处理，而血流动力学不稳定的危重的患者此过程应当在手术室完成。对因失血到胸腔或心脏压塞而出现低血压的患者，应将患者在复苏与抢救的同时转运进入手术室。对于清醒患者，尽量避免在手术室以外的地方做经食管超声检查或中心静脉置管，患者在这些过程中感到的不适会引起血压升高进而可能会使动脉破裂或夹层进展。

对于血流动力学稳定的患者，要检测双上肢与双下肢的血压。夹层双向扩展，但是向近端的扩展会迅速影响血流动力学的稳定性。对疼痛明显的高血压患者先要给予麻醉性镇痛药以控制血压。通常急性主动脉夹层患者控制性降压的目的是：首先收缩压下降可以降低动脉壁的张力，减少破裂的可能性；另外减少动脉血压上升的速率可以减少动脉壁的剪切力，降低夹层进展的可能性。[4] 为达到上述目的，用药物将收缩压控制在 90~110mmHg，心率低于 60 次/分。

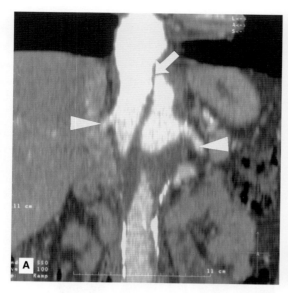
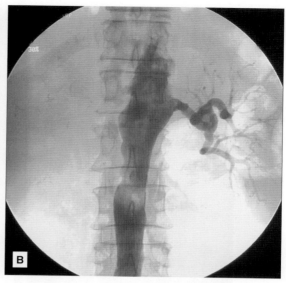

图 50-12　增强 MRI 的冠状位像（A）显示慢性 B 型夹层患者的左右侧肾动脉开口（箭头）被内膜片分隔于真假腔。造影显示左右侧肾动脉分别由真假腔单独供血。上述检查为辅助性，对于决定手术方法有参考价值

控制疼痛可以减少儿茶酚胺的释放与降低夹层破裂的机会。药物治疗首先应当使用麻醉镇痛剂。控制血压常用的药物有 β 受体拮抗剂和外周血管扩张剂。应当首先应用 β 受体拮抗剂如：艾司洛尔，因为其减慢心率的效应会受到血管扩张剂降低血压效应的抵消，而且血管扩张剂会增加每搏输出量和主动脉剪应力。长效 β 受体拮抗剂会使心率降低至 60 次/分以下。使用 β 受体拮抗剂后，可使用硝普钠等血管扩张剂以进一步控制血压。硝普钠是一种直接的动脉扩张剂，起效快，持续时间短，这使得它成为一种理想的快速控制血压的药物。当硝普钠单独使用时，主动脉收缩压上升的速率会增大，加用艾司洛尔可降低心肌的收缩力和减慢心率。避免使用负荷量的艾司洛尔和硝普钠，以免引起低血压。在亚急性期，还可选用 β 受体拮抗剂普萘洛尔、美托洛尔以及混合性 α、β 受体拮抗剂拉贝洛尔。另外对那些对 β1 受体拮抗剂有禁忌证的患者，可以用尼卡地平等钙通道拮抗剂，也可达到血压控制且不影响心脏功能。

手术指征

急性 A 型夹层的手术目的是恢复真腔血流并且防止主动脉夹层出现灾难性事件如：主动脉破入心包或胸膜腔，撕裂到冠状动脉开口或主动脉瓣。除了高危患者之外，只要累及到升主动脉，就有手术的指征（表 50-5）。如何判断高危患者及高危因素是一个临床难点。比如，患者的年龄通常不被认为是手术的绝对禁忌证。然而大于 80 岁的急性 A 型夹层患者的手术治疗效果较差。患者就诊时的神经系统状况也会影响手术治疗的决定。多数人认为反应迟钝和昏睡状态的患者很少能从手术中获益。就诊时有卒中或偏瘫等并发症的患者不是手术治疗的禁忌证。夹层的真腔或假腔内已形成血栓的患者仍可能发生致死的并发症，应该手术治疗。同样的，亚急性 A 型夹层的患者（即发病 2 周后的患者）也需要手术治疗。Scholl 等研究表明，这些患者没有发生夹层早期的并发症，可以安全地行择期手术，而不需急症手术。[17]

表 50-5　急慢性主动脉 A 型与 B 型夹层的手术指征

夹层类型	指征
急性	
A 型	确诊即有指征
B 型	内科药物治疗无效（持续疼痛，持续高血压）
	主动脉直径进行性扩张
	主动脉夹层剥离范围扩展
	急性主动脉破裂或先兆破裂
	脏器灌注不良
慢性	急性主动脉破裂或先兆破裂
	主动脉夹层引发症状（心衰，心绞痛，主动脉瓣反流，卒中，疼痛）
	脏器灌注不良
	主动脉瘤样扩张直径 ≥5.5cm（A 型）≥6.5cm（B 型）
	主动脉直径扩张速度 >1cm/年

手术治疗

麻醉和监护

主动脉夹层手术的麻醉是以麻醉镇痛药为基础，辅助以吸入药物维持。经胸骨正中切口的手术应用单腔气管插管，经左胸切口虽然没有规定一定要使用双腔气管插管，但使用双腔气管插管还是会有帮助。监测包括经中心静脉留置的肺动脉导管和根据不同手术方式留置的一根或多根动脉血压监测通路。必须为所有可能出现的情况做准备，最重要的是为可能出现的低体温停循环做准备。单侧或双侧桡动脉和至少一侧股动脉测压是必须的，以确保全身的血供。所有患者都应留置经食管超声

的探头。通过留置在膀胱的 Foley 导尿管和食管的鼻咽探头监测体温。备皮应包括腋窝及股动脉区，以便提供所有可能的插管途径。

神经功能监测是可行的，但是即使是对于择期手术的病例，其应用仍然是有争议的。颅脑和脊髓监护的支持者认为这些监测手段可以在神经细胞发生不可逆损伤之前发现早期损伤。而反对者认为，该监测技术处于学习曲线阶段，而且在监护仪发现缺血性神经改变时，损伤已经产生了。最佳的监测方法取决于夹层的位置和血流控制的相关细节。升主动脉和主动脉弓范围内的操作会影响颅脑的灌注。在这种情况下，目前采用经颅多普勒（TCD）和红外光谱仪（NIRS）进行监测。术中 TCD 可用于观察插管异位和记录逆向灌注的调整情况。而反对者认为由于脑血流基线流速较缓，颞骨较厚，所以难以实现 TCD 的术中应用。持续非创伤性 NIRS 可以用于监测术中脑组织氧供，作为血供的标志物。尽管 NIRS 在主动脉夹层中的应用价值仍不清楚，但是支持者根据冠脉搭桥手术的研究结果外推其在夹层手术中的作用。NIRS 可以用于监测术中局部氧供的变化，这在手术体温正常期至关重要。体感诱发电位（SSEP）的作用也有争论，可能用于发现外周神经至脑神经任何位置的神经损伤。这项监测甚至可以先于脑电图（EEG）发现低体温停循环时的脑缺血。SSEP 也可发现脊髓缺血，并确认需要再植的血管。几家中心的回顾性研究显示，应用 SSEP 后，术中和术后截瘫患者减少。神经功能监测作为一种新生的技术，对于有经验的操作者可能有效。

止血

主动脉夹层手术常会有大量的出血。严格的血液保护是手术很重要的一方面，应至少准备一个血液回收装置。在手术开始前，应将备好的红细胞、血小板、新鲜冰冻血浆取至手术室。患者手术前状态引起的凝血紊乱、体外循环、深低温停循环都会造成大量的出血。移植血管材料的改进几乎可消除其引起的术中及术后出血。抗纤溶药物如 6- 氨基乙酸、抑肽酶也是很有用的止血剂。抑肽酶全量或半量使用均有效，在手术前使用最有效。对于应用深低温停循环的病例，我们的做法是在停循环结束后使用。患者常需要输入新鲜冰冻血浆、血小板、甚至冷沉淀物。当全身性凝血紊乱矫正后，纤维蛋白胶和止血材料如速即纱和明胶海绵也有用。

体外循环

主动脉 A 型夹层的插管要考虑到夹层的解剖与手术的范围。最为重要的是确保灌注血流进入真腔以保证良好的终末器官灌注。特殊情况下，患者需要多处插管以满足全身充足血供。插管部位的选择需要考虑到手术者的经验以及夹层的解剖特点。

静脉插管通常经右心房，使用二级静脉管道。如在停循环时进行脑逆行灌注，需要用双腔静脉插管。在主动脉瓣关闭不全的患者，需要留置左心引流管，经右上肺静脉可以很方便地放置，偶尔也经左心室心尖放置。心脏停搏液可以经冠状静脉窦置管逆行灌注，也可经没有发生夹层的冠状动脉口直接灌注。

主动脉远端的治疗范围与手术者的经验有关，许多医生认为手术应当局限在升主动脉，这种情况下，能够进行真腔灌注

的部位都可以选择进行动脉插管。股动脉是常用的动脉插管部位。当出现下肢灌注障碍伴搏动消失时，选择哪一支股动脉插管还有争议。腹主动脉夹层经常导致左股动脉源于假腔，所以右股动脉插管可能更容易灌注真腔。灌注到假腔会引起逆行剥离和起至主动脉真腔的分支血管灌注障碍。一旦出现那种情况，应立即停止体外循环，选择另外的部位插管，以达到良好的全身灌注。在胸腔已打开时，通过经食管超声的引导经升主动脉直接插管很容易取得成功。另一种可供选择的插管技术是经过左心室心尖和主动脉瓣，然后通过升主动脉止血带将插管圈定好位置。通常在内膜片上有多个续发破口，允许灌注到所有腔。

另外也有外科医生认为，切除尽可能多的病变主动脉是较为理想的。由于这样以来，切除的范围往往包括主动脉弓部，所以动脉插管必须要能够保证前向脑灌注。临床应用最为广泛的动脉插管部位是右侧腋动脉，右腋动脉插管可以直接进行右侧颈总动脉的灌注。右侧腋动脉插管可以直接切开腋动脉进行，也可以在腋动脉上缝合人工血管进行灌注。当深低温停循环开始后，切开主动脉壁，还可以在直视下进行无名动脉与左颈总动脉的插管灌注。无论插管部位是如何选择的，手术医生都必须要保证全身各器官的良好灌注。如果发现有器官灌注欠佳或者降温过程异常的现象，要及时追加动脉插管。要常规进行检查来确保颈动脉与降主动脉灌注的效果。

脑保护

主动脉 A 型夹层手术治疗时会经历影响脑部的血供的停循环期。这期间的神经系统保护措施对于神经系统的转归很重要。脑保护主要通过深低温辅助以多种形式的脑保护方法。单纯深低温是最早应用于主动脉弓部手术的脑保护方法，对于短时间的手术操作，目前仍是有效的方法之一。

文献中报道的脑保护温度各有不同，约 14~32℃。随着温度的降低，停循环的时限会延长，但是应当注意，低于 14℃ 时，会出现非缺血性脑损伤，因此应当避免。大多数研究表明深低温时可以提供 20 分钟的安全脑缺血时限。随着停循环时间的延长，脑并发症的几率也会随之增加。深低温停循环的时间应当尽可能的缩短。

在深低温停循环的情况下，可以低温的程度来估计代谢的状态。测量鼻咽和鼓室的温度可以估计脑的温度，但并非最佳方法。正因为这个原因，一些小组用脑电器描记法的脑电静止来决定合适的温度和灌注。通过降温使患者脑电静止，维持 5 分钟后，可以开始停循环过程，通常这时的温度在 15~22℃。宾夕法尼亚大学的经验是通过 45 分钟的降温过程可以使 90% 的患者出现脑电静默，而术后的卒中发生率小于 5%。在没有脑电监测的情况下，降温 45 分钟是多数患者获得脑保护的理想时间。降温过程中的脑电监测在理论上是可行的，但是对于主动脉夹层病人，这种方法在实际应用中并不容易完成。

另一种脑保护的技术是在停循环期间持续性脑灌注。脑血流灌注可以顺行也可以逆行。逆行性脑灌注技术依赖于静脉插管。如果为双腔静脉插管，在上腔静脉近端置一止血带，通过上腔静脉管逆向的血流灌注非常简单和有效。二级静脉插管时，需要缝一荷包，通过荷包在上腔静脉内留置一逆行的冠状静脉窦导管。逆行脑灌注的好处是可以清除头臂血管内动脉粥样硬化斑块物质及气体。灌流速度以保持上腔静脉压在 15~

25mmHg 最理想。

选择性顺行脑灌注近年来开始流行，当主动脉弓切开后，将无名动脉和左颈总动脉分别环绕血管止血带，并分别置入逆行冠状静脉窦导管。将左锁骨下动脉阻断后，在理想的停循环温度，逐渐增加流量以达到灌注压在 50 ~ 70mmHg。这些插管在头臂血管与人工血管吻合快完成时拔出，这时可以恢复体外循环。

通过体外循环慢慢的全身降温（20 ~ 25 分钟），保持灌注液温度与患者体温的最大温差小于 10℃ 最为理想。用冰帽包裹头部以保持脑的低温。随着温度的降低，停循环的安全时限也会延长。降温期间使用甲泼尼龙和硫喷妥被认为可以进一步降低停循环期间脑的代谢需求，但我们现在都不再使用。修补结束后恢复体外循环，全身复温到至少 37℃，同样温差不要超过 10℃。因为复温停止和脱离体外循环后，中心体温会有轻度的下降。

有学者认为辅助用药可以降低代谢率并减少损伤。很多医生选用甲泼尼龙，而降温过程巴比妥已很少应用。甲泼尼龙应早期应用，以便于激素作用于细胞核。也有人在停跳期间使用利多卡因和镁剂以稳定神经细胞膜电位。应用呋塞米和甘露醇加强利尿和促进停循环后自由基的清除。

手术技术

升主动脉及近端主动脉弓夹层的手术入路是通过胸骨正中切口，该切口可以向锁骨上、颈部、及向下延长以显露头臂血管或降主动脉。当夹层累及远端主动脉弓时，辨识和保护好左迷走神经及其喉返神经分支和左膈神经。如果 A 型夹层累及弓部（30%）或不清楚是否累及弓都，最好采用远端开放吻合技术置换升主动脉。远端开放吻合技术需要钳夹中段升主动脉，通过顺行和（或）逆行灌注心脏停搏液使心脏停搏。然后切开阻断钳近端发生夹层的升主动脉。这时可以评估并手术修复主动脉瓣，并继续全身降温。如果夹层没有累及到主动脉根部，在窦管交界远端 5 ~ 10mm 处横断主动脉。如果夹层累及窦管交界，用一条或二条 Teflon 毡片夹住剥离的动脉壁，以 3-0 或 4-0Prolene 线将其重新缝合在一起，重建近端主动脉。Safi 等比较间断带垫片的水平褥式缝合法与三明治毡片法。根据他们的经验，前一种技术更加稳固并减少以后发生主动脉狭窄的可能性。明胶-间苯二酚-甲醛（GRF）胶或新的生物胶曾被用来粘合剥离的动脉壁。然而对每一种市场有售的胶，均有再次剥离以及胶内成分（甲醛）毒性的报道。

当温度降到 18 ~ 20℃，可以中断灌注，开始短时间的停循环，移开主动脉钳，检查主动脉弓的内膜，然后根据情况做相应的修复（图 50-13）。如果内膜是完整的，可以直接行远端吻合口吻合。并在人工血管上插管、排气、上阻断钳、恢复体外循环全身复温。如果主动脉弓的内膜已累及，可以行半弓重建（图 50-14）。我们发现只有很少情况下急性夹层需要切除全部主动脉弓。如果需要做复杂的主动脉根部手术，用一根人工血管修复主动脉根部、另一根人工血管行远端主动脉吻合，然后将两根人工血管测量、剪切、吻合，这样可以保证替换的主动脉有合适的长度和角度。

如果升主动脉不能上阻断钳，患者可以降温至 20℃，然后停循环。这种情况下应先修补远端主动脉。然后在人工血管上插管，近端上阻断钳，恢复体外循环全身复温。与逆行灌注

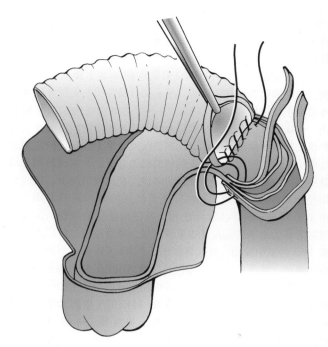

图 50-13 远端主动脉的假腔被封闭，主动脉壁缝合时内外衬垫毡条

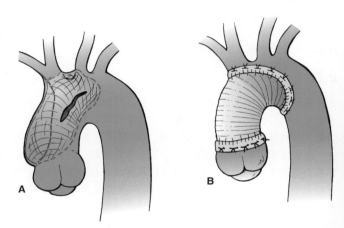

图 50-14 （A）主动脉 A 型夹层累及近端主动脉弓；（B）升主动脉与受累及的主动脉弓进行置换，远端主动脉切口衬垫毡条后进行缝合

相比，在人工血管上插管顺行全身灌注和复温，对神经系统的保护更好，所以应尽可能采用此法。有一种新出的人工血管具有 7 ~ 8mm 分支血管，很容易插管，方便应用该技术。由于没有上阻断钳，全身降温时（大约 20℃）一旦出现纤维性心室颤动，左心必须充分引流以防扩张和引起不可逆的心肌损害。近端升主动脉的修复可以在复温时完成。

如果夹层局限在升主动脉或头臂血管近端的主动脉弓，除了远端开放吻合外，还有另一种技术。通过远端主动脉弓或右锁骨下动脉插管顺行动脉灌注，传统的经股动脉插管灌注也能取得较为满意的结果。主动脉阻断钳置于无名动脉近端的主动脉上。切除升主动脉连同部分主动脉弓的下壁。如果需要，主动脉阻断钳近端剥离的动脉壁可以先修补，再用合适口径、斜面的人工血管置换升主动脉。然后再行近端的重建和吻合。整个手术过程不需要深低温停循环。

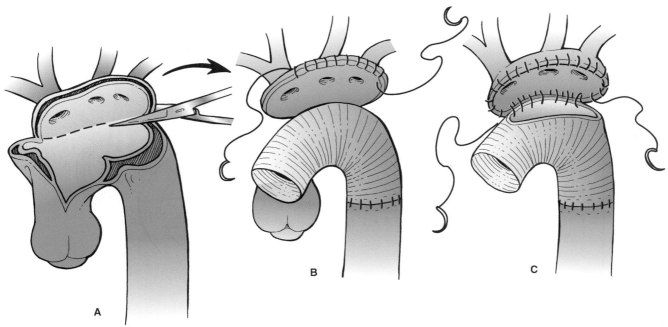

图 50-15　头臂血管的开口如果未受累可以将其共同吻合在人工血管上。（A）头臂血管开口被共同剪下；（B）夹层累及的边缘用毡条衬垫后连续缝合；（C）人工血管上相应位置剪出缺口，再将头臂血管开口原位吻合

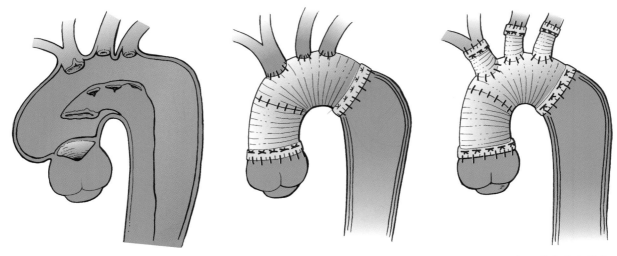

图 50-16　头臂血管开口分别自夹层假腔内膜片上剪下（左图），如果头臂血管已经受夹层累及，可以使用带有分支的人工血管进行吻合连接（右图）

单独的主动脉弓夹层少见，分类属于 A 型夹层。需要在内膜破裂的地方切除主动脉弓并予以置换。头臂血管的外科处理方法取决于相邻部位的内膜的完整性。如果完整，可将三支头臂血管作为一个补片修补后重新移植到人工血管上（图 50-15）。如果夹层累及到分支血管，各分支需要分别修剪并移植到置换主动脉弓的人工血管上（图 50-16）。

主动脉根部夹层通常不侵犯冠状动脉口的内膜。在主动脉窦管交界处置换升主动脉足以修复主动脉根部夹层，不影响冠状动脉的血流。冠状动脉开口部位内膜的微小剥离需要用 5-0 或 6-0 的 Pro-lene 线修补。如果开口部位发生全周剥离并且需要换主动脉根部，应该将冠状动脉开口部位的主动脉壁像纽扣状切下，并用 5-0 的 Prolene 线、胶或两者合用修补夹层。然后将冠状动脉纽扣重新移植到人工血管上，或移植到另外一根 8mm 人工血管的两端作为 Cabrol 修补的一部分（图 50-17）。

冠状动脉旁路移植术只用于冠状动脉开口无法修补时，而作为最后的选择。

75% 的急性 A 型夹层患者合并有主动脉瓣关闭不全。幸运的是，85% 的这样的患者都能成功保留自体的瓣膜。大多数患者主动脉瓣关闭不全的机制是缺少瓣叶交界处的支持。在窦管交界处用带垫片的 4-0Prolene 线重新复位固定瓣叶交界（图 50-18）。然后用 3-0Prolene 线及一或二条 Teflon 毡片修补剥离的主动脉根部；缝合修复窦管交界前在剥离的动脉壁之间使用生物胶，可以加固修复和重构 Valsalva 窦。保留主动脉瓣的手术需要在术中做经食管超声检查以评价术后的瓣膜情况。少于中量的主动脉瓣的反流可以接受。除了交界悬吊法，还有保留主动脉瓣的主动脉根部替换法治疗急性 A 裂夹层，但只有早期经验，患者数量也不多。有关该技术的详细介绍在慢性 A 型夹层的手术治疗一节。

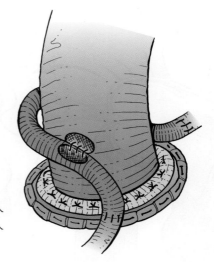

图 50-17　采用 Cabrol 方法吻合冠脉开口。一段长度约 60mm 的人工血管的两端与冠脉开口端端吻合，再将该人工血管与升主动脉人工血管进行侧侧吻合

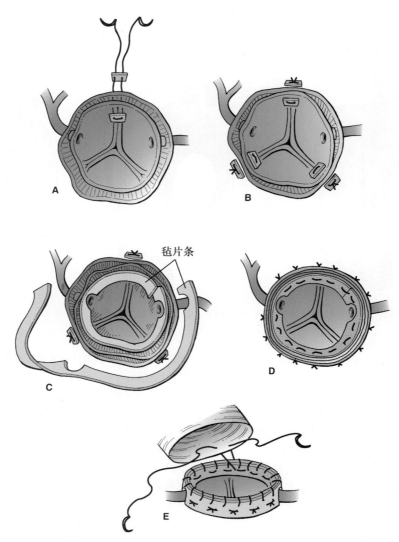

图 50-18　在 A 型夹层时悬吊与保留自体主动脉瓣。（A）用带垫片缝线将剥离的夹层对合；（B）将主动脉瓣交界重新悬吊；（C）宽度约 8~10mm 的毡片条衬垫于吻合口全周的内外侧，同时要避免压迫冠脉开口；（D）毡条的中间为主动脉壁，用水平褥式缝合加固；（E）用人工血管重建升主动脉

如果主动脉瓣不能保留，就需要用带瓣管道或同种血管替换升主动脉及瓣膜。以 2-0Tycron 缝线水平褥式缝合法置换带瓣管道（图 50-19）。再将原先切下并修补过的冠状动脉纽扣用 5-0 的 Prolene 线连续缝合移植于人工血管上（图 50-20）。先移植左冠状动脉纽扣，然后钳夹人工血管并保持一定的张力以确定右冠状动脉纽扣合适的位置和角度。类似的，同种血管也以 2-0Tycron 缝线水平褥式缝合法移植。但冠状动脉纽扣以下主动脉根部边缘需再用 4-0Prolene 线连续缝合以防出血。这对年轻女性或有抗凝禁忌证的患者是一个很好的解决方法。Ross 手术（自体肺动脉移植）不适合结缔组织有异常的患者，也不建议用于急性夹层患者。

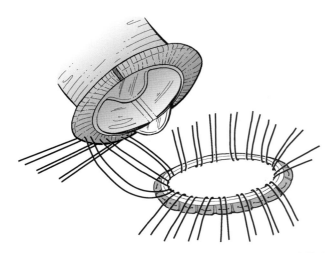

图 50-19　用 2-0 带垫片缝线沿主动脉瓣环外翻缝合将带有 St. Jude 瓣的人工血管缝合于主动脉瓣环上

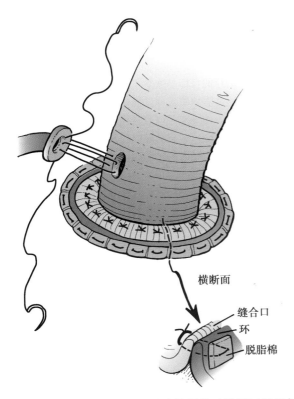

图 50-20　用 5-0Prolene 线连续缝合使冠状动脉开口以纽扣法吻合于人工血管上

术后处理

使用有创的血流动力学监测维持血压在 90～110mmHg，以确保充分的终末器官灌注。术后早期应用麻醉药和镇静/催眠药达到充分的肌肉松弛和镇静以控制血压。患者应该允许从全身麻醉状态短暂地苏醒，以便进行神经系统检查。之后患者再镇静一段时间，保证连续的血流动力学平稳并有利于止血。凝血功能障碍要积极地治疗，根据需要使用血制品或抗纤溶物质，并注意患者保温。检查血细胞比容、血小板计数、凝血功能和血清电解质等，并行相应的处理。ECG、胸部 X 光片可用以判断有无异常，并作为今后比较的基准。患者术后要进行全面的物理检查包括完整的外周血管检查。尽管已充分地修补夹层，假腔的灌注可能仍然存在，所以仍有可能发生灌注障碍综合征。如果术后怀疑有腹部灌注障碍综合征，应该进行超声检查，如果可能还应行动脉造影检查。考虑到误诊导致的严重后果，所以临床有高度怀疑就要进一步检查。到次日清晨，如果患者血流动力学平稳，没有大量的出血，神经系统检查正常，就可以逐渐脱机拔管。此后按常规处理。

远期处理

急性夹层手术成功后，就意味着开始终生的药物治疗和持续的密切随访。据估计，A 型夹层患者置换升主动脉后，只有不到 10% 的患者完全消除远端假腔的血流。作为结果，夹层修补后的自然病程包括慢性远端夹层的扩张和破裂。这是 De-Bakey 在 1982 年报告的系列病例近 30% 的晚期死亡原因，目前也是外科手术后晚期死亡的重要原因。通常用包括 β 受体阻断剂在内的多种抗高血压药物以维持收缩压低于 120mmHg。一些资料指出，将血压控制在一个较低的水平，可以减慢动脉瘤扩张的速度，从而改变慢性夹层的自然病程。冠状动脉以上的主动脉重建后，主动脉瓣的远期耐久性相当好，10 年免于主动脉瓣置换的患者达到 80%～90%。然而自体瓣膜仍可能发生进行性关闭不全，有些患者需要经胸超声心动图随访。

慢性夹层的患者需要影像检查随访，以监测动脉的直径。螺旋 CT 动脉造影和 MRI 均是可以选择的影像检查。对于有肾功能不全并只需检查腹主动脉的患者，MRI 和超声很有用。超声心动图对检查升主动脉很有帮助，并可以提供主动脉瓣的信息。能认识到各种影像检查分辨率的限制以及比较不同影像检查结果的可靠程度是很重要的。通常测量应在同一解剖层面，关注固定的解剖结构（如窦管交界、无名动脉或左锁骨下动脉、膈肌裂孔）。不管假腔有没有灌注，测量主动脉直径时一定要将其包括在内。在影像结果比较时，螺旋 CT 和 MRI 扫描的三维重建可减少因主动脉偏心率所带来的误差，有利于这部分患者的随访。目前的建议是在出院前取得一个基础影像资料，第一年的检查间隔为 6 个月。如果一年时主动脉的直径没有变化，就每年复查一次。6 个月内动脉扩张超过 0.5cm，并且三维重建图像提示偏心率增大，这些均是高危因素。如果仍没有手术指征，检查间隔将应减至 3 个月。

■ 结果

急性主动脉夹层的手术死亡率已较 1965 年 DeBakey 最初报告的 40% 有所下降。ICU 和基础护理水平的提高、影像诊断的进步提高了夹层的早期诊断率，人工血管材料止血性能的进步、更有效的止血药物以及体外循环安全性能的提高，均改善了手术死亡率。在近 20 年，许多中心报告的急性 A 型夹层的手术死亡率大约为 20%。急性夹层的早期死亡率与出现严重低血压和休克的患者数目相关。大多数病例的死亡原因是脑卒中、心肌缺血/心衰、灌注障碍。

国际急性主动脉夹层注册登记（The International Registry of Acute Aortic Dissections，IRAD）最近报道了 18 家大型中心共 526 位急性主动脉夹层患者的预后。这些患者的手术包括升主动脉置换（92%）、主动脉根部置换（32%）、主动脉半弓置换（23%）、全弓置换（12%）、降主动脉置换（4%）。总院内死亡率为 25%，血流动力学不稳定患者死亡率 31%，稳定患者死亡率 17%。死因包括主动脉破裂（33%）、神经系统并发症（14%）、脏器缺血（12%）、心脏压塞（3%）以及未明原因（42%）。

年龄并不是 A 型主动脉夹层的手术禁忌证。然而，随着年龄增长，手术死亡率增加。回顾性研究显示，45-75 岁患者手术死亡率为 20%-30%，而 80 岁以上患者死亡率高达 50%。

最近 10 年公布的结果。急性 A 型夹层手术后远期生存率，5 年大约为 55%～75%，10 年为 32%～65%。术后存活的 A 型主动脉夹层患者 1 年生存率为 96%，3 年为 91%

急性主动脉 B 型夹层的治疗

■ 自然史

主动脉 B 型夹层约占主动脉夹层的比例为 40%，与 A 型夹层相比，显示出相对良性的病程。

大多数主动脉 B 型夹层可以在药物治疗的情况下度过急性期与亚急性期。大约 20%～30% 的合并有并发症的主动脉 B 型夹层需要进行急诊手术或腔内干预。并发症包括急性主动脉破裂，主动脉扩张，血流动力学恶化，药物治疗不能控制的持续性疼痛，药物治疗不能控制的高血压与器官灌注不良综合征。急性 B 型夹层的致死原因最主要的是主动脉破裂与器官灌注不良。

药物治疗的相对成功使得急性主动脉 B 型夹层的手术治疗适应证局限于有并发症或夹层进展的情况下（表 50-5）。药物治疗主动脉 B 型夹层的住院生存率约 90%，1 年生存率 85%，5 年生存率 71%。

与此不同的是，有合并症的主动脉 B 型夹层手术治疗后 30 天住院生存率约 30%。最近的报道显示，腔内支架的方法治疗主动脉 B 型夹层可以降低死亡率和并发症率。腔内支架用于主动脉夹层的治疗始于 1999 年 Dake 以及 Nienaber 分别进行的研究报道。目前，腔内支架治疗主动脉 B 型夹层的死亡率约 5% 左右。

■ 药物治疗

以往急性主动脉 B 型夹层的手术死亡率大于 50%，而进行药物治疗的患者的死亡率为 30% 甚至更少。因此，药物治疗对于此类患者曾起到过重要的作用。药物治疗的目标与方法与主动脉 A 型夹层一致，即降低血压控制心率以减少主动脉的剪切力与假腔的扩张。

药物治疗需要气道与静脉通路的开放。对于怀疑有主动脉 B 型夹层的患者需要收住重症监护病房进行治疗。镇痛药物如吗啡对于减少儿茶酚胺释放是十分重要的。在保证肾脏、腹腔脏器和脑灌注的前提下控制血压 100～120mmHg，心率 60 次/分可以减少主动脉扩张、逆剥夹层与主动脉破裂等继发性不良事件的发生。

外周血管扩张剂硝普纳可以在应用 β 受体拮抗剂后血压控制仍然不理想的情况下使用。当硝普钠单独使用时，主动脉收缩压上升的速率会增大，所以需要和 β 受体拮抗剂合用。钙离子拮抗剂也可以控制血压，尤其对于不能耐受 β 受体拮抗剂的患者。患者如果没有心脏压塞或心衰的证据时，适当的液体治疗对血压正常或偏低的主动脉夹层患者是有益的。

如果患者的病情稳定下来，可以将药物改为口服。患者可以出院后继续治疗并且通过出院后 3 个月与之后每 6 个月一次的 CT 复查来监测病情变化。

■ 手术指征

手术治疗急性 B 型夹层的目的是防止出现威胁生命的并发症。对于急性 B 型夹层，手术仅适用于夹层不断进展的患者。手术指征有药物治疗后仍有疼痛，主动脉夹层进展，药物不能控制的高血压，先兆动脉破裂或确诊动脉破裂，主动脉直径快速扩张以及肢体、肾脏或内脏器官灌注不良综合征（表 50-5）。

■ 腔内治疗

由于开放手术治疗主动脉 B 型夹层的效果欠佳，腔内支架治疗已经成为主动脉 B 型夹层的一线方法。腔内治疗的方法包括，主动脉内覆膜支架的植入，介入内膜开窗和（或）主动脉分支血管植入裸支架改善器官灌注。由于技术的简便性与疗效的改善，腔内支架植入术已经成为主动脉夹层治疗的首选方式。

腔内支架治疗的目标是恢复主动脉真腔血流与远端主动脉分支的灌注。通常需要覆盖原发破口，尤其是当破口位于降主动脉近段时。假腔的隔绝可以改善预后。腔内支架治疗的最佳效果包括覆盖原发破口，主动脉内膜片贴服于主动脉壁，隔绝进入假腔的血流，假腔内血栓形成，主动脉分支的灌注得到恢复（图 50-21）。

另一项治疗主动脉夹层血管分支灌注不良的技术是分支血管的经皮开窗术治疗，可采用支架。这种方法在真假腔之间创建通道，使二者都有血液流通。经皮开窗术采用球囊或充气球囊或开窗刀穿破内膜垫进行开窗。随后在受影响的分支血管附近真腔内置入无覆膜的支架，以缓解管腔堵塞（由夹层内膜垫脱垂入分支血管所致）。如果也存在静态堵塞（夹层延伸进入分支血管），则直接在分支血管内置入支架（图 50-22）。与腔内支架置入的方法相比，经皮开窗主要的局限性是不能诱使假腔内的血栓形成。假腔血栓被证明可以促进主动脉重塑，降低远期主动脉扩张和破裂的风险。

在腔内支架置入闭合夹层破口后仍未能改善血管分支的预后时，经皮开窗及支架术可以用作辅助疗法。另外一种技术是 PETTICOAT。这项技术在既往的支架内置入金属裸支架以进行局部支撑，同时扩大真腔。

术前准备

主动脉夹层的腔内治疗前需要进行谨慎的术前准备。应通过影像学手段仔细研究主动脉的解剖结构和实际夹层范围。

主动脉夹层管腔内修复的术前影像学检查可选用 CTA 或 MRA。矢状面和冠状面的三维重建可用于评估主动脉的细微解剖结构。术前影像学检查可为外科医生选择器械尺寸，决定血管支架近远端位置，评估股血管和髂血管提供依据。

左锁骨下动脉在特殊情况下可以封闭且不需要再血管化。但是在同侧胸廓内动脉拟用于冠脉搭桥手术、大脑后循环供血不足、左侧椎血管优势型及左侧椎动脉狭窄或闭塞的患者不能进行无再血管化的锁骨下动脉封闭。对于主动脉大范围支架覆盖或既往行主动脉手术的患者也应考虑左侧锁骨下动脉再血管化，否则会有脊髓缺血的风险。通常采用左侧椎动脉至锁骨下动脉血管桥完成闭塞锁骨下动脉的再血管化，少数病例进行左锁骨下动脉移位的方法。可能有左锁骨下动脉阻断的患者术前都应进行头颅和颈部 CTA 以评估大脑循环状态。我们的经验是，该类手术中 50% 的患者左锁骨下动脉被覆盖，但 25% 的患者因大脑循环或上肢缺血需要再血管化。

主动脉腔内治疗的重要条件是输送器械的血管入路合适、充足。术前应通过 CTA 或 MRA 评估双侧髂股血管，应特别注意血管粗细，是否存在屈曲和钙化等影响器械安全输送的因素。

血管的最小直径应是与鞘管的外径一致。目前的输送器械要求血管直径达到 6～8mm（相当于 –20F 的传送装置）。如果股血管口径足够大，没有屈曲和钙化，则完全经皮途径是可行的，可使用自动经皮闭合装置来封闭穿刺点。或者可手术开放股血管。如果股血管的口径不足以通过装置，则需要暴露腹膜后髂动脉并置入 10mm 口径的管路以便外科医生输入治疗装置。

最近报道主动脉腔内支架治疗有 0-3.4% 的截瘫风险。术前腰椎管内插管进行脑脊液（CSF）引流可以降低永久截瘫的风险。在我们的中心，外科医生根据主动脉治疗的位置和范围及既往主动脉手术史，选择是否进行腰椎插管。如果没有术后截瘫的证据，应在 48-72 小时后拆除腰椎插管。

手术技术

管腔内支架置入可以在血管造影室或配备影像学设备的手术室进行。在我们的中心，该治疗由一组心血管外科医生和介入影像学医生组成的团队在血管造影室进行。通常需要全身麻醉，有时会因患者存在禁忌或特殊的临床状态而使用局部或皮下麻醉。术中需要进行监护，尤其是对右前臂桡动脉的监护。如上所述，术前由外科医生决定是否腰椎置管以抽取 CSF。还需要进行抗生素的预防性用药。

大多数病例需要采用双侧髂股动脉通路进行操作。选取较粗、较少钙化和屈曲的动脉作为器械入路。另外一侧经皮置入 5F 猪尾导管用于诊断对比注射。如果仅有一侧髂股动脉可用，则通过肱动脉置管进行造影剂注射并据此判断。

如果血管有明显的钙化或外科医生使用经皮血管闭合装置操作不便，可暴露股动脉并控制血管。依据我们的经验，20% 的患者股动脉口径不足以通过治疗装置。针对这些患者，需经腰部切口暴露腹膜下的髂动脉。在髂动脉置入 10mm 口径的聚合物手术导管为操作器械入路。

猪尾导管经皮下置入并推进到主动脉弓。随后用主动脉造影或 IVUS 确定导管在真腔中。这一步是重中之重。许多中心仅采用 IVUS 进行确认。根据这些影像结果决定放置支架的位置。为了确保近心端足够的支架覆盖和封闭夹层破口，有时需要覆盖左锁骨下动脉。通常在左前斜位（与荧光屏成 45-75 度角）摄片可以最佳观察支架近心端的位置。

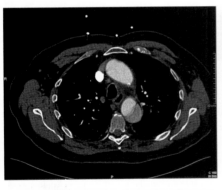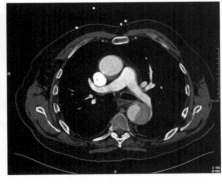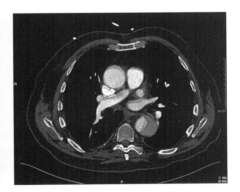

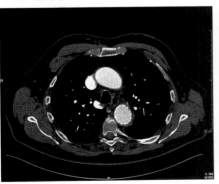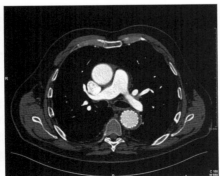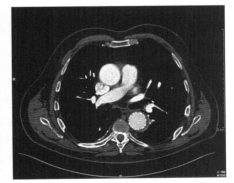

图 50-21　腔内覆膜支架治疗一名 77 岁急性主动脉 B 型夹层的患者。上图：就诊时的 CT 影像显示了主动脉夹层内膜片累及降主动脉；下图：覆膜支架治疗后一年 CT 影像显示假腔闭合主动脉重塑

图 50-22 应用介入内膜开窗与主动脉与肠系膜上动脉支架植入治疗主动脉 B 型夹层引起的腹腔脏器缺血。（A）近段主动脉真腔几乎完全受压；（B）腹腔干动脉受压；（C）肠系膜上动脉中的内膜片与受压的真腔提示血运障碍；（D）造影显示血管内膜片已经进入肠系膜上动脉；（E，F）介入内膜开窗术，主动脉内支架与肠系膜上动脉支架术后一个月的随访影像显示内膜开窗处及肠系膜上动脉均通畅

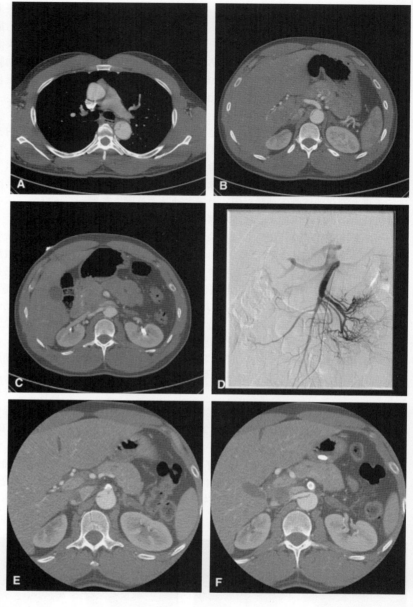

随后在髂动脉置入超硬导丝，并推进至主动脉弓。然后对患者进行肝素化。在影像监视下将导管置入腹主动脉。随后将该装置推送到支架释放处。放置导管和支架进入主动脉是该操作中最危险的步骤。在释放支架前，应控制血压和心率，以免心脏承受过度的压力负荷，同时避免释放过程中支架的移位。支架释放以后，采用血管造影和 IVUS 确定支架处于最佳位置。可能需要球囊扩张以促使支架完全开放和贴附主动脉壁，但是由于病变主动脉壁十分薄弱以及扩张支架的压力较大，所以该操作仍有风险。

在手术操作结束后，明确支架位置正确，无内漏，确认分支血管灌注不足得到缓解十分重要。为此，采用诊断性猪尾导管进行血管造影。如果仍有灌注不足的证据，则需要考虑经皮开窗或另放置金属裸支架扩张真腔等辅助措施。分支血管支架也可用于缓解稳定堵塞。在一例主动脉夹层破裂的患者中，血管腔内支架需要覆盖内膜破口和破裂口两处。而且对于伴有严重血胸的夹层患者，应在抽取胸腔积血之前首先治疗夹层破裂。

如果用手术技术治疗急性 B 型夹层，右侧卧位是理想的手术体位。骨盆向后倾斜以方便显露双侧股动脉。第四肋间后外侧胸部切口足以显露主动脉，断开第五和第六肋后缘可以显露整个胸主动脉远端。在有内脏灌注障碍时，需要胸腹联合切口以便显露腹主动脉，可以经腹腔或腹膜后腔。左侧膈肌应小心的放射状切开，并将切开的两侧邻近的部分用金属夹标记。这样不仅显露好，在手术后也方便将膈肌重新缝合。

急性夹层的理想手术是根据需要尽可能少地置换降主动脉。在大多数病例，近端的置换范围很少超过第三肋并且已经包括了原发破口。这样的策略能保护好灌注脊髓的肋间动脉以减少截瘫的发生率。急性 B 型夹层术后截瘫的发生率高达 19%。这种观点也存在争论，一些小组提倡置换全部胸主动脉。当假腔内有血流时，如果主动脉置换范围不足，残留夹层的动脉有晚期扩张形成动脉瘤的危险。既要切除所有累及的动脉，又要减少脊髓灌注障碍，这样理想的方案目前还没有。

当胸主动脉显露后，继续分离左锁骨下动脉和左颈总动脉间的纵隔组织。左锁骨下动脉套带并上 Rommell 止血器。在分

离时，关键是辨别并保护好左迷走神经及喉返神经。最终整个主动脉弓远端必须游离充分，以便能在左锁骨下动脉和左颈总动脉间放置一个主动脉阻断钳。下一步将远端降主动脉全周充分游离，这一段之间的肋间动脉要切断。分离左下肺静脉并在其后方用 4-0Prolene 线缝一荷包以便部分左心转流时插管用。静脉给予 100U/kg 肝素后，将 14 号插管置入左下肺静脉，动脉插管可以置入远端正常的降主动脉或经皮置入股动脉。然后以 1～2 升/分的流量开始转流。

控制左锁骨下动脉，在中部胸降主动脉两端各上一阻断钳。监测右桡动脉压，维持近端主动脉收缩压在 100～140mmHg，平均股动脉压大于 60mmHg。然后纵向切开主动脉，缝扎出血的肋间动脉。在左锁骨下动脉起始部远端横断主动脉，行近端吻合。使用 3-0Prolene 线缝合，可以在外部加用 Teflon 毡片条加强。

包裹人工血管是另一种技术。采用这种技术时，近端主动脉的后壁并不完全横断。近端吻合口一部分就缝在完整的主动脉后壁上，我们不建议使用这种技术，因为术者并不确定是否吻合了主动脉壁的全层。

选择移植血管的大小要依据远端动脉的直径，近端可以修剪成斜面以与远端动脉相配。这个吻合口可以包括左锁骨下动脉的起始部以治疗该动脉的夹层。如果左锁骨下动脉近端的内膜破裂，可以单独用 6～8mm Dacron 血管吻合。一旦近端吻合口完成，可以将阻断钳移位到人工血管上，以检查吻合口情况。然后将重点转移到用胶或 Teflon 毡片修复远端主动脉。远端吻合口完成后，可以撤除阻断钳，终止部分左心转流。除了经皮置入的股动脉插管，其他插管按常规拔除。14 号以下经皮股动脉插管可以直接拔除而不需修补，当使用 15 号以上的插管时，需要直视下修复股动脉切口。

对于扩展到腹主动脉的急性 B 型夹层，可以采用完全心肺转流和深低温停循环以防可能引起的脑、脊髓及腹腔脏器的缺血。胸腹联合切口打开后，胸腹主动脉从左锁骨下动脉至二分叉部均可显露。行股动静脉插管，开始体外循环全身降温。头部冰袋，近端主动脉打开后停循环。如果需要，可用 Teflon 毡片及胶修复主动脉弓，并完成近端吻合。将阻断钳移到人工血管吻合口的远端，在人工血管上插管，恢复体外循环行近端灌注。胸主动脉发出的第三肋以下的肋间动脉可以切断，T9 以下的大的血管用 4-0 Prolene 线重新移植到人工血管的背面。当这些血管重新移植后，将近端阻断钳移到远端以增加脊髓的灌注。腹主动脉的分支血管可从动脉壁上剪下，留 5mm 的袖口以便重新移植时用。通常右肾动脉、肠系膜上动脉、腹腔干、相邻的肋间动脉，腰动脉可作为一个片剪下并移植到血管上。左肾动脉通常从动脉的夹层部位发出，可以修复后单独移植到血管上。发自 L3 以下的肠系膜下动脉常被误认为是出血的腰动脉而被结扎。任何内膜破裂的腹主动脉分支均需用 5-0Prolene 修复后再移植。当所有的分支血管都吻合完后，再完成主动脉二分叉部的远端吻合。如果需要，可先用胶或 Teflon 毡片修复远端主动脉。

在手术前或手术中出现胸主动脉破裂是灾难性的事件，常导致手术死亡。需要立即行股动静脉插管开始体外循环，最终深低温停循环，但只有在破裂部位可以局部控制时才可能成功。经股静脉辅助性静脉引流通常很充分，也可以经肺动脉直接右心室置管。当心脏开始心室纤维性颤动时，可经左下肺静脉置左心房引流管，也可经心尖部直接置入左心引流管。当鼻咽温度达到 15℃时，夹闭引流管并停止体外循环，头低位，在停循环期间打开主动脉进行修补。应夹闭远端动脉以减少出血。一旦近端吻合口完成，将近端的阻断钳移到人工血管上，并在人工血管上插管，恢复体外循环。

脊髓缺血引起的偏瘫或截瘫是急性夹层手术公认的并发症，它可以被部分的预防甚至可以逆转。急性 B 型夹层术后的脊髓缺血的发生率是 19%～36%。尽管已有各种方案防止慢性夹层手术引起的脊髓缺血，但均很少适用于急性夹层。类固醇、自由基清除剂、血管扩张剂、腺苷等均是有望防止脊髓缺血的辅助药物，但现在还缺少充足临床证据。我们现在采用的措施有：右心房到股动脉的转流、移植关键的肋间动脉、有选择地使用 Safi 等提出的脑脊髓液引流。

腹腔内脏器的灌注障碍可能在就诊时就已经很明显，这也会增加急性 A 型或 B 型夹层手术修补的复杂程度。修复近端夹层同样是一标准的治疗方法，如果这种方法失败或修补后灌注障碍仍存在，就需要补充的治疗措施。需要直视或经皮在剥离片上开窗。经皮开窗通过将充气球囊或开窗刀拉过剥离片，以在真假腔间建立一交通。手术开窗要经腹正中切口或左侧腹切口显露肾动脉以下的主动脉（图 50-23）。偶尔由于累及的内膜在开口以远，腹主动脉的分支血管需要开窗。如果剥离片不能完全切开，必须修复远端血管夹层。当靠近细小的血管时，需要考虑补片血管成形以防狭窄。当灌注无法恢复时，可以搭一个旁路桥。

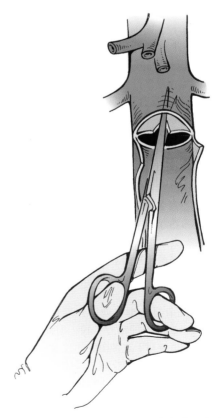

图 50-23　因为内脏缺血而进行腹主动脉内膜开窗术。主动脉横行切口，近心端内膜片被剪开并部分切除使假腔尽量缩小。夹层剥离的主动脉壁用垫片或医用胶使其重新贴合，主动脉切口直接缝合即可

手术修补后出现的末端动脉闭塞或下肢灌注障碍，最好用经皮开窗术治疗。当经皮开窗术没有恢复血供时，可以选择手术开窗。如果手术开窗也不成功，在单侧灌注障碍时，最好的方法是股-股搭桥。如果双下肢灌注障碍，需要腋-股搭桥和股-股搭桥。

■ 结果

药物治疗仍然是主动脉 B 型夹层治疗的主要方式。药物治疗对于 68% ~85% 的患者都是有效的，可以使得主动脉 B 型夹层的 30 天生存率控制在 89% ~93%。药物治疗的远期疗效欠佳。在 IRAD 的报告中，189 例主动脉 B 型夹层患者药物治疗的 3 年生存率仅 78%。随访死亡的预测因素包括：女性，有动脉瘤病史，有粥样硬化病史，肾功能不全，胸腔积液，住院期间出现休克。另外一组患者中 5 年生存率为 87%，其中 25% 的患者需要由药物治疗中转手术干预。

类似的结果使得部分医生开始考虑为了获得更好的远期疗效，对于无并发症的单纯性主动脉 B 型夹层进行手术治疗。因为，腔内支架治疗后约 75% 的患者可以出现假腔血栓化，而假腔血栓化可以改善主动脉 B 型夹层的预后。

一项报道纳入了 63 名 B 型主动脉夹层（59 名单纯型）并最终采用介入治疗的患者。作者推迟了单纯型患者的手术时间至发病后 2 周，以等待血栓机化并增加内膜片的稳定性。术中死亡率仅 3%，脑卒中患者 1 人，肾功能损伤 2 人，逆行主动脉夹层 2 人，没有截瘫的发生。1 年后 98% 的患者假腔完全血栓化，4 年生存率近 90%。单纯型 B 型主动脉夹层应行介入治疗还是药物保守治疗，两项欧洲随机临床试验解答了该问题。第一项研究（INSTEAD）的结论已公布。该试验纳入了 140 名亚急性或慢性（>14 天但 <1 年）的 B 型主动脉夹层患者，仅给予支架置入治疗或仅行药物治疗。2 年后两组的生存率分别为 96% 和 89%，并没有显著的统计学差异。两组复合终点事件的发生率也没有显著差异。管腔内置入的患者主动脉假腔完全血栓化率更高（91%，而药物治疗组仅为 19%）。主动脉扩张超过 6cm 更多见于药物治疗患者，其中有 16% 的患者最终转为介入治疗，4% 的患者手术治疗。所有转换治疗方法的患者都没有终点事件的发生或死亡。因此，这项研究支持这对于单纯型 B 型夹层患者采用药物治疗，而复杂型或有其他指征的患者应接受介入治疗。第二项试验（ADSORB）对比了急性（<14 天）B 型主动脉夹层药物治疗和介入治疗的预后。该项目正在进行中，目前尚无数据。

基于这些结果，药物治疗仍是单纯型 B 型主动脉夹层的标准疗法。

大约 20% 的复杂型 B 型主动脉夹层患者需要手术治疗。过去手术是这类患者唯一的治疗手段。但随着介入技术的发展，这类患者已经更倾向于这种微创的技术。

过去主动脉夹层的手术治疗效果欠佳。尽管手术致死致残率仍很高，但是已经从 20 世纪 60 年代的 50% 降至今的 13%。在一项研究纳入了 76 名急性复杂型 B 型主动脉夹层患者，所有人都经急诊手术治疗，其中 22% 的患者有主动脉破裂，作者报道院内死亡率达 22%，脑卒中风险为 7%，肾损伤 20%。另一患者队列的结果与之类似，82 名手术治疗的急性 B 型主动脉夹层的患者院内死亡率 29%，脑卒中风险 9%，截瘫率 5%，急性肾损伤 8%。

由于急性 B 型主动脉夹层手术治疗预后不佳，这类患者更多采用介入治疗。表 50-6 总结了急性 B 型主动脉夹层介入治疗的近况。

一项系统综述称完成所有准备流程的择期手术的成功率达 98%，而急诊手术成功率仅 1%。患者院内并发症发生率为 14%，包括 3% 的患者出现神经并发症，逆行夹层 2%，围手术期死亡率 5%。2 年存活率 89%，主动脉破裂发生率 2%。

大多数介入治疗的研究都采用了血管内支架，而非经皮有创治疗。在一项最大的 B 型主动脉夹层开窗治疗的研究中，69 名经血管造影诊断灌注不良的 B 型夹层患者接受了内膜片的开窗治疗或分支血管支架置入。总血流再灌率为 96%，早期死亡率为 17%。并发症包括脑卒中（4%），急性肾损伤需透析治疗（14%），2 名患者发生持续脊髓缺血并表现为截瘫。然而，随访中全因死亡率高达 37%，主动脉破裂风险达 7%，可能与这种治疗方法留存了假腔有关。

除病例报告以外，目前尚无关于不同治疗对于 B 型主动脉夹层的预后影响的随机对照试验。最近的回顾性研究是 IRVD，其中对比了不同治疗方案对 571 名复杂或单纯型 B 型主动脉夹层患者的治疗效果。这些患者中，390 人（68%）行药物治疗，125 人因并发症而行介入治疗，59 人（10%）行手术治疗，66 人（11%）行管腔内支架置入或开窗治疗（图 50-24）。手术患者院内并发症发生率 40%，腔内治疗的患者占 21%。在校正了其他危险因素后，结果差异仍显著，药物治疗和管腔内治疗的患者院内死亡率类似且优于手术患者。药物治疗患者死亡率低很显然与患者不存在并发症有关。然而，数据显示腔内治疗可能改善复杂型 B 型主动脉夹层的预后，使之与药物治疗的单纯型夹层患者持平。但是由于部分结果可能存在选择偏倚，所以对待这些结论应慎重。

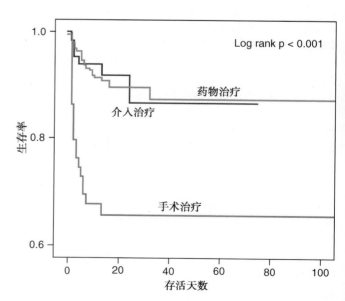

图 50-24 主动脉 B 型夹层分别用药物治疗，介入治疗和手术治疗后的生存曲线（IRAD）

表 50-6　主动脉 B 型夹层介入治疗的报道

	N	类型	方法	成功率%	死亡率%	并发症率%	截瘫率%	内漏率%	随访月数	存活率%	血栓化率%
Bockler 2009	54	急慢性	支架	93	11	19	0		32	66	60
Dake 1999	19	急性	支架	100	16	21	0	15	13	79	79
Dialetto 2005	28	急性	支架	100	11		0		18	86	86
Duebener 2004	10	急性	支架	90	20	50	10		25	80	80
Fattori 2008	66	急性	支架/内膜开窗	94	10.6	20.8	3.4				
Hutschala 2002	9	急性	支架	100	0	11	0		3		
Khoynezhad 2009	28	急性	支架	90	11		0	28	36	78	78
Kische 2009	171	急慢性	支架	98	5	17	1.7	29	22	81	81
Nathanson 2005	40	急慢性	支架	95	2.5	38	2.5	2.5	20	85	5
Nienaber 1999	12	慢性	支架	100	0	0	0		12	100	100
Nienaber 2002	127	急性	支架	100	1.6	3	0.8		28	97	97
Palma 2002	70	急性	支架	93	5.7	31.4	0		29	91	91
Patel 2009	69	急性	支架/内膜开窗	96	17.4	21.7	2.9		42	64	64
Piton 2008	13	急性	支架	100	15	31	7.7		13	66	66
Siefert 2008	34	急慢性	支架	100	0	11.7	0	38		86	86
Xu 2006	63	急慢性	支架	95	3.2	19	0		12	90	90

慢性主动脉夹层的治疗

■ 自然病程

　　慢性 A 性夹层发生于没有立即手术治疗的急性夹层患者。相反，慢性 B 型夹层可以发生于成功治疗后的急性夹层患者以及仍残留胸降主动脉夹层的 A 型夹层术后患者。急性夹层很少有自然愈合。

　　有主动脉夹层病史的患者需要进行严密的临床随访。我们会在随访中用 CTA 进行检查。CTA 检查对于没有合并肾功能不全的患者而言，是一种可以获得清晰影像，经济高效的检查方法。通常可以与手术前进行的 CTA 检查进行对比观察。MRA 可以应用于合并肾功能不全的主动脉夹层患者的临床随访。

　　许多远端假腔有交通的患者将会发展成动脉瘤样扩张。慢性主动脉夹层的扩张率为 0.9～7.2mm 每年。尽管有合适的药物治疗和密切的随访，到 10 年时，还会有 20%～40% 的慢性夹层的患者会因为动脉瘤样扩张而手术。有结缔组织疾病的患者，这个数字可能会更高。在一项有 50 例患者为期 40 个月的研究，18% 出现致死性破裂，另外 20% 因为症状或动脉瘤扩张而手术修补，从而强调精心随访护理的必要。该项研究提出

　　慢性 B 型夹层破裂的危险因子有高龄、COPD（慢性阻塞性肺病）、高血压、疼痛程度。长期 β 受体拮抗剂治疗减少了动脉扩张的速度，以及夹层相关的住院率和手术率。

　　主动脉假腔血流致主动脉扩张的潜在危险因素，与主动脉相关并发症及死亡存在关联。在对 101 例药物治疗的主动脉 B 型夹层患者的随访研究中发现，预测主动脉扩张最重要的危险因素是主动脉直径大于 4cm 或者存在假腔血流

■ 手术指征

　　慢性 A 型和 B 型夹层的手术指征列于表 50-5。慢性 A 型夹层很少有症状，除了少部分因动脉瘤扩张引起疼痛或主动脉瓣反流引起心衰而就诊。慢性 B 型夹层也可能因为背痛或少数因为灌注障碍综合征而就诊。尽管这些发现都是干预指征，最普遍的手术指征还是动脉瘤样扩张。Yale 组最近回顾胸主动脉瘤外科手术指征的标准。标准指出：升主动脉直径大于 5.5cm，或 5cm 同时伴有结缔组织疾病，应当行人工血管置换术。同样，慢性 B 型夹层的两个最常见的手术指征是动脉瘤样扩张和灌注障碍。在胸降主动脉，置换的指征为直径大于 6.5cm，或 6cm 同时有结缔组织疾病的家族病史或生理特征。主动脉偏心性扩张、快速扩张（超过 1 厘米/年）和持续吸烟均是破裂的危险因子。在决定手术时，除了根据动脉瘤的大小，应该考虑这些因素。

最近日本的一项回顾性研究表明，主动脉直径达到或超过4cm并有假腔伴行的患者中，主动脉相关并发症发生率更高（6个月并发症发生率达到50%）。基于这些结果，建议应根据患者手术风险决定是否进行早期手术修复。目前该问题仍存在争议，需要进一步研究以给出明确推荐。

■ 慢性主动脉 A 型夹层的手术技术

慢性 A 型夹层，伴或不伴动脉瘤样扩张，可以采用与急性夹层相似的手术技术。具体手术方式决定于累及主动脉根部的病理解剖、主动脉瓣的情况、夹层远端的范围和头臂血管累及的情况。慢性夹层与急性夹层相比，解剖病理可有很大的差别。这些差别强调需要适当的手术技术处理每一个具体的病例。总的来说，与急性夹层一样，用人工血管置换升主动脉全部病变节段。但处理主动脉瓣以及远端吻合口的手术技术并不相同。

尽管大多数急性 A 型夹层的主动脉瓣可以通过简单的交界悬吊法修复，慢性夹层患者主动脉瓣置换的比例高得多。瓣膜结构形态的改变使得保留主动脉瓣复杂化，如瓣叶延长、主动脉瓣环扩张等导致多达50%的瓣膜不能修复。术前主动脉瓣反流越重，预示保留瓣膜的可能性越小。当不能通过简单的交界悬吊法保留主动脉瓣时，有三种可选的方法治疗主动脉瓣关闭不全：人工带瓣管道置换、主动脉瓣置换加单独升主动脉置换、保留主动脉瓣的主动脉根部置换。人工带瓣管道置换技术已经在急性 A 型夹层一节描述。当主动脉根部正常和主动脉瓣有器质性病变，并有修补升主动脉手术指征时，可以分别置换主动脉瓣和升主动脉。要注意，这种手术不适用于有结缔组织疾病的患者。这种情况需要置换主动脉根部。

当主动脉根部需要置换时，有几种方法可以保留主动脉瓣。一种方法是将一个合适大小的人工血管间断水平褥式缝合至左心室流出道，再将瓣交界重新移植到人工血管上。另一种更精致但更费时的方法需要切除 Valsalva 窦，只留环绕瓣叶边缘5mm的动脉壁组织，将人工血管裁剪成扇形状以悬吊瓣交界和重建主动脉根部。David 等提倡用 Teflon 毡片加固主动脉瓣瓣环作为重建技术，以防止远期瓣环扩大和主动脉瓣关闭不全复发。这些手术的中期结果显示，5 年免于再手术率为97%~99%，主动脉夹层组的 5 年生存率为84%。Co-chran 等推出一种相似的技术重建 Valsalva 窦，他们认为 Valsalva 窦比过去认识的更重要，它可以提高瓣膜的远期耐久性。有关慢性夹层患者还缺少这样的资料。这些技术看来适用于马方综合征患者和先天性主动脉瓣二瓣化的患者。

慢性 A 型夹层远端动脉的治疗还存在争议。一些人主张通过修补远端动脉消除假腔的血流，另一些人主张通过切除远端的内膜片保持真假腔的血流。那些通过修补慢性夹层以达到只灌注真腔的病例中，超过 50% 的病例仍有血流经过远端破口灌注假腔。从理论上考虑，这种技术会影响那些完全从假腔发出的重要分支的灌注。我们在 Virginia 大学的做法是切除远端的慢性剥离片以消除这种顾虑。所以远端吻合口缝在动脉壁的外层，这保持了大部分结构的完整性。慢性 A 型夹层发生头臂血管的灌注障碍，通过切除主动脉弓的剥离片来治疗。偶尔，慢性剥离片扩展到更远的分支血管，可表现为短暂的缺血发作或脑卒中。在这种情况时，常需要切除分支血管的剥离片

或在重新移植前先修补分支血管。

慢性 A 型夹层偶尔也可以发展成广泛的动脉瘤样扩张，从升主动脉经主动脉弓到达降主动脉。这种范围广泛的疾病过去通过分期手术治疗。先经正中切口置换升主动脉及主动脉弓，第二期所谓的象鼻手术在 6 周后进行，经左胸切口用第二根人工血管置换降主动脉。最初由 Borst 等提出，这种技术已经被广泛的使用并取得好的结果。在某些病例，左锁骨下动脉远端的主动脉太大，不能使用二期修复的技术。Kouchoukos 等最近描述一种经双侧前胸切口一期修补的技术，先在短暂的停循环下修补主动脉弓。在随后的升主动脉和降主动脉置换时，经右锁骨下动脉和股动脉插管应用体外循环提供近端和远端的灌注。这一组小规模的病例的住院死亡率为 6.2%，没有神经系统并发症。

■ 慢性主动脉 B 型夹层的手术技术

腔内治疗

腔内治疗近期开始应用于慢性主动脉 B 型夹层（表 50-6）。慢性 B 型夹层腔内治疗的目的是封闭夹层破口，使假腔内血栓化，促进主动脉重塑，防止主动脉远期瘤样扩张，防止主动脉破裂与器官灌注不良。

慢性 B 型夹层治疗的术前评估，手术技术与前述急性 B 型夹层腔内治疗近似。多数慢性主动脉 B 型夹层需要处理由于假腔存在而引发的主动脉瘤样扩张。因此大多数慢性夹层的腔内治疗方法是支架治疗。

术前 CTA 与 MRA 检查对于了解解剖特点，计划手术方式都十分重要。在慢性主动脉夹层中会发现有较多的真假腔之间交通。封闭这些交通对于降低假腔压力是十分重要的。腔内治疗后严密监测与影像学随诊是十分重要的。

外科治疗

慢性夹层的手术目的是置换所有有破裂风险的夹层动脉段和防止发生灌注障碍综合征。手术的实施包括手术入路、监护项目、麻醉技术、体外循环，这与急性夹层的描述相似。常规使用抑肽酶或 6-氨基乙酸，甚至应用于深低温停循环的病例。重点在于脑和脊髓的保护技术、各种保留主动脉瓣技术要点以及避免术后灌注障碍的技术。

据报道，主动脉夹层引起的胸腹主动脉瘤手术后脊髓瘫痪的发生率高达 25%。最近 10 年，提倡物理和药物干预以减少这种风险。显然对 T_9 水平以上的胸主动脉动脉瘤样扩张，上述的部分左心转流已经足够，截瘫的发生率为 5%~8%。累及远端主动脉弓的动脉瘤需要完全心肺转流和深低温停循环以保护脊髓。在这些病例和那些更广泛的胸腹主动脉瘤，与单纯中心低温相比，附加措施不同程度地降低了截瘫的发生率。对扩展到 T_9 水平以下的动脉瘤，我们常规应用 Safi 等描述的脑脊液引流法。重新移植 T_9~L_1 之间的肋间动脉和腰动脉也很重要。分支血管重新移植后，将主动脉阻断钳向远端移动以灌注分支血管。有人建议术前确定脊髓前动脉的起源。但在我们中心，结合远端灌注、脑脊液引流、重新移植大的肋间动脉和腰动脉，可以提供足够的成功率。附加的脊髓保护技术包括监测感觉和动作的诱发电位、局部硬膜外降温，以及使用各种保护细胞的药物。

置换胸降主动脉的技术与所描述的治疗急性 B 型夹层的技术完全相同。为了置换所有有破裂风险或有症状的夹层动脉，慢性 B 型夹层的切除范围常更广泛。通常这些手术可以经左胸切口，但范围更广的动脉瘤或有内脏灌注障碍的病例，需要胸腹联合切口或应用类似象鼻技术的分期修补方法。近端吻合口最好吻合在没有夹层的正常动脉上，偶尔累及远端主动脉弓时，需要改变手术方案。有关慢性 B 型夹层的技术争议主要在于术中脊髓保护的方法。

正如前面所提，我们倾向于联合应用部分左心转流和脑脊液引流。插管的部位为左上肺静脉和左股动脉或胸降主动脉。根据动脉瘤的位置和范围，先游离远端主动脉弓。左颈总动脉和左锁骨下动脉之间的部分全周游离，并将左锁骨下动脉单独控制。然后开始部分左心转流。理想的阻断钳置于左颈总动脉和左锁骨下动脉之间以及累及的动脉段的远端。如果全部的胸降主动脉均有夹层，将阻断钳置于胸降主动脉中段先完成近端吻合口。切开主动脉，缝合小的肋间动脉。近端吻合口尽可能缝在正常的动脉，用 3-0Prolene 线连续缝合，如果组织脆弱可用 4-0Prolene 线。阻断钳向远端移动到人工血管上以检查吻合口并止血。切除远端动脉管腔内数厘米的剥离片，远端吻合口

就缝在慢性夹层的动脉外膜。在范围更广的胸腹动脉疾病，当 $T_7 \sim L_2$ 的肋间动脉和腹腔内脏血管重新移植后，将阻断钳逐渐移向远端。然后停止转流，完成手术。

当在通常部位不能安全或充分地上阻断钳完成近端吻合口时，需要完全心肺转流和深低温停循环。

■ 结果

慢性 A 型夹层的手术死亡率为 4%～17%，报道的慢性 B 型夹层的手术死亡率为 11%～15%，平均死亡率相似。慢性 A 型和 B 型夹层术后实际生存率没有差别，5 年者为 59%～75%，10 年者为 45%。慢性 A 型夹层修补术后脑卒中发生率为 4%，早期神经系统的并发症的发生率为 9%。手术中保留自体主动脉瓣膜的患者需要规律的随访。最好每年检查一次经胸超声心动图。早期的报道指出，近 20% 的患者因为主动脉瓣反流的进展而需要再次手术。然面 David 等人的最新资料显示，保留主动脉瓣手术后五年，主动脉根部动脉瘤患者有 90%±4% 未发生中重度主动脉瓣反流，升主动脉瘤患者达 98%±2%。

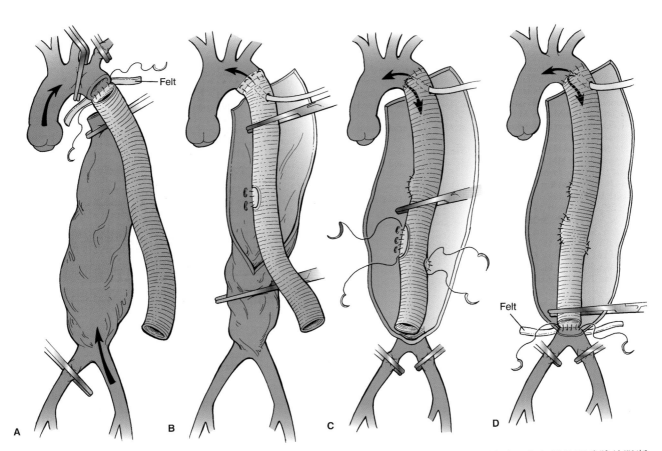

图 50-25　胸腹主动脉置换术。（A）左侧股动脉插管灌注下肢及腹腔脏器，此时心脏仍在搏动，在左锁骨下动脉处阻断主动脉弓，切除降主动脉近端的夹层；（B）阻断钳移至稍远部位，在人工血管上插入第二根灌注管，灌注上半身与心脏。降主动脉纵向剪开，上六对肋间动脉可以缝闭，较低位的肋间动脉应当吻合到人工血管上；（C）阻断钳继续移至更低位置。远端阻断钳移至髂总动脉，包含腹腔干动脉，肠系膜上动脉和右肾动脉开口的血管片吻合到人工血管上，左肾动脉单独吻合到人工血管上；（D）阻断钳移至腹腔血管开口以远处，将人工血管与腹主动脉分叉进行吻合（Felt-毡片）

结论

最近50年来，急慢性主动脉夹层的治疗已经有了相当的进步，如腔内技术最终可能达到与外科相媲美的结果。对于累及主动脉根部和合并瓣膜病变的复杂类型的夹层，仍需要外科治疗以取得好的远期疗效。主动脉夹层患者将会受益于创新性的基础和临床研究成果，这些成果包括脊髓和脑保护、体外循环的方案、人工血管技术的提高、保留主动脉瓣的技术等。目前仍然面临的最大临床挑战是血流动力学不稳定的主动脉夹层的治疗。这些成果将有助于我们在该领域取得进展。

参考文献

1. Gurin D: Dissecting aneurysms of the aorta: diagnosis and operative relief of acute arterial obstruction due to this cause. *NY State J Med* 1935; 35:1.
2. Abbott OA: Clinical experiences with the application of polythene cellophane upon the aneurysms of the thoracic vessels. *J Thorac Surg* 1949; 18:435-461.
3. DeBakey ME, Cooley DA, Creech JO: Surgical considerations of dissecting aneurysm of the aorta. *Ann Surg* 1955; 14:24.
4. Wheat MW Jr, Palmer RF, Bartley TD, Seelman RC: Treatment of dissecting aneurysms of the aorta without surgery. *J Thorac Cardiovasc Surg* 1965; 50:364-373.
5. Beall AC Jr, Lewis JM, Weibel J, Crawford ES, DeBakey ME: Angiographic evaluation of the vascular surgery patient. *Surg Clin North Am* 1966; 46:843-862.
6. Daily PO, Trueblood HW, Stinson EB, et al: Management of acute aortic dissections. *Ann Thorac Surg* 1970; 10.
7. Coady MA, Rizzo JA, Goldstein LJ, Elefteriades JA: Natural history, pathogenesis, and etiology of thoracic aortic aneurysms and dissections. *Cardiol Clin* 1999; 17:615-635; vii.
8. Hagan PG, Nienaber CA, Isselbacher EM, et al: The International Registry of Acute Aortic Dissection (IRAD): new insights into an old disease. *JAMA* 2000; 283:897-903.
9. Erbel R, Alfonso F, Boileau C, et al: Diagnosis and management of aortic dissection. *Eur Heart J* 2001; 22:1642-1681.
10. Larson EW, Edwards WD: Risk factors for aortic dissection: a necropsy study of 161 cases. *Am J Cardiol* 1984; 53:849-855.
11. Coady MA, Rizzo JA, Elefteriades JA: Pathologic variants of thoracic aortic dissections. Penetrating atherosclerotic ulcers and intramural hematomas. *Cardiol Clin* 1999; 17:637-657.
12. Sundt TM: Intramural hematoma and penetrating atherosclerotic ulcer of the aorta. *Ann Thorac Surg* 2007; 83:S835-841; discussion S846-850.
13 Robinson PN, Booms P: The molecular pathogenesis of the Marfan syndrome. *Cell Mol Life Sci* 2001; 58:1698-1707.
14. Callewaert B, Malfait F, Loeys B, De Paepe A: Ehlers-Danlos syndromes and Marfan syndrome. *Best Pract Res Clin Rheumatol* 2008; 22:165-189.
15. Cambria RP, Brewster DC, Gertler J, et al: Vascular complications associated with spontaneous aortic dissection. *J Vasc Surg* 1988; 7:199-209.
16. Anagnostopoulos CE, Prabhakar MJ, Kittle CF: Aortic dissections and dissecting aneurysms. *Am J Cardiol* 1972; 30:263-273.
17. Scholl FG, Coady MA, Davies R, et al: Interval or permanent nonoperative management of acute type A aortic dissection. *Arch Surg* 1999; 134:402-405; discussion 405-406.
18. Kohl BA, McGarvey ML. Anesthesia and neurocerebral monitoring for aortic dissection. *Semin Thorac Cardiovasc Surg* 2005; 17:236-246.
19. Estrera AL, Garami Z, Miller CC 3rd, et al: Cerebral monitoring with transcranial Doppler ultrasonography improves neurologic outcome during repairs of acute type A aortic dissection. *J Thorac Cardiovasc Surg* 2005; 129:277-285.
20. Stecker MM, Cheung AT, Pochettino A, et al: Deep hypothermic circulatory arrest: II. Changes in electroencephalogram and evoked potentials during rewarming. *Ann Thorac Surg* 2001; 71:22-28.
21. Schepens M, Dossche K, Morshuis W, et al: Introduction of adjuncts and their influence on changing results in 402 consecutive thoracoabdominal aortic aneurysm repairs. *Eur J Cardiothorac Surg* 2004; 25:701-707.
22. Reece TB, Tribble CG, Smith RL, et al: Central cannulation is safe in acute aortic dissection repair. *J Thorac Cardiovasc Surg* 2007; 133:428-434.
23. Etz CD, Plestis KA, Kari FA, et al: Axillary cannulation significantly improves survival and neurologic outcome after atherosclerotic aneurysm repair of the aortic root and ascending aorta. *Ann Thorac Surg* 2008; 86:441-446; discussion 446-447.
24. Ergin MA, Griepp EB, Lansman SL, et al: Hypothermic circulatory arrest and other methods of cerebral protection during operations on the thoracic aorta. *J Card Surg* 1994; 9:525-537
25. Gega A, Rizzo JA, Johnson MH, et al: Straight deep hypothermic arrest: experience in 394 patients supports its effectiveness as a sole means of brain preservation. *Ann Thorac Surg* 2007; 84:759-766; discussion 766-757.
26. Bavaria JE, Pochettino A, Brinster DR, et al: New paradigms and improved results for the surgical treatment of acute type A dissection. *Ann Surg* 2001; 234:336-342; discussion 342-333.
27. Safi HJ, Miller CC 3rd, Reardon MJ, et al: Operation for acute and chronic aortic dissection: recent outcome with regard to neurologic deficit and early death. *Ann Thorac Surg* 1998; 66:402-411.
28. DeBakey ME, McCollum CH, Crawford ES, et al: Dissection and dissecting aneurysms of the aorta: twenty-year follow-up of five hundred twenty-seven patients treated surgically. *Surgery* 1982; 92:1118-1134.
29. Trimarchi S, Nienaber CA, Rampoldi V, et al: Contemporary results of surgery in acute type A aortic dissection: The International Registry of Acute Aortic Dissection experience. *J Thorac Cardiovasc Surg* 2005; 129:112-122.
30. Piccardo A, Regesta T, Zannis K, et al: Outcomes after surgical treatment for type A acute aortic dissection in octogenarians: a multicenter study. *Ann Thorac Surg* 2009; 88:491-497.
31. Driever R, Botsios S, Schmitz E, et al: Long-term effectiveness of operative procedures for Stanford type a aortic dissections. *J Card Surg* 2004; 19:240-245
32. Ehrlich MP, Ergin MA, McCullough JN, et al: Results of immediate surgical treatment of all acute type A dissections. *Circulation* 2000; 102:III248-252.
33. Kallenbach K, Oelze T, Salcher R, et al: Evolving strategies for treatment of acute aortic dissection type A. *Circulation* 2004; 110:II243-249.
34. Tsai TT, Evangelista A, Nienaber CA, et al: Long-term survival in patients presenting with type A acute aortic dissection: insights from the International Registry of Acute Aortic Dissection (IRAD). *Circulation* 2006; 114:I350-356.
35. Fattori R, Tsai TT, Myrmel T, et al: Complicated acute type B dissection: is surgery still the best option? A report from the International Registry of Acute Aortic Dissection. *JACC Cardiovasc Interv* 2008; 1:395-402.
36. Umana JP, Lai DT, Mitchell RS, et al: Is medical therapy still the optimal treatment strategy for patients with acute type B aortic dissections? *J Thorac Cardiovasc Surg* 2002; 124:896-910.
37. Dake MD, Kato N, Mitchell RS, et al: Endovascular stent-graft placement for the treatment of acute aortic dissection. *NEJM* 1999; 340:1546-1552.
38. Nienaber CA, Fattori R, Lund G, et al: Nonsurgical reconstruction of thoracic aortic dissection by stent-graft placement. *NEJM* 1999; 340:1539-1545.
39. Eggebrecht H, Nienaber CA, Neuhauser M, et al: Endovascular stent-graft placement in aortic dissection: a meta-analysis. *Eur Heart J* 2006; 27:489-498.
40. Kodama K, Nishigami K, Sakamoto T, et al: Tight heart rate control reduces secondary adverse events in patients with type B acute aortic dissection. *Circulation* 2008; 118:S167-170.
41. Tsai TT, Nienaber CA, Eagle KA: Acute aortic syndromes. *Circulation* 2005; 112:3802-3813.
42. Patel HJ, Williams DM, Meerkov M, et al: Long-term results of percutaneous management of malperfusion in acute type B aortic dissection: implications for thoracic aortic endovascular repair. *J Thorac Cardiovasc Surg* 2009; 138:300-308.
43. Rodriguez JA, Olsen DM, Lucas L, et al: Aortic remodeling after endografting of thoracoabdominal aortic dissection. *J Vasc Surg* 2008; 47:1188-1194.
44. Nienaber CA, Kische S, Zeller T, et al: Provisional extension to induce complete attachment after stent-graft placement in type B aortic dissection: the PETTICOAT concept. *J Endovasc Ther* 2006; 13:738-746.
45. Adams JD, Garcia LM, Kern JA: Endovascular repair of the thoracic aorta. *Surg Clin North Am* 2009; 89:895-912, ix.
46. Siefert SA, Ailawadi G, Thompson RB, et al: Is limited stent grafting a viable treatment option in type B aortic dissections? 55th Annual Meeting, Southern Thoracic Surgical Association. Austin, TX; 174.

47. Bockler D, Hyhlik-Durr A, Hakimi M, Weber TF, Geisbusch P: Type B aortic dissections: treating the many to benefit the few? *J Endovasc Ther* 2009; 16(Suppl 1):I80-90.

48. Coselli JS, LeMaire SA, de Figueiredo LP, Kirby RP: Paraplegia after thoracoabdominal aortic aneurysm repair: is dissection a risk factor? *Ann Thorac Surg* 1997; 63:28-35; discussion 35-26.

49. Cunningham JN Jr, Laschinger JC, Spencer FC: Monitoring of somatosensory evoked potentials during surgical procedures on the thoracoabdominal aorta. IV. Clinical observations and results. *J Thorac Cardiovasc Surg* 1987; 94:275-285.

50. Safi HJ, Hess KR, Randel M, et al: Cerebrospinal fluid drainage and distal aortic perfusion: reducing neurologic complications in repair of thoracoabdominal aortic aneurysm types I and II. *J Vasc Surg* 1996; 23:223-228; discussion 229.

51. Estrera AL, Miller CC, Goodrick J, et al: Update on outcomes of acute type B aortic dissection. *Ann Thorac Surg* 2007; 83:S842-845; discussion S846-850.

52. Schor JS, Yerlioglu ME, Galla JD, et al: Selective management of acute type B aortic dissection: long-term follow-up. *Ann Thorac Surg* 1996; 61:1339-1341.

53. Bernard Y, Zimmermann H, Chocron S, et al: False lumen patency as a predictor of late outcome in aortic dissection. *Am J Cardiol* 2001; 87:1378-1382.

54. Xu SD, Huang FJ, Yang JF, et al: Endovascular repair of acute type B aortic dissection: early and mid-term results. *J Vasc Surg* 2006; 43:1090-1095.

55. Nienaber CA, Rousseau H, Eggebrecht H, et al: Randomized comparison of strategies for type B aortic dissection: the INvestigation of STEnt Grafts in Aortic Dissection (INSTEAD) trial. *Circulation* 2009; 120: 2519-2528.

56. Tang DG, Dake MD: TEVAR for acute uncomplicated aortic dissection: immediate repair versus medical therapy. *Semin Vasc Surg* 2009; 22:145-151.

57. Miller DC, Mitchell RS, Oyer PE, et al: Independent determinants of operative mortality for patients with aortic dissections. *Circulation* 1984; 70:I153-164.

58. Bozinovski J, Coselli JS: Outcomes and survival in surgical treatment of descending thoracic aorta with acute dissection. *Ann Thorac Surg* 2008; 85:965-970; discussion 970-961

59. Trimarchi S, Nienaber CA, Rampoldi V, et al: Role and results of surgery in acute type B aortic dissection: insights from the International Registry of Acute Aortic Dissection (IRAD). *Circulation* 2006; 114:I357-364.

60. Pitton MB, Herber S, Schmiedt W, et al: Long-term follow-up after endovascular treatment of acute aortic emergencies. *Cardiovasc Intervent Radiol* 2008; 31:23-35.

61. Palma JH, de Souza JA, Rodrigues Alves CM, et al: Self-expandable aortic stent-grafts for treatment of descending aortic dissections. *Ann Thorac Surg* 2002; 73:1138-1141; discussion 1141-1132.

62. Nienaber CA, Ince H, Petzsch M, et al: Endovascular treatment of thoracic aortic dissection and its variants. *Acta Chir Belg* 2002; 102:292-298.

63. Nathanson DR, Rodriguez-Lopez JA, Ramaiah VG, et al: Endoluminal stent-graft stabilization for thoracic aortic dissection. *J Endovasc Ther* 2005; 12:354-359.

64. Kische S, Ehrlich MP, Nienaber CA, et al: Endovascular treatment of acute and chronic aortic dissection: midterm results from the Talent Thoracic Retrospective Registry. *J Thorac Cardiovasc Surg* 2009; 138:115-124.

65. Khoynezhad A, Donayre CE, Omari BO, et al: Midterm results of endovascular treatment of complicated acute type B aortic dissection. *J Thorac Cardiovasc Surg* 2009; 138:625-631.

66. Hutschala D, Fleck T, Czerny M, et al: Endoluminal stent-graft placement in patients with acute aortic dissection type B. *Eur J Cardiothorac Surg* 2002; 21:964-969.

67. Duebener LF, Lorenzen P, Richardt G, et al: Emergency endovascular stent-grafting for life-threatening acute type B aortic dissections. *Ann Thorac Surg* 2004; 78:1261-1266; discussion 1266-1267.

68. Dialetto G, Covino FE, Scognamiglio G, et al: Treatment of type B aortic dissection: endoluminal repair or conventional medical therapy? *Eur J Cardiothorac Surg* 2005; 27:826-830.

69. Juvonen T, Ergin MA, Galla JD, et al: Risk factors for rupture of chronic type B dissections. *J Thorac Cardiovasc Surg* 1999; 117:776-786.

70. Sueyoshi E, Sakamoto I, Hayashi K, Yamaguchi T, Imada T: Growth rate of aortic diameter in patients with type B aortic dissection during the chronic phase. *Circulation* 2004; 110:II256-261.

71. Hata M, Shiono M, Inoue T, et al: Optimal treatment of type B acute aortic dissection: long-term medical follow-up results. *Ann Thorac Surg* 2003; 75:1781-1784.

72. Genoni M, Paul M, Jenni R, et al: Chronic beta-blocker therapy improves outcome and reduces treatment costs in chronic type B aortic dissection. *Eur J Cardiothorac Surg* 2001; 19:606-610.

73. Marui A, Mochizuki T, Mitsui N, et al: Toward the best treatment for uncomplicated patients with type B acute aortic dissection: a consideration for sound surgical indication. *Circulation* 1999; 100:II275-280.

74. Coady MA, Rizzo JA, Hammond GL, et al: What is the appropriate size criterion for resection of thoracic aortic aneurysms? *J Thorac Cardiovasc Surg* 1997; 113:476-491; discussion 489-491.

75. Kato M, Bai H, Sato K, et al: Determining surgical indications for acute type B dissection based on enlargement of aortic diameter during the chronic phase. *Circulation* 1995; 92:II107-112.

76. David TE, Feindel CM: An aortic valve-sparing operation for patients with aortic incompetence and aneurysm of the ascending aorta. *J Thorac Cardiovasc Surg* 1992; 103:617-621; discussion 622.

77. Yacoub MH, Gehle P, Chandrasekaran V, et al: Late results of a valve-preserving operation in patients with aneurysms of the ascending aorta and root. *J Thorac Cardiovasc Surg* 1998; 115:1080-1090.

78. David TE, Armstrong S, Ivanov J, et al: Results of aortic valve-sparing operations. *J Thorac Cardiovasc Surg* 2001; 122:39-46.

79. Cochran RP, Kunzelman KS: Methods of pseudosinus creation in an aortic valve-sparing operation for aneurysmal disease. *J Card Surg* 2000; 15:428-433.

80. Borst HG, Walterbusch G, Schaps D: Extensive aortic replacement using "elephant trunk" prosthesis. *Thorac Cardiovasc Surg* 1983; 31:37-40.

81. Kouchoukos NT, Masetti P, Rokkas CK, Murphy SF, Blackstone EH: Safety and efficacy of hypothermic cardiopulmonary bypass and circulatory arrest for operations on the descending thoracic and thoracoabdominal aorta. *Ann Thorac Surg* 2001; 72:699-707; discussion 707-698.

82. Panneton JM, Hollier LH: Dissecting descending thoracic and thoracoabdominal aortic aneurysms: Part II. *Ann Vasc Surg* 1995; 9:596-605.

83. Coselli JS, LeMaire SA: Left heart bypass reduces paraplegia rates after thoracoabdominal aortic aneurysm repair. *Ann Thorac Surg* 1999; 67:1931-1934; discussion 1953-1938.

84. Safi HJ, Miller CC 3rd, Carr C, et al: Importance of intercostal artery reattachment during thoracoabdominal aortic aneurysm repair. *J Vasc Surg* 1998; 27:58-66; discussion 66-58.

85. Sabik JF, Lytle BW, Blackstone EH, et al: Long-term effectiveness of operations for ascending aortic dissections. *J Thorac Cardiovasc Surg* 2000; 119:946-962.

86. Fann JI, Smith JA, Miller DC, et al: Surgical management of aortic dissection during a 30-year period. *Circulation* 1995; 92:II113-121.

林 深　田 川　孙晓刚　译

第51章

升主动脉瘤

Nimesh D. Desai,
Joseph E. Bavaria

简介

公元 2 世纪，古希腊的生命科学家 Galen 最先描述动脉瘤，他从决斗死亡的角斗士尸体上发现假性动脉瘤[1]。同期，Antyllus 尝试鉴别真性和假性动脉瘤；并且是历史上第一位通过结扎动脉瘤的近端、远端后切开动脉瘤壁，切除瘤体来治疗该疾病的外科医生[2]。

1542 年，法国生命科学家 Jean Francois Fernal 描述动脉瘤常发生在胸部、脾脏周围或在肠系膜附近可触及的剧烈搏动性肿物[3]。1543 年 AndeasVersalius 报道了一例胸主动脉瘤。在 15 世纪后期 Ambroise Pare 报道了一例胸主动脉瘤破裂死亡的病例。而且两人均推测梅毒可能是主动脉瘤的病因。1760 年 Morgagni 首次报道主动脉夹层。1773 年 Alexander Monro 首次提出主动脉壁的三层结构，并且指出，动脉壁的破坏是形成动脉瘤真假腔的原因[1]。

19 世纪，JohnHunter 推进了外周血管结扎治疗动脉瘤的发展[5]，他发明了一些安全的可重复的结扎外周动脉的方法[6]。为了刺激动脉瘤内血栓形成，有的学者采用在瘤内插入通电导线或者用玻璃纸等刺激性材料包绕动脉瘤[7,8]。

1888 年，Rudolph Matas 介绍了一种与众不同的方法，他称之为动脉瘤内修补术，他从动脉瘤囊袋内缝合以消除动脉破口，这种方法可以在一些因瘤体较大而难以从动脉瘤外结扎的病例中应用[9]。基于有些动脉瘤中保持动脉连续性的重要意义，他随后改良了动脉瘤内修复技术，将病变的动脉瘤壁节段切除，缝合剩下的血管壁进行血管重建，以恢复血流[10]。然而，能采用这种方法治疗的动脉瘤非常有限。外科治疗大动脉瘤的广泛开展仍有赖于优良的人工血管和成熟的植入技术的发展。

1952 年 Cooley 和 Debakey 第一次报道了降主动脉修复手术。该手术在非体外循环下横向切除动脉瘤并缝合血管[11]。1956 年他们应用一段同种异体血管在体外循环下完成升主动脉置换[12]。Debakey 在休斯敦百货商店发现了涤纶编织血管，此后涤纶材料被广泛用于主动脉置换手术[13]。血管材料的发展包括添加血管表面覆盖物例如：胶原、蛋白等，极大地减少人工血管的渗血[14]。

1964 年 Wheat 等人在升主动脉瘤的治疗中切除升主动脉和主动脉根部，仅保留冠状动脉周围少许组织，然后植入主动脉瓣和一段人工血管，并且在人工血管的近端构型以使冠状动脉维持原位[15]。1963 年 Bentall 和 Debono 用带瓣的人工血管在一例马方综合征患者极薄的主动脉壁上完成第一例主动脉根部和升主动脉替换[16]。早期的技术还包括在一段人工血管上手工缝合了一个 No. 13 的 Staar 机械瓣（图 51-1），

同一时间还实施了一种包绕型技术，能使冠状动脉及其周围组织保持完整并维持原位并与人工血管相应位置的孔道相吻合。考虑到有些患者存在冠状动脉异位，1981 年 Cabrol 和他的同事在主动脉根部替换术后应用一段直径为 8 ~ 10mm 的人工血管帮助恢复冠脉血流[17]。后来吻合技术进展到由 Kouchoukas 和 Karp 提出的冠状动脉和人工血管端侧吻合，这种吻合技术与上诉包绕型技术相反，减少了假性动脉瘤的形成[18]。

解剖结构

主动脉根部是左室流出道的延伸，为主动脉瓣提供支撑并且连接降主动脉。结构上包括主动脉瓣环，Valsalva 窦，主动脉环和纤维三角以及窦管交界（图 51-2）[19]。

主动脉瓣依附在主动脉的等高线处，连接三个半月形的皇冠样状结构而不是圆形或椭圆形。瓣环本身的组织学结构包含 50% ~ 60% 的纤维组织，在主动脉和二尖瓣之间的室间隔是内膜组织，其余部分是肌性组织。主动脉根部通过细密胶原组织连接到心室肌上[20]。主动脉瓣与主动脉环交界处被称作交界点，其最高点与窦管交界相关联，窦管交界是升主动脉的起点。在年轻的患者中，窦管交界的直径比主动脉直径小 15% ~

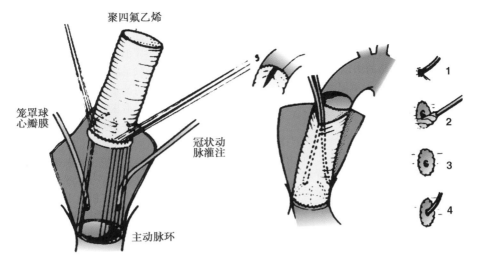

图 51-1 Bentall 和 DeBono 提出的主动脉根部置换

图中标注：
聚四氟乙烯
笼罩球心瓣膜
冠状动脉灌注
主动脉环

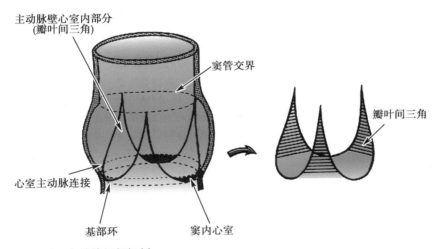

图 51-2 主动脉根部解剖

图中标注：
主动脉壁心室内部分（瓣叶间三角）
窦管交界
瓣叶间三角
心室主动脉连接
基部环
窦内心室

20%[21]。随着年龄的增长，窦管交界的直径逐渐增大。当窦管交界的直径大于主动脉直径的 10% 以上，主动脉瓣就会因为瓣交界的移位导致关闭不全。

在窦管交界和主动脉环的移行部位被称为 Valsalva 窦，在 CT 的影像上三个 Valsalva 窦像苜蓿叶的形状而不是圆形（图 51-3）[22]。

Valsalva 窦的扩张叫做 Valsalva 窦瘤。每个窦根据冠状动脉的起源被命名为左冠窦、右冠窦和无冠窦。无冠窦像横窦一样和左右房关系密切。左冠窦与左房临近，右冠窦靠近右房和右室。瓣下纤维三角在右无窦之间的部分有传导束的走行。左无交界之间与二尖瓣前叶相延续。升主动脉从窦管交界起始止于无名动脉发出处。

病理生理学

升主动脉包含了较多的弹性纤维组织，可以在动脉的收缩期扩张储存动能，在舒张期通过弹性回缩维持血流。升主动脉由典型的三层结构组成，光滑的内层由一层内皮细胞附

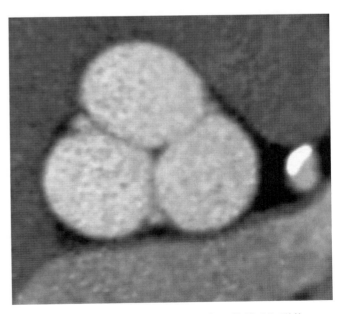

图 51-3 CT 显示的主动脉根部，注意"苜蓿叶"形状

着于基底上；中层包括平滑肌细胞，弹性蛋白层、胶原、蛋白多糖和细胞外基质；外层包括滋养血管和神经[23]。升主动脉的弹性蛋白成分很高，其含量以胸降主动脉到腹主动脉逐渐减少，血管中层也被薄，腹主动脉的中层弹性蛋白含量只有升主动脉的50%[24]。升主动脉瘤的形成原因主要是弹性蛋白的减少，而在胸降主动脉和腹主动脉主要是动脉粥样硬化[25]。

升主动脉瘤的成因是严重的生物学和机械因素的改变所致。主动脉壁平衡机制的打断：弹性和胶原蛋白，蛋白酶和他们的抑制剂，炎症因子等，引起主动脉生理变化导致主动脉增粗，进而引起破裂或夹层。中层细胞外基质的破裂是由基质降解酶分解造成的，包括：基质金属蛋白酶和组织蛋白酶家族[26~30]。基质金属蛋白酶是一组可以降解细胞外组织以维持血管内细胞外稳态以及整体性的蛋白酶家族[26~28]。动脉瘤的形成过程伴随着弹性纤维断裂，平滑肌细胞失去功能以及弹性蛋白和平滑肌组织黏液样变性（图51-4）[31]。

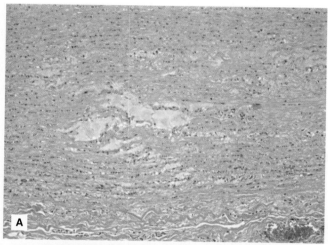

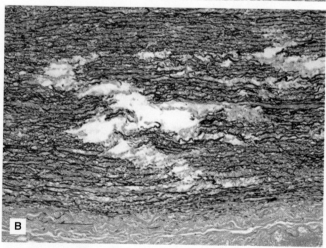

图 51-4 主动脉中层组织学变化：弹性纤维断裂，平滑肌细胞黏液样变性

这个过程被称为中层囊性变，亦称囊性坏死，但该名称大多数情况下已被弃用因为实际上并无组织坏死。随着年龄的增加，弹力纤维一定程度的细微断裂、升主动脉直径的增加是正常的。吸烟与动脉壁中弹性纤维蛋白酶的增加有关，这可能加

速血管变性的过程[32]。

左心室和主动脉壁之间耦连结构保证了每个心动周期都有有效的前向血流，但是随着动脉壁的变薄和失去弹性，动脉扩张随之发生。根据 Laplace 公式，扩张引起了与主动脉内压力有关的动脉壁张力的增加。主动脉顺应性的降低，导致了收缩期动脉压的增高，血压的增高进一步加剧了主动脉壁的生物学改变从而使动脉扩张进展[33]。动脉压的增高与动脉壁的生物学改变的具体机制尚不明确。

在退行性变导致的升主动脉瘤的病例中，主动脉的扩张往往是不对称的，这是由于动脉瘤左侧紧邻肺动脉，导致升主动脉瘤的扩张方向多向右和向上。这也会使心脏沿横向被推移[34]。随着动脉瘤的扩大，窦管交界和无冠窦都被挤压到较小的范围。窦管交界的扩张也引起严重的主动脉瓣中心性反流。在这类病例中左冠窦和无冠窦往往在正常范围。无冠瓣游离缘可能因无冠窦的不对称性扩张而延长。

特殊病因

■ 马方综合征

马方综合征是一种常染色体显性遗传疾病。发生率约为3000 至 10 000 分之一，其中有 25% 为散发病例。典型的病例是编码主动脉壁纤维蛋白-1 的 FBM1 基因突变，导致弹性纤维错位排列、中层变性、动脉瘤形成[37,38]。最近，关于纤维蛋白-1 分子和 TGF-bata 结合蛋白的同源性研究中研究者发现，TGF-bata 分子序列的改变使得细胞外基质中的 TGF-bata 活性增加，从而负性刺激平滑肌细胞和细胞外基质形成[39]。约80%的马方综合征患者进展为主动脉根部瘤，约一半伴有二尖瓣反流。因为马方综合征是个系统性疾病，所以该类患者还有多器官表现。即便现在基因学诊断才是确诊依据，传统的诊断多数仍采用 Ghent 标准[41]。解剖表现上，马方综合征表现为严重的主动脉根部，主动脉窦和主动脉环扩张（图51-5）。

最近的研究发现 ACEI 类药物可能通过血管转化酶-2 受体拮抗途径抑制 TGFbata 活性从而延长平滑肌细胞生命[42]。临床上常使用洛沙坦（血管紧张素 2 受体拮抗剂）在早期病例中预防并延缓主动脉扩张和动脉瘤形成，这在动物实验中已被证实是有效的[43]。在一个 18 例的小型临床研究中洛沙坦也可以减慢主动脉扩张速度[44]。

■ Loeys-Deitz 综合征

Loeys-Deitz 综合征是一种近期发现的常染色体显性遗传病[45]。与马方综合征是纤维蛋白-1 缺乏不同，Loeys-Deitz 是TGF-bata 受体 1 和 2 的突变导致的。临床表现为腭裂、悬雍垂裂、脊柱侧弯、眼距过宽、胸骨异常以及先天性心脏病，包括动脉导管未闭、房间隔缺损等[45]。患者表型上可能会有 Loeys-Deitz 综合征和马方综合征的综合的重叠[46]，从组织学上来看，这与血管中层胶原增加、细微但弥漫的弹性纤维碎裂和细胞外基质沉淀有关。但是 Loeys-Deitz 综合征的主动脉临床进展较马方综合征快，在很年轻或者主动脉相对较小时就可能就需要进行主动脉根部置换[47]。

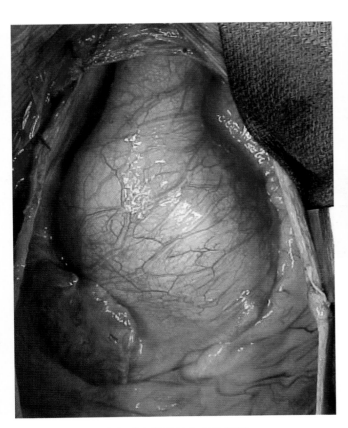

图 51-5 马方综合征重度扩张的主动脉根部

■ Ehlers-Danlos 综合征

Ehlers-Danlos 可能是由零星的突变或常染色体显性遗传导致的，是一种三型胶原合成障碍所导致的遗传性结缔组织病，有多种亚型。4 型 Ehlers-Danlos 综合征可能有危及生命的心血管临床表现。自发性动脉破裂是最常见的致死原因，通常出现在肠系膜血管和甲状腺血管[48]。少部分患者有腹主动脉或胸主动脉瘤或夹层。这类患者血管壁组织薄而脆。升主动脉多受累于原发头臂血管夹层逆剥。

感染性和炎症性病因

感染和系统性炎症反应偶尔会引起升主动脉受累，进而形成动脉瘤。然而通过术前高质量的影像学资料甚至是术中病理学检查也难以区分感染病因。

感染所致的升主动脉瘤较罕见，细菌性升主动脉瘤多见于左心系统的心内膜炎。按病原学发生率降序排列依次为：金黄色葡萄球菌，金黄色链球菌，沙门氏菌属，链球菌[49]。在动脉粥样硬化引起的动脉瘤病例中，如果升主动脉腔内有孔隙，可能会因血行感染形成细菌性动脉瘤[50]。

梅毒性动脉炎，由梅毒螺旋体引起，曾经是升主动脉瘤最常见的原因。在抗生素没有有效应用的时代，梅毒性动脉炎占心脏病死率的 5%～10%[51]。典型的梅毒性动脉炎好发于胸主动脉，可能与其丰富的血运和淋巴管供应有关。其病理过程主要是血管滋养管的多处淋巴浆细胞浸润所导致的中层弹性纤维变性，血管内膜皱褶形成以及血小板"树皮样"改变（图 51-6）[52]。

这种炎性改变既可以是片状的也可以是弥漫的。如果冠状

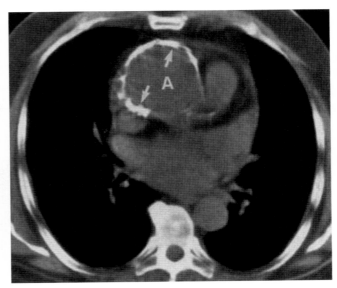

图 51-6 梅毒感染所致动脉瘤

动脉开口区域受到侵犯，可能会出现明显的冠状动脉狭窄。这些血管的病理改变一经形成，抗生素治疗不能逆转。

其他的一些系统性动脉炎也可能导致升主动脉瘤。大动脉炎可能会累及动脉的滋养血管和中层，也可能导致类似梅毒性动脉炎的内膜表现。常发于 15～30 岁的年轻女性，常累及主动脉弓及其分支[53]。虽然梅毒性动脉炎会引起进展较快的主动脉瘤，但是较大动脉炎来说，它只占这类患者的 15%[54]。巨细胞病毒动脉炎是一种多发于年长患者的系统性动脉炎，好发于颞动脉。该病亦是女性多见，常伴有风湿性多肌痛。巨细胞动脉炎是一种淋巴细胞、浆细胞、组织细胞浸润所致的炎性过程，其临床表现多样[55]。此外 Behcet's 病，类风湿性关节炎，结节病，强直性脊柱炎，系统性红斑狼疮，Wegener's 肉芽肿等都可能引起动脉炎。

■ 主动脉瓣二瓣化畸形

主动脉瓣二瓣化畸形是一种复合的遗传性疾病，男女比例为 3∶1[56]。也可伴发 Turner 综合征。大约有 9% 的主动脉瓣二瓣化畸形患者的直系亲属存在主动脉瓣二瓣化畸形[57]。大约一半的二瓣化畸形患者合并主动脉缩窄[58]。有较多的基因突变参与主动脉瓣二瓣化畸形的形成，但目前没有发现特异性单一基因与之相关。主动脉瓣二瓣化畸形常伴发主动脉扩张，但目前原因未明。早期认为可能和狭窄后扩张有关，但是有些二瓣化畸形患者虽然没有任何主动脉瓣狭窄表现，仍然能在主动脉窦内和降主动脉探及血流扰动[59]。最近的研究表明，从胚胎学上，主动脉瓣和升主动脉都源自神经嵴细胞，这可能就揭示了主动脉瓣二瓣化畸形的发生和随后的主动脉扩张存在共同机制[60]。二瓣化畸形患者的主动脉壁的组织学研究提示弹性纤维碎片增多，纤维蛋白-1 耗竭，基质碎裂，金属基质酶负荷增加以及平滑肌细胞损毁[60-65]。

Fazel 等人荟萃分析得出结论，四类主动脉部位易发生主动脉扩张：单纯主动脉根部（13%），单纯升主动脉（10%），升主动脉和相邻的主动脉弓（28%）以及主动脉根部、升主动脉和相邻的主动脉弓（45%）（图 51-7）[66]。研究提示年轻的主动脉瓣二瓣化畸形合并升主动脉扩张的病例应当积极地处理主动

根部、升主动脉和近端主动脉弓。他们建议在较年轻的二瓣化畸形患者术中，切口至主动脉弓，沿着小弯侧切开主动脉壁，至锁骨下动脉水平，尽可能切除病变主动脉。然而一般不需要应用四分支血管进行全弓置换，因为动脉瘤一般不累及弓部远端。

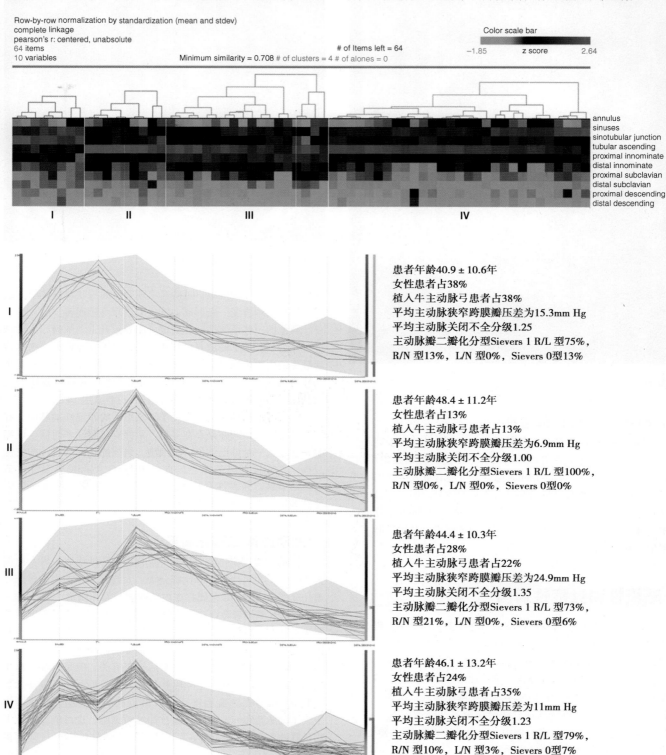

患者年龄40.9 ± 10.6年
女性患者占38%
植入牛主动脉弓患者占38%
平均主动脉狭窄跨膜瓣压差为15.3mm Hg
平均主动脉关闭不全分级1.25
主动脉瓣二瓣化分型Sievers 1 R/L 型75%，
R/N 型13%，L/N 型0%，Sievers 0型13%

患者年龄48.4 ± 11.2年
女性患者占13%
植入牛主动脉弓患者占13%
平均主动脉狭窄跨膜瓣压差为6.9mm Hg
平均主动脉关闭不全分级1.00
主动脉瓣二瓣化分型Sievers 1 R/L 型100%，
R/N 型0%，L/N 型0%，Sievers 0型0%

患者年龄44.4 ± 10.3年
女性患者占28%
植入牛主动脉弓患者占22%
平均主动脉狭窄跨膜瓣压差为24.9mm Hg
平均主动脉关闭不全分级1.35
主动脉瓣二瓣化分型Sievers 1 R/L 型73%，
R/N 型21%，L/N 型0%，Sievers 0型6%

患者年龄46.1 ± 13.2年
女性患者占24%
植入牛主动脉弓患者占35%
平均主动脉狭窄跨膜瓣压差为11mm Hg
平均主动脉关闭不全分级1.23
主动脉瓣二瓣化分型Sievers 1 R/L 型79%，
R/N 型10%，L/N 型3%，Sievers 0型7%

图 51-7 对主动脉二瓣化畸形患者的主动脉病理类型使用分层聚类方法。上方图表为"热图"，其中每列代表一例患者，行代表主动脉直径，右上角的图标是根据患者自身计算出的Z值进行的连续彩色编码。组I的患者主要累及主动脉根部（n=8）。组II的患者主要累及升主动脉的管状部分（n=9）。组III的患者主要累及升主动脉和主动脉弓横部的管状部分（n=18）。组IV的患者广泛累及胸主动脉，扩张从主动脉根部至主动脉弓横部（n=29）。下方四图也描述了这四组，图表显示了每例患者整个胸主动脉的直径。每个组群的临床数据都汇总在图表右侧。AI = aortic insufficiency；AS = aortic stenosis

■ 单窦的 Valsava 窦瘤

单窦的 Valsava 窦动脉瘤较罕见，原因包括：先天性主动脉窦内层和主动脉瓣环之间连续性缺失，或者是更罕见的获得性疾病如内膜炎，梅毒甚至医源性因素[67]。该病男性多见且多合并主动脉下狭窄、室间隔缺损和主动脉瓣关闭不全，超过 90% 发生在右窦（图 51-8）[68,69]。

其次为无冠窦，左冠窦较罕见。平时是无症状的，除非窦瘤破裂进而引起心内分流。右冠窦瘤常破入右室造成血流动力学类似室间隔缺损一样的改变。无冠窦瘤常破入右房，而左冠窦瘤常破入肺动脉或左室。未破的左冠窦瘤偶尔会挡住冠脉左主干开口引起相关症状[69]。

■ 其他家族性动脉瘤

有些特殊的家系表现为高发的胸主动脉瘤，但却没有类似马方综合征那样明确的结缔组织病变。这类患者中不存在原纤维蛋白-1 缺乏。有种假设认为这类患者是常染色体显性遗传，没有性别差异，不完全外显，表达多样性，发病年龄多样[70]。这可能是由于决定胶原形成，细胞外基质和平滑肌细胞形成的基因较多的缘故[71~74]。

临床表现

■ 症状

很多升主动脉瘤在诊断时都没有症状，常常通过胸部 X 光片、超声心动图发现。前胸痛是最常见的症状。急性胸痛可能提示瘤体即将或已经破裂，慢性胸痛可能与胸骨压迫有关。偶尔还会有上腔静脉梗阻或气道受压的体征。左侧喉返神经受牵拉损伤引起声音嘶哑提示瘤体已经累及主动脉弓远端或胸降主动脉近端。更少见的是升主动脉或主动脉根部瘤体破入右房或上腔静脉出现高心排的心力衰竭，或者破入肺内引起咳血。与之不同的是 75% 的升主动脉夹层患者有严重的"撕裂样"疼痛[75]。

■ 体格检查

体格检查常不典型。如果主动脉窦管或主动脉根部扩张，发现脉压增宽或者舒张期杂音可能提示主动脉瓣反流。如果扩张仅局限在升主动脉，可能瘤体很大而无明显的体征异常。应该对患者进行彻底的血管检查以发现有无合并外周血管疾病，颈动脉疾病或者腹主动脉瘤。在动脉粥样硬化引起的升主动脉瘤患者中约 10%～20% 合并腹主动脉瘤。

辅助检查

■ 心电图

如果存在明显的主动脉瓣反流，心电图可能会表现为左室肥大或劳损。患者有动脉粥样硬化，可能会合并冠心病的表现，或者既往有心肌受损也可能在心电图上有所体现。

■ 胸部平片

许多无症状的升主动脉瘤是通过胸部平片首次发现的。扩大的升主动脉引起右上纵隔增宽（图 51-9A）。在侧位片上，胸骨后间隙变小（图 51-9B）。局限在主动脉根部的动脉瘤可能不会引起心脏外形的大的变化，胸部平片上不典型[77]。

■ 超声心动图

经食管的超声心动图（TEE）可方便而精确地区分升主动脉瘤、主动脉夹层和内膜血肿（图 51-10）[78~80]。TEE 是一种有创性的影像学检查，并且有较小的几率引起食管穿孔、呼吸道阻塞或者血流动力学不稳定。但是由于支气管分支内气体的影响，超过 40% 患者主动脉远端显示不清，即便是现在已经应用了多平面探头。虽然是因检查者技术而异，但它仍可以较好的显示主动脉根部的瓣环，主动脉窦，窦管交界和升主动脉。它是唯一可以较好地显示主动脉根部近端的影像学方法，因为 CT 经常会因为运动伪影而产生误差。经胸超声参考意义不大，但可以分辨主动脉瓣反流程度。

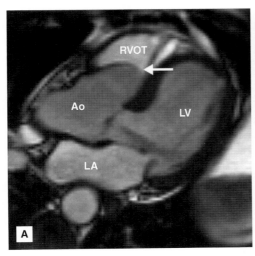
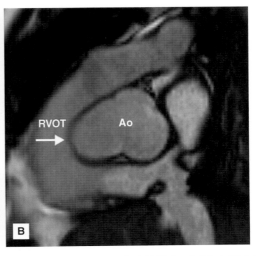

图 51-8　MRI 影像。（A）三腔心平面；（B）主动脉瓣平面，提示右侧腔静脉被推移至近右室流出道

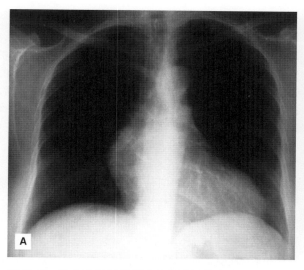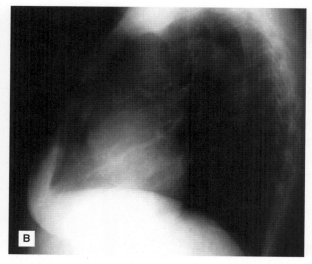

图 51-9　升主动脉瘤患者后前位及侧位胸片。（A）提示右纵隔增宽；（B）提示胸骨后间隙变小

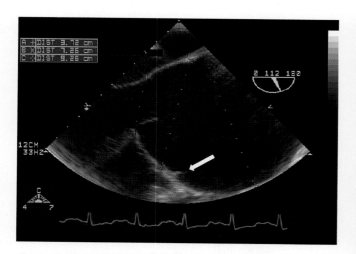

图 51-10　经食管超声提示升主动脉瘤并夹层

计算机 X 线体层造影（CT）

　　增强 CT 是最广泛应用的非侵入性主动脉影像学检查手段。CT 扫描可以迅速提供升主动脉内径、病变程度和病变位置影像（图 51-11）。有经验的检查者可以明确地分辨出主动脉夹层和壁内血肿[82]。现代的 CT 扫描采用多探头采集数据，可以在一次屏气中完成整个主动脉扫描，而且每层扫描间距可以小到 0.5mm。三维重建对确定主动脉疾病的远近段范围及主动脉弓的血管形态和关系很有帮助，这对外科医生确定手术方案很有意义（图 51-12）。理想状态下，胸腹主动脉各分支动脉均应检查。基于心电图的门控扫描应当可以提供主动脉根部最近端的影像，甚至可以提供冠状动脉的资料。CT 的主要缺点是需要对比剂以提高分辨率。这在严重肾功能不全和有致死性过敏史的患者中是禁忌。CT 平扫可以明确主动脉内径，但无法分辨主动脉夹层内膜片等急性病理改变。

磁共振成像（MRI）

　　MRI 可以在不用对比剂及不需要暴露射线的情况下提供矢状面和三维影像资料。应用钆对比剂可以提供动脉树更好的影

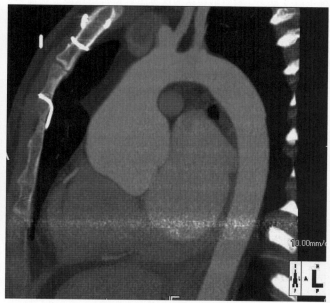

图 51-11　CT 显示马方综合征患者扩张的主动脉根部

像资料，但是对那些有机械辅助和监测仪器的患者，MRI 是不适宜的。当前与 CT 相比，MRI 尚有费用昂贵，不容易操作和耗时较长的缺点。

自然病程

　　选择性主动脉置换已经作为动脉瘤的预防性治疗手段以防止主动脉夹层或破裂等致死性急症发生。最近的国际急性主动脉夹层注册登记系统（IRAD）研究表明，即使是在一些有经验的中心已经降低死亡率的基础上，急性 A 型主动脉夹层的手术死亡率仍高达 26%[85]。Bickersaff 等人研究了 72 例明确诊断但未进行外科干预的升主动脉瘤患者的自然病程[86]。随访 5 年后发现，74% 患者发生主动脉夹层或破裂（图 51-14）。其中 94% 死亡。5 年生存率仅为 13%，而没有主动脉瘤的对照组为 75%。

传统意义上，选择升主动脉置换的一个最重要指标是主动脉最大径。Caody 等人的主动脉自然病程研究发现，主动脉直径 3.5~3.9cm 的患者大多在 3~4 年内破裂；在此基础上，直径每增加 1cm 破裂风险指数增加（图 51-15）[87]。

而主动脉直径大于 5cm 的患者在一年内存在较高的破裂或夹层风险。应用 Logestic 回归模型统计发现，6.0~6.9cm 直径的主动脉破裂风险是直径 4.0~4.9cm 患者的 4.3 倍。直径 4cm 以下的主动脉每年主动脉内径增加 0.1cm，而 4cm 以上每年则增加 0.4cm[88,89]。未控制的高血压，吸烟和结缔组织病会加快主动脉的扩张速度[88]。马方综合征的患者在较小的主动脉直径就会有较高的夹层或破裂发生率，在直径小于 5~6cm 时就多发主动脉破裂或夹层（图 51-16）[90]。不幸的是马方综合征患者的平均死亡年龄为 32 岁，约 60%~80% 死于主动脉根部事件[91]。其中有早期破裂或夹层的家族史的患者，在主动脉直径较小时更易发生主动脉事件[92]。

虽然破裂风险和主动脉直径相关，但是仍有一些患者在主动脉直径小于 5.5cm 时仍发生破裂或夹层。在 IRAD 注册研究中，入选的 591 例病例中，有 59% 的患者主动脉破裂或夹层时直径小于 5.5cm，有 40% 的患者小于 5cm（图 51-17）[93]。在未来的机制研究中可能会通过膜生物学标记物或者敏感的影像技术在更早期发现易破裂的高风险主动脉。

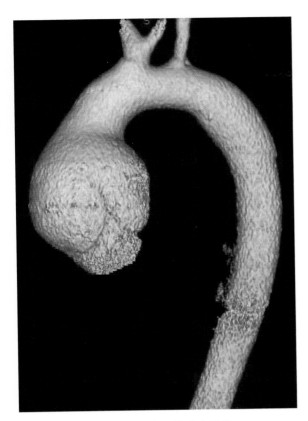

图 51-12　马方综合征患者三维重建影像

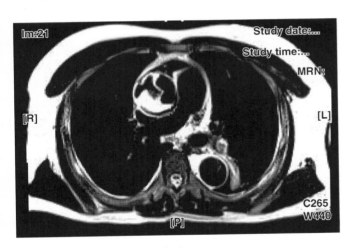

图 51-13　磁共振显示 A 型夹层

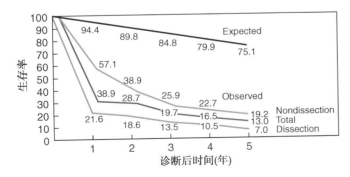

图 51-14　72 例胸主动脉瘤和夹层患者实际生存率的估算

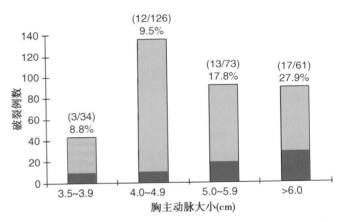

图 51-15　不同大小的胸主动脉瘤急性夹层和破裂的发病率，柱状体的高度对应患者总数，黑色表示出现夹层或破裂患者所占比例

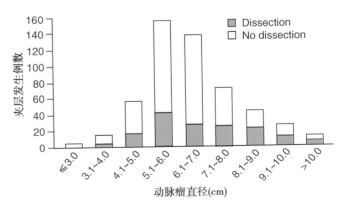

图 51-16　524 例马方综合征患者升主动脉直径和夹层发生率

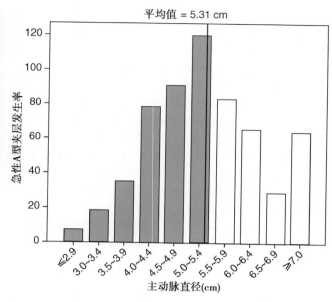

图 51-17　急性 A 型夹层发生率和主动脉直径的分布图

升主动脉瘤的药物治疗

治疗原则是通过降低主动脉壁压力和预防导致扩张的生化改变以限制主动脉瘤扩张。通常有主动脉瘤的患者要避免从事例如举重等高强度的体育运动，以避免短期快速的主动脉压升高带来的对主动脉壁的冲击。负重应小于患者自身体重的 1/2 甚至 1/3。此外类似篮球有突然加速或减速的运动也应避免，这会带给主动脉壁额外的压力。

减慢心率是胸主动脉瘤的主要治疗策略。β 受体阻滞剂以良好的负性心率和负性肌力作用成为首选药物[94]。β 受体阻滞剂的首要治疗目标是降低动脉血压和动脉血压的时间变化斜率（dP/dT），从而降低主动脉收缩期的压力进而降低主动脉中层损伤。关于 β 受体阻滞剂的合理化应用 Wheat 等人在离体的塑料模型上做了一些研究，发现减小脉压差对人工内膜有保护作用，而动脉血压和血流的改变则影响不大。这项实验随后在火鸡上进行，火鸡是唯一一种易感夹层的动物。实验发现硝酸甘油和普奈洛尔联合应用可以减少夹层发生。而单纯应用硝普钠降血压无效。这可能与实际增加了 dP/dT，从而反应性的交感兴奋引起心排量的增加有关。Shores 等人进行了一项里程碑式的实验，在年轻的马方综合征随机分入 β 受体阻滞剂治疗组的患者，在 10 年随访中较对照组的主动脉扩张显著降低（图 51-18）。也降低了死亡率、心衰、主动脉夹层、主动脉反流以及手术根部替换的发生率[97]。推而广之，升主动脉瘤患者可以广泛应用 bata 受体阻滞剂。

手术适应证

■ 非择期手术适应证

新发的主动脉夹层、破裂或壁内血肿应当急诊手术。在升主动脉瘤直径 4～4.5cm 并有急性胸痛症状的患者，可能提示

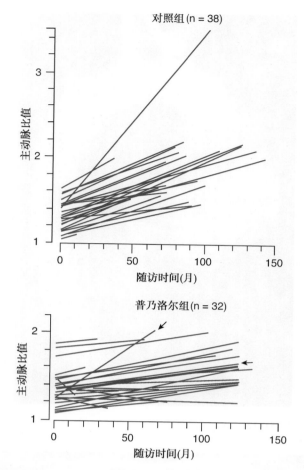

图 51-18　应用普乃洛尔及对照组的主动脉比值的变化。主动脉比值是指患者主动脉直径与相同体表面积和年龄的正常人主动脉直径的比值，横坐标表示随访时间。对照组有一例在 100 个月时主动脉比值大于 3.4，两例试验组患者未应用试验药物

破裂临界状态，也应当急诊手术。主动脉根部扩张所致的充血性心力衰竭或无论是急性主动脉窦扩张或慢性主动脉夹层所致的窦管交界消失的患者也应该尽快手术，即使术前 1～2 天的利尿、调整心功能等治疗使患者一般状况改善。

■ 择期手术适应证

虽然单纯根据血管内径决定手术有局限性，但是是否手术仍主要取决于此。除特殊的结缔组织病或其他特殊病因导致的主动脉瘤患者以外，瘤体最大直径超过 5.5cm 应建议手术[98]。除此以外每年内径增长超过 1cm 也应强烈建议尽快手术而不管动脉瘤直径是多少[99]。也有部分学者推荐对于个体患者用体表面积校正后的主动脉内径决定是否手术[100]。

主动脉比是用测量的患者主动脉内径除以同年龄同体表面积的预测值算出。采用这个指标，对于那些没有结缔组织病或其他特殊病因的主动脉瘤患者的手术指征为大于 1.5[101]。这就使 40 岁以下体表面积 2m² 左右的患者在主动脉内径 4.8～5.0cm 时即推荐手术。因为随着年龄的增长主动脉内径会增粗，所以 40 岁以上的患者的手术时血管内径较 40 岁以前大。

■ 特殊病因的选择

马方综合征的患者因为破裂或夹层风险高，所以在主动脉直径 4.5cm 以上或者主动脉比 1.3 ~ 1.4 就应手术[101,102]。主动脉瓣二瓣化畸形患者如果主动脉直径 4.5cm 以上或者主动脉比 1.3 ~ 1.4，应当在主动脉瓣置换同时完成升主动脉置换[101,103]。如果主动脉瓣功能良好，则应在主动脉直径大于 5cm 时完成升主动脉置换[104]。对于慢性主动脉夹层患者因为主动脉只有薄弱的中层和外膜支撑，破裂风险大，所以在主动脉直径 4.5cm 以上或者主动脉比 1.3 ~ 1.4 时应手术治疗[101]。以上疾病如果每年主动脉直径增加超过 0.5cm 应当手术治疗。假性动脉瘤多发于外科手术缝线部位，组织脆弱破裂风险高，一经发现尽早手术。

在年轻患者，为了避免终生抗凝治疗，应尽早采取主动脉瓣成形手术，早期手术可获得较好的成形成功率。Prenger 等人随访了主动脉瓣置换的一组病例，发现主动脉内径大于 5cm 的患者夹层发生率为 27%，而主动脉内径正常的患者发生率为 0.6%。总体上来讲，合并其他心脏手术的患者如果主动脉直径 5cm 以上或者主动脉比 1.5 以上应同期行主动脉置换[101,105]。

术前准备

术前评估对降低手术风险很重要。约 1/3 的胸主动脉瘤患者合并慢性阻塞型肺病，对于肺功能较差的患者应复查呼吸功能或血气分析。对于择期手术，术前戒烟、应用抗生素治疗支气管炎和物理治疗很有意义[106]。患者的肾功能应正常以保证血流动力学的稳定，如果发现肾功能不正常应彻底检查。由于不明位置的严重颈动脉疾病进行升主动脉手术时卒中发生率较高，所以 65 岁以上的患者应有颈动脉双期影像资料[107]。合并外周血管疾病、弥漫性冠状动脉疾病、颈动脉杂音或可疑脑缺血病史的年轻患者也应检查颈动脉。约 10% ~ 20% 的升主动脉瘤患者合并腹主动脉瘤，应当行 CT 或 MRI 检查。所有患者均应行冠状动脉造影以明确有无冠状动脉粥样硬化，狭窄超过 50% ~ 60% 者应搭桥。此外冠脉造影可帮助区分冠脉起源异常和壁内冠状动脉，这在根部置换手术中很有意义[108]。

术式选择

升主动脉术中选择手术方式应个体化了解患者的解剖和病理生理。具体的选择包括：是否换主动脉瓣、主动脉窦、升主动脉和主动脉弓。系统性的评价首先明确患者有没有结缔组织病的可能。马方综合征、Ehlers-Danlos 综合征和 Loeys-Deitz 综合征、主动脉瓣二瓣化畸形患者或有主动脉夹层家族史的患者手术时应尽量积极，术中行主动脉窦、升主动脉和近端弓置换，因为这类患者再次手术可能性很大[109]。这类患者发生主动脉近段再狭窄时，可用带瓣管道再次行根部置换[110]。

第二步要明确主动脉瓣的病理生理。中到重度的主动脉瓣狭窄无论是否合并主动脉瓣关闭不全都应行主动脉瓣置换。然而单纯的主动脉瓣关闭不全的处理就相对复杂。单纯窦管交界

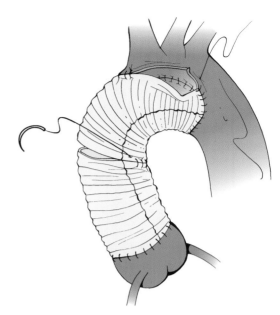

图 51-19　升主动脉部分弓置换

的扩张导致的主动脉瓣关闭不全，特别是继发于老年人动脉粥样硬化的动脉瘤，可以用一段人工血管行升主动脉置换，吻合到窦管交界处（图 51-19）。选择血管的时候要考虑主动脉瓣的大小，其周长应与主动脉瓣保持 10% 以内的误差以保证主动脉瓣叶的良好接合[111]。窦部的处理也应严谨。如果窦很薄或呈典型的瘤样扩张，应手术置换。正常状态下，主动脉瓣直径为 23 ~ 24cm 而窦管交界为 24 ~ 25cm 时，主动脉窦的直径大概为 30 ~ 32cm[112]。如果单纯窦部瘤样扩张或主动脉环扩张，主动脉瓣正常，可以先行升主动脉置换，如有必要，再次手术置换主动脉瓣是可行的（图 51-20）。如果主动脉窦扩张合并主动脉瓣关闭不全无法成形，应一期置换主动脉瓣。材料

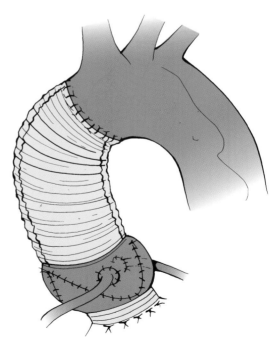

图 51-20　应用编织血管预成形主动脉窦，行二次保留主动脉瓣的主动脉根部置换

可以选择机械带瓣管道，手工缝制机械瓣和人工血管，或者猪生物瓣。选择上要综合考虑各种因素，包括年轻患者的生物相容性问题，终生抗凝问题，生物瓣损后再次根部置换的手术难度问题和随着年龄增长主动脉根部的扩张问题。经导管的主动脉瓣生物瓣置换，因为不需要开胸，扩展了生物瓣在年轻患者中的应用[113]。肺动脉瓣自体移植在升主动脉瘤中应用有限，因为升主动脉扩张患者年龄一般较大，在肺动脉瓣自体移植中获益较少。而年轻的升主动脉瘤患者多合并结缔组织病或者主动脉瓣二瓣化畸形，自体移植瓣损毁更早。二瓣化畸形患者的自体移植瓣和血管的组织学表现出中层断裂，弹性纤维碎片增多和平滑肌细胞定位变化[114]。

对于那些只有无冠窦扩张，而左右冠窦正常的患者，术中也可采用单窦及升主动脉置换。Yacoub 等人应用舌形修剪的人工血管进行了一些探索[115]。但这种操作因为剩下两个窦的组织薄弱，术后有扩张并需二次手术可能。David 等人报道了二次单窦置换的病例[116]。除非有手术禁忌，这种患者推荐行全窦置换。

主动脉瓣关闭不全、窦部正常合并升主动脉瘤的患者可采用 Wheat's 手术，即主动脉瓣置换和升主动脉置换，保留正常窦部（图 51-21）[15]。这适用于年龄较大，合并轻中度窦部扩张，而全主动脉根部置换手术风险较大，且无近期主动脉近段再次手术的患者。

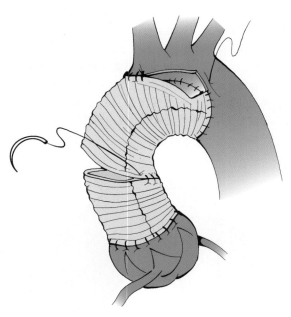

图 51-21 分部行升主动脉和主动脉瓣置换以保留主动脉窦

远端的选择包括全弓置换，部分弓置换，开放吻合和钳制吻合技术。带或不带象鼻的全弓置换适用于全主动脉弓扩张直至胸主动脉水平的患者。累及主动脉弓近端的动脉瘤是较常见类型，这部分患者行部分弓置换效果较好。切除自大弯侧的无名动脉至小弯侧的左锁骨下动脉的扩张的主动脉，可保护剩余部分弓以避免扩张（图 51-21）。虽然钳制吻合技术对根部分离的如内膜炎的患者适用，但是在远端尽量选择开放吻合技术。

手术技术

监护和麻醉

所有患者均应该应用中心静脉通路和肺动脉导管。常选用桡动脉监测动脉血压，但具体动脉监测部位应于术前同麻醉团队共同讨论决定。体温通过鼻咽温和膀胱温监测[117]。双侧近红外光谱监测（NIRS）被用于体外循环时监测脑灌注，常通过增加脑循环灌注压和红细胞比容来预防术中脑灌注的下降。对需要暂时终止循环的病例，脑电图监测是必须的。全导联心电监测。TEE 对于判断主动脉瓣关闭不全程度和分辨窦管交界很有意义，应在体外循环前完成。

麻醉静脉应用芬太尼 25～50μg/kg；咪哒唑仑 0.1～0.2μg/kg；异丙芬 0.5%～1.5%；吸入异氟烷，0.1～0.2mg/kg（吸气末，吸氧肌松状态下）；氨基乙酸初始剂量静脉推注 5g，维持剂量 1g/h，患者转入 ICU 后 2h 停用；对于需要暂停循环的病例，辅助用药包括甲基强的松龙 1g、硫酸镁 1g、2.5mg/kg 利多卡因、12.5g 甘露醇[118]。

循环监测

主动脉插管策略应当个体化，并且现今的心外科医生应该熟练掌握不同插管技术。根据经验主动脉直径 7cm 以下均可直接插管。采用传统的插管技术或者是 Seldinger 穿刺法用于薄壁主动脉插管。插管在止于无名动脉近端的动脉瘤患者可以很容易的完成。在需要顺行性脑灌注的患者，可能需要右侧腋动脉置换，可用 8～10mm 的 Dacron 人工血管端侧吻合，因为这种细而脆的血管直接置管可能会引起破裂出血。在有些病例可用股动脉插管，但是 TEE 和 CT 证实胸降主动脉粥样硬化的患者慎用。

经右心耳用 24F 的传统的两阶梯静脉插管仅用于需要同期行二尖瓣或三尖瓣手术者。可经上下腔插管，并备静脉带以阻断。降温过程要平稳，维持动脉血温度和静脉血回流温度差 2～3℃。降温至脑电图静默能提供最大限度的脑保护。虽然预期迅速降温可获得快速将心电图静默。但是 Cheung 等人研究发现核心温度 18℃或降温 30 分钟后仍只有 60% 的患者脑电图静默[119]。对于不能行脑电图监测者，安全的做法是降温时间超过 50 分钟，这样所有患者全部获得脑电图静默。

逆行脑灌注

在采取约 10° 的 trendelenburg 卧位，应用逆行性脑灌注，并维持右侧颈内静脉压力 25mmHg，流量 200～300ml/min。RCP 可以起始于与动脉的 Y 型连接，也可以是起于 SVC 和右动脉环的 Y 型连接。深低温过程中逆行脑灌注可以因多种外科操作而暂时中止。灌注液的温度维持在 12～18℃。主动脉弓吻合后，灌注液的填充可以去除主动脉和移植物内的空气。主动脉弓排气后，在体外循环下顺行灌注，以便完成手术操作及复温。我们的经验是，时刻监测顺行灌注的流量是必要的，不管是通过预先做好的 8、10mm 旁路或在移植物中通过荷包缝合的方法进行升主动脉移植物置管，还是直接置管。

顺行脑灌注

顺行脑灌注是很多医疗机构的常规使用方法，在循环停止时间超过 35～45 分钟的病例中，其效果要比 RCP 好。具体方法包括 Kazui 发明的直接 balloon-tip 管脑血管插管，或者右腋动脉插管。应用 balloon-tip 管插管是明智的因为它能独立监测动脉压以防止脑灌注压过高。右桡动脉压监测也是有益的。流量一般控制在 10ml/（kg·min），灌注压 40～70mmHg，灌注温度应与中心温度相同。通过主动脉弓三个分支同时灌注，而不是仅仅通过左颈总动脉和无名动脉，能获得最佳的脑保护。

右腋动脉插管是通过 8mm 或 10mm 的涤纶管与右腋动脉端侧吻合实现的（图 51-22），手术结束时涤纶管被结扎。考虑到右腋动脉的脆性，部分外科医生选择直接插管。直接脑动脉灌注者流量也一般控制在 10ml/（kg·min），灌注压 40～70mmHg。无名动脉于起始处被套扎或夹闭。这种灌注方法虽然快速有效，但只能提供单侧脑灌注，这样对侧脑组织可能发生缺血。为了维持合适的脑灌注压和减少动脉并行（arterial-arterial stealing）窃血，左颈总和左锁骨下动脉也常被关闭。

心肌保护

通常情况下于主动脉根部顺行灌注 1 升冷停搏液（4℃）。对于主动脉关闭不全的病例，应切开主动脉并行冠状动脉插管灌停搏液。通过心前壁将温度探针插入室间隔，维持心肌温度 6～8℃。手术过程中每 20 分钟逆行灌注停搏液一次。在循环停止前使心肌停搏是非常重要的。

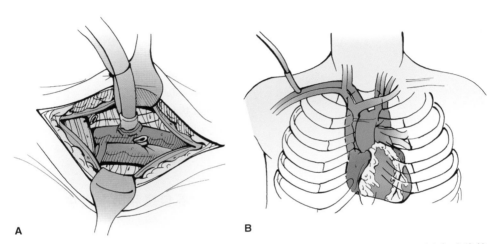

图 51-22　（A）用直角动脉插管行腋动脉插管（注意周围的静脉）；（B）用直动脉管插管

特殊的手术技术

升主动脉置换

体外循环建立、心脏停搏后，主动脉在阻断钳下方 1cm 和窦管交界上方被横断。用低电流电刀仔细地将切除的主动脉从附着的肺动脉上分离。用测量装置测量血管内径，误差 10% 以内选择人工血管。确定主动脉瓣叶完整并且功能良好，如果需要同期行主动脉瓣换，可在此时用传统技术完成。选用 4-0prolene 线连续缝合吻合近端。如果主动脉壁菲薄可缝入 Teflon 毡片。在急性主动脉夹层病例的手术中，在近端切口常常垫入 Teflon 毡片使得血管切缘、毡片和人工血管形成稳固的缝合缘。

复合材料根部置换

主动脉根部置换包括完全切除升主动脉直至自体主动脉瓣，纽扣状游离冠状动脉开口，植入带瓣人工血管。主动脉阻断后，灌注停搏液，升主动脉自窦管交界水平横断，将主动脉窦和冠状动脉开口从肺动脉、右室处游离。除非是二次手术，各冠状窦不需要过分游离。

切除自身主动脉瓣叶，测量主动脉瓣环以选择合适的植入带瓣血管。可以选择带主动脉瓣的直血管，也可以选择带主动脉窦的带瓣涤纶血管。如果植入生物瓣，可以将生物瓣支架用 3-0 或 4-0prolene 线缝合在相应人工血管上。如果是有瓣窦的人工血管，缝合缘应当在瓣窦下方 3～4mm 处。缝瓣的时候要保证缝线全部穿过瓣环和人工血管以便于止血。

缝合带瓣管道时，既可以采用外翻缝合，将垫片置于瓣环上即"环内瓣"；也可将垫片置于心室面，即"环上瓣"。通常环内瓣要求瓣窦支撑良好。而环上瓣可能是瓣窦游离过多，残留组织少，且可以植入相对较大的主动脉瓣。选择机械瓣的时候环内瓣缝法可能较好，因为它很少产生血管翳，瓣下结构少，这对维持机械瓣的正常功能有重要意义。要注意无论哪种缝合方式都要避免缩短二尖瓣前叶的结构。2-0 编织线连续缝合植入主动脉瓣也有报道。

下瓣后，用 5-0prolene 线如图 51-23 描述那样连续缝合将两冠状动脉吻合至人工血管的相应位置。吻合完成后，将灌注管插入人工血管内，预增压以检查有无漏血。

植入无支架生物瓣、自体肺动脉瓣，同种异体瓣等按前面章节所述操作。

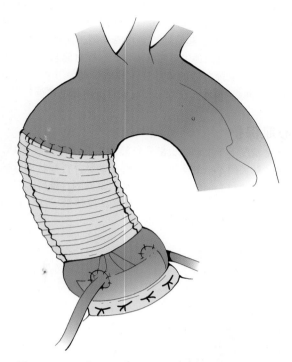

图 51-23　用带瓣管道行主动脉根部置换

■ 远端开放吻合技术

远端重建应用开放吻合技术。在升主动脉瘤病例中，开放吻合技术可以完全消除病变主动脉，并可以安全地吻合被阻断部位的脆弱的主动脉壁。按前面已经描述了深低温停循环技术停体外循环。4-0prolene 线连续缝合远端，应用端端（on-lay）吻合方式将人工血管缝入自体血管内。这样在主动脉加压时避免破裂。在主动脉脆弱的病例中可以在两层中加入 Teflon 毡片，但仍要按照端端吻合的方法将人工血管缝入自体血管内。

冠状动脉的处理

纽扣状游离冠状动脉开口是主动脉根部手术中最需要技术和耐心的工作。左主干位于主动脉后方，需要从肺动脉附着处完全游离。有时候从自体主动脉内操作也是很有帮助的，要注意用低能量电刀，以避免损伤。大体来说冠脉开口的游离部分需要 1～2cm 的自由度。游离右冠开口时要注意避免不小心进入右室。游离完成后，要经冠脉开口灌注停搏液，以检验有没有小的分支损伤，并进行修补。

吻合冠脉开口时，有几点要注意。左主干要吻合在相应冠状窦的吻合点或吻合点稍下方。而右冠由于心脏充盈后右室会将右冠向头侧推移，所以要吻合在吻合点或稍上方。如果选择的是直血管，有的外科医生是在移植血管端端吻合完成后或心脏复跳后再选择合适的右冠脉吻合点。复跳以后，如果有新发的室壁运动异常，以我们的经验应当迅速行心脏冠脉旁路移植术，而不是一次次的吻合冠脉开口。如果是左侧的问题，左乳内动脉到前降支搭桥一般可以解决问题。

在严重的心内膜炎、夹层、严重钙化或者再次手术中，冠状动脉开口可能严重受损，无法直接吻合在人工血管上。此时可以采用 Cabrol 技术，应用 8～10mm 人工血管按图 51-24 所示恢复冠状动脉供血。此外大隐静脉也是可选的移植物，通常 3～5cm 长，远端吻合在人工血管较高的位置，摆成 S 型，避免复跳后牵拉。如果是右冠的问题，可以选择搭桥在回旋支或右冠主干。

■ 主动脉包裹和限制性主动脉成形术

主动脉包裹和限制性主动脉成形术较少采用。适用于那些行主动脉瓣置换，但没必要行带瓣管道植入，或者未达到破裂或夹层风险但有主动脉扩张的患者。限制性主动脉成形术包含切除部分病变主动脉以恢复主动脉内径到正常范围，可以采用主动脉部分阻断，完全阻断或深低温停循环开放吻合技术[123~125]。切除的方向沿着主动脉长轴直至窦管交界。吻合后在外面包裹限制性材料以加固主动脉。采用这种操作的主动脉壁在收缩期主动脉承受压力和径向受力可能导致缝线部分裂开或破裂。

图 51-24　冠状动脉移植的 Cabrol 技术。（A）将一根 8mm 或者 10mm 的人工血管与围绕左右冠状动脉窦的主动脉行端端吻合；（B）在冠状动脉人工血管中段开口，并与主动脉人工血管在合适位置吻合。改良的 Cabrol 技术还包括制作游离的冠状动脉纽扣，以全层端端吻合

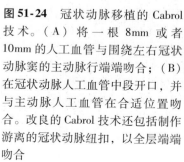

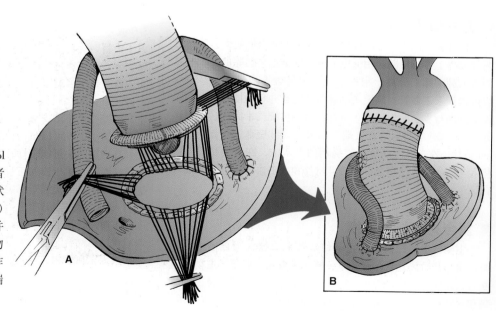

主动脉包裹可以单独应用，也可同时行主动脉成形。包裹材料包括涤纶片，自身血管片，PTFE 血管片等。Neri 等人随访了两例主动脉包裹后因假性动脉瘤入院再次手术的患者[126]，发现这两例患者升主动脉未包裹部分正常，包裹部分动脉壁严重萎缩。Cohen 报道了 102 例应用包裹技术的患者，随访 4.7年，没有主要主动脉事件发生，整个随访周期患者平均主动脉扩张 2.6mm。

■ 同期二尖瓣手术

升主动脉瘤患者常常并发二尖瓣疾病。特别是像马方综合征患者发生率高达 30%[128]。二尖瓣中到重度反流的病例，在主动脉置换同时应行二尖瓣成形。Gillinov 等人随访了同期行二尖瓣成形和主动脉根部置换的病例[129]。他们发现 88% 的患者 5 年内有再发二尖瓣关闭不全。另一个建议主动脉根部置换同时应行二尖瓣处理的原因是：主动脉瓣置换术后的二尖瓣操作技术上难度加大。此外要注意主动脉根部置换时要避免损伤二尖瓣前叶。

■ 再次手术

曾经升主动脉和主动脉根部的再次手术非常具有挑战性，但现今越来越常见。随着在年轻患者组织学瓣膜和动物瓣膜应用越来越多，使得越来越多的患者需要再次手术，此外在那些早期只行主动脉瓣置换的二瓣化畸形患者，现在可能需要再次行主动脉根部替换。再次手术指征包括：主动脉瓣关闭不全、残余胸主动脉的动脉瘤扩张或夹层、假性动脉瘤、植入瓣膜功能不全、心内膜炎或血栓形成，生物瓣退行性变。

手术入路通常是再次正中开胸，即使是复杂弓部病变和近段降主动脉正中开胸也可以很好显露[130]。在巨大的动脉瘤患者中，主动脉可能被推挤到胸骨后，开胸时破裂风险大，所以有必要先行右侧腋动脉或股动脉插管建立体外循环。如果开胸时出现大出血，可以先压迫胸骨止血，经股动静脉插管建立体外循环，并迅速降温至深低温低流量，放空心脏，再开胸。如果瘤体过大，开胸时不可避免破裂，有必要先行股动脉插管。对严重主动脉瓣关闭不全患者，左室较大，有室颤风险，可经左前外侧小切口入路在左室置入左心引流，引空左室。

开胸之后由于原先置入物与肺动脉紧密粘连，主动脉阻断时可能引起破裂出血，特别是原先置入生物瓣或者有左侧搭桥的患者，出血风险更大。如果肺动脉很难游离，经常需要心包片修补。

二次手术冠状动脉的游离变得困难，可以应用 Cabrol 技术完成冠状动脉吻合。前次手术的冠脉吻合口要重新吻合，也可能需要用大隐静脉重新搭桥，这些操作时逆行灌注可能很有用。

在二次手术置换损毁生物瓣时，可在切除主动脉瓣后在原生物瓣环处吻合新生物瓣，因为他们组织基本相容[132]。

■ 杂交和支架技术

随着高顺应性和小体积支架的进展，胸主动脉支架也可以应用于那些开胸手术风险较高的升主动脉瘤患者。置入升主动脉的支架要求有高顺应性和弹性，短支架，没有裸露金属，和长的输送系统。这是因为通常的胸降主动脉支架无法到达升主动脉。入路可选择腋动脉、颈动脉或者是从心尖输送。支架的长度在升主动脉比胸降主动脉要求更严格，因为从窦管交界到无名动脉发出点仅有 10cm 长度。经心尖入路可能对输送鞘要求更短，这可见于经心尖的主动脉瓣介入治疗。升主动脉支架被应用那些有手术禁忌的患者（图 51-25）[133]。

早期并发症

■ 出血

浸透胶原或者明胶的涤纶人工血管相对不易渗血，可以减少升主动脉术后失血。仔细而专注的缝合是避免缝针的扭力在手术最后造成针孔渗血的关键。再植冠脉是应避免血管张力，一旦张力过高可采用改良的 Cabrol 法或移植物替换法。移植物包埋法现已基本不用，因为其存在出血和假性动脉瘤形成的风险。应用 Teflon 垫片可以减少主动脉、冠状动脉吻合口出血。当手术中需要应用带瓣管道时，应选择适当大小的瓣膜以适应主动脉瓣环，并将垫片压紧，有助于减少出血。

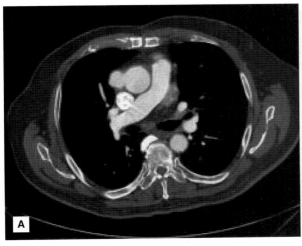
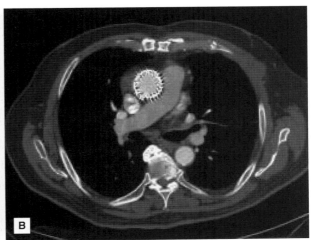

图 51-25 应用覆膜支架治疗心脏外科术后升主动脉夹层。（A）术前 CT；（B）术后 CT

对于难治性凝血障碍，吻合口用小段涤纶片包裹可以减少缝线张力和针孔出血（图51-26）。随着血液保护技术的应用如：血液回收装置、自体血回输、血小板提取和胸管引流回输以及氨基乙酸、氨甲环酸等抗纤维蛋白溶解药物的应用等，很多患者可以避免异体输血。对于难治性出血最后还可以用重组人凝血因子7，在没有别的处理办法时可能取得良好效果，但它可能会引起血管内纤溶[134]。

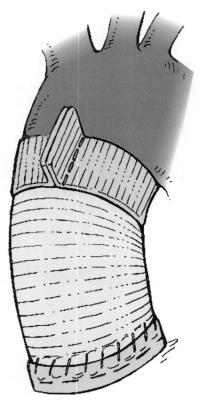

图51-26　针眼渗血可以应用人工血管片包裹吻合口以止血

对那些出手术室后如果有大出血，应尽早开胸探查。术后需要开胸探查发生率约为2.4%～11.1%[135,136]。

■ 卒中

近端主动脉手术后神经系统并发症仍然是主要的和致死的并发症。升主动脉和主动脉弓的粥样斑块或血栓所致的栓塞会引起局灶性神经系统损伤。弥漫性神经系统损伤可能由于空气微栓、降温不足或不平稳以及停循环时间过长，停循环超过40分钟，卒中发生率明显增加[137]。深低温也可能引起神经系统损伤，和停循环无关[138]。

应用心表超声或其他一些影像检查评估主动脉粥样硬化斑块或血块使栓塞所致卒中逐渐减少[139]。这可以知道我们选择合适的位置行主动脉插管。深低温停循环时辅助大脑逆行灌注目前尚有争议，有些中心报道这可以使停循环的安全期延长。实验室的研究表明大脑逆行灌注的主要优点在于可以冲刷大脑血管中的栓塞物质，并可能均匀降低颅内温度，而不是运送营养物质，在这方面顺行灌注更有优势。在升主动脉术中那些伴

有严重颈动脉阻塞性疾病的患者卒中风险较高，年龄大于65岁，伴有周围血管病变或者有相关疾病史的患者，术前应进行颈动脉检查[140]。

患者有新发卒中要尽快完善神经系统评估和相关检查。如果是栓塞性事件要尽早溶栓和维持高血压，如果是出血则采用相反的治疗原则。

■ 呼吸功能不全

已知体外循环可以影响呼吸功能，有证据表明会引起肺泡-动脉血氧梯度、肺血管阻力、肺的顺应性改变以及肺内分流。通常这些变化都是亚临床的。但据报道，体外循环后有0.5%～1.7%的患者出现ARDS[141～143]。具体原因还要进一步研究，有一个普遍接受的观点是血液成分接触体外循环表面异物引起炎性细胞活化和补体级联反应，引起肺损伤[144]。体外循环时间、急诊手术和患者的一般情况可能与呼吸功能不全的发生和严重程度有关，但这不具预测性。

治疗主要是呼吸支持，早期发现和治疗呼吸道感染。预防措施包括术前呼吸功能锻炼，减少体外循环时间，合理应用血制品，体外循环管路的肝素覆盖和白细胞滤过[145]。

■ 心肌功能不全

主动脉术后一过性的心肌功能不全需要短暂动脉内球囊反搏辅助的发生率为18%～25%[146,147]。术中应当精细的保护心肌，间断用冷停搏液顺行或逆行灌注。这在合并主动脉瓣关闭不全的大左室以及合并主动脉瓣狭窄的厚左室病例中尤为重要。复跳后维持较高的灌注压也可较好的保护心肌。对左室舒张功能障碍或者心室肥厚的病例，在结束体外循环时应用米力农或前列环素降低右心后负荷，以使左心充分充盈是至关重要的。术后心肌梗死的发生率约为2.5%，多与冠脉移植的技术因素有关[148]。

■ 围手术期死亡率

具现代的多数外科中心报道，应用脑保护和心肌保护以及先进的置换技术来治疗升主动脉疾病的院内死亡率为1.7%～17.1%[148～152]。然而这些患者分布不均，很难对结果进行比较。有些中心没有包括主动脉夹层，此外急诊手术、再次手术和主动脉弓置换的比例都不同。术后早期的死亡原因最常见的是心衰。此外还有卒中、出血和呼吸功能不全[148,149]。

主动脉夹层或破裂的急诊手术围手术期死亡率很高。增加死亡风险因子包括：心功能不全，高龄，体外循环时间延长，既往心脏手术史，心肌损伤和需要冠脉重建[151,152]。

远期并发症

■ 远期死亡率

已报道的实际生存率和早期死亡率一样是和患者构成相关的。1年生存率为81%～95%。5年生存率为73%～92%，8～10年生存率为60%～73%，12～14年的生存率为48%～67%[153～156]。远期死亡率的预测因素包括心功能低下，需要重建主动脉弓，马方综合征和病变远端范围[157～160]。最常见的远

期死亡原因是心源性，但也有一组报道提示远端主动脉疾病占远期死亡的 32%[161]。

再次手术

由于假性动脉瘤形成、瓣膜血栓形成或者心内膜炎、自身瓣膜或剩余主动脉节段病变的进展，或者生物瓣的退化等这些情况的出现，可能需要再次手术。据报道升主动脉再次手术死亡率为 4% ～22%[162,163]。

约 86% ～90% 的患者 9 ～10 年内无需再次手术（图 51-27）[164,165]。晚期再次手术的预测因素包括马方综合征，自身主动脉人工血管包埋手术，以及慢性夹层分离[166]。对以前有过主动脉手术史的患者进行密切随访以减少急诊手术的发生以及在第一次手术时合理切除所有病变的主动脉组织将改善预后。在一项研究中，估计有近 60% 主动脉手术患者因第一次修补不彻底而需要再次手术[167]。早期再次手术可能和假性动脉瘤形成有关（图 51-28）[168]。

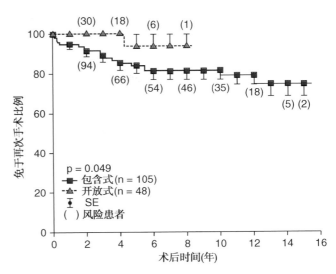

图 51-28　心脏术后引起的吻合口假性动脉瘤而进行二次手术的长期结果

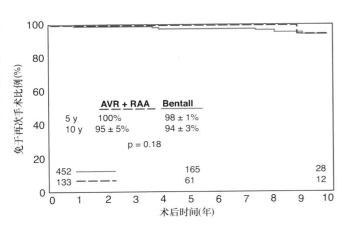

图 51-27　主动脉根部替换和升主动脉加主动脉瓣置换的长期随访结果

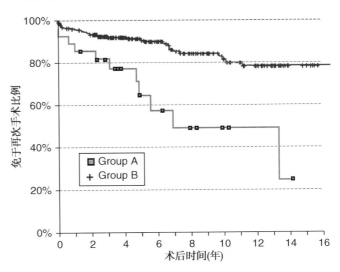

图 51-29　马方综合征患者（A 组）和非微纤维蛋白不正常病因的患者免于再次手术的比例（K-M 生存分析）

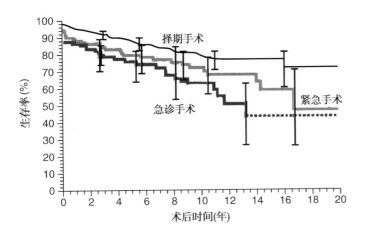

No. at Risk											
Elective repair	455	381	294	204	141	97	64	42	17	4	1
Urgent repair	117	88	74	62	53	41	23	16	8	4	3
Emergency repair	103	73	57	41	31	21	10	4	3	2	0

图 51-30　马方综合征患者行主动脉根部替换手术长期随访，与手术紧急程度相关的结果

马方综合征患者更容易再次手术（图 51-29）。Gott 等回顾 1968 年到 1996 年中 10 个外科中心对 675 例马方综合征患者进行主动脉根部置换术的结果[170]。术后 30 天死亡率为 3.3%，但择期手术只有 1.5%。急诊手术的 30 天死亡率接近 12%。1 年实际生存率为 93%，5 年实际生存率为 84%，10 年为 75%，20 年为 59%（图 51-30）。剩余胸主动脉相关的并发症以及心律失常是主要死因。最常见的晚期并发症是血栓栓塞。手术时 NYHA 心功能分级高是唯一晚期死亡的预测因子。这份完整的多中心回顾证明马方综合征进行主动脉根部置换有较低的死亡率和长期生存率。

人工主动脉的感染

胸主动脉术后人工血管感染发生率报道为 0.9% ~ 6%，并且相关的死亡率从 25% ~ 75%[171-173]。大部分人工血管感染在术后第一月就很明显，但也可能在术后数年才发病。手术中无菌原则的破坏以及术后感染并发症的增多，使人工血管感染的危险性增加。在一项报道中，55% 的患者以前有过明显的感染并发症，包括切口感染、深静脉导管性脓血症、肺炎、脓胸或脓毒血症。升主动脉人工血管可能特别容易感染，因为它最接近切口并且表面较少有自体组织覆盖。所以术中应用心包周围脂肪垫充分覆盖升主动脉人工血管。主要感染的病原有金黄色葡萄球菌、表皮葡萄球菌以及较少出现的假单胞菌。感染也可能是多种细菌感染、真菌感染或者不明原因的感染[174]。

大多数患者有感染症状，如发热、寒颤、白细胞计数升高。CT 或者 MRI 可能发现人工血管周围有液体或者气体积累，也可以表现为假性动脉瘤、瘘管形成、吻合口瘘、栓塞等，但这都是非特异性表现，特别在术后早期时。心肌核素显像可能有帮助，但它对区分术后感染与正常术后炎症反应特异性不高。TTE 能很好地显示瓣膜赘生物或瓣膜脓肿。

对于病情相对稳定的患者，静脉应用抗生素能控制败血症。严重的高危病例且不能再次手术者，终生应用抗生素是可以接受的。外科治疗方法包括清除感染的人工材料，积极清创周围组织，局部冲洗，全身应用抗生素，替换感染的人工血管，用自身组织包裹新的人工血管并消除死腔[176]。大部分医生建议用深低温保存的同种人工血管，因为它更能抵抗继发感染。理想的填充组织是大网膜，因为它的组织特点以及具有抵抗感染的能力。合并胸骨感染者，应充分清创，持续负压吸引，二期行皮瓣移植。一些病例中，对小的假性动脉瘤进行了切除，人工血管局部修补，但这仍存在争议。尽管应用这些积极的措施，死亡率仍然很高[177]。静脉抗生素最少应用 6 周，此后应继续口服抗生素。

参考文献

127:769-779.
2. Bergqvist D: Historical aspects on aneurysmal disease. *Scand J Surg* 2008; 97(2):90-99.
3. Hajdu SI: A note from history: the first pathology book and its author. *Ann Clin Lab Sci* 2004; 34(2):226-227.
4. Cooper A: *Lectures on the Principles and Practice of Surgery*, 2nd ed. London, FC Westley, 1830; p 110.
5. Moore C: On a new method of procuring the consolidation of fibrin in certain incurable aneurysms. *Med Chir Trans (London)* 1864; 47:129.
6. Matas R: Surgery of the vascular system, in Matas R (ed): *Surgery, Its Principles and Practice*, vol. 5. Philadelphia, Saunders, 1914.
7. Harrison P, Chandy J: A subclavian aneurysm cured by cellophane fibrosis. *Ann Surg* 1943; 118:478.

8. Poppe J, De Oliviera H: Treatment of syphilitic aneurysms by cellophane wrapping. *J Thorac Surg* 1946; 15:186.
9. Matas R: An operation for the radical cure of aneurism based upon arteriorrhaphy. *Ann Surg* 1903; 37:161.
10. Matas R: Endo-aneurysmorrhaphy. *Surg Gynecol Obstet* 1920; 30:456.
11. Cooley DA, De Bakey ME: Surgical considerations of intrathoracic aneurysms of the aorta and great vessels. *Ann Surg* 1952; 135:660.
12. Cooley DA, DeBakey ME: Resection of the entire ascending aorta in fusiform aneurysm using cardiac bypass. *JAMA* 1956; 162:1158.
13. Westaby S, Cecil B: Surgery of the thoracic aorta, in Westaby S (ed): *Landmarks in Cardiac Surgery*. Oxford, Isis Medical Media, 1997; p 223.
14. Kadoba K, Schoen FJ, Jonas RA: Experimental comparison of albumin-sealed and gelatin-sealed knitted Dacron conduits. Porosity control, handling, sealant resorption, and healing. *J Thorac Cardiovasc Surg* 1992; 103(6):1059-1067.
15. Wheat MWJ, Wilson JR, Bartley TD: Successful replacement of the entire ascending aorta and aortic valve. *JAMA* 1964; 188:717.
16. Bentall H, De Bono A: A technique for complete replacement of the ascending aorta. *Thorax* 1968; 23:338.
17. Cabrol C, Pavie A, Gandjbakhch I, et al: Complete replacement of the ascending aorta with reimplantation of the coronary arteries: new surgical approach. *J Thorac Cardiovasc Surg* 1981; 81:309.
18. Kouchoukos NT, Karp RB: Resection of ascending aortic aneurysm and replacement of aortic valve. *J Thorac Cardiovasc Surg* 1981; 81(1):142-143.
19. Sutton JP 3rd, Ho SY, Anderson RH: The forgotten interleaflet triangles: a review of the surgical anatomy of the aortic valve. *Ann Thorac Surg* 1995; 59(2):419-427.
20. Hokken RB, Bartelings MM, Bogers AJ, Gittenberger-de Groot AC: Morphology of the pulmonary and aortic roots with regard to the pulmonary autograft procedure. *J Thorac Cardiovasc Surg* 1997; 113(3):453-461.
21. Maselli D, Montalto A, Santise G, et al: A normogram to anticipate dimension of neo-sinuses of Valsalva in valve-sparing aortic operations. *Eur J Cardiothorac Surg* 2005; 27(5):831-835.
22. Otani K, Takeuchi M, Kaku K, et al: Assessment of the aortic root using real-time 3D transesophageal echocardiography. *Circ J* 2010; 74(12):2649-2657.
23. Nejjar I, Pieraggi MT, Thiers JC, Bouissou H: Age-related changes in elastic tissue of the human thoracic aorta. *Atherosclerosis* 1990; 80(3):199-208.
24. Greenwald SE: Ageing of the conduit arteries. *J Pathol* 2007; 211(2):157-172.
25. Halloran BG, Davis VA, McManus BM, Lynch TG, Baxter BT: Localization of aortic disease is associated with intrinsic differences in aortic structure. *J Surg Res* 1995; 59(1):17-22.
26. Wilson WR, Anderton M, Choke EC, et al: Elevated plasma MMP1 and MMP9 are associated with abdominal aortic aneurysm rupture. *Eur J Vasc Endovasc Surg* 2008; 35(5):580-584.
27. Geng L, Wang W, Chen Y, et al: Elevation of ADAM10, ADAM17, MMP-2 and MMP-9 expression with media degeneration features CaCl2-induced thoracic aortic aneurysm in a rat model. *Exp Mol Pathol* 2010; 89(1):72-81.
28. Sheth RA, Maricevich M, Mahmood U: In vivo optical molecular imaging of matrix metalloproteinase activity in abdominal aortic aneurysms correlates with treatment effects on growth rate. *Atherosclerosis* 2010; 212(1):181-187.
29. Jones JA, Ruddy JM, Bouges S, et al: Alterations in membrane type-1 matrix metalloproteinase abundance after the induction of thoracic aortic aneurysm in a murine model. *Am J Physiol Heart Circ Physiol* 2010; 299(1):H114-124.
30. Liu J, Sukhova GK, Yang JT, et al: Cathepsin L expression and regulation in human abdominal aortic aneurysm, atherosclerosis, and vascular cells. *Atherosclerosis* 2006; 184(2):302-311.
31. Homme JL, Aubry MC, Edwards WD, et al: Surgical pathology of the ascending aorta: a clinicopathologic study of 513 cases. *Am J Surg Pathol* 2006; 30(9):1159-1168.
32. Cohen JR, Sarfati I, Wise L: The effect of cigarette smoking on rabbit aortic elastase activity. *J Vasc Surg* 1989; 9(4):580-582.
33. Okamoto RJ, Xu H, Kouchoukos NT, Moon MR, Sundt TM 3rd: The influence of mechanical properties on wall stress and distensibility of the dilated ascending aorta. *J Thorac Cardiovasc Surg* 2003; 126(3):842-850.
34. Grande KJ, Cochran RP, Reinhall PG, Kunzelman KS: Stress variations in the human aortic root and valve: the role of anatomic asymmetry. *Ann Biomed Eng* 1998; 26:534-545.
35. Agozzino L, Ferraccioli F, Esposito S, et al: Medial degeneration does not involve uniformly the whole ascending aorta: morphological, biochemical and clinical correlations. *Eur J Cardiothorac Surg* 2002; 21:675-682.
36. Judge DP, Dietz HC: Marfan's syndrome. *Lancet* 2005; 366:1965-1976.

37. Hollister DW, Godfrey M, Sakai LY, Pyeritz RE: Immunohistologic abnormalities of the microfibrillar-fiber system in the Marfan syndrome. *NEJM* 1990; 323(3):152-159.

38. Dietz HC, Cutting GR, Pyeritz RE, et al: Marfan syndrome caused by a recurrent de novo missense mutation in the fibrillin gene. *Nature* 1991; 352(6333):337-339.

39. Mizuguchi T, Collod-Beroud G, Akiyama T, et al: Heterozygous TGFBR2 mutations in Marfan syndrome. *Nat Genet* 2004; 36(8):855-860.

40. Marsalese DL, Moodie DS, Vacante M, et al: Marfan's syndrome: natural history and long-term follow-up of cardiovascular involvement. *J Am Coll Cardiol* 1989; 14:422.

41. Keane MG, Pyeritz RE: Medical management of Marfan syndrome. *Circulation* 2008; 117(21):2802-2813.

42. Nagashima H, Sakomura Y, Aoka Y, et al: Angiotensin II type 2 receptor mediates vascular smooth muscle cell apoptosis in cystic medial degeneration associated with Marfan's syndrome. *Circulation* 2001; 104(12 Suppl 1):I282-287.

43. Habashi JP, Judge DP, Holm TM, et al: Losartan, an AT1 antagonist, prevents aortic aneurysm in a mouse model of Marfan syndrome. *Science* 2006; 312(5770):117-121.

44. Brooke BS, Habashi JP, Judge DP, et al: Angiotensin II blockade and aortic-root dilation in Marfan's syndrome. *NEJM* 2008; 358(26):2787-2795.

45. Loeys BL, Chen J, Neptune ER, et al: A syndrome of altered cardiovascular, craniofacial, neurocognitive and skeletal development caused by mutations in TGFBR1 or TGFBR2. *Nat Genet* 2005; 37(3):275-281.

46. Van Hemelrijk C, Renard M, Loeys B: The Loeys-Dietz syndrome: an update for the clinician. *Curr Opin Cardiol* 2010; 25(6):546-551.

47. Maleszewski JJ, Miller DV, Lu J, Dietz HC, Halushka MK: Histopathologic findings in ascending aortas from individuals with Loeys-Dietz syndrome (LDS). *Am J Surg Pathol* 2009; 33(2):194-201.

48. Shields LB, Rolf CM, Davis GJ, Hunsaker JC 3rd: Sudden and unexpected death in three cases of Ehlers-Danlos syndrome type IV. *J Forensic Sci* 2010; 55(6):1641-1645.

49. Lee JH, Burner KD, Fealey ME, et al: Prosthetic valve endocarditis: clinicopathological correlates in 122 surgical specimens from 116 patients (1985-2004). *Cardiovasc Pathol* 2011; 20(1):26-35.

50. Feigl D, Feigl A, Edwards JE: Mycotic aneurysms of the aortic root: a pathologic study of 20 cases. *Chest* 1986; 90:553.

51. Tavora F, Burke A: Review of isolated ascending aortitis: differential diagnosis, including syphilitic, Takayasu's and giant cell aortitis. *Pathology* 2006; 38(4):302-308.

52. Kuniyoshi Y, Koja K, Miyagi K, et al: A ruptured syphilitic descending thoracic aortic aneurysm. The characteristic findings on computed tomography for the etiologic diagnosis of aneurysm. *Ann Thorac Cardiovasc Surg* 1998; 4(2):99-102.

53. Tavora F, Burke A: Review of isolated ascending aortitis: differential diagnosis, including syphilitic, Takayasu's and giant cell aortitis. *Pathology* 2006; 38(4):302-308.

54. Matsumura K, Hirano T, Takeda K, et al: Incidence of aneurysms in Takayasu's arteritis. *Angiology* 1991; 42(4):308-315.

55. Austen WB, Blennerhasset JB: Giant cell aortitis causing an aneurysm of the ascending aorta and aortic regurgitation. *NEJM* 1964; 272:80.

56. Warnes CA: Sex differences in congenital heart disease: should a woman be more like a man? *Circulation* 2008; 118(1):3-5.

57. Huntington K, Hunter AG, Chan KL: A prospective study to assess the frequency of familial clustering of congenital bicuspid aortic valve. *J Am Coll Cardiol* 1997; 30(7):1809-1812.

58. Lewin MB, Otto CM: The bicuspid aortic valve: adverse outcomes from infancy to old age. *Circulation* 2005; 111(7):832-834.

59. Guntheroth WG, Spiers PS: Does aortic root dilatation with bicuspid aortic valves occur as a primary tissue abnormality or as a relatively benign poststenotic phenomenon? *Am J Cardiol* 2005; 95(6):820.

60. Jain R, Engleka KA, Rentschler SL, et al: Cardiac neural crest orchestrates remodeling and functional maturation of mouse semilunar valves. *J Clin Invest* 2010. pii: 44244. doi: 10.1172/JCI44244.

61. Nataatmadja M, West M, West J, et al: Abnormal extracellular matrix protein transport associated with increased apoptosis of vascular smooth muscle cells in Marfan syndrome and bicuspid aortic valve thoracic aortic aneurysm. *Circulation* 2003; 108(Suppl 1):II329-334.

62. LeMaire SA, Wang X, Wilks JA, et al: Matrix metalloproteinases in ascending aortic aneurysms: bicuspid versus trileaflet aortic valves. *J Surg Res* 2005; 123(1):40-48.

63. Fedak PW, de Sa MP, Verma S, et al: Vascular matrix remodeling in patients with bicuspid aortic valve malformations: implications for aortic dilatation. *J Thorac Cardiovasc Surg* 2003; 126(3):797-806.

64. Matthias Bechtel JF, Noack F, Sayk F, et al: Histopathological grading of ascending aortic aneurysm: comparison of patients with bicuspid versus tricuspid aortic valve. *J Heart Valve Dis* 2003; 12(1):54-59; discussion 59-61.

65. Bonderman D, Gharehbaghi-Schnell E, Wollenek G, et al: Mechanisms underlying aortic dilatation in congenital aortic valve malformation. *Circulation* 1999; 99(16):2138-2143.

66. Fazel SS, Mallidi HR, Lee RS, et al: The aortopathy of bicuspid aortic valve disease has distinctive patterns and usually involves the transverse aortic arch. *J Thorac Cardiovasc Surg* 2008; 135(4):901-907.

67. Feldman DN, Roman MJ: Aneurysms of the sinuses of Valsalva. *Cardiology* 2006; 106(2):73-81.

68. Goldberg N, Krasnow N: Sinus of Valsalva aneurysms. *Clin Cardiol* 1990; 13(12):831-836.

69. Brandt J, Jögi P, Lührs C: Sinus of Valsalva aneurysm obstructing coronary arterial flow: case report and collective review of the literature. *Eur Heart J* 1985; 6(12):1069-1073.

70. Milewicz DM, Carlson AA, Regalado ES: Genetic testing in aortic aneurysm disease: PRO. *Cardiol Clin* 2010; 28(2):191-197.

71. Kontusaari S, Tromp G, Kuivaniemi H, Romanic AM, Prockop DJ: A mutation in the gene for type III procollagen (COL3A1) in a family with aortic aneurysms. *J Clin Invest* 1990; 86(5):1465-1473.

72. Keramati AR, Sadeghpour A, Farahani MM, Chandok G, Mani A: The non-syndromic familial thoracic aortic aneurysms and dissections maps to 15q21 locus. *BMC Med Genet* 2010; 11:143.

73. Wang L, Guo DC, Cao J, et al: Mutations in myosin light chain kinase cause familial aortic dissections. *Am J Hum Genet* 2010; 87(5):701-707.

74. Pannu H, Fadulu VT, Chang J, et al: Mutations in transforming growth factor-beta receptor type II cause familial thoracic aortic aneurysms and dissections. *Circulation* 2005; 112(4):513-520.

75. Collins JS, Evangelista A, Nienaber CA, et al: Differences in clinical presentation, management, and outcomes of acute type a aortic dissection in patients with and without previous cardiac surgery. *Circulation* 2004; 110(11 Suppl 1):II237-242.

76. Crawford ES, Svensson LG, Coselli JS, et al: Surgical treatment of aneurysm and/or dissection of the ascending aorta, transverse aortic arch, and ascending aorta and transverse aortic arch: factors influencing survival in 717 patients. *J Thorac Cardiovasc Surg* 1989; 98:659.

77. Guthaner DF: The plain chest film in assessing aneurysms and dissecting hematomas of the thoracic aorta, in Taveras JN, Ferrucci JT (eds): *Radiology: Diagnosis-Imaging-Intervention.* Philadelphia, Lippincott, 1994.

78. Wiet SP, Pearce WH, McCarthy WJ, et al: Utility of transesophageal echocardiography in the diagnosis of disease of the thoracic aorta. *J Vasc Surg* 1994; 20(4):613-620.

79. Penco M, Paparoni S, Dagianti A, et al: Usefulness of transesophageal echocardiography in the assessment of aortic dissection. *Am J Cardiol* 2000; 86(4A):53G-56G.

80. Bossone E, Evangelista A, Isselbacher E, et al: Prognostic role of transesophageal echocardiography in acute type A aortic dissection. *Am Heart J* 2007; 153(6):1013-1020.

81. Konstadt SN, Reich DL, Quintana C, Levy M: The ascending aorta: how much does transesophageal echocardiography see? *Anesth Analg* 1994; 78:240.

82. Chung JH, Ghoshhajra BB, Rojas CA, Dave BR, Abbara S: CT angiography of the thoracic aorta. *Radiol Clin North Am* 2010; 48(2):249-264, vii.

83. Chartrand-Lefebvre C, Cadrin-Chênevert A, Bordeleau E, et al: Coronary computed tomography angiography: overview of technical aspects, current concepts, and perspectives. *Can Assoc Radiol J* 2007; 58(2):92-108.

84. Bonnichsen CR, Sundt III TM, Anavekar NS, et al: Aneurysms of the ascending aorta and arch: the role of imaging in diagnosis and surgical management. *Expert Rev Cardiovasc Ther* 2011; 9(1):45-61.

85. Hagan PG, Nienaber CA, Isselbacher EM, et al: The International Registry of Acute Aortic Dissection (IRAD): new insights into an old disease. *JAMA* 2000; 283(7):897-903.

86. Bickerstaff LK, Pairolero PC, Hollier LH, et al: Thoracic aortic aneurysms: a population-based study. *Surgery* 1982; 92(6):1103-1108.

87. Coady MA, Rizzo JA, Hammond GL, et al: What is the appropriate size criterion for resection of thoracic aortic aneurysms? *J Thorac Cardiovasc Surg* 1997; 113:476.

88. Masuda Y, Takanashi K, Takasu J, et al: Expansion rate of thoracic aortic aneurysms and influencing factors. *Chest* 1992; 102:461.

89. Hirose Y, Hamada S, Takamiya M, et al: Aortic aneurysms: growth rates measured with CT. *Radiology* 1992; 185:249.

90. Gott VL, Greene PS, Alejo DE, et al: Replacement of the aortic root in patients with Marfan's syndrome. *NEJM* 1999; 340:1307.

91. Murdoch JL, Walker BA, Halpern BL, Kuzma JW, McKusick VA: Life expectancy and causes of death in the Marfan syndrome. *NEJM* 1972; 286(15):804-808.

92. Marsalese DL, Moodie DS, Vacante M, et al: Marfan's syndrome: natural history and long-term follow-up of cardiovascular involvement. *J Am Coll Cardiol* 1989; 14:422.

93. Pape LA, Tsai TT, Isselbacher EM, et al: Aortic diameter > or = 5.5 cm is not a good predictor of type A aortic dissection: observations from the International Registry of Acute Aortic Dissection (IRAD). *Circulation* 2007; 116(10):1120-1127.

94. Palmer RF, Wheat MW Jr: Treatment of dissecting aneurysms of the aorta. *Ann Thorac Surg* 1967; 4:38-52.

95. Wheat MW Jr, Palmer RF, Barley TD, et al: Treatment of dissecting aneurysms of the aorta without surgery, *J Thorac Cardiovasc Surg* 1965; 50:364.

96. Simpson CF, Boucek RJ: The B-aminopropionitrile fed turkey: a model for detecting potential drug action on arterial tissue. *Cardiovasc Res* 1983; 17(1):26-32.

97. Shores J, Berger KR, Murphy EA, et al: Progression of aortic dilatation and the benefit of long-term beta-adrenergic blockade in Marfan's syndrome. *NEJM* 1994; 330(19):1335-1341.

98. Patel HJ, Deeb GM: Ascending and arch aorta: pathology, natural history and treatment. *Circulation* 2008; 118:188-195.

99. Dapunt OE, Galla JD, Sadeghi AM, et al: The natural history of thoracic aortic aneurysms. *J Thorac Cardiovasc Surg* 1994; 107(5):1323-1332.

100. Davies RR, Gallo A, Coady MA, et al: Novel measurement of relative aortic size predicts rupture of thoracic aortic aneurysms. *Ann Thorac Surg* 2006; 81(1):169-177. Erratum in *Ann Thorac Surg* 2007; 84(6):2139.

101. Ergin MA, Spielvogel D, Apaydin A, et al: Surgical treatment of the dilated ascending aorta: when and how? *Ann Thorac Surg* 1999; 67:1834.

102. Baumgartner WA, Cameron DE, Redmond JM, et al: Operative management of Marfan syndrome: the Johns Hopkins experience. *Ann Thorac Surg* 1999; 67:1859.

103. Borger MA, Preston M, Ivanov J, et al: Should the ascending aorta be replaced more frequently in patients with bicuspid aortic valve disease? *J Thorac Cardiovasc Surg* 2004; 128(5):677-683.

104. Hiratzka L, Bakris G, Beckman J, et al: 2010 ACCF/AHA/AATS/ACR/ASA/SCA/SCAI/SIR/STS/SVM guidelines for the diagnosis and management of patients with Thoracic Aortic Disease: a report of the American College of Cardiology Foundation/American Heart Association Task Force on Practice Guidelines, American Association for Thoracic Surgery, American College of Radiology, American Stroke Association, Society of Cardiovascular Anesthesiologists, Society for Cardiovascular Angiography and Interventions, Society of Interventional Radiology, Society of Thoracic Surgeons, and Society for Vascular Medicine. *Circulation* 2010; 121(13):e266-369.

105. Prenger K, Pieters F, Cheriex E: Aortic dissection after aortic valve replacement: incidence and consequences for strategy. *J Cardiol Surg* 1994; 9(5):495-498; discussion 498-499.

106. Crawford ES, Svensson LG, Coselli JS, Safi HJ, Hess KR: Surgical treatment of aneurysm and/or dissection of the ascending aorta, transverse aortic arch, and ascending aorta and transverse aortic arch: factors influencing survival in 717 patients. *J Thorac Cardiovasc Surg* 1989; 98:659.

107. Berens ES, Kouchoukos NT, Murphy SF, et al: Preoperative carotid artery screening in elderly patients undergoing cardiac surgery. *J Vasc Surg* 1992; 15:313.

108. O'Blenes SB, Feindel CM: Aortic root replacement with anomalous origin of the coronary arteries. *Ann Thorac Surg* 2002; 73(2):647-649.

109. Donaldson RM, Ross DN: Composite graft replacement for the treatment of aneurysms of the ascending aorta associated with aortic valvular disease. *Circulation* 1982; 66(2 Pt 2):I116-221.

110. Volguina IV, Miller DC, LeMaire SA, et al: Valve-sparing and valve-replacing techniques for aortic root replacement in patients with Marfan syndrome: analysis of early outcome. *J Thorac Cardiovasc Surg* 2009; 137(5):1124-1123.

111. David TE, Feindel CM, Armstrong S, Maganti M: Replacement of the ascending aorta with reduction of the diameter of the sinotubular junction to treat aortic insufficiency in patients with ascending aortic aneurysm. *J Thorac Cardiovasc Surg* 2007; 133(2):414-418.

112. Burman ED, Keegan J, Kilner PJ: Aortic root measurement by cardiovascular magnetic resonance: specification of planes and lines of measurement and corresponding normal values. *Circ Cardiovasc Imaging* 2008; 1(2):104-113.

113. Kapetanakis EI, Mccarthy P, Monaghan M, Wendler O: Transapical aortic valve implantation in a patient with stentless valve degeneration. *Eur J Cardiothorac Surg* 2011; 39(6):1051-1053. Epub 2010 Dec 16.

114. de Sa M, Moshkovitz Y, Butany J, David TE: Histologic abnormalities of the ascending aorta and pulmonary trunk in patients with bicuspid aortic valve disease: clinical relevance to the Ross procedure. *J Thorac Cardiovasc Surg* 1999; 118(4):588-594.

115. Westaby S, Saito S, Anastasiadis K, Moorjani N, Jin XY: Aortic root remodeling in atheromatous aneurysms: the role of selected sinus repair. *Eur J Cardiothorac Surg* 2002; 21(3):459-464.

116. David TE, Feindel CM: An aortic valve-sparing operation for patients with aortic incompetence and aneurysm of the ascending aorta. *J Thorac Cardiovasc Surg* 1992; 103(4):617-621.

117. Murkin JM: NIRS: a standard of care for CPB vs. an evolving standard for selective cerebral perfusion? *J Extra Corpor Technol* 2009; 41(1):P11-14.

118. Appoo JJ, Augoustides JG, Pochettino A, et al: Perioperative outcome in adults undergoing elective deep hypothermic circulatory arrest with retrograde cerebral perfusion in proximal aortic arch repair: evaluation of protocol-based care. *J Cardiothorac Vasc Anesth* 2006; 20(1):3-7.

119. Stecker MM, Cheung AT, Pochettino A, et al: Deep hypothermic circulatory arrest: I. Effects of cooling on electroencephalogram and evoked potentials. *Ann Thorac Surg* 2001; 71(1):14-21.

120. Cheung AT, Bavaria JE, Pochettino A, et al: Oxygen delivery during retrograde cerebral perfusion in humans. *Anesth Analg* 1999; 88(1):8-15.

121. Kazui T: Which is more appropriate as a cerebral protection method—unilateral or bilateral perfusion? *Eur J Cardiothorac Surg* 2006; 29(6):1039-1040.

122. Sabik JF, Nemeh H, Lytle BW, et al: Cannulation of the axillary artery with a side graft reduces morbidity. *Ann Thorac Surg* 2004; 77:1315.

123. Gill M, Dunning J: Is reduction aortoplasty (with or without external wrap) an acceptable alternative to replacement of the dilated ascending aorta? *Interact Cardiovasc Thorac Surg* 2009; 9(4):693-697.

124. Bauer M, Pasic M, Schaffarzyk R, et al: Reduction aortoplasty for dilatation of the ascending aorta in patients with bicuspid aortic valve. *Ann Thorac Surg* 2002; 73:720-724.

125. Barnett M, Fiore A, Vaca K, Milligan T, Barner H: Tailoring aortoplasty for repair of fusiform ascending aortic aneurysm. *Ann Thorac Surg* 1995; 59:497-501.

126. Neri E, Massetti M, Tanganelli P, et al: Is it only a mechanical matter? Histologic modifications of the aorta underlying external banding. *J Thorac Cardiovasc Surg* 1999; 118(6):1116.

127. Cohen O, Odim J, De la Zerda D, et al: Long-term experience of girdling the ascending aorta with Dacron mesh as definitive treatment for aneurysmal dilation. *Ann Thorac Surg* 2007; 83(2):S780-784.

128. Byers PH: Disorders of collagen biosynthesis and structure, in Schriver CR, Beaudet AL, Sly WS, Valle D (eds): *The Metabolic Basis of Inherited Diseases*. New York, McGraw-Hill, 1995; p 4029.

129. Gillinov AM, Hulyalkar A, Cameron DE, et al: Mitral valve operation in patients with the Marfan syndrome. *J Thorac Cardiovasc Surg* 1994; 107:724.

130. Ohata T, Sakakibara T, Takano H, Ishizaka T: Total arch replacement for thoracic aortic aneurysm via median sternotomy with or without left anterolateral thoracotomy. *Ann Thorac Surg* 2003; 75:1792-1796.

131. Borger MA, Rao V, Weisel RD, et al: Reoperative coronary bypass surgery: effect of patent grafts and retrograde cardioplegia. *J Thorac Cardiovasc Surg* 2001; 121(1):83-90.

132. Thiene G, Valente M: Achilles' heel of stentless porcine valves. *Cardiovasc Pathol* 2007; 16(5):257.

133. Szeto WY, Moser WG, Desai ND, et al: Transapical deployment of endovascular thoracic aortic stent graft for an ascending aortic pseudoaneurysm. *Ann Thorac Surg* 2010; 89(2):616-618.

134. Zangrillo A, Mizzi A, Biondi-Zoccai G, et al: Recombinant activated factor VII in cardiac surgery: a meta-analysis. *J Cardiothorac Vasc Anesth* 2009; 23(1):34-40.

135. Jault F, Nataf P, Rama A, et al: Chronic disease of the ascending aorta: surgical treatment and long-term results. *J Thorac Cardiovasc Surg* 1994; 108:747.

136. Lewis CT, Cooley DA, Murphy MC, et al: Surgical repair of aortic root aneurysms in 280 patients. *Ann Thorac Surg* 1992; 53:38.

137. Milewski RK, Pacini D, Moser GW, et al: Retrograde and antegrade cerebral perfusion: results in short elective arch reconstructive times. *Ann Thorac Surg* 2010; 89(5):1448-1457.

138. Svensson LG: Brain protection. *J Card Surg* 1997; 12:326.

139. Royse AG, Royse CF: Epiaortic ultrasound assessment of the aorta in cardiac surgery. *Best Pract Res Clin Anaesthesiol* 2009; 23(3):335-341.

140. Kouchoukos NT: Adjuncts to reduce the incidence of embolic brain injury during operations on the aortic arch. *Ann Thorac Surg* 1994; 57:243.

141. Asimakopoulos G, Smith PL, Ratnatunga CP, Taylor KM: Lung injury and acute respiratory distress syndrome after cardiopulmonary bypass. *Ann Thorac Surg* 1999; 68:1107.

142. Milot J, Perron J, Lacasse Y, et al: Incidence and predictors of ARDS after cardiac surgery. *Chest* 2001; 119(3):884-888.

143. Kaul TK, Fields BL, Riggins LS, et al: Adult respiratory distress syndrome following cardiopulmonary bypass: incidence, prophylaxis and management. *J Cardiovasc Surg (Torino)* 1998; 39(6):777-781.

144. Nieman G, Searles B, Carney D, et al: Systemic inflammation induced by cardiopulmonary bypass: a review of pathogenesis and treatment. *J Extra Corpor Technol* 1999; 31(4):202-210.

145. Redmond JM, Gillinov AM, Stuart RS, et al: Heparin-coated bypass circuits reduce pulmonary injury. *Ann Thorac Surg* 1993; 56:474.

146. Kouchoukos NT, Wareing TH, Murphy SF, Perrillo JB: Sixteen-year experience with aortic root replacement: results of 172 operations. *Ann Surg* 1991; 214:308.

147. Schachner T, Vertacnik K, Nagiller J, Laufer G, Bonatti J: Factors associated with mortality and long time survival in patients undergoing modified Bentall operations. *J Cardiovasc Surg (Torino)* 2005; 46(5):449-455.

148. Okita Y, Ando M, Minatoya K, et al: Early and long-term results of surgery for aneurysms of the thoracic aorta in septuagenarians and octogenarians. *Eur J Cardiothorac Surg* 1999; 16:317.

149. Fleck TM, Koinig H, Czerny M, et al: Impact of surgical era on outcomes of patients undergoing elective atherosclerotic ascending aortic aneurysm operations. *Eur J Cardiothorac Surg* 2004; 26:342.

150. Gott VL, Gillinov AM, Pyeritz RE, et al: Aortic root replacement: risk factor analysis of a seventeen-year experience with 270 patients. *J Thorac Cardiovasc Surg* 1995; 109:536.

151. Cohn LH, Rizzo RJ, Adams DH, et al: Reduced mortality and morbidity for ascending aortic aneurysm resection regardless of cause. *Ann Thorac Surg* 1996; 62:463.

152. Mingke D, Dresler C, Stone CD, Borst HG: Composite graft replacement of the aortic root in 335 patients with aneurysm or dissection. *Thorac Cardiovasc Surg* 1998; 46:12.

153. Estrera AL, Miller CC 3rd, Huynh TT, et al: Replacement of the ascending and transverse aortic arch: determinants of long-term survival. *Ann Thorac Surg* 2002; 74:1058.

154. Ergin MA, Spielvogel D, Apaydin A, et al: Surgical treatment of the dilated ascending aorta: when and how? *Ann Thorac Surg* 1999; 67:1834.

155. Gott VL, Gillinov AM, Pyeritz RE, et al: Aortic root replacement: risk factor analysis of a seventeen-year experience with 270 patients. *J Thorac Cardiovasc Surg* 1995; 109:536.

156. Taniguchi K, Nakano S, Matsuda H, et al: Long-term survival and complications after composite graft replacement for ascending aortic aneurysm associated with aortic regurgitation. *Circulation* 1991; 84:III3.

157. Lewis CT, Cooley DA, Murphy MC, et al: Surgical repair of aortic root aneurysms in 280 patients. *Ann Thorac Surg* 1992; 53:38.

158. Raudkivi PJ, Williams JD, Monro JL, Ross JK: Surgical treatment of the ascending aorta: fourteen years' experience with 83 patients. *J Thorac Cardiovasc Surg* 1989; 98:675.

159. Jault F, Nataf P, Rama A, et al: Chronic disease of the ascending aorta: Surgical treatment and long-term results. *J Thorac Cardiovasc Surg* 1994; 108:747.

160. Bhan A, Choudhary SK, Saikia M, et al: Surgical experience with dissecting and nondissecting aneurysms of the ascending aorta. *Indian Heart J* 2001; 53:319.

161. Crawford ES, Svensson LG, Coselli JS, et al: Surgical treatment of aneurysm and/or dissection of the ascending aorta, transverse aortic arch, and ascending aorta and transverse aortic arch: factors influencing survival in 717 patients. *J Thorac Cardiovasc Surg* 1989; 98:659.

162. Silva J, Maroto LC, Carnero M, et al: Ascending aorta and aortic root reoperations: are outcomes worse than first time surgery? *Ann Thorac Surg* 2010; 90(2):555-560.

163. Szeto WY, Bavaria JE, Bowen FW, et al: Reoperative aortic root replacement in patients with previous aortic surgery. *Ann Thorac Surg* 2007; 84(5):1592-1598; discussion 1598-1599.

164. Detter C, Mair H, Klein HG, et al: Long-term prognosis of surgically-treated aortic aneurysms and dissections in patients with and without Marfan syndrome. *Eur J Cardiothorac Surg* 1998; 13:416.

165. Sioris T, David TE, Ivanov J, Armstrong S, Feindel CM: Clinical outcomes after separate and composite replacement of the aortic valve and ascending aorta. *J Thorac Cardiovasc Surg* 2004; 128(2):260-265.

166. Ng SK, O'Brien MF, Harrocks S, McLachlan GJ: Influence of patient age and implantation technique on the probability of re-replacement of the homograft aortic valve. *J Heart Valve Dis* 2002; 11(2):217-223.

167. Luciani GB, Casali G, Faggian G, Mazzucco A: Predicting outcome after reoperative procedures on the aortic root and ascending aorta. *Eur J Cardiothorac Surg* 2000; 17:602.

168. Kouchoukos NT, Wareing TH, Murphy SF, Perrillo JB: Sixteen-year experience with aortic root replacement: results of 172 operations. *Ann Surg* 1991; 214:308.

169. Svensson LG, Blackstone EH, Feng J, et al: Are Marfan syndrome and marfanoid patients distinguishable on long-term follow-up? *Ann Thorac Surg* 2007; 83(3):1067-1074.

170. Gott VL, Greene PS, Alejo DE, et al: Replacement of the aortic root in patients with Marfan's syndrome. *NEJM* 1999; 340:1307.

171. Lytle BW, Sabik JF, Blackstone EH, et al: Reoperative cryopreserved root and ascending aorta replacement for acute aortic prosthetic valve endocarditis. *Ann Thorac Surg* 2002; 74:S1754-1757; S1792-1799.

172. Coselli JS, Crawford ES, Williams TW Jr, et al: Treatment of postoperative infection of ascending aorta and transverse aortic arch, including use of viable omentum and muscle flaps. *Ann Thorac Surg* 1990; 50:868.

173. Nakajima N, Masuda M, Ichinose M, Ando M: A new method for the treatment of graft infection in the thoracic aorta: in situ preservation. *Ann Thorac Surg* 1999; 67:1994.

174. Coselli JS, Koksoy C, LeMaire SA: Management of thoracic aortic graft infections. *Ann Thorac Surg* 1999; 67:1990.

175. Keown PP, Miller DC, Jamieson SW, et al: Diagnosis of arterial prosthetic graft infection by indium-111 oxine white blood cell scans. *Circulation* 1982; 66:I130.

176. Hargrove WC 3rd, Edmunds LH Jr: Management of infected thoracic aortic prosthetic grafts. *Ann Thorac Surg* 1984; 37:72.

177. Ninomiya M, Makuuchi H, Naruse Y, Kobayashi T, Sato T: Surgical management of ascending aortic graft infection. No-sedation-technique for open mediastinal irrigation. *Jpn J Thorac Cardiovasc Surg* 2000; 48(10):666-669.

王　维　孙晓刚　译

第52章

主动脉弓部动脉瘤

David Spielvogel,
Manu N. Mathur,
Randall B. Griepp

简介

主动脉弓手术的决定性因素，是在对脑部供血血管进行外科操作时，怎样更好地进行脑保护，这依然是一个具有争议性和值得研究的话题，但其相关问题主要涉及两个方面：一方面是将脑缺血降至最低；另一方面是防止气栓或动脉粥样硬化斑片引起的脑栓塞病变。因此本章着重探讨脑保护方法的试验室研究和临床的基础观点：包括防止脑缺血的方法，比如低温停循环，选择性顺行脑灌注和逆行脑灌注；以及将栓塞损伤降至最低的方法，比如，利用腋动脉插管外加枝状嫁接技术。

手术适应证

主动脉弓手术的紧急适应证包括动脉瘤破裂，假性动脉瘤或者主动脉夹层破裂。选择性弓手术适用于大于6cm的动脉瘤，迅速增长（>1cm/y）的囊状动脉瘤以及伴有疼痛或者嘶哑症状的情况。对于稍小的动脉瘤（5cm）患者，当合并有严重的动脉瘤疾病（累及升主动脉或降主动脉）、马方综合征、或者家族破裂史或者解剖史时应考虑行修复术。

外科手术前评估

病史在识别由动脉瘤引起的症状中和常规的实验室检查中是非常重要的，它将有助于更详尽地描述老年患者身上的合并症。家族动脉瘤破裂史是很常见的，并且它可以帮助决定进行手术。识别合并症可能影响手术方法，可以对其进行预测，并且防止出现并发症，或者可能影响手术正常进行。

主动脉弓部动脉瘤的评估要求对整个主动脉进行对比增强电脑扫描血管造影。多探测器电脑断层扫描对整个主动脉进行快速成像和三维重建。同样地，磁共振成像也产生更为详尽的图像，但是它需要更长的扫描时间，更高的成本，并且其造影剂（钆）可能对肾脏有害。通常情况下，不需要心血管造影照片；然而，通大多数情况下均需要行冠状动脉造影，同时，在几乎没有任何附加风险的情况下，同时行头臂血管造影。

心脏状况及冠状动脉疾病的治疗

所有的患者都需要做一个术前超声波心动图，评估左心室的功能，排除比较重要的心脏瓣膜病。需要进行冠状动脉造影，对患有主动脉弓部动脉瘤之患者的临近冠状动脉解剖情况进行描述，这样的患者可能需要进行移植或者瓣膜手术，这些患者包括，年龄超过40岁的患者；有危险因素的年轻患者，比如，抽烟、心绞痛、严重的家族病史、心电图异常或者活动耐量测试。

严重的冠状动脉疾病可能需要进行血管成形术或者冠状动脉搭桥手术。对于血管成形术来说，一般不用药物涂层支架，避免用波立维，这一步骤在手术前几周完成，因为支架内血栓的形成可能会使手术过程中的鱼精蛋白注射复杂化，停用抗血小板疗法。如果在技术层面可行的话，冠状动脉搭桥手术可以与动脉瘤修补术同时进行。然而，如果在左侧进行胸廓切开术，导致很难找到冠状动脉，那么冠状动脉搭桥手术可以在动脉瘤切除术之前的几周进行。

虽然肺功能障碍增加了手术的风险以及延长了修复时间，但是慢性肺部疾病对于手术来说不再是一个禁忌证，除非出现严重氧气依赖或者严重的二氧化碳滞留的状况。如果运动耐力有限或者肺功能测试异常，表明严重的呼吸失调，那么就需要对肺部进行评估。活动性肺部感染需要在手术前就对其进行治疗，并且主动吸烟者应当在手术前至少一个月就停止抽烟；吸烟者可能需要进行肺疾病康复的治疗。

■ 脑血管和防止卒中

如果曾经有过短暂性脑缺血发作史或者卒中或者如果出现颈动脉有杂音的状况，那么就需要进行颈动脉和椎动脉超声波检查法来检查。如果患者左侧存在异常的直接起源于主动脉弓的椎动脉，记录右椎动脉的大小和开口对于引导完整的主动脉弓替换的策略是必不可少的。

尽管局灶性脑缺血史不会成为进行手术的禁忌证，但是它要求在手术前进行电脑断层扫描，排除那些陈旧的和新生的脑梗死，通常情况下，这些都会导致手术被推迟。如果手术之后，出现了局部性神经系统症候，那么在术前进行的头部电脑断层扫描对于识别老的和新的损伤都是极有价值的，也可能有助于进行预后。

通常情况下，升主动脉和主动脉弓动脉瘤有着微弱的动脉粥样硬化损伤，所以必须采取一切将栓塞最小化的步骤。在手术前，通过利用经食管超声心动描记术和高分辨率的电脑断层扫描血管造影术对患者的栓塞的高风险性进行识别；在手术进行中，主动脉周围超声可能尤其有帮助（12-MHz 的探头）。

■ 插管位置

在治疗弓形动脉瘤的过程中，右侧腋动脉插管有很多的优势。通常情况下，腋动脉很柔软，并且很少被动脉粥样硬化或者主动脉夹层累及。与升主动脉插管相比，腋动脉插管避免了与插管插入物相关的碎片移位以及由湍急的主动脉弓血流引起的碎片移位。与股骨插管相比，腋动脉灌注避免了由通过不健全的腹部和降主动脉的逆行引起的可能栓塞。而且，在通常情况下容易被钙化和动脉粥样硬化的股动脉中插管，会面临局部和逆行夹层的风险。在动脉解剖手术的过程中，腋动脉灌注的错误灌注的风险低，并且它有较好的效果。腋动脉插管也可以促进选择性顺行脑灌注，具体内容将在下面讨论。

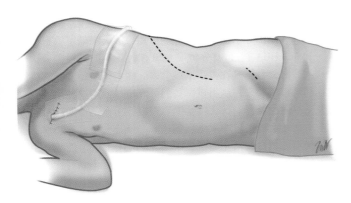

图 52-1　为左侧胸廓切开而设计的右侧腋动脉插管模式图

尽管很多外科医生更倾向于用侧枝技术进行腋动脉灌注，给动脉上添加一个 8-mm 或者 10-mm 的嫁接，但是我们更倾向于通过横向的动脉切开术，用直角，钢丝紧固的动脉套管（爱德华兹生命科学，Irivne，CA）而直接进行的右侧腋动脉插管。根据不同患者侧支循环的情况，直接插管可能致使手臂缺血，因此应当限制插管的时间，并且在鱼精蛋白注射之前需要将其移走。在腋动脉比较小的患者中，横断动脉，缝上一个 6-mm 长的移植物，然后用一个直的股动脉套管穿过该移植物

的方法也可行。在终止心肺转流时，6-mm 长的移植物可以被用作重建被切断的腋动脉。右侧腋动脉灌注在左侧的胸廓切开时也是可行的（图 52-1）。患者仰卧时，一个 10-mm 长的环状 PTFE 移植物被缝到右侧的腋动脉上；当切口被缝合之后，确保该移植物在前胸有一个保护膜（3M，圣保罗，MN）。患者被恢复到原设计的右侧卧位，在进行左侧的胸廓切开术时，可以顺利地行 PTFE 移植物顺行灌注。

麻醉及监测

对于要求开胸手术的程序，特别是在体外循环（CPB）应用之前，如果有必要做胸降主动脉的大量切除和剥离，使用双腔管和允许选择性通风是很有帮助的。

主动脉弓手术的麻醉，像大多数心脏手术的麻醉方法一样，主要依赖于高剂量麻醉剂的使用。常规血流动力学监测包括左桡骨和股动脉导管、双腔球囊漂浮导管以及如果可能的话，颈静脉球导管。TEE 是用来监控 LVF 和扩张来确保主动脉弓有足够的血流量和防止血流灌注不足。虽然我们不依靠脑电图（EEG）监测，但一些医生仍然使用它，连同 HCA 来确定最大脑代谢抑制，并评估脑保护作用的充分性。

脑血氧测定法，过去用于监测脑灌流和脑氧代谢，最好是观察基线和趋势，而不是绝对值。两个脑半球受到监测并应及时对任何非对称变化进行彻底的评估以确定是否有足够的脑血流量。例如，如果通过右腋下使用单边 SCP，左大脑半球脑氧饱和度下降可能表明侧支循环不足及需要直接对左颈总动脉插管和灌注。同样，通过直接头部血管插管给予 SCP 造成的急性变化可能表明导管移位（到右锁骨下动脉）、导管阻塞或滑脱，应立即找出原因并纠正问题。应该指出的是，经颅多普勒比脑血氧测定法在检测栓塞事件和确认脑血流量上更敏感，但更取决于操作员，同时，在紧急情况下可能无法使用。

当预期 HCA 时，服用甲基强的松龙（1g）启动 CPB。如果 HCA 超过 30 分钟，术后给予类固醇 48 小时（每 6 小时 125 毫克，持续 24 小时，然后，每 12 小时 125 毫克，持续 24 小时）。不得使用巴比妥类药物，因为它们在脑保护推荐剂量显著抑制心肌功能，并在低温情况下，亦未必有效。

服用类固醇和低温诱导的儿茶酚胺的释放往往会产生高血糖，这可能会对细胞内的 pH 值和神经系统产生不利影响。应积极治疗高血糖，因为葡萄糖驱动无氧酵解，导致 HCA 过程中乳酸迅速积聚和细胞内酸中毒。我们在术中和术后使用静脉滴注胰岛素维持正常血糖。

■ 灌注

针对心脏手术的常规灌注治疗方案可用于修复弓动脉瘤。如果运用腋动脉灌注，CPB 应慢慢地被启动，并行 TEE 监测，以同时血流灌注情况。在正中胸切开术中，可使用右腋动脉灌注，以方便行逆行头臂血管冲洗。然而，对于通过左侧开胸远端主动脉弓重建手术，进行深度 HCA 后，在动脉线放置在一个 Y 型连接器可使动脉灌注从股动脉转移到近端血管。

实施 HCA 后，使用内联 LG-6 白细胞滤器用于白细胞消耗和超滤（纽约东山 Pall 公司），以增加携氧能力。

在低温灌注过程中，使用 α-stat 技术调节 pH 值的与 pH-stat 技术相比，其优势受到争议。我们使用未校正的温度值、

α-stat 方法，所用灌流液的温度在 15～20℃之间，血细胞容量计 25%～30% 和 8～10ml/（kg·min）流量，并且，平均动脉压（MAP）为 40～60mmHg。

非脉冲流量逐渐增加脑血管阻力，因此，为了有效灌注，要求较高的体外循环末期压力，避免灌注不足。然而，应当指出的是，在犬模型中，过度灌注如同灌注不足一样已被证明是有害的。SCP 在成人的证据表明，α-Stat 的规定有助于保护脑血管自动调节功能，维持代谢抑制，降低脑血管栓塞的风险。然而，在先前卒中的患者中，实验研究表明，在 SCP 过程中，易造成缺血性脑损伤，pH-stat 技术的使用——这会增加流量——可能会对这小组患者稍微有利。

我们依靠长时间的冷却、低的食管温度、高颈静脉氧饱和和局部低温（冰袋放在头上），以保证在 HCA 期间足够的脑保护。

手术操作技术

■ 切口

在大多数 AA 的情况下，运用扩展正中胸骨切开术，达到升主动脉、弓和离左锁骨下动脉 5cm 以外的近端胸降主动脉。传统的正中胸骨切开术沿着左胸锁乳突肌延伸。左侧颈部带状肌被切开，无名静脉通常被剥离和保存，但如有必要，可分开。

如果预计的手术涉及心内病变和（或）主动脉延伸部分切除，一些外科医生主张胸腹切开术或双侧前外侧开胸切口。双侧前开胸手术能使升主动脉、弓和大部分的降主动脉极佳的暴露，但可能会对肺功能产生有害的影响；它切断两侧内乳动脉，并有损伤对两侧膈神经的风险。我们倾向于使用象鼻法，分两个阶段进行动脉瘤修补手术，并为需要再次手术和同时进行心脏和主动脉弓/降主动脉病变紧急矫治的患者保留胸腹切开术切口。对于病变主要是起源于降主动脉且并未延伸到比远端弓更近的患者，切口的选择是在第五肋间左外侧开胸。

■ 冷却和复温

我们降低灌注温度接近 10℃，并监测膀胱、食管（或鼓膜）温度。实施 HCA 后，大脑暴露的灌注温度是至关重要的。根据我们的实验室数据均显示，使用一段时间的低温灌注能显著改善结果，可改善神经行为表现和组织学上的可再生趋势。相反，在动物模型中，温热再灌注与神经和行为结果的恶化相关，与显著脑损伤的组织学证据相关。

在复温过程中，我们从来没有提高血液温度在 37℃ 以上，并且，我们避免在血液和食管温度之间产生变化率超过 10℃。当食管或鼓膜温度达到 35℃ 时和膀胱温度达到 32℃ 时，变暖停止。我们更倾向于在关闭灌注后在重症监护病房逐渐对患者复温。

■ 血管和缝合材料及吻合口技术

一般情况下，动脉瘤修补手术包括完整的切除动脉瘤和用浸润涤纶血管更换。我们在剩下的和正常的主动脉上构建全层吻合，使用 Teflon 附着外部和血管材料套在管腔内，创建主动

脉壁"三明治"。长期跟踪 2281 例"三明治"吻合，包括 6484 例患者年，表明这种吻合技术下发生假性动脉瘤极为罕见。大多数吻合使用 3-0 聚丙烯。然而，血管-血管吻合很少真正愈合，因此，使用 2-0 聚丙烯线，因为这些吻合口寿命取决于缝线。

■ 心肌保护

心肌保护是通过给予顺行和逆行的冷血心脏停搏液灌注，一般辅以全身低体温和局部低温来实现的。当顺行灌注途径困难和使用 HCA 时，在 1～2 分钟内，就在循环骤停之前，通过注入 60mmol 的钾到泵回路诱导心脏停搏。

■ 预防截瘫

虽然截瘫不是大多数 AA 手术的常见的并发症，在行有关胸降及胸腹主动脉的手术中应采取预防措施。全身低温提供了一定的脊髓保护，但额外的保障措施是必要的，包括脑脊液引流，以及，必要时使用远端灌注。对于关于要求切除降主动脉重要部分的 AA 手术，我们定期监测体感诱发电位（SSEPs）和电机诱发电位（MEPs），其可提供脊髓前联合监控。在实行 CPB 前，肋间血管被逐步作废。每个肋间被暂时夹紧，只有在 MEP 和的 SSEPs 保持不变超过 10 分钟才被作废。MEP 和 SSEP 监测继续进行，直到患者离开手术室，以确认信号的返回和稳定。平均动脉压维持在 80～100mmHg，或可能更高，如果患者有慢性、严重的高血压。术后，每小时临床评估下肢功能，连续进行 72 小时。任何恶化必须迅速通过增加血压和引流脑脊液（CSF）降低鞘内压力处理。这些策略在扭转迟发性截瘫中提高脊髓灌注压已被证明是成功的。

■ 出血控制

目前，大多数主动脉手术通过使用抗纤溶药物以抑制出血。我们经常使用 ε-氨基己酸，但其他人报告说，氨甲环酸同样有效。等容血液稀释，连同自体全血再输注，以及 CPB 和血栓弹力图引导下血制品管理的应用，大大降低了输血的需求。然而，HCA 超过 30 分钟或 CPB 超过 3 小时往往需要因子替代。有时，特别是在再手术或急诊脉瘤病例中，常需要纵隔包扎和延迟关闭来控制出血。我们都经历过使用这种策略而没有发生纵隔感染。对持久性，低容积根部出血，预期通过正常方法不能止血者，可在上纵隔创建 Cabrol 瘘分流到右心房；这种策略可能救命。活化的重组因子Ⅶa 适用于难治性、非手术的术后出血的患者。

■ 胶水的使用

外科医生们对在急性 A 型切除后为加强主动脉组织使用明胶间苯二酚-甲醛（GRF）和其他生物胶水情有独钟。然而，最近关注到 GRF 胶的甲醛成分可能会造成主动脉壁组织坏死，导致后期需重新切除和假性动脉瘤形成。

另外，医用生物蛋白胶（乔治亚州肯尼索 CRYOLIFE 公司），由牛血清清蛋白和戊二醛组成，已被用来加强易碎的组织和密封缝合线，特别应用于急性主动脉切除。不过在这里，有证据提醒大家要小心，因为，组织坏死以及胆道腔内囊内压和栓塞已有报告。在大多数情况下，我们发现胶是不必要的。

■ 受感染血管和真菌性动脉瘤的治疗

我们最初的策略是，当病原体已知情况下在手术前数日给予特异的、静脉注射抗生素或广谱抗生素。在手术中，整个受感染的动脉瘤或血管被移除和替换。我们已成功地使用人工血管用于此目的，但许多人宁愿在这种情况下使用冷冻保存的同种血管片。通常可以从检体培养感染生物体。静脉给予抗生素，持续至少 6 周，如果有合适的口服药物，治疗应延长 3 到 6 个月。

如果人工血管置换术必须在化脓性手术区域进行，需要胸部处于打开状态。24 ~ 48 小时后纵隔被"清洗"，胸大肌或大网膜瓣可以带入伤口，并包裹植入的人工血管。当脓毒病的迹象得到解决，出现健康肉芽存在时，真空辅助闭合（VAC）敷料及纵隔可被关闭。C-反应蛋白是一种有用的生化标记，以帮助指导抗生素治疗的时间长短，并确定炎症的解决方案。

脑保护技术

■ 低温停循环

历史和理论思考

一些最早的心脏手术运用 HCA 进行，并在 20 世纪 60 年代，个别病例报告描述了运用 HCA 修补 AA 动脉瘤的情况。运用 HCA 完成婴幼儿复杂的先天性心脏病手术的成功经验，正如巴勒特博伊斯及其同事所倡导的，促进了人们使用其治疗成人 AA 动脉瘤新的兴趣。Griepp 及其同事首次报道了在成人 AA 手术中 HCA 的脑保护效果。随着经验的积累，HCA 的局限性得到阐述，特别是在 HCA 延续期中脑保护的效果欠佳。最近，描述了联合运用 HCA 和 SCP 的策略以结合这两种技术的益处。

人们对在停循环过程中使用低温保护大脑的热情开始于针对成年犬的一系列调查，记录了降低脑温的情况下脑代谢被深度抑制。根据低温与常温代谢率的对比，Michenfelder 和 Milde 假设在 18℃、30 分钟完全脑循环停止不会导致永久性的神经损伤和随后的实验表明，长达 60 分钟实施 HCA 应该是安全的。

然而，对小狗和小猪的调查表明，低温抑制脑代谢小于 Michenfelder 所预测的。对于小狗，在 18℃，脑代谢率只有控制水平的 40%，并且，在 18℃，HCA 持续 60 分钟将导致早期行为障碍和定量脑电图的变化。在 20℃ 与更长时间的 HCA 可对年轻仔猪产生明确的行为后遗症和脑损伤的组织学证据。

实验证据表明，HCA 后的恢复期也很关键。HCA，即使是很短的时间间隔，也会造成严重的脑血管收缩，可能会持续几个小时。在此期间，通过增加氧提取维持脑代谢，因此也特别容易受到缺氧损伤。高颅压也与神经功能恢复延迟和随后的脑组织病理学异常相关。氧饱和度数据也暗示低温灌注可在术后数小时内增加脑血流量。

在胸主动脉手术中，有两个导致缺血性脑损伤基本机制。卒中，是第一种类型的损伤，已得到最多的关注，主要是因为其带来灾难性的后果。这些通过常规的成像技术可检测的缺血性梗死常由栓塞事件导致，并且被认为与脑保护方法不相关。第二种类型的损伤来自局灶性或全脑缺血，包括血流中断或流量不足，引起的临床综合征称暂时神经功能障碍（TND），其特点是不同程度的迟钝、神志不清、情绪激动，或短暂性帕金森氏症。现在人们普遍接受 TND 是脑保护不足的直接后果，并且，与所使用的保护方法相关。

在胸主动脉手术中接受 HCA 的 200 成年人，TND 发病率是 19%，与年龄和持续时间显著相关。在这项研究中，对于患有 TND 的患者，HCA 平均实施时间为 47 分钟，未患 TND 的患者平均 33 分钟。中老年患者和在弓或降主动脉具有明显的动脉粥样硬化碎片的患者术后死亡或永久神经损伤相对常见，但其发生率与 HCA 持续时间不相关。

敏感的神经心理测试表明，HCA 超过 25 分钟和年事已高的患者更易发生记忆检查和精细运动功能障碍。术后几个星期发生神经认知功能受损者往往术后曾立即 TND。基于这些发现，HCA 超过 25 分钟必须被视为一个在认知功能上长期的、但也许是不明显障碍的危险因素。记忆障碍可能与损伤的海马相关，因为其高代谢率，对缺血性损伤特别敏感。

基于各种脑部温度的氧消耗率，在 HCA 过程中，过去对理论安全持续时间的预测现在被认为具有误导性。温度和脑氧代谢率（$CMRO_2$）之间的关系可以表示为温度系数 Q10，其反映间隔 10℃ 的新陈代谢减少速度。随着温度的 $CMRO_2$ 降低比最初报道的要温和得多。在一项试验性研究中，基线 $CMRO_2$ 的 39% 在 18℃ 仍然存在，该温度以前被认为对于临床 HCA 长时间是安全的；定量脑电图（EEG）在 18℃ 表现出显著的慢波活动，而 EEG 静息出现在 13℃ 和 8℃。

McCullough 和其同事在 HCA 过程中基于 $CMRO_2$ 直接测量重新计算成人大脑的 Q10。这些数据预测，停止安全期在 15℃ 下约为 30 分钟和在 10℃ 下为 40 分钟，之后发生脑细胞缺氧。这些实验结果与大量的临床儿科经验表明，停止时间大于 40 分钟预示着差的神经发育结果。这些观察结果支持使用真正的深低温来停循环以达到最大的脑代谢抑制，特别是停止时间超过 30 分钟者。在 HCA 过程中，应将头包裹在冰袋里以避免颅温上升。

皮质类固醇激素的使用

在 CPB 开始前 2 小时和 8 小时并在深度 HCA 后，施与的高剂量甲基强的松龙，能降低脑血管阻力的变化，提高脑血流、脑动静脉氧分压差和氧代谢，并可能作为一种神经保护剂。此外，对于 4 周龄的仔猪，在 CPB 之前 4 小时用皮质类固醇的预处理——与 CPB 初期应用类固醇比较—能减少全身水肿和脑血管渗漏，并改善神经保护免疫组化指标。皮质类固醇激素预处理的有益作用来自 mRNA 水平的蛋白合成的改变和内皮细胞中黏附分子表达的抑制，从而影响白细胞向受损部位的运输。在 CPB 和 HCA 前 8 小时给予甲基强的松龙的其他益处，包括改善肺顺应性和肺泡动脉渐变，并且降低肺血管阻力。当类固醇在 CPB 执行前几个小时给予时，持续益处更加明显。

临床实施

在冷却过程中，食管或鼓膜温度被用来反映颅内的温度并且被监视以引导循环停止的启动。根据临床和实验室研究，我们至少冷却 30 ~ 40 分钟，食管温度达到 15 ~ 18℃，灌流液降低至 10℃。在 HCA 过程中，头被包裹在冰袋中，以防止复温。由于持续的氧提取可反映脑代谢活性，我们也监测颈静脉饱和度，通过保持氧饱和度大于 95% 以反映充分的脑冷却和代谢抑制。

在复温过程中，我们主要监控灌注液和膀胱温度。灌流液保持在不超过食管或鼓膜温度 10℃ 以上的渐变温度中，从而降低在 HCA 后不适当脑血管收缩的间隔过程中，氧需求超过氧气供应的可能性。避免高灌流液温度也很重要，我们绝不允许超过 37℃。膀胱温度，被提高到大约 32 ~ 34℃，反映了整个身体或"体心"温度，并在冷却期间和复温过程中，大大滞后其他温度测量值的变化。使用膀胱温度以指导复温有助于确保均匀复温，并在 CPB 后，防止低温体危险反弹。

CPB 之后，达到止血和维持正常的血流动力学也很重要，因为脑复苏脆弱的时期可能会延长至术后 8 小时，在此期间，增加的氧提取依赖于支持足够的脑代谢。

■ 选择性脑灌注

历史和理论思考

DeBakey 报道了最早修复 AA 动脉瘤的尝试，其中，运用到常温 SCP 复杂技术，涉及多个泵和双侧锁骨下动脉和颈内动脉的插管。难以控制的压力和难以均匀灌注这些独立的血管床流量，以及高手术死亡率，导致该技术在早期被放弃。然而，SCP 在 20 世纪 80 年代中后期被重新运用，因为越来越多的证据表明，HCA 对于修复复杂和广泛的动脉瘤所需的长持续时间是不安全的。人们认识到，将 SCP 与低温结合允许更低的流速，同时能比单独使用 HCA 或 HCA 加上 RCP 能提供更好的脑保护作用。

Bachet 及其同事描述了 6 ~ 12℃ 的血液灌注无名和左侧颈总动脉（流量 250 ~ 350 毫升/分钟），他称之为"冷脑保护液"。54 例 AA 病例的死亡率为 3%，只有一例严重的神经系统损伤和两例一过性局灶性损伤。松田及其同事在 16 ~ 20℃ 针对 34 例 AA 病例使用 SCP，9% 死亡率，3% 卒中和 5% TND。他的技术需要双泵系统和头臂以及左侧颈总动脉插管，持续监测双侧颞浅动脉和颈内静脉血氧饱和度，更重要的是，结果表明，低温 CPB 未带来较高的凝血功能障碍风险。

Kazui 首次于 1986 年描述了他对 SCP 的方法。在 1990 年和 1999 年间，220 例患者使用 SCP 行全弓置换术和开放远端吻合，医院死亡率为 12.7% 和 3.3% 永久性神经功能障碍。多因素分析显示，住院死亡率取决于肾衰竭、长 CPB 时间和休克；永久性神经功能障碍与旧的脑血管意外和长 CPB 持续时间相关。在 22℃ 使用流量 10ml/（kg·min）灌注两个动脉——考虑 50% 生理水平，根据实验研究——SCP 持续时间对结果没有显著影响。

在一个多中心研究中，Di Eusanio 明确阐述了 SCP 在减少临时和永久性神经功能障碍的疗效。588 例患者接受部分或全部的 AA 更换，永久和临时神经损伤的风险分别为 3.8% 和 5.6%，总的死亡率为 8.7%。

主动脉的凝灰块或动脉粉瘤者（其常常起源于头臂血管）易在 AA 手术中卒中。因此，完整的弓切除将降低神经损伤。相应地，在最近的 50 例 AA 切除术中，Kazui 及其同事报道 2% 的死亡率；4% 永久性神经损伤，4% TND（6% 不良后果），

伴随脑血管疾病历史，其为永久性神经功能障碍的危险因素。

Kazui 技术（图 52-2A-H）开始全身降温至 22℃，随后通过玛钢插管（东京富士系统）插入无名和左颈总动脉停循环和 SCP（22℃）（图 52-2B）。新设计的玛钢插管可实现卓越的可视性和气压监控系统（个人通信）。随着夹闭左锁骨下动脉，四分支血管与降主动脉吻合（图 52-2C）和经由侧分支开始降主动脉及下半身灌注（图 52-2D）。接着，吻合并灌注左锁骨下（图 52-2E），随后搭建近端吻合（图 52-2F）。最后，通过行无名和左颈总动脉与剩余的侧分支吻合，恢复充分灌注（图52-2G，H）。更重要的是，这种技术在头臂血管远端远离其源头处横断，排除碎片栓塞，并完全排除弓（其通常含有易碎的动脉粥样硬化病变）。

广泛的动脉瘤疾病，涉及升、弓、降主动脉，可以在单一阶段手术切除，或通过两个阶段的程序进行，其中使用象鼻血管，在弓置换过程中放置于降主动脉，可简化随后的过程，经由左胸廓切开术实施。在这两种方案中，SCP 提供脑保护，同时允许主动脉连续性从容重建。

Rokkas 和 Kouchoukos 描述了单级重建，"先弓"技术，通过双边前开胸手术进行。此技术采用间断 HCA，然后实施 SCP，而主动脉连续性得以维持。在 46 例"先弓"程序中，住院死亡率为 6.5%，没有永久性神经事件和 13% TND。在 12 例中，通过右腋动脉实施单侧 SCP，HCA 被减少到最低限度，平均只有 8.8 分钟。

单侧实施 SCP 也有报道。例如，Kucuker 及其同事报告了 181 例患者，通过右肱动脉实施 SCP，接受升和半弓置换（90 例）或全弓置换术（91 例）；住院死亡率为 6.6%，2.2% 永久性卒中。患者被冷却至 26℃，并且，夹紧无名、左颈总脉和偶尔左锁骨下动脉，流量下降至 8 ~ 10ml/（kg·min），进行弓置换。平均 SCP 持续时间为（36 ±27）分钟（范围为 17 ~ 80 分钟）。对侧脑血流量通过左大脑中动脉经颅多普勒超声监测。在罕见的左大脑半球灌注不足情况下，需要额外插管至左颈总动脉。在这项研究中，并没有提及 TND，但在某单独的患者组中，神经认知测试表明无术后不足。

虽然在这些研究中侧灌注没有问题，但是基于解剖研究，一定程度的谨慎是必要的。Merkkola 及其同事们发现，14% 尸体解剖标本通过脑底动脉环的侧支灌注不足（<0.5mm）。

最近的临床系列已经证实了 SCP 是相对安全的。Khaladj 和同事报告了 501 例连续病例（181 例紧急病例），使用中度全身亚低温（25℃）和 14℃ SCP，通过无名和左侧颈总动脉实施 SCP，维持灌注压 40 ~ 60mmHg 和流量为 400 ~ 650 毫升/分钟。总死亡率为 11.6%，9.6% 卒中和 13.4% TND。永久卒中的风险随着肾功能不全和手术时间延长而增加，并随着停循环时间、紧急状况以及伴随的冠状动脉疾病的增加 TND 危险性增加。

Kamiya 及其同事进行的一项小规模和随机的研究涉及了一项广泛的关注，SCP 头臂动脉插管可能会导致脑栓塞。高强度瞬态信号（HITS），是微栓塞的指针-来自如气态栓子、动脉粥样硬化碎片、脂质微栓子和血-血小板聚集，经颅多普勒量化，监测进行和未进行 SCP 接受停循环的患者。在 SCP 过程中，只有 0.6% 的 HITS 被记录，大多发生在主动脉阻断钳去除和终止 CPB 之间的间隔。因此，在这一小部分患者中，SCP 并没有增加脑微栓塞的风险。

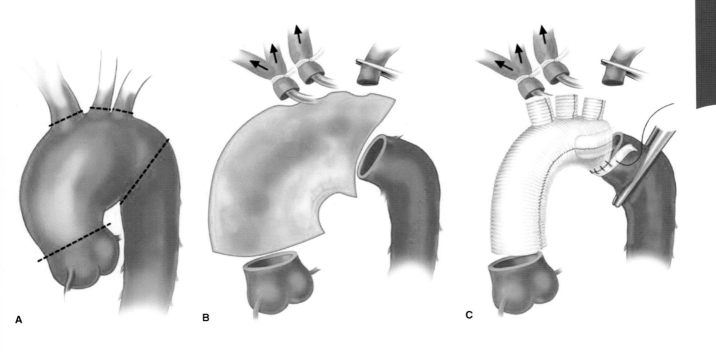

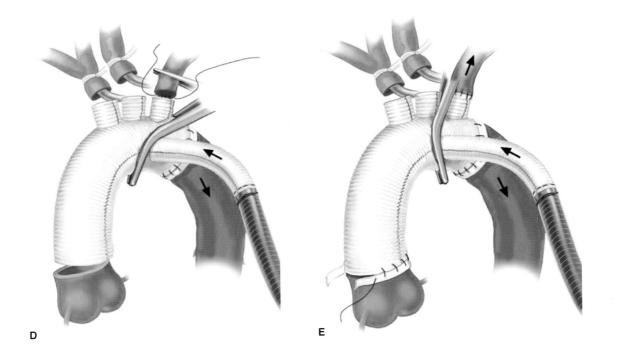

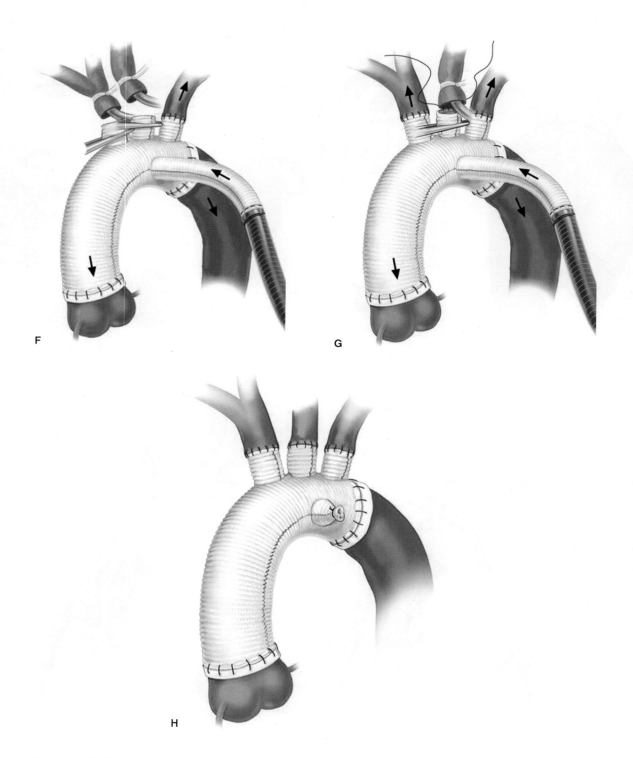

图 52-2 （AF）Kazui 博士使用四分支血管实施全弓置换术

使用顺行 SCP 进行脑保护时，许多外科医生在中度低温（20~28℃）条件下进行弓部手术。然而，要小心谨慎，因为最末梢器官在这样的温度下更容易缺血。为限制下半身缺血，在顺行 SCP 过程中，建议实施胸腹灌注-经股动脉并同时夹紧降主动脉近端，或通过在降主动脉中腔内球囊导管顺行灌注或通过弓型血管侧血管分支灌注。

伴随各种防止脏器缺血的各种预防措施的出现，"术中升温"的趋势已渐露端倪，因为外科医生已经研究了方法以减少或消除 HCA。例如，在大阪的 305 例患者中，日本运用 SCP 实施了全弓置换术，结合右腋窝及左总颈动脉灌注。灌流液的温度逐渐增加，从 20~28℃。SCP 持续时间为 150.1 分钟，伴随下体停循环 60.9 分钟。手术死亡率为 2.3%，1.6% 永久性的神经损伤。术前脑功能障碍是 TND 的危险因素，发生率为 6.6%。对于曾患脑卒中患者的战略包括：较高的体外循环灌注压（>60mmHg）、更深低温（20~22℃）和较高的 SCP 流量。在 28℃下 67 例主动脉弓修复手术中，选择性灌注左锁骨下动脉，以增加下半身缺血过程中侧支脊髓血流量，SPC 流量增加到 19ml/（kg·min）以维持 60mmHg 动脉压。尽管使用温热 SCP，结果却保持一致，6% 的死亡率，6% 卒中，1.5% TND 和无截瘫。另外一个系列的 120 例急性 A 型主动脉夹层动脉瘤，在 30℃下，通过右锁骨下动脉，接受 SCP，使用套圈的头臂血管，流量为 1320 毫升/分钟的，灌注压为 75mmHg，平均脑灌注时间（25±12）分钟：30 天死亡率为 5%，卒中发生率 4.2%，TND 率 2.5%。

虽然这些和其他类似的研究已经取得了良好的临床结果，但是，对于 SCP 最适温度还没有共识，在停循环过程中，采用温热灌注技术应谨慎对待。由 Khaladj 及其同事在猪模型中的实验研究表明，SCP 的最适温度不高于 20℃，比起在 30℃的温度下，产生较低的颅内压力和脑电图活动的较早返回。特别值得一提的证据是，虽然 SCP 提供了良好的脑保护，脊髓安全系数是弱的。我们的实验室研究表明，HCA 后，在 10~15℃下，SCP 比在更高的温度下提供更好的脑保护作用，临床上，我们在 15℃左右使用 SCP。

在 28℃的安全下半身缺血的持续时间仍在调查中，有证据显示，60 分钟可能是极限。如果停循环的持续期能被预计的话，人们可以使用下半身保护的方法，如股动脉灌注、主动脉球囊闭塞灌注，通过侧支血管的顺行灌注，或更深低温。例如，来自 252 次系列使用中度低温 SCP（25~28℃）修复升和弓系列的 11 例患者，下半身缺血时间大于 60 分钟，2 例（18%）发生截瘫。在猪模型中，Etz 等人表明，在 28℃实施 90 分钟的 SCP，在 T4~T13 段几乎没有或没有脊髓血流量，导致 40% 脊髓损伤率。此外，SCP 实施之后，较低的脊髓也缺乏正常的充血反应，提示下降的血管反应性和局部水肿。组织学研究表明在 P 脊髓平面有显著缺血性损伤，甚至发生在临床康复的动物身上，这提示未受到重视的脊髓损伤甚至在较短的下半身停循环持续期中发生。

临床实施

在当今时代，在 AA 重建过程中的脑损伤最常见的是与栓塞相关。通常情况下，弓和头臂血管的起始端包含易碎、动脉粥样硬化的碎片，可通过使用短时间的 HCA 在距离起始的远端横切头臂血管以便最大限度地减少栓塞的风险，完全排除病变区域。然后，在 SCP 过程中，可以从容地进行弓修复。实验室研究表明，短时间的 HCA 不损害由 SCP 提供的优越的脑保护。

我们的方法如下。在短时间的 HCA 过程中，个体的头臂动脉被剥离并按顺序与现成的三叉接枝吻合，开始于左锁骨下动脉或无名动脉。三叉接枝被夹紧，并通过腋动脉实施 SCP（节图 52-6D，E）。少数情况下，当左锁骨下动脉横向位移和头侧位移时，实施术前左锁骨下到左侧颈总动脉旁路并且使用两分叉接枝灌注左颈总动脉和无名动脉（图 52-3）。另外，接枝可与左侧腋动脉吻合和通过第二 ICS 进入纵隔开通通道。通过右腋窝动脉低温给药 SCP，通常需要 600~1000 毫升/分钟的流量，以维持平均 40~60mmHg 的压力，并且可以允许全身灌流液的温度上升。弓重建结束时，三叉接枝的近端与升主动脉血管吻合。使用这种方法，即腋动脉插管和在 HCA 过程中移植个体头臂血管，随后，头臂血管给药 SCP，使得不再需要长时间的停循环。

■ 逆行脑灌注

20 世纪 90 年代初 RCP 之所以被广泛的接受，是基于 HCA 的局限性、逆行停搏液的成功以及关于 RCP 治疗大规模空气栓塞疗效的独立的令人鼓舞的报告。RCP 实现神经保护作用所谓的机制包括（1）脑循环冲洗栓塞材料；（2）提供足够支持脑代谢的脑血流量；（3）维持脑低温。然而，有证据表明，RCP 可能通过诱导脑水肿产生恶化的神经表现。

尽管关于 RCP 的最初实验室和临床报告令人鼓舞，许多早期的研究使用 RCP 的历史对照和很短的持续时间-恰好在单独 HCA 的安全限值内。此外，对于多项动物物种的研究表明，在 RCP 过程中，大脑没有血流。在其他的实验研究中，使逆向血流最有效的条件包括夹紧下腔静脉和静脉灌注高压力，会导致体液隔离、显著脑水肿、轻度脑组织病理，即使在相对短的 RCP 时间间隔，也可观察到后遗症。在我们实验室的研究，通过收集 AA 返回和量化被困在大脑中的微球来测量脑血流量，表明在 RCP 过程中发生太少毛细流动来体现代谢好处，即便是在下腔静脉阻塞或在深低温脑血流的情况下。同样，活体显微镜下直接可视脑毛细血管表明，RCP 没有提供足够的脑毛细血管血流量以防止缺血，反而可能引起脑水肿。对某具尸体的研究提供了差的逆行血流解剖解释，因为，近端颈内静脉内功能完善的瓣膜妨碍直接逆行性颅内静脉血流，造成脑灌注的不平衡和不可靠。然而，最近某项动物实验研究表明，在某些情况下 RCP 可能会有所帮助，因为在中度低温 RCP 过程中，间歇式压力增大有效地扩张脑血管，在不造成脑损伤的情况下允许充足的血液供应，并提供相当于逆行 SCP 神经保护作用。

人们更难以解释相关的临床研究证据。有研究表明，RCP 持续时间可预测死亡率，但其他不行。比较 HCA + RCP 和单独 HCA 的临床研究也取得了不同的结果；有的表现为死亡率与其他脑保护方法相当，而其他研究显示 RCP 降低死亡率。在三项研究中，其中包括 SCP 患者，HCA + RCP 患者也有类似的死亡率。

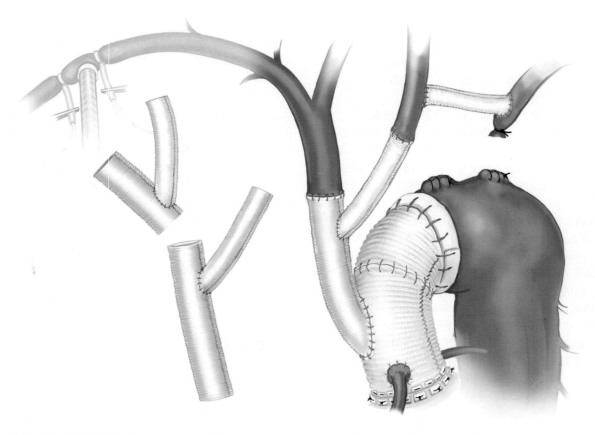

图52-3　当左锁骨下动脉明显横向和头侧位移时，实施术前左锁骨下动脉至左颈总动脉旁路

在我们自己的临床研究中，我们一直无法证明 RCP 的任何好处。在最近的一项临床研究中，我们不能说明 RCP 可以减少卒中的发病率，也许是因为 RCP 组的血凝块或动脉粥样硬化的患者更为普遍，但可以说是因为 RCP 不能有效地预防脑卒中。死亡率在 RCP 组较高，给药 RCP 的 TND 比给药 SCP 高。此外，与单独 HCA 相比，RCP 没有减少 TND，也就是说 RCP 可能对脑组织没有营养价值。如前所述，我们的实验室数据表明，RCP，尤其是在高压力下，虽然成功去除一些栓子，但可能会加重脑损伤。临床上，这种效果不容易证明，但可能有助于解释我们反复观察到的，那就是接受 RCP 的患者神经功能恢复迟延。最近，我们研究给药 RCP 后神经心理功能障碍，发现 RCP 可能度认知结果产生负面影响。其他研究人员认为，神经认知功能障碍取决于 RCP 的持续时间；如果 RCP 持续时间少于 60 分钟，其恢复与 CABG 相当，而延长的 RCP 与神经认知功能损害相关。

在一般情况下，基于实验室研究，我们认为 RCP 的主要好处来自于通过动静脉-静脉吻合的持续脑冷却，如果全身冷却如同它应该的一样，不是那么彻底或延长，这是特别有用的。在临床上，我们不再使用 RCP，感觉它的好处不是来自提供营养支持，而是来自协助大脑冷却和帮助防止 HCA 过程中复温。而且，我们相信，通过彻底的冷却和将头包裹在冰中来防止复温会来得更安全。

临床实施

虽然我们不经常使用 RCP 来进行脑保护，但是许多外科

医生针对高风险栓塞患者在 HCA 之后短暂使用 RCP，以帮助冲洗脑循环碎片。

RPC，总是结合 HCA 使用，以某流量通过灌注血液进入的任何一个或两个腔静脉，以保持在上腔静脉 15～20mmHg 压力。通过阻塞两个腔静脉避免心脏扩张。由于上腔静脉和下腔静脉之间侧支的丰富网络，是否流入到一个，另外一个，或两个可能没有什么区别。当进行全身逆行灌注，最初的流量通常为 800～1000 毫升/分钟，但一旦静脉容量血管已经充满，通常流量为 100～500 毫升/分钟足以维持上腔静脉压力在 15～20mmHg。

■ 杂交主动脉弓手术

腔内移植技术允许血管移植术结合传统的开放式手术，即所谓的混合手术。最初，在涉及远端弓的降主动脉动脉瘤中使用覆膜支架，或替代开放的第二阶段象鼻手术。随着经验的积累，两个伴随主动脉弓腔内移植技术的问题变得很明显。首先，常常在头臂血管远端主动脉扩张不足，近端部分不能放置覆膜支架；其二，主动脉弓往往患有严重疾病，并且腔内移植手术需要用硬线和大口径导管接通弓，这会有栓塞性卒中的风险。事实上，经验表明，实施更多的近端腔内移植，栓塞卒中的风险会更高。

■ 去分支技术

使用腔内移植覆盖一个或多个的头臂血管的起端，一般是

绕过或置换它们的技术，通过延伸近侧锚定区和使动脉粥样硬化栓塞的风险最小化来解决这两个问题。这些去分支手术包括置换部分或全部的头臂动脉成升主动脉。去分支手术最初在低温 CPB 执行，现在常用的在非体外下完成，并允许腔内移植，部分甚至完全祛除主动脉弓。腔内移植可能逆行推出，通过股动脉，或顺行，一般通过侧臂移植，多种配置以允许近端进入。顺行执行提供避免患病的和（或）髂动脉狭窄的优点。脱支手术展示出许多腔内移植解剖变异。Mitchell 及其同事（图52-4）所描述的锚定区分类提供了不同的混合弓系列间有意义的比较。对于比较传统全弓置换和现在的去分支技术，只有 0 区的患者有相等匹配。

■ 左锁骨下动脉

　　如果左锁骨下动脉在纵隔无法进入，使用腔内移植覆盖锁骨下动脉起端的方法包括：无血运重建；预先置换或使用左颈总动脉的左锁骨下动脉旁路；和左侧腋动脉旁路，具体为将腋下血管被打通到胸部并在中部吻合，随后使用左锁骨下动脉近端圈栓塞术以防止 II 型内漏。

■ 分支重建

　　若干分支移植技术已被用于脱支。Canaud 报道了 6 例在 0 区近端腔内移植放置，其中脱支用一个 10mm 的移植物实现；头臂干和左颈总动脉端侧吻合，端端吻合左锁骨下动脉。早期术后并发症包括短暂性截瘫、短暂性脑缺血、心脏压塞和逆行性 A 型主动脉夹层动脉瘤；30 天无死亡病例。在五位患者身上实施逆行，Chen 放置腔内移植物闭塞所有的主动脉上分支，使用分叉接枝（14mm×7mm×7mm）再生成无名和左颈总动脉；左锁骨下动脉只在左侧椎优势、左臂透析依赖，或者显著左内乳移植情况下才再生成血管。技术成功率为 100%，无神经系统并发症，但有两例患者需要重做填塞手术。Szeto 及其同事报道了 8 例混合弓修复，通过正中胸骨切开术和逆行移植物的放置来实施。脱支使用一个补丁放出三个分支得以实现，其由市售四支弓改变而来；使用 CPB、中度低温和主动脉阻断将补丁吻合到升主动脉近端。两名患者遭受 TND，需要行长期气管切开术，1 例心肌梗死死亡。最后，Hughes 发表了 28 例系列弓动脉瘤，其中 12 例患者接受了全弓脱支，使用定制设计的接枝（密歇根州安阿伯美国 Vascutek 公司），其四肢允许左颈总动脉、无名动脉和顺行覆膜支架实施置换。所有患者的左锁骨下起端被覆盖，在同一手术中，两例接受左锁骨下到总颈动脉旁路。结果卓越，无一例死亡或卒中和一例迟发性截瘫。

　　虽然脱支允许覆膜支架置入 0 区域，但是使用当前的覆膜支架技术，近端锚定区的稳定性仍然是关注的焦点。在 Hughes 的研究中，发生两例 I 型内漏，尽管是直接将近端接枝植入涤纶移植片。为了尽量减少这种并发症，当支架置入人造血管时，作者建议加大腔内移植物尺寸 20%，并创建一个 4cm 的接合区。Antona 描述了一种新的技术，以确保稳定的近端固定，涉及使用一个单独的人造血管与主动脉捆绑在一起，创造一个多次使用的、圆柱锚定区。该血管纵向打开，并被缠绕在主动脉上创建一个 3~4cm 的区域，外直径为 32mm。使用不透 X 线的线来标记其近端和远端的范围，为随后的逆行腔内移植提供便利。鉴于这些经验，大多数人认为，未来的腔

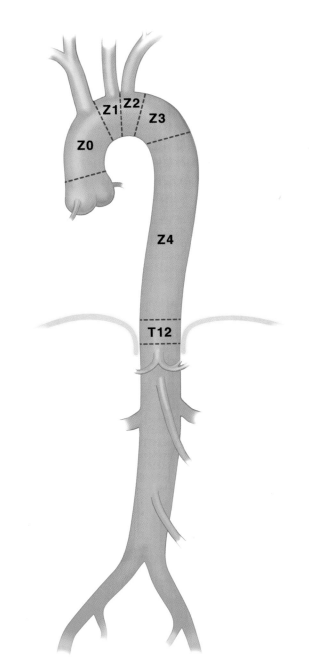

图 52-4　胸血管内锚定区指定

内移植系统必须提供更大的灵活性，以便遵循主动脉弓的曲率，而达到坚强固定，以防止内漏和二次移动。

代表性手术

　　主动脉弓重建需要不同的方法、技术以及手术策略，这取决于弓病理和参与的近端和远端的主动脉。为了说明这一点，我们描述了七种不同的情况，在这些情况下，我们重建弓的方法。

■ 案例 1：BENTALL 手术和部分弓置换

　　这是一位老年患者，患有严重钙化二叶主动脉瓣狭窄和从

根部延伸到弓近端的动脉瘤（图 52-5A）。通过正中胸骨切开术，右心房和右腋动脉插管，建立 CPB 和中心降温。升主动脉被夹紧和切断，使用顺行和逆行冷血停搏液，辅以局部冷却，保护心肌。灌注液温度维持在 10℃ 直到食管温度达到 20℃，并且在 Bentall 手术进行时，保持在该水平。冠脉纽扣移植，直径在 1～1.5cm，被游离，其近端主动脉被切除。带瓣管道由缝合生物瓣到管状移植物建造而成，使用编织线间断缝合将其植入。使用眼科电切笔，完成左边按钮导管开口，小心放置，避免左主冠状动脉拉伸、扭曲或打结。使用 4-0 或 5-0 聚丙烯线吻合冠脉，将特氟隆薄条加固。

在吻合左冠状动脉过程中，灌流液的温度下降到 8～10℃，当颈静脉氧饱和度是 95% 以上和食管的温度是 18℃ 时，开始 HCA 并且除去弓阻断钳，头部包裹在冰块中和患者被置于头低脚高的位置。切除升主动脉远端和近端弓，留下一个斜面主动脉管口从无名动脉延伸至动脉韧带近端右 1cm 处和左喉返神经。复合接枝是倾斜的，并用 3-0 聚丙烯缝线材料吻合主动脉（图 52-5B）。一个安全的止血吻合通过将主动脉"夹层"到支架之间构造而成，小心地套入主动脉管腔内，并且，1-cm 特氟隆补片固定于主动脉外侧。通过腋动脉灌注，空气可以从主动脉中被赶出且在复温前持续冷灌注几分钟（图 52-5C）。在整个复温过程中保持灌流液温度和食管温度之差 10℃ 或更低后复温。随着心脏被填充和主动脉受压，右冠状动脉适当的位置得到标记，之后远端接枝被交叉夹紧。右冠状动脉被嵌入，并且在拉紧缝合线打结之前，心内空气被排出。HCA 的持续时间通常不到 20 分钟，并且需要 50～60 分钟的体心复温以使食管温度到 35℃ 和膀胱温度高于 32℃，此时患者可撤除体外循环。

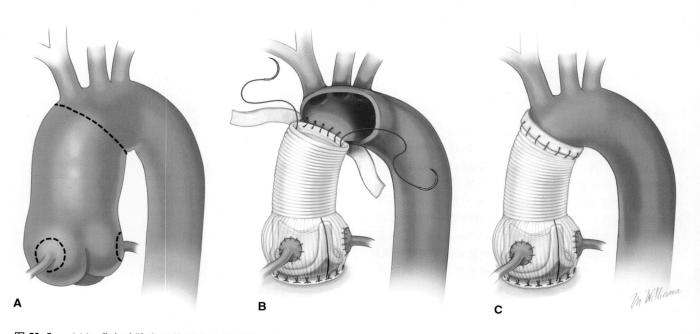

A　　　　　　　　　B　　　　　　　　　C

图 52-5　（A）升主动脉瘤延伸到主动脉弓的底部；（B）开放半弓切除术实现主动脉根部 Bentall 重建。通过右腋动脉灌注；（C）已完成的修复和完整全身灌注

■ 案例 2：动脉粥样硬化和钙化动脉瘤全主动脉弓置换

弓和超主动脉血管的起端往往往含有易碎的动脉粥样硬化物质，并且我们的全弓置换（图 52-6A-L）的三叉接枝技术被设计成：在将其从脑循环排除之前，尽量减少对这些节段的操作，从而减少栓塞的风险；该技术在弓重建的过程中，通过允许顺行 SCP，最大限度地减少脑缺血。

胸骨正中切口沿左胸锁乳突肌的内侧缘向上扩展。AA 及其分支被暴露的同时喉返神经被保留。使用无接触切割技术将患者的动脉瘤切除。

使用右腋动脉和右心房插管，灌流液温度 10℃ 来进行 CPB（图 52-6B）。使用 TEE 以确认弓中流量并监控夹层或血流灌注不全。如果升主动脉钙化或严重动脉粥样硬化，它不得交叉夹紧。在停循环之前排空心脏，以灌注液中加入 60mmol 的氯化钾 2 分钟诱导心舒张期停搏。或者，逆行灌注停搏液诱导心脏停搏。如果需要近侧修复时，可以体心温度下降过程中进行（图 52-6C）。

即使在 AA 严重动脉粥样硬化性疾病的患者中，其起端的弓血管通常作为备用，使得后续吻合成为理想地点。根据无名血管、左侧颈总动脉和左锁骨下动脉的大小选择三叉接枝管。患者被放置在头低脚高的位置，以防止空气滞留，并且头被装在冰袋中，以防止 HCA 过程中复温。当食管温度达到 18℃，颈静脉球血氧饱和度大于 95%，启动 HCA，并夹紧动脉灌注管路以防止在 HCA 过程中空气回填。

无名动脉只在其起端的远端被切断，或在动脉粥样硬化最少的水平，使用 5-0 聚丙烯线，被吻合到三叉接枝的大支，通常在靠近起端修剪。总颈动脉和左锁骨下动脉吻合以类似的方式完成，每个吻合需要 6～10 分钟。在部分患者中颠倒吻合顺序可以更好地切入左锁骨下动脉（图 52-6D）。除气后，三叉接枝近侧部分被夹紧，恢复灌注到头部和上肢（图 52-6E）。灌注压力保持在 40～60mmHg，要求流量在 600～1000 毫升/分钟。在 HCA 结束时，灌流液温度被允许上升至 16～20℃，但不启动主动复温，直到完成 AA 重建。

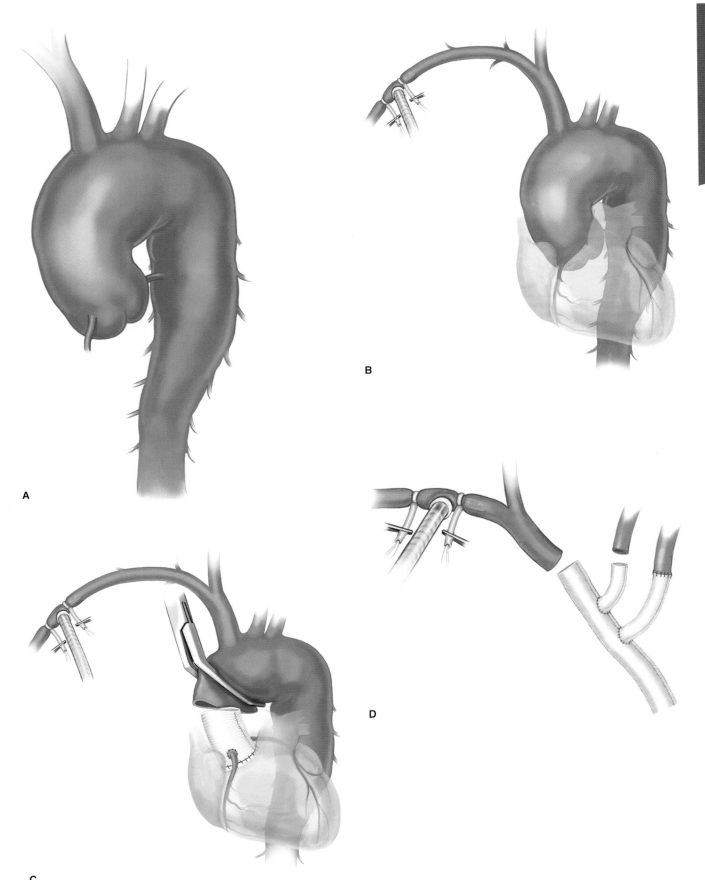

图 52-6　（A）动脉粥样硬化导致的升主动脉和弓部的动脉瘤。（B）右腋动脉插管。（C）主动脉根部重建。（D）头臂动脉处的人工血管

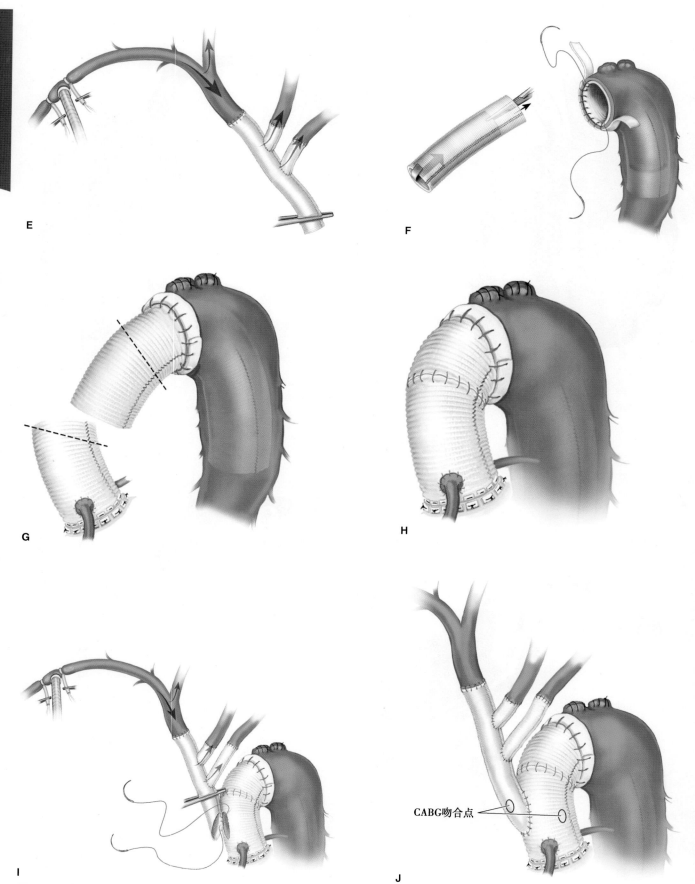

E

F

G

H

I

J

CABG吻合点

图 52-6 （E）选择性脑灌注。（F）象鼻重建。（G-H）人工血管-人工血管吻合。（I）人工血管与主动脉人工血管吻合。（J）修复完成

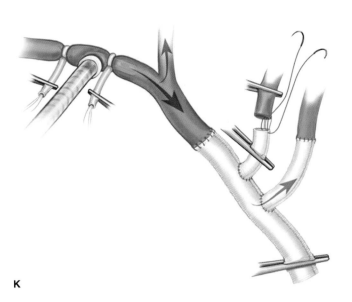

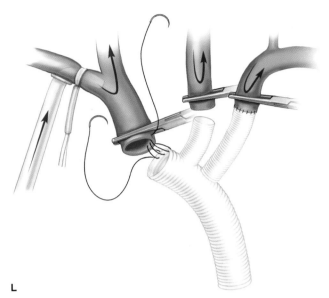

K

L

图 52-6　（K-L）头臂重建替代序列以尽量减少 DHCA

其他方法可以缩短 HCA。例如，如果左锁骨下和无名动脉吻合首先完成，然后通过腋动脉 SCP（在一个较低的流动速率：400~600 毫升/分钟），同时左侧颈总动脉被轻轻夹住并吻合。这个动作可以减少 HCA 时间到小于 20 分钟（图 52-6K），但伴随良好解剖学，通过轻轻夹紧所有的头臂动脉，HCA 可以被完全避免，并将他们逐步移植到三叉接枝（图 52-6L）。对于术后肺部来说保护喉返神经功能很重要。当重建弓时，维护动脉组织的合适管口以保护喉返神经。涉及远端弓的动脉瘤样病变可以分两个阶段进行以避免可能出现的喉返神经损伤，通过在末端升主动脉或弓构建象鼻管。在这个病例中，横断的头臂血管起端用 3-0 或 4-0 聚丙烯缝合；"象鼻吻合"使用特氟龙补片加强的 3-0 聚丙烯构造而成（图 52-6F）。象鼻管接枝的近端用于完成任何根部或升主动脉修复；如果需要接枝对接枝吻合，使用 2-0 或 3-0 聚丙烯构建，因为这些永远无法愈合，并且斜切两个接枝可以保持适当的曲率（图 52-6G，H）。接着，重建的主动脉被扩张以找到合适位置用来与三叉接枝吻合，在该处使用眼科电灼完成椭圆形开口（图 52-6I）。此吻合是用夹紧的三叉接枝构造而成，因此大脑和上肢血流灌注是不间断的。在完成此吻合时，除去三叉接枝夹子，恢复完整的心肌和全身灌注（图 52-6J）。

■ 案例 3：迷走左椎动脉全弓置换术

有时，左椎动脉（LVA）直接起源于 AA，在分支血管重建弓的过程中构成小的挑战。这种异常可以用 CT 血管造影来确认，应及时行右椎动脉（RVA）多普勒超以确保其通畅和顺行血流。对于具有一般大小 RVA 的患者，可在 SCP 过程中短暂关闭 LVA，并在复温过程中被重新植入。有三个可行方法（图 52-7）：直接将 LVA 重新植入到左颈总动脉；通过部分反向大隐静脉连接到椎动脉或吻合到三叉接枝的左锁骨下支。如果 RA 的完整性存在任何问题的话，这最后的技术是必不可少的。非常小的 LVA（<2mm）合并通畅的 RVA 时可被结扎。影像学随访已经证实了持续通畅。

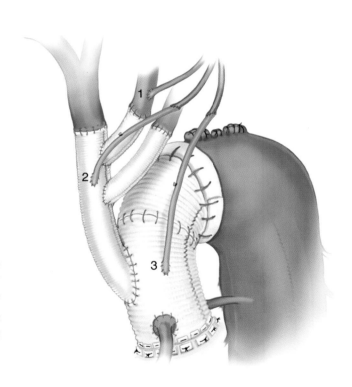

图 52-7　（A）异常左椎动脉直接发自主动脉弓；（B）三种技术进行重建

■ 案例 4：用于弓重建的胸廓切开术

Kouchoukos 博士为患有弓和降主动脉近端疾病患者，通过双边前开胸手术，行一个一期修复，即"先弓"技术（图 52-8A-G）。这种方法提供了良好的横向 AA 暴露和近端胸降主动脉，但需要放弃两条乳内动脉。通过卡雷尔补丁或分支血管技术可以实现头臂动脉重建。

通过在第四象限和横向胸骨双侧开胸手术，心脏和大血管暴露。右心房插管和建立体外循环回路，使得动脉返回可以被定向到某侧缝合到腋动脉或股动脉的臂接枝（图52-8A）。启动 CPB 和深度全身冷却，动脉通过腋动脉直接返回，并且通过右上肺静脉或左室心尖部排空心脏。在冷却过程中，暴露头臂动脉，小心保护喉返神经和膈神经。

在18℃时启动 HCA，横断头臂动脉，夹住远端主动脉。通过右腋动脉缓慢倒灌，头臂血管由做锁骨下动脉开始依次被夹紧（图52-8B）。SCP 经由右腋窝动脉给药，并且在20℃流量增加至10～15ml/（kg·min），通过股动脉线建立下半身灌注。动脉瘤被打开，形成一个含有喉返神经主动脉组织管口。使用四分支接枝，由左锁骨下动脉开始，头臂动脉被依次重新植入（图52-8C，D），在这时，可以使用腋动脉灌注冲洗弓血管（图52-8E），并且通过夹紧近侧和远侧接枝来 SCP（图52-8F）。下半身停止灌注，并除去远侧主动脉血管钳，创建一个开放远端吻合。增加泵流量，钳子从远侧弓接枝被撤回并且患者被复温，通过侧臂顺行灌注。之后行近侧吻合以完成弓重建（图52-8G）。

■ 案例5：前 Bentall 手术治疗广泛胸主动脉动脉瘤疾病之后的弓置换

升主动脉手术后 AA 置换具挑战性，但一个简单的方法可以方便修复和避免误区。通过前胸骨切开术暴露弓和头臂血管切开。前接枝没有被广泛切开，因为它可能伤害到肺动脉。CPB 经右心房和右腋动脉建立，患者降温并排空 LV。HCA 期间，三分叉血管吻合头臂血管，如前面所述，接着给予 SCP。弓血管残余部分用脱脂棉 3-0 聚丙烯缝合。

象鼻管构建在无名动脉的起始端，留下一条长长的管延伸到近端降主动脉。如果重做手术是为了剩余的慢性主动脉切开，象鼻管不应长于远端开窗，允许转向和假腔灌注。但是，如果假腔被血栓部分填充，在不开窗情况下象鼻管应引导到真腔，以避免栓塞。近端吻合用2-0 或3-0 聚丙烯构建到 Bentall 接枝。

三叉接枝然后连接到旧的 Bentall 接枝右侧面一个椭圆形开口（图52-9）。弓继续被加压，以等待第二阶段的修复，不论是使用开放手术或腔内移植的方法进行。使用这种技术，我们已经降低了我们的发病率和死亡率相比，其比例可与首次弓置换相当。

■ 案例6：涉及远端弓的胸降主动脉动脉瘤

胸降主动脉瘤往往涉及远端 AA（图2-10A）。如果钙化或动脉粥样硬化不严重，在这种情况下，我们更喜欢两个阶段的重建来分离脑循环以减少栓塞性卒中的风险，我们使用下面的技术来处理。在第五或第六肋间行一左侧开胸，如果有必要，横跨肋软骨板向下方延伸以改善暴露。降主动脉逐渐被游离，如果 SSEPs 和 MEPs 不改变，连续夹紧和放弃肋间动脉；需要小心不要扰动与左锁骨下动脉相邻的弓。右心房一般经由左股静脉插管，但主肺动脉也可以用于静脉流入。左股动脉插管用于动脉返回。灌注逐渐开始以避免主动脉的流量剧烈变化而使动脉粥样硬化碎片脱落，并且在 CPS 过程中，最低限度的操作主动脉，因为脱落的碎片可被逆行携带到弓血管和冠状动脉。另外，CPB 伴随顺行血流可通过 8- 或 10-mmPTFE 接枝缝合到右腋动脉，这种方法同样允许 SCP。在冷却过程中，特别是在发生心室颤动后，任何通过 TEE 或肺动脉压力监测的指征保证 LV 通过左心室心尖部或左心房排气。体心继续顺利降温需要30～40分钟，直到食管的温度已下降到18℃和颈内静脉血氧饱和度已经达到95% 以上。在这时，60mmol 的 KCl 缓慢加入到泵灌流液，诱导舒张期心搏骤停，然后，夹紧 LV 灌注针，启动 HCA。打开降主动脉，在弓下创建一个斜切口，同时保留喉返神经。使用侧接枝，创建一个"反向半弓"吻合（图52-10B）。头臂血管被轻轻地吸引，并且为协助排气和清除杂物，停搏线连接到 LV 排气口，以约400毫升/分钟注入冷血，冲洗 LV、升主动脉和弓。或者，对下部主体的连续灌注将保持一定的侧支血流进入头臂血管，并协助去除空气和颗粒碎片。这时，经侧臂接枝，恢复至头臂和冠状动脉灌注，同时夹紧主接枝和锁骨下动脉。

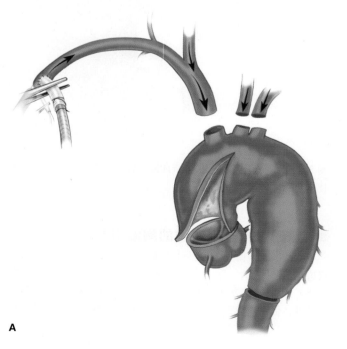

A

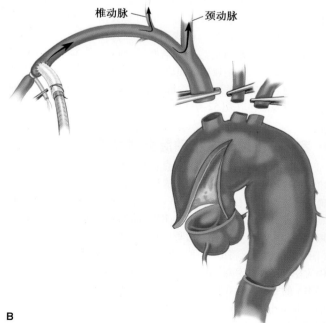

椎动脉　　　颈动脉

B

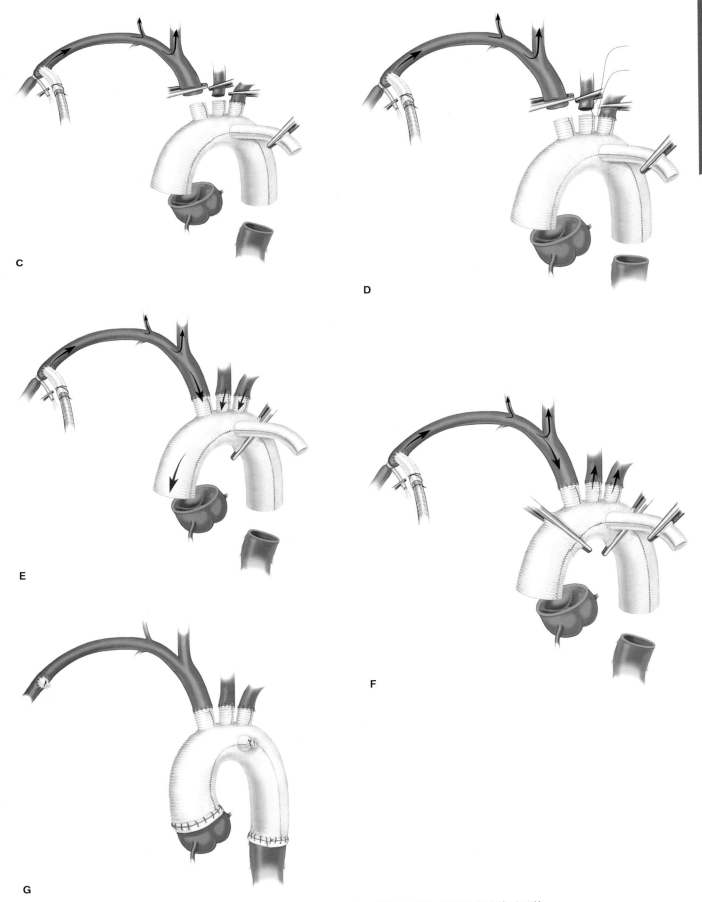

图 52-8　如 Kouchoukos 博士所描述的那样，通过双边前侧剖胸术，使用先弓技术完成主动脉弓置换

图52-9   （A）再次对主动脉弓部动脉瘤手术，通过胸骨正中切开
术处理；（B）近无名动脉处象鼻管重建；（C）完成逆行胸部腔内
移植物放置修复

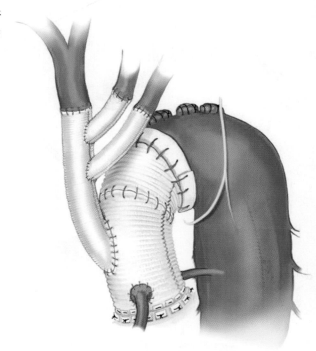

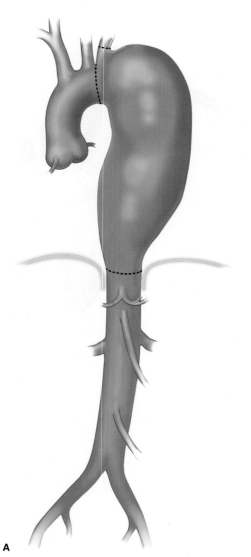

A

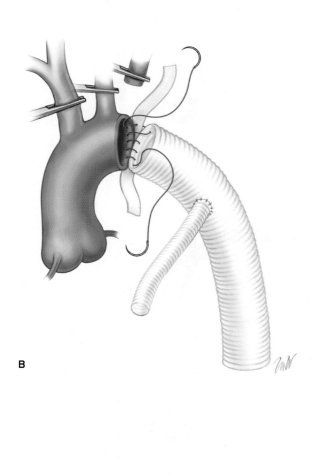

B

图52-10   （A）用股动脉灌注远端弓降主动脉瘤；（B）低温停循环及吻合远端弓

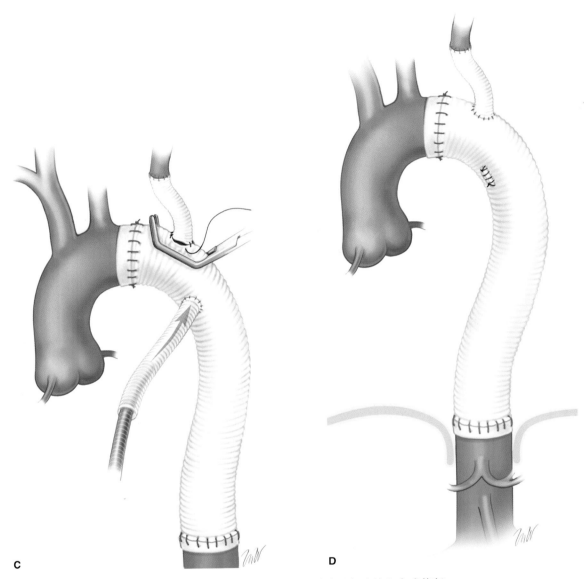

C　　　　　　　　　　　　　　　　　　　　D

图 52-10　（C）通过侧接枝选择脑灌注；（D）左锁骨下动脉重新连接和完成修复

经短暂的股动脉灌注以冲洗碎片后，构建降主动脉远端吻合。去除接枝夹，恢复整个身体血流。在复温期间，8-mm 或 10-mm 接枝缝合到左锁骨下动脉，吻合降接枝（图 52-10C，D）。

持续 SSEP 和 MEP 监测到操作结束，在正常高值维持动脉压。诱发电位逐渐恢复，但最初都低于基线，因为全身体温过低。根据切除的程度，术前放置鞘内导管，用来排空 CSF 以保持在第 48～72 小时 CSF 压力低于 12mmHg。

■ 案例 7：远端弓动脉瘤混合主动脉弓修复

虽然主动脉弓脱支可以在不需要泵的情况下进行，使用 CPB 治疗对许多复杂解剖患者更安全。此外，无泵方法需要将一个侧咬钳钳住升主动脉，产生血管内膜损伤和随后的主动脉夹层的风险。

行 CPB 时，使用一侧咬钳，三叉接枝的主要部分用 4-0 聚丙烯吻合升主动脉（图 52-11A）。用 5-0 聚丙烯将钳紧的、分割的以及钉住的或近端缝合的左锁骨下动脉吻合到三叉接枝肢体，之后恢复灌注。同样，左颈总和无名动脉被连接到剩下的肢体。机体对每个头臂动脉的临时阻断耐受性良好，没有显著减少脑氧饱和度。如果计划顺行腔内移植放置，通过增加近端侧臂接枝修改三叉接枝以便进入。（参照图 52-11A）。复杂难的锁骨下动脉解剖可通过行术前颈动脉-锁骨下动脉旁路（图 52-11B）或通过第一、二肋间的左腋动脉术中解剖外旁路以避免（图 52-11C）。

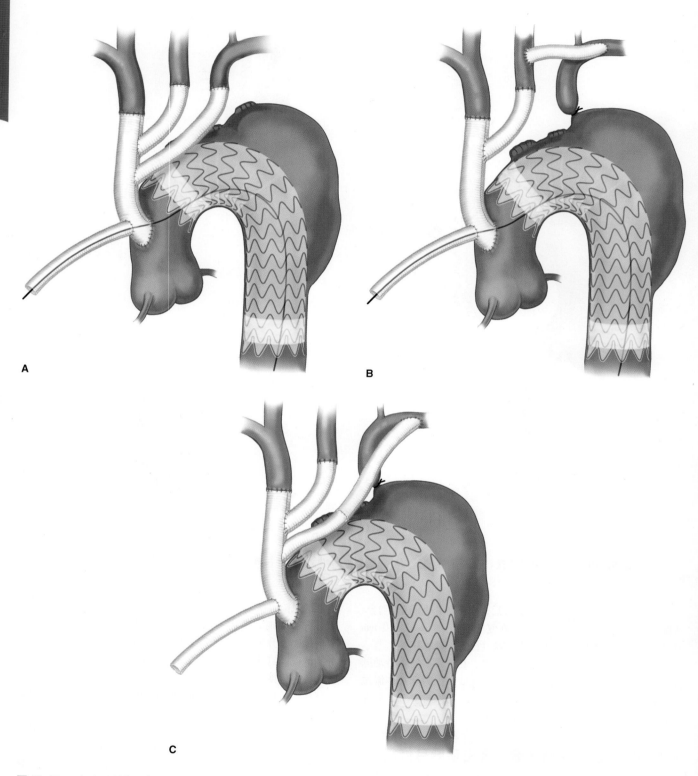

图 52-11 （A）远端弓降主动脉瘤；（B）三叉接枝脱支；（C）顺行覆膜支架放置和侧接枝结扎

结果

最新的全 AA 置换研究与我们的结果相似。Safi 及其同事报告了在 117 例一期象鼻管改造中 5.1% 的 30 天死亡率，6.8% 的不良后果。有趣的是，37% 的患者没有返回做第二阶段的修补，在短期内跟进过程中，30.2% 死于远端动脉瘤破裂。Schepens 及其同事，1984 年至 2001 年在 100 例连续一期象鼻管 1 重建中，报告了 8% 的死亡率，12% 的不良后果，和 2%TND，为脑保护大多数患者单侧或双侧顺行 SCP。

Coselli 及其同事，在一系列接受 AA 手术的 227 例患者中，报告了早期 6% 和晚期 9% 的死亡率，3% 脑卒中，在 HCA 过程中，在 50% 以上病例中使用 RCP，达成神经损伤相对较低的发病率下降。LeMaire 及其同事报告了使用三叉接枝为 55 例患者做全弓置换，取得了令人印象深刻的结果；尽管 60% 再手术，没有在医院死亡，1 例 30 天死亡以及 3 例围手术期 CVAs，其中 1 例是短暂的。在同一时期，Kazui 及其同事，在他们的一系列 50 例患者中，也取得了优异的成绩：2% 的死亡率，6% 不良结果和 4%TND。CPB 持续时间是 TND 唯一的单变量风险因素，并且，CVA 的历史与永久性神经功能障碍相关。Di Eusanio 及其同事，进行多中心临床研究了 352 例使用 SCP 行顺行全弓置换，8.7% 院内死亡，3.8% 永久性卒中，5.6%TND，12.5% 不良结果。不良预后的相关因素包括急诊手术、近期卒中、心脏压塞、非计划冠脉重建和灌注时间。最后，Numata 和同事对 120 例弓置换患者行右腋动脉和左颈总动脉插管，获得了良好结果：死亡率 5.8%，卒中率 0.8%，TND 率 5.8%。

在我们的前瞻性数据库中，包括 1999.9-2009.9 间行部分弓置换的 206 例患者（125 男，81 女），运用短暂的间断的 HCA［30 分钟（17～48）］，续以右腋动脉低温 SCP［69 分钟（21～125）］，15.8℃（12.0～22.1）。患者平均年龄 67 岁（20～87），手术原因最多见为（37.3%）慢性夹层，32% 因动脉粥样硬化。已知的危险因素包括 COPD（13.6%），胰岛素依赖性糖尿病（4.9%），血液透析（4.9%），再手术（44.2%）。术后潜在神经损伤的危险因素包括 TIA（2.4%）和术前脑卒中（9.2%）。

主动脉最大径的平均值为 6cm（4.0～12cm）。23.8% 行独立弓置换，同时切除的包括升主动脉（49.5%）升主动脉加主动脉根部（12.6%）降主动脉（3.9%）。同时进行的操作包括象鼻管置换（92.2%）和 CABG（25.7%）

住院期间死亡率 6.8%，10.1% 不良结果，3.3% 永久性卒中。术后并发症包括延迟（大于 48 小时）拔管（13.1%）TND（5.8%，与术后神经损伤的危险因素不相符），因出血而再手术（5.3%），永久（1%）的或暂时（4.4%）的肾替代。ICU 住院天数中位数 3 天（1～108 天），住院天数中位数 11 天（4～108 天）。

神经保护的两个方面，避免大脑半球缺血和血液栓子，不是相互独立的并且神经保护方法是 AA 置换术的重要部分。最后，通过两种外科方法平衡这两种危险因素，即四分支和三叉分支技术。二者和传统的 Carrell 补片技术相比，均能降低 HCA 且使用 SCP。

远期随访

总体上来说，AA 动脉瘤是一种弥漫性主动脉疾病的局部表现，因此随访监测未被切除的主动脉部分是有意义的。相应地，我们为患者提供远期随访项目并建立动脉瘤患者数据库。根据动脉瘤的病因、部位和进展率，对患有较小的主动脉瘤患者我们建议术后 1 年、2 年行影像学检查。患者术后行 CTA 或 MRA 来评估修复效果和记录基线水平，如果剩余部分中动脉无超过 4cm 者，我们建议 1 年后复查影像学，若存在夹层或动脉扩张，我们建议术后 6 个月查影像学。

术后 1 年生存率为 74%，反映了不能行二期手术、二期手术前破裂和二期手术死亡。在术后 1 年生存的患者中，94% 的人 3 年后生存，78%5 年后生存。

大量的研究证实了 AA 术后持续监测的重要性。Crawford 和同事发现 74% 行 AA 手术的患者在主动脉其他部位也有病变，Coselli 和同事指出 227 例患者当中的 15% 需要在术后 17 个月内行二次手术，Heinemann 和同事报道了 82 例患者中 24% 在 10 年内因 A 型夹层再次手术。Detter 和同事，检查了患和不患马方综合征的 AA 患者的远期预后，发现二者二次手术比率分别为 66.7% 和 10.7%，远期死亡率分别为 25% 和 14%，马方综合征组 18% 因再夹层或动脉瘤复发。在我们对 162 例 A 型主动脉夹层的术后随访中，17% 需要再手术，其中 23 例发生在远端，4 例近端。

参考文献

1. Elefteriades JA: Natural history of thoracic aortic aneurysms: indications for surgery, and surgical versus nonsurgical risks. *Ann Thorac Surg* 2002; 74:1877S-1880.
2. Strauch JT, Spielvogel D, Lauten A, et al: Axillary artery cannulation: routine use in ascending aorta and aortic arch replacement. *Ann Thorac Surg* 2004; 78:103-108.
3. Pasic M, Schubel J, Bauer M, et al: Cannulation of the right axillary artery for surgery of acute type A aortic dissection. *Eur J Cardiothorac Surg* 2003; 24:231-236.
4. Moizumi Y, Motoyoshi N, Sakuma K, Yoshida S: Axillary artery cannulation improves operative results for acute type A aortic dissection. *Ann Thorac Surg* 2005; 80:77-83.
5. Sabik JF, Nemeh H, Lytle BW, et al: Cannulation of the axillary artery with a side graft reduces morbidity. *Ann Thorac Surg* 2004; 77:1315-1320.
6. Orihashi K, Sueda T, Okada K, Imai K: Near-infrared spectroscopy for monitoring cerebral ischemia during selective cerebral perfusion. *Eur J Cardiothorac Surg* 2004; 26:907-911.
7. Orihashi K, Sueda T, Okada K, Imai K: Malposition of selective cerebral perfusion catheter is not a rare event. *Eur J Cardiothorac Surg* 2005; 27: 644-648.
8. Olsson C, Thelin S: Regional cerebral saturation monitoring with near-infrared spectroscopy during selective antegrade cerebral perfusion: diagnostic performance and relationship to postoperative stroke. *J Thorac Cardiovasc Surg* 2006; 131:371-379.
9. Kamiya H, Klima U, Hagl C, et al: Cerebral microembolization during antegrade selective cerebral perfusion. *Ann Thorac Surg* 2006; 81:519-521.
10. Griepp EB, Griepp RB: Cerebral consequences of hypothermic circulatory arrest in adults. *J Cardiac Surg* 1992; 7:134-155.
11. Anderson R, Siegman M, Balaban R, Ceckler T, Swain J: Hyperglycemia increases cerebral intracellular acidosis during circulatory arrest [published erratum appears in *Ann Thorac Surg* 1993; 55(4):1054]. *Ann Thorac Surg* 1992; 54:1126-1130.
12. Watanabe T, Oshikiri N, Inui K, et al: Optimal blood flow for cooled brain at 20°C. *Ann Thorac Surg* 1999; 68:864-869.
13. Halstead JC, Spielvogel D, Meier DM, et al: Optimal pH strategy for selective cerebral perfusion. *Eur J Cardiothorac Surg* 2005; 28:266-273.
14. Washiyama N, Kazui T, Takinami M, et al: Experimental study on the effect of antegrade cerebral perfusion on brains with old cerebral infarction. *J Thorac Cardiovasc Surg* 2001; 122:734-740.
15. Kouchoukos N: One stage repair of extensive thoracic aortic aneurysm using the arch-first technique and bilateral thoracotomy. *Op Techn Thorac Cardiovasc Surg* 2008; 13:220-231.

16. Klieverik LMA, Yacoub MH, Edwards S, et al: Surgical treatment of active native aortic valve endocarditis with allografts and mechanical prostheses. *Ann Thorac Surg* 2009; 88:1814-1821.

17. Heiro M, Helenius H, Sundell J, et al: Utility of serum C-reactive protein in assessing the outcome of infective endocarditis. *Eur Heart J* 2005; 26: 1873-1881.

18. Borst HG, Walterbusch G, Schaps D: Extensive aortic replacement using "elephant trunk" prosthesis. *Thorac Cardiovasc Surg* 1983; 31:37-40.

19. Kaukuntla H, Harrington D, Bilkoo I, et al: Temperature monitoring during cardiopulmonary bypass—do we undercool or overheat the brain? *Eur J Cardiothorac Surg* 2004; 26:580-585.

20. Ehrlich MP, McCullough J, Wolfe D, et al: Cerebral effects of cold reperfusion after hypothermic circulatory arrest. *J Thorac Cardiovasc Surg* 2001; 121:923-931.

21. Shum-Tim D, Nagashima M, Shinoka T, et al: Postischemic hyperthermia exacerbates neurologic injury after deep hypothermic circulatory arrest. *J Thorac Cardiovasc Surg* 1998; 116:780-792.

22. Strauch JT, Spielvogel D, Lansman SL, et al: Long-term integrity of Teflon felt-supported suture lines in aortic surgery. *Ann Thorac Surg* 2005; 79:796-800.

23. Lansman SL, Cohen M, Galla JD, et al: Coronary bypass with ejection fraction of 0.20 or less using centigrade cardioplegia: long-term follow-up. *Ann Thorac Surg* 1993; 56:480-485; discussion 5-6.

24. Jacobs MJ, de Mol BA, Elenbaas T, et al: Spinal cord blood supply in patients with thoracoabdominal aortic aneurysms. *J Vasc Surg* 2002; 35:30-37.

25. de Haan PKC: Spinal cord monitoring: somatosensory and motor-evoked potentials. *Anesthesiol Clin North Am* 2001; 19:923-945.

26. Galla JD, Ergin MA, Sadeghi AM, et al: A new technique using somatosensory evoked potential guidance during descending and thoracoabdominal aortic repairs. *J Cardiac Surg* 1994; 9:662-672.

27. Griepp RB, Ergin MA, Galla JD, et al: Looking for the artery of Adamkiewicz: a quest to minimize paraplegia after operations for aneurysms of the descending thoracic and thoracoabdominal aorta. *J Thorac Cardiovasc Surg* 1996; 112:1202-1213; discussion 13-15.

28. Moskowitz DM, McCullough JN, Shander A, et al: The impact of blood conservation on outcomes in cardiac surgery: is it safe and effective? *Ann Thorac Surg* 2010; 90:451-458.

29. Hoover EL, Hsu HK, Ergin A, et al: Left-to-right shunts in control of bleeding following surgery for aneurysms of the ascending aorta. *Chest* 1987; 91:844-849.

30. Halkos ME, Levy JH, Chen E, et al: Early experience with activated recombinant factor vii for intractable hemorrhage after cardiovascular surgery. *Ann Thorac Surg* 2005; 79:1303-1306.

31. Kazui T, Washiyama N, Bashar AH, et al: Role of biologic glue repair of proximal aortic dissection in the development of early and midterm redissection of the aortic root. *Ann Thorac Surg* 2001; 72:509-514.

32. Kirsch M, Ginat M, Lecerf L, Houel R, Loisance D: Aortic wall alterations after use of gelatin-resorcinol-formalin glue. *Ann Thorac Surg* 2002; 73:642-644.

33. Raanani E, Georghiou GP, Kogan A, et al: 'BioGlue' for the repair of aortic insufficiency in acute aortic dissection. *J Heart Valve Dis* 2004; 13:734-737.

34. LeMaire SA, Carter SA, Won T, et al: The threat of adhesive embolization: bioglue leaks through needle holes in aortic tissue and prosthetic grafts. *Ann Thorac Surg* 2005; 80:106-111.

35. Muller BT WO, Grabitz K, et al: Mycotic aneurysms of the thoracic and abdominal aorta and iliac arteries: experience with anatomic and extraanatomic repair in 33 cases. *J Vasc Surg* 2001; 33:106-113.

36. Avierinos J-F, Thuny F, Chalvignac V, et al: Surgical treatment of active aortic endocarditis: homografts are not the cornerstone of outcome. *Ann Thorac Surg* 2007; 84:1935-1942.

37. Borst HG, Schaudig A, Rudolph W: Arteriovenous fistula of the aortic arch: repair during deep hypothermia and circulatory arrest. *J Thorac Cardiovasc Surg* 1964; 48:443-447.

38. Barratt-Boyes BG, Simpson M, Neutze JM: Intracardiac surgery in neonates and infants using deep hypothermia with surface cooling and limited cardiopulmonary bypass. *Circulation* 1971; 43:I25-30.

39. Griepp RB, Stinson EB, Hollingsworth JF, Buehler D: Prosthetic replacement of the aortic arch. *J Thorac Cardiovasc Surg* 1975; 70:1051-1063.

40. Michenfelder JD, Theye RA: Hypothermia: effect on canine brain and whole-body metabolism. *Anesthesiology* 1968; 29:1107-1112.

41. Michenfelder JD, Milde JH: The relationship among canine brain temperature, metabolism, and function during hypothermia. *Anesthesiology* 1991; 75:130-136.

42. Mault JR, Ohtake S, Klingensmith ME, et al: Cerebral metabolism and circulatory arrest: effects of duration and strategies for protection. *Ann Thorac Surg* 1993; 55:57-63; discussion 4.

43. Mezrow CK, Midulla PS, Sadeghi AM, et al: Evaluation of cerebral metabolism and quantitative electroencephalography after hypothermic circulatory arrest and low-flow cardiopulmonary bypass at different temperatures. *J Thorac Cardiovasc Surg* 1994; 107:1006-1019.

44. Mezrow CK, Midulla PS, Sadeghi AM, et al: Quantitative electroencephalography: a method to assess cerebral injury after hypothermic circulatory arrest. *J Thorac Cardiovasc Surg* 1995; 109:925-934.

45. Midulla PS, Gandsas A, Sadeghi AM, et al: Comparison of retrograde cerebral perfusion to antegrade cerebral perfusion and hypothermic circulatory arrest in a chronic porcine model. *J Cardiac Surg* 1994; 9:560-574; discussion 75.

46. Mezrow CK, Gandsas A, Sadeghi AM, et al: Metabolic correlates of neurologic and behavioral injury after prolonged hypothermic circulatory arrest. *J Thorac Cardiovasc Surg* 1995; 109:959-975.

47. Mezrow C, Sadeghi A, Gandsas A, et al: Cerebral blood flow and metabolism in hypothermic circulatory arrest. *Ann Thorac Surg* 1992; 54:609-615.

48. Svensson L, Crawford E, Hess K, et al: Deep hypothermia with circulatory arrest. Determinants of stroke and early mortality in 656 patients. *J Thorac Cardiovasc Surg* 1993; 106:19-28.

49. Ergin MA, Galla JD, Lansman SL, et al: Hypothermic circulatory arrest in operations on the thoracic aorta. Determinants of operative mortality and neurologic outcome. *J Thorac Cardiovasc Surg* 1994; 107:788-799.

50. Hagl C, Ergin MA, Galla JD, et al: Neurologic outcome after ascending aorta-aortic arch operations: effect of brain protection technique in highrisk patients. *J Thorac Cardiovasc Surg* 2001; 121:1107-1121.

51. Fleck TM, Czerny M, Hutschala D, et al: The incidence of transient neurologic dysfunction after ascending aortic replacement with circulatory arrest. *Ann Thorac Surg* 2003; 76:1198-1202.

52. Svensson LG, Crawford ES, Hess KR, et al: Deep hypothermia with circulatory arrest. Determinants of stroke and early mortality in 656 patients. *J Thorac Cardiovasc Surg* 1993; 106:19-28; discussion 31.

53. Reich DL, Uysal S, Sliwinski M, et al: Neuropsychologic outcome after deep hypothermic circulatory arrest in adults. *J Thorac Cardiovasc Surg* 1999; 117:156-163.

54. Ergin MA, Uysal S, Reich DL, et al: Temporary neurological dysfunction after deep hypothermic circulatory arrest: a clinical marker of long-term functional deficit. *Ann Thorac Surg* 1999; 67:1887-1890; discussion 91-94.

55. McCullough JN, Zhang N, Reich DL, et al: Cerebral metabolic suppression during hypothermic circulatory arrest in humans. *Ann Thorac Surg* 1999; 67:1895-1899; discussion 919-921.

56. Wypij D, Newburger JW, Rappaport LA, et al: The effect of duration of deep hypothermic circulatory arrest in infant heart surgery on late neurodevelopment: The Boston Circulatory Arrest Trial. *J Thorac Cardiovasc Surg* 2003; 126:1397-1403.

57. Mezrow CK, Midulla P, Sadeghi A, et al: A vulnerable interval for cerebral injury: comparison of hypothermic circulatory arrest and low-flow cardiopulmonary bypass. *Cardiol Young* 1993; 3:287-298.

58. Kawata H, Fackler JC, Aoki M, et al: Recovery of cerebral blood flow and energy state in piglets after hypothermic circulatory arrest versus recovery after low-flow bypass. *J Thorac Cardiovasc Surg* 1993; 106:671-685.

59. Langley SM, Chai PJ, Jaggers JJ, Ungerleider RM: Preoperative high dose methylprednisolone attenuates the cerebral response to deep hypothermic circulatory arrest. *Eur J Cardiothorac Surg* 2000; 17:279-286.

60. Shum-Tim D, Tchervenkov CI, Jamal AM, et al: Systemic steroid pretreatment improves cerebral protection after circulatory arrest. *Ann Thorac Surg* 2001; 72:1465-1471; discussion 71-72.

61. Temesvari P, Joo F, Koltai M, et al: Cerebroprotective effect of dexamethasone by increasing the tolerance to hypoxia and preventing brain oedema in newborn piglets with experimental pneumothorax. *Neurosci Lett* 1984; 49:87-92.

62. Cronstein BN, Kimmel SC, Levin RI, Martiniuk F, Weissmann G: A mechanism for the antiinflammatory effects of corticosteroids: the glucocorticoid receptor regulates leukocyte adhesion to endothelial cells and expression of endothelial-leukocyte adhesion molecule 1 and intercellular adhesion molecule 1. *Proc Natl Acad Sci U S A* 1992; 89:9991-9995.

63. Lodge AJ, Chai PJ, Daggett CW, Ungerleider RM, Jaggers J: Methylprednisolone reduces the inflammatory response to cardiopulmonary bypass in neonatal piglets: timing of dose is important. *J Thorac Cardiovasc Surg* 1999; 117:515-522.

64. Jonassen AE, Quaegebeur JM, Young WL: Cerebral blood flow velocity in pediatric patients is reduced after cardiopulmonary bypass with profound hypothermia. *J Thorac Cardiovasc Surg* 1995; 110:934-943.

65. DeBakey ME, Crawford E, Cooley DA, Morris GC: Successful resection of fusiform aneurysm of the aortic arch with replacement homograft. *Surg Gynecol Obstet* 1957; 105:657-654.

66. Frist W, Baldwin JC, Starnes VA, et al: A reconsideration of cerebral perfusion in aortic arch replacement. *Ann Thorac Surg* 1986; 42.

67. Swain JA, McDonald TJ Jr, Griffith PK, et al: Low-flow hypothermic cardiopulmonary bypass protects the brain. *J Thorac Cardiovasc Surg* 1991; 102:76-83; discussion 4.

68. Bachet J, Guilmet D, Goudot B, et al: Cold cerebroplegia. A new technique of cerebral protection during operations on the transverse aortic arch. *J Thorac Cardiovasc Surg* 1991; 102:85-93; discussion 3.

69. Matsuda H, Nakano S, Shirakura R, et al: Surgery for aortic arch aneurysm with selective cerebral perfusion and hypothermic cardiopulmonary bypass. *Circulation* 1989; 80:I243-248.

70. Kazui T, Inoue N, Komatsu S: Surgical treatment of aneurysms of the transverse aortic arch. *J Cardiovasc Surg (Torino)* 1989; 30:402-406.

71. Kazui T, Washiyama N, Muhammad BA, et al: Total arch replacement using aortic arch branched grafts with the aid of antegrade selective cerebral perfusion. *Ann Thorac Surg* 2000; 70:3-8; discussion 9.

72. Kazui T, Inoue N, Yamada O, Komatsu S: Selective cerebral perfusion during operation for aneurysms of the aortic arch: a reassessment. *Ann Thorac Surg* 1992; 53:109-114.

73. Di Eusanio M, Schepens MA, Morshuis WJ, et al: Brain protection using antegrade selective cerebral perfusion: a multicenter study. *Ann Thorac Surg* 2003; 76:1181-1189.

74. Kazui T, Washiyama N, Muhammad BA, et al: Improved results of atherosclerotic arch aneurysm operations with a refined technique. *J Thorac Cardiovasc Surg* 2001; 121:491-499.

75. Rokkas CK, Kouchoukos NT: Single-stage extensive replacement of the thoracic aorta: the arch-first technique. *J Thorac Cardiovasc Surg* 1999; 117:99-105.

76. Kouchoukos NT, Mauney MC, Masetti P, Castner CF: Single-stage repair of extensive thoracic aortic aneurysms: experience with the arch-first technique and bilateral anterior thoracotomy. *J Thorac Cardiovasc Surg* 2004; 128:669-676.

77. Kouchoukos NT, Masetti P: Total aortic arch replacement with a branched graft and limited circulatory arrest of the brain. *J Thorac Cardiovasc Surg* 2004; 128:233-237.

78. Kucuker SA, Ozatik MA, Saritas A, Tasdemir O: Arch repair with unilateral antegrade cerebral perfusion. *Eur J Cardiothorac Surg* 2005; 27:638-643.

79. Ozatik MA, Kucuker SA, Tuluce H, et al: Neurocognitive functions after aortic arch repair with right brachial artery perfusion. *Ann Thorac Surg* 2004; 78:591-595.

80. Merkkola P, Tulla H, Ronkainen A, et al: Incomplete circle of Willis and right axillary artery perfusion. *Ann Thorac Surg* 2006; 82:74-79.

81. Khaladj N, Shrestha M, Meck S, et al: Hypothermic circulatory arrest with selective antegrade cerebral perfusion in ascending aortic and aortic arch surgery: a risk factor analysis for adverse outcome in 501 patients. *J Thorac Cardiovasc Surg* 2008; 135:908-914.

82. Sasaki H, Ogino H, Matsuda H, et al: Integrated total arch replacement using selective cerebral perfusion: a 6-year experience. *Ann Thorac Surg* 2007; 83:S805-810.

83. Bakhtiary F, Dogan S, Zierer A, et al: Antegrade cerebral perfusion for acute type a aortic dissection in 120 consecutive patients. *Ann Thorac Surg* 2008; 85:465-469.

84. Khaladj N, Peterss S, Oetjen P, et al: Hypothermic circulatory arrest with moderate, deep or profound hypothermic selective antegrade cerebral perfusion: which temperature provides best brain protection? *Eur J Cardiothorac Surg* 2006; 30:492-498.

85. Strauch JT, Spielvogel D, Lauten A, et al: Optimal temperature for selective cerebral perfusion. *J Thorac Cardiovasc Surg* 2005; 130:74-82.

86. Kamiya H, Hagl C, Kropivnitskaya I, et al: The safety of moderate hypothermic lower body circulatory arrest with selective cerebral perfusion: A propensity score analysis. *J Thorac Cardiovasc Surg* 2007; 133:501-509.

87. Strauch JT, Spielvogel D, Haldenwang PL, et al: Cerebral physiology and outcome after hypothermic circulatory arrest followed by selective cerebral perfusion. *Ann Thorac Surg* 2003; 76:1972-1981.

88. Gerdes A, Joubert-Hubner E, Esders K, Sievers HH: Hydrodynamics of aortic arch vessels during perfusion through the right subclavian artery. *Ann Thorac Surg* 2000; 69:1425-1430.

89. Etz CD, Plestis KA, Kari FA, et al: Axillary cannulation significantly improves survival and neurologic outcome after atherosclerotic aneurysm repair of the aortic root and ascending aorta. *Ann Thorac Surg* 2008; 86:441-446; discussion 6-7.

90. Kuki S, Taniguchi K, Masai T, Endo S: A novel modification of elephant trunk technique using a single four-branched arch graft for extensive thoracic aortic aneurysm. *Eur J Cardiothorac Surg* 2000; 18:246-248.

91. Spielvogel D, Halstead JC, Meier M, et al: Aortic arch replacement using a trifurcated graft: simple, versatile, and safe. *Ann Thorac Surg* 2005; 80:90-95.

92. Ueda Y, Okita Y, Aomi S, Koyanagi H, Takamoto S: Retrograde cerebral perfusion for aortic arch surgery: analysis of risk factors. *Ann Thorac Surg* 1999; 67:1879-1882; discussion 91-94.

93. Mills NL, Ochsner JL: Massive air embolism during cardiopulmonary bypass. Causes, prevention, and management. *J Thorac Cardiovasc Surg* 1980; 80:708-717.

94. Juvonen T, Weisz DJ, Wolfe D, et al: Can retrograde perfusion mitigate cerebral injury after particulate embolization? A study in a chronic porcine model. *J Thorac Cardiovasc Surg* 1998; 115:1142-1159.

95. Usui A, Hotta T, Hiroura M, et al: Retrograde cerebral perfusion through a superior vena caval cannula protects the brain. *Ann Thorac Surg* 1992; 53:47-53.

96. Anttila V, Pokela M, Kiviluoma K, et al: Is maintained cranial hypothermia the only factor leading to improved outcome after retrograde cerebral perfusion? An experimental study with a chronic porcine model. *J Thorac Cardiovasc Surg* 2000; 119:1021-1029.

97. Duebener LF, Hagino I, Schmitt K, et al: Direct visualization of minimal cerebral capillary flow during retrograde cerebral perfusion: an intravital fluorescence microscopy study in pigs. *Ann Thorac Surg* 2003; 75:1288-1293.

98. Boeckxstaens CJ, Flameng WJ: Retrograde cerebral perfusion does not perfuse the brain in nonhuman primates. *Ann Thorac Surg* 1995; 60:319-327; discussion 27-28.

99. Ye J, Yang L, Del Bigio MR, et al: Retrograde cerebral perfusion provides limited distribution of blood to the brain: a study in pigs. *J Thorac Cardiovasc Surg* 1997; 114:660-665.

100. Okita Y, Takamoto S, Ando M, et al: Mortality and cerebral outcome in patients who underwent aortic arch operations using deep hypothermic circulatory arrest with retrograde cerebral perfusion: no relation of early death, stroke, and delirium to the duration of circulatory arrest. *J Thorac Cardiovasc Surg* 1998; 115:129-138.

101. Ehrlich MP, Hagl C, McCullough JN, et al: Retrograde cerebral perfusion provides negligible flow through brain capillaries in the pig. *J Thorac Cardiovasc Surg* 2001; 122:331-338.

102. Kunzli A, Zingg PO, Zund G, Leskosek B, von Segesser LK: Does retrograde cerebral perfusion via superior vena cava cannulation protect the brain? *Eur J Cardiothorac Surg* 2006; 30:906-909.

103. Kawata M, Takamoto S, Kitahori K, et al: Intermittent pressure augmentation during retrograde cerebral perfusion under moderate hypothermia provides adequate neuroprotection: an experimental study. *J Thorac Cardiovasc Surg* 2006; 132:80-88.

104. Wong CH, Bonser RS: Does retrograde cerebral perfusion affect risk factors for stroke and mortality after hypothermic circulatory arrest? *Ann Thorac Surg* 1999; 67:1900-1903; discussion 19-21.

105. Sasaguri S, Yamamoto S, Hosoda Y: What is the safe time limit for retrograde cerebral perfusion with hypothermic circulatory arrest in aortic surgery? *J Cardiovasc Surg (Torino)* 1996; 37:441-444.

106. Deeb GM, Williams DM, Quint LE, et al: Risk analysis for aortic surgery using hypothermic circulatory arrest with retrograde cerebral perfusion. *Ann Thorac Surg* 1999; 67:1883-1886; discussion 91-94.

107. Apaydin AZ, Islamoglu F, Askar FZ, et al: Immediate clinical outcome after prolonged periods of brain protection: retrospective comparison of hypothermic circulatory arrest, retrograde, and antegrade perfusion. *J Cardiac Surg* 2009; 24:486-489.

108. Bavaria JE, Woo YJ, Hall RA, et al: Circulatory management with retrograde cerebral perfusion for acute type A aortic dissection. *Circulation* 1996; 94:II173-176.

109. Coselli JS: Retrograde cerebral perfusion is an effective means of neural support during deep hypothermic circulatory arrest. *Ann Thorac Surg* 1997; 64:908-912.

110. Ehrlich M, Fang WC, Grabenwoger M, et al: Perioperative risk factors for mortality in patients with acute type A aortic dissection. *Circulation* 1998; 98:II294-298.

111. Estrera AL, Miller CC, III, Lee T-Y, Shah P, Safi HJ: Ascending and transverse aortic arch repair: the impact of retrograde cerebral perfusion. *Circulation* 2008; 118:S160-166.

112. Sundt TM, III, Orszulak TA, Cook DJ, Schaff HV: Improving results of open arch replacement. *Ann Thorac Surg* 2008; 86:787-796.

113. Apostolakis E, Koletsis EN, Dedeilias P, et al: Antegrade versus retrograde cerebral perfusion in relation to postoperative complications following aortic arch surgery for acute aortic dissection type A. *J Cardiac Surg* 2008; 23:480-487.

114. Griepp RB, Ergin MA, McCullough JN, et al: Use of hypothermic circulatory arrest for cerebral protection during aortic surgery. *J Cardiac Surg* 1997; 12:312-321.

115. Reich DL, Uysal S, Ergin MA, et al: Retrograde cerebral perfusion during thoracic aortic surgery and late neuropsychological dysfunction. *Eur J Cardiothorac Surg* 2001; 19:594-600.

116. Miyairi T, Takamoto S, Kotsuka Y, et al: Comparison of neurocognitive results after coronary artery bypass grafting and thoracic aortic surgery using retrograde cerebral perfusion. *Eur J Cardiothorac Surg* 2005; 28:97-101.

117. Buth J, Harris PL, Hobo R, et al: Neurologic complications associated with endovascular repair of thoracic aortic pathology: incidence and risk factors. A study from the European Collaborators on Stent/Graft Techniques for Aortic Aneurysm Repair (EUROSTAR) Registry. *J Vasc Surg* 2007; 46: 1103-1111.e2.

118. Buth J, Penn O, Tielbeek A, Mersman M: Combined approach to stent-graft treatment of an aortic arch aneurysm. *J Endovasc Surg* 1998; 5:329-332.

119. Mitchell RS, Ishimaru S, Ehrlich MP, et al: First International Summit on Thoracic Aortic Endografting: roundtable on thoracic aortic dissection as an indication for endografting. *J Endovasc Ther* 2002; 9:98-105.

120. Canaud L, Alric P: Endovascular treatment for acute transection of the descending thoracic aorta. *J Thorac Cardiovasc Surg* 2009; 138:515-516; author reply 6-7.

121. Chan YC, Cheng SWK, Ting AC, Ho P: Supra-aortic hybrid endovascular procedures for complex thoracic aortic disease: single center early to midterm results. *J Vasc Surg* 2008; 48:571-579.

122. Szeto WY, Bavaria JE, Bowen FW, et al: The hybrid total arch repair: brachiocephalic bypass and concomitant endovascular aortic arch stent graft placement. *J Cardiac Surg* 2007; 22:97-102.

123. Hughes GC, Daneshmand MA, Balsara KR, et al: "Hybrid" repair of aneurysms of the transverse aortic arch: midterm results. *Ann Thorac Surg* 2009; 88:1882-1888.

124. Antona C, Vanelli P, Petulla M, et al: Hybrid technique for total arch repair: aortic neck reshaping for endovascular-graft fixation. *Ann Thorac Surg* 2007; 83:1158-1161.

125. Etz CD, Homann TM, Silovitz D, et al: Long-term survival after the Bentall procedure in 206 patients with bicuspid aortic valve. *Ann Thorac Surg* 2007; 84:1186-1193; discussion 93-94.

126. Spielvogel D, Strauch JT, Minanov OP, et al: Aortic arch replacement using a trifurcated graft and selective cerebral antegrade perfusion. *Ann Thorac Surg* 2002; 74:S1810-1814; discussion S25-32.

127. Spielvogel D, Mathur MN, Lansman SL, Griepp RB: Aortic arch reconstruction using a trifurcated graft. *Ann Thorac Surg* 2003; 75:1034-1036.

128. Kuki S, Taniguchi K, Masai T, et al: An alternative approach using long elephant trunk for extensive aortic aneurysm: elephant trunk anastomosis at the base of the innominate artery. *Circulation* 2002; 106:I-253-258.

129. Suzuki K, Kazui T, Bashar AHM, et al: Total aortic arch replacement in patients with arch vessel anomalies. *Ann Thorac Surg* 2006; 81:2079-2083.

130. Kouchoukos NT, Masetti P, Rokkas CK, Murphy SF: Single-stage reoperative repair of chronic type A aortic dissection by means of the arch-first technique. *J Thorac Cardiovasc Surg* 2001; 122:578-582.

131. Kouchoukos NT, Masetti P, Mauney MC, Murphy MC, Castner CF: One-stage repair of extensive chronic aortic dissection using the arch-first technique and bilateral anterior thoracotomy. *Ann Thorac Surg* 2008; 86:1502-1509.

132. Etz CD, Halstead JC, Spielvogel D, et al: Thoracic and thoracoabdominal aneurysm repair: is reimplantation of spinal cord arteries a waste of time? *Ann Thorac Surg* 2006; 82:1670-1677.

133. Safi HJ, Miller CC, 3rd, Estrera AL, et al: Staged repair of extensive aortic aneurysms: morbidity and mortality in the elephant trunk technique. *Circulation* 2001; 104:2938-2942.

134. Schepens MA, Dossche KM, Morshuis WJ, et al: The elephant trunk technique: operative results in 100 consecutive patients. *Eur J Cardiothorac Surg* 2002; 21:276-281.

135. Coselli JS, Buket S, Djukanovic B: Aortic arch operation: current treatment and results. *Ann Thorac Surg* 1995; 59:19-26; discussion 7.

136. LeMaire S, Price MD, Parenti JL, et al: Early outcomes after aortic arch replacement by using the trifurcated graft technique. *Ann Thorac Surg* 2010.

137. Numata S, Ogino H, Sasaki H, et al: Total arch replacement using antegrade selective cerebral perfusion with right axillary artery perfusion. *Eur J Cardiothorac Surg* 2003; 23:771-775.

138. Kazui T, Bashar AH, Washiyama N: Total aortic arch replacement and limited circulatory arrest of the brain. *J Thorac Cardiovasc Surg* 2005; 129: 1207-1208.

139. Kazui T, Yamashita K, Washiyama N, et al: Usefulness of antegrade selective cerebral perfusion during aortic arch operations. *Ann Thorac Surg* 2002; 74:1806S-1809.

140. Crawford ES, Coselli JS, Svensson LG, Safi HJ, Hess KR: Diffuse aneurysmal disease (chronic aortic dissection, Marfan, and mega aorta syndromes) and multiple aneurysm. Treatment by subtotal and total aortic replacement emphasizing the elephant trunk operation. *Ann Surg* 1990; 211:521-537.

141. Heinemann M, Laas J, Karck M, Borst HG: Thoracic aortic aneurysms after acute type A aortic dissection: necessity for follow-up. *Ann Thorac Surg* 1990; 49:580-584.

142. Detter C, Mair H, Klein HG, et al: Long-term prognosis of surgically-treated aortic aneurysms and dissections in patients with and without Marfan syndrome. *Eur J Cardiothorac Surg* 1998; 13:416-423.

143. Halstead JC, Spielvogel D, Meier DM, et al: Composite aortic root replacement in acute type A dissection: time to rethink the indications? *Eur J Cardiothorac Surg* 2005; 27:626-632.

侯剑峰　高　爽　孙晓刚　译

第 53 章

胸降主动脉和胸腹主动脉瘤

Josph Huh,

Scott A. LeMaire,

Joseph S. Coselli

简介

与升主动脉近端及主动脉弓动脉瘤不同，左锁骨下动脉以远主动脉动脉瘤的治疗很具挑战性。远端主动脉包括降主动脉胸段和腹段，胸段包括左侧锁骨下动脉至膈肌水平的主动脉，腹段包括膈肌至髂动脉分支水平的主动脉。膈肌为胸主动脉和腹主动脉分界。

局限在胸腔内的主动脉瘤称为胸降主动脉瘤（DTAA）。横跨膈肌，胸段和腹段均有不同程度累及的主动脉瘤称为胸腹主动脉瘤（TAAA）（图 53-1）。这些部位的动脉瘤病变较广泛并可累计多支或全部的主动脉分支血管。现代重症监护及外科辅助手段对各脏器的保护改善了手术治疗动脉瘤的疗效；然而胸降主动脉瘤和胸腹主动脉瘤的手术治疗对于心血管外科医生仍是一个严峻的挑战。

病因学

胸降主动脉瘤和胸腹主动脉瘤的病因随年代变迁有所改变。20 世纪早期三期梅毒是胸主动脉瘤最常见的原因，而现在其他原因更为常见。胸降主动脉瘤和胸腹主动脉瘤明确的病因包括血管中层变性、动脉粥样硬化、主动脉夹层、结缔组织病变、主动脉炎（例如 Takayasu 动脉炎）、主动脉缩窄、感染及外伤。随着我们对基因技术认识的进步及多种基因检测手段的进展，动脉瘤分类趋于涵盖更多的分子水平研究结果。可能是受到动脉瘤病变筛查技术提高以及人口老龄化因素的影响，胸主动脉瘤的发病率和患病率确实均在持续升高[1]。目前最常见的降主动脉瘤和胸腹主动脉瘤的病因机制为动脉粥样硬化。遗憾的是目前虽对此病变可观察判断，但对动脉瘤病程演变的机制的精确研究尚不完善。虽然动脉粥样硬化和主动脉瘤有共同常见的危险因素，也经常并发，但胸主动脉瘤的始动因素是

与年龄相关的血管中层变性，血管中层变性的特征是弹性蛋白和胶原蛋白改变降低了主动脉的完整性和强度。继发的主动脉扩张和动脉瘤的形成进一步加重了动脉粥样硬化和动脉壁的变性。老龄化主动脉常见的组织学病变包括弹性蛋白碎裂、胶原蛋白增加所致纤维化及血管中层变性[2]。在大多数动脉瘤的病程中，血管中层变性常引起动脉弥漫梭形扩张。在部分病例中，血管中层变性引起了胸降主动脉囊性动脉瘤的形成。这些囊性动脉瘤可并存或相互叠加为累及更广的胸腹主动脉梭形动脉瘤病变。

主动脉夹层和主动脉瘤的危险因素有很大程度的重合，一旦主动脉出现夹层，夹层本身将成为继发扩张和动脉瘤形成的独立危险因素。主动脉夹层发生在主动脉中层，在内膜和外膜之间剥离；血流在主动脉夹层的真腔，一个或者多个沿主动脉走行多点形成假腔通道中流动。剥离过程削弱了主动脉壁，使其更易进展为瘤样膨胀（图 53-2）。假腔的持续压力可引起继发性动脉瘤形成，这需要干预，且增加死亡率[3,4]。目前血管腔内介入治疗包括用支架封闭假腔开口，促进假腔形成血栓，从而降低远期瘤样扩张的风险，尽管此类技术仍存争议[5]。在一项随机研究中，血管腔内支架治疗非并发症型 B 型主动脉夹层与标准药物治疗在 2 年的生存率和主动脉疗效上无显著差异[6]。穿透性主动脉溃疡以及主动脉壁内血肿是主动脉夹层的两个不典型类型，可发生于胸降主动脉和腹主动脉。穿透性主动脉溃疡源于动脉粥样硬化性斑块破裂，可穿透主动脉壁，导致典型的夹层或破裂。主动脉壁内血肿是主动脉壁内血液的积聚，无内膜破裂，壁间血肿进展可导致典型的夹层。

基因突变或缺失可导致主动脉细胞外基质成分出现缺陷，从而导致主动脉瘤和夹层。存在基因异常患者的主动脉瘤病变有可能是某综合征的一部分表现，可伴发一系列主动脉外症状，或是某单发的家族性胸主动脉瘤及夹层的基因异常类型的部分病变。在基因病因导致胸主动脉瘤的全国范围登记记录中，马 方 综 合 征 是 胸 主 动 脉 瘤 最 常 见 基 因 病 变 病 因

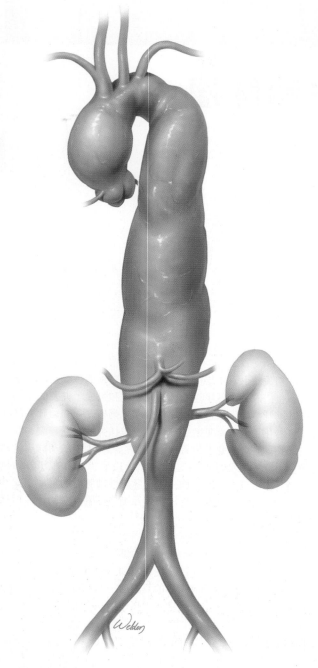

图 53-1　胸腹主动脉瘤示意图

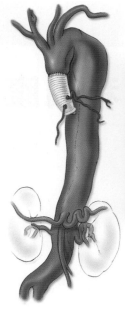
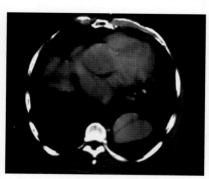

图 53-2　胸腹主动脉瘤示意图及 CT 图像，源于一例慢性主动脉夹层患者假腔的扩张

厚，严重时引起的阻塞性病变，但其引发的中层破坏可导致动脉瘤样扩张。

动脉瘤累及胸降主动脉上段可见于先天性主动脉缩窄的患者。动脉瘤可并发于缩窄矫治前或矫治术后[11]。缩窄矫治术后动脉瘤最常发生于动脉补片成形矫治术的患者[12]。动脉瘤的组织学检查显示为中层变性、平滑肌细胞坏死以及弹性纤维缺失和碎裂[13]。

感染产生的囊性真菌性动脉瘤，累及感染病变波及并损坏的动脉壁区域。不明原因的是，这类真菌性动脉瘤易发主动脉弓小弯侧或腹主动脉上段近内脏分支起始处。在这些病例中，仅有一部分主动脉环受累，局限部位的薄弱导致憩室形成或囊性扩张。

以上提及的疾病所导致的动脉瘤均由主动脉壁进行性变性和扩张引起。而胸主动脉假性动脉瘤是由主动脉壁连续性缺失而导致的慢性渗漏形成的。这样的渗漏最开始被周围的组织包绕，机化血栓的聚集和纤维包裹形成了假性动脉瘤壁。假性动脉瘤可发生于主动脉缩窄、夹层或动脉瘤术后或经皮介入修复术后[14]。未修复的钝性、穿透性的外伤是主动脉假性动脉瘤的其他较常见的原因。慢性创伤性假性动脉瘤往往在钝性主动脉损伤之后形成，常见于近端降胸主动脉[13]。这类损伤的治疗此后章节详细介绍。

自然病程

未治疗的胸主动脉瘤和胸腹段动脉瘤，随时间延续可进展为夹层、破裂或两者皆有；主动脉夹层最初为正常直径粗细，趋于扩张并进展为动脉瘤。虽然这些动脉瘤的病因和基因学各异，但是在他们形成和发展的机制和病理生理学上有共同之处。了解这些进程可帮助外科医师决定手术治疗的时机和方案。

特定部位动脉持续性扩张至少为正常主动脉直径的 1.5

（36%）[7]。马方综合征是结缔组织病变，由纤维蛋白-1 基因变异导致弹性纤维碎裂及大量黏多糖在主动脉细胞外基质中沉积引起。马方综合征患者更易发生主动脉夹层，是进一步导致这类患者出现胸降主动脉瘤和胸腹主动脉瘤的最常见原因[8]。Ehlers-Danlos 综合征在基因病变病因的胸主动脉瘤中占 5%，是由异常的胶原蛋白合成引起。Loeys-Dietz 综合征最近确定为是由转移生长因子（TGF）β 受体 I（TGFBR1）及转移生长因子 β 受体 II（TGFBR1）基因突变[9,10]引起的进行性加重的主动脉病变造成的。

慢性非特异性动脉炎和系统性自身免疫疾病，如大动脉炎、巨细胞动脉炎、类风湿性主动脉炎，都可导致主动脉中层的破坏和进行性动脉瘤形成。尽管大动脉炎经常导致血管壁增倍[15]称之为动脉瘤。然而正常主动脉直径更难界定。在胸降主动脉中段水平，平均主动脉直径为男性28mm，女性26mm；在腹腔水平，男性23mm，女性20mm；在肾下主动脉水平，男性19.5mm，女性15.5mm[16]，正常主动脉直径也随年龄和体表面积而各异。在一些文献报道[17~19]高龄人群存在主动脉扩张。即使去除年龄和体表面积因素的影响，平均主动脉直径女性明显比男性小；主动脉直径男性平均比女性大2~3mm。体表面积指标对于估测主动脉直径要优于身高和体重，尤其是在50岁以内的患者[17,20]。

文献报道中胸降主动脉随时间延续的扩张的速率要比升主动脉平均每年稍高1~4mm[21]。这种扩张速率不是恒定的，随着直径的增加扩张速率也增加。即使较小的动脉瘤发生了夹层也将导致扩张速率突然增大。Laplace法则描述了压力、血管直径以及血管壁张力的相互关系。随着管腔直径的增加，管壁张力也增加，这种正反馈不断促进扩张的进展。一旦在扩张进展的某处位置管壁的张力过大超出了主动脉壁所能承受的上限，管腔内膜和中层可发生撕裂，沿主动脉长轴方向形成夹层，或者撕裂贯穿主动脉壁全层，导致限制性或开放性的破裂。导致以上事件发生的主动脉直径扩大程度取决于几个因素，包括是否存在结缔组织异常、是否存在高血压及血压增高程度以及患者的体型。Elefteriades及其同事[22]的一项大样本研究显示，动脉瘤直径超过6cm主动脉并发症发生率明显增加，14%合并破裂、夹层及死亡的风险。一项人群研究表明，5年内直径4~5.9cm的动脉瘤破裂的风险为16%，而直径超过6cm的动脉瘤风险增加为31%[23]。

临床表现及诊断

胸降主动脉瘤和胸腹主动脉瘤的患者诊断时常常是无症状的。例如Panneton和Hollier[24]报道了退行性胸腹主动脉瘤43%患者无症状。无症状患者的胸降主动脉瘤和胸腹主动脉瘤常在检查其他问题时通过影像学检查被发现。如胸片可显示增宽的胸降主动脉影像，扩张的动脉瘤壁的轮廓边缘可存在钙化影（图53-3）。上腹部动脉瘤的钙化在标准平片中也可看到。

尽管胸降主动脉瘤和胸腹主动脉瘤可长时间无症状，但在破裂前绝大部分患者可有各种不同症状。退行性的胸腹主动脉瘤约57%的患者可有症状；9%患者发生破裂[24]。最常见的症状是肩胛骨间后背疼痛。在主动脉裂孔处动脉瘤较大时，由于临近结构受压可导致后背中部和上腹部疼痛。压迫或累及临近器官所致其他潜在的症状和体征包括喘鸣、哮鸣、咳嗽、咯血、吞咽困难、胃肠道梗阻及出血。声音嘶哑是由迷走神经受累导致，远端主动脉弓扩张可致喉返神经麻痹。胸腰椎体受累（图53-4）可导致背部疼痛、脊柱稳定性降低和脊髓受压所致神经受损；真菌性动脉瘤尤其易累及椎体。另外，包括截瘫、下肢瘫痪或两者皆有的神经症状可由肋间动脉和腰动脉的栓塞引起。最常见于急性主动脉夹层，可由中层变性梭形动脉瘤病变原发或并发引起。和其他位置的动脉瘤相似，胸主动脉瘤可发生远端的血栓或粥样硬化斑块脱落引起栓塞，可导致腹腔脏器、肾脏或下肢血管分支的逐渐闭塞和突然栓塞。

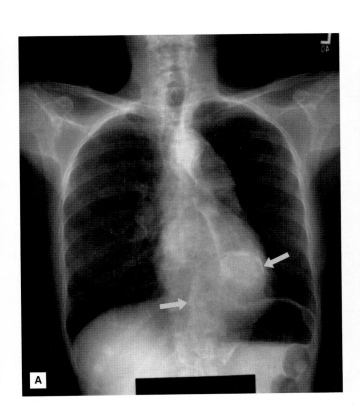

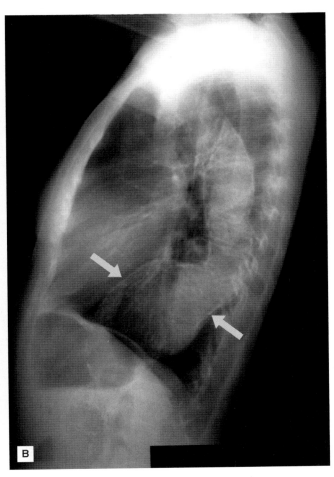

图53-3 后前位（A）和侧位（B）胸片所示为胸腹主动脉瘤钙化管壁（箭头处）

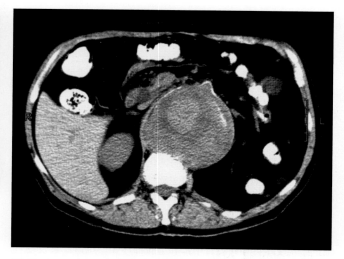

图 53-4 一例巨大胸腹主动脉瘤 CT 图像，瘤体侵蚀邻近椎体

影像学技术对于诊断和手术方案术前准备的细节至关重要。CT 扫描和磁共振血管造影可以给临床医师提供完善的影像，避免了血管造影手术相关的潜在风险和花费。CT 扫描可广泛应用，可使全部的胸段和腹段主动脉、主要分支血管及几乎全部相邻脏器显像。电脑程序可构建矢状面、冠状面及斜面的影像，也可通过 CT 数据进行三维重建[25~27]。增强 CT 扫描（图 53-2、53-4、53-5）可提供的信息包括主动脉管腔、管腔内血栓、是否存在主动脉夹层、主动脉壁间血肿、纵隔或后腹膜血肿、主动脉破裂及炎性动脉瘤相关的主动脉周围纤维化包裹[28]。CT 血管造影多层面的三维重建对于计划血管腔内介入手术非常有用。CT 的优点包括经济、较 MRA 快捷及目前 CT 普及更广。同时 CT 也可用于植入具有金属磁性的假体及其他器材的患者，此类患者行 MRA 可造成损伤[29]。MRA 的主要优点在于避免患者暴露于电离辐射，也可发现主动脉壁内的病变，包括内膜出血。曾经认为钆作为显影剂的 MRA 对于肾功能不全的患者比 CT 显影剂更安全。然而，最近有文献报道认为钆作为显影剂的应用与肾功能不全的患者肾源性系统性纤维化（NSF），一种类似硬皮病的纤维化进程相关，不仅影响皮肤还可影响内脏[30]。目前建议避免肾功能严重衰竭的患者（肾小球滤过率＜30 毫升/分）或者依赖透析的患者[31]使用此类造影剂。

无创影像学检查的不断改进降低了导管介入主动脉造影在评估胸主动脉瘤中所起的作用。然而，导管介入主动脉造影在无创检查不可行时仍是有效的检查；例如，当人工移植物或较大的钙化使检查区域模糊时[32]。正位、后位、斜位、侧位多体位造影提供了分支血管的更详尽细节信息。主动脉造影的风险包括为了使动脉瘤获得充分显影而使用的大量造影剂从而造成的肾毒性。也包括腔内导管操作导致脱落栓子造成栓塞的风险。而且血管造影低估了存在腔内分层血栓的动脉瘤的大小。尽管如此，动脉造影对于疑似肾脏、腹腔脏器缺血、髂动脉闭塞病变、马蹄形肾以及外周动脉瘤的患者还是很有用的。

适当治疗的选择

一旦发现胸降主动脉瘤或胸腹主动脉瘤，精确判定疾病的累及范围及病变程度对于明确诊断、选择适当的治疗方式及在有手术指征计划适合的手术方案是至关重要的。

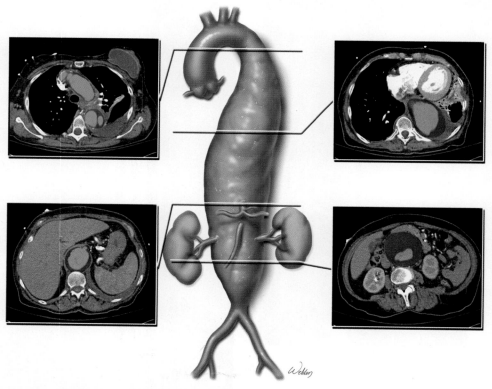

图 53-5 一例退行性 II 型胸腹主动脉瘤伴广泛腔内血栓患者示意图及 CT 增强图像

手术适应证

无症状的患者是否需手术治疗主要基于动脉瘤的直径。为了预防致死性破裂,当直径超过 5~6cm 或每年扩张速率超过 1cm,建议积极行手术治疗。有结缔组织异常的患者,如马方综合征及相关异常,手术适应证的标准应降低[8]。非手术治疗——包括严格的血压控制、戒烟、至少每年一次影像学监测——适用于无症状动脉瘤较小患者。而有症状的患者,即使没有达到需手术治疗直径阈值,也具有较高的破裂风险,应迅速行适当的评估和急诊动脉瘤手术治疗。已有动脉瘤患者出现新发的疼痛症状应尤为注意,常提示动脉瘤明显扩张、渗漏或即将破裂。慢性主动脉夹层导致的组织缺血灌注不良也是胸腹主动脉瘤行手术治疗的适应证。退行性胸降主动脉瘤和胸腹主动脉瘤并发急性主动脉夹层者极易发生破裂,应行急诊手术治疗。

血管腔内介入治疗的评估

胸降主动脉瘤是行血管腔内介入支架修复术治疗的适应证[33~35],为此美国食品药品管理局(FDA)批准了几款移植用支架。血管腔内修复在以后章节详细叙述,我们诊治的所有患者均评估血管腔内介入手术可行性,选择最适合患者的个体化手术方案。决定选择开放式手术还是血管腔内介入手术的两个重要因素是患者的机体功能储备及血管病变的解剖[36]。据报道开放式手术修复术具有很好的疗效和良好的长期耐久性,可对解剖结构复杂的动脉瘤行手术修复治疗。然而此类患者须考虑术中和术后康复过程中的机体功能储备。

用支架修复胸降主动脉瘤是开放式手术的倾向性替代治疗,尤其是对有心脏、肺脏、肾脏功能不全并发症的患者,以及曾做过复杂的胸主动脉手术的患者及高龄患者。最新研究表明,与开放式手术修复相比,血管腔内修复胸降主动脉瘤可有较少的早期死亡率和发病率[33~35]。而适合的解剖定位是成功行血管腔内修复的关键。锚定区不足、成角过大、广泛的腔内血栓形成或严重的血管钙化将影响置入支架安全性,不适合血管腔内修复。并且这些腔内修复的长期耐久性尚不明确,尤其是复杂主动脉疾病的患者,如慢性主动脉夹层或结缔组织异常的病例。

开放式手术和血管腔内修复的结合可从两者的主要优点中获益,解剖结构复杂的患者可在减少生理应激及术后并发症的情况下得到耐久的修复。因此二者结合的术式——常称为"杂交"手术——对于机体功能储备有限的患者(不适合标准的开放式手术)以及对于解剖复杂的动脉瘤(不适合标准的血管腔内修复术)尤为适合[37]。例如,对于近端支架放置点空间锚定区不足的胸降主动脉瘤患者,开放式手术行头臂动脉旁路手术,使得主动脉弓转换为令人满意的支架锚定区[38]。如果主动脉弓动脉瘤和胸降主动脉瘤并存,可行杂交全弓置换象鼻手术,结合了主动脉弓置换和胸降主动脉瘤的支架置入术[39]。胸腹主动脉瘤也可行杂交术式进行手术修复:开放式的内脏分支旁路移植术以确保器官的灌注,结合整个动脉瘤的支架置入术,包括封闭分支血管的开口[40~42]。尽管杂交手术可行且可降低术后并发症和死亡率,但其耐久性仍不明确。与胸降主动脉瘤行血管腔内修复相比,胸腹主动脉瘤单纯行血管腔内修复术式需应用开窗式的或分支内支架置入以保障分支血管的灌注,迄今为止此类治疗仍处于试验阶段[43~45]。

血管腔内支架适应证不断地发展拓宽,包括钝性主动脉损伤、胸降主动脉破裂、真菌性动脉瘤、DeBakey Ⅲ 型主动脉夹层及 DeBakey Ⅰ 型主动脉夹层同时行降主动脉支架与开放式手术的杂交手术。尽管这些适应证仍有争议,但在没有过多选择情况下此术式常作为临床采用的治疗方案。血管腔内支架治疗胸段降主动脉夹层时,有研究表明假腔持续不好转预示着远期疗效较差。支架治疗是否能够改善胸腹主动脉夹层的典型自然病程仍是有争议的,且远期疗效还是未明了[46]。

随着主动脉腔内支架治疗应用的增加,这些支架也更多地面临再次开放式手术治疗。支架置入失败可导致主动脉瘤临近部位主动脉病变进展到无法再次血管腔内治疗、持续渗漏导致治疗主动脉节段进行性扩张、血管置入物感染或移位。总的来说,与传统涤纶补片与外膜组织连接方式不同,血管腔内置入物并未嵌入动脉瘤血栓或主动脉内膜内部。胸主动脉血管腔内置入物的移除及开放式置换手术成功完成的可能性较大[47,48]。存在感染时,清除置入物或部分置入物也是可能的[49]。我们曾将主动脉近端节段钳夹阻断,开放式手术将血管腔内支架置于适当位置行远端节段的修复治疗。在止血情况下可考虑将已有的支架与标准的涤纶补片缝合,尤其是可将主动脉周围组织缝合在内时。

术前评估

对于每个患者,须将上述探讨的手术适应证与手术操作带来的风险相权衡[50,51]。胸腹主动脉瘤的 Crawford 分型(图53-6)对主动脉累及的程度进行了分型,因此可行适当的风险分级、针对动脉瘤累及不同程度,对神经系统并发症风险及其他与胸腹主动脉瘤修复手术相关的并发症和死亡率的风险进行了个体化评估,从而选择个体化的治疗方案。Ⅰ 型胸腹主动脉瘤手术需置换大部或全部的胸降主动脉及腹主动脉上段。Ⅱ 型胸腹主动脉瘤手术需置换大部或全部的胸降主动脉及肾下的腹主动脉。Ⅲ 型胸腹主动脉瘤手术需置换下半段胸降主动脉及各段腹主动脉。Ⅳ 型胸腹主动脉瘤手术需置换大部或全部的腹主动脉。

机体功能储备的术前充分评估对于评估手术风险是至关重要的。除需急诊手术,患者应行完整的术前评估,重点评估心脏、肺脏及肾脏的功能。

心脏状态

行主动脉重建手术的老年患者心肌收缩力减低及冠脉血供较差较常见。患者需一定程度的心功能储备来耐受胸主动脉的阻断。鉴于术前普遍存在心脏病变及阻断主动脉所造成的副损伤,心脏并发症成为术后主要死因并不为奇。文献报道显示在胸腹主动脉瘤术后早期死亡病因中心脏疾病造成的占 49%,晚期死亡病因中占 34%,由此证明了术前对心脏仔细评估的重要性[24,52]。

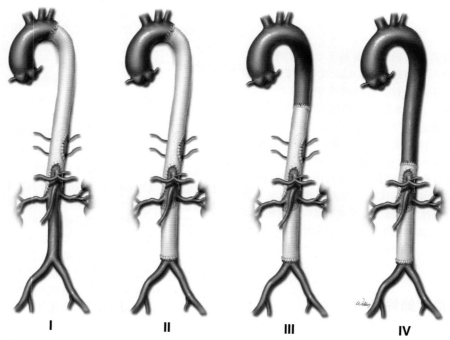

I   II   III   IV

图 53-6 胸腹主动脉瘤修复术 Crawford 法分类

几种影像学技术用于术前筛查心脏病。经胸超声心动图是无创且能满意评估瓣膜及心室功能。双嘧啶氨醇-铊心肌扫描可明确可逆性心肌缺血的部位，且在老年人群中较运动平板试验更实用，因运动平板试验常受并发的下肢外周血管疾病所限制。有无创检查可逆性缺血证据的患者，及明显心绞痛或射血分数为 30% 或更小者，应行心导管检查及冠脉造影。无症状的主动脉瘤及严重的冠脉闭塞患者（例如明显的左干支、左前降支近端或三支冠脉狭窄）应行冠脉旁路移植术后再行动脉瘤手术。某些患者术前可行经皮股动脉穿刺冠脉血管腔内球扩成形术。如左侧锁骨下动脉近端需阻断，用左乳内动脉行冠脉旁路移植的患者有必要行左颈总动脉到锁骨下动脉的旁路移植手术以防阻断主动脉时可能出现的心肌缺血[53]。

■ 肾脏状态

术前肾功能不全成为胸腹主动脉瘤手术病程中早期死亡的主要危险因素[50,54]。Svensson 等学者对 Crawford1960-1991 年 1509 例行胸腹主动脉瘤手术的全部病例行多变量分析，肾脏功能作为其中预测变量之一进行了研究[54]。术前肾衰患者接受透析治疗，与正常肾功能的患者风险是类似的。肾功能严重受损未经频繁长期透析治疗的患者，术后需临时透析且术后并发症风险增加。

尽管患者不会因肾功能状态被认为不适合手术，但仔细地肾功能评估有助于评估围手术期风险及调整相应治疗的策略。术前通过测定血清电解质、血液尿素氮及肌酐来评估肾功能。肾脏的形态及灌注可通过主动脉检查的影像学来评估。继发于严重的肾动脉近端闭塞病变而引起的肾功能不良的患者，可在术中通过肾动脉内膜剥脱、支架置入或旁路移植行血运重建，以期肾功能稳定或有所改善[52]。

CT 扫描或主动脉造影后由于血管造影剂的肾毒性，手术应推迟（如病情允许）24 小时或更长。这对于之前就存在肾脏功能障碍的患者尤为重要。降低造影剂引起的肾功障碍风险的治疗包括围手术期应用乙酰半胱氨酸及静脉内水合作用。如造影剂给药后发生肾功能不全或进一步恶化，手术将延期，直到肾功能恢复正常范围或处于稳定状态。

■ 肺脏状态

肺部并发症是行胸降主动脉瘤和胸腹主动脉瘤术后最常见并发症。大部分患者通过动脉血气分析及肺活量测定行呼吸功能的筛查[55,56]。一秒呼出量大于 1.0 及 PCO_2 小于 45 的患者均可行手术治疗。某些患者临界状态的呼吸功能常可通过戒烟、按疗程治疗支气管炎、减肥及术前进行 1~3 个月的锻炼而改善。有症状的动脉瘤合并呼吸功能不良的患者不应延期手术。这类患者保留左侧的喉返神经、膈神经及膈肌的功能尤为重要。

开放手术治疗

■ 麻醉策略

胸降主动脉瘤和胸腹主动脉瘤手术中外科医师、麻醉师及灌注师的协作至关重要。麻醉团队的充分准备下，阻断主动脉及开放时的血流动力学管理、流量的控制、抗凝和止血、呼吸道管理均应适时适度。Swan-Ganz 导管常规用于血流动力学监测。如左锁骨下动脉血流可能被阻断主动脉所影响时，动脉导管应置于右侧桡动脉。建立充分口径的中央静脉通道对于控制血容量的是必要的。在血液丢失较多的时候，利用血液回收装置快速回输自体滤过未洗涤的全血。通过仔细处理出血点及精确的手术止血，常可术中不输血或不输成分血。然而，阻断开放后出现凝血功能障碍时，有必要迅速行包括新鲜冰冻血浆、血小板、冷沉淀物在内的成分血置换。通过双腔气管插管对左肺行通气控制有利于术野显露，对于胸腹主动脉瘤Ⅳ型支架治疗并不需要双腔气管插管。在抗凝状态下尽量少触碰肺脏以防止肺组织的血肿及挫伤。控制左肺不通气可减少肺脏的牵拉伤、改善术野显露及减少心脏受压的风险。当脊髓监测应用运动神经诱发电极时应避免运动障碍。常规应用碳酸氢钠溶液预防主动脉阻断期间产生的酸中毒，阻断前可给甘露醇增加肾脏灌注。通过 Swan-Ganz 导管及经食管心脏超声严密监测阻断钳近端血压、后负荷及心脏情况，必要时持续监测。

■ 器官保护的外科辅助手段

器官缺血是胸降主动脉瘤和胸腹主动脉瘤手术治疗的主要死因。目前我们利用多种途径（表 53-1）试图做到最大程度的术中器官保护（图 53-7）[57]。下面阐述几项重要策略的原理及具体措施。

表 53-1　降主动脉瘤及胸腹主动脉瘤修复手术中的脊髓及器官保护策略

所有手术
·适度肝素化（1mg/kg）
·允许稍有低体温（鼻咽测温 32～34℃）
·节段动脉积极血运重建，特别是 T8～L1 之间
·条件允许时肾动脉用 4℃晶体溶液灌注
·条件允许时序贯夹闭主动脉
Ⅰ型、Ⅱ型胸腹主动脉瘤修复术
·脑脊液引流
·近端吻合时左心分流
·肋间及脏器吻合时选择性灌注腔腹动脉及肠系膜上动脉

肝素

肝素化的潜在作用包括维持微循环及预防血栓形成。另外，通过阻断凝血过程中的瀑布效应，肝素的使用有助于减少 DIC 的发生。

肝素（1mg/kg）在阻断主动脉之前或左心旁路移植术（LHB）起始时通过静脉给药。小剂量肝素给药后，控制活化凝血时间在 220～270 秒范围内。

低温

低温降低了组织的代谢需求，在缺血时有保护作用。普遍认为低温对脊髓具有保护作用[58,59]。脊髓保护的机制包括维持膜稳定性及减少兴奋性神经递质的释放[60,61]。在胸降主动脉瘤和胸腹主动脉瘤手术中我们常规应用轻度而缓慢的降温治疗。患者温度可降至口咽温度 32～33℃。主动脉瘤修复后，可通过胸腔和腹腔灌注温盐水来复温。

深低温全身体外循环是一项器官保护的外科策略。Kouchoukos 及其同事[62-64]发表了几篇文献报道，认为胸降主动脉瘤及胸腹主动脉瘤术中深低温停循环可以安全有效地预防瘫痪，肾脏、心脏及内脏系统衰竭。尽管有这些保护效果，许多医师尽量避免应用此技术，主要是因为相关的凝血障碍、呼吸功能障碍及大量体液丢失的风险。当动脉瘤解剖很难安全阻断

近端时考虑使用深低温停循环。

左心分流

脊髓及腹腔脏器的血供变化与缺血并发症的发生显著相关。另一方面，术中全程或部分时间保持脊髓及腹腔脏器的血供可以减少脏器缺血时间并预防相关的并发症[65]。Borst 等[66]发现在胸降主动脉瘤和胸腹主动脉瘤手术时应用左心分流（LHB）供应远端灌注可有效减轻主动脉阻断过程中近端循环的负荷并保持远端重要脏器充足的血液灌注，从而降低早期死亡率及预防肾衰竭。而且，保证远端灌注及积极的远端肋间动脉血运重建相结合可降低脊髓损伤的风险。

近端主动脉吻合时常规应用左心分流（LHB）可以用离心泵形成闭合回路建立从左心房到股动脉（一般用左侧）或胸降主动脉远端临时的分流（图 53-7B）。于下肺静脉开口处置入左心房插管（图 53-7B）。虽然最初应用 LHB 时，股动脉或髂动脉闭塞的患者行胸降动脉远端单独插管（通常在膈肌水平）可替代股动脉插管。但是由于并发症少且可同时完成股动脉显露及手术操作，远端主动脉插管是我们的首选方案。仔细评估 CT 或 MR 成像有助于选择主动脉直接插管的合适位点。因插管有可能导致远端的栓塞，插管应避免在血管腔内血栓形成的部位（图 53-4）。调整分流量维持正常的近端动静脉充盈的压力。通常流量为 1500～2500 毫升/分。左心分流可实现近端动脉压及心脏前负荷的快速调整，因而减少了药物干预的可能。因 LHB 可有效减小了左心室的负荷，对心功能较差的患者有利。

脊髓保护

截瘫是远端主动脉手术特异的重要并发症。经验表明，大范围的主动脉置换截瘫率高达 30%。由于手术技术及脊柱保护进步，目前主动脉医疗中心的截瘫率为 2%～5%[67-69]。由于联合应用多种辅助手段，很难明确某项单一技术对改善疗效的作用。

脊髓监测　躯体感觉诱发电位及运动神经诱发电位监测用于术中脊髓功能的评估。运动神经诱发电位监测包括运动皮质或运动神经元的电刺激及四肢外周肌肉反射运动幅度评估。2003 年 FDA 批准应用运动神经诱发电位监测对脊髓运动功能进行及时的评估并应用于胸腹主动脉瘤术中。由于脊髓前角运动功能较后角对缺血和梗死更为敏感，因此运动神经诱发电位监测的变化是脊髓缺血的较敏感指标，并可预测神经系统并发症[70-72]。相比之下，躯体感觉诱发电位的监测较不敏感，这是因为后角的感觉通路对损伤较耐受且有时出现缺血时可不发生损伤。不论是运动神经诱发电位还是躯体感觉诱发电位不可逆的消失高度预示即刻发生不可逆的神经病变[73]。监测运动神经诱发电位避免使用肌松剂。

脊髓急性缺血后 2 分钟内可出现运动神经诱发电位的显著降低或消失，常温下 10 分钟内可发生梗死[74]。一些研究表明用运动神经诱发电位监测引导增加脊髓灌注的方法（如多节段动脉血运重建、增加远近端灌注压及加强脑脊液引流）来改善胸腹主动脉瘤和胸降主动脉瘤手术的疗效。例如，Jacobs 等[75]发表文献报道 184 例胸腹主动脉瘤手术患者，应用左心转流、脑脊液引流及运动神经诱发电位监测获得了良好的疗效。作者发现运动神经诱发电位对于评估脊髓缺血是一项较敏感的技术并可明确提供脊髓血运的节段动脉分支。应用此套方案，胸腹主动脉瘤术后神经系统并发症发生率约 2.7%。另一

组胸腹主动脉瘤和胸降主动脉瘤患者应用运动神经诱发电位监测术后发生截瘫及下肢轻瘫的几率也较低[72,76]。我们目前所有胸腹主动脉瘤手术均应用运动神经诱发电位监测，预计阻断时间较长的其他高危主动脉手术选用，如二次手术及解剖结构复杂的病例。

脑脊液引流 20 世纪 60 年代早期，在动物模型试验使用主动脉术中脑脊液引流的脊髓保护技术[77]。脑脊液引流的原理是主动脉阻断时通过减低椎管内压力来加强脊髓的灌注。尽管其起效的确切机制仍存争议，脑脊液引流在胸腹主动脉瘤手

术普遍应用[78~82]。我们一组 145 例胸腹主动脉瘤手术病例，随机分为接受脑脊液引流和无脑脊液引流两组。术后截瘫或下肢轻瘫在对照组中发生 9 例（13%）而在脑脊液引流组中仅 2 例（2.6%）（P = 0.03）[83]。另外，对 8 组（3 项随机对照试验，5 项队列研究）关于胸腹主动脉瘤手术行脑脊液引流的研究进行 meta 分析，发现脑脊液引流确实减少了术后神经系统并发症（P < 0.001）[84]。尽管临床经验示脑脊液引流是安全的[85]，但明确的风险有颅内出血、脊髓周围血肿、脑膜炎及脊髓性头痛。

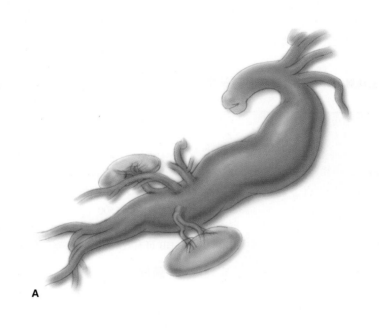

A

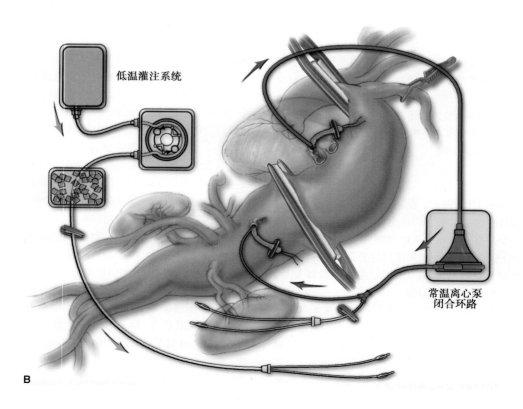

低温灌注系统

常温离心泵
闭合环路

B

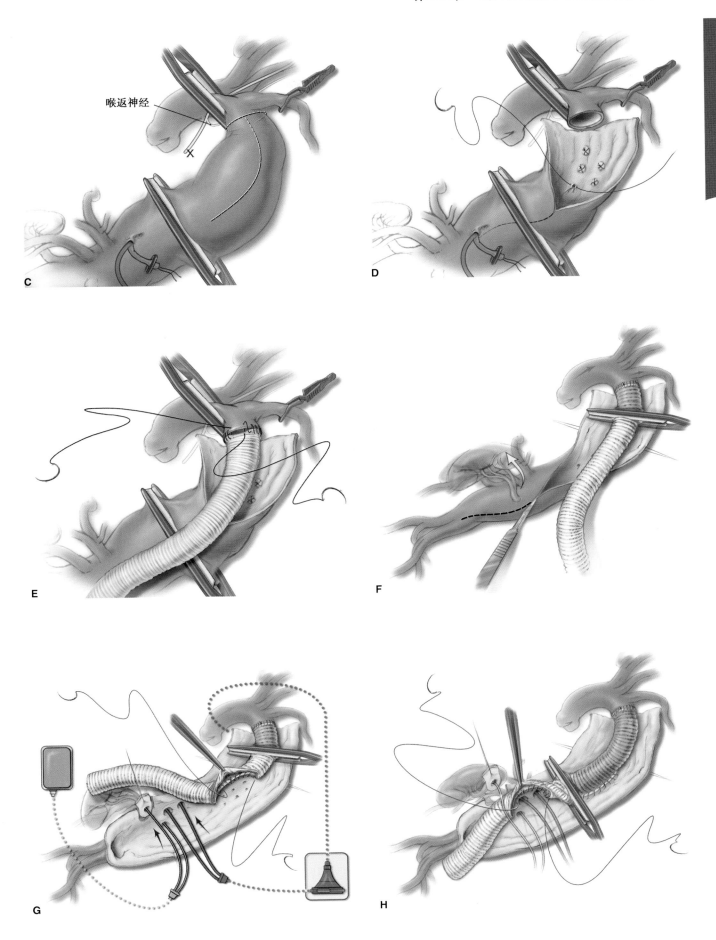

喉返神经

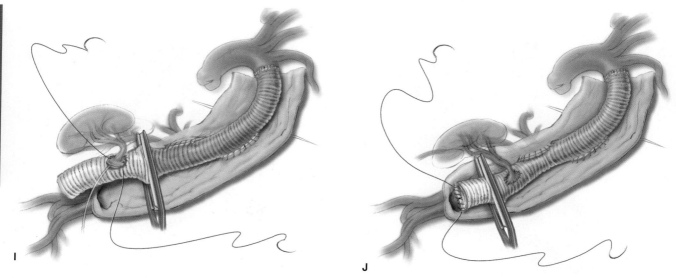

图 53-7　示意图为退行性 Ⅱ 型胸腹主动脉瘤修复术（A），病变自左锁骨下动脉至主动脉的髂动脉分支处；（B）手术中，左心分流为远端主动脉供血，低温肾灌注系统提供选择性的肾脏低温状态。动脉瘤的近端被隔离在夹闭的主动脉弓（左颈总和左锁骨下动脉之间）、降主动脉中部及左锁骨下动脉之间；（C）应尽可能在术中保留膈神经、迷走神经（以 X 标注），及喉返神经。于近端夹闭处的远侧数厘米处纵向切开主动脉并圆周分离；（D）缝合此区域的肋间动脉；（E）近端以聚丙烯材料连续缝合达到吻合；（F）停止左心分流，将近端夹子夹至移植物上，血流重新进入左锁骨下动脉，将动脉瘤剩余部分沿纵向切开；（G）将球囊灌注导管插入腹腔和肠系膜上动脉，以通过左心分流提供选择性内脏灌注，插入肾动脉间间断提供低温晶体。将低位肋间动脉连接至移植物开口；（H）主动脉夹再次更换位置以恢复肋间灌注。将腹腔干、肠系膜上和右肾动脉连接至移植物侧面开口处；（I）主动脉夹再次更换位置以恢复内脏和右肾灌注。连接左肾动脉；（J）主动脉夹再次换位以恢复左肾灌注。远端吻合于主动脉髂动脉分支处，修复术完成。

Crawford 分型 Ⅰ 型、Ⅱ 型胸腹主动脉瘤术中我们常规应用脑脊液引流，因为大范围的胸腹主动脉瘤手术截瘫发病风险较高。在小范围主动脉手术我们依据个体危险因素选用脑脊液引流，如胸降主动脉瘤或 Ⅲ 型、Ⅳ 型胸腹主动脉瘤，如一例主动脉二次手术患者脊髓双侧受累，因动脉瘤构型复杂预计需长时间阻断主动脉，我们选用脑脊液引流。术前麻醉诱导后，于第二或第三腰椎间隙行鞘膜内置管，术后 ICU 病房留置 2～3 天。导管既可监测脑脊液压力又可行治疗性引流。脑脊液可通过导管被动引流，必要时可闭式负压吸引，以维持术中脑脊液压力 8～10mmHg，术后早期维持在 10～12mmHg。一旦患者清醒且神经系统检查确认双腿可活动，脑脊液压力允许升至 15～18mmHg。为预防颅内出血，应避免引流超过 25 毫升/小时。

局部脊髓低温　实现局部脊髓低温可直接硬膜外或鞘膜内间隙灌注冷灌注液和胸主动脉节段内灌注冷灌注液（通过肋间动脉冷灌注液进入脊髓）。canine 和 leporine 模型中阻断主动脉后通过硬膜外降温达到局部脊髓低温预防截瘫是有效的[86~89]。另外，Cambria 及同事报道的一组 337 例胸腹主动脉瘤手术病例认为，1993 年他们研究机构引入硬膜外降温后，Ⅰ 型、Ⅱ 型及 Ⅲ 型胸腹主动脉瘤患者手术脊髓缺血并发症从 19.8% 降至 10.6%。动物模型试验采用一项类似的主动脉特定节段内冷灌注技术，结果显示脊髓温度有效降低，并且此方法有效降低脊髓缺血损伤的程度[91]。

左心分流脊髓保护　左心分流使较大范围主动脉手术患者最大受益。我们自己连续的 1250 例 Ⅰ 型、Ⅱ 型胸腹主动脉瘤手术病例的回顾性研究表明，使用左心分流（666 例）仅在行 Ⅱ 型胸腹主动脉瘤手术病例中降低了脊髓损伤的发生率[92]。

Ⅰ 型胸腹主动脉瘤手术病例尽管左心分流组主动脉阻断时间明显较长，截瘫的发病率在左心分流组及非左心分流组相似。此研究表明，左心分流通过脊髓保护为外科医师提供更长的安全时限行外科吻合。我们 387 例胸降主动脉瘤手术患者在近端吻合口重建时 46 例行左心分流，341 例未行左心分流，对该组病例行评分分析结果显示左心分流对术后截瘫率及下肢轻瘫率无影响[93]。一组左心分流及脑脊液引流联合应用的研究数据显示这两种辅助手段的结合可进一步降低脊髓损伤率[94,95]。因大范围胸腹主动脉瘤手术患者（Ⅰ 型及 Ⅱ 型）术后截瘫及下肢轻瘫的风险极高，在近端主动脉节段外科操作时我们常规应用左心分流提供远端主动脉的灌注。

分段动脉吻合重建及序贯阻断移植旁路　由于脊髓血供较弱，我们积极采用分段动脉吻合重建。动脉内膜粥样硬化、尤其是中层变性致纺锤状动脉瘤闭塞了许多肋间动脉及腰动脉，并且使解剖结构更复杂。置换血管上做一个或多个开口，选择性重建 $T_7 \sim L_2$ 节段明显的动脉分支开口（图53-7G）。重建回血较少或没有回血的大的分支动脉尤为重要。当这些动脉开口不明显时，主动脉壁内膜剥脱及清除钙化的内膜病变可用来明确适合重建的动脉开口。肋间动脉重建后，近端阻断钳常移至重建血管远端恢复肋间动脉灌注。序贯阻断恢复了近端分支血管的灌注，减少了脊髓缺血的时间。然而需权衡获益与控制潜在出血所增加时间，出血可源于阻断钳移至远端后近端动脉吻合口、肋间动脉分支、副肋间动脉及腰动脉分支。

术后管理　术后管理对于脊髓的保护至关重要。细致地维持适当的血压、前负荷及心脏收缩状态从而保持充分的脊髓灌注。在无术后出血情况下，血压应与术前基础水平保持相近。主动脉术后数小时到数天可发生迟发截瘫[67]。术后早期逆转截瘫和下肢轻瘫的策略包括提高血压、脑脊液引流，如其中一项已不存在、降低脑脊液压力、给予心肌收缩剂、甘露醇或激素、纠正贫血及预防高热。早期截瘫是有可能康复的，但如果通过这些治疗后脊髓功能没有迅速恢复，则康复的可能性较低。

胸降主动脉瘤和胸腹主动脉瘤术后肾衰竭是重要的并发症并可能导致死亡[96]。在近端吻合时，远端主动脉灌注结合左心分流为肾脏提供灌注。远端吻合时，如肾脏血管暴露，可直接向肾动脉灌注冷晶体（4℃）（图 53-7G）。我们目前的技术是每 6～10 分钟灌注 400～600ml 冷乳酸盐林格液（LR）。我们之前报道了行左心分流手术治疗胸腹主动脉瘤 Crawford 分型 Ⅱ度的一组患者，随机通过左心分流行肾动脉灌注冷 LR 液肾脏降温或灌注常温血液[97]。多变量分析表明冷 LR 液灌注是预防急性肾功能不全的独立因素。其他分组继续有选择地通过左心分流对肾动脉灌注血液。

内脏的保护

同样道理，在胸腹主动脉手术的前半程用左心分流行远端主动脉灌注为肠系膜分支提供血流。如腹腔分支暴露，选择性的腹腔分支灌注可通过腹腔干及肠系膜上动脉起始段置入分离的球囊灌注导管灌注。这些球囊导管经由 Y 形管将左心分流与动脉灌注管路相连（图 53-7B）。行肋间动脉及腹腔动脉分支与移植物吻合时，该灌注系统为腹腔脏器提供含氧血液灌注。（图 53-7G，H）。减轻肝脏缺血可减低术后凝血紊乱发生的风险，减轻肠道缺血可降低细菌移位的风险。

■ 手术技术

切口及主动脉显露

局限于胸降主动脉的动脉瘤可选择胸部后外侧切口（图 53-8A）。在多数病例中左侧胸腔可通过第六肋间入胸；如动脉瘤主要累及胸降主动脉上段，则第五肋间入胸显露远端主动脉弓更佳。不切开横膈游离肋缘可增加对远段胸降主动脉的显露。

胸腹联合切口自胸部左后方（肩胛骨和脊柱之间），经肋缘，且斜越脐部。长度及范围根据动脉瘤的解剖而各异。经肋缘切口有轻微的弧度以降低肌肉骨骼组织瓣低位顶端组织坏死的风险（图 53-9A）。豆袋固定患者，改良的右侧卧位，肩与水平成 60°～80°而髋旋转与水平成 30°～40°。在 Ⅰ、Ⅱ 型胸腹主动脉瘤手术中，需显露胸腔上部左侧锁骨下动脉及远端动脉弓，标准入路为经第六肋间。必要时可向后游离上一肋间或下一肋间，以进一步显露近端或远端血管。对于 Ⅲ 型胸腹主动脉瘤手术，经第七或第八肋间入胸可获满意的显露。Ⅳ 型胸腹主动脉瘤可选择经第九或第十肋间的直斜切口（图 53-9B）。在脐部水平终止远端切口可获得主动脉分叉处的显露。如果髂动脉瘤需要修复，可将切口延伸至耻骨。

胸腹联合暴露时，部分或全部环状分离膈肌以保护膈神经并尽量保留膈肌。膈肌脚在裂孔处分隔开，在胸壁侧后外侧的膈肌组织保留 3～4cm 边缘以利于术毕时缝合膈肌。膈肌下方左结肠旁进入腹膜后，腹腔内旋以暴露主动脉。切口平面向前

分离到腰大肌、左肾、左结肠、脾脏，左侧输尿管向前侧及右侧牵拉。腹主动脉节段腹膜内入路；主动脉重建完成后打开腹膜可直接探查腹部脏器及其血供。全腹膜外入路适用于多次腹部手术或广泛粘连、腹膜炎或两者皆有的病例。

找到左肾动脉，一般不需移动。从侧面显露主动脉以避免损伤肠系膜血管及腹腔脏器。通常左肾静脉一较大腰部分支在主动脉后方走行。必要时此分支可结扎并分离。偶尔可见迷走的左侧肾静脉位于主动脉后方需保留。如为显露需切断主动脉后方肾静脉或其分支，且左肾表现出充血或表现出一侧的膨胀，可直接吻合切断的两断端或与下腔静脉经人工材料搭桥相连。

近端吻合

胸降主动脉及胸腹主动脉 Ⅰ 型、Ⅱ 型的手术，近端阻断的选择包括在左锁骨下动脉以远行主动脉近端阻断；在左锁骨下动脉与左颈总动脉之间行主动脉近端阻断并单独阻断左锁骨下动脉；在象鼻手术后留置的人工血管行主动脉近端阻断；或无法安全阻断主动脉近端时在深低温停循环下开放吻合。方案取决于动脉瘤的解剖。我们尽可能在左锁骨下动脉以远行主动脉阻断，也有人常规使用停循环方案[98]。

在适合钳夹阻断的动脉瘤中，游离动脉导管残迹后远端主动脉弓可作轻微移动。辨认迷走神经和喉返神经（图 53-7C）。迷走神经在喉返神经以下游离可避免喉返神经损伤。保护喉返神经对于慢性阻塞性肺病及肺功能较差的患者尤为重要。如果动脉瘤累及左锁骨下动脉，应行左锁骨下动脉以近的阻断；左锁骨下动脉充分游离以保证钳夹阻断。

肝素给药后，在胸降主动脉近端阻断或在左颈总动脉和左锁骨下动脉之间的主动脉弓横段远端阻断（见图 53-7B 及 8A）。置左心分流，阻断主动脉前初始流量为 500 毫升/分。近端阻断后左心分流流量增加至 2 升/分并于 T4 与 T7 之间行主动脉远端阻断（图 53-8C）。切开主动脉后，封闭较明显的肋间动脉开口（图 53-7D）。慢性主动脉夹层患者真假腔之间的异常组织应全部清除。在近端阻断钳以远 2～3cm 处横断主动脉并与食管游离开以避免医生主动脉全层缝合时损伤食管。大多数患者使用 22 或 24mm 明胶浸入的编织涤纶人工血管。近端吻合用聚丙烯缝线连续缝合（图 53-7E）大多数吻合用 3-0 聚丙烯缝线完成；然而主动脉组织较脆弱的患者，如急性主动脉夹层及马方综合征，常用 4-0 聚丙烯缝线。通常不选用毛毡垫片。特定部位加固缝合用脱脂毛毡垫片行间断褥式缝合。这些手术中应避免使用外科黏合剂。

低温停循环下开放吻合　主动脉弓远端较大的动脉瘤或有破裂倾向的动脉瘤或二次手术无法安全阻断切除的动脉瘤的手术中，可选择的策略是体外循环下低温停循环。在远端主动脉或股动脉插管建立动脉灌注。静脉引流的建立常通过经皮股静脉插管并在食管超声心动图引导下导入右心房。并向右成角的带侧孔左心导管经左肺静脉插入左心房或左心室引流以防止心脏过胀。体外循环后患者降温至脑电静止。停循环后切开动脉瘤。体外循环中单独一个动脉分支球囊插管经左颈总动脉行直接正向脑灌。完成近端吻合口开放吻合。血管吻合完成后，体外动脉管道 Y 形分支中一支与人工血管的一个分支相连。人工血管排气并阻断，恢复上半身血供，行其余部分的主动脉手术。

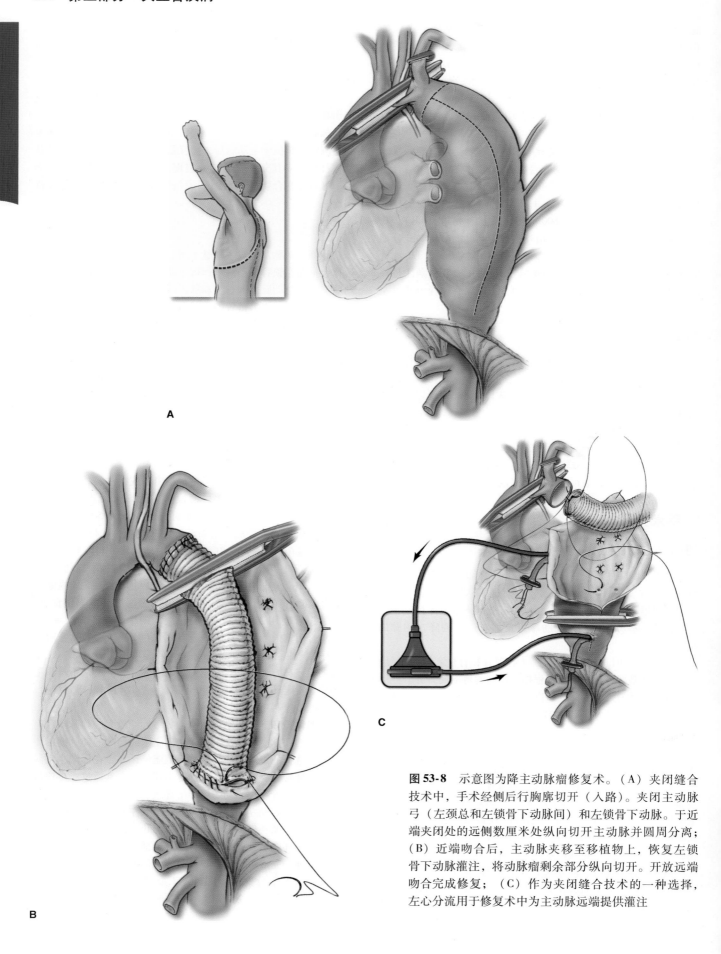

图 53-8 示意图为降主动脉瘤修复术。（A）夹闭缝合技术中，手术经侧后行胸廓切开（入路）。夹闭主动脉弓（左颈总和左锁骨下动脉间）和左锁骨下动脉。于近端夹闭处的远侧数厘米处纵向切开主动脉并圆周分离；（B）近端吻合后，主动脉夹移至移植物上，恢复左锁骨下动脉灌注，将动脉瘤剩余部分纵向切开。开放远端吻合完成修复；（C）作为夹闭缝合技术的一种选择，左心分流用于修复术中为主动脉远端提供灌注

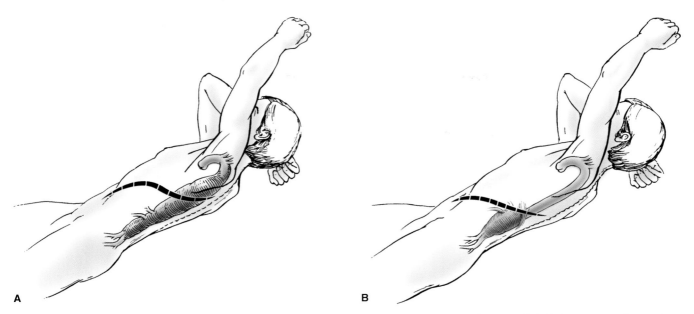

A　　　　　　　　　　　　　　　　　　　　**B**

图 53-9　示意图为胸腹主动脉瘤修复术的典型切口。（A）曲线形切口用于Ⅰ、Ⅱ及Ⅲ型胸腹主动脉瘤修复术；（B）直形、斜形切口用于Ⅳ型胸腹主动脉瘤修复术

　　象鼻手术　累及升主动脉、主动脉弓、胸降动脉及胸腹主动脉扩张的动脉瘤病的患者适合行分期手术（图 53-10A）。当胸降动脉瘤或胸腹主动脉瘤没有明显症状且扩张不显著大于升主动脉，则首选近端主动脉手术。可在第一次手术中对瓣膜病变和冠状动脉闭塞病变进行治疗。

　　对于无名动脉、左颈总动脉及左锁骨下动脉的重建，我们目前倾向于用三分支人工血管分别行端端吻合（图 53-10B）。

　　第一次手术中并不一定行左锁骨下动脉的搭桥重建，左锁

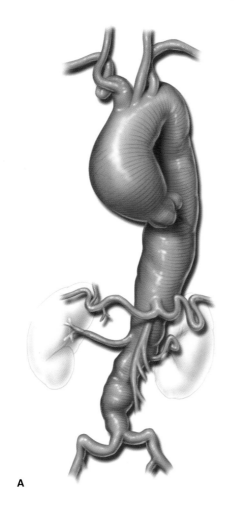

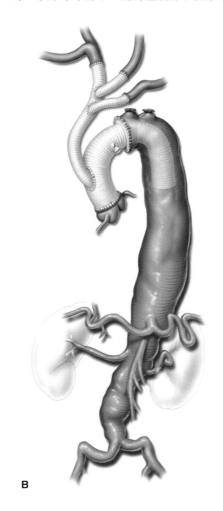

A　　　　　　　　　　　　　　　　　　　　**B**

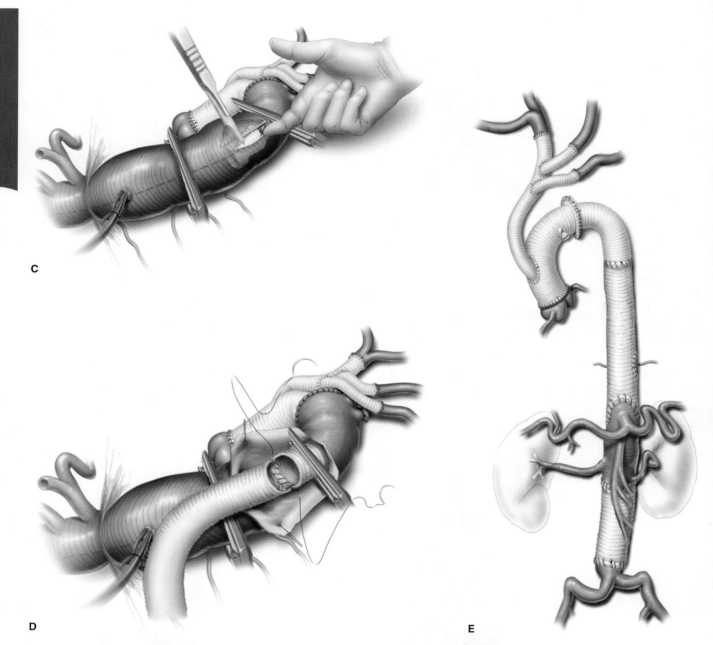

C

D

E

图 53-10　示意图为分步式象鼻管修复术（B），针对广泛累及升主动脉、主动脉弓和整段胸腹主动脉的动脉瘤（A）。第一步包括升主动脉和主动脉弓置换。部分移植物（主干）向左进入动脉瘤的降主动脉区域。（C）第二步，主干被取回（D）并进行近端吻合。（E）完整修复包括连接肋间动脉和内脏动脉

骨下动脉开口可保留在主动脉原位。以带象鼻的人工血管置换主动脉，便于动脉瘤的远端主动脉吻合。于主动脉瓣上升主动脉行近端主动脉吻合，可于无名动脉水平的主动脉弓处行带象鼻的远端吻合，以利于止血。三分支人工血管的近端与升主动脉人工血管中部开口相吻合。二期手术时远端象鼻子人工血管与降主动脉吻合使得远端主动脉吻合不困难（53-10C-E）。即使左锁骨下动脉以远动脉瘤扩张明显，降主动脉中有象鼻人工血管可安全阻断。如在动脉弓血管重建时没有行左锁骨下动脉搭桥，可于二期手术时经左胸用降主动脉分支行左锁骨下动脉血运重建[99]。

反向的象鼻手术　如胸降动脉瘤或胸腹主动脉瘤病变扩张明

显有破裂并有症状者（如背痛），或扩张明显大于升主动脉者，第一次手术行胸降动脉瘤或胸腹主动脉瘤手术，二次手术行升主动脉及主动脉弓置换。在反向象鼻手术中（图 53-11），第一次手术主动脉弓人工血管近端连接人工血管倒置于管腔中，便于二期升主动脉和主动脉弓横段手术吻合[100]。

肋间动脉吻合及胸降主动脉瘤手术

完成近端吻合，停左心分流并移除远端主动脉阻断钳。余段动脉瘤沿长轴切开至远端（图 53-7F）。开放的主动脉出血行血液回收并以全血快速回输体内。如主动脉在左锁骨下动脉近端阻断，则主动脉阻断钳下移至人工血管上且开放左锁骨下

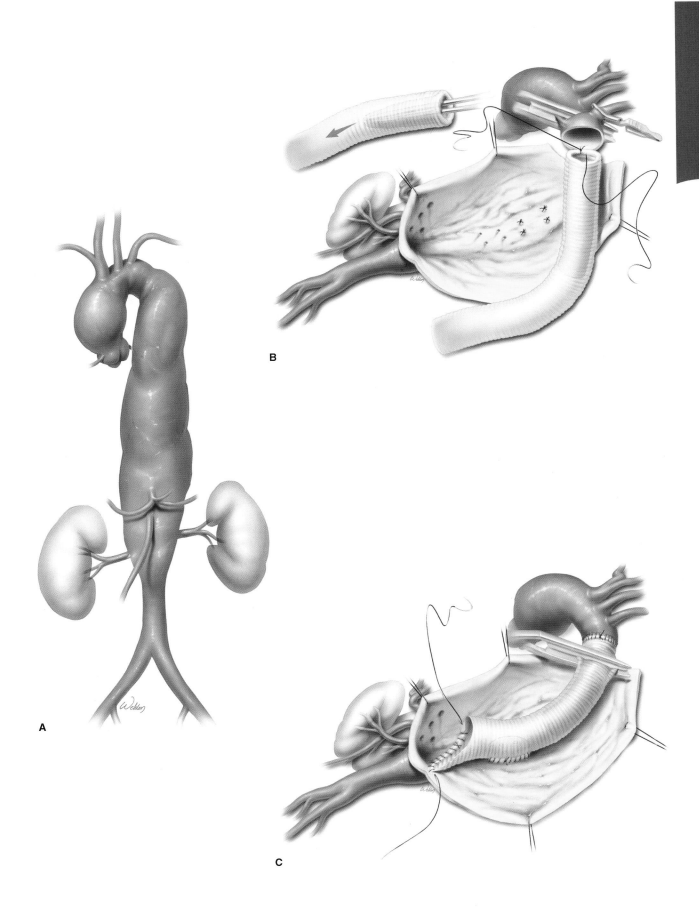

A

B

C

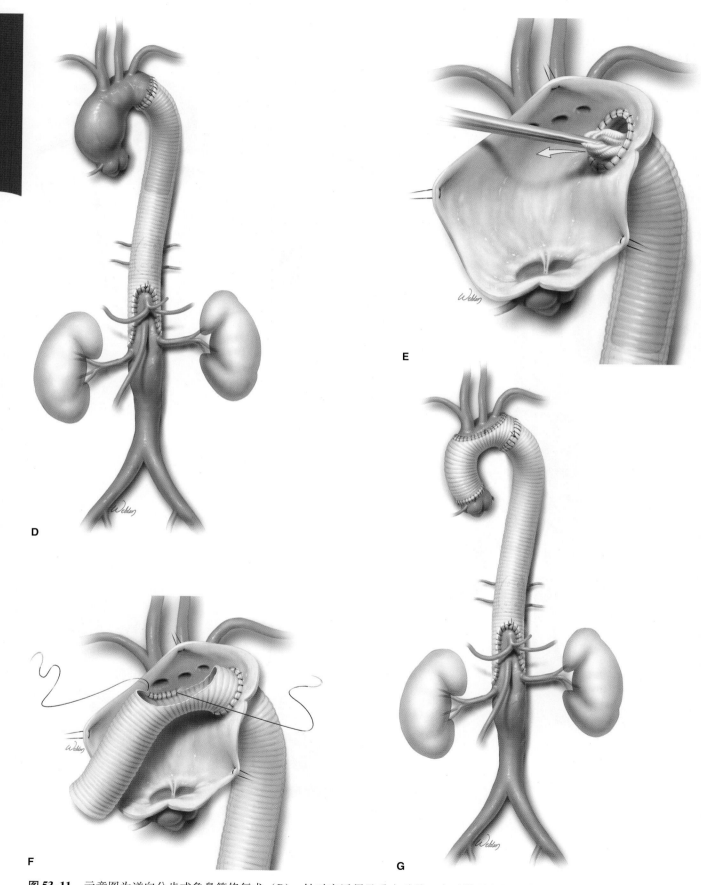

图 53-11 示意图为逆向分步式象鼻管修复术（B），针对广泛累及升主动脉、主动脉弓和整段胸腹主动脉的动脉瘤（A）第一步包括升主动脉和主动脉弓置换。近端部分移植物带鞘，将边缘折叠用于进行近端吻合。（C）连接肋间动脉后，在内脏血管开口后方做斜形远端吻合。（D）第一步完成后，部分移植物（主干）向左进入动脉瘤的降主动脉区域。（E）第二步，切开主动脉弓取回主干，（F）并用其置换主动脉弓和升主动脉，（G）修复完成

动脉阻断钳，恢复左椎动脉及副脊动脉的血供。对于累及膈肌或超越膈肌的手术，选择较大的低位肋间动脉与人工血管侧开口相吻合（图 53-7G）。如主动脉组织较脆，可将单独的 8mm 人工血管与选择的肋间动脉行端端吻合。胸降主动脉瘤手术中，人工血管远端与远端主动脉相吻合（图 53-8B）。对于慢性夹层所致动脉瘤，真假腔之间的膜样组织须打开以确保真假腔均有血液灌注。

内脏分支血管吻合

　　胸腹主动脉瘤患者在胸降主动脉置换完成后，余段动脉瘤沿长轴方向切开（图 53-73F）。向后切开至左肾动脉的开口并继续向下至动脉瘤远端。如动脉夹层有膜样组织应予切除。确认内脏分支及肾脏血管的开口。通过带球囊导管予肾动脉间断输入冷晶体（图 53-7G）。行左心分流的患者，腹腔干动脉及肠系膜上动脉也插入带球囊导管，可向经泵行选择性腹腔脏器灌注。按顺序行行腹腔干动脉、肠系膜上动脉及肾动脉吻合。在 I 型胸腹主动脉瘤手术中，腹腔脏器动脉分支开口常与人工血管远端斜向的末端相吻合（图 53-11C），但在 II 型、III 型胸腹主动脉瘤手术中，腹腔脏器动脉分支开口与人工血管上一个或多个卵圆形侧开口相吻合（图 53-7H）。30% ~ 40% 的患者左肾动脉的开口偏向一侧，最好单独与人工血管的一个开口相吻合（图 53-7I）。基因异常的患者如马方综合征或 Loeys- Dietz 综合征，易于在腹腔脏器开口吻合处形成瘤样病变；用多分支人工血管每个血管分支开口行单独的血运重建，这样减少了自体主动脉组织残存部分，降低了动脉瘤复发的风险。多分支人工血管同样适用于动脉瘤扩张明显腹腔干动脉、肠系膜上动脉及肾动脉开口移位明显的患者（图 53-12）。至少 25% 的患者存在腹腔动脉分支狭窄，必要时行内膜剥脱术（如病变解剖适合）、支架置入或人工血管置换术[54,101]。

远端主动脉和髂动脉吻合

　　胸腹主动脉瘤累及肾动脉以下，可在主动脉分叉处行远端吻合（图 53-7）。髂动脉瘤的患者，直人工血管末端连接两分叉人工血管，根据病变累及程度范围，分叉人工血管远端开口可吻合于髂总动脉、髂外动脉或股动脉。分叉人工血管右支经腹膜后走行至右髂动脉附近的盆腔。切开左侧腹膜后左髂动脉的显露相对较直。应仔细保留髂内动脉中至少一支循环。

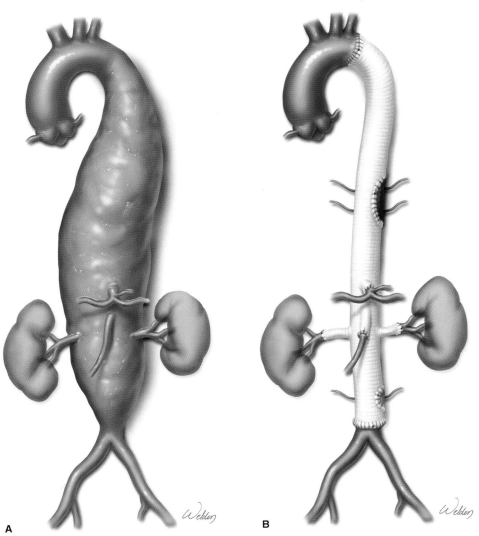

A　　　　　　　　**B**

图 53-12　示意图（A）为广泛置换的胸腹主动脉瘤，包括腹腔、肠系膜上和双侧肾动脉开口；（B）主动脉被一多分支的移植物替代，以便分离吻合每条内脏血管

切口闭合

阻断开放后，输入鱼精蛋白中和肝素。必要时外科加固缝合及输入血制品来完成止血。评估肾脏、腹腔脏器及外周的循环。为明确肾功能是否正常，可静脉输入蓝染料并测量尿液排出的滤过时间。肠道、脾及肝脏均行评估以确保充足灌注。检查脾脏是否有囊状病变；如存在脾脏血肿，切除脾脏以避免术后出血及低血压。原动脉瘤壁较松弛地包裹于人工血管周围。切口关闭前置入胸部后方两个引流管及一个闭式的腹膜后引流管。用聚丙烯缝线连续缝合膈肌。术后重建膈肌裂开极为罕见。

表53-2　2006～2009年475例开放修复胸降主动脉或胸腹主动脉瘤手术结果

修复程度	例数	30天死亡	截瘫 *	肾衰 *
DTAA	66	4（6%）	1（2%）	5（8%）
TAAA I	102	4（4%）	7（7%）	8（8%）
TAAA II	126	9（7%）	9（7%）	12（10%）
TAAA III	79	6（8%）	5（6%）	7（9%）
TAAA IV	102	7（7%）	2（2%）	9（9%）
Total	475	30（6%）	24（5%）	41（9%）

* 包括一过性和永久损伤

DTAA = 胸降主动脉瘤；TAAA：胸腹主动脉瘤

疗效

1986年以来，我们行开放式胸降主动脉瘤及胸腹主动脉瘤手术3159例。院内及术后30天死亡率为5.6%（n＝178）。常与死亡风险增加相关的并发症包括截瘫、肾衰竭、呼吸功能衰竭、心源性突发事件及出血。我们患者中截瘫及下肢轻瘫发生率为4.4%（n＝107），肾衰需要透析的比率为5.7%（n＝181）。我们最近的数据（2006～2009年），体现了我们最新器官保护的策略，列于表53-2。

我们的经验因出血而重返手术室的比率为2.5%。术后血压管理至关重要，必须对高血压（可导致出血）与低血压（可导致截瘫/下肢轻瘫）做好平衡。由于主动脉吻合术后早期常极度脆弱，即使短时间的高血压也可引起缝合处破裂而导致严重出血或假动脉瘤形成。在多数病例中，我们使用硝普钠、静脉注射β受体阻滞剂、静脉注射用钙离子通道阻滞剂使得平均动脉压保持在80～90mmHg之间。主动脉组织极度脆弱的患者，如马方综合征，我们将目标血压定位在70～80mmHg。

呼吸系统并发症可有声带麻痹；有术后声音嘶哑的患者可通过检查确诊。此并发症可直接通过声带手术有效治愈（如行成形术）或高危病例注射聚四氟乙烯治疗。

其他主动脉疾病的监测

做过胸降主动脉瘤或胸腹主动脉瘤手术的病例有在其他主动脉节段或置换修补处再发动脉瘤可能。吻合口处主动脉组织强度的进行性减弱可导致假性动脉瘤形成。为在危及生命的严

重并发症发生前对新发的主动脉疾病进行监测，我们要求所有患者行胸腹的CT或磁共振检查。终生监测对于基因异常的患者时尤为重要的[8,9]。尤其当有选择地进行二次主动脉手术，可有令人惊奇的较低的并发症和死亡率的风险[103]。

致谢

作者由衷的感谢 Scott A. Weldon 和 Carol P. Larson 提供的医学插图，以及 Stephen N. Palmer 和 Susan Y. Green 提供的编辑方面的支持。

参考文献

1. Olsson C, Thelin S, Stahle E, Ekbom A, Granath F: Thoracic aortic aneurysm and dissection: increasing prevalence and improved outcomes reported in a nationwide population-based study of more than 14,000 cases from 1987 to 2002. *Circulation* 2006; 114(24):2611-2618.
2. Schlatmann TJ, Becker AE: Histologic changes in the normal aging aorta: implications for dissecting aortic aneurysm. *Am J Cardiol* 1977; 39(1):13-20.
3. Fattouch K, Sampognaro R, Navarra E, et al: Long-term results after repair of type A acute aortic dissection according to false lumen patency. *Ann Thorac Surg* 2009; 88(4):1244-1250.
4. Bernard Y, Zimmermann H, Chocron S, et al: False lumen patency as a predictor of late outcome in aortic dissection. *Am J Cardiol* 2001; 87(12):1378-1382.
5. Estrera AL, Miller CC, Goodrick J, et al: Update on outcomes of acute type B aortic dissection. *Ann Thorac Surg* 2007; 83(2):S842-845.
6. Nienaber CA, Rousseau H, Eggebrecht H, et al: Randomized comparison of strategies for type B aortic dissection: the INvestigation of STEnt Grafts in Aortic Dissection (INSTEAD) trial. *Circulation* 2009; 120(25):2519-2528.
7. Song HK, Bavaria JE, Kindem MW, et al: Surgical treatment of patients enrolled in the national registry of genetically triggered thoracic aortic conditions. *Ann Thorac Surg* 2009; 88(3):781-787; discussion 787-788.
8. LeMaire SA, Carter SA, Volguina IV, et al: Spectrum of aortic operations in 300 patients with confirmed or suspected Marfan syndrome. *Ann Thorac Surg* 2006; 81(6):2063-2078.
9. LeMaire SA, Pannu H, Tran-Fadulu V, et al: Severe aortic and arterial aneurysms associated with a TGFBR2 mutation. *Nat Clin Pract Cardiovasc Med* 2007; 4(3):167-171.
10. Loeys BL, Chen J, Neptune ER, et al: A syndrome of altered cardiovascular, craniofacial, neurocognitive and skeletal development caused by mutations in TGFBR1 or TGFBR2. *Nat Genet* 2005; 37(3):275-281.
11. Kang N, Clarke AJ, Nicholson IA, Chard RB: Circulatory arrest for repair of postcoarctation site aneurysm. *Ann Thorac Surg* 2004; 77(6):2029-2033.
12. Ala-Kulju K, Heikkinen L: Aneurysms after patch graft aortoplasty for coarctation of the aorta: long-term results of surgical management. *Ann Thorac Surg* 1989; 47(6):853-856.
13. Heikkinen L, Sariola H, Salo J, Ala-Kulju K: Morphological and histopathological aspects of aneurysms after patch aortoplasty for coarctation. *Ann Thorac Surg* 1990; 50(6):946-948.
14. Korkut AK, Cetin G, Saltik L: Management of a large pseudo-aneurysm secondary to balloon angioplasty for aortic coarctation. *Acta Chir Belg* 2006; 106(1):107-108.
15. Johnston KW, Rutherford RB, Tilson MD, et al: Suggested standards for reporting on arterial aneurysms. Subcommittee on Reporting Standards for Arterial Aneurysms, Ad Hoc Committee on Reporting Standards, Society for Vascular Surgery and North American Chapter, International Society for Cardiovascular Surgery. *J Vasc Surg* 1991; 13(3):452-458.
16. Pearce WH, Slaughter MS, LeMaire S, et al: Aortic diameter as a function of age, gender, and body surface area. *Surgery* 1993; 114(4):691-697.
17. Agmon Y, Khandheria BK, Meissner I, et al: Is aortic dilatation an atherosclerosis-related process? Clinical, laboratory, and transesophageal echocardiographic correlates of thoracic aortic dimensions in the population with implications for thoracic aortic aneurysm formation. *J Am Coll Cardiol* 2003; 42(6):1076-1083.
18. Cronenwett JL, Garrett HE: Arteriographic measurement of the abdominal aorta, iliac, and femoral arteries in women with atherosclerotic occlusive disease. *Radiology* 1983; 148(2):389-392.

19. Hager A, Kaemmerer H, Rapp-Bernhardt U, et al: Diameters of the thoracic aorta throughout life as measured with helical computed tomography. *J Thorac Cardiovasc Surg* 2002; 123(6):1060-1066.
20. Liddington MI, Heather BP. The relationship between aortic diameter and body habitus. *Eur J Vasc Surg* 1992; 6(1):89-92.
21. Coady MA, Rizzo JA, Hammond GL, Kopf GS, Elefteriades JA: Surgical intervention criteria for thoracic aortic aneurysms: a study of growth rates and complications. *Ann Thorac Surg* 1999; 67(6):1922-1926.
22. Elefteriades JA: Natural history of thoracic aortic aneurysms: indications for surgery, and surgical versus nonsurgical risks. *Ann Thorac Surg* 2002; 74(5):S1877-1880.
23. Clouse WD, Hallett JW Jr, Schaff HV, et al: Improved prognosis of thoracic aortic aneurysms: a population-based study. *JAMA* 1998; 280(22): 1926-1929.
24. Panneton JM, Hollier LH: Nondissecting thoracoabdominal aortic aneurysms: part I. *Ann Vasc Surg* 1995; 9(5):503-514.
25. Hemminger BM, Molina PL, Egan TM, et al: Assessment of real-time 3D visualization for cardiothoracic diagnostic evaluation and surgery planning. *J Digit Imaging* 2005; 18(2):145-153.
26. Rubin GD: CT angiography of the thoracic aorta. *Semin Roentgenol* 2003; 38(2):115-134.
27. Takahashi K, Stanford W: Multidetector CT of the thoracic aorta. *Int J Cardiovasc Imaging* 2005; 21(1):141-153.
28. Weinbaum FI, Dubner S, Turner JW, Pardes JG: The accuracy of computed tomography in the diagnosis of retroperitoneal blood in the presence of abdominal aortic aneurysm. *J Vasc Surg* 1987; 6(1):11-16.
29. Green D, Parker D: CTA and MRA: visualization without catheterization. *Semin Ultrasound CT MR* 2003; 24(4):185.
30. Marckmann P, Skov L, Rossen K, et al: Nephrogenic systemic fibrosis: suspected causative role of gadodiamide used for contrast-enhanced magnetic resonance imaging. *J Am Soc Nephrol* 2006; 17(9):2359-2362.
31. Thomsen HS: How to avoid nephrogenic systemic fibrosis: current guidelines in Europe and the United States. *Radiol Clin North Am* 2009; 47(5):871-875, vii.
32. Soulen MC: Catheter angiography of thoracic aortic aneurysms. *Semin Roentgenol* 2001; 36(4):334-339.
33. Leurs LJ, Bell R, Degrieck Y, et al: Endovascular treatment of thoracic aortic diseases: combined experience from the EUROSTAR and United Kingdom Thoracic Endograft registries. *J Vasc Surg* 2004; 40(4): 670-679.
34. Makaroun MS, Dillavou ED, Kee ST, et al: Endovascular treatment of thoracic aortic aneurysms: results of the phase II multicenter trial of the GORE TAG thoracic endoprosthesis. *J Vasc Surg* 2005; 41(1):1-9.
35. Rachel ES, Bergamini TM, Kinney EV, et al: Endovascular repair of thoracic aortic aneurysms: a paradigm shift in standard of care. *Vasc Endovascular Surg* 2002; 36(2):105-113.
36. Greenberg RK, Clair D, Srivastava S, et al: Should patients with challenging anatomy be offered endovascular aneurysm repair? *J Vasc Surg* 2003; 38(5): 990-996.
37. Coselli JS, Green SY, Preventza O, LeMaire SA: Combining open and endovascular approaches to complex aneurysms, in: Pearce WH, Matsumura J, Morasch M, Yao JST (eds): *Vascular Surgery: Therapeutic Strategies.* Beijing, People's Medical Publishing House, 2010; pp 529-548.
38. Gottardi R, Lammer J, Grimm M, Czerny M: Entire rerouting of the supraaortic branches for endovascular stent-graft placement of an aortic arch aneurysm. *Eur J Cardiothorac Surg* 2006; 29(2):258-260.
39. Baraki H, Hagl C, Khaladj N, et al: The frozen elephant trunk technique for treatment of thoracic aortic aneurysms. *Ann Thorac Surg* 2007; 83(2): S819-823; discussion S824-831.
40. Flye MW, Choi ET, Sanchez LA, et al: Retrograde visceral vessel revascularization followed by endovascular aneurysm exclusion as an alternative to open surgical repair of thoracoabdominal aortic aneurysm. *J Vasc Surg* 2004; 39(2):454-458.
41. Fulton JJ, Farber MA, Marston WA, et al: Endovascular stent-graft repair of pararenal and type IV thoracoabdominal aortic aneurysms with adjunctive visceral reconstruction. [erratum appears in *J Vasc Surg* 2005 May; 41(5):906]. *J Vasc Surg* 2005; 41(2):191-198.
42. Svensson LG, Kim KH, Blackstone EH, et al: Elephant trunk procedure: newer indications and uses. *Ann Thorac Surg* 2004; 78(1):109-115; discussion 115-116.
43. Chuter TA, Gordon RL, Reilly LM, Goodman JD, Messina LM: An endovascular system for thoracoabdominal aortic aneurysm repair. *J Endovasc Ther* 2001; 8(1):25-33.
44. Kaviani A, Greenberg R: Current status of branched stent-graft technology in treatment of thoracoabdominal aneurysms. *Semin Vasc Surg* 2006; 19(1): 60-65.

45. Palma JH, Miranda F, Gasques AR, et al: Treatment of thoracoabdominal aneurysm with self-expandable aortic stent grafts. *Ann Thorac Surg* 2002; 74(5):1685-1687.
46. Chemelli-Steingruber IE, Chemelli A, Strasak A, et al: Evaluation of volumetric measurements in patients with acute type B aortic dissection— thoracic endovascular aortic repair (TEVAR) vs conservative. *J Vasc Surg* 2009; 49(1):20-28.
47. Bakaeen FG, Coselli JS, LeMaire SA, Huh J: Continued aortic aneurysmal expansion after thoracic endovascular stent-grafting. *Ann Thorac Surg* 2007; 84(3):1007-1008.
48. Kelso RL, Lyden SP, Butler B, et al: Late conversion of aortic stent grafts. *J Vasc Surg* 2009; 49(3):589-595.
49. Nabi D, Murphy EH, Pak J, Zarins CK: Open surgical repair after failed endovascular aneurysm repair: is endograft removal necessary? *J Vasc Surg* 2009; 50(4):714-721.
50. Coselli JS, LeMaire SA, Miller CC III, et al: Mortality and paraplegia after thoracoabdominal aortic aneurysm repair: a risk factor analysis. *Ann Thorac Surg* 2000; 69(2):409-414.
51. LeMaire SA, Miller CC III, Conklin LD, et al: A new predictive model for adverse outcomes after elective thoracoabdominal aortic aneurysm repair. *Ann Thorac Surg* 2001; 71(4):1233-1238.
52. Svensson LG, Crawford ES, Hess KR, Coselli JS, Safi HJ: Thoracoabdominal aortic aneurysms associated with celiac, superior mesenteric, and renal artery occlusive disease: methods and analysis of results in 271 patients. *J Vasc Surg* 1992; 16(3):378-389.
53. Jones MM, Akay M, Murariu D, LeMaire SA, Coselli JS: Safe aortic arch clamping in patients with patent internal thoracic artery grafts. *Ann Thorac Surg* 2010; 89(4):e31-e32.
54. Svensson LG, Crawford ES, Hess KR, Coselli JS, Safi HJ: Experience with 1509 patients undergoing thoracoabdominal aortic operations. *J Vasc Surg* 1993; 17(2):357-368.
55. Chan FY, Crawford ES, Coselli JS, Safi HJ, Williams TW Jr: In situ prosthetic graft replacement for mycotic aneurysm of the aorta. *Ann Thorac Surg* 1989; 47(2):193-203.
56. Coselli JS, Crawford ES: Composite valve-graft replacement of aortic root using separate Dacron tube for coronary artery reattachment. *Ann Thorac Surg* 1989; 47(4):558-565.
57. MacArthur RG, Carter SA, Coselli JS, LeMaire SA: Organ protection during thoracoabdominal aortic surgery: rationale for a multimodality approach. *Semin Cardiothorac Vasc Anesth* 2005; 9(2):143-149.
58. Frank SM, Parker SD, Rock P, et al: Moderate hypothermia, with partial bypass and segmental sequential repair for thoracoabdominal aortic aneurysm. *J Vasc Surg* 1994; 19(4):687-697.
59. Strauch JT, Lauten A, Spielvogel D, et al: Mild hypothermia protects the spinal cord from ischemic injury in a chronic porcine model. *Eur J Cardiothorac Surg* 2004; 25(5):708-715.
60. Inamasu J, Nakamura Y, Ichikizaki K: Induced hypothermia in experimental traumatic spinal cord injury: an update. *J Neurol Sci* 2003; 209(1-2): 55-60.
61. Rokkas CK, Sundaresan S, Shuman TA, et al: Profound systemic hypothermia protects the spinal cord in a primate model of spinal cord ischemia. *J Thorac Cardiovasc Surg* 1993; 106(6):1024-1035.
62. Kouchoukos NT, Masetti P, Rokkas CK, Murphy SF: Hypothermic cardiopulmonary bypass and circulatory arrest for operations on the descending thoracic and thoracoabdominal aorta. *Ann Thorac Surg* 2002; 74(5):S1885-1887.
63. Kouchoukos NT, Masetti P, Rokkas CK, Murphy SF, Blackstone EH: Safety and efficacy of hypothermic cardiopulmonary bypass and circulatory arrest for operations on the descending thoracic and thoracoabdominal aorta. *Ann Thorac Surg* 2001; 72(3):699-707.
64. Kouchoukos NT, Rokkas CK: Hypothermic cardiopulmonary bypass for spinal cord protection: rationale and clinical results. *Ann Thorac Surg* 1999; 67(6):1940-1942.
65. Schepens MA, Defauw JJ, Hamerlijnck RP, Vermeulen FE: Use of left heart bypass in the surgical repair of thoracoabdominal aortic aneurysms. *Ann Vasc Surg* 1995; 9(4):327-338.
66. Borst HG, Frank G, Schaps D: Treatment of extensive aortic aneurysms by a new multiple-stage approach. *J Thorac Cardiovasc Surg* 1988; 95(1):11-13.
67. Wong DR, Coselli JS, Amerman K, et al: Delayed spinal cord deficits after thoracoabdominal aortic aneurysm repair. *Ann Thorac Surg* 2007; 83(4):1345-1355.
68. Schepens MA, Heijmen RH, Ranschaert W, Sonker U, Morshuis WJ: Thoracoabdominal aortic aneurysm repair: results of conventional open surgery. *Eur J Vasc Endovasc Surg* 2009; 37(6):640-645.
69. Misfeld M, Sievers HH, Hadlak M, Gorski A, Hanke T: Rate of paraplegia and mortality in elective descending and thoracoabdominal aortic repair in the modern surgical era. *Thorac Cardiovasc Surg* 2008; 56(6):342-347.

70. Dong CC, MacDonald DB, Janusz MT: Intraoperative spinal cord monitoring during descending thoracic and thoracoabdominal aneurysm surgery. *Ann Thorac Surg* 2002; 74(5):S1873-1876.

71. Meylaerts SA, Jacobs MJ, van Iterson V, De Haan P, Kalkman CJ: Comparison of transcranial motor evoked potentials and somatosensory evoked potentials during thoracoabdominal aortic aneurysm repair. *Ann Surg* 1999; 230(6):742-749.

72. van Dongen EP, Schepens MA, Morshuis WJ, et al: Thoracic and thoracoabdominal aortic aneurysm repair: use of evoked potential monitoring in 118 patients. *J Vasc Surg* 2001; 34(6):1035-1040.

73. Keyhani K, Miller CC, III, Estrera AL, et al: Analysis of motor and somatosensory evoked potentials during thoracic and thoracoabdominal aortic aneurysm repair. *J Vasc Surg* 2009; 49(1):36-41.

74. MacDonald DB: Intraoperative motor evoked potential monitoring: overview and update. *J Clin Monit Comput* 2006; 20(5):347-377.

75. Jacobs MJ, de Mol BA, Elenbaas T, et al: Spinal cord blood supply in patients with thoracoabdominal aortic aneurysms. *J Vasc Surg* 2002; 35(1):30-37.

76. Jacobs MJ, Elenbaas TW, Schurink GW, Mess WH, Mochtar B: Assessment of spinal cord integrity during thoracoabdominal aortic aneurysm repair. *Ann Thorac Surg* 2002; 74(5):S1864-1866.

77. Miyamoto K, Ueno A, Wada T, Kimoto S: A new and simple method of preventing spinal cord damage following temporary occlusion of the thoracic aorta by draining the cerebrospinal fluid. *J Cardiovasc Surg (Torino)* 1960; 1:188-197.

78. Ackerman LL, Traynelis VC: Treatment of delayed-onset neurological deficit after aortic surgery with lumbar cerebrospinal fluid drainage. *Neurosurgery* 2002; 51(6):1414-1421.

79. Brock MV, Redmond JM, Ishiwa S, et al: Clinical markers in CSF for determining neurologic deficits after thoracoabdominal aortic aneurysm repairs. *Ann Thorac Surg* 1997; 64(4):999-1003.

80. Huynh TT, Miller CC, III, Estrera AL, et al: Correlations of cerebrospinal fluid pressure with hemodynamic parameters during thoracoabdominal aortic aneurysm repair. *Ann Vasc Surg* 2005; 19(5):619-624.

81. Kunihara T, Matsuzaki K, Shiiya N, Saijo Y, Yasuda K: Naloxone lowers cerebrospinal fluid levels of excitatory amino acids after thoracoabdominal aortic surgery. *J Vasc Surg* 2004; 40(4):681-690.

82. Piano G, Gewertz BL: Mechanism of increased cerebrospinal fluid pressure with thoracic aortic occlusion. *J Vasc Surg* 1990; 11(5):695-701.

83. Coselli JS, LeMaire SA, Köksoy C, Schmittling ZC, Curling PE: Cerebrospinal fluid drainage reduces paraplegia after thoracoabdominal aortic aneurysm repair: results of a randomized clinical trial. *J Vasc Surg* 2002; 35(4):631-639.

84. Cinà CS, Abouzahr L, Arena GO, et al: Cerebrospinal fluid drainage to prevent paraplegia during thoracic and thoracoabdominal aortic aneurysm surgery: a systematic review and meta-analysis. *J Vasc Surg* 2004; 40(1):36-44.

85. Estrera AL, Sheinbaum R, Miller CC, et al: Cerebrospinal fluid drainage during thoracic aortic repair: safety and current management. *Ann Thorac Surg* 2009; 88(1):9-15.

86. Berguer R, Porto J, Fedoronko B, Dragovic L: Selective deep hypothermia of the spinal cord prevents paraplegia after aortic cross-clamping in the dog model. *J Vasc Surg* 1992; 15(1):62-71.

87. Marsala M, Vanicky I, Galik J, et al: Panmyelic epidural cooling protects against ischemic spinal cord damage. *J Surg Res* 1993; 55(1):21-31.

88. Wang LM, Yan Y, Zou LJ, Jing NH, Xu ZY: Moderate hypothermia prevents neural cell apoptosis following spinal cord ischemia in rabbits. *Cell Res* 2005; 15(5):387-393.

89. Wisselink W, Becker MO, Nguyen JH, Money SR, Hollier LH: Protecting the ischemic spinal cord during aortic clamping: the influence of selective hypothermia and spinal cord perfusion pressure. *J Vasc Surg* 1994; 19(5):788-795.

90. Cambria RP, Clouse WD, Davison JK, et al: Thoracoabdominal aneurysm repair: results with 337 operations performed over a 15-year interval. *Ann Surg* 2002; 236(4):471-479.

91. Tetik O, Islamoglu F, Yagdi T, et al: An intraaortic solution trial to prevent spinal cord injury in a rabbit model. *Eur J Vasc Endovasc Surg* 2001; 22(2):175-179.

92. Coselli JS: The use of left heart bypass in the repair of thoracoabdominal aortic aneurysms: current techniques and results. *Semin Thorac Cardiovasc Surg* 2003; 15(4):326-332.

93. Coselli JS, LeMaire SA, Conklin LD, Adams GJ: Left heart bypass during descending thoracic aortic aneurysm repair does not reduce the incidence of paraplegia. *Ann Thorac Surg* 2004; 77(4):1298-1303.

94. Estrera AL, Miller CC, III, Chen EP, et al: Descending thoracic aortic aneurysm repair: 12-year experience using distal aortic perfusion and cerebrospinal fluid drainage. *Ann Thorac Surg* 2005; 80(4):1290-1296.

95. Safi HJ, Estrera AL, Miller CC, et al: Evolution of risk for neurologic deficit after descending and thoracoabdominal aortic repair. *Ann Thorac Surg* 2005; 80(6):2173-2179.

96. Schepens MA, Kelder JC, Morshuis WJ, et al: Long-term follow-up after thoracoabdominal aortic aneurysm repair. *Ann Thorac Surg* 2007; 83(2): S851-855.

97. Köksoy C, LeMaire SA, Curling PE, et al: Renal perfusion during thoracoabdominal aortic operations: cold crystalloid is superior to normothermic blood. *Ann Thorac Surg* 2002; 73(3):730-738.

98. Fehrenbacher JW, Hart DW, Huddleston E, Siderys H, Rice C: Optimal end-organ protection for thoracic and thoracoabdominal aortic aneurysm repair using deep hypothermic circulatory arrest. *Ann Thorac Surg* 2007; 83(3):1041-1046.

99. Spielvogel D, Etz CD, Silovitz D, Lansman SL, Griepp RB: Aortic arch replacement with a trifurcated graft. *Ann Thorac Surg* 2007; 83(2):S791-795; discussion S824-831.

100. Coselli JS, LeMaire SA, Carter SA, Conklin LD: The reversed elephant trunk technique used for treatment of complex aneurysms of the entire thoracic aorta. *Ann Thorac Surg* 2005; 80(6):2166-2172; discussion 2172.

101. LeMaire SA, Jamison AL, Carter SA, et al: Deployment of balloon expandable stents during open repair of thoracoabdominal aortic aneurysms: a new strategy for managing renal and mesenteric artery lesions. *Eur J Cardiothorac Surg* 2004; 26(3):599-607.

102. Rosingh HJ, Dikkers FG: Thyroplasty to improve the voice in patients with a unilateral vocal fold paralysis. *Clin Otolaryngol Allied Sci* 1995; 20(2):124-126.

103. Coselli JS, Poli de Figueiredo LF, LeMaire SA: Impact of previous thoracic aneurysm repair on thoracoabdominal aortic aneurysm management. *Ann Thorac Surg* 1997; 64(3):639-650.

高　爽　孙晓刚　译

第 54 章

胸主动脉疾病的腔内治疗

Susan D. Moffatt-Bruce,
R. Scott Mitchell

简介

胸主动脉瘤患者通常为老年人并且合并多种疾病，因而此类患者的治疗非常困难。20 世纪 50 年代 Swan、Lam、DeBakey 和 Etheredge 报道了使用切除部分病变主动脉置换人工血管的方法成功治疗该病[1~3]，标志着现代外科治疗胸主动脉瘤的开始。其后，DeBakey 和 Cooley 首次报道成功的在体外循环下进行升主动脉瘤切除术[4]。随着对胸主动脉瘤病理生理和自然病程理解的不断加深以及诊断水平、外科技术和围手术期护理不断改进，使我们有更多的方法治疗该病[5,6]，即使是患者病情危重，预后也在改善。尽管如此，手术治疗此类疾病的死亡率和长期致残率仍居高不下[7,8]。十年前有学者提出使用腔内技术治疗胸主动脉疾病的概念，提出者希望此种方法不但可以避免手术风险，而且可以通过隔离和降低主动脉瘤腔内压力诱导病变主动脉出现重新塑形和自然修复过程[9]。在努力改善胸主动脉疾病治疗效果同时，腔内支架植入技术已经在治疗腹主动脉瘤领域被广泛应用[10,11]。胸主动脉支架最初设计用来治疗合并多种疾病的高危患者，目前应用领域正在扩展到多种病理改变导致的主动脉疾病，包括胸主动脉瘤、主动脉夹层、壁间血肿、穿通性溃疡和胸主动脉外伤[12~19]，并同时适用于年轻和老年患者。关于腔内支架治疗胸主动脉瘤的效果，早期报道的结果令人鼓舞，但长期预后仍然未知，必须密切关注包括费用在内的长期随访结果[20~22]。

历史

腔内血管支架植入技术最初设计用于治疗腹主动脉瘤[23]，由 Prodi 提出，他使用了附着球囊扩张支架的人工血管隔离主动脉瘤。这项技术有几个吸引人的特点，包括可以通过外周动脉植入，避免开腹，避免主动脉阻断及其伴随的生理紊乱，减少呼吸系统并发症，有可能缩短住院时间和恢复时间。

多年前斯坦福大学医学中心就已经开展在动物模型中使用未覆膜支架修复主动脉夹层的工作，经过介入放射专家和心脏外科专家不断努力和互相协作，最终成功制造了胸主动脉支架并应用于临床。支架由自膨胀 Gianturco Z 支架（Cook Co.，Bloomington，IN）收紧后外覆编织涤纶血管（Meadox-Boston Scientific，Natick，MA；图 54-1）构成。最初，美国伦理审查委员会（IRB）批准了一项高危险的临床研究，研究内容为使用腔内支架治疗被认为没有手术适应证的胸主动脉瘤患者[24]。共 13 名患者进行了腔内胸主动脉瘤治疗，瘤体平均直径 6.1cm。支架为每位患者定制，由自膨胀不锈钢支架外覆编织涤纶血管构成。所有患者手术过程顺利，13 名患者中的 12 名患者出现了环绕支架的血栓，1 年后随访无死亡、截瘫、脑卒中、远端血管栓塞或感染病例[24]。初步研究结果验证了对于经过严格筛选的患者，腔内支架修复术是安全的。

上述可行性研究促使美国伦理审查委员会（IRB）批准了另一项对 103 名胸主动脉瘤患者进行治疗的研究[25]。103 名患者中，60% 患者不适宜手术治疗。这些患者进行了胸降主动脉腔内治疗，同样使用了"自制"或第一代支架，支架由自膨胀 Z 支架覆盖编织涤纶血管构成。83% 患者出现动脉瘤完全血栓化。早期死亡率为 9%，并且明显与脑血管事件及心肌梗死相关。主要围手术期并发症包括，截瘫 3 例、脑血管事件 7 例、呼吸衰竭 12 例。103 名患者中的 38 名患者治疗失败，其中 5 名患者因为支架内漏并动脉瘤继续扩张进行了二次外科手术治疗。1 年生存率为 81%，2 年生存率为 73%。考虑到这些患者的高危性，第一代支架的试验结果令人满意。但是，死亡率和并发症发生率仍然较高，需要长期随访彻底明确胸主动脉瘤腔内治疗的疗效。2004 年，103 名接受第一代支架治疗患者的中期随访结果发布[26]。总生存率令人沮丧；1 年、5 年、8 年的生存率分别是 82%、49%、27%。其中有外科手术指征的患者 1 年、5 年生存率分别为 93%、78%，无外科手术指征

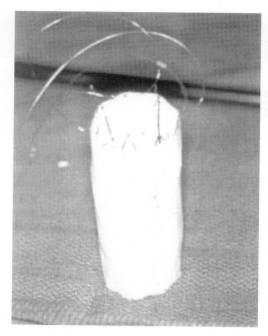

图54-1　第1代支架由Z支架外覆编织涤纶血管构成

的患者1年、5年生存率分别为74%、31%。那些无外科手术指征的患者即使使用了腔内治疗的方法预期寿命也不乐观，是否有任何其他外科治疗方法适合这些患者已经引起了更多的关注。进一步研究结果显示，103名患者中的11名患者在接受腔内治疗后动脉瘤仍发生了破裂。这是一个令人深思的结果。经过长期随访，传统外科手术后只有极少数患者会出现吻合口问题以致危及生命。然而，必须指出的是，这项研究使用了相对原始的第一代装置，操作学习曲线相对陡峭。

Dake等将腔内支架植入扩展到急性复杂胸降主动脉夹层的治疗，1999年他们在新英格兰医学杂志（New England Journal of Medcine）上报道了研究结果[27]。他们仍然使用了前面描述过的第一代"自制"支架。所有患者均成功封闭原发近端破口，组织灌注得到改善。79%患者假腔内完全血栓化，早期死亡率为16%。该研究认为就诊晚，合并肠坏疽或合并Ehlers-Danlos（先天性结缔组织发育不全）综合征的患者不适合腔内治疗。平均随访13个月后临床结果令人乐观。

斯坦福大学医学中心通过这些开拓性研究和努力得出了一些令人关注的结论。即对于患有复杂主动脉疾病的危重患者，腔内治疗动脉瘤性疾病是有效的，有可能降低死亡率，但是支架的长期耐久性仍然不确定。腔内治疗可以有效逆转复杂B型主动脉夹层导致的灌注不良综合征，在更加完善的装置帮助下有可能取得更好的结果。

胸主动脉疾病的自然病史和外科治疗结果

■ 胸主动脉瘤

约50%的胸主动脉瘤起自左锁骨下动脉远端，并且常常伴有动脉粥样硬化[28]。Clouse等使用美国Olmsted郡数据库分析了动脉瘤的自然病史，证实了动脉瘤瘤体大小与破裂相关，

胸主动脉瘤5年总计破裂危险为30%[29]。西奈山（Mount Sinai）大学经研究发现动脉瘤破裂的危险因素，包括年龄增长、慢性阻塞性肺疾病、胸腹动脉瘤最大直径和疼痛症状[30]。耶鲁大学主动脉疾病（Yale Aortic Disease）团队已经证实升主动脉瘤或主动脉弓部瘤发生破裂或夹层时直径中位数为6cm，降主动脉瘤或胸腹主动脉瘤发生破裂和夹层时直径中位数为7.2cm[6]。耶鲁大学还报道了直径小于5.0cm、5.0～5.9cm、大于等于6.0cm的动脉瘤破裂或夹层平均发生率分别为每年2%、3%、6.9%。使用比例风险回归方法分析，瘤体直径为大于等于6.0cm时，动脉瘤破裂的比值比（OR）比瘤体直径为4.0～4.9cm时高25倍[31]。

血管置换手术是治疗胸主动脉瘤的传统方法，当患者存在其他并发症时，特别是在需要紧急处理的情况下，手术风险增加。然而，随着经验的增加，一些有经验的医院已经报道了非常好的手术结果，手术死亡率为5%～10%[32～34]，截瘫发生率为3%～16%。手术危险因素包括切除范围、急诊手术、肾功能不全、远端灌注和脑脊液引流[35～37]。近几年，患者术后5年生存率可以达到60%～80%[32～34]。

■ 胸主动脉夹层

急性主动脉夹层是最常见的凶险胸主动脉疾病，因夹层破裂致死的患者要多于因动脉瘤直接破裂致死的患者。发病时高压血流通过原发破口进入血管外膜内，血流迅速在外膜内向近端及远端扩散，目前对发病过程仍知之甚少。按Stanford分型，A型指夹层累及升主动脉，48小时死亡率高达50%，通常需要急诊手术。相反，B型夹层累及胸降主动脉，通常使用抗高血压治疗，外科手术适应证包括，难以控制的疼痛、破裂或即将发生破裂、内脏或肢体灌注不足综合征[38～41]。

斯坦福大学一项耗时超过36年的研究比较了药物和外科手术治疗B型夹层的生存率，所有患者的1、5、10和15年生存率分别为71%、60%、35%和17%，药物治疗和外科治疗结果相似[40]。这项研究并没有证明备受期望的外科手术可以避免假腔继续扩张导致的晚期并发症。

腔内修补复杂急性B型夹层可能是支架技术的最大效用。覆盖原发破口，使血流改道至塌陷的真腔，可以显著逆转内脏灌注不足。腔内治疗慢性胸主动脉夹层的效果并不清楚。考虑到内膜存在多个破口，夹层内膜片位置相对固定，支架植入不太可能使患者长期受益。但是如果假腔瘤样扩张非常局限，并且内膜破口远离膈肌水平，则可以进行腔内治疗。

■ 胸主动脉穿通性溃疡和壁内血肿

穿通性溃疡（Penetraing atherosclerotic ulcer, PAUs）和壁内血肿（Intramural hematomas, IMHs）是两种不同的病变，确诊病例不断增加[42]。穿通性溃疡可能是动脉粥样硬化斑块破裂伴随主动脉内弹力层穿通导致，可能合并向近端和远端扩展的壁内血肿。相反的，壁内血肿不合并穿通性溃疡，病因可能是主动脉滋养血管自发性破裂，并且血流进入主动脉壁内，可能进一步导致内膜撕裂和主动脉夹层[42]。

如果升主动脉发生壁内血肿，无论是否合并穿通性溃疡，常常会在急性期进展为症状明显的夹层，因此有必要早期进行升主动脉替换术。壁内血肿病变累及升主动脉时，患者死亡率最高[43,44]。因此，根据经验，建议病变范围包括升主动脉或

合并动脉瘤的壁内血肿患者积极进行早期手术治疗[44]。

发生在胸降主动脉，单纯的不合并动脉瘤样改变的壁内血肿，通常采用积极控制血压治疗。合并穿通性溃疡的壁内血肿，除了持续性疼痛和胸腔积液持续增多外，血肿最大深度和血管最大直径的不断增长都表示病情正在进展[45]。穿通性溃疡患者的主动脉破裂风险比 A 型或 B 型夹层患者高近30%[42]。但是，穿通性溃疡病情进展缓慢，急性破裂或其他危及生命事件发生率低。在未接受外科手术治疗的穿通性溃疡患者的自然病史中，多数患者会出现囊状或梭状主动脉假性动脉瘤和壁内血栓并伴随扩张[43]。

■ 胸主动脉外伤

外伤是最常见的影响胸主动脉的非退行性疾病。根据尸检报告，36%～54% 损伤发生在主动脉峡部，8%～27% 累及升主动脉，8%～18% 发生在弓部，11%～21% 累及远端降主动脉[46]。钝性伤是常见的致命性损伤，大约只有 20% 患者入院时得以存活。入院后死亡率为 39%～73%，死亡常常是由于其他主要器官损伤造成[47]。复合损伤的患者面临在极有限的时间内以及在有限的术式中进行选择并治疗的问题。所有包括胸主动脉的手术都会造成脊髓缺血损伤的危险，对年轻人来说，这是一个可怕的高发并发症。闭合性颅脑损伤和其他实质器官损伤可能会使外周循环支持所需的肝素使用受到限制，而大多数外科手术修补需要外周循环支持[46]。幸运的是，这些患者如果不存在主动脉即将破裂的影像学证据，CT 扫描稳定，那么就允许患者严重脑或肺损伤恢复后再进行限期手术。

胸主动脉腔内治疗

■ 技术发展

斯坦福大学使用的第一代支架由自膨胀 Gianturco Z 支架（Cook Co.，Bloomington，IN）收紧后外敷编织涤纶血管（Meadox-Boston Scientific，Natick，MA；图 54-1）构成。植入时，近端和远端最少需要 2cm 正常主动脉作为锚定区，或者被称作"landing zone"。支架直径要比通过 CT 横截面测量的锚定区直径大 10%～15%，以获得足够的径向支撑力，达到腔内封闭破口和阻止支架移位的目的。髂股动脉直径要大于 8mm，这样才能使内含压缩支架的 28F 输送鞘管顺利导入。扩张器包含一个鞘管，其内被预先放置超硬引丝，其在近端定位支架释放点。一旦这些工作完成，我们使用被称为"pusher"的杆捅出输送鞘管内的压缩支架并释放。支架最大直径被限制在 40mm，直径大于 37mm 的主动脉本身就可以被称作动脉瘤，这样的主动脉不太可能提供一个稳固的锚定区域。其他使早期"自制"或第一代支架不能顺利输送或安全固定的解剖学制约因素包括主动脉弓远端过度弯曲、穿过膈肌的主动脉严重 S 型弯曲，这反映出早期输送系统缺乏易弯曲性。

内漏是指血液通过支架周围或直接穿过支架渗漏，使被隔绝瘤腔内仍存在高压，支架技术的出现需要一些新的术语来描述内漏。I 型内漏发生在近端或远端锚定区，意味着这一位置没有被封闭[14,24,25]。II 型内漏指主动脉分支血管与被隔绝的瘤腔存在交通，这种情况常发生在腹部的肠系膜下动脉或胸部的肋间动脉向被隔绝的瘤腔内回血。III 型内漏发生在支架中部，

常常由于支架与支架重叠部分分离或支架本身渗漏造成。IV 型内漏特点是被隔绝的瘤腔不断增大，但又不存在明确的瘤体动脉分支，也被称为"内张力（endotention）"

多年来，腔内腹主动脉瘤修复及随后胸主动脉瘤修复的经验为改进支架技术提供了重要的资料[11,48,49]。商业化的第 2 代和第 3 代支架更易弯曲更小巧，因此可以在股动脉使用更小的鞘管。经验显示，直径小于 20F 的锥形、易弯曲、整体交换（over-the-wire）输送系统几乎都能穿过扭曲的髂动脉。支架近端倒钩似乎是最安全的固定方法，但是对急性夹层患者可能不是最佳选择。此外应该为不同的病理改变开发出不同的支架，适合夹层的装置应该没有倒钩、近端为裸支架。对于外伤性主动脉损伤，装置型号需要更小，因为此类患者主动脉通常没有动脉粥样硬化、直径正常，而径路血管通常细小。理想的支架装置由三部分组成：输送系统、覆膜材料和金属支架[50]。输送系统需要小巧、易弯曲以便于操作，有足够硬度以防止打结，使用中易止血。覆膜材料同样应该小巧、牢固、耐用、厚度合理。理想状态下，这种材料可以接受缝合。金属支架应该提供很高的径向强度和延展性，抵抗外力导致的压缩和扭曲，不透射线、抗腐蚀和抗疲劳。目前大部分支架使用镍钛合金制造，覆膜通常使用聚四氟乙烯（PTFE）或涤纶制造。

目前，美国食品和药品管理局（FDA）仅批准了三种胸主动脉支架（图 54-2），分别是 Gore Excluder TAG System（W. L. Gore，Sunnyvale，CA）、Medtronic Talent graft（Medtronic，Sunrise，FL）、Cook Zenith（Cook Co. Bloomington，IN）。这些第 2 代和第 3 代支架更易弯曲、更小巧、使用更小的输送系统，通过简易的操作就可以治疗众多患者。

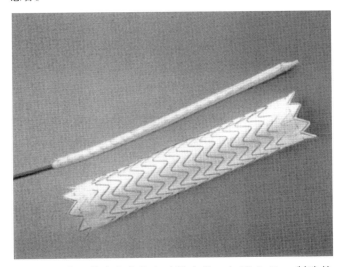

图 54-2　第 2 代商业化胸主动脉支架。由 W. L. Gore 制造的 Gore Excluder TAG System，由镍钛合金骨架外覆薄壁聚四氟乙烯（PTEE）膜构成

■ 腔内支架治疗胸主动脉疾病的临床结果

胸主动脉瘤

2005 年 1 月多中心 Gore Excluder TAG 胸主动脉支架 II 期临床试验结果发布[51]。这项多中心前瞻性非随机临床试验在17 个中心开展，比较了 140 名接受支架治疗和 90 名接受手术

治疗胸降主动脉瘤患者的临床结果。该研究严格定义了入选和排除标准，尽可能保证两组数据的可比性，分别在术后 1 个月、6 个月、12 个月和 24 个月进行 CT 检查。支架治疗组患者的手术失血、肾衰竭、截瘫和死亡率均显著低于手术治疗组（图 54-3）。令人关注的是两组的卒中发生率大致相等。支架

治疗组的 ICU 时间、总住院时间、恢复到可以正常活动时间比手术治疗组减少 50%。尽管支架治疗组患者的与动脉瘤相关死亡率在术后 2 年时保持了优势地位（97% 比 90%），但令人关注的是，2 组全因死亡率在术后 2 年时是相似的，最近的腹主动脉瘤支架治疗随机临床试验也得出了相似的结果[52]。

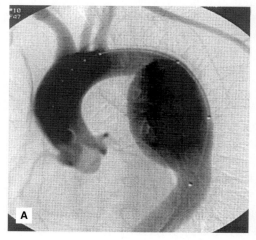
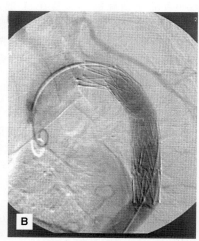

图 54-3 （A）造影显示胸降主动脉瘤适合支架治疗；（B）造影显示胸主动脉支架成功隔离瘤腔

最近，Ricco 等报道了一项独立的覆盖全法国的研究，纳入胸降主动脉瘤患者，并对其中大部分患者使用不同的支架装置进行治疗[53]。84% 患者使用了 Gore Excluder（Gore）和 Talent（Medtronic）支架装置，手术死亡率为 10%。并发症发生率为 21%，其中包括 16% 患者发生内漏，3 名患者因此死亡。6 个月生存率为 86%，如果术后发生并发症（不包括内漏），那么 6 个月生存率仅为 63%。这项研究在 29 个中心进行，共使用 6 种不同的支架装置，完成 166 例支架植入修补术，根据短期随访结果，证明了支架治疗胸主动脉疾病的可行性，其并发症发生率和死亡率可以接受，但是腔内治疗胸主动脉瘤应该在严格监督下进行。

与腹主动脉瘤相似，支架可能会成为胸主动脉瘤破裂的首选治疗方法。外科手术治疗胸主动脉瘤破裂存在较高的并发症发生率和死亡率。同时具备专业技术和适当设备的专科中心应该都具有腔内修复的能力。此类患者应该具有超过 2cm 的锚定区以便使适当型号的支架安全固定。尽管胸主动脉瘤破裂比腹主动脉瘤破裂少得多，但随着这项技术的不断发展，各级专科中心都有希望对这种疾病提供及时的治疗。

胸主动脉夹层

起自左锁骨下动脉远端的夹层被称为 Stanford B 型夹层，积极的抗高血压治疗已经成为主要的治疗方法[40]。当夹层出现破裂、即将破裂、难以控制的疼痛、迅速扩张或灌注不足综合征时被称为复杂夹层，对于复杂夹层需要外科干预。但是在此情况下，根据已有的报道，此类高危患者的外科手术死亡率高达 50%~60%。腔内治疗覆盖原发破口，使血流改道至真腔，似乎是这种腔内支架技术的完美应用。斯坦福大学和日本三重大学首先报道了使用第 1 代支架治疗 19 名复杂 B 型夹层患者。所有患者支架均成功植入，76% 患者缺血的分支血管血运重建，共有 3 例院内死亡，其中 2 名由于就诊过晚，存在不可逆的靶器官损害，另一名患者合并 Ehlers-Danlos（先天性结缔组织发育不良）综合征，此类患者目前大概还没有方法可以治疗。虽然随访时间短，但是所有治疗后患者没有发生主动脉

破裂或动脉瘤形成，多数患者的主动脉在支架水平为单腔[27]（图 54-4）。

目前，已经有许多研究团队报道了使用腔内支架治疗复杂急性 B 型夹层的研究结果。支架覆盖原发破口后，组织灌注不足得到有效的逆转，使真腔血流恢复，被压缩的主动脉真腔得到扩张。组织灌注不足的基本原因是由于主动脉分支血管开口内膜撕裂导致的动脉闭塞，在腔内治疗过程中可以确定闭塞血管，在闭塞分支血管的真腔内放置一枚裸支架通常可以逆转这一情况。对高危患者行腔内治疗已显著降低了手术治疗高达 20%~60% 的死亡率。

受到这些良好结果的鼓舞，人们对非复杂急性 B 型夹层患者使用支架治疗的兴趣不断增加。有一项被称为 INSTEAD（*IN*vestigation of *STE*nt in patients with type B *A*ortic *D*issection）*的随机临床实验，该实验以全因死亡作为主要结局，次要结局变量包括中转为支架治疗和（或）手术治疗、假腔血栓形成、心血管事件、主动脉扩张、生活质量和住院时间。该研究得出的结果是支架治疗的生存率低于标准药物治疗的生存率，考虑到非复杂 B 型夹层 1 年死亡率相对低，特别是此研究中，支架治疗的时间推迟至发病至少两周后，所以结果并不令人吃惊。另一个名为 ABSORB 的多中心随机临床实验，将随机选取处于急性期的患者，目前该实验正在进行中[54]。通过早期的临床经验可以看出，有经验术者的并发症发生率较低。支架的覆膜部分不应该低于 T-6 至 T-7，这样可以使截瘫发生率降至最低；近端裸支架不应放置于主动脉弓的弯曲部分，以避免夹层逆剥为更加危险的 A 型夹层；裸支架覆盖主动脉后，更易使主动脉假腔内形成血栓，同时使肋间动脉得到持续灌注。为夹层特别设计的支架应满足以下要求，支架易弯曲同时圆周应力（hoop strength）低，支架近端没有裸支架，支架覆膜部分大约长 10cm，远端具有更长的裸支架。

如前所述，支架治疗慢性主动脉夹层存在很多问题。由于这种疾病复杂、累及范围广，许多人希望支架可以成为一种有效的治疗措施。但是，许多因素严重制约了慢性主动脉夹层的腔内治疗，其中包括，夹层内膜片随时间不断增厚、真腔血管

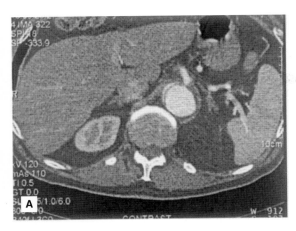
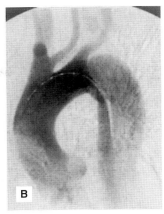
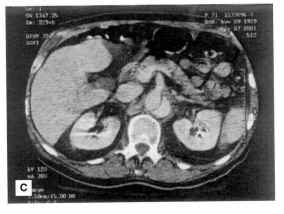
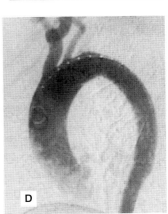

图 54-4　（A）上腹部主动脉增强 CT 显示主动脉夹层存在，主动脉真腔受压；（B）胸主动脉造影显示累及胸降主动脉的 B 型夹层。支架植入胸降主动脉真腔近端后的；（C）腹部 CT 扫描；（D）胸降主动脉造影

经常发生严重狭窄、内脏血管同时发自真腔和假腔、真腔和假腔间存在多个破口。有一种例外情况是降主动脉近端假腔局限性扩张。覆盖此类患者的近端原发破口可以促使近端胸主动脉假腔内血栓化。但是，在膈肌及以下水平总是会存在另一个远端破口，通过这个破口高压血流进入假腔并流向近端。虽然局部扩张被限制，但是支架覆盖范围外的远端血管常常会进一步扩张。为使假腔内血栓形成而向更远端放置支架的操作，会增加截瘫的危险。裸支架可以稳定内膜，促使假腔内血栓形成，使肋间动脉得到持续灌注。但这些治疗措施需要进一步研究。

穿通性溃疡和壁内血肿

主动脉壁内血肿作为一种特殊类型的主动脉夹层受到越来越多的关注[44]。该病的病理生理尚不明确。虽然根据定义，真正的壁内血肿是滋养血管出血进入血管中层，但是许多人主张所有病例均存在内膜破坏。

当然，如果没有任何内膜破坏的证据就没有支架治疗的指征[44]。但是，壁内血肿常伴随胸降主动脉穿通性溃疡或本身就是胸降主动脉穿通性溃疡导致的[42]。因此，使用支架覆盖穿通性溃疡可以限制壁内血肿的发展并治愈该疾病[19,42]。不幸的是，尽管可以成功植入第 1 代或第 2 代支架，但主动脉逆剥夹层，新溃疡形成和内漏仍在很多患者身上发生，所以需要强调这是一种弥漫而严重的疾病[55~58]。

斯坦福大学报道了治疗胸降主动脉穿通性溃疡的中期结果，平均随访 51 个月[19]（图 54-5）。同时使用了第 1 代和第 2 代商业化装置，共治疗 26 名患者，其中 14 名患者有保守治疗指征。手术成功率为 92%，1 年、3 年和 5 年存活率分别为

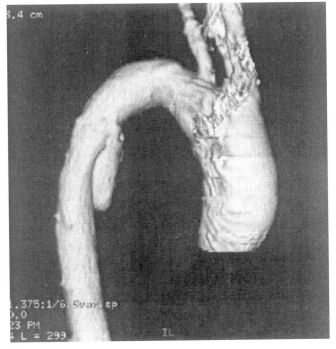

图 54-5　三维 CT 显示发生在胸降主动脉的巨大穿通性溃疡，此类患者完全适合胸主动脉支架治疗

85%、76% 和 70%，围手术期死亡率为 12%。主动脉直径持续增加和女性是最主要的危险因素。这些危险因素体现出认真按照解剖学标准和临床因素筛选患者的重要性。另外，长期随访时的 CT 检查对发现晚期并发症非常必要。

胸主动脉外伤

继发于非穿通性外伤的主动脉损伤是一种致命性损害，80%~90%患者在外伤发生1小时内死亡[59]。急诊主动脉置换手术已经成为标准治疗方法，但这些患者常伴有其他主要器官损伤，包括闭合性颅脑损伤，肺挫伤和其他实质器官损伤，这些都会限制外科手术开展。已经有数个作者报道了支架和手术治疗这类急性损伤的对比研究结果[60,61]。虽然支架的长期耐久性令人关注，但是患者短期获益似乎是显著的[61,62]。目前，主要困难是缺乏适合相对正常主动脉的直径足够小的胸主动脉支架，通常适合此类患者的支架直径需要小于20~22cm。另外，此类患者髂股动脉过细会限制入路。因为这些限制因素，或许还因为临床中很少见到受伤后最初几个小时内（在此期间迟发性破裂的危险性最高）的患者，所以治疗策略以严格控制血压为主，仅在患者出现动脉即将破裂的迹象、不断增加的纵隔血肿和血胸或持续疼痛时才进行外科治疗。对于此类患者，传统手术是首选，除合并闭合性颅脑损伤或肺挫伤患者，其他患者术中均使用肝素涂层管道。支架适用于不能忍受传统手术的患者。发病24小时后患者再次行CT检查，仅在假性动脉瘤范围扩张或进展时才进行外科治疗。在密切的监护下，当患者的其他损伤恢复良好，手术或支架治疗才可以进行。随着支架更具适应性，腔内治疗很可能会成为一种可选择的治疗方法。

目前还没有一个可信的、有足够患者参加的、关于支架疗效的长期评价报告。尽管偶尔有支架覆膜破裂同时伴有支架成锐角或支架套叠的报道，但目前的装置应该在5年内状态良好。更重要的是，即使瘤腔被完全隔绝，主动脉仍可能伸长扩张，造成迟发I型内漏。因此终生随访非常关键，一般需要行CT或磁共振检查。基于这些原因，我们首选外科手术治疗年轻的低风险患者，使用腔内修复治疗年龄更大、解剖结构更适合的患者。斯坦福大学报道了支架修复慢性外伤性胸降主动脉

瘤的中期结果[63]（图54-6）。15名患者使用第1代或第2代支架治疗，所有患者支架放置均成功，无患者中转外科手术，无神经系统并发症发生。1年和6年生存率分别为93%和85%。胸降主动脉1年和6年免于再干预率分别为93%和70%。治疗成功率1年和6年分别为87%和51%。因此得出结论，支架治疗慢性外伤性主动脉瘤是安全的，中期耐久性满意但并非最理想。他们指出，年轻、低风险患者应该采用传统外科手术，支架适合手术风险极高的患者[63]。

结论

尽管腔内治疗有很多优势，但支架治疗胸主动脉瘤仍处在发展期[20,64]。这项不断发展的技术已经应用于治疗胸主动脉瘤、主动脉夹层、主动脉壁内血肿、主动脉穿通性溃疡和主动脉外伤性损伤。早期结果令人鼓舞，但中期和长期结果令人关注，虽然在过去的20年里腔内支架技术不断改进，但所有腔内支架的应用均受到限制，这些限制包括自身结构缺陷、缺乏顺应性、有限的型号、使其安全固定的锚定区长度和可以经受胸主动脉复杂病理环境并保持结构完整。考虑到多种病理变化，应该生产不同类型的支架配置来适应不同的临床适应证。

支架治疗胸主动脉疾病过程中至关重要的是严格而专业的随访。在常规随访基础上，观察研究患者新出现的症状。CT是一种极好的工具，可以用来评价经腔内治疗的胸主动脉，同时还可以评价未治疗的其他主动脉的情况。随访中会发现内漏及支架移位，会进一步明确腔内治疗后的自然病程。

由于胸主动脉疾病的复杂性和患者的特殊性，使外科医生面临巨大的挑战。目前的文献支持对有良好适应证的患者使用腔内技术治疗在早期存在优势，但更长期的随访和正在进行的临床研究将会帮助明确腔内治疗的指征。

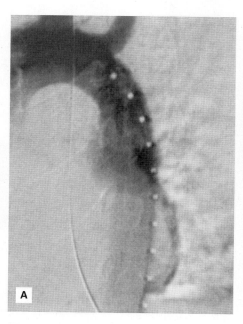
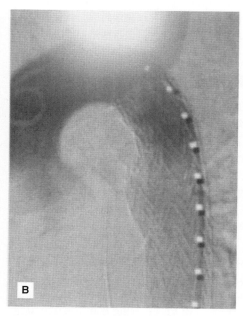

图54-6 （A）胸部造影显示外伤后胸降主动脉存在破裂；（B）胸部造影显示使用胸主动脉支架治疗主动脉破裂

参考文献

1. Swan H, Maaske C, Johnson M, Grover R: Arterial homografts II. Resection of thoracic aortic aneurysm using a stored human arterial transplant. *Arch Surg* 1950; 61:732.
2. Lam CR, Aram HH: Resection of a descending thoracic aorta for aneurysm: a report of the use of a homograft in a case and an experimental study. *Ann Surg* 1951; 134:743.
3. DeBakey ME, Cooley DA: Successful resection of aneurysm of thoracic aorta and replacement by graft. *JAMA* 1953; 152:673.
4. Cooley DA, DeBakey ME: Resection of entire ascending aorta in fusiform aneurysm using cardiac bypass. *JAMA* 1956; 162:1158.
5. Coady MA, Rizzo JA, Goldstein LJ, Elefteriades JA: Natural history, pathogenesis and etiology of thoracic aortic aneurysms and dissections. *Cardiol Clin North Am* 1999; 17:615.
6. Coady MA, Rizzo JA, Elefteriades JA: Developing surgical intervention criteria for thoracic aortic aneurysm. *Cardiol Clin North Am* 1999; 17:827.
7. Gillum RF: Epidemiology of aortic aneurysm in the United States. *J Clin Epidemiol* 1995; 48:1289.
8. Hagan PG, Nienaber CA, Isselbacher EM, et al: The International Registry of Acute Aortic Dissection. New insights into an old disease. *JAMA* 2000; 283:897.
9. Volodos NL, Karpovich IP, Troyan VI, et al: Clinical experience of the use of self-fixing synthetic prosthesis for remote endoprosthetics of the thoracic and the abdominal aorta and iliac arteries through the femoral artery and as intraoperative endoprosthesis for aorta reconstruction. *VASA* 1991; 33(Suppl):93.
10. Ruiz CE, Zhang HP, Douglas JT, et al: A novel method for treatment of abdominal aortic aneurysms using percutaneous implantation of a newly designed endovascular device. *Circulation* 1995; 91:2470.
11. Chuter TAM: Stent-graft design: the good, the bad and the ugly. *Cardiovasc Surg* 2002; 10:7.
12. Umana JP, Mitchell RS: Endovascular treatment of aortic dissections and thoracic aortic aneurysms. *Semin Vasc Surg* 2000; 13:290.
13. Nienaber CA, Fattori R, Lund G, et al: Nonsurgical reconstruction of thoracic aortic dissection by stent-graft placement. *NEJM* 1999; 340:1539.
14. Mitchell RS: Endovascular solution for diseases of the thoracic aorta. *Cardiol Clin North Am* 1999; 17:815.
15. Tokui T, Shimono T, Kato N, et al: Less invasive therapy using endovascular stent graft repair and video-assisted thoracoscopic surgery for ruptured acute aortic dissection. *Jpn Thorac Cardiovasc Surg* 2000; 48:603.
16. Buffolo E, da Fonseca JHP, de Souza JAM, Alves CMR: Revolutionary treatment of aneurysms and dissections of descending aorta: the endovascular approach. *Ann Thorac Surg* 2002; 74:S1815.
17. Kato N, Dake MD, Miller DC, et al: Traumatic thoracic aortic aneurysm: treatment with endovascular stent-grafts. *Radiology* 1997; 205:657.
18. Kasirajan K, Marek J, Langsfeld M: Endovascular management of acute traumatic thoracic aneurysm. *J Trauma* 2002; 52:357.
19. Demers P, Miller C, Mitchell RS, et al: Stent-graft repair of penetrating atherosclerotic ulcers in the descending thoracic aorta: mid-term results. *Ann Thorac Surg* 2004; 77:81.
20. Gleason TG: Thoracic aortic stent grafting: is it ready for prime time? *J Thorac Cardiovasc Surg* 2006; 131:16.
21. Nienaber CA, Erbel R, Ince H: Nihil nocere on the rocky road to endovascular stent-graft treatment. *J Thorac Cardiovasc Surg* 2004; 127:620.
22. Mitchell RS, Dake MD, Semba CP, et al: Endovascular stent-graft repair of thoracic aortic aneurysms. *J Thorac Cardiovasc Surg* 1996; 111:1054.
23. Parodi JC, Palmaz JC, Barone HD: Transfemoral intraluminal graft implantation for abdominal aortic aneurysms. *Ann Vasc Surg* 1991; 5:491.
24. Dake MD, Miller DC, Semba CP, et al: Transluminal placement of endovascular stent-grafts for the treatment of descending thoracic aortic aneurysms. *NEJM* 1994; 331:1729.
25. Mitchell RS, Miller DC, Dake MD, et al: Thoracic aortic aneurysm repair with an endovascular stent graft: the "first generation." *Ann Thorac Surg* 1999; 67:1971.
26. Demers P, Miller DC, Mitchell RS, et al: Midterm results of endovascular repair of descending thoracic aortic aneurysms with first-generation stent grafts. *J Thorac Cardiovasc Surg* 2004; 127:664.
27. Dake MD, Kato N, Mitchell RS, et al: Endovascular stent-graft placement for the treatment of acute aortic dissection. *NEJM* 1999; 340:1546.
28. Pressler V, McNamara JJ: Thoracic aortic aneurysm. *J Thorac Cardiovasc Surg* 1980; 79:489.
29. Clouse WD, Hallett JW, Schaff HV, et al: Improved prognosis of thoracic aortic aneurysms: a population-based study. *JAMA* 1998; 280:1926.
30. Jovoenen T, Ergin MA, Galla JD, et al: Prospective study of the natural history of thoracic aortic aneurysms. *Ann Thorac Surg* 1999; 63:551.
31. Davies RR, Goldstein LJ, Coady MA, et al: Yearly rupture or dissection rates for thoracic aortic aneurysms: simple prediction based on size. *Ann Thorac Surg* 2002; 73:17.
32. Svensson LG, Crawford ES, Hess KR, et al: Variables predictive of outcome in 832 patients undergoing repairs of the descending thoracic aorta. *Chest* 1993; 104:1248.
33. Kouchoukos NT, Masetti P, Rokkas CK, et al: Safety and efficacy of hypothermic cardiopulmonary bypass and circulatory arrest for operations on the descending thoracic and thoracoabdominal aorta. *Ann Thorac Surg* 2001; 72:699.
34. Estrera AL, Rubenstein FS, Miller CC, et al: Descending thoracic aortic aneurysm: surgical approach and treatment using the adjuncts cerebrovascular fluid drainage and distal aortic perfusion. *Ann Thorac Surg* 2001; 72:482.
35. Gharagozloo F, Neville RF, Cox JL: Spinal cord protection during surgical procedures on the descending thoracic and thoracoabdominal aorta: a critical overview. *Semin Thorac Cardiovasc Surg* 1998; 10:25.
36. Griepp RB, Ergin MA, Galla JD, et al: Minimizing spinal cord injury during repair of descending thoracic and thoracoabdominal aneurysms: the Mount Sinai approach. *Semin Thorac Cardiovasc Surg* 1998; 10:57.
37. Rokkas CK, Kouchoukos NT: Profound hypothermia for spinal cord protection in operations on the descending thoracic and thoracoabdominal aorta. *Semin Thorac Cardiovasc Surg* 1998; 10:57.
38. Elefteriades JA, Lovoulos CJ, Coady MA, et al: Management of descending aortic dissection. *Ann Thorac Surg* 1999; 67:2002.
39. Fann JI, Sarris GE, Mitchell RS, et al: Treatment of patients with aortic dissection presenting with peripheral vascular complications. *Ann Surg* 1990; 212:705.
40. Umana JP, Lai DT, Mitchell RS, et al: Is medical therapy still the optimal treatment strategy for patients with acute type B aortic dissections? *J Thorac Cardiovasc Surg* 2002; 124:896.
41. Lauterback SR, Cambria RP, Brewster DC, et al: Contemporary management of aortic branch compromise resulting from acute aortic dissection. *J Vasc Surg* 2001; 33:1185.
42. Coady MA, Rizzo JA, Elefteriades JA: Pathologic variants of thoracic aortic dissections: penetrating atherosclerotic ulcers and intramural hematomas. *Cardiol Clin North Am* 1999; 17:637.
43. Nienaber CA, Richartz BM, Rehders T, et al: Aortic intramural hematoma: natural history and predictive factors for complications. *Heart* 2004; 90:372.
44. Song JK, Kim HS, Kang DH, et al: Different clinical features of aortic intramural hematoma versus dissection involving the ascending aorta. *J Am Coll Cardiol* 2001; 37:1604.
45. Ganaha F, Miller DC, Sugimoto K, et al: Prognosis of aortic intramural hematoma with and without penetrating atherosclerotic ulcer: a clinical and radiological analysis. *Circulation* 2002; 106:342.
46. Razzouk AJ, Gundry SR, Wang N, et al: Repair of traumatic aortic rupture: a 25-year experience. *Arch Surg* 2000; 135:913.
47. Tatou E, Steinmetz E, Jazayeri S, et al: Surgical outcome of traumatic rupture of the thoracic aorta. *Ann Thorac Surg* 2000; 69:70.
48. Zarins CK, White RA, Moll RL, et al: The AneuRx stent graft: four-year results and worldwide experience 2000. *J Vasc Surg* 2001; 33:S135.
49. Ohki T, Veith FJ, Shaw P, et al: Increasing incidence of midterm and long-term complications after endovascular graft repair of abdominal aortic aneurysms: a note of caution based on a 9-year experience. *Ann Surg* 2001; 234:323.
50. Gowda RM, Misra D, Tranbaugh RF, et al: Endovascular stent grafting of descending thoracic aortic aneurysms. *Chest* 2003; 124:714.
51. Makaroun MS, Dillavou ED, Kee ST, et al: Endovascular treatment of thoracic aortic aneurysms: results of the phase II multicenter trial of the GORE TAG thoracic endoprosthesis. *J Vasc Surg* 2005; 41:1.
52. EVAR trial participants: Endovascular aneurysm repair versus open repair in patients with abdominal aortic aneurysm (EVAR trial 1): randomized controlled trial. *Lancet* 2005; 365:2179.
53. Ricco J-B, Cau J, Marchant D, et al: Stent-graft repair for thoracic aortic disease: results of an independent nationwide study in France from 1999 to 2001. *J Thorac Cardiovasc Surg* 2006; 131:131.

54. Nienaber CA, Zannetti S, Barbieri B, et al: INvestigation of STEnt in patients with type B Aortic Dissection: design of the INSTEAD trial—A prospective multicenter, European randomized trial. *Am Heart J* 2005; 149:592.

55. Sailer J, Peloschek P, Rand T, et al: Endovascular treatment of aortic type B dissection and penetrating ulcer using commercially available stent-grafts. *Am J Roetgenol* 2001; 177:1365.

56. Kos X, Bouchard L, Otal P, et al: Stent-graft treatment of penetrating thoracic aortic ulcers. *J Endovasc Ther* 2002; 9:SII25.

57. Brittenden J, McBride K, McInnes G, et al: The use of endovascular stents in the treatment of penetrating ulcers of the thoracic aorta. *J Vasc Surg* 1999; 30:946.

58. Murgo S, Dussaussois L, Golzarian J, et al: Penetrating atherosclerotic ulcer of the descending thoracic aorta: treatment by endovascular stent-graft. *Cardiovasc Intervent Radiol* 1998; 21:454.

59. Parmley LF, Mattingly TW, Manion WC, et al: Nonpenetrating traumatic injury to the aorta. *Circulation* 1958; 17:1086.

60. Iannelli G, Piscione F, Tommaso LD, et al: Thoracic aortic emergencies: impact of endovascular surgery. *Ann Thorac Surg* 2004; 77:591.

61. Rousseau H, Dambrin C, Marcheix B, et al: Acute traumatic aortic rupture: a comparison of surgical and stent-graft repair. *J Thorac Cardiovasc Surg* 2005; 129:1050.

62. Doss M, Wood JP, Balzer J, et al: Emergency endovascular interventions for acute thoracic aortic rupture: four-year follow-up. *J Thorac Cardiovasc Surg* 2005; 129:645.

63. Demers P, Miller C, Mitchell RS, et al: Chronic traumatic aneurysms of the descending thoracic aorta: mid-term results of endovascular repair using first- and second-generation stent-grafts. *Eur J Cardiothorac Surg* 2004; 25:394.

64. Mitchell RS. Stent grafts for the thoracic aorta: a new paradigm? *Ann Thorac Surg* 2002; 74:S1818.

徐　晋　孙晓刚　译

第 55 章

肺动脉栓塞和肺动脉内膜剥脱

Michael M. Madani,
Stuart W. Jamieson

简介

美国每年至少新增 630 000 名有症状的肺栓塞患者，数量大约是急性心肌梗死的一半，脑血管事件的 3 倍[1]。急性肺栓塞是美国第三位常见死因（排在心脏病和癌症之后）。但大约 75% 尸检证实为肺栓塞的患者并没有被临床发现[2]，70% ~ 80% 主要死因为肺栓塞的患者死前从未被诊断过肺栓塞[3,4]，所以其发病数量有可能被低估。在所有发生肺栓塞的住院患者中，12% ~21% 患者在院内死亡，24% ~39% 患者在 12 个月内死亡[5-7]。大约 36% ~60% 患者首次发病后存活超过 12 个月，并在今后的生活中出现各种不同的症状。

每年大约 250 万美国人发生深静脉血栓（deep vein thrombosis，DVT），超过90% 肺动脉血栓患者伴有下肢深静脉血栓。但是，同时患有深静脉血栓和肺栓塞的患者中，2/3 患者没有深静脉血栓的症状[8-10]。

在大多数情况下，深静脉血栓和肺栓塞采用药物治疗。心脏外科医生极少参与到急性肺栓塞的治疗中，除非是大量血栓导致肺栓塞并能存活的住院患者，这类患者常合并危及生命的急性右心衰竭和低心排。另一方面，慢性肺血栓栓塞性疾病患者最主要的治疗方法仍是外科肺动脉血栓内膜剥脱术[11]。药物仅是一种姑息治疗方法，肺移植也是一种很少有满意结果并且浪费医疗资源的治疗方法。

深静脉血栓

深静脉血栓主要影响下肢或骨盆静脉。浅静脉也可能受到累及，但是浅静脉血栓通常不会扩展到隐股点以外，因此极少导致肺栓塞[9-12]。上肢静脉血栓几乎总是与创伤、留置导管或其他病理状态有关，它不是肺栓塞常见病因，但可以是致命的。肺动脉栓子除了来源于下肢和骨盆深静脉系统，通常还认

为其来源于右心房、右心室或腹膜后及肝系统[12,13]。深静脉血栓在住院患者中最常见，但院外卧床患者也有可能发生[14,15]。

发病机制

1856 年 Rudolf Virchow 发现深静脉血栓和肺栓塞之间有关联，提出深静脉血栓与静脉淤血、静脉壁损伤和血液高凝状态有关。这个被称为"Virchow 三联征"的深静脉血栓病因今天看来仍是确切的，并且被越来越多的证据支持。

到目前为止，制动是住院患者静脉淤血最重要的原因。从制动患者足部静脉注射造影剂，造影剂需要多达一个小时才能从比目鱼肌中的静脉瓣中被清除[16]。静脉淤血还可能由静脉近端机械性梗阻、低心排、静脉扩张和血液黏度增加造成[17]。某些骨盆肿瘤、巨大的腹股沟淋巴结肿大、妊娠子宫、既往腔静脉或髂静脉病史和心源性中心静脉压升高也可以加重静脉淤血。

静脉壁损伤在深静脉血栓中的作用还不太清楚，因为深静脉血栓经常在没有机械性损伤时发生。最近的研究表明，手术过程中远离术野的静脉可能会发生隐性静脉壁损伤（subtle vein wall injuries）[18,19]。在动物髋关节置换实验中，已经发现了远离术野的小静脉与较大静脉连接处内皮细胞撕裂（图 55-1）。

三种罕见的家族性抗凝血酶、蛋白 C 和蛋白 S 缺乏症均与静脉血栓有关。抗凝血酶是一种中性血浆蛋白酶，可以抑制凝血酶，直接作用效果较弱，与肝素结合后，活性增加 1000 倍。蛋白 C 是一种 V 因子和血小板相关性 VII 因子蛋白酶抑制剂，需要蛋白 S 作为辅助因子发挥抗血栓作用。蛋白 C 和蛋白 S 是维生素 K 依赖性酶原，可被凝血酶激活，血栓调节蛋白可以加强其活性[20,21]。

一种更常见的凝血因子缺乏症由 V 因子基因突变（factor V Leiden）并阻止蛋白 C 对其降解引起，大约 6% 至 7% 瑞典

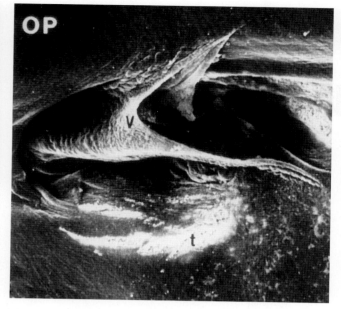

图 55-1 犬全髋关节置换术后伴有明显静脉扩张，此图为犬颈静脉电镜扫描图。可见静脉瓣（v）附近内皮细胞撕裂（t）

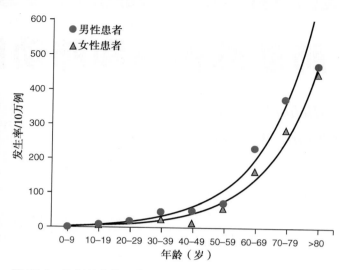

图 55-2 按年龄分类，美国每年静脉血栓栓塞发生率。男性静脉血栓栓塞发生率显著高于女性。两条曲线成指数变化

和北美研究对象有此表现[22~24]。纯合和杂合突变都与静脉血栓和肺栓塞明确有关，但与动脉血栓无关[24,25]。

狼疮抗凝物表现为获得性 IgG 和 IgM 抗体，其对抗凝血酶原酶，增加静脉血栓的可能性，但机制还不清楚[25]。这种疾病可能与狼疮样综合征、免疫抑制或者摄入某些特殊药物例如普鲁卡因等有关。

深静脉血栓危险因素

表 55-1 列出了发生深静脉血栓和肺栓塞的主要危险因素。重要危险因素包括既往血栓栓塞病史、老年、制动超过 1 周、髋关节或膝关节手术、近期手术、多发外伤和癌症。既往有静脉血栓栓塞病史的患者住院期间再次发生血栓栓塞的危险比没有此病史的患者高近 8 倍[9,26~29]。多达 10% 首次发生深静脉血栓或肺栓塞患者和 20% 复发深静脉血栓和肺栓塞患者会在六个月内再次发生血栓栓塞[30]。

表 55-1 静脉血栓主要危险因素

静脉血栓病史	40 岁以上
髋关节或膝关节手术	卧床 7 天或以上
大型手术	癌症
充血性心衰	下肢瘫痪
骨盆、髋关节或腿骨折多发	外伤
大剂量雌激素治疗	

深静脉血栓和肺栓塞发生率随年龄呈指数增加（图 55-2）。男性风险高于女性。主要危险因素是任何原因造成的制动和长时间卧床。虽然通常存在其他危险因素，但卧床超过一周

的患者被尸检证实存在静脉血栓栓塞的发生率为 15% ~ 80%[30,31]。

癌症术后患者静脉血栓栓塞发生率增加 3 倍[9]。特别令人关注的是，有心脏外科和内科医生目前观察到近 50% 心肌再血管化后的患者发生无临床症状的深静脉血栓[32]。

一项随访研究[33]发现冠状动脉旁路移植术后院内肺栓塞发生率为 3.2%，此类肺栓塞患者院内死亡率为 18.7%。令人关注的是瓣膜手术与肺栓塞的发生无关。Gillinov 等进行的一项回顾性研究分析了 5694 名心脏手术后患者，发现 60 天内肺栓塞发生率为 0.56%，其中经通气/灌注显像（V/Q）扫描发现 20 例，血管造影发现 4 例，尸检发现 8 例。但是，肺栓塞患者死亡率高达 34%[34]。

诊断

大约三分之二深静脉血栓患者没有临床症状[9]；因此，只有依靠高度的临床警惕性和客观的诊断性试验来做出诊断。静脉造影依然是发现小腿静脉血栓最可靠的方法，但这种有创检查不适合应用于科研研究，而且造影剂如果残留在深静脉系统内可能会促使血栓形成[10]。

最常用的并可以在床旁完成的无创检查是超声与彩色血流多普勒图相结合的方法，也被称为"多重扫描（duplex scanning）"。这种方法不能直接探测到新鲜血栓，但是可以通过血流形态和血管在特定区域不能压缩来推断血栓的存在[10]。在有症状的患者中与静脉造影相比，熟练的检查者使用超声多普勒扫描对发现腘静脉、股深静脉和股浅静脉血栓有很高的准确性，敏感性为 89% ~ 100%。与磁共振（MRI）相比，超声多普勒扫描对于盆腔静脉血栓敏感性为 70%，特异性接近 100%[35]。磁共振是一种可以得到全部静脉系统图像的无创检查手段，包括上肢静脉和纵隔[36]。

阻抗体积描计使用小腿电极和腿部袖带阻断静脉，评估

腿部血容量的变化。对于有症状的患者十分有用，但对于没有症状或小腿血栓的患者来说敏感性和特异性相对较低[35]。注射碘[125]标记的纤维蛋白原，然后进行腿部扫描是发现小腿血栓的敏感方法，但不能发现髂、股静脉血栓。这两种检查结合起来提高了检查的敏感性和特异性，但在大多数医院中，超声多普勒扫描、静脉造影和磁共振已经取代了这两项检查。

■ 预防

深静脉血栓发病率高、与肺栓塞密切相关和发病危险因素的确定为预防该病提供了基础和理论依据，建议合并 2 个或以上主要危险因素的患者进行预防，例如 40 岁以上和大型手术后[9]。一般的措施，比如经常被提及的弹力袜，可用于大多数不能走动的住院患者。间歇性充气加压泵昂贵且不方便，但却有效。普通手术后患者使用以上方法，与对照组相比，深静脉血栓发生率降低了约 40%[9]。每天一次小剂量皮下注射肝素或低分子肝素，与对照组相比，深静脉血栓发生率分别降低了大约 35% 和 18%[9,31,37]。皮下注射肝素或低分子肝素同样可以降低肺栓塞发生率[31,37]。

局限性小腿深静脉血栓导致肺栓塞的风险比较小，这些患者是否有必要进行抗凝治疗仍有争议[13]。院内诊断为不合并肺栓塞的深静脉血栓患者，在未来 12 个月内被临床诊断为肺栓塞的可能性为 1.7%[5]。一旦发生肺栓塞，复发的可能性为 8%[5]。为预防复发，深静脉血栓患者无论是否合并肺栓塞，均建议进行 6 个月华法林抗凝治疗[38]。

肺栓塞

■ 病理学和发病机制

腿部血栓唯一稳定固定点是血栓起始点，常是静脉窦或静脉瓣袋[26]。虽然血栓组成不同，但是相比陈旧血栓更稳定附着在血管壁上，新鲜血栓更有松动的可能性。

脱落的静脉血栓随血流穿过右心进入肺循环。在尸检中发现，25%～67% 血栓阻塞 2 个或以上（中等肺栓塞）肺叶动脉[39]，但这个比例随着检查深入的程度而变化。基于血管造影的临床实验得到了相似的结果，比例为 30%～64%[40]。肺动脉栓子主要栓塞于肺下叶[12]，右肺略多于左肺。栓子进入肺动脉不久后，其表面即附着一层血小板和纤维蛋白[12]。

大块或大量血栓造成患者血流动力学极度不稳定，这一临床表现不能简单用一个或更多肺动脉被栓塞来完全解释。体液因子特别是 5- 羟色胺、二磷酸腺苷（ADP）、血小板衍生生长因子（PDGF）、血栓外附着血小板产生的血栓素，血小板活化因子（PAF）和中性粒细胞释放的白三烯也都参与其中[41,42]。缺氧和栓子远端局部组织缺血抑制内皮细胞舒张因子（EDRF）产生，增强活化的白细胞释放超氧阴离子。这些因素结合到一起使肺血管进一步收缩[41]。

■ 自然病程

未经治疗的肺栓塞患者死亡率高达 18%～33%，但如果及时诊断和治疗，死亡率可降低到大约 8%[7,43,44]。75%～90% 因肺栓塞死亡的患者在开始发病后几个小时内死亡[45]。有些患者心肺功能储备和右心功能良好，在开始发病后几个小时内存活下来，那么随后的数天数周内血栓将发生自溶[46]。平均来说，大约 20% 血块在 7 天内消失，14 天内完全溶解[44,46,47]。对于多数患者，小栓子溶解需要 30 天，大栓子溶解需要 60 天[48]。随着纤溶系统溶解血块，肺动脉树截面积会逐渐增大，肺血管阻力及右心后负荷逐渐降低。对于绝大多数患者来说，肺血栓会持续溶解，因此急诊介入治疗，特别是外科血栓清除术是没有必要的。

一小部分急性肺栓塞患者血块不会溶解，进一步发展成慢性肺血管血栓栓塞，这部分患者的比例尚不清楚。血块不能溶解的原因尚不清楚。直到出现呼吸困难、运动量受限或右心功能衰竭前，患者可以一直没有其他症状，大多数症状继发于肺动脉高压。没有症状的患者可能存在一个或更多肺叶或肺段动脉部分或完全慢性血栓性栓塞。有症状的患者一般超过 40% 肺血管被机化或新鲜的血栓栓塞，但是有些肺血管栓塞轻的患者也可能发生肺动脉高压。

■ 临床表现

急性肺栓塞通常突然发生。症状和体征取决于阻塞的范围、体液免疫的程度和栓塞前患者的心肺功能[49]。症状和体征变化很大，被解剖证实的肺栓塞患者中只有 16%～38% 生前被确诊[39]。

根据血流动力学、动脉血气、肺扫描或血管造影评估的阻塞血管数量，可以将急性肺栓塞分为微栓塞（minor）、中等或次大面积栓塞（major 或 submassive）或大面积栓塞（massive）[40,49,50]。多数为微小肺栓塞。这些患者表现为突发无法解释的焦虑、呼吸急促或呼吸困难、胸膜性胸痛、咳嗽，偶有咯血症状[39,45,50]。查体可以发现心动过速、啰音、低热，有时存在胸膜摩擦音。心音和血压常正常；有时肺动脉第二心音亢进。值得注意的是只有不到三分之一的患者有深静脉血栓证据[39]。非吸氧状态下动脉血气 PaO_2 65～80mmHg、$PaCO_2$ 正常，在 35mmHg 左右[45]。肺血管造影显示不到 30% 肺血管栓塞。

中等肺栓塞可以出现呼吸困难、呼吸急促、胸钝痛和一定程度的血流动力学不稳定，血流动力学不稳定表现为心动过速、轻度至中度低血压和中心静脉压升高[45,50]。一些患者表现为晕厥而不是呼吸困难和胸痛。相比大面积肺栓塞，中等栓塞（至少两个肺叶动脉栓塞）血流动力学稳定、心排出量良好[40]。非吸氧状态下动脉血气显示中等程度低氧（50mmHg ＜ PaO_2 ＜ 65mmHg）、轻度低碳酸血症（$PaCO_2$ ＜ 30mmHg）[50]。心脏超声显示右室扩张。肺血管造影显示 30%～50% 肺血管栓塞。

大面积肺栓塞真正危及生命，也可以说是造成血流动力学不稳定的肺栓塞[40]。一般超过 50% 肺血管栓塞，也可能是更少面积的肺血管栓塞，特别是有心肺病史的患者。应该根据临床表现而不是解剖标准做出诊断。患者会出现急性呼吸困难、呼吸急促、心动过速和发汗；有时患者会昏迷。低血压和心排出量低 [＜1.8 L/（m^2·min）] 同时存在。心搏骤停也会发生。颈静脉怒张，中心静脉压升高体表触及右室搏动。非吸氧状态下动脉血气显示严重低氧（PaO_2 ＜ 50mmHg）、轻度低碳酸血症（$PaCO_2$ ＜ 30mmHg）、有时出现酸中毒[40,45,50]。尿量减少、外周脉搏减弱、组织灌注变差。

■ 诊断

临床诊断急性中等和大面积肺栓塞经常出错，临床确诊后进一步行血管造影显示出错率达到 70% ~ 80%[49,51]。即使有术后和存在深静脉血栓这样额外的危险因素，中等和大面积肺栓塞与心肌梗死、主动脉夹层、感染性休克和其他危重疾病进行鉴别仍存在困难和不确定性。

患者胸片可能正常，但常显示肺实质浸润、肺不张和胸腔积液。局部血管稀疏和楔形高密度影提示存在肺栓塞。通常，肺栓塞时心电图显示非特异性 T 波和 RS-T 段改变。少数大面积肺栓塞患者（26%）心电图表现为肺心病，电轴右偏或右束支传导阻滞[49]。如果心脏超声显示右心扩张，则进一步增加了中等或大面积肺栓塞的可能性。Swan-Ganz 导管通常显示肺动脉血氧饱和度下降（$PaO_2 < 25$ mmHg），但因为低心排和肺心病（右心功能差不能产生肺动脉高压），肺动脉压力常不超过 40mmHg。

通气/灌注显像（V/Q）扫描会提供确诊的证据，但有时也不可靠，因为肺炎、肺不张、肺栓塞病史和其他情况可能会造成通气和灌注不匹配的假阳性结果。一般而言，阴性肺通气/灌注显像（V/Q）结果可以明确排除肺栓塞诊断。肺通气/灌注显像（V/Q）结果一般描述为高度、中度、低度肺栓塞可能，以强调这项检查特异性低但敏感性高（图 55-3）。肺血管造影为诊断提供最为明确的证据，但患者循环衰竭时可能没有时间进行这项检查，如果药物和辅助设备仍不能维持患者循环那么就不应该进行肺血管造影检查[52,53]。

磁共振（MRI）和 CT 血管造影是一种更好的诊断肺栓塞的无创检查方法，并可以提供关于肺血管内血流的信息[54]。不幸的是这些方法昂贵、有些耗时而不能广泛应用。此外，他们也不适合循环不稳定的患者。经胸（TTE）和经食管（TEE）超声可以提供右室或主肺动脉是否有栓子栓塞的可靠信息。超过 80% 临床确诊的肺栓塞患者经食管超声（TEE）发现右室容量和收缩功能存在异常或急性三尖瓣反流（图 55-4）[55]。在一些患者中，经食管超声（TEE）可以发现主肺动脉内不正常血流。

■ 急性中等肺栓塞的治疗

中等或次大面积肺栓塞是指急性起病导致低氧和轻度低血压（收缩压 > 90mmHg），但不会导致心脏骤停或持续性低心排和心源性休克的肺栓塞。按照定义，有足够的时间为这些患者明确诊断，尝试药物治疗，也可以尝试使用导管将血栓吸引出来。

当患者突然出现循环衰竭的时候首先要做的是建立呼吸支持和稳定循环。第一步需要气管插管和呼吸机支持。接着使用药物主要是血管活性药物稳定患者循环。如果患者循环能够稳定，在没有禁忌证的情况下，静脉开始注射肝素，初始冲击量为 70U/kg，然后 18 ~ 20U/（kg·h）维持。肝素阻止新血栓的形成和播散，但是不能溶解已经存在的血栓。在大多数情况下患者自身的纤溶系统经过数天或数周时间可以溶解新鲜血栓[46]。

额外使用溶栓治疗即链激酶、尿激酶或重组组织型纤溶酶

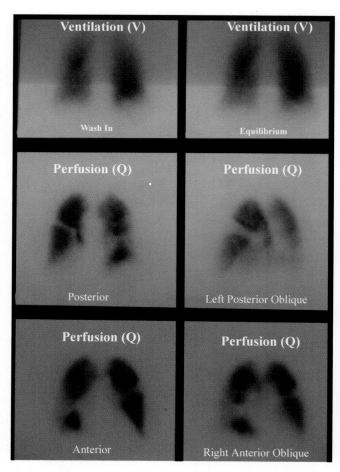

图 55-3　慢性血栓栓塞性疾病患者放射性核素灌注扫描正后位图。注意：大面积穿凿样缺损

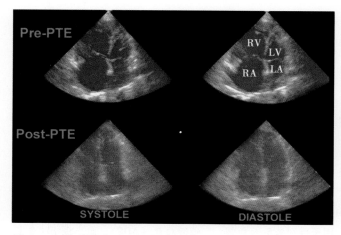

图 55-4　肺动脉血栓内膜剥脱术前（上图）；肺动脉血栓内膜剥脱术后（下图）超声心动图表现。注意术前室间隔在收缩期向左侧移位，左心房和左心室相对较小。术后，室间隔已经正常，右心房室不再明显扩张

原激活剂（rt-PA）增加了溶解新鲜血栓的几率，建议在循环稳定和没有禁忌证的患者中使用。相比治疗中单独使用肝素，这些药物增加了溶解新鲜血栓的几率[56]，但在 5 天或之后残留血栓数量上两者差别很小[57~60]。在死亡率或肺栓塞复发率

上也没有统计学差别，但最近的经验显示因为溶栓治疗更快的降低右室后负荷和改善心功能而有可能得到更好的治疗效果[56]。此外，没有数据表明溶栓治疗可以降低疾病发展成慢性肺血栓栓塞和肺动脉高压的几率。相比单独肝素治疗，使用溶栓药物时发生出血并发症的风险高，尽管采取了预防措施，仍有大约 20% 患者发生出血并发症[56,61,62]。

局麻下经股静脉（首选）或颈静脉穿刺，置入导管取出血栓也是可行的[50,63,64,67,69]。成功取出血块后可以显著降低患者肺动脉压力 61%～84%[64,69]。

急性大面积肺栓塞的治疗

如果数分钟内循环不能稳定且危及生命或大面积肺栓塞后发生心脏骤停时，最重要的是争分夺秒进行抢救。11% 严重肺栓塞患者在第 1 个小时内死亡，43%～80% 患者在第 2 个小时内死亡，85% 患者 6 小时内死亡[65]。治疗方式很大程度上取决于环境、相关抢救设备是否及时到位和人员情况。使用药物稳定循环抢救生命的治疗优先于抢救性手术，但也可能使手术无法进行。治疗大面积肺栓塞的机会相对很少、各种变化的因素、缺乏药物或手术治疗的标准使得大面积肺栓塞的治疗标准仍未确定[71]。

当手术不能立即开展、患者没有手术适应证或不能明确诊断时，可以选择使用急诊体外生命支持系统（emergency extra-corporeal life support，ECLS）[72,73]。在手术室外使用准备好的套件可以迅速建立急诊体外生命支持系统（ECLS）。急诊体外生命支持系统（ECLS）可以对急性肺心病、低氧进行代偿，支持循环直到部分血块溶解、肺血管阻力下降和肺血恢复充足。

急诊肺血栓栓子切除术

急诊肺血栓栓子切除术适用于循环不稳定危及生命的患者，但是因为肺栓塞经常被错误诊断，所以在诊断不明确时不能进行手术[47,58,66,67]。如果没有被明确诊断的患者已经被送至手术室，在手术室需要进一步行经食管超声以明确诊断。经食管超声显示右室增大、右室收缩功能差和三尖瓣反流，这些表现与大面积肺栓塞和急性肺心病密切相关[68]。另一个急诊肺血栓栓子切除术的指征是，超声发现血流动力学不稳定患者的右房或右室内嵌入大血块[74,75,77]。

手术采用胸骨正中切口，使用体外循环。利用电引颤或心脏停搏液使心脏停搏。主肺动脉切开 1～2cm，切口向下延至肺动脉瓣，向上延至左肺动脉近端。使用镊子和吸引器清除左肺动脉内血块及主动脉后右肺动脉内血块。为更好显露右肺动脉远端，也可以游离和切开主动脉和上腔静脉间右肺动脉。如果有经消毒的儿科气管镜，外科医生可以使用它定位及取出第3 级和第 4 级肺动脉内的血栓。也可以打开胸膜进入胸腔，轻轻按压双肺，将血块挤压到更大的肺血管中并吸出。Greenfild 建议关胸前在下腔静脉放置滤器[10,69,70,79]。为防止大血块进入肺循环，欧洲医生普遍于肺血栓栓子清除术结束时部分夹闭心包内腔静脉[77]。但这种操作使 60% 以上患者出现静脉压升高和下半身血流淤滞[70,74,77]。

建议大多数肺栓塞患者抗凝 6 个月，建议存在抗凝禁忌证和复发性肺栓塞或将要进行肺血栓栓子切除术患者安装下腔静脉滤器。圆锥形 Greenfield 滤器已经广泛应用，终生使用滤器

患者中，5% 发生复发栓塞，滤器通畅率 97%[71]。

体外生命支持

因为大多数肺血栓会及时溶解，所以使用体外循环支持（extracorporeal life support，ELS）为稳定循环提供了一个过渡空间。一只装备齐全训练有素的人员队伍可以在 15～30 分钟内于手术室外安置这种体外生命支持（ELS）设备[72,73]。

因为血块溶解迅速，在发病几小时或 1～2 天后应该不再需要体外生命支持（ELS）。一旦肺血管阻力下降满意，就可以撤除体外生命支持（ELS），因为患者后续需要肝素或长期抗凝治疗，所以撤除过程应该在手术室中进行并缝合股动脉。

结果

急诊肺血栓栓子清除术死亡率为 40%～92%[66,70,74-77]，差异较大。如果肺动脉切开术中使用体外循环，则效果最好[75]。最终的结果很大程度上取决于患者术前状态和循环状态。如果发生心脏骤停并且在没有体外生命支持（ELS）的情况下心外按压不能停止，死亡率为 45%～75%。未发生心脏骤停情况下死亡率为 8%～36%[74,70,77]。如果在心肺复苏期间放置体外生命支持（ELS），那么生存率为 43%～56%[74,66]。复发栓塞不常见[70,78]，大约 80% 幸存患者维持正常肺动脉压力和运动耐量。这些患者术后行血管造影显示正常或小于10% 血管阻塞。一小部分患者存在 40%～50% 肺血管阻塞，运动耐量和肺功能显著减低[78]。

慢性血栓栓塞性肺动脉高压

发病率

由慢性肺栓塞导致的肺动脉高压发病率很难确定，甚至比确诊急性肺栓塞还困难。25 年前仅美国每年就有超过 50 万有症状的急性肺栓塞的幸存患者[11,79,80]。从那时起，患病人数不断增加，其中许多病例没有症状。慢性血栓性栓塞发生率取决于未溶解的急性血栓的比例。一项研究估计只有 0.5% 临床确诊的急性肺栓塞患者发展成慢性血栓栓塞性疾病[79]。如果这个比例是正确的，并且只计算有症状的急性肺栓塞患者数量，那么每年在美国大约 2500 名患者会进展为慢性血栓栓塞性肺动脉高压。但是，因为大多数被诊断为慢性血栓栓塞性肺动脉高压的患者没有急性栓塞病史，所以真实的发病率可能会高得多；我们估计的发病率要高 5～10 倍。

不管真实的发病率如何，急性栓塞和由此引起的慢性血栓栓塞性疾病的发生率都比一般认为的要高很多，而且漏诊情况严重。1963 年 Houk 等[81]回顾了 240 例主肺动脉慢性血栓栓塞病例，但发现只有 6 例患者在生前被正确诊断。通过死亡率和随机尸检中血栓栓塞发生率可以推测，目前在美国有超过 10 万患者存在可以被手术治疗缓解的肺动脉高压。

病理学和发病机制

尽管大部分慢性肺血栓栓塞疾病患者没有意识到既往血栓栓塞病史，否认既往深静脉血栓病史，但是绝大部分患者未溶解的肺动脉栓子来自急性栓塞。有一些患者存在未溶解的血栓

的原因尚不能确定，但一定有多种因素在其中单独或联合发挥作用。

大量血栓可以轻易打败血栓溶解机制。主要动脉分支的完全闭塞会阻止纤溶物质接近血栓，使其不能完全溶解血栓。复合栓子也可能不能溶解。有些栓子由不能被普通机制溶解的物质构成（完全机化的纤维栓子、脂肪或肿瘤）。患者本身纤溶机制不正常或某些患者自身存在形成血栓的倾向或高凝状态。另外还有一些特殊的情况，长期留置中心静脉导管和起搏器有时与肺动脉栓子有关。更少见的原因中包括肿瘤栓子；从胃、乳腺、肾恶性肿瘤上脱落的肿瘤碎片已经被证实可以引起慢性肺动脉闭塞。右房黏液瘤也可以脱落碎片成为栓子。

当血块楔入肺动脉，以下过程中的一个将会发生[82]。

1. 机化血栓进一步形成管状，纤维分隔（束状或网状）将管状结构隔开，产生许多相互交错的通道，内皮细胞覆盖其表面；

2. 完全纤维机化且没有形成管状结构的血块可能进一步形成致密纤维结缔组织肿块，使动脉管腔完全闭塞。

按前面所描述和讨论的内容，少数患者表现为自身存在形成血栓的倾向或高凝状态。这种不正常状态可能导致肺血管床内形成自发性血栓、促进血栓形成或造成栓子的近端产生新的血栓。但是，无论血管内残留血栓的诱发因素是什么，肺血管高压的形成原因是复杂的。随着时间推移，肺血流重新分布导致正常血管床内的血流和压力不断增加，进一步造成与埃森曼格综合征类似的前毛细血管病变。

除了肺血流重新分布导致血流动力学异常外，其他因素也可能参与其中。例如，肺切除术后，右心血流会100%流向单肺，造成肺动脉压力轻度增高，即使随访11年这种现象仍然存在[83]。但是，我们经常会发现血栓栓塞疾病患者即使被血栓闭塞的血管床小于50%，也有可能存在肺动脉高压。这表明，交感神经链接、激素水平变化或两者一起作用在发病初始正常的肺血管床中，并进一步引起肺动脉高压。这个过程在闭塞初始时即在同侧或对侧肺开始。

无论是何种原因，正常的血管床发生肺动脉高压的情况是严重的，因为这个过程会导致无法进行手术治疗。因此，根据我们在治疗血栓性肺动脉高压上积累的经验，我们越来越倾向于早期手术以避免上述改变的发生。

临床表现

慢性血栓栓塞性肺动脉高压常难以识别，但这种原因造成的肺动脉高压是可以治疗的。慢性血栓栓塞可能没有特殊的症状和体征。与其他原因导致的肺动脉高压一样，最常见的慢性血栓栓塞性肺动脉高压症状是劳力型呼吸困难。呼吸困难症状与临床检查中发现的任何异常情况无明确关系。

大约50%严重肺动脉高压患者会有非特异性胸痛或胸闷症状。所有肺动脉高压患者都可能有咯血症状，可能由于血管内压力增高引起血管不正常扩张导致。外周水肿、早饱和右上腹胀满或不适可能由右心衰竭（肺心病）造成。一些慢性血栓栓塞性肺动脉高压患者在一次小的急性肺栓塞后会出现急性右心衰竭的症状。

无论病理生理基础是什么，肺动脉高压的体征都是一样的。最初颈静脉搏动出现特征性的巨大 A 波。随着右心功能

衰竭，V 波成为优势波形。通常在左下胸骨旁可触及右室搏动。第 2 肋间可闻及肺动脉瓣关闭音。偶尔处于进展期的患者会出现低氧和轻度发绀。杵状指并不常见。

常出现第二心音分裂并随呼吸变化，P2 亢进。肺动脉瓣听诊区可以听到尖锐的喷射性咔嗒音。随着右心功能衰竭，可出现右房奔马律和三尖瓣关闭不全杂音。因为肺动脉高压时三尖瓣存在很大的跨瓣压差，所以杂音高调且不随呼吸而改变。这些查体结果与三尖瓣本身疾病引起的结果截然不同。肺动脉瓣关闭不全的杂音也可能出现。

肺功能检查结果显示肺容量和肺通气变化不大，通常患者呼吸功能正常或轻度限制性呼吸功能障碍。肺弥散功能（DLco）常减低，并且可能是肺功能检查中唯一异常的项目。肺动脉压力升高，但一般不会高于体循环压力。静息心排出量低于正常范围，肺动脉氧饱和度降低。大部分患者低氧；非吸氧状态下氧分压 50 ~ 83mmHg，平均 65mmHg[84]。CO_2 分压轻度下降并代偿性排出碳酸氢根。死腔通气量增加。肺通气/灌注显像扫描显示中度不匹配，肺内灌注显像不均匀，但与肺阻塞程度相关性差[85]。

诊断

为确定慢性肺血栓栓塞症诊断，建议所有不能解释病因的肺动脉高压患者均进行标准化评估。包括以下检查，胸片可以显示肺叶、肺段或局部动脉血管明显中断或缺血，这些征象提示血管闭塞。主肺动脉扩张，右室也可能扩张且不伴有左房或左室扩张（图 55-5）。除了以上常见的胸片结果，许多患者即使存在重度肺动脉高压，胸片结果也相对正常。心电图提示右室肥大（电轴右偏、V1 导联优势 R 波）。进行肺功能检查以

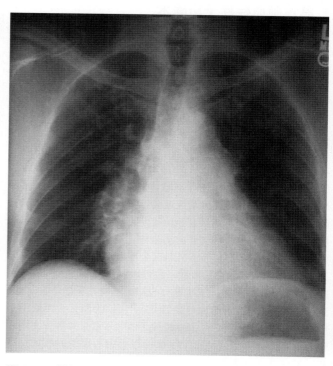

图 55-5 慢性血栓栓塞性肺疾病患者胸片，显示患者肺动脉高压。注意增大的右心房室，左右肺动脉大小不一致，肺野中存在一些低灌注区域

除外阻塞性或限制性肺实质病变导致的肺动脉高压。

肺通气/灌注显像扫描对于明确肺血栓栓塞诊断是必要的。完全正常的结果可以除外急性或慢性血栓栓塞。大部分肺动脉高压患者肺扫描显示相对正常或灌注显像不均匀[84,85~87]。当扫描显示亚段或更大的灌注缺损，甚至与通气缺损相匹配时，需要行肺血管造影来确定或排除血栓栓塞性疾病。

目前，肺血管造影仍是诊断慢性血栓栓塞性肺动脉高压（CTEPH）的金标准。造影时已经机化的血栓栓塞病变不会表现为血管内充盈缺损，而急性肺栓塞表现为血管内充盈缺损，所以对于不能确定的、慢性血栓性疾病，恰当解读肺血管造影片需要一定经验。机化栓子显示为少见的充盈缺损、网状或束状改变，血管被血栓完全栓塞时表现类似于先天性肺血管缺失[87]（图55-6）。机化血栓再通后，再通管腔边缘呈圆齿状或锯齿状。因为同时存在血管壁增厚和近端血管扩张，造影上血管直径大致正常。肺动脉高压末端血管造影表现为迅速变细和截断现象（图55-6）。

肺动脉高压的病因可能是慢性血栓栓塞时，就应该进行肺血管造影检查。我们中心已经为数千肺动脉高压患者行血管造影术，并且无死亡病例。

除了肺血管造影，年龄超过40岁的患者有必要进行冠状动脉造影和其他心脏检查。如果发现有意义的心脏疾病，在肺动脉血栓内膜剥脱术同时可以进行其他心脏手术。

大约15%患者，鉴别原发性肺动脉高压与末端小血管肺血栓栓塞很困难。对这些患者行肺血管镜检查或许可以帮助诊断。肺血管镜是一种纤维内镜，通过隧道导管（central line）进入肺动脉。肺血管镜头端有一球囊，充满盐水后可以阻断血管。从而可以在一个无血的视野下观察肺动脉壁。血管镜观察慢性血栓栓塞性疾病的典型表现包括内膜增厚并且不规则，存在瘢痕、网状纤维横贯小血管。网状纤维被认为是栓塞小血管的栓子溶解后的残留物，是重要的诊断依据。血栓性疾病可以看作血管的栓塞，发现血栓同样有诊断意义。

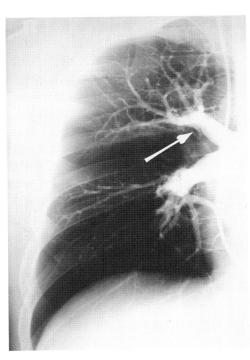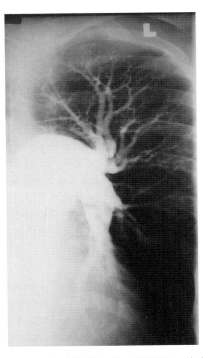

图 55-6　左右肺动脉造影显示肺动脉扩张，血管狭窄后扩张，许多外周区域充盈缺损，分支突然截断。箭头所指充盈缺损显示网状或束状改变

■ 药物治疗

长期抗凝治疗是药物治疗的核心内容。主要用于阻止再次发生栓塞，但也可以用于限制肺血管内血流较慢区域产生血栓。常规使用下腔静脉滤器预防肺栓塞复发。如果使用腔静脉滤器和抗凝治疗后仍复发血栓，即刻溶栓治疗可能有效，但溶栓药物不能改变疾病慢性进程。

使用利尿剂和血管扩张剂治疗右室衰竭，虽然症状可以有所改善，但效果通常是短暂的，因为心脏衰竭是由机械性梗阻造成的，梗阻解除前心衰不会改善。同样，药物治疗不能改善

预后[88,89]，仅起到支持作用。由于存在支气管循环，肺栓塞很少造成组织坏死。因此外科动脉内膜剥脱术可使远端肺组织重新进行气体交换。

另一个唯一可选择的术式是移植。但是，我们认为移植不适用于这种疾病，因为患者在等候供体时会死亡、移植手术风险更高、存活率更低（有经验的中心移植一年存活率大约为80%，而肺动脉内膜剥脱术一年存活率大约为95%）。此外，肺动脉内膜剥脱术疗效持续时间长久，不会持续存在排斥和服用免疫抑制剂造成的风险。

自然病史

慢性血栓栓塞性肺动脉高压的预后不佳，几乎所有患者死于右心衰竭的进展[11]。因为起病隐匿，通常当患者出现呼吸困难和（或）出现右心衰竭早期症状时才能被诊断，此时疾病已经进入进展期，肺动脉压力已经较高（平均大于40mmHg）。Riedel 研究中的 13 名患者，其中 9 名患者在被诊断为右心衰竭后平均 28 个月死亡[11]。其中 7 名患者产生新鲜血栓导致肺栓塞复发，均被血管造影中出现新的充盈缺损或尸检证实。患者被确诊时肺动脉高压的严重程度与患者生存期相关[11]。

肺动脉血栓内膜剥脱术

尽管之前曾有人进行尝试，Allison[90]首次成功使用体表降温法经胸骨进行了"动脉血栓内膜剥脱术"，但只清除了新鲜血栓。从那时起，外科治疗肺动脉血栓栓塞时有报道[91~94]，但大多数肺动脉内膜剥脱术的报道来自于加州大学圣地亚哥分校（UCSD）医学中心。1970 年，Braunwald 开始在 UCSD 开展这项手术，至今已经完成超过 2500 例。在下文中将介绍这项使用深低温停循环技术的手术的标准过程。

适应证

当血栓栓塞性肺动脉高压被确诊后，是否可行手术取决于患者症状的严重程度和患者一般情况。根据肺动脉内膜剥脱术的早期经验，Moser 等[92]列出了进行血栓内膜剥脱术的三个主要目标：血流动力学、肺泡通气和预防。血流动力学的目标是阻止或改善肺动脉高压造成的右室损害。肺泡通气的目标是，无论肺动脉高压的严重程度，通过消除有大量通气而没有血液灌注的生理死腔改善呼吸功能。预防的目标是阻止右室功能进一步恶化或使栓塞范围减少，防止进一步导致的心肺功能恶化或死亡[92]。我们随后的经验又增加了一条预防目标：防止剩余正常肺血管发生继发改变。

大多数进行手术的患者心功能 Ⅲ 级或 Ⅳ 级（NYHA 分级）。我们这组患者年龄范围在 7~85 岁之间。典型的手术适应证为患者静息时肺血管阻力（PVR）显著升高、不合并与右心衰竭无关的其他严重疾病，血管造影显示的慢性栓子数量与测得的肺血管阻力（PVR）水平大致吻合。当然，也有例外情况。

虽然大部分患者肺血管阻力（PVR）水平在 800 dynes/（sec·cm⁻⁵）以内，肺动脉压力低于体循环压力，但随着右室肥厚进展，也有可能造成肺动脉压力高于体循环压力。不少患者（在我们的实践中大约占 20%）肺血管阻力（PVR）水平超过 1000dynes/（sec·cm⁻⁵），肺动脉压力高于体循环压力。无论患者肺血管阻力（PVR）水平、肺动脉压力、右室衰竭程度达到何种水平，都有可能进行手术。

我们越来越关注发生在剩余正常（未受血栓影响）肺血管床的改变，由于受其他血管阻塞区域的影响，正常（未受血栓影响）肺血管床的压力和血流将会增加。因此，随着经验和手术安全性的增加，我们倾向于有症状的患者一旦血管造影证实存在血栓栓塞性疾病就可以进行手术。极少部分患者虽然轻微运动时即出现肺血管阻力（PVR）水平升高，但静息时肺血管阻力（PVR）水平正常。这种情况通常发生在一侧肺动脉完全闭塞的年轻患者，因为死腔通气量增加，还会发生难以忍受的劳力型呼吸困难。在这种情况下进行手术，不仅要使肺组织得到再灌注，而且要重新建立一个更正常的通气-灌注关系（从而降低静息和运动时对每分通气量的需求），也可以保持对侧肺循环的健全，防止长期暴露于肺动脉高压下动脉血管慢性改变。

如果之前没有植入下腔静脉滤器，术前几天常规植入。

手术

原则 手术有几条指导原则。我们的患者绝大多数是双侧病变，因此必须双侧同时进行外科治疗和内膜剥脱术。因为肺动脉高压是主要病理生理改变，所以病变同时累及双侧肺血管，治疗也必须同时进行。唯一合理的手术入路是经胸骨正中切口。历史上，有许多进行单侧手术的报道，偶尔在一些没有经验的中心仍经胸廓切口进行手术。但是，单侧手术入路忽略了以下因素：对侧的病变；当夹闭一侧肺动脉时患者可能出现血流动力学不稳定；因为持续存在支气管血流，所以并不能获得一个清晰的术野；患者有可能再次进行对侧手术。另外，慢性血栓性肺高压导致的侧支循环不仅来自支气管动脉也来自膈、肋间和胸膜血管。因此经胸廓切口在胸腔内切开肺部会引起大量出血。胸骨正中切口，除提供双侧手术路径外，还避免进入胸腔，随时可以建立体外循环。

体外循环是手术中患者体温降至允许停循环前保持心血管稳定所必须的。术野必须无血、清晰。明确找出内膜剥脱面，沿着剥脱面深入至亚段肺动脉。因为这些患者支气管血管侧枝丰富，所以必须在内膜剥脱期间停循环以保证术野清晰。此外，仍有在非停循环下进行手术的零星报道。必须强调的是虽然内膜剥脱术可以在非停循环下完成，但彻底完全的进行内膜剥脱是不可能完成的。我们通常在非停循环下开始手术，在停循环前可以完成不同程度的游离，但完成手术是不可能的。停循环时间控制在 20 分钟，每次停循环间恢复血流灌注。根据经验，一侧内膜剥脱术可以在一个停循环周期内完成。

一个真正的内膜剥脱术必须达到血管中层。必须明白，清除可见血栓并不是这项手术的主要任务。其实，大多数患者并没有游离血栓；而且患者初步的检查结果可能显示肺血管床正常。从有关这项手术的早期文献我们可以看到，在当时经常只进行血栓清除术而不进行内膜剥脱术，但这样的患者肺动脉压力并没有改善，常导致死亡。

准备和麻醉注意事项 许多术前准备与其他心脏手术一样。麻醉诱导时的常规检测项目包括体表心电图、经皮氧饱和度、桡动脉和肺动脉压力。诱导完成后，除桡动脉置管外，还需放置股动脉导管。因为在低温停循环时会发生外周血管收缩，放置股动脉导管可以在复温和体外循环中断期间提供更准确的测量结果。通常在术后 ICU 两者数值吻合时可以拔除。

监测脑电图以保证在停循环前脑活动消失。使用冰帽包裹头部，在体外循环开始后脑部降温。监测食管、鼓膜、尿管、直肠和血的温度（血温通过 Swan-Ganz 管测量）。如果麻醉诱导后患者状态稳定，留取 500ml 自体全血备用，并使用晶体液补充血容量。

手术技术 经正中切开胸骨后，纵向切开心包并悬吊于切口边缘。通常可见右心扩张、右房张力增高和不同程度的三尖瓣反流。右室常严重肥厚，当阻塞极严重时，随着心脏操作，患者的状态可能变得不稳定。

使用肝素抗凝（400U/kg，静脉注射），使活化凝血时间（ACT）延长至 400 秒以上。使用上下腔静脉插管和高位升主动脉插管建立体外循环。上下腔静脉插管必须插入足够深，以便在需要时打开右房。在主肺动脉中线距肺动脉瓣 1cm 处放置临时肺动脉引流管。这是左肺动脉切开起始部的标志。

体外循环开始后，头部冰帽和降温毯同时开始工作。通过氧合器降温。在降温期间，动脉血温度与膀胱或直肠温度间保持 10℃ 温度差[93]。通常降温需要 45～60 分钟。因为此类患者通常存在大量支气管动脉，当发生室颤时，经右上肺静脉置入左房引流管以防止左心张力过高。

主刀医生在手术开始时最方便的操作位置是患者左侧。在降温期间，可以进行初步游离，使右肺动脉与升主动脉完全游离松解。上腔静脉也需完全游离出来。右肺动脉手术入路应该位于上腔静脉内侧而不是外侧。肺动脉游离应在心包内进行，不应进入双侧胸腔。然后切开右肺动脉，切口从升主动脉下至上腔静脉下，在右肺动脉刚发出肺中叶动脉的位置进入肺下叶动脉（图 55-7）。切口位于动脉血管中央，延长至肺下叶动脉而不是肺中叶动脉。

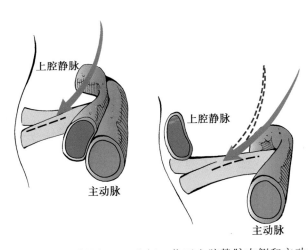

图 55-7　右侧建议切口，此切口位于上腔静脉内侧和主动脉之间，使右侧肺动脉术野清晰。注意，上腔静脉外侧切口会使术野局限，应该避免使用

如果存在任何附着不牢固的血栓当时就可以清除，以获得良好的手术视野。但是，最重要的是需要认识到以下几方面，首先，只进行血栓清除而不进行内膜剥脱几乎没有疗效；其次，在术中直接观察，大多数慢性血栓栓塞性肺动脉高压患者的血管床通常没有明显的栓子。因此，如果没有经验或粗略一瞥，即使严重慢性血栓栓塞性肺动脉高压患者的肺血管床也看似正常。

如果支气管侧支循环不多，上述游离切开过程中就可以发现内膜剥脱面。虽然在停循环初始就可以开始少量剥离内膜，但在没有良好术野的情况下就继续进行下去是不明智的，得到正确的内膜剥脱面是手术的关键。与肺阻塞性疾病相关的血栓大概可以分为 4 大类，我们使用如下分类[87,94]：Ⅰ型（约占血栓栓塞性肺动脉高压患者的 10%；图 55-8），血管内存在较

大的血栓，在切开的肺动脉内容易看到。所有主要的血栓在内膜剥脱前必须全部清除。Ⅱ型（约占患者的 70%，图 55-9），不存在较大的血栓。在这些患者中只能发现增厚的内膜，偶尔存在网状纤维，主动脉、肺叶动脉或肺段动脉中的内膜都应剥脱。Ⅲ型（约占患者的 20%，图 55-10），最具挑战性的外科情况，病变发生在非常远端，并局限于肺段或亚段动脉。手术初始不能看到阻塞的血管。必须在每一个肺段或亚段动脉进行极其仔细地内膜剥脱。推测Ⅲ型病变很多时候与留置导管（比如起搏器导线）或房室分流反复产生血栓有关。Ⅳ型（图 55-11），不是主要的血栓栓塞性肺动脉高压的类型，不能手术治疗。虽然血栓可能继发于血液停滞，但这类患者自身存在小血管病变。小血管病变可能与血栓栓塞性事件（其他类型的慢性血栓栓塞性肺动脉高压）无关，或受血栓栓塞性肺高压影响，之前未受血栓累及的血管内血流和压力增加，从而产生小血管病变，这种情况类似于埃森曼格综合征。我们认为还应该受到来自于对侧或同侧病变肺组织的交感神经的影响。

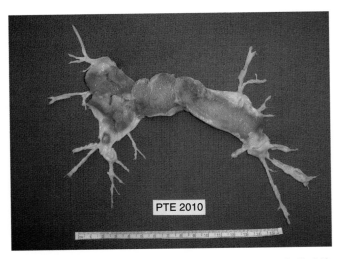

图 55-8　从患者体内取出的标本显示主肺动脉及左右肺动脉内存在新鲜和陈旧性血栓。注意：简单的清除大块血栓并不能起到治疗作用，手术范围包括所有远端分支才有治疗意义

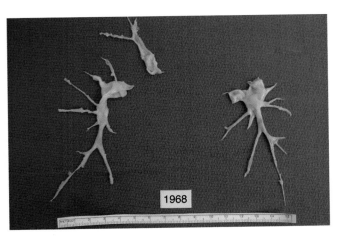

图 55-9　从Ⅱ型病变患者体内取出的标本。双侧肺动脉均存在慢性血栓栓塞。注意标本每个分支远端上的"尾巴"。全部清除所有的远端"尾巴"才能彻底治疗肺动脉高压

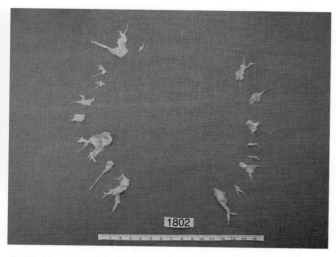

图55-10　从Ⅲ型病变患者体内取出的标本。注意病变位于远端，剥脱平面位于肺段动脉水平

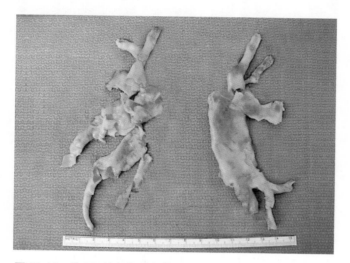

图55-11　从Ⅳ型病变患者体内取出的标本，注意此标本缺少远端"尾巴"。所有"尾巴"结构被"裤管"结构取代。尽管看上去像内膜剥脱术标本，但手术不能使患者临床获益，术后血流动力学不能得到改善。患者存在原发性肺动脉高压。

当患者温度达到20℃，主动脉阻断，给予单剂量的冷心脏停搏液（1L）。使用降温毯可以给心肌提供额外的保护。所有操作在一个主动脉阻断周期内完成，不需要再次给予心脏停搏液。

改良型小脑牵开器（modified cerebellar retractor）放置于主动脉和上腔静脉之间。当血液使血管床术野模糊的时候，可以使用硫喷妥钠（500mg至1g）直到脑电图变成直线。然后开始停循环，将血放出患者体外，关闭所有监测管道以防止空气吸入。勒紧环绕上下腔静脉管道的线圈。每侧手术很少超过20分钟。虽然有其他医生主张停循环期间全程使用逆行脑灌注，但在这种手术中是没有帮助的，因为这并不能提供一个完全无血的术野，有经验的医师可以在比较短的停循环时间内完成手术，所以逆行脑灌注不是必要的。

看到的任何松动的血栓碎屑都应该取出。然后于血管后壁开始建立内膜剥脱面，因为由于任何原因造成的血管损伤在此处都容易修补，或可以不进行处理。在正确的剥脱平面进行游离很关键，因为如果平面太深，肺动脉可能穿孔，造成致命后果；如果平面不够深，则不能清除足够的慢性血栓栓塞物。剥脱平面只能在动脉病变区域发现，这就常需要在肺动脉很远端开始游离。

理想的剥脱层以珍珠白表面为标志，很容易剥离，不应该残存黄色斑块。如果游离的太深，浅红色或浅粉色表示已经到达动脉外膜。应该立即寻找更表浅的平面。

在动脉切口附近需保留动脉全层，以方便随后的动脉缝合。剥离平面被正确的建立后，使用外翻技术（eversion technique）开始内膜剥脱术，此时使用的是一种特殊的分离器械（Jamieson aspirator，Fehling Corp.）。因为血管部分外翻，可以对肺亚段动脉分支进行手术，如果这里发生穿孔，那么过后将变得完全不可及和不可见，这就是为什么必须使用停循环来提供一个完全无血的术野。查看每一个肺亚段动脉，松解每一条栓塞物直到其末端出现类似"尾巴"的结构，并且在其更远端不再存在栓塞。

一旦右侧内膜剥脱完成，重新开始循环，使用6-0滑线连续缝闭动脉。吻合口是否能严密止血与开始分离内膜时肺动脉切口附近是否保留全层动脉壁有关。

此时术者移至患者右侧。退出肺动脉引流管，切口从主肺动脉引流管插管处延至心包反折，进入左肺下叶动脉，但应避免进入左侧胸腔。额外的切口不能增加血管内术野显露，还可能损伤左侧膈神经，并使之后缝合肺动脉更加困难（图55-12）。可能常会在心包反折处遇到一个淋巴管，最好在它随肺动脉被切开前夹闭它。

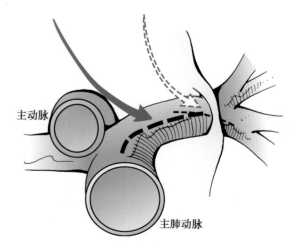

图55-12　左侧切口。左侧肺动脉切口开始于肺动脉引流管插管处，主肺动脉中央。此切口比远端切口（虚线箭头所指）提供更清晰术野。必须小心以免损伤膈神经

左侧的手术在各方面与右侧几乎一样。再次停循环时，重新开始体外循环时间最少已到10分钟，在这段时间内静脉氧饱和度超过90%。这次停循环时间仍限制在20分钟。

内膜剥脱术完成后，恢复体外循环并开始复温。给予甲强

龙（500mg，静脉内注射）和甘露醇（12.5g，静脉内注射），复温期间灌注温度和身体温度仍保持 10℃ 温差，最高灌注温度为 37℃。如果体循环血管阻力很高，给予硝普钠促进血管扩张复温。复温时间根据患者体重不同有所变化，大约需要 90~120 分钟。

当左肺动脉缝闭后，在切口最顶端重新插入肺动脉引流管。切开右房并检查。关闭所有心房内异常通道。虽然这些患者三尖瓣反流情况常很严重，但是除非三尖瓣自身存在结构损坏否则不需进行三尖瓣成形，因为右室几天内会发生重构，三尖瓣功能将恢复。如果需要进行其他心脏手术，例如冠状或二尖瓣或主动脉瓣手术，可以在复温期间进行。一旦所有心脏手术结束，停止心肌降温。拔除左房引流管，闭合引流口。心脏排气，开放升主动脉。

当患者复温完成后，停止体外循环。常规给予肾剂量多巴胺。根据需要给予其他正性肌力药和血管扩张剂以维持循环稳定。通常心排出量较高，体循环血管阻力较低。放置临时起搏器导线。

不管体外循环持续多长时间，止血一般不困难，通常不需要血液制品。常规关闭切口。随后的几个小时尿量增多，也是之前身体低温造成的。

术后护理

一丝不苟的术后管理是手术成功的必须条件。所有患者在手术日当晚维持机械通气，利尿的目标是 24 小时内使患者体重达到术前水平。虽然很多术后护理与其他心脏手术相同，但仍有一些重要的区别。

术后早期通常需要更高的每分通气量，以代偿由于长时间停循环、低温和体外循环造成的暂时性代谢性酸中毒。潮气量比心脏术后常规建议量高，以获得更好的气体交换。最大吸气压最好控制在 30cm 水柱以下。术后第一天尽量拔除气管插管。

利尿　患者术后有相当大的液体正平衡。低温停循环术后早期，患者出现不明原因的自发性利尿，部分与由于肺血管阻力降低造成的心排出量增加和右室功能改善有关。但这种利尿作用还应该通过利尿剂进一步加强，目标是术后 24 小时内使患者液体平衡达到术前水平。因为心排出量增加，可以接受一定程度的低血压。患者的血细胞比容保持在 30% 以上，以增加携氧能力和降低发生肺再灌注现象的可能性。

心律失常　大约 10% 患者发生房性心律失常，并不比其他非瓣膜心脏手术患者多。可以采用卵圆窝正上方心房下段，并且远离心房传导系统或它自身血供的小切口来闭合小房缺或卵圆孔未闭。这种切口的位置和大小有助于降低心律失常的发生率。

输血　尽管需要维持足够的血细胞比容水平，但通过术中仔细的血液保护技术，只有少数患者需要输血。

下腔静脉滤器和抗凝　通常术前放置 Greenfield 滤器，使肺动脉内膜剥脱术后复发肺血栓的可能性降到最低。但是，如果做不到，也可以在术中放置。如果在术中放置滤器，应当在肾静脉对应的脊柱水平放置不透射线的标记，以使滤器正确定位。使用间歇性充气加压泵和术后当晚皮下注射肝素可以预防术后静脉血栓，一旦引流管和起搏导线拔除就开始华法林抗凝治疗。国际标准化比值的目标是 2.5~3。

并发症

除了心胸外科手术常规并发症（心律失常、肺不张、伤口感染、肺炎、纵隔出血等）以外，这项手术也有特有的并发症。包括持续性肺动脉高压、肺再灌注反应和与深低温相关的神经系统病变。

持续性肺动脉高压　随着心排出量显著增加，肺血管阻力（PVR）下降会使肺动脉压力立即而持续的向正常水平恢复。有一些患者，肺血管不能立即达到正常状态，但在随后的几天，因为小血管舒张和例如肺水肿的手术因素消退，会发生持续性肺动脉压力降低。这样的患者如果肺动脉脉压增大，舒张压低则说明肺动脉血流量好，肺动脉血管持续缺乏弹性导致收缩压高。

还有一些患者肺动脉压力持续不缓解。如果手术是按上述方法实施，使用停循环，保证已经清除所有远端病变，那么这就是 Ⅳ 型病变。尽管为这些患者进行内膜剥脱手术风险巨大，但我们还是为有些存在严重肺动脉高压，又不是明确的栓塞性疾病的患者进行了手术治疗，因为移植是唯一的其他治疗方法，关键是患者不太可能存活至发现供体。在我们最近的 500 名患者中，围手术期主要直接死因是肺动脉高压没有得到有效缓解。这是一个临床诊断的问题而不是手术技术的问题。使用药物（例如硝普钠、前列环素或吸入一氧化氮）控制术后仍存在的肺血管阻力（PVR）高的尝试通常是无效的。因为术后存在的肺动脉高压因素固定不变，所以当这些患者病情恶化时，就不适合使用机械循环支持或体外膜肺。

"再灌注反应"　局限性肺水肿或"再灌注反应"是发生在大多数患者身上的一种特有的不同程度的并发症。再灌注反应或再灌注损伤是指肺动脉内膜剥脱术后 72 小时内发现胸片透光度极差。包含很多病因，例如液体超负荷和感染。

真正的再灌注损伤直接对临床过程产生不利影响，大约 10% 患者会发生此种情况。典型的发病过程是，术后不久（几小时内）发生并伴有严重血氧不饱和。可以从肺中吸出水肿渗出样液体、有时有淡血色液体[95]。但是，气管内插管出现全血表明血气屏障出现机械损伤，通常源于技术失误。我们也观察到两例患者，他们的手术在技术上是成功的，但发生明显呼吸道出血，原因是肺梗死区域的再灌注损伤。如果可能，使用支气管镜找出出血区域并使用球囊闭塞受影响的肺叶直到凝血。

在肺动脉局部进行彻底内膜剥脱术的情况下，再灌注性肺水肿常见的原因是术后持续肺动脉高压，还有一部分患者是肺动脉血管 Ⅳ 型病变。但是再灌注现象似乎常发生在一些手术技术上无瑕疵并且肺动脉高压已经完全缓解的患者身上，这些病例可能是由于长时间无血流的肺段血管床再血管化后产生的一种反应性充血。其他可能的原因包括围手术期肺局部缺血和血管内皮细胞裸露区域的高渗性肺损伤。过去十年的大量经验使我们可以更加彻底和迅速的清除栓塞物，目前我们这组患者的这种并发症发生率已经降低了很多。

"再灌注反应"的治疗　早期的治疗措施是使用利尿剂减轻肺水肿、维持血细胞比容在一定水平和早期使用呼气末正压通气。一旦出现毛细血管渗出，治疗都将成为支持性的，如果保持血流动力学和氧合满意，再灌注性肺水肿将彻底好转。呼吸和液体平衡管理是必要的，保持血细胞比容在高水平（32%～36%），加强利尿，甚至进行超滤，患者通气状态可能有明显的体位敏感性，在氧饱和度达到 90% 的情况下，尽量调低吸入氧浓度（FiO_2），仔细调节呼吸末正压，将容量控制调整为压力控制反比通气，允许适度的高碳酸血症[95]。不鼓励使用糖皮质激素，因为通常它们无效还会引起感染。偶尔吸入浓度为 20～40ppm 的一氧化氮可以帮助改善气体交换。有时我们使用体外灌注支持（体外膜肺或体外二氧化碳去除）直到 7～10 天后通气变得满意。但是，患者使用这种支持设备时血流动力学改善方面获益有限。如果患者的血流动力学没有证据能得到改善，或没有改善的可能性，那么就不应该使用支持设备，因为它不可能改善不可逆的肺动脉高压，此种情况下使用支持设备，将使死亡率接近 100%。

谵妄　早期（1990 年前）肺动脉内膜剥脱术后谵妄发生率比较高。一项包含了 28 名肺动脉内膜剥脱术患者的研究，其中 77% 患者曾出现这种并发症[96,97]。谵妄的发生率高似与停循环时间累计超过 55 分钟相关，当停循环时间显著降低后谵妄的发生率降至 11%[96-98]。随着我们经验不断增长，手术速度越来越快，目前术后谵妄的发生率并不比常规心脏手术多。

结果

自 1970 年以来，超过 2700 名患者在加州大学圣地亚哥分校（UCSD）医学中心进行了肺动脉血栓内膜剥脱术。大多数（超过 2600 例）手术在 1990 年以后完成，手术按照前面所描述的过程进行。我们这组患者平均年龄 52 岁，范围 7～85 岁，男性稍占多数。近三分之一病例，至少同时实施了另外一个心脏手术。最常见的是闭合未闭的卵圆孔或房间隔缺损（26%）或者冠状动脉旁路移植术（8%）[87]。

血流动力学结果　术后患者的肺动脉压力和阻力降至正常水平，同时将改善肺血流和心排出量，通常这些变化会在术后立即产生并持续下去[98,99]，可以看做是永久性的改变。手术前，超过 95% 患者心功能Ⅲ级或Ⅳ级（NYHA 分级），术后 1 年，95% 患者心功能保持在Ⅰ级或Ⅱ级（NYHA 分级）[99,100]。另外，超声研究已经证实，随着慢性压力超负荷的去除，右室迅速恢复正常。扩大的右心房和右心室回缩。因为右心室重构后三尖瓣功能会在几天内迅速恢复正常，所以三尖瓣成形术已经不再是手术的一部分。

手术并发症　在加州大学圣地亚哥分校（UCSD）病例中，严重的再灌注损伤是最常见的单发并发症，10% 患者出现此种情况。有些患者没有存活，其他患者需要长时间的机械呼吸支持。少数患者仅能依靠体外支持和血二氧化碳去除进行抢救。神经系统并发症已经极罕见，围手术期的谵妄和中风也并不比常规心脏手术多，原因可能是现在的停循环时间更短。术后早期，2.5% 患者因出血而进行二次开胸，少于一半的患者需要在术中或术后输血。尽管手术时间长，伤口感染相对少见，只有 1.8% 患者出现胸骨伤口并发症，包括胸骨裂开或纵隔炎。

死亡　根据我们的经验，本组患者手术时间跨度超过 35 年，总死亡率（30 天或因医疗原因延长住院时间）大约为 7%。1989 年死亡率为 9.4%，1990 年后 2400 多名手术患者的死亡率低于 6%。根据最近 5 年的经验，死亡率低于 4%。随着经验和患者数量的不断增长，并回顾以往经验，我们仍坚持认为有些患者不适合进行手术治疗（Ⅳ病变）。有些患者不能由血管造影发现阻塞性疾病来解释病因，肺动脉高压程度各异，虽然风险很高，但如果我们认为他们能从手术中获益，也可以进行手术治疗。其余死因包括非血栓栓塞性疾病造成的肺动脉高压（50%），少见的有再灌注肺水肿导致的不可逆转长时间呼吸窘迫综合征（25%）。

后期随访

加州大学圣地亚哥分校（UCSD）对在 1970-1995 年间进行肺动脉内膜剥脱术的存活患者进行了一项调查，正式的评价了手术的远期效果[100]。对 420 名术后存活 1 年以上的患者进行问卷调查，308 名患者给予了反馈。问卷内容包括存活、功能状态、生活质量和后期治疗的情况。肺动脉内膜剥脱术后 6 年以上存活率是 75%。相比术前 95% 患者心功能Ⅲ级或Ⅳ级（NYHA 分级），术后 93% 患者心功能Ⅰ级或Ⅱ级（NYHA 分级）。62% 术前有工作的患者返回工作岗位。问卷中由数项内容构成的生活质量评分显示，肺动脉内膜剥脱术后患者生活质量仅比正常人群轻微下降，但比内膜剥脱术前明显上升。当被问及"你感觉手术后生活质量如何"时，77% 患者回答改善很大，20% 回答有改善，仅有 10% 患者需要吸氧。这些数据显示肺动脉内膜剥脱术确实可以长期改善患者的生存率、功能和生活质量，很少需要后期的康复治疗[100]。

结论

我们越来越认识到慢性肺栓塞导致的肺动脉高压并没有被我们完全了解，而且预后很差。药物治疗对于延长寿命效果不佳，仅能暂时缓解症状。肺动脉血栓内膜剥脱术是唯一可以取代肺移植的治疗方法。血栓内膜剥脱术的优点包括手术死亡率低，长期效果好并且避免服用免疫抑制剂和慢性移植物排斥的风险。在我们中心，血栓内膜剥脱术的死亡率低于 4%。近期和远期结果都明显优于肺移植，使患者长期获益。

虽然肺动脉血栓内膜剥脱术需要术者具备一定的技术水平，需要仔细地分离肺动脉剥脱面和使用停循环技术，但可以使患者近期或远期获益。过去 40 年间，手术技术明显进步，使肺动脉内膜剥脱术死亡率达到满意程度，极好的改善了此类疾病的临床预后。随着经验的增长，我们逐渐认识到，单侧手术已经被废弃，而停循环技术在术中是必要的。

目前的首要问题是对疾病的了解还不够。随着研究的不断进展和外科治愈此种疾病的可能性不断增加，会使更多患者有机会从这种导致衰竭和死亡的疾病中解脱出来。

参考文献

1. Dalen JE, Alpert JS. Natural history of pulmonary embolism. *Prog Cardiovasc Dis* 1975:17:259-270.
2. Landefeld CS, Chren MM, Myers A, et al: Diagnostic yield of the autopsy in a university hospital and a community hospital. *NEJM* 1988; 318:1249.

3. Goldhaber SZ, Hennekens CH, Evens DA, et al: Factors associated with correct antemortem diagnosis of major pulmonary embolism. *Am J Med* 1982;73:822-826.

4. Rubinstein1, Murray D, Hoffstein V: Fatal pulmonary emboli in hospitalized patients: an autopsy study. *Arch Intern Med* 1988;148:1425-1426.

5. Kniffin WD Jr, Baron JA, Barrett J, et al: The epidemiology of diagnosed pulmonary embolism and deep venous thrombosis in the elderly. *Arch Intern Med* 1994; 154:861.

6. Martin M: PHLECO. A multicenter study of the fate of 1647 hospital patients treated conservatively without fibrinolysis and surgery. *Clin Invest* 1993; 71:471.

7. Carson JL, Kelley MA, Duff A, et al: The clinical course of pulmonary embolism. *NEJM* 1992; 326:1240.

8. Clagett GP, Anderson FA JR, Levine MN, et al: Prevention of venous thromboembolism. *Chest* 1992; 102:391S.

9. Anderson FA Jr, Wheeler HB: Venous thromboembolism; risk factors and prophylaxis, in Tapson VF, Fulkkerson WJ, Saltzman HA (eds): *Clinics in Chest Medicine, Venous Thromboembolism*, vol 16. Philadelphia, Saunders, 1995; p 235.

10. Greenfield LJ: Venous thrombosis and pulmonary thromboembolism, in Schwartz SI (ed): *Principals of Surgery*, 6th ed. New York, McGraw-Hill, 1994; p 989.

11. Riedel M, Stanek V, Widimsky J, Prerovsky I: Long term follow up of patients with pulmonary embolism: late prognosis and evolution of hemodynamic and respiratory data. *Chest* 1982; 81:151.

12. Godleski JJ: Pathology of deep vein thrombosis and pulmonary embolism, in Goldhaber SZ (ed): *Pulmonary Embolism and Deep Venous Thrombosis.* Philadelphia, Saunders, 1985; p 11.

13. Moser KM: Venous thromboembolism. *Am Rev Resp Dis* 1990; 141:235.

14. Sevitt S: The structure and growth of valve pocket thrombi in femoral veins. *J Clin Pathol* 1974; 27:517.

15. Philbrick JT, Becker DM: Calf deep vein thrombosis: a wolf in sheep's clothing? *Arch Intern Med* 1988; 148:2131.

16. Kakkar VV, Flan C, Howe CT Clark MB: Natural history of postoperative deep vein thrombosis. *Lancet* 1969; 2:230.

17. Salzman EW, Hirsch J: The epidemiology, pathogenesis, and natural history of venous thrombosis, in Colman RW, Hirsch J, Marder VJ, Salzman EW (eds): *Hemostasis and Thrombosis: Basic Principals and Clinical Practice*, 3rd ed. Philadelphia, Lippincott, 1994; p 1275.

18. Stewart GJ, Lackman JW, Alburger PD, et al: Intraoperative venous dilation and subsequent development of deep vein thrombosis in patients undergoing total hip or knee replacement. *Ultrasound Med Biol* 1990; 16:133.

19. Comerota AJ, Stewart GJ, Alburger PD, et al: Operative venodilation, a previously unsuspected factor in the cause of postoperative deep vein thrombosis. *Surgery* 1989; 106:301.

20. Comerota AJ, Stewart GJ: Operative venous dilation and its relationship to postoperative deep vein thrombosis, in Goldhaber SZ (ed): *Prevention of Venous Thromboembolism*. New York, Marcel Dekker, 1993; p 25.

21. Weiss HJ, Turitto VT, Baumgartner HR, et al: Evidence for the presence of tissue factor activity on subendothelium. *Blood* 1989; 73;968.

22. Bertina RM, Koeleman BPC, Koster T, et al: Mutation in blood coagulation factor V associated with resistance to activated protein C. *Nature* 1994; 369:64.

23. Svensson PJ, Dahlback B: Resistance to activated protein C as a basis for venous thrombosis. *NEJM* 1994; 330:517.

24. Ridker PM, Hennekens CH, Lindpaintner K, et al: Mutation in the gene coding for coagulation factor V and the risk of myocardial infarction, stroke, and venous thrombosis in apparently healthy men. *NEJM* 1995; 332:912.

25. Feinstein DI: Immune coagulation disorders, in Colman RW, Hirsh J, Marder VJ, Salzman EW (eds): *Hemostasis and Thrombosis: Basic Principal and Clinical Practice,* 3rd ed. Philadelphia, Lippincott, 1994; p 881.

26. Robertson BR, Pandolfi M, Nilsson IM: "Fibrinolytic capacity" in healthy volunteers at different ages as studied by standardized venous occlusion of arms and legs. *Acta Med Scand* 1972; 191:199.

27. Prins MH, Hirsh J: A critical review of the evidence supporting a relationship between impaired fibrinolysis and venous thromboembolism. *Arch Intern Med* 1991; 151:1721.

28. Wheeler HB, Anderson FA Jr, Cardullo PA, et al: Suspected deep vein thrombosis: management by impedance plethysmography. *Arch Surg* 1982; 117:1206.

29. Samama MM, Simonneau G, Wainstein JP, et al: SISIUS Study: epidemiology of risk factors of deep vein thrombosis (DVT) of the lower limbs in community practice (abstract). *Thromb Haemost* 1993; 69:763.

30. Hull R, Hirsh J, Jay R: Different intensities of anticoagulation in the long term treatment of proximal vein thrombosis. *NEJM* 1982; 307:1676.

31. Collins R, Scrimgeor A, Yusuf S, et al: Reduction in fatal pulmonary embolism and venous thrombosis by perioperative administration of subcutaneous heparin. Overview of results and randomized trials in general, orthopedic, and urologic surgery. *NEJM* 1988; 318:1162.

32. Reis SE, Polak JF, Hirsch DR, et al: Frequency of deep vein thrombosis in asymptomatic patients with coronary artery bypass grafts. *Am Heart J* 1991; 122:478.

33. Josa M, Siouffi SY, Silverman AB, et al: Pulmonary embolism after cardiac surgery. *J AM Coll Cardiol* 1993; 21:990.

34. Gillinov AM, Davis EA, Alberg AJ, et al: Pulmonary embolism in the cardiac surgical patient. *Ann Thorac Surg* 1992; 53:988.

35. Burk B, Sostman D, Carroll BA, Witty LA: The diagnostic approach to deep vein thrombosis, in *Venous Thromboembolism, Clinics in Chest Medicine*, vol 16. Philadelphia, Saunders, 1995; pp 253-268.

36. Evans AJ, Sostman HC, Knelson M, et al: Detection of deep vein thrombosis: a prospective comparison of MR imaging with contrast venography. *Am J Roentgenol* 1993; 161:131.

37. Hirsh J, Levine MN: Low molecular weight heparin. *Blood* 1992; 72:1.

38. Shulman S, Rhedin A-S, Lindmarker P, et al: A comparison of six weeks with six months of oral anticoagulant therapy after a first episode of venous thromboembolism. *NEJM* 1995; 332:1661.

39. Goldhaber SZ. Strategies for diagnosis, in Goldhaber SZ (ed): *Pulmonary Embolism and Deep Vein Thrombosis.* Philadelphia. Saunders, 1985; p 79.

40. Hoaglang PM: Massive pulmonary embolism, in Goldhaber SZ (ed): *Pulmonary Embolism and Deep Vein Thrombosis.* Philadelphia, Saunders, 1985; p 179.

41. Malik AB, Johnson B: Role of humoral mediators in the pulmonary vascular response to pulmonary embolism, in Weir EK, Reeves JT (eds): *Pulmonary Vascular Physiology and Pathophysiology.* New York, Marcel Dekker, 1989; p 445.

42. Huval WV, Mathieson MA, Stemp LI, et al: Therapeutic benefits of 5-hydroxytryptamine inhibition following pulmonary embolism. *Ann Surg* 1983; 197:223.

43. Barritt DW, Jordan SC: Anticoagulant drugs in treatment of pulmonary embolism: Controlled Trial. *Lancet* 1960; 1:1309.

44. The urokinase pulmonary embolism trial. A national cooperative study. *Circulation* 1973; 47(Suppl II):1.

45. Bell WR, Simon TR: Current status of pulmonary thromboembolic disease: pathophysiology, diagnosis, prevention, and treatment. *Am Heart J* 1982; 103:239.

46. Dalen JE, Banas JS Jr, Brooks HL, et al: Resolution rate of pulmonary embolism in man. *NEJM* 1969; 280:1194.

47. Tow De, Wagner HN: Recovery of pulmonary arterial blood flow in patients with pulmonary embolism. *NEJM* 1967; 276:1053.

48. Dalen JE, Alpert JS: Natural history of pulmonary embolism. *Prog Cardiovasc Dis* 1975; 17:259.

49. Palevsky HI: The problems of the clinical and laboratory diagnosis of pulmonary embolism. *Sem Nucl Med* 1991; 21:276.

50. Greenfield LJ, Proctor Mc, Williams DM, Wakefield TW: Long term experience with transvenous catheter pulmonary embolectomy. *J Vasc Surg* 1993; 18:450.

51. Goodall RJR, Greenfield LJ: Clinical correlations in the diagnosis of pulmonary embolism. *Ann Surg* 1980; 191:219.

52. McCracken S, Bettmen S: Current status of ionic and nonionic intravascular contrast media. *Postgrad Radiol* 1983; 3:345.

53. Novelline RA, Baltarowich OH, Athanasoulis CA, et al: The clinical course of patients with suspect pulmonary embolism and a negative pulmonary arteriogram. *Radiology* 1978; 126:561.

54. Schiebler M, Holland G, Hatabu H et al: Suspected pulmonary embolism: prospective evaluation with pulmonary MR angiography. *Radiology* 1993; 189:125.

55. Come PC: Echocardiographic evaluation of pulmonary embolism and its response to therapeutic interventions. *Chest* 1992; 101:1515.

56. Goldhaber SZ: Thrombolytic therapy in venous thromboembolism. Clinical trials and current indications, in Tapson VF, Fulkerson WJ, Saltzman HA (eds): *Clinics in Chest Medicine, Venous Thromboembolism*, vol 16. Philadelphia, Saunders, 1995; p 307.

57. Marder VJ, Sherry S: Thrombolytic therapy: current status. *NEJM* 1988; 318:1585.

58. Goldhaber SZ, Haire WD, Feldstein ML, et al: Alteplase versus heparin in acute PE; randomized trial assessing right ventricular function and pulmonary perfusion. *Lancet* 1993; 341:507.

59. Tibbutt DA, Davies JA, Anderson JA, et al: Comparison by controlled clinical trial of streptokinase and heparin in treatment of life-threatening PE. *BMJ* 1974; 1:343.

60. Ly B, Arnesen H, Eie H, Hol R: A controlled clinical trial of streptokinase and heparin in the treatment of major PE. *Acta Med Scand* 1978; 203:465.

61. Levine MN: Thrombolytic therapy for venous embolism. Complications and contraindications, in Tapson VF, Fulkerson WJ, Saltzman HA (eds): *Clinics in Chest Medicine, Venous Thromboembolism*, vol 16. Philadelphia, Saunders, 1995; p 321.

62. Levine M, Hirsh J, Weitz J, et al: A randomized trial of a single bolus dosage regimen of recombinant tissue plasminogen activator in patients with acute PE. *Chest* 1990; 98:1473.

63. Gray JJ, Miller GAH, Paneth M: Pulmonary embolectomy: its place in the management of pulmonary embolism. *Lancet* 1988; 25:1441.

64. Timist J-F, Reynaud P, Meyers G, Sors H: Pulmonary embolectomy by catheter device in massive pulmonary embolism. *Chest* 1991; 100:655.

65. Tapson VF, Witty LA: Massive pulmonary embolism, in Tapson VF, Fulkerson WJ, Saltzman HA (eds): *Clinics in Chest Medicine, Venous Thromboembolism*, vol 16. Philadelphia, Saunders, 1995; p 329.

66. Mattox KL, Feldtman RW, Beall AC, De Bakey ME: Pulmonary embolectomy for acute massive pulmonary embolism. *Ann Surg* 1982; 195:726.

67. Boulafendis D, Bastounis E, Panayiotopoulos YP, Papalambros EL: Pulmonary embolectomy: answered and unanswered questions. *Int J Angiol* 1991; 10:187.

68. Kasper W, Meinterz MD, Henkel B, et al: Echocardiographic findings in patients with proved pulmonary embolism. *Am Heart J* 1986; 112:1284.

69. Stewart JR, Greenfield LS: Transvenous vena cava filtration and pulmonary embolectomy. *Surg Clin No Am* 1982; 62:411.

70. Schmid C, Zietlow S, Wagner TOF, et al: Fulminant pulmonary embolism: symptoms, diagnostics, operative technique and results. *Ann Thorac Surg* 1991; 52: 1102.

71. Greenfield LJ, Zocco J, Wilk JD, et al: Clinical experience with the Kim-Ray Greenfield vena cava filter. *Ann Surg* 1977; 185:692.

72. Anderson HL III, Delius RE, Sinard JM, et al: Early experience with adult extracorporeal membrane oxygenation in the modern era. *Ann Thorac Surg* 1992; 53:553.

73. Wenger R, Bavaria JB, Ratcliff MB, Edmunds LH Jr: Flow dynamics of peripheral venous catheters during extracorporeal membrane oxygenator (ECMO) with a centrifuge pump. *J Thorac Cardiovasc Surg* 1988; 96:478.

74. Gray HH, Morgan JM, Miller GAH: Pulmonary embolectomy for acute massive pulmonary embolism: an analysis of 71 cases. *Br Heart J* 1988; 60:196.

75. Del Campo C: Pulmonary embolectomy: a review. *Can J Surg* 1985; 28:111.

76. Gulba DC, Schmid C, Borst H-G, et al: Medical compared with surgical treatment for massive pulmonary embolism. *Lancet* 1994; 343:576.

77. Clark DB: Pulmonary embolectomy has a well-defined and valuable place. *Br J Hosp Med* 1989; 41:468.

78. Soyer R, Brunet M, Redonnet JY, et al: Follow-up of surgically treated patients with massive pulmonary embolism, with reference to 12 operated patients. *Thorac Cardiovasc Surg* 1982; 30:103.

79. Benotti JR, Ockene IS, Alpert JS, Dalen JE: The clinical profile of unresolved pulmonary embolism. *Chest* 1983; 84:669-678.

80. Moser KM, Auger WF, Fedullo PF: Chronic major-vessel thromboembolic pulmonary hypertension. *Circulation* 1990; 81:1735-1743.

81. Houk VN, Hufnnagel CA, McClenathan JE, Moser KM: Chronic thrombosis obstruction of major pulmonary arteries: report of a case successfully treated by thromboendarterectomy and review of the literature. *Am J Med* 1963; 35:269-282.

82. Dibble JH: Organization and canalization in arterial thrombosis. *J Pathol Bacteriol* 1958;75:1-4.

83. Cournad A, Rilev RL, Himmelstein A, Austrian R: Pulmonary circulation in the alveolar ventilation perfusion relationship after pneumonectomy. *J Thorac Surg* 1950; 19:80-116.

84. Kapitan KS, Buchbinder M, Wagner PD, Moser KM: Mechanisms of hypoxemia in chronic pulmonary hypertension. *Am Rev Respir Dis* 1989; 139:1149.

85. Moser KM, Daily PO, Peterson K, et al: Thromboendarterectomy for chronic, major vessel thromboembolic pulmonary hypertension: immediate and long term results in 42 patients. *Ann Int Med* 1987; 107:560.

86. Moser KM: Pulmonary vascular obstruction due to embolism and thrombosis, in Moser KM (ed): *Pulmonary Vascular Disease*. New York, Marcel Dekker, 1979; p 341.

87. Jamieson SW, Kapalanski DP: Pulmonary endarterectomy. *Curr Probl Surg* 2000; 37(3): 165-252.

88. Dantzker DR, Bower JS: Partial reversibility of chronic pulmonary hypertension caused by pulmonary thromboembolic disease. *Am Rev Respir Dis* 1981; 124:129-131.

89. Dash H, Ballentine N, Zelis R: Vasodilators ineffective in secondary pulmonary hypertension. *NEJM* 1980; 303:1062-1063.

90. Allison PR, Dunnill MS, Marshall R: Pulmonary embolism. *Thorax* 1960; 15:273.

91. Simonneau G, Azarian R, Bernot F, et al: Surgical management of unresolved pulmonary embolism: a personal series of 72 patients [abstract]. *Chest* 1995; 107:52S.

92. Moser KM, Houk VN, Jones RC, Hufnagel CC: Chronic, massive thrombotic obstruction of the pulmonary arteries: analysis of four operated cases. *Circulation* 1965; 32:377-385.

93. Winkler MH Rohrer CH, Ratty SC, et al: Perfusion techniques of profound hypothermia and circulatory arrest for pulmonary thromboendarterectomy. *J Extra Technol* 1990; 22:57-60.

94. Jamieson SW: Pulmonary thromboendarterectomy, in Franco KL, Putnam JB (eds): *Advanced Therapy in Thoracic Surgery*. Hamilton, Ontario, BC Decker, 1998; pp 310-318.

95. Levinson RM, Shure D, Moser KM: Reperfusion pulmonary edema after pulmonary artery thromboendarterectomy. *Am Rev Respir Dis* 1986; 134: 1241-1245.

96. Wragg RE, Dimsdale JE, Moser KM, Daily PO, et al: Operative predictors of delirium after pulmonary thromboendarterectomy. A model for postcardiotomy syndrome? *J Thorac Cardiovasc Surg* 1988; 96:524-529.

97. Jamieson SW, Auger WR, Fedullo PF, et al: Experience and results of 150 pulmonary thromboendarterectomy operations over a 29 month period. *J Thorac Cardiovascular Surg* 1993; 106:116-127.

98. Moser KM, Auger WR, Fedullo PF, Jamieson SW: Chronic thromboembolic pulmonary hypertension: clinical picture and surgical treatment. *Eur Respir J* 1992; 5:334-342.

99. Fedullo PF, Auger WR, Channick RN, Moser KM, Jamieson SW: Surgical management of pulmonary embolism, in Morpurgo M (ed): *Pulmonary Embolism*. New York, Marcel Dekker, 1994; p 223-240.

100. Archibald CJ, Auger WR, Fedullo PF, et al: Long-term outcome after pulmonary thromboendarterectomy. *Am J Respir Crit Care Med* 1999; 160:523-528.

徐 晋　孙晓刚　译

第 56 章

大血管创伤

Jean Marie Ruddy,
John S. Ikonomidis

简介

主动脉与胸腔大血管创伤可以发生于钝性伤或穿通性外伤，治疗的核心是控制即刻的出血以及处理相应受伤部位假性动脉瘤破裂[1]。钝性主动脉损伤是钝性外伤后最常见的胸部血管损伤，是机动车事故中的第二大死因，占事故死亡人数的15%[2~4]。钝性主动脉损伤导致的死亡，75%～90%发生在交通事故现场，伴有其他四处以上严重创伤的患者尤其如此[2]~[5]。最常见的主动脉损伤部位是主动脉峡部，其次是无名动脉基底部，再次是左锁骨下动脉基底部与左颈总动脉基底部[6]。中心静脉很少发生钝性损伤[7]，但是可以继发于穿透性创伤[8]。传统的经验认为，开胸手术是治疗创伤性主动脉破裂的可靠方法，近年来，介入技术越发显示出其安全性与有效性[9]。本章节将按照主动脉的节段讲述主动脉创伤的诊断与治疗特点。

升主动脉与主动脉弓分支损伤

创伤机制

胸降主动脉断裂是胸部钝性撞击后最常见的血管损伤，而升主动脉和主动脉弓也会因受损出现破裂和假动脉瘤的形成。钝性冲击力经胸腔传入，引起升主动脉的扭曲和血管壁的破裂，并产生对心脏的剪切效应[12]。除此之外，横膈处的主动脉突然闭塞会造成"水锤效应"，血流突然折返对升主动脉和主动脉弓早成了强烈的冲击[1]。无名动脉钝性撕裂的机制为，纵隔受到脊柱和胸骨的前后压力，心脏被挤压至左右方，增加了主动脉弓的弯曲度，从而增加了其所有分支动脉的管壁张力[13]。随着头部的突然剧烈前倾，颈椎过度伸展，也给发自无名动脉的右侧颈动脉造成了额外的张力，也会导致动脉的撕

裂[13]。左侧颈动脉在迅速的减速度下会出现拉伸损伤，导致内膜破裂和继发的动脉破裂[10]。颈动脉损伤的其他机制包括颈部过度屈曲造成的下颌骨和颈椎之间挤压所致的损伤，颅底骨折造成的断裂和安全带勒颈所致的损伤[10]。钝性锁骨下动脉损伤更常见与中段或中外三分之一段，理论上可能是由于下向应力造成了第一肋骨骨折，断端在前斜角肌的拉力下，和锁骨共同形成了剪切力[14]。由于安全带的限制，肩膀的突然减速也可能引起对锁骨下动脉的剪切损伤[14]。

临床表现

对于抵达急诊中心的大动脉损伤的患者应立即按照标准ATLS方案进行评估。遭受钝性创伤的患者通常血流动力学相对稳定，因此针对特殊部位和损伤机制，应高度怀疑胸内大血管破裂的可能。除高速撞击外，机动车或摩托车事故中的其他损伤和摔伤也很可能会造成胸内大血管的破裂[10,14]~[16]。常见的相关主诉包括颈部和胸部的疼痛，体格检查可能发现安全带跨越胸部颈部紧勒所致的瘀斑[11,17]。提示大血管破裂的体征包括锁骨下肿胀和扩散，同侧肢端脉搏消失，颈部血肿并可能伴有气管偏移，急性 Horner 综合征，以及急性上腔静脉综合征[10,11,18]。

对于锁骨中线或颈部 I 区刀刺伤和枪伤但稳定的患者，应怀疑大血管贯穿伤[19]。30% 患者可闻及胸前区杂音，提示动静脉瘘的形成。锁骨下静脉远端贯穿伤可能表现为搏动性出血[20]。胸部或颈部穿透伤的患者在到达急诊中心时，血流动力学不稳定的征象更常见，如心包填塞，处于濒死状态的患者应行急诊开胸探查[21]。低血压患者不需影像学诊断，应直接手术治疗[20]。低血压患者的死亡率比血压稳定患者死亡率高出近三倍[21]。

影像学检查

钝性创伤的患者行胸部透视可以显示胸骨、锁骨和第一肋

的骨折情况，提示胸腔遭受的应力强度。纵隔扩大、气胸、肺尖帽或主动脉结不清晰等征象表明存在钝性或穿透伤[15,19,20,22]。如果临床怀疑存在颈动脉损伤，多普勒超声可以确诊[10]。即使X线平扫未见纵隔和胸廓的损伤，根据创伤的机制，稳定的患者仍应行胸部增强CT。该检查可能发现没有明确损伤部位的纵隔血肿，并可进一步进行诊断性影像学检查以确诊。升主动脉钝性创伤的病例报告记录了有经验的操作者通过经食管超声（TEE）进行诊断的准确性[15]。这些病例是在对无低血压的稳定患者行急诊剖腹探查手术过程中发现的，每一位患者在TEE后都进行了主动脉造影[15]。因此，采用这种影像检查作为稳定患者主动脉造影的术前操作是有争议的。主动脉X线摄影是诊断胸部大血管损伤的金标准，可能为立即行假性动脉瘤介入治疗提供机会[20,21,23,24]。

■ 手术修复

升主动脉

升主动脉的假性动脉瘤需要在体外循环的支持下进行修复。胸骨切开前行股动脉-股动脉插管可以为升主动脉减压，以避免开胸时假性动脉瘤的破裂[18]。进入心包腔之后，如果条件允许，应小心移除假性动脉瘤，解剖游离假性动脉瘤以使其远端与近端的主动脉在可控状态。根据损伤性质和程度的不同，可以对动脉瘤进行一期缝合、血管成形术、补片成形，或主动脉成形术。如果出现主动脉瓣功能不全，则需要行人工瓣置换[25]。有时需要行深低温停循环，在不能暴露血管的近心端和远心端或假性动脉瘤扩大到主动脉弓的情况下尤需如此。使用这种方法后可切开假性动脉瘤并进行主动脉的补片修补[12]。对于降主动脉损伤的患者，如果血流动力学稳定并且存在高出血风险的复合伤情，尤其是颅内损伤，应考虑延迟手术治疗[12]。根据降主动脉损伤的特征再考虑择期手术。例如，如果没有形成圆形的病灶或者为对周围组织造成压迫，则破损一定是非连续性的。为确保留观过程中的安全，不需保持动脉压低于80mmHg，脑灌注压高于50mmHg，常使用短效β-受体阻滞剂静脉给药来维持血压[26]。保守治疗过程中必须同时定期通过胸部连续CT扫描进行主动脉破损的评估，如果发现假性动脉瘤的扩大，可放宽手术标准，尽早手术治疗[26]。

无名动脉

无名动脉是钝性创伤后胸内血管损伤的第二常见部位。在一篇117项病例报告的综述中，83%的无名动脉钝性破裂都位于近心端血管，3%位于中部，9%位于远心端，其余包括多处断裂[16]。最常见的病理改变是内膜和中膜的破损，假性动脉瘤的形成（图56-1）[16]。尽管在一些病例中，可能对破损的无名动脉进行一期修复，但是传统方法是采用全胸骨或上半胸骨切口，并视手术需要沿右侧胸锁乳突肌前缘延长切口，用主动脉-无名动脉人工血管桥进行血管吻合[9,19]。无名动脉穿透伤的手术修补采用同样的方法[19]。手术应将无名动脉全长充分游离，以控制远心端，应切开心包膜以在主动脉弓水平控制动脉近心端[27]。全身肝素化后，在主动脉弓处上部分咬合夹，用聚丙烯缝线行血管近心端与人工血管桥的端-侧吻合[27]。根据损伤的位置和程度，可仅对无名动脉远心端和人工血管桥进行端-端吻合，或用Y形血管桥分别进行右侧颈动脉和锁骨下

动脉的重建[16]。应充分暴露无名动脉的起始端并用非溶解缝线缝合[27]。原本健康的患者能够耐受短暂的无名静脉阻塞，是因为对侧颈动脉和椎动脉可以为大脑提供足够的血供[27]。应给予神经功能损伤或双侧颈动脉损伤的患者脑保护、体外循环、脑电图监护、低体温停循环或颈动脉分流（残端压低于50mmHg）等措施。有研究称人工主动脉-无名动脉血管桥10年远期通畅率高于96%[28]。

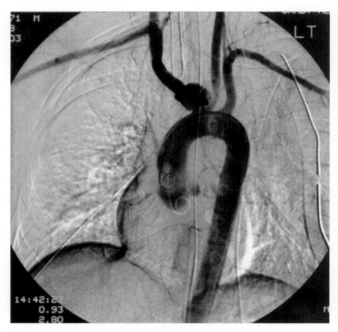

图56-1 血管造影显示无名动脉近端破裂并且在破裂部位形成假性动脉瘤

颈动脉

钝性颈动脉损伤的治疗必须要考虑到预防脑缺血的问题，应权衡手术治疗与观察并使用抗凝药物的相对风险[29]。微小的内膜片可以贴复，但是较大的内膜片则会导致血栓形成，因此需要抗凝治疗预防血栓形成[30]。动脉夹层后会造成管腔狭窄，使患者面临血栓形成的风险，而双侧颈动脉夹层的患者双侧血栓形成会导致较高的致死致残率，因此抗凝治疗是极其重要的[31]。如果因假性动脉瘤而需要手术（图56-2），术者需要首先能够对病变部位进行旁路旷置，但是重建或结扎动脉也是可行的[10]。胸内段颈动脉的损伤修复需要经胸骨正中切口，并且可以按需要沿同侧胸锁乳突肌前缘进行延长，以充分暴露[20]。当解剖出病变段的近心与远心端后，可以进行一期修补或取自体大隐静脉或人工血管进行修复手术[20]。

锁骨下动脉

锁骨下动脉的钝性或穿透伤后，由于无法通过压迫达到充分止血的目的，死亡率达5%～30%[32]。同时，由于锁骨下动脉与气管，食管，锁骨下静脉及臂丛神经的解剖关系接近，使得40%的锁骨下动脉损伤合并有并发症[32]。手术显露锁骨下动脉可以经胸骨正中切口，胸骨上段切口，锁骨上切口，锁骨下切口，胸腔切口或根据创伤的情况采用组合切口[33]。左侧锁骨下动脉的病变通常经左胸前外侧切口，可同时做锁骨上或锁骨下切口[14]，也有部分医生采用胸骨正中切口修复锁骨下

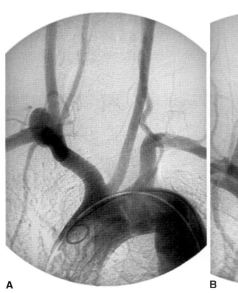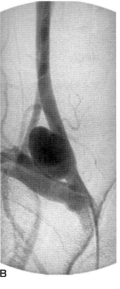

图 56-2 数字减影血管造影显示右颈总动脉起始部一个宽基假性动脉瘤。（A）左前斜位主动脉弓注射造影剂；（B）右前斜位无名动脉注射造影剂

动脉根部的病变[33]。右侧的病变通常采用胸骨正中切口联合锁骨上切口[14]。如果锁骨下动脉长段损伤，也可以考虑切除部分锁骨以取得良好的显露，这种方式带来的并发症也较多[21,33]。解剖出锁骨下动脉的近远端后，就可以切除病变，用大隐静脉或人工血管进行修复[14]。不需要清创术的损伤，可以进行一期缝合[34]，在极少数病人病情严重，情况不稳定时，进行锁骨下动脉结扎也是可行的，这种方式很少带来近期的肢体相关并发症[21,33,34]。修复锁骨下动脉时，还应当注意考虑是否合并近旁结构如锁骨下静脉与臂丛神经的损伤。

■ 并发症

术中出血是除损伤部位以外另一个最重要的死因，低血压的患者术后并发症发生风险增加[14,20,35]。目前已有术后肺炎、心包渗出、左侧声带麻痹，脑卒中和出血的报道[22]。术后早期和远期都有血管腔内血栓形成的报道，可能与一期缝合或术中植入人工血管桥有关[21]。危重患者术后死亡主要与多器官功能衰竭和脑卒中有关[35]。

■ 介入治疗

动脉造影是诊断和区别胸内血管损伤的金标准，随着血管内支架技术和医师技能的不断提升，对于血流动力学稳定的患者更趋向于动脉造影治疗。随着一些小规模的病例系列和病例报告介绍了介入治疗的实用性，且近期致死致残率较低，这种方法越来越得到关注，但是目前尚缺乏远期临床预后数据。与其他创伤性方法不同，胸内大血管创伤的介入治疗可以使患者避免胸骨和胸廓切开，减少了疼痛，缩短了恢复时间，降低了感染风险[36]。国家创伤数据库（National Trauma Database）对比了介入治疗和外科治疗，在控制了创伤严重程度评分、伴发其他创伤和年龄等因素后，发现介入治疗可提高生存率[37]。在血流动力学稳定的大血管创伤患者中推广介入技术受到了损伤解剖结构的限制。由于目前越来越多地采用肱动脉或颈动脉

作为介入材料的入路，有时采用股动脉入路，血管缺损和主动脉弓的相对位置关系不再是棘手的问题[36]。然而仍然需要考虑周围健康血管是否能提供足够的支撑点，而且对于血管分支的保护也十分重要[38]。所以，应仔细评估每一血管损伤，以确保介入方法能得到充分有效地利用。

常用的介入材料包括金属裸支架或覆膜支架以及弹簧圈等已经被应用于血管创伤。覆膜支架在 2000 年以前并未上市，因此，在此之前发表的病例报告都是在描述自制的覆膜支架的使用情况。术者将自体组织、膨体聚四氟乙烯（ePTEE）、或聚酯纤维固定在金属裸支架上，将改装后的支架重装回植入系统，最终投放到 AVF 或假性动脉瘤处[39]。目前已有许多原本用于冠脉和外周血管介入治疗的自膨胀和球囊膨胀覆膜支架在主动脉弓中得到了成功应用，尤其是 Wallstent Endoprosthesis（Boston Scientific，Natick，MA）、Gore Viabahn Endoprosthesis（W. L. Gore & Associates，Flagstaff，AZ），以及 Jostent Stent-graft Coronary or peripheral（Abbott Vascular，Redwood City，CA）[40]。

无名动脉钝性或穿透伤的患者已经从覆膜支架的介入治疗中获益，目前为止还没有漏口、感染、狭窄和血栓形成的相关报道[23,35,41,42]。在治疗无名动脉假性动脉瘤的过程中需要考虑的技术问题是覆膜支架的远端是否堵塞颈动脉。这个不良位置可以通过调整导丝方向来避免，最终使覆膜支架盖住锁骨下动脉开口而不影响颈动脉，这种情况通常是无症状的，因为肩部上极有大量的侧支循环为上肢提供充足血供[35,43]。如果覆膜支架必须跨过右侧颈动脉的开口，那么在支架植入前应先行锁骨下动脉-颈动脉血管搭桥[35]。介入治疗的随访方法仍不确定，但目前建议采用双侧颈动脉多普勒超声和 CT 扫描[23]。术后抗血小板的双联用药时间仍不确定，然而大多数患者出院时都采用阿司匹林治疗，可加用波立维（Bristol-Myers Squibb，Princeton，NJ）[17,23,44]。

胸内颈动脉的创伤很罕见，但是有成功应用覆膜支架治疗假性动脉瘤的病例报告（表 56-1）[45]~[50]。在评估损伤是否适合使用介入治疗时，应考虑血栓的风险，许多医生提倡颈动脉损伤后采用延迟的支架治疗，以减少动脉内操作和减低血栓形成的发生风险[51]。对于伴有颅脑损伤和实质脏器损伤的创伤患者，抗血小板治疗的安全性很难保证，但是保持凝血活酶时间再40~50s之间可以有效地为支架植入提供条件，并且不会明显增加出血风险[31]。充分的肝素化对于支架植入操作十分重要，然而，在此之后应进行含波立维的抗血小板治疗并持续 2 周，之后转为终生的阿司匹林治疗[46]。患者神经功能的改变提示支架狭窄和阻塞，而多普勒超声可能发现亚临床的管腔狭窄[51]。

锁骨下动脉的介入治疗已经有较多文献报道，因为介入与锁骨下动脉手术操作相比，致残率明显降低（表 56-2）[40,43,48,52]~[58]。覆膜支架能够有效地治疗锁骨下动脉的假性动脉瘤、撕裂伤、AVF 和横断伤，并且由于避免了创伤部位的切开操作，理论上可减少臂丛损伤的发生[38,55,59]。锁骨下动脉介入治疗的特别之处在于需要考虑到血管分支的存在，这些血管分支会被覆膜支架覆盖，有内漏血的可能。如果对侧脊柱动脉开放并可见顺行血流，这些分支血管便常出现栓塞[38]。如果不能避免阻塞椎动脉，则在支架植入之前应先进行椎动脉-颈动脉置换术[53]。另外，锁骨下动脉的覆膜支架修复可能会覆盖住胸廓内动脉——重要的冠脉搭桥手术桥血管材

料，会使患者处于严重心肌缺血的危险。术后抗血小板治疗需包含1~3个月的波立维，随后行终生的阿司匹林治疗[53]。年轻的创伤患者锁骨下动脉内的支架在锁骨和第一肋的反复挤压下有断裂的风险（图56-3）。因此，这类患者需要终生连续影像学检查随访[43]。支架狭窄和断裂通常都是没有症状的，可进行球囊扩张和再次支架植入，以避免开放手术[38,56]。

表56-1　颈总动脉创伤行介入支架治疗结果

作者	数量	致伤类型	受累血管	支架	并发症	随访
Du Toit, et al	4	刀刺伤	动脉-静脉瘘：颈总动脉（3），颈内动脉（1）	Wallgraft, viabahn	4例4型内漏	3例失访，平均随访21月，无不良事件
Saket, et al	4	车祸伤、自发性、医源性	假性动脉瘤：颈内动脉（3），颈总动脉（1）	Jostent	1例1型内漏	2例失访，2例在14个月与46个月后需要支架治疗，无不良事件
Archondarkis, et al	8	头部外伤	颈动脉海绵窦瘘（8）	Jostent	2例残余动静脉瘘	1例无症状颈内动脉阻塞，1例内膜增生（致30%狭窄），2例残余颈动脉海绵窦瘘
Saatci, et al	16	车祸伤、医源性	假性动脉瘤：颈内动脉（16）	Jostent	8例内漏其中一例需要支架治疗	1例内膜增生（无明显狭窄）
Schonholz, et al	22	刀刺伤、医源性、钝性伤、肿瘤、自发性	假性动脉瘤（17）动脉-静脉瘘（5）颈总动脉（14）颈内动脉（8）	Wallgraft, Viabahn, Corvita, Jostent, Palmaz	1例急性颈内动脉阻塞，1例发热，1例4型内漏	1例颈内动脉闭塞

表56-2　锁骨下动脉损伤介入治疗结果

作者	数量	致伤类型	受累血管	支架	并发症	随访
Sanchez, et al	4	导管	假性动脉瘤4例	Corvita	需要球囊扩张并且植入支架	1例内膜增生
Du Toit, et al	8	刀刺	动脉-静脉瘘8例	Viabahn	4例4型内漏	1例血管狭窄
Schoder, et al	8	导管	8例中心静脉置管损伤	Viabahn Jostent, Passager	2例未能成功封闭损伤	1例无症状血管狭窄
Hilfiker, et al	9	导管	假性动脉瘤5例，动脉静脉瘘4例	Palmaz, Stent-ePTFE, Wallstent, Z stant-ePTFE	1例无症状残余动脉静脉瘘	1例支架扭曲
Parodi, et al	9	医源性	动脉静脉瘘7例，假性动脉瘤2例	CorvitaPalmaz, Stent-ePTFE, Palmaz stent-polyester	1例未成功封堵，1例血肿，1例深静脉血栓	1例无症状支架闭塞
Montefiore 医疗中心	11	刀刺，导管	假性动脉瘤10例，动脉静脉瘘1例	Plamaz Stent-ePTFE, corvita	2例植入部位切口撕裂	1例无症状闭塞，1例内膜增生

■ 并发症

大血管的介入治疗的并发症与其他血管介入治疗并发症类似，如内漏、狭窄、阻塞和支架迁移，内漏血通常是自限性的[45,48]；然而如果不能自愈，可通过再次植入支架而得到治疗[47]。由于胸廓出口处存在管腔外压力，狭窄、阻塞和支架断裂在锁骨下动脉中更常见。由于存在大量的侧支循环，上述情况通常不会产生临床症状，可通过血管成形术和再次植入支架来治疗[48,56,60]。在某些病例中，急性阻塞后需再次植入支架，并进行局部溶栓治疗[54]。经介入治疗的患者会有穿刺血管出血、假性动脉瘤、感染和动静脉瘘等并发症风险，这些并发症应按照目前血管外科治疗原则进行处理。

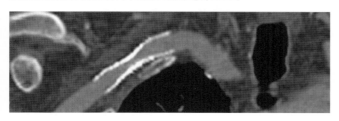

图 56-3　球囊扩张支架植入后 8 个月显示在锁骨与第一肋间受压

降主动脉损伤

■ 流行病学

钝性创伤主动脉破裂的确切发病率尚不清楚，但尸体解剖发现主动脉破裂占钝性外伤的 12%～23%[5,61,62]。在机动车交通事故数据库中，胸主动脉损伤约占事故幸存者的 1.5%[63]。其中约 70%～80% 为 36～40 岁的男性患者[4,64,65]。大多数患者在现场就已经死亡，成功复苏并转入医院的少数患者都需要在急诊情况下的到迅速的诊断和干预。例如，能够到达医院的钝性伤主动脉破裂患者中，75% 一开始处于平稳的血流动力学状态[4]，但是高达 50% 的患者在术前就会死亡[64,66]。

■ 创伤机理

主动脉创伤主要发生在机动车事故中的驾驶员、乘客或行人[4,5,61]。40% 的机动车事故涉及酒精或其他物质的滥用[61]。从机动车上抛出的患者主动脉破裂的危险加倍，保险带的应用可降低 1/4 的破裂危险[61]。总而言之，安全带与安全气囊相比，能更有效地降低钝性主动脉损伤的风险[61]，而且有研究将升主动脉和降主动脉破裂归因于汽车安全气囊的应用[68,69]。事故或自杀坠落、撞击伤、飞机事故等也会造成主动脉破裂[4,5,62,70,71]。

■ 钝性主动脉损伤的病因学

尽管做了广泛调查、分析和争论，对主动脉破裂形成的病理机制尚无统一的理解。比较流行的观点是"鞭子式损伤"（Whiplash）理论，认为纵隔内不同组织的减速不一致，导致主动脉某一特殊部位受到足够牵拉、扭曲、剪切、弯曲和暴力

作用而破裂，峡部最常见[61,72]~[76]。动脉韧带、左主支气管和成对的肋间动脉限制了主动脉岬部及附近降主动脉的移动。研究提示主动脉纵向移位可能导致主动脉峡部撕裂[75]。相反，Crass 等认为仅有减速度不同、扭转或流体静力学等因素不足以导致主动脉撕裂，并在胸腔压力定量测量的基础上提出了"骨性挤压"假说，并已经得到一些临床数据的支持[77,78]。该假说认为前胸壁骨性结构（胸骨、第一肋、锁骨头）围绕后肋附着的轴线向后和向下旋转。当暴力足够大时，这些前部骨性结构撞击椎体，主动脉跨脊柱部分（峡部和降主动脉近端）在骨间挤压[77]。这中挤压会引起主动脉直接剪切[79]。总之，钝性创伤患者的受力方向和大小差异巨大，所以患者降主动脉破裂不能用单一的病因学机制解释。

■ 病理学

依据解剖资料，54% 的创伤性主动脉损伤 54% 发生在主动脉峡部（图 56-4），8% 累及升主动脉，2% 发生在主动脉弓部。11% 累及远端降主动脉[62]。在存活的患者中，围绕主动脉峡部外膜的组织对该位置的破裂起保护作用，防治进一步的破裂，可保证患者短期生存并转送到医院，因此，病例报告中 84%～97% 主动脉撕裂患者破损位置都在峡部[3,4,80,83]。

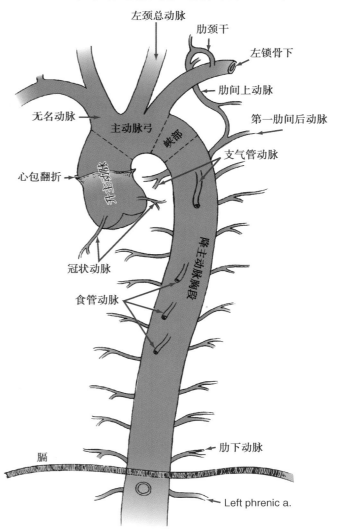

图 56-4　胸主动脉及其分支的示意图

主动脉壁外膜保证了动脉壁的强度，尽管主动脉横断更常见于峡部，但是并没有证据表明该处的动脉壁外膜缺失[84]。除此之外，横断位置周围的主动脉壁结构并没有发现任何的缺损，动脉粥样硬化也并没有参与损伤的发生[5,61,62]。主动脉钝性创伤导致的动脉横断常累及动脉壁所有三层结构，末端常分离数厘米[5,62]。偶尔会有非环形（部分）动脉壁破损的报道，尤其是动脉壁后部完整的主动脉横断，在这种情况下常产生体内血肿和局部动脉夹层[5,62,85]。

■ 自然病程

随着对主动脉横断伤自然病程研究的深入，相关的药物治疗和手术修补方法也进入研究阶段。尸检资料表明86%的主动脉创伤患者死于现场，仅11%的患者存活了6小时以上[5]。最近不同规模的外科病例报告中该病的死亡率在0～50%之间[3,4,64]~[66,70,86]~[89]。

■ 临床表现与初期评估

能够抵达医院的主动脉损伤患者的首要死因是主动脉破裂所致的大出血，其发生率为20%[4]。在到达急诊中心的钝性主动脉损伤的患者中，即使血流动力学稳定，仍有4%的患者在术前发生主动脉破裂而死亡[4]。因此，需要对这种患者进行有组织的、迅速有效的评估，以避免不必要的死亡。

对于多发伤的患者，不论是否怀疑主动脉损伤，均应根据标准ATLS流程进行评估。在治疗小组开始检查特定的损伤之前，必须首先完成初步和再次的查体、常规影像学检查以及血流动力学的稳定性检查。诊断钝性主动脉创伤的第一步是明确高危患者。摩托车事故、高处坠落、爆炸和撞击伤的患者都经历了撞击和减速度，有可能造成主动脉横断伤，因此应给予这类患者影像学检查以排除可能存在的致命创伤[2,70,90,91]。

95%主动脉损伤患者有相关创伤史，表56-3按美国和加拿大约50家创伤中心的数据排列出相关创伤出现的频率（AAST试验）[4]。闭合性颅脑损伤占51%，肋骨骨折占46%，肺挫伤占38%，骨损伤占20%～35%，只有4%并发心脏挫伤[4]。AAST试验中创伤严重度评分平均42.1，表明目前此领域急诊复苏的发展已使得更多患者有机会到达医院接受治疗。

创伤患者的初步评估中常会发现主动脉损伤的线索（表56-4）。主动脉弓血管遭受钝性损伤，降主动脉破裂的患者，在抵达急诊中心时常处于血流动力学稳定状态。尽管患者可能发生呼吸困难、背痛或下肢与上肢相比血压有差异，但只有不到50%的患者中能够发现这些典型的主动脉破裂的征象[92]~[95]。完全性去袖套样损伤导致主动脉中段向远端降主动脉内套叠，产生"假性主动脉狭窄"，改变了远端灌注（图56-5）。大多数的创伤患者都应在初步评估的过程中进行平卧位胸部摄片，纵隔的异常增宽、血胸和抵达医院后短暂的血流动力学紊乱提示患者可能在院内早期死于钝性胸主动脉损伤[96]。

表56-3　主动脉创伤住院病人合并伤情

	Schmidt, n=80, %	Hilgenberg, n=51, %	Dhaylongsod, n=108, %	Sturm, n=37, %	Fbian, n=274, %	Crestanello, n=72, %
中枢神经系统	25	39	34	27	51	49
胸部外伤						
膈	13	2	12	7	—	8
肺	38	41	43	19	38	35
心脏	10	10	18		4	3
肋骨	40	39	55	35	46	—
腹部外伤						
脾	20	10	17	14	14	
肝	10	12	15	22	22	
肾	9	12	11	5	—	
小肠	10	—	15	3	7	
其他	11	—	9	8	14	
骨骼系统						
肢体	81	71	59	—	66	64
脊柱	5	10	20		12	31
骨盆	24	25	26	22	31	36
颌面	5	10	20		13	18

表 56-4　主动脉损伤的常见伴发特征

病史

车祸时速 >50 公里/小时

撞向固定物导致的车祸

未使用安全带

从车内甩出

车祸导致方向盘破裂

摩托车或空难

行人被车撞

坠落大于 3 米

意识丧失

体征

休克表现（收缩压 <90mmHg）

胸骨，第一肋骨，锁骨，肩胛骨，多根肋骨出现骨折

胸壁可见方向盘压痕

闻及心脏杂音

声音嘶哑

呼吸困难

背痛

血胸

四肢血压不一致

截瘫

对于钝性创伤但血流动力学稳定的患者，应行头部和腹盆部的 CT 以检查是否存在累及头部或腹腔内的损伤。已经行腹部 X 线或有主动脉创伤机制的患者应行胸部增强螺旋 CT 扫描。如果患者存在颅内占位性损伤或腹内出血，且主动脉损伤并未出血，应优先手术处理颅内或腹内的创伤。血流动力学不稳定，有大出血征象的患者应直接安排手术进行止血，可用 TEE 来评估主动脉损伤。CT 或 TEE 不能明确或充分探查主动脉损伤的病例，应采用主动脉造影。也可行胸部探查来评估创伤性血胸。一般一名有经验的操作者术中通过 TEE 诊断主动脉横断伤，可保证较高的灵敏度和特异度[97]。

对于主动脉修复急诊手术和择期手术的患者都应给予 β-受体阻滞剂作为抗冲击治疗，以降低血压最终降低主动脉壁应力[90,91,98]。积极使用 β-受体阻滞剂可以降低院内主动脉破裂发生率但是并未影响创伤的预后[90]。

■ 诊断性检查

胸部 X 线检查

评估钝性创伤的患者的过程中，前后位胸片是常规检查项目，并应注意检查与主动脉破裂相关的 15 个征象（表56-5）[99]。最常见的征象：纵隔增宽超过胸腔宽度的 25%；主动脉结消失；出现肺尖帽；胸骨、肩胛骨、锁骨和第一肋骨折（图 56-6）。然而这些征象对于主动脉损伤的鉴别敏感性和特异性均不足，高达 40% 的主动脉破裂患者的 X 线胸片并无异常[70,90,93,100]～[103]。但是一旦胸片发现异常，就有助于操作者筛选出需要进一步采用有创影像学检查的患者，以明确主动脉损伤。

电子计算机断层扫描（CT）

大约 1% 钝性伤的患者被螺旋 CT 证实有胸主动脉损伤[90,100]。该技术在 1990 年早期引入，由于其方便、迅速和结果易懂，如今已被多数医疗机构常规用于大动脉创伤破裂影像筛查。除此之外，在绝大多数前瞻性系列研究中螺旋 CT 对创伤性主动脉瘤的敏感性和阴性预测值近乎 100%[70,90,103]～[106]。注射非离子对比剂后，可在 90 秒内获得胸部的 3～5mm 厚的图像[106]。正常的主动脉均匀增强，而充盈缺损、对比剂外渗、内膜垫、动脉周围血肿、假性动脉瘤和动脉壁血栓形成提示存在主动脉损伤（图 56-7）[106]。然而，有时会出现假阳性结果，

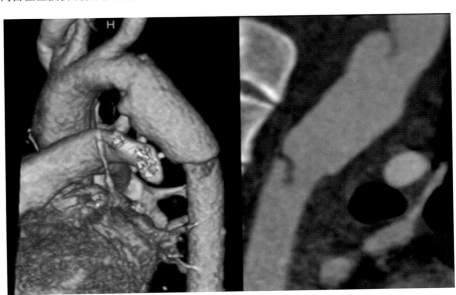

图 56-5　由于主动脉壁全周断裂并且导入远端主动脉腔内后形成的假性主动脉缩窄。近端至远端的血流通过外膜下维持

表 56-5 主动脉钝性损伤后胸片表现特点

纵隔增宽（>8.0cm）
纵隔/胸宽比>0.25
气管右偏
主动脉轮廓模糊
主动脉结异常或消失
左肺尖帽征
左主支气管受压
主-肺动脉窗模糊
胃管右侧移位
椎旁线增宽
第一肋骨骨折
其他肋骨骨折
锁骨骨折
肺挫伤
胸椎骨折

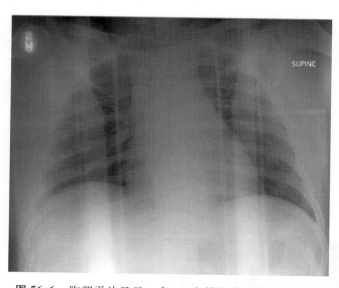

图 56-6 胸部平片显示一名 18 岁男性车祸伤后增宽的纵隔影

如残留的导管憩室就易被误诊为血管破裂，但却并不是动脉创伤的征象[106]。如果 CT 发现动脉管腔或管壁的异常但并未发现动脉周围血肿，或者相反，则诊断主动脉破裂是存在争议的，需进一步影像学检查明确诊断。高分辨率 CT 可以发现微小的主动脉损伤，如为小内膜片且没有或仅有轻微纵隔改变，这种创伤可通过抗冲击治疗得到安全的控制[90,106,107]。

经食管多平面超声心动图（TEE）

TEE 能够观察到部分升主动脉和胸降主动脉的全长，并且十分便捷，目前已经成为心胸外科手术中十分有价值的评估手段。对于需要行腹部手术的不稳定的创伤患者，可使用 TEE 评估降主动脉是否存在破裂征象，如因内膜片或因附壁血栓形

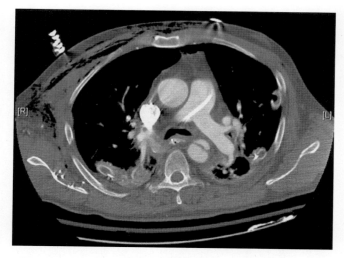

图 56-7 主动脉 CT 胸部断层影像显示一名 30 岁男子在高速车祸伤后出现降主动脉内膜片与主动脉周围血肿

成而导致的管壁增厚。多平面 TEE 超声探头可以沿着某一转轴在不同角度进行断层成像。比如常用的 5MHz 或 7MHz 探头可以精确地分辨 1~2mm 的结构。多普勒超声能够发现异常血管壁内的血流湍流，提示主动脉创伤，时间分辨成像有助于评估解剖结构的运动状态，从而强化了对该病生理学改变的诊断效能。主动脉慢性粥样硬化性疾病会干扰 TEE 影像的获得和解读；因此，注意观察损伤的多个征象，如内膜片形成伴纵隔周围血肿，可使结果更为可靠。

但 TEE 最大的缺点，或者说限制其被推广为主动脉损伤筛查工具的因素，是要求超声科医生必须具备丰富的经验。一些报道认为 TEE 的敏感性只有 63%[108]。此外，为比较 TEE 和螺旋 CT 的临床应用优势。近来一项将两者进行对比的前瞻性研究对主动脉钝性损伤患者进行了评估。结论显示，TEE 的敏感性、特异性值分别为 93%、100%，而螺旋 CT 的相应参数分别为 73%、100%[105]。TEE 较螺旋 CT 更为具有侵入性，但是总体的相关风险仍低。禁忌证包括伴有颈椎、咽喉、气管或颌面部的创伤[105]。

主动脉造影

主动脉造影在无创精确的影像学技术问世前已经用于诊断钝性胸部损伤，被认为是金标准。专家认为灵敏度和特异度均接近于 100%[109]。动脉内数字减影是最常用的，因为可以快速生成图像（图 56-8）。过去，静脉内数字减影也有所应用。在注射静脉造影剂后，可得到主动脉弓和降主动脉的延迟显像，尽管这种技术缩短了操作时间，但因为诊断主动脉损伤的准确性低于 70% 而被淘汰[110]。随着螺旋 CT 的普及和快速，血管造影现在很少用于诊断，但仍常规用于腔内绝缘术。这种手术需要强大的介入专家团队，且需要较长时间；因此，伴有其他危及生命或肢体的创伤患者在进行此手术前应先稳定生命体征。高达 10% 的出血和死亡率已在之前"诊断性主动脉造影"中阐述，但这些事件的发生率在介入技术成熟后已明显降低[95,110,111]。事实上，主动脉造影的直接并发症率很低，但患者可能会出现造影剂反应，造影剂相关性肾病，腹股沟血肿或股动脉假性动脉瘤。假阳性的研究常归因于动脉粥样化变性和导管憩室。

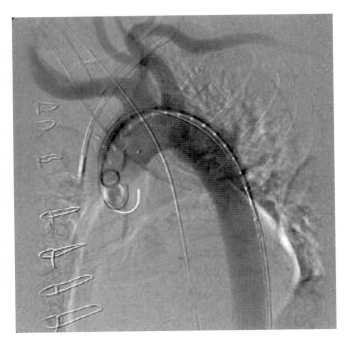

图 56-8　数字减影血管造影显示急性创伤性主动脉峡部破裂

磁共振血管造影

磁共振血管造影（MRA）能很好地显示血管结构，尤其是胸主动脉，而且在包括主动脉破裂及动脉瘤等复杂的主动脉疾病的诊断及复查中也占有重要地位[110,112,113]。获得影像时间的局限性阻碍了其在急性创伤患者中的应用，但其可以有效监测创伤性胸部损伤患者治疗后的情况。

延迟性手术与非手术治疗

血流动力学不稳定的钝性创伤患者不应行诊断性影像学检查，均应立即手术。在微创腹腔镜或胸腔镜探查术中，TEE 可进行主动脉破裂的诊断。此时，不应行主动脉修补术，立即转入重症监护病房行进一步复苏才可使这组患者获益。一旦血流动力学稳定，β 受体阻滞剂作为抗冲击疗法应使用，以减小主动脉管壁压力[90]。

血流动力学稳定的钝性主动脉损伤患者，无需其他干预、非严重损伤者需马上行修补术。非致死性损伤的治疗应延迟到主动脉修补术后。在严格挑选的有严重损伤或合并症的患者中，延迟性手术安全、有效[64]~[66,86,114]~[118]。胸腔、腹腔内或腹膜后出血者，或颅内出血引起占位效应者应该接受积极的抗冲击疗法，减小伤后主动脉破裂的风险[118]。抗冲击治疗的目标是维持收缩压小于 120mmHg 和/或平均动脉压小于 80mmHg[90]。主动脉损伤术中也应行 TEE 检测，延迟性治疗期内，应常规行 CT 检查[115]。虽然 30%~50% 的患者在等待主动脉修补术的过程中死亡，但大部分的死亡与主动脉损伤无关[115,116,118]。事实上，一篇对非手术治疗的回顾性研究中，5/15 位患者住院信息显示死于颅脑损伤，其余患者在 2.5 年的随访中主动脉影像均较好[115]。另外，一些病例系列指出对高危患者行非手术治疗的生存率为 67%~72%[117,118]。AAST 研究排除了濒死或证实无主动脉破裂的患者，发生相关损伤未立

即行主动脉修补患者的死亡率为 55%[4]。因此，在某些钝性主动脉损伤考虑手术效果不佳的患者中，证据支持延迟性手术与非手术治疗。

■ 手术策略

传统方法中，钝性胸主动脉损伤需进行开胸修补及移植物植入，这种方法安全、有效、耐用，因此将其作为与新修补策略比较的标准。开胸修补术死亡率大约在 20%，致残率高达 14%，这很大程度上是源于脊髓缺血[119]。创伤性主动脉破裂患者中，血管内支架植入（EVSG）的人群在近几年显著升高，主要由于欲减少手术进行时间、并发症率、伤残率和死亡率，但没有 I 类证据证实这种趋势[120]。这种方法在多发伤中多见，也有数个单中心的病例系列报道了标准治疗的短期结果[65,87,88,114]~[125]。对年轻患者创伤性主动脉破裂行 EVSG 时，除非患者胸主动脉口径正常，都则必须了解解剖情况。经济的支架往往是用来治疗动脉瘤的，往往会导致植入部位与要求不一致；因此，成功的支架植入依靠外科医生的技术，且修补术长期效果不明确。EVSG 技术还在发展，并未得到广泛应用；因此，外科治疗胸主动脉破裂还是需要传统的开胸修补技术。

开胸修补

开胸修补钝性主动脉创伤的主要争议在脊髓保护。一些人认为单独应用"钳夹-缝补"技术安全、有效，然而，大多数外科医生是通过各种形式降低体内灌注来减少脊髓和内脏器官缺血，成功降低了 10% 截瘫率[3,4,80,81,83,102,12[6],127]。

脊髓动脉血供

脊髓的血供来自于三条纵向脊髓动脉，脊髓前动脉供应前中段脊髓，提供脊髓 75% 的血供，相应的脊髓后动脉位于神经根附近。部分肋间和腰椎动脉起自主动脉后部，并注入一系列非成对神经根动脉，最后注入脊髓前动脉；因此，除了阻断主动脉峡部产生的脊髓缺血风险以及相关截瘫率，阻断近端至左锁骨下动脉间的主动脉会将威胁进入左侧椎体的血流，进一步威胁到整个脊髓。脊髓后动脉由更小的神经根动脉供血，这些神经根动脉发自主动脉的每一脊髓节段。最大、最重要的神经根动脉发自 T10 节段，于第一腰椎节段进入脊髓，叫根髓动脉（或 Adamkiewicz 动脉），这条血管提供了近 25% 的脊髓血供。

主动脉阻断

一些研究者报道了不使用"钳夹-缝补"技术使截瘫率降低；然而，这些结果没有得到广泛引证，且同时需要钳夹-缝补时间小于 30 分钟[80]。因为简单，这项技术常被非心胸外科医生用于修补钝性主动脉损伤。主动脉管壁很脆弱，主动脉周围血肿导致的解剖异常延伸至左锁骨下动脉形成严重的障碍，这种情况下，文献报道平均钳夹-缝补时间为 41 分钟[81]。当体外循环降低体内灌注与低钳夹-缝补时间结合后，截瘫率将大幅度降低甚至接近于 0（表 56-6 和 56-7；图 56-9）[4,126,127,169]。

辅助灌注技术

修补胸及胸腹动脉瘤需要几项技术将脊髓缺血降至最低，但术前需要监测躯体感觉的相关问题，保证腰部脑脊液流通及

实现硬膜外降温，这些在创伤患者中尤其困难[126,128]~[130]。低体温停循环技术已成功应用于累及主动脉弓的创伤，但在部分旁路系统中不适用[131,132]。

任何治疗组所使用的系统应该是固定的；但是，精通不同低灌注系统十分重要，因为不同条件需要不同的方案。上下臂心房内血压监测需要达到60~70mmHg的目标灌注值[133]。创伤患者全身肝素化会产生严重的出血风险，特别是有严重肺部或颅内损伤者。应用肝素化管道的离心泵及部分左心分流或肝素化被动分流都是无需全身肝素化的选择方案[133,134]。另外，许多中心已经报道了全身肝素化下安全应用部分左心分流[4,80,89,90,135,136]。

对于部分左心分流，血泵是通过小型单极或双极管经左下肺静脉向左心房置管（图56-10）。与左房汇合处行肺静脉置管较左心耳置管并发症率更低[137]。动脉置管可通过降主动脉远端或股动脉进行。主动脉远端置管简便、迅速。部分左心分流有几个目的：（1）横行夹闭时去除左心负荷，控制近端高血压；（2）维持低灌注；（3）可以进行快速补液；（4）控制（降低）血管内容量。低平均动脉压应维持在60~70mmHg，这种情况下血流率通常在2~3L/min。心脏在上半身可产生70~80mmHg的平均动脉压，室性心律失常仍是最大风险。储存泵和/或细胞回收器回收血液，热转换器维持核心温度在35℃以上。如果系统没有应用全身肝素化，热转换器和氧合装置应从通路中去除以减少表面积及血栓风险。

在完全或部分体外循环中，带多侧孔的长静脉导管可通过导丝经左侧股静脉置入右心房。其他方法有在下腔静脉右心房交界处行直接右心房置管，其通过左侧开胸并在膈神经下方行低位心包单纯、横行切开完成。右心房股动脉分流同部分左心分流一样在应用，无论有无氧合装置。无氧合装置循环中，已有报道部分动脉血氧分压达40mmHg，这一水平在血红蛋白维持在10g/dL时已足够进行低水平组织供氧[138]。在主动脉弓损伤的患者中，完全的体外循环更好[139,140]。

要在进入胸腔之前建立部分或完全分流，主要通过右股动静脉旁路，这种技术在合并右肺挫伤氧合受抑制时尤其有优势。近端至无名动脉处或左颈总动脉的主动脉弓横断的患者中，前路经胸骨或胸壁胸骨入路可更好的暴露以进行低温停

循环（HCA）全主动脉弓置换[139,140]。创伤患者中应用HCA会造成很大出血风险；因此，在没有合并损伤的情况下，主动脉损伤所需要的这种技术可能适合抗脉冲疗法和延迟性手术。另外，主动脉瓣关闭不全必须排除。当HCA用于左胸时，左室应通过左心房减压。

被动（Gott）分流的近远端为肝素聚乙烯管，分别置于升主动脉或主动脉弓及降主动脉或股动脉。心室置管早已开始应用，然而，这种方法因为室性心律失常率高、分流量低、截瘫率高而被淘汰[141,142]。这种管道的血流流动需通过压力梯度，无法控制血流是Gott分流主要的缺点[142]。而且，这个方法不能像部分分流系统那样，提供左心室负荷及去负荷，血压控制只能依靠药物。

表56-6 手术后截瘫的发生率与手术方法的关系：

手术方法	患者数量，n	截瘫，%	阻断时间，分钟
无分流	443	19.2	31.8
分流	424	11.1	46.8
体外循环	490	2.4	47.8
部分旁路*	71	1.4	39.5

* 未肝素化的部分旁路，部分左心或股静脉至动脉
CPB = 有氧合装置及肝素的体外循环

表56-7 手术后截瘫的发生率

手术方法	患者数量，n	截瘫，%
旁路分流	134	4.5*
Gott 分流	4	0
完全旁路	22	4.5
部分旁路	39	7.7
离心泵	69	2.9**
直接阻断 + 吻合	73	16.4***

P < 0.004 旁路分流与直接阻断 + 吻合
P < 0.01 离心泵与直接阻断 + 吻合

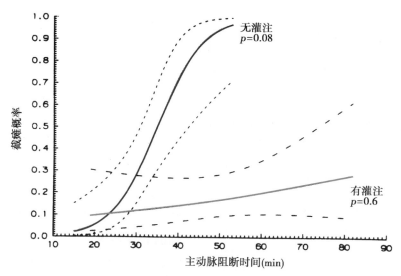

图56-9 主动脉峡部创伤性主动脉破裂后，在有或无远端主动脉灌注的情况下主动脉阻断时间与截瘫概率的关系

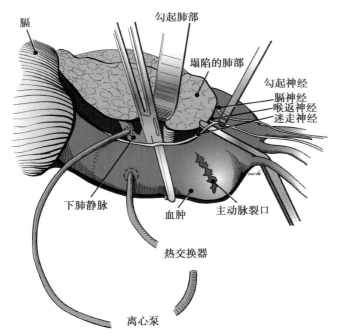

图 56-10　主动脉峡部创伤性破裂手术中进行部分左心转流术的示意图

（图中标注：膈、勾起肺部、塌陷的肺部、勾起神经、膈神经、喉返神经、迷走神经、下肺静脉、血肿、主动脉裂口、热交换器、离心泵）

手术技术

患者右侧卧位，暴露左侧腹股沟行动静脉通路。如果修补过程中需要左锁骨下动脉封堵，可经右侧桡动脉测压，以避免丢失动脉压力追踪。应用肺动脉导管是很好的选择。需要选择性右肺通气。标准经第四肋间侧后胸廓切开术，无论是否行第五肋骨切除都可以较好地暴露主动脉峡部和降主动脉近端。需要足够长的切口以方便在下肺静脉水平以下切开降主动脉以及在左颈总动脉和左锁骨下动脉之间切开主动脉弓。在有右胸廓切开史的患者中，疤痕成为双刃剑。肺与纵隔之间的粘连包裹了破裂处，使其不易出血。在近远端主动脉阻断建立之前，不应在峡部附近切除或造成撕裂。如果患者平稳，应在通过左腹股沟通路暴露主动脉前给予更低的灌注。如果考虑胸腔置管，除了向远端胸降主动脉或左股静脉置管，还应考虑在左下肺静脉-左心房交界处行切开和置管。应避免气道过大的压力，特别是在切除主动脉弓时，因为左肺动脉在这个位置很容易受损伤。

首先应进行远端阻断，一般是在血肿远端的降主动脉周围通过器械或徒手进行钝性分离。必须注意过程中不要撕扯到肋间动脉的分支。之后游离锁骨下动脉。必须注意避免主动脉弓上方走行的膈神经或迷走神经的损伤，这一步很困难，血肿常导致其无法看清。这些神经应该通过覆盖在主动脉上的胸膜进行标记，并通过在迷走神经侧面的胸膜留置缝线使其向中间回缩。神经周围的自身回路也应避免伤及，牵拉这些神经都可能导致轻瘫。这种反射也标记了左颈总动脉与左锁骨下动脉之间的主动脉弓，这正是大多数患者需要进行主动脉近端阻断的位点。继续向下，迷走神经及其分支喉返神经也会反射。这指示了动脉韧带的位置，可对其进行锐性分离，但通常并不需这一步骤。以锐性及徒手交替，仔细轻柔地解剖左颈总动脉和左锁骨下动脉之间的部分，并以全棉脐带线环绕主动脉弓。在远端阻断的同时，主动脉周围的血肿非常有助于分离。不应对

远端至左锁骨下或韧带处进行分离，以避免血肿未被分离。

一旦全身血压稳定，近端主动脉及左锁骨下动脉被夹闭（必要时），低灌注就应开始应用。借助现代影像技术，可以将主动脉撕裂的位置精确预测至毫米，以避免近端未夹闭至撕裂部分，之后夹闭远端主动脉。与距左锁骨下动脉开口处较远的创伤性主动脉损伤相比，出现在左锁骨下动脉近端1cm以内的创伤性主动脉损害有更高的死亡风险和更大的手术难度[139]。身体上下半身的血压都通过旁路循环维持，以保持上半身平均动脉压达到 70~80mmHg，下半身血压达到 60~70mmHg，血流量达到 2~3L/min。

之后处理主动脉周围的血肿，先确定横断的主动脉边缘。通常，主动脉是被完全横断的，边缘被分离 2~4cm。只有很少一部分是部分横断。一些研究者主张在此处行一期修补[141,143]；但是，我们建议在所有患者的撕裂处边缘处行清创后植入一小段移植物[3,80,83,90,136,144,145]。胶原覆盖的聚脂材料或明胶海绵材料最常用。管腔内假体已在多数研究组中被弃用[146]。首先用聚丙烯缝线进行移植物与近端的吻合，之后进行远端吻合。大量外膜组织包入其中。如果近端吻合是在HCA 下进行，主动脉弓的体外循环及再灌注应在完成近端吻合后马上恢复，以保护脑神经。这需要在吻合处远端（带分支的移植物对再次置管很有帮助）置管，之后通过双动脉血流灌注装置进行远端吻合，可同时向主动脉弓和下半身供血。左锁骨下动脉可根据情况汇入近端吻合部位或分别移植。

如果发现破口超过了近端主动脉钳夹处，且未殃及左颈总动脉时，应尝试向更近端分离并进行第二次钳夹。如果不可行，除了远端动脉置管外，最好的方法是进行主动脉弓置管，通过双动脉通路进行完全体外循环，并在短时间的 HCA 下进行近端吻合。我们将温度降低至 20℃ 并进行辅助大脑保护，包括将头部放入冰中及 15mg/kg 硫喷妥钠静脉给药。如果出现膨胀，导致低温诱发的室颤，必须做好左室心间开孔的准备。这种情况下连续的 TEE 影像学检测很有必要。

如果主动脉已经破裂，出现胸内出血，左颈总和锁骨下动脉之间的近端主动脉必须马上离断，并立即阻断。之后在损伤部位以下钳夹降主动脉，切开血肿。不需要进行低灌注，但必须在阻断期间维持足够的平均动脉压。必须尽快修复主动脉以减少阻断时间。因此，应在钳夹移除后进行修复缝合。主动脉连续性重建后，出血便停止。

有时，主动脉撕裂延伸至左锁骨下动脉口。这类患者近端钳夹可能导致部分或完全左颈总动脉封闭。左锁骨下动脉也完全与主动脉分离，先完成近端吻合，再将夹子移向远端移植物。完成远端主动脉吻合后，左锁骨下动脉再通过移植物植入重新连接到主动脉移植物上。左锁骨下动脉植入物在远端为端端的吻合，近端为端侧吻合。

并发症

开胸手术修补钝性胸主动脉损伤后，院内死亡率在 0~20%，并发症率在 40%~50%，其中肺炎最常见[4,83,86,92]。菌血症、肾功能不全、截瘫、左侧声带瘫痪及主动脉支气管瘘也有报道（表56-8）[4,83,86,92,147,148]。一项荟萃分析纳入了1492 例进行开胸主动脉修复的患者，13.5% 术后死亡，9.9% 下肢轻瘫或截瘫[81]。不同研究的截瘫率有所差异，然而其中的决定因素是手术技术的使用（见表 56-6 和 56-7；表 56-9）[3,4,64,65,80,81,90~92,117,127]。根据最近的

表 56-8　主要术后并发症

	Schmidt et al n = 73，%	Cowley et al n = 51，%	Kodali et al n = 50，%	Fabian et al n = 207，%
截瘫	5.4	19.6	10	8.7
肾衰	9.6	9.8	4	8.7
败血症	13.7	9.8	–	–
ARDS/肺炎	21.9	17.7	34	33
左侧声带麻痹	4.1	13.7	14	4.3
左侧膈神经麻痹	1.4	5.9	–	–
卒中	2.7	–	4	–
二次开胸	1.4	9.8	4.0	–
肺栓塞	1.4	3.9	–	–
深静脉血栓	2.8	–	–	–
脓肿	–	–	–	1.9
切口感染	–	3.9	–	–
乳糜胸	–	3.9	–	–
死亡	8.8	43.1	28	14（31.3）*

* 207 例稳定的患者中出现 29 例死亡。另外 46 例处于病危或心室游离破裂，所有这些患者死于院内。274 例参与 AAST 实验的患者中总计 86 例死亡

ARDS = 急性呼吸窘迫综合征

数据，通过部分左心分流进行低灌注，且阻断时间小于 30 分钟会将术后截瘫风险降至最低[4,91]。

■ 腔内隔绝术

腔内技术治疗腹主动脉瘤始于 1991 年，随后应用于退行性胸主动脉瘤。在创伤钝性主动脉损伤患者中，这种技术最初是用于有极大风险需要开胸修补的患者，比如有头部外伤、腹部脏器损伤或严重肺挫伤[65,66,121,124]。这种技术（EVSG）的安全性和有效性已得到证实，受到许多人的青睐[65,66,87,88,117,121]~[125,149]~[152]。腔内隔绝术理论上的优势包括，无需开胸、单肺通气、体外循环、主动脉阻断以及脊髓缺血，这些都会降低围手术期死亡和并发症率[121,122,124,125]。

在判断钝性主动脉横断患者是否适合 EVSG 时应考虑解剖。近端至少留有 1.5cm 是完成封堵的必要条件，如果覆盖到左锁骨下动脉，则应该关注左臂缺血情况；但是，这种情况目前还没有出现[123,151]。在罕见的有症状性左臂缺血的患者中，应行选择性的颈动脉至锁骨下动脉分流[123,151]。左锁骨下动脉的起点也是判断近端降主动脉成角部位的标志，早期 EVSG 应用的管壁支架往往在这些位置盘曲[123,153,154]。新型可弯曲的支架解决了这一问题。

另外，移植物的直径应超过实际的 10%~20%[122,123]。移植物直径的选择决定了安放的路径。最先的步骤是置入器材作为腹主动脉移植物的袖套，这些装置有 65cm 长，保证移植物可植入髂血管和远端主动脉[122,125]。文献中经常报道的，包括 Gore Excluder、AneuRx 和 Zenich。这些套袖的直径在 18~28mm，长度在 3.3~3.75cm，需要置入多个袖套以达到最佳

的契合[36]。目前已经有经济的胸主动脉支架用于治疗动脉瘤；其直径经常较创伤主动脉横断患者正常部分的主动脉大。Gore TAG 适合 23~37mm 的血管，Talent Valiant 适合 20~42mm 者，不适用于大多数钝性主动脉横断患者[154]。理想的修复创伤性主动脉损伤的器材直径应在 16~40mm，有 5cm、10cm 和 15cm 的长度，可适应 90°弯曲而不会变形。另外，传送装置应在远端也能保持灵活，长度约 80~90cm[36]。

创伤主动脉损伤需行 EVSG 的患者需进入可以进行透视的杂交手术间、导管室或普通手术间，患者取仰卧位。常规经气道麻醉。很少一部分会转化为开放手术，但也出现因为植入后支架出现移位改为开放手术者；因此，手术团队必须能够快速转换手术方式[87]。根据选择的移植物进行经皮或股动脉、髂动脉切开，逆行进入主动脉。在透视引导下，将有弹性的软 J 导丝置入主动脉，随后置入标记导管。主动脉造影应显示出左前方的斜形影像以充分展现出主动脉弓。虽然主动脉损伤的情况和装置的测量可通过术中 CTA，但术中的主动脉造影对判断解剖是否适合行 EVSG 以及选择合适的装置至关重要。此外，移植物的长度范围也是由术中的影响决定。无论是否全身肝素化都可植入支架（图 56-11）[155]。在判断移植物长度和直径方面，血管内超声有很重要的辅助作用[156,157]。主动脉损伤位于近端者，应覆盖左锁骨下动脉，覆盖后，需要将其栓塞并分流或转流致左颈总动脉，以保证近端移植物的封闭左右，同时避免左臂及椎基底动脉系统缺血[125,158]~[160]。

无论需要置入单个还是多个移植物，文献报道的假性动脉瘤封堵成功率在 90%~100%[51,65,88,123]~[125,161]。减少手术时间、减轻生理紊乱和低体温、降低输血率、减少重症监护时间

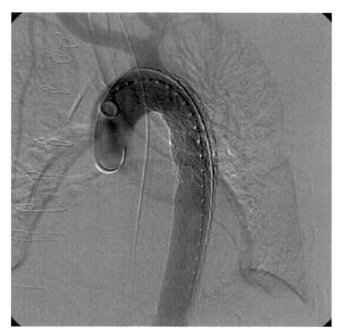

图 56-11 对于图 56-8 所示患者的钝性主动脉创伤进行介入治疗后覆盖了左锁骨下动脉

和总体住院时间作为一系列标准，直接用于创伤性主动脉损伤患者中腔内和开胸手术修补的比较[87,124,125]。操作相关的截瘫和死亡率也大幅度下降至接近于 0[87,124,125]。有无内漏、支架移位或延迟性假性动脉瘤形成还需要通过每年进行 CT 血管造影进行长期检测，以评价最终效果[125]。

并发症

EVSG 修补的并发症较少（表 56-9）。移植物或操作相关的死亡率为 2%[36]。截瘫的风险几乎为零，因为主动脉，包括几支肋间血管在内，全程被移植物覆盖，因此对脊髓灌注的影响很小[120,124]。创伤钝性主动脉损伤患者支架植入术早期内漏率为 5.1%，其中Ⅰ型内漏最常见，可能是因为在缩窄、严重钙化的主动脉弓中或在主动脉弓弯曲部分半径很小的情况下很难进行近端封堵。在操作时应确保辅助技术的应用，以实现完全封堵，但也有自发愈合的病例报道[87,122,161,162]。病例系列中，因早期内漏造成支架相关死亡的比率为 0.9%[122,124]。常规 CTA 监测显示迟发性内漏率小于 1%，并会在 3～6 个月自发愈合[36]。Rousseau 等报道没有发现有移植物缠绕、扭曲、狭窄、血栓形成、移位、假性动脉瘤扩张或破裂；但是，病例系列中的一例患者出现急性左主支气管受压，导致肺不张，需要置入硅质支气管内支架[65]。植入相关并发症，包括髂动脉破裂，发生率约 2.5%，主要由于支架传送系统口径过大，这与退行性胸主动脉病选择性修补中的发生率一致[66,163]。虽然无法排除风险，目前的数据已表明 EVSG 在钝性主动脉损伤中具有安全性和有效性，建议在相应解剖类型的患者中应用。

迟发症状

少数情况下，钝性主动脉横断无法被诊断，并可能通过纤维重组形成慢性假性动脉瘤，并形成外膜周围组织的钙化[164,165]。90% 出现于主动脉峡部，纵隔的外膜周围组织对这一区域有显著的保护作用[165]~[167]。有趣的是，那些合并损伤较少的创伤患者，往往易被诊断出慢性假性动脉瘤，其中 35% 的患者没有相关损伤[164]。最常见的症状是胸痛，但其他常见的主诉有继发于左主支气管压迫导致的呼吸困难或咳嗽，牵拉喉返神经导致的声嘶，咯血或吞咽困难[164]。Finkelmeier 等人的综述中，5 年总体死亡率为 70%。将患者根据手术或非手术治疗进行比较，发现行主动脉修补术者，手术死亡率约 5%[164]，失血是主要的死因[164]。另一方面，随访了 60 例非手术治疗的患者，20 例死于主动脉病变[164]。因此，尽管存在较大的手术风险，对慢性创伤性主动脉假性动脉瘤行手术修补对患者有益[164]。有时，假性动脉瘤可能完全钙化。必须完全切除

表 56-9 主动脉断裂伤行腔内隔绝术（EVSG）结果（与开胸手术相比）

作者	研究时间（年）	患者数		死亡率		截瘫	
		开胸手术	EVSG	开胸手术（%）	EVSG（%）	开胸手术（%）	EVSG（%）
Cook	20	79	19	24.1	21.1	4	0
Pacini	23	51	15	7.8	0	5.9	0
Rousseau	18	35	29	17	0	5.7	0
Andrassy	14	16	15	18.8	13.3	12.5	0
Ott	11	12	6	17	0	17	0
Morishita	3	11	18	9	17	0	5.6
Reed	5	9	13	11	23	0	0
Lachat	N/A	N/A	12	N/A	0	N/A	0
Peterson	4	N/A	11	N/A	0	N/A	0
Pooled data		214	138	16.8	8.7	5.6	0.7

以便放置移植物管并避免打结。手术需要的分离易损伤喉返神经、胸导管、食管和肺动脉。这些损伤不太可能表现得显著，但可通过影像学发现。

参考文献

1. Brinkman WT, Szeto WY, Bavaria JE: Overview of great vessel trauma. *Thorac Surg Clin* 2007; 17(1):95-108.
2. Williams JS, Graff JA, Uku JM, Steinig JP: Aortic injury in vehicular trauma. *Ann Thorac Surg* 1994; 57(3):726-730.
3. Razzouk AJ, Gundry SR, Wang N, et al: Repair of traumatic aortic rupture: a 25-year experience. *Arch Surg* 2000; 135(8):913-918; discussion 919.
4. Fabian TC, Richardson JD, Croce MA, et al: Prospective study of blunt aortic injury: Multicenter Trial of the American Association for the Surgery of Trauma. *J Trauma* 1997; 42(3):374-380; discussion 380-373.
5. Parmley LF, Mattingly TW, Manion WC, Jahnke EJ Jr: Nonpenetrating traumatic injury of the aorta. *Circulation* 1958; 17(6):1086-1101.
6. Pretre R, Chilcott M, Murith N, Panos A: Blunt injury to the supra-aortic arteries. *Br J Surg* 1997; 84(5):603-609.
7. Reul GJ Jr, Beall AC Jr, Jordan GL Jr, Mattox KL: The early operative management of injuries to great vessels. *Surgery* 1973; 74(6):862-873.
8. Wall MJ Jr, Mattox KL, Debakey ME: Injuries to the azygous venous system. *J Trauma* 2006; 60(2):357-362.
9. Symbas JD, Halkos ME, Symbas PN: Rupture of the innominate artery from blunt trauma: current options for management. *J Card Surg* 2005; 20(5):455-459.
10. Kraus RR, Bergstein JM, DeBord JR: Diagnosis, treatment, and outcome of blunt carotid arterial injuries. *Am J Surg* 1999; 178(3):190-193.
11. Stover S, Holtzman RB, Lottenberg L, Bass TL: Blunt innominate artery injury. *Am Surg* 2001; 67(8):757-759.
12. Carter YM, Karmy-Jones R, Aldea GS: Delayed surgical management of a traumatic aortic arch injury. *Ann Thorac Surg* 2002; 73(1):294-296.
13. Graham JM, Feliciano DV, Mattox KL, Beall AC Jr: Innominate vascular injury. *J Trauma* 1982; 22(8):647-655.
14. Cox CS Jr, Allen GS, Fischer RP, et al: Blunt versus penetrating subclavian artery injury: presentation, injury pattern, and outcome. *J Trauma* 1999; 46(3):445-449.
15. Symbas PJ, Horsley WS, Symbas PN: Rupture of the ascending aorta caused by blunt trauma. *Ann Thorac Surg* 1998; 66(1):113-117.
16. Hirose H, Moore E: Delayed presentation and rupture of a posttraumatic innominate artery aneurysm: case report and review of the literature. *J Trauma* 1997; 42(6):1187-1195.
17. Miles EJ, Blake A, Thompson W, Jones WG, Dunn EL: Endovascular repair of acute innominate artery injury due to blunt trauma. *Am Surg* 2003; 69(2):155-159.
18. Pretre R, LaHarpe R, Cheretakis A, et al: Blunt injury to the ascending aorta: three patterns of presentation. *Surgery* 1996; 119(6):603-610.
19. Fulton JO, De Groot MK, von Oppell UO: Stab wounds of the innominate artery. *Ann Thorac Surg* 1996; 61(3):851-853.
20. Buchan K, Robbs JV: Surgical management of penetrating mediastinal arterial trauma. *Eur J Cardiothorac Surg* 1995; 9(2):90-94.
21. Lin PH, Koffron AJ, Guske PJ, et al: Penetrating injuries of the subclavian artery. *Am J Surg* 2003; 185(6):580-584.
22. Weiman DS, McCoy DW, Haan CK, Pate JW, Fabian TC: Blunt injuries of the brachiocephalic artery. *Am Surg* 1998; 64(5):383-387.
23. Axisa BM, Loftus IM, Fishwick G, Spyt T, Bell PR: Endovascular repair of an innominate artery false aneurysm following blunt trauma. *J Endovasc Ther* 2000; 7(3):245-250.
24. McCoy DW, Weiman DS, Pate JW, Fabian TC, Walker WA: Subclavian artery injuries. *Am Surg* 1997; 63(9):761-764.
25. Pretre R, Faidutti B: Surgical management of aortic valve injury after nonpenetrating trauma. *Ann Thorac Surg* 1993; 56(6):1426-1431.
26. Maggisano R, Nathens A, Alexandrova NA, et al: Traumatic rupture of the thoracic aorta: should one always operate immediately? *Ann Vasc Surg* 1995; 9(1):44-52.
27. Hirose H, Gill IS: Blunt injury of proximal innominate artery. *Ann Thorac Cardiovasc Surg* 2004; 10(2):130-132.
28. Kieffer E, Sabatier J, Koskas F, Bahnini A: Atherosclerotic innominate artery occlusive disease: early and long-term results of surgical reconstruction. *J Vasc Surg* 1995; 21(2):326-336; discussion 336-327.
29. Sanzone AG, Torres H, Doundoulakis SH: Blunt trauma to the carotid arteries. *Am J Emerg Med* 1995; 13(3):327-330.
30. Sawchuk AP, Eldrup-Jorgensen J, Tober C, et al: The natural history of intimal flaps in a canine model. *Arch Surg* 1990; 125(12):1614-1616.
31. Fabian TC, Patton JH Jr, Croce MA, et al: Blunt carotid injury. Importance of early diagnosis and anticoagulant therapy. *Ann Surg* 1996; 223(5):513-522; discussion 522-515.
32. Aboul joud MS, Obeid FN, Horst HM, et al: Arterial injuries of the thoracic outlet: a ten-year experience. *Am Surg* 1993; 59(9):590-595.
33. McKinley AG, Carrim AT, Robbs JV: Management of proximal axillary and subclavian artery injuries. *Br J Surg* 2000; 87(1):79-85.
34. Graham JM, Mattox KL, Feliciano DV, DeBakey ME: Vascular injuries of the axilla. *Ann Surg* 1982; 195(2):232-238.
35. du Toit DF, Odendaal W, Lambrechts A, Warren BL: Surgical and endovascular management of penetrating innominate artery injuries. *Eur J Vasc Endovasc Surg* 2008; 36(1):56-62.
36. Hoffer EK: Endovascular intervention in thoracic arterial trauma. *Injury* 2008; 39(11):1257-1274.
37. Reuben BC, Whitten MG, Sarfati M, Kraiss LW: Increasing use of endovascular therapy in acute arterial injuries: analysis of the National Trauma Data Bank. *J Vasc Surg* 2007; 46(6):1222-1226.
38. du Toit DF, Strauss DC, Blaszczyk M, de Villiers R, Warren BL: Endovascular treatment of penetrating thoracic outlet arterial injuries. *Eur J Vasc Endovasc Surg* 2000; 19(5):489-495.
39. Becker GJ, Benenati JF, Zemel G, et al: Percutaneous placement of a balloon-expandable intraluminal graft for life-threatening subclavian arterial hemorrhage. *J Vasc Interv Radiol* 1991; 2(2):225-229.
40. Schonholz CJ, Uflacker R, De Gregorio MA, Parodi JC: Stent-graft treatment of trauma to the supra-aortic arteries. A review. *J Cardiovasc Surg (Torino)* 2007; 48(5):537-549.
41. Chandler TA, Fishwick G, Bell PR: Endovascular repair of a traumatic innominate artery aneurysm. *Eur J Vasc Endovasc Surg* 1999; 18(1):80-82.
42. Blattman SB, Landis GS, Knight M, et al: Combined endovascular and open repair of a penetrating innominate artery and tracheal injury. *Ann Thorac Surg* 2002; 74(1):237-239.
43. Arthurs ZM, Sohn VY, Starnes BW: Vascular trauma: endovascular management and techniques. *Surg Clin North Am* 2007; 87(5):1179-1192, x-xi.
44. Huang CL, Kao HL: Endovascular management of post-traumatic innominate artery transection with pseudo-aneurysm formation. *Catheter Cardiovasc Interv* 2008; 72(4):569-572.
45. Saket RR, Razavi MK, Sze DY, et al: Stent-graft treatment of extracranial carotid and vertebral arterial lesions. *J Vasc Interv Radiol* 2004; 15(10):1151-1156.
46. Simionato F, Righi C, Melissano G, et al: Stent-graft treatment of a common carotid artery pseudoaneurysm. *J Endovasc Ther* 2000; 7(2):136-140.
47. Schonholz C, Krajcer Z, Carlos Parodi J, et al: Stent-graft treatment of pseudoaneurysms and arteriovenous fistulae in the carotid artery. *Vascular* 2006; 14(3):123-129.
48. du Toit DF, Leith JG, Strauss DC, et al: Endovascular management of traumatic cervicothoracic arteriovenous fistula. *Br J Surg* 2003; 90(12):1516-1521.
49. Archondakis E, Pero G, Valvassori L, Boccardi E, Scialfa G: Angiographic follow-up of traumatic carotid cavernous fistulas treated with endovascular stent-graft placement. *AJNR Am J Neuroradiol* 2007; 28(2):342-347.
50. Saatci I, Cekirge HS, Ozturk MH, et al: Treatment of internal carotid artery aneurysms with a covered stent: experience in 24 patients with mid-term follow-up results. *AJNR Am J Neuroradiol* 2004; 25(10):1742-1749.
51. Hershberger RC, Aulivola B, Murphy M, Luchette FA: Endovascular grafts for treatment of traumatic injury to the aortic arch and great vessels. *J Trauma* 2009; 67(3):660-671.
52. Sanchez LA, Veith FJ, Ohki T, et al: Early experience with the Corvita endoluminal graft for treatment of arterial injuries. *Ann Vasc Surg* 1999; 13(2):151-157.
53. Schoder M, Cejna M, Holzenbein T, et al: Elective and emergent endovascular treatment of subclavian artery aneurysms and injuries. *J Endovasc Ther* 2003; 10(1):58-65.
54. Hilfiker PR, Razavi MK, Kee ST, et al: Stent-graft therapy for subclavian artery aneurysms and fistulas: single-center mid-term results. *J Vasc Interv Radiol* 2000; 11(5):578-584.
55. Parodi JC, Schonholz C, Ferreira LM, Bergan J: Endovascular stent-graft treatment of traumatic arterial lesions. *Ann Vasc Surg* 1999; 13(2):121-129.
56. Patel AV, Marin ML, Veith FJ, Kerr A, Sanchez LA: Endovascular graft repair of penetrating subclavian artery injuries. *J Endovasc Surg* 1996; 3(4):382-388.
57. Marin ML, Veith FJ, Panetta TF, et al: Transluminally placed endovascular stented graft repair for arterial trauma. *J Vasc Surg* 1994; 20(3):466-472; discussion 472-463.
58. Marin ML, Veith FJ, Cynamon J, et al: Initial experience with transluminally placed endovascular grafts for the treatment of complex vascular lesions. *Ann Surg* 1995; 222(4):449-465; discussion 465-449.

59. White R, Krajcer Z, Johnson M, et al: Results of a multicenter trial for the treatment of traumatic vascular injury with a covered stent. *J Trauma* 2006; 60(6):1189-1195; discussion 1195-1186.

60. Ohki T, Veith FJ, Kraas C, et al: Endovascular therapy for upper extremity injury. *Semin Vasc Surg* 1998; 11(2):106-115.

61. Greendyke RM: Traumatic rupture of aorta; special reference to automobile accidents. *JAMA* 1966; 195(7):527-530.

62. Feczko JD, Lynch L, Pless JE, et al: An autopsy case review of 142 nonpenetrating (blunt) injuries of the aorta. *J Trauma* 1992; 33(6):846-849.

63. Fitzharris M, Franklyn M, Frampton R, et al: Thoracic aortic injury in motor vehicle crashes: the effect of impact direction, side of body struck, and seat belt use. *J Trauma* 2004; 57(3):582-590.

64. Cook J, Salerno C, Krishnadasan B, et al: The effect of changing presentation and management on the outcome of blunt rupture of the thoracic aorta. *J Thorac Cardiovasc Surg* 2006; 131(3):594-600.

65. Rousseau H, Dambrin C, Marcheix B, et al: Acute traumatic aortic rupture: a comparison of surgical and stent-graft repair. *J Thorac Cardiovasc Surg* 2005; 129(5):1050-1055.

66. Reed AB, Thompson JK, Crafton CJ, Delvecchio C, Giglia JS: Timing of endovascular repair of blunt traumatic thoracic aortic transections. *J Vasc Surg* 2006; 43(4):684-688.

67. Brasel KJ, Quickel R, Yoganandan N, Weigelt JA: Seat belts are more effective than airbags in reducing thoracic aortic injury in frontal motor vehicle crashes. *J Trauma* 2002; 53(2):309-312; discussion 313.

68. Dunn JA, Williams MG: Occult ascending aortic rupture in the presence of an air bag. *Ann Thorac Surg* 1996; 62(2):577-578.

69. deGuzman BJ, Morgan AS, Pharr WF: Aortic transection following air-bag deployment. *NEJM* 1997; 337(8):573-574.

70. Demetriades D, Gomez H, Velmahos GC, et al: Routine helical computed tomographic evaluation of the mediastinum in high-risk blunt trauma patients. *Arch Surg* 1998; 133(10):1084-1088.

71. Pezzella AT: Blunt traumatic injury of the thoracic aorta following commercial airline crashes. *Tex Heart Inst J* 1996; 23(1):65-67.

72. Lundevall J: Traumatic rupture of the aorta, with special reference to road accidents. *Acta Pathol Microbiol Scand* 1964; 62:29-33.

73. Stapp JP: Human tolerance to deceleration. *Am J Surg* 1957; 93(4):734-740.

74. Marsh CL, Moore RC: Deceleration trauma. *Am J Surg* 1957; 93(4):623-631.

75. Sevitt S: The mechanisms of traumatic rupture of the thoracic aorta. *Br J Surg* 1977; 64(3):166-173.

76. Gotzen L, Flory PJ, Otte D: Biomechanics of aortic rupture at classical location in traffic accidents. *Thorac Cardiovasc Surg* 1980; 28(1):64-68.

77. Crass JR, Cohen AM, Motta AO, Tomashefski JF Jr, Wiesen EJ: A proposed new mechanism of traumatic aortic rupture: the osseous pinch. *Radiology* 1990; 176(3):645-649.

78. Cohen AM, Crass JR, Thomas HA, Fisher RG, Jacobs DG: CT evidence for the "osseous pinch" mechanism of traumatic aortic injury. *AJR Am J Roentgenol* 1992; 159(2):271-274.

79. Javadpour H, O'Toole JJ, McEniff JN, Luke DA, Young VK: Traumatic aortic transection: evidence for the osseous pinch mechanism. *Ann Thorac Surg* 2002; 73(3):951-953.

80. Sweeney MS, Young DJ, Frazier OH, et al: Traumatic aortic transections: eight-year experience with the "clamp-sew" technique. *Ann Thorac Surg* 1997; 64(2):384-387; discussion 387-389.

81. von Oppell UO, Dunne TT, De Groot MK, Zilla P: Traumatic aortic rupture: twenty-year metaanalysis of mortality and risk of paraplegia. *Ann Thorac Surg* 1994; 58(2):585-593.

82. Kieny R, Charpentier A: Traumatic lesions of the thoracic aorta. A report of 73 cases. *J Cardiovasc Surg (Torino)* 1991; 32(5):613-619.

83. Cowley RA, Turney SZ, Hankins JR, et al: Rupture of thoracic aorta caused by blunt trauma. A fifteen-year experience. *J Thorac Cardiovasc Surg* 1990; 100(5):652-660; discussion 660-651.

84. Butcher HR Jr: The elastic properties of human aortic intima, media and adventitia: the initial effect of thromboendarterectomy. *Ann Surg* 1960; 151:480-489.

85. Katz S, Mullin R, Berger RL: Traumatic transection associated with retrograde dissection and rupture of the aorta: recognition and management. *Ann Thorac Surg* 1974; 17(3):273-276.

86. Langanay T, Verhoye JP, Corbineau H, et al: Surgical treatment of acute traumatic rupture of the thoracic aorta a timing reappraisal? *Eur J Cardiothorac Surg* 2002; 21(2):282-287.

87. Andrassy J, Weidenhagen R, Meimarakis G, et al: Stent versus open surgery for acute and chronic traumatic injury of the thoracic aorta: a single-center experience. *J Trauma* 2006; 60(4):765-771; discussion 771-762.

88. Morishita K, Kurimoto Y, Kawaharada N, et al: Descending thoracic aortic rupture: role of endovascular stent-grafting. *Ann Thorac Surg* 2004; 78(5):1630-1634.

89. Santaniello JM, Miller PR, Croce MA, et al: Blunt aortic injury with concomitant intra-abdominal solid organ injury: treatment priorities revisited. *J Trauma* 2002; 53(3):442-445; discussion 445.

90. Fabian TC, Davis KA, Gavant ML, et al: Prospective study of blunt aortic injury: helical CT is diagnostic and antihypertensive therapy reduces rupture. *Ann Surg* 1998; 227(5):666-676; discussion 676-667.

91. Nagy K, Fabian T, Rodman G, et al: Guidelines for the diagnosis and management of blunt aortic injury: an EAST Practice Management Guidelines Work Group. *J Trauma* 2000; 48(6):1128-1143.

92. Clark DE, Zeiger MA, Wallace KL, Packard AB, Nowicki ER: Blunt aortic trauma: signs of high risk. *J Trauma* 1990; 30(6):701-705.

93. Kram HB, Appel PL, Wohlmuth DA, Shoemaker WC: Diagnosis of traumatic thoracic aortic rupture: a 10-year retrospective analysis. *Ann Thorac Surg* 1989; 47(2):282-286.

94. Sturm JT, Perry JF Jr, Olson FR, Cicero JJ: Significance of symptoms and signs in patients with traumatic aortic rupture. *Ann Emerg Med* 1984; 13(10):876-878.

95. Kram HB, Wohlmuth DA, Appel PL, Shoemaker WC: Clinical and radiographic indications for aortography in blunt chest trauma. *J Vasc Surg* 1987; 6(2):168-176.

96. Simon BJ, Leslie C: Factors predicting early in-hospital death in blunt thoracic aortic injury. *J Trauma* 2001; 51(5):906-910; discussion 911.

97. Feliciano DV, Rozycki GS: Advances in the diagnosis and treatment of thoracic trauma. *Surg Clin North Am* 1999; 79(6):1417-1429.

98. Williams MJ, Low CJ, Wilkins GT, Stewart RA: Randomised comparison of the effects of nicardipine and esmolol on coronary artery wall stress: implications for the risk of plaque rupture. *Heart* 2000; 84(4):377-382.

99. Cook AD, Klein JS, Rogers FB, Osler TM, Shackford SR: Chest radiographs of limited utility in the diagnosis of blunt traumatic aortic laceration. *J Trauma* 2001; 50(5):843-847.

100. Gavant ML, Menke PG, Fabian T, et al: Blunt traumatic aortic rupture: detection with helical CT of the chest. *Radiology* 1995; 197(1):125-133.

101. Gundry SR, Burney RE, Mackenzie JR, et al: Assessment of mediastinal widening associated with traumatic rupture of the aorta. *J Trauma* 1983; 23(4):293-299.

102. Mattox KL: Fact and fiction about management of aortic transection. *Ann Thorac Surg* 1989; 48(1):1-2.

103. Parker MS, Matheson TL, Rao AV, et al: Making the transition: the role of helical CT in the evaluation of potentially acute thoracic aortic injuries. *AJR Am J Roentgenol* 2001; 176(5):1267-1272.

104. Dyer DS, Moore EE, Ilke DN, et al: Thoracic aortic injury: how predictive is mechanism and is chest computed tomography a reliable screening tool? A prospective study of 1,561 patients. *J Trauma* 2000; 48(4):673-682; discussion 682-673.

105. Vignon P, Boncoeur MP, Francois B, et al: Comparison of multiplane transesophageal echocardiography and contrast-enhanced helical CT in the diagnosis of blunt traumatic cardiovascular injuries. *Anesthesiology* 2001; 94(4):615-622; discussion 615A.

106. Gavant ML: Helical CT grading of traumatic aortic injuries. Impact on clinical guidelines for medical and surgical management. *Radiol Clin North Am* 1999; 37(3):553-574, vi.

107. Malhotra AK, Fabian TC, Croce MA, et al: Minimal aortic injury: a lesion associated with advancing diagnostic techniques. *J Trauma* 2001; 51(6):1042-1048.

108. Saletta S, Lederman E, Fein S, et al: Transesophageal echocardiography for the initial evaluation of the widened mediastinum in trauma patients. *J Trauma* 1995; 39(1):137-141; discussion 131-132.

109. Sturm JT, Hankins DG, Young G: Thoracic aortography following blunt chest trauma. *Am J Emerg Med* 1990; 8(2):92-96.

110. Eddy AC, Nance DR, Goldman MA, et al: Rapid diagnosis of thoracic aortic transection using intravenous digital subtraction angiography. *Am J Surg* 1990; 159(5):500-503.

111. LaBerge JM, Jeffrey RB: Aortic lacerations: fatal complications of thoracic aortography. *Radiology* Nov 1987; 165(2):367-369.

112. Nienaber CA, von Kodolitsch Y, Brockhoff CJ, Koschyk DH, Spielmann RP: Comparison of conventional and transesophageal echocardiography with magnetic resonance imaging for anatomical mapping of thoracic aortic dissection. A dual noninvasive imaging study with anatomical and/or angiographic validation. *Int J Card Imaging* 1994; 10(1):1-14.

113. Nienaber CA, von Kodolitsch Y, Nicolas V, et al: The diagnosis of thoracic aortic dissection by noninvasive imaging procedures. *NEJM* 7 1993; 328(1):1-9.

114. Hirose H, Gill IS, Malangoni MA: Nonoperative management of traumatic aortic injury. *J Trauma* 2006; 60(3):597-601.

115. Holmes JHT, Bloch RD, Hall RA, Carter YM, Karmy-Jones RC: Natural history of traumatic rupture of the thoracic aorta managed nonoperatively: a longitudinal analysis. *Ann Thorac Surg* 2002; 73(4):1149-1154.

116. Kwon CC, Gill IS, Fallon WF, et al: Delayed operative intervention in the management of traumatic descending thoracic aortic rupture. *Ann Thorac Surg* 2002; 74(5):S1888-1891; discussion S1892-1888.

117. Pacini D, Angeli E, Fattori R, et al: Traumatic rupture of the thoracic aorta: ten years of delayed management. *J Thorac Cardiovasc Surg* 2005; 129(4):880-884.

118. Symbas PN, Sherman AJ, Silver JM, Symbas JD, Lackey JJ: Traumatic rupture of the aorta: immediate or delayed repair? *Ann Surg* 2002; 235(6):796-802.

119. Carter Y, Meissner M, Bulger E, et al: Anatomical considerations in the surgical management of blunt thoracic aortic injury. *J Vasc Surg* 2001; 34(4):628-633.

120. Yamane BH, Tefera G, Hoch JR, Turnipseed WD, Acher CW: Blunt thoracic aortic injury: open or stent-graft repair? *Surgery* 2008; 144(4): 575-580; discussion 580-572.

121. Dunham MB, Zygun D, Petrasek P, et al: Endovascular stent-grafts for acute blunt aortic injury. *J Trauma* 2004; 56(6):1173-1178.

122. Karmy-Jones R, Hoffer E, Meissner MH, Nicholls S, Mattos M: Endovascular stent-grafts and aortic rupture: a case series. *J Trauma* 2003; 55(5):805-810.

123. Orford VP, Atkinson NR, Thomson K, et al: Blunt traumatic aortic transection: the endovascular experience. *Ann Thorac Surg* 2003; 75(1): 106-111; discussion 111-112.

124. Ott MC, Stewart TC, Lawlor DK, Gray DK, Forbes TL: Management of blunt thoracic aortic injuries: endovascular stents versus open repair. *J Trauma* 2004; 56(3):565-570.

125. Peterson BG, Matsumura JS, Morasch MD, West MA, Eskandari MK: Percutaneous endovascular repair of blunt thoracic aortic transection. *J Trauma* 2005; 59(5):1062-1065.

126. von Oppell UO, Dunne TT, De Groot KM, Zilla P: Spinal cord protection in the absence of collateral circulation: meta-analysis of mortality and paraplegia. *J Card Surg* 1994; 9(6):685-691.

127. Crestanello JA, Zehr KJ, Mullany CJ, et al: The effect of adjuvant perfusion techniques on the incidence of paraplegia after repair of traumatic thoracic aortic transections. *Mayo Clin Proc* 2006; 81(5):625-630.

128. Laschinger JC, Cunningham JN Jr, Nathan IM, et al: Intraoperative identification of vessels critical to spinal cord blood supply--use of somatosensory evoked potentials. *Curr Surg* 1984; 41(2):107-109.

129. McCullough JL, Hollier LH, Nugent M: Paraplegia after thoracic aortic occlusion: influence of cerebrospinal fluid drainage. Experimental and early clinical results. *J Vasc Surg* 1988; 7(1):153-160.

130. Black JH, Davison JK, Cambria RP: Regional hypothermia with epidural cooling for prevention of spinal cord ischemic complications after thoracoabdominal aortic surgery. *Semin Thorac Cardiovasc Surg* 2003; 15(4): 345-352.

131. Peltz M, Douglass DS, Meyer DM, et al: Hypothermic circulatory arrest for repair of injuries of the thoracic aorta and great vessels. *Interact Cardiovasc Thorac Surg* 2006; 5(5):560-565.

132. Kouchoukos NT, Masetti P, Rokkas CK, Murphy SF, Blackstone EH: Safety and efficacy of hypothermic cardiopulmonary bypass and circulatory arrest for operations on the descending thoracic and thoracoabdominal aorta. *Ann Thorac Surg* 2001; 72(3):699-707; discussion 707-698.

133. Szwerc MF, Benckart DH, Lin JC, et al: Recent clinical experience with left heart bypass using a centrifugal pump for repair of traumatic aortic transection. *Ann Surg* 1999; 230(4):484-490; discussion 490-482.

134. Hess PJ, Howe HR Jr, Robicsek F, et al: Traumatic tears of the thoracic aorta: improved results using the Bio-Medicus pump. *Ann Thorac Surg* 1989; 48(1):6-9.

135. Fullerton DA: Simplified technique for left heart bypass to repair aortic transection. *Ann Thorac Surg* 1993; 56(3):579-580.

136. Merrill WH, Lee RB, Hammon JW Jr, et al: Surgical treatment of acute traumatic tear of the thoracic aorta. *Ann Surg* 1988; 207(6):699-706.

137. Karmy-Jones R, Carter Y, Meissner M, Mulligan MS: Choice of venous cannulation for bypass during repair of traumatic rupture of the aorta. *Ann Thorac Surg* 2001; 71(1):39-41; discussion 41-32.

138. Turney SZ: Blunt trauma of the thoracic aorta and its branches. *Semin Thorac Cardiovasc Surg* 1992; 4(3):209-216.

139. Carter YM, Karmy-Jones RC, Oxorn DC, Aldea GS: Traumatic disruption of the aortic arch. *Eur J Cardiothorac Surg* 2001; 20(6):1231.

140. Leshnower BG, Litt HI, Gleason TG: Anterior approach to traumatic mid aortic arch transection. *Ann Thorac Surg* 2006; 81(1):343-345.

141. Schmidt CA, Wood MN, Razzouk AJ, Killeen JD, Gan KA: Primary repair of traumatic aortic rupture: a preferred approach. *J Trauma* 1992; 32(5):588-592.

142. Verdant A, Page A, Cossette R, et al: Surgery of the descending thoracic aorta: spinal cord protection with the Gott shunt. *Ann Thorac Surg* 1988; 46(2):147-154.

143. McBride LR, Tidik S, Stothert JC, et al: Primary repair of traumatic aortic disruption. *Ann Thorac Surg* 1987; 43(1):65-67.

144. Hilgenberg AD, Logan DL, Akins CW, et al: Blunt injuries of the thoracic aorta. *Ann Thorac Surg* 1992; 53(2):233-238; discussion 238-239.

145. Wallenhaupt SL, Hudspeth AS, Mills SA, et al: Current treatment of traumatic aortic disruptions. *Am Surg* 1989; 55(5):316-320.

146. Ablaza SG, Ghosh SC, Grana VP: Use of a ringed intraluminal graft in the surgical treatment of dissecting aneurysms of the thoracic aorta. A new technique. *J Thorac Cardiovasc Surg* 1978; 76(3):390-396.

147. Kazerooni EA, Williams DM, Abrams GD, Deeb GM, Weg JG: Aortobronchial fistula 13 years following repair of aortic transection. *Chest* 1994; 106(5):1590-1594.

148. Tsai FC, Lin PJ, Wu YC, Chang CH: Traumatic aortic arch transection with supracarinal tracheoesophageal fistula: case report. *J Trauma* 1999; 46(5):951-953.

149. Czermak BV, Waldenberger P, Perkmann R, et al: Placement of endovascular stent-grafts for emergency treatment of acute disease of the descending thoracic aorta. *AJR Am J Roentgenol* 2002; 179(2):337-345.

150. Lachat M, Pfammatter T, Witzke H, et al: Acute traumatic aortic rupture: early stent-graft repair. *Eur J Cardiothorac Surg* 2002; 21(6):959-963.

151. Mattison R, Hamilton IN Jr, Ciraulo DL, Richart CM: Stent-graft repair of acute traumatic thoracic aortic transection with intentional occlusion of the left subclavian artery: case report. *J Trauma* 2001; 51(2):326-328.

152. Singh MJ, Rohrer MJ, Ghaleb M, Kim D: Endoluminal stent-graft repair of a thoracic aortic transection in a trauma patient with multiple injuries: case report. *J Trauma* 2001; 51(2):376-381.

153. Kato N, Dake MD, Miller DC, et al: Traumatic thoracic aortic aneurysm: treatment with endovascular stent-grafts. *Radiology* 1997; 205(3):657-662.

154. Borsa JJ, Hoffer EK, Karmy-Jones R, et al: Angiographic description of blunt traumatic injuries to the thoracic aorta with specific relevance to endograft repair. *J Endovasc Ther* 2002; 9(Suppl 2):II84-91.

155. Bent CL, Matson MB, Sobeh M, et al: Endovascular management of acute blunt traumatic thoracic aortic injury: a single center experience. *J Vasc Surg* 2007; 46(5):920-927.

156. Greenberg R: Treatment of aortic dissections with endovascular stent-grafts. *Semin Vasc Surg* 2002; 15(2):122-127.

157. Herold U, Piotrowski J, Baumgart D, et al: Endoluminal stent-graft repair for acute and chronic type B aortic dissection and atherosclerotic aneurysm of the thoracic aorta: an interdisciplinary task. *Eur J Cardiothorac Surg* 2002; 22(6):891-897.

158. Czerny M, Zimpfer D, Fleck T, et al: Initial results after combined repair of aortic arch aneurysms by sequential transposition of the supra-aortic branches and consecutive endovascular stent-graft placement. *Ann Thorac Surg* 2004; 78(4):1256-1260.

159. Gorich J, Asquan Y, Seifarth H, et al: Initial experience with intentional stent-graft coverage of the subclavian artery during endovascular thoracic aortic repairs. *J Endovasc Ther* 2002; 9(Suppl 2):II39-43.

160. Rehders TC, Petzsch M, Ince H, et al: Intentional occlusion of the left subclavian artery during stent-graft implantation in the thoracic aorta: risk and relevance. *J Endovasc Ther* 2004; 11(6):659-666.

161. Marcheix B, Dambrin C, Bolduc JP, et al: Endovascular repair of traumatic rupture of the aortic isthmus: midterm results. *J Thorac Cardiovasc Surg* 2006; 132(5):1037-1041.

162. Marcheix B, Dambrin C, Bolduc JP, et al: Midterm results of endovascular treatment of atherosclerotic aneurysms of the descending thoracic aorta. *J Thorac Cardiovasc Surg* 2006; 132(5):1030-1036.

163. Makaroun MS, Dillavou ED, Kee ST, et al: Endovascular treatment of thoracic aortic aneurysms: results of the phase II multicenter trial of the GORE TAG thoracic endoprosthesis. *J Vasc Surg* 2005; 41(1):1-9.

164. Finkelmeier BA, Mentzer RM Jr, Kaiser DL, Tegtmeyer CJ, Nolan SP: Chronic traumatic thoracic aneurysm. Influence of operative treatment on natural history: an analysis of reported cases, 1950-1980. *J Thorac Cardiovasc Surg* 1982; 84(2):257-266.

165. John LC, Hornick P, Edmondson SJ: Chronic traumatic aneurysm of the aorta: to resect or not. The role of exploration operation. *J Cardiovasc Surg (Torino)* 1992; 33(1):106-108.

166. Albuquerque FC, Krasna MJ, McLaughlin JS: Chronic, traumatic pseudoaneurysm of the ascending aorta. *Ann Thorac Surg* 1992; 54(5):980-982.

167. Prat A, Warembourg H Jr, Watel A, et al: Chronic traumatic aneurysms of the descending thoracic aorta (19 cases). *J Cardiovasc Surg (Torino)* 1986; 27(3):268-272.

168. Kodali S, Jamieson WR, Leia-Stephens M, Miyagishima RT, Janusz MT, Tyers GF: Traumatic rupture of the thoracic aorta. A 20-year review: 1969-1989. *Circulation* 1991; 84(5 Suppl):III40-46.

169. Katz NM, Blackstone EH, Kirklin JW, Karp RB: Incremental risk factors for spinal cord injury following operation for acute traumatic aortic transection. *J Thorac Cardiovasc Surg* 1981; 81(5):669-674.

顾大川 田 川 孙晓刚 译

第六部分

心律不齐的外科处理

第57章

房性和室性心律失常的介入治疗

Robert E. Eckart,

Laurence M. Epstein

简介

近年来心律失常的治疗有了较为显著的发展。尽管以前心律失常仅局限于药物治疗，外科手术转化为以导管为基础的微创方式及随后出现的杂交方式使心律失常的处理有了新的方式。对心律失常的侵入性诊断与治疗策略的了解，对于外科专业治疗心律失常来说具有重要意义。

历史进展

快速心律失常的导管消融技术发源于心内电信号记录方法的发展。由此产生了诱发和终止心动过速心肌组织的程序性的电刺激方法。1967 年，Durrer 教授首次描述了 WPW 综合征[1]的发作和终止过程。1969 年，他首次应用静脉电极导管方法重复记录到希氏束电位[2]，从此应用心内导管研究各种快速心律失常的方法诞生了。随后，许多导管技术被用来研究快速心律失常的产生和持续的机制。

人们发现一些心脏组织的关键区域对快速心律失常起源和传播是必需的，如果这些区域被阻断则在临床中快速心律失常可治愈。应用标测导管如果能定位心律失常的病原灶，则行外科手术探查。1968 年，第一次报道外科手术方法能成功地消除房室附加旁道[3]，这代表了非药物治疗快速心律失常技术的开始。

■ 外科消融

在 20 世纪 70 年代，各种快速心律失常的病灶和折返环已能通过外科技术成功的标测和消融。1973 年，有研究报道切除心房病灶治愈房性心动过速[4]。对病灶详尽地标测定位可使外科消融技术更加完善和精确。随着对房室结内折返性心动过速的充分认识，外科手术可以成功地切断折返环而不引起房室

传导阻滞[5]。虽然外科消融术可治疗多种快速心律失常，但开胸和开心术引起的患者的死亡率相对增高限制了术式的广泛应用。对大多数患者来说，快速心律失常并非致命的疾病，因此患者会较多考虑外科手术的风险。然而，对于接受药物治疗明显无效的患者，外科消融手术成为最后可选择的方法。因此，射频消融治疗快速性心律失常被逐渐地应用于临床。

■ 导管消融

导管可稳定记录和定位到希氏束电位后，人们开始应用导管释放能量到心脏组织以达到治疗目的。1981 年 Scheinmat 等人报道了首例经导管消融术成功消融狗的希氏束[6]。1981 年 3 月同一小组完成首例人类的闭胸的经导管消融术，该患者为药物治疗无效的心房颤动患者，在全麻下，导管送到希氏束区域，用标准的体外直流电除颤仪，一个电极片接心导管，一个电极贴在皮肤作为地线，能量在导管的远端电极和皮肤电极之间释放，经过多次放电，成功阻断房室传导[7]。

完全阻断房室结延用到治疗其他室上性心动过速[8]，这种植入心脏起搏器的治疗随着实验的积累和特定导管的发明，能量得到更精确的释放，并可治疗各种快速心律失常，包括消融房室附加旁道、房性心动过速、房室结折返性心动过速和室性心动过速。

虽然直流电消融发展了经导管消融的领域，优越于外科消融，但仍有其局限性。由于能量释放不能定量这种治疗可能造成周围心肌的损伤[6,7,9]。此外由于直流电刺激骨骼肌，因此通常需要在全麻下进行操作。

应用射频能量作为消融能量宣告非药物治疗、非手术治疗快速心律失常新纪元的来临。外科医生已经应用射频能量在外科手术中切割和烧灼止血达几十年之久，具有长期的安全性和有效性。1987 年首次报道了在动物试验中应用射频能量治疗心律失常[10]。在导管顶端应用电阻式加热 40～120 秒产生了可控制的射频能量[11,12]。尽管射频仍然是导管消融的主要能

源，目前如微波、激光、高强度聚焦超声和冷冻消融术等作为替代能源可提高患者的安全性和预后[13]。

射频消融的生物物理学

射频电流为正弦交流电，在心内膜表面的导管顶端和大的体表电极片之间释放。电流频率为 350 ~ 700kHz 的频率可刺激骨骼肌和心肌，患者会有痛觉，可诱导多形态快速心律失常。大于 700kHz 频率在传递过程中能量会损失，抗热性也减少。在 350 ~ 700kHz 范围释放能量时操作相对无痛和无需麻醉。射频能量致组织损伤的基本原理是热损伤。当射频能量通过消融导管电极远端的组织时，抗热产生组织凝固坏死。已证实当使用标准大头导管，损伤可达 5 ~ 6mm 宽、2 ~ 3mm 深。因接触面积较大，体表电极片不会过热。为了达到不可逆的组织损伤，温度要在 55 ~ 58℃[14]。当温度大于 100℃，血浆达到沸点会凝固在导管顶端，凝固和干燥的组织对能量的传递产生屏障作用，导致阻抗上升，妨碍组织加热。如果心内膜下组织温度超过 100℃，可以在组织中形成蒸汽，导致组织膨胀并可形成溃疡并听见"啪"的爆破声，这些损伤可造成不可预知的后果，导致血栓栓塞的危险和心脏破裂。因此，通过人工或自动调节能量释放来控制导管与组织接触面的温度很重要。

心内膜射频消融的局限在于无法到达一些心外膜焦点及其导致心律失常的传导通路。增加射频的范围和深度一个方法是在限制形成血凝块尺寸的前提下增加电极顶端与组织的接触面[15,16]。导管顶端较大的面积增加了调节功率输出以保持平稳的温度的难度。

利用盐水冲洗冷却消融导管顶端，无论是通过导管或在导管外部均可预防在组织接触面产生凝块。这可以防止上升的阻抗，并允许更多的能源输送深入组织，导致更深和更大的损伤[17,18]。灌注射频导管以冲洗导管顶端内部可用循环盐水（Chilli Ⅱ，Boston-Scientific，Natick，MA）或外部通过多孔电极头进行冲洗（Navistar and EZSteer ThermaCool，Biosense-Webster，Inc.，Diamond Bar，CA）。目前导管仍使用射频作为能源，然而，最大的功率输出与标准的射频比可以达到更大的损伤但需要更大的体积[19]。冷却心外膜射频消融术探测器（Coolrail Pen，AtriCure，Inc.，West Chester，OH）最近被FDA批准，并已进行临床试验以建立基于导管技术的微创手术方法以治疗持久性和慢性心律失常[20,21]。

由于考虑到射频能量输出后的不可逆性，替代能源已经被开发出来，它可以在定位损伤位置之前形成一个短暂的组织损伤。这样的导管系统依赖于逐渐冷却的组织先给予一个可估计的损伤效应，随后给予一个永久冷冻消融术。低温射频消融已成为线性射频消融的优先方法。这种技术使用加压氧化氮或氮流过导管的顶端。气体膨胀超越阻塞时，温度会降至 -90℃。系统的优势完全在于对组织既可以造成短暂的损伤也可以产生永久的损伤。"冷却"阶段不仅需要评估病理组织，同时应考虑对可能病变位置周围的正常传导组织带来的影响[22]。如果冷冻阶段达到理想的结果，那么下一个冷冻阶段的温度有所降低。由于可造成可逆损伤，同时导管性能稳定，冷冻消融术在房室结病变消融中较普遍，而在年轻患者单一起搏点中效果略差[23]。

射频的另一个缺点是它作为一个能量源可以损伤心外组织。虽然射频消融的技术不断改进，但是需要隔离肺静脉而治疗心房颤动的射频消融术越来越常见[24]。有报道显示肺静脉狭窄的病例射频消融术后出现肺静脉穿孔和左心房的心房食管瘘[25,26]。有趣的是，合并肺静脉线性损伤的开胸患者术中心房食管瘘的发生率为 1.3%，包括食管后壁重叠[27,28]。这些弊端导致许多医院以更关注功能学而非解剖学的手术操作，以避免陈旧的技术导致心外结构的损伤[29,30]。

复杂的非解剖学的方法进行房颤消融术使得研究者们不得不寻找许多能够隔离肺静脉的而不损伤心外组织的消融方法。一种方法是使用一种可以传送能量的气囊。在肺静脉孔的内部可以放置导管基底端的气囊，这样就可以在肺静脉狭窄处形成一个近圆周的损伤，可以治疗突发性的房颤。最近报道了一个多中心的研究，利用一个已被认可的冷气囊治疗了突发性的房颤。随访显示患者可以保持 > 70% 的正常窦性心律，但是避免在肺静脉狭窄和食管损伤的并发症是同等重要的[31]。心内可转导管探头的研发的焦点在超声气囊上，不需要直接接触组织就可以形成透壁的线性损伤，但是其临床成功率较低、患病率和死亡率显著增加而不能推广应用[32,33]。虽然这种技术在 2009 年已经被购买，ProRhythm 因此而申请破产，临床试验没有再进展下去。近来，学者们开始系统讨论应用可视内窥镜，激光气囊消融（CardioFoucs，Marlborough，MA）的方法。虽然大规模的临床研究还处在计划阶段，但是最初的结果显示在急诊肺静脉隔离的病例是成功的[34]。尽管微波能量已经成功地应用于肺静脉狭窄的心外膜消融，学者们也一直在继续研究该技术，但是人们发现损伤的深度不一，经常出现透壁性损伤[35~37]。

电生理检查方案

诊断性电生理研究

快速心律失常的诊断性定位包括在心脏内关键部位放置一些导管，以获得四个腔室和希氏束心电图，典型的静脉入路在双侧的腹股沟，穿刺右侧和左侧股静脉，送 4F 和 6F 的导管至右心房跨过三尖瓣至右心室获得希氏束心电图，同样在荧光指引下，通过三尖瓣放置在可以记录希氏束心电图的位置。为了获得左心房和左心室的心电活动，导管需经过后面的房室沟到达右方，然后被引导至冠状窦处（图 57-1）。

抗凝和电生理研究

有时需要直接记录左心心电图，可以从右心房穿房间隔完成，或以逆行法从股动脉跨主动脉瓣完成。在左心导管操作过程中，由于血小板和凝血在导管上聚集、消融时凝血块形成和纤溶亢进，有发生血栓栓塞事件的危险，故需肝素全身抗凝维持。射频消融后动物模型血栓事件的发生率为 50%[10,38]。附壁血栓的发生是消融后的另一个危险因素，有大量证据表明射频消融后有系统性血栓事件发生的风险[39,40]。

一旦诊断性导管到位，则进行程序刺激，诱发并分析快速心律失常，有时用阿托品或异丙肾上腺素调节自主神经来诱导

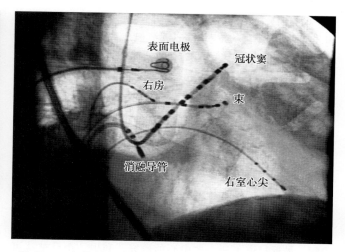

图 57-1 右前斜投影示标准的诊断性电生理操作导管位置。3 根非可控诊断电极导管从下腔静脉送入右心。2 根 4 极的 4F 电极导管放置于右心耳（RA）区和右心室心尖部（RV）。1 根 6 极的 5F 导管跨过三尖瓣记录希氏束电图。1 根非可控 6F 电极导管经右颈内静脉进入冠状窦记录左心房和左心室电图。最后，1 根 7F 可控电极导管置于低位右房

快速心律失常，如后面所描述，可用特殊起搏方法诱发和评估不同快速心律失常机制[41]。一旦寻找到最理想的消融部位，将可控消融导管放置于靶点。

在操作结束后，拔除所有导管和鞘管并按压止血。如果在操作过程中患者被肝素化，延迟拔除鞘管，直至抗凝作用逆转。患者需卧床 4 小时或更长时间。除非发生并发症时，才进行常规的随访研究。如前所述，由于血栓事件的危险性，患者通常会在出院后仍仍口服阿司匹林，法华林治疗或依据消融的类型施行适合的抗凝治疗。

■ 电生理相关的并发症研究

对行导管消融的每一个患者来说，衡量手术的风险与效益是很重要的。大多数快速心律失常虽然可以产生各种症状，但血流动力学通常是稳定的，并且不危及生命，因此，导管消融潜在的并发症的可能性必须明确的告知患者。并发症可分为穿刺部位，心内导管的操作和消融几个相关的部分。

穿刺部位相关的并发症包括：疼痛、麻醉和镇静剂的副作用、血栓性静脉炎和局部出血。与出血相关的是血肿、动静脉瘘的形成、动脉损伤或夹层形成。亦可发生全身性栓塞或肺栓塞，严重者可导致短暂性脑缺血发作或卒中。操作复杂的消融时如果同时进行了系统抗凝治疗和导管灌溉式操作，将会降低全身和外周血栓发生的风险。患者进行抗凝治疗也会增加相应并发症的风险[42,43]。

放置心内导管有产生并发症的风险，包括冠状窦或心室的损伤导致心肌梗死、穿孔、心包积血和心肺压塞。程序电刺激可诱发致命性快速心律失常如室性心动过速、心室颤动。导管操作也可导致瓣膜损伤，通常是短暂性的，有时是永久的，或左右束支的机械性损伤。

正如前面所提到的，在心内结构进行消融对传输本身就有风险。不慎将正常的传导系统消融可导致完全性房室传导阻滞并需要安装起搏器。或者发生心腔或血管穿孔，冠状动脉循环

损伤可导致心肌梗死、心力衰竭或心源性休克，亦可发生膈神经麻痹。在左心房内靠近肺静脉的消融可导致肺静脉狭窄和肺动脉高压。

考虑到这些风险，有中心提出对潜在的并发症必须有充分的准备。例如，当患者存在穿孔高风险时，在心脏手术过程中间隔穿刺必须在间隔中心进行[44]。

对 3966 例患者 8 年的随访研究显示，消融并发症的发生率为 3.1%，诊断性操作的并发症为 1.1%。并发症多发生于老年患者和伴有全身性疾病的患者中[45]。在这组病例中未报道有死亡。其他研究也显示直接归因于电生理检查的死亡率非常低。

电生理诊断技术

目前发明了许多技术来阐明快速心律失常的起源和传导机制。这些技术包括在特定的腔室以特定的时间周期起搏诱发心动过速，评估患者对起搏或终止的反应方式[46]。其他技术包括窦性心律下起搏，及快速心律失常时起搏。

激动标测是一种标测局灶性心动过速和旁道的技术。在快速性心律失常时，移动标测/消融导管，导管顶端的激动先于心内任何其他激动部位，或 P 波和 QRS 波一致。在局灶性心动过速中，最早激动的部位被定义为心动过速的起源点[47,48]。这适用于局灶性心动过速或旁道。

在窦性心律下进行起搏标测，通过起搏不同部位，比较起搏心电图和心动过速心电图，评估其间的差异，并且重新定位导管直到与心电图完全匹配，这些部位即是消融的靶点[49]。该技术一般用于局灶性室性心动过速，尤其是右室流出道起源的室性心动过速[50]。

解剖标测是定位消融靶点的另一种方法，不涉及任何电信号，用透明定位解剖标志指导消融，导管通过下腔静脉到达冠状窦并跨过三尖瓣环，绘出心脏结构。对于下腔静脉和三尖瓣环峡部依赖的典型心房扑动，用这些解剖标志行线性消融以阻断经峡部的传导[51]。

在临床上通常联合应用上述的标测技术来定位心律失常的靶点从而进行消融。

■ 先进的标测技术

消融成功尤其依赖于心律失常的起源点和折返环的定位，对于起源于特定解剖部位或具有特征性心电图表现的心律失常，前面谈及的标测技术都很有用。已发明的先进的标测技术可以辅助传统方法，提高短暂的、局灶性、血流动力学不稳定的、而需要快速标测的心律失常的导管消融的成功率。

电解剖标测系统应用磁场在三维空间中定位标测导管的顶端，一个含有三个线圈的定位器垫盘放置于患者的胸部，产生强度伴随半径衰减的超低密度的球形磁场，在导管顶端的传感器测量相对长度和距每个线圈的距离。记录导管的空间和时间定位，导管顶端的电极可记录到局部心电图，这些相对于参考电极导管的局部激动时间以彩色编码的三维图形显示在荧光屏上。从多个单一的激发点期间获得的心动过速图可以重构，进而显示动画序列的心律失常传播。电压心电图可以用于定位瘢痕心肌和病变心肌[52]。电解剖标测系统外部灌溉式消融导管是唯一 FDA 批准用于治疗房颤的导管技术。

一个相似的心内膜标测系统由 64 股直径为 0.003mm，中

间有 0.025mm 绝缘层相隔的导线编织成的导管作为电极。定位器信号也可产生在非接触电极阵和标准标测导管之间，允许导管非荧光定位感兴趣区。此系统对标测不稳定性、短暂的、非持续性的心律失常非常有用[53]。

径向阵列血管内超声（IVUS）可以清楚地观察到房间隔，从而提高了经房间隔穿刺的安全性。相控阵列心内超声心动图（ICE）扩展了 IVUS 对心电生理应用的原则[54]。更新的 ICE 具有可控性和多普勒功能，可评估心内结构和血流动力学。ICE 导管可精确定位一些解剖位置，例如，界嵴（crista terminalis）和肺静脉口[55]。这对于影像学诊断和消融导管的位置及看清与组织接触程度以达到最佳消融效果均有帮助。ICE 的另一优点是可以通过集合电解剖标测系统允许观察到非接触式实时重建的心脏结构。

临床应用

应用上述技术，各种快速心律失常，包括灶性或折返性房性和室性心律失常都可以应用经皮导管射频消融术。

■ 房室结折返性心动过速

最常见的室上性心律失常是房室折返性心动过速（atrioventricular nodal reentrant tachycardia，AVNRT），在到三级医院作电生理检查的室上性心动过速患者中 60% 以上的病例为 AVNRT。这种心动过速可发生于任何年龄，就诊的患者中 40 多岁女性居多[56,57]。对有症状且不想口服药物治疗的患者，射频消融术已成为一线治疗方法[58]。

这种心动过速通过房室结组织内两条径路形成的折返环，至于心房组织是否是折返环的组成部分目前仍有争论，根据径路相对的传导速度分为慢径和快径，这些径路的解剖学位置是多变的，但通常位于 Koch 三角。Koch 三角由冠状窦底

边、三尖瓣环和 Todaro 腱索组成，三角的顶端是室间隔膜部的希氏束，由此穿过中央纤维小体。三角的前三分之一含有致密房室结和快径，中间和后面部分靠近冠状窦口含有慢径（图 57-2）[59]。

典型房室结折返性心律失常，从心房至心室沿慢径前传，从心室至心房沿快径逆传，由于逆传方向速度快，心房和心室几乎同时除极，因此，心电图的特征是 P 波落后于 QRS 波中，看不见或在 QRS 波尾部仅可见融合波[60]。

约小于 10% 的折返病例是反向的，在非典型 AVNRT，房室传导沿快径前传，室房传导沿慢径逆传，因此这种心动过速在向下导联的心电图显示代表心房逆行激动的反向 P 波，这由于快速前向传导伴有短 PR 间期[61]。

其后发现在 Koch 三角后部可成功标测到慢径[26]，慢径消融成功率很高，当时的复发率在 2%～7%，完全性房室组织的并发症发生率约 1%（在 0%～3%）[62]。北美的起搏和电生理学（NASPE）学会调查了 4249 例接受过慢径消融的患者，成功率高于 96%，并发症小于 1%[63,64]。

■ 房室折返性心动过速

大约 30% 的室上性心动过速属于房室折返性心动过速。房室折返性心动过速由房室结和房室旁道参与。这些旁道是从胚胎发育遗留下来的传导阻滞，跨过没有电活动的二尖瓣和三尖瓣环，形成一个独立绕过房室结的径路，在心房和心室间传导。最常见的 AVRT 形式是一些心室提前预激的 WPW 综合征伴有症状的心律失常。最常见的旁道连接心房和心室之间，其他旁道可以连接心房或房室结，希氏束-浦肯野系统。在窦性心律，旁道前传到心室预先激动，后传至房室结，表现为短 P-R 间期和 QRS 波起始部粗顿，即 δ 波。由于预激的程度可以变化或只有逆行传导（约 30% 的旁道），即使无上述特点也不能排除隐匿旁道。

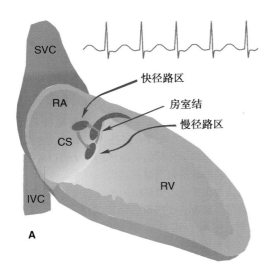

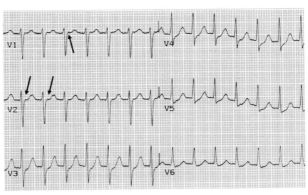

图 57-2　（A）图解释典型的房室结折返性心动过速。体表心电图示窄 QRS 波，P 波不清楚。折返环（灰箭头）组成：靠后部的慢径路区作为前穿支，靠前部的快径路区作为逆传支。慢径路靶点在冠状窦（CS）和三尖瓣环之间（TV）。SVC = 上腔静脉；RA = 右心房；IVC = 下腔静脉；（B）体表心电图示胸前导联 AVNRT。在某些导联很难辨认出 P 波。在 V1 导联形成一个假 r′波（箭头）。在 V2 和 V3 导联，在 QRS 波的尾部可见 P 波，但在侧胸导联看不见

预激综合征的患者常伴有心悸的典型症状是由快速心率引起的。快速心率是 AVRT 所致或由任何其他室上性心动过速经旁道快速房室传导引起。其他症状包括心悸、气短、甚至晕厥、猝死[65,66]。在某些患者中，心房颤动经旁道前传可导致极快的心室率进而引起心室颤动导致患者猝死[67]。

在典型的或正向传导的 AVRT 中，从心房至心室经房室结前传，经旁道逆传。在这种情况，心动过速时的 P 波紧跟在前面 QRS 波之后，形成长 P-R 段（图 57-3）。逆向传导的 AVRT 较罕见，经旁道前传和房室结逆传，导致心室异常除极，产生带有逆 P 的宽 QRS 性心动过速，易被误认为室性心动过速。

靠近正常传导系统和心外膜旁道的消融最具挑战性，位于前间隔和中间隔的旁路的消融有导致完全性房室传导阻滞的风险，希望新的消融能量如冷冻消融可以提供一个更加安全的方法[22,68,69]。近来，已尝试经心包方法消融心外膜旁道[33]。1998 年 NASPE 前瞻性导管消融登记报告 654 例患者，成功率为 94%[64]。间隔和右侧游离壁的旁道消融成功率较低为 84%~88%，其他部位旁路消融成功率为 90%~95%[70~72]。死亡率小于 1%，非致命性并发症约为 4%[64]。

房性心动过速

房性心动过速的发作和维持完全依赖于心房组织。异位性房性心动过速、窦房结折返性心动过速、不良窦性心动过速、心房扑动和心房颤动都归于此类。心房扑动和心房颤动在下面分别叙述，灶性心房性心动过速是较少见的室上性心动过速类型，约占所有应用电生理检查的室上性心动过速患者的 10%[67]。多灶性房性心动过速是由于多个病灶自律或触发活动引起，不宜导管消融[73]。

这些心律失常在器质性心脏病中较为常见，消融适用于药物治疗无效或不耐受药物治疗的患者。在极少数患者，持续性心动过速可以导致心肌病。尽管存在后期猝死必要时用到除颤器的风险，消融和控制心室率的治疗可以使心肌功能障碍得到逆转[74~76]。

房性心动过速体表心电图的特征包括：P 波形态异常和电轴与随后的 QRS 波相同。由于房性心动过速可以始于右心房或左心房的任何部位，故标测和消融房性心动过速较为困难。但是有特异的解剖折返区，作为消融的主要靶点，包括界嵴、心耳、瓣环、肺动脉口[77]。

不良窦性心动过速和窦房折返性心动过速很少发生，因此导管消融治疗经验不多。由于窦房组织的易变性和部位弥散，这类心动过速的导管消融具有很大的困难[78]。包括心血管领域、内分泌、精神评估与药物治疗等众多治疗方式导管消融技术作为其中的一部分会继续存在[79]。射频消融可导致窦房结功能完全丧失，产生交界性心律，需要植入永久性起搏器。即使改良了窦房结，静息时心率下降，但心动过速发作时仍会有症状。窦房结折返性心动过速的消融技术和房性心动过速的消融相同。

房性心动过速消融的成功率多赖于心律失常起源点的部位和手术者的经验，1998 年 NASPE 研究显示在 216 例房性心动过速消融中的成功率：右侧、左侧、间隔部分别为 80%、72% 和 52%[64]。另一个调查报道了 105 例射频消融患者，最初的成功率为 77%，随访 33 个月，复发率为 10%，阵发性房性心动过速的成功率为 88%，持续性房性心动过速的成功率为 71%，反复发作的房性心动过速的成功率为 41%[80]。

心房扑动

心房扑动是房性心动过速的一种，通过房内大折返环形成。各种先天的或外科手术引起的传导阻滞均能产生房内折返环，典型的心房扑动起源于右心房，前至三尖瓣环（TV），后至上腔静脉、界嵴、下腔静脉（IVC）、咽鼓管嵴和冠状窦（CS）[81]（图 57-4）。

在常见的典型心房扑动，在额状面上，折返环横截右心房，呈逆时针方向折返。由于在解剖右心房时是从心底部延伸向心尖部，典型的房扑要通过次级激发点直接或间接地绕过大量的环路而形成。因此，在 Ⅱ 导、Ⅲ 导和 AVF 导联，P 波是负向的，且看上去有锯齿状。在 V1 导联，P 波是直立的，在 V6 导联是倒置的。顺时针折返的心房扑动有相同的环路，但是方向相反。心电图表现也相反，在向下的导联中 P 波是直立的，V1 导联 P 波是倒置的，而 V6 导联 P 波是直立的。体表心电图表现提示环路的折返方向，但需要心内电生理检查明确[82]。这两种形式的心房扑动由于经过下腔静脉三尖瓣瓣环峡部而被称为"峡部依赖"性心房扑动。

大折返环心房扑动可通过切断横贯两个解剖学屏障之间的环路而治愈。在峡部依赖性心房扑动，消融靶点是在下腔静脉和三尖瓣环之间的峡部。这种形式的心房扑动消融成功率很高。根据这些结果，消融成为反复发作的峡部依赖型心房扑动的首选治疗方法。尽管房扑的治疗成功率高，但是仍有近四分之一的患者在随访中发现有房颤的发生[83]。

尽管以上描述的右心折返环最常见，但在右心房或左心房中，其他部位的折返环也可能存在。常见于有基础心脏病的患者，或那些之前有过肺静脉消融或外科治疗的房性心律失常的患者[55,84~86]。虽然最初不主张消融治疗，而目前检测和消融这些心律失常已经比较常规，但其成功率较典型的峡部依赖型心房扑动稍低，一个患者的左侧心房扑动的电解剖标测图见图 57-5，消融这两个瘢痕之间的峡部能终止心房扑动。

外科手术瘢痕相关的房性心律失常

心脏手术的切口瘢痕可成为折返性房性心律失常的基础[87~89]。最常见的非典型心房扑动与右心房侧面切口有关。标测证实有环绕切口传导的折返环路。从切口末端至上腔静脉或更长至下腔静脉进行消融可达到治愈[90]。

目前认为在接受心脏移植的患者心房的供体和受体之间存在传导阻滞。最近一些报道已经证实供-受体心房间的折返性心律失常。标测心房的连接处能够成功消融这些心律失常[91~93]。另据报道在相当一部分曾接受迷宫手术治疗的心房颤动患者发生房性心律失常。治疗失败大多是由于在迷宫手术中折返环路涉及切口的间隙或通过其他的传导路径，例如包绕冠状窦的肌肉组织[94]。目前这些心律失常可被成功地标测和消融。多电极非接触标测系统和电解剖标测系统的应用提高了上述心律失常消融的成功率，这和通过消融连接传导的屏障以打断折返环的原理相同[95]。

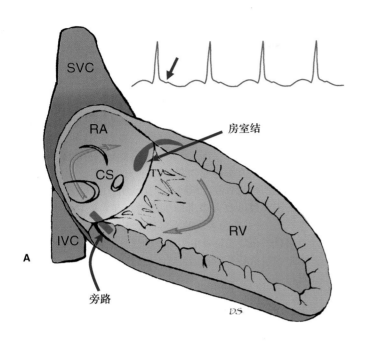

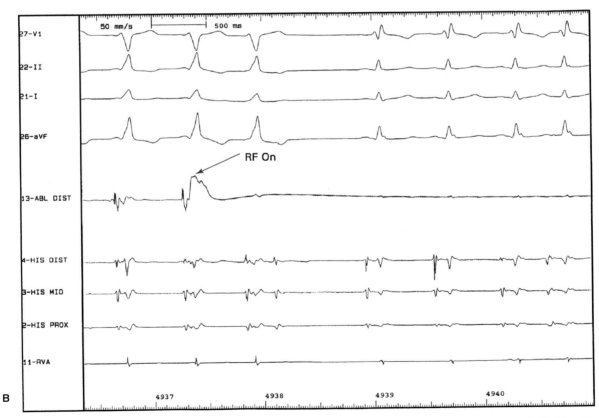

图 57-3　（A）图解释房室折返性心动过速。由房室（AV）结和附加旁道（AP）组成的大折返环（灰箭头）。这是 1 例右侧壁旁道。在顺向 AVRT，经 AV 结前传和 AP 逆传。因为传导从希氏束-浦肯野氏纤维经心肌到 AP 延迟，QRS 波后的逆行 P 波看不清楚（箭头）。在逆向 AVRT，折返方向相反，体表心电图示 P 波靠近 QRS 波之前（SVC = 上腔静脉，RA = 右心房，IVC = 下腔静脉，CS = 冠状窦，TV = 三尖瓣，RV = 右心室）；（B）AVR 心电图，射频消融时经旁道折返的偏心性传导终止，纸速是 50mm/s。前三个心动周期示经附加旁路的偏心性传导：短 PR 及 δ 波。当标测到 AV 传导最短时放电，两个心动周期后传导正常，PR 变正常 δ 波消失

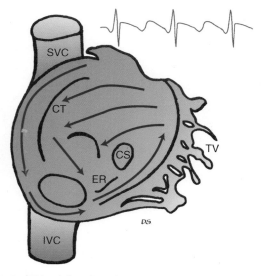

图 57-4 图解示典型的心房扑动。体表心电图向下导联示大的倒置的 P 波。Ⅲ导联示 2:1 AV 传导伴有"锯齿"样扑动波。折返环在右心房，由三尖瓣环（TV）和右心房内的传导屏障组成，包括：上腔静脉（SVC），界嵴（CT），下腔静脉（IVC）和 TV 之间的峡部是首选的消融靶点

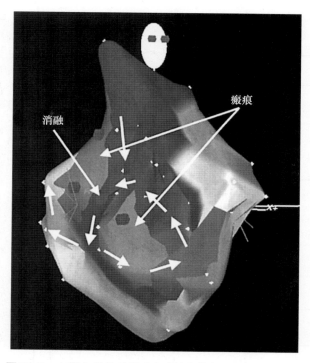

图 57-5 左侧心房扑动的电解剖标测图，RAO 位。灰色示两个大瘢痕区。颜色渐变显示激动顺序，淡颜色显示激动最早，深颜色显示激动较导管激动晚，此例导管位于冠状窦。循环的波前成"8"字形绕两个瘢痕区，但均经两瘢痕的峡部折返。消融此峡部心房扑动终止

■ 心房颤动

由于消融靶点多变，心房颤动是另一种难治性房性心律失常。由于不规则和（或）快速的心室率，患者往往有明显的

症状，也可能完全无症状，而在卒中或者常规体检时才被诊断。心房颤动的流行病学和卒中并发症的风险使这种心律失常成为导管消融的主要目标。心房颤动的药物治疗效果欠佳，且大型研究证明药物治疗可以增加房颤患者的死亡率[96-99]。另外，持续的快速心室率可以导致心动过速性心肌病[76,80]。当不能通过药物治疗来维持窦性心律或阻滞房室结传导以减慢心室率等治疗失败时，可考虑消融治疗[100,101]。

在过去，应用消融房室结或希氏束并安装永久起搏器以治疗心室率难以控制和有心悸症状的患者。这种方法的优点是相对简单、手术过程快速，缺点是可能导致患者术后依赖于起搏器起搏。该方法的成功率接近于 100%[102]。该操作的并发症与其他消融的并发症相同。在症状明显的患者，这种方法治疗心房颤动可以改善患者的生活质量和左心功能，并减少住院率[103]。合并心力衰竭的心房颤动患者可通过这一手术方式获益明显，在某些患者中心功能的恢复可导致心室率减慢，在许多患者包括心室功能稍欠佳的患者，直接应用心脏再同步化装置将受益[104~106]。

通过在心房内产生传导阻滞线的迷宫手术，已被沿用于心房颤动的导管消融治疗。许多研究显示经导管消融和外科手术一样成功。心房颤动由心房内多个折返环组成，围绕腔静脉、肺静脉、左心耳和功能组织区域[107]。在这些非传导组织之间，行多条线性消融可防止折返的发生。

消融左心房或双心房以模仿迷宫手术，由于手术时间长，并发症风险高，疗效有限等影响手术的成功[59,60]。随着对心房颤动发生机制的理解，试图通过阻滞心房颤动折返环传播的方法已被摈弃，而更加提倡消融心房颤动的触发点。

在一系列经历左侧导管迷宫术的患者中，发现由肺动脉肌肉组织病灶产生快速电发放可导致心房颤动[110]。在一些患者中消融这些病灶即可祛除心房颤动，这个手术已经发展为经验性电隔离肺静脉。一种方法通过完全包绕肺静脉[111]。另一种方法是通过标测纤维连接部的电位，阶段性隔离每一根肺静脉[112]。这两种手术方式在 6 个月的随访中证明效果相同。阶段性隔离肺静脉的方法优点在于聚焦于肺静脉出口处不用形成后壁线。后壁线可能引起患者术后发生动脉食管气管瘘。

目前，上述手术方式尚没有长期疗效及并发症的随访研究，且该术式仍在不断更新中。在 251 例患者中，10.4 个月的短期随访成功率为 80%，其中阵发性心房颤动的成功率是 85%，永久性心房颤动的成功率是 68%，一些患者仍需口服抗心律失常的药物[113]。在阵发性房颤患者，有研究比较了随机接受药物治疗和导管射频消融的效果。这项临床研究结果显示，在 1 年随访中，接受药物治疗的患者中有 23% 未再发房颤，接受导管射频治疗的患者中有 89% 的患者未再发房颤[114]。最近一项荟萃分析比较应用肺静脉射频消融治疗阵发性房颤和药物在 1 年中的效果，结果显示消融与房颤复发减少相关（OR 值，15.78；95% 置信区间，10.07~24.73）并且有效降低因心血管事件导致的再次入院（RR 值，0.15；95% 置信区间，0.10~0.23）。

尽管这一术式效果可靠，然而对这一术式改良仍在不断进行中。一方面在阵发性房颤患者中对肺静脉接触器的机械结构进行改造，另一方面在持续性房颤患者中对病变心房通过心电描记来进行标测[29]。在随机临床研究中，心房心电描

记方法（CFAE）与传统的肺静脉前庭隔离术相比并不减少心律失常复发率[116,117]。在一项 three-arm 研究中，阵发性房颤患者被随机分为接受肺静脉隔离术或心房心电描记靶向治疗或同时接受 2 种术式。1 年的随访结果显示在接受肺静脉隔离法治疗患者中房颤或房性心律失常的转复率是 89%，同时接受肺静脉隔离法与 CFAE 的患者转复率为 91%，在单独接受 CFAE 的患者中转复率为 23%[118]。有研究评价在肺静脉前庭隔离法术式的基础上增加消融线的效果，结果显示这样可以提高患者术后窦性心律的维持，在术前持续性房颤的患者中尤其如此[119]。在永久性房颤患者中，有 65% 的患者存在心房瘢痕或结构病变。尽管前期存在抗心律失常失败的风险，在接受肺静脉隔离术联合 CFAE 并接受抗心律失常药物治疗的患者中长期维持窦性心律的患者仍高达 94%，然而在接受单纯肺静脉隔离术的患者中成功率仅 83%（p < 0.001）[120]。肺静脉前庭或出口的隔离是为了更好地隔离肺静脉前庭部，这既有利于减轻肺静脉狭窄同时也能提高消融疗效。在一项单术式无药物治疗的临床研究中，接受单静脉套索引导隔离的患者房颤的转复率为 49%，而接受同侧肺静脉前庭隔离术患者的转复率为 67%（p < 0.05）[121]。

一项回顾性研究比较了肺静脉前庭隔离术与房室结消融术加起搏器植入术的效果。尽管前者仍存在较高的房颤发生率，但最好的治疗措施仍然应该是手术时间最短同时并发症最少。这样的术式在老龄患者或伴有其他疾病手术风险较大的患者中值得提倡[114]。

肺静脉内消融的严重并发症是局部肺静脉狭窄。在 102 例经历肺静脉消融的患者手术 3 天后经食道超声心动图显示 39% 右上静脉消融和 23% 左肺静脉消融的患者发展为局部肺静脉狭窄[122]。在这些患者中，只有 3 例患者存在劳力性呼吸困难，1 例有中度肺动脉高压。虽然大部分病例无症状，但有报道肺静脉消融术后发展到肺动脉高压和肺移植的严重病例。消融术在不断改进以防止这种并发症，措施包括：局限于肺静脉口的消融、控制能量和消融术中用超声指引[123]。肺静脉狭窄作为一个可能发生的不良事件，这种并发症术后的发生率目前认为较低。

室性心动过速

室性心动过速（VT）也可消融治疗。90% 以上对生命有威胁的室性心动过速起源于结构异常部位的心肌，在瘢痕或室壁瘤的区域产生折返路径。外科切除室性心动过速起源病灶和折返环路的初步成功推动了导管消融的发展。起初用直流电消融，随着射频消融导管和电解剖标测系统的应用，消融技术得以发展。虽然取得较多的进展，但是，冠心病患者室性心动过速的消融仍有局限性。器质性心脏病患者往往伴有潜在威胁生命的室性心动过速，即使是一次复发也可能是致命的。因此植入心脏除颤器已成为基本治疗方式。此人群消融的适应证是：抗心律失常药物无法控制症状、持续性单形性室性心动过速或者最佳化药物治疗仍经常需要除颤器放电。

缺血性 VT 的消融成功率因人而异。已报道的研究显示：用减少电休克次数和抗心律失常药物需求作为研究的标准，有效率在 60% ~ 90%，复发率高达 40%。近来，有报道使用"基质标测"方法获得成功。这种技术用电解剖电压标测确定潜在的心律失常标志。消融靶点是潜在的折返环路。这一技术

鉴于较薄的瘢痕心室肌易发生心脏穿孔和填塞，以及大面积的消融易发生血栓栓塞事件，这些并发症发生率为 2%[124~128]。

在扩张性心肌病和希氏束-浦肯野系统疾病的患者中，由于束支传导阻滞可以形成大的折返环，可以发生单型持续性室性心动过速，典型的临床表现为晕厥、猝死或心悸。最常见的环路是右束支下传、左束支上传，产生一个宽大的 QRS 波的左束支阻滞型心动过速。治疗方法为消融参与折返环的束支，右束支是最常见的消融靶点，长期效果很好。由于固有的传导系统疾病，患者可能发生心脏阻滞。由于其他的结构异常，患者也可能发展为其他的室性心动过速，需要进一步消融、抗心律失常治疗或植入除颤器[129,130]。

室性心动过速可以发生于其他心脏疾病并且是射频消融的相对适应证，如右心室发育不良[131]，结节病[132,133]和肿瘤。同外科切口引起房性心律失常的患者一样，心室手术也可发生手术相关的室性心动过速，常见于先天性心脏病术后患者例如法洛四联症[134]，也见于瓣膜矫治手术。

无器质性心脏病的 VT 成为特发性室性心动过速，约占所有三级医院室性心动过速患者的 10%，患者可能无症状或者心悸、头晕或晕厥，特发性室性心动过速可能为局灶性或经浦肯野纤维形成微折返环路。

局灶性室性心动过速起源于右心室或左心室，典型的右心室性心动过速起源于流出道。可有典型的左束支 QRS 图形伴电轴向左下偏斜。多发生于女性且年龄在 30 ~ 50 岁。特发性室性心动过速起源于左后束，有右束支阻滞图形伴电轴向右上偏斜，可对维拉帕米（异搏定）敏感。常发生于男性，可用激动或起搏标测定位。无器质性心脏病且仅表现为单一形态的室性心动过速易于消融。特发性室性心动过速消融的成功率 70% ~ 90%，复发率 15%，并发症发生率同其他消融治疗术式相接近[136,137]。

价-效比

一些研究比较导管消融与药物治疗和外科消融之间的价效比。导管消融比外科消融花费低，并减少进一步药物治疗的需要。与药物治疗相比，减少了急诊就诊率。来自美国、加拿大、英国和澳大利亚的研究显示导管射频消融与药物治疗相比可使医疗花费更少同时提高患者的生活质量[138~142]。

导管射频消融技术治疗心房颤动的价效比值得关注。美国有研究比较了导管射频消融与抗心律失常药物在阵发性房颤治疗中的价效比，尽管消融增量成本效益在 51.431 美元/质量调整生命年超过 5 年，而在心力衰竭中无明显可观的成本效益[143]。在加拿大的模型中，抗心律失常药物可使患者获益 2 个月至 1 年，消融技术可使患者自消融起至消融后 2 年获得预期持续的效益[138]。一项英国的研究显示对于阵发性房颤的治疗消融技术比单独的药物治疗（接受或不接受电转复）具有更好地经济学效益[144]。值得指出的是，导管消融技术联合抗心律失常药物与单纯应用抗心律失常药物相比可以有效减少卫生保健费用而不是单纯减少药物花费。

未来方向

在导管射频技术前所未有地被广泛应用的今天，技术的安全性被大家所关注。一个平片 X 光的放射剂量为 0.1mSv，一个胸部 CT 的放射剂量为 1 ~ 3mSv，早期心脏荧光镜系统每月

对操作者的放射剂量为 300mSv[145]。由于近年来保护系统与临床操作技术的提高，穿着铅围裙的操作者每年接触到的曝光剂量为 2mSv[145]。由于心脏侵入性操作者需要长时间在患者旁边穿着铅围裙站立，存在较高的骨科疾病风险，尤其是在脊柱和下肢方面[146~148]。目前新型技术主要用来提高电生理学侵入性的安全性。

Niobe 系统是一个远程磁导航系统，它运用 2 个放置于外部的磁铁创造一个可以操控的频段（0.08~0.1T，传统 MRI 为 1.5~3.0T），这一技术可应用于具有磁力的导管顶端以减少损伤。可以远程控制一个小电机进行推进或缩回的操作。整个系统可以在一个屏蔽房间用操纵杆和触摸屏通过免提机器人控制导管从而完成导管操作。对于心房颤动的射频消融，临床结果已经证实远程磁导航优于人工手术，但与人工操作相比需要频繁切换以确保肺静脉隔离成功，优点是减少了操作者在射线下暴露[149,150]。

机器人导管系统 Sensei（Hansen Medical，Mountain view，CA）是一种可使操作者在控制室运用机械操纵外护套进行传统的导管技术。这种技术类似于磁导航技术，对于房颤的治疗有一定前景，具有相似的临床结果、更短的手术时间同时减少了操作者在放射下暴露机会[151~153]。

正在发展的另一种新技术是使用磁共振兼容的非铁磁碳基导管和设备的介入性磁共振成像技术。虽然在动物模型的可行性仍在评估，这将使高分辨率心脏的三维映射与三维空间的定位导管实时地对应，也避免了辐射到患者或临床工作者[154,155]。磁共振成像使消融未成功而引起的组织损伤变得实时可视。

结论

过去的 35 年中，心内心电图描记、程序电刺激和导管消融等方面的发展突飞猛进。心脏介入电生理领域仍属全新领域。在过去的 20 年中，房性和室性快速心律失常治疗方面也取得了较大的发展。既往需外科医生手术解决的问题，电生理专家已可用导管解决。经静脉射频消融已成为诸多心律失常的标准治疗方法，并且其安全性和有效性已被证实。心房颤动和室性心律失常的治疗的疗效将随着对其潜在机制进一步理解而不断提高。导管设计、能量传输和影像学技术的发展将继续推动电生理领域向前发展。

参考文献

1. Durrer D, Schoo L, Schuilenburg RM, Wellens HJ: The role of premature beats in the initiation and the termination of supraventricular tachycardia in the Wolff-Parkinson-White syndrome. *Circulation* 1967; 36:644-662.
2. Scherlag BJ, Lau SH, Helfant RH, et al: Catheter technique for recording His bundle activity in man. *Circulation* 1969; 39:13-18.
3. Cobb FR, Blumenschein SD, Sealy WC, et al: Successful surgical interruption of the bundle of Kent in a patient with Wolff-Parkinson-White syndrome. *Circulation* 1968; 38:1018-1029.
4. Coumel P, Aigueperse J, Perrault MA, et al: Detection and attempted surgical exeresis of a left auricular ectopic focus with refractory tachycardia. Favorable outcome. *Ann Cardiol Angeiol (Paris)* 1973; 22:189-199.
5. Pritchett EL, Anderson RW, Benditt DG, et al: Reentry within the atrioventricular node: surgical cure with preservation of atrioventricular conduction. *Circulation* 1979; 60:440-446.
6. Gonzalez R, Scheinman M, Margaretten W, Rubinstein M: Closed-chest electrode-catheter technique for His bundle ablation in dogs. *Am J Physiol* 1981; 241:H283-287.
7. Scheinman MM, Morady F, Hess DS, Gonzalez R: Catheter-induced ablation of the atrioventricular junction to control refractory supraventricular arrhythmias. *JAMA* 1982; 248:851-855.
8. Gallagher JJ, Svenson RH, Kasell JH, et al: Catheter technique for closed-chest ablation of the atrioventricular conduction system. *NEJM* 1982; 306:194-200.
9. Weber H, Schmitz L, Dische R, Rahlf G: Percutaneous intracardiac direct-current shocks in dogs: arrhythmogenic potential and pathological changes. *Eur Heart J* 1986; 7:528-537.
10. Huang SK, Bharati S, Graham AR, et al: Closed chest catheter desiccation of the atrioventricular junction using radiofrequency energy—a new method of catheter ablation. *J Am Coll Cardiol* 1987; 9:349-358.
11. Haines D. Biophysics of ablation: application to technology. *J Cardiovasc Electrophysiol* 2004; 15:S2-S11.
12. Nath S, DiMarco JP, Haines DE: Basic aspects of radiofrequency catheter ablation. *J Cardiovasc Electrophysiol* 1994; 5:863-876.
13. Comas GM, Imren Y, Williams MR: An overview of energy sources in clinical use for the ablation of atrial fibrillation. *Semin Thorac Cardiovasc Surg* 2007; 19:16-24.
14. Nath S, DiMarco JP, Mounsey JP, Lobban JH, Haines DE: Correlation of temperature and pathophysiological effect during radiofrequency catheter ablation of the AV junction. *Circulation* 1995; 92:1188-1192.
15. Otomo K, Yamanashi WS, Tondo C, et al: Why a large tip electrode makes a deeper radiofrequency lesion: effects of increase in electrode cooling and electrode-tissue interface area. *J Cardiovasc Electrophysiol* 1998; 9:47-54.
16. Langberg JJ, Gallagher M, Strickberger SA, Amirana O: Temperature-guided radiofrequency catheter ablation with very large distal electrodes. *Circulation* 1993; 88:245-249.
17. Everett THt, Lee KW, Wilson EE, et al: Safety profiles and lesion size of different radiofrequency ablation technologies: a comparison of large tip, open and closed irrigation catheters. *J Cardiovasc Electrophysiol* 2009; 20:325-335.
18. Demazumder D, Mirotznik MS, Schwartzman D: Biophysics of radiofrequency ablation using an irrigated electrode. *J Interv Card Electrophysiol* 2001; 5:377-389.
19. Dorwarth U, Fiek M, Remp T, et al: Radiofrequency catheter ablation: different cooled and noncooled electrode systems induce specific lesion geometries and adverse effects profiles. *Pacing Clin Electrophysiol* 2003; 26:1438-1445.
20. Hamner CE, Potter DD Jr, Cho KR, et al: Irrigated radiofrequency ablation with transmurality feedback reliably produces Cox maze lesions in vivo. *Ann Thorac Surg* 2005; 80:2263-2270.
21. Wood MA, Ellenbogen AL, Pathak V, Ellenbogen KA, Kasarajan V: Efficacy of a cooled bipolar epicardial radiofrequency ablation probe for creating transmural myocardial lesions. *J Thorac Cardiovasc Surg* 2010; 89(3):803-804.
22. Friedman PL, Dubuc M, Green MS, et al: Catheter cryoablation of supraventricular tachycardia: results of the multicenter prospective "frosty" trial. *Heart Rhythm* 2004; 1:129-138.
23. Skanes AC, Dubuc M, Klein GJ, et al: Cryothermal ablation of the slow pathway for the elimination of atrioventricular nodal reentrant tachycardia. *Circulation* 2000; 102:2856-2860.
24. Cappato R, Calkins H, Chen SA, et al: Worldwide survey on the methods, efficacy, and safety of catheter ablation for human atrial fibrillation. *Circulation* 2005; 111:1100-1105.
25. Saad EB, Marrouche NF, Saad CP, et al: Pulmonary vein stenosis after catheter ablation of atrial fibrillation: emergence of a new clinical syndrome. *Ann Intern Med* 2003; 138:634-638.
26. Good E, Oral H, Lemola K, et al: Movement of the esophagus during left atrial catheter ablation for atrial fibrillation. *J Am Coll Cardiol* 2005; 46:2107-2110.
27. Mohr FW, Fabricius AM, Falk V, et al: Curative treatment of atrial fibrillation with intraoperative radiofrequency ablation: short-term and midterm results. *J Thorac Cardiovasc Surg* 2002; 123:919-927.
28. Gillinov AM, Pettersson G, Rice TW: Esophageal injury during radiofrequency ablation for atrial fibrillation. *J Thorac Cardiovasc Surg* 2001; 122:1239-1240.
29. Nademanee K, McKenzie J, Kosar E, et al: A new approach for catheter ablation of atrial fibrillation: mapping of the electrophysiologic substrate. *J Am Coll Cardiol* 2004; 43:2044-2053.
30. Scherlag BJ, Nakagawa H, Jackman WM, et al: Electrical stimulation to identify neural elements on the heart: their role in atrial fibrillation. *J Interv Card Electrophysiol* 2005; 13(Suppl 1):37-42.

31. Neumann T, Vogt J, Schumacher B, et al: Circumferential pulmonary vein isolation with the cryoballoon technique results from a prospective 3-center study. *J Am Coll Cardiol* 2008; 52:273-278.

32. Metzner A, Chun KR, Neven K, et al: Long-term clinical outcome following pulmonary vein isolation with high-intensity focused ultrasound balloon catheters in patients with paroxysmal atrial fibrillation. *Europace* 2010; 12:188-193.

33. Schmidt B, Chun KR, Metzner A, et al: Pulmonary vein isolation with high-intensity focused ultrasound: results from the HIFU 12F study. *Europace* 2009; 11:1281-1288.

34. Reddy VY, Neuzil P, Themistoclakis S, et al: Visually-guided balloon catheter ablation of atrial fibrillation: experimental feasibility and first-in-human multicenter clinical outcome. *Circulation* 2009; 120:12-20.

35. Accord RE, van Suylen RJ, van Brakel TJ, Maessen JG: Post-mortem histologic evaluation of microwave lesions after epicardial pulmonary vein isolation for atrial fibrillation. *Ann Thorac Surg* 2005; 80:881-887.

36. Gillinov AM, Smedira NG, Cosgrove DM 3rd: Microwave ablation of atrial fibrillation during mitral valve operations. *Ann Thorac Surg* 2002; 74:1259-1261.

37. Maessen JG, Nijs JF, Smeets JL, Vainer J, Mochtar B: Beating-heart surgical treatment of atrial fibrillation with microwave ablation. *Ann Thorac Surg* 2002; 74:S1307-1311.

38. Goli VD, Prasad R, Hamilton K, et al: Transesophageal echocardiographic evaluation for mural thrombus following radiofrequency catheter ablation of accessory pathways. *Pacing Clin Electrophysiol* 1991; 14:1992-1997.

39. Chiang CE, Chen SA, Wu TJ, et al: Incidence, significance, and pharmacological responses of catheter-induced mechanical trauma in patients receiving radiofrequency ablation for supraventricular tachycardia. *Circulation* 1994; 90:1847-1854.

40. Wang TL, Lin JL, Hwang JJ, et al: The evolution of platelet aggregability in patients undergoing catheter ablation for supraventricular tachycardia with radiofrequency energy: the role of antiplatelet therapy. *Pacing Clin Electrophysiol* 1995; 18:1980-1990.

41. Lister JW, Stein E, Kosowsky BD, Lau SH, Damato AN: Atrioventricular conduction in man. Effect of rate, exercise, isoproterenol and atropine on the P-R interval. *Am J Cardiol* 1965; 16:516-523.

42. Hussein AA, Martin DO, Saliba W, et al: Radiofrequency ablation of atrial fibrillation under therapeutic international normalized ratio: a safe and efficacious periprocedural anticoagulation strategy. *Heart Rhythm* 2009; 6:1425-1429.

43. Oral H, Chugh A, Ozaydin M, et al: Risk of thromboembolic events after percutaneous left atrial radiofrequency ablation of atrial fibrillation. *Circulation* 2006; 114:759-765.

44. Belhassen B: A 1 per 1,000 mortality rate after catheter ablation of atrial fibrillation: an acceptable risk? *J Am Coll Cardiol* 2009; 53:1804-1806.

45. Chen SA, Chiang CE, Tai CT, et al: Complications of diagnostic electrophysiologic studies and radiofrequency catheter ablation in patients with tachyarrhythmias: an eight-year survey of 3,966 consecutive procedures in a tertiary referral center. *Am J Cardiol* 1996; 77:41-46.

46. Stevenson WG, Sager PT, Friedman PL: Entrainment techniques for mapping atrial and ventricular tachycardias. *J Cardiovasc Electrophysiol* 1995; 6:201-216.

47. Wellens HJ: Twenty-five years of insights into the mechanisms of supraventricular arrhythmias. *J Cardiovasc Electrophysiol* 2003; 14:1020-1025.

48. Wellens HJ, Brugada P: Mechanisms of supraventricular tachycardia. *Am J Cardiol* 1988; 62:10D-15D.

49. Brunckhorst CB, Delacretaz E, Soejima K, et al: Identification of the ventricular tachycardia isthmus after infarction by pace mapping. *Circulation* 2004; 110:652-659.

50. Joshi S, Wilber DJ: Ablation of idiopathic right ventricular outflow tract tachycardia: current perspectives. *J Cardiovasc Electrophysiol* 2005; 16(Suppl 1):S52-58.

51. Saoudi N, Ricard P, Rinaldi JP, et al: Methods to determine bidirectional block of the cavotricuspid isthmus in radiofrequency ablation of typical atrial flutter. *J Cardiovasc Electrophysiol* 2005; 16:801-803.

52. Gepstein L, Hayam G, Ben-Haim SA: A novel method for nonfluoroscopic catheter-based electroanatomical mapping of the heart. In vitro and in vivo accuracy results. *Circulation* 1997; 95:1611-1622.

53. Gornick CC, Adler SW, Pederson B, et al: Validation of a new noncontact catheter system for electroanatomic mapping of left ventricular endocardium. *Circulation* 1999; 99:829-835.

54. Bruce CJ, Friedman PA: Intracardiac echocardiography. *Eur J Echocardiogr* 2001; 2:234-244.

55. Beldner S, Gerstenfeld EP, Lin D, Marchlinski F: Ablation of atrial fibrillation: localizing triggers, mapping systems and ablation techniques. *Minerva Cardioangiol* 2004; 52:95-109.

56. Akhtar M, Jazayeri MR, Sra J, et al: Atrioventricular nodal reentry. Clinical, electrophysiological, and therapeutic considerations. *Circulation* 1993; 88:282-295.

57. Jazayeri MR, Hempe SL, Sra JS, et al: Selective transcatheter ablation of the fast and slow pathways using radiofrequency energy in patients with atrioventricular nodal reentrant tachycardia. *Circulation* 1992; 85:1318-1328.

58. ACC/AHA Task Force Report: Guidelines for Clinical Intracardiac Electrophysiological and Catheter Ablation Procedures. A report of the American College of Cardiology/American Heart Association task force on practice guidelines (Committee on Clinical Intracardiac Electrophysiologic and Catheter Ablation Procedures. Developed in collaboration with the North American Society of Pacing and Electrophysiology. *J Cardiovasc Electrophysiol* 1995; 6:652-679.

59. Doig JC, Saito J, Harris L, Downar E: Coronary sinus morphology in patients with atrioventricular junctional reentry tachycardia and other supraventricular tachyarrhythmias. *Circulation* 1995; 92:436-441.

60. Kalbfleisch SJ, el-Atassi R, Calkins H, Langberg JJ, Morady F: Differentiation of paroxysmal narrow QRS complex tachycardias using the 12-lead electrocardiogram. *J Am Coll Cardiol* 1993; 21:85-89.

61. Michaud GF, Tada H, Chough S, et al: Differentiation of atypical atrioventricular node re-entrant tachycardia from orthodromic reciprocating tachycardia using a septal accessory pathway by the response to ventricular pacing. *J Am Coll Cardiol* 2001; 38:1163-1167.

62. Kalbfleisch SJ, Strickberger SA, Williamson B, et al: Randomized comparison of anatomic and electrogram mapping approaches to ablation of the slow pathway of atrioventricular node reentrant tachycardia. *J Am Coll Cardiol* 1994; 23:716-723.

63. Scheinman MM: North American Society of Pacing and Electrophysiology (NASPE) survey on radiofrequency catheter ablation: implications for clinicians, third party insurers, and government regulatory agencies. *Pacing Clin Electrophysiol* 1992; 15:2228-2231.

64. Scheinman MM, Huang S: The 1998 NASPE prospective catheter ablation registry. *Pacing Clin Electrophysiol* 2000; 23:1020-1028.

65. Santinelli V, Radinovic A, Manguso F, et al: Asymptomatic ventricular preexcitation: a long-term prospective follow-up study of 293 adult patients. *Circ Arrhythm Electrophysiol* 2009; 2:102-107.

66. Prystowsky EN, Fananapazir L, Packer DL, Thompson KA, German LD: Wolff-Parkinson-White syndrome and sudden cardiac death. *Cardiology* 1987; 74(Suppl 2):67-71.

67. Blomstrom-Lundqvist C, Scheinman MM, Aliot EM, et al: ACC/AHA/ESC guidelines for the management of patients with supraventricular arrhythmias—executive summary: a report of the American College of Cardiology/American Heart Association Task Force on Practice Guidelines and the European Society of Cardiology Committee for Practice Guidelines (Writing Committee to Develop Guidelines for the Management of Patients with Supraventricular Arrhythmias). *Circulation* 2003; 108:1871-1909.

68. Kardos A, Paprika D, Shalganov T, et al: Ice mapping during tachycardia in close proximity to the AV node is safe and offers advantages for transcatheter ablation procedures. *Acta Cardiol* 2007; 62:587-591.

69. Miyazaki A, Blaufox AD, Fairbrother DL, Saul JP: Cryo-ablation for septal tachycardia substrates in pediatric patients: mid-term results. *J Am Coll Cardiol* 2005; 45:581-588.

70. Dagres N, Clague JR, Kottkamp H, et al: Radiofrequency catheter ablation of accessory pathways. Outcome and use of antiarrhythmic drugs during follow-up. *Eur Heart J* 1999; 20:1826-1832.

71. Jackman WM, Wang XZ, Friday KJ, et al: Catheter ablation of accessory atrioventricular pathways (Wolff-Parkinson-White syndrome) by radiofrequency current. *NEJM* 1991; 324:1605-1611.

72. Lesh MD, Van Hare GF, Schamp DJ, et al: Curative percutaneous catheter ablation using radiofrequency energy for accessory pathways in all locations: results in 100 consecutive patients. *J Am Coll Cardiol* 1992; 19:1303-1309.

73. Tucker KJ, Law J, Rodriques MJ: Treatment of refractory recurrent multifocal atrial tachycardia with atrioventricular junction ablation and permanent pacing. *J Invasive Cardiol* 1995; 7:207-212.

74. Chiladakis JA, Vassilikos VP, Maounis TN, Cokkinos DV, Manolis AS: Successful radiofrequency catheter ablation of automatic atrial tachycardia with regression of the cardiomyopathy picture. *Pacing Clin Electrophysiol* 1997; 20:953-959.

75. Corey WA, Markel ML, Hoit BD, Walsh RA: Regression of a dilated cardiomyopathy after radiofrequency ablation of incessant supraventricular tachycardia. *Am Heart J* 1993; 126:1469-1473.

76. Khasnis A, Jongnarangsin K, Abela G, et al: Tachycardia-induced cardiomyopathy: a review of literature. *Pacing Clin Electrophysiol* 2005; 28:710-721.

77. Callans DJ, Schwartzman D, Gottlieb CD, Marchlinski FE: Insights into the electrophysiology of atrial arrhythmias gained by the catheter ablation experience: "learning while burning, Part II." *J Cardiovasc Electrophysiol* 1995; 6:229-243.

78. Koplan BA, Parkash R, Couper G, Stevenson WG: Combined epicardial-endocardial approach to ablation of inappropriate sinus tachycardia. *J Cardiovasc Electrophysiol* 2004; 15:237-240.

79. Brady PA, Low PA, Shen WK: Inappropriate sinus tachycardia, postural orthostatic tachycardia syndrome, and overlapping syndromes. *Pacing Clin Electrophysiol* 2005; 28:1112-1121.

80. Anguera I, Brugada J, Roba M, et al: Outcomes after radiofrequency catheter ablation of atrial tachycardia. *Am J Cardiol* 2001; 87:886-890.

81. Cabrera JA, Sanchez-Quintana D, Farre J, Rubio JM, Ho SY: The inferior right atrial isthmus: further architectural insights for current and coming ablation technologies. *J Cardiovasc Electrophysiol* 2005; 16:402-408.

82. Weinberg KM, Denes P, Kadish AH, Goldberger JJ: Development and validation of diagnostic criteria for atrial flutter on the surface electrocardiogram. *Ann Noninvasive Electrocardiol* 2008; 13:145-154.

83. Perez FJ, Schubert CM, Parvez B, et al: Long-term outcomes after catheter ablation of cavo-tricuspid isthmus dependent atrial flutter: a meta-analysis. *Circ Arrhythm Electrophysiol* 2009; 2:393-401.

84. Matsuo S, Wright M, Knecht S, et al: Peri-mitral atrial flutter in patients with atrial fibrillation ablation. *Heart Rhythm* 2009; 2:393-401.

85. Onorati F, Esposito A, Messina A, di Virgilio A, Renzulli A: Right isthmus ablation reduces supraventricular arrhythmias after surgery for chronic atrial fibrillation. *Ann Thorac Surg* 2008; 85:39-48.

86. Horlitz M, Schley P, Shin DI, Tonnellier B, Gulker H: Atrial tachycardias following circumferential pulmonary vein ablation: observations during catheter ablation. *Clin Res Cardiol* 2008; 97:124-130.

87. Lukac P, Hjortdal VE, Pedersen AK, et al: Atrial incision affects the incidence of atrial tachycardia after mitral valve surgery. *Ann Thorac Surg* 2006; 81:509-513.

88. Lukac P, Pedersen AK, Mortensen PT, et al: Ablation of atrial tachycardia after surgery for congenital and acquired heart disease using an electroanatomic mapping system: Which circuits to expect in which substrate? *Heart Rhythm* 2005; 2:64-72.

89. Reithmann C, Hoffmann E, Dorwarth U, Remp T, Steinbeck G: Electroanatomical mapping for visualization of atrial activation in patients with incisional atrial tachycardias. *Eur Heart J* 2001; 22:237-246.

90. Nakagawa H, Shah N, Matsudaira K, et al: Characterization of reentrant circuit in macroreentrant right atrial tachycardia after surgical repair of congenital heart disease: isolated channels between scars allow "focal" ablation. *Circulation* 2001; 103:699-709.

91. Kautzner J, Peichl P, Cihak R, Malek I: Atrial flutter after orthotopic heart transplantation. *J Heart Lung Transplant* 2004; 23:1463-1464.

92. Stecker EC, Strelich KR, Chugh SS, Crispell K, McAnulty JH: Arrhythmias after orthotopic heart transplantation. *J Card Fail* 2005; 11:464-472.

93. Strohmer B, Chen PS, Hwang C: Radiofrequency ablation of focal atrial tachycardia and atrioatrial conduction from recipient to donor after orthotopic heart transplantation. *J Cardiovasc Electrophysiol* 2000; 11:1165-1169.

94. Ellenbogen KA, Hawthorne HR, Belz MK, et al: Late occurrence of incessant atrial tachycardia following the maze procedure. *Pacing Clin Electrophysiol* 1995; 18:367-369.

95. Kalman JM, Olgin JE, Saxon LA, et al: Electrocardiographic and electrophysiologic characterization of atypical atrial flutter in man: use of activation and entrainment mapping and implications for catheter ablation. *J Cardiovasc Electrophysiol* 1997; 8:121-144.

96. Corley SD, Epstein AE, DiMarco JP, et al: Relationships between sinus rhythm, treatment, and survival in the Atrial Fibrillation Follow-up Investigation of Rhythm Management (AFFIRM) Study. *Circulation* 2004; 109:1509-1513.

97. Kaufman ES, Zimmermann PA, Wang T, et al: Risk of proarrhythmic events in the Atrial Fibrillation Follow-up Investigation of Rhythm Management (AFFIRM) study: a multivariate analysis. *J Am Coll Cardiol* 2004; 44:1276-1282.

98. Steinberg JS, Sadaniantz A, Kron J, et al: Analysis of cause-specific mortality in the Atrial Fibrillation Follow-up Investigation of Rhythm Management (AFFIRM) study. *Circulation* 2004; 109:1973-1980.

99. Hohnloser SH, Crijns HJ, van Eickels M, et al: Effect of dronedarone on cardiovascular events in atrial fibrillation. *NEJM* 2009; 360:668-678.

100. Calkins H, Brugada J, Packer DL, et al: HRS/EHRA/ECAS expert Consensus Statement on catheter and surgical ablation of atrial fibrillation: recommendations for personnel, policy, procedures and follow-up. A report of the Heart Rhythm Society (HRS) Task Force on catheter and surgical ablation of atrial fibrillation. *Heart Rhythm* 2007; 4:816-861.

101. Calkins H, Brugada J, Packer DL, et al: HRS/EHRA/ECAS expert consensus statement on catheter and surgical ablation of atrial fibrillation: recommendations for personnel, policy, procedures and follow-up. A report of the Heart Rhythm Society (HRS) Task Force on Catheter and Surgical Ablation of Atrial Fibrillation developed in partnership with the European Heart Rhythm Association (EHRA) and the European Cardiac Arrhythmia Society (ECAS); in collaboration with the American College of Cardiology (ACC), American Heart Association (AHA), and the Society of Thoracic Surgeons (STS). Endorsed and approved by the governing bodies of the American College of Cardiology, the American Heart Association, the European Cardiac Arrhythmia Society, the European Heart Rhythm Association, the Society of Thoracic Surgeons, and the Heart Rhythm Society. *Europace* 2007; 9:335-379.

102. Marshall HJ, Griffith MJ: Ablation of the atrioventricular junction: technique, acute and long-term results in 115 consecutive patients. *Europace* 1999; 1:26-29.

103. Kay GN, Ellenbogen KA, Giudici M, et al: The Ablate and Pace Trial: a prospective study of catheter ablation of the AV conduction system and permanent pacemaker implantation for treatment of atrial fibrillation. APT Investigators. *J Interv Card Electrophysiol* 1998; 2:121-135.

104. Moss AJ, Hall WJ, Cannom DS, et al: Cardiac-resynchronization therapy for the prevention of heart-failure events. *NEJM* 2009; 361:1329-1338.

105. Doshi RN, Daoud EG, Fellows C, et al: Left ventricular-based cardiac stimulation post AV nodal ablation evaluation (the PAVE study). *J Cardiovasc Electrophysiol* 2005; 16:1160-1165.

106. Pelosi F Jr, Morady F: CRT-D therapy in patients with left ventricular dysfunction and atrial fibrillation. *Ann Noninvasive Electrocardiol* 2005; 10:55-58.

107. Oral H: Mechanisms of atrial fibrillation: lessons from studies in patients. *Prog Cardiovasc Dis* 2005; 48:29-40.

108. Pappone C, Oreto G, Lamberti F, et al: Catheter ablation of paroxysmal atrial fibrillation using a 3D mapping system. *Circulation* 1999; 100:1203-1208.

109. Zhou L, Keane D, Reed G, Ruskin J: Thromboembolic complications of cardiac radiofrequency catheter ablation: a review of the reported incidence, pathogenesis and current research directions. *J Cardiovasc Electrophysiol* 1999; 10:611-620.

110. Haissaguerre M, Jais P, Shah DC, et al: Spontaneous initiation of atrial fibrillation by ectopic beats originating in the pulmonary veins. *NEJM* 1998; 339:659-666.

111. Oral H, Knight BP, Tada H, et al: Pulmonary vein isolation for paroxysmal and persistent atrial fibrillation. *Circulation* 2002; 105:1077-1081.

112. Oral H, Chugh A, Good E, et al: Randomized comparison of encircling and nonencircling left atrial ablation for chronic atrial fibrillation. *Heart Rhythm* 2005; 2:1165-1172.

113. Pappone C, Oreto G, Rosanio S, et al: Atrial electroanatomic remodeling after circumferential radiofrequency pulmonary vein ablation: efficacy of an anatomic approach in a large cohort of patients with atrial fibrillation. *Circulation* 2001; 104:2539-2544.

114. Jais P, Cauchemez B, Macle L, et al: Catheter ablation versus antiarrhythmic drugs for atrial fibrillation: the A4 study. *Circulation* 2008; 118:2498-2505.

115. Piccini JP, Lopes RD, Kong MH, et al: Pulmonary vein isolation for the maintenance of sinus rhythm in patients with atrial fibrillation: a meta-analysis of randomized, controlled trials. *Circ Arrhythm Electrophysiol* 2009; 2:626-633.

116. Khaykin Y, Skanes A, Champagne J, et al: A randomized controlled trial of the efficacy and safety of electroanatomic circumferential pulmonary vein ablation supplemented by ablation of complex fractionated atrial electrograms versus potential-guided pulmonary vein antrum isolation guided by intracardiac ultrasound. *Circ Arrhythm Electrophysiol* 2009; 2:481-487.

117. Deisenhofer I, Estner H, Reents T, et al: Does electrogram guided substrate ablation add to the success of pulmonary vein isolation in patients with paroxysmal atrial fibrillation? A prospective, randomized study. *J Cardiovasc Electrophysiol* 2009; 20:514-521.

118. Di Biase L, Elayi CS, Fahmy TS, et al: Atrial fibrillation ablation strategies for paroxysmal patients: randomized comparison between different techniques. *Circ Arrhythm Electrophysiol* 2009; 2:113-119.

119. Gaita F, Caponi D, Scaglione M, et al: Long-term clinical results of 2 different ablation strategies in patients with paroxysmal and persistent atrial fibrillation. *Circ Arrhythm Electrophysiol* 2008; 1:269-275.

120. Elayi CS, Verma A, Di Biase L, et al: Ablation for longstanding permanent atrial fibrillation: results from a randomized study comparing three different strategies. *Heart Rhythm* 2008; 5:1658-1664.

121. Arentz T, Weber R, Burkle G, et al: Small or large isolation areas around the pulmonary veins for the treatment of atrial fibrillation? Results from a prospective randomized study. *Circulation* 2007; 115:3057-3063.

122. Yu WC, Hsu TL, Tai CT, et al: Acquired pulmonary vein stenosis after radiofrequency catheter ablation of paroxysmal atrial fibrillation. *J Cardiovasc Electrophysiol* 2001; 12:887-892.

123. Packer DL, Keelan P, Munger TM, et al: Clinical presentation, investigation, and management of pulmonary vein stenosis complicating ablation for atrial fibrillation. *Circulation* 2005; 111:546-554.

124. Raymond JM, Sacher F, Winslow R, Tedrow U, Stevenson WG: Catheter ablation for scar-related ventricular tachycardias. *Curr Probl Cardiol* 2009; 34:225-270.

125. Stevenson WG, Wilber DJ, Natale A, et al: Irrigated radiofrequency catheter ablation guided by electroanatomic mapping for recurrent ventricular tachycardia after myocardial infarction: the multicenter ThermaCool ventricular tachycardia ablation trial. *Circulation* 2008; 118:2773-2782.

126. Gonska BD, Cao K, Schaumann A, et al: Catheter ablation of ventricular tachycardia in 136 patients with coronary artery disease: results and long-term follow-up. *J Am Coll Cardiol* 1994; 24:1506-1514.

127. Morady F, Harvey M, Kalbfleisch SJ, el-Atassi R, Calkins H, Langberg JJ: Radiofrequency catheter ablation of ventricular tachycardia in patients with coronary artery disease. *Circulation* 1993; 87:363-372.

128. Stevenson WG, Khan H, Sager P, et al: Identification of reentry circuit sites during catheter mapping and radiofrequency ablation of ventricular tachycardia late after myocardial infarction. *Circulation* 1993; 88: 1647-1670.

129. Blanck Z, Dhala A, Deshpande S, et al: Bundle branch reentrant ventricular tachycardia: cumulative experience in 48 patients. *J Cardiovasc Electrophysiol* 1993; 4:253-262.

130. Mehdirad AA, Keim S, Rist K, Tchou P: Long-term clinical outcome of right bundle branch radiofrequency catheter ablation for treatment of bundle branch reentrant ventricular tachycardia. *Pacing Clin Electrophysiol* 1995; 18:2135-2143.

131. Marcus FI, Fontaine G: Arrhythmogenic right ventricular dysplasia/cardiomyopathy: a review. *Pacing Clin Electrophysiol* 1995; 18:1298-1314.

132. Aizer A, Stern EH, Gomes JA, et al: Usefulness of programmed ventricular stimulation in predicting future arrhythmic events in patients with cardiac sarcoidosis. *Am J Cardiol* 2005; 96:276-282.

133. Koplan BA, Soejima K, Baughman K, Epstein LM, Stevenson WG: Refractory ventricular tachycardia secondary to cardiac sarcoid: electrophysiologic characteristics, mapping, and ablation. *Heart Rhythm* 2006; 3:924-929.

134. Khairy P, Stevenson WG: Catheter ablation in tetralogy of Fallot. *Heart Rhythm* 2009; 6:1069-1074.

135. Eckart RE, Hruczkowski TW, Tedrow UB, et al: Sustained ventricular tachycardia associated with corrective valve surgery. *Circulation* 2007; 116:2005-2011.

136. Rodriguez LM, Smeets JL, Timmermans C, Wellens HJ: Predictors for successful ablation of right- and left-sided idiopathic ventricular tachycardia. *Am J Cardiol* 1997; 79:309-314.

137. Wen MS, Taniguchi Y, Yeh SJ, et al: Determinants of tachycardia recurrences after radiofrequency ablation of idiopathic ventricular tachycardia. *Am J Cardiol* 1998; 81:500-503.

138. Khaykin Y, Wang X, Natale A, et al: Cost comparison of ablation versus antiarrhythmic drugs as first-line therapy for atrial fibrillation: an economic evaluation of the RAAFT pilot study. *J Cardiovasc Electrophysiol* 2009; 20:7-12.

139. McKenna C, Palmer S, Rodgers M, et al: Cost-effectiveness of radiofrequency catheter ablation for the treatment of atrial fibrillation in the United Kingdom. *Heart* 2009; 95:542-549.

140. Cheng CH, Sanders GD, Hlatky MA, et al: Cost-effectiveness of radiofrequency ablation for supraventricular tachycardia. *Ann Intern Med* 2000; 133:864-876.

141. Marshall DA, O'Brien BJ, Nichol G: Review of economic evaluations of radiofrequency catheter ablation for cardiac arrhythmias. *Can J Cardiol* 2003; 19:1285-1304.

142. Weerasooriya HR, Murdock CJ, Harris AH, Davis MJ: The cost-effectiveness of treatment of supraventricular arrhythmias related to an accessory atrioventricular pathway: comparison of catheter ablation, surgical division and medical treatment. *Aust N Z J Med* 1994; 24:161-167.

143. Reynolds MR, Zimetbaum P, Josephson ME, et al: Cost-effectiveness of radiofrequency catheter ablation compared with antiarrhythmic drug therapy for paroxysmal atrial fibrillation. *Circ Arrhythm Electrophysiol* 2009; 2:362-369.

144. Rodgers M, McKenna C, Palmer S, et al: Curative catheter ablation in atrial fibrillation and typical atrial flutter: systematic review and economic evaluation. *Health Technol Assess* 2008; 12:iii-iv, xi-xiii, 1-198.

145. Vano E, Gonzalez L, Fernandez JM, Alfonso F, Macaya C: Occupational radiation doses in interventional cardiology: a 15-year follow-up. *Br J Radiol* 2006; 79:383-388.

146. Ross AM, Segal J, Borenstein D, Jenkins E, Cho S: Prevalence of spinal disc disease among interventional cardiologists. *Am J Cardiol* 1997; 79:68-70.

147. Goldstein JA, Balter S, Cowley M, Hodgson J, Klein LW: Occupational hazards of interventional cardiologists: prevalence of orthopedic health problems in contemporary practice. *Catheter Cardiovasc Interv* 2004; 63: 407-411.

148. Klein LW, Miller DL, Balter S, et al: Occupational health hazards in the interventional laboratory: time for a safer environment. *Heart Rhythm* 2009; 6:439-444.

149. Pappone C, Vicedomini G, Manguso F, et al: Robotic magnetic navigation for atrial fibrillation ablation. *J Am Coll Cardiol* 2006; 47:1390-1400.

150. Di Biase L, Fahmy TS, Patel D, et al: Remote magnetic navigation: human experience in pulmonary vein ablation. *J Am Coll Cardiol* 2007; 50:868-874.

151. Schmidt B, Tilz RR, Neven K, et al: Remote robotic navigation and electroanatomical mapping for ablation of atrial fibrillation: considerations for navigation and impact on procedural outcome. *Circ Arrhythm Electrophysiol* 2009; 2:120-128.

152. Saliba W, Reddy VY, Wazni O, et al: Atrial fibrillation ablation using a robotic catheter remote control system: initial human experience and long-term follow-up results. *J Am Coll Cardiol* 2008; 51:2407-2411.

153. Di Biase L, Wang Y, Horton R, et al: Ablation of atrial fibrillation utilizing robotic catheter navigation in comparison to manual navigation and ablation: single-center experience. *J Cardiovasc Electrophysiol* 2009; 20: 1328-1335.

154. Nazarian S, Kolandaivelu A, Zviman MM, et al: Feasibility of real-time magnetic resonance imaging for catheter guidance in electrophysiology studies. *Circulation* 2008; 118:223-229.

155. Schmidt EJ, Mallozzi RP, Thiagalingam A, et al: Electroanatomic mapping and radiofrequency ablation of porcine left atria and atrioventricular nodes using magnetic resonance catheter tracking. *Circ Arrhythm Electrophysiol* 2009; 2:695-704.

张士举　杨立猛　郑　哲　译

第 58 章

房颤的外科治疗

Spencer J. Melby,
Ralph J. Damiano，*Jr.*

简介

　　房颤是世界上最为普遍的心律失常。除了疾病所造成的后遗症，房颤还会显著增高死亡率与致残率：（1）心悸导致患者不适与焦虑；（2）房室节律的紊乱会造成心脏血流动力学的不稳定，造成心室功能不同程度的损害或充血性心衰；（3）血流在左房内的瘀滞，会增加栓塞或卒中的风险。

　　房颤的药物治疗具有很多局限性。因此，从 20 世纪 80 年代开始，基于导管和外科治疗的房颤非药物治疗手段开始发展。最初的治疗主要是控制心律，尚未关注房颤引起的血流动力学不稳定和栓塞问题。在早期探索阶段，最为突出的成绩是1987 年发明的迷宫手术，之后多年，迷宫手术仍被视为房颤外科治疗的金标准。

　　本章接下来的主要内容包括：房颤外科治疗的历史发展，以及当今外科消融治疗房颤的现状，包括近来采用的微创外科技术。

历史发展

■ 左房隔离法

　　1980 年，美国杜克大学 James Cox 首次创立左房隔离法，这也是专门针对房颤治疗的首种外科术式。这种术式将房颤局限在左房内，从而维护了心脏其余部位的节律（图 58-1）。左房隔离法能够重新恢复心律的规律性，以此替代对永久起搏器的需要。左房隔离后，右房与右室收缩节律同步，右心输出得以维持正常，从而保障了心脏血流动力学的稳定。

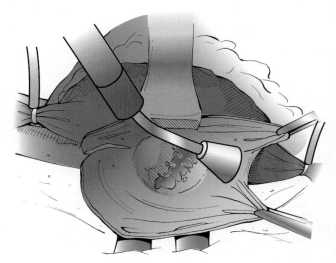

图 58-1 标准的左房切开术。图中可见切口位于十点钟和两点钟方向，可见上下腔静脉及止血带，下方可见肺静脉孔。二尖瓣瓣环处采用冰冻消融

■ 房室结-希氏束的导管消融

　　1982 年，Scheinman 和同事发明了希氏束的导管电灼疗法。这种方法是在电传导上将房颤局限在心房，以控制心律以及其他顽固的室上性心律失常。但是，希氏束消融后患者需要置入永久心室起搏器来维持正常心室率。

　　这一方法的缺陷还在于，它只消除了心律异常，心房颤动未能消除，心室节律紊乱造成血流动力学不稳，患者依旧面临栓塞风险，并终生依赖起搏器。尽管如此，房室结消融依旧是顽固性房颤的一种常用治疗方式。

■ 走廊手术

1985 年，Guiraudon 和同事发明了走廊手术用于房颤治疗。其原理是在连接窦房结和房室结的房间隔游离出一段区域，让窦房结得以调控左右心室。这种手术能够有效消除房颤的异常心律，但因为心房被房间隔的"走廊"所隔离，左右心房依旧维持颤动或发展出自身节律。由于不能避免房颤造成的血流不稳和栓塞问题，走廊手术最终被遗弃。

■ 心房横断术

1985 年，James Cox 和同事首次尝试根治房颤的术式。以往的外科手术只将房颤隔离或局限在心房的特定区域，Cox 的团队利用狗的动物模型发现围绕左右心房并延伸至间隔部的单一长切口能够消除房颤。他们发现在所有行这一手术的实验狗中，房颤和房扑都能消除。尽管这种术式在临床中并未有效且很快被弃用，它为 Cox 迷宫手术的发展奠定了基础。

COX 迷宫手术

1987 年，在华盛顿大学经历过广泛的动物实验之后，Cox 发明的迷宫手术被首次应用于临床。这一术式能够阻断心房内所有大型折返回路（macro-reentrant circuits），从而防止了房扑和房颤的发生（图 58-2）。与早先的术式不同，迷宫手术能够维持房室同步和窦律，从而间接降低了栓塞和卒中的风险。手术需要在左房和右房周围造一组外科切口，让窦房结依旧能够将冲动在心房内传导，到达大部分心房肌，让大部分患者的

心房传导功能得以保存。

由于临床治疗的不彻底和术后起搏器置入的高发，Cox 对第一代迷宫手术进行了改进，产生了 Cos II 型迷宫手术。但由于这种手术极难操作，很快被 Cox III 型迷宫手术所取代（图 58-3）。Cox III 型迷宫手术通常被称作"切-缝"迷宫手术，是外科治疗房颤的金标准。通过对行 Cox III 型迷宫手术患者的长期研究，97% 的患者在随访中没有出现有症状的房颤。这一结果得到全球范围内多项研究的证实。

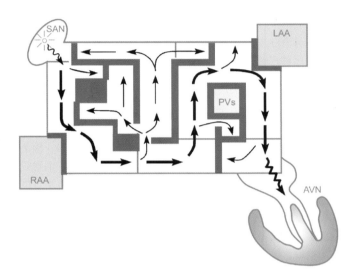

图 58-2　迷宫手术是通过在心房上进行多次切割来阻断房颤的发生。AVN = 房室结；LAA = 左心耳；RAA = 右心耳；SAN = 窦房结

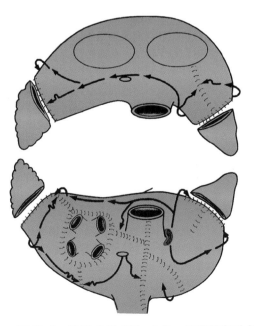
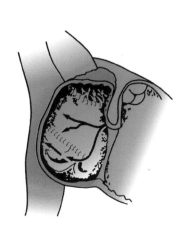

图 58-3　传统"切-缝"式 Cox III 型迷宫手术

尽管 Cox Ⅲ 型迷宫手术在消除房颤方面效果良好，但技术有创并且操作复杂，目前只有为数不多的单位在开展。如今，各式消融设备层出不穷，能够取代原先外科心房造口以阻断传导的方式，让房颤消融更为简便易行。在过去十年中，这种融合了消融技术的房颤外科手术发展迅速。随着消融技术的发展，手术的死亡率、致残率也逐步减低，手术本身也变得越来越微创。

外科消融技术

外科消融技术的发展经历了从操作复杂而费时，以致很少有医生愿意开展一直到手术更为简化、易行、微创的转变。至今，几种消融技术并存，各有利弊。

一种消融技术要能成功取代外科切口式手术，都需要满足以下几项准则。首先，要能沿消融线路实现双向阻断。这包括阻断大型或微型折返回路和隔离原位启发灶，这也是切口式手术治疗房颤的原理。众多研究也发现消融需要透壁创口，因为消融线间的狭小缝隙能够传导窦律或颤动节律。其次，消融设备必须安全。剂量-反应曲线必须要精确定义，用以防止过度消融或消融不足，防止对周围重要心脏结构造成潜在损伤，比如冠状窦、冠状动脉和瓣膜。第三，消融设备要简化和节时。这要求消融设备要消融快，易操作，具有足够的长度和延展性。最后，设备要能满足微创需求，要能通过微创口自由进出。至今还没有能满足以上所有需求的消融设备。本章下面一节将简要介绍目前常用的几种消融技术。

■ 冰冻消融

冰冻消融技术的特点在于它是通过制冷而不是加热来破坏心肌组织。其优势在于保护了心肌纤维骨架和胶原结构，因此也是目前最安全的能量来源之一。冰冻消融设备的电极端与消融部位的心肌组织接触，制冷剂被泵入电极端后，从心肌组织吸走热量并从液体转变为气体。细胞内外形成的冰毁坏细胞膜并造成细胞死亡，在接下来的过程中，细胞凋亡也在消融部位的扩展中依旧发挥作用。消融的面积取决于探针的温度，以及组织的热传导性和温度。

在目前的心脏手术中有两种商业化的能量来源。较早的一种由 AtriCure 公司（Cincinnati，OH）生产，以一氧化氮为能量来源。最近，ATS Medical 公司（Minneapolis，MN）发明了以氩为能量源的设备。在大气压水平下，一氧化氮能够将组织制冷到 − 89.5℃，而氩能制冷到最低 − 185.7℃。一氧化氮技术的安全性和有效性已得到公认，并认为对除冠状动脉以外的周围组织结构是安全的。目前冰冻消融的缺陷在于，消融需要的时间较长（1~3 分钟），并且考虑到循环血流，该技术难以在跳动的心脏上开展。如果在心脏跳动时开展心外膜消融，导致血液遇冷被冰冻，则可能面临栓塞的风险。

■ 射频消融

在心脏电生理学领域，射频消融技术已应用多年，这也是被应用到手术室中的第一种能量来源。射频消融电极有单极或双极两种，同时又分为干电极和灌流型电极（dry or irrigated）。对于单电极，能量在电极顶端与中位电极间传播。对于双电极，交流电在两个近似的电极间传导。消融的面积取决于电极与组织接触的面积，接口温度，电流和电压以及消融持续的时间。消融的深度则受到消融渣、心外膜脂肪、心肌、心腔内血流及组织厚度的影响。

消融常用的单电极也有所区分，包括干电极、灌流电极以及具有抽吸功能的电极。尽管在心脏停搏的动物实验中，消融足够长的时间，干型单电极能够形成透壁灶，但在应用到人体时，这种电极并非屡试不爽。二尖瓣手术中进行 2 分钟的心内膜消融，透壁性消融灶大约只占 20%。在心外膜消融中，这一比例更低。动物实验均表明，单极射频消融不能在非停搏心脏上形成透壁性消融灶。而在患者中，透壁性消融灶的比例约为 10%。单电极射频消融的这一缺陷可能由循环血流的降温所引起。因此促进了灌流技术和抽吸技术的发展。尽管这些技术让消融渗透的深度得以改善，但目前所有的单电极都还无法在非停搏心脏上形成稳定的透壁消融灶。

双极射频消融夹的出现正是为了解决这一问题。在双极射频消融中，电极被嵌入夹内来传输能量，同时将电极与循环血流相隔离，缩短了消融时长，还减少了合并损伤。动物和人体实验都表明，双极消融能够在短时间内于不停搏心脏上形成透壁性消融灶。目前有三家公司（AtriCure 公司，West Chester，OH：Medtronic 公司，Minneapolis，MN：Estech 公司，San Ramon，CA）生产双极消融设备。

与单极消融相比，双极射频消融的优势还在于它的安全性。单极消融可能带来相关并发症，包括冠状动脉损伤，脑血管意外，食管穿孔引起的心房食管瘘等。双极消融技术则完全避免了这些并发症的发生，从目前报道来看，除了治疗费用较高外，双极消融并未具有其他不良反应。

■ 高强度聚焦超声

高强度聚焦超声（HIFU）是另一种应用于临床的外科消融技术（St. Jude Medical 公司，St. Paul，MN），其原理是超声通过机械性高温消融组织。超声波能够穿透组织，引起压缩，折射和粒子运动，从而转化为动能形成受热所致凝固性坏死。高强度聚焦超声能在特定区域产生高强度超声。有报道称，该技术能在短时间内透过心包脂肪形成透壁性心外膜消融灶。

高强度聚焦超声的特点在于能够在三维空间内形成非侵入性、非接触性的消融灶，而不影响周围组织。其所用的超声频率在 1~5MHz 或更高，能够将靶组织温度升高 80℃，这一温度足以让组织细胞坏死。通过让超声的汇集，该技术可以让一定距离内的靶组织制热凝固坏死，同时不影响到距离外的相关组织。高强度聚焦超声消融的深度也是这项技术的另一潜在优势。

此外，高强度聚焦超声的优势还在于其致热消融的机制。与其他能量通过热传导制热或制冷不同，高强度聚焦超声是直接加热声聚焦体积内的组织，从而使其受到心内膜内循环血流的影响降低。已有的几项临床研究显示，高强度聚焦超声的结果令人满意。但目前还没有独立的研究证实高强度聚焦超声能够形成透壁性消融灶，一些同类研究并未取得良好结果。对于病理性增厚的心房组织，这些设备的消融渗透深度依旧存在问题。不仅如此，这些设备大多难以操作并且价格昂贵。

除此以外，微波和激光都已在临床中应用过，但这两种技术都存在一定缺陷，不适宜在市场上推广应用。

总体来说，各种消融技术都各有利弊。关于外科消融技术对心房血流动力学、功能以及电生理影响的相关研究将更好地指导各项技术在手术操作中的应用。目前大部分设备共同的缺陷是尚不能再非停搏心脏上形成良好的消融灶，一定程度上限制了微创外科消融技术的发展。

手术技术

目前外科治疗房颤的手术方式主要有三种：Cox 迷宫手术，左房损伤术（left atrial lesion sets）和肺静脉隔离术，接下来将分别介绍几种术式。

■ Cox Ⅳ型迷宫手术

传统的"切-缝"式 Cox Ⅲ型迷宫手术如今已经很少应用。大多数心脏中心都采用不同能量来源的消融来取代外科切口。在我们医院，双极射频消融已能成功代替大部分 Cox Ⅲ型迷宫手术所采用的外科切口方式。这种联合了 Cox Ⅲ型迷宫手术的消融辅助方式，被称为 Cox Ⅳ型迷宫手术（图58-4）。从目前的结果来看，这种手术不仅能够保证 Cox Ⅲ型迷宫手术的成功率，还能显著缩短手术时间。

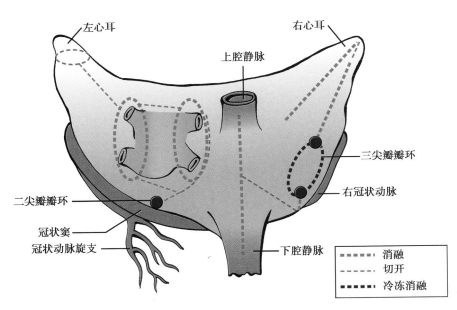

图58-4　Cox Ⅳ型迷宫手术消融示意图

Cox Ⅳ型迷宫手术需要应用体外循环。手术切口方面，既可以采用胸骨正中切口，也可以采用右胸小切口。左右肺静脉亦能直接分离。如果患者此时房颤，则需给予胺碘酮控制心律。由于起搏阈值都源自肺静脉，采用双极射频消融设备对围绕左右肺静脉的心房组织进行消融，从而实现肺静脉的隔离。同时需要检查左右肺静脉各自出口处的电冲动是否已被阻断。

右房的损伤是在非停搏的心脏上进行，且大多是通过双极射频消融来完成（图58-5）。考虑到钳夹在心内膜三尖瓣环区域操作的难度，这一区域的消融主要是通过单极设备（冰冻消融或射频消融）来完成。

左房的损伤是在停搏心脏上通过标准的左房切口来完成（图58-6）。切口从右肺静脉下方一直延伸到左房顶端。采用双极射频消融设备在左侧上下肺静脉创造连接性的损伤，最后向二尖瓣环方向进行消融。我们目前的经验发现，与单一连接消融的方式相比，如果对左侧上下双肺静脉消融来完全隔离左房后侧，能够取得更好地术后半年到一年的预后结果。二尖瓣环的连接部和左房峡部的消融，通常采用冰冻消融等单极消融方式来完成。此外，手术通常还需要切除左心耳，然后沿左心

耳至左肺静脉的任意一端进行最后的消融。

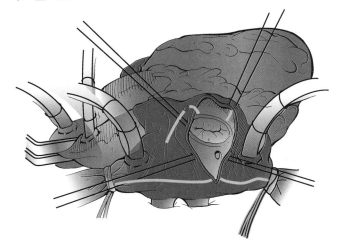

图58-5　右房损伤部位示意图。标明的线路为双极射频消融，三尖瓣环处的消融用冰冻消融或单极射频消融来完成

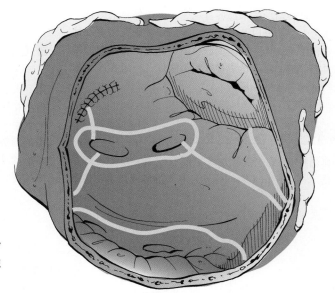

图 58-6 左房损伤部位示意图。标明的线路为双极射频消融，二尖瓣环处的消融用冰冻消融来完成

左房损伤

过去十年中，还出现了一些新的治疗房颤的外科技术。从目前的治疗结果来看，手术成功率不等，研究结果差异显著。不同的消融技术所形成消融灶也有所不同。但所有的操作基本上都融入了 Cox 迷宫手术的左房损伤技术。治疗的结果也受到技术、消融灶和患者自身等因素的影响。但无论采用哪种操作，基本操作都包括肺静脉的分离。对 Cox 迷宫损伤在左房其余部位所起的作用，目前尚有争议。然而，Gillinov 等发表的研究认为对于持续性房颤的患者，如果不行左房峡部的损伤，患者术后房颤复发的风险将会显著增高。为了解决这一问题，必须对冠状窦和心内膜进行消融。此外，已有的研究也表明，隔离整个左房后侧也很有必要。

肺静脉隔离

肺静脉隔离的操作不需要使用体外循环，能够使用微创技术，比如胸腔镜或小切口手术。同时，在手术过程中也能合并其他手术操作，如冠状动脉旁路移植术或瓣膜手术，提高治疗效益。早期 Hassaiguerre 等的研究发现，对大多数病例而言，肺静脉是阵发性房颤的发病灶，这一理论已得到业界公认。同时，有 30% 的病例发病灶在肺静脉以外的区域。因此，也有学者认为应对神经丛（ganglionated plexus）也经行消融。

肺静脉可以单独隔离，也可以采取"盒式"隔离（图 58-7）。采用腔镜及端口技术能够减少创伤和患者痛苦，这也是治疗孤立性房颤最常用的方式。在我院，过去采用单极射频消融、冰冻消融和高强度聚焦超声隔离肺静脉，目前主要采取双极钳夹射频消融。

首先对患者进行双腔气管内插管，行食道超声检查患者左心耳内是否附着血栓。如果有血栓形成，则可能放弃手术或转为开胸手术，以降低左房血栓脱落造成栓塞的风险。外部除颤器垫置于患者身上，患者采取右侧向上倾斜 45°～60°体位，右臂伸过头顶暴露腋窝。胸腔镜镜头孔位于第六肋间，在腔镜视

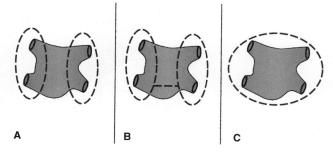

图 58-7 肺静脉隔离示意图。（A）肺静脉分别隔离；（B）肺静脉分别隔离，外加连接线；（C）整个左房后侧盒式隔离

野下，操作孔根据术者的偏好和患者解剖结构可位于腋中线第三或第四肋间，操作过程中应避免损伤右侧膈神经。沿膈神经前方和平行处切开心包，暴露从膈到上腔静脉的心脏视野。通过这一切口，分离右侧肺静脉的上下端，进入斜窦分离右上肺静脉与右肺动脉，为胸腔镜解剖器（dissector）留出足够的操作空间。通过第二个腔镜孔放入解剖器和叶鞘，进入上肺静脉与右肺动脉之间的空隙。解剖器移出胸腔后，叶鞘引导双极射频钳夹进入。此时，对患者行复律获得踱步阈值。在隔离前，需记录下来自肺静脉的踱步阈值。一些单位也利用这个机会测试或消融神经丛（ganglionated plexus）。

叶鞘与双极射频消融钳夹相连，钳夹进入胸腔后，夹住肺静脉周围的左心房组织经行消融。传出电位确认被阻断后，移除胸腔内设备，封闭各腔镜孔位。

左侧胸腔的操作与右侧相同。患者体外调整至左侧向上倾斜 45°～60°，左臂伸过头顶暴露腋窝。胸腔镜镜头孔位于第六肋间，比右侧空位稍向后方，在腔镜视野下，操作孔位于腋中线第三或第四肋间，避开膈神经，从神经后方切开心包，分离马歇尔韧带（图 58-8）。第二孔位同样位于第六肋间，经孔放入解剖器，径直到达肺静脉处。通过叶鞘将射频消融钳夹置入

左肺静脉周围经行消融。之后测定肺静脉的踱步阈值。

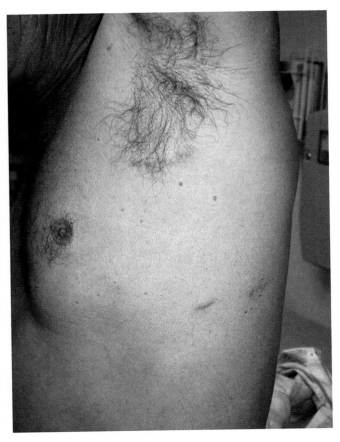

图 58-8　左房肺静脉隔离患者术后

最后切除左心耳。传统的切除是利用吻合器经腔镜从左心耳底部切除。由于容易引起出血，这一操作必须谨慎开展。针对这一问题，相应的剪夹器材也正在研制中，其有效性和安全性还有待进一步检验。左肺静脉消融和左心耳切除后，左侧的操作结束。

手术效果

Cox 迷宫手术

Cox Ⅲ型迷宫手术具有很好地远期结果。华盛顿大学的研究结果显示，198 例连续入选的患者平均随访 5.4 年，无房颤复发的比例为 97%。行单纯 Cox 迷宫手术和同期合并手术的 Cox 迷宫手术之间的生存率没有显著性差异。全球范围内采用"切-缝"式手术的其他研究也得到了类似结果。

Cox Ⅳ型迷宫手术同样具有很好的治疗效果。我院开展的一项前瞻单中心研究显示，91% 患者术后 6 月随访无房颤复发。Cox Ⅳ型迷宫手术能够显著缩短阻断时间 Cox Ⅲ型迷宫手术平均（93 ± 34）分钟，Cox Ⅳ型迷宫手术（47 ± 26）分钟（$P < 0.001$）。合并同期手术中，Cox Ⅲ型迷宫手术平均（122 ± 37）分钟，Cox Ⅳ型迷宫手术（92 ± 37）分钟（$P < 0.005$）。我院开展的前瞻性研究显示，Cox Ⅲ型与Ⅳ型迷宫手术患者术后 3 月、6 月、12 月的房颤复发率没有差异。

对于阵发性房颤和顽固持续性房颤患者，Cox Ⅳ型迷宫手术也具有较好的治疗效果。术后 6 月，阵发性房颤组与持续性房颤组的无房颤复发率分别为 91% 和 88%（$P = 0.53$）。术后无药物治疗率在两组患者中也近似。研究的患者为 2002 年 1 月到 2009 年 6 月在我院连续入选的行 Cox Ⅳ型迷宫手术患者，共 263 例，所有的患者都有心电图和相关检查随访。术后 12 月无房颤复发的比例为 93%，78% 的患者免于服用抗心律失常药物。在我院 90 例单纯性房颤的患者中，没有患者发生术中死亡。

左房损伤术

由于大部分阵发性房颤可能起源于肺静脉周围以及左心房后侧，国际上一些心脏中心推荐左房消融来治疗房颤。左房损伤术通常包括肺静脉至二尖瓣环的消融隔离，以及左心耳的切除。在这一过程中所采用的消融技术不同，手术成功率也各有差异。

在外科领域，目前还没有针对双房消融与左房消融疗效对比的随机对照临床试验，因此很难断定传统右房 Cox 迷宫手术的确切疗效。Barnett 和 Ad 开展的荟萃分析显示，与单纯左心房消融相比，双房消融的远期无房颤复发的比例显著较高（双房消融 87%，单纯左房消融 73%；$P = 0.05$）。这与房颤患者术中探查所得发病灶的分布结果相吻合，各中心观察到起自右心房的房颤占所有病例的 10% ~ 50%。

在 Cox 迷宫手术左房损伤中，很难精确分辨每次损伤的具体作用，但肺静脉隔离的作用业已明确。如前所述，Gillinov 在回顾性研究中明确了左房消融的重要性。Gaita 和同事在一项随机对照研究中对比了单纯肺静脉隔离和双房连同左房峡部消融的有效性，经过术后 2 年随访，两组患者维持窦律的比例分别为 20% 和 57%（$P < 0.006$）。此外，在我们的回顾性研究中，隔离整个左房后侧能够显著改善术后 6 月患者的药物依赖状况（54% 与 79%；$P = 0.011$）。尽管如此，相关的结果还需要得到随机对照临床试验的验证。

肺静脉隔离

由于患者条件参差不齐，单纯肺静脉隔离的效果差异显著。Wolf 和同事最早报道了电视胸腔镜辅助下双侧肺静脉隔离及左心耳切除的疗效，患者术后 3 月随访，无房颤复发的比例为 91%。Edgerton 等选择 57 例行肺静脉隔离和神经丛消融的阵发性房颤患者，术后 6 月随访，82% 的患者没有房颤复发，74% 的患者未使用抗心律失常药物。之后的研究也肯定了肺静脉隔离治疗阵发性房颤的效果。McClelland 报道的 21 例阵发性房颤患者，行肺静脉隔离和神经丛消融术后 1 年，88% 的患者无再发房颤，同时未使用抗心律失常药物。一项更大规模入选了 45 例包括阵发性和持续性房颤患者的单中心研究显示，术后 1 年成功率为 65%。另一项多中心的研究入选了更多样化的患者人群，包括顽固持续性房颤患者，术后 87% 的患者转复窦律，但在顽固性持续房颤患者中，转复成功率只有 71%。

对于顽固性持续房颤的患者，治疗效果往往不佳。在 Edgerton 等的研究中，只有 56% 的患者术后 6 月随访中没有房颤复发，35% 无需服用抗心律失常药物。如果合并有同期手术，肺静脉隔离的成功率会有所降低。在 23 例行肺静脉隔离合并瓣膜手术或冠状动脉旁路移植的患者中，术后随访（57 ± 37）个月，无房颤复发的患者只有 50%。在 Tada 的研究中，入选了 66 例合并有瓣膜手术的患者，61% 的患者无房颤复发，无需使用抗心律失常药物的患者仅占 17%。

■ 神经丛消融（ganglionated plexus ablation）

已有的实验研究已经表明，神经丛中的自主神经节在房颤的发生和维持中具有重要作用。因此，部分学者认为在肺静脉隔离的基础上行神经丛消融能够提高手术成功率。一些研究也取得了较好的结果，但目前还没有随机对照试验证实肺静脉隔离联合神经丛消融治疗的有效性。2005 年，Scherlag 和同事报道了一项 74 例孤立性房颤患者行导管肺静脉隔离联合神经丛消融的研究结果，随访 5 月中无房颤复发的比例为 91%。

然而，迷走神经切除的效果尚未明了。现有的研究也发现，神经丛消融术后 4 周自主神经功能就能得以恢复。令人困惑的问题在于，神经丛可能经行非同质再生，并由此引发心律失常。Katritsis 等最新的研究显示，19 例阵发性房颤患者经单纯左房神经丛消融治疗后，14 例患者在术后 1 年内房颤复发。由于神经丛消融的治疗结果不甚理想，同时缺乏远期随访，不推荐开展神经丛消融术，进一步的临床研究有待开展。

房颤外科消融的指征

房颤外科手术的指征来自近年业内取得的共识。包括以下几点：（1）有症状的房颤患者，检查明确房颤诊断，计划行其他心脏手术；（2）无症状的房颤患者，计划行其他心脏手术，可选择性在专业房颤外科治疗中心同期心脏手术过程中进行消融治疗；（3）对于持续孤立性房颤且有症状的患者，患者倾向于外科治疗、导管消融治疗失败或不适宜接受导管消融。

对于顽固性且有症状的房颤患者转为外科手术以替代导管消融的情况，目前还存在争议。目前还没有针对外科手术和导管消融的随机对照临床试验。因此，临床治疗决策需要依赖心脏中心开展内外科消融的经验、相关的治疗结果、患者自身条件以及患者的个人意愿。开展外科治疗房颤的中心应当成立由电生理专家和外科医生共同组成的团队，来控制患者的评估与入选。

还有一些尚未取得共识的外科治疗指征。第一，持续性房颤长期接受抗凝治疗的患者，同时具有较高的卒中风险（CHADS 评分 >2），是外科治疗的禁忌证。在华法林临床试验入选患者的过程中，考虑到可能面临的出血并发症的高发风险，有三分之一的房颤患者被视为不适宜接受慢性抗凝治疗。在一项研究中，接受抗凝治疗的房颤患者内颅内出血的发生率为 0.9% 每年，所有出血并发症的发生率为 2.3% 每年。Cox 迷宫手术后未接受抗凝治疗的患者卒中的发生率很低，即便在高危患者中也是如此。我院开展的 450 例患者中，平均随访（6.9 ± 5.1）年，只有 5 例患者发生卒中。在 CHADS 评分高于或低于 2 分的两组患者中，卒中的发生率没有显著性差异。对于 Cox 迷宫手术后卒中发生率低的问题，其他的研究也有所报道。卒中的发生率低可能源自较高的手术成功率，以及左心耳的切除。

没有接受抗凝治疗且发生过脑血管意外的慢性房颤患者，由于其再次发生脑血管意外的风险较高，在接受外科治疗时也应进行左心耳切除。在房颤患者中，华法林抗凝能够将缺血或出血性卒中的发生率降低 60%，但并不能完全杜绝。在我们中心，20% 接受 Cox Ⅲ 型迷宫手术的患者曾经历过至少一次脑血栓，导致严重的短暂性或永久性神经损害，而在这些患者的远期随访中，有 90% 的患者没有接受抗凝治疗。

在同期接受瓣膜手术的患者中，研究显示联合 Cox 迷宫手术能够降低心源性或脑源性死亡的远期风险。然而，目前还没有前瞻、随机的临床研究证实联合 Cox 迷宫手术对房颤患者生存率或其他方面的保护性。同期心脏手术中开展 Cox 迷宫手术的禁忌证是患者没有症状，能够很好耐受房颤，能够接受抗凝治疗，在此情况下，开展消融有可能增加患者手术风险。

房颤外科治疗展望

尽管目前 Cox 迷宫手术已能取得较高的成功率，近来的技术进步也让这一操作更为简易，但手术仍然具有侵入性，同时需要在体外循环下实施。在将来，更为简单易操作、更为微创，且不需要体外循环的手术方式将成为发展的趋势，并且手术要能维护心房生理功能，具有较高的成功率，同时最大程度地降低并发症的发生。为了实现这一目标，我们需要更好地了解房颤外科消融的电生理学机制及疗效，从而重新调整手术方式。

目前已知房颤的发生具有多种可能的机制，多点映射也正体现出房颤发生机制的复杂性。心外膜激活序列映射（epicardial activation sequence mapping）被认为是房颤映射的传统金标准，但这种方式耗时而具有侵入性。心电图成像（ECGI）是一种新型非侵入性技术，对于意识清楚的患者，它能够有效描摹出心房激活序列，明确其形成机制。心电图成像通过电极在体表操作，以计算机体层扫描获取解剖信息，间接计算心脏表面电位，能很好地反映出窦律、房扑和室性心律失常。目前我们正与心电图成像的发明者，华盛顿大学的 Yoram Rudy 在房颤患者中测试这一技术。

我们能够利用心电图成像这种非侵入性方式获取的信息判断兴奋序列和频率分布。通过这些信息，能够结合患者心房形态、传导速度和有效不应期，制定理想的个体化消融路径。既往研究显示房颤的发生有赖于一定的体积，因此我们可以通过计算特定患者的这一体积，并根据这一结果来进行消融。体积的计算有赖于 CT 检查获得的解剖信息以及激活信号，同时能够发现焦源，之后再在电生理室或手术室对焦源进行隔离或消融。

最后，目前存在的消融设备还具有一定的局限性，这也促进了真正微创技术的发展。但由于循环血流温度的剧变，在不停搏心脏上开展稳定的透壁性消融依旧存在困难。解决这一问题将是未来消融设备的发展方向。此外，外科医生联合电生理医师共同开展杂交技术，也会是未来的发展方向之一。

总之，消融技术的发展极大改变了房颤的外科治疗现状。消融技术取代"切-缝"式操作，让大多数医师能够开展这项原本很复杂的手术。更重要的是，新型消融技术的出现让微创外科手术治疗房颤成为可能，进一步促进了手术设备的简化，包括在不停搏心脏上开展手术。肺静脉隔离也已被证实对阵发性房颤能起到很好地治疗效果。随着技术的进一步发展，通过微创外科手术治疗持续性或永久性房颤将成为可能。值得注意的是，对于这部分患者，小切口 Cox 迷宫手术能够取得很好的疗效，同时降低并发症的发生。不断积累手术经验，开展业内交流，对外科医生来说十分必要。为了更好地开展患者随访，评判治疗效果的优劣，进行房颤手术的外科医生必须密切遵循最新的临床指南。随着对房颤发生机制的不断了解和术前诊断技术的不断提高，个体化治疗的趋势将日益凸显，房颤外科手术将更为有效、更为普及。

参考文献

1. Benjamin EJ, Levy D, Vaziri SM, et al: Independent risk factors for atrial fibrillation in a population-based cohort. The Framingham Heart Study. *JAMA* 1994; 271(11):840-844.
2. Wolf PA, Benjamin EJ, Belanger AJ, et al: Secular trends in the prevalence of atrial fibrillation: the Framingham Study. *Am Heart J* 1996; 131(4):790-795.
3. Cairns JA: Stroke prevention in atrial fibrillation trial. *Circulation* 1991; 84(2):933-935.
4. Hart RG, Halperin JL, Pearce LA, et al: Lessons from the Stroke Prevention in Atrial Fibrillation trials. *Ann Intern Med* 2003; 138(10):831-838.
5. Sherman DG, Kim SG, Boop BS, et al: Occurrence and characteristics of stroke events in the Atrial Fibrillation Follow-up Investigation of Sinus Rhythm Management (AFFIRM) study. *Arch Intern Med* 2005; 165(10):1185-1191.
6. Wolf PA, Abbott RD, Kannel WB: Atrial fibrillation as an independent risk factor for stroke: the Framingham Study. *Stroke* 1991; 22(8):983-988.
7. Glader EL, Stegmayr B, Norrving B, et al: Large variations in the use of oral anticoagulants in stroke patients with atrial fibrillation: a Swedish national perspective. *J Intern Med* 2004; 255(1):22-32.
8. Steger C, Pratter A, Martinek-Bregel M, et al: Stroke patients with atrial fibrillation have a worse prognosis than patients without: data from the Austrian Stroke registry. *Eur Heart J* 2004; 25(19):1734-1740.
9. Risk factors for stroke and efficacy of antithrombotic therapy in atrial fibrillation. Analysis of pooled data from five randomized controlled trials. *Arch Intern Med* 1994; 154(11):1449-1457.
10. Wolf PA, Abbott RD, Kannel WB: Atrial fibrillation: a major contributor to stroke in the elderly. The Framingham Study. *Arch Intern Med* 1987; 147(9):1561-1564.
11. Williams JM, Ungerleider RM, Lofland GK, Cox JL: Left atrial isolation: new technique for the treatment of supraventricular arrhythmias. *J Thorac Cardiovasc Surg* 1980; 80(3):373-380.
12. Scheinman MM, Morady F, Hess DS, Gonzalez R: Catheter-induced ablation of the atrioventricular junction to control refractory supraventricular arrhythmias. *JAMA* 1982; 248(7):851-855.
13. Guiraudon GM, Campbell CS, Jones DL, et al: Combined sinoatrial node atrioventricular node isolation: a surgical alternative to His bundle ablation in patients with atrial fibrillation. *Circulation* 1985; 72(Suppl 3):220.
14. Smith PK, Holman WL, Cox JL: Surgical treatment of supraventricular tachyarrhythmias. *Surg Clin North Am* 1985; 65(3):553-570.
15. Cox JL, Schuessler RB, D'Agostino HJ Jr, et al: The surgical treatment of atrial fibrillation. III. Development of a definitive surgical procedure. *J Thorac Cardiovasc Surg* 1991; 101(4):569-583.
16. Cox JL: The surgical treatment of atrial fibrillation. IV. Surgical technique. *J Thorac Cardiovasc Surg* 1991; 101(4):584-592.
17. Cox JL, Canavan TE, Schuessler RB, et al: The surgical treatment of atrial fibrillation. II. Intraoperative electrophysiologic mapping and description of the electrophysiologic basis of atrial flutter and atrial fibrillation. *J Thorac Cardiovasc Surg* 1991; 101(3):406-426.
18. Cox JL, Ad N, Palazzo T: Impact of the maze procedure on the stroke rate in patients with atrial fibrillation. *J Thorac Cardiovasc Surg* 1999; 118(5):833-840.
19. Feinberg MS, Waggoner AD, Kater KM, et al: Restoration of atrial function after the maze procedure for patients with atrial fibrillation. Assessment by Doppler echocardiography. *Circulation* 1994; 90(5 Pt 2):II285-292.

20. Cox JL, Boineau JP, Schuessler RB, et al: Modification of the maze procedure for atrial flutter and atrial fibrillation. I. Rationale and surgical results. *J Thorac Cardiovasc Surg* 1995; 110(2):473-484.
21. Cox JL: The minimally invasive Maze-III procedure. *Op Techn Thorac Cardiovasc Surg* 2000; 5:79.
22. Prasad SM, Maniar HS, Camillo CJ, et al: The Cox maze III procedure for atrial fibrillation: long-term efficacy in patients undergoing lone versus concomitant procedures. *J Thorac Cardiovasc Surg* 2003; 126(6):1822-1828.
23. McCarthy PM, Gillinov AM, Castle L, et al: The Cox-Maze procedure: the Cleveland Clinic experience. *Semin Thorac Cardiovasc Surg* 2000; 12(1):25-29.
24. Raanani E, Albage A, David TE, et al: The efficacy of the Cox/maze procedure combined with mitral valve surgery: a matched control study. *Eur J Cardiothorac Surg* 2001; 19(4):438-442.
25. Schaff HV, Dearani JA, Daly RC, et al: Cox-Maze procedure for atrial fibrillation: Mayo Clinic experience. *Semin Thorac Cardiovasc Surg* 2000; 12(1):30-37.
26. Gammie JS, Haddad M, Milford-Beland S, et al: Atrial fibrillation correction surgery: lessons from the Society of Thoracic Surgeons National Cardiac Database. *Ann Thorac Surg* 2008; 85(3):909-914.
27. Inoue H, Zipes DP: Conduction over an isthmus of atrial myocardium in vivo: a possible model of Wolff-Parkinson-White syndrome. *Circulation* 1987; 76(3):637-647.
28. Melby SJ, Lee AM, Zierer A, et al: Atrial fibrillation propagates through gaps in ablation lines: implications for ablative treatment of atrial fibrillation. *Heart Rhythm* 2008; 5(9):1296-1301.
29. Ishii Y, Nitta T, Sakamoto S, Tanaka S, Asano G: Incisional atrial reentrant tachycardia: experimental study on the conduction property through the isthmus. *J Thorac Cardiovasc Surg* 2003; 126(1):254-262.
30. Melby SJ, Lee AM, Damiano RJ: Advances in surgical ablation devices for atrial fibrillation, in Wang PJ (ed): *New Arrhythmia Technologies*. Boston, Blackwell Futura, 2005; pp 233-241.
31. Gage AM, Montes M, Gage AA: Freezing the canine thoracic aorta in situ. *J Surg Res* 1979; 27(5):331-340.
32. Holman WL, Ikeshita M, Ungerleider RM, et al: Cryosurgery for cardiac arrhythmias: acute and chronic effects on coronary arteries. *Am J Cardiol* 1983; 51(1):149-155.
33. Aupperle H, Doll N, Walther T, et al: Ablation of atrial fibrillation and esophageal injury: effects of energy source and ablation technique. *J Thorac Cardiovasc Surg* 2005; 130(6):1549-1554.
34. Viola N, Williams MR, Oz MC, Ad N: The technology in use for the surgical ablation of atrial fibrillation. *Semin Thorac Cardiovasc Surg* 2002; 14(3):198-205.
35. Santiago T, Melo JQ, Gouveia RH, Martins AP: Intra-atrial temperatures in radiofrequency endocardial ablation: histologic evaluation of lesions. *Ann Thorac Surg* 2003; 75(5):1495-1501.
36. Thomas SP, Guy DJ, Boyd AC, et al: Comparison of epicardial and endocardial linear ablation using handheld probes. *Ann Thorac Surg* 2003; 75(2):543-548.
37. Hoenicke EM SRJ, Patel H, et al: Initial experience with epicardial radiofrequency ablation catheter in an ovine model: moving towards an endoscopic Maze procedure. *Surg Forum* 2000; 51:79-82.
38. Santiago T, Melo J, Gouveia RH, et al: Epicardial radiofrequency applications: in vitro and in vivo studies on human atrial myocardium. *Eur J Cardiothorac Surg* 2003; 24(4):481-486; discussion 486.
39. Melby SJ, Zierer A, Kaiser SP, Schuessler RB, Damiano RJ Jr: Epicardial microwave ablation on the beating heart for atrial fibrillation: the dependency of lesion depth on cardiac output. *J Thorac Cardiovasc Surg* 2006; 132(2):355-360.
40. Prasad SM, Maniar HS, Schuessler RB, Damiano RJ Jr: Chronic transmural atrial ablation by using bipolar radiofrequency energy on the beating heart. *J Thorac Cardiovasc Surg* 2002; 124(4):708-713.
41. Prasad SM, Maniar HS, Diodato MD, Schuessler RB, Damiano RJ Jr: Physiological consequences of bipolar radiofrequency energy on the atria and pulmonary veins: a chronic animal study. *Ann Thorac Surg* 2003; 76(3):836-841; discussion 841-832.
42. Gaynor SL, Diodato MD, Prasad SM, et al: A prospective, single-center clinical trial of a modified Cox maze procedure with bipolar radiofrequency ablation. *J Thorac Cardiovasc Surg* 2004; 128(4):535-542.
43. Kottkamp H, Hindricks G, Autschbach R, et al: Specific linear left atrial lesions in atrial fibrillation: intraoperative radiofrequency ablation using minimally invasive surgical techniques. *J Am Coll Cardiol* 2002; 40(3):475-480.
44. Gillinov AM, Pettersson G, Rice TW: Esophageal injury during radiofrequency ablation for atrial fibrillation. *J Thorac Cardiovasc Surg* 2001; 122(6):1239-1240.

45. Laczkovics A, Khargi K, Deneke T: Esophageal perforation during left atrial radiofrequency ablation. *J Thorac Cardiovasc Surg* 2003; 126(6):2119-2120; author reply 2120.

46. Damaria RG PP, Leung TK, et al: Surgical radiofrequency ablation induces coronary endothelial dysfunction in porcine coronary arteries. *Eur J Cardiothorac Surg* 2003; 23:277-282.

47. Ninet J, Roques X, Seitelberger R, et al: Surgical ablation of atrial fibrillation with off-pump, epicardial, high-intensity focused ultrasound: results of a multicenter trial. *J Thorac Cardiovasc Surg* 2005; 130(3):803-809.

48. Groh MA, Binns OA, Burton HG 3rd, et al: Epicardial ultrasonic ablation of atrial fibrillation during concomitant cardiac surgery is a valid option in patients with ischemic heart disease. *Circulation* 2008; 118(14 Suppl): S78-82.

49. Mitnovetski S, Almeida AA, Goldstein J, Pick AW, Smith JA: Epicardial high-intensity focused ultrasound cardiac ablation for surgical treatment of atrial fibrillation. *Heart Lung Circ* 2009; 18(1):28-31.

50. Nakagawa H, Antz M, Wong T, et al: Initial experience using a forward directed, high-intensity focused ultrasound balloon catheter for pulmonary vein antrum isolation in patients with atrial fibrillation. *J Cardiovasc Electrophysiol* 2007; 18(2):136-144.

51. Klinkenberg TJ, Ahmed S, Hagen AT, et al: Feasibility and outcome of epicardial pulmonary vein isolation for lone atrial fibrillation using minimal invasive surgery and high intensity focused ultrasound. *Europace* 2009; 11(12):1624-1631.

52. Damiano Jr RJ, Gaynor SL: Atrial fibrillation ablation during mitral valve surgery using the AtriCure device. *Op Techn Thorac Cardiovasc Surg* 2004; 9(1):24-33.

53. Mokadam NA, McCarthy PM, Gillinov AM, et al: A prospective multicenter trial of bipolar radiofrequency ablation for atrial fibrillation: early results. *Ann Thorac Surg* 2004; 78(5):1665-1670.

54. Lall SC, Melby SJ, Voeller RK, et al: The effect of ablation technology on surgical outcomes after the Cox-maze procedure: a propensity analysis. *J Thorac Cardiovasc Surg* 2007; 133(2):389-396.

55. Voeller RK, Bailey MS, Zierer A, et al: Isolating the entire posterior left atrium improves surgical outcomes after the Cox maze procedure. *J Thorac Cardiovasc Surg* 2008; 135(4):870-877.

56. Sie HT, Beukema WP, Misier AR, et al: Radiofrequency modified maze in patients with atrial fibrillation undergoing concomitant cardiac surgery. *J Thorac Cardiovasc Surg* 2001; 122(2):249-256.

57. Schuetz A, Schulze CJ, Sarvanakis KK, et al: Surgical treatment of permanent atrial fibrillation using microwave energy ablation: a prospective randomized clinical trial. *Eur J Cardiothorac Surg* 2003; 24(4):475-480; discussion 480.

58. Kondo N, Takahashi K, Minakawa M, Daitoku K: Left atrial maze procedure: a useful addition to other corrective operations. *Ann Thorac Surg* 2003; 75(5):1490-1494.

59. Knaut M, Spitzer SG, Karolyi L, et al: Intraoperative microwave ablation for curative treatment of atrial fibrillation in open heart surgery—the MICRO-STAF and MICRO-PASS pilot trial. MICROwave Application in Surgical Treatment of Atrial Fibrillation. MICROwave Application for the Treatment of Atrial Fibrillation in Bypass-Surgery. *Thorac Cardiovasc Surg* 1999; 47(Suppl 3):379-384.

60. Imai K, Sueda T, Orihashi K, Watari M, Matsuura Y: Clinical analysis of results of a simple left atrial procedure for chronic atrial fibrillation. *Ann Thorac Surg* 2001; 71(2):577-581.

61. Gaita F, Riccardi R, Caponi D, et al: Linear cryoablation of the left atrium versus pulmonary vein cryoisolation in patients with permanent atrial fibrillation and valvular heart disease: correlation of electroanatomic mapping and long-term clinical results. *Circulation* 2005; 111(2): 136-142.

62. Fasol R, Meinhart J, Binder T: A modified and simplified radiofrequency ablation in patients with mitral valve disease. *J Thorac Cardiovasc Surg* 2005; 129(1):215-217.

63. Benussi S, Nascimbene S, Agricola E, et al: Surgical ablation of atrial fibrillation using the epicardial radiofrequency approach: mid-term results and risk analysis. *Ann Thorac Surg* 2002; 74(4):1050-1056; discussion 1057.

64. Gillinov AM, McCarthy PM, Blackstone EH, et al: Surgical ablation of atrial fibrillation with bipolar radiofrequency as the primary modality. *J Thorac Cardiovasc Surg* 2005; 129(6):1322-1329.

65. Haissaguerre M, Jais P, Shah DC, et al: Spontaneous initiation of atrial fibrillation by ectopic beats originating in the pulmonary veins. *NEJM* 1998; 339(10):659-666.

66. Lee SH, Tai CT, Hsieh MH, et al: Predictors of non-pulmonary vein ectopic beats initiating paroxysmal atrial fibrillation: implication for catheter ablation. *J Am Coll Cardiol* 2005; 46(6):1054-1059.

67. Doll N, Pritzwald-Stegmann P, Czesla M, et al: Ablation of ganglionic plexi during combined surgery for atrial fibrillation. *Ann Thorac Surg* 2008; 86(5):1659-1663.

68. McClelland JH, Duke D, Reddy R: Preliminary results of a limited thoracotomy: new approach to treat atrial fibrillation. *J Cardiovasc Electrophysiol* 2007; 18(12):1289-1295.

69. Mehall JR, Kohut RM Jr, Schneeberger EW, et al: Intraoperative epicardial electrophysiologic mapping and isolation of autonomic ganglionic plexi. *Ann Thorac Surg* 2007; 83(2):538-541.

70. Geuzebroek GS, Ballaux PK, van Hemel NM, Kelder JC, Defauw JJ: Medium-term outcome of different surgical methods to cure atrial fibrillation: is less worse? *Interact Cardiovasc Thorac Surg* 2008; 7(2): 201-206.

71. Reyes G, Benedicto A, Bustamante J, et al: Restoration of atrial contractility after surgical cryoablation: clinical, electrical and mechanical results. *Interact Cardiovasc Thorac Surg* 2009; 9(4):609-612.

72. Healey JS, Crystal E, Lamy A, et al: Left Atrial Appendage Occlusion Study (LAAOS): results of a randomized controlled pilot study of left atrial appendage occlusion during coronary bypass surgery in patients at risk for stroke. *Am Heart J* 2005; 150(2):288-293.

73. Salzberg SP, Plass A, Emmert MY et al: Left atrial appendage clip occlusion: early clinical results. *J Thorac Cardiovasc Surg* 2010; 139(5):1269-1274. Epub 2009.

74. Salzberg SP, Gillinov AM, Anyanwu A, et al: Surgical left atrial appendage occlusion: evaluation of a novel device with magnetic resonance imaging. *Eur J Cardiothorac Surg* 2008; 34(4):766-770.

75. Arcidi JM Jr, Doty DB, Millar RC: The Maze procedure: the LDS Hospital experience. *Semin Thorac Cardiovasc Surg* 2000; 12(1):38-43.

76. Aziz A, Bailey MS, Patel A, et al: The type of atrial fibrillation does not influence late outcome following the Cox-Maze IV procedure. *Heart Rhythm* 2008; 5(5):S318.

77. Barnett SD, Ad N: Surgical ablation as treatment for the elimination of atrial fibrillation: a meta-analysis. *J Thorac Cardiovasc Surg* 2006; 131(5): 1029-1035.

78. Sahadevan J, Ryu K, Peltz L, et al: Epicardial mapping of chronic atrial fibrillation in patients: preliminary observations. *Circulation* 2004; 110(21): 3293-3299.

79. Nitta T, Ishii Y, Miyagi Y, et al: Concurrent multiple left atrial focal activations with fibrillatory conduction and right atrial focal or reentrant activation as the mechanism in atrial fibrillation. *J Thorac Cardiovasc Surg* 2004; 127(3):770-778.

80. Schuessler RB, Kay MW, Melby SJ, et al: Spatial and temporal stability of the dominant frequency of activation in human atrial fibrillation. *J Electrocardiol* 2006; 39(4 Suppl):S7-12.

81. Wolf RK, Schneeberger EW, Osterday R, et al: Video-assisted bilateral pulmonary vein isolation and left atrial appendage exclusion for atrial fibrillation. *J Thorac Cardiovasc Surg* 2005; 130(3):797-802.

82. Edgerton JR, Jackman WM, Mack MJ: Minimally invasive pulmonary vein isolation and partial autonomic denervation for surgical treatment of atrial fibrillation. *J Interv Card Electrophysiol* 2007; 20(3):89-93.

83. Han FT, Kasirajan V, Kowalski M, et al: Results of a minimally invasive surgical pulmonary vein isolation and ganglionic plexi ablation for atrial fibrillation: single-center experience with 12-month follow-up. *Circ Arrhythm Electrophysiol* 2009; 2(4):370-377.

84. Beyer E, Lee R, Lam BK: Point: minimally invasive bipolar radiofrequency ablation of lone atrial fibrillation: early multicenter results. *J Thorac Cardiovasc Surg* 2009; 137(3):521-526.

85. Edgerton JR, Edgerton ZJ, Weaver T, et al: Minimally invasive pulmonary vein isolation and partial autonomic denervation for surgical treatment of atrial fibrillation. *Ann Thorac Surg* 2008; 86(1):35-38; discussion 39.

86. Melby SJ, Zierer A, Bailey MS, et al: A new era in the surgical treatment of atrial fibrillation: the impact of ablation technology and lesion set on procedural efficacy. *Ann Surg* 2006; 244(4):583-592.

87. Tada H, Ito S, Naito S, et al: Long-term results of cryoablation with a new cryoprobe to eliminate chronic atrial fibrillation associated with mitral valve disease. *Pacing Clin Electrophysiol* 2005; (28 Suppl 1):S73-77.

88. Po SS, Scherlag BJ, Yamanashi WS, et al: Experimental model for paroxysmal atrial fibrillation arising at the pulmonary vein-atrial junctions. *Heart Rhythm* 2006; 3(2):201-208.

89. Scherlag BJ, Nakagawa H, Jackman WM, et al: Electrical stimulation to identify neural elements on the heart: their role in atrial fibrillation. *J Interv Card Electrophysiol* 2005; (13 Suppl 1):37-42.

90. Sakamoto S, Schuessler RB, Lee AM, et al: Vagal denervation and reinnervation after ablation of ganglionated plexi. *J Thorac Cardiovasc Surg* 2009; 139(2):444-452.

91. Mounsey JP: Recovery from vagal denervation and atrial fibrillation inducibility: effects are complex and not always predictable. *Heart Rhythm* 2006; 3(6):709-710.

92. Oh S, Zhang Y, Bibevski S, et al: Vagal denervation and atrial fibrillation inducibility: epicardial fat pad ablation does not have long-term effects. *Heart Rhythm* 2006; 3(6):701-708.

93. Katritsis D, Giazitzoglou E, Sougiannis D, et al: Anatomic approach for ganglionic plexi ablation in patients with paroxysmal atrial fibrillation. *Am J Cardiol* 2008; 102(3):330-334.

94. Calkins H, Brugada J, Packer DL, et al: HRS/EHRA/ECAS expert Consensus Statement on catheter and surgical ablation of atrial fibrillation: recommendations for personnel, policy, procedures and follow-up. A report of the Heart Rhythm Society (HRS) Task Force on catheter and surgical ablation of atrial fibrillation. *Heart Rhythm* 2007; 4(6):816-861.

95. Stroke Prevention in Atrial Fibrillation Study: Final results. *Circulation* 1991; 84(2):527-539.

96. Schaer GN, Koechli OR, Schuessler B, Haller U: Usefulness of ultrasound contrast medium in perineal sonography for visualization of bladder neck funneling—first observations. *Urology* 1996; 47(3):452-453.

97. Rosand J, Eckman MH, Knudsen KA, Singer DE, Greenberg SM: The effect of warfarin and intensity of anticoagulation on outcome of intracerebral hemorrhage. *Arch Intern Med* 2004; 164(8):880-884.

98. Pet MA, Damiano RJ Jr, Bailey MS, et al: Late stroke following the Cox-Maze procedure for atrial fibrillation: the impact of CHADS2 score on long-term outcomes. *Heart Rhythm* 2009; 6(5 Suppl 1):S14.

99. Gillinov AM, Sirak J, Blackstone EH, et al: The Cox maze procedure in mitral valve disease: predictors of recurrent atrial fibrillation. *J Thorac Cardiovasc Surg* 2005; 130(6):1653-1660.

100. Ad N, Cox JL: The Maze procedure for the treatment of atrial fibrillation: a minimally invasive approach. *J Cardiol Surg* 2004; 19(3):196-200.

101. Hart RG, Halperin JL: Atrial fibrillation and thromboembolism: a decade of progress in stroke prevention. *Ann Intern Med* 1999; 131(9):688-695.

102. Bando K, Kobayashi J, Kosakai Y, et al: Impact of Cox maze procedure on outcome in patients with atrial fibrillation and mitral valve disease. *J Thorac Cardiovasc Surg* 2002; 124(3):575-583.

103. Bando K, Kasegawa H, Okada Y, et al: Impact of preoperative and postoperative atrial fibrillation on outcome after mitral valvuloplasty for nonischemic mitral regurgitation. *J Thorac Cardiovasc Surg* 2005; 129(5):1032-1040.

104. Berenfeld O, Mandapati R, Dixit S, et al: Spatially distributed dominant excitation frequencies reveal hidden organization in atrial fibrillation in the Langendorff-perfused sheep heart. *J Cardiovasc Electrophysiol* 2000; 11(8):869-879.

105. Nattel S, Shiroshita-Takeshita A, Brundel BJ, Rivard L: Mechanisms of atrial fibrillation: lessons from animal models. *Prog Cardiovasc Dis* 2005; 48(1):9-28.

106. Ramanathan C, Ghanem RN, Jia P, Ryu K, Rudy Y: Noninvasive electrocardiographic imaging for cardiac electrophysiology and arrhythmia. *Nat Med* 2004; 10(4):422-428.

107. Damiano RJ Jr, Schuessler RB, Voeller RK: Surgical treatment of atrial fibrillation: a look into the future. *Semin Thorac Cardiovasc Surg* 2007; 19(1):39-45.

108. Ghanem RN, Jia P, Ramanathan C, et al: Noninvasive electrocardiographic imaging (ECGI): comparison to intraoperative mapping in patients. *Heart Rhythm* 2005; 2(4):339-354.

109. Intini A, Goldstein RN, Jia P, et al: Electrocardiographic imaging (ECGI), a novel diagnostic modality used for mapping of focal left ventricular tachycardia in a young athlete. *Heart Rhythm* 2005; 2(11):1250-1252.

110. Schuessler RB, Damiano RJ Jr: Patient-specific surgical strategy for atrial fibrillation: promises and challenges. *Heart Rhythm* 2007; 4(9):1222-1224.

111. Byrd GD, Prasad SM, Ripplinger CM, et al: Importance of geometry and refractory period in sustaining atrial fibrillation: testing the critical mass hypothesis. *Circulation* 2005; 112(9 Suppl):I7-13.

112. Kosakai Y: Treatment of atrial fibrillation using the Maze procedure: the Japanese experience. *Semin Thorac Cardiovasc Surg* 2000; 12(1):44-52.

113. Gaynor SL, Schuessler RB, Bailey MS, et al: Surgical treatment of atrial fibrillation: predictors of late recurrence. *J Thorac Cardiovasc Surg* 2005; 129(1):104-111.

张 恒　郑 哲　译

第 59 章

外科途径植入起搏器和自动除颤器

Henry M. Spotnitz

简介

起搏器和除颤技术是很多综述讨论的问题。根据作者的 2760 例手术，23% 的起搏器和 5% 的植入式心律转复除颤器（implantable cardioverter defibrillator，ICD）接受者年龄在 80 岁以上[1]。最近一个研究显示，年龄大于 75 岁的老年人接受起搏器植入的比例为 2.6%。起搏器的有效性和价效比已经被广泛接受，但 ICD 植入和双心室起搏技术对老年患者的作用仍然有待探讨。起搏器和 ICD 技术现在已经可以被用于所有年龄，包括心力衰竭的起搏和针对致死性心律失常的 ICD 预防性应用。目前电生理专家在该领域占据主导地位，胸外科医生和心内科医师对该领域的关注度下降。但是，胸外科医生必须掌握此类器械的外科植入技术以及复杂、疑难病例的处理。本章将重点介绍起搏器和 ICD 植入、管理的相关临床知识。

起搏器和自动除颤器技术

■ 装置描述

永久起搏器和 ICD 包括电极[2]和发生器两个部分。发生器又包括电池、遥控天线和集成电路。ICD 还有储备能量用以高通量电机的电容器。电池通常是碘化锂，可充电电池和核电池已经开始使用。集成电路包含可程控的微处理器、振荡器、放大器和感知电路[3]。集成电路使用互补金属氧化物半导体（complementary metal-oxide-semiconductor，COMS）技术。CMOS 可以被电离辐射破坏[4]。目前的起搏器和 ICD 可检测并报告内部构件的状态、外部连接情况、程序设置状态、最近的工作状态和可感知的心律失常。遗憾的是，不同的起搏器仅能被各自厂家的程控仪控制。

用于治疗心动过缓的起搏器

■ 历史

由于常并发致死性的医源性心脏传导阻滞，早年的心脏手术非常复杂。使用 Zoll 经皮电极经胸起搏是最早的解决方案[5]。后来，1959 年报道了经皮心内膜起搏[6]，1960 年报道了使用心外电极的"永久"起搏[7]。生物工程学技术的进步极大地改善了患者的生活质量。远期的问题包括电极的耐用性、感染、装置体积、程控仪的兼容性和费用。再同步技术的发展使冠状窦电极植入成为一个重要的技术。

■ 手术导致传导阻滞的解剖学

心脏手术时传导系统容易受伤。完全性心脏传导阻滞可见于主动脉瓣手术、二尖瓣或三尖瓣手术的缝合，间隔修补的缝合以及原发性肥厚性心肌病主动脉瓣下狭窄的心肌切除操作。上述损伤部位如图 59-1 所示。传导系统的梗死或心肌保护不完全也可能导致手术性心脏传导阻滞。

■ 国际通用起搏器代码（International Pacemaker Code）

如表 59-1 所示，一套三字母的代码描述了起搏器的主要功能[8]。第一个字母表示起搏的心腔，第二个表示感知的心腔，第三个表示起搏与感知功能的整合方法。固定频率的心室起搏和心房起搏分别是 VOO 和 AOO。同心腔按需起搏器分别是 VVI 和 AAI。VDD 起搏器仅起搏心室，但同时感知心房和心室。DVI 表示起搏心房和心室，但仅感知心室。DDD 是目前最灵活的设计。三个字母后面附加的 R 表示具有心率反应性。具有双心室起搏或心脏再同步化治疗（cardiac resynchronization therapy，CRT）功能的起搏器被称作 CRT-P。双心室起搏-除颤器被称作 CRT-D。

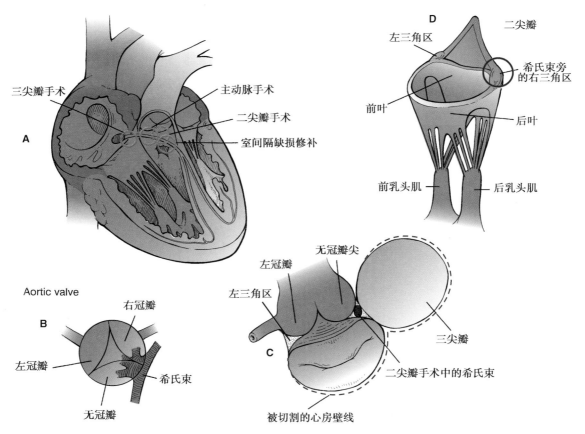

图 59-1　医源性心脏传导阻滞解剖图。（A）希氏束的位置及邻近结构，标记表示不同手术常损伤的位置；（B）希氏束位于室间隔内，正好在主动脉左冠窦和右冠窦之间的联合部下面；（C、D）二尖瓣手术时，希氏束位于室间隔后联合部和右纤维三角的前中侧。VSD = 室间隔缺损

表 59-1　国际通用起搏器代码

Ⅰ 起搏腔室	Ⅱ 感知腔室	Ⅲ 起搏流程
A	A	T
V	V	I
D	D	D
O	O	O
S	S	–

A = 心房；V = 心室；D = 双腔（以上二者）；O = 无；S = 单腔；T = 出发；I = 抑制；D = 双模式（以上二者）

■ 细胞电生理

　　心腔和传导系统的自律性来自细胞膜的自动除极和复极。静息状态下的心肌细胞外膜阳性，内膜阴性。当起搏器的阴性末端（负极）同心脏连接，阳性末端（正极）接地时，单极起搏阈值最低。心电图振幅不受极性的影响。

■ 心律失常

起搏器植入适应证

　　起搏器植入指南每年都会更新（表 59-2）。只有此类确切的证据，医保才会支付费用。指南将适应证分为可接受、有争议和不应植入三类。严重的窦性心动过缓和二度、三度传导阻滞是起搏器植入的适应证。如果 Holter 或其他方法证实症状出现和窦性心动过缓有关，也应当植入起搏器。对于必须长期药物治疗的室上性心律失常、室性心动过速、高血压和心绞痛患者，如果存在心率低于 40 次/分的心动过缓，可以安装起搏器。虽然临床研究可能会发现起搏器应用的新指征，但美国食品和药品管理局（food and drug administration，FDA）及保险商对此类适应证的承认常常需要很长的时间。电生理学研究对确定适应证有帮助[9]。在 2008 年，美国心脏病学院/美国心脏病协会/北美起搏器和电生理协会（American College of Cardiology/American Heart Association/North American Society for Pacing and Electrophysiology，ACC/AHA/NASPE）特别小组发布了起搏器和 ICD 植入的建议修订版。所有参与节律控制装置植入的医生都应当熟悉这些指南[10]。

房室传导阻滞

　　一度房室传导阻滞指 P-R 间期大于 200 毫秒。当心房率增快时，Ⅰ度房室传导阻滞可能发展成文氏传导阻滞（Wenckebach）。二度房室传导阻滞是房、室节律的不完全分离，导致 P-R 间期的逐渐延长最终心跳脱失（文氏阻滞，莫氏 Ⅰ 型，通常是房室结阻滞）或不伴有 P-R 间期延长的心跳脱失（莫氏 Ⅱ 型，通常为希氏束-浦肯野系统的阻滞）[11]。三度房室传导

阻滞是完全的房、室节律分离，心房率常常高于心室率。左右束支阻滞以及左前分支、左后分支传导阻滞是可用心电图识别的心脏传导系统部分阻滞。房室传导阻滞的病因包括缺血性损伤、特发性纤维化、心肌病、医源性损伤、房室结消融、莱姆病、细菌性心内膜炎、系统性红斑狼疮和先天性损伤。

表 59-2　心脏起搏器植入的医保指南

可接受，有症状的慢性患者

房室传导阻滞

完全性（三度）

不完全性（二度）

莫氏 I 型

莫氏 II 型

不完全传导阻滞：2∶1 或 3∶1 阻滞

窦房结功能不良（有症状）

窦性心动过缓、窦房传导阻滞、窦性停搏

快-慢综合征

有争议

有症状者

双束支/三束支室内传导阻滞

高敏性颈动脉窦综合征

无症状患者

三度房室传导阻滞

莫氏 II 型

心肌梗死后伴莫氏 II 型

先天性房室传导阻滞

窦性心动过缓 <45 次/分需要长期药物治疗者

室性心动过速超速起搏

不应植入

不明原因的晕厥

无症状患者

窦性心动过缓、窦房阻滞、窦性停搏

束支阻滞

莫氏 I 型

窦房结功能障碍

窦房结功能障碍是否需要安装起搏器，以及心动过缓是否是由治疗其他疾病必须的药物所导致都取决于症状。窦房结功能障碍的病因包括冠心病、心肌病和神经反射系统的影响。

神经反射问题包括颈动脉窦敏感性增强、血管迷走性晕厥、排尿及吞咽性晕厥[12]。人们已经意识到心脏抑制（心脏停搏 >3 秒）和血管性减压（心率足够但血压明显下降）均可引起反射性晕厥。血管减压性晕厥主要依靠药物治疗[13]。倾斜试验（tilt table testing）可提供客观数据。是否需要安装起搏器取决于症状和心脏停搏的持续时间。大于 3 秒的心脏停搏建议安装起搏器。因为房室同步可以提高每搏输出量、减轻症状，双腔起搏（DDD 或 VDD）较适合此类患者。

■ 永久起搏器

双腔起搏和房室同步

与非同步状态相比，正常的心脏每搏输出量要高 5% ~ 15%[14]。左室肥厚、舒张顺应性下降、心力衰竭时保证房室同步尤为重要[14]。同正常的起搏路径相比，右室心尖部异位起搏点的除极在心室肌的传导更慢，将打乱正常的传导顺序。

最近的研究强调激动顺序对临床结果的影响。同心尖起搏相比，右室流出道起搏可能提高心输出量，这可能就是激动顺序的影响[15]。对于特发性肥厚性主动脉瓣下狭窄患者，DDD 起搏可以打断起搏顺序，降低心室-主动脉压差[16,17]。对于晚期心肌病伴有室内传导异常的患者，接受双心室（右心室心尖部和冠状窦）起搏可恢复间隔部和游离壁的同步收缩或称"心室再同步化"（ventricular resynchronization），改善左心室功能[18,19]。单点左心室心外膜起搏可能在某些患者起到类似的作用。对于术后心脏传导阻滞并安装临时起搏器的患者，双心室起搏优于右室起搏[19]，可能对心脏术后左室功能障碍有一定效果。临床试验也发现双心室起搏比标准的心脏传导阻滞起搏方法更优[20]。

双腔起搏方案

DDD 起搏器程控包括下限心率、上限心率和房室延搁。当心房率处于上限和下限之间时，起搏器将追踪右心房和右心室之间 1∶1 的应答，不起搏心房。如果心房率低于下限心率，起搏器将以下限心率起搏心房；如果心房率高于上限心率，起搏器将以上线心率起搏心室，房室将不同步，类似文氏阻滞的效果。

设定的房室延搁时间定义为心房除极和心室除极之间的间隔。计时开始于心房心电活动或起搏刺激信号出现时，结束于房室延搁时间结束时。如果在此期间没有探测到心室除极的信号，起搏器将起搏心室。心房延搁（atrial latency），指不断变化的心房起搏至 P 波出现的时间，需要不同的房室延搁时间来进行程控。

按需型心率应答

高代谢状态时，心脏通过增强心室肌收缩、提高静脉回流和心率来增加心输出量。对于完全性房室传导阻滞但窦房结节律正常的患者，双腔起搏器保证了房室同步和正常的心率应答机制[21]。然而，窦房结功能障碍（运动时心房率不增加）或者单心室（VVI）起搏器，需要其他机制来提高心率。三个字母后面多加的 R 就表示具有按需心率应答功能。如果感受器感受到了代谢需求升高，起搏器的下限心率就会根据程序设定提高。身体震动[29]和呼吸频率[22]常用来评估代谢需求。此外，体温、静脉氧浓度、QT 间期、右心室收缩压和右心室心输出量也是常用的指标。上述指标都可导致心率的异常提高，比如坐在颠簸的汽车就可能导致心率提高。喜好安静生活的老年人接受按需性心率应答起搏器将不会受益；冠心病患者也会由于增加的心率而导致心绞痛、心肌梗死等严重后果。

起搏技术的选择

除了慢性房颤患者，双腔起搏器已经是标准的治疗方法。

相比于心室起搏，心房起搏将更好的保证窦性心律[23]。对于阵发性心房颤动，以前无法使用 DDD 起搏器，现在由于可以进行模式转换，所以也不再是禁忌证。心脏抑制型神经反射性晕厥患者接受双腔起搏的受益也已经被报道[13]。双腔起搏可能不适合年老的患者，仅当起搏器综合征、高血压或充血性心力衰竭出现时才可使用。VVI 或 VVIR 起搏器适合心动过缓伴有慢性心房颤动的患者。AAIR 起搏器适合接受心脏同种移植且伴有窦性停搏或窦性心动过缓的患者[24]。有症状的心力衰竭患者建议使用带有冠状窦心内膜电极的双心室起搏器[25]。

起搏技术

心外膜电极和心内膜电极

总的来讲，心外膜电极在电学特性上差于心内膜电极，而且更容易出现导体断裂[26]。激素洗脱和小接触面积电极优化了心外膜电极。心脏二次手术的患者安装心外膜电极将更加困难，主要原因是心外膜纤维化将提高起搏阈值。感染的心外膜电极必须通过开胸手术摘除。心外膜电极较适于先天性间隔缺损、单心室、机械三尖瓣或静脉血栓/堵塞的患者。在开胸手术中，通过心房荷包缝线切口插入心内膜电极是一个可用的方法[27]。由于冠状窦电极植入有 5% ~10% 的失败率，所以通过小切口来放置左心室心外膜电极的方法备受关注[28]。

通过心脏手术安装 DDD 起搏器的方法如图 59-2 所示。固定阳性螺旋电极通过心房微小切口进入心腔，并通过轴向旋转调整到适合的位置。三尖瓣修补或置换术时，可将电极穿过修补环和瓣膜之间。

单极和双极

双极电极包括两根绝缘导线。在单极电极系统，患者身体是地线作为阳极；仅一根导线介入心脏导入负极。双极电极降低了电学噪音（过度感知），较少引起膈肌或胸腔起搏。但因为工程学的复杂性，这种优势被抵消。以前双极电极的绝缘层或导线容易出故障，可能影响感知和起搏功能（如图59-3）[29]。最近的双极电极明显进步，在尺寸和使用上同单极电极类似（图 59-4 和 59-5）。需要注意，美敦力公司的 Sprint Fidelis ICD 电极的断裂可能性较高。

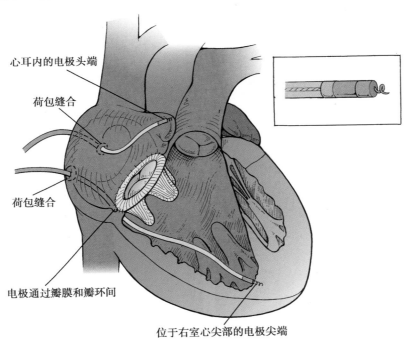

图 59-2　心脏外科手术时经心外膜法行心内膜起搏。心房荷包缝线切口做心房入口；送入电极用鞘管或手触诊帮助固定螺旋。心室电极从人工瓣膜和瓣环之间跨过三尖瓣平面。冠状窦也可到达

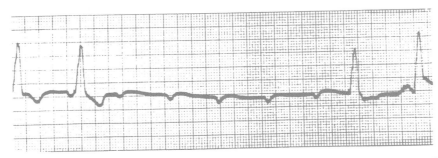

图 59-3　三度房室传导阻滞、低逸搏心率、双极 VVI 电极起搏器和阵发性眩晕患者的心电遥测记录。当程控为完全 VOO 模式时，长间歇消失。患者更换电极后出院。这说明感知过度可能是致命的。这种老式起搏器不能遥测心电图以证实这个诊断

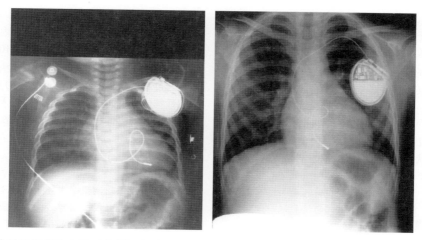

图59-4　胸片显示患者从 1 岁（左图）长大到 5 岁（右图）时阳性固定电极心内环状的变化

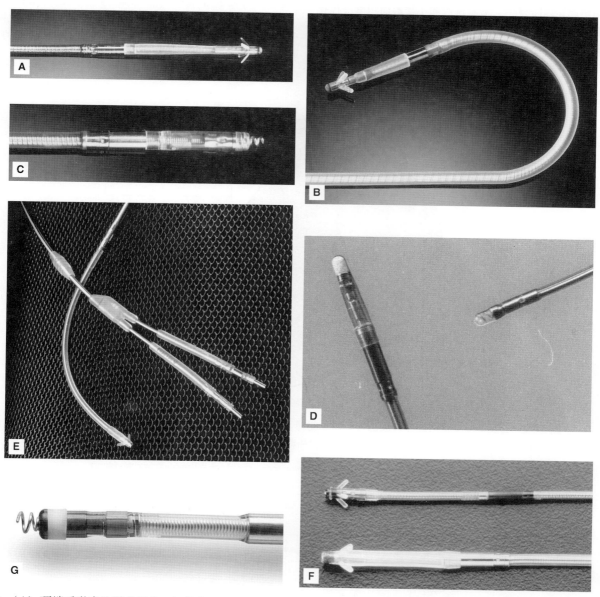

图59-5　（A）顶端系激素洗脱的指头双极锚状心室起搏电极；（B）顶端系激素洗脱的 J 型双极锚状心室起搏电极。（C）尖端带可回缩螺旋的双极心室起搏电极；（D）尖端带固定螺旋的双极（左）和单极（右）心室起搏电极，在尖端覆盖着可很快溶解于血液中的包被物，减少静脉损伤的发生。这些电极可用于心房和心室。右侧的那种电极，我常广泛用于心房和心室起搏；（E）用于 VDD 起搏的单根电极。（F）随着技术进展，电极直径明显减小；（G）固定螺旋双极 7F 电极尖端带有激素洗脱的白色项圈

电极固定

推荐首选阳性固定法，尤其是肌小梁极少的位置。一个细小的螺旋将电极固定在位置上（图 59-5G）。在固定的螺旋上包被可溶解物质可提高静脉通过性。可回缩螺旋（Bisping 电极）设计是另一种方法，旋转电极顶端的轴可以伸缩螺旋。固定电极时，顺时针方向旋转可通过力度反馈判断固定是否牢固、安全。电极阻抗是判断可回缩螺旋电极是否已经充分伸展的重要依据。

锚状电极用微型锚状结构将电极镶嵌在心肌小梁之间（图 59-5A）。与螺旋电极相比，锚状电极需要较大的鞘管，固定在光滑壁或严重扩张的心腔并不安全。不过，许多医生倾向使用此类电极[30]。

■ 临时起搏器

经胸起搏、临时心内膜起搏和变时性药物（如阿托品、异丙肾上腺素、多巴酚丁胺）可治疗急性心动过缓。目前的临时心内膜电极已经很少会引起右心室穿孔，但当拔出临时起搏器导线后血压急剧下降时仍然需要警惕。

心脏手术后心动过缓常用临时心房、心室心外膜导线起搏来治疗。存在一些问题，如右心房或右心室不能夺获，右心房感知丢失等。心房起搏器和患者自主心律互相竞争可促发心房颤动或心房扑动。如果心房感知不良，调快心房起搏率，使其明显快于自主心律可减少竞争。变化极性或局部麻醉下在皮肤出入另一根地线，可提高起搏阈值。起搏器电压或电流输出值应设置为至少两倍于阈值，并每天监测。对严重患者，心室感知不良将导致起搏电流落在心室易损期，引起室性心动过速或室颤。

心输出量和起搏心率

心脏手术后血流动力学受损的患者，最优化的起搏心率和房室延搁时间可以补偿瓣膜反流或固定的心输出量损失，改善血流动力学状况。如果系统阻力恒定不变，平均动脉压可用于评估心输出量。起搏频率和房室延搁时间的调整应在 20 秒内完成，以减少反射作用。持续产生最高平均动脉压的参数也会产生最高的心输出量。

■ 起搏器植入

手术室要求和麻醉

目前，越来越多的起搏器和 ICD 手术在电生理（electro-physiology，EP）室完成[31]。无论是在手术室还是 EP 室，必须有合适、有效的设备。感染控制至关重要[32]；空气质量必须达到手术室的标准。当存在心绞痛、一过性脑缺血、认知功能障碍、利多卡因毒性反应、痴呆、心肌缺血、心力衰竭、焦虑、室性心动过速等情况时，麻醉师应当在场。万古霉素反应（红人综合征，red man syndrome）、起搏诱发室颤、空气栓塞、阿斯综合征尽管很罕见，但均有可能发生。术中死亡多见于出血、心脏压塞、室颤、心力衰竭、心肌梗死等。

监测

起搏器植入时，通过心电图来监测 R 波是不够的，因为可能无法区别未夺获的起搏伪像。对于心脏停搏的患者，阈下刺激可以使监测器发出常规的哔哔声。用氧饱和度监测更好，因为仅当有血流通过时才发出信号声。每搏血氧仪不应当同血压仪放在同一侧肢体。当监护不可信时，麻醉师或护士通过触摸颞、面或桡动脉搏动可以在患者出现症状前发现心脏停搏。

经静脉植入技术

需要考虑选择哪一侧植入，以及静脉切开还是经皮穿刺。头静脉、锁骨下静脉、颈外静脉和颈内静脉切开术已有报道[33]。解剖学的改良[29,34]可以减少锁骨下静脉瘪陷的发生（图 59-6）。锁骨下静脉穿刺不可避免会发生血/气胸、严重静脉损伤，但发生率很低。静脉超声可以进一步降低损伤的发生率。

对于上腔静脉综合征或锁骨下/无名静脉堵塞或血栓的患者（如慢性透析、纵隔气管造口术、多个起搏器电极），经静脉植入术比较困难。经面下静脉甚至肝静脉植入均有可能[33,35]，但需要考虑出血、静脉血栓和肺栓塞的可能性。右侧胸骨旁纵隔切开术可暴露右心房，小鞘管的 Seldinger 法和心房荷包缝合可用于难度较大的病例（图 59-7）[36]。起搏器电极拔出时的拔出路径可能可以用于电极的再植入。

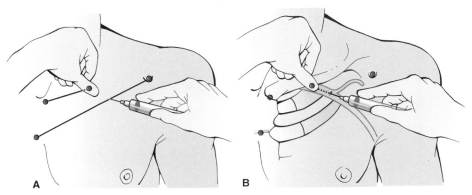

图 59-6 锁骨下静脉穿刺的标记。此法潜在的并发症有气胸、血胸和因锁骨挤压损伤电极

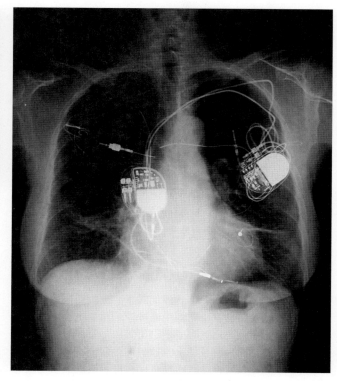

图59-7 从另一家医院转入的女性患者，逸搏心率很慢，双侧静脉闭塞，伴有严重传出障碍。经右侧胸骨旁纵隔切开术从右心耳植入一个新的起搏器。设置旧起搏器至备用模式，计划在以后摘除

抗生素的预防性使用

在植入人工装置前应预防性应用抗生素[32]。我们常用 1g 头孢唑啉，静脉注射；并用 1 升温生理盐水加 1g 头孢唑啉冲洗手术区域。对装有人工瓣膜或对青霉素/头孢唑啉过敏的患者食用万古霉素 500mg 或庆大霉素 1mg/kg。

起搏系统分析仪

起搏阈值和心电振幅可用起搏系统分析仪测量。目前需要分析仪可检测心电图特性和回转率（slew rate），并具有心电图遥测功能。要注意维护和定期检查检测仪，包括电池。起搏器和分析仪参数间出现任何差异都需要注意并重新检查分析仪的相关功能。

需要熟练掌握相关技术才能操作分析仪并记录数据。现在也可将分析仪放入一个无菌袋中，由术者操作。生产厂家代表现在越来越多地出现在术中，他们可以熟练操作分析仪。

连接线

连接分析仪和电极的电线就是患者的生命线。即使质控很好，连接线裂开或反向仍有可能导致二次手术。在将连接线和分析仪相连时也有可能犯错。因此，建议对连接线及其环路完整性进行常规检查。接通后，分析仪将以 5V 的输出量开始起搏，鱼嘴夹接头短暂接触到皮下组织，要注意使永久起搏器的抑制最小化。分析仪的电流感应应升高到 300 ~ 1000 欧姆。如果阻抗高于 5000 欧姆，说明环路通。当分析仪-连接电路出现

故障时，必须把问题解决才能继续手术。还应当检查连接分析仪的连接线，因为无意中颠倒极性可使测得的起搏阈值异常增高。甚至带有极性连接的一次性电极在交付使用时，极性仍是颠倒的。

■ 术中透视

透视对经静脉植入起搏器是必须的，手术室人员应当熟悉相关设备。经验丰富的团队可以避免影像定位、重启、计时器、踏板和锁机等方面的问题。透视仪可能在关键时刻突然失灵。如果没有备用设备，应考虑心内膜或心外膜"盲"插，或者推迟手术。尽管影像效果略差，低剂量或脉冲式影像的使用可避免透视仪过热。缩短透视时间，可以控制放射暴露剂量。

外科方法

只要可以，我们优先选择左侧植入。将透视仪探头小心放置在患者右侧，可以看到心尖部、右心房及胸三角沟。右臂伸展在右侧托手板上，从输液架上悬吊布巾，右侧输液架置于托手板的尾端。小心暴露左锁骨，注意为患者提供足够的光线和空气。备皮后，根据胸三角沟和锁骨铺巾找到必要的体表标志。切开部位和起搏器囊袋区要用 1% 的利多卡因局部阻滞。在锁骨下 4cm 处切开一个 5 ~ 6cm 的水平切口，切口侧部正好延伸到胸三角沟。这样，起搏器发生装置放在远端胸三角沟和腋窝的部位，避免左臂和肩部的活动对起搏器的干扰。也可直接在胸三角沟上切口，暴露头静脉；这种方法尤其适用于肥胖或静脉闭锁的老年患者。

经静脉入路

当暴露胸三角沟后，在胸大肌和三角肌的边缘再追加注射局麻药。沿着胸肌侧缘分离达胸三角沟，直到头静脉或其他的静脉分支被暴露为止。找不到头静脉可能是因为切口距离头静脉或尾部太远，或者侧向切开不够。如果需要，切口可深达胸部下脂肪层。如果静脉太小不能通过电极，可通过末端弯曲的导引钢丝送入一根 7F 的鞘管。对于迂曲的静脉，通过手工塑形使导丝通过迂曲处是一个重要的方法。图59-8 描述的方法可用于扩大静脉直径。如果导引钢丝无法通过，可通过导丝插入一根 16 号的造影导管，注射小剂量造影剂来观察静脉系统的迂曲程度。如果必须放弃切开法，锁骨下静脉造影定位可以减少穿刺的风险。如计划安装双腔起搏器，在鞘管被拔出前，应再放一根导丝于血管内，这可以减少手术时间[36,37]。做一个肌肉荷包缝合通常足以止血并固定电极[38]。在此阶段，如果有较好的无菌环境，超声定位将对操作有帮助。

右心室电极植入

从左侧进入，距导引钢丝远端 10cm 处的小弯可引导电极到达三尖瓣、右室和肺动脉。将导丝继续向前送到心影之外的肺动脉内，可以证实其不在冠状窦内。使用阳性固定螺旋电极时，在顺时针方向旋入心肌之前，导引钢丝应撤出 3 ~ 5cm，这样可以减少心尖部穿孔的可能性。需要注意旋转电极过程中产生的反向扭力，它可以用来判断固定得是否安全。固定电极时，我们将电极轴心连续顺时针方向转动 3 周，然后释放旋转器。如果需要，可重复上述过程，直到确定电极稳固。无论

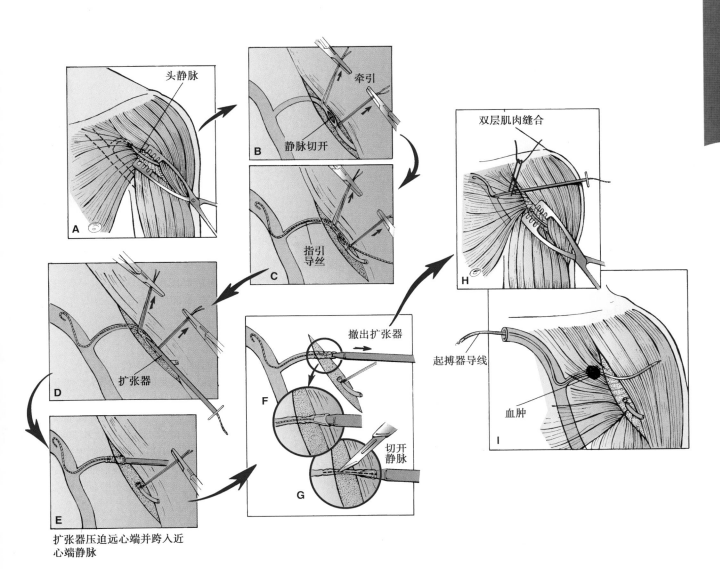

图 59-8 头静脉切开法，小静脉可通过导丝但不能通过鞘管进入中心静脉。因鞘管嵌顿和静脉套叠产生阻力；只有静脉的外口向内套叠才能前进。幸运的是，可很好利用这种嵌顿。送入一根导丝后（C）；经导丝送入一个 16 号造影导管扩张此静脉（未显示）。这样可使鞘管尖端进入静脉（D）；纵向分离静脉后，鞘管才能进入（E）。轻轻回撤鞘管拉回暴露静脉（F）；然后，用 11 号刀片纵向分离此静脉段（G）；如必要，此过程可以重复，以送入鞘管。延鞘管走行周围荷包缝合近段软组织以止血（H、I）

何种顺序，旋转不要超过 3 圈。用旋转电极时可能存在心室肌穿孔的可能。在固定时要进行造影，注意观察固定过程中电极有无异常解剖移动，即电极沿着心尖的心影边缘移动，然后朝向头端移动。如果这种情况发生，要拔出电极再次植入。同时，需要做心脏超声检查并关注心电监护，观察患者是否出现心脏压塞。

当电极尖端被固定后，撤出导丝并测试阈值。此时要求患者深呼吸并咳嗽以确认电极固定。对于阳性电极，可逆时针方向旋转松开直到自由脱落。阳性电极几乎可以安置于右心室边缘的任何部位（图 59-9），包括右心室流出道（图 59-10）[39]。在一些疑难病例，我们曾反复放置 15 次。右心室心影的中央不是理想的位置，因为电极容易缠绕在腱索上。

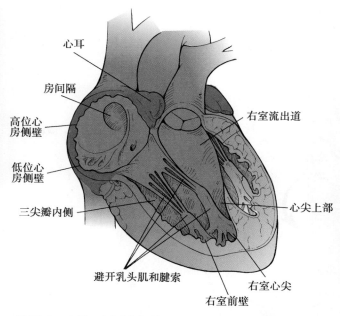

图 59-9 有助于用固定螺旋电极经静脉起搏心房和心室的部位。应避开右心室中央；旋入此位置可使电极嵌顿在腱索上，此时需要废弃电极

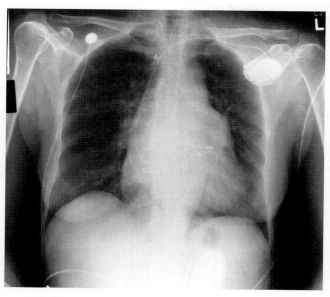

图 59-10 患者为埃勃斯坦畸形三尖瓣置换术后完全性房室传导阻滞。胸片显示螺旋电极在右室流出道。对于这位患者，此位置使电极在三尖瓣环位置的活动和压力均最小

冠状窦电极植入

MIRACLE 研究和后续的一些研究结果证实，对于扩张性心肌病患者，经冠状窦（coronary sinus，CS）植入左心室起搏器可以有效降低心力衰竭和死亡的发生率[18,19,25]。电生理学家在冠状窦熟练放置标测电极；可操控的标测导管和双平面是重要的工具。尽管如此，CS电极植入仍有5%-10%失败的可

能[18,25]。冠状窦口常位于靠近三尖瓣根部的后壁（图59-11）。心衰患者的冠状窦定位很难，主要是因为右心增大，冠状窦成角并变形。经食道导管行超声和静脉造影可能有帮助。准备接受 CRT 治疗的患者常可能发生室性心动过速，需要准备快速除颤器。尽管左心室心内膜和心外膜电极植入技术不断进步，哪怕经验丰富的操作者也可能需要用几个小时来放置冠状窦导管。使用跨线电极技术目前来看最为成功。我们推荐首先经头静脉放置冠状窦电极，如必要，再穿刺锁骨下静脉放置右心房

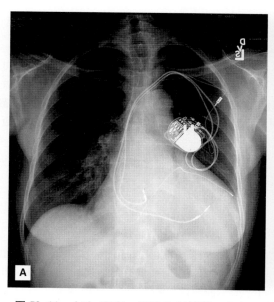
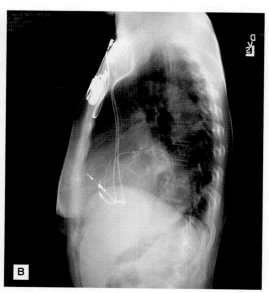

图 59-11 （A）双室、CRT-P 起搏器，在右心房、右心室和冠状窦侧枝（左室）植入心内膜电极。由于加用左室电极，患者不再是多巴胺依赖性；（B）患者的胸部侧位片，显示冠状窦的后方

和右心室电极。CS 电极植入包括将一个成角的导管送入 CS，随后进行 CS 静脉造影，再通过鞘管将电极植入 CS 的侧枝。然后，在保证电极不被移动的情况下，拔出 CS 鞘管。阳性固定电极不可用。多种成角的 CS 鞘管、可变性探针和电极设计可供选择，这也体现了该技术的难度。对心力衰竭患者，不要低估植入 CS 电极的难度；特殊的训练很有必要。

电极长度调整

如果电极长度"太短"，深呼吸时横膈的牵拉会导致电极脱位；电极长度"太长"，咳嗽时可能导致电极形成一个环状，导致电极实际上过短，也可导致电极脱位。在透视要让患者深呼吸可以帮助调整电极长度，让患者用力咳嗽可以测试电极植入是否牢固。如果使用过量镇静，就无法用这类方法来判断。让镇静尽量少，还有助于早期发现起搏器综合征。

心房电极植入

双腔起搏器植入时，心房电极是最后放置的。从左侧进入时，"J"或"S"型导丝最适于发现心耳[55]。"S"型导丝还有助于将阳性固定电极送到接近右心房和下腔静脉交界处的右侧边缘（图 59-12）。此处 P 波振幅常较其他部位好。心房起搏的阈值应当低于 2V。当完全性传导阻滞发生时，从体表心电图很难证实心房夺获。如果心房机械功能足够，可以 150 次/分的心率起搏心房，透视下明显可见电极尖端快速摆动。

此时电极的摆动可能可以用来测定心房起搏阈值。上述技术仅在心房率不会传导至心室时使用。需要注意，在完全性心脏传导阻滞且使用临时 VVI 起搏器的患者，这种起搏方式可能会抑制临时起搏器的功能，导致停搏。

心电图 P 波的控制是双腔起搏的最大弱点。如果心房感知不好，DDD 起搏器不能正常工作。P 波振幅最好高于 2mV，它可能在呼吸时不断变化。P 波振幅的最小值（注意不是最大值）决定了感知是否足够。在心房颤动时，P 波振幅的价值要低于窦律时。

单极电极的 P 波振幅测量容易被混淆。来自心房电极的干扰或心室除极的远场电感应可能出现，导致起搏器分析仪从心房测得的信号不是 P 波，而是 QRS 波的一部分。同步测量并显示心房、心室点图和体表心电图可以解决这个问题。另一个方法是将起搏器成功设置为 P 波感知：下限心率设置为患者的固有心房率，房室延搁短于患者的 P-R 间期，心房感知设定在 2mV。当发生器连接到心房和心室电极时，如果 P 波振幅大于 2mV，每个 P 波后会紧跟一个心室起搏信号。手术结束时，起搏器必须重新调试到适合临床需要的参数。

心房、心室心电图的起搏遥测数据可以提供很有价值的电生理资料。比如，在手术室不能起搏或测不到心房电图可能表示有低振幅的心房颤动或室上性心动过速；这种情况，体表心电图可能无法发现，但在遥测数据中可以发现。另外，遥测心电图可以确定 DDD 起搏是否合适。

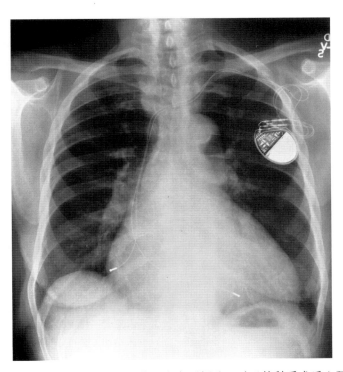

图 59-12　DDD 起搏器，心房电极位于右房下侧壁。对于外科手术后心耳闭塞的患者尤为有用，此位置需要适用阳性固定电极。当其他位置 P 波振幅不好时，也可以使用这个位置。如果输出电压为 10V 时有膈神经刺激表现，需要重新放置电极

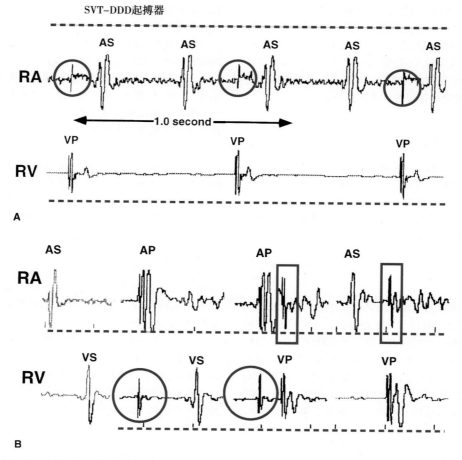

图59-13 （A）室上性心动过速时（SVT），DDD 起搏器的右心房和右心室心电图。规律的心房除极（AS）频率 160 次/分。起搏器起搏心室频率（VP）为 80 次/分，因为 P 波交替落在 PVARP 内，所以为探测到。圆圈标记的是 RV 起搏信号远场感知电位出现在 RA 电极上，术前未发现 SVT，指导记录心电图才发现，不能成功起搏 RA。得到心电图后，经起搏器超速心房起搏将 SVT 转复成正常窦性心律，可见到正常的起搏功能；（B）单极 DDD 起搏器，心房（上，RA）和心室（下，RV）电图。第 1 个周期仅标记心房感知（AS）和心室感知（VS）。第 2 个周期标记心房起搏（AP）和 VS。低 3 个周期标记 AP 和心室起搏（VP）。最后 1 个周期来自不同的患者，标记 AS 和 VP。在心脏完全阻滞时，产生和心房同步的心室起搏。圆圈代表 RA 起搏信号的远场感知电位出现在 RV 电极上。矩形显示 RV 起搏信号的远场感知出现在心房电极上

发生器位置

对于初次安装的起搏器，我们具有水密性的三层皮肤缝合法；更换起搏器时，缝三层。外表美观对许多患者很重要；对于其他患者，使伤口愈合良好更为重要。胸壁曾受过伤，或者接受过乳腺癌手术/放疗可能会导致难以克服的技术问题。双极电极起搏器更易于植入胸壁下。小型起搏器易于放置，但电池寿命降低。创新的植入部位包括腋下、乳房后、胸内、腹内、腹膜前，但目前的起搏器设计很少适用于放入这些部位。

■ 起搏器植入后的住院时间

门诊手术

对于逸搏心率足够并植入阳极固定电极的患者，可以同正常手术患者一样出院。从麻醉状态恢复并脱离监测后，患者可以下床走动，并可以在指导下进行一定范围的肩部活动训练。胸片复查可以确认电极的位置，排除血胸、气胸或心包增大等。

起搏器依赖的患者

由于技术失误、躁狂患者的挣扎或其他原因可能导致起搏器脱位，有一小部分起搏器脱位是无法避免的[30,40]。对于起搏器失灵可能导致死亡或伤残的患者，应该住院连续监测一个晚上。不过，我们医院做的门诊患者电极脱位的发生率并不比住院患者多。

■ 发生器的更换

计划

最近的一项研究显示，15% 的功能良好的起搏器被更换掉。起搏器更换的并发症包括感染、电极损坏、接头损坏和更换发生器时出现的心脏停搏。初次安装时为起搏器非依赖性，在更换时可能已发展为起搏器完全依赖性。门诊手术目前很常见。除非考虑更换电极，否则我们不停用华法林[41]。对于电极植入已经超过 10 年的患者，发生器更换前需要仔细评价起搏器失效的可能；如果怀疑电极失效，应当进行 Holter 监测。起搏阈值增高可能表明电极即将失效。更换发生器时可能一并更换电极，这一点需要在术前同患者讨论。

起搏保护

在发生器更换时，可以应用保护性的经静脉临时起搏，但这个很少是必须的。新发生器的输出必须高于已放置电极的阈值。如果原起搏器固定输出为 5.4V 的老式起搏器，这就可能是个问题了。这种老式起搏器不能进行术前阈值测试，而且 5.4V 对于目前的一些发生器来讲太高了。对于新起搏器，标准方法是用起搏器分析仪测试起搏阈值并在连接之前设定在合适的输出值。在断开原发生器前，要确保分析仪、连接线和各连接部分完好无损，手术室人员非常清楚导线的走行。有些人将分析仪放入无菌袋，置于手术区域。对于大多数发生器，顶部放入的通用扳手可延续与心室电极间的连接，因此在断开原发生器前就可以建议起搏阈值。原发生器应放置可触及的地方备用，以防新发生器、分析仪或接头发生问题。新发生器必须设定为单极或双极，同原有电极一致。

电极型号

用于永久起搏的三种常用电极型号是 6mm、3.5mm（VS-1）、3.5mm（IS-1）。如果新发生器并不完全匹配于原电极型号，可以使用可升高或降低电压的适配器。尽管接头的直径相同，VS-1 和 IS-1 的接线顺序也不一定相同。提前测定接头是否能安全进行 VS-1/IS-1 界面交联非常重要。

■ 术后护理

伤口护理

指导患者保持伤口干燥，指导术后 7 ~ 10 天来门诊复查。门诊复查时任何的伤口流出物都应做培养，并且开始预防性应用抗生素，直到获得培养报告。对于术后罕见的血肿，我们不行抽吸，仅密切观察。除非有感染或者将有引流物自行流出。

抗生素的预防性使用

AHA/ACC 指南不推荐在牙科手术或其他侵入性治疗前常规进行抗生素的预防性使用。我们建议起搏器植入后预防性应用抗生素 3 个月，使电极有充分的时间长入内膜。

■ 测试和随访

办公室/门诊随访和电话随访

接受起搏器植入的患者需要进行定期的随访，来监测感知、起搏功能以及电池剩余电量。目前的标准要求每 1 ~ 3 个月监测 1 次，不过是选择电话监测还是门诊随访仍有争议[61-63]。电话随访可以减少老年患者的交通问题，但有些患者需要特殊的帮助才能配合这一过程。为了减轻患者的交通负担和医疗资源占用，许多商业机构提供 24 小时的紧急监测服务，可以帮助焦虑、残疾的患者。目前有些起搏器和 ICD 可以进行远程监测和控制。

起搏器程序控制

经过培训、经验丰富的人员可以完成起搏器程序控制。在一些情况下，生产厂家的代表可以提供有价值的帮助。目前还有一些用于起搏器/ICD 监测和控制的先进技术正在开发中。

DDD 起搏器程控可以调节心房和心室的心电图感知和起搏刺激的振幅/波宽。下限心率、上限心率、房室延搁和心房心室感知的不应期都可以调整。心率应答、单极/双极起搏形式和其他一些设定都可接受无创地调节。

我们最开始将起搏器刺激振幅和波宽设定高于原始值。当第一次来诊室随访时，再次测试起搏阈值，如果起搏阈值低了，就将振幅和波宽下调到原始值水平。对于激素洗脱电极，使用高的初次输出没有太大的意义。关于起搏器程控的细节，其他文章已有介绍。现在还有些起搏器可以自行调节阈值。

通过电话或 Holter 监测发现的大多数问题都可以通过程序控制来解决。通过实时心电图或储存的资料可以发现引起症状的原因。程序控制能调整感知的敏感性和起搏输出，还能应对药物改变导致的新发房颤（图 59-14A）和窦房结功能不全（图 59-14B）。但有些问题需要接受二次手术，如电极脱落、电极断裂、绝缘体老化（图 59-3）和传出阻滞（图 59-16）。

起搏器程序设定前应打印出最初设置的参数，这在改变设定之后将是弥足珍贵的参考材料[63,64]。应进行遥测以测定时间相关的心率变化、波动和起搏的感知率、心电图质量、电极阻抗和电池电压。

在 1 年随访时应精确调整起搏振幅和波宽。对于波宽阈值，我们应至少提供 100% 的安全系数。各种参数都应调整到使患者感觉最佳，同时电池寿命最长的水平。有些起搏器可以设定为夜间心率降低，减少睡眠时不必要的起搏。对于一度房室传导阻滞的患者，非常长的房室延搁可以消除心室率。为了达到这个目的，将上限心率调低至 105 次/分以下可能是必须的。现在的起搏器有很多方法来防治一度房室传导阻滞患者的过度起搏，包括 AAI 和 DDD 两种模式的自动转换。

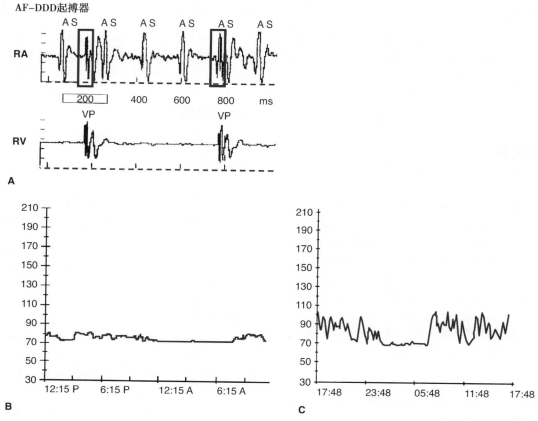

图 59-14　（A）AF 时 DDD 起搏器的心房（上，RA，右心房）和心室（下，RV，右心室）电图。AF 表现为快速的心房除极（AS）。起搏器上限心率和 PVARP 决定了起搏心室率（VP）；（B、C）是 DDD 起搏器记忆电路记录的 24 小时平均心率。B 表明窦房结功能不良，系 AF 患者接受胺碘酮治疗所致。正常的心率变异源于脉冲发生器心率应答特征的激活（C）和患者运动耐受性的改善

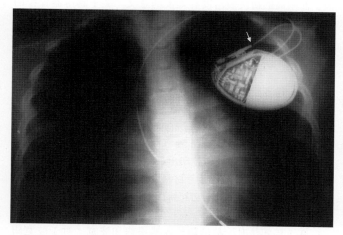

图 59-15　X 线发现 3 岁患者的单极电极断裂，造成完全性房室传导阻滞。后来该患者成功置换电极

■ 起搏器植入的并发症

死亡率

死亡是起搏器植入的罕见并发症[40,43]。电极脱位、静脉或心脏穿孔、空气栓塞、室性心动过速或室颤可能导致死亡[40]。笔者在 1984 年 1 月至 1993 年 4 月间完成了 650 例起搏器植入，仅一例在围手术期死亡。该患者患有先天性心脏病，因全麻导致心力衰竭，最终死亡。

并发症发生率

在最近的一个系列研究中发现，起搏器植入早期并发症发生率为 6.7%，4.9% 需要再手术[40]。对于年龄大于 65 岁的老年患者，相应的数据分别是 6.1% 和 4.4%。电极脱位、气胸和心脏穿孔是最常见的并发症。远期并发症发生率为 7.2%[57]。作者完成 480 例手术中需要再次手术的比例为 4.0%（表 59-3）。

电极脱位

早期设计的心内膜电极脱位发生率高于 10%。用锚状和阳性固定电极后，发生率降至大约 2%[2,30,40,43-45]。在我们的综述中，心房和心室电极脱位的发生率为 1.5%（表 59-3）。相关的技术问题已如前述。我们发现阳性固定电极可用于需要特殊的解剖位置，同时并不增加电极脱位发生率。

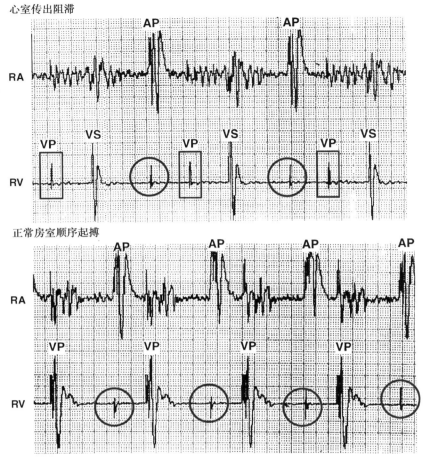

图 59-16 右心房（RA）和右心室（RV）电图显示 RV 传出阻滞（上图）。此患者因窦性停搏和严重的一度房室传导阻滞需要心房起搏（AP）和心室起搏（VP）。将 RV 起搏振幅从 3.5V（上图）调到 5.4V 恢复 RV 夺获（下图）。心室夺获增加了有效心率。圆圈表示 RA 起搏信号在 RV 电极的远场感知部位

心肌梗死

起搏器植入常作为不宜手术治疗的冠心病心绞痛患者药物治疗的一种辅助方法。然而，心率仅仅升高 10 次/分都有可能导致患者出现心绞痛、心肌梗死，甚至死亡。

血气胸

血气胸和心脏压塞可能源于心脏、肺、动脉或静脉系统的损伤，Seldinger 技术操作失误可能导致这些损伤。对于年龄大于 65 岁的患者，气胸与锁骨下穿刺相关[45]。根据我们 1000 多例接受头静脉切开的起搏器植入术经验，血气胸没有出现。相反，最近一个连续 1088 例锁骨下穿刺的起搏器植入术回顾性研究显示，血气胸发生率为 1.8%[45]。

起搏器综合征

房室不同步导致血液反流，或心房收缩对抗关闭的房室瓣，引起相应的症状。这类综合征称为起搏器综合征[46]。这些症状表现不一，严重者可能拒绝接受起搏器磁性检测。从 VVI 转换成双腔起搏后，许多症状会立即缓解。

电极嵌顿

起搏器电极缠绕在三尖瓣下的腱索上可能导致牢固的嵌顿。解决方法包括继续加大外力、用电极拔出技术[34,47]或开胸手术。我们 1000 例电极植入术中，出现过 3 次电极牢固缠绕在腱索的现象。这些电极最终被加盖、舍弃，以免手术增加风险。舍弃电极不会有不良的后果。有了这 3 例经验，我们现在尽量避免在右心室解剖中心放置电极。随后的 750 例手术没有再出现电极嵌顿的问题。

感染/溃烂

起搏器感染可表现为明显的脓毒血症、间歇发热伴有赘生物或炎症、化脓、起搏器囊袋脓液出现。无痛性发生器溃烂也可能出现。抗生素虽然能暂时控制感染症状，但数周或数月后常为复发。细菌培养阴性时，可将起搏器移到临近、洁净的位置，不过一般感染还是会复发。临床上，治疗复发的器械感染几乎都是靠移除所有的装置[46-48]，再在新的位置安装新的装置，摘除和安装之间还需一段间隔时间[48,49]。随着经验的积累，起搏器植入早期溃烂、感染、血肿和电极脱位的发生率逐渐降低[44]。

表 59-3　1984 年-1993 年 Columbia-Presbyterian 医学中心植入起搏器的结果[*]

手术死亡率：1/616（与全身麻醉有关）

平均随访时间：884±675（SD）天（n=480 位患者，679 个电极）

并发症发生率：

　　19 例再次手术（4.0%，共 480 位患者）

　　4 例感染（0.8%）

　　7 例电极脱位（1.5%）

　　4 例传出阻滞（0.8%）

　　4 例感知不足（0.8%）

　　5 例疑似右心室穿孔

　　2 例电极废弃（腱索嵌顿）

　　41 例因功能不良而程控

　　0 例血胸

　　0 例气胸

　　1 例手术不成功改用开胸术（新生儿）

发生器更换特征（40 例，平均为植入 75±31 月后）

起搏阈值：　　1.3±0.5 V

　　　　　　　3.0±1.3 mA

R 波振幅：　　8.9±4.3 mV

长期 DDD 起搏：89%（随访 1109±34 天）

DDD 失败的原因：

　　　　8.4% 心房颤动

　　　　2.4% 电极功能不良

[*] 模式：479-01 和 435-02 单极，阳性固定电极

表 59-4　特殊位置电极的稳定性，1984-1993 年间 Columbia-Presbyterian 医学中心植入的起搏器[*]

位置	数量	脱位
冠状窦（至右心室）	2	0
心房导管	1	0
移植心脏的右心房	20	0
右心房侧壁	27	1
右心室流出道-单根	22	0
右心室流出道-双根（ICD 接受者）	11（x2）	0
婴儿-成环状电极（<1 岁）	7	0
儿童-成环状电极	42	2
总数	132	3（2.3%）

[*] 模式：479-01 和 435-02 单极，阳性固定电极

起搏器功能异常

电极的机械损伤、电极脱位、连接错误都可能导致起搏器功能异常。最常见的情况是电极-心肌界面的瘢痕化，因组织坏死或药物作用改变了心肌的特性，或者最初选择的位置不好。绝缘层老化可能导致过度感知，或在双极电极中由于两个导体间的短路导致过度感知。

发生器功能异常

电器元件失效很罕见。在我们中心，过去 10 年仅发生 3 例需要进行紧急装置更换的起搏器/ICD 损坏。新起搏器和电极设计可能存在缺陷，这类缺陷可能需要多年后才会表现出来。

感知不足

感知不足指不能感知心房或心室的电活动，结果就是本来应当感知到心跳后被抑制的心房或心室起搏异常地出现。在双腔起搏器中，感知不足可能造成 P 波后无法起搏心室。通常感知不足可以通过提高感知器敏感性来解决，但这又可能导致感知过度。通常遥测心电图可评估设置改变的幅度[42]。

感知过度

起搏器抑制或触发不良可能源于心肌电位（心肌活性）的探测。这常出现于单极系统，可以通过降低起搏器敏感性来解决。起搏器囊袋内的外部绝缘层老化也可能导致感知过度，这个问题很好解决。但双极电极的内部绝缘层老化（图 59-3）就无法修复了。

干扰和远场感知

心房起搏信号后紧接一个心室电极的电偏转可能导致室性期前收缩（图 59-17）或心房除极的远场感知（图 59-13）。许多起搏器以短房室延搁（100ms）来解决这个问题，成为"安全起搏"[20]。

双腔起搏器的复杂主要是由于空白期和不应期的存在，这两者常用于补偿干扰，或防止起搏器介导的心动过速逆向传导（见下文）。双机系统可减少干扰。

传出阻滞

传出阻滞是由于电机尖端-心肌界面的水肿或瘢痕形成，导致起搏阈值增高。起搏阈值在起搏器植入后 7～14 天开始升高，在 6 周时稳定。这种现象同电机尖端的验证改变有关，激素洗脱电极可改善此问题[2,51]。传出阻滞可以通过提高振幅或波宽来解决，但这将缩短电池寿命。在单极系统，输出值太高可能起搏胸壁/横膈。

电极断裂

胸片可以显示电极绝缘层或导线断裂。电极阻抗低于 300 欧姆提示绝缘层断裂，阻抗高于 1000 欧姆提示导线的问题、螺旋松散或接触不良。对于 Bisping 电极，阻抗增高还提示固定螺旋未完全伸展。当患者过度换气、咳嗽、弯腰或摆动上臂时，遥测心电图出现电干扰提示潜在的电极断裂。与身体活动相关的过度感知通常提示电极需要更换或维修。

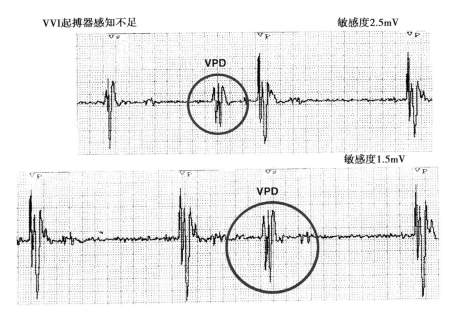

图 59-17　上图显示 VVI 起搏器遥测心电图，提示室性期前收缩（VPDs）感知不足。下图显示程控效果：将敏感度从 2.5mV 下调到 1.5mV 后，心电图振幅增加，感知正常

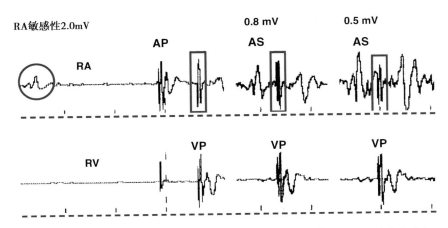

图 59-18　DDD 起搏器，矫正心房感知不足时 RA（右心房）和 RV（右心室）遥测心电图。将心房敏感度从 2.0mV 上调到 0.8mV、0.5mV 后，RA 振幅增加。在 2.0mV 时 P 波（圆圈）未被感知，使心房被不必要地起搏（AP）。增加敏感度后感知恢复良好且振幅增加。VP 表示心室起搏。矩形表示出现在 RA 电极上的心室起搏信号的远程电位

　　再手术时，断裂的电极可以加盖废用或者拔出。拔出已长期植入的电极有风险，哪怕成功，也可能导致静脉内皮的损伤。因此，我们的经验是，仅在感染或机械问题时拔出电极（图 59-19 和 59-20）。过去可能由于设计错误、双极结构、聚氨基甲酸乙酯绝缘层、心外膜植入等问题出现过电极断裂，现在已经改进[64]。导致电极断裂的技术问题包括电极结扎太紧又无固定袖、扭结、电极成角、剧烈运动或锁骨下挤压[2,29,35]。

锁骨下挤压

　　锁骨下挤压是由于电极在肋锁韧带内嵌顿在锁骨和第一肋骨之间。在身体活动时承受的压力引起早期的电极失效。这与经锁骨下静脉穿刺植入有关，改用头静脉切开法可以避免此问题。已有报道介绍一些可以减少这种问题发生的技术[2,29,35]。

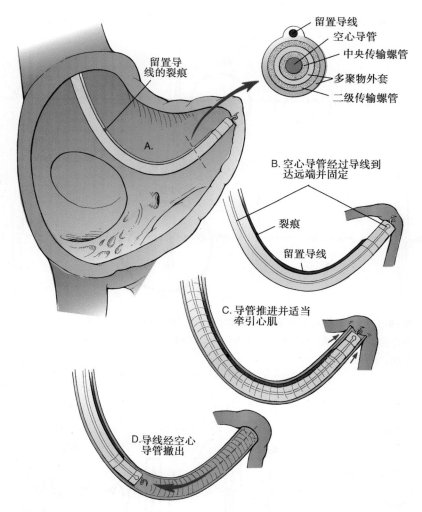

图 59-19 Byrd 法，用 Cook 导管拔出电极。图示成功拔出断裂的 Telectronics Accufix J 形记忆电极

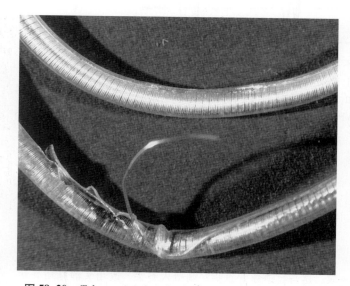

图 59-20 Telectronics Accufix 心房 J 型记忆导丝断裂被拔出。上图示断裂区肉眼下外观良好；下图示以及导丝断裂突出，需要经皮拔出。突出的导丝硬而锋利，容易造成组织损伤

起搏器介导的心动过速

　　DDD 起搏器可引起一种折返性心律失常——起搏器介导的心动过速，这涉及最初由室性期前收缩触发，经房室结逆行传导的激动。如果起搏器感知到了这个逆行的心房除极，并起搏心室，就会形成一个折返环，该折返环以起搏器的上限心率无限持续。解决这个问题，需要调低患者的上限心率，以限制逆行性传导，并调整心室后心房不应期（postventricular atrial refractory period，PVARP），使起搏器忽略 QRS 波后 300～350 毫秒的心房除极。现在的一些起搏器通过定期打断持续的上限心率起搏来打断电折返环。起搏器遥测装置可监测上限心率来发现可能的起搏器介导心动过速。

■ 技术革新和特殊问题

电极修复

　　电极修复可以延长电极数年的使用寿命。大多数的修复可以在起搏器囊袋或附近的区域内完成。导线、绝缘层的破裂或老化可能是由于正常的磨损或运动较多的生活方式。我们见过

由于过度的仰卧起坐（腹型绝缘层老化）、手球（绝缘层/导体腐蚀）、劈柴（导体损坏）所致的电极失效。

电极修复包括硅胶和硅管使用或单极头端的更换。对于单极电极和双极电极，修补不尽相同。单极电极有一个被绝缘层包裹的导体，此时绝缘层破裂可以用硅胶和硅管再裹。导体断裂可以通过在还具有功能的电极导体上拼接一段新的电极头端。双极电极包括两个导体和两个层次的绝缘层，第一级绝缘层用于阻断导体间的短路，第二级用于阻断外部电流泄漏和导体-发生器接触，图 57-20 是一个例子。外部绝缘层的修复类似于单极电极。然而，内部绝缘层损坏后，需要将起搏器转为单极模式后，拼接一个新的电极头端。导体断裂也可以通过这种方式修复。先暴露需要留存的 5～10mm 的导体，剪掉损坏的导体部分，注意多剪断 5～10mm 导体以避免短路。新的片段利用内部固定螺钉、硅胶、结固定上去。我们中心现在这种修复原来越多，但目前仍不推荐起搏器依赖的患者接受电极修复。

如果可以接触到断裂点，单极或双极心外膜电极也可以修复。单极电极的修复类似上述的心内膜电极。双极电极修复主要是将两个单极电极用对同轴线段连接起来。最简单的修复就是将单极元件放在好的电极处，拼接一个新的电极片。难度最大的就是靠近心脏电极处的断裂，常为金属疲劳点。如果损坏的导体不是电极片，可以通过将发生器改为单极模式来恢复功能。如果阴极断裂，大多数发生器就不能通过设置来使用阳极了，起搏功能丧失。然而，我们可以通过暴露电极，拼接一个导体片在阳极上，连接这个电极到发生器，遮盖阴极来恢复功能[52]。

如果在起搏器囊袋内暴露电极，电烙器的值要设置得尽量低，避免外部电极绝缘层的融化。如果烙铁接触了裸露的导体，心肌损伤可能导致传出阻滞，电极失效。同样，将烙铁连接到心肌将导致室颤。所以，当靠近成角、易摩擦位置时，推荐进行锐性分离，保证导体的暴露。

电极拔出

电极拔出术的适应证包括慢性感染或威胁生命的机械缺损。有些人建议应当拔出所有功能不良的电极，但目前没有任何客观数据支持这个观点。经静脉电极拔除术以前是需要应用外部牵引或开胸/心脏手术且阻断血流建立体外循环，近期技术已经改善。长期植入后的电极可纤维化，长入右室心肌、腔静脉、无名静脉和锁骨下静脉内。

电极拔出是由 Byrd 发明的[34,47]。一根型号精确的电极探针通过电极中心送达尖端使电极解旋。同电极匹配的可伸缩聚四氟乙烯、塑料、金属护套沿着电极前进而使其松弛。当长的塑料护套到达电极尖端时，用锁紧的探针正向牵拉电极头端，用护套施加反向牵引力（图 59-19）。此技术的成功率大于 90%，有 3% 的严重并发症和死亡发生率。还可以通过特殊的传导套管将激光或高频电波能量送入，消融附着部位[80]。详细的技术已有文献描述[34,47]。对于拔出植入超过 10 年的电极通常比较困难且费时。电极植入时间越长，移除的完整性越差[55]。

Accufix 电极

Teletronics 公司的 Accufix 电极是一种双极、Bisping 型心房螺旋电极，一种不寻常的断裂常出现在这种电极中[53]。靠

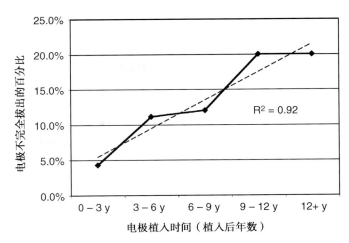

图 59-21　电极植入时间同电极拔出不完全发生率间的关系。发生率从 0～3 年植入电极的 6% 升高到 12～25 年植入电极的 23%。留存的电极主要是被附近的阻滞包裹的金属。这导致尖端分离，发生在无名静脉处。这种电极片的滞留不会导致临床并发症的发生

近电极片的"J"型结构将电极引向心耳。具有记忆功能的导丝焊接到靠近尖端的无关环状阴性电极上，然后连接到于聚氨基甲酸乙酯绝缘物的电极体上，维持"J"形。这种记忆导丝断裂或被挤出，刺穿心房或动脉壁，引起心脏压塞，最终导致死亡。超过 45 000 个这样的电极已经被植入患者体内，很多已经通过手术取出。由于并发症和死亡发生于取出过程中，生产商还是倾向于保守治疗。最近，Sprint Fidelis 系列的 ICD 电极，如果具有断裂倾向，也推荐保守治疗。

房颤和模式转换

窦房结功能不全可包含窦性心动过缓和阵发性心房颤动。早期的 DDD 起搏器感知到房颤时，会以上限心率起搏。正因为如此，早期心房颤动被认为是 DDD 起搏器的禁忌证。目前认为，心房起搏可以降低阵发性房颤的发生，DDD 起搏的模式转换可用于既往发生过阵发性房颤的患者。如果心房率超过了上限心率，模式转换被触发，起搏器被转换到 VVIR 模式，指导心房率回到生理水平。为了实现模式转化，对于发生过低振幅房颤的患者，双极电极和高敏感性是必须的。老年房颤患者同年轻人相比，可能较少需要药物和介入治疗。

数据库支持

医保付费、手术记录、设备追踪、程控和随访都产生数据。当出现设备功能异常时，数据需要可供实时查询。各种商品化和自制的软件可以满足这种需求。这种软件系统需要支持安全监测、踪迹记录、全时工作、多用户无线进入等功能。

普通外科手术和起搏器

对起搏器依赖的患者进行普通外科手术逐渐成为一个重要的问题[56]，特别是需要单极电刀的手术。以下问题必须考虑：（1）通过起搏器 ID 卡、监测服务记录、医疗记录和胸片确定的起搏器类型和厂家[57,58]；（2）同阻抗感知装置相关的磁性模式和其他任何的特性；（3）可以成功程控起搏器；（4）设

定好的参数、极性、电池寿命和电极特性；（5）起搏器依赖的程度[57]；（6）备好用于起搏器失灵后使用的经胸起搏器或变时心律失常药物；（7）起搏器应设置到VOO、DOO或VVT模式，通过电磁干扰心律以预防抑制[56]和起搏器加速[84]；（8）需要有一位可以处理术中起搏器问题的内科医生；（9）术后修复起搏器的设置、阈值和功能。即使患者不是起搏器依赖型，只要术前心电图显示100%起搏，就需要重新控制起搏器并监测逸搏心率出现的比例。麻醉中可能由于交感兴奋性升高，起搏器的依赖程度相应增高。

电灼器

由于可能出现电磁干扰和起搏器损坏，生产厂家都建议起搏器患者不要使用电灼器。如果电灼器必须使用，单极电灼器可能引起电磁干扰，双极的不会。单极起搏器也比双极起搏器更易产生电磁干扰。电磁干扰的效果包括：（1）起搏器将电磁干扰作为快速的心率而过度感知，导致起搏器抑制，电磁干扰结束后又恢复正常；（2）起搏器设定改变；（3）将阻抗-感知起搏器加速到上限心率[57]；（4）反转成"支持模式"或"磁性模式"；（5）起搏永久性缺失，还好这种情况的发生率比较低[56]。

关闭感知功能，在术中增加起搏心率，使其高于估计的固有心率，可以抑制电磁干扰。然而，如果出现和自主心跳竞争的现象，可能出现房颤或室性心动过速。正因为如此，手术后应尽快将起搏器调整会到一个合适的感知模式。

磁性模式

将一块永久性磁铁放在起搏器上，关闭磁性转换开关，开启"磁性模式"。有些起搏器的磁性模式是VOO，取消所有的感知。还有些起搏器会在几次搏动时转换为VOO，随后回到基础设定状态。磁铁还可以用于测量"边缘阈值"，方法是在可预测的范围内降低波宽，测试边缘阈值是否适当。

激素洗脱电极

在电极上包埋一个可以连续释放几个月的地塞米松药丸可以限制纤维化。与传统的电极[51]相比，这种方法提高了早期起搏阈值，对心外膜电极的改善尤为明显。

成人先天性心脏病

先天性心脏病患者可能存在一个永存左上腔静脉联通于冠状窦。虽然此时左侧还能被使用，但最好从右侧开胸[38]。术前超声多普勒或血管造影可以确定腔静脉和冠状窦的解剖。永存左上腔常引起锁骨下静脉解剖异常，使锁骨下穿刺风险增加，此时推荐头静脉切开[54]。如果起搏器植入前没发现原位转位或矫正的转位，手术时会引起混淆。

在Mustard术或腔-肺吻合术后，矫正大动脉位置后需要在壁很光滑的"右心室"安装起搏电极时，阳性固定电极优势明显[38]。在一些做过法洛四联症手术的成年患者，小直径阳性固定电极可送达冠状窦远端，以成功起搏右心室（图59-22）。对置换了机械三尖瓣的患者，经冠状窦起搏亦有效。

婴儿和儿童的心脏起搏

对儿童安装经静脉起搏电极时，应将电极弯曲成一个环放入心脏，以备成长时心脏的变化（图59-4）。单极、阳性固定电极比较适用[38]，其他方法也有报道。我们推荐头静脉切开，必要时需要使用放大器。一根弯曲的导丝先被送入，随后用一个7F的鞘将电极送入。纵向切开头静脉有助于将鞘送入（图59-8）[27]。对于很小的婴儿，经颈外静脉入路可能更好。从股静脉进入一个导管可以导引锁骨下穿刺入路。胸廓切开术是第三个选择。由于远期电极实用性受限，经静脉起搏小于6个月的婴儿不是很好的选择。

痴呆症

很难在局麻下为痴呆症患者安装起搏器。镇静剂可能加重痴呆病情，同时加重窦性心都过缓。躁狂患者的手臂需要保护，防止手术伤口被破坏。术后患者神志不清和挣扎可能导致起搏器电极脱位。心内环状结构可能可以降低脱位的风险。术后患者家人在床旁陪伴可能减少这种问题的发生。需要事先估计这类问题发生的可能并设法避免。

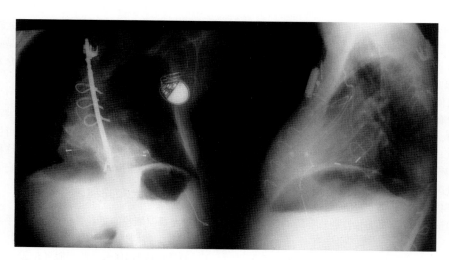

图59-22　法洛四联症术后患者双腔起搏系统，图示经冠状窦成功起搏心室，正常工作接近5年，在修补术后更换。还可见一个失灵的外膜电极导线

房室结消融

房室结消融可以控制难治性房颤患者的心室率，但同样造成了永久性房室传导阻滞。以前，先消融房室结，然后安装临时起搏器支持心搏，最后植入永久起搏器。这类患者心室逸搏心率常较慢，需要使用阳性固定电极、整夜遥测观察、较高的输出电压。相反，可以先安装起搏器，待愈合后再消融房室结。

心脏移植接受者

心脏移植术后的患者最长出现的起搏器植入指征是窦性心动过缓、窦性停搏，此时需要安装 AAIR 起搏器[24,59]。根据我们的经验，两年内大多数患者不需要安装起搏器[24,59]。体表心电图常常难以理解，两个 P 波分别来源于供体和受体，受体心房和供体心室间存在房室分离。可以通过以 150 次/分的频率起搏心房来评估是否需要心室起搏。如果观察到 1:1 的心室应答，房室结功能是正常的。这类患者心耳的位置更靠近中间，阳性固定电极更好（图 59-23）。

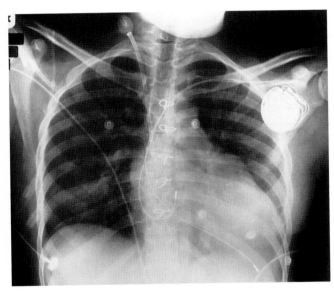

图 59-23 异体心脏移植患者 DDDR 起搏系统，图示心耳向中线偏移

ICD 接受者

在整合装置出现以前，起搏器和 ICD 之间的干扰可能导致 ICD 异常放电或无法感知室颤。尽管在同一患者植入起搏器和 ICD 已经有成功的报道[60]，但目前仍然首选整合 DDD 起搏功能的 ICD。

长 QT 综合征

长 QT 综合征是有遗传导致的异常负极化，同猝死相关。推荐的治疗包括星状神经节切除术和（或）肾上腺素能阻滞剂[61]。在严重病例，室性起搏的阈值可能太高，心房起搏更好。ICD 技术现在常用。

特发性肥厚性主动脉瓣下狭窄

特发性肥厚性主动脉瓣下狭窄（idiopathic hypertrophic subaortic stenosis，IHSS）可引起左心室流出道严重梗阻，导致心绞痛/晕厥。右室起搏，并设定短的房室延搁，提前激动右心室，可能降低一些患者的流出道压差[16,17]（图 59-24）。此类患者，ICD 治疗越来越常见。

永久性双室起搏

终末期心肌病和心力衰竭患者的病情随年龄进行性加重。终末期心衰患者接受心脏移植或左室辅助装置有效。CRT 治疗是一种治疗心功能三到四级患者的比较经济的方法。已有临床实验证实，在 EF 值小于 35%、QRS 波宽大于 120 毫秒的扩张性心肌病患者，CRT 可以改善患者主观感受和客观的病情[18,19,62]。COMPANION 研究和最近一些临床试验提示 CRT 可降低死亡率[63]。一些患者可以获得显著地临床改善（图 59-11），但接近 40% 的患者病情无变化。由于从冠状窦进入困难，5% ~ 10% 的患者左心室电极植入失败，这类患者常转到外科接受心外膜电极植入。目前美国每年有超过 10 万人接受 CRT 植入，按比例可有 5000 人转到外科接受心外膜电极植入。虽然微创[64]、机器人[65]左心室植入技术有一定进步，但如果有更好的左心室心外膜电极植入技术，转到外科的患者比例将增加。

临时性双室起搏

对于心脏术后心输出量低的患者，临时性双心室起搏逐渐受到重视，因为它可以提高心输出量，同时降低心肌耗氧量。初步结果[66]提示这种方式前景广阔。现在推荐在伴有二度或三度房室传导阻滞的患者术后安装临时双心室起搏器[19,67]。

房性和室性心动过速

超速起搏可能对室性快速性心律失常、预激综合征、心房扑动有效。心房颤动的可植入除颤器仍在研究中。室性心律失常时使用的抗心动过速心室起搏技术已经同 ICD 技术整合。

■ 环境问题

电磁干扰

电烙铁、移动电话、磁共振成像[68]、微波、透热疗法、电焊、强力雷达、无线电广播发射机、商场的防盗探测仪均可引起电磁干扰[56]。任何可能产生电火花的电器或发动机、电动剃须刀、割草机，甚至电灯都有可能引起问题。电磁干扰的后果同起搏器依赖程度有关。起搏器非依赖型患者遭受短暂的电磁干扰不会出现严重的症状，但起搏器依赖型患者可能遭遇 5 ~ 15 秒的意识丧失。双极起搏系统提供了针对电磁干扰的额外保护。移动电话应当保持同起搏发生器几英寸的距离，最好在对侧使用[69]。ICD 环路需要同电极干扰绝缘。手术中使用单极电刀时，ICD 的除颤环路需要暂时关闭。

机械干扰

碎石术、外伤、牙科设备甚至颠簸的道路都有可能影响起搏功能。车祸可能导致起搏器损坏、起搏器伤口开裂[70]。震动可导致心率应答型起搏器的心率异常增快。不鼓励逸搏心率较慢的患者参加传统工艺的接触性运动，如篮球、手球、滑雪、冲浪、游泳、爬山和体操等。参加这些活动的患者应该意识到外伤可导致电极脱位，使起搏器突然失灵。

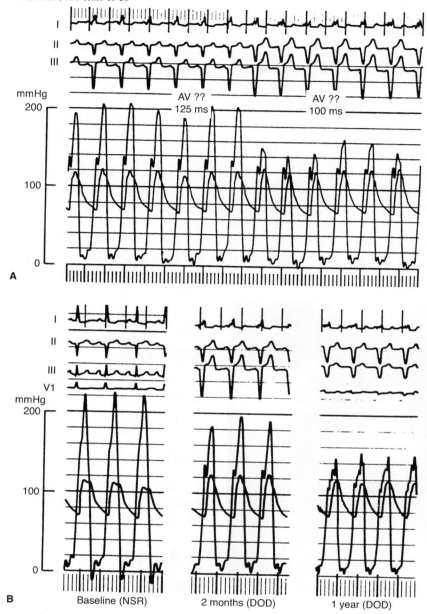

图 59-24　（A）DDD 起搏，将 AV 延迟从 125ms（左）缩短到 100ms（右）对 IHSS 患者左室流出道压差的影响；（B）时间和 DDD 起搏对 IHSS 患者左室流出道压差的影响

放射活性

放射治疗可能损坏起搏器的集成电路[4]。如果起搏器不能在放射场受到良好的屏蔽，可能需要取出、更换或者移到远离放射场的位置。

生活质量

起搏器接受者的生活质量一般都没有太大的问题。虽然需要定期的随访，但大多数患者可通过电话遥测的方式完成，只有出现问题需要解决时才去门诊。这种随访模式包括术前随访、术后 10 天随访、1 年的随访来调整输出量，除此之外不需要额外的随访，除非存在功能问题或探测到电量可能不足。有些患者可能由于体型问题、不明确的症状、自认为寿命是被

人工延长等原因而郁郁寡欢。对于终末期患者更换发生器的价值已成为伦理学的课题[71]。

埋藏式心脏转复除颤器

■ 背景

美国每年有 40 万人猝死，可能是由心律失常引起。在 20世纪 60 年代后期，Michelle Mirowski 提出了可植入除颤器的概念[72]。克服理论、工程学和经济学障碍后，在 20 世纪 80 年代，他让自己设计的一个设备成功的参与到临床试验中[73]。现在的埋藏式心脏转复除颤器（implantable cardioverter defibrillator，ICD）在技术上进步明显，花费也相应提高。ICD 对用于预防猝死的有效性已经被充分证明。随着时间的推移，临床试验、经验均强调 ICD 在增加存活率方面比其他治疗（如药物治疗、心内膜下切除术）具有明显的优势。同其他任何治疗方式相比，ICD 治疗猝死率都是最低的（每年 1% ~ 2%）[74-77]。ICD 很贵（发生器 1.2 万 ~ 2 万美元，电极系统 2000 ~ 8000 美元），并且会使患者不适，改变生活方式。对于预防性 ICD 植入的作用正在研究当中。

包括 AVID、MUSST、MADIT Ⅰ 和 Ⅱ、SCD-HeFT 和 COM-PANION 在内的临床试验都证实了 ICD 治疗的优势[78-89]。CABG Patch 研究[90]（将 CABG 与 CABG + ICD 进行比较）和 DINAMIT 研究（探究心肌梗死后早期 ICD 植入）的结果没有证实 ICD 的益处。目前的临床试验集中研究 ICD、CRT-D 的预防性使用的效价比。目前积累的一些证据支持对冠心病或扩张性心肌病患者预防性使用 CRT-D[92]。CRT-D 预防性使用到底应当扮演怎样的角色仍然需要不断探究。除非心脏节律协会通过了 ICD 植入的资格认证，否则他们将禁止外科医生安装 ICD。现在有一个国家注册登记系统正在跟踪接受预防性装置的患者，相关信息可以在 http：//www. accncdr. com/webncdr/ICD 上找到。预防性植入的推广使符合条件的患者数量扩大了 2 ~ 3 倍。

ICD 电池的寿命长于 5 年，可程控性明显改善，体积和重量同 20 世纪 70 年代的起搏器类似。电极系统也从过去需要开胸手术的心外膜电极片发展到心内膜系统[74-77]。双向电除颤[93] 和 "热壳 "技术[94] 降低了除颤阈值。胸部埋置是目前标准的方法，有些深达胸大肌。目前腹部植入可用于一些特殊的患者（图 59-25、59-26）。

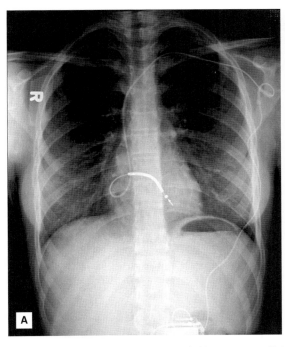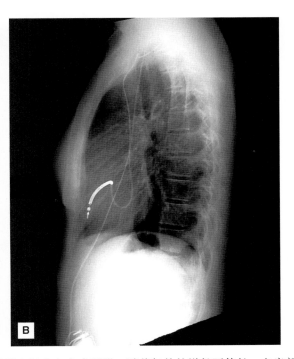

图 59-25　（A）长 QT 综合征的 13 岁患者植入 ICD。X 线显示电极在心内成环形，随着年龄的增长可伸长，左肩部的环因张力伸开，心内环需要一个 ICD 螺旋电极构成，仅有 1 根除颤线圈，因为第 2 个线圈太硬无法成环。此植入术还可使用美容技术，包括 "热壳" 发生器埋植于腹直肌后；（B）同一患者侧位片

心电图可以被实时下载，用于指导抗心律失常、减少不适当的电击、发现过度感知[95]。一些厂家的设备可以使用 ICD 远程监测。VVI、DDD、双心室和抗心律失常起搏功能已经同 ICD 整合[96]。技术的快速进步促使 FDA 快速承认这些新技术。1995 年美国健康保健资金管理局（Health Care Finance Administration）禁止 Medicare 补充用于 ICD 开发后，ICD 的开发转移到了海外。

■ 生理学

与缺血性心肌病有关的室性心动过速常是一种折返性心律失常，药物、导管消融或外科手术通过改变折返环的时间和电生理特性来纠正。心肌梗死产生的瘢痕区和慢传导是折返形成所必须的。其他室性心动过速和室颤同急性心肌缺血、心室壁张力增高和心肌细胞病理损伤导致的自主心律紊乱有关。一些 Ⅰ 类抗心律失常药已被证实会增加心肌梗死后死亡率[97]，可能是由于致心律失常作用。

■ 适应证

在无急性心肌梗死的情况下，根据 EP 实验室电生理检查证实的不适合药物或手术治疗的室性心动过速和室颤患者可以接受 ICD 植入，作为二级预防。然而，许多心脏停搏的患者，接受电生理检查时不能诱发室性心动过速；还有些有晕厥和先兆晕厥史的患者可被诱导出室速，但又没有心律失常既往史。许多抗心律失常药物有负性变力和致心律失常作用。一些临床试验怀疑电生理研究对药物疗效的作用[93]。

在 1996 年中，基于提前终止的 MADIT 试验[83]，FDA 批

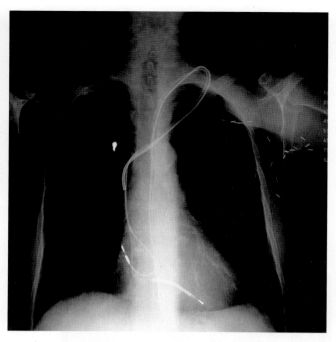

图 59-26 ICD/DDD 起搏器植入一个室性心动过速、曾接受双侧乳房切除术的女性患者。经颈外静脉进入。阳性固定电极垂直穿过中线，是胸壁上唯一有足够皮下组织的位置。发生器埋植于腹部皮下。患者很满意此美容效果

准了一个预防性植入 ICD 的适应证：在有非持续性室性心动过速和心肌梗死史的患者，如果电生理检查可诱导室性心动过速，可以植入 ICD。MADIT II 研究支持在所有既往发生过心肌梗死且左室射血分数低于 30% 的患者中植入 ICD。SCD-HeFT 研究支持对缺血性或扩张性心肌病、左室射血分数低于 36% 的二到三级心衰患者植入 ICD。最近有综述探究将 ICD 作为主要预防措施的适应证[98,99]。

■ 装置构成

ICD 通常包括一个双极电极，其中一个电极用于心室起搏/心率感知，另一个用于释放除颤电流（图 59-27）。这些结构被放入一个电极体中，用以植入心内膜。还有些设计中，一个单极心室起搏电极和一个"活性壳"（active can）配对来释放除颤电流。目前仅用心率判断，不用波形监测来判断需要治疗的恶性频率，接近 30% 的电极用于不恰当的除颤窦性心动过速和其他室上性心律失常[74,100]。一个双极心房电极可以帮助分辨室上性心律失常和室颤。对于除颤阈值（defirillation thresholds, DFTs）较高的患者，可加用皮下电极。标准长度的电极可用于胸部植入，长电极可用于腹部植入。阳性固定电极是首选。

ICD 还包括高能电池和电容器，可输出电压达到 600~800V，能量 35~40J。使用双相电击可以降低除颤阈值。ICD 还具有集成电路和遥测天线，可以支持多种程控诊断、治疗功能。

■ 外科手术

患者准备

大多数 ICD 接受者接受外科手术时死亡率和患病率都较高，术前应当给予缺血、心衰和全身性疾病最优化治疗。自 1983 年

开始，我们的 ICD 植入死亡率都很低，而且缺血比严重的心肌病更易导致患者死亡。需要接受冠脉搭桥、冠脉成形、主动脉内球囊反搏的严重缺血患者，应当延期 DFT 的检测。

手术方法

心外膜电极[101,102]现在很少使用。自从 CABG Patch 研究证实 ICD 接受者感染的风险比对照组高以后，已不再鼓励使用心外膜法[90]。和心包内电极相比，心包外 ICD 膜片电极较少引起纤维化反应，较少损害舒张功能和旁路移植血管。双向波形、改良的电极高输出"热壳"发生器和皮下电极技术使心内膜电极法更优。

生产厂家代表的参与

由于设备非常复杂，而且不同厂家的设备在部件、电极、导管等方面都不同，使得 ICD 植入时厂家代表的到场合法化。这增加了厂家代表对 ICD 种类选择和保修监管方面的影响。CRS 的规定授权电生理医生监督 DFT 的测量。

技术

对于 ICD 植入，我们首选局部麻醉和单极电刀，同时在 DFT 测量时使用侵入性、桡动脉血压监测。定位、铺巾都与起搏器植入术相似，另外 R2 电极放置在右胸和左肩胛下面。不要直接将 R2 电极放在侧腋处可能放置 ICD 皮下膜片或阵列的位置；这可能导致需要外除颤时，装置严重受损。

目前，测量 DFT 时要诱导和逆转室颤，此时需要深度麻醉。如果需要多次除颤，可能需要气管内插管。围手术期我们常规静脉给予万古霉素和庆大霉素或者氨曲南预防感染。

我们首选在胸三角沟上经一个 6cm 的切口行头静脉切开。如果静脉太小，可以用导丝送入一根 9F 的鞘管，头静脉切开扩大也可能有用（图 59-8）。如果需要放置多电极系统，导丝可留在原位。鞘管扭结时 ICD 通过的难度增大，可能引发中心静脉压升高，进而出血。拔出鞘管前，将鞘管和头静脉成一条直线可以避免上述问题。

电极送入心室可能触发室性心动过速或室颤。如果没有事先准备好外部除颤器，且没有手术室护士或电生理专家来操作的话，这个问题将很难解决。应当用轻柔的手法将电极尽可能送到心尖部。心房和心室电极都推荐使用阳性固定电极。测量 DFT 时，应当使用透视或阻抗监测来判断是否存在电极脱位，尤其是需要外部除颤时。静脉给予去甲肾上腺素可以维持血压。对于全麻患者，可以使用食道超声来监测患者情况。我们不用 Swan-Ganz 漂浮导管来监测，因为移除导管时可能使 ICD 电极移位。

如果需要安装 CRT-D（图 59-28），我们通过头静脉切开植入左心室电极，随后通过锁骨下静脉切开植入右心房和右心室电极。可变性的电生理导管、造影剂注入来探测冠状窦血流、经食管超声心动图都可以帮助冠状窦定位。

为了美观，发生器大多植入腹部左上象限，有时也植入腹直肌鞘后层（图 59-25）。在全身麻醉或局麻下，电极从锁骨下切口送到腹部。使用隧道掘进器要十分小心，必须在前面通过肋骨。在肩部位置将电极弯曲成环状固定，避免腹部的牵拉使电极脱位（图 59-25）。

除颤阈值

测定 DFT 是 ICD 植入中最危险的一个步骤，常需要用 ICD

激发和反转室颤两次。应准备经皮肤电极除颤的备用除颤器。DFT 比 ICD 最大输出值低至少 10J。如果用最佳的心内电极，DFT 仍然太高，可以用皮下膜片或阵列电极将除颤电流引导分布到左心室后外侧。高输出发生器或反转除颤极性也可能有用。测量 DFT 可能抑制心脏功能，出现一个低心输出量的状态。ICD 植入的死亡率为 1%。并发症包括心肌梗死、心力衰竭、感染、电极脱位、静脉闭塞、心脏压塞、血气胸和囊袋内血肿。

顽固性心室颤动

左侧血气胸可能升高 DFT，导致外部除颤器都无法逆转的

室颤。鉴别诊断包括心肌缺血、电机械分离、不正确的 ICD 电极位置等。顽固性室颤一般都能找到解决方法，很少需要开胸手术和建立体外循环。

术后护理

用于治疗室速或室颤的 ICD 植入后，需要开始心电遥测和整夜观察。起搏和感知性能可以体现放电前电极的稳定状态。在有些情况下，DFT 会在术后再次测量。对于新安装的 ICD，需要准备好 ICD 磁铁，用于抑制因心室电极脱位或室上性心律失常导致的 ICD 不当放电。作为一级预防的 ICD 植入者可能在

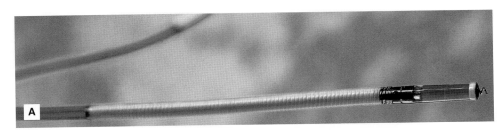

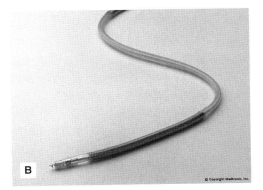

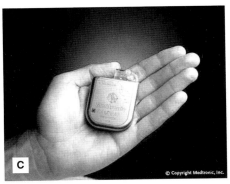

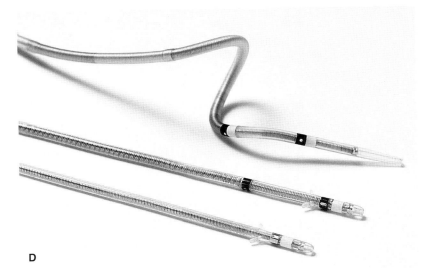

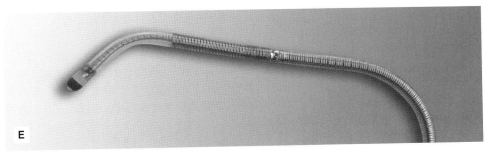

图 59-27 （A）新一代 ICD 电极，尖端为锚状结构；（B）新一代 ICD 电极，尖端为可伸缩螺旋结；（C）新一代 ICD 发生器；（D）新一代冠状窦起搏电极；（E）新一代冠状窦起搏电极

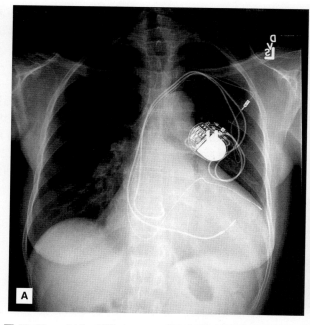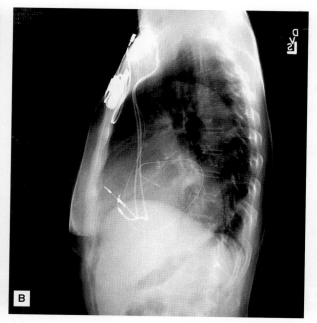

图 59-28　（A）双腔 CRT-D，可见右房、右室及冠状窦侧支（左室）的心内膜电极；（B）同一患者的侧位 X 线平片

手术当天出现 ICD 放电。基于以往的经验，我们在患者出院后还继续给予 5 天环丙沙星达到完全性预防。植入后 7~14 天间会进行一次诊室随访。

外科随访

在术后诊室随访时，电极位置、患者症状、电生理评价和外科手术伤口都需要评价。如果有引流液，伤口需要接受细菌培养和恰当的护理。对于持续性无菌引流液，给予环丙沙星或复方新诺明 10 天，并要求患者保持伤口干燥指导完全愈合。难治性感染的患者需要住院并接受 ICD 移除。

装置的随访

需要每隔 1~3 个月进行门诊 ICD 电生理评价，包括电容补充、电池寿命确认、起搏阈值测量并下载心电记录。分析这些数据来确定充电周期和心律失常终止的原因。根据这些信息来进行相应的程控。对报告有 ICD 放电的患者，遥测资料可以确认正常的功能性放电，发现不适当的放电，证实有无电噪音或感知过度，这时提示需要检查和修复电极。有些 ICD 现在可实现无线远程监控。

■ 远期随访和发生器更换

电池耗竭

目前 ICD 的电池寿命普遍超过 60 个月。发生器更换手术的并发症包括感染、心肌梗死和死亡。不断进展的心力衰竭和（或）冠心病将使发生器更换的几率提高。发生器更换需要局麻，测量 DFT 时需要全麻。如果风险太高，DFT 测量可以延期。除非更换电极，患者一般可以在手术当天出院。

电极功能异常

随着植入时间的延长，电极失效的发生率提高。随访 10 年，大约 50% 的患者需要置换电极[107-109]，原因包括电极断裂、DFT 过高、过度感知、感知不足和传出阻滞。两年随访中，经静脉植入电极脱位的发生率是 7%，断裂的发生率为 6%[109]。过度感知可能是由于绝缘层的损坏而引起，一个新的经静脉心率感知电极植入可以解决该问题，此时推荐使用阳性固定电极。囊袋内可见的绝缘层损坏可能可以修补，方法见后[110]。

膜片电极可因导线断裂或纤维化扭曲而失灵。对于心内膜电极，心脏增大使左心室向左移位，远离右心室电极，使 DFT 升高。植入皮下膜片电极或改用高输出值发生器可以解决 DFT 过高的问题。

■ 其他问题

向心脏移植的过渡

还无法确定在等待心脏移植的患者，为了预防室速或室颤而植入 CRT-D 的益处和可依赖型，花费是最重要的问题。

生活质量

问题包括反复除颤导致的不适、焦虑和门诊随访不方便等，这些问题对于老年患者来说尤为明显。ICD 发生器虽然在重量和体积上已经小了不少，但同起搏器发生器相比还是太大了[112-114]。许多患者因为被植入的 ICD 挽救了性命而高兴，但另一些患者却感到十分痛苦[115]。许多 ICD 患者不顾医嘱去开车，好在目前报道的 ICD 患者引发的交通事故率很低[116]。

费用-效益比

ICD 治疗费用高昂，但即使不用 ICD，治疗室速和室颤同样花费很大。估计因此，每年的生活费用递增 1 万~2 万美元[92,117,118]。降低 ICD 发生器和电极的花费将提高 ICD 预防性使用的经济效益。

参考文献

1. Ellenbogen KA, Wood MA: *Cardiac Pacing and ICDs,* 4th ed. Malden, Oxford, UK, Blackwell Publishing Professional, 2005.

2. Mond HG: Engineering and clinical aspects of pacing leads, in Ellenbogen KA, Kay GN, Wilkoff BL (eds): *Clinical Cardiac Pacing and Defibrillation*, 2nd ed. Philadelphia, WB Saunders, 2000; p 127.

3. Warren JA, Nelson JP: Pacemaker and ICD pulse generator circuitry, in Ellenbogen KA, Kay GN, Wilkoff BL (eds): *Clinical Cardiac Pacing and Defibrillation*, 2nd ed. Philadelphia, WB Saunders, 2000; p 194.

4. Hurkmans CW, Scheepers E, Springorum BG, et al: Influence of radiotherapy on the latest generation of implantable cardioverter-defibrillators. *Int J Radiat Oncol Biol Phys* 2005; 63:282.

5. Zoll PM: Resuscitation of the heart in ventricular standstill by external electric stimulation. *NEJM* 1952; 247:768.

6. Furman S, Schwedel JB: An intracardiac pacemaker for Stokes-Adams seizures. *NEJM* 1959; 261:948.

7. Chardack WM, Gage AA, Greatbatch W: A transistorized self-contained, implantable pacemaker for the long-term correction of heart block. *Surgery* 1960; 48:643.

8. Bernstein AD, Camm AJ, Fletcher R, et al: The NASPE/BPEG generic pacemaker code for antibradyarrhythmia and adaptive rate pacing and antitachyarrhythmia devices. *PACE* 1987; 10:794.

9. Nelson SD, Kou WH, De Buitleir M, et al: Value of programmed ventricular stimulation in presumed carotid sinus syndrome. *Am J Cardiol* 1987; 60:1073.

10. Epstein AE, DiMarco JP, Ellenbogen KA, et al: ACC/AHA/HRS 2008 Guidelines for Device-Based Therapy of Cardiac Rhythm Abnormalities. *Circulation* 2008;117:e350-408.

11. Ellenbogen KA, de Guzman M, Kawanishi DT, et al: Pacing for acute and chronic atrioventricular conduction system disease, in Ellenbogen KA, Kay GN, Wilkoff BL (eds): *Clinical Cardiac Pacing and Defibrillation*, 2nd ed. Philadelphia, WB Saunders, 2000; p 426.

12. Sheldon RS, Jaeger FJ: Carotid sinus hypersensitivity and neurally mediated syncope, in Ellenbogen KA, Kay GN, Wilkoff BL (eds): *Clinical Cardiac Pacing and Defibrillation*, 2nd ed. Philadelphia, WB Saunders, 2000; p 455.

13. Sra JS, Jazayeri MR, Avitall B, et al: Comparison of cardiac pacing with drug therapy in the treatment of neurocardiogenic (vasovagal) syncope with bradycardia or asystole. *NEJM* 1993; 328:1085.

14. Prech M, Grygier M, Mitkowski P, et al: Effect of restoration of AV synchrony on stroke volume, exercise capacity, and quality-of-life: can we predict the beneficial effect of a pacemaker upgrade? *Pacing Clin Electrophysiol* 2001; 24:302.

15. Karpawich PP, Mital S: Comparative left ventricular function following atrial, septal, and apical single chamber heart pacing in the young. *Pacing Clin Electrophysiol* 1997; 20:1983.

16. Fananapazir L, Epstein ND, Curiel RV, et al: Long-term results of dual-chamber (DDD) pacing in obstructive hypertrophic cardiomyopathy. Evidence for progressive symptomatic and hemodynamic improvement and reduction of left ventricular hypertrophy. *Circulation* 1994; 90:2731.

17. Gadler F, Linde C, Daubert C, et al: Significant improvement of quality of life following atrioventricular synchronous pacing in patients with hypertrophic obstructive cardiomyopathy. Data from 1 year of follow-up. PIC study group. Pacing In Cardiomyopathy. *Eur Heart J* 1999; 20:1044.

18. Leclercq C, Cazeau S, Ritter P, et al: A pilot experience with permanent biventricular pacing to treat advanced heart failure. *Am Heart J* 2000; 140:862.

19. Berberian G, Quinn TA, Kanter JP, et al: Optimized biventricular pacing in atrioventricular block after cardiac surgery. *Ann Thorac Surg* 2005; 80:870.

20. Yu CM, Chan JY, Zhang Q, et al: Biventricular pacing in patients with bradycardia and normal ejection fraction. *NEJM* 2009;361:2123.

21. Lau CP, Butrous GS, Ward DE, et al: Comparison of exercise performance of six rate-adaptive right ventricular cardiac pacemakers. *Am J Cardiol* 1989; 63:833.

22. Kay GN, Bubien RS, Epstein AE, et al: Rate-modulated cardiac pacing based on transthoracic impedance measurements of minute ventilation: correlation with exercise gas exchange. *J Am Coll Cardiol* 1989; 14:1283.

23. Hesselson AB, Parsonnet B, Bernstein AD, et al: Deleterious effects of long-term single-chamber ventricular pacing in patients with sick sinus syndrome: the hidden benefits of dual chamber pacing. *J Am Coll Cardiol* 1992; 15:1542.

24. Cooper MW, Smith CR, Rose EA, et al: Permanent transvenous pacing following orthotopic heart transplantation. *J Thorac Cardiovasc Surg* 1992; 104:812.

25. Abraham WT, Fisher WG, Smith AL, et al, MIRACLE Study Group: Multicenter InSync Randomized Clinical Evaluation. Cardiac resynchronization in chronic heart failure. *NEJM* 2002; 346:1845.

26. Cohen MI, Vetter VL, Wernovsky G, et al: Epicardial pacemaker implantation and follow-up in patients with a single ventricle after the Fontan operation. *J Thorac Cardiovasc Surg* 2001; 121:804.

27. Hoyer MH, Beerman LB, Ettedgui JA, et al: Transatrial lead placement for endocardial pacing in children. *Ann Thorac Surg* 1994; 58:97.

28. Dekker AL, Phelps B, Dijkman B, et al: Epicardial left ventricular lead placement for cardiac resynchronization therapy: optimal pace site selection with pressure-volume loops. *J Thorac Cardiovasc Surg* 2004; 127:1641.

29. Magney JE, Flynn DM, Parsons JA, et al: Anatomical mechanisms explaining damage to pacemaker leads, defibrillator leads, and failure of central venous catheters adjacent to the sternoclavicular joint. *Pacing Clin Electrophysiol* 1993; 16:445.

30. Mond H, Sloman G: The small tined pacemaker lead—absence of dislodgement. *Pacing Clin Electrophysiol* 1980; 3:171.

31. Garcia-Bolao I, Alegria E: Implantation of 500 consecutive cardiac pacemakers in the electrophysiology laboratory. *Acta Cardiol* 1999; 54:339.

32. Da Costa A, Kirkorian G, Cucherat M, et al: Antibiotic prophylaxis for permanent pacemaker implantation: a meta-analysis. *Circulation* 1998; 97:1796.

33. Belott PH, Reynolds DW: Permanent pacemaker and implantable cardioverter-defibrillator implantation, in Ellenbogen KA, Kay GN, Wilkoff BL (eds): *Clinical Cardiac Pacing and Defibrillation*, 2nd ed. Philadelphia, WB Saunders, 2000; p 573.

34. Byrd CL: Recent developments in pacemaker implantation and lead retrieval. *Pacing Clin Electrophysiol* 1993; 16:1781.

35. Mathur G, Stables RH, Heaven D, et al: Permanent pacemaker implantation via the femoral vein: an alternative in cases with contraindications to the pectoral approach. *Europace* 2001; 3:56.

36. Ong LS, Barold S, Lederman M, et al: Cephalic vein guide wire technique for implantation of permanent pacemakers. *Am Heart J* 1987; 114:753.

37. Belott PH: A variation on the introducer technique for unlimited access to the subclavian vein. *Pacing Clin Electrophysiol* 1981; 4:43.

38. Spotnitz HM: Transvenous pacing in infants and children with congenital heart disease. *Ann Thorac Surg* 1990; 49:495.

39. Barin ES, Jones SM, Ward DE, et al: The right ventricular outflow tract as an alternative permanent pacing site: long-term follow-up. *Pacing Clin Electrophysiol* 1991; 14:3.

40. Kiviniemi MS, Pirnes MA, Eranen HJ, et al: Complications related to permanent pacemaker therapy. *Pacing Clin Electrophysiol* 1999; 22:711.

41. Goldstein DJ, Losquadro W, Spotnitz HM: Outpatient pacemaker procedures in orally anticoagulated patients. *Pacing Clin Electrophysiol* 1998; 21:1730.

42. Gessman LJ, Vielbig RE, Waspe LE, et al: Accuracy and clinical utility of transtelephonic pacemaker follow-up. *Pacing Clin Electrophysiol* 1995; 18:1032.

43. Brewster GM, Evans AL: Displacement of pacemaker leads—a 10-year survey. *Br Heart J* 1979; 42:266.

44. Aggarwal RK, Connelly DT, Ray SG, et al: Early complications of permanent pacemaker implantation: no difference between dual and single chamber systems. *Br Heart J* 1995; 73:571.

45. Link MS, Estes NA 3rd, Griffin JJ, et al: Complications of dual chamber pacemaker implantation in the elderly. Pacemaker Selection in the Elderly (PASE) Investigators. *J Interv Card Electrophysiol* 1998; 2:175.

46. Janosik DL, Ellenbogen KA: Basic physiology of cardiac pacing and pacemaker syndrome, in Ellenbogen KA, Kay GN, Wilkoff BL (eds): *Clinical Cardiac Pacing and Defibrillation*, 2nd ed. Philadelphia, WB Saunders, 2000; p 333.

47. Smith HJ, Fearnot NE, Byrd CL, et al: Five-year experience with intravascular lead extraction. U.S. Lead Extraction Database. *Pacing Clin Electrophysiol* 1994; 17:2016.

48. Margey R, McCann H, Blake G, et al: Contemporary management of and outcomes from cardiac device related infections. *Europace* 2009 Nov 11. [Epub ahead of print].

49. Molina JE: Undertreatment and overtreatment of patients with infected antiarrhythmic implantable devices. *Ann Thorac Surg* 1997; 63:504.

50. Furman S, Benedek ZM, Andrews CA, et al: Long-term follow-up of pacemaker lead systems: establishment of standards of quality. *Pacing Clin Electrophysiol* 1995; 18:271.

51. Mond H, Stokes KB: The electrode-tissue interface: the revolutionary role of steroid elution. *Pacing Clin Electrophysiol* 1992; 15:95.

52. Rusanov A, Spotnitz HM: Salvage of a failing bifurcated bipolar epicardial lead with conductor fracture. *Ann Thorac Surg* 2010; 90:649.

53. Daoud EG, Kou W, Davidson T, et al: Evaluation and extraction of the Accufix atrial J lead. *Am Heart J* 1996; 131:266.

54. Epstein LM, Byrd CL, Wilkoff BL, et al: Initial experience with larger laser sheaths for the removal of transvenous pacemaker and implantable defibrillator leads. *Circulation* 1999; 100:516.

55. Rusanov A, Spotnitz HM: A 15-year experience with permanent pacemaker and defibrillator lead and patch extractions. *Ann Thorac Surg* 2010; 89:44.

56. Madigan JD, Choudhri AF, Chen J, et al: Surgical management of the patient with an implanted cardiac device: implications of electromagnetic interference. *Ann Surg* 1999; 230:639.

57. Bourke ME: The patient with a pacemaker or related device. *Can J Anaesth* 1996; 43(5 Pt 2):R24.

58. Lloyd MA, Hayes DL: Pacemaker and implantable cardioverter-defibrillator radiography, in Ellenbogen KA, Kay GN, Wilkoff BL (eds): *Clinical Cardiac Pacing and Defibrillation*, 2nd ed. Philadelphia, WB Saunders, 2000; p 710.

59. Raghavan C, Maloney JD, Nitta J, et al: Long-term follow-up of heart transplant recipients requiring permanent pacemakers. *J Heart Lung Transplant* 1995; 14:1081.

60. Spotnitz HM, Ott GY, Bigger JT Jr, et al: Methods of implantable cardioverter-defibrillator-pacemaker insertion to avoid interactions. *Ann Thorac Surg* 1992; 53:253.

61. Zareba W, Moss AJ: Long QT syndrome in children. *J Electrocardiol* 2001; 34(Suppl):167.

62. Reuter S, Garrigue S, Bordachar P, et al: Intermediate-term results of biventricular pacing in heart failure: correlation between clinical and hemodynamic data. *Pacing Clin Electrophysiol* 2000; 23:1713.

63. Cleland JG, Daubert JC, Erdmann E, et al: The effect of cardiac resynchronization on morbidity and mortality in heart failure. *NEJM* 2005; 352:1539.

64. Doll N, Opfermann UT, Rastan AJ, et al: Facilitated minimally invasive left ventricular epicardial lead placement. *Ann Thorac Surg* 2005; 79:1023.

65. DeRose JJ, Ashton RC, Belsley S, et al. Robotically assisted left ventricular epicardial lead implantation for biventricular pacing. *JACC* 2003; 41:1414

66. Wang DY, Richmond ME, Quinn TA, et al. Optimized temporary biventricular pacing acutely improves intraoperative cardiac output after weaning from cardiopulmonary bypass (abstract) *Circulation* 2009; 120: S800.

67. Spotnitz HM. Optimizing temporary perioperative cardiac pacing (editorial). *J Thorac Cardiovasc Surg* 2005;129:5.

68. Lauck G, von Smekal A, Wolke S, et al: Effects of nuclear magnetic resonance imaging on cardiac pacemakers. *Pacing Clin Electrophysiol* 1995; 18:1549.

69. Calcagnini G, Censi F, Floris M, et al: Evaluation of electromagnetic interference of GSM mobile phones with pacemakers featuring remote monitoring functions. *Pacing Clin Electrophysiol* 2006; 29:380.

70. Brown KR, Carter W Jr, Lombardi GE: Blunt trauma-induced pacemaker failure. *Ann Emerg Med* 1991; 20:905.

71. Manganello TD: Disabling the pacemaker: the heart-rending decision every competent patient has a right to make. *Health Care Law Mon* 2000 Jan; 3.

72. Weaver WE, Cobb LA, Hallstrom AP, et al: Factors influencing survival after out-of-hospital cardiac arrest. *J Am Coll Cardiol* 1986; 7:752.

73. Mirowski R, Reid PR, Mower MM, et al: Termination of malignant ventricular arrhythmia with an implantable automatic defibrillator in human beings. *NEJM* 1980; 303:322.

74. Zipes DP, Roberts D: Results of the international study of the implantable pacemaker cardioverter-defibrillator. A comparison of epicardial and endocardial lead systems. *Circulation* 1995; 92:59.

75. Shahian DM, Williamson WA, Svensson LG, et al: Transvenous versus transthoracic cardioverter-defibrillator implantation. *J Thorac Cardiovasc Surg* 1995; 109:1066.

76. Fitzpatrick AP, Lesh MD, Epstein LM, et al: Electrophysiological laboratory, electrophysiologist-implanted, nonthoracotomy-implantable cardioverter/defibrillators. *Circulation* 1994; 89:2503.

77. Kim SG, Roth JA, Fisher JD, et al: Long-term outcomes and modes of death of patients treated with nonthoracotomy implantable defibrillators. *Am J Cardiol* 1995; 75:1229.

78. Moss AJ, Hall WJ, Cannom DS, et al: Improved survival with an implanted defibrillator in patients with coronary disease at high risk for ventricular arrhythmia. Multicenter Automatic Defibrillator Implantation Trial Investigators. *NEJM* 1996; 335:1933.

79. The Antiarrhythmics Versus Implantable Defibrillators (AVID) Investigators: A comparison of antiarrhythmic drug therapy with implantable defibrillators in patients resuscitated from near-fatal ventricular arrhythmias. *NEJM* 1997; 337:1576.

80. Causes of death in the Antiarrhythmics Versus Implantable Defibrillators (AVID) Trial. *J Am Coll Cardiol* 1999; 34:1552.

81. Hohnloser SH: Implantable devices versus antiarrhythmic drug therapy in recurrent ventricular tachycardia and ventricular fibrillation. *Am J Cardiol* 1999; 84:56R.

82. Moss AJ, Zareba W, Hall WJ, et al: Prophylactic implantation of a defibrillator in patients with myocardial infarction and reduced ejection fraction. *NEJM* 2002; 346:877.

83. Prystowsky EN, Nisam S: Prophylactic implantable cardioverter defibrillator trials: MUSTT, MADIT, and beyond. Multicenter Unsustained Tachycardia Trial. Multicenter Automatic Defibrillator Implantation Trial. *Am J Cardiol* 2000; 86:1214.

84. Buxton AE, Lee KL, Fischer JD, et al: A randomized study of the prevention of sudden death in patients with coronary artery disease. *NEJM* 1999; 341:1882.

85. Capucci A, Aschieri D, Villani GQ: The role of EP-guided therapy in ventricular arrhythmias: beta-blockers, sotalol, and ICDs. *J Interv Card Electrophysiol* 2000; 4(Suppl 1):57.

86. Bristow MR, Saxon LA, Boehmer J, et al: Cardiac-resynchronization therapy with or without an implantable defibrillator in advanced chronic heart failure. *NEJM* 2004; 350:2140.

87. Bardy GH, Lee KL, Mark DB, et al for the Sudden Cardiac Death in Heart Failure Trial (SCD-HeFT) Investigators: Amiodarone or an implantable cardioverter-defibrillator for congestive heart failure. *NEJM* 2005; 352:225.

88. Kadish A: Prophylactic defibrillator implantation: toward an evidence-based approach. *NEJM* 2005; 352:285.

89. Richter S, Duray G, Grönefeld G, et al: Prevention of sudden cardiac death: lessons from recent controlled trials. *Circ J* 2005; 69:625.

90. Bigger JT for the Coronary Artery Bypass Graft (CABG) Patch Trial Investigators: Prophylactic use of implanted cardiac defibrillators in patients at high risk for ventricular arrhythmias after coronary-artery bypass graft surgery. *NEJM* 1997; 337:1569.

91. Hohnloser SH, Kuck KH, Dorian P, et al: Randomized trial of prophylactic implantable cardioverter defibrillator after acute myocardial infarction. *NEJM* 2004; 351:2481.

92. McClellan MB, Tunis SR: Medicare coverage of ICDs. *NEJM* 2005; 352: 222.

93. Block M, Breithardt G: Optimizing defibrillation through improved waveforms. *Pacing Clin Electrophysiol* 1995; 18:526.

94. Libero L, Lozano IF, Bocchiardo M, et al: Comparison of defibrillation thresholds using monodirectional electrical vector versus bidirectional electrical vector. *Ital Heart J* 2001; 2:449.

95. Horton RP, Canby RC, Roman CA, et al: Diagnosis of ICD lead failure using continuous event marker recording. *Pacing Clin Electrophysiol* 1995; 18:1331.

96. Luceri RM: Initial clinical experience with a dual chamber rate responsive implantable cardioverter defibrillator. *Pacing Clin Electrophysiol* 2000; 23:1986.

97. The Cardiac Arrhythmia Suppression Trial (CAST) Investigators: Preliminary report: effect of encainide and flecainide on mortality in a randomized trial of arrhythmia suppression after myocardial infarction. *NEJM* 1989; 321:406.

98. Myerburg RJ, Reddy V, Castellanos A: Indications for implantable cardioverter-defibrillators based on evidence and judgment. *J Am Coll Cardiol* 2009; 54:747.

99. Epstein AE: Update on primary prevention implantable cardioverter-defibrillator therapy. *Curr Cardiol Rep* 2009;11:335.

100. Winkle RA, Mead RH, Ruder MA, et al: Long-term outcome with the automatic cardioverter-defibrillator. *J Am Coll Cardiol* 1989; 13:1353.

101. Spotnitz HM: Surgical approaches to ICD insertion, in Spotnitz HM (ed): *Research Frontiers in Implantable Defibrillator Surgery*. Austin, TX, RG Landes, 1992; p 23.

102. Watkins L Jr, Taylor E Jr: Surgical aspects of automatic implantable cardioverter-defibrillator implantation. *Pacing Clin Electrophysiol* 1991; 14:953.

103. Auteri JS, Jeevanandam V, Bielefeld MR, et al: Effects of location of AICD patch electrodes on the left ventricular diastolic pressure-volume curve in pigs. *Ann Thorac Surg* 1991; 52:1052.

104. Barrington WW, Deligonul U, Easley AR, et al: Defibrillator patch electrode constriction: an underrecognized entity. *Ann Thorac Surg* 1995; 60:1112.

105. Park WM, Amirhamzeh MMR, Bielefeld MR, et al: Systolic arterial pressure recovery after ventricular fibrillation/flutter in humans. *Pacing Clin Electrophysiol* 1994; 17:1100.

106. Hauser RG, Kurschinski DT, McVeigh K, et al: Clinical results with nonthoracotomy ICD systems. *Pacing Clin Electrophysiol* 1993; 16:141.

107. Mattke S, Muller D, Markewitz A, et al: Failures of epicardial and transvenous leads for implantable cardioverter defibrillators. *Am Heart J* 1995; 130:1040.

108. Roelke M, O'Nunain, Osswald S, et al: Subclavian crush syndrome complicating transvenous cardioverter defibrillator systems. *Pacing Clin Electrophysiol* 1995; 18:973.

109. Argenziano M, Spotnitz HM, Goldstein DJ, et al: Longevity of lead systems in patients with implantable cardioverter-defibrillators. *Circulation* 1995; 102:II-397.

110. Dean DA, Livelli FL Jr, Bigger JT Jr, et al: Safe repair of insulation defects in ICD leads (abstract). *Pacing Clin Electrophysiol* 1996; 19:678.

111. Jeevanandam V, Bielefeld MR, Auteri JS, et al: The implantable defibrillator: an electronic bridge to cardiac transplantation. *Circulation* 1992; 86:II-276.

112. May CD, Smith PR, Murdock CL, et al: The impact of implantable cardioverter defibrillator on quality-of-life. *Pacing Clin Electrophysiol* 1995; 18:1411.

113. Ahmad M, Bloomstein L, Roelke M, et al: Patients' attitudes toward implanted defibrillator shocks. *Pacing Clin Electrophysiol* 2000; 23:934.

114. Kohn CS, Petrucci RJ, Baessler C, et al: The effect of psychological intervention on patients' long-term adjustment to the ICD: a prospective study. *Pacing Clin Electrophysiol* 2000; 23:450.

115. Vijgen J, Botto G, Camm J, et al: Consensus statement of the European Heart Rhythm Association: updated recommendations for driving by patients with implantable cardioverter defibrillators. *Europace* 2009; 11:1097.

116. Akiyama T, Powell JL, Mitchell LB, et al: Resumption of driving after life-threatening ventricular tachyarrhythmia. *NEJM* 2001; 345:391.

117. Hoffmaster B: Chapter 4. The ethics of setting limits on ICD therapy. *Can J Cardiol* 2000; 16:1313.

118. Sanders GD, Hlatky MA, Owens DK: Cost-effectiveness of implantable cardioverterdefibrillators. *NEJM* 2005; 353:1471.

饶辰飞　郑　哲　译

第七部分

其他心脏手术

第 60 章

成人先天性心脏病的外科治疗

Redmond P. Burke

简介

随着先天性心脏病患儿治疗结果的改善，存活至成年的人数不断增多，成人先天性心脏病综合治疗的需求也相应增加。在过去二十多年里，成人先天性心脏病的治疗范围已从主动脉缩窄、动脉导管未闭、间隔缺损以及法洛四联症等简单病变的一期矫治术，发展到单心室、双心室心脏多期复杂姑息术后的再次手术。国际上，已对成人先天性心脏病的合理医疗资源配置做了明确阐述，仍有众多先心病患者成年后受困于治疗连续性的缺乏[1]。本章介绍当前成人先心病外科的一些治疗策略和结果。

减少累积治疗创伤

成人先心病的最佳治疗场所尚未可知，公平地讲，没有任何两个团队是相同的。有关综合性协调诊治策略的需求已有很好阐述，它除应涵盖从胎儿期到成年期先心病患者的终身治疗外，亦应包括即将分娩的先心病孕妇保健[2]。我们的先心病团队理念是减少每一位先心病患者终生的累积治疗创伤。为此，对所有送抵我们中心拟行外科或介入治疗的成年患者均进行联合病例讨论，与会人员包括成人、小儿介入心脏病医师和外科医师、心脏重症监护专职医师、心脏麻醉师、心脏影像专家和心脏护理、药剂和社工团队。我们首选创伤最小且成功几率高的治疗方式，治疗中失败者则逐步选用下一级创伤最小的治疗方式。例如，继发孔型房间隔缺损首选介入封堵，如果失败，随即选择胸骨微创切口。但如果认为此方案不安全，则升级到胸骨全切口下修补。

信息系统

成年复杂先天性心脏病患者的病历记录通常较为复杂，并以多种媒体格式存放，这就暴露了图表式医疗记录系统的不良。医疗团队运用电子病历系统（EMR），以及患者及其家属采用个人健康档案（PHR）有助于改善慢性病患者的预后[3]。患者及其家属通常对心脏病变和预后不甚了解。个人健康档案有助于增强患者对自身疾病及其治疗的了解。此外，这些信息系统亦可促进国内外注册登记研究的发展，以评估各成人先心病诊治中心的临床结果和水平[4]。

我们的规划目标是患者能通过先心病团队研发的网络医疗信息系统随时访问病历资料。此系统允许患者从各自的住院资料中检索实验室检查数据、手术和介入导管报告、手术图像、病程日志和出院总结。运用网络设备，可随时随地访问这些记录。患者及家属通过密码访问此加密系统，这使得患者成年后可通过修改密码而掌管其电子病历记录。

我们在术中为每项心脏病变采集术前病变修补前后的图片[5]，并将它们整合入电子病历记录（EMR）。再次手术前，我们可以调阅这些图片以熟悉患者解剖结构[6]。本章节用到的手术图片均从该系统中提取，它们可通过手术、诊断或患者个体查询（图 60-1）。

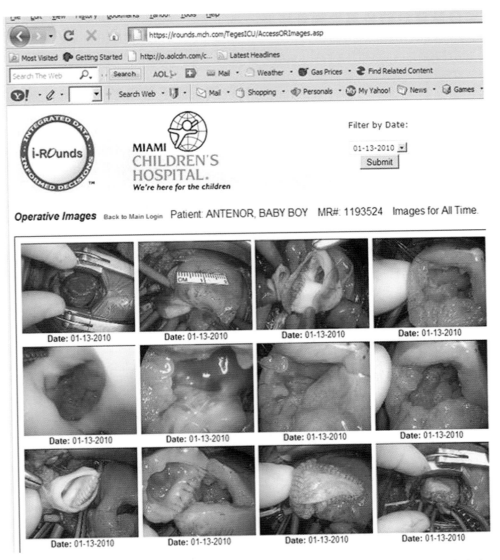

图 60-1 网络版电子病历系统屏幕截图，显示新生儿共同动脉干修补术图片。心脏诊治团队可在将来介入治疗和再次手术时随时调阅这些图片

常见成人先天性心脏病手术

再次胸骨切开术

成人先心病手术通常是再次手术，然而，获得性心脏病再次手术中的一些方法并不足以应对成人先心病中所面临的挑战。成人先心病患者反复开胸损伤的危险因素不同于获得性心脏病患者，后者通常注重保护通畅的冠状动脉旁路移植桥血管[7]。先心病患者由于早年经历过多次介入导管术，其股动脉插管常有并发症，导致股动脉狭窄或梗阻。为此，我们采取选择性的插管策略，仅对开胸有高度风险的患者常规股动脉插管。成人先心病再次胸骨切开损伤的其他危险因素包括胸骨后方外管道，特别是型号过大且管壁钙化的同种管道。术前我们应仔细寻找

外管道与胸骨粘连的征象，外管道在造影侧位相心动周期中不运动时应考虑这种可能性。患者合并肺动脉高压、右室扩大、既往胸骨感染、右室或左室流出道瘤样扩张、漏斗胸，则开胸风险加大，需要预先游离血管通路，并预置荷包线。有多重危险因素的患者可在游离胸骨前建立体外循环给右室减压。

我们切除原先切口瘢痕，并去除胸骨钢丝。切除剑突后在胸骨下缘开始用电刀游离。术中使用摇摆锯用于分离胸骨浅表部分。用巾钳提高胸骨两侧以暴露胸骨后瘢痕组织，待松解一小段瘢痕组织后，用摇摆锯锯开该段胸骨，如此反复，直至整个胸骨完全分开。

开胸时万一遭遇心脏或大血管破裂，当时如没有显露好的血管通路可供插管转机，我们通常的做法是松开胸骨牵开器，立即向上偏右方延长颈部切口，显露无名动脉及颈内静脉或无名动脉上段，置荷包并插管后开始转机。

经颈部和下腔静脉紧急转机再次胸骨切开技术

在无法获得胸骨上方静脉通路的患者中，我们游离膈肌上方处下腔静脉。该方法被称之为"简易主动脉插管"[8]。随后以患者头低脚高位切开胸骨。我们在每例手术均持续向术野输注二氧化碳以降低气体栓塞风险，即使该方法减少脑卒中发生率的证据尚不明确[9]。

为减少粘连形成，降低再次开胸风险，术中我们常用盐水湿纱布心表覆盖以防止心表变干。完成先心病修补后，我们放置防粘连材料减少胸骨后粘连。一些中心常用聚四氟乙烯材料[10]，但是，其包囊形成后通常使自体组织界面不清，反而使再次手术时游离更加困难。由聚乙二醇和聚乳酸构成的生物可吸收薄膜样品已被研发试用于心脏手术。这些生物可吸收薄膜可显著降低粘连形成，同时它们自身的快速吸收似乎可减轻包囊形成[11]。从猪空肠中提取的细胞外基质薄片现已获准用作心包替代物[12]。

减少切口创伤

目前已有多种手术切口用于改善患者心脏直视术后美观，包括胸骨上段和胸骨下段小切口、经剑突小切口、前胸切口及乳房下切口。尽管胸骨正中切口隐蔽性不高，它对成人先心病患者来说是手术创伤最小，可避免外周血管插管带来的损伤，并免除肋间肌、血管和神经损伤，进而消除术后胸廓切口疼痛综合征。胸骨正中切口允许在尽可能减少主动脉夹层风险的情况下进行安全有效的主动脉插管、拔管、排气及心脏停搏液灌注。其外，胸骨正中切口确保术者能直接快速进入整个纵隔，术中处理一些未曾预料到的解剖变异，尽管这种情况在成人先心病患者中并不罕见。

房间隔缺损

经导管介入封堵房间隔缺损技术的出现已明显改变了成人先心病的平均复杂程度。在配备高效导管介入团队的中心来说，卵圆孔未闭和大多数继发性房间隔缺损可介入封堵治疗，只有极少数病例需外科修补。静脉窦型及原发孔型房间隔缺损、过渡型和完全型心内膜垫缺损、共同心房和缺少下缘的继发型房间隔缺损推荐外科修补，我们在体外循环心脏停搏下修补这些缺损。

我们对房间隔缺损的静脉插管策略是双管，即经右心耳向上置上腔静脉插管、向下经腔静脉连接处置下腔静脉插管。那些在过去通常直接闭合的小缺损现在已很少采用外科方法修补，并且我们发现用补片材料修补缺损是最佳的方法，可减少缝线张力以避免出现残余漏。

对于静脉窦型缺损，我们在无名静脉处置直角上腔插管，以显露汇入上腔静脉的部分型肺静脉异位引流。

手术径路可通过心房侧切口避开窦房结区域，并向上延伸至恰好足以显露上肺静脉入口（图60-2A）。在窦房结区域可采用"无接触"技术。用心包补片加宽心房切口可避免上腔静脉狭窄（图60-2B）。

对于原发孔型缺损患者，常规采用聚丙烯线在接近瓣裂接触缘部位连续缝合修补二尖瓣瓣裂。即使患者瓣膜关闭良好，

也应修补瓣裂，因为已发现有迟发性瓣裂部位反流病例出现。对于存在二尖瓣狭窄风险的患者，尤其在左室只有一组乳头肌的情况下，可保留瓣裂开放以避免二尖瓣狭窄。上述修复方法治疗一般结果满意，甚至在高龄患者中亦如此[13]。

三尖瓣下移畸形（Ebstein 畸形）

大龄患者三尖瓣下移畸形的外科手术风险小，且远期结果良好。手术包括三尖瓣修补或置换以及同期其他畸形的矫治，如房间隔缺损修补、心律失常外科手术（迷宫手术），和冠状动脉旁路移植术[14]。这类患者的外科修复技术在不断提高。我们认为三尖瓣前叶发育良好且无栓系可增加成功修复的概率，并已在成人患者中采用 Cone 技术[15]。此项技术需在右室附着处游离三尖瓣前叶和后叶，随后将瓣叶游离缘顺时针旋转后缝合至前叶隔侧，形成锥形瓣膜，其远端固定于右室心尖部，近端固定于三尖瓣环。应尽可能将隔叶并入椎体壁，并闭合房间隔缺损。该手术结果良好，死亡率低，三尖瓣反流显著减少，且功能分级明显提高。

方坦（Fontan）改建术

如今，成人发绀型先心病主要死因是心律失常及心衰。方坦术后患者可能表现为心律失常、体循环心室衰竭相关并发症、蛋白丢失性肠病、体静脉通路梗阻、半月瓣及房室瓣功能障碍[16]。确保腔肺血管通路顺畅是早期评估必须关注的。先前各种建立方坦循环的外科技术均有各自特有的并发症。心内板障和心房肺动脉连接术后患者表现为右房极度增大，导致血流停滞、右肺静脉压迫及心律失常。

方坦改建术包括拆除原先静脉连接，改用心外管道重建腔肺连接。由于外管道方坦术将体静脉隔至心外，心房水平的任何导管介入操作，尤其是电生理干预必须在方坦改建术前完成。因此，我们应与电生理团队共同制定方坦改建术计划，并常将方坦改建术与心律失常外科[17]、房室瓣功能障碍治疗一并进行。此类患者瓣膜修复通常较复杂，常需换瓣以取得良好的血流动力学结果[18]。手术结果取决于患者的解剖结构、右室功能和肺血管阻力。

在行外管道方坦手术时我们采用双腔静脉插管，并尽可能保持心脏常温不停搏。在腔静脉心房连接部钳夹横断下腔静脉，近心端以 4/0 聚丙烯线连续缝闭。我们采用带加固环的膨胀聚四氟乙烯管道（直径 19～23mm），并保留足够长度以免压迫右肺静脉。上腔静脉与肺动脉以 6/0 聚丙烯线连续缝合连接。如出现主动脉后方肺动脉狭窄，则由介入导管小组在外科手术室进行杂交支架手术处理。

对于复杂心脏畸形患者，方坦改建手术最好有电生理医师参与，以确保折返通路的有效阻断或消融，因为其处理方法与获得性心脏病及心内解剖结构正常的患者存在差异。在处理心房折返通路中有多种迷宫手术。由于成人先心病患者传导系变异存在不可预知性，往往需要置入起搏器。在众多中心，方坦改建术后的患者通常推荐使用个性化起搏器治疗。然而，根据1994-2008年120名方坦改建术患者的治疗经验，即最初以每例患者的需求不同灵活地调节起搏器，Tsao 等推荐常规植入带有双极类固醇洗脱心外膜导线的抗心动过速双腔起搏器[19]。

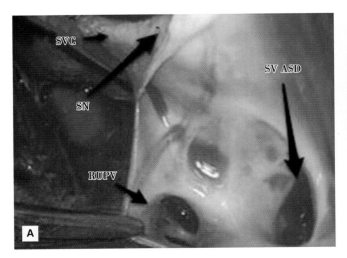

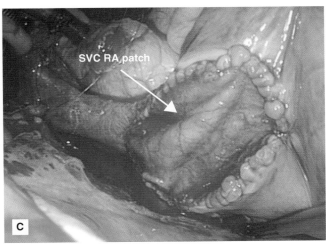

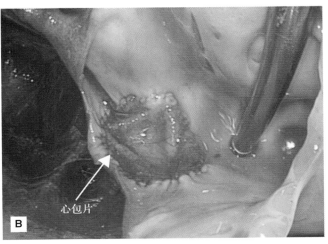

图 60-2　（A）静脉窦缺损合并部分型肺静脉异位引流。（B）用自体心包将肺静脉隔入左心房。（C）心包片扩大上腔静脉至右房连接部，以防止上腔静脉梗阻。RUPV = 右上肺静脉；SN = 窦房结区域；SV ASD = 静脉窦型房间隔缺损；SVC = 上腔静脉

■ 右室流出道重建

新生儿期或婴儿期成功行法洛四联症、右室双出口、肺动脉闭锁、共同动脉干矫治术和动脉调转术的患者，会陆续因肺动脉瓣关闭不全和（或）狭窄所致的右心室功能不全、活动耐量下降、心律失常及猝死回院就诊。因此，右室流出道重建术变得日益普遍[20]。自 Bonhoeffer 在 2000 年开展首例经皮肺动脉瓣置换术以来[21]，越来越多的临床试验已显示该技术的安全性和有效性[22]。为避免再次手术带来的创伤，成人先心病合并肺动脉瓣关闭不全患者通常需常年随访，微创治疗可促进对这类患者的研究。右室流出道同种瓣部位经导管植入肺动脉瓣的经验正在不断积累，早期资料显示同种瓣破裂是罕见并发症（3.9%），而支架断裂作为良性并发症则较为常见（20%）[23]。如有外科保驾，发生同种瓣破裂即可紧急转机行外科修补，手术结果良好[24]。成人先心病肺动脉瓣置换的手术指征在不断完善，合理的手术指征和时机有待进一步明确。心脏超声、磁共振、心导管可在术前用于明确合并畸形，尤其是卵圆孔未闭、冠脉解剖形态、右室大小和功能。

对于不宜行经导管肺动脉带瓣支架植入的患者，我们的常规做法是胸骨正中切开、双腔静脉插管、中低温体外循环下外科修复。如果术前诱发试验[25]显示房、室水平无右向左分流，手术可在并行循环下完成，否则需阻断主动脉并灌注冷血停搏液。以止血带阻断分支肺动脉并经右房吸引右心，可获得清晰的术野。如存在右室原切口或补片，则可作为再次手术入径，且切口可延伸至足以探查右室心腔和切除梗阻性肌束。肺动脉瓣置换可选的材料包括同种肺动脉瓣、同种主动脉瓣、牛颈静脉、生物瓣和机械瓣。

同种瓣的选用基于供体来源情况和受体特定体重下相应正常肺动脉瓣环大小的超声估值。移植物过长可在受压下打折而产生梗阻。我们使用 5-0 或 6-0 单股聚丙烯线连续缝合肺动脉远端吻合口，随后修剪同种瓣近心端心肌使之与右室切口相匹配。近心端吻合口可采用较大针线连续缝合，需注意避开冠状动脉左主干和前降支（图 60-3）。术前检查可明确排除右室表面冠状动脉左前降支和双前降支血管异常走行，如确实存在，应仔细设计右室切口以免造成损伤。右室流出道切口前部可用自体或牛心包补片、聚四氟乙烯补片或细胞外基质补片。

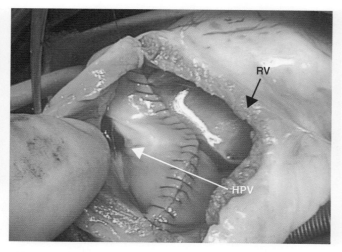

图 60-3 同种肺动脉瓣重建右室（RV）流出道。已连续缝合后壁，测量前壁长度决定是否需补片扩大以避免同种肺动脉瓣环（HPV）变形

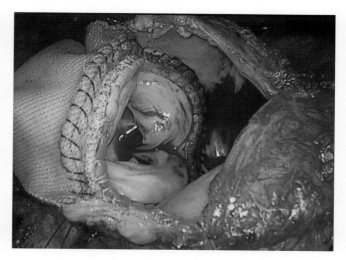

图 60-5 生物瓣（BV）重建右室流出道（RV）。连续缝合技术用于后壁，涤纶补片用于右室流出道前壁扩大

牛颈静脉带瓣管道的修剪和植入方法与同种瓣相似，远端连续缝合。管道近心端斜面修剪，可免用单独风帽补片（图 60-4）。牛颈静脉管道在成年患者中中期结果良好，但其远期耐久性有待证实[26]。

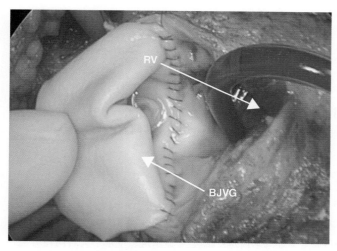

图 60-4 牛颈静脉移植物（BJVG）重建右室（RV）流出道。移植物后壁需裁剪至足够短以免管道打折。可修剪移植物以覆盖右室游离壁前方较大缺口，很少需额外补片

对于右室解剖形态正常的患者，生物瓣膜和机械瓣膜以正常肺动脉瓣大小植入右室流出道，而对于共同动脉干和肺动脉闭锁术后患者，则通常在更远部位植入，以避免胸骨压迫。我们采用带垫片间断水平褥式缝合及聚丙烯线连续缝合技术完成上述植入手术（图 60-5）。两者均要求将瓣口准确朝向主肺动脉分叉处，以减少瓣口朝向胸骨的趋势。主肺动脉远端至瓣水平切口采用补片闭合，瓣膜缝线穿过补片，随后补片与近端右室流出道切口对合完成修补。

所有肺动脉瓣置换材料均各有优缺点[27]。同种瓣和牛颈静脉的长度可连接右室和分支肺动脉间的长跨度，其远端吻合口亦可适当成形以解除主肺动脉及分支肺动脉近端狭窄。此外，它们的管状形态便于日后瓣膜狭窄或关闭不全时行经导管肺动脉带瓣支架植入。我们设法裁剪管道使之符合经导管肺动脉带瓣支架植入的要求。这些不断提高的要求正融入到当前肺动脉瓣置换术外管道选择的决策过程当中。由于其瓣环可提供带瓣支架所需的锚定区域，当前应用的生物瓣亦适合后续肺动脉瓣支架植入。我们已减少机械瓣的使用，因其无法行后续肺动脉瓣支架植入。当前，右室至肺动脉间右室流出道连续性重建术可安全开展，其并发症少且死亡率低，管道选用范围亦进一步扩大[28]。

左室流出道重建

成人先心患者中单纯的左室流出道梗阻在获得性左心系统病变中较少见。由于左室流出道狭窄往往在多层面出现，所以需要对相应成人先心患者狭窄处的上下游进行评价。Shone 氏综合征患者通常需要多次外科手术及介入对狭窄进行缓解，这类患者可谓是复杂的左心流出道疾患自然病程的代表，而我们的干预措施往往只是起到缓解作用。成人先心病治疗小组应积极一期施行 Ross，Ross-Konno，和 Konno 术，并处理每个姑息治疗措施后的再手术问题。

Ross 术通常用于治疗患有复杂左室流出道梗阻的患儿，可以同期矫治瓣水平和瓣上病变，并免除抗凝治疗，且有一定的生长潜能。这类患者在成人时期可能需要再手术以置换衰败的新主动脉瓣膜以及狭窄或关闭不全的肺动脉瓣。Ross 术后的右室流出道重建随访资料显示，4% 的患者在术后 10 年因右室功能受损需更换外管道。管道内径小于 14mm 是同种管道失功的独立预测因素[29]。主动脉瓣位自体肺动脉瓣反流的再手术免除率差异较大，据报道从 87% ～96%[30,31]。经皮主动脉瓣和肺动脉瓣置换的出现，使得自体和同种瓣的再干预无需外科再次手术，因此，该技术将增加 Ross 手术的应用。Ross 术后新的主动脉根部动脉瘤扩张与其所采用根部技术的相关，术后 7 年有多达 11% 的患者可观察到此病变。其再手术结果往往较理想，但如果能够在新的主动脉瓣膜失功前更早地诊断，可成功地对自体移植物进行修复[32]。

Konno 主动脉心室成形术用于矫治有瓣上、瓣膜及瓣下梗阻的复杂左室流出道梗阻患者，也可用于成人的一期治疗，或瓣膜失功、瓣膜过小的再手术。因新的主动脉可随着患者成长而生长，通过利用带有移植物或圆锥部扩大的自体肺动脉移植的 Ross-Konno 术，成为小儿患者治疗的极佳选择。回顾在 1980-2004 年施行手术、平均年龄 19 岁的 53 名患者，Suri 等报告总体死亡危险因素包括 NYHA 分级（风险比 2.22，p = 0.04）、较长的体外循环转机时间（风险比 1.93/小时，p = 0.04）。主动脉瓣 5 年累计再手术可能性为 19%，10 年为 39%，15 名患者在术后 3.8 年（中位数）再手术。其中 6 名发现有肺动脉反流，3 名进行了肺动脉瓣置换（6%）[33]。

Ross 术、Ross-Konno 术和 Konno 术后的再手术尤具挑战性。特别是当右室流出道重建时使用了大的补片遮盖升主动脉前壁的情况下尤为如此。必须重新打开右室内才能显露主动脉根部，最好采用上下腔静脉插管，以保证右室游离以及无血术野。由于这类患者再手术率高，关胸时应考虑使用防粘连膜。

■ 心律失常外科

对于先心病患者来说，保持传导系统功能良好是减少终身累积创伤的一个重要方面。尽管在术中已尽可能减少损伤传导组织，成人先心病患者仍有罹患各种传导阻滞以及房性或室性心律失常的风险。在成人先心病患者中，植入起搏器和除颤器、拔除导线、更换电池通常因解剖通路变异和血管狭窄而变得复杂。对于单心室患者，常由于缺乏到心内膜的静脉通路而需放置心外膜电极。导线移除的常见适应证包括囊袋感染、电极故障、皮肤损伤、心内膜炎/败血症、腔静脉血栓形成以及电极造成的疼痛。电极的移除技术在不断改进，外科医生和电生理医生可通力合作进而更安全地完成操作。可以使用一些带有刀片或激光的导管移除电极。对于可能的心脏穿孔事件，外科协助十分必要。手术结果通常较满意，脓毒血症是起搏器移除术后死亡的主要影响因素[34]。

室上性和室性心律失常是成人先心病患者患病和死亡的主要因素。对房颤或房扑患者行心脏直视手术时，可实施右侧 Maze 手术，预期术后避免再次心律失常率达 93%，且心功能分级改善[35]。

心律失常外科微创手术如迷你型迷宫（mini-Maze）手术，已越来越多地用于治疗获得性心脏病和心律失常患者[36]。但由于解剖关系的不同和再手术后瘢痕组织形成，造成小切口暴露困难，这一方法在一些特定的成人先心病患者中很难施行。对成人先心病患者的室上性心律失常来说，Cox 迷宫手术的操作通常较复杂，可改为在术中施行冲洗式单极射频消融（IRA），其在择期心脏外科手术患者中结果良好[37]。

■ 一体化杂交手术

我们将杂交手术定义为在一次手术中外科及介入相关人员和技术的整合。杂交手术可以在导管室、手术室（配备 C 臂血管造影）或更理想的专用杂交手术间里进行。我们根据哪一项技术（介入或外科手术）在杂交手术中更为重要来选择手术场所。经皮瓣膜置换和血管内支架置入的出现凸显了成人先心病患者需要一体化治疗。对于需要介入、外科、电生理综合治疗的患者，我们试图将这些治疗方案整合为一个杂交手术，以减少因建立血管通路而造成的外科创伤。对外周血管有狭窄或

闭塞的患者，外科医生也可以同时为介入医生提供中心血管入路并引导置放鞘管。我们常规在手术室里采用直视下、胸腔镜和血管造影（图 60-6）置放主动脉和肺动脉支架。择期或紧急体外循环支持系统应在杂交手术室或导管室中待命。（图 60-7）

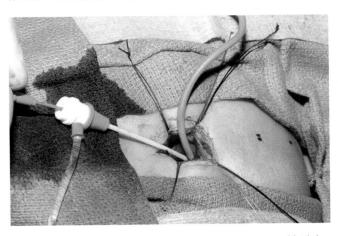

图 60-6　杂交手术术中图像，剑突下切口（SI）暴露右室，放置经心鞘管（TS），随之行介入导管操作

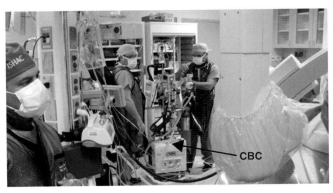

图 60-7　体外循环环路（CBC）在杂交导管室待命，能够快速安装支持，且可运转

外科医生与介入医师在放置支架时可通过实时会诊并制定治疗方案，进而减少操作创伤，改进手术结果。由于有外科医师的参与，肺动脉支架放置的位置可更靠近近心端，以防止因支架相对过小而再手术时导致分支肺动脉撕裂。同样，主动脉弓支架可放置在更靠近近心端部位，当支架未能达到成人尺寸而需再次手术时，可减少外科医生对主动脉弓的游离长度。

■ 主动脉缩窄

大多数新发及复发的成人主动脉缩窄可采用经皮球囊扩张或支架进行处理[38]。我们同时为操作过程中可能出现的介入装置迁移、切割和破裂提供外科支持，有时需要建立血管通路。对于不宜进行经皮介入治疗的成人主动脉缩窄或弓部梗阻，则以外科手术方法处理。主动脉左弓患者采用左侧开胸入路，灌注师则在旁待命，以备行左心耳至降主动脉的体外转流。术中采用三种常规技术，即切除缩窄段后端端吻合、组织补片或人工补片扩大，以及合成材料管道植入。成年患者主动脉不易游离牵拉，要达到无张力缝合可能需要植入管道。术后

常见高血压可用硝普钠降压。我们使用皮下局部麻醉输液管来控制术后疼痛，并提前应对长期高血压患者出现的血压不稳定。目前手术死亡率很低，随访中75%的患者可以不服用药物保持血压正常[39]。

介入设备管理

在成人先心病手术中，外科医生越来越频繁地接触到主动脉和肺动脉血管内支架以及房[40]、室间隔封堵器。目前血管支架正有效的应用于新生儿及婴儿患者，并考虑到随着患儿生长而逐渐超过支架可达到的最大尺寸[41]。对于患者自身发育超过主动脉弓和分支肺动脉分支支架尺寸的再手术问题，我们正不断积累经验。在支架置入后早期（<6个月）的再手术中，使用剪刀可能就会使支架向内坍缩并完整地剥离。而在6个月后，支架通常已嵌入血管壁中，使其完全剥离变的困难且造成损伤。当患者血管尺寸已超过支架设计的最大尺寸而需再手术时，术前计划需考虑到支架纵向切口的最佳部位，以期支架能像热狗面包一样被分离开来，而获得足够的空间来进行补片。这需要切开支架的每一处连接，特别是远端，才能保证支架远端血管的伸展性（图60-8）。

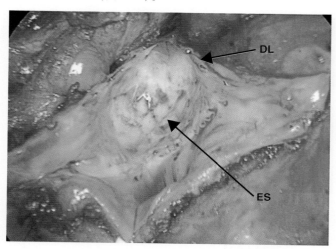

图60-8 左肺动脉支架再次手术图像，显示切口越过支架最远端连接处（DL），被包埋的支架（ES）材料完整保留，剖开肺动脉用于前壁补片

血管切口向远处延伸时应避免细小分支的螺旋样撕裂，后者可能会造成分支闭塞。补片可采用自体或牛心包、聚四氟乙烯材料、同种肺动脉或主动脉或细胞外基质移植物。如果血管重建后没能达到成人管腔内径要求或被周围组织压迫，那么经补片扩大的支架可作为之后成人尺寸支架置入的安全部位。我们在患者血流动力学符合要求时以杂交技术置入支架，或更晚些，在上述补片与支架缝合处愈合后施行，以减少缝线断裂出血的风险。

对于房间隔未行外科切开或切开不完全以及前期房间隔切开术后血流限制程度增大的一些患者，越来越多地采用房间隔支架来增加过隔血流[42]。在后期再手术时，这些支架通常被房间隔组织牢固地包绕着，甚至嵌入肺静脉孔中（图60-9A）。如有必要，尽可能地使用剪刀分离并修剪裸露的金属，剥离出包埋部分，并剜出向内生长的瘢痕组织（图60-9B）。探查心

房有无全层裂口，后者可用聚丙烯线缝合。

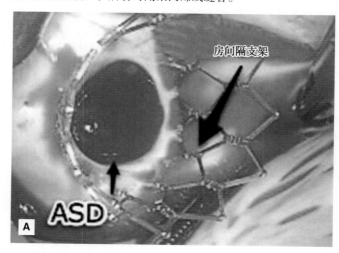

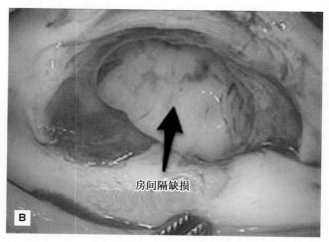

图60-9 （A）支架嵌入房间隔的手术图像；（B）支架切除后房间隔手术图像，须检查是否心房全层穿孔

成人先心病手术疗效进展

Patel在对72个成人先心病外科中心的回顾研究中报道，平均每年手术量2800例，范围从0～230例（中位数28例）。每个团队平均有2名外科医生，每位术者平均每年完成20例手术[43]。虽然每位术者和团队的手术结果各有差异，但与主攻成人获得性心脏病的术者相比（死亡率4.84%，P<0.0001），主攻小儿先心病的外科医生治疗成人先心病患者的手术（死亡率1.87%）更佳[44]。先心病患者存活时间较久。心律失常依然是发绀型先心患者死亡的首要原因。目前，心肌梗死是成人非发绀型先心病主要致病原因，与获得性心脏病的远期生存率及其日益增强的影响相符[16]。随着治疗小组经验的累积以及外科、介入和电生理团队的整合，成人先心病的治疗结果将进一步改进，且终生累计创伤更小。

要点

● 成人先心病手术最好由先心病诊治经验丰富的专门心

血管外科医师、介入心内科医师、电生理学家以及重症监护医师组成的多学科团队来完成。

● 网络版病历信息系统可以为医疗团队和患者提供其所需的患者终生关键信息，有助于增强成人先心病患者的护理。

● 常规股动脉插管可能不适合成人先心病患者的再次手术，应考虑其他方法。

● 由于直接缝合修补带来的张力和可能的残余漏，成人房间隔缺损的手术修补最好使用补片。

● 右室流出道重建应采用外管道，以便将来实施经导管带瓣支架植入。

● 防粘连屏障和心包重建可减少成人先心病患者再次手术时常见的心脏损伤。

参考文献

1. Toyoda T, Tateno S, Kawasoe Y, et al: Nationwide survey of care facilities for adults with congenital heart disease in Japan. *Circ J* 2009; 73(6): 1147-1150.
2. Dearani JA, Connolly HM, Martinez R, Fontanet H, Webb GD: Caring for adults with congenital cardiac disease: successes and challenges for 2007 and beyond. *Cardiol Young* 2007; 17 Suppl 2:87-96.
3. Winkelman WJ, Leonard KJ, Rossos PG: Patient-perceived usefulness of online electronic medical records: employing grounded theory in the development of information and communication technologies for use by patients living with chronic illness. *J Am Med Inform Assoc* 2005; 12(3): 306-314.
4. Gibson PH, Burns JE, Walker H, Cross S, Leslie ST: Keeping track of congenital heart disease. Is it time for a national registry? *Int J Cardiol* 2009; 145(2):331-332.
5. Jacobs JP, Elliott MJ, Anderson RH, et al: Creating a database with cardioscopy and intra-operative imaging. *Cardiol Young* 2005; 15(Suppl 1): 184-189.
6. Burke RP, White JA: Internet rounds: a congenital heart surgeon's Web log. *Semin Thorac Cardiovasc Surg* 2004; 16(3):283-292.
7. Luciani N, Anselmi A, De GR, et al: Extracorporeal circulation by peripheral cannulation before redo sternotomy: indications and results. *J Thorac Cardiovasc Surg* 2008; 136(3):572-577.
8. Knott-Craig CJ, Goldberg SP, Kirklin JK: Surgical strategy to prevent cardiac injury during reoperation in infants. *J Cardiothorac Surg* 2008; 3:10.
9. Giordano S, Biancari F: Does the use of carbon dioxide field flooding during heart valve surgery prevent postoperative cerebrovascular complications? *Interact Cardiovasc Thorac Surg* 2009; 9(2):323-326.
10. Jacobs JP, Iyer RS, Weston JS, et al: Expanded PTFE membrane to prevent cardiac injury during resternotomy for congenital heart disease. *Ann Thorac Surg* 1996; 62(6):1778-1782.
11. Okuyama N, Wang CY, Rose EA, et al: Reduction of retrosternal and pericardial adhesions with rapidly resorbable polymer films. *Ann Thorac Surg* 1999; 68(3):913-918.
12. Badylak SF, Freytes DO, Gilbert TW: Extracellular matrix as a biological scaffold material: structure and function. *Acta Biomater* 2009; 5(1):1-13.
13. Horvath KA, Burke RP, Collins JJ Jr, Cohn LH: Surgical treatment of adult atrial septal defect: early and long-term results. *J Am Coll Cardiol* 1992; 20(5):1156-1159.
14. Dearani JA, Mavroudis C, Quintessenza J, et al: Surgical advances in the treatment of adults with congenital heart disease. *Curr Opin Pediatr* 2009; 21(5):565-572.
15. da Silva JP, Baumgratz JF, da Fonseca FL, et al: The cone reconstruction of the tricuspid valve in Ebstein's anomaly. The operation: early and midterm results. *J Thorac Cardiovasc Surg* 2007; 133(1):215-223.
16. Pillutla P, Shetty KD, Foster E: Mortality associated with adult congenital heart disease: trends in the US population from 1979 to 2005. *Am Heart J* 2009; 158(5):874-879.
17. Kim WH, Lim HG, Lee JR, et al: Fontan conversion with arrhythmia surgery. *Eur J Cardiothorac Surg* 2005; 27(2):250-257.
18. Mavroudis C, Stewart RD, Backer CL, et al: Atrioventricular valve procedures with repeat Fontan operations: influence of valve pathology, ventricular function, and arrhythmias on outcome. *Ann Thorac Surg* 2005; 80(1):29-36.
19. Tsao S, Deal BJ, Backer CL, et al: Device management of arrhythmias after Fontan conversion. *J Thorac Cardiovasc Surg* 2009; 138(4):937-940.
20. Gatzoulis MA, Balaji S, Webber SA, et al: Risk factors for arrhythmia and sudden cardiac death late after repair of tetralogy of Fallot: a multicentre study. *Lancet* 2000; 356(9234):975-981.
21. Bonhoeffer P, Boudjemline Y, Saliba Z, et al: Percutaneous replacement of pulmonary valve in a right-ventricle to pulmonary-artery prosthetic conduit with valve dysfunction. *Lancet* 2000; 356(9239):1403-1405.
22. Zahn EM, Hellenbrand WE, Lock JE, McElhinney DB: Implantation of the melody transcatheter pulmonary valve in patients with a dysfunctional right ventricular outflow tract conduit early results from the U.S. clinical trial. *J Am Coll Cardiol* 2009; 54(18):1722-1729.
23. Lurz P, Gaudin R, Taylor AM, Bonhoeffer P: Percutaneous pulmonary valve implantation. *Semin Thorac Cardiovasc Surg Pediatr Card Surg Annu* 2009; 112-117.
24. Kostolny M, Tsang V, Nordmeyer J, et al: Rescue surgery following percutaneous pulmonary valve implantation. *Eur J Cardiothorac Surg* 2008; 33(4):607-612.
25. Ozdemir AO, Tamayo A, Munoz C, Dias B, Spence JD: Cryptogenic stroke and patent foramen ovale: clinical clues to paradoxical embolism. *J Neurol Sci* 2008; 275(1-2):121-127.
26. Niclauss L, Delay D, Hurni M, von Segesser LK: Experience and intermediate-term results using the Contegra heterograft for right ventricular outflow reconstruction in adults. *Interact Cardiovasc Thorac Surg* 2009; 9(4):667-671.
27. Solomon NA, Pranav SK, Jain KA, et al: In search of a pediatric cardiac surgeon's 'Holy Grail': the ideal pulmonary conduit. *Expert Rev Cardiovasc Ther* 2006; 4(6):861-870.
28. Vricella LA, Kanani M, Cook AC, Cameron DE, Tsang VT: Problems with the right ventricular outflow tract: a review of morphologic features and current therapeutic options. *Cardiol Young* 2004; 14(5):533-549.
29. Brown JW, Ruzmetov M, Rodefeld MD, Turrentine MW: Right ventricular outflow tract reconstruction in Ross patients: does the homograft fare better? *Ann Thorac Surg* 2008; 86(5):1607-1612.
30. Klieverik LM, Takkenberg JJ, Bekkers JA, et al: The Ross operation: a Trojan horse? *Eur Heart J* 2007; 28(16):1993-2000.
31. Brown JW, Ruzmetov M, Fukui T, et al: Fate of the autograft and homograft following Ross aortic valve replacement: reoperative frequency, outcome, and management. *J Heart Valve Dis* 2006; 15(2):253-259.
32. Luciani GB, Viscardi F, Pilati M, et al: The Ross-Yacoub procedure for aneurysmal autograft roots: a strategy to preserve autologous pulmonary valves. *J Thorac Cardiovasc Surg* 2009; 139:536-542.
33. Suri RM, Dearani JA, Schaff HV, Danielson GK, Puga FJ: Long-term results of the Konno procedure for complex left ventricular outflow tract obstruction. *J Thorac Cardiovasc Surg* 2006; 132(5):1064-1071.
34. Hamid S, Arujuna A, Ginks M, et al: Pacemaker and defibrillator lead extraction: predictors of mortality during follow-up. *Pacing Clin Electrophysiol* 2009.
35. Stulak JM, Dearani JA, Puga FJ, et al: Right-sided Maze procedure for atrial tachyarrhythmias in congenital heart disease. *Ann Thorac Surg* 2006; 81(5):1780-1784.
36. Saltman AE, Gillinov AM: Surgical approaches for atrial fibrillation. *Cardiol Clin* 2009; 27(1):179-188, x.
37. Giamberti A, Chessa M, Abella R, et al: Surgical treatment of arrhythmias in adults with congenital heart defects. *Int J Cardiol* 2008; 129(1):37-41.
38. Noble S, Ibrahim R: Percutaneous interventions in adults with congenital heart disease: expanding indications and opportunities. *Curr Cardiol Rep* 2009; 11(4):306-313.
39. Jatene MB, Abuchaim DC, Oliveira JL Jr, et al: Outcomes of aortic coarctation surgical treatment in adults. *Rev Bras Cir Cardiovasc* 2009; 24(3): 346-353.
40. Mellert F, Preusse CJ, Haushofer M, et al: Surgical management of complications caused by transcatheter ASD closure. *Thorac Cardiovasc Surg* 2001; 49(6):338-342.
41. Stanfill R, Nykanen DG, Osorio S, et al: Stent implantation is effective treatment of vascular stenosis in young infants with congenital heart disease: acute implantation and long-term follow-up results. *Catheter Cardiovasc Interv* 2008; 71(6):831-841.
42. Pedra CA, Neves JR, Pedra SR, et al: New transcatheter techniques for creation or enlargement of atrial septal defects in infants with complex congenital heart disease. *Catheter Cardiovasc Interv* 2007; 70(5):731-739.
43. Patel MS, Kogon BE: Care of the adult congenital heart disease patient in the United States: a summary of the current system. *Pediatr Cardiol* 2010; 31(4):474-482.
44. Karamlou T, Diggs BS, Person T, Ungerleider RM, Welke KF: National practice patterns for management of adult congenital heart disease: operation by pediatric heart surgeons decreases in-hospital death. *Circulation* 2008; 118(23):2345-2352.

杜俊喆　王德　郑哲　译

第 61 章

心包疾病

John M. Craig,
Jennifer D. Walker

简介

　　心包就像蚕茧一样，包裹着心脏及连接心脏升主动脉的一部分。在心脏手术中若想显露心脏，只需将胸廓撑开器撑开牵引，再切开心包，手术便顺利进行了。对于心脏外科手术而言，心包包裹心脏并随着心脏的充盈跳动而改变是非常重要的。无顺应性心包和心脏之间狭小的心包腔里短时间内充盈血液或液体时，会导致心脏受压和心包压塞。当炎症和瘢痕使心包挛缩并紧密粘连于心脏表面时，会导致缩窄性心包炎。本章节主要谈论心包的解剖和功能，并描述导致心包压塞和心包缩窄的常见原因。本章节还将讨论心包压塞和心包缩窄的诊断和治疗，心脏术后出现早发、迟发心包压塞的处理，以及心脏手术术中心包缝合和开放的处理原则。

解剖和功能

　　心包有两个主要功能，一是将心脏固定在中纵隔，二是防止心脏突发容量负荷过重引起的心脏胀满。心包连于无名静脉下方的升主动脉和窦房结上方数厘米的上腔静脉，心包返折包裹着上下肺静脉，并环绕着下腔静脉，这样外科医生就可以在心包内阻断下腔静脉血流。心包返折位于房室沟上方，在肺静脉开口附近连接左房。（图 61-1）

　　心包的血供由与膈神经伴行的心包膈动脉、乳内动脉和直接源于主动脉的滋养血管共同提供。心包由发自食管丛的迷走神经和走行于其内的膈神经支配。

　　心包是由两层紧密相连的细胞组成的纤维性的囊袋。心包分为 2 层，内层（脏层）和外层（壁层），内层（脏层）是由透明的单层间皮细胞构成。心包斜窦位于静脉汇合处，心包横窦位于动脉（主动脉和肺动脉）和静脉返折（左房顶和上腔静脉）。心包腔的间隙可以适度扩张以承受有限的心包积液的

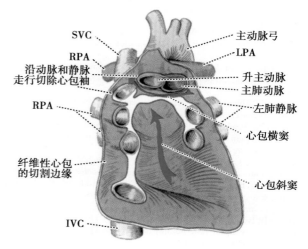

图 61-1 心包的连线、心包反折和窦。IVC = 下腔静脉，LPA = 左肺动脉，RPA = 右肺动脉，SVC = 下腔静脉

容量负荷。正常的心包腔大致可容纳 10 ~ 20ml 的积液容量。脏层心包细胞含有丰富的微绒毛，绒毛长约 3μm，宽 1μm，可进行水和离子的交换[1]。脏层心包的淋巴引流到气管和支气管纵隔淋巴结，壁层心包的淋巴则引流到前、后纵隔淋巴结。

　　壁层心包（纤维心包）由散在排列平行致密的纤维束的弹力蛋白构成，因此壁层心包坚韧、无顺应性。由于心包比心肌坚韧，所以它可以均衡两个心室的顺应性，最大程度地维持左右心室舒张期的压力[2]。心包的这种作用，可以表现为吸气时体循环压力降低。心包腔内的压力与胸膜腔内的压力相接近，并随呼吸变化。吸气时胸腔内负压增大，促进右室回心血量增加，室间隔向左移位以适应右室容量的增加。由于心包的限制，左室的充盈不能相应的增加，所以吸气时，左室射血分数就会起轻度降低，进而引起体循环动脉压力的降低。当心包

内压力增加时（急性心包压迫或循环负荷过重），这种现象就会更加明显，导致奇脉的发生。

先天性心包畸形

多数的先天性心包畸形是无症状的[4]，通过心脏外科手术或与心脏不相关的检查偶然发现[5]，三分之一伴有心脏、骨骼、肺脏的畸形[6]。心包的部分缺损是常见的发育不良，70%多发生于左侧，是由于左总静脉的过早萎缩所致，单纯右侧心包缺失或心包全部缺失发生比例分别是 17% 和 13%。右侧的 Cuvier 管参与形成上腔静脉，并参与右侧胸膜以及右

侧心包的闭合[7]，因此右侧心包缺失会致命。磁共振可以在不应用造影剂的情况下，很好的显示心包的状况，CT 和超声心动可以很好的评估心包的厚度和缺失的部位及程度[4]。虽然完全的心包缺损临床意义不大，但一侧的缺损往往存在着潜在的问题，它增大了心脏的活动度，可使心脏移至胸膜腔里，造成左房或左室的嵌顿。可以通过心包切除术或心包补片修补缺损的心包[6]，上述两种术式效果明显。

心包囊肿是一种常见的中纵隔肿物疾病，发生率仅次于淋巴瘤[8]。75%心包囊肿的患者无临床症状，70%位于右肋膈角，22%位于左肋膈角[5]。囊肿多不与心包腔相通，典型的为单腔、光滑、直径小于 3cm。（图 61-2）

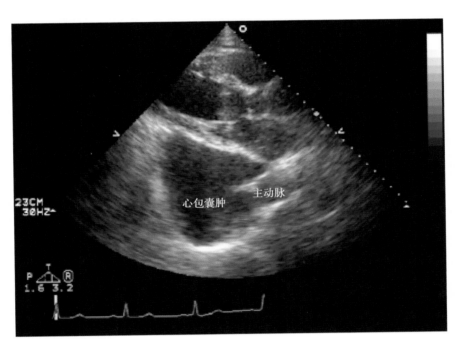

图 61-2 经食管超声心动提示心包囊肿

症状多为胸痛、气短、咳嗽，以及压迫和炎症引起的心律不齐，偶可发生继发感染[9]。临床多用增强 CT 检查作为该病的诊断和远期随访，以及无症状患者的观察[10,11]。经皮穿刺吸引术后，但 3 年复发率 30%。硬化病的患者，在穿刺抽吸术后囊肿复发是减少的[12]。心包囊肿手术切除的指征包括囊肿直径过大、引起症状、患者过于担心以及怀疑恶性肿瘤[8]。胸腔镜辅助下心包切除术已被广泛应用，前纵隔的心包囊肿多可应用微创的胸骨下纵隔镜的手术方式解决。开胸手术一种可以广泛接受的技术。外科手术是唯一可以根治心包囊肿的方式[12]。

心脏压塞的病理

心包压塞多数由心包、心包腔、心脏的正常解剖和生理位置的改变所致。由于心包的坚韧、无顺应性，以及心包腔液体的不可压缩性，心脏须代偿的适应由心包内压力急剧增加所致

的压迫。心包腔内液体急剧增加，会导致心包内的压力迅速、非线性增加，（图 61-3）并导致心脏压塞[13]。心脏压塞的解剖学基础还包括心包腔内组织空间被填占（囊肿或过多的心包积液等）和心包挛缩。

心包压塞

虽然出血是最常见的病因，但是各种类型的心包疾病所导致的心包渗出液、血凝块、脓液、气体以及它们的混合物，都可以引起心包压塞。当心包腔内的液体超过心包所能承受的负荷或不能吸收时，心包内的积液量会迅速增加（10～20ml），心包腔内压力也会迅速增加。此时，心包腔的液体容积增加，就只能减少心腔内的液体容积。由于心包压塞所致的心脏充盈受限，右心系统表现的更为明显。（图 61-4）随后即会出现的改变是舒张功能降低、心输出量的降低、中心静脉压力增高[14]。临床表现为低血压、颈静脉怒张、心音低顿，即 Beck 三联征。

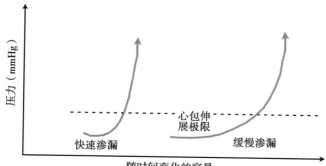

图 61-3　显示心包腔压力和容积的关系。正常心包腔可以容纳较少的液体，承受有限的压力增高，如果液体较少，压力的增加并不是随液体量的增加呈线性关系，随着液体量的增加，压力会逐渐增加

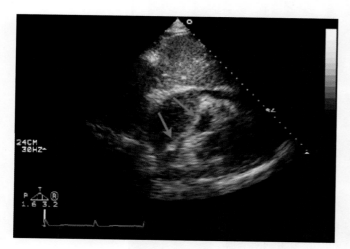

图 61-4　经食管超声提示右心房受压、心包压塞

为了维持心输出量，心腔的充盈就需要更高的压力，这部分压力可以由血管收缩引起腔静脉和肺静脉压的升高而获得[15]。其他代偿机制还包括心动过速、慢性心包腔扩张及血容量的增加[16]，但后两种机制对于急性心包压塞而言，意义不大。在心包压塞的病理过程中，右心系统的充盈，可以通过腔静脉回心血量的增加而显著改善，而很少受到吸气的影响。右心室的充盈的增加，可影响左心室的充盈舒张。反之，当呼气时，左心室的充盈增加，心排增加。这种心室间的相互影响的现象就是奇脉的病理基础[13]。

心包压塞的临床表现不一，取决于患者血液循环的损伤程度及机体储备的恢复能力。即便是 100ml 的心包腔积液量（心脏穿透损伤），积液短期急剧增加并超过了心包的代偿，会导致急性心包压塞，此时影像学上心包腔的轮廓正常。另一方面，风湿性关节炎所造成的慢性炎症损伤时心包腔可以代偿到容纳 1L 的心包积液，此时胸片（图 61-5），CT 检查（图 61-6）以及超声心动检查（图 61-7）有明显的改变。另外，当心包腔内积液量所造成的压力不高时，往往不会造成明显的症状，一旦患者出现低血容量，特别是应用利尿剂、血容量丢失、脱水时，上述症状才会出现。此时中心静脉压正常或轻度增加，会给疾病的诊断带来困难[17]。

■ 心包缩窄

很多种疾病都可以导致心包瘢痕的形成，这也是缩窄性心包炎的病理过程。心包压迫的病理过程多伴有心脏充盈功能受损，表现为腔静脉压力回流受阻和低心排。往往疾病的开始阶段，临床症状是隐匿，几个月或几年后才开始有临床表现[18]。主要临床表现为劳累、活动量降低伴有呼吸困难、端坐呼吸、四肢水肿、肝淤血所致腹水。心包缩窄的主要病因多为逐渐降低的感染性疾病（肺结核）、逐渐增加的医源性损伤（纵隔放射治疗和心脏外科手术），而这些病因多是在过去的几十年前引起的[19]。

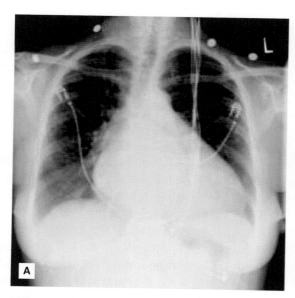
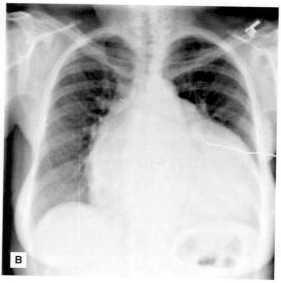

图 61-5　胸片显示慢性心包积液。（A）心包积液初期；（B）三周后

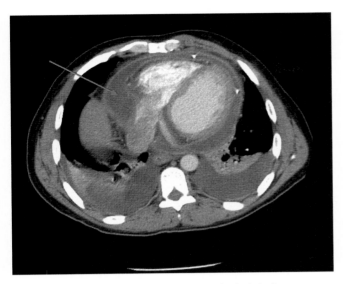

图 61-6 CT 提示大量的心包积液、双侧胸腔积液

心包缩窄的病理生理改变主要是心脏充盈受限。心包缩窄与心脏压塞不同，其在心脏舒张早期充盈不受限。当心室充盈过程中，心室的完全舒张受限于缩窄、无顺应性的心包。因此心室舒张期的前 25% ～ 30%，心室可以有效充盈 70% ～ 80%[20]。虽然舒张早期的充盈压是正常的（当心室与僵硬的心包分开时），舒张末期的充盈压力则大大升高。当心室游离壁充盈遇到缩窄的心包时，游离壁便受限不动了，此时可以活动的室间隔也会因为左右心室压力差而停止运动，上述情况在超声心动图上表现为"室间隔反弹"。超声心动还会发现心包增厚、下腔静脉容量增多、心腔内容积减少。吸气时，临床不但会出现室间隔左偏，还会出现左、右心室代偿性血液再分布现象，表现为奇脉。

现在，螺旋 CT 检查（图 61-8）以及磁共振 MRI（图 61-9）多用于评价心包的增厚、钙化情况，并评估有无心包积液。动态 CT 和 MRI 可以比超声心动显示更多的细节[21]。特别提出的是虽然缩窄性心包炎多表现为心包增厚，但该疾病仍然有一部分病人的心包厚度是正常的，另外一部分心包厚度增厚的疾病也并非缩窄性心包炎[22]。

现如今，超声和轴成像技术的发展，缩窄性心包炎的诊断还可以通过心导管技术来诊断，心室充盈压力突然增高，心室压力曲线表现为"低垂和高原"征或"方根"征（图 61-10）同样，右心房压力曲线描记为一个深的"y"形下降波，对应于"方根"征的最低点。正常情况下，吸气时右房压降低 3 ～ 7mmHg。但当缩窄性心包炎时引起的心内压增高阻止了吸气引起的颈静脉加速回流，即吸气时出现颈静脉怒张，此为 Kussmaul 征。

心导管检查还可以提供缩窄性心包炎的病理造影图像。在一些特定的病例中，它可以帮助鉴别诊断缩窄性心包炎和限制性心肌病，后者多为非手术治疗，且远期预后不佳[23,24]。限制性心肌病多表现为心室的顺应性低，并伴有影响心脏充盈的舒张功能障碍。引起限制性心肌病的原因多为浸润性或纤维素样变性的疾病，淀粉样变性、肉瘤样变性、放射性治疗后、良性肿物以及蒽环素毒性所致。虽然限制性心肌病和缩窄性心包炎临床症状有很多相同之处，但是两者必须诊断明确，因为限制性心肌病为一种非手术治疗疾病（表 61-1）。虽然两种疾病的心室收缩功能均正常或大致正常，但是肺淤血和肝淤血多出现限制性心肌病。心包厚度大于 2mm 的临床证据并不是鉴别限制性心肌病和缩窄性心包炎的依据，因为在放射性治疗后的缩窄性心包炎也有相同的临床表现。浸润性或纤维素样变性的限制型心肌病，超声多提示心肌内点状回声。心肌的心内膜活检多可以支持限制性心肌病的诊断，但其检查的结果也有阴性。

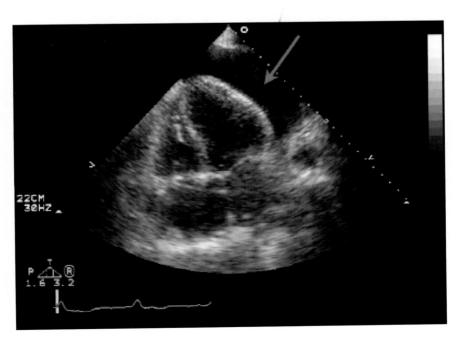

图 61-7 经食道超声提示心包积液

表 61-1 缩窄性心包炎和限制性心肌病的区别

区别	缩窄性心包炎	限制性心肌病
体格检查		
奇脉	有或无	无
心包冲击（高频）	有	无
第三心音（低频）	无	有
血流动力学		
"y"形波	有	有或无
左、右心室充盈压力的均衡	有	左 > 右
右心室舒张末压力/收缩压力比值	>1/3	<1/3
肺动脉高压	较少	常见
"方根"征	有	有或无
超声心动图		
呼吸对左、右心室压力、流量的影响	增加	正常
室间隔反弹	有	无
心房扩大	有或无	双房增大
心室肥厚	无	通常有
心包厚度	增加	正常

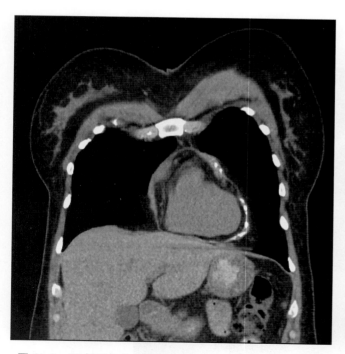

图 61-8 CT 提示心包增厚钙化

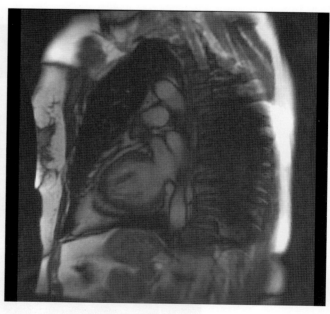

图 61-9 MRI 提示心包增厚钙化

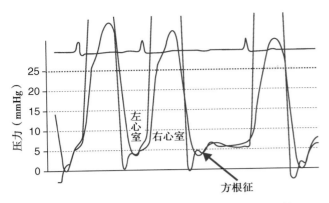

图61-10　在缩窄性心包炎右心室压力会出现方根征

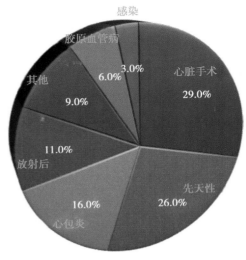

图61-11　缩窄性心包炎的病因和发生几率的图表

为了更好地鉴别缩窄性心包炎和限制型心肌病，Hurrell和他的同事[25]通过心导管测量左心室压力曲线、肺毛细血管嵌压压力曲线，以明确呼吸运动对舒张快速充盈期的影响。这样可以解释缩窄性心包炎患者胸腔内压力、心腔内压力分离的现象。呼吸过程中出现5mmHg的压力梯度变化，对于缩窄性心包炎的诊断，具有93%的敏感性和81%的特异性。另外，心室依赖性的升高程度，还可以通过比较呼吸过程中左、右心室收缩期各自的压力的增高程度来判断。吸气时，左、右心室的收缩压是同步升高的，但是在缩窄性心包炎的患者会出现吸气时，左右心室收缩期压力升高的不协调现象，这个变化在缩窄性心包炎的诊断，具有100%的敏感性和95%的特异性。

获得性心包畸形

感染性疾病（病毒、细菌、真菌）、代谢性疾病（尿毒症、药物导致）、自身免疫疾病（关节炎、甲状腺疾病）、放射性治疗后、肿瘤、创伤、心肌梗死后（Dressler 综合征10%~15%）、心包切开术后（5%~30%）、先天性心包疾病，以上因素均可以导致心包疾病（表61-2）（图61-11）。上述病因导致的心包疾病的临床表现大致相同，胸痛（钝痛、压迫感）和胸闷，还会出现相关的机体症候群（乏力、精神紧张）、发热（偶发寒战、咳嗽、吞咽困难等其他症状）。疼痛可能由胸膜受累引起，多在吸气、咳嗽、卧位时加重。出现上述不适后，多坐起来前倾休息。急性心包疾病亦可慢性迁延，主要体征为心包渗出引起的心包摩擦音，与体位有关，听诊声音低沉[26]。

心电图、胸片、超声心动对于心包炎的诊断至关重要。心电图可以表现为正常心电图或非特意性 ST 段改变，无 ST 段压低、病理 Q 波和弓背向下的 ST 抬高的心电图，PR 段压低，肌钙蛋白升高，心肌酶正常。室性心律失常和心脏传导系统的异常，并不是心包炎的常见表现，若出现上述"心律传导异常"表现则提示患有潜在的心脏疾病需进一步检查。超声心动可以诊断心包纤维化的增厚程度以及是否伴有心包积液。

非甾体类抗炎药的应用是主要的治疗手段，并服用秋水仙碱药物辅助治疗。慢性心包渗出以及缩窄性心包炎的主要病因有：结核、恶性肿瘤、放射性治疗、风湿性关节炎、外科手术后的急性心包炎迁延不愈所致[26]。

■ 感染型心包炎

病毒性心包炎

病毒性心包炎的病因有免疫复合物的沉积、病毒的袭击，或两者同时参与发病。临床表现为疼痛、心包摩擦以及心电图特意性的改变。此病诊断困难，多为特发性疾病，两周内临床症状消失，多可以治愈，不需要手术治疗干预。

细菌性心包炎

由于抗生素的进步发展，细菌性心包炎的治愈率很高，现已经很少发病了。其感染途径多为临近脏器（感染性心内膜炎，肺炎，肺脓肿，膈下的肝脓肿或脾脓肿）的直接蔓延，或创伤、医源性外科操作致心包腔感染，亦有败血症、免疫力降低时发生的血源性传播。

最常见的致病菌：流感嗜血杆菌、脑膜炎双球菌、肺炎双球菌、葡萄球菌，链球菌[27]，但革兰氏阴性杆菌、沙门氏菌、条件致病菌的感染必须排除。无论是哪种感染途径，急性化脓性心包炎均会威胁生命的。中毒的临床表现主要是高热，并有急性发病的临床表现。当急性化脓性心包炎出现心包压迫、败血症时，需要心包开窗、心包切除、治疗原发疾病（去除异物、引流脓肿）等外科手术干预（图61-12）。在成人，心包积气、积脓通常由空腔脏器和心包之间的瘘管的感染传播所致，也可以是此外邻近病灶侵入的细菌、外科手术或外伤时带入的细菌、纵隔炎、感染型心内膜炎、膈下脓肿。当出现心包挛缩所致心包压迫时，则需行心包切除术，手术时机合适，远期预后好[27]。

结核性心包炎

虽然发达国家结核病的发病率已经显著下降，但是在非洲、亚洲、拉丁美洲，该病的发病率仍然持续增高，占全球活动性结核病的95%。结核病发病率的增加也反映着人类免疫缺陷病毒 HIV 感染的增加。结核分枝杆菌侵入心包腔后免疫系统的主要表现是：淋巴细胞渗出和结核性肉芽肿的形成。补体结合抗体激活了抗肌纤维膜抗体介导的细胞毒作用，导致了渗出性结核性心包炎[28]。该病的确诊需要心包活检或心包积液检验出结核分枝杆菌。

表 61-2 急性心包炎的获得性因素

感染性因素
   细菌
      结核杆菌（分枝杆菌）
      化脓菌（链球菌，肺炎球菌）
   病毒性
      柯萨奇病毒
      流行性感冒病毒
      艾滋病病毒
      甲、乙、丙型肝炎病毒
      其他
   真菌
   寄生虫
   其他
      立克次体
      螺旋体
      支原体
      感染性单核细胞增多症
      钩端螺旋体
      李斯特菌
      性病性淋巴肉芽肿
      鹦鹉热

自身免疫/脉管炎
   风湿性关节炎
   风湿热
   系统性红斑狼疮
   药物性红斑狼疮
   硬皮病
   Sjögren 综合征
   Whipple 病
   混合型结缔组织病
   Reiter 综合征
   强制性脊柱炎
   炎性肠道疾病
      溃疡性结肠炎
      Crohn 病
   血清病
   Wegener 肉芽肿病
   巨细胞性动脉炎
   多发性肌炎
   Behcet 综合征
   家族性地中海热
   Panmesenchymal 综合征
   结节性多发性动脉炎
   Churg-Strauss 综合征
   血细胞减少症/血小板减少性紫癜
   血补体过少的尿毒症性脉管炎综合征
   白细胞分裂性脉管炎
   其他

代谢性异常
   肾衰竭
      急、慢性肾衰所致尿毒症
      透析性心包炎
   黏液性水肿
      胆固醇性心包炎
      痛风
   坏血病

临近组织的病变
   心肌梗死/心脏手术
      急性心肌梗死
      心脏急性梗死后综合征
      心包切开综合征
      室壁瘤
   主动脉夹层
   胸膜和肺疾病
      肺炎
      肺栓塞
      胸膜炎
   肺部恶性肿瘤

肿瘤
   原发性
      间皮瘤
      肉瘤
      纤维瘤
   继发性
      转移：癌扩散，肉瘤扩散
      直接扩散：支气管肺癌、食管癌扩散
      血源性：淋巴瘤、白血病

外伤
   穿透伤
      胸壁刀刺或枪伤
      诊断性或治疗性导管插入术
      起搏器植入术
   放射性心包炎

不明的原因和发病机制
   心包脂肪坏疽
   Loffler 综合征
   地中海贫血
   药物反应
      普鲁卡因胺
      肼屈嗪
      其他
   胰腺炎

不明的原因和发病机制

脂肪栓塞

心包腔胆汁瘘

Wissler 综合征

"PIE" 综合征

Stevens-Johnson 综合征

Gaucher 病

膈疝

房间隔缺损

巨细胞性大动脉炎

Takayasu 综合征

巨淋巴细胞增生

法布里病

川崎病

Degos 病

X 型组织细胞增多病

Campylodactyly-胸膜炎-心包炎综合征

农民肺

特发性疾病

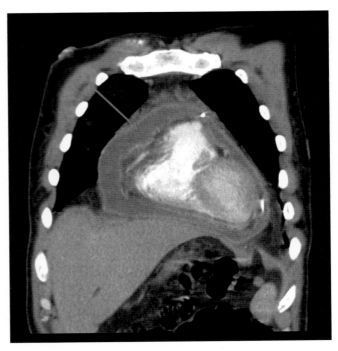

图 61-13 CT 提示慢性心包炎心包增厚钙化、结核性心包炎导致的大量心包积液

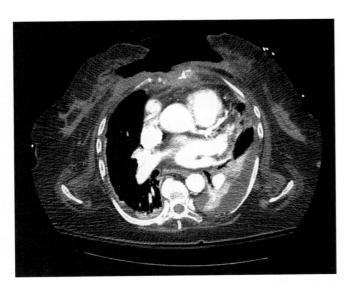

图 61-12 CT 提示心脏手术术后前纵隔心包粘连和左胸腔积液

该病的病理过程包括 4 部分：

1. 纤维蛋白渗出，伴大量多核分叶白细胞的渗出，大量的结核分枝杆菌；

2. 浆液性或血性渗出，伴大量淋巴细胞和泡沫细胞渗出（图 61-13）；

3. 渗出液的吸收伴干酪样肉芽肿的形成，以及纤维素渗出引起的心包增厚，胶原沉积和纤维化；

4. 数年后，大量心包钙化致缩窄性心包瘢痕形成（图 61-14A，B）

该病的临床表现不同，心包积液多是隐匿的，伴随发热、夜间盗汗、乏力、不同程度体减轻。儿童以及免疫力低下的患者，临床表现是急性发病并伴有心包缩窄和心包压塞的症状。抗结核药物的进步，仍然有 30% ~ 60% 的患者远期出现缩窄性心包炎发展后遗症。超声心动对诊断渗出的亚急性缩窄性心包炎是非常重要的。标准的抗结核治疗的研究在不断的进步。类固醇药物在治疗结核病是有争议的，特别是艾滋病感染的患者。考虑结核性心包疾病的病理生理和药物疗效，立即或择期行心包切开术可以避免慢性缩窄性心包炎。如确诊心包钙化，则应尽早实施手术治疗[29]。

真菌性心包炎

真菌性心包炎并不常见，主要发生于免疫力低下、衰弱、艾滋病患者、严重烧伤、婴幼儿、服用类固醇药物的患者，主要致病菌有：诺卡氏菌、曲霉菌、念珠菌、球孢子菌。念珠菌和曲霉菌的临床表现多很隐匿，引起心包压迫和心包缩窄后才被发现。组织胞浆菌等真菌的感染多为健康、青年人特定地域的患者，临床表现为 2 周内自愈的心包炎。同样，球孢子菌的感染多为患有肺炎、骨髓炎、脑膜炎、腺疾病的年轻患者，多自愈或应用抗真菌药物以治愈疾病。在处于急性期时，不适合外科手术干预。

■ 代谢性心包炎

众所周知，心包炎也多继发于肾衰竭、甲状腺功能减低、自身免疫性疾病（风湿性关节炎），某些特定药物的药物反应（普鲁卡因胺、肼屈嗪）。

尿毒症性心包炎

尿毒症性心包炎最早由 Bright 在 1836 年发现[30]。虽然大家意识到氮的滞留（血尿素氮的水平大于 60mg/dl）是尿毒症性心包炎所必须的，但发病的始动因素仍未明确。慢性肾功能

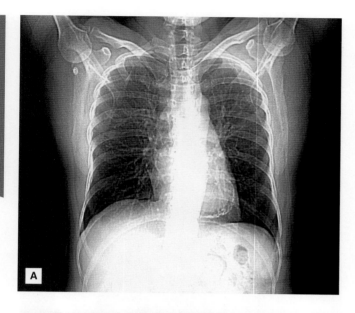

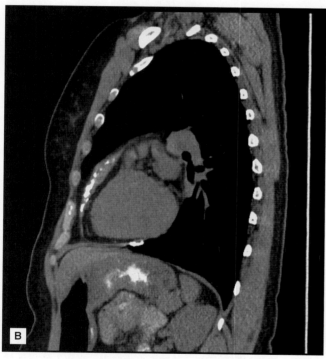

图 61-14 （A）结核病患者围绕左心室心包钙化；（B）CT 提示结核病患者慢性心包增厚、钙化

不全的患者出现疼痛、发热和心包摩擦音[31]。心包积液的性质可以是渗出性，也可以是漏出性，通常是血性的。虽然心包压迫的发生随着透析的广泛应用而减少[32]，但仍是此病最主要的危险因素。起始治疗通常为非甾体类抗炎药物和积极的透析治疗，当出现血流动力学的不稳定（心包压迫）时，心包穿刺引流就很重要了，当出现难治性的心包积液（经积极的透析后心包积液超过 2 周）是否心包引流就存在争议了[33]。透析治疗期间的肝素抗凝需要密切监测，抗凝不当会导致心包压迫和出血性心包炎[34]。透析患者也可因心衰、容量负荷过多、低钾血症时而导致心包渗出。长时间的透析治疗也会出现非尿毒症性心包炎[35]。总之，在透析期间，心包积液仍会导致低压力性的心脏压塞事件的发生，其发生机制前面已经讲述过了[17]。

药物性心包炎

　　心包炎也可以是药物诱导的高过敏反应或狼疮综合征[36]。药物性心包炎的诱因可以是肼屈嗪、异烟肼、二甲基麦角新碱、色甘酸、青霉素、依米丁等[37]。临床表现以及治疗指南和其他心包炎是一致的，停止服用该类药物。

风湿性关节炎相关性心包炎

　　在心包炎风湿性关节炎患者中比较常见，过半的风湿性关节炎的患者患有心包渗出，在尸检中大多数风湿性关节炎患者伴有心包粘连[38]。该现象在风湿性关节炎的进展期更为常见，并认为是高滴度的风湿因子所致预示疾病较重。在炎症反应的过程中，免疫复合物沉积于心包是引起心包积液的起始因素[39]。该病常以不同的临床表现，与病毒性及药物性心包炎同时发生，故其诊断相对困难。有症状的风湿性关节炎的心包炎需要早期引流，因为这些患者的药物治疗通常长期并不可预计。对于可导致缩窄性心包炎的慢性风湿性关节炎的患者，可行心包切除术[40]。

■ 甲状腺功能减退

　　严重的甲状腺功能减低的患者约 25% ～ 35%，会产生大量、清澈、高蛋白、高胆固醇、高比重的心包积液[41]。渗出可先于甲状腺功能减低的其他症状出现。心包积液产生是缓慢的，所以心脏压塞很少发生，但是急性出血、高胆固醇性心包炎[42]，可造成心包积液急性增加引起的心脏压塞。

■ 放射性心包炎

　　在美国，放射治疗是引起缩窄性心包炎最常见的病因。这种情况最先是在一个美国患者身上发现的，该类患者在 1960 和 1970 年确诊霍奇金淋巴瘤，并经过 10 ～ 15 年的大剂量的放射性治疗，最后发展为心脏和心包疾病。放射性治疗后会导致放射剂量相关的急性心包炎、全心炎、快速进展的冠状动脉粥样硬化性心脏病[43]。患者多合并缩窄性心包炎、限制性心肌病、心脏瓣膜病和冠状动脉粥样硬化性心脏病[44]。出现症状后需行心包引流，并需明确病因（包括恶性放射性的渗出）。放射治疗多年后出现的缩窄性心包炎，心包切除术是最佳的治疗方案[45]。

■ 肿瘤性心包炎

　　从邻近脏器转移、浸润而来的继发肿瘤，能占心包肿瘤的 95% 以上，原发的心包肿瘤很少发生，心包积液也是远处肿瘤所致[46]。在男性患者中，累及心包的继发肿瘤（包括转移和局部扩散），为肺癌（31.7%）、食管癌（28.7%）、淋巴瘤（11.9%），在女性患者中，则为肺癌（35.9%）、淋巴瘤（17.0%）、乳腺癌（7.5%）。原发性心包肿瘤很罕见。心包良性肿瘤常发生于婴幼儿。间皮瘤、肉瘤、血管肉瘤等恶性肿瘤多发生于 30 ～ 40 岁的成年人[47]。

　　无论原发性心包肿瘤还是继发性心包肿瘤，临床表现多为隐匿的，并可能伴有大量的心包积液。恶性肿瘤引起心包积液多为血性渗出并导致心脏压塞，偶尔会导致心包缩窄，形成机理为肿瘤细胞侵及周围组织、心包粘连或两者同时发生。于大多数的患者而言，外科手术诊治该病和缓解症状都是有限的。

反复发作大量的心包积液会导致心脏压塞，通常需要外科穿刺引流。一部分患者，会对心包积液进行病理分析，以明确是否存在肿瘤细胞以及其他造成心包积液的病因，以指导治疗[48]。心包穿刺引流的失败率很高，剑突下穿刺引流、经皮球囊心包切开术的疗效都很短暂[49]。广泛的心包切开术对于反复发作的恶性心包缩窄患者而言是必需的，但是如果没有附加的化疗、放疗等辅助治疗，疗效依然短暂。当肿瘤细胞侵犯心包时，患者的预期寿命多不超过 4 个月[50]。外科医生需要针对肿瘤侵及心包的情况，做出诊断并制定出针对个体的治疗方案。

■ 外伤性心包疾病

穿透伤

刀、子弹、针以及心内器械是引起心包、心脏穿透损伤的最常见病因。穿刺导致的心包压塞通常比子弹伤更常见。前胸的损伤通常伤及右心室。心包内出血引起的心包压塞有一定的止血作用，所以心包压塞的患者的生存率要高于无法控制的心脏穿透损伤出血的患者。该病的诊断主要根据临床表现以及超声的辅助检查[51]。对于生命体征稳定的患者可以在手术室实施开胸探查术，若不平稳，患者就需要在急诊室行开胸探查术。

钝器伤

钝器导致的心包损伤很少单独发生，多为挤压（心肺复苏等）、爆炸和减速导致的心脏挫伤乃至心脏破裂，还会出现心包破裂所致的心脏疝出或移位。那些心包破裂、心脏疝出的患者多有高能量冲击、减速的外伤病史，并出现持续性低血压的临床症状。血容量持续降低可能会导致快速的失代偿，因为在心包压塞的状况下心脏充盈的受限。因此，疾病早期进行体液复苏疗效满意。胸片可以显示心脏的移位情况、心包内游离气体以及腹腔内的脏器疝入心包腔的情况。如果心脏疝入胸膜腔，患者可以采用向对侧卧位的方式以减轻心脏的疝入情况。一旦明确诊断就应及时处理，行开胸探查术[52]。

■ 急性心肌梗死后心包炎和 Dressler 综合征

多半的急性透壁心肌梗死的患者会发生心肌梗死后心包炎，但多数是隐匿无症状的。急性心肌梗死后心包炎事件正逐渐减少，这归功于近十多年来介入再血管化技术的发展。胸痛是该病的主要临床表现，但需鉴别心肌缺血所引起的疼痛和胸膜疼痛。急性心肌梗死后心包炎所引起的疼痛多为发病早期的 24~72 小时。Dressler 综合征是一种胸膜心包的炎症，多认为是心肌梗死后数周至数月的自身免疫反应。症状体征多为心包摩擦音和心包渗出，很少发生心脏压塞。Dressler 综合征也会出现胸膜摩擦音和胸腔渗出。心肌梗死后心包炎的心电图的表现很容易被心肌梗死表现所掩盖。急性心肌梗死后心包炎的治疗需要阿司匹林等非甾体抗炎药物[53,54]。甾体化合物和秋水仙碱多用于反复发作的有症状的患者，对于反复发作的心包炎而言，糖皮质激素药物的应用是相关的[55]。

■ 心脏手术和心包炎

合并急性冠脉综合征的心肌梗死后心包炎，外科医生需对此全面评估。忽视该病并误诊为心梗后心绞痛，会导致不必要的早期急诊外科手术。过多的纤维粘连和凝胶样渗出液，会让心脏表面的冠状动脉显示不清，若此时行开胸手术，心包内粘连会影响外科医生的操作。

心包切开综合征

心脏手术术后心包摩擦音很常见，有些患者会进展为心包、胸腔渗出、胸痛、广泛不适的 Dressler 综合征，此类症状反复的患者在应用非甾体抗炎药物或短疗程的糖皮质激素药物多有一定的疗效[56]。但是仍然很难区分心肌梗死后心包炎和手术后心肌缺血。可以通过临床症状、血流动力学的平稳程度以及心电图的临床改变进行上述疾病的鉴别诊断[57]。超声心动和冠脉造影检查也会被应用于那些边缘症状的患者。

术后心包压塞

由于高度的警惕性和严密血流动力学的监测，患者术后早期心包压迫很少发生。术后心包压塞本质是心包积液聚集于心脏周围，使心功能不全的心脏不能代偿的工作。术后心腔内血凝块的形成并压于心脏表面，特别是在右心表面时，会引起严重的循环不平稳[58]。对于外科医生而言，要更加注意那些已经出院回家的患者发生迟发性心包压塞的可能，患者往往会先就诊非心脏外科医生的临床医生，这是一种潜在的致命的并发症，约 0.5%~6% 的心外科手术患者会发生此病，尤其是需要抗凝的患者。迟发的心包压迫的患者（心脏手术后 7 天的心包压塞）多是年轻的心脏瓣膜病患者（相对于冠状动脉旁路移植手术的患者）。术后 3 周发生的，多为抗凝过度所致。这类患者通常症状严重，逐渐降低的活动受力、呼吸困难、少尿、低血压。任何一个需要抗凝的患者术后出现无法解释的活动耐力减低，需要警惕迟发心包压塞的可能并行超声心动检查明确。迟发心包压塞的患者行心包穿刺术后效果明显，并顺利恢复日常抗凝治疗[59]。

心包缝合

由于心脏在心脏手术术后会粘连于胸骨后，所以心脏手术二次开胸，其风险会更高。心脏手术缝合心包可以有效地形成保护层，介于心脏和胸骨之间，来降低二次开胸的风险。如果不缝合心包，那么任何一种放置于心脏和胸骨之间的防粘连材料，都不能有效降低二次开胸手术时的风险，同样不能有效减少二次开胸时心脏的损伤。反之，如果缝合心包就会造成冠状动脉旁路移植术术后桥血管的扭曲引起血液动力学的不平稳。

有少数研究试图解释心脏手术术后缝合心包是否会对心脏产生影响。Rao 与同事做了一项研究，其目的在于明确缝合心包对术后血流动力学的负面影响[60]。在这个创意的研究中，采用放射线下显影的物质对连续缝合的心包的边缘进行标记，并把标记物的末端留置体外。术后胸片拍摄以获取心包影像，并设定血流动力学基线点。随后取出标记物，复查胸片并进行血流动力学的测定。心包缝合测定的结果有两个时间点：术后即刻、术后早期 8 小时（表 61-3）。虽然这个研究和其他的研究反应缝合心包会造成术后短暂血流动力学负面的影响，但并没有造成更严重的后果[61]。因此，是否缝合心包要根据患者的实际情况，权衡患者的收益和风险。

表 61-3　冠状动脉旁路移植术后患者心包缝合对结构和血流动力学的影响

测量项目	打开心包	缝合心包	P 值
胸骨后空隙 1 周后（cm）	13 ±5	20 ±7	0.0003
胸骨后空隙 3 月后（cm）	7 ±3	14 ±7	0.0001
CI L/（min·m²）术后 1h	3.1 ±0.8	2.3 ±0.6	0.003
CI L/（min·m²）术后 4h	3.1 ±0.9	2.7 ±0.7	0.156
CI L/（min·m²）术后 8h	3.0 ±0.8	2.8 ±0.5	0.402
LVSWI g/（m·m²）术后 1h	72 ±18	52 ±13	0.002
LVSWI g/（m·m²）术后 4h	68 ±17	54 ±8	0.016
LVSWI g/（m·m²）术后 8h	62 ±22	52 ±10	0.087

CI = 心脏指数；LVSWI = 左室做功指数

外科手术

纵隔二次开胸探查术

心脏手术术后约 3% ~ 5% 的患者会合并纵隔出血，二次手术和瓣膜手术的患者出血风险会升至 2 倍[62]。心脏手术术后，通常不缝合心包并留置前后纵隔引流管，以预防心包压塞的发生，但仍难以避免。术后早期心脏压塞最常见的表现是胸腔引流管的引流量减少、心率增快、脉压差减小、右心中心静脉压增高、尿量减少、酸中毒、应用血管收缩或升压药物的剂量增加以及心脏指数降低。超声心动在术后早期不能有效的观察心包腔以及心包腔血栓的形成，故不能作为术后常规检查。超声发现一个细微的临床现象：三尖瓣早期峰值流速增加、二尖瓣峰值流速降低[64]、右心室舒张末内径增加以及左心室舒张末内径减少[63]。纵隔引流管的放置非常必要，可以减少术后出血所引起的心包压塞导致的循环波动，同时纠正凝血功能障碍、低血压、酸中毒、低血容量也非常必要[65]。极特殊的情况下可在重症监护室开胸探查术。有临床研究显示：重症监护室开胸探查术的围手术期 85% 的患者生存率，约 2% 的患者出现胸骨感染[66]。

开胸探查术关键点是迅速去除心包压塞症状，去除心包腔内的血液以及控制出血。二次开胸手术后，血流动力学会得到明显的改善。二次开胸手术时需要系统、认真检查每一个缝合口；并完整的检查纵隔，确认无明确的出血点。通常采用自上而下的顺序检查出血情况，以避免忽视细小隐晦的出血点。也可用温盐水浸泡和纱布填塞的方法进行有效的止血。

心包穿刺术

心包穿刺术通常是在荧光、超声或 CT 引导下进行操作[67]，并用动脉穿刺和右心的深静脉穿刺用来监测血流动力学变化。先用 1% 的利多卡因注射左剑突下的皮下和深部软组织，再用 25ml 注射器固定在三通转换头上，然后再接上 18 号脊髓穿刺针，这个针头连接于心电图 V 导的电极上面。在心电图和影像的引导下，穿刺针头从剑突下左侧刺入皮肤并让针尖沿左肩部方向进针。当针尖碰到心外膜时，心电图的 V 导

会出现 ST 段抬高的表现。此时，针尖稍退回，直到抬高的 ST 段回落，穿刺针头便在心包腔里了，顺着针头置入导丝，撤除穿刺针头，沿着导丝置入导管。在我们的研究中心，我们选用的是猪尾状的末端及侧面有多个侧孔的引流导管。心包内压力的测定是通过一个连接传感器的心包内的导管完成的，同时达到引流心包积液的目的。引流后，压塞症状会迅速、显著的缓解。血液动力学平稳后，撤除心包引流管。如果引流出血性物质，取 5ml 的血液于海绵上，如血液凝固，提示导管误入心腔或血管或损伤了心外膜组织。因为存在心包腔的血液是去纤维化的，即便存在很短的时间，仍然是不凝固的。每 8 小时引流一次心包腔，并用肝素冲洗管道，直到 24 ~ 72 小时撤除引流管。该操作的并发症主要是气胸，需复查胸片。

心包开窗

切除部分心包（心包开窗）的主要目的是将心包积液引流到胸腔、腹腔，避免积液聚集引起心脏压迫。这个操作可以在胸腔镜下、胸骨前正中切口以及剑突下切口这三个途径，每种方法都有着它自己的优缺点，各方法的结果大致相同[68,69]。全身麻醉状况下，多数心包压塞的患者很难耐受手术，可采用半卧位，局部麻醉下剑突下穿刺引流的方式。当心包切开后，心包腔内高压的液体便引流出来了。心包切口的切口要尽可能的大，以避免心包积液再发[70]。同时应想到很少发生的心脏疝出的可能。当经胸的途径时，应当格外小心心膈神经避免损伤。同样，采用经剑突下穿刺途径时，也应该在更多的切开膈面的心包组织。

心包剥脱术

心包剥脱术是慢性缩窄性心包炎的治疗手段（图61-15）。因为心包粘连和钙化会侵入心肌组织，心包剥脱往往手术技术具有一定的挑战性。大多数心脏中心，心包剥脱采用正中胸骨劈开，体外循环并行辅助下完成的[29]。手术方式是存在差异的，有学者是在体外循环下操作的；而有的学者为了避免凝血因子的消耗，紧急情况下才使用体外循环的方式。有的外科医生牵引心包的方式，在心脏充盈的情况下分离心包。有的外科医生采用左前胸切口的术式，该术式是爱德华·丘吉尔在美国首次应用于心包剥脱术[71]。心包剥脱术的主要目的是：游离心室和心包间的粘连组织。如果没有完善的手术预案的话，会

导致术野出血较多，可以应用血液回吸收并回输体内保证手术安全。在分离粘连组织时，心脏表面的冠状动脉很容易损伤，所以在分离有冠状动脉分布的组织时要格外小心。剥脱术的最终目的是分离膈神经间的心脏前面的心外膜，分离心脏后面包绕腔静脉和肺静脉周围的心包组织。彻底剥脱后，使压力容量环是恢复正常状态，但是彻底剥脱不适合所有的患者，特别是放射后的患者，会在腔静脉、心房表面留下致密粘连的瘢痕。

手术的转归取决于疾病的病因和疾病的严重程度，死亡率大约 10%～20%[72]，亦有报道 5%～6% 的死亡率[73]，取决于心衰的严重程度、右心房的压力以及伴随疾病[74]。虽然患者会通过手术减少并改善症状，但术后患者的远期生存率仍然减少，特别是放射治疗后缩窄性心包炎的患者（图

61-16）。

关键点

● 心包压塞多由于心包腔内压力增高，影响心脏的充盈，引起中心静脉压力增高、心排出量减少，继而发展成休克，延误治疗，危及生命；

● 心包腔的容积是有限的，急性心包积液可能导致心脏压塞；

● 缩窄性心包炎，以及心包炎症的转归，特征性表现为"y"形波，"方根"征，左右心室收缩期压力升高的不同步现象，心包剥脱术是最好的解决方式；

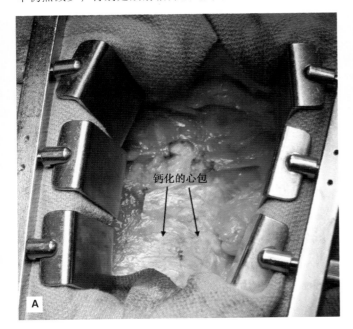
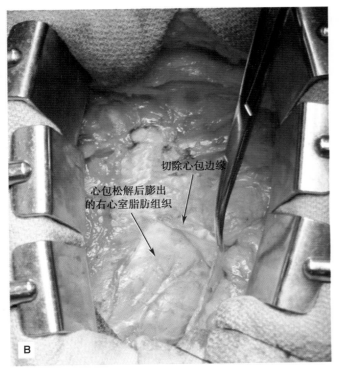
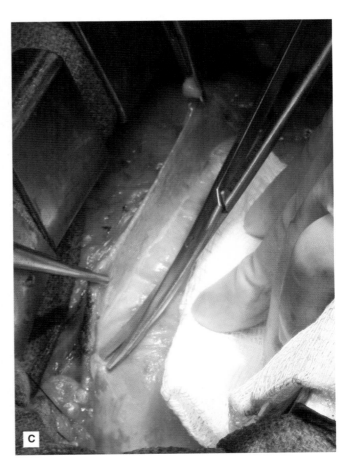

图 61-15 （A）结核性心包炎患者术中显示心包的增厚钙化造成严重的心包缩窄；（B）结核性心包炎患者术中右心室游离壁；（C）冠状动脉旁路移植术后心包粘连的患者，进行左心室和肺动脉粘连组织的分离

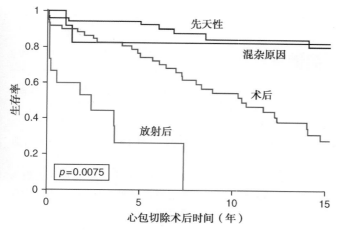

图 61-16 Kaplan-Meier 曲线提示由不同病因引起的缩窄性心包炎患者接受心包切除术后的总体生存率具有显著性差别（log-rank 检验 P = 0.0075）

- 限制性心肌病是一种心脏舒张功能受限的心脏衰竭疾病，不同于缩窄性心包炎，表现为肺动脉高压、双房增大、心室肥厚，多保守治疗；

- 心包疾病的患者通过超声心动等辅助诊断或通过介入导管监测血流动力学并引流心包积液以确诊；

- 急性心包炎症多是自愈的，并对 NSAIDS 的药物治疗有效；

- 继发性心包炎多可以通过治疗原发病而改善心包疾病；

- 介入手术后的出血和心脏压塞仅有不到 5% 的患者需要外科手术治疗。如果治疗不积极的话（如果必要可以进入重症监护室），会导致凝血障碍、血容量减少、体温降低和酸中毒；

- 心包剥脱术患者有多种合并症，其远期生存率不高。

致谢

作者向 Mark S. Adams 表示衷心的感谢，感谢他为本章提供的图标、超声心动图以及其他照片。

参考文献

1. Spodick DH: The normal and diseased pericardium: current concepts of pericardial physiology, diseases and treatment. *J Am Coll Cardiol* 1983; 1:240.
2. Hammond HK, White FC, Bhargava V, et al: Heart size and maximal cardiac output are limited by the pericardium. *Am J Physiol* 1992; 263:H1675.
3. Santamore WP, Dell'Italia LJ: Ventricular interdependence: significant left ventricular contributions to right ventricular systolic function. *Prog Cardiovasc Dis* 1990; 40:298.
4. Barcin C, Olcay A, Kocaoglu M, Atac K, Kursaklioglu H: Asymptomatic congenital pericardial defect: an aspect of diagnostic modalities and treatment. Case Report. *Anadolu Kardiyol Derg* 2006; (6):387.
5. Spodick DH: Congenital abnormalities of the pericardium, in Spodick DH (ed): *The Pericardium: A Comprehensive Textbook*. New York, Marcel Dekker, 1997; p 65.
6. Risher WH, Rees AD, Ochsner JL, et al: Thoracoscopic resection of pericardium for symptomatic congenital pericardial defect. *Ann Thorac Surg* 1993;56:1390.
7. Drury NE, DeSilva RJ, Hall RMO, Large SR: Congenital defects of the pericardium. *Ann Thorac Surg* 2007;83:1552-1553.
8. Kraev A, Komanapalli B, Schipper PH, Sukumar MS: Pericardial cyst. *CTSNet* 2006;16:1-4.
9. Barva GL, Magliani L, Bertoli D, et al: Complicated pericardial cyst: atypical anatomy and clinical course. *Clin Cardiol* 1998; 21:862.
10. Lau CL, Davis RD: The mediastinum, in *Sabiston's Textbook of Surgery*, 17th ed. Philadelphia, Elsevier, 2004, pp; 1738-1739, 1758.
11. Patel J, Park C, Michaels J, Rosen S, Kort S: Pericardial cyst: case reports and a literature review. *Echocardiography* 2004;21:269-272.
12. Weder W, Klotz HP, Segesser LV, et al: Thoracoscopic resection of a pericardial cyst. *J Thorac Cardiovasc Surg* 1994; 107:313.
13. Little WC, Freeman GL: Pericardial disease. *Circulation* 2006; 113:1622.
14. Spodick DH: Acute cardiac tamponade. *NEJM* 2003; 349:684.
15. Spodick DH: Pathophysiology of cardiac tamponade. *Chest* 1998; 113:1372.
16. Reddy PS, Curtiss EI, Uretsky BF: Spectrum of hemodynamic changes in cardiac tamponade. *Am J Cardiol* 1990; 66:1487.
17. Sagrista-Sauleda J, Angel J, Sambola A, et al: Low-pressure cardiac tamponade: clinical and hemodynamic profile. *Circulation* 2006; 114:945.
18. Maisch B, Seferovic PM, Ristic AD, et al: Guidelines on the diagnosis and management of pericardial diseases executive summary: the task force on the diagnosis and management of pericardial diseases of the European society of cardiology. *Eur Heart J* 2004; 25:587
19. Ling LH, Oh JK, Schaff HV, et al: Constrictive pericarditis in the modern era: evolving clinical spectrum and impact on outcome after pericardiectomy. *Circulation* 1999; 100:1380.
20. Myers RBH, Spodick DH: Constrictive pericarditis: clinical and pathophysiologic characteristics. *Am Heart J* 1999; 138:219.
21. Godwin C, Kesavan S, Flamm SD, Sivananthan MU: Role of MRI in clinical cardiology. *Lancet* 2004; 363:2162.
22. Talreja DR, Edwards WD, Danielson GK, et al: Constrictive pericarditis in 26 patients with histologically normal pericardial thickness. *Circulation* 2003; 108:1852.
23. Troughton RW, Asher CR, Klein AL: Pericarditis. *Lancet* 2004; 363:717.
24. Chinnaiyan KM, Leff CB, Marsalese DL: Constrictive pericarditis versus restrictive cardiomyopathy: challenges in diagnosis and management. *Cardiol Rev* 2004; 12:314.
25. Hurrell DG, Nishimura RA, Higano ST, et al: Value of dynamic respiratory changes in left and right ventricular pressures for the diagnosis of constrictive pericarditis. *Circulation* 1996; 93:2007.
26. *Pericarditis: Cardiovascular Disorders*. Merck Manual Professional. 2010; 1-9.
27. Koster N, Narmi A, Anand K: Bacterial pericarditis. *Am J Med* 2009; 122-5:e1-e2.
28. Mayosi BM, Burgess LJ, Doubell AF: Tuberculous pericarditis. *Circulation* 2005; 112:3608.
29. Tirilomis T, Univerdoben S, von der Emde J: Pericardiectomy for chronic constrictive pericarditis: risks and outcome. *Eur J Thorac Cardiovasc Surg* 1994; 8:487.
30. Bright R: Tabular view of the morbid appearance in 100 cases connected with albuminous urine: with observations. *Guys Hosp Rep* 1836; 1:380.
31. Alpert MA, Ravenscraft MD: Pericardial involvement in end-stage renal disease. *Am J Med Sci* 2003; 325:228.
32. Banerjee A, Davenport A: Changing patterns of pericardial disease in patients with end-stage renal disease. *Hemodial Int* 2006; 10:249.
33. Leehey DJ, Daugirdas JT, Ing TS: Early drainage of pericardial effusions in patients with dialysis pericarditis. *Arch Intern Med* 1983; 143:1673.
34. Zakynthinos E, Theodorakopoulou M, Daniil, Z, et al: Hemorrhagic cardiac tamponade in critically ill patients with acute renal failure. *Heart Lung* 2004; 33:55.
35. Rutsky EA: Treatment of uremic pericarditis and pericardial effusion. *Am J Kidney Dis* 1987; 10:2.
36. Rheuban KS: Pericarditis. *Curr Treat Options Cardiovasc Med* 2005; 7:419.
37. Oates JA, Wilkinson GR: Principles of drug therapy, in Isselbacher KJ, Braunwald E, Wilson JD, et al (eds): *Harrison's Principles of Internal Medicine*. New York, McGraw-Hill, 1994; p 409.
38. Turesson C, Lacobsson L. Bergstrom U: Extra-articular rheumatoid arthritis: prevalence and mortality. *Rheumatology* 1999; 38:668.
39. Gulati S, Kumar L: Cardiac tamponade as an initial manifestation of systemic lupus erythematosus in early childhood. *Ann Rheum Dis* 1992; 51:179.
40. Harle P, Salzberger B, Gluck T, et al: Fatal outcome of constrictive pericarditis in rheumatoid arthritis. *Rheumatol Int* 2003; 23:312.
41. Kabadi UM, Kumer SP: Pericardial effusion in primary hypothyroidism. *Am Heart J* 1990; 120:1393.
42. Gupta R, Munyak J, Haydock T, et al: Hypothyroidism presenting as acute cardiac tamponade with viral pericarditis. *Am J Emerg Med* 1999; 17:176.
43. Stewart JR, Fajardo LF: Radiation induced heart disease: an update. *Prog Cardiovasc Dis* 1984; 27:173.
44. Lee PJ, Malli R: Cardiovascular effects of radiation therapy: practical approach to radiation induced heart disease. *Cardiol Rev* 2005; 13:80.

45. Bertog SC, Thambidorai SK, Parakh K, et al: Constrictive pericarditis: etiology and cause-specific survival after pericardiectomy. *J Am Coll Cardiol* 2004; 43:1445.

46. Spodick DH: Neoplastic pericardial disease, in Spodick DH (ed): *The Pericardium: A Comprehensive Textbook*. New York, Marcel Dekker, 1997; p 301.

47. Warren MH: Malignancies involving the pericardium. *Semin Thorac Cardiovasc Surg* 2000; 12:119.

48. Gornik HL, Gerhard-Herman M, Beckman JA: Abnormal cytology predicts poor prognosis in cancer patients with pericardial effusion. *J Clin Oncol* 2005; 23:5211.

49. Wang HJ, Hsu KL, Chiang FT, et al: Technical and prognostic outcomes of double-balloon pericardiotomy for large malignancy-related pericardial effusions. *Chest* 2002; 122:893.

50. Hazelrigg SR, Mack MJ, Landreneau RJ, et al: Thoracoscopic pericardiectomy for effusive pericardial disease. *Ann Thorac Surg* 1993; 56:792.

51. Bahner D, Blaivas M, Cohen HL, et al: AIUM Practice guideline for the performance of the Focused Assessment with Sonography for Trauma (FAST) Examination. *J Ultrasound Med* 2008; 27:313.

52. Schultz JM, Trunkey DD: Blunt cardiac injury. *Crit Care Clin* 2004; 20:57.

53. Tenenbaum A, Koren-Morag N, Spodick DH, et al: The efficacy of colchicine in the treatment of recurrent pericarditis related to postcardiac injury (postpericardiotomy and postinfarcted) syndrome: a multicenter analysis. *Heart Drug* 2004; 4:141.

54. Imazio M, Bobbio M, Cecchi E, et al: Colchicine in addition to conventional therapy for acute pericarditis: results of the COlchicine for acute PEricarditis (COPE) Trial. *Circulation* 2005; 112:2012.

55. Imazio M, Brucato A, Cumetti D et al: Corticosteroids for recurrent pericarditis—high versus low doses: a nonrandomized observation. *Circulation* 2008; 118:667.

56. Zeltser I, Rhodes LA, Tanel RE, et al: Postpericardiotomy syndrome after permanent pacemaker implantation in children and young adults. *Ann Thorac Surg* 2004; 78:1684.

57. Lange RA, Hillis D: Acute pericarditis. *NEJM* 2004; 351:2195.

58. Ionescu A: Localized pericardial tamponade: difficult echocardiographic diagnosis of a are complication after cardiac surgery. *J Am Soc Echocardiogr* 2005; 14:220.

59. Mangi AA, Palacios IF, Torchiana DF: Catheter pericardiocentesis for delayed tamponade after cardiac valve operation. *Ann Thorac Surg* 2002; 73:1479.

60. Rao W, Komeda M, Weisel RD, et al: Should the pericardium be closed routinely after heart operations? *Ann Thorac Surg* 1999; 67:484.

61. Bittar MN, Barnard JB, Khasati N, et al: Should the pericardium be closed in patients undergoing cardiac surgery? *Interact Cardiovasc Thorac Surg* 2005; 4:151.

62. Moulton MJ, Creswell LL, Mackey ME, et al: Reexploration for bleeding is a risk factor for adverse outcomes after cardiac operations. *J Thorac Cardiol Surg* 1996; 111:1037.

63. Gonzalez MS, Basnight MA, Appleton CP: Experimental cardiac tamponade: hemodynamic and Doppler echocardiographic reexamination of right and left heart ejection dynamics to the phase of respiration. *J Am Coll Cardiol* 1991; 18:243.

64. Appleton C, Hatle LK, Popp RL: Cardiac tamponade and pericardial effusion: respiratory variation in transvalvular flow velocities during experimental cardiac tamponade. *J Am Coll Cardiol* 1988; 11:1020.

65. Makar M, Taylor J, Zhao M, et al: Perioperative coagulopathy, bleeding, and hemostasis during cardiac surgery: a comprehensive review. *ICU Director* 2010; 1:17.

66. Fiser SM, Tribble CG, Kern JA, et al: Cardiac reoperation in the intensive care unit. *Ann Thorac Surg* 2001; 71:1888.

67. Ashikhmina EA, Schaff HV, Sinak LJ, et al: Pericardial effusion after cardiac surgery: risk factors, patient profiles, and contemporary management. *Ann Thorac Surg* 2010; 89:112.

68. O'Brien PK, Kucharczuk JC, Marshall MB, et al: Comparative study of subxiphoid versus video-thoracoscopic pericardial "window." *Ann Thorac Surg* 2005; 80:2013.

69. Liberman M, Labos C, Sampalis JS, et al: Ten-year surgical experience with nontraumatic pericardial effusions: a comparison between the subxiphoid and transthoracic approaches to pericardial window. *Arch Surg* 2005; 140:191.

70. Georghiou GP, Stamler A, Sharoni E, et al: Video-assisted thoracoscopic pericardial window for diagnosis and management of pericardial effusions. *Ann Thorac Surg* 2005; 80:607.

71. Churchill ED: Decortication of the heart for adhesive pericarditis. *Arch Surg* 1929; 19:1447.

72. Seifert FC, Miller DC, Oesterle SN, et al: Surgical treatment of constrictive pericarditis: analysis of outcome and diagnostic error. *Circulation* 1985; 72 (3 Pt 2):II264.

73. Schwefer M, Aschenbach R, Hidemann J, et al: Constrictive pericarditis, still a diagnostic challenge: comprehensive review of clinical management. *Eur J Cardiothorac Surg* 2009; 36:502.

74. Ha JW, Oh JK, Schaff HV et al: Impact of left ventricular function on immediate and long-term outcomes after pericardiectomy in constrictive pericarditis. *J Thorac Cardiovasc Surg* 2008; 136:1136

75. Bertog S, Thambidorai S, Parakh K, et al: Constrictive pericarditis: etiology and cause-specific survival after pericardiectomy. *J Am Coll Cardiol* 2004; 43:1445.

刘文超 郑 哲 译

第62章

心脏肿瘤

Shanda H. Blackmon,
Michael J. Reardon

简介

心脏肿瘤可以分为两大类：1. 原发心脏肿瘤，起源于心脏组织；2. 继发心脏肿瘤，由其他肿瘤转移至心脏。原发心脏肿瘤可以进一步分为良性和恶性两类。10%~20%的患者死于转移到心脏或心包的播散性肿瘤[1,2]。对于这些患者，外科手术切除是几乎不可能的并且也不建议进行外科手术。对于这类患者的干预仅限于引流恶性心包积液和（或）诊断性穿刺活检。

原发心脏肿瘤在随机尸检中的发病率为0.17%~0.19%。75%的原发心脏肿瘤是良性的，而另外25%是恶性的[2,6]。50%的良性肿瘤是黏液瘤，而75%的恶性肿瘤是肉瘤。临床的发生率平均每500例心脏外科手术中会有1例。除了黏液瘤，大多数外科医生很少会遇到其他原发心脏肿瘤。因此，本章节主要总结了一些对评估和治疗心脏肿瘤患者有用的信息，并且为进一步的研究提供参考。

历史背景

第一例原发心脏肿瘤由realdoColombo初次描述并于1559年报道[7]。在1809年爱丁堡的Alden Allen Burns报道了一例心脏肿瘤，并认为瓣膜的梗阻是由心房肿瘤导致的[8]。由King于1845年发表的一组6个心房肿瘤的患者病例，其特点与现在的黏液瘤相似[9]。在1931年，Yates报道了9例原发性心脏肿瘤，并建立了类似于目前应用的分类系统[10]。第一例在死前诊断的心脏肿瘤病例是在1934年，当时Barnes用心电图和转移的淋巴结的活检诊断了心脏肉瘤[11]。在1936年，Beck成功地切除一个伸入至右室的畸胎瘤[12]；在1951年，Maue切除了一个左室内的脂肪瘤[13]。心脏肿瘤的治疗被两个事件深深的影响：在1953年John Gibbon创立的心肺分流术提供了一个安全的、可以重复的进入心腔的方法；另一个是心脏

超声的引入，它可以对心内肿物提供安全无创的诊断。第一次通过心脏超声诊断心内肿瘤发生在1959年[14]。Goldberg在1952年由心血管造影诊断了一例心内黏液瘤，但是尝试切除黏液瘤却没有成功[9]。Bhanson在1952年应用腔静脉血流阻断的方法切除了一例很大的右房黏液瘤，但是患者于术后24天死亡[15]。1954年Crafoord应用体外循环机在瑞典首次成功切除左房黏液瘤[16]，1959年Kay在洛杉矶首次切除左室黏液瘤[17]。直到1964年，共60例心房黏液瘤被成功的切除，切除成功率的提高归功于体外循环机安全性的提高和使用心脏超声检查进行诊断。心脏黏液瘤的患者，目前进行常规的手术死亡率很低[6,18-21]。然而原发的恶性肿瘤的治疗仍然是个挑战。

分类

病理分型见表62-1。附壁血栓被列为假性肿瘤，虽然不是真正的心脏肿瘤，但它的表现有类似于黏液瘤的临床和病理表现。大多数附壁血栓是与潜在的瓣膜疾病、心肌梗死、心脏功能不全和房颤相关[22]。附壁血栓在高凝状态综合征中也被关注，特别是在抗磷脂综合征中[23]。随着长期中心静脉置管应用的增加，我们见到少数很难确定性质的右房肿块，直到切除后才发现是附壁血栓。

异位组织和异位组织的肿瘤包括由多个房室结区域的良性囊肿组成的房室结囊性肿瘤，可以导致房室传导阻滞或猝死。大多数病例在尸检时才能确诊，但是穿刺活检诊断房室结肿瘤也已有报道[24]。成人心脏的生殖细胞肿瘤通常是生长在心包囊中的畸胎瘤，而婴儿和儿童更常发生卵黄囊瘤[25]。异位甲状腺也可能长在心肌中，其可能导致右室流出道梗阻，异位的甲状腺组织可生长于心肌中，被称为"甲状腺肿心脏"。它可能导致右室流出道梗阻，但多数病人没有症状。其余的心脏肿瘤大多数起源于心脏的间质、脂肪、纤维、神经或血管内皮细胞，而有代表性的黏液瘤是由不确定的组织起源。剩余的病

表 62-1 心脏肿瘤的病理分类

假性肿瘤

附壁血栓

异位组织和异位组织的肿瘤

房室结区域的肿瘤

脐胎瘤

异位甲状腺

间叶组织肿瘤

心脏内膜组织的错构瘤

乳头状弹性纤维瘤

心肌错构瘤

横纹肌瘤

组织细胞瘤样心肌病（浦肯野细胞错构瘤）

脂肪赘生物和肿瘤

脂肪瘤样增生，动脉内隔膜

脂肪瘤

脂肪肉瘤

纤维组织和成肌纤维细胞组织的新生物

和肿瘤

纤维瘤

炎性假瘤（炎性

成肌纤维细胞肿瘤）

肉瘤（恶性纤维组织细胞瘤，

纤维肉瘤，平滑肌肉瘤）

血管肿瘤和新生物

血管瘤

上皮样血管内皮瘤

恶性血管内皮细胞瘤

组织发生不确定的新生物

黏液瘤

神经组织的新生物

粒细胞肿瘤

神经鞘瘤/神经纤维瘤

副神经节瘤

恶性神经鞘瘤/神经纤维肉瘤（极罕见）

恶性淋巴瘤

恶性间皮瘤

转移到心脏的肿瘤

理分类包括原发心脏的淋巴瘤、间皮瘤和转移至心脏的肿瘤，这些内容占据了这一章节的绝大部分。

原发良性肿瘤

黏液瘤

黏液瘤占成人所有良性心脏肿瘤的 50%，而在儿童只占 15%。在婴幼儿中的发生率是极低的（表 62-2、62-3）。绝大多数黏液瘤散在发生，在妇女中更为常见[4,21]。发病高峰在 30~60 岁，94% 为单发的。大约 75% 位于左房[28]，10%~20% 位于右房。其余部分平均的发生于左右两个心室[2]。散发性黏液瘤的脱氧核糖核酸（DNA）基因型在 80% 的患者中是正常的[27]。黏液瘤不倾向合并其他异常情况，并且复发率低[4,28]。

大约 5% 的黏液瘤患者显示为家族性常染色体显性遗传的肿瘤发生模式[29,37,38]。这些患者和 20% 的散发患者有不同的 DNA 基因染色体型[27]。相比于"典型"的散发黏液瘤的表现，家族性的患者更年轻，男女发病率类似，而且多发性肿瘤更常见来源于心房和心室（22%）[30~34]。虽然家族性黏液瘤有相同的组织形态，但他们切除后的复发率较高（21%~67%），大约 20% 的家族性患者合并其他症状，如肾上腺皮质结节性增生，睾丸滋养细胞肿瘤，垂体瘤，多发黏液样乳房纤维腺瘤，和皮肌瘤以及面部或者唇部色素斑[26,35]。这些症状在家族性黏液瘤的患者中常被描述为复杂的黏液瘤[27]。家族性常染色体 X 连锁综合征的遗传特征是色素结节样肾上腺皮质疾病伴有皮质醇增多症，皮肤色素痣和心脏黏液瘤，并被称为 Carney 综合征[26,35]。

表 62-2 成人良性心脏肿瘤

瘤	例数	比例
黏液瘤	118	49
脂肪瘤	45	19
乳头状弹性纤维瘤	42	17
血管瘤	11	5
房室结间皮瘤	9	4
纤维瘤	5	2
脐胎瘤	3	1
粒细胞瘤	3	1
神经纤维瘤	2	<1
淋巴管瘤	2	<1
横纹肌瘤	1	<1
总计	241	100

表 62-3　小儿心脏良性肿瘤

肿瘤	0～1 岁大小		1～15 岁大小	
	数量	百分比	数量	百分比
横纹肌瘤	28	62	35	45
畸胎瘤	9	21	11	14
纤维瘤	6	13	12	15.5
血管瘤	1	2	4	5
房室结间皮瘤	1	2	3	4
黏液瘤	–	–	12	15.5
神经纤维瘤	–	–	1	1
合计	45	100	78	100

病理

　　双房的和多发性黏液瘤在家族性患者中更常见。双房肿瘤可能是房间隔内的肿瘤向两侧生长而形成的[36]。心房黏液瘤通常起源于房间隔的卵圆窝边缘组织，但也可以起源于心房内的任何位置，包括心耳[4]。另外，个案报道证实黏液瘤可以起自心脏瓣膜、肺动脉和静脉、以及腔静脉[37,38]。右房黏液瘤比左房黏液瘤更有可能有较宽大的基底部连接；而且它们更易钙化[32]，因此在胸片中能够看到。心室黏液瘤好发于女性和儿童，可以是多发的[2,39]。典型的右室黏液瘤起自游离壁。而左室黏液瘤倾向于起自后乳头肌的近端。

　　大体形态上，大约三分之二的黏液瘤是圆形或卵圆形，外表光滑或分叶（图 62-1）[21]。大多数是息肉状的、致密的、有蒂的、可活动的且不容易自发性碎裂[2,4]。活动度依赖于蒂的长度，附着于心脏的面积大小，和黏液瘤含胶原的多少[4]。多数蒂是短的并且是广基的，而没有蒂的黏液瘤是比较少见[2,40]。绒毛状或乳头状黏液瘤更少见，其多为易碎的胶冻状，大概有三分之一的几率发生破碎并形成栓塞[21,41]。黏液瘤呈白色，黄色，或棕色，而且经常覆盖血栓[2]。在切面中可以看到局部出血，囊性变或坏死。平均大小在 5cm，但有报道可以长到 15cm 或更大[4]。黏液瘤生长很快，但是生长的速率变化很大，偶尔肿物可以自发停止生长[4]。重量一般在 8～175 克，平均在 50～60 克之间[5]。

　　组织学上，黏液瘤由多边形细胞构成，并且在酸性黏多糖基质中可见毛细血管[4]。细胞显示为单个的或呈小簇的遍布在基质中，有丝分裂极少见[42,45]。基质中偶尔也含有平滑肌细胞，网状红细胞，胶原纤维，弹力纤维和少量血细胞。同时也可以看到囊，出血区域，和髓质外造血灶[35,41]。10% 的肿瘤有钙化沉积和转移来的骨质沉积，有时也有腺样结构[35,41]。肿物的基底含有一个大的动脉和静脉，它们与心内膜相连，但延伸深度超过心内膜组织的并不常见[35]。在我们中心有一例进行冠状动脉造影时显示瘤体有一个大的滋养血管，开始时怀疑恶性血管内皮瘤但是组织学上证明是典型的良性黏液瘤。黏液瘤倾向于往心腔中生长，而不是在心肌周围生长。如果黏液瘤起自心内膜，则考虑是来自心内膜下多能间质细胞[43,44,45]。这被认为可能是因为偶尔出现在黏液瘤的造血组织和骨组织。

　　有趣的是，黏液瘤可以在心脏外伤后发生，包括房间隔缺损修补术和经皮房间隔穿孔二尖瓣球囊扩张术后。

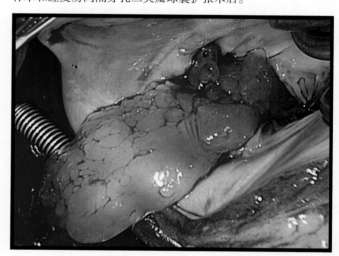

图 62-1　巨大的左心房原位黏液瘤切除前由外科医生的角度所见

临床表现

　　经典的黏液瘤的临床表现是心内的梗阻造成的充血性心力衰竭（67%）；栓塞的症状（29%），发热或发热引发的全身症状（19%），体重下降或疲乏（17%）；免疫学表现的肌痛，虚弱，和关节痛（5%）[21]。心律失常和感染发生较少。

　　全身症状　几乎所有黏液瘤的患者都主诉有各种全身症状。这些主诉可能伴随白细胞升高、红细胞水平和血沉升高、溶血性贫血、血小板减少症和 C 反应蛋白升高。免疫电泳可能会揭示异常的免疫球蛋白水平和循环中的 IgG 水平升高[46]。最近的研究发现黏液瘤患者 IL-6 水平的升高有许多相关症状，包括淋巴结病、肿瘤转移、心室肥厚和全身症状的发展[39,47,48]。其他不常见的主诉包括雷诺现象，关节痛，红色斑丘疹和杵状指（趾）[4,49]。

　　这些主诉和症状可能的病因包括肿瘤栓塞和继发的肌痛、关节痛和免疫反应亢进[50]。循环中的肿瘤抗原－抗体复合物和补体激活也是重要原因[51]。这些复合症状在外科切除肿物后会消失[52]。

梗阻　心内血流的梗阻是急性症状的最常见的原因。这些症状的表现与肿物大小以及在心腔内的位置有关。左房黏液瘤多类似于二尖瓣疾病。它们会产生体位性呼吸困难和其他的因左房压和肺静脉压增高引起的心衰的表现和症状。临床上，经常由于怀疑二尖瓣狭窄而去做心脏超声，但最终被诊断为黏液瘤。一些患者还会发生晕厥，这一般认为与二尖瓣口的暂时梗阻有关[32,53]。右房黏液瘤在临床上可引起静脉压升高的右心衰的症状和表现，包括肝大、腹水和坠积性水肿，并可以通过部分阻挡三尖瓣口导致三尖瓣狭窄[32,53]。如果卵圆孔持续存在，心房右向左分流可以产生中心性发绀和阵发性栓塞[54]。大的心室黏液瘤的表现类似于心室流出道梗阻。左室黏液瘤产生类似主动脉瓣下或主动脉瓣狭窄的表现[54,55]，而右室黏液瘤可能类似于右室流出道或肺动脉瓣的梗阻。

栓塞　体循环栓塞是黏液瘤第二大常见的临床表现，发生在 30% ~ 40% 的患者中[2,4,32]。因为大多数黏液瘤是在左心系统的，大约 50% 的栓塞事件是由于颅内或颅外血管的梗阻影响到中枢神经系统。由栓塞导致的神经障碍可以是短暂的，但经常是永久的[56]。特殊的中枢神经后果包括颅内的动脉瘤，癫痫，偏瘫和脑坏死[57~59]。在一些患者中，视网膜动脉栓塞可导致失明[60]。

黏液瘤的栓塞物质还会阻断髂动脉和股动脉[61~62]。肿瘤栓塞的其他部位包括腹腔内脏，肾和冠状动脉也均可发生[63]。利用外科手术切除的阻塞在外周的栓塞物的组织学检查会提供确切的肿瘤诊断[52]。在切除原发黏液瘤后肾活检的标本中，肾动脉内仍显示存在有较大黏液瘤的栓子。右侧的黏液瘤栓塞主要阻塞肺动脉并引起肺动脉高压甚至导致急性栓塞死亡[4,54]。

感染　黏液瘤感染是比较少见的并发症，可以引起的临床表现为感染性心内膜炎[64,65]。感染还可以增加体循环栓塞的机会[4]，感染的黏液瘤是急诊切除的手术指征。

诊断

临床检查　心脏黏液瘤的患者在临床评估时的表现根据肿瘤的大小，位置，和活动度而不同。左房黏液瘤可以产生听诊类似于二尖瓣疾病的临床表现。清晰的"肿瘤扑落音"是由于肿瘤和心内膜壁接触而产生的，发生于紧随二尖瓣开瓣音后，容易和第三心音混淆[66]。左房黏液瘤，引起左室充盈部分梗阻而导致肺血管压力增高，表现为第二心音的肺动脉成分增加[67]。

右房黏液瘤可以产生类似左房黏液瘤的听诊现象，但它们在沿着胸骨右下边缘比在心尖部更容易听到。另外，右房高压在颈静脉搏动时会产生大的 α 波，在严重时会类似于上腔静脉综合征的表现。

胸片和心电图　胸部 X 光片表现包括全心扩大，单个心腔的扩大和肺静脉瘀血。发生在右侧心腔的黏液瘤的更特异性而罕见的表现是在心影中发现由于肿瘤内部有钙化而出现的高密度影[4]（图 62-3）。

心电图表现　心电图通常没有特殊的异常表现，一般心腔的扩大，心脏肥大，束支传导阻滞和电轴偏移均会出现[68]。少于 20% 的患者会有心房颤动[39]。非特异心电图异常的增多偶然提示黏液瘤的诊断成立，但大多数心电图异常在确立诊断

过程中是没有作用的。

心脏超声　心脏超声的横切面对黏液瘤的诊断和评价是最有用处的。二维心脏超声对黏液瘤的敏感度是 100%，这种影像学的技术已经很大程度上取代了心血管造影[69]。然而，冠状动脉造影操作通常用于年龄大于 40 岁的黏液瘤患者，以排除严重的冠心病。经食管超声（TEE）可以提供关于肿瘤的大小、位置、活动度和附着点最好的信息[70]。

经食管超声可以检测到小至 1 ~ 3mm 的肿瘤[71]。大多数外科医生术前在手术室里进行食管超声检查（表 62-2）。我们特别观察左房后壁、房间隔和右房，这些位置在经胸超声中往往不能很好的显示来排除可能存在的双侧心房的多发肿物。另外，术后经食管超声确保在离开手术室前是正常的超声表现。

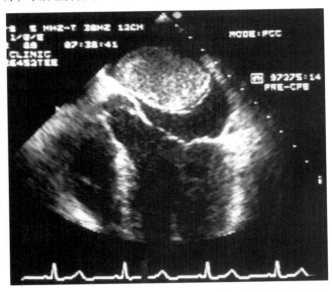

图 62-2　食管超声显示与二尖瓣无联系的巨大的左房黏液瘤

计算机断层显像（CT）和核磁检查（MRI）　虽然黏液瘤可以被计算机断层显像技术所显示[69,72]，由于这种方法能确认有无心肌的浸润和肿瘤累及周围结构[68]，因此在心脏的恶性肿瘤诊断中更有用。与之类似，MRI 也可以被应用在诊断黏液瘤上，也可以产生肿瘤大小、形态和表面特征的清晰图象[68~72]。MRI 在检测心内和心外的浸润特别有用，对评估继发性恶性肿瘤的浸润以及评估心室肿物时偶尔可被证明是黏液瘤。CT 和 MRI 可以检测 0.5 ~ 1.0cm 大小的肿瘤，并且可以提供关于肿瘤组成的信息[4]。对心房黏液瘤，如果充分的超声检查可以诊断明确，那么 CT 和 MRI 都可以不必使用。但是如果经过充分的心脏超声检查，肿瘤的诊断或性质仍不清楚时，以及右房黏液瘤偶尔地突入一侧或双侧腔静脉或三尖瓣口时，则需要使用 CT 或 MRI 检查。

外科处理

对心脏黏液瘤的患者，外科切除是唯一有效的治疗方法。因为在等待手术的患者中 8% 死于来自心腔内血流的梗阻或心外栓塞，所以不应推迟手术[73]。通常使用胸骨正中切口，升主动脉上下腔插管。考虑到黏液瘤的易碎性和栓塞的可能性，在开始体外循环之前，应减少心脏操作。如果术前存在没有继发出血的脑栓塞事件，肿瘤切除手术应该要在栓塞事件 7 天以后再进行，以防止进一步的栓塞发生，并使大脑拥有安全的间

隔时间以便进行体外循环。对左房黏液瘤，腔静脉插管可以通过右房壁进行，下腔静脉管位置在靠近下腔静脉 – 右房连接处的外侧。因为如果需要切开右房，通常要阻断腔静脉。如果左房需要较大的显露或预测是恶性的左房肿物，我们可以移动并直接进行上腔静脉插管，这样做可以允许切断上腔静脉以利于更好的显露。术中允许身体温度自然下降，除非需要进行可预见的低流量灌注，否则全身的降温是没有必要的。现代心脏停搏技术提供一个安静的手术野并且可以保护心肌避免由主动脉阻断期内造成的心肌缺血性损伤。应在心脏操作前开始体外循环和阻断动脉。

最大化的显露左房黏液瘤可以通过应用几个来自二尖瓣修补术中的原则。外科医生希望心脏右侧向上旋转，左侧向下旋转。因此，牵引线缝在心包在右侧较低处，在放置胸壁牵开器之前不要有牵引线缝在左侧。这种旋转心脏可以很好的暴露右侧，特别是左侧心房（图62-3）。对左心房肿瘤，上腔静脉游离要比较广泛，尤其是下腔静脉-右心房连接处，这可以提供较大的活动度和显露左侧心房。左房黏液瘤可以通过左房前壁到右肺静脉之间的切口路径（图62-4）。切口可以延伸至上下

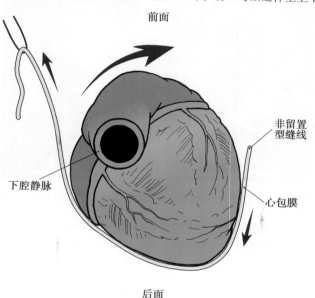

前面

后面

图 62-3 用心包上的牵引线来旋转心脏以便于左房的显露

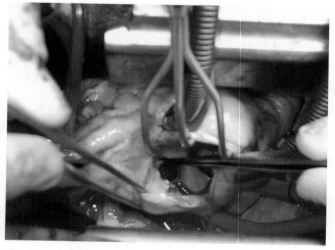

图 62-4 左房切口和黏液瘤显露

腔静脉后以便于更好的显露（图62-5）。显露和移除附着于房间隔的大的肿瘤可以通过平行于右房切口的第二个切口帮助显露。这种双房切口可以轻松的移除附着于卵圆孔处的肿物并在附着部位进行完全厚度的 R0（边界阴性）的切除以及在需要的时候简单利用补片闭合房间隔（图62-6）。

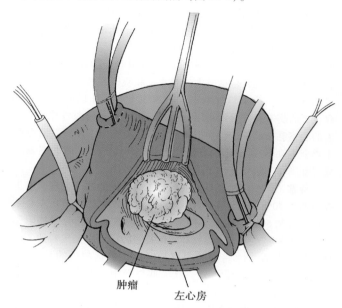

图 62-5 位于房间沟后方的左房切口来显露左房肿瘤

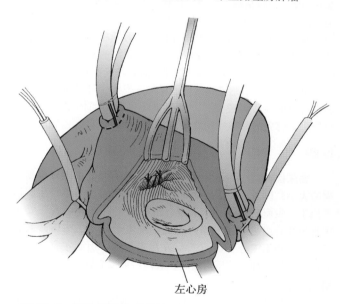

图 62-6 切除黏液瘤后修补左房壁

右房黏液瘤会遇到静脉插管的问题，这时术中超声可能会有帮助。上下腔静脉可以直接插管。当低或高位置的肿瘤蒂阻碍经右房插管时，颈静脉和股静脉插管可以提供良好的上半身或下半身静脉引流。总之，我们经常可以从上腔静脉距右房足够远处插管来保证肿瘤的顺利切除，偶尔需要股静脉插管引流。如果肿物巨大或附着处靠近腔静脉开口，外周颈静脉和股静脉插管可以用来建立体外循环和深低温。在主动脉阻断后，心脏顺行灌注停搏液停搏。如果需要一个干燥的环境，可以广泛地切开右房，在心脏停搏过程中进行肿物切除和心房重建。切除大的或位于重要位置的右房黏液瘤经常需要精心的术前准

备。术中的食管超声和特殊的体外循环灌注技术来确保肿物的完整切除,保护右房的结构以及重建右房。由于黏液瘤很少扩展深达心内膜,因此无需深部切除传导组织周围组织。在右房黏液瘤的患者中应仔细检查三尖瓣和右房以及左房和左室,以除外多发肿瘤。不考虑外科方法,理想的切除是切除包括肿瘤在内的以及肿瘤附着处的一部分心腔壁或者是房间隔(图 62-7)。我们的策略是在可能的时候进行完全的全层切除。然而,当解剖结构需要而没有明显增加复发率[71,75]时,切除肿瘤及其附着处的部分厚度心肌也可以。

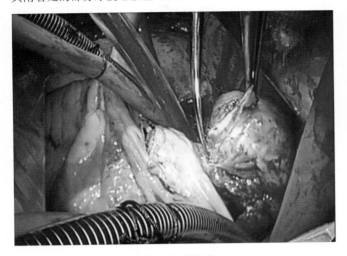

图 62-7 切除前的巨大的左房黏液瘤

心室黏液瘤通常经过房室瓣显露[76]或通过游离房室瓣的前部来显露和切除,并在切除后重新缝合。在心室流出道偶发的小肿瘤可以经流出道的瓣膜切除[76]。如果需要,肿瘤可通过直接的心室切口切除,但这不是常规的推荐入路。由于部分厚度的切除也未见复发的报道,因此不必切除全层心室壁。与右房黏液瘤类似,因其有多发肿瘤的高发率,心室黏液瘤要求探查其他心腔的肿瘤。

为了切除肿瘤时不使其破碎,每一步都要小心谨慎。随着肿瘤由其附着区域的移除,这个区域应该充分冲洗,吸引并且检查是否有脱落的碎片。有少数病例报道黏液瘤在肿瘤切除后许多年有远处转移,这些报道引发了肿瘤在围手术期播散的潜力的问题的讨论[77]。右心吸引可以在手术中应用,但是在大肿瘤暴露多数时间内室壁的吸引应严格限制。绝大多数黏液瘤是低度恶性且转移罕见的,因此支持作者保留血液的观点,我们相信大多数黏液瘤的远处种植代表了术前的栓塞事件。

微创切除 微创技术在所有心脏手术领域的应用逐渐增多,微创方法在肿瘤切除中也不例外。目前使用经验十分有限,而且局限在良性肿瘤。方法包括右胸骨旁或部分胸骨正中切口,应用标准的心脏停搏技术[78]。右乳房下切口应用股-股转流和不阻断升主动脉和心室颤动条件[79],右乳房下传送系统用来进行顺行灌注和升主动脉球囊阻断[80]。胸腔镜技术被应用辅助观察和移除心室纤维弹力瘤[81,82](图 62-8)。可以通过胸腔镜技术切除黏液瘤[83],目前在选择的数量有限的临床病例中结果是好的。但是在其作为标准方法的推荐前需要更多的经验和长期的随访。

结果

移除心房黏液瘤的手术死亡率低于 5%[21]。手术死亡率与

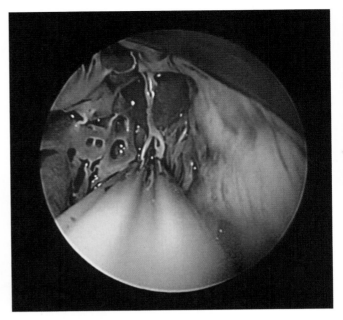

图 62-8 胸腔镜所见左房弹性纤维瘤

高龄或残障以及并发症有关。心室黏液瘤的切除有较高的风险(大约 10%)。我们过去超过 15 年 85 例的经验显示黏液瘤没有手术和住院死亡。

非家族性散发的黏液瘤的复发率大概是 1% ~ 4%[4,74,75]。许多大的系列报道肿瘤没有复发[74,83~86]。20% 的散发的黏液瘤患者和 DNA 异常的患者复发率估计在 12% ~ 40%[4]。在家族性复合型黏液瘤患者的复发率高,所有这些人都显示有DNA 突变,突变率估计是 22%[4]。总体来说,在年轻的患者中复发率是比较高的。无疾病的平均间隔大概是 4 年,最短的为 6 月[75]。绝大多数黏液瘤的复发发生在心脏,在相同或不同的心腔内并且可以是多发的[19,32,87]。据目前观察切除肿瘤后在心外的复发原因可能为栓塞物的生长和局部浸润[19,87,88]。肿物的生物学特点表现在基因表达而不是组织学,这可能是唯一可靠的预测复发的因素。所有黏液瘤患者的 DNA 检测结果可证实为最好的复发标志物[89]。

通常被分类为"恶性的"黏液瘤,常在其后的复查中发现是肉瘤发生的黏液瘤变性[90]。然而这个问题目前仍然悬而未决,因为存在黏液瘤碎片可以栓塞在脑中、动脉、软组织和骨中进行转移生长的报道[56,88,91~97]。如果怀疑是转移的黏液瘤,且有症状的损伤应尽量切除[56,91]。

黏液瘤切除术后长期的心脏超声复查在一定程度上没有标准。应该对以下患者进行严密的随诊观察:开始时是多发的肿瘤;切除的肿瘤在心脏内的位置不常见;所有可能没有完全切除的肿瘤;所有有异常的 DNA 基因型的黏液瘤。在切除时认为是黏液瘤而病理检查有恶性倾向的应长期严密随访。

其他良性肿瘤

正如表 62-2 中所列,黏液瘤构成良性心脏肿瘤的 41%,而其他 3 种肿瘤(脂肪瘤,乳头状弹性纤维瘤和横纹肌瘤)一起构成类似的比例。其他少见的类型占据剩余部分。

脂肪瘤

脂肪瘤是有完整包膜的，由成熟的脂肪细胞构成，可以生长在心包，心内膜下，心外膜下和房间隔内任何位置的肿瘤[2]。它们可以发生在任何年龄，没有性别差异。脂肪瘤生长缓慢，在产生阻塞或心律失常的症状前可以长到相当大。许多人没有症状，偶尔在常规胸片检查，心脏超声或在手术或尸检时被发现[98,99]。心外膜下的附壁脂肪瘤可以压迫心脏并可以产生心包积液。心内膜下的肿瘤可以产生心腔梗阻。右房和左室是最常见的受累位置。位于心肌内或间隔脂肪瘤，可以引起心律失常或传导异常。大的、有严重症状的肿瘤应该切除。小的、无症状的肿瘤在心脏手术中无意发现的，如果切除不增加原手术危险性的也应该切除。这种肿瘤一般不会复发。

房间隔的脂肪增生

位于房间隔内的无包膜的脂肪细胞的增生称为脂肪增生（1ipomatous hypertrophy）[2]。这种异常比心脏脂肪瘤更常见，经常出现在老龄，肥胖或女性患者中。也常在不同的心脏影像检查中意外发现[84]。它的临床表现主要是各种的心律失常和传导异常[85,100]。主要的困难是在心脏超声上区分这种增生和心脏肿瘤[101]。脂肪在 MRI 中可以通过典型的 T1 和 T2 信号密度被确定诊断[102,103]。心律失常和心脏阻滞被某些人认为是手术切除的指征，但是缺乏切除后的长期获益的数据[104]。

心脏瓣膜的乳头状弹性纤维瘤

乳头状弹性纤维瘤是典型的起自心脏瓣膜或其周围心内膜的肿瘤[105]。这些肿瘤在大体描述上被描述为有蕨类叶子状突出的类似海葵样的包块（图62-9）。房室瓣和半月瓣受累的几率是一致的。现在，已知它们可以引起流出道梗阻，特别是冠状动脉窦的血流以及脑栓塞并产生卒中[106~115]。它们在严重的事件发生之前多是无症状的。一旦诊断明确，心脏瓣膜的乳头状弹性纤维瘤应被切除。在技术可行的情况下，在切除这类良性肿瘤后，应进行瓣膜成形而不是换瓣手术（图62-10）。在这类肿瘤中发现巨细胞病毒，提示病毒导致肿瘤的可能性和慢性病毒性心内膜炎[111]。

横纹肌瘤

横纹肌瘤是在儿童中最常发生的心脏肿瘤。通常在出生后几天就出现临床症状。它一般被认为是心肌错构瘤而不是真正的肿瘤[116]。虽然横纹肌瘤散在发生，但它的发生与结节性脑硬化密切相关。典型的错构瘤的遗传紊乱可见于多个器官，表现为癫痫、智力缺陷和皮脂腺腺瘤。50%结节性脑硬化的患者有横纹肌瘤，但是50%以上横纹肌瘤患者已经患有或者会发展为结节性脑硬化[117]。90%以上的横纹肌瘤是多发的，并在两侧心室发生的几率大约相等[118]。心房受累的患者不到30%。病理学上，这些肿瘤是坚硬的，灰色结节状的并倾向于突入心室腔。显微镜下可见肌细胞是正常的两倍大小，含有深染的细胞核，胞质充满糖原并可见嗜酸性染色的胞质粒[2,119]。电镜下可以看到肌细胞内肌纤维的星散微管束[118]。

临床表现类似瓣膜或瓣下狭窄。心律失常可表现为室性心动过速和猝死的症状[119]。心房肿瘤可以引起房性心律失

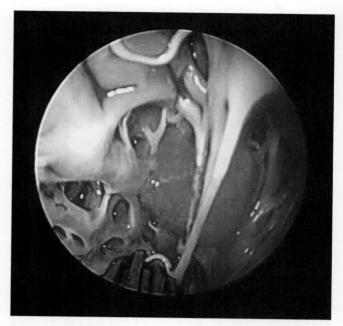

图 62-9 胸腔镜所见左房原位弹性纤维瘤额外增强的角度

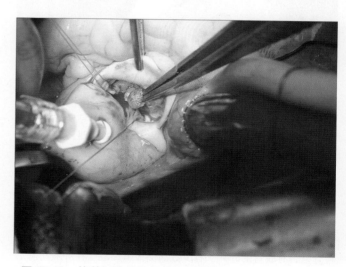

图 62-10 外科切除乳头状弹性纤维瘤

常[119]。经超声心动图检查明确诊断。一例少见的室性心律失常的患者没有发现有心肌内肿瘤，最终是通过电生理检查确定的横纹肌瘤的位置[119]。

在 1 岁前患者还没有结节性脑硬化时，推荐尽早进行手术治疗[86]。通常在婴儿早期肿瘤较容易切除，有些可以根除[86]。不幸的是，有症状的肿瘤经常是多发的和弥漫的，在结节性脑硬化的患者中尤其明显，这些患儿非常不幸，长期生存的前景不乐观，外科手术不能提供任何好处。

纤维瘤

纤维瘤是第二常见的心脏良性肿瘤，83%以上发生在儿童。这类肿瘤是孤立的，仅发生于心室壁和室间隔，性别无差异。总共有不到 100 例的报道，并且大多数被诊断时小于 2 岁。这些肿瘤不伴有其他疾病，而且也不遗传。纤维瘤是没有包膜的，坚实的，有结节的灰白色的肿瘤，他们可以长得很大。他们在宽的螺旋条中由细长的成纤维细胞带构成，并与胶

原纤维和弹力纤维旋转在一起。偶尔在放射线检查中可以发现在肿瘤内有钙质沉积或骨质。（图 62-11、62-12）

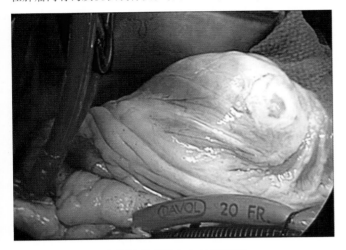

图 62-11　由心脏外侧看到的左心室纤维瘤

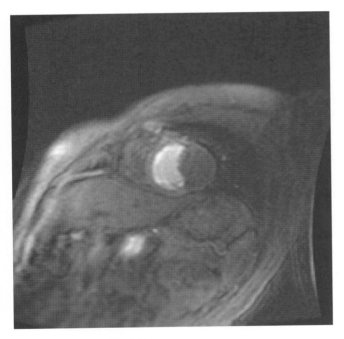

图 62-12　左室纤维瘤的 MRI

纤维瘤大多数症状由心腔的梗阻产生，影响收缩或心律失常。根据大小和位置，这种肿瘤在 25% 以上的患者中可能影响瓣膜功能，阻碍血流路径，或由于传导紊乱造成猝死[114]。胸片显示心影内的钙化可以提示诊断，并由心脏超声证实诊断。

在一些患者中外科手术能成功切除，尤其是在肿瘤局限，并且没有影响到瓣膜结构时能彻底切除[86,120~122]。成功的完整切除是可治愈肿瘤的[120,121]。然而，并不是总能够完整切除肿瘤的。虽然有些患者可以存活很多年，但部分切除仍只是姑息手术[86,121]。大多数患者是青少年或成年人[186,120,121]。在婴儿中手术死亡率很高，尤其是弥漫性纤维瘤的患儿，只能使用心脏移植进行治疗[122,123]。

房室结的间皮瘤

房室结间皮瘤，也被命名为多囊肿瘤（polycystic tumor），浦肯野肿瘤（Purkinje tumor），或传导束肿瘤（conduction tumor）。它是相对较小、多囊的肿瘤，起自房室结的近端，可以向上延伸至室间隔或向下延伸至希氏束[2]。间皮瘤与心脏阻滞、心室纤颤[124]和猝死有关。心脏起搏本身不能阻止随之而来的心室颤动。有报道可以进行外科手术切除治疗[24]。

嗜铬细胞瘤

心脏嗜铬细胞瘤起源于交感神经系统的嗜铬细胞，其可以产生大量的儿茶酚胺，特别是去甲肾上腺素。大约 90% 的嗜铬细胞瘤位于肾上腺。不到 2% 的发生在胸部。在 1991 年之前，仅有 32 例心脏嗜铬细胞瘤有过报道[125]。肿瘤主要影响年轻的和中年的成人，男女发病率均等。大约 60% 发生在左房顶。其余的包括房间隔或心脏的前壁。肿瘤是由堆积成巢状的嗜铬细胞构成，呈现红棕色分叶状，质地柔软。

患者经常表现为无法控制的高血压或发现尿儿茶酚胺的水平增高。肿瘤的定位可以用碘[131]闪烁扫描法＋间碘苯甲胍和CT 或 MRI 扫描[126]。心导管检查有时需要在不同心腔取样，同时应行冠状动脉造影[125]。在肿瘤定好位后，应用体外循环和心脏停搏技术切除肿瘤。患者需要前驱麻醉剂进行 α 和 β 阻滞以及仔细地术中和立即的术后监测。大多数肿瘤的血管丰富，可能会发生无法控制的出血[126]。切除有时需要移除心房和（或）心室壁的一段主要冠状动脉[135]。有报道尝试移除心脏以便切除大的左房嗜铬细胞瘤[127]。心脏移植可以被应用于治愈无法完全切除的肿瘤[121~123]。

副神经节瘤

副神经节瘤是内分泌肿瘤，可以分泌儿茶酚胺。因此，它的表现跟嗜铬细胞瘤类似。当在胸腔内发现时，它们最常位于后纵隔。副神经节瘤典型的表现是不典型的胸痛[128,129]。在超声心动图上，它们是较大的、血管丰富的肿瘤[130]。在心导管检查中，它们可能紧邻冠状动脉（图 62-13）。如果它们长在左房，在完全切除的过程中要使用心脏的自体移植技术[131]（图 62-14）。

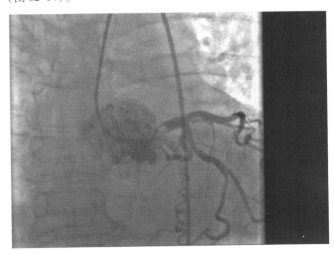

图 62-13　心导管检查中副神经节瘤血流征

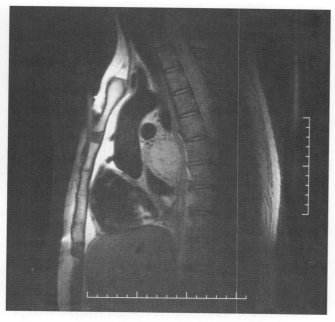

图 62-14　左房副神经节瘤的需要自体移植进行切除

血管瘤

心脏血管瘤是很罕见的肿瘤（24 例临床报道），涉及所有年龄，并且可以生长在心脏内的任何部位[132,133]。这些血管瘤由毛细血管或大而深的血管通道组成。患者通常有呼吸困难，阵发性心律失常，或右心衰的症状[134]。此型肿瘤诊断困难，可以通过超声或心导管检查观察有充盈缺损显示来确立诊断[135]。因为其血管分布，在 CT 和 MRI 轴向切面的 T2 加权像上应显示高信号团块（图 62-15）。

典型的冠状动脉造影可以显示肿瘤血流征和肿瘤血液供应图。在切除过程中，要谨慎结扎滋养血管以防止手术后残余的动-静脉瘘或心腔内交通。部分切除有长期的益处[132]。肿瘤自动消失的情况罕见[136]。

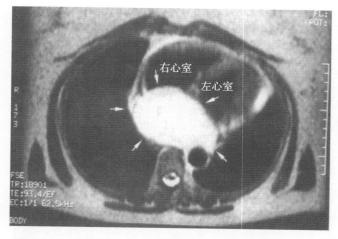

图 62-15　磁共振轴向 T2 加权像显示左房血管瘤高密度团块

畸胎瘤

心脏畸胎瘤是发展在婴幼儿和儿童中的罕见肿瘤[137]。大

约 80% 为良性肿瘤[138]。在导致心脏或纵隔的一系列症状后，肿瘤可以通过超声检查发现。对于此型肿瘤还没有外科手术切除的经验，但手术切除是可能的。

Castleman 肿瘤

Castleman 病是一种知之甚少的淋巴组织增生紊乱。这个病首先由 Castleman 和同事在 1956 年发现[139]。它的典型表现是纵隔内孤立的损伤。最常见的组织类型是透明血管型，大约见于 90% 的病例中并且表现为良性生长，更加具有侵袭性的亚型是浆细胞和混合细胞型，这种类型的肿瘤恶性行为更重[140]。患者的淋巴结单处或多处受累，典型的为纵隔受累。这些肿瘤典型表现为边界清楚的包块。有关于 Castleman 病心肌和冠状动脉受累或者发展为冠状动脉假性动脉瘤的报道[141]。在这些恶性病例中，心脏辅助装置可以作为恢复的桥梁[141]（图 62-16 、62-17）。CT 图像的损伤显示不典型的靶样增强影对应于不同程度的变性、坏死和纤维化。锝-99m 替曲膦和 [I[123]] β-甲基碘苯脂十五酸（BMIPP）造影可以辅助诊断。在 BMIPP 图像上，这些肿瘤与周围正常心肌相比显示摄取率降低[142]。完全外科切除可以治愈此型肿瘤[143]。

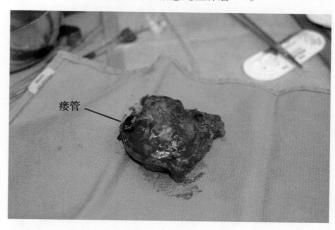

图 62-16　Castleman 肿瘤通过插入冠状动脉探针显示瘘管部位

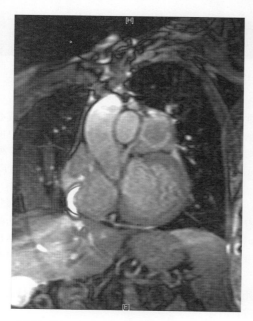

图 62-17　Castleman 肿瘤的 MRI

原发性恶性肿瘤

原发性恶性肿瘤非常罕见，结合两大研究所，德克萨斯心脏研究所和休斯敦 M. D. 安德森肿瘤中心的经验，自 1964-1969 年 25 年的外科历程中，仅有 21 例外科治疗的病例[144]。加上自 1990-2006 年来自德克萨斯医疗中心和来自卫理公会教徒 Debakey 心脏和血管中心和 M. D. 安德森肿瘤中心一系列 27 例的最近报道[144]。大约 25% 的原发性心脏肿瘤是恶性的，这些恶性肿瘤中，75% 是肉瘤。McAllister's 心脏肿瘤外科发现最常见的是恶性血管内皮细胞瘤（31%），横纹肌肉瘤（21%），恶性间皮瘤（15%），以及纤维肉瘤（11%）[2]（表62-4）。

表62-4 成人原发性恶性心脏肿瘤

肿瘤	例数	比例
恶性血管内皮细胞瘤	39	33
横纹肌肉瘤	24	21
间皮瘤	19	16
纤维肉瘤	13	11
淋巴瘤	7	6
纤维瘤	5	2
骨肉瘤	5	4
胸腺瘤	4	3
神经源性肉瘤	3	2
平滑肌肉瘤	1	<1
脂肪肉瘤	1	<1
滑膜肉瘤	1	<1
总计	117	100

与其按照心脏肉瘤组织学进行分类，不如按照我们建议的基于解剖位置的分类系统，因为组织学不像解剖位置对治疗和预后的影响这么大[144,145]。修改后的分类系统将原发性心脏肉瘤分为右心肉瘤，左心肉瘤和肺动脉肉瘤，这些分类在后面的讨论中将会用到。

右心肉瘤有早期转移的倾向，表现为巨大的包块（图62-18），并有浸润性的特点[145]。右心肉瘤通常占据右房的大部分，之后以往外伸展的方式生长。除非发展至最后阶段，通常不会发生心力衰竭。肿瘤的这种表现使得可以经常有机会使用新型辅助性化疗药物尝试使肿瘤缩小并且在浸润生长的边缘无法生长，这样可以增加完全切除显微镜下切除的边缘为阴性的机会。

左心肉瘤多为实质性，相对右心肉瘤浸润较轻，在疾病发展过程中转移较晚[187]。左心肉瘤绝大多数位于左房，常生长入房壁。血流速度迅速减慢可以导致致命性的心衰。因为这种表现，不能及时使用新型辅助化疗药物。大多数的心脏肉瘤因

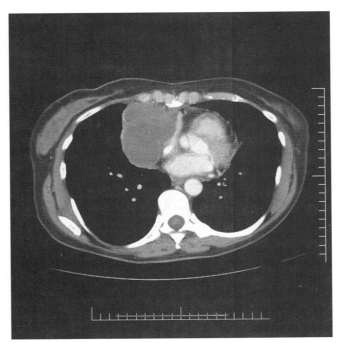

图62-18 右心房肿瘤 CT 扫描

为有明确的切除边界，所以最初多被诊断为黏液瘤，但其切除后可以迅速复发，因此需要反复切除。

原发性恶性心脏肿瘤表现为散发，没有遗传联系。虽然在任何年龄都可发病，但通常发生于 40 岁以上的成年人。患者通常表现出心力衰竭的症状，胸膜痛，萎靡不振，厌食和体重降低[137,146]。最常见的症状是呼吸困难[147]（表62-5）。某些患者发展为难治性心律失常，昏厥，心包积液和心脏压塞[147]。胸部 X 线可以显示异常，甚至显示包块病变，但是通常依靠心脏超声明确诊断[146,148]。右心房病变（通常是恶性血管皮内细胞瘤）比左心病变（通常是黏液瘤，但当为恶性时，通常为恶性纤维组织细胞瘤）恶性程度更高。如果怀疑为恶性，胸部 CT 或 MRI 可提示组织类型并提供解剖位置的详细信息从而帮助确定分区和评估可切除性。

表62-5 原发性心脏恶性肿瘤的症状

症状	例数	比例
呼吸困难	13/21	61.9
胸痛	6/21	28
充血性心力衰竭	6/21	28
心悸	5/21	24
发热	3/21	14
肌痛	2/21	10

当前使用的正电子发射体层扫描（PET）在评估这种病中还有争议。对所有 40 岁以上的心腔内包块的患者或者是有巨大右房包块的患者，我们都进行心导管造影。可以提示恶性肿瘤以及通过肿瘤血流征可以了解冠状动脉受累情况。这并不是病症学的证据，因为在组织性证实的黏液瘤中我们也可以看到大的滋养血管和肿瘤血流特征。

不幸的是，原发性心脏恶性肿瘤在发现前可能生长到很大并且已累及心脏很多部分，并且不能进行外科切除了。部分这种患者可以考虑心脏移植，将在后面进行讨论。另外，姑息性治疗可以考虑尝试放射治疗，虽然可以减轻症状和延迟存活时间，但是效果很有限。切除的决定基于肿瘤是原发性的还是继发性的，肿瘤的大小和位置以及没有转移播散等。不幸的是，请我们中心会诊的大多数的原发性恶性心脏肿瘤，在最初都被认为是良性肿瘤而在切除时才发现无法完全切除。如果怀疑或确诊恶性，并且病变在解剖位置上看来可以切除并且没有转移病变，可以考虑切除。如果可以完全切除，外科手术可以提供更好的缓解甚至可以使生存率翻倍[149]。手术切除后，我们推荐进行辅助性化疗并且相信这可以改善存活率[138,149]。是否可以完全切除依赖于肿瘤的位置，心肌的浸润程度和（或）心肌的纤维骨架和组织学特点。

血管肉瘤

血管肉瘤发病率在男性是女性的两到三倍并且倾向发生于右侧心脏。80%起源于右心房[147,150,151]。这种肿瘤一般比较巨大并且会浸润侵入邻近的结构，包括大的静脉，三尖瓣，右心室游离壁，室间隔和右冠状动脉[150]（图62-19），但阻塞和右心衰并不常见。切除后标本的病理检查可见排列有典型的退行性发育的内皮细胞的动静脉吻合处的通道。不幸的是大多数的这种肿瘤在发现时已经有转移了，通常是肺脏，肝脏和脑[147]。如果不进行切除，确诊后尽管进行放化疗，90%的患者也会在9~12个月内死亡[22,147]。我们见到精心选择的没有转移播散证据评估的患者，进行了完全的外科切除，随后进行化疗（图62-20）。除外科切除右心房，右冠状动脉甚至是三尖瓣以外，还需要进行瓣膜置换或者修复（图62-21）。在这一小组患者中，没有住院死亡病例，大多数患者不是死于局部的肿瘤复发而是死于远处转移[152]。

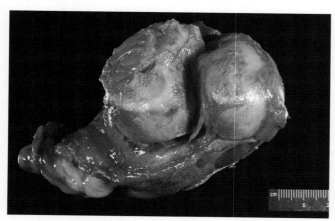

图62-19 右心房肿瘤病理标本照片

恶性纤维组织细胞瘤

恶性纤维组织细胞瘤（MFH）是成人最常见的软组织肉瘤。原发性心脏恶性肿瘤的发生近来相对被作为一个独特的独立存在事件所接受。它的病理学特征是纺锤形细胞席纹样排列，或者是类似组织细胞的多边形细胞以及恶性巨细胞混合。细胞起源于成纤维细胞或成组织细胞[148,153]。通常发生在左房，

表现经常类似黏液瘤。实际上，每一个到我们研究所会诊的左房恶性纤维组织细胞瘤都有之前被认为是黏液瘤而不完全切除的病史。早期转移的倾向不像血管肉瘤那样显著。有几个关于在不完全切除后，尽管进行了化疗，但仍然出现快速复发的症状的报道。这些患者通常在发生转移前死于心脏局部的病变。我们相信如果能够进行完全切除（尤其在认识到肿瘤的恶性本质后在初次手术能进行完全切除）和充分的化疗，我们可能可以改善这种疾病的生存率。

横纹肌肉瘤

横纹肌肉瘤不是由横纹肌瘤进展而来，其发生没有性别差异。肿瘤在60%的患者中为多发性的，可来自任一心室。肿瘤经常侵犯心脏瓣膜或者因为心腔内巨大包块而影响瓣膜功能。显微镜下，肿瘤细胞显示为多形核的，纤细的，脆弱的，流动的嗜酸性染色的胞浆，通常为肌肉样方式排列。

肿瘤有浸润性，并且可以侵及心包。外科手术切除小的肿瘤是可行的，但是局部或远处转移的和对放疗或化疗反应不良的患者中，大多数存活时间有限，往往少于12个月[120,137,138,140,154]。

其他肉瘤和间叶细胞起源的肿瘤

McAllister和Fenoglio发现起源于心脏或心包而不是来自于胸膜的恶性间皮瘤是排第三位常见的恶性心脏肿瘤，纤维肉瘤排第四位[2]。然而自从他们的工作发表二十年以来，临床医生极少遇到这类肿瘤。这种发病率的明显下降可能与他们的研究发表以来，原发性恶性肿瘤组织学分类标准的变化有关[5,132,138,147~149,154,155]。

这些肿瘤的组织学特点可以表现的模棱两可且诊断困难。这些肿瘤可能类似其他肉瘤，或者在今天被认为是纤维组织细胞瘤。这些肿瘤的行为表现更重要，并且与其他心脏肉瘤一样，在没有远处转移的情况下切除小的肿瘤是可行的，但是缺少这方面的证据[22,147,149,154]。也就是说，在考虑手术切除孤立的心脏或胸膜的间皮瘤前排除其他的胸腔转移是非常重要的。可以考虑PET扫描，需要通过X线胸片结合组织学，仔细评估任何可疑的胸膜增厚或积液。

起源于心脏的肌肉瘤，脂肪肉瘤，骨肉瘤，软骨黏液肉瘤，浆细胞瘤和癌肉瘤都有报道[155~158]。但当确定诊断时，通常只能进行姑息治疗了，偶尔可以进行手术切除。不过一般不考虑治疗，因为这种患者很少能存活超过一年。

右侧心脏肉瘤

右侧心脏肉瘤如果不做手术预后很差，外科手术切除是唯一能够增加生存率的治疗方式。完全的外科切除因右侧心脏肉瘤肿瘤严重的浸润和合并远处转移的高发率而变得复杂。当使用右心导管活检进行确切的组织学检查并做出肉瘤的诊断后，可以应用新型辅助化疗进行治疗。偶尔，可能做出淋巴瘤或者是其他肿瘤的诊断，因此需要基于正确诊断的多学科的治疗方案。一般经过4~6个疗程的化疗后（每个疗程后使用影像检查来评估肿瘤的反应），可以评估患者是否能进行外科手术切除。这种处理规则在目前可以增加33%的显微镜下完全切除几率。

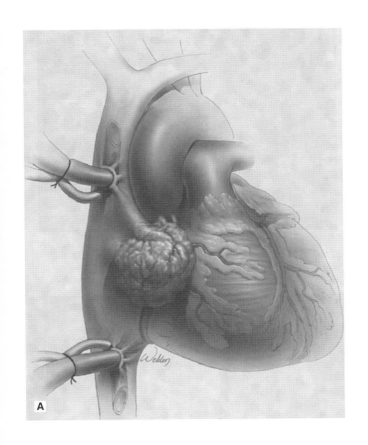
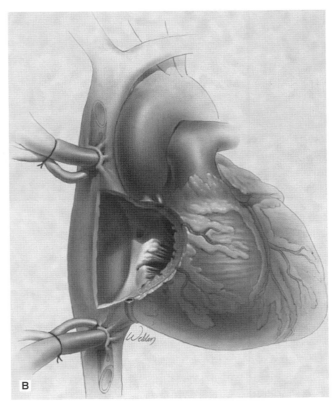
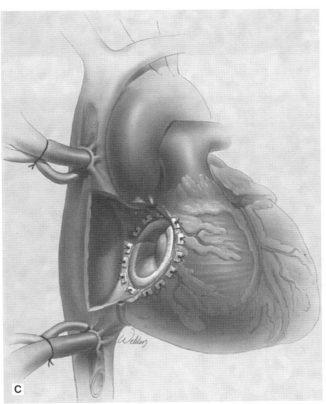
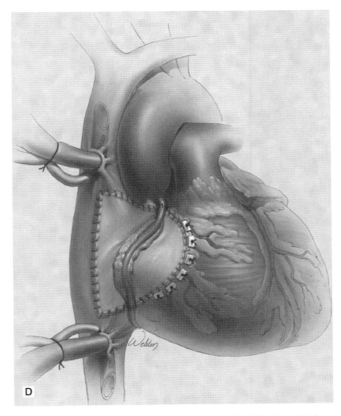

图62-20 （A）右心房恶性血管内皮细胞瘤累及右冠状动脉和三尖瓣；（B）切除肿瘤和被累及的右冠状动脉和三尖瓣；（C）三尖瓣置换；（D）使用牛心包进行完全修复

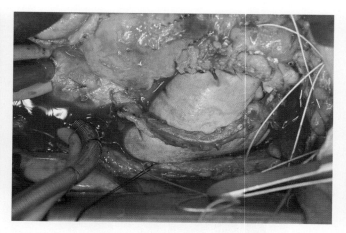

图 62-21 右房恶性血管内皮细胞瘤（最后修复完成是在牛心包上进行右冠状动脉搭桥）

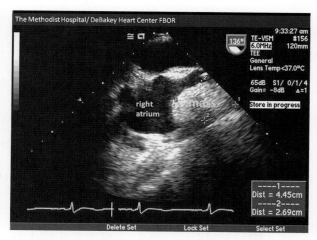

图 62-22 经食管超声显示右心房包块策略值为 4.45 * 2.69cm

最初诊断右侧心脏肉瘤的检查是经胸超声心动，这种方法一般不会漏诊这种巨大的肿瘤。不像大的左房肿瘤通常是良性的黏液瘤，而大部分的右房包块多为典型的恶性肿瘤（图62-22）。大多数到我们专科中心会诊的右侧心脏肉瘤都没有进行过切除的尝试，不像左侧心脏肿瘤假定是良性黏液瘤而进行典型的切除。右侧心脏肉瘤局部切除失败的最初原因是切除的不完全，典型的是因为外科医生由于右侧冠状动脉受累而犹豫不能进行完全切除。大多数的右侧心脏肉瘤是恶性血管皮内细胞瘤[2]（图62-23）。这些肿瘤可以长在右心房（图62-24）或右心室，但常见的是生长在右房。它们侵占了右房壁并且经常生长入心腔和邻近组织。右侧心脏肿瘤有浸润性的倾向，在显微镜下"手指状"的肿瘤突起可以生长超出大体病变的边界。心包弥漫性的受累，右心室受累或者是累及大的血管或者静脉的通常排除了外科切除的可能性。切除方法包括切除三尖瓣，右冠状动脉和大约30%的右心室肌肉并且可以置换或者重建，在合理的风险范围内达到完全的切除。即使这样，所有的患者在术前都要进行冠状动脉造影。不能进行外科切除的患者，12个月的生存率大约为10%[159]。通过标准治疗方法进行外科切除的边界在显微镜下显示为阴性的，可以延长存活时间[149]。有些患者虽然切除很彻底，但是仍然有局部复发，死亡的首要原因是远处转移。完全切除后进行新型辅助化疗可以延长生存时间[149,159]。对非常局限的转移性疾病的化疗没有反应的患者或者是在治疗时有新发转移性的患者，不考虑手术治疗。有广泛转移的患者除因为严重症状而推荐进行姑息手术外不考虑手术治疗。手术后每一个患者都要请肿瘤科会诊指导手术恢复后的继续化疗。

基于肿瘤的解剖范围和需要切除的边界，体外循环用的静脉插管需要计划准备并且每个患者都要个体化。直接高位上腔静脉插管可以引流上半身血液，直接在膈水平进行下腔静脉插管通常能够满足下部切除的充分的显露，然而有时需要股静脉插管辅助显露右心更下端的结构。主动脉远离肿瘤，因而主动脉部位插管是标准操作。右房可以完全切除，之后用牛心包重建。如果切除涉及上腔静脉或下腔静脉，可以沿血管长轴，纵向使用自动钉合器钉合从而使牛心包形成一个管道来代替静脉部分（图62-25）。右房静脉结合处主动脉根部是一个非常危险的部位，过分积极的切除这个区域会损伤心脏的纤维骨架，

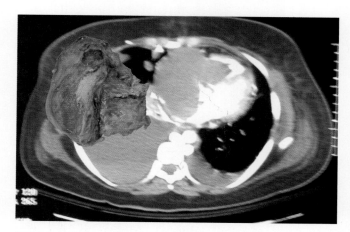

图 62-23 右房肿块的 CT 扫描和病理标本方向与扫描图像上相同

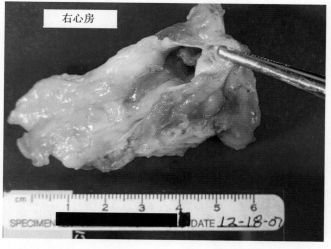

图 62-24 右房肉瘤

且此部位的修复尤其困难。如果可以要尽量避免不完全的切除导致的肿瘤生长和疾病迅速复发。当怀疑右冠状动脉受累时，手术开始前要游离右侧乳内动脉。右心室壁可以简单的部分的用牛心包取代或植入人工三尖瓣来进行瓣膜置换。右侧心脏肉瘤切除涉及的步骤和之后的重建过程，请参考（图62-26）。

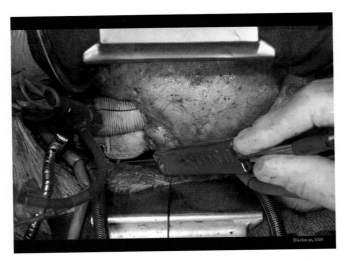

图 62-25 用牛心包重建上腔静脉（对半折叠心包重建，在纵向重要位置使用自动钉合切割器［endo GIA stapler］钉合形成管道）

左侧心脏肉瘤

左侧心脏恶性肿瘤的患者，外科手术切除是最有效的治疗选择。延迟手术可能导致心脏血流阻滞或栓塞而死亡，在等待手术的患者中大约 8% 的患者可发生这种情况。患有左侧心脏肉瘤的患者的临床表现与解剖位置和肿瘤的范围有关，而不依赖其组织学分类。报道的大多数左侧心脏肉瘤发生在左房，作者的经验支持这个观点；22/24（92%）发生在左房，2/24（8%）发生在左室。外科医生见到左房肿块，大多数会误认为左房良性黏液瘤。到我们中心会诊的每位患者之前都经历了被认为是黏液瘤的切除手术，而之后发现是心脏肉瘤。每一个病例都出现了左房肿瘤在切除部位的快速复发，表现像是没有完全切除的肉瘤的持续生长。心腔内的左室肿瘤非常少见，不会被误诊为单纯的心脏黏液瘤。由心脏内血流阻滞导致的心衰是最常见相关症状。局部浸润导致的心脏阻滞，心律失常，心包积液，远处的栓塞，发热，体重下降，萎靡不振都可以看到。出现肿瘤的平均年龄报道为 40 岁[148]。经胸超声是最常见的最初诊断的检查。因为可以增加左侧心脏结果的分辨率，因此在左侧心脏肿瘤的患者中，特别推荐经食管超声检查。明确或者怀疑患有肉瘤的患者，要进行心脏 MRI 和 PET/CT 扫描。一旦诊断成立，原发性心脏肉瘤的患者预后很差。进行治疗后，12 个月生存率为 10%[159]。大多数文献中报道的不是尸检就是单个病例报道或者是少数病例的报道。手术的死亡率通常超过 20%，典型的评价生存时间在 12 个月左右[160~162]。许多发表的关于原发性心脏肉瘤的文章中没有考虑解剖位置。Mayo临床中心在过去超过 32 年中报道了 34 个患者的中位生存时间是 12 个月[163]。由德克萨斯心脏研究所和 MD 安德森肿瘤中心在两年 21 例患者超过 26 年的时间中，报道的实际的存活率为 14%[156]。作者之前报道过一组复合多方式入路，发现 16 年中 27 例患者的中位存活时间为 23.5 个月，一年生存率为 80.9%，两年为 61.9%[146]。后续分析显示组织学分型不影响生存率或者是治疗方法[164]。临床表现和外科治疗方式主要取决于解剖位置。当前，这些肿瘤基于位置进行分类，例如肺动脉肉瘤，右心肉瘤，或左心肉瘤[165]。

文献报道局部复发和二次切除发生率高[166]，这提示左房和左室表现为相同的解剖暴露挑战。由于左心邻近的重要结构使完全切除和重建非常复杂。通常外科医生无法充分看清这些重要结构，导致不充分的肿瘤切除和迅速的再生长。典型的左心房肿瘤由房间沟入路进入。房间沟入路对于良性肿瘤的暴露是充足的，但是对于恶性肿瘤来说通常更大需要更充分的边缘进行切除。我们考虑完全的心脏切除和原位心脏移植来进行肿瘤的完全切除。这种方法虽然可行，但是需要供体且术后要服用免疫抑制剂；这两者在肿瘤患者中都有潜在的问题。其他用于这种目的的使用原位心脏移植的系列报道仅显示中位存活时间是 12 个月[167]。左心室肿瘤可以经主动脉瓣入路，二尖瓣入路或者是通过心室切开术。经主动脉瓣入路在良性肿瘤非常好[82]，但是在恶性肿瘤不够，因为该入路切口太小，而要切除的肿瘤较大。通过正常心室肌肉行心室切开术是可行的，但是效果不理想。作者的团队使用心脏切除，并在体外将肿瘤切除后进行心脏重建和再植入心脏（心脏自体移植），这样做可以将肿瘤彻底切除和心脏精确重建。

自体心脏移植 自体心脏移植技术是在 1985 年由 Cooley 在治疗一例左房巨大的嗜铬细胞瘤的患者而引入心脏肿瘤的治疗的[127]。虽然这个病例并不成功，但是它引入了高级创始人（MJR）进入这项技术并使它有用于心脏肿瘤的潜能。作者的团队在 1998 年第一次成功地完成了心脏肉瘤的自体心脏移植手术[153]，也报道了这一技术用于左房和左室肉瘤[168]。与 M. D. 安德森肿瘤中心密切合作，卫理公会教徒医院现在已经完成了 28 例自体心脏移植。其中 23 例是原发性心脏肉瘤。自体心脏移植与标准的原位心脏移植有几点基本区别[169]。在原位心脏移植中，除非是多米诺样的操作，否则不需切除心脏损伤不会有任何不良后果。但是一个完整的自体心脏移植的录像包括二尖瓣置换，请参照附于本章后的视频。虽然心脏切除后可以保留组织有一个较宽的边缘用来裁剪心脏，在不损伤像冠状窦这样的重要结构的情况下，使其可以植入。类似的，供体心脏通常也可以在获取时带有多余的组织，这些边缘可以用来帮助修剪植入物而不像传统的原位心脏移植手术。心脏必须要以不损伤任何结构的方式在心脏自体移植时切除，切除后还可以被修复、置换或者还保留重要的心脏功能。另外，如果心脏只是简单的切除和再植入，工作组织的丢失使再植入过程变得比原位心脏移植更具有挑战性。计划切除时插管也要考虑到技术。主动脉可以在较远的主动脉横弓处插管。静脉插管必须在右房交界处直接插入上腔静脉和下腔静脉。这需要更大的显露和游离上下腔静脉。开始 CPB 后，进一步游离上下腔静脉，直到其完全游离并且套好带有布条的阻断带。插管后广泛游离房间沟和其周围的升主动脉和肺动脉。这样可以简化心脏的准确切除和再植入。升主动脉阻断顺行性灌注高钾含血停搏液（10ml/kg）使心脏停搏。开始灌注停搏液时切开左房，左心引流用于心脏减压。停搏液灌注心脏静止后，左房切开以便证实病理和评估自体心脏移植。首先，在右房接口处切断上腔静脉。随后下腔静脉切断是在右房和上腔静脉接口附近横断。对于每一处横断，注意剩余的组织边缘会较多的向静脉插管处收缩，因此要保留格外宽的边缘，否则下腔静脉的再植入会异常困难。升主动脉离断约在窦管交界处约 1cm 远处；肺动脉和心房的离断在它们交界的近端。左房的横断这样就完成了，在右侧肺静脉前方，在左侧肺静脉与二尖瓣同样的距离处分离左房，保留左心耳。这样可以完全切除心脏，之后将心脏放入有冰屑的盆中（图62-27）。检查左房后方，任何肿瘤要广泛切除（图62-28）。使用牛心包进行重建，肺静脉可以使用在牛心包中单独切口重新植入，或者如果病理特征允许可以作为一袖口存在。前方的左房可以完全切除，包括二尖瓣，只留二尖瓣环。牛心包重建由切一个跟二尖瓣环匹配的开口开始。二尖瓣置换使用带垫片的2-0Ticron缝线用垫片放置于瓣环左室侧开始缝合，通过牛心包贯穿瓣环，之后再经过机械二尖瓣。当缝线打结时，新的房壁也缝到瓣和瓣环上。在再吻合之前，前面和后面的牛心包可以由箭头样切口修剪后缝合起来。再植入过程与标准的心脏移植过程类似，由左房吻合开

始。之后是右房与下腔静脉连接，再后是右房与上腔静脉缝合。如果这些吻合口的任何一个开起来有过多的张力，可以插入一段Gore-Tex或者涤纶的人工血管或者是心包制成的管道作为桥梁来成功的修复缺损（图62-29）。在标准模式下使用Prolene缝线重新吻合肺动脉和主动脉，最后温血高钾停搏液顺序灌注，主动脉阻断钳开放。左室肿瘤的操作与之类似，有时会需要二尖瓣切除或部分切除室间隔（图62-30）并使用牛心包重建室间隔，以及使用生物瓣置换瓣膜。虽然这些患者很年轻，选用生物瓣可以避免抗凝。瓣膜退行性变的问题关注很少，因为存活时间从现在开始是以年计而不是以十年计。

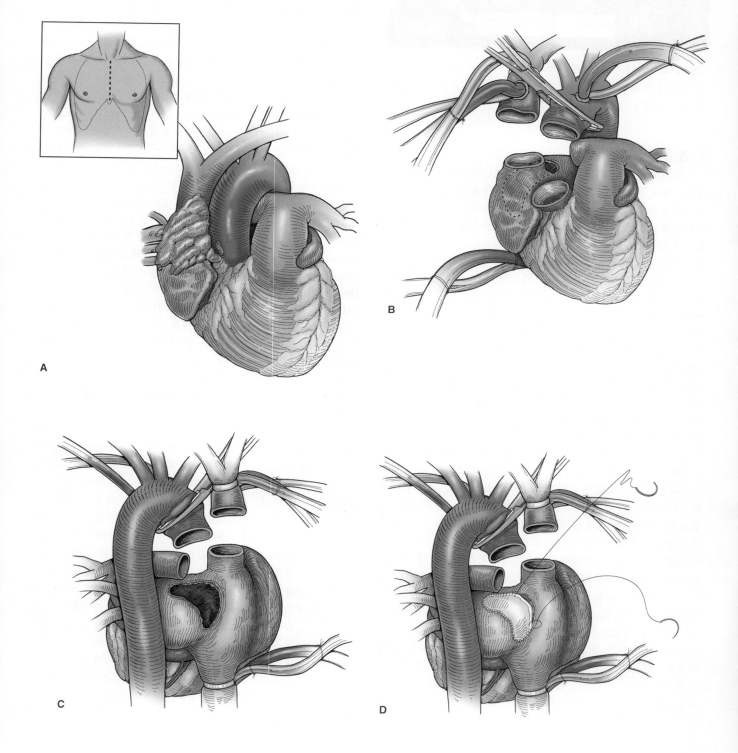

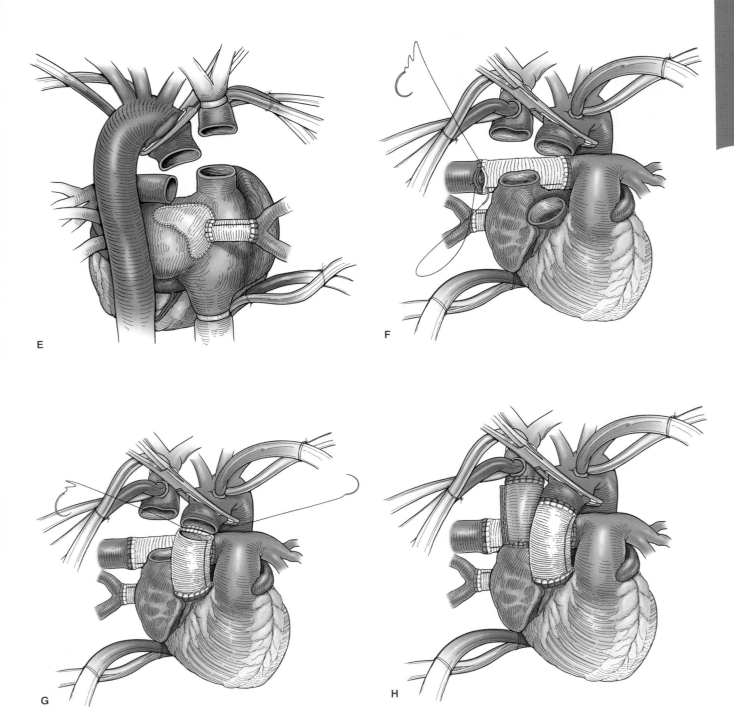

图 62-26 （A）右房肉瘤胸骨正中切口入路；（B）主动脉横断面，右侧主肺动脉，左房顶，上腔静脉旋转到心脏右侧四分之一象限以便于完全暴露和切除右房肉瘤；（C）右侧心脏肉瘤生长入左房顶时，心脏的后面观，显示完整切除时需要切除的部分；（D）左房顶的重建；（E）使用涤纶血管重建肺静脉；（F）右侧主肺动脉重建的前面观；（G）使用涤纶血管和连续缝合重建主动脉；（H）右侧心脏肉瘤彻底切除后心脏的完全重建（注意上腔静脉的重建是使用牛心包折叠和自动钉合切割器［en-do GIA stapler］钉合）

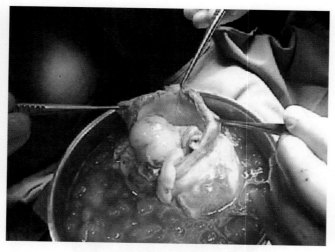

图 62-27　体外心脏显示了位于左房前壁的大肉瘤

因为生存率很低，除了自体心脏移植外，需要肺脏切除时，应考虑是外科手术的禁忌证。这通常可以在手术前用 MRI 来评估流经肺动脉的血流阻滞。

淋巴瘤

虽然很罕见，但淋巴瘤可以起源于心脏[170]。大多数的这类肿瘤对放化疗都敏感，极少进行外科手术切除[152]。即使不可能进行完全切除，不完全切除也可以用来缓解急性阻塞的系统，并且当术后给予放化疗后，可以延长患者的存活时间。

肺动脉肉瘤

大多数的肺动脉肉瘤起病隐匿。最常表现的症状是气短和继发于右心衰的外周水肿[170]。用于初始评估或者是肺动脉肉瘤切除后复发的监测可以选择的诊断方式是胸部 CT 或 MRI（图 62-31 ~ 62-33）。肺动脉肉瘤是很罕见的肿瘤，经常与急性肺栓塞混淆。这种混淆不仅导致诊断的延迟而且使肿瘤按照血栓动脉内膜剥脱术切除而不是彻底的切除。肿瘤通常在长到相当大小时才能被发现（图 62-34）。肺动脉肉瘤可以表现为咳嗽，呼吸困难，咯血和胸痛等类似肺栓塞（PE）的症状。全身症状常表现为发热、贫血和体重降低，体重下降往往跟其恶性程度而不是肺栓塞一致，而且不会因为抗凝剂的应用而变小。这类肿瘤倾向起源于主肺动脉的背面刚刚离开肺动脉瓣的位置[172]。它们的形成来源于心内膜或内膜下表面[164]的残余心肌中的多能间充质细胞[173]，肿瘤倾向于沿动脉向远端生长，罕见有突破动脉壁生长的，而只是使动脉膨胀（图 62-35）。这种特性在计划外科手术切除时非常重要，值得注意。肿瘤向远处延伸可以到达肺实质，它本身可以有栓塞，坏死或者远处转移[174]。虽然生存率的不同是以细胞的组织学类型为基础的，但仅在有限的病例中见到，并且跟我们通常关于心脏肉瘤的经验不一致[171]。外科手术切除是治疗有肺动脉肉瘤患者的基本方法，并且是唯一显示可以增加生存率的方法。可以使用已经形成的分期系统进一步分类这些患者，以便决定谁应该进行外科治疗（表 62-6）。

切除后通常需要用同种肺动脉管合并/或不合并人造血管来置换肺动脉根部或者是肺动脉分支的一部分。可能需要进行肺切除术以便完整切除肿瘤。因为右侧主肺动脉的暴露需要游离

主动脉可能还需要游离下腔静脉，我们计划用于体外循环的插管部位是双静脉直接插管于上腔静脉和经右房常规下腔静脉插管。经升主动脉插管是动脉插管的常规位置。上下腔静脉游离后使用阻断带控制血液回流入右房。使用含血冷钾停搏液进行心肺停搏。幸运的是，这类肿瘤很少穿透肺动脉壁，可以进行充分游离。我们的经验中，主肺动脉总会被累及，30% 的肺动脉瓣会同时受累[171]。经由中间入路，主肺动脉可以在它们分出每侧第一个分支处切断。在一支肺动脉相对未受累而另外一侧肺动脉受累严重甚至累及肺脏的病例中，可能需要进行肺切除术。在这类病例中，肺静脉和主支气管在 CPB 开始前被离断，避免肝素化后的出血。肺动脉分支和主肺动脉游离后，开始 CPB，累及的肺动脉被切除。在这种病例中，切除血流量少的受累肺脏可以改善血流动力学，尤其是改善肿瘤切除后对侧肺动脉的血流动力学。在肺脏切除术中，每支肺动脉都被离断后，切除肺脏和主肺动脉，主肺动脉干可用来评估肺动脉瓣受累情况。如果肺动脉瓣受累，整个肺动脉干必须被切除，使用肺动脉同种血管代替。切除整个肺动脉干和使用同种血管重建，游离和重建的技术与 Ross 手术的操作类似[174]。如果切除右侧/或左侧主肺动脉受限，同种血管的分支可以充分的弥补这个缺陷。

当肿瘤延伸较远时，可以用 Gore-Tex（ePTFE 聚四氟乙烯）人造血管来连接远端的右肺动脉切除点和远端的左肺动脉切除点，之后再植入的同种肺血管与 ePTFE 人造血管相连接。尽管手术切除范围很广泛，但是脱离 CPB 并不困难。外科手术可以缓解患者术前出现的严重的肺动脉阻塞的症状。作者成功为 10 例肺动脉肉瘤的患者进行肿瘤切除，3 人需要进行随后的肺切除术。在住院期间和 30 天后没有患者死亡，并且所有的患者都出院回家。我们当前存活最长的患者在没有其他疾病情况下已经存活了超过 100 个月。绝大多数病例都使用了辅助化疗，即使可以看到有清楚的外科切除边界的患者中也是如此。彻底的肺动脉切除是安全的，并且与小范围切除或者是姑息切除比较可以延长生存时间。手术切除后进行化疗也可以延长生存时间。当前，建议在全国范围内建立这种罕见肿瘤的登记机制，这样可以对长期存活转归的患者进行更好的分析。

心脏移植

恶性心脏肿瘤在发现前有可能已经长的很大。而且，心肌广泛受累或者其位置影响到心脏的纤维三角，从而使完全切除变得不可能。

因为完全切除比不完全切除可以产生更好的结果，所以认为原位心脏移植是一种治疗选择。移植治疗心脏肿瘤的报道包括肉瘤[174~177]、嗜铬细胞瘤[170]、淋巴瘤[171]、纤维瘤[133]和黏液瘤。然而，因为有些患者虽然进行了移植，但死于复发和转移，因而长期的结果仍不确定[170,171,173]。在 2000 年，报道了 28 个患者因原发性心脏肿瘤进行了原位心脏移植，这些患者中，21 个患有恶性肿瘤[173]。这些原发性心脏恶性肿瘤的患者平均生存时间是 12 个月。虽然有些病例在技术上可行，但是原位心脏移植因为供体器官的缺少和等候移植名单上大量没有患肿瘤的患者而受到阻碍。而且，因为诊断时肿瘤的巨大尺寸通常需要进行快速干预来控制进行性的充血性心力衰竭。最后，免疫抑制剂在残存恶性肿瘤上的作用也未可知。因此，对于大多数的病例，原位心脏移植仅用于治疗像心脏纤维瘤这样的无法切除的良性肿瘤。

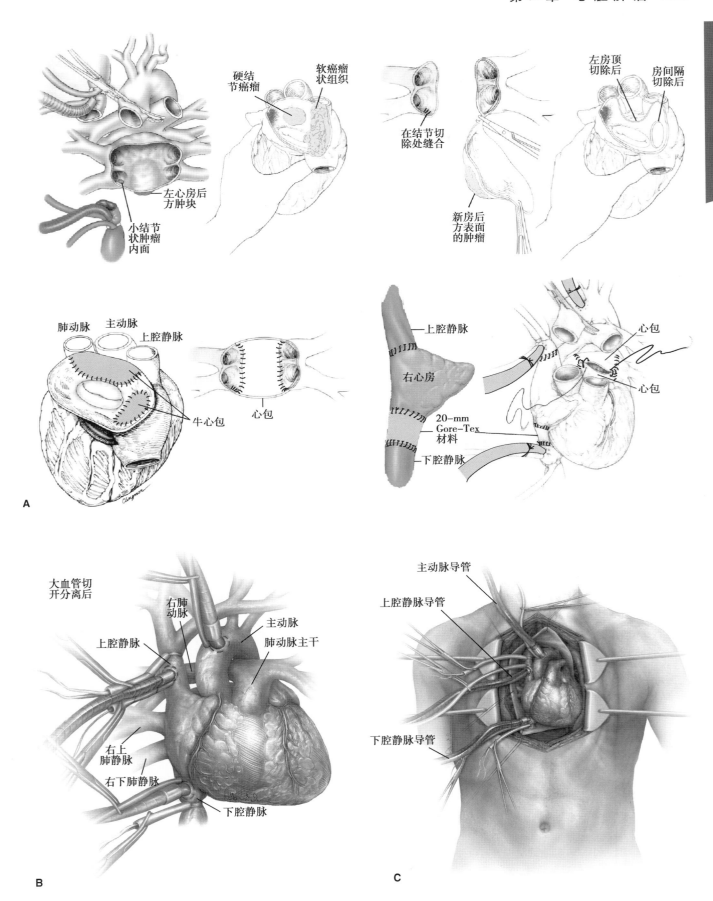

图 62-28 （A）大量左心房肉瘤的显露的心脏示意图；（B）优化切除和其后心脏再次置入的插管策略（注意上腔静脉而不是右心房插管）；（C）正中胸骨切开术和插管策略直视图

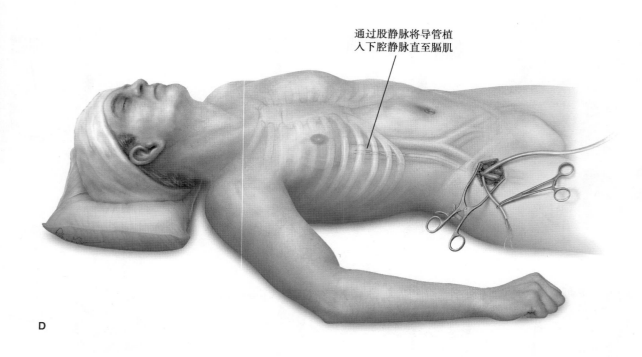

通过股静脉将导管植
入下腔静脉直至膈肌

D

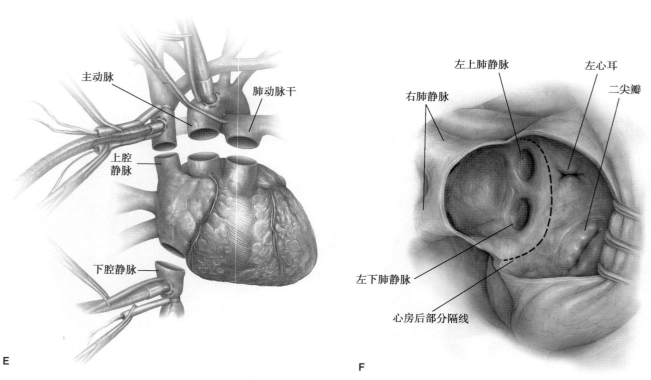

主动脉

肺动脉干

上腔
静脉

下腔静脉

E

左上肺静脉

左心耳

右肺静脉

二尖瓣

左下肺静脉

心房后部分隔线

F

图 62-28，续 （D）右侧股动脉插管可以使下腔静脉重建更容易，并且当静脉被横断和其后重新连接时可以减少插管占据的空间；（E）需要切除主动脉，肺动脉和腔静脉以便开始自体移植；（F）移除心脏的最后一步包括由肺静脉分离左心房前部

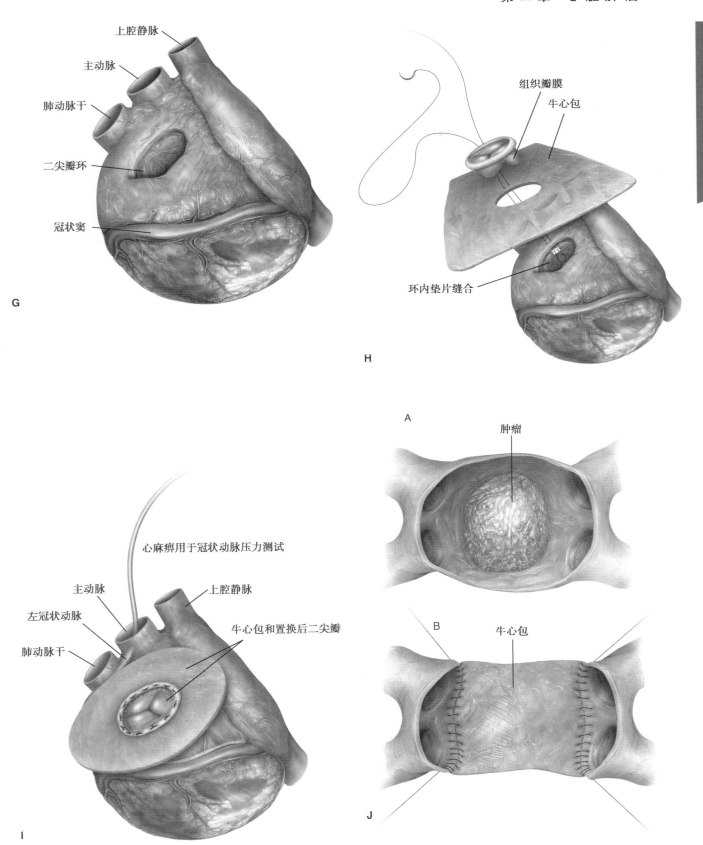

图 62-28，续 （G）由清楚的角度看移植入的心脏；（H）左房前壁的重建，使带涤纶片的用牛心包逐个缝合瓣环，心包和新植入的瓣膜；（I）当缝线打结后左房前壁重建结束；（J）切除巨大的左房后壁肿块很容易完成，之后使用外植入的心脏完成重建

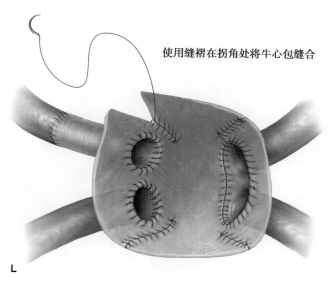

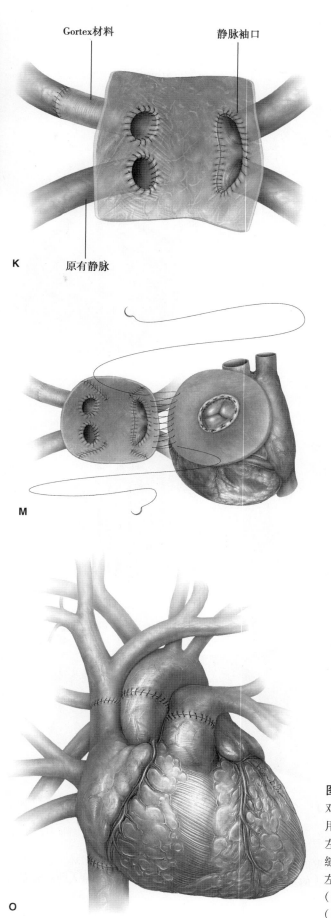

Gortex材料　　　静脉袖口

使用缝褶在拐角处将牛心包缝合

原有静脉

K

L

M

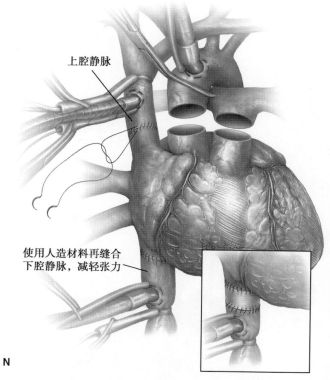

上腔静脉

使用人造材料再缝合
下腔静脉，减轻张力

N

O

图 62-28，续　（K）Gore-Tex 人造血管可以用于肺静脉重建，
对左心房后壁重建中各种的可能性都进行了描述；（L）通过在
用来进行重建的心包中切开四个切口然后将切口缝合起来，使
左心房后壁修复后形成一个碗状；（M）再植入术由与心包边缘
缝合在一起开始（左心耳可以用来作为定位的标志）；（N）当
左心房重建完成后，上腔静脉之后是下腔静脉重新与心房连接
（请注意任何的长度上面的差距都可以使用人造血管段来矫正）；
（O）完成后的自体移植的心脏

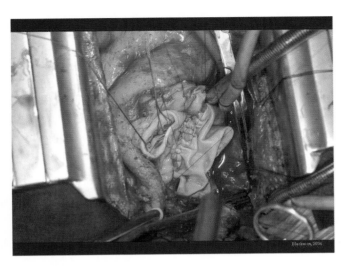

图 62-29　使用心包进行心脏重建

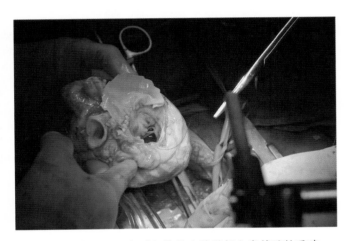

图 62-30　使用牛心包对切除的心脏进行左房前壁的重建

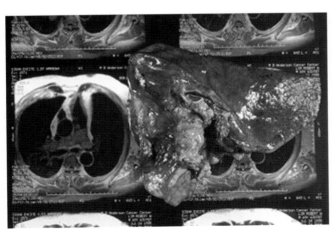

图 62-31　CT 扫描上见到的肺动脉肉瘤和彻底切除后的病理标本（包括肺切除）

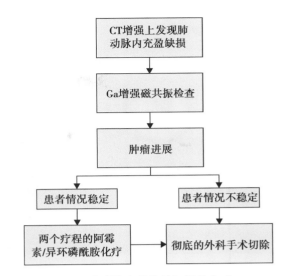

图 62-32　肺动脉肉瘤的最初评估公式

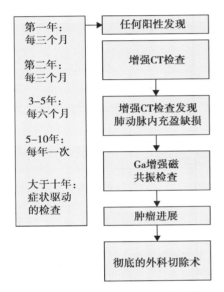

图 62-33　肺动脉肉瘤术后复发的评估公式

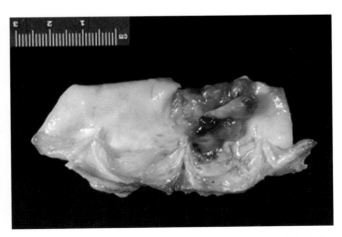

图 62-34　肺动脉恶性血管皮内细胞瘤标本显示累及肺动脉瓣

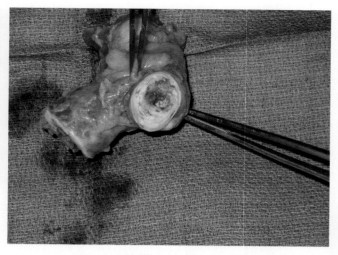

图 62-35　肺动脉肉瘤 显示肿瘤沿肺动脉内壁延伸，肿瘤没有长出动脉壁

表 62-6　原发性肺动脉恶性血管皮内细胞瘤分期系统

Ⅰ 期	肿瘤局限在主肺动脉
Ⅱ 期	肿瘤累及一侧肺脏和主肺动脉
Ⅲ 期	双肺受累
Ⅳ 期	胸腔外转移

继发转移肿瘤

　　大约有 10% 的转移的肿瘤最终到达心脏或心包，而且已知的各种恶性肿瘤都可以[2,7]。继发的肿瘤比原发肿瘤多 20 ~ 40 倍[4,174]。高达 50% 的白血病患者发展到心脏受累。其他经常累及心脏的癌症包块乳腺癌、肺癌、淋巴癌、恶性黑色素瘤和各种肉瘤。转移可以累及心包、心外膜、心肌和心内膜，并且受累及的频率也大概是按照上述的顺序[2,7]（表 62-7）。

表 62-7　转移的心脏疾病

肿瘤	总计（%）	心脏（%）	心包（%）
白血病	420	53.9	22.4
恶性黑色素瘤	59	34.0	23.7
肺癌	402	10.2	15.7
肉瘤	207	9.2	9.2
乳腺癌	289	8.3	11.8
食管癌	65	7.7	7.7
卵巢癌	115	5.7	7.0
肾癌	95	5.3	0.0
胃癌	3.8	3.6	3.2
前列腺癌	186	2.7	1.0
结肠癌	214	0.9	2.8
淋巴瘤	75	—	14.6

　　最常见的播散方式是血行播散并且最终是通过冠状动脉的血行播散，尤其是在恶性黑色素瘤、肉瘤和支气管癌中。而且还可

以通过淋巴管直接蔓延或者是由邻近的肺脏，乳腺，食管和胸腺肿瘤转移到心脏，所以这些转移都经由膈下的腔静脉而来。

　　心包受累通常是胸腔肿瘤直接蔓延而来；心脏是血行播散和（或）逆行性淋巴转移的靶器官[5]。心脏转移罕有单个转移灶，基本上所有的都是多发的。在显微镜下可见癌巢和分散的肿瘤细胞结节[2,7]（图 62-36）。肿瘤的心脏转移仅在大约 10% 的患者中出现较重的临床症状[177,178]。最常见的临床症状是心包积液或心包填塞。偶尔，患者会发展为难治性心律失常或充血性心衰。胸片和心电图显示非特异性改变，但是心电图在诊断心包积液方面尤其有用，不规则的心包增厚，或干扰血流的腔内肿块。

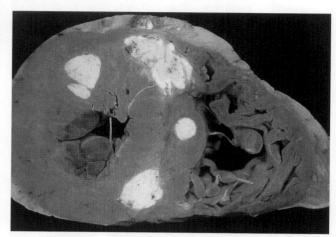

图 62-36　肾细胞癌的患者心肌内的血行转移

　　外科手术治疗仅限于缓解复发的心包积液，或者偶尔的心脏压塞。在大多数情况下，这类患者有广泛的转移性疾病存活时间有限。外科治疗旨在于在患者微小不适和短期住院的前提下缓解症状。最常使用的是经剑突下心包切开术，如果需要，可以在局麻下完成，并且可以确切的缓解症状，复发率大约在 3%，死亡率极低[176]。另外，在左侧胸膜间隙处做一个大的心包开窗可以使用胸腔镜进行操作，但是我们只在特殊情况下推荐这种方法[179]。这种方法可以在患者很少不适的情况下完成但是血液全身麻醉和单侧肺通气可能在继发大量心包积液而引起血流动力学恶化的患者中不能很好的耐受。

膈下肿瘤蔓延来的右房肿物

　　腹部和盆腔的肿瘤偶尔可以经下腔静脉向头侧生长，到达右心房。膈下肿瘤常见的是肾癌，虽然肝脏，肾上腺和子宫肿瘤偶尔也显示这种特性。大约有 10% 的肾细胞癌侵入下腔静脉，其中大约 40% 能到达右房[188]。放化疗对肿瘤没有影响，不能缓解血流的阻断。如果肾脏能被完整切除，没有肿瘤栓子的残留，5 年生存率可以达到 75%[96,182]。

　　伴有典型的心房转移的肾细胞肿瘤应在腹部游离后确定肾脏肿瘤是否能切除。最初，我们治疗这类患者时同时使用胸部正中切口，通常使用体外循环，并且应用深低温停循环技术。然而现在我们改变了方法，我们与对肝后下腔静脉有丰富经验的肝移植外科的医生密切合作。我们发现可以经由腹部切口游离腔静脉到右房。阻断动脉供血后，肿瘤在膈肌下通常会变小，几乎在所有的情况下，肿瘤可以不使用体外循环而被切除。偶尔，

在肝移植时需要阻断下腔静脉回流，而使用静脉-静脉转流。如果对于这种方法来说，肿瘤还是太大，那么需要进行胸骨正中切口，可以在体外循环下使用深低温停循环来从心腔到下腔静脉切除肿瘤。残余的肿瘤切除后，恢复灌注。虽然这种方法显露充分，但是体外循环和深低温后的凝血病变引起的问题也很显著。

肾脏切除合并转移到右房的肿瘤切除可以获得 5 年生存率 75% 的结果[181,182]。其他的膈下肿瘤右房转移的都可以被成功切除，这些包括肝脏和肾上腺的癌，以及妇科肿瘤[183~186,192]。

以分子和生化为基础的心脏肿瘤诊断和治疗

研究者进行关于像本章中所讨论的这些种类肿瘤的新颖治疗方法的研究是一个令人兴奋的事。关于这方面的工作在实验室发展成了一门"新的生物学"，这项工作得到了共同人类基因组计划和随后的蛋白质组学发展等方面的支持[187]。对于参与心脏肿瘤患者医疗工作的胸外科医生来说，有义不容辞的责任在一定的程度上了解这些知识，而且这类患者中存活率的明显的提高并不是因为外科技术进一步发展的结果。

有趣的是，许多肉瘤表现为可重复发生的转移这让人考虑到可能存在新的可以编码一组融合蛋白的假想基因。这类蛋白大多数可以引起细胞表型的恶性改变，可以抵抗凋亡，并且可以不受约束地生长[188]。虽然不累及心脏，在尤文氏肉瘤中融合蛋白 EWS-FL11 和 EWS-ERG 引起人们的注意。当全长的反义寡核苷酸产生后被用于生成作用于这类蛋白的 mRNA，使得蛋白表达下调，并且注意到凋亡的敏感度增加了八倍[180]。这种融合蛋白在某些形式的横纹肌肉瘤中可以见到，最常见的是 PAX3 — FKHR。这种致癌蛋白有两个强转录激活组件并且可以增加抗凋亡蛋白 BCL-XL 下游产物的生成。这种致癌蛋白 mRNA 的反义寡核苷酸导致横纹肌肉瘤细胞的凋亡[189,190]。

类似的转位和融合蛋白可以见于纤维肉瘤。这种转位 t（12；15）（P13q25）] 使 12 号和 15 号染色体的基因连接，从而使一个转录因子和酪氨酸激酶受体连接。产生的融合蛋白——酪氨酸激酶蛋白有致癌的潜能[191]。在恶性血管皮内细胞瘤中，再产生的转移蛋白和融合蛋白在恶性行为的下游效应器中没有描述，但是已经被找到了[192]。在过去，由于治疗的建立的传送和稳定的问题，反式治疗是有害的。然而，顶尖的生物化学方法改变了分子结构，增加了稳定性，新近两种反式治疗实体肿瘤的药物证实了有阳性结果[193]。其他传递反式治疗药物到肿瘤细胞的方法也有进展，包括病毒载体传递。最后，除了反式治疗方法外，抑制许多融合蛋白的小分子应该也有作用。

恶性血管内皮细胞肉瘤的治疗明显要以对抗血管再生为作用靶点。在这种肿瘤中，干扰素-α 较弱的抗血管再生的作用被假定为是这种药物对这种肿瘤的作用机制[194]。多种抗血管再生的药物当前在进行I期和II期评估。因此在这个基础上，许多非心脏恶性血管内皮细胞肉瘤的患者在我们单位治疗。我们注意到几种可以使疾病稳定的方法，但是还没有确切的资料发表。当然，在血管起源的肿瘤中使用这些药物理论上是很吸引人的。

病毒载体介导的基因治疗已经在多种肉瘤中的前临床阶段进行了评估。这类治疗存在许多的潜在的靶点。虽然 p53 通常不会变异或缺失，mdm-2 在很多肉瘤中经常过表达。这个基因被认为是致癌基因并且可以直接导致细胞转化。重要的是，过表达时，它们结合并抑制 p53 的活性，即使 p53 表达看起来正常。mdm-2 过表达也与 VEGF 产生过多和血管再生有关[194]。腺病毒载体 p53 转导的前临床研究证实可以延缓 SCID 小鼠肉瘤的生长，使得肿瘤衰退和减少 VEGF 表达[195]。这个通路的其他靶点，包括使用腺病毒为主的阴性 IK—βα 结构的前药物介导的基因治疗来抑制 NF-KB 的表达；或使用阿霉素前药和腺病毒转导的肉瘤细胞代谢酶来抑制 NF-KB 的表达，都显示有效[183]。不幸的是，在这种肿瘤中，应用病毒介导的基因治疗模式面对同样靶点的问题。在总体上转基因表达的稳定性问题和免疫应答等问题是这个领域中要解决的问题。

关于分子生物学的诊断，大多数恶性肿瘤的发生没有可以重复的家族模式。然而，家族性的心脏黏液瘤，横纹肌瘤和纤维瘤表现出可重复的遗传学异常从而推动了遗传检测的发展用于进行个体风险的检测。家族性黏液瘤综合征或者 Carney 综合征都与 17q24 基因突变有关，编码 PRKAR1αRlα 亚单位 cAMP-依赖的蛋白激酶 A（PICA）[195]。虽然并不能被广泛应用，但是现在利用遗传学诊断这种综合征在技术上是可行的[196]。

在结节性脑硬化和心脏横纹肌瘤的患者中 TSC-1 和 TSC-2 基因的可重复性突变；以及 Gorlin 综合征和心脏纤维瘤的患者中 PTC 基因突变已经被人们所注意[197~200]。希望在不久的将来，我们可以预测谁有患这些或者其他心脏肿瘤的高风险。这样可以使这些患者得到早期的发现、密切的随诊、外科手术的高切除率或者是其他多种治疗方式。

要点

- 建议进行完整切除和彻底切除来防止心脏肿瘤的复发
- 所有的心脏良性肿瘤使用当前的外科技术都能治愈。
- 多种模式治疗，多学科参与治疗计划应该成为心脏肿瘤患者治疗的一部分。
- 心脏肉瘤与其按照组织学亚型分类不如按照解剖位置分类，解剖位置分类表述了肉瘤的表现，治疗和预后
- 右侧心脏肉瘤倾向于生长比较大，浸润性，早期转移，但是通常对放化疗敏感。
- 左心肉瘤倾向于是实体性的，浸润性小，转移晚。
- 肺动脉肉瘤通常表现为阻塞，右心衰，以及倾向于纵向在肺动脉内向远端生长。
- 为了完整切除位于左房前壁的心脏肿瘤，以及心脏重建和再植入的需要，可能要进行自体心脏移植。
- 自体心脏移植和其后的肺切除有让人无法接受的、高达 50% 的死亡率。

参考文献

1. Smith C: Tumors of the heart. *Arch Pathol Lab Med* 1986; 110:371.
2. McAllister HA, Fenoglio JJ Jr: Tumors of the cardiovascular system, in *Atlas of Tumor Pathology*, Series 2. Washington, DC, Armed Forces Institute of Pathology, 1978.
3. Straus R, Merliss R: Primary tumors of the heart. *Arch Pathol* 1945; 39:74.
4. Reynen K: Cardiac myxomas. *N Engl J Med* 1995; 333:1610.
5. Wold LE, Lie JT: Cardiac myxomas: a clinicopathologic profile. *Am J Pathol* 1980; 101:219.
6. Silverman NA: Primary cardiac tumors. *Ann Surg* 1980; 91:127.

7. Columbus MR: *De Re Anatomica*, Liber XV. Venice, N Bevilacque, 1559; p 269.

8. Burns A: *Observations of Some of the Most Frequent and Important Diseases of the Heart*. London, James Muirhead, 1809.

9. Goldberg HP, Glenn F, Dotter CT, et al: Myxoma of the left atrium: Diagnosis made during life with operative and postmortem findings. *Circulation* 1952; 6:762.

10. Yates WM: Tumors of the heart and pericardium: pathology, symptomatology, and report of nine cases. *Arch Intern Med* 1931; 48:267.

11. Barnes AR, Beaver DC, Snell AMP: Primary sarcoma of the heart: report of a case with electrocardiographic and pathological studies. *Am Heart J* 1934; 9:480.

12. Beck CS: An intrapericardial teratoma and tumor of the heart: both removed operatively. *Ann Surg* 1942; 116:161.

13. Mauer ER: Successful removal of tumor of the heart. *J Thorac Surg* 1952; 3:479.

14. Effert S, Domanig E: Diagnosis of intra-auricular tumors and large thrombi with the aid of ultrasonic echography. *Dtsch Med Wochesch* 1959; 84:6.

15. Bahnson HT, Newman EV: Diagnosis and surgical removal of intracavitary myxoma of the right atrium. *Bull Johns Hopkins Hosp* 1953; 93:150.

16. Crafoord C: Panel discussion of late results of mitral commissurotomy, in Lam CR (ed): *Henry Ford Hospital International Symposium on Cardiovascular Surgery*. Philadelphia, Saunders, 1955; p 202.

17. Kay JH, Anderson RM, Meihaus J, et al: Surgical removal of an intracavity left ventricular myxoma. *Circulation* 1959; 20:881.

18. Attar S, Lee L, Singleton R, et al: Cardiac myxoma. *Ann Thorac Surg* 1980; 29:397.

19. St. John Sutton MG, Mercier LA, Giuliani ER, et al: Atrial myxomas: a review of clinical experience in 40 patients. *Mayo Clin Proc* 1980; 55:371.

20. Dein JR, Frist WH, Stinson EB, et al: Primary cardiac neoplasms: early and late results of surgical treatment in 42 patients. *J Thorac Cardiovasc Surg* 1987; 93:502.

21. Pinede L, Duhaut P, Loire R: Clinical presentation of left atrial cardiac myxoma: a series of 112 consecutive cases. *Medicine* 2001; 80:159.

22. Waller R, Grider L, Rohr T, et al: Intracardiac thrombi: frequency, location, etiology and, complications: a morphologic review, part I. *Clin Cardiol* 1995; 18:477.

23. Gertner E, Leatherman J: Intracardiac mural thrombus mimicking atrial myxoma in the antiphospholipid syndrome. *J Rheumatol* 1992; 19:1293.

24. Balasundaram S, Halees SA, Duran C: Mesothelioma of the atrioventricular node: first successful follow-up after excision. *Eur Heart J* 1992; 13:718.

25. Ali SZ, Susin M, Kahn E, Hajdu SI: Intracardiac teratoma in a child simulating an atrioventricular nodal tumor. *Pediatr Pathol* 1994; 14:913. ventricular infundibulum. *Can J Cardiol* 1994; 10:37.

26. Carney JA: Differences between nonfamilial and familial cardiac myxoma. *Am J Surg Pathol* 1985; 64:53.

27. McCarthy PM, Schaff HV, Winkler HZ, et al: Deoxyribonucleic acid ploidy pattern of cardiac myxomas. *J Thorac Cardiovasc Surg* 1989; 98:1083.

28. Gelder HM, O'Brian DJ, Styles ED, et al: Familial cardiac myxoma. *Ann Thorac Surg* 1992; 53:419.

29. Kuroda H, Nitta K, Ashida Y, et al: Right atrial myxoma originating from the tricuspid valve. *J Thorac Cardiovasc Surg* 1995; 109:1249.

30. Bortolotti U, Faggian G, Mazzucco A, et al: Right atrial myxoma originating from the inferior vena cava. *Ann Thorac Surg* 1990; 49:1000.

31. King YL, Dickens P, Chan ACL: Tumors of the heart. *Arch Pathol Lab Med* 1993; 117:1027.

32. St. John Sutton MG, Mercier LA, Guiliana ER, et al: Atrial myxomas: a review of clinical experience in 40 patients. *Mayo Clin Proc* 1980; 55:371.

33. Burke AP, Virmani R: Cardiac myxoma: a clinicopathologic study. *Am J Clin Pathol* 1993; 100:671.

34. Peters MN, Hall RJ, Cooley DA, et al: The clinical syndrome of atrial myxoma. *JAMA* 1974; 230:695.

35. Carney JA, Hruska LS, Beauchamp GD, et al: Dominant inheritance of the complex of myxomas, spotty pigmentation, and endocrine overactivity. *Mayo Clin Proc* 1986; 61:165.

36. Imperio J, Summels D, Krasnow N, et al: The distribution patterns of biatrial myxoma. *Ann Thorac Surg* 1980; 29:469.

37. McAllister HA: Primary tumors of the heart and pericardium. *Pathol Annu* 1979; 14:325.

38. Jones DR, Hill RC, Abbott AE Jr, et al: Unusual location of an atrial myxoma complicated by a secundum atrial septal defect. *Ann Thorac Surg* 1993; 55:1252.

39. Kuroki S, Naitoh K, Katoh O, et al: Increased interleukin-6 activity in cardiac myxoma with mediastinal lymphadenopathy. *Intern Med* 1992; 31:1207.

40. Reddy DJ, Rao TS, Venkaiah KR, et al: Congenital myxoma of the heart. *Indian J Pediatr* 1956; 23:210.

41. Prichard RW: Tumors of the heart: review of the subject and report of one hundred and fifty cases. *Arch Pathol* 1951; 51:98.

42. Merkow LP, Kooros MA, Macgovern G, et al: Ultrastructure of a cardiac myxoma. *Arch Pathol* 1969; 88:390.

43. Lie JT: The identity and histogenesis of cardiac myxomas: a controversy put to rest. *Arch Pathol Lab Med* 1989; 113:724.

44. Ferrans VJ, Roberts WC: Structural features of cardiac myxomas: histology, histochemistry, and electron microscopy. *Hum Pathol* 1973; 4:111.

45. Krikler DM, Rode J, Davies MJ, et al: Atrial myxoma: a tumor in search of its origins. *Br Heart J* 1992; 67:89.

46. Glasser SP, Bedynek JL, Hall RJ, et al: Left atrial myxoma: report of a case including hemodynamic, surgical, and histologic characteristics. *Am J Med* 1971; 50:113.

47. Saji T, Yanagawa E, Matsuura H, et al: Increased serum inter-leukin-6 in cardiac myxoma. *Am Heart J* 1991; 122:579.

48. Senguin JR, Beigbeder JY, Hvass U, et al: Interleukin-6 production by cardiac myxoma may explain constitutional symptoms. *J Thorac Cardiovasc Surg* 1992; 103:599.

49. Buchanan RC, Cairns JA, Krag G, et al: Left atrial myxoma mimicking vasculitis: echocardiographic diagnosis. *Can Med Assoc J* 1979; 120:1540.

50. Currey HLF, Matthew JA, Robinson J: Right atrial myxoma mimicking a rheumatic disorder. *Br Med J* 1967; 1:547.

51. Byrd WE, Matthew OP, Hunt RE: Left atrial myxoma presenting as a systemic vasculitis. *Arthritis Rheum* 1980; 23:240.

52. Hattler BG, Fuchs JCA, Coson R, et al: Atrial myxomas: an evaluation of clinical and laboratory manifestations. *Ann Thorac Surg* 1970; 10:65.

53. Bulkley BH, Hutchins GM: Atrial myxomas: a fifty-year review. *Am Heart J* 1979; 97:639.

54. Panidas IP, Kotler MN, Mintz GS, et al: Clinical and echocardiographic features of right atrial masses. *Am Heart J* 1984; 107:745.

55. Meller J, Teichholz LE, Pichard AD, et al: Left ventricular myxoma: echocardiographic diagnosis and review of the literature. *Am J Med* 1977; 63:81.

56. Desousa AL, Muller J, Campbell RL, et al: Atrial myxoma: a review of the neurological complications, metastases, and recurrences. *J Neurol Neurosurg Psychiatr* 1978; 41:1119.

57. Suzuki T, Nagai R, Yamazaki T, et al: Rapid growth of intracranial aneurysms secondary to cardiac myxoma. *Neurology* 1994; 44:570.

58. Chen HJ, Liou CW, Chen L: Metastatic atrial myxoma presenting as intracranial aneurysm with hemorrhage: case report. *Surg Neurol* 1993; 40:61.

59. Browne WT, Wijdicks EF, Parisi JE, et al: Fulminant brain necrosis from atrial myxoma showers. *Stroke* 1993; 24:1090.

60. Lewis JM: Multiple retinal occlusions from a left atrial myxoma. *Am J Ophthalmol* 1994; 117:674.

61. Eriksen UH, Baandrup U, Jensen BS: Total disruptions of left atrial myxoma causing cerebral attack and a saddle embolus in the iliac bifurcation. *Int J Cardiol* 1992; 35:127.

62. Carter AB, Lowe K, Hill I: Cardiac myxomata and aortic saddle embolism. *Br Heart J* 1960; 22:502.

63. Hashimoto H, Tikahashi H, Fukiward Y, et al: Acute myocardial infarction due to coronary embolization from left atrial myxoma. *Jpn Circ J* 1993; 57:1016.

64. Rajpal RS, Leibsohn JA, Leikweg WG, et al: Infected left atrial myxoma with bacteremia simulating infective endocarditis. *Arch Intern Med* 1979; 139:1176.

65. Whitman MS, Rovito MA, Klions D, et al: Infected atrial myxoma: case report and review. *Clin Infect Dis* 1994; 18:657.

66. Martinez-Lopez JI: Sounds of the heart in diastole. *Am J Cardiol* 1974; 34:594.

67. Harvey WP: Clinical aspects of heart tumors. *Am J Cardiol* 1968; 21:328.

68. Case records of the Massachusetts General Hospital, weekly clinicopathological exercises: Case 14-1978. *N Engl J Med* 1978; 298:834.

69. Mundinger A, Gruber HP, Dinkel E, et al: Imaging cardiac mass lesions. *Radiol Med* 1992; 10:135.

70. Ensberding R, Erbel DR, Kaspar W, et al: Diagnosis of heart tumors by transesophageal echocardiography. *Eur Heart J* 1993; 14:1223.

71. Samdarshi TE, Mahan EF 3d, Nanda NC, et al: Transesophageal echocardiographic diagnosis of multicentric left ventricular myxomas mimicking a left atrial tumor. *J Thorac Cardiovasc Surg* 1992; 103:471.

72. Bleiweis MS, Georgiou D, Brungage BH: Detection of intracardiac masses by ultrafast computed tomography. *Am J Cardiac Imag* 1994; 8:63.

73. Symbas PN, Hatcher CR Jr, Gravanis MB: Myxoma of the heart: clinical and experimental observations. *Ann Surg* 1976; 183:470.

74. McCarthy PM, Piehler JM, Schaff HV, et al: The significance of multiple, recurrent, and "complex" cardiac myxoma. *J Thorac Cardiovasc Surg* 1986; 91:389.

75. Dato GMA, Benedictus M, Dato AA, et al: Long-term follow-up of cardiac myxomas (7–31 years). *J Cardiovasc Surg* 1993; 34:141.

76. Bertolotti U, Mazzucco A, Valfre C, et al: Right ventricular myxoma: review of the literature and report of two patients. *Ann Thorac Surg* 1983; 33:277.

77. Attum AA, Johnson GS, Masri Z, et al: Malignant clinical behavior of cardiac myxomas and "myxoid imitators." *Ann Thorac Surg* 1987; 44:217.

78. Ravikumar E, Pawar N, Gnanamuthu R, et al: Minimal access approach for surgical management of cardiac tumors. *Ann Thorac Surg* 2000; 70:1077.

79. Ko PJ, Chang CH, Lin PJ, et al: Video-assisted minimal access in excision of left atrial myxoma. *Ann Thorac Surg* 1998; 66:1301.

80. Gulbins H, Reichenspurner H, Wintersperger BJ: Minimally invasive extirpation of a left-ventricular myxoma. *Thorac Cardiovasc Surg* 1999; 47:129.

81. Espada R, Talwalker NG, Wilcox G, et al: Visualizaton of ventricular fibroelastoma with a video-assisted thoracoscope. *Ann Thorac Surg* 1997; 63:221.

82. Walkes JC, Bavare C, Blackmon S, Reardon MJ: Transaortic resection of an apical left ventricular fibroelastoma facilitated by a thoracoscope. *J Thorac Cardiovasc* 2007; 134(3):793-794.

83. Greco E et al: Video-assisted cardioscopy for removal of primary left ventricular myxoma. *Eur J Cardiothorac Surg* 1999; 16:667.

84. Reyes CV, Jablokow VR: Lipomatous hypertrophy of the atrial septum: a report of 38 cases and review of the literature. *Am J Clin Pathol* 1979; 72:785.

85. McAllister HA: Primary tumors and cysts of the heart and pericardium, in Harvey WP (ed): *Current Problems in Cardiology*. Chicago, Year Book Medical, 1979.

86. Reece IJ, Cooley DA, Frazier OH, et al: Cardiac tumors: clinical spectrum and prognosis of lesions other than classic benign myxoma in 20 patients. *J Thorac Cardiovasc Surg* 1984; 88:439.

87. Markel ML, Armstrong WF, Waller BF, et al: Left atrial myxoma with multicentric recurrence and evidence of metastases. *Am Heart J* 1986; 111:409.

88. Castells E, Ferran KV, Toledo MCO, et al: Cardiac myxomas: surgical treatment, long-term results and recurrence. *J Cardiovasc Surg* 1993; 34:49.

89. Seidman JD, Berman JJ, Hitchcock CL, et al: DNA analysis of cardiac myxomas: flow cytometry and image analysis. *Hum Pathol* 1991; 22:494.

90. Attum AA, Ogden LL, Lansing AM: Atrial myxoma: benign and malignant. *J Ky Med Assoc* 1984; 82:319.

91. Seo S, Warner TFCS, Colyer RA, et al: Metastasizing atrial myxoma. *Am J Surg Pathol* 1980; 4:391.

92. Hirsch BE, Sehkar L, Kamerer DB: Metastatic atrial myxoma to the temporal bone: case report. *Am J Otol* 1991; 12:207.

93. Kotani K, Matsuzawa Y, Funahashi T, et al: Left atrial myxoma metastasizing to the aorta, with intraluminal growth causing renovascular hypertension. *Cardiology* 1991; 78:72.

94. Diflo T, Cantelmo NL, Haudenschild DD, Watkins MT: Atrial myxoma with remote metastasis: case report and review of the literature. *Surgery* 1992; 111:352.

95. Hannah H, Eisemann G, Hiszvzynskyj R, et al: Invasive atrial myxoma: documentation of malignant potential of cardiac myxomas. *Am Heart J* 1982; 104:881.

96. Rankin LI, Desousa AL: Metastatic atrial myxoma presenting as intracranial mass. *Chest* 1978; 74:451.

97. Burton C, Johnston J: Multiple cerebral aneurysm and cardiac myxoma. *N Engl J Med* 1970; 282:35.

98. Harjola PR, Ala-Kulju K, Ketonen P: Epicardial lipoma. *Scand J Thorac Cardiovasc Surg* 1985; 19:181.

99. Arciniegas E, Hakimi M, Farooki ZQ, et al: Primary cardiac tumors in children. *J Thorac Cardiovasc Surg* 1980; 79:582.

100. Isner J, Swan CS II, Mikus JP, et al: Lipomatous hypertrophy of the interatrial septum: in vivo diagnosis. *Circulation* 1982; 66:470.

101. Simons M, Cabin HS, Jaffe CC: Lipomatous hypertrophy of the atrial septum: diagnosis by combined echocardiography and computerized tomography. *Am J Cardiol* 1984; 54:465.

102. Basu S, Folliguet T, Anselmo M, et al: Lipomatous hypertrophy of the interatrial septum. *Cardiovasc Surg* 1994; 2:229.

103. Zeebregts CJAM, Hensens AG, Timmermans J, et al: Lipomatous hypertrophy of the interatrial septum: indication for surgery? *Eur J Cardiothorac Surg* 1997; 11:785.

104. Vander Salm TJ: Unusual primary tumors of the heart. *Semin Thorac Cardiovasc Surg* 2000; 2:89.

105. Edwards FH, Hale D, Cohen A, et al: Primary cardiac valve tumors. *Ann Thorac Surg* 1991; 52:1127.

106. Israel DH, Sherman W, Ambrose JA, et al: Dynamic coronary ostial occlusion due to papillary fibroelastoma leading to myocardial ischemia and infarction. *Am J Cardiol* 1991; 67:104.

107. Grote J, Mugge A, Schfers HJ: Multiplane transesophageal echocardiography detection of a papillary fibroelastoma of the aortic valve causing myocardial infarction. *Eur Heart J* 1995; 16:426.

108. Gallas MT, Reardon MJ, Reardon PR, et al: Papillary fibroelastoma: a right atrial presentation. *Tex Heart Inst J* 1993; 20:293.

109. Grinda JM, Couetil JP, Chauvaud S, et al: Cardiac valve papillary fibroelastoma: Surgical excision for revealed or potential embolization. *J Thorac Cardiovasc Surg* 1999; 117:106.

110. Shing M, Rubenson DS: Embolic stroke and cardiac papillary fibroelastoma. *Clin Cardiol* 2001; 24:346.

111. Grandmougin D, Fayad G, Moukassa D, et al: Cardiac valve papillary fibroelastomas: clinical, histological and immunohistochemical studies and a physiopathogenic hypothesis. *J Heart Valve Dis* 2000; 9:832.

112. Mazzucco A, Bortolotti U, Thiene G, et al: Left ventricular papillary fibroelastoma with coronary embolization. *Eur J Cardiothorac Surg* 1989; 3:471.

113. Topol EJ, Biern RO, Reitz BA: Cardiac papillary fibroelastoma and stroke: Echocardiographic diagnosis and guide to excision. *Am J Med* 1986; 80:129.

114. Mann J, Parker DJ: Papillary fibroelastoma of the mitral valve: a rare cause of transient neurologic deficits. *Br Heart J* 1994; 71:6.

115. Ragni T, Grande AM, Cappuccio G, et al: Embolizing fibroelastoma of the aortic valve. *Cardiovasc Surg* 1994; 2:639.

116. Nicks R: Hamartoma of the right ventricle. *J Thorac Cardiovasc Surg* 1967; 47:762.

117. Bass JL, Breningstall GN, Swaiman DF: Echocardiographic incidence of cardiac rhabdomyoma in tuberous sclerosis. *Am J Cardiol* 1985; 55:1379.

118. Fenoglio JJ, McAllister HA, Ferrans VJ: Cardiac rhabdomyoma: a clinicopathologic and electron microscopic study. *Am J Cardiol* 1976; 38:241.

119. Garson A, Smith RT, Moak JP, et al: Incessant ventricular tachycardia in infants: Myocardial hamartomas and surgical cure. *J Am Coll Cardiol* 1987; 10:619.

120. Burke AP, Rosado-de-Christenson M, Templeton PA, et al: Cardiac fibroma: clinicopathologic correlates and surgical treatment. *J Thorac Cardiovasc Surg* 1994; 108:862.

121. Yamaguchi M, Hosokawa Y, Ohashi H, et al: Cardiac fibroma: long-term fate after excision. *J Thorac Cardiovasc Surg* 1992; 103:140.

122. Jamieson SA, Gaudiani VA, Reitz BA, et al: Operative treatment of an unresectable tumor on the left ventricle. *J Thorac Cardiovasc Surg* 1981; 81:797.

123. Valente M, Cocco P, Thiene G, et al: Cardiac fibroma and heart transplantation. *J Thorac Cardiovasc Surg* 1993; 106:1208.

124. Nishida K, Kaijima G, Nagayama T: Mesothelioma of the atrioventricular node. *Br Heart J* 1985; 53:468.

125. Jebara VA, Uva MS, Farge A, et al: Cardiac pheochromocytomas. *Ann Thorac Surg* 1991; 53:356.

126. Orringer MB, Sisson JC, Glazer G, et al: Surgical treatment of cardiac pheochromocytomas. *J Thorac Cardiovasc Surg* 1985; 89:753.

127. Cooley DA, Reardon MJ, Frazier OH, et al: Human cardiac explantation and autotransplantation: application in a patient with a large cardiac pheochromocytoma. *J Tex Heart Inst* 1985; 2:171.

128. Mirza M: Angina-like pain and normal coronary arteries: uncovering cardiac syndromes that mimic CAD. *Postgrad Med* 2005; 117:41.

129. Pac-Ferrer J, Uribe-Etxebarria N, Rumbero JC, Castellanos E: Mediastinal paraganglioma irrigated by coronary vessels in a patient with an atypical chest pain. *Eur J Cardiothorac Surg* 2003; 24:662.

130. Turley AJ et al: A cardiac paraganglioma presenting with atypical chest pain. *Eur J Cardiothorac Surg* 2005; 28:352.

131. Can KM et al: Paraganglioma of the left atrium. *J Thorac Cardiovasc Surg* 2001; 122:1032.

132. Bizard C, Latremouille C, Jebara VA, et al: Cardiac hemangiomas. *Ann Thorac Surg* 1993; 56:390.

133. Grenadier E, Margulis T, Plauth WH, et al: Huge cavernous hemangioma of the heart: a completely evaluated case report and review of the literature. *Am Heart J* 1989; 117:479.

134. Soberman MS, Plauth WH, Winn KJ, et al: Hemangioma of the right ventricle causing outflow tract obstruction. *J Thorac Cardiovasc Surg* 1988; 96:307.

135. Weir I, Mills P, Lewis T: A case of left atrial hemangioma: echocardiographic, surgical, and morphologic features. *Br Heart J* 1987; 58:665.

136. Palmer TC, Tresch DD, Bonchek LI: Spontaneous resolution of a large cavernous hemangioma of the heart. *Am J Cardiol* 1986; 58:184.

137. Thomas CR, Johnson GW, Stoddard MF, et al: Primary malignant cardiac tumors: update 1992. *Med Pediatr Oncol* 1992; 20:519.

138. Poole GV, Meredith JW, Breyer RH, et al: Surgical implications in malignant cardiac disease. *Ann Thorac Surg* 1983; 36:484.

139. Castleman B et al: Localized mediastinal lymph node hyperplasia resembling thymoma. *Cancer* 1956; 9:822.

140. Keller AR et al: Hyaline-vascular and plasma-cell types of giant lymph node hyperplasia of the mediastinum and other locations. *Cancer* 1972; 670.

141. Malaisrie SC, Loebe M, Walkes JC, Reardon MJ: Coronary pseudoaneurysm: an unreported complication of Castleman's disease. *Ann Thorac Surg* 2006; 82(1): 318-20.

142. Ko SF, Wan WL, Ng SH, et al: Imaging features of atypical thoracic Castleman's disease. *Clin Imaging* 2004; 28:280.

143. Samuels LE, et al: Castleman's disease: surgical implications. *Surg Rounds* 1997; 20:449.

144. Murphy MC, Sweeney MS, Putnam JB Jr, et al: Surgical treatment of cardiac tumors: a 25-year experience. *Ann Thorac Surg* 1990; 49:612.

145. Bakaeen F et al: Outcomes after surgical resection of cardiac sarcoma in the multimodality treatment era. *J Cardiovasc Surg*, 2009;137:1454-1460.

146. Blackmon SH, Patel A, Reardon MJ: Management of primary cardiac sarcomas. *Expert Rev Cardiovasc Ther*. 2008; 6(9):1217-1222.

147. Bear PA, Moodie DS: Malignant primary cardiac tumors: the Cleveland Clinic experience, 1956–1986. *Chest* 1987; 92:860.

148. Burke AP, Cowan D, Virmani R: Primary sarcomas of the heart. *Cancer* 1922; 69:387.

149. Putnam JB, Sweeney MS, Colon R, et al: Primary cardiac sarcomas. *Ann Thorac Surg* 1991; 51:906.

150. Rettmar K, Stierle U, Shiekhzadeh A, et al: Primary angiosarcoma of the heart: report of a case and review of the literature. *Jpn Heart J* 1993; 34:667.

151. Hermann MA, Shankerman RA, Edwards WD, et al: Primary cardiac angiosarcoma: a clinicopathologic study of six cases. *J Thorac Cardiovasc Surg* 1992; 102:655.

152. Wiske PS, Gillam LD, Blyden G, et al: Intracardiac tumor regression documented by two-dimensional echocardiography. *Am J Cardiol* 1986; 58:186.

153. Reardon MJ, DeFelice CA, Sheinbaum R, et al: Cardiac autotransplant for surgical treatment of a malignant neoplasm. *Ann Thorac Surg* 1999; 67:1793.

154. Miralles A, Bracamonte MD, Soncul H, et al: Cardiac tumors: clinical experience and surgical results in 74 patients. *Ann Thorac Surg* 1991; 52:886.

155. Winer HE, Kronzon I, Fox A, et al: Primary chondromyxosarcoma: clinical and echocardiographic manifestations: a case report. *J Thorac Cardiovasc Surg* 1977; 74:567.

156. Torsveit JF, Bennett WA, Hinchcliffe WA, et al: Primary plasmacytoma of the atrium: report of a case with successful surgical management. *J Thorac Cardiovasc Surg* 1977; 74:563.

157. Nzayinambabo K, Noel H, Brobet C: Primary cardiac liposarcoma simulating a left atrial myxoma. *J Thorac Cardiovasc Surg* 1985; 40:402.

158. Burke AP, Virmani R: Osteosarcomas of the heart. *Am J Surg Pathol* 1991; 15:289.

159. Neragi-Miandoab S, Kim J, Vlahakes GJ: Malignant tumours of the heart: a review of tumour type, diagnosis and therapy. *Clin Oncol (R Coll Radiol)* 2007; 19:748-756.

160. Centofani P, Di Rosa E, Deorsola L, et al: Primary cardiac tumors: early and late results of surgical treatment in 91 patients. *Ann Thorac Surg* 1999; 68:1236-1241.

161. Zhang PJ, Brooks, JS, Goldblum JR, et al: Primary cardiac sarcomas: a clinicopathologic analysis of a series with follow-up information in 17 patients and emphasis on long-term survival. *Human Pathology* 2008; 39:1385-1395.

162. Bossert Torsten B, Gummert JF, Battellini, et al: Surgical experience with 77 primary cardiac tumors. *Interact CardioVasc Torac Surg* 2005; 4: 311-315.

163. Simpson L, Kumar SK, Okuno SH, et al: Malignant primary cardiac tumors: review of a single institution experience. *Cancer* 2008; 112(11):2440-6.

164. Kim, CH, Dancer JY, Coffey D, et al: Clinicopathologic study of 24 patients with primary cardiac sarcomas: a 10-year single institution experience. *Human Pathology* 2008; 39:933-38.

165. Blackmon SH, Patel AR, Bruckner BA, et al: Cardiac Autotransplantation for malignant or complex primary left heart tumors. *Tex Heart Inst J* 2008; 35(3):296-300.

166. Gabelman C, Al-Sadir J, Lamberti J, et al: Surgical treatment of recurrent primary malignant tumor of the left atrium. *J Thorac Cardiovasc Surg* 1979; 77(6):914-921.

167. Gowdamarajan A, Michler RE: Therapy for primary cardiac tumors: is there a role for heart transplantation? *Curr Opin Cardiol* 2000; 15:121.

168. Reardon MJ, Walkes JC, DeFelice CA, Wojciechowski Z: Cardiac auto-transplant for surgical resection of a primary malignant left ventricular tumor. *Tex Heart Inst J* 2006; 33(4):495-497.

169. Conklin LD, Reardon, MJ: Autotransplantation of the heart for primary cardiac malignancy: development and surgical technique. *Tex Heart Inst J* 2002; 29(2):105-108.

170. Takagi M, Kugimiya T, Fuii T, et al: Extensive surgery for primary malignant lymphoma of the heart. *J Cardiovasc Surg* 1992; 33:570.

171. Blackmon SH, Rice DR, Correa AM, et al: Management of primary main pulmonary artery sarcomas. *Annals of Thoracic Surgery* 2009; 87(3):977-984.

172. Baker PB, Goodwin RA: Pulmonary artery sarcomas: a review and report of a case. *Arch Pathol Lab Med* 1985; 109:35-39.

173. Schmookler BM, Marsh HB, Roberts WC: Primary sarcoma of the pulmonary trunk and/or right or left main pulmonary artery: a rare cause of obstruction to right ventricular outflow: report on two patients and analysis of 35 previously described patients. *Am J Med* 1977; 63:263-272.

174. Conklin LD, Reardon MJ: The technical aspects of the Ross procedure. *Tex Heart Inst J* 2001; 28(3):186-189.

175. Golstein DJ, Oz MC, Rose EA, et al: Experience with heart transplantation for cardiac tumors. *J Heart Lung Transplant* 1995; 14:382.

176. Baay P, Karwande SV, Kushner JP, et al: Successful treatment of a cardiac angiosarcoma with combined modality therapy. *J Heart Lung Transplant* 1994; 13:923.

177. Crespo MG, Pulpon LA, Pradas G, et al: Heart transplantation for cardiac angiosarcoma: should its indication be questioned? *J Heart Lung Transplant* 1993; 12:527.

178. Jeevanandam V, Oz MC, Shapiro B, et al: Surgical management of cardiac pheochromocytoma: resection versus transplantation. *Ann Surg* 1995; 221:415.

179. Yuh DD, Kubo SH, Francis GS, et al: Primary cardiac lymphoma treated with orthotopic heart transplantation: a case report. *J Heart Lung Transplant* 1994; 13:538.

180. Goldstein DJ, Oz MC, Michler RE: Radical excisional therapy and total cardiac transplantation for recurrent atrial myxoma. *Ann Thorac Surg* 1995; 60:1105.

181. Pillai R, Blauth C, Peckham M, et al: Intracardiac metastasis from malignant teratoma of the testis. *J Thorac Cardiovasc Surg* 1986; 92:118.

182. Aburto J, Bruckner BA, Blackmon SH, Beyer EA, Reardon MJ: Renal cell carcinoma, metastatic to the left ventricle. *Texas Heart Inst J* 2009; 36(1): 48-49

183. Hallahan ED, Vogelzang NJ, Borow KM, et al: Cardiac metastasis from soft-tissue sarcomas. *J Clin Oncol* 1986; 4:1662.

184. Press OW, Livingston R: Management of malignant pericardial effusion and tamponade. *JAMA* 1987; 257:1008.

185. Hanfling SM: Metastatic cancer to the heart: review of the literature and report of 127 cases. *Circulation* 1960; 2:474.

186. Weinberg BA, Conces DJ Jr, Waller BF: Cardiac manifestation of noncardiac tumors: I. Direct effects. *Clin Cardiol* 1989; 12:289.

187. Caccavale RJ, Newman J, Sisler GE, Lewis RH: Pericardial disease, in Kaiser LR, Daniel TM (eds): *Thorascopic Surgery*. Boston, Little, Brown, 1993; p 177.

188. Prager RL, Dean R, Turner B: Surgical approach to intracardial renal cell carcinoma. *Ann Thorac Surg* 1982; 33:74.

189. Vaislic CD, Puel P, Grondin P, et al: Cancer of the kidney invading the vena cava and heart: results after 11 years of treatment. *J Thorac Cardiovasc Surg* 1986; 91:604.

190. Shahian DM, Libertino JA, Sinman LN, et al: Resection of cavoatrial renal cell carcinoma employing total circulatory arrest. *Arch Surg* 1990; 125:727.

191. Theman TE: Resection of atriocaval adrenal carcinoma (letter). *Ann Thorac Surg* 1990; 49:170.

192. Cooper MM, Guillem J, Dalton J, et al: Recurrent intravenous leiomyomatosis with cardiac extension. *Ann Thorac Surg* 1992; 53:139.

193. Phillips MR, Bower TC, Orszulak TA, et al: Intracardiac extension of an intracaval sarcoma of endometrial origin. *Ann Thorac Surg* 1995; 59:742.

194. Tomescu O, Barr F: Chromosomal translocations in sarcomas: prospects for therapy. *Trends Mol Med* 2001; 7:554.

195. Graadt van Roggen JF, Bovee JVMG, et al: Diagnostic and prognostic implications of the unfolding molecular biology of bone and soft tissue tumors. *J Clin Pathol* 1999; 52:481.

196. Waters JS, Webb A, Cunningham D, et al: Phase I clinical and pharmacokinetic study of BCL-2 antisense oligonucleotide therapy in patients with non-Hodgkins lymphoma. *J Clin Oncol* 2000; 18:1812.

197. Casey M, Vaughan CJ, He J, et al: Mutations in the protein kinase R1α regulatory subunit cause familial cardiac myxomas and Carney complex. *J Clin Invest* 2000; 106:R31.

198. Goldstein MM, Casey M, Carney JA, et al: Molecular genetic diagnosis of the familial myxoma syndrome (Carney complex). *Am J Med Genet* 1999; 86:62.

199. Van Siegenhorst M, de Hoogt R, Hermans C, et al: Identification of the tuberous sclerosis gene *TSC1* on chromosome 9q34. *Science* 1997; 277:805.

200. The European Chromosome 16 Tuberous Sclerosis Consortium: Identification and characterization of the tuberous sclerosis gene on chromosome 16. *Cell* 1993; 75:1305.

尹朝华　郑　哲　译

第八部分

移植与心脏支持

第 63 章

心脏移植和心肺移植免疫学

Bartley P. Griffitb

简介

本章意图加强读者对心脏移植和肺移植患者护理中基本移植免疫概念的理解。虽然患者的良好状态有赖于熟练的外科技术，但也受益于外科团队对基础移植免疫的精通。接受传统或创新免疫抑制治疗的患者常常需要了解外科技术之外的知识。本章的目的是将必要概念变成易理解短文加以介绍[1]，旨在使外科医生能够更好的理解免疫学知识并对患者做出准确的评价。随着心肺移植具体文献的出现，同种异体反应性和免疫的基本特征也得以展示，从而促进参与心肺移植患者护理的外科医生更好的理解这个复杂和新兴的学科。本文主要介绍移植物和患者存活相关免疫反应的理论知识。包括：(1) 组织相容性；(2) 同种反应性 T 细胞的激活和 T 细胞介导的排斥反应；(3) 抗体介导排斥反应；(4) 未识别的免疫途径，NK 细胞和记忆细胞；(5) 免疫和基因监测。本文将阐述急性、细胞介导、超急性和慢性排斥反应途径（图 63-1）。

主要组织相容性复合体

主要组织相容性复合体（MHC）分子是一类不同个体间变异明显的家族蛋白，在感染和移植时机体免疫系统区分自己和非己的过程中此类蛋白起到主要作用。供体细胞 MHC 分子或 MHC 片段从移植物表面脱落，被受体免疫调节系统识别。表达在细胞表面完整的 MHC 分子在移植过程中有两个重要功能。外源蛋白片段包括 MHC 分子片段以 MHC 结合凹槽的形式出现，可被有高亲和力的 T 细胞受体（TCR）识别（间接供体抗原提呈）。此外，受体 T 细胞也可直接识别供体 MHC 分子（直接供体抗原提呈）。

人类 MHC 分子因高表达于白细胞表面且首先在外周血淋巴细胞中被检测出来，因此被叫做人类白细胞抗原（HLA）。HLA 是表达于人体几乎所有细胞表面的异二聚体糖蛋白。这些蛋白有免疫活性而且可触发体内外的增殖或细胞毒性 T 细胞反应，因此被认为在实体器官移植排斥反应中起重要作用。

编码这些蛋白的基因位于 6p21.3，长约 4000kb，编码参与受体免疫监视和免疫调节的 200 余个基因。

HLA Ⅰ类蛋白/抗原是 HLA-A，HLA-B 和 HLA-C。这些蛋白包括 1 个 α 重链和 1 个 β 轻链（图 63-3）。α 轻链在 MHC 中被编码，而 β 链是 15 号染色体编码的 β2 微球蛋白。折叠时 α 重链只包括肽结合域，负责将多肽抗原提呈给 T 细胞。Ⅰ类抗原几乎表达在所有细胞表面。B 淋巴细胞表面 Ⅰ类抗原密度高于 T 淋巴细胞。Ⅰ类抗原在炎症包括缺血再灌注后的许多器官和组织内皮细胞和薄壁组织细胞中表达上调。

HLA Ⅱ类蛋白/抗原是 HLA-DR，HLA-DRw，HLA-DQ 和 HLA-DP。这些蛋白包括 1 个 α 重链和 1 个 β 轻链，都在 MHC 编码。折叠时分别携带 1 个肽结合域的 α 重链和 β 轻链相聚集（图 63-3）。Ⅱ类抗原主要在 B 淋巴细胞，激活 T 细胞和树突状细胞表面表达。其他细胞种类如内皮细胞可能在激活后表达 Ⅱ类抗原。

每个人在 1 个 HLA 座位上有两个不同的 HLA 基因。HLA 抗原共显性在细胞表面表达，因此每个细胞在 1 个 HLA 座位上有 2 个不同的 HLA 蛋白。HLA 单体型（图 63-2）常常以孟德尔遗传的方式从父母传给子代，因此相同父母的 2 个子代有 50% 的几率遗传 1 个相同的单体型，25% 几率遗传 2 个相同的单体型，25% 几率无相同单体型。此外，由于 MHC 上这些基因存在距离，所以以有基因重组的热点。子代中重组在 HLA-A、HLA-C 和 HLA-B、HLA-DR 之间发生率为 1%～2%，在 HLA-DP 和 HLA-DQ 之间发生率为 30%。重组解释了大部分完整父母单体型遗传给子代的例外情况。HLA 单体型在不同种族人群中发生率存在差异。

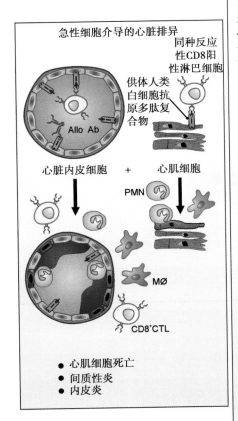

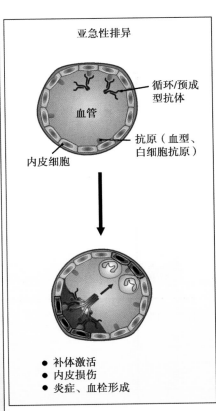

图 63-1　针对移植心脏和移植肺的同种异体排斥反应可以简单分为早期超急性排斥反应和急性细胞介导的排斥反应，前者的发生主要是基于循环中抗体和 HLA 抗原的存在，后者的发生则更为普遍并且已经成为移植免疫领域研究者的主要关注点。急性免疫反应的中心环节为 HLA 抗原经过抗原提呈细胞的处理后激活 T 淋巴细胞。CD4$^+$ T 细胞召集炎症因子聚集在移植物周围并进一步激活其他的免疫细胞。CD8$^+$ T 细胞则发挥直接的细胞毒作用导致移植物的直接损伤。最后，慢性排斥反应则导致冠状动脉的闭塞和肺中小气道的阻塞，这些管道结构的损伤一是基于直接的损害，二是由于移植物的高反应性

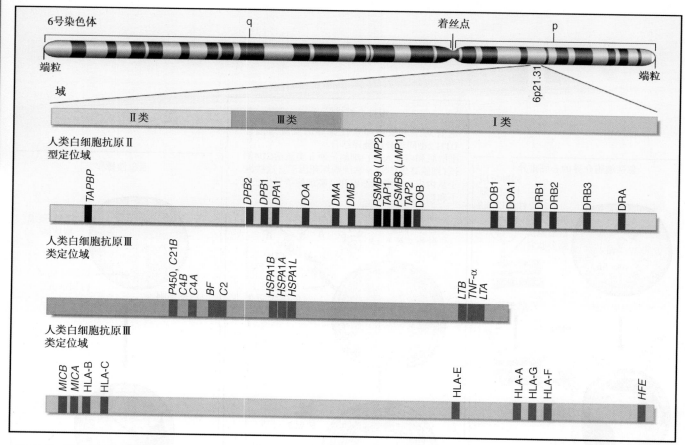

图 63-2 HLA 分为 3 类：HLA Ⅰ 类，Ⅱ类和Ⅲ类

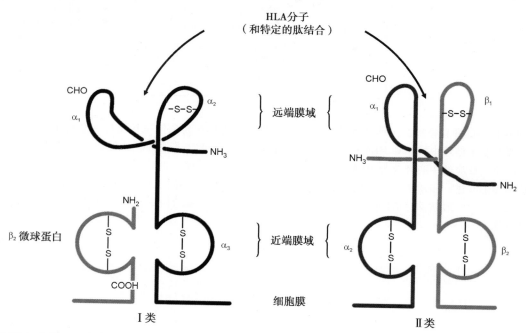

图 63-3 构成 HLA Ⅰ 类，Ⅱ类分子的多肽链之间存在二硫键，Ⅰ类分子的 α1 和 α2 远端结构域和Ⅱ类分子的 α1 和 β1 远端结构域构成了同种异体抗原的结合位点

超急性排斥反应

　　器官移植早期，超急性排斥反应的发生是由于受体体内预存 IgM 同种反应性抗体。最常见的是 ABO 血型 IgM 抗体。虽然异种器官移植还存在障碍，但血型检测实际上已经消除了立即器官损伤的原因。有趣的是，血型不匹配新生儿器官移植可以获得成功，原因是其对血型抗原还未形成 IgM 抗体。肠道细菌表面碳水化合物抗原的出现促使针对血型抗原的抗体在出生后 6~18 个月不断增加。如今，超急性排斥反应多是由于直接抗供体 HLA 抗原的 IgG 抗体引起的（图 63-1）。这些抗体多是之前输血/怀孕/移植的结果。在 1969 年 Patel 和 Terasaki 第一次交叉配型技术被广泛应用后，基于 HLA 抗体的超急性排斥反应已很少见[2]。监测 HLA 抗体技术的改进几乎消除了超急性排斥反应。新的流式细胞配型技术偶尔会发现交叉配型实验识别阈值以下的抗 HLA 抗体。这些低浓度抗体的重要性还不明确，但至少在某些情况下其会加速移植物衰竭。

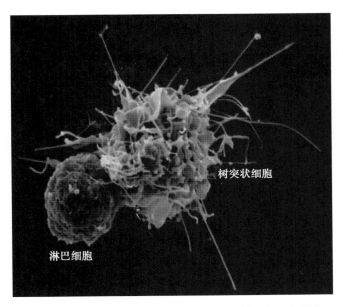

图 63-4　树突状细胞典型的细胞膜变形，并且与 T 细胞紧密结合

同种异体移植物的 T 细胞应答

　　心肺移植治疗的成功取决于针对移植物表面供体 MHC 抗原获得性免疫反应的控制。移植物排斥反应中 T 细胞首先与外周淋巴组织供体抗原结合，随后聚集在抗原表达的供体器官。临床移植取得的最新进展得益于对 T 细胞介导反应的更好理解。移植免疫学家正在不断研究有关组织损伤不同效应机制的临床过程。移植物排斥反应是受同种异体抗原特异性、频率、初始和记忆供体特异 T 细胞的细胞因子谱影响的。目前认为同种反应性 T 细胞的激活包括供体和受体抗原提呈细胞提呈抗原。T 细胞是移植器官病理反应的主要细胞，其参与细胞毒性和细胞因子介导的炎症反应。B 细胞、抗体和巨噬细胞通过一系列效应途径参与对移植物的破坏。移植物缺血再灌注损伤触发扩大适应性免疫的天然免疫反应。近来天然免疫的分子调节剂引起人们的广泛兴趣，包括 Toll 样受体、细胞因子、化学因子和补体。虽然抗原提呈细胞受到广泛关注，但 B 细胞和 NK 细胞在受体排斥移植物反应上也起很大作用[3]。

■ T 淋巴细胞激活

　　T 细胞必须与提呈结合 HLA 分子供体抗原肽的特殊细胞结合才能增殖和分化（图 63-4）。这些 HLA-肽展示细胞叫做抗原提呈细胞（APCs）。"专业"APCs 与其他 HLA 表达细胞不同之处在于其能表达有效刺激 APCs 和反应性 T 细胞激活的共刺激分子。"专业"APCs 包括树突状细胞、B 细胞和巨噬细胞。HLA 抗原复合体可被供体 APCs 或受体 APCs 提呈（图 63-5）。HLA 肽抗原可与 TCR 结合。T 细胞与同种异体抗原反应是由于 TCR 对自身和外来 HLA 分子的交叉反应性。受体和供体树突状细胞被认为是激活初始 T 细胞最有效的 APCs。

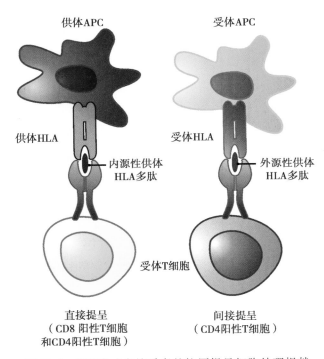

图 63-5　捐献者或者接受者的抗原提呈细胞处理捐献者组织内的抗原，并将表达 HLA 分子的抗原提呈给 T 细胞，激活 T 细胞的增殖

■ 抗原提呈细胞的供体抗原提呈

　　供体 APCs 直接处理内源性 HLA 衍生肽并将其呈递至表面 HLA I 类复合体的凹槽中（图 63-6A）。CD8$^+$ T 细胞表面有 HLA

Ⅰ类 TCR 分子，可与供体 APCs 提呈的 MHC Ⅰ类蛋白结合。这条途径是 T 细胞与同种异体抗原反应的主要途径，也是肽提呈的主要途径，参与大多数急性细胞介导细胞毒性的早期事件。

随后同种异体排斥反应主要由 CD4+ T 细胞介导，因为其能识别受体 APCs 提呈的 HLA Ⅱ类供体特异性肽-HLA 表面分子。这些受体 APCs 逐步替代供体 APCs。受体 APCs 迁移至移植物吞噬细胞间隙和供体移植物脱落的 HLA 蛋白抗原节点（图 63-6B）。当移植物在缺血、炎症和排斥时脱落可被诱导产生。供体蛋白经历内渗蛋白水解并与 1 个 HLA Ⅱ类分子结合。供体 HLA Ⅱ类分子肽复合体运输至受体 APCs 表面并被间接提呈至 CD4+ T 细胞 TCR。因为 CD4+ T

细胞作用于供体特异性 B 细胞，随后与同种反应性抗体的出现相关。

激活的树突状细胞也提供完整 T 细胞反应所需的共刺激分子给初始 T 细胞。巨噬细胞提呈抗原至分化的 CD4+ 细胞从而激活巨噬细胞促进细胞介导的免疫反应。B 细胞通过提呈抗原给辅助性 T 细胞也起到 APCs 功能。随后 B 细胞被激活而通过产生抗体起到体液免疫反应重要效应分子的作用（图 63-7）。最近发现受体 APCs 可以通过与载有 HLA 分子的供体 APCs 相接触而获得完整的 HLA 分子。其也能通过与包含这个蛋白的供体 APCs 外来体相融合而获得 HLA 分子。这些 APCs 可通过直接或间接途径刺激 CD4+ T 细胞[4]。

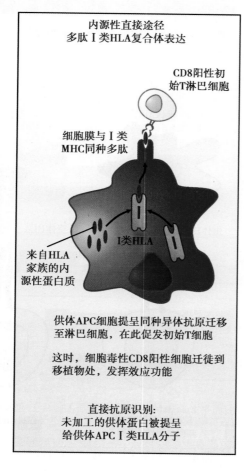
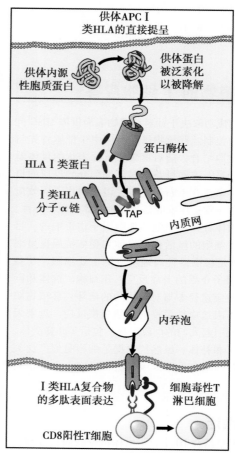

图 63-6　（A）捐献者的抗原提呈细胞使捐献者的抗原直接表达 HLA Ⅰ类抗原。捐献者来源的抗原提呈细胞（移植物中预留的树突状细胞）使外源胞浆蛋白泛素化，并将其转运进蛋白酶体，在蛋白酶体中外源抗原被降解。小分子蛋白则在转运体的介导下进入粗面型内质网，在内质网中小分子蛋白和 HLA Ⅰ类分子 α 链结合。HLA 蛋白复合体定位在抗原提呈细胞的表面，CD8+ T 细胞表面特定的分子结构可以与 HLA 蛋白复合体结合，从而活化 CD8+ T 细胞

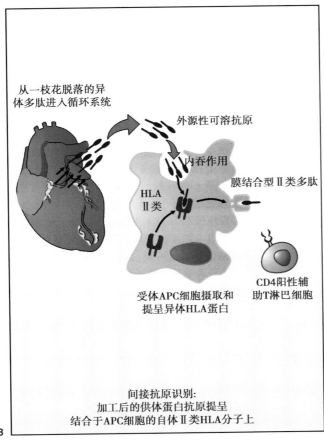

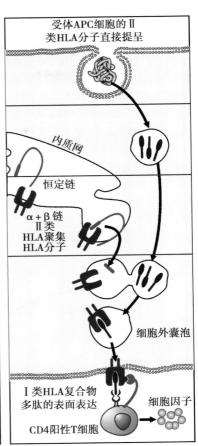

图 63-6，续　（B）移植接受者的抗原提呈细胞间接使捐献者抗原表达出 HLA Ⅱ类分子。通过胞吞作用的介导，存在于移植物中的外来抗原进入移植接受者的抗原提呈细胞中，这些抗原经过蛋白水解酶的作用后进一步被转运进高尔基复合体。在高尔基复合体中，它替换了 HLA Ⅱ类分子中的 α 和 β 链。经过消化处理的蛋白分子将自己定位在 HLA 分子的适当位置后，便被转移到抗原提呈细胞的表面，从而可以进一步与 CD4$^+$ T 细胞结合，带有捐献者特异 TCR 的 T 细胞与之结合后便被特异性激活并参与移植物排斥反应

B细胞激活-抗体产生

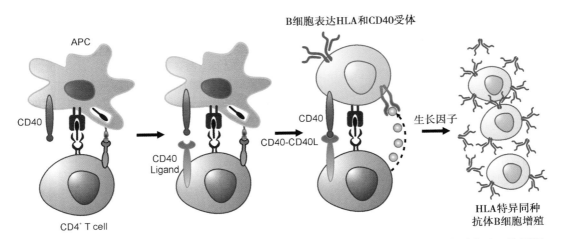

图 63-7　CD4$^+$ T 细胞可以被捐献者的抗原肽特异性激活，且该抗原于 HLA 分子共同表达于抗原提呈细胞的表面。被激活的 T 细胞可以进一步激活表达 HLA Ⅱ类分子和 CD40$^+$ 的 B 细胞。激活的 B 细胞在生长因子的作用下，可以表现为生发中心出现增殖并且伴有大量特异性抗体的分泌

抗原提呈细胞诱导的 T 细胞激活：信号 1

T 细胞能与表达于 APCs 表面的 HLA 肽复合体反应是因为其表达膜受体：（1）通过 APCs 黏附分子促进细胞聚集；（2）TCR 可特异识别 APCs 表面的 HLA 肽复合体；（3）共刺激受体分子可激活（CD28）或抑制（CTLA-4）信号转导或提供加强 T 细胞受体活化的二级信号。TCR 复合体包括可变抗原结合区 TCR 异质二聚体和恒定区 CD3、ζ 蛋白、ε 蛋白和 γ 蛋白，而 ζ 链可激活核信号转导途径（图 63-8）。

CD8 和 CD4 分子作为共受体分别与表达于 APC 表面的 HLA Ⅰ 类或 Ⅱ 类分子结合。当识别供体 HLA 肽复合体时，CD8 和 CD4 分别与 HLA Ⅰ 类或 Ⅱ 类分子反应。CD8 和 CD4 加强 TCR 与 HLA 分子的结合并参与细胞内信号转导过程。

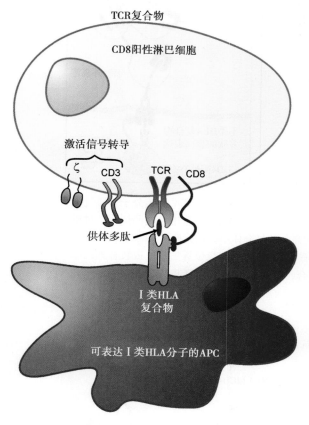

图 63-8 当抗原提呈细胞和 T 细胞结合，抗原提呈细胞表面的 MHC 分子与 T 细胞表面的 TCR 结合，激活细胞内的初级信号转导，同时，两细胞之间的共刺激分子结合可以增强细胞之间的初级信号转导。两种细胞之间的稳定的粘附连接，是抗原提呈细胞 ICAM-1 和 T 细胞 LFA-1 共同作用的结果。这种细胞之间的相互作用是在细胞特定的部位完成的，我们称之为免疫突触

共刺激途径：信号 2

T 细胞激活中除了外源肽与 TCR 结合，其他表面分子也参与其中。那些增加 T 细胞信号表达的受体被叫做共受体，因为它们可与 TCR 结合的相同 HLA 分子作用。另一组 T 细胞激活表面分子被叫做共刺激受体（图 63-9）。共刺激途径的阻断能提供延长器官移植物生存率的新的可能的治疗方法，甚至可以达到免疫耐受状态。T 细胞上的共刺激受体或配体识别 APCs 上各自的配体或受体或器官组织本身。最重要的共刺激受体和配体是组成性表达 CD28 共刺激受体和 APCs 配体 B7-1（CD80）和 B7-2（CD86）。这条途径在初始 T 细胞激活上是尤其重要的。这些共刺激受体配体携带抗凋亡信号并触发包括 IL-2 生长因子的表达，后者能促进同种异体抗原特异 CD4 或 CD8 细胞的增殖。第二个可诱导的 B7 分子的共刺激受体已经被识别而命名为 CTLA-4（CD152）。与同源结构 CD28 不同，CTLA-4 表达于活化 T 细胞表面，是抑制增殖的负性调节因子。相同的 B7 分子可通过组成性 CD28 促进初始增殖信号，也可通过后来诱导的 CTLA-4 抑制信号的传导。用 CTLA-4 免疫球蛋白样分子抑制 CD80 和 CD86 在灵长类动物中已被证实有效，目前在肾移植临床试验中也在应用[5]。可诱导共刺激分子（ICOS）和程序性死亡-1（PD-1）是近来发现的 T 细胞 CD28 家族。当 ICOS 与活化 APC 表面配体 ICOS-L 结合，其可通过 IL-4 和 IL-10 产生而刺激 T 细胞效应器反应。PD-1 是共刺激分子 PD 配体的共受体，与 CTLA-4 一样，抑制 T 细胞反应。

共刺激分子的第二大家族属于 TNF 超家族。APC 表面共刺激受体 CD40 和 T 细胞表面 CD40L 结合是基本途径。移植免疫学受针对来自微生物（包括细菌、真菌和病毒）物质的固有免疫分子的影响。这些物质，尤其是核酸，常常被叫做病原相关分子模式（PAWPs）（图 63-9）。PAWPs 可结合 APC 表面的 PAWP 受体即 Toll 样受体（TLR），该过程有增加 APC 反应的效应。其开始于增加共刺激分子和促炎细胞因子的表达。CD40 信号促进额外的 B7 表达和 T 细胞激活。通过相互激活，T 细胞上的 CD40L 可使更多的 APC 参与 T 细胞活化过程。抗 CD154 临床试验发现会增加血栓栓塞并发症，这致使人们考虑阻断 CD40，而人类临床试验正在移植中进行。

严重排斥时，CD4⁺T 细胞作用于 B 细胞参与同种异体反应（图 63-7）。CD4⁺T 细胞被 APC 表面 CD40L 激活。配体 B 细胞 CD40 和 MHC Ⅱ 类分子受体参与辅助性 CD4⁺T 细胞增殖过程。B 细胞通过提供 APC 功能给辅助性 CD4⁺T 细胞和产生抗体等方面参与移植物排斥反应：（1）识别和破坏供体内皮靶点；（2）参与抗体依赖性细胞毒性作用（ADCC）；（3）刺激活化内皮细胞的增殖和迁移[6]。前者，内皮抗原抗体复合体激活经典补体途径，导致 C3 和 C5 裂解，刺激炎症和膜攻击复合体（MAC）的形成。MAC 通过在细胞膜上打孔引起血管细胞死亡。内皮细胞被补体激活或杀伤可导致微血管血栓和炎症反应。ADCC 是连结供体细胞的抗供体 IgG 抗体与 NK 细胞表面 FcγRⅢ受体结合的过程。固有免疫系统的细胞如 NK 细胞在排斥期间也在移植物上表达。这些细胞识别同种异体抗原是因为其组成性表达针对自身 HLA Ⅰ 类蛋白的抑制受体。NK 细胞产生促炎细胞因子（如 IFN-r）和通过注射蛋白溶解酶至供体细胞直接杀伤抗体介导靶细胞。

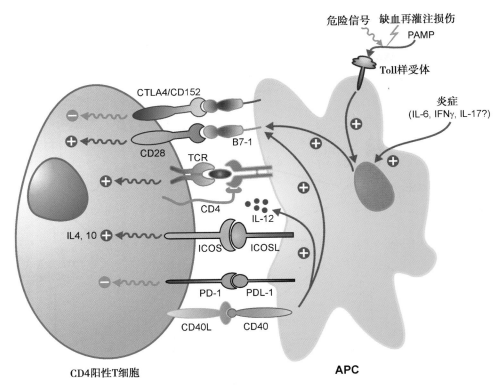

图 63-9　TCR/CD4 或 CD8 与外源性 HLA 分子蛋白以及这条共刺激通路的其他共刺激因子都参与了对 T 细胞（CD4$^+$ 和 CD8$^+$）。CD28 共受体与其配体 B7-1 结合后导致幼稚型 T 细胞的增殖。诱导型 CTLA-4（CD154）共调节因子与其配体（APC 的 B7-2 分子）结合后，逆向调节该过程。其他 CD28 家族共受体包括诱导型 ICOS（调控促炎因子 IL-4 和 IL-10）和 PD-1（逆向调节 T 细胞的作用）、T 细胞和 APC 的相互作用使 APC 功能增强，固有受体（PAMP-Toll 受体）刺激 B7 的表达，也会起到增强 APC 的作用。上述过程可以诱导 T 细胞产生 CD40 的配体（CD154）。APC 胞膜上的 CD40 促使更多的 B7 表达和 IL-12 的产生

■ 细胞介导排斥反应

虽然应用免疫抑制剂治疗，但移植心和肺常常发生急性排斥反应。CD4 和 CD8 细胞都参与该过程，但该反应主要由 CD4 T 细胞介导。早期细胞介导反应开始于携带有 CD8 和供体 APC HLA Ⅰ 类供体特异肽结合的 CD8 细胞的特异克隆增殖。在 CD4 T 细胞的辅助下，CD8 细胞变成细胞毒性淋巴细胞（CTLs）并直接粘附和杀伤移植物内皮细胞和薄壁组织细胞。该过程被叫做直接途径，因为 CD8 细胞直接杀伤同种异体靶点。移植后早期发生急性细胞介导排斥反应是合理的。在钙离子的存在下，蛋白穿孔素聚合到靶细胞导致细胞膜形成 16-10nm 的孔径引起细胞渗透裂解。CTL 颗粒物（包括颗粒酶 B 和其他细胞毒性分子）被直接注射至靶细胞，引起细胞坏死。通过淋巴细胞 Fas 配体和靶细胞 Fas 受体相互作用可刺激靶细胞凋亡。第二信使活化内切酶和蛋白酶可引起 DNA 裂解并导致携带 Ⅰ 类分子供体靶细胞的溶解（图 63-10）。

CD4 T 细胞采取间接途径通过分泌不同的细胞因子驱动炎症和移植物失活（图 63-10）。IL-2 增加 CD4 T 细胞上自身受体的表达并促进 CD4 细胞的进一步增殖和分化。活化的 CD4 细胞分泌其他淋巴因子（包括 IFN-r），后者与 IL-2 一同刺激 CD8 CTLs 结合表达供体 MHC 蛋白分子的移植物细胞。CD4 T 细胞包括很多种，主要有 4 个类型，分别是 TH1，TH2，TH17

和调节性 T 细胞（Tregs）。TH1 细胞是细胞介导排斥反应的主要调节因子，其产生 IFN-r 和促进巨噬细胞分泌 IL-12。TH2 细胞产生 IL-4，IL-5 和 IL-13 和促进体液反应。TH17 产生 IL-17，后者是最近发现参与炎症反应的细胞因子。Tregs 参与调节免疫反应的过程。

■ 记忆 T 细胞

随着抑制初始 T 细胞活化免疫抑制疗法的改进，供体反应性记忆细胞已经被识别为移植物的主要危险因素。这组供体特异细胞有一个效应记忆表型。记忆细胞被认为产生于异源免疫。其发生在微生物抗原与自身蛋白 HLA 复合体抗原相似的时候。一些 CD4 和 CD8 细胞接触 EB 病毒、单纯疱疹病毒和巨细胞病毒时，其可以同时识别同种异体 HLA 分子。应用兔 ATG 或阿仑单抗进行淋巴消融治疗后 T 细胞数量成比例增加。目前还不确定是否这些记忆细胞耐消耗或反映增殖期间初始 T 细胞的转化。记忆 CD4 细胞作用于同种异体反应，它们提供能影响 CD8 T 细胞和 B 细胞抗体生成的生长和促炎因子。它们能诱导远离移植物节点组织的促炎反应。记忆 CD4 细胞募集通过内皮浸润移植物的 CD8 细胞。记忆 CD8 细胞增殖和募集巨噬细胞，中性粒细胞和活化效应 T 细胞至供体器官[7]。目前，治疗靶点还未找到针对记忆 T 细胞的治疗措施，LFA-1 是其中一个正在研究的靶点。它们是异质性的，而且有多重功能。

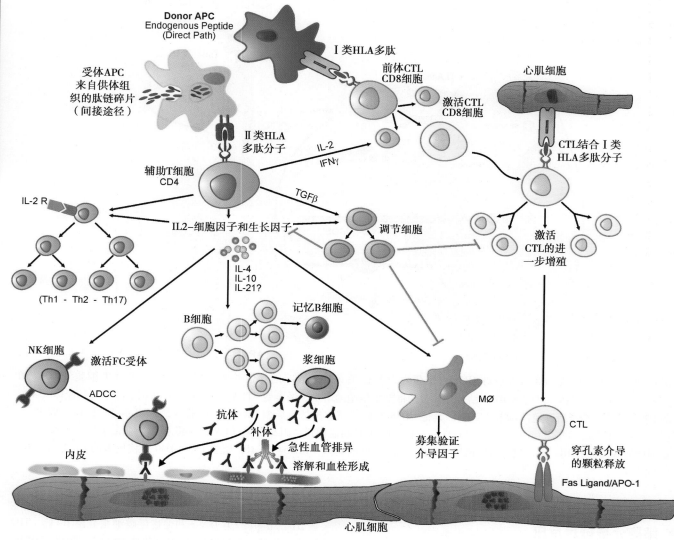

图 63-10　移植排斥反应的复杂过程。供体来源的树突状细胞激活 CD8 [+] 淋巴细胞。这些细胞增殖分化为 CTL 并进入免疫排斥反应过程。CTL 识别并连接移植物细胞上的 HLA Ⅰ 类多肽分子。他们通过细胞介导的细胞毒性作用直接杀死移植物细胞。CD4 [+] 细胞被宿主 APC 激活。宿主 APC 将供体蛋白分子递呈至 HLA Ⅱ 类多肽分子。CD4 细胞增殖并分泌生长因子和促炎因子，参与到排斥反应过程中。这种直接旁分泌功能刺激 CTL 增殖，吸引巨噬细胞，刺激 B- 细胞启动体液免疫过程

■ 免疫耐受

外周耐受机制是造成对不存在于胸腺的移植特异 HLA 蛋白耐受的原因。达到移植物免疫耐受的免疫机制包括同种反应 T 细胞的细胞凋亡，诱导功能无反应性（失能或忽略）和供体抗原特异或非供体抗原特异同种免疫反应的活化调节。失能通过 CD4 T 细胞与缺乏共刺激信号的 MHC 抗原接触而诱导产生。此外，CD4 T 细胞的子集 Treg 有抑制免疫反应和维持免疫耐受的功能[8]。Treg 可自然产生（nTreg）并在自身免疫中起重要作用，这与移植物反应的可诱导的 Treg（iTreg）是不同的。Treg 表达 IL-2 受体 α 链。TGF-β，IL-2，B7，CTLA-4 共刺激分子在 nTreg 的产生和存活上是必要的。这些分子如何指导初始 T 细胞在不同的临床环境下分化为效应、记忆或调节性表型仍需充分的阐述。FoxP3 是具有 Treg 抑制功能的叉头框家族转录因子，也可在人类活化 T 细胞中发现，它在识别人类 Treg 上不是特异的。

基于啮齿类动物耐受方案的临床实验中取得了有限的成功。普遍严格控制的大型动物免受免疫抑制的模型很少能够完成。管理预存记忆细胞似乎是主要的障碍之一。最后，其他效应细胞机制，细胞因子和共刺激信号途径在临床建立免疫耐受方面效应不足。肾脏移植存在少量能够诱导混合同种异体嵌合现象（供体和受体的细胞共存）的患者。然而，非人类灵长动物模型的研究中发现，即使高度耐受疗法也不能诱导移植心脏的免疫耐受[9]。心脏和肺脏移植物与肾脏相比，更不容易被诱导免疫耐受，换言之，其免疫源性更强[10]。

慢性排斥：冠状动脉移植物血管病变和闭塞性细支气管炎

胸腔器官的慢性排斥表现为如下几种形式：肺组织小气道

可诱导的闭塞性纤维化（闭塞性细支气管炎 OB）或细支气管闭塞综合征（BOS），心脏弥漫闭塞性血管病变（也就是心脏移植物血管病变 CAV）。OB 和 CAV 可能由血管和气道与来自保存相关缺血、急性排斥、慢性延迟型高敏免疫反应（DTH）等围手术期损伤反应所引起（图 63-1）。DTH 主要由 CD4 T 细胞与内皮上Ⅱ类同种异体抗原和冠状动脉平滑肌组织或供体气道上皮和支气管平滑肌组织反应引起。反应性 CD4 T 细胞分泌肿瘤坏死因子（TNF）和干扰素-r（IFN-r），后两者可促进内皮、上皮、平滑肌细胞生长因子和细胞因子的释放并募集区域巨噬细胞。血管和气道壁平滑肌细胞增殖并移动至内皮下或表皮下区域，这种增殖继而纤维化，引起进展性血管腔闭塞的结局。随着该过程的进一步发展，移植器官实质也进展为纤维化。CAV 与一般炎症的系统可溶解标志物相关。这些标志物包括系统性炎症的标志物 C 反应蛋白、内皮细胞活化的标志物血管细胞黏附分子（VCAM-1）和巨噬细胞活化的标志物新喋呤[11]。这些炎症介素与斑块的坏死核及致密钙化成分相关。坏死核成分由脂质细胞、坏死、淋巴细胞残留物和组织微钙化组成[12]。移植后 5 年，CAV 与并发症的 7% 和 50% 患者死亡或再次移植的病因[12]。其过程是无症状的，然而 CAV 如果发生在移植术后 2 年，常常表现为炎症血管炎而且预后不良[13]。国际心肺移植协会（ISHLT）最近已公布 CAV 诊断和命名的共识[14]。

心肺移植循环抗体

循环 HLA 抗体可在之前输血、怀孕、器官移植或应用心室辅助装置的致敏过程中形成。存在预致敏 HLA 抗体的移植患者不仅容易在移植后早期发生超急性和急性抗体介导排斥反应，其长期生存率也较低。敏感的新方法可以识别循环抗体，而那些特异性抗体的应用可以识别未被认可的供体 HLA 抗原。非 HLA 抗体在急慢性排斥反应的作用，移植前的治疗措施和移植后抗体识别的时间已得以更好的理解，但还需进一步的研究。

■ HLA 抗体分析

血清试验

识别 HLA 抗体的技术在最近几年有很大的发展。抗体检测的血清淋巴细胞毒实验将患者血清（未知）与 HLA 分型已知的平板细胞和补体进行混合。如果患者血清存在与细胞 HLA 分子反应的抗体，在补体激活下会发生细胞死亡。这个方法局限于识别平板抗原的抗体和有敏感性和特异性的组织。与抗体反应的抗原的特异性有时是不确定的，因为患者血清中其他蛋白的出现或抗体同种型和滴度是不确定的。以下几项改进措施针对于改善这个问题：（1）对患者血清采取热或化学治疗来灭活 IgM 抗体识别对结果更重要的 IgG 抗体；（2）孵化患者血清后重复冲洗靶细胞清除非特异反应性；（3）反应中添加抗人球蛋白（AHG）增加低滴度 IgG 抗体的识别。还有一些其他的改善方案。

抗体监测技术包括一组已知 HLA 分型细胞，其中每个细胞代表一组血清识别的抗原靶点。该技术产生群反应抗体滴度（PRA），以预期被患者血清杀灭的供体池百分比表示。这个分析的结果被命名为百分比计算的 PRA 或% cPRA。% cPRA 能更好地表示 UNOS 死亡供体器官与患者相容的可能，因为其基于 UNOS 型供体。这个平板可由任何数量的细胞组成，但至少需要 30 个仔细选择的患者细胞来覆盖最常见的 HLA 抗原靶点。除了% cPRA，抗原靶点的特异性可通过个体细胞反应性识别。患者致敏的 HLA 抗原越不同，% cPRA 数值越高，患者越不易获得相容的供体。大型注册报告表明应用传统的匹配标准，% cPRA 超过 10% 和 25% 与低生存率是相关的。

尽管应用改进方案，血清抗体监测和识别方法在识别低水平 HLA 抗体上并不可靠，而且在区分Ⅱ类抗体的能力上是很弱的。

固相试验

ELISA 方法是被应用的第一个固相试验。该试验中，可溶的已知 HLA 抗原蛋白靶点被捕获至微量滴定板孔的表面上，患者血清与每个孔中的蛋白反应，随后与比色受体分子结合的抗人 IgG 抗体被加入至孔中。其允许带有吸收阈值的分光光度分析来区分阳性或阴性抗原抗体反应。ELISA 试验的 2 个新特点是：（1）客观的评估和良好 HLA 抗体反应性；（2）消除依靠识别抗体固定补体的需要，使 ELISA 成为补体独立试验。比色法 ELISA 试验比 CDC-AHG 方法能更好地评估 HLAⅠ类和Ⅱ类抗体的存在。ELISA 试验的缺点：（1）比色识别方法的敏感性；（2）捕获至孔上可溶 HLA 抗原的纯度和可靠性，因为 HLA 能改变它的形状继而影响结合至平板上的抗体反应性。

流式细胞试验

固相微珠流式细胞试验的发展代表了最初固相 ELISA 抗体监测和识别技术的重大改进。荧光染料作为报告分子可通过流式细胞仪识别抗原抗体反应。荧光染料发射光比比色染料敏感很多倍。和 ELISA 试验一样，其也用覆盖 HLA 分子的磁珠识别抗原抗体反应。每个 HLA 分子特异珠被合并在磁珠中两个荧光染料颜色的混合物识别。抗人类抗体与报告分子结合，该情况下，是另一种颜色荧光染料。患者血清中的抗体滴度越高，结合磁珠上与抗原反应的抗体越多，荧光抗体结合的越紧密。与珠复合体结合的报告染料越多，流式细胞仪分析的磁珠产生的发射荧光越多。每一个磁珠类型的荧光发射信号被平均，而正常值以磁珠平均荧光强度（MFI）记录。多数实验室认为 MFI ≥1000 是 HLA 抗体存在的阳性反应。这个切点与 ELISA 试验相似，即是阴性对照血清 MFI 值的 2 倍。

结果值被叫做中间通道值价值转变（sMCV）。阳性与阴性对照的 sMCV 切点是由超过 100 个不含 HLA 抗体血清个体 HLA 实验室初期和定期交叉配型决定的。转变值≤直方图中间通道值均数的 2 个标准差被认为是阴性结果，2～3 个标准差之间是等价的，≥3 个标准差是阳性的。

HLA 抗原不是简单捕获，而是直接结合在重组细胞系的微珠上。磁珠不仅由单一个体细胞抗原覆盖，而且被单一 HLA 抗原附着。这些单一抗原能进一步被描述至该抗原准确 HLA 位点上。因为个体可被抗原等位基因编码的氨基酸表位致敏，微珠抗体分析开拓了描述患者血清中抗体特征的新视野。这个过程叫做表位地图。与患者和潜在供体等位基因水平分型相结合，抗体的表位地图可更好的预测高致敏患者的移植结果。流式细胞仪可以是获得细胞或磁珠数据的大型仪器，也可是只获得磁珠数据的小型仪器，如 Luminexx 仪器（图 63-11）。

应用固相 HLA 分析或流式细胞技术，实验室可容易且可靠地检测 HLA-A，B，C，DRB3，DRB4，DRB5，DQB1，DQA1 和 DPB1 的患者抗体。

血清抗体测试和供体交叉配型的结果一起作为评估受体和供体相容性的最终结果。复合 MFI≥4000 预示阳性交叉配型结果。复合 MFI 值是由 MFI 值和每一个供体靶点抗原的单一抗原抗体分析的总和得出的。这是概测法，因为这些靶抗原的细胞表达是不同的。多数中心对于单一抗原 MFI≥4000 者放置 UNOS 中未识别的抗原，因为这些单一抗原单独也可能导致与供体的阳性交叉反应。基于这些 MFI 值，一个虚拟的或纸质交叉配型在预测实际细胞交叉配型上，尤其是高 MFI 值时是可靠的。未接受抗原可通过虚拟交叉配型识别，除外表达特定供体抗原的特殊供体。

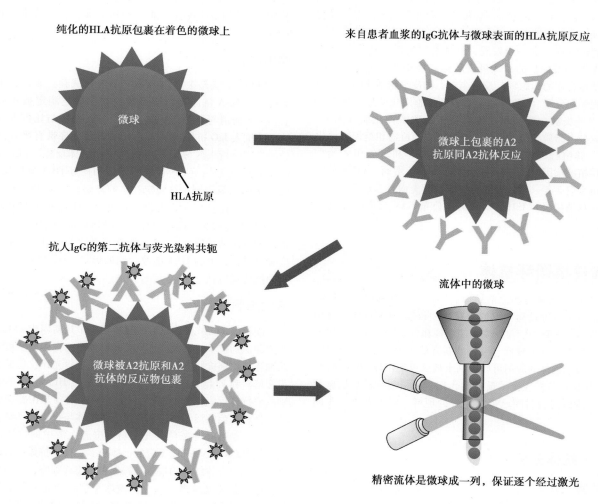

纯化的HLA抗原包裹在着色的微球上

微球

HLA抗原

来自患者血浆的IgG抗体与微球表面的HLA抗原反应

微球上包裹的A2抗原同A2抗体反应

抗人IgG的第二抗体与荧光染料共轭

微球被A2抗原和A2抗体的反应物包裹

流体中的微球

精密流体是微球成一列，保证逐个经过激光

图 63-11　固相基于微粒的 HLA 抗体测定增加了检测的敏感性和特异性。重组细胞株获得的 HLA 单抗原结合于染色的微粒。微粒与受试者或者受者的血清进行作用反应，导致循环中抗体和特定的 HLA 抗原进行特异性结合。HLA 微球-血清抗体和经荧光染色的抗人 IgG 抗体结合。微球复合体通过流式细胞仪并测量平均光密度（Mean Fluorescence Intensity，MFI）

■ HLA 交叉配型

患者血清与潜在供体的交叉配型和抗体试验没有区别。

虚拟交叉配型

敏感患者与外地供体交叉配型的需要产生了虚拟交叉配型（VXM）。VXM 可以比较供体 HLA 基因型和结合致敏受体抗体磁珠的基因家族。如果基因家族在供体和磁珠间共享，VXM 为阳性。比如，存在针对 A1，A11，B7 抗体的受体与分型为 A11，A25，B55，B57 的供体不相容[15]。抗 A1 抗体与供体 A1 型一致。虽然目前没有方法决定抗体的功能特征，但据估计与细胞毒性交叉配型相比，不相容 VXM 阳性预测值将近 80%。多数中心基于不相容 VXM 而拒绝外来供体，坚持尽可能在致敏患者中应用前瞻 CDC-AHG 交叉配型。

■ 非 HLA 抗体

胸腔器官移植中非 HLA 抗体可以引起器官损伤已得到共识[16,17]。约 16% HLA 抗体阴性心脏移植患者在术后 30 天内发生移植物衰竭[18]。SPA 不能识别非 HLA 抗体，但流式细胞技术可识别 MICA/B。供体内皮抗原抗体是临床重要非 HLA 抗体中最不常讨论的，包括内皮抗体、自身抗体和针对 MHC Ⅰ 类分子 A 链和 B 链的抗体（MICA/B）。内皮抗原靶点可能存在、组成性表达或由于内皮激活诱导为自身抗原。MICA 和 MICB 是多表达在上皮而少在内皮上的多态性抗原。MICA 抗体可发生于超过 20% 的患者中，与生存率较低有关但不增加排斥反应发生率[18]。

保守蛋白的自身抗体常常在胸腔器官移植患者的血液中发现，与慢性排斥反应相关。波形蛋白、心脏蛋白和 5 型胶原是自身抗体反应的抗原。移植后抗波形蛋白抗体比抗 HLA 抗体形成要早，组成超过 30% 对固定在破坏和激活细胞表面抗原的反应[19]。抗波形蛋白反应组织损伤，也可以激活血小板和中性粒细胞[20]。一些患者术前存在抗心脏抗体是因为原发心脏疾病。目前，很难知道其确切的功能。最后，IgM 非 HLA 抗体是具有细胞毒性的，并可与包括自身的所有白细胞反应。其抗原特异性不确定，但可以明确与临床相关。

■ 脱敏疗法

一旦 SPA 确定未识别抗原，其就可以被放入 UNOS 网站。后者可提供 cPRA。如果任何不被接受的供体百分比超过 50%，进行脱敏疗法被认为是合理的。最佳治疗方案还未确立。高剂量 IVIG，血浆置换，单克隆抗 CD20 B 细胞疗法及过去使用的环磷酰胺都被应用于各种联合疗法中。

在 UCLA，血浆置换、IVIG 和利妥昔单抗可将循环抗体水平由 70.5% 减少到 30.2%。阴性 CDC 后这些患者的心脏移植 5 年结果与对照组和未治疗但高 PRA 组相似（81.1%、75.7%、71.4%）。有趣的是，各自的免受 CAV 发生率分别为 74.3%、72.7% 和 76.2%[21]。

存在循环 HLA 抗体等待心脏移植的患者应每 3 个月检查一次，脱敏患者每 2 周检查一次。有 VAD 植入史，输血或感染史的患者也应密切监测。移植后供体特异性抗体监测被推荐在固定时间或怀疑发生体液排斥反应时进行。在脱敏患者和抗体生成高危患者中，供体特异滴度应 1～2 周测量 1 次，之后也应多次测量。高风险组患者应用胸腺球蛋白和 IVIG，血浆置换和/或利妥昔单抗。最好控制细胞和抗体介导排斥反应的维持免疫抑制方案包括他克莫司、霉酚酸酯和激素[22]。

■ 抗体介导排斥反应

随着交叉配型技术的改进，超急性抗体介导排斥反应（AMR）已很罕见。但对 AMR 的临床兴趣在 1990 年被更新且与描述肾移植患者中 AMR 特征的人有关[23]。后来 C4d 成为重要的组织学标志物[24]。心脏移植后 AMR 的发生率不确定，因为缺乏对无症状患者的统一监测。有症状单纯 AMR 无急性细胞排斥反应在心脏移植患者的发生率为 10%～15%，但 AMR 特征可出现在 40% 带有急性细胞排斥反应的患者中[25]。心脏 AMR 的临床症状是超声心动图检测心衰中常见的。射血分数超过 25% 的下降和左室内径的增加能够区分 AMR 和细胞介导排斥反应[26]。心电图相关的特征有 R 波电压传导异常包括束支传导阻滞。对 HLA Ⅰ 类或 Ⅱ 类抗体预致敏可导致 AMR 的发生[27]，形成预致敏抗体尤其是供体特异性抗体的患者是发生 AMR 的高危人群[28]。非 HLA 抗体，包括心肌球蛋白、波形蛋白和内皮细胞的抗体与 AMR 关系不大[29~31]。心脏 AMR 发生在移植后早期（几周至几月），如果早期避免后期很少发生[32]。心脏 AMR 的组织学诊断包括内皮细胞肿胀，巨噬细胞激活和免疫荧光或免疫过氧化物免疫球蛋白（IgG 或 IgM）着色的证据（图 63-12、63-13）。尽管缺失免疫荧光似乎可排除 AMR，但毛细血管肿胀（63%）和巨噬细胞血管粘附（30%）不能排除 AMR[33]。C4d 着色的非 AMR 原因包括器官再灌注损伤、免疫抑制、单克隆抗体治疗和病毒感染[34]。目前，着色的分布和强度未形成分级的标准。推荐 AMR 的诊断包括：（1）心脏移植物丧失功能的临床证据伴或不伴有间质水肿和出血；（2）供体特异抗体免疫荧光或免疫过氧化物阳性。由此提出无症状 AMR 相关组织病理的重要性。AMR 可能是病理紧接临床损伤的过程。无症状 AMR 与心血管并发症和 CAV 的出现相关[35,36]。

虽然肺移植后 AMR 表型及其对抗抗体治疗的反应已被讨论，但在诊断特征上还未达成共识[37]。近来华盛顿大学计划评估了供体特异性抗体和细支气管闭塞综合征的效应。抗体清除疗法 IVIG 有或无利妥昔单抗在有或无抗体的两组中急性排斥反应，淋巴细支气管炎和细支气管闭塞综合征发生率上无差异。

■ 基因表达谱

监测心脏排斥反应的 DNA 微阵列实时聚合酶链式反应衍生的生物学信号已由 XDx 发展起来。该信号是 allomap 分子表达试验的标志物[39]。外周血单核细胞提供与急性细胞排斥反应相关的 11 个信息基因平板[40]。参与效应细胞活化、转运和形态学、血小板活化和激素敏感性调控的几条途径已被识别。其中包括 T 细胞活化和迁移的 PDCD1 和 ITGA4、ILIR2 激素反应基因、IL-2 假基因、micro-RNA 基因家族的 WDR40A 和 CMIR。外周血标本被计算成分值，分值越高代表缺乏免疫沉默的风险越大。最近一项多中心试验在低风险排斥的术后 6 个月至 5 年的心脏移植患者中将这个方法与心内膜心肌活检（EMB）进行比较[41]。该评估排除了有严重排斥史，CAV 或移植物失功的患者。结果表明复合终点血流动力学不稳定的排斥反应、其他原因导致的移植物失功、死亡和再次移植的发生率在基因表达谱监测组和 EMB 监测组分别为 14.5% 和 15.3%。入选患者排斥反应的低风险使早期和高风险患者排斥反应的监测上存在不确定性[42]。其他研究发现调节 T 细胞自稳状态和激素敏感性的基因谱能够区分轻中度排斥反应，且早于组织学证实的排斥反应[43,44]。

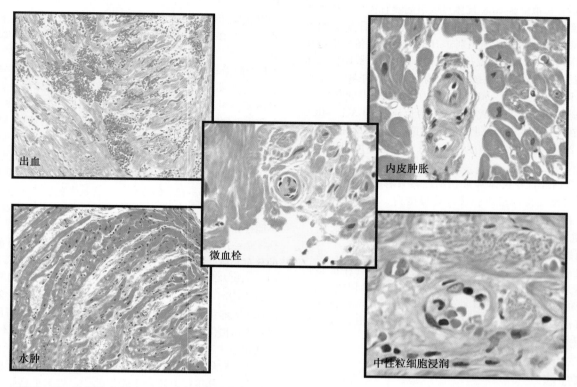

出血

内皮肿胀

微血栓

水肿

中性粒细胞浸润

图 63-12　组织染色证实 AMR 相关的内皮细胞肿胀、炎症和血栓形成，同时伴有组织间隙水肿和出血（H-E 染色）

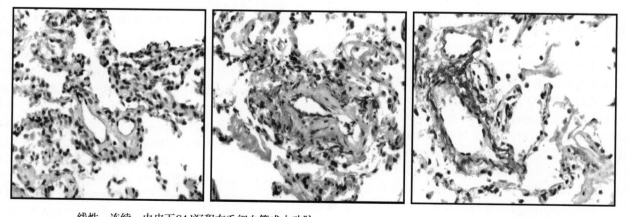

线性、连续、内皮下C4d沉积在毛细血管或小动脉　　　　　间质和小动脉弹力层

图 63-13　肺移植受者肺部循环 HLA 抗体沉积的 C4d 特异性染色，在毛细血管和小动脉内皮下呈连续型染色（左图）。受者 31% 的支气管横断面切片中可见 HLA 抗体的 C4d 特异性染色（中图）。（Ionescu DN：Transplant Immunol 2005；15：63-68.）与之相比，在间质和弹性纤维层见非特异性染色（右图）

■ 免疫系统的功能活性

患者个体免疫反应是受其对免疫抑制的易感性、临床状态、基因背景、年龄、性别和饮食影响的。细胞功能分析在定量免疫系统动态正负向调节反应上是有用的。临床医生一直在努力调整免疫抑制剂的剂量以达到抑制同种异体反应的同时最小化感染的风险。基于免疫抑制网络状态的定量评估，选择性治疗的长期设想目标已在临床取得了一定的成功。有试验发明（ImmuKnow）来测量 CD4 T 细胞的细胞内 ATP 浓度。Immu-Know 通过定量 ATP 对 T 细胞分裂原植物凝集素的活性来测量 T 细胞反应。大体上，研究表明 ATP 水平 < 100ng/ml 与感染风险的增加是相关的[46]。在一项对 296 个心脏移植术后 2 周到 10 年的患者研究中发现，39 个感染患者的 ATP 平均水平为 187 + 126ng/ml，稳态患者 ATP 平均水平为 280 + 126ng/ml（图 63-14）。8 个患者的排斥得分平均为 328ng/（ATP·ml），与基线水平无差异。然而，8 个抗体介导排斥反应中的 3 个得分为 49/I-12/ng/ATP[46]。这个试验开拓了平衡感染和排斥风险个体化免疫抑制治疗的新领域。

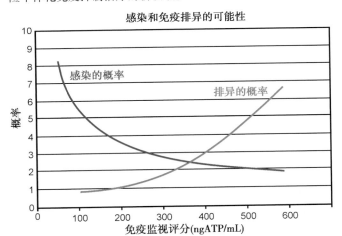

感染和免疫排异的可能性

图 63-14　通过计算激活的淋巴细胞释放的 ATP 计算免疫检测评分（ImmuKnow；Cylex，Columbia，MD）。并描记 296 名接受移植的心脏病患者的感染和免疫排斥反应的危险性曲线。理论上，两条曲线的交叉点定义了最小化感染和排斥风险的免疫评分

参考文献

1. Abbas AK, Lichtman AH, Pillai S: *Cellular and Molecular Immunology.* St. Louis, Saunders, 2010.
2. Patel R, Terasaki PI: Significance of the positive crossmatch test in kidney transplantation. *NEJM* 1969; 280:735-739.
3. Bromberg JS, Heeger PS, Li XC: Evolving paradigms that determine the fate of an allograft. *Am J Transplant* 2010; 10:1143-1148.
4. Sanchez-Fueyo A, Strom TB: Immunologic basis of graft rejection and tolerance following transplantation of liver or other solid organs. *Gastroenterology* 2011; 140:51-64.
5. Vincenti F, Larsen C, Durrbach A, et al: Costimulation blockade with belatacept in renal transplantation. *NEJM* 2005; 353:770-781.
6. Zhang X, Rozengurt E, Reed EF: HLA class I molecules partner with integrin beta4 to stimulate endothelial cell proliferation and migration. *Sci Signal* 2010; 3:ra85.
7. Schenk AD, Nozaki T, Rabant M, et al: Donor-reactive CD8 memory T cells infiltrate cardiac allografts within 24-h posttransplant in naive recipients. *Am J Transplant* 2008; 8:1652-1661.
8. Valujskikh A, Baldwin WM III, Fairchild RL: Recent progress and new perspectives in studying T cell responses to allografts. *Am J Transplant* 2010; 10:1117-1125.
9. Kawai T, Cosimi A, Spitzer T, et al: HLA-mismatched renal transplantation without maintenance immunosuppression. *NEJM* 2008;358 (4): 353-361.
10. Aoyama A, Ng CY, Millington TM, et al: Comparison of lung and kidney allografts in induction of tolerance by a mixed-chimerism approach in cynomolgus monkeys. *Transplant Proc* 2009; 41:429-430.
11. Arora S, Gunther A, Wennerblom B, et al: Systemic markers of inflammation are associated with cardiac allograft vasculopathy and an increased intimal inflammatory component. *Am J Transplant* 2010; 10:1428-1436.
12. Costanzo MR, Heilman JK 3rd, Boehmer JP, et al: Heart transplant coronary artery disease detected by coronary angiography: a multiinstitutional study of preoperative donor and recipient risk factors. Cardiac Transplant Research Database. *J Heart Lung Transplant* 1998; 17:744-753.
13. Mehra MR: Contemporary concepts in prevention and treatment of cardiac allograft vasculopathy. *Am J Transplant* 2006; 6:1248-1256.
14. Mehra M, Crespo-Leiro MG, Dipchand A, et al: International Society for Heart and Lung Transplantation working formulation of a standard nomenclature for cardiac allograft vasculopathy-2010. *J Heart Lung Transplant* 2010; 29:717-727.
15. Pajaro OE, George JF: On solid-phase antibody assays. *J Heart Lung Transplant* 2010; 29:1207-1209.
16. Danskine A, Smith J, Stanford R: Correlation of anti-vimentin antibodies with acute and chronic rejection following cardiac transplantation. *Hum Immunol* 2002; 63(Suppl):S30-31.
17. Suarez-Alvarez B, Lopez-Vazquez A, Gonzalez MZ, et al: The relationship of anti-MICA antibodies and MICA expression with heart allograft rejection. *Am J Transplant* 2007; 7:1842-1848.
18. Smith JD, Hamour IM, Banner NR, Rose ML: C4d fixing, Luminexx binding antibodies: a new tool for prediction of graft failure after heart transplantation. *Am J Transplant* 2007; 7:2809-2815.
19. Mahesh B, Leong HS, McCormack A, et al: Autoantibodies to vimentin cause accelerated rejection of cardiac allografts. *Am J Pathol* 2007; 170: 1415-1427.
20. Azimzadeh AM, Pfeiffer S, Wu GS, et al: Humoral immunity to vimentin is associated with cardiac allograft injury in nonhuman primates. *Am J Transplant* 2005; 5:2349-2359.
21. Kobashigawa J, Mehra M, West L, et al: Report from a consensus conference on the sensitized patient awaiting heart transplantation. *J Heart Lung Transplant* 2009; 28:213-225.
22. Kobashigawa JA, Miller LW, Russell SD, et al: Tacrolimus with mycophenolate mofetil (MMF) or sirolimus vs. cyclosporine with MMF in cardiac transplant patients: 1-year report. *Am J Transplant* 2006; 6:1377-1386.
23. Halloran PF, Wadgymar A, Ritchie S, et al: The significance of the anti-class I antibody response. I. Clinical and pathologic features of anti-class I-mediated rejection. *Transplantation* 1990; 49:85-91.
24. Feucht HE, Felber E, Gokel, M J, et al: Vascular deposition of complement-split products in kidney allografts with cell-mediated rejection. *Clin Exp Immunol* 1991; 86:464-470.
25. Almuti K, Haythe J, Dwyer E, et al: The changing pattern of humoral rejection in cardiac transplant recipients. *Transplantation* 2007; 84:498-503.
26. Gill EA, Borrego C, Bray BE, et al: Left ventricular mass increases during cardiac allograft vascular rejection. *J Am Coll Cardiol* 1995; 25:922-926.
27. Nwakanma LU, Williams JA, Weiss ES, et al: Influence of pretransplant panel-reactive antibody on outcomes in 8,160 heart transplant recipients in recent era. *Ann Thorac Surg* 2007; 84:1556-1562; discussion 62-63.
28. McKenna R, Takemoto SK, Terasaki PI: Anti-HLA antibodies after solid organ transplant. *Transplantation* 2000; 69:319-326.
29. Fredrich R, Toyoda M, Czer LS, et al: The clinical significance of antibodies to human vascular endothelial cells after cardiac transplantation. *Transplantation* 1999; 67:385-391.
30. Jurcevic S, Williams JA, Weiss ES, et al: Antivimentin antibodies are an independent predictor of transplant-associated coronary artery disease after cardiac transplantation. *Transplantation* 2001; 71:886-892.
31. Narayan S, Tsai EW, Zhang Q, et al: Acute rejection associated with donor-specific anti-MICA antibody in a highly sensitized pediatric renal transplant recipient. *Pediatr Transplant* 2011; 15(1):E1-7.
32. Hammond MEH, Renlund DG: Cardiac allograft vascular (microvascular) rejection. *Curr Opin Organ Transplant* 2002; 7:233-239.
33. Hammond ME, Stehlik J, Snow G, et al: Utility of histologic parameters in screening for antibody-mediated rejection of the cardiac allograft: a study of 3,170 biopsies. *J Heart Lung Transplant* 2005; 24:2015-2021.
34. Kfoury AG, Hammond MEH: Controversies in defining cardiac antibody-mediated rejection: need for updated criteria. *J Heart Lung Transplant* 2010; 29:389-394.

35. Kfoury AG, Hammond ME, Snow GL, et al: Cardiovascular mortality among heart transplant recipients with asymptomatic antibody-mediated or stable mixed cellular and antibody-mediated rejection. *J Heart Lung Transplant* 2009; 28:781-784.

36. Wu GW, Kobashigawa JA, Fishbein MC, et al: Asymptomatic antibody-mediated rejection after heart transplantation predicts poor outcomes. *J Heart Lung Transplant* 2009; 28:417-422.

37. Glanville AR: Antibody-mediated rejection in lung transplantation: myth or reality? *J Heart Lung Transplant* 2010; 29:395-400.

38. Hachem RR, Yusen RD, Meyers BF, et al: Anti-human leukocyte antigen antibodies and preemptive antibody-directed therapy after lung transplantation. *J Heart Lung Transplant* 2010; 29:973-980.

39. Starling RC, Pham M, Valantine H, et al: Molecular testing in the management of cardiac transplant recipients: initial clinical experience. *J Heart Lung Transplant* 2006; 25:1389-1395.

40. Deng MC, Eisen HJ, Mehra MR, et al: Noninvasive discrimination of rejection in cardiac allograft recipients using gene expression profiling. *Am J Transplant* 2006; 6:150-160.

41. Pham MX, Teuteberg JJ, Kfoury AG, et al: Gene-expression profiling for rejection surveillance after cardiac transplantation. *NEJM* 2010; 362:1890-900.

42. Mehra MR, Parameshwar J: Gene expression profiling and cardiac allograft rejection monitoring: is IMAGE just a mirage? *J Heart Lung Transplant* 2010; 29:599-602.

43. Mehra MR, Kobashigawa JA, Deng MC, et al: Transcriptional signals of T-cell and corticosteroid-sensitive genes are associated with future acute cellular rejection in cardiac allografts. *J Heart Lung Transplant* 2007; 26: 1255-1263.

44. Mehra MR, Kobashigawa JA, Deng MC, et al: Clinical implications and longitudinal alteration of peripheral blood transcriptional signals indicative of future cardiac allograft rejection. *J Heart Lung Transplant* 2008; 27: 297-301.

45. Kowalski R, Post D, Schneider MC, et al: Immune cell function testing: an adjunct to therapeutic drug monitoring in transplant patient management. *Clin Transplant* 2003; 17:77-88.

46. Kobashigawa JA, Kiyosaki KK, Patel JK, et al: Benefit of immune monitoring in heart transplant patients using ATP production in activated lymphocytes. *J Heart Lung Transplant* 2010; 29:504-508.

廖中凯　郑　哲　译

第 64 章

心脏移植

Jeremiah G. Allen,
Ashish S. Shah,
John V. Conte,
William A. Baumgartner

简介

　　心衰患者呈增长趋势。终末期心衰需要反复住院，生活质量减低及死亡率增加。心脏移植是这类患者的有效治疗手段。免疫抑制、排异反应、感染领域的巨大进展已使心脏移植从实验研究转变为常规治疗手段。

心脏移植历史

　　心脏移植的诞生可以追溯到 1905 年，法国外科医生 Alexis Carrel 与 Charles Guthrie 在犬身上进行了首例异位心脏移植。1930 年，Mayo Clinic 的 Frank Mann 对异位心脏移植进行了深入研究。其早期实验动物模型选择颈部作为植入位置，以便于连接大血管，易于移植器官的监测，而且受体自身心脏可作为移植器官的心脏辅助装置。他还提出心脏移植排斥反应的概念，描述了排斥反应表现为供受体之间的生物不相容性，发生排斥反应的心肌表现为白细胞浸润。1946 年，前苏联的 Vladimir Demikhov 在腹股沟部位进行了不成功的尝试后，首次在胸腔内成功地植入异位心脏移植物。他后来证明，心-肺移植和单独肺移植在技术上也是可行的。

　　随着亚低温、体外循环及心房套袖状吻合技术的使用，1960 年斯坦福大学的 Norman Shumway 和 Richard Lower 在犬模型上完成了原位心脏移植。（图 64-1）1964 年 James Hardy 在密西西比大学使用黑猩猩的心脏完成首例人异种心脏移植。尽管 Shumway 的手术技术令人满意，但灵长类动物的心脏无法维持受体的循环负荷，患者于术后几个小时死亡。尽管在人类心脏移植获得成功仍存疑，但是在 1967 年 12 月 3 日，南非的 Christiaan Barnard 完成了首例人同种异体心脏移植，震惊了世界。

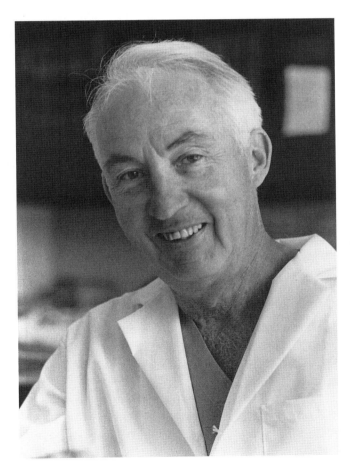

图 64-1　Norman Shumway

　　接下来的几年，早期临床结果很糟糕宣布了心脏移植的死刑，只有最具献身精神的中心继续在该领域进行实验和临床工作。斯坦福大学的 Shumway 及同事的开拓性努力，最终在 70 年代末重新铺平了心脏移植的道路。1973 年 Philip Caves 推出了经静脉心内膜心肌活检，为监测心脏移植排斥反应提供了可靠的手段。1981 年免疫抑制剂环孢素的出现，显著增加患者的存活率，标志着成功的心脏移植进入了现代。心脏移植成为终末期心脏衰竭患者的治疗选项得到了普遍认同。但是因为供体来源的限制，在美国每年心脏移植（大约 2200 例/年）的数目保持相对恒定。

心脏移植受体

■ 受体选择

评价潜在心脏移植候选人的筛选工作由一个多学科委员会负责执行，以确保有限的供体器官公平、客观、合理地分配给那些可获得长期益处的患者。启动心脏移植程序后建立医患之间的长期联系，社会支持系统，整个移植团队。

表 64-1 中列出了心脏移植的适应证和潜在禁忌证[1]。不同移植中心的纳入和排除标准有所不同。遴选过程的基本目标是要找出相对健康、药物治疗无效并具有潜在恢复正常积极的生活能力和保证心脏移植后服从严格医疗方案的终末期心脏病患者。

终末期心脏衰竭病因

终末期心脏衰竭的病因及潜在可逆性的认定对于移植人选至关重要。总体来说，从 1982 年至 2008 年，成人心脏移植受体适应证主要是缺血性心力衰竭和非缺血性心肌病（接近 90%），瓣膜病（2%-3%），成人先心病（2%），再次移植（2%）及其他病因[5]。随着个体化药物治疗、高风险的血运重建技术以及新型抗心律失常药物和植入性除颤器及双心室起搏器的日益普及，不可逆性心脏衰竭的看法正在改变。其他的外科方式如心室辅助装置（VADs）及心室重塑手术治疗逐渐增多[6,7]。更重要的是那些没有心肌缺血或瓣膜病的心肌病的预后可能有差别，应慎重判断这些亚组患者的预后，在强化药物治疗和（或）机械辅助支持治疗后应观察一段时间再考虑心脏移植[4]。

潜在心脏移植受体的评估

受体评估的复杂性决定了需要一个团队来完成。初步评估包括了全面的病史和体格检查来帮助决定病因及禁忌证。表 64-2 列出了心脏移植的评估检查[3]。应完成常规血液及生化检查和器官移植相关检查。

心脏本身的评估除了常规 12 导联心电图、动态心电图、超声心动图外，如果病情允许，所有患者应进行心肺运动试验检查来评价心功能储备。最大氧耗量（$VO_{2,max}$）是评价心功能储备的指标，心衰患者的死亡率与最大氧耗量之间呈反比关系[8]。在运动时足够努力，获得的呼吸交换比值大于 1 或最大氧耗量时无氧阈值应在 50%～60% 是必须的，这样才能避免低估心功能储备[2]。在移植中心应行右心导管检查以评价心衰的严重程度（移植名单上患者的心功能状态水平）和肺动脉高压情况。在等待心脏移植期间，右心导管检查也能帮助指导

治疗。在缺血性心肌病应行冠状动脉造影检查以确认冠脉病变无手术指征。同样，选定的患者行正电子发射断层扫描（PET）即铊-201 再分布显像检查和心脏磁共振显像（MRI）检查，如果有足够的存活心肌，可能是适合血运重建的候选人群[2,3]。心衰病因不明确的所有患者应行心内膜心肌活检，特别是那些病史少于 6 个月的没有缺血心肌病症状的患者[3]。这可以协助治疗决策，排除心脏移植的相对禁忌证如淀粉样变性诊断。

心脏病患者神经精神的评估应由有经验的人员来评价其是否有器质性脑功能病变或精神类疾患。有经验的社会工作者应该可以评估患者是否有足够的社会和经济支持。列入心脏移植名单等待期间，移植协调员应确保患者及家属明白等待期间有无异样表现，术前准备，长期药物维持治疗及移植后的生活规律。同样重要的是应讨论患者万一在等待移植期间病情恶化的情况下采取何种生命支持措施（使用时间和类型）。

心脏移植适应证

心脏移植是保留给那些药物治疗不佳或不能进行外科治疗，且不进行移植手术治疗其预后 1 年生存率低于 50% 的终末期心脏衰竭患者。目前因为没有可靠的客观的预后标准，移植委员会对患者生存预测的临床判断相当主观的。在接受理想的治疗后，低射血分数（20%）、最大氧耗量降低 [＜14mL/（kg·min）]、心律失常、高肺毛细血管楔压（＞25mmHg）、高血浆去甲肾上腺素水平（＞600pg/ml）、低血清钠（＜135mmol/dl）、最近的氨基酸末端脑钠肽前体（＞5000pg/ml）的患者预后不良[8~11]。左室射血分数和最大耗氧量减低是预测患者存活与否的最强独立危险因素。

当心脏病出现新的药物或外科治疗突破时，应持续更新列表中的心脏移植适应证。

心脏移植禁忌证

表 64-1 中列出了心脏移植传统的绝对和相对禁忌证。应该承认严格的指南是有问题的，针对绝对标准，每个移植方案可以基于临床实际及经验而变化。移植列表中传统的禁忌证正受到质疑。年龄是最具争议的移植排除标准之一。每个移植中心决定受体的年龄上限，但重点是受体的生物学年龄而不是实际年龄。2009 年国际心肺移植协会官方报告注册登记 25 年来的成人心脏移植病例，60 岁以上患者稳定增加，这组病例 2002-2008 年已接近 25%，而 1982-1988 年仅大于 5%。尽管老年受体比年轻受体更可能合并全身性隐匿性疾病影响术后恢复过程，但是精心挑选的老年受体的移植术后患病率和生存率可与年轻受体媲美。他们比年轻受体更少发生排斥反应[12,13]。

固定的肺动脉高压（PH）经常表现为肺血管阻力（PVR）升高，是原位心脏移植术为数不多的绝对禁忌证之一。固定的肺动脉高压增加了移植物发生急性右室衰竭的风险，因其在术后不能立即适应肺动脉高压[14]。

跨肺压差（TPG）是独立于血流之外的流经肺血管床的压力梯度，在低心排的患者使用跨肺压差这个指标可以避免肺血管阻力出现很大的误差[4]，有些人也主张使用肺血管阻力指数（PVRI），通过体表面积来计算得出。

肺血管阻力（Wood 单位）=平均肺动脉压（mmHg）−肺毛细血管楔入压（mmHg）/每分钟心输出量（L/min）

肺血管阻力指数（单位）=平均肺动脉压（mmHg）−肺毛细血管楔入压（mmHg）/

每分钟心输出量（L/min）×体表面积=肺血管阻力/体表面积

跨肺压差（mmHg）=肺动脉平均压（mmHg）−肺毛细血管楔入压（mmHg）

表 64-1　心脏移植受体选择

适应证

Ⅰ. 收缩性心力衰竭（射血分数<35%）

　A. 纳入病因

　　1. 缺血性心脏病

　　2. 扩张型心肌病

　　3. 瓣膜性心脏病

　　4. 高血压性心脏病

　　5. 其他

　B. 排除病因

　　1. 淀粉样变性（有争议）

　　2. 艾滋病感染

　　3. 心脏肉瘤

Ⅱ. 有顽固性心绞痛的缺血性心脏病

　A. 最大耐受量药物治疗无效

　B. 不适合做直接心肌血运重建术或经皮血运重建或经心肌血运重建手术

　C. 心肌血运重建手术未成功

Ⅲ. 顽固性心律失常

　A. 起搏器和心脏除颤器不可控的心律失常

　　1. 单独电生理或联合药物治疗没有改善的心律失常

　　2. 不适合射频消融治疗

Ⅳ. 肥厚性心肌病

　A. 各种干预治疗后仍有心功能Ⅳ级症状

　　1. 室间隔穿隔支动脉酒精注射

　　2. 心肌及肌瘤切除术

　　3. 二尖瓣置换术

　　4. 最大程度药物治疗

　　5. 起搏器治疗

Ⅴ. 没有重度固定肺动脉高压合并症的先天性心脏病

Ⅵ. 心脏肿瘤

　A. 仅局限于心肌

　B. 没有远处转移证据

绝对禁忌证

Ⅰ. 年龄>70 岁（各移植中心不一致）

Ⅱ. 药物干预治疗无效的固定肺高压

　A. 肺血管阻力>5Wood 单位

　B. 跨肺压差>15mm/Hg

Ⅲ. 因限制移植后生存率的系统性疾患

　A. 皮肤癌以外的恶性肿瘤（无瘤生存<5 年）

　B. 人类免疫缺陷病毒/艾滋病（疾控中心定义 CD4 细胞计数<200 个/cm³）

　C. 出现多系统损害并处于活动期的系统性红斑狼疮或结节病

　D. 移植心脏有高度可能复发的任何系统性疾患

　E. 不可逆的肾或肝功能不全

潜在相对禁忌证
Ⅰ. 近期恶性肿瘤病史
Ⅱ. 慢性阻塞性肺病
Ⅲ. 近期没有解决的肺梗死和肺栓塞
Ⅳ. 终末期靶器官损害（神经、肾、视网膜病变）的糖尿病
Ⅴ. 外周血管或脑血管病变
Ⅵ. 活动性胃溃疡
Ⅶ. 目前或最近患有憩室炎
Ⅷ. 限制患者生存或康复的其他系统性疾患
Ⅸ. 严重肥胖或恶液质
Ⅹ. 严重骨质疏松
Ⅺ. 酗酒或药物滥用
Ⅻ. 有不依从史或干扰远期依从性的精神类疾患
ⅩⅢ. 缺乏精神心理支持

表64-2 心脏移植评价检查项目

实验室检查	全血分类和计数、血小板计数、肌酐、血尿素氮、电解质、肝功、血脂、血钙、血磷、总蛋白、清蛋白、尿酸、甲状腺功能、抗核抗体、血沉、快速血浆反应素（RPR）、铁结合试验、部分凝血酶原时间、凝血酶原时间
	血型、抗巨细胞病毒的免疫球蛋白G、免疫球蛋白M检查、单纯疱疹病毒、人免疫缺陷病毒（HIV）、水痘病毒、乙肝表面抗原、乙肝抗原、弓形体病及其他检查
	结核菌素试验、前列腺特异抗原（>50岁男性）
	乳腺X线及宫颈涂片检查（>40岁女性）
	筛检抗群体反应性抗体（PRA）和人白细胞抗原表型（HLA）
	24小时尿蛋白和肌酐清除率、尿液分析及尿培养、细菌和真菌培养、粪便检查寄生虫及虫卵
心脏	12导联心电图、24小时动态心电图
	超声心动图
	采用铊-201心肌显像、正电子发射断层扫描（PET）和心脏磁共振显像（MRI）来评价心肌活力；运动压力试验和呼吸气体分析测量氧摄取、运动峰值氧耗（$VO_{2,max}$）
	在移植中心行右心和左心导管检查
	心衰病因不明确的选定患者行心肌活检
血管	外周血管检查，55岁以上患者行颈动脉超声多普勒或二维超声检查
肾脏	有适应证行肾脏超声/静脉肾盂造影检查
肺脏	胸片，
	肺功能检查，
	胸片异常或老年患者（通常>65岁）需要查胸主动脉行胸部CT扫描
胃肠道	有适应证行上消化道内窥镜/结肠镜检查，
	有适应证行上消化道钡餐和（或）钡灌肠检查，
	有适应证行经皮肝穿刺活检
代谢	骨密度检查
神经系统	筛选评价
精神方面	筛选评价
牙齿	彻底的牙科检查评价
物理治疗	评价
社会工作	患者态度和家属支持力度，医疗保险和整体经济来源
移植协调员	宣传教育

固定的肺血管阻力大于 5 ~ 6Wood 单位及跨肺压差大于 15mmHg 是一个广泛被接受的排除心脏移植的绝对标准[1-4,11]。这些年来，一些研究已经证实肺动脉高压通过一些变量、阈值、和随访时间对移植术后的死亡率有重要的影响[15,16]。然而，一些报道显示术前是否有肺动脉高压对术后的生存率没有影响[17]。也许更重要的是可测量的肺动脉高压参数随着心脏移植而得到改善。2005 年约翰霍普金斯医院报道了 172 例心脏移植患者，随访 15.1 年，结果显示轻中度的术前肺高压（PVR = 2.5 ~ 5.0wood 单位）和术后死亡率没有相关性，尽管移植术后头 6 个月的肺高压增加了死亡风险[18]。然而，当使用连续变量 PVR 时，术前 PVR 每增加 1wood 单位，术后死亡率增加 15% 或更高，尤其在术后第 1 年，但是没有达到统计学差异。术前严重肺高压（PVR≥5wood 单位）在移植术后 1 年内校正潜在共性因子后与死亡率有相关性，1 年后总体死亡率没有相关性。

心脏移植受体术前如发现肺动脉高压，应行心导管检查评价其可逆性[16]。传统使用硝普钠，开始剂量 0.5μg/（kg·min），在维持足够的体循环收缩压基础上逐渐加量硝普钠直至 PVR 下降到可接受的水平，理想的是 2.5wood 单位或至少下降 50%。如果硝普钠不能达到上述目标，可以使用其他血管扩张剂如腺苷、前列腺素 E1、米力农或吸入 NO 或前列环素（雾化的伊洛前列素，Iloprost）[2,19]。一些短期没有反应的患者在应用静脉正性肌力药物后可能有反应，在应用 48 ~ 72 小时后可重复导管检查。在顽固性肺动脉高压的患者静脉应用 B 型钠酸肽（Natrecor）有一些效果[20]。近来，心室辅助装置（VADs）在那些合并有肺动脉高压的心脏移植候选者中使用扮演了很重要的角色[21]。左心辅助（LVAD）支持一段时间后，可能因左心卸负荷后使肺动脉压力得以降低。那些有不可逆肺动脉高压的患者可能是异位心脏移植、心肺移植或左心辅助装置终点治疗的候选者[22]。为那些术前有严重肺动脉高压的心脏移植受体使用偏大一些的供体心脏可提供额外的右室储备。

系统性疾患的患者预后很差，可累及供心，移植后免疫抑制剂治疗可加剧病情进展，因而是心脏移植的绝对禁忌证。因淀粉样变性而实施心脏移植仍有争议，因为淀粉样物质可以在供心沉积。尽管在文献检索中有长期存活的病例报告[23]，1 年以上的生存率趋势是减少的[24]。人免疫缺陷病毒（HIV）感染的患者通常是排除在心脏移植之外的。以前有恶性肿瘤的患者也是排除在心脏移植之外的，现在的资料标准没有对这些患者进行改动，大多心脏移植是那些没有恶性肿瘤在 5 年以上的患者。

不可逆的肾功能不全是心脏移植的禁忌证。肌酐清除率 < 50ml/min 和血肌酐大于 2mg/dl 增加了移植术后透析的风险和降低了移植术后生存率[4,26]。然而，可以考虑给患者进行心肾联合移植。不可逆的肝功能不全与肾功能不全的结果相似[4]。如果转氨酶高于正常值 2 倍且合并凝血功能异常，应行经皮肝穿刺活检以除外原发性肝病。这不应与慢性心源性肝病相混淆，它表现为胆汁淤积指标上升合并正常或轻度转氨酶升高，这些指标在心脏移植后是潜在可逆的[27]。

严重的慢性支气管炎或阻塞性肺病可能在移植术后引发肺部感染及机械辅助通气时间延长。1 秒用力呼气量（FEV₁）与用力肺活量的比值小于预测值的 40% ~ 50%，或者在理想药物治疗后 FEV₁ 小于预测值 50% 的患者是心脏移植效果不好

的候选者[2,4]。

在糖尿病患者只有在出现重要靶器官损害（糖尿病肾病，视网膜病变或神经病变）才是移植禁忌[2,4]。一些中心已经成功扩展了心脏移植标准应用于那些轻、中度靶器官损害的患者[28]。活动性感染在越来越多的辅助装置应用之前是延迟心脏移植手术的一个理由，植入的左心辅助装置报道有感染证据的占 48%。有趣的是，LVAD 继发感染的治疗是急诊心脏移植[29]。

其他相对禁忌证包括非心脏的严重动脉硬化性血管疾病、严重骨质疏松、活动性胃溃疡或十二指肠憩室炎，所有这些疾患可能增加死亡率[2,4]。恶液质定义为体重指数（BMI） < 20% 或低于理想体重（IBW）的 80%，肥胖则定义为体重指数大于 35 或大于理想体重的 140%，两者均增加移植术后死亡率[30]。营养不良也可能限制术后早期康复。

最终的移植成功取决于受体的社会心理稳定性和的依从性[31]。术后严格的多种药物治疗方案，频繁的随诊和例行的心内膜心肌活检要求患者的合作承诺。患者有心理疾病、药物滥用或既往治疗（特别是终末期心脏衰竭治疗）不依从史，有充分理由拒绝其作为移植候选人。缺乏家庭或社会支持是另一相对禁忌证。

潜在心脏移植受体的管理

预留的抗人白细胞抗原的抗体

体内有预留的高水平抗人白细胞抗原的群体反应性抗体（PRAs）的患者较没有此类抗体的患者发生器官排异反应的几率更高，生存率更低[32]。因此许多医学中心在移植前进行前瞻性的交叉配型，也就是通过流式细胞仪或 ELISA 方法来确定是否有威胁供体的特异性抗体存在。这使采用心室辅助装置（VADs）等待心脏移植的患者增加了预留的反应性抗体的发生率成为一个问题[33]。而且，并不是所有抗体是补体固定的或危险的，进行前瞻性的交叉配型需要花费时间，同时供体器官的不稳定状态或转运情况导致运输成本增加，受体等待手术时间更长，使交叉配型经常不能成行。近来，真正的交叉配型已被用来消除前瞻性的组织交叉配型的需要，现代的实验室技术可以确定抗体及其滴度。因为所有的供体抗原在分配时是已知的，可以在没有实际进行的组织/血清学分析的情况下来评价。然而，特定的患者抗体群随着时间的推移是动态变化的。因此，对那些有多种抗体和高抗体滴度的患者应特别小心。血浆置换、静脉用免疫球蛋白、环磷酰胺、霉酚酸酯和利妥昔单抗都被用来降低 PRA 水平，取得了不同的结果[2]。

药物治疗过渡到心脏移植

心功能极度受损的患者需要入住 ICU 病房行静脉正性肌力药物治疗。多巴酚丁胺是合成的儿茶酚胺，保留了这个药物组的原型成分，然而磷酸二酯酶Ⅲ抑制剂米力农具有类似效果[34]。儿茶酚胺中的多巴胺常用于肠外的正性肌力药，中大剂量可以产生可观的血管收缩作用。在那些需要更大剂量正性肌力药物治疗的患者，可以联合应用多巴酚丁胺和米力农。对于依赖静脉正性肌力药物的移植术前患者，嗜酸性细胞心肌炎可发展为对多巴酚丁胺过敏，可导致病情急转直下。应及早考虑心室辅助装置治疗，尤其在营养指数下降的患者。

机械辅助过渡到心脏移植

初始药物治疗不佳的难治性心力衰竭患者有必要放置主动脉内球囊反搏（IABP）。通过腋动脉放置可移动的 IABP 并过渡到心脏移植有少许病例报道，但是今天仍然没有广泛使用[35]。

标志性的机械辅助治疗充血性心力衰竭随机评价（REMATCH）证明，左心辅助支持治疗与理想的药物治疗比较，减少了任何原因导致的死亡风险，有统计学意义。接受左心辅助装置治疗的 68 例患者 1 年生存率是 52%，2 年是 29%，而接受理想药物治疗的 61 例患者 1 年生存率是 28%，2 年是 13%（p = 0.008，log-rank 检验）[6,36]。对于终末期心衰患者而言，使用左心辅助装置治疗较理想的药物治疗在延长随访期的情况下仍使患者生存率及生活质量获益。最近对已发表的文献进行系统性回顾，支持这一观点。回顾性研究中，左心辅助可支持 390 天，其中 70% 的患者可存活至心脏移植[37]。

全人工心脏（TAH）原位放置并替代了天然的心腔和心脏瓣膜。这个装置潜在的好处是消除了采用因左室辅助装置或双心室辅助装置带来的右心衰、瓣膜反流、心律失常心室内血块、心室间联接和低血流量的问题。Copeland 及同事报道使用全人工心脏的患者中有 79% 可过渡到心脏移植，移植后 1 年、5 年的生存率分别是 86%、64%[38]。

因为这些辅助装置不能撤除，安装前仔细审议患者的移植候选人资格是非常重要的。将来的趋势是开发更新、更具创新性、持续时间更长、并发症更少的心室辅助装置，更多地考虑并允许其作为治疗终点选择。

威胁生命的室性心律失常

有症状的室性心动过速和心脏性猝死（SCD）史是放置植入性自动转复除颤器（AICD）的适应证。长期胺碘酮治疗或偶尔的导管射频消融治疗也提高了存活率[39]。

■ 心脏移植受体的优先原则

与药物治疗最大化和外科手术治疗比较，适当的移植受体的优先原则是基于移植后受体的生存和生活质量预期[3]。器官共享联合网络（UNOS）是一个国家组织维护器官移植等待名单并根据受体的优先级别分配器官。优先级别基于受体的状态水平（也就是ⅠA，ⅠB或Ⅱ级）、血型、身体尺寸和特别状态水平的持续时间[2]。最优先考虑本地等待时间最长的ⅠA级受体。1999 年器官共享联合网络（UNOS）建立了受体级别标准（表 64-3）。在 1994 年，等待时间超过 2 年的占 23%，到 2003 年时增加到 49%。从 1998 年（采用新的状态系统）至 2007 年，移植时患者的状态戏剧性的变化了。1999 年，接受心脏移植的受体当中，ⅠA 级占 34%，ⅠB 占 36%，Ⅱ级占 26%。2007 年则变为ⅠA 级占 50%，ⅠB 级占 36%，Ⅱ级占 14%[40]。

考虑心脏移植的患者应至少每 3 个月复查一次以重新评估受体状况。等待列表上的所有候选人每年应行右心导管检查，因选定受体有肺动脉高压排除了心脏移植治疗。目前没有既定的方法对那些药物治疗已经稳定的患者进行除名而不损失先前的累计等候时间。

表 64-3　器官共享联合网络（UNOS）的当前受体状态标准

ⅠA 级

A. 患者病情要求使用以下一个或多个机械辅助循环装置
  1. 全人工心脏
  2. 植入左心室和（或）右心室辅助装置 ≤30 天
  3. 主动脉内球囊反搏
  4. 体外膜肺氧合（ECMO）

B. 机械辅助循环 >30 天，出现与装置相关的严重并发症

C. 机械通气

D. 连续血流动力学监测左室充盈压并要求持续输入大剂量正性肌力药物

E. 不进行心脏移植，预期寿命 <7 天

ⅠB 级

A. 患者至少有一个以上的下列辅助装置或治疗措施
  1. 植入左心室和（或）右心室辅助装置 >30 天
  2. 持续静脉输入正性肌力药物

Ⅱ 级

非ⅠA 或ⅠB 标准的所有其他等待移植患者

* 1999 年 8 月 UNOS 执行的程序

心脏供体

■ 供体的可获得性

供体紧缺仍然是心脏移植的主要限制因素。心脏移植早期，在美国进行心脏移植手术的数量稳定增长至 1995 年的最高点 2363 例，在 1998 年达到平台期。1998 年以后心脏移植数量逐年减少，在 2004 年为最低点 2015 例，此后又稳步增长至 2007 年的 2207 例[40]。有趣的是，可能由于术前医疗护理的改进，心脏移植等待列表上的患者死亡率稳步下降[40]。1968 年美国统一器官捐赠法案指出年龄 18 以上的所有有行为能力的个人可以捐出自己身体的全部或部分，建立了在目前自愿基础上实行的器官捐赠。为了满足日益增长的器官需求，原来严格的供体资格标准有所放宽，通过开展教育活动增加了人们对更大捐献需求的认识。1986 年，要求许可法获得通过，要求医院在近亲属同意的情况下复苏器官，鼓励医生依从捐献者的要求获取器官。将来的改革是唤醒公众对移植的态度，集中在医生和公众的继续教育方面。

■ 供体器官分配

为了增加器官捐赠和协调公平分配，1984 年国会通过国家器官移植法。这一法案导致了上文中要求许可法的起草，联邦合同法授予器官共享联合网络（UNOS）来发展一个国家的器官获取和分配网络。美国按地理划分为 11 个区域以便于移植开展。

捐赠器官在提供给其他区域之间优先考虑给本区域的严重患者。这有助于减少器官保存时间，提高器官质量并改善移植结果，减少移植患者的费用，增加移植的可行性。

■ 供体的选择

一旦患者已确认为脑死亡并被列为潜在的心脏供体，应接受严格的三阶段筛选方案。由器官获取机构负责主要检查工作。收集患者的年龄、身高、体重、性别、ABO 血型、住院过程、死亡原因资料和常规的实验室数据包括巨细胞病毒、人免疫缺陷病毒、乙型肝炎和丙型肝炎病毒血清学检查结果。心脏外科医生或心内科医生执行二次检查，包括潜在禁忌证的进一步检查（表 64-4），确定维持供体所需的血流动力学支持，以及心电图，胸部 X 光片，动脉血气，超声心动图资料的复审。尽管有可能报告不利的供体标准，但是经常派遣一个团队到医院现场评估供体情况。

虽然超声心动图对心脏解剖异常的检出非常有用，但是单独使用超声心动图来确定供体的生理适应性没有证据支持[41]。英国 Papworth 医院的移植组通过使用肺动脉导管对供体心室功能异常进行生理性评价和管理，的确增加了供体的使用范畴[42]。如果供体年龄过大（男性供体 >45 岁，女性供体 >50 岁），有吸毒史或有冠心病的三个高危因素，如高血压、糖尿病、吸烟史、血脂异常、冠心病家族史，应行冠状动脉造影检查。

最后和最重要的检查是在心脏外科小组获取供体器官的手术当中。直视心脏有无右室或瓣膜功能不全、既往心肌梗死表现，继发于闭式胸部按压引起的心肌挫伤或胸部钝性创伤的证据。触摸冠状动脉分支有无动脉粥样硬化疾病的严重钙化。如果直观检查心脏没有发现明显异常，那么通知接受供体器官的医院，外科医生切除心脏获取供心，通常情况下，同时获取其他多个器官。

■ 扩大的供体标准和备用等待名单

供体短缺加剧恶化而等待移植的患者数量增加，一个兴趣增长点是边缘供心提供给边缘受体使用。因此，一些中心使用备用等待名单来匹配确定的受体，如果不使用边缘供心，他们就可能被排除在标准的等待名单之外。扩大的供体标准包括使用比受体体重小的供体，供体有冠心病可能需要冠状动脉旁路移植术（CABG）治疗，左室功能不全或高龄供体[41]。洛杉矶的加利福尼亚大学（UCLA）移植组已报道了可接受的死亡率，并显示备用等待名单不能独立预测早期或晚期死亡率[43]。

它也显示接受大于 40 岁的供体心脏与剩下的等待名单相比较，患者获得了生存率的好处[44]。其他的高危供体，例如丙肝病毒阳性或乙肝病毒（核心抗体 IgM 阴性）阳性的供体，在那些选择性的高危受体中使用也可以是合适的。

另一个感兴趣的是有酗酒或吸毒的供体对心脏移植的影响。一个小的单中心研究显示患者接受酗酒的供心（>2 盎司纯酒精/日，持续 3 月以上），早期结果不佳，暗示供心术前存在亚临床的酒精性心肌病，不能耐受移植后的排异事件[45]。因为可卡因的广泛滥用，供体指南中已经宣称静脉药物滥用是

表 64-4 心脏移植的供体选择标准

I．建议的心脏供体标准
A．年龄 <55 岁
B．没有下列情况：
1．心脏停搏时间过长
2．严重低血压的时间过长
3．原有心脏病史
4．心内注射药物
5．严重胸部外伤并有心脏损伤证据
6．败血症
7．颅外恶性肿瘤
8．人类免疫缺陷病毒、乙肝病毒、丙型肝炎病毒血清学试验阳性
9．没有大剂量正性肌力药支持（多巴胺 <20μg/（kg·min）），血流动力学稳定
II．建议的心脏供体评价
A．既往医疗史及体检
B．心电图
C．胸片
D．动脉血气
E．实验室检查（ABO 血型、人类免疫缺陷病毒、乙肝病毒、丙型肝炎病毒）
F．超声心动图、肺动脉导管评价、选定供体行冠脉造影检查

选择供体的相对禁忌证。然而，从非静脉药物滥用者中选择供体心脏的困局仍是一个开放的议题。已有报道患者接受非静脉滥用可卡因的供体心脏获得了良好的结果[46]。仍强烈建议明智地使用那些器官来源于有可卡因滥用史的供体。特别推荐的共识是拓宽供体心脏的来源[41]。

■ 心脏供体的管理

心脏供体的医学管理是器官保存的一个组成部分，牵涉到脑死亡复杂的生理现象以及需要与获取其他器官团队之间的协调。脑死亡伴随有自主神经放电及细胞因子风暴现象。释放去甲肾上腺素导致心内膜下缺血，随后的细胞因子释放进一步导致心肌顿抑。同时伴随显著的血管扩张及体温调节功能丧失[3]。硝普钠可快速降低后负荷，而吸入性麻醉药可帮助降低交感神经爆发强度。自主神经剧烈活动的早期伴随交感神经张力丧失，极大地降低了外周血管阻力。总体来说，脑干死亡导致了严重的血流动力学不稳定，并直接与脑外伤严重程度相关，可导致血管舒缩功能障碍、低血容量、低温和心律紊乱。[47]积极的容量复苏有时是必要的，可能需要在漂浮导管的指导下进行[48]。应避免液体超负荷以防止心腔扩张、心肌水肿引起的术后移植物功能障碍。推荐中心静脉压在6-10mmHg的前提下可应用正性肌力药物（如多巴胺、多巴酚丁胺、肾上腺素、去甲肾上腺素）来维持平均动脉压（MAP）≥60mmHg[41]。外源性的儿茶酚胺的应用使得ATP快速消耗，对移植后的心脏功能有不利影响[47]。低剂量血管加压素作为一线支持药物应用逐渐增加，除了在治疗糖尿病尿崩症之外，还可以在脑干死亡的供体减少外源性的正性肌力药物的使用并提高动脉血压[49]。理想供体管理最关键的是维护正常体温、电解质、渗透压、酸碱平衡及氧合。超过50%的供体因垂体功能障碍、大量利尿发展为中枢性糖尿病性尿崩症使体液和电解质管理复杂化[50]。糖尿病性尿崩症的初始治疗应着重于纠正低血容量，通过使用5%右旋糖酐或鼻饲水来进行液体交换使血钠维持在正常水平。在严重的病例，除了静脉输注血管加压素之外，也可间断使用合成的精氨酸血管加压素类似物（DDAVP）来治疗[47]。

一些研究显示脑干死亡的供体使用甲状腺激素和甾体类激素对供体心脏的功能有益[42,49,51]。最近的指南主张供体管理采用标准的激素复苏方案包括甲基强的松龙（15mg/kg 静推），三碘甲腺原氨酸（4μg 静推，然后 3 微克/小时静脉泵入），精氨酸血管加压素（1 单位静推，然后 0.5～4 单位/小时静脉泵入）[41]。供体也接受胰岛素治疗维持血糖在 120～180mg/dl 之间。其他相关的策略包括标准的呼吸机管理，反复气管内吸痰，使用变温毯、灯光、加温的静脉输入液体及吸入气体将体温调节目标维持在 34～36℃。开始广谱的头孢类抗生素治疗并收集血液、尿液以及痰标本进行培养。按照会议推荐进行供体心脏管理，使尸体供体器官得以复苏并获得最大化利用：心脏推荐部分在表 64-5 及图 64-2 中列出[41]。

■ 供体心脏获取

正中切口开胸，纵向切开心包。检查和触摸心脏有无心脏疾病或损伤的证据。在上、下腔静脉和奇静脉套上阻断带，游离主动脉及肺动脉之间的韧带。为方便摘除肝脏组开腹获取肝脏，获取心脏组经常暂时离开手术台或帮助牵拉显露。一旦摘取肝脏、胰腺、肺、肾的准备完成后，给患者静脉注射 3 万单位肝素。双重结扎奇静脉和上腔静脉的（或缝闭）和分离到

表 64-5　心脏供体的管理

Ⅰ. 常规管理，在做超声心动图前行下列检查
　　A. 调整容量状态（中心静脉压维持在 6～10mmHg）
　　B. 纠正代谢紊乱，包括：
　　　　1. 酸中毒（维持 pH 值在 7.40～7.45）
　　　　2. 低氧血症（$PO_2 > 80mmHg$，$SpO_2 > 95\%$）
　　　　3. 高碳酸血症（PCO_2 维持在 30～35mmHg）
　　C. 纠正贫血（维持血细胞比容 30%，血色素 10g/dl）
　　D. 调整正性肌力药物用量维持平均血压在 60mmHg，去甲肾上腺素和肾上腺素应迅速减量并应用多巴胺及多巴酚丁胺
　　E. 多巴胺或多巴酚丁胺的目标剂量应 <10ug/（kg·min）

Ⅱ. 超声心动图检查
　　A. 检出心脏结构异常（有意义的左室肥厚、瓣膜功能异常、先天性病变）
　　B. 如果左室射血分数是 45%，在手术室进行复苏（采用以下积极的管理来改善心功能）并做最后的评估
　　C. 如果左室射血分数 <45%，强烈推荐激素复苏并行漂浮导管检查

Ⅲ. 激素复苏
　　A. 三碘甲腺原氨酸（4ug 静推，然后 3ug/h 静脉泵入）
　　B. 精氨酸血管加压素（1 单位静推，然后 0.5-4 单位/小时静脉泵入，维持外周血管阻力在 800～1200dyne/（s·cm⁵）
　　C. 甲基强的松龙：15mg/kg 静推
　　D. 胰岛素：最小 1U/h；维持血糖在 120～180mg/dl

Ⅳ. 积极的血流动力学管理：

    A. 与激素复苏同步进行

    B. 放置漂浮导管

    C. 治疗持续 2 小时

    D. 调整液体入量，血管活性药物及血管加压素剂量，每 15 分钟基于血流动力学指标减少 β 受体激动剂用量并达到下列标准（Papworth）：

        1. 平均血压 >60mmHg

        2. 中心静脉压 4~12mmHg

        3. 肺毛细血管楔入压 8~12mmHg

        4. 外周血管阻力 800~1200dyne/$(s \cdot cm^5)$

        5. 心脏指数 >2.4L/min

        6. 多巴胺或多巴酚丁胺的目标剂量应 <10ug/$(kg \cdot min)$

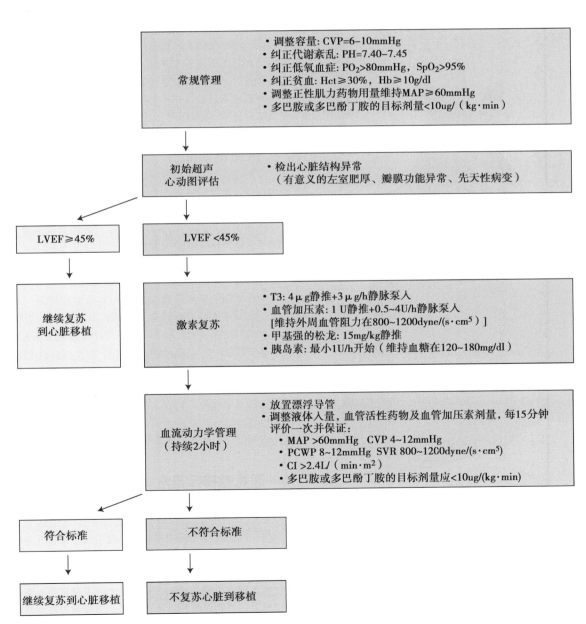

图 64-2 心脏供体管理推荐

奇静脉远端以保留长段的上腔静脉（图 64-3）横断下腔静脉，切断肺静脉或通过左心耳行左房引流。在无名动脉起始处应用血管钳阻断升主动脉，并在阻断钳近端灌注（1000ml或 10～20ml/kg）心脏停搏液。心包腔内浇如冷盐水及冰屑使心脏快速冷却。心脏停搏液灌注结束后，将心尖抬向头侧，离断所有肺静脉以切除心脏。如果同时需要获取两个肺脏，这项操作可能需要适当修改，以便为两肺及心脏保留足够的左心房吻合口。用非优势手向下牵拉心脏的同时，在无名动脉近端横断升主动脉和在肺动脉分叉远端离断肺动脉（同样，如果同时获取肺脏，有必要修改这项操作）。对于患有先天性心脏病的心脏移植受体尽可能保留更长的大血管和上腔静脉。另一替代方法是首先离断上腔静脉及下腔静脉，然后离断主动脉及肺动脉，切除左房是最后一步。这个方法可以充分游离左房，尤其是在摘取肺并进行复苏的情况下。至关重要的是避免左室充胀并确保心脏得到冰盐水的充分冷却。一旦供体心脏摘取完成后，检查有卵圆孔未闭的同时应予闭合，并检查有无任何瓣膜异常。供心放至无菌容器中并送到受体所在医院。

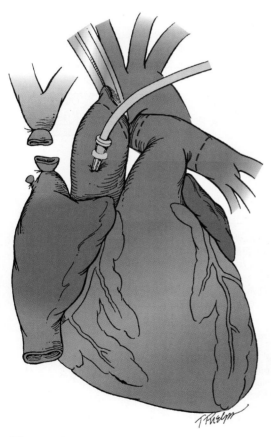

图 64-3　切除供心

■ 器官保存

当前临床器官保存技术通常允许 4～6 小时的安全缺血时间[52]。导致术后严重心肌功能障碍的因素包括与欠理想的供体管理、低温、缺血再灌注损伤和库存能量耗竭。大多数移植中心采用单一的灌注停搏液或保存液后静态低温 4～10℃储存器官。人们对于可获得的广泛组成成分不同的晶体灌注液的争论，本身说明目前没有理想的晶体灌注液存在。根据它们的离子组成，晶体灌注液被分为细胞内液或细胞外液[52]。细胞内液型晶体灌注液含中度至高浓度钾和低浓度钠，据称通过模拟细胞内液的特点来减少低温诱导的细胞水肿。常用的有威斯康星大学、欧洲柯林斯（Euro-Collins）、布雷特施奈德（HTK液）及斯坦福细胞内液型停搏液。细胞外液型停搏液含低到中浓度钾和高浓度钠，理论上避免潜在的细胞损伤及与高浓度钾相关的血管阻力增加，具代表性的有霍普金斯（Hopkins）、Celsior、Krebs 和圣托马斯（St. Thomas）医院的细胞外液型停搏液。不同类型的细胞内及细胞外液型停搏液之间的比较有不同的结果[53,54]。

尽管心脏停搏液含有多种药理学添加剂，今后渗透剂、底物和抗氧化剂的日常使用可能有巨大潜力[55]。同时也正在对白细胞抑制和损耗的药理机制进行探索[56]。连续性低温灌注（CHP）保存的潜在好处是均一的心肌冷却，持续的底物补充，移除代谢产物因心脏细胞外水肿恶化和内在的复杂灌注装置的后勤保养问题使得连续灌注保存技术的潜在好处黯然失色。正在开发可携带的新型灌注装置，近来的研究采用 CHP 保存 24 小时较常规静态保存 4 小时的狗心脏模型显示减少了氧化应激及减少 DNA 的损伤[57]。

■ 供受体匹配

潜在受体与合适供体之间的匹配标准主要基于 ABO 血型相容性及患者的体重。在心脏移植方面不应该跨越 ABO 血型的屏障，因为血型不兼容往往造成致命的超急性排斥反应。供受体体重相差应在 30% 以内，除非受体是儿童患者，体重匹配要求更严格。如果受体肺血管阻力大于 6Wood 单位，首选更大体重的供体以减少术后晚期右心衰竭的风险。汇集淋巴细胞有代表性的主要组织相容性抗原随机检查用于发现受体是否有可介导超急性排斥反应的抗人类白细胞抗原（HLA）的抗体。如果群体反应性抗体（PRA）百分比大于 10%，表明受体对同种抗原已预致敏，移植前受体 T 细胞交叉配型呈阴性结果是必须的[32;58]。即便在没有进行 PRA 检查或 PRA 滴度低的情况下，术前也总是完成交叉配型以做回顾性研究。回顾性研究也表明，如果供受体 HLA-DR 位点匹配，发生排斥反应和感染的几率更少，提高了总的生存率[59]。因为目前的分配标准以及对移植心脏缺血时间的限制，前瞻性的 HLA 配型是不可能的。

■ 超急性排斥反应

受体有预留的供体特异性抗体导致了超急性排斥反应。ABO 血型的匹配和群体反应性抗体的筛选使这一并发症变得罕见。超急性排斥反应发生在移植后几分钟到几小时之内，结果是灾难性的。大体标本检查结果显示移植物呈花斑样或暗红色，弛缓性收缩无力，病理检查证实了特征性的广泛间质水肿出血不伴淋巴细胞浸润。免疫荧光技术显示在血管内皮上有免疫球蛋白和补体沉积。一旦发生，需即刻进行血浆置换，静脉应用免疫球蛋白，机械辅助支持，并且再移植也许是唯一的治疗策略。

心脏移植手术技术

■ 原位心脏移植

受体手术准备

　　原位心脏移植手术技术与 Shumway 和 Lower 最初描述的手术方式比较变动不大。正中开胸，纵行切开心包，患者肝素化后准备体外循环。双腔静脉插管，最好在靠近无名动脉起始部的升主动脉远端插管。上、下腔静脉套上阻断带，开始体外循环并行降温到 28℃，阻断上、下腔静脉及升主动脉。在半月瓣裂隙上方横断大血管，而沿房室沟切开心房并保留套袖口与植入供体心脏吻合。切除心耳减少术后发生血栓的危险。切除心脏后，用电刀分离主动脉和肺动脉近端 1~2cm，注意避免伤及右肺动脉。通过直接插入或通过右上肺静脉插入引流管至残余左房来连续引流支气管静脉回流的血液。供受体心脏切除的时限非常重要以减少移植物缺血时间和受体体外循环时间。获取器官和移植团队之间的频繁沟通以保证相关程序的得到最佳协调。理想情况下，受体心脏切除应正好在供体心脏到达之前完成。

植入

　　供心从冷藏器内取出后放在盛有冷盐水的容器内，如果事先没有准备，这时候可以完成供心的准备。电灼和锐性分离主动脉和肺动脉。通过连接肺静脉切开左心房，多余的心房组织剪裁成一个圆形套袖口与供体残留的左心房正好吻合（图 64-4）。通过在受体左上肺静脉水平的左心房袖口与供体左心耳基底部附近的左心房袖口之间采用 3-0 双头针滑线进行吻合，开始植入供心。（图 64-5）将供心放至受体的纵隔内，顶部包绕冷海绵以使供心免受来自相邻胸腔组织的直接热转移。向下继续缝合至房间隔的中下部（图 64-6）。另一头沿左房顶向下吻合至房间隔。不断评估供受体之间左房大小的差异是非常重要的，以便适当折叠富余的组织完成吻合。左心房充满盐水后将缝线的两头在心脏外面系紧打结。大多数移植中心通过向纵隔注入一定量二氧化碳来完成心内排气。

　　一旦左心房吻合完成后，经下腔静脉朝向供心的右心耳做一个曲线切口。最初由 Barnard 提出的右房改良切口减少了窦房结损伤的风险，从大多数受体证实并观察到窦性心律得以保持。通过切口检查三尖瓣结构和房间隔。原有肺动脉高压和心脏容量超负荷的受体在术后早期右心压力有增高的倾向。正在复苏的右心室不能耐受上述两种情况。为防止动静脉短路引起的难治性低氧血症，卵圆孔未闭被缝闭了。右心房吻合的方法与左心房吻合类似，要么在房间隔的最上端或最下端开始吻合，最后缝线在房间隔的前外侧壁中部系紧打结。（图 64-7）

　　使用 4-0 滑线开始从血管内后壁端端吻合供受体肺动脉，然后在前壁外面吻合肺动脉并系紧打结（图 64-8）。修剪肺动脉断端非常重要，目的是去除可能引起血管扭曲的多余组织[60]。最后完成供受体主动脉吻合，与肺动脉吻合技术类似，只是需要采取一些必要步骤以便看到主动脉后壁的缝线（图 64-9）。通常在主动脉吻合前开始复温，主动脉吻合采用

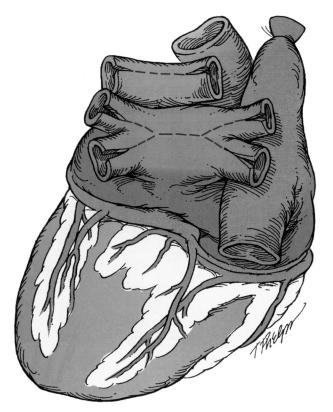

图 64-4　原位心脏移植供心准备。供心肺静脉开口连接处切开形成左心房袖口

标准的端端吻合方式。常规排气，停止冷盐水灌洗，静脉给予利多卡因（100~200mg）及甲强龙（500~1000mg），并去除主动脉阻断钳。半数患者需要电除颤。患者采用陡 Trendelenburg 体位，升主动脉插入针头排出全部气体。仔细检查缝线并止血。输注正性肌力药物，临时起搏器保驾，撤除体外循环并拔出插管，在供心的右心房和右心室表面放置临时心外膜起搏导线，在纵隔及胸腔插入引流管，用标准方法关闭正中切口。

　　在双腔静脉法心脏移植术中，各移植中心多使用心脏含血停搏液，移植前心脏从容器中取出后给一个初始剂量，心房或者下腔静脉吻合后再给一次。

原位心脏移植的替代技术

　　双腔静脉法是目前最普遍的心脏移植术式。此术式要求完全切除右房，制作左房及上下腔静脉袖口，用标准 Shumway 方法吻合供体及受体左房袖口，分别行上下腔静脉断端吻合。下腔静脉吻合多在左房及上腔静脉吻合后进行。全心脏移植涉及完全切除受体心脏，上下腔静脉端端吻合以及双侧肺静脉端端吻合。Wythenshawe 双腔技术除了单独制作受体左心房袖口和 4 个肺静脉口外，其他技术都类似。（图 64-10）尽管这些技术难度比标准原位心脏移植技术更高，但是一系列文献报告了使用这些技术，缩短了患者住院时间，减少了术后对利尿剂的依赖，此外房性心律失常、传导阻滞、二尖瓣及三尖瓣关闭不全、右心衰的发生率较低[61]。在一个单中心研究中，对比双腔静脉法及双房法，双腔法患者组 12 个月的生存率更高[62]。然而，UNOS 数据库最近分析得出以下结论，在超过 11 000 名

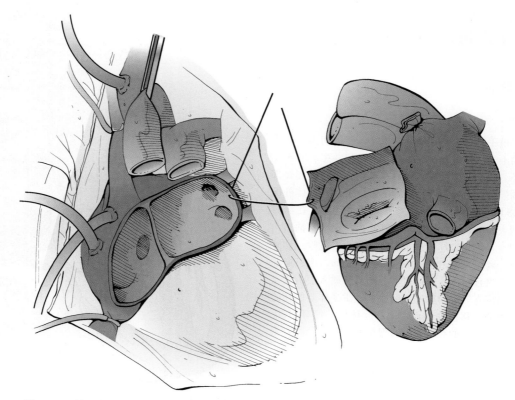

图 64-5 植入供心。在左上肺静脉水平开始第 1 针完成左心房吻合

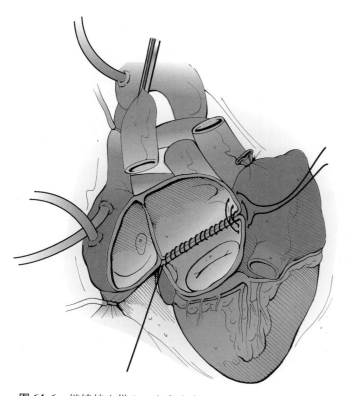

图 64-6 继续植入供心。左房吻合

心脏移植患者中，尽管双腔法患者组，患者住院时间短及术后需植入起搏器发生率较低，两组患者在生存时间上并无差别[63]，仍然需要对这些替代技术进行随机试验并进行远期预后评价。

异位心脏移植

肺动脉高压和右心衰竭一直是造成心脏移植患者早期死亡的主要原因之一。这导致人们对异位心脏移植产生了兴趣。目前异位心脏移植的适应证是患者有不可逆转的肺动脉高压或供受体大小严重不匹配[22]。

安装人工心室机械辅助装置后心脏移植

安装人工心室机械辅助装置后进行心脏移植是有挑战性的。所有患者进期均需进行胸 CT 检查，以确定流出道的位置及走向。在胸骨切开前需分离股动静脉以备插管。进入胸腔时，应将胸膜及心脏小心分开以安全放置牵引器。最初的重点是上下腔及主动脉的分离。后序的可能需要在体外循环下完成。因为存在空气进入血液循环的风险，分流前应对心尖及左房进行处理。最后分流前应夹紧流出管道以防止反流。胸骨切开及分离比较困难及耗时，所以耐心是至关重要的。

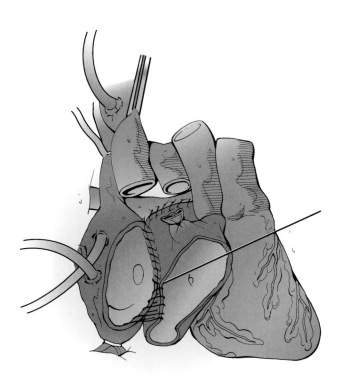
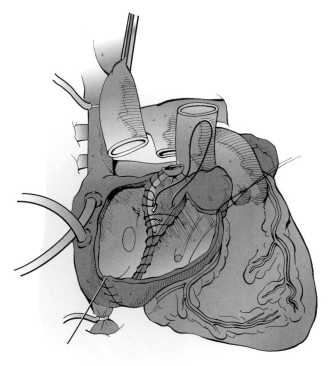

A

B

图 64-7 （A）继续植入供心。右房吻合；（B）右房吻合完成

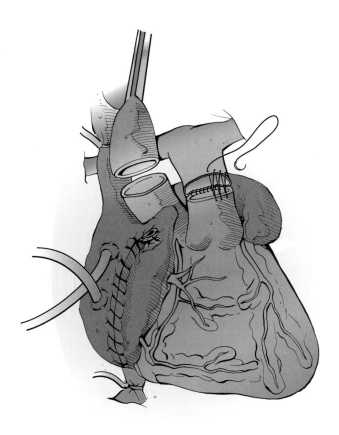

图 64-8 继续植入供心。肺动脉吻合

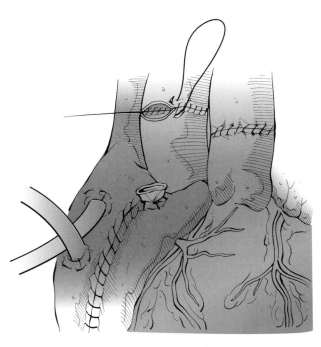

图 64-9 继续植入供心。主动脉吻合

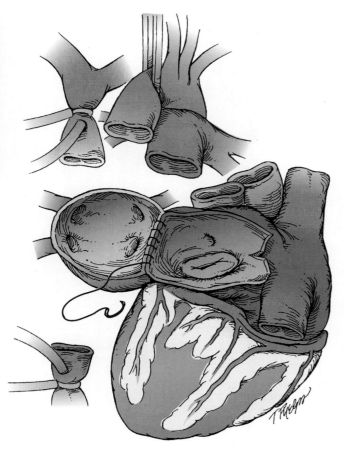

图 64-10 双腔法心脏移植

术后管理

■ 血流动力学管理

心脏移植生理

完整的心脏是由附属于自主神经系统的相对立的交感神经和副交感神经纤维所支配。移植时由于切断这些纤维，发生了去神经化的生理学改变。缺乏自主神经信号的传入，移植心脏的窦房结（SA）触发的内源性静息状态下的心率增加至 90～110 次/分[64]。移植心脏依靠非心脏神位产生的儿茶酚胺水平来调节心率，因此其对应激的反应（例如低血容量、缺氧、贫血）延迟，直到循环中的儿茶酚胺能够真正对心脏产生正性变时作用。因为对静脉回心血量缺乏正常的反射性心动过速，移植患者易发生体位性低血压。

去神经化改变了原来直接通过心脏自主神经系统对心脏干预的反应性[64]。颈动脉窦按摩、Valsalva 动作、阿托品对移植心脏的窦房结节律触发或房室传导没有作用。因为供心长期使用正性肌力药物支持使心肌内儿茶酚胺耗竭，移植的心脏通常需要使用大剂量的儿茶酚胺。

常规血流动力学管理

供心的心肌术后即刻可有短暂受抑制表现。因供体血流动力学不稳定、低温、保存期间的缺血所致的移植物损伤使新移植心脏的心室顺应性和收缩性减低[65]。由于心房中部的吻合导致心房异常的血流动力学状态加剧了心室舒张期负荷的减低。常规在手术室使用肾上腺素或多巴酚丁胺提供临时的正性肌力支持。心脏去神经化可能导致几种结果，其中可能包括对外源性儿茶酚胺的变时作用及正性肌力作用超级敏感[66]。心肌功能恢复正常后，通常允许在 2～4 天内谨慎撤除正性肌力药物支持。

早期移植物衰竭

高达 20% 的心脏移植患者因早期移植物衰竭在围手术期死亡[67]。心脏衰竭的原因可能是多因素的，但最重要的病因供体不稳定，肺动脉高压，器官保存期间的缺血损伤和急性排斥反应。在药物治疗无效的情况下尽管可以使用主动脉内球囊反搏或心室辅助装置，但这些措施甚至再移植都与死亡率增加相关[68~69]。

慢性左心衰竭常常与高肺血管阻力有关，没有准备的供心右心室可能无法克服这一增加的后负荷。尽管已经对那些不可逆的肺动脉高压患者进行了甄别，以确保其不考虑心脏移植，但是右心衰竭仍然是术后早期死亡的主要原因。肺动脉高压的初步治疗涉及使用肺血管扩张剂，如吸入一氧化氮、静脉泵入硝酸甘油或硝普钠。对这些血管扩张剂无效的肺高压需要使用前列腺素 E1（PGE1）或者前列环素[14,70]。几个医疗机构常规吸入一氧化氮治疗肺高压。主动脉球囊反搏和右心室辅助装置也可以用于那些对药物治疗无反应的患者[71]。

心律失常

移植心脏去神经化使心脏失去了自主神经调节电生理活动的功能。去副交感神经使心脏丧失对窦房节自律性的抑制，并导致术后持续静息心率增加，并且失去了对快速心率的调节能力。去副交感神经也使地高辛及阿托品的变时作用消失。同时心脏去交感神经导致心脏对运动或应激诱发的窦房结自律增加作用减弱及延迟，导致运动时最大心率降低[72]。

超过一半的移植患者术后发生窦性或交界区心动过缓。窦房结功能障碍的主要危险因素是器官缺血时间延长，窦房结动脉异常，双房法，术前胺腆酮的应用以及排异[73]。静脉泵入正性肌力药物和（或）应用临时心外膜起搏可达到足够的心率。大多数心动过缓可以在 1～2 周内纠正。茶碱对这些心动过缓的患者有效，并减少了这部分人群永久起搏器的使用率[74]。

文献报道心脏移植术后患者房颤、房扑及其他室上性心律失常发生率为 5%-30%。对这些患者进行抗凝治疗风险效益评估是有必要的。移植术后室上速的药物治疗同非移植患者，但是剂量稍小。折返性心动过速或者明确异位兴奋灶也可以通过射频消融治疗。室性期前收缩通常不被认为是恶性的。持续性室速及室颤预后差，10% 移植术后患者突然及无法解释的死亡被认为可能与之相关[75]。

表 64-6 反映了常用抗心律失常药物在移植患者及非移植患者的应用的差异[72]。任何形式的心律失常持续存在都应引起进一步的关注，积极寻找缺血、排异、呼吸系统疾病或感染的证据。如果心律失常频发且有潜在严重危害性，可以考虑再移植。

表64-6 常用心血管药物及治疗手段在移植患者及非移植患者的应用的差异

抗心律失常治疗	移植后差异
药物	
作用于窦房结药物	
地高辛	对心脏无作用
β受体阻断剂	加剧运动耐量下降
钙离子拮抗剂	加重了减慢窦房结及房室结传导作用，影响环孢素浓度
腺苷	加重了减慢窦房结及房室结传导作用
肾上腺受体激动剂	
去甲肾上腺素	外周作用不变，轻度增加正性肌力及变时效应
肾上腺素	外周作用不变，轻度增加正性肌力及变时效应
多巴胺	外周作用不变，正性肌力作用稍减弱
多巴酚丁胺	不变
麻黄碱	外周作用不变，正性肌力作用稍减弱
去氧肾上腺素	外周作用不变，无反射性心率减慢作用
异丙肾上腺素	不变
抗心律失常药物	
Ⅰa类（奎尼丁 丙吡胺 普鲁卡因胺）	无迷走神经阻滞作用
Ⅰb类（利多卡因 美西律）	无相关报道
Ⅰc类（恩卡尼 氟卡尼 莫雷西嗪 普罗帕酮）	无相关报道
Ⅲ类（胺腆酮 索他洛尔 伊布利特 多非利特）	作用也许增加了或者为非典型作用
抗凝剂	
肝素	无相关报道
华法林	
其他	
阿托品	对心率无作用
甲基化黄嘌呤（茶碱 氨茶碱）	可能无相关报道增加了变时效应
电复律	无相关报道
射频消融	可能有通路及解剖位置不同
电生理装置	
起搏器	无相关报道
ICD	无相关报道

全身性高血压

高血压应予处理，以防止移植心脏的不必要的后负荷压力。术后早期静脉泵入硝普钠或硝酸甘油。使用硝酸甘油减少了因肺缺氧引起的肺血管收缩反射所致的肺血管分流。如果高血压持续下去，可添加口服降压药物并撤除静脉降压药物。

■ 呼吸管理

接受心脏移植受体的呼吸管理采用与常规心脏手术采用相同的治疗方案。

■ 肾功能

慢性心脏衰竭导致的术前肾功能不全和免疫抑制剂如

FK506及环孢素的肾毒性作用使心脏移植患者增加了术后发生肾功能不全的风险。环孢素诱发的急性肾功能不全，通常在减少环孢素剂量后可以恢复。有肾衰竭危险的患者最初可持续静脉滴注环孢素，以消除口服制剂引起的血药浓度大幅波动。此外，环孢素与甘露醇合用可减少其肾毒性。大多数移植中心术后立即使用细胞毒性剂，延迟了环孢素的使用。

■ 门诊随访

所有心脏移植患者出院前均应得到有关术后用药、饮食、运动及感染识别的详细指导。经验丰富的移植团队的严密随访是患者心脏移植术后成功获得长期生存的基石。综合性团队有利于排斥反应、机会性感染、患者的不依从性、免疫抑制剂不良后遗症的早期发现。同时常规预约心内膜心肌活检、体检、实验室检查、胸部 X 光片及心电图检查。

急性排斥反应

心脏移植排斥反应是宿主识别异己细胞的正常反应。在绝大多数情况下是细胞介导的免疫反应，涉及巨噬细胞、细胞因子和 T 淋巴细胞的级联放大反应。体液介导的排斥反应（也称为血管排斥反应）较少见。供体是年轻人或女性是发生排斥反应的高危因素（不考虑供体性别）。虽然 85% 排斥反应仅单独使用皮质激素治疗就可以逆转[77]，但是排斥反应仍然是心脏移植受体死亡的主要原因之一[5,78]。

■ 急性排斥反应的诊断

在环孢素时代前，急性排斥反应的典型临床表现包括低热，疲倦，白细胞升高，心包摩擦感，室上性心律失常，心电图导联低电压、运动耐量下降、充血性心力衰竭的表现。在环孢素时代，典型的排斥反应变得更为隐袭性，患者即使在排斥反应发生后期也可没有上述症状。因此，例行监测并早发现排斥反应至关重要，以尽量减少对移植物的累积损伤。右心室心内膜心肌活检仍然是急性排斥反应诊断的金标准。最常用经皮右颈内静脉途径技术对原位心脏移植物进行心肌活检。室间隔心肌标本常用甲醛固定，冰冻切片偶尔用于紧急诊断。可通过肺动脉导管获得血流动力学参数。并发症比较罕见（1% ~2%），包括静脉血肿，误穿刺入颈动脉、气胸、心律失常、心脏传导阻滞、右心室穿孔及三尖瓣损伤。不同医疗机构心内膜心肌活检日程变动很大，但也反映出患者心脏移植后的头 6 个月排斥风险更大。在术后早期，最初每 7 ~10 天进行活检，在第 1 年后延长为 3 ~6 个月进行心肌活检。怀疑排斥反应时应额外进行心肌活检。

根据国际心肺移植协会（ISHLT）心肌活检标准分级系统，合格的活检样本要求最小 4 块心内膜组织，每块组织血栓、纤维组织及其他不可判断的组织成分比率应小于 50%．淋巴细胞浸润的细胞种类及程度，再加上活检有无发现肌细胞坏死，决定了细胞排异的严重程度[80]。最近又有人提出了细胞排异的病理学特征以及怎样与体液排异相鉴别[81]。2004 年国际心肺移植协会简化了 1990 版的细胞排异病理诊断标准，分为轻中重度排异，并与体液排异组织学特征相鉴别[82]。

表 64-7   国际心肺移植协会（ISHLT）心肌活检标准分级系统 2004*

分级	组织学表现
0R +	无排异
1R（轻度）	间质性和（或）周围血管淋巴细胞浸润，最多 1 个局灶性心肌损伤
2R（中度）	两个或两个以上部位淋巴细胞浸润伴心肌损伤
3R（重度）	弥漫性淋巴细胞浸润伴多灶性心肌损伤，伴或不伴细胞水肿、出血、血管炎症

*根据是否存在急性抗体介导的排异（AMR），分级为 AMR0 级及 AMR1 级（表 64-8）

无创方法对于诊断细胞排异是不可靠的。测量心电图导联电压、E 玫瑰花环试验在早期心脏移植时代诊断细胞排异的有效方法[83]，但对目前应用环孢素的移植患者，这些诊断手断无价值[84]。信号平均心电图[85]、超声心动图[86]、前两者相结合[87]、MRI[88]、锝心室造影[89]、各种免疫生化标记物[90]特异性及敏感均不高，所以并没有广泛应用[91]。外周血基因表达分析图作为一个无创方法鉴别排异，是一个全新的，有发展前途的领域[92]。

表 64-8   国际心肺移植协会（ISHLT）推荐的急性抗体介导的排异（AMR）2004

AMR0 级	无急性 AMR，无 AMR 组织学及免疫病理学上的表现
AMR1 级	存在 AMR，有 AMR 组织学特征，免疫荧光染色阳性或者免疫过氧化物酶染色阳性（CD68，CD4 阳性）

■ 急性排斥反应的治疗

皮质类固醇激素是抗排斥反应治疗的基石。对于发生在术后 1 ~3 个月的任何排斥反应或被视为严重排斥反应的治疗选择，是应用短疗程（3 天）静脉注射甲基强的松龙（1000 毫克/日）治疗。几乎所有其他排斥反应治疗是最初增加口服泼尼松（100 毫克/日）剂量，然后在几周内逐渐减为维持量[93]。尽管没有被普遍接受，许多移植中心成功地减少了皮质类固醇的剂量，而排斥逆转率与传统剂量类似。

强化抗排斥反应治疗结束后 7 ~10 天应重复进行心内膜心肌活检，以评估是否得到足够的治疗。如果活检结果没有改善，建议进行第二次类固醇激素冲击治疗，如果排斥反应进展（或者患者血流动力学不稳定），是进行抢救治疗的指征。

用他克莫司替代环孢素也许可以治疗激素不敏感反复发作排斥反应[94]。同样的，西罗莫司也可以作为霉酚酸酯及硫唑嘌呤的替代治疗[95]。可以用 OKT3，免疫球蛋白抗体，多克隆兔抗人胸腺细胞球蛋白治疗血流动力学不稳定的严重排斥反应[96]。甲氨蝶呤在消除慢性低级排斥反应方面特别成功[97]。在某些难治性排斥反应采用全淋巴细胞照射及光化学疗法也取得了成功。对上述干预治疗没有反应的患者再次心脏移植是其最终的治疗选择。然而，因排斥反应进行再次移植的结果令人沮丧，故在大多数中心，它不再是再次移植的适应证。

无症状的轻度排斥反应（1 级）通常不予处理但应重复心内膜心肌活检来进行监测，因为只有 20% ~40% 的轻度排斥反应进展为中度排斥反应[98]。另一方面，存在心肌细胞坏死表现（3B 和 4 级）的排斥反应一定会危及移植物的活力，是普遍接受的治疗适应证。中度排斥反应（3A 级）的治疗存在争议，需要考虑多种因素[99]。特别是 Stoica 和他的团队发现急性中重度细胞排斥反应对移植物血管病变的发生有累积效应[100]。不管活检结果如何，移植物功能障碍是住院抗排斥治疗的适应证，严重情况下应行有创血流动力学监测和正性肌力药物支持。

■ 急性血管排斥反应

血管排斥反应是体液免疫介导的反应。特别对于有细胞毒性药物治疗史，群体反应性抗体增高，或多个相关因素的患者，人们对抗体介导的急性排斥反应机制产生越来越多的的兴趣。与细胞排斥反应不同的是发生血管排斥反应时患者血流动力学不稳定，经常需要正性肌力药物支持[101]。诊断需要光镜下血管内皮细胞肿胀和免疫荧光技术免疫球蛋白-补体复合物沉积的证据[102]。积极治疗包括血浆置换、大剂量皮质激素、肝素、IgG 和环磷酰胺[103]。尽管有这些干预措施，有症状的急性血管排斥反应死亡率很高[101,103]。急性血管性排斥反应或慢性低级血管性排斥反应的反复发作，被认为在发展成移植物冠状动脉疾病方面发挥主导作用[104]。

心脏移植的感染并发症

■ 病原体与感染时机

感染是心脏移植群体发病和死亡的主要原因[5,105]一种为避免发生由 CMV 感染导致严重疾病的治疗方案的引进，使感染发作减少并延迟感染的发作。在移植后的头 3 个月或因急性排斥反应而增强免疫抑制或再次移植的患者发生致命感染的风险最大[105]。表 64-9 列出了在心脏移植受体最常见的病原菌感染。

■ 预防措施和预防感染

术前筛选

移植术后有传染性的病原体如 CMV、弓形虫、乙型肝炎病毒、丙型肝炎病毒、HIV 是明确的。感染的预防开始于移植前供受体的筛选[107]。表 60-10 列出了当前的建议指南。

■ 心脏移植后特异性病原体感染

细菌

革兰氏阴性杆菌感染是心脏移植最常见的细菌感染并发症。此外，大肠杆菌、绿脓杆菌分别是最常见导致尿路感染和肺炎的病原微生物[105]。葡萄球菌已被证明是大多数的革兰氏阳性菌感染的病原菌。

病毒

巨细胞病毒仍然是患者心脏移植术后感染发生及感染死亡最常见的致病病原体[108]。巨细胞病毒不仅仅导致感染综合征，更直接与急性排斥反应，移植物冠状动脉病变，术后淋巴细胞增殖性疾病相关[108]。并且与巨细胞病毒感染相关的白细胞减少患者容易继发其他病原体感染（如巨细胞病毒、卡氏肺囊虫肺炎）。CMV 感染可继发于供体传播的感染，体内潜在感染的激活或血清学巨细胞病毒阳性患者不同病毒株的再感染[108]。许多移植中心应用不同类型的更昔洛韦治疗方案[109]。治疗系统性 CMV 感染的标准方案为静脉应用更昔洛韦 2~3 周（5mg/kg，一天两次，随肾功能调整剂量）。对于组织侵袭性病变，特别是肺炎，许多中心用高效价抗 CMV 免疫球蛋白治疗[110]。预防 CMV 感染要求应用 PCR 及 CMV 抗原技术周期性

表 64-9　心脏移植受体的感染

早起感染（术后 1 个月内）

Ⅰ 肺炎：革兰氏阴性杆菌（GNB）

Ⅱ 纵隔炎及胸部切口感染：
　　表皮葡萄球菌
　　金黄色葡萄球菌
　　革兰氏阴性杆菌（GNB）

Ⅲ 导管相关的菌血症：
　　表皮葡萄球菌
　　金黄色葡萄球菌
　　革兰氏阴性杆菌（GNB）
　　白色念球菌

Ⅳ 泌尿系统感染：
　　革兰氏阴性杆菌
　　（GNB）肠球菌
　　白色念球菌

Ⅴ 皮肤黏膜感染：
　　单纯疱疹病毒（HSV）
　　假丝酵母菌

晚期感染（术后 1 个月后）

Ⅰ 肺炎
　A. 弥漫性间质性肺炎
　　卡氏肺囊虫
　　巨细胞病毒（CMV）*
　　单纯疱疹病毒（HSV）
　B. 叶或结节性（±空洞性）肺炎：
　　隐球菌
　　曲霉菌
　　细菌（社区获得性，院内感染）
　　星状诺卡氏菌
　　分枝杆菌

Ⅱ 中枢神经系统感染：
　A. 脓肿或脑膜脑炎
　　曲霉菌
　　弓形虫 *
　　脑膜炎双球菌
　　隐球菌
　　李斯特菌

Ⅲ 胃肠道感染：
　A. 食管炎
　　白色念珠菌
　　单纯疱疹病毒（HSV）
　B. 腹泻或下消化道出血
　　曲霉
　　假丝酵母菌

续表

晚期感染（术后1个月后）

Ⅳ 皮肤感染：

A. 水泡性病变

单纯疱疹病毒（HSV）

水痘带状疱疹病毒

B. 结节性或溃疡性病变

诺卡氏菌

念珠菌（播散性）

非典型分枝杆菌

隐球菌

* 已知的供体传播的病原菌

监测，这些技术是可以在有临床感染表现之前的重要时间段，快速检测外周血淋巴细胞病原体蛋白质[111]。缬更昔洛韦是一种比口服更昔洛韦有效10倍的抗病毒药，并被证明对治疗及预防CMV感染有效且更方便[112,113]。

虽然无环鸟苷不能治愈单纯疱疹或带状疱疹病毒，但是可以减少其复发以及减轻水疱带来的不适症状。EB病毒感染可能与移植后免疫功能低下患者发生淋巴细胞增殖性疾病相关。

真菌

常见的皮肤黏膜念珠菌病通常可以局部用抗真菌药物治疗

（制霉菌素或克霉唑）。上述治疗不佳或累及食管的念珠菌病可采用氟康唑治疗，对于治疗念珠菌血症同样有效。要特别注意的是，体外试验下，氟康唑对于治疗特殊菌株如克柔念珠菌及白色假丝酵母菌敏感性稍差[105]。曲霉菌是一种移植术后患者机会感染性病原体，死亡率高。5%~10%的受体在移植后头3个月因曲霉菌导致的严重肺炎。曲霉播散至中枢神经系统几乎没救[116]。由于其对于免疫低下患者的即使在治疗情况下仍有高致死率，医生应对其保持高度敏感性及积极性，一旦怀疑，即使无明确证据，就应该开始着手治疗。两性毒素B、伊曲康唑、伏立康唑是可供选择的治疗药物。

原虫

受体卡氏肺囊虫感染发生率为小于1%~10%不等。由于病原体在肺泡内生存，通常通过支气管肺泡灌洗液来进行必要的诊断[118]。在做了肺活检的患者，组织病理学检查对于诊断卡肺也是有帮助的。高剂量甲氧苄啶（TMP）/磺胺甲基异噁唑（SMX）或静脉应用戊烷脒本病的治疗选择[110]。

由于弓形虫多寄生在肌肉组织内，心脏移植术后弓形虫感染往往是血清反应阳性受体心脏移植后再感染的结果[119]。弓形虫感染可经由未煮熟的肉类或猫粪获得。确诊需要有活检时发现其滋养体伴周围组织炎症，也可应用PCR[120]。它通常导致中枢神经系统感染，可以用乙胺嘧啶加磺胺及克林霉素治疗[105]。

表64-10　心脏移植感染的常规预防及检测准则

Ⅰ. 术前筛选

A. 供体

1. 临床评价

2. 血清学检查（艾滋病毒，乙肝、丙肝病毒，巨细胞病毒，弓形体）

B. 受体

1. 病史及体检

2. 血清学检查（艾滋病毒，乙肝、丙肝病毒，巨细胞病毒，弓形体、单纯疱疹病毒、水痘带状疱疹病毒、EB病毒、区域性真菌）

3. 纯化蛋白衍生物（PPD）或结核菌素皮试

4. 中段尿培养

5. 粪便寄生虫及虫卵检查（特定移植中心检查小杆线虫）

Ⅱ. 抗生素预防

A. 围手术期

1. 第一代头孢菌素（或万古霉素）

B. 术后

1. 甲氧苄啶（TMP）-磺胺甲基异噁唑（SMX）或脒剂（治疗卡氏肺囊虫）

2. 制霉菌素或克霉唑（治疗念珠菌）

3. 阿昔洛韦一旦停用后，使用更昔洛韦治疗（用于巨细胞病毒阴性的供、受体以外的所有患者）

4. 阿昔洛韦（治疗单纯疱疹病毒和带状疱疹，常规使用尚有争议）

5. 标准的心内膜炎预防

C. 后免疫接种

1. 肺炎球菌（每5~7年增强免疫一次）

2. A型流感病毒疫苗（每年接种；各移植中心自定）

3. 接触过麻疹病毒、水痘、破伤风梭菌、乙型肝炎病毒的未预防接种过的受体需要特异性免疫球蛋白治疗

心脏移植慢性并发症

移植物冠状动脉疾病

移植物冠状动脉疾病是一种独特的、快速进展的疾病，以移植术后移植物早期血管内膜增生，晚期心外膜下血管狭窄，小血管闭塞，伴心肌梗死为特征。心脏移植受体的长期存活主要受移植物冠状动脉疾病（CAV）的限制，是移植1年后死亡的首要原因。血管造影检查报告了在移植5年后大约40%～50%的患者有移植物冠状动脉病变[121]。CAV尽管与冠状动脉粥样硬化类似，但仍有重要区别（图64-11）[122]。特别是CAV血管内膜增生呈向心性而非离心性，且病变弥漫，从近端到远端冠状动脉均受累，多不伴内膜钙化，且内弹性层完好。

移植物血管病变的精确的病因仍不明确，但有强烈证据表明这种现象与受非免疫危险因素调节的免疫机制相关[123]。免疫机制包括急性排斥反应，抗HLA抗体的形成。非免疫因素主要包括移植手术本身、供体年龄、高血压、高脂血症及术前糖尿病。另外与免疫抑制剂（如钙调磷酸酶抑制剂、激素）相关的负作用，如CMV感染、肾毒性、新发糖尿病，在CAV发展中扮演重要角色[124-126]。

通常认为CAV发病的起始机制为亚临床移植物冠状动脉血管内皮损伤，然后引起级联免疫瀑布反应，涉及细胞因子，

炎症介质，补体激活，白细胞粘附。这些改变导致血管炎症反应，最终导致血栓形成，平滑肌细胞增生，血管狭窄。起始的血管内皮损伤可能是缺血再灌注损伤或者宿主抗移植物免疫反应的结果[125,126]。

CAV可能在移植术后几周内就出现，然后进行性加速发展，导致管腔闭塞，发生心肌缺血，然后出现移植物衰竭。因为移植物去神经化后导致的无症状性心肌缺血使得移植物冠状动脉疾病的临床诊断尤为困难和复杂。移植物冠状动脉疾病重大事件的最初表现通常是室性心律失常、充血性心衰、猝死[127]。每年行冠状动脉造影检查是监测目前移植物冠状动脉疾病的方法。血管内超声（IVUS）能更好地测量血管壁的形态及内膜增厚的程度。

由于冠脉造影及血管内超声是有创检查，可能对患者增加额外风险。然后无创性筛选检查（如铊显像，多巴酚丁胺负荷心电图），对于筛选CAV敏感性及特异性均不高。[129] 其他的可能的方法包括脉冲组织多普勒、CT、MRI。这些检查可能在未来取代前述有创检查手段。

目前终末期移植物冠状动脉疾病的唯一有确切疗效的治疗手段是再次移植，再移植也增加了患者的风险，并且也有供体不足的问题[127]。由于CAV病变弥漫，且远端血管受累的特点，支架植入及旁路移植治疗比非心脏移植术后患者治疗效果差，并且需要重复治疗的可能性极大[130]。所以预防移植物冠状动脉疾病是重点。术前，执行脑死亡时应避免血管内皮损伤，缩短冷缺血时间，转运及保存供心时要注意做好保护[127]。

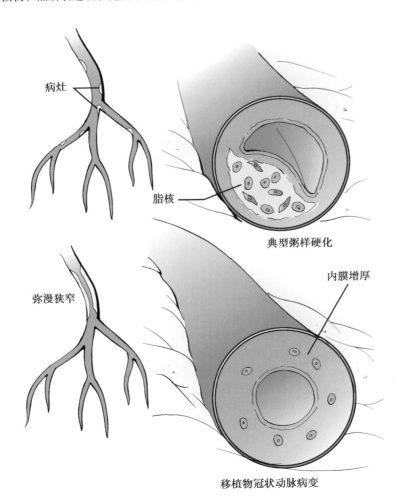

病灶

脂核

典型粥样硬化

内膜增厚

弥漫狭窄

移植物冠状动脉病变

图64-11　典型粥样硬化和移植物冠状动脉疾病示意图

术后应经验性的修正危险因素（饮食、降低血清胆固醇药物、戒烟、控制高血压等）。有几项研究表明，使用钙通道阻滞剂或戊二酰辅酶 A（HMG-CoA）还原酶抑制剂，ACEI 减少了移植物冠状动脉疾病的发生[131,132]。

新型免疫抑制剂，尤其是细胞增殖抑制剂（依维莫司，西罗莫司），也许对降低 CAV 发病率。减轻其严重程度及减缓疾病进展有帮助。

肾功能不全

2009 年 ISHLT 报告有关近期（2001-2007 年）心脏移植患者长期随访肾功能不全情况的对队研究的重要进展，与 1994-2000 年心脏移植患者相对照。据 Kaplan-Meire 法生存分析估计，10 年内 1994-2000 年心脏移植患者仅有 60% 无严重肾功能源全（定义为血肌酐水平超过 2.5mg/dl，并且需要透析或者肾移植治疗）。2001-2007 年心脏移植患者 5 年时严重肾功能不全发生率较前一组患者下降了 11%[5]。特别是伴有终末期肾衰竭心脏移植患者死亡风险明显增加了[138]。

环孢素对心脏移植患者的肾毒性作用已被广泛认同并已被详细阐明。由于环孢素微乳剂（新山地明）的生物利用度较传统剂型提高了，给药 2 小时后（C2）其血药浓度就达到了监测浓度[139]。新山地明 C2 浓度监测是一个检测免疫抑制效率比谷值水平监测更有价值的指标，也是避免环孢素肾毒性及其他相关负作用的良好方法[140]。较小剂量的环孢素对于延缓肾病进展也许有用，尤其是在与新型免疫抑制剂（如赛可平、西罗莫司、雷帕霉素）合用时[141,142]。也有一些移植中心采用无钙调磷酸酶抑制的免疫抑制方案[143]。

高血压

50%~90% 的心脏移植受体术后合并有中重度全身性高血压[5]。液体潴留及外周血管收缩似乎发挥很大作用。虽然确切机制目前还不清楚，但是很可能与环孢素诱导的肾小管毒性以及交感神经兴奋介导的全身动脉和肾动脉收缩相关[144]。服用他克莫司的高血压发生率较环孢素低[145]。单一的抗高血压药物治疗效果不佳，对于这种难治性高血压治疗难度大，目前仍仅是经验性治疗。在一个前瞻性、随机试验中，应用单药赖诺普利及地尔硫草血压控制达标率均小于 50%[146]。利尿剂应慎用于这部分人群，因为其容量负荷重伴高血压及容量不足伴低血压之间平衡较脆弱。过度利尿可以通过进一步降低肾血流量及改变环孢素药代动力学，而增加环孢素肾毒性[147]。B 受体阻断剂也应小心应用，因为其减弱了运动时心脏的心率调节能力。

恶性肿瘤

长期免疫抑制治疗增加了恶性肿瘤的发病率，约 4%~18%，比一般人群发生率高 100 倍[148]。由于免疫抑制剂的使用，使移植物及患者生存时间增加，同样也导致了肿瘤发生率增加。与 CVD 一样，恶性肿瘤也已经成为了一限制移植患者长期生存的重要因素[5]。淋巴细胞异常增殖和皮肤癌是心脏移植受体最常见的恶性肿瘤[148]。T 淋巴细胞对 EB 病毒（EBV）控制的减弱，使得 EB 病毒刺激 B 淋巴细胞增殖，似乎是淋巴细胞异常增殖的主要机制[149]。在使用单克隆抗体和多克隆抗体治疗后，发生这些恶性肿瘤的危险进一步增加[150,151]。在移植受体

的治疗方案包括减少免疫抑制剂的用量和使用大剂量阿昔洛韦（削弱 EB 病毒复制）也包括癌症的常规疗法（化疗、放射治疗和手术切除），但这些常规疗法风险较高且成功率较低。

其他慢性并发症

在大多数受体最终发展为高脂血症，可通过控制饮食、运动及降脂药物来治疗[152]。其他并发症的发病率通常包括移植后的骨质疏松症，肥胖，恶病质及胃肠道并发症，尤其是胆结石[153,154]。

再次心脏移植

目前再次心脏移植占心脏移植的比例小于 3%[5]。再次心脏移植的主要适应证是早期移植物衰竭，移植物冠状动脉病变及难治性急性排斥反应[155,156]。手术技术和免疫抑制方案与首次心脏移植类似。在尽管进入环孢素时代后患者死亡率减低，再次心脏移植实际生存率仍明显降低。国际心移植协会（ISHLT）的 1987-1998 年再移植患者数据显示，再移植患者 1 年，2 年，3 年的生存率分别为 65%，59%，55%。相反的，如果第一次移植和再移植之间的时间间隔如果超过 2 年，再移植 1 年生存率与初次移植接近[156]。2009 年 ISHLT 研究显示，再移植患者的五年生存率较前一阶段每次都提高了 15%~17%（1982-1991，1992-2001，2002-2007）。同样在同最近一个时期（2002-2008 年），如果和初次移植时间间隔超过 5 年，再移植的 1 年生存率与初次移植 1 年生存率相同（86%）[5]，供体年龄大也是这部分受体死亡率增加的预测因子[156]。这些数据说明，尽管再移植与高死亡率及高并发症发生率相关，如果小心选择患者，尤其是那些年龄小，与初次移植间隔时间长的患者，再移植的预后还是可以让人接受的。然而，供体短缺仍然是再移植的重要伦理问题。

心脏移植结果

尽管缺乏有关心脏移植预后的对照试验，但与 REMATCH 试验中药物治疗及器械治疗的患者相比，其生存率还是令人满意的[2,6]。对于中高危的晚期心衰患者，心脏移植尤其适应[15]。尽管心脏移植手术增加手术相关风险，但是其总的结果实际上是在提高[5,67]。心脏移植的围手术期死亡率（即 30 天）大约 5%~10%[159]。总体的 1 年生存率达到了约为 86%[5,67]。心脏移植术后前 6 个月生存曲线较陡，以后每年生存率以线性速率下降（约每年下降 3.5%），甚至超过 15 年，生存率还较高[5]。术后前 30 天死亡原因为移植物衰竭（主要的，非特异性的死亡原因），多器官功能衰竭以及感染。术后 1 年内的死亡原因主要是感染，移植物衰竭及急性排斥反应。1 年以后 CAV 及肿瘤成为大多数患者的死亡原因[5,67]。

在患者心脏移植后进行的健康相关的生活质量（HRQOL）研究显示，大多数心脏移植患者，尤其是没有术后并发症的患者，10 年的生活质量接近正常人群。

UNOS 数据库

最近有关分析多中心器官共享联合网络（UNOS）的移植

患者的开放队列研究的文献明显增多。这个数据库包括了全美1987年以后所有的心脏移植患者，并且是一个公共网络。这个网络也有关等待名单，供体信息以临床结果的信息。与其他大型行政网络一样，UNOS存在潜在错误及数据不全的缺点，但是却解决了以往只能研究单中心，有限数量的移植患者数据库的问题，该网络有超过20,000移植患者的信息。

上述文献的发表对于研究影响受体近期及远期生存率的因素有很大冲击。Russo以及他的合作者报道了简单的糖尿病不应作为心脏移植的排除标准，因其与非糖尿病患者的生存率相同[161]。然而，严重的糖尿病的移植生存率较低，应该考虑最终的心室辅助装置治疗，或者被列为移植高危。Zaidi及其合作者报道了结节病患者心脏移植术后短期生存率及中位生存时间比其他疾病患者更好，所以结节病不应作为心脏移植排除标准[162]。Kpodonu及其合作者研究表明女性淀粉样变性心肌病患者移植后1年生存率较其他疾病男性患者明显下降了[163]。Nwakanma及其合作者证明了PRA增高的受体移植1年排异风险及增加，生存率下降[164]。Weiss及其合作者报道了年龄大的受体（大于60岁）远期生存率也是可以接受的（5年生存率大于70%）[165]。尽管老年充血性心力衰竭受体术后感染及急性肾功能不全发生率，以及大于2天住院次数确实轻度增高了，其移植后生存获益仍然是值得信服的。Weiss及其合作者另一个研究发现有潜在器官捐赠倾向的肥胖患者，同样也是潜在的移植心脏受体[166]。值得注意的是尽管肥胖患者移植术后短期生存率与其他人群一样，该人群在列入等待移植名单后等待时间更长，获得供体的可能性较其他人群低一些。

有关心脏移植手术技术以及术后左室辅助装置的应用情况，也从UNOS数据库获得。之前提到过的，Weiss及其合作者报道了采用双房法及双腔静脉法进行心脏移植手术，其术后生存率一样[63]。然而他们也证实了双腔静脉法患者住院时间缩短了，永久起搏器的应用率降低了。Pal及其合作者通过分析应用心室辅助装置过度到心脏移植，以及应用静脉正性肌力药物患者，发现了应用心室辅助装备的患者大多数成功过渡到了心脏移植，而那些应用正性肌力药物患者多数未能达到[167]。与ISHLT数据库相对比，发现有LVAD支持的心脏移脏患者移植术后并发症发生率及心亡率未增加。Shuhaiber及其合作者对比了应用Novacor型LVAD及HeartMate型LVAD支持的心脏移植患者，两组一年生存率，排异发生率及感染发生率无差别[168]。然而Novcor组被证实术后5年生存率较低。

Weiss及其合作者也调查了移植中心手术量与移植患者预后之间的联系，指出了年手术量是原位心脏移植患者短期死亡的独立预测因子[169]。尽管目前心脏移植中心医疗行为授权的资格为年手术量达到10例，这项研究发现了年手术量对于预后的影响有个拐点，年手术量超过40例的中心手术30天死亡率小于5%。

未来展望

由过去十年来心脏移植空前的发展，心脏移植的临床结果已显著提高。虽然心脏移植仍然是终末期心脏衰竭患者的最佳治疗选择，进一步提高存活率、减少移植相关并发症，今后仍面临许多挑战。限制受体长期生存的一个主要因素是移植物排斥反应和免疫抑制剂负作用。发展可靠、无创性诊断能更有效的早期发现排斥反应和监测治疗效果。最终，这将有助于更精确地控制免疫抑制，从而减少移植物累积损伤和感染并发症。分子水平及基因表达图谱很快可以得到应用，也许会成为最后的无创诊断手段[91]。

在免疫抑制策略方面，仍需要继续努力，以确保能保持受体的大部分免疫反应而对移植器官抗原无特异性反应。增殖信号抑制如西罗莫司及伊维莫司目前正展示出良好结果。另外可通过基因工程技术改变细胞膜结合的分子使供体器官不容易受到免疫攻击。这种方法目前正被用于研究临床可应用的异种移植心脏来源。异种移植的最终可能作为供体器官的一个来源，尽管延长异种移植存活时间仍然是一个遥不可及的目标。并且转基因试验这个未解决的伦理问题和牲畜病原体可能潜在传播给免疫抑制的受体的问题便异种移植更加复杂化。

未来器官保存技术的改进，允许更长的贮存时间有以下几个好处。另外供体数目的增加，贮存时间延长有利于按供受体免疫配型情况更好地分配器官。心室辅助装置目前正被应用，既作为移植术前的支持治疗手段，同时也是终末期心衰的最终治疗手段。随着辅助装置技术的发展，辅助装置成为严重充血性心力衰竭患者长期治疗手段，好像只是时间问题。作为严重充血性心力衰竭患者的一个长期解决办法，只是一个时间问题，利用异体心肌细胞，自体平滑肌细胞，表皮成纤维细胞使衰竭心脏再生的设想目前正在实验阶段。阴性细胞系骨髓细胞或者骨髓分化的内皮细胞前体细胞目前正在被研究用来使心肌梗死后的患者血管再生成[170]。心脏移植仍然是21世纪人类的突出进步，是终末期心脏治疗方法的革新。为了克服目前长期移植物功能及患者生存率的难题，我们还需要作更深入的研究。

参考文献

1 Steinman TI, Becker BN, Frost AE, et al: Guidelines for the referral and management of patients eligible for solid organ transplantation. *Transplantation* 2001; 71:1189.

2. Boyle A, Colvin-Adams M: Recipient selection and management. *Semin Thorac Cardiovasc Surg* 2004; 16:358.

3. Deng MC: Cardiac transplantation. *Heart* 2002; 87:177.

4. Costanzo MR, Augustine S, Bourge R, et al: Selection and treatment of candidates for heart transplantation: a statement for health professionals from the Committee on Heart Failure and Cardiac Transplantation of the Council on Clinical Cardiology, American Heart Association. *Circulation* 1995; 92:3593.

5. Taylor DO, Stehlik J, Edwards LB, et al: Registry of the international society for heart and lung transplantation: twenty-sixth official adult heart transplant report-2009. *J Heart Lung Transplant* 2009; 28(10):1007-1022.

6. Rose EA, Gelijns AC, Moskowitz AJ, et al: Randomized Evaluation of Mechanical Assistance for the Treatment of Congestive Heart Failure (REMATCH) Study Group: long-term mechanical left ventricular assistance for end-stage heart failure. *NEJM* 2001; 345:1435.

7. Menicanti L, Di Donato M: Surgical left ventricle reconstruction, pathophysiologic insights, results and expectation from the STICH trial. *Eur J Cardiothorac Surg* 2004; 26:S42.

8. Stelken AM, Younis LT, Jennison SH, et al: Prognostic value of cardiopulmonary exercise testing using percent achieved of predicted peak oxygen uptake for patients with ischemic and dilated cardiomyopathy. *J Am Coll Cardiol* 1996; 27:345.

9. Rothenburger M, Wichter T, Schmid C, et al: Aminoterminal pro type B natriuretic peptide as a predictive and prognostic marker in patients with chronic heart failure. *J Heart Lung Transplant* 2004; 23:1189.

10. Francis GS, Cohn JN, Johnson G, et al: Plasma norepinephrine, plasma renin activity, and congestive heart failure: relations to survival and the effects of therapy in V-HeFT II. The V-HeFT VA Cooperative Studies Group. *Circulation* 1993; 87:VI40.

11. Mudge GH, Goldstein S, Addonizio LZ, et al: Twenty-fourth Bethesda Conference on Cardiac Transplantation. Task Force 3: recipient guidelines. *J Am Coll Cardiol* 1993; 22:21.

12. Laks H, Marelli D, Odim J, et al: Heart transplantation in the young and elderly. *Heart Failure Rev* 2001; 6:221.

13. Demers P, Moffatt S, Oyer PE, et al: Long-term results of heart transplantation in patients older than 60 years. *J Thorac Cardiovasc Surg* 2003; 126:224.

14. Kieler-Jensen N, Milocco I, Ricksten SE: Pulmonary vasodilation after heart transplantation: a comparison among prostacyclin, sodium nitroprusside, and nitroglycerin on right ventricular function and pulmonary selectivity. *J Heart Lung Transplant* 1993; 12:179.

15. Bourge RC, Naftel DC, Costanzo-Nordin MR, et al: Pretransplantation risk factors for death after heart transplantation: a multiinstitutional study. The Transplant Cardiologists Research Database Group. *J Heart Lung Transplant* 1993; 12:549.

16. Chen JM, Levin HR, Michler RE, et al: Reevaluating the significance of pulmonary hypertension before cardiac transplantation: determination of optimal thresholds and quantification of the effect of reversibility on perioperative mortality. *J Thorac Cardiovasc Surg* 1997; 114:627.

17. Tenderich G, Koerner MM, Stuettgen B, et al: Pre-existing elevated pulmonary vascular resistance: long-term hemodynamic follow-up and outcome of recipients after orthotopic heart transplantation. *J Cardiovasc Surg* 2000; 41:215.

18. Chang PP, Longenecker JC, Wang NY, et al: Mild vs severe pulmonary hypertension before heart transplantation: different effects on posttransplantation pulmonary hypertension and mortality. *J Heart Lung Transplant* 2005; 24:998.

19. Sablotzki A, Hentschel T, Gruenig E, et al: Hemodynamic effects of inhaled aerosolized iloprost and inhaled nitric oxide in heart transplant candidates with elevated pulmonary vascular resistance. *Eur J Cardiothorac Surg* 2002; 22:746.

20. O'Dell KM, Kalus JS, Kucukarslan S, et al: Nesiritide for secondary pulmonary hypertension in patients with end-stage heart failure. *Am J Health Syst Pharm* 2005; 62:606.

21. Salzberg SP, Lachat ML, von Harbou K, et al: Normalization of high pulmonary vascular resistance with LVAD support in heart transplantation candidates. *Eur J Cardiothorac Surg* 2005; 27:222.

22. Newcomb AE, Esmore DS, Rosenfeldt FL, et al: Heterotopic heart transplantation: an expanding role in the twenty-first century? *Ann Thorac Surg* 2004; 78:1345.

23. Pelosi F Jr., Capehart J, Roberts WC: Effectiveness of cardiac transplantation for primary (AL) cardiac amyloidosis. *Am J Cardiol* 1997; 79:532.

24. Dubrey SW, Burke MM, Hawkins PN, et al: Cardiac transplantation for amyloid heart disease: the United Kingdom experience. *J Heart Lung Transplant* 2004; 23:1142.

25. Koerner MM, Tenderich G, Minami K, et al: Results of heart transplantation in patients with preexisting malignancies. *Am J Cardiol* 1997; 79:988.

26. Ostermann ME, Rogers CA, Saeed I, et al: Pre-existing renal failure doubles 30-day mortality after heart transplantation. *J Heart Lung Transplant* 2004; 23:1231.

27. Dichtl W, Vogel W, Dunst KM, et al: Cardiac hepatopathy before and after heart transplantation. *Transpl Int* 2005; 18:697.

28. Morgan JA, John R, Weinberg AD, et al: Heart transplantation in diabetic recipients: a decade review of 161 patients at Columbia Presbyterian. *J Thorac Cardiovasc Surg* 2004; 127:1486.

29. Morgan JA, Park Y, Oz MC, et al: Device-related infections while on left ventricular assist device support do not adversely impact bridging to transplant or posttransplant survival. *ASAIO J* 2003; 49:748.

30. Lietz K, John R, Burke EA, et al: Pretransplant cachexia and morbid obesity are predictors of increased mortality after heart transplantation. *Transplantation* 2001; 72:277.

31. Rivard AL, Hellmich C, Sampson B, et al: Preoperative predictors for postoperative problems in heart transplantation: psychiatric and psychosocial considerations. *Prog Transplant* 2005; 15:276.

32. Loh E, Bergin JD, Couper GS, et al: Role of panel-reactive antibody cross-reactivity in predicting survival after orthotopic heart transplantation. *J Heart Lung Transplant* 1994; 13:194.

33. McKenna D, Eastlund T, Segall M, et al: HLA alloimmunization in patients requiring ventricular assist device support. *J Heart Lung Transplant* 2002; 21:1218.

34. Aranda JM Jr., Schofield RS, Pauly DF, et al: Comparison of dobutamine versus milrinone therapy in hospitalized patients awaiting cardiac transplantation: a prospective, randomized trial. *Am Heart J* 2003; 145:324.

35. Cochran RP, Starkey TD, Panos AL, et al: Ambulatory intraaortic balloon pump use as bridge to heart transplant. *Ann Thorac Surg* 2002; 74:746.

36. Dembitsky WP, Tector AJ, Park S, et al: Left ventricular assist device performance with long-term circulatory support: lessons from the REMATCH trial. *Ann Thorac Surg* 2004; 78:2123.

37. Clegg AJ, Scott DA, Loveman E, et al: The clinical and cost-effectiveness of left ventricular assist devices for end-stage heart failure: a systematic review and economic evaluation. *Health Technol Assess* 2005; 9:1.

38. Copeland JG, Smith RG, Arabia FA, et al: CardioWest Total Artificial Heart Investigators. Cardiac replacement with a total artificial heart as a bridge to transplantation. *NEJM* 2004; 351:859.

39. Ermis C, Zadeii G, Zhu AX, et al: Improved survival of cardiac transplantation candidates with implantable cardioverter defibrillator therapy: role of beta-blocker or amiodarone treatment. *J Cardiovasc Electrophysiol* 2003; 14:578.

40. Vega JD, Moore J, Murray S, et al: Heart transplantation in the United States, 1998–2007. *Am J Transplant* 2009; 9 (Part 2):932-941.

41. Zaroff JG, Rosengard BR, Armstrong WF, et al: Consensus conference report: maximizing use of organs recovered from the cadaver donor: cardiac recommendations, March 28–29, 2001, Crystal City, VA. *Circulation* 2002; 106:836.

42. Wheeldon DR, Potter CD, Oduro A, et al: Transforming the "unacceptable" donor: outcomes from the adoption of a standardized donor management technique. *J Heart Lung Transplant* 1995; 14:734.

43. Laks H, Marelli D, Fonarow GC, et al: UCLA Heart Transplant Group. Use of two recipient lists for adults requiring heart transplantation. *J Thorac Cardiovasc Surg* 2003; 125:49.

44. Lietz K, John R, Mancini DM, et al: Outcomes in cardiac transplant recipients using allografts from older donors versus mortality on the transplant waiting list: implications for donor selection criteria. *J Am Coll Cardiol* 2004; 43:1553.

45. Freimark D, Aleksic I, Trento A, et al: Hearts from donors with chronic alcohol use: a possible risk factor for death after heart transplantation. *J Heart Lung Transplant* 1996; 15:150.

46. Freimark D, Czer LS, Admon D, et al: Donors with a history of cocaine use: effect on survival and rejection frequency after heart transplantation. *J Heart Lung Transplant* 1994; 13:1138.

47. Smith M: Physiologic changes during brain stem death: lessons for management of the organ donor. *J Heart Lung Transplant* 2004; 23:S217.

48. Stoica SC, Satchithananda DK, Charman S, et al: Swan-Ganz catheter assessment of donor hearts: outcome of organs with borderline hemodynamics. *J Heart Lung Transplant* 2002; 21:615.

49. Rosendale JD, Kauffman HM, McBride MA, et al: Hormonal resuscitation yields more transplanted hearts, with improved early function. *Transplantation* 2003; 75:1336.

50. Harms J, Isemer FE, Kolenda H: Hormonal alteration and pituitary function during course of brain stem death in potential organ donors. *Transplant Proc* 1991; 23:2614.

51. Novitzky D, Cooper DK, Chaffin JS, et al: Improved cardiac allograft function following triiodothyronine therapy to both donor and recipient. *Transplantation* 1990; 49:311.

52. Conte JV, Baumgartner WA: Overview and future practice patterns in cardiac and pulmonary preservation. *J Card Surg* 2000; 15:91.

53. Wildhirt SM, Weis M, Schulze C, et al: Effects of Celsior and University of Wisconsin preservation solutions on hemodynamics and endothelial function after cardiac transplantation in humans: a single-center, prospective, randomized trial. *Transplant Int* 2000; 13:S203.

54. Garlicki M: May preservation solution affect the incidence of graft vasculopathy in transplanted heart? *Ann Transplant* 2003; 8:19.

55. Segel LD, Follette DM, Contino JP, et al: Importance of substrate enhancement for long-term heart preservation. *J Heart Lung Transplant* 1993; 12:613.

56. Zehr KJ, Herskowitz A, Lee P, et al: Neutrophil adhesion inhibition prolongs survival of cardiac allografts with hyperacute rejection. *J Heart Lung Transplant* 1993; 12:837.

57. Fitton TP, Barreiro CJ, Bonde PN, et al: Attenuation of DNA damage in canine hearts preserved by continuous hypothermic perfusion. *Ann Thorac Surg* 2005; 80:1812.

58. Betkowski AS, Graff R, Chen JJ, et al: Panel-reactive antibody screening practices prior to heart transplantation. *J Heart Lung Transplant* 2002; 21:644.

59. Jarcho J, Naftel DC, Shroyer JK, et al: Influence of HLA mismatch on rejection after heart transplantation: a multi-institutional study. *J Heart Lung Transplant* 1994; 13:583.

60. Baumgartner WA, Reitz BA, Achuff SC: Operative techniques utilized in heart transplantations, in Achuff SC (ed): *Heart and Heart-Lung Transplantation*. Philadelphia, Saunders, 1990.

61. Milano CA, Shah AS, Van Trigt P, et al: Evaluation of early postoperative results after bicaval versus standard cardiac transplantation and review of the literature. *Am Heart J* 2000; 140:717.

62. Aziz T, Burgess M, Khafagy R, et al: Bicaval and standard techniques in orthotopic heart transplantation: medium-term experience in cardiac performance and survival. *J Thorac Cardiovasc Surg* 1999; 118:115.

63. Weiss ES, Nwakanma LU, Russell SB, et. al. Outcomes in bicaval versus biatrial techniques in heart transplantation: an analysis of the UNOS database. *J Heart Lung Transplant.* 2008 Feb;27(2):178-83.

64. Cotts WG, Oren RM: Function of the transplanted heart: unique physiology and therapeutic implications. *Am J Med Sci* 1997; 314:164.

65. Tischler MD, Lee RT, Plappert T, et al: Serial assessment of left ventricular function and mass after orthotopic heart transplantation: a four-year longitudinal study. *J Am Coll Cardiol* 1992; 19:60.

66. Gerber BL, Bernard X, Melin JA, et al: Exaggerated chronotropic and energetic response to dobutamine after orthotopic cardiac transplantation. *J Heart Lung Transplant* 2001; 20:824.

67. Kirklin JK, Naftel DC, Bourge RC, et al: Evolving trends in risk profiles and causes of death after heart transplantation: a ten-year multi-institutional study. *J Thorac Cardiovasc Surg* 2003; 125:881.

68. Minev PA, El-Banayosy A, Minami K, et al: Differential indication for mechanical circulatory support following heart transplantation. *Intensive Care Med* 2001; 27:1321.

69. Srivastava R, Keck BM, Bennett LE, et al: The results of cardiac retransplantation: an analysis of the Joint International Society for Heart and Lung Transplantation/United Network for Organ Sharing Thoracic Registry. *Transplantation* 2000; 70:606.

70. Kieler-Jensen N, Lundin S, Ricksten SE, et al: Vasodilator therapy after heart transplantation: effects of inhaled nitric oxide and intravenous prostacyclin, prostaglandin E$_1$, and sodium nitroprusside. *J Heart Lung Transplant* 1995; 14:436.

71. Arafa OE, Geiran OR, Andersen K, et al: Intra-aortic balloon pumping for predominantly right ventricular failure after heart transplantation. *Ann Thorac Surg* 2000; 70:1587.

72. Stecker EC, Strelich KR, Chugh SS, et al: Arrhythmias after orthotopic heart transplantation. *J Cardiol Fail* 2005; 11:464.

73. Chin C, Feindel C, Cheng D: Duration of preoperative amiodarone treatment may be associated with postoperative hospital mortality in patients undergoing heart transplantation. *J Cardiothorac Vasc Anesth* 1999; 13:562.

74. Bertolet BD, Eagle DA, Conti JB, et al: Bradycardia after heart transplantation: reversal with theophylline. *J Am Coll Cardiol* 1996; 28:396.

75. Patel VS, Lim M, Massin EK, et al: Sudden cardiac death in cardiac transplant recipients. *Circulation* 1996; 94:II-273.

76. Kwak YL, Oh YJ, Bang SO, et al: Comparison of the effects of nicardipine and sodium nitroprusside for control of increased blood pressure after coronary artery bypass graft surgery. *J Int Med Res* 2004; 32:342.

77. Miller LW: Treatment of cardiac allograft rejection with intervenous corticosteroids. *J Heart Transplant* 1990; 9:283.

78. Sharples LD, Caine N, Mullins P, et al: Risk factor analysis for the major hazards following heart transplantation: rejection, infection, and coronary occlusive disease. *Transplantation* 1991; 52:244.

79. Cunningham KS, Veinot JP, Butany J: An approach to endomyocardial biopsy interpretation. *J Clin Pathol* 2006; 59:121.

80. Billingham ME, Cary NRB, Hammond ME, et al: A working formulation for the standardization of nomenclature in the diagnosis of heart and lung rejection: heart rejection study group. *J Heart Lung Transplant* 1990; 9:587.

81. Rodriguez ER: International Society for Heart and Lung Transplantation. The pathology of heart transplant biopsy specimens: revisiting the 1990 ISHLT working formulation. *J Heart Lung Transplant* 2003; 22:3.

82. Stewart S, Winters GL, Fishbein MC, et al: Revision of the 1990 working formulation for the standardization of nomenclature in the diagnosis of heart rejection. *J Heart Lung Transplant* 2005; 24:1710.

83. Lower RR, Dong E, Glazener FS: Electrocardiogram of dogs with heart homografts. *Circulation* 1966; 33:455.

84. Cooper DK, Charles RG, Rose AG, et al: Does the electrocardiogram detect early acute rejection? *J Heart Transplant* 1985; 4:546.

85. Volgman AS, Winkel EM, Pinski SL, et al: Characteristics of the signal-averaged P wave in orthotopic heart transplant recipients. *Pacing Clin Electrophysiol* 1998; 21:2327.

86. Boyd SY, Mego DM, Khan NA, et al: Doppler echocardiography in cardiac transplant patients: allograft rejection and its relationship to diastolic function. *J Am Soc Echocardiogr* 1997; 10:526.

87. Morocutti G, Di Chiara A, Proclemer A, et al: Signal-averaged electrocardiography and Doppler echocardiographic study in predicting acute rejection in heart transplantation. *J Heart Lung Transplant* 1995; 14:1065.

88. Almenar L, Igual B, Martinez-Dolz L, et al: Utility of cardiac magnetic resonance imaging for the diagnosis of heart transplant rejection. *Transplant Proc* 2003; 35:1962.

89. Addonizio LJ: Detection of cardiac allograft rejection using radionuclide techniques. *Prog Cardiovasc Dis* 1990; 33:73.

90. Wijngaard PL, Doornewaard H, van der Meulen A, et al: Cytoimmunologic monitoring as an adjunct in monitoring rejection after heart transplantation:

91. results of a 6-year follow-up in heart transplant recipients. *J Heart Lung Transplant* 1994; 13:869.

91. Mehra MR, Uber PA, Uber WE, et al: Anything but a biopsy: noninvasive monitoring for cardiac allograft rejection. *Curr Opin Cardiol* 2002; 17:131.

92. Horwitz PA, Tsai EJ, Putt ME, et al: Detection of cardiac allograft rejection and response to immunosuppressive therapy with peripheral blood gene expression. *Circulation* 2004; 110:3815.

93. Michler RE, Smith CR, Drusin RE, et al: Reversal of cardiac transplant rejection without massive immunosuppression. *Circulation* 1986; 74:III-68.

94. Yamani MH, Starling RC, Pelegrin D, et al: Efficacy of tacrolimus in patients with steroid-resistant cardiac allograft cellular rejection. *J Heart Lung Transplant* 2000; 19:337.

95. Radovancevic B, El-Sabrout R, Thomas C, et al: Rapamycin reduces rejection in heart transplant recipients. *Transplant Proc* 2001; 33:3221.

96. Cantarovich M, Latter DA, Loertscher R: Treatment of steroid-resistant and recurrent acute cardiac transplant rejection with a short course of antibody therapy. *Clin Transplant* 1997; 11:316.

97. Ross HJ, Gullestad L, Pak J, et al: Methotrexate or total lymphoid radiation for treatment of persistent or recurrent allograft cellular rejection: a comparative study. *J Heart Lung Transplant* 1997; 16:179.

98. Lloveras JJ, Escourrou G, Delisle MG, et al: Evolution of untreated mild rejection in heart transplant recipients. *J Heart Lung Transplant* 1992; 11:751.

99. Winters GL, Loh E, Schoen FJ, et al: Natural history of focal moderate cardiac allograft rejection: is treatment warranted? *Circulation* 1995; 91:1975.

100. Stoica SC, Cafferty F, Pauriah M, et al: The cumulative effect of acute rejection on development of cardiac allograft vasculopathy. *J Heart Lung Transplant* 2006; 25:420.

101. Michaels PJ, Espejo ML, Kobashigawa J, et al: Humoral rejection in cardiac transplantation: risk factors, hemodynamic consequences and relationship to transplant coronary artery disease. *J Heart Lung Transplant* 2003; 22:58.

102. Lones MA, Czer LS, Trento A, et al: Clinical-pathologic features of humoral rejection in cardiac allografts: a study in 81 consecutive patients. *J Heart Lung Transplant* 1995; 14:151.

103. Olsen SL, Wagoner LE, Hammond EH, et al: Vascular rejection in heart transplantation: clinical correlation, treatment options, and future considerations. *J Heart Lung Transplant* 1993; 12:S135.

104. Hammond EH, Yowell RL, Price GD, et al: Vascular rejection and its relationship to allograft coronary artery disease. *J Heart Lung Transplant* 1992; 11:S111.

105. Miller LW, Naftel DC, Bourge RC, et al: Infection after heart transplantation: a multi-institutional study. *J Heart Lung Transplant* 1994; 13:381.

106. Eastlund T: Infectious disease transmission through cell, tissue, and organ transplantation: reducing the risk through donor selection. *Cell Transplant* 1995; 4:455.

107. Schaffner A: Pretransplant evaluation for infections in donors and recipients of solid organs. *Clin Infect Dis* 2001; 33:S9.

108. Rubin RH: Prevention and treatment of cytomegalovirus disease in heart transplant patients. *J Heart Lung Transplant* 2000; 19:731.

109. Merigan TC, Renlund DG, Keay S, et al: A controlled trial of ganciclovir to prevent cytomegalovirus disease after heart transplantation. *NEJM* 1992; 326:1182.

110. Bonaros NE, Kocher A, Dunkler D, et al: Comparison of combined prophylaxis of cytomegalovirus hyperimmune globulin plus ganciclovir versus cytomegalovirus hyperimmune globulin alone in high-risk heart transplant recipients. *Transplantation* 2004; 77:890.

111. Egan JJ, Barber L, Lomax J, et al: Detection of human cytomegalovirus antigenemia: a rapid diagnostic technique for predicting cytomegalovirus infection/pneumonitis in lung and heart transplant recipients. *Thorax* 1995; 50:9.

112. Devyatko E, Zuckermann A, Ruzicka M, et al: Pre-emptive treatment with oral valganciclovir in management of CMV infection after cardiac transplantation. *J Heart Lung Transplant* 2004; 23:1277.

113. Wiltshire H, Hirankarn S, Farrell C, et al: Pharmacokinetic profile of ganciclovir after its oral administration and from its prodrug, valganciclovir, in solid organ transplant recipients. *Clin Pharmacokinet* 2005; 44:495.

114. Gray J, Wreghitt TG, Pavel P, et al: Epstein-Barr virus infection in heart and heart-lung transplant recipients: incidence and clinical impact. *J Heart Lung Transplant* 1995; 14:640.

115. Montoya JG, Chaparro SV, Celis D, et al: Invasive aspergillosis in the setting of cardiac transplantation. *Clin Infect Dis* 2003; 37:S281.

116. Patterson TF, Kirkpatrick WR, et al: Invasive aspergillosis: disease spectrum, treatment practices, and outcomes. *Aspergillus* Study Group. *Medicine (Baltimore)* 2000; 79:250.

117. Cardenal R, Medrano FJ, Varela JM, et al: *Pneumocystis carinii* pneumonia in heart transplant recipients. *Eur J Cardiothorac Surg* 2001; 20:799.

118. Lehto JT, Anttila VJ, Lommi J, et al: Clinical usefulness of bronchoalveolar lavage in heart transplant recipients with suspected lower respiratory tract infection. *J Heart Lung Transplant* 2004; 23:570.

119. Speirs GE, Hakim M, Wreghitt TG: Relative risk of donor transmitted *Toxoplasma gondii* infection in heart, liver and kidney transplant recipients. *Clin Transplant* 1988; 2:257.

120. Cermakova Z, Ryskova O, Pliskova L: Polymerase chain reaction for detection of *Toxoplasma gondii* in human biological samples. *Folia Microbiol (Praha)* 2005; 50:341.

121. Costanzo MR, Naftel DC, Pritzker MR, et al: Heart transplant coronary artery disease detected by coronary angiography: a multi-institutional study of preoperative donor and recipient risk factors. Cardiac Transplant Research Database. *J Heart Lung Transplant* 1998; 17:744.

122. Avery RK: Cardiac-allograft vasculopathy. *NEJM* 2003; 349:829.

123. Caforio AL, Tona F, Fortina AB, et al: Immune and nonimmune predictors of cardiac allograft vasculopathy onset and severity: multivariate risk factor analysis and role of immunosuppression. *Am J Transplant* 2004; 4:962.

124. Valantine H: Cardiac allograft vasculopathy after heart transplantation: risk factors and management. *J Heart Lung Transplant* 2004; 23:S187.

125. Day JD, Rayburn BK, Gaudin PB, et al: Cardiac allograft vasculopathy: the central pathogenic role of ischemia-induced endothelial cell injury. *J Heart Lung Transplant* 1995; 14:S142.

126. Hollenberg SM, Klein LW, Parrillo JE, et al: Coronary endothelial dysfunction after heart transplantation predicts allograft vasculopathy and cardiac death. *Circulation* 2001; 104:3091.

127. Kass M, Haddad H: Cardiac allograft vasculopathy: pathology, prevention and treatment. *Curr Opin Cardiol* 2006; 21:132.

128. Kobashigawa JA, Tobis JM, Starling RC, et al: Multicenter intravascular ultrasound validation study among heart transplant recipients: outcomes after five years. *J Am Coll Cardiol* 2005; 45:1532.

129. Smart FW, Ballantyne CM, Farmer JA, et al: Insensitivity of noninvasive tests to detect coronary artery vasculopathy after heart transplant. *Am J Cardiol* 1991; 67:243.

130. Redonnet M, Tron C, Koning R, et al: Coronary angioplasty and stenting in cardiac allograft vasculopathy following heart transplantation. *Transplant Proc* 2000; 32:463.

131. Mehra MR, Ventura HO, Smart FW, et al: Impact of converting enzyme inhibitors and calcium entry blockers on cardiac allograft vasculopathy: from bench to bedside. *J Heart Lung Transplant* 1995; 14:S246.

132. Kobashigawa JA, Katznelson S, Laks H, et al: Effect of pravastatin on outcomes after cardiac transplantation. *NEJM* 1995; 333:621.

133. Mancini D, Pinney S, Burkhoff D, et al: Use of rapamycin slows progression of cardiac transplantation vasculopathy. *Circulation* 2003; 108:48.

134. Eisen HJ, Tuzcu EM, Dorent R, et al: Everolimus for the prevention of allograft rejection and vasculopathy in cardiac transplant recipients. *NEJM* 2003; 349:847.

135. Mancini D, Vigano M, Pulpon LA, et al: 24-month results of a multi-center study of Certican for the prevention of allograft rejection and vasculopathy in de novo cardiac transplant recipients. *Am J Transplant* 2003; 3:550.

136. Haverich A, Tuzcu EM, Viganò M, et al: Certican in de novo cardiac transplant recipients: 24-month follow-up. *J Heart Lung Transplant* 2003; 22:S140.

137. Eisen H, Kobashigawa J, Starling RC, et al: Improving outcomes in heart transplantation: the potential of proliferation signal inhibitors. *Transplant Proc* 2005; 37:4S.

138. Senechal M, Dorent R, du Montcel ST: End-stage renal failure and cardiac mortality after heart transplantation. *Clin Transplant* 2004; 18:1.

139. Arizon del Prado JM, Aumente Rubio MD, Cardenas Aranzana M, et al: New strategies of cyclosporine monitoring in heart transplantation: initial results. *Transplant Proc* 2003; 35:1984.

140. Citterio F: Evolution of the therapeutic drug monitoring of cyclosporine. *Transplant Proc* 2004; 36:420S.

141. Angermann CE, Stork S, Costard-Jackle A: Reduction of cyclosporine after introduction of mycophenolate mofetil improves chronic renal dysfunction in heart transplant recipients: the IMPROVED multicentre study. *Eur Heart J* 2004; 25:1626.

142. Fernandez-Valls M, Gonzalez-Vilchez F, de Prada JA, et al: Sirolimus as an alternative to anticalcineurin therapy in heart transplantation: experience of a single center. *Transplant Proc* 2005; 37:4021.

143. Groetzner J, Meiser B, Landwehr P, et al: Mycophenolate mofetil and sirolimus as calcineurin inhibitor-free immunosuppression for late cardiac-transplant recipients with chronic renal failure. *Transplantation* 2004; 77:568.

144. Ventura HO, Mehra MR, Stapleton DD, et al: Cyclosporine-induced hypertension in cardiac transplantation. *Med Clin North Am* 1997; 81:1347.

145. Taylor DO, Barr ML, Radovancevic B, et al: A randomized, multi-center comparison of tacrolimus and cyclosporine immunosuppressive regimens in cardiac transplantation: decreased hyperlipidemia and hypertension with tacrolimus. *J Heart Lung Transplant* 1999; 18:336.

146. Brozena SC, Johnson JMR, Ventura H, et al: Effectiveness and safety of diltiazem or lisinopril in treatment of hypertension after heart transplantation: results of a prospective, randomized multicenter trial. *J Am Coll Cardiol* 1996; 27:1707.

147. Starling RC, Cody RJ: Cardiac transplant hypertension. *Am J Cardiol* 1990; 65:106.

148. Ippoliti G, Rinaldi M, Pellegrini C, et al: Incidence of cancer after immunosuppressive treatment for heart transplantation. *Crit Rev Oncol Hematol* 2005; 56:101.

149. Hanto DW, Sakamoto K, Purtilo DT, et al: The Epstein-Barr virus in the pathogenesis of posttransplant lymphoproliferative disorders. *Surgery* 1981; 90:204.

150. Swinnen LJ, Costanzo-Nordin MR, Fisher SG, et al: Increased incidence of lymphoproliferative disorder after immunosuppression with the monoclonal antibody OKT3 in cardiac transplant recipients. *NEJM* 1990; 323:1723.

151. El-Hamamsy I, Stevens LM, Carrier M, et al: Incidence and prognosis of cancer following heart transplantation using RATG induction therapy. *Transplant Int* 2005; 18:1280.

152. Kirklin JK, Benza RL, Rayburn BK, et al: Strategies for minimizing hyperlipidemia after cardiac transplantation. *Am J Cardiovasc Drugs* 2002; 2:377.

153. Bianda T, Linka A, Junga G, et al: Prevention of osteoporosis in heart transplant recipients: a comparison of calcitriol with calcitonin and pamidronate. *Calcif Tissue Int* 2000; 67:116.

154. Mueller XM, Tevaearai HT, Stumpe F, et al: Gastrointestinal disease following heart transplantation. *World J Surg* 1999; 23:650.

155. Radovancevic B, McGiffin DC, Kobashigawa JA, et al: Retransplantation in 7290 primary transplant patients: a 10-year multi-institutional study. *J Heart Lung Transplant* 2003; 22:862.

156. Srivastava R, Keck BM, Bennett LE, et al: The result of cardiac retransplantation: an analysis of the joint International Society of Heart Lung Transplantation/United Network for Organ Sharing Thoracic Registry. *Transplantation* 2000; 4:606.

157. Haddad H: Cardiac retransplantation: an ethical dilemma. *Curr Opin Cardiol* 2006; 21:118.

158. Lim E, Ali Z, Ali A, et al: Comparison of survival by allocation to medical therapy, surgery, or heart transplantation for ischemic advanced heart failure. *J Heart Lung Transplant* 2005; 24:983.

159. Luckraz H, Goddard M, Charman SC, et al: Early mortality after cardiac transplantation: should we do better? *J Heart Lung Transplant* 2005; 24:401.

160. Politi P, Piccinelli M, Poli PF, et al: Ten years of "extended" life: quality of life among heart transplantation survivors. *Transplantation* 2004; 78:257.

161. Russo MJ, Chen JM, Hong KN, et al: Survival after heart transplantation is not diminished among recipients with uncomplicated diabetes mellitus: an analysis of the United Network of Organ Sharing database. *Circulation* 2006 Nov 21;114(21):2280-7. Epub 2006 Nov 6.

162. Zaidi AR, Zaidi A, Vaitkus PT: Outcome of heart transplantation in patients with sarcoid cardiomyopathy. *J Heart Lung Transplant* 2007; 26(7):714-717.

163. Kpodonu J, Massad MG, Caines A, Geha AS: Outcome of heart transplantation in patients with amyloid cardiomyopathy. *J Heart Lung Transplant* 2005; 24(11):1763-1765.

164. Nwakanma LU, Williams JA, Weiss ES, et al: Influence of pretransplant panel-reactive antibody on outcomes in 8,160 heart transplant recipients in recent era. *Ann Thorac Surg* 2007; 84(5):1556-1562; discussion 1562-1563.

165. Weiss ES, Nwakanma LU, Patel ND, Yuh DD: Outcomes in patients older than 60 years of age undergoing orthotopic heart transplantation: an analysis of the UNOS database. *J Heart Lung Transplant* 2008;27(2): 184-191.

166. Weiss ES, Allen JG, Russell SD, et al: Impact of recipient body mass index on organ allocation and mortality in orthotopic heart transplantation. *J Heart Lung Transplant* 2009; 28(11):1150-1157. Epub 2009 Sep 26.

167. Pal JD, Piacentino V, Cuevas AD, et al: Impact of left ventricular assist device bridging on posttransplant outcomes. *Ann Thorac Surg* 2009; 88(5):1457-1461; discussion 1461.

168. Shuhaiber J, Hur K, Gibbons R: Does the type of ventricular assisted device influence survival, infection, and rejection rates following heart transplantation? *J Card Surg* 2009; 24(3):250-255.

169. Weiss ES, Meguid RA, Patel ND, et al: Increased mortality at low-volume orthotopic heart transplantation centers: should current standards change? *Ann Thorac Surg* 2008; 86(4):1250-1259; discussion 1259-1260.

170. Orlic D, Kajstura J, Chimenti S: Bone marrow cells regenerate infarcted myocardium. *Nature* 2001; 410:701.

171. Baumgartner WA, Kasper E, Reitz B, Theodore J [eds]: *Heart and Lung Transplantation*, 2nd ed. New York, Saunders, 2002; pp. 180-199.

廖中凯　郑　哲　译

第 65 章

肺移植和心肺移植

Ahmad Y. Sheikh,

David L. Joyce,

Hari R. Mallidi,

Robert C. Robbins

简介

随着外科技术、器官保存和免疫抑制方案的发展，肺移植包括单肺、双肺和心肺联合移植已成为挽救终末期心肺疾病患者生命的常规治疗手段。迄今为止，全世界已完成 3466 例心肺联合移植和 29 732 例肺移植[1]。虽然近年来心肺联合移植数量逐渐下降，但单肺移植数量保持稳定，而双肺移植数量稳中有升（图 65-1）。尽管胸部器官临床移植进步显著，但阻碍因素仍然存在。这些因素包括供体器官短缺、器官保存技术不足、移植排斥反应以及感染并发症。本章将对心肺联合移植和肺移植的现状进行概述。

肺移植

历史回顾

1949 年，Henry Metras 描述了数项有关肺移植的技术性概念，包括保留左房袖以利于肺静脉吻合；预防吻合口裂开而再植入包含支气管动脉的主动脉片等[2]。由于气道裂开是实验动物肺移植成功的主要障碍，因此他认为保留支气管动脉血供对于气道愈合必不可少。但这项技术由于操作复杂而没有得到广泛应用。1960 年，Blumenstock 和 Khan 提议靠近肺实质切断支气管以预防支气管缺血性坏死[3]。其他预防支气管吻合口并发症的方法包括：1970 年 Veith 发明的支气管套叠吻合法[4]，1982 年 Toronto 发明的吻合口带蒂大网膜覆盖法[5]。泼尼松也被发现影响支气管愈合[6]。因此，直到 20 世纪 70 年代环孢素的问世，肺移植才开始进入临床应用时代。

1963 年，Mississippi 大学的 Hardy 报告了首例临床肺移植[7]。受体为 58 岁的男性肺癌患者，术后存活 18 天。此后 20 余年共开展了约 40 例肺移植，均未获得长期存活。直至 1986

年，Toronto 肺移植小组才报告了一组单肺移植长期存活病例[8]。免疫抑制剂的改进，受体的精致处理与供体的选择是其成功的关键。对于双侧肺疾病，Patterson 于 1988 年发明了整体双侧肺移植代替心肺联合移植，进而节约心脏供体[9]。这项技术随后于 1990 年被 Pasque 发明的序贯式双肺移植所代替[10]。最新的技术创新包括 Stanford 大学 Vaughn Starnes 发明的活体肺叶移植[11]。

肺移植数量在过去的 10 年当中稳步上升，ISHLT 的注册数据显示 2007 年开展了 2708 例。最近有 153 个中心报告了肺移植数据，其中超过一半的移植中心年移植数量超过 10 例。尽管从 20 世纪 90 年代开始单肺移植数量进入平台期，但双肺移植数量逐步上升[1]。

肺移植适应证

一般准则

肺移植的供体器官分配在 2005 年所经历的一次主要变化对受体的选择产生了很大影响。历史上肺供体的分配严格决定于患者等待时间。因此，供体器官的短缺必然增加了等待时间逐步延长的患者数量（图 65-2）[12]。为了避免这种缺陷，器官分配系统于 2005 年得以修订，修订后的标准优先考虑紧急情况和移植治疗预后。新标准主要通过肺分配评分（LAS）评分，LAS 主要通过以下临床变量计算：年龄、升高、体重、肺疾病类型、功能状态、糖尿病、辅助通气、额外氧需、预计 FVC、肺动脉系统压力、平均肺动脉压力、肺毛细血管楔压、最近二氧化碳分压、最高的二氧化碳分压、最低的二氧化碳分压、6 分钟步行距离、血肌酐。这些变量值可以通过在线登录至官方网站计算器计算出 LAS 分值。根据这些标准，等待移植患者的紧急程度（定义为患者在下一年预期等待天数）会从移植后存活天数（定义为移植后第一年的预期存活天数）减除，然后确定通过移植所能获益程度。这个原始分配评分最

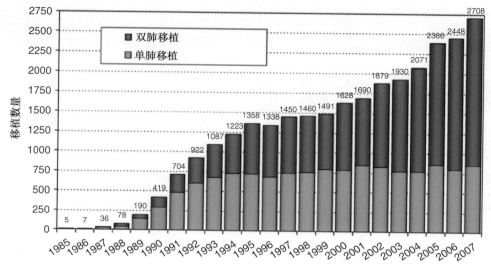

图 65-1　ISHLTR 注册登记研究数据。该数据可能低估实际数量

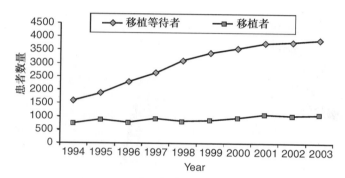

图 65-2　1994-2003 年间供体数量保持相对稳定，而需要供体的受体数量逐渐增加

后标化为 0-100 之间的数值以计算 LAS。在这个评分法则中，移植后存活仅限于 1 年，因为术前的危险因素仅与术后早期效果有关[13]。

受体选择的基本原则是考虑移植后的获益程度，而后者需要平衡移植后的预期寿命（目前的中位数为 5 年）和移植等待名单的预期寿命。历史上平均等待时间为 432 天，LAS 将平均等待时间缩短至 262 天[14]。但是等待移植期间的死亡率仍接近 20%，因此，尽早挑选出移植窗口期的受体势在必行[15]。理想状态下的受体应该是肺疾病进行性恶化而肺移植后能完全恢复。目前肺移植成功大部分归因于受体选择的进步，因为早期选择有手术禁忌证患者的方法被抛弃。候选者其他治疗方案的 2～3 年预期存活率应该低于 50%。出现后即需优先考虑肺移植的症状包括：呼吸困难、发绀、晕厥和咯血。患者通过当地医师筛选后应转至移植中心进一步评估。

需要完善的术前检查见表 65-1。以下诊断试验被认为意义重大：肺功能、运动能力、心电图、超声心动图、24 小时肌酐清除率和肝功能。有吸烟史的患者需要排除吸烟相关疾病，如外周血管疾病和恶性肿瘤。需要完善的其他检查包括：痰细胞学检查、胸部 CT、支气管镜检查、耳鼻喉科评估和颈动脉超声等。此外，有吸烟史患者还需要进行左心导管和冠脉

造影检查。

经过初步评价合适的患者将进行最后阶段检查（表 65-1）。在被移植评估委员会认证后，根据 LAS 评分列入移植等待名单。名单内的候选者应该每 3～6 个月至移植中心随访，而且应该定期至当地主管医生随诊以维持最优化的药物治疗方案。条件合适时，应开始运动康复方案和营养调整。大部分移植中心要求患者从居住地至移植中心仅需数小时即可到达。

ABO 血型相容性标准应该严格执行，否则可能诱发超急性排斥反应[17]。供体和受体肺容积匹配应通过胸片上垂直径（锁骨中线心尖至横膈距离）和横径（膈顶水平）以及体重、身高和胸腔周径等决定。通过身高匹配来选择合适的供体肺大小被认为最具有可重复性，供体肺周径不应超过受体肺周径 4cm。如有可能，可通过肺叶切除或楔形切除缩小供肺容积。

与肾移植相反，HLA 配型并不作为胸腔器官分配标准。由于肺和心肺耐受缺血时间很短，术前进行组织配型几乎不可能完成[18]。尽管如此，一些回顾性研究观察了 HLA 配型对术后长期生存率和 OB 发生率的影响。Wisser 等研究了 78 例肺移植患者 HLA 配型和长期生存率的关系，结果发现 HLA-B 匹配能提高长期生存率[19]。在一组 74 例肺移植患者的回顾性研究中，Iwaki 等也发现 HLA-B 和 HLA-DR 匹配具有更好的长期生存[20]。这些研究结果表明 HLA 匹配与长期生存率有关。

一旦合适的供体受体配对完成，应该进行 PRA 检查。PRA 水平超过 25% 应进行交叉配型检查。如果交叉配型结果为阳性，表明受体内存在抗供体抗体。因此，供体器官不能用于此受体移植。

疾病特异准则

肺移植常见适应证如表 65-2 所示，候选标准见表 65-3。慢性阻塞性肺疾病是最常见适应证，约占每年肺移植数量 36%。进入候选名单的判定主要基于 BODE 指数定量的严重程度。其中 B 是指体重指数，O 是气道梗阻程度，D 是 MMRC 评分计算的呼吸困难程度，E 是通过 6 分钟步行试验测定的活动耐力[21]。BODE 指数范围为 0～10，指数大于 7 的患者被认

表 65-1　肺移植和心肺移植受体需要的实验室检查

移植可能性（Ⅰ期）

实验室检查（必需）

血细胞计数

ABO 血型

凝血时间（PT，aPTT）

出血时间

免疫学检查

电解质，包括镁离子

心肌酶谱

尿检

病毒血清学检查

巨细胞病毒，腺病毒，水痘-带状疱疹病毒，疱疹病毒，

EB 病毒，甲型、乙型和丙型肝炎病毒

HIV 病毒

心电图

胸片

实验室检查（有指征时）

超声心动图

多普勒超声测定左心室射血分数

冠脉造影

胸部 CT

定量通气-血流扫描

颈动脉超声

乳房 X 线

结肠镜

细菌学、病毒学和真菌培养

列入等待名单（Ⅱ期）

HLA 和 DR 分型

移植抗体

免疫球蛋白定量

组织血浆学，球孢子菌属，弓形虫

PPD

肺功能检测，动脉血气分析

肌酐清除率

尿病毒培养

为需要移植，因为这部分患者平均生存时间仅为 3 年[21]。对于严重肺气肿的 COPD 患者，肺减容术可能延缓甚至取消移植。但有胸膜固定术或过度严重（FEV_1 和 DLco < 20% 或者严重肺动脉高压）患者不能行肺减容术[22]。National Emphysema Treatment Trial 研究主要用来评价肺减容术是否能获益，其中认为 FEV1 小于 20% 合并 DLco 小于 20% 或弥漫性肺气肿高危患者（药物治疗平均生存时间为 3 年）应该行肺移植治疗[22]。COPD 患者行单肺或双肺移植需要评价其对单肺通气、体外循环的耐受力，以及单肺移植时供肺发生压缩性肺不张和限制性通气-血流比值失衡风险。有趣的是，来自 1987-2004 年期间 UNOS 数据库的统计模型表明 45% 的行双肺移植 COPD 患者能获得 1 年生存率，而单肺移植仅为 22%[23]。

特发性肺纤维化是第二大肺移植适应证，约肺移植总量的 20%[1]。由于特发性肺纤维化诊断后平均生存时间仅为 2.5 ~ 3.5 年，因此，当组织学和放射学诊断确认后应尽快考虑列入肺移植名单。同时应该注意许多肺纤维化患者并没有明显临床表现，大量研究证实以下危险因素提示具有组织学或放射学证据的肺纤维化患者肺功能会快速下降[24]：

DLco 低于预测值的 39%

FVC 在 6 个月内下降超过 10%

6 分钟步行试验过程中氧饱和度低于 88%

CT 扫描提示蜂巢样融合

传统而言，特发性肺纤维化患者可以行单肺或双肺移植。但最近的数据显示双肺移植生存率高于单肺移植，尤其是高危患者（LAS > 52）[25]。

囊性纤维化（CF）是第三大肺移植适应证，约占肺移植总量的 16%。此类患者由于双侧脓毒需要去除双肺。来自 Toronto 的 Hospital for Sick Children 的 Kerem 等的一项具有里程碑意义的研究显示 FEV_1 低于预测值 30% 的 CF 患者 2 年死亡率高达 50%[26]。但是之后针对 CF 预期寿命风险评估模型表现出与之矛盾的结果。因此，目前 ISHLT 指南指出对于 FEV_1 < 30% 的 CF 患者列入等待名单时还需要综合考虑其他指标，包括氧依赖性呼吸衰竭，高碳酸血症和肺动脉高压[27]。CF 患者还需要进行耳鼻喉科评价。大部分 CF 患者需要内镜上颌窦造口术和每月进行抗生素冲洗以减少上呼吸道细菌。这种治疗能显著降低移植术后细菌感染发生率[28]。

特发性肺动脉高压约占全部肺移植数量的 3.3%[1]。血管扩张剂治疗显著提高了此类患者移植生存率，前列环素的治疗将 5 年生存率由 28% 提高到 55%。经过 3 个月药物治疗后心脏功能仍为 NYHAⅢ级或Ⅳ级的患者（常见于 6 分钟步行距离下降，心排指数 < 2L/(min·m²)，或右房压 > 15mmHg）应列入等待名单[27]。

结节病约占肺移植总数的 2.6%[1]。此类患者自然病程变异大，但一般而言，心脏功能恶化为 NYHAⅢ级或Ⅳ级时应列入等待名单。运动耐量降低，静息时缺氧，肺动脉高压，右房压 > 15mmHg 是列入等待名单的一般指征。

单肺移植及双肺移植后再移植比例低于 2%[1]。总体而言，尽管某些患者生存率较好，但再移植生存率较第一次低。肺再移植等级研究收集 1991 年后 43 个中心的 230 例再移植患者资料，发现可以走动的非辅助通气患者 1 年生存率与第一次移植相似[30]。

表 65-2　1995-2008 年肺移植适应证

诊断	单肺移植 （n = 10190） NO.（%）	双肺移植 （n = 13338） NO.（%）	总数 （N = 23528） NO.（%）
慢阻肺/肺气肿	4994 （49.0）	3423 （25.7）	8417 （35.8）
特发性肺纤维化	2967 （29.1）	1930 （14.5）	4897 （20.8）
囊性纤维化	191 （1.9）	3552 （26.6）	3743 （15.9）
α. 抗胰蛋白酶缺乏症	662 （6.5）	1017 （7.6）	1679 （7.1）
特发性肺高压	74 （0.7）	714 （5.4）	788 （3.3）
结节病	212 （2.1）	391 （2.9）	603 （2.6）
支气管扩张	40 （0.4）	596 （4.5）	636 （2.7）
LAM	80 （0.8）	157 （1.2）	237 （1.0）
先天性心脏病	19 （0.2）	144 （1.1）	163 （0.7）
闭塞性支气管炎	53 （0.5）	150 （1.1）	203 （0.9）
再次移植			
OB	160 （1.6）	134 （1.0）	294 （1.2）
非 OB	105 （1.0）	97 （0.7）	202 （0.9）
结缔组织病	68 （0.7）	113 （0.8）	181 （0.8）
间质性肺炎	32 （0.3）	29 （0.2）	61 （0.3）
肿瘤	6 （0.1）	17 （0.1）	23 （0.1）
其他	527 （5.2）	874 （6.6）	1401 （6.0）

■ 肺移植禁忌证

肺移植的禁忌证已经确立（表 65-4）。尽管 9% 的 2008 年上半年肺移植患者年龄超过 65 岁，肺移植年龄一般严格限制在 65 岁以内[1]。明显的多器官疾病属于禁忌证，尽管偶尔实施多器官移植。绝对禁忌证包括肾功能不全，恶性肿瘤（支气管肺泡肉瘤属于禁忌但非黑色素皮肤癌不属于禁忌），HIV 感染，乙型肝炎抗体阳性，丙型肝炎感染并且活检证实肝脏病变以及耐药性呼吸道感染，正在吸烟或最近吸烟，药物滥用，酒精滥用，严重精神心理疾患，药物依从性差，严重肥胖或进行性非故意性消瘦，营养不良以及无持续性和可靠性的社会支持系统[24]。相对禁忌证包括活动性肺外器官感染，有症状的骨质疏松和近期消化性溃疡病史。吸烟者必须戒烟数月。具有胸腔手术史患者应具体评估。应用糖皮质激素治疗者应逐渐减至最低耐受量，最好少于 10 毫克/天，以预防器官吻合口并发症。最后，机械通气通常被认为是肺移植禁忌证，大量的研究已证实此类患者术后近期和远期生存率均很低[31]。此外，生活方式调整，免疫抑制方案的依从性和严格的术后药物和外科随访是移植成功必不可少的环节。

■ 受体术前管理

受体等待移植过程中的药物治疗应最优化。在患者休息、活动或睡眠期间，如果氧分压低于 60mmHg 或血氧饱和度低于 90%，应常规吸氧。应用袢利尿剂时应注意警惕代谢性碱中毒

的发生，后者能抑制 CO_2 升高对呼吸的刺激作用。

原发性肺动脉高压通常需要吸氧以预防缺氧诱发的肺血管收缩以及继发性红细胞增多。另外，肺血管扩张治疗具有重要意义，包括钙离子通道阻滞剂和前列环素持续静脉应用[32]。虽然这些药物由于具有潜在的全身效应而在应用时应加以警惕，约 20% 的患者对钙离子通道阻滞剂具有较好的反应。尽管心导管检查时患者对短效血管扩张剂有反应能预测患者对钙离子通道阻滞剂反应良好，但却并不意味着长期前列腺素静脉注射同样有效。

等待移植的间质性肺部疾病源于各种各样的弥漫性肺部炎症过程，包括结节病、石棉肺以及胶原-血管疾病。这些间质性炎症渗出能损害肺小叶动脉，降低其他肺血管扩张性，增加肺血管阻力，引起右心功能衰竭[33]。同时周围细支气管闭塞，动脉缺氧，最后加重肺动脉高压。这种疾病主要治疗方法是应用糖皮质激素，后者已被证实能影响气道吻合口的愈合[6,34]。因此对于等待肺移植的患者应显著减少剂量。

囊性纤维化患者可具有多系统表现，尤其是慢性支气管肺部感染、吸收不良、营养不良和糖尿病，这增加了术前处理难度。此类患者需要加强胸部理疗、抗生素应用、肠内或肠外营养支持以及严格的血糖控制[35]。

■ 器官获取与保存

供体选择

供体选择标准已经确立（表 65-5）[36,37]。供体必须为持续

不可逆的脑死亡患者。由于肺部容易出现水肿和感染，尤其多见于脑死亡及外伤患者，因此获得合适的供肺比其他脏器供体更加困难（低于 20%）。

供体的初步评价包括病史、体格检查、胸片、12 导联心电图、动脉血气、和血清学检查（HIV、乙型肝炎表面抗原、丙型肝炎抗体、单纯疱疹病毒、CMV、弓形虫以及 PRA）。供体年龄最好小于 50 岁。胸片应正常，FiO_2 40% 时 PaO_2 应超过 140mmHg，100% 时应达到 300mmHg。肺顺应性可以通过测量吸气峰压评估，后者应该低于 30cmH_2O。应通过支气管镜确认无明显脓性分泌物或痰液。最后，在获取供体时应该通过视诊和触诊确定肺所有部分均充分扩张。

表 65-3　不同疾病特异性评价

慢阻肺
BODE 评分 7～10，并且至少合并以下一项：
因为高碳酸血症（P_{CO2} >50mmHg）恶化的住院病史
氧疗仍有肺动脉高压和/或肺心病
FEV1 <20% 并且 DLco <20% 或均质性肺气肿
特发性肺纤维化
UIP 组织学或放射学证据，并且合并至少以下一项：
DLco <预测值的 39%
6 个月随访期间 FVC 下降超过 10%
6 分钟步行试验时氧饱和度低于 88%
HRCT 显示肺气肿（纤维评分 >2）
囊性纤维化
FEV_1 <预测值的 30%，或者 FEV_1 <预测值的 30% 但肺功
能快速下降
氧需增加
高碳酸血症
肺动脉高压
特发性肺动脉高压
药物治疗状态下 NYHA 持续为 Ⅲ 或 Ⅳ
6 分钟步行试验数据下降或低于 350 米
依前列醇静脉治疗无效
心脏指数 <2L/(min·m²)
右房压 >15mmHg
结节病
药物治疗状态下 NYHA 持续为 Ⅲ 或 Ⅳ，并且有以下至少
一项：
静息状态下缺氧
肺动脉高压
右房压 >15mmHg

表 65-4　肺移植受体禁忌证

年龄 ≥65 岁
严重的系统性或多器官疾病（例如，外周血管或脑血管疾病，门脉高压，严重糖尿病）
严重的不可逆性肝肾功能不全［例如，胆红素 >3.0mg/dl，肌酐清除率 <50mg/(ml·min)］
恶性肿瘤活动期
激素治疗（>10mg/d）
呼吸道菌群广泛耐药
恶液质或肥胖（<70% 或 >130% 理想体重）
正在吸烟
精神疾病或有不遵医嘱史
药物或酒精滥用
胸心手术史
严重的骨质疏松
延期机械通气
HIV
HBsAg 阳性或活检证实丙肝感染

表 65-5　供体选择标准

年龄 <40（心肺移植），<50（肺移植）
吸烟数量 <20 包/年
动脉血气分析：FiO_2 40% 时 PO_2 高于 140mmHg 或 FiO_2 100% 时 PO_2 高于 300mmHg
胸片正常
细菌、真菌阴性
纤维支气管镜检查无脓液
无胸部外伤
HIV 阴性

供体绝对禁忌证包括心脏停搏时间超过 30 分钟、动脉缺氧、恶性肿瘤（不包括皮肤基底细胞核鳞状细胞癌）、HIV 阳性。相对禁忌证包括胸部创伤、败血症、严重吸烟史、长时间严重低血压（血压低于 60mmHg 超过 6 小时）、乙型肝炎或丙型肝炎抗体阳性、反复心肺复苏、长期应用大剂量正性肌力药物（多巴胺 15ug/(kg·min) 超过 24 小时）。而且还需要排除那些可逆的引起心律失常或超声异常的原因（脑疝、低温和低钾血症）。

近十年来由于供体器官短缺，许多大型移植中心开始放宽供体选择标准[38-42]。年龄从 50～64 岁的胸部脏器移植具有良好的长期效果[41]。但是 ISHLT 资料显示肺移植供体年龄超过 55 岁时，如果缺血时间超过 6～8 小时，临床结果不理想[43]。在这组患者中，长期生存率下降，OB 发生率增高。对吸烟史的限制标准也放宽。之前的标准为每年吸烟少于 20 包，现在放宽至只要无 COPD 或其他肺疾病证据。以往认为肺部感染以及脑死亡或供体摘取前长时间辅助通气为禁忌证。但是，曾被认为是禁忌证的革兰氏阳性菌感染（不包括真菌）并不能预测术后早期肺炎、氧合障碍以及辅助通气时间延长[44,45]。因此，部分移植小组开始应用胸片有少许浸润的供体，当然，具体应用前应该和患者临床征象联系以决定是否可用[39]。通过应用抗生素、胸部体疗、精细的液体管理、调整辅助通气，34% 的低氧血症患者能增加 PaO_2，成为可接受的供体。

对供体领域的探索包括"无心搏供体"的应用。2001 年，Steen 等报道将此方法应用至一个 54 岁的女性 COPD 患者，移植后 5 个月随访时肺功能良好[46]。然而，有关"无心搏供体"的伦理学及科学的许多问题仍有待于进一步探索，距离临床广泛应用尚需时日。

供体管理

胸部器官供体管理的最主要目的是保持血流动力学稳定和良好的肺功能。急性脑损伤患者常由于神经源性休克、体液过度丢失及心动过缓导致血流动力学不稳定。供肺易出现神经源性肺水肿、误吸、院内感染和挫伤。通常需要动静脉压力监测、液体复苏、血管收缩剂和正性肌力药的应用。

血管内液体灌注应仅限于维持中心静脉压在 5~8mmHg 之间。一般应避免大量使用晶体液。尿崩症患者并不少见，可静脉应用血管加压素（0.8~1U/h），以减少体液过度丢失。虽然 α 受体阻滞剂（去氧肾上腺素）可以维持足够的灌注压，但多巴胺是常规治疗。为保证心肌氧供，可适量输血维持血红蛋白浓度在 10g/dl 左右。可能的话应使用 CMV 阴性的去白细胞血。应避免低温，后者可引起心律失常和代谢性酸中毒。

对于辅助通气，应尽量避免 FiO_2 高于 40%，尤其要避免应用纯氧，因为高氧对去神经肺具有毒性。为避免肺不张，可应用 PEEP 在 3~5cmH_2O 之间。

供体手术

供体获取需要采用胸骨正中切口（图 65-3A）。胸骨切开后，置入胸骨撑开器，打开双侧胸膜，仔细探查双肺及胸膜腔，对于有外伤的患者更应如此。短暂将肺压缩，用电刀切断肺下韧带。切除全部残留胸腺后，切开心包，游离大血管和气管根部。切开升主动脉、肺动脉和腔静脉，升主动脉和腔静脉套带（图 65-3B）。在上腔静脉和升主动脉之间游离器官并套带，游离水平至少应超过隆突上 4 个气管环。心包应广泛游离直至双侧肺门（图 65-3C）。

主动脉阻断 15 分钟前，静脉应用 PGE_1，20ng/（kg·min）为初始速度，以 10ng/（kg·min）递增，直至 100ng/（kg·min）（图 65-3D）。注射 PGE_1 时平均动脉压应维持在 55mmHg 以上。保持辅助通气，FiO_2 为 40%，PEEP 保持在 3~5cmH_2O 之间。供体肝素化（30 000 单位）。通过主动脉和肺动脉插管，保证双侧肺灌注[47]。结扎上腔静脉，横断下腔静脉。心脏排空后阻断升主动脉，以 150mmHg 压力自其根部快速灌注冷晶体心脏停搏液（通常为 Standard 停搏液）。切断下腔静脉和左心耳以避免心脏膨胀。在灌注心脏停搏液同时，经肺动脉以 15ml/（kg·min）的速度灌注肺保护液 4 分钟。将冰盐水迅速倒入双侧胸腔使心肺降温。灌注同时应用室内空气以正常一半的潮气量保持辅助通气。

灌注完毕后，塌陷双肺并游离大血管。心脏翻向前方，切开左心房，在肺静脉入口处保留 2cm 心房袖。游离完成后切除心脏。在横膈上方沿食管前方游离双肺。肺部充气后最高点闭合气管。如有需要，可进一步将双肺分开，此时应将双侧肺静脉左方袖垂直正中切开，在肺动脉左右分叉处切开左右肺动脉，隆突处切开左侧主支气管。

供体取出后，立即用无菌纱布包裹，置入有数层无菌塑料袋包装的冰盐水中（2~4℃），然后放入容器中冷运至移植中心。

器官保存和运输

供体保存主要原则是尽可能减少供体的缺血再灌注损伤，后者能经活性氧破坏心肌细胞和内皮细胞自稳机制[48]。白细胞黏附分子受体上调以及白细胞趋化因子释放均可导致细胞损伤。减轻缺血再灌注损伤的方法包括供体预处理，特殊保存液的研制和受体处理。

低温被认为是最重要的保存方法。其主要原理是能将组织代谢需求降低 99%。器官获取过程中常用低温保存液（0~10℃，根据不同的中心和不同的保存液配方而不同）器官置入过程中用浸湿冰盐水纱布包裹或通过 CPB 降温。

目前有多种不同的晶体灌注液，可以根据电解质成分不同分为细胞内液和细胞外液两大类。细胞内液成分含中等到高浓度的钾离子，少量的钙和钠离子，其代表有 Euro-Collins，University of Wisconsin（UW），和 Cardiazol 液。细胞外液成分含高浓度的钠离子和低到中等浓度的钾离子，低钾右旋糖酐液如 Perfadex 就是其中代表之一。虽然 Euro-Collins 是目前应用最广泛的保护液，但目前越来越多的证据显示含低钾右旋糖酐的细胞外液成分可能效果更好[49~51]。

前列腺素是常被用为供体预处理和肺保护液成分。前列腺素能对抗低温诱发的肺血管收缩，进而能促进灌注液在肺的均一分布。大动物实验显示它还能通过抗炎机制减少再灌注损伤[52]。另一个常用预处理方法是应用糖皮质激素。静脉使用甲强龙能抑制淋巴细胞，而后者是导致肺缺血损伤的重要因素。

研究表明使用在 10℃ 转运条件下，采用纯氧充分膨胀供肺能显著改善其肺功能[53]。目前供肺保存领域研究主要集中在各种不同的灌注液和添加剂的作用上，如具有氧自由基清除作用的抗氧化剂等。在动物缺血再灌注模型中能减少损伤的其他药物包括能产生 NO 的物质和磷酸二酯酶抑制剂。此领域正在进行的研究包括各种白细胞清除方法，如基因治疗改变供体对缺血再灌注损伤易感性，以及研发以胶体为主的灌注液。

这些保存技术的进步以及对供体和受体规范流程的实施，使得目前可以从远在 1000 公里的地方获取供体器官。在器官获取和转运过程中，肺部器官获取组、腹部器官获取组、受体手术组以及医疗中心之间都应加强协调与合作。目前世界上主要的器官获取机构包括美国的 UNOS，加拿大的 MORE 和欧洲的 EUROTO。

■ 受体手术

受体手术分 2 个阶段实施：受体器官的切除和供体器官的植入。肺移植手术偶尔需要在 CPB 下进行，但在任何情况下，CPB 必须随时待命。在 Stanford，我们尽量采用 CPB 进行双肺移植，因为这样有利于肺门结构的显露，这在有严重粘连或大量支气管侧支循环的情况下更显必要。CPB 的使用能维持血流动力学和呼吸稳定，而且与不使用 CPB 相比能减少第二肺的缺血时间。CPB 可以预防全心脏输出状态下第一肺的过度灌注。在化脓性肺疾病时，CPB 更有利于远端气管和近端支气管的冲洗，进而预防植入肺的污染。不喜欢使用 CPB 的原因包括血液丢失过多，输血量增加和再灌注损伤。这些问题需要进一步的基础和临床研究解决。现在而言，是否应用 CPB 应根据患者个体情况确定。

麻醉监测包括动脉压力、动脉氧饱和度、持续心电监测、肺动脉导管监测、温度和尿量监测。双腔气管插管能单肺通气，有助于手术游离。应采用大孔径的静脉通路以便快速补充容量，另外还需要经食管超声检查。

单肺移植

一般应选择功能差的一侧肺移植，术前肺功能可以通过通气-灌注扫描评估。患者取标准剖胸卧位，并备腹股沟，以便 CPB 之用。后外侧切口经第 4 或第 5 肋间进胸。分离粘连，游离肺门。游离肺动脉、上下肺静脉和主支气管。行肺动脉阻断实验评价是否需要行 CPB。如能耐受，结扎肺动脉，切断上叶肺动脉和肺静脉，切断支气管，切除患肺。

从容器中取出供肺。开放其支气管，吸引分泌物并送培养。修剪支气管，在上叶支气管开口前 2 个软骨环处切断。去除所有残留的心包和淋巴组织，如有需要修剪左房袖。将供肺放入胸腔并用冰盐水降温。

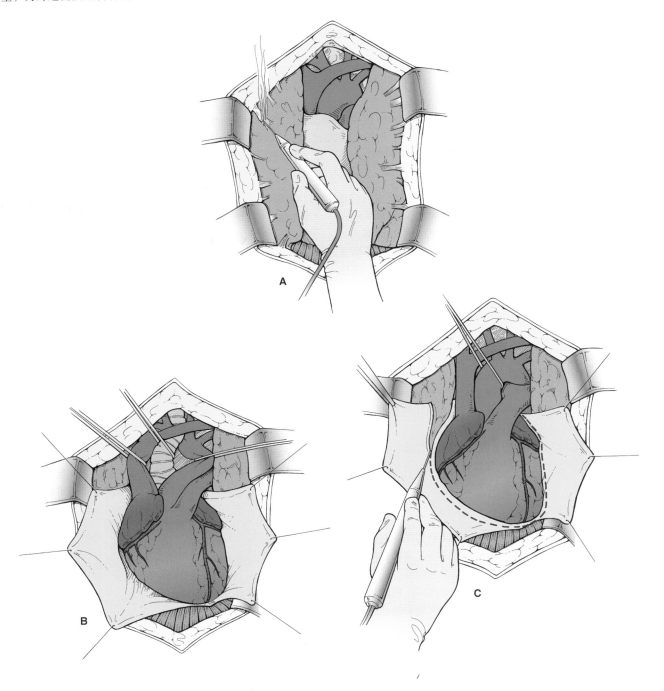

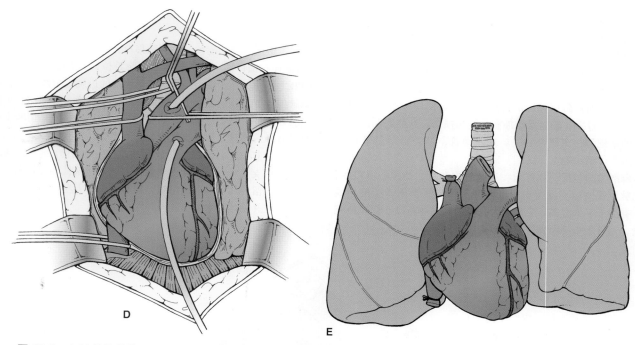

图 65-3　心肺移植供体手术。（A）胸骨正中切口，游离肺动脉；（B）切开心包，显露升主动脉、腔静脉、肺动脉和支气管；（C）前壁心包游离至肺门；（D）主动脉阻断后经主动脉和主肺动脉同时灌注心肌和肺保护液；（E）游离腔静脉和主动脉，心肺连接在食管和肺门连接处分离，支气管固定后，在其最高点分离，心肺从胸腔整体移除

吻合顺序依术者偏好，一般先吻合最深部切口（支气管吻合口），然后逐渐转移至浅表切口。支气管吻合口通常采用 4-0Prolene 线。虽然膜部切口能间断缝合，我们更喜欢全部连续缝合。支气管端端吻合方法还包括套叠式吻合，即将供体肺支气管套入受体肺支气管，然后用带蒂大网膜覆盖吻合口。虽然这些技术能预防支气管吻合口裂开，但目前很少采用。

一旦支气管吻合完成，应开始肺静脉吻合。用侧壁钳钳夹肺静脉及近端心房，剪开受体残余肺静脉，去除中间心房组织修剪成袖状，后用 4-0Prolene 线将其与供体剩余心房吻合。肺动脉吻合采用 5-0Prolene 线。如果肺动脉太长，灌注后会扭曲，因此需要将肺动脉修剪成合适长度以利于吻合。从肺动脉吻合口处排气，首先膨肺，暂时开放肺动脉阻断钳，从心房吻合口处排气。开放左心房阻断钳在近心房切口逆行排气。最后闭合肺静脉切口。

止血完成后，肺尖和肺底分别放置胸腔引流管，常规关胸。将双腔气管插管改为单腔气管插管，采用纤支镜检查吻合口情况。

双肺移植

双肺移植即序贯式同期单肺移植术。虽然传统的进胸路径是双前侧肋骨和胸骨联合切口（贝壳形切口），我们目前已能通过胸骨正中切口完成。先切除功能较差的一侧肺，让前述单肺移植方法完成肺移植。第一侧肺通气和灌注后，切除另一侧肺进行移植。吻合完成后，双侧放置胸管后常规关闭胸腔。纤支镜检查吻合口情况。

虽然单肺移植通常不应用 CPB，但双肺移植通常应用 CPB。CPB 可以提供更好的显露，缩短移植肺缺血时间，而且可以同期采用白细胞滤过装置。虽然增加了出血风险，但目前

已有减少出血的方法。如应用肝素涂层的管道和氩气刀等。即使如此，仍然有部分中心因为 CPB 风险而尽可能在无 CPB 条件下完成所有的肺移植手术。

■ 术后处理

移植物生理

肺的去神经化导致咳嗽反应降低以及黏膜清除机制受损。这会增加术后肺部感染机会，因此需要加强术后肺灌洗[54]。此外，移植肺的缺血再灌注损伤以及淋巴回流损害可导致血管通透性增加，诱发不同程度的间质性肺水肿。

术后早期临床管理

肺移植术后早期临床管理的核心是液体管理和呼吸道管理。术后早期的目标是在尽可能控制液体入量、减少心脏做功和气道损伤的情况下，保持受体足够的灌注和气体交换。气道损伤和气道压增高能损害支气管黏膜功能。因此应采用低潮气量和呼吸频率使气道压力低于 $40cmH_2O$。患者进入 ICU 后，应每 30 分钟调整呼吸机参数使得 FiO_2 为 40% 时动脉氧分压高于 75mmHg，二氧化碳分压在 30~40mmHg 之间，pH 在 7.35~7.45 之间。气管内吸引可以有效地减少痰液阻塞和肺不张。当患者病情平稳、神智清楚、反应机敏时可考虑脱离呼吸机，气管拔管通常在 24 小时内完成。之后的肺部处理包括加强利尿、氧气吸入、连续的支气管灌洗、肺功能测定以及序列胸片检查。

术后早期胸片通常可发现弥漫性间质浸润。以往称为再植反应，实际上应该是由于肺保存不当、再灌注损伤或早期排异反应导致的肺水肿[55]。这种肺水肿的程度与供肺保存质量息息相关。精细的液体管理和利尿剂应用可以保持体液平衡和减

少肺水肿的发生。

早期移植肺功能不全发生率低于 15%，其主要表现是在没有感染和排异的情况下换气功能持续下降[56]。这主要由于缺血再灌注损伤引起，组织学表现为弥漫性肺泡损伤。当然也应考虑一些外科技术性因素如肺静脉吻合口狭窄或血栓形成。对于持续严重的对辅助通气治疗无效的患者，ECMO[57] 以及NO[58] 吸入可能有效，否则应该考虑急诊再次移植。

免疫抑制方案：术后早期和晚期移植方案

不同的移植中心免疫抑制方案均有不同。在 Stanford 移植中心，我们通常采用 RATG（术后 1、3、5、7 天使用 1.5mg/kg）或赛尼哌 1mg/kg（首剂在手术室，之后每 2 周一次，共 5 次）进行免疫抑制诱导。对于高敏患者，应在术中以 1:1.5 容积比的新鲜冰冻血浆行血浆置换，然后在阻断钳开放之前静脉使用初始剂量为 2g/kg 的免疫球蛋白。血精蛋白中和后静脉予 500mg 甲强龙。

术后第 1 天，应测定 T 淋巴细胞和 B 淋巴细胞数量。如果细胞毒交叉试验阳性，应给予两剂 0.75mg/kg 的 RATG。如果细胞毒交叉试验阴性或者有肺水肿，应给予 1mg/kg 赛尼哌，然后每 14 小时一次，一共五次。甲强龙（125mg）应该术后每 8 小时一次静脉使用，一共 3 次，CellCept 500mg 每日两次口服，Prograf 0.5mg 一日两次直至其血药浓度达到 12～15ng/ml。术后第 2 天，泼尼松 0.5mg/kg 每日 2 次口服。此后患者应以泼尼松、Prograf 和 CellCept 维持。对于高敏患者，可联合采用各 50% 的白蛋白和新鲜冰冻血浆以 1:1.5 容积比再行血浆置换。如果患者服用 RATG，第 2 天服用 0.75mg/kg。否则应该静脉使用 100mg/kg 的免疫球蛋白。同时在术后第 3 天和第 4 天在使用 IVIG 的同时应该行血浆置换。血浆置换在术后第 5 天应该完成，术后第 5 天和第 6 天还需要静脉使用 1g/kg 的免疫球蛋白。供体特异抗体检测应该在术后第 5 天和第 6 天使用免疫球蛋白之间。最后，术后第 7 天应该复查 T 淋巴细胞和 B 淋巴细胞数量（之后每周复查 1 次），同时应用 375mg/m² 的利

妥昔单抗，然后一周后重复使用一次。

感染预防

预防性使用抗病毒和抗真菌药物是术后管理的重要内容。对于 CMV 阳性受者或 CMV 阴性受者但接受 CMV 阳性供体的患者，许多中心预防性应用更昔洛韦。后者一般需要使用数周，可能引起白细胞减少。对于白细胞数量低于 4000 的患者，应使用 G-CSF。白色念珠菌的预防药物包括伊曲康唑、制菌霉素漱口和口服。肺孢子预防包括增效磺胺甲基异唑或者雾化喷他胨。曲霉属真菌使用雾化两性霉素 B 预防，受体弓形体阴性而供体阳性的患者，术后应预防性应用乙胺嘧啶 6 个月。

移植物检测：患者随访计划

移植术后应常规随访肺功能并调整免疫抑制方案。常规的检测方法包括术后 2 周、4 周、6 周、12 周和 6 个月序列肺功能检测、动脉血气和纤支镜检查，之后应每年复查一次。双侧移植肺都应经纤支镜肺获取活检标本。支气管肺泡灌洗标本应进行细胞学、微生物染色以及培养检查。此外，应随访患者的临床状态。由于移植相关并发症繁多，应加强随访和观察以预防远期移植物功能衰竭。

■ 术后并发症

肺移植术后早期死亡（术后 30 天或出院前）最常见原因是移植物器官功能衰竭或感染。远期死亡大多数由于 OB 或感染引起[59]。ISHLT 统计的术后不同时间点死亡原因（图 65-4）。

出血

围手术期出血虽不常见，却是肺移植和心肺移植术后早期死亡的重要原因。其原因多由于再次手术分离严重粘连或慢性肺部感染导致的炎症反应。如前所述，严密止血非常重要，应采取一切可能的措施保证手术结束前术野干净。

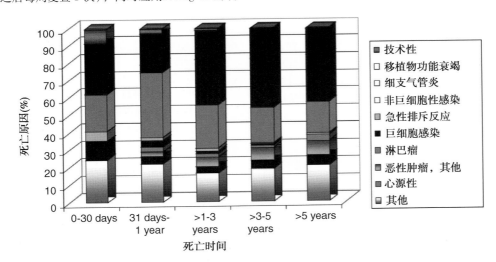

图 65-4　单纯肺移植不同时间的死亡原因

超急性排斥反应

供受体之间 ABO 血型匹配已降低了超急性排斥反应的发

生率。这种致命性并发症是因为受体存在能识别供体器官血管内皮细胞表面抗原的抗体，这种体液免疫反应能激活炎症和凝血级联反应，导致一直无血管内广泛血栓形成，从而导致移植

物衰竭[68]。为减少超急性排斥反应的发生，当受体的 PRA 水平超过 25% 时应做交叉配型试验。

早期移植物功能障碍和原发性移植物衰竭

术后早期移植物功能不全很常见。通常被称为"再植反应"，表现为肺功能异常、肺水肿和胸片上肺浸润。这种现象被认为与缺血再灌注损伤有关。其他的影响因素可能包括移植物挫伤、器官保存不当和采用体外循环。虽然绝大部分病例表现轻微，而且能通过支持治疗痊愈，但少部分能进展为原发性移植物衰竭。肺移植术后原发性移植物衰竭发生率在 10% ~ 15% 之间。治疗方法包括应用 ECMO 和吸入 NO。即便如此，原发性移植物功能衰竭的死亡率高达 60%[56]。

急性排斥反应

与心脏移植类似，肺移植急性排斥反应大部分发生在术后 1 年，发生率约为 36%[1]。虽然其发生率较高，但却很少成为直接死亡原因。目前认为其发生频率和严重程度是 OB 独立危险因素。

术后早期急性排斥反应的诊断主要依靠临床表现。其症状和体征包括高热、呼吸困难，换气功能障碍（表现为动脉氧分压下降），FEV₁ 和 VC 下降，以及胸片上双侧间质性肺浸润（图 65-5）。移植手术一个月后，急性排斥反应时胸片往往正常，此时更应强调临床表现诊断。

仅仅依靠临床表现很难区分急性排斥反应和肺部感染。在治疗之前区分二者具有重要意义。经纤支镜肺活检和支气管肺泡灌洗是区分二者的金标准。检查时至少取 5 块组织，并进行细胞学、微生物染色和培养检查[60]。除患者有临床表现时需进行纤支镜活检外，大多数移植中心定期对受者进行肺活检。有趣的是，经纤支镜活检可发现 17% ~25% 无症状患者有潜在的排异或感染。而对于有临床表现者，这个数据上升至 50% ~72%。绝大多数情况下，术后活检可成功指导排异和感染的治疗[61,62]。急性肺排斥反应的组织学特征是血管周围淋巴细胞浸润（图 65-6）。Clelland 和 Colin 等制定了急性排斥反应分级[63]。同时，LRSG 制定了类似的分级标准[60]。

与心脏移植一样，诊断移植术后早期排斥反应的无创方法正在不断的研发中。Louberye 等报告了心肺移植术后急性排斥反应时高分辨率 CT（HRCT）上"毛玻璃样改变"与组织学关系[64]。其研究显示"毛玻璃样改变"诊断急性肺排斥反应的敏感性为 65%，特异性为 85%。

表 65-6 急性肺排斥分级系统

分级	组织学特征（经支气管活检）
0	无明显炎症反应；标本正常
1	少量、不常见血管周围渗出，伴或不伴支气管淋巴细胞渗出
2	大量、常见的血管周淋巴细胞渗出，伴或不伴中等支气管淋巴细胞性炎症；偶见中性粒细胞和嗜酸性粒细胞
3	渗出浸润至肺泡隔和肺泡，伴或不伴支气管黏膜溃疡

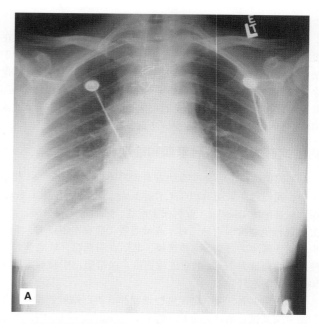

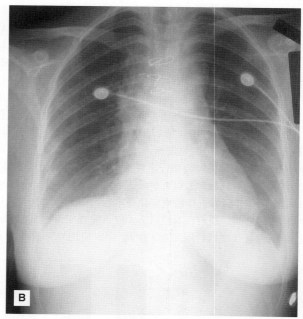

图 65-5 急性肺排斥及吸收。（A）胸片显示急性排斥导致的双侧肺渗出浸润；（B）随访胸片显示经过激素冲击治疗后渗出吸收

排斥反应的治疗方法为加强免疫抑制治疗。大多数中心根据反应的时间和程度决定治疗方案。图 65-7 列出一典型的治疗方案。中度到重度排斥反应采用"激素冲击治疗"（甲泼尼龙 500 ~1000 毫克/天，静注，连续 3 天），然后以 0.6mg/（kg·d）剂量维持。3 ~4 周后，泼尼松剂量逐渐减少至 0.2mg/（kg·d）。经过上述治疗后期临床和胸片表现会得到快速和明显的改善，而且可以进一步证实诊断（图 65-5B）。轻度排斥反应可以增加口服泼尼松剂量，3 ~4 周后逐渐减量。抗排斥反应治疗 10 ~14 天后，应复查肺活检评估治疗效果。对激素治疗不敏感的患者可应用抗淋巴细胞治疗。或者，原有的抗排斥方案可以在以环孢素为主或 FK506 为主之间调整。最后，对于

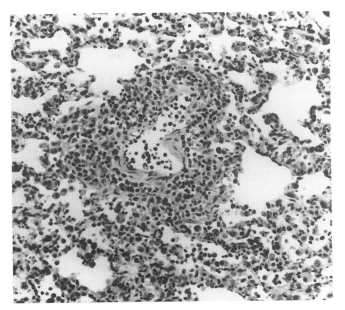

图 65-6 中度急性肺排斥，特征为血管周围单核细胞浸润至邻近的肺泡隔

难治性病例，全身淋巴照射（TLI）可能有效[65]。

慢性排斥反应

慢性排斥反应是影响肺移植术后长期效果的最主要因素。其绝大多数表现为闭塞性细支气管炎（OB）。OB 通常在术后半年至一年内发生，此后发生率逐渐升高。近期研究显示 70% 的肺移植患者在术后 5 年内发生 OB[66]。

经支气管活检仍是 OB 诊断的金标准，其敏感性在 17% ~ 87% 之间[62,67]。检查结果与获取标本数量有关，目前建议活检时应在每侧移植肺至少取 5 块组织。很显然，由于 OB 病变并不均一，大量的标本会出现假阴性结果。

OB 是一个组织学诊断，其特征是黏膜下致密的嗜酸性粒细胞浸润和瘢痕组织部分或全部阻塞小气道（2-mm），尤其是终末以及呼吸性细支气管（图 65-8）。其病理生理表现为 PaO_2、FEV_1，FEV_{25-75} 以及 FEV_{50}/FVC 降低。流量-流速曲线呼吸相的特殊表现与 OB 有关。OB 临床表现没有特异性，表现为咳嗽、劳力型或非劳力型呼吸困难。闭塞性细支气管炎综合征（OBS）是指具有 OB 的临床表现，但可能有或没有明确的组织学特征。根据患者当前 FEV_1 和移植后最高 FEV_1 的比率，ISHLT 建立了 BOS 临床分类标准。在没有感染等情况下，患者的 FEV_1 下降等于或超过 20% 时，无论是否具有 OB 的病理学证据，即可诊断 BOS[68]。

Valentine 和 Stanford 小组报告，双肺移植患者小气道功能检测（FEV_{25-75} 以及 FEV_{50}/FVC）比 FEV_1 对 BOS 诊断更为敏感[66]。FEV_{50}/FVC 连续 6 周低于 0.7 是 OB 最敏感预测指标。大约 50% 活检确诊的患者在诊断之前 4 个月就出现 FEV_{50}/FVC 下降。

实验研究和临床证据显示 OB 的发病原因可能与支气管上皮损伤有关，其机制复杂。包括胃食管反流（GERD），感染（尤其是 CMV），黏膜清除能力下降导致的慢性炎症反应以及免疫机制[55]。这些都可引起气道上皮损伤，进而诱发过度修复反应。与此同时，支气管上皮中的 MHC Ⅱ 抗原表达增高。Sharples 等最近的一项荟萃分析结果显示急性排斥反应是晚期 OB 发生的危险因素之一[69]。与之相符的是 OB 时免疫抑制水平下降。淋巴细胞性支气管炎及细支气管炎也和 OB 的发生相关。小样本的回顾性研究提示 CMV 肺炎、其他的肺部感染以及 HLA 不匹配也和 OB 发生相关。最近 Novick 等医用 ISHLT 的数据研究了 OB 与供体年龄和移植物缺血时间的关系，结果发现供体年龄大于 55 岁并且缺血时间在 6 ~ 8 小时之间能增加术后 3 年 OB 的发生率[43]。GERD 最近也被研究发现与 OB 发生有关[70]。高达 75% 的患者 PH 检测均发现有 GERD 发生，这可能与术中迷走神经损害、咳嗽和气道黏膜清除能力下降、免疫抑制或者患者有 GERD 病史有关[71]。这类患者术后在经过抗反流治疗后与 BOS 延迟发生的患者生存率相似[72,73]。

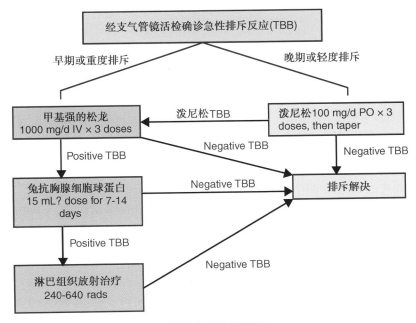

图 65-7 心肺和肺移植急性排斥典型治疗流程

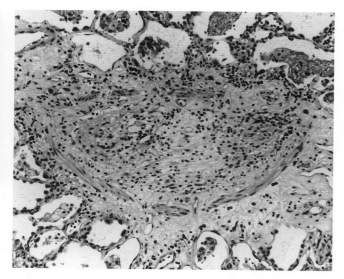

图 65-8 闭塞性细支气管炎。慢性气道排斥特征为管腔狭窄或被致密胶原瘢痕组织替代。可看到炎性细胞（HE 染色；×150）

目前 OB 处理主要是预防，密切监测以及出现症状或症状出现前生理改变时的及时治疗。鼓励患者进行诱发性肺量测定，以预防那些微小肺不张，因为供肺神经支配消失，支气管循环缺乏，而且黏膜清除机制受损。此外，一旦出现临床症状，患者应立即与移植中心或主管医生联系，以便进行肺功能检查。FEV_{25-75}、FEV_{50}/FVC 以及流量-流速曲线的任何变化均提示需要行支气管肺泡灌洗和支气管肺活检，尤其是在没有感染和肺水肿证据时。

表 65-7 OB 综合征分级

$0_{a或b}$	无显著的异常：FEV_1 为基线 80%
$1_{a或b}$	轻度：FEV_1 为基线 66%～80%
$2_{a或b}$	中度：FEV_1 为基线 51%～65%
$3_{a或b}$	重度：FEV_1 为基线 50% 及以下

a：无 OB 的病理学证据；b：有 OB 的病理学证据

加强免疫抑制在治疗是 BOS 的主要治疗方法。泼尼松剂量需增加到 0.6～1.0mg/(kg·d)，当环孢素和硫唑嘌呤浓度达到最合适时，泼尼松剂量逐渐减至 0.2mg/(kg·d)。有 CMV 感染风险的患者应用更昔洛韦治疗，根据支气管灌洗细菌分离结果采用敏感抗生素。应该随访复查肺功能。绝大部分患者肺功能可能稳定，但很少有明显的改善。不幸的是，患者的复发率高于 50%，进展性肺功能衰竭或由于免疫抑制继发的感染是肺移植患者术后 2 年死亡的最主要原因。

再次移植是 OB 导致终末期呼吸衰竭唯一的治疗方法。虽然由于 OB 而再移植的生存率要高于因为其他原因引起的再移植，但其效果仍不如第一次移植。Novick 等统计了来自肺再移植注册登记研究的数据[30]，1985-1996 年间共有 237 例患者行肺再移植。其 1 年、2 年和 3 年的生存率分别是 47%、40% 和 33%。术前不需要辅助通气的患者生存率更高，而且其免于 OB 的发生率与第一次移植相当。因此作者认为再次移植前应仔细挑选那些术后可能长期生存的患者。

气道并发症

外科技术和术后管理的进步减少了肺移植术后气道并发症的发生率。尽管如此，约 27% 的患者术后并气道发吻合口狭窄、坏死或裂开[75]。围手术期避免使用激素类药物一直被认为能预防气道并发症，但最近的实验研究和临床证据显示激素类药物的副作用被高估[76]。最常见的气道并发症是吻合口裂开和狭窄，其诊断多依靠支气管镜确定。吻合口裂开可以通过再次手术治疗，也可以加强随访保守处理。狭窄可以通过球囊进行扩张，通常需要置入支架。

感染

细菌、病毒以及真菌感染是肺移植术后死亡的首要原因。与其他实质器官移植相比，肺移植术后感染率更高。这是因为移植肺直接暴露于空气，而且其咳嗽反射和黏膜清除能力都被损害。由于感染或感染相关死亡高峰期在术后数月，之后会降低到一个稳定的低值。移植术后的感染可以根据感染发生的时间粗略的分为早期感染和后期感染。早期感染通常发生于术后几个月之内，其主要病原体是细菌（尤其是革兰氏阴性菌），多表现为肺炎、纵隔炎、尿道感染、导管性败血症和皮肤感染。后期感染多为机会性病毒、真菌和原虫，常见部位包括肺、中枢神经系统、胃肠道和皮肤。

细菌感染，尤其是革兰氏阴性菌感染是术后早期感染的主要原因。75%～97% 的供体肺分泌物在培养之前就能找到至少一种细菌[77]。术后侵入性感染细菌通常来自于供体。相反的是，感染性肺病患者尤其是囊性纤维化患者的感染通常来自于受体自身呼吸道和鼻窦。细菌感染的治疗包括致病菌的确定（培养和药敏实验），控制感染源（去除导管、清创）和适当的抗生素。

CMV 感染大多发生在术后 1～3 个月，可以是原发感染也可以是潜伏感染的激活。所谓原发感染，是指血清中 CMV 阴性的受体通过接触 CMV 阳性供体的组织或血液而引起的感染。供体器官本身被认为是 CMV 原发感染最常见的载体。潜伏感染的激活是指在受体移植前就存在 CMV 感染的血清学证据，而在免疫抑制之后出现临床表现。血清学阳性的受体同样易于感染新的 CMV。血清学阳性受体的原发性感染往往比潜伏感染激活和再次感染严重。

CMV 感染的临床表现多种多样，包括伴粒细胞减少的发热、肺炎、胃肠炎以及视网膜炎。其中 CMV 感染的肺炎死亡率最高，约占 13%，而视网膜炎对治疗反应最差。CMV 感染的诊断包括患者血液、组织或体液中病毒的培养，抗体滴度升高 4 倍以上，或者出现特征性的组织学变化（细胞明显增大，细胞核中有嗜碱性包涵体）。大多数患者对更昔洛韦和超免疫球蛋白有反应。

CMV 的出现提示要及时采用 OB69 和细胞免疫抑制治疗。CMV 阴性供体不足 20%，由于供体匮乏，因此大多数移植中心对 CMV 阳性的受体或供体可采用更昔洛韦或超免疫球蛋白治疗而进行移植。Valantine 等研究发现更昔洛韦联合超免疫球蛋白比单纯应用更昔洛韦预防 CMV 更有效。而且联合应用组患者具有更高的 3 年生存率和较少的 OB 发生率[78]。

侵入性真菌感染高峰期在移植后 10 天到 2 月之间。治疗药物包括氟康唑、伊曲康唑及两性霉素 B。Reichenspurner 等研究发现预防性吸入两性霉素 B 受者的真菌感染率显著降低[79]。

肺移植术后口服磺胺甲基异噁唑能有效的预防卡氏肺囊虫性肺炎。如果对其过敏，可改用喷他脒。卡氏肺囊虫性肺炎术后第一年发生率最高。但是，由于这种感染在移植术后晚期也可能发生，大部分中心建议终生行预防性治疗。

感染的预防包括接种疫苗、围手术期应用广谱抗生素、和长期预防性应用抗生素。术前推荐接种包括肺炎球菌疫苗、乙型肝炎疫苗以及 DPT 疫苗。所有的患者每年都要接种流感疫苗。虽然不同的中心采用不同的围手术期抗生素方案，但第一代头孢菌素类（如头孢唑林）或万古霉素经常被使用。长期的预防应用包括制菌霉素漱口剂、磺胺甲基异噁唑，两性霉素 B 吸入治疗以及抗病毒药物如阿昔洛韦或更昔洛韦的应用。

肿瘤[80]

这无疑与慢性免疫抑制有关。受体可能发生各种肿瘤，如皮肤癌、B 淋巴细胞增生障碍、宫颈原位癌、阴道癌、直肠癌以及卡波济氏肉瘤。平均而言，肿瘤多发生在移植后 5 年[59]。

B 淋巴细胞增生障碍发病率是正常同年龄组普通人群的350 倍。移植后淋巴增生性障碍在肺移植术后发病率约为6%[81]，大多在移植后 1 年内发生，可能与 EB 病毒感染有关。其治疗包括降低免疫抑制强度，应用抗病毒药物如阿昔洛韦或更昔洛韦，有效率约 30%～40%，复发率较低。某些患者化疗或放疗有效。治疗期间应严密观察移植物功能和肿瘤状态。

■ 肺移植长期效果

根据肺功能检测和血气分析，患者的肺功能在移植术后几

个月内明显改善。通气和换气功能在术后 1～2 年趋于正常[82]。ISHLT 注册研究显示肺移植长期生存率如图 65-9 所示。1994.1-2007.6 年间肺移植 3 个月、1 年、3 年、5 年、10 年的生存率分别为 89%、79%、64%、52% 和 29%[1]。双肺移植效果优于单肺移植，但由于影响因素众多（受体因素、供体因素、移植技术等），很难从这种趋势中得出结论。生存率明显受到受体年龄影响，高于 65 岁患者 1 年生存率为 72%，而低于 50 岁患者为 80%[1]。COPD 和 IPF 患者（常合并更多的危险因素）移植效果较 CF、IPAH、结节病以及 AAT 缺乏性肺气肿差（图 65-10）。对生存 10 年的患者进行研究，发现双肺移植和较少因为排斥反应住院患者长期效果较好[83]。手术死亡率与中心的移植数量息息相关，移植数量多的中心（≥20 例/年）30 天死亡率仅为 4.1%[84]。随着全世界范围内肺移植经验的增加，其短期和长期生存率均得到显著提高。

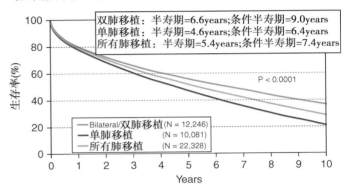

图 65-9　ISHLT 注册登记研究显示成人肺移植生存曲线

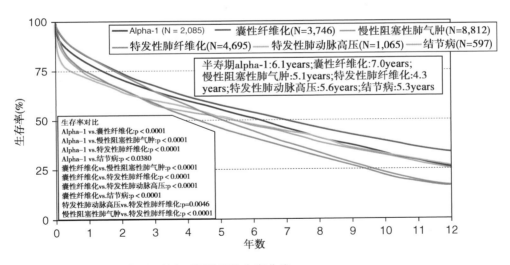

图 65-10　ISHLT 注册登记研究不同诊断的生存曲线

心肺移植

■ 历史

在报道第一例成功的人体心肺移植之前很久，人们已经在实验室进行了大量的有关胸部器官移植的研究。20 世纪 40 年代，Demikhov 在狗的动物实验中成功地建立了整个心肺移植

的手术技术。在一共 67 条狗的实验中，术后最长存活时间为6 天[85]。这些重要的实验研究表明了心肺移植技术的可行性。但直到 20 世纪 60 年代，仍有大量问题无法解决。1953 年，Marcus 等在 Chicago 大学发明了将一种心肺移植到犬腹主动脉和下腔静脉的方法[86]。20 世纪 60 年代后期到 70 年代早期对完全去神经支配的心肺生理进行了研究。1961 年 Web 和 Howard 研究结果却令人沮丧，他们的结果发现心肺移植后的狗无法恢复正常的自主呼吸[87]。这个生理现象先后被许多研究小

组证实[88]，包括 Lower 研究小组。幸运的是，之后的研究中，Haglin[89]、Nakae[90]、Castaneda[91,92]等研究小组都发现，灵长类动物在心肺完全去神经化后能恢复正常呼吸模式。20 世纪 70 年代见证了免疫抑制药物的长足发展，尤其是环孢素的出现，能明显预防灵长类心肺移植后排斥反应。Stanford 大学研究显示灵长类动物心肺移植后具有较高的 5 年生存率[93]。20 世纪 80 年代，Reitz 等发明了应用心房吻合技术代替原有的腔静脉吻合技术，进而保留了受体窦房结并减少了腔静脉吻合口狭窄可能性[94]。这些研究奠定了 Stanford 大学心肺移植的坚实基础。1982 年 3 月 9 日，Reitz 等成功实施了人类第一例心肺移植手术，患者是一 45 岁终末期肺动脉高压患者[95]。

■ 适应证

自 1982 年第一例心肺移植成功后，它成为了终末期肺和心肺疾病患者挽救生命的治疗措施。但是，心肺移植数量在 1990 年到达最高峰，而此时针对单纯终末期肺疾病的单肺和双肺移植开始取得较好的临床效果。此外，由于心肺整体供体的匮乏，供体分配机制也要求将供体提供给那些严重心肺疾病患者（最常见的包括伴 Eisenmenger 综合征的先心病，特发性肺高压，和囊性纤维化）。自 2003 年起，全世界每年完成心肺移植在 75～86 例之间[1]。

表 65-8 列出了 ISHLT 统计的心肺移植患者疾病谱。先天性心脏病（间隔缺损和动脉导管未闭）继发的严重肺动脉高压（Eisenmenger 综合征）是最常见的适应证，超过总数的 1/3。通过心肺移植成功治疗的复杂先心病包括伴肺动脉闭锁的单心室、共同动脉干和左心发育不良综合征。Eisenmenger 综合征心肺移植术后长期生存率各家报道不一[96]。有资料显示这种患者肺动脉高压治疗效果优于其他疾病导致的肺动脉高压。很明显的是，移植后生活质量显著改善[97]。对于单纯性心脏缺损，在修补缺损的同时行单肺或双肺移植是另外一种治疗选择。

表 65-8 成人心肺移植受体诊断分布

诊断	NO.（%）
先天性心脏病	921（34.9）
特发性肺动脉高压	719（27.2）
囊性纤维化	373（14.1）
慢阻肺/肺气肿	101（3.8）
获得性心脏病	77（2.9）
特发性肺纤维化	76（2.9）
AAT 缺乏导致的肺气肿	53（2.0）
结节病	37（1.4）
再次移植	
非 OB	31（1.2）
OB	24（0.9）
支气管扩张	20（0.8）
OB（非再次移植）	14（0.5）
其他	193（7.3）

原发性肺动脉高压导致的右心衰竭是第二大常见适应证，约占 ISHLT 患者的 1/4。最近这类患者有进行单肺或双肺移植的趋势[98]。主要依据是这类患者在肺移植后肺动脉压力正常，此时右心功能可能恢复。但是对于严重的右心衰竭和原发性肺动脉高压，应该选择心肺移植。

心肺移植的其他适应证还包括其他各种心脏和肺部疾病。包括囊性纤维化和其他化脓性肺部疾病，严重的冠心病合并终末期肺病，原发的肺实质疾病合并严重右心衰（如特发性肺纤维化、淋巴管管瘤平滑肌增多症、结节病和脱屑性间质肺炎）。

■ 病例选择

与肺移植类似，患者适应证和禁忌证主要根据 LAS 评分确定。年龄限制逐渐放宽，目前大部分中心确定的年龄上限为 50 岁。绝大部分心肺移植受体心脏功能为 NYHA Ⅲ级或 Ⅳ级。在供体选择上必须严格心肺大小匹配。Tamm 等对比了 82 例心肺移植患者术后肺容积与术前实际和预测肺容积，目的是评估供肺大小和受体基础疾病对临床效果的影响[100]。结果发现术后 1 年 TLC 和肺容积动力学能恢复到根据患者性别、年龄和身高而计算的预测值。他们建议大小匹配最简单的方法是应用术前预测的 TLC 值。此外，他们认为受体应该在术后 1 年获得他们的预测 TLC 值，否则预示着移植肺会有并发症。

在肺移植时，术前由于需要很短的缺血时间而不易进行 HLA 配型。但组织相容性并没有影响手术结果。Harjula 等研究了 HLA 配型和心肺移植结果的关系[99]。他们发现在 40 例心肺移植患者中，HLA-A 位点完全不匹配会显著增加 OB 发生率。

■ 手术技术

供体心肺获取

心肺移植显露和插管与肺移植相同。主动脉阻断后，从横膈水平开始，在食管前方向头侧游离直达隆凸。游离过程中避免损伤气管、肺和大血管。分离肺门后组织。肺正常膨胀后用闭合器（TA-55）在隆凸上至少 4 个软骨环处闭合气管后切断（图 65-3E）。切除整块心肺，移出胸腔。

受体心肺植入

患者仰卧位，胸骨正中切口进胸。胸骨切开后放置牵开器，自横膈水平至大动脉水平纵行打开双侧胸膜（图 65-11A）。电刀分离胸腔粘连。切除心包前壁，保留侧壁以支持心脏和预防膈神经损伤。膈神经周围 3cm 细胞予以保留，其他心包切除范围从横膈水平到大动脉水平（图 65-11B）。另一种方法是在肺静脉入心包处开孔。心包边缘应在膈神经后面，膈神经前剩余的心包保持完整。全身肝素化，在升主动脉接近无名动脉处插管，腔静脉分别插管并套带。开始 CPB，降温至 28～30℃，在心房中部水平切除心脏，在主动脉瓣上方切断主动脉，在分叉处切断肺动脉（图 65-11C），将左右肺静脉之间的残余左房纵行一分为二。

残余左房后壁和肺静脉应该使得左侧上下肺静脉位于左侧胸腔。分离肺韧带，将左肺牵拉，完全切除左肺门，避免后侧的迷走神经损伤。横断左肺动脉主干，左支气管用 TA30 闭合器切断后取出作废，同法取出右肺。

切除残余的肺动脉，保留和动脉韧带连接处肺动脉分叉，以防止喉返神经损伤。准备远段气管以备吻合。牵拉左右支气管游离气管远端，仔细结扎气管周围血管。先天病、肺动脉闭锁患者以及继发于 Eisenmenger 综合征的严重缺氧患者常有较多的侧支循环，应仔细结扎止血。此处止血十分重要，因为一旦心肺植入，此处就无法进行止血。止血结束后，在隆凸处切开气管。此时准备心肺植入。

从转运容器中取出供体心肺，气管支气管内冲洗吸引，分泌物做培养。修剪供肺气管，在隆凸上 1 个软骨环处切断气管。将心肺放入胸腔，右肺通过右侧膈神经下方进入右侧胸腔，左肺通过左侧膈神经下方进入左侧胸腔。3-0Prolene 线连续缝合从后自前吻合气管。肺部开始半量通气以减少肺不张。胸腔继续用冷 Physiosol 液体冰浴降温。为进一步降低心内膜温度并排气，可直接在左心耳处置入一根排气导管。

然后进行腔静脉吻合。4-0Prolene 线将受体的上腔静脉和

供体上腔静脉-右心房连接处相吻合。此时复温至 37℃，下腔静脉和主动脉用 4-0Prolene 线进行端端吻合（图 65-11H）。升主动脉和肺动脉排气后开放主动脉和腔静脉。切除左心耳，行左心引流。缝合左心耳和肺动脉灌注口。心脏除颤后逐渐停止 CPB。鱼精蛋白中和后给予 500mg 甲泼尼龙。

维持 3～5cmH₂O PEEP，FiO₂ 为 40%。与心脏移植一样，应用异丙肾上腺素（$0.005\sim0.01\mu g/(kg\cdot min)$）维持心率在 100～110 次/分，并降低肺动脉阻力。心脏表面安装临时起搏器导线。双侧胸腔放置引流管后常规关胸。最后将双腔气管插管改为单腔气管插管，转运至 ICU 之前用纤支镜检查吻合口情况。

Lick 等报告了一种改良的手术方法[101]。他们将双侧肺经膈神经前放入胸腔，尽可能将腔静脉和腔静脉直接吻合。这样减少了对膈神经和后纵隔的广泛分离，减少了迷走神经和膈神经损伤机会。而且在 CPB 过程中通过搬动心脏，可以检查后纵隔出血情况。

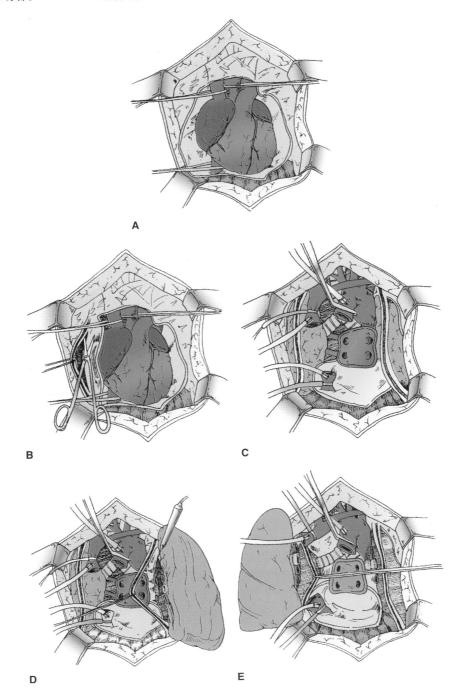

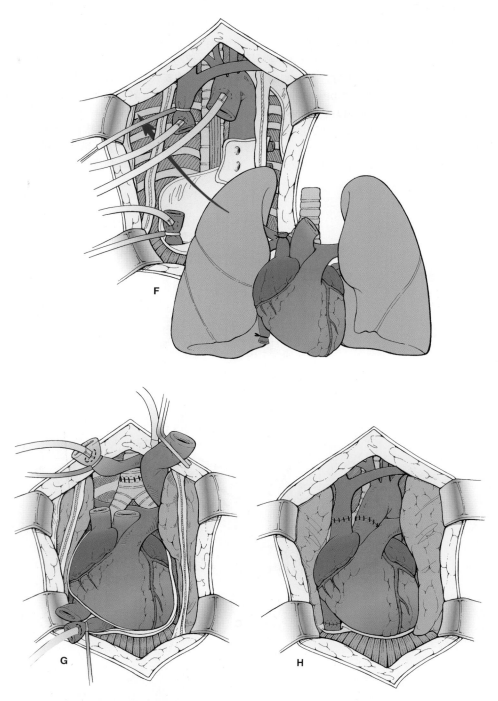

图 65-11　心肺移植受体手术。（A）胸骨正中切口，去掉部分心包前壁，升主动脉和腔静脉游离套带；（B）右侧肺门处仔细游离右侧膈神经，为供体植入提供空间；（C）体外循环插管，转机后取出心脏；（D，E）游离肺动脉后韧带，肺动静脉，主支气管切除双肺；（F）供体心肺植入胸腔，先从右边进入，然后左边；（G）支气管采用3-0Prolene连续缝合。（H）腔静脉和主动脉切口采用4-0Prolene连续缝合

移植物生理

与肺移植不同的是，心脏去神经化能引起额外的生理学改变。由于去神经化心脏失去交感和副交感自主调节，因而影响患者术后心率、收缩力和冠状动脉血管张力。由于缺乏迷走神经张力，休息时心率会增快。呼吸性窦性心律不齐以及反射性颈动脉心动过缓均消失。有趣的是，去神经化心脏对儿茶酚胺类的敏感性增高，这主要是由于交感神经元节后 β-肾上腺素能受体密度增加以及对去甲肾上腺素吸收减少所致[102,103]。这种敏感性的增加在维持心脏对运动或应激状态足够的反应非常重要。运动时，患者的心率会稳定而缓慢的增加，这主要和循环中的儿茶酚胺水平升高有关。这种心率的增快能通过加强静脉回流而增加心室充盈压，进而增加每搏输出量和心排血量以满足运动需要。心脏移植无并发症状态下，冠脉动脉可以在需氧量增加时扩张以增加冠脉血流，但在急性排异、心肌肥大或节段性室壁运动异常等状态下，冠脉血管扩张储备能力异常。

术后管理

约 10%～20% 的心肺移植患者在术后早期发生不同程度的一过性窦房结功能障碍。通常表现为窦性心动过缓，而且在 1 周内消失。采用双腔静脉吻合法能降低窦房结功能不全的发生率，而且能改善三尖瓣功能[104]。因为心肺移植术后心输出量主要依赖心率，因此此后早期心率应该通过异丙肾上腺素和或起搏器将心率控制在 90～110 次/分。尽管术后永久性的窦房结功能不全和心动过缓罕见，但需要安装永久起搏器。动脉收缩压应控制在 90～110mmHg，必要时可应用硝酸甘油或硝普钠。常规使用小剂量的多巴胺 [3～5μg/(kg·min)] 以增加肾脏灌注和尿量。在不用利尿剂条件下，如果末端肢体温暖，尿量大于 0.5ml/(kg·h)，提示心排量足够。心脏功能往往在术后 3～4 天逐渐恢复正常，此时停用血管活性药。

但是，在术后早期仍可以出现全心功能障碍。可能因素包括长时间的缺血、供体保护不良、移植前儿茶酚胺耗竭。此外，低血容量、心脏压塞、败血症和心动过缓也是可能影响因素，若出现这些因素应该及时治疗。血流动力学持续不稳定时应安装 Swan-Ganz 导管进行监测。术后 3 个月行心肌活检，之后每年 1 次。

并发症

心肺移植后最常见的并发症包括高血压（88.6%）、肾功能不全（28.1%）、高脂血症（66.4%）、糖尿病（20.9%）、冠状动脉血管病（8.2%）和 OB（27.1%）[1]。常见死亡原因在 30 天内为移植物功能衰竭和外科技术性并发症，之后主要是非 CMV 感染和 BOS[1]。急性排斥反应仍是一严峻挑战，Stanford 大学 1981-1994 年间发生率超过 67%[105]。实验和临床证据表明心肺急性排斥反应两者之间相互独立。但是 Higenbottam 等研究发现与单纯肺移植功能学或组织学相比，常规的心内膜活检诊断率明显较低。因此作者认为心肺移植后仅需行肺支气管活检[106]。这也被 Stanford 大学的 Sibley 所证实，他们同样发现在急性排斥反应时心内膜活检和肺支气管活检结果并不一致。虽然肺支气管活检证实急性排斥反应的存在，但心内膜活检常常正常[62]。在 Stanford 大学，患者如果能行肺支气管活检随访，则不需行心内膜活检。心肺移植后，继发于 OB 的

呼吸功能衰竭的长期发病率与双肺移植术后类似。Adams 等发现，心肺移植术后因为 OB 导致呼吸功能衰竭而行再次移植的效果差于单纯肺移植的再移植效果[74]。同时发现以下因素可能改善再移植效果：术前未使用抗生素，第一次移植 18 个月以后再次移植，术前痰培养阴性。

加速性移植冠脉疾病或移植物冠状动脉粥样硬化是心肺移植术后影响长期存活的另一个重要因素。明显的冠状动脉疾病可减少冠脉血流，进而诱发心律失常、心肌梗死、猝死以及左心室功能不全导致的充血性心力衰竭。由于去神经化作用，移植患者常没有典型的心绞痛表现。引起移植物冠状动脉疾病的因素很多，主要集中在慢性免疫反应介导的冠状动脉内皮损伤。事实上抗内皮细胞抗体水平升高与移植物冠状动脉疾病有关。与自身冠状动脉阻塞性病变局限性不同，移植物冠状动脉病变为弥散性，包括远端病变。其组织学特征为内膜呈同心圆样增生，伴平滑肌细胞过度增生（图 65-12）。

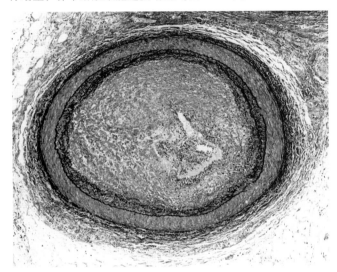

图 65-12　移植冠状动脉粥样硬化。心肺移植尸检标本显示管腔被向心性纤维增生闭塞（Elastin von Gieson 染色；×60）

冠状动脉造影应该在术后每年检查 1 次以确定是否有加速性冠心病（CAD）。但冠脉造影仅能测定冠脉管径，而血管内超声不仅能测定冠脉管径，还能同时评价血管壁形态。因此，血管内超声检测加速性 CAD 特征性弥漫性冠脉内膜增生更敏感。有趣的是，行心肺移植后加速性 CAD 发病率比单纯心脏移植后的发病率低[107]。Stanford 大学的一项回顾性研究显示心肺移植免除加速性 CAD 发生率为 89%，而心脏移植为 73%。心脏移植术后加速性 CAD 的临床危险因素包括：供体年龄大于 35 岁，HLA-A1，A2 和 DR 位点不匹配，高甘油三酯血症（血清水平高于 280mg/dl），频发的急性排斥反应，以及受体有记载的 CMV 感染。但并不确定这些因素可以扩展到心肺移植，即使 CMV 感染是心肺移植后加速性 CAD 危险因素[108]。经皮冠状动脉成形和冠状动脉旁路移植术被用来治疗某些散在的供体冠状动脉近端狭窄，但对弥散性病变而言，再次移植是唯一确定的治疗手段。移植物 CAD 的有效预防依赖于免疫抑制治疗的改进、受体耐受诱导、CMV 预防性治疗的进步和血管内膜增生的抑制。

感染是心肺移植术后另一常见的并发症。Stanford 中心

1981-1994 年的数据显示，心肺移植术后 3 个月之内感染的发生率高达 80%。在其 1981-1990 年共 73 例心肺移植患者回顾性随访中发现了共 200 次严重感染，其中约一半由细菌引起，真菌感染仅占 14%[109]。最常见的病毒感染是 CMV，约占病毒感染的 15%，多发生于术后第 2 个月。其他病毒如单纯疱疹病毒、腺病毒、呼吸道合胞病毒较为少见。卡氏肺孢子肺炎月占 5%，多发生于术后 4~6 月，诺卡氏菌科约占 2%，多发生于术后 1 年。双联和三联免疫抑制治疗并不影响感染发生率。感染占所有死亡的 40%。

■ 心肺移植长期结果

ISHLT 注册登记研究统计心肺移植术后 3 个月和 1 年的生存率分别为 72% 和 64%[1]。死亡率在 1 年以后会逐渐下降，如图 65-13 所示。和肺移植一样，临床效果已逐步提高，并且受受体诊断影响[1]。移植物功能衰竭、外科技术性并发症和非 CMV 感染是两者 30 天死亡的共同主要原因，而 OB 和非 CMV 感染是影响长期存活的主要原因。

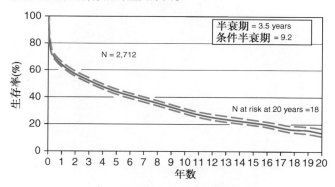

图 65-13　1982-2007 年心肺移植 K-M 生存曲线

结论

从最初的实验室研究到目前成为各种终末期心肺疾病公认的治疗方法，肺移植和心肺移植的成功开展是创造力、毅力、技术和勇气的共同结晶。对于以前那些无法救治的成人和儿童患者，肺移植和心肺移植提供了一种恢复积极生活方式的机会。但急性排斥反应、感染以及供体的匮乏仍然极大地限制了广泛应用和临床结果。目前的研究进展包括异种移植、免疫抑制治疗方案的改进、对一种组织免疫耐受的诱导和器官保存技术的进展。

参考文献

1. Christie JD, et al: The Registry of the International Society for Heart and Lung Transplantation: Twenty-Sixth Official Adult Lung and Heart-Lung Transplantation Report—2009. *J Heart Lung Transplant* 2009; 28(10): 1031-1049.
2. Metras H: Preliminary note on lung transplants in dogs. *Compte Rendue Acad Sci* 1950; 231:1176.
3. Blumenstock D, Khan D: Replantation and transplantation of the canine lung. *J Surg Res* 1961; 1:40.
4. Veith FJ, Richards K: Improved technic for canine lung transplantation. *Ann Surg* 1970; 171(4):553-558.
5. Lima O, et al: Bronchial omentopexy in canine lung transplantation. *J Thorac Cardiovasc Surg* 1982; 83(3):418-421.
6. Lima O, et al: Effects of methylprednisolone and azathioprine on bronchial healing following lung autotransplantation. *J Thorac Cardiovasc Surg* 1981; 82(2):211-215.
7. Hardy JD, et al: Lung homotransplantation in man. *JAMA* 1963; 186: 1065-1074.
8. Unilateral lung transplantation for pulmonary fibrosis. Toronto Lung Transplant Group. *NEJM* 1986; 314(18):1140-1145.
9. Patterson GA, et al: Technique of successful clinical double-lung transplantation. *Ann Thorac Surg* 1988; 45(6):626-633.
10. Pasque MK, et al: Improved technique for bilateral lung transplantation: rationale and initial clinical experience. *Ann Thorac Surg* 1990; 49(5): 785-791.
11. Starnes VA, et al: Heart, heart-lung, and lung transplantation in the first year of life. *Ann Thorac Surg* 1992; 53(2):306-310.
12. Barr ML, et al: Thoracic organ transplantation in the United States, 1994-2003. *Am J Transplant* 2005; 5(4 Pt 2):934-949.
13. Hachem RR, et al: The impact of induction on survival after lung transplantation: an analysis of the International Society for Heart and Lung Transplantation Registry. *Clin Transplant* 2008; 22(5):603-608.
14. Merlo CA, et al: Impact of U.S. Lung Allocation Score on survival after lung transplantation. *J Heart Lung Transplant* 2009; 28(8):769-775.
15. Maurer JR: Patient selection for lung transplantation. *JAMA* 2001; 286(21):2720-2721.
16. Marshall SE, et al: Selection and evaluation of recipients for heart-lung and lung transplantation. *Chest* 1990; 98(6):1488-1494.
17. Wu A, Buhler LH, Cooper DK: ABO-incompatible organ and bone marrow transplantation:current status. *Transpl Int* 2003; 16(5):291-299.
18. Hosenpud JD, et al: Influence of HLA matching on thoracic transplant outcomes. An analysis from the UNOS/ISHLT Thoracic Registry. *Circulation* 1996; 94(2):170-174.
19. Wisser W, et al: Influence of human leukocyte antigen matching on long-term outcome after lung transplantation. *J Heart Lung Transplant* 1996; 15(12):1209-1216.
20. Iwaki Y, Yoshida Y, Griffith B: The HLA matching effect in lung transplantation. *Transplantation* 1993; 56(6):1528-1529.
21. Celli BR, et al: The body-mass index, airflow obstruction, dyspnea, and exercise capacity index in chronic obstructive pulmonary disease. *NEJM* 2004; 350(10):1005-1012.
22. Fishman A, et al: A randomized trial comparing lung-volume-reduction surgery with medical therapy for severe emphysema. *NEJM* 2003; 348(21): 2059-2073.
23. Thabut G, et al: Survival after bilateral versus single lung transplantation for patients with chronic obstructive pulmonary disease: a retrospective analysis of registry data. *Lancet* 2008; 371(9614):744-751.
24. Kreider M, Kotloff RM: Selection of candidates for lung transplantation. *Proc Am Thorac Soc* 2009; 6(1):20-27.
25. Weiss ES, et al: Survival after single versus bilateral lung transplantation for high-risk patients with pulmonary fibrosis. *Ann Thorac Surg* 2009; 88(5):1616-1625; discussion 1625-1626.
26. Kerem E, et al: Prediction of mortality in patients with cystic fibrosis. *NEJM* 1992; 326(18):1187-1191.
27. Orens JB, et al: International guidelines for the selection of lung transplant candidates: 2006 update—a consensus report from the Pulmonary Scientific Council of the International Society for Heart and Lung Transplantation. *J Heart Lung Transplant* 2006; 25(7):745-755.
28. Umetsu DT, et al: Sinus disease in patients with severe cystic fibrosis: relation to pulmonary exacerbation. *Lancet* 1990; 335(8697):1077-1078.
29. Sitbon O, et al: Long-term intravenous epoprostenol infusion in primary pulmonary hypertension: prognostic factors and survival. *J Am Coll Cardiol* 2002; 40(4):780-788.
30. Novick RJ, et al: Pulmonary retransplantation:predictors of graft function and survival in 230 patients. Pulmonary Retransplant Registry. *Ann Thorac Surg* 1998; 65(1):227-234.
31. Hosenpud JD, et al: The Registry of the International Society for Heart and Lung Transplantation: seventeenth official report-2000. *J Heart Lung Transplant* 2000; 19(10):909-931.
32. McLaughlin VV, Rich S: Pulmonary hypertension—advances in medical and surgical interventions. *J Heart Lung Transplant* 1998; 17(8): 739-743.
33. Palevsky HI, Fishman AP: Chronic cor pulmonale. etiology and management. *JAMA* 1990; 263(17):2347-2353.
34. Goldberg M, et al: A comparison between cyclosporin A and methylprednisolone plus azathioprine on bronchial healing following canine lung autotransplantation. *J Thorac Cardiovasc Surg* 1983; 85(6):821-826.
35. Madden BP, et al: The medical management of patients with cystic fibrosis following heart-lung transplantation. *Eur Respir J* 1993; 6(7): 965-970.

36. International guidelines for the selection of lung transplant candidates. The American Society for Transplant Physicians (ASTP)/American Thoracic Society(ATS)/European Respiratory Society (ERS)/International Society for Heart and Lung Transplantation (ISHLT). *Am J Respir Crit Care Med* 1998; 158(1):335-339.

37. Frost AE: Donor criteria and evaluation. *Clin Chest Med* 1997; 18(2):231-237.

38. Bhorade SM, et al: Liberalization of donor criteria may expand the donor pool without adverse consequence in lung transplantation. *J Heart Lung Transplant* 2000; 19(12):1199-1204.

39. Gabbay E, et al: Maximizing the utilization of donor organs offered for lung transplantation. *Am J Respir Care Med* 1999; 160(1):265-271.

40. Shumway SJ, et al: Liberalization of donor criteria in lung and heart-lung transplantation. *Ann Thorac Surg* 1994; 57(1):92-95.

41. Fischer S, et al: Lung transplantation with lungs from donors fifty years of age and older. *J Thorac Cardiovasc Surg* 2005; 129(4):919-925.

42. Pierre AF, et al: Marginal donor lungs: a reassessment. *J Thorac Cardiovasc Surg* 2002; 123(3):421-427; discussion, 427-428.

43. Novick RJ, et al: Influence of graft ischemic time and donor age on survival after lung transplantation. *J Heart Lung Transplant* 1999; 18(5):425-431.

44. Weill D, et al: A positive donor gram stain does not predict outcome following lung transplantation. *J Heart Lung Transplant* 2002; 21(5):555-558.

45. Weill D, et al: A positive donor gram stain does not predict the development of pneumonia, oxygenation, or duration of mechanical ventilation following lung transplantation. *J Heart Lung Transplant* 2001; 20(2):255.

46. Steen S, et al: Transplantation of lungs from a non-heart-beating donor. *Lancet* 2001; 357(9259):825-829.

47. Shigemura N, et al: Pitfalls in donor lung procurements: how should the procedure be taught to transplant trainees? *J Thorac Cardiovasc Surg* 2009; 138(2):486-490.

48. Conte JV, Baumgartner WA: Overview and future practice patterns in cardiac and pulmonary preservation. *J Cardiol Surg* 2000; 15(2):91-107.

49. Gamez P, et al: Improvements in lung preservation: 3 years' experience with a low-potassium dextran solution. *Arch Bronconeumol* 2005; 41(1):16-19.

50. Muller C, et al: Improvement of lung preservation—from experiment to clinical practice. *Eur Surg Res* 2002; 34(1-2):77-82.

51. Wittwer T, et al: Experimental lung transplantation: impact of preservation solution and route of delivery. *J Heart Lung Transplant* 2005; 24(8):1081-1090.

52. Novick RJ, et al: Prolonged preservation of canine lung allografts: the role of prostaglandins. *Ann Thorac Surg* 1991; 51(5):853-859.

53. Kirk AJ, Colquhoun IW, Dark JH: Lung preservation:a review of current practice and future directions. *Ann Thorac Surg* 1993; 56(4):990-1000.

54. Dummer JS, et al: Infections in heart-lung transplant recipients. *Transplantation* 1986; 41(6):725-729.

55. DeMeo DL, Ginns LC: Clinical status of lung transplantation. *Transplantation* 2001; 72(11):1713-1724.

56. Christie JD, et al: Primary graft failure following lung transplantation. *Chest* 1998; 114(1):51-60.

57. Slaughter MS, Nielsen K, Bolman RM 3rd: Extracorporeal membrane oxygenation after lung or heart-lung transplantation. *ASAIO J* 1993; 39(3):M453-456.

58. Adatia I, et al: Inhaled nitric oxide in the treatment of postoperative graft dysfunction after lung transplantation. *Ann Thorac Surg* 1994; 57(5):1311-1318.

59. Trulock EP, et al: Registry of the International Society for Heart and Lung Transplantation: Twenty-Second Official Adult Lung and Heart-Lung Transplant Report—2005. *J Heart Lung Transplant* 2005; 24(8):956-967.

60. Berry GJ, et al: A working formulation for the standardization of nomenclature in the diagnosis of heart and lung rejection: Lung Rejection Study Group. The International Society for Heart Transplantation. *J Heart Transplant* 1990; 9(6):593-601.

61. GuilingerRA, et al: The importance of bronchoscopy with transbronchial biopsy and bronchoalveolar lavage in the management of lung transplant recipients. *Am J Respir Crit Care Med* 1995; 152(6 Pt 1):2037-2043.

62. Sibley RK, et al: The role of transbronchial biopsies in the management of lung transplant recipients. *J Heart Lung Transplant* 1993; 12(2):308-324.

63. Clelland CA, et al: The histological changes in transbronchial biopsy after treatment of acute lung rejection in heart-lung transplants. *J Pathol* 1990; 161(2):105-112.

64. Loubeyre P, et al: High-resolution computed tomographic findings associated with histologically diagnosed acute lung rejection in heart-lung transplant recipients. *Chest* 1995; 107(1):132-138.

65. Valentine VG, et al: Total lymphoid irradiation for refractory acute rejection in heart-lung and lung allografts. *Chest* 1996; 109(5):1184-1189.

66. Valentine VG, et al: Actuarial survival of heart-lung and bilateral sequential lung transplant recipients with obliterative bronchiolitis. *J Heart Lung Transplant* 1996; 15(4):371-383.

67. Chamberlain D, et al: Evaluation of transbronchial lung biopsy specimens in the diagnosis of bronchiolitis obliterans after lung transplantation. *J Heart Lung Transplant* 1994; 13(6):963-971.

68. Cooper JD, et al: A working formulation for the standardization of nomenclature and for clinical staging of chronic dysfunction in lung allografts. International Society for Heart and Lung Transplantation. *J Heart Lung Transplant* 1993; 12(5):713-716.

69. Sharples LD, et al: Risk factors for bronchiolitis obliterans: a systematic review of recent publications. *J Heart Lung Transplant* 2002; 21(2):271-281.

70. D'Ovidio F, Keshavjee S: Gastroesophageal reflux and lung transplantation. *Dis Esophagus* 2006; 19(5):315-320.

71. Robertson AG, et al: A call for standardization of antireflux surgery in the lung transplantation population. *Transplantation* 2009; 87(8):1112-1114.

72. Cantu E 3rd, et al: J. Maxwell Chamberlain Memorial Paper. Early fundoplication prevents chronic allograft dysfunction in patients with gastroesophageal reflux disease. *Ann Thorac Surg* 2004; 78(4):1142-1151; discussion 1142-1151.

73. Davis RD Jr, et al: Improved lung allograft function after fundoplication in patients with gastroesophageal reflux disease undergoing lung transplantation. *J Thorac Cardiovasc Surg* 2003; 125(3):533-542.

74. Adams DH, et al: Retransplantation in heart-lung recipients with obliterative bronchiolitis. *J Thorac Cardiovasc Surg* 1994; 107(2):450-459.

75. Samano MN, et al: Bronchial complications following lung transplantation. *Transplant Proc* 2009; 41(3):921-926.

76. Colquhoun IW, et al: Airway complications after pulmonary transplantation. *Ann Thorac Surg* 1994; 57(1):141-145.

77. Davis RD Jr, Pasque MK: Pulmonary transplantation. *Ann Surg* 1995; 221(1):14-28.

78. Valantine HA, et al: Impact of cytomegalovirus hyperimmune globulin on outcome after cardiothoracic transplantation: a comparative study of combined prophylaxis with CMV hyperimmune globulin plus ganciclovir versus ganciclovir alone. *Transplantation* 2001; 72(10):1647-1652.

79. Reichenspurner H, et al. Inhaled amphotericin B prophylaxis significantly reduces the number of fungal infections after heart, lung, and heart-lung transplantation abstract. in International Society for Heart and Lung Transplantation 16th Annual Meeting and Scientific Sessions, 1996, New York.

80. Penn I: Incidence and treatment of neoplasia after transplantation. *J Heart Lung Transplant* 1993; 12(6 Pt 2):S328-336.

81. Paranjothi S, et al: Lymphoproliferative disease after lung transplantation: comparison of presentation and outcome of early and late cases. *J Heart Lung Transplant* 2001; 20(10):1054-1063.

82. Theodore J, et al: Cardiopulmonary function at maximum tolerable constant work rate exercise following human heart-lung transplantation. *Chest* 1987; 92(3):433-439.

83. Weiss ES, et al: Factors indicative of long-term survival after lung transplantation: a review of 836 10-year survivors. *J Heart Lung Transplant* 2009; 28:1341-1347.

84. Weiss ES, et al: The impact of center volume on survival in lung transplantation: an analysis of more than 10,000 cases. *Ann Thorac Surg* 2009; 88(4):1062-1070.

85. Demikhov V: in Bureau C (ed): *Experimental Tansplantation of Vital Organs.* New York, Consultants Bureau, 1962.

86. Marcus E, Wong SN, Luisada AA. Homologous heart grafts: transplantation of the heart in dogs. *Surg Forum* 1951; 94:212-217.

87. Webb WR, Deguzman V, Hoopes JE: Cardiopulmonary transplantation: experimental study of current problems. *Am Surg* 1961; 27:236-241.

88. Lower RR, et al: Complete homograf replacement of the heart and both lungs. *Surgery* 1961; 50:842-845.

89. Haglin J, et al: Comparison of lung autotransplantation in the primate and dog. *Surg Forum* 1963; 14:196-198.

90. Nakae S, et al: Respiratory function following cardiopulmonary denervation in dog, cat, and monkey. *Surg Gynecol Obstet* 1967; 125(6):1285-1292.

91. Castaneda AR, et al: Cardiopulmonary autotransplantation in primates. *J Cardiovasc Surg (Torino)* 1972; 13(5):523-531.

92. Castaneda AR, et al: Cardiopulmonary autotransplantation in primates (baboons): late functional results. *Surgery* 1972; 72(6):1064-1070.

93. Reitz BA, et al: Heart and lung transplantation: autotransplantation and allotransplantation in primates with extended survival. *J Thorac Cardiovasc Surg* 1980; 80(3):360-372.

94. Reitz BA, Pennock JL, Shumway NE: Simplified operative method for heart and lung transplantation. *J Surg Res* 1981; 31(1):1-5.

95. Reitz BA, et al: Heart-lung transplantation:successful therapy for patients with pulmonary vascular disease. *NEJM* 1982; 306(10):557-564.

96. De Meester J, et al: Listing for lung transplantation: life expectancy and transplant effect, stratified by type of end-stage lung disease: the Eurotransplant experience. *J Heart Lung Transplant* 2001; 20(5):518-524.

97. Stoica SC, et al: Heart-lung transplantation for Eisenmenger syndrome: early and long-term results. *Ann Thorac Surg* 2001; 72(6):1887-1891.

98. Gammie JS, et al: Single- versus double-lung transplantation for pulmonary hypertension. *J Thorac Cardiovasc Surg* 1998; 115(2):397-402; discussion 402-403.

99. Harjula AL, et al: Human leukocyte antigen compatibility in heart-lung transplantation. *J Heart Transplant* 1987; 6(3):162-166.

100. Tamm M, et al: Donor and recipient predicted lung volume and lung size after heart-lung transplantation. *Am J Respir Crit Care Med* 1994; 150(2):403-407.

101. Lick SD, et al: Simplified technique of heart-lung transplantation. *Ann Thorac Surg* 1995; 59(6):1592-1593.

102. Lurie KG, Bristow MR, Reitz BA: Increased beta-adrenergic receptor density in an experimental model of cardiac transplantation. *J Thorac Cardiovasc Surg* 1983; 86(2):195-201.

103. Vatner DE, et al: Mechanisms of supersensitivity to sympathomimetic amines in the chronically denervated heart of the conscious dog. *Circ Res* 1985; 57(1):55-64.

104. Kendall SW, et al: Total orthotopic heart transplantation: an alternative to the standard technique. *Ann Thorac Surg* 1992; 54(1):187-188.

105. Sarris GE, et al: Long-term results of combined heart-lung transplantation: the Stanford experience. *J Heart Lung Transplant* 1994; 13(6):940-949.

106. Higenbottam T, et al: Transbronchial biopsy has eliminated the need for endomyocardial biopsy in heart-lung recipients. *J Heart Transplant* 1988; 7(6):435-439.

107. Sarris GE, et al: Cardiac transplantation: the Stanford experience in the cyclosporine era. *J Thorac Cardiovasc Surg* 1994; 108(2):240-251; discussion 251-252.

108. Grattan MT, et al: Cytomegalovirus infection is associated with cardiac allograft rejection and atherosclerosis. *JAMA* 1989; 261(24):3561-3566.

109. Kramer MR, et al: Infectious complications in heart-lung transplantation. Analysis of 200 episodes. *Arch Intern Med* 1993; 153(17):2010-2016.

张昌伟　郑　哲　译

第 66 章

长期机械循环支持

Hiroo Takayama,
Berbane Worku,
Yoshifumi Naka

简介

在美国，心力衰竭仍然是死亡的重要原因之一。然而，对于心力衰竭的预防及治疗都取得了重要进展。2005 年的 ACC/AHA 指南中系统地介绍关于心衰的危险因素评价及治疗方法。其中阶段分级包括了心血管疾病的各个阶段情况。从 A 期（有心衰的危险因素但没有心脏结构或心衰症状）到 D 期（严重的心力衰竭需要特殊的介入治疗）[1]。外科干预在心衰的各个阶段都起到重要作用，随着分期的进展，其作用也越来越重要。指南中的外科治疗不仅包括冠状动脉旁路移植术，瓣膜修复或置换，心室成形手术和试验性治疗，还包括一系列外科治疗措施，这意味着对于外科医生来说，心衰治疗也是外科治疗重要的一部分。

在已知的心衰外科治疗措施中，机械辅助循环支持（mechanical circulatory support，MCS）与别的治疗方式不同，因为其至少部分的代替了心脏的泵血功能，类似心脏移植。然而，和心脏移植不同的是，它不需要来之不易的供体心脏。随着技术的发展，机械辅助循环治疗已经成为一种成熟的治疗方法。

机械辅助循环治疗包括 IABP（主动脉内球囊反搏），心室辅助装置（VAD），全人工心脏（TAH），心肺支持（CPS），体外膜肺支持治疗（ECMO）及其他的循环支持系统。在这一章中，主要关注心室辅助装置的治疗，全人工心脏及心肺支持。其中，作为心室辅助的 VAD 治疗及作为心脏替代的 TAH 治疗引起人们更多的关注，在这一章中，我们将详细讨论 VAD 治疗。

历史

1953 年 Gibbon 首次成功的应用体外循环装置为一例房缺患者行修补手术，从而揭开了心内直视手术的序幕[2]。1963

年，DeBakey 首次将心室辅助装置应用于主动脉瓣置换术后的心跳骤停患者，这名患者在术后 4 天后死亡。1966 年，DeBakey 成功的为一例心脏术后心力衰竭患者植入搏动泵，应用搏动泵 10 天后，患者成功出院[3]。不久，Cooley 等首次将气动全人工心脏用于心脏移植前的短期过渡，获得成功[4]。与此同时，美国心肺血液研究院（NHLBI）开始投入对心室辅助装置及全人工心脏的开发。1984 年，DeVries 等成功地将 Jarvik-7-100 全人工心脏植入人体[5]。尽管有一个成功的开始，但在 1991 年，由于 TAH 植入后血栓及感染的发生率高，其临床应用被迫终止。然而，在这个时期，心室辅助装置取得了快速发展，新一代的心室辅助装置不断涌现。早期行 LVAD 植入的患者中，有 30% 的院内死亡率。随着围手术期及技术的发展，这个结果在不断改善[6]。1994 年，美国 FDA 批准将 LVAD 作为心脏移植前的过渡治疗使用。

2001 年，对于终末期的心力衰竭患者进行了应用心室辅助治疗的随机临床试验 REMATCH（Randomized Evaluation of Mechanical Assistance for the Treatment of Congestive Heart Failure）[7]。这个具有里程碑式的临床试验表明，相对于药物治疗，对于不适合心脏移植的终末期心脏患者，用左心辅助装置可以明显改善患者的临床症状，提高生存率。但同时，对于搏动泵而言，感染、泵失功及血栓形成等高的并发症发生率也限制了它的使用。

新一代的血泵克服了这些缺点，这些泵的代表为旋转泵（连续性血流）。这些血泵的特点是旋转叶片转动使血流成为持续性血流。最近的一个随机的临床试验表明[8]：与搏动泵（HeartMate XVE）相比，这种旋转泵（HeartMate II）可以显著提高患者 2 年的生存率，减少出血及泵失功等并发症的发生率[8]。

与第一代搏动泵相比，第二代及第三代的持续性血泵具有较弱的搏动性能。随着越来越多的患者植入机械循环辅助装置（MCSD），2005 年，美国进行了全国的机械辅助循环装置的注册登记（INTERMACS）。这个机构由美国的 FDA、CMS 及相关临床专家，科学家及工程学家代表参加。这个注册登记旨在进行帮助提高 MCSD 的临床疗效，进行新的血泵的临床试验并进行相关研究。

MCSD 的类型

■ VA ECMO

血液中的氧合可以利用氧合膜肺通过动脉-静脉（VA）通路或静脉-静脉（VV）通路获得。静脉-静脉通路的 ECMO 被用于自身心脏功能尚好，可以正常泵血的心脏，心脏将 VV-ECMO 氧合的动脉血泵入外周，供应组织及器官。为了辅助衰竭的心脏，VA ECMO 是必需的，利用一个静脉插管及动脉插管分别作为引流管及灌注管，利用血泵及氧合器代替心脏及肺的功能。基本原理和体外循环的原理一样。插管位置可以位于中心或者外周，取决于当时的情况。VA ECMO 操作方便易行，适合于急诊患者的短期使用。这种装置在儿科使用取得了成功。使用 VA ECMO 的患者需要严格抗凝，通常情况下患者一般使用呼吸机维持呼吸。

■ VAD

从辅助时间长短上，心室辅助装置可以分为短期辅助（非植入）及长期辅助（植入）。从辅助心室上可分为单心室辅助（左心辅助或右心室辅助）称双心室辅助。从泵的驱动系统可分为：容量型（搏动型）血泵及旋转（连续性血流）血泵。一般来说，根据患者的病情及医生对血泵的熟悉程度来选择不同的血泵。除了最近经皮植入的 Impella 及 TandemHeart 血泵外，大多数血泵都需要通过外科手术植入[9~11]。经皮植入的血泵最大的不足是其流量最大到 5 升/分。

■ 全人工心脏

全人工心脏在本书的其他章节会涉及，但简单地说，它是在患者心脏的原位来取代原来的心脏，进行双心室辅助。即使是有主动脉瓣关闭不全，三尖瓣反流，卵圆孔未闭，机械瓣或有心脏肿瘤，不适合进行心室辅助装置的患者，全人工心脏能够较好对其进行治疗。但全人工心脏的缺点是：植入手术复杂，体积大（例如 Cardio West 全人工心脏只适合于体表面积大于 $1.7kg/m^2$ 的患者）。表 66-1 中列出常用的辅助循环装置的类型，并对其特点进行描述。

■ 第一代心室辅助装置

HeartMate XVE（图 66-1A）是唯一经 FDA 批准的用于永久辅助的心室辅助装置。其通过推板产生搏动性血流，植入患者的体表面积要求大于 $1.5kg/m^2$。它的内表面进行了特殊涂层，可以不用进行抗凝。目前，它在世界范围内进行应用，大规模的临床试验表明，其临床结果优于单纯药物治疗[7]。然而，长期植入后其机械故障及感染的发生率增加。Thoratec PVAD 儿童型血泵及 Berlin heart 体外血泵可以植入儿童，它们

可以进行双心室辅助，不足之处是血泵在体外放置。

表 66-1　目前常用的辅助循环装置类型

短期（或非植入）辅助装置
BVS 血泵及 AB 5000（ABIOMED，Danvers，MA）
CentriMag 血泵（Thoratec 公司，Pleasanton，CA）
经皮/外周植入的短期辅助装置
Impella 2.5、5.0（ABIOMED 公司）
TandemHeart（CardiacAssist 公司，Pittsburgh，PA）
长期（可植入）辅助装置
第一代
HeartMate IP、VE、XVE（Thoratec 公司）
Novacor（WorldHeart 公司，Salt Lake city）
Excor（Berlin Heart 公司，Berlin，德国）
Intracorporeal VAD（IVAD）（Thoratec）
Paracorporeal VAD（PVAD）（Thoratec）
第二代
EVAHEART（Sun Medical Technology Research 公司，日本）
Jarvik 2000（Jarvik Heart 公司，美国）
HeartMate Ⅱ（Thoratec 公司）
MicorMed Debakey VAD（MicorMed 公司，美国）
第三代
Arrow CorAide（Cleveland Clinic，Cleveland，OH）
Duraheart（Terumo Heart 公司）
HeartMate 3（Thoratec）
HeartWare（HeartWare 公司，澳大利亚）
Incore（Berlin Heart，Berlin，德国）
Levacore（WorldHeart 公司）
Ventra-assist（ventraCor 公司）
全人工心脏
AbioCor 全人工心脏（ABIOMED 公司）
CardioWest TAH（SynCardia 公司）

■ 第二代心室辅助装置

目前常用的是这代辅助装置。其特点是：体积小，没有瓣膜装置部分，没有气囊室。结构简单，减少了泵失功的发生率。中期的临床结果表明，这种泵的持续性血流虽然不符合生理的搏动性血流，但临床辅助效果没有差别。随机的临床试验表明，HeartMate Ⅱ 血泵（图 66-1B）要优于 HeartMate XVE[8]。MicroMed-DeBakey 血泵及 Jarvik 2000 血泵的临床应用也在不断增加[12,13]。Jarvik 2000 血泵采用了独特的耳部能量传输系统[13]。钛合金的基座被安装在颅部骨中（位于耳部的后方），通过头皮的下方进行能量传输（图 66-2）。这种方式由于植入部位的皮下脂肪较少可以减少感染的发生率。

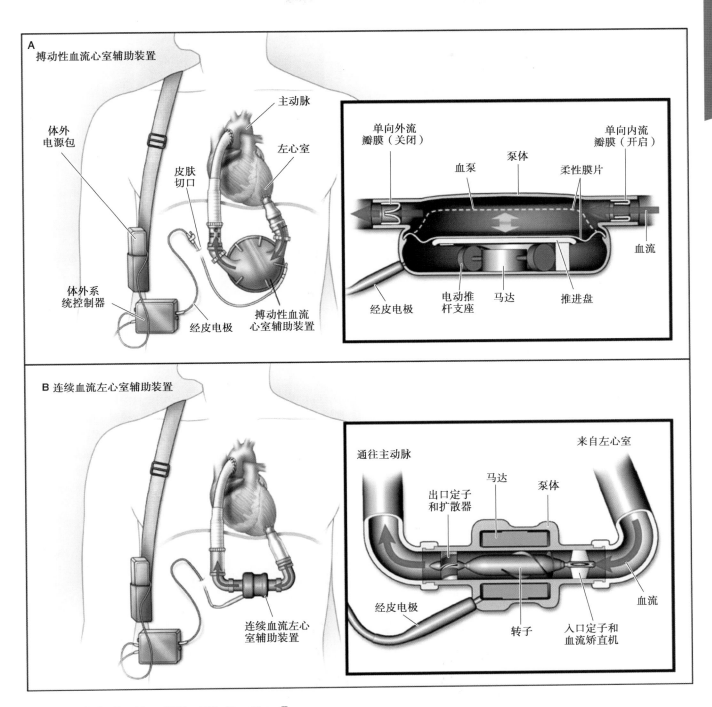

图 66-1　（A）HeartMate XVE；（B）HeartMate Ⅱ

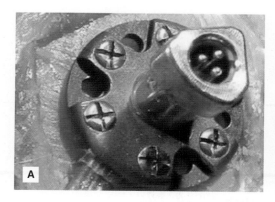
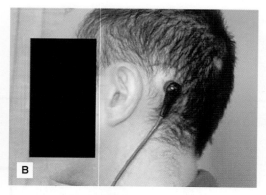
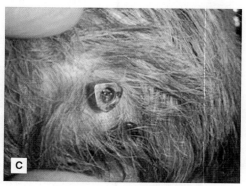

图 66-2 骨性能量传递系统。（A）Jarvik2000 的骨性能量传递系统；（B）钛性插座及外接导线移除后；（C）外接导线与插座相连

第三代心室辅助装置

第三代心室辅助装置的特点是利用磁悬浮或水力悬浮，从而不需要轴承，可以减少机械磨损及对血细胞的破坏。Dura-Heart 血泵（图 66-3）是一个磁悬浮的离心泵，包括磁悬浮轴承，叶片及直流无刷电机。血泵使用磁悬浮技术，免去使用物理轴承，从而可以实现叶片的自由旋转，提高了耐久性。该泵重 540g，直径为 72mm，高 45mm。HeartWare（图 66-4）是另一种磁悬浮离心血泵。它从左心室心尖部插管，重仅 145g，可以提供 10 升/分的流量。这些血泵目前正在进行临床试验。

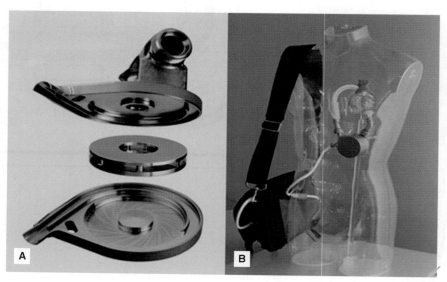

图 66-3 DuraHeart

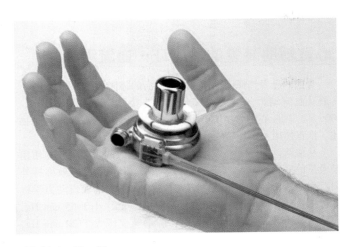

图 66-4　HearWare

心室辅助装置的目的

当考虑使用机械辅助装置的时候，心脏外科医生及其团队必须明确其使用目的。这对于选择合适的患者，血泵，植入时机都非常重要。有五个重要的目的：作为移植前过渡支持治疗，永久支持治疗，恢复前的过渡，决定前的过渡及过渡-过渡治疗（图 66-5）。

移植前过渡支持治疗

经过移植团队的评估适合进行心脏移植的患者可能需要机械辅助装置治疗，作为心脏移植前的过渡治疗。由于等待供心的时间过长，对于终末期心力衰竭的患者来说，利用心室辅助装置进行移植前过渡支持治疗已经成为一种常规。当考虑到患者不能安全地等到供心或其出现别的脏器功能损害时，这时候就要考虑植入心室辅助装置来延长患者的等待时间，减少其他

脏器的功能恶化，从而安全的等到供心。目前尚没有一个广泛接受的指南来指导心室辅助装置植入的时机及适应证，但必须在以下几个方面做出权衡：等待供心的时间，等待过程中死亡的概率，手术的风险等。例如：在美国，相对于其他血型患者，O 型血患者较多，其等待供心的时间通常会更长，这个时候，心室辅助装置就会较其他血型患者更积极地进行植入。

对于在心脏移植标准中临界的患者（例如：肺动脉压高，中度器官功能障碍的患者），植入心室辅助装置后可以降低患者的肺动脉压力，可以明显改善这类患者心脏移植的治疗效果[14~19]。

永久支持治疗

对于终末期心衰且不适合心脏移植的患者，利用机械辅助循环装置可以延长寿命，提高生活质量。这种治疗成为永久支持治疗。REMATCH 临床试验表明，应用左心室辅助治疗明显优于单纯药物治疗的患者[7]。FDA 根据这个临床试验，批准 HeartMate VE 血泵进行永久支持治疗。目前的适应证可以参考 REMATCH 临床试验的标准。作为参考，目前辅助装置的植入标准是：患者的慢性终末期心力衰竭（NYHA 分级为Ⅳ级）90 天以上，预期寿命不超过 2 年，不适合进行心脏移植，并且满足以下标准的患者：

1. 心功能Ⅳ的心衰患者至少在过去的 60 天内对以下治疗措施反应不佳：限盐，利尿剂，地高辛，β 受体阻滞剂，ACEI 类药物等；

2. 左心室射血分数小于 25%；

3. 患者的峰值耗氧量小于 12ml/（kg·min），或由于低血压、肾功能不全、肺淤血加重等需要静脉应用血管活性药物治疗；

4. 患者的体表面积适合进行心室辅助装置的植入（BSA≥1.5m²）。

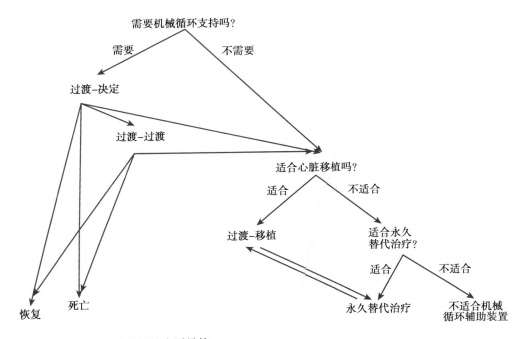

图 66-5　心室辅助装置的应用目的

有三分之一进行心脏移植过渡治疗的患者由于各种原因不适合心脏移植，最后不得不进行永久支持治疗，其中有 17% 进行永久支持治疗的患者最终进行了心脏移植[21~22]。

■ 恢复前过渡治疗

经过心室辅助的治疗后，一部分患者的心功能能得到恢复，可以撤出机械辅助装置。这部分患者进行机械辅助装置的目的被称为恢复前过渡治疗。只有一部分的患者经过左心室辅助装置治疗后，心脏功能完全恢复（心肌发生逆重构），可以成功撤出心室辅助装置而保持心功能。心室重构是指心室扩张及功能障碍，有多种因素影响其过程，例如：生化因素，分子因素，代谢因素，细胞内外基质改变，心室结构改变等。当经过 LVAD 辅助后，心室的这些异常改变得到了部分或完全的逆转。

对经过心室辅助装置治疗后，患者的心功能是否能恢复进行预测是非常困难的。但是，目前越来越多的报道表明，利用心室辅助装置加上药物治疗等，患者心功能恢复是可行的。

将恢复前过渡治疗的定义进行扩展，有人将右心室辅助治疗合并或不合并左心室辅助治疗患者的心功能恢复也称为恢复前过渡治疗，但这种情况比较少见。

■ 决定前过渡治疗

当患者出现心源性休克需要进行机械辅助装置治疗时，这种急性的血流动力学障碍没有足够的时间进行过渡前支持治疗和永久支持治疗所必需的评估工作，一种短期的心室辅助装置植入被称为决定前过渡治疗。

有多种原因可以导致患者的急性的血流动力学障碍，例如：急性心肌梗死，心肌病，心肌炎，急性或慢性的心衰，心脏移植后的急性排斥反应，心脏手术后心衰及介入手术失败等。不管何种原因，患者需要进行仔细评估，当应用了血管活性药物，一氧化氮吸入治疗或 IABP 治疗无效后，就需要考虑进行机械辅助装置治疗。另外一种情况是当患者需要进行心肺复苏时，急需植入机械辅助装置后，来进行病情判断。在这种情况下，外科医生要迅速作出决定，一旦考虑进行机械辅助装置治疗时，必须以最快的速度找出可用的装置进行植入。

决定前过渡治疗后，医生应该考虑是进行短期辅助抑或长期辅助治疗。患者可能经过短期的心室辅助治疗后心脏功能恢复，也可能长期依靠心室装置治疗。患者的术前状态决定患者是否能够进行长期辅助治疗。进行短期的心室辅助治疗后，可以筛选出适合进行长期辅助治疗的患者。当植入机械辅助装置后就开始评估患者是否可以进行心脏移植或永久支持治疗。

■ 过渡-过渡治疗

在一小部分患者中，一种机械辅助装置替代另一种机械辅助装置而进行治疗，被称为过渡-过渡治疗。临床上常见的类型是应用短期辅助的机械辅助装置来代替流量不足的 VA ECMO 辅助，来改善患者的临床状态。

2006 年 6 月到 2007 年 12 月，有 75 个中心，共 420 例患者进入 INTERMACS 数据库[24]。作为 BTT 植入的为 336 例，作为 DT 植入的为 63 例。

心室辅助装置的适应证：血流动力学

合适的患者选择决定 MCSD 植入后的临床治疗效果[21,25,26]。一般从血流动力学状态及其他方面来决定合适的入选患者。2006 年，国际心肺移植协会发布的心脏移植患者护理指南中描述了推荐使用 MCSD 植入的标准[18]。

从血流动力学方面看，进行 MCSD 植入的患者，都是使用最大量的药物治疗和（或）IABP 治疗，但仍不能有效维持外周器官的血液供应。传统的植入机械辅助装置的血流动力学标准包括：动脉血压小于 80mm Hg，平均动脉压小于 65 mm Hg，心脏指数小于 2.0L/(min·m²)，肺动脉楔压大于 20 mm Hg，外周血管阻力大于 2100（dynes·sec)/cm²[27]。用永久起搏器或（和）植入性除颤器不能控制的恶性室性心律失常也是植入 MCS 的适应证。

对患者的血流动力学进行评估并不总是容易进行的。尽管对急性心源性休克的患者进行机械辅助装置治疗是显而易见的，但是对于一个临床症状不太明显的充血性心衰患者进行植入还是需要进一步评估的。例如：住院的充血性心衰患者在多天之内症状没有恶化；院外的充血性心衰患者需要递进的药物治疗，病情逐渐恶化；应用静脉血管活性药治疗院外的心脏移植等待者等。为了不错过 MCSD 植入的时机，临床专家们必须对心功能不全的症状了如指掌。这些症状包括：症状不断恶化（重新入院，药物治疗后效果不佳，休息时有临床症状等），药物治疗方面（低剂量的 ACEI 或 ARB 类药物不耐受，需要利尿药物增加等），低钠血症，对心脏同步治疗无反应等。血管活性药物依赖的患者 6 个月生存率不到 50%[28,29]。在这些情况下，用右心导管和心脏超声对心脏功能进行评估，对终末器官的功能尤其是肾脏及肝脏功能进行评估是必要的。对于心脏功能恶化需要血管活性药物支持的患者和心脏移植等待的患者，必须由心脏内、外科医生共同对其进行全面的评估，以确定植入的适应证及时机。

INTERMACS 注册登记中，七种临床状态需要进行装置植入。这些标准可以帮助对患者的病情进行评估，简化植入的风险评估模式（表 66-2)[30~32]。大约有 60-80% 的 LVAD 植入患者符合 INTERMACS level 1 或 level 2[21,32]。

需要指出的是，目前只有左心室辅助装置批准应用于作为永久支持使用，右心室功能障碍及肺动脉压力高时不适合进行永久支持治疗。

装置植入的指征：非血流动力学方面

急性心源性休克的患者由于等不及全面的评估而单纯从血流动力学方面评估就进行了机械辅助装置的植入。

然而，要保证长期辅助装置植入的成功，必须进行上述其他方面的评估。首先，团队要明确辅助装置的植入的目的。大多数长期辅助装置的植入是 BTT 或 DT 的目的，这两种情况有不同的患者选择标准。DT 治疗的特殊要求已经进行阐述。下面是对这两种治疗的共同点做一介绍。

■ 手术风险评估

手术死亡是构成 MCSD 植入后患者死亡的主要部分。常见的术后早期死亡原因是出血，右心衰竭，败血症，多器官功能衰竭及中风。尽管有各种植入后患者死亡风险评估的标准，但是要想准确的进行预测总是十分困难的[22,23]。外科医生总是强调外科手术的复杂性。一些病例，例如多次手术的先心病患者，或许是进行装置植入的禁忌证。

■ 器官功能进行评估

终末期心衰患者一般有严重的并发症。对于影响寿命的并发症进行长期辅助治疗是不合适的。但在另一方面，进行MCSD 植入的患者，终末器官的功能也能部分恢复。肾脏及肝脏器官的功能无论是植入搏动泵或持续性血流的心室辅助血泵后都有恢复[34~40]。在患者的选择过程中，对终末器官的损害程度及可恢复程度进行评价是非常重要的。

肾功能不全（存在大多数心功能不全的患者）是植入LVAD 后效果不佳的一个重要因素[41~42]。长期进行透析的患者是不适合进行 MCSD 植入的。而且，对于持续进行 CVVH（静脉-静脉血滤）治疗，或血肌酐大于 3.0mg/dl 的患者是不适合进行 DT 治疗的。

肝功能的情况也要进行仔细地评估。我们提出了一个LVAD 植入后患者生存的筛选标准[33,43]。单因素及多因素分析表明，患者 PT 时间大于 16 秒是一个非常重要的变量。Reinhartz 等研究表明，当患者术前的直接胆红素分别为小于 1.2，1.2 ~ 3.6，大于 3.6mg/dl 时，植入 LVAD 后患者的存活率下降了，从82% 下降到56% ~ 33%[44]。肝功能状态也与 VAD 植入后患者的生存率相关。对于 DT 患者，当患者的 INR 值大于2.5，或（和）ALT 及 AST 大于正常值 3 倍时，应排除入选。

当有严重的肺部病变，例如当 FEV1 小于 1L 时，进行长期植入 MCSD 是不适宜的。其余的考虑因素包括认知功能障碍，既往有神经系统事件并有后遗症，严重的外周血管病变（例如有严重的肢体缺血或静息痛、截肢），严重营养不良。恶性肿瘤不是禁忌证。

■ 其余考虑

MCSD 植入手术及术后管理需要患者及其家属的配合。在我们中心，所有准备植入 MCSD 的患者都需要进行全面的评估。首先由精神病学专家评估其有无精神方面损害，对其植入后药物治疗的依从性进行判断；神经科专家对其神经功能进行评估；由专门的健康机构对其社会心理方面进行评估，包括：个人、职业、经济状况及其周围的支持系统等；过去的心理问题也被纳入其中，以评估是否有饮酒或酗酒的倾向，以避免装置植入后失败。营养专家对其营养状况也进行评估。

最后，年龄本身并不是植入 MCSD 的一个绝对禁忌证[18]。对年龄偏大的患者，我们中心主要对其终末器官的功能及社会心理方面进行评估。ISHLT 建议，对年龄大于 60 岁的患者进行其他的临床风险评估[8]。

表 66-2　INTERMACS 介绍

	简介	需要干预的程度
1	尽管有正性肌力药物的应用，患者仍有低血压，重要器官的灌注不全，乳酸升高及（或）系统酸中毒。"Crash and burn"	数小时内
2	尽管静脉正性肌力药物作用下，患者器官功能仍下降。"Dependent stability"	数天内
3	在正性肌力药物作用下，患者血压稳定，器官功能及症状稳定，但是当撤去药物后，症状反复。"Dependent stability"	数周内
4	患者可以稳定于接近正常状态，但容易液体潴留，需要大剂量利尿药物，症状时有时无。"Frequent flyer"	数周或数月内
5	患者可以在室内进行轻微的体力活动；患者在休息时无症状。"Houseboud"	根据患者的营养，器官功能及活动情况
6	患者可以在室内进行体力活动；患者也可以在室外进行简单的活动，但是在室外运动数分钟后就感觉疲乏。" Walking wounded"	根据患者的营养，器官功能及活动情况
7	患者可以进行日常的活动，限于轻度运动。	目前没有移植或装置植入的指征

风险评估

对长期植入 MCSD 的患者进行预测是较为困难的，有几个中心进行了筛查量表。

2003 年修改的 Columbia 筛查量表基于以下临床考虑对其植入 LVAD 后的危险因素进行分层：机械通气，心脏手术，是否以前植入 LVAD，中心静脉压力大于 16 mmHg，PT 大于 16秒等[43]。每个因素的权重分别为 4，2，2，1，1。当评分大于5 时，围手术期死亡率大于 46%，小于 5 时，围手术期死亡率为 12%。这个评分系统是在 Cleveland 临床中心的基础上修改形成的[33]。修改的评分系统是根据 130 例植入 HeartMate VE

血泵患者的临床结果基础上得出的。

Lietz 等的研究重点主要集中在 DT 患者。他们根据 RE-MATCH 的临床试验中 309 例患者中 280 例患者植入 LVAD（HeartMate XVE）作为 DT 治疗。90 天住院死亡率明显相关的 9 个变量中，其权重数为离其最近的 OR 值的整数（表 66-3）。总的权重风险分数为其风险评分数。0～8 分为低风险评分，9～18 分为中到高风险，大于 19 为极高风险。这些危险因素分别表示患者的一般临床状态，例如当营养不良时，其血清蛋白的水平下降，肾功能损害，右心室衰竭等。当白细胞增高及凝血功能障碍（例如血小板计数减少，INR 时间延长，贫血）

时，可能代表患者存在感染。体重较轻的患者其植入后的生存率低。这个筛查量表与植入后 90 天及 1 年患者的生存率相关（图 66-6）。APACHE II 及 Seattle 心脏衰竭模型是植入搏动泵后患者中期存活率的筛查量表[45,46]。

尽管上述量表可以对患者的术前及术后情况进行评估，但基本上都是根据第一代植入血泵的临床资料基础上得出的，对于新一代的血泵也应重新进行评估。Schaffer 等根据在 Johns Hopkins 医院中，86 例患者植入连续性血泵的临床结果，对以上评分进行比较，结果表明，Seattle 心脏衰竭模型可以较其他模型较为准确的预测患者 30 天、90 天及 1 年的死亡率情况[47]。

表 66-3 LVAD 作为永久辅助治疗中，90 天院内死亡的多因素危险因素分析（例数 = 222）

患者参数	Odds Ratio（CI）	P	权重危险评分
血小板计数 $\leq 148 \times 10^3 / \mu l$	7.7（3.0～19.4）	<0.001	7
血浆蛋白含量 $\leq 3.3 g/dl$	5.7（1.7～13.1）	<0.001	5
国际标准比值 >1.1	5.4（1.4～21.8）	0.01	4
扩血管治疗	5.2（1.9～14.0）	0.008	4
平均肺动脉压力 $\leq 25 mmHg$	4.1（1.5～11.2）	0.009	3
天门冬氨酸氨基转移酶 >45U/ml	2.6（1.0～6.9）	0.002	2
红细胞压积 34%	3.0（1.1～7.6）	0.02	2
血尿素氮 >51U/dl	2.9（1.1～8.0）	0.03	2
无静脉正性肌力药物应用	2.9（1.1～7.7）	0.03	2

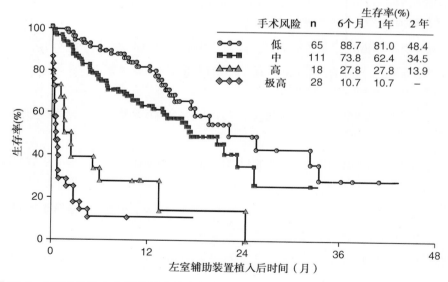

手术风险	n	6个月	1年	2年
低	65	88.7	81.0	48.4
中	111	73.8	62.4	34.5
高	18	27.8	27.8	13.9
极高	28	10.7	10.7	—

图 66-6 LVAD 作为永久辅助治疗的患者中，患者围手术期危险因素对生存率的影响

单心室或双心室辅助

当决定植入双心室支持时，必须在进行植入 MCSD 时作出判断。哪个心室需要辅助通常比较容易进行判断，大部分为左

心室辅助。上面提到的关于 CMS 的标准是植入 LVAD 的适应证：心功能 IV 级的患者使用药物治疗后心功能不断恶化，左室射血分数小于 25%，峰值耗氧量小于 12mL/（kg·min）或患者需要静脉使用血管活性药物持续治疗[20]。准备进行心脏移植的患者，恶性心律失常的患者都是进行 LVAD 治疗的适

应证。

通常对另一心室是否需要辅助（通常为右心室）进行判断是较为困难的。在植入 LVAD 的患者当中，有 20% ~ 40% 的患者出现了右心室衰竭，一旦发生，其结果往往较差[48-50]。通常，右心室衰竭发生在终末期心衰合并由于终末器官血流灌注差导致功能障碍的患者。Patel 等研究表明，尽管由于技术进步，植入 HeartMate XVE 后，右心室功能障碍的患者大约有 35%，在植入 HeartMate Ⅱ 的患者中大约有 41%。然而，植入 HeartMate Ⅱ 的患者中少有需要植入 RVAD 的，而且不需要给予血管活性药物进行治疗[49]。Michigan 大学的研究者们根据 197 例植入 LVAD 的患者有 68 例发生了右心室衰竭的数据得出，血管加压药物，AST≥80IU/L，胆红素≥2.0mg/dL，肌酐≥2.3mg/dl[51]，是植入 LVAD 后发生右心衰的危险因素。

有多项研究试图对需要进行双心室辅助进行预测，大约有 20 个变量。结果不十分一致。Ochiai 等对 245 例植入搏动左心室辅助装置的患者的资料进行分析，其中 23 例患者需要进行右心室辅助，结果表明，预先进行左心室辅助，女性患者，非缺血性因素都是植入 RVAD 的危险因素[52]。Fitzpatrick 等对 Pennsylvania 大学的心室辅助资料进行分析。他们回顾性的分析了 266 例植入 LVAD 的患者，其中 99 例（37%）患者需要进行 RVAD 植入。其中心指数≤2.2L/(min·m²)（OR 值为 5.7），右心室射血工作分数≤0.25mmHg/(L·m²)（OR 值为 5.1），超声心动图提示术前有较为严重的右心室功能障碍（OR 值为 5.0），术前肌酐值≥1.9 mg/dL（OR 值为 4.8），以往心脏手术（OR 值为 4.5），动脉收缩压≤96 mmHg（OR 值为 2.9）等都是植入 RVAD 的预测参数。并且他们提出了一个危险评分：18×（心指数）+18×（RVSWI）+17×（肌酐）+16×（以往心脏手术）+16×（右室功能障碍）+13×（动脉收缩压），最大的分值为 98。如果患者的评分≥50，可以预测其需要进行双心室辅助，其灵敏度及可信度分别为 83% 及 80%[53]。但是这个评分系统仍需要验证。

大多数恶性心律失常合并（不合并）植入自动除颤器或永久起搏器的患者在植入 LVAD 后，恶性心律失常得到改善。然而，当新出现室速或室颤无法治疗时，就要考虑使用双心室辅助治疗[18]。

单纯的 RVAD 植入很少使用，尤其是进行长期辅助治疗[54]。单纯 RVAD 植入的适应证包括单纯右心室心梗，心脏移植后单纯右心室衰竭或肺栓塞，心脏手术后右心室衰竭。

INTERMACS 数据资料显示：2006 年 6 月至 2007 年 12 月，75 个中心入选 420 例患者中，有 314 例患者接受了 LVAD 植入治疗，有 5 例 RVAD 植入治疗，77 例双心室治疗，24 例全人工心脏植入[24]。

装置选择

在考虑选择何种装置时，必须对植入装置的目的进行考虑，同样，要明确是哪个心室抑或双心室都需要进行辅助治疗。

对于进行决定前过渡治疗时，选择一些易植入，价格便宜的短期辅助装置是比较合适的。当患者病情不稳定，进行急诊手术时，这时通过经皮插管的 VA ECMO 是比较实际的选择，因为相对其他辅助装置，它容易植入，外科医生及其团队较为

熟悉。这些特点使其在多个中心的急诊中深受欢迎。它也是在急诊中进行双心室辅助的唯一装置。VA ECMO 最大的缺点是其必须使用氧合器，必须进行抗凝治疗，有血栓栓塞及出血的并发症风险。患者也必须进行机械通气。适合短期辅助（若干小时或若干天）。经皮植入的 LVAD 例如 Impella 及 Tandem Heart 血泵都是不错的选择，特别是在心内科介入手术失败时使用。这些经皮辅助装置可能不适合于体重高或病情危重的患者，这时必须在手术时更换为其他更合适的机械辅助装置，例如 CentriMag 血泵，Thoratec PVAD 血泵，ABIOMED AB 或 AB5000 血泵等。这些血泵也较容易植入，可以提供足够的血液流量，可以进行单心室或双心室辅助治疗。这些装置也可以将经皮的辅助装置（经皮的心室辅助装置或 ECMO 等）替代下来，进行所谓的过渡-过渡治疗。我们在实践中习惯于使用 CentriMag 血泵，因其插管位置与平时心脏手术时的插管位置一致，可以提供高流量。在我们中心，CentriMag 血泵最长提供超过一个月的辅助治疗。

对于 BTT 治疗，除非预计等待供心的时间较短时才使用短期辅助装置，一般使用长期辅助装置进行辅助。Thoratec PVAD 血泵及 IVAD 血泵是唯一经 FDA 批准用于双心室辅助的植入性血泵。经 FDA 批准的市场上可以购买到的血泵有：HeartMate XVE，HeartMate Ⅱ 及 Novacor 血泵。其他许多血泵正在进行临床试验。目前除了 HeartMate Ⅱ 与 HeartMate XVE 进行随机的临床试验来比较临床效果外，尚没有其他的临床对比试验[8]。我们正在使用 HeartMate Ⅱ 或其他的血泵进行临床试验。

目前唯一经 FDA 批准进行 DT 辅助治疗的血泵是 HeartMate XVE。正如刚才所说，其他许多血泵正在进行临床试验，将来会有更多类型的血泵供临床使用。

■ 抗凝

连续性血流的机械辅助装置需要进行抗血小板及抗凝治疗。如果患者有抗凝禁忌证，建议使用 HeartMate XVE。

■ 身体大小

患者的体质是选择装置很重要的一个因素。可植入血泵的尺寸决定了身体大小的最低值，通常用 BSA 来进行评价。例如，当患者的 BSA 小于 1.5 m² 时，通常的搏动性装置比如 HeartMate XVE 就不合适了，HeartMate Ⅱ 就可以植入一个 BSA 小于 1.2 m² 的患者体内。对于儿科的患者，必须选择合适的体外血泵进行植入了。

其他解剖考虑

显著的半月瓣的反流在 MCSD 植入时应给予修复。在 LVAD 植入时需要修复的畸形包括：卵圆孔未闭，主动脉瓣关闭不全，三尖瓣关闭不全，左心室血栓。食道超声在 LVAD 植入手术时有重要作用。

LAVD 能在左右心房之间产生压力阶差，在卵圆孔未闭的患者中，增加右向左的分流，导致动脉血的氧合不全[55]。我们通常让麻醉师使用造影泡通过食道超声来确定是否有小的卵圆孔未闭。

主动脉瓣关闭时，可以使血流从升主动脉回流到左心室，从 LVAD 回流到升主动脉，尤其是植入连续性血流血泵的患者，由于左心室被血泵的引流管引空，在主动脉瓣两侧有持续的压力阶差，这样就产生了非生理的血流回流。这些都加重主动脉瓣的关闭不全。严重的关闭不全需要外科修复。主动脉瓣被成形或被缝闭。当主动脉瓣被缝闭时，这时左心室没有出口，当装置故障时可以导致严重后果。我们一般对主动脉瓣进行整形修复。通常在三个瓣叶的中心用 4-0prolene 进行固定。主动脉瓣根部的静止血流可以产生血栓尤其是当患者为主动脉瓣位机械瓣置换术后时，我们一般用补片将主动脉瓣封闭，或者重新置换一个生物瓣膜。

MCSD 植入前的患者大多数都有三尖瓣关闭不全（由于三尖瓣环的扩大），通常是右心室功能障碍或起搏电极线导致的。我们一般在 LVAD 植入时，对严重的三尖瓣关闭不全进行修复，保证右心室能有足够的前向血流。通常放置三尖瓣成形环，但有时需要对起搏电极导致的三尖瓣瓣叶撕裂进行修复。

在 Q 波急性心肌梗死的患者中，有三分之一的患者左心室有血栓产生，50% 有左心室室壁瘤产生，有 18% 的患者心室扩张改变[56]。这时需要心脏停搏后对左心室血栓进行清除，以免造成外周栓塞。

手术技术

这里讲解长期的 LVAD 植入手术技术。对于多数 LVAD 血泵来说，植入步骤大体相同。手术的基本内容包括，（1）暴露纵隔，建立血泵的囊袋；（2）在升主动脉建立灌注管；（3）在左心室心尖部插入引流管；（4）对整个管路进行排气；（5）血泵正式运行。在手术前，覆盖革兰氏阳性及革兰氏阴性菌的广谱抗生素开始使用，一直到植入术后的 48～72 小时为止。我们通常使用利福平、复方磺胺甲噁唑及氟康唑。在全身肝素化之前，麻醉师从患者身上抽取自体血 1 升左右留用。当完成手术时，自体血有利于稳定患者的血流动力学。我们已经放弃使用抑肽酶等。

正中切口可以延伸到腹部。在一个标准的正中开胸后，在左上腹部建立一个近腹膜的囊袋[57]。装置被放置在这个囊袋中。电源线经皮穿出，首先经过右上象限，最终从左上象限穿出（图 66-7）。经肝素化后，患者开始进行体外循环。从右心房插入单房管，当合并矫正其他畸形时，使用上、下腔插管（例：卵圆孔未闭修补或三尖瓣成形术等）。升主动脉的插管考虑到可能进行心脏移植，要放置在较远的位置。要尽量缩短体外循环的时间。如果患者的血流动力学条件允许，可以在非体外下行灌注管的连接术（图 66-8）。灌注管道的长度要适当，使灌注管道呈一自然弧度，这样能避免管道打折。在主动脉上，切一个长轴方向的切口，用 4-0prolene 线行灌注管与主动脉壁的吻合，可以用生物蛋白胶进行吻合口的喷淋防止渗漏。体外循环下行引流管的左心室心尖部插管操作，一般在常温、心脏不停搏下进行。一种特殊的打孔器在左心室心尖部打孔。心室心尖部要仔细辨认，以免误入室间隔或左心室游离壁。在心尖部打孔之后，要清除打孔部多余的组织，以免堵塞引流管。清除左心室可能的血栓。用带垫片的 2-0prolene 线在插管部位，缝合环的位置固定引流管（图 66-9）。这时心脏充血，进行管路排气。用食道超声来明确排气效果。患者脱离体

外循环，血泵开始工作。当血流动力学稳定时，放置纵隔、胸腔及囊袋处引流管。将人工的心包膜覆盖在中纵隔的位置，以利于二次手术。常规关胸，但要特别注意腹部切口的闭合，以免伤口裂开，严重时导致感染。有的患者因为凝血功能问题，术后出现胸液多，这时可以等出血减少后，大于 24 小时左右后再关胸。

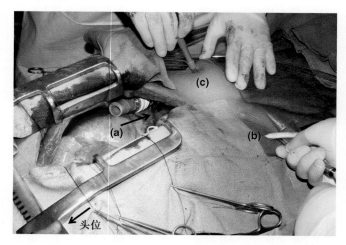

图 66-7　装置的植入。（A）LVAD 血泵放置在肌肉鞘中；（B）在右侧腹部穿出导线；（C）导线最后穿出的位置

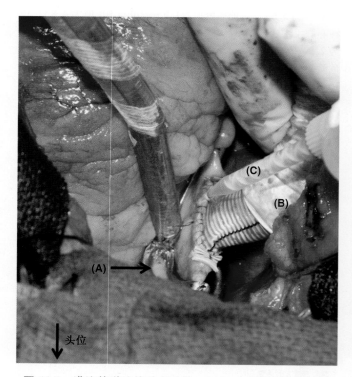

图 66-8　灌注管道连接升主动脉。（A）在升主动脉应用侧壁钳；（B）灌注管道；（C）应用生物蛋白胶

术后管理

在行 MCSD 植入的患者中，术后护理十分重要。正确的病例选择是成功的必要条件。MCSD 的植入时机同样重要。患者

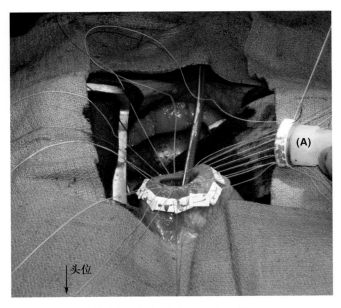

↓ 头位

图 66-9　引流管安装（A）在左心室心尖部

首先应用药物或（和）IABP 治疗以改善重要器官的血液灌注，改善各个器官功能。术前已经存在的感染要确认并进行抗感染治疗。合适的 MCSD 选择（左心室辅助，双心室辅助或全人工心脏等）也是成功的关键。

细致的外科操作可以减少术后的并发症。当需要时，可以输血小板，血浆及红细胞等血制品。术前采集自体血对此类患者也有好处。我们对使用 VII 因子较为谨慎，因其与机械装置之间的反应未明。当离开手术室时，要保证患者的血流动力学稳定，因为过多的输血可以增加装置植入后的右心室衰竭发生率。当装置开始运行时，在手术室内要保证装置的正确运行，保证终末器官的血供。低流量可能是机械故障，例如引流管位置不当，引流管处堵塞，灌注管弯曲打折，心脏压塞等引起的。当撤离体外循环机时，和麻醉医师交流保证合适右心室功能非常重要。在手术过程中，术者可以根据直观的观察右心室来判断右心室功能，同样麻醉医师可以根据食道超声来判断右心室功能情况。以下的血流动力学指标要加以调整：1）中心静脉压（CVP）；2）肺血管阻力（PVR）；3）右心室收缩功能；4）左右心室的协调情况；5）心率（HR）；6）心律（HR）；7）外周阻力（SVR）。要避免右心室扩张，因为右心室壁薄，可以导致三尖瓣反流加重，降低血流灌注，有时当卵圆孔未闭时，右向左分流增加。当 CVP 大于 15mmHg 时是危险信号。可以用正性肌力药物例如多巴胺，肾上腺素类药物合并吸入 NO 来辅助右心室功能[58]。当 LVAD 植入后（尤其是持续性血泵），室间隔偏移可以导致右心室功能障碍。在食道超声的图像上，左心室短轴应是呈圆形的，如果此时是呈 D 形的，说明左心室内的负压太大。心率及心律可以用起搏器或药物进行控制。保持 SVR 及足够的灌注压（平均收缩压大约80mmHg）保证右冠状动脉的血液供应。在血管张力较低时可以用精氨酸加压素[59]。然而，后负荷过重可以减少血泵的流量尤其是对持续性血流的血泵。如果发生右心室功能障碍，这时需要考虑使用右心室机械辅助治疗。

进入 ICU 后，右心室的功能监测也是治疗的一个重点。最初的几个小时要注意失血及右心室功能。保温措施及输血治疗可以保持一个正常的凝血状态。外科医生在术后有出血的时候

应该积极进行二次开胸止血。以上的七点有利于保持患者的右心室功能。在一个典型的 LVAD 植入后的患者，应该是平均动脉压在 80mmHg 以上，CVP 在 10mmHg 以下，用少到中量的血管活性药物。仔细观察右心室不全的表现，（例如：血管加压药的需要增加，当肺动脉压低时 CVP 增高时，LVAD 的流量降低，右心室输出量减少（利用肺动脉的管道测试），尿路减少，混合静脉氧饱和度减低等），都应该及时进行治疗。这样可以避免右心室功能恶化，避免继而导致 LVAD 的流量减少，终末器官的功能不全的发生。防治右心室衰竭的措施包括，使用正性肌力药物，血管加压素，吸入 NO，利用利尿剂，使用 CVVH，正确使用呼吸机，使用起搏器及抗心律失常药物控制心率和心律。LVAD 对于室间隔的影响也是值得关注的。在 LVAD 植入的最初 24～48 小时内，它是导致血流动力学不稳定的一个常见因素。暂时降低血泵的转速可以稳定血流动力学。一些辅助装置提供一些指数可供使用时参考。例如，HeartMate II 提供了一个搏动指数（pulse index，PI），它是指在 15 秒内其搏动的次数。PI 可以表明血泵对左心室卸负荷的情况，可以用来指导调整搏动的次数。当左心室被过度引空时，这时引流管可以刺激左心室导致室性心律失常。这时降低速度能使左心室重塑，从而减轻心律失常的发生率。

当稳定的时候，可以停用镇静药及撤离呼吸机。有时候，术中未发现的卵圆孔未闭可以导致撤离呼吸机后的低氧血症。当一般情况稳定的时候，血管活性药及血管加压药可以逐渐撤离，可以使用一种血管活性药（例如米力农）保持右心室功能及利尿治疗。使用利尿药物可以保持适量的右心室前负荷，保持右心室功能。在 ICU 中，静脉持续给予利尿剂，可以间断给予静脉推注。临时的 CVVH 也许需要。血管活性药及利尿药使用排出患者体内多余的水分（检查患者的体重及进行物理检查例如听诊等）。间断的经胸心脏超声可以了解患者左心室的减负荷情况及左心室功能。如果患者的右心室对药物治疗的反应不佳，这时就要考虑使用右心室辅助装置。一般在术后 2～3 天的时候，如果患者的血流动力学稳定，就开始抗血小板或（和）抗凝治疗，具体用法参考各个血泵的使用说明。我们一般不静脉使用肝素进行抗凝治疗，因为它可以引起高出血发生率。当患者在术后 3～5 天要转出 ICU 时，开始口服使用华法林抗凝治疗。在术后及时进行口服进食。当患者拔出气管插管时，要注意进行患者的康复锻炼[60]。但当患者的血胆红素过多时，这时要考虑患者是否存在溶血[61]。

■ 双心室辅助植入后的特殊术后监护

一般来说，由于使用双心室辅助的患者较使用左心室辅助的患者病情重，有时需要高于正常的心排量才能满足终末器官的血流及代谢。然而，在左、右心室之间的流量一定要匹配。因为左右心室的流量不一致（左心室有来自支气管动脉的血流）。RVAD 的流量一般要小于 LVAD 的流量，除非患者的主动脉瓣关闭不全，否则会出现肺淤血。

结果

随着技术进步和临床使用例数的增加，总的临床效果在不断提高[8,39,62~64]。

■ BTT 治疗

在我们中心，使用搏动的 LVAD 用于 BTT 的生存率从 20 世纪 90 年代的 65% 提高到 21 世纪初的 72%[65]。最新 LVAD 使用的成功率更高。John 等报道，使用 HeartMate Ⅱ 作为 BTT 治疗，32 例患者六个月的生存率为 87%[66]。一个前瞻性的多中心的临床研究表明，在植入 HeartMate Ⅱ 的 133 例患者中，在 6 个月后，有 75% 的患者分别为进行心脏移植（42%），心脏恢复（1%），继续使用 LVAD（32%），有 19% 的患者死亡[62]。在植入后 12 个月的时候，继续使用血泵的患者的存活率为 68%。在过去的十几年中，使用 LVAD 后进行心脏移植的患者成倍增加（每年超过 400 例）[67]。研究表明，患者移植后的长期存活不受患者是否植入 LVAD 的影响[68,69]。Russo 等应用 UNOS 注册登记的数据表明，应用 VAD 作为 BTT 治疗与不适用 VAD 的患者进行比较，其中使用 VAD 组又进一步分为体外组，体内组，半植入组。虽然在最初的 90 天时，体外组的死亡率高于其他组。但 5 年的统计结果表明，使用 VAD 组与不使用 VAD 组的生存率并无统计学意义[67]。

有报道称，使用 BiVAD 的患者中，生存率为 25% ~ 60%[48,51-53,70~72]。当患者使用 LVAD 后才使用 RVAD 的患者，术后存活率更低。早期使用 BiVAD 也许有利于提高患者的生存率[73]。

■ DT 治疗

在两个具有重要意义的随机研究中，对植入 LVAD 作为 DT 治疗的结果有较好的总结[7,8]。无论是生存率或生活质量，使用 LVAD 的患者都优于单纯使用药物治疗的患者。REMATCH 试验表明，患者 1 年时，植入 LVAD（搏动的 HeartMate VE）的患者较药物治疗的患者下降了 48%。持续性血流（HeartMate Ⅱ）血泵提高了患者 2 年的生存率（58%，而搏动泵为 24%）。有趣的是，在这两个随机进行的临床试验中，搏动泵的 2 年存活率相当，表明技术的进步是存活率提高的重要因素。

■ 恢复前治疗

很少部分患者使用 LVAD 治疗后，心脏功能恢复，即使患者心脏功能使用 LVAD 后恢复，但在 LVAD 撤出后，患者的心功能又继续恶化。在 111 例使用 LVAD 的患者中，有 5 例患者的心脏功能恢复，撤出 LVAD 后，部分患者的心脏功能又重新恶化，最终导致死亡[74]。在一个大组的病例报告中，有 4% ~ 30% 的患者顺利撤出 LVAD，但有 20% ~50% 的患者最终又出现心力衰竭[75~78]。Birks 等报道，在使用 LVAD 过程中，使用药物辅助治疗非常重要，可以明显改善患者预后[79]。在 LVAD 辅助期间，使用雷诺普利，卡维地洛，螺内酯，氯沙坦等可以逆转心室重构。但扩大的左心室缩小时，可以使用克伦特罗来抑制心肌水肿。在撤出 LVAD 的 15 例患者中有 11 例患者心功能彻底恢复。在撤出 LVAD 的患者中，1 年，4 年患者避免出现心力衰竭的发生率分别为 100% 和 88.9%。

并发症

机械辅助装置植入后的并发症包括：出血、心律失常、心包积液、装置故障、溶血、肝功能不全、高血压、感染、心肌梗死、神经系统障碍、精神障碍、肾功能不全、呼吸衰竭、右心室衰竭、非神经系统梗死、静脉系统栓塞、伤口裂开等其他并发症。其中，神经系统并发症，多器官功能衰竭，右心室衰竭和心律失常是导致死亡最常见的并发症[24]。在 MCSD 植入的前 60 天内累计并发症发生率高达 89%[61]。

■ 手术死亡率

最新的报道，MCSD 植入后 30 天的存活率为 80% ~ 90%[22]。INTERMACS 数据表明，患者自身的病情的严重程度与术后死亡率呈正比[80]。Lietz 等报道，LVAD 植入作为 DT 治疗的患者的 90 天住院死亡率，低风险组与高风险组的死亡率分别为 2% 和 81%[22]。在修正的 Columbia 量表中，如果患者得分在 0 ~1 分时的死亡率为 5%，2 ~4 分时为 15%，5 分以上为 45%[43]。选择植入的时机非常重要，可以降低死亡率。心脏术后患者植入仍然是值得关注的。Thoratec 注册数据显示（心脏术后植入患者的资料），至 2005 年 3 月，LVAD 植入后的存活率为 44.7%（253 例），双心室辅助的存活率为 32.4%（241 例）[81]。

■ 出血

在 MCSD 植入后，出血是一个常见的并发症，需要二次开胸止血的比例为 20% ~60%[82]。输血后需要复苏的患者与并发症及死亡率相关。一个最近的研究表明，搏动泵及持续性血泵患者 1 年的平均输血量为 1.66L 及 2.45L[8]。在术后早期，出血的风险持续存在，这比其他常规抗凝的患者的出血发生率高。在晚期出血患者中，持续性血泵植入的患者的消化系统的出血发生率更高一些[83]。

■ 右心室衰竭

在 LVAD 植入的患者中右心室衰竭的发生率为 20% ~40%，大约 5% 的患者需要右心室辅助治疗。这在单心室辅助或双心室辅助章节有详细阐述。

■ 装置故障

对于搏动性血泵来说，装置的耐久性是限制其长期应用的一个方面，一般在 18 个月时，瓣膜或轴承都有损伤[7]。持续性血流血泵的发展大大降低了此种并发症的发生。在最近的一个研究中，没有有关持续性血泵的机械故障（轴承或泵本身）的发生[8]。经皮导线及装置模块的改进将进一步降低机械并发症，目前这种机械并发症只有 9%。Michigan 大学的研究报道，LVAD 组及 BiVAD 植入组装置故障的发生率分别为 9% 及 11%[61]。

■ 装置相关的感染

在 REMATCH 试验中，败血症及装置故障是导致患者死亡的主要原因。在植入后的 3 个月内，装置感染的发生率为 28%。主要部分在导线穿出的部位及囊袋处，必须给予局部处理及抗感染治疗。持续性血泵感染的发生率约为搏动泵的一半[8]。

■ 神经系统并发症

　　MCSD 植入的患者神经系统血栓栓塞的发生是非常致命的。神经系统缺血及出血的发生率为 8% ~ 20%。每个装置的发生率不一样。Tsukui 等报道，HeartMate（X）VE，Thoratec BiVAD 及 Novacor 泵在六个月时神经系统障碍的免除率分别为 75%，64% 及 33%[85]。

　　表 66-4 是 INTERMACS 注册登记中，2006 年 6 月到 2008 年 3 月间患者并发症的一个情况总结。

表 66-4　2006 年到 2008 年 3 月，INTERMACS 注册登记中的并发症

并发症	事件（患者）	≤30 天（患者）	>30 天（患者）
装置失功	81 (62)	20 (16)	61 (47)
出血	537 (201)	354 (172)	183 (71)
心脏/血管			
右心衰	37 (35)	29 (29)	8 (7)
心肌梗死	2 (2)	2 (2)	0 (0)
心律失常	149 (89)	110 (73)	39 (24)
心包引流	52 (41)	45 (37)	7 (5)
高血压	119 (76)	39 (35)	71 (46)
动脉栓塞	14 (12)	9 (7)	5 (5)
静脉血栓	33 (28)	26 (24)	7 (6)
溶血	24 (18)	10 (8)	14 (11)
感染	479 (193)	215 (128)	264 (124)
神经系统障碍	119 (87)	69 (57)	50 (39)
肾功能不全	110 (83)	93 (73)	17 (16)
肝功能不全	64 (47)	37 (32)	27 (20)
呼吸衰竭	165 (114)	144 (101)	21 (18)
其他			
伤口愈合不良	9 (7)	4 (3)	5 (5)
精神失常	60 (47)	19 (19)	41 (32)
其他事件	281 (155)	105 (70)	176 (102)
总的不良反应	2326 (434)		

未来发展

　　随着技术的进步，会有更耐久，多样的血泵应用于临床患者。微创植入也是未来发展的趋势之一。MCSD 在未来将有更广泛的适应证及治疗，可以用于重症心力衰竭早期改善患者生活质量。MCS 治疗合并药物或细胞治疗用于逆转植入后的心室重构也是未来发展的方向，这方面的临床试验也正在开展。

　　随着临床病例的增多，装置植入的指南也在逐渐形成。然而，科技发展较为迅速，制定指南并不容易，有可能形成书面指南时已经过时。然而，心脏外科医生必须与时俱进。

　　MCS 是治疗心力衰竭方面相对新的治疗手段，需要有更多的临床研究来阐述它在心衰中的地位。非盈利组织应该资助更多有关装置的基础及临床研究开展。

重点

　　● 病例的选择对植入 MCSD 后的临床治疗效果非常重要；

　　● 明确植入的目的对于选择合适的病例及辅助装置非常重要；

　　● LVAD 植入后右心室功能的维护很重要。

参考文献

1. Hunt SA, Abraham WT, Chin MH, Feldman AM, Francis GS, et al: ACC/AHA 2005 Guideline Update for the Diagnosis and Management of Chronic Heart Failure in the Adult: a report of the American College of Cardiology/American Heart Association Task Force on Practice Guidelines (Writing Committee to Update the 2001 Guidelines for the Evaluation and Management of Heart Failure): developed in collaboration with the American College of Chest Physicians and the International Society for Heart and Lung Transplantation: endorsed by the Heart Rhythm Society. *Circulation* 2005; 12(12):e154-235.

2. Gibbon JH, Jr: Application of a mechanical heart and lung apparatus to cardiac surgery. *Minn Med* 1954; (3):171-185; passim.

3. DeBakey ME: Development of mechanical heart devices. *Ann Thorac Surg* 2005; 79(6):S2228-2231.

4. Gemmato CJ, Forrester MD, Myers TJ, Frazier OH, Cooley DA: Thirty-five years of mechanical circulatory support at the Texas Heart Institute: an updated overview. *Tex Heart Inst J* 2005; (2):168-177.

5. DeVries WC, Anderson JL, Joyce LD, Anderson FL, Hammond EH, et al: Clinical use of the total artificial heart. *NEJM* 1984; 310(5):273-278.

6. Sun BC, Catanese KA, Spanier TB, Flannery MR, Gardocki MT, et al: 100 long-term implantable left ventricular assist devices: the Columbia Presbyterian interim experience. *Ann Thorac Surg* 1999; 68(2):688-694.

7. Rose EA, Gelijns AC, Moskowitz AJ, Heitjan DF, Stevenson LW, et al: Long-term mechanical left ventricular assistance for end-stage heart failure. *NEJM* 2001; 345(20):1435-1443.

8. Slaughter MS, Rogers JG, Milano CA, Russell SD, Conte JV, et al: Advanced heart failure treated with continuous-flow left ventricular assist device. *NEJM* 2009; 361(23):2241-2251.

9. Cheng JM, den Uil CA, Hoeks SE, van der Ent M, Jewbali LS, et al: Percutaneous left ventricular assist devices vs. intra-aortic balloon pump counterpulsation for treatment of cardiogenic shock: a meta-analysis of controlled trials. *Eur Heart J* 2009; 30(17):2102-2108.

10. Koerner MM, Jahanyar J: Assist devices for circulatory support in therapy-refractory acute heart failure. *Curr Opin Cardiol* 2008; 23(4):399-406.

11. Seyfarth M, Sibbing D, Bauer I, Fröhlich G, Bott-Flügel L, et al: A randomized clinical trial to evaluate the safety and efficacy of a percutaneous left ventricular assist device versus intra-aortic balloon pumping for treatment of cardiogenic shock caused by myocardial infarction. *J Am Coll Cardiol* 2008; 52(19): 1584-1588.

12. Goldstein DJ: Worldwide experience with the MicroMed DeBakey Ventricular Assist Device as a bridge to transplantation. *Circulation* 2003; 108(Suppl 1):II272-277.

13. Westaby S, Siegenthaler M, Beyersdorf F, Massetti M, Pepper J, et al: Destination therapy with a rotary blood pump and novel power delivery. *Eur J Cardiothorac Surg* 2010; 37(2):350-356.

14. Liden H, Haraldsson A, Ricksten SE, Kjellman U, Wiklund L: Does pre-transplant left ventricular assist device therapy improve results after heart transplantation in patients with elevated pulmonary vascular resistance? *Eur J Cardiothorac Surg* 2009; 35(6):1029-1034; discussion 34-35.

15. Salzberg SP, Lachat ML, von Harbou K, Zund G, Turina MI: Normalization of high pulmonary vascular resistance with LVAD support in heart transplantation candidates. *Eur J Cardiothorac Surg* 2005; 27(2):222-225.

16. Zimpfer D, Zrunek P, Roethy W, Czerny M, Schima H, et al: Left ventricular assist devices decrease fixed pulmonary hypertension in cardiac transplant candidates. *J Thorac Cardiovasc Surg* 2007; 133(3):689-695.

17. Zimpfer D, Zrunek P, Sandner S, Schima H, Grimm M, et al: Post-transplant survival after lowering fixed pulmonary hypertension using left ventricular assist devices. *Eur J Cardiothorac Surg* 2007; 31(4):698-702.

18. Gronda E, Bourge RC, Costanzo MR, Deng M, Mancini D, et al: Heart rhythm considerations in heart transplant candidates and considerations for ventricular assist devices: International Society for Heart and Lung Transplantation guidelines for the care of cardiac transplant candidates—2006. *J Heart Lung Transplant* 2006; 25(9):1043-1056.

19. Etz CD, Welp HA, Tjan TD, Hoffmeier A, Weigang E, et al: Medically refractory pulmonary hypertension: treatment with nonpulsatile left ventricular assist devices. *Ann Thorac Surg* 2007; 83(5):1697-1705.

20. Center for Medicare Services Online Manual System. Available from: www.cms.gov/manuals.

21. Lietz K, Miller LW: Patient selection for left-ventricular assist devices. *Curr Opin Cardiol* 2009; 24(3):246-251.

22. Lietz K, Long JW, Kfoury AG, Slaughter MS, Silver MA, et al: Outcomes of left ventricular assist device implantation as destination therapy in the post-REMATCH era: implications for patient selection. *Circulation* 2007; 116(5):497-505.

23. Klotz S, Jan Danser AH, Burkhoff D: Impact of left ventricular assist device (LVAD) support on the cardiac reverse remodeling process. *Prog Biophys Mol Biol* 2008; 97(2-3):479-496.

24. Holman WL, Kormos RL, Naftel DC, Miller MA, Pagani FD, et al: Predictors of death and transplant in patients with a mechanical circulatory support device: a multi-institutional study. *J Heart Lung Transplant* 2009; 28(1):44-50.

25. Aaronson KD, Patel H, Pagani FD: Patient selection for left ventricular assist device therapy. *Ann Thorac Surg* 2003; 75(6 Suppl):S29-35.

26. Miller LW: Patient selection for the use of ventricular assist devices as a bridge to transplantation. *Ann Thorac Surg* 2003; 75(6 Suppl):S66-71.

27. Norman JC, Cooley DA, Igo SR, Hibbs CW, Johnson MD, et al: Prognostic indices for survival during postcardiotomy intra-aortic balloon pumping. Methods of scoring and classification, with implications for left ventricular assist device utilization. *J Thorac Cardiovasc Surg* 1977; 74(5):709-720.

28. Stevenson LW: Clinical use of inotropic therapy for heart failure: looking backward or forward? Part II: chronic inotropic therapy. *Circulation* 2003; 108(4):492-497.

29. Stevenson LW: Clinical use of inotropic therapy for heart failure: looking backward or forward? Part I: inotropic infusions during hospitalization. *Circulation* 2003; 22;108(3):367-372.

30. Kirklin JK, Naftel DC, Stevenson LW, Kormos RL, Pagani FD, et al: INTERMACS database for durable devices for circulatory support: first annual report. *J Heart Lung Transplant* 2008; 27(10):1065-1072.

31. Stevenson LW, Couper G: On the fledgling field of mechanical circulatory support. *J Am Coll Cardiol* 2007; 50(8):748-751.

32. Stevenson LW, Pagani FD, Young JB, Jessup M, Miller L, et al: INTERMACS profiles of advanced heart failure: the current picture. *J Heart Lung Transplant* 2009; Jun;28(6):535-541.

33. Oz MC, Goldstein DJ, Pepino P, Weinberg AD, Thompson SM, et al: Screening scale predicts patients successfully receiving long-term implantable left ventricular assist devices. *Circulation* 1995; 92(9 Suppl):II169-73.

34. Farrar DJ, Hill JD: Recovery of major organ function in patients awaiting heart transplantation with Thoratec ventricular assist devices. Thoratec Ventricular Assist Device Principal Investigators. *J Heart Lung Transplant* 1994; 13(6):1125-1132.

35. Frazier OH, Rose EA, Oz MC, Dembitsky W, McCarthy P, et al: Multicenter clinical evaluation of the HeartMate vented electric left ventricular assist system in patients awaiting heart transplantation. *J Thorac Cardiovasc Surg* 2001; 122(6):1186-1195.

36. Jett GK: ABIOMED BVS 5000: experience and potential advantages. *Ann Thorac Surg* 1996; 61(1):301-304; discussion 11-13.

37. Letsou GV, Myers TJ, Gregoric ID, Delgado R, Shah N, et al. Continuous axial-flow left ventricular assist device (Jarvik 2000) maintains kidney and liver perfusion for up to 6 months. *Ann Thorac Surg* 2003; 76(4):1167-1170.

38. Radovancevic B, Vrtovec B, de Kort E, Radovancevic R, Gregoric ID, et al: End-organ function in patients on long-term circulatory support with continuous- or pulsatile-flow assist devices. *J Heart Lung Transplant* 2007; 26(8):815-818.

39. Pagani FD, Miller LW, Russell SD, Aaronson KD, John R, et al: Extended mechanical circulatory support with a continuous-flow rotary left ventricular assist device. *J Am Coll Cardiol* 2009; 54(4):312-321.

40. Sandner SE, Zimpfer D, Zrunek P, Dunkler D, Schima H, et al. Renal function after implantation of continuous versus pulsatile flow left ventricular assist devices. *J Heart Lung Transplant* 2008; 27(5):469-473.

41. Butler J, Geisberg C, Howser R, Portner PM, Rogers JG, et al: Relationship between renal function and left ventricular assist device use. *Ann Thorac Surg* 2006; 81(5):1745-1751.

42. Sandner SE, Zimpfer D, Zrunek P, Rajek A, Schima H, et al: Renal function and outcome after continuous flow left ventricular assist device implantation. *Ann Thorac Surg* 2009; 87(4):1072-1078.

43. Rao V, Oz MC, Flannery MA, Catanese KA, Argenziano M, et al: Revised screening scale to predict survival after insertion of a left ventricular assist device. *J Thorac Cardiovasc Surg* 2003; 125(4):855-862.

44. Reinhartz O, Farrar DJ, Hershon JH, Avery GJ, Jr, Haeusslein EA, et al: Importance of preoperative liver function as a predictor of survival in patients supported with Thoratec ventricular assist devices as a bridge to transplantation. *J Thorac Cardiovasc Surg* 1998; 116(4):633-640.

45. Gracin N, Johnson MR, Spokas D, Allen J, Bartlett L, et al: The use of APACHE II scores to select candidates for left ventricular assist device placement. Acute Physiology and Chronic Health Evaluation. *J Heart Lung Transplant* 1998; 17(10):1017-1023.

46. Levy WC, Mozaffarian D, Linker DT, Farrar DJ, Miller LW: Can the Seattle heart failure model be used to risk-stratify heart failure patients for potential left ventricular assist device therapy? *J Heart Lung Transplant* 2009; 28(3):231-236.

47. Schaffer JM, Allen JG, Weiss ES, Patel ND, Russell SD, et al: Evaluation of risk indices in continuous-flow left ventricular assist device patients. *Ann Thorac Surg* 2009; 88(6):1889-1896.

48. Dang NC, Topkara VK, Mercando M, Kay J, Kruger KH, et al: Right heart failure after left ventricular assist device implantation in patients with chronic congestive heart failure. *J Heart Lung Transplant* 2006; 25(1):1-6.

49. Patel ND, Weiss ES, Schaffer J, Ullrich SL, Rivard DC, et al: Right heart dysfunction after left ventricular assist device implantation: a comparison of the pulsatile HeartMate I and axial-flow HeartMate II devices. *Ann Thorac Surg* 2008; 86(3):832-840; discussion 832-840.

50. Van Meter CH, Jr: Right heart failure: best treated by avoidance. *Ann Thorac Surg* 2001; 71(3 Suppl):S220-222.

51. Matthews JC, Koelling TM, Pagani FD, Aaronson KD: The right ventricular failure risk score a pre-operative tool for assessing the risk of right ventricular failure in left ventricular assist device candidates. *J Am Coll Cardiol* 2008; 51(22):2163-2172.

52. Ochiai Y, McCarthy PM, Smedira NG, Banbury MK, Navia JL, et al: Predictors of severe right ventricular failure after implantable left ventricular assist device insertion: analysis of 245 patients. *Circulation* 2002; 106(12 Suppl 1):I198-202.

53. Fitzpatrick JR, 3rd, Frederick JR, Hsu VM, Kozin ED, O'Hara ML, et al: Risk score derived from pre-operative data analysis predicts the need for biventricular mechanical circulatory support. *J Heart Lung Transplant* 2008; 27(12):1286-1292.

54. Moazami N, Pasque MK, Moon MR, Herren RL, Bailey MS, et al: Mechanical support for isolated right ventricular failure in patients after cardiotomy. *J Heart Lung Transplant* 2004; 23(12):1371-1375.

55. Kapur NK, Conte JV, Resar JR: Percutaneous closure of patent foramen ovale for refractory hypoxemia after HeartMate II left ventricular assist device placement. *J Invasive Cardiol* 2007; 19(9):E268-270.

56. Cregler LL: Antithrombotic therapy in left ventricular thrombosis and systemic embolism. *Am Heart J* 1992; 123(4 Pt 2):1110-1114.

57. McCarthy PM, Wang N, Vargo R: Preperitoneal insertion of the HeartMate 1000 IP implantable left ventricular assist device. *Ann Thorac Surg* 1994; 57(3):634-637; discussion 7-8.

58. Kavarana MN, Pessin-Minsley MS, Urtecho J, Catanese KA, Flannery M, et al: Right ventricular dysfunction and organ failure in left ventricular assist device recipients: a continuing problem. *Ann Thorac Surg* 2002; 73(3): 745-750.

59. Argenziano M, Choudhri AF, Oz MC, Rose EA, Smith CR, et al: A prospective randomized trial of arginine vasopressin in the treatment of vasodilatory shock after left ventricular assist device placement. *Circulation* 1997; 96(9 Suppl):II-286-290.

60. Morrone TM, Buck LA, Catanese KA, Goldsmith RL, Cahalin LP, et al: Early progressive mobilization of patients with left ventricular assist devices is safe and optimizes recovery before heart transplantation. *J Heart Lung Transplant* 1996; 15(4):423-429.

61. Genovese EA, Dew MA, Teuteberg JJ, Simon MA, Kay J, et al: Incidence and patterns of adverse event onset during the first 60 days after ventricular assist device implantation. *Ann Thorac Surg* 2009; 88(4):1162-1170.

62. Miller LW, Pagani FD, Russell SD, John R, Boyle AJ, et al: Use of a continuous-flow device in patients awaiting heart transplantation. *NEJM* 2007; 357(9): 885-896.

63. Struber M, Sander K, Lahpor J, Ahn H, Litzler PY, et al: HeartMate II left ventricular assist device: early European experience. *Eur J Cardiothorac Surg* 2008; 34(2):289-294.

64. Haj-Yahia S, Birks EJ, Rogers P, Bowles C, Hipkins M, et al: Midterm experience with the Jarvik 2000 axial flow left ventricular assist device. *J Thorac Cardiovasc Surg* 2007; 134(1):199-203.

65. Morgan JA, John R, Rao V, Weinberg AD, Lee BJ, et al: Bridging to transplant with the HeartMate left ventricular assist device: the Columbia Presbyterian 12-year experience. *J Thorac Cardiovasc Surg* 2004; 127(5): 1309-1316.

66. John R, Kamdar F, Liao K, Colvin-Adams M, Boyle A, et al: Improved survival and decreasing incidence of adverse events with the HeartMate II left ventricular assist device as bridge-to-transplant therapy. *Ann Thorac Surg* 2008; (4):1227-1234; discussion 34-35.

67. Russo MJ, Hong KN, Davies RR, Chen JM, Sorabella RA, et al: Posttransplant survival is not diminished in heart transplant recipients bridged with implantable left ventricular assist devices. *J Thorac Cardiovasc Surg* 2009; 138(6):1425-1432 e1-3.

68. Cleveland JC, Jr, Grover FL, Fullerton DA, Campbell DN, Mitchell MB, et al: Left ventricular assist device as bridge to transplantation does not adversely affect one-year heart transplantation survival. *J Thorac Cardiovasc Surg* 2008; 136(3):774-777.

69. Taylor DO, Stehlik J, Edwards LB, Aurora P, Christie JD, et al: Registry of the international society for heart and lung transplantation: twenty-sixth official adult heart transplant report-2009. *J Heart Lung Transplant* 2009; 28(10):1007-1022.

70. Farrar DJ, Hill JD, Pennington DG, McBride LR, Holman WL, et al:. Preoperative and postoperative comparison of patients with univentricular and biventricular support with the Thoratec ventricular assist device as a bridge to cardiac transplantation. *J Thorac Cardiovasc Surg* 1997; 113(1): 202-209.

71. Santambrogio L, Bianchi T, Fuardo M, Gazzoli F, Veronesi R, et al: Right ventricular failure after left ventricular assist device insertion: preoperative risk factors. *Interact Cardiovasc Thorac Surg* 2006; (4):379-382.

72. Kormos RL, Gasior TA, Kawai A, Pham SM, Murali S, et al: Transplant candidate's clinical status rather than right ventricular function defines need for univentricular versus biventricular support. *J Thorac Cardiovasc Surg* 1996; 111(4):773-782; discussion 82-83.

73. Fitzpatrick JR, 3rd, Frederick JR, Hiesinger W, Hsu VM, McCormick RC, et al: Early planned institution of biventricular mechanical circulatory support results in improved outcomes compared with delayed conversion of a left ventricular assist device to a biventricular assist device. *J Thorac Cardiovasc Surg* 2009; 137(4):971-977.

74. Mancini DM, Beniaminovitz A, Levin H, Catanese K, Flannery M, et al. Low incidence of myocardial recovery after left ventricular assist device implantation in patients with chronic heart failure. *Circulation* 1998; 98(22):2383-2389.

75. Hetzer R, Muller JH, Weng Y, Meyer R, Dandel M: Bridging-to-recovery. *Ann Thorac Surg* 2001; 71(3 Suppl):S109-113; discussion S14-15.

76. Dandel M, Weng Y, Siniawski H, Potapov E, Lehmkuhl HB, et al: Long-term results in patients with idiopathic dilated cardiomyopathy after weaning from left ventricular assist devices. *Circulation* 2005; 112(9 Suppl):I37-45.

77. Simon D, Fischer S, Grossman A, Downer C, Hota B, et al: Left ventricular assist device-related infection: treatment and outcome. *Clin Infect Dis* 2005; 40(8):1108-1115.

78. Maybaum S, Mancini D, Xydas S, Starling RC, Aaronson K, et al. Cardiac improvement during mechanical circulatory support: a prospective multicenter study of the LVAD Working Group. *Circulation* 2007; 115(19):2497-2505.

79. Birks EJ, Tansley PD, Hardy J, George RS, Bowles CT, et al. Left ventricular assist device and drug therapy for the reversal of heart failure. *NEJM* 2006; (18):1873-1884.

80. Alba AC, Rao V, Ivanov J, Ross HJ, Delgado DH: Usefulness of the INTERMACS scale to predict outcomes after mechanical assist device implantation. *J Heart Lung Transplant* 2009; 28(8):827-833.

81. Hill JD, Farrar DJ, Naka Y, Chen JM, Portner PM, et al. (eds): *Positive Displacement Ventricular Assist Devices*. St Louis, Elsevier, 2006.

82. Goldstein DJ, Beauford RB: Left ventricular assist devices and bleeding: adding insult to injury. *Ann Thorac Surg* 2003; 75(6 Suppl):S42-47.

83. Crow S, John R, Boyle A, Shumway S, Liao K, et al: Gastrointestinal bleeding rates in recipients of nonpulsatile and pulsatile left ventricular assist devices. *J Thorac Cardiovasc Surg* 2009; 137(1):208-215.

84. Klovaite J, Gustafsson F, Mortensen SA, Sander K, Nielsen LB: Severely impaired von Willebrand factor-dependent platelet aggregation in patients with a continuous-flow left ventricular assist device (HeartMate II). *J Am Coll Cardiol* 2009; 53(23):2162-2167.

85. Tsukui H, Abla A, Teuteberg JJ, McNamara DM, Mathier MA, et al: Cerebrovascular accidents in patients with a ventricular assist device. *J Thorac Cardiovasc Surg* 2007; 134(1):114-123.

86. Holman WL, Pae WE, Teutenberg JJ, Acker MA, Naftel DC, et al: INTERMACS: interval analysis of registry data. *J Am Coll Surg* 2009; 208(5): 755-761; discussion 61-62.

87. Wood C, Maiorana A, Larbalestier R, Lovett M, Green G, et al: First successful bridge to myocardial recovery with a HeartWare HVAD. *J Heart Lung Transplant* 2008; 27(6):695-697.

张　岩　郑　哲　译

第 67 章

全人工心脏

O. H. Frazier,
Steven M. Parnis,
William E. Cohn,
Igor D. Gregoric

简介

在美国以及其他发达国家，心血管疾病（cardiovascular disease，CVD）是一类引发致残致死率很高的严重疾病。自1900 年后（除 1918 年外），CVD 在美国一直是导致死亡的首要原因[1]。在 2005 年，有 80 000 000 美国人有心血管疾病，其中死亡 864 500 人，并且这一数字还在持续增长。其中有两方面原因，1）目前尚没有完全治愈心血管病的方法，患心血管疾病后，患者只能靠药物或手术治疗来减轻症状，且治疗往往会产生并发症；2）美国人口平均寿命不断增加。

心血管病最严重的形式是心力衰竭（HF）。大约有 5 700 000 美国人（其中 3,200,000 男性，2 500 000 女性）为心衰患者[1]。心衰的原因可分为缺血性、特异性或病毒性三类。大约超过 32 亿美元的医疗开支用于此类患者。2005 年，心力衰竭直接导致 53 000 例患者死亡，非直接原因有 25 000 例。随着此类患者生存时间的延长，有更多的患者进入终末期心力衰竭阶段，如何面对这个问题是摆在心脏外科医生目前的重要问题。

目前，对于心衰的治疗采取三种方式：药物治疗，外科手术及心脏辅助和移植[2,3]。药物治疗（例如：静脉给予血管活性药物及血管扩张剂等）可以减轻患者心脏做功，增强心肌收缩力，从而改善患者症状。尽管药物治疗可以改善患者的生活治疗，但其死亡率并没有显著改善。外科治疗（例如血管重建，瓣膜置换或修复等）可以改善缺血或瓣膜的情况，但是在大多数病例中，它并不能阻止患者病情的发展。当临床的药物治疗或手术治疗无效时，心脏辅助或移植治疗（例如心脏移植或植入心室辅助装置或全人工心脏）成为唯一可供选择的治疗手段。

心脏移植是目前治疗终末期心衰的一个较为适宜的治疗手段。然而，它有几点限制：病例选择，心脏的供给与分配，医疗费用的支出。在美国，每年有超过 2000 例终末期心衰的患者接受心脏移植治疗。然而，有超过 3000 例患者在等待心脏移植，有大约 4 万例患者是心脏移植潜在的受体[4,5]。心脏移植治疗对于年轻患者来说（小于 40 岁）并不是一种合适的治疗方式，因为心脏移植后供心的寿命一般是 10 年，最长为 20 年。2004 年，有 460 例患者在等待心脏移植的过程中死去。心脏移植患者面临着后续的昂贵的药物（终生服用的）治疗费用。

为了克服以上限制，工程专家及临床专家在 40 年前就开始研究为衰竭心脏提供辅助治疗的短期或长期的辅助装置。起初，这些装置是用于不能用心脏移植治疗的患者。短期的心室辅助治疗表明其适合用于正在等待心脏移植治疗的患者[6,7]，也可以用于不适合心脏移植的患者作为心脏支持治疗[8]。在最近的临床研究中，一部分患者使用装置后心脏功能恢复，可以撤出心室辅助装置，而且不用接受心脏移植治疗[9,10]。而且，全人工心脏装置的植入不仅能使终末期心力衰竭的患者的生命得以延续，而且可以改善生活质量。下面，我们回顾一下全人工心脏的发展历史及目前的技术情况。

全人工心脏早期的发展

1812 年，LeGallois 最早提出用装置来暂时或永久的辅助心脏[11]。在二十世纪二十年代，Lindbergh 及 Carrel 讨论并计划制造全人工心脏[12]。二十世纪四十年代，Dennis 及 Gibbon 等开始制作出心肺循环机，用于心脏手术治疗。1951 年 Dennis 第一个使用心肺循环机对一例房间隔缺损的患者进行心内直视修补治疗，也是心内直视手术的开端[13]。两年后，Gibbon 开始利用心肺机进行心内直视手术[14]。但是，由于早期手术的死亡率高，Dennis 及 Gibbon 放弃了此类手术治疗。1954 年，Lillehei 利用交叉循环来治疗先心病患者[15]。然而，由于对此手术有争议，研究者们继续开发用于直视心脏手术治疗的机器。

1955 年，在 Mayo Clinic 医疗中心，Kirklin 等对 Mayo-Gibbon 机器进行改进，利用其进行心脏直视手术[16]。同样的，Lillehei 等也研制出自己的心肺机以便安全的进行心内直视手术[17]。到 1960 年左右，由于 Kirklin，Lillehei，DeBakey 及 Cooley 等的努力，心脏手术在 Minnesota 及 Texas 两个地方成为常规手术。经过 Dennis，Lillehei，Gibbon 及 Kirklin 的努力，使用改进的心肺循环机可以进行新的手术，例如冠状动脉旁路移植术，心脏移植术，瓣膜置换术及全人工心脏植入术等。随着心肺循环机的改进，DeBakey 及 Cooley 可以进行许多手术方法的改进，并最终将心脏直视手术推广到全世界，成为常规手术。

1957 年，Alusta 和 Kolff 进行了在体的全人工心脏的植入术[18]。他们把 TAH 植入狗的体内，辅助了 90 分钟。然而，Alusta 和 Kolff 没有将 TAH 应用于临床。1964 年，美国 NIH 成立了人工心脏项目，旨在开发 TAH 及心室辅助装置。在 1960 年代早期，Houston 的 DeBakey 及其研究者们开始开发 TAH。1963 年，DeBakey 将首例 LVAD 植入到一位 42 岁的患者中[19]。装置运转正常，最终患者在辅助 4 天后死于肺部并发症。1967 年，DeBakey 将 LVAD 植入一个 37 岁的心衰患者。这名患者有风湿性瓣膜病史，在 25 岁时行二尖瓣成形术。患者在术后第 29 天痊愈出院。随访 18 月，患者没有心衰症状，而且 X 线检查表明患者心脏大小恢复正常。

第一个全人工心脏

1969 年 4 月 4 日，Cooley 将第一个 TAH 植入一名 47 岁的经体外循环下行室壁瘤切除后不能脱离体外循环的患者体内[20]。当时的目的是等待供心，行心脏移植前的辅助治疗。由 Liotta 设计的 TAH（图 67-1）是一个气动的，双心室辅助的泵，用涤纶材料制作左心室及右心室的管道。有人工瓣膜来

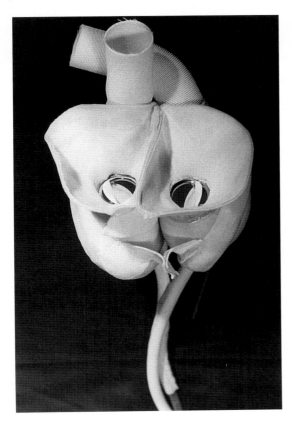

图 67-1　第一个植入人体的全人工心脏——Liotta 全人工心脏

引导血流的方向。TAH 连接到一个庞大的体外供电装置，严重的限制了患者的活动。TAH 辅助 64 小时后进行了心脏移植。供心功能良好，但患者在移植的 32 小时后死于假单胞菌性肺炎。尽管 Liotta 的设计良好，但再没有应用于临床。然而，此例表明，TAH 可以安全有效地进行心脏移植前的辅助。

AKUTSU-Ⅲ 全人工心脏

第二例 TAH 植入病例是由 Cooley 完成的。1981 年 7 月 23 日，Cooley 将 Akutsu-Ⅲ TAH 植入到一例由于严重粥样动脉硬化而行冠状动脉旁路移植术的患者中。由于不能撤离体外循环机，患者植入 TAH 来维持生命。Akutsu-Ⅲ TAH（图 67-2）由两个气动的，双心室泵组成[21]。这个 TAH 可以提供优良的血流动力学状态保证患者 55 小时稳定，直到找到一个合适的供心。患者顺利的进行了心脏移植，但是 10 天后死于感染，肾衰竭及肺部并发症。尽管患者死亡，但此例也表明，TAH 可以在进行心脏移植前，给患者提供循环支持，没有溶血和血栓栓塞的发生。

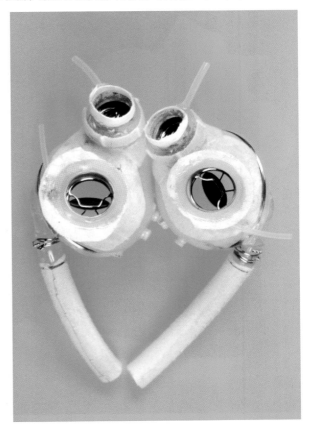

图 67-2　Akutsu-Ⅲ全人工心脏，第二个植入人体的全人工心脏

JARVIK-7/CARDOWEST 全人工心脏

在 1970 年代末期，Utah 大学的 Kolff 及其团队研制了 Jarvik-7 TAH。1982 年，DeVries 将其植入到一个垂死的患者中，用于永久辅助治疗。Jarvik-7 TAH（图 67-3）是一个气动的，双心室搏动泵[23,24]。血泵用人工合成的材料连接到自体心房。每个泵中都有柔韧度很好的合成材料膜将空气和血分开。Medtronic-Hall 瓣膜在流入管道及流出管道中，保证血流向单

一方向流动。一个气动的电缆从胸部穿出后连接到体外的控制器上，在收缩的时候，切断气流供应，使泵囊塌陷进行射血。泵的频率，压力和收缩时间都可以进行控制。Jarvik-7 TAH 的射血量为 70ml，心输出量为 6～8 升/分（最大为 15 升/分）。

在 Jarvik-7 TAH 早期的临床试验中，有 5 例患者进行了永久辅助治疗，辅助时间为 10～620 天。TAH 可以提供足够的有效循环，但是由于控制板较大，并发症多，限制了患者的活动。有 4 例患者可以走出医院与家人及朋友聊天。然而，长期随访的结果却令人沮丧。经 Jarvik-7 TAH 辅助的患者，有以下并发症，包括血栓栓塞，卒中，感染及多器官功能衰竭等。

1985 年，Jarvik-7 TAH（又称 Symbion）作为移植前的过渡治疗行临床试验。1986 年，Copeland 首次报道应用 Jarvik-7 TAH 作为心脏移植前的过渡治疗[25]。在 1985 到 1991 年，大约有 170 例患者使用 Symbion TAH 作为移植前的过渡治疗[26]。有 66% 的患者成功地进行了心脏移植，和 LVAD 植入后行移植前的过渡治疗的结果相当。TAH 支持间，败血症及多器官功能衰竭是导致死亡的主要原因。

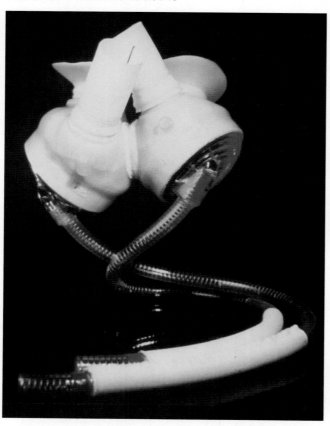

图 67-3　CardioWest 全人工心脏（曾经称为 Jarvik-7 及 Symbion 全人工心脏）

尽管 Jarvik-7 TAH 作为移植前过渡治疗的临床试验结果表明是安全和有效的，但是美国 FDA 在 1991 年以不符合 FDA 的管理条款为由，停止了该 TAH 的临床应用[27]。1993 年 1 月，FDA 批准 CardioWest TAH 应用于临床试验。2001 年，由 Syncardia 公司生产的 CardioWest TAH 在美国、加拿大及法国成功应用于临床[28]。在美国的临床试验表明，CardioWest TAH 组（81 例）和对照组（35 例）相比，成功的进行心脏移植及 1 年存活率分别为 79% 对 46%，及 70% 对 31%。2004 年批准

CardioWest TAH 作为心脏移植前的过渡治疗。2009 年底，全世界 40 个中心共有 800 例患者植入 CardioWest TAH。

ABIOCOR 可植入的全人工心脏

2001 年 7 月 2 日，在 Kentucky 的 Jewish 医院，外科医生们第一次将 AbioCor TAH 植入到一例 59 岁终末期心衰的患者体内[29]。AbioCor TAH（图 67-4）是 ABIOMED 公司开发的电动的 TAH[30,31]。设计的目的主要用于治疗药物及手术治疗效果不佳，预期存活不长的患者（表 67-1）。AbioCor TAH 是第一个应用于临床的完全植入的 TAH，它与外界没有导线连接。应用经皮能量传输系统（TET 技术），使用射频交流系统进行充电和信号的传递。AbioCor TAH 的一个特点是应用左右摆动平衡机制消除心室内多余的空间[32]。

AbioCor TAH 内的组成包括泵系统，控制系统，电池，内置 TET 线圈[33]。泵系统重 0.9kg，有两个人工心室，四个瓣膜，

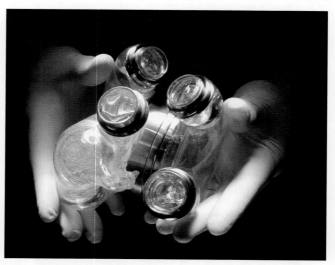

图 67-4　AbioCor 全人工心脏

表 67-1　FDA 批准的 Abiocor 全人工心脏 I 期临床试验的适应证及禁忌证

适应证
终末期心衰
预计 30 天内的生存率 >70%
不适合进行心脏移植
无其他药物或手术治疗的选择
双心室衰竭
禁忌证
可逆性的心衰
慢性透析
最近的脑血管事件
不可逆的肝功能衰竭
恶液质

电机驱动的泵系统（图 67-5）。泵的转速为 6000 ~ 8000rpm，可以提供足够的压力来压迫心室囊进行有效射血。一个小型的充电系统植入到患者的腹部，进行监控和控制泵的转速，左右心室的平衡及电机的转速。一个内置的充电电池，放置在腹部，提供应急电源。内置电池可以通过 TET 系统进行充电，提供长达 30 分钟的有效工作。

AbioCor TAH 的体外部分主要包括计算机控制板，体外 TET 线圈和体外电池包。体外计算机控制板通过射频交流系统和腹部的控制器相连，控制泵的运转。体外的 TET 线圈可以通过体外的电池系统给血泵提供能量。体外电池包可以提供 AbioCor TAH 有效工作 2 ~ 4 小时（图 67-6）。

在Ⅰ期临床试验中，14 例患者植入 AbioCor TAH 作为永久支持治疗（表 67-2）。血栓栓塞是一个重要的并发症，有两例患者出现泵的功能障碍。然而，与有经皮穿出的导线的全人工心脏相比，此类患者没有相关的感染。最长的支持时间为 512 天。2006 年，FDA 批准 AbioCor TAH 可以适用人道主义器械豁免的条款进行商品化。

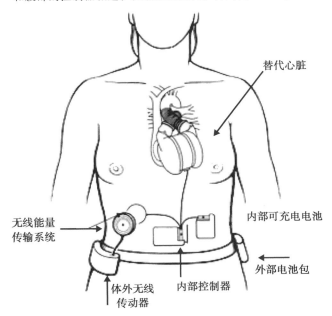
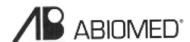

图 67-5 AbioCor 系统根据患者的需要可以降低或增加血泵的搏动次数。该系统还设定有报警系统，对不良事件可以进行报警提示

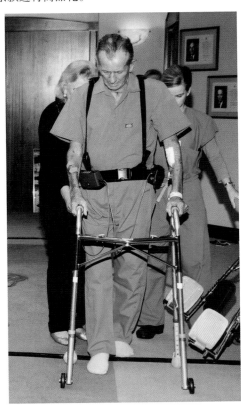

图 67-6 该患者是第三例植入 AbioCor 全人工心脏的患者。应用 AbioCor 辅助了 142 天，最终死于血栓栓塞

表 67-2 AbioCor 全人工心脏早期临床试验总结

患者编号	植入时间	支持时间	年龄（岁）	机构/城市	预后
1	July 2，2001	151	58	Jewlsh Hospital, Louisville, KY	Died
2	September13，2001	512	70	Jewlsh Hospital, Louisville, KY	Died
3	Septimeber 26，2001	142	68	THI/St. luke's Episcopal Hospital, Houston, TX	Died
4	October 17，2001	56	74	UCLA, LOS Angeies, CA	Died
5	November 5，2001	293	51	MCP Hahnemann University Hospital, Philadelphia, PA	Died
6	November 27，2001	0	79	THI/St. luke's Episcopal Hospital, Houston, TX	Died
7	April 10，2002	0	61	Jewlsh Hospital, Louisville, KY	Died
8	January 7，2003	100	79	Jewlsh Hospital, Louisville, KY	Died
9	January 22，2003	53	65	Jewlsh Hospital, Louisville, KY	Died
10	February 24，2003	115	69	THI/St. luke's Episcopal Hospital, Houston, TX	Died
11	May 1，2003	100	64	THI/St. luke's Episcopal Hospital, Houston, TX	Died
12	February 20，2004	86	63	THI/St. luke's Episcopal Hospital, Houston, TX	Died
13	May 3，2004	146	72	Jewlsh Hospital, Louisville, KY	Died
14	May 24，2004	164	72	Jewlsh Hospital, Louisville, KY	Died

并发症

使用 TAH 有严重的并发症,最常见的为感染,术后严重的出血和血栓栓塞[34-37]。较少发生但严重的并发症是肾衰竭、肝衰竭、神经系统并发症及与装置有关的并发症[34,38]。患者的选择,装置的体积,植入时间及位置,手术的复杂程度及支持系统的情况都与并发症密切相关。

危及生命的感染是植入 TAH 后的一个重要的并发症[39]。在 Jarvik-7 的临床试验中,经过几个月的辅助后,所有的患者都有感染发生,有的甚至导致死亡[23,40]。作为移植前过渡支持的病例一般植入时间较短,感染的发生率为 30% ~ 40%[35-39]。在 20 世纪 80 年代,不管辅助时间的长短,导线及纵隔感染时一个常见的严重的并发症。然而,在最近的 AbioCor TAH-t 作为心脏移植前过渡治疗的临床试验中,严重的感染并发症导致死亡或延迟移植的发生率为 21%[41,42]。

经 TAH 辅助后(无论是何种目的),患者较容易发生感染。易感因素包括手术导致的组织损伤,植入装置的污染,患者免疫系统障碍,装置表面的异物成分,应用电线、管道等。感染可能发生在植入 TAH 的各个环节。一旦 TAH 植入体内的部分发生感染,病情很难控制。感染一般发生在术后早期,尤其是在病情严重的病例中,感染一般有(1)装置污染;(2)在 ICU 或再手术过程中出血。严密的监护及多种感染控制在所有植入 TAH 患者中都非常重要。

TAH 植入术后一个严重的并发症是出血。在 TAH 及 VAD 植入患者中,它的发生率为 40% ~ 50%[34]。在最近的 Cardio-West TAH-t 的临床试验中,出血的发生率为 25%。原因包括严重的心力衰竭、肝功能障碍、手术时间及体外循环时间长、术后抗凝治疗等。严重的心力衰竭导致肝功能障碍,损害患者的凝血功能。严重的心力衰竭患者术前接受抗凝及抗血小板治疗,抗凝作用在植入 TAH 时很难被逆转。手术时间及体外循环时间延长可以使患者丧失凝血因子。术后抗凝治疗需要在凝血与纤溶之间建立一个平衡,需要较好的控制凝血系统。

TAH 内的血栓形成是值得特别关注的。在最初植入的 6 例 Jarvik-7 TAH 中有 5 例患者有血栓栓塞事件发生。然而,目前,这种血栓形成事件的发生率只有 10% ~ 25%[34,35,43]。采取措施包括密切监测患者的凝血及纤溶系统,提供足够的抗凝及抗血小板治疗。一般来说,肝素和华法林作为抗凝措施被应用,保持 PT 时间,ACT 或 INR 的值为正常值的 2 ~ 3 倍。阿司匹林或(和)双嘧达莫也可以被应用。

感染、出血及血栓栓塞之间的关系之间十分复杂。血栓的形成可以导致感染的形成,细菌也可以导致血栓的形成。在装置的血栓表面常常可以发现细菌[44]。抗感染及白细胞可以使细菌包埋在血栓中。细菌,内毒素和炎症细胞可以影响血小板聚集,有助于血栓的形成[44]。细菌的内毒素可以导致血小板聚集,内皮损伤和促凝血酶原激酶的活性增强。过度的出血导致再次开胸止血,患者再次面临发生污染的可能。输血及经血管内的监测都可以使患者暴露于外界环境。感染、出血及血栓栓塞可以导致多器官功能衰竭,它是导致 TAH 植入后患者死亡的重要原因。

另外 TAH 植入后的并发症和问题包括装置功能障碍,TAH 与患者的不匹配,社会及信仰问题,活动及营养问题等。

由于装置障碍导致灾难性后果的并发症少见。TAH 及患者的不匹配仍旧是一个问题。目前所有的 TAH 都体积较大,只适用于体表面积大于 1.7m² 的患者。由于 TAH 的费用昂贵,故社会负担加重。TAH 的体积较大,限制患者的活动和锻炼。目前设计 TAH 可以给患者更多的活动空间。

全人工心脏的研究及开发

目前心力衰竭患者可以植入全人工心脏例如 CardioWest TAH-t 及 AbioCor TAH 进行治疗。CardioWest TAH-t 可以成功地支持患者直到进行心脏移植[40,45,46]。然而,它体外控制气动装置的电线及气动控制板限制了其耐久性及患者的活动,使 TAH 不适合永久植入使用。AbioCor TAH 可以被完全植入,在一部分需要双心室辅助的患者中取得了较好的疗效[47]。尽管 TAH 被成功应用于临床病例,但其体积大,机械部分复杂及耐久性差等特点,限制了它们的使用。

最近,一种应用持续性血流的血泵代替搏动泵出现,可以使 TAH 的体积缩小。与搏动性人工心脏不同,这些旋转泵不需要更多的空间,瓣膜等。它们使用叶片推进血流,结构简单。旋转泵的耐久性好,价格便宜。这些泵体积更小,噪音更低而且节省能量。旋转泵是流量-压力敏感,它们可以根据前负荷的情况来控制血泵的转速。这些血泵还没有被应用于 TAH 中,连续性血流的旋转泵是下一代人工心脏开发的热点。

最近在 Texas 心脏中心,我们开始使用两个旋转泵来完全代替双心室功能[48]。轴流泵或离心泵被用于进行心脏替代[48,49]。开始,连续性血流的血泵被用来进行左心室辅助治疗。然而,当血泵被置于心室外面时,心室本身作为一个储存器来存储血液,主动脉瓣是关闭的。尽管此类患者没有搏动性血流,但经过多年的机械辅助治疗后患者的生理功能很正常。临床表明,此类血泵可以作为心脏替代物使用。

使用两个连续性血泵进行辅助治疗,即使当转速较为恒定时,每个血泵可以根据进口和出口的压力差进行自动调节。我们实验室的实验结果令人鼓舞,利用两个连续性血泵代替心脏功能,植入 7 周后,实验动物活动良好。研究表明,流量的控制在每个患者中应个体化,而不需要辅助的控制系统。我们正在通过慢性动物实验模型研究搏动性(持续性血泵也可产生,通过调节转速)血流与非搏动血流对生理的影响。

有更多的研究在进行旋转泵作为心脏替代的可行性。Cleveland 心脏中心开发了一种无瓣膜,无传感器、搏动血流,持续性血流的双心室 TAH[50]。两个泵的叶片被安放在一个轴上。Queensland 大学也在开发类似装置[51]。这种装置在两个泵中间有类似于室间隔缺损的空状结构,使血液可以在两边移动,从而调节血流。在 Tohoky 大学,研究者们利用两个离心泵来替代心脏[52]。

讨论

自从上个世纪五十年代以来,即体外循环机研制以来,在心衰治疗方面,外科技术发展很快。在 40 年前难以想象的手术,目前作为常规手术在进行。一个经典的例子是心脏移植手术。然而,TAH 技术的发展却不尽人意。尽管第一例心脏移植手术和第一例 TAH 植入手术就差两年的时间,但是 TAH 目前却不能作为常规手术开展。然而，在美国，CardioWest TAH-t及 AbioCor TAH 正在进行临床试验。CardioWest TAH-t 是使用较多的一种，目前被应用于移植前的过渡治疗。AbioCor TAH 目前还在进行早期的临床试验阶段，但是由于该 TAH 使用了 TET 技术及流量平衡机制，它的应用前景不可小觑。

TAH 要广泛应用于临床还要攻克许多技术难关。感染、出血及血栓栓塞，生物相容性依然是目前植入装置包括 TAH 的主要问题。提高生物材料的生物相容性，更好的控制感染和抗凝可能更好地解决这些问题。提高 TAH 部件的耐久性也是长期应用的一个基本条件。这些问题的解决有利于 TAH 在临床上广泛的应用。

重点

- 合适的病例选择是长期植入及成功的关键。机构的医疗委员会应选择合适的患者进行心脏替代物的植入。如果患者更适合 LVAD 植入，不应该给予双心室辅助治疗。

- 出血可能是多种原因造成的。患者的血小板功能差，肝功能障碍，在植入过程中体外循环时间过长，术前凝血功能障碍的患者都有可能出现出血并发症。这些细节的注意可以减少出血并发症，保证患者快速康复。

- 在 TAH 植入患者中，抗感染措施必不可少。如果是装置导致的感染，很难被控制。所有导管都要及时更换以减少感染机会。心脏替代物的电缆要仔细地进行处理，以减少感染发生的机会。

- 装置的体积和可携带性是主要因素。AbioCor TAH 体积大，只能应用于体表面积足够大的患者中。术前进行影像学检查，明确胸腔的体积极为重要。CardioWest TAH-t 带有一个体外的控制装置，限制了患者的活动。

参考文献

1. 2009 Heart and Stroke Statistical Update: American Heart Association. Available at: http://www.americanheart.org. Accessed December 2009.
2. Frazier OH, Myers TJ: Surgical therapy for severe heart failure [review]. *Curr Probl Cardiol* 1998; 23(12):721-764.
3. 2009 Focused Update: ACCF/AHA Guidelines for the Diagnosis and Management of Heart Failure in Adults: a report of the American College of Cardiology Foundation/American Heart Association Task Force on Practice Guidelines: developed in collaboration with the International Society of Heart and Lung Transplantation. *Circulation* 2009; 119(14):1977-2016
4. Network for Organ Sharing: Critical Data. U.S. Facts about Transplantation. Available at: http://www.unos.org. Accessed December 2009.
5. Copeland JG, Smith RE, Arabia FA, et al: Cardiac replacement with a total artificial heart as a bridge to transplantation. *NEJM* 2004; 351(9): 859-867.
6. Frazier OH, Rose EA, McCarthy PM, et al: Improved mortality and rehabilitation of transplant candidates treated with a long-term implantable left ventricular assist system. *Ann Surg* 1995; 222(3):327-335.
7. Frazier OH, Rose EA, Oz MC, et al: Multicenter clinical evaluation of the HeartMate vented electric left ventricular assist system in patients awaiting heart transplantation. *J Thorac Cardiovasc Surg* 2001; 122(6):1186-1195.
8. Rose EA, Gelijns AC, Moskowitz AJ, et al: Long-term mechanical left ventricular assistance for end-stage heart failure. *NEJM* 2001; 345(20): 1435-1443.
9. Mueller J, Weng Y, Dandel M: Long-term results of weaning from LVAD: it does work. *ASAIO J* 1999; 45:153.
10. Frazier OH, Myers TJ: Left ventricular assist system as a bridge to myocardial recovery. *Ann Thorac Surg* 1999; 68(2):734-741.
11. LeGallois CJJ: *Experience on the Principle of Life*. Philadelphia, Thomas, 1813. Translation of LeGallois CJJ, *Experience sur le principe de la vie*. Paris, 1812.
12. Miller GW: *King of Hearts: The True Story of the Maverick Who Pioneered Open Heart Surgery*. New York, Random House, 2000.
13. Dennis C: A heart-lung machine for open-heart operations: how it came about. *ASAIO Trans* 1989; 35(4):767-777.
14. Gibbon JH Jr: Application of a heart and lung apparatus to cardiac surgery. *Minn Med* 1954; 37(3):171-180.
15. Lillehei CW, Cohen M, Warden HE, Varco RL: The direct-vision intracardiac correction of congenital anomalies by controlled cross circulation. *Surgery* 1955; 38(1):11-29.
16. Kirklin JW, DuShane JW, Patrick RT, et al: Intracardiac surgery with the aid of a mechanical pump-oxygenator system (Gibbon type): report of eight cases. *Staff Meetings Mayo Clin* 1955; 30(10):201-206.
17. Lillehei CW, DeWall RA, Read R, Warden HE, Varco RL: Direct-vision intracardiac surgery in man using a simple, disposable artificial oxygenator. *Dis Chest* 1956; 29(1):1-8.
18. Akutsu T, Kolff WJ: Permanent substitute for valves and hearts. *Trans Am Soc Artif Intern Organs* 1958; 4:230.
19. DeBakey ME. Left ventricular bypass for cardiac assistance: clinical experience. *Am J Cardiol* 1971; 27(1):3-11.
20. Cooley DA, Liotta D, Hallman GL, et al: Orthotopic cardiac prosthesis for two-staged cardiac replacement. *Am J Cardiol* 1969; 24(5):723-730.
21. Frazier OH, Akutsu T, Cooley DA: Total artificial heart (TAH) utilization in man. *Trans Am Soc Artif Intern Organs* 1982; 23:534-538.
22. DeVries WC: The permanent artificial heart: four case reports. *JAMA* 1988; 259(6):849-859.
23. DeVries WC, Anderson JL, Joyce LD, et al: Clinical use of the total artificial heart. *NEJM* 1984; 310(5):273-278.
24. DeVries WC: Surgical technique for implantation of the Jarvik-7-100 total artificial heart. *JAMA* 1988; 259(6):875-880.
25. Copeland CG, Smith RG, Icenogle TB, Ott RA: Early experience with the total artificial heart as a bridge to cardiac transplantation. *Surg Clin North Am* 1988; 68(3):621-634.
26. Johnson KE, Prieto M, Joyce LD, Pritzker M, Emery RW: Summary of the clinical use of the Symbion total artificial heart: a registry report. *J Heart Lung Transplant* 1992; 11(1 Pt 1):103-116.
27. Copeland JG: Current status and future directions for a total artificial heart with a past. *Artif Organs* 1998; 22(11):998-1001.
28a. Copeland JG, Smith RG, Arabia FA, et al: CardioWest Total Artificial Heart Investigators. Cardiac replacement with a total artificial heart as a bridge to transplantation. *NEJM* 2004; 351(9):859-867.
28b. SoRelle R: Cardiovascular news. Totally contained AbioCor artificial heart implanted July 3, 2001. *Circulation* 2001; 104(3):E9005-9006.
29. Kung RTV, Yu LS, Ochs BD, et al: Progress in the development of the ABIOMED total artificial heart. *ASAIO J* 1995; 41(3):M245-248.
30. Parnis SM, Yu LS, Ochs BD, et al: Chronic in vivo evaluation of an electrohydraulic total artificial heart. *ASAIO J* 1994; 40(3):M489-493. .
31. Kung RTV, Yu LS, Ochs BD, Parnis SM, Frazier OH: An artificial hydraulic shunt in a total artificial heart: a balance mechanism for the bronchial shunt. *ASAIO J* 1993; 39(3):M213-217.
32. Yu LS, Finnegan M, Vaughan S, et al: A compact and noise-free electrohydraulic total artificial heart. *ASAIO J* 1993; 39(3):M386-391.
33. Quaini E, Pavie A, Chieco S, Mambrito B: The Concerted Action 'Heart' European registry on clinical application of mechanical circulatory support systems: bridge to transplant. The Registry Scientific Committee. *Eur J Cardiothorac Surg* 1997; 11(1):182-188.
34. Mehta SM, Aufiero TX, Pae WE Jr, Miller CA, Pierce WS: Combined Registry for the Clinical Use of Mechanical Ventricular Assist Pumps and the Total Artificial Heart in conjunction with heart transplantation: sixth official report—1994. *J Heart Lung Transplant* 1995; 14(3):585-593.
35. Myers TJ, Khan T, Frazier OH: Infectious complications associated with ventricular assist systems. *ASAIO J* 2000; 46(6):S28-36.
36. Conger JL, Inman RW, Tamez D, Frazier OH, Radovancevic B: Infection and thrombosis in total artificial heart technology: past and future challenges–a historical review. *ASAIO J* 2000; 46(6):S22-27.
37. Arabia FA, Copeland JG, Smith RG, et al: International experience with the CardioWest total artificial heart as a bridge to heart transplantation. *Eur J Cardiothorac Surg* 1997; 11(Suppl):S5-10.
38. Gristina AG, Dobbins JJ, Giammara B, Lewis JC, DeVries WC: Biomaterial-centered sepsis and the total artificial heart. Microbial adhesion vs tissue integration. *JAMA* 1988; 259(6):870-874.
39. Joyce LD, DeVries WC, Hastings WL, et al: Response of the human body to the first permanent implant of the Jarvik-7 Total Artificial Heart. *Trans Am Soc Artif Intern Organs* 1983; 29:81-87.
40. Copeland JG, Smith RG, Arabia FA, et al: Total artificial heart bridge to transplantation: a 9-year experience with 62 patients. *J Heart Lung Transplant*. 2004; 23(7):823-831.

41. Copeland JG 3rd, Smith RG, Arabia FA, et al: Comparison of the CardioWest total artificial heart, the Novacor left ventricular assist system, and the Thoratec ventricular assist system in bridge to transplantation. *Ann Thorac Surg* 2001; 71(3 Suppl):S92-97.

42. Copeland JG, Smith RG, Arabia FA, Nolan PE, Banchy ME: The CardioWest total artificial heart as a bridge to transplantation. *Semin Thorac Cardiovasc Surg* 2000; 12(3):238-242.

43. Chiang BY, Burns GL, Pantalos GM, et al: Microbially infected thrombus in animals with total artificial hearts. *ASAIO Trans* 1991; 37(3): M256-257.

44. Didisheim P, Olsen DB, Farrar DJ, et al: Infections and thromboembolism with implantable cardiovascular devices. *ASAIO Trans* 1989; 35(1):54-70.

45. El-Banayosy A, Arusoglu L, Morshuis M, et al: CardioWest total artificial heart: Bad Oeynhausen experience. *Ann Thorac Surg* 2005; 80(2): 548-552.

46. Leprince P, Bonnet N, Rama A, et al: Bridge to transplantation with the Jarvik-7 (CardioWest) total artificial heart: a single center 15-year experience. *J Heart Lung Transplant* 2003; 22(12):1296-1303.

47. Dowling RD, Gray LA Jr, Etoch SW, et al: Initial experience with the AbioCor implantable replacement heart system. *J Thorac Cardiovasc Surg* 2004; 127(1):131-141.

48. Frazier,OH, Tuzun E, Cohn WE, Conger JL, Kadipasaoglu KA: Total heart replacement using dual intracorporeal continuous-flow pumps in a chronic bovine model: a feasibility study. *ASAIO J* 2006; 52(2):145-149.

49. Frazier OH, Tuzun E, Cohn W, Tamez D, Kadipasaoglu KA: Total heart replacement with dual centrifugal ventricular assist devices. *ASAIO J* 2005; 51(3):224-229.

50. Fukamachi K, Horvath D, Massiello A, et al: An innovative, sensorless, pulsatile, continuous-flow total artificial heart: device design and initial in vitro study. *J Heart Lung Transplant* 2010; 29(1):13-20.

51. Timms D, Fraser J, Hayne M, et al: The BIVACOR rotary biventricular assist device: Concept and in vitro investigation. *Artif Organs* 2008; 32(10):816-819.

52. Olegario PS, Yoshizawa M, Tanaka A, et al: Outflow control for avoiding atrial suction in a continuous flow artificial heart. *Artif Organs* 2003; 27(1):92-98.

张 岩 郑 哲 译

第 68 章

心力衰竭的其他外科治疗选择

Lynn C. Huffman,

Steven F. Boling

简介

充血性心力衰竭（CHF，心衰）已经成为一个主要的全球性公共卫生问题。随着人群日益老龄化以及医学进步带来的预期寿命的延长，慢性心脏疾病患者逐渐增多。全球范围约有2000万人受其影响，美国 2006 年心力衰竭人群约 580 万，然而由于年龄、并发症和供体限制，仅有不到 3000 人能接受心脏移植。尽管医学的进步让心衰的出院人数由 1996 年的877 000 上升到 2006 年的 1 106 000，但出院后 1 年的死亡率高达 20%。慢性心衰患者需要反复住院治疗，而且绝大部分在诊断后 3 年内死亡[1]。

原位心脏移植由于长期临床效果好和可重复性高，虽然受到心脏移植受到供体短缺和术后必须使用免疫抑制治疗两个方面的限制。但仍然成为药物治疗无效终末期心脏疾病的有效治疗方法[2]，过去的 10 年，心脏移植数量进入不超过 4000 例每年的平台期，2008 年甚至降至 3353 例[3,4]。供体短缺使得受体的选择标准进一步严格。为了使有限的供体得到最有效的应用，心脏移植目前主要用于那些对各种药物治疗无效的终末期心肌病患者，且原位心脏移植主要限于那些没有严重并发症而且年龄小于 65 岁的患者。这必然促使绝大部分的心衰患者寻求其他治疗方法。

随着完全性植入性技术的发展，机械辅助作为心脏移植前过渡治疗甚至最终治疗已被广泛接受。心室辅助装置（VAD）不仅可作为移植前过渡治疗，而且作为终末期心衰的最终治疗手段也被多中心临床研究所证实[5~10]。对于需要长期机械辅助循环的终末期心衰患者，恒流性左心辅助装置（LVADs）已成为一种标准治疗方法。循环辅助的长期治疗效果逐渐改善，但仍不如治疗金标准心脏移植。尽管如此，由于越来越多的患者能从辅助循环中获益，而且辅助循环的持久性逐渐得到改善，辅助循环装置已成为心衰患者的一种治疗选择。

这种临床困境促使外科医生研发其他的心衰治疗方法。由于心脏移植和 VAD 应用受限，那些能恢复心肌灌注、减轻瓣膜反流和恢复心室形态的技术逐渐成为心衰的一线治疗方法。由于对熟练应用这些技术需求的日益增加，同时新扩展的外科技术还需要进行严格的评估，心衰外科已发展成一个亚专科。以下内容将对心衰的非移植外科治疗进行简短的回顾，包括冠状动脉血运重建术、二尖瓣成形术和心室成形术。其他方法如部分左心室切除术、心肌成形术和一些尚处评估阶段的新型装置也将被介绍。

冠状动脉血运重建术

近 25 年的临床经验表明，左心功能不全患者的血运重建能将其长期效果提高 25%[11,12]。早期，血运重建术由于低 EF值患者手术死亡率高而未得到广泛应用。之后，随着心衰内外科治疗和移植的进展，血运重建术已经扩展到缺血性心肌病的治疗，对于 LVEF 低于 30% 的患者而言，其住院死亡率已降至 5%[13,14]。

CABG 术后 EF 的改善、长期生存率的提高和生活质量的改善应归功于术后心肌功能的恢复。血流灌注的恢复使得冬眠心肌复苏，而且减少了剩余工作心肌进一步的心肌缺血、心律失常和心肌梗死。

为了最大程度地减少并发症，采取多种措施加强心衰患者术前处理非常必要。理想的 CABG 适应证应该是那些一般情况好、伴或不伴心绞痛、远端靶血管条件好、术前检查证实有冬眠心肌存在以及无右心功能不全的患者[15]。随着经验的积累，许多外科医生已经将 CABG 扩展到 EF 低于 10%、需要二次手术和中度肺动脉高压患者。但是，对于右心室 EF 很低、有明显右心衰竭临床表现和肺动脉压力持续高于 60mmHg 的患者需要谨慎处理，事实上这些患者更适合移植。

术前评估同时应该优化药物治疗方案。利尿剂和血管扩张治疗可以减轻心脏后负荷，使患者循环容量正常。对于严重的心衰患者，短期的正性肌力药物治疗对于心脏功能的恢复是必要的[16]。如果不能撤除正性肌力药物，提示心肌损伤严重，而且心室辅助和心脏移植以外的外科治疗预后差。

术前评估首先应该用经胸超声心动图粗略评价心室功能和潜在的瓣膜病变。此外，其他的基线生理学检查包括氧耗、肺功能和心肺耐量也推荐完成。核素检查能帮助鉴别是否存在可逆性的心肌缺血，对于有心绞痛症状患者，多数中心通常直接性冠脉造影检查。虽然心绞痛预示着有存活心肌，但存活心肌数量可能是决定外科手术成功最重要的因素。它是心肌收缩备能力指标，不仅决定患者是否能够顺利脱离体外循环，而且能预测心室功能恢复和术后长期生存率。铊灌注扫描能区分心肌组织和瘢痕组织，PET 扫描和多巴酚丁胺负荷试验都可以在术前评价存活心肌并且预测术后心脏功能[16~18]。

手术成功的前提是及时而完全的再血管化。由于已经衰竭的心肌不能受到进一步缺血打击，应仔细判断远端血管质量，以确定高质量血管吻合的完成。过多花费时间在细小或弥漫性血管病变，或同期完成附加手术如内膜剥脱术可能得不偿失。在技术不是非常熟练的情况下，尽量不采用不停跳技术，因为由此导致的不完全性再血管化或短暂缺血打击可能引起严重后果。

多组临床研究资料显示冠状动脉血运重建能明显改善 EF 低于 25% 缺血性心肌病患者的生存率、心室功能和一般功能状态[19~21]。

终末期心衰患者移植后 5 年生存率介于 62%~82%，单纯药物治疗低于 20%。大部分研究报道缺血性心肌病行 CABG 术后 1 年生存率为 85%~88%，2 年生存率为 75%~82%，3 年生存率为 68%~80%，5 年生存率为 60%~80%。手术死亡率为 3%~12%，其主要危险因素是急诊手术。与单纯药物治疗相比，CABG 能明显提高患者生活质量。大部分研究都报道患者 CABG 术后活动能力提高、最大氧耗量增加，一般功能状态改善。再血管化后心功能（NYHA）分级由术前的 3.5 改善至 1.5，术后因为心衰再次住院患者明显减少，许多患者能恢复工作。

更令人鼓舞的是，许多中心研究表明心衰患者行 CABG 术后长期结果与心脏移植相似。术后最初 2 年 CABG 结果优于心脏移植可能与后者排斥反应或感染有关。虽然对 EF 低于 10% 的 CABG 结果报道很少，但从上述结果可以推断，这些患者行再血管化的结果应当优于未手术患者。随着心衰外科经验的积累，术前准备的进步和手术技术发展，心衰患者 CABG 长期结果无疑会进一步改善。

心室重建术

心肌血运重建和二尖瓣成形能改善心室功能。尽管如此，有心室扩张的心衰患者死亡率仍较高。故可以考虑尝试通过降低心脏舒张末压力以改善心室功能的方法。其原理基于 La-Place 定律，即心室壁应力与左心室半径和压力成正比，而与室壁厚度成反比。心衰的进展能使室壁变薄和心室扩张，进而导致室壁应力增加和局部心室功能不全。通过外科技术恢复心室形态而降低室壁应力成为许多外科新技术的基本原理，包括室壁瘤和无功能心室肌节段的隔离。

急性心肌梗死后，在冠状动脉梗塞的相应部位非收缩心肌会逐渐变薄和纤维化，这些无功能的左心室节段会由于年龄和侧支循环等因素而形成无运动甚至矛盾运动室壁瘤。尽管这种心肌梗死后心室重塑可发生在心脏任何部位，但临床最常见部位是左心室前尖部。受损部位心肌功能减退会导致左心室壁应力和氧耗量增加，这又会导致代偿性左心室扩张。心室的几何形态改变会导致二尖瓣对合缘消失而导致二尖瓣关闭不全。此外，当无运动区域心肌膨胀变成室壁瘤时，心脏做功会因为变薄心肌矛盾运动进一步加重。这些病理改变最终引起心衰。左心室几何结构外科重建的基本原则是隔离非功能心肌区域，减少左心室容积。Dor 和其他外科医生创立的方法成功的验证了这个理论，他们的结果表明在用心内膜补片隔离无运动或矛盾运动心室节段后心脏功能显著改善[22~25]。

最近的研究表明，对没有扩张的无运动节段患者在 CABG 基础上联合心室重建术结果良好。这促使 STICH 研究的实施，以评价其长期结果。研究结果表明增加外科心室重建术能降低心室容积[26]。但这种解剖学改变并没有改善术后症状、运动耐量，也没有降低死亡率和心源性再住院。针对 STICH 研究争议较多，甚至很多人认为此研究为阴性结果[27]。因此，通过心内膜补片隔离无功能区节段的左心室重建术并不能作为心衰的标准治疗，亦不能作为与 CABG 和二尖瓣成形并列的心衰一线治疗方法。

部分左心室切除术

Batista 进一步深化了外科心室重塑的概念，他认为所有的哺乳动物心脏都应该遵循一个定律：无论心脏大小，都应该维持一个质量与直径固定比值。因此，他根据 Laplace 定律提出所有不符合上述定律的心脏都应该切除部分左心室，以减少张力和改善心肌氧耗[28,29]。他实施了超过 150 例左心室部分心肌切除术，主要在 Chagas 疾病和扩张型心肌病实施。遗憾的是，没有针对该群患者的随访结果和统计学分析。

为了进一步评估左心室部分切除手术潜在益处，Cleveland 中心对 62 例等待心脏移植的特发性扩张型心肌病患者实施了该手术。结果显示其手术死亡率为 3.5%，1 年实际生存率为 82%。其中 24 例（39%）被认为短期治疗失败：11 例需要安装左心辅助装置，6 例仍需要等待心脏移植，7 例未安装左心辅助装置患者死亡。此外，还有 30% 患者在术后 2 年随访期间死亡[30,31]。这些结果可能优于未手术患者结果，但可能比心衰其他外科治疗结果差。因此，左心室部分切除术在北美并没有得到接受。在亚太地区，由于心脏移植并没有广泛开展，而且 Suma 等通过严格患者选择标准以及采用超声引导下心肌切除术，使其在该地区成为心衰患可供选择的治疗方法[32]。

虽然该方法能即刻改变左心室几何形状，但却并没有立刻改善心功能。缺血性心肌病合并室壁瘤患者可以通过左心室内补片成形术恢复心室形态。扩张性心肌病和二尖瓣反流的患者可以通过二尖瓣成形改变心室几何形状而逆转病理性心室重塑。因此，在结果并不优于其他方法的情况下，该方法对某些终末期心衰患者而言是一种可以考虑的方法。

目前，该方法在扩张型心肌病中的应用并没有得到广泛认可。

二尖瓣重建

功能性二尖瓣反流（MR）是无二尖瓣原发病变心衰患者重要并发症，它作为终末前期或终末期事件几乎影响到所有的心衰患者。它的出现意味着心室扩张的恶化，心衰症状的加速和长期生存的缩短，估计生存时间在 6～24 个月之间。Mayo 中心的 Patel 等观察了功能性二尖瓣反流对 558 例终末期心衰患者预后影响，其结果显示具有中度 MR 的患者 5 年生存率仅为 27%[33]。其他的研究结果也证实 MR 严重性明显影响生存率[34~37]。

MR 传统的治疗方法是二尖瓣置换，由于对瓣环-乳头肌连续性与心室功能之间的关系并没有重视，因此对于那些 EF 低的患者，二尖瓣置换过程中对瓣下结构的切除导致了手术死亡率增高。为了解释这一结果，二尖瓣反流导致的 pop-off 效应被提出。该观点错误的认为二尖瓣关闭不全为功能不全心室收缩提供了一个低压释放出口，而二尖瓣置换对这种效应的去除会加速心功能的恶化，故对于二尖瓣反流的心衰患者而言，并不支持行二尖瓣置换。

对于二尖瓣功能性解剖的深入理解是处理心衰合并 MR 的基础。二尖瓣装置包括瓣环，瓣叶，腱索，乳头肌和整个左心室。腱索，瓣环和瓣下结构的连续性是维持二尖瓣几何结构和整体心脏功能必不可少的因素。心衰时 MR 并不影响瓣膜，而是影响心室病理过程。左心室扭曲程度反映了 MR 程度[38]。随着心室功能减退，左心室的扩张会导致侧乳头肌移位，进而导致关闭区域的丧失（图 68-1）。这些变化会增加 MR 程度，后者反过来又加重 MR 和左心室扩张形成恶性循环，因此对于此类患者，少量的 MR 就会严重影响心功能（图 68-2）。Grigioni 等研究发现当反流量超过或不超过 30ml 时，5 年生存率

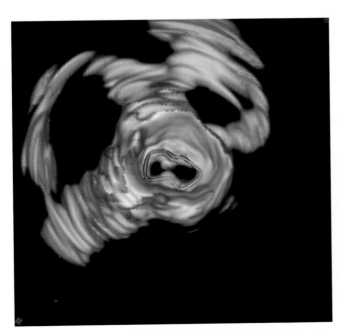

图 68-1 Geoform 二尖瓣成形环术后三维超声检查图。注意观察二尖瓣前叶和后叶中点，这能加强二尖瓣叶对合，消除二尖瓣反流

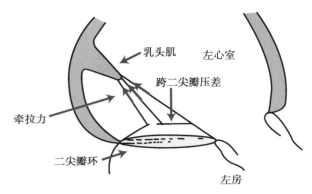

图 68-2 参与二尖瓣叶对合各种力量：二尖瓣装置，乳头肌以及心室。二尖瓣反流的原因包括瓣环扩张，乳头肌移位，瓣叶牵拉力增加，瓣叶对合力减低

分别不到 35% 和 44%，而无反流时则为 61%[39]。心肌梗死后伴侧壁心室功能不全时，会出现类似的病理过程而形成缺血性二尖瓣反流（图 68-3）。无论导致心肌病的病因如何，未行矫治的 MR 和心室重塑的最终结果是相似的。对这种异常几何结构的矫正不仅可以恢复瓣膜功能，而且可以改善心脏功能。

外科二尖瓣成形术改善了终末期心衰患者症状，但并没有提高生存率。这可能是因为心衰治疗太晚。心衰患者长期处于药物治疗状态，因此并不能很早的矫治 MR。但是研究显示二尖瓣成形具有较低的死亡率，而且能减轻 MR，提高生活质量。很多研究小组报道心衰患者行二尖瓣成形术死亡率为 1%～5%[40~48]。

二尖瓣成形术之所以没有改善生存率，可能与其治疗持久性不足有关。McGee 等发现二尖瓣成形术后 1 年之内即有 30%～40% 的患者再次出现 MR[49]。这促使外科医生研究 MR 复发的因素和改进外科技术以达到二尖瓣持久的修复。为了观察二尖瓣成形术的益处，MR 必须得到持久的修复，因为残余的反流和 MR 复发都会影响其结果。

缺血性 MR 并不是由于二尖瓣原发疾病导致，而是由左心室重塑，扩张和功能不全导致的二尖瓣-心室几何形状改变而致，包括乳头肌移位和瓣环扩张。二尖瓣叶活动受限，前后叶对合不全，导致对称性或非对称性反流。缺血性 MR 的外科治疗包括单纯 CABG 或联合二尖瓣成形或置换。目前最常用的外科技术是植入一较小的人工瓣环以减少二尖瓣口面积（图 68-4 和图 68-5）[55]，然而即使如此，缺血性 MR 也会进展，这类患者治疗效果差。为了避免这种情况，研究表明对术前二尖瓣对合情况的分析可准确预测术后 MR 是否持续以及 3 年无不良事件生存率。后叶角度大于 45 度的患者不适于这种技术，应该考虑其他技术或在此技术基础上联合其他技术。

在考虑心衰的外科治疗时，二尖瓣叶对合和反流最重要的影响因素是二尖瓣环直径。在严重心衰伴二尖瓣关闭不全患者的药物治疗过程中可以观察到，体循环血管阻力的降低和充盈压的下降能够减少动力性二尖瓣反流，这归因于左心室容积减少和二尖瓣张力下降导致的二尖瓣瓣口面积减少。二尖瓣环面积和瓣叶对合之间的这种复杂关系可以解释修复后缩小的瓣环有益于心室恢复（图 68-6）。

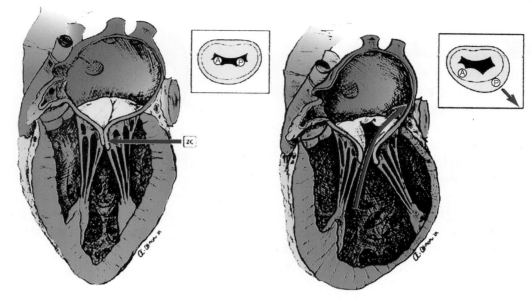

图 68-3 缺血性心肌病中，左心室变化为非对称性，能导致二尖瓣反流。随着缺血性变化和心室壁变薄，侧壁牵拉，乳头肌移位以及对合区消失，导致二尖瓣偏心性反流。这反应了侧壁心肌功能不全能导致缺血性二尖瓣反流，如果不经治疗能进展为全心功能不全和严重的心衰

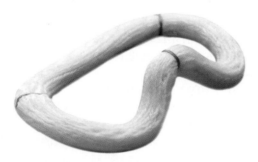

图 68-4 Geoform 成形环侧面观。注意观察其后瓣环的设计特点

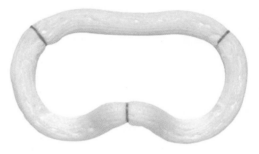

图 68-5 Geoform 二尖瓣成型环正面观，横截面的三维结构对血流无限制

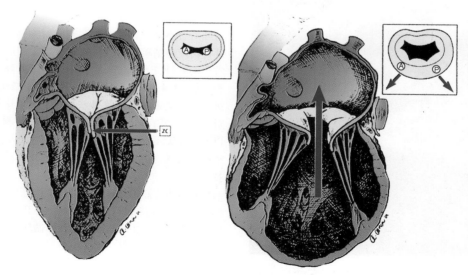

图 68-6 非缺血性心肌病，注意心室几何机构从正常到衰竭的变化。心衰导致的左心室和瓣环的扩张，二尖瓣叶不能全部覆盖增大的瓣口面积，导致对合区的消失。二尖瓣反流的原因包括瓣环扩张，乳头肌移位，瓣叶牵拉力增加以及对合力下降

早期倾向于使用不完全软环是认为纤维三角间距离是恒定的。但 Hueb 等研究发现此距离并不恒定[56]。这直接促使心脏外科医生使用硬环，并且是全瓣环修复[56]。Spoor 等发现采用软环的 MR 复发率是硬环的 5 倍[57]。此外，Acorn 硬环成形 K-M 生存曲线结果显示，在 18 个月的随访中，仅有 4.2% 患者术后复发 3 + 或 4 + 程度的 MR. 该组患者实际生存率为 84%。Bolling 最近的研究也显示二尖瓣环缩术能改善生存率（图 68-7）。

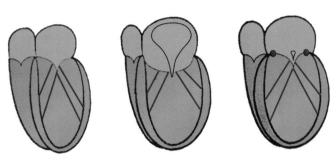

图 68-7 心衰的二尖瓣重建。通过多处缝合的二尖瓣成形环能增加对合面积，避免 MR 的复发。注意乳头肌位置的变化

对左心室增大的患者，通过环缩术能避免出现 SAM，这得益于该技术能增加主动脉-二尖瓣夹角。此外，这种技术可以部分重建左心室正常的几何形状和椭圆形结构。球形指数和心室容积的下降证实二尖瓣重建后心室几何形状的恢复不仅能有效的纠正二尖瓣反流，而且能减轻左心室负荷（图 68-8）。

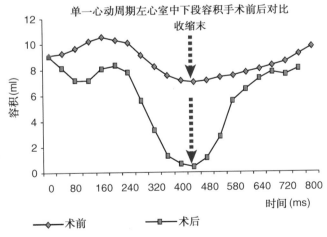

单一心动周期左心室中下段容积手术前后对比

图 68-8 二尖瓣成形术后 5 天左心室容量变化过程。后侧壁局部的 EF 明显增加，这与二尖瓣置换的结果是相反的

许多中心对该技术的报道结果是类似的。由于其结果和心脏移植类似又避免了免疫排斥反应，因此对某些二尖瓣关闭不全和扩张性心肌病心衰患者而言，这种二尖瓣修复技术联合药物治疗可能成为一线治疗方法。

动力心肌成形术

另一种优化 LaPlace 定律的外科方法即是动力心肌成形术（DCMP）。这种方法的理论基础是应用患者自身骨骼肌支持心脏，降低心室壁应力。应用背阔肌包绕衰竭心脏，然后通过植入心肌电极，刺激肌肉和心肌同步收缩。由于骨骼肌易疲劳，DCMP 的长期支撑作用和抗心律失常效果并不满意。DCMP 目前仅在北美少量应用。DCMP 机制研究促发了细胞心肌成形术、成肌细胞移植和重塑外科领域的发展[58,59]。

新兴生物医疗装置在心力衰竭中的应用

CorCap 心脏支持装置时是一种聚氨酯纤维网，通过包绕心脏减少心室壁应力，最初的设计仅针对左心室重塑。A-CORN 是一个前瞻性随机对照多中心临床研究，一共入选 300 例 NYHA Ⅲ级或Ⅳ心衰患者。其结果在 2007 年报道，结果显示虽然左心室几何形状得到改善，但两组间生存率、死亡原因、严重事件发生率以及住院率并没有差异。该结果的出现使得 CorCap 应用逐渐减少[60]。

Coapsys 是第二种通过直接改变心室几何形状以减少心室壁应力的装置。它能通过右心室壁和左心室壁植入室间张力带而个体化治疗，使得心室壁应力下降 20%[61]。但是其制造商正研发一种新的装置在降低心室容积的同时行二尖瓣修复，进一步的研发和装置并不清楚。

经皮冠状装置在心力衰竭合并二尖瓣反流中的应用

经皮二尖瓣成形系统（Viacor percutaneous mitral annuloplasty system，PTMA），血管内冠状动脉窦环（Edwards Viking Endovascular coronary sinus ring）和 Carillon mitral contour system 等应用各种新兴技术通过导管途径修复二尖瓣。经皮在冠状窦植入持久性成形环达二尖瓣环后半部分，类似于二尖瓣后半环修复术原理，通过间接影响二尖瓣后叶活动来减少二尖瓣环前后叶间距离。由于对二尖瓣缩小程度不如外科矫治，初步结果显示改善 MR 程度较后者低[62]。由于这些装置尚处研发期，并没有进入临床常规应用，因此目前其临床影响力尚不清楚。

经皮二尖瓣修复

Milano 血管内缘对缘修复系统和 MitraClip 系统通过导管在二尖瓣前叶和后叶分别植入夹子，利用 Dr Otawa Alfieri 的修复原理对二尖瓣进行修复[63]。与经皮二尖瓣球囊扩张一样，经皮导管通过股静脉，然后通过房间隔到达左心房，植入夹子使得前后半叶对合。

EVEREST Ⅱ 研究对比了 MitraClip 和外科手术结果[64]。共有 279 例患者完成了 1 年随访，早期结果显示该技术是安全

的，而且治疗效果不差于外科手术。但该技术完成后，不高于2＋程度的反流即被认为成功[64]。这种技术可能对高危患者具有吸引力，但并不适用所有患者。与外科技术的比较正处于进一步研究阶段[65]。

结论

心衰外科治疗技术的迅速发展，各种技术不断出现，需要对这些方法进行严格的评价，使得这些技术能满足日益增多心衰患者的临床需求。心脏移植对于经过严格选择的患者可以获得可靠的长期生存率，仍是心衰外科治疗的金标准。机械辅助装置发展迅速，在心衰过渡治疗和最终治疗中作用愈加显著。由于供体供需矛盾逐步加剧，辅助装置已成为有效的非移植外科治疗选择。

从治疗效果看，传统的CABG、二尖瓣重建联合药物治疗已经和心脏移植类似，因此成为心衰一线外科治疗方法。缺血性心肌病患者若靶血管条件合适，可以单独行CABG或联合二尖瓣修复。无论何种原因导致的心肌病，只要有二尖瓣关闭不全，二尖瓣重建均有效。其他技术如SVR，PLV和DCMP已不作为心衰一线治疗方法。谨慎而有效的使用这些方法，可以使得有限的供体真正用于那些别无他法的心衰患者。随着生物医疗装置的涌现，外科医生在心衰的治疗选择将愈加广泛。

参考文献

1. Lloyd-Jones D, Adams RJ, Brown TM, Carnethon M, Dai S, et al: Heart disease and stroke statistics—2010 update: a report from the American Heart Association. *Circulation* 2010; 121(7):e46-e215.

2. Fang J, Mensah GA, Croft JB, Keenan NL: Heart failure-related hospitalization in the U.S., 1979 to 2004. *J Am Coll Cardiol* 2008; 52(6):428-434.

3. Taylor DO, Edwards LB, Aurora P, Christie JD, Dobbels F, et al: Registry of the International Society for Heart and Lung Transplantation: Twenty-Fifth Official Adult Heart Transplant Report—2008. *J Heart Lung Transplant* 2008; 27(9):943-956.

4. Taylor DO, Stehlik J, Edwards LB, Aurora P, Christie JD, et al: Registry of the International Society for Heart and Lung Transplantation: Twenty-Sixth Official Adult Heart Transplant Report-2009. *J Heart Lung Transplant* 2009; 28(10):1007-1022.

5. Daneshmand MA, Rajagopal K, Lima B, Khorram N, Blue LJ, et al: Left ventricular assist device destination therapy versus extended criteria cardiac transplant. *Ann Thorac Surg* 2010; 89(4):1205-1209; discussion 10.

6. Rogers JG, Aaronson KD, Boyle AJ, Russell SD, Milano CA, et al: Continuous flow left ventricular assist device improves functional capacity and quality of life of advanced heart failure patients. *J Am Coll Cardiol* 2010; 55(17):1826-1834.

7. Coyle LA, Ising MS, Gallagher C, Bhat G, Kurien S, et al: Destination therapy: one-year outcomes in patients with a body mass index greater than 30. *Artif Organs* 2010; 34(2):93-97.

8. Messori A, Trippoli S, Bonacchi M, Sani G: Left ventricular assist device as destination therapy: application of the payment-by-results approach for the device reimbursement. *J Thorac Cardiovasc Surg* 2009; 138(2):480-485.

9. Lahpor J, Khaghani A, Hetzer R, Pavie A, Friedrich I, et al: European results with a continuous-flow ventricular assist device for advanced heart-failure patients. *Eur J Cardiothorac Surg* 2010; 37(2):357-361.

10. Kirklin JK, Naftel DC, Kormos RL, Stevenson LW, Pagani FD, et al: Second INTERMACS annual report: more than 1,000 primary left ventricular assist device implants. *J Heart Lung Transplant* 2010; 29(1):1-10.

11. Nardi P, Pellegrino A, Scafuri A, Colella D, Bassano C, et al: Long-term outcome of coronary artery bypass grafting in patients with left ventricular dysfunction. *Ann Thorac Surg* 2009; 87(5):1401-1407.

12. Appoo J, Norris C, Merali S, Graham MM, Koshal A, et al: Long-term outcome of isolated coronary artery bypass surgery in patients with severe left ventricular dysfunction. *Circulation* 2004; 110(11 Suppl 1):II13-17.

13. Filsoufi F, Rahmanian PB, Castillo JG, Chikwe J, Kini AS, et al: Results and predictors of early and late outcome of coronary artery bypass grafting in patients with severely depressed left ventricular function. *Ann Thorac Surg* 2007; 84(3):808-816.

14. Topkara VK, Cheema FH, Kesavaramanujam S, Mercando ML, Cheema AF, et al: Coronary artery bypass grafting in patients with low ejection fraction. *Circulation* 2005; 112(9 Suppl):I344-350.

15. Soliman Hamad MA, Tan ME, van Straten AH, van Zundert AA, Schonberger JP: Long-term results of coronary artery bypass grafting in patients with left ventricular dysfunction. *Ann Thorac Surg* 2008; 85(2):488-493.

16. Eagle KA, Guyton RA, Davidoff R, Edwards FH, Ewy GA, et al: ACC/AHA 2004 guideline update for coronary artery bypass graft surgery: summary article. A report of the American College of Cardiology/American Heart Association Task Force on Practice Guidelines (Committee to Update the 1999 Guidelines for Coronary Artery Bypass Graft Surgery). *J Am Coll Cardiol* 2004; 44(5):e213-310.

17. Camici PG, Prasad SK, Rimoldi OE: Stunning, hibernation, and assessment of myocardial viability. *Circulation* 2008; 117(1):103-114.

18. Schinkel AF, Bax JJ, Poldermans D, Elhendy A, Ferrari R, et al: Hibernating myocardium: diagnosis and patient outcomes. *Curr Probl Cardiol* 2007; 32(7):375-410.

19. Allman KC, Shaw LJ, Hachamovitch R, Udelson JE: Myocardial viability testing and impact of revascularization on prognosis in patients with coronary artery disease and left ventricular dysfunction: a meta-analysis. *J Am Coll Cardiol* 2002; 39(7):1151-1158.

20. Shapira OM, Hunter CT, Anter E, Bao Y, DeAndrade K, et al: Coronary artery bypass grafting in patients with severe left ventricular dysfunction–early and mid-term outcomes. *J Card Surg* 2006; 21(3):225-232.

21. Darwazah AK, Abu Sham'a RA, Hussein E, Hawari MH, Ismail H: Myocardial revascularization in patients with low ejection fraction < or =35%: effect of pump technique on early morbidity and mortality. *J Card Surg* 2006; 21(1):22-27.

22. Athanasuleas CL, Stanley AW, Buckberg GD, Dor V, Di Donato M, et al: Surgical anterior ventricular endocardial restoration (SAVER) for dilated ischemic cardiomyopathy. *Semin Thorac Cardiovasc Surg* 2001; 13(4):448-458.

23. Di Donato M, Sabatier M, Montiglio F, Maioli M, Toso A, et al: Outcome of left ventricular aneurysmectomy with patch repair in patients with severely depressed pump function. *Am J Cardiol* 1995; 76(8):557-561.

24. Dor V: Surgical remodeling of left ventricle. *Surg Clin North Am* 2004; 84(1):27-43.

25. Ten Brinke EA, Klautz RJ, Tulner SA, Verwey HF, Bax JJ, et al: Long-term effects of surgical ventricular restoration with additional restrictive mitral annuloplasty and/or coronary artery bypass grafting on left ventricular function: six-month follow-up by pressure-volume loops. *J Thorac Cardiovasc Surg* 2010; 140(6):1338-1344.

26. Cleland JG, Coletta AP, Clark AL, Cullington D: Clinical trials update from the American College of Cardiology 2009: ADMIRE-HF, PRIMA, STICH, REVERSE, IRIS, partial ventricular support, FIX-HF-5, vagal stimulation, REVIVAL-3, pre-RELAX-AHF, ACTIVE-A, HF-ACTION, JUPITER, AURORA, and OMEGA. *Eur J Heart Fail* 2009; 11(6):622-630.

27. Buckberg GD, Athanasuleas CL: The STICH trial: misguided conclusions. *J Thorac Cardiovasc Surg* 2009; 138(5):1060-1064.e2.

28. Kawaguchi AT, Suma H, Konertz W, Gradinac S, Bergsland J, et al: Left ventricular volume reduction surgery: The 4th International Registry Report 2004. *J Card Surg* 2005; 20(6):S5-11.

29. O'Neill JO, Starling RC, McCarthy PM, Albert NM, Lytle BW, et al: The impact of left ventricular reconstruction on survival in patients with ischemic cardiomyopathy. *Eur J Cardiothorac Surg* 2006; 30(5):753-759.

30. Kawaguchi AT, Takahashi N, Ishibashi-Ueda H, Shimura S, Karamanoukian HL, et al: Factors affecting ventricular function and survival after partial left ventriculectomy. *J Card Surg* 2003; 18(Suppl 2):S77-85.

31. Moreira LP, Stolf NA, Higuchi ML, Bacal F, Bocchi EA, et al: Determinants of poor long-term survival after partial left ventriculectomy in patients with dilated cardiomyopathy. *J Heart Lung Transplant* 2001; 20(2):217-218.

32. Suma H, Tanabe H, Uejima T, Suzuki S, Horii T, et al: Selected ventriculoplasty for idiopathic dilated cardiomyopathy with advanced congestive heart failure: midterm results and risk analysis. *Eur J Cardiothorac Surg* 2007; 32(6):912-916.

33. Patel JB, Borgeson DD, Barnes ME, Rihal CS, Daly RC, et al: Mitral regurgitation in patients with advanced systolic heart failure. *J Card Fail* 2004; 10(4):285-291.

34. Hickey MS, Smith LR, Muhlbaier LH, Harrell FE Jr, Reves JG, et al: Current prognosis of ischemic mitral regurgitation. Implications for future management. *Circulation* 1988; 78(3 Pt 2):I51-59.

35. Robbins JD, Maniar PB, Cotts W, Parker MA, Bonow RO, et al: Prevalence and severity of mitral regurgitation in chronic systolic heart failure. *Am J Cardiol* 2003; 91(3):360-362.

36. Trichon BH, Felker GM, Shaw LK, Cabell CH, O'Connor CM: Relation of frequency and severity of mitral regurgitation to survival among patients with left ventricular systolic dysfunction and heart failure. *Am J Cardiol* 2003; 91(5):538-543.

37. Wu AH, Aaronson KD, Bolling SF, Pagani FD, Welch K, et al: Impact of mitral valve annuloplasty on mortality risk in patients with mitral regurgitation and left ventricular systolic dysfunction. *J Am Coll Cardiol* 2005; 45(3):381-387.

38. Magne J, Pibarot P, Dagenais F, Hachicha Z, Dumesnil JG, et al: Preoperative posterior leaflet angle accurately predicts outcome after restrictive mitral valve annuloplasty for ischemic mitral regurgitation. *Circulation* 2007; 115(6):782-791.

39. Grigioni F, Enriquez-Sarano M, Zehr KJ, Bailey KR, Tajik AJ: Ischemic mitral regurgitation: long-term outcome and prognostic implications with quantitative Doppler assessment. *Circulation* 2001; 103(13):1759-1764.

40. Bolling SF, Deeb GM, Brunsting LA, Bach DS: Early outcome of mitral valve reconstruction in patients with end-stage cardiomyopathy. *J Thorac Cardiovasc Surg* 1995; 109(4):676-682; discussion 82-83.

41. Chen FY, Adams DH, Aranki SF, Collins JJ Jr, Couper GS, Rizzo RJ, et al: Mitral valve repair in cardiomyopathy. *Circulation* 1998; 98(19 Suppl):II124-127.

42. Bishay ES, McCarthy PM, Cosgrove DM, Hoercher KJ, Smedira NG, et al: Mitral valve surgery in patients with severe left ventricular dysfunction. *Eur J Cardiothorac Surg* 2000; 17(3):213-221.

43. Calafiore AM, Gallina S, Di Mauro M, Gaeta F, Iaco AL, et al: Mitral valve procedure in dilated cardiomyopathy: repair or replacement? *Ann Thorac Surg* 2001; 71(4):1146-1152; discussion 52-53.

44. Buffolo E, Paula IA, Palma H, Branco JN: A new surgical approach for treating dilated cardiomyopathy with mitral regurgitation. *Arq Bras Cardiol* 2000; 74(2):129-140.

45. Bitran D, Merin O, Klutstein MW, Od-Allah S, Shapira N, et al: Mitral valve repair in severe ischemic cardiomyopathy. *J Card Surg* 2001; 16(1):79-82.

46. Dreyfus G, Milaiheanu S: Mitral valve repair in cardiomyopathy. *J Heart Lung Transplant* 2000; 19(8 Suppl):S73-76.

47. Suma H, Isomura T, Horii T, Hisatomi K, Sato T, et al: [Left ventriculoplasty for non-ischemic cardiomyopathy with severe heart failure in 70 patients]. *J Cardiol* 2001; 37(1):1-10.

48. Acker MA, Bolling S, Shemin R, Kirklin J, Oh JK, et al: Mitral valve surgery in heart failure: insights from the Acorn Clinical Trial. *J Thorac Cardiovasc Surg* 2006; 132(3):568-577, 77 e1-4.

49. McGee EC, Gillinov AM, Blackstone EH, Rajeswaran J, Cohen G, et al: Recurrent mitral regurgitation after annuloplasty for functional ischemic mitral regurgitation. *J Thorac Cardiovasc Surg* 2004; 128(6):916-924.

50. Braun J, van de Veire NR, Klautz RJ, Versteegh MI, Holman ER, et al: Restrictive mitral annuloplasty cures ischemic mitral regurgitation and heart failure. *Ann Thorac Surg* 2008; 85(2):430-436; discussion 6-7.

51. Kaji S, Nasu M, Yamamuro A, Tanabe K, Nagai K, et al: Annular geometry in patients with chronic ischemic mitral regurgitation: three-dimensional magnetic resonance imaging study. *Circulation* 2005; 112(9 Suppl):I409-414.

52. Kongsaerepong V, Shiota M, Gillinov AM, Song JM, Fukuda S, et al: Echocardiographic predictors of successful versus unsuccessful mitral valve repair in ischemic mitral regurgitation. *Am J Cardiol* 2006; 98(4):504-508.

53. Miller DC: Valve-sparing aortic root replacement in patients with the Marfan syndrome. *J Thorac Cardiovasc Surg* 2003; 125(4):773-778.

54. Maisano F, Ziskind Z, Grimaldi A, Blasio A, Caldarola A, et al: Selective reduction of the septolateral dimensions in functional mitral regurgitation by modified-shape ring annuloplasty. *J Thorac Cardiovasc Surg* 2005; 129(2):472-474.

55. Mihaljevic T, Lam BK, Rajeswaran J, Takagaki M, Lauer MS, et al: Impact of mitral valve annuloplasty combined with revascularization in patients with functional ischemic mitral regurgitation. *J Am Coll Cardiol* 2007; 49(22):2191-2201.

56. Hueb AC, Jatene FB, Moreira LF, Pomerantzeff PM, Kallas E, et al: Ventricular remodeling and mitral valve modifications in dilated cardiomyopathy: new insights from anatomic study. *J Thorac Cardiovasc Surg* 2002; 124(6):1216-1224.

57. Spoor MT, Geltz A, Bolling SF: Flexible versus nonflexible mitral valve rings for congestive heart failure: differential durability of repair. *Circulation* 2006; 114(1 Suppl):I67-71.

58. Benicio A, Moreira LF, Bacal F, Stolf NA, Oliveira SA: Reevaluation of long-term outcomes of dynamic cardiomyoplasty. *Ann Thorac Surg* 2003; 76(3):821-827; discussion 7.

59. Moreira LF, Benicio A, Bacal F, Bocchi EA, Stolf NA, et al: Determinants of long-term mortality of current palliative surgical treatment for dilated cardiomyopathy. *Eur J Cardiothorac Surg* 2003; 23(5):756-763; discussion 63-64.

60. Mann DL, Acker MA, Jessup M, Sabbah HN, Starling RC, et al: Clinical evaluation of the CorCap Cardiac Support Device in patients with dilated cardiomyopathy. *Ann Thorac Surg* 2007; 84(4):1226-1235.

61. Mishra YK, Mittal S, Jaguri P, Trehan N: Coapsys mitral annuloplasty for chronic functional ischemic mitral regurgitation: 1-year results. *Ann Thorac Surg* 2006; 81(1):42-46.

62. Sack S, Kahlert P, Bilodeau L, Pièrard LA, Lancellotti P, et al: Percutaneous transvenous mitral annuloplasty: initial human experience with a novel coronary sinus implant device. *Circ Cardiovasc Interv* 2009; 2(4):277-284.

63. Alfieri O, De Bonis M: Mitral valve repair for functional mitral regurgitation: is annuloplasty alone enough? *Curr Opin Cardiol* 2010; 25(2):114-118.

64. Mauri L, Garg P, Massaro JM, Foster E, Glower D et al: The EVEREST II Trial: design and rationale for a randomized study of the evalve mitraclip system compared with mitral valve surgery for mitral regurgitation. *Am Heart J* 2010; 160(1):23-29.

65. Tamburino C, Ussia GP, Maisano F, Capodanno D, La Canna G, et al: Percutaneous mitral valve repair with the MitraClip system: acute results from a real world setting. *Eur Heart J* 2010; 31(11):1382-1389.

张昌伟　郑　哲　译

第 69 章

心脏瓣膜外科的组织工程

Danielle Gottlieb,

John E. Mayer, *Jr.*

简介

组织工程学是一门仍在发展中的科学，涵盖了工程学和生物学的范畴。其目的是在体外利用单个细胞和组织结构重新构建替代组织。在胚胎阶段不能正常发育或者因为疾病而丧失功能的心血管组织都需要有一个替代品，这便是我们致力于心血管组织工程学的动力。对于儿科患者，先天发育异常的心血管组织通常是瓣膜和大血管。

在美国每年大约有 60 000 台针对心脏瓣膜和大动脉病变的手术，但是现有的替代装置都有明显的局限性。理想情况是，所有瓣膜和血管的替代物都能像正常的瓣膜和血管一样工作，也就是说可以让血流顺利通过而不会因为血管变窄引起阻滞或是反流。理想的组织工程替代品从理论上应具有的特点：（1）耐用性；（2）可成长性（对于婴幼儿和儿童）；（3）和血液成分的兼容性以及避免血栓和炎症；（4）抗感染。目前现有的人工合成材料或是生物材料制成的替代装置都不能达到这些标准。机械心脏瓣膜非常耐用，但不得不采取抗凝措施来减少血栓的风险[1,2]。抗凝治疗会有副作用，即使是接受抗凝治疗的患者，机械心脏瓣膜引起的血栓并发症也时有发生[1,2]。而生物瓣膜，不论来自于自体还是异体，在移植后都受到结构性退化的影响[2-4]。不论是机械瓣膜还是生物瓣膜都没有生长的潜力。对于儿科患者来说，伴随着身体成长必须经历多次手术来更换没有生长能力的瓣膜或者血管，这种局限性是需要再次手术的主要原因。

组织工程学是基于这样一种假设：用适当的方法设计制造出有活性的装置，它们能模仿正常的心血管结构，克服现有的心脏瓣膜替代物的缺陷。与儿科心脏手术特别相关的是组织工程瓣膜的长期功能：生长、自我修复以及重构的能力。这一章节总结了组织工程学研究目前取得的进展，概述了心血管组织工程学技术的应用。组织工程瓣膜应用到临床仍需进一步研究。

正常心脏瓣膜生物学

■ 成人瓣膜结构和功能

心脏瓣膜每年需开合约 4000 万次。这种协调的功能是根据血液流动的需要而产生的。在心脏收缩期，正常瓣膜开启时只产生最小的阻力，不会出现压力阶差。在心脏舒张期，同样的结构可以快速而完全的关闭从而保证了血液不会反流。半月瓣必须承受住动脉舒张压和心室舒张压的压力差。

同其他组织一样，瓣叶由细胞构成，与细胞外基质（ECM）相互作用。半月瓣的瓣叶是薄的、有弹性的结构，其微观结构和分子组成非常复杂。细胞外基质保证了正常心脏瓣膜的强度和弹性，由特定蛋白质和多糖类蛋白质聚合物构成[5,6]，细胞外基质由间质细胞生成。成人瓣膜的微观和分子结构体现了瓣膜所受到的局部机械力，瓣叶的细胞外基质不是均匀的，这种排列使得瓣膜在心脏收缩期有很好的弹性，在心脏舒张期有很高的强度来抵抗压力负荷[5]。在表层，特化的内皮可以防止血栓的形成，并起到压力传感器的作用。在内皮下，瓣膜间质细胞接收内皮发出的信号，并分泌出适当的基质来维持瓣叶的强度[9,10]。

瓣膜细胞外基质是有层次的，与瓣膜力学特性相关[11]。面向瓦氏窦，也就是伴随着舒张压产生涡流的地方，纤维膜层的胶原质很稠密。结缔组织的中间层，结构疏松富含氨基葡聚糖，后者是一种结构复杂的大型分子，它与水结合起到"冲击吸收器"的作用，可以承受大部分的压力。心室肌朝向大动脉一侧富含弹性蛋白，与心脏收缩期射血时瓣叶的拉长相关。

由此可见，瓣膜的结构和功能是密切相关的。设计瓣膜的策略是有目的的在亚细胞、细胞、组织和整体心脏瓣膜层次上模拟正常瓣膜的组织和功能。

■ 胚胎和出生后的发育

瓣膜不是一开始就是分层的组织,而是随着胚胎和出生后血液循环模式的改变,瓣膜的形态也在改变[12]。因此胚胎瓣膜的发育也和组织工程学有关,因为组织工程学可以提供模型,模拟正常体内瓣膜按照设定的基因程序和生物机械应力进行重构的过程。

人类胚胎发育的第15天,心肌和心脏内皮细胞开始分化。在第21天,线性心管开始形成,然后心脏向右旋形成右襻,最终心室到达成人心脏的位置。相对的两部分细胞外基质称为心胶质[13]。心瓣膜形成过程发生在心胶质的第一个证据是当一部分内皮细胞分层时,涌入细胞外基质,经历了从内皮细胞到间质细胞的转变[14]。在早期胚胎瓣膜发育过程中,瓣膜的间质细胞在富含黏多糖的微环境中高度繁殖。胎儿发育期,细胞繁殖变缓,在瓣膜尖端延伸处产生了细胞外基质。在胎儿发育的后期(胚胎20~36周)以及出生后不久的时间里,心脏瓣膜开始分成三层,胶原纤维开始构建和成熟。出生时,通过一系列的尚不明确的分子演化程序以及氧合作用和血压的变化把体循环和肺循环区别开来[12]。在新生儿循环的过渡期中,与主动脉瓣叶不同的是,肺动脉瓣叶的间质细胞表型呈现从激活到静止的演变过程[15]。在儿童时期,瓣膜的成熟和重构继续进行,瓣膜间质细胞继续减少直到成年[12]。心脏瓣膜曾经被当作被动运动的结构,然而现在越来越多的证据表明心脏瓣膜是动力器官。从力学上看,细胞及细胞外基质的演化和成熟这一过程反映了从胎儿到成人血液流量和生物力学负荷条件的巨大变化[12,16]。为了设计出仿生的替代装置,还需要对控制瓣膜生长和成熟的遗传基因及遗传规律进行深入的研究。

组织工程瓣膜的构建

组织工程瓣膜(TEHV)按照采用支架的不同结构可以分为两种:生物可吸收的支架(包括非纺织垫片、静电纺丝支架、针织网状物、水凝胶制品及合成制品)以及脱细胞生物组织支架的瓣膜。生物可吸收支架的制作方法是从寻找细胞以及在合适的生物力学条件(层流流动、搏动流动)和营养条件培养细胞开始的。关于组织支架的机械性能,其目的是建立一个足够坚固的组织,其机械性能稳定,要求支架退化的进程和细胞外基质生成的增长相对应。多孔性是可吸收支架的一个重要特征,它为细胞的移动、获取营养物质以及排出代谢产物提供了可通过的框架。多孔性能不良会导致营养物质的缺失和细胞的死亡。从理论上来说,一旦形成一个足够稳定的组织,在需要的部位进行活体移植,产生一个没有异物的组织。

这种新的方法是波士顿儿童医院实验室一个重要的研究项目[17~26]。它把组织的组成部分看作"积木",瓣膜由不同类型的细胞和支架材料构成。大部分的活体研究是针对循环压力相对较低的肺循环。与体循环相比,肺循环更具有更好的相容性。这种方法借鉴了以下几个基本的问题作为理论基础:(1)哪种类型的细胞或是哪几类细胞的组合是产生和保持适当的细胞外基质的必要条件?(2)细胞表型可以在多大程度上被修改、引导或是"设计",来制造正常瓣膜的细胞?(3)在这

个组织工程结构的发育过程中,这些细胞怎么能够在空间上组织起来直到这个结构里的细胞产生出足够的、适当的细胞外基质?(4)为了保证产生出适当的细胞外基质,需要什么样的生物化学信号?(5)什么样的力学信号对于组织的生长和发育是最佳的?(6)组织工程瓣膜是应该在移植之前就已经发育完全,看上去和成人瓣膜一样,还是在移植之后可以在活体继续生长成熟?

脱细胞生物组织支架的支持者认为这个方法的前提是:细胞外基质的几何形态引导了细胞的行为,和正常瓣膜支架最接近的结构是瓣膜支架本身。人类同种主动脉瓣的移植在一般情况下组织类型是不匹配的,移植物在活体内几个月以后会变成无细胞结构,然而仍保持其机械性能数十年。赋予主动脉瓣膜耐久性的确切原因还不知道,我们目前的假说是这些特性是在体内去细胞时仍然会保持。支架可以在植入前被种上细胞,或者是移植时不种植细胞,置入体内后期待着适当的细胞会转移进入支架。然而如果在移植前不种上细胞,一些无细胞基质则无法通过细胞内皮化来抵抗支架表面血栓的形成[27]。

组织工程心脏瓣膜的文献阐述了一些细胞类型的选择、支架条件和预处理方法。总之,方法很难比较,结果也不一致。现在已经出现了对于构建组织工程原料和建造工程组织的几种方法的比较研究[28,29]。全面回顾以往的研究不是本章的范畴。然而,之后的章节会详细介绍合成物的基本元素和基于生物材料的组织工程瓣膜的总结。还会介绍这些方法在体内研究的结果。

■ 细胞的起源和表型

同瓣膜在胚胎发育时期一样,一个组织工程心脏瓣膜理想的细胞类型应具有瓣膜间质细胞以及内皮细胞的功能。从概念上,这些细胞可能来源于完全分化的能够合成细胞外基质的细胞,或者来源于未分化的,具有多种分化潜能的多能干细胞已分化成为多种细胞类型。

早期的组织工程心脏瓣膜细胞来源于动脉或是静脉的已分化的细胞,包括血管平滑肌细胞、纤维母细胞和来源于未发育完全的动物的内皮细胞[17~21]。选择这些细胞是因为它们易于获取,来源于心血管系统,可以合成细胞外基质蛋白。与来自于升主动脉壁的肌成纤维细胞相比,大隐静脉的细胞被培养在可生物降解的聚氨酯支架上时,表现出更强的胶质合成能力和机械强度[30]。在波士顿儿童医院的实验室,以这些从体循环血管分化出的细胞为基础的组织工程心脏瓣膜(TEHV),在活体中可以存活4个月[17~19]。然而,过度的胶质形成能力可能是把双刃剑。在培养早期,新组织的快速形成可能引起基质成分的过度增生,从而导致组织僵硬以及组织挛缩。早期对于真皮纤维母细胞的研究表明,由这些细胞构建的瓣叶发生了组织挛缩,影响了瓣叶间的对合,从而导致瓣膜反流[31]。分化成熟的细胞除了会产生过多的或是不利的细胞外基质之外,还可能会存在体外长时间细胞培养衰老的问题,从而不能快速产生足够的细胞来种植组织工程瓣膜。最后,从正常外周动脉为TEHV获得细胞的实验得到了一个并不理想的临床结果,因此引发了对于组织工程瓣膜替代细胞来源的探索。

干细胞生物学的出现改变了心脏瓣膜组织工程候选细胞类

型的范畴。当干细胞从胚胎状态分化时，在后来的每一个步骤中都会失去部分多能性。多种分化的过程形成了细胞系。在胚胎发育过程中，每一个特定细胞系的分化都伴随着一个特定的力学微环境和生物化学信号[32]。对于细胞系如何在心脏发育过程中分化是目前一个非常热门的研究领域，其目的是寻找瓣膜细胞系的复制分化必要的线索。在正常的发育过程中，细胞的分化受制于一个快速变化的三维的细胞外环境，而且受到来自于邻近细胞和细胞外间质的分子信号影响。这些在瓣膜发育中的细胞和环境之间互惠的相互作用，以及诱导细胞分泌并对细胞外基质成分应答的调节机制，被认为是瓣叶细胞分化和分层的根本机制。人们认为在瓣膜发育过程中，这些机制主要由血流动力学驱动。

最近有证据表明具有增殖和再生能力的干细胞存在于很多成体组织中。这些干细胞不仅能够在其所在的组织中起作用，它们也能在循环中迁移，在远处的不同组织中参与再生。一份近期的综述阐述的证据表明，无论在胚胎时期还是在出生后，骨髓来源的内皮细胞、造血干细胞和祖细胞都可以参与组织血管的形成[33]。Visconti 和他的同事做了一个有趣的实验，观察到小鼠心脏瓣膜的间质细胞可起源于骨髓造血干细胞[34]。骨髓中含有可以修复受损组织的细胞的设想已经在心脏梗死后心肌的再生中得到验证和应用，从心脏外的组织中分离多能干细胞，然后注射回心肌梗死后的心脏，以恢复缺血性或者梗死后心肌的收缩功能。然而这些尝试得到的是模棱两可的甚至是负性的结果，提示心肌再生的过程并不是简单的添加多能干细胞就可以完成的[35]。SynerGraft 的早期研究结果表明，异种的脱细胞心脏带瓣管道移植于儿童体内作为右心室到肺动脉管道，如预期一样，移植物中出现了来自循环的细胞在其内部增殖，或是邻近正常组织的细胞向其内部生长。在此例中，由循环细胞迁徙并增殖引起的再生，并不足以恢复正常功能或是介导移植物组织生长[36,37]。

尽管如此，干细胞对于组织工程和再生而言仍然是一个有吸引力的细胞来源，因为它们具有可塑性和可调控性，可以分化为组织需要的细胞系并满足组织功能的需要。而且，这些细胞比起已经分化的细胞，其获得的途径更加容易并且损伤更小[33]。我们最初的在 Mayer 实验室关于干细胞的试验就是分离自羔羊循环血的自体内皮祖细胞（EPCs），将这种细胞植入到脱细胞动脉移植物内[17]。这些被种植了细胞的动脉移植物被植入到供体羔羊的颈动脉后，在 130 天后仍能保持通畅和正常的功能。随后 Sutherland 和他的同事所做的动物实验，将骨髓间质干细胞（MSC）种植在一个具有生物可吸收性的带有三个半月瓣的管道支架中（图 69-1）。这些带瓣膜的管道支架作为带瓣人工血管被植入到新生绵羊的主肺动脉，并存活八个月。这项研究之后，Gottlieb 以及其他研究人员把相似的瓣膜植入到更多的羊体内，通过 MRI 和超声心动图随访动物成长过程中瓣膜功能的变化。瓣膜在移植时有少量的反流（图 69-2），瓣叶表面有部分区域缺失，这和随着时间的推移瓣膜反流量的增加是相对应的[26]。重要的是，种植细胞的组织工程瓣叶经历了移植后体内重构的过程，这在早期使用来自于外周血肌成纤维细胞和内皮细胞的试验中也能看到，在这两类试验中，移植后瓣叶表面出现了组织分层的现象[19,24,26]。

多种干细胞已经被应用在先天性心脏病的组织工程瓣膜中。Cebotari 和他的同事们最近报告了一个刚开始的试验，将

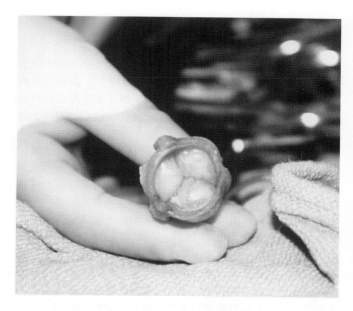

图 69-1 植入前的组织工程肺动脉瓣膜

种植了自体内皮祖细胞（EPCs）的同种瓣膜移植到两个儿童体内[38]。Matsumura 和他的同事指出，当移植细胞被种植到乳酸和己内酯聚合物支架时，绿色荧光蛋白（GFP）标记的细胞有助于识别组织工程血管移植物的组织细胞再生。这些移植物保持通畅，并包含 GFP 标记的细胞，该细胞同时表达内皮细胞和间充质细胞的标志物[31]。东京女子医科大学的研究人员也在儿童体内植入了组织工程血管移植物，使用单核细胞，种植在生物可吸收的支架上[39]。由于其令人鼓舞的早期结果，这项工作目前在耶鲁大学继续进行。

越来越多的证据支持着这个观点：对于细胞来说，"位置决定命运"。很多类型的细胞，包括骨髓来源的骨髓间充质干细胞（MSC），显示出令人惊奇的可塑性，并且细胞表型似乎与细胞所处位置的微观环境有密切的关系[40~42]。然而，在这些微环境中控制细胞分化的因素现在还没有完全确定。有证据表明，内皮来源干细胞可以对生物化学信号产生回应并能够跨细胞系分化。

Dvorin 的实验结果显示，将 EPCs 种植到一个生物可吸收的聚合物支架之后，在转化生长因子（TGF）-β1 的作用下，EPCs 表达 α-平滑肌肌动蛋白（α-SMA）。这并不是内皮组织的特性，表达 α-SMA 是一种间质细胞的表型[43]，这个现象可能和胚胎期瓣膜发育时出现的内皮向间充质转化（EMT）有关。人类主动脉瓣内皮细胞可以以相似的方式对 TGF-β1 产生应答，而血管内皮细胞则不能，这显示内皮来源的干细胞可能适合作为瓣膜内皮的替代物。尽管很多类型的干细胞可以成为组织工程的候选者，但只有在了解了它们在体内正常的生长和再生的细节后，才能利用它们全部的潜能。

组织工程支架的结构

尽管数十年前就可以在培养基中培养细胞系，但是诱导细胞进入一个类似正常组织的复杂的三维结构中去，或是诱导细胞分泌特定的细胞外基质成分却非常困难。工程组织的植入需

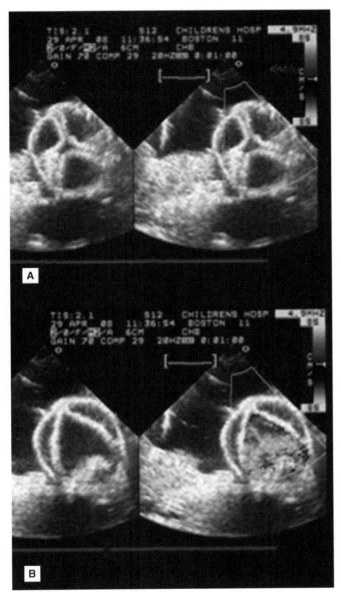

图 69-2 超声显示植入后的组织工程肺动脉瓣膜

要保持完整的结构，因此更多的组织工程师在做为原料的细胞之外采用了一个结构性支架。

考虑到这个基本要求，生成三维组织的策略主要有两个：（1）体外合成三维结构支架；（2）整个组织（通常是异种移植物）的去细胞化。

任何一个组织工程应用的支架必须具有生物相容性，并且允许细胞依附和增殖。为了应用在先天性心脏病患者中，移植组织的可生长性是我们的目标和要求，因此支架必须可以在活体内降解或重构。生物聚合物途径的优点是这些支架的化学特性允许其在活体内降解，通常是通过水解作用[44]。缺点是心脏瓣膜在结构上是复杂、非均质的，从头设计具有接近正常心脏瓣膜的结构特性的组织工程支架是个巨大的挑战。异种组织去细胞化途径的明显优点是复杂的三维结构被在很大程度上被保存下来，却难满足临床要求，异种移植的免疫排斥反应是困难之一。也许最困难的是，去细胞异种移植物的细胞外基质是

致密的，会阻碍播种细胞渗透进入到基质的缝隙中。在我们的实验室，我们利用小肠黏膜制作了一个带有三个半月瓣膜的导管，然后在其上种植内皮祖细胞（EPCs）。将其移植入一个绵羊模型后，其短期结果令人满意，但是没有细胞渗透进入小肠黏膜下层支架的深处。当和血液成分接触后，移植物支架的细胞外基质蛋白可以导致炎症、血栓形成和钙化，所以关于这种材料的研究已经停止了。

我们实验室在研究心脏瓣膜和大动脉组织工程移植物过程中主要采取了在候选生物可吸收聚合物支架上播种细胞的途径。理想情况是，在支架降解和播种细胞形成细胞外基质过程中存在着一个此消彼长的关系。聚合物的降解和聚合物的化学特性、制作方法以及降解机制有关，因此在组织工程中使用的不同聚合物的降解时间是不同的。应用在心脏瓣膜组织工程上的第一代支架是高度多孔的非纺织的垫片，由聚乙醇酸（PGA）的纤维制成。PGA 和相关的聚合物在不同的组织工程中有着广泛的应用[45~49]。PGA 和相关脂类聚合物，包括聚-L-乳酸（PLLA），它们的优点是安全性、生物相容性、无毒以及造价低廉。从 1970 年以来，PGA 就作为商业制造缝合线的材料使用[49]。PGA 可以被压制成纤维，从而使得非纺织的片材产品有较大的开孔。开孔结构提供了一个大的表面区域供细胞依附、营养物质自由扩散和新陈代谢产物的排出，从而促进了细胞的转运和增殖。在经历几次水解降解过程后，这些非纺织材料的组织学特性逐渐显现。PGA 在 2~4 周降解，然而大多数的更疏水的 PLLA 的纤维在 4~6 周降解。这些支架在失去质量之前先失去强度，这就给组织工程师一个挑战，需要播种足够数量的可生成基质的细胞去补充支架失去的强度。我们的实验室做了以下的实验，涂有热塑性聚合物的聚-4-羟基丁酸（P4HB），通过将瓣叶附着在平层支架上形成三瓣叶结构，然后围绕一个轴心包裹主支架，热焊接附着的缝隙。尽管早期使用 PGA/P4HB 复合材料的结果是乐观的，但随后的研究表明其在更长时间的体外培养过程中失去了结构的完整性，为随后体内移植的缝合和止血带来难度。由于这些原因，Sutherland 和他的同事们在我们实验室研发了一种由 PCA 和 PLLA 纤维共同构成的支架。因为 PGA 是一种强度更高但是降解快的聚合物，而 PLLA 是一种相对强度较低但降解周期长的聚合物，我们希望当组织支架由这样的材料构成时，具有与正常组织一致的强度。由合成非纺织类原料制成的具有三个半月瓣叶的带瓣管道，大大提高了手术的可操作性[24]。

尽管拥有令人满意的强度，但以聚合物纤维为基础的瓣叶支架比正常的瓣叶明显的更硬，再加上细胞分泌的细胞外基质，这些结构尤其的坚硬。高强度的支架已经影响了细胞功能，组织工程师已经开始寻找更有弹性的材料。麻省理工大学的 Wang 和他的同事们设计了一个有弹性的、快速降解的聚合物，基于一种蓖麻油的衍生物—癸二酸。此外，聚甘油葵酸酯是一种具有很好的强度但又具有良好弹性的材料，目前正在研究能否应用到心脏瓣膜的组织工程中[50]。

除了硬度更高之外，基于聚合物的支架比正常瓣叶更厚。一个过厚的组织工程支架在培养基中会引起营养物浓度梯度变化，导致很多基于非纺织物支架的组织工程研究由于营养物质不能运送到工程组织最深的区域而受到限制。因此提出了两种解决方案来克服这些缺点：增加血液供给和设计薄一些的支架。

基于水凝胶的组织工程支架包括胶原、海藻酸盐、琼脂糖、明胶、纤维蛋白、壳聚糖、聚乙二醇、透明质酸和细胞外基质的脱水片层已经形成了组织工程中很多实验的基础。当胶质变成固态，细胞被固定于单元格中，可将均匀分布的细胞植入在临时的基质中。此外，水凝胶可以被制成薄层。Tranquillo实验室使用基于胶原组织工程支架播种了真皮成纤维细胞，生产出了一种双瓣叶心脏瓣膜[51]。药物运输技术和微流控技术的最新进展可以进一步控制支架的性能，包括随温度、PH或光照变化的支架聚合物的编排，以设计纳米级的微观细胞环境来引导细胞在支架的分布，微囊化生长因子和粘附支架上的多肽类来改善细胞的粘附和增殖[52~56]。

细胞和组织工程支架的构建引进了纳米级制造技术，如静电纺丝。尽管如此，还是没有找到用于心脏瓣膜组织工程完美的材料，就这一点而言，研究还在继续。

心脏瓣膜复杂的各向异性和三维结构给了仿生设备提出了另一个挑战。即使找到了最佳的支架材料，把它建成一个三维结构精确的瓣膜也并非易事。通过使用计算机断层成像的正常心脏瓣膜解剖图，Sodian 和他的同伴们采用 3D 打印技术打印了一个三维的模型，用于制作热塑性聚合物 P4HB 模具[57]。模具用于将聚合物固化到三维的瓣膜解剖结构。由于成像技术的发展提高了空间和时间分辨率，对细小的、运动着的非均质结构，如心脏中瓣叶的解剖学描述变得更可行。此外，发展微观制造技术可以增强我们制造微观瓣膜解剖特性的能力。有了确定的解剖学上维度和对流出道、大动脉以及瓣叶运动和发育的理解，组织工程师有了建造三维心脏瓣膜支架清晰的目标。

■ 生物化学信号

内皮细胞在瓣膜形成早期阶段（EMT）的分化已经在小鸡体内实验建立模型。这些早期的实验，对所需化学信号正确排序和表达的认知已经有了很大进展。血管内皮生长因子（VEGF）被认为是在有充足组织葡萄糖和饱和氧的环境中 EMT 的调节因子。VEGF 是由内皮细胞分泌的，而其他重要的信号，例如骨形成蛋白 2 和 4，是由心肌表达的。透明质酸是细胞外基质的一种成分，通过它巨大含水的结构调节下游信号，调节受体和配体的结合。因此，体内瓣膜形成是依靠来自心肌、局部细胞外基质和内皮的信号来共同调控的[11,32]。尽管人们还不是很了解心内膜垫和瓣膜原基早期的生长过程，对瓣膜后期的生长调节也知之甚少，但是对内皮和间质细胞增殖的调节系统的研究已经十分深入。对于这些已知的方法已经做了大量研究，由于器官形成中的基因调节是一个非常复杂的过程，因此关键基因的通路数据对于整个实验过程是很重要的。目前微阵列技术可以产生高通量数据，会对瓣膜成长阶段重要的调节步骤提供深入的了解。在未来的组织工程瓣膜的研究中会出现更多的这类信息。

■ 力学信号

为组织工程寻找一个合适的细胞类型是必要的，但是对于组织工程替代物来说这还远远不够。维持组织的正常功能要求有适当的细胞分层和三维微观结构，工程组织要求在支架的多个层次上合理分配细胞和细胞外基质。就这一点而言，工程组织要与原生组织一样协调有序。血流动力学对于心血管结构的发育和功能保持是必需的，生物力学信号是组织生长和发育的后天调节因子。越来越多的证据表明内皮细胞扮演了力学换能器的角色，通过下面的细胞外基质发送信号到更深的瓣膜间隙细胞。内皮细胞对剪切应力和循环张力产生应答[58]。在一个具有稳定浓度的可溶性生长因子的环境中，内皮细胞的命运可以通过改变组织张力在生长、分化和凋亡中切换[59]。当细胞嵌入并和周围的细胞外基质耦合时，ECM 就成为信号的传输工具。生物化学信号可以被 ECM 减弱或是放大，当细胞通过整合受体和它周围的 ECM 绑定时，这种绑定行为本身就可以引起细胞表型的变化。当人类间充质干细胞被平铺到利于细胞传代的较大的工程组织岛时，细胞分化为骨细胞，当被平铺到小的工程组织岛时，在同样的培养基内则分化成脂肪细胞[60]。

对接受 Ross 手术病人的临床观察提供了血管和瓣膜组织受血流动力学影响的进一步的证据。在 Ross 手术过程中，低压肺循环的肺动脉瓣膜被移植到主动脉瓣的位置，承受体循环压力，导致了瓣膜间质细胞表型的明显变化，包括基质金属蛋白酶活性的增加。这表明了出现了 ECM 的重构[15]。

因此生物力学信号在体内环境中对于工程组织的构建、调节和训练十分重要。在一个包含组织培养基的环流系统（生物反应器）中，机械应力可以促进工程组织发育。预处理对于工程心血管组织的生物学特性及其监测非常重要。生物反应器对于工程心脏瓣膜具有两个重要的意义：首先，机械应力影响了细胞表型和基因表达，因此组织的发育、生长的潜能都受到生物力学信号的控制。来自我们实验室 Hoerstrup 和其同事的实验表明，流体和压力可以增加组织工程瓣膜中基质的产生。在另一个的独立的实验中，Lee 和他的同事们证明了细胞外基质的基因转录与机械应力变化密切相关。在可生物降解的支架中种植血管平滑肌细胞，在流体的循环压力下，会产生更多的胶质，比对照组更坚固[61]。在采用间充质干细胞和猪心脏瓣膜模型的实验中也得到了类似的结果[62,63]。此外，由于瓣膜在移植时不能出现反流，因此移植前在生物反应器中观察组织工程瓣膜力学特性有利于研究者观察并预测移植后在活体中瓣膜的功能。

组织工程瓣膜实验结果

没有对瓣膜生长和重构的体外实验研究，临床上可应用的组织工程心脏瓣膜是不会有进展的。生物学的发展和体外实验是这个新兴领域基本的要素。然而，在体试验是体外研究的必要的补充，代表了组织工程移植物功能的真实情况。体内环境比体外估计的更复杂，组织工程瓣膜的重构依赖于只出现在活体循环中的祖细胞和免疫细胞的影响。

对于组织工程瓣膜的在体移植研究，已经有四项大组实验的结果[19,24,26,64]。一些小组将去细胞化和再细胞化的组织工程瓣膜移植到羔羊的循环系统中[67,68]，另外两项研究评估了组织工程血管在肺循环中的生长情况。下面将回顾在瓣膜功能、瓣膜和（或）血管生长的评估和工程组织的成熟这几个方面中有代表性的研究。

■ 体内瓣膜的功能、生长和成熟

心脏瓣膜组织工程的概念建立在大型动物的概念验证实验

中。早期的体内组织工程心脏瓣膜实验是将单个瓣叶移植到肺循环中。从绵羊主动脉分离出的细胞，分成内皮和纤维原细胞两类。细胞被作上标记，然后被种植到 PGA 支架中，最终被移植。移植 6 小时后以及 1、6、7、9 和 11 周后，仍然可以被检测到被标记的移植细胞。移植的细胞产生细胞外基质，而瓣叶在这些时间点中也都可以被观测到。

关于肺动脉瓣移植的第二类试验由绵羊自体内皮细胞和种植在一个 PGA-P4HB 复合材料支架上的肌成纤维细胞组成。瓣膜在置于脉冲复制器中逐渐增加的流量和压力条件下14 天之后，被移植到绵羊体内，经过 1 天、4、6、8、16 和20 周。瓣膜显示出较好的血流动力学表现，一直到 20 周，没有形成血栓、狭窄和动脉瘤。16 周后观测到了瓣膜中心性反流。瓣膜的组织学研究显示出一个分层的结构：在流出道表面上主要是氨基葡聚糖和胶原，而弹性蛋白在流入道表面上。体内移植 6 周后即可发现弹性蛋白。在 20 周的研究期过后，支架被降解并伴随着瓣叶强度的下降。其组织学、生物化学和生物力学参数与自体肺动脉和瓣叶本身的参数类似。

在 PGA/PLLA 支架上使用源自骨髓的间充质干细胞，研究者制造出带瓣膜人工血管并移植到小羊肺动脉。用超声心动图评估瓣膜功能，用组织学和免疫染色方法分析移植组织。在移植入体内后，超声心动图证实了瓣膜最大瞬间压力阶差为 17.2±1.33mmHg，估计反流的范围为零或微少量。四只动物均顺利度过围手术期并存活。移植物在体内 4 个月后，与移植初期相比，最大瞬间压差、平均压差或有效的瓣口面积均无显著的统计学差异。术后 8 个月的组织分析显示出，移植组织有了一个分层的组织形态，流入表面出现弹性蛋白纤维，流出表面充满了胶质。瓣膜的其余区域分布着氨基葡聚糖。移植前，细胞一致表达间充质细胞标记物 a-SMA，但是移植后在瓣膜离体研究时发现，这些细胞被限制在内皮下层，并表达Ⅷ因子（VWF），提示移植物在体内发生了内皮化。这项研究证明了通过干细胞移植制作组织工程肺动脉瓣膜的可行性。

我们实验室的工作进一步验证了这些早期研究成果，并通过更多的动物实验研究了组织工程瓣膜功能的变化。使用相同的支架材料（合成 PGA-PLLA 非纺织垫片）和细胞（MSCs），切除 19 只新生小羊的肺动脉瓣叶，随后将组织工程带瓣人工血管移植到其主肺动脉。在移植即刻以及移植后 1 天、6 周、12 周和 20 周通过心脏超声心动图评估瓣膜的功能、瓣叶的形态以及带瓣管道的形态。移植时，带瓣管道的功能非常好，多普勒超声心动图显示最大跨瓣压差为 17mmHg，大部分的带瓣管道只出现了微量的反流。12 周以后，带瓣管道瓣叶对合不良并出现反流。20 周后，带瓣管道的直径保持不变。通过MRI 测量的尺寸数据和对移植物直接测量的数据吻合。这些研究证明了在自体细胞来源组织工程瓣膜在移植后表现出良好的功能状态，随后通过 MRI 对形态和功能实时检测。瓣膜经历了结构和功能重构，没有出现狭窄，但是 6 周后肺动脉瓣出现明显的反流。

当以纤维蛋白为基础的组织工程带瓣人工血管移植到山羊体内 3 个月后，基本保持着完整的组织形态。然而，由于组织的回缩导致瓣叶出现反流。

至今为止，还没有团队证实移植的组织工程瓣叶可以在体内生长。然而在很多实验中，瓣叶的微观结构由相对均匀的形态进化到一个分层的结构。这种结构在体内演化以及细胞活动的机制完全是未知的，但是这些研究显示了一个组织工程瓣膜在移植到体内血液循环中时并非一定是一个成熟的形态。

现在和未来

对组织工程心脏瓣膜替代物的研究已经经过了十年的努力，临床上仍然需要一个更耐久的瓣膜替代物。现有的心脏瓣膜替代物的不足之处已经描述的非常清楚，这能帮助我们深刻了解瓣膜设计的优势和薄弱环节。尽管研究主要集中在心脏瓣膜组织工程合适的细胞源和支架材料上，但组织工程心脏瓣膜所需最佳的细胞类型、支架材料和体外培养条件还不清楚。干细胞和成体祖细胞提供了希望，因为它们具有自我修复和多向分化的能力，因此具有生长潜力。影像技术的发展可以帮助我们更全面的了解移植物的重构和生长。尽管体外预处理的很多细节还不清楚，生物反应器预处理仍然有可能通过刺激组织形成减少体外培养时间，并可能为移植前评估瓣膜功能提供一个可以控制的环境。

心脏瓣膜的生长是一种复杂的生物事件，通过生物化学和生物力学环境，同时在细胞、组织和器官层次上发生。详细了解此过程中关键步骤的分子顺序，能把合适的微环境和三维结构组合起来，并实现组织工程最终的目标：可以临床应用的、可以生长并可以耐用终身的心脏瓣膜替代物。

参考文献

1. Vongpatanasin W, Hillis D, Lange RA: Prosthetic heart valves. *NEJM* 1996; 335:407.
2. Hammermeister KE, Sethi GK, Henderson WG, et al: Outcomes 15 years after valve replacement with a mechanical versus a bioprosthetic heart valve: final report of the veterans affairs randomized trial. *J Am Coll Cardiol* 2000; 36:1152.
3. Forbess JM, Shah AS, St Louis JD, et al: Cryopreserved homografts in the pulmonary position: determinants of durability. *Ann Thorac Surg* 2001; 71:54.
4. Stark J, Bull C, Stajevic M, et al: Fate of subpulmonary homograft conduits: determinants of homograft failure. *J Thorac Cardiovasc Surg* 1998; 115:506.
5. Rabkin-Aikawa E, Mayer JE Jr, Schoen FJ: Heart valve regeneration, in Yannas IV (ed): *Advances in Biochemical Engineering/Biotechnology. Regenerative Medicine II.* Berlin, Springer-Verlag, 2005; p 141.
6. Schoen FJ: Aortic valve structure-functional correlations: role of elastic fibers no longer a stretch of the imagination. *J Heart Valve Dis* 1997; 6:1.
7. Davis PF: Hemodynamic shear stress and the endothelium in cardiovascular pathophysiology. *Nat Clin Pract Cardiovasc Med* 2009; 6(1):16.
8. Cummins PM, von Offenberg Sweeney N, Killeen MT, et al: Cyclic strain-mediated matrix metalloproteinase regulation within the endothelium: a force to be reckoned with. *Am J Physiol Heart Circ Physiol* 2007;292: H28.
9. Ingber DE: Mechanical signaling and the cellular response to extracellular matrix in angiogenesis and cardiovascular physiology. *Circ Res* 2002; 91:877.
10. Chiquet M: Regulation of extracellular matrix gene expression by mechanical stress. *Matrix Biol* 1999; 18:417.
11. Lincoln J, Lange AW, Yutzey KE: Hearts and bones: shared regulatory mechanisms in heart, cartilage, tendon and bone development. *Dev Biol* 2006; 294(2):292.
12. Aikawa E, Whittaker P, Farber M, et al: Human semilunar cardiac valve remodeling by activated cells from fetus to adult. *Circulation* 2006; 113:1344.
13. Moore K, Persaud T: *The Cardiovascular System: The Developing Human.* Philadelphia, WB Saunders, 1998; p 563.
14. Armstrong EJ, Bischoff J: Heart valve development: endothelial cell signaling and differentiation. *Circ Res* 2004; 95:459.

15. Rabkin-Aikawa E, Aikawa M, Farber M, et al: Clinical pulmonary autograft valves: pathologic evidence of adaptive remodeling at the aortic site. *J Thorac Cardiovasc Surg* 2004; 128:552.

16. Butcher J, Tressel S, Johnson T, et al: Transcriptional profiles of valvular and vascular endothelial cells reveal phenotypic differences: influence of shear stress. *Arterioscler Thromb Vasc Biol* 2006; 26(1):69.

17. Shin'oka T, Bruer CK, Tanel RE, et al: Tissue engineering heart valves: valve leaflet replacement study in a lamb model. *Ann Thorac Surg* 1995; 60(Suppl 6):S513.

18. Sodian R, Hoerstrup SP, Sperling JS et al: Tissue engineering of heart valves: in vitro experiences. *Ann Thorac Surg* 2000; 70:140.

19. Hoerstrup SP, Sodian R, Daebritz S et al: Functional living trileaflet heart valves grown in vitro. *Circulation* 2000; 102(Suppl 3):III44.

20. Stock UA, Nagshima M, Khalid PN, et al: Tissue engineered valved conduits in the pulmonary circulation. *J Thorac Cardiovasc Surg* 2000; 119:732.

21. Sodian R, Hoerstrup SP, Sperling JS, et al: Early in vivo experience with tissue-engineered trileaflet heart valves. *Circulation* 2000; 102(Suppl 3):III22.

22. Steinhoff G, Stock U, Karim N, et al: Tissue engineering of pulmonary heart valves on allogenic acellular matrix conduits: in vivo restoration of heart valve tissue. *Circulation* 2000; 102(Suppl 3):III50.

23. Matheny RG, Hutchison ML, Dryden PE, et al: Porcine small intestine submucosa as a pulmonary valve leaflet substitute. *J Heart Valve Dis* 2000; 9:769.

24. Sutherland FWH, Perry TE, Yu Y, et al: From stem cells to viable autologous semilunar heart valve. *Circulation* 2005; 111:2783.

25. Kaushal S, Amiel GE, Guleserian KJ, et al: Functional small diameter neovessels created using endothelial progenitor cells expanded ex vivo. *Nat Med* 2001; 7:1035.

26. Gottlieb D, Kunal T, Emani S, et al: In vivo monitoring of autologous engineered pulmonary valve function. *J Thorac Cardiovasc Surg* 2010; 139(3):723.

27. Mendelson K, Schoen FJ: Heart valve tissue engineering: concepts, approaches, progress and challenges. *Ann Biomed Eng* 2006; 34(12):1799.

28. Kang L, Hancock MJ, Brigham MD, et al: Cell confinement in patterned nanoliter droplets in a microwell array by wiping. *J Biomed Mater Res A* 2010; 93(2):547.

29. Woodfield TB, Moroni L, Malda J: Combinatorial approaches to controlling cell behaviour and tissue formation in 3D via rapid-prototyping and smart scaffold design. *Comb Chem High Throughput Screen* 2009; 12(6):562.

30. Schnell AM, Hoerstrup SP, Zund G, et al: Optimal cell source for cardiovascular tissue engineering: venous vs. aortic human myofibroblasts. *J Thorac Cardiovasc Surg* 2001; 49:221.

31. Matsumura G, Miyagawa-Tomita S, Shin'oka T, et al: First evidence that bone marrow cells contribute to the construction of tissue engineered vascular autografts in vivo. *Circulation* 2003; 108:1729.

32. Combs MD, Yutzey KE: Heart valve development: regulatory networks in development and disease. *Circ Res* 2009; 105:408.

33. Rafii S, Lyden D: Therapeutic stem and progenitor cell transplantation for organ vascularization and regeneration. *Nat Med* 2003; 9:702.

34. Visconti RP, Ebihara Y, LaRue AC, et al: An in vivo analysis of hematopoietic stem cell potential: hematopoietic origin of cardiac valve interstitial cells. *Circ Res* 2006; 98:690.

35. Passier R, van Laake LW, Mummery Cl: Stem-cell-based therapy and lessons from the heart. *Nature* 2008; 453(7193):322.

36. O'Brien MF, Goldstein S, Walsh S, et al: The SynerGraft valve: a new acellular, non-glutaraldehyde tissue heart valve for autologous recellularization. First experimental studies before clinical implantation. *Semin Thorac Cardiovasc Surg* 1999; 11:194.

37. Simon P, Kasimir MT, Seebacher G, et al: Early failure of the tissue engineered porcine heart valve SynerGraft in pediatric patients. *Eur J Cardiothorac Surg* 2003; 23:1002.

38. Cebotari S, Lichtenberg A, Tudorache I, et al: Clinical application of tissue engineered human heart valves using autologous progenitor cells. *Circulation* 2006; 114(Suppl I):I132.

39. Shin'oka T, Matsumura G, Hibino N, et al: Midterm clinical result of tissue-engineered vascular autografts seeded with autologous bone marrow cells. *J Thorac Cardiovasc Surg* 2005; 129:1330.

40. Rozario T, Desimone DW: The extracellular matrix in development and morphogenesis: a dynamic review. *Dev Biol* 2010; 341(1):126.

41. Gjorevski N, Nelson CM: Bidirectional extracellular matrix signaling during tissue morphogenesis. *Cyt Grow Fact Rev* 2009; 20(5-6):259.

42. Engler AJ, Sen S, Sweeney HL, et al: Matrix elasticity directs stem cell lineage specification. *Cell* 2006; 126:677.

43. Dvorin EL, Wylie-Sears J, Kaushal S, et al: Quantitative evaluation of endothelial progenitors and cardiac valve endothelial cells: proliferation and differentiation on poly-glycolic acid/poly-4-hydroxybutyrate scaffold in response to vascular endothelial growth factor and transforming growth factor β1. *Tissue Eng* 2003; 9:487.

44. Engelmayr GC, Sacks MS: Prediction of extracellular matrix stiffness in engineered heart valve tissues based on nonwoven scaffolds. *Biomech Model Mechanobiol* 2008; 7:309.

45. Bailey M, Wang L, Bode C, et al: A comparison of human umbilical cord matrix stem cells and temporomandibular joint condylar chondrocytes for tissue engineering temporomandibular joint condylar cartilage. *Tissue Eng* 2007; 13(8):2003.

46. Rohman G, Pettit J, Isaure F, et al: Influence of the physical properties of two-dimensional polyester substrates on the growth of normal human urothelial and urinary smooth muscle cells in vitro. *Biomaterials* 2007; 28(14):2264.

47. Roh J, Brennan M, Lopez-Soler R, et al: Construction of an autologous tissue-engineered venous conduit from bone marrow-derived vascular cells: optimization of cell harvest and seeding techniques. *J Pediatr Surg* 2007; 42(1):198.

48. Dahl S, Rhim C, Song Y, et al: Mechanical properties and compositions of tissue engineered and native arteries. *Ann Biomed Eng* 2007; 35(3):348.

49. Gao J, Niklason L, Langer R: Surface hydrolysis of poly(glycolic acid) meshes increases the seeding density of vascular smooth muscle cells. *J Biomed Mater Res* 1998; 42:417.

50. Wang Y, Ameer GA, Sheppard BJ, et al: A tough biodegradable elastomer. *Nat Biotechnol* 2002; 20:602.

51. Neidert M, Tranquillo R: Tissue-engineered valves with commissural alignment. *Tissue Eng* 2006; 12(4):891.

52. Park H, Cannizzaro C, Vunjak-Novakovic G, et al: Nanofabrication and microfabrication of functional materials for tissue engineering. *Tissue Eng* 2007; 13:1867.

53. Burdick J, Kahademhosseini A, Langer R: Fabrication of gradient hydrogels using a microfluidics/photopolymerization process. *Langmuir* 2004; 20(13):5153.

54. Silva E, Mooney D: Spatiotemporal control of vascular endothelial growth factor delivery from injectable hydrogels enhances angiogenesis. *J Thromb Haemost* 2007; 5(3):590.

55. Matsumoto T, Mooney D: Cell instructive polymers. *Adv Biochem Eng Biotechnol* 2007; 102:113.

56. Bacakova L, Filova E, Kubies D, et al: Adhesion and growth of vascular smooth muscle cells in cultures on bioactive RGC peptide-carrying polylactides. *J Mater Sci Mater Med* 2007; 18(7):1317.

57. Sodian R, Fu P, Lueders C, et al: Tissue engineering of vascular conduits: fabrication of custom-made scaffolds using rapid prototyping techniques. *J Thorac Cardiovasc Surg* 2005; 53(3):144.

58. Resnick N, Junior MG: Hemodynamic forces are complex regulators of endothelial gene expression. *FASEB J* 1995; 9(10):874.

59. Ingber D: Mechanical control of tissue morphogenesis during embryological development. *Int J Dev Biol* 2006; 50:225.

60. Ingber D, Levin M: What lies at the interface of regenerative medicine and developmental biology? *Development* 2007; 134(14):2541.

61. Lee RT, Yamamoto C, Feng Y, et al: Mechanical strain induces specific changes in the synthesis and organization of proteoglycans by vascular smooth muscle cells. *J Biol Chem* 2001; 276:13847.

62. Engelmayr GC, Rabkin E, Sutherland FW, et al: The independent role of cyclic flexure in the early in vitro development of an engineered heart valve tissue. *Biomaterials* 2005; 26:175.

63. Stephens EH, Chu CK, Grande-Allen KJ: Valve proteoglycan content and glycosaminoglycan fine structure are unique to microstructure, mechanical load and age: relevance to an age-specific tissue engineered heart valve. *Acta Biomater* 2008; 4(5):1148.

64. Flanagan TC, Sachweh J, Frese J, et al: In vivo remodeling and structural characterization of fibrin-based tissue-engineered heart valves in the adult sheep model. *Tissue Eng A* 2009; 15(10):2965.

65. Hopkins RA, Jones A, Wolfin_garger L, et al: Decellularization reduces calcification while improving both durability and 1-year functional results of pulmonary homograft valves in juvenile sheep. *J Thorac Cardiovasc Surg* 2009; 137(4):907.

66. Vincentelli A, Wautot F, Juthier F, et al: In vivo autologous recellularization of a tissue-engineered heart valve: are bone marrow mesenchymal stem cells the best candidates? *J Thorac Cardiovasc Surg* 2007; 134(2):424.

67. Leyh RG, Wilhelmi M, Rebe P, et al: Tissue engineering of viable pulmonary arteries for surgical correction of congenital heart defects. *Ann Thorac Surg* 2006; 81:1466.

68. Hoerstrup SP, Cummings I, Lachat M, et al: Functional growth in tissue-engineered living, vascular grafts: follow-up at 100 weeks in a large animal model. *Circulation* 2006; 114:I159.

苏文君　郑　哲　译

第 70 章

干细胞诱导的心肌再生

Philippe Menasche

简介

　　美国心脏协会最近发表的统计数字明确指出，心脏衰竭可以引发巨大的医疗和经济问题[1]。据估计，大约有 600 万美国人受到这种疾病的困扰。在 65~74 岁的人群中每年新病例的发病率为 15.2%。而在 75~84 岁的人群中，这个数字还要高出一倍。心脏衰竭的住院次数也因此增加，从 1996-2006 年 10 年间，住院人数从 877 000 增加到 1 106 000，这个问题现在已经出现全球化的趋势。

　　在 65 岁以内被诊断心脏衰竭的患者 8 年内死亡率高达 80%（男性）和 70%（女性），突然死亡的风险是普通人群的 6~9 倍。这些数字转化为一个沉重的经济负担，其医疗成本在 2008 年达到 370 亿美元。

　　虽然心脏移植是唯一的治疗晚期心力衰竭的有效方法，但是其应用受到器官短缺和免疫相关并发症的限制。左室减容手术在左室重建过程中需要定义良好的解剖标志，而 STITCH[2] 研究的阴性结果使我们不得不重新评价这种手术方法是否合理。机械辅助设备主要作为过渡到心脏移植或康复的桥梁，尽管它能够减轻患者临床症状，但是双心室机械辅助仍有 20%~30% 的死亡率[3]。最后，在过去的十年中所有的大型临床药物试验都没能发现一种能够改善心衰患者预后的新药物。综上所述，这些结果迫使我们去探索新的治疗选择，其中利用干细胞"再生"慢性心衰的心肌细胞引起了人们极大的兴趣。然而，凭心而论，利用与自身细胞相同属性的干细胞再生出新的心肌细胞是我们追求的一个理想状态和研究目标，但想要成为现实还有很长的路要走。本章首先总结了当前的干细胞研究的状态，继而描述了心肌再生的策略，最后强调了干细胞定向移植的方法是保证这些策略获得成功的关键。

当前的干细胞研究：心肌再生和左心室功能的改善

　　到目前为止，有两种类型的成体干细胞已经进入临床实验阶段：骨骼肌成肌细胞和骨髓来源的干细胞。

■ 骨骼肌成肌细胞

　　2000 年 6 月，我们进行了第一例人类自体干细胞移植，为一个患有严重缺血性心脏病并冠状动脉旁路移植术（CABG）术后心衰的患者移植了自体骨骼肌成肌细胞[4]。由本例开始了一项研究计划，10 例患者进行了成肌细胞移植。紧接着出现另外 3 项临床试验，患者在接受冠状动脉旁路移植术同时进行骨骼肌成肌细胞移植[5-7]。不同的是，这 3 项研究是在冠状动脉旁路移植区域注入成肌细胞。

　　总之，这些研究结果显示骨骼肌成肌细胞移植的可行性以及其安全性，并未出现室性心律失常[8]。这归因于成肌细胞未表达缝隙连接蛋白并且未与周围的心肌细胞产生电讯号联系[9]。这个假说在成肌细胞转染联接蛋白 43 以减少室性心律失常的实验中得到证实。但临床上其他与成肌细胞不相关的因素可能也在参与了心律失常的发生。特别是注射针刺诱导的组织炎性反应[10]，以及心衰状态下本身易出现的心律失常。

　　尽管这些初步的实验表明成肌细胞移植后能够改善心脏功能，但是他们还缺乏足够的说服力。因此我们实施了一项覆盖欧洲 21 个医学中心的随机、双盲、安慰剂对照的临床试验（MAGIC）[11]。97 例心梗后出现严重的左心室（LV）功能障碍的患者在知情同意后，对患者进行骨骼肌活检并培养成肌细胞，3 周后在其心肌梗死区域注入自体成肌细胞（以两种不同的剂量：4 亿细胞和 8 亿细胞）或安慰剂。所有患者均植入心律转复除颤器（ICD），防止心律失常的发生。在 6 个月的研究时间点，实验组患者出现心律失常的比例与安慰剂对照组没有统计学差异，也没有因心律失常死亡的病例。骨骼肌成肌细胞移植的安全性实验取得了相当理想的结果，然而令人失望的是，尽管高剂量细胞移植组能够在一定程度上减轻左室重构（为次要终点），但无论采用何种细胞剂量，最终都没能改善患者心功能。尽管这些结果表明细胞移植可以产生一些有利影响，但这些影响对于心肌再生和改善心脏收缩功能显得微不足道。

在进行这些外科临床实验的同时，我们评估了一个经导管注入成肌细胞的 I 期临床试验。在超声波引导下经冠状窦导管注入成肌细胞[12]或在电生理信号引导下经心内膜导管注入成肌细胞[13]。与其他 I 期外科试验相似，这些试验主要验证了这些方法的技术可行性。其临床效果的数据比较有限，而且仍然是有争议的。在 2008 年的心脏介入大会上，Serruys 报道了 31 个患者被随机分配到成肌细胞治疗组，而其他 16 个患者接受了常规"最佳治疗"方案。结果与 MAGIC 数据一致，在六个月后发现细胞移植对左室功能的改善没有帮助。相比之下，Dib 和其同事[14]的研究结果表明骨骼肌成肌细胞移植可以改善心脏功能，然而这项研究的问题在于随访时间只有 1 年。

骨髓来源干细胞

关于骨髓来源干细胞移植的研究多数集中在急性心梗的围手术期和难治性心绞痛，很少用于心衰患者。因此，这些研究被归类于特定的细胞群的筛选。

单核细胞

除了上述研究，5 项外科临床实验测试了在冠状动脉旁路移植术同期心肌内注射骨髓来源的单核细胞（MNC）。总的来说，试验的结果并不能证实细胞移植的效果。在一项样本量为 36 个患者的实验中，Mocini 和同事[15]报道一个为期 3 个月研究，结果显示左室细胞移植局部和整体的收缩功能得到明显改善，但与单纯行搭桥手术的对照组相比却没有显著性差异。Hendrikx 和其同事[16]一项包括 20 例患者的研究表明，在细胞移植四个月后，实验组在细胞移植区域可以观察到一个更高的室壁增厚率（以磁共振图像 MRI 评估），但是与对照组相比没有改善左室射血分数或获得更好的左室灌注。第三个试验中，细胞移植采用了局部直接注射和经冠状动脉旁路注入相结合的方式，但是结果也并不令人满意[17]。然而，另外两个研究[18,19]，其中一个是随机对照研究，结果表明，在 CABG 同期进行细胞移植可以在六个月[18]及五年[19]两个时间点提高左室收缩功能和改善左室灌注。值得注意的是，出现阴性结果的研究中注入细胞数量范围是从 6000 万到 2.92 亿，而那些出现阳性结果的研究注入细胞的数量范围是 6.59 亿 ~ 12.3 亿[18,19]。因此呼吁我们在得出结论前重视剂量-效应关系的重要性。

一项经导管心内注入骨髓来源干细胞治疗心力衰竭的患者的研究已经入选了 11 例患者，一年的随访结果表明患者运动耐力得到明显改善[20]。少数经冠状动脉注入 MNC 的研究结果表明骨髓细胞移植可以改善患者心肌缺血区[21,22]和非缺血区的功能[23]。然而，他们的研究结果应该以谨慎的态度解释，由于并非随机对照研究，其方法学并非十分可靠。由于慢性缺血性心脏病患者干细胞功能可能并不健全[24]，加之经冠状动脉移植细胞存活率的低下，以及与急性缺血性事件有关的内皮功能改变，使经血管途径注入细胞的效率减低。值得注意的是，在 Ramshorsc 和其同事[25]最近进行的随机对照试验中，对慢性缺血性心

肌病不适于行 CABG 的患者经心内膜心肌注射 MNC 后，左室容积没有改变，而左室射血分数（EF）提高 3%。这些结果说明骨髓细胞移植后的血管再生要比心肌再生更加明显。

造血干细胞

骨髓来源干细胞具有促进血管再生的能力，促使研究人员更加关注造血干细胞是否具有良好的血管再生能力。在该背景下，Stamm 和同事[26]报告了一个令人信服的结果，在 CABG 手术过程中将 CD133+ 细胞经心外膜注入心肌。虽然这个实验并不是严格的随机对照研究，但是它仍然显示 CD133+ 细胞在移植后 6 个月能够安全地提高患者的心功能，尤其对那些术前心功能极差的患者。但是，这些结果仍需要更加严格的随机对照实验来证实，CD133+ 细胞是诱导血管再生还是分化为心肌细胞，如果是前者，就不能定义为心肌再生。

间充质干细胞

第三类骨髓来源的细胞是间充质干细胞（mesenchymal stem cells MSC）。尽管 MSC 在心肌再生领域中的作用仍然知之甚少，但已经引起大家的浓厚兴趣。这些细胞在骨髓细胞中含量极低（0.01% ~ 0.001%），通常定义为他们能够在塑料培养皿表面贴壁生长，不表达造血细胞标记物（CD45、CD34），而表达 CD29，CD44，CD73，CD90，和 CD 105 抗原，在适当信号的诱导下，可以向成骨细胞，成软骨细胞或脂肪细胞分化。目前多数[27]关于 MSC 的研究仍处于动物实验阶段[28-32]，在应用于慢性心梗模型[28,29,31-33]或扩张性心肌病模型[34]的动物实验的中期结果[28]表明，自体或异体的 MSC 移植后可以提高心功能，改善左室重构，并呈现出剂量-效应关系[32]。这些改善通常与促进血管再生和减少纤维化有关。因为所有这些研究都未能证实诱导 MSC 分化为心肌细胞，因此心功能改善的效果很可能源于 MSC 治疗后比 MNC 更加明显的营养作用[35]。

综上所述，这些结果为 MSC 的进一步研究铺平了道路。慢性心衰患者的细胞移植方法可以经心内膜注射，或在 CABG 手术过程中经心外膜注射，也可以经其他辅助装置导入细胞。在一项研究中，MSC 经过生长因子和 5-氮胞苷的预处理[36]。应用生长因子的目的是促使细胞向心肌分化，5-氮胞苷曾用于诱导 MSC 分化为心肌细胞，但却因为一定的限制而不能应用于临床。对于研究结果的解释，可能是一件复杂的事情。一些参与实验的公司可能研发出其特有的方法分离 MSC，但由于没有特征性的细胞表面标记，很难确定这些不同的 MSC 子集是否真正代表不同的细胞分类或显示细胞处于不同的发育阶段。

尽管 MSC 最初是从骨髓中分离得到，但在后来的研究中发现，在其他组织中也可以分离出 MSC，如胎盘[37]、月经血[38]和牙周韧带[39]，但目前最大的研究热点是在脂肪组织来源的 MSC。尽管脂肪来源的 MSC 与骨髓来源的 MSC 在基因表达方面有差异[40]，但是这两种细胞在细胞分化潜能、免疫原性、心脏保护作用等方面却具有惊人的相似之处[40,42,43]。这些影响已经被归因于细胞的抗凋亡作用和血管新生作用[44]，对于表达 CD34 的脂肪来源的 MSC 来讲[40,41,43]，后者的作用可能更大。相反，没有证据表明这些细胞分化为心肌细胞[45]。脂肪来源的 MSC 的另外一个明显的优势是其来源更加容易获得[46]，细胞传代扩增更加容易。为了增加的 MSC 移植的便捷性，一个便携式吸脂装置可以随时抽取脂肪混合细胞，获得

MSC 并在目标点进行移植。不久前完成的一个临床试验（PRECISE），对于不能进行再血管化的冠心病患者，将自体脂肪来源 MSC 种植于目标区域。这种来源的混合细胞群和脂肪来源 MSC 相比有何不同仍不确定。目前一些研究得出了阴性结果，如 van der Bogt 和同事[47]的研究表明，利用生物荧光成像在体内追踪移植的细胞，发现不论细胞是何来源，移植后都要面对相当高的细胞死亡率，因此细胞无法完成保护心脏的重任。这些阴性结果或许会降低人们研究的兴趣。

除了组织来源不同外，推动人们研究兴趣的是 MSC 所谓的"免疫特权"和与之相关的优势，他们可以作为同种异体来源的细胞被使用，同时还具有易于获取、易于管理、成本低廉、而又免于被免疫排斥。这种现象的发现是由于在体外培养的过程中，MSC 不激发淋巴细胞免疫反应并通过外周血 MNC 抑制淋巴细胞增殖。这种免疫豁免需要 MSC 与 T 应答细胞直接接触并释放可溶性介质。免疫豁免的机制可能是：（1）MSC 较少表达组织相容性复合物（MHC）和共刺激因子，因此具有低免疫反应原性；（2）MSC 通过抑制 CD4$^+$ T 细胞表型和破坏 CD8$^+$ T 细胞和自然杀伤细胞功能来抑制 T 细胞免疫反应；（3）MSC 分泌可溶性介质[48,49]，下调活化 T 细胞分泌炎性介质（TNF-α and IFN-γ）并抑制 B- 细胞增殖，诱导产生局部免疫抑制微环境。鉴于目前的几个观点，对于 MSC 的研究热情需要得到理智的控制。首先，MSC 的可塑性会使他们变得对培养基的物理性质和硬度极其敏感，更易于分化为成骨细胞系[50]。鉴于心梗后心肌内瘢痕组织结构的复杂性，在瘢痕区植入的 MSC 可能引起心肌内的钙化，在实验中已经观察到这种并发症的出现[51]。第二，MSC 免疫抑制现象很大程度上是基于 MSC 体外实验，尽管 LeBlanc 和同事报道[52]应用 MSC 用于治疗严重的移植物抗宿主疾病的取得了良好结果，但这些细胞的免疫豁免权仍然有待进一步探讨。第三，据报道 MSC 还可以作为抗原递呈细胞，在大鼠心肌内的注射人类的 MSC 细胞的实验结果显示，虽然 MSC 可以在免疫抑制的宿主组织内存活，但在免疫系统正常的大鼠体内，则引发了严重的免疫排斥反应[53]。同样，Poncelet 和同事[54]报道，在猪心肌内移植同种异体 MSC 触发了强烈的细胞免疫和体液免疫，而同样的细胞在体外实验中却没有引发增殖反应。一项经静脉注入同种异体的 MSC 治疗急性心梗的临床试验已经完成并得到了理想的安全性评估，只是结果尚无定论，因为我们无法知道注入的细胞是否被排异。第四，MSC 植入的最佳路径尚不明了。在 MSC 能够感知心肌梗死区发出的信号并归巢至梗死区这个假设成立的前提下，静脉输注显然是最简单和最安全的方法。然而，归巢现象最早是在啮齿类动物实验中发现[55]，但在大型动物[56]和人体实验[57]中并没有在心肌梗死区中发现注入的 MSC。另一方面，即使 MSC 通过手术经心外膜注入或通过导管经心内膜注入并不增加风险，但是由于 MSC 细胞体积较大（是 MNC 的 2 倍，大约 20 微米），一旦经冠状动脉输注则有可能引发毛细血管栓塞[58,59]，这样就会引发安全问题。尽管一些数据表明，这个困难是可以克服的，比如通过适当的细胞计量，同时进行抗栓治疗[43]，谨慎选择细胞种类等等方法[59]，但是经冠状动脉输注 MSC 治疗心衰仍需谨慎对待。最后，MSC 的多向分化潜能[60]可能出现不可控的分化和增殖，这种潜在的安全问题要求有精确的细胞遗传学研究证据来解决。

■ 旁分泌对移植细胞的影响

前面提到 MSC 移植可改善心功能，但研究却没有找到 MSC 转化为心肌细胞的证据，同样的困惑也在困扰着其他细胞类型的研究。因此目前有学者假设心肌内干细胞移植疗法的获益并非是由于产生了新的心肌细胞。而是通过增加细胞相关的室壁厚度以减少心室容积或释放营养因子促进梗死区的愈合。支持后者的假说来自于发现骨骼肌成肌细胞[61,62]和骨髓来源的干细胞[63~66]移植，尽管两个细胞类型具有明显不同的特性，不同的旁分泌介质，不同的下游信号调节途径和不同最终结果，移植后都能够通过刺激内生途径增加血管生成，减少细胞凋亡和改善细胞外基质的重构，因而改善心梗区顺应性[67]。根据这一假说，尽管经静脉输注 MSC 后心肌内存活率很低，但是其对患者的帮助在于肺部捕获的细胞上调了抗炎性因子 TSG-6[68]的分泌。重要的是，细胞移植引发的宿主细胞保护性介质的上调是持续性的，这就可以解释在移植细胞消失后心脏的功能仍然在继续恢复[69]。

与将胎儿来源的神经干细胞移植入大鼠的脑室以促进自体内源性神经再生相似[70]，移植细胞释放的介质诱导休眠的原驻心脏祖细胞增殖是另一个研究目标[71]。然而，这种假设更加没有依据，因为至今没有发现心肌内的自体原驻休眠祖细胞[72]。最后，MSC 也被证明能够释放介质，增加交感神经兴奋性，这可能有助于提高心脏的功能，但也同时增加了心律失常的风险。

认识到移植细胞主要是作为载体而不是由细胞替代坏死心肌，人们设想一种更简捷的方法，仅仅注射细胞分泌的基质就能起到同样的作用。这个假设已经由 Dzau 和他的同事[73]在进行研究，急性心梗的大鼠心脏内注入低氧培养的转基因 MSC 分泌的介质后，大鼠心肌梗死的面积减小，72 小时后心功能出现好转。同样，在猪的急性心梗模型中注入源自 MSC 的条件培养液，被证明具有心血管保护作用，该研究的缺点是观察时间过短（4 小时[74]）。虽然这些研究对于旁分泌的保护作用提供了证据，但是他们的结论仍有待商榷。事实上，在一项研究中，注射 MSC 与注射含有血管生长因子的基质相比较，前者被发现能够更好的改善心肌功能[75]，这表明即使由于排异使细胞存留时间短暂，但是细胞的存在仍然是十分重要的。此外，由于细胞培养液成分复杂，在同一时间点回收的培养液成分也不尽相同，因此增加了研究的困难。

尽管干细胞移植的机械应力和旁分泌作用可能对心肌保护产生积极的影响，但是仍不能确定这些方法能够改善患者愈后，因此人们仍在努力寻找能够真正促使心肌再生的策略。

诱导心肌细胞再生的方法

从概念上讲，有三种主要的方法可以诱导心肌再生。

■ 刺激内源性心肌细胞增殖

心脏一直被认为是一个终末分化的器官，最近的研究对这种说法提出了质疑，一项研究表明人体心肌细胞在生命周期中是可以更新的，但更新率极低。心肌细胞分裂的比例由 25 岁时的 1% 降为 75 岁时的 0.45%[76]。因此有学者假设，分化的心肌细胞在正常状态下是不分裂的，但在细胞外有丝分裂原的诱导下可以再次进入细胞分裂周期。这个假设在一项小鼠的动物模型中被证实，心梗后心肌在骨膜蛋白[77]或神经调节蛋白[78]的触发下活化进入细胞分裂周期，并因此改善心功能，减轻心肌纤维化和减少瘢痕形成，促进血管生成。然而，这些结果是否能够以及如何转化为临床安全高效的治疗方法仍有待进一步研究。

■ 有心肌分化潜能的心外细胞的移植

2006 年，Witnislcy 和同事[79]报道在小鼠骨骼肌细胞中发现可以分化为心肌细胞的细胞系。然而，用类似的表面标记，我们未能在人类骨骼肌中发现具有心肌分化潜能的这类细胞[80]。这些研究结果使我们日益认识到，在成体组织中的干细胞似乎不太可能跨系分化，除非在一定的实验条件下，但这些条件都无法用于临床。最近有研究报告在裸鼠心肌梗动物模型中用小分子如磺酰脲促使外周血动员的单核细胞分化为心肌细胞[81]，但未来的研究依然困难重重。

■ 心肌干细胞/祖细胞移植

内生性干细胞来源：心脏自身来源

在 2000 年代早期，Anversa 研究小组首先报道，尽管心脏被认为是传统意义上的终末分化器官，但心脏内实际上存在可分裂的心肌细胞，并表达细胞分裂标记物 Ki67，这些细胞在心力衰竭患者中的增殖率大幅增加[82]。这些细胞的表型特征，已经在多个物种中发现，但结果仍令人困惑[83]。目前仍不确定这些可变的细胞表面标记实际上反映了不同功能的细胞群还是干细胞分化的不同阶段。目前研究多数集中在 C-kit+细胞，因为他们不表达造血干细胞表面标记，也不是骨髓来源[84]。这些 Ckit+细胞被认为代表了一个心脏自身来源具有心肌分化潜能的干细胞群。有研究表明把人类心肌来源干细胞注射到大鼠心肌梗死区时，可以改善心肌收缩功能，减轻心室重构，促进组织再生[85]。

这个结果在 2009 年 7 月首次被应用于临床。在一个肯塔基州路易斯维尔的患者进行 CABG 时自右心房获取心肌干细胞并通过细胞培养扩增，4 周后注射入自体心肌。其他的研究人员已经采用了略微不同的方法，不是尝试分离这些所谓的心脏干细胞，而是将他们培养的心肌干细胞组织块（称为心肌球）进行移植。这些组织块是由 Ckit+干细胞构成核心，而其他表达心肌细胞、血管内皮细胞、间质细胞标记的混合细胞在他们的外围。一些临床前研究在急性或慢性心梗心肌内注射[86]或经冠脉注入[87]人或猪心肌干细胞组织块可以促使心肌再生。在 2009 年 6 月，Marban 小组在洛杉矶开始一项临床研究，第一次将通过心肌活检取得的心肌组织块注入患者冠状动脉。目前相关研究正在进行中。

而使用心脏来源的干细胞移植是很有吸引力的，因为这些细胞是心脏自身来源，保障了心肌细胞系的分化方向，同时又避免了免疫排斥。然而我们必须注意到，这些研究仍不完善，甚至有人怀疑，这些心脏干细胞是否真的存在。在我们的经验中，通过 CABG 手术获得或通过心肌活检获得右心房心肌，并分离出 Ckit+细胞，但这些细胞均表达造血干细胞标记物而不表达心肌标记物[88]。同样，Kubo 研究小组[89]从人类心衰患者心脏中分离出很高比例的 Ckit+细胞，表达造血细胞标记物，尽管他们的细胞数量是正常人的四倍，但仍无法满足需要，因为所有的心衰心肌细胞都需要替换。研究数据表明，在新生儿心肌中可以找到同时表达干细胞和心肌细胞标记物的细胞，但其数

量在生后 1 个月明显减少[90]。由此人们怀疑冠心病患者心脏中干细胞是否能够保留。而且，心肌干细胞的分离、培养、增殖至少需要 4 个月的时间，这些都限制了这种干细胞的临床广泛应用。最近的一项研究进一步对这些观点提出了挑战，新生大鼠的心肌干细胞组织块可以自主跳动，这些心肌组织的碎片实际上是聚合的成纤维细胞而不是克隆的心脏干细胞[91]。另一个最近的研究描述了心外膜来源的多种干细胞，但这些细胞似乎也是通过旁分泌改善心脏功能，而不是获得心肌细胞表型[92]。

胚胎干细胞

人类胚胎干细胞（hESC）来源于辅助生殖过程中剩余的胚泡内细胞团。其最吸引人的特征是一个具有多向分化潜能的细胞，可以在体外实验中分化成心肌细胞。分化过程需要合适的促分化因子，其中包括胚胎发育过程中的骨形成蛋白（转化生长因子 TGF 家族），Wnts 糖蛋白家族，纤维母细胞生长因子等[93]。已经证实胚胎干细胞分化后可以显示心肌细胞的三个主要属性：（1）兴奋收缩耦联[94]。通过离子电流的表达，触发细胞内钙离子浓度瞬间改变，由此产生的同步收缩证实了兴奋收缩耦联的存在；（2）对作用于心脏的药物产生相应的正性变传导作用[95]；（3）通过由连接蛋白 43 构成的缝隙连接与相邻心肌细胞耦合并产生电机械关联[96]。在大鼠心梗动物模型[97-99]和心肌病动物模型[100]中，注射胚胎干细胞后，可以明显改善左室重构和收缩功能。也许有人会说，目前有许多细胞移植后都能够改善心脏功能，但有研究证实，与那些成体干细胞相比，只有移植的胚胎干细胞真正分化成为了心肌细胞[101]。现在用于移植的细胞类型众多，胚胎干细胞只是其中一小部分[102]，而且越来越多的细胞本身被证实与心脏功能改善无关，因此有人猜测 ESC 与其他细胞类型一样，是由于血管再生引起心功能改善[103]。事实上，ESC 衍生细胞很可能通过旁分泌效应[104]激活内源性细胞保护机制，也不能排除 ESC 衍生细胞直接参与心脏收缩[105]。此外一个重要的问题是，评估胚胎干细胞移植的效果是一件困难的事情。由于目前缺乏合适的临床前模型，所有的研究结果中都充斥着异种移植的混杂作用。由于这个原因，我们已在实验中应用灵长类动物心肌梗死模型，将灵长类胚胎干细胞来源的心脏祖细胞移植到梗死区，从而模仿一个与临床实践相似的同种异体移植状态。数据证实了这些祖细胞的能力，在到达心肌梗死移植区域后分化成为了心肌细胞。此外，研究者发现在猪的医源性房室传导阻滞的动物模型中，心肌内移植人类胚胎干细胞衍生细胞后可恢复心脏电信号传导[106]，这项结果为移植后的 hESC 能够与受体心肌形成有效的电机械耦合提供了令人信服的证据。

从伦理的角度考虑，临床使用 hESC 引出了几个论题[107]，主要包括以下三个方面：（1）在良好的技术工艺条件下，具有心脏分化潜能细胞系的派生和增殖是第一个步骤。这一步骤中，应该没有异种成分的参与并同时保持细胞的多向分化潜能和确保他们的先天基因和后天表型的遗传稳定性；（2）扩增的具有多向分化潜能的干细胞能否直接分化为心肌细胞系；（3）细胞的分类和筛选，从而产生一个单纯的心脏祖细胞供临床使用（祖细胞很可能比一个终末分化的细胞类型更加合适，因为它们在移植到宿主组织后仍在一定程度上保有增殖的能力，从而促进心肌再生）。一些细胞提纯的方法在实验中都有应用，包括阳性筛选和阴性筛选，这取决于他们的目标是消除仍未分化的细

胞还是从其他混杂细胞系中提纯浓缩和扩增目标细胞系。另一种安全防护措施是在干细胞中引入一个自杀基因，防止细胞在体内的异常行为，这种方法仍需要进一步研究。在我们的经验中，一个用于识别的表面标记 SSEA-1（或 CD 15）的阳性选择方法已经被证明是有效的[108]，拥有这种抗原标签的细胞进入一个筛选路径，经 CD 15 抗体流式细胞筛选，有选择地产生临床需要的心脏祖细胞群。实际上，消除污染的细胞是非常关键的，不只是为了提高效率，而且更重要的是安全原因，因为存在细胞污染有生成畸胎瘤的风险。畸胎瘤是一种成分复杂的肿瘤，包含来自三个胚层的细胞组成。尽管几个因素（包括移植细胞数量，移植的位置，免疫抑制的程度）可能会影响该肿瘤的形成与否[109]，但关键问题是移植细胞的分化状态。事实上，细胞移植时发生畸胎瘤是由于细胞仍处在未分化或低分化状态，因此保留了潜在不受控制的分化能力，一旦突破了心肌内的分化信号控制，便会形成畸胎瘤。相反，动物模型中发现移植后定向分化的 hESC 失去了多向分化标记物，同时定向分化标记物的水平上调，因此并未形成畸胎瘤。这些结果凸显出细胞纯化的重要性，以期为临床培养出可用的 ESC 衍生细胞。

另一个主要临床问题是使用这些同种异体细胞移植是具有免疫原性的。现在人们已经普遍认识到，尽管未分化的 ESC 不表达 MHC II型抗原和共刺激因子，但他们仍可能引发细胞和体液免疫反应[110]并影响分化后的细胞[111]。与成体干细胞相比，ESC 衍生细胞中缺乏抗原递呈细胞，可能有助于减少免疫原性，但仍然需要应用免疫抑制策略，以避免由于免疫反应导致的细胞流失[111]。因此人们采用了不同的方法，建立具有不同 MHC 表型的 hESC 细胞库有助于为患者寻找到匹配的供体细胞。因为对于大多数潜在的受体来说，大约 150 个随机获得的细胞系中就可能寻找到一个有价值的人类白细胞抗原（HLA）匹配细胞系[112]。然而，即使是基于 MHC 匹配的细胞，仍需要采取必要的免疫抑制措施来克服残留的免疫原性。同时，大多数西方人口的种族多样性也导致了免疫原性的增加。此外，建立这样一个胚胎干细胞库的方法也引发了复杂的管理和经济问题。因此，使用 hESC 衍生的细胞首先需要有令人信服临床效果。考虑到长期使用免疫抑制药物的风险，在宿主体内诱导免疫耐受是一个有吸引力的想法[113]。在实践中，可以通过应用与 ESC 同源的造血干细胞来诱导产生微嵌合体[114]，使受体对同源的 ESC 或心肌祖细胞产生免疫耐受。使用共刺激因子阻断剂诱导 T 细胞调控的外周免疫耐受是另外一种策略[115]。相比之下，创造一个"万能"细胞系的研究前景也不明朗，例如敲除 β-2 微球蛋白基因的细胞。β-2 微球蛋白基因是 MHC-I 表达必不可少的基因，因为 MHC-I 分子也代表一个机体监视机制，用以发现病毒侵袭和肿瘤的发生，一旦 β-2 微球蛋白基因被敲除，可能会损伤机体的保护机制。因此，从实际应用的立场来说，早期的 hESC 临床试验将不得不更多的依靠免疫抑制药物的传统疗法。我们所面临的挑战是找到一个可接受平衡点，去权衡这些药物的疗效和他们的不良反应，以优化风险效益比率。额外应用自体或同种异体间充质干细胞进一步减轻免疫排斥反应是由一个研究小组在肾移植过程中发现的[116]，但是我们在大鼠动物试验中没有发现这样的作用[99]。

最近美国总统解除联邦政府资助禁令对 ESC 的研究和资源分配的增加起到了重要作用，相信在不太遥远的未来，许多问题都将迎刃而解。

多能细胞的诱导分化

2006 年，Yamanaka 在干细胞研究领域做出了真正的突破，他报道，小鼠胚胎和成体纤维母细胞可以通过逆转录病毒介导的基因转染获得胚胎干细胞的特殊属性。包括编码四个转录因子的基因：Oct3/4，Sox2，Klf4 和 c-Myc[117]。从那时起，许多研究机构都参与到这项诱导多能干细胞（induced pluripotent stem iPSC）的研究中来。目前已经通过基因重组将人类成体细胞诱导成胚胎干细胞样细胞，应用到多种神经变性疾病和遗传疾病中[117]。重新基因编码的细胞可以再次向给定的目标细胞系分化，包括心肌细胞。这种心肌再生过程实际上涉及一系列基因序列的临时表达（如心脏中胚层基因，心脏转录因子，和心脏结构蛋白等等），这个过程与胚胎干细胞的分化相似[118]。

使用诱导多能干细胞（induced pluripotent stem iPSC）可以解决 ESC 的两个主要问题，即免疫排斥和使用人类胚胎的伦理问题。但仍然需要说明的是，目前尚不明确基因重组的细胞在重新分化的过程中是否会表达另外隐藏的基因引发自身免疫疾病。而且，他们的临床应用还面临着重重障碍。一些 iPSC 与 ESC 一样，都有形成畸胎瘤的可能。另外一些问题是 iPSC 特有的，特别是不完全的重组或畸变的重组，这可能削弱他们的再次定向分化的能力。目前还不确定哪类成体细胞是最好的细胞来源（例如，皮肤成纤维细胞、角质细胞、血液细胞等）以及如何增加基因重组过程的效率，同时提高其安全性。安全性确实是一个关键问题，用于基因转染的逆转录病毒和慢性病毒是一个重大的风险，可能会导致肿瘤形成。因此人们将研究方向转向质粒、蛋白质[119]、甚至化学物质，替代病毒来生产临床使用的诱导多能干细胞（iPSC）。然而，这些不使用病毒的基因转染方法可能诱导基因改变，因此在临床应用之前都应该对这些 iPSC 细胞的整个基因组进行测序。

这些因素表明，尽管 iPSC 在技术上发展迅速，即将进入毒理学筛查和特定患者的疾病模型制作，但是其应用到临床医学仍然需要面对许多的挑战。不过，现在已经看到许多令人鼓舞的报道。iPSC 潜在的治疗价值已经在三个非心血管疾病模型（镰状细胞贫血、帕金森氏病和 A 型血友病）中得到证实。这些研究结果最近被扩展到心脏疾病的治疗，Nelson 和同事[120]先行将成纤维细胞衍生的 iPSC 在小鼠心肌梗死模型中应用，iPSC 分化成心肌细胞并改善了左室收缩功能。然而，因为这个研究没有包括"真正的"ESC 派生的心肌细胞作为对照，仍需进一步的实验来评估这两种类型的多能干细胞的疗效。鉴于最近的研究结果，不论 iPSC 的起源或生成方法，与 hESC 相比，iPSC 保持一个不同的基因表达模式，并延伸到非编码（mi）RNA 的表达[121]。因此，重要的是评估这些功能的意义和差异。最后，与 ESC 相比，iPSC 有更大的理论优势和患者个体化优势。因此当面对庞大的患者群体时，我们不应只看到 iPSC 的局限性。这些局限性包括内在不同个体间细胞功能的变异，不利于生产一致的细胞产品，不利于生产管理和耗资巨大的批处理控制。

有效心肌再生的先决条件：提高移植细胞的存活率

目前的大量研究结果发现，不论使用何种类型的细胞，只有极少数（通常是 < 1%）最初移植的细胞在数天后依旧存活。这个巨大的损耗率由两方面因素导致：一个是最初移植细胞在靶器官的低保留率，二是保留的移植细胞的低成活率。因此，理想的再生心肌细胞疗法需要解决这两个问题。

■ 移植细胞的低滞留率

这种低滞留是由于多种因素的相互作用造成的：细胞沿着注射针的机械泄漏，通过静脉和淋巴管的流动[122]使大量的移植细胞重新分布（主要是在肺和脾脏），以及通过静脉输注后仅有少量细胞在心肌存留。

细胞滞留的因素

我们必须考虑到影响细胞滞留的三个因素：细胞植入的方法，植入细胞的表型，目标组织的特点。

细胞可由静脉输液注入，经冠状动脉注入，或经心内膜导管注入（后者通常在电生理标测引导下注入），以及开胸手术经心外膜注入。所有这些方法都有自己的优势和缺点。静脉注射显然是最简单和最安全的。然而不幸的是，这种方法的细胞心肌滞留率是最低的[123]，表明归巢信号不足以克服其他器官对细胞的捕获（尤其是在肺部）并把细胞引导到组织损伤的部位。经冠脉内注入细胞与停止流动注射技术导致心肌滞留细胞极少。通过追踪氟脱氧葡萄糖标记的移植细胞清楚地显示细胞损失大约80%[124]。此外，经冠状动脉直接注入细胞可能是有害的，如果细胞的体积过大，则可能像 MSC 一样导致微血管阻塞[58]。心肌内直接注射似乎是最有效的细胞植入途径[125]，至少对于骨骼成肌细胞来讲，无论是经导管心内膜注入或经心外膜注入，细胞滞留率并无差异[126]。最后，心脏状态与细胞滞留也有一定的相关性。一项研究报告，跳动的心脏与静止的心脏相比，移植细胞的滞留没有区别[127]。而另一个研究显示，使用更复杂的评估方法（MRI 和定量聚合酶链反应），在心脏麻痹静止时的细胞移植具有更高的细胞滞留率[128]。然而经心外膜注射细胞的方法具有明显的缺陷，就是其有创性，除非患者具有手术指征。一种新近开发的微型机器人装置，可以通过微创的方法经剑突下径路在靶器官区域多点注射[129]，最后，在超声引导[130]的导管指引下，通过冠状静脉窦逆行输入移植细胞已经获得了临床应用。

细胞表型也可能影响移植细胞的滞留率。研究显示经冠脉注入 CD34$^+$ 细胞可以保持较高的细胞滞留率，而未分选的 MNC 细胞滞留率明显减低[131]。

目标组织的性质也扮演了一个重要角色。一项研究显示，在慢性心衰患者中 MNC 的滞留率明显低于急性心梗患者[132]，似乎是因为细胞更易于在急性心梗心肌中停留而非重构的陈旧梗死区。

■ 改善细胞滞留的方法

改善细胞保滞留首先要考虑到不同的细胞植入方法，比如是心肌内注射还是经静脉输入。

心肌内注入

第一个策略是使细胞进入生物材料或通过封装在微粒中，提高细胞注射液的粘度，减少注射时的泄漏。

植入生物材料　细胞可以感知培养基的形态和硬度以及机械信号[133]，如对细胞的收缩和拉伸等，而这些因素可以调节细胞的重要功能，如扩增、排列和分化。这意味着必须为特定类型的细胞选择特定的培养基。总的来说，聚合物基本上可分为天然提取物（如胶原蛋白、纤维蛋白、去细胞的基质）与人工合成物两种。在聚合物中嵌入细胞的原因之一，是生物材料的物理特性（如粘度）可以改变细胞的滞留，另一个原因是聚合物可为细胞创建一个适于细胞生存、增殖和分化的立体微环境。这些猜测已经被研究证实，将不同类型的细胞植入由胶原蛋白[134]、蛋白胶[135]或自组装微肽[136]等构成的聚合物中，成功地促进了血管生成并保护心脏功能。此外，这些聚合物可以作为生长因子的运载工具，进一步增强细胞移植的功效[137]。

本着这个原则，一些研究者成功地将脱细胞真皮[138]或海藻酸水凝胶[139]注入聚合物中，应用后能够限制心梗后的心室重构。研究发现单独将生物材料注入心肌梗死瘢痕区后可以取代僵硬的瘢痕组织，可以改善心肌顺应性和降低室壁张力，改善心肌力学传导[140]。然而，仅依赖于非细胞生物材料不可能影响心肌再生，因此需要将收缩细胞在生物材料聚合物中正确排列并与现存的心肌细胞建立同步收缩的耦联。

封装　这种方法需要将细胞整合到多孔微粒中，微粒膜上的微孔可以使细胞分泌的治疗因子自由扩散到周围心肌的环境中，而氧气和营养物质通过微孔进入微粒，但免疫细胞无法进入微粒。细胞微粒的应用，一方面由于其体积和粘度的增加，提高了细胞的滞留率，另一方面细胞封装可以在不使用免疫抑制剂的情况下保护细胞免受宿主的免疫系统的攻击[141]。事实上，这个技术已经在糖尿病动物模型中成功应用于封装胰岛细胞[142]，另外一些相关临床试验正在进行中。然而，在心肌再生的范畴中，这种方法的缺陷是它只能依赖于细胞旁分泌的影响改善心功能，而不能使移植的细胞参与到心脏收缩的过程中。

第二个策略是改善细胞的植入方法。如果是基于传统的注射方法，改进设计的装置可以最大化的提高移植细胞的滞留率。例如通过改变注射针的形状使细胞分布更加均匀，电脑控制注射以便更准确地控制流速、注射持续时间和注射压力。

然而，细胞注射的方法还有许多限制因素：细胞沿着注射针的缝隙泄漏；移植细胞随机分布和极低的细胞分布可重复性；在心肌内形成多个细胞群落阻碍心肌电信号的传导并引发传导阻滞或心律失常；引发剂量依赖的组织损伤；引发心肌细胞游离于原来依附的细胞外基质和生存信号，促使心肌细胞以特定形式的凋亡—被称为离巢凋亡[143]。

因此，人们可以利用开胸手术的便利条件，不使用注射方法，而是利用简单的粘合或缝合的方法在心外膜将移植细胞结构覆盖在梗死区域。Eschenhagen 研究小组的研究结果表明，如果选定的细胞像大鼠心肌一样表现出收缩特性，这就有可能通过混合这些细胞和胶原蛋白，产生一个具有收缩跳动能力的心脏组织块，移植在心肌梗死区后，可以改善心脏功能，防止心室扩张，并与宿主心肌细胞形成电收缩耦联[144]。将来，有可能利用生物打印技术将移植细胞精确地转移到基质上，构建出一个结构合理的细胞移植装置[145]。

更进一步的研究，Olcano 和他在日本的团队已经开发出一个新技术，在热敏培养盘上培养细胞层[146]，在冷却后，就可以收集一层互相连接的活细胞，避免了由于酶消化分离细胞导致的细胞微环境破坏。此方法构建的多个细胞层可以移植到心脏表面并自然附着。此技术已成功应用到多种细胞（如骨骼成肌细胞、纤维母细胞、上皮细胞、大鼠心肌细胞、间充质干细胞等等）。这种技术的优势是避免外来物质的使用，使细胞通过自己分泌的细胞外基质蛋白锚定在目标区域。在心脏方面，细胞板技术在心肌缺血[147]和非缺血性心脏病[148]的动物模型中已经得到了应用，并且被证明比细胞注射更有效。一种骨骼肌成肌细胞板[149]已经作为左心室辅助装置的一部分应用于临床。对两种方法进行比较，传统的成肌细胞注射的方法与心外膜移植成肌细层或细胞板相比，后者能够更有效地改善心肌梗死后的心脏功能，还可以减少纤维化并促进血管再生。

从概念上讲，使用心外膜的细胞板或细胞层结构移植细胞，面临的主要问题是心脏表层移植物如何与下面宿主心肌细胞建立电收缩耦联。然而，有研究报道移植的细胞板内的细胞迁移到下层并通过缝隙连接与宿主心肌细胞产生耦联[150,151]。

经血管注入

如果移植细胞经冠状动脉注入，第一个策略是改善细胞输注系统，这种方法通过最近开发的多孔冠脉导管实现。

第二个策略是利用归巢信号引导细胞迁移，这可以通过直接干预靶细胞或通过干预受体组织来实现。

细胞靶向 细胞归巢到损伤区域是通过一系列事件实现的，包括细胞感知损伤组织发出的信号，选择素介导的细胞转向，整合素介导细胞粘附于血管壁和细胞穿越内皮细胞层迁移到细胞外基质[152]。在参与循环细胞募集和归巢的多个因子中，趋化因子受体（CXCR）4扮演了重要的角色。趋化因子（SDF）存在于早期的造血干细胞和内皮主细胞中，而它的受体是间质细胞来源。

设计干预措施来提高细胞归巢依赖于使细胞过度表达CXCR4[153]或SDF-1[154]。通过胰岛素生长因子[155]转染MSC是另外一个重新激活SDF-1信号的途径。除了这些基于基因转染的方法外，一些促进一氧化氮合酶（NOS）活化的药物，如他汀类药物或NOS增强剂也都可以促进细胞归巢[152]。

组织靶向 在这种背景下，通过心肌内转染SDF-1基因[156]可以恢复由于心肌梗死而降低的SDF-1表达水平。然而，基于细胞和转基因治疗的复杂性，使人们更愿意选择更安全、更简单的物理干预方法。目前为止，已经出现了三种物理干预的方法：（1）低能量冲击波，旨在诱导表达SDF-1[157]。CELLWAVE实验已经测试了在前壁心梗慢性缺血性心脏病患者中，在骨髓祖细胞移植前，以体外冲击波提高这些细胞的归巢和随后的血管生成；（2）聚焦超声波介导的微泡破裂已经被证明可以引发一系列生化反应（例如，释放促炎细胞因子，促进金属蛋白酶活化，减少层粘连蛋白含量），会促进MSC细胞跨内皮迁移和进入细胞间质，而不会损伤血管内皮[158]；（3）最后，磁定位也可用来驱使细胞向损伤的部位迁移。具有开创性的概念验证研究发现，外部应用磁设备可以有效提高在血管损伤区移植的内皮祖细胞的增殖[159]。

最后一点值得注意的是，提高归巢对于通过血管内注入移植细胞非常重要。但对于慢性心衰患者来说，这一点并不十分重要，因为有更多细胞移植方法可供我们选择，比如经心内导管注入细胞或经手术在心肌内直接注射。

■ 滞留细胞的低生存率

移植细胞死亡是诸多复杂因素相互作用的结果，靶点区域由于梗死所导致的供血不足，移植细胞的离巢凋亡，同种异体细胞的免疫排斥都是主要原因。因此，提高移植细胞存活率的干预措施多是针对这些方面。

诱导血管生成

当细胞移植的靶点区域不能由CABG或介入治疗完成再血管化，可以通过两种方增加靶点区域的血液供应从而提高移植细胞的生存率。

第一种是直接心肌内注入外源性血管生长因子，主要包括以下四个方面：（1）基因编码的血管生长因子[160]；（2）生长因子的清除速度很快，因此需要合适的输入系统；（3）转基因细胞过度表达血管生长因子[161,162]；（4）与以促进血管生成为主要特征的细胞共同移植，如GDI33⁺造血干细胞[163]，或最近发现的心外膜来源细胞[164]。尽管目前没有确凿的数据证实哪种干预措施最有效，但是转染VEGF基因的成肌细胞移植比直接注入VEGF具有更好的心肌保护作用，提示细胞载体具有更大的应用价值[165]。

第二个策略是通过促进循环中的骨髓细胞归巢到移植区域，诱导内源性血管生成。如前所述，这种方法取得成功的关键是对CXCR4-SDF1轴的操控，以促使血管生成细胞聚集在细胞移植的区域。

尽管不能对以上干预方法逐个比较，但他们都能满足增加血管生成的要求，从而提高移植细胞的存活率，改善心脏功能。干预SDF-1的优势是除了通过与CXCR4结合募集干细胞外，还能够活化心肌存活的下游信号途径，产生直接保护心肌的效应[166]。然而，SDF-1a的临床应用需慎重，因为SDF-1可以被基质金属蛋白酶-2通过溶蛋白性裂解产生SDF，而SDF是一种很强的神经毒性分子[5-67,167]。另外，一项研究结果显示，转基因MSC过量表达干细胞因子，移植在小鼠心梗模型后出现恶变[168]。

限制细胞凋亡

如前所述，注射的游离细胞由于与基质及其他细胞处在分离状态，无法获得其他细胞和细胞外基质发出的存活信号，最终导致细胞凋亡。

第一个解决这个问题的方法，是将细胞在移植前转染抗凋亡因子，如Akt[169]或Bcl2[170]。不过，考虑到基因治疗的相关安全问题，一个更有吸引力的选择是通过预处理提高细胞内源性生存能力。预处理的方法包括物理方法（热休克）[171]和药物方法（钾通道激动剂）[172]。最后，基于风险效益比考虑，使用立体的细胞移植块或无支撑的多层细胞板似乎是最好的选择[173]。这些方法的优势不仅在于他们不造成宿主心肌细胞的混乱和维持心肌细胞的整体性，而且他们允许几种不同的细胞群共同工作，如心肌细胞（不论其来源），内皮细胞和成纤维细胞[174~176]。这些细胞群之间的交叉协调效应可以提高细胞营养状态，促进血管新生[175,176]，提高收缩细胞的生存率。研究表明由心肌细胞和内皮细胞构成的片材结构在移植于心外膜后，在这些结构中出现了血管的生成，并和宿主毛细血管连接起来，从而为心外膜的细胞块与其下的宿主心肌细胞耦联提供了有力的证据。

同种异体细胞移植的免疫抑制

这个问题可以通过免疫调节策略来解决（如那些关于ESC

的描述）。当移植物是一个独立细胞块或是封装的细胞，而这些细胞不与宿主心肌整合，那么免疫反应就完全依赖于他们旁分泌的影响。

到了这个章节的结尾，我们不得不承认保证移植细胞的存活似乎不再重要了。最近一个研究显示，在小鼠心肌梗死模型中，注射未分类骨髓细胞的提取物，即细胞内可溶性内容物，实际作用与活细胞释放的心肌保护因子相同[71]。这一结论，意味着移植细胞的心肌保护作用完全依赖于旁分泌的影响，而与移植细胞是否增殖分化为心肌细胞无关。

■ 干细胞的追踪

显然，要想客观评价上面提到的这些方法来优化细胞移植，就要求使用安全、可靠、无创的技术在移植目标心肌和远程器官内追踪移植细胞的命运[177]。细胞标记示踪剂的不足之处，是示踪剂标定的移植细胞缺少相应的遗传修饰，以及细胞分裂所导致的稀释作用。在实验中发现，放射性核素，磁共振成像，和报告基因是最广泛使用的分子成像技术。其中报告基因是最有吸引力的，一旦将报告基因转染到目标细胞，可以表达生成基因产物，暴露于相应的放射线或光学基因探针下，释放的信号可以被正电子发射断层扫描成像，单光子发射计算体层摄影术，或磁共振成像识别。这一方法的优点是，第一，它只能检测到活细胞，因为可探测的基因表达产物只能在活细胞中生成，而基于磁共振追踪铁离子标记的细胞，则可能产生假阳性的结果。当死亡的干细胞释放铁离子被宿主巨噬细胞吞噬，结果在 MRI 信号下可能被误认为是最初移植的细胞[178]。第二，报告基因可以遗传给转染细胞的后代，从而可以监测细胞增殖。最后，组合应用几个报告基因可以建立一个多重成像平台，比如一个三重融合的报告基因，可以通过生物荧光和 PET 成像[179]成功的无创监测细胞动力学，细胞增殖和细胞迁徙。有研究发现转染报告基因并不影响细胞的完整性和功能，进一步证实了这种方法的可行性。其重要意义在于，目前还没有哪一种技术能够像报告基因多重成像一样，将分辨率、灵敏度、安全性、细胞量化的准确性和临床适用性完美结合在一起。例如生物荧光，利用荧光素酶所产生发光现象，在动物实验中的应用是受限的，因为外源性激发光源无法穿透动物组织。类似的问题在近红外荧光中同样存在。将来，这个问题可能会通过纳米级的发光量子点共轭荧光剂来解决。人们迫切期望成像技术得以改进以实现干细胞示踪和后续临床应用，同时又不希望增加经济成本和技术难度。

因为没有动物模型可以完全复制人类心力衰竭的复杂情况，人们希望将临床试验合法化。但进行临床试验的前提是必须有坚实的动物实验基础，实验结果具有良好的可重复性，选择的细胞类型对心肌再生具有积极作用而且没有不良事件。在经过了小型的可行性研究阶段的试验后，这些临床实验应符合标准的方法学指南（随机、对照和盲法），应该仔细考虑研究路径中一些关键变量如细胞剂量、植入方法以及现实中监管机构的授权。心肌再生的研究需要多学科的参与，包括临床心脏病学、发育生物学、细胞培养技术、组织工程学、成像技术和再生生物学等等。最后，实现不同学科间的广泛交流和合作，才能够推动心肌再生这个研究领域向前发展，并实现最佳的风险效益比，完成心肌再生的宏伟目标。

参考文献

1. Lloyd-Jones D, Adams R, Carnethon M: A report from the American Heart Association Statistics Committee and Stroke Statistics Subcommittee. *Circulation* 2009;119(3):e21-181.
2. Jones RH, Velazquez EJ, Michler RE, et al: STICH Hypothesis 2 Investigators. Coronary bypass surgery with or without surgical ventricular reconstruction. *NEJM* 2009; 360(17):1705-1717.
3. Albouaini K, Egred M, Rao A, et al: Cardiac resynchronisation therapy: evidence based benefits and patient selection. *Eur J Intern Med* 2008; 19(3):165-172.
4. Menasche P, Hagege AA, Scorsin M, et al: Myoblast transplantation for heart failure. *Lancet* 2001; 357(9252):279-280.
5. Gavira JJ, Herreros J, Perez A, et al: Autologous skeletal myoblast transplantation in patients with nonacute myocardial infarction: 1-year follow-up. *J Thorac Cardiovasc Surg* 2006; 131(4):799-804.
6. Siminiak T, Kalawski R, Fiszer D, et al: Autologous skeletal myoblast transplantation for the treatment of postinfarction myocardial injury: phase I clinical study with 12 months of follow-up. *Am Heart J* 2004; 148(3):531-537.
7. Dib N, Michler RE, Pagani FD, et al: Safety and feasibility of autologous myoblast transplantation in patients with ischemic cardiomyopathy: four-year follow-up. *Circulation* 2005; 112(12):1748-1755.
8. Leobon B, Garcin I, Menasche P, et al: Myoblasts transplanted into rat infarcted myocardium are functionally isolated from their host. *Proc Natl Acad Sci U S A* 2003; 100(13):7808-7811.
9. Abraham MR, Henrikson CA, Tung L, et al: Antiarrhythmic engineering of skeletal myoblasts for cardiac transplantation. *Circ Res* 2005; 97(2):159-167.
10. Fukushima S, Varela-Carver A, Coppen SR, et al: Direct intramyocardial but not intracoronary injection of bone marrow cells induces ventricular arrhythmias in a rat chronic ischemic heart failure model. *Circulation* 2007; 115(17):2254-2261.
11. Menasché Ph, Alfieri O, Janssens S, et al: The Myoblast Autologous Grafting in Ischemic Cardiomyopathy (MAGIC) Trial. First Randomized Placebo-Controlled Study of Myoblast Transplantation. *Circulation* 2008; 117(9):1189-1200.
12. Siminiak T, Fiszer D, Jerzykowska O, et al: Percutaneous trans-coronary-venous transplantation of autologous skeletal myoblasts in the treatment of post-infarction myocardial contractility impairment: the POZNAN trial. *Eur Heart J* 2005; 26(12):1188-1195.
13. Ince H, Petzsch M, Rehders TC, Chatterjee T, Nienaber CA: Transcatheter transplantation of autologous skeletal myoblasts in postinfarction patients with severe left ventricular dysfunction. *J Endovasc Ther* 2004; 11(6):695-704.
14. Dib N, Dinsmore J, Lababidi Z, et al: One-year follow-up of feasibility and safety of the first U.S., randomized, controlled study using 3-dimensional guided catheter-based delivery of autologous skeletal myoblasts for ischemic cardiomyopathy (CAuSMIC study). *JACC Cardiovasc Interv* 2009; 2(1):9-16.
15. Mocini D, Staibano M, Mele L, et al: Autologous bone marrow mononuclear cell transplantation in patients undergoing coronary artery bypass grafting. *Am Heart J* 2006; 151(1):192-207.
16. Hendrikx M, Hensen K, Clijsters C, et al: Recovery of regional but not global contractile function by the direct intramyocardial autologous bone marrow transplantation: results from a randomized controlled clinical trial. *Circulation* 2006; 114(1 Suppl):I101-107.
17. Lai VK, Ang KL, Rathbone W, Harvey NJ, Galiñanes M: Randomized controlled trial on the cardioprotective effect of bone marrow cells in patients undergoing coronary bypass graft surgery. *Eur Heart J* 2009; 30(19):2354-2359.
18. Zhao Q, Sun Y, Xia L, Chen A, Wang Z: Randomized study of mononuclear bone marrow cell transplantation in patients with coronary surgery. *Ann Thorac Surg* 2008; 86(6):1833-1840.
19. Akar AR, Durdu S, Arat M, et al: Five-year follow-up after transepicardial implantation of autologous bone marrow mononuclear cells to ungraftable coronary territories for patients with ischaemic cardiomyopathy. *Eur J Cardiothorac Surg* 2009; 36(4):633-643.
20. Perin EC, Dohmann HF, Borojevic R, et al: Improved exercise capacity and ischemia 6 and 12 months after transendocardial injection of autologous bone marrow mononuclear cells for ischemic cardiomyopathy. *Circulation* 2004; 110(11 Suppl):II213-218.
21. Strauer BE, Brehm M, Zeus T, et al: Regeneration of human infarcted heart muscle by intracoronary autologous bone marrow cell transplantation in chronic coronary artery disease: the IACT Study. *J Am Coll Cardiol* 2005; 46(9):1651-1658.

22. Assmus B, Honold J, Schächinger V, et al: Transcoronary transplantation of progenitor cells after myocardial infarction. *NEJM* 2006; 355(12):1222-1232.

23. Fischer-Rasokat U, Assmus B, Seeger FH, et al: A pilot trial to assess potential effects of selective intra-coronary bone marrow-derived progenitor cell infusion in patients with nonischemic dilated cardiomyopathy: final 1-year results oft he TOPCARE-DCM trial. *Circ Heart Fail* 2009 2(5):417-423.

24. Heeschen C, Lehmann R, Honold J, et al: Profoundly reduced neovascularization capacity of bone marrow mononuclear cells derived from patients with chronic ischemic heart disease. *Circulation* 2004; 109(13): 1615-1622.

25. van Ramshorst J, Bax, Jeroen J, et al: Intramyocardial bone marrow cell injection for chronic myocardial ischemia: a randomized controlled trial. *JAMA* 2009; 301(19):1997-2004.

26. Stamm C, Kleine HD, Choi YH, et al: Intramyocardial delivery of CD133+ bone marrow cells and coronary artery bypass grafting for chronic ischemic heart disease: safety and efficacy studies. *J Thorac Cardiovasc Surg* 2007; 133(3):717-725.

27. Carr CA, Stuckey DJ, Tatton L, et al: Bone marrow-derived stromal cells home to and remain in the infarcted rat heart but fail to improve function: an in vivo cine-MRI study. *Am J Physiol Heart Circ Physiol* 2008; 295(2): H533-542.

28. Dai W, Hale SL, Martin BJ, et al: Allogeneic mesenchymal stem cell transplantation in postinfarcted rat myocardium: short- and long-term effects. *Circulation* 2005; 112(2):214-223.

29. Tang J, Xie Q, Pan G, Wang J, Wang M: Mesenchymal stem cells participate in angiogenesis and improve heart function in rat model of myocardial ischemia with reperfusion. *Eur J Cardiothorac Surg* 2006; 30(2): 353-361.

30. Shake JG, Gruber PJ, Baumgartner WA, et al: Mesenchymal stem cell implantation in a swine myocardial infarct model: engraftment and functional effects. *Ann Thorac Surg* 2002; 73(6):1919-1925.

31. Silva GV, Litovsky S, Assad JA, et al: Mesenchymal stem cells differentiate into an endothelial phenotype, enhance vascular density, and improve heart function in a canine chronic ischemia model. *Circulation* 2005; 111(2):150-156.

32. Hamamoto H, Gorman JH 3rd, Ryan LP, et al: Current state-of-the-art: Improved left ventricular function *versus* myocardial regeneration. Allogeneic mesenchymal precursor cell therapy to limit remodeling after myocardial infarction: the effect of cell dosage. *Ann Thorac Surg* 2009; 87(3):794-801.

33. Schuleri KH, Amado LC, Boyle AJ, et al: Early improvement in cardiac tissue perfusion due to mesenchymal stem cells. *Am J Physiol Heart Circ Physiol* 2008; 294(5):H2002-2011.

34. Nagaya N, Kangawa K, Itoh T, et al: Transplantation of mesenchymal stem cells improves cardiac function in a rat model of dilated cardiomyopathy. *Circulation* 2005; 112(8):1128-1135.

35. Caplan AI, Dennis JE: Mesenchymal stem cells as trophic mediators. *J Cell Biochem* 2006; 98(5):1076-1084.

36. Bartunek J, Croissant JD, Wijns W, et al: Pretreatment of adult bone marrow mesenchymal stem cells with cardiomyogenic growth factors and repair of the chronically infarcted myocardium. *Am J Physiol Heart Circ Physiol* 2007; 292(2):H1095-1104.

37. Parolini O, Alviano F, Bagnara GP, et al: Concise review: isolation and characterization of cells from human term placenta: outcome of the first international Workshop on Placenta Derived Stem Cells. *Stem Cells* 2008; 26(2):300-311.

38. Meng X, Ichim TE, Zhong J, et al: Endometrial regenerative cells: a novel stem cell population. *J Transl Med* 2007; 5:57.

39. Seo BM, Miura M, Gronthos S, et al: Investigation of multipotent postnatal stem cells from human periodontal ligament. *Lancet* 2004; 364(9429):149-155.

40. Noël D, Caton D, Roche S, et al: Cell specific differences between human adipose-derived and mesenchymal-stromal cells despite similar differentiation potentials. *Exp Cell Res* 2008; 314(7):1575-1584.

41. Puissant B, Barreau C, Bourin P, et al: Immunomodulatory effect of human adipose tissue-derived adult stem cells: comparison with bone marrow mesenchymal stem cells. *Br J Haematol* 2005; 129(1):118-129.

42. Mazo M, Planat-Bénard V, Abizanda G, et al: Transplantation of adipose derived stromal cells is associated with functional improvement in a rat model of chronic myocardial infarction. *Eur J Heart Fail* 2008; 10(5): 454-462.

43. Valina C, Pinkernell K, Song YH, et al: Intracoronary administration of autologous adipose tissue-derived stem cells improves left ventricular function, perfusion, and remodelling after acute myocardial infarction. *Eur Heart J* 2007; 28(21):2667-2677.

44. Rehman J, Traktuev D, Li J, et al: Secretion of angiogenic and antiapoptotic factors by human adipose stromal cells. *Circulation* 2004; 109(10): 1292-1298.

45. Léobon B, Roncalli J, Joffre C, et al: Adipose-derived cardiomyogenic cells: in vitro expansion and functional improvement in a mouse model of myocardial infarction. *Cardiovasc Res* 2009; 83(4):757-767.

46. Bieback K, Kern S, Kocaömer A, Ferlik K, Bugert P: Comparing mesenchymal stromal cells from different human tissues: bone marrow, adipose tissue and umbilical cord blood. *Biomed Mater Eng* 2008; 18(1 Suppl): S71-76.

47. Van der Bogt KE, Schrepfer S, Yu J, et al: Comparison of transplantation of adipose tissue- and bone marrow-derived mesenchymal stem cells in the infarcted heart. *Transplantation* 2009; 87(5):642-652.

48. Ryan JM, Barry FP, Murphy JM, Mahon BP: Mesenchymal stem cells avoid allogeneic rejection. *J Inflamm (Lond)* 2005; 2:8.

49. Uccelli A, Pistoia V, Moretta L: Mesenchymal stem cells: a new strategy for immunosuppression? *Trends Immunol* 2007; 28(5):219-226.

50. Engler AJ, Sen S, Sweeney HL, Discher DE: Matrix elasticity directs stem cell lineage specification. *Cell* 2006; 126(4):677-689.

51. Breitbach M, Bostani T, Roell W, et al: Potential risks of bone marrow cell transplantation into infarcted hearts. *Blood* 2007; 110(4):1362-1369.

52. Ringdén O, Uzunel M, Rasmusson I, et al: Mesenchymal stem cells for treatment of therapy-resistant graft-versus-host disease. *Transplantation* 2006; 81(10):1390-1397.

53. Grinnemo KH, Månsson A, Dellgren G, et al: Xenoreactivity and engraftment of human mesenchymal stem cells transplanted into infarcted rat myocardium. *J Thorac Cardiovasc Surg* 2004; 127(5):1293-1300.

54. Poncelet AJ, Vercruysse J, Saliez A, Gianello P: Although pig allogeneic mesenchymal stem cells are not immunogenic in vitro, intracardiac injection elicits an immune response in vivo. *Transplantation* 2007; 83(6): 783-790.

55. Boomsma RA, Swaminathan PD, Geenen DL: Intravenously injected mesenchymal stem cells home to viable myocardium after coronary occlusion and preserve systolic function without altering infarct size. *Int J Cardiol* 2007; 122(1):17-28.

56. Freyman T, Polin G, Osman H, et al: A quantitative, randomized study evaluating three methods of mesenchymal stem cell delivery following myocardial infarction. *Eur Heart J* 2006; 27(9):1114-1122.

57. Hofmann M, Wollert KC, Meyer GP, et al: Monitoring of bone marrow cell homing into the infarcted human myocardium. *Circulation* 2005; 111(17):2198-2202.

58. Furlani D, Ugurlucan M, Ong L, et al: Is the intravascular administration of mesenchymal stem cells safe? Mesenchymal stem cells and intravital microscopy. *Microvasc Res* 2009; 77(3):370-376.

59. Ly HQ, Hoshino K, Pomerantseva I, et al: In vivo myocardial distribution of multipotent progenitor cells following intracoronary delivery in a swine model of myocardial infarction. *Eur Heart J* 2009. [August 17, Epub ahead of print]

60. Lazennec G, Jorgensen C: Concise review: adult multipotent stromal cells and cancer: risk or benefit? *Stem Cells* 2008; 26(6):1387-1394.

61. Perez-Ilzarbe M, Agbulut O, Pelacho B, et al: Characterization of the paracrine effects of human skeletal myoblasts transplanted in infarcted myocardium. *Eur J Heart Fail* 2008; 10(11):1065-1072.

62. Formigli L, Perna AM, Meacci E: Paracrine effects of transplanted myoblasts and relaxin on post-infarction heart remodelling. *J Cell Mol Med* 2007; 11(5):1087-1100.

63. Uemura R, Xu M, Ahmad N, Ashraf M: Bone marrow stem cells prevent left ventricular remodeling of ischemic heart through paracrine signaling. *Circ Res* 2006; 98(11):1414-1421.

64. Dai Y, Ashraf M, Zuo S, et al: Mobilized bone marrow progenitor cells serve as donors of cytoprotective genes for cardiac repair. *J Mol Cell Cardiol* 2008; 44(3):607-617.

65. Fazel S, Cimini M, Chen L, et al: Cardioprotective c-kit+ cells are from the bone marrow and regulate the myocardial balance of angiogenic cytokines. *J Clin Invest* 2006; 116(7):1865-1877.

66. Korf-Klingebiel M, Kempf T, Sauer T, et al: Bone marrow cells are a rich source of growth factors and cytokines: implications for cell therapy trials after myocardial infarction. *Eur Heart J* 2008; 29(23):2851-2858.

67. Shintani Y, Fukushima S, Varela-Carver A, et al: Donor cell-type specific paracrine effects of cell transplantation for post-infarction heart failure. *J Mol Cell Cardiol* 2009; 47(2):288-295.

68. Lee RH, Pulin AA, Seo MJ, et al: Intravenous hMSCs improve myocardial infarction in mice because cells embolized in lung are activated to secrete the anti-inflammatory protein TSG-6. *Cell Stem Cell* 2009; 5(1):54-63.

69. Cho HJ, Lee N, Lee JY, Choi YJ et al: Role of host tissues for sustained humoral effects after endothelial progenitor cell transplantation into the ischemic heart. *J Exp Med* 2007; 204(13):3257-3269.

70. Park DH, Eve DJ, Sanberg PR, et al: Increased neuronal proliferation in the dentate gyrus of aged rats following neural stem cell implantation. *Stem Cells Dev* 2009 [July 1, ahead of print].

71. Yeghiazarians Y, Zhang Y, Prasad M, et al: Injection of bone marrow cell extract into infarcted hearts results in functional improvement comparable to intact cell therapy. *Mol Ther* 2009; 17(7):1250-1256.

72. Pak HN, Qayyum M, Kim DT, et al: Mesenchymal stem cell injection induces cardiac nerve sprouting and increased tenascin expression in a swine model of myocardial infarction. *J Cardiovasc Electrophysiol* 2003; 14(8):841-848.

73. Gnecchi M, He H, Noiseux N, et al: Evidence supporting paracrine hypothesis for Akt-modified mesenchymal stem cell-mediated cardiac protection and functional improvement. *FASEB J* 2006; 20(6):661-669.

74. Timmers L, Lim SK, Arslan F, et al: Reduction of myocardial infarct size by human mesenchymal stem cell conditioned medium. *Stem Cell Res* 2007; 1(2):129-137.

75. Shyu KG, Wang BW, Hung HF, Chang CC, Shih DT: Mesenchymal stem cells are superior to angiogenic growth factor genes for improving myocardial performance in the mouse model of acute myocardial infarction. *J Biomed Sci* 2006; 13(1):47-58.

76. Bergmann O, Bhardwaj RD, Bernard S, et al: Evidence for cardiomyocyte renewal in humans. *Science* 2009; 324(5923):98-102.

77. Kühn B, del Monte F, Hajjar RJ et al: Periostin induces proliferation of differentiated cardiomyocytes and promotes cardiac repair. *Nat Med* 2007; 13(8):962-969.

78. Bersell K, Arab S, Haring B, Kühn B: Neuregulin1/ErbB4 signaling induces cardiomyocyte proliferation and repair of heart injury. *Cell* 2009; 138(2):257-270.

79. Winitsky SO, Gopal TV, Hassanzadeh S, et al: Adult murine skeletal muscle contains cells that can differentiate into beating cardiomyocytes in vitro. *PloS Biol* 2005; 3(4):e87.

80. Proksch S, Bel A, Puymirat E, et al: Does the human skeletal muscle harbor the murine equivalents of cardiac precursor cells? *Mol Ther* 2009; 17(4):733-741.

81. Sadek H, Hannack B, Choe E, et al: Transplantation of putative extracardiac cell niches endowed with a cardiomyogenic differentiation potential cardiogenic small molecules that enhance myocardial repair by stem cells. *Proc Natl Acad Sci U S A* 2008; 105(16):6063-6068.

82. Kajstura J, Leri A, Finato N, Di et al: Myocyte proliferation in end-stage cardiac failure in humans. *Proc Natl Acad Sci U S A* 1998; 95(15):8801-8805.

83. Barile L, Messina E, Giacomello A, Marbán E: Endogenous cardiac stem cells. *Prog Cardiovasc Dis* 2007; 50(1):31-48.

84. Laflamme MA, Myerson D, Saffitz JE, Murry CE: Evidence for cardiomyocyte repopulation by extracardiac progenitors in transplanted human hearts. *Circ Res* 2002; 90(6):634-640.

85. Bearzi C, Rota M, Hosoda T, et al: Human cardiac stem cells. *Proc Natl Acad Sci U S A* 2007; 104(35):14068-14073.

86. Smith RR, Barile L, Cho HC, et al: Regenerative potential of cardiosphere-derived cells expanded from percutaneous endomyocardial biopsy specimens. *Circulation* 2007; 115(7):896-908.

87. Johnston PV, Sasano T, Mills K, et al: Engraftment, differentiation, and functional benefits of autologous cardiosphere-derived cells in porcine ischemic cardiomyopathy. *Circulation* 2009; 120(12):1075-1083.

88. Pouly J, Bruneval P, Mandet C, et al: Cardiac stem cells in the real world. *J Thorac Cardiovasc Surg* 2008; 135(3):673-678.

89. Kubo H, Jaleel N, Kumarapeli A, et al: Increased cardiac myocyte progenitors in failing human hearts. *Circulation* 2008; 118(6):649-657.

90. Amir G, Ma X, Reddy VM, et al: Dynamics of human myocardial progenitor cell populations in the neonatal period. *Ann Thorac Surg* 2008; 86(4):1311-1319.

91. Andersen DC, Andersen P, Schneider M, Jensen HB, Sheikh SP. Murine "cardiospheres" are not a source of stem cells with cardiomyogenic potential. *Stem Cells* 2009; 27(7):1571-1581.

92. Winter EM, Grauss RW, Hogers B, et al: Preservation of left ventricular function and attenuation of remodeling after transplantation of human epicardium-derived cells into the infarcted mouse heart. *Circulation* 2007; 116(8):917-927.

93. Pal R: Embryonic stem (ES) cell-derived cardiomyocytes: a good candidate for cell therapy applications. *Cell Biol Int* 2009; 33(3):325-336.

94. Sartiani L, Bettiol E, Stillitano F, et al: Developmental changes in cardiomyocytes differentiated from human embryonic stem cells: a molecular and electrophysiological approach. *Stem Cells* 2007; 25(5):1136-1144.

95. Brito-Martins M, Harding SE, Ali NN: Beta(1)- and beta(2)-adrenoceptor responses in cardiomyocytes derived from human embryonic stem cells: comparison with failing and non-failing adult human heart. *Br J Pharmacol* 2008; 153(4):751-759.

96. Mummery C, Ward-van Oostwaard D, Doevendans P, et al: Differentiation of human embryonic stem cells to cardiomyocytes: role of coculture with visceral endoderm-like cells. *Circulation* 2003; 107(21):2733-2740.

97. Laflamme M, Chen KY, Naumova AV, et al: Cardiomyocytes derived from human embryonic stem cells in pro-survival factors enhance function of infarcted rat hearts. *Nat Biotechnol* 2007; 25(9):1015-1024.

98. Caspi O, Huber I, Kehat I, et al: Transplantation of human embryonic stem cell-derived cardiomyocytes improves myocardial performance in infarcted rat hearts. *J Am Coll Cardiol* 2007; 50(19):1884-1893.

99. Puymirat E, Geha R, Tomescot A, et al: Can mesenchymal stem cells induce tolerance to cotransplanted human embryonic stem cells? *Mol Ther* 2009; 17(1):176-182.

100. Yamada S, Nelson TJ, Crespo-Diaz RJ, et al: Embryonic stem cell therapy of heart failure in genetic cardiomyopathy. *Stem Cells* 2008; 26(10):2644-2653.

101. Behfar A, Perez-Terzic C, Faustino RS, et al: Cardiopoietic programming of embryonic stem cells for tumor-free heart repair. *J Exp Med* 2007; 204(2):405-420.

102. Van Laake LW, Passier RP, Monshouwer-Kloots J, et al: Human embryonic stem cell-derived cardiomyocytes survive and mature in the mouse heart and transiently improve function after myocardial infarction. *Stem Cell Res* 2007; 1(1):9-24.

103. Van Laake LW, Passier R, den Ouden K, et al: Improvement of mouse cardiac function by hESC-derived cardiomyocytes correlates with vascularity but not graft size. *Stem Cell Res* 2009; 3(2-3):106-112.

104. Ebelt H, Jungblut M, Zhang Y, et al: Cellular cardiomyoplasty: improvement of left ventricular function correlates with the release of cardioactive cytokines. *Stem Cells* 2007; 25(1):236-244.

105. Kolossov E, Bostani T, Roell W, et al: Engraftment of engineered ES cell-derived cardiomyocytes but not BM cells restores contractile function to the infarcted myocardium. *J Exp Med* 2006; 203(10):2315-2327.

106. Kehat I, Khimovich L, Caspi O, et al: Electromechanical integration of cardiomyocytes derived from human embryonic stem cells. *Nat Biotechnol* 2004; 22(10):1282-1289.

107. Zweigerdt R: Large scale production of stem cells and their derivatives. *Adv Biochem Eng Biotechnol* 2009; 114:201-235.

108. Leschik J, Stefanovic S, Brinon B, Pucéat M: Cardiac commitment of primate embryonic stem cells. *Nat Protoc* 2008; 3(9):1381-1387.

109. Kishi Y, Tanaka Y, Shibata H, et al: Variation in the incidence of teratomas after the transplantation of nonhuman primate ES cells into immunodeficient mice. *Cell Transplant* 2008; 17(9):1095-1102.

110. Swijnenburg RJ, Schrepner S, Govaert J, et al: Immunosuppressive therapy mitigates immunological rejection of human embryonic stem cell xenografts. *Proc Natl Acad Sci U S A* 2008; 105(35):12991-12996.

111. Wu DC, Boyd AS, Wood KJ: Embryonic stem cells and their differentiated derivatives have a fragile immune privilege but still represent novel targets of immune attack. *Stem Cells* 2008; 26(8):1939-1950.

112. Taylor CJ, Bolton EM, Pocock S, et al: Banking on human embryonic stem cells: estimating the number of donor cell lines needed for HLA matching. *Lancet* 2005; 366(9502):2019-2025.

113. Robertson NJ, Brook FA, Gardner RL, et al: Embryonic stem cell-derived tissues are immunogenic but their inherent immune privilege promotes the induction of tolerance. *Proc Natl Acad Sci U S A* 2007; 104(52):20920-20925.

114. Bonde S, Chan KM, Zavazava N: ES-cell derived hematopoietic cells induce transplantation tolerance. *PLoS One* 2008; 3(9):e3212.

115. Grinnemo KH, Genead R, Kumagai-Braesch M, et al: Costimulation blockade induces tolerance to HESC transplanted to the testis and induces regulatory T-cells to HESC transplanted into the heart. *Stem Cells* 2008; 26(7):1850-1857.

116. Crop MJ, Baan CC, Korevaar SS, et al: Donor-derived mesenchymal stem cells suppress alloreactivity of kidney transplant patients. *Transplantation* 2009; 87(6):896-906.

117. Yamanaka S: A fresh look at iPS cells. *Cell* 2009; 137(1):13-17.

118. Gai H, Leung EL, Costantino PD, et al: Generation and characterization of functional cardiomyocytes using induced pluripotent stem cells derived from human fibroblasts. *Cell Biol Int* 2009; 33(11):1184-1193.

119. Kim D, Kim CH, Moon JI, et al: Generation of human induced pluripotent stem cells by direct delivery of reprogramming proteins. *Cell Stem Cell* 2009; 4(6):472-476.

120. Nelson TJ, Martinez-Fernandez A, Yamada S, et al: Repair of acute myocardial infarction with induced pluripotent stem cells Induced by human stemness factors. *Circulation* 2009. 120(5):408-416.

121. Chin MH, Mason MJ, Xie W, et al: Induced pluripotent stem cells and embryonic stem cells are distinguished by gene expression signatures. *Cell Stem Cell* 2009; 5(1):111-123.

122. Dow J, Simkhovich BZ, Kedes L, Kloner RA: Washout of transplanted cells from the heart: a potential new hurdle for cell transplantation therapy. *Cardiovasc Res* 2005; 67(2):301-307.

123. Freyman T, Polin G, Osman H, et al: A quantitative, randomized study evaluating three methods of mesenchymal stem cell delivery following myocardial infarction. *Eur Heart J* 2006; 27(9):1114-1122.

124. Doyle B, Kemp BJ, Chareonthaitawee P, et al: Dynamic tracking during intracoronary injection of 18F-FDG-labeled progenitor cell therapy for acute myocardial infarction. *J Nucl Med* 2007; 48(10):1708-1714.

125. Li SH, Lai TY, Sun Z, et al: Tracking cardiac engraftment and distribution of implanted bone marrow cells: comparing intra-aortic, intravenous, and intramyocardial delivery. *J Thorac Cardiovasc Surg* 2009; 137(5): 1225-1233.

126. Gavira JJ, Perez-Ilzarbe M, Abizanda G, et al: A comparison between percutaneous and surgical transplantation of autologous skeletal myoblasts in a swine model of chronic myocardial infarction. *Cardiovasc Res* 2006; 71(4):744-753.

127. Hudson W, Collins MC, deFreitas D, et al: Beating and arrested intramyocardial injections are associated with significant mechanical loss: implications for cardiac cell transplantation. *J Surg Res* 2007; 142(2):263-267.

128. Zhang M, Mal N, Kiedrowski M, et al: SDF-1 expression by mesenchymal stem cells results in trophic support of cardiac myocytes after myocardial infarction. *FASEB J* 2007; 21(12):3197-3207.

129. Ota T, Patronik NA, Schwartzman D, Riviere CN, Zenati MA: Minimally invasive epicardial injections using a novel semiautonomous robotic device. *Circulation* 2008; 118(14 Suppl):S115-120.

130. Thompson CA, Nasseri BA, Makower J, et al: Transplantation. Percutaneous transvenous cellular cardiomyoplasty. A novel nonsurgical approach for myocardial cell. *J Am Coll Cardiol* 2003; 41(11):1964-1971.

131. Blocklet D, Toungouz M, Berkenboom G, et al: Myocardial homing of nonmobilized peripheral-blood CD34+ cells after intracoronary injection. *Stem Cells* 2006; 24(2):333-336.

132. Penicka M, Lang O, Widimsky P, et al: One-day kinetics of myocardial engraftment after intracoronary injection of bone marrow mononuclear cells in patients with acute and chronic myocardial infarction. *Heart* 2007; 93(7):837-841.

133. Guilak F, Cohen DM, Estes BT, et al: Control of stem cell fate by physical interactions with the extracellular matrix. *Cell Stem Cell* 2009; 5(1):17-26.

134. Suuronen EJ, Veinot JP, Wong S, et al: Tissue-engineered injectable collagen-based matrices for improved cell delivery and vascularization of ischemic tissue using CD133+ progenitors expanded from the peripheral blood. *Circulation* 2006; 114(1 Suppl):I138-144.

135. Christman KL, Vardanian AJ, Fang Q, et al: Injectable fibrin scaffold improves cell transplant survival, reduces infarct expansion, and induces neovasculature formation in ischemic myocardium. *J Am Coll Cardiol* 2004; 44(3):654-660.

136. Davis ME, Motion JP, Narmoneva DA, et al: Injectable self-assembling peptide nanofibers create intramyocardial microenvironments for endothelial cells. *Circulation* 2005; 111(4):442-450.

137. Padin-Iruegas ME, Misao Y, Davis ME, et al: Cardiac progenitor cells and biotinylated insulin-like growth factor-1 nanofibers improve endogenous and exogenous myocardial regeneration after infarction. *Circulation* 2009; 120(10):876-887.

138. Ryan LP, Matsuzaki K, Noma M, et al: Dermal filler injection: a novel approach for limiting infarct expansion. *Ann Thorac Surg* 2009; 87(1): 148-155.

139. Leor J, Tuvia S, Guetta V, et al: Intracoronary injection of in situ forming alginate hydrogel reverses left ventricular remodeling after myocardial infarction in swine. *J Am Coll Cardiol* 2009; 54(11):1014-1023.

140. Wall ST, Walker JC, Healy KE, Ratcliffe MB, Guccione JM: Theoretical impact of the injection of material into the myocardium: a finite element model simulation. *Circulation* 2006; 114(24):2627-2635.

141. Dufrane D, Goebbels RM, Saliez A, Guiot Y, Gianello P: Six-month survival of microencapsulated pig islets and alginate biocompatibility in primates: proof of concept. *Transplantation* 2006; 81(9):1345-1353.

142. Lee SH, Hao E, Savinov AY, et al: Human beta-cell precursors mature into functional insulin-producing cells in an immunoisolation device: implications for diabetes cell therapies. *Transplantation* 2009; 87(7):983-991.

143. Zvibel I, Smets F, Soriano H. Anoikis: roadblock to cell transplantation? *Cell Transplant* 2002; 11(7):621-630.

144. Zimmermann WH, Melnychenko I, Wasmeier G, et al: Engineered heart tissue grafts improve systolic and diastolic function in infarcted rat hearts. *Nat Med* 2006; 12(4):452-458.

145. Mironov V, Boland T, Trusk T, Forgacs G, Markwald RR: Organ printing: computer-aided jet-based 3D tissue engineering. *Trends Biotechnol* 2003; 21(4):157-161.

146. Yang J, Yamato M, Nishida K, et al: Cell delivery in regenerative medicine: the cell sheet engineering approach. *J Control Release* 2006; 116(2):193-203.

147. Memon IA, Sawa Y, Fukushima N, et al: Repair of impaired myocardium by means of implantation of engineered autologous myoblast sheets. *J Thorac Cardiovasc Surg* 2005; 130(5):1333-1341.

148. Kondoh H, Sawa Y, Miyagawa S, et al: Longer preservation of cardiac performance by sheet-shaped myoblast implantation in dilated cardiomyopathic hamsters. *Cardiovasc Res* 2006; 69(2):466-475.

149. Hamdi H, Furuta A, Bellamy V, et al: Cell delivery: intramyocardial injections or epicardial deposition? A head-to-head comparison. *Ann Thorac Surg* 2009; 87(4):1196-1203.

150. Matsuura K, Honda A, Nagai T, et al: Transplantation of cardiac progenitor cells ameliorates cardiac dysfunction after myocardial infarction in mice. *J Clin Invest* 2009; 119(8):2204-2217.

151. Sekine H, Shimizu T, Kosaka S, Kobayashi E, Okano T: Cardiomyocyte bridging between hearts and bioengineered myocardial tissues with mesenchymal transition of mesothelial cells. *J Heart Lung Transplant* 2006; 25(3):324-332.

152. Chavakis E, Urbich C, Dimmeler S: Homing and engraftment of progenitor cells: a prerequisite for cell therapy. *J Mol Cell Cardiol* 2008; 45(4):514-522.

153. Cheng Z, Ou L, Zhou X, et al: Targeted migration of mesenchymal stem cells modified with CXCR4 gene to infarcted myocardium improves cardiac performance. *Mol Ther* 2008; 16(3):571-579.

154. Elmadbouh I, Haider HKh, Jiang S, et al: Ex vivo delivered stromal cell-derived factor-1alpha promotes stem cell homing and induces angiomyogenesis in the infarcted myocardium. *J Mol Cell Cardiol* 2007; 42(4): 792-803.

155. Haider HKh, Jiang S, Idris NM, Ashraf M: IGF-1-overexpressing mesenchymal stem cells accelerate bone marrow stem cell mobilization via paracrine activation of SDF-1alpha/CXCR4 signaling to promote myocardial repair. *Circ Res* 2008; 103(11):1300-1308.

156. Abbott JD, Huang Y, Liu D, et al: Stromal cell-derived factor-1alpha plays a critical role in stem cell recruitment to the heart after myocardial infarction but is not sufficient to induce homing in the absence of injury. *Circulation* 2004; 110(21):3300-3305.

157. Aicher A, Heeschen C, Sasaki K, et al: Low-energy shock wave for enhancing recruitment of endothelial progenitor cells: a new modality to increase efficacy of cell therapy in chronic hind limb ischemia. *Circulation* 2006; 114(25):2823-2830.

158. Ghanem A, Steingen C, Brenig F, et al: Focused ultrasound-induced stimulation of microbubbles augments site-targeted engraftment of mesenchymal stem cells after acute myocardial infarction. *J Mol Cell Cardiol* 2009; 47(3):411-418.

159. Kyrtatos PG, Lehtolainen P, Junemann-Ramirez M, et al: Magnetic tagging increases delivery of circulating progenitors in vascular injury. *JACC Cardiovasc Interv* 2009; 2(8):794-802.

160. Azarnoush K, Maurel A, Sebbah L, et al: Enhancement of the functional benefits of skeletal myoblast transplantation by means of coadministration of hypoxia-inducible factor 1alpha. *J Thorac Cardiovasc Surg* 2005; 130(1):173-179.

161. Aharinejad S, Abraham D, Paulus P, et al: Colony-stimulating factor-1 transfection of myoblasts improves the repair of failing myocardium following autologous myoblast transplantation. *Cardiovasc Res* 2008; 79(3): 355-356.

162. Deuse T, Peter C, Fedak PW, et al: Hepatocyte growth factor or vascular endothelial growth factor gene transfer maximizes mesenchymal stem cell-based myocardial salvage after acute myocardial infarction. *Circulation* 2009; 120(11 Suppl):S247-254.

163. Bonaros N, Rauf R, Wolf D, et al: Combined transplantation of skeletal myoblasts and angiopoietic progenitor cells reduces infarct size and apoptosis and improves cardiac function in chronic ischemic heart failure. *J Thorac Cardiovasc Surg* 2006; 132(6):1321-1328.

164. Winter EM, van Oorschot AAM, Hogers B, et al: A new direction for cardiac regeneration: application of synergistically acting epicardium-derived cells and cardiomyocyte progenitor cells. *Circ Heart Failure* 2009; 2(6):643-653.

165. Askari A, Unzek S, Goldman CK, et al: Cellular, but not direct, adenoviral delivery of vascular endothelial growth factor results in improved left ventricular function and neovascularization in dilated ischemic cardiomyopathy. *J Am Coll Cardiol* 2004; 43(10):1908-1914.

166. Saxena A, Fish JE, White MD, et al: Stromal cell-derived factor-1alpha is cardioprotective after myocardial infarction. *Circulation* 2008; 117(17): 2224-2231.

167. Vergote D, Butler GS, Ooms M, et al: Proteolytic processing of SDF-1alpha reveals a change in receptor specificity mediating HIV-associated neurodegeneration. *Proc Natl Acad Sci U S A* 2006; 103(50):19182-19187.
168. Fazel SS, Angoulvant D, Butany J, Weisel RD, Li RK: Mesenchymal stem cells engineered to overexpress stem cell factor improve cardiac function but have malignant potential. *J Thorac Cardiovasc Surg* 2008; 136(5):1388-1389.
169. Lim SY, Kim YS, Ahn Y, et al: The effects of mesenchymal stem cells transduced with Akt in a porcine myocardial infarction model. *Cardiovasc Res* 2006; 70(3):530-542.
170. Kutschka I, Kofidis T, Chen IY, et al: Adenoviral human BCL-2 transgene expression attenuates early donor cell death after cardiomyoblast transplantation into ischemic rat hearts. *Circulation* 2006; 114(1 Suppl):I174-180.
171. Zhang M, Methot D, Poppa V, et al: Cardiomyocyte grafting for cardiac repair: graft cell death and anti-death strategies. *J Mol Cell Cardiol* 2001; 33(5):907-921.
172. Niagara MI, Haider HKh, Jiang S, Ashraf M: Pharmacologically preconditioned skeletal myoblasts are resistant to oxidative stress and promote angiomyogenesis via release of paracrine factors in the infarcted heart. *Circ Res* 2007; 100(4):545-555.
173. Sekiya S Matsumiya G, Miyagawa S, et al: Layered implantation of myoblast sheets attenuates adverse cardiac remodelling in the infarcted heart. *J Thorac Cardiovasc Surg* 2009; 138(4):985-993.
174. Caspi O, Lesman A, Basevitch Y, et al: Tissue engineering of vascularized cardiac muscle from human embryonic *Stem Cells Circ Res* 2007; 100(2): 263-272.
175. Sekine H, Shimizu T, Hobo K, et al: Endothelial cell coculture within tissue-engineered cardiomyocyte sheets enhances neovascularization and improves cardiac function of ischemic hearts. *Circulation* 2008; 118 (14 Suppl):S145-152.
176. Stevens KR, Kreutziger KL, Dupras SK, et al: Physiological function and transplantation of scaffold-free and vascularized human cardiac muscle tissue. *Proc Natl Acad Sci U S A* 2009; 106(39):16568-16573.
177. Ly HQ, Frangioni JV, Hajjar RJ: Imaging in cardiac cell-based therapy: in vivo tracking of the biological fate of therapeutic cells. *Nat Clin Pract Cardiovasc Med* 2008; 5(Suppl 2):S96-102.
178. Terrovitis J, Stuber M, Youssef A, et al: Magnetic resonance imaging overestimates ferumoxide-labeled stem cell survival after transplantation in the heart. *Circulation* 2008; 117(12):1555-1562.
179. Cao F, Lin S, Xie X, et al: In vivo visualization of embryonic stem cell survival, proliferation, and migration after cardiac delivery. *Circulation* 2006; 113(7):1005-1014.

苏文君 郑 哲 译

索　引

24 小时尿蛋白　1056

5 型胶原　1049

6- 氨基己酸　268，312

^{99m}Tc 压力灌注扫描　474

ABIOCOR 可植入的全人工心脏　1114

ABIOMED BVS 5000 血泵　342

ABO 血型　1062

AKUTSU- Ⅲ 全人工心脏　1113

Allen's 试验　181

AP 尺寸　504

ARH　550

AVR，机械瓣　307

A 型流感病毒疫苗　1070

bid　548

B- T 分流　4

CABG　370

CABG 的历史　380

Castleman 病　1016

Chagas 病　517

COX 迷宫手术　947

CPR 技术和机械辅助　325

CPR 期间的药物治疗　320

C 反应蛋白　1047

DHCA 脑保护策略　276

DHCA 脑损伤　275

DHCA 期间温度管理　280

DNA　1062

DVT　315

ECG 门控　120

ECLS　337

ECMO　337

EF　538，559

Ehlers- Danlos 综合征　538，559

Frank- Starling 机制　537

Heimlich 手法　322

HLA- Ⅰ 类　580

Impella 泵　341

INR　549，554

JARVIK-7/CARDOWEST 全人工心脏　1113

Koch 三角　22

Laplace 效应　496

Levitronix CentriMag 泵　341

LITA-LAD 血管桥　454

LOEYS- DIETZ 综合征　608

LVEDD　540

LVESD　540

Mallampat 分级　180

MAP　305

MCSD 的类型　1098

NaHCO$_3$　322

NK 细胞　1038

NO　1057

PARTNER 研究结果更新　632

PCI 的并发症　374

PET 扫描　472

PH 管理　280

PRA　580

PTCA　370

q8h　548

QRS 波　539

Q 波　539

RACE Ⅱ　311

Reiter 综合征　538

Ross 手术　544，579，1024

Ross 术后的再次手术　592

S$_2$ 的反常分裂　536

SAM 现象　563

SAM 征　9

Sellick 手法　322

SL 直径　504

Stewart- Hamilton 公式　185

ST 段抬高的心肌梗死　357

Swan- Ganz 导管　482

TandemHeart 经皮心室辅助　340

TE　550

TEE　539，583

Teflon 线　462

Thoratec 外置泵　344

TMR 的机制　471

TMR 未来的应用　473

TMR 作为 CABG 的补充治疗　470

Todaro 腱　22

T 细胞　580

T 细胞交叉配型　1062

T 细胞介导的排斥反应　1038

Valsalva　1066

Valsalva 窦　597

VO$_{2,max}$　1054

WPW 型预激综合征　11

X 连锁综合征　1009

"桥梁－桥梁"策略 344
"无触碰"技术 458
Ⅰ类错误 269
Ⅰ类药物 56
Ⅱ类分子 580
α受体激动剂 307
β肾上腺素受体阻滞剂 65
β受体阻滞剂 180，307，309，537，563，1067

A

阿片类药物 192
阿司匹林 312，550，554，583
阿托品 322，1066
阿昔单抗 312
阿昔洛韦 1070
癌巢 1030
艾滋病 1055
氨基酸末端脑钠肽前体 1054
氨甲环酸 268，312
胺碘酮 59，311，322，583，1058

B

拔管 314
靶血管失败 371
白色念球菌 1069
白细胞浸润 1053
白细胞抗原表型 1056
白细胞粘附 1071
败血症 570
半月瓣小结 532
瓣环 503，532，547，552，561，595
瓣环成形技术 748
瓣环成形术 510
瓣环扩大手术 553
瓣环撕脱 802
瓣口面积 595
瓣膜 579，580，599，1062
瓣膜病 1054
瓣膜成像 134
瓣膜功能不良 570
瓣膜功能不全 795
瓣膜结构衰败 568
瓣膜类型的选择 683
瓣膜衰败 595
瓣膜替换 544
瓣膜退化 601
瓣膜相关事件 549，554
瓣膜性心内膜炎 569
瓣膜性心脏病 87
瓣膜修复手术 266
瓣膜修复术 568
瓣膜血栓形成 568

瓣膜移植物 595
瓣膜植入：经股动脉途径 631
瓣膜植入：经心尖途径 632
瓣下结构 513
瓣叶 503，544
瓣叶退行性钙化 559
瓣叶脱垂 503
瓣周瘘 561
瓣周漏 548，551，570，794
胞质粒 1014
保留主动脉瓣的主动脉根部置换手术 611
保守治疗 570
钡灌肠检查 1056
泵内血栓形成 345
闭塞性细支气管炎 1047
壁层心包 18
变异性心绞痛 357
表皮葡萄球菌 570，1069
表位地图 1047
丙肝病毒 1059
并发症 554，601，1072，1108，1116
病毒综合征 538
病理生理学 503，518，833
病理学 707
病人自控硬膜外镇痛 195
病因及发病机制 809
病因学 517，875
病原菌 570
波形蛋白 1049
玻璃样变 482
搏出量 559
补体 1062，1071
不典型胸痛综合征 539
不可逆性心脏衰竭 1054
不完全血运重建 452，467
不稳定型心绞痛 357
不稳定性心绞痛 468
布比卡因 193
部分环 510
部分凝血酶原时间 1056
部分左心室切除术 1120

C

彩色多普勒技术 482
彩色多普勒血流显像 540
草药 69
侧支循环 473，482
插管 339
长期免除率 550
肠球菌 1069
肠系膜缺血 317
常规12导联心电图 1054

常见成人先天性心脏病手术　987
超灌　560
超急性抗体介导排斥反应　1049
超急性排斥反应　1041，1062
超声心动图　482，1054
成骨不全　538
成骨细胞发育不良　559
成肌细胞　475
成人先心病　1054
成人先心病手术疗效进展　992
成纤维细胞生长因子2　472
迟脉　536
持续超滤　345
持续静脉-静脉血液透析　345
持续胎儿循环综合征　8
充血　566
充血性心力衰竭　267，481，502，536，557，559，567，
　1010，1024，1073
虫卵　1056
出血、血栓和输血策略　312
出血并发症　338，343，794
出血事件　569
除颤电极板　511
除颤器　1055
除颤阈值　324
杵状指趾　1010
川崎病　538
传导束　581
传导束肿　1015
传导障碍　539
传导阻滞　561，570
创伤　559
垂体瘤　1009
磁共振成像　472
促红细胞生成素　267
猝死　320，481，557，559，560
猝死治疗的考虑　323

D

打水实验　512
大动脉炎　559
大血管　1062
大隐静脉搭桥　600
大隐静脉桥　563
大隐静脉桥血管　453
代表性手术　861
代偿　557
代谢需求的功能反应　48
带蒂移植血管　548
带支架瓣膜　554
带支架的生物瓣膜　544
带支架的主动脉瓣生物瓣膜　557

带支架生物瓣　569
单纯疱疹病毒　1056，1069
单根双极右房静脉插管　560
单心室或双心室辅助　1104
单叶化　559
单一的激光血运重建术（TMR）467
胆结石　1072
当前的干细胞研究：心肌再生和左心室功能的改善　1133
低分子肝素　548，574
低钾血症　322
低镁血症　322
低射血分数　1054
低碳酸动脉碱血症　322
低体温　313
低体温心搏骤停　327
低温停循环　601
低温消融　471
低心排　482
低心排综合征　563
低血压　322
低预充量管路　270
低预充量循环管路　272
低预冲量循环管路　266
地尔硫䓬　311
地高辛　1066
第二心音　539
第三心音　539
第一个全人工心脏　1113
第一心音　539
电复律　583，1067
电解质　1056
电生理检查方案　935
电生理诊断技术　936
电轴偏移　1011
淀粉样变性　1054
凋亡　535
定义　517
冬眠心肌　518
动-静脉瘘　1016
动静脉氧含量差　305
动力心肌成形术　1123
动脉插管　560
动脉导管未闭　4
动脉干嵴　532，533
动脉瘤　566，580
动脉内膜剥脱术　10
动脉血压　1060
动脉粥样硬化　535，557
动态心电图　1054
窦房结　20，322
窦房结节律　1066
窦管嵴　547，552

窦管交界 532，590，1021
窦性节律 557
窦性心律 563
杜柔双重音 539
端端吻合 1063
端坐呼吸 536
顿抑 491
多巴胺 307，308，1061
多巴酚丁胺 307，308，1057
多巴酚丁胺负荷超声心动图 472
多瓣膜病的病理生理学 760
多瓣膜病的罕见病因 771
多瓣膜手术的结果 772
多发黏液样乳房纤维腺瘤 1009
多囊肿瘤 1015
多普勒超声心动图的样式 203
多器官功能衰竭 1072
多脏器功能衰竭 458，483
多支血管病变 353

E

恶病质 1072
恶性间皮瘤 1017
恶性纤维组织细胞瘤 1018
恶性血管内皮细胞瘤 1017
恶性肿瘤 1055，1072
恶液质 1056
儿茶酚胺 1015，1066
二瓣化畸形 535
二次心脏手术 563
二级预防 353
二尖瓣 532，579
二尖瓣瓣环 482
二尖瓣瓣环成形术 525
二尖瓣瓣环扩张 503
二尖瓣瓣膜成形 504
二尖瓣成形/置换 312
二尖瓣的二次手术 799
二尖瓣的解剖 664
二尖瓣反流 482，502，642，682，798
二尖瓣反流伴冠状动脉疾病 785
二尖瓣复合体 504
二尖瓣关闭不全 482，502
二尖瓣腱索断裂 506
二尖瓣牵开器 511
二尖瓣前瓣 563
二尖瓣收缩期杂音 502
二尖瓣手术的趋势 684
二尖瓣狭窄 312，638，681
二尖瓣狭窄伴冠状动脉疾病 788
二尖瓣置换术 1055
二尖瓣置换术的适应证 681

二尖瓣重建 1121
二尖瓣装置的血流动力学 684
二磷酸腺苷 269
二维（2D）超声心动图 540
二维超声检查 1056
二维心脏超声 1011
二氧化碳波形图 183
二叶化 559

F

发病机制与病理学 616
发病率 502，517，808
发热 570
法洛氏四联症 5
反搏 333
反常性细胞内酸中毒 322
反流 580
反式治疗 1031
房颤 307，309，311，508，568，583
房颤外科消融的指征 952
房间隔缺损 566
房间隔缺损修补术 1010
房间沟 511
房间沟入路 1021
房扑 309
房室传导 1066
房室传导阻滞 482，1008
房室间隔缺损 5
房室结 322
房室结间皮瘤 1015
房室结囊性肿瘤 1008
房室结折返型心动过速 11
房室束 532
房室同步起搏 563
房性心律失常 535，583
非 Q 波性心肌梗死 357
非 ST 段抬高的急性冠状动脉综合征 357
非典型分枝杆菌 1070
非结构性瓣膜功能障碍 568
非结构性障碍 569
非缺血性心肌病 1054
非体外循环旁路移植术 458
非体外循环下冠状动脉旁路移植术 360
非体外循环下冠状动脉旁路移植术（OPCAB） 440
非透析依赖性肾衰竭 567
肥厚 557
肥胖 1056，1072
肺不张 314
肺动脉 560，579，1062，1063
肺动脉瓣 532
肺动脉瓣自体移植 579
肺动脉导管 184

肺动脉高压　482，795，1054

肺动脉减压管　513

肺动脉肉瘤　1024

肺动脉栓塞的外科治疗　3

肺动脉楔压　305，482

肺动脉压　184

肺梗死　1056

肺功能检查　1056

肺间质水肿　506

肺静脉　547，1062

肺静脉扩张　506

肺静脉压　537，538

肺静脉异位引流　4

肺毛细血管楔入压　1055

肺毛细血管楔压　184，1054

肺门　458

肺内皮细胞　271

肺栓塞　539，905，1024，1056

肺水肿　482，504，538

肺血管疾病　567

肺血管阻力　541，1054，1055，1057

肺血栓栓塞　315

肺循环　482

肺炎：革兰氏阴性杆菌　1069

肺炎球菌　1070

肺移植　1038，1077

肺淤血　506，536

肺脏　1062

肺组织小气道可诱导的闭塞性纤维化　1046

分类　1008

分期和同期行颈动脉和冠状动脉手术的结果　420

分型　503，808

分枝杆菌　1069

风湿热　538，557，559

风湿性二尖瓣瓣膜病变　508

风湿性二尖瓣病变　678

风湿性关节炎　538

风湿性心脏病　535，538

风险分层和并发症——"游乐场的分级管理"　142

风险评分体系　173

风险评估　170，1103

峰值流速　558

伏立康唑　1070

辅助检查　837

负荷量　583

负性肌力药物　538

附壁血栓　453

复合 MFI 值　1048

复合技术冠状动脉旁路移植术　446

复合旁路　390

副交感神经　1066

副神经节瘤　1015

腹壁下动脉　462

腹部按压　325

腹股沟　1053

腹泻　1069

覆膜支架　456

G

钆　838

钙超载　329

钙化　601，797

钙化灶　548，561

钙离子拮抗剂　1067

概述　17

肝功　1056

肝功能不全　1055

肝衰竭　340

肝素　4，267，548，554，1063

肝素化　457

肝素结合管道　338

肝素涂层 ECLS 管道　340

感觉诱发电位　189

感染　343，1053

感染性和炎症性病因　835

感染性心包炎　518

感染性心内膜炎　10，538，559，582

感染性心内膜炎的预防　619

感染组织　563

高级心脏生命支持（ACLS）指南　320

高凝状态　574

高凝状态综合征　1008

高渗、高钠血症　322

高碳酸血症　322

高血压　570

高血压性心脏病　1055

高脂血症　1072

睾丸滋养细胞肿瘤　1009

革兰阴性细菌　570

膈神经　18

膈下肿瘤　1030

膈下肿瘤蔓延来的右房肿物　1030

梗死扩张　518

梗死区域旷置　484

弓形虫　1069

弓形体　1056

功能性二尖瓣反流　502

宫颈涂片　1056

股动脉　547

股动脉穿刺　575

股静脉再输注　339

骨 Paget's 病　557

骨密度检查　1056

骨髓间充质干细胞　476

骨质疏松 1056
骨质疏松症 1072
鼓泡肺 5
固定肺高压 1055
固相微珠流式细胞试验 1047
关键点 1005
冠脉 560，1054
冠脉畸形 586
冠脉夹层 560
冠脉内超声显像 373
冠脉旁路移植 547，548
冠脉速率储备 374
冠脉血流 49
冠脉血流储备 374
冠脉循环 563
冠脉支架术 269
冠心病 563
冠心病的临床及实验室评价 350
冠状动脉 31，547，598
冠状动脉 CTA 122
冠状动脉窦 796，1014
冠状动脉窦部 581
冠状动脉多支病变 453
冠状动脉和缺血性心脏疾病 80
冠状动脉急性闭塞的发生机制 425
冠状动脉疾病 795
冠状动脉内膜剥脱 390
冠状动脉旁路移植的 CTA 125
冠状动脉旁路移植手术 795
冠状动脉旁路移植术 266，351，454，467，483，559，1059
冠状动脉旁路移植术后患者的经皮介入治疗 456
冠状动脉外科 10
冠状动脉血管造影 350
冠状动脉血运重建术 1119
冠状动脉再次手术 452
冠状动脉再次手术技术 456
冠状动脉造影 453，560
冠状动脉粥样硬化 453，560
冠状静脉 33
冠状静脉窦 560
灌注 595
灌注肺 313
灌注和心肌保护 718
灌注球囊 372
灌注心肌显像 350
广泛透壁性心肌梗死 482
滚压泵 337
国际标准化比值 549

H

海绵层 532，586
含血停搏液 560

合并颈动脉狭窄的冠状动脉旁路移植术 416
横纹肌瘤 1013，1014
横纹肌肉瘤 1017，1018
红细胞溶血 270
后部瓣环 563
后负荷 511，538
后纵隔 1015
呼吸 306
呼吸管理 313
呼吸机 566
呼吸机相关性肺炎 315
呼吸困难 557，560
呼吸气体分析 1056
呼吸衰竭 343
琥珀胆碱 193
华法林 180，311，548，550，554
华法令抗凝治疗 570
环孢素 1067
环磷酰胺 1057
环状软骨加压 322
换泵 339
换能器 180
患者-人工瓣膜不匹配 553，570
患者的辐射暴露 121
患者的选择 547
患者与瓣膜不匹配 PPM 602
磺胺 1070
磺胺甲基异噁唑 1070
恢复自主循环 320
回响 181
回旋支 462，560
回旋支动脉 458
混合静脉血氧饱和度 184，185
活动性心内膜炎 268
获得性心包畸形 999

J

机械瓣 512，570，794
机械瓣膜 544，553
机械瓣膜与生物瓣膜 794
机械辅助 1062
机械通气 314，317
肌动蛋白 586
肌酐 1056
肌酐清除率 306，1056
肌小节 559
肌性的房室隔 20
基础生命支持 322
基质金属蛋白酶 472
基质纤维化 602
绩效评估的争议 152
畸胎瘤 1008

激光心肌血运重建术（TMR）历史　467

激光心肌血运重建术　467

急性瓣膜血栓　794

急性二尖瓣反流　482

急性肺栓塞　1024

急性冠状动脉综合征　357

急性机械支持　336

急性排斥反应　1068

急性心肌梗死　320，343

急性右室衰竭　1054

急性主动脉 A 型夹层的治疗　815

急性主动脉 B 型夹层的治疗　822

急性主动脉瓣反流　538，559

急性主动脉瓣狭窄　267

急诊 CABG　269

几何瓣口面积　572

计算机断层（computed tomography，CT）扫描　345

计算机断层扫描血管造影　580

记忆细胞　1038

继发转移肿瘤　1030

寄生虫　1056

加拿大心血管协会心绞痛临床分级　350

加热针　471

甲基化黄嘌呤（茶碱　氨茶碱）　1067

甲基强的松龙　1060

甲强龙　1063

甲氧苄啶　1070

甲状腺功能　1056

甲状腺心脏　1008

假单胞菌　570

假丝酵母菌　1069

假性室壁瘤　498

假性室壁瘤-右心室瘘　498

假性左心室室壁瘤　517

尖端扭转性室速　322

间断缝合　561，570

间隔支　482

间质干细胞　475

减少累积治疗创伤　986

简介　794

碱血症　322

腱索　503

浆细胞　1016

降压药物　1067

降脂药物　1072

降脂治疗　558

降主动脉　579

降主动脉胸段　462

交叉循环　5

交感神经　1060，1066

交界融合　598

胶原纤维　564

阶段性胸腹按压减压 CPR　326

结肠镜　1056

结缔组织病　538

结缔组织疾病　586

结构变性　797

结构性瓣膜衰败　569

结构性退化　794

结果　405，471，550，692，871，1107

结核菌素试验　1056

结节病　1055

结节性（±空洞性）肺炎　1069

结节性　1070

结节性脑硬化　1014

结论　271，300，330，345，395，409，437，448，465，
　　469，602，632，702，757，775，803，830，900，914，
　　942，1094，1124

结语　167

解剖　532

解剖和功能　994

解剖结构　832

介入设备管理　992

金标准　580

金黄色葡萄球菌　570，1069

进行手术　386

近端吻合　390

近距离放疗　374

禁忌证　601，1054

经导管主动脉瓣膜置换　798

经颅多普勒　190

经皮二尖瓣修复　737，1123

经皮房间隔穿孔二尖瓣球囊扩张术　1010

经皮肝穿刺活检　1056

经皮冠状动脉介入治疗　467

经皮冠状装置在心力衰竭合并二尖瓣反流中的应用　1123

经皮或经心尖生物瓣置换　544

经皮介入治疗（PCTs）　456

经皮腔内冠状动脉成形术　351

经皮球囊扩张　481

经皮球囊扩张瓣膜成形　537

经皮心肌激光血运重建（PMR）　472

经皮血运重建　1055

经皮主动脉瓣球囊成形术　575

经皮主动脉瓣置换　538

经皮左室辅助装置　374

经气管导管通气　322

经食道超声　570

经食道超声心动图　535，563，796

经食管超声　179，506，1011

经胸超声　506，570

经胸超声心动图　539，580

经胸骨横切口　625

经主动脉瓣入路　1021

晶体液 266
晶体预充量 270
晶体预充液 266
精氨酸血管加压素类似物 1060
精神类疾患 1056
精神心理支持 1056
颈动脉 1068
颈动脉超声多普勒 1056
颈动脉窦 1066
颈动脉和冠状动脉手术时机的选择 419
颈动脉内膜剥脱术后患者的心肌缺血事件 418
颈动脉内膜剥脱术治疗颈动脉狭窄的有效性 417
颈动脉内膜切除术 566
颈动脉支架 418
颈静脉 α 波 536
颈静脉血氧饱和度监测 281
净滤过压 306
竞争血流 461
静脉-动脉体外膜肺氧合 337
静脉-静脉转流 1031
静脉动脉反常 322
静脉桥动脉粥样硬化 452
静脉桥血管 453
静脉肾盂造影 1056
局部区域非体外循环法 462
局部止血药物 269
局限性心肌梗死 504
巨细胞病 538，559
巨细胞病毒 1014，1069
具体的外科技术 671
聚乙烯醇补片 544
决奈达隆 311
绝对指证 557
菌血症 268，339，1069

K

卡氏肺囊虫 1069
开放手术治疗 880
开胸心脏按压 326
抗钙化 596
抗核抗体 1056
抗巨细胞病毒的免疫球蛋白 G 1056
抗磷脂综合征 1008
抗凝 311，794
抗凝方案 307
抗凝剂 554
抗凝疗法 549
抗凝相关出血 554
抗凝相关性出血 550
抗凝血酶制剂 550
抗凝药物 580
抗凝治疗 544，548，601

抗群体反应性抗体 1056
抗人类白细胞抗原 1062
抗生素 570，579
抗体 580
抗体监测技术 1047
抗体介导排斥反应 1038
抗纤溶剂 267，268
抗纤溶酶聚合物 581
抗心磷脂抗体综合征 584
抗心律失常药物 56，311，320，1054
抗血小板药 554
抗血小板药物 554
抗血小板治疗 368
抗原提呈细胞（APCs） 1041
可恢复性缺血性神经系统损害 569
可卡因 1060
可选择的无支架异种瓣膜 595
克林霉素 1070
空气栓塞 562
库血 271
跨瓣压差 557，558，559
跨肺压 1057
跨肺压差 1055
快速浅呼吸指数 314
快速血浆反应素 1056
溃疡性病变 1070
困难气道 194
扩血管药物 308
扩张性心肌病 535
阔筋膜 9
阔筋膜折叠术 517

L

狼疮 584
劳力性呼吸困难 539
老年性钙化性主动脉病变伴多瓣膜受累 770
雷诺现象 1010
离心泵 337
离心性肥厚 570
李斯特菌 1069
历史 517，544，808，895，1097
历史背景 1008
历史发展 579，946
历史回顾和应用现状 275
历史进展 934
利多卡因 193，322，1063
利尿剂 67，483
利妥昔单抗 1057
连续缝合 548，562
链球菌 570
良性淋巴肉芽肿病 517
两性毒素 B 1070

疗效　892
临床表现　519，747，810，837
临床表现及处理　506
临床表现及诊断　877
临床试验　467
临床应用　937
淋巴瘤　1024
淋巴细胞浸润　1062
磷酸二酯酶抑制剂　583
流出道　544，595
流出道梗阻　557
流行病学　616
硫喷妥钠　192
硫酸镁　322
硫唑嘌呤　1068
瘤样扩张　797
笼球瓣　544
瘘　570
瘘管　580
绿色样变　535
氯胺酮　192
氯吡格雷　180，312，554
卵黄囊肿瘤　1008
卵圆孔　1011，1062
卵圆窝　22
伦理考虑　330
罗库溴铵　193
罗哌卡因　193
螺旋形主动脉切开术　547
裸支架　456

M

麻黄碱　1067
麻疹病毒　1070
麻醉、手术、护理和灌注的实施　196
麻醉及监测　853
麻醉期间生理功能的监护　180
麻醉药和神经肌肉阻滞药　190
马方综合征　538，559，586
吗啡　193
埋藏式心脏转复除颤器　976
脉搏波多普勒　571
脉压　539
脉氧饱和度　183
慢性代偿性主动脉瓣反流　539
慢性排斥：冠状动脉移植物血管病变和闭塞性细支气管
　　炎　1046
慢性系统性高血压　538
慢性心力衰竭　536
慢性血栓栓塞性肺动脉高压　907
慢性主动脉瓣反流　538，559
慢性主动脉夹层的治疗　827

慢性阻塞性肺病　1056
慢性阻塞性肺疾病　567
毛细血管搏动　539
毛细血管液体交换　306
梅毒　538，559
霉酚酸酯　1057
每搏量　305
每搏量指数　305
每分钟心输出量　1055
美国麻醉医师协会　179
美托洛尔　311
门控放射性核素血管造影　520
弥漫性冠心病　467
弥漫性间质性肺炎　1069
迷宫手术　11
迷走神经　18
米力农　307，308，1057
泌尿系统感染　1069
免疫球蛋白　1057，1062
免疫球蛋白 M 检查　1056
免疫系统　580
免疫抑制　1053，1073
免疫抑制剂　580，1024
免疫抑制治疗　1038
鸣谢　53
膜部间隔　532，561
膜部室间隔　20

N

奈西立肽　307，308
难治性心律失常　1030
脑保护/复苏　328
脑保护技术　855
脑电双频指数　188
脑电图　187
脑电图和体感诱发电位监测　280
脑干　1060
脑脊液引流　195
脑膜脑炎　1069
脑膜炎双球菌　1069
脑栓塞　190
脑栓塞之后继发的脑出血　569
脑血管　1056
脑血管意外　270，566，567
脑氧饱和度　188
脑卒中　569
内出血　569
内窥镜下获取桥血管材料　447
内皮化　570
内皮抗原靶点　1049
内皮细胞　535，579
内皮祖细胞　475

能量学　48

尼卡地平　307，308

逆灌法　458，511

逆向心肌灌注　581

逆行冠状动脉灌注插管　560

逆行灌注　560

逆行自体预冲　266，270，272

黏液瘤　1008

黏液性二尖瓣疾病　666

黏液样变性　538

黏液样增生　559

念珠菌　1070

尿激酶溶栓　496

尿排钠率　306

尿培养　1056

尿酸　1056

尿液分析　1056

凝血功能障碍　582

凝血酶原　795

凝血酶原时间　1056

凝血瀑布反应　267，269

凝血异常　338

牛心包　564，582

牛心包补片　484

脓毒血症　483

脓肿　563，570，580，1069

诺卡氏菌　1070

P

排异反应　1053

潘库溴铵　193

胚胎发育　532

胚胎干细胞　475

皮肤癌　1055

皮肤感染　1070

皮肤黏膜感染　1069

皮肤色素痣　1009

皮冠状动脉腔内成形术　507

皮肌瘤　1009

皮质醇增多症　1009

皮质类固醇　1068

漂浮导管　511

平滑肌　1071

平滑肌细胞　579

平均动脉压　483

平均肺动脉压　1055

评估　314

破伤风梭菌　1070

葡萄球菌　551

葡萄球菌属　570

浦肯野肿瘤　1015

Q

七氟烷　190

其他解剖考虑　1105

其他用途　239

其他主动脉疾病的监测　892

气背心　326

气管内插管　322

气管内给药　320

气管切开　314

气栓　798

气胸　1068

起搏　563

起搏器　324，1055，1063

起搏器和自动除颤器技术　956

器材辅助的血管成形　370

器质性心脏病　537

憩室炎　1056

前部瓣环　563

前负荷　511，538，557，563

前降支　560

前列环素　1057

前列腺特异抗原　1056

前向血流整体速度时间　571

前言　285，304

前瞻性随机研究　630

前瞻性研究　453

枪击音　539

腔静脉肺动脉吻合术　4

腔镜　511

腔内压　557

强心、利尿药物　537

强直性脊柱炎　559

桥血管　563

桥血管衰败　453

切口感染　317

切口愈合不良　583

侵入性操作　551

侵袭力　570

倾斜型碟瓣　544

清蛋白　1056

球笼瓣　9

球囊冠脉成形术　365

球囊扩张　365

球囊扩张术　456

球囊主动脉瓣成形术　574

曲霉　1069

曲霉菌　1069

去氨加压素　313

去甲肾上腺素　307，308，511，1015，1054

去神经效应　472

去氧肾上腺素　1067

全内镜下冠状动脉旁路移植术（TECAB） 444
全人工心脏的研究及开发 1116
全人工心脏早期的发展 1112
全血分类和计数 1056
缺血性二尖瓣反流 502
缺血性心肌病 320
缺血性心力衰竭 1054
缺血再灌注损伤 285，1071
缺血综合征 456
群体反应性抗体 1062

R

桡动脉 462
热稀释法 185
人工瓣环缝合环 552
人工瓣膜 512，544，561，794
人工瓣膜的选择 753
人工瓣膜心内膜炎 570
人工瓣膜性心内膜炎 551
人工主动脉瓣膜 544
人类白细胞抗原（HLA） 1038
人类同种异体瓣膜移植物 544
容量超负荷 541，559
容量负荷 583
溶酶反应 482
溶栓治疗 358，570
溶血 343，570
肉瘤 1008
乳内动脉 10，548
乳酸脱氢酶 570
乳头肌 482，503
乳头肌断裂 482
乳头状弹性纤维瘤 1013，1014
乳腺 X 线 1056
褥式缝合 548
软环 510
瑞芬太尼 193

S

三尖瓣 539，1068
三尖瓣替换术 752
三尖瓣狭窄 1011
三尖瓣再手术 803
三支病变 454
扫描参数 122
色素斑 1009
上腔静脉 511，795，1062
上腔静脉综合征 1011
上消化道钡餐 1056
上消化道内窥镜 1056
设计 628
射频消融 1055，1066

射频消融的生物物理学 935
射频血运重建 471
射血分数 559，567
深低温停循环 581，794
深低温停循环技术 1030
深低温停循环脑灌注 277
深静脉血栓 903
深静脉血栓形成 315
神经 1056
神经事件 340
神经系统并发症 1109
神经系统事件 551
肾 1055，1056
肾癌 1030
肾毒性作用 1067
肾功能不全 583，1067
肾功能衰竭 566
肾功能异常 315
肾上腺皮质结节性增生 1009
肾上腺受体激动剂 1067
肾上腺素 307，308，583，1067
肾上腺素能激动剂 320
肾衰竭 271，339，343
肾素-血管紧张素系统 535
肾脏超声 1056
肾脏和代谢支持 315
升主动脉 560，580，1062
升主动脉瘤的药物治疗 840
升主动脉置换 563
升主动脉粥样硬化的处理 390
生活质量 603，1053
生物瓣 307，512，568，794
生物瓣膜 507，547，553，554，557，564
生物瓣膜衰败 547，550
生物瓣膜与机械瓣膜的比较 772
生物材料和组织工程 111
失活 564
时间分辨力 120
时间相关事件 163
食道超声心动图 469
食管超声 581
食管超声心动图 336
食管炎 1069
事件类型 160
视网膜病变 1056
视网膜动脉栓塞 1011
适当治疗的选择 878
适应证 560，1054
室壁瘤 481，482
室壁瘤结扎 517
室壁瘤心内闭合法 486
室壁张力 557

室颤　322，796，1066
室间隔　468
室间隔穿隔支动脉　1055
室间隔穿孔　481
室间隔穿支　588
室间隔膜部　581
室间隔缺损　5，481，559，566
室速　309，322，1066
室性期前收缩　1066
室性心动过速　518
室性心律失常　322，559
室性逸搏节律　324
收缩期二尖瓣前向运动　563
收缩性　1066
手术操作技术　854
手术方法　597
手术风险　595
手术后房颤　309
手术技术　511，521，547，689，842，1106
手术决策　748
手术时机　708
手术适应证　380，840，852
手术死亡率　595
手术显露　748
手术效果　951
手术预后　392
手术指征　521，557，708
手术治疗　619
首关消除　271
受损心肌的状态　427
舒张末容量　559
舒张末压　557，559
舒张期反向分流　482
输血　266，312，313
输血时机　270
输血相关的急性肺损伤　266
术后瓣膜性心内膜炎　568
术后管理　1066，1106
术后管理要点　420
术后即刻的麻醉处理　197
术后监护　692
术后相关并发症　316
术前管理　267
术前评估　179，381，879
术前治疗方案与外科策略　134
术前注意事项　399
术前准备　521，841
术前自体献血　267
术式选择　841
术中和术后管理　270
术中评估修复效果　752
术中知晓　188

术中自体献血　270，272
束支传导阻滞　1011
栓塞　343，568
栓子清除术　570
双峰脉　539
双腔静脉插管　1063
双腔气管导管　194
双驱动操控台　344
双室辅助装置　337
双心辅助　483
双心室辅助装置　491
双心室起搏器　1054
双叶机械瓣　545，546
水冲脉　539
水痘　1070
水痘病毒　1056
水痘带状疱疹病毒　1070
水泡性病变　1070
水平褥式缝合　562
水肿出血　1062
顺式阿曲库铵　193
顺行灌注　458，560
顺应性　482，559，563
丝氨酸蛋白酶抑制剂　267
撕裂　794
死亡率　560，1053
四叶化主动脉瓣　559
宿主抗移植物免疫反应　1071
随访　569，1067
随机对照双盲研究　269
缩短率　559

T

他汀类　309
铊-201 心肌显像　1056
铊显像　520
糖尿病　1056
糖尿病尿崩症　1060
讨论　1116
特发性肥厚性主动脉瓣下狭窄　267
特殊病因　834
特殊的手术技术　843
特殊麻醉技术　194
特殊情况　357，376，552
特殊问题和注意事项　676
体表面积　571，1055
体外测量法　553
体外动静脉膜肺氧合　483
体外辅助装置　336
体外膜式氧合器（ECMO）　8
体外生命支持　8，336
体外循环　266，457，548，560，563，583，1053，1063

体外循环出现前的瓣膜外科 3
体外循环出现前的先心病外科 4
体外循环的发展 4
体外循环的管理 236
体外循环的时代先天性心脏病外科的发展 8
体外循环时代的心脏瓣膜手术 9
体位性呼吸困难 1011
体温 183
体温调节 1060
体循环 483，563
体循环栓塞 570
体循环血管阻力 305
替罗非班 312
铁结合试验 1056
停搏心脏手术 290
通过数据提高绩效--病例分析研究 150
同期手术 691
同期行颈动脉内膜剥脱和冠状动脉旁路移植术的手术技
术 419
同源性输血 266
同源性血制品 266
同种瓣 570，595
同种反应性 T 细胞的激活 1038
同种移植物 570
同种移植物瓣膜 554
同种异体瓣膜 580
同种异体瓣膜移植 579
同种异体心脏移植 1053
同种异体移植物的 T 细胞应答 1041
同种主动脉瓣移植 595
统计分析目标 160
头孢菌素 1070
头低脚高体位 522
透壁性心肌梗死 518
透明血管型 1016
透析依赖性肾衰竭 567
退变 580
退行性病变 535
退行性钙化 557
脱氧核糖核酸 1009

W

外出血 569
外科技术 401
外科切口 19
外科手术 1004
外科手术前评估 852
外科手术指征 609
外科消融技术 948
外科治疗 434
外周耐受 1046
外周水肿 1024

外周血管 564，567，1056
外周血管阻力 1060
完全经皮双室辅助 341
完全血运重建 464
顽固性心绞痛 1055
晚期人工瓣膜心内膜炎 570
晚期肾功能不全 574
万古霉素 1070
危险因素 550，566，1054
微创瓣膜手术的切口 717
微创二尖瓣外科的发展 715
微创技术 1013
微创直视下冠状动脉旁路移植术（MIDCAB） 442
微创主动脉瓣手术要点 622
微生物学 617，708
微纤维胶原蛋白 269
围手术期 454，570
围手术期感染 795
围手术期脑卒中 414
围手术期水肿 564
围手术期心肌梗死 456，463
维库溴铵 193
未分化的侧群细胞 475
胃肠道 550
胃肠道感染 1069
胃溃疡 1056
胃网膜右动脉 462
吻合 563
稳定型心绞痛的血运重建与药物治疗的对比性研究 353
稳态自由进动梯度回波序列 537
无创机械设备 326
无创性经颅血氧饱和度 281
无冠瓣 532，552，561
无冠瓣窦 598
无冠窦 532
无脉电活动 323
无脉室性自主心律 324
无名动脉 1062
无名静脉 457
无停搏液手术 293
无再流现象 329
无症状性冠心病 358
无支架瓣膜 554，595
无支架瓣膜主动脉根部置换的技巧与难点 600
无支架生物瓣膜 544
无支架异种瓣 570
无支架异种瓣膜 595
无支架异种瓣膜的适应证 597
无支架猪主动脉瓣 580

X

吸入麻醉药 183，190

希氏束　561

系统性动脉炎　538

系统性红斑狼疮　1055

系统性疾病　557

细胞成分和细胞活化　35

细胞调节功能　41

细胞外基质　564

细胞心肌成形　525

细胞因子　1060，1071

细菌　1056，1069

细菌性心内膜炎　574

细脉　536

细支气管闭塞综合征　1047

狭窄性斑块　453

下腔静脉　511，1062

下丘脑-垂体-肾上腺轴　322

下消化道出血　1069

下肢缺血　335，339

先天性肺动脉瓣狭窄　5

先天性畸形　557，559

先天性心包畸形　995

先天性心脏病　1062

先天性左心室室壁瘤　517

纤溶亢进　266

纤维蛋白溶酶　268

纤维蛋白溶酶原　268

纤维瘤　1014

纤维膜　586

纤维母细胞　579

纤维肉瘤　1017

纤维三角　582，1024

线性修补　517

腺苷　311，1067

向心性肥厚　557，570

硝普钠　307，308，1060

硝酸甘油　307，308，1067

小结　282，792

小切口冠状动脉旁路移植术　462

斜窦　511

心包　547，795，1063

心包瓣　568

心包成像　133

心包积液　583

心包开窗　1030

心包片　563

心包腔　532，563

心包外科　3

心搏出指数　526

心搏停止　324

心电图　182，600

心电图运动试验　350

心动过缓　324

心动过速　271

心房－股静脉转流　339

心房颤动　574，1011

心房钠尿肽　518

心房黏液瘤　7

心房收缩　557

心房套袖状吻合技术　1053

心房纤颤　519，536

心房引流　339

心肺分流术　1008

心肺复苏　320

心肺复苏技术　322

心肺复苏中的生理　325

心肺移植　1038，1089

心肺移植循环抗体　1047

心肺转流技术　327

心膈角　795

心功能储备　1054

心肌　601

心肌保护　8，456，560，563，581

心肌保护：历史上的观点　288

心肌保护的新策略　293

心肌病　558

心肌部分血流储备　374

心肌错构瘤　1014

心肌对工作负荷增加的反应和心肌疾病　76

心肌顿抑　511，1060

心肌肥厚　559

心肌梗死　458，567，583

心肌梗死的内科治疗　426

心肌梗死后心绞痛　357

心肌梗死后心室游离壁破裂　496

心肌梗死积极治疗的合理性　428

心肌灌注　455

心肌灌注扫描　467，469

心肌活检　1056

心肌活力　1056

心肌间质纤维化　559

心肌缺血　595

心肌细胞的收缩　42

心肌纤维化　601

心肌血运重建　353

心肌炎　343

心肌再血管化　537

心肌再血管化手术　340

心肌重构　601

心肌重塑　570

心悸　519，539

心尖　575，1062

心绞痛　535，539，557，560

心力衰竭　535，557

心律失常　108，557，567，600，1054，1055

心律失常的外科治疗　10
心律失常的药物治疗　59
心率　1066
心脑复苏　320
心内膜　560
心内膜层　532
心内膜下缺血　1060
心内膜炎　538，597，601，753，794
心内血栓　339
心内注射　320
心排量　184，537，557
心前区重捶　325
心球　532
心室　544，547
心室壁肥厚　557
心室辅助装置　333，1054
心室辅助装置的目的　1101
心室辅助装置的适应证：血流动力学　1102
心室环形扩张　502
心室机械直接刺激　328
心室肌层　586
心室扩张　559
心室裂伤　795
心室流出道梗阻　1011
心室内膜　532
心室破裂　481
心室腔　560
心室舒张期负荷　1066
心室顺应性　557，1066
心室游离壁　481
心室造影　537
心室重建术　1120
心室重塑　560
心室重塑手术　1054
心输出量　535
心衰　570，1053
心衰的生理功能　51
心外膜　1063
心血管监护　304
心源性败血症　570
心源性猝死　320
心源性休克　333，426，481，567
心脏　563，1062
心脏 CT 与 MRI 的对比　135
心脏瘢痕　459
心脏瓣膜　794
心脏瓣膜病再次手术的风险因素　794
心脏搏出量　602
心脏不停搏手术期间心肌保护　299
心脏传导阻滞　583
心脏磁共振成像　580
心脏磁共振显像　1056

心脏蛋白　1049
心脏的电活动　38
心脏电复律　324
心脏辅助和人造心脏　12
心脏辅助装置　1053
心脏复苏　329
心脏供体　1059
心脏和大血管的关系　19
心脏畸胎瘤　1016
心脏弥漫闭塞性血管病变　1047
心脏肉瘤　1055
心脏射血分数　537
心脏事件　570
心脏嗜铬细胞瘤　1015
心脏手术的评估模式　148
心脏手术评价概述　140
心脏舒张功能不全　583
心脏停搏　563
心脏停搏液　458
心脏外科绩效评估的目标　146
心脏外科疾病的超声心动图　205
心脏外科凝血系统的药理学　64
心脏外科术后心力衰竭　343
心脏外科医生应了解的超声心动图原理：入门　202
心脏外伤　2，566
心脏限制装置　513
心脏性猝死　1058
心脏血管瘤　1016
心脏压塞　313，481，1030
心脏压塞的病理　995
心脏移植　566，1038，1053，1054
心脏移植的感染并发症　1069
心脏移植和心室辅助装置　104
心脏移植结果　1072
心脏移植历史　1053
心脏移植慢性并发症　1071
心脏移植排斥反应　1053
心脏移植手术技术　1063
心脏移植受体　1054
心脏移植物血管病变　1047
心脏指数　1061
心脏肿瘤　109
心脏肿物　131
心脏重建　1021
心指数　305
心轴　539
新喋呤　1047
新斯的明　193
新兴生物医疗装置在心力衰竭中的应用　1123
新型辅助性化疗药物　1017
信息系统　986
星状诺卡氏菌　1069

胸部 CT　1056

胸部切口感染　1069

胸骨　563

胸骨感染　566

胸骨牵开器　458

胸骨上段小切口　622

胸骨正中切口　457

胸管　548

胸廓内动脉（乳内动脉）　19

胸廓内动脉　452

胸膜返折　457

胸内泵机制　325

胸片　1056

胸腔　1053，1063

胸外心脏按压　322

胸外主动按压减压　325

胸主动脉　1056

胸主动脉疾病的自然病史和外科治疗结果　896

胸主动脉腔内治疗　897

胸主动脉外科　12

休克肺　8

虚拟交叉配型　1048

序贯静脉桥血管　460

酗酒　1056

悬雍垂搏动　539

悬雍垂裂　834

旋转斑块切除术　372

血沉　1056

血钙　1056

血管成形　269

血管环　4

血管活性药物　483

血管加压素　307，308，322，1060

血管加压药　63

血管紧张素转化酶　535

血管紧张素转化酶抑制剂　180

血管紧张素转换酶抑制剂　518

血管扩张　1060

血管扩张剂　307，559

血管扩张药　63

血管瘤　570

血管内皮　1071

血管内皮生长因子　472

血管桥　382

血管肉瘤　1018

血管收缩药物　308

血管栓塞事件　794

血管外血管生成技术　473

血管细胞黏附分子　1047

血管翳　794

血管造影　373

血红蛋白　570

血浆结合珠蛋白　570

血浆渗透压　306

血浆置换　1057，1062

血磷　1056

血流动力学　305，544，557，559，595，794

血流自身调节　180

血滤　494

血尿素氮　483，1056

血清钠　1054

血栓　580

血栓动脉内膜剥脱术　1024

血栓和出血　242

血栓栓塞　544，549，551

血栓栓塞事件　554

血栓形成　544，601，1071

血糖　187

血糖管理　280

血细胞比容管理　280

血小板功能不全　266

血小板激活　270

血小板计数　1056

血小板抑制剂及其对血液使用的作用　269

血行播散　1030

血型　1056

血压　180，582

血氧饱和度　506

血液保护的药理策略　268

血液稀释　266

血运重建　1054

血运重建指南　351

血脂　1056

血肿　601

循环 HLA 抗体　1047

循环辅助的作用　433

循环干细胞　475

循环支持　374

Y

压差　602

压力超负荷　602

亚低温　1053

亚甲基蓝　307，308

炎症　557

炎症反应　248，1071

炎症介质　1071

氧分压阶差　482

氧合器故障　339

氧合血红蛋白　322

氧化纤维素　269

氧化应激　1062

氧摄取　1056

摇摆锯　563

药物滥用　1056
药物史　173
药物洗脱支架　359，371，456
药物应用　281
要点　346，376，395，437，603，804，992，1031
叶　1069
夜间阵发性呼吸困难　536
腋动脉插管　458
一过性缺血发作　569
一氧化氮合酶　535
伊曲康唑　1070
依布利特　311
依从性　550，551，1056
依替巴肽　312
依托咪酯　192
胰岛素　550，1060
移植供体衰竭　343
移植物衰竭　1072
乙胺嘧啶　1070
乙肝表面抗原　1056
乙肝抗原　1056
乙型肝炎病毒　1070
以分子和生化为基础的心脏肿瘤诊断和治疗　1031
以往的经验：回顾文献　266
异丙酚　192
异丙肾上腺素　1067
异氟烷　190
异体反应性　1038
异位甲状腺　1008
异位心脏移植　1053
异种瓣　595
异种猪瓣膜　570
抑肽酶　268，312，313
抑郁　329
阴离子间隙　306
引流管　1063
隐球菌　1069，1070
应用深低温停循环的必要性　275
应用小切口行多支冠状动脉旁路移植术　446
影响多瓣膜的类癌心脏病　770
硬环　510
硬脑膜　9
永久起搏器　564
永久性神经功能损伤　343
永久性心脏起搏器　566
用于治疗心动过缓的起搏器　956
优势型回旋支　482
游离水清除率　306
有效瓣口面积　571
有效瓣口面积指数　571
有效搏出量　538
有效动脉倒电容　526

有效心肌再生的先决条件：提高移植细胞的存活率　1137
右、无冠瓣交界　561
右侧纤维三角　20
右侧心脏肉瘤　1018
右侧胸骨旁切口　624
右冠　600
右冠瓣　532，552
右冠窦　532，548
右美托咪啶　314
右前肋间切口　625
右乳内动脉　796
右上肺静脉　560，1063
右室辅助　337
右室扩张　600
右室流出道　483
右纤维三角　513
右心　1056
右心导管　3
右心耳　1063
右心耳区域粘连　795
右心房和三尖瓣　20
右心室　1068
右心室和肺动脉瓣　26
右心室漏斗部　532
右心衰　482
诱导心肌细胞再生的方法　1135
预充量　266
预估手术风险　380
预后　557，570，580
预后因素　560
预期寿命　557
原发良性肿瘤　1009
原发性恶性肿瘤　1017
原始心管　532
原位动脉桥　462
原位心脏移植　1021，1024，1053
圆锥动脉干　532
远处转移　1055
远端吻合　387
远期并发症　846
远期结果　526
远期生存率　563，595，1073
远期随访　871
院内感染　313
院内获得性肺炎　315
运动峰值氧耗　1056
运动负荷试验　455
运动耐量测定　469
运动耐量受损　455
运动试验　537
运动试验诱发症状　559
运动压力试验　1056

运动诱发电位 189
晕厥 557

Z

再次冠状动脉旁路移植术的结果 463
再次冠状动脉手术发生率 452
再次手术适应证 454
再次心脏移植 1072
再灌注 428
脏层心包 18
早期并发症 845
早期结果 525
早期人工瓣膜心内膜炎 570
早期事件 161
造血干细胞 475
造影剂 122
增生 570，1071
粘连 796
粘质沙雷氏菌 570
谵妄 316，317
展望 513
阵发性栓塞 1011
诊断 519，708
真菌 570
真菌培养 1056
真性左心室室壁瘤 517
震颤 482
正常的二尖瓣 636
正常心脏瓣膜生物学 1126
正电子发射断层扫描 520，1056
正灌注 511
正向 581
正性肌力药物 61，307，308，583，1066
症状 557
症状改善情况 528
支气管堵塞器 194
支气管静脉 1063
脂肪瘤 1013，1014
脂肪增生 1014
脂质堆积 557
直接冠状动脉内板块旋切术 456
直接蔓延 1030
直接凝血酶抑制剂 270
直接循环支持 336
植入性除颤器 1054
止血钳 561
治疗 618
治疗性低温 329
中间通道价值转变 1047
中枢神经系统 550
中枢神经系统感染 1069
中位生存时间 535

中心静脉压 184
中心性插管 339
中心性发绀 1011
中心性反流 511
终末期肾病 360，557
终末期心衰 1053
终末期心脏病 1054
终末器官 482
终末脏器功能不全 340
肿瘤扑落音 1011
重点 53，272，1109，1117
重度主动脉瓣反流 559
重塑 564
重组活化Ⅶ因子 268
重组人凝血因子Ⅶa 313
轴流泵 491
猪瓣 568
猪主动脉瓣 564
主动瓣下心室肌切除术 9
主动脉 547，560，1062
主动脉、主动脉根部、升主动脉、主动脉弓部及降主动脉 129
主动脉瓣 532，544，579，580，595
主动脉瓣病理学 606
主动脉瓣成形手术 537
主动脉瓣二瓣化畸形 535
主动脉瓣二叶化 563
主动脉瓣二叶化畸形 557
主动脉瓣反流 312，538，559
主动脉瓣反流合并二尖瓣反流伴冠状动脉疾病 790
主动脉瓣功能解剖 605
主动脉瓣关闭不全 798
主动脉瓣环 544
主动脉瓣或主动脉根部疾病的诊断 609
主动脉瓣疾病的自然病程 608
主动脉瓣口面积 557
主动脉瓣膜 561
主动脉瓣膜置换术 601
主动脉瓣旁路手术 798
主动脉瓣球囊成形术 559
主动脉瓣入路 1021
主动脉瓣微创手术在再次手术中的应用 625
主动脉瓣狭窄 534，544，557，582
主动脉瓣狭窄合并二尖瓣反流伴冠状动脉疾病 789
主动脉瓣修复技术 609
主动脉瓣修复手术的患者选择 609
主动脉瓣修复术的预后 614
主动脉瓣叶脱垂 559
主动脉瓣再次手术 795
主动脉瓣置换术 537，557，560，579，795
主动脉壁 563
主动脉成形术 269
主动脉窦（Valsalva 窦） 532

主动脉反流 602
主动脉反流伴冠状动脉疾病 784
主动脉根部 533，547，553，560，561，595
主动脉根部病变 595
主动脉根部及升主动脉病理学 606
主动脉根部扩大术 572
主动脉根部置换 601
主动脉根部置换手术 580
主动脉弓 580
主动脉夹层 538，559，597
主动脉跨瓣压差 544
主动脉内膜 532
主动脉内气囊反搏术 483
主动脉内球囊反搏 327，483，523，567
主动脉内球囊反搏泵 333
主动脉内球囊反搏的应用 433
主动脉顺应性 539
主动脉缩窄 4
主动脉替换术 458
主动脉外缝合技术 548
主动脉狭窄伴冠状动脉疾病 781
主动脉心室成形术 563
主动脉阻断 458，548
主动脉阻断时间 583
主肺动脉窗 4
主要组织相容性复合体（MHC） 1038
主要组织相容性复合体 1038
主要组织相容性抗原 1062
柱状包埋式的主动脉根部置换术 581
装置 337
装置选择 1105
装置植入的指征：非血流动力学方面 1102
坠积性水肿 1011
赘生物 570，580
自动胸内心脏除颤仪 324
自动胸外除颤仪 324
自动转复除颤器 1058
自然病程 518，838，876
自然病史 557
自身抗原 1049
自体瓣 595
自体瓣环 552
自体肺动脉瓣行主动脉瓣膜置换 544
自体肺动脉瓣移植：Ross 手术 586
自体输血 267
自体心包片 561
自体心脏移植技术 1021
自体移植物 570
自体移植物瓣膜 554
自由基损伤 329
自主神经 1060，1066
纵隔 1063

纵隔出血 309
纵隔炎 339，1069
总搏出量 538
总蛋白 1056
卒中 316，339，458，566，583
阻断钳 560
阻尼 181
组织工程瓣膜的构建 1127
组织工程瓣膜实验结果 1130
组织工程学 580
组织抗原性 564
组织相容性 1038
最大氧耗量 1054
最低肺泡浓度 190
左、右冠状动脉 532
左侧心脏恶性肿瘤 1021
左侧胸廓内动脉 452
左房 1062
左房压 538
左冠瓣 532，561
左冠窦 532，548
左冠状动脉 560
左前降支 452，459，796
左前降支动脉 468
左室 1062
左室充盈压 537
左室肥厚 595
左室辅助 337
左室辅助装置 336
左室梗阻 602
左室功能不全 540，559
左室功能受损 559
左室扩大 339
左室流出道 532，533，561，595
左室流出道梗阻 563
左室射血分数 468
左室室壁瘤 566
左室收缩末容积 540
左室收缩末直径 540，560
左室收缩末直径变化率 560
左室舒张末容积 538，540
左室舒张末压 538
左室舒张末直径 540
左室顺应性 535
左室质量 602
左室重构 502
左束支传导阻滞 506
左纤维三角 532
左心导管检查 1056
左心耳 1022，1062
左心房和二尖瓣 24
左心辅助装置 12

左心功能障碍　359

左心机械辅助　483

左心室　559

左心室肥厚　472，557

左心室辅助装置　491

左心室功能　558

左心室和主动脉瓣　29

左心室流出道横断面积　571

左心室憩室　517

左心室室壁瘤　517

左心室舒张期顺应性　526

左心室重构　504

左右冠窦　597

左主干　567

左主干病变　454，464

左主干狭窄　267